BEREK & NOVAK
TRATADO DE
GINECOLOGIA

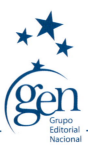

O GEN | Grupo Editorial Nacional – maior plataforma editorial brasileira no segmento científico, técnico e profissional – publica conteúdos nas áreas de ciências da saúde, exatas, humanas, jurídicas e sociais aplicadas, além de prover serviços direcionados à educação continuada e à preparação para concursos.

As editoras que integram o GEN, das mais respeitadas no mercado editorial, construíram catálogos inigualáveis, com obras decisivas para a formação acadêmica e o aperfeiçoamento de várias gerações de profissionais e estudantes, tendo se tornado sinônimo de qualidade e seriedade.

A missão do GEN e dos núcleos de conteúdo que o compõem é prover a melhor informação científica e distribuí-la de maneira flexível e conveniente, a preços justos, gerando benefícios e servindo a autores, docentes, livreiros, funcionários, colaboradores e acionistas.

Nosso comportamento ético incondicional e nossa responsabilidade social e ambiental são reforçados pela natureza educacional de nossa atividade e dão sustentabilidade ao crescimento contínuo e à rentabilidade do grupo.

BEREK & NOVAK
TRATADO DE GINECOLOGIA

Jonathan S. Berek, MD, MMS
Laurie Kraus Lacob Professor
Emeritus Chair
Department of Obstetrics and Gynecology
Stanford University School of Medicine
Stanford, California

Deborah L. Berek, MA
Editorial Assistant & Design

Tradução
Patrícia Lydie Voeux (Capítulos 1, 4, 6-8, 11-19, 21-24, 28, 31-35, 37-41)
Beatriz Araujo do Rosário (Capítulos 2, 3, 5, 9,10, 20, 25-27, 29, 30, 36, 42)

Revisão Técnica
Dr. Renato Ferrari
Professor Associado do Departamento de Ginecologia e Obstetrícia da UFRJ
Professor Adjunto da Faculdade de Medicina Souza Marques (FTESM)
Mestre em Ginecologia pela UFRJ
Doutor em Ciências Morfológicas pelo ICB/UFRJ

16ª EDIÇÃO

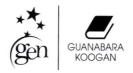

- O autor deste livro e a editora empenharam seus melhores esforços para assegurar que as informações e os procedimentos apresentados no texto estejam em acordo com os padrões aceitos à época da publicação, *e todos os dados foram atualizados pelo autor até a data do fechamento do livro.* Entretanto, tendo em conta a evolução das ciências, as atualizações legislativas, as mudanças regulamentares governamentais e o constante fluxo de novas informações sobre os temas que constam do livro, recomendamos enfaticamente que os leitores consultem sempre outras fontes fidedignas, de modo a se certificarem de que as informações contidas no texto estão corretas e de que não houve alterações nas recomendações ou na legislação regulamentadora.
- Data do fechamento do livro: 20/07/2021
- O autor e a editora envidaram todos os esforços no sentido de se certificarem de que a escolha e a posologia dos medicamentos apresentados neste compêndio estivessem em conformidade com as recomendações atuais e com a prática em vigor na época da publicação. Entretanto, em vista da pesquisa constante, das modificações nas normas governamentais e do fluxo contínuo de informações em relação à terapia e às reações medicamentosas, o leitor é aconselhado a checar a bula de cada fármaco para qualquer alteração nas indicações e posologias, assim como para maiores cuidados e precauções. Isso é particularmente importante quando o agente recomendado é novo ou utilizado com pouca frequência.
- O autor e a editora se empenharam para citar adequadamente e dar o devido crédito a todos os detentores de direitos autorais de qualquer material utilizado neste livro, dispondo-se a possíveis acertos posteriores caso, inadvertida e involuntariamente, a identificação de algum deles tenha sido omitida
- **Atendimento ao cliente: (11) 5080-0751 | faleconosco@grupogen.com.br**
- Traduzido de:
BEREK & NOVAK'S GYNECOLOGY, SIXTEENTH EDITION
Copyright © 2020 Wolters Kluwer
All rights reserved.
2001 Market Street
Philadelphia, PA 19103 USA
LWW.com
Published by arrangement with Lippincott Williams & Wilkins, Inc., USA.
Lippincott Williams & Wilkins/Wolters Kluwer Health did not participate in the translation of this title.
ISBN: 9781496380333
- Direitos exclusivos para a língua portuguesa
Copyright © 2021 by
EDITORA GUANABARA KOOGAN LTDA.
Uma editora integrante do GEN | Grupo Editorial Nacional
Travessa do Ouvidor, 11
Rio de Janeiro – RJ – CEP 20040-040
www.grupogen.com.br
- Reservados todos os direitos. É proibida a duplicação ou reprodução deste volume, no todo ou em parte, em quaisquer formas ou por quaisquer meios (eletrônico, mecânico, gravação, fotocópia, distribuição pela Internet ou outros), sem permissão, por escrito, da EDITORA GUANABARA KOOGAN LTDA.
- Capa: Bruno Sales
- Imagem da Capa: SvetaZi
- Editoração eletrônica: Cambacica Projetos Editoriais
- Ficha catalográfica

CIP-BRASIL. CATALOGAÇÃO NA PUBLICAÇÃO
SINDICATO NACIONAL DOS EDITORES DE LIVROS, RJ

B429b
16. ed.

    Berek, Jonathan S.
        Berek & Novak : tratado de ginecologia / Jonathan S. Berek; assistente editorial e design Deborah L. Berek ; tradução Patrícia Lydie Voeux, Beatriz Araujo; revisão técnica Renato Ferrari. - 16. ed. - Rio de Janeiro : Guanabara Koogan, 2021.
        1224 p. : il. ; 28 cm.

    Tradução de: Berek & Novak's gynecology
    Inclui bibliografia e índice
    ISBN 9788527737661

    1. Ginecologia. I. Berek, Deborah L. II. Voeux, Patrícia Lydie. III. Araujo, Beatriz. IV. Ferrari, Renato. V. Título.

21-71218   CDD: 618.1
                              CDU: 618.1

Leandra Felix da Cruz Candido - Bibliotecária - CRB-7/6135

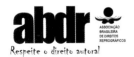

Para Deborah – juntos na vida e nos textos.

COLABORADORES

David M. Anderson, MD
Department of Gynecology Oncology Fellow
Walter Reed National Military Medical Center
Bethesda, Maryland

Mira Aubuchon, MD
Associate Professor, Adjunct
Department of Obstetrics, Gynecology, and
    Women's Health
University of Missouri School of Medicine
Columbia, Missouri
Reproductive Endocrinology/Infertility Physician
Missouri Center for Reproductive Medicine Fertility
Chesterfield, Missouri

Valerie L. Baker, MD
TeLinde-Wallach Professor
Department of Gynecology and Obstetrics
Director, Division of Reproductive Endocrinology and
    Infertility
Johns Hopkins University School of Medicine
Baltimore, Maryland

Alicia V. Ballard, MD
Assistant Professor
Department of Obstetrics and Gynecology
University of Alabama at Birmingham
Department of Obstetrics and Gynecology
University of Alabama Hospital
Birmingham, Alabama

Mana Baskovic, DO
Department of Obstetrics and Gynecology Resident
Stanford University School of Medicine
Stanford, California

Rosemary Basson, MD, FRCP(UK)
Clinical Professor
Department of Psychiatry
University of British Columbia
Head, Sexual Medicine
Vancouver General Hospital
Vancouver, British Columbia, Canada

Stephanie A. Beall, MD, PhD
Eunice Kennedy Shriver National Institute of Child Health
    and Human Development
National Institutes of Health
Bethesda, Maryland
Reproductive Endocrinologist
Shady Grove Fertility Center
Rockville, Maryland

Ross S. Berkowitz, MD
William H. Baker Professor of Gynecology
Department of Obstetrics and Gynecology
Harvard Medical School
Director of Gynecologic Oncology
Dana-Farbar Cancer Institute
Brigham and Women's Hospital
Boston, Massachusetts

Paul D. Blumenthal, MD, MPH
Professor, Department of Obstetrics and Gynecology
Stanford University School of Medicine
Chief, Stanford Gynecology Service
Stanford, California

Richard O. Burney, MD, MSc
Chair, Department of Clinical Investigation
Madigan Army Medical Center
Tacoma, Washington

Erica P. Cahill, MD
Clinical Instructor, Family Planning Fellow
Department of Obstetrics and Gynecology
Stanford University School of Medicine
Stanford, California

Joanna M. Cain, MD
Professor and Vice Chair
Department of Obstetrics and Gynecology and
    Radiation Oncology
University of Massachusetts Medical School
UMass Memorial Health Care
Worcester, Massachusetts

Daniel L. Clarke-Pearson, MD
Robert A. Ross Distinguished Professor and Chair
Department of Obstetrics and Gynecology
University of North Carolina at Chapel Hill
Chief, North Carolina Women's Hospital
University of North Carolina Medical Center
Chapel Hill, North Carolina

Geoffrey W. Cundiff, MD, FACOG, FRCPSC
The Dr. Victor Gomel Professor and Head
Department of Obstetrics and Gynaecology
University of British Columbia
Regional Head
Department of Obstetrics and Gynaecology
Vancouver Coastal Health
Vancouver, British Columbia, Canada

Thomas M. D'Hooghe, MD, PhD
Professor, Department of Development and Regeneration
Biomedical Sciences Group Katholieke Universiteit Leuven/
    University of Leuven
Leuven, Belgium
Vice President and Head
Global Medical Affairs Fertility
Research & Development, Biopharma, Merck KGaA
Darmstadt, Germany

Oliver Dorigo, MD, PhD
Associate Professor and Director
Division of Gynecologic Oncology
Department of Obstetrics and Gynecology
Stanford University School of Medicine
Stanford, California

Sean C. Dowdy, MD
Professor and Chair
Department of Obstetrics and Gynecology
Division of Gynecology
Mayo Clinic
Rochester, Minnesota

John C. Elkas, MD, JD
Associate Clinical Professor
Department of Obstetrics and Gynecology
Virginia Commonwealth University
Richmond, Virginia
Attending Surgeon
Department of Obstetrics and Gynecology
Inova Fairfax Hospital
Falls Church, Virginia

Diana P. English, MD
Clinical Assistant Professor
Division of Gynecologic Oncology
Department of Obstetrics and Gynecology
Stanford University School of Medicine
Stanford, California

Tommaso Falcone, MD
Professor, Obstetrics and Gynecology
& Women's Health Institute
Cleveland Clinic Lerner College of Medicine
Chairman, Obstetrics and Gynecology
& Women's Health Institute
Cleveland Clinic
Cleveland, Ohio

Wing Kay Fok, MD, MS(c)
Clinical Instructor
Department of Obstetrics and Gynecology
Stanford University School of Medicine
Stanford, California

Michael Friedlander, MBChB, FRACP, PhD
Conjoint Professor of Medicine Prince of Wales Clinical School
University of New South Wales
Department of Medical Oncology
The Royal Hospital for Women and Nelune Cancer Centre
Sydney, Australia

Dennis T. Fujii, MD
Fellow, Reproductive Endocrinology and Infertility
Department of Obstetrics and Gynecology
Madigan Army Medical Center
Tacoma, Washington

Iwona Gabriel, MD, PhD
Instructor in Obstetrics and Gynecology
Department of Gynecology, Obstetrics, and Oncological Gynecology
Medical University of Silesia
Bytom, Poland
Research Fellow, Department of Obstetrics and Gynecology
Brigham and Women's Hospital
Boston, Massachusetts

Joseph C. Gambone, DO, MPH
Professor Emeritus
Department of Obstetrics and Gynecology
David Geffen School of Medicine at UCLA
Los Angeles, California

Francisco Garcia, MD, MPH
Professor Emeritus of Public Health
University of Arizona College of Medicine
Assistant County Administrator
for Community Health Services
Chief Medical Officer
Pima County Government
Tucson, Arizona

Tracy W. Gaudet, MD
Adjunct Assistant Professor
Department of Obstetrics and Gynecology
Duke University School of Medicine
Durham, North Carolina

Armando E. Giuliano, MD, FACS, FRCSEd
Professor and Chief, Surgical Oncology
Department of Surgery
Cedars-Sinai Medical Center
Los Angeles, California

Gretchen E. Glaser, MD
Assistant Professor, Oncology
Department of Obstetrics and Gynecology
Mayo Clinic
Rochester, Minnesota

Jonathan L. Gleason, MD
Assistant Professor
Department of Obstetrics and Gynecology and Surgery
Virginia Tech Carilion School of Medicine
and Research Institute
Vice President, Clinical Advancement and Patient Safety
Carilion Clinic
Roanoke, Virginia

Oluwatosin Goje, MD, MSCR
Assistant Professor
Director, Reproductive Infectious Diseases
Obstetrics and Gynecology & Women's Health Institute
Cleveland Clinic
Cleveland, Ohio

Donald P. Goldstein, MD
Emeritus Professor of Obstetrics, Gynecology, and
Reproductive Biology
Department of Obstetrics and Gynecology
Harvard Medical School
Senior Scientist, Retired
Department of Obstetrics and Gynecology
Brigham and Women's Hospital
Boston, Massachusetts

Robert E. Gutman, MD
Program Director
Female Pelvic Medicine and Reconstructive Surgery
Associate Professor of Obstetrics and Gynecology & Urology
Medstar Washington Hospital Center/Georgetown University
Washington, DC

Kenneth D. Hatch, MD
Professor, Department of Obstetrics and Gynecology
University of Arizona School of Medicine
Banner Health-University Medical Center
Tucson, Arizona

Paula J. Adams Hillard, MD
Professor, Department of Obstetrics and Gynecology
Stanford University School of Medicine
Chief of Gynecology
Stanford Children's Health
Lucile Packard Children's Hospital
Stanford, California

Christine H. Holschneider, MD
Professor of Clinical Obstetrics and Gynecology
Department of Obstetrics and Gynecology
David Geffen School of Medicine at UCLA
Chair, Department of Obstetrics and Gynecology
Olive View-UCLA Medical Center
Los Angeles, California

Neil S. Horowitz, MD
Assistant Professor
Department of Obstetrics and Gynecology
Harvard Medical School
New England Trophoblastic Disease Center
Brigham and Women's Hospital
Boston, Massachusetts

JoAnna L. Hunter-Squires, MD
Breast Surgical Oncology Fellow
Department of Surgery
Cedars-Sinai Medical Center
Los Angeles, California

John P. Keats, MD
Assistant Clinical Professor
Department of Obstetrics and Gynecology
David Geffen School of Medicine at UCLA
Los Angeles, California
Obstetrics and Gynecology Hospitalist
Department of Obstetrics and Gynecology
Baltimore Washington Medical Center
Glen Burnie, Maryland

Ruth B. Lathi, MD
Associate Professor
Reproductive Endocrinology and Infertility
Department of Obstetrics and Gynecology
Stanford University School of Medicine
Stanford, California

Emily Lee, MD
Department of Obstetrics and Gynecology Resident
David Geffen School of Medicine at UCLA
Los Angeles, California

Joseph Lee, MD
Radiation Oncologist
Department of Radiation Oncology
Inova Fairfax Hospital
Falls Church, Virginia

Megan Link, MD
Division of Reproductive Endocrinology and Infertility
Department of Obstetrics and Gynecology
University of Utah Health
Salt Lake City, Utah

Teri A. Longacre, MD
Professor, Department of Pathology
Stanford University School of Medicine
Stanford, California

John R. Lurain, MD
Marcia Stenn Professor of Gynecologic Oncology
Robert H. Lurie Comprehensive Cancer Center
Northwestern University Feinberg School of Medicine
Department of Obstetrics and Gynecology
Northwestern Memorial Hospital
Chicago, Illinois

Javier F. Magrina, MD
Professor, Department of Obstetrics and Gynecology
Mayo Clinic
Rochester, Minnesota
Consultant, Department of Gynecology
Mayo Clinic
Phoenix, Arizona

Kristen A. Matteson, MD, MPH
Associate Professor
Department of Obstetrics and Gynecology
Warren Alpert Medical School of Brown University
Interim Director, Division of Research
Department of Obstetrics and Gynecology
Women and Infants Hospital
Providence, Rhode Island

Isuzu Meyer, MD
Assistant Professor
Department of Obstetrics and Gynecology
University of Alabama at Birmingham
Birmingham, Alabama

Vatché A. Minassian, MD, MPH
Associate Professor
Department of Obstetrics, Gynecology, and Reproductive Biology
Harvard Medical School
Chief of Urogynecology
Department of Obstetrics and Gynecology
Brigham and Women's Hospital
Boston, Massachusetts

Juan Luis Giraldo Moreno, MD
Adjunct Professor
Department of Obstetrics and Gynecology
CES University
Reproductive Endocrinologist
Instituto de Fertilidad Humana—InSer
Medellín, Colombia

Malcolm G. Munro, MD, FRCS(c), FACOG
Clinical Professor
Department of Obstetrics and Gynecology
David Geffen School of Medicine at UCLA

Director of Gynecology Services
Department of Obstetrics and Gynecology
Kaiser Permanente Los Angeles Medical Center
Los Angeles, California

Leena Nathan, MD
Assistant Clinical Professor
Department of Obstetrics and Gynecology
David Geffen School of Medicine at UCLA
Los Angeles, California

David L. Olive, MD
President, Wisconsin Fertility Institute
Middleton, Wisconsin

Steven F. Palter, MD
Medical and Scientific Director
Gold Coast IVF
Woodbury, New York

William H. Parker, MD
Clinical Professor
Department of Obstetrics, Gynecology, and Reproductive Studies
UC San Diego School of Medicine
San Diego, California

C. Matthew Peterson, MD
Professor and Practice Director
Department of Obstetrics and Gynecology
Utah Center for Reproductive Medicine
University of Utah School of Medicine
Salt Lake City, Utah

Kurt R. Peterson, DO
University of Cincinnati Health Physicians
West Chester, Ohio

Sharon T. Phelan, MD
Professor Emeritus
Department of Obstetrics and Gynecology
University of New Mexico School of Medicine
Attending Physician
Department of Obstetrics and Gynecology
University of New Mexico Hospital
Albuquerque, New Mexico

Maureen G. Phipps, MD, MPH
Professor and Chair
Department of Obstetrics and Gynecology
Warren Alpert Medical School of Brown University
Chief, Department of Obstetrics and Gynecology
Women and Infants Hospital
Providence, Rhode Island

Stuart R. Pierce, MD
Department of Obstetrics and Gynecology Fellow
University of North Carolina at Chapel Hill
University of North Carolina Hospital
Chapel Hill, North Carolina

Andrea J. Rapkin, MD, PhD
Professor, Department of Obstetrics and Gynecology
David Geffen School of Medicine at UCLA
Los Angeles, California

Robert W. Rebar, MD
Chair, Department of Obstetrics and Gynecology
Western Michigan University Homer Stryker M.D. School of Medicine
Kalamazoo, Michigan

Holly E. Richter, PhD, MD
Professor and Division Director
Department of Obstetrics and Gynecology
University of Alabama at Birmingham
Chief, Department of Obstetrics and Gynecology
University of Alabama Hospital
Birmingham, Alabama

Beri Ridgeway, MD
Assistant Clinical Professor
Department of Surgery
Cleveland Clinic Lerner College of Medicine
Department Chair
Regional Obstetrics and Gynecology
Cleveland Clinic
Cleveland, Ohio

May S. Sanaee, MD, FRCSC
Clinical Assistant Professor
Department of Obstetrics and Gynaecology
University of British Columbia
Vancouver, British Columbia, Canada
Female Pelvic Medicine and Reconstructive Surgery Fellow
Department of Urogynecology
St. Paul's Hospital, Providence Health Care
Vancouver, British Columbia, Canada

Isaac Schiff, MD
Joe Vincent Meigs Distinguished Professor of Gynecology
Department of Obstetrics and Gynecology
Harvard Medical School
Chief Emeritus, Vincent Department of Obstetrics and Gynecology
Department of Obstetrics and Gynecology
Massachusetts General Hospital
Boston, Massachusetts

Danny J. Schust, MD
David G. Hall Professor of Obstetrics and Gynecology
Department of Obstetrics, Gynecology, and Women's Health
University of Missouri School of Medicine
Chief, Department of Obstetrics, Gynecology, and Women's Health
Division of Reproductive Endocrinology and Infertility
MU Health Care Women's and Children's Hospital
Columbia, Missouri

Lora K. Shahine, MD
Clinical Faculty
Department of Obstetrics and Gynecology
University of Washington School of Medicine
Director of Recurrent Pregnancy Loss Center
Pacific NW Fertility and IVF Specialists
Seattle, Washington

Jan L. Shifren, MD
Vincent Trustees Professor of Obstetrics, Gynecology,
    and Reproductive Endocrinology
Harvard Medical School
Director, Midlife Women's Health Center
Massachusetts General Hospital
Boston, Massachusetts

Angela Devi Shrestha, MD
Women's Mental Health Fellow
Department of Psychiatry
University of Illinois College of Medicine
Resident Physician
Department of Psychiatry
University of Illinois Hospital and Health Sciences System
Chicago, Illinois

Eric R. Sokol, MD
Associate Professor
Departments of Obstetrics, Gynecology, and Urology
Co-Director, Urogynecology and
    Pelvic Reconstructive Surgery
Department of Obstetrics and Gynecology
Stanford University School of Medicine
Stanford, California

Michelle Solone, MD
Clinical Instructor
Department of Obstetrics and Gynecology
Stanford University School of Medicine
Stanford, California

Nada Logan Stotland, MD, MPH
Professor, Department of Psychiatry
Rush Medical College
Chicago, Illinois

Phillip G. Stubblefield, MD
Emeritus Professor of Obstetrics and Gynecology
Department of Obstetrics and Gynecology
Boston University School of Medicine
Boston, Massachusetts

Stephanie A. Sullivan, MD
Assistant Professor
Department of Obstetrics and Gynecology
Virginia Commonwealth University
Virginia Commonwealth University Health
Richmond, Virginia

Debra A. Taubel, MD
Vice Chair and Residency Program Director
Department of Obstetrics and Gynecology
Western Michigan University Homer Stryker M.D.
    School of Medicine
Attending Physician
Department of Obstetrics and Gynecology
Bronson Methodist Hospital
Kalamazoo, Michigan

Carlie K. Thompson, MD
Breast Surgical Oncology Fellow
Department of Surgery
Cedars-Sinai Medical Center
Los Angeles, California

Arne Vanhie, MD
Department of Development and Regeneration Fellow
Katholieke Universiteit Leuven
Fellow in Reproductive Medicine
Department of Obstetrics and Gynecology
University Hospitals Leuven
Leuven, Belgium

Robert Edward Varner, MD
Professor and Fellowship Director
Department of Obstetrics and Gynecology
University of Alabama at Birmingham
Department of Obstetrics and Gynecology
University of Alabama at Birmingham Medical Center
Birmingham, Alabama

Amy J. Voedisch, MD
Clinical Assistant Professor
Department of Obstetrics and Gynecology
Stanford University School of Medicine
Stanford, California

Shannon L. Wallace, MD
Female Pelvic Medicine and Reconstructive Surgery Fellow
Department of Obstetrics and Gynecology
Stanford University School of Medicine
Stanford, California

Megan N. Wasson, DO
Assistant Professor
Department of Obstetrics and Gynecology
Mayo Clinic
Rochester, Minnesota
Senior Associate Consultant
Department of Gynecology
Mayo Clinic
Phoenix, Arizona

Lindsay M. West, MD
Department of Gynecologic Oncology Fellow
University of North Carolina at Chapel Hill
Chapel Hill, North Carolina

Mylene W. M. Yao, MD
Co-Founder and Chief Executive Officer
UNIVFY Inc.
Los Altos, California

Susan L. Zweizig, MD
Professor and Director
Division of Gynecologic Oncology
Department of Obstetrics and Gynecology
University of Massachusetts Medical School
Division Director, Gynecologic Oncology
Department of Obstetrics and Gynecology
UMass Memorial Health Care
Worcester, Massachusetts

APRESENTAÇÃO

Emil Novak, do Johns Hopkins University School of Medicine and Hospital, editou a primeira edição desta obra, que foi publicada em 1941 e manteve-se como referência da ginecologia durante muitos anos. A 14ª edição, publicada em 2007, recebeu um novo título, *Berek & Novak | Tratado de Ginecologia*, em homenagem ao Dr. Jonathan S. Berek e ao falecido Dr. Novak, cujas importantes contribuições foram mantidas na obra.

Nas últimas edições, quando necessário, essas contribuições foram adaptadas, preservando assim a vitalidade e relevância da obra para as novas gerações de médicos. Deste modo, a obra se consolidou como um dos maiores livros didáticos na disciplina, *status* que certamente se mantém nesta 16ª edição.

Para esta edição, o Dr. Berek reuniu mais uma vez um esplêndido grupo de colaboradores – clínicos e pesquisadores, líderes em seus respectivos campos – que contribuiu com conhecimentos aprofundados e ideias valiosas sobre suas respectivas especialidades. O resultado é uma ampla abordagem da prática atual – mas atenta aos desenvolvimentos futuros – na ciência e prática da ginecologia e de subespecialidades afins. Inovações na pesquisa e na prática clínica são apresentadas em detalhes. Tendo em vista a expansão de uma subespecialidade ginecológica, os capítulos sobre reconstrução pélvica e uroginecologia são leitura obrigatória para a compreensão dessa disciplina em crescimento. O campo da cirurgia ginecológica minimamente invasiva cresceu muito e é abordado em detalhes nos capítulos sobre endoscopia, histerectomia e robótica. Como era previsível, em virtude da reputação do Dr. Berek como líder e inovador na área de oncologia ginecológica, *Berek & Novak | Tratado de Ginecologia* indiscutivelmente continua sendo a enciclopédica definitiva sobre esse tema. A seção relativa à ciência básica está apropriadamente interligada aos princípios da prática, promovendo o entendimento das muitas modificações da medicina clínica nos últimos anos. Empatia e sensibilidade são evidentes ao longo de toda a obra, sobretudo nas seções que tratam da sexualidade e das questões sexuais relacionadas, e o capítulo sobre violência contra as mulheres é fundamental para o atendimento nesses casos, responsabilidade ainda maior para nós.

As áreas tradicionais da ginecologia estão organizadas em formato eficiente, com todas as informações de que o ginecologista necessita para oferecer um excelente atendimento às pacientes. Outra característica que desperta o interesse são as ilustrações e gráficos coloridos, que tornam a leitura mais agradável e as informações mais claras.

Profissionais da ginecologia, tanto clínicos como pesquisadores, dedicam-se totalmente à saúde e ao bem-estar das mulheres. Tanto como instrumento de ensino como de consulta, esta nova edição de *Berek & Novak | Tratado de Ginecologia* continua sendo um recurso precioso no exercício desse importante ofício.

Isaac Schiff, CM, MD
Joe Vincent Meigs Distinguished Professor of Gynecology
Harvard Medical School
Chief, Vincent Department of Obstetrics and Gynecology, Emeritus
Massachusetts General Hospital
Boston, Massachusetts

Academia de Medicina
GUANABARA KOOGAN
www.academiademedicina.com.br

Atualize-se com o melhor conteúdo da área.

Conheça a **Academia de Medicina Guanabara Koogan**, portal online, que oferece conteúdo científico exclusivo, elaborado pelo **GEN | Grupo Editorial Nacional**, com a colaboração de renomados médicos do Brasil.

O portal conta com material diversificado, incluindo artigos, *podcasts*, vídeos e aulas, gravadas e ao vivo (*webinar*), tudo pensado com o objetivo de contribuir para a atualização profissional de médicos nas suas respectivas áreas de atuação.

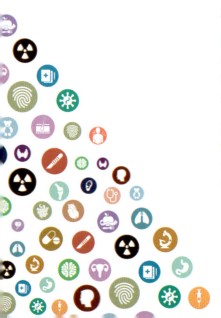

PREFÁCIO

A primeira edição desta obra, escrita pelo distinto Dr. Emil Novak da Johns Hopkins, tornou-se referência internacional essencial para a prática da ginecologia. Esta 16ª edição, cuidadosamente preparada, conserva o formato eficiente das minhas quatro edições anteriores, aprimorada por ilustrações coloridas e reproduções fotográficas, com o mesmo objetivo de fornecer um resumo abrangente da especialidade da ginecologia.

Todos os capítulos foram completamente revisados para fornecer informações e referências oportunas. As ilustrações e fotografias também foram atualizadas, tornando-se mais claras e informativas.

Este Tratado, criado pelo corpo docente da Johns Hopkins University School of Medicine, continua a refletir as contribuições dessa grande instituição. Após a 5ª edição e o falecimento do Dr. Novak em 1957, muitos médicos da Johns Hopkins e alguns membros do corpo docente da faculdade de Vanderbilt deram continuidade ao trabalho: Dr. Edmund R. Novak até a 9ª edição em 1979; Dr. Howard W. Jones Jr. e Dra. Georgeanna Seegar Jones até a 10ª edição em 1981; e Dr. Howard W. Jones III, Dr. Lonnie S. Burnett e Dra. Anne Colston Wentz até a 11ª edição em 1988. Esses editores, auxiliados por colaboradores do corpo docente da Johns Hopkins, especialmente o Dr. J. Donald Woodruff e o Dr. Conrad G. Julian, ajudaram a definir a especialidade da ginecologia durante a segunda metade do século XX e moldaram a prática da ginecologia como a conhecemos hoje – seus tratamentos cirúrgicos e clínicos, endocrinologia reprodutiva, técnicas de reprodução assistida, oncologia ginecológica, uroginecologia e doenças infecciosas. Como graduado pela Johns Hopkins University School of Medicine, tenho a honra de contribuir para essa rica tradição.

A 16ª edição de *Berek & Novak | Tratado de Ginecologia* é apresentada em oito partes. A primeira, *Princípios de Boas Práticas*, inclui a avaliação inicial da paciente ginecológica, a anamnese, o exame físico e técnicas para melhorar as habilidades de comunicação do médico. Também aborda os princípios éticos do atendimento à paciente, avaliação e melhoria da qualidade, pesquisa clínica e epidemiologia das condições ginecológicas, com capítulos que resumem a base científica da especialidade: anatomia e embriologia, biologia molecular e genética e fisiologia reprodutiva. A segunda parte, *Ginecologia Geral*, inclui puberdade, ginecologia pediátrica e adolescente, ginecologia de mulheres adultas, bem como doenças benignas do sistema genital feminino – avaliação de infecções pélvicas, miomas uterinos, dor, doenças intraepiteliais, a função do sistema genital feminino desde a puberdade até a menopausa e avaliação de doença benigna da mama. Um novo capítulo sobre um tema sensível e importante foi incluído: *Violência Contra as Mulheres e Agressão Sexual*. A terceira parte, *Atenção Primária à Saúde*, enfatiza a importância dos cuidados médicos primários para as mulheres: atenção preventiva, rastreamento, cuidados psiquiátricos e medicina complementar. A quarta parte, *Ginecologia Operatória*, inclui os cuidados pré-operatórios e o tratamento cirúrgico de distúrbios ginecológicos benignos usando endoscopia, histerectomia e robótica. A quinta parte, *Uroginecologia*, contem capítulos sobre o trato urinário, prolapso e disfunções anorretais. A sexta parte, *Problemas na Gravidez Inicial*, inclui o tratamento da perda gestacional precoce e da gravidez ectópica. A sétima parte, *Endocrinologia Reprodutiva e Infertilidade*, resume o manejo da amenorreia, principais distúrbios endócrinos e infertilidade. E a oitava parte, *Oncologia Ginecológica*, finaliza o tratado ao abordar doenças malignas do sistema genital feminino e câncer de mama.

Sou especialmente grato à minha talentosa editora de conteúdo, Deborah Berek, que avaliou e auxiliou com esmero todo o projeto, desde os originais até as provas de página. Agradeço às muitas pessoas da Lippincott Williams & Wilkins que me ajudaram, especialmente Charley Mitchell, com quem trabalhei por mais de 25 anos e a quem considero o melhor editor na publicação de livros médicos. Reconheço com gratidão as muitas pessoas que contribuíram para este livro e agradeço a Ashley Fischer e Kayla Smull por sua dedicação e compromisso em acompanhar com entusiasmo e habilidade os originais durante o processo editorial, bem como a Chris Miller, da Aptara, que trabalhou comigo com esmero e habilidade para obter a diagramação final das páginas e a formatação desse livro. Ofereço minha admiração e agradecimento a Tim Hengst, ilustrador médico brilhante, pelas excelentes ilustrações, desenhos anatômicos e *designs* temáticos de todas as edições sob minha orientação. Reconheço o apoio inestimável de meus mentores – Dean Sherman Mellinkoff, Drs. J. Donald Woodruff, Kenneth J. Ryan, J. George Moore e William J. Dignam – e estendo minha gratidão a meus colegas Drs. Isaac Schiff, Beverly Mitchell e o Decano Emérito Philip Pizzo. Cada um desses médicos e acadêmicos gentilmente me ofereceu orientação e encorajamento essenciais. Meus agradecimentos especiais a Laurie Lacob, Nicole Kidman e Keith Urban, Trisha Yearwood e Garth Brooks, por seu apoio ao Stanford Women's Cancer Center e por sua ajuda, incentivo e amizade que estimularam este projeto.

Em 2017, após 12 anos como presidente do Departamento de Obstetrícia e Ginecologia da Stanford University School of Medicine, deixei o cargo para buscar outras atividades acadêmicas na Stanford University e na Stanford University School of Medicine. A grande generosidade de espírito e o compromisso com as causas que apoiam as mulheres e sua saúde que guia o trabalho de meus colegas em Stanford têm sido uma fonte de prazer e inspiração para mim. A comunidade do entorno da universidade compartilha o desejo de melhorar a saúde e o bem-estar feminino, e, em nome das mulheres e de suas famílias, sou grato por tais esforços.

Espero ver um contínuo impacto positivo da especialidade na saúde das mulheres de todo o mundo. Desejo com fervor que nosso trabalho beneficie todas as mulheres, reduzindo o número de portadoras de doenças do sistema genital feminino e da mama. Com esse objetivo, este livro é oferecido como recurso para auxiliar e incentivar todos os que se dedicam à ginecologia.

Jonathan S. Berek

SUMÁRIO

Parte 1
Princípios de Boas Práticas

Capítulo 1
Avaliação Inicial e Comunicação
Jonathan S. Berek
Paula J. Adams Hillard 2

Capítulo 2
Princípios da Assistência à Paciente
Susan L. Zweizig
Joanna M. Cain 19

Capítulo 3
Qualidade, Segurança e Melhoria do Desempenho
John P. Keats
Joseph C. Gambone 28

Capítulo 4
Pesquisa Clínica
Maureen G. Phipps
Kristen A. Matteson 38

Capítulo 5
Anatomia e Embriologia
Shannon L. Wallace
Eric R. Sokol 49

Capítulo 6
Biologia Molecular e Genética
Oliver Dorigo
Mana Baskovic
Jonathan S. Berek 89

Capítulo 7
Fisiologia Reprodutiva
David L. Olive
Steven F. Palter
Juan Luis Giraldo Moreno 111

Parte 2
Ginecologia Geral

Capítulo 8

Puberdade

Debra A. Taubel
Robert W. Rebar *130*

Capítulo 9

Ginecologia Pediátrica e Adolescente

Paula J. Adams Hillard *159*

Capítulo 10

Ginecologia de Mulheres Adultas: Idade Reprodutiva

Michelle Solone
Paula J. Adams Hillard *185*

Capítulo 11

Miomas Uterinos

William H. Parker *213*

Capítulo 12

Dor Pélvica e Dismenorreia

Andrea J. Rapkin
Emily Lee
Leena Nathan *241*

Capítulo 13

Endometriose

Arne Vanhie
Thomas M. D'Hooghe *269*

Capítulo 14

Planejamento Familiar

Wing Kay Fok
Paul D. Blumenthal
Phillip G. Stubblefield *315*

Capítulo 15

Infecções Geniturinárias e Doenças Sexualmente Transmissíveis

Oluwatosin Goje *359*

Capítulo 16
Doença Intraepitelial do Colo do Útero, da Vagina e da Vulva
Francisco Garcia
Kenneth D. Hatch
Jonathan S. Berek 371

Capítulo 17
Sexualidade e Disfunção Sexual
Rosemary Basson 399

Capítulo 18
Menopausa
Jan L. Shifren
Isaac Schiff 422

Capítulo 19
Doença Benigna da Mama
JoAnna L. Hunter-Squires
Carlie K. Thompson
Armando E. Giuliano 437

Capítulo 20
Violência Contra as Mulheres e Agressão Sexual
Paula J. Adams Hillard 457

Parte 3
Atenção Primária à Saúde

Capítulo 21
Atenção Preventiva à Saúde e Rastreamento
Wing Kay Fok
Paula J. Adams Hillard 468

Capítulo 22
Atenção Primária
Sharon T. Phelan 476

Capítulo 23
Problemas Psiquiátricos Comuns
Angela Devi Shrestha
Nada Logan Stotland 498

Capítulo 24
Abordagens de Saúde Complementar e Integrativa
Tracy W. Gaudet 518

Parte 4
Ginecologia Operatória

Capítulo 25
Avaliação Pré-Operatória e Acompanhamento Pós-Operatório
Daniel L. Clarke-Pearson
Stephanie A. Sullivan
Stuart R. Pierce
Lindsay M. West 544

Capítulo 26
Endoscopia Ginecológica
Malcolm G. Munro
William H. Parker 587

Capítulo 27
Histerectomia
Tommaso Falcone
Beri Ridgeway 643

Capítulo 28
Robótica
Megan N. Wasson
Javier F. Magrina 668

Parte 5
Uroginecologia

Capítulo 29
Trato Urinário
Vatché A. Minassian
Iwona Gabriel 690

Capítulo 30
Prolapso dos Órgãos Pélvicos
Alicia V. Ballard
Isuzu Meyer
Robert Edward Varner
Jonathan L. Gleason
Holly E. Richter 724

Capítulo 31

Disfunção Anorretal

May S. Sanaee
Robert E. Gutman
Geoffrey W. Cundiff 753

Parte 6
Problemas na Gravidez Inicial

Capítulo 32

Perda Gestacional Precoce e Gravidez Ectópica

Amy J. Voedisch
Erica P. Cahill 802

Capítulo 33

Perda Gestacional Recorrente

Lora K. Shahine
Ruth B. Lathi
Danny J. Schust 823

Parte 7
Endocrinologia Reprodutiva e Infertilidade

Capítulo 34

Amenorreia

Valerie L. Baker
Stephanie A. Beall 854

Capítulo 35

Distúrbios Endócrinos

Kurt R. Peterson
Megan Link
C. Matthew Peterson 877

Capítulo 36

Infertilidade

Mira Aubuchon
Mylene W. M. Yao
Dennis T. Fujii
Richard O. Burney
Danny J. Schust 926

Parte 8
Oncologia Ginecológica

Capítulo 37

Câncer de Útero

Sean C. Dowdy
Gretchen E. Glaser
John R. Lurain 976

Capítulo 38
Câncer do Colo do Útero e da Vagina

David M. Anderson
Joseph Lee
John C. Elkas *1012*

Capítulo 39
Câncer do Ovário, da Tuba Uterina e do Peritônio

Jonathan S. Berek
Diana P. English
Teri A. Longacre
Michael Friedlander *1051*

Capítulo 40
Câncer de Vulva

Christine H. Holschneider
Jonathan S. Berek. *1113*

Capítulo 41
Doença Trofoblástica Gestacional

Ross S. Berkowitz
Neil S. Horowitz
Donald P. Goldstein. *1140*

Capítulo 42
Câncer de Mama

Carlie K. Thompson
JoAnna L. Hunter-Squires
Armando E. Giuliano. *1155*

Índice Alfabético. *1171*

PARTE 1

Princípios de Boas Práticas

CAPÍTULO 1
Avaliação Inicial e Comunicação 2
Jonathan S. Berek, Paula J. Adams Hillard

CAPÍTULO 2
Princípios da Assistência à Paciente 19
Susan L. Zweizig, Joanna M. Cain

CAPÍTULO 3
Qualidade, Segurança e Melhoria do Desempenho 28
John P. Keats, Joseph C. Gambone

CAPÍTULO 4
Pesquisa Clínica 38
Maureen G. Phipps, Kristen A. Matteson

CAPÍTULO 5
Anatomia e Embriologia 49
Shannon L. Wallace, Eric R. Sokol

CAPÍTULO 6
Biologia Molecular e Genética 89
Oliver Dorigo, Mana Baskovic, Jonathan S. Berek

CAPÍTULO 7
Fisiologia Reprodutiva 111
David L. Olive, Steven F. Palter, Juan Luis Giraldo Moreno

CAPÍTULO 1

Avaliação Inicial e Comunicação

Jonathan S. Berek, Paula J. Adams Hillard

PONTOS-CHAVE

1. Somos todos produtos do nosso ambiente, de nossa origem e de nossa cultura. Nunca é demais enfatizar a importância de conhecer a situação geral, social e familiar da paciente. O médico deve evitar assumir qualquer atitude de julgamento, particularmente no que concerne a questões sobre práticas sexuais, identidade de gênero e orientação sexual.

2. É essencial desenvolver uma boa comunicação para a avaliação e o tratamento da paciente. A base da comunicação depende de habilidades essenciais, como empatia, escuta ativa, conhecimento especializado e uma boa relação com a paciente. Essas habilidades podem ser aprendidas e aprimoradas.

3. Os conceitos de profissionalismo médico inicialmente codificados no Juramento de Hipócrates exigem que os médicos sejam prudentes com todas as informações relacionadas com a paciente. Para que a comunicação entre médico e paciente seja eficaz, a paciente precisa sentir-se capaz de discutir seus problemas com detalhes e de modo confidencial.

4. Diferentes estilos de comunicação podem afetar a capacidade do médico de perceber o estado da paciente e alcançar tanto o objetivo de uma ótima avaliação como o de um tratamento bem-sucedido. A natureza íntima e altamente pessoal de muitas condições ginecológicas exige uma sensibilidade particular para elaborar uma conduta adequada.

5. Algumas pacientes carecem de informações adequadas sobre as suas doenças. A compreensão incompleta ou inadequada de uma doença pode resultar em maior ansiedade, insatisfação com a assistência médica, angústia, dificuldades na capacidade de enfrentamento, insucesso e/ou resposta precária ao tratamento.

6. Uma vez estabelecido o diálogo, a avaliação da paciente prossegue com a obtenção de uma anamnese completa, e normalmente realização de um exame físico. Ambos os aspectos da avaliação dependem de uma boa relação médico-paciente e de atenção aos detalhes.

7. Após a conclusão do exame físico, a paciente deve ser informada sobre os achados. Quando os resultados do exame são normais, pode-se tranquilizar a paciente. Por outro lado, quando se identifica uma possível anormalidade, a paciente deve ser informada imediatamente. Essa conversa deve ocorrer após o exame físico com a paciente vestida.

A prática da ginecologia exige muitas habilidades. Além de seu conhecimento médico, o ginecologista deve desenvolver habilidades interpessoais e de comunicação capazes de promover uma boa relação médico-paciente e de confiança. A avaliação precisa ser feita considerando a "paciente como um todo", e não ser limitada a seu estado de saúde apenas. Essa avaliação deve incluir qualquer condição clínica aparente, bem como seus aspectos psicológicos, sociais e familiares. **Para considerar a paciente dentro do contexto apropriado, é preciso levar em consideração as questões ambientais e culturais que a afetam.** Essa abordagem é valiosa na avaliação de rotina, bem como na avaliação de condições médicas específicas, fornecendo oportunidades para uma assistência preventiva e aconselhamento de modo continuado.

Variáveis que influenciam o estado da paciente

Muitas variáveis externas exercem influência sobre a paciente e a assistência que ela recebe. Alguns desses fatores incluem seus entes queridos – família, amigos e relacionamentos pessoais e íntimos (Tabela 1.1). Essas variáveis externas incluem questões psicológicas, genéticas, biológicas, sociais e econômicas. Os fatores que influenciam a percepção de doença e dor da paciente e as maneiras pelas quais foi ensinada a lidar com a doença incluem a sua educação, atitudes, compreensão da reprodução humana e sexualidade e história familiar de doença.[1-3] Os fatores culturais, o nível socioeconômico, a religião, a etnia, o idioma, a idade, a identidade de gênero e a orientação sexual são considerações importantes para compreender a resposta da paciente à sua assistência.

Somos todos produtos do nosso ambiente, de nossa origem e de nossa cultura. Nunca é demais enfatizar a importância de conhecer a situação geral, social e familiar da paciente.[4,5] Os fatores culturais podem ser particularmente importantes na assistência à saúde reprodutiva.[6]

O contexto do sistema de apoio da paciente e da família pode e deve ser investigado diretamente. A história familiar deve incluir uma cuidadosa análise dos parentes que tiveram doenças significativas, como câncer ou uma doença que a paciente percebe

Tabela 1.1 Variáveis que influenciam o estado da paciente.

Paciente
Idade
História da doença
Atitudes e percepções
Orientação sexual
Hábitos (p. ex., uso de álcool, tabagismo e outras substâncias)
Família
Estado civil da paciente (p. ex., casada, separada, vivendo em união estável, divorciada)
Responsabilidades familiares (p. ex., crianças pequenas, crianças com necessidades especiais, pais idosos)
Irmãos (p. ex., quantidade, idade, grau de proximidade)
História (p. ex., doença)
Ambiente
Ambiente social (p. ex., comunidade, conexão social)
Condição econômica (p. ex., pobreza, seguro)
Religião (p. ex., religiosidade, espiritualidade)
Cultura e características étnicas (p. ex., língua nativa, comunidade)
Carreira (p. ex., ambiente de trabalho, satisfação, responsabilidades, estresse)

como provável explicação para seus próprios sintomas. A perspectiva que a paciente tem em relação à sua doença pode fornecer informações importantes para orientar o raciocínio do médico; a formulação de perguntas específicas para descobrir essa perspectiva pode melhorar a satisfação com a interação.[4,7] É importante conhecer o entendimento da paciente a respeito dos eventos essenciais na história clínica da família e como eles se relacionam com ela. É preciso entender a história sexual da paciente, sua orientação sexual, relacionamentos e práticas, e deve-se determinar o seu nível funcional de satisfação nessas áreas. **O médico deve evitar assumir qualquer atitude de julgamento, particularmente no que concerne a questões sobre práticas sexuais, identidade de gênero e orientação sexual** (ver Capítulo 17).

Comunicação

[2] É essencial desenvolver uma boa comunicação para a avaliação e o tratamento da paciente. A relação médico-paciente baseia-se em uma comunicação conduzida de maneira aberta, honesta e cuidadosa, que possibilite uma compreensão acurada da situação e dos problemas da paciente, bem como o desenvolvimento de soluções efetivas de modo colaborativo. Uma boa comunicação exige paciência, dedicação e prática e envolve uma escuta ativa, atenção cuidadosa para com a comunicação verbal e não verbal.

 A base da comunicação depende de quatro habilidades essenciais: empatia, escuta ativa, conhecimento especializado e capacidade de estabelecer uma boa relação com a paciente. Essas habilidades podem ser aprendidas e aprimoradas.[4,5,8]
Uma vez estabelecida a relação inicial com a paciente, o médico precisa prosseguir atentamente com técnicas de anamnese, de modo a criar oportunidades para promover a compreensão das preocupações da paciente. A confiança é o elemento fundamental que encoraja a comunicação aberta dos sentimentos, das preocupações e dos pensamentos da paciente, em vez de não revelar as informações.[9]

Um elemento básico e fundamental da comunicação – o compartilhamento do idioma e da cultura – pode ser perdido quando o médico interage com uma paciente com domínio limitado ou nenhum domínio do idioma dela. A concordância linguística entre médico e paciente é considerada em muitas discussões sobre comunicação na prática médica. Nos EUA, mais de 21% das norte-americanas falam outro idioma além do inglês em casa, e destas, 41% relatou ao Census Bureau que não fala muito bem inglês.[10] As barreiras linguísticas estão associadas a uma educação sanitária limitada, a cuidados interpessoais prejudicados e a uma menor satisfação da paciente com a assistência médica.[11,12] Embora os profissionais de saúde com idioma igual ao das pacientes constituam a situação ideal, esse problema pode ser atenuado por intérpretes médicos presenciais; a interpretação em vídeo e telefônica fornece uma solução tecnológica capaz de ajudar a reduzir os desafios de comunicação com indivíduos que têm domínio limitado do inglês.[13] O estado da Califórnia reconheceu a importância da comunicação nas interações médico-paciente por meio de uma cláusula no Health and Safety Code, que declara: "onde houver barreiras linguísticas ou de comunicação entre pacientes e a equipe de qualquer hospital geral de emergência, é necessário providenciar intérpretes ou equipes de profissionais bilíngues para garantir uma comunicação adequada e rápida entre os pacientes e a equipe".[14] O treinamento de futuros médicos para trabalhar com intérpretes está recebendo atenção cada vez maior nas escolas de medicina dos EUA e deverá contribuir para uma melhora da prática clínica e redução das disparidades na assistência à saúde.[15]

[3] Embora existam muitos estilos de interação com pacientes, cada médico precisa determinar e desenvolver a melhor maneira de se relacionar com os(as) pacientes. Os médicos precisam mostrar que são capazes e dispostos a ouvir e que eles recebem as informações com total confidencialidade.[1,4] **Os conceitos de profissionalismo médico, inicialmente codificados no Juramento de Hipócrates, exigem que os médicos sejam prudentes com todas as informações relacionadas com a paciente.** O The Health Insurance Portability and Accountability Act (HIPAA), que entrou em vigor em 2003, estabeleceu padrões nacionais destinados a proteger a privacidade das informações relativas à saúde dos pacientes. Os medos iniciais expressos sobre o impacto dos regulamentos do HIPAA e o risco de responsabilidade legal levaram a discussões sobre a comunicação apropriada e julgamentos médicos baseados nos princípios éticos de confidencialidade para proporcionar uma boa assistência médica[16,17] (ver Capítulo 2).

Habilidades de comunicação

É essencial que o médico se comunique com a paciente de uma maneira que permita que ela continue buscando atenção médica apropriada. As palavras empregadas, os padrões da fala, a maneira pela qual as palavras são expressas e até mesmo a linguagem corporal e o contato visual constituem aspectos importantes da relação médico-paciente. O papel tradicional do médico era paternalista, e a expectativa era a de que ele desse comandos ou "ordens" diretas e orientações específicas sobre todas as questões.[5] Hoje, as pacientes exigem e esperam de maneira apropriada uma comunicação mais equilibrada com seus médicos. Embora possam não ter os conhecimentos médicos equivalentes, elas esperam ser tratadas com consideração, respeito e de uma maneira que reconheça sua individualidade como igual à do médico. A comunicação entre médico e paciente está recebendo mais atenção na formação médica e está sendo reconhecida como uma importante tarefa do aprendizado profissional ao longo da vida, além de ser um elemento essencial na prestação bem-sucedida da assistência médica.[18]

As pacientes com condições raras ou incomuns algumas vezes possuem conhecimento médico mais específico de determinado problema clínico do que o próprio médico. Quando isso for o caso, o médico precisa evitar qualquer reação defensiva. Uma enquete realizada em 2013 indicou que 1 terço dos norte-americanos pesquisaram sobre seus sintomas ou diagnósticos na Internet; 46% desses indivíduos relataram que a sua pesquisa realizada *on-line* os levou a procurar assistência médica, enquanto 38% decidiram gerenciar o seu problema de saúde sem consultar um médico.[19] Com frequência, a paciente carece de um conhecimento mais amplo do problema, não tem consciência da confiabilidade variável das fontes eletrônicas de informação, nem a capacidade de acessar determinado estudo ou publicação dentro de um contexto histórico ou em comparação com outros estudos do assunto específico; além disso, não tem conhecimento das interações medicamentosas, carece da capacidade de manter uma distância intelectual objetiva do tópico e não tem experiência básica na arte e na ciência da medicina. O médico possui essas habilidades e um extenso conhecimento, enquanto a paciente tem um interesse pessoal e intensamente focado no seu problema clínico específico. Pesquisas realizadas sobre as percepções dos médicos sobre o impacto da informação médica baseada na Internet sobre a relação médico-paciente constataram percepções tanto positivas como negativas; os médicos expressam preocupação sobre a dificuldade de manejo eficiente do tempo durante uma consulta, porém têm uma percepção positiva dos potenciais efeitos sobre a qualidade da assistência e os resultados das pacientes.[20] **Uma relação de colaboração que possibilite um maior envolvimento interativo das pacientes na relação médico-paciente pode levar, com toda probabilidade, a obter melhores resultados.**[21-23]

Relação médico-paciente

O tipo do discurso do médico pode influenciar a interação com a paciente. Alguns componentes importantes de uma comunicação eficaz entre pacientes e médicos são apresentados na Tabela 1.2. Há evidências de que as habilidades de entrevista de base científica e empiricamente validadas podem ser ensinadas e aprendidas, e o uso consciente dessas habilidades pode levar a melhores resultados.[24] A Tabela 1.3 fornece uma lista dessas habilidades.

3 **Para que a comunicação entre médico e paciente seja efetiva, a paciente precisa sentir-se capaz de discutir seus problemas com detalhes e de modo confidencial.** Entretanto, essa forma de comunicação é dificultada pelas restrições de tempo impostas pela pressão da agenda do médico para atender às realidades econômicas; tanto o médico como a paciente frequentemente precisam reavaliar suas prioridades. Se a paciente perceber que participa da tomada de decisão e que recebe o maior número possível de informações, ela responderá ao plano de tratamento mutuamente elaborado com menores níveis de ansiedade e de depressão, aceitando-o como plano de ação colaborativo. A paciente deve ser capaz de propor alternativas ou modificações às recomendações do médico que reflitam suas próprias crenças e atitudes. Há amplas evidências de que a comunicação, a compreensão e os resultados do tratamento da paciente são melhores quando a conversa com os médicos é mais um diálogo do que uma

Tabela 1.2 Componentes importantes da comunicação entre a paciente e o médico: o papel do médico.

O médico é:
Bom ouvinte
Empático
Compassivo
Honesto
Genuíno
Respeitoso
Justo
Facilitador
O médico utiliza:
Linguagem compreensível
Linguagem corporal apropriada
Abordagem colaborativa
Diálogo aberto
Conteúdo emocional apropriado
Humor e cordialidade
O médico não é:
Contestador
Combativo
Argumentativo
Condescendente
Arrogante
Dogmático
Crítico
Paternalista

palestra. Quando as pacientes sentem que elas participam, elas tendem a reter mais informações sobre as recomendações médicas. O conceito de planejamento colaborativo entre pacientes e médicos é adotado como uma aliança mais efetiva do que o modelo antigo em que os médicos emitiam ordens. Dessa maneira, a paciente adquire mais autoridade no processo de determinar as escolhas sobre sua assistência médica. Por exemplo, as decisões sobre os riscos e os benefícios da terapia de reposição hormonal na menopausa precisam ser discutidas no contexto individual e na história familiar da paciente, incluindo suas crenças e metas pessoais. A mulher decide se os benefícios superam os riscos potenciais, e ela é a pessoa que determina se irá ou não utilizar esse tipo de tratamento. Enquanto a maioria das mulheres prefere dividir a tomada de decisão diante da incerteza com uma discussão dos riscos e dos benefícios baseada em evidência, outras podem decidir ter uma abordagem mais direta.[25] **O desafio do médico é ser capaz de personalizar a interação e a comunicação.**

Há evidências de que quando as pacientes são ouvidas e compreendidas elas passam a se expressar mais, tornam-se inquisitivas e a sua saúde melhora. A participação facilita todo o processo. **A boa comunicação é essencial para a manutenção**

Tabela 1.3 Comportamentos associados aos 14 elementos estruturais da entrevista.[a]

Preparação do ambiente	Levantamento de problemas
Crie privacidade	Desenvolva métodos pessoais para iniciar a lista de problemas
Elimine ruídos e distrações	Pergunte "Tem algo mais?" até que os problemas sejam identificados
Forneça uma cadeira confortável e que permita que os olhos dela estejam no mesmo nível que os seus	**Identifique um problema prioritário**
	Pergunte à paciente sobre suas prioridades
Forneça bom acesso	Estabeleça as suas próprias propriedades
Prepare-se	Estabeleça interesses mútuos
Elimine as distrações e interrupções	Procure uma acordância sobre a sequência das questões abordadas
Mantenha o foco com:	**Desenvolva uma sequência narrativa**
Auto-hipnose	Desenvolva maneiras pessoas de pedir à paciente que conte a sua história
Meditação	Pergunte quando foi a última vez que se sentiu saudável
Imaginação construtiva	Pergunte sobre a evolução completa da doença
Deixe os pensamentos intrusivos irem embora	Pergunte sobre um episódio recente ou episódio típico
Observação	**Estabelecimento do contexto de vida da paciente**
Crie uma lista pessoal de categorias de observação	Utilize a primeira oportunidade para perguntar sobre detalhes pessoais e sociais
Pratique em uma variedade de ambientes	Obtenha a história de seu desenvolvimento
Perceba os sinais físicos	Identifique o "sistema de apoio" da paciente
Apresentação	Aprenda sobre o lar, o trabalho, a vizinhança e a segurança
Afeto	**Estabelecimento de uma rede de segurança**
O que é dito e não dito	Memorize a revisão completa dos sistemas
Acolhida	Revise as questões apropriadas para o problema específico
Crie um primeiro contato amigável	**Apresentação dos achados e das opções**
Apresente-se	Seja sucinto
Verifique o nome da paciente e como é pronunciado	Verifique o nível de entendimento e o estilo cognitivo da paciente
Crie um contexto positivo	Peça à paciente que reveja e relate o que ela entendeu
Introdução	Resuma e verifique
Explique o seu papel e propósito	Grave a consulta e forneça uma cópia à paciente
Verifique as expectativas da paciente	Pergunte à paciente sobre suas perspectivas
Ajuste diferenças de perspectiva	**Negociação dos planos**
Certifique-se de que suas expectativas sejam compatíveis com as da paciente	Estimule a paciente
	Concorde sobre o que é viável
Detecção e superação das barreiras à comunicação	Respeite as escolhas da paciente, sempre que possível
Desenvolva uma lista pessoal de barreiras a superar	**Encerramento**
Inclua uma linguagem apropriada	Peça à paciente que reveja os planos e orientações
Identifique impedimentos físicos, como surdez, delírio	Esclareça o que fazer nesse ínterim
Considere as barreiras culturais	Agende o próximo encontro
Reconheça as barreiras psicológicas da paciente, como vergonha, medo e paranoia	Despeça-se

[a]**Lipkin M Jr.** Physician-patient interaction in reproductive counseling. *Obstet Gynecol* 1996;88:31S-40S.
De: **Lipkin M, Frankel RM, Beckman HB, et al**. Performing the interview. In: **Lipkin M, Putnam SM, Lazare A**, eds. *The Medical Interview: Clinical Care, Education, and Research*. New York: Springer-Verlag; 1995:65–82.

de uma relação entre a paciente e o médico, promovendo uma assistência contínua. Por conseguinte, a manutenção da saúde pode estar ligada diretamente à influência de interações positivas de ambos. As mulheres que se sentem confortáveis com o seu médico podem estar mais propensas a levantar dúvidas ou preocupações e transmitir informações sobre os possíveis riscos à saúde e são mais receptivas às recomendações médicas. Esse grau de relacionamento satisfatório pode promover a eficácia das intervenções em saúde, incluindo modificação do comportamento. Ajuda a garantir que as pacientes retornarão de maneira regular ao médico, visto que elas sentem que ele tem interesse sincero no seu bem-estar e confiam na qualidade do tratamento e na orientação que receberem.

Quando as pacientes estão doentes, sentem-se vulneráveis, física e psicologicamente expostas e impotentes. O médico, em virtude de seu conhecimento e de sua posição, detém um poder capaz de intimidá-las. É fundamental que o médico tenha consciência dessa disparidade e assegure que o "equilíbrio do poder" não se afaste excessivamente da paciente. A transferência desse equilíbrio de poder do médico de volta para a paciente pode ajudar a melhorar os resultados.[1,22] Os comportamentos dos médicos podem sugerir que eles não respeitem a paciente. Essas atitudes, como falha em manter os horários das consultas agendadas, ter o hábito de manter conversas longas quando a paciente não está vestida ou falar com ela de pé, enquanto está deitada ou em posição de litotomia, podem enfatizar o desequilíbrio de poder na relação.

Ao avaliar os efeitos da relação médico-paciente sobre o resultado de doenças crônicas, foram identificadas três características associadas a melhores resultados na assistência médica:[26]

1. Um médico empático e um alto nível de participação da paciente na entrevista.
2. Expressão de emoção pela paciente e pelo médico.
3. Fornecimento de informações pelo médico em resposta às perguntas da paciente.

Nas pacientes com diabetes, essas características resultaram em melhora da pressão arterial diastólica e redução da HbA_{1c}. As melhores respostas foram obtidas quando um médico empático forneceu o máximo de informação e esclarecimento possível, respondeu às perguntas das pacientes de maneira aberta e honesta e expressou uma ampla variedade de emoções, incluindo humor. As respostas melhoraram quando a relação não foi dominada pelo médico.[26]

Estudos de gênero e de linguagem mostraram que os homens tendem a dominar as conversas, a interromper com mais frequência e a controlar os tópicos da conversa.[27] Em consequência, os médicos do sexo masculino tendem a assumir o controle, e esse desequilíbrio de poder pode ser ampliado na ginecologia e obstetrícia em que todas as pacientes são mulheres. Os médicos do sexo masculino podem ser mais assertivos do que os do sexo feminino. O discurso dos homens costuma se caracterizar por interrupções, ordem e sermões, enquanto o discurso das mulheres caracteriza-se por silêncio, perguntas e sugestões.[27,28] Algumas pacientes podem sentir-se mais reticentes na presença de um médico do sexo masculino, enquanto outras sentem-se mais próximas com um médico do sexo masculino do que do feminino.[29] A preferência das mulheres por um médico do sexo masculino ou do sexo feminino pode estar baseada apenas no sexo, bem como na experiência, idade, competência, estilos de comunicação e outras habilidades.[30-32] Embora seja evidente que essas generalizações não se aplicam a todos os médicos, elas podem chamar a atenção sobre os vários estilos de comunicação e como eles determinam a relação médico-paciente.[28] Esses padrões indicam que todos os médicos, independentemente do sexo, precisam estar atentos para o seu estilo de discurso, visto que esse pode afetar a sua habilidade de obter respostas abertas e francas de suas pacientes.[33,34] As mulheres tendem a expressar seus sentimentos de modo a validar, compartilhar e estabelecer uma compreensão de suas preocupações ou a estabelecer um entendimento compartilhado de suas preocupações.[27,35]

Os diferentes estilos de comunicação podem afetar a capacidade do médico de perceber a condição da paciente e de alcançar a meta de avaliação ideal e tratamento bem-sucedido. A natureza íntima e altamente pessoal de muitos problemas ginecológicos exige uma sensibilidade particular para obter uma resposta honesta da paciente.

Estilo

A arte da comunicação e da persuasão baseia-se no respeito mútuo e promove o desenvolvimento da compreensão da paciente sobre as circunstâncias de sua saúde. O entendimento é mais bem alcançado quando a paciente é incentivada a fazer perguntas ao seu médico e quando não se sente pressionada a tomar decisões. As pacientes que se sentem encurraladas apresentam menor adesão aos tratamentos recomendados.[36]

A seguir, são apresentadas técnicas para ajudar a estabelecer um relacionamento de sintonia e empatia com as pacientes:

1. Utilize uma linguagem positiva (p. ex., concordância, aprovação e humor).
2. Construa uma parceria (p. ex., certificar-se de que a paciente compreendeu o que foi dito a ela, perguntar o que ela pensa sobre o que foi dito, parafrasear e interpretar as palavras da paciente).
3. Faça perguntas reformuladas.
4. Forneça respostas completas às perguntas da paciente.

A maneira pela qual o médico guia a conversa com uma paciente determinará o seu nível de compreensão e a sua habilidade de completar com sucesso o tratamento ministrado. O termo *cumprimento ao tratamento* é utilizado há muito tempo na medicina; sugere que a paciente seguirá as recomendações ou "prescrições" médicas. Essa expressão é criticada por ser excessivamente paternalista; prefere-se o uso de uma expressão alternativa, *adesão ao tratamento*.[37,38] Entretanto, essa expressão ainda implica que o médico é quem determina o tratamento. Uma abordagem mais colaborativa é sugerida pela frase *uso bem-sucedido* da terapia, que pode ser atribuída mutuamente ao médico e à paciente. Com essa expressão, o sucesso final do tratamento é atribuído apropriadamente à paciente.[39] Se for dada a ordem de tomar um medicamento prescrito sem discutir a justificativa de seu uso, a paciente pode não obedecer, particularmente se as instruções forem confusas ou difíceis de seguir. Barreiras contra a adesão ao tratamento podem resultar de considerações práticas: quase todos consideram um esquema de 4 vezes/dia mais difícil do que uma única dose diária. Um importante fator no uso bem-sucedido do esquema terapêutico é a simplicidade.[40,41] Os fatores práticos que afetam o uso bem-sucedido incluem considerações financeiras, cobertura do seguro de saúde e grau de educação.[42] A discussão e a compreensão da justificativa do tratamento, somadas aos benefícios e riscos potenciais, constituem componentes necessários para o uso bem-sucedido; entretanto, podem não ser suficientes na presença de barreiras práticas. As especificidades de quando e como tomar a medicação, incluindo o que fazer quando esta faltar, têm impacto sobre o uso bem-sucedido. Uma comunicação médico-paciente positiva está correlacionada com a adesão da paciente aos conselhos médicos.[43]

7 **O estilo de apresentação da informação é a chave para a sua eficiência.** Conforme já assinalado, o médico deve estabelecer um equilíbrio de poder na relação médico-paciente, incluindo conduzir discussões sérias sobre estratégias de diagnóstico e de manejo quando a paciente está completamente vestida e frente a frente com ele em uma sala de atendimento privada. A linguagem corporal é importante durante as interações com as pacientes. O médico deve evitar uma maneira exageradamente casual de se expressar, que pode transmitir falta de respeito ou de compaixão. É necessário que a paciente seja olhada diretamente e que, durante a conversa, haja contato visual, de modo que o médico não seja percebido como alguém "com olhar distante".

Riso e humor

O humor é um componente essencial, que promove uma comunicação aberta. Ele pode ser apropriado ou não. O humor apropriado permite que a paciente diminua a ansiedade e entenda que (mesmo em situações difíceis) o riso pode ser saudável.[44,45] O humor inapropriado pode aterrorizar, causar repulsa, ofender ou, em geral, fazer com que a paciente se sinta desconfortável ou insultada. O riso pode ser utilizado como meio adequado de relaxar a paciente e fazê-la sentir-se melhor.

O riso é uma *"metáfora para toda a gama de emoções positivas"*. É a resposta dos seres humanos às incongruências e constitui uma das maiores manifestações do processo cerebral. Toda gama de emoções positivas ajuda – amor, esperança, fé, vontade de viver, festividade, propósito e determinação.[44] O riso é uma resposta fisiológica que ajuda o indivíduo a se sentir melhor e que permite acomodar a colisão da lógica com o absurdo. As doenças, ou a expectativa de doença, aumentam a nossa consciência da incongruência entre a nossa existência e a capacidade de controlar os eventos que moldam as nossas vidas. Usamos o riso para combater o estresse, e a redução do estresse é um mecanismo essencial utilizado para lidar com a doença.

Estratégias para melhorar a comunicação

Todos os médicos deveriam reconhecer a importância da arte da comunicação durante a entrevista médica. É essencial que as interações com as pacientes sejam profissionais, honradas e honestas. A Tabela 1.4 apresenta as questões relatadas como importantes para médicos sobre a relação médico-paciente. De modo semelhante, as pacientes sugeriram a importância de muitas dessas mesmas questões na facilitação da tomada de decisão participativa.[46]

A seguir, são apresentadas algumas diretrizes gerais que podem ajudar a melhorar a comunicação:

Tabela 1.4 — Importância atribuída à relação médico-paciente.[a]

Posição	Serviços médicos de suporte	Sempre ou frequentemente (%)	Raramente ou nunca (%)
1	Responde às perguntas da paciente sobre a doença e o seu tratamento, efeitos colaterais e possíveis resultados	99	1
2	Assegura que a paciente entende claramente a explicação sobre os procedimentos do tratamento	99	1
3	Incentiva a paciente a desenvolver uma atitude de esperança e otimismo em relação ao resultado do tratamento	95	5
4	Ajusta os planos de tratamento para melhorar a adesão da paciente ao tratamento quando esta demonstra dificuldade	88	12
5	Aconselha diretamente os membros da família	87	13
6	Continua prestando assistência à paciente mesmo quando ela passa a receber tratamento suplementar em outro centro	85	15
7	Fornece encaminhamento para grupos de apoio social	83	17
8	Fornece materiais educativos às pacientes	81	19
9	Ajuda a paciente a desenvolver métodos para melhorar sua qualidade de vida	74	26
10	Ajuda a paciente a determinar quais são os seus mecanismos de enfrentamento mais produtivos e como ativá-los	62	38
11	Fornece encaminhamento para serviços de aconselhamento psicológico	57	43

[a]Resultados de: um levantamento médico com 649 oncologistas sobre a comunicação entre médico e paciente.
Modificada de **Cousins N.** *Head First: The Biology of Hope and the Healing Power of the Human Spirit.* New York: Penguin Books; 1989:220, com autorização.

1. Ouça mais e fale menos.
2. Incentive a busca de tópicos que sejam importantes e introduzidos pelas pacientes.
3. Minimize os hábitos de controle do discurso, como interrupções, ordens e sermões.
4. Procure fazer perguntas e forneça respostas completas e de fácil compreensão.
5. Esteja atento para qualquer desconforto que possa surgir durante uma entrevista, reconheça quando surgiu, em uma tentativa de tomar o controle da conversa, e redirecione a entrevista.
6. Assegure às pacientes que elas terão a oportunidade de discutir todo o seu problema.
7. Reconheça quando as pacientes estão buscando empatia e validação de seus sentimentos, em vez de uma solução. Algumas vezes, tudo o que é necessário é estar presente como ser humano compassivo.

Ao conduzir a entrevista, é importante que o médico entenda as preocupações da paciente. Tendo em vista a atual realidade das agendas lotadas do consultório, pode ser necessário marcar outra consulta para discutir algumas questões de forma mais profunda. Em estudos de técnicas de entrevista foi constatado que, embora os médicos utilizem muitos estilos divergentes, os mais bem-sucedidos tendem a buscar "janelas de oportunidades", ou seja, escuta cuidadosa e ativa com réplicas ou perguntas em momentos oportunos. Essa habilidade de comunicação é particularmente eficaz para explorar questões psicológicas e sociais durante entrevistas curtas. A principal habilidade essencial para permitir ao médico perceber problemas é a capacidade de ouvir com atenção.

Uma entrevista que possibilite o máximo de transmissão de informação ao médico é mais bem-sucedida por meio da seguinte abordagem:[9]

1. Inicie a entrevista com uma pergunta aberta.
2. Assim que a paciente começar a falar, preste atenção para as suas respostas, suas emoções e sua linguagem corporal geral.
3. Estenda uma segunda pergunta ou comentário, incentivando-a a falar.
4. Permita que ela responda sem interrupção, talvez empregando o silêncio, acenos da cabeça ou pequenos comentários facilitadores, incentivando-a a falar enquanto o médico está ouvindo.
5. O médico deve fazer, periodicamente, um resumo de seu entendimento da anamnese, para confirmar a exatidão dos fatos.
6. A expressão de empatia e a demonstração de entendimento no final da entrevista, juntamente com um resumo das avaliações planejadas e recomendações, facilitarão o encerramento da entrevista.

Atenção, sintonia e colaboração caracterizam boas técnicas de anamnese. As perguntas abertas ("*Como você está?*", "*Como estão as coisas em casa?*", "*Como você se sente com aquilo?*") são, em geral, desejáveis particularmente quando associadas a uma boa habilidade de escuta.[47]

O encerramento prematuro de uma entrevista e o não levantamento de informações completas a respeito da paciente podem ocorrer por vários motivos. Essas razões podem incluir falha no reconhecimento da preocupação específica da paciente, não fornecimento apropriado de oportunidade para discussão, desconforto do médico em compartilhar a emoção da paciente, ou talvez falta de confiança do médico na sua capacidade de lidar com a preocupação da paciente. Um dos principais fatores que prejudicam o sucesso de uma entrevista é a falta de tempo. Essa é uma preocupação real percebida pelos médicos; entretanto, os profissionais habilitados podem facilitar uma considerável interação até mesmo em um curto período de tempo, incentivando a comunicação aberta.

5 **Algumas pacientes carecem de informações acuradas sobre suas doenças. A compreensão incompleta ou inadequada de uma doença pode produzir insatisfação com a assistência médica e aumentar a ansiedade, a angústia e as dificuldades de enfrentamento, resultando em insucesso e resposta insatisfatória ao tratamento.** À medida que as pacientes solicitam mais informações sobre suas doenças e têm maior participação nas decisões relativas ao tratamento, e tendo em vista que os médicos procuram ter uma comunicação interativa mais aberta, há uma necessidade ainda maior de fornecer uma comunicação clara e efetiva. Embora as pacientes variem nas suas capacidades intelectuais, conhecimento de assuntos médicos, ansiedade, negação e capacidade de comunicação, a ocorrência infeliz de uma compreensão ruim por parte da paciente pode resultar de técnicas de comunicação inadequadas do médico, da falta de tempo durante a consulta e, em alguns casos, da retenção de informação considerada prejudicial para o bem-estar da paciente.

Se os achados clínicos ou exames confirmatórios sugerem fortemente um distúrbio grave (p. ex., neoplasia maligna), a gravidade e a urgência dessa situação precisam ser transmitidas de uma maneira que não alarme ou assuste desmedidamente a paciente. O médico deve fornecer respostas honestas a quaisquer perguntas específicas que a paciente queira fazer e discutir o assunto.[48]

Conceder tempo para perguntas é importante e, com frequência, é valioso agendar uma consulta subsequente para discutir as opções de tratamento após a paciente ter uma oportunidade de considerar as opções e recomendações. A paciente deve ser incentivada a trazer o parceiro ou membro da família para fornecer apoio moral, servir como outro ouvinte para absorver e digerir as informações e ajudá-la com as perguntas. Também deve ser incentivada a escrever quaisquer dúvidas ou preocupações que possa ter e levar essa lista com ela na próxima consulta; questões importantes podem não ser lembradas com facilidade durante uma consulta. Se a paciente desejar uma segunda opinião, ela deve ser sempre facilitada. O médico não deve se sentir ameaçado pelas tentativas da paciente de obter informação e conhecimento.

Informações valiosas podem ser fornecidas por meio de entrevistas com a equipe auxiliar de apoio e pela distribuição de folhetos e outros materiais produzidos com informações para a paciente. Alguns estudos demonstraram que o uso de folhetos é extremamente eficaz para promover o entendimento da condição e das opções de tratamento. Outros mostraram que o uso de gravações de áudio e vídeo ou informações obtidas em *site* específico sobre o assunto têm impacto positivo sobre o conhecimento e podem diminuir a ansiedade.

Existem numerosos *sites* médicos que podem ser acessados na internet, embora a exatidão da informação seja variável e seja necessário que os médicos procedam a uma cuidadosa revisão de tais páginas antes de recomendá-las às pacientes. Os médicos devem familiarizar-se com as fontes on-line que ofereçam informações e devem estar preparados para fornecer os endereços se a paciente demonstrar interesse.[49]

A relação entre a paciente e seu médico, assim como todos os aspectos das interações sociais, é objeto de constante mudança. O estado de nossa saúde é dinâmico e afeta a nossa capacidade de comunicação com outras pessoas, inclusive conversas entre pacientes e médicos. **A comunicação aberta entre paciente e médico pode ajudar a obter uma eficácia máxima no diagnóstico, no tratamento e na adesão de todas as pacientes.**

Converse com o coração, fale com a alma.

Olhe para o ser e abrace a forma humana.
Alcance profundamente, com as mãos estendidas.
Fale atentamente, à sede da sabedoria,
pois a vida assemelha-se à graça.

Alcance a paz dentro de um semblante frágil.
Busque o conforto da hora plácida
Por meio de reflexão alegre e livre
conheça o outro lado dentro da estrutura da carne.

JSB

Anamnese e exame físico

6 **Uma vez estabelecido o diálogo, a avaliação da paciente prossegue com a obtenção de uma anamnese completa e, quando indicado, realização de exame físico. Ambos os aspectos da avaliação dependem de uma boa troca entre médico e paciente e da atenção aos detalhes. Durante a anamnese e o exame físico, devem-se identificar os fatores de risco que podem necessitar de atenção especial.** Esses fatores devem ser analisados com a paciente no momento de desenvolver um plano para a sua assistência futura (ver Capítulo 21).

Dependendo do cenário – ambulatório, consultório, hospital –, a conservação dos dados é normalmente obtida por meio de formulários ou prontuários (cada vez mais prontuários eletrônicos, como componente do registro eletrônico de saúde [RES]), que fornecem indicações para elementos importantes da história médica, familiar e social. Um desafio é que os prontuários em papel e registros eletrônicos nem sempre "se cruzam", e esses registros escritos e eletrônicos podem ficar periodicamente indisponíveis. Ainda não foram amplamente adotados esforços para desenvolver prontuários médicos guardados por pacientes, embora o uso crescente de *smartphones* com aplicativos (*apps*) de saúde facilite o armazenamento de dados, como leituras de pressão arterial, listas de medicamentos e registros de atividade. O monitoramento dos ciclos menstruais atualmente constitui parte do movimento que recebeu o nome de "autoquantificação".[50,51]

Anamnese

Uma vez definida a queixa principal e averiguadas as características da doença atual, deve-se atualizar a história médica da paciente. Cada vez mais, essa informação está disponível eletronicamente no RES, porém deve ser confirmada com a paciente. O registro deve incluir a história médica e cirúrgica completa, história reprodutiva (incluindo história menstrual e obstétrica), uso atual de medicações (incluindo medicações de venda livre/prateleira complementares e alternativas) e história familiar e social completa.

A Tabela 1.5 fornece uma técnica para a obtenção de informações sobre a doença atual. **O médico deve considerar que outros membros da equipe de saúde podem ser úteis para completar** a avaliação e fornecer assistência. **Os indivíduos que interagem com a paciente no consultório – desde recepcionistas aos assistentes de médicos, enfermeiros, enfermeiros especialistas (enfermeiro clínico ou enfermeiro parteiro) – podem contribuir para a assistência da paciente e fornecer outras informações ou esclarecimentos, ou podem ainda fazer o acompanhamento.** Em alguns hospitais-escola, os residentes ou estudantes de medicina podem fornecer assistência e participar das consultas. O papel que cada um desses indivíduos desempenha em determinado ambiente de consultório ou de cuidados da saúde pode não ser evidente para a paciente; é preciso ter cuidado para que cada indivíduo se apresente no início da interação e explique o seu papel na equipe. **Pode ser necessário discutir os papéis e as funções de cada membro da equipe.** Em alguns casos, pode ser útil encaminhar a paciente a um nutricionista, fisioterapeuta ou terapeuta ocupacional, assistente social, psicólogo, psiquiatra ou terapeuta sexual. O encaminhamento ou as consultas com esses profissionais ou com médicos de outras especialidades devem ser feitos quando necessário. É preciso esclarecer a natureza entre obstetra-ginecologista e a paciente. Algumas mulheres têm um médico da família no qual confiam para assistência primária. Outras mulheres, particularmente mulheres saudáveis de idade fértil, consideram o obstetra-ginecologista como médico da família. O papel do médico nessa situação deve ser discutido e esclarecido na consulta inicial e revisitado periodicamente, de acordo com a necessidade durante os cuidados da paciente. Essas questões são abordadas na Parte III, Atenção Primária à Saúde (ver os Capítulos 21 e 22). Os exames laboratoriais para assistência de rotina e fatores de alto risco são apresentados no Capítulo 21.

Exame físico

Um exame físico ginecológico completo é normalmente realizado por ocasião da consulta inicial, periodicamente e quando necessário ao longo do curso do tratamento (Tabela 1.6). A extensão do exame físico durante a consulta ginecológica é com frequência determinada pelas principais preocupações e pelos sintomas da paciente. Por exemplo, para adolescentes saudáveis sem sintomas que solicitam contraceptivos orais antes de iniciar relações sexuais, o exame ginecológico não é necessariamente obrigatório.

Os ginecologistas tradicionalmente recomendam um exame pélvico anual para rastreamento de condições assintomáticas, porém as evidências quanto à utilidade do exame de rastreamento têm sido questionadas.[52,53] O American College of Obstetricians and Gynecologists continua recomendando fortemente uma consulta anual como oportunidade para que a mulher e seu obstetra-ginecologista discutam se há necessidade de realizar um exame.[54] Apesar de respaldar uma tomada de decisão compartilhada sobre a necessidade de exame pélvico anual para mulheres assintomáticas, as que apresentam sintomas sugestivos de doença ginecológica, incluindo problemas menstruais, corrimento vaginal, incontinência, infertilidade ou dor pélvica, devem ser submetidas a exame pélvico.[54] Alguns aspectos do exame – como avaliação dos sinais vitais e medição da altura, peso, pressão arterial e cálculo do índice de massa corporal – devem ser realizados de maneira rotineira durante a maioria das consultas. Normalmente, o exame das mamas e do abdome e um exame completo da pelve são considerados como partes essenciais do exame ginecológico.

Antes de efetuar o exame pélvico, e enquanto a paciente ainda está vestida, convém perguntar sobre experiências passadas

Tabela 1.5 Técnica de obtenção da história da doença atual.

1. **A técnica usada na obtenção da história da doença atual varia de acordo com a paciente, o seu problema e o médico. Possibilita que a paciente fale sobre a queixa principal.** Embora esse sintoma possa ou não representar o problema real (dependendo da avaliação subsequente), ele habitualmente é de suma importância na mente da paciente e constitui, com frequência, o motivo da consulta
   Durante a fase de entrevista, estabeleça a relação temporal do principal sintoma com a duração da doença. Perguntas como "*Então, até o início desse sintoma, você se sentia perfeitamente bem?*" podem revelar outros sintomas passíveis de anteceder a queixa principal em dias, meses ou anos. Dessa maneira, a paciente pode lembrar a data em que a doença surgiu pela primeira vez
   Incentive a paciente a falar livremente e de modo espontâneo sobre a doença a partir da data de início estabelecida. Não interrompa o relato da paciente, exceto por pequenos lembretes como "*Quando começou?*" e "*Como começou?*", que ajudarão a elaborar a ordem cronológica na história da paciente
   Após a paciente concluir o seu relato espontâneo (e antes da próxima fase da entrevista), é útil formular perguntas co*mo "Que outros problemas você observou desde que começou a ficar doente?*". A resposta a essa pergunta pode revelar outros sintomas que ainda não foram mencionados na entrevista
   Por conseguinte, na primeira fase da entrevista, o médico obtém o relato dos sintomas do modo pelo qual a paciente os experimenta, sem qualquer viés introduzido por perguntas diretas do examinador. São também reveladas informações sobre a importância dos sintomas para a paciente e sua reação emocional aos sintomas que apresenta

2. **Como todos os dados disponíveis sobre os sintomas habitualmente não são revelados por meio das técnicas anteriormente mencionadas, a fase inicial da entrevista deve ser seguida de uma série de perguntas diretas e detalhadas a respeito dos sintomas descritos pela paciente.** Organize cada sintoma na sua ordem cronológica correta e, em seguida, avalie cada um deles de acordo com as orientações para a análise de um sintoma
   Ao fazer perguntas diretas sobre os detalhes de um sintoma, tenha cuidado para não sugerir a natureza da resposta. Isso se refere, em particular, a questões que podem ser respondidas com "sim" ou "não". Se uma pergunta importante deve ser feita à paciente, a resposta precisa ser avaliada com muito cuidado. Submeta a paciente a outras perguntas até que você fique totalmente satisfeito(a) de que a resposta não foi dada somente para lhe agradar
   Por fim, antes de dispensar o sintoma investigado, pergunte sobre outros sintomas que poderiam ser razoavelmente esperados nas circunstâncias clínicas do caso. Os sintomas especificamente vistos, porém negados, são conhecidos como sintomas negativos. Esses sintomas negativos podem confirmar ou descartar possíveis diagnósticos sugeridos pelos sintomas positivos

3. **Os dados obtidos pelas técnicas descritas nas primeiras duas fases da entrevista agora devem sugerir várias possibilidades diagnósticas.** Teste essas possibilidades perguntando sobre outros sintomas ou eventos que possam formar parte da história natural da doença suspeita ou de grupo de doenças

4. **Essas técnicas ainda podem falhar, deixando de revelar todos os sintomas importantes da doença atual, particularmente se estão remotos no tempo e aparentemente não relacionados com o problema atual.** A revisão dos sistemas pode então ser de considerável ajuda, trazendo à tona esses dados. Uma resposta positiva da paciente sobre qualquer item em qualquer um dos sistemas deve levar imediatamente a formular outras perguntas detalhadas

5. **Durante toda parte da entrevista relacionada com a doença atual, considere os seguintes fatores:**

   a. **A causa provável de cada sintoma ou doença, como estresse emocional, infecção, neoplasia.** Não despreze as declarações da paciente sobre fatores causais. Considere cuidadosamente cada afirmação e utilize-a como base para maior investigação. Quando os sintomas apontam para uma infecção específica, direcione as perguntas para a ingestão de água e leite e consumo de alimentos; exposição a doenças transmissíveis, animais de estimação ou silvestres; fontes de doença sexualmente transmissível; ou residência ou viagem para os trópicos ou outras regiões onde as infecções existem comprovadamente. Em cada uma das situações anteriores, verifique, se possível, a data da exposição, o período de incubação e os sintomas de invasão (sintomas prodrômicos)

   b. **A gravidade da doença da paciente, julgada pela presença de sintomas sistêmicos, como fraqueza, fadiga e perda de peso, ou por uma alteração dos hábitos pessoais.** Estes últimos incluem alterações no sono, na alimentação, na ingestão de líquidos, nas evacuações, nas atividades sociais, nos exercícios físicos ou no trabalho. Anote as datas em que a paciente interrompeu o seu trabalho ou ficou acamada. Ela está continuamente acamada?

   c. **Determine a reação psicológica da paciente à sua doença (ansiedade, depressão, irritabilidade, medo), observando como ela relata a sua história, bem como o seu comportamento não verbal.** A resposta a uma pergunta como "*Você tem alguma teoria específica sobre a sua doença ou medo do que pode ser o problema?*" pode fornecer pistas importantes sobre o entendimento da paciente e de seus sentimentos sobre a sua doença. A resposta pode ajudar no manejo do problema da paciente e permitir ao médico fornecer conselhos, de acordo com o entendimento que a paciente tem sobre a sua doença

Modificada, com autorização, de: **Hochstein E, Rubin AL**. *Physical Diagnosis.* New York: McGraw-Hill; 1964:9-11.

com esse exame. É o seu primeiro exame ginecológico? Os exames anteriores foram difíceis ou dolorosos? Sofreu no passado abuso físico ou sexual? Embora se deva sempre dispensar uma atenção para a realização de um exame de modo delicado e não traumático para mulheres com história pregressa de traumatismo, o exame ginecológico pode desencadear memórias ou pode novamente traumatizar a paciente. As mulheres devem ser informadas de que, se o exame for muito difícil para elas, elas podem solicitar que ele seja interrompido. Para mulheres que estão realizando o seu primeiro exame ginecológico, pode ser conveniente perguntar o que elas já ouviram sobre um exame ginecológico ou dizer: "*A maioria das mulheres fica nervosa antes de seu primeiro exame; entretanto, depois, a maioria o descreve como apenas 'desconfortável'*".

Capítulo 1 • Avaliação Inicial e Comunicação

Tabela 1.6 Método para exame da pelve feminina.

A paciente é instruída a esvaziar a bexiga. É colocada em posição de litotomia **(Figura 1.1)** e coberta de maneira apropriada. A mão direita ou esquerda do examinador, dependendo de sua preferência, é enluvada. A área pélvica é bem iluminada e o examinador fica de frente à paciente. A seguinte sequência de procedimento é sugerida para o exame pélvico:

A. Genitália externa

1. Inspecione o monte de vênus, os lábios maiores e menores, o centro tendíneo do períneo e a região anal quanto às características da pele, distribuição dos pelos, contorno e edema. Palpe qualquer anormalidade

2. Separe os lábios maiores com o indicador e dedo médio da mão enluvada e inspecione as características da epiderme e da mucosa, bem como a configuração anatômica das seguintes estruturas na ordem indicada a seguir:

   a. Lábios menores

   b. Clitóris

   c. Meato uretral

   d. Vestíbulo da vagina

   e. Hímen

   f. Centro tendíneo do períneo

   g. Ânus

3. Se houver suspeita de doença das glândulas de Skene, palpe a glândula à procura de secreções anormais, ordenhando a superfície inferior da uretra através da parede vaginal anterior. Examine as secreções eliminadas ao microscópio e obtenha culturas.
   Se houver uma história de edema dos lábios maiores, palpe à procura de comprometimento das glândulas de Bartholin com o polegar na parte posterior dos lábios maiores e o indicador no introito da vagina. Além disso, cistos sebáceos, quando presentes, podem ser sentidos nos lábios menores

B. Vestíbulo da vagina

Com os lábios maiores ainda separados pelo dedo médio e indicador, instrua a paciente a fazer força para baixo. Observe o descenso da parede anterior da vagina quando houver uma cistocele ou abaulamento da parede posterior na presença de retocele ou enterocele. O abaulamento de ambas pode estar associado a um prolapso completo do útero
A estrutura de sustentação da abertura inferior da pelve é avaliada posteriormente, quando o exame pélvico bimanual é realizado

C. Vagina e colo do útero

A inspeção da vagina e do colo do útero com o uso de um espéculo deve sempre preceder a palpação
O instrumento deve ser aquecido com água corrente – não lubrificado – se forem obtidos esfregaços vaginal ou cervical para exame ou se forem efetuadas culturas
Selecione o tamanho apropriado do espéculo **(Figura 1.2)**, que é aquecido e lubrificado (a não ser que isso seja contraindicado). Introduza o instrumento no introito da vagina com as lâminas em posição oblíqua, fechadas e pressionadas contra o períneo. Introduza o espéculo ao longo da parede vaginal posterior, e após a sua inserção completa, gire as lâminas para a posição horizontal e abra-as. Manobre o espéculo até a exposição do colo do útero entre as lâminas. Gire suavemente o espéculo ao longo de seu eixo longitudinal até que todas as superfícies da vagina e do colo do útero sejam visualizadas

1. Inspecione a vagina à procura de:

   a. Presença de sangue

   b. Corrimento. Deve ser examinado para detecção de tricomoníase, candidíase e células-alvo (*clue cells*) e para obtenção de culturas, principalmente gonococos e clamídia

   c. Características da mucosa (*i. e.*, coloração, lesões, vascularização e edema). A lesão pode ser:

      i. Inflamatória – eritema, edema, exsudatos, úlceras, vesículas

      ii. Neoplásica

      iii. Vascular

      iv. Pigmentada – coloração azulada da gravidez (sinal de Chadwick)

      v. Outras (p. ex., endometriose, lesões traumáticas e cistos)

   d. Anormalidades estruturais (congênitas e adquiridas)

2. Inspecione o colo do útero à procura dos mesmos fatores listados anteriormente para a vagina. Observe os seguintes comentários relacionados com a inspeção do colo do útero:

   a. O sangramento incomum proveniente do canal cervical, exceto durante a menstruação, merece uma avaliação para neoplasia cervical ou uterina

   b. As lesões inflamatórias caracterizam-se por secreção mucopurulenta do orifício externo e eritema, edema e ulcerações superficiais

(continua)

Tabela 1.6	Método para exame da pelve feminina. (*Continuação*)
	c. Podem surgir pólipos a partir da superfície do colo do útero, projetando-se dentro da vagina, ou a partir do canal cervical. Os pólipos podem ser inflamatórios ou neoplásicos
	d. O carcinoma do colo do útero pode modificar acentuadamente a aparência do colo ou pode aparecer como lesões de aspecto semelhante a uma inflamação. Por conseguinte, deve-se obter uma biopsia se houver suspeita de neoplasia
D. Toque bimanual	
	Os órgãos pélvicos podem ser delimitados por palpação bimanual; o examinador coloca uma das mãos sobre a parede inferior do abdome e o(s) dedo(s) (um ou dois) **(Figura 1.3)** da outra mão na vagina (ou na vagina e no reto para o exame retovaginal) **(Figura 1.4)**. A mão direita ou a esquerda podem ser usadas para a palpação vaginal. O número de dedos inseridos na vagina deve se basear no volume que pode ser confortavelmente acomodado, no tamanho e elasticidade da vagina e no peso da paciente. Por exemplo, pacientes adolescentes, magras e idosas podem ser mais bem examinadas com a técnica unidigital
	1. Introduza o indicador bem lubrificado e, em algumas pacientes, o indicador e o dedo médio na vagina, em sua face posterior, próximo ao períneo Teste a força do períneo, pressionando-o para baixo e pedindo à paciente que faça força para baixo. Esse procedimento pode revelar uma cistocele ou retocele previamente oculta e prolapso do útero Avance os dedos ao longo da parede posterior até encontrar o colo do útero. Observe quaisquer anormalidades de estrutura ou hipersensibilidade na vagina ou no colo do útero
	2. Pressione a mão no abdome, que está repousando na área infraumbilical, para baixo, com muita suavidade, pressionando as estruturas pélvicas em direção aos dedos que estão palpando a vagina Coordene a atividade das duas mãos, de modo a avaliar o corpo do útero quanto às seguintes características:
	a. Posição
	b. Arquitetura, tamanho, formato, simetria, tumor
	c. Consistência
	d. Sensibilidade
	e. Mobilidade
	Os tumores, quando detectados, são avaliados quanto à localização, arquitetura, consistência, sensibilidade, mobilidade e quantidade
	3. Continue a palpação bimanual e avalie o colo do útero quanto à posição, arquitetura, consistência e sensibilidade, particularmente na sua mobilidade. Nesse momento, deve-se observar a hipersensibilidade de rebote. Os dedos no interior da vagina devem então explorar as partes anterior, posterior e lateral do fórnice da vagina
	4. Posicione o(s) dedo(s) "vaginais" na parte lateral direita do fórnice, e coloque a mão "abdominal" no quadrante inferior direito. Manipule a mão abdominal suavemente para baixo, em direção aos dedos vaginais para delinear os anexos A tuba uterina normal não é palpável. O ovário normal (cerca de 4 × 2 × 3 cm de tamanho, sensível, firme e livremente móvel) frequentemente também não é palpável. Se for detectada uma massa anexial, avalie a sua localização em relação ao útero e ao colo do útero, arquitetura, consistência, sensibilidade e mobilidade
	5. Palpe a região anexial esquerda, repetindo a técnica descrita anteriormente, porém posicione os dedos vaginais no fórnice esquerdo, e a mão abdominal, no quadrante inferior esquerdo
	6. Prossiga o exame bimanual com um exame retovaginal Introduza o indicador na vagina e o dedo médio no reto com muita delicadeza. Posicione a outra mão na região infraumbilical. Com o uso dessa técnica, é possível efetuar uma maior exploração da pelve, visto que a escavação retouterina (fundo de saco) não limita a profundidade do dedo do examinador
	7. Em pacientes com o hímen intacto, examine os órgãos pélvicos pelo toque retal
E. Exame retal	
	1. Inspecione a área perianal e anal, a região pilonidal (sacrococcígea) e o períneo à procura dos seguintes aspectos:
	a. Coloração da região. (Observe que a pele perianal é mais pigmentada do que a pele adjacente das nádegas e, com frequência, apresenta pregas radiadas.)
	b. Lesões
	i. As regiões perianal e perineal são locais comuns de prurido. Em geral, o prurido anal é indicado por espessamento, escoriações e eczema da região perianal e áreas adjacentes
	ii. O ânus frequentemente é o local de fissuras, fístulas e hemorroidas externas
	iii. A área pilonidal pode apresentar uma depressão, seio ou cisto pilonidal inflamado

(*continua*)

Capítulo 1 • Avaliação Inicial e Comunicação

Tabela 1.6 Método para exame da pelve feminina. *(Continuação)*

2. Instrua a paciente a "fazer força para baixo" e observe se essa técnica possibilita a visualização de hemorroidas internas previamente ocultas, pólipos ou prolapso da mucosa retal
3. Palpe a área pilonidal, a fossa isquiorretal e o períneo antes de inserir o dedo enluvado no ânus. Observe a presença de qualquer endurecimento oculto ou hipersensibilidade em qualquer uma dessas áreas
4. Palpe o canal anal e o reto com o indicador enluvado e bem lubrificado. Posicione a polpa do indicador contra o orifício anal e instrua a paciente a fazer força para baixo. Concomitantemente com a força da paciente para baixo (que tende a relaxar o músculo esfíncter externo), exerça pressão para cima até perceber o esfíncter. Em seguida, com um movimento levemente rotatório, insinue o dedo ao longo do canal anal até o reto. Examine sistematicamente o canal anal antes de explorar o reto
5. Avalie o canal anal quanto aos seguintes aspectos:
a. Tônus do músculo esfíncter externo e anel anorretal, na junção anorretal
b. Hipersensibilidade (habitualmente causada por esfíncter estreito, fissura anal ou hemorroidas dolorosas)
c. Tumor ou irregularidades, particularmente na linha pectínea
d. Face superior: alcance a maior distância possível. Um esforço leve por parte da paciente pode fazer com que algumas lesões, que estão fora do alcance do dedo, desçam o suficiente para serem detectadas por palpação
e. Teste à procura de sangue oculto: examine o dedo após a sua retirada à procura de sinais de sangramento visível, pus ou outras alterações na cor ou consistência. Realize um esfregaço das fezes para sangue oculto (guáiaco)
6. Avalie o reto:
a. Parede anterior
i. Colo do útero: tamanho, formato, simetria, consistência e hipersensibilidade, particularmente com a manipulação
ii. Massas uterinas ou anexiais
iii. Fossa retouterina para hipersensibilidade ou implantes Em pacientes com hímen intacto, o exame da parede anterior do reto constitui o método habitual para o exame dos órgãos pélvicos
b. Parede lateral direita, parede lateral esquerda, parede posterior e face superior; examine para sangue oculto

Modificada, com autorização, de: **Hochstein E, Rubin AL.** *Physical Diagnosis.* New York: McGraw-Hill; 1964:342-353.

Exame do abdome

Com a paciente em decúbito dorsal, deve-se procurar incentivá-la a relaxar o máximo possível. A cabeça da paciente deve ser recostada e apoiada delicadamente por um travesseiro, de modo que ela não tensione os seus músculos do abdome. A flexão dos joelhos pode facilitar o relaxamento.

O abdome deve ser inspecionado à procura de sinais de massa intra-abdominal, isceromegalia ou distensão que possam, por exemplo, sugerir ascite ou obstrução intestinal. A ausculta dos sons intestinais, se for considerada necessária para verificar a sua natureza, deve preceder a palpação. Devem-se registrar a frequência dos sons intestinais e sua qualidade. Em uma paciente com obstrução intestinal, a peristalse de luta e um ruído alto ocasional podem ser ouvidos. Os sons intestinais associados ao íleo paralítico podem ocorrer com menos frequência, porém na mesma tonalidade dos ruídos intestinais normais.

O abdome é palpado para avaliar o tamanho e a configuração do fígado, do baço e de outros órgãos abdominais. A percussão antes da palpação pode sugerir visceromegalia. Devem ser observadas evidências de massas. Isso é particularmente importante na avaliação de pacientes que podem apresentar uma massa pélvica, bem como na determinação da extensão do comprometimento do omento, por exemplo no câncer de ovário metastático. Uma massa na parte superior do abdome pode ser compatível com "bolo omental". Todos os quatro quadrantes devem ser cuidadosamente palpados à procura de qualquer evidência de massa, consistência firme, irregularidade ou distensão. Deve-se utilizar uma abordagem sistemática (p. ex., no sentido horário, começando pelo quadrante superior direito). Se houver uma área de hipersensibilidade particular, o exame normalmente deve concentrar-se nessa área por último. Deve-se solicitar à paciente que inspire e expire durante a palpação da borda do fígado. Em caso de história de dor aguda, deve-se verificar a presença de hipersensibilidade de rebote (sugerindo irritação peritoneal).

Exame pélvico

O exame pélvico é habitualmente realizado com a paciente em posição de litotomia dorsal (Figura 1.1). Os pés da paciente devem repousar de maneira confortável em estribos, com a borda das nádegas na extremidade inferior da mesa, de modo que a vulva possa ser inspecionada com facilidade, e o espéculo possa ser inserido na vagina sem obstrução pela mesa. Se possível, elevar a cabeça da mesa de exame para facilitar o relaxamento. Deve-se colocar um pano para cobrir as pernas da paciente; entretanto, deve ser abaixado no abdome, de modo a permitir a observação da expressão da paciente e facilitar a comunicação.

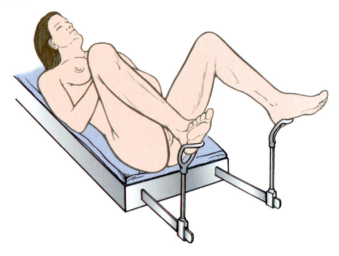

FIGURA 1.1 Posição de litotomia para exame pélvico.

Antes de cada passo do exame, a paciente deve ser informada sobre o que ela sentirá: "*Primeiro, você sentirá eu tocar a parte interna das coxas; em seguida, tocarei a área ao redor da entrada da vagina*". A vulva e toda a região perineal devem ser cuidadosamente inspecionadas. Devem-se observar evidências de quaisquer lesões, eritema, pigmentação, massas ou irregularidades. A pele deve ser observada, bem como quaisquer sinais de traumatismo, como escoriações ou equimoses. Áreas de eritema ou hipersensibilidade são observadas particularmente em mulheres com queimação ou dor vulvares, visto que podem ser encontradas na vestibulite vulvar ou vulvodinia provocada localizada. A presença de quaisquer lesões visíveis deve ser quantificada e descrita cuidadosamente quanto ao seu aspecto e características à palpação (mobilidade, hipersensibilidade, consistência). Um desenho da localização das lesões cutâneas é útil. As lesões ulcerativas ou purulentas da vulva devem ser avaliadas e testadas para a detecção de infecção, conforme discutido em capítulos posteriores; além disso, deve-se planejar uma biopsia de qualquer lesão se o diagnóstico não for evidente na inspeção. Pode ser útil perguntar à paciente se ela identificou qualquer lesão vulvar e oferecer-lhe um espelho para mostrar-lhe quaisquer lesões.

Após visualização completa e palpação dos órgãos genitais externos, incluindo o monte de vênus e a área perianal, um espéculo é inserido na vagina. Na mulher adulta saudável e sexualmente ativa, um espéculo de Pederson é habitualmente apropriado. Os tipos de espéculos utilizados em ginecologia são apresentados na **Figura 1.2**.

Deve-se utilizar o espéculo com menor largura necessária para garantir uma visualização adequada. O espéculo de Graves maior pode ser necessário em mulheres que apresentam paredes vaginas redundantes, estão grávidas ou serão submetidas a biopsias ou procedimentos cervicais ou endometriais. Em algumas mulheres, um espéculo mais longo (Pederson ou Graves) pode facilitar a visualização do colo de maneira menos desconfortável para a paciente. Se for utilizado qualquer outro espéculo diferente daqueles com dimensões típicas, a paciente deve ser informada, e o seu uso deve ser documentado no registro médico. Pode ser útil incentivar a paciente a lembrar o médico antes de seu próximo exame. O espéculo deve ser aquecido antes de sua introdução na vagina; uma almofada térmica ou aquecedor de espéculo deve ser colocado sob o suprimento de espéculos. **Se houver necessidade de lubrificação, a água morna é em geral suficiente, ou pode-se utilizar uma pequena quantidade de lubrificante sem interferir no exame citológico cervical.** Deve-se pedir à paciente para relaxar a musculatura da parte distal da vagina antes da inserção do espéculo, de modo a facilitar a colocação e evitar assustá-la nessa fase do exame. Após a inserção, o colo do útero e todos os aspectos da vagina devem ser cuidadosamente inspecionados. Deve-se dispensar uma atenção particular para os fórnices vaginais devido à possível presença de lesões (p. ex., verrugas) nessas áreas, que podem não ser visualizadas com facilidade.

A técnica apropriada e a frequência do exame citológico cervical são apresentadas no Capítulo 16. **Deve-se efetuar uma biopsia de quaisquer lesões no colo do útero ou na vagina.** Em geral, efetua-se uma biopsia endometrial com cânula flexível (ver Capítulo 10). Qualquer secreção purulenta na vagina ou colo do útero deve ser enviada para cultura (ver Capítulo 15). **Em adolescentes e adultas jovens, deve-se efetuar rotineiramente um exame para doenças sexualmente transmissíveis, de acordo com as recomendações do Centers for Disease Control and Prevention.**

Após a retirada do espéculo, aplica-se lubrificação na luva de exame, e **um ou dois dedos (o indicador ou indicador e dedo médio) são inseridos delicadamente na vagina, de modo a palpar o útero e as áreas anexiais.** Em geral, os médicos destros inserem os dedos da mão direita na vagina, enquanto a mão esquerda é posicionada no abdome para exercer contrapressão à

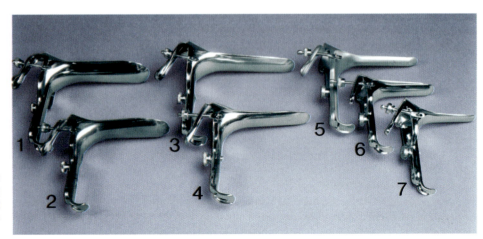

FIGURA 1.2 Espéculos vaginais: *(1)* Graves extra longo; *(2)* Graves regular; *(3)* Pederson extra longo; *(4)* Pederson regular; *(5)* Huffman "virgem"; *(6)* pediátrico regular; e *(7)* pediátrico estreito.

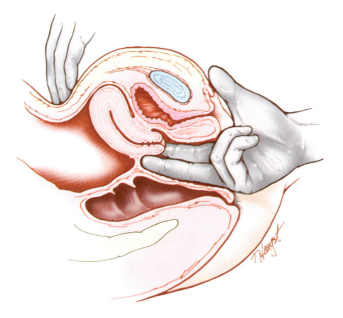

FIGURA 1.3 Exame bimanual.

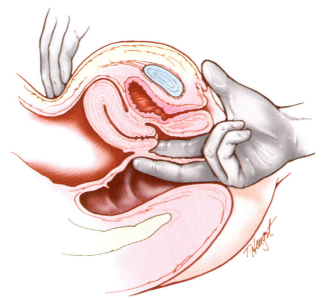

FIGURA 1.4 Exame retovaginal.

medida que os órgãos pélvicos são mobilizados **(Figura 1.3)**. Em pacientes com dor pélvica, um "exame pélvico funcional" passo a passo envolve a palpação sequencial das estruturas anatômicas, incluindo o vestíbulo da vagina, os músculos do assoalho pélvico, a bexiga, o reto, o colo do útero e a escavação retouterina (fundo de saco). Essas áreas são avaliadas à procura de hipersensibilidade e fonte específica de dor. O espasmo muscular do assoalho pélvico constitui um sintoma comum concomitante da dor pélvica. A vagina, os fórnices e o colo do útero são palpados cuidadosamente à procura de quaisquer massas ou irregularidades. Um ou dois dedos são posicionados com delicadeza na parte posterior do fórnice, de modo que o útero possa ser mobilizado. Com a mão abdominal posicionada, o útero habitualmente pode ser palpado logo acima da superfície do púbis. Dessa maneira, são determinados o tamanho, a forma, a mobilidade, o contorno, a consistência e a posição do útero. A paciente é solicitada a fornecer informação sobre quaisquer áreas de hipersensibilidade e a sua expressão facial é observada durante o exame.

Os anexos são palpados de maneira delicada em ambos os lados, dispensando uma atenção particular para qualquer aumento no volume. O tamanho, a forma, a mobilidade e a consistência de qualquer estrutura anexial devem ser cuidadosamente observados.

Quando indicado, deve-se efetuar um exame retovaginal para avaliar o septo retovaginal, a superfície uterina posterior, as estruturas anexiais, os ligamentos uterossacrais e o fundo de saco posterior. A presença de nodularidade uterossacral ou a presença de hipersensibilidade uterina posterior associada à endometriose pélvica ou a implantes no fundo de saco de câncer de ovário podem ser avaliadas dessa maneira. Podem-se detectar hemorroidas, fissuras anais, tônus esfincteriano, pólipos retais ou lesões retais, incluindo carcinoma. Uma única amostra de fezes para exame de sangue oculto nas fezes, obtida dessa maneira, não é adequada para a detecção de câncer colorretal e não é recomendada **(Figura 1.4)**.[55]

Após o término do exame físico, a paciente deve ser informada sobre os achados. Quando os resultados do exame são normais, a paciente pode ser tranquilizada. Quando o exame revela uma possível anormalidade, a paciente precisa ser informada imediatamente, e essa conversa pode ocorrer depois do exame, com a paciente vestida. Um plano para a avaliação dos achados deve ser delineado de modo breve e em linguagem clara e compreensível. As implicações e o momento oportuno para a realização de qualquer procedimento proposto (p. ex., biopsia) devem ser discutidos, e é necessário que a paciente seja informada quando os resultados de quaisquer exames estarão disponíveis.

Pacientes pediátricas

Indica-se um exame cuidadoso quando uma criança apresenta sintomas genitais, como prurido, corrimento, sensação de queimação na micção ou sangramento. O examinador deve estar familiarizado com a aparência normal dos órgãos genitais pré-puberais. O anel himenal e o vestíbulo da vagina normais e sem efeito do estrogênio podem ter aparência levemente eritematosa. A técnica de exame é diferente daquela utilizada para exame de uma mulher adulta, e pode ser necessário individualizar para cada criança com base na sua idade e tamanho, bem como no conforto que ela sente com o examinador.

Não se deve efetuar um exame com espéculo em uma criança pré-puberal no consultório. Em geral, a criança pequena pode ser mais bem examinada na posição de "sapo" ou "borboleta" na mesa de exame. Algumas meninas muito pequenas (lactentes ou crianças de 1 a 3 anos de idade) sentem-se melhor quando a mãe segura os seus braços. Algumas vezes, a mãe pode ser posicionada, vestida, na mesa de exame (com os pés nos estribos e a cabeça da mesa elevada) com a criança no colo, estando as pernas da criança na mesma posição que as da mãe. A posição de flexão do joelho sobre o tórax pode ser útil para o exame.[56] Em geral, a criança relaxada e avisada que será tocada tolera o exame de maneira satisfatória. Quando indicado, pode-se utilizar um otoscópio para examinar a parte distal da vagina. Se houver necessidade, pode-se utilizar *lidocaína* em gel a 2% como anestésico tópico para facilitar o exame.

Algumas crianças que sofreram abuso, que passaram por exames prévios particularmente traumáticos ou que são incapazes de permitir um exame podem precisar ser examinadas sob anestesia, embora um exame ambulatorial realizado delicadamente quase sempre deva ser tentado inicialmente. Se a criança apresenta sangramento e nenhuma causa óbvia é visível externamente ou dentro da vagina, indica-se um exame sob anestesia para a visualização completa da vagina e do colo do útero. Um histeroscópio, um cistoscópio ou outro instrumento endoscópico podem ser utilizados para obter um aumento e como fonte de luz para vaginoscopia, que deve ser realizada sob anestesia.

Pacientes adolescentes

O exame pélvico pode ser menos revelador em uma adolescente do que na mulher de mais idade, particularmente se for o primeiro exame da paciente ou se este for realizado em situação de emergência. **Na presença de sangramento excessivo, a adolescente deve ser submetida a exame pélvico se teve relação sexual, se os resultados de um teste de gravidez forem positivos, se apresenta dor abdominal, se está acentuadamente anêmica ou se o sangramento for intenso o suficiente para comprometer a estabilidade hemodinâmica.** Em certas ocasiões, o exame pélvico pode ser adiado em adolescentes jovens que apresentam história clássica de ciclos irregulares logo após a menarca, níveis normais de hematócrito, que negam qualquer atividade sexual e que certamente deverão retornar para acompanhamento. O exame pélvico pode ser adiado em adolescentes que marcam uma consulta para solicitar contraceptivos orais antes de iniciar a atividade sexual ou a pedido da paciente mesmo se ela já teve relação sexual. Os novos métodos de exame laboratorial com o uso das técnicas de amplificação do DNA possibilitam a realização de exames de urina não invasivos para gonorreia e clamídia.[57] As diretrizes atuais americanas recomendam que o exame citológico cervical na maioria das adolescentes seja iniciado aos 21 anos[*] para praticamente todas as mulheres jovens, com exceção daquelas que apresentam infecção pelo HIV ou que estão imunocomprometidas.[58]

Outras técnicas diagnósticas (como ultrassonografia pélvica transabdominal) podem substituir ou complementar um exame inadequado. Em geral, é necessário efetuar um exame quando existe alguma dúvida sobre dor pélvica, anomalia genital, condição relacionada com a gravidez ou possibilidade de infecção pélvica. **A chave para um exame bem-sucedido em uma adolescente reside em conquistar a confiança da paciente explicando as etapas do exame, realizando apenas as partes essenciais e utilizando uma técnica muito cuidadosa e delicada.** É útil verificar se a paciente realizou anteriormente um exame pélvico, como ela percebeu a experiência e o que ela ouviu sobre o exame pélvico de sua mãe ou de amigas.

Antes da realização do primeiro exame pélvico, pode ser útil fornecer uma breve explicação sobre o exame planejado (que pode ou não precisar incluir um espéculo), descrever técnicas de relaxamento e explicar sobre o uso de *lidocaína* em gel no vestíbulo da vagina/anel himenal. Deve-se fornecer uma explicação à paciente (e à sua mãe, se a paciente assim desejar) sobre a anatomia do hímen, observando que, após a menarca, o hímen é elástico e normalmente distensível, e que o exame ginecológico não tem nenhum impacto sobre a virgindade.[59]

---
[*]N.R.T.: Esta recomendação vale para os EUA e o Canadá. Nos outros países, inclusive o Brasil, a colpocitologia cervical é iniciada a partir dos 25 anos.

A paciente deve ser incentivada a participar do exame com relaxamento voluntário dos músculos do vestíbulo da vagina ou utilizando um espelho se ela desejar. Se houver previsão de trauma significativo ou se a paciente perceber o exame como muito doloroso ou se ela verdadeiramente for incapaz de cooperar, pode ser necessário efetuar o exame sob anestesia. Os riscos da anestesia geral devem ser ponderados contra o valor da informação que pode ser obtida com o exame.

A confidencialidade é uma questão importante na assistência da adolescente. Várias organizações médicas, incluindo a American Medical Association, a American Academy of Pediatrics e o American College of Obstetrics and Gynecologists, endossaram os direitos das adolescentes de receberem assistência médica confidencial. Em particular, no que diz respeito a questões sensíveis, como atividade sexual, é importante que a adolescente seja entrevistada sozinha, sem os pais na sala. Após garantia de confidencialidade (com a ressalva determinada pela lei do estado sobre a notificação obrigatória de suspeita de abuso físico ou sexual), a paciente deve ser questionada se iniciou a vida sexual, se ela utilizou algum método contraceptivo ou preservativos para minimizar os riscos de doenças sexualmente transmissíveis ou se ela considera a possibilidade de gravidez.

Acompanhamento

Providências devem ser tomadas para a assistência continuada das pacientes, independentemente de seu estado de saúde. As pacientes que não apresentam sinais de doença devem ser aconselhadas sobre comportamentos saudáveis e sobre a necessidade de cuidados de rotina. Para mulheres com sinais e sintomas de problemas clínicos, é preciso discutir a necessidade de outras avaliações e de um plano de tratamento. O médico precisa determinar se está em condições de tratar um problema específico ou se a paciente deve ser encaminhada a outro profissional de saúde, um obstetra e ginecologista ou médico de outra especialidade, e como essa assistência deve ser coordenada. Se o médico for da opinião de que é necessário encaminhar a paciente para outro tipo de assistência, ela precisa ser tranquilizada de que essa medida está sendo tomada para seu melhor interesse, e que a continuidade da assistência será garantida. As pacientes merecem receber um resumo dos achados da consulta, recomendações para cuidados preventivos e rastreamento, oportunidade de fazer outras perguntas e recomendação sobre a frequência e qualquer consulta de acompanhamento ou de cuidados continuados. Em condições ideais, as recomendações para assistência devem ser transmitidas por escrito à paciente como "resumo após a consulta", incluindo diagnósticos, medicamentos prescritos e recomendações para exames, como exames de sangue ou de imagem e consultas de acompanhamento.

Resumo

O manejo de pacientes com sintomas ginecológicos e achados anormais e sinais detectados durante o exame exige o uso completo das habilidades e do conhecimento do médico. Os médicos são desafiados a praticar a arte da medicina de maneira que possibilite alianças efetivas com suas pacientes. Nunca é demais enfatizar o valor da obtenção de uma anamnese habilidosa. **Os médicos devem ouvir cuidadosamente o que as pacientes estão relatando sobre a natureza e a gravidade de seus sintomas.** Devem prestar atenção para o que as pacientes podem não expressar:

seus medos, suas ansiedades e experiências pessoais que as levam a reagir de determinada maneira quando se deparam com o que para elas é frequentemente uma crise (como o diagnóstico de uma anormalidade no exame, nos exames laboratoriais ou no exame pélvico).

Os médicos devem complementar a sua formação e experiência clínica com uma constante busca de novas informações válidas e aprimoramento de suas habilidades de comunicação. Para enfrentar os desafios impostos pelas complexidades da assistência à paciente, os médicos precisam aprender a praticar a medicina baseada em evidências derivada dos dados mais recentes da melhor qualidade. Os computadores tornaram a informação acessível tanto para médicos quanto para pacientes. Os médicos precisam pesquisar a literatura médica para adquirir conhecimento que possa ser aplicado utilizando a arte da medicina na assistência à paciente, de modo a manter a saúde, evitar doenças, aliviar o sofrimento e tratar e curar a doença.

Referências bibliográficas

1. **Simpson M, Buckman R, Stewart M, et al.** Doctor-patient communication: the Toronto consensus statement. *BMJ* 1991;303(6814):1385–1387.
2. **Ley P.** *Communicating With Patients*. London: Croom Helm; 1988.
3. **Butt HR.** A method for better physician-patient communication. *Ann Intern Med* 1977;86(4):478–480.
4. **Coulehan JL, Block MR.** *The Medical Interview: Mastering Skills for Clinical Practice*. 5th ed. Philadelphia, PA: Davis Co; 2006.
5. **Lipkin M.** The medical interview and related skills. In: Branch W, ed. *Office Practice of Medicine*. Philadelphia, PA: WB Saunders; 1987:1287–1306.
6. **Omar H, Richard J.** Cultural sensitivity in providing reproductive care to adolescents. *Curr Opin Obstet Gynecol* 2004;16(5):367–370.
7. **Lang F, Floyd MR, Beine KL, et al.** Sequenced questioning to elicit the patient's perspective on illness: effects on information disclosure, patient satisfaction, and time expenditure. *Fam Med* 2002;34(5):325–330.
8. **Beck RS, Daughtridge R, Sloane PD.** Physician-patient communication in the primary care office: a systematic review. *J Am Board Fam Pract* 2002;15(1):25–38.
9. **Shenolikar RA, Balkrishnan R, Hall MA.** How patient-physician encounters in critical medical situations affect trust: results of a national survey. *BMC Health Serv Res* 2004;4(1):24.
10. **Camarota SA.** *One in Five U.S. Residents Speaks Foreign Language at Home*. Center for Immigration Studies; October 2015.
11. **Flores G.** Language barriers to health care in the United States. *N Engl J Med* 2006;355(3):229–231.
12. **Ngo-Metzger Q, Sorkin DH, Phillips RS, et al.** Providing high-quality care for limited English proficient patients: the importance of language concordance and interpreter use. *J Gen Intern Med* 2007;22(Suppl 2):324–330.
13. **Jacobs EA, Vela M.** Reducing language barriers in health care: is technology the answer? *JAMA Pediatr* 2015;169(12):1092–1093.
14. California State Legislature. *California Health and Safety Code*. Section 1259.
15. **Ikram UZ, Essink-Bot ML, Suurmond J.** How we developed an effective e-learning module for medical students on using professional interpreters. *Med Teach* 2015;37(5):422–427.
16. **Lo B, Dornbrand L, Dubler NN.** HIPAA and patient care: the role for professional judgment. *JAMA* 2005;293(14):1766–1771.
17. **Hilt RJ.** HIPAA: Still misunderstood after all these years. *Pediatr Ann* 2014;43(7):249.
18. **Conti AA, Gensini GF.** Doctor-patient communication: a historical overview. *Minerva Med* 2008;99(4):411–415.
19. **Kreimer S.** Dealing with Dr. Google. Why communication is key. *Med Econ* 2015;92(8):33–36.
20. **Kim J, Kim S.** Physicians' perception of the effects of Internet health information on the doctor-patient relationship. *Inform Health Soc Care* 2009;34(3):136–148.
21. **Simpson JL, Elias S, Malinak LR, et al.** Heritable aspects of endometriosis. I. Genetic studies. *Am J Obstet Gynecol* 1980;137(3):327–331.
22. **Morris HL, Carlyle KE, Elston Lafata J.** Adding the patient's voice to our understanding of collaborative goal setting: How do patients with diabetes define collaborative goal setting? *Chronic illness* 2016;12(4):261–271.
23. **Esquibel AY, Borkan J.** Doctors and patients in pain: Conflict and collaboration in opioid prescription in primary care. *Pain* 2014;155(12):2575–2582.
24. **Lipkin M Jr.** Physician-patient interaction in reproductive counseling. *Obstet Gynecol* 1996;88:31S–40S.
25. **Walter FM, Emery JD, Rogers M, et al.** Women's views of optimal risk communication and decision making in general practice consultations about the menopause and hormone replacement therapy. *Patient Educ Couns* 2004;53(2):121–128.
26. **Kaplan SH, Greenfield S, Ware JE Jr.** Assessing the effects of physician-patient interactions on the outcomes of chronic disease. *Med Care* 1989;27(3 Suppl):S110–S127.
27. **Tannen D.** *You Just Don't Understand: Women and Men in Conversation*. New York: Balentine; 1990.
28. **Roter DL, Hall JA.** Physician gender and patient-centered communication: a critical review of empirical research. *Annu Rev Public Health* 2004;25:497–519.
29. **Todd A, Fisher S.** *The Social Organization of Doctor-Patient Communication*. 2nd ed. Norwood, NJ: Ablex Publishing; 1993.
30. **Adams KE.** Patient choice of provider gender. *J Am Med Womens Assoc* 2003;58(2):117–119.
31. **Plunkett BA, Kohli P, Milad MP.** The importance of physician gender in the selection of an obstetrician or a gynecologist. *Am J Obstet Gynecol* 2002;186(5):926–928.
32. **Schnatz PF, Murphy JL, O'Sullivan DM, et al.** Patient choice: comparing criteria for selecting an obstetrician-gynecologist based on image, gender, and professional attributes. *Am J Obstet Gynecol* 2007;197(5):548.e541–e547.
33. **Sandhu H, Adams A, Singleton L, et al.** The impact of gender dyads on doctor-patient communication: a systematic review. *Patient Educ Couns* 2009;76(3):348–355.
34. **Bertakis KD.** The influence of gender on the doctor-patient interaction. *Patient Educ Couns* 2009;76(3):356–360.
35. **Spender D.** *Man Made Language*. New York: Routledge & Kegan Paul; 1985.
36. **The Headache Study Group of The University of Western Ontario.** Predictors of outcome in headache patients presenting to family physicians–a one year prospective study. *Headache* 1986;26(6):285–294.
37. **Haynes RB, Taylor DW, Sackett DL.** *Compliance in Health Care*. Baltimore, MD: Johns Hopkins University Press; 1979.
38. **Osterberg L, Blaschke T.** Adherence to medication. *N Engl J Med* 2005;353(5):487–497.
39. **Association of Reproductive Health Professionals.** *Helping women make choices that facilitate successful contraceptive use*. Clinical Proceedings: Periodic Well-Woman Visit. 2004. Available online at http://www.arhp.org/healthcareproviders/cme/onlinecme/wellwoman/helpingwomen.cfm. Accessed April 22, 2005.
40. **Erhardt LR.** The essence of effective treatment and compliance is simplicity. *Am J Hypertens* 1999;12(10 Pt 2):105S–110S.
41. **Krueger KP, Felkey BG, Berger BA.** Improving adherence and persistence: a review and assessment of interventions and description of steps toward a national adherence initiative. *J Am Pharm Assoc* 2003;43(6):668–678; quiz 678–679.
42. **Parker RM, Williams MV, Baker DW, et al.** Literacy and contraception: exploring the link. *Obstet Gynecol* 1996;88:72S–77S.

43. **Zolnierek KB, Dimatteo MR.** Physician communication and patient adherence to treatment: a meta-analysis. *Med Care* 2009;47(8):826–834.
44. **Cousins N.** The laughter connection. In: Cousins N, ed. *Head First: the Biology of Hope and the Healing Power of the Human Spirit.* New York: Penguin Books; 1989:125–153.
45. **Penson RT, Partridge RA, Rudd P, et al.** Laughter: the best medicine? *Oncologist* 2005;10(8):651–660.
46. **Epstein RM, Alper BS, Quill TE.** Communicating evidence for participatory decision making. *JAMA* 2004;291(19):2359–2366.
47. **Good RS.** The third ear. Interviewing technics in obstetrics and gynecology. *Obstet Gynecol* 1972;40(5):760–762.
48. **Bousquet G, Orri M, Winterman S, et al.** Breaking bad news in oncology: A metasynthesis. *J Clin Oncol* 2015;33(22):2437–2443.
49. **Ilic D.** The role of the internet on patient knowledge management, education, and decision-making. *Telemed J E Health* 2010;16(6):664–669.
50. **Majmudar MD, Colucci LA, Landman AB.** The quantified patient of the future: Opportunities and challenges. *Healthc (Amst)* 2015;3(3):153–156.
51. **Lupton D.** Quantified sex: a critical analysis of sexual and reproductive self-tracking using apps. *Cult Health Sex* 2015;17(4):440–453.
52. **Bloomfield HE, Olson A, Cantor A, et al.** *Screening Pelvic Examinations in Asymptomatic Average Risk Adult Women.* Washington, DC: Department of Veterans Affairs (US); 2013.
53. **Qaseem A, Humphrey LL, Harris R, et al.** Clinical Guidelines Committee of the American College of Physicians. Screening pelvic examination in adult women: a clinical practice guideline from the American College of Physicians. *Ann Intern Med* 2014;161(1):67–72.
54. *Women's Preventive Services Initiative.* 2016. Available online at https://www.womenspreventivehealth.org/. Accessed August 10, 2017.
55. **Editorial Committee for Guidelines for Women's Health Care (2009–2014).** *Guidelines for Women's Health Care: A Resource Manual.* 4th ed. Washington, DC: ACOG; 2014.
56. **Lynch M.** Prepubertal girls: initial assessment. In: Hillard PJA, ed. *Practical Pediatric and Adolescent Gynecology.* West Sussex, UK: John Wiley & Sons; 2013:402.
57. **Spigarelli MG.** Urine gonococcal/chlamydia testing in adolescents. *Curr Opin Obstet Gynecol* 2006;18(5):498–502.
58. **Committee on Practice Bulletins—Gynecology.** Practice bulletin no. 168: Cervical cancer screening and prevention. *Obstet Gynecol* 2016;128(4):e111–e130.
59. **Hillard PJA.** 5 myths about virginity, busted. Bedsider, Provider Perspectives 2016. Available online at https://www.bedsider.org/features/962-5-myths-about-virginity-busted. Accessed September 22, 2017.

CAPÍTULO 2

Princípios da Assistência à Paciente

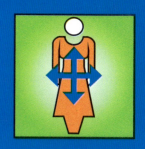

Susan L. Zweizig, Joanna M. Cain

PONTOS-CHAVE

1. O profissionalismo é o alicerce da assistência à paciente, é tanto um esforço educacional contínuo como um aprendizado de novos procedimentos e/ou técnicas.

2. O direito à privacidade proíbe o médico de revelar informações sobre a paciente, a menos que ela renuncie a esse privilégio.

3. Consentimento informado é um processo no qual o médico orienta a paciente sobre as condições, riscos e benefícios associados ao tratamento, explica as alternativas médicas razoáveis e explora seus valores neste contexto.

4. O conceito de autonomia não permite que os desejos de uma paciente prevaleçam sobre um bom julgamento médico.

5. No caso de crianças, os pais e responsáveis decidem, exceto no caso de essa decisão oferecer risco de vida ou na possibilidade de ela não vir a ser a escolha posterior da criança, quando as crenças e os valores adultos estão formados.

6. A criação de um ambiente altamente profissional, seguro, sem assédio, com elevados padrões de comportamento profissional e revelação de desfechos inesperados beneficia tanto as pacientes como os profissionais de saúde.

7. A prevenção do *burnout* e a manutenção do bem-estar do médico são responsabilidades éticas do sistema de saúde e vitais para a relação fiduciária entre o médico e suas pacientes.

A prática da ginecologia, como todas as áreas da medicina, baseia-se em princípios éticos que orientam a assistência à paciente. Tais princípios e conceitos criam um ambiente para a tomada de decisão de maneira ética que se aplica a todos os aspectos da prática:

- **Autonomia:** o direito do indivíduo à autogestão, criação de normas pessoais de conduta e escolha de um curso de ação com base em um contexto de valores pessoais e princípios derivados desses conceitos
- **Confidencialidade:** direito do indivíduo à autonomia de decidir como e a quem a informação médica será comunicada
- **Beneficência:** a obrigação de promover o bem-estar de outros ou, na medicina, de beneficiar a paciente por meio da obtenção de um objetivo a partir da assistência oferecida
- **Pacto:** acordo ou compromisso vinculativo entre duas ou mais partes para a realização de alguma ação
- **Relação de confiança:** relação com base na fé e na confiança e a obrigação de agir de forma confiável
- **Consentimento informado:** a aceitação da paciente de uma intervenção médica após discussão adequada e consideração da natureza do procedimento, de seus riscos, benefícios e alternativas*
- **Justiça:** os recursos médicos devem ser distribuídos de forma justa, e os indivíduos ou grupos têm o direito de reclamar o que lhes é devido com base em certas propriedades ou características pessoais

- **Não maleficência:** obriga os profissionais de saúde a evitar causar danos, garantindo que os benefícios das intervenções superem os potenciais prejuízos da intervenção.

PACIENTE E MÉDICO: PROFISSIONALISMO

Os profissionais de saúde preenchem uma necessidade básica: preservar e melhorar a saúde dos seres humanos. A despeito dos desafios impostos pelos aspectos comerciais do trabalho, a prática da medicina continua sendo um "chamado" para a maioria dos médicos, uma doação pessoal para um bem maior. O comportamento dos profissionais de saúde é julgado de acordo com esses princípios éticos e conceitos de outros profissionais e do público que compartilha da crença no "chamado" da medicina. Existem exemplos de comportamentos não profissionais que prejudicam a imagem profissional. Eles são mais fáceis de ser percebidos em outras pessoas do que em nós mesmos, incluindo comportamento não profissional ao gritar ou maltratar os outros, falta de reconhecimento de conflitos de interesse que possam afetar o atendimento à paciente ou comportamentos inapropriados com estudantes, pacientes ou colegas. Esses comportamentos, como violações de limites ou abuso do aluno, corroem a posição profissional do médico. Os erros nem sempre representam falhas inerentes dos profissionais; *"a maioria dos erros representa deficiências no julgamento e na habilidade. Elas ocorrem quando o médico em questão não reconhece um desafio ao profissionalismo ou lhe falta habilidade de lidar com o desafio quando ele ocorre"*.[1] Conforme Lucey e Souba observam,

---

*N.R.T.: Também denominado consentimento esclarecido.

a solução para o comportamento não profissional não é a recriminação, mas o desenvolvimento de uma série de habilidades que possibilite aos profissionais reconhecer e abordar esses desafios profissionais – e essas habilidades precisam ser desenvolvidas e reforçadas individualmente e por toda a comunidade médica em atividade ao longo de suas carreiras profissionais.[1] Profissionalismo é tanto um esforço de educação contínua como um aprendizado de novos procedimentos ou técnicas, e *"devemos partir do pressuposto que nossos pares querem ser profissionais e que agradecerão intervenções de um colega de confiança quando as circunstâncias sugerirem que um erro é iminente"*.[1] A criação de um ambiente em que podemos ajudar uns aos outros melhora, desta forma, a qualidade e a segurança da assistência às nossas pacientes, por meio da prevenção de um comportamento não profissional. **Um ambiente sem medo de recriminação, perseguição ou comportamento não profissional promove tanto o diálogo a favor dos interesses das pacientes como ambientes mais seguros para todos. É um princípio fundamental de excelência na assistência à paciente.**[2]

O profissionalismo precisa equilibrar as diferenças entre as relações de confiança e a contratual entre médico e a paciente: *"O tipo de minimalismo que uma compreensão contratual da relação profissional estimula produz um profissional muito relutante, muito calculista, com falta de espontaneidade, que se cansa rapidamente para ir adiante com suas pacientes ao longo da estrada de suas angústias"*.[3] Existe uma relação entre o médico e a paciente que se estende além de um contrato e assume os elementos de uma relação de confiança – um pacto entre as partes. O médico, tendo conhecimento sobre os elementos da assistência médica, assume uma relação de confiança com a paciente na qual interesses dela são mantidos soberanos. Tanto a paciente como o médico têm direitos e responsabilidades nessa relação, e ambos são recompensados quando tais direitos e responsabilidades são conservados. Honestidade, transparência, confidencialidade e consentimento informado são expressões dessa relação de confiança ou pacto, e não pode ser possível sem o autoconhecimento por parte dos médicos. Os sistemas de saúde e os órgãos reguladores da medicina têm obrigação semelhante para com as pacientes na manutenção da saúde do médico, por meio da identificação e prevenção de *burnout* ou disfunção do profissional.

Divulgação de erros médicos e resultados inesperados

Na criação de um ambiente seguro e digno de confiança, a divulgação oportuna e apropriada de desfechos inesperados pode somar à confiança que as pacientes têm na sua equipe de assistência, e com documentação e relatórios completos garante que todos os erros médicos ou quase erros sejam utilizados para melhorar a relação. Se somos obrigados como profissionais a manter uma relação de confiança com nossas pacientes, então elas devem esperar a verdade, inclusive tomar conhecimento dos erros individuais ou do sistema, que, como Kohn et al. escreveram em *To Err Is Human* (em português, *Errar é Humano*), são inevitáveis na prestação de assistência médica.[4] **O clima da discussão "sem culpa dos erros", além de criar um ambiente propício para reestruturação dos sistemas ou procedimentos que tornam possível a ocorrência de erros, é crítico no desenvolvimento de uma cultura de segurança.**

Erros médicos podem gerar vergonha, humilhação e falta de responsabilidade nos profissionais de saúde, então esforços são tomados para que se identifiquem e desenvolvam as habilidades e os métodos para a divulgação e o aprendizado a partir deles. Apoio aos indivíduos que enfrentam esses sentimentos e se preparam para discuti-los é crucial neste processo. **Habilidades que parecem comuns à divulgação são: contar os fatos médicos com honestidade e veracidade (responsabilidade e responder às perguntas), demonstrar empatia (e se desculpar), mostrar como os erros futuros serão evitados e usar boa habilidade de comunicação.**[5] **Estas requerem treinamento e desenvolvimento e não devem ser consideradas intrínsecas aos médicos.** Muitas instituições têm grupos de controle de riscos ou outros grupos de apoio que podem ser úteis no desenvolvimento de habilidades e acompanhar ou levar a discussão quando elas não foram desenvolvidas. A divulgação e o pedido de desculpas causam apreensão nos médicos – em particular na ginecologia e obstetrícia, na qual os processos afetam adversamente os padrões da prática (medicina defensiva) e intensificam a relutância na divulgação de erros médicos por medo de processos.[6,7] Pedir desculpas aumenta a ansiedade sobre a implicação da culpabilidade e incitação de processo, logo, a ajuda na elaboração de um pedido de desculpas é sempre apropriada. **A obrigação de confiança (relação de confiança) que temos com nossas pacientes faz parte dos aspectos de cura – e devemos a nossos pacientes e a nós mesmos desenvolver currículos robustos e apoio em todos os níveis da medicina para que se faça da transparência o passo em direção à solução e à cura que pode ser tanto para o médico como para a paciente.**

Confidencialidade

A paciente que busca assistência de um profissional de saúde tem o direito de garantir que a informação trocada durante essa interação seja mantida em sigilo. **Privacidade é essencial para a relação de confiança entre o médico e a paciente. As conversas são informações privilegiadas. O direito à privacidade proíbe o médico de revelar informações sobre a paciente, a menos que esta renuncie a esse direito.** Determinadas informações pertencem à paciente, exceto quando "colidem" com os direitos legais e éticos das instituições e da sociedade em geral, independentemente da situação. Em um tribunal, por exemplo, os médicos não podem revelar informações sobre sua paciente, a menos que esta permita. Se ela abdicar do direito ao sigilo, o médico pode testemunhar.

Um médico que aplica o princípio da autonomia respeitará a privacidade da paciente e manterá um processo que protege a confidencialidade. O direito à privacidade deve ser mantido mesmo quando não parece óbvio. A família, os amigos ou o guia espiritual de uma paciente, por exemplo, não têm o direito a informações clínicas sobre ela, a menos que esta aprove especificamente, exceto se a paciente for incapaz de fornecer essa orientação em razão da sua circunstância clínica. Nesse caso, os profissionais de saúde precisam exercer seus julgamentos com base em suas avaliações do envolvimento daquela pessoa em particular com a saúde da paciente. Isso pode parecer óbvio, mas com frequência pode ser negligenciado, tal como quando um profissional de saúde recebe a ligação de um parente preocupado perguntando sobre o estado de uma paciente. A resposta pode ser uma tentativa natural de reafirmar e informar um indivíduo preocupado sobre o estado da paciente. Contudo, por suas próprias razões, a paciente pode não querer que certos indivíduos sejam informados sobre a sua condição médica. Assim, a confidencialidade pode ser violada de forma involuntária. Vale a pena perguntar às pacientes sobre quem pode estar envolvido na tomada de decisões e quem pode ser informado sobre seu estado. **Se certo profissional de saúde não conhecer os desejos da paciente em relação à pessoa que solicita informação, a pergunta deve indicar que a permissão da paciente é necessária antes de discutir seu estado. Quando tentar contatar as pacientes para discutir qualquer assunto sobre seu caso, nunca é apropriado revelar a razão do contato a outro indivíduo a não ser à própria paciente.**

Manutenção e registros/prontuários

Os profissionais de saúde fazem parte das organizações que guardam registros/prontuários. Estes, usados para múltiplos fins na medicina, são uma ferramenta valiosa na assistência à paciente. Há uma tendência, cada vez maior, das organizações terceirizadas em colher, manter e divulgar informações sobre indivíduos com quem não têm conexão direta. Os profissionais de saúde precisam estar cientes dessa prática e de seus desdobramentos. Ao se cadastrarem em uma instituição de assistência médica ou plano de saúde, as pacientes assinam um documento sem entender, em grande parte dos casos, seu significado. Ele tira da paciente seu direito de proibir o acesso às informações e dá aos seguradores, e com frequência a outros profissionais de saúde, acesso aos dados do prontuário delas. As consequências dessa divulgação podem ser importantes para as pacientes em termos de cobertura do seguro e potencial discriminação no trabalho. Mesmo com a reforma na assistência à saúde e maior atenção às condições preexistentes como parte dessa reforma[8], isso continua sendo uma preocupação, porque os indivíduos podem ter trocas na cobertura do seguro atual, implicando variação de custos. Tal preocupação deve ser avaliada e comparada à necessidade de que todos os profissionais de saúde envolvidos com um indivíduo sejam informados a respeito de doenças pregressas ou presentes ou de atividades que possam interferir ou modificar a conduta. O uso de substâncias ilícitas, resultado positivo para o HIV, resultados de testes genéticos, histórico de câncer ou doença psiquiátrica são todos de extrema importância para os profissionais de saúde na avaliação das pacientes. Quando revelados para instituições externas, esses fatores podem afetar a capacidade da paciente em obter assistência médica, seguro ou, mesmo, crédito. **Tudo o que está escrito no prontuário de uma paciente deve ser importante para a assistência médica dela, e deve-se evitar expor suas informações.** É apropriado aos médicos discutir com as pacientes a natureza dos registros médicos e sua liberação para outros partes, de modo que as pacientes possam fazer uma escolha informada sobre tal liberação.

A Health Insurance Portability and Accountability Act (HIPAA) foi promulgada em 1996, e em abril de 2003 instituiu-se o cumprimento efetivo da "regra de privacidade". Essa regra impôs requisitos adicionais para o acesso aos registros da paciente para pesquisa clínica e orientações, a fim de proteger os registros médicos eletrônicos. Embora a intenção do ato seja louvável, a extensão de quanto a privacidade será melhorada é desconhecida. O dano potencial ao público devido à má compreensão dos requisitos do HIPAA ou do custo desses requisitos, que podem inibir pesquisas importantes, também é desconhecido. As exceções aos requisitos, a fim de que se obtenha autorização da paciente para compartilhar informação médica, incluem áreas tais como tratamento da paciente, pagamentos, operações (melhoria de qualidade, garantia de qualidade e educação), divulgação para profissionais da saúde pública e às agências de fiscalização de saúde e requisitos legais.[9] É importante os pesquisadores entenderem a influência dessas regras em todas as ocasiões; planejar a inclusão do consentimento dos seus dados no banco de dados quando a paciente se consulta pela primeira vez torna o uso dos seus dados em uma pesquisa clínica possível. **A segurança dos registros médicos é uma preocupação não apenas para pacientes e médicos, mas também para os sistemas e pesquisadores da saúde.**

Questões legais

O privilégio das pacientes em manter confidencial seu registro ou informações médicas pode ser sobrepujado segundo necessidades da sociedade, mas apenas em raras circunstâncias. A decisão legal clássica citada para as necessidades dos outros, substituindo os direitos individuais de um paciente, é a de *Tarasoff v. Regents of University of California*.[10] Esta decisão estabelece que a relação especial entre a paciente e o médico pode apoiar deveres afirmativos para benefício de terceiros. Ele pede divulgação, se *"necessário para evitar perigo aos outros"*, mas ainda de uma maneira *"que preserve a privacidade da paciente ao máximo compatível com a prevenção do dano"*. Esse princípio é compatível com os vários códigos de ética que permitem aos médicos revelar informações para proteger o bem-estar de um indivíduo ou da comunidade. Em outras palavras, "o privilégio protetor termina onde começa o perigo para a sociedade".[11]

A legislação pode ultrapassar o privilégio individual. O exemplo mais frequente é o registro de nascimentos e óbitos, cuja responsabilidade é dos médicos. Várias doenças são de notificação compulsória, dependendo da lei estadual (p. ex., a infecção pelo HIV pode ou não ser notificada em determinados estados, enquanto a AIDS é notificada em todos). Notificar qualquer lesão causada por armas letais, estupros e espancamentos (p. ex., abuso de idosos e crianças) é obrigatório em alguns estados e não em outros. As regulações para a notificação dessas condições são definidas por lei e podem ser obtidas no departamento estadual de saúde. Tais leis são elaboradas para proteger a privacidade do indivíduo o máximo possível, enquanto atendem ao interesse público. **Particularmente na esfera do abuso, os médicos têm um papel ético complexo independentemente da Lei. As vítimas de abuso devem se sentir apoiadas e asseguradas de que o ato violento ao qual foram submetidas não terá um efeito adverso na maneira como serão tratadas enquanto pessoas.** O seu senso de vulnerabilidade e sua vulnerabilidade atual podem ser tão grandes que notificar um incidente pode aumentar o risco de iatrogenia.

Consentimento informado

O consentimento informado é um processo que envolve a troca de informações direcionada para obter a compreensão mútua e tomada de decisão informada. É ideal que o consentimento informado seja uma manifestação prática do respeito pelas preferências e autonomia da paciente.[12] Muitas vezes, um ato de consentimento informado é mal interpretado como sendo a obtenção de uma assinatura em um documento. A intenção do indivíduo envolvido no processo consensual é, em muitos casos, proteger o médico da responsabilidade. Nada deveria ser além do significado tanto legal como ético desse conceito.

[3] **O consentimento informado é uma conversa entre o médico e a paciente que a orienta sobre sua condição médica, explora seus valores e a informa sobre as alternativas médicas possíveis.** O consentimento informado é uma discussão interativa durante a qual um participante demonstra conhecimento maior sobre as informações médicas e o outro participante conhece mais o sistema de valores próprios e as circunstâncias afetadas pela informação. Esse processo não requer uma palestra árdua sobre a condição médica ou um exame extenso da psique da paciente. Ele requer o ajuste da informação ao nível educacional e cultural da paciente e a discussão respeitosa das preocupações e perguntas. O medo de que a informação assuste as pacientes, o medo de como a paciente ouvirá a informação, a falta de capacidade de compreender as informações técnicas, a precisão das informações fornecidas e a inabilidade de expressar essa deficiência estão entre as muitas barreiras enfrenta-[1] das por médicos e pacientes ao se engajarem nessa conversa.[13] **As habilidades de comunicação são parte da arte da medicina, e a observação de bons modelos, práticas e motivação positiva podem ajudar a aflorar essa habilidade nos médicos.**

Autonomia

[4] **O consentimento informado surge do conceito de autonomia.** Pellegrino define uma pessoa autônoma como *"alguém que, em seus pensamentos, trabalhos e ações, é capaz de seguir estas normas que ele escolheu como próprias, sem constrangimentos ou coerção externas por outros"*.[14] Esta definição contém a essência do que os profissionais de saúde devem considerar como consentimento informado. A escolha de receber ou recusar assistência médica deve ser em conjunto com os valores da paciente e escolhida livremente, e as opções devem ser analisadas à luz dos valores da paciente.

[4] **Autonomia não é respeitar os desejos da paciente contra o bom julgamento médico.** Considere o exemplo de uma paciente com câncer cervical em estágio avançado, inoperável, [4] que exige cirurgia e recusa a radioterapia. **A obrigação ética do médico é buscar o melhor para a sobrevivência da paciente (beneficência) e evitar o dano (não maleficência) da cirurgia, mesmo que seja o desejo da paciente.** Os médicos não são obrigados a oferecer tratamento que não traz benefício, e a paciente tem o direito de recusar tratamentos que não se enquadrem em seus valores. Desse modo, essa paciente pode recusar o tratamento para seu câncer cervical, mas não tem o direito de receber o tratamento que deseja, que neste caso é um tratamento que causaria danos e nenhum benefício.

Substitutos para tomada de decisões

[5] **Se a capacidade de fazer escolhas é diminuída pela pouca idade, por problemas mentais, doença clínica extrema ou perda de consciência, um representante se torna necessário. Em todas as circunstâncias, o substituto deve fazer todos os esforços para agir como o paciente agiria.**[15] A hierarquia desses representantes legais é especificada pelos estatutos legais em cada estado e difere um pouco entre os estados. No caso de adultos, o primeiro representante legal na hierarquia é, em geral, designado pelo tribunal, se houver, e o segundo é um procurador designado para assuntos de saúde, se houver, seguido por parentes por grau de familiaridade presumida (p. ex., esposo, filhos adultos, pais). Para casais homoafetivos, isso representa problemas em alguns estados, mesmo com mudanças na Lei federal, que legaliza o casamento para casais do mesmo sexo. Nessa situação, a formalização de uma procuração designada pode resolver a questão de forma proativa. **Os médicos devem garantir que suas pacientes estejam cientes da necessidade de quem é/são as pessoas que poderiam ser responsáveis por elas e que pudessem falar por elas caso não estejam aptas – em alguns casos, não é a pessoa especificada pela Lei estadual.** Por exemplo, mulheres idosas podem não querer que seus esposos idosos (e levemente senis) tomem decisões. Elas podem preferir que seja uma amiga ou filhos – e deve ser feita uma procuração para resolver assuntos relacionados à saúde nesses casos.

[5] **Para as crianças, os pais são os responsáveis legais, exceto em circunstâncias em que a decisão representa uma ameaça à vida e poderia não ser a escolha que uma criança faria mais tarde, quando as crenças e os valores dos adultos estão formados.** O exemplo clássico dessa situação são os pais Testemunhas de Jeová que recusam transfusões sanguíneas para salvar a vidas de seus filhos.[16] Embora esse caso seja extremo, ele ilustra que o princípio básico delineado para os responsáveis deve aplicar-se aos pais. O viés que influencia a tomada de decisão (proteção da condição social dos pais, salário ou sistemas de crenças) precisa ser considerado pelos médicos, porque o potencial conflito pode levar os pais a tomarem decisões que não são do melhor interesse para a criança. Se houver um viés que não permita a tomada de decisões para o melhor interesse da criança ou que envolva uma ameaça clínica para ela, pode ser necessária uma ação legal para estabelecer a guarda (normalmente, por meio de uma agência de proteção infantil determinada pelos tribunais). Essa ação pode destruir a relação médico-paciente (criança) e a relação médico-pais. Pode afetar a saúde e o bem-estar da criança a longo prazo, quando ela retornar para os cuidados dos pais. Tais decisões devem ser tomadas apenas após serem esgotadas todas as tentativas de orientar, esclarecer e encontrar alternativas.

[5] **A idade legal com a qual os adolescentes podem tomar suas próprias decisões relacionadas à saúde varia de acordo com o estado.** É crescente a tendência de aumentar a participação de adolescentes capazes de tomar decisões sobre a sua própria assistência à saúde. Como os menores frequentemente desenvolveram um sistema de valores e a capacidade de fazer escolhas informadas, sua capacidade de participar nas decisões deve ser avaliada de maneira individual, em lugar de se basear apenas nos critérios de idade da Lei e na opinião dos pais.[17]

Uma área singular do consentimento informado é a **prestação de serviços ou a realização de pesquisas clínicas em indivíduos de outros países que têm diferentes pontos de vista em relação à autonomia individual.** Por exemplo, se o padrão prevalecente para a tomada de decisão por uma mulher é que seu parente mais próximo do sexo masculino decida por ela, como esse padrão é adaptado ao nosso atual sistema baseado na autonomia? Na pesquisa que envolve outros países, tais questões apresentaram mais preocupações quando as mulheres foram distribuídas nos grupos placebo ou tratamento e o consentimento foi dado por parentes do sexo masculino.[18] O potencial de coerção, quando não existe nenhum outro acesso à assistência à saúde, cria questões reais sobre a validade e a liberdade de escolha das participantes ao entrar nos estudos de pesquisa clínica, para ter acesso à assistência à saúde em áreas com poucos recursos.[19] Ao cuidar de pacientes de certas culturas e países na prática diária, é importante reconhecer que essas questões existem em um microcosmo. **Garantir que a paciente faça a escolha por si mesma ou escolha livremente ter um parente que o faça por ela ainda é um elemento importante do consentimento informado.**

Beneficência e não maleficência

1 **Os princípios da beneficência e da não maleficência são a base da assistência médica: o fazer o bem e o não prejudicar de Hipócrates.** Tais questões podem ser obscurecidas por outros tomadores de decisão, consultores, membros da família e, às vezes, por restrições financeiras ou conflitos de interesse. De todos os princípios da boa assistência médica, o benefício é aquele que deve ser continuamente reavaliado. Questões simples podem ajudar nas escolhas. Qual é a indicação médica? Como a terapia proposta aborda essa questão? Quanto esse tratamento beneficiará a paciente? Quanto ele vai prolongar a vida dela? Ela atende a um objetivo da medicina, como curar uma doença, melhorar os sintomas, reduzir o sofrimento ou orientar sobre uma doença? Quando confrontados com múltiplos problemas médicos e consultores, os médicos devem perguntar quanto o tratamento será benéfico considerando todos os problemas da paciente (p. ex., insuficiência renal, cardiomiopatia progressiva, sorologia positiva para HIV e insuficiência respiratória), em vez de considerar o tratamento de um problema sem reconhecer que o benefício geral é limitado pela presença de todos os outros problemas.

Uma área adicional de equilíbrio entre beneficência e não maleficência é garantir que a medicina que praticamos seja a mais segura e de melhor qualidade de acordo com as evidências médicas. A agenda sobre a segurança e qualidade na medicina está crescendo e exige a consideração do papel da experiência (quantidade de procedimentos, treinamento para manutenção continuada e desenvolvimento de habilidades, treinamento de equipe) para garantir que as nossas pacientes tenham acesso a cuidados da melhor qualidade. Quando as evidências mostram desfechos melhores para intervenções específicas – por exemplo, com diferença cronológica nos antibióticos pré-operatórios – os profissionais de saúde precisam participar e abraçar os esforços para alcançar essas medidas em nome de suas pacientes como parte de seu dever de confiança e sua obrigação de buscar o benefício de suas pacientes. Para isso, passos específicos em ginecologia e obstetrícia são listados pelo American College of Obstetricians and Gynecologists (ACOG), como **o desenvolvimento do compromisso de encorajar a cultura de segurança da paciente e a implementação de práticas seguras de medicação, reduzindo a probabilidade de erros cirúrgicos, melhorando a comunicação entre os profissionais de saúde e as pacientes e trabalhando com as pacientes para melhorar a segurança**.[20]

O benefício ou a inutilidade do tratamento, junto às considerações relacionadas com a qualidade de vida, devem ser avaliados em todos os aspectos da assistência à paciente. É melhor pesar todas as questões relevantes de forma sistemática. Algumas abordagens sistemáticas dependem da coleta sequencial de todas as informações pertinentes em quatro domínios: indicações clínicas (benefício e dano), preferências da paciente (autonomia), qualidade de vida e questões contextuais (justiça).[11] Outras abordagens identificam fatores que podem ser usados na decisão, guiadas pelos fatos e, então, pelos princípios éticos. **É importante para os médicos selecionar um modelo ético de análise sob o qual basear a sua prática, que forneça experiência suficiente com um sistema analítico fundamentado na ética, a fim de ajudar a esclarecer as questões ao confrontar decisões problemáticas e complexas.**

Procedimentos médicos inúteis

A essência da boa assistência médica em situações às vezes desafiadoras é tentar ser o mais claro possível sobre os desfechos das intervenções propostas. Se a intervenção proposta (p. ex., suporte respiratório contínuo ou início de suporte) tem uma chance pequena ou muito improvável de sucesso, a intervenção pode ser considerada inútil. **Os médicos não têm obrigação de continuar ou iniciar tratamentos que não sejam benéficos.**[21] A decisão de retirar ou manter a assistência deve ser acompanhada pelo esforço para se garantir que a paciente ou seu representante legal sejam instruídos sobre a decisão e concordem com ela. Outras questões, tais como preocupações familiares, podem e devem modificar as decisões se isso for melhor para o bem-estar geral da paciente e da família. Por exemplo, esperar (dentro dos limites do razoável) para retirar o suporte vital pode ser apropriado para permitir que a família entre em consenso ou que um membro da família distante veja a paciente pela última vez.

Qualidade de vida

Este é um termo muito usado, mas muitas vezes obscuro. Na assistência às pacientes, qualidade de vida é o efeito do tratamento na experiência de vida dela com base em sua perspectiva. É perigoso supor que os cuidadores saibam o que a qualidade de vida representa para um paciente específico.[11] É instrutivo, contudo, tentar entender o que é importante para a qualidade de vida de um paciente individual e buscar a sua perspectiva. Os resultados podem ser surpreendentes. Por exemplo, quando oferecido um novo medicamento para o câncer ovariano, uma paciente poderia optar por recusar o tratamento porque os efeitos colaterais podem ser inaceitáveis, mesmo quando existe uma chance razoável de que sua vida seja levemente prolongada. Por outro lado, o médico pode acreditar que o tratamento adicional oferece poucos benefícios, mas a paciente sente-se feliz e realizada ao entrar na fase 1 de um estudo, porque acrescenta significado à sua vida ao dar informações a outras pessoas sobre as possibilidades de um novo tratamento. Informar as pacientes das experiências de outras pessoas que enfrentaram essas escolhas pode ajudá-las em suas tomadas de decisões, mas nunca substituirá as decisões individuais delas.

RELAÇÕES PROFISSIONAIS
Conflito de interesses

Todos os profissionais possuem múltiplos interesses que afetam as suas decisões. As relações contratuais e pactuais entre o médico e a paciente estão entrelaçadas e complicadas por planos de saúde e colegas, os quais criam uma pressão considerável. **O conflito em relação às considerações financeiras influencia diretamente a vida das pacientes, e em geral sem seus consentimentos.** Rennie descreveu essa pressão de maneira eloquente: "*Em vez de receber mais respeito (por mais responsabilidade), os médicos sentem que estão sendo cada vez mais questionados, desafiados e processados. Cuidar de uma paciente parece cada vez menos um pacto entre duas pessoas e mais uma luta na qual uma quantidade crescente de espectadores clama o direito de interferir e arbitrar*".[22] Uma resposta a essa situação é o médico tentar proteger seus esforços pressupondo que a relação médico-paciente é apenas de natureza contratual. Por exemplo, um contrato preexistente, seguro de saúde, uma relação com o sistema hospitalar particular ou um plano de gestão de cuidados podem desencorajar o encaminhamento a um especialista, o que tiraria a responsabilidade do médico. Todos os profissionais de saúde sentirão essa tensão entre uma relação pactual ou contratual. No entanto, a exigência ética de colocar os interesses da paciente à frente e fornecer informações confiáveis sobre as opções permanece.

Seguros/planos de saúde

Um seguro de saúde pode exigir que os médicos assumam o papel de guardiões e administradores. A falta de conhecimento sobre os desejos das pacientes ou necessidades futuras, bem como alternativas para optar por mudanças, podem levar as mulheres a serem penalizadas. Do mesmo modo, isso pode ocorrer quando elas desenvolvem condições clínicas custosas que podem não ser cobertas se elas mudarem de plano de saúde. Tais situações muitas vezes colocam o médico na posição de árbitro da paciente, em vez de agir como advogado e conselheiro. É uma posição insustentável para os médicos, pois, em geral, eles não podem mudar as condições ou a estrutura do plano, mas são forçados a administrar o problema.

Em um esforço para melhorar a adesão do médico e o interesse em diminuir os custos, conflitos de interesses financeiros intensos podem ser exercidos sobre os médicos pelos planos ou sistemas de assistência à saúde. Se o perfil de gastos ou encaminhamentos de um médico for muito alto, ele pode ser excluído do plano, diminuindo, assim, sua capacidade de ganho financeiro ou de prestar assistência a certos pacientes com os quais já foi desenvolvida uma relação. Por outro lado, um médico pode receber um salário ou bônus maior se seu manejo dos pacientes permitir que o plano ou o sistema de saúde seja mais lucrativo.

Esses conflitos são substancialmente diferentes daqueles dos planos que exercem pagamentos por serviço, embora o efeito final na paciente possa ser o mesmo. Nos planos de pagamentos por serviço, os conflitos financeiros têm o potencial de resultar na falha ao encaminhar a paciente ou restringir o encaminhamento nos casos em que o custo financeiro é derivado do retorno de encaminhamento de outras pacientes.[23] Aquelas com cobertura insatisfatória do plano de seguro podem ser encaminhadas de modo diferente daquelas que têm melhor cobertura. As pacientes podem não estar cientes desse conflito de interesse não revelado, uma situação que eleva essa situação a um problema ético. A paciente tem o direito de saber o que seu plano cobre, a quem ela está sendo encaminhada e o motivo, assim como as credenciais daqueles a quem foi encaminhada. A realidade é que os profissionais de saúde tomam muitas decisões sob a pressão de múltiplos conflitos de interesse. Os médicos podem ficar entre o interesse próprio e a integridade profissional. A falha em reconhecer e tratar os conflitos de interesse que impedem a tomada de decisões compromete a relação individual e da sociedade com os profissionais de saúde. **Ter claramente como foco a prioridade de qual é o melhor interesse para a paciente e rejeitar com responsabilidade as escolhas que comprometem as necessidades dela são requisitos éticos.**

Problemas legais

Abusos do sistema (p. ex., encaminhamento de paciente para ganho financeiro) levam a propostas e leis, frequentemente encaminhadas como Stark I e II, que afetam a capacidade dos médicos de enviar pacientes a laboratórios locais e instalações nas quais eles têm potencial ganho financeiro. Existiam claramente abusos documentados, mas a mesma legislação afetaria de forma negativa clínicas e laboratórios das áreas rurais cuja única fonte de apoio financeiro são os médicos dessas áreas. Nos EUA, os estatutos legais variam de um estado para outro com relação a essa questão. Independentemente das Leis, é necessário, do ponto de vista ético, que os conflitos de interesses financeiros sejam revelados às pacientes.[24-26]

Outro abuso que afeta a relação médico-paciente causado pelos interesses financeiros são as cobranças fraudulentas do Medicare e do Medicaid. Essa atividade resultou no Fraud and Abuse Act of 1987 (42 USC em 1320a-7b; em português Ato da Fraude e do Abuso de 1987), que proíbe qualquer indivíduo ou entidade de fazer alegações falsas, bem como solicitar ou receber qualquer remuneração em dinheiro ou de qualquer tipo, direta ou indiretamente, evidente ou dissimulado, para fazer encaminhamentos. As acusações desse tipo são crimes, com potenciais multas, sentenças de prisão e perda da licença para praticar medicina. Os médicos devem estar cientes dos desdobramentos legais das suas práticas de encaminhamento e ganho financeiro.

Assédio

O objetivo da medicina é a excelência na assistência aos pacientes e, muitas vezes, na pesquisa e educação que melhorem a prática da medicina. Todos os envolvidos no processo devem ser capazes de buscar o objetivo comum igualmente e sem perseguições que interfiram na capacidade dos empregados, aprendizes ou colegas trabalharem ou de serem promovidos naquele ambiente. Todos os consultórios e as instituições devem ter uma estratégia de avaliação para garantir que o ambiente de trabalho conduza ao foco no trabalho e na aprendizagem e não seja hostil aos indivíduos.

Todos os consultórios e as instituições precisam ter políticas escritas sobre discriminação e assédio sexual que detalhem o comportamento inadequado e listem passos específicos a ser tomados para corrigir uma situação inapropriada e para garantir que, de maneira ampla, sejam acessíveis e disponíveis. O objetivo é garantir notificações e procedimentos adequados para tomar as medidas adequadas e proteger as vítimas, educando ou reabilitando um agressor e evitando a recorrência do comportamento.

Nos EUA, a sanção legal para este direito está codificada na forma do Civil Rights Act of 1964 (42 USCA em 2000e-2000e-17 [West 1981 e Supp. 1988]) e reforçado com ação judicial (caso ou procedência em Lei) pelas decisões do Estado e da Suprema Corte dos EUA. As acusações de assédio sexual podem ser feitas como resultado de uma conduta sexual indesejada ou um local de trabalho hostil. Os empregados não são os únicos a sofrer assédio sexual ou de outro tipo. Alunos, estudantes de medicina ou de enfermagem, também podem sofrê-lo e existe alta prevalência de queixas relatadas. O assédio sexual ou de outro tipo contra estudantes pode interferir no processo educacional e desencadear a responsabilidade de discriminação federal, incluindo perda de fundos federais codificados nas proteções do Título IX.[27]

Manejo do estresse, *burnout* e prevenção

Além do reconhecido estresse das pressões do tempo e da responsabilidade da medicina, o ambiente atual de assistência à saúde está associado a uma incidência crescente de esgotamento mental e físico pelo médico, uma séria ameaça ao bem-estar médico e à segurança e à qualidade da assistência que sua força de trabalho oferece. Abordar esse problema é uma responsabilidade compartilhada dos próprios médicos e dos sistemas de saúde onde trabalham. A responsabilidade individual do médico deve incluir a conscientização e a educação sobre esse assunto, abordando as prioridades profissionais e tendo um plano para conciliar a vida profissional e pessoal que inclua autocuidado e bem-estar.

Burnout é uma síndrome relacionada ao trabalho caracterizada por exaustão emocional, despersonalização e sentimentos de baixa realização pessoal. Descobriu-se que os médicos que estão esgotados têm taxas mais altas de depressão, abuso de álcool e ideação suicida, e são mais propensos a cometer erros médicos na sua prática.[28-30] O *burnout* do médico está associado ao absenteísmo, a falhas no profissionalismo e à aposentadoria precoce. Há uma lacuna cada vez maior na satisfação com o equilíbrio entre vida profissional e pessoal e aumento do *burnout* entre os médicos dos EUA, sendo mais de 50% dos casos em ginecologistas-obstetras, perdendo apenas para médicos de emergência.[31] Esse nível de sofrimento coloca a área da ginecologia e obstetrícia em risco de exaustão de profissionais qualificados, com médicos e outras pessoas se aposentando precocemente ou abandonando a medicina.

O tratamento do *burnout* em nossa especialidade requer apoio aos médicos por meio do enfoque nos fatores de trabalho que causam esse problema, que são muitos. O tempo gasto diretamente com os pacientes é uma importante fonte de recompensa para os médicos, e esse tempo é limitado pelas demandas organizacionais e regulatórias que são compostas pelas forças do mercado. A perda da autonomia do médico e as tarefas administrativas excessivas resultantes consomem o tempo já limitado, distanciando os médicos do significado e do valor do seu trabalho, diminuindo, assim, as recompensas associadas ao trabalho. Em um estudo com profissionais de ginecologia e obstetrícia, feito em colaboração com a AMA, o mais forte preditor individual de resiliência emocional e sensação de realização individual para os médicos foi o controle sobre a agenda e as horas trabalhadas.[32]

O alinhamento de valores entre o trabalhador e o local de trabalho, melhorando a comunicação, estabelecendo uma cultura de respeito, apoio mútuo e expressão de apreço, aumentou a eficiência, reduziu erros e melhorou o fluxo de trabalho nas práticas médicas, além de serem mais eficazes quando apoiados pela liderança. Os grandes líderes priorizam a melhoria da cultura do local de trabalho e a criação de um bom ambiente, juntamente com o apoio estimulante para a flexibilidade e o equilíbrio entre a vida profissional e pessoal do médico. A força na liderança, medida por pontuações de liderança composta, tem forte relação com a diminuição do *burnout*.[33,34] A experiência pessoal de *burnout* envolve, muitas vezes, a perda de significado e alegria no trabalho, isolamento e ausência da comunidade. Para médicos ocupados, o isolamento se tornou um risco ocupacional, e a atenção plena ou a prática reflexiva em grupos pode ser uma válvula de escape muito eficaz. Alguns dados refletem que reunir os médicos para uma reunião ou refeição melhora a relação e diminui o *burnout*.[34,35]

Todos os médicos devem desenvolver uma consciência pessoal e compromisso com um plano de autocuidado. Várias estratégias têm sido defendidas e estudadas para prevenir o *burnout*, e não existe uma abordagem uniforme que seja bem-sucedida para todos os médicos. A definição de valores ou do que é mais importante na vida pode esclarecer prioridades e facilitar o estabelecimento de limites, como o estabelecimento de períodos de afastamento do trabalho e o planejamento do tempo para relacionamentos ou outras atividades revitalizantes. Muitas medidas e intervenções preventivas envolvem práticas de bem-estar, redução do estresse e reconexão com o significado do trabalho e as razões pelas quais os médicos ingressaram na carreira médica. Práticas contemplativas, incluindo meditação com atenção plena, cultivo da consciência e medicina narrativa são intervenções que têm sido estudadas na prevenção ou melhoria do *burnout* dos médicos.[36] Escrever uma declaração de missão refletindo porque o médico escolheu a medicina foi recomendada como uma estratégia simples para reencontrar o significado do trabalho.

Embora a prática formal da atenção plena não seja para todos, focar no momento, no eu ou na respiração pode permitir o reagrupamento e melhorar a sensação de estar ancorado e ter mais controle. Pequenas condutas, como melhorar o sono, fazer exercícios e estabelecer limites para o tempo de trabalho podem ajudar. Práticas específicas de bem-estar e sua relação com o *burnout* foram estudadas em cirurgiões norte-americanos. A incorporação de uma estratégia que priorizava o equilíbrio entre a vida profissional e a vida, enfocando o que é mais importante na vida e encontrando sentido no próprio trabalho foram consideradas úteis na redução do *burnout*.[37] Os hábitos gerais de saúde, como exercícios e consultas de assistência à saúde primária, também foram considerados importantes.

Os profissionais de saúde da mulher correm um risco significativo de *burnout* e enfrentam problemas de saúde pessoal, mental e física, aumento de erros médicos e não comprometimento, resultando na aposentadoria precoce. O bem-estar profissional é importante para os nossos pacientes e para a carreira, à vida pessoal e familiar de cada médico.

SOCIEDADE E MEDICINA

Justiça

Alguns dos problemas éticos e legais na prática da ginecologia estão relacionados à distribuição justa e equitativa dos encargos e benefícios. Como os benefícios são distribuídos é uma questão de grande debate. Existem vários métodos de distribuição propostos:

- **Partes iguais** (todos têm o mesmo número de recursos de assistência à saúde por ano)
- **Necessidade** (apenas aquelas pessoas que precisam de assistência à saúde recebem os recursos)
- **Filas** (o primeiro na fila de espera para um transplante o recebe)
- **Mérito** (aqueles com doenças mais graves recebem benefícios especiais)
- **Contribuição** (aqueles que contribuíram mais para o fundo de assistência à saúde recebem mais cuidados).

Todos esses princípios poderiam ser apropriados como uma medida de alocação justa dos recursos de assistência à saúde, mas cada um deles afetará as pacientes de maneiras diferentes. A distribuição justa tornou-se uma questão prioritária na assistência à saúde. Os princípios de justiça se aplicam apenas quando o recurso é desejado ou benéfico e, em certa medida, escasso.[38]

A abordagem tradicional da medicina consistia em que os praticantes aceitassem o foco intenso na paciente individualmente. Contudo, as mudanças na medicina alterarão o foco da paciente para uma população: "*Na medicina emergente, a presente paciente, mais do que nunca, será uma representante de uma classe, e a ciência que torna possível a assistência à paciente encaminhará principalmente à população da qual a paciente vem*".[39] Os médicos estão cada vez mais ligados aos dados de desfechos cumulativos (estatística populacional) para modificar o tratamento de um indivíduo em vista da estatística populacional maior. Se, por exemplo, o desfecho de uma citorredução radical de câncer ovariano é apenas 20% bem-sucedido em uma paciente com determinado conjunto de problemas clínicos, esse procedimento pode ser oferecido a alguém que tenha chance de 85% de sucesso. Teoricamente, a primeira pessoa poderia ter uma citorredução de volume anterior bem-sucedida e o tratamento pode não ter êxito na segunda pessoa, mas a estatística populacional foi usada para alocar esse limitado recurso. O benefício foi medido por estatística que prediz o sucesso, não por outras maneiras de alocação de justiça por necessidade, lista de espera, mérito ou contribuição. Essa abordagem representa uma mudança importante na dedicação tradicional da assistência à saúde apenas para o benefício, embora pequeno, de pacientes individuais. Com recursos escassos, os benefícios para todas as pacientes são considerados em conjunto com os benefícios para apenas uma paciente.

Sempre existe desigualdade na distribuição do acesso e dos recursos da assistência à saúde. Essa desigualdade não é vista por profissionais de saúde que não atendem às pacientes incapazes de obter acesso, como as que não dispõem de transporte, vivem em áreas rurais ou onde os limites são impostos por falta de profissionais de saúde, tempo e recursos financeiros. A discriminação social leva à desigualdade na distribuição da assistência médica. É menos provável que as minorias raciais e étnicas tenham médicos ou especialistas particulares, com impactos claros sobre os desfechos do atendimento, independentemente de sua renda ou fonte do fundo de assistência à saúde.[40] Assim, o padrão é que a assistência à saúde é restrita desde o início.

Para reformar o sistema de assistência à saúde são necessárias atitudes judiciais, legislativas e comerciais, assim como atenção a outros componentes sociais capazes de colocar obstáculos aos esforços para expandir a assistência à saúde além do foco em pacientes individuais.

Reforma na assistência à saúde

A tensão entre o entendimento da saúde como uma questão inerentemente individual (na qual a receita de assistência médica é fundamental para o bem-estar do indivíduo) e como um recurso da comunidade (a meta é a distribuição do bem-estar por toda a sociedade) é a base de grande parte do debate político e social em torno da reforma na assistência à saúde.[41] As perguntas da reforma na assistência à saúde estão divididas em duas: (1) Qual é o equilíbrio adequado entre o bem individual e o coletivo? e (2) Quem pagará pela assistência básica de saúde?. Como grande parte da reforma da assistência à saúde requer o equilíbrio entre objetivos conflitantes, a legislação, para alcançar a reforma, deve abordar especificamente como esse equilíbrio pode ser alcançado. O papel do governo deve ser:

- Regular o acesso de indivíduos à assistência à saúde
- Regulamentar os danos potenciais à saúde pública (p. ex., tabagismo, poluição, uso de drogas ilícitas)
- Promover práticas de saúde benéficas para grandes populações (p. ex., imunização, fluoração da água).

Mesmo com as alterações atuais na estrutura de assistência à saúde nos EUA, é comum que as fontes pagadoras da assistência à saúde, e não os profissionais individuais, tomem decisões com relação à distribuição e ao acesso à cobertura e recursos. A indústria dos seguros de saúde determina quais são os encargos "razoáveis e habituais" e a cobertura oferecida. O governo norte-americano decide (geralmente com intensa pressão de interesses especiais) a cobertura do Medicare e do Medicaid. Essas decisões têm impacto direto na assistência à paciente. Por isso, os profissionais de saúde não podem, do ponto de vista ético, permanecer em silêncio quando a saúde e o bem-estar das suas pacientes e suas comunidades são afetados adversamente pelas decisões da reforma na assistência à saúde.

Pesquisas sobre os desfechos da assistência prestada por ginecologistas ou afetados de maneira adversa pelo sistema atual de financiamento da assistência à saúde (aspectos financeiros, segurança, medidas para qualidade de vida, sobrevida, morbidade e mortalidade) possibilitarão aos profissionais de saúde participar na determinação das escolhas para a assistência à saúde da mulher. Essa é uma responsabilidade eticamente importante para todos os profissionais da área da saúde da mulher.

REFERÊNCIAS BIBLIOGRÁFICAS

1. **Lucey C, Souba W.** Perspective: the problem with the problem of professionalism. *Acad Med* 2010;85:1018–1024.
2. **Committee on Patient Safety and Quality Improvement.** Committee Opinion No. 683: Behavior that undermines a culture of safety. *Obstet Gynecol* 2017;129:e1–e4.
3. **May WF.** Code, covenant, contract, or philanthropy. *Hastings Cent Rep* 1975;5:29–38.
4. **Kohn KT, Corrigan JM, Donaldson MS.** *To Err is Human: Building a Safer Health System*. Washington, DC: National Academy Press; 1999.
5. **Perez B, Knych SA, Weaver SJ, et al.** Understanding the barriers to physician error reporting and disclosure: a systemic approach to a systemic problem. *J Patient Saf* 2014;10:45–51.
6. **Boothman RC, Blackwell A, Campbell D Jr, et al.** A better approach to medical malpractice claims? The University of Michigan experience. *J Health Life Sci Law* 2009;2:125–159.
7. **Gallagher TH.** A 62-year-old woman with skin cancer who experienced wrongsite surgery: review of medical error. *JAMA* 2009;302:669–677.
8. **Sommers BD, Gunja MZ, Finegold K, et al.** Changes in self-reported insurance coverage, access to care, and health under the Affordable Care Act. *JAMA* 2015;314:366–374.
9. **Centers for Medicare and Medicaid Services.** Is mandatory encryption in the HIPAA Security rule? HIPAA compliance certification. Available online at http://www.hipaacertification.net/Is-mandatory-encryption-in--HIPAA-Security-Rule.htm
10. **Tobriner MO.** *Majority Opinion, California Supreme Court, 1 July 1976*. California Reporter (West Publishing Company); 1976:14–33.
11. **Jonsen AR, Siegler M, Winslade WJ.** *Clinical Ethics*. New York: McGraw-Hill; 1992:5–61.
12. **American College of Obstetricians and Gynecologists.** *Ethical Dimensions of Informed Consent. Committee Opinion No. 108*. Washington, DC: ACOG; 1992.
13. **Hoffmann TC, Del Mar C.** Clinicians' expectations of the benefits and harms of treatments, screening, and tests: a systematic review. *JAMA Intern Med* 2017;177:407–419.
14. **Pellegrino ED.** Patient and physician autonomy: conflicting rights and obligations in the physician-patient relationship. *J Contemp Health Law Policy* 1994;10:47–68.
15. **Buchanan AE, Brock DW.** *Deciding for Others: The Ethics of Surrogate Decision Making*. New York: Cambridge University Press; 1989.
16. **Ackerman T.** The limits of beneficence: Jehovah's witnesses and childhood cancer. *Hastings Cent Rep* 1980;10:13–16.

17. **Spinetta JJ, Masera G, Jankovic M, et al.** Valid informed consent and participative decision-making in children with cancer and their parents: a report of the SIOP working committee on psychosocial issues in pediatric oncology. *Med Pediatr Oncol* 2003;40:244–246.
18. **Loue S, Okello D.** Research bioethics in the Ugandan context. II. Procedural and substantive reform. *J Law Med Ethics* 2000;28:165–173.
19. **Emanuel E, Wendler D, Grady C.** What makes clinical research ethical? *JAMA* 2000;283:2701–2711.
20. **American College of Obstetricians and Gynecologists Committee on Patient Safety and Quality Improvement.** ACOG Committee Opinion No. 447: patient safety in obstetrics and gynecology. *Obstet Gynecol* 2009;114:1424–1427.
21. **Jecker NS, Schneiderman LJ.** Medical futility: the duty not to treat. *Camb Q Healthc Ethics* 1993;2:151–159.
22. **Rennie D.** Let us focus your worries! Health care policy: a clinical approach. *JAMA* 1994;272:631–632.
23. **Cain JM, Jonsen AR.** Specialists and generalists in obstetrics and gynecology: conflicts of interest in referral and an ethical alternative. *Womens Health Issues* 1992;2:137–145.
24. **Hyman D, Williamson JV.** Fraud and abuse: setting the limits on physicians' entrepreneurship. *N Engl J Med* 1989;320:1275–1278.
25. **McDowell TN Jr.** Physician self referral arrangements: legitimate business or unethical entrepreneurialism. *Am J Law Med* 1989;15: 61–109.
26. **Stark F.** Ethics in patient referrals. *Acad Med* 1989;64:146–147.
27. **Recupero PR, Heru AM, Price M, et al.** Sexual harassment in medical education: liability and protection. *Acad Med* 2004;79:817–824.
28. **Shanafelt TD, Balch CM, Bechamps GJ, et al.** Burnout and career satisfaction among American surgeons. *Ann Surg* 2009;250(3): 463–471.
29. **Shanafelt TD, Balch CM, Bechamps G, et al.** Burnout and medical errors among American surgeons. *Ann Surg* 2010;251(6):995–1000.
30. **Shanafelt TD, Balch CM, Dyrbye L, et al.** Special report: suicidal ideation among American surgeons. *Arch Surg* 2011;146(1):54–62.
31. **Shanafelt TD, Hasan O, Dyrbye LN, et al.** Changes in burnout and satisfaction with work-life balance in physicians and the general US working population between 2011 and 2014. *Mayo Clin Proc* 2015;90(12): 1600–1613.
32. **Keeton K, Fenner DE, Johnson TR, et al.** Predictors of physician career satisfaction, work-life balance, and burnout. *Obstet Gynecol* 2007;109(4):949–955.
33. **Shanafelt TD, Gorringe G, Menaker R, et al.** Impact of organizational leadership on physician burnout and satisfaction. *Mayo Clin Proc* 2015;90(4):432–40.
34. **Shanafelt TD, Noseworthy JH.** Executive leadership and physician well-being: nine organizational strategies to promote engagement and reduce burnout. *Mayo Clin Proc* 2017;92(1):129–146.
35. **Smith RP.** Throw out a lifeline, someone is drifting away: it takes a village to combat burnout. *Obstet Gynecol* 2017;130(4):862–864.
36. **Krasner M, Epstein R, Beckman H, et al.** Association of an educational program in mindful communication with burnout, empathy, and attitudes among primary care physicians. *JAMA* 2009;302: 1284–1293.
37. **Shanafelt T, Oreskovich M, Dyrbye L, et al.** Avoiding burnout: the personal health habits and wellness practices of US surgeons. *Ann Surg* 2012;255(4):625–33.
38. **Daniels N.** *Just Health Care*. Cambridge, UK: Cambridge University Press; 1985.
39. **Jonsen AR.** *The New Medicine and the Old Ethics*. Boston, MA: Harvard University Press; 1990.
40. **Holdt Somer SJ, Sinkey RG, Bryant AS.** Epidemiology of racial/ethnic disparities in severe maternal morbidity and mortality. *Semin Perinatol* 2017;41(5):258–265.
41. **Committee on Health Care for Underserved Women, ACOG.** The uninsured. *Obstet Gynecol* 2004;104:1471–1473.

CAPÍTULO 3

Qualidade, Segurança e Melhoria do Desempenho

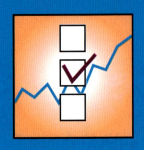

John P. Keats, Joseph C. Gambone

> **PONTOS-CHAVE**
>
> 1. Qualidade é o grau com o qual os serviços de saúde aumentam a probabilidade de resultados de saúde desejados.
> 2. Cada médico assume uma responsabilidade pela segurança e assistência de excelência no seu próprio ambiente de prática.
> 3. Problemas de comunicação são a causa raiz identificada com maior frequência de eventos adversos graves em hospitais.
> 4. Simulações e ensaios para situações de emergência melhoram os desfechos e aumentam a segurança.
> 5. O comportamento disruptivo no ambiente hospitalar pode ocasionar efeitos adversos na segurança do paciente e na qualidade geral da assistência.
> 6. Há evidências crescentes de que melhorar a qualidade e a segurança na assistência à saúde pode reduzir custos e aumentar os ganhos.

O QUE É A ASSISTÊNCIA DE QUALIDADE?

Quase duas décadas atrás, o Institute of Medicine (IOM) publicou dois trabalhos profícuos nos campos de segurança dos pacientes e qualidade da assistência médica: *Errar é Humano* e *Cruzando o Abismo da Qualidade*.[1,2] A despeito da conscientização crescente e do aumento do foco do público nas questões cruciais de qualidade e segurança levantadas por essas publicações, há poucas evidências publicadas de progresso significativo que vise tornar a assistência médica e a qualidade da assistência à saúde do país mais segura e melhor.[3] Esse lento progresso fez com que alguns líderes no movimento para a segurança da paciente pedissem uma reestruturação da educação de profissionais da área de saúde, a fim de equipá-los com o conhecimento essencial, habilidade e atitude necessárias para o funcionamento seguro e eficaz da assistência médica do século 21. Embora esse imperativo afete todas as profissões de saúde, é particularmente constrangedor na educação médica, uma vez que as ações e decisões dessa categoria profissional ditam os parâmetros para a assistência que a maioria dos outros profissionais de saúde seguem.[4] Mudanças recentes nos métodos de reembolso para assistência à saúde que colocam maior ênfase no valor (melhores resultados clínicos e prevenção de complicações) em vez de no volume (valor por serviço) estão aumentando o interesse na melhoria do desempenho dos médicos.[5]

1. O IOM definiu qualidade como "o grau com o qual os serviços de saúde para indivíduos e populações aumentam a probabilidade de resultados de saúde desejados [...] consistentes com o conhecimento profissional atual".[6] Tal afirmação reconhece que a qualidade da assistência médica é importante e aplicável a grupos inteiros de pessoas, assim como a cada paciente de maneira individual. Implícita é a obrigação de ser sensível ao significado flexível de "resultados de saúde desejados" porque os resultados desejados podem diferir da perspectiva de hospitais, médicos, pacientes e seus familiares. Complacência à definição incluem aplicação rigorosa de padrões de informações aceitos e tratamento de qualquer problema clínico, um processo agora referido como prática médica baseada em evidência.[7] O IOM resume sua definição de assistência de qualidade em "Seis pontos para assistência médica de qualidade" (Tabela 3.1).

Assistência centrada na paciente

Muitas indústrias reconheceram que uma das melhores definições de qualidade é atender às expectativas do cliente. A "centralização" da assistência médica no paciente precisa atender às expectativas apropriadas. O envolvimento dos pacientes na tomada de decisões sobre assistência médica é tradicionalmente restrito à exigência legal do consentimento informado, em que a discussão tende a se limitar aos benefícios e riscos de um plano ou procedimento. Uma discussão mais completa das expectativas individuais, preferências adequadas do paciente e a inclusão de todas as alternativas razoáveis de assistência incentivam um processo com maior colaboração.

A lista de verificação PREPARED ("PREPARADA") (Tabela 3.2) é um método que pode ser usado para orientar a escolha colaborativa informada e a assistência centrada no paciente (Tabela 3.2).[8]

Tabela 3.1 Seis pontos para assistência médica de qualidade.

A assistência deve ser:	
Segura (primeira entre as "iguais")	Oportuna
Efetiva	Eficiente
Centrada no paciente	Equitativa

Tabela 3.2 — Lista de verificação PREPARED ("PREPARADA") para comunicação informada e assistência centrada na paciente.

Plano	Curso de ação a ser considerado
Razão	Indicação ou justificativa
Expectativa	Chances de benefício e fracasso
Preferências	Prioridades centradas no paciente
Alternativas	Outras opções/planos razoáveis
Riscos	Danos potenciais a partir dos planos considerados
Custos	Custos diretos e indiretos
Decisão	Escolha colaborativa totalmente informada

Variação clínica na assistência à paciente

Pacientes que recebem um diagnóstico idêntico podem não receber o mesmo tratamento. Esse fato é conhecido como *variação clínica*, a qual pode ser categorizada em dois tipos. O primeiro deles é a variação clínica *necessária*, uma alteração na prática médica essencial em razão das necessidades distintas que cada paciente apresenta. Essa modificação pode ocorrer em resposta às diferenças das próprias pacientes, seja pela idade, estado de saúde ou outras características clínicas; ou pode ainda ser causada pelas diferenças nos resultados desejados como parte de uma abordagem médica centrada na paciente.[9] Esse tipo de variação é esperado em qualquer sistema de saúde. Outro tipo é a variação clínica *inexplicável*, que abrange diferenças na assistência médica como na conduta da paciente, as quais não são explicadas por diferenças nos sintomas da paciente, achados objetivos ou expectativas das pacientes para o tratamento. **Tais discrepâncias no tratamento podem explicar as amplas variações no custo da assistência, sem qualquer diferença demonstrável nos resultados, como os medidos pelo cumprimento de metas terapêuticas, morbidade ou mortalidade.**[10-12] Com frequência, essa variação inexplicável é o resultado de escolhas de conduta feitas pelos médicos na zona cinzenta da prática clínica, na qual nenhum caminho, de maneira isolada, é claramente correto. Algumas vezes, essa variação é inexplicável e involuntária e é considerada uma das maiores barreiras para a prestação de assistência consistente e de alta qualidade.[13] A ginecologia está sujeita a essa variedade de tratamentos. Variações geográficas significativas nas taxas de histerectomia, em grande parte inexplicáveis pelas características clínicas dessas populações locais, foram relatadas.[14,15] Estudos adicionais e redução da variação desnecessária nessas taxas podem contribuir para tornar a assistência médica mais eficiente e equitativa.

Papel da liderança organizacional

Criar um ambiente seguro para a prestação de assistência médica requer a participação ativa de uma liderança organizacional. Cada médico assume uma responsabilidade significativa pela segurança e assistência de excelência em seu próprio ambiente de trabalho. A liderança inapropriada em torno de questões de segurança desgasta o moral do médico e da equipe e pode contribuir para a ocorrência de danos ao paciente e desfechos clínicos adversos.[16] No hospital, a fiscalização das questões de segurança e qualidade é dividida entre diretoria do hospital, liderança executiva e liderança da equipe médica, incluindo médicos que atuam como diretor médico, vice-presidente de assuntos médicos ou chefes de departamento. Uma nova posição que está sendo adotada por muitos hospitais é a do oficial de segurança do paciente.[17] Essa pessoa tem responsabilidade direta de supervisionar todos os aspectos do programa de segurança do paciente do hospital e reportá-la ao diretor executivo ou ao conselho de diretores do hospital. É um papel em ascensão para os médicos que querem fazer da segurança do paciente o foco de sua vida profissional.

Um método importante para melhorar o ambiente de segurança em um hospital é a adoção dos princípios de uma construção de segurança, denominado "Just Culture" ("Cultura Justa").[18] **Just Culture reconhece que o erro humano não pode ser eliminado de qualquer sistema complexo, tal como a assistência médica.** As pessoas cometem erros algumas vezes. Elas podem ser responsabilizadas por seguir as regras de procedimento para reduzir os danos aos pacientes resultantes de erro humano. **Resultados adversos e falhas possibilitam à organização examinar seus processos de assistência para melhoria contínua. Com tal sistema implementado, o relato de problemas de segurança e de situações preocupantes aumentará de forma drástica.** Isso, por sua vez, possibilita que o hospital ou outra organização de assistência médica inicie programas para direcionar essas questões e tornar "primeiro, não ferir" uma prioridade.

Comunicação

Uma avaliação dos fatores que levam a eventos adversos graves em hospitais revelou que os problemas de comunicação foram a causa básica mais frequente, ocorrendo em quase 3/4 dos casos.[19] Garantir uma comunicação clara e oportuna entre todos os profissionais talvez seja a medida mais importante para melhorar a segurança e a qualidade da assistência médica. No ambiente da assistência médica, as técnicas de comunicação estruturadas são referidas sob o título "equipe de gestão de recursos". O princípio básico da equipe da gestão de recursos é abrigar uma atmosfera na qual indivíduos com diferentes papéis se unam a fim de alcançarem um resultado bem-sucedido para uma operação complexa.[20] Apesar dos diferentes papéis, do treinamento e da classificação dentro de uma hierarquia estabelecida e da inclusão de alguns indivíduos que podem não ter trabalhado juntos como uma equipe antes, é compreensível que cada participante tenha uma responsabilidade mais abrangente. Essa responsabilidade é de se comunicar com todos os membros da equipe sempre que observem algo potencialmente perigoso ou quando outros membros da equipe não estão agindo de maneira apropriada em uma determinada situação. Tal conceito é particularmente aplicável no centro cirúrgico, dada a natureza altamente complexa desse ambiente. **Todos os presentes – médicos, enfermeiros, equipe da instituição e técnicos – devem manter, em mente, a segurança do paciente em primeiro lugar. Ninguém deve hesitar em levantar questões e preocupações quando uma situação perigosa é observada.**

Certas situações na assistência à saúde são particularmente propensas a falhas de comunicação. Um exemplo é durante situações de estresse na emergência, quando um médico pode estar dando ordens rápidas com relação à aplicação de medicações, a transfusões sanguíneas ou procedimentos a ser realizados. A técnica conhecida como *call-outs* garante que as ordens críticas sejam recebidas corretamente. A pessoa a quem é direcionada a ordem verbal repete a ordem palavra por palavra para reconhecer que a recebeu com precisão e que será responsável por sua execução. Ouvir esse *call-out* garante ao médico solicitante que a ordem foi recebida e será executada, possibilitando assim a oportunidade de corrigi-la, caso não tenha sido compreendida corretamente. As ordens telefônicas são conhecidas como fontes de falha de interpretação das informações de tratamento dos médicos.[21] Por essa razão, checar o teor da mensagem mais de uma vez é um modo de minimizar os erros por esse meio. Em uma situação típica, um médico liga para uma enfermeira para pedir um medicamento para uma paciente. Essa verificação tem três componentes. Em primeiro lugar, o médico transmite à enfermeira a ordem para o uso de uma medicação. Em segundo lugar, a enfermeira repete a ordem de volta para o médico, especificando o nome da medicação, a dose, a via e o intervalo de administração. Por fim, o médico confirma à enfermeira que a ordem foi recebida de maneira correta. Uma terceira oportunidade para falha na comunicação pode ocorrer quando o paciente é transferido de um médico para outro. Uma abordagem da equipe de suporte da assistência tem ocorrido com maior frequência na educação médica como um resultado das restrições de horário de trabalho dos médicos residentes.[22] Para minimizar os erros neste cenário, é aconselhável usar um roteiro estruturado para comunicar as informações clínicas críticas. Um desses roteiros é de um programa publicado pela Agency for Healthcare Research and Quality (AHRQ), denominado Team Strategies and Tools to Enhance Performance and Patient Safety (TeamSTEPPS; em português, Equipe de Estratégias e Ferramentas para Aumentar o Desempenho e Segurança da Paciente). É o mnemônico I PASS the BATON (em português, "Eu passo o bastão"), que é, em sua essência, uma lista de verificação de itens clínicos a ser relatados à pessoa que assume a assistência à paciente **(Figura 3.1)**.[23] O ponto principal é que o manejo de tais transferências seja um processo formal que não dependa da memória para transmitir uma informação crucial.

Uma característica importante da equipe de gestão de recursos é a habilidade de qualquer um de seus membros "parar o processo" – isto é, interromper o processo ou procedimento quando perceber um risco à segurança do paciente. Uma técnica recomendada é o método "CUS". Este acrônimo representa três conjuntos possíveis de "palavras-código" que qualquer membro da equipe pode articular para indicar que o procedimento deve parar quando se iniciar uma atitude que comprometa a segurança. As letras na sigla significam "I'm *C*oncerned" (em português, "Eu estou Preocupado"); "I'm *U*ncomfortable" (em português, "Eu estou Desconfortável"); e "I have a *S*afety concern" (em português, "Eu tenho uma preocupação com a Segurança"). Outro método é a "Regra dos Dois Desafios". Ela indica que, quando um membro da equipe tem uma preocupação com a segurança do paciente, ele deve chamar a atenção do médico responsável para o procedimento em questão. Se a preocupação não for reconhecida ou tratada de maneira adequada, o membro da equipe deve direcioná-la uma segunda vez. Se ainda assim a preocupação continua sem resposta ou correção, o membro da equipe é obrigado a procurar alguém hierarquicamente superior para discutir suas preocupações.

Todas essas técnicas podem contribuir para um ambiente mais seguro para a assistência ao paciente em centros cirúrgicos, setores de emergência e enfermarias. No entanto, nenhuma delas é muito eficaz sem a prática. O uso de exercícios e simulações em programas de treinamento para treinar essas técnicas em situações de emergência fictícias está bem estabelecido em programas de treinamento de anestesistas[24] e outras áreas cirúrgicas.[25,26] O uso de simuladores para ensinar técnicas cirúrgicas básicas, incluindo laparoscopia e cirurgia robótica, está se tornando habitual.[27,28] **Os exercícios e simulações de situações de emergência melhoram os resultados e aumentam a segurança**.[29,30]

Segurança no centro cirúrgico

O centro cirúrgico é, por natureza, um ambiente de assistência à saúde de alta complexidade. É um local potencial para eventos adversos que podem ser catastróficos. Isso inclui cirurgias em pacientes erradas, locais errados e corpos estranhos esquecidos. Todos estes eventos ocorrem em hospitais, apesar do reconhecimento de que nunca deveriam acontecer.[31,32] A Comissão Conjunta, um organismo de acreditação nacional para hospitais, desenvolveu o Protocolo Universal® que todos os cirurgiões e centros cirúrgicos devem seguir.[33] Existem três componentes principais do Protocolo Universal. **O primeiro é conduzir um processo de verificação pré-procedimento** que confirma a identidade do paciente e seu entendimento de qual procedimento será realizado. **O segundo é a marcação do local a ser operado** pelo cirurgião, situação especialmente crítica em casos que envolvem estruturas bilaterais. Isso deve ser feito na área pré-cirúrgica com o paciente acordado, para assegurar as informações. **O terceiro é a adoção de um "intervalo" cirúrgico** no centro cirúrgico antes do início da cirurgia, para confirmar a identidade correta do paciente e o procedimento planejado correto. **A não execução de qualquer uma dessas etapas aumenta o risco de realizar a cirurgia errada no paciente errado.**

O uso tradicional de listas de verificação resultou em aumentos expressivos na segurança da aviação.[34] Seu uso na medicina reduz significativamente as complicações quando usado de forma consistente para verificar se algum passo do processo não seja negligenciado. Uma lista de verificação simples de cinco passos para a colocação de acesso venoso central na unidade de terapia intensiva mostrou reduzir a incidência de sepse relacionada com o cateter para quase zero.[35,36] De forma similar, listas de verificação

I	Introdução	Apresente-se e fale sobre seu papel/trabalho (inclua a paciente)
P	Paciente	Nome, identificadores, idade, sexo, endereço
A	Avaliação	Queixa principal, sinais vitais, sintomas e diagnóstico
S	Situação	Estado/circunstâncias atuais, incluindo código do estado, nível de (in)certezas, alterações recentes e resposta ao tratamento
S	**SEGURANÇA** Preocupações	Resultados laboratoriais/laudos, fatores socioeconômicos, alergias e alertas (quedas, isolamento etc.)
THE		
B	Antecedentes (*background*)	Comorbidades, episódios prévios, medicamentos atuais e história familiar
A	Ações	Quais ações foram tomadas ou são necessárias? Forneça um breve relatório
T	Intervalo (*timing*)	Explicite o nível de urgência, o intervalo e a priorização das ações
O	Responsabilidade (*ownership*)	Quem é responsável (pessoa/equipe), incluindo paciente/família
N	Próximo (*next*)	O que acontecerá depois? Há mudanças previstas? Qual é o plano? Existem planos de contingência?

Figura 3.1 I PASS the BATON. (Do Programa STEPPS da Equipe da Agência dos EUA para Pesquisa e Qualidade em Saúde [AHRQ].)

são recomendadas para uso no centro cirúrgico, para garantir que os passos críticos para a prevenção de erros não sejam negligenciados e a segurança do paciente seja preservada. A Organização Mundial da Saúde (OMS) divulgou uma lista de verificação cirúrgica em 2009 por meio do seu programa "Cirurgia Segura Salva Vidas".[37] Ela envolve itens a ser revisados e documentados antes da indução da anestesia, da incisão da pele e antes de o paciente ser retirado do centro cirúrgico. O uso das listas de verificação da OMS mostrou reduzir as principais complicações de cirurgia de 11% para 7% e a taxa de mortalidade de paciente internado de grandes cirurgias de 1,5% para 0,8%.[38] O uso das listas de verificação para melhorar a segurança do paciente no centro cirúrgico deve ser mais divulgado.

O esquecimento inadvertido de corpos estranhos, tais como compressas, instrumentos ou outros objetos após a conclusão da cirurgia, é um contínuo risco de danos ao paciente. Os fatores de risco associados ao esquecimento de corpos estranhos são: cirurgias de emergência, mudança inesperada no procedimento cirúrgico, elevado índice de massa corporal do paciente (IMC) e falha na realização da contagem de compressas e instrumentos.[39] Sistemas devem ser estabelecidos para prevenir essas ocorrências, e os cirurgiões precisam estar conscientes dos fatores de risco.[40] **O item esquecido com maior frequência é a compressa cirúrgica. A adesão estrita às orientações para os cuidados com as compressas cirúrgicas é necessária para reduzir a incidência dessa grave complicação.** Um programa abrangente para evitar esse problema é denominado "Contagem de Compressas".[41,42] Ele envolve a contagem padronizada e o registro das compressas no início da cirurgia e à medida que outras compressas são adicionadas ao campo cirúrgico. No final da cirurgia, todas as compressas são colocadas em recipientes especiais transparentes para permitir a confirmação visual de que todas as compressas foram retiradas do paciente. Outros sistemas empregam uma forma de identificação por material radiopaco de todas as compressas, de forma que aquelas esquecidas possam ser detectadas facilmente antes que a ferida cirúrgica seja fechada.[43]

Aplicação de tecnologia de segurança

O sistema de prescrição médica informatizada Computerized Physician (prescritor) (CPOE) é um sistema de prescrição no qual o prescritor insere as informações do pedido diretamente em um computador, normalmente como parte de um registro médico eletrônico de um hospital ou consultório. A maioria dos sistemas modernos pode verificar se há erros e fazer sugestões com base em orientações e protocolos pré-programados. O CPOE é conhecido por reduzir erros médicos graves e prevenir eventos adversos de medicamentos (EAM) que de outra forma não seriam detectados.[44] Quando os sistemas CPOE são propriamente desenvolvidos e implementados, podem melhorar a eficiência do fluxo de trabalho ao fornecer informações em tempo real das doses e outros protocolos e orientações de apoio às condutas. Contudo, sistemas de CPOE mal projetados ou implementados de maneira inadequada têm o potencial de diminuir a eficiência e aumentar o erro de medicação.

A segurança dos medicamentos é prioridade máxima para iniciativas de melhoria de qualidade. Evitar abreviações que possam levar a erros na aplicação de medicação eleva a segurança do paciente.[45] **Evitar abreviações que possam ser mal interpretadas é uma melhoria importante e eficaz, especialmente quando as prescrições são escritas à mão.** Uma regra de fácil lembrança e importante sobre a prescrição médica escrita é "sempre liderar e nunca seguir" um ponto decimal quando usar zeros. Uma prescrição escrita como 1 mg deve ser escrita como 0,1 mg – um exemplo de liderar com um zero. Pode ser muito perigoso se a vírgula não for notada, resultando na administração de 1 mg a um paciente em vez de 0,1 mg. O zero deve alertar para a dosagem correta. Uma prescrição escrita como 1,0 mg deve ser escrita como 1 mg – nunca seguido de zero, para que um paciente não receba por engano 10 mg de uma medicação se a vírgula for esquecida ou não for notada. O uso exclusivo de sistemas CPOE adequadamente projetados e implementados pode eliminar ordens escritas mal interpretadas.

Comportamento inadequado do profissional

Em 2009, como parte de seus padrões de acreditação, a Comissão Conjunta propôs que todas as organizações de assistência médica com equipes profissionais desenvolvessem e implementassem um Código de Conduta, junto com um programa de educação que identifique o comportamento disruptivo.

Comportamentos disruptivos dos médicos (profissionais) incluem conduta inapropriada no ambiente hospitalar, resultando em conflito ou confrontação. Tais comportamentos podem variar de violência verbal e mesmo física a assédio sexual. Recentemente, comportamentos disruptivos no ambiente hospitalar tornaram-se mais evidentes, se não mais comuns. Um estudo mostrou que a grande maioria dos médicos, enfermeiros e administradores entrevistados testemunhou comportamentos disruptivos de médicos.[46] Enfermeiros e outros profissionais também cometeram comportamentos disruptivos, embora seja bem mais comuns em médicos. **O comportamento disruptivo no ambiente hospitalar pode ter efeitos adversos na segurança do paciente e na qualidade geral da assistência.**

A formação de equipes que encorajam a interação entre colegas e a noção de que todos os membros da equipe de assistência médica são importantes para o processo e têm contribuições valiosas pode promover a cultura que torna o comportamento disruptivo menos provável.

Divulgação e pedido de desculpa por eventos adversos

A medicina organizada está aumentando seu foco na prevenção de erros médicos. Uma questão controversa envolvendo erro médico é a divulgação imediata e o pedido de desculpa por qualsquer erros médicos que ocorram. No passado, muitas organizações de assistência médica, senão a maioria, se concentravam no manejo do risco médico legal de erro médico. O senso comum era que qualquer divulgação e pedido de desculpa por erro levaria a processo e grandes indenizações. **A Comissão Conjunta e outras organizações profissionais exigem ou endossam a divulgação ativa ao paciente quando ocorrem eventos adversos, incluindo aqueles causados por erro.**[47]

Lucian Leape, um dos pais do movimento moderno de segurança do paciente, assinalou que um paciente tem o direito ético de divulgação completa do erro médico.[48] Embora um pedido de desculpa não seja um direito ético, é uma necessidade terapêutica, segundo Leape. Três programas são dignos de nota em qualquer discussão sobre divulgação e pedido de desculpa por erro médico. O primeiro é o programa de segurança do paciente da Universidade de Michigan, que aborda, em várias publicações, a necessidade de divulgar erros médicos.[49] Pontos importantes são construídos sobre os direitos do paciente em relação à divulgação de erro médico e que um pedido de desculpa pelos erros pode ser um gesto benevolente produtivo, em vez de uma admissão de culpa. Os autores apontam várias falácias sobre a divulgação, incluindo que a divulgação do erro médico sempre leva a processo e que o erro sempre significa negligência.

Em segundo, vários programas estão em andamento de testar a afirmação de que a divulgação e o pedido de desculpas podem diminuir a probabilidade de processo. A COPIC, uma companhia de seguro médico do Colorado, constatou que a divulgação completa resulta em acordos iniciais e reduziu, de forma drástica, as ações judiciais e indenizações.[50]

Por último, a The Sorry Works! Coalition, uma organização que congrega médicos, seguradoras e advogados de pacientes, recomenda o uso de divulgação completa e pedido de desculpa por erros médicos.[51] Eles apontam que o sistema atual de responsabilidade faliu, resultando em indenizações maiores por imperícia médica, sem diminuir a taxa de erro médico. As demandas por limites para indenizações e medidas mais disciplinares para os profissionais são amplamente ineficazes. A The Sorry Works! Coalition defende a divulgação antecipada com pedido de desculpas e acordos financeiros sem processo como forma de lidar com o erro médico.

Segurança no ambiente ambulatorial

Até agora, a maioria dos esforços para melhorar a segurança envolveu atividades que ocorrem no ambiente hospitalar. Essa é uma abordagem inicial lógica porque a maioria dos procedimentos e exames de risco é realizada no ambiente hospitalar. Há uma tendência de adaptação de alguns procedimentos e exames invasivos e oferecê-los no ambiente ambulatorial. Procedimentos ginecológicos, como histeroscopia e excisão do colo uterino com alça, são exemplos disso. Prevê-se que haverá uma quantidade crescente de procedimentos invasivos "de risco" realizados no ambiente ambulatorial. O American College of Obstetricians and Gynecologists (ACOG) estabeleceu uma Força-Tarefa sobre Segurança do Paciente no Ambiente Ambulatorial em 2009.

O objetivo da força-tarefa foi "auxiliar, informar e capacitar os membros dos Fellows of the College a desenvolver e implementar processos que facilitarão um ambiente seguro e eficaz para as tecnologias mais invasivas que estão sendo introduzidas no ambiente ambulatorial". A força-tarefa produziu uma monografia e uma publicação contendo um resumo do trabalho e recomendações.[52,53] Ela apontou questões de liderança no ambiente ambulatorial, competência e avaliação, trabalho em equipe e comunicação, segurança anestésica, medição dos processos e resultados, e ferramentas tais como listas de verificação, intervalos e treinamentos.

No ambiente hospitalar, a liderança para segurança é fornecida em vários níveis, começando com a chefia, com assistência por pessoal designado em manejo de riscos e garantia de qualidade. No ambiente ambulatorial, essa responsabilidade deve ser assumida por um indivíduo em uma prática solitária e um ou vários em um grupo. Um indivíduo deve ser designado como coordenador médico e suas responsabilidades estão descritas na **Tabela 3.3**.

O processo de avaliação de competências deve ser semelhante aos sistemas de credenciamento e autorização que os hospitais usam. A determinação de que um profissional é qualificado (credenciado) e competente para realizar procedimentos específicos (privilegiado) é igualmente importante no ambiente ambulatorial. Os procedimentos realizados, a princípio apenas no ambiente hospitalar, devem ser convertidos para o ambiente ambulatorial somente após o profissional ter demonstrado competência no ambiente hospitalar credenciado.

Tabela 3.3 Responsabilidades do coordenador médico em um ambiente ambulatorial.

• Motivação da equipe para criar uma "cultura de segurança"
• Credenciar e privilegiar procedimentos ambulatoriais
• Desenvolver/atualizar/aplicar políticas ambulatoriais
• Conduzir exercícios simulados de segurança regularmente
• Rastrear e relatar eventos adversos
• Estabelecer um processo de melhoria da qualidade não punitivo

A comunicação eficaz com o pessoal do ambulatório e com os pacientes foi identificada pela força-tarefa como um elemento essencial para criar uma cultura de segurança no ambiente ambulatorial. Devem ser realizados encontros regulares com toda a equipe do ambulatório, para estabelecer e implementar protocolos de segurança do paciente e melhoria da qualidade.

A segurança anestésica é crítica para evitar resultados adversos no ambiente ambulatorial. Como os procedimentos mais invasivos estão sendo realizados no ambiente ambulatorial, muitos profissionais incorporaram grupos de anestesia certificados na equipe ambulatorial. A qualidade dos anestesistas, não os agentes usados, deve ser a questão principal com relação à segurança da anestesia. Quando profissionais não anestesistas (que não ocorre no Brasil) estão encarregados das pacientes, tal fato deve ser documentado por meio de certificados que autorizem suas práticas.

A força-tarefa recomenda enfaticamente o uso de listas de verificação, treinamentos e pausas para verificar o progresso apropriado dos procedimentos realizados no ambulatório. As listas de verificação melhoram a segurança e a eficácia em outras áreas além da assistência médica.[34,36] Verificar se o procedimento correto está sendo realizado no paciente correto durante um intervalo para confirmar é útil no ambiente ambulatorial, assim como treinamentos e simulações são atividades essenciais nas organizações de alta confiabilidade. Espera-se que os avanços na tecnologia levem muito mais procedimentos invasivos para o ambiente ambulatorial, e os pacientes e fornecedores esperam que eles sejam realizados com boa confiabilidade e segurança.

Por meio do Presidential Task Force Report (em português, Relatório Presidencial da Força-Tarefa), o ACOG forneceu um diagrama para melhorar a segurança da paciente no ambiente ambulatorial.[52,53]

Alta confiabilidade

A prestação da assistência médica ao paciente costuma ser tão importante e sujeita a erros quanto operar uma usina nuclear ou um porta-aviões. A ciência da alta confiabilidade que é aplicada nessas duas atividades está sendo introduzida na área de saúde, especialmente no ambiente hospitalar. A capacidade de operar sistemas tecnologicamente muito complexos e perigosos praticamente sem erros por longos períodos é o marco de uma "Organização de Alta Confiabilidade".[54,55] Usando técnicas como simulações, listas de verificação e consciência situacional, a prestação da assistência médica é cada vez mais gerenciada por equipes médicas que trabalham unidas para reduzir os erros médicos a níveis muito baixos.[56] O conceito de "Seis Sigma" pretende definir um ideal para restringir os erros a um erro em cerca de um milhão de eventos.[57] Embora essa possa ser uma meta inalcançável em algo tão complexo como a assistência médica ao paciente, o conceito pretende estabelecer um padrão muito alto.

Um processo para melhoria de desempenho

Organizações profissionais, como ACOG e outras, têm feito parcerias com seus associados e de outras instituições para abordar questões de desempenho clínico, como altas taxas de cesariana e de outras cirurgias, organizando cursos sobre segurança básica e avançada da paciente. Um protocolo que foi implementado com sucesso no curso avançado do ACOG é ilustrado na Tabela 3.4. O protocolo descreve e enfatiza a necessidade de um planejamento adequado de qualquer esforço de melhoria de desempenho e a necessidade de monitoramento contínuo para manter as mudanças positivas. As equipes de liderança participantes usaram essas planilhas para criar um roteiro para a mudança institucional, a fim de alcançar uma variedade de metas sobre segurança da paciente e melhoria da qualidade.

Caso de negócio para qualidade e segurança

[6] Como a aplicação dos princípios de qualidade e segurança descritos anteriormente pode resultar em economia de custos na prestação de assistência médica? O caso de negócio para qualidade e segurança baseia-se no conceito de eliminação de resíduos na assistência médica. Brent James, diretor executivo do Institute for Healthcare Delivery Research da Intermountain Healthcare em Salt Lake City, identifica dois tipos principais de resíduos na assistência médica.[58] O primeiro são os *resíduos de qualidade*, que podem ser considerados retrabalho ou sucata. É o fracasso em alcançar o resultado desejado da assistência médica na primeira vez. Isso inclui eventos diversos, como erros de medicação que resultam em danos ao paciente, infecções adquiridas em hospitais, locais de cirurgias errados e corpos estranhos esquecidos. O segundo tipo é o *desperdício de ineficiência*. Isso se refere ao consumo excessivo de recursos para alcançar um resultado quando uma alternativa diferente está disponível para obter um resultado semelhante de forma mais eficiente. Um exemplo seria a realização de uma histerectomia hospitalar para sangramento uterino anormal que poderia ser tratada tão bem com medicação ambulatorial ou ablação endometrial. James estimou que juntas essas duas fontes respondem por até 50% dos gastos com saúde nos EUA.[58] Embora muitos especialistas considerem isso um grande exagero, essa visão recebeu algum crédito em 2012, em uma revisão abrangente do sistema americano de prestação de assistência médica pelo IOM.[59] Esta publicação estimou que, em 2009, o desperdício no sistema de entrega de medicamentos resultou na perda de 750 bilhões de dólares, o suficiente para fornecer cobertura de seguro de saúde a 150 milhões de pessoas. As conclusões desse grupo são compartilhadas pelos proponentes da prestação de assistência médica ao paciente baseada em valores[60], e a ênfase é colocada na obtenção dos melhores resultados clínicos ao usar a quantidade mais eficiente de recursos (a equação do valor). Os Centros para Medicare e Medicaid (CMS) adotaram métodos de pagamento baseados nessa equação de valor.[61] O combate a todas as fontes de dinheiro desperdiçado em saúde exigirá uma ampla adoção dos princípios discutidos: o uso de tratamentos médicos baseados em evidências e tecnologia de segurança; eliminação de variações clínicas inexplicáveis nos processos de assistência médica; envolvimento direto dos pacientes no monitoramento de seus próprios cuidados; melhor trabalho em equipe e comunicação entre fornecedores em diferentes áreas, e tudo sob a orientação de uma liderança comprometida com a saúde capaz de reunir apoio para tais esforços. O duplo objetivo de melhorar a segurança e a qualidade da assistência médica é uma meta que todos os médicos devem buscar ativamente.

Tabela 3.4 Processo ACOG de melhoria de desempenho.*

ETAPA I) Identificar uma melhoria de desempenho ou problema de segurança da paciente:				
Identificar áreas de preocupação/interesse para melhoria de desempenho ou segurança da paciente dentro de seu departamento/organização				
Pesquisar e revisar	Dados do departamento/organização para áreas de preocupação com relação ao desempenho ou segurança da paciente. Isso pode ser baseado em evento recente ou no que é sugerido na literatura	Alguma pesquisa foi feita para identificar as áreas de preocupação? Os dados foram coletados ao longo do tempo para medir o número de eventos adversos que ocorreram devido a este problema/questão?	Qual é o nível atual de erro/satisfação na sua organização? Numerador e denominador?	Qual é a meta para melhorar o nível de desempenho/segurança? Foi feito algum *benchmarking* para estabelecer metas realistas?

Lista de verificação para identificar problema de segurança:

1. Identificar um problema de melhoria de desempenho/segurança da paciente que seja motivo de preocupação em seu departamento/organização
    a. Determinar que esse é um problema de desempenho/segurança de amplo interesse no departamento/organização
    b. Por que é importante realizar essa mudança agora?
    c. Qual é o fundamento da comparação (*benchmark*)?

2. Liste os eventos adversos associados a esse problema
    a. Como isso foi decidido?
    b. Que medidas serão usadas para avaliar o projeto de mudança?

3. Como o departamento/organização apoiará a mudança?
    a. Quais recursos serão necessários?
    b. Como o patrocinador demonstrará seu apoio?

(continua)

Tabela 3.4 Processo ACOG de melhoria de desempenho.* (*Continuação*)

ETAPA II) Plano para medição de resultados:	
Metas SMART	
Específicas	Defina da forma mais restrita e inequívoca possível qual é sua meta no projeto de melhoria. Sua meta ou seu objetivo específico deve ser expresso em termos quantitativos
Mensuráveis	Seu objetivo deve ser quantificável. Veja a seguir mais detalhes a ser avaliados para este item
Alcançáveis	Seu objetivo deve ser realista em termos da capacidade de sua organização de alcançá-la. Em geral, metas de 100% ou "nunca" não são realistas
Relevantes	O parâmetro que você está tentando melhorar deve ser algo percebido como importante e desejável pelas principais partes interessadas, como médicos, enfermeiras, administração e pacientes. Explique por que isso é relevante para cada grupo
Tempo limite	Determine um ponto final específico para o projeto de melhoria, quando você alcançará a quantidade de melhoria definida anteriormente em "Específicas"

Lista de verificação para medição de resultados:

1. O que está sendo medido atualmente nesta área em sua instituição?
   a. Esta é a melhor métrica a ser seguida? Quais outras podem ser importantes?
2. Como você definirá o que deseja melhorar?
   a. A definição deve ser inequívoca (p. ex., "melhorar o resultado neonatal" é ambíguo; "reduzir a porcentagem de recém-nascidos com Apgar de 5 min menor que 7" não é)
3. Em que formato você medirá o que deseja melhorar?
   a. Você usará contagens simples? Porcentagens? Taxas?
      i. No caso de porcentagens ou taxas, o que você usará como numerador e denominador?
   b. Você precisa planejar uma nova ferramenta de medição ou pode usar uma já instalada?
   c. Como as medições estão sendo apresentadas atualmente? Os gráficos de execução ou de controle são usados na rotina?
4. Você precisa desenvolver um plano de coleta de dados?
   a. Como os dados serão estratificados?
   b. A coleta de dados exigirá amostragem?

ETAPA III) Identificar todos os interessados no problema de segurança ou oportunidade de melhoria:

Identificar todos que têm uma participação (podem causar ou ser afetados pelas consequências) no projeto

Interessados	Identificar todos que têm interesse no projeto, sejam os que criam ou são afetados pelas consequências do processo de assistência médica	Listar todos aqueles que podem causar ou que podem ser afetados pelas consequências do processo de assistência médica?	Eles entendem as responsabilidades de seu papel no processo de assistência médica?	Como esses interessados podem ser incentivados a melhorar os resultados?
Interessados médicos	Identificar todos os profissionais e equipe de enfermagem que participarão da assistência médica dos envolvidos no projeto			
Interessados não médicos	Identificar outras pessoas, como administradores, que podem ter interesse nos resultados do processo de assistência médica			

Lista de verificação para identificar todos os interessados:

1. Identificar todos os indivíduos envolvidos na assistência médica e geral
   a. Qualquer pessoa que possa gerar consequências ou ser afetada pelas consequências da assistência médica é uma parte interessada no processo
   b. Todos os interessados foram identificados?
2. Incluir médicos e não médicos que podem ser os interessados
   a. Todos interessados médicos foram identificados?
   b. Todos os interessados não médicos foram identificados?
3. A paciente está incluída como interessada?
   a. A paciente pode se tornar uma interessada ativa (p. ex., a paciente sinaliza o local correto para a cirurgia) no processo de assistência médica?
   b. Como isso será realizado?

(*continua*)

Tabela 3.4 — Processo ACOG de melhoria de desempenho.* (Continuação)

ETAPA IV) Identificar as funções necessárias:

Identificar os indivíduos que assumirão papéis-chave no seu processo de mudança

		Quem poderia desempenhar esse papel?	Eles entendem as responsabilidades desta função?	Se não, quem os treinará?
Patrocinador(es)	Mudança de sanção a partir de um nível de liderança. Deve concordar em ser um defensor muito presente do esforço de mudança. De preferência, tem autoridade para comprometer recursos para o projeto. Considerar o desenvolvimento do patrocínio em vários níveis			
Agente(s)	Apoiar os patrocinadores e facilitar a mudança. Precisa ter conhecimento do processo de mudança e ter a confiança dos médicos. Será responsável por coletar e revisar dados e apoiar aqueles que lidam com a mudança			
Campeão(ões)	Líderes de opinião respeitados que concordam em ser os "primeiros a adotar a mudança. Melhor se eles forem vistos como profissionais da linha de frente e não como parte da administração			

Lista de verificação para alinhar a equipe de mudança:

1. Criar uma plataforma de choque e/ou de alcance
    a. Qual é o problema a ser corrigido ou a oportunidade de melhoria que existe?
    b. Por que é importante realizar essa mudança agora?
2. Qual é a mudança proposta?
    a. Como foi decidida?
    b. Que medidas serão usadas para avaliar o projeto de mudança?
3. Como os patrocinadores apoiarão a mudança?
    a. Quais recursos serão necessários?
    b. Como o patrocinador demonstrará seu apoio?
4. Como os agentes apoiarão a mudança?
    a. Como eles se comunicarão e apoiarão o processo de mudança?
    b. Como eles lidarão com a resistência?
5. Como os campeões apoiarão a mudança?
    a. O que significa para eles cruzar a ponte primeiro?
    b. Como eles vão comunicar sua experiência aos outros?

ETAPA V) Plano para lidar com a resistência (com antecedência)

Identificar áreas em que a resistência às mudanças planejadas é provável

Pesquisar e revisar	Dados de departamentos/organização para experiências no passado, quando a mudança foi proposta	Atas de reuniões de departamentos podem ser úteis para identificar indivíduos que não gostam de mudanças ou que geralmente se opõem a fazer mudanças	Informações de entrevistas com líderes de opinião atuais e anteriores; cuidado para que "problemas de personalidade" não estejam envolvidos	A literatura para obter informações de outros locais onde as mesmas mudanças ou semelhantes foram feitas

Lista de verificação para identificar os indivíduos/departamentos que podem resistir à(s) mudança(s) planejada(s):

1. Revisar os esforços de melhoria anteriores em busca de pistas sobre quem pode se opor a qualquer mudança
    a. Começar com os indivíduos/departamentos que são mais propensos a ser afetados pelas mudanças
    b. Fazer um *brainstorm* sobre indivíduos que geralmente se opõem a qualquer/todas as mudanças
    c. Enviar informações sobre a(s) mudança(s) proposta(s) e os motivos para elas

(continua)

Tabela 3.4 Processo ACOG de melhoria de desempenho.* *(Continuação)*

2. Pedir *feedback* por escrito até uma determinada data
3. Acompanhamento com telefonemas/*e-mails* para obter "adesão" ou razões para oposição daqueles que não responderam
4. Considere modificar a(s) mudança(s) com base no *feedback* daqueles que podem se opor ou que estão apenas "indiferentes" à(s) mudança(s) proposta(s)
   a. Quais são os possíveis compromissos?
   b. As mudanças propostas ainda serão eficazes se as modificações sugeridas forem feitas?

ETAPA VI) Plano de monitoramento, acompanhamento e sustentabilidade da mudança

Medir Mudanças	a. Como você medirá a mudança uma vez que o processo esteja implementado? b. Com que frequência e a quem você relatará os dados? c. Quais serão seus critérios para determinar o sucesso do projeto e decidir como ajustá-lo se as metas não estiverem sendo cumpridas?
Acompanhamento	a. Como você expandirá o processo além da configuração do piloto?
Sustentabilidade	a. Como você celebrará os sucessos a curto prazo? b. Como você incorporará as medidas desse processo nas funções de relatórios de qualidade padrão da liderança de departamento ou hospital? c. Quem será responsável por monitorar se qualquer melhoria é mantida?

Lista de verificação para monitoramento, acompanhamento e sustentabilidade da mudança:

1. Quem vai testar sua mudança?
   a. Selecione uma única unidade ou um pequeno grupo de médicos para instituir inicialmente o processo de mudança
   b. Decida por quanto tempo o projeto-piloto será executado e os intervalos em que você coletará e relatará os dados

*Keats e Gambone (2014). Curso Avançado em Segurança da Paciente e Melhoria da Qualidade do American College of Obstetricians and Gynecologists (ACOG).

REFERÊNCIAS BIBLIOGRÁFICAS

1. **Kohn LT, Corrigan JM, Donaldson MS, eds.** *Institute of Medicine. To Err is Human: Building a Safer Health System.* Washington, DC: National Academies Press; 2000.
2. **Richardson WC, Berwick DM, Bisgard JC, et al.** *Crossing the Quality Chasm: A New Health System for the 21st Century.* Washington, DC: National Academies Press; 2001.
3. **Leape LL, Berwick DM.** Five years after to err is human. What have we learned? *JAMA* 2005;293:2384–2390.
4. **Leape LL, Berwick DM, Clancy CM, et al.** *Unmet Needs: Teaching Physicians to Provide Safe Patient Care. Report of the Lucian Leape Institute Roundtable on Reforming Medical Education.* Boston, MA: National Patient Safety Foundation; 2010.
5. **Brook RH.** The end of the quality improvement movement; long live improving value. *JAMA* 2010;34(16):1831–1832.
6. **Lohr KN, ed.** *Medicare: A Strategy for Quality Assurance, Vol. I.* Washington, DC: National Academy Press; 1990:21.
7. **Sackett DL.** Evidence based medicine: what it is and what it isn't. *BMJ* 1996;312:71–72.
8. **DiMatteo MR, Reiter RC, Gambone JC.** Enhancing medication adherence through communication and informed collaborative choice. *Health Communication* 1994;6:253–265.
9. **Barry MJ, Edgman-Levitan S.** Shared decision making–the pinnacle of patient-centered care. *N Engl J Med* 2012;366:780–781.
10. **JCAHO.** *Florence Nightingale: Measuring Hospital Care Outcomes.* Oakbrook Terrace, IL: Joint Commission on Accreditation of Healthcare Organizations; 1999.
11. **Gawande A.** *The Cost Conundrum: What a Texas Town Can Teach Us About Health Care.* The New Yorker; June 1, 2009.
12. **Fisher ES, Bynum JP, Skinner JS.** Slowing the growth of health care costs–lessons from regional variation. *N Engl J Med* 2009;360:849–852.
13. **Berwick D.** Controlling variation in health care: a consultation with Walter Shewhart. *Med Care* 1991;29:1212–1225.
14. **The Dartmouth Atlas of Health Care in Virginia.** The Center for the Evaluative Clinical Sciences, Dartmouth Medical School; The Maine Medical Assessment Foundation; AHA press. 2000. Available online at http://www.dartmouthatlas.org/downloads/atlases/virginia_atlas.pdf.
15. **Women's Reproductive Health.** Hysterectomy fact sheet; centers for disease control and prevention electronic publication on CDC website. Available online at https://www.cdc.gov/mmwr/preview/mmwrhtml/00048898.htm.
16. **The Joint Commission.** *Sentinel Event Alert, Issue 57: The Essential Role of Leadership in Developing a Safety Culture.* March 1, 2017. Available at https://www.jointcommission.org/sea_issue_57/. Accessed November 3, 2017.
17. **Leonard M, Frankel A, Federico F, et al., eds.** *The Essential Guide for Patient Safety Officers.* 2nd ed. Oakbrook Terrace, IL: Joint Commission Resources and the Institute for Healthcare Improvement; 2013.
18. **Marx D.** *Patient Safety and the "Just Culture": A Primer for Health Care Executives.* New York: Columbia University Press; 2001.
19. **The Joint Commission.** Sentinel Event Alert 30. Preventing infant death and injury during delivery. July 21, 2004. Available online at http://www.jointcommission.org/assets/1/18/SEA_30.PDF.
20. **Helmreich RL, Merritt AC, Wilhelm JA.** The evolution of crew resource management training in commercial aviation. *Int J Aviation Psychol* 1999;9:19–32.
21. **Haig K, Sutton S, Whittington J.** SBAR: a shared mental model for improving communication between clinicians. *Jt Comm J Qual Patient Saf* 2006;32:167–175.
22. **Ulmer C, Wolman DW, Johns MME, eds.** *Resident Duty Hours: Enhancing Sleep, Supervision and Safety Institute of Medicine.* Washington, DC: The National Academies Press; 2009.
23. **Agency for Healthcare Research and Quality.** *Improving Patient Safety Culture Through Teamwork and Communication: TeamSTEPPS.* Chicago, IL: Health Research and Educational Trust; 2015. Available at https://www.ahrq.gov/teamstepps/index.html. Accessed November 3, 2017.
24. **Holzman RS, Cooper JB, Gaba DM, et al.** Anesthesia crisis resource management: real-life simulation training in operating room crises. *J Clin Anesth* 1995;7:675–687.
25. **Moorthy K.** Simulation based training. *BMJ* 2005;330:493–494.

26. **Bower J.** Using patient simulators to train surgical team members. *AORN J* 1997;65:805–808.
27. **Larsen C, Soerensen JL, Grantcharov TP, et al.** Effect of virtual reality training on laparoscopic surgery: randomized control trial. *BMJ* 2009;338:b1802.
28. **Lendvay TS, Casale P, Sweet R, et al.** VR robotic surgery: randomized blinded study of the dV-trainer robotic simulator. *Stud Health Technol Inform* 2008;132:242–244.
29. **Thompson S.** Clinical risk management in obstetrics: eclampsia drills. *BMJ* 2004;328:269–271.
30. **Crofts JF, Bartlett C, Ellis D, et al.** Management of shoulder dystocia: skill retention 6 and 12 months after training. *Obstet Gynecol* 2007;110:1069–1074.
31. **National Quality Forum.** Serious reportable events. National quality forum fact sheet. October 2008. Available online at http://qualityforum.org/Publications/2008/10/Serious_Reportable_Events.aspx.
32. **Statement on ensuring correct patient, correct site, and correct procedure surgery.** *Bull Am Coll Surg* 2002;87(12):26.
33. **The Joint Commission.** Universal protocol. Available online at http://www.jointcommission.org/standards_information/up.aspx.
34. **Gawande A.** *The Checklist Manifesto: How to Get Things Right*. New York: Metropolitan Books; 2009.
35. **Pronovost P, Needham D, Berenholtz S, et al.** An intervention to decrease catheter-related bloodstream infections in the ICU. *N Engl J Med* 2006;355:2725–2732.
36. **Gawande A.** *The Checklist*. The New Yorker; December 10, 2007.
37. **World Health Organization.** Guidelines for safe surgery. 2009. Available online at http://whqlibdoc.who.int/publications/2009/9789241598552_eng.pdf.
38. **Haynes AB, Weiser TG, Berry WR, et al.** Surgical safety checklist to reduce morbidity and mortality in a global population. *N Engl J Med* 2009;360:491–499.
39. **Gawande AA, Studdert DM, Orav EJ, et al.** Risk factors for retained instruments and sponges after surgery. *N Engl J Med* 2003;348:229–235.
40. **Statement on the prevention of retained foreign bodies after surgery.** *Bull Am Coll Surg* 2005;90(10):15–16. Available online at http://www.facs.org/fellows_info/statements/st-51.html.
41. **Gibbs VC, Auerbach AD.** The retained surgical sponge. In: Shojania KG, Duncan BW, McDonald KM, Wachter RM, eds. *Making Health Care Safer: A Critical Analysis of Patient Safety Practices. Evidence Report/Technology Assessment No. 43.* AHRQ Publication No. 01-E058. 2001. Washington, DC. Available online at http://archive.ahrq.gov/clinic/ptsafety/summary.htm.
42. **NoThing Left Behind®:** A national surgical patient-safety project to prevent retained surgical items. Available online at www.nothingleftbehind.org.
43. **Rogers A.** Radio frequency identification (RFID) applied to surgical sponges. *Surg Endosc* 2007;21:1235–1237.
44. **King WJ, Paice N, Jagadish R, et al.** The effect of computerized physician order entry on medication errors and adverse drug events in pediatric patients. *Pediatrics* 2003;112:506–509.
45. **Paparella S.** Avoiding dangerous abbreviations and dose expressions. *J Emerg Nurs* 2004;30:54–58.
46. **Rosenstein AH, O'Daniel M.** A survey of the impact of disruptive behavior and communication defects on patient safety. *Jt Comm J Qual Patient Saf* 2008;34:464–471.
47. **The Joint Commission.** Speak-up program. 2010. Available online at http://www.JointCommission.org/generalpublic/speak±up/about_speakup.htm.
48. **Leape LL.** Full disclosure and apology–an idea whose time has come. *Physician Exec* 2006;32:16–18.
49. **LeGros N, Pindall JD.** Active disclosure of unanticipated adverse events. *Health Law* 2002;35:189–210.
50. **Kachalia A, Kaufman SR, Boothman R, et al.** Liability costs before and after implementation of a medical error disclosure program. *Ann Intern Med* 2010;153:213–221.
51. The sorry works! coalition. Available online at www.sorryworks.net.
52. **American College of Obstetricians and Gynecologists.** *Report of the Presidential Task Force on Patient Safety in the Office Setting*. Washington, DC: ACOG; 2010.
53. **Erickson TB, Kirkpatrick DH, DeFrancesco MS, et al.** Executive summary of the American College of Obstetricians and Gynecologists Presidential Task Force on Patient Safety in the office setting. *Obstet Gynecol* 2010;115:147–151.
54. **Weick KE, Sutcliffe KM.** *Managing the Unexpected: Resilient Performance in an Age of Uncertainty*. San Francisco, CA: Jossey-Bass; 2007.
55. **Chassin MR, Loeb JM.** High-reliability health care: getting there from here. *Milbank Q* 2013;91(3):459–490.
56. **Sacks GD, Shannon EM, Dawes AJ, et al.** Teamwork, communication and safety climate: a systematic review of interventions to improve surgical culture. *BMJ Qual Saf* 2015;24(7):458–467.
57. **de Koning H, Verver JP, Van den Heuvel J, et al.** Lean six sigma in healthcare. *J Healthc Qual* 2006;28(2):4–11.
58. **Berwick DM, Nolan TW.** Physicians as leaders in improving health care: a new series in Annals of Internal Medicine. *Ann Intern Med* 1998;128(4):289–292.
59. **Institute of Medicine.** *Best Care at Lower Cost: The Path to Continuously Learning Health Care in America*. Washington, DC: The National Academies Press; 2013. Available online at https://doi.org/10.17226/13444.
60. **Porter ME.** A strategy for health care reform–toward a value-based system. *N Engl J Med* 2009;361:109–112.
61. HHS finalizes new Medicare alternative payment models to reward better care at lower cost. Available online at https://www.hhs.gov/about/news/2016/12/20/hhs-finalizes-new-medicine-alternative-payment-models--to-reward-better-care-at-lower-cost.html. Accessed November 3, 2017.

CAPÍTULO 4

Pesquisa Clínica

Maureen G. Phipps, Kristen A. Matteson

PONTOS-CHAVE

1. A *pesquisa clínica* inclui todas as pesquisas envolvendo participantes humanos e compreende uma variedade de disciplinas e abordagens de pesquisa, abrangendo pesquisa orientada para o(a) paciente, ensaios clínicos, epidemiologia e pesquisa de desfechos.

2. Os *ensaios clínicos* constituem um subgrupo de pesquisa clínica, em que participantes humanos são designados prospectivamente para determinada intervenção.

3. Os *ensaios clínicos randomizados* constituem um subgrupo de ensaios clínicos que utilizam um desenho experimental controlado para avaliar a eficácia de uma intervenção sobre um desfecho.

4. A *pesquisa de desfechos* e a *pesquisa de serviços de saúde* incluem estudos que procuram identificar a intervenção, os tratamentos e os serviços mais eficazes e eficientes para a assistência ao(à) paciente.

5. Os desenhos de estudo incluem *estudos experimentais* (ensaios clínicos), *estudos observacionais* (estudos de coorte, estudos de caso-controle e estudos transversais) e *estudos descritivos* (relatos de casos e série de casos).

6. A *validade científica* de um estudo de pesquisa é avaliada pela compreensão da questão do estudo, como o estudo foi desenhado e se o acaso, o viés ou o confundimento podem ser responsáveis pelos achados.

7. Todos os desenhos de estudo possuem forças e fraquezas inerentes a cada um deles, e a qualidade dos métodos do estudo individual e sua validade científica precisam ser avaliadas para determinar a qualidade da evidência do estudo.

DESENHOS DE ESTUDO

A prática médica está evoluindo, passando a incluir opções complexas para o tratamento de pacientes e para os cuidados preventivos, em parte devido ao avanço dos métodos e das técnicas de pesquisa clínica para orientar a assistência ao(à) paciente. Para avaliar se novos tratamentos e abordagens diagnósticas devem ser integrados à prática clínica ou decidir se os resultados de estudos publicados na literatura são válidos, os médicos devem compreender as forças e limitações fundamentais dos métodos de pesquisa clínica, bem como o nível de tipos diferentes de evidências fornecidos pelos estudos.

A pesquisa clínica, que abrange todas as pesquisas envolvendo participantes humanos, inclui a pesquisa orientada para o(a) paciente, envolvendo a compreensão dos mecanismos de doença, estudos de tratamentos ou intervenções para doenças, ensaios clínicos e epidemiologia.[1] Não inclui estudos secundários que utilizam conjuntos de dados públicos disponíveis nem estudos que utilizam amostras biológicas existentes. Os ensaios clínicos, que representam um subgrupo de pesquisa clínica, são estudos que avaliam os efeitos de determinada intervenção sobre os participantes por meio de designação prospectiva dos participantes para os grupos de intervenção.[1]

Os métodos epidemiológicos e a pesquisa comportamental são utilizados em pesquisa clínica para examinar a distribuição da doença, os fatores que afetam a saúde e como as pessoas tomam decisões relacionadas com a saúde. A pesquisa de desfechos e a pesquisa de serviços de saúde incluem estudos que procuram identificar a intervenção, os tratamentos e os serviços mais eficazes e eficientes para a assistência ao(à) paciente.

O propósito de um estudo de pesquisa é testar uma hipótese e medir uma associação entre a *exposição* (ou *tratamento*) e um desfecho (p. ex., ocorrência de doença, prevenção, escore de sintomas, qualidade de vida). O tipo de desenho do estudo influencia a maneira pela qual os seus resultados devem ser interpretados. A seleção do desenho do estudo deve se basear na questão de pesquisa específica apresentada.

Com frequência, os *estudos analíticos* são subdivididos em estudos experimentais (ensaios clínicos) e estudos observacionais (estudos de coorte, estudos de caso-controle e estudos transversais).

Os *estudos descritivos* (relatos de casos e série de casos) podem fornecer informações úteis para esclarecer futuros estudos analíticos.

São apresentados os tipos comuns de métodos de estudo de pesquisa clínica, as forças e fraquezas do método específico de estudo e a interpretação dos resultados. **Os ensaios clínicos bem desenhados e executados supostamente representam o nível mais alto de evidência para a avaliação de intervenções de saúde; entretanto, o trabalho na medicina baseada em evidências alega que o desenho do estudo constitui apenas um dos vários fatores que impulsionam a qualidade da evidência dentro de um estudo.** Deve-se assinalar que todos os desenhos de estudo possuem forças e fraquezas inerentes, e a qualidade dos métodos do estudo individual e sua validade científica precisam ser avaliadas para determinar a qualidade da evidência do estudo.[2,3] A *validade científica* de um estudo de pesquisa é avaliada pela compreensão da questão do estudo, como o estudo foi desenhado e se o acaso, o viés ou o confundimento podem ser responsáveis pelos achados.

ESTUDOS ANALÍTICOS

Ensaios clínicos

Os ensaios clínicos incluem qualquer estudo em que os participantes são designados de maneira prospectiva para receber determinada intervenção ou tratamento (o que pode incluir a designação para um grupo de controle), e os desfechos a ser medidos são claramente definidos por ocasião em que o ensaio clínico é desenhado. As características dos *ensaios clínicos randomizados* incluem randomização (em que os participantes são designados de maneira aleatória para determinadas exposições), avaliação sem viés do desfecho e análise de todos os participantes, com base na exposição designada (uma análise de "intenção de tratar").

Existem muitos tipos diferentes de ensaios clínicos, incluindo estudos desenhados para avaliar tratamentos, técnicas de prevenção, intervenções na comunidade, melhorias na qualidade de vida e abordagens diagnósticas e de rastreamento.[4] Os investigadores que conduzem os ensaios clínicos randomizados devem registrar o ensaio para cumprir com o registro de obrigatoriedade e os requisitos de relato dos resultados.[5,6]

Fases dos ensaios clínicos

Novos fármacos ou tratamentos experimentais são habitualmente avaliados por ensaios clínicos em diversas fases, que começam com ensaios clínicos de pequeno porte destinados a determinar a segurança do tratamento (fase 1) e que avançam para estudos em grande escala destinados a definir a eficácia e os efeitos colaterais (fase 3) (Tabela 4.1).[7]

Ensaio clínico duplo-cego controlado randomizado

O desenho do *ensaio clínico duplo-cego controlado randomizado* reduz ao máximo o viés quando avalia o efeito de uma intervenção sobre um problema, visto que a randomização dos pacientes minimiza a influência dos confundidores, e o *cegamento* tanto do participante como do investigador minimiza a possibilidade de que a verificação do resultado seja influenciada pela designação dos grupos tratados. Quando os estudos não são randomizados ou cegos, o viés pode resultar de designação preferencial do tratamento com base nas características da paciente, ou de um desequilíbrio não intencional nas características de base entre os grupos de tratamento, levando ao *confundimento*.[8]

Embora nem todos os estudos possam ser desenhados com cegamento, os esforços envidados no ensaio clínico para minimizar o viés do não cegamento devem ser explicados. Espera-se que os investigadores forneçam evidências de que os fatores passíveis de influenciar o desfecho, como idade, estágio da doença, história clínica e sintomas, sejam semelhantes nos pacientes designados para o protocolo do estudo, assim como naqueles que serão designados para o tratamento com placebo ou com a droga estudada. Espera-se que os relatos publicados a partir do estudo clínico incluam uma tabela mostrando uma comparação dos grupos de tratamento em relação aos confundidores potenciais e também demonstrem que não havia qualquer diferença importante entre os grupos antes de o estudo começar.

Lista de checagem CONSORT

Definir claramente o resultado ou os critérios para um tratamento bem-sucedido auxilia a garantir a avaliação sem viés do resultado. Um ensaio clínico bem desenhado apresenta um número suficiente de indivíduos inscritos para garantir que um estudo "negativo" (que não mostre um efeito do tratamento) tenha poder estatístico suficiente para avaliar o efeito predeterminado (*a priori*) esperado do tratamento. **O enunciado Consolidated Standards of Reporting Trials (CONSORT) é um conjunto mínimo de recomendações baseado em evidências para o relato de estudos clínicos controlados randomizados, desenvolvido pelo Grupo CONSORT com o objetivo de reduzir os problemas que surgem em consequência de um relato inadequado dos estudos controlados randomizados.** A lista de checagem de 25 itens CONSORT (Tabela 4.2) e o fluxograma (Figura 4.1) oferecem um padrão para que os autores preparem relatórios dos achados dos estudos clínicos, facilitando o relato completo e transparente, além de ajudar a sua avaliação crítica e interpretação.[9]

Tabela 4.1 Fases dos ensaios clínicos.

Fase do teste	Objetivo do ensaio clínico	Número de participantes
Fase 1	Avaliar a segurança do tratamento, determinar a faixa posológica segura. São coletados dados sobre o tratamento (dose, quando e como o tratamento é administrado) e como os participantes respondem (efeitos e efeitos colaterais)	Envolve 20 a 100 voluntários saudáveis ou pessoas com a doença ou condição
Fase 2	Avaliar a eficácia do tratamento, avaliação adicional da segurança e tolerabilidade	Envolve até várias centenas de pessoas com a doença ou determinada condição
Fase 3	Determinar definitivamente a eficácia do tratamento para a população-alvo, comparar com outros tratamentos disponíveis, avaliar os efeitos adversos e efeitos colaterais	Envolve 30 a 3.000 participantes, frequentemente em ensaios clínicos randomizados
Fase 4	Avaliar efeitos colaterais graves e efeitos adversos incomuns, uso otimizado, incluindo a identificação de subgrupos que podem se beneficiar mais ou menos do tratamento em estudo. Esses ensaios clínicos são particularmente importantes para a identificação de efeitos adversos raros, quando medicamentos e dispositivos são utilizados em populações maiores. Esses estudos são conduzidos após aprovação da intervenção pela FDA	Ensaios clínicos de grande porte ou estudos observacionais, registros, com milhares de participantes

Parte 1 • Princípios de Boas Práticas

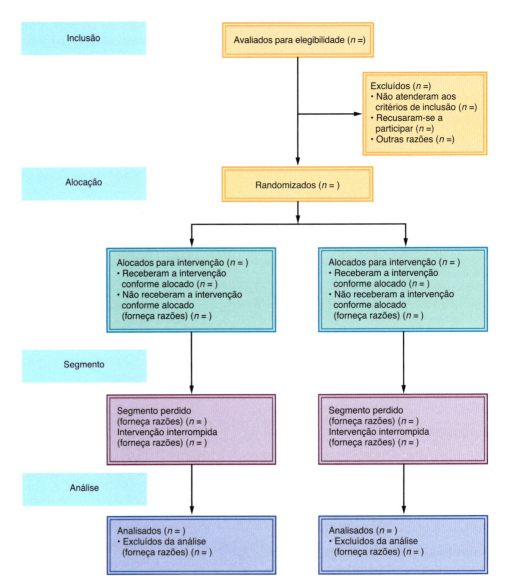

Figura 4.1 Fluxograma CONSORT.

Considerações sobre o desenho dos ensaios clínicos

3 Os ensaios clínicos bem desenhados e corretamente realizados podem definir claramente a eficácia de uma intervenção e identificar relações causais, visto que eles fornecem informações sobre os riscos relativo e absoluto e minimizam as preocupações sobre viés e confundimento (ver seção sobre Apresentação e Compreensão dos Resultados dos Estudos Analíticos). As possíveis fraquezas dos ensaios clínicos incluem limitações de custo, tempo necessário para concluir o estudo, viabilidade do recrutamento e da implementação e questões de aplicabilidade a populações fora do ambiente do estudo estritamente controlado. Algumas questões sobre pesquisa clínica não são acessíveis aos ensaios clínicos, devido a questões éticas relacionadas com a distribuição dos pacientes em grupos de tratamento, natureza da exposição a ser estudada (como nível socioeconômico, peso, exposições ambientais e outras características dos pacientes) e problemas médicos urgentes e emergentes (p. ex., o impacto do vírus Zika na gravidez).[2]

Quando avaliar os resultados de um ensaio clínico, considere como os critérios restritivos de inclusão e exclusão podem reduzir a população participante a tal ponto que possam surgir preocupações sobre a validade externa ou a generalização dos resultados. Outras preocupações incluem cegamento, perda do acompanhamento e definição clara do desfecho de interesse. Quando os resultados do ensaio clínico controlado randomizado não mostram um efeito significativo do tratamento ou da intervenção, os métodos devem ser avaliados para entender que suposições (poder esperado e tamanho do efeito) foram feitas para determinar o tamanho da amostra necessário para o estudo.

Análise da intenção de tratar

Os ensaios clínicos controlados randomizados devem ser avaliados com uma análise de intenção de tratar, o que significa que todas as pessoas randomizadas no início do ensaio clínico devem ser consideradas na análise com o grupo ao qual foram designadas. A não ser que seja parte do desenho geral do estudo, até mesmo se um participante tenha interrompido o tratamento designado ou tenha "migrado" para outro tratamento durante o estudo, os participantes devem ser analisados com o grupo ao qual foram inicialmente designados. Todas essas considerações ajudam a minimizar o viés no desenho, na implementação e na interpretação de um ensaio clínico.[8]

Capítulo 4 • Pesquisa Clínica 41

Tabela 4.2 Lista de checagem CONSORT.

Seção/tópico	Item Nº	Item da lista de checagem	Relatado na página Nº
Título e resumo			
	1a	Identificação no título como estudo clínico randomizado	
	1b	Resumo estruturado do desenho, métodos, resultados e conclusões do estudo (para orientação específica, veja CONSORT para resumos)[a]	
Introdução			
Fundamentação e objetivos	2a	Fundamentação científica e explicação da justificativa	
	2b	Objetivos específicos ou hipóteses	
Métodos			
Desenho do estudo	3a	Descrição do desenho do estudo (paralelo, fatorial) incluindo taxa de alocação	
	3b	Alterações importantes nos métodos após o início do estudo (critérios de elegibilidade), com fornecimento das razões	
Participantes	4a	Critérios de elegibilidade dos participantes	
	4b	Ambientes e locais onde os dados foram coletados	
Intervenções	5	Descrição das intervenções para cada grupo com detalhes suficientes que possibilitem a replicação, incluindo como e quando foram realmente administradas	
Desfechos	6a	Medidas de desfechos primários e secundários pré-especificados completamente definidas, incluindo como e quando foram avaliados	
	6b	Quaisquer alterações nos desfechos do estudo após o seu início, com fornecimento das razões	
Tamanho da amosta	7a	Como o tamanho da amostra foi determinado	
	7b	Quando aplicável, explicação de qualquer análise provisória e diretrizes de interrupção	
Randomização: geração de sequência	8a	Método utilizado para gerar a sequência de alocação randomizada	
	8b	Tipo de randomização; detalhes de qualquer restrição (por blocos e seus tamanhos)	
Mecanismo de ocultação de alocação	9	Mecanismo utilizado para implementar a sequência de alocação randomizada (como frascos numerados de modo sequencial), descrevendo todos os passos realizados para ocultar a sequência até que as intervenções sejam designadas	
Implementação	10	Quem gerou a sequência de alocação randomizada, quem recrutou os participantes e quem os designou para as intervenções	
Cegamento	11a	Se for realizado, indicar quem foi "cegado após a designação para as intervenções (p. ex., participantes, profissionais de saúde, os que avaliam os desfechos) e como foi realizado	
	11b	Se relevante, descrição da semelhança entre as intervenções	
Métodos estatísticos	12a	Métodos estatísticos utilizados para comparar os grupos em relação aos desfechos primários e secundários	
	12b	Métodos para análises adicionais, como análises de subgrupo ou análises de ajuste	
Resultados			
Fluxo de participantes (recomenda-se fortemente a utilização de um diagrama)	13a	Descrever, para cada grupo, o número de participantes que foram designados randomicamente, os que receberam tratamento planejado e os que foram analisados para o desfecho primário	
	13b	Para cada grupo, perdas e exclusões após a randomização, com as razões	
Recrutamento	14a	Datas definindo os períodos de recrutamento e segmento	
	14b	O motivo do término ou da interrupção do estudo	
Dados de base	15	Tabela mostrando as características demográficas e clínicas de base de cada grupo	
Números analisados	16	Para cada grupo, o número de participantes (denominador) incluídos em cada análise, e indicar se a análise foi pelos grupos designados originais	

(continua)

Tabela 4.2 Lista de checagem CONSORT. *(Continuação)*

Seção/tópico	Item Nº	Item da lista de checagem	Relatado na página Nº
Desfechos e estimativas	17a	Para cada desfecho primário e secundário, fornecer os resultados para cada grupo, o tamanho do efeito estimado e sua precisão (como intervalo de confiança de 95%)	_____
	17b	Para desfechos binários, recomenda-se a apresentação de ambos os tamanhos dos efeitos absolutos e relativos	_____
Análises auxiliares	18	Resultados de quaisquer outras análises realizadas, incluindo análises de subgrupos e análises de ajuste, distinguindo as preestabelecidas das exploratórias	_____
Danos	19	Todos os danos importantes ou efeitos não intencionais em cada grupo (para orientação específica, ver o CONSORT para danos)[a]	_____
Discussão			
Limitações	20	Limitações do estudo, considerando as fontes de viés potencial, imprecisão e, se relevante, a multiplicidade de análises	_____
Generalização	21	Generalização (validade externa, aplicabilidade) dos achados do estudo	_____
Interpretação	22	Interpretação consistente com os resultados, avaliando os benefícios e os danos e considerando outras evidências relevantes	_____
Outras informações			
Registro	23	Número de inscrição e nome do registro do estudo	_____
Protocolo	24	Onde o protocolo completo do estudo pode ser acessado, se disponível	_____
Fomento	25	Fontes de financiamento e outro apoio (como fornecimento de fármacos), papel dos financiadores	_____

[a]Recomendamos fortemente a leitura dessa norma, em conjunto com o CONSORT 2010, Explicação e Elaboração de esclarecimentos importantes de todos os itens. Se relevante, recomendamos também a leitura das extensões do CONSORT para estudos *cluster* randomizados, estudos de não inferioridade e de equivalência, tratamentos não farmacológicos, intervenções fitoterápicas e estudos pragmáticos. Outras extensões serão incluídas em uma próxima publicação: para estas e para referências relevantes atualizadas a esta lista de checagem, acesse www.consort-statement.org.

Estudos observacionais

Os estudos observacionais são capazes de avaliar exposições ou desfechos que não são acessíveis a um desenho experimental (p. ex., sabe-se ou suspeita-se que a exposição possui efeitos prejudiciais). Nem todas as questões de pesquisa podem ser abordadas nos ensaios clínicos, devido a questões éticas (seria antiético submeter participantes voluntários a exposições reconhecidamente prejudiciais), à natureza das exposições em estudo (características inerentes dos participantes) e a problemas de viabilidade (desfechos raros, como efeitos adversos incomuns e doenças).

Os estudos observacionais, incluindo os de coorte, caso-controle e transversais, são estudos analíticos, que tiram vantagem dos "experimentos naturais", em que a exposição não é designada pelo investigador. Com efeito, os indivíduos são avaliados pelo investigador em relação a uma exposição de interesse potencial (presente ou ausente) e desfechos (presentes ou ausentes). O momento da avaliação da exposição e do desfecho define o tipo de estudo.

Estudos de coorte

Os estudos de coorte são com frequência designados como estudos longitudinais. Esses estudos envolvem a identificação de um grupo de indivíduos expostos e indivíduos não expostos e o acompanhamento de ambos os grupos ao longo do tempo para comparar a taxa do aparecimento da doença (ou de desfecho) nesses grupos. Os estudos de coorte podem ser prospectivos – o que significa que a exposição é identificada antes do desfecho – ou retrospectivos – em que a exposição e o desfecho já ocorreram quando o estudo é iniciado. **Mesmo em um estudo de coorte retrospectivo, o estudo é definido pelo fato de que as coortes foram identificadas com base na exposição (não no desfecho), e os indivíduos devem estar livres de doença (desfecho) no momento inicial do estudo de coorte (Figura 4.2).**

Em um estudo que inclui uma análise de sobrevida, os dois grupos da coorte (exposto e não exposto) começam com uma população que está 100% bem (ou viva) no início do estudo. Os grupos são acompanhados ao longo do tempo para calcular a porcentagem da coorte que ainda está bem (ou viva) em diferentes momentos pontuais durante o estudo e no final dele. Embora uma análise de sobrevida normalmente descreva a mortalidade após a doença (pacientes com câncer que morrem em 5 anos), ela pode ser adaptada para outros eventos e desfechos (p. ex., a porcentagem de mulheres que ficaram grávidas enquanto utilizavam contraceptivos de ação prolongada).

Desenho do estudo de coorte

A força dos estudos de coorte inclui a capacidade de obter riscos atribuíveis e relativos (RR), visto que a ocorrência do desfecho está sendo comparada em dois grupos (ver seção Apresentação e Compreensão dos Resultados dos Estudos Analíticos). Nesses estudos, apenas associações podem ser estabelecidas, e não a causalidade. Como a randomização não constitui parte do desenho do estudo, o investigador precisa considerar que um fator associado à exposição pode levar ao desfecho, em vez da exposição em si. A classificação incorreta da exposição ou do desfecho e as variáveis de confundimento constituem fontes potenciais de viés nos estudos de coorte.

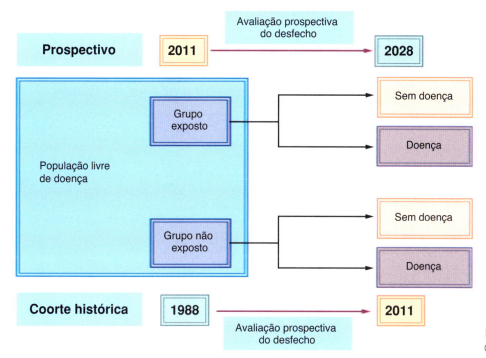

Figura 4.2 Esquema dos desenhos de estudos de coorte prospectivo e retrospectivo.

Tendo em vista que os estudos de coorte verdadeiramente prospectivos podem ser de elevado custo e exigir muito tempo para a sua conclusão, deve haver evidências convincentes sobre a importância da(s) exposição(ões) na saúde pública e associação(ões) a ser abordada(s). Questões relacionadas com o tamanho da amostra e a manutenção de participantes no protocolo do estudo são tão importantes nos estudos de coorte quanto nos ensaios clínicos controlados randomizados.

Estudos de caso-controle

Um estudo de caso-controle começa com a identificação de indivíduos com uma doença ou desfecho esperado e uma população de controle apropriada sem a doença ou sem o desfecho. Os controles devem representar uma amostra da população a partir da qual surgiram os casos e que corria risco da doença ou do desfecho, mas que não os desenvolveu. A relação entre um atributo particular ou exposição à doença é estudada de modo retrospectivo, comparando como os casos e os controles diferiram nessa exposição **(Figura 4.3)**.

Razão de chances (odds ratio)

A medida de associação para um estudo de caso-controle é a razão de chances *odds ratio* **(OR), que é a razão entre casos expostos e casos não expostos, dividida pela razão entre controles expostos e não expostos** (ver a seção Apresentação e Compreensão dos Resultados dos Estudos Analíticos). **Se uma população inteira pudesse ser caracterizada pela sua exposição e seu estado de doença, a OR da exposição seria idêntica ao RR**

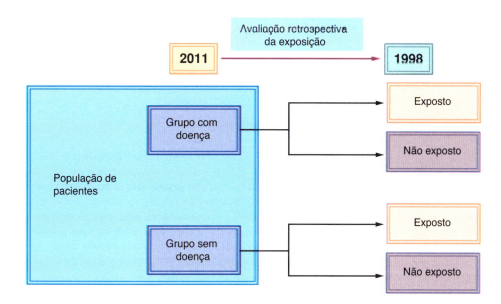

Figura 4.3 Esquema do desenho do estudo de caso-controle.

obtido a partir de um estudo de coorte da mesma população. Embora o RR não possa ser calculado diretamente a partir de um estudo de caso-controle, ele pode ser utilizado como estimativa do RR quando as amostras dos casos e dos controles são representativas de todas as pessoas com ou sem a doença e quando a doença estudada é incomum. O risco atribuível não é diretamente obtido de um estudo de caso-controle.

Considerações sobre os estudos de caso-controle

As vantagens dos estudos de caso-controle são que eles são de menor custo e mais fáceis de conduzir do que outros estudos analíticos. Os estudos de caso-controle são mais viáveis para examinar a associação entre uma exposição relativamente comum e uma doença relativamente rara. As desvantagens incluem maior potencial de viés de seleção, viés de memória e viés de classificação.

Os estudos de caso-controle podem ser particularmente propensos ao viés de seleção e ao viés de memória. Os investigadores precisam entender as questões de amostragem ao redor das quais os casos e controles foram selecionados para o estudo e como podem ter afetado as taxas de exposição. Questões sutis, como a técnica do entrevistador, podem afetar a probabilidade de que os casos possam lembrar ou relatar exposições mais prontamente do que os controles.

Estudos transversais

Os estudos transversais avaliam tanto a exposição quanto o desfecho em um mesmo momento pontual. Os indivíduos são estudados para obter uma "foto instantânea" dos eventos de saúde na população em determinado momento. Os estudos transversais são frequentemente denominados estudos de prevalência, visto que a doença existe no momento do estudo, e o acompanhamento longitudinal e a duração da doença não são conhecidos. **A prevalência (PR) é o número existente de casos em um ponto específico no tempo.**

Os estudos transversais são com frequência realizados para avaliar um teste diagnóstico. O valor do teste (preditor) é comparado ao desfecho (doença). Frequentemente, os resultados dessas avaliações são apresentados como *sensibilidade* e *especificidade*. A sensibilidade e a especificidade representam as características de determinado teste diagnóstico e não variam de acordo com as características da população. Por outro lado, o valor preditivo negativo (VPN) e o valor preditivo positivo (VPP) de um teste variam com as características de base de uma população, como a PR de uma doença **(Figura 4.4)**.

Considerações sobre os estudos transversais

Embora os estudos transversais sejam principalmente descritivos, eles podem contribuir com informações sobre os fatores de risco sugeridos para uma doença ao mostrar como ela varia de acordo com a idade, sexo, raça ou geografia. Nos *estudos ecológicos*, as taxas de doença em várias populações são correlacionadas com outras características medidas na população (como dieta, exposição à radiação ultravioleta, ambiente de trabalho ou ambiente domiciliar).

É preciso ter cautela na interpretação dos achados de um estudo transversal, visto que não existe nenhuma relação temporal entre a exposição e o desfecho, por conseguinte, a causalidade não pode ser estabelecida. Os dados obtidos dos estudos transversais podem ser valiosos para a informação nos desenhos dos estudos analíticos, ou podem ser utilizados como dados de apoio para documentar a consistência de uma associação.

ESTUDOS DESCRITIVOS

Os estudos descritivos, relatos de casos e séries de casos não incluem grupos de comparação.

Relatos de casos e séries de casos

Em um relato de caso ou série de casos são descritas as características dos indivíduos que apresentam determinada exposição ou desfecho. Os exemplos incluem uma série de pacientes com determinada doença, pacientes que foram submetidos a um procedimento cirúrgico específico ou a ocorrência de um desfecho adverso (como lesão ureteral por ocasião de histerectomia). Em geral, um relato de caso descreve um cenário clínico ou procedimento incomum em um único paciente, enquanto uma série de casos habitualmente inclui um maior grupo de pacientes com exposições ou desfechos similares. Embora **os membros de uma série de casos compartilhem uma determinada característica, não se pode presumir que exista uma relação de causa e efeito.**

Podem ser desenvolvidas hipóteses sobre exposições e doenças a partir de estudos descritivos, que deveriam ser explorados em estudos analíticos. Como uma série de casos não tem nenhum grupo para comparação, não é possível realizar testes estatísticos de associação entre a exposição e o desfecho. Em geral, uma série de casos não produz qualquer outra medida de associação além de estimar a frequência de uma característica particular entre os membros incluídos na série de casos.

APRESENTAÇÃO E COMPREENSÃO DOS RESULTADOS DOS ESTUDOS ANALÍTICOS

Para apresentar os resultados dos ensaios clínicos ou estudos observacionais, pode-se recorrer a uma variedade de taxas e medidas, conforme resumido a seguir. **Para julgar a validade científica dos resultados dos estudos clínicos, o investigador precisa considerar se o achado poderia ter ocorrido simplesmente ao acaso, por meio da realização de testes estatísticos apropriados, ou se existem outras explicações possíveis para a associação relatada, incluindo viés ou confundimento.** Além da significância estatística e a liberdade a partir do viés ou do confundimento, existem vários outros critérios que podem ser aplicados para julgar se o tratamento realmente afetou o desfecho da doença ou se uma exposição de fato provocou o desfecho, conforme delineado adiante.

Taxas e medidas

A terminologia associada às taxas e medidas inclui os seguintes termos **(Figura 4.5)**:

- *Incidência* (*IR*) – frequência de doenças ou eventos (desfechos) recém-identificados
- *Prevalência* (*PR*) – frequência de uma doença ou desfecho existente durante um período específico ou pontual de tempo
- *Razão de chances* (odds ratio) (*OR*) – razão da probabilidade de uma exposição em um grupo (casos) comparada com a probabilidade da exposição no outro grupo (controles)

Capítulo 4 • Pesquisa Clínica

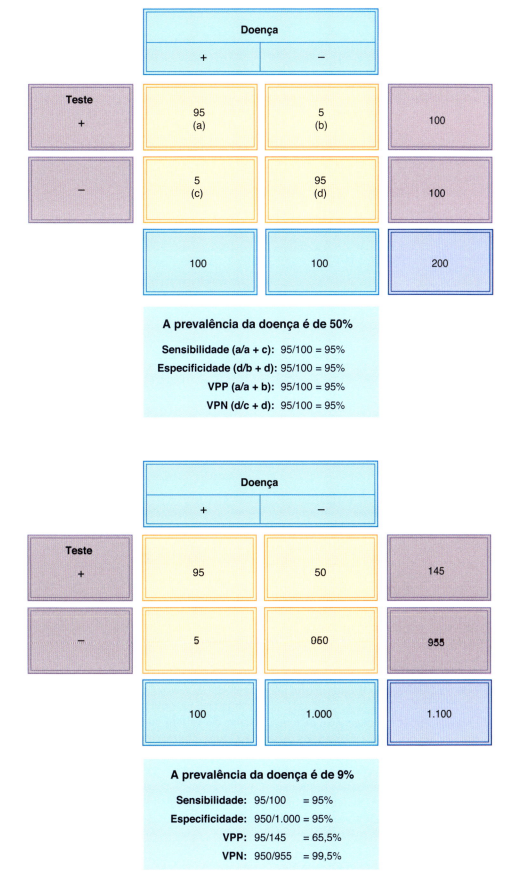

Figura 4.4 Comparação da sensibilidade, da especificidade e dos valores preditivos quando a prevalência da doença varia.

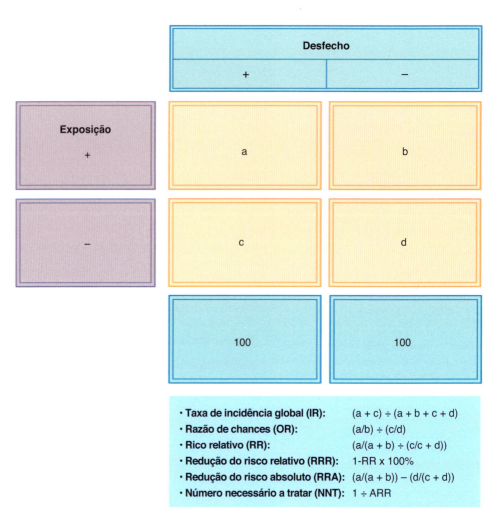

Figura 4.5 Cálculo das taxas e medidas.

- *Risco relativo* (**RR**) – relação do risco no grupo exposto comparado com o risco no grupo não exposto. Se o RR = 1 (ou não significativamente diferente de 1), então o risco no grupo exposto é igual ao risco do grupo não exposto. Um RR > 1 pode sugerir uma associação positiva, tendo o grupo exposto maior risco do que o grupo não exposto, enquanto um RR < 1 implica uma associação negativa, tendo o grupo exposto menos risco do que o grupo não exposto
- *Redução do risco absoluto* (**RRA**) – diferença no risco entre o grupo não exposto (de controle) e o grupo exposto (de tratamento)
- *Redução do risco relativo* (**RRR**) – porcentagem de redução no risco comparando o grupo não exposto (de controle) com o grupo exposto (de tratamento)
- *Número necessário a tratar* (**NNT**) – representa o número de indivíduos que necessitariam de tratamento (ou da intervenção) para evitar a ocorrência de um desfecho adicional (para calcular o NNT, obtenha o inverso da RRA, isto é, **1 ÷ RRA**)
- *Sensibilidade* – entre os indivíduos com o desfecho, representa a proporção daqueles que apresentam um teste positivo
- *Especificidade* – entre os indivíduos que não apresentam o desfecho, representa a proporção daqueles que têm um teste negativo
- *Valor preditivo negativo* (**VPN**) – entre os indivíduos com um teste negativo, representa a proporção daqueles que apresentam o desfecho
- *Valor preditivo positivo* (**VPP**) – entre os indivíduos com um teste positivo, representa a proporção daqueles que apresentam o desfecho.

Teste estatístico

O teste estatístico é utilizado na pesquisa clínica para testar a hipótese na qual o investigador está avaliando os resultados do estudo contra a hipótese nula (a de que não há nenhuma diferença entre os grupos). Os resultados do teste estatístico possibilitam ao investigador avaliar o quão provável o resultado do estudo é causado pelo acaso, em vez de ser obtido por meio de intervenção ou exposição (valor *p*). No caso em que um estudo não conseguiu encontrar uma diferença significativa, é igualmente importante descrever a probabilidade de a conclusão do estudo estar errada, e de que a diferença de fato existe. Por fim, é importante fornecer uma medida mais precisa possível do efeito do tratamento ou associação e transmitir ao leitor a faixa plausível em que reside o "verdadeiro" efeito (ou intervalo de confiança [IC]).

Valor *p* e significância estatística

O valor *p* é um reflexo da probabilidade de um *erro tipo I* (*alfa*). Isso reflete a probabilidade de que uma diferença entre os grupos de estudo possa ter surgido apenas por acaso. Em outras palavras, trata-se da probabilidade de que existe uma diferença entre os tratamentos, as intervenções ou os grupos observados quando não existe uma verdadeira diferença.

Do ponto de vista histórico na literatura médica, utilizava-se um valor *p* igual ou inferior a 0,05 para determinar a significância estatística. Isso reflete uma probabilidade de 1 em 20 de que a hipótese nula foi rejeitada incorretamente com base nos resultados obtidos da amostra do estudo. Esse valor *p* pode ser ajustado para baixo se múltiplas associações estão sendo testadas, e as chances de descoberta falsa são altas. Nos estudos de associação ampla do genoma, em que centenas de milhares de variantes genéticas são testadas entre grupos, os valores *p* são com frequência estabelecidos em 10^{-7} (0,0000001).

Erro beta e poder

O *erro tipo II* (*ou beta*) **reflete a probabilidade de falha em rejeitar a hipótese nula quando, na realidade, ela está incorreta (*i. e.*, houve verdadeiramente um efeito do tratamento ou uma diferença entre os grupos observados).** Nos ensaios clínicos, é importante que o investigador considere o erro beta, mesmo no estágio de desenho do estudo. Os planejadores do estudo devem determinar o *poder* (ou 1 – o *erro beta*) que gostaria que seu estudo tivesse para detectar uma associação e, tendo em vista as suposições feitas sobre as diferenças esperadas entre os tratamentos, desenhar o tamanho do estudo de acordo. É importante estar ciente de que os ensaios clínicos de pequeno porte citados como evidências de "nenhum efeito do tratamento" podem não ter um tamanho de amostra adequado para abordar a questão do estudo; em essência, o estudo não tem poder para detectar a diferença.

Intervalos de confiança

Os IC fornecem ao investigador um intervalo estimado no qual se espera a ocorrência da medida estatística verdadeira (p. ex., média, proporção e RR). Um IC de 95% implica que se o estudo fosse repetido numerosas vezes dentro da mesma amostra populacional, as estimativas do IC conteriam o parâmetro populacional verdadeiro 95% das vezes. Em outras palavras, a probabilidade de observar o verdadeiro valor fora desse intervalo é inferior a 0,05. Quando são avaliadas medidas de associação, como OR ou RR com IC de 95%, os valores que incluem 1 (nenhuma diferença) não são considerados estatisticamente significantes.

Metanálise

A metanálise é um desenho de estudo quantitativo, que envolve a coleta sistemática de dados de estudos prévios, a avaliação desses dados e a sua combinação (quando apropriado). As metanálises podem melhorar a precisão da medida do efeito e estreitar o IC ao agregar os dados dos efeitos do tratamento de vários ensaios clínicos de modo a obter uma medida resumida. Comumente realizadas pela Cochrane Collaboration dentro de suas revisões de evidências sistemáticas, as metanálises bem desenhadas podem fornecer evidências de alta qualidade que podem ser utilizadas para a tomada de decisões clínicas.[10] Existem considerações importantes na interpretação da metanálise, incluindo se os estudos foram semelhantes o suficiente no seu desenho, população do estudo e medida dos desfechos a ser agregada e se houve ou não estudos de boa qualidade suficiente disponíveis para análise.[2] As orientações para revisões sistemáticas e metanálises que envolvem ensaios clínicos controlados randomizados (formulação dos Preferred Reporting Items for Systematic Reviews and Meta-analysis [PRISMA]) e estudos observacionais (diretrizes para Meta-analysis Of Observational Studies in Epidemiology [MOOSE]) constituem excelentes recursos para o investigador e o revisor.[11,12]

Viés

O *viés* **é um erro sistemático no desenho, na condução ou na análise de um estudo que pode resultar em conclusões inválidas.** É importante que o investigador antecipe os tipos de viés passíveis de ocorrer em um estudo e possa corrigi-los durante o desenho do estudo, visto que pode ser difícil ou impossível corrigi-los no momento da análise

- O *viés de informação* **ocorre quando os participantes são classificados de modo incorreto em relação à exposição ou doença.** Isso pode ocorrer se os registros forem incompletos ou se os critérios para exposição ou desfecho estiverem pouco definidos, levando a uma má classificação
- O *viés de memória* **é um tipo específico de viés de informação, que pode ocorrer se os casos têm mais tendência do que os controles a lembrar ou revelar exposições passadas.** Além do estabelecimento de critérios de estudo bem definidos e do acesso a registros completos, o viés de informação pode ser reduzido por meio de cegamento dos entrevistadores de um grupo de estudo de participantes
- O *viés de seleção* **pode ocorrer durante a escolha de casos ou controles em um estudo de caso-controle e durante a escolha de indivíduos expostos ou não expostos em um estudo de coorte. Um erro sistemático na seleção dos participantes pode influenciar o desfecho, ao distorcer a medida de associação entre a exposição e o desfecho.** A inclusão de uma amostra de estudo adequadamente grande e a obtenção de informações sobre os não participantes podem reduzir o viés ou fornecer informações para avaliar o viés de seleção potencial.

Confundimento

Um *confundidor* é um fator que está associado ao desfecho (p. ex., doença) e à exposição. O confundidor pode ser responsável pelo efeito aparente da exposição na doença ou mascarar uma verdadeira associação. Os confundidores apresentam distribuições desiguais entre os grupos de estudo:

- A idade, a raça e o nível socioeconômico são confundidores potenciais em muitos estudos. Os resultados podem ser ajustados para essas variáveis por meio da utilização de técnicas estatísticas, como estratificação ou análise multivariável. O ajuste para as variáveis de confundimento ajuda a compreender a associação entre o desfecho e a exposição se as variáveis de confundimento forem constantes
- A análise multivariável é uma técnica estatística comumente utilizada em estudos epidemiológicos que controla simultaneamente uma quantidade de variáveis de confundimento. Os resultados de uma análise ajustada incluem a OR ajustada ou RR, que reflete uma associação entre a exposição e o desfecho e responde pelos confundidores específicos conhecidos que foram incluídos na análise.

Causalidade e generalização

Os critérios necessários para estabelecer uma relação causal entre dois fatores, particularmente exposição e doença, estão definidos.[13] Embora existam nove critérios isolados para julgar se uma associação tem probabilidade de ser causal, alguns desses critérios são mais relevantes para os estudos clínicos:

- O *gradiente biológico* ou *resposta à dose* refere-se a uma relação entre exposição e desfecho de modo que uma mudança na duração, quantidade ou intensidade da exposição esteja associada a um aumento ou a uma diminuição correspondente no risco de doença
- A *plausibilidade* refere-se ao conhecimento do processo patológico da doença ou dos efeitos biológicos da exposição que deveriam sustentar uma associação de maneira razoável. A plausibilidade se sobrepõe a outro conceito, a *coerência*, que também se refere à compatibilidade com a biologia conhecida da doença
- O *experimento* refere-se à evidência de que a doença ou o desfecho podem ser evitados ou melhorados por um experimento que elimina ou reduz a exposição ou de algum modo se opõe a ela
- A *consistência* refere-se à constatação ou não de que a associação foi repetidamente observada por diferentes investigadores, em diferentes locais e circunstâncias
- A *temporalidade* refere-se ao conceito de que a causa deve preceder o efeito. Por exemplo, em um estudo de caso-controle é possível que os sintomas da doença pré-clínica possam levar à exposição? Os investigadores precisam demonstrar que a exposição estava presente antes do desenvolvimento da doença
- A *força* refere-se à força da associação. Quanto maior o desvio do RR ou OR de 1, mais forte a associação e mais fácil a aceitação de que os resultados do estudo são reais. Por exemplo, estudos mostraram que uma mutação em BRCA1 pode aumentar o risco cumulativo de câncer de ovário de 14 a mais de 30 vezes (varia de acordo com a idade).[14]

RESUMO

A revisão da literatura médica constitui parte da educação continuada daqueles que fornecem assistência clínica. A incorporação dos achados das pesquisas na assistência médica é aprimorada pela compreensão dos diferentes desenhos de estudo, suas forças e fraquezas, e pelas medidas de associação que são capazes de fornecer. Avaliar se há evidências disponíveis suficientes para respaldar a modificação de uma medicação específica, procedimento ou protocolo utilizados nos cuidados a pacientes constitui a base para melhorar a prática clínica. Em um campo que progride rapidamente, a compreensão das pesquisas clínicas ajuda os médicos a fornecer cuidados ótimos às mulheres que eles tratam diariamente.

REFERÊNCIAS BIBLIOGRÁFICAS

1. **National Institutes of Health.** Grants & Funding. Frequently asked questions: NIH clinical trial definition. Available online at https://grants.nih.gov/grants/policy/faq_clinical_trial_definition.htm#5219. Accessed September 23, 2017.
2. **Frieden TR.** Evidence for health decision making–beyond randomized, controlled trials. *NEJM* 2017;377:465–475.
3. **Guyatt GH, Oxman AD, Vist G, et al.** GRADE guidelines: 4. Rating the quality of evidence—study limitations (risk of bias). *J Clin Epidemiol* 2011;64(4):407–415.
4. **ClinicalTrials.gov** a service of the U.S. National Institutes of Health and the U.S. National Library of Medicine. 2017. Available online at http://www.clinicaltrials.gov/
5. **Deangelis CD, Drazen JM, Frizelle FA, et al. International Committee of Medical Journal Editors.** Is this clinical trial fully registered? A statement from the international committee of medical journal editors. *JAMA* 2005;293(23):2927–2929.
6. **National Institutes of Health.** Grants & Funding. Requirements for registering and reporting NIH-funded clinical trials. Available online at https://grants.nih.gov/policy/clinical-trials/reporting/index.htm
7. **U.S. Department of Health and Human Services.** U.S. Food & Drug Administration. Step 3: Clinical Research. Available online at https://www.fda.gov/ForPatients/Approvals/Drugs/ucm405622.htm
8. **Hulley SB, Cummings SR, Browner WS, et al.** *Designing Clinical Research.* 4th ed. Philadelphia, PA: Lippincott Williams & Wilkins; 2013.
9. **Schulz KF, Altman DG, Moher D; CONSORT Group.** CONSORT 2010 Statement: updated guidelines for reporting parallel group randomized trials. *BMJ* 2010;340:c332.
10. **The Cochrane Library.** About the cochrane library. Available online at http://www.thecochranelibrary.com/view/0/AboutTheCochraneLibrary.html
11. **Liberati A, Altman DG, Tetzlaff J, et al.** The PRISMA statement for reporting systematic reviews and meta-analyses of studies that evaluate health care interventions: explanation and elaboration. *J Clin Epidemiol* 2009;62:e1–34.
12. **Stroup DF, Berlin JA, Morton SC, et al.** Meta-analysis of observational studies in epidemiology: a proposal for reporting. Meta-analysis Of Observational Studies in Epidemiology (MOOSE) group. *JAMA* 2000;283:2008–2012.
13. **Hill AB.** The environment and disease: association or causation? *Proc R Soc Med* 1965;58:295–300.
14. **Antoniou A, Pharoah PD, Narod S, et al.** Average risks of breast and ovarian cancer associated with BRCA1 or BRCA2 mutations detected in case Series unselected for family history: a combined analysis of 22 studies. *Am J Hum Genet* 2003;72(5):1117–1130.

CAPÍTULO 5

Anatomia e Embriologia

Shannon L. Wallace, Eric R. Sokol

PONTOS-CHAVE

1. Aproximadamente 10% das crianças nasce com alguma anormalidade do sistema geniturinário, que em geral está associada a anormalidades em outro sistema que pode ter implicações na cirurgia pélvica.

2. A compreensão do desenvolvimento dos distúrbios do assoalho pélvico e seu manejo seguro e eficaz requer conhecimento abrangente das inter-relações entre a pelve óssea e seus ligamentos, músculos pélvicos e fáscias, nervos, vasos sanguíneos e vísceras pélvicas.

3. O conhecimento abrangente da anatomia da pelve é fundamental para a realização da cirurgia pélvica. Essa compreensão das relações anatômicas específicas é necessária para a cirurgia segura e satisfatória, assim como para o desenvolvimento de novas estratégias clínicas e técnicas cirúrgicas.

4. Existe variação significativa no padrão de ramificação dos vasos sanguíneos pélvicos entre os indivíduos, e padrões de fluxo sanguíneo podem ser assimétricos em um mesmo indivíduo. O cirurgião pélvico deve estar preparado para as alterações dos padrões vasculares descritos nos livros de anatomia.

5. De todas as lesões iatrogênicas ao ureter, cerca de 75% resulta de procedimentos ginecológicos, mais comumente a histerectomia abdominal. O risco é maior quando há distorções da anatomia pélvica, incluindo massas anexiais, endometriose, aderências ou miomas.

6. O entendimento da anatomia da pelve feminina é fundamental para o conhecimento de base da prática ginecológica.

A anatomia das estruturas fundamentais de sustentação da pelve, incluindo os órgãos genitais, urinários e gastrintestinais, é apresentada neste capítulo. Como modificações têm ocorrido nos nomes de muitas estruturas anatômicas, os termos usados aqui refletem a nomenclatura da *Terminologia Anatômica*, outros termos frequentemente aceitos estão incluídos em parênteses.[1]

DESENVOLVIMENTO EMBRIONÁRIO

Dos pontos de vista anatômico e embriológico, os sistemas urinário e genital femininos estão intimamente relacionados. Ambos são derivados em grande parte a partir do mesoderma e endoderma primitivos, e há evidência de que o sistema urinário embriológico desempenha importante influência indutora no desenvolvimento do sistema genital. **Cerca de 10% dos bebês nasce com alguma anormalidade do sistema geniturinário, e anomalias em um sistema estão em geral associadas a anomalias em outro sistema.**[2]

Problemas no desenvolvimento, além de poderem desempenhar papel significativo no diagnóstico diferencial de certos sinais e sintomas clínicos, têm implicações especiais na cirurgia pélvica.[2-7] Por essa razão, é importante que os ginecologistas tenham o conhecimento básico de embriologia.

A seguir, há uma apresentação do sistema urinário, genitália interna e externa em ordem de aparição, embora parte desse desenvolvimento ocorra concomitantemente. O desenvolvimento de cada um dos três sistemas ocorre sincronicamente em uma idade embriológica precoce (Tabela 5.1).

Sistema urinário

Rins, sistema coletor renal, ureteres

Os rins, o sistema coletor renal e os ureteres derivam da massa longitudinal do mesoderma (conhecido como o cordão nefrogênico), encontrado a cada lado da aorta primitiva. Esse processo dá origem a três conjuntos sucessivos de estruturas urinárias cada vez mais avançadas, cada uma se desenvolvendo mais caudal ao seu antecessor.

O *pronefro* ou "primeiro rim" é rudimentar e não funcional. É sucedido pelo "rim intermediário" ou *mesonefro*, que, segundo se acredita, funciona brevemente antes de regredir. Embora o *mesonefro* seja transitório como órgão excretor, seu ducto, o *ducto mesonéfrico* (*wolffian*), é de importância singular pelas seguintes razões:

1. Cresce caudalmente no embrião em desenvolvimento para abrir pela primeira vez um canal excretor na cloaca primitiva e para o "mundo externo"
2. Serve como ponto de início para o desenvolvimento dos metanefros, que se tornam os rins definitivos
3. Por fim, diferencia-se no sistema dos ductos sexuais masculinos
4. Embora regridam nos fetos femininos, existe evidência de que o ducto mesonéfrico possa ter papel indutor no desenvolvimento dos ductos paramesonéfricos ou müllerianos.[3]

Os brotos ureterais, que se originam a partir dos ductos mesonéfricos distais, iniciam o desenvolvimento dos *metanefros*. Esses brotos se estendem cranialmente e penetram na porção

Tabela 5.1 Desenvolvimento dos sistemas genital e urinário por idade embriológica.

Semanas de gestação	Desenvolvimento genital	Desenvolvimento urinário
4 a 6	Septo urorretal	Pronefros
	Formação das dobras cloacais, tubérculo genital	Mesonefros/ducto mesonéfrico
	Brotos ureterais, metanefros	
	Cristas genitais	Extrofia dos ductos mesonéfricos e ureteres na parede vesical
6 a 7	Final da fase indiferenciada do desenvolvimento genital	Formação dos cálices maiores e menores
	Desenvolvimento dos cordões sexuais primitivos	Ascensão inicial dos rins
	Formação dos ductos paramesonéfricos	
	Saliências labioescrotais	
8 a 11	Início da fusão dos ductos paramesonéfricos distais	Funcionalização dos rins
	Formação dos bulbos sinovaginais	
12	Desenvolvimento do clitóris e vestíbulo vaginal	
20	Canalização da placa vaginal	
32	Sistema de ductos coletores renais completo	

do cordão nefrogênico chamado *blastema metanéfrico*. Os brotos ureterais começam a se ramificar de modo sequencial, com cada ponta crescente coberta por um blastema metanéfrico. Por fim, este blastema forma as unidades funcionais dos rins (os néfrons), enquanto os brotos ureterais se tornam o sistema de ductos coletores renais (túbulos coletores, cálices menores e maiores, pelve renal) e os ureteres. Embora esses tecidos primitivos se diferenciem por caminhos separados, são interdependentes nas influências indutoras um com o outro; nenhum pode se desenvolver sozinho.

A princípio, os rins se situam na pelve, mas ascendem subsequentemente para a sua localização definitiva, girando quase 90° conforme a parte mais caudal do embrião de fato cresce em direção caudal para longe deles. O seu suprimento sanguíneo, que primeiro surge como ramos das artérias sacral média e ilíaca comum, origina-se de ramos progressivamente mais altos da aorta até a formação definitiva das artérias renais, os vasos primitivos então regridem. **Os rins definitivos se tornam funcionais no final da sétima até o início da oitava semana de gestação.**

Bexiga e uretra

A cloaca se forma como resultado da dilatação para o exterior do feto. Durante a sétima semana de gestação, a cloaca é dividida pelo septo urorretal mesenquimal em um seio urogenital anterior e um reto posterior. A bexiga e a uretra são originadas a partir da porção mais superior do seio urogenital, com o mesênquima circundante contribuindo para as camadas muscular e serosa. O seio urogenital inferior remanescente é conhecido como o *seio urogenital fálico* ou *definitivo*. Simultaneamente, os ductos mesonéfricos distais e brotos ureterais aderidos são incorporados à parede posterior da bexiga na área que se tornará o trígono vesical. Como resultado do processo de absorção, o ducto mesonéfrico, por fim, se abre de modo independente no seio urogenital abaixo do colo vesical.

O *alantoide*, um divertículo vestigial do intestino posterior que se estende até o umbigo e é contínuo à bexiga, perde seu lúmen e se torna a banda fibrosa conhecida como *úraco* ou *ligamento umbilical mediano*. **Em raras ocasiões, o lúmen uracal** permanece parcialmente patente, com a formação de cistos uracais, ou completamente patente, com a criação de uma fístula urinária para o umbigo.[4]

Sistema genital

Embora o sexo genético seja determinado na fertilização, o sistema genital inicial é indistinguível entre os dois gêneros no estágio embrionário, conhecido como o "estágio indiferenciado" do desenvolvimento genital. Durante essa fase, tanto fetos masculinos como femininos apresentam gônadas com regiões cortical e medular proeminentes, dois conjuntos de ductos genitais e genitália externa semelhantes. A diferenciação sexual masculina é um processo "ativo", requerendo a presença do gene SRY (região determinante do gênero) localizado no braço curto do cromossomo Y. Do ponto de vista clínico, **o gênero não é aparente até aproximadamente a décima segunda semana da vida embrionária e depende da elaboração do fator de desenvolvimento dos testículos e, subsequentemente, de andrógenos pela gônada masculina.** O desenvolvimento feminino é chamado "via de desenvolvimento básico do embrião humano", necessitando não de estrogênio, mas da ausência da testosterona.

Órgãos reprodutivos internos

As ***células germinativas primordiais*** **migram a partir do saco vitelino pelo mesentério do intestino posterior ao mesênquima da parede corporal posterior ao nível da décima vértebra torácica, local inicial do futuro ovário** (Figuras 5.1 e 5.2). Uma vez que as células germinativas alcançam essa área, induzem a proliferação de células nos mesonefros adjacentes e do epitélio celômico para formar um par de *cristas genitais* mediais aos mesonefros. Isso ocorre durante a quinta semana de gestação. O desenvolvimento das gônadas é absolutamente dependente dessa proliferação, pois tais células dão origem a um agregado de células de sustentação (os cordões sexuais primitivos) que envolvem as células germinativas, sem o qual as gônadas se degenerariam.

Capítulo 5 • Anatomia e Embriologia

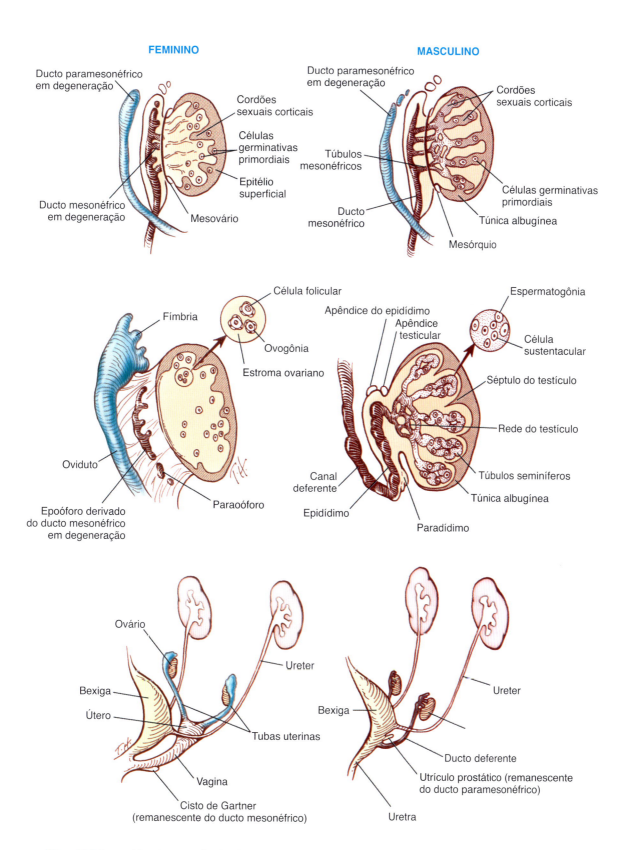

Figura 5.1 Desenvolvimento comparativo dos sistemas genitais feminino e masculino durante o desenvolvimento embrionário precoce.

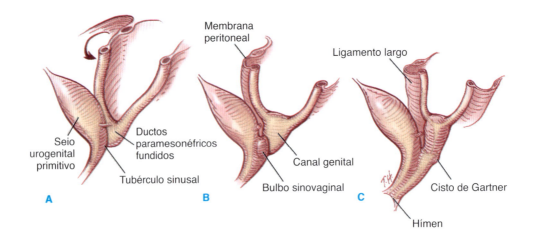

Figura 5.2 Desenvolvimento embrionário do sistema genital feminino. A constituição do útero e da vagina. **A.** O útero e a extremidade superior da vagina começam a se formar conforme os ductos paramesonéfricos se fundem próximo a sua fixação na parede posterior do seio urogenital primitivo. **B** e **C.** Os ductos então se fecham juntos em direção cranial entre o terceiro e o quinto mês. Como os ductos paramesonéfricos estão afastados da parede corporal posterior, levam uma dobra de membrana peritoneal com eles, formando os ligamentos largos do útero. **A-C.** A extremidade inferior da vagina se origina a partir dos bulbos sinovaginais na parede posterior do seio urogenital primitivo.

Ductos müllerianos

Os *ductos paramesonéfricos* ou *müllerianos* **se formam nas laterais dos ductos mesonéfricos, crescem caudalmente e depois medialmente para se fundirem na linha média.** Eles encontram o seio urogenital na região da uretra posterior em um leve espessamento conhecido como *tubérculo sinusal*. O desenvolvimento sexual subsequente é controlado pela presença ou ausência do fator de desenvolvimento dos testículos, codificado pelo cromossomo Y e elaborado pelas células somáticas do cordão sexual. O fator de desenvolvimento dos testículos causa a degeneração do córtex gonadal e a diferenciação da região medular da gônada em células de Sertoli.

As células de Sertoli secretam uma glicoproteína conhecida como *hormônio antimülleriano* **(HAM) que causa a regressão do sistema ductal paramesonéfrico no embrião masculino, e talvez seja o sinal para a diferenciação das células de Leydig a partir do mesênquima circundante.** As células de Leydig produzem testosterona, que é posteriormente convertida pela enzima 5α-redutase em di-hidrotestosterona. A testosterona é responsável pela evolução do sistema ductal mesonéfrico em canal deferente, epidídimo, ducto ejaculatório e vesícula seminal. Durante a puberdade, a testosterona leva à espermatogênese e às alterações nas características sexuais masculinas primárias e secundárias. A di-hidrotestosterona inicia o desenvolvimento da genitália externa masculina, da próstata e das glândulas bulbouretrais. Na ausência do fator de desenvolvimento dos testículos, a medula regride, e os cordões sexuais corticais dividem-se em grupos celulares isolados (os folículos primordiais).

As células germinativas se diferenciam em ovogônias (ou oogônias) e entram na primeira divisão meiótica como ovócitos primários, momento no qual o desenvolvimento é suspenso até a puberdade. Na ausência do hormônio antimülleriano, o sistema ductal mesonéfrico se degenera, embora, em pelo menos 1/4 das mulheres adultas, possam ser encontrados remanescentes no mesovário (*epoóforo, paraoóforo*) ou junto à parede lateral do útero ou da vagina (*cisto de Gartner*).[5]

O sistema ductal paramesonéfrico se desenvolve um pouco depois. A porção inferior fundida torna-se o *canal uterovaginal*, que origina o epitélio e as glândulas do útero, bem como a parte superior da vagina. O estroma endometrial e o miométrio se diferenciam a partir do mesênquima circundante. As porções craniais não fundidas dos ductos paramesonéfricos se abrem na cavidade celômica (futura cavidade peritoneal), dando origem às *tubas uterinas*.

A fusão dos ductos paramesonéfricos une duas dobras de peritônio, que se tornam o ligamento largo e dividem a cavidade pélvica em uma bolsa ou fundo de saco posterior retrouterino e um anterior espaço/recesso vesicouterino. Entre os folhetos do ligamento largo, o mesênquima se prolifera e se diferencia em tecido conjuntivo areolar frouxo e musculatura lisa.

Vagina

A *vagina* **é formada no terceiro mês da vida embrionária.** Durante a constituição do canal uterovaginal, o tecido endodérmico do tubérculo sinusal começa a proliferar, originando um par de *bulbos sinovaginais*, que se tornam os 20% inferiores da vagina. A porção mais inferior do canal uterovaginal é ocluída por um núcleo sólido de tecido (a *placa vaginal*), cuja origem não está clara. Ao longo dos 2 meses subsequentes, esse tecido se alonga e se canaliza por um processo de descamação central e as células periféricas se tornam no epitélio vaginal. A parede fibromuscular da vagina se origina do mesoderma do canal uterovaginal. O hímen é uma prega fina de membrana que permanece em grau variado entre os bulbos sinovaginais dilatados, canalizados e o seio urogenital.

Glândulas genitais acessórias

As glândulas genitais acessórias femininas se desenvolvem como excrescências da uretra (*parauretral* **ou** *de Skene***) e do seio urogenital definitivo (***vestibular maior* **ou** *de Bartholin***).** Embora os ovários se desenvolvam primeiramente na região torácica do embrião, eles finalmente chegam à pelve por um complicado processo de descida. Essa descida ocorre por um crescimento diferenciado das estruturas embrionárias e está sob o controle de um cordão ligamentoso chamado *gubernáculo*, ligado ao ovário superiormente e à fáscia inferiormente na região dos futuros grandes lábios. O gubernáculo se fixa aos ductos paramesonéfricos no seu ponto de fusão superior de tal maneira que ele se divide em duas estruturas separadas. Conforme o ovário e seu mesentério (o mesovário) são trazidos para a porção superior do ligamento largo, a parte mais proximal do gubernáculo se torna no *ligamento útero-ovariano*, e o gubernáculo distal se torna no *ligamento redondo*.

Genitália externa

No início da quinta semana da vida embrionária, dobras de tecido se formam em cada lado da cloaca e se encontram anteriormente na linha média para originar o tubérculo genital (Figura 5.3). Com a divisão da cloaca pelo septo uroretal e consequente constituição do períneo, essas dobras cloacais são conhecidas anteriormente como *pregas urogenitais* e posteriormente como as *pregas anais*. O tubérculo genital começa a crescer. No embrião feminino, seu crescimento de maneira gradual diminui para se tornar no clitóris, e as pregas urogenitais originam os pequenos lábios. No embrião masculino, o tubérculo genital continua a crescer para formar o pênis, e as pregas urogenitais, acredita-se, fundem-se para envolver a uretra peniana. Na lateral das pregas urogenitais, outro par de dilatações se desenvolve, conhecidas no estágio indiferenciado como *saliências labioescrotais*. Na ausência dos androgênios, elas permanecem separadas para se tornarem nos grandes lábios. O seio urogenital definitivo dá origem ao vestíbulo vaginal, no qual se abrem a uretra, a vagina e as glândulas vestibulares maiores.

Correlações clínicas

Anomalias no desenvolvimento dos sistemas urinário e genital podem ser explicadas e compreendidas após o conhecimento do desenvolvimento embrionário feminino e masculino. Em razão do desenvolvimento entrelaçado desses dois sistemas, anormalidades em um podem estar associadas a anormalidades no outro.[6]

Sistema urinário

Anormalidades do sistema urinário surgem a partir de defeitos no broto uretral, no blastema metanéfrico ou nas suas interações indutoras entre ambos.

Agenesia renal

Agenesia renal ocorre quando um ou ambos os brotos ureterais falham em se formar ou se degeneram e o blastema metanéfrico não é, portanto, induzido para se diferenciar em néfrons. A agenesia renal bilateral é incompatível com a sobrevivência pós-natal, mas, em geral, lactentes com apenas um rim sobrevivem, e esse rim único sofre hipertrofia compensatória. A agenesia renal unilateral está associada com frequência à ausência ou anormalidades nas tubas uterinas, no útero ou na vagina, os derivados dos ductos paramesonéfricos.

Anormalidades de posição renal

Anormalidades de posição renal resultam de distúrbios na ascensão normal dos rins. Um rim pélvico mal rodado é o resultado mais comum. Um rim em ferradura com a fusão dos rins na linha média ocorre em cerca de 1 em 600 indivíduos e tem uma posição final mais baixa que o normal, pois sua ascensão normal é impedida pela raiz da artéria mesentérica inferior.

Duplicação da porção superior do ureter e da pelve renal

A duplicação da porção superior do ureter e da pelve renal é relativamente comum e resulta da bifurcação prematura do broto ureteral. Se dois brotos ureterais se desenvolverem, haverá duplicação completa do sistema coletor. Nesse caso, um broto ureteral irá abrir-se normalmente na parede vesical posterior, e o segundo será carregado mais distalmente dentro do ducto mesonéfrico para formar um orifício ureteral ectópico na uretra, vagina ou no vestíbulo vaginal, sendo a incontinência urinária o sintoma primário de apresentação. A maioria dessas anormalidades urinárias mencionadas permanece assintomática, a menos que obstrução ou infecção sobrevenham. Nesses casos, o desenvolvimento embrionário anômalo deve ser incluído no diagnóstico diferencial.

Sistema genital

Como o desenvolvimento inicial do sistema genital é semelhante em ambos os sexos, os defeitos congênitos no desenvolvimento sexual, em sua maioria originados a partir de uma variedade de anormalidades cromossômicas, tendem a se apresentar clinicamente com genitália externa ambígua. Tais condições são conhecidas como *condições intersexuais* ou *hermafroditismo* e classificadas de acordo com a aparência histológica das gônadas.

Hermafroditismo verdadeiro

Indivíduos com esse problema apresentam ambos os tecidos ovariano e testicular, mais comumente como ovotéstis composto, mas, em alguns casos, com um ovário de um lado e um testículo do outro. No último caso, uma tuba uterina e um corno uterino único podem desenvolver-se no lado com ovário, em razão da ausência do hormônio antimülleriano local. Hermafroditismo verdadeiro é uma condição extremamente rara associada a mosaicismo cromossômico, mutação ou clivagem anormal envolvendo os cromossomos X e Y.

Pseudo-hermafroditismo

Em indivíduos com esse problema, o gênero genético indica um gênero, enquanto a genitália externa apresenta características do outro gênero. Homens com pseudo-hermafroditismo são geneticamente masculinos, porém com genitália externa feminizada, mais comumente se manifestando como hipospadia (abertura uretral na superfície ventral do pênis) ou fusão incompleta das pregas urogenital ou labioescrotal. Mulheres com pseudo-hermafroditismo são geneticamente femininas, porém com genitália externa virilizada, incluindo hipertrofia do clitóris e algum grau de fusão das pregas urogenital ou labioescrotal. Ambos os tipos de pseudo-hermafroditismo são causados por níveis anormais de hormônios sexuais ou anormalidades nos receptores dos hormônios sexuais.

Outra grande categoria de anormalidades do sistema genital envolve vários tipos de malformações uterovaginais, que ocorrem em 0,16% das mulheres (Figura 5.4).[7] Acredita-se que tais malformações sejam resultado de uma ou mais das seguintes situações:

1. Fusão inapropriada dos ductos paramesonéfricos.
2. Desenvolvimento incompleto de um ducto paramesonéfrico
3. Falha de parte do ducto paramesonéfrico de um ou ambos os lados em se desenvolver.
4. Ausência ou canalização incompleta da placa vaginal.

ESTRUTURA PÉLVICA

Pelve óssea

O esqueleto da pelve é formado pelo sacro e cóccix, bem como pelo par de ossos do quadril que se fundem anteriormente para originar a sínfise púbica. A Figura 5.5 ilustra a pelve óssea, os seus ligamentos e os forames.

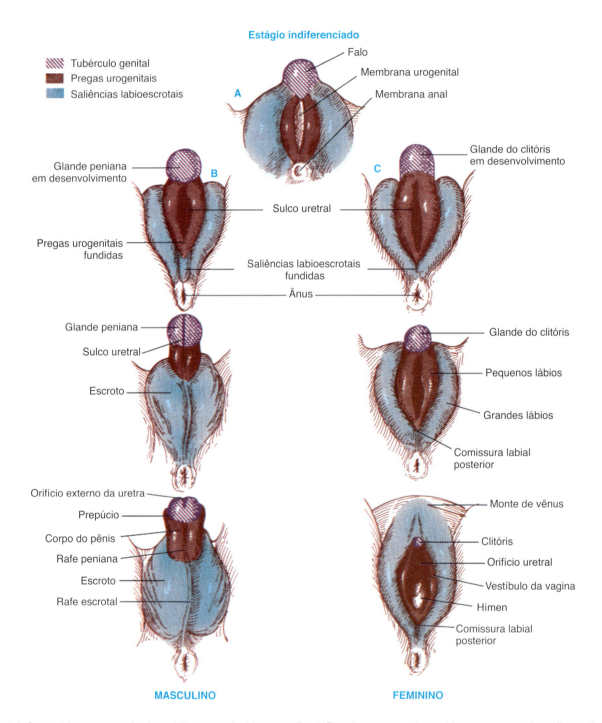

Figura 5.3 Desenvolvimento comparativo das genitálias externas feminina e masculina. **A.** Em ambos os sexos, o desenvolvimento segue um padrão uniforme até a sétima semana e, depois, começa a se diferenciar. **B.** Genitália externa masculina. **C.** Genitália externa feminina.

Capítulo 5 • Anatomia e Embriologia

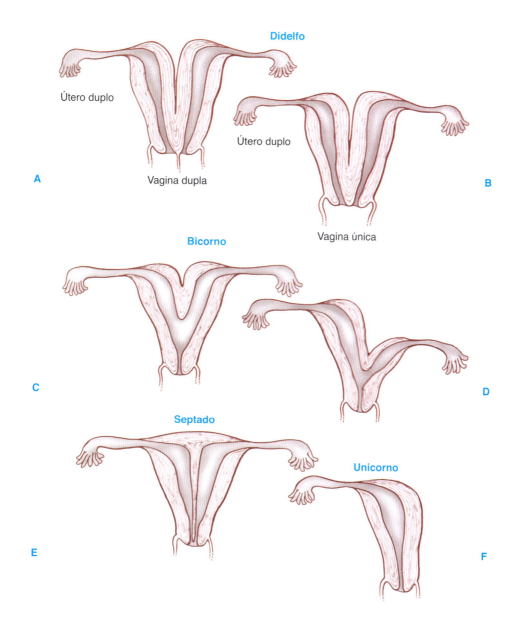

Figura 5.4 Tipos de anormalidades congênitas **A.** Útero duplo (útero didelfo) o vagina dupla. **B.** Útero duplo com vagina única. **C.** Útero bicorno. **D.** Útero bicorno com o corno esquerdo rudimentar. **E.** Útero septado. **F.** Útero unicorno.

Sacro e cóccix

O sacro e o cóccix são uma extensão da coluna vertebral resultante das cinco vértebras sacrais fundidas e das quatro vértebras coccígeas fundidas. Eles estão ligados por uma articulação tipo sínfise (articulação sacrococcígea), que possibilita algum movimento.

As características essenciais do sacro e cóccix são as seguintes:

1. **Promontório sacral** – a projeção mais proeminente e anterior do sacro. É um importante ponto de referência para a inserção de um laparoscópio e para a sacrocolpopexia. Está localizado logo abaixo do nível da bifurcação das artérias ilíacas comuns.
2. **Quatro pares de forames sacrais anteriores e posteriores** – locais de saída para os ramos anteriores e posteriores dos nervos sacrais correspondentes. Os vasos sacrais laterais também atravessam o forame anterior.
3. **Hiato sacral** – resulta da fusão incompleta da lâmina posterior da quinta vértebra sacral, oferecendo acesso ao canal sacral, o qual, do ponto de vista clínico, é importante para a anestesia caudal.

Lateralmente, as asas do sacro oferecem superfícies articulares que articulam com os ossos do quadril para formar as articulações sinoviais sacroilíacas.

Osso do quadril

O par de ossos do quadril apresenta três componentes: o ílio, o ísquio e o púbis. Esses componentes se encontram para formar o acetábulo, cavidade em forma de xícara que acomoda a cabeça do fêmur.

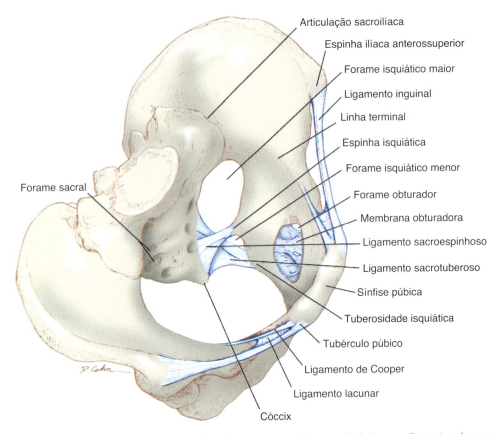

Figura 5.5 Pelve feminina. Ossos pélvicos (osso inominado, sacro e cóccix) e suas articulações, seus ligamentos e forames.

Ílio

1. **Crista ilíaca** – fornece fixação à fáscia ilíaca, aos músculos abdominais e à fáscia lata.
2. **Espinha ilíaca anterior superior e inferior** – a espinha anterossuperior fornece o ponto de fixação do ligamento inguinal e é clinicamente importante como local de referência lateral para a entrada da porta laparoscópica.
3. **Espinha ilíaca posterior superior e inferior** – a espinha anterossuperior é o ponto de fixação dos ligamentos sacrotuberoso e sacroilíaco posterior.
4. **Linha arqueada** – marca a cavidade pélvica e situa-se entre os dois primeiros segmentos do sacro.
5. **Eminência iliopectínea (linha inominada)** – linha de junção do ílio e do púbis.
6. **Fossa ilíaca** – suave concavidade anterior do ílio, coberta pelo músculo ilíaco.

Ísquio

1. **Espinha isquiática** – delimita as incisuras isquiáticas maior e menor acima e abaixo dela. É o ponto de fixação do ligamento sacroespinhoso e do arco tendíneo da fáscia pélvica (linha branca). A espinha isquiática representa um importante local de referência na realização do bloqueio do nervo pudendo e na suspensão vaginal que utiliza o ligamento sacroespinhoso. A palpação vaginal durante o trabalho de parto possibilita a avaliação da descida fetal progressiva.
2. **Ramo do ísquio** – une-se aos ramos púbicos para cercar o forame obturador. Fornece fixação para a fáscia inferior do diafragma urogenital e as fixações musculofasciais perineais.
3. **Tuberosidade isquiática** – proeminência óssea arredondada sobre a qual o corpo se apoia na posição sentada. É um ponto de referência clínico para a passagem da parte inferior das telas para correção do defeito anterior da vagina.

Púbis

1. **Corpo** – formado pela fusão na linha média dos ramos púbicos superior e inferior.
2. **Sínfise púbica** – articulação fibrocartilaginosa tipo sínfise na qual os corpos do púbis se encontram na linha média. Possibilita alguma flexibilidade e mobilidade mínima, que são críticas durante o parto.
3. **Ramos púbicos superior e inferior** – articulam-se com o ramo do ísquio para originar o forame obturador. Fornece a origem para os músculos da coxa e das pernas. Fornece a fixação do folheto inferior do diafragma urogenital. O ramo inferior é um ponto de referência clínico para a passagem do *sling* transobturador para tratamento da incontinência urinária de esforço.
4. **Tubérculo púbico** – uma projeção lateral a partir do ramo púbico superior, ao qual o ligamento inguinal, os retos abdominais e os piramidais se fixam.

Considerações clínicas

Estudos de pelvimetria utilizando exames de imagem de ressonância magnética (RM) ou tomografia computadorizada (TC) encontraram associação entre a arquitetura da pelve óssea, especificamente um maior diâmetro transversal (distância entre as estruturas mais superiores da linha iliopectínea), e uma (linha) conjugada obstétrica menor e a ocorrência de distúrbios do assoalho pélvico.[8,9] As dimensões pélvicas inadequadas podem aumentar a probabilidade de lesão do assoalho pélvico durante o nascimento e predispõem algumas mulheres à falha estrutural no futuro. Em teoria, mulheres com entrada pélvica ampla são mais suscetíveis de sofrer lesões neuromusculares e do tecido conjuntivo durante o trabalho de parto e no período expulsivo, aumentando o risco de desenvolver neuropatia pélvica, prolapso de órgãos pélvicos ou ambos.[8,9] Perda da lordose lombar e entrada pélvica menos vertical são mais comuns em mulheres que desenvolvem prolapso genital.[10,11] Acredita-se que uma orientação vertical menor da entrada pélvica resulte na alteração das forças intra-abdominais, em geral direcionadas anteriormente à sínfise púbica, de modo que uma proporção maior dessa força seja direcionada para as vísceras pélvicas, os seus tecidos conjuntivos e a musculatura de suporte. Estudos recentes demonstraram que uma pelve maior com um maior diâmetro transversal está sujeita a uma maior força intra-abdominal exercida para baixo.[12,13] Esses estudos reforçam teorias anteriores de que as pelves menores podem ter um efeito protetor.[8] Estudos demonstraram um risco menor de alterações do assoalho pélvico nas mulheres afro-americanas, que pode ser devido a terem pelves relativamente mais estreitas.[14] Entretanto, a compreensão sobre o formato da pelve ainda é rudimentar. Um estudo de RM, no qual apenas mulheres brancas foram selecionadas para eliminar o elemento etnia como um potencial confundidor, revelou que as dimensões da pelve óssea foram similares ao nível dos músculos do assoalho pélvico nas pacientes com e sem prolapso de órgãos pélvicos.[15]

Articulações dos ossos pélvicos

Os ossos pélvicos estão unidos por quatro articulações (dois pares):

1. **Duas articulações tipo sínfise cartilaginosas – articulação sacrococcígea e sínfise púbica:** estas articulações estão rodeadas por fortes ligamentos anterior e posteriormente, que são responsivos ao efeito da relaxina que facilitam o parto.
2. **Duas articulações sinoviais – as articulações sacroilíacas:** estas articulações são estabilizadas pelos ligamentos sacroilíacos, ligamento iliolombar, ligamento lombossacral lateral, ligamento sacrotuberoso e ligamento sacroespinhoso.

A pelve é dividida em *pelve maior* e *menor* por um plano oblíquo que passa pelo promontório, pela *linha inominada (linha arqueada do íleo)*, linha pectínea, monte pubiano e margem superior da sínfise púbica. Esse plano situa-se ao nível da abertura superior da pelve (*entrada da pelve*) ou margem pélvica. A abertura inferior da pelve ou *saída da pelve* é, de maneira irregular, limitada pela ponta do cóccix, pela sínfise púbica e pelas tuberosidades isquiáticas. As dimensões das aberturas pélvicas superior e inferior apresentam implicações obstétricas importantes.

Ligamentos

Quatro ligamentos, inguinal, de Cooper, sacroespinhoso e sacrotuberoso, que são de especial importância para o cirurgião ginecológico.

Ligamento inguinal

O ligamento inguinal é importante do ponto de vista cirúrgico no reparo da hérnia inguinal. O ligamento inguinal:

1. É formado pela borda inferior da aponeurose do músculo oblíquo externo dobrado sobre si mesmo.
2. É fundido lateralmente à fáscia do ilíaco e inferiormente à fáscia lata.
3. Achata-se medialmente no ligamento lacunar que origina a borda medial do anel femoral.

Ligamento de Cooper

O ligamento de Cooper é utilizado com frequência em procedimentos para suspensão da bexiga. O ligamento de Cooper:

1. É uma forte tira de tecido fibroso que se estende ao longo da linha pectínea, também conhecido como ligamento pectíneo.
2. Funde-se lateralmente ao ligamento iliopectíneo e medialmente com o ligamento lacunar.

Ligamento sacroespinhoso

O ligamento sacroespinhoso é, em geral, utilizado para a suspensão cirúrgica da vagina. Esse ligamento oferece a vantagem da via cirúrgica vaginal. O ligamento sacroespinhoso:

1. Estende-se da espinha isquiática ao aspecto lateral do sacro
2. É separado do espaço retovaginal pelos pilares retais
3. Situa-se anterior ao nervo pudendo e aos vasos pudendos internos, onde se fixa à espinha isquiática.

A artéria glútea inferior, com extensa circulação colateral, é encontrada entre os ligamentos sacroespinhoso e sacrotuberoso, podendo ser lesionada durante a cirurgia de suspensão do sacroespinhoso **(Figura 5.6)**.[16] Lesão da artéria glútea inferior, do nervo pudendo e de vasos pudendos internos, durante esse procedimento, pode ser minimizada pela retração cuidadosa e controlada, bem como pelo posicionamento da sutura a pelo menos duas polpas digitais medialmente à espinha isquiática.

Ligamento sacrotuberoso

O ligamento sacrotuberoso é utilizado em alguns casos como ponto de fixação para a suspensão do fórnix vaginal, algumas vezes inadvertidamente transpassado durante uma tentativa de suspensão do sacroespinhoso. O ligamento sacrotuberoso:

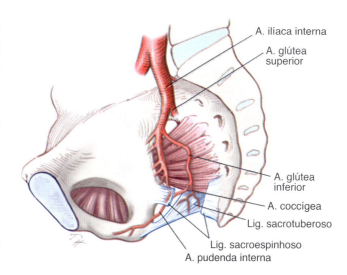

Figura 5.6 Desenho da hemipelve esquerda com o ligamento sacroespinhoso recortado. a.: artéria; Inf.: inferior; lig.: ligamento, n.: nervo; Sacrosp.: sacroespinhoso; Sacrotub: Sacrotuberoso. (Redesenhada a partir de: **Thompson JR, Gibbs JS, Genadry R et al.** Anatomy of pelvic arteries adjacent to the sacrospinous ligament: importance of the coccygeal branch of the inferior gluteal artery. *ObstetGynecol.* 1999;#94:973-977, com permissão.)

1. Estende-se da tuberosidade isquiática ao aspecto lateral do sacro
2. Funde-se medialmente com o ligamento sacroespinhoso
3. Situa-se posteriormente ao nervo pudendo e aos vasos pudendos internos.

Forames

A pelve óssea e seus ligamentos delineiam três forames importantes que possibilitam a passagem de vários músculos, nervos e vasos para as extremidades inferiores.

Forame isquiático maior

Pelo forame isquiático maior passam as seguintes estruturas: o músculo piriforme, os nervos e vasos glúteos superiores, o nervo ciático junto com os nervos do músculo quadrado femoral, os nervos e vasos glúteos inferiores, o nervo cutâneo posterior da coxa, os nervos do obturador interno e os nervos e vasos pudendos internos.

Forame isquiático menor

Pelo forame isquiático menor passa o tendão do obturador interno até a sua inserção no trocanter maior do fêmur, assim como retornam à pelve o nervo do obturador interno e os vasos e nervos pudendos.

Forame obturador

3 O forame obturador conduz os nervos e vasos obturadores. O feixe neurovascular do obturador pode ser lesionado durante a colocação da faixa transobturadora, um procedimento para tratamento de incontinência urinária. Kits de prótese mais antigos usados para tratar prolapso vaginal anterior e apical que utilizavam trocateres eram passados ao lado, muito próximo, do ramo isquiopúbico descendente, mas medialmente ao forame obturador. A lesão dos nervos e vasos do obturador pode ser evitada durante esses procedimentos por meio da identificação cuidadosa dos pontos de referência anatômicos e da passagem mais afastada do forame obturador.

Músculos

Os músculos da pelve incluem aqueles da parede lateral e os do assoalho pélvico (**Figura 5.7**; **Tabela 5.2**).

Parede lateral

Os músculos da parede lateral da pelve passam para a região glútea, a fim de auxiliar na rotação e na adução da coxa. Eles incluem o piriforme, o obturador interno e o iliopsoas.

Assoalho pélvico

Diafragma pélvico

O diafragma pélvico é uma partição fibromuscular em forma de funil que cria a estrutura de sustentação primária para os órgãos pélvicos (**Figura 5.8**). É composto pelos músculos levantador do ânus (pubococcígeo, puborretal, iliococcígeo) e coccígeo, junto com suas fáscias superiores e inferiores (**Tabela 5.2**). Ele origina o teto da fossa isquiorretal.

Levantador do ânus

Os músculos que compõem o levantador do ânus são compostos pelo pubococcígeo (incluindo o pubovaginal e pubouretral), puborretal e iliococcígeo. O levantador do ânus é uma larga lâmina muscular encurvada, a qual se alonga anteriormente em direção ao púbis e posteriormente para o cóccix e de um lado a outro da pelve. É perfurado pela uretra, vagina e pelo canal anal. Origina-se no arco tendíneo, estendendo-se a partir do corpo do púbis até a espinha isquiática. **O arco tendíneo, chamado de *arco tendíneo do levantador do ânus*, é constituído por um espessamento da fáscia do obturador e serve como ponto de referência lateral e local de fixação para alguns procedimentos de suspensão vaginal.** O levantador do ânus está inserido no tendão central do períneo, na parede do canal anal, no ligamento anococcígeo, no cóccix e na parede vaginal.

O levantador do ânus auxilia os músculos da parede abdominal anterior na contenção dos órgãos abdominais e pélvicos. Ele sustenta a vagina, facilita a defecação e auxilia na manutenção da continência fecal. Durante o parto, o levantador do ânus sustenta a cabeça fetal enquanto o colo se dilata. Um modelo de parto vaginal simulado demonstrou que os músculos pubococcígeos se alongam mais de três vezes o seu comprimento original.[17] A porção anterior do complexo do levantador do ânus serve para fechar o hiato urogenital e puxar a uretra, a vagina, o períneo e anorecto em direção ao osso púbico, enquanto a porção posterior orientada em posição horizontal (placa do levantador) serve como diafragma de sustentação ou "batente" por trás das vísceras pélvicas. A perda do tônus normal do levantador do ânus, por desnervação ou trauma muscular direto, resulta em flacidez do hiato urogenital, perda da orientação horizontal da placa do levantador e configuração semelhante a de uma tigela. Essas alterações podem ser bilaterais ou assimétricas.[18] Tais configurações são vistas com mais frequência em mulheres com prolapsos do que naquelas com sustentação normal dos órgãos pélvicos.[19]

O levantador do ânus é composto de fibras de músculo estriado predominantemente do tipo I (contração lenta) que mantém um estado constante de contração sob repouso. A atividade basal do levantador do ânus é manter o hiato urogenital estreito e puxar as partes distais da uretra, vagina e reto na direção dos ossos púbicos. As fibras musculares tipo II (contração rápida) permitem a contração muscular do reflexo involuntário desencadeada pelo aumento súbito na pressão abdominal e pelas contrações voluntárias, assim como nos exercícios de Kegel. O relaxamento desses músculos ocorre apenas rapidamente e de forma intermitente durante processos de evacuação/saída (micção, defecação e no parto).

É tradicionalmente conhecido que os músculos do levantador do ânus são inervados pelo nervo pudendo na superfície perineal e por ramos diretos dos nervos sacrais na superfície pélvica; no entanto, evidências indicam que os músculos do levantador do ânus são inervados apenas por um nervo que passa pela superfície superior (intrapélvica) dos músculos sem a contribuição do nervo pudendo.[20-25] Este nervo, referido como o *nervo do levantador do ânus*, origina-se a partir de S3, S4 e/ou S5 e inerva tanto o coccígeo quanto o complexo de músculos do levantador do ânus.[20] Após sair do forame sacral, viaja 2 a 3 cm medial à espinha isquiática e ao arco tendíneo do elevador do ânus através do coccígeo, iliococcígeo, pubococcígeo e puborretal. Ocasionalmente, um nervo separado vem diretamente de S5 para inervar o músculo puborretal de modo independente. Dada a sua localização, o nervo levantador do ânus está suscetível a lesão durante o parto e cirurgia pélvica, como durante suspensões dos fórnices vaginais ao ligamento sacroespinhoso ou ao iliococcígeo.

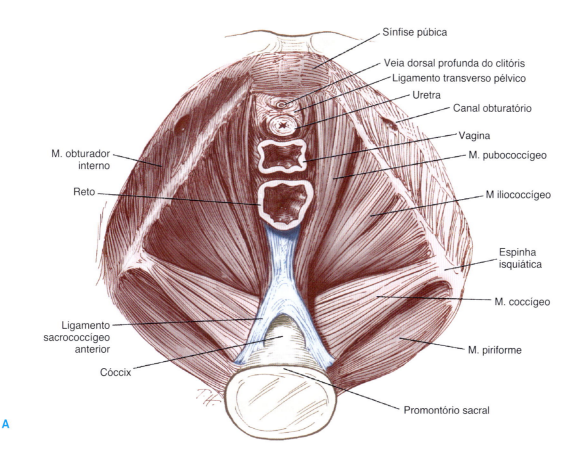
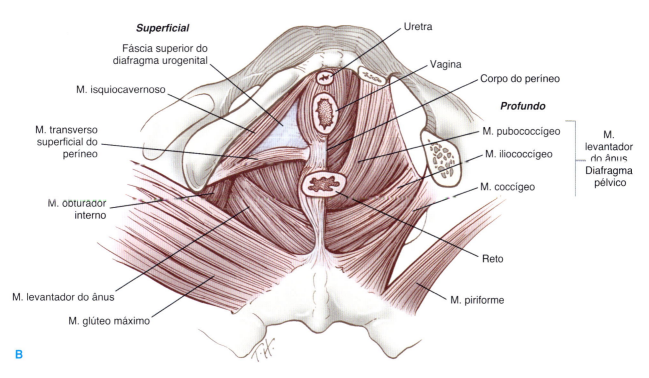

Figura 5.7 Diafragma pélvico. **A.** Visão interna do assoalho pélvico que ilustra os músculos do diafragma pélvico e as suas fixações à pelve óssea. **B.** Visão externa do diafragma pélvico que mostra as divisões dos músculos do levantador do ânus (plano superficial removido à direita). (*continua*)

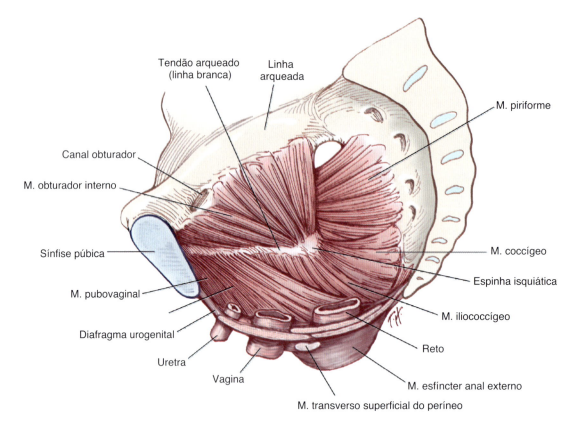

Figura 5.7 Diafragma pélvico. (*continuação*) **C.** Visão lateral e sagital do diafragma pélvico e fáscia superior do diafragma urogenital. Os músculos incluem o transverso profundo do períneo e o esfíncter da uretra.

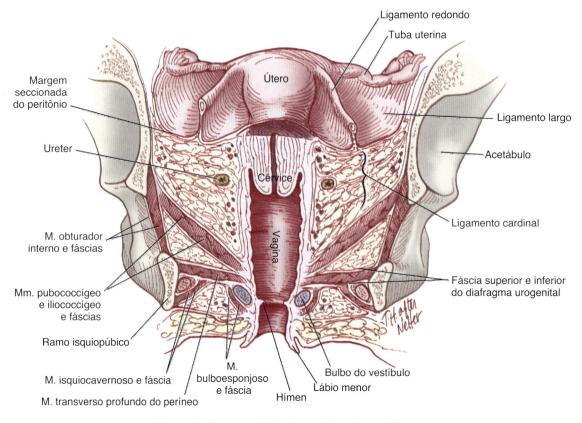

Figura 5.8 Ligamentos e fáscias de suporte das vísceras pélvicas.

Capítulo 5 • Anatomia e Embriologia

Tabela 5.2 Músculos do assoalho pélvico.

	Origem	Inserção	Ação	Inervação
Parede pélvica lateral				
Piriforme	Aspecto anterior de S2–S4 e ligamento sacrotuberoso	Trocanter maior do fêmur	Rotação lateral, abdução da coxa em flexão; mantém a cabeça do fêmur no acetábulo	S1–S2; forma um leito muscular para o plexo sacral
Obturador interno	Ramos púbicos superior e inferior	Trocanter maior do fêmur	Rotação lateral da coxa em flexão; auxilia a manutenção da cabeça do fêmur no acetábulo	(L5, S1) Nervo para o músculo obturador interno
Iliopsoas	Psoas – a partir da margem lateral das vértebras lombares; ílio – a partir da fossa ilíaca	Trocanter menor do fêmur	Flexiona a coxa e estabiliza o tronco sobre a coxa; flexiona a coluna vertebral ou a inclina lateralmente	(L1–L3) Psoas – ramo ventral do nervo lombar (L2–L3) Ilíaco – nervo femoral contém o plexo lombar dentro de seu corpo muscular
Assoalho pélvico				
Diafragma pélvico				
Levantador do ânus *Pubococcígeo* *Pubovaginal* *Puborretal*	A partir do arco tendíneo, estendendo-se a partir do corpo do púbis para a espinha isquiática	Tendão central do períneo; parede do canal anal; ligamento anococcígeo; cóccix; parede vaginal	Auxilia os músculos da parede abdominal anterior na contenção dos órgãos abdominais e pélvicos; sustenta a parede posterior da vagina; facilita a defecação; ajuda na continência fecal; durante o parto, sustenta a cabeça fetal quando ocorre a dilatação cervical	S3–S4; o nervo retal inferior
Coccígeo	Espinha isquiática e ligamento sacroespinhoso	Margem lateral da quinta vértebra sacral e cóccix	Sustenta e puxa anteriormente o cóccix	S4–S5
Diafragma urogenital				
Transverso profundo do períneo	Aspecto medial do ramo isquiopúbico	Porção inferior da parede vaginal; fibras anteriores se misturam àquelas do esfíncter da uretra	Estabiliza o tendão central do períneo	S2–S4; nervo perineal
Esfíncter da uretra	Aspecto medial do ramo isquiopúbico	Uretra e vagina	Comprime a uretra	S2–S4; nervo perineal

Diafragma urogenital

Os músculos do diafragma urogenital reforçam a parte anterior do diafragma pélvico e estão intimamente relacionados à vagina e à uretra. Estão protegidos entre a fáscia inferior e superior do diafragma urogenital. Os músculos incluem o transverso profundo do períneo e o esfíncter da uretra (ver **Tabela 5.2**).

Vasos sanguíneos

Os vasos sanguíneos pélvicos suprem as estruturas genitais, assim como:
- Sistemas urinário e gastrintestinal
- Músculos da parede abdominal, do assoalho pélvico e períneo, dos glúteos e da parte superior da coxa
- Fáscias, outros tecidos conjuntivos e ossos
- Pele e outras estruturas superficiais.

Classicamente, os vasos que suprem os órgãos são conhecidos como *viscerais*, e aqueles que suprem as estruturas de sustentação são chamados *parietais*.

Principais vasos sanguíneos

O curso dos principais vasos que suprem a pelve está ilustrado na Figura 5.9. Suas origens, cursos, ramificações e drenagens venosas são apresentadas na Tabela 5.3. Em geral, o sistema de drenagem venosa da pelve segue bem de perto o suprimento arterial e é nomeado da mesma maneira. Não raro, uma veia drenando certa área particular pode dar origem a um plexo com múltiplas conexões. Sistemas venosos, que são aos pares, espelham um ao outro em seus padrões de drenagem, com a notável exceção das veias ovarianas. Características não usuais de drenagem venosa também estão listadas na **Tabela 5.3**.

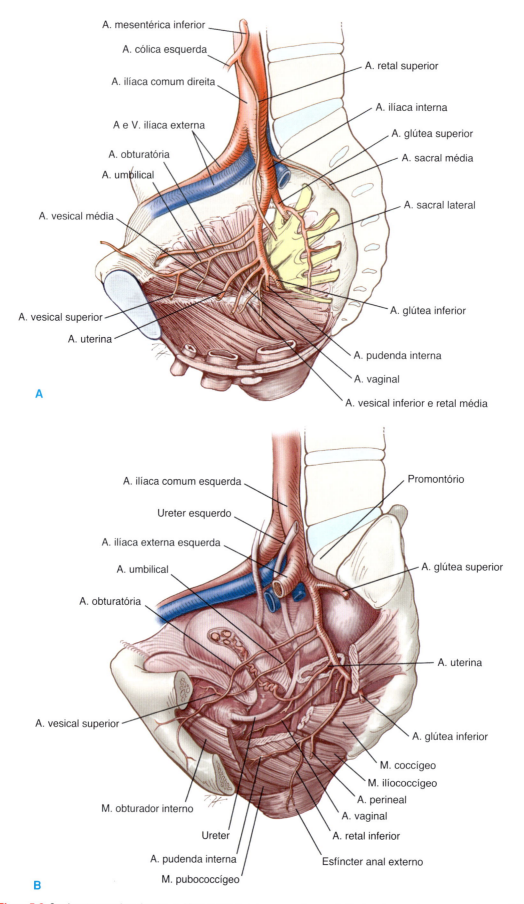

Figura 5.9 Suprimento sanguíneo da pelve. **A.** Visão sagital da pelve sem as vísceras. **B.** Suprimento sanguíneo para uma víscera pélvica.

Princípios gerais

"Controle do suprimento sanguíneo" e "manutenção meticulosa da hemostasia" são dois conselhos comumente feitos aos jovens cirurgiões. No desenvolvimento da familiaridade com o padrão do fluxo sanguíneo na pelve, várias características únicas devem ser entendidas em razão das suas implicações potenciais à prática cirúrgica:

1. **Os vasos pélvicos desempenham papel importante na sustentação pélvica.** Eles fornecem condensações da fáscia endopélvica, as quais atuam como reforço à posição anatômica dos órgãos pélvicos.[26]
2. **Há variações anatômicas significativas entre indivíduos no padrão de ramificação dos vasos ilíacos internos.** Não existe uma ordem constante de quais ramos se dividem a partir do vaso de origem. Alguns deles podem surgir como troncos comuns ou emergir a partir de outros ramos em vez da ilíaca interna. Em certas ocasiões, um ramo pode surgir a partir de outro vaso (p. ex., a artéria obturatória pode surgir da artéria ilíaca externa ou da epigástrica inferior). Essa variação pode ser encontrada nos ramos de outros vasos principais. As artérias ovarianas podem surgir a partir das artérias renais ou como um tronco comum originando da face anterior da aorta. É possível que a artéria glútea inferior se origine do ramo posterior ou anterior da artéria ilíaca interna (hipogástrica). Padrões de fluxo sanguíneo podem ser assimétricos em um mesmo indivíduo, e estruturas nutridas pelas anastomoses de diferentes vasos podem mostrar variações de pessoa a pessoa na proporção do suporte vascular fornecido pelos vasos envolvidos.[26] O cirurgião pélvico deve estar preparado para alterações dos padrões vasculares descritos nos "livros" de anatomia.
3. **A vascularização pélvica é um sistema de grande volume, alto fluxo e com capacidade expansiva enorme ao longo da vida reprodutiva.** O fluxo sanguíneo pelas artérias uterinas aumenta cerca de 500 mℓ por minuto no final da gravidez. Em mulheres não grávidas, certas condições, como miomas uterinos ou neoplasias malignas, podem estar associadas à neovascularização e hipertrofia dos vasos existentes, bem como a um aumento correspondente no fluxo sanguíneo pélvico. Compreender as características do volume e fluxo da vascularização pélvica nas diferentes situações clínicas possibilitará ao cirurgião antecipar problemas e tomar as medidas apropriadas pré e intraoperatórias (incluindo disponibilidade de sangue e hemoderivados) para evitar ou controlar hemorragias.
4. **A vascularização pélvica é uma rede extensa de conexões colaterais que fornecem comunicação anastomótica rica entre os diferentes sistemas vasculares principais (Figura 5.10).** O exagero dessa vascularização é importante ao assegurar o suprimento adequado de oxigênio e nutrientes no evento de grande trauma ou outro comprometimento vascular. A ligadura da artéria hipogástrica continua a ser utilizada como estratégia para o manejo de hemorragia pélvica maciça quando outras medidas falham. A ligadura da artéria hipogástrica bilateral, em especial quando combinada à ligadura da artéria ovariana, reduz de maneira drástica a pressão de pulso na pelve, convertendo as características do fluxo delas de um sistema arterial para um sistema venoso e possibilitando o uso de canais colaterais da circulação para o suprimento sanguíneo contínuo às estruturas pélvicas. A significância do fluxo sanguíneo colateral é demonstrada pelos relatos de gestações bem-sucedidas que ocorrem após esse procedimento.[27] A Tabela 5.4 lista os canais colaterais da circulação na pelve.

Considerações vasculares especiais

Durante a laparoscopia, é comum ocorrer lesão vascular durante o acesso laparoscópico. Para evitar lesão das estruturas vasculares e hemorragia resultante no momento da inserção de um trocarte pela parede abdominal anterior durante a laparoscopia, o cirurgião deve manter em mente certas relações anatômicas. A lesão vascular mais comum é a laceração da artéria epigástrica inferior durante a colocação dos trocartes laterais. A artéria epigástrica inferior é um ramo da artéria ilíaca externa, que surge do vaso original na borda medial do ligamento inguinal e cursa lateral e cefalicamente em direção à bainha do reto, ao nível da linha arqueada, e posterior a ela. Em geral, situa-se cerca de 1,5 cm lateral à prega umbilical medial, que marca o local da artéria umbilical obliterada. **Durante a laparoscopia, a artéria epigástrica inferior quase sempre pode ser visualizada entre a artéria umbilical obliterada medialmente e a entrada do ligamento redondo no canal inguinal lateralmente.** Essa artéria pode ser traçada visualmente em direção cefálica sob transiluminação, possibilitando a inserção segura da porta de acesso lateral. A aorta distal, que se situa diretamente sob o umbigo, e a artéria ilíaca comum direita, que cruza a linha média, são particularmente suscetíveis à lesão durante a inserção do trocarte laparoscópico umbilical. A bifurcação da aorta ocorre ao nível de L4 a L5, logo acima do promontório. A palpação do promontório sacral para guiar a inserção do trocarte possibilita ao cirurgião evitar as estruturas vasculares principais nesta área (ver Figura 26.11, no Capítulo 26). **A veia ilíaca comum esquerda situa-se medialmente à artéria e está sob risco de lesão durante a inserção do trocarte umbilical e quando ocorrer dissecção para realização sacrocolpopexia.**

Vasos linfáticos

O sistema linfático absorve e transporta fluido intersticial dos tecidos, incluindo moléculas maiores, como proteínas e resíduos celulares. Os pequenos capilares linfáticos drenam órgãos e formam os vasos maiores que drenam nos linfonodos. **Os linfonodos pélvicos estão, em geral, organizados em grupos ou cadeias e seguem o curso dos grandes vasos pélvicos, segundo o qual são normalmente nomeados. É comum os linfonodos menores que estão perto das estruturas viscerais serem nomeados conforme os órgãos que drenam.** Os linfonodos pélvicos, que recebem vasos linfáticos aferentes das estruturas viscerais e parietais pélvicas e perineais, enviam eferentes linfáticos aos grupos linfonodais mais próximos. O número de linfonodos e a sua localização exata são variáveis; contudo, certos linfonodos tendem a ser relativamente constantes:

1. Os linfonodos obturatórios no forame obturador próximos aos vasos e ao nervo obturatório.
2. Linfonodos na junção das veias ilíacas internas e externas.
3. Linfonodo ureteral no ligamento largo próximo à cérvice onde a artéria uterina cruza sobre o ureter.
4. O linfonodo de *Cloquet* ou de Rosenmüller – o mais cefálico dos linfonodos inguinais profundos que se situam dentro da abertura do canal femoral.

Tabela 5.3 — Principais vasos sanguíneos da pelve.

Artéria	Origem	Curso
Ovariana	Origina-se a partir da superfície ventral da aorta, logo abaixo da origem dos vasos renais	Cruza os vasos ilíacos comuns; em proximidade com o ureter em boa parte do seu curso, cruza sobre o ureter enquanto superficial ao músculo psoas e corre lateralmente ao ureter quando entra na pelve como parte do ligamento infundibulopélvico
Artéria mesentérica inferior (AMI)	Artéria retroperitoneal única situada à esquerda, que se origina a partir da aorta 2 a 5 cm proximal à bifurcação desta	AMI e seus ramos atravessam o músculo psoas esquerdo e os vasos ilíacos comuns; AMI cursa anterior ao ureter e aos vasos ovarianos acima da margem pélvica
Artéria ilíaca comum	Divisão terminal da aorta ao nível da quarta vértebra lombar	Curso oblíquo e lateral, cerca de 5 cm de comprimento
Artéria femoral ilíaca externa	Bifurcação lateral da ilíaca comum, inicia-se opostamente à articulação lombossacral	Ao longo da borda medial do músculo psoas e parede lateral da pelve; se torna artéria femoral após passar sob o ligamento inguinal para suprir a extremidade inferior
Artéria ilíaca interna (hipogástrica)	Bifurcação medial da artéria ilíaca comum, inicia-se opostamente à articulação lombossacral; é a principal fonte de irrigação da pelve	Desce direto para a pelve; divide-se em divisão anterior e posterior a 3-4 cm da origem
Artéria pudenda	Artéria ilíaca interna; fornece o principal suprimento sanguíneo ao períneo	Deixa a pelve por meio do forame isquiático maior, passa ao redor da espinha isquiática e entra na fossa isquiorretal pelo forame isquiático menor. Em seu trajeto para o períneo, posiciona-se junto ao nervo pudendo dentro do canal de Alcock, um túnel fascial sobre o músculo obturador interno
Artéria sacral média	Vaso ímpar, localizado na linha média emergindo da parte posterior da aorta terminal	Cursa sobre as vértebras lombares inferiores, sacro e cóccix
Artérias lombares	Ramos segmentares emergindo a cada nível lombar a partir da aorta posterior	Passam ao redor/lateralmente das quatro vértebras lombares superiores, dividem-se em ramos anterior e posterior

Ramificações	Drenagem venosa
Aos ovários, tubas uterinas, ligamento largo; com frequência, pequenos ramos ao ureter	O lado direito drena para a veia cava inferior; o lado esquerdo drena para a veia renal esquerda
1. *Cólica esquerda* – origina-se acima da margem pélvica; supre o colo transverso esquerdo, flexura esplênica, cólon descendente 2. *Sigmoidea* – vários ramos; supre o cólon sigmoide 3. *Retal superior (hemorroidária)* – divide-se em dois ramos terminais para suprir o reto	A veia mesentérica inferior drena para a veia esplênica
1. *Ilíaca externa* 2. *Ilíaca interna*	Situa-se posterior e levemente medial às artérias; drenagem para a veia cava inferior
1. *Epigástrica superficial* – supre a pele e o tecido subcutâneo da parede abdominal anterior inferior 2. *Pudenda externa* – supre a pele e o tecido subcutâneo do monte de vênus (púbis) e a parte anterior da vulva 3. *Circunflexa ilíaca superficial* – supre a pele e os tecidos subcutâneos do flanco 4. *Epigástrica inferior* – supre a camada musculofascial da parede abdominal anterior e inferior 5. *Circunflexa ilíaca profunda* – supre a camada musculofascial da parede abdominal inferior	Situa-se posteriormente e medialmente à artéria conforme entram na coxa anterior; drenagem para as veias ilíacas comuns
Divisão posterior: 1. *Iliolombar* – anastomose com as artérias lombar e circunflexa ilíaca profunda; ajuda a suprir a parede abdominal inferior, fossa ilíaca 2. *Sacral lateral* – supre o conteúdo do canal sacral, músculo piriforme 3. *Glútea superior* – supre os músculos glúteos *Divisão anterior:* 1. *Obturatória* – supre a fossa ilíaca, púbis posterior, músculo obturador interno 2. *Pudenda interna* 3. *Umbilical* – remanescente da artéria umbilical fetal; após a emissão das ramificações, como o ligamento umbilical medial 4. *Vesical superior, média e inferior* – supre a bexiga e emite um ou mais ramos ao ureter 5. *Retal média (hemorroidária)* – supre o reto, emite ramos para a vagina média 6. *Uterina* – supre o corpo uterino e a cérvice, com ramos para a parte superior da vagina, tubas uterinas, ligamento redondo e ovários 7. *Vaginal* – supre a vagina 8. *Glútea inferior* – supre os músculos glúteos, músculos da coxa posterior	Profunda às artérias a partir do plexo; drenagem para as veias ilíacas comuns
1. *Retal inferior (hemorroidária)* – supre o canal anal, esfíncter anal externo, pele perianal, com ramos para o levantador do ânus 2. *Perineal* – supre a pele perineal, músculos do compartimento perineal superficial (bulboesponjoso, isquiocavernoso, perineal transverso superficial) 3. *Dorsal do clitóris* – supre o clitóris, bulbo vestibular, glândula de Bartholin e uretra	Drenagem para as veias ilíacas internas
Supre as estruturas ósseas e musculares da parede pélvica posterior	O par de veias sacrais médias, em geral, drena para a veia ilíaca comum esquerda
Suprem a musculatura da parede abdominal (oblíquo externo/interno, transverso do abdome)	Veias para a veia cava inferior

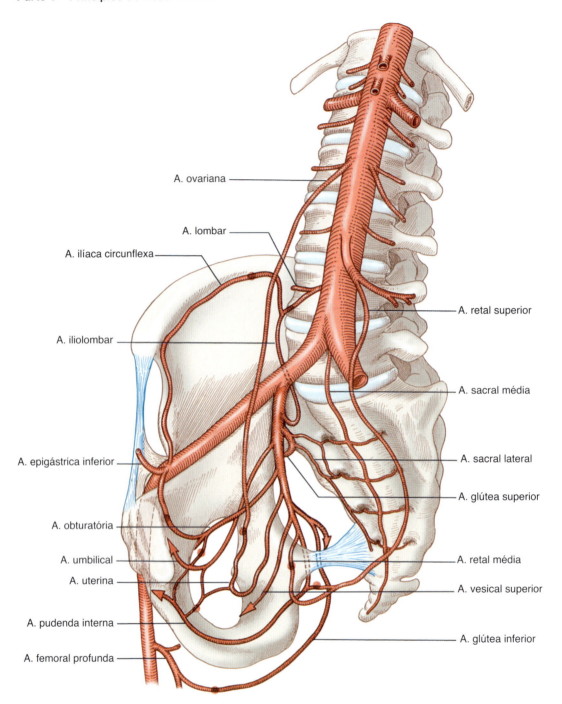

Figura 5.10 Vasos sanguíneos colaterais da pelve. (Adaptada de: **Kamina P.** *Anatomie Gynécologique et Obstétricale.* Paris, France: Maloine Sa Éditeur, 1984:125.)

A **Figura 5.11** ilustra o sistema linfático pélvico. A **Tabela 5.5** delineia as principais cadeias linfáticas de relevância da pelve e suas conexões aferentes primárias a partir das principais estruturas pélvicas e perineais. Existem extensas interconexões entre os vasos linfáticos e os linfonodos. Em geral, mais de uma via linfática está disponível para a drenagem de cada local da pelve. O fluxo linfático bilateral e cruzado pode ocorrer, e grupos inteiros de linfonodos podem ser *bypassados* para alcançar cadeias mais proximais.

A história natural da maioria das malignidades do sistema genital reflete de maneira direta a drenagem linfática dessas estruturas, mas devido às várias interconexões das diferentes vias linfáticas e da variabilidade individual, tornam a disseminação da malignidade algo imprevisível. Metástase para os linfonodos regionais é um dos fatores mais importantes na formulação dos planos de tratamento para as malignidades ginecológicas e a predição do eventual desfecho.

Nervos

A pelve é inervada por ambos os sistemas nervosos autônomo e somático. Os nervos autônomos incluem ambas as fibras

Capítulo 5 • Anatomia e Embriologia

Tabela 5.4 Circulação arterial colateral da pelve.

Artéria primária	Artérias colaterais
Aorta	
Artéria ovariana	Artéria uterina
Artéria retal superior (artéria mesentérica inferior)	Artéria retal média
	Artéria retal inferior (pudenda interna)
Artérias lombares	Artéria iliolombar
Artérias vertebrais	Artéria iliolombar
Artéria sacral média	Artéria sacral lateral
Ilíaca externa	
Artéria circunflexa ilíaca profunda	Artéria iliolombar
	Artéria glútea superior
Artéria epigástrica inferior	Artéria obturatória
Femoral	
Artéria circunflexa femoral medial	Artéria obturatória
	Artéria glútea inferior
Artéria circunflexa femoral lateral	Artéria glútea superior
	Artéria iliolombar

simpáticas (adrenérgicas) e *parassimpáticas* (colinérgicas), além de fornecerem a inervação primária para as estruturas viscerais e os vasos sanguíneos genitais, urinários e gastrintestinais.

Inervação somática

O *plexo lombossacral* e seus ramos fornecem a inervação somática motora e sensorial para a parede abdominal inferior, os diafragmas pélvico e urogenital, o períneo e o quadril e extremidade inferior **(Figura 5.12)**. Os nervos originados a partir dos músculos, o tronco lombossacral, as divisões anteriores dos quatro nervos sacrais superiores (*plexo sacral*) e a divisão anterior do nervo coccígeo e fibras a partir do quarto e quinto nervos sacrais (*plexo coccígeo*) se encontram profundamente na parte posterior da pelve, na superfície anterior do músculo piriforme e lateralmente ao cóccix respectivamente. Na **Tabela 5.6**, cada ramo principal é listado pelo segmento espinal e as estruturas inervadas. Além desses ramos, o plexo lombossacral inclui nervos que inervam os músculos da parede lateral da pelve (obturador interno, piriforme), musculatura posterior do quadril e o diafragma pélvico. Um componente visceral, o nervo esplâncnico pélvico está incluído.

Os nervos que inervam os aspectos cutâneos anterior, medial e lateral das extremidades inferiores e a musculatura profunda da coxa anterior deixam a pelve passando pelo ligamento inguinal. Nervos que inervam as estruturas cutâneas posteriores e profundas do quadril, da coxa e das pernas encontram-se profundamente na pelve e estão protegidos contra lesão durante a cirurgia pélvica. **O nervo obturador caminha junto à parede pélvica lateral, a fim de passar através do forame obturador para alcançar a parte superior da coxa. Pode ser encontrado em dissecções mais radicais envolvendo a parede pélvica lateral, e alcançado nos reparos paravaginais ou nos procedimentos para o tratamento da incontinência urinária e dos prolapsos** com uso de agulhas. **A lesão do nervo obturatório resulta em dor, perda sensorial na coxa média e perda motora para o grupo de músculos adutores.**

O nervo pudendo inerva os esfíncteres estriados uretral e anal, bem como a musculatura perineal profunda e superficial, fornecendo inervação sensorial à genitália externa. Esse nervo tem origem a partir de S2–S4, cruza sobre o músculo piriforme, a fim de seguir junto com os vasos pudendos internos para a fossa isquiorretal por meio do forame isquiático menor, e caminha pelo canal do pudendo (canal de Alcock) na face medial dos músculos obturadores internos, onde se divide nos seus três ramos terminais para fornecer inervação primária ao períneo. À medida que o nervo pudendo passa posteriormente para a espinha isquiática e atrás do terço lateral do ligamento sacroespinhoso, pode ocorrer aprisionamento ou lesão do nervo pudendo com colocação de sutura no ligamento sacroespinhoso ou arco tendíneo da fáscia

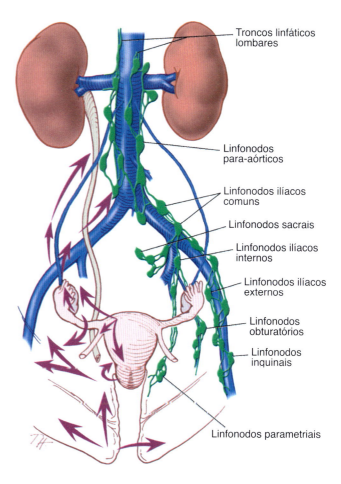

Figura 5.11 Drenagem linfática da pelve feminina. A vulva e a vagina inferior são drenadas pelos linfonodos inguinais superficiais e profundos, algumas vezes direto pelos linfonodos ilíacos (junto com a veia dorsal do clitóris) e para o outro lado. A cérvice e a vagina superior drenam lateralmente para os linfonodos parametriais, obturatórios e ilíacos externos e posteriormente junto com os ligamentos uterossacros para os linfonodos sacrais. A drenagem a partir destes grupos de linfonodos primários é para cima, junto ao ligamento infundibulopélvico, semelhante à drenagem do ovário e das tubas uterinas para os linfonodos para-aórticos. O corpo uterino inferior drena da mesma maneira que a cérvice. Raramente a drenagem ocorre ao longo do ligamento redondo para os linfonodos inguinais.

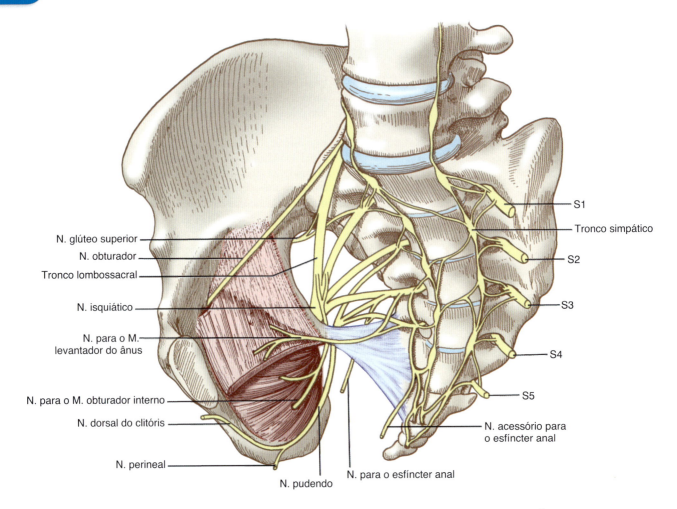

Figura 5.12 Plexo sacral. (Adaptada de: **Kamina P.** *Anatomie Gynécologique et Obstétricale.* Paris, France: Maloine Sa Éditeur, 1984:90.)

Tabela 5.5	Grupos de linfonodos primários responsáveis pela drenagem das estruturas genitais.
Linfonodos	**Conexões aferentes primárias**
Aórtico/para-aórtico	Ovário, tubas uterinas, corpo uterino (superior); drenagem a partir dos linfonodos ilíacos comuns
Ilíaco comum	Drenagem a partir dos linfonodos ilíacos externo e interno
Ilíaco externo	Vagina superior, cérvice, corpo uterino (superior); drenagem a partir do inguinal
Ilíaco interno	Vagina superior, cérvice, corpo uterino (inferior)
Sacral lateral	
Glúteo superior	
Glúteo inferior	
Obturatório	
Vesical	
Retal	
Parauterino	
Inguinal	Vulva, vagina inferior (raro: útero, tubas, ovário)
Superficial	
Profunda	

Tabela 5.6 Plexo lombossacral.

Nervo	Segmento espinal	Inervação
Ílio-hipogástrico	T12, L1	Sensorial – pele próxima à crista ilíaca, logo acima da sínfise púbica
Ilioinguinal	L1	Sensorial – coxa superior medial, monte de vênus, grandes lábios
Cutâneo femoral lateral	L2, L3	Sensorial – coxa lateral ao nível do joelho
Femoral	L2, L3, L4	Sensorial – coxa anterior e medial, perna medial e pé, articulações do quadril e joelho Motora – ilíacos, musculatura anterior da coxa
Genitofemoral	L1, L2	Sensorial – vulva anterior (ramo genital), coxa anterior superior/média (ramo femoral)
Obturador	L2, L3, L4	Sensorial – coxa e perna mediais, articulações do quadril e dos joelhos Motora – musculatura adutora da coxa
Glúteo superior	L4, L5, S1	Motora – músculos glúteos
Glúteo inferior	L4, L5, S1, S2	Motora – músculos glúteos
Cutâneo femoral posterior	S1, S2, S3	Sensorial – vulva, períneo, coxa posterior
Isquiático	L4, L5, S1, S2, S3	Sensorial – grande parte da perna, pé, articulações das extremidades inferiores Motora – musculatura posterior da coxa, músculos da perna e dos pés
Pudendo	S2, S3, S4	Sensorial – pele perianal, vulva e períneo, clitóris, uretra, vestíbulo vaginal Motora – esfíncter anal externo, músculos perineais, diafragma urogenital

pélvica, provocando dor na região glútea, perineal e vulvar. Outros nervos contribuem para a inervação cutânea do períneo, são eles:

1. **Nervos labiais anteriores, ramos do nervo ilioinguinal** – emergem de dentro do canal inguinal e atravessam o anel inguinal superficial para o monte de vênus (púbis) e a porção superior dos grandes lábios.
2. **Ramo genital do nervo genitofemoral** – entra no canal inguinal com o ligamento redondo e passa através do anel inguinal superficial para a porção anterior da vulva.
3. **Ramos perineais do nervo cutâneo femoral posterior** – após deixarem a pelve através do forame isquiático maior, correm em frente à tuberosidade isquiática para a porção lateral do períneo e dos grandes lábios.
4. **Ramos cutâneos perfurantes dos segundo e terceiro nervos sacrais** – perfuram o ligamento sacrotuberoso para suprir os glúteos e o períneo próximo.
5. **Nervos anococcígeos** – emergem a partir de S4 a S5 e também perfuram o ligamento sacrotuberoso para suprir a pele sobrejacente ao cóccix.

Inervação autônoma

Do ponto de vista funcional, a inervação das vísceras pélvicas pode ser dividida em um componente *eferente* e um componente *aferente* ou sensorial. Na verdade, as fibras aferentes e eferentes estão intimamente associadas em uma rede complexa entrelaçada e não podem ser separadas por meio de dissecção.

Inervação eferente

As fibras *eferentes* do sistema nervoso autônomo, diferente das fibras motoras do sistema somático, envolvem uma sinapse fora do sistema nervoso central, com dois neurônios necessários para carrear cada impulso. No *sistema simpático (toracolombar)*, essa sinapse está, em geral, a certa distância do órgão inervado. Inversamente, no *sistema parassimpático (craniossacral)*, a sinapse está no órgão inervado ou próximo a ele.

Usualmente, os dois sistemas inervam os mesmos órgãos-alvo, mas têm efeitos opostos sobre eles para manter a homeostasia. A divisão parassimpática tem um efeito calmante nas funções do corpo e pode ser considerada como um estado de "repouso e digestão". A divisão simpática prepara o corpo para alguma atividade física e pode ser considerada como uma reação "lutar ou fugir".

Axônios dos neurônios pré-ganglionares emergem a partir da medula espinal para fazer contato com os neurônios periféricos arranjados em agregados conhecidos como *gânglios autônomos*. Alguns desses gânglios junto com as fibras nervosas de interconexão formam um par de cordas longitudinais chamadas *troncos simpáticos*. Localizados lateralmente à coluna espinal da base do crânio ao cóccix, os troncos simpáticos situam-se junto à borda medial do músculo psoas de T12 até a proeminência sacral, passando, então, por trás dos vasos ilíacos comuns para continuarem para a pelve na superfície anterior do sacro. Na superfície anterolateral da aorta, o *plexo aórtico* cria uma rede rendilhada de fibras nervosas com gânglios intercalados. Ramos emergindo ou atravessando os troncos simpáticos se unem a esse plexo e a seus subsidiários.

Os ovários, parte das tubas uterinas e o ligamento largo são inervados pelo *plexo ovariano*, uma rede de fibras nervosas que acompanham os vasos ovarianos e são derivadas dos plexos aórtico e renal. O *plexo mesentérico inferior*, subsidiário dos plexos celíaco e aórtico, está localizado junto à artéria mesentérica inferior e seus ramos, fornecendo inervação ao cólon esquerdo, sigmoide e reto.

O *plexo hipogástrico superior* (*nervo pré-sacral*) é a continuação do plexo aórtico sob o peritônio em frente à aorta terminal, à quinta vértebra lombar e ao promontório, medial aos ureteres (**Figura 5.13**). Incorporado ao tecido areolar frouxo, o plexo se sobrepõe aos vasos sacrais médios, e em geral é composto de dois ou três troncos fundidos de maneira incompleta. Além disso, contém fibras pré-ganglionares dos nervos lombares e fibras pós-ganglionares dos gânglios simpáticos superiores e dos troncos simpáticos sacrais, bem como fibras aferentes viscerais. Logo abaixo do promontório, o

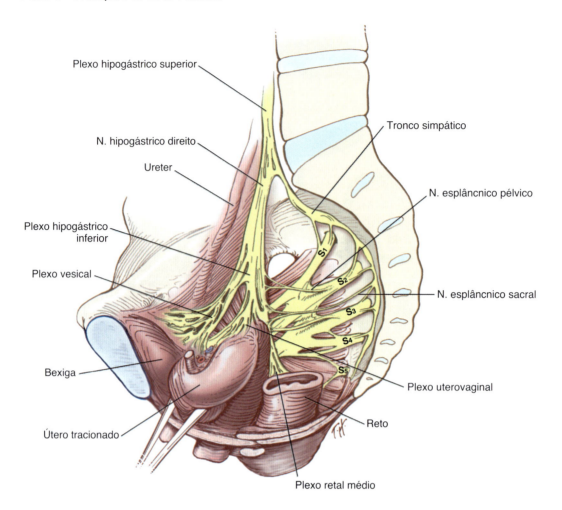

Figura 5.13 Nervos pré-sacrais.

plexo hipogástrico superior divide-se em dois troncos nervosos frouxamente arranjados, os *nervos hipogástricos*. Esses nervos cursam inferior e lateralmente para se conectarem aos plexos *hipogástricos inferiores* (*plexos pélvicos*), uma rede densa de nervos e gânglios que se situam junto à parede lateral da pelve, sobrepondo-se aos ramos dos vasos ilíacos internos (ver **Figura 5.13**).

O plexo hipogástrico inferior inclui fibras simpáticas eferentes, aferentes (sensoriais) e parassimpáticas que emergem dos nervos esplâncnicos pélvicos (*S2 a S4, nervos erigentes*).

Esse plexo em par é a via final comum do sistema nervoso visceral pélvico e divide-se em três porções, representando a distribuição da inervação para as vísceras:

1. **Plexo vesical**
   - Inervação: bexiga e uretra
   - Trajeto: junto aos vasos vesicais
2. **Plexo retal médio (hemorroidário)**
   - Inervação: reto
   - Trajeto: junto aos vasos retais médios
3. **Plexo uterovaginal (gânglios de Frankenhauser)**
   - Inervação: útero, vagina, clitóris, bulbos vestibulares
   - Trajeto: junto aos vasos uterinos e passa pelos ligamentos cardinal e uterossacros; fibras simpáticas e sensoriais derivam de T10, L1; fibras parassimpáticas derivam de S2 a S4.

A rutura do plexo hipogástrico superior ou dos nervos hipogástricos pode causar disfunção de bexiga, intestino ou sexual no pós-operatório. A histerectomia radical, na qual partes deste sistema são removidas, pode levar a significativa disfunção visceral e/ou sexual.[28,29] O plexo hipogástrico sacral pode ser lesionado durante a dissecção de espaços retroperitoniais da pelve profunda para endometriose infiltrativa/profunda ou durante a exposição da superfície anterior de S1 para fixação de tela durante a sacrocolpexia. Os nervos hipogástricos se estendem a partir do plexo hipogástrico superior e seguem pelas paredes laterais no peritônio do fundo do saco de Douglas e ligamentos uterossacros. Foi relatada disfunção urinária, intestinal e sexual após histerectomia benigna ou procedimentos de suspensão apical da vagina, nos quais o nervo hipogástrico inferior é seccionado durante a transecção ou fixação do ligamento uterossacro.[30,31]

Inervação aferente

Fibras *aferentes* a partir das vísceras pélvicas e vasos sanguíneos percorrem os mesmos trajetos dos eferentes para transmitir a informação sensorial ao sistema nervoso central. Elas estão envolvidas nos arcos reflexos necessários à função da bexiga, do intestino e sistema genital. As fibras aferentes alcançam o sistema nervoso central para fazer a primeira sinapse dentro dos gânglios nervosos da medula posterior.

A neurectomia pré-sacral, por meio da qual um segmento do plexo hipogástrico superior é dividido e ressecado a fim de que se interrompam as fibras sensoriais do útero e da cérvice, está associada ao alívio da dismenorreia secundária a endometriose em cerca de 50 a 75% dos casos em que foi utilizada.[32,33] As fibras eferentes dos anexos acompanham o plexo ovariano. A dor originada do ovário ou da tuba não é aliviada pela ressecção do nervo pré-sacral. Como esse plexo contém fibras nervosas eferentes simpáticas e parassimpáticas entremeadas com as fibras aferentes, distúrbios nas funções intestinais ou vesicais podem ocorrer. Um procedimento cirúrgico alternativo é a ressecção de parte dos ligamentos uterossacros, que também está associado com disfunção urinária, incluindo retenção urinária.[34]

O bloqueio anestésico do nervo pudendo é realizado com mais frequência para alívio da dor em partos vaginais, mas pode ser utilizado em procedimentos cirúrgicos perineais menores. Tal bloqueio nervoso pode ser realizado via transvaginal ou pelo períneo. Uma agulha é inserida em direção à espinha isquiática com a ponta direcionada levemente posterior e através do ligamento sacroespinhoso. Conforme o agente anestésico é injetado, a aspiração frequente é necessária a fim de se evitar a injeção nos vasos pudendos, que cursam junto com o nervo.

VÍSCERAS PÉLVICAS
Estruturas genitais
Vagina

Um corte sagital da pelve feminina é apresentado na **Figura 5.14**.

A vagina é um tubo fibromuscular oco que se estende do vestíbulo vulvar até o útero. Na posição de litotomia, a vagina está direcionada posteriormente em direção ao sacro, mas seu eixo é quase horizontal na posição ereta. Na sua extremidade superior, está ligada ao útero, logo acima da cérvice. Os espaços entre a cérvice e a vagina são conhecidos como fórnices *vaginais anterior*, *posterior* e *laterais*. **Como a vagina está fixada em um ponto mais alto atrás do que na frente, a parede vaginal posterior é cerca de 3 cm mais longa que a parede anterior.**

O fórnice vaginal posterior está separado do fundo de saco de Douglas posterior e da cavidade peritoneal pela parede vaginal e pelo peritônio. Do ponto de vista clínico, essa proximidade é útil tanto para o diagnóstico como para o tratamento. A *culdocentese*, uma técnica por meio da qual uma agulha é inserida logo atrás da cérvice através da parede vaginal para alcançar a cavidade peritoneal, é utilizada para investigar possível hemorragia intraperitoneal (p. ex., gestação ectópica rota, corpo lúteo hemorrágico, outro sangramento intra-abdominal), pus (p. ex., doença inflamatória pélvica, abscesso intra-abdominal roto) ou outro fluido intra-abdominal (p. ex., ascite). Incisão utilizada para alcançar a cavidade peritoneal a partir dessa localização na vagina, conhecida como *colpotomia posterior*, pode ser utilizada como uma alternativa à retirada laparoscópica de massas anexiais com remoção da massa intacta pela vagina posterior.

A vagina está ligada à parede pélvica lateral através de conexões fasciais endopélvicas ao *arco tendíneo* (linha branca), que se estende do osso púbico à espinha isquiática. Essa conexão converte o lúmen vaginal em uma abertura transversa com as paredes anterior e posterior em aposição. O espaço lateral onde as duas paredes se encontram é o *sulco vaginal*. A desconexão lateral da vagina é reconhecida em algumas situações de cistocele (defeitos laterais ou defeitos paravaginais).

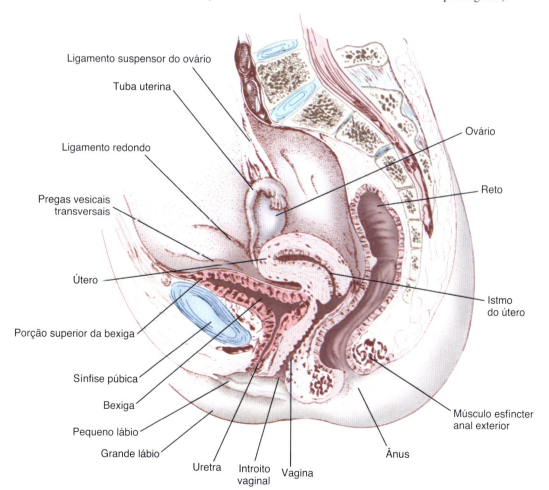

Figura 5.14 Vísceras pélvicas. Corte sagital da pelve feminina com as vísceras pélvicas e suas relações.

A abertura da vagina pode estar coberta por uma membrana ou circundada por uma prega de tecido conjuntivo chamada *hímen*. Esse tecido costuma ser substituído por faixas irregulares de tecido após a ocorrência de atividade sexual e pelo parto. A vagina inferior é levemente estreitada conforme ela passa através do hiato urogenital no diafragma pélvico, sua parte superior é mais ampla. A vagina inteira é caracterizada por sua distensibilidade, bastante evidente durante o parto.

A vagina está intimamente relacionada anteriormente à uretra, ao colo vesical e região do trígono e à parede posterior da bexiga. Posteriormente ela se encontra em associação ao corpo perineal, canal anal, reto inferior e fundo de saco posterior. **Está separada dos sistemas urinário inferior e gastrintestinal por suas camadas de elementos fibromusculares conhecidos como** *fáscia endopélvica.*

A vagina é composta por três camadas:

1. **Mucosa** – epitélio escamoso estratificado não queratinizado sem glândulas. A lubrificação vaginal ocorre primariamente pela transudação, com contribuição das secreções glandulares cervicais e de Bartholin. A mucosa tem um padrão característico de cristas e sulcos transversais conhecidos como pregas. É sensível aos hormônios, respondendo ao estímulo pelo estrogênio com proliferação e maturação. A mucosa é colonizada por uma flora bacteriana mista com predominância de lactobacilos; o pH normal é 3,5 a 4,5
2. **Muscular** – tecido conjuntivo e musculatura lisa frouxamente arranjados em camadas interna circular e externa longitudinal
3. **Adventícia** – fáscia endopélvica, aderente à muscular subjacente.

Suprimento sanguíneo

O suprimento sanguíneo da vagina inclui a artéria vaginal e ramos derivados das artérias uterina, retal média e pudenda interna.

Inervação

A inervação da vagina é a seguinte: vagina superior plexo – uterovaginal; vagina distal – nervo pudendo.

Útero

O útero é um órgão fibromuscular geralmente dividido em cérvice, inferiormente, e corpo superiormente (Figura 5.15).

Cérvice

A porção da cérvice exposta na vagina é a exocérvice ou porção vaginal. Ela é constituída por uma superfície arredondada convexa com abertura circular ou tipo fenda (o orifício externo) que dá para o canal endocervical. **Este, por sua vez, tem cerca de 2 a 3 cm de comprimento e se abre para a cavidade endometrial no orifício interno**.

A mucosa cervical contém ambos os epitélios escamosos estratificados, característico da exocérvice, e colunar secretor de muco, característico do canal endocervical. A interseção onde esses dois epitélios se encontram, a junção escamocolunar, é variável geograficamente e depende de estimulação hormonal. É essa interface dinâmica, a zona de transformação, mais vulnerável ao desenvolvimento de neoplasia escamosa.

Tanto na primeira infância como durante a gravidez ou com o uso de contraceptivo oral, o epitélio colunar pode estender-se a partir do canal endocervical para a exocérvice, uma condição conhecida como *eversão* ou *ectopia*. Em geral, após a menopausa, a zona de transformação se move por completo para dentro do canal endocervical.

A produção de muco cervical está sob influência hormonal. Varia desde um muco abundante, claro e fino durante o período da ovulação a um muco espesso e escasso na fase pós-ovulação do ciclo. A cérvice apresenta, na sua mucosa e submucosa, grande quantidade de tecido conjuntivo fibroso e uma pequena porção de músculo liso em disposição circular.

Corpo uterino

O corpo uterino varia em tamanho e forma dependendo do estado hormonal e gestacional. **Ao nascimento, a cérvice e o corpo são aproximadamente do mesmo tamanho. Em mulheres adultas, o corpo tem de duas a três vezes o tamanho da cérvice.**

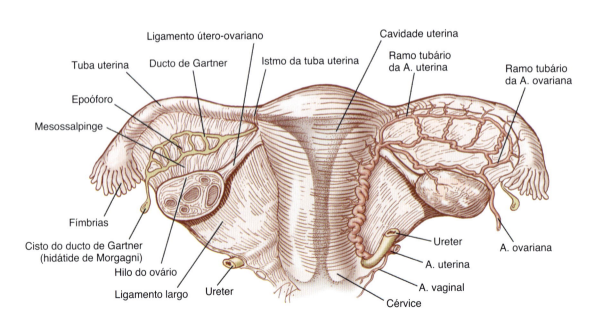

Figura 5.15 Útero, tubas uterinas e ovários.

A posição do útero em relação às outras estruturas pélvicas é variável e, em geral, descrita em termos de posicionamento anterior, posição intermediária ou posterior, flexão e versão. **Flexão é o ângulo entre o eixo longitudinal do corpo uterino e a cérvice, enquanto** *versão* **é o ângulo da junção do útero com a porção superior da vagina.** Em certas ocasiões, posicionamentos anormais podem ocorrer secundários à patologia pélvica associada, tais como endometriose ou aderências.

O corpo uterino está dividido em várias regiões diferentes. A área onde o canal endocervical se abre na cavidade endometrial é conhecida como o *istmo* **ou** *segmento uterino inferior*. **Em cada lado do corpo uterino superior, uma área em forma de funil recebe a inserção das tubas uterinas e é chamada de** *cornos uterinos,* **acima desta área é o fundo.**

A cavidade endometrial apresenta formato triangular e representa a superfície mucosa do corpo uterino. O epitélio é colunar, e as glândulas são formadas com um estroma especializado. Ele sofre alterações estruturais e funcionais cíclicas durante o menacme, com descamação regular do endométrio superficial e regeneração a partir da camada basal.

A camada muscular do útero, o *miométrio*, **consiste em fibras musculares lisas entrelaçadas com variações na espessura de 1,5 a 2,5 cm.** Algumas fibras externas são contínuas com aquelas das tubas e do ligamento redondo.

O peritônio, conhecido como *serosa,* cobre a maior parte do corpo do útero e a cérvice posteriormente. Lateralmente, o ligamento largo, uma camada dupla de peritônio que cobre o suprimento neurovascular do útero, insere-se na cérvice e no corpo. Anteriormente, a bexiga encontra-se sobre o istmo e a região cervical do útero.

Suprimento sanguíneo

O suprimento sanguíneo do útero é a artéria uterina com anastomoses com as artérias ovarianas e vaginais. A embolização da artéria uterina pode bloquear o fornecimento de sangue para o corpo uterino para tratar a adenomiose e controlar a hemorragia uterina intensa por fibroides ou hemorragia obstétrica.

Inervação

O suprimento nervoso do útero é feito pelo plexo uterovaginal.

Tubas uterinas

As tubas uterinas e os ovários são referidos coletivamente como os *anexos*. As tubas uterinas são estruturas pares ocas, representando as extremidades proximais não fundidas do ducto mülleriano. Elas variam de 7 a 12 cm de comprimento, e suas funções incluem coleta dos óvulos, provisão de ambiente adequado para a concepção, transporte e nutrição do óvulo fertilizado.

As tubas são divididas em diferentes segmentos:

1. **Intersticial** – porção mais estreita da tuba que se situa dentro da parede uterina e forma o óstio tubário na cavidade endometrial.
2. **Istmo** – segmento estreito mais próximo à parede uterina.
3. **Ampola** – segmento de maior diâmetro lateral e contíguo ao istmo.
4. **Fímbrias (infundíbulo)** – abertura abdominal em forma de funil abrindo para a cavidade peritoneal. Essa abertura é franjada com numerosas projeções semelhantes a dedos que fornecem uma ampla superfície para a coleta dos óvulos. A fímbria ovárica é uma conexão entre a extremidade da tuba e o ovário, e os aproxima.

A mucosa tubária apresenta epitélio colunar ciliado, que de maneira progressiva torna-se mais complexa arquitetônicamente com a proximidade da extremidade fimbriada. A muscular consiste em uma camada circular interna e uma longitudinal externa de musculatura lisa. As tubas estão cobertas pelo peritônio, e por meio do seu mesentério (mesossalpinge), situado dorsalmente ao ligamento redondo, estão conectadas à margem superior do ligamento largo.

Suprimento sanguíneo

O suprimento vascular das tubas uterinas é feito pelas artérias uterinas e ovarianas.

Inervação

A inervação das tubas uterinas é feita pelo plexo uterovaginal e pelo plexo ovariano.

Ovários

Os ovários são estruturas gonadais em par que ficam suspensas entre a parede pélvica e o útero pelo ligamento infundibulopélvico lateralmente e pelo ligamento útero-ovárico medialmente. Na parte inferior, a superfície hilar de cada ovário está conectada ao ligamento largo por seu mesentério (mesovário), em posição dorsal ao mesossalpinge e à tuba uterina. Estruturas neurovasculares primárias alcançam o ovário por meio do ligamento infundibulopélvico e entram no mesovário. **O ovário normal varia em tamanho, com medidas aproximadas de 5 x 3 x 3 cm.** A produção hormonal endógena é responsável pela variação nas dimensões, que altera com a idade e com cada ciclo menstrual. Substâncias exógenas, incluindo contraceptivos orais, agonistas dos hormônios liberadores de gonadotrofina ou medicações indutoras de ovulação, podem tanto estimular como suprimir a atividade ovariana, e então afetar seu tamanho.

Cada ovário consiste em um córtex e uma medula e está coberto por uma única camada de epitélio que varia de cuboide achatado a colunar baixo, o qual é contínuo com o peritônio no mesovário. O córtex é composto por um estroma especializado e folículos em vários estágios de desenvolvimento ou regressão. A medula ocupa uma pequena porção do ovário em sua região hilar e é composta primariamente de tecido fibromuscular e vasos sanguíneos.

Suprimento sanguíneo

O suprimento sanguíneo do ovário é feito pela artéria ovariana, que se anastomosa com a artéria uterina.

Inervação

A inervação do ovário é feita pelos plexos ovariano e uterovaginal.

Sistema urinário

Ureteres

O ureter é o conduto urinário que conecta o rim à bexiga. Em geral, mede 25 cm de comprimento e sua localização é totalmente retroperitoneal.

A metade inferior de cada ureter atravessa a pelve após cruzar os vasos ilíacos comuns em sua bifurcação, em uma posição medial aos vasos ovarianos. Eles descem para a pelve aderidos ao peritônio da parede lateral da pelve medialmente ao ligamento largo e entram na base da bexiga anterior próximo da parte superior da vagina, seguindo obliquamente através da parede vesical para terminar no trígono vesical.

A mucosa ureteral é formada por um epitélio transicional. A camada muscular consiste em uma camada de músculo liso interna longitudinal e uma externa circular. Uma bainha de tecido conjuntivo protetor aderida ao peritônio envolve o ureter.

Suprimento sanguíneo

O suprimento sanguíneo é variável, com contribuições das artérias renal, ovariana, ilíaca comum, ilíaca interna, uterina e vesical.

Inervação

A inervação é feita pelos plexos ovariano e vesical.

Bexiga e uretra
Bexiga

A bexiga é um órgão oco de formato esférico quando cheio, que armazena urina. Seu tamanho varia com o volume urinário, normalmente alcançando um volume máximo de cerca de 300 mℓ**.** A bexiga é dividida em duas áreas de importância fisiológica:

1. A **base da bexiga** consiste no trígono vesical posteriormente e em uma área espessa do detrusor anteriormente. Os três vértices do trígono são formados pelos dois orifícios ureterais e pela abertura da uretra na bexiga. A base da bexiga recebe inervação simpática α-adrenérgica e é a área responsável pela manutenção da continência
2. A **cúpula da bexiga** é a área remanescente acima da base da bexiga. Constitui-se de inervação parassimpática e é responsável pela micção.

A bexiga posiciona-se atrás do púbis e da parede abdominal inferior e na frente da cérvice, porção superior da vagina e parte do ligamento cardinal. Lateralmente, é envolta pelo diafragma pélvico e músculo obturador interno.

A parede da bexiga tem quatro camadas: o urotélio, a lâmina própria, o músculo detrusor e a serosa. O urotélio é o epitélio de revestimento mais interno da bexiga e é composto pelo epitélio celular transicional. Uma camada de glicosaminoglicano (GAG) reveste o urotélio e age como uma barreira urotelial impermeável para impedir a aderência de bactérias e evitar lesão do urotélio pelas proteases urinárias e íons. A lâmina própria e o músculo detrusor são compostos por fibras musculares entremeadas que permitem a rápida expansão da bexiga durante o seu enchimento.

A mucosa da bexiga é composta pelo epitélio celular transicional. A musculatura da parede do detrusor, que em vez de estar arranjado em camadas, é composta de fibras musculares entremeadas.

Suprimento sanguíneo

A bexiga recebe o suprimento sanguíneo por meio das artérias vesicais superior, média e inferior, com contribuição dos vasos uterinos e vaginais.

Inervação

A inervação da bexiga é feita a partir do plexo vesical, com contribuição do plexo uterovaginal.

Uretra

O colo vesical é a região da bexiga que recebe e incorpora o lúmen uretral. A uretra feminina tem de 3 a 4 cm de comprimento e se estende da bexiga ao vestíbulo vulvar, caminhando anteriormente à vagina.

A uretra é revestida por epitélio escamoso não queratinizado, o qual é responsivo ao estímulo estrogênico. Na submucosa, na superfície dorsal da uretra, encontram-se as glândulas parauretrais ou de Skene, que se esvaziam por meio de ductos no interior da luz uretral. Distalmente, essas glândulas se esvaziam no vestíbulo de cada lado do orifício uretral externo (meato uretral). **Acredita-se que a infecção crônica das glândulas de Skene, com obstrução dos seus ductos e dilatação cística, seja um fator no desenvolvimento de divertículo suburetral, que quando sintomático pode ocasionar obstrução do fluxo urinário (p. ex., hesitação, gotejamento, pulverização lateral, retenção ou infecção do trato urinário).**

A uretra é envolta por fibras musculares lisas. Uma camada interna longitudinal, uma externa circular. A fáscia inferior do diafragma urogenital ou membrana perineal tem seu início na junção dos terços médio e distal da uretra. Próximo da porção média e distal, fibras musculares estriadas (voluntárias) derivadas do diafragma urogenital se misturam com a camada externa de músculo liso, aumentando a resistência uretral e contribuindo para a continência. No nível do diafragma urogenital, fibras musculoesqueléticas deixam a parede da uretra para formar os músculos esfíncter da uretra e transverso profundo do períneo. No plano coronal em estudos de ressonância magnética, o diafragma urogenital ventral origina um complexo interconectado com os músculos compressor da uretra, bulbo vestibular e levantador do ânus. A parte dorsal se conecta ao levantador do ânus e à parede lateral da vagina por meio de uma faixa distinta ao ramo isquiopúbico. No plano sagital, a posição paralela do diafragma urogenital e levantador do ânus pode ser vista.[35]

Suprimento sanguíneo

O suprimento vascular da uretra é feito a partir das artérias vesical e vaginal, bem como de ramos da pudenda interna.

Inervação

A inervação da uretra é feita a partir do plexo vesical e do nervo pudendo.

Os sistemas urinário inferior e genital estão intimamente conectados anatômica e funcionalmente. Na linha média, a bexiga e a uretra proximal podem ser dissecadas com facilidade a partir do segmento uterino inferior, cérvice e vagina subjacentes por meio de um plano frouxo avascular. A uretra distal é essencialmente inseparável da vagina. De significância cirúrgica é a localização do trígono vesical logo acima do terço médio da vagina. Lesão não identificada da bexiga durante cirurgia pélvica pode resultar em desenvolvimento de fístula vesicovaginal.

Em casos raros, é necessário realizar a dissecção no nível do trígono, sendo incomum lesão dessa área crítica.

Sistema gastrintestinal inferior
Cólon sigmoide

O cólon sigmoide começa a sua curva característica em forma de S conforme entra na pelve no nível da margem pélvica esquerda (Figura 5.16). A mucosa colunar e a submucosa ricamente vascularizada são envoltas por uma camada interna circular de músculo liso e três bandas longitudinais sobrepostas de músculo, chamadas tênias do cólon. Um mesentério de comprimento variável conecta o sigmoide à parede abdominal posterior.

Suprimento sanguíneo

O suprimento sanguíneo do sigmoide é feito a partir das artérias sigmóideas.

Capítulo 5 • Anatomia e Embriologia

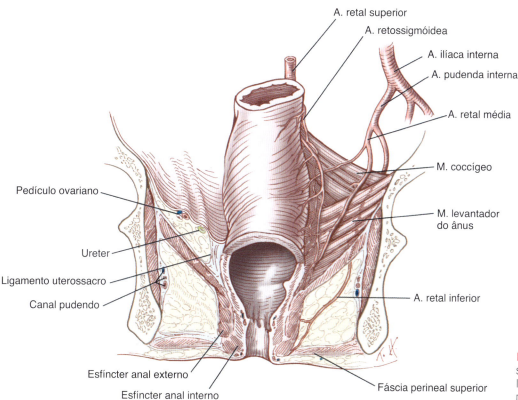

Figura 5.16 Retossigmoide, seu suprimento vascular e sua musculatura (visão coronal: peritônio removido à direita).

Inervação

Os nervos ao sigmoide são derivados do plexo mesentérico inferior.

Reto

O sigmoide perde o seu mesentério na região sacral média e se torna o reto 15 a 20 cm da abertura anal. O reto segue a curvatura do sacro inferior e do cóccix, tornando-se inteiramente retroperitoneal ao nível da escavação retrouterina ou fundo de saco posterior. Ele continua ao longo da curvatura pélvica posterior à vagina no nível do hiato anal do diafragma pélvico, até o ponto em que ele faz uma curva acentuada de 90° posteriormente e se torna no canal anal, separado da vagina pelo corpo perineal.

A mucosa retal é revestida por um epitélio colunar e é caracterizada por três pregas transversais que contêm mucosa, submucosa e a camada interna circular de músculo liso. As tênias da parede do sigmoide se alargam e se fundem sobre o reto para formar uma camada externa longitudinal contínua de músculo liso no nível do canal anal.

Canal anal

O canal anal começa ao nível de uma curva acentuada em direção ao cólon distal e tem de 2 a 3 cm de comprimento. Na junção anorretal, a mucosa muda para epitélio escamoso estratificado (linha pectínea), que continua até o término do ânus na borda anal, onde há uma transição para a pele perianal com os apêndices cutâneos típicos. É envolvido por um anel espesso de fibras musculares circulares, que são uma continuação do músculo circular do reto, o esfíncter anal interno. Sua parte inferior é cercada por bandas de fibras musculares estriadas, o esfíncter anal externo.[36]

O esfíncter anal interno mantém um estado constante de contração tônica, relaxa temporariamente em resposta à distensão retal e não parece ser somente essencial para a continência.

A continência fecal é proporcionada primariamente pelo músculo puborretal e pelo esfíncter anal interno, que trabalham em conjunto com o esfíncter anal externo. O puborretal envolve o hiato anal no diafragma pélvico e se interdigita atrás do reto para formar uma banda retal. Seu tônus constante contribui para o ângulo anorretal, que impede as fezes de entrarem no ânus pelo reto. O esfíncter anal externo envolve o canal anal terminal abaixo do nível do levantador do ânus. Grande número de publicações sugere que ambos os músculos, esfíncter anal externo e do levantador do ânus, são importantes para a continência fecal e que lesões múltiplas contribuem para a disfunção do assoalho pélvico.[37,38] Um estudo de ressonância magnética mostrou que lesões importantes no músculo levantador do ânus foram observadas em 19,1% das mulheres que tiveram parto vaginal com lesões do esfíncter anal externo, em 3,5% que tiveram parto vaginal sem lesão do esfíncter anal externo e em nenhuma das que tiveram parto cesáreo antes de iniciar o trabalho de parto. Entre as mulheres com lesões no esfíncter anal externo, aquelas com lesões importantes no músculo levantador do ânus tenderam mais à incontinência fecal.[37] Pacientes com lacerações crônicas de quarto grau que têm ausência das porções anteriores do esfíncter anal externo e do esfíncter anal interno ainda podem manter a continência com um músculo puborretal intacto.[39] Estudos posteriores sugerem que o espessamento do esfíncter anal interno ocorre com o envelhecimento e que o adelgaçamento do esfíncter anal externo e uma queda correspondente na pressão de contração se correlacionaram com a incontinência fecal, mas não com o envelhecimento.[40]

A proximidade anatômica do sistema gastrintestinal inferior com o sistema genital inferior é em particular importante durante a cirurgia da vulva e da vagina. A falta de atenção a essa relação durante o reparo de lacerações vaginais ou episiotomias pode levar à lesão do reto e à formação de fístula ou lesão do esfíncter anal externo, resultando em incontinência fecal. Em razão da natureza avascular do espaço retovaginal, é fácil, de certo modo, dissecar o reto a partir da vagina na linha média, o que é realizado rotineiramente nos reparos de retoceles.

Suprimento sanguíneo

O suprimento vascular do reto e do canal anal é feito a partir das artérias retal superior, média e inferior. A drenagem venosa se dá por um plexo submucoso complexo de vasos, os quais, sob condições de pressão intra-abdominal elevada (gravidez, massa pélvica, constipação intestinal crônica, ascite), podem dilatar-se e se tornar sintomáticos com sangramento retal ou dor, conhecidos como hemorroidas.

Inervação

O suprimento nervoso do canal anal é feito a partir do plexo retal médio, do plexo mesentérico inferior e do nervo pudendo.

SISTEMA GENITAL E SUAS RELAÇÕES

O sistema genital está situado na parte inferior da cavidade abdominal e se relaciona com a cavidade peritoneal e o seu conteúdo, os espaços retroperitoneais e o assoalho pélvico. Acessá-lo através da parede abdominal ou do períneo requer profundo conhecimento da anatomia dessas áreas e de suas relações.

Parede abdominal

A parede abdominal anterior é limitada superiormente pelo apêndice xifoide e por cartilagens costais da sétima à décima costelas e inferiormente pela crista ilíaca, espinha ilíaca anterossuperior, pelo ligamento inguinal e osso púbico. Consiste em pele, músculo, fáscia, nervos e vasos.

Pele

A pele do abdome inferior pode exibir estrias, ou "marcas de estiramento", e pigmentação aumentada na linha média em puérperas. O tecido subcutâneo contém quantidade variável de gordura.

Músculos

Cinco músculos e suas aponeuroses contribuem para a estrutura e força da parede abdominal anterolateral (**Figura 5.17**; **Tabela 5.7**).

Fáscia

Fáscia superficial

A fáscia superficial consiste em duas camadas:

1. **Fáscia de Camper** – a camada mais superficial, que contém quantidade variável de gordura e é contínua com a camada superficial adiposa do períneo.
2. **Fáscia de Scarpa** – uma profunda camada membranosa que se continua no períneo com a fáscia de Colles (fáscia superficial do períneo) e com a fáscia profunda da coxa (fáscia lata).

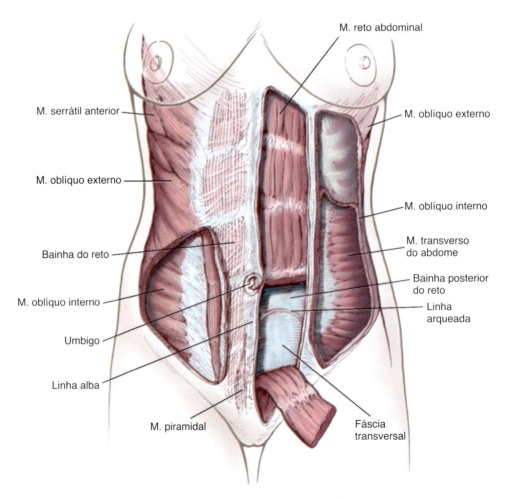

Figura 5.17 Músculos da parede abdominal.

| Tabela 5.7 | Músculos que contribuem para a estrutura e força da parede abdominal anterolateral. |

Músculo	Origem	Inserção	Ação
Oblíquo externo	Digitações em forma de flecha a partir da superfície externa das costelas 5-12	As fibras se irradiam inferior, anterior e medialmente, na maioria dos casos terminando na aponeurose do músculo oblíquo externo e se inserindo na metade anterior da crista ilíaca, no tubérculo púbico e na linha alba. O anel inguinal superficial está localizado acima e lateralmente ao tubérculo púbico no final de uma fenda triangular no músculo oblíquo externo, limitado por fortes bandas fibrosas onde transita o ligamento redondo	Comprime e sustenta as vísceras abdominais; flexiona e roda a coluna vertebral
Oblíquo interno	Camada posterior da fáscia toracolombar, os dois terços anteriores da crista ilíaca, e os dois terços laterais do ligamento inguinal	Borda inferior das costelas 10-12. As fibras superiores da aponeurose se separam para envolver o músculo reto abdominal e se unem na linha alba acima da linha arqueada. As fibras mais inferiores se unem às do músculo transverso do abdome para se inserirem na crista púbica e linha pectínea do púbis via tendão conjunto	Comprime e sustenta as vísceras abdominais
Transverso do abdome	Aspecto interno das cartilagens costais das seis costelas inferiores, a fáscia toracolombar, a crista ilíaca e o terço lateral do ligamento inguinal	Linha alba com a aponeurose do oblíquo interno, a crista púbica e a linha pectínea do púbis por meio de um tendão conjunto	Comprime e sustenta as vísceras abdominais
Reto abdominal	Ramo superior do púbis e os ligamentos da sínfise púbica	Superfície anterior do processo xifoide e a cartilagem das costelas 5-7	Tensiona a parede abdominal anterior e flete o tronco
Piramidal	Pequeno músculo triangular contido dentro da bainha do reto, anterior à parte inferior do músculo reto abdominal	Na linha alba, de formato facilmente reconhecível, localizado, em geral, na linha média, sobretudo em pacientes com cirurgia abdominal prévia e cicatriz na parede abdominal	Tensiona a linha alba, insignificante em termos de função, e com frequência é ausente

Bainha do reto

As aponeuroses dos oblíquos externo e interno e do transverso do abdome se combinam a fim de formar uma bainha para os músculos reto abdominal e piramidal, fundindo-se medialmente na linha média, na linha alba e lateralmente na linha semilunar **(Figura 5.18)**. Acima da linha arqueada, a aponeurose do músculo oblíquo interno se divide em lâminas anterior e posterior **(Figura 5.18 A)**. Abaixo dessa linha, todas as três camadas são anteriores ao corpo do músculo reto abdominal **(Figura 5.18 B)**. O reto é coberto posteriormente pela fáscia transversal, fornecendo acesso ao músculo para os vasos epigástricos inferiores.

Fáscia transversal e fáscia endopélvica

2 **A fáscia transversal é uma folha membranosa firme na superfície interna do músculo transverso do abdome que se estende além do músculo e origina uma fáscia revestindo toda a cavidade abdominopélvica.** Como o peritônio, é dividida em componentes parietal e visceral. É contínua de lado a lado e cobre a face posterior do músculo reto abdominal abaixo da linha arqueada. Superiormente, ela se torna a fáscia inferior do diafragma. Na parte inferior, está fixada à crista ilíaca, cobre a fáscia ilíaca e a fáscia do obturador interno e se estende para baixo e medialmente, a fim de formar a fáscia superior do diafragma pélvico.

2 Caracteristicamente, a fáscia transversal continua ao longo dos vasos sanguíneos e de outras estruturas que entram e saem da cavidade abdominopélvica e contribui para a formação da fáscia pélvica visceral (*endopélvica*).[41] A fáscia pélvica envolve os órgãos pélvicos e os conecta às paredes laterais da pelve; logo, desempenha papel crítico no *suporte pélvico* das estruturas. Na região inguinal, as relações fasciais resultam no desenvolvimento do canal inguinal, através do qual o ligamento redondo sai em direção ao períneo. A fáscia é separada do peritônio por uma camada de gordura pré-peritoneal. Locais de fraqueza fascial, lesões congênitas ou pós-traumáticas ou cirúrgicas resultam em herniação das estruturas subjacentes por meio da parede abdominal defeituosa. As incisões menos prováveis de resultar em lesão à integridade e inervação dos músculos da parede abdominal incluem incisão mediana pela linha alba e incisão transversa pelas fibras musculares do reto que respeitem a integridade de sua inervação.[42]

Nervos e vasos

Os tecidos da parede abdominal são inervados pela continuação dos nervos intercostais inferiores de T4 a T11 e do nervo subcostal T12. A parte inferior da parede abdominal é suprida pelo primeiro nervo lombar por meio dos nervos ilio-hipogástrico e ilioinguinal. Incisões cirúrgicas na parede abdominal abaixo do nível da espinha ilíaca anterossuperior têm o potencial para lesão dos nervos ilioinguinal ou ilio-hipogástrico. Ocorre lesão nesses nervos em 4% das incisões de Pfannenstiel.[43,44] O suprimento sanguíneo primário à parede abdominal anterolateral inclui os seguintes:

1. As **artérias epigástrica inferior e ilíaca circunflexa profunda**, ramos da artéria ilíaca externa.
2. A **artéria epigástrica superior**, um ramo terminal da artéria torácica interna.

A artéria epigástrica inferior corre superiormente na fáscia transversal para alcançar a linha arqueada, onde ela entra na bainha do reto. É vulnerável à lesão pelas incisões abdominais

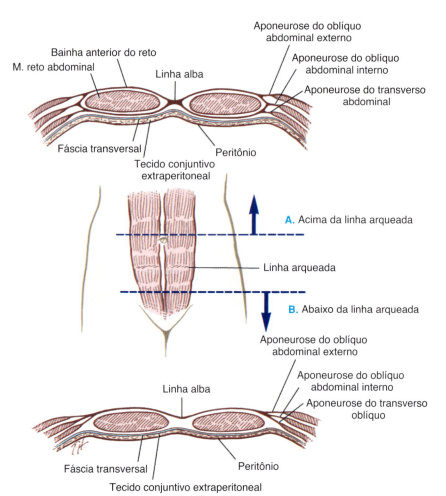

Figura 5.18 Secção transversa do reto abdominal. Aponeurose do oblíquo externo e interno e do transverso do abdome a partir do reto abdominal. **A.** Acima da linha arqueada. **B.** Abaixo da linha arqueada.

nas quais o músculo reto é completa ou parcialmente seccionado, durante a colocação dos trocartes laparoscópicos laterais ou pela tração lateral excessiva no reto. A artéria ilíaca circunflexa profunda corre na face profunda da parede abdominal anterior paralela ao ligamento inguinal e ao longo da crista ilíaca entre os músculos transverso do abdome e o oblíquo interno. Os vasos epigástricos superiores entram na bainha do reto superiormente, logo abaixo da sétima cartilagem costal.

O sistema venoso drena para a veia safena, e os linfáticos drenam para a cadeia axilar acima do umbigo e para os linfonodos inguinais abaixo dele. O tecido subcutâneo drena para a cadeia lombar.

Anatomia do abdome

Omento maior

Quando o abdome e o períneo são abertos, a primeira estrutura encontrada é o omento maior. O omento maior é uma dobra de peritônio visceral que fica pendurado como um avental sobre o intestino delgado e intestino grosso. Está fixado cranialmente à curvatura maior do estômago e se dobra de volta para o cólon transverso. Ao levantar o omento surge o intestino grosso na periferia circundado por dobras do intestino delgado. O suprimento sanguíneo é fornecido pelas artérias gastroepiploicas direita e esquerda que se anastomosam dentro do omento maior anterior.

Omento menor

O omento menor surge a partir da curvatura inferior do estômago e se estende até o fígado. A artéria hepática, o ducto biliar comum, a veia porta, o plexo hepático de nervos e os vasos linfáticos acompanham as duas camadas do omento menor. Uma alça arterial formada pela anastomose da artéria gástrica esquerda e do ramo gástrico direito da artéria hepática acompanha ao longo a borda do estômago.

Intestino delgado

O intestino delgado é um tubo contorcido, medindo aproximadamente 6 m de comprimento, que se estende do ligamento suspensor do duodeno (ligamento de Treitz) à válvula ileocecal. É dividido em três porções: duodeno, jejuno e íleo. A porção mais curta do intestino é o duodeno (25 cm), que tem quatro partes. A parte principal do intestino delgado é composto pelo jejuno e íleo. O jejuno e o íleo estão presos à parede abdominal posterior por um mesentério que permite que cada dobra se acomode para mudanças na forma e posição. A raiz do mesentério tem de 15 a 20 cm de comprimento e se estende obliquamente da flexão do duodenojejunal para o cólon direito.

Suprimento sanguíneo

O duodeno é suprido pelos ramos originários do tronco celíaco. O jejuno e o íleo são supridos pelos ramos da artéria mesentérica superior. A drenagem venosa ocorre via veia mesentérica superior para a veia porta.

Intestino grosso

O intestino grosso se estende da extremidade do íleo até o ânus e é composto de ceco, cólon ascendente, cólon transverso, cólon descendente, cólon sigmoide, reto e ânus. Tem cerca de 1,5 m de comprimento e está ancorado no peritônio parietal ao longo dos sulcos laterais direito e esquerdo. O ceco está situado na fossa ilíaca direita acima da metade lateral do ligamento inguinal. O apêndice vermiforme é encontrado inferiormente ao ceco. O cólon ascendente sobe, em uma posição oposta à válvula ileocólica, abaixo do lóbulo direito do fígado, no lado direito da vesícula biliar. Ele se dobra abruptamente para o lado esquerdo, formando a flexão cólica direita. O cólon transverso é a parte mais longa e mais móvel do cólon. Ele se curva abruptamente sobre si mesmo abaixo da extremidade inferior do baço, formando a flexão cólica esquerda. O cólon descendente caminha para baixo ao longo da margem lateral do rim esquerdo e então desce para a crista do íleo, onde termina no cólon ilíaco.

Suprimento sanguíneo

O suprimento sanguíneo do intestino grosso é derivado dos ramos cólico e sigmoide das artérias mesentéricas. A artéria mesentérica superior supre o cólon direito e cólon transverso, a artéria mesentérica inferior supre a flexão esquerda, o cólon sigmoide esquerdo e os dois terços superiores do reto, e a artéria pudenda interna supre o ânus e o reto inferior. A drenagem venosa espelha o suprimento da artéria colônica, com a veia mesentérica inferior drenando para a veia esplênica e a veia mesentérica superior se unindo à veia esplênica para formar a veia porta hepática.

Períneo

O períneo está situado na extremidade inferior do tronco entre os glúteos. Seus limites ósseos incluem a margem inferior da sínfise púbica anteriormente, a ponta do cóccix posteriormente e as tuberosidades isquiáticas lateralmente. Esses pontos de referência correspondem aos limites da saída da pelve. O formato losangular do períneo pode ser dividido por uma linha imaginária unindo as tuberosidades isquiáticas logo em frente ao ânus, ao nível do corpo perineal, dividindo em um triângulo urogenital anterior e um anal posterior (Figura 5.19).

Triângulo urogenital

O triângulo urogenital inclui as estruturas genitais externas e a abertura uretral (Figura 5.19). Essas estruturas externas cobrem os compartimentos perineais superficial e profundo e são conhecidas como *vulva* (Figuras 5.20 e 5.21).

Vulva

Monte de vênus

O monte de vênus é uma eminência triangular em frente aos ossos púbicos que consiste em tecido adiposo coberto por uma área coberta de pelos até a sua junção com a parede abdominal.

Grandes lábios

Os grandes lábios são um par de pregas fibroadiposas de pele, as quais se estendem a partir do monte de vênus para baixo em direção posterior para se encontrarem na linha média em frente ao ânus na fúrcula posterior. A eles chegam a extensão terminal do ligamento redondo e, em alguns casos, um divertículo peritoneal, o *canal de Nuck*. São cobertos por pele com pelos esparsos lateralmente e são ricos em glândulas sebáceas, apócrinas e écrinas.

Pequenos lábios

Os pequenos lábios se situam entre os grandes lábios, com os quais se fundem posteriormente, e são separados em duas pregas anteriormente, conforme se aproximam do clitóris. As dobras anteriores se unem para formar o prepúcio ou capuz do clitóris. As pregas posteriores originam o frênulo do clitóris conforme elas se conectam à sua superfície inferior. Os pequenos lábios são cobertos por pele sem pelo sobrejacente a um estroma fibroelástico rico em elementos neurais e vasculares. A área entre os lábios menores posteriormente forma o vestíbulo da vagina.

Clitóris

O clitóris é um órgão erétil que tem de 2 a 3 cm de comprimento. Consiste em dois ramos e dois corpos cavernosos e é coberto por um sensível tubérculo arredondado (a glande).

Orifício vaginal (intróito vaginal)

O intróito vaginal é circundado pelo *hímen*, uma membrana mucosa variável em crescente, a qual é substituída por carúnculas circulares após sua ruptura. As aberturas dos ductos das *glândulas vestibulares maiores* (*Bartholin*) estão localizadas em cada lado do vestíbulo. Numerosas glândulas vestibulares menores também estão dispersas posteriormente e entre os orifícios uretral e vaginal.

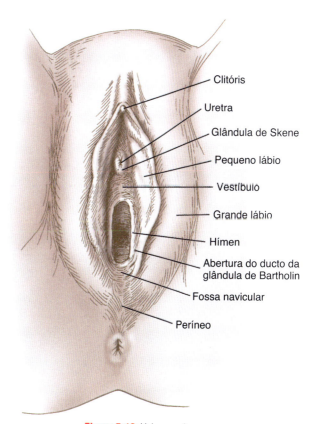

Figura 5.19 Vulva e períneo.

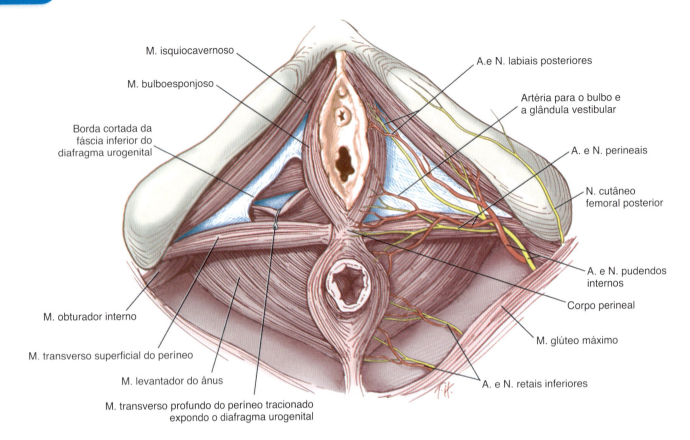

Figura 5.20 Compartimento perineal superficial.

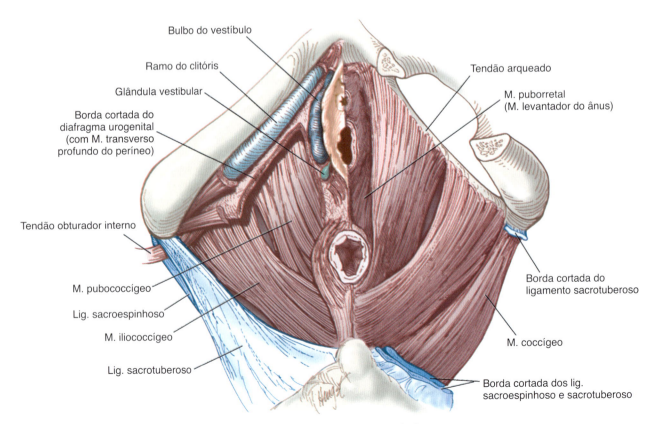

Figura 5.21 Compartimento perineal profundo.

Orifício uretral (meato uretral)

O meato uretral está imediatamente anterior ao óstio vaginal e a cerca de 2 a 3 cm abaixo do clitóris. O ducto da *glândula de Skene* (*parauretral*) apresenta uma abertura em sua superfície posterior.

Compartimento superficial do períneo

O compartimento superficial do períneo fica entre a fáscia perineal superficial e a fáscia inferior do diafragma urogenital (membrana perineal) (Figura 5.20). A fáscia perineal superficial tem um componente superficial e um profundo. A camada superficial é de certo modo fina e adiposa e é contínua superiormente com a camada adiposa superficial da parede abdominal inferior (*fáscia de Camper*). Ela continua lateralmente como a camada adiposa das coxas. A camada profunda da fáscia perineal superficial (*Colles*) é contínua superiormente com a camada profunda da fáscia abdominal superficial (*fáscia Scarpa*), que se fixa aos ramos isquiopúbicos e às tuberosidades isquiáticas. **O compartimento superficial do períneo é contínuo superiormente com os espaços fasciais superficiais da parede abdominal anterior, possibilitando a disseminação de sangue ou infecção.** Tal disseminação é limitada lateralmente pelos ramos isquiopúbicos, anteriormente pelo ligamento transverso do períneo e posteriormente pelo músculo transverso superficial do períneo. O compartimento perineal superficial inclui os seguintes:

Corpos eréteis

Os bulbos do vestíbulo são estruturas com 3 cm, altamente vascularizadas que circundam o vestíbulo e se localizam sob o músculo bulboesponjoso. O corpo do clitóris está conectado pelos dois ramos na parte interna dos ramos isquiopúbicos. Os ramos são cobertos pelo músculo isquiocavernoso.

Músculos

Os músculos da vulva são o isquiocavernoso, o bulbocavernoso e o transverso superficial do períneo. Estão incluídos no compartimento perineal superficial, como se observa a seguir:

Isquiocavernoso
- Origem – tuberosidade isquiática
- Inserção – osso isquiopúbico
- Ação – comprime os ramos e abaixa o clitóris.

Bulbocavernoso
- Origem – corpo perineal
- Inserção – aspecto posterior do clitóris; algumas fibras passam sobre a veia dorsal do clitóris de maneira semelhante a uma faixa
- Ação – comprime o bulbo vestibular e a veia dorsal do clitóris.

Transverso superficial do períneo
- Origem – tuberosidade isquiática
- Inserção – tendão central do períneo
- Ação – fixa o corpo perineal.

Glândulas vestibulares

As glândulas vestibulares estão situadas em cada lado do vestíbulo, sob a extremidade posterior do bulbo do vestíbulo. Elas drenam a região entre o hímen e os pequenos lábios, e sua secreção mucosa ajuda a manter a lubrificação local adequada. A infecção nessas glândulas pode resultar em abscesso.

Compartimento perineal profundo

O compartimento perineal profundo é um espaço fascial limitado inferiormente pela membrana perineal e superiormente por uma camada fascial profunda que separa o diafragma urogenital do recesso anterior da fossa isquiorretal (Figura 5.21). Ele se estende através da metade anterior da abertura da pelve entre os ramos isquiopúbicos. O compartimento profundo pode ser de modo direto, contínuo superiormente com a cavidade pélvica.[45] Os ligamentos pubouretrais posteriores, em forma de asa, funcionam para a elevação da fáscia, levantando a partir do assoalho pélvico para a face posterior da sínfise púbica, fornecem um ponto de fixação para a uretra e apoiam o conceito de continuidade do compartimento perineal profundo com a cavidade pélvica.

Os ligamentos pubouretrais anteriores representam uma elevação similar da fáscia inferior do diafragma urogenital e estão unidos pelo ligamento pubouretral intermediário, com a junção entre as duas estruturas fasciais arqueando sob a sínfise púbica.[46] O diafragma urogenital inclui o *esfíncter uretral* (*esfíncter urogenital*) e o músculo *transverso profundo do períneo* (*vaginal transverso*).

O diafragma urogenital (membrana perineal) é composto por duas regiões: uma dorsal e uma ventral. A porção dorsal consiste em folhetos fibrosos transversos bilaterais que conectam a parede lateral da vagina e o corpo perineal aos ramos isquiopúbicos. Essa porção é desprovida de músculos estriados. A porção ventral é parte de uma estrutura tecidual sólida tridimensional na qual várias estruturas estão incorporadas. Está intimamente associada ao músculo compressor da uretra e ao músculo esfíncter uretrovaginal da uretra distal. Nessa região, a membrana perineal é contínua com a inserção do arco tendíneo da fáscia pélvica. Os músculos do levantador do ânus estão conectados com a superfície cranial da membrana perineal. O bulbo do vestíbulo e o ramo do clitóris estão fundidos à superfície caudal da membrana.[47]

O esfíncter da uretra é um músculo contínuo que se espalha conforme se desenvolve próxima e distalmente, incluindo o seguinte:

1. **Esfíncter uretral externo**, que envolve o terço médio da uretra.
2. **Compressor da uretra**, arqueando através da parte ventral da uretra.
3. **Esfíncter uretrovaginal**, que envolve a parte ventral da uretra e termina na parede vaginal lateral.

O músculo transverso profundo do períneo se origina na face interna do ísquio, paralelo ao músculo compressor da uretra, e se insere na parede lateral da vagina ao longo da membrana perineal. Estudos revelam que um esfíncter urogenital estriado menor está associado à incontinência por estresse e à função muscular comprometida do assoalho pélvico.[48]

Os sistemas urinário e genital apresentam dependência comum de várias estruturas interdependentes para suporte. **Os ligamentos cardinal e uterossacro são condensações da fáscia endopélvica que sustentam a cérvice e a vagina superior sobre a placa do levantador. Lateralmente, as condensações fasciais endopélvicas conectam a vagina média às paredes pélvicas no arco tendíneo da fáscia pélvica anteriormente e ao arco tendíneo do levantador do ânus posteriormente. A vagina distal anterior e a uretra estão ancoradas ao diafragma urogenital, e a vagina distal posterior, ao corpo perineal.**

Na parte anterior, os ligamentos pubouretrais e a fáscia e os ligamentos pubovesicais fornecem fixação e estabilização para a uretra e a bexiga. Na parte posterior, eles dependem da vagina e da porção inferior do útero para suporte. Ressecção parcial ou relaxamento dos ligamentos uterossacros costumam levar ao relaxamento do complexo geniturinário, resultando na formação de uma cistocele. Estudos indicam que metade das variações observadas no suporte do compartimento anterior pode ser explicada pelo suporte apical.[49] Vários tipos e graus de prolapso do sistema genital ou relaxamento estão quase sempre associados a lesões similares na bexiga, na uretra ou em ambas.

2 Existem três níveis de suporte vaginal, como descrito por DeLancey.[50] O nível de suporte I consiste no paracolpo que suspende a porção apical da vagina e é composto pelo complexo ligamentar cardinal-uterossacro. O nível de suporte II compreende o paracolpo que está conectado à vagina lateralmente via arco tendíneo da fáscia pélvica e fáscia superior do levantador do ânus. O nível de suporte III consiste nas fixações da vagina distal: anteriormente, via fusão da uretra à vagina, lateralmente, aos levantadores, e, posteriormente, com o corpo perineal.

Importância clínica

2 A ruptura do nível de suporte I pode levar ao prolapso do útero ou fórnice vaginal, enquanto lesão dos níveis de suporte II e III predispõe ao prolapso vaginal anterior e posterior. Todos os níveis de suporte defeituosos devem ser reparados durante a cirurgia reparadora.

Suprimento sanguíneo

O suprimento sanguíneo à vulva é o seguinte:

1. Artéria pudenda externa (a partir da artéria femoral), artéria pudenda interna.
2. Drenagem venosa – veias pudendas internas.

O suprimento sanguíneo aos compartimentos superficial e profundo do períneo é o seguinte:

1. Artéria pudenda interna, artéria dorsal do clitóris.
2. Drenagem venosa – veias pudendas internas, ricas em anastomoses.
3. Drenagem linfática – cadeia ilíaca interna.

Inervação

A inervação da vulva é feita a partir de ramos dos seguintes nervos:

1. Nervo ilioinguinal.
2. Nervo genitofemoral (ramo genital).
3. Nervo cutâneo femoral lateral da coxa (ramo perineal).
4. Nervo perineal (ramo do pudendo).
5. Compartimentos superficial e profundo do períneo, inervados pelo nervo perineal.

Corpo perineal

O corpo perineal ou tendão central do períneo é crítico para o suporte posterior da porção inferior da parede vaginal anterior. É uma estrutura em forma de triângulo que separa a porção distal dos canais anal e vaginal originada pela convergência das fixações tendíneas do músculo bulbocavernoso, esfíncter anal externo e transverso superficial do períneo. Sua borda superior representa o ponto de inserção da *fáscia retovaginal* (*Denonvilliers*), que se estende para a parte inferior do peritônio cobrindo o fundo de saco de Douglas, separando o compartimento anorretal do urogenital.[51] O corpo perineal desempenha importante papel de ancoragem no suporte musculofascial do assoalho pélvico: representa a conexão central entre as duas camadas de suporte do assoalho pélvico os diafragmas pélvico e urogenital. Além disso, ele fornece conexão posterior para a rafe anococcígea. Logo, é central para a definição do suporte tridimensional do assoalho da pelve.

Trígono anal

O trígono anal inclui a extremidade inferior do canal anal. O esfíncter anal externo envolve o trígono anal, e a fossa isquiorretal encontra-se em cada lado. Posteriormente, o *corpo anococcígeo* situa-se entre o ânus e a ponta do cóccix e consiste em um espesso tecido fibromuscular (originado a partir do levantador do ânus e esfíncter anal externo), fornecendo suporte para a porção inferior do reto e do canal anal.

O *esfíncter anal externo* forma uma faixa espessa de fibras musculares dispostas em três camadas, indo do corpo perineal ao ligamento anococcígeo. As fibras subcutâneas são delgadas, circundam o ânus e, sem ligação óssea, se entrelaçam em frente a ele. As fibras superficiais deslizam para a frente a partir do ligamento anococcígeo e da ponta do cóccix ao redor do ânus e se inserem no corpo perineal. As fibras profundas se originam a partir do corpo perineal para envolver a metade inferior do canal anal a fim de originar um verdadeiro músculo esfincteriano, que se funde com a porção puborretal do levantador do ânus.

A *fossa isquiorretal* está preenchida sobretudo por gordura e separa o ísquio lateralmente das estruturas medianas do trígono anal. Trata-se de um espaço delineado por fáscias localizado inferiormente entre a pele da região perineal e o diafragma pélvico superiormente; ele se comunica com a fossa isquiorretal contralateral sobre o ligamento anococcígeo. Superiormente, seu ápice está na origem do músculo levantador do ânus a partir da fáscia obturadora. Ele é limitado medialmente pelo levantador do ânus e pelo esfíncter externo com suas coberturas fasciais, lateralmente pelo músculo obturador interno com sua fáscia, posteriormente pelo ligamento sacrotuberoso e pela borda inferior do músculo glúteo máximo, e anteriormente pela base do diafragma urogenital. É maior e mais profundo posteriormente e mais fraco medialmente.

Um abscesso isquiorretal deve ser drenado sem demora ou ele se estenderá até o canal anal. A cavidade é preenchida com gordura que amortece o canal anal e é cruzado por várias faixas fibrosas, vasos e nervos, incluindo os nervos pudendo e retal inferior. Os ramos perfurantes de S2 e S3 e o ramo perineal de S4 também correm por esse espaço.

O *canal pudendo* (*Alcock*) é um túnel formado por uma separação da porção inferior da fáscia obturadora correndo anteromedialmente a partir da espinha isquiática para a borda posterior do diafragma urogenital. Ele contém a artéria, a veia e o nervo pudendos em seus trajetos a partir da cavidade pélvica ao períneo.

Suprimento sanguíneo

O suprimento sanguíneo ao trígono anal é feito a partir da artéria e veia retais inferiores (hemorroidária).

Inervação

A inervação do trígono anal é feita a partir do ramo perineal do quarto nervo sacral e do nervo retal inferior (hemorroidária).

Retroperitônio e espaços retroperitoneais

A área subperitoneal da pelve verdadeira está dividida em espaços potenciais por vários órgãos e suas respectivas coberturas fasciais e por espessamentos seletivos da fáscia endopélvica em ligamentos e septos. É imperativo que cirurgiões que operam a pelve estejam familiarizados com esses espaços, conforme discutido a seguir.

Espaço pré-vesical

O espaço pré-vesical (Retzius) é um espaço potencial preenchido por gordura limitado anteriormente pelo osso púbico, coberto pela fáscia transversal e que se estende do umbigo entre os ligamentos umbilicais mediais (artérias umbilicais obliteradas); posteriormente, o espaço se estende para a parede anterior da bexiga. É separado do espaço paravesical pelo septo vesical ascendente (pilares vesicais).

Acima da entrada do espaço pré-vesical, os ligamentos pubouretrais podem ser vistos inserindo-se na face posterior da sínfise púbica como um prolongamento espesso da fáscia do arco tendíneo. Com a combinação dos procedimentos de suspensão abdominal e do colo vesical e da vagina, o ponto de entrada é em geral o espaço de Retzius, entre o arco tendíneo e os ligamentos pubouretrais. Durante uma colpossuspensão retropúbica de Burch, as suturas são colocadas na linha iliopectínea ou no ligamento de Cooper. As suturas devem ser cuidadosamente ancoradas para evitar sangramento do plexo venoso de Santorini, que se situa no espaço lateralmente a cúpula da bexiga e da uretra.

Espaços paravesicais

Os espaços paravesicais são preenchidos por gordura e limitados pela fáscia do músculo obturador interno e pelo diafragma pélvico lateralmente, o pilar vesical medialmente, a fáscia endopélvica inferiormente, o ligamento umbilical lateral superiormente, o ligamento cardinal posteriormente e o osso púbico anteriormente. Os espaços paravesicais são desenvolvidos pela dissecção romba durante uma histerectomia radical para acessar os paramétrios onde se encontra o sistema linfático do colo.

Espaço vesicovaginal

O espaço vesicovaginal é separado do espaço de Retzius pela fáscia endopélvica. Esse espaço é limitado anteriormente pela parede vesical (a partir da uretra proximal para a vagina superior), posteriormente pela parede vaginal anterior e lateralmente pelo septo vesical (espessamentos seletivos da fáscia endopélvica inseridos lateralmente no arco tendíneo). **Laceração nesses revestimentos e espessamentos fasciais medial, transversal ou lateralmente possibilita herniação e desenvolvimento de uma cistocele.**

Espaço retovaginal

O espaço retovaginal se estende entre a vagina e o reto a partir da borda superior do corpo perineal até a face inferior do fundo de saco de Douglas (retrouterino). Ele é limitado anteriormente pelo septo retovaginal (firmemente aderido à face posterior da vagina), posteriormente pela parede retal anterior e lateralmente pelo septo retal descendente, separando o espaço retovaginal do espaço pararretal de cada lado. O septo retovaginal representa um septo transversal membranoso firme que divide a pelve em compartimentos retal e urogenital, possibilitando a função independente da vagina e do reto, bem como fornecendo suporte ao reto. Está fixado lateralmente à parede lateral da pelve pela fáscia retovaginal (parte da fáscia endopélvica) ao longo de uma linha que se estende a partir da fúrcula posterior ao arco tendíneo da fáscia pélvica, a meio caminho entre o púbis e a espinha isquiática.[52] Uma retocele anterior costuma resultar de um *septo* defeituoso ou uma avulsão do septo a partir do corpo perineal. A reconstrução do períneo é crítica para a restauração dessa importante separação compartimental e para o suporte da parede vaginal anterior.[53] **O deslocamento lateral da fáscia retovaginal a partir da parede lateral da pelve pode constituir um defeito "pararretal" análogo aos defeitos paravaginais anteriores.**

Espaço pararretal

O espaço pararretal é limitado na parte lateral pelo levantador do ânus, na medial pelos pilares retais e na posterior acima da espinha isquiática pela face anterolateral do sacro. Está separado do espaço retrorretal pela extensão posterior do septo retal descendente.

Espaço retrorretal

O espaço retrorretal é limitado anteriormente pelo reto e pela face anterior do sacro posteriormente. Ele se comunica com os espaços pararretais lateralmente acima dos ligamentos uterossacros e se estende superiormente para o espaço pré-sacral.

Espaço pré-sacral

O espaço pré-sacral é uma extensão superior do espaço retrorretal e é limitado pelo peritônio parietal profundo anteriormente e pela face anterior do sacro posteriormente. Ele abriga os vasos sacrais médios e o plexo hipogástrico entre a bifurcação da aorta, revestidos por tecido areolar frouxo. A neurectomia pré-sacral requer familiaridade e experiência profissional com esse espaço. **Sacrocolpopexia abdominal envolve a dissecção do espaço pré-sacral inferior até o ligamento longitudinal anterior, que é o ponto de fixação da extremidade em forma de Y de uma tela de Marlex. O espaço cirúrgico é limitado superiormente pela bifurcação dos grandes vasos e lateralmente pelo ureter à direita e pelo mesentério do sigmoide e pela veia ilíaca comum esquerda à esquerda. O plexo venoso pré-sacral cobre a face anterior do sacro e pode sangrar abundantemente se lacerado durante a dissecção. A veia ilíaca esquerda se situa medialmente à artéria ilíaca esquerda, limitando esse espaço, e está mais sujeita a lesões durante a inserção do laparoscópio ou dissecção pré-sacral.**

Cavidade peritoneal

Os órgãos pélvicos femininos situam-se na base da cavidade abdominopélvica, cobertos superior e posteriormente pelos intestinos delgado e grosso. Anteriormente, a parede uterina está em contato com a face posterossuperior da bexiga. O útero é mantido na posição pelas seguintes estruturas:

1. **Ligamentos redondos**, que cursam inferolateralmente em direção ao anel inguinal interno.
2. **Ligamentos uterossacros**, que fornecem suporte à cérvice e vagina superior e se interdigitam com fibras do ligamento cardinal próximo à cérvice.
3. **Ligamentos cardinais**, que fornecem suporte à cérvice e vagina superior e contribuem para o suporte da bexiga.

Na parte anterior, o útero é separado da bexiga pela escavação vesicouterina e do reto posteriormente pela escavação retrouterina ou fundo de saco de Douglas. Em sua parte lateral, os ligamentos largos bilaterais carreiam os pedículos neurovasculares e suas respectivas coberturas fasciais, fixando o útero à parede lateral da pelve.

O ligamento largo está em contato caudalmente com o espaço paravesical, a fossa obturadora e a extensão pélvica da fossa ilíaca, para os quais ele fornece cobertura peritoneal, bem como com o ligamento uterossacro. Cranialmente, ele se estende para o ligamento infundibulopélvico.

Ureter

No seu trajeto pélvico no retroperitônio, várias relações são importantes e identificam áreas de maior vulnerabilidade à lesão do ureter (Figura 5.22):

1. Os vasos ovarianos cruzam o ureter conforme se aproximam da margem pélvica. Eles se situam em proximidade lateralmente ao ureter conforme ele entra na pelve.
2. À medida que o ureter desce para a pelve, ele corre dentro do ligamento largo imediatamente lateral ao ligamento uterossacro, separando o ligamento uterossacro do mesossalpinge, do mesovário e da fossa ovárica.
3. Próximo do nível da espinha isquiática, o ureter cruza por baixo da artéria uterina em seu curso através do ligamento cardinal (relação "ponte sobre a água"). O ureter divide essa área num paramétrio supraureteral envolvendo os vasos uterinos e em uma paracérvice infraureteral moldada ao redor dos vasos vaginais e se estendendo posteriormente dentro do ligamento uterossacro. Neste local, o ureter fica a uma distância de 2 a 3 cm lateralmente à cérvice e em proximidade à inserção do ligamento uterossacro na cérvice. Tal proximidade justifica cautela quando usar o ligamento uterossacro para a suspensão do fórnix vaginal.[54,55]
4. O ureter, então, vira medialmente para cruzar a porção anterossuperior da vagina, à medida que ele atravessa a parede vesical.

De todas as lesões iatrogênicas ao ureter, cerca de 75% resultam de procedimentos ginecológicos, mais comumente a histerectomia abdominal.[56,57] As histerectomias laparoscópicas têm a taxa mais alta de lesões ureterais e histerectomias vaginais têm a menor.[58,59] Distorções da anatomia pélvica, incluindo massas anexiais, endometriose, outra doença pélvica que cause aderências ou miomas, podem aumentar a suscetibilidade de lesão por alteração da anatomia usual. Noventa por cento das lesões ocorre no nível do ureter pélvico e apenas de 2% e 7% ocorre nos terços superior e medial do ureter, respectivamente.[60] **A identificação cuidadosa do trajeto do ureter antes de ligar o ligamento infundibulopélvico e a artéria uterina é a melhor proteção contra lesão ureteral durante a histerectomia ou anexectomia. Mesmo com doença intraperitoneal grave, o ureter pode sempre ser identificado usando-se uma abordagem retroperitoneal e observando os pontos de referência e suas relações fundamentais.**

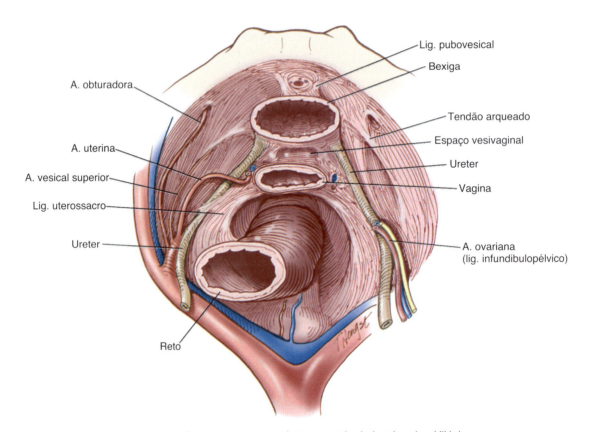

Figura 5.22 O curso do ureter e suas relações com os locais de maior vulnerabilidade.

Assoalho pélvico

O assoalho pélvico inclui todas as estruturas que fecham a saída da pelve, desde a pele caudalmente ao peritônio cranialmente. É comum dividir o diafragma pélvico em porção pélvica e perineal.[61] O diafragma pélvico está distribuído de maneira transversal, semelhante a uma rede ao longo da pelve verdadeira, com um hiato central para a uretra, a vagina e o reto. Do ponto de vista anatômico e fisiológico, o diafragma pélvico pode ser dividido em dois componentes: o interno e o externo.

O *componente externo* se origina a partir do arco tendíneo, estendendo-se a partir do osso púbico até a espinha isquiática. Ele dá origem a fibras de diferentes direções, incluindo para os músculos *pubococcígeo*, *iliococcígeo* e *coccígeo*.

O *compartimento interno* se origina do osso púbico acima e medial à origem do pubococcígeo e é menor, porém mais espesso e forte.[61] Suas fibras correm em uma direção sagital e são divididas em duas porções, a saber:

1. Fibras *pubovaginais* correm em direção perpendicular à uretra, cruzando a parede vaginal lateral na junção do seu terço inferior e dois terços superiores para se inserir no corpo perineal. O espaço anterior interlevantador é coberto pelo diafragma urogenital.
2. Fibras superiores *puborretais* circulam ao redor do reto para a sínfise púbica. Suas fibras inferiores se inserem na parede retal lateral entre os esfíncteres interno e externo.

O diafragma pélvico é coberto superiormente pela fáscia, que inclui um componente parietal e um visceral, além de ser uma continuação da fáscia transversal **(Figura 5.23)**.

A fáscia parietal tem áreas de espessamento (ligamentos, septos) que fornecem reforço e fixação para o assoalho pélvico. **A fáscia visceral (*endopélvica*) se estende medialmente para revestir as vísceras pélvicas, resultando em uma cobertura fascial para a bexiga, vagina, útero e o reto. Ela se torna mais tênue onde a cobertura peritoneal é bem definida e continua lateralmente com o tecido celular pélvico e pedículos neurovasculares.**

Elementos musculofasciais (a bainha hipogástrica) estendem-se ao longo dos vasos originados a partir da artéria ilíaca interna. Seguindo esses vasos aos seus respectivos órgãos, a bainha hipogástrica estende revestimentos perivasculares que contribuem para a formação da fáscia endopélvica, tão crítica para o suporte dos órgãos pélvicos.

Assim, a fáscia parietal ancora a fáscia visceral, que define a relação das várias vísceras e fornece a elas fixação significativa (ligamentos uterossacro e cardinal), septações (vesicovaginal e retovaginal) e definição dos espaços pélvicos (pré-vesical, vesicovaginal, retovaginal, paravesical, pararretal e retrorretal).

Para o seu suporte, o assoalho pélvico depende do papel complementar do diafragma pélvico e de sua fáscia, que repousam no complexo fibromuscular perineal. É composto de membrana perineal (diafragma urogenital) anteriormente e do corpo perineal unido à rafe anococcígea pelo esfíncter anal externo posteriormente. Essa disposição em dupla camada, quando intacta, fornece suporte otimizado aos órgãos pélvicos e contrabalança as forças que os empurra para baixo com a gravidade e com algum aumento na pressão intra-abdominal **(Figura 5.24)**. Técnicas dinâmicas de imagem, tais como ressonância magnética, tomografia computadorizada e ultrassonografia, são

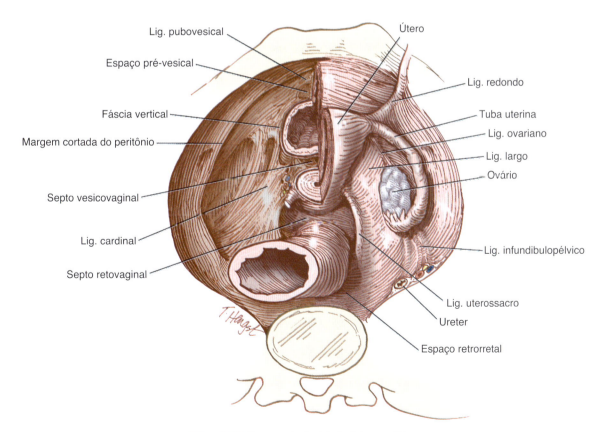

Figura 5.23 Componentes fasciais do diafragma pélvico.

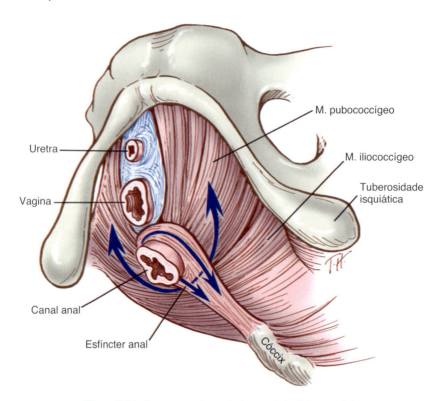

Figura 5.24 Suporte muscular em dupla camada do diafragma pélvico.

cada vez mais utilizadas para fornecer mais informações durante a avaliação dos problemas do assoalho pélvico, por meio da visualização dos pontos anatômicos de referência durante as diferentes fases funcionais.

Fáscia endopélvica

Há controvérsia a respeito do uso do termo "fáscia" conforme ele se aplica à pelve. Estudos histológicos revelam que os revestimentos do levantador do ânus, piriforme e obturador interno são exemplos genuínos de fáscia pélvica. Um exemplo no qual o termo "fáscia" é utilizado de maneira incorreta está em relação ao tecido utilizado na colporrafia anterior. Do ponto de vista histológico, trata-se do revestimento muscular da vagina, que é aproximado. Não existe verdadeiramente uma fáscia que separa a bexiga da vagina.

A fáscia endopélvica é um folheto de tecido fibroareolar que segue o suprimento sanguíneo aos órgãos viscerais e atua como mesentério retroperitoneal. A fáscia divide o espaço retroperitoneal em planos avasculares. A fáscia endopélvica ou pubocervical conecta a cérvice e a vagina à parede lateral da pelve. É composta de duas partes: o paramétrio, a parte conectada ao útero (ou seja, os ligamentos uterossacro e cardinal) e o paracolpo, a parte conectada à vagina. O paramétrio e os ligamentos cardinais continuam em direção ao introito vaginal e se fundem direto aos tecidos de sustentação associados à vagina. As artérias uterina e vaginal passam nessas estruturas. Os ligamentos uterossacros são os componentes posteriores dos ligamentos cardinais, estendendo-se a partir da cérvice e vagina superior à porção lateral do sacro. O suporte pélvico lateral é fornecido por condensações lineares das fáscias do obturador e do levantador do ânus, designados como arco tendíneo da fáscia pélvica e arco tendíneo do levantador do ânus, respectivamente. O arco tendíneo do levantador do ânus serve como ponto de fixação para os músculos pubococcígeo e iliococcígeo; situa-se na fáscia do músculo obturador interno. Ele corre do ramo púbico posterolateral para a espinha isquiática. O arco tendíneo da fáscia pélvica se estende do púbis anterior para a espinha isquiática na sua junção com o arco tendíneo do levantador do ânus. Ele fornece suporte lateral (paravaginal) para a vagina anterior. O desprendimento da fáscia pubocervical e a fáscia purouretral do arco tendíneo da fáscia pélvica pode levar a defeitos (cistocele) laterais.

Fossa obturadora

A *membrana* obturadora é uma bainha fibrosa que se estende do *forame* obturador através do qual o feixe neurovascular penetra via *canal* obturatório. O músculo obturador interno situa-se no lado superior (intrapélvico) da membrana obturadora. A origem do músculo obturador interno está na margem inferior do ramo púbico superior e na superfície pélvica da membrana obturadora. Seu tendão passa através do forame isquiático menor para se inserir no trocanter maior do fêmur para a rotação lateral da coxa. A artéria e a veia obturatórias se originam como ramos dos vasos ilíacos internos. Conforme eles emergem a partir da porção cranial lateral da membrana obturadora via canal obturado e entram na fossa obturadora, dividem-se em vários ramos pequenos, fornecendo sangue aos músculos do compartimento adutor da coxa. Estudos em cadáveres contradisseram relatos prévios de que os vasos obturatórios se bifurcam em ramos medial e lateral.[62] Em vez disso, os vasos, na maioria dos casos, são pequenos (<5 mm de diâmetro) e se ramificam em cursos variáveis. Os músculos da coxa média e do compartimento adutor são (do superficial para o profundo) o grácil, adutor longo, adutor curto, adutor magno, obturador externo e obturador interno. Em contraste com os vasos, o nervo obturatório emerge a partir da membrana obturadora e se bifurca em divisões anterior e posterior, caminhando distalmente para a coxa a fim de suprir os músculos do compartimento adutor. Com a paciente na posição de litotomia, os nervos e vasos seguem para a coxa e cursam lateralmente se afastando do ramo isquiopúbico. **As faixas transobturadoras utilizadas para o tratamento da incontinência urinária e as telas para correção de prolapso anterior são, com frequência, posicionadas abaixo do tendão do adutor longo e imediatamente lateral ao ramo descendente do isquiopúbico, em ordem a evitar o feixe neurovascular obturatório, que se situa lateral e superiormente a esse ponto, tornando, de certo modo, segura a entrada através da membrana obturadora.**

RESUMO

Novas abordagens cirúrgicas estão sendo desenvolvidas para solucionar antigos problemas e frequentemente requerem que os cirurgiões reestudem a anatomia, possibilitando uma compreensão diferente das complexas relações anatômicas. Exemplos de abordagens cirúrgicas inovadoras que requerem compreensão renovada das relações anatômicas incluem cirurgia laparoscópica ou robótica, faixas para incontinência colocadas sob a uretra média que atravessam a fossa obturadora ou espaço retropúbico e telas para cura de prolapsos que atravessam os espaços pararretal e paravesical. Alterações anatômicas secundárias a doenças, à variação congênita ou a complicações intraoperatórias podem fazer com que um campo cirúrgico familiar pareça estranho. Todas essas situações exigem que os cirurgiões sejam estudantes contínuos da anatomia, independentemente de sua experiência.

Várias estratégias para a educação continuada em anatomia são sugeridas:

1. **Revisão da anatomia relevante antes de cada procedimento cirúrgico.**
2. **Estudo da literatura de maneira contínua – numerosas publicações documentam a evolução de novos conceitos em relação às questões anatômicas, tais como o suporte pélvico.**
3. **Operação com cirurgiões pélvicos mais experientes, sobretudo quando incorporar novos procedimentos cirúrgicos**
4. **Dissecção periódica de amostras cadavéricas. Tal prática pode ser organizada por meio de fóruns de anatomia regionais ou faculdades de medicina, bem como por cuidados especiais no momento da autópsia.**
5. **Aproveitamento das vantagens que oferecem novos modelos pélvicos tridimensionais gerados por computador e simuladores cirúrgicos e anatômicos interativos de realidade virtual, quando disponíveis, a fim de melhorar a compreensão da anatomia funcional e ajudar a planejar procedimentos cirúrgicos complicados.**[63,64]

REFERÊNCIAS BIBLIOGRÁFICAS

1. **International Anatomical Nomenclature Committee.** *Nomina Anatomica*. 6th ed. Edinburgh, Scotland: Churchill Livingstone; 1989.
2. **Vaughan ED Jr, Middleton GW.** Pertinent genitourinary embryology: review for the practicing urologist. *Urology* 1975;6:139–149.
3. **Byskov AG, Hoyer PE.** Embryology of mammalian gonads and ducts. In: Knobil E, Neill JD, eds. *The Physiology of Reproduction*. 2nd ed. New York: Raven; 1994:487.
4. **Cilento GB, Bauer BS, Retik BA, et al.** Urachal anomalies: defining the best diagnostic modality. *Urology* 1998;52:120–122.
5. **Arey LB.** The genital system. In: Arey LB, ed. *Developmental Anatomy*. 7th ed. Philadelphia, PA: Saunders; 1974:315.
6. **Moore KL.** The urogenital system. In: Moore KL, ed. *The Developing Human: Clinically Oriented Embryology*. 3rd ed. Philadelphia, PA: Saunders; 1982:255.
7. **Semmens JP.** Congenital anomalies of female genital tract: functional classification based on review of 56 personal cases and 500 reported cases. *Obstet Gynecol* 1962;19:328–350.
8. **Sze EH, Kohli N, Miklos JR, et al.** Computed tomography comparison of bony pelvis dimensions between women with and without genital prolapse. *Obstet Gynecol* 1999;93:229–232.
9. **Handa VL, Pannu HK, Siddique S, et al.** Architectural differences in the bony pelvis of women with and without pelvic floor disorders. *Obstet Gynecol* 2003;102:1283–1290.
10. **Mattox TF, Lucente V, McIntyre P, et al.** Abnormal spinal curvature and its relationship to pelvic organ prolapse. *Am J Obstet Gynecol* 2000;183:1381–1384.
11. **Nguyen JK, Lind LR, Choe JY, et al.** Lumbosacral spine and pelvic inlet changes associated with pelvic organ prolapse. *Obstet Gynecol* 2000;95:332–336.
12. **Baragi RV, DeLancey JOL, Caspari R, et al.** Differences in pelvic floor area between African American and European women. *Am J Obstet Gynecol* 2002;187:111–115.
13. **Brown KM, Handa VL, Katarzyna J, et al.** Three-dimensional shape differences in the bony pelvis of women with pelvic floor disorders. *Int Urogynecol J* 2013;24:431–439.
14. **Graham CA, Mallet VT.** Race as a predictor of urinary incontinence and pelvic organ prolapse. *Am J Obstet Gynecol* 2001;185:116–120.
15. **Stein TA, Kaur G, Summers A, et al.** Comparison of bony dimensions at the level of the pelvic floor in women with and without pelvic organ prolapse. *Am J Obstet Gynecol* 2009;200:241.e1–241.e5.
16. **Thompson JR, Gibbs JS, Genadry R, et al.** Anatomy of pelvic arteries adjacent to the sacrospinous ligament: importance of the coccygeal branch of the inferior gluteal artery. *Obstet Gynecol* 1999;94:973–977.
17. **Lien KC, Moonery B, DeLancy JO, et al.** Levator ani muscle stretch induced by a simulated vaginal birth. *Obstet Gynecol* 2004;103:31–40.
18. **DeLancey JOL, Kearney R, Chou Q, et al.** The appearance of levator ani muscle abnormalities in magnetic resonance imaging after vaginal delivery. *Obstet Gynecol* 2003;101:46–53.
19. **Singh K, Jakub M, Reid WM, et al.** Three dimensional assessment of levator ani morphologic features in different grades of prolapse. *Am J Obstet Gynecol* 2003;189:910–915.
20. **Barber MD, Bremer RE, Thor KB, et al.** Innervation of the female levator ani muscles. *Am J Obstet Gynecol* 2002;187:64–71.
21. **Snooks SJ, Swash M.** The innervation of the muscles of continence. *Ann R Coll Surg Engl* 1986;68:45–49.
22. **Percy JP, Neill ME, Swash M, et al.** Electrophysiological study of motor nerve supply of pelvic floor. *Lancet* 1981;1:16–17.
23. **Pierce LM, Reyes M, Thor KB, et al.** Innervation of the levator ani muscles in the female squirrel monkey. *Am J Obstet Gynecol* 2003;188:1141–1147.
24. **Bremer RE, Barber MD, Coates KW, et al.** Innervation of the levator ani and coccygeus muscles of the female rat. *Anat Rec* 2003;275:1031–1041.
25. **Vanderhorst VG, Holstege G.** Organization of lumbosacral motoneuronal cell groups innervating hindlimb, pelvic floor, and axial muscles in the cat. *J Comp Neurol* 1997;382:46–47.
26. **Uhlenhuth E, Day EC, Smith RD, et al.** The visceral endopelvic fascia and the hypogastric sheath. *Surg Gynecol Obstet* 1948;86:9–28.
27. **Thompson JD, Rock WA, Wiskind A.** Control of pelvic hemorrhage: blood component therapy and hemorrhagic shock. In: Thompson JD, Rock JA, eds. *TeLinde's Operative Gynecology*. 7th ed. Philadelphia, PA: Lippincott; 1991:151.
28. **Laterza RM, Sievert KD, de Ridder D, et al.** Bladder function after radical hysterectomy for cervical cancer. *Neurourol Urodyn* 2015;34:309–315.

29. **Jensen PT, Groenvold M, Klee MC, et al.** Early-stage cervical carcinoma, radical hysterectomy, and sexual function: a longitudinal study. *Cancer* 2004;100:97–106.
30. **Thakar R, Ayers S, Clarkson P, et al.** Outcomes after total versus subtotal abdominal hysterectomy. *N Engl J Med* 2002;347: 1318–1325.
31. **Siddiqui NY, Mitchell TR, Bently RC, et al.** Neural entrapment during uterosacral ligament suspension: an anatomic study of female cadavers. *Obstet Gynecol* 2010;116:708–713.
32. **Lee RB, Stone K, Magelssen D, et al.** Presacral neurectomy for chronic pelvic pain. *Obstet Gynecol* 1986;68:517–521.
33. **Polan ML, DeCherney A.** Presacral neurectomy for pelvic pain in infertility. *Fertil Steril* 1980;34:557–560.
34. **Volpi E, Ferrero A, Sismondi P.** Laparoscopic identification of pelvic nerves in patients with deep infiltrating endometriosis. *Surg Endosc* 2004;18:1109–1112.
35. **Brandon CJ, Lewicky-Gaupp C, Larson KA, et al.** Anatomy of the perineal membrane as seen in magnetic resonance images of nulliparous women. *Am J Obstet Gynecol* 2009;200:583.e1–583.e6.
36. **Lawson JO.** Pelvic anatomy. II. Anal canal and associated sphincters. *Ann R Coll Surg Engl* 1974;54:288–300.
37. **Terra MP, Beets-Tan RG, Vervoorn I, et al.** Pelvic floor muscle lesions at endoanal MR imaging in female patients with faecal incontinence. *Eur Radiol* 2008;18:1892–1901.
38. **Heilbrun ME, Nygaard IE, Lockhart ME, et al.** Correlation between levator ani muscle injuries on magnetic resonance imaging and fecal incontinence, pelvic organ prolapse, and urinary incontinence in primiparous women. *Am J Obstet Gynecol* 2010;202:488.e1–488.e6.
39. **Hoffman BL, Schorge JO, Bradshaw KD, et al.** *Williams Gynecology*. 3rd ed. New York: McGraw-Hill Education; 2016.
40. **Lewicky-Gaupp C, Hamilton Q, Ashton-Miller J, et al.** Anal sphincter structure and function relationships in aging and fecal incontinence. *Am J Obstet Gynecol* 2009;200:559.e1–559.e5.
41. **Curtis AH.** *A Textbook of Gynecology*. 4th ed. Philadelphia, PA: Saunders; 1943.
42. **Moore KL.** *Clinically Oriented Anatomy*. 2nd ed. Baltimore, MD: Williams & Wilkins; 1985.
43. **Cardosi RJ, Cox CS, Hoffman MS.** Postoperative neuropathies after major pelvic surgery. *Obstet Gynecol* 2002;100:240–244.
44. **Whiteside JL, Barber MD, Walters MD, et al.** Anatomy of ilioinguinal and iliohypogastric nerves in relation to trocar placement and low transverse incisions. *Am J Obstet Gynecol* 2003;189:1574–1578.
45. **Oelrich TM.** The striated urogenital sphincter muscle in the female. *Anat Rec* 1983;205:223–232.
46. **Milley PS, Nichols DH.** The relationship between the pubo-urethral ligaments and the urogenital diaphragm in the human female. *Anat Rec* 1971;170:281–283.
47. **Stein TA, DeLancey JO.** Structure of the perineal membrane in females: gross and microscopic anatomy. *Obstet Gynecol* 2008;111:686–693.
48. **Morgan DM, Umek W, Guire K, et al.** Urethral sphincter morphology and function with and without stress incontinence. *J Urol* 2009;182:203–209.
49. **Summers A, Winkel LA, Hussain HK, et al.** The relationship between anterior and apical compartment support. *Am J Obstet Gynecol* 2006;194:1438–1443.
50. **DeLancey JO.** Anatomic aspects of vaginal eversion after hysterectomy. *Am J Obstet Gynecol* 1992;166:17–28.
51. **Uhlenhuth E, Wolfe WM, Smith EM, et al.** The rectovaginal septum. *Surg Gynecol Obstet* 1948;86:148–163.
52. **Leffler KS, Thompson JR, Cundiff GW, et al.** Attachment of the rectovaginal septum to the pelvic sidewall. *Am J Obstet Gynecol* 2001;185:41–43.
53. **Nichols DH, Randall CL.** Clinical pelvic anatomy of the living. In: Nichols DH, Randall CL, eds. *Vaginal Surgery*. Baltimore, MD: Williams & Wilkins; 1976:1.
54. **Barber MD, Visco AG, Weidner AC, et al.** Bilateral uterosacral ligament vaginal vault suspension with site specific endopelvic facial defect repair for treatment of pelvic organs. *Am J Obstet Gynecol* 2000;183:1410–1411.
55. **Buller JL, Thompson JR, Cundiff GW, et al.** Uterosacral ligament: description of anatomic relationships to optimize surgical safety. *Obstet Gynecol* 2001;97:873–879.
56. **Symmonds RE.** Urologic injuries: ureter. In: Schaefer G, Graber EA, eds. *Complications in Obstetric and Gynecologic Surgery*. Philadelphia, PA: Harper & Row; 1981:412.
57. **Clarke-Pearson DL, Geller EJ.** Complications of hysterectomy. *Obstet Gynecol* 2013;121:654–673.
58. **Gilmour DT, Das S, Flowerdew G.** Rates of urinary tract injury from gynecologic surgery and the role of the intraoperative cystoscopy. *Obstet Gynecol* 2006;107:1366–1372.
59. **Carley ME, McIntire D, Carley JM, et al.** Incidence, risk factors and morbidity of unintended bladder or ureter injury during hysterectomy. *Int Urogynecol J Pelvic Floor Dysfunct* 2002;13:18–21.
60. **Selzman AA, Spirnak JP.** Iatrogenic ureteral injuries: a 20-year experience in treating 165 injuries. *J Urol* 1996;155:878–881.
61. **Lawson JO.** Pelvic anatomy. I. Pelvic floor muscles. *Ann R Coll Surg Engl* 1974;54:244–252.
62. **Whiteside JL, Walters MD.** Anatomy of the obturator region: relations to a transobturator sling. *Int Urogynecol J* 2004;15:223–226.
63. **Parikh M, Rasmussen M, Brubaker L, et al.** Three dimensional virtual reality model of the normal female pelvic floor. *Ann Biomed Eng* 2004;32:292–296.
64. **Bajka M, Manestar M, Hug J, et al.** Detailed anatomy of the abdomen and pelvis of the visible human female. *Clin Anat* 2004;17:252–260.

CAPÍTULO 6

Biologia Molecular e Genética

Oliver Dorigo, Mana Baskovic, Jonathan S. Berek

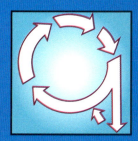

PONTOS-CHAVE

1. A regulação e a manutenção do tecido normal exigem um equilíbrio entre a proliferação celular e a morte celular programada ou *apoptose*.

2. Entre os genes que participam no controle do crescimento e da função das células, os *proto-oncogenes* e os *genes supressores de tumor* são particularmente importantes.

3. Os fatores de crescimento desencadeiam sinais bioquímicos intracelulares por meio de sua ligação a receptores de membrana celular. Em geral, esses receptores ligados à membrana são *proteinoquinases*, que convertem um sinal extracelular em sinal intracelular. Muitas das proteínas que participam do sistema de transdução de sinais intracelular são codificadas por *proto-oncogenes*, que são classificados em subgrupos de acordo com a sua localização celular ou função enzimática.

4. Os oncogenes compreendem uma família de genes que resultam de ganho e mutações funcionais de seus homólogos, os proto-oncogenes. A função normal dos proto-oncogenes consiste em estimular a proliferação dentro de um contexto controlado. A ativação dos oncogenes pode levar à estimulação da proliferação celular e ao desenvolvimento de um fenótipo maligno.

5. Os genes supressores de tumor estão envolvidos no desenvolvimento da maioria dos cânceres e, em geral, são inativados em um processo em duas etapas, em que ambas as cópias do gene supressor de tumor sofrem mutação ou são inativadas por mecanismos epigenéticos, como a metilação. O gene supressor de tumor mais comumente mutado nos cânceres humanos é o *p53*.

6. Os linfócitos T desempenham um papel central na geração de respostas imunes pela sua atuação como células auxiliares, na resposta tanto imune-humoral quanto celular, e pela sua atuação como células efetoras nas respostas celulares. As células T podem ser diferenciadas de outros tipos de linfócitos pelo seu fenótipo de superfície celular, baseado no padrão de expressão de várias moléculas, e por diferenças nas suas funções biológicas.

7. Existem dois subgrupos principais de células T maduras, que são distintas do ponto de vista fenotípico e funcional: as *células T auxiliares/indutoras*, que expressam o marcador de superfície celular CD4, e as *células T supressoras/citotóxicas*, que expressam o marcador CD8. As células T_H1 e T_H2 constituem duas subpopulações de células T auxiliares, que controlam a natureza de uma resposta imune por meio da secreção de um conjunto de citocinas características e mutuamente antagonistas: os clones de T_H1 produzem interleucina-2 (IL-2) e interferona-γ (IFN-γ), enquanto os clones de T_H2 produzem IL-4, IL-5, IL-6 e IL-10.

Os avanços na biologia molecular e na genética melhoraram a nossa compreensão dos conceitos biológicos básicos e do desenvolvimento de doenças. O conhecimento adquirido com a conclusão do projeto genoma humano, dados disponíveis por meio do The Cancer Genome Atlas (TCGA, Atlas do Genoma do Câncer), o desenvolvimento de novas modalidades de diagnóstico, como a tecnologia de microarranjos (*microarray*) para a análise do DNA e das proteínas, e o surgimento de estratégias de tratamento direcionadas para mecanismos específicos de doenças, têm um impacto crescente sobre as especialidades de obstetrícia e ginecologia.

As células normais caracterizam-se por mecanismos metabólicos, bioquímicos e fisiológicos distintos. Tipos celulares específicos apresentam respostas diferentes daquelas geneticamente determinadas em função das influências externas **(Figura 6.1)**. Um estímulo externo é convertido em sinal intracelular, por exemplo, por meio de um receptor de membrana celular.

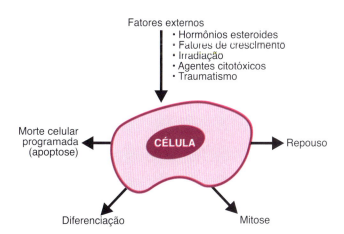

Figura 6.1 Estímulos externos afetam a célula, que apresenta uma resposta coordenada específica.

O sinal intracelular é transferido para o núcleo e desencadeia determinadas respostas genéticas, que levam a mudanças na função, diferenciação e proliferação celulares. Embora os tipos de células e tecidos específicos exibam funções e respostas características, muitos aspectos básicos da biologia celular e da genética são compartilhados por todas as células eucarióticas.

CICLO CELULAR
Ciclo celular normal

As células eucarióticas adultas possuem um sistema bem equilibrado de produção contínua de DNA (transcrição) e proteínas (tradução). As proteínas sofrem degradação constante e são substituídas dependendo das necessidades celulares específicas. As células passam por uma sequência de fases, denominada ciclo celular, durante a qual o DNA é distribuído em duas células-filhas (*mitose*) e subsequentemente duplicado (*fase de síntese*). Esse processo é controlado em pontos-chave de verificação que monitoram o estado das células, por exemplo, a quantidade de DNA presente em cada célula. O ciclo celular é regulado por um pequeno número de proteinoquinases heterodiméricas, que consistem em uma subunidade regulatória (ciclina) e uma subunidade catalítica (quinase dependente de ciclina). A associação de uma ciclina com uma quinase dependente de ciclina (CdkC) determina quais as proteínas que serão fosforiladas em um ponto específico durante o ciclo celular.

O ciclo celular é dividido em quatro fases principais: a fase M (mitose), a fase G_1 (período entre a mitose e o início da duplicação do DNA), a fase S (síntese de DNA) e a fase G_2 (período entre a conclusão da síntese de DNA e a mitose) (Figura 6.2). As células pós-mitóticas podem "sair" do ciclo celular e passar para a denominada fase G_0, na qual permanecem por dias, semanas ou até mesmo pelo resto de sua vida sem qualquer proliferação adicional. A duração do ciclo celular pode ser muito variável, porém a maioria das células humanas completa o ciclo em aproximadamente 24 horas. Durante um ciclo celular típico, a mitose tem uma duração de cerca de 30 a 60 minutos, a fase G_1 dura 7 a 10 horas, a fase S, 10 horas, e a fase G_2, 5 horas. Em relação ao ciclo celular, são observadas três subpopulações de células:

1. *Células de diferenciação terminal*, que não podem reentrar no ciclo celular.
2. *Células em repouso (G_0)*, que podem entrar no ciclo celular se forem adequadamente estimuladas.
3. *Células em divisão* que, no momento atual, encontram-se no ciclo celular.

Os eritrócitos, as células musculares estriadas, as células musculares lisas uterinas e as células nervosas são células de diferenciação terminal. Outras células, como os fibroblastos, passam da fase G_1 para a fase G_0 e são consideradas como estando fora do ciclo celular. Essas células entram no ciclo celular após exposição a estímulos específicos, como fatores de crescimento e hormônios esteroides. Células em divisão são encontradas no trato gastrintestinal, na pele e no colo do útero.

Fase G1

Em resposta a estímulos externos específicos, as células entram no ciclo celular passando da fase G_0 para a fase G_1. Os processos durante a fase G_1 levam à síntese de enzimas e proteínas regulatórias, que são necessárias para a síntese de DNA durante a fase S; esses processos são principalmente regulados por complexos quinase-ciclina dependentes de ciclina da fase G_1 (G_1CdkC). Os complexos G_1CdkC induzem a degradação dos inibidores da fase S na fase G_1 tardia. A liberação do complexo CdkC da fase S estimula subsequentemente a entrada na fase S. **As variações na duração da fase G_1 do ciclo celular, que variam de menos de 8 a mais de 100 horas, são responsáveis pelas diferentes durações do ciclo celular apresentadas pelos diferentes tipos celulares.**

Fase S

O conteúdo de DNA nuclear da célula sofre duplicação durante a fase S do ciclo celular. O complexo CdkC da fase S ativa proteínas dos complexos de pré-replicação do DNA, que são montados nas origens de replicação do DNA durante a fase G_1. O complexo de pré-replicação ativa a iniciação da replicação do DNA e inibe a montagem de novos complexos de pré-replicação. Essa inibição assegura que cada cromossomo seja replicado apenas uma vez durante a fase S.

Fase G2

A síntese de RNA e de proteínas ocorre durante a fase G_2 do ciclo celular. O surto da atividade de biossíntese fornece os substratos e as enzimas para suprir as necessidades metabólicas das duas células-filhas. Outro evento importante que ocorre durante a fase G_2 do ciclo celular é o reparo dos erros da replicação do DNA que podem ter sido cometidos durante a fase S. A falha na detecção e na correção desses erros genéticos pode resultar em um amplo espectro de consequências adversas para a célula e para o organismo.[1] Os defeitos no mecanismo de reparo do DNA estão associados a uma incidência aumentada de câncer. Os complexos CdkC mitóticos são sintetizados durante as fases S e G_2, porém ficam inativos até que a síntese de DNA seja concluída.

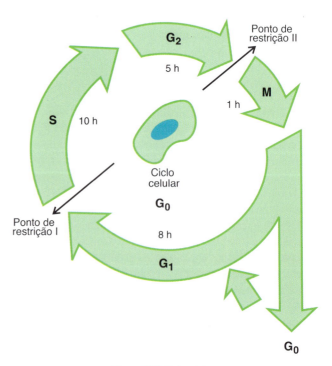

Figura 6.2 Ciclo celular.

Fase M

A divisão nuclear e cromossômica ocorre durante a mitose ou fase M. Durante essa fase, o DNA celular é igualmente distribuído em cada uma das células-filhas. A mitose fornece um complemento diploide de DNA (2n) a cada célula-filha somática. Após a mitose, as células eucarióticas dos mamíferos contêm DNA diploide, refletindo um cariótipo que inclui 44 cromossomos somáticos e um complemento de cromossomos sexuais XX ou XY. As exceções ao conteúdo celular diploide incluem os hepatócitos (4n) e o sincício funcional da placenta.

A mitose é dividida em prófase, metáfase, anáfase e telófase. Os complexos CdkC mitóticos induzem a condensação dos cromossomos durante a prófase, a montagem do aparelho do fuso mitótico e o alinhamento dos cromossomos durante a metáfase. A ativação do complexo promotor da anáfase (CPA) leva à inativação dos complexos de proteína que conectam as cromátides-irmãs durante a metáfase, possibilitando o início da anáfase. Durante a anáfase, as cromátides-irmãs segregam-se para os polos opostos do fuso. O envelope nuclear rompe-se em múltiplas vesículas pequenas no início da mitose e é reconstituído ao redor dos cromossomos segregados à medida que sofrem descondensação durante a telófase. A citocinese é o processo de divisão do citoplasma, que segrega o retículo endoplasmático e o complexo de Golgi durante a mitose. Após o término da mitose, as células entram na fase G_1 e voltam a entrar no ciclo celular ou permanecem em G_0.

Ploidia

Após a meiose, as células germinativas contêm um complemento genético haploide (1n). Após a fertilização, ocorre restauração de DNA diploide 46,XX ou 46,XY. O restabelecimento do conteúdo de DNA celular normal é crucial para a função normal. Anormalidades no conteúdo de DNA celular provocam anormalidades fenotípicas distintas, conforme exemplificado pela gravidez molar (ver Capítulo 39). Na mola hidatiforme completa, um ovócito sem qualquer material genético nuclear (p. ex., um óvulo vazio) é fertilizado por um espermatozoide. O conteúdo genético haploide do óvulo fertilizado é duplicado, e o conteúdo de DNA celular diploide é restabelecido, resultando em um gameta 46,XX homozigoto. Com menos frequência, uma mola hidatiforme completa resulta da fertilização de um óvulo vazio por dois espermatozoides, resultando em um gameta 46,XX ou 46,XY heterozigoto. Nas gestações molares completas, o DNA nuclear provém habitualmente do pai, não há desenvolvimento das estruturas embrionárias, e ocorre hiperplasia trofoblástica. Raramente as molas completas são biparentais. Esse cariótipo parece ser encontrado em pacientes com molas hidatiformes recorrentes e está associado a um maior risco de doença trofoblástica persistente.

Ocorre mola hidatiforme parcial após a fertilização de um óvulo haploide por dois espermatozoides, resultando em um cariótipo 69 XXX, 69 XXY ou 69 XYY. Uma mola parcial contém DNA paterno e materno, e ocorre desenvolvimento tanto embrionário como placentário. Tanto o cariótipo 69 YYY como o cariótipo 46 YY são incompatíveis com o desenvolvimento embrionário e placentário. Essas observações demonstram a importância do material genético materno, em particular do cromossomo X no desenvolvimento embrionário e placentário normal.

Além do conteúdo de DNA celular total, o número de cromossomos constitui um importante determinante da função celular. As anormalidades no número de cromossomos, que frequentemente são causadas por não disjunção durante a meiose, resultam em síndromes clínicas bem caracterizadas, como trissomia do 21 (síndrome de Down), trissomia do 18 e trissomia do 13.

Controle genético do ciclo celular

A proliferação celular precisa ocorrer para equilibrar a perda normal de células e para manter a integridade dos tecidos e dos órgãos. Esse processo exige a expressão coordenada de muitos genes em determinados períodos durante o ciclo celular. Na ausência de fatores de crescimento, células de mamíferos cultivadas ficam detidas na fase G_0. Com a adição de fatores de crescimento, essas células quiescentes passam pelo denominado ponto de restrição dentro de 14 a 16 horas e, em seguida, entram na fase S entre 6 a 8 horas. **O ponto de restrição ou limite G_1/S identifica o ponto em que a célula "se compromete" a proliferar. O segundo ponto de verificação é o limite G_2/M, que marca o ponto em que o reparo de qualquer dano ao DNA precisa ser concluído.**[2] Para terminar o ciclo celular com sucesso, ocorre ativação de vários dos genes do ciclo de divisão celular (*cdc*).

Genes do ciclo de divisão celular

Entre os fatores que regulam os pontos de verificação do ciclo celular, as proteínas codificadas pela família *cdc2* de genes e as proteínas ciclinas parecem desempenhar funções particularmente importantes.[3] As células de mamíferos estimuladas por fatores de crescimento expressam genes de resposta precoce e de resposta tardia, dependendo da sequência cronológica do aparecimento de RNAs específicos. Os genes de resposta precoce e tardia atuam como fatores de transcrição nucleares e estimulam a expressão de uma cascata de outros genes. Os genes de resposta precoce, como o *c-Jun* e o *c-Fos*, intensificam a transcrição de genes de resposta tardia, como os *E2F*. Os fatores de transcrição de E2F são necessários para a expressão de vários genes do ciclo celular e são regulados funcionalmente pela proteína do retinoblastoma (*Rb*). A ligação de Rb ao E2F converte o E2F de um ativador em repressor da transcrição. A fosforilação de Rb inibe a sua função repressora e possibilita a ativação mediada por E2F de genes necessários para a entrada na fase S. Os complexos de Cdk4-ciclina D, Cdk6-ciclina D e Cdk2-ciclina E causam fosforilação de Rb, que permanece fosforilado durante as fases S, G_2 e M do ciclo celular. Após o término da mitose, o declínio do nível de Cdk-ciclinas leva à desfosforilação de Rb por fosfatases e, consequentemente, a uma inibição de *E2F* na fase G_1 inicial.

As Cdk estão sendo avaliadas como alvos para tratamento do câncer, visto que, com frequência, são hiperativas no câncer, e as proteínas inibidoras de Cdk são disfuncionais. O inibidor P1446A-05 de Cdk4, por exemplo, inibe especificamente a transição da fase G_1-S mediada pela Cdk4, interrompendo o ciclo celular e inibindo o crescimento das células cancerosas.[4] O SNS-032 liga-se de modo seletivo à Cdk2, -7 e -9, impedindo a sua fosforilação e ativação e, subsequentemente, a proliferação celular.

À medida que as células se aproximam da transição de fase G_1-S, a síntese de ciclina A é iniciada. O complexo Cdk2-ciclina A pode desencadear o início da síntese de DNA, auxiliando o complexo de pré-replicação. A proteinoquinase dependente de ciclina 1 (Cdk1), anteriormente denominada *p34 cdc2*, e ciclinas específicas (*i. e.*, ciclina B1) formam um heterodímero complexo, designado como *fator de promoção da mitose*,[5] que catalisa a fosforilação proteica e impulsiona a célula para a mitose. Ocorre montagem da Cdk1 com a ciclina A e a ciclina B na fase G_2, promovendo atividade do fator de promoção da mitose (FPM). **A mitose é iniciada pela ativação do gene *cdc* no ponto de verificação G$_2$-M.**[6] Após passagem pelo ponto de verificação G$_2$-M, a célula sofre mitose. Na presença de cromossomos que sofreram replicação anormal, não ocorre progressão além do ponto de verificação G$_2$-M.

O gene supressor de tumor *p53* participa no controle do ciclo celular. As células expostas à radioterapia exibem parada na fase S, que é acompanhada de aumento da expressão de p53. Esse atraso possibilita o reparo do dano ao DNA induzido pela radiação. Na presença de mutações de *p53*, não ocorre a parada na fase S que normalmente é observada após radioterapia.[7] O tipo selvagem do gene *p53* pode ser inativado pela proteína E6 do papilomavírus humano (HPV), impedindo a parada na fase S em resposta ao dano ao DNA.

Apoptose

1 A regulação e a manutenção do tecido normal exigem um equilíbrio entre a proliferação celular e a morte celular programada ou *apoptose*. Quando a proliferação excede a morte celular programada, o resultado consiste em hiperplasia. Quando a morte celular programada excede a proliferação, o resultado consiste em atrofia. A morte celular programada constitui um processo concomitante crucial do desenvolvimento embriológico normal. Esse mecanismo é responsável pela eliminação das membranas interdigitais, fusão do palato e desenvolvimento da mucosa intestinal.[8] A morte celular programada constitui um importante fenômeno na fisiologia normal. A redução no número de células endometriais após alterações dos níveis de hormônios esteroides durante o ciclo menstrual é, em parte, uma consequência da morte celular programada.[9] Em resposta aos androgênios, as células da granulosa sofrem morte celular programada (p. ex., atresia folicular).[10]

A morte celular programada ou apoptose é um processo ativo, dependente de energia, que é iniciado pela expressão de genes específicos. Esse processo é distinto da necrose celular, embora ambos os mecanismos resultem em redução do número total de células. Na morte celular programada, as células se retraem e sofrem fagocitose. Por outro lado, há expansão e lise de grupos de células quando sofrem necrose. Esse processo, que não depende de energia, resulta de estímulos nocivos. A morte celular programada é desencadeada por uma variedade de fatores, incluindo sinais intracelulares e estímulos exógenos, como exposição à radiação, quimioterapia e hormônios. É possível identificar células que sofrem morte celular programada com base em alterações histológicas, bioquímicas e na biologia molecular. Ao exame histológico, as células apoptóticas exibem condensação celular e fragmentação do núcleo. As correlações bioquímicas de apoptose iminente incluem aumento da expressão da transglutaminase e mudanças na concentração intracelular de cálcio.[11]

A morte celular programada emergiu como importante fator no crescimento de tumores (neoplasias). Do ponto de vista histórico, o crescimento neoplásico foi caracterizado por uma proliferação celular descontrolada, que resultava em aumento progressivo do desenvolvimento tumoral. Sabe-se que o **aumento do desenvolvimento tumoral associado à progressão da doença reflete um desequilíbrio entre a proliferação e a morte celular.** As células cancerosas são incapazes de responder aos sinais normais para interromper a proliferação e podem não reconhecer os sinais fisiológicos que desencadeiam a morte celular programada.

MODULAÇÃO DO CRESCIMENTO E DA FUNÇÃO DA CÉLULA

A célula normal exibe uma resposta coordenada ao meio extracelular variável. Os três grupos de substâncias que sinalizam essas mudanças extracelulares são hormônios esteroides, fatores de crescimento e citocinas. A capacidade de responder a esses estímulos exige um sistema de reconhecimento de superfície celular, a transdução de sinais intracelulares e respostas nucleares para a expressão **2** de genes específicos de maneira coordenada. **Entre os genes que participam no controle do crescimento e da função celular, os *proto-oncogenes* e os *genes supressores de tumor* são particularmente importantes.** Foram identificados mais de 100 produtos de proto-oncogenes que contribuem para a regulação do crescimento celular **(Tabela 6.1)**.[12] Como grupo, os proto-oncogenes exercem efeitos positivos sobre a proliferação celular. Em contrapartida, os *genes supressores de tumor* exercem efeitos reguladores inibitórios sobre a proliferação celular **(Tabela 6.2)**.

Tabela 6.1 Proto-oncogenes.

Proto-oncogenes	Produto gênico/Função
Fatores de crescimento	
	Fator de crescimento dos fibroblastos
fgf-5	
Sis	Fator de crescimento derivado de plaquetas β
hst, int-2	
Receptores transmembrana	
erbB	Receptor do fator de crescimento epidérmico (EGF)
HER2/neu	Receptor relacionado com EGF
Fms	Receptor do fator de estimulação de colônias (CSF)
Kit	Receptor de células-tronco
Trk	Receptor do fator de crescimento neural
Receptor de membrana interna	
bcl-2	
H-ras, N-ras, K-ras	
fgr, lck, src, yes	
Mensageiros citoplasmáticos	
Crk	
cot, plm-1, mos, raf/mil	
Proteínas de ligação do DNA nuclear	
erb-B1	
jun, ets-1, ets-2, fos, gil-1, rel, ski, vav	
lyl-1, *maf, myb, myc, L-myc, N-myc, evi*-1	

Tabela 6.2	Genes supressores de tumor.
p53	Mutado em até 50% dos tumores sólidos
Rb	As deleções e mutações predispõem ao retinoblastoma
PTEN	Fosfatase de dupla especificidade, que reprime a ativação da via PI3-quinase/Akt, com efeito negativo sobre o crescimento celular
P16^{INK4a}	Liga-se ao complexo ciclina-CDK4, inibindo a progressão do ciclo celular
FHIT	Tríade de genes de histidina frágil com função supressora de tumor via mecanismos desconhecidos
WT1	Mutações correlacionadas com o tumor de Wilms
NF1	Gene da neurofibromatose
APC	Associado ao desenvolvimento do câncer de cólon em pacientes com adenomatose familiar

Hormônios esteroides

Os hormônios esteroides desempenham um papel crucial na biologia reprodutiva e na fisiologia geral. Entre as diversas funções exercidas, os hormônios esteroides influenciam a gravidez, a função cardiovascular, o metabolismo ósseo e a sensação de bem-estar do indivíduo. A ação dos hormônios esteroides é mediada por meio de sinais extracelulares para o núcleo, de modo a afetar uma resposta fisiológica.

Os estrogênios exercem uma variedade de efeitos sobre o crescimento e o desenvolvimento de diferentes tecidos. Os efeitos dos estrogênios são mediados por receptores de estrogênios (RE), proteínas intracelulares que atuam como fatores de transcrição ativados por ligantes e que pertencem à superfamília de receptores nucleares.[13] Foram identificados dois RE em mamíferos, o REα e o REβ. A estrutura de ambos os receptores é semelhante e consiste em seis domínios designados de A a F da extremidade N-terminal para a extremidade C-terminal, codificados por 8 a 9 éxons.[14] Os domínios A e B estão localizados na extremidade N-terminal e contêm um domínio de ativação transcricional independente de agonista (função de ativação 1 [AF-1]). O domínio C é um domínio central de ligação ao DNA, altamente conservado, composto de dois pontos de zinco por meio dos quais o RE interage com o sulco maior e o arcabouço de fosfato da hélice de DNA. A extremidade C-terminal da proteína contém os domínios E e F e atua como domínio de ligação de ligantes (LBD-domínio E) e AF-2 domínio F **(Figura 6.3)**.

A ativação da transcrição por meio do RE constitui um processo em múltiplas etapas. A etapa inicial exige a ativação do RE por vários mecanismos **(Figura 6.4)**. Por exemplo, estrogênios como o 17β-estradiol podem difundir-se para dentro da célula e ligar-se ao DLL do RE. Com a ligação do ligante, o RE sofre mudanças conformacionais seguidas da dissociação de várias proteínas ligadas, principalmente as proteínas do choque térmico 90 e 70 (Hsp90 e Hsp70). A ativação do RE também exige fosforilação por várias proteinoquinases, incluindo caseína quinase II, PKA e componentes da via Ras/MAPK (proteinoquinase ativada por mitógeno).[14] Quatro sítios de fosforilação do RE estão agrupados na porção terminal NH$_2$ com a região AF-1.

O RE ativado produz diversos efeitos genômicos e não genômicos diferentes sobre as vias de sinalização intracelulares. A via clássica de sinalização de esteroides envolve a ligação do RE ativado a um elemento de resposta ao estrogênio (ERE) no genoma na forma de homodímeros, e estimulação subsequente da transcrição.[15] A sequência mínima de consenso para o ERE é uma repetição invertida (IR) palindrômica de 13 pb, definida como 5'-GGTCAnnnTGACC-3'. Os genes regulados por RE ativados incluem genes de resposta precoce, como c-myc, c-fos e d-jun, e genes que codificam fatores de crescimento, como o fator de crescimento da insulina (IGF-1 e IGF-2), o fator de crescimento epidérmico (EGF), o fator de crescimento transformador alfa (TGF-α) e o fator de estimulação de colônias (CSF-1).

Foram desenvolvidos vários ligantes com afinidades diferentes pelo RE, denominados *moduladores seletivos dos receptores de estrogênio* (SERMs). Por exemplo, o *tamoxifeno* é um agonista/antagonista misto para o REα, mas que atua como

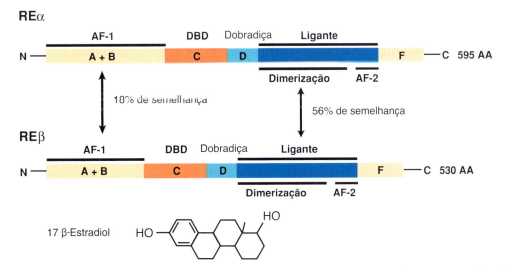

Figura 6.3 Estrutura dos dois receptores de estrogênio de mamíferos. O REα (595 aminoácidos) e o REβ (530 aminoácidos) consistem em seis domínios (A a F no sentido da extremidade N-terminal para C-terminal). Os domínios A e B na extremidade N-terminal contêm um domínio de ativação transcricional independente de agonista (função de ativação 1 ou AF-1). O domínio C é a sequência central de ligação do DNA (DBD). Os domínios E e F atuam como domínios de ligação de ligante (LBD) e função de ativação 2 (AF-2). A figura também mostra a estrutura do ligante do RE, o 17β-estradiol.

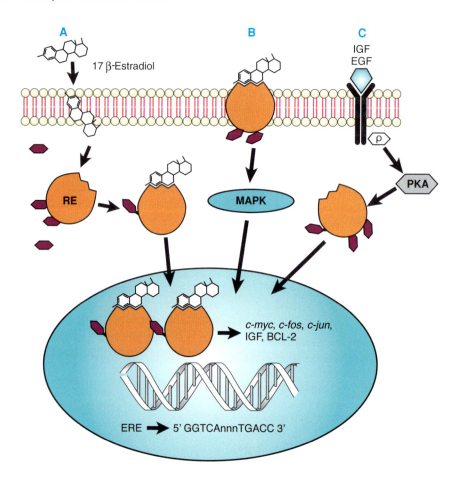

Figura 6.4 Ativação da transcrição mediada por receptor de estrogênio. A sinalização do receptor de estrogênio intracelular é mediada por diferentes vias. **A.** O 17β-estradiol difunde-se através da membrana celular e liga-se ao RE citoplasmático. Em seguida, o RE sofre fosforilação e dimerização e liga-se ao elemento de resposta ao estrogênio (ERE) no promotor de um gene responsivo ao estrogênio. **B.** O ligante de estrogênio liga-se ao RE ligado à membrana e ativa as vias de proteinoquinase ativada por mitógeno (MAPK), que sustentam a transcrição mediada por RE. **C.** A ligação de citocinas, como o fator de crescimento semelhante à insulina (IGF) ou o fator de crescimento epidérmico a seu receptor de membrana pode produzir ativação de proteinoquinases, como a PKA, que ativa subsequentemente o RE por fosforilação.

antagonista puro para o REβ. O receptor REβ possui expressão semelhante nos tecidos sensíveis aos hormônios, enquanto a expressão do REα se altera em resposta ao ambiente hormonal. Os efeitos celulares e teciduais de um composto estrogênico parecem refletir uma interação dinâmica entre as ações dessas isoformas de RE. Essas observações ressaltam a complexidade das interações estrogênicas com tecidos normais e neoplásicos. A ocorrência de mutações nos receptores de hormônios e as suas consequências funcionais ilustram suas importantes contribuições para a fisiologia normal.

Fatores de crescimento

Os fatores de crescimento são polipeptídios produzidos por uma variedade de tipos celulares, que exibem um amplo espectro de ações bioquímicas que se sobrepõem. Os fatores de crescimento ligam-se a receptores de membrana celular de alta afinidade e desencadeiam vias complexas de sinalização positivas e negativas que regulam a proliferação e a diferenciação celulares.[16] **Em geral, os fatores de crescimento exercem efeitos positivos ou negativos sobre o ciclo celular ao influenciar a expressão gênica relacionada com eventos que ocorrem no limite do ciclo celular G_1-S.**

Em virtude de suas meias-vidas curtas no espaço extracelular, os fatores de crescimento atuam em pequenas distâncias por mecanismos autócrinos ou parácrinos. Na alça autócrina, o fator de crescimento atua sobre a própria célula que o produziu. O mecanismo parácrino de controle do crescimento envolve o efeito dos fatores de crescimento sobre outra célula na vizinhança. A Tabela 6.3 fornece uma lista dos fatores de crescimento que desempenham uma função importante na fisiologia reprodutiva feminina. A resposta biológica de uma célula a um fator de crescimento específico depende de uma variedade de fatores, incluindo o tipo celular, o microambiente celular e o estado do ciclo celular.

A regulação da função ovariana é obtida por meio de mecanismos *autócrinos*, *parácrinos* e *endócrinos*. O crescimento e a diferenciação das células ovarianas são particularmente influenciados pelos fatores de crescimento semelhantes à insulina (IGF) **(Figura 6.5)**. Os IGF amplificam as ações das gonadotropinas sobre fatores de crescimento autócrinos e parácrinos encontrados no ovário. O IGF-1 atua sobre células da granulosa, causando elevação do cAMP, da progesterona, da ocitocina, dos proteoglicanos e da inibina. Nas células da teca, o IGF-1 causa aumento na produção de androgênios. As células da teca produzem o TNF-α e o EGF, que são regulados pelo hormônio foliculoestimulante (FSH). O EGF atua sobre as células da granulosa para estimular a mitogênese.

Capítulo 6 • Biologia Molecular e Genética

Tabela 6.3 Fatores de crescimento que desempenham funções importantes na fisiologia reprodutiva feminina.

Fator de crescimento	Fontes	Alvos	Ações
Fator de crescimento derivado de plaquetas (PDGF)	Placenta, plaquetas, embrião pré-implantação, células endoteliais	Células endoteliais Trofoblastos	Mitogênica
Fator de crescimento epidérmico (EGF)	Glândula submaxilar, células da teca Células da granulosa Endométrio	Mitogênica	
Fator de crescimento transformador α (TGF-α)	Embrião, placenta, células da teca, células do estroma ovariano	Placenta Células da granulosa	Mitogênica
Fator de crescimento transformador β (TGF-β)	Embrião, células da teca Endométrio Células da granulosa	Mitogênico	
Fator de crescimento semelhante à insulina 1 (IGF-1)	Células da granulosa	Células da teca Células da granulosa	Medeia a atividade do hormônio do crescimento
Fator de crescimento semelhante à insulina 2 (IGF-2)	Células da teca	Células da teca	Semelhante à insulina
Fator de crescimento do fibroblasto (FGF)	Células da granulosa	Células da granulosa Angiogênico Mitogênico	

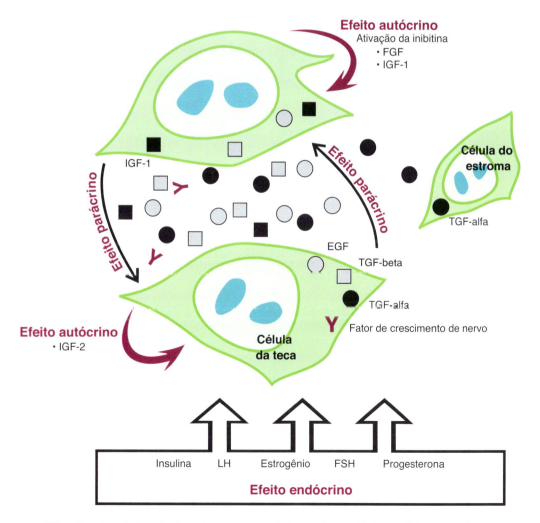

Figura 6.5 A regulação da função ovariana ocorre por meio de mecanismos autócrinos, parácrinos e endócrinos.

O líquido folicular contém IGF-1, IGF-2, TNF-α e TNF-β. **A interrupção dessas vias intraovarianas autócrinas e parácrinas pode constituir a base da doença do ovário policístico, dos distúrbios de ovulação e de doença neoplásica do ovário.**

O TGF-β ativa a serina treonina quinases intracitoplasmática e inibe as células na fase G_1 tardia do ciclo celular.[17] Parece desempenhar um importante papel no remodelamento embrionário. O fator inibidor mülleriano (MIF), que é responsável pela regressão do ducto de Müller, está relacionado, do ponto de vista estrutural e funcional, ao TGF-β.[18] O TGF-α é um homólogo do EGF, que se liga ao receptor de EGF e atua como fator autócrino nas células normais. À semelhança do EGF, o TGF-α promove a entrada de células que estão em G_0 na fase G_1 do ciclo celular. A função dos fatores de crescimento no crescimento e na função do endométrio foi objeto de várias revisões.[17-19] À semelhança do ovário, ocorrem também mecanismos autócrinos, parácrinos e endócrinos de controle no tecido endometrial.

Transdução de sinais intracelulares

3 Os fatores de crescimento desencadeiam sinais bioquímicos intracelulares por meio de sua ligação a receptores de membrana celular. Em geral, esses receptores ligados à membrana são *proteinoquinases*, que convertem um sinal extracelular em sinal intracelular. A interação entre o ligante de fatores de crescimento e seu receptor resulta em dimerização do receptor, autofosforilação e ativação da tirosinoquinase. Os receptores ativados, por sua vez, fosforilam substratos no citoplasma, e desencadeiam o sistema de transdução de sinais intracelulares **(Figura 6.6)**. O sistema de transdução de sinais intracelulares baseia-se nas serina treonina quinases, quinases relacionadas a *src* e proteínas G. Os sinais intracelulares ativam fatores nucleares que regulam a expressão gênica. **Muitas das proteínas que participam do sistema de transdução de sinais intracelulares são codificadas por *proto-oncogenes*, que são divididos em subgrupos com base na sua localização celular e função enzimática (Figura 6.7).**[20]

Os proto-oncogenes *raf* e *mos* codificam proteínas com atividade de serina treonina quinase. Essas quinases integram sinais que se originam na membrana celular com aqueles enviados ao núcleo.[21] A proteinoquinase C (PKC) constitui um importante componente de um sistema de segundo mensageiro, que exibe atividade de serina treonina quinase. Essa enzima desempenha um papel central na fosforilação, que representa um mecanismo geral para a ativação e a desativação de proteínas. Além disso, desempenha uma importante função no metabolismo e na divisão das células.[22]

A família *Src* de tirosinoquinases está relacionada com a PKC e inclui produtos proteicos codificados pelos proto-oncogenes *src*, *yes*, *fgr*, *hck*, *lyn*, *fyn*, *lck*, *alt* e *fps/fes*. Essas proteínas ligam-se à superfície interna da membrana celular.

As *proteínas G* são proteínas de ligação de guanil nucleotídios. As heterotriméricas ou grandes proteínas G ligam proteínas efetoras à ativação do receptor, como a adenilciclase, que ativa a cascata de sinalização de quinase dependente de cAMP.[23] As proteínas G pequenas ou monoméricas, que são codificadas pela família de proto-oncogenes *Ras*, são designadas como *p21* e constituem reguladores particularmente importantes de sinais mitogênicos. A proteína *p21 Ras* exige atividade de ligação de guanil trifosfato (GTP) e de GTPase. A hidrólise do GTP a guanil difosfato (GDP) encerra a atividade de *p21 Ras*. A proteína *p21 Ras* influencia a produção de desoxiguanosina e de inositol fosfato (IP) 3, a produção de ácido araquidônico e a renovação de IP.

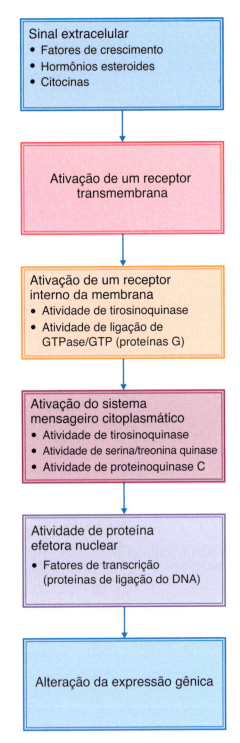

Figura 6.6 Vias de transdução de sinais intracelulares.

A fosfoinositídio 3 (PI3) quinase pode ser ativada por vários fatores de crescimento, como o fator de crescimento derivado de plaquetas (PDGF) ou IGF. A ativação da PI3 quinase resulta em aumento de lipídios intracelulares ligados à membrana, fosfatidilinositol-(3),(4)-difosfato (PIP2) e fosfatidilinositol-(3),(4),(5)-trifosfato (PIP3). Subsequentemente, a proteína *Akt* é fosforilada por quinases dependentes de PIP3 (PDK) para ativação completa. A *Akt* ativada é liberada da membrana e desencadeia efeitos a jusante, que levam a um aumento da proliferação celular, prevenção da apoptose, capacidade de invasão,

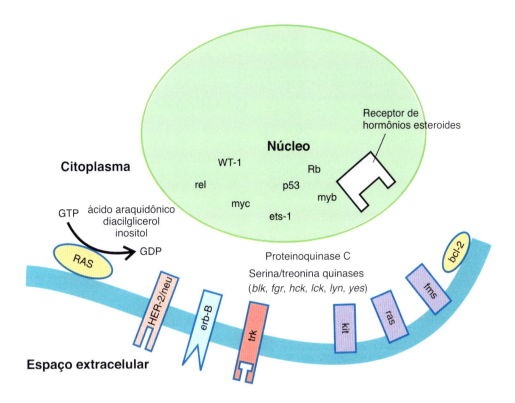

Figura 6.7 Os proto-oncogenes são divididos em subgrupos, com base na sua localização celular e função enzimática.

resistência a fármacos e neoangiogênese.[24] A proteína *PTEN* (homólogo de fosfatase e tensina de galinha deletada do cromossomo 10) representa um importante fator na via da PI3 quinase, visto que se contrapõe à ativação da *Akt* por meio de desfosforilação de PIP3. As células com o gene supressor de tumor *PTEN* mutado e ausência de expressão funcional de *PTEN* exibem aumento da taxa de proliferação e apoptose diminuída, sustentando provavelmente o desenvolvimento de um fenótipo maligno. Com frequência, o *PTEN* está mutado no adenocarcinoma endometrioide. Além disso, a falta de expressão funcional do *PTEN* foi descrita na endometriose.

O alvo da rapamicina em mamíferos (mTOR) é regulado pela via da PI3 quinase. O mTOR é uma serina/treonina proteinoquinase, que regula uma variedade de processos celulares, incluindo proliferação, motilidade e tradução.[25] O mTOR integra a entrada de diversas vias a montante, incluindo insulina e fatores de crescimento, como IGF. A via mTOR fornece importantes sinais de sobrevida para as células cancerosas, e por isso foi um dos focos para o desenvolvimento de fármacos direcionados para alvos seletivos.[26] Por exemplo, a *rapamicina* inibe o mTOR por meio de sua associação ao receptor intracelular FKBP12. Derivados da *rapamicina*, como o *everolimo* (RAD001) e o *tensirolimo* (CCI779), forneceram resultados promissores em ensaios clínicos.[27]

O mTOR atua como a subunidade catalítica de dois complexos proteicos diferentes. Entre as proteínas associadas ao complexo mTOR 1 (mTORC1) estão o mTOR, a proteína associada reguladora de mTOR (Raptor, *regulatory, associated protein of mTOR*) e PRAS40. Esse complexo atua como sensor de nutrientes e de energia e controla a síntese de proteínas.[28] O mTORC1 é ativado pela insulina, por fatores de crescimento, aminoácidos e estresse oxidativo, enquanto baixos níveis de nutrientes, o estresse redutor e a privação de fatores de crescimento inibem a sua atividade. Por outro lado, o complexo 2 de mTOR (mTORC2) contém, entre outros, o mTOR, a proteína insensível à rapamicina Rictor e a proteína de interação proteinoquinase de mamífero ativada por estresse 1 (mSIN1). O mTORC2 regula o citoesqueleto e fosforila Akt.[29] Sua regulação é complexa, porém envolve a insulina, os fatores de crescimento, o soro e níveis de nutrientes.

Expressão de genes e proteínas

Os cânceres de ovário, endométrio e cervical possuem perfis moleculares e genômicos distintos. Os carcinomas de ovário, em particular os subtipos histológicos serosos de alto grau, caracterizam-se por instabilidade genômica, com baixa frequência de mutações mantidas.[30] Apesar de diferenças substanciais entre os cânceres ginecológicos, é comum a ativação da via PI3 K.

O câncer de endométrio exibe a maior frequência de alterações da via PI3 K.[31] A taxa de alterações de PIK3CA varia de 25 a 40% e, na PIK3R1, de 15 a 25%.[32] Além de alterações na PI3 K, 30 a 90% dos cânceres de endométrio apresentam diminuição da função de PTEN, mais frequentemente identificada no tipo endometrioide.[33] A inibição da PI3 K pode comprometer a proliferação das células cancerosas endometriais. Além disso, a perda da mutação de PTEN ou PIK3CA pode servir como marcador biológico associado a resposta a novos agentes direcionados para alvos seletivos, que antagonizam a PI3 K.[34] Estudos que utilizam modelos de xenoenxerto derivado de pacientes (PDX) de carcinomas de endométrio, com e sem alterações em PIK3CA, sugeriram que a inibição de pan-PI3 K pode produzir respostas antitumorais significativas. Os dados publicados sobre inibidores da via PI3 K no câncer de endométrio foram baseados, em sua maioria, na inibição do mTOR. Foi demonstrado que inibidores de Rapalog (everolimo, ridaforolimo e tensirolimo) inibem a atividade de quinase do complexo mTORC1. Entretanto, na aplicação clínica, a taxa de resposta à monoterapia tem sido baixa, variando de 4 a 25%; as maiores taxas de resposta foram observadas em pacientes tratadas previamente com quimioterapia citotóxica prolongada.[35] O tratamento com combinação de everolimo e letrozol demonstrou uma taxa de resposta de 32% (11 de 35 pacientes).[36] Essas taxas de resposta e duração assemelham-se àquelas obtidas com tratamento com ciclos alternados de acetato de megestrol e tamoxifeno, com taxa de resposta global de 27%. Com base nesses achados de resposta semelhantes, um estudo randomizado está sendo conduzido para comparar essas duas estratégias de tratamento (GOC-3007).[36]

Foram identificadas alterações genéticas da via PI3 K em até 70% dos cânceres de ovário.[37] Foram observadas mutações com ganho de função em PIK3CA em 4 a 12% dos cânceres de ovário.[38] Os adenocarcinomas de células claras do ovário e endometrioides demonstram uma maior frequência de mutações, com 33 a 40% de mutações ativadoras em PIK3CA nos carcinomas de células claras e 12 a 20% nos carcinomas endometrioides.[39]

No câncer cervical, foram demonstradas amplificações e mutações ativadoras do gene PIK3CA em 23 a 36% dos casos, com maior taxa de mutação observada no gene PIK3CA.[40] As proteínas oncogênicas HPV, isto é, E6, e E7 intensificam a sinalização da via PI3 K por meio de ativação direta da PI3 K, bem como AKT e rpS6 K a jusante. Essas proteínas induzem sinalização dependente de ligante indiretamente por meio do receptor de fator de crescimento epidérmico (EGFR). À semelhança do câncer de ovário, os dados relativos ao uso de terapia direcionada para a via PI3 K no carcinoma cervical são limitados, e existem estudos em andamento.

A regulação da transcrição e replicação genéticas é crucial para o funcionamento normal das células-filhas, dos tecidos e, em última análise, do organismo. A transmissão de sinais externos para o núcleo por meio da cascata de transdução de sinais intracelulares culmina na transcrição de genes específicos e na tradução do mRNA em proteínas, que afetam, em última análise, a estrutura, a função e a proliferação da célula.

O projeto genoma humano resultou na determinação da sequência do DNA de todo o genoma humano.[41] Com a conclusão desse projeto, parece que o genoma haploide humano contém 23 mil genes codificadores de proteína. O sequenciamento do genoma humano é uma importante conquista científica, que abriu a porta para estudos mais detalhados da genômica estrutural e funcional. A **genômica estrutural envolve o estudo das estruturas tridimensionais das proteínas com base em suas sequências de aminoácidos. A genômica funcional oferece uma maneira de correlacionar a estrutura e a função. A proteômica envolve a identificação e a catalogação de todas as proteínas utilizadas por uma célula, enquanto a citômica envolve o estudo das dinâmicas celulares, incluindo a regulação dos sistemas intracelulares e a resposta a estímulos externos. O transcriptoma** refere-se ao conjunto de todas as moléculas de RNA, incluindo mRNA e rRNA, tRNA, bem como outros RNAs não codificantes produzidos por uma população de células. O transcriptoma varia de acordo com as condições ambientais externas e reflete os genes expressos de maneira ativa. **O metaboloma descreve um conjunto de metabólitos de pequenas moléculas, incluindo hormônios e moléculas de sinalização, que são encontrados em um único organismo.** À semelhança do transcriptoma e do proteoma, o metaboloma está sujeito a rápidas mudanças.[42] O *quinoma* de um organismo descreve o conjunto de proteinoquinases, as enzimas que são cruciais para as reações de fosforilação.

Genética do câncer

O câncer é uma doença genética, que resulta de uma série de mutações em vários genes relacionados ao câncer. Ocorre crescimento celular descontrolado devido ao acúmulo de mutações somáticas ou da herança de uma ou mais mutações pela linhagem germinativa, seguida de mutações somáticas adicionais. A mutação em genes diretamente envolvidos no crescimento e na proliferação normais das células pode levar ao desenvolvimento de crescimento descontrolado, invasão e metástase.

De acordo com a hipótese de Knudson, que foi descrita pela primeira vez em crianças com retinoblastoma hereditário, dois eventos (*hits*) ou mutações dentro do genoma de uma célula são necessários para o desenvolvimento de um fenótipo maligno.[43] Nos cânceres hereditários, o primeiro evento está presente no genoma de todas as células. Por conseguinte, é necessário apenas um evento adicional para comprometer a função correta do segundo alelo do gene relacionado ao câncer. Por outro lado, observa-se o desenvolvimento de cânceres esporádicos em células sem mutações hereditárias nos alelos de predisposição ao câncer. Neste caso, ambos os eventos precisam ocorrer em uma única célula somática para comprometer ambos os alelos dos genes relacionados ao câncer (Figura 6.8).

A maioria dos tumores sólidos no adulto exige de 5 a 10 mutações para adquirir o fenótipo maligno. Entre essas mutações, algumas são responsáveis por causar o fenótipo do câncer, enquanto outras podem ser consideradas como mutações espectadoras (*bystander*), como no caso, por exemplo, da amplificação de genes adjacentes a um oncogene. A evidência mais convincente para o processo mutagênico de desenvolvimento de tumores é que as taxas de incidência por idade para a maioria dos tumores epiteliais humanos aumentam em cerca da quarta à oitava potência em relação ao tempo decorrido.

Genes "guardiões" e "cuidadores"

Os genes de suscetibilidade ao câncer são divididos em "guardiões" ("gatekeepers" ou genes controladores) e "cuidadores" ("caretakers" ou genes de manutenção).[44] Os genes "guardiões" controlam a proliferação celular e são divididos em oncogenes e genes supressores de tumor. Em geral, os oncogenes estimulam o crescimento e a proliferação das células, e os genes supressores de tumor reduzem a taxa de proliferação celular ou induzem apoptose. Os genes "guardiões" evitam o desenvolvimento de tumores ao inibir o crescimento ou ao promover a morte celular. Exemplos de genes "guardiões" ou controladores incluem o gene supressor de tumor *p53* e o gene do retinoblastoma.

Os genes "cuidadores" ou de manutenção preservam a integridade do genoma e estão envolvidos no reparo do DNA (genes de estabilidade). A inativação dos genes de manutenção aumenta a probabilidade de mutações persistentes nos genes controladores e outros genes relacionados ao câncer. Exemplos de genes de manutenção incluem os MLH1, MSH2 e MSH6, genes de reparo de mal pareamento do DNA (MMR).

Capítulo 6 • Biologia Molecular e Genética

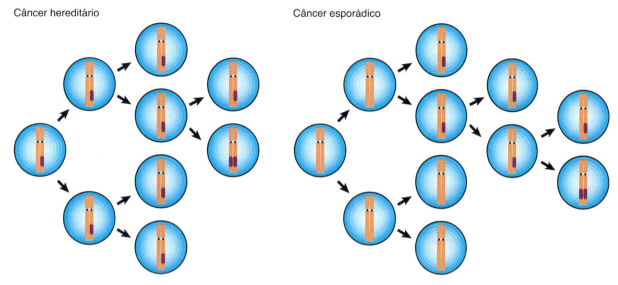

Figura 6.8 Desenvolvimento dos cânceres hereditários e esporádicos, com base no modelo genético de "dois eventos" de Knudson. No câncer hereditário, todas as células possuem um alelo do gene supressor de tumor mutante. A perda do segundo alelo resulta em fenótipo maligno. Ocorre desenvolvimento de cânceres esporádicos em células com genoma normal, sendo necessária, portanto, a inativação de ambos os alelos (dois eventos).

Câncer hereditário

Os cânceres são causados, em sua maioria, por mutações somáticas espontâneas. Entretanto, uma pequena porcentagem de cânceres surge em um contexto genômico herdado. Cerca de 12% de todos os casos de câncer de ovário e cerca de 5% dos casos de câncer endometrial são considerados hereditários.[45,46] As mutações de linhagem germinativa exigem mutações adicionais em um ou mais *loci* para que ocorra tumorigênese. Essas mutações surgem por diferentes mecanismos, como, por exemplo, por meio de fatores ambientais, como radiação ionizante ou mutações de genes de estabilidade. **As características dos cânceres hereditários incluem o diagnóstico em uma idade relativamente precoce e história familiar de câncer, habitualmente de uma síndrome de câncer específica em dois ou mais parentes.** As síndromes de cânceres hereditários associadas a tumores ginecológicos estão resumidas na Tabela 6.4.

Foram descritos vários mecanismos genéticos e epigenéticos causadores de câncer. No nível genômico, as mutações gênicas com ganho de função podem levar à conversão de proto-oncogenes em oncogenes, enquanto as mutações gênicas de perda de função podem inativar genes supressores de tumor. As alterações epigenéticas incluem a metilação do DNA, que pode causar inativação da expressão de genes supressores de tumor ao impedir a sequência correta da função do gene promotor associado. Em seu conjunto, essas alterações genéticas e epigenéticas são responsáveis pelo desenvolvimento do câncer, caracterizado pela capacidade das células de invadir, metastizar, crescer independentemente do suporte de fatores de crescimento e escapar das respostas imunes antitumorais.

Oncogenes

Os oncogenes compreendem uma família de genes que resultam de mutações com ganho de função de seus equivalentes normais, os proto-oncogenes. A função normal dos proto-oncogenes consiste em estimular a proliferação em um contexto controlado. A ativação dos oncogenes pode levar à estimulação da proliferação celular e ao desenvolvimento de um fenótipo maligno.

Tabela 6.4 Síndromes de cânceres hereditários associadas a tumores ginecológicos.

Síndrome hereditária	Mutação gênica	Fenótipo tumoral
Síndrome de Li-Fraumeni	TP53, CHEK2	Câncer de mama, sarcoma de partes moles, câncer do córtex suprarrenal, tumores cerebrais
Síndrome de Cowden, síndrome de Bannayan-Zonana	PTEN	Câncer de mama, hamartoma, glioma, câncer endometrial
Câncer de mama e de ovário hereditário	BRCA1, BRCA2	Câncer de mama, de ovário, das tubas uterinas
Câncer colorretal hereditário sem polipose (HNPCC)	MLH1, MSH2, MSH3, MSH6, PMS2	Câncer de cólon, endométrio, ovário, estômago, intestino delgado, trato urinário
Neoplasia endócrina múltipla tipo I	Menin	Câncer de tireoide, pâncreas e hipófise, tumor carcinoide de ovário
Neoplasia endócrina múltipla tipo II	RET	Câncer de tireoide e paratireoide, feocromocitoma, tumor carcinoide de ovário
Síndrome de Peutz-Jeghers	STK11	Pólipos hamartomatosos gastrintestinais, tumores do estômago, duodeno, cólon, tumor do cordão sexual ovariano com túbulos anulares (SCTAT)

Os oncogenes foram inicialmente descobertos pela tumorigênese retroviral. A infecção viral de células de mamíferos pode resultar na integração de sequências virais na sequência de proto-oncogene da célula hospedeira. O promotor viral integrado ativa a transcrição das sequências de DNA adjacentes, incluindo o proto-oncogene. A transcrição intensificada das sequências do proto-oncogene resulta na hiperexpressão de fatores de crescimento, receptores de fatores de crescimento e proteínas de transdução de sinais, resultando em estimulação da proliferação celular. Um dos grupos mais importantes de oncogenes virais é a família de genes *ras*, que inclui *c-H(Harvey)-ras*, *c-K(Kirsten)-ras* e *N(Neuroblastoma)-ras*.

Genes supressores de tumor

[5] Os genes supressores de tumor estão envolvidos no desenvolvimento da maioria dos cânceres e, em geral, são inativados em um processo em duas etapas, em que ambas as cópias do gene supressor de tumor são mutadas ou inativadas por mecanismos epigenéticos, como a metilação.[47] O gene supressor de tumor mais comumente mutado nos cânceres humanos é o *p53*.[48] A proteína p53 regula a transcrição de outros genes envolvidos na parada do ciclo celular, como *p21*. A suprarregulação da expressão da p53 é induzida por dano ao DNA e contribui para a interrupção do ciclo celular, possibilitando o reparo do DNA. A proteína p53 também desempenha uma importante função na iniciação da apoptose. O mecanismo mais comum de inativação da p53 difere do modelo clássico dos dois eventos. Na maioria dos casos, mutações que mudam um único aminoácido no domínio de ligação do DNA da proteína p53 resultam na hiperexpressão de uma proteína p53 não funcional no núcleo da célula.

A identificação dos genes supressores de tumor foi facilitada por estratégias de clonagem posicional. As principais abordagens são estudos citogenéticos para identificar alterações cromossômicas em amostras de tumor, técnicas de ligação do DNA para localizar genes envolvidos na predisposição adquirida ao câncer e exame para perda de heterozigosidade (LOH) ou alterações alélicas em estudos realizados com tumores esporádicos. A hibridização genômica comparativa (CGH) possibilita a identificação por fluorescência de ganho e perda cromossômicos em cânceres humanos em experimento semelhante.

Genes de estabilidade

A terceira classe de genes relacionados ao câncer é constituída pelos "genes de estabilidade", que promovem a tumorigênese de maneira diferente dos genes supressores de tumor ou de oncogenes amplificados. A principal função dos genes de estabilidade consiste na preservação da sequência correta do DNA durante a sua replicação (função de manutenção).[49] Os erros cometidos durante a replicação normal do DNA ou induzidos por exposição a mutágenos podem ser reparados por uma variedade de mecanismos que envolvem genes de MMR, genes de reparo por excisão do tipo nuclear e genes de reparo por excisão de bases. A inativação de genes de estabilidade leva potencialmente a uma maior taxa de mutação em todos os genes. Entretanto, apenas as mutações em oncogenes e em genes supressores de tumor influenciam a proliferação celular e conferem uma vantagem seletiva de crescimento à célula mutante. À semelhança dos genes supressores de tumor, ambos os alelos dos genes de estabilidade precisam ser inativados para causar perda de função.

Aberrações genéticas

A replicação gênica, a transcrição e a tradução são processos imperfeitos nos quais a fidelidade é inferior a 100%. Os erros genéticos podem resultar em anormalidades estruturais e funcionais de genes e de proteínas. Foram identificadas alterações genômicas, como amplificação gênica, mutações pontuais e deleções ou rearranjos em lesões pré-malignas, neoplasias malignas e benignas do sistema genital feminino **(Figura 6.9)**.

Amplificação

A amplificação refere-se a um aumento no número de cópias de determinado gene. A amplificação resulta em aumento da expressão gênica em consequência do aumento da quantidade de molde de DNA disponível para transcrição. A amplificação de proto-oncogenes constitui um evento relativamente comum em neoplasias malignas do sistema genital feminino. O proto-oncogene *HER2/neu*, também conhecido como *c-erbB-2* e HER2, codifica uma glicoproteína transmembrana de 185 *kDa* com atividade intrínseca de tirosinoquinase. Pertence a uma família de genes de receptores transmembrana, que inclui os receptores do EGF, *erbB-1*, *erbB-3* e *erbB-4*. O *HER2/neu* interage com uma variedade de proteínas celulares diferentes que aumentam a proliferação celular. Foi demonstrada a hiperexpressão do *HER2/neu* em cerca de 30% dos cânceres de mama, 20% dos cânceres de ovário avançados e até 50% dos cânceres endometriais.[50] O estudo GOG-177 (um estudo prospectivo randomizado de fase III, incluindo pacientes com carcinoma endometrial estágios III e IV mensuráveis ou casos recorrentes distribuídos de modo aleatório para tratamento com *doxorrubicina* e *cisplatina* ou *doxorrubicina*, *cisplatina* e *paclitaxel* com G-CSF) também incluiu a coleta de tumor dentro dos parâmetros do estudo. Uma análise das amostras tumorais mostrou uma taxa de 44% de hiperexpressão de HER2 (2+ ou 3+ por coloração imuno-histoquímica [IHC]) e amplificação do HER2 de 12% por meio de hibridização *in situ* por fluorescência (FISH).[51] Morrison *et al*. investigaram a expressão e a amplificação de HER2 em mulheres com câncer endometrial, incluindo uma ampla variedade de tipos histológicos. A investigação revelou correlação entre a expressão e amplificação do HER2 e tumores de maior grau/estágio, linfonodos positivos e sobrevida. A sobrevida global foi significativamente mais curta em pacientes com expressão de HER2 (sobrevida média de 5,2 anos) e/ou amplificação (sobrevida média de 3,5 anos) em comparação com pacientes sem essa expressão (sobrevida média de 13 anos).[52] A importância clínica da hiperexpressão de HER2 ou amplificação gênica continua sendo discutida.

Mutações pontuais

As mutações pontuais de um gene podem permanecer sem qualquer consequência para a expressão e função da proteína (polimorfismo gênico). Entretanto, as mutações pontuais podem alterar uma sequência de códons e, a seguir, comprometer a função normal de um produto gênico. A família do gene *ras* é um exemplo de proteínas codificadas por oncogenes, que interrompem o sistema de transdução de sinais intracelulares após mutações pontuais. As proteínas Ras em transformação contêm mutações pontuais em códons críticos (*i. e.*, os códons [11, 12], [59], [61]), com diminuição da atividade de GTPase e expressão subsequente da Ras constitutivamente ativa. As mutações pontuais do gene *p53* constituem as mutações genéticas mais comuns descritas em tumores sólidos. Essas mutações ocorrem em "pontos quentes" preferenciais, que coincidem com as regiões mais conservadas do gene.

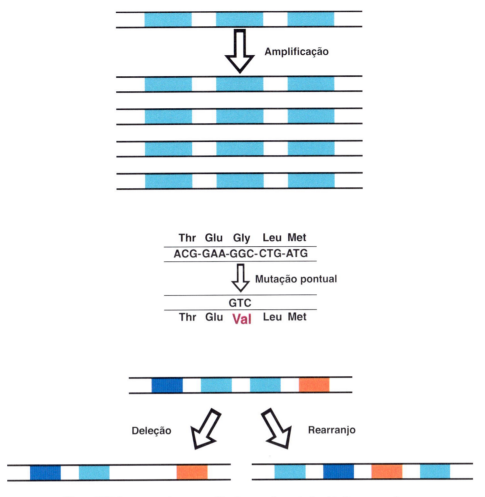

Figura 6.9 Os genes podem ser amplificados ou sofrer mutação, deleção ou rearranjo.

O gene supressor de tumor *p53* codifica uma fosfoproteína, que é detectável no núcleo das células normais. Quando ocorre dano ao DNA, a *p53* pode interromper a progressão do ciclo celular para possibilitar o reparo do DNA ou a apoptose. A perda de função de *p53* normal dentro de uma célula cancerosa resulta em perda de controle da proliferação celular, com reparo ineficiente do DNA e instabilidade genética. As mutações somáticas do gene *p53* são observadas em cerca de 50% dos cânceres de ovário avançados e em 30 a 40% dos cânceres endometriais (predominantemente do tipo seroso), porém são incomuns no carcinoma cervical.[53,54]

BRCA

As mutações pontuais nos genes BRCA1 e BRCA2 podem alterar a atividade desses genes e predispor ao desenvolvimento de cânceres de mama e de ovário.[55] Nos EUA, a frequência das mutações de BRCA1 e BRCA2 na população geral é estimada em 1:250. Foram relatadas mutações fundadoras específicas em vários grupos étnicos. Por exemplo, são encontradas duas mutações de BRCA1 (185 delAG e 5382insC) e uma mutação de BRCA2 (6174 delT) em 2,5% dos judeus asquenazes de ascendência europeia (Europa Central Oriental). Foram descritas outras mutações fundadoras em outros grupos étnicos, incluindo Holanda (BRCA1, 2804 delAA e várias mutações envolvendo grandes deleções), Islândia (BRCA2, 995 del5) e Suécia (BRCA1, 3171ins5).

As proteínas BRCA estão envolvidas no reparo do DNA. Se o DNA for danificado, por exemplo, por radiação ionizante ou por quimioterapia, a proteína BRCA2 liga-se à proteína RAD51, que é fundamental para o reparo de quebras de dupla fita por meio de recombinação homóloga. A BRCA2 regula a disponibilidade e a atividade de RAD51 nessa reação-chave. A fosforilação do complexo BRCA2/RAD51 possibilita a ligação de RAD51 ao sítio de dano ao DNA e, em associação a várias outras proteínas, medeia o reparo do DNA por recombinação homóloga. A BRCA1 atua dentro de uma complexa rede de interações proteína-proteína, mediando o reparo de DNA por recombinação homóloga e regulando a transcrição por meio do complexo de vigilância associado à BRCA1 (BASC).

Deleções e rearranjos

As mulheres que apresentam mutação patogênica em BRCA1 ou BRCA2 de linhagem germinativa correm um elevado risco de desenvolver câncer de mama e de ovário durante a vida. Com base em uma metanálise realizada por Chen et al., o risco de desenvolvimento de câncer de ovário em 70 anos é de 40 e 18% para BRCA1 e BRCA2, respectivamente, enquanto o risco de câncer de mama é de 57 e 49% para BRCA1 e BRCA2, respectivamente.[56] Essas mutações de linhagem germinativa são herdadas de modo autossômico dominante. Cerca de 5% dos cânceres de mama e 20% dos cânceres de ovário surgem em mulheres que apresentam mutações na célula germinativa heterozigóticas em BRCA1 ou BRCA2.[57] O BRCA1 e o BRCA2 são genes supressores de tumor. Nos tumores, pode-se observar a perda do alelo não mutado (tipo selvagem) no *locus* BRCA1 ou BRCA2, denominado LOH específico de *locus*. As células com perda de função do BRCA e consequente deficiência de reparo de DNA baseada em recombinação homóloga (RH) apresentam sensibilidade aumentada a agentes que causam dano ao DNA, isto é, quimioterapias citotóxicas à base de platina e terapias direcionadas para alvos (especificamente inibição de poli [ADP-ribose] polimerases [PARP]).[58] Embora muitas pesquisas tenham demonstrado que as mutações patogênicas na célula germinativa em BRCA1 ou BRCA2 no câncer de ovário podem causar subregulação da RH e, portanto, aumentar a sensibilidade e a resposta da paciente à quimioterapia à base de platina e inibição da PARP, há menos evidências para sustentar o impacto potencial de variantes de sequências somáticas de função da BRCA. Os estudos publicados demonstraram a ocorrência de mutações patogênicas de linhagem germinativa e somática nos genes de RH (BRCA1, BRCA2, *ATM, BARD1, BRIP1, CHEK1, CHEK2, FAM175A, MRE11A, NBN, PALB2, RAD51C* e *RAD51D*) em 31% das pacientes com câncer de ovário seroso ou não seroso.[59] Destes, 75% das mutações de RH de linhagem germinativa e 71% de mutações de RH somáticas foram em BRCA.[60] O papel das mutações patogênicas somáticas de BRCA na quimioterapia à base de platina e na sensibilidade ao inibidor de PARP indica que o número de mulheres com câncer de ovário que podem se beneficiar desses tratamentos é maior do que o previsto pela frequência de mutações patogênicas na célula germinativa apenas.

Poli (ADP-Ribose) polimerases

As PARP são componentes vitais das vias de dano e reparo do DNA. O conceito de letalidade sintética baseia-se na ideia de que a perda simultânea de função de dois ou mais produtos gênicos pode causar morte celular, mesmo se uma deficiência em um deles não for letal.[61] Por exemplo, uma célula tumoral sem mutação inativadora letal de genes de reparo do DNA BRCA ainda pode ser destruída se for também exposta aos efeitos de inibição da PARP. Tendo em vista que os CSAG (câncer de ovário seroso de alto grau) estão associados a mutações BRCA1 ou BRCA2 na célula germinativa, eles continuam sendo os candidatos mais apropriados para inibição da PARP. A função de reparo do DNA está inerentemente diminuída nas células tumorais, em comparação com células normais. Essa discrepância contribui para a alta seletividade dos inibidores de PARP.[61]

Três inibidores de PARP diferentes foram aprovados pela FDA para o tratamento de pacientes com câncer de ovário, cada um deles com indicação clínica distinta. O *olaparibe* e o *niraparibe* estão indicados para pacientes com câncer de ovário sensível à platina como terapia de manutenção após resposta à quimioterapia à base de platina para doença recorrente. Nenhum desses fármacos exige a presença de mutações na célula germinativa ou somáticas nos genes BRCA1 ou BRCA2 para essa indicação. Para o tratamento do câncer de ovário recorrente com *olaparibe*, as pacientes precisam ter sido submetidas a três ou mais linhas de quimioterapia e apresentar mutação na célula germinativa em BRCA1 ou BRCA2. Nessa população de pacientes, a taxa de resposta é de cerca de 30%, com base em dados de ensaios clínicos.[62] O *rucaparibe* também foi aprovado para tratamento de manutenção em pacientes com câncer de ovário recorrente sensível à platina; entretanto, exige a presença de uma mutação na célula germinativa ou somática nos genes BRCA1 ou BRCA2.[63] Os efeitos colaterais mais comuns dos inibidores da PARP incluem toxicidades hematológicas, como trombocitopenia e anemia, efeitos colaterais gastrintestinais e, em particular, náuseas e fadiga.

Síndrome de Lynch (síndrome de câncer colorretal hereditário sem polipose, HNPCC)

A síndrome de Lynch (SL) é um distúrbio hereditário autossômico dominante, causado por mutações de linhagem germinativa nos genes MMR do DNA. As mutações caracterizam-se por predisposição a cânceres que se originam do cólon, reto, intestino delgado, endométrio, ovário, estômago, pâncreas, pelve renal, ureter e cérebro.[64] Essa síndrome foi identificada pela primeira vez em pacientes com predisposição familiar a cânceres gastrintestinais. O câncer de endométrio frequentemente precede o câncer colorretal e outras neoplasias malignas associadas à SL. As mulheres com SL correm risco cumulativo ao longo da vida de câncer endometrial de 15 a 70%, e um risco cumulativo de câncer de ovário de 6 a 8%, sendo essa ampla faixa responsável por uma variedade de subtipos histopatológicos.[65,66] Essa elevada incidência levou a um maior rastreamento de anormalidades na via de MMR do DNA em amostras de carcinoma de endométrio. O método mais comum e convincente de análise de mutação na célula germinativa concentra-se nos quatro genes MMR primários associados a SL, incluindo MLH1, MSH2, MSH6 e PMS1. As mutações em MSH2 e/ou MLH1 representam 90% das mutações heterozigotas, enquanto as mutações MSH6 respondem pela maior parte dos casos restantes.[67] Um subgrupo menor de pacientes pode apresentar mutações no gene *EPCAM*, que pode levar ao fenótipo de Lynch por meio de hipermetilação e inativação do promotor de MSH2. A coloração IHC para perda de expressão serve como método de rastreamento padrão. Dispõe-se de um teste de instabilidade de microssatélites (IMS) como substituto ou modalidade adicional para anormalidades do sistema de MMR; entretanto, esse teste demonstrou ser menos sensível do que a IHC, principalmente devido à incapacidade de detectar vários portadores de mutação na célula germinativa MSH6.[64]

As deleções e os rearranjos refletem alterações significativas no molde de DNA, que podem resultar na síntese de um produto proteico acentuadamente alterado. As mutações somáticas podem envolver translocações cromossômicas, que resultam em transcritos quiméricos com justaposição de um gene na região regulatória de outro gene. Esse tipo de mutação é observado, com mais frequência, em leucemias, linfomas e tumores mesenquimais. Por exemplo, o cromossomo Filadélfia na leucemia mieloide crônica (LMC) resulta de uma translocação recíproca entre um cromossomo 9 e um cromossomo 22. A sequência de DNA removida do cromossomo 9 contém o proto-oncogene *c-ABL* e insere-se na sequência do gene *BCR* no cromossomo 22 (cromossomo Filadélfia). O produto gênico quimérico *BCR-ABL* resultante atua como tirosinoquinase constitutivamente ativa e estimula a proliferação celular por determinados mecanismos, como aumento dos fatores de crescimento.

O polimorfismo de nucleotídio único (SNP) descreve uma variação na sequência do DNA.[68] Os nucleotídios únicos no genoma diferem entre pares de cromossomos em um indivíduo ou entre dois indivíduos. Por exemplo, as sequências T**G**ACTA e T**C**ACTA contêm uma única alteração no segundo nucleotídio, de guanina (G) para citosina (C). Essa mudança produz um alelo G e um alelo C para essa sequência gênica específica. Podem ocorrer SNPs dentro de sequências codificantes ou não codificantes de genes ou em regiões intergênicas. Os SNPs podem não modificar a sequência de aminoácidos da proteína produzida (SNPs sinônimos) ou podem produzir um peptídio diferente (SNPs não sinônimos). Se os SNPs estiverem localizados em regiões não codificantes, vários outros processos podem ser afetados, como entrelaçamento gênico ou ligação de fatores de transcrição.

A frequência dos SNPs em determinada população é fornecida pela menor frequência do alelo. Essa frequência difere entre grupos étnicos e regiões geográficas. Os SNPs foram associados a várias doenças humanas, incluindo o câncer. Eles influenciam o efeito do tratamento farmacológico e as respostas a patógenos e substâncias químicas.[69] Os SNPs são importantes para a comparação entre genomas de diferentes populações, por exemplo, fornecendo informações sobre a suscetibilidade de uma determinada população ao desenvolvimento de cânceres específicos.[70]

PROJETO ATLAS DO GENOMA DO CÂNCER

Em 2006, o National Cancer Institute e o National Human Genome Research Institute iniciaram o projeto TCGA (The Cancer Genome Atlas Project, em português Atlas do Genoma do Câncer), cuja meta é fornecer uma caracterização genômica abrangente e análise sequencial das neoplasias malignas. A fase inicial incluiu o glioblastoma multiforme, o câncer de pulmão e o câncer de ovário.[71,72]

O TCGA utilizou técnicas de análise genômica de alto rendimento, incluindo perfil de expressão gênica, genotipagem de SNP, perfil de variação de número de cópias, perfil de metilação genômica ampla, perfil de microRNA e sequenciamento de éxons.[73] Esses dados são acessíveis a pesquisadores no site do TCGA (https://gdc.cancer.gov). Os achados relacionados com as neoplasias malignas ginecológicas estão resumidos a seguir.

Carcinoma endometrial

Foi obtida uma caracterização genômica, transcriptômica e proteômica integrada de 373 casos de carcinoma endometrial (amostras de tumores e DNA de célula germinativa correspondente), utilizando tecnologias em série e baseadas no sequenciamento.[74] Os tumores serosos do útero e 25% dos tumores endometrioides de alto grau apresentaram alterações extensas no número de cópias, poucas mudanças na metilação do DNA, baixos níveis de RE e do receptor de progesterona e mutações TP53 frequentes. Na maioria dos tumores endometrioides, foram identificadas mutações frequentes em PTEN, CTNNB1, PIK3CA, ARID1A e KRAS, novas mutações no gene complexo de remodelamento de cromatina SWI/SNF, ARID5B, e poucas alterações no número de cópias ou mutações TP53. Além disso, foi constatado que 10% dos tumores endometrioides apresentam aumento acentuado na frequência de mutação de transversão e uma mutação recém-identificada em POLE. A *POLE* é uma subunidade catalítica da DNA-polimerase épsilon envolvida na replicação e no reparo do DNA nuclear.[75] Esses novos achados classificam os carcinomas endometriais em quatro categorias distintas: POLE ultramutado, MSI hipermutado, baixo número de cópias e número elevado de cópias. Alterações no número de cópias somáticas (SCNAs) mostraram que a maioria dos tumores endometrioides apresenta poucas SCNAs, enquanto a maioria dos tumores serosos e de tipo *serous like* exibe SCNAs extensas; o grau de SCNA correlaciona-se aproximadamente com a sobrevida livre de doença.[74]

De acordo com os dados do TCGA, o câncer endometrial possui mutações de maior frequência na via PI(3)K/AKT, em comparação a qualquer outro tipo de tumor estudado. Os carcinomas endometrioides demonstram semelhanças com características do carcinoma colorretal, em particular a alta frequência de MSI (40 e 11%, respectivamente), mutações de *POLE* (7 e 3%, respectivamente), que proporciona taxas muito elevadas de mutação, e frequente ativação da sinalização WNT/CTNNB1. Contudo, os carcinomas endometriais são diferentes dos carcinomas colorretais, visto que apresentam mutações *KRAS* e *CTNNB1* específicas e uma maneira distinta de ativação das vias. Dados relacionados com a caracterização molecular mostraram que 25% dos tumores classificados como endometrioides de alto grau apresentam um fenótipo molecular semelhante ao dos carcinomas uterinos serosos, incluindo mutações de *TP53* frequente e SCNA extensa.

Carcinoma de ovário

A análise do TCGA para câncer de ovário incluiu 489 amostras de casos de câncer de ovário seroso de alto grau (CSAG) clinicamente classificados nos estágios II a IV e DNA normal correspondente. O resumo do espectro de mutações inclui uma alta prevalência de mutações em TP53 (presentes em pelo menos 96% das amostras), BRCA1 e BRCA2 (incluindo mutações tanto de linhagem germinativa como somáticas) em 22% dos tumores.[76] O CSAG exibe uma alta frequência de mutações em genes envolvidos na recombinação homóloga e, portanto, é considerado uma doença de alta instabilidade genômica. O espectro de mutações no CSAG difere daquele observado em outros subtipos histológicos de câncer de ovário. O câncer de ovário de células claras apresenta poucas mutações de *TP53*, porém exibe mutações frequentes de *ARID1A* e *PIK3CA*.[39] Os cânceres ovarianos endometrioides possuem mutações *CTNNB1*, *ARID1A* e *PIK3CA* frequentes e menor taxa de *TP53*, enquanto os tumores mucinosos têm mutações *KRAS* prevalentes.[77] Essas diferenças entre os subtipos de câncer de ovário demonstram a necessidade contínua de modalidades terapêuticas direcionadas para subtipos específicos.

Carcinoma cervical

As coletas no estudo do TCGA incluíram amostras de sangue e de tecido tumoral congelado de câncer do colo do útero de pacientes não submetidas previamente a quimioterapia ou radioterapia. O sequenciamento completo do exoma demonstrou os seguintes genes com mutação significativa: *ERBB3*, *CASP8*, *HLA-A*, *SHKBP1* e *TGFBR2*.[78] Foram relatados eventos de fusão e amplificações envolvendo o gene *BCAR4*, um lncRNA promotor de metástase, que intensifica a proliferação celular no câncer de mama resistente a estrogênio por meio da ativação da via HER2/3, que pode constituir um alvo indireto do *lapatinibe* (um duplo inibidor de tirosinoquinase, que interrompe as vias HER2 e EGFR).[78,79] Foram identificadas amplificações em *CD274* e *PDCD1 LG2*, ambas associadas a uma resposta ao *lapatinibe*. Outra nova característica genômica identificada que ainda subclassifica os cânceres de colo do útero é um grupo de cânceres cervicais de tipo endometrial envolvidos predominantemente com tumores negativos para HPV e caracterizados por mutações em *KRAS*, *ARID1A* e *PTEN*. Essas proteínas podem atuar como alvos terapêuticos.

IMUNOLOGIA

O sistema imune desempenha um papel essencial nos mecanismos de defesa do hospedeiro, em particular a resposta às infecções e à transformação neoplásica. Nossa maior compreensão da regulação do sistema imune fornece oportunidades para o desenvolvimento de novas abordagens imunoterapêuticas e imunodiagnósticas.

Mecanismos imunológicos

O sistema imune humano tem o potencial de responder de diversas maneiras à presença de células anormais ou tumorais. Algumas dessas respostas imunes ocorrem de modo inato ou não específico a antígenos, enquanto outras são adaptativas e antígenos específicas. As respostas adaptativas são específicas contra determinado antígeno. O estabelecimento de uma resposta de memória possibilita uma resposta mais rápida e vigorosa ao mesmo antígeno em eventos futuros. Vários mecanismos imunes inatos e adaptativos estão envolvidos na resposta a tumores, incluindo citotoxicidade dirigida contra células tumorais, mediada por células T citotóxicas (LTC, linfócitos T citotóxicos), células *natural killer* (NK), macrófagos e citotoxicidade dependente de anticorpos mediada pela ativação do sistema complemento.[80]

As respostas imunes adaptativas ou específicas incluem as respostas humoral e celular. As *respostas imunes humorais* **referem-se à produção de anticorpos.** Os anticorpos são moléculas bifuncionais, compostas de uma região variável com sítios de ligação a antígenos específicos, combinada com uma região constante, que dirige as atividades biológicas do anticorpo, como ligação às células fagocíticas e ativação do complemento. **As** *respostas imunes celulares* **são respostas imunes antígeno-específicas, que são mediadas diretamente por células imunes ativadas, e não pela produção de anticorpos.** A distinção entre respostas humoral e celular é histórica e origina-se da observação experimental de que a função imune-humoral pode ser transferida pelo soro, enquanto a função imune celular exige a transferência de células. As respostas imunes incluem, em sua maioria, componentes tanto humorais como celulares. O sistema imune é constituído por vários tipos de células, incluindo células das linhagens tanto mieloide como linfoide. As respostas imunes humorais e celulares específicas a antígenos estranhos envolvem a ação coordenada de linfócitos, que atuam entre si em conjunto e com células fagocíticas (macrófagos). Essas interações celulares incluem interações relacionadas diretas, envolvendo contato entre células, e interações celulares envolvendo a secreção de citocinas ou de linfocinas e a resposta a elas. As células linfoides são encontradas nos tecidos linfoides, como os linfonodos ou o baço, ou na circulação periférica. As células que compõem o sistema imune originam-se de células-tronco na medula óssea.

Células B, imunidade hormonal e anticorpos monoclonais

Os linfócitos B sintetizam e secretam anticorpos. As células B maduras e responsivas a antígenos originam-se de células pré-B (progenitoras de células B comprometidas) e sofrem diferenciação, transformando-se em plasmócitos, que produzem grandes quantidades de anticorpos. As células pré-B originam-se de células-tronco da medula óssea nos adultos, após rearranjo dos genes de imunoglobulinas a partir de sua configuração na linhagem germinativa. As células B maduras expressam moléculas de imunoglobulinas na superfície celular, que atuam como receptores de antígenos.

Após interação com o antígeno, as células B maduras respondem, tornando-se células produtoras de anticorpos. O processo exige a presença de sinais estimuladores apropriados entre células e de citocinas. Os anticorpos monoclonais são dirigidos contra um determinante antigênico específico. Por outro lado, os anticorpos policlonais detectam múltiplos epítopos que podem ser apresentados por apenas uma proteína ou por um grupo de proteínas. A produção *in vitro* de anticorpos monoclonais, iniciada por Kohler e Milstein, na década de 1970, tornou-se uma ferramenta diagnóstica e terapêutica de inestimável valor, particularmente para o tratamento de neoplasias malignas.[81] Por exemplo, o antígeno tumoral CA125 foi detectado em uma triagem de anticorpos gerados contra linhagens celulares de câncer de ovário. Um radioimunoensaio é amplamente utilizado para medir o CA125 no soro de pacientes com câncer de ovário e para orientar as decisões de tratamento. As abordagens terapêuticas utilizaram anticorpos monoclonais conjugados com imunotoxinas e dirigidos contra antígenos do adenocarcinoma ovariano humano. Esses anticorpos induzem morte das células tumorais e podem prolongar a sobrevida em camundongos submetidos a implantes de linhagem celular de câncer ovariano humano. Entretanto, alguns obstáculos limitam o uso clínico dos anticorpos monoclonais, incluindo heterogeneidade antigênica das células tumorais, modulação de antígenos associados a tumores e reação cruzada entre antígenos normais do hospedeiro e antígenos associados ao tumor. Não foram identificados antígenos específicos exclusivamente de tumores. Todos os antígenos tumorais precisam ser considerados como antígenos relacionados ao tumor, visto que são expressos em tecidos tanto malignos como não malignos. Como os anticorpos monoclonais são, em sua maioria, murinos, o sistema imune do hospedeiro pode reconhecer essas proteínas estranhas de camundongo e responder a elas. O uso de anticorpos monoclonais obtidos por engenharia genética, compostos de regiões constantes humanas com regiões variáveis murinas reativas a antígenos específicos, pode resultar em redução da antigenicidade.

Linfócitos T e imunidade celular

Os linfócitos T desempenham um papel central na geração de respostas imunes pela sua atuação como células auxiliares, na resposta tanto imune-humoral quanto celular, e pela sua atuação como células efetoras nas respostas celulares. Os precursores das células T originam-se na medula óssea e migram para o timo, onde amadurecem em células T funcionais. Durante a sua maturação no timo, as células T com capacidade de reconhecer antígenos no contexto das moléculas do *complexo principal de histocompatibilidade* (MHC) são selecionadas, enquanto as células T autorresponsivas são removidas.[82]

As células T podem ser diferenciadas de outros tipos de linfócitos pelo seu fenótipo de superfície celular, com base no padrão de expressão de várias moléculas e por diferenças em suas funções biológicas. Todas as células T maduras expressam determinadas moléculas de superfície celular, como o complexo molecular *cluster* determinante 3 (CD3) e o receptor de antígeno da célula T (TCR), encontrado em estreita associação com o complexo CD3. **As células T reconhecem antígenos por meio do receptor de antígeno de superfície celular da célula T.** A estrutura e a organização dessa molécula assemelham-se às das moléculas de anticorpo, que constituem os receptores de células B para o antígeno. Durante o desenvolvimento das células T, o gene do receptor de célula T sofre rearranjos gênicos, que se assemelham aos observados nas células B; entretanto, existem diferenças importantes entre os receptores de antígeno das células B e das células T. O receptor de célula T não é secretado, e a sua estrutura é, de certo modo, diferente daquela das moléculas de anticorpos. A maneira pela qual os receptores de células B e de células T interagem com antígenos é muito diferente. As células T podem responder a antígenos apenas quando eles são apresentados em associação a moléculas MCH presentes nas células apresentadoras de antígeno. A apresentação efetiva do antígeno envolve o seu processamento em pequenos fragmentos de peptídio dentro da célula apresentadora de antígeno, com apresentação subsequente desses fragmentos de antígeno em associação a moléculas MHC expressas na superfície da célula apresentadora de antígeno. As células T podem responder a antígenos apenas quando forem apresentados dessa maneira, diferentemente das células B, que podem ligar-se diretamente a antígenos, sem a necessidade de processamento e apresentação pelas células apresentadoras de antígeno.

7 **Existem dois subgrupos principais de células T maduras, que são distintas do ponto de vista fenotípico e funcional: as *células T auxiliares/indutoras*, que expressam o marcador de superfície celular CD4, e *LTCs*, que expressam o marcador CD8.** A expressão desses marcadores é adquirida durante a passagem das células T pelo timo. As células T CD4 podem auxiliar as células B, resultando na produção de anticorpos por essas células; além disso, interagem com o antígeno apresentado pelas células apresentadoras de antígeno em associação a moléculas MHC da classe II. As células T CD4 podem atuar como células auxiliares para outras células T. As células T CD8 incluem células citotóxicas (células capazes de matar células-alvo portadoras de antígenos apropriados) e podem interagir com um antígeno apresentado nas células-alvo, em associação a moléculas MHC da classe I. Essas células T podem inibir as funções biológicas das células B ou de outras células T.[80] Embora a principal função biológica dos *LTCs* pareça ser a lise de células autólogas infectadas por vírus, as células T imunes citotóxicas podem mediar diretamente a lise de células tumorais. Acredita-se que os LTCs reconheçam antígenos associados a moléculas MHC da classe I em células tumorais por meio do seu receptor de células T específico de antígenos, desencadeando uma série de eventos que, em última análise, resulta em lise da célula-alvo.

Monócitos e macrófagos

Os monócitos e os macrófagos, que são células mieloides, desempenham funções importantes nas respostas imunes tanto inata como adaptativa. Os macrófagos desempenham um papel essencial na geração das respostas imunes. As células T não respondem a antígenos estranhos, a não ser que esses antígenos sejam processados e apresentados por células apresentadoras de antígeno. **Os macrófagos (e as células B e células dendríticas) expressam moléculas MHC da classe II e são células apresentadoras de antígeno efetivas para as células T CD4.** As células T auxiliares indutoras (CD4), que possuem um receptor de células T de antígeno apropriado e autoespecificidade, são ativadas por essa célula apresentadora de antígeno para fornecer auxílio (vários fatores – linfocinas – que induzem a ativação de outros linfócitos). Além de sua função como células apresentadoras de antígeno, os macrófagos desempenham um importante papel nas respostas inatas, com ingestão e destruição de microrganismos. Os macrófagos ativados, além de suas muitas outras capacidades funcionais, podem atuar como células *killer* citotóxicas antitumorais.

Células *natural killer*

As células *natural killer* (NK) são células efetoras em um tipo de resposta imune inata: a destruição inespecífica de células tumorais e de células infectadas por vírus. Por conseguinte, **a atividade NK representa uma forma de imunidade inata, que não necessita de resposta de memória adaptativa para uma boa função biológica; entretanto, a atividade antitumoral pode ser aumentada por meio de exposição a vários agentes, particularmente citocinas, como a interleucina-2 (IL-2).** As células NK caracterizam-se por uma morfologia linfocítica com grânulos grandes. As células NK exibem um padrão de marcadores de superfície celular que difere daqueles característicos das células T ou B. As células NK podem expressar um receptor para a porção do fragmento cristalizável (Fc) dos anticorpos, bem como outros marcadores associados a NK. As células NK parecem ser heterogêneas do ponto de vista funcional e fenotípico, quando comparadas com as células T ou B. As células capazes de efetuar a citotoxicidade celular dependente de anticorpos ou citotoxicidade direcionada para anticorpos são células semelhantes às células NK. A citotoxicidade celular dependente de anticorpos por células NK *like* resultou em lise das células tumorais *in vitro*. Os mecanismos dessa destruição de células tumorais não estão claramente elucidados, porém parece haver necessidade de contato celular entre a célula efetora e a célula-alvo.

Citocinas, linfocinas e imunomediadores

Muitos eventos na geração de respostas imunes (bem como durante a fase efetora das respostas imunes) exigem a presença de citocinas, que são moléculas mediadoras solúveis, ou são intensificados por elas (Tabela 6.5).[83,84] As citocinas são pleiotrópicas, visto que desempenham múltiplas funções biológicas que dependem do tipo de célula-alvo ou do seu estado de maturação. As citocinas são heterogêneas, no sentido de que a maioria delas compartilha pouca semelhança estrutural ou de aminoácidos entre elas. **As *citocinas* são denominadas *monocinas* quando derivam de monócitos, *linfocinas*, quando provêm de linfócitos, *interleucinas*, quando exercem suas ações sobre os leucócitos, ou *interferons* (IFN) quando possuem efeitos antivirais.** São produzidas por uma ampla variedade de tipos celulares e parecem desempenhar funções importantes em muitas respostas biológicas além da resposta imune, como inflamação ou hematopoese. Podem estar envolvidas na fisiopatologia de uma ampla gama de doenças e exibem grande potencial como agentes terapêuticos na imunoterapia do câncer. Embora sejam um grupo heterogêneo de proteínas, as citocinas compartilham algumas características. Por exemplo, a maioria consiste em proteínas secretadas glicosiladas com peso molecular baixo a intermediário (10 a 60 kDa). Estão envolvidas na imunidade e na inflamação, são produzidas de modo transitório e localmente (atuam de maneira autócrina e parácrina, em vez de endócrina), são extremamente potentes em pequenas concentrações e interagem com receptores celulares de alta afinidade, que são específicos para cada citocina. A ligação de citocina à superfície celular por receptores específicos resulta em transdução de sinais, seguida de mudanças na expressão gênica e, por fim, mudanças na proliferação ou alteração do comportamento celular ou ambas. Suas ações biológicas se sobrepõem, e a exposição de

Tabela 6.5 Fontes, células-alvo e atividades biológicas das citocinas envolvidas nas respostas imunes.

Citocina	Fonte celular	Célula-alvo	Efeitos biológicos
IL-1	Monócitos e macrófagos	Células T, células B Neurônios	Coestimuladora Pirógeno
IL-2	Células tumorais	Células endoteliais	
	Células T	Células T	Ativação e crescimento
		Células B	Ativação e produção de anticorpos
		Células NK	Ativação e crescimento
IL-3	Células T	Células-tronco hematopoéticas imaturas	Crescimento e diferenciação
IL-4	Células T (T_H2)	Células B	Ativação e crescimento; mudança de isótipo para IgE; aumento da expressão de MHCII
		Células T	Crescimento
IL-6	Monócitos e macrófagos	Células B	Diferenciação, produção de anticorpos
	Células T (T_H17), células B	Células T	Coestimuladora
	Células do câncer de ovário	Hepatócitos	Indução de resposta na fase aguda
	Outros tumores	Células-tronco	Crescimento e diferenciação
	Células tumorais	Crescimento autócrino/parácrino e fator de aumento de viabilidade	
IL-10	Células T (Treg, T_H2)	Células T	Inibição da síntese de citocinas
	Monócitos e macrófagos	Monócitos e macrófagos	Inibição da apresentação de Ag e produção de citocinas
		Células B	Ativação
IL-12	Monócitos	Células NK Células T	Promove as células T_H1
IL-13	Células T (T_H2), mastócitos, células NK	Células B, células T_H2, macrófagos	Regula a secreção de IgE pela célula B Desenvolvimento de T_H2 Atividade dos macrófagos
IL-15	Células dendríticas, monócitos, placenta, rim, pulmão, coração, células T	Mastócitos	Desenvolvimento e função das células NK Proliferação de mastócitos
IL-17	Células T (T_H17)	Células T, fibroblastos	Ativação das células T Induz a secreção de citocinas pelos fibroblastos
IL-23	Monócitos, macrófagos	Células T CD4+	Promove as células T_H17
IFN-γ	Células T (T_H1)	Monócitos/macrófagos	Ativação
	Células NK	Células NK, células T, células B	Ativação Intensifica as respostas
TNF-α	Monócitos e macrófagos	Monócitos/macrófagos	
	Células T (T_H17)	Células T, células B	
		Neurônios	
	Produção de monocinas		
	Coestimulador		
	Pirógeno		
		Células endoteliais Células musculares e adiposas	Ativação, inflamação Catabolismo/caquexia

IL-1, interleucina-1; Treg, células T reguladoras; T_H1, linfócito auxiliar T tipo 1; células NK, células *natural killer*; T_H2, linfócito auxiliar T tipo 2; IgE, imunoglobulina E; MHCII, complexo principal de histocompatibilidade classe II; Ag, antígeno; IFN, interferona; TNF, fator de necrose tumoral. Modificada de: **Berek JS, Martinez-Maza O.** *Immunology and immunotherapy.* In: **Lawton FG, Neijt JP, Swenerton KD**, eds. Epithelial Cancer of the Ovary. London: BMJ; 1995:224, com autorização.

células responsivas a múltiplas citocinas pode resultar em efeitos biológicos sinérgicos ou antagonistas.

Foram identificados subgrupos de células T caracterizados pela secreção de padrões distintos de citocinas. **A T_H1 e a T_H2 são duas subpopulações de células T auxiliares, que controlam a natureza de uma resposta imune por meio da secreção de um conjunto de citocinas características e mutuamente antagonistas: os clones de T_H1 produzem IL-2 e IFN-γ, enquanto os clones de T_H2 produzem IL-4, IL-5 e IL-10.**[85] Nos seres humanos, foi relatada uma dicotomia semelhante entre as respostas de tipo T_H1 e T_H2. A IL-10 humana inibe a produção de IFN-γ e de outras citocinas por células mononucleares humanas de sangue periférico e ao suprimir a liberação de citocinas (IL-1, IL-6, IL-8 e TNF-α) por monócitos ativados.[84] A IL-10 diminui a expressão do MHC de classe II nos monócitos, resultando em forte redução da capacidade de apresentação de antígeno dessas células. Em conjunto, essas observações apoiam o conceito de que a IL-10 desempenha uma importante função como citocina inibidora imune. Foram identificados subgrupos adicionais de células T, incluindo células T_H17 e células T reguladoras (Treg). As células T_H17 formam um subgrupo distinto de células T pró-inflamatórias que se caracteriza, do ponto de vista funcional, por mediar a proteção contra bactérias extracelulares e pela sua função patogênica em distúrbios autoimunes.[86,87] As células T_H17 caracterizam-se pela produção de IL-17, CXCL13 (uma quimiocina estimuladora de células B), IL-6 e TNF-α, diferentemente das células T_H2, que se caracterizam pela produção de IL-4, IL-5, IL-9 e IL-13, ou das células T_H1, que produzem IFN-γ **(Figura 6.2)**. As células Treg constituem outro subgrupo de células T CD4 positivas, que participam na manutenção da autotolerância imunológica por meio de supressão efetiva da ativação e expansão de linfócitos autorreativos. As células Treg caracterizam-se pela expressão de CD25 (a cadeia do receptor de IL-2) e pelo fator de transcrição FoxP3.[88,89] Acredita-se que a atividade das células Treg seja importante para evitar o desenvolvimento de doenças autoimunes. A remoção de células Treg pode intensificar as respostas imunes contra agentes infecciosos ou contra o câncer. Embora haja muitos aspectos a aprender sobre o papel da atividade das células Treg na imunidade antitumoral, é evidente que essas células podem desempenhar uma função na modulação das respostas do hospedeiro ao câncer. Grande parte das pesquisas recentes concentrou-se no microambiente dos tumores. Especificamente, o microambiente de um tumor consiste em diversas variedades de tipos celulares que interagem com as células tumorais, influenciando a iniciação, o crescimento e a metástase do tumor.[90] O microambiente tumoral desempenha uma função essencial ao possibilitar o escape das células tumorais ao reconhecimento e destruição do sistema imune.

Como os cânceres epiteliais do ovário permanecem habitualmente confinados à cavidade peritoneal até mesmo nos estágios avançados da doença, foi sugerido que o crescimento intraperitoneal do câncer de ovário poderia estar relacionado com uma deficiência local de mecanismos efetores imunes antitumorais.[91] Os estudos realizados mostraram que o líquido ascítico de pacientes com câncer de ovário contém concentrações elevadas de IL-10. Várias outras citocinas são encontradas no líquido ascítico obtido de mulheres com câncer de ovário, incluindo IL-6, IL-10, TNF-α, *fator estimulante de colônias de granulócitos* (G-CSF) e *fator estimulante de colônias de granulócitos-macrófagos* (GM-CSF). Foi observado um padrão semelhante em amostras de soro de mulheres com câncer de ovário, com elevações da IL-6 e IL-10.

O TNF-α é uma citocina que pode ser diretamente citotóxica para as células tumorais, aumentar a citotoxicidade celular imune mediada por células, ativar os macrófagos e induzir a secreção de monocinas. Outras atividades biológicas do TNF-α incluem a indução de caquexia, inflamação e febre; trata-se de um importante mediador do choque endotóxico.

Citocinas no tratamento do câncer

As citocinas são excepcionalmente pleiotrópicas, com amplo conjunto de atividades biológicas, incluindo algumas fora do sistema imune.[92] Como algumas citocinas exercem efeitos antitumorais e de intensificação da resposta imune, tanto diretos como indiretos, vários desses fatores são utilizados no tratamento experimental do câncer.

As funções precisas das citocinas nas respostas antitumorais ainda não foram elucidadas. As citocinas podem exercer efeitos antitumorais por meio de muitas atividades diretas e indiretas diferentes. É possível que uma única citocina aumente diretamente o crescimento do tumor por meio de sua ação como fator de crescimento, enquanto aumenta, ao mesmo tempo, as respostas imunes dirigidas para o tumor. O potencial das citocinas de aumentar as respostas imunes antitumorais foi testado na imunoterapia adotiva experimental pela exposição *in vitro* de células do sangue periférico da paciente ou de linfócitos de infiltrados tumorais a citocinas, como a IL-2, gerando, assim, células ativadas com efeitos antitumorais, que podem ser reintroduzidas na paciente.[93] Algumas citocinas podem exercer efeitos antitumorais diretos. O TNF pode induzir morte celular em células tumorais sensíveis.

É possível que os efeitos de citocinas em pacientes com câncer sejam modulados por receptores solúveis ou por fatores bloqueadores. Por exemplo, foram encontrados fatores bloqueadores do TNF e de linfotoxina no líquido ascítico de pacientes com câncer de ovário.[93] Esses fatores poderiam inibir os efeitos citolíticos do TNF ou da linfocina e deveriam ser considerados no planejamento de ensaios clínicos de infusão intraperitoneal dessas citocinas.

As citocinas aumentam o crescimento das células tumorais, além de induzir efeitos antitumorais. Podem atuar como fatores de crescimento autócrinos ou parácrinos para células tumorais humanas, incluindo as de origem não linfoide. Por exemplo, a IL-6 (que é produzida por vários tipos de células tumorais humanas) pode atuar como fator de crescimento para o mieloma humano, o sarcoma de Kaposi, o carcinoma renal e células epiteliais do câncer de ovário.[94]

As citocinas possuem grande valor potencial no tratamento do câncer; todavia, em virtude de seus múltiplos efeitos biológicos, até mesmo conflitantes, é fundamental ter uma compreensão abrangente da sua biologia para que o seu uso seja bem-sucedido.[93]

FATORES QUE DESENCADEIAM NEOPLASIAS

A biologia celular caracteriza-se por uma considerável redundância e sobreposição funcional, de modo que a ocorrência de um defeito em determinado mecanismo nem sempre compromete a função da célula. Quando há um número suficiente de anormalidades na estrutura e na função, a atividade celular normal é posta em risco, resultando em crescimento celular descontrolado ou morte celular. Qualquer um desses desfechos pode resultar de mutações genéticas acumuladas. São identificados fatores que aumentam a probabilidade de mutações genéticas, ameaçam a biologia celular normal e podem aumentar o risco de câncer.

Idade avançada

O aumento da idade é considerado o fator de risco isolado mais importante para o desenvolvimento de câncer.[95] O câncer é diagnosticado em até 50% da população ao redor de 75 anos de idade. Foi sugerido que o risco crescente de câncer com a idade reflete o acúmulo de mutações genéticas críticas ao longo do tempo, o que culmina finalmente em transformação neoplásica. A premissa básica da teoria de mutação somática em múltiplas etapas da carcinogênese é a de que as alterações genéticas ou epigenéticas de numerosos genes independentes resultam em câncer. Os fatores associados a um aumento de probabilidade de câncer incluem exposição a mutágenos exógenos, alteração da função imune do hospedeiro e determinadas síndromes e distúrbios genéticos hereditários.

Fatores ambientais

Um mutágeno é um composto que resulta em mutação genética. Diversos poluentes ambientais atuam como mutágenos quando testados *in vitro*. Em geral, os mutágenos ambientais produzem tipos específicos de mutações, que podem ser diferenciadas das mutações espontâneas. Um carcinógeno é um composto capaz de produzir câncer. É importante reconhecer que nem todos os carcinógenos são mutágenos, e que nem todos os mutágenos são necessariamente carcinógenos.

Tabagismo

O tabagismo constitui, talvez, o exemplo mais conhecido de exposição a mutágenos associada ao desenvolvimento de câncer de pulmão, quando a exposição é de duração e quantidade suficientes em um indivíduo suscetível. A associação entre tabagismo e câncer cervical é reconhecida há décadas. **Foi determinado que os mutágenos presentes na fumaça do cigarro concentram-se seletivamente no muco cervical.**[96] Foi formulada a hipótese de que a fumaça de cigarro atua como mutágeno quando exposta às células epiteliais em proliferação da zona de transformação, aumentando assim a probabilidade de dano ao DNA e a transformação celular subsequente.

Outros pesquisadores observaram que o DNA do HPV está frequentemente inserido no gene da tríade de histidina frágil (*FHIT*) em espécimes de câncer cervical. O *FHIT* é um importante gene supressor de tumor. O tabagismo pode facilitar a incorporação do DNA do HPV no gene *FHIT*, com interrupção subsequente da função correta do gene supressor de tumor.

Radiação

A exposição à radiação pode aumentar o risco de câncer. Os efeitos biológicos da ionização ultrapassam os dos raios X e raios gama. A ionização das moléculas de água cria radicais hidroxila, que causam quebra de fitas de DNA ou dano às bases. Ocorre reparo imediato da maior parte do dano induzido por radiação. Entretanto, o reparo incorreto pode causar mutações pontuais, translocações cromossômicas e fusões gênicas associadas ao início de desenvolvimento de câncer.[97] Normalmente, o dano da radiação leva à interrupção na fase S, de modo que ocorra reparo ao DNA. Isso exige uma função normal do gene *p53*. Se o reparo do DNA falhar, o DNA danificado propaga-se para as células-filhas após a mitose. Se houver mutação de um número suficiente de genes críticos, pode haver transformação celular.[98]

Função imune

A disfunção imune sistêmica foi reconhecida, há décadas, como fator de risco para o câncer. Foi relatado que pacientes infectadas pelo HIV com contagem reduzida de células CD4 correm risco aumentado de displasia cervical.[99] As mulheres submetidas a quimioterapia em altas doses com suporte de células-tronco podem correr risco aumentado de desenvolver uma variedade de neoplasias. Esses exemplos ilustram a importância da função imune na vigilância do hospedeiro para células transformadas. Outro exemplo de alteração da função imune que pode estar relacionada com o desenvolvimento de displasia cervical é a alteração da função imune da mucosa que ocorre em mulheres fumantes.[100] A população de células de Langerhans do colo do útero está diminuída em mulheres que fumam. As células de Langerhans são responsáveis pelo processamento de antígenos. Postula-se que uma redução dessas células possa aumentar a probabilidade de infecção do colo do útero pelo HPV.

REFERÊNCIAS BIBLIOGRÁFICAS

1. **Torgovnick A, Schumacher B.** DNA repair mechanisms in cancer development and therapy. *Front Genet* 2015;6:157.
2. **Barnum KJ, O'Connell MJ.** Cell cycle regulation by checkpoints. *Methods Mol Biol* 2014;1170:29–40.
3. **Qiao M, Shapiro P, Fosbrink M, et al.** Cell cycle-dependent phosphorylation of the RUNX2 transcription factor by cdc2 regulates endothelial cell proliferation. *J Biol Chem* 2006;281(11):7118–7128.
4. **Paiva C, Godbersen JC, Soderquist RS, et al.** Cyclin-dependent kinase inhibitor P1446A induces apoptosis in a JNK/p38 MAPK-dependent manner in chronic lymphocytic leukemia B-cells. *PLoS One* 2015;10(11):e0143685.
5. **Castedo M, Perfettini JL, Roumier T, et al.** Cyclin-dependent kinase-1: linking apoptosis to cell cycle and mitotic catastrophe. *Cell Death Differ* 2002;9(12):1287–1293.
6. **Doree M, Hunt T.** From Cdc2 to Cdk1: when did the cell cycle kinase join its cyclin partner? *J Cell Sci* 2002;115(Pt 12):2461–2464.
7. **Levine AJ, Puzio-Kuter AM, Chan CS, et al.** The role of the p53 protein in stem-cell biology and epigenetic regulation. *Cold Spring Harb Perspect Med* 2016;6(9):a026153.
8. **Monks J, Smith-Steinhart C, Kruk ER, et al.** Epithelial cells remove apoptotic epithelial cells during post-lactation involution of the mouse mammary gland. *Biol Reprod* 2008;78(4):586–594.
9. **Wada-Hiraike O, Hiraike H, Okinaga H, et al.** Role of estrogen receptor beta in uterine stroma and epithelium: Insights from estrogen receptor beta-/- mice. *Proc Natl Acad Sci U S A* 2006;103(48):18350–18355.
10. **Wu Y, Li Y, Liao X, et al.** Diabetes induces abnormal ovarian function via triggering apoptosis of granulosa cells and suppressing ovarian angiogenesis. *Int J Biol Sci* 2017;13(10):1297–1308.
11. **McConkey DJ, Nutt L.** Measurement of changes in intracellular calcium during apoptosis. *Methods Mol Biol* 2004;282:117–130.
12. **Baserga R, Porcu P, Sell C.** Oncogenes, growth factors and control of the cell cycle. *Cancer Surv* 1993;16:201–213.
13. **Hall JM, Couse JF, Korach KS.** The multifaceted mechanisms of estradiol and estrogen receptor signaling. *J Biol Chem* 2001;276(40):36869–36872.

14. **Katzenellenbogen BS, Choi I, Delage-Mourroux R, et al.** Molecular mechanisms of estrogen action: selective ligands and receptor pharmacology. *J Steroid Biochem Mol Biol* 2000;74(5):279–285.
15. **Klinge CM.** Estrogen receptor interaction with estrogen response elements. *Nucleic Acids Res* 2001;29(14):2905–2919.
16. **Sonmezer M, Gungor M, Ensari A, et al.** Prognostic significance of tumor angiogenesis in epithelial ovarian cancer: in association with transforming growth factor beta and vascular endothelial growth factor. *Int J Gynecol Cancer* 2004;14(1):82–88.
17. **Chaudhury A, Howe PH.** The tale of transforming growth factor-beta (TGFbeta) signaling: a soigné enigma. *IUBMB Life* 2009;61(10):929–939.
18. **MacLaughlin DT, Donahoe PK.** Mullerian inhibiting substance/anti-Mullerian hormone: a potential therapeutic agent for human ovarian and other cancers. *Future Oncol* 2010;6(3):391–405.
19. **Tiemann U.** The role of platelet-activating factor in the mammalian female reproductive tract. *Reprod Domest Anim* 2008;43(6):647–655.
20. **Maheshwari G, Wiley HS, Lauffenburger DA.** Autocrine epidermal growth factor signaling stimulates directionally persistent mammary epithelial cell migration. *J Cell Biol* 2001;155(7):1123–1128.
21. **Leicht DT, Balan V, Kaplun A, et al.** Raf kinases: function, regulation and role in human cancer. *Biochim Biophys Acta* 2007;1773(8):1196–1212.
22. **Steinberg SF.** Structural basis of protein kinase C isoform function. *Physiol Rev* 2008;88(4):1341–1378.
23. **Scheele JS, Ripple D, Lubbert M.** The role of ras and other low molecular weight guanine nucleotide (GTP)-binding proteins during hematopoietic cell differentiation. *Cell Mol Life Sci* 2000;57(13-14):1950–1963.
24. **Franke TF, Hornik CP, Segev L, et al.** PI3K/Akt and apoptosis: size matters. *Oncogene* 2003;22(56):8983–8998.
25. **Hay N, Sonenberg N.** Upstream and downstream of mTOR. *Genes Dev* 2004;18(16):1926–1945.
26. **Fruman DA, Rommel C.** PI3K and cancer: lessons, challenges and opportunities. *Nat Rev Drug Discov* 2014;13(2):140–156.
27. **Motzer RJ, Escudier B, Oudard S, et al.** Phase 3 trial of everolimus for metastatic renal cell carcinoma: final results and analysis of prognostic factors. *Cancer* 2010;116(18):4256–4265.
28. **Kim DH, Sarbassov DD, Ali SM, et al.** mTOR interacts with raptor to form a nutrient-sensitive complex that signals to the cell growth machinery. *Cell* 2002;110(2):163–175.
29. **Frias MA, Thoreen CC, Jaffe JD, et al.** mSin1 is necessary for Akt/PKB phosphorylation, and its isoforms define three distinct mTORC2s. *Curr Biol* 2006;16(18):1865–1870.
30. **Wang ZC, Birkbak NJ, Culhane AC, et al.** Profiles of genomic instability in high-grade serous ovarian cancer predict treatment outcome. *Clin Cancer Res* 2012;18(20):5806–5815.
31. **Pavlidou A, Vlahos NF.** Molecular alterations of PI3K/Akt/mTOR pathway: a therapeutic target in endometrial cancer. *Sci World J* 2014;2014:709736.
32. **Pierobon M, Ramos C, Wong S, et al.** Enrichment of PI3K-AKT-mTOR pathway activation in hepatic metastases from breast cancer. *Clin Cancer Res* 2017;23(16):4919–4928.
33. **Philip CA, Laskov I, Beauchamp MC, et al.** Inhibition of PI3K-AKT-mTOR pathway sensitizes endometrial cancer cell lines to PARP inhibitors. *BMC Cancer* 2017;17(1):638.
34. **Oda K, Stokoe D, Taketani Y, et al.** High frequency of coexistent mutations of PIK3CA and PTEN genes in endometrial carcinoma. *Cancer Res* 2005;65(23):10669–10673.
35. **Makker V, Green AK, Wenham RM, et al.** New therapies for advanced, recurrent, and metastatic endometrial cancers. *Gynecol Oncol Res Pract* 2017;4:19.
36. **Slomovitz BM, Jiang Y, Yates MS, et al.** Phase II study of everolimus and letrozole in patients with recurrent endometrial carcinoma. *J Clin Oncol* 2015;33(8):930–936.
37. **De Marco C, Rinaldo N, Bruni P, et al.** Multiple genetic alterations within the PI3K pathway are responsible for AKT activation in patients with ovarian carcinoma. *PLoS One* 2013;8(2):e55362.
38. **Samuels Y, Waldman T.** Oncogenic mutations of PIK3CA in human cancers. *Curr Top Microbiol Immunol* 2010;347:21–41.
39. **Kuo KT, Mao TL, Jones S, et al.** Frequent activating mutations of PIK3CA in ovarian clear cell carcinoma. *Am J Pathol* 2009;174(5):1597–1601.
40. **Wright AA, Howitt BE, Myers AP, et al.** Oncogenic mutations in cervical cancer: genomic differences between adenocarcinomas and squamous cell carcinomas of the cervix. *Cancer* 2013;119(21):3776–3783.
41. **Lander ES, Linton LM, Birren B, et al.** Initial sequencing and analysis of the human genome. *Nature* 2001;409(6822):860–921.
42. **Chan EK, Rowe HC, Hansen BG, et al.** The complex genetic architecture of the metabolome. *PLoS Genet* 2010;6(11):e1001198.
43. **Berger AH, Knudson AG, Pandolfi PP.** A continuum model for tumour suppression. *Nature* 2011;476(7359):163–169.
44. **Vogelstein B, Kinzler KW.** Cancer genes and the pathways they control. *Nat Med* 2004;10(8):789–799.
45. **Berends MJ, Wu Y, Sijmons RH, et al.** Toward new strategies to select young endometrial cancer patients for mismatch repair gene mutation analysis. *J Clin Oncol* 2003;21(23):4364–4370.
46. **King MC, Marks JH, Mandell JB, et al.** Breast and ovarian cancer risks due to inherited mutations in BRCA1 and BRCA2. *Science* 2003;302(5645):643–646.
47. **de Oliveira MV, Andrade JM, Paraiso AF, et al.** Sirtuins and cancer: new insights and cell signaling. *Cancer Invest* 2013;31(10):645–653.
48. **Ozaki T, Nakagawara A.** Role of p53 in cell death and human cancers. *Cancers (Basel)* 2011;3(1):994–1013.
49. **Drake AC, Campbell H, Porteous ME, et al.** The contribution of DNA mismatch repair gene defects to the burden of gynecological cancer. *Int J Gynecol Cancer* 2003;13(3):262–277.
50. **Hogdall EV, Christensen L, Kjaer SK, et al.** Distribution of HER-2 overexpression in ovarian carcinoma tissue and its prognostic value in patients with ovarian carcinoma: from the Danish MALOVA Ovarian Cancer Study. *Cancer* 2003;98(1):66–73.
51. **Diver EJ, Foster R, Rueda BR, et al.** The therapeutic challenge of targeting HER2 in endometrial cancer. *Oncologist* 2015;20(9):1058–1068.
52. **Morrison C, Zanagnolo V, Ramirez N, et al.** HER-2 is an independent prognostic factor in endometrial cancer: association with outcome in a large cohort of surgically staged patients. *J Clin Oncol* 2006;24(15):2376–2385.
53. **Olivier M, Hollstein M, Hainaut P.** TP53 mutations in human cancers: origins, consequences, and clinical use. *Cold Spring Harb Perspect Biol* 2010;2(1):a001008.
54. **Fadare O, Zheng W.** Insights into endometrial serous carcinogenesis and progression. *Int J Clin Exp Pathol* 2009;2(5):411–432.
55. **Boyd J, Sonoda Y, Federici MG, et al.** Clinicopathologic features of BRCA-linked and sporadic ovarian cancer. *JAMA* 2000;283(17):2260–2265.
56. **Chen S, Parmigiani G.** Meta-analysis of BRCA1 and BRCA2 penetrance. *J Clin Oncol* 2007;25(11):1329–1333.
57. **Maxwell KN, Wubbenhorst B, Wenz BM, et al.** BRCA locus-specific loss of heterozygosity in germline BRCA1 and BRCA2 carriers. *Nat Commun* 2017;8(1):319.
58. **Fong PC, Boss DS, Yap TA, et al.** Inhibition of poly(ADP-ribose) polymerase in tumors from BRCA mutation carriers. *N Engl J Med* 2009;361(2):123–134.
59. **Moschetta M, George A, Kaye SB, et al.** BRCA somatic mutations and epigenetic BRCA modifications in serous ovarian cancer. *Ann Oncol* 2016;27(8):1449–1455.
60. **Pennington KP, Walsh T, Harrell MI, et al.** Germline and somatic mutations in homologous recombination genes predict platinum response and survival in ovarian, fallopian tube, and peritoneal carcinomas. *Clin Cancer Res* 2014;20(3):764–775.

61. **Ohmoto A, Yachida S.** Current status of poly(ADP-ribose) polymerase inhibitors and future directions. *Onco Targets Ther* 2017;10: 5195–5208.
62. **Domchek SM, Aghajanian C, Shapira-Frommer R, et al.** Efficacy and safety of olaparib monotherapy in germline BRCA1/2 mutation carriers with advanced ovarian cancer and three or more lines of prior therapy. *Gynecol Oncol* 2016;140(2):199–203.
63. **Dockery LE, Gunderson CC, Moore KN.** Rucaparib: the past, present, and future of a newly approved PARP inhibitor for ovarian cancer. *Onco Targets Ther* 2017;10:3029–3037.
64. **Mills AM, Liou S, Ford JM, et al.** Lynch syndrome screening should be considered for all patients with newly diagnosed endometrial cancer. *Am J Surg Pathol* 2014;38(11):1501–1509.
65. **Liccardo R, De Rosa M, Izzo P, et al.** Novel implications in molecular diagnosis of Lynch syndrome. *Gastroenterol Res Pract* 2017;2017:2595098.
66. **Lu KH, Daniels M.** Endometrial and ovarian cancer in women with Lynch syndrome: update in screening and prevention. *Fam Cancer* 2013;12(2):273–277.
67. **Shia J.** Immunohistochemistry versus microsatellite instability testing for screening colorectal cancer patients at risk for hereditary nonpolyposis colorectal cancer syndrome: part I. The utility of immunohistochemistry. *J Mol Diagn* 2008;10(4):293–300.
68. **Bacolod MD, Schemmann GS, Giardina SF, et al.** Emerging paradigms in cancer genetics: some important findings from high-density single nucleotide polymorphism array studies. *Cancer Res* 2009;69(3): 723–727.
69. **Goode EL, Maurer MJ, Sellers TA, et al.** Inherited determinants of ovarian cancer survival. *Clin Cancer Res* 2010;16(3):995–1007.
70. **Notaridou M, Quaye L, Dafou D, et al.** Common alleles in candidate susceptibility genes associated with risk and development of epithelial ovarian cancer. *Int J Cancer* 2011;128(9):2063–2074.
71. **Cancer Genome Atlas Research Network.** Comprehensive genomic characterization of squamous cell lung cancers. *Nature* 2012; 489(7417):519–525.
72. **Cancer Genome Atlas Research Network.** Comprehensive genomic characterization defines human glioblastoma genes and core pathways. *Nature* 2008;455(7216):1061–1068.
73. **Verhaak RG, Hoadley KA, Purdom E, et al.** Integrated genomic analysis identifies clinically relevant subtypes of glioblastoma characterized by abnormalities in PDGFRA, IDH1, EGFR, and NF1. *Cancer Cell* 2010;17(1):98–110.
74. **Cancer Genome Atlas Research Network; Kandoth C, Schultz N, Cherniack AD, et al.** Integrated genomic characterization of endometrial carcinoma. *Nature* 2013;497(7447):67–73.
75. **Billingsley CC, Cohn DE, Mutch DG, et al.** Polymerase varepsilon (POLE) mutations in endometrial cancer: clinical outcomes and implications for Lynch syndrome testing. *Cancer* 2015;121(3):386–394.
76. **Cancer Genome Atlas Research Network.** Integrated genomic analyses of ovarian carcinoma. *Nature* 2011;474(7353):609–615.
77. **Teer JK, Yoder S, Gjyshi A, et al.** Mutational heterogeneity in non-serous ovarian cancers. *Sci Rep* 2017;7(1):9728.
78. **Cancer Genome Atlas Research Network.** Integrated genomic and molecular characterization of cervical cancer. *Nature* 2017;543(7645):378–384.
79. **Higa GM, Abraham J.** Lapatinib in the treatment of breast cancer. *Expert Rev Anticancer Ther* 2007;7(9):1183–1192.
80. **Wang W, Erbe AK, Hank JA, et al.** NK cell-mediated antibody-dependent cellular cytotoxicity in cancer immunotherapy. *Front Immunol* 2015;6:368.
81. **Kohler G, Milstein C.** Continuous cultures of fused cells secreting antibody of predefined specificity. 1975. *J Immunol* 2005;174(5): 2453–2455.
82. **Vrisekoop N, Monteiro JP, Mandl JN, et al.** Revisiting thymic positive selection and the mature T cell repertoire for antigen. *Immunity* 2014;41(2):181–190.
83. **di Giovine FS, Duff GW.** Interleukin 1: the first interleukin. *Immunol Today* 1990;11(1):13–20.
84. **de Waal Malefyt R, Abrams J, Bennett B, et al.** Interleukin 10(IL-10) inhibits cytokine synthesis by human monocytes: an autoregulatory role of IL-10 produced by monocytes. *J Exp Med* 1991;174(5): 1209–1220.
85. **Ivanova EA, Orekhov AN.** T helper lymphocyte subsets and plasticity in autoimmunity and cancer: an overview. *Biomed Res Int* 2015;2015: 327470.
86. **Weaver CT, Harrington LE, Mangan PR, et al.** Th17: an effector CD4 T cell lineage with regulatory T cell ties. *Immunity* 2006;24(6): 677–688.
87. **Romagnani S.** Human Th17 cells. *Arthritis Res Ther* 2008;10(2):206.
88. **Sakaguchi S, Sakaguchi N, Shimizu J, et al.** Immunologic tolerance maintained by CD25+ CD4+ regulatory T cells: their common role in controlling autoimmunity, tumor immunity, and transplantation tolerance. *Immunol Rev* 2001;182:18–32.
89. **Shevach EM.** CD4+ CD25+ suppressor T cells: more questions than answers. *Nat Rev Immunol* 2002;2(6):389–400.
90. **Wang M, Zhao J, Zhang L, et al.** Role of tumor microenvironment in tumorigenesis. *J Cancer* 2017;8(5):761–773.
91. **Ahmed N, Stenvers KL.** Getting to know ovarian cancer ascites: opportunities for targeted therapy-based translational research. *Front Oncol* 2013;3:256.
92. **Dranoff G.** Cytokines in cancer pathogenesis and cancer therapy. *Nat Rev Cancer* 2004;4(1):11–22.
93. **Lee S, Margolin K.** Cytokines in cancer immunotherapy. *Cancers (Basel)* 2011;3(4):3856–3893.
94. **Waldner MJ, Foersch S, Neurath MF.** Interleukin-6–a key regulator of colorectal cancer development. *Int J Biol Sci* 2012;8(9):1248–1253.
95. **White MC, Holman DM, Boehm JE, et al.** Age and cancer risk: a potentially modifiable relationship. *Am J Prev Med* 2014;46(3 Suppl 1): S7–S15.
96. **Xi LF, Koutsky LA, Castle PE, et al.** Relationship between cigarette smoking and human papilloma virus types 16 and 18 DNA load. *Cancer Epidemiol Biomarkers Prev* 2009;18(12):3490–3496.
97. **Lin EC.** Radiation risk from medical imaging. *Mayo Clin Proc* 2010;85(12):1142–1146; quiz 1146.
98. **Willis N, Rhind N.** Regulation of DNA replication by the S-phase DNA damage checkpoint. *Cell Div* 2009;4:13.
99. **Abraham AG, D'Souza G, Jing Y, et al.** Invasive cervical cancer risk among HIV-infected women: a North American multicohort collaboration prospective study. *J Acquir Immune Defic Syndr* 2013;62(4):405–413.
100. **Burd EM.** Human papillomavirus and cervical cancer. *Clin Microbiol Rev* 2003;16(1):1–17.

CAPÍTULO 7

Fisiologia Reprodutiva

David L. Olive, Steven F. Palter, Juan Luis Giraldo Moreno

PONTOS-CHAVE

1. O processo reprodutivo feminino envolve o sistema nervoso central (principalmente o hipotálamo), a hipófise, o ovário e o útero (endométrio). Todos precisam funcionar de maneira adequada para a ocorrência de uma gravidez normal.

2. O hormônio liberador das gonadotrofinas (GnRH) do hipotálamo regula simultaneamente o hormônio luteinizante (LH) e o hormônio foliculoestimulante (FSH) na hipófise por meio de secreção pulsátil. A frequência dos pulsos determina as quantidades relativas de secreção de ambos.

3. O ovário responde ao FSH e ao LH de maneira sequencial definida, levando ao crescimento folicular, à ovulação e à formação do corpo-lúteo. O ciclo tem por finalidade a produção de um ambiente ideal para a gravidez; se esta não ocorrer, o ciclo é reiniciado.

4. No início do ciclo menstrual, o ovário produz estrogênio, que é responsável pelo crescimento endometrial. Após a ovulação, a progesterona é produzida em quantidade significativa, transformando o endométrio de modo a torná-lo ideal para a implantação do embrião. Se não ocorrer gravidez, o ovário cessa a produção de estrogênio e de progesterona, o endométrio se desprende e o ciclo recomeça.

O processo reprodutivo nas mulheres consiste em uma interação complexa e bem elaborada envolvendo muitos componentes. A sucessão de eventos cuidadosamente coordenada que contribui para o ciclo menstrual ovulatório normal exige sincronia e harmonia precisas de estímulos hormonais do sistema nervoso central (SNC), da hipófise e do ovário. Esse processo delicadamente equilibrado pode ser perturbado com facilidade e resultar em incapacidade de engravidar, tornando-se um problema importante que os ginecologistas devem enfrentar. Para atuar com eficácia com essas condições, é fundamental que os ginecologistas conheçam a fisiologia normal do ciclo menstrual, uma vez que as estruturas anatômicas, os componentes hormonais e suas interações desempenham um papel vital na função do sistema reprodutor. Encaixar as diversas peças desse complicado quebra-cabeça é importante para entender como o sistema reprodutor funciona.

NEUROENDOCRINOLOGIA

A neuroendocrinologia representa as facetas de dois campos tradicionais da medicina: a endocrinologia, que é o estudo dos hormônios (i. e., substâncias secretadas na corrente sanguínea que exercem diversas ações em locais distantes do ponto de secreção), e a neurociência, que é o estudo da ação dos neurônios. A descoberta de que os neurônios transmitem impulsos e secretam seus produtos no sistema vascular para funcionar como hormônios, um processo conhecido como neurossecreção, demonstra que os dois sistemas estão intimamente ligados. Por exemplo, o ciclo menstrual é regulado pela retroalimentação de hormônios sobre o tecido neural do SNC.

ANATOMIA

Hipotálamo

O hipotálamo é uma pequena estrutura neural situada na base do encéfalo, acima do quiasma óptico e abaixo do terceiro ventrículo (Figura 7.1). Possui uma conexão direta com a hipófise e constitui a parte do encéfalo que é a fonte de estímulo para muitas secreções hipofisárias. Do ponto de vista anatômico, o hipotálamo é dividido em três zonas: *periventricular* (adjacente ao terceiro ventrículo), *medial* (principalmente corpos celulares) e *lateral* (principalmente axonal). Cada zona é ainda subdividida em estruturas conhecidas como núcleos, que representam locais de concentrações de tipos semelhantes de corpos celulares neuronais **(Figura 7.2)**.

O hipotálamo não é uma estrutura isolada dentro do SNC; na verdade, apresenta múltiplas interconexões com outras regiões no encéfalo. Além das bem conhecidas vias de saída do hipotálamo para a hipófise, há inúmeras vias bem menos caracterizadas de saída para diversas regiões do encéfalo, incluindo o sistema límbico (amígdala e hipocampo), o tálamo e a ponte.[1] Muitas dessas vias formam uma alça de retroalimentação para áreas que fornecem estímulo neural para o hipotálamo.

Existem diversos níveis de retroalimentação para o hipotálamo, que são conhecidos como alças de retroalimentação longa, curta e ultracurta. A alça de retroalimentação longa é composta de estímulo endócrino proveniente de hormônios circulantes, exatamente como a retroalimentação de androgênios e estrogênios para os receptores de esteroides no hipotálamo.[2,3] De modo semelhante, os hormônios hipofisários podem exercer retroalimentação para o

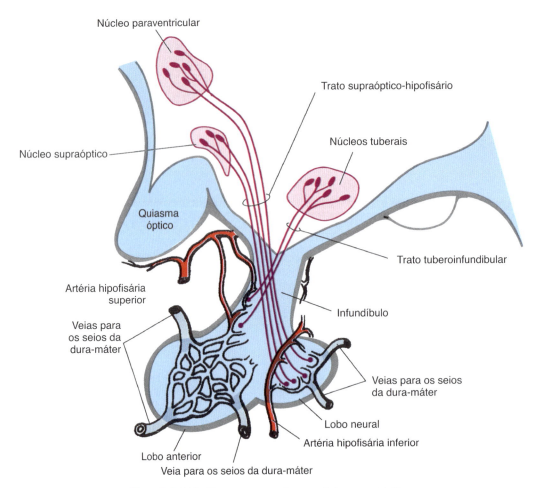

Figura 7.1 O hipotálamo e suas conexões neurológicas com a hipófise.

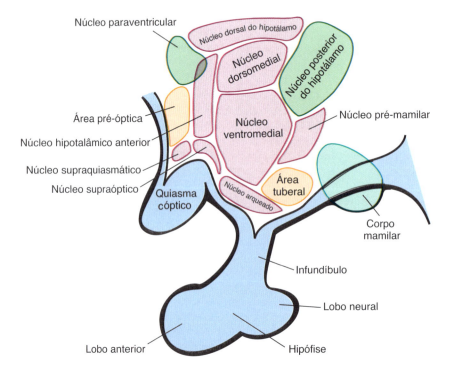

Figura 7.2 Corpos celulares neurais do hipotálamo.

hipotálamo e desempenhar importantes funções reguladoras na **alça de retroalimentação curta**. E, por fim, as secreções hipotalâmicas podem atuar diretamente sobre o próprio hipotálamo em uma **alça de retroalimentação ultracurta**.

Os principais produtos secretados pelo hipotálamo são os fatores de liberação hipofisários (Figura 7.3):

1. O *hormônio de liberação das gonadotrofinas (GnRH)*, que controla a secreção do *hormônio luteinizante (LH)* e do *hormônio foliculoestimulante (FSH)*.
2. O *hormônio de liberação da corticotropina (CRH)*, que controla a liberação do *hormônio adrenocorticotrófico (ACTH)*.
3. O *hormônio de liberação do hormônio do crescimento (GHRH)*, que regula a liberação do *hormônio do crescimento (GH)*.
4. O *hormônio de liberação da tireotropina (TRH)*, que regula a secreção do *hormônio tireoestimulante (TSH)*.

O hipotálamo constitui a fonte de toda a produção de hormônios neuro-hipofisários. A neuro-hipófise pode ser vista como uma extensão direta do hipotálamo conectada pela haste infundibular, que é semelhante a um dedo. Os capilares na eminência mediana diferem daqueles observados em outras regiões do encéfalo. Diferentemente das zônulas de oclusão habituais que existem entre células adjacentes do revestimento endotelial

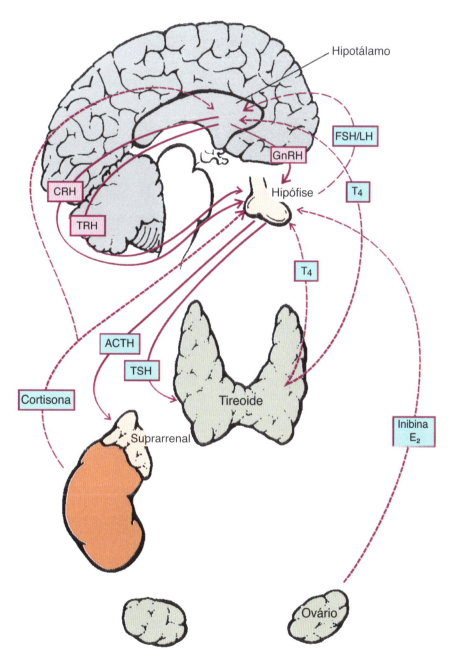

Figura 7.3 Os produtos secretados pelo hipotálamo atuam como fatores de liberação da hipófise, os quais controlam a função endócrina dos ovários, da tireoide e das glândulas suprarrenais. CRH, hormônio de liberação da corticotrofina; TRH, hormônio de liberação da tireotrofina; GnRH, hormônio de liberação das gonadotrofinas; FSH, hormônio foliculoestimulante; LH, hormônio luteinizante; T_4, tiroxina; ACTH, hormônio adrenocorticotrófico; TSH, hormônio tireoestimulante; e E2, estradiol.

capilar, os capilares nessa região são fenestrados, da mesma maneira que os capilares fora do SNC. Em consequência, não há barreira hematencefálica na eminência mediana.

Hipófise

A hipófise é dividida em três regiões ou lobos: *anterior*, *intermediário* e *posterior*. O *lobo anterior* (*adeno-hipófise*) é muito diferente, do ponto de vista estrutural, do *lobo posterior* (*neuro-hipófise*), que representa uma extensão física direta do hipotálamo. Do ponto de vista embriológico, a adeno-hipófise origina-se do ectoderma a partir de uma invaginação da bolsa de Rathke. Consequentemente, não é composta de tecido neural, como a neuro-hipófise, e não possui conexões neurais diretas com o hipotálamo. Desta forma, existe uma relação anatômica única, que combina elementos de produção neural e secreção endócrina.

A própria adeno-hipófise não apresenta suprimento sanguíneo arterial direto. A sua principal fonte de irrigação sanguínea também é de estímulo hipotalâmico – os vasos-porta (circulação porta). O fluxo sanguíneo nesses vasos-porta provém principalmente do hipotálamo e dirige-se para a hipófise. O sangue alcança a neuro-hipófise através das artérias hipofisárias superior, média e inferior e conforme citado, a adeno-hipófise não tem suprimento direto de sangue arterial. Em vez disso, recebe sangue de um rico plexo capilar de vasos-porta que se origina na eminência mediana do hipotálamo e desce ao longo da haste hipofisária. Entretanto, esse padrão não é absoluto, e observou-se um fluxo sanguíneo retrógrado.[4] Esse fluxo sanguíneo, combinado com a localização da eminência mediana fora da barreira hematencefálica, possibilita um controle de retroalimentação bidirecional entre as duas estruturas.

As células secretoras específicas da adeno-hipófise são classificadas com base em seus padrões de coloração pela hematoxilina e eosina. As células de coloração acidofílica secretam principalmente GH e prolactina e, em grau variável, ACTH.[5] As gonadotrofinas são secretadas por células basofílicas, enquanto o TSH é secretado por cromófobos de coloração neutra.

HORMÔNIOS REPRODUTIVOS

Hipotálamo

Hormônio de liberação de gonadotrofinas

O *GnRH* (também denominado hormônio liberador do hormônio luteinizante ou *LHRH*) é o fator de controle da secreção de gonadotrofinas.[6] Trata-se de um decapeptídio produzido por neurônios, cujos corpos celulares estão principalmente localizados no núcleo arqueado do hipotálamo **(Figura 7.4)**.[7-9] Do ponto de vista embriológico, esses neurônios originam-se na depressão olfatória e migram para suas localizações adultas.[10] Esses neurônios secretores de GnRH projetam axônios que terminam nos vasos-porta na eminência mediana, onde o GnRH é secretado para ser liberado na adeno-hipófise. As múltiplas outras projeções secundárias de neurônios secretores de GnRH para locais dentro do SNC desempenham uma função menos clara.

O gene que codifica o GnRH produz uma proteína precursora de 92 aminoácidos, que contém o decapeptídio GnRH e um peptídio de 56 aminoácidos, conhecido como peptídio associado ao GnRH (GAP). O GAP é um potente inibidor da secreção de prolactina e um estimulador da liberação de gonadotrofinas.

Secreção pulsátil

2 **O GnRH é singular entre os hormônios de liberação, uma vez que regula simultaneamente a secreção de dois hormônios, o FSH e o LH, e se distingue entre os hormônios do corpo por precisar ser secretado de modo pulsátil para ser eficaz. Essa secreção pulsátil de GnRH influencia a liberação das duas gonadotrofinas.**[11-13] Utilizando animais submetidos à destruição elétrica do núcleo arqueado e que não apresentavam níveis detectáveis de gonadotrofinas, foi realizada uma série de experimentos com doses e intervalos variáveis de infusão de GnRH.[13,14] As infusões contínuas não resultaram em secreção de gonadotrofinas, enquanto um padrão pulsátil levou a padrões de secreção fisiológicos e ao crescimento folicular. A exposição contínua da gonadotrofina hipofisária ao GnRH resulta em um fenômeno denominado *infrarregulação*, por meio do qual ocorre diminuição no número de receptores de GnRH na superfície celular dos gonadotrofos.[15] De modo semelhante, a exposição intermitente ao GnRH "suprarregula" ou "autoprepara" o gonadotrofo para aumentar o número de receptores de GnRH.[16] Isso permite que a célula tenha uma maior resposta à exposição subsequente de GnRH. À semelhança das células do marca-passo elétrico intrínseco do coração, essa ação representa provavelmente uma propriedade intrínseca do neurônio secretor de GnRH, embora esteja sujeito à modulação por vários estímulos neuronais e hormonais para o hipotálamo.

A secreção pulsátil contínua de GnRH é necessária, devido a sua meia-vida extremamente curta (apenas 2 a 4 minutos), em consequência da rápida clivagem proteolítica. A secreção pulsátil de GnRH varia quanto a sua frequência e amplitude ao longo do ciclo menstrual e é rigorosamente regulada **(Figura 7.5)**.[17,18]

A **fase folicular** caracteriza-se por pulsos frequentes e de pequena amplitude de secreção de GnRH. Na fase folicular tardia, há aumento tanto da frequência como da amplitude dos pulsos. Entretanto, durante a **fase lútea**, ocorre prolongamento progressivo do intervalo entre os pulsos. A amplitude na fase lútea é maior que a da fase folicular, porém declina progressivamente no decorrer de 2 semanas. Essa variação na frequência de pulsos possibilita uma variação do LH e do FSH ao longo do ciclo menstrual. Por exemplo, a diminuição na frequência de pulsos de GnRH diminui a secreção de LH, porém aumenta o FSH, um aspecto importante para aumentar a disponibilidade de FSH na fase lútea tardia. A frequência dos pulsos não constitui o único determinante da resposta hipofisária; outras influências hormonais, como as exercidas por peptídios ovarianos e esteroides sexuais, podem modular o efeito do GnRH.

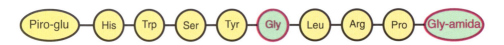

Figura 7.4 O hormônio de liberação das gonadotrofinas é um decapeptídio.

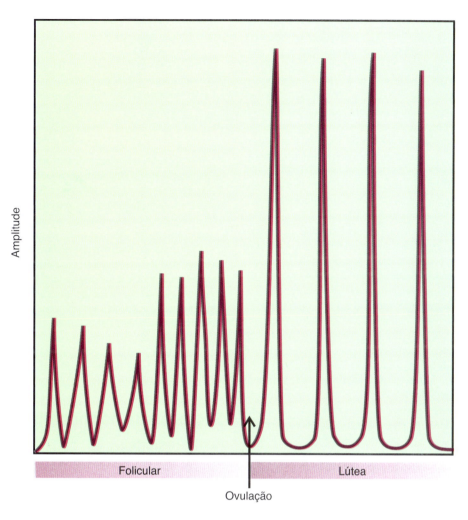

Figura 7.5 Secreção pulsátil do hormônio de liberação das gonadotrofinas nas fases folicular e lútea do ciclo.

Embora o GnRH esteja principalmente envolvido na regulação endócrina da secreção de gonadotrofinas pela hipófise, é evidente que essa molécula desempenha funções autócrina e parácrina em todo o corpo. O decapeptídio é encontrado em tecidos tanto neurais como não neurais; os receptores ocorrem em muitas estruturas extra hipofisárias, incluindo o ovário e a placenta. Estudos sugerem que o GnRH pode estar envolvido na regulação da secreção de gonadotrofina coriônica humana (hCG) e na implantação e na diminuição da proliferação celular e mediação da apoptose em células tumorais.[19] A função do GnRH em locais extra-hipofisários ainda não foi totalmente elucidada.

Agonistas do hormônio liberador das gonadotrofinas

Mecanismo de ação

Os agonistas do GnRH, que são utilizados clinicamente, consistem em modificações da molécula nativa para aumentar a afinidade dos receptores ou diminuir a degradação.[20] Seu uso leva a uma ativação permanente dos receptores de GnRH, como se houvesse exposição contínua ao GnRH. Como previsto pelos experimentos de infusão constante de GnRH, isso leva à supressão da secreção de gonadotrofinas. A liberação inicial de gonadotrofinas é seguida de supressão profunda da secreção. A liberação inicial de gonadotrofinas representa a secreção das reservas hipofisárias em resposta à ligação e ativação dos receptores. Entretanto, com a ativação continuada do receptor de GnRH do gonadotrofo, há um efeito de infrarregulação e redução da concentração de receptores de GnRH. Consequentemente, a secreção de gonadotrofinas diminui, e a produção de esteroides sexuais cai para níveis de castração.[21]

Modificações adicionais da molécula de GnRH resultam em um análogo que carece de atividade intrínseca, mas que compete com o GnRH pelo mesmo sítio receptor.[22] Esses antagonistas do GnRH provocam bloqueio competitivo dos receptores de GnRH, impedindo a estimulação pelo GnRH endógeno e produzindo uma queda imediata na secreção de gonadotrofinas e de esteroides sexuais.[23] O efeito clínico é observado nas primeiras 24 a 72 horas. Além disso, os antagonistas podem não atuar exclusivamente como inibidores competitivos; evidências sugerem que eles também podem produzir infrarregulação dos receptores de GnRH, contribuindo ainda mais para a perda de atividade das gonadotrofinas.[24]

Estrutura – agonistas e antagonistas

Por ser um hormônio peptídico, o GnRH é degradado pela clivagem enzimática das ligações entre seus aminoácidos, e alterações farmacológicas da estrutura do GnRH levaram à criação de agonistas e antagonistas (ver **Figura 7.4**). Os principais sítios de clivagem enzimática situam-se entre os aminoácidos 5 e 6, 6 e 7 e 9 e 10. A substituição do aminoácido glicina, na posição 6, por análogos de aminoácidos volumosos torna a degradação mais difícil e produz uma forma de GnRH com meia-vida relativamente longa. A substituição na extremidade carboxiterminal produz uma forma de GnRH com afinidade aumentada pelo receptor, e sua consequente alta afinidade e degradação lenta produzem uma molécula que simula a exposição contínua ao GnRH nativo.[20] Por conseguinte, à semelhança da exposição constante ao GnRH, ocorre infrarregulação. Os agonistas do GnRH são amplamente utilizados no tratamento de distúrbios que dependem de hormônios ovarianos,[21] como para controlar ciclos de indução de ovulação, para tratar a puberdade precoce, o hiperandrogenismo ovariano, os leiomiomas, a endometriose e os cânceres dependentes de hormônio. O desenvolvimento de antagonistas do GnRH demonstrou ser mais difícil, visto que houve necessidade de uma molécula que mantivesse resistência à ligação e à degradação de agonista, mas que fosse incapaz de ativar o receptor. As primeiras tentativas envolveram uma modificação dos aminoácidos 1 e 2, bem como daqueles previamente utilizados para os agonistas. Os antagonistas comerciais apresentam modificações estruturais nos aminoácidos 1, 2, 3, 6, 8 e 10. Espera-se que o espectro de tratamento seja semelhante ao dos agonistas do GnRH, porém com início mais rápido de ação.

Foram desenvolvidas pequenas moléculas não peptídicas com alta afinidade pelo receptor de GnRH.[25] Esses compostos demonstraram ter a capacidade de suprimir o eixo reprodutivo com uma dose administrada por via oral, diferentemente da abordagem parenteral necessária com análogos peptídicos tradicionais.[26] As pesquisas poderão elucidar um papel terapêutico expandido para esses antagonistas.

Opioides endógenos e efeitos sobre o GnRH

Os opioides endógenos consistem em três famílias relacionadas de substâncias naturais produzidas no SNC, que representam os ligantes naturais dos receptores opioides.[27-29] **Existem três classes principais de opioides endógenos,** cada uma delas derivada de moléculas precursoras:

1. As *endorfinas* são assim denominadas por sua atividade endógena semelhante à da morfina. Essas substâncias, que são produzidas no hipotálamo a partir do precursor pró-opiomelanocortina (POMC), possuem atividades diversas, incluindo regulação da temperatura, apetite, humor e comportamento.[30]

2. As *encefalinas*, que constituem os peptídios opioides de distribuição mais ampla no encéfalo, atuam principalmente na regulação do sistema nervoso autônomo. A pró-encefalina A é o precursor das duas encefalinas de grande importância: a metionina-encefalina e a leucina-encefalina.

3. As *dinorfinas* são opioides endógenos produzidos a partir do precursor pró-encefalina B, que desempenham uma função semelhante à das endorfinas, produzindo efeitos comportamentais e exibindo alta potência analgésica.

Os opioides endógenos desempenham um papel significativo na regulação da função hipotalâmico-hipofisária. As endorfinas parecem inibir a liberação de GnRH dentro do hipotálamo, resultando na inibição da secreção de gonadotrofinas.[31] Os esteroides sexuais ovarianos podem aumentar a secreção de endorfinas centrais, diminuindo ainda mais os níveis de gonadotrofinas.[32]

Os níveis de endorfinas variam de maneira significativa ao longo do ciclo menstrual, com níveis máximos na fase lútea e mínimos durante a menstruação.[33] Essa variabilidade inerente, embora ajude a regular os níveis de gonadotrofinas, podem contribuir para sintomas específicos do ciclo apresentados por mulheres que ovulam. Por exemplo, a disforia experimentada por algumas mulheres na fase pré-menstrual pode estar relacionada com uma suspensão dos opiáceos endógenos.[34] Essa teoria é sustentada pelo achado de que a inibição da suspensão de opiáceos pela naltrexona alivia muitos sintomas pré-menstruais.[35]

Secreção de hormônios hipofisários

Adeno-hipófise

A adeno-hipófise é responsável pela secreção dos principais fatores de liberação de hormônios – FSH, LH, TSH e ACTH – e GH e prolactina. Cada hormônio é liberado por um tipo específico de célula hipofisária.

Gonadotrofinas

As gonadotrofinas FSH e LH são produzidas por células gonadotróficas da adeno-hipófise e são responsáveis pela estimulação folicular do ovário. Do ponto de vista estrutural, existe uma grande semelhança entre o FSH e o LH (Figura 7.6). Tratam-se de glicoproteínas, que compartilham subunidades α idênticas e que diferem apenas na estrutura de suas subunidades β, que conferem especificidade para o receptor.[36,37] A síntese das subunidades β constitui a etapa de regulação da taxa de biossíntese de gonadotrofinas.[38]

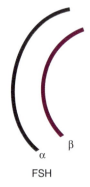
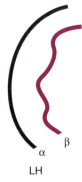
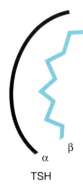

Figura 7.6 Semelhança estrutural entre o hormônio foliculoestimulante (FSH), o hormônio luteinizante (LH) e o hormônio tireoestimulante (TSH). As subunidades α são idênticas, enquanto as subunidades β diferem.

O TSH e a hCG placentária compartilham subunidades α idênticas com as gonadotrofinas. Cada uma das gonadotrofinas possui várias formas, que diferem no conteúdo de carboidrato, em consequência de modificação pós-traducional. O grau de modificação varia com os níveis de esteroides e constitui um importante regulador da bioatividade das gonadotrofinas.

Prolactina

A *prolactina*, **um polipeptídio de 198 aminoácidos secretado pelo lactotrofo da adeno-hipófise, constitui o principal fator trófico responsável pela síntese de leite pelas mamas.**[39] Normalmente, são secretadas várias formas desse hormônio, que são designadas de acordo com o seu tamanho e a sua bioatividade.[40] A transcrição do gene da prolactina é estimulada principalmente por estrogênio; outros hormônios que promovem a transcrição são o TRH e uma variedade de fatores de crescimento.

A secreção de prolactina está sob controle inibitório tônico pela secreção hipotalâmica de dopamina.[41] Assim, os estados patológicos caracterizados por redução da secreção de dopamina ou qualquer condição capaz de interromper o transporte da dopamina ao longo da haste infundibular até a hipófise resultarão em aumento na síntese de prolactina. Nesse aspecto, a prolactina é singular quando comparada com todos os outros hormônios hipofisários: encontra-se predominantemente sob inibição tônica, e a liberação do controle produz aumento da secreção. **Do ponto de vista clínico, os níveis elevados de prolactina estão associados a amenorreia e galactorreia, e deve-se suspeitar de hiperprolactinemia em qualquer mulher com essas condições.**

Embora a prolactina pareça estar principalmente sob controle inibitório, muitos estímulos podem induzir a sua liberação, como manipulação das mamas, fármacos, estresse, exercício físico e determinados alimentos. Os hormônios passíveis de estimular a liberação de prolactina incluem TRH, vasopressina, ácido γ-aminobutírico (GABA), dopamina, β-endorfina, peptídio intestinal vasoativo (VIP), fator de crescimento epidérmico (EGF), angiotensina II, estrogênios e, possivelmente, GnRH.[42-46] Em condições normais, as participações relativas dessas substâncias não foram ainda estabelecidas.

Hormônio tireoestimulante, hormônio adrenocorticotrófico e hormônio do crescimento

Os outros hormônios produzidos pela adeno-hipófise são o TSH, o ACTH e o GH. O TSH é secretado pelos tireotrofos da hipófise em resposta ao TRH. À semelhança do GnRH, o TRH é sintetizado principalmente no núcleo arqueado do hipotálamo e secretado na circulação porta para o transporte até a hipófise. Além de auxiliar na liberação de TSH, o TRH constitui um importante estímulo para a liberação de prolactina. O TSH estimula a liberação de T_3 e de T_4 da glândula tireoide, que, por sua vez, exerce um efeito de retroalimentação negativa sobre a secreção hipofisária de TSH. Com frequência, as anormalidades na secreção da tireoide (hipertireoidismo e hipotireoidismo) estão associadas à disfunção ovulatória, em consequência de diversas ações sobre o eixo hipotálamo-hipófise-ovário.[47]

O hormônio adrenocorticotrófico é secretado pela adeno-hipófise em resposta a outro fator de liberação do hipotálamo, o CRH, e estimula a liberação de glicocorticoides suprarrenais. Diferentemente dos outros produtos da adeno-hipófise, a secreção de ACTH possui uma variação diurna, com pico pela manhã e níveis mínimos à noite. À semelhança dos outros hormônios hipofisários, a secreção de ACTH é regulada de maneira negativa por retroalimentação de seu produto final primário, que, nesse caso, é o cortisol.

O GH é o hormônio adeno-hipofisário secretado em maior quantidade absoluta. O GH é secretado em resposta ao fator de liberação do hipotálamo, ao GHRH, ao hormônio tireoidiano e aos glicocorticoides. Esse hormônio é secretado de modo pulsátil, e a sua liberação máxima ocorre durante o sono. Além de seu papel vital na estimulação do crescimento linear, o GH desempenha uma função diversa na homeostasia, e atua na mitogênese óssea, na função do SNC (melhora da memória, da cognição e do humor), na composição corporal, no desenvolvimento das mamas e na função cardiovascular. Além disso, afeta a regulação da insulina e atua de modo anabólico. Presume-se que o GH também tenha um papel na regulação da função ovariana, embora não se conheça o grau com que ele atua na fisiologia normal.[48]

Neuro-hipófise

Estrutura e função

O lobo posterior da hipófise (neuro-hipófise) é composto exclusivamente de tecido neural e representa uma extensão direta do hipotálamo. Situa-se diretamente adjacente à adeno-hipófise; entretanto, do ponto de vista embriológico, a neuro-hipófise é distinta e origina-se de uma invaginação do tecido neuroectodérmico no terceiro ventrículo. Os axônios na neuro-hipófise originam-se de neurônios com corpos celulares em duas regiões distintas do hipotálamo, os núcleos supraóptico e paraventricular, assim designados devido a sua relação anatômica com o quiasma óptico e o terceiro ventrículo, respectivamente. Juntos, esses dois núcleos compõem o sistema magnocelular do hipotálamo. Esses neurônios podem secretar seus produtos de síntese diretamente dos botões axônicos na circulação geral para atuar como hormônios. Este é um mecanismo de secreção dos hormônios da neuro-hipófise, a ocitocina e a arginina-vasopressina (AVP). Embora constitua o principal modo de liberação desses hormônios, foram identificadas numerosas outras vias secundárias, incluindo secreção na circulação porta, secreção intra-hipotalâmica e secreção em outras regiões do SNC.[49]

Além das funções estabelecidas da ocitocina e da vasopressina, várias outras foram sugeridas em modelos animais, e incluem modulação da atividade sexual e apetite, consolidação da aprendizagem e da memória, regulação da temperatura e regulação de comportamentos maternos.[50] Nos seres humanos, esses neuropeptídios estão ligados a laços sociais.[51-53] Variantes de receptores para essas duas moléculas foram ligadas ao transtorno do espectro autista, sugerindo que a função apropriada desses dois neuropeptídios com seus receptores é necessária para o comportamento interativo de grupo positivo. Essa relação é reforçada por uma forte associação entre o comportamento altruísta e o comprimento da região promotora do receptor de AVP-1a.[52-54] Comportamentos humanos complexos podem ser governados parcialmente por um sistema neuropeptídico relativamente simples. Pesquisas futuras deverão ajudar a elucidar essa fisiologia e as intervenções terapêuticas potenciais.

Ocitocina

A ocitocina é um peptídio de 9 aminoácidos, que é produzido principalmente pelo núcleo paraventricular do hipotálamo (Figura 7.7). Nos seres humanos, a principal função desse hormônio consiste na estimulação de dois tipos específicos de contrações musculares **(Figura 7.8)**. O primeiro tipo, a contração muscular uterina, ocorre durante o parto. As contrações mioepiteliais do ducto lactífero da mama, que ocorrem durante o reflexo de ejeção do leite, constituem o segundo tipo de contração muscular regulada pela ocitocina. A liberação desse hormônio pode ser estimulada pela amamentação, desencadeada por um sinal de estimulação do mamilo transmitido por meio de nervos torácicos até a medula espinal e, em seguida, até o hipotálamo, onde a citocina é liberada de maneira episódica.[48] A liberação de ocitocina pode ser desencadeada por estímulos olfatórios, auditivos e visuais, e pode desempenhar um papel no reflexo condicionado em animais durante a amamentação. A estimulação do colo do útero e da vagina pode causar liberação significativa de ocitocina, que pode deflagrar ovulação reflexa (reflexo de Ferguson) em algumas espécies.

Arginina-vasopressina

A AVP, também conhecida com hormônio antidiurético (ADH), é o segundo produto secretor principal da neuro-hipófise (ver Figura 7.7). A AVP é sintetizada principalmente por neurônios com corpos celulares situados nos núcleos supraópticos **(ver Figura 7.8)**. Sua principal função consiste na regulação do volume, da pressão e da osmolaridade do sangue circulante.[55] Receptores específicos distribuídos pelo corpo podem desencadear liberação de AVP. Os osmorreceptores localizados no hipotálamo detectam mudanças da osmolaridade do sangue a partir de uma média de 285 mOsm/kg. Os barorreceptores detectam mudanças da pressão arterial causadas por

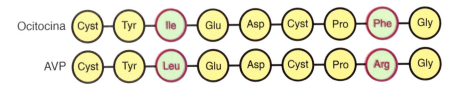

Figura 7.7 A ocitocina e a arginina-vasopressina (AVP) são peptídios de 9 aminoácidos produzidos pelo hipotálamo. Diferem em apenas dois aminoácidos.

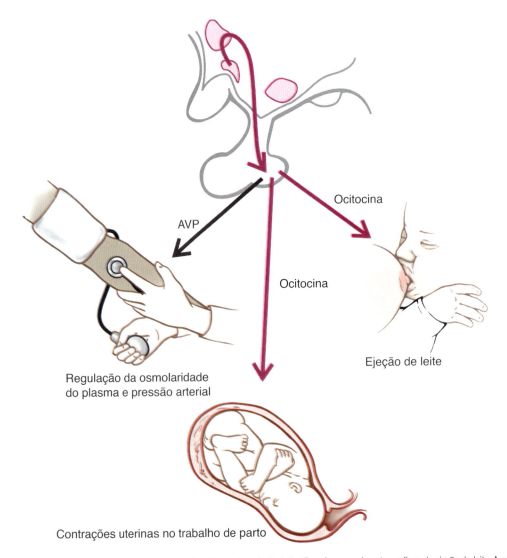

Figura 7.8 A ocitocina estimula as contrações musculares do útero durante o parto e do ducto lactífero da mama durante o reflexo de ejeção do leite. A arginina-vasopressina (AVP) regula o volume, a pressão e a osmolaridade do sangue circulante.

alterações do volume sanguíneo e situam-se perifericamente nas paredes do átrio esquerdo, seio carotídeo e arco da aorta.[56] Esses receptores podem responder a mudanças no volume sanguíneo de mais de 10%. Em resposta a uma redução da pressão arterial ou do volume sanguíneo, a AVP é liberada e causa vasoconstrição arteriolar e conservação renal de água livre. Isso leva a uma redução da osmolaridade do sangue e a uma elevação da pressão arterial. A ativação do sistema renina-angiotensina renal também pode ativar a liberação de AVP.

FISIOLOGIA DO CICLO MENSTRUAL

No ciclo menstrual normal, a produção cíclica ordenada de hormônios e a proliferação paralela do revestimento uterino preparam a implantação do embrião. Os distúrbios do ciclo menstrual e, de modo semelhante, os distúrbios da fisiologia menstrual podem levar a diversos estados patológicos, incluindo infertilidade, aborto recorrente e neoplasia maligna.

Ciclo menstrual normal

O ciclo menstrual normal nos seres humanos pode ser dividido em dois segmentos: o ciclo ovariano e o ciclo uterino, com base no órgão examinado. O ciclo ovariano pode ser também dividido em fase folicular e lútea, enquanto o ciclo uterino é dividido em fase proliferativa e secretora correspondente **(Figura 7.9)**. As fases do ciclo ovariano caracterizam-se da seguinte maneira:

1. **Fase folicular** – a retroalimentação hormonal promove o desenvolvimento ordenado de um único folículo dominante, que deve estar maduro na metade do ciclo e preparado para a ovulação. A duração média da fase folicular humana varia de 10 a 14 dias, e a sua variabilidade é responsável pela maior parte das variações na duração total do ciclo.
2. **Fase lútea** – o período desde a ovulação até o início da menstruação tem uma duração média de 14 dias.

O ciclo menstrual normal estende-se por 21 a 35 dias, com 2 a 6 dias de fluxo e perda de sangue média de 20 a 60 mℓ. Estudos realizados em um grande número de mulheres com ciclos menstruais normais mostraram que cerca de dois terços das mulheres adultas apresentam ciclos de 21 a 35 dias de duração.[57] Os extremos da vida reprodutiva (após a menarca e perimenopausa) caracterizam-se por uma porcentagem mais alta de ciclos anovulatórios e irregulares.[58,59]

Variações hormonais

O padrão das variações ovariana, uterina e hormonal ao longo do ciclo menstrual normal é mostrado na **Figura 7.9**.

1. **No início de cada ciclo menstrual mensal, os níveis de esteroides gonadais estão baixos e vêm diminuindo desde o final da fase lútea do ciclo anterior.**
2. **Com a involução do corpo-lúteo, os níveis de FSH começam a aumentar, e há recrutamento de uma coorte de folículos em crescimento.** Cada um desses folículos secreta níveis crescentes de estrogênio, à medida que se desenvolvem na fase folicular. O aumento do estrogênio constitui o estímulo para a proliferação endometrial uterina.
3. **A elevação dos níveis de estrogênio fornece uma retroalimentação negativa sobre a secreção hipofisária de FSH, que começa a declinar na metade da fase folicular.** Além disso, os folículos em crescimento produzem inibina B, que suprime a secreção de FSH pela hipófise. Por outro lado, o LH diminui inicialmente em resposta a níveis crescentes de estradiol; entretanto, posteriormente, na fase folicular, ocorre elevação acentuada do nível de LH (resposta bifásica).
4. **No final da fase folicular (imediatamente antes da ovulação), receptores de LH induzidos pelo FSH estão presentes nas células da granulosa e, com a estimulação do LH, modulam a secreção de progesterona.** A secreção de progesterona é responsável pelo aumento de FSH na metade do ciclo.
5. **Após um grau suficiente de estimulação estrogênica, o pico de LH hipofisário é desencadeado, o que propicia a ovulação que ocorre de 24 a 36 horas mais tarde.** A ovulação anuncia a transição para a fase lútea-secretora.
6. **O nível de estrogênio diminui durante a fase lútea inicial, imediatamente antes da ovulação até a metade da fase lútea, quando começa a aumentar outra vez, em consequência da secreção do corpo-lúteo.** De modo semelhante, a inibina A é secretada pelo corpo-lúteo.
7. **Os níveis de progesterona aumentam imediatamente após a ovulação e podem ser utilizados como sinal presuntivo de que ocorreu ovulação.**
8. **A progesterona, o estrogênio e a inibina A exercem ação central, suprimindo a secreção de gonadotrofinas e o crescimento de novos folículos.** Esses hormônios permanecem elevados durante o tempo de vida do corpo-lúteo e declinam com a sua involução, estabelecendo, assim, o estágio para o próximo ciclo.

Útero

Alterações cíclicas do endométrio

Em 1950, Noyes, Hertig e Rock descreveram as mudanças histológicas cíclicas do endométrio na mulher adulta.[60] Essas mudanças seguem de maneira ordenada em resposta à produção hormonal cíclica pelos ovários **(Figura 7.9)**. As mudanças na histologia do endométrio podem ser observadas em duas importantes estruturas: as glândulas endometriais e o estroma circundante. **Os dois terços superficiais do endométrio correspondem à zona que prolifera e que, por fim, é eliminada a cada ciclo se não ocorrer gravidez. Essa parte do endométrio que passa pelo ciclo é conhecida como** *decídua (camada) funcional* **e é composta de uma zona intermediária de localização profunda (estrato esponjoso) e uma zona compacta superficial (estrato compacto). A** *decídua (camada) basal* **é a região mais profunda do endométrio. Não sofre proliferação mensal significativa, porém constitui a fonte de regeneração endometrial depois de cada menstruação.**[61]

Foi sugerida a possibilidade da presença de células-tronco endometriais, porém é difícil documentar a sua existência. Os pesquisadores encontraram uma pequena população de células epiteliais e estromais humanas que apresentam clonogenicidade, sugerindo que representam prováveis células-tronco endometriais.[62] Evidências adicionais da existência dessas células e sua origem foram obtidas de outro estudo, no qual foi constatado que células epiteliais glandulares, obtidas de biopsias endometriais de mulheres submetidas a transplante de medula óssea, expressam o tipo de HLA do

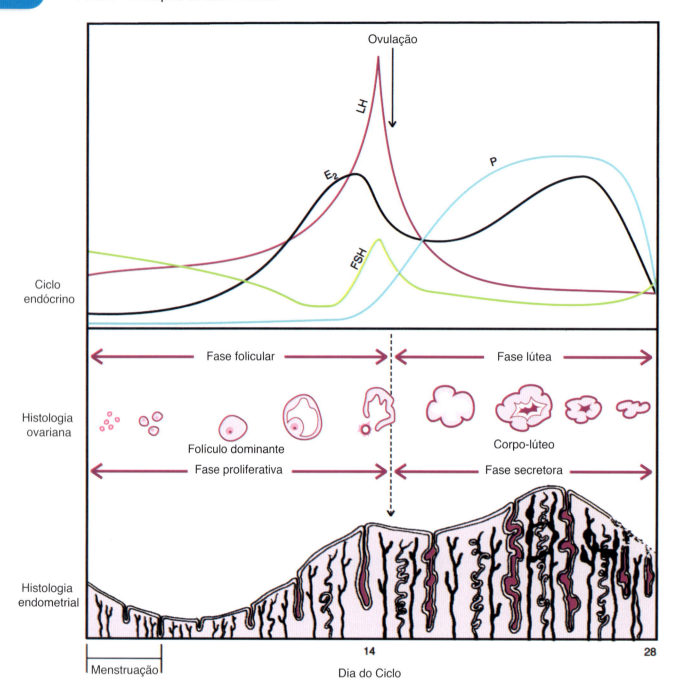

Figura 7.9 Ciclo menstrual. **O painel superior** mostra as alterações cíclicas do hormônio foliculoestimulante (FSH), hormônio luteinizante (LH), estradiol (E2) e progesterona (P) em relação ao momento da ovulação. **O painel inferior** correlaciona o ciclo ovariano nas fases folicular e lútea com o ciclo endometrial nas fases proliferativa e secretora.

doador da medula.[63] Esse achado sugere a existência de células-tronco endometriais, que residem na medula óssea e migram para a decídua basal do endométrio. Além disso, o momento de aparecimento dessas células após o transplante foi de vários anos. Esse experimento foi reproduzido com o uso de células-tronco derivadas de medula óssea autóloga, que foram introduzidas nas arteríolas espiraladas de pacientes com sinéquias uterinas.[64] Modelos animais sugerem que essa abordagem pode ser valiosa na regeneração de endométrio danificado ou ausente.[65,66] É provável que esse tratamento demonstre ser de importância clínica em pacientes com síndrome de Asherman de difícil tratamento.

Fase proliferativa

4 Por convenção, o primeiro dia de sangramento vaginal é considerado o dia 1 do ciclo menstrual. Após a menstruação, a decídua basal é composta de glândulas primordiais e estroma denso e escasso em sua localização adjacente ao miométrio. A fase proliferativa caracteriza-se por crescimento mitótico progressivo da decídua funcional, no preparo para a implantação do embrião em resposta aos níveis circulantes crescentes de estrogênio.[67] No início da fase proliferativa, o endométrio é relativamente fino (de 1 a 2 mm). A alteração predominante observada nesse período consiste na evolução das glândulas endometriais inicialmente retas, estreitas e curtas em estruturas tortuosas e mais longas.[68] Ao exame histológico, essas glândulas em proliferação apresentam múltiplas células mitóticas, e a sua organização muda de um padrão colunar baixo no início do período proliferativo para um padrão pseudoestratificado antes da ovulação. Durante esse período, o estroma forma uma densa camada compacta, e raramente são observadas estruturas vasculares.

Fase secretora

No ciclo típico de 28 dias, a ovulação ocorre no 14º dia. Nas primeiras 48 a 72 horas após a ovulação, o início da secreção de progesterona produz uma mudança no aspecto histológico do endométrio, que passa para a fase secretora, assim denominada em virtude da presença evidente de produtos secretores eosinofílicos ricos em proteína no lúmen glandular. Diferentemente da fase proliferativa, a fase secretora do ciclo menstrual caracteriza-se pelos efeitos celulares da progesterona, além do estrogênio. Em geral, os efeitos da progesterona são antagonistas aos do estrogênio, e ocorre uma diminuição progressiva na concentração de receptores de estrogênio nas células endometriais. Consequentemente, durante a segunda metade do ciclo, a síntese de DNA induzida pelo estrogênio e a mitose celular são antagonizadas.[67]

Durante a fase secretora, as glândulas endometriais formam vacúolos característicos contendo glicogênio, de coloração positiva pelo ácido periódico Schiff. No início, esses vacúolos aparecem na região subnuclear e progridem em direção ao lúmen glandular.[60] Os núcleos podem ser vistos na porção média das células e, por fim, sofrem secreção apócrina no lúmen glandular frequentemente no 19º ou 20º dia do ciclo. Nos dias 6 ou 7 após a ovulação, a atividade secretora das glândulas torna-se em geral máxima, e o endométrio está plenamente preparado para a implantação do blastocisto.

O estroma da fase secretora permanece inalterado ao exame histológico até aproximadamente o 7º dia pós-ovulatório quando se observa um aumento progressivo de edema. Coincidentemente com o edema máximo do estroma na fase secretora tardia, as artérias espiraladas tornam-se claramente visíveis e progressivamente alongam-se e espiralam durante o restante da fase secretora. Por volta do 24º dia, um infiltrado perivascular de coloração eosinofílica (*cuffing*) é visível no estroma. A eosinofilia progride para formar ilhas no estroma, seguidas de áreas de confluência. Esse padrão de coloração do estroma edematoso é denominado *pseudodecidualização*, em virtude de sua semelhança com o padrão que ocorre na gravidez. Cerca de 2 dias antes da menstruação, observa-se um aumento drástico no número de linfócitos polimorfonucleares, que migram a partir do sistema vascular. Essa infiltração leucocitária prenuncia o colapso do estroma endometrial e o início do fluxo menstrual.

Menstruação

Na ausência de implantação, a secreção glandular cessa, e ocorre degradação da *decídua funcional*. A descamação resultante dessa camada do endométrio é denominada *menstruação*. A destruição do corpo-lúteo com sua produção de estrogênio e progesterona constitui a suposta causa da descamação. Com a retirada dos hormônios sexuais, ocorre espasmo vascular profundo das artérias espiraladas, o que leva finalmente à isquemia endometrial. Ao mesmo tempo ocorrem degradação dos lisossomos e liberação de enzimas proteolíticas, que promovem ainda mais a destruição tecidual local. Essa camada do endométrio é eliminada, deixando a decídua basal como fonte subsequente de crescimento endometrial. As prostaglandinas são produzidas ao longo do ciclo menstrual e alcançam a sua concentração máxima durante a menstruação.[66] A prostaglandina $F_{2\alpha}$ ($PGF_{2\alpha}$) é um potente vasoconstritor, que causa vasospasmo arteriolar e isquemia endometrial adicionais. A $PGF_{2\alpha}$ produz contrações miometriais, que diminuem o fluxo sanguíneo da parede uterina local e que podem servir para a expulsão do tecido endometrial descamado do útero.

Marcação do endométrio

Acreditava-se que as mudanças observadas no endométrio secretor em relação ao pico de LH possibilitavam a avaliação da "normalidade" do desenvolvimento endometrial. Desde 1950, a ideia era de que, sabendo-se quando uma paciente ovulava, era possível obter uma amostra de endométrio por biopsia endometrial e determinar se o estado do endométrio correspondia ao período apropriado do ciclo. Tradicionalmente, supunha-se que qualquer discrepância de mais de 2 dias entre a data cronológica e a data histológica indicava uma condição patológica, denominada *defeito da fase lútea*; essa anormalidade foi associada à infertilidade (em consequência de falha da implantação) e perda gestacional precoce.[69]

As evidências sugerem a falta de utilidade da biopsia endometrial como exame complementar para a fertilidade ou a perda gestacional precoce.[59] Constatou-se em um estudo observacional randomizado de mulheres de idade fértil com ciclos regulares que a determinação da data do endométrio por meio de coloração pela hematoxilina e eosina é muito menos acurada e precisa do que se afirmava originalmente e não proporciona um método válido para o diagnóstico de defeito da fase lútea.[70] Além disso, em um ensaio clínico multicêntrico prospectivo de grande porte, patrocinado pela agência biomédica National Institutes of Health, foi constatado que a determinação da datação histológica do endométrio não discrimina entre mulheres férteis e infértreis.[71] Por conseguinte, depois de meio século de utilização desse teste na avaliação de casais subférteis, tornou-se claro que a biopsia endometrial tradicional não desempenha nenhum papel na avaliação de rotina da infertilidade ou da perda gestacional precoce.

Tendo em vista a falta de eficácia histológica na avaliação da receptividade do endométrio, as pesquisas se concentraram no uso de marcadores moleculares e genéticos. A ciclina E e a p27 demonstraram ser marcadores confiáveis para detectar a receptividade endometrial.[72,73] A tecnologia de microarranjos (*microarray*) tem sido utilizada com resultados promissores para relacionar a expressão gênica ao endométrio funcionalmente positivo.[74,75]

Desenvolvimento folicular ovariano

Com 20 semanas de gestação, o número de oócitos alcança o seu máximo de 6 a 7 milhões no feto do sexo feminino **(Figura 7.10)**.[76] Simultaneamente (e alcançando um pico com 5 meses de gestação), ocorre atresia das oogônias, seguida rapidamente de atresia folicular. Por ocasião do nascimento, restam apenas de 1 a 2 milhões de oócitos nos ovários, e, **na puberdade, apenas 300 mil dos 6 a 7 milhões de oócitos originais estão disponíveis para ovulação.**[76,77] **Destes, apenas 400 a 500 serão finalmente liberados durante a ovulação.** Por ocasião da menopausa, o ovário é composto principalmente de tecido estromal denso, restando apenas raros oócitos.

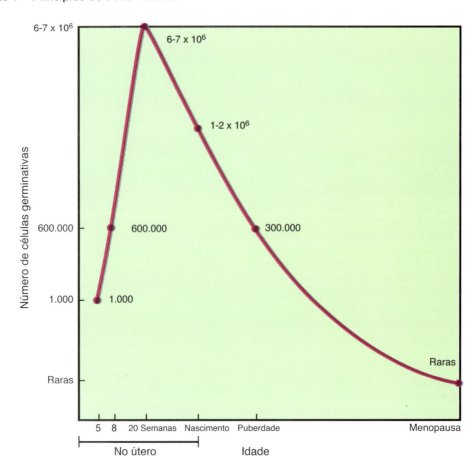

Figura 7.10 Número de oócitos no ovário antes e depois do nascimento e durante a menopausa.

De acordo com um princípio da biologia reprodutiva, as fêmeas de mamíferos na vida pós-natal não têm nenhuma capacidade de produção de oócitos. Como os oócitos entram no estágio de repouso do diplóteno da meiose no feto e persistem nessa fase até a ovulação, nesse estágio ocorre síntese de grande parte do DNA, das proteínas e do RNA mensageiro (mRNA) necessários para o desenvolvimento do embrião pré-implantação. No estágio de diplóteno, a oogônia é circundada por uma única camada de 8 a 10 células da granulosa, formando o folículo primordial. As oogônias que não adquirem adequadamente a camada de células da granulosa sofrem atresia[78], e o restante prossegue no seu desenvolvimento folicular. Desta forma, ocorre perda da maioria dos oócitos durante o desenvolvimento fetal, e os folículos remanescentes são constantemente "utilizados" ao longo dos anos até a menopausa.

Contudo, evidências começaram a desafiar essa teoria. Estudos realizados em camundongos mostraram que a produção de oócitos e a foliculogênese correspondente podem ocorrer na vida adulta[79], e que o reservatório de células-tronco germinativas, responsável por esse desenvolvimento de oócitos, parece residir na medula óssea.[80] Embora células-tronco tenham sido encontradas no ovário de mulheres adultas,[81,82] não está bem claro se essas células constituem verdadeiras células-tronco germinativas e se elas desempenham uma função fisiológica no ovário em relação ao desenvolvimento folicular.[82,83]

Parada meiótica do oócito e retomada da meiose

A *meiose* (processo de divisão reducional das células germinativas) é dividida em quatro fases: prófase, metáfase, anáfase e telófase. A prófase da meiose I é ainda dividida em cinco estágios: *leptóteno*, *zigóteno*, *paquíteno*, *diplóteno* e *diacinese*.

As oogônias diferem das espermatogônias, uma vez que apenas uma célula-filha final (oócito) forma-se a partir de cada célula precursora, sendo o material genético em excesso descartado em dois corpúsculos polares. Quando as oogônias em desenvolvimento começam a entrar na prófase I meiótica, são conhecidas como oócitos primários.[84] Esse processo começa com aproximadamente 8 semanas de gestação, e apenas as oogônias que entram na meiose sobreviverão à onda de atresia que varre o ovário fetal antes do nascimento. Os oócitos detidos na prófase (na parte final do diplóteno ou estágio "dictiato") permanecerão assim até o momento da ovulação, quando o processo de meiose se reinicia. Acredita-se que o mecanismo dessa estase meiótica seja um inibidor da maturação oocitária (OMI) produzido pelas células da granulosa.[85] O cAMP derivado da granulosa parece estar implicado na inibição da degradação da vesícula germinativa e retomada da meiose.[86] Esse inibidor tem acesso ao ovócito por meio de junções comunicantes que conectam o oócito com seu *cumulus* circundante de células da granulosa. Esses canais intercelulares são formados por proteínas conhecidas como conexinas. Com o pico de LH que ocorre na metade do ciclo, as junções comunicantes são rompidas, as células da granulosa não estão mais conectadas com o oócito e a meiose I é retomada.

Desenvolvimento folicular

O desenvolvimento folicular, também conhecido como foliculogênese, é um processo dinâmico que se estende da menarca até a menopausa. O processo tem a finalidade de possibilitar o recrutamento mensal de uma coorte de folículos primordiais e, por fim, liberar a cada mês um único folículo dominante e maduro durante a ovulação. Por isso, é rigorosamente coordenado com a maturação dos ovócitos.

A foliculogênese foi dividida em diferentes etapas de acordo com as características foliculares relacionadas com o número e o aspecto da granulosa, o desenvolvimento das células da teca e a formação de uma estrutura preenchida com líquido, conhecida como antro. Os **folículos pré-antrais** incluem os folículos primordiais primários e secundários. Os **folículos antrais** incluem os folículos terciários e pré-ovulatórios.

Os **folículos primordiais** são estruturas com 0,03 a 0,05 mm de diâmetro, formadas pelo oócito primário (interrompido na prófase da meiose I), circundado por uma camada de células da granulosa planas contida pela lâmina basal.

Os **folículos primários** medem 0,1 mm e são formados quando as células da granulosa ainda estão distribuídas em uma única camada celular, porém adquirem uma forma cuboide. Trata-se do primeiro sinal de recrutamento folicular. A síntese e a secreção de proteínas formam uma cápsula de matriz extracelular, conhecida como zona pelúcida, atravessada por canais intracelulares (junções comunicantes), que mantêm conexões ativas entre as células da granulosa e o oócito. As células da granulosa no folículo primário desenvolvem receptores de FSH, sem efeito endócrino devido à ausência de vascularização folicular e, portanto, ausência de exposição ao FSH circulante.

Os **folículos secundários** medem 0,2 mm e adquirem várias camadas de células da granulosa cuboides, com acentuada expressão de receptores de FSH. As células estromais em contato com a granulosa e a lâmina basal diferenciam-se em células da teca com expressão de receptores de LH. Na camada da teca, ocorre neoangiogênese, vascularizando o folículo e possibilitando a sua exposição ao FSH e ao LH circulantes.

Os **folículos terciários** caracterizam-se pela formação da cavidade antral ou antro, em consequência do acúmulo intercelular de secreção de células da granulosa. Os **folículos terciários iniciais** medem 0,2 a 5 mm e, nesse estágio, a camada da teca é dividida em teca interna e teca externa, que forma uma transição com o estroma ovariano. Os **folículos terciários tardios** medem 10 a 20 mm. Sua grande cavidade antral divide a granulosa em várias populações de células, a coroa radiada em contato com o oócito, a granulosa mural (membranácea) em contato com a parede folicular e o *cumulus* oóforo, que aparece como um pedículo unindo a coroa radiada com a granulosa mural.

Os **folículos pré-ovulatórios** constituem o estágio final do desenvolvimento folicular e consistem em estruturas de > 20 mm de tamanho a partir das quais ocorre a ovulação. Posteriormente nesse estágio e antes da ovulação, o oócito primário completa a meiose I, transformando-se em oócito secundário detido na metáfase da meiose II. Os folículos terciários tardios, pré-ovulatórios, são conhecidos como folículos de Graaf.

A dependência de gonadotrofinas na foliculogênese é condicionada pela expressão dos receptores de FSH e de LH nas células da granulosa e da teca, respectivamente, e pela presença de vascularização folicular. Ocorrem expressão considerável de receptores de FSH nas células da granulosa e a formação da camada da teca vascularizada no folículo secundário. Em consequência, o desenvolvimento folicular é independente das gonadotrofinas até a formação dos folículos secundários ou fase pré-antral tardia. O desenvolvimento inicial do folículo antral e o seu processo de maturação até o folículo pré-ovulatório constituem uma fase dependente de gonadotrofinas.

Folículos primordiais

O recrutamento e o crescimento iniciais dos folículos primordiais são independentes das gonadotrofinas e afetam uma coorte por vários meses.[87] Os estímulos responsáveis pelo recrutamento de uma coorte específica de folículos em cada ciclo ainda não foram elucidados, mas parecem estar sob os controles autócrino e parácrino. A interação entre o oócito e as células da granulosa adjacentes parece ser fundamental para o desenvolvimento do oócito em crescimento, à proliferação de células da granulosa e à ativação resultante do folículo primordial.

A manutenção de uma população de folículos primordiais dormentes constitui a base para assegurar um suprimento de oócitos durante toda vida reprodutiva.[88] Há estudos em andamento para definir se a secreção de fatores estimuladores ou inibidores está envolvida na regulação do recrutamento, embora o recrutamento acelerado em folículos primordiais isolados cultivados *in vitro* sugere que os mecanismos inibitórios podem desempenhar um papel mais importante.[89] Vários fatores foram implicados com um efeito inibitório sobre a ativação dos folículos primordiais, como o hormônio antimülleriano (AMH),[90] o homólogo da fosfatase e tensina (PTEN),[91] o complexo de tuberina/esclerose tuberosa (TSC),[92] Forkhead boxL2 (Fox12),[93] e Forkhead box O3 (FOXO3a).[94] Sua expressão é responsável pela preservação da dormência dos folículos primordiais, e a depleção desses fatores em camundongos *knockout* foi associada a uma ativação prematura e depleção precoce de folículos primordiais. Por outro lado, a sinalização da fosfatidilinositol-3-quinase mediada pela quinase-1 dependente de 3-fosfoinositídio (PDK1) e o alvo do complexo 1 de rapamicina de mamífero (mTORC1) e a proteína S6 quinase ribossomal (S6K1-rpS6) foram relacionados com a ativação e a sobrevida dos folículos primordiais.[95-98]

Folículo pré-antral

No estágio de folículo secundário, após o recrutamento inicial, o FSH assume o controle da diferenciação e crescimento foliculares e permite que uma coorte de folículos continue sofrendo diferenciação. Esse processo sinaliza a mudança do crescimento independente de gonadotrofinas para um crescimento dependente desses hormônios. O declínio na produção de estrogênio, progesterona e inibina A da fase lútea pelo corpo-lúteo já em processo de involução do ciclo anterior possibilita o aumento do FSH, que estimula esse crescimento folicular.[99]

Simultaneamente, ocorre proliferação das células da teca no estroma adjacente às células da granulosa. Ambos os tipos de células atuam de modo sinérgico para produzir estrogênios, que são secretados na circulação sistêmica. Nesse estágio do desenvolvimento, cada um dos membros da coorte aparentemente idênticos precisa ser selecionado para dominância ou para sofrer atresia. É provável que o folículo destinado a ovular seja selecionado antes desse ponto, embora o mecanismo de seleção permaneça obscuro.

Teoria das duas células, duas gonadotrofinas

O princípio fundamental do desenvolvimento folicular é a teoria das duas células, duas gonadotrofinas **(Figura 7.11)**.[87-101] Essa teoria afirma que há uma subdivisão e compartimentalização da atividade de síntese de hormônios esteroides no folículo em desenvolvimento. A maior parte da atividade da aromatase (para a produção de estrogênio) encontra-se nas células da granulosa.[102] A atividade da aromatase é intensificada pela estimulação de receptores específicos nessas células pelo FSH.[103,104] As células da granulosa carecem de várias enzimas que atuam antes na esteroidogênese e que exigem

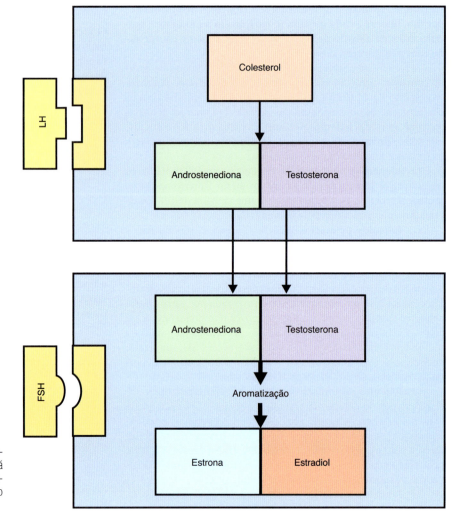

Figura 7.11 Teoria das duas células, duas gonadotrofinas para o desenvolvimento folicular, em que há compartimentalização da síntese de hormônios esteroides no folículo em desenvolvimento. LH, hormônio luteinizante; FSH, hormônio foliculoestimulante.

androgênios como substrato para aromatização. Por sua vez, os androgênios são sintetizados principalmente em resposta à estimulação pelo LH, e nesse estágio as células da teca possuem a maioria dos receptores de LH.[103,104] Assim, deve existir uma relação sinérgica: o LH estimula as células da teca a produzir androgênios (principalmente androstenediona), que são transferidos para as células da granulosa para sofrerem aromatização em estrogênios estimulada pelo FSH. Esses estrogênios de produção local criam um microambiente dentro do folículo, que é favorável ao crescimento e nutrição continuados.[105] O FSH e os estrogênios locais servem para estimular ainda mais a produção de estrogênios, a síntese e a expressão dos receptores de FSH e a proliferação e diferenciação das células da granulosa.

Os androgênios desempenham duas funções reguladoras positivas no desenvolvimento folicular. Dentro do ovário, os androgênios promovem a proliferação das células da granulosa, a atividade da aromatase e inibem a morte celular programada dessas células.[106]

Com a sua elevação, o nível de estrogênio periférico exerce uma retroalimentação negativa sobre a hipófise e o hipotálamo, diminuindo os níveis circulantes de FSH.[107] A produção ovariana aumentada de inibina B diminui ainda mais a produção de FSH nesse estágio.

A queda do nível de FSH que ocorre com a progressão da fase folicular representa uma ameaça ao crescimento folicular contínuo. O ambiente adverso resultante pode ser sustentado apenas por folículos com vantagem seletiva de ligação às moléculas de FSH em declínio, isto é, aqueles com maior número de receptores de FSH. O folículo dominante consequentemente pode ser percebido como um folículo com microambiente ricamente estrogênico e com número máximo de receptores de FSH.[108] O aumento dos receptores de FSH resulta de um aumento da população de células da granulosa, pois que o número de receptores de FSH é semelhante e constante em cada célula da granulosa.[109,110] À medida que cresce e se desenvolve, o folículo continua produzindo estrogênio, resultando em maior redução dos níveis circulantes de FSH, além de criar um ambiente mais adverso para os outros folículos competidores. Esse processo continua até que todos os membros da coorte inicial, com a exceção do único folículo dominante, tenham sofrido atresia. O estágio está preparado para a ovulação.

A elevação crônica dos androgênios suprime a secreção hipotalâmico-hipofisária de FSH, o que constitui um prejuízo para o desenvolvimento e à maturação de um folículo dominante.[106] Do ponto de vista clínico, o excesso de androgênio resulta em anovulação crônica, conforme observado na síndrome do ovário policístico.

Folículo pré-ovulatório

Os folículos pré-ovulatórios caracterizam-se por um antro preenchido de líquido, composto de plasma com secreções das células da granulosa. Nesse estágio, as células da granulosa diferenciaram-se ainda mais em uma população heterogênea. O oócito permanece conectado ao folículo por uma haste de células da granulosa especializada, conhecida como *cumulus oóforos*.

A elevação dos níveis de estrogênios possui um efeito de retroalimentação negativa sobre a secreção de FSH. Por outro lado, o LH sofre regulação bifásica pelos estrogênios circulantes. Em concentrações mais baixas, os estrogênios inibem a secreção de LH. Em níveis mais altos, intensificam a liberação de LH. Essa estimulação necessita de um nível elevado e sustentado de estrogênio (> 200 pg/mℓ) por mais de 48 horas.[111] Quando o nível elevado de estrogênio produz retroalimentação positiva, ocorre um pico substancial de secreção de LH.

Concomitantemente com esses eventos, as interações locais entre estrogênio e FSH no folículo dominante induzem os receptores de LH nas células da granulosa. A exposição a níveis elevados de LH resulta em uma resposta específica pelo folículo dominante – em consequência, ocorrem luteinização das células da granulosa, produção de progesterona e início da ovulação. A secreção de progesterona da fase folicular tardia é responsável pelo pico de FSH na metade do ciclo, que estimula o fator ativador do plasminogênio, a formação de receptores de LH das células da granulosa e debilita a ligação dos oócitos à parede folicular.[110] A ovulação ocorrerá em um único folículo maduro ou folículo de Graaf, de 10 a 12 horas após o pico de LH ou de 34 a 36 horas após a elevação inicial do LH na metade do ciclo.[112-114]

Os esteroides sexuais não são os únicos reguladores das gonadotrofinas no desenvolvimento folicular. Foram identificados dois peptídios relacionados derivados das células da granulosa que desempenham funções opostas na retroalimentação da hipófise.[115] O primeiro desses peptídios, a inibina, é secretado em duas formas: a inibina A e a inibina B. A inibina B é secretada principalmente na fase folicular e é estimulada pelo FSH, enquanto a inibina A é principalmente ativa na fase lútea.[116] **Ambas as formas de inibina atuam para inibir a síntese e a liberação de FSH.**[117,118] O segundo peptídio, a ativina, estimula a liberação de FSH pela hipófise e potencializa a sua ação no ovário.[119,120] É provável que haja numerosos outros reguladores intraovarianos semelhantes à inibina e à ativina, e cada um deles pode desempenhar um papel-chave na promoção do processo ovulatório normal.[121] Alguns desses reguladores incluem a folistatina, o fator de crescimento semelhante à insulina-1 (ILGF-1), o EGF/fator de crescimento transformador α (TGF-α), o TGF-β1, o fator de diferenciação do crescimento 9 (GDF-9),[122,123] o fator de crescimento do fibroblasto β (FGF-β), a interleucina-1, o fator de necrose tecidual α, o OMI e a renina-angiotensina. O hormônio antimülleriano, produzido exclusivamente pelas células da granulosa dos folículos primários e pré-antrais em crescimento, constitui o marcador mais acurado da reserva ovariana e parece influenciar a seleção do folículo dominante ao diminuir a sensibilidade ao FSH no nível dos receptores, inibindo, dessa maneira, a seleção inicial de folículos pré-antrais e pequenos folículos antrais.[124-126]

Ovulação

O pico de LH na metade do ciclo é responsável por uma acentuada elevação nas concentrações locais de prostaglandinas e enzimas proteolíticas na parede folicular.[127] Essas substâncias enfraquecem progressivamente a parede folicular, possibilitando a formação de uma protrusão folicular superficial semelhante a uma bolha, conhecida como estigma, e, por fim, a perfuração da parede. A ovulação representa, mais provavelmente, uma extrusão lenta do oócito através dessa abertura no folículo, em vez de uma ruptura da estrutura folicular.[128] Foram registradas medições diretas das pressões intrafoliculares que não demonstraram qualquer evento explosivo.

Fase lútea
Estrutura do corpo-lúteo

Após a ovulação, o invólucro folicular remanescente é transformado no regulador principal da fase lútea: o corpo-lúteo. As células da granulosa que permanecem no folículo começam a adquirir lipídios e o pigmento luteínico amarelo característico que dá nome à estrutura. Essas células são estruturas secretoras ativas que produzem progesterona, sustentando o endométrio da fase lútea. Além disso, ocorre produção de estrogênio e de inibina A em quantidades significativas. Diferentemente do processo que ocorre no folículo em desenvolvimento, a membrana basal do corpo-lúteo degenera para possibilitar a invasão dos vasos sanguíneos em proliferação nas células da granulosa luteínicas, em resposta à secreção de fatores angiogênicos como o fator de crescimento endotelial vascular.[129] Essa resposta angiogênica possibilita a entrada de grandes quantidades de hormônio lúteo na circulação sistêmica.

Função e regulação hormonais

As mudanças hormonais da fase lútea caracterizam-se por uma série de interações de retroalimentação negativa destinadas a levar à regressão do corpo-lúteo se não houver gravidez. Os esteroides do corpo-lúteo (estradiol e progesterona) fornecem uma retroalimentação central negativa e causam uma redução na secreção de FSH e de LH. A secreção continuada de ambos os esteroides diminui os estímulos para o recrutamento folicular subsequente. De modo semelhante, a secreção lútea de inibina potencializa a retirada do FSH. No ovário, a produção local de progesterona inibe o desenvolvimento adicional e o recrutamento de folículos adicionais.

A função continuada do corpo-lúteo depende da produção contínua de LH. Na ausência dessa estimulação, o corpo-lúteo regride invariavelmente depois de 12 a 16 dias e forma o corpo *albicans* semelhante a uma cicatriz.[130] O mecanismo exato da luteólise ainda não está esclarecido e provavelmente envolve fatores parácrinos locais. Na ausência de gravidez, o corpo-lúteo regride e os níveis de estrogênio e de progesterona declinam. Isso remove a inibição central sobre a secreção de gonadotrofinas e possibilita a elevação dos níveis de FSH e de LH com o recrutamento de outra coorte de folículos.

Se a gravidez ocorrer efetivamente, a hCG placentária irá simular a ação do LH e estimulará de maneira contínua o corpo-lúteo a secretar progesterona. A implantação bem sucedida resulta em suporte hormonal para possibilitar a manutenção continuada, persistência do corpo-lúteo e do endométrio. Evidências obtidas de pacientes submetidas a ciclos de doação de óvulos demonstraram que a função lútea continuada é essencial para a manutenção da gravidez até cerca de 5 semanas de gestação, quando ocorre produção de progesterona suficiente pela placenta em desenvolvimento.[131] Essa mudança na fonte de produção de progesterona regulatória é designada como mudança luteoplacentária.

Resumo da regulação do ciclo menstrual

A seguir, um resumo da regulação do ciclo menstrual:

1. **O GnRH é produzido no núcleo arqueado do hipotálamo e secretado de modo pulsátil dentro da circulação porta, onde segue o seu trajeto até a adeno-hipófise.**

2. O desenvolvimento folicular ovariano passa de um período de independência de gonadotrofinas para uma fase de dependência de FSH.
3. À medida que ocorre involução do corpo-lúteo do ciclo anterior, a produção lútea de progesterona e de inibina A diminui, possibilitando a elevação dos níveis de FSH.
4. Em resposta ao estímulo do FSH, os folículos crescem, diferenciam-se e secretam quantidades crescentes de estrogênio e de inibina B.
5. O estrogênio estimula o crescimento e a diferenciação da camada funcional do endométrio, que se prepara para a implantação. Os estrogênios atuam com o FSH na estimulação do desenvolvimento folicular.
6. A teoria de duas células, duas gonadotrofinas, determina que, com a estimulação do LH, as células da teca do ovário produzirão androgênios, que são convertidos pelas células da granulosa em estrogênios sob o estímulo do FSH.
7. A elevação dos níveis de estrogênio e de inibina exerce um efeito de retroalimentação negativa sobre a hipófise e o hipotálamo, e diminui a secreção de FSH.
8. O único folículo destinado a ovular a cada ciclo é denominado folículo dominante. Apresenta relativamente mais receptores de FSH e produz uma maior concentração de estrogênios do que os folículos que sofrerão atresia. É capaz de continuar a crescer, apesar do declínio dos níveis de FSH.
9. Os níveis elevados e sustentados de estrogênio causam um pico na secreção hipofisária de LH, que desencadeia a ovulação, a produção de progesterona e a mudança para a fase secretora ou lútea.
10. A função lútea depende da presença de LH. O corpo-lúteo secreta estrogênio, progesterona e inibina A, que atuam para manter a supressão das gonadotrofinas. Sem a secreção continuada de LH, o corpo-lúteo regride depois de 12 a 16 dias. A consequente perda de secreção de progesterona resulta na menstruação.
11. Se ocorrer gravidez, o embrião secreta hCG, que simula a ação do LH ao sustentar o corpo-lúteo. O corpo-lúteo continua secretando progesterona e sustenta o endométrio secretor, permitindo que a gravidez continue se desenvolvendo.

REFERÊNCIAS BIBLIOGRÁFICAS

1. **Bloom FE.** Neuroendocrine mechanisms: Cells and systems. In: Yen SCC, Jaffe RB, eds. *Reproductive Endocrinology.* Philadelphia, PA: Saunders; 1991:2–24.
2. **Simerly RB, Chang C, Muramatsu M, et al.** Distribution of androgen and estrogen receptor mRNA-containing cells in the rat brain: An in situ hybridization study. *J Comp Neurol* 1990;294:76–95.
3. **Brown TJ, Hochberg RB, Naftolin F.** Pubertal development of estrogen receptors in the rat brain. *Mol Cell Neurosci* 1994;5:475–483.
4. **Bergland RM, Page RB.** Can the pituitary secrete directly to the brain? Affirmative anatomic evidence. *Endocrinology* 1978;102:1325–1338.
5. **Duello TM, Halmi NS.** Ultrastructural-immunocytochemical localization of growth hormone and prolactin in human pituitaries. *J Clin Endocrinol Metab* 1979;49:189–196.
6. **Blackwell RE, Amoss M Jr, Vale W, et al.** Concomitant release of FSH and LH induced by native and synthetic LRF. *Am J Physiol* 1973;224:170–175.
7. **Krey LC, Butler WR, Knobil E.** Surgical disconnection of the medial basal hypothalamus and pituitary function in the rhesus monkey. I. Gonadotropin secretion. *Endocrinology* 1975;96:1073–1087.
8. **Plant TM, Krey LC, Moossy J, et al.** The arcuate nucleus and the control of the gonadotropin and prolactin secretion in the female rhesus monkey (Macaca mulatta). *Endocrinology* 1978;102:52–62.
9. **Amoss M, Burgus R, Blackwell RE, et al.** Purification, amino acid composition, and N-terminus of the hypothalamic luteinizing hormone releasing factor (LRF) of ovine origin. *Biochem Biophys Res Commun* 1971;44:205–210.
10. **Schwanzel-Fukuda M, Pfaff DW.** Origin of luteinizing hormone releasing hormone neurons. *Nature* 1989;338:161–164.
11. **Dierschke DJ, Bhattacharya AN, Atkinson LE, et al.** Circhoral oscillations of plasma LH levels in the ovariectomized rhesus monkey. *Endocrinology* 1970;87:850–853.
12. **Knobil E.** Neuroendocrine control of the menstrual cycle. *Recent Prog Horm Res* 1980;36:53–88.
13. **Belchetz PE, Plant TM, Nakai Y, et al.** Hypophyseal responses to continuous and intermittent delivery of hypothalamic gonadotropin-releasing hormone. *Science* 1978;202:631–633.
14. **Nakai Y, Plant TM, Hess DL, et al.** On the sites of the negative and positive feedback actions of estradiol and the control of gonadotropin secretion in the rhesus monkey. *Endocrinology* 1978;102:1008–1014.
15. **Rabin D, McNeil LW.** Pituitary and gonadal desensitization after continuous luteinizing hormone–releasing hormone infusion in normal females. *J Clin Endocrinol Metab* 1980;51:873–876.
16. **Hoff JD, Lasley BL, Yen SSC.** Functional relationship between priming and releasing actions of luteinizing hormone–releasing hormone. *J Clin Endocrinol Metab* 1979;49:8–11.
17. **Soules MR, Steiner RA, Cohen NL, et al.** Nocturnal slowing of pulsatile luteinizing hormone secretion in women during the follicular phase of the menstrual cycle. *J Clin Endocrinol Metab* 1985;61:43–49.
18. **Filicori M, Santoro N, Marriam GR, et al.** Characterization of the physiological pattern of episodic gonadotropin secretion throughout the human menstrual cycle. *J Clin Endocrinol Metab* 1986;62:1136–1144.
19. **Yu B, Ruman J, Christman G.** The role of peripheral gonadotropin-releasing hormone receptors in female reproduction. *Fertil Steril* 2011;95:465–473.
20. **Karten MJ, Rivier JE.** Gonadotropin-releasing hormone analog design. Structure function studies towards the development of agonists and antagonists: Rationale and perspective. *Endocr Rev* 1986;7:44–66.
21. **Conn PM, Crowley WF Jr.** Gonadotropin-releasing hormone and its analogs. *Annu Rev Med* 1994;45:391–405.
22. **Loy RA.** The pharmacology and potential applications of GnRH antagonists. *Curr Opin Obstet Gynecol* 1994;6:262–268.
23. **Schally AV.** LH-RH analogues. I. Their impact on reproductive medicine. *Gynecol Endocrinol* 1999;13:401–409.
24. **Halmos G, Schally AV, Pinski J, et al.** Down-regulation of pituitary receptors for luteinizing hormone–releasing hormone (LH-RH) in rats by LH-RH antagonist Cetrorelix. *Proc Natl Acad Sci U S A* 1996;93:2398–2402.
25. **Betz SF, Zhu YF, Chen C, et al.** Non-peptide gonadotropin-releasing hormone receptor antagonists. *J Med Chem* 2008;51:3331–3348.
26. **Struthers RS, Nicholls AJ, Grundy J, et al.** Suppression of gonadotropins and estradiol in premenopausal women by oral administration of the nonpeptide gonadotropin-releasing hormone antagonist elagolix. *J Clin Endocrinol Metab* 2009;94:545–551.
27. **Hughes J, Smith TW, Kosterlitz LH, et al.** Identification of two related pentapeptides from the brain with potent opiate agonist activity. *Nature* 1975;258:577–580.
28. **Howlett TA, Rees LH.** Endogenous opioid peptide and hypothalamo-pituitary function. *Annu Rev Physiol* 1986;48:527–536.
29. **Facchinetti F, Petraglia F, Genazzani AR.** Localization and expression of the three opioid systems. *Semin Reprod Endocrinol* 1987;5:103.
30. **Goldstein A.** Endorphins: Physiology and clinical implications. *Ann N Y Acad Sci* 1978;311:49–58.
31. **Grossman A.** Opioid peptides and reproductive function. *Semin Reprod Endocrinol* 1987;5:115–124.
32. **Reid R, Hoff JD, Yen SSC, et al.** Effects of exogenous βh-endorphin on pituitary hormone secretion and its disappearance rate in normal human subjects. *J Clin Endocrinol Metab* 1981;52:1179–1184.
33. **Gindoff PR, Ferin M.** Brain opioid peptides and menstrual cyclicity. *Semin Reprod Endocrinol* 1987;5:125–133.

34. **Halbreich U, Endicott J.** Possible involvement of endorphin withdrawal or imbalance in specific premenstrual syndromes and postpartum depression. *Med Hypotheses* 1981;7:1045–1058.
35. **Chuong CJ, Coulam CB, Bergstralh EJ, et al.** Clinical trial of naltrexone in premenstrual syndrome. *Obstet Gynecol* 1988;72:332–336.
36. **Fiddes JC, Talmadge K.** Structure, expression and evolution of the genes for human glycoprotein hormones. *Recent Prog Horm Res* 1984;40:43–78.
37. **Vaitukaitis JL, Ross JT, Bourstein GD, et al.** Gonadotropins and their subunits: Basic and clinical studies. *Recent Prog Horm Res* 1976;32:289–331.
38. **Lalloz MRA, Detta A, Clayton RN.** GnRH desensitization preferentially inhibits expression of the LH β-subunit gene in vivo. *Endocrinology* 1988;122:1689–1694.
39. **Brun del Re R, del Pozo E, de Grandi P, et al.** Prolactin inhibition and suppression of puerperal lactation by a Br-erocryptine (CB 154). A comparison with estrogen. *Obstet Gynecol* 1973;41:884–890.
40. **Suh HK, Frantz AG.** Size heterogeneity of human prolactin in plasma and pituitary extracts. *J Clin Endocrinol Metab* 1974;39:928–935.
41. **MacLeod RM.** Influence of norepinephrine and catecholamine depletion agents synthesis in release of prolactin growth hormone. *Endocrinology* 1969;85:916–923.
42. **Vale W, Blackwell RE, Grant G, et al.** TRF and thyroid hormones on prolactin secretion by rat pituitary cell in vitro. *Endocrinology* 1973;93:26–33.
43. **Matsushita N, Kato Y, Shimatsu A, et al.** Effects of VIP, TRH, GABA and dopamine on prolactin release from superfused rat anterior pituitary cells. *Life Sci* 1983;32:1263–1269.
44. **Dufy-Barbe L, Rodriguez F, Arsaut J, et al.** Angiotensin-II stimulates prolactin release in the rhesus monkey. *Neuroendocrinology* 1982;35:242–247.
45. **Steinmetz R, Brown NG, Allen DL, et al.** The environmental estrogen bisphenol A stimulates prolactin release in vitro and in vivo. *Endocrinology* 1997;138:1780–1786.
46. **Steinmetz R, Brown NG, Allen DL, et al.** The environmental estrogen bisphenol A stimulates prolactin release in vitro and in vivo. *Endocrinology* 1997;138(5):1780–1786.
47. **Burrow GN.** The thyroid gland and reproduction. In: Yen SCC, Jaffe RB, eds. *Reproductive Endocrinology*. Philadelphia, PA: Saunders, 1991:555–575.
48. **Katz E, Ricciarelli E, Adashi EY.** The potential relevance of growth hormone to female reproductive physiology and pathophysiology. *Fertil Steril* 1993;59:8–34.
49. **Yen SCC.** The hypothalamic control of pituitary hormone secretion. In: Yen SCC, Jaffe RB, eds. *Reproductive Endocrinology*. Philadelphia, PA: Saunders, 1991:65–104.
50. **Insel TR.** Oxytocin and the neuroendocrine basis of affiliation. In: Schulkin J, ed. *Hormonally Induced Changes in Mind and Brain*. New York: Academic Press, 1993:225–251.
51. **Stein DJ.** Oxytocin and vasopressin: Social neuropeptides. *CNS Spectr* 2009;14:602–606.
52. **Donaldson ZR, Young LJ.** Oxytocin, vasopressin, and the neurogenetics of sociality. *Science* 2008;322:900–904.
53. **Yamasue H, Kuwabara H, Kawakubo Y, et al.** Oxytocin, sexually dimorphic features of the social brain, and autism. *Psychiatry Clin Neurosci* 2009;63:129–140.
54. **Israel S, Lerer E, Shalev I, et al.** Molecular genetic studies of the arginine vasopressin 1a receptor (AVPR1a) and the oxytocin receptor (OXTR) in human behaviour: From autism to altruism with some notes in between. *Prog Brain Res* 2008;170:435–449.
55. **McNeilly AS, Robinson IC, Houston MJ, et al.** Release of oxytocin and PRL in response to suckling. *BMJ* 1983;286:257–259.
56. **Dunn FL, Brennan TJ, Nelson AE, et al.** The role of blood osmolality and volume in regulating vasopressin secretion in the rat. *J Clin Invest* 1973;52:3212–3219.
57. **Vollman RF.** The menstrual cycle. In: Friedman E, ed. *Major Problems in Obstetrics and Gynecology*. Philadelphia, PA: Saunders, 1977:1–193.
58. **Treloar AE, Boynton RE, Borghild GB, et al.** Variation of the human menstrual cycle through reproductive life. *Int J Fertil* 1967;12:77–126.
59. **Collett ME, Wertenberger GE, Fiske VM.** The effects of age upon the pattern of the menstrual cycle. *Fertil Steril* 1954;5:437–448.
60. **Noyes RW, Hertig AW, Rock J.** Dating the endometrial biopsy. *Fertil Steril* 1950;1:3–25.
61. **Flowers CE Jr, Wilbron WH.** Cellular mechanisms for endometrial conservation during menstrual bleeding. *Semin Reprod Endocrinol* 1984;2:307–341.
62. **Chan RW, Schwab KE, Gargett CE.** Clonogenicity of human endometrial epithelial and stromal cells. *Biol Reprod* 2004;70:1738–1750.
63. **Taylor HS.** Endometrial cells derived from donor stem cells in bone marrow transplant recipients. *JAMA* 2004;292:81–85.
64. **Santamaria X, Cabanillas S, Cervello I, et al.** Autologous cell therapy with CD133+ bone marrow-derived stem cells for refractory Asherman's syndrome and endometrial atrophy: A pilot cohort study. *Hum Reprod* 2016:31:1087–1096.
65. **Cervello I, Gil-Sanchis C, Santamaria X, et al.** Human CD133+ bone marrow-derived stem cells promote endometrial proliferation in a murine model of Asherman's syndrome. *Fertil Steril* 2015;104:1552–1560.
66. **Kilic S, Yuksel B, Pinarli F, et al.** Effect of stem cell application on Asherman syndrome, an experimental rat model. *J Assist Reprod Genet* 2014;31:975–982.
67. **Ferenczy A, Bertrand G, Gelfand MM.** Proliferation kinetics of human endometrium during the normal menstrual cycle. *Am J Obstet Gynecol* 1979;133:859–867.
68. **Schwarz BE.** The production and biologic effects of uterine prostaglandins. *Semin Reprod Endocrinol* 1983;1:189.
69. **Olive DL.** The prevalence and epidemiology of luteal-phase deficiency in normal and infertile women. *Clin Obstet Gynecol* 1991;34:157–166.
70. **Murray MJ, Meyer WR, Zaino RJ, et al.** A critical analysis of the accuracy, reproducibility, and clinical utility of histologic endometrial dating in infertile women. *Fertil Steril* 2004;81:1333–1343.
71. **Coutifaris C, Myers ER, Guzick DS, et al.** Histologic dating of timed endometrial biopsy tissue is not related to fertility status. *Fertil Steril* 2004;82:1264–1272.
72. **Dubowy RL, Feinberg RF, Keefe DL, et al.** Improved endometrial assessment using cyclin E and p27. *Fertil Steril* 2003;80:146–156.
73. **Kliman HJ, Honig S, Walls D, et al.** Optimization of endometrial preparation results in a normal endometrial function test (EFT) and good reproductive outcome in donor ovum recipients. *J Assist Reprod Genet* 2006;23:299–303.
74. **Miravet-Valenciano JA, Rincon-Bertolin A, Vilella F, Simon C.** Understanding and improving endometrial receptivity. *Curr Opin Obstet Gynecol* 2015;27:187–192.
75. **Ruiz-Alonso M, Blesa D, Diaz-Gimeno P, et al.** The endometrial receptivity array for diagnosis and personalized embryo transfer as a treatment for patients with repeated implantation failure. *Fertil Steril* 2013;100:818–824.
76. **Peters H, Byskov AG, Grinsted J.** Follicular growth in fetal and prepubertal ovaries in humans and other primates. *J Clin Endocrinol Metab* 1978;7:469–485.
77. **Himelstein-Braw R, Byskov AG, Peters H, et al.** Follicular atresia in the infant human ovary. *J Reprod Fertil* 1976;46:55–59.
78. **Wasserman PM, Albertini DF.** The mammalian ovum. In: Knobil E, Neill JD, eds. *The Physiology of Reproduction*. New York: Raven Press, 1994:240–244.
79. **Johnson J, Canning J, Kaneko T, et al.** Germline stem cells and follicular renewal in the postnatal mammalian ovary. *Nature* 2004;428:145–150.
80. **Johnson J, Bagley J, Skaznik-Wikiel M, et al.** Oocyte generation in adult mammalian ovaries by putative germ cells in bone marrow and peripheral blood. *Cell* 2005;122:303–315.
81. **Virant-Klun I, Skutella T, Kubista M, et al.** Expression of pluripotency and oocyte-related genes in single putative stem cells from human adult ovarian surface epithelium cultured in vitro in the presence of follicular fluid. *Biomed Res Int* 2013;2013:861460.
82. **Hanna C, Hennebold J.** Ovarian germline stem cells: An unlimited source of oocytes? *Fertil Steril* 2014;101:20–30.
83. **Grieve KM, McLaughlin M, Dunlop CE, et al.** The controversial existence and functional potential of oogonial stem cells. *Maturitas* 2015;82:278–281.
84. **Gondos B, Bhiraleus P, Hobel CJ.** Ultrastructural observations on germ cells in human fetal ovaries. *Am J Obstet Gynecol* 1971;110:644–652.
85. **Tsafriri A, Dekel N, Bar-Ami S.** A role of oocyte maturation inhibitor in follicular regulation of oocyte maturation. *J Reprod Fertil* 1982;64:541–551.

86. **Erickson GF.** Analysis of follicle development and ovum maturation. *Semin Reprod Endocrinol* 1986;4:233.
87. **Halpin DMG, Jones A, Fink G, et al.** Post-natal ovarian follicle development in hypogonadal (HPG) and normal mice and associated changes in the hypothalamic-pituitary axis. *J Reprod Fertil* 1986;77:287–296.
88. **Kim JY.** Control of ovarian primordial follicle activation. *Clin Exp Reprod Med* 2012;39(1):10–14.
89. **Wandji SA, Srsen V, Nathanielsz PW et al.** Initiation of growth of baboon primordial follicles in vitro. *Hum Reprod* 1997;12:1993–2001.
90. **Carlsson IB, Scott JE, Visser JA, et al.** Anti-Müllerian hormone inhibits initiation of growth of human primordial ovarian follicles in vitro. *Hum Reprod* 2006;21(9):2223–2227.
91. **Reddy P, Liu L, Adhikari D, et al.** Oocyte-specific deletion of PTEN causes premature activation of the primordial follicle pool. *Science* 2008;319(5863):611–613.
92. **Adhikari D, Flohr G, Gorre N, et al.** Disruption of Tsc2 in oocytes leads to overactivation of the entire pool of primordial follicles. *Mol Hum Reprod* 2009;15(12):765–770.
93. **Schmidt D, Ovitt CE, Anlag K, et al.** The murine winged-helix transcription factor Foxl2 is required for granulosa cell differentiation and ovary maintenance. *Development* 2004;131(4):933–942.
94. **Castrillon DH, Miao L, Kollipara R, et al.** Suppression of ovarian follicle activation in mice by the transcription factor Foxo3a. *Science* 2003;301(5630):215–218.
95. **Liu K, Rajareddy S, Liu L, et al.** Control of mammalian oocyte growth and early follicular development by the oocyte PI3 kinase pathway: New roles for an old timer. *Dev Biol* 2006;299(1):1–11.
96. **Reddy P, Adhikari D, Zheng W, et al.** PDK1 signaling in oocytes controls reproductive aging and lifespan by manipulating the survival of primordial follicles. *Hum Mol Genet* 2009;18(15):2813–2824.
97. **Adhikari D, Zheng W, Shen Y, et al.** Tsc/mTORC1 signaling in oocytes governs the quiescence and activation of primordial follicles. *Hum Mol Genet* 2010; 19(3):397–410.
98. **Kim JY.** Control of ovarian primordial follicle activation. *Clin Expl Reprod Med* 2012;39(1):10–14.
99. **Vermesh M, Kletzky OA.** Longitudinal evaluation of the luteal phase and its transition into the follicular phase. *J Clin Endocrinol Metab* 1987;65:653–658.
100. **Erickson GF, Magoffin DA, Dyer CA, et al.** Ovarian androgen producing cells: A review of structure/function relationships. *Endocr Rev* 1985;6:371–399.
101. **Erickson GF.** An analysis of follicle development and ovum maturation. *Semin Reprod Endocrinol* 1986;46:55–59.
102. **Ryan KJ, Petro Z.** Steroid biosynthesis of human ovarian granulosa and thecal cells. *J Clin Endocrinol Metab* 1966;26:46–52.
103. **Kobayashi M, Nakano R, Ooshima A.** Immunohistochemical localization of pituitary gonadotropin and gonadal steroids confirms the two cells two gonadotropins hypothesis of steroidogenesis in the human ovary. *J Endocrinol* 1990;126:483–488.
104. **Yamoto M, Shima K, Nakano R.** Gonadotropin receptors in human ovarian follicles and corpora lutea throughout the menstrual cycle. *Horm Res* 1992;37(Suppl 1):5–11.
105. **Hseuh AJ, Adashi EY, Jones PB, et al.** Hormonal regulation of the differentiation of cultured ovarian granulosa cells. *Endocr Rev* 1984;5:76–127.
106. **Weil SJ, Vendola K, Zhou J, et al.** Androgen receptor gene expression in the primate ovary: Cellular localization, regulation, and functional correlations. *J Clin Endocrinol Metab* 1998;83:2479–2485.
107. **Chappel SC, Resko JA, Norman RL, et al.** Studies on rhesus monkeys on the site where estrogen inhibits gonadotropins: Delivery of 17 β;-estradiol to the hypothalamus and pituitary gland. *J Clin Endocrinol Metab* 1981;52:1–8.
108. **Chabab A, Hedon B, Arnal F, et al.** Follicular steroids in relation to oocyte development in human ovarian stimulation protocols. *Hum Reprod* 1986;1:449–454.
109. **Amsterdam A, Rotmensch S.** Structure-function relationships during granulosa cell differentiation. *Endocr Rev.* 1987;8(3):309–337.
110. **Reed BG, Carr BR.** The normal menstrual cycle and the control of ovulation. [Updated 2015 May 22]. In: De Groot LJ, Chrousos G, Dungan K, et al., eds. *Endotext [Internet].* South Dartmouth, MA: MDText.com, Inc.; 2000.
111. **Young SR, Jaffe RB.** Strength-duration characteristics of estrogen effects on gonadotropin response to gonadotropin-releasing hormone in women: II. Effects of varying concentrations of estradiol. *J Clin Endocrinol Metab* 1976;42:432–442.
112. **Pauerstein CJ, Eddy CA, Croxatto HD, et al.** Temporal relationship of estrogen, progesterone, luteinizing hormone levels to ovulation in women and infra-human primates. *Am J Obstet Gynecol* 1978;130:876–886.
113. **World Health Organization Task Force Investigators.** Temporal relationship between ovulation and defined changes in the concentration of plasma estradiol-17β; luteinizing hormone, follicle stimulating hormone and progesterone. *Am J Obstet Gynecol* 1980;138:383.
114. **Hoff JD, Quigley NE, Yen SSC.** Hormonal dynamics in mid-cycle: A re-evaluation. *J Clin Endocrinol Metab* 1983;57:792–796.
115. **Demura R, Suzuki T, Tajima S, et al.** Human plasma free activin and inhibin levels during the menstrual cycle. *J Clin Endocrinol Metab* 1993;76:1080–1082.
116. **Groome NP, Illingworth PG, O'Brien M, et al.** Measurement of dimeric inhibin B throughout the human menstrual cycle. *J Clin Endocrinol Metab* 1996;81:1401–1405.
117. **McLachlan RI, Robertson DM, Healy DL, et al.** Circulating immunoreactive inhibin levels during the normal human menstrual cycle. *J Clin Endocrinol Metab* 1987;65:954–961.
118. **Buckler HM, Healy DL, Burger HG.** Purified FSH stimulates inhibin production from the human ovary. *J Endocrinol* 1989;122:279–285.
119. **Ling N, Ying S, Ueno N, et al.** Pituitary FSH is released by heterodimer of the β-subunits from the two forms of inhibin. *Nature* 1986;321:779–782.
120. **Braden TD, Conn PM.** Activin-A stimulates the synthesis of gonadotropin--releasing hormone receptors. *Endocrinology* 1992;130:2101–2105.
121. **Adashi EY.** Putative intraovarian regulators. *Semin Reprod Endocrinol* 1988;7:1–100.
122. **Dong J, Albertini DF, Nishimori K, et al.** Growth differentiation factor-9 is required during early ovarian folliculogenesis. *Nature* 1996;383(6600):531.
123. **Erickson GF, Shimasaki S.** The physiology of folliculogenesis: the role of novel growth factors. *Fertil Steril* 2001;76:943–949.
124. **Hampl R, Snajderova M, Mardesic T.** Antimullerian hormone (AMH) not only a marker for prediction of ovarian reserve. *Physiol Res* 2011;60(2):217–223.
125. **La Marca A, Broekmans FJ, Volpe A, et al.** ESHRE Special Interest Group For Reproductive Endocrinology-Amh Round Table. Anti-Mullerian hormone (AMH): What do we still need to know? *Hum Reprod* 2009;24:2264–2275.
126. **La Marca A, Volpe A.** Anti-Müllerian hormone (AMH) in female reproduction: Is measurement of circulating AMH a useful tool? *Clin Endocrinol (Oxf)* 2006;64:603–610.
127. **Yoshimura Y, Santulli R, Atlas SJ, et al.** The effects of proteolytic enzymes on in vitro ovulation in the rabbit. *Am J Obstet Gynecol* 1987;157:468–475.
128. **Yoshimura Y, Wallach EE.** Studies on the mechanism(s) of mammalian ovulation. *Fertil Steril* 1987;47:22–34.
129. **Anasti JN, Kalantaridou SN, Kimzey LM, et al.** Human follicle fluid vascular endothelial growth factor concentrations are correlated with luteinization in spontaneously developing follicles. *Hum Reprod* 1998;13:1144–1147.
130. **Lenton EA, Landgren B, Sexton L.** Normal variation in the length of the luteal phase of the menstrual cycle: Identification of the short luteal phase. *Br J Obstet Gynaecol* 1994;91:685.
131. **Scott R, Navot D, Hung-Ching L, et al.** A human in vivo model for the luteal placental shift. *Fertil Steril* 1991;56:481–484.

PARTE 2

Ginecologia Geral

CAPÍTULO 8
Puberdade   130
Debra A. Taubel, Robert W. Rebar

CAPÍTULO 9
Ginecologia Pediátrica e Adolescente   159
Paula J. Adams Hillard

CAPÍTULO 10
Ginecologia de Mulheres Adultas: Idade Reprodutiva   185
Michelle Solone, Paula J. Adams Hillard

CAPÍTULO 11
Miomas Uterinos   213
William H. Parker

CAPÍTULO 12
Dor Pélvica e Dismenorreia   241
Andrea J. Rapkin, Emily Lee, Leena Nathan

CAPÍTULO 13
Endometriose   269
Arne Vanhie, Thomas M. D'Hooghe

CAPÍTULO 14
Planejamento Familiar   315
Wing Kay Fok, Paul D. Blumenthal, Phillip G. Stubblefield

CAPÍTULO 15
Infecções Geniturinárias e Doenças Sexualmente Transmissíveis   359
Oluwatosin Goje

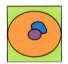
CAPÍTULO 16
Doença Intraepitelial do Colo do Útero, da Vagina e da Vulva   371
Francisco Garcia, Kenneth D. Hatch, Jonathan S. Berek

CAPÍTULO 17
Sexualidade e Disfunção Sexual   399
Rosemary Basson

CAPÍTULO 18
Menopausa   422
Jan L. Shifren, Isaac Schiff

CAPÍTULO 19
Doença Benigna da Mama   437
JoAnna L. Hunter-Squires, Carlie K. Thompson, Armando E. Giuliano

CAPÍTULO 20
Violência Contra as Mulheres e Agressão Sexual   457
Paula J. Adams Hillard

CAPÍTULO 8

Puberdade

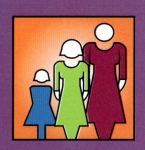

Debra A. Taubel, Robert W. Rebar

PONTOS-CHAVE

1. O desenvolvimento puberal normal ocorre em uma sequência ordenada e previsível durante um período de tempo definido.
2. As primeiras alterações puberais podem ser detectadas em meninas por volta dos 10 anos de idade, porém a faixa etária normal para o início da puberdade é ampla.
3. A puberdade tardia é com frequência da constituição da criança, contudo deve-se investigar uma patologia subjacente.
4. Quando o desenvolvimento puberal ocorre de modo assincrônico com desenvolvimento das mamas na ausência de pelos pubianos e axilares em quantidade significativa, o diagnóstico é habitualmente de insensibilidade androgênica.
5. A causa mais comum de puberdade precoce é constitucional (idiopática); no entanto, é preciso descartar a possibilidade de patologias, e o tratamento deve ter por objetivo a otimização da altura no indivíduo adulto.
6. A causa mais comum de desenvolvimento heterossexual na idade esperada da puberdade é a síndrome do ovário policístico.

A *puberdade* **refere-se ao período durante o qual surgem os caracteres sexuais secundários e durante o qual o indivíduo adquire a capacidade de se reproduzir.** As alterações físicas que acompanham o desenvolvimento puberal resultam, direta ou indiretamente, da maturação do hipotálamo, da estimulação dos órgãos sexuais e da secreção de esteroides sexuais. Do ponto de vista hormonal, a puberdade nos seres humanos caracteriza-se pelo arranjo da clássica alça de retroalimentação negativa dos esteroides gonadais, por alterações nos ritmos circadiano e ultradiano (frequente) das gonadotrofinas, e nas mulheres, pela aquisição de uma alça de retroalimentação positiva de estrogênio, que controla os ciclos mensalmente como expressão interdependente das gonadotrofinas e dos esteroides ovarianos.

A capacidade de avaliar e de tratar alterações no desenvolvimento puberal, como amenorreia e outras anormalidades menstruais, exige uma compreensão abrangente das mudanças hormonais e físicas que ocorrem normalmente na puberdade.

DESENVOLVIMENTO PUBERAL NORMAL

Fatores que afetam o momento de início da puberdade

O principal determinante do momento de início da puberdade é genético; entretanto, vários outros fatores parecem influenciar tanto a idade de início como a progressão do desenvolvimento puberal. Entre essas influências destacam-se o estado nutricional, a saúde de modo geral, a localização geográfica, a exposição à luz e o estado psicológico.[1] A concordância da idade da menarca entre mãe e filha e entre irmãs e em populações étnicas ilustra a importância dos fatores genéticos.[1] Normalmente, a idade da menarca ocorre mais cedo em crianças com obesidade moderada (até 30% acima do peso normal para a idade) do que a média, enquanto a menarca tardia é comum em crianças com desnutrição grave. Normalmente, a puberdade começa mais cedo em crianças que residem em ambientes urbanos próximos da linha do Equador e em altitudes menores do que as que vivem em áreas rurais, distantes da linha do Equador e em maiores altitudes. O início precoce da puberdade tem sido objeto de interesse para especialistas da biologia do desenvolvimento, os quais associam os conflitos familiares, ausência de um dos pais, recursos financeiros insuficientes e outros estresses domésticos ao aumento do risco de puberdade e maturidade sexual precoces.[2,3] Outros fatores de risco implicados na puberdade precoce incluem a exposição a substâncias químicas de ocorrência natural e sintética que causam disrupção endócrina estrogênica.[3] Aparentemente, a menarca ocorre mais cedo em meninas cegas que naquelas com visão normal, o que sugere alguma influência da luz no processo.[4]

Na Europa Ocidental, a idade da menarca diminuiu 4 meses a cada década entre 1850 e 1960.[1] Os dados disponíveis sugerem que a tendência ao desenvolvimento puberal mais precoce pode continuar entre meninas (mas não em meninos) que residem nos EUA, conforme relatado por estudos de comparação de populações de meninas de 1940 a 1994.[5] Acredita-se que essas mudanças representem uma melhora do estado nutricional e de condições de vida mais saudáveis.

Uma das hipóteses mais controversas tem como base o papel do peso e da composição corporal na idade da menarca. Sugere-se que, antes do início da menarca, é preciso que seja alcançado um mínimo de 17% de gordura corporal, a qual deve ser de

22% em adolescentes com mais de 16 anos para manter períodos menstruais regulares.[6] Essa hipótese é apoiada por observações de que a menarca ocorre mais cedo em meninas com sobrepeso, seguida de meninas de peso normal, em seguida de meninas abaixo do peso e, por fim, meninas com anorexia **(Figura 8.1)**. A importância de outros fatores é indicada por observações de que a menarca frequentemente é tardia em meninas com obesidade mórbida, em meninas com diabetes e naquelas que praticam exercícios intensos, mas que apresentam peso corporal e porcentagem de gordura corporal normais. As meninas com puberdade precoce podem até mesmo apresentar menarca se tiverem uma baixa porcentagem de gordura corporal, enquanto outras com porcentagem de gordura corporal de 27% não apresentam desenvolvimento puberal.[7] Embora a gordura corporal e o peso sejam fatores determinantes do início da puberdade e maturidade, outros têm sido objeto de investigação, como peso ao nascer, ganho de peso acelerado na lactância e exposição intrauterina a toxinas ou estresse.[3-8]

Alterações físicas durante a puberdade

1 **As alterações associadas à puberdade ocorrem em uma sequência ordenada e previsível durante um período de tempo definido. Qualquer desvio dessa sequência ou período de tempo deve ser considerado anormal.** As alterações puberais, suas relações entre si e as idade em que ocorrem são distintamente diferentes em meninas e meninos. Embora este capítulo se concentre nas meninas, as alterações observadas em meninos são descritas, mas de maneira sucinta.

Escala de Tanner

2 **Nas meninas, o desenvolvimento puberal ocorre normalmente ao longo de 4,5 anos.** O primeiro sinal de puberdade consiste em aceleração do crescimento, e o desenvolvimento dos brotos mamários constitui, em geral, a primeira alteração puberal reconhecida, seguida do aparecimento de pelos pubianos, velocidade máxima de crescimento e menarca. As alterações puberais começam em média com 10 anos de idade, porém a faixa é ampla. Os estágios inicialmente descritos por Marshall e Tanner são, com frequência, utilizados para descrever o desenvolvimento das mamas e dos pelos pubianos.[9]

Com relação ao desenvolvimento das mamas, o *estágio 1 de Tanner* refere-se ao estado pré-puberal, sem tecido mamário palpável com aréolas, que em geral medem menos de 2 cm de diâmetro. As papilas podem ser invertidas, planas ou elevadas. No *estágio 2 de Tanner*, ocorre brotamento das mamas com elevação visível e palpável de tecido mamário. As aréolas começam a aumentar, a pele das aréolas torna-se fina e ocorre desenvolvimento da papila em graus variáveis. O *estágio 3 de Tanner* caracteriza-se por maior crescimento e elevação de toda a mama. Quando a menina está sentada e é vista de lado, a papila geralmente encontra-se no plano médio do tecido mamário ou acima dele. Na maioria das meninas, o *estágio 4 de Tanner* é definido pela projeção da aréola e da papila acima do contorno geral da mama em uma elevação secundária. O desenvolvimento da mama ainda é incompleto até o *estágio 5 de Tanner*, no qual o contorno e a proporção da mama ficam maduros. A papila é mais pigmentada nesse estágio que no início do desenvolvimento na maioria das mulheres, e as glândulas de Montgomery são visíveis em torno da circunferência da aréola. Em geral, a papila situa-se abaixo do plano médio do tecido mamário quando a mulher está sentada e é vista de lado. O desenvolvimento mamário completo leva normalmente de 3 a 3,5 anos, mas pode ocorrer em apenas 2 anos ou não progredir além do estágio 4 até a primeira gravidez. O tamanho da mama não é uma indicação de sua maturidade.

O estadiamento dos pelos pubianos está relacionado com a sua quantidade e distribuição. No *estágio 1 de Tanner* não há pelos pubianos, mas pode surgir uma penugem. O *estágio 2 de Tanner* caracteriza-se pelo aparecimento de pelos pubianos grossos, longos e crespos ao longo dos lábios maiores. No *estágio 3 de Tanner*, os pelos grossos e crespos estendem-se até o púbis. O *estágio 4 de Tanner* é caracterizado por pelos com espessura e textura da mulher adulta, porém a sua distribuição não é tão ampla e normalmente os pelos não se estendem até a face interna das coxas. Com exceção de determinados grupos étnicos, incluindo asiáticas e índias norte-americanas, os pelos pubianos estendem-se até as coxas no *estágio 5 de Tanner*.

O estadiamento da maturação sexual puberal masculina baseia-se no tamanho dos órgãos genitais e no desenvolvimento dos pelos pubianos. O *estágio 1 de Tanner* é pré-puberal. O *estágio 2 de Tanner* de crescimento genital começa quando surge a primeira evidência de aumento testicular. Nesse estágio o comprimento do testículo no eixo longitudinal varia de

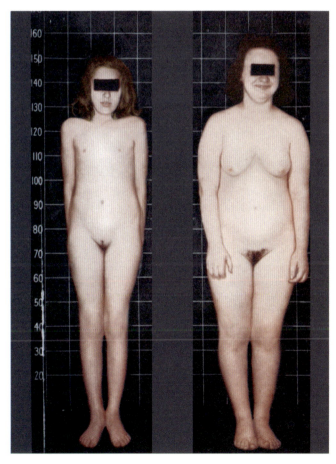

Figura 8.1 Gêmeas normais aos 12 anos de idade. A gêmea com maior peso (64,8 kg) claramente apresenta puberdade mais avançada do que a mais magra (39,5 kg). Fotografias e dados informais como estes serviram para fornecer a base da teoria segundo a qual a gordura corporal, a massa corporal e a menarca estão relacionadas. (De: **Wilkins L.** *The Diagnosis and Treatment of Endocrine Disorders in Childhood and Adolescence*. 3rd ed. Springfield, IL: Charles C Thomas; 1965:218, com autorização.)

2,5 a 3,2 cm, o tamanho do pênis aumenta e os pelos pubianos pigmentados e crespos tornam-se inicialmente visíveis ao redor da base do pênis. No *estágio 3 de Tanner* ocorre crescimento do pênis tanto em comprimento como em diâmetro, o escroto se desenvolve ainda mais e o crescimento do testículo alcança de 3,3 a 4 cm, com pelos mais espessos e crespos se estendendo acima do pênis. O *estágio 4 de Tanner* envolve o crescimento adicional dos órgãos genitais, e o comprimento dos testículos varia de 4 a 4,5 cm. A extensão dos pelos pubianos sobre a área genital continua, porém o volume é menor que no adulto. Nesse estágio, a próstata é palpável por exame retal. No *estágio 5 de Tanner*, o tamanho dos órgãos genitais encontra-se na faixa do adulto. Em homens adultos, o comprimento médio do pênis flácido varia entre 8,6 e 10,5 cm da extremidade até a base, os pelos pubianos espalham-se lateralmente na face medial das coxas e podem se estender da região pubiana em direção ao umbigo e ao ânus.

Com frequência, os pelos pubianos pigmentados constituem o primeiro sinal reconhecido de puberdade masculina, embora normalmente apareçam 6 meses após o início do crescimento genital. A puberdade no estágio 3 de Tanner é frequentemente acompanhada de ginecomastia simétrica ou assimétrica, e é possível identificar pela primeira vez espermatozoides maduros ao exame microscópico da urina.

Altura e velocidade de crescimento

A representação gráfica das alturas (velocidade de crescimento) em relação às fases da puberdade permite visualizar as relações durante a puberdade. As meninas alcançam a velocidade máxima de crescimento no início da puberdade, antes da menarca. Consequentemente, apresentam um potencial de crescimento limitado depois da menarca. Por outro lado, os meninos alcançam a velocidade máxima de crescimento aproximadamente 2 anos depois das meninas. Os meninos crescem, em média, 28 cm durante o estirão do crescimento, em comparação com uma média de 25 cm nas meninas. Os homens adultos são normalmente 13 cm mais altos do que as mulheres adultas, resultado do crescimento no início do estirão. O controle hormonal do estirão do crescimento puberal é complexo. O hormônio do crescimento (GH), o fator de crescimento semelhante à insulina 1 (IGF-1) e os esteroides gonadais desempenham papéis importantes. Os androgênios suprarrenais parecem ser menos importantes. Mutações que limitam a conversão de androgênios em estrogênios nos homens confirmaram que o estrogênio constitui o principal estímulo para o estirão do crescimento puberal em ambos os sexos.[10] A elevação transitória das gonadotrofinas e dos esteroides sexuais observada nos primeiros meses de vida foi indicada como importante fator que contribui para o crescimento ósseo subsequente e o desenvolvimento puberal geral.[11]

Durante o estirão do crescimento associado à puberdade, os ossos longos do corpo crescem e, por fim, ocorre fechamento das epífises. A idade óssea de qualquer indivíduo pode ser estimada com precisão pela comparação de radiografias que documentam o desenvolvimento dos ossos da mão não dominante (mais comumente), do joelho ou do cotovelo com padrões de maturação na população normal. O atlas de Greulich e Pyle é o mais utilizado para esse propósito.[12] A idade óssea está mais estreitamente correlacionada com o estágio puberal do que com a idade cronológica durante a puberdade. **Com a altura e a idade cronológica, é possível utilizar a idade óssea de um indivíduo para prever a altura final na vida adulta utilizando as tabelas de Bayley-Pinneau.**[13] Os dados da idade óssea podem ser utilizados para avaliar o grau de atraso, monitorar o desenvolvimento subsequente e estimar a altura na vida adulta.

Outra abordagem clínica prática utiliza a altura média dos pais. **A altura média ajustada dos pais é calculada somando-se 13 cm à altura da mãe (para os meninos) ou subtraindo 13 cm da altura do pai (para as meninas); em seguida, determina-se a média das alturas dos pais, incluindo a altura ajustada do genitor do sexo oposto. A adição e a subtração de 8,5 cm à altura prevista calculada aproximam-se da faixa-alvo do percentil 3 ao 97 da altura prevista da criança quando adulta.** Esse cálculo rápido pode ajudar na avaliação de indivíduos com desenvolvimento puberal tardio ou precoce e naqueles com baixa estatura.

Ocorrem várias mudanças na composição corporal durante o desenvolvimento puberal. **Embora a massa corporal magra, a massa óssea e a gordura corporal sejam iguais em meninos e meninas pré-puberais, na maturidade, os homens apresentam 1,5 vez a massa corporal magra e quase 1,5 vez a massa óssea das mulheres, enquanto estas possuem 2 vezes mais gordura corporal do que os homens.**[1] As mudanças no contorno do corpo das meninas, com acúmulo de gordura nas coxas, nos quadris e nas nádegas, ocorrem durante o estirão de crescimento puberal. Nesse aspecto, a testosterona é um potente esteroide anabólico, que é responsável pelas principais mudanças observadas nos meninos, enquanto nas meninas o estrogênio aumenta a gordura corporal total em uma distribuição característica nas coxas, nas nádegas e no abdome.

Outras alterações físicas mostram o dimorfismo sexual na puberdade. Nos meninos, as partes membranáceas e cartilaginosas das pregas vocais alongam-se muito mais do que nas meninas, contribuindo para a tonalidade mais grave da voz. Começam a aparecer cravos, acne e seborreia no couro cabeludo, devido ao aumento da secreção dos esteroides suprarrenais e gonadais na puberdade. Em geral, a acne de início precoce correlaciona-se com o desenvolvimento posteriormente de acne grave na puberdade. **O aparecimento de cravos nas dobras do nariz e atrás das orelhas pode constituir a primeira indicação de desenvolvimento puberal iminente.**

Alterações hormonais

Por volta de 10 semanas de gestação, o hormônio liberador das gonadotrofinas (GnRH) está presente no hipotálamo, enquanto o hormônio luteinizante (LH) e o hormônio foliculoestimulante (FSH) são encontrados na hipófise.[14] Os níveis de gonadotrofinas estão elevados em fetos de ambos os sexos na metade da gestação, porém os níveis de FSH são maiores no sexo feminino. Antes do nascimento, os níveis de gonadotrofinas e esteroides sexuais estão suprimidos, contudo aumentam nas primeiras semanas de vida, um processo denominado "minipuberdade". Esse período estende-se até cerca de 6 meses de idade nos meninos e até 3 anos de idade nas meninas, e há suspeita de que constitua a base para o desenvolvimento da capacidade reprodutiva durante a vida.[5] Depois desse pico inicial, as gonadotrofinas diminuem durante a infância e permanecem baixas durante os anos pré-puberais. A unidade hipotalâmico-hipofisária parece ser suprimida pelos níveis extremamente baixos de esteroides gonadais presentes na infância. A supressão gonadal da secreção de gonadotrofinas é demonstrada pelos maiores níveis de gonadotrofinas em crianças com disgenesia gonadal e nas submetidas à gonadectomia antes da puberdade.[15]

Várias das alterações hormonais associadas ao desenvolvimento puberal começam antes do aparecimento de qualquer mudança física evidente. No início da puberdade, observa-se um aumento da sensibilidade do LH ao GnRH. Aumentos do LH e do FSH associados ao sono podem ser documentados no início da puberdade.[16] Nos meninos, as elevações noturnas dos níveis de gonadotrofinas são acompanhadas de aumentos simultâneos dos níveis circulantes de testosterona.[17] Por outro lado, nas meninas, os aumentos noturnos dos níveis circulantes de gonadotrofinas são seguidos do aumento da secreção de estradiol no dia seguinte.[18] Acredita-se que esse atraso na secreção de estradiol resulte das etapas adicionais de síntese necessárias na aromatização dos estrogênios a partir dos androgênios. Os níveis basais de FSH e de LH aumentam durante a puberdade. Os padrões diferem em ambos os sexos, e os níveis de LH (medidos em mUI/mℓ) eventualmente tornam-se maiores do que os níveis de FSH.[19] Embora pareça que as gonadotrofinas sejam sempre secretadas de maneira episódica ou pulsátil, até mesmo antes da puberdade, a secreção pulsátil de gonadotrofinas é documentada com mais facilidade à medida que a puberdade progride e os níveis basais aumentam.[20]

O aumento da secreção suprarrenal de androgênios é importante na estimulação da adrenarca, que consiste no surgimento de pelos pubianos e axilares em ambos os sexos. A pubarca refere-se especificamente ao aparecimento de pelos pubianos. Aumentos progressivos dos níveis circulantes dos principais androgênios suprarrenais, a desidroepiandrosterona (DHEA) e seu sulfato (DHEAS), se iniciam com apenas 2 anos de idade, aceleram dos 7 a 8 anos e continuam até 13 a 15 anos.[5] O aumento acelerado dos androgênios suprarrenais começa cerca de 2 anos antes do aumento na secreção de gonadotrofinas e dos esteroides sexuais gonadais, quando a unidade hipotálamo-hipofisária-gonadal ainda está funcionando em um nível baixo pré-puberal. **A pubarca e a adrenarca, embora estejam, com frequência, cronologicamente relacionadas com a gonadarca, não devem ser utilizadas como marcadores para o início da puberdade.**[5]

Em meninas, os níveis médios de estradiol que é secretado predominantemente pelos ovários aumentam constantemente durante a puberdade.[19] Embora aumentos do estradiol apareçam pela primeira vez durante o dia, os níveis basais eventualmente aumentam tanto durante o dia como a noite. A estrona, que é secretada em parte pelos ovários e que se origina parcialmente da conversão extraglandular do estradiol e da androstenediona, aumenta no início da puberdade, porém se estabiliza na metade do período da puberdade. Desta forma, **a razão entre estrona e estradiol diminui durante toda a puberdade, indicando que a produção ovariana de estradiol se torna cada vez mais importante, enquanto a conversão periférica de androgênios em estrona é menos importante durante a maturação.**

Em meninos, a maior parte da testosterona na circulação se origina da secreção direta pelas células de Leydig do testículo. A testosterona induz o desenvolvimento de uma constituição corporal masculina e a mudança da voz, enquanto a di-hidrotestosterona (DHT), que é produzida após redução 5α nas células-alvo, induz o aumento do pênis e da próstata, o crescimento da barba e involução temporal dos cabelos durante a puberdade. Os níveis plasmáticos médios de testosterona aumentam de maneira progressiva durante a puberdade, sendo o maior aumento observado durante o estágio 2 de Tanner.[21]

A secreção de GH aumenta, juntamente com o aumento da secreção de gonadotrofinas, no início da puberdade. Acredita-se que a elevação do GH seja mediada pelo estrogênio, que, nos meninos, depende da aromatização da testosterona em estradiol e reflete o aumento da produção de esteroides sexuais na puberdade. Entretanto, existem diferenças acentuadas na secreção de GH durante a puberdade entre os sexos. As meninas apresentam níveis basais mais elevados de GH durante toda puberdade, que alcançam níveis máximos por ocasião da menarca, com diminuição subsequente. Já nos meninos, as concentrações basais de GH permanecem constantes durante a puberdade. A secreção de GH é pulsátil e a maioria dos pulsos ocorre durante o sono; os pulsos de esteroides sexuais aumentam de amplitude, em vez de alterar a sua frequência.

O GH estimula a produção de IGF-1 em todos os tecidos, e são encontradas concentrações na circulação provenientes do fígado. Durante a puberdade, o efeito de retroalimentação negativa do IGF-1 sobre a secreção de GH precisa ser reduzido, visto que os níveis de IGF-1 e de GH estão elevados. O GH e o IGF-1 desempenham funções significativas nas mudanças da composição corporal que ocorrem na puberdade, uma vez que ambos os hormônios são agentes anabólicos potentes.

Nos estágios finais da puberdade em ambos os sexos, a secreção de GH começa a diminuir, retornando aos níveis pré-puberais na vida adulta, apesar da exposição contínua a níveis elevados de esteroides gonadais.

Mecanismos subjacentes na puberdade

Os mecanismos responsáveis pelas numerosas alterações hormonais que ocorrem durante a puberdade são pouco compreendidos, embora se reconheça que um "programa do sistema nervoso central" deva ser responsável pelo início da puberdade. Nas meninas, acredita-se que o eixo hipotalâmico-hipofisário-gonadal se desenvolve em dois estágios distintos durante a puberdade. Em primeiro lugar, a sensibilidade aos efeitos negativos ou inibitórios dos baixos níveis circulantes de esteroides sexuais presentes na infância diminui no início da puberdade. Em segundo lugar, no final da puberdade, há amadurecimento da resposta de retroalimentação positiva ou estimuladora ao estrogênio, que é responsável pelo pico de LH ovulatório na metade do ciclo.

As evidências disponíveis sugerem que o sistema nervoso central inibe o início da puberdade até o momento apropriado.[22] Com base nessa teoria, o controle neuroendócrino da puberdade é mediado por neurônios secretores de GnRH na parte basal medial do hipotálamo, que atuam como geradores endógenos de pulsos. Na puberdade, o gerador de pulsos de GnRH é reativado (desinibido), levando a um aumento da amplitude e da frequência dos pulsos de GnRH. A secreção aumentada de GnRH resulta em aumento da secreção de gonadotrofinas e, em seguida, de esteroides gonadais.

Indícios crescentes sugerem que há várias influências sobre a iniciação e a progressão do gerador de pulsos de GnRH, incluindo tanto sinalizadores neuroendócrinos como modificadores metabólicos. Embora os detalhes exatos das vias envolvidas ainda estejam em fase de pesquisa, reguladores como a *kisspeptina* e a *neurocinina B* foram implicados como "guardiões" (*gatekeepers*) para o início da puberdade. Modificadores metabólicos, como a *leptina* e a *nesfatina-1*, podem alterar as ações dos "guardiões".[23]

ALTERAÇÕES DO DESENVOLVIMENTO PUBERAL
Classificação

Nas meninas podem ocorrer várias anormalidades do desenvolvimento puberal, detalhadas na **Tabela 8.1**. As alterações puberais podem ser classificadas em quatro grandes categorias:

Tabela 8.1 Alterações do desenvolvimento puberal.

I. **Puberdade tardia ou interrompida**
A. **Anormalidades anatômicas do sistema genital**
1. Disgenesia mülleriana (síndrome de Rokitansky-Hauser)
2. Obstrução distal do sistema genital
a. Hímen imperfurado
b. Septo vaginal transverso
B. **Hipogonadismo hipergonadotrófico (hormônio foliculoestimulante > 30 mUI/mℓ) ("insuficiência" gonadal)**
1. Disgenesia gonadal com estigmas da síndrome de Turner
2. Disgenesia gonadal pura
a. 46,XX
b. 46,XY
c. "Insuficiência" gonadal precoce com desenvolvimento aparentemente normal dos ovários
C. **Hipogonadismo hipogonadotrófico (hormônio luteinizante e hormônio foliculoestimulante < 10 mUI/mℓ)**
1. Atraso constitucional
2. Deficiência isolada de gonadotrofinas
a. Associada a defeitos da linha média (síndrome de Kallmann)
b. Independente de distúrbios associados
c. Síndrome de Prader-Willi
d. Síndrome de Laurence-Moon-Bardet-Biedl
e. Muitas outras síndromes raras
3. Associado a múltiplas deficiências hormonais
4. Neoplasias da região hipotalâmico-hipofisária
a. Craniofaringiomas
b. Adenomas hipofisários
c. Outras
5. Processos infiltrativos (histiocitose do tipo de células de Langerhans)
6. Após irradiação do sistema nervoso central
7. Doenças crônicas graves com desnutrição
8. Anorexia nervosa e distúrbios relacionados
9. Amenorreia hipotalâmica grave (rara)
10. Fármacos antidopaminérgicos e inibidores do hormônio liberador das gonadotrofinas (particularmente agentes psicotrópicos, opiáceos)
11. Hipotireoidismo primário
12. Síndrome de Cushing
13. Uso de agentes quimioterápicos (principalmente alquilantes)
II. **Desenvolvimento puberal assincrônico**
A. **Síndrome de insensibilidade androgênica completa (feminização testicular)**
B. **Síndrome de insensibilidade androgênica incompleta**
III. **Puberdade precoce**
A. **Puberdade precoce central (verdadeira)**
1. Puberdade precoce constitucional (idiopática)
2. Neoplasias hipotalâmicas malignas (mais comumente hamartomas)
3. Malformações congênitas
4. Processos infiltrativos (histiocitose tipo de células de Langerhans)
5. Pós-irradiação

(*continua*)

Tabela 8.1	Alterações do desenvolvimento puberal. (*continuação*)
	6. Traumatismo
	7. Infecção
	B. **Puberdade precoce de origem periférica (pseudopuberdade precoce)**
	1. Hipersecreção gonadal autônoma
	a. Cistos
	b. Síndrome de McCune-Albright
	2. Hiperplasia suprarrenal congênita
	a. Deficiência de 21-hidroxilase (P450 c21)
	b. Deficiência de 11β-hidroxilase (P450 c11)
	c. Deficiência de 3β-hidroxiesteroide desidrogenase
	3. Ingestão/absorção iatrogênica de estrogênios ou androgênios
	4. Hipotireoidismo
	5. Neoplasias secretoras de gonadotrofinas
	a. Secretoras de gonadotrofina coriônica humana
	i. Germinomas ectópicos (pinealomas)
	ii. Coriocarcinomas
	iii. Teratomas
	iv. Hepatoblastomas
	b. Secretoras de hormônio luteinizante (adenomas hipofisários)
	6. Neoplasias malignas gonadais
	a. Secretoras de estrogênio
	i. Tumores de células da teca-granulosa
	ii. Tumores do cordão sexual
	b. Secretoras de androgênios
	i. Tumores de células de Sertoli-Leydig (arrenoblastomas)
	ii. Teratomas
	7. Neoplasias malignas suprarrenais
	a. Adenomas
	b. Carcinomas
IV. **Puberdade heterossexual**	
	A. **Síndrome do ovário policístico**
	B. **Formas não clássicas de hiperplasia suprarrenal congênita**
	C. **Hirsutismo idiopático**
	D. **Disgenesia gonadal mista**
	E. **Formas raras de pseudo-hermafroditismo masculino (síndrome de Reifenstein, deficiência de 5α-redutase)**
	F. **Síndrome de Cushing (rara)**
	G. **Neoplasias secretoras de androgênios (raras)**

1. A *puberdade tardia ou interrompida* é observada em meninas que não desenvolvem nenhuma característica sexual secundária até os 13 anos de idade, não apresentam menarca aos 15 anos (o percentil 95 é 14,5 anos) ou que não apresentaram menarca 5 anos ou mais após o início do desenvolvimento puberal.

2. O *desenvolvimento puberal assincrônico* caracteriza-se por desenvolvimento puberal que se afasta do padrão normal de puberdade.

3. A *puberdade precoce* é definida como o início do desenvolvimento puberal antes dos 7 anos de idade em meninas brancas e antes dos 6 anos em meninas afro-americanas. Essa definição tem a sua origem em dados coletados na década de 1960, utilizando o percentil 95 como sendo o normal. Entretanto, muitos endocrinologistas pediátricos continuam utilizando 8 anos como limiar para o início de exames complementares.[24] É claro que, na maioria dos casos, é menos provável que haja uma base patológica quando o desenvolvimento é observado mais

próximo da idade média da puberdade. O desenvolvimento puberal precoce é caracterizado de várias maneiras. Na puberdade precoce *isossexual*, as mudanças iniciais são comuns ao sexo fenotípico do indivíduo. Na puberdade precoce *heterossexual*, o desenvolvimento é característico do sexo oposto. Algumas vezes, a puberdade precoce é designada como "verdadeira" quando é de origem central, com ativação da unidade hipotalâmico-hipofisária. Na pseudopuberdade precoce, também conhecida como *puberdade precoce de origem periférica*, a produção de hormônios na periferia (frequentemente por neoplasias) estimula o desenvolvimento puberal.

4. A *puberdade heterossexual* caracteriza-se por um padrão de desenvolvimento típico do sexo oposto, que ocorre na idade esperada da puberdade normal.

Os distúrbios do desenvolvimento sexual e a amenorreia podem ser relacionados nessa classificação das anormalidades da puberdade. É importante documentar o crescimento do indivíduo e registrar graficamente a sua estatura e seu peso em um dos vários gráficos de crescimento disponíveis **(Figura 8.2)**.

Puberdade tardia ou interrompida

A anamnese e o exame físico, com atenção particular para o crescimento, são muito importantes na avaliação de indivíduos com puberdade tardia. **O atraso da puberdade é muito mais comum em meninos do que em meninas. A causa mais comum de puberdade tardia em ambos os sexos é o atraso constitucional do crescimento e desenvolvimento (ACCD), que pode ser considerado quando não se identifica nenhuma patologia subjacente. O ACCD possui um forte componente genético e representa um extremo do espectro normal de distribuição etária.[25] É importante lembrar que a puberdade pode ser tardia em qualquer criança que padeça de doença crônica grave,** incluindo doença celíaca, doença de Crohn, anemia falciforme e fibrose cística. As doenças crônicas devem ser avaliadas durante a anamnese e o exame físico.

Anormalidades anatômicas do sistema genital

As meninas que apresentam características sexuais e qualquer um de vários distúrbios do sistema genital e do útero, frequentemente denominados agenesia e disgenesia müllerianas, são identificadas com mais frequência durante o exame **(Figura 8.3)**. Entretanto, esse sistema mais antigo de classificação não serve para descrever todas as anomalias possíveis e não se baseia totalmente em dados embriológicos objetivos. Houve tentativas sistemáticas para modificar esse esquema, as quais são bastante complexas e podem ser mais eficazes,[26] e outros esforços atualmente estão em curso. A incidência dessas anomalias foi estimada

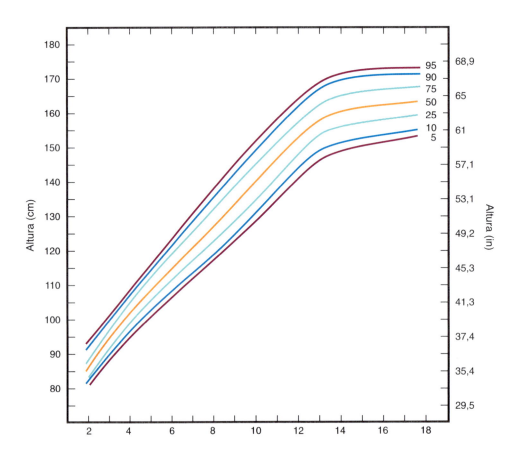

Figura 8.2 Gráfico de crescimento mostrando a altura por percentis de idade em meninas de 2 a 18 anos. O peso pode ser representado de maneira semelhante. Existem excelentes gráficos de crescimento para médicos, incluindo os dos Ross Laboratories (Columbus, OH), Serono Laboratories (Randolph, MA) e Genentech, Inc. (South San Francisco, CA). (De: **Hamill PVV, Drizd TA, Johnson CL et al.** Physical growth: National Center for Health Statistics percentiles. *Am J Clin Nutr* 1979;32:607-629, com autorização; baseado em dados do National Center for Health Statistics.)

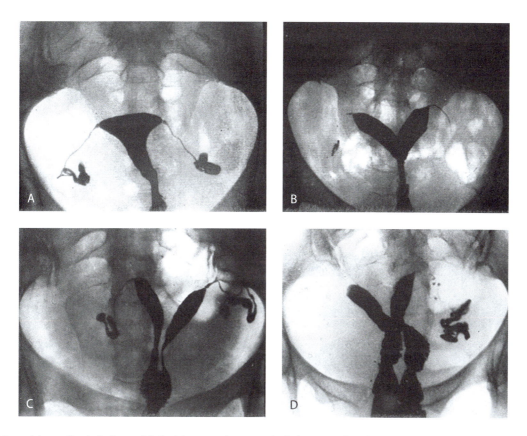

Figura 8.3 Histerossalpingografias de órgãos genitais femininos normais e anormais. As imagens radiográficas foram invertidas (negativos) para acentuar a cavidade uterina. **A.** Exame normal com passagem do meio de contraste bilateral. **B.** Útero bicorno. **C.** Útero didelfo. **D.** Útero didelfo com vagina dupla. (Cortesia de **Dr. A. Gerbie**, de: **Spitzer IB, Rebar RW.** Counselling for women with medical problems: ovary and reproductive organs. In: Hollingsworth D, Resnik R, eds. *Medical Counselling Before Pregnancy.* New York: Churchill Livingstone; 1988:213-248, com autorização.)

em 0,02% da população feminina, porém pode ter ocorrido um aumento da incidência em consequência do uso materno de dietilestilbestrol (DES) e o consequente aumento de anomalias da caidade uterina (classe VI).[27] Entre os distúrbios não relacionados com o uso de fármacos, o mais comum é o útero septado (classe V).

Os distúrbios do sistema genital e do útero frequentemente ocorrem como parte de uma síndrome de malformações, que incluem anormalidades dos sistemas esquelético e renal (*síndrome de Mayer-Rokitansky-Küster-Hauser*). A ocorrência familiar dos distúrbios mais comuns da diferenciação mülleriana em meninas – aplasia mülleriana e fusão mülleriana incompleta – é mais bem explicada com base na herança poligênica e multifatorial.[28] É evidente que os genes *HOX*, uma família de genes reguladores que codificam fatores de transcrição, são essenciais para o desenvolvimento correto do ducto de Müller no período embrionário, e o *HOXA13* está alterado na síndrome de mão-pé-genital.[29] O *WNT4* pode estar envolvido no desenvolvimento uterino, já que foi descrita a ocorrência de uma mutação de *WNT4* em casos envolvendo uma síndrome semelhante à Mayer-Rokitansky-Küster-Hauser com hiperandrogenismo.[30]

O distúrbio anatômico isolado mais comum da puberdade é o hímen imperfurado, que impede a passagem de tecido endometrial e sangue, os quais podem se acumular na vagina (*hidrocolpo*) ou no útero (*hidrometrocolpo*) e provocar abaulamento do hímen, que frequentemente apresenta coloração azulada. Normalmente, a menina afetada apresenta histórico de dor abdominal vaga, com exacerbações de ocorrência mensal. Algumas vezes, é difícil diferenciar o hímen imperfurado de um septo vaginal transverso, e, na maioria das situações, é necessário realizar um exame com anestesia.

Independentemente da causa, as anomalias uterinas que não envolvem agenesia ou hipoplasia mülleriana segmentar (classe I) podem ser compatíveis com uma gravidez normal. Entretanto, há relato de aumento de perda fetal na presença dessas anomalias.[31] As malformações uterinas estão associadas a aborto espontâneo, trabalho de parto prematuro, alterações anormais e complicações no trabalho de parto (*i. e.*, placenta retida). Muitas dessas anomalias uterinas podem ser identificadas por histerossalpingografia **(Figura 8.3)**. A histerossalpingografia, a laparoscopia e a histeroscopia são utilizadas para diferenciar um útero septado (classe V) de um útero bicorno (classe IV). A ultrassonografia tridimensional surgiu como opção no diagnóstico por imagem dessas anomalias e tem apresentado uma excelente concordância com os resultados da ressonância magnética (RM).[32]

A obstrução ou malformação da parte distal do sistema genital precisa ser distinguida da insensibilidade androgênica. As mulheres com insensibilidade aos androgênios apresentam desenvolvimento mamário na ausência de pelos pubianos e axilares significativos; nessas mulheres, a vagina pode estar ausente ou encurtada.

Hipogonadismo hipergonadotrófico e hipogonadotrófico

É necessário determinar os níveis basais de FSH e de prolactina em mulheres cujas características sexuais secundárias não se desenvolveram até a maturidade. A idade óssea deve ser estimada a partir de radiografias da mão não dominante. Se os níveis de prolactina estiverem elevados, deve-se avaliar a função da tireoide para determinar se a paciente apresenta hipotireoidismo primário. Paradoxalmente, o hipotireoidismo primário pode resultar em puberdade precoce. Se a função da tireoide estiver normal, é possível haver uma neoplasia hipotalâmica ou hipofisária, e indica-se uma cuidadosa avaliação da região hipotalâmica e hipofisária por RM ou por tomografia computadorizada (TC).

Deve-se determinar o cariótipo em toda mulher com puberdade tardia e concentrações basais elevadas de FSH. Independentemente do cariótipo, a mulher com hipergonadismo hipogonadotrófico apresenta alguma forma de "insuficiência" ovariana (hipogonadismo primário, hoje conhecido como insuficiência ovariana prematura [IOP]).

Formas de insuficiência gonadal

Síndrome de Turner

O diagnóstico de síndrome de Turner exige a presença de aspectos característicos em indivíduos de fenótipo feminino associados à ausência total ou parcial do segundo cromossomo sexual, com ou sem mosaicismo da linhagem celular. **A maioria dos indivíduos afetados apresenta cariótipo 45,X, enquanto outros têm cariótipos em mosaico (i. e., 45,X/46,XX; 45,X/46,XY).** A restrição do crescimento intrauterino é comum em lactentes com cariótipo 45,X. Depois do nascimento, essas pacientes geralmente apresentam crescimento lento, que começa no segundo ou terceiro ano de vida. Normalmente, exibem muitos dos estigmas associados, incluindo linfedema e, algumas vezes, grandes higromas císticos do pescoço ao nascimento; pescoço alado; múltiplos nevos pigmentados; e distúrbios do coração, dos rins (com mais frequência, rim em ferradura) e dos grandes vasos (em geral, coarctação da aorta) **(Figura 8.4)**. Muitos dos achados podem ser detectados na triagem pré-natal. Em indivíduos com cariótipos 45,X, é frequente a ocorrência de diabetes melito, distúrbios da tireoide, hipertensão essencial e outros distúrbios autoimunes.[31]

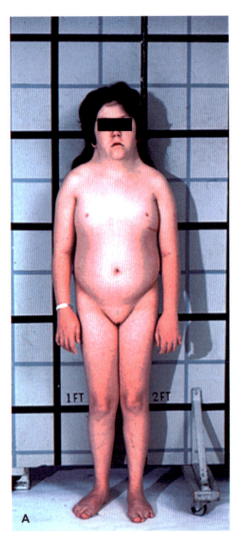 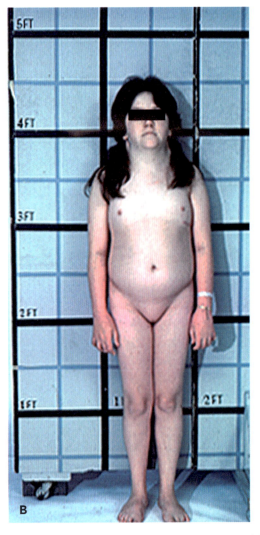

Figura 8.4 Aparência típica de duas pacientes com disgenesia gonadal 45,X. **A.** Jovem de 16 anos de idade apresenta baixa estatura, pescoço alado, encurtamento do quarto metatarso e cicatriz de toracotomia para reparo de coarctação da aorta, realizada aos 13 anos de idade. **B.** Menina de 11 anos de idade também apresenta baixa estatura e estigmas da síndrome de Turner. Observe que elas se assemelham muito mais do que muitas irmãs poderiam se assemelhar uma com a outra.

A maioria das pacientes 45,X tem inteligência normal, porém muitas afetadas apresentam alteração cognitiva pouco comum, caracterizada por uma incapacidade de reconhecer os formatos e as relações dos objetos entre si (cegueira para espaço-forma). À medida que crescem, as crianças afetadas habitualmente são mais baixas que o normal. Embora não haja desenvolvimento das mamas na puberdade, podem surgir alguns pelos pubianos ou axilares, pois pode ocorrer adrenarca apropriada na ausência de telarca (desenvolvimento das mamas).

Embora possam ocorrer baixa estatura menos pronunciada e algum desenvolvimento na adolescência no mosaicismo, é razoável supor que qualquer menina baixa, de crescimento lento e sexualmente infantil seja portadora da síndrome de Turner devido à elevada prevalência desse distúrbio (cerca de 1 em cada 2.500 recém-nascidos de fenótipo feminino). De fato, o cariótipo 45,X é o distúrbio cromossômico isolado mais frequente nos seres humanos; todavia, ocorre aborto espontâneo no início da gravidez da maioria dos fetos afetados.

A baixa estatura frequentemente associada ao fenótipo de Turner parece resultar da perda de um gene contendo homeobox, que codifica um gene osteogênico. Esse gene, denominado *SHOX* (gene contendo homeobox de baixa estatura), escapa da inativação do X, devido à sua localização pseudoautossômica no braço curto do X (em Xp22). O gene parece ser responsável pelo déficit de altura e por outras anormalidades esqueléticas comumente associadas à síndrome de Turner.[33]

Até mesmo na presença de estigmas típicos de Turner, indica-se a cariotipagem para eliminar a possibilidade da existência de qualquer porção de um cromossomo Y. A análise dos dados reunidos sugere que a **presença de material do cromossomo Y está associada a um risco aumentado de gonadoblastoma.**[34] **Se for identificado um cromossomo Y, recomenda-se a gonadectomia profilática laparoscópica por ocasião do diagnóstico para eliminar o risco de neoplasia maligna.** Embora os gonadoblastomas sejam tumores benignos sem potencial metastático, com possibilidade de surgir espontaneamente em gônadas que contêm uma porção do cromossomo X, eles podem ser precursores de neoplasias malignas de células germinativas, como disgerminomas (mais comumente), teratomas, carcinomas embrionários ou tumores do seio endodérmico.[35] Em mulheres nas quais não há evidências de disseminação neoplásica, o útero pode ser mantido para fertilização *in vitro* por doação e transferência de embrião.

A síndrome de Turner está associada a um aumento significativo no risco de anormalidades cardíacas estruturais e funcionais. Todas as pacientes com síndrome de Turner devem ser submetidas a uma avaliação cardíaca inicial completa, seguida de acompanhamento regular. **As mulheres com síndrome de Turner correm risco aumentado de morte súbita por ruptura ou dissecção da aorta em consequência de necrose medial cística durante a gravidez, cujo risco alcança 2% ou mais.**[36] Em 2012, o Practice Committee da American Society for Reproductive Medicine publicou diretrizes declarando que a síndrome de Turner representa uma contraindicação relativa para a gravidez, em virtude desse risco aumentado.[37]

A avaliação de outros sistemas comumente afetados deve incluir um exame físico cuidadoso, com atenção especial para o sistema cardiovascular, e provas de função da tireoide (incluindo pesquisa de anticorpos), glicemia de jejum, provas de função renal e pielografia venosa ou ultrassonografia renal.

Tratamento da síndrome de Turner

A baixa estatura constitui o achado mais comum em mulheres com síndrome de Turner. Para aumentar a estatura final na vida adulta, as estratégias de tratamento comumente aceitas incluem o uso de GH exógeno. O tratamento com GH acelera a velocidade de crescimento e melhora a estatura. O início precoce do tratamento, já com 4 anos de idade, proporciona um melhor resultado quanto à estatura. O GH teve um resultado favorável em pacientes com ST; entretanto, é necessário efetuar um rastreamento regular de efeitos colaterais indesejáveis, como escoliose, hipertensão intracraniana benigna e outros.[38]

Não está claro se o uso de um esteroide anabólico não aromatizável, como a *oxandrolona*, produzirá um crescimento adicional. Em meninas com mais de 8 anos de idade no início do tratamento ou naquelas com baixa estatura extrema, pode-se considerar o uso de altas doses de GH e o acréscimo de *oxandrolona*.[38]

É necessário administrar esteroides gonadais para compensar a insuficiência gonadal, que normalmente surge aos 12 a 14 anos de idade em uma paciente emocionalmente preparada; esses fármacos são necessários para uma boa qualidade óssea, para o desenvolvimento das mamas e para crescimento do útero. A dose da reposição hormonal deve acompanhar, o máximo possível, o processo fisiológico. Adesivos transdérmicos de estradiol podem ser utilizados de maneira eficaz, possibilitando um aumento lento das doses com o decorrer do tempo. Depois de vários meses de estrogênio em baixa dose, ou se houver sangramento uterino, pode-se acrescentar um progestágeno de forma cíclica para simular os ciclos naturais. O esquema medicamentoso deve ser individualizado para cada paciente, com base na tolerância à medicação, nos efeitos colaterais e na adesão ao tratamento.[38]

O uso de estrogênios e progestógenos a longo prazo em mulheres com síndrome de Turner exige o reconhecimento do risco aumentado de tromboembolismo venoso (TEV). Há relatos de casos sugerindo uma maior taxa de TEV em pacientes com síndrome de Turner, além dos riscos associados aos hormônios.[38]

Formas em mosaico de disgenesia gonadal

Os indivíduos com formas raras de disgenesia gonadal em mosaico podem apresentar desenvolvimento normal na puberdade. A decisão de iniciar o tratamento com estrogênio exógeno deve se basear principalmente nos níveis circulantes de FSH. Níveis dentro da faixa normal para a idade da paciente indicam a presença de gônadas funcionais.

Disgenesia gonadal pura

O termo *disgenesia gonadal pura* refere-se a indivíduos 46,XX ou 46,XY com fenótipo feminino e gônadas em estria. Essa condição pode ocorrer de modo esporádico ou pode ser herdada como traço autossômico recessivo ou ligado ao X na disgenesia gonadal XY (Figura 8.5). As meninas afetadas normalmente apresentam estatura mediana e não têm nenhum dos estigmas da síndrome de Turner, porém exibem níveis elevados de FSH, uma vez que as gônadas em estria não produzem hormônios esteroides nem inibina. **Quando ocorre em indivíduos 46,XY, a disgenesia gonadal é algumas vezes denominada *síndrome de Swyer*. Justifica-se a retirada cirúrgica em mulheres com cariótipo 46,XY, de modo a evitar o desenvolvimento de neoplasias de células germinativas.** Ambas as formas 46,XX e 46,XY de disgenesia gonadal beneficiam-se do estrogênio exógeno, e essas mulheres são candidatas potenciais à doação de oócitos.

Na insuficiência gonadal precoce, os ovários aparentemente apresentam desenvolvimento normal, mas não contêm oócitos na idade esperada da puberdade. Esses distúrbios são descritos com mais detalhes na discussão sobre a avaliação da amenorreia (ver Capítulo 34).

Hipogonadismo hipogonadotrófico

Em geral, os distúrbios hipotalâmico-hipofisários estão associados a baixos níveis de gonadotrofinas circulantes (com níveis de LH e de FSH iguais ou inferiores a 10 mUI/mℓ).[39] Existem causas esporádicas e familiares de hipogonadismo hipogonadotrófico e o diagnóstico diferencial é amplo. **Nos seres humanos, a ocorrência de mutações em vários genes causa hipogonadismo hipogonadotrófico.**[40] Essa condição pode resultar de anormalidades na secreção hipotalâmica de GnRH, da liberação diminuída de gonadotrofinas pela hipófise ou de ambas.

Foram identificadas pelo menos 17 mutações monogênicas diferentes associadas à puberdade tardia ou ausente em seres humanos.[41] Estima-se que sejam responsáveis por cerca de 30% dos casos de pacientes com distúrbios da puberdade. Esses genes incluem *KAL1* (síndrome de Kallmann ligada ao X), *FGFRI* (síndrome de Kallmann autossômica), *DAX1* (o gene da hipoplasia

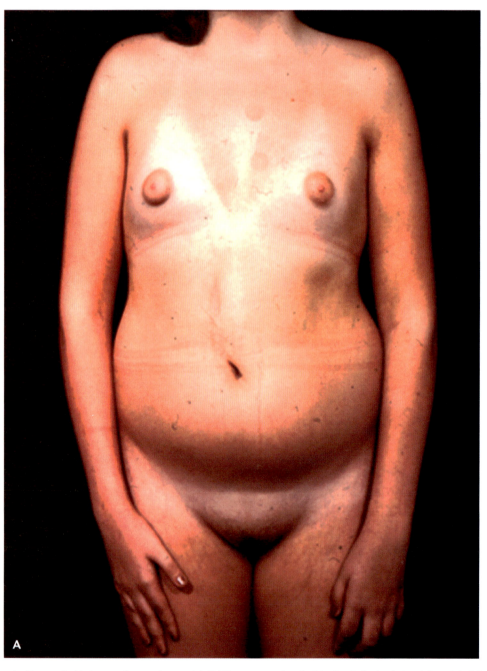

Figura 8.5 A. Jovem de 16 anos de idade com disgenesia gonadal 46,XX e amenorreia primária. Os níveis circulantes de hormônio foliculoestimulante (FSH) estavam muito elevados. O pequeno grau de desenvolvimento mamário (estágio 2 de Turner) é incomum, porém pode ocorrer algum desenvolvimento puberal nessas pacientes. (*continua*)

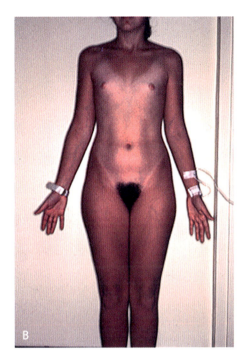
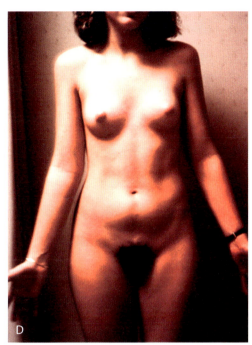
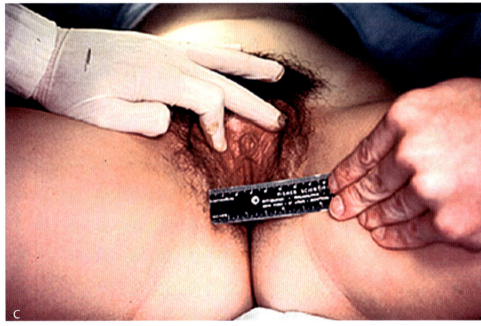

Figura 8.5 (*continuação*) **B.** Jovem de 16 anos de idade com disgenesia gonadal 46,XY que apresentou amenorreia primária e acentuada elevação dos níveis de FSH. A maioria dos indivíduos acometidos não apresenta desenvolvimento tão acentuado dos pelos pubianos e axilares. A gônada direita continha um disgerminoma, mas não havia evidências de metástases. **C.** Clitoromegalia observada na menina com disgenesia gonadal 46,XY mostrada em B. **D.** A mesma paciente mostrada em B com disgenesia gonadal 46,XY 1 ano após gonadectomia e reposição com estrogênio exógeno. (De: **Rebar RW.** Normal and abnormal sexual differentiation and pubertal development. In: Moore TR, Reiter RC, Rebar RW et al., eds. *Gynecology and Obstetrics: A Longitudinal Approach.* New York: Churchill Livingstone; 1993:97-133, com autorização.)

suprarrenal congênita ligada ao X), *GNRHR* (gene do receptor de GnRH), *PC1* (gene para a pró-hormônio convertase 1) e *GPR54* (que codifica um receptor acoplado à proteína G). A puberdade tardia pode resultar de mutações em genes que afetam gonadotrofos especificamente (*GNRHR*, *LHβ*, *FSHβ*) ou em genes envolvidos de maneira mais geral no desenvolvimento e no funcionamento da hipófise (*LHX3*, *PROP1*, *HESX1*).

Atraso constitucional

É importante lembrar que, normalmente, ocorrem baixos níveis de LH e de FSH nos anos pré-puberais, e por isso as meninas com puberdade tardia constitucional podem ser erroneamente consideradas como portadoras de hipogonadismo hipogonadotrófico.

O atraso constitucional constitui a causa mais comum de puberdade tardia. Em uma população, de 2 a 3% das crianças normais serão classificadas como portadoras de atraso puberal, e esse achado pode ser considerado uma variante normal.

Síndrome de Kallmann

A *síndrome de Kallmann* **consiste na tríade de anosmia, hipogonadismo e cegueira para cores nos homens.**[42] **As mulheres podem ser afetadas, e defeitos associados podem incluir fenda labial e palatina, ataxia cerebelar, surdez e anormalidades da sede e da liberação de vasopressina**, e pode acometer 1 em 10 mil homens e 1 em 50 mil mulheres. Os casos esporádicos são mais comuns do que as formas hereditárias. A herança é descrita como recessiva ligada ao X, autossômica dominante e autossômica recessiva. Como os estudos de necropsia revelam agenesia parcial ou completa do bulbo olfatório, o termo *displasia olfatogenital* é utilizado para descrever o distúrbio. Esses achados anatômicos coincidem com estudos embriológicos que documentam o desenvolvimento original de neurônios de GnRH no epitélio do placódio olfatório e migram normalmente para o hipotálamo.[43]

Do ponto de vista clínico, os indivíduos afetados apresentam geralmente infantilismo sexual e constituição eunucoide; todavia, pode ocorrer algum grau de desenvolvimento mamário (Figura 8.6). A amenorreia primária é a regra, e em geral, os ovários são pequenos e raramente há desenvolvimento de folículos além do estágio primordial. Os níveis circulantes de gonadotrofinas estão habitualmente muito baixos, porém quase sempre mensuráveis. Para mulheres que não desejam engravidar, indica-se o tratamento com estrogênio exógeno e progestógeno.

Pode ocorrer deficiência isolada de gonadotrofinas em associação à *síndrome de Prader-Labhart-Willi*, que se caracteriza por obesidade, baixa estatura, hipogonadismo, mãos e pés pequenos (acromicria), deficiência intelectual e hipotonia do lactente. Quando a síndrome é observada em associação à síndrome de Laurence-Moon-Bardet-Biedl, podem ocorrer retinite pigmentar, polidactilia pós-axial, obesidade e hipogonadismo. A síndrome Prader-Labhart-Willi resulta aparentemente de rearranjos do cromossomo 15q11 para q13, uma região impressa do genoma humano.[44] A síndrome de Laurence-Moon-Bardet-Biedl, que é herdada como traço autossômico recessivo, é aparentemente heterogênea, com mapeamento de pelo menos quatro *loci* gênicos envolvidos.[45]

Múltiplas deficiências de hormônios hipofisários, que habitualmente são de origem hipotalâmica, podem ser congênitas e constituir parte de um conjunto de achados herdado ou são esporádicas. Se as concentrações de GH ou de hormônio tireoestimulante (TSH) estiverem abaixo do normal, o crescimento e o desenvolvimento puberal serão afetados, e essa condição deve ser diagnosticada antes da puberdade. Como os indivíduos com hipotireoidismo apresentam uma elevada taxa de mortalidade causada predominantemente por doenças vasculares e respiratórias, é importante identificá-los. A idade mais avançada por ocasião do diagnóstico, o sexo feminino e, acima de tudo, o craniofaringioma são identificados como fatores de risco independentes e significativos.[46] A deficiência de gonadotrofinas não tratada constitui um importante fator de risco de mortalidade precoce.

Tumores do hipotálamo e da hipófise

Vários tumores diferentes das regiões hipotalâmica e hipofisária podem levar ao hipogonadismo hipogonadotrófico (Figura 8.7 A).[47] Com exceção dos craniofaringiomas, esses tumores são relativamente incomuns em crianças. O craniofaringioma é um tumor da bolsa de Rathke. Trata-se da neoplasia mais comum associada à puberdade tardia e responde por 10% de todos os tumores do sistema nervoso central na infância. Em geral, os craniofaringiomas são de localização suprasselar e podem permanecer assintomáticos até a segunda década de vida. Esses tumores podem se manifestar na forma de cefaleia, distúrbios visuais, baixa estatura ou atraso do crescimento, puberdade tardia ou diabetes insípido. Ao exame físico, podem ser observados defeitos do campo visual (incluindo hemianopsia temporal bilateral), atrofia óptica ou papiledema. A avaliação laboratorial deve mostrar a presença de hipogonadismo e pode revelar

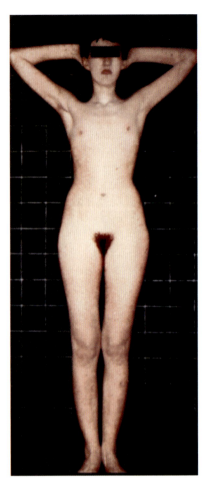

Figura 8.6 Mulher de 21 anos e 6 meses de idade com síndrome de Kallmann. Observe que a paciente tem alguns pelos pubianos e axilares. A idade óssea foi de 16 anos. Hoje em dia é raro ver mulheres afetadas que não tenham recebido contraceptivos orais para induzir a menstruação (o que resulta em um desenvolvimento mamário). (De: **Wilkins L.** *The Diagnosis and Treatment of Endocrine Disorders in Childhood and Adolescence.* 3rd ed. Springfield, IL: Charles C Thomas; 1965:284, com autorização.)

hiperprolactinemia em consequência da interrupção da inibição da liberação de prolactina pela dopamina hipotalâmica. Ao exame radiológico, o tumor pode ser cístico ou sólido e exibir áreas de calcificação. O tratamento apropriado dos tumores hipotalâmico-hipofisários consiste em excisão cirúrgica ou radioterapia (com terapia de reposição adequada de hormônios hipofisários) e deve ser realizado por uma equipe de médicos que inclua um endocrinologista, um neurocirurgião e um radioterapeuta.

Outros distúrbios do sistema nervoso central

Outros distúrbios do sistema nervoso central que podem levar à puberdade tardia incluem doenças infiltrativas, como a histiocitose do tipo de células de Langerhans, particularmente a forma anteriormente conhecida como **doença de Hand-Schüller-Christian (Figura 8.7 B-C)**. O diabetes insípido constitui a endocrinopatia mais comum (devido à infiltração do núcleo supraóptico no hipotálamo); no entanto, a baixa estatura em consequência da deficiência de GH e a puberdade tardia causada por deficiência de gonadotrofinas não são raras nesse distúrbio.[48]

A irradiação do sistema nervoso central para o tratamento de qualquer neoplasia ou leucemia pode resultar em disfunção hipotalâmica. Embora a deficiência de GH seja o achado mais frequente, algumas pacientes desenvolvem deficiência parcial ou completa de gonadotrofinas.

As doenças crônicas graves, que frequentemente são acompanhadas por desnutrição, podem levar a um retardo do crescimento na infância e adolescência tardia. Independentemente da causa, uma perda de peso para menos de 80 a 85% do peso corporal ideal com frequência resulta em deficiência hipotalâmica de GnRH. Se forem mantidos um peso corporal e nutrição adequados em doenças crônicas, como a doença de Crohn ou a doença pulmonar ou renal crônica, a secreção de gonadotrofinas é habitualmente suficiente para iniciar e manter o desenvolvimento puberal.

Infecção pelo vírus da imunodeficiência humana

A maior parte das informações obtidas sobre o desenvolvimento puberal e a presença de HIV provêm de mulheres com HIV congênito. Os atrasos no desenvolvimento coincidem com o estado do tratamento e a contagem de células CD4.[49]

Anorexia nervosa e bulimia

Na anorexia nervosa, observa-se a ocorrência simultânea de perda de peso significativa e disfunção endócrina e psicológica.[50] Embora muitas meninas com anorexia tenham amenorreia após o início do desenvolvimento puberal, se o distúrbio começar cedo o suficiente, o desenvolvimento puberal pode ser retardado ou interrompido **(Figura 8.8)**. **O seguinte conjunto de achados associados confirma a anorexia nervosa na maioria dos indivíduos:**

1. **Busca incessante pelo emagrecimento.**
2. **Amenorreia, que algumas vezes precede a perda de peso.**
3. **Inanição extrema.**
4. **Personalidade obsessivo-compulsiva, frequentemente caracterizada por perfeccionismo.**
5. **Atitude distorcida em relação à alimentação, à comida ou ao peso.**
6. **Distorção da imagem corporal.**

Na bulimia, como o peso corporal normal costuma ser mantido, é incomum que as pacientes apresentem desenvolvimento tardio ou amenorreia. Além do hipogonadismo hipogonadotrófico, as meninas com anorexia nervosa podem apresentar diabetes insípido parcial, regulação anormal da temperatura corporal, hipotensão, hipotireoidismo químico com baixos níveis séricos de tri-iodotironina (T_3), altos níveis de T_3 reverso e níveis circulantes elevados de cortisol na ausência de sinais de hipercortisolismo.[50,51] Outras características comuns incluem hipopotassemia, anemia, hipoalbuminemia, níveis elevados de betacaroteno e altos níveis de colesterol. Todas as manifestações da anorexia nervosas são reversíveis com o ganho de peso, exceto a amenorreia (que persiste em 30 a 47% dos

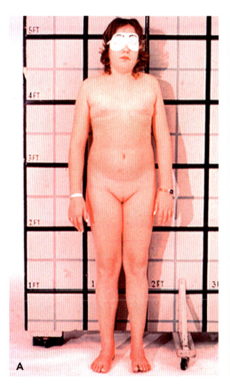
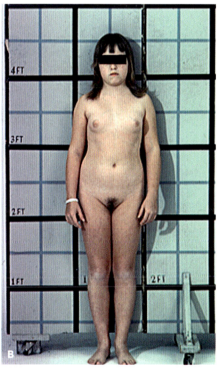
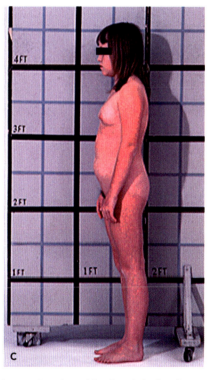

Figura 8.7 A. Jovem de 16 anos de idade com puberdade tardia. O brotamento mamário começou aos 11 anos, porém não houve nenhum desenvolvimento posterior. Durante o ano anterior à apresentação, houve deterioração do desempenho escolar, ela teve um aumento ponderal de 11,5 kg, tornou-se cada vez mais letárgica e apresentou nictúria e polidipsia. A avaliação inicial documentou baixos níveis de hormônio foliculoestimulante, prolactina elevada e idade óssea de 10 anos e 6 meses. A tomografia computadorizada revelou uma grande neoplasia hipotalâmica, que foi diagnosticada como germinoma ectópico. A paciente também demonstrou ter hipotireoidismo, hipoadrenalismo e diabetes insípido. Apesar dos níveis elevados de prolactina, não havia galactorreia devido ao desenvolvimento mamário mínimo. **B. Jovem de 16 anos de idade (vista frontal) com amenorreia primária, cuja puberdade começou aos 12 anos de idade.** Ocorreu brotamento mamário por volta dos 10 anos. A baixa estatura da paciente é evidente. Foi estabelecido o diagnóstico de hipopituitarismo. Os achados radiológicos clássicos estabeleceram o diagnóstico de histiocitose do tipo de células de Langerhans (doença de Hand-Schüller-Christian). **C. Vista lateral da jovem mostrada em B.** (De: **Rebar RW.** Normal and abnormal sexual differentiation and pubertal development. In: Moore TR, Reiter RC, Rebar RW, et al., eds. *Gynecology and Obstetrics: A Longitudinal Approach.* New York: Churchill Livingstone; 1993:97-133, com autorização.).

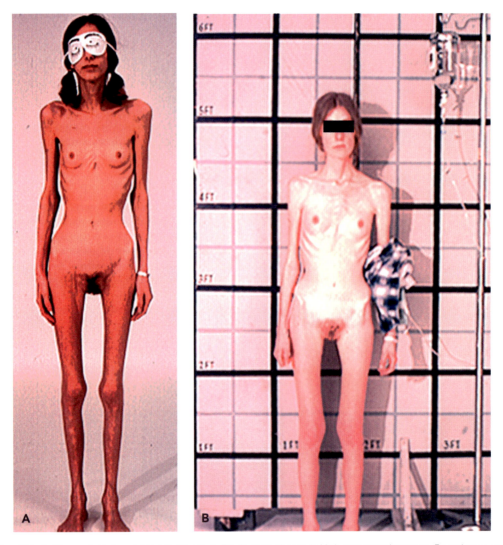

Figura 8.8 **A.** Universitária de 20 anos de idade com anorexia nervosa. **B.** Estudante de 16 anos de idade com anorexia nervosa. Em ambos os casos, como ocorre na maioria das pacientes, o desenvolvimento puberal foi concluído, e as menstruações começaram antes que a anorexia levasse a uma acentuada perda de peso.

casos) e a osteopenia (hoje em dia, presume-se que não é possível haver recuperação total de qualquer perda óssea). **O tratamento de pacientes com anorexia nervosa é notoriamente difícil. Uma equipe multiprofissional com médico da atenção primária, psiquiatra e nutricionista é mais eficaz. De fato, a anorexia nervosa tem a maior taxa de mortalidade em comparação com qualquer transtorno psiquiátrico. Com frequência, as mortes são súbitas e inesperadas, e a sua causa (normalmente desconhecida) pode incluir hipoglicemia e desequilíbrio eletrolítico.**

O medo da obesidade, uma síndrome de desnutrição autoinduzida entre ginastas e bailarinas adolescentes, pode diminuir a velocidade do crescimento e retardar o desenvolvimento puberal.[52] Essas jovens reduzem voluntariamente o aporte calórico em até 40%, com consequente retardo do crescimento de causa nutricional. É possível que os treinamentos vigorosos tenham um papel aditivo de perda de energia associado ao atraso do desenvolvimento; no entanto, os mecanismos envolvidos ainda não estão bem esclarecidos. Essas condições consistem, basicamente, em formas graves de amenorreia hipotalâmica. A ocorrência de puberdade tardia é inevitável, a não ser que se forneça um aporte calórico adequado.

Hiperprolactinemia

Os baixos níveis de LH e de FSH podem estar associados à hiperprolactinemia. Pode não ocorrer galactorreia na ausência de desenvolvimento mamário completo. Os prolactinomas hipofisários são raros durante a adolescência, e é preciso considerar essa possibilidade na presença de determinados sinais e sintomas. **Muitas mulheres com prolactinomas apresentam história de menarca tardia.** A associação à ingestão de determinados fármacos (como agentes psicotrópicos e opiáceos nessa faixa etária) está bem estabelecida. O hipotireoidismo primário está associado à hiperprolactinemia, uma vez que os níveis elevados de hormônio de liberação da tireotropina (TRH) estimulam a secreção de prolactina. A *síndrome da sela vazia*, em que a sela turca está aumentada e é substituída por líquido cerebrospinal, pode estar associada à hiperprolactinemia.

Uso de agentes quimioterápicos

Com a melhora das taxas de sobrevida após o tratamento de neoplasias malignas na infância, os efeitos do tratamento do câncer tornam-se mais importantes. A radioterapia do abdome e os agentes quimioterápicos sistêmicos, particularmente

os fármacos alquilantes, possuem efeitos tóxicos sobre as células germinativas. **Embora as gônadas pré-puberais pareçam ser menos vulneráveis do que as de adultos, a insuficiência ovariana é comum.** Deve-se considerar a necessidade de uma avaliação endócrina até 1 ano após o término do tratamento, com o objetivo de identificar as crianças que apresentarão hipogonadismo. A atividade ovariana espontânea pode retornar até mesmo anos depois do tratamento. Atualmente, justifica-se o aconselhamento sobre a preservação de oócitos ou de tecido ovariano em mulheres jovens com neoplasias malignas antes do tratamento, devido à possibilidade de futuras gestações com fertilização *in vitro* a partir de amostras congeladas.

Puberdade assincrônica

4 **O desenvolvimento puberal assincrônico é característico da insensibilidade androgênica (feminização testicular).** Normalmente, os indivíduos afetados apresentam desenvolvimento mamário (em geral, apenas até o estágio 3 de Tanner) desproporcional à quantidade de pelos pubianos e axilares **(Figura 8.9)**. Nesse distúrbio, os indivíduos 46,XY apresentam testículos bilaterais, órgãos genitais externos femininos, vagina cega (com frequência encurtada e, algumas vezes, ausente) e ausência de derivados müllerianos (útero e tubas uterinas).[53] Raramente, esses pacientes podem apresentar aumento do clitóris e fusão labioescrotal na puberdade, o que é designado como *insensibilidade incompleta aos andrógenos*.

A puberdade assincrônica é heterogênea, e está sempre relacionada com alguma anormalidade do receptor de androgênio ou da ação androgênica.[53] Em cerca de 60 a 70% dos casos, não é possível detectar a presença de receptores de androgênio (o paciente é negativo para receptores). Nos demais casos, verifica-se a presença de receptores de androgênio (indivíduo positivo para receptores), são detectadas mutações nesse receptor ou há um defeito em uma etapa mais distal da ação androgênica (defeito pós-receptor). Os indivíduos com receptores positivos são clinicamente indistinguíveis daqueles negativos. Em indivíduos afetados com receptores positivos, são identificadas várias mutações diferentes no gene do receptor de androgênio, cuja maioria ocorre no domínio de ligação ao androgênio do receptor. Mutações graves do gene do receptor de androgênio ligadas ao X causam insensibilidade androgênica completa, enquanto as mutações leves comprometem a virilização com ou sem infertilidade, e as mutações moderadas resultam em um amplo espectro fenotípico de expressão entre irmãos.[53]

Como as células de Sertoli do testículo produzem hormônio antimülleriano (AMH), não há derivados müllerianos nesse distúrbio, e por isso a regressão mülleriana ocorre normalmente. Com frequência, os testículos têm tamanho normal e podem estar localizados em qualquer ponto ao longo do trajeto da descida testicular embrionária – no abdome, no canal inguinal ou nos lábios maiores. Observa-se o desenvolvimento de hérnias inguinais em metade dos indivíduos com insensibilidade aos andrógenos. É importante determinar o cariótipo em meninas pré-puberais com hérnia inguinal, particularmente se não for possível detectar com certeza o útero na ultrassonografia, já que uma pequena porcentagem apresentará insensibilidade androgênica.

O risco de neoplasia maligna de células germinativas é de 2% na síndrome de insensibilidade androgênica completa.[53] A maioria dos médicos acredita que o risco de neoplasia gonadal seja baixo antes dos 25 anos de idade; desta forma, os **testículos devem ser mantidos em seu lugar até passar a feminização puberal, particularmente pelo fato de que o risco de neoplasia parece aumentar com a idade.** E deve-se administrar estrogênio exógeno após a gonadectomia.

Os achados físicos típicos normalmente levam à suspeita do diagnóstico, que é fortemente indicado pelos níveis masculinos normais (ou até mesmo ligeiramente elevados) de testosterona, níveis normais ou um pouco elevados de LH e normais de FSH. O diagnóstico é confirmado por um cariótipo 46,XY.

A interação com a paciente e com a família exige sensibilidade e atenção. Pode não ser aconselhável informar imediatamente sobre o cariótipo; as implicações psicológicas podem ser devastadoras, pois o paciente foi criado como menina. A princípio, os familiares devem ser informados de que ocorreu aplasia mülleriana e que, devido ao risco de neoplasia, é necessária a realização de gonadectomia após a puberdade. Como o distúrbio pode ser herdado de maneira recessiva ligada ao X, as famílias devem receber aconselhamento genético apropriado e devem ser submetidas a rastreamento para identificar outros indivíduos afetados.

Puberdade precoce

5 **Embora o desenvolvimento puberal precoce possa ser classificado de diversas maneiras, talvez seja mais simples classificá-lo em dependente das gonadotrofinas (caso em que é quase sempre de origem central) ou independente das gonadotrofinas (de origem periférica). A puberdade precoce é 20 vezes mais comum em meninas do que em meninos. Em 90% das meninas, o desenvolvimento precoce é idiopático, enquanto isso parece ocorrer apenas em 10% dos meninos.** A história familiar, a rapidez de desenvolvimento dos caracteres sexuais secundários, a velocidade de crescimento e a presença ou ausência de doença do sistema nervoso central devem ser todas consideradas na decisão quanto à necessidade de avaliação de puberdade precoce em uma menina. A avaliação da puberdade precoce é efetuada da seguinte maneira **(Figura 8.10)**:

1. Obter um histórico clínico completo, do nascimento e familiar, incluindo detalhes da época e dos eventos do desenvolvimento puberal.
2. Determinar especificamente se existem quaisquer sinais ou sintomas de doença neurológica.
3. Determinar o grau de desenvolvimento com base no exame e estabelecimento do estágio de Tanner.
4. Determinar cuidadosamente a presença de sinais de outros distúrbios que possam estar associados à puberdade precoce (massa abdominal, lesões cutâneas etc.).
5. **Determinar a idade óssea.**
6. **A avaliação hormonal inicial deve incluir determinação dos níveis basais das gonadotrofinas e avaliação da função da tireoide.**
7. **Os exames de imagem pélvica e do sistema nervoso central são justificados, dependendo de outros achados.**

Os exames têm por objetivo determinar se o diagnóstico de puberdade precoce é correto, se a etiologia é central ou periférica e direcionar o tratamento, quando necessário.[23]

Talvez a decisão mais difícil para o ginecologista seja determinar quão detalhada precisa ser a avaliação de uma menina trazida pela mãe apenas devido à ocorrência do brotamento mamário precoce (*telarca precoce*) ou aparecimento isolado de pelos pubianos ou axilares (*pubarca* ou *adrenarca precoce*)

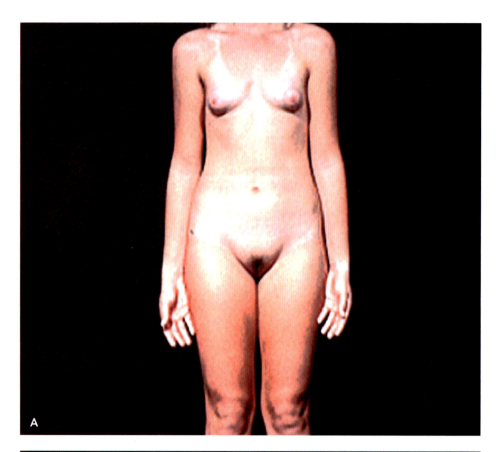
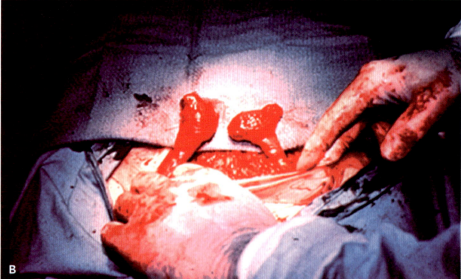

Figura 8.9 A. Jovem de 17 anos de idade apresenta amenorreia primária e foi constatada a presença de vagina cega e massas inguinais bilaterais. Os níveis circulantes de testosterona estavam dentro dos limites superiores da faixa normal para homens e o cariótipo era 46,XY, confirmando uma insensibilidade aos androgênios. **B.** Foram encontrados dois testículos inguinais na cirurgia. (De: **Simpson JL, Rebar RW.** Normal and abnormal sexual differentiation and development. In: Becker KL, ed. *Principles and Practice of Endocrinology and Metabolism.* 2nd ed. Philadelphia, PA: JB Lippincott; 1995:788-822, com autorização.).

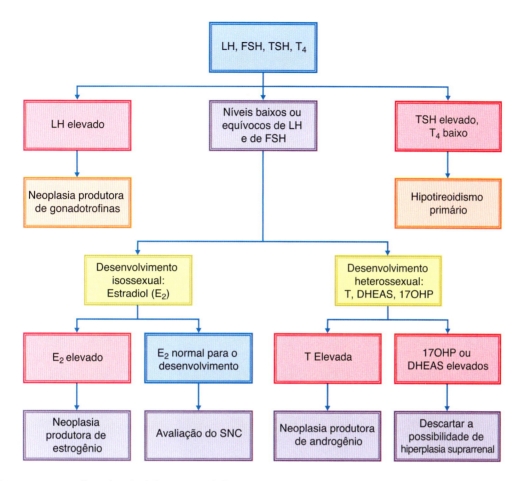

Figura 8.10 Fluxograma para a avaliação da puberdade precoce em indivíduos de fenótipo feminino. LH, hormônio luteinizante; FSH, hormônio foliculoestimulante; TSH, hormônio tireoestimulante; T_4, tiroxina; T, testosterona; DHEAS, sulfato de desidroepiandrosterona; 17OHP, 17-hidroxiprogesterona; SNC, sistema nervoso central. (De: **Rebar RW.** Normal and abnormal sexual differentiation and pubertal development. In: Moore TR, Reiter RC, Rebar RW et al., eds. *Gynecology and Obstetrics: A Longitudinal Approach.* New York: Churchill Livingstone; 1993:97-133, com autorização.).

(Figura 8.11). Nesses casos, para muitos médicos, é aceitável acompanhar a paciente por intervalos frequentes e efetuar uma avaliação se houver evidências de progressão da puberdade. A viabilidade dessa abordagem depende da preocupação dos pais.

Telarca prematura

A telarca prematura refere-se a um aumento unilateral ou bilateral da mama, sem outros sinais de maturação sexual. Não há desenvolvimento significativo da papila ou da aréola. Em geral, ocorre em torno de 2 anos de idade e raramente depois dos 4 anos. Pode ser causada por aumento da sensibilidade das mamas a baixos níveis de estrogênio ou à secreção aumentada de estradiol por cistos foliculares. Trata-se de um distúrbio autolimitado benigno, de modo que há necessidade apenas de tranquilizar os pais e fazer o acompanhamento da paciente. Em muitos casos, o início da puberdade, a estatura e a função reprodutiva na mulher adulta são normais. Raramente, a telarca prematura pode ser um precursor de gonadarca progressiva. Foi sugerido que a medição do volume uterino (diâmetro anteroposterior × diâmetro longitudinal × diâmetro transversal × 0,523) pode constituir o marcador mais sensível e específico entre telarca prematura e puberdade precoce verdadeira incipiente.[54] Se houver necessidade, a ultrassonografia da mama pode ajudar a diferenciar a telarca prematura unilateral de fibroadenomas, cistos, neurofibromas e outras lesões.

Adrenarca prematura

A adrenarca ou pubarca prematura pode ser causada por um aumento da sensibilidade a baixos níveis de androgênios e precisa ser distinguida da HSRC de início tardio (não clássica). Se não houver evidências de desenvolvimento das mamas ou de sua progressão, essas condições são quase sempre benignas.

As meninas com adrenarca prematura correm risco aumentado de desenvolver síndrome do ovário policístico (SOP), hiperinsulinemia, acantose nigricans e dislipidemia na adolescência e na vida adulta, em particular se o crescimento intrauterino tiver sido pequeno e o peso ao nascer foi baixo.[55] Embora os níveis médios de androgênios estejam dentro da faixa normal, uma minoria significativa apresenta uma resposta exagerada ao estímulo com corticotropina. A magnitude dessa resposta é inversamente relacionada com a sensibilidade à insulina. Desta forma, a adrenarca prematura pode constituir o primeiro sinal de resistência à insulina ou de SOP em algumas mulheres. O tratamento da obesidade coexistente e o

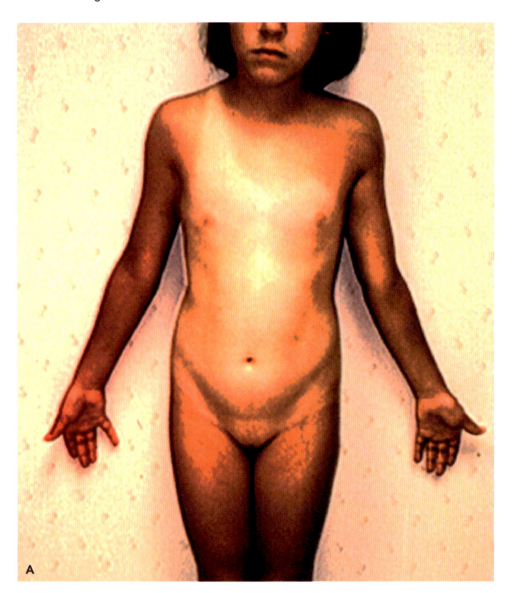
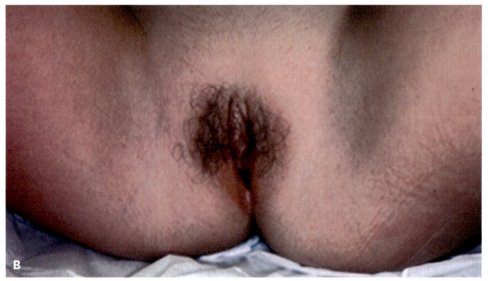

Figura 8.11 Menina de 5 anos de idade com desenvolvimento de pelos pubianos (**A**), mostrados de modo mais detalhado em **B** (adrenarca precoce). Os níveis das gonadotrofinas eram pré-puberais, e a idade óssea estava apropriada para a idade. Não houve desenvolvimento adicional até o brotamento mamário em torno dos 9 anos de idade.

acompanhamento a longo prazo estão indicados para tratar possíveis complicações da SOP e resistência à insulina.

Menarca prematura isolada

A menarca prematura isolada refere-se à ocorrência de sangramento vaginal de 1 a 9 anos de idade, na ausência de outros sinais de puberdade. O sangramento normalmente ocorre por alguns dias. Pode ser recorrente de 1 a 6 anos e cessar em seguida. Como a etiologia é incerta, a maioria dos casos está associada ao desenvolvimento puberal subsequente e fertilidade normais. O diagnóstico diferencial inclui corpos estranhos na vagina, traumatismo, abuso sexual, infecção vaginal ou neoplasias, como rabdomiossarcoma, síndrome de McCune-Albright (na qual pode ocorrer menarca antes de outras manifestações de precocidade sexual) e hipotireoidismo primário. A ingestão de uma grande dose de estrogênios (como a que pode ser encontrada em vários contraceptivos orais) também pode levar ao sangramento vaginal.

Puberdade precoce central (verdadeira)

Na puberdade precoce central, o GnRH estimula prematuramente um aumento na secreção de gonadotrofinas. A puberdade precoce central pode ocorrer em crianças sem qualquer anormalidade estrutural, e essa condição é denominada *constitucional* ou *idiopática*. **A precocidade sexual constitucional (idiopática) constitui a causa mais comum de puberdade precoce.** Com frequência, é familiar e representa a denominada cauda da curva gaussiana (os 2,5% iniciais da distribuição etária para o início da puberdade). Em muitas dessas meninas, a puberdade é lentamente progressiva; entretanto, em algumas, o desenvolvimento progride com rapidez. A limitação da estatura constitui a principal complicação da precocidade sexual, e o tratamento justifica-se para evitar essa consequência.

Como alternativa, a puberdade precoce central pode resultar de tumor, infecção, anormalidade congênita ou lesão traumática afetando o hipotálamo. Diversas malformações congênitas, incluindo hidrocefalia, craniostenose, cistos aracnóideos e displasia septo-óptica, podem estar associadas à puberdade precoce (e ao infantilismo sexual).

O hamartoma hipotalâmico constitui uma causa comum (de 2 a 28%) de puberdade precoce central. Trata-se de uma malformação congênita, constituída de uma massa heterotópica de tecido nervoso contendo neurônios neurossecretores de GnRH, feixes de fibras e células gliais. Não constitui uma verdadeira neoplasia e, em geral, não se modifica com o passar do tempo, de acordo com estudos de acompanhamento a longo prazo com TC ou RM periódicas. Os hamartomas aparecem como massas anormais e isodensas, que não são realçadas por meio de contraste. A precocidade extrema (habitualmente antes dos 3 anos de idade) e a ausência de marcadores tumorais, como gonadotropina coriônica humana β e α-fetoproteína, sugerem a presença de hamartoma.[24] Os hamartomas podem estar associados a crises de riso (gelásticas), transtornos do comportamento, deficiência intelectual e síndromes dismórficas. Acredita-se que os hamartomas produzam GnRH de modo pulsátil e, portanto, estimulam a secreção de gonadotrofinas **(Figura 8.12)**. O desenvolvimento puberal precoce central pode ser controlado por meio de terapia com agonista do GnRH.[24]

A eficácia dos análogos do hormônio liberador de gonadotrofinas (GnRHa) no aumento da estatura na mulher adulta é indiscutível apenas na puberdade precoce central que aparece muito cedo (meninas com menos de 6 anos).[56] Não parece haver justificativa para as preocupações com o ganho de peso e a diminuição da densidade mineral óssea a longo prazo com o uso de GnRHa. O critério clínico mais importante para iniciar o tratamento com GnRHa consiste em progressão documentada do desenvolvimento puberal ao longo de um período de 3 a 6 meses. Esse período de observação pode não ser necessário se a criança estiver no estágio 3 de Tanner ou em estágio posterior, particularmente na presença de maturação óssea avançada. Parece que a interrupção do GnRHa em uma idade cronológica de aproximadamente 11 anos e idade óssea por volta de 12 anos está associada a uma altura máxima na vida adulta.[56-59] Uma variedade de formulações de GnRHa está disponível, e a escolha de determinado agente depende da preferência da paciente e do médico.

Puberdade precoce de origem periférica

Na puberdade precoce independente de gonadotrofinas, a produção de estrogênios ou de androgênios pelos ovários, glândulas suprarrenais ou por raras neoplasias secretoras de esteroides leva ao desenvolvimento de puberdade precoce. Pequenos cistos ovarianos funcionais, que normalmente são assintomáticos, são comuns em crianças e podem causar precocidade sexual transitória.[60] Observa-se a presença de cistos

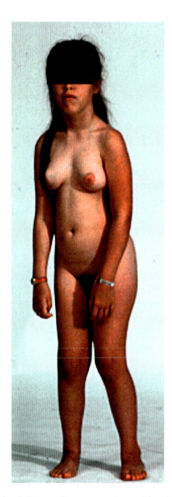

Figura 8.12 Menina de 7 anos e 6 meses com desenvolvimento puberal no estágio 4 de Tanner e que começou a menstruar no mês anterior. Ela tinha 1,45 m de altura (acima do percentil 95). Os níveis de hormônio luteinizante e de hormônio foliculoestimulante foram compatíveis com o seu desenvolvimento. A tomografia computadorizada revelou uma grande neoplasia, que demonstrou ser um hamartoma hipotalâmico. O desenvolvimento puberal começou em torno dos 5 anos de idade.

simples (com aparência benigna na ultrassonografia), que habitualmente regridem com o passar do tempo. Das várias neoplasias ovarianas que podem secretar estrogênios, os tumores de células da teca-granulosa são os mais frequentes, porém ainda são raros.[24] Embora esses tumores possam ter crescimento rápido, mais de dois terços são benignos.

A exposição a estrogênios exógenos pode simular uma puberdade precoce independentemente das gonadotrofinas. O uso de contraceptivos orais de fármacos contendo estrogênio e a ingestão de alimentos "contaminados" por estrogênios, além do uso tópico desses hormônios, foram identificados em casos de desenvolvimento precoce em lactentes e crianças. É necessária a ingestão de esteroides exógenos durante um período de tempo considerável para induzir alterações típicas de desenvolvimento precoce completo.

Síndrome de McCune-Albright

A *síndrome de McCune-Albright* caracteriza-se pela tríade clássica de displasia fibrosa poliostótica dos ossos, manchas café com leite irregulares na pele e precocidade sexual independente de GnRH. Em geral, as manchas café com leite são grandes, não cruzam a linha média e possuem margens irregulares e normalmente localizam-se no mesmo lado das lesões ósseas. A precocidade sexual começa frequentemente nos primeiros 2 anos e, em geral, manifesta-se com sangramento menstrual. As meninas desenvolvem precocidade sexual em consequência de cistos ovarianos funcionantes. O nível sérico de estradiol está elevado, e pode haver outras endocrinopatias, incluindo hipertireoidismo, hipercortisolismo, hiperprolactinemia, acromegalia e hiperparatireoidismo. Também é possível ocorrer osteomalacia, anormalidades hepáticas e arritmias cardíacas. As mutações da subunidade $G_{s\alpha}$ da proteína G, que acopla sinais hormonais extracelulares com a ativação da adenilato ciclase, são responsáveis pela hiperfunção autônoma das glândulas endócrinas e, presumivelmente, por outros defeitos observados nesse distúrbio.[61] O tratamento com agonista do GnRH não é eficaz, porque o desenvolvimento puberal precoce é independente desse hormônio.[62] Um ensaio clínico multicêntrico mostrou que o *tamoxifeno* diminui o sangramento vaginal, a velocidade de crescimento e a taxa de avanço da idade óssea.[63]

Hipotireoidismo primário

O hipotireoidismo primário de longa duração está associado à precocidade sexual. Pode se manifestar com desenvolvimento prematuro das mamas ou sangramento vaginal isolado. Observa-se a presença de galactorreia se o nível sérico de prolactina estiver elevado. Na ultrassonografia pélvica são detectados cistos ovarianos solitários ou múltiplos. O hipotireoidismo primário constitui a única causa de puberdade precoce associada a uma idade óssea tardia. Essas características retornam ao normal dentro de poucos meses após o início do tratamento com *levotiroxina*.

Hiperplasia suprarrenal congênita

A *puberdade precoce heterossexual* é sempre de origem periférica e, com mais frequência, é causada por HSRC. Na maioria das meninas adolescentes não tratadas ou que receberam tratamento inadequado e em alguns meninos adolescentes não há desenvolvimento espontâneo de puberdade isossexual verdadeira até a instituição do tratamento correto. Na maioria das pacientes tratadas de modo satisfatório desde o início da vida, a puberdade começa na idade cronológica esperada. Três defeitos das enzimas suprarrenais – deficiência de 21-hidroxilase, deficiência de 11β-hidroxilase e deficiência de 3β-hidroxiesteroide desidrogenase (3β-HSD) – podem levar à precocidade heterossexual e à virilização dos órgãos genitais externos, devido ao aumento da produção de androgênios que começa na vida intrauterina.[64] A apresentação clínica das várias formas de HSRC depende dos seguintes fatores: (i) a enzima afetada, (ii) a extensão da atividade enzimática residual e (iii) as consequências fisiológicas causadas pelas deficiências dos produtos finais e excessos de esteroides precursores.

Deficiência de 21-hidroxilase

A maioria das pacientes com HSRC clássica apresenta deficiência de 21-hidroxilase (Figura 8.13). Todas as formas de deficiência de 21-hidroxilase são causadas por mutações homozigotas ou heterozigotas compostas no gene humano *CYP21A2*, que codifica a enzima 21-hidroxilase; no portador, o estado heterozigoto ocorre mutação de apenas um alelo. Dois genes *CYP21A2*, um gene *CYP21A2B* que codifica a enzima funcional e um pseudogene denominado *CYP21A2A* estão situados muito próximos entre

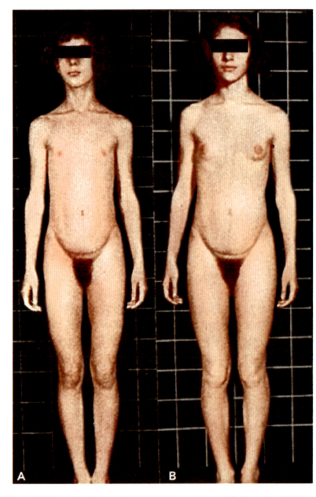

Figura 8.13 **A.** Menina de 10 anos e 6 meses com deficiência de 21-hidroxilase antes do tratamento. A excreção de 17-cetosteroides (KS) era de 34 mg/dia. **B.** A mesma paciente depois de 9 meses de tratamento com cortisona (excreção de 17-KS:4,6 mg/dia). (De: **Wilkins L.** *The Diagnosis and Treatment of Endocrine Disorders in Childhood and Adolescence.* 3rd ed. Springfield, IL: Charles C Thomas; 1965:439, com autorização.)

si no *locus* de histocompatibilidade principal no braço curto do cromossomo 6. Pelo menos um quarto dos casos de deficiência de 21-hidroxilase resulta de *crossing-over* desigual e recombinação genética entre os dois genes durante a meiose. As mutações graves não se correlacionam com a gravidade do fenótipo, e a variabilidade fenotípica provavelmente depende da atividade de outros genes que interagem.[65]

O rastreamento neonatal sugere uma incidência de cerca de 1 em 15 mil nascimentos. Devido à localização do gene dentro do *locus* de histocompatibilidade principal, os irmãos com deficiência de 21-hidroxilase habitualmente apresentam tipos idênticos de antígeno leucocitário humano (HLA). Existem várias formas de deficiência de 21-hidroxilase, incluindo a virilizante simples (normalmente identificada ao nascimento devido à ambiguidade genital), a perdedora de sal (em que há comprometimento da secreção de mineralocorticoides e glicocorticoides) e a de início tardio ou não clássica (em que o desenvolvimento heterossexual ocorre na idade esperada da puberdade). As denominadas formas clássicas incluem as formas virilizante simples e a perdedora de sal. A forma não clássica é discutida na seção seguinte sobre desenvolvimento puberal heterossexual.

A deficiência de 21-hidroxilase resulta em comprometimento da conversão da 17α-hidroxiprogesterona em 11-desoxicortisol e da progesterona em desoxicorticosterona (Figura 8.14). Em consequência, há acúmulo de precursores, e ocorre aumento da conversão em androgênios suprarrenais. Como o desenvolvimento dos órgãos genitais externos é controlado por androgênios, na forma clássica desse distúrbio, as meninas nascem com genitália ambígua, incluindo aumento do clitóris e fusão das pregas labioescrotais e seio urogenital (Figura 8.15). Os órgãos genitais internos (incluindo o útero, as tubas uterinas e os ovários) apresentam desenvolvimento normal, já que não são afetados pelos níveis elevados de androgênios. Em três quartos dos casos com deficiência clássica de 21-hidroxilase, ocorre perda de sal, definida por hiponatremia, hiperpotassemia e hipotensão arterial. É importante reconhecer que a extensão da virilização pode ser igual na HSRC virilizante simples e na perdedora de sal. Consequentemente, **até mesmo um recém-nascido com deficiência de 21-hidroxilase que apresenta virilização leve deve ser rigorosamente observado à procura de sinais de uma crise que comporta risco de morte nas primeiras horas, dias ou semanas de vida.** Durante a infância, as meninas não tratadas com a forma clássica apresentam crescimento rápido, e possuem idade óssea avançada, entram precocemente na puberdade, exibem fechamento precoce das epífises e, por fim, têm baixa estatura na vida adulta. A HSRC com tratamento apropriado constitui o único distúrbio hereditário de diferenciação sexual em que há possibilidade de gravidez normal. **As formas clássicas da deficiência de 21-hidroxilase são facilmente diagnosticadas com base na presença de ambiguidade genital e acentuada elevação dos níveis de 17α-hidroxiprogesterona.** Nos EUA, alguns estados dispõem de programas de rastreamento neonatal para detectar a deficiência de 21-hidroxilase por ocasião do nascimento.

3β-hidroxiesteroide desidrogenase

A deficiência de 3β-HSD causada por mutações no gene *HSD3B2*, que codifica a enzima 3β-HSDII, afeta a síntese de glicocorticoides, mineralocorticoides e esteroides sexuais. Normalmente, os níveis de 17-hidroxipregnenolona e de DHEA estão elevados (ver Figura 8.14). A forma clássica do distúrbio, que é detectável por ocasião do nascimento, é muito rara, e as meninas afetadas podem ser apenas levemente masculinizadas. Nos casos graves, pode haver perda de sal.

Uma forma não clássica desse distúrbio pode estar associada à puberdade precoce heterossexual (como na forma clássica, quando não tratada), porém é mais frequente a ocorrência de hiperandrogenismo pós-puberal. O excesso de androgênio em indivíduos com deficiência de 3β-HSD não clássica parece resultar dos androgênios derivados da conversão periférica de concentrações séricas elevadas de DHEA. Esse distúrbio é herdado como traço autossômico recessivo, e acredita-se que o alelismo no gene *3β-HSD* no cromossomo 1 seja responsável pelos graus variáveis de deficiência enzimática.

Deficiência de 11-hidroxilase

Acredita-se que a forma clássica da deficiência de 11-hidroxilase constitua de 5 a 8% de todos os casos de HSRC. A deficiência de 11-hidroxilase, que é causada por mutações no gene *CYP11B1*, resulta em incapacidade de conversão do 11-desoxicortisol em cortisol, com consequente acúmulo de precursores androgênicos **(ver Figura 8.14)**. Nesse distúrbio, são observados níveis acentuadamente elevados de 11-desoxicortisol e desoxicorticosterona. Como a desoxicorticosterona atua como mineralocorticoide, muitos indivíduos com esse distúrbio tornam-se hipertensos. Foi relatada uma forma não clássica leve de deficiência de 11-hidroxilase, que aparentemente é muito incomum.[64]

Tratamento da hiperplasia suprarrenal congênita

O tratamento da HSRC é feito com a reposição dos hormônios esteroides deficientes. A *hidrocortisona* (10 a 20 mg/m^2 de área de superfície corporal) ou seu equivalente é administrada diariamente em doses fracionadas para suprimir os níveis elevados de corticotropina hipofisária e, assim, suprimir os níveis elevados de androgênios. Com esse tratamento, deve haver regressão dos sinais de excesso de androgênio. Nas crianças, é preciso monitorar cuidadosamente a velocidade de crescimento, a idade óssea e os níveis hormonais, pois tanto a reposição excessiva como a reposição insuficiente podem resultar em fechamento prematuro das epífises e também em baixa estatura. Os dados atuais indicam que o diagnóstico precoce e a adesão ao tratamento levam à altura da mulher adulta dentro de um desvio padrão da altura-alvo prevista em meninas com deficiência de 21-hidroxilase.[66]

Em geral, há necessidade de reposição de mineralocorticoides em pacientes com deficiência de 21-hidroxilase, com ou sem perda de sal. O objetivo do tratamento com glicocorticoides deve consistir na supressão dos níveis matinais de 17α-hidroxiprogesterona entre 300 e 900 ng/dℓ. Deve-se administrar *fludrocortisona* diariamente em dose suficiente para suprimir a atividade da renina plasmática para menos de 5 mg/mℓ por hora.

É possível estabelecer o diagnóstico de deficiência de 21-hidroxilase no período pré-natal em mulheres com risco de dar à luz a um lactente afetado.[64] O diagnóstico é estabelecido pela documentação de níveis elevados de 17α-hidroxiprogesterona ou 21-desoxicortisol no líquido amniótico. Também é possível estabelecer o diagnóstico genético com o uso de sondas específicas e células obtidas por coleta de amostra das vilosidades coriônicas ou amniocentese. A *dexametasona*, administrada à gestante, atravessa a placenta e pode reduzir ou evitar a virilização; entretanto, há um risco materno de hipercortisolismo induzido e possíveis efeitos de neurodesenvolvimento e físicos no lactente. Embora os riscos permaneçam incertos, e nem todos os fetos de sexo feminino pareçam obter benefício, muitos pais podem escolher o tratamento pré-natal devido ao impacto psicológico da ambiguidade genital.[67]

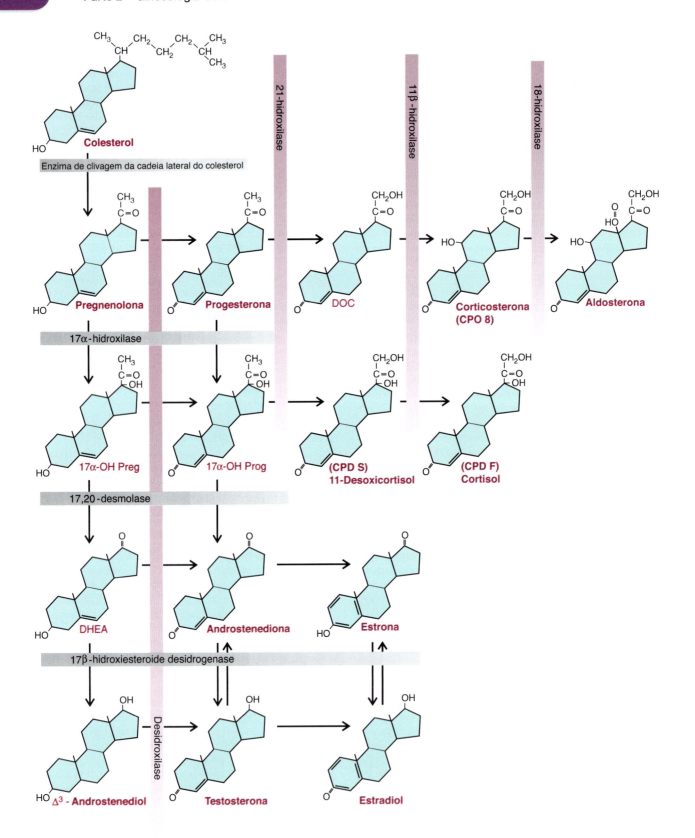

Figura 8.14 Vias dos esteroides gonadais e suprarrenais e enzimas necessárias para a conversão de esteroides. DOC, desoxicorticosterona; 17α-OH Preg., 17α-hidroxipregnenolona; 17α-OH Prog, 17α-hidroxiprogesterona; DHEA, sulfato de desidroepiandrosterona. (De: **Rebar RW, Kenigsberg D, Hodgen GD.** The normal menstrual cycle and the control of ovulation. In: Becker KL, ed. *Principles and Practice of Endocrinology and Metabolism.* 2nd ed. Philadelphia, PA: JB Lippincott; 1995:868-880, com autorização.)

Capítulo 8 • Puberdade

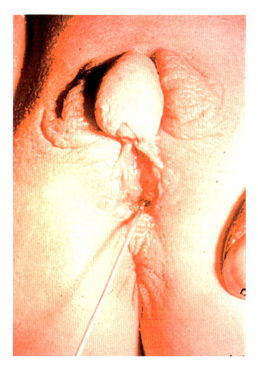

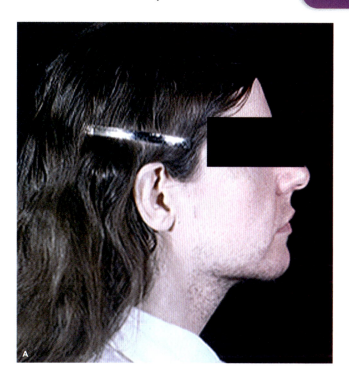

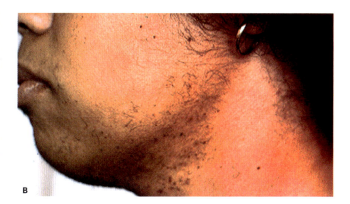

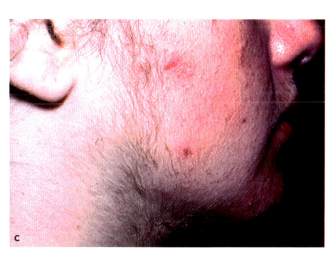

Figura 8.15 Recém-nascido do sexo feminino com cariótipo 46,XX e ambiguidade genital. Há hipertrofia evidente do clitóris, dois frênulos, a denominada escrotalização dos lábios maiores e um seio urogenital comum (sinalizado pela sonda). Essa criança apresentava deficiência de 21-hidroxilase. (De: **Rebar RW.** Normal and abnormal sexual differentiation and pubertal development. In: Moore TR, Reiter RC, Rebar RW et al., eds. *Gynecology and Obstetrics: A Longitudinal Approach.* New York: Churchill Livingstone; 1993:97-133, com permissão.)

As meninas com genitália ambígua podem necessitar de cirurgia nos órgãos genitais, incluindo recessão do clitóris e vaginoplastia. A realização dessa cirurgia deve considerar que a menina tenha tamanho apropriado para garantir que o procedimento seja o mais simples possível.

Desenvolvimento puberal heterossexual

[6] A SOP constitui a causa mais comum de desenvolvimento heterossexual na idade esperada da puberdade (Figura 8.16). Como a síndrome é heterogênea e pouco definida, as dificuldades clínicas afetam o diagnóstico e o tratamento.[68] Para simplificar, **a SOP pode ser definida como hiperandrogenismo dependente de LH.**[69] Os critérios de Rotterdam são comumente utilizados para identificar indivíduos com SOP e exigem a presença de pelo menos dois dos seguintes achados: oligo ou anovulação, sinais clínicos e/ou bioquímicos de hiperandrogenismo e ovários policísticos, com exclusão de outras etiologias (HSRC, tumores secretores de androgênio, síndrome de Cushing).[70] Na ultrassonografia, os ovários policísticos são definidos pela presença de 12 ou mais folículos em cada ovário, medindo de 2 a 9 mm de diâmetro e/ou aumento do volume ovariano (> 10 mℓ). As manifestações clínicas surgem em sua maioria em consequência do hiperandrogenismo e, com frequência, incluem hirsutismo com início na puberdade ou próximo a ela e menstruacdeões irregulares a partir da idade da menarca em virtude de oligo ou anovulação. **As manifestações clínicas são as seguintes:**

Figura 8.16 Hirsutismo facial típico em três mulheres com síndrome do ovário policístico. **A.** Mulher de 25 anos de idade. **B.** Jovem de 21 anos de idade. **C.** Jovem de 17 anos de idade.

1. As meninas afetadas podem apresentar ligeiro sobrepeso, embora isso não ocorra necessariamente.
2. Em casos raros, a menarca pode ser tardia, e pode ocorrer amenorreia primária.
3. Os níveis basais de LH tendem a estar elevados na maioria das mulheres afetadas, e a produção de androgênios está sempre aumentada, embora os níveis circulantes de androgênios possam estar próximos aos limites superiores da faixa normal em muitas mulheres afetadas.
4. Nas mulheres anovulatórias, os níveis de estrona são habitualmente mais altos do que os níveis de estradiol.
5. Como os níveis circulantes de estrogênios não estão diminuídos na SOP e ocorre elevação apenas discreta dos níveis de androgênios, as meninas afetadas tornam-se tanto feminizadas como masculinizadas por ocasião da puberdade. Esta é uma característica importante porque as meninas com formas clássicas de HSRC que não têm puberdade precoce (e até mesmo aquelas que apresentam puberdade precoce) tornam-se apenas masculinizadas na puberdade (não desenvolvem mamas).
6. Pode-se observar um certo grau de resistência à insulina, mesmo na ausência de intolerância à glicose manifesta.[71]
7. A ultrassonografia revela frequentemente, mas nem sempre, a presença de ovários policísticos.

Diagnóstico diferencial e avaliação

A distinção entre SOP e as formas não clássicas de HSRC pode representar um desafio.[69] A avaliação é efetuada da seguinte maneira:

1. **Alguns médicos defendem a medição dos níveis de 17α-hidroxiprogesterona em todas as mulheres com hirsutismo.** Embora os valores de 17α-hidroxiprogesterona estejam, em geral, elevados mais de 100 vezes em indivíduos com deficiência clássica de 21-hidroxilase, pode ou não haver elevação nas formas não clássicas de início tardio do distúrbio.
2. **A determinação da 17α-hidroxiprogesterona pode identificar mulheres com várias formas de deficiência de 11-hidroxilase.**
3. **Os níveis basais de DHEAS e de 17α-hidroxiprogesterona podem estar moderadamente elevados em pacientes com SOP, o que dificulta ainda mais o diagnóstico.**
4. **Para rastreamento da HSRC, deve-se medir a 17α-hidroxiprogesterona no início da manhã.**
5. **Em mulheres com menstruações cíclicas regulares, é importante medir a 17α-hidroxiprogesterona apenas na fase folicular, uma vez que os níveis basais aumentam na metade do ciclo e na fase lútea.**

As medições da 17α-hidroxiprogesterona parecem ser úteis em populações com alto risco de deficiência de 21-hidroxilase não clássica de início tardio. Na população branca, o gene ocorre em apenas em 1 em mil indivíduos, porém é observado em 1 em 27 judeus asquenazes, 1 em 40 hispânicos, 1 em 50 iugoslavos e 1 em 300 italianos.[65] A incidência é elevada entre esquimós e franco-canadenses. Por outro lado, o rastreamento poderia ser restrito a adolescentes com hirsutismo que apresentam as características "típicas" da deficiência de 21-hidroxilase não clássica, incluindo hirsutismo acentuado com início na puberdade, "achatamento" das mamas (i. e., desfeminização), estatura mais baixa do que outros familiares e níveis elevados de DHEAS (entre 5.000 e 7.000 ng/mℓ). As mulheres com forte histórico familiar de hirsutismo ou de hipertensão devem ser submetidas a rastreamento **(Figura 8.17)**.[39]

Níveis basais de 17α-hidroxiprogesterona

Níveis basais de 17α-hidroxiprogesterona acima de 800 ng/dℓ são praticamente diagnósticos de HSRC. Os níveis situados entre 300 e 800 ng/dℓ exigem um teste de estimulação com corticotropina para distinguir entre SOP e HSRC. Há a possibilidade de também ocorrer deficiência de 21-hidroxilase não clássica, mesmo quando os níveis basais de 17α-hidroxiprogesterona estão abaixo de 300 ng/dℓ, exigindo, assim, a realização do teste de estimulação nesses casos.

Teste de estimulação com cosintropina

O teste de estimulação mais comumente utilizado envolve a medição da 17α-hidroxiprogesterona 30 minutos após a administração em bolo de 0,25 mg de cosintropina sintética (*Cortrosyn*).[72] Em mulheres normais, esse valor raramente ultrapassa 400 ng/dℓ. As pacientes com deficiência clássica de 21-hidroxilase alcançam níveis máximos de 3.000 ng/dℓ ou mais. As pacientes com deficiência de 21-hidroxilase não clássica frequentemente alcançam níveis de 1.500 ng/dℓ ou mais. As portadoras heterozigotas alcançam níveis máximos de até cerca de 1.000 ng/dℓ. Em mulheres com hirsutismo que apresentam hipertensão, os níveis de 11-desoxicortisol podem ser determinados durante o teste. Se houver elevação dos níveis de 11-desoxicortisol e 17α-hidroxiprogesterona, o diagnóstico é de deficiência de 11-hidroxilase rara. Apenas as medições de vários precursores dos esteroides após estimulação com corticotropina podem identificar indivíduos com formas não clássicas de deficiência de 3β-HSD.

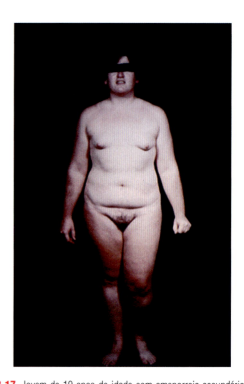

Figura 8.17 Jovem de 19 anos de idade com amenorreia secundária e acne e hirsutismo acentuados que surgiram na idade normal da puberdade. O teste de estimulação com corticotropina documentou a deficiência de 21-hidroxilase não clássica. O achatamento das mamas é visível. A paciente era mais baixa do que a sua única irmã e sua mãe.

Os níveis elevados de 17α-hidroxiprogesterona, presentes em todas as formas de deficiência de 21-hidroxilase, são rapidamente suprimidos pela administração de corticoides exógenos. Mesmo uma dose única de um glicocorticoide, como a *dexametasona*, irá suprimir a 17α-hidroxiprogesterona na HSRC, mas não nas neoplasias ovarianas e suprarrenais virilizantes.

Hirsutismo

Foi sugerido que o bloqueio do receptor de androgênio pode ser preferível à administração de glicocorticoides como tratamento primário da deficiência de 21-hidroxilase não clássica.[73] Embora a menstruação habitualmente (mas nem sempre) se torne regular logo após o início do tratamento com glicocorticoides, o hirsutismo nesse distúrbio é notavelmente imune aos glicocorticoides. Podem não ocorrer ciclos ovulatórios mesmo com tratamento adequado, e pode ser necessário induzir a ovulação.

A diferenciação das formas não clássicas de HSRC do hirsutismo idiopática pode ser difícil. As mulheres com hirsutismo idiopático apresentam menstruações (ovulatórias) regulares, descartando a possibilidade de SOP. A confusão pode ser criada pelo fato de que algumas mulheres com HSRC não clássica podem continuar ovulando. Os níveis basais de 17α-hidroxiprogesterona são normais no hirsutismo idiopático, assim como a resposta à estimulação com hormônio adrenocorticotrófico. O hirsutismo idiopático representa um aumento da ação androgênica no folículo piloso.[74]

Disgenesia gonadal mista

O termo *disgenesia gonadal mista* é utilizado para designar indivíduos com desenvolvimento gonadal assimétrico, com tumor de células germinativas ou com testículo de um lado e uma estria indiferenciada, gônada rudimentar ou sua ausência do outro lado. Em sua maioria, os indivíduos com esse distúrbio raro apresentam cariótipo em mosaico 45,X/46,XY e são criados como indivíduos do sexo feminino que possuem virilização na puberdade. A gonadectomia é indicada para remover a fonte de androgênios e para eliminar qualquer risco de neoplasia.

Formas raras de pseudo-hermafroditismo masculino

Os indivíduos com formas raras de pseudo-hermafroditismo masculino, particularmente deficiência de 5α-redutase (a denominada *síndrome do pênis aos 12 anos*) e a *síndrome de Reinfenstein*, geralmente possuem órgãos genitais externos ambíguos, com virilização variável na puberdade. Raramente, pode ocorrer *síndrome de Cushing* durante a puberdade, bem como neoplasias suprarrenais ou ovarianas secretoras de androgênios.

AMBIGUIDADE GENITAL AO NASCIMENTO

Os órgãos genitais externos ambíguos em um recém-nascido representam um grande desafio para o diagnóstico. A avaliação imediata é de importância crítica para identificar um possível distúrbio potencialmente fatal e definir o gênero correto do indivíduo. O principal diagnóstico até a exclusão é a HSRC, por ser o único distúrbio que comporta risco de morte. É necessário ter muita sensibilidade para interagir com a família, e não se deve tentar adivinhar o sexo do bebê. A incidência de ambiguidade genital é de 1 em 4.500, embora possa haver certo grau de virilização masculina deficiente ou virilização feminina em até 2% dos nascimentos vivos.[75]

Sinais físicos

É importante que os pais recebam o suporte necessário durante os 3 a 4 dias necessários para realizar a avaliação. Muitos médicos acreditam que é fundamental não atribuir qualquer significado incomum à ambiguidade genital e tratar a anormalidade exatamente como apenas um "defeito congênito". Os médicos devem ressaltar que a criança deverá ter um desenvolvimento psicossexual normal independentemente do sexo de criação escolhido. Deve-se decidir por um nome compatível com ambos os sexos, ou o nome da criança deve ser adiado até os exames estarem completos.

Embora o diagnóstico habitualmente não seja evidente ao exame, existem algumas características úteis que ajudam na diferenciação (ver **Figura 8.15**). **Nos meninos normais há apenas um único frênulo na linha média, na face ventral do pênis; nas meninas normais há dois frênulos laterais à linha média. Uma menina com aumento do clitóris ainda apresenta dois frênulos, enquanto um menino com hipospadia tem um único frênulo na linha média ou várias faixas fibrosas irregulares (bandas).** É importante determinar a presença ou não de qualquer derivado mülleriano. Os estudos realizados sugerem que a RM pode constituir o método mais eficaz para avaliar a presença de tecido mülleriano no lactente.[76]

A localização ou a consistência da gônada podem ser úteis para deduzir a sua composição. Uma gônada localizada nos lábios maiores ou na região inguinal quase sempre contém tecido testicular. Em geral, o testículo tem consistência mais mole do que o ovário ou a gônada em estria e tendência a ser circundado por vasos sanguíneos, conferindo-lhe uma tonalidade avermelhada. Comumente, o ovário é branco, fibroso e com convoluções. Uma gônada que tenha consistência não homogênea pode ser um ovotéstis, ou um testículo ou gônada em estria que sofreu transformação neoplásica. Na ausência de uma tuba uterina bem diferenciada apenas de um lado, é provável que esse lado contenha um testículo ou um ovotéstis.

Diagnóstico e conduta

A conduta clínica ideal inclui os seguintes aspectos:[77]

1. A definição do gênero deve ser evitada antes de uma avaliação especializada do recém-nascido.
2. A avaliação e o tratamento a longo prazo devem ser efetuados por uma equipe multiprofissional experiente (endocrinologista pediátrico, urologista pediátrico, geneticista, psicólogo clínico e ginecologista).
3. É necessário definir o gênero de todos os indivíduos após avaliação apropriada.
4. Uma conversa aberta com os pacientes e familiares é essencial, e deve-se incentivar a participação deles na tomada de decisões.
5. As opiniões do paciente e dos familiares devem ser respeitadas e consideradas com absoluto sigilo.

Os exames de primeira linha em recém-nascidos incluem:

1. **Cariotipagem com detecção por sonda específica de X e Y (mesmo quando se dispõe do cariótipo pré-natal).**

2. Medição dos níveis séricos de 17-hidroxiprogesterona, testosterona, gonadotrofinas, hormônio antimülleriano e eletrólitos.
3. Ultrassonografia abdominal e pélvica (para avaliação da anatomia da vagina, do útero ou do seio urogenital, descartar a possibilidade de anomalias renais e localizar gônadas nas regiões inguinais).
4. Exame de urina (para determinação das proteínas como rastreamento de qualquer anomalia renal associada).

Em geral, os resultados desses exames estão disponíveis em 48 horas e são suficientes para estabelecer um diagnóstico funcional. Se houver necessidade, outros exames podem incluir:[78]

1. Testes de estimulação com gonadotrofina coriônica humana e adrenocorticotropina para avaliar a biossíntese de esteroides testiculares e suprarrenais.
2. Análise dos esteroides urinários por cromatografia gasosa com espectroscopia de massa.
3. Outros exames de imagem.
4. Biopsias de material gonadal.
5. Testes genéticos mais detalhados.

Embora a ambiguidade genital seja quase sempre identificada ao nascimento, ela pode não ser reconhecida durante vários anos. Podem surgir dúvidas quanto à mudança do sexo de criação. Quanto mais cedo for possível efetuar qualquer mudança necessária no sexo de criação, melhor para o indivíduo. De qualquer modo, **na presença de ambiguidade genital, a cirurgia para tornar os órgãos genitais externos (e seu desenvolvimento) compatíveis com o sexo de criação do indivíduo é justificada, porém nem sempre é totalmente bem-sucedida.** A recessão do clitóris e a clitorectomia constituem os procedimentos cirúrgicos realizados com mais frequência.

Teratógenos

É importante reconhecer que a genitália ambígua pode resultar da ingestão materna de várias substâncias teratogênicas, a maioria das quais consiste em esteroides sintéticos. A exposição ao teratógeno deve ocorrer no início da gravidez, durante a organogênese genital. Nem todos os fetos expostos manifestam as mesmas anomalias nem necessariamente a presença de anomalias. A princípio, a maioria dos esteroides sintéticos com propriedades androgênicas, incluindo progestágenos fracamente androgênicos, pode afetar a diferenciação genital feminina. Entretanto, as doses necessárias para produzir ambiguidade genital são, em geral, tão altas, que a preocupação é apenas teórica. O *danazol* é o único agente que pode causar ambiguidade genital quando ingerido em quantidades clinicamente usadas. Não há evidências de que a ingestão inadvertida de contraceptivos orais, que contêm doses relativamente baixas de esteroides, possa resultar em virilização.[79]

REFERÊNCIAS BIBLIOGRÁFICAS

1. **Tanner JM.** *Growth at Adolescence.* 2nd ed. Oxford, UK: Blackwell Scientific Publications; 1962.
2. **Hochberg Z, Blesky J.** Evo-devo of human adolescence: beyond disease models of early puberty. *BMC Medicine* 2013;11:113.
3. **Fisher M, Eugster E.** What's in our environment that effects puberty? *Reprod Toxicol* 2014;44:7–14.
4. **Flynn-Evans EE, Stevens RG, Tabandeh H, et al.** Effect of light perception on menarche in blind women. *Ophthalmic Epidemiol* 2008;16:243–248.
5. **Abreu AP, Kaiser UB.** Pubertal development and regulation. *Lancet Diabetes Endocrinol* 2016;4:254–264.
6. **Baker ER.** Body Weight and the initiation of puberty. *Clin Obstet Gynecol* 1985;28:573–579.
7. **deRidder CM, Thijssen JHH, Bruning PF, et al.** Body fat mass, body fat distribution, and pubertal development: a longitudinal study of physical and hormonal sexual maturation of girls. *J Clin Endocrinol Metab* 1992;75:442–446.
8. **Wang Y, Dinse G, Rogan W.** Birth weight, early weight gain and pubertal maturation: a longitudinal study. *Pediatr Obes* 2012;7:101–109.
9. **Marshall WA, Tanner JM.** Variations in patterns of pubertal changes in girls. *Arch Dis Child* 1969;44:291–303.
10. **Cutler GB Jr.** The role of estrogen in bone growth and maturation during childhood and adolescence. *J Steroid Biochem Mol Biol* 1997;61:141–144.
11. **Copeland KC, Chernausek S.** Mini-puberty and growth. *Pediatrics* 2016;138:pii: e20161301.
12. **Greulich WW, Pyle SI.** *Radiographic Atlas of Skeletal Development of the Hand and Wrist.* 2nd ed. London, England: Oxford University Press; 1959.
13. **Bayley N, Pinneau SR.** Tables for predicting adult height from skeletal age: revised for use with the Greulich-Pyle hand standards. *J Pediatr* 1952;40:423–441.
14. **Kaplan SL, Grumbach MM, Aubert ML.** The ontogenesis of pituitary hormones and hypothalamic factors in the human fetus: maturation of central nervous system regulation of anterior pituitary function. *Recent Prog Horm Res* 1976;32:161–243.
15. **Conte FA, Grumbach MM, Kaplan SL.** A diphasic pattern of gonadotropin secretion in patients with the syndrome of gonadal dysgenesis. *J Clin Endocrinol Metab* 1975;40:670–674.
16. **Boyar RM, Finkelstein JW, Roffwarg HP, et al.** Synchronization of augmented luteinizing hormone secretion with sleep during puberty. *N Engl J Med* 1972;287:582–586.
17. **Boyar RM, Rosenfeld RS, Kapen S, et al.** Simultaneous augmented secretion of luteinizing hormone and testosterone during sleep. *J Clin Invest* 1974;54:609–618.
18. **Boyar RM, Wu RHK, Roffwarg H, et al.** Human puberty: 24-hour estradiol patterns in pubertal girls. *J Clin Endocrinol Metab* 1976;43:1418–1421.
19. **Grumbach MM.** The neuroendocrinology of puberty. In: Krieger DT, Hughes JC, eds. *Neuroendocrinology.* Sunderland, MA: Sinauer Associates; 1980:249–258.
20. **Penny R, Olambiwonnu NO, Frasier SD.** Episodic fluctuations of serum gonadotropins in pre- and post-pubertal girls and boys. *J Clin Endocrinol Metab* 1977;45:307–311.
21. **Judd HL, Parker DC, Siler TM, et al.** The nocturnal rise of plasma testosterone in pubertal boys. *J Clin Endocrinol Metab* 1974;38:710–713.
22. **Grumbach MM, Kaplan SL.** The neuroendocrinology of human puberty: an ontogenetic perspective. In: Grumbach MM, Sizonenko PC, Aubert ML, eds. *Control of the Onset of Puberty.* Baltimore, MD: Williams & Wilkins; 1990:1–62.
23. **Tena-Sempere M.** Deciphering puberty: novel partners, novel mechanisms. *European J of Endocrinol* 2012;167:733–747.

24. **Carel JC, Leger J.** Precocious puberty. *N Engl J Med* 2008;358:2366–2377.
25. **Palmert M, Dunkel L.** Delayed puberty. *N Engl J Med* 2012;366:443–453.
26. **Buttram VC Jr, Gibbons WE.** Müllerian anomalies: a proposed classification (an analysis of 144 cases). *Fertil Steril* 1979;32:40–46.
27. **Grimbizis GF, Gordts S, Di Spiezio Sardo A, et al.** The ESHRE/ESGE consensus on the classification of female genital tract congenital anomalies. *Hum Reprod* 2013;28:2032–2044.
28. **Herbst AL, Hubby MM, Azizi F, et al.** Reproductive and gynecological surgical experience in diethylstilbestrol-exposed daughters. *Am J Obstet Gynecol* 1981;141:1019–1028.
29. **Simpson JL.** Genetics of the female reproductive ducts. *Am J Med Genet* 1999;89:224–239.
30. **Taylor HS.** The role of HOX genes in the development and function of the female reproductive tract. *Semin Reprod Med* 2000;18:81–89.
31. **Philibert P, Biason-Lauber A, Rouzier R, et al.** Identification and functional analysis of a new WNT4 gene mutation among 28 adolescent girls with primary amenorrhea and mullerian duct abnormalities: a French collaborative study. *J Clin Endocrinol Metab* 2008;93:895–900.
32. **Buttram VC Jr, Reiter RC.** *Surgical Treatment of the Infertile Female.* Baltimore, MD: Williams & Wilkins; 1985:89.
33. **Bermejo C, Martinez Ten P, Cantarero R, et al.** Three-dimensional ultrasound in the diagnosis of Mullerian duct anomalies and concordance with magnetic resonance imaging. *Ultrasound Obstet Gynecol* 2010;35:593–601.
34. **Ellison JW, Wardak Z, Young MF, et al.** PHOG, a candidate gene for involvement in the short stature of Turner syndrome. *Hum Mol Genet* 1997;6:1341–1347.
35. **Cools M, Drop SL, Wolffenbuttel KP, et al.** Germ cell tumors in the intersex gonad: old paths, new directions, moving frontiers. *Endocr Rev* 2006;27:468–484.
36. **Bremer GL, Land JA, Tiebosch A, et al.** Five different histological subtypes of germ cell malignancies in an XY female. *Gynecol Oncol* 1993;50:247–248.
37. **Karnis MF, Zimon AE, Lalwani SI, et al.** Risk of death in pregnancy achieved through oocyte donation in patients with Turner syndrome: a national survey. *Fertil Steril* 2003;80:498–501.
38. **Practice Committee of the American Society for Reproductive Medicine.** Increased maternal cardiovascular mortality associated with pregnancy in women with Turner syndrome. *Fertil Steril* 2012;97:282–284.
39. **Gonzalez L, Witchel SF.** The patient with Turner syndrome: puberty and medical management concerns. *Fertil Steril* 2012;98:780–786.
40. **Kustin J, Rebar RW.** Hirsutism in young adolescent girls. *Pediatr Ann* 1986;15:522.
41. **Achermann JC, Jameson JL.** Advances in the molecular genetics of hypogonadotropic hypogonadism. *J Pediatr Endocrinol Metab* 2001;14:3–15.
42. **Herbison AE.** Genetics of puberty. *Horm Res* 2007;68:75–79.
43. **Kallmann FJ, Schoenfeld WA, Barrera SE.** The genetic aspects of primary eunuchoidism. *Am J Ment Defic* 1944;48:203–236.
44. **Schwanzel-Fukuda M, Jorgenson KL, Bergen HT, et al.** Biology of normal luteinizing hormone-releasing hormone neurons during and after their migration from olfactory placode. *Endocr Rev* 1992;13:623–634.
45. **Henek M, Wevrick R.** The role of genomic imprinting in human developmental disorders: lessons from Prader-Willi syndrome. *Clin Genet* 2001;59:156–164.
46. **Beales PL, Warner AM, Hitman GA, et al.** Bardet-Biedl syndrome: a molecular and phenotypic study of 18 families. *J Med Genet* 1997;34:92–98.
47. **Tomlinson JN, Holden N, Hills RK, et al.** Association between premature mortality and hypopituitarism. West Midlands Prospective Hypopituitary Study Group. *Lancet* 2001;357:425–431.
48. **Vance ML.** Hypopituitarism. *N Engl J Med* 1994;330:1651–1662.
49. **Braunstein GD, Whitaker JN, Kohler PO.** Cerebellar dysfunction in Hand-Schüller-Christian disease. *Arch Intern Med* 1973;132:387–390.
50. **Yalamanchi S, Dobs A, Greenblatt R.** Gonadal function and reproductive health in women with HIV infection. *Endocrinol Metab Clin North Am* 2014;43:731–741.
51. **Vigersky RA, Loriaux DL, Andersen AE, et al.** Anorexia nervosa: behavioral and hypothalamic aspects. *J Clin Endocrinol Metab* 1976;5:517–535.
52. **Gold PW, Gwirtsman H, Avgerinos PC, et al.** Abnormal hypothalamic-pituitary-adrenal function in anorexia nervosa: pathophysiologic mechanisms in underweight and weight-corrected patients. *N Engl J Med* 1986;314:1335–1342.
53. **Vigersky RA, Andersen AE, Thompson RH, et al.** Hypothalamic dysfunction in secondary amenorrhea associated with simple weight loss. *N Engl J Med* 1977;297:1141–1145.
54. **Hughes I, Davies J, Bunch T, et al.** Androgen insensitivity syndrome. *Lancet* 2012;380:1419–1428.
55. **Haber HP, Wollmann HA, Ranke MB.** Pelvic ultrasonography: early differentiation between isolated premature thelarche and central precocious puberty. *Eur J Pediatr* 1995;154:182–186.
56. **Ibanez L, DiMartino-Nardi J, Potau N, et al.** Premature adrenarche–normal variant of forerunner of adult disease? *Endocr Rev* 2000;21:671–696.
57. **Carel JC, Eugster EA, Rogol A, et al.** Consensus statement on the use of gonadotropin-releasing hormone analogs in children. *Pediatrics* 2009;123:e752–e762.
58. **Carel JC, Roger M, Ispas S, et al.** Final height after long-term treatment with triptorelin slow-release for central precocious puberty: importance of statural growth after interruption of treatment. *J Clin Endocrinol Metab* 1999;84:1973–1978.
59. **Arrigo T, Cisternino M, Galluzzi F, et al.** Analysis of the factors affecting auxological response to GnRH agonist treatment and final height outcome in girls with idiopathic central precocious puberty. *Eur J Endocrinol* 1999;141:140–144.
60. **Oostdijk W, Rikken B, Schreuder S, et al.** Final height in central precocious puberty after long term treatment with a slow release GnRH agonist. *Arch Dis Child* 1996;75:292–297.
61. **Lyon AJ, DeBruyn R, Grant DB.** Transient sexual precocity and ovarian cysts. *Arch Dis Child* 1985;60:819–822.
62. **Weinstein LS, Shenker A, Gejman PV, et al.** Activating mutations of the stimulatory G protein in the McCune-Albright syndrome. *N Engl J Med* 1991;325:1688–1695.
63. **Eugster E.** Peripheral precocious puberty. *Horm Res* 2009;71(Suppl 1):64–67.
64. **Eugster EA, Rubin SD, Reiter EO, et al.** Tamoxifen treatment for precocious puberty in McCune-Albright syndrome: a multicenter trial. *J Pediatr* 2003;143:60–66.
65. **Speiser PW.** Congenital adrenal hyperplasia. In: Becker KL, ed. *Principles and Practice of Endocrinology and Metabolism.* 2nd ed. Philadelphia, PA: JB Lippincott; 1995:686–695.
66. **White PC, Speiser PW.** Congenital adrenal hyperplasia due to 21-hydroxylase deficiency. *Endocr Rev* 2000;21:245–291.

67. **Eugster EA, Dimeglio LA, Wright JC, et al.** Height outcome in congenital adrenal hyperplasia caused by 21-hydroxylase deficiency: a meta-analysis. *J Pediatr* 2001;138:3–5.
68. **Fernández-Balsells MM, Muthusamy K, Smushkin G, et al.** Prenatal dexamethasone use for the prevention of virilization in pregnancies at risk for classical congenital adrenal hyperplasia because of 21-hydroxylase (CYP21A2) deficiency: a systematic review and meta-analyses. *Clin Endocrinol (Oxf)* 2010;73:436–444.
69. **McCartney CR, Marshall JC.** Polycystic ovary syndrome. *N Engl J Med* 2016;375:54–64.
70. **Rebar RW.** Disorders of menstruation, ovulation, and sexual response. In: Becker KL, ed. *Principles and Practice of Endocrinology and Metabolism.* 2nd ed. Philadelphia, PA: Lippincott; 1995:880–899.
71. **The Rotterdam ESHRE/ASRM-Sponsored PCOS Concensus Workshop Group.** Revised 2003 consensus on diagnostic criteria and long-term health risks related to polycystic ovary syndrome. *Fertil Steril* 2004;81:19–25.
72. **Lewy VD, Danadian K, Witchel SF, et al.** Early metabolic abnormalities in adolescent girls with polycystic ovarian syndrome. *J Pediatr* 2001;138:38–44.
73. **New MI, Lorenzen F, Lerner AJ, et al.** Genotyping steroid 21-hydroxylase deficiency: hormonal reference data. *J Clin Endocrinol Metab* 1983;57:320–326.
74. **Spritzer P, Billaud L, Thalabard JC, et al.** Cyproterone acetate versus hydrocortisone treatment in late-onset adrenal hyperplasia. *J Clin Endocrinol Metab* 1990;70:642–646.
75. **Horton R, Hawks D, Lobo R.** 3α, 17β-Androstenediol glucuronide in plasma: a marker for androgen action in idiopathic hirsutism. *J Clin Invest* 1982;69:1203–1206.
76. **Blackless M, Charuvastra A, Derryck A, et al.** How sexually dimorphic are we? Review and synthesis. *Am J Hum Biol* 2000;12:151–166.
77. **Forstner R, Hricak H.** Congenital malformations of uterus and vagina. *Radiologe* 1994;34:397–404.
78. **Lee PA, Houk CP, Ahmed SF, et al.** Consensus statement on management of intersex disorders. International Consensus Conference on Intersex. *Pediatrics* 2006;118:e488–e500.
79. **Ogilvy-Stuart AL, Brain CE.** Early assessment of ambiguous genitalia. *Arch Dis Child* 2004;89:401–407.
80. **Bracken MB.** Oral contraception and congenital malformations in offspring: a review and meta-analysis of the prospective studies. *Obstet Gynecol* 1990;76:552–557.

CAPÍTULO 9

Ginecologia Pediátrica e Adolescente

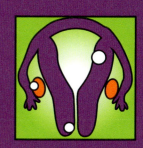

Paula J. Adams Hillard

PONTOS-CHAVE

1. As causas do sangramento uterino anormal variam com a idade, sendo o sangramento anovulatório o mais provável em adolescentes e na perimenopausa.
2. É mais comum massas pélvicas em adolescentes, como tumores funcionais ou neoplasias ovarianas benignas, enquanto os riscos de tumores ovarianos malignos aumentam com a idade.
3. Embora a ultrassonografia pélvica seja uma técnica excelente para imagens de massas pélvicas e as características ultrassonográficas possam sugerir características tranquilizadoras de uma massa ovariana, a possibilidade de malignidade deve ser sempre lembrada.
4. Sintomas vulvovaginais de qualquer tipo em uma criança devem levantar a possibilidade de um possível abuso sexual.
5. Os serviços preventivos para adolescentes devem ser baseados no conhecimento dos riscos comportamentais e da saúde que podem afetar o seu bem-estar futuro, incluindo o uso e abuso de substâncias, comportamentos sexuais que incentivam gravidez indesejada e infecções sexualmente transmissíveis (ISTs) e os sintomas de problemas psicológicos.

Os problemas ginecológicos das meninas e adolescentes pré-púberes são diferentes daqueles das mulheres adultas. No caso de meninas pré-púberes, existem diferenças significativas entre adolescentes e mulheres adultas na anatomia, bacteriologia, fisiologia, fisiopatologia e epidemiologia das condições ginecológicas que podem ocorrer. Enquanto os ginecologistas tendem a pensar na menarca como a linha divisória entre meninas e adolescentes, as diferenças reais nos tipos de condições ginecológicas que ocorrem durante a adolescência geralmente começam com o início da puberdade, quando a produção dos hormônios esteroides causa mudanças no desenvolvimento da mama **(Figura 9.1)**, o epitélio vaginal, o crescimento do útero e as mudanças vulvares no crescimento dos pelos.

A menarca marca o início da produção dos hormônios ovarianos cíclicos, levando ao sangramento menstrual, embora muitos ciclos menstruais iniciais sejam anovulatórios. Algumas anomalias genitais que podem se desenvolver na fase adulta são mais facilmente diagnosticadas na adolescência. A incidência de tumores ovarianos varia de acordo com a idade, e meninas e adolescentes são mais propensas a desenvolver tumores de células germinativas do que as mulheres adultas. Algumas das condições ginecológicas que ocorrem na adolescência estão relacionadas com comportamentos sexuais, resultando em riscos a infecções sexualmente transmissíveis (ISTs) e doença inflamatória pélvica (DIP). **As interações do ginecologista com uma adolescente às vezes são mais desafiadoras, porque elas estão em processo da compreensão da maturidade física, do desenvolvimento cognitivo e psicossocial, do relacionamento com a família e com os pares e com a sua sexualidade.**

Todas essas esferas não se desenvolvem de forma sincronizada, e uma adolescente pode parecer fisicamente mais madura do que seu desenvolvimento psicossocial ou cognitivo permite que ela se comporte. Esses são alguns aspectos de como uma adolescente enfrenta seus problemas ginecológicos, que são desafiadores. Por outro lado, as adolescentes costumam ser muito francas se tiver sido estabelecida uma relação de confiança com seu médico. Observar o crescimento e o desenvolvimento das adolescentes até a idade adulta pode ser imensamente gratificante, pois elas têm mais facilidade para alterar seu comportamento do que as mulheres adultas.

O exame ginecológico de meninas e adolescentes pré-púberes é discutido no Capítulo 1, assim como os elementos de comunicação que se aplicam da mesma forma a adolescentes e adultas. No entanto, **existem alguns aspectos da comunicação com meninas e adolescentes pré-púberes que são exclusivos dessas faixas etárias. É importante ter em mente que a maioria dos problemas médicos nas crianças leva à ansiedade materna, e a ansiedade materna ou dos pais pode se manifestar de diferentes maneiras.** Muitas vezes, o médico interage com um pai ou com uma mãe que não cumprem com suas responsabilidades parentais, são negligentes com a saúde da criança ou que, devido aos seus próprios problemas de saúde (física ou mental), incluindo transtornos por uso de substâncias, não dão os cuidados adequados para a filha. Essas situações não são muito comuns, mas em geral demandam intervenções multidisciplinares, incluindo consulta com uma assistente social ou notificando os serviços de proteção à criança. As condições ginecológicas de uma filha podem ser particularmente difíceis, pois podem reviver a história da mãe sobre violência, abuso sexual, exploração, coerção reprodutiva ou interações adversas com o sistema de saúde. **Os pais podem estar preocupados que uma condição ginecológica possa afetar a fertilidade futura da filha ou a sua capacidade de levar uma vida adulta sexualmente satisfatória.** O clínico deve identificar que essas preocupações são bastante comuns e deve abordá-las diretamente com informações precisas.

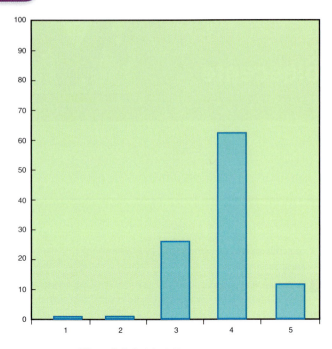

Figura 9.1 Estágio de Tanner para mamas.

A comunicação com crianças e bebês será feita principalmente com a mãe. O histórico ginecológico de uma criança incluirá os problemas descritos na Tabela 9.1.

Adolescentes que vão em uma consulta ginecológica costumam ser acompanhadas pelos pais – em geral a mãe. **O American College of Obstetricians and Gynecologists (ACOG) recomenda que a consulta inicial para orientação sobre a contracepção, o rastreamento e a prestação de serviços preventivos deve ocorrer entre os 13 e os 15 anos de idade.**[1] Essa consulta é uma oportunidade para o ginecologista observar diretamente a comunicação mãe-filha e avaliar se a relação parece ser aberta e de confiança ou se a mãe é excessivamente ansiosa, controladora, dominadora, autoritária ou permissiva. **É importante que os adolescentes se sintam seguros em relação à confidencialidade da consulta, a qual é essencial para se obter informações sobre comportamentos de risco, incluindo comportamentos sexuais, uso/abuso de substâncias e preocupações com a saúde mental.**[1,2] A garantia da confidencialidade pode ser um obstáculo para as adolescentes procurarem os serviços de saúde.

Na primeira consulta ginecológica de uma adolescente, ela normalmente está acompanhada de seus pais (geralmente a mãe) e, após as apresentações, o médico aborda as preocupações da mãe e confere se há questões de comportamentos de risco que ele deve estar ciente (Tabela 9.2).[3] Nesse momento, os conceitos de confidencialidade são explicados à mãe e são fornecidas orientações preventivas para a adolescente. A ordem em que a mãe e a filha são observadas é intencional, pois o médico ainda não conversou em particular com a adolescente, quando abordará generalidades do comportamento da adolescente. Posteriormente, a adolescente é atendida sozinha, os conceitos de sigilo são explicados e as questões psicossociais, abordadas. Entre os pediatras que acompanham adolescentes, essa avaliação é chamada de avaliação HEEADSSS (Tabela 9.3).[40]

5 Os serviços preventivos para adolescentes devem se basear no conhecimento dos riscos de comportamentos e da saúde que

Tabela 9.1	Ginecologia pediátrica – histórico.
Descrição dos sintomas da criança (se a criança se expressar verbalmente)	
Gíria/termos coloquiais (explicados pela mãe)	
Comparação dos sintomas atuais com os anteriores	
Histórico da mãe	
Sintomas	
Coceira	
Dor	
Queimação	
Eritema ou erupção cutânea (considerar documentação com fotografia)	
Localização dos sintomas	
"Vagina" em geral = vulva ou vestíbulo vaginal	
Sintomas urinários	
"Disúria" externa	
Gotejamento	
Perda urinária	
Corrimento vaginal	
Sangramento vaginal	
Constipação intestinal	
Sintomas	
Início	
Frequência	
Duração	
Fatores agravantes	
Fatores que aliviam	
Grau de interrupção das atividades da vida diária, incluindo creche/escola	
Tratamentos	
Terapias prescritas anteriormente e eficácia	
Remédios caseiros	
Higiene	
Banhos × chuveiros e frequência	
Banhos de espuma, sabonetes, xampus	
Crenças culturais e recomendações anteriores sobre banhos	
Supervisão da higiene pessoal	
Histórico de nascimento	
Histórico médico anterior	
Saúde geral	
Problemas médicos crônicos	
Remédios	
Hospitalizações	
Cirurgias	
Imunizações	
Alergias	
Histórico de abuso/abuso sexual	
Discussão de segurança com a criança: "Não, vá, diga"	

Capítulo 9 • Ginecologia Pediátrica e Adolescente

Tabela 9.2 Etapas para consulta de adolescente.

Etapa	Assuntos abordados	Médico em consulta com
1	Rever a estrutura da visita Obter o histórico da doença atual/principais preocupações Obter histórico médico anterior e familiar	Adolescente e progenitor(es)
2	Abordar as preocupações dos pais Fornecer orientação sobre prevenção e o desenvolvimento da adolescente Mostrar confidencialidade	Pai(s)
3	Demonstrar confidencialidade Obter histórico, incluindo sexualidade e comportamentos de risco	Adolescente
4	Fazer exame físico, como recomendado	Adolescente (+ pai/mãe, de acordo com a preferência da adolescente)
5	Resumir os achados e recomendações Determinar os parâmetros de envolvimento dos pais Determinar o método de notificação dos resultados laboratoriais Fornecer orientação preventiva	Adolescente
6	Resumir as descobertas e recomendações adequadamente	Adolescente e progenitor(es)

Tabela 9.3 Avaliação psicossocial HEEADSSS para adolescentes.

H	Casa [*Home*]
E	Educação e emprego [*Education and employment*]
E	Alimentação [*Eating*]
A	Atividades [*Activities*]
D	Drogas [*Drugs*]
S	Sexualidade [*Sexuality*]
S	Suicídio/depressão [*Suicide/depression*]
S	Segurança [*Safety*]

Adaptada de: **Klein DA, Goldenring JM, Adelman WP**. HEEADSSS 3.0: The psychosocial interview for adolescents updated for a new century fueled by media. *Contemp Pediatr* (serial online) 2014. Disponível em: https://mmcp.dhmh.maryland.gov/epsdt/healthykids/.../sec._4_add_heeadsss.pdf. Acesso em: 25 de setembro de 2017.

podem afetar sua saúde futuramente, incluindo o uso e abuso de substâncias, comportamentos sexuais que propiciam uma gravidez indesejada e infecções sexualmente transmissíveis (ISTs) e os sintomas de problemas de saúde mental.

Este capítulo tratará dos problemas ginecológicos de meninas e adolescentes pré-púberes. Os problemas ginecológicos tratados por faixa etária incluem sangramento, massas pélvicas e problemas vulvovaginais.

FAIXA ETÁRIA PRÉ-PUBERAL
Sangramento pré-puberal

No período anterior à menarca, que em geral não ocorre antes dos 9 anos, *qualquer* sangramento vaginal requer avaliação.

Para avaliar adequadamente uma menina com sangramento vaginal, o médico deve compreender os eventos da puberdade.[5-7] As alterações hormonais que controlam o funcionamento cíclico do eixo hipotálamo-hipófise-ovariano são descritas no Capítulo 7, e a compreensão da sequência normal desses eventos é fundamental para uma avaliação apropriada de uma menina no início das suas menstruações (ver Capítulo 8). A menarca geralmente ocorre quando uma adolescente atingiu o estágio de Tanner 3 ou 4 de desenvolvimento das mamas (ver **Figura 9.1**), e o sangramento na ausência de desenvolvimento das mamas deve ser investigado.

Diagnóstico diferencial de sangramento vaginal pré-puberal

Um leve sangramento vaginal pode ocorrer nos primeiros dias de vida, devido à falta de exposição a altos níveis de estrogênio materno. As novas mães de bebês do sexo feminino devem ser informadas dessa possibilidade para evitar problemas futuros. Após o período neonatal, as causas de sangramento que devem ser consideradas na faixa etária pré-púbere incluem abuso sexual, puberdade precoce, tumores ovarianos benignos e malignos, bem como lesões ou tumores vulvares, vaginais e cervicais (**Tabela 9.4**). A menstruação normalmente não ocorre antes do brotamento das mamas.[8,9]

As causas de sangramento nessa faixa etária variam de doenças comuns a doenças malignas, que podem ser fatais. Muitas vezes, a fonte do sangramento é difícil de identificar, e os pais que veem sangue nas fraldas ou calcinhas de uma criança podem não ter certeza se é do trato urinário, da vagina ou do reto. Os pediatras geralmente procuram as causas urinárias de sangramento e fatores gastrintestinais – constipação intestinal e/ou fissura anal e doença inflamatória intestinal devem ser considerados. A possibilidade de abuso deve sempre ser avaliada em meninas com algum sintoma vulvovaginal, principalmente se houver sangramento.[10] A falha na detecção do abuso sexual pode deixar uma criança em perigo.

Tabela 9.4	Causas de sangramento vaginal em meninas pré-púberes.
Vulvar e externo	
	Vulvite com escoriação
	Traumatismo (p. ex., lesão acidental [queda de cavalo] ou abuso sexual)
	Líquen escleroso
	Condilomas
	Molusco contagioso
	Prolapso uretral
Vaginal	
	Vaginite
	Corpo estranho
	Traumatismo (abuso, penetração)
	Tumor vaginal
Uterino	
	Puberdade precoce
Tumor ovariano	
	Tumor de células da granulosa
	Tumor de células germinativas
Estrogênios exógenos	
	Tópico
	Via oral
Outros	
	Síndrome de McCune-Albright

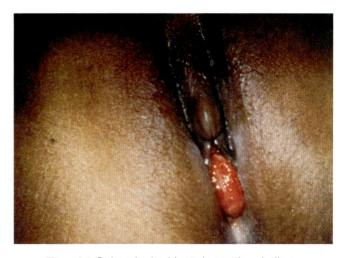

Figura 9.2 Prolapso (carúncula) uretral em menina pré-púbere.

Lesões vulvares

A irritação vulvar pode causar prurido com escoriação, maceração da pele vulvar ou fissuras que podem sangrar. Outras causas externas visíveis de sangramento nessa faixa etária incluem o prolapso uretral, condilomas, líquen escleroso ou molusco contagioso. **O prolapso uretral pode apresentar-se agudamente com uma massa sensível que pode ser friável ou sangrar levemente; é mais comum em meninas afro-americanas e às vezes confundido com tumor vaginal (Figura 9.2).** Sua apresentação clássica é uma massa circundando simetricamente a uretra. Em geral, é tratada clinicamente com a aplicação tópica de estrogênios, embora alguns autores defendam a excisão cirúrgica primária.[11] A presença de condiloma deve levar ao questionamento sobre o abuso, apesar de se sugerir que **o condiloma que surge durante os primeiros anos de vida possa ser adquirido perinatalmente a partir de infecção materna com papilomavírus humano (HPV) (Figura 9.3)**[12]. Escoriação e hemorragia subepitelial ("bolhas de sangue") na pele podem causar sangramento externo na presença de líquen escleroso pré-púbere; esse achado às vezes é erroneamente identificado como abuso e as condições não são mutuamente exclusivas **(Figura 9.4)**.[13] **Embora a maioria dos ginecologistas reconheça o aparecimento de líquen escleroso em mulheres na pós-menopausa, a condição pode ocorrer em meninas pré-púberes e não ser reconhecida por médicos não familiarizados com essa condição.** Como acontece com as mulheres adultas, a causa do líquen escleroso permanece incerta; uma ocorrência familiar foi identificada.[14]

Corpo estranho

Um corpo estranho na vagina é uma causa comum de corrimento vaginal, que pode ser purulento ou sangramento. Crianças pequenas exploram todos os orifícios e podem colocar todos os tipos de pequenos objetos dentro de suas vaginas **(Figura 9.5)**. Um objeto, como um pequeno brinquedo de plástico, às vezes pode ser apalpado no exame retal, e ocasionalmente "ordenhado" em direção ao introito vaginal para sua remoção. Os corpos estranhos mais comumente encontrados na vagina são pequenos pedaços de papel higiênico.[15] Embora tenha sido sugerido que a presença de corpos estranhos vaginais possa ser um marcador de abuso sexual, nem sempre é o caso; mas a possibilidade de abuso deve sempre ser considerada.

Puberdade precoce

O sangramento vaginal, na ausência de outras características sexuais secundárias, pode resultar da puberdade precoce (ver Capítulo 8), apesar de, como na puberdade normal, o início do brotamento das mamas ou do crescimento dos pelos púbicos seja mais provável de ocorrer antes do surgimento do sangramento vaginal. Um grande estudo observacional sugeriu que o início das alterações

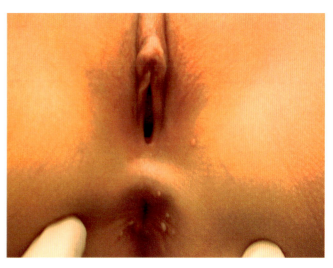

Figura 9.3 Condiloma perianal em uma menina pré-púbere.

Capítulo 9 • Ginecologia Pediátrica e Adolescente   163

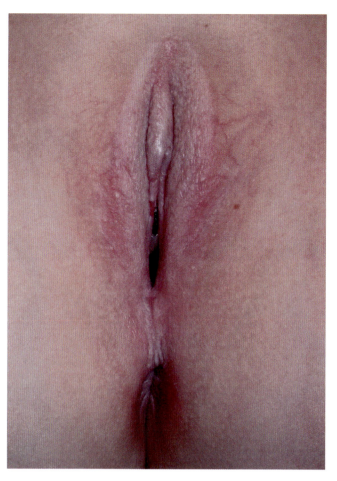

Figura 9.4 Líquen escleroso pré-púbere.

puberais – brotamento das mamas e pelos pubianos – pode ocorrer mais cedo do que se pensava.[6] A avaliação da puberdade precoce foi recomendada para meninas com desenvolvimento puberal antes dos 8 anos. As diretrizes atuais propõem avaliação de meninas brancas com menos de 7 anos e meninas afro-americanas com menos de 6 anos que têm desenvolvimento de mama ou pelos pubianos, em vez da idade tradicional de 8 anos.[16] Um grupo de especialistas concluiu que **há evidências razoáveis de que os marcos da puberdade estão ocorrendo mais cedo nas meninas**.[17]

Traumatismo

O traumatismo pode ser uma causa de sangramento genital. **Um histórico amplo deve ser obtido de um ou de ambos os pais ou responsáveis e da própria criança, porque o traumatismo causado por abuso sexual muitas vezes não é reconhecido. O traumatismo pode ser caracterizado como acidental ou não acidental, que é descrito como abuso infantil.** Os achados físicos que são inconsistentes com a descrição do alegado acidente devem levar em consideração o abuso e a uma consulta específica, que pode ser realizada por um assistente social experiente ou uma equipe de abuso sexual. **Nos EUA, a maioria dos estados impõe uma obrigação legal mandatória de denunciar suspeitas de abuso físico infantil**; e mesmo naqueles que não exigem, as leis são amplas o suficiente para abranger o abuso sexual implicitamente.[10] A notificação é necessária mesmo se existe apenas suspeita de abuso sexual. Em geral, uma lesão por queda de cavalo pode causar um traumatismo acidental e afetar as áreas vulvares anterior e lateral, enquanto lesões penetrantes com lesões de Fourchette ou lesões que se estendem através do anel himenal são menos prováveis de ocorrer como resultado de trauma acidental **(Figura 9.6)**.[18]

Abuso

A avaliação médica de suspeita de abuso sexual infantil é melhor conduzida por indivíduos com experiência na avaliação

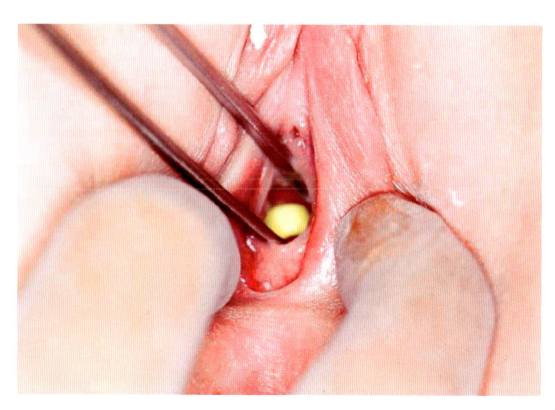

Figura 9.5 Corpo estranho (brinquedo de plástico) na vagina de uma menina de 8 anos.

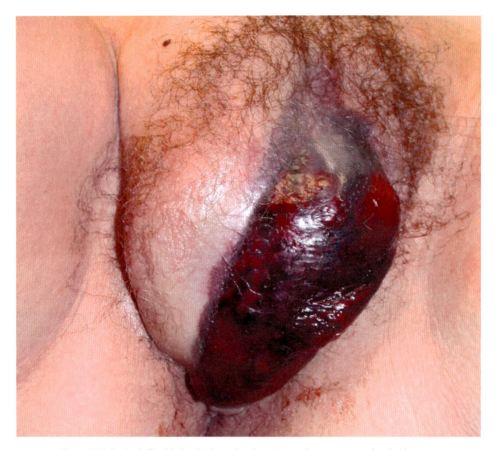

Figura 9.6 Lesão de Straddle/queda de cavalo – hematoma vulvar em uma menina de 13 anos.

de achados físicos, resultados laboratoriais e declarações e comportamentos das crianças. Os achados genitais foram categorizados da seguinte forma:[10]

1. Achados documentados em recém-nascidos ou comumente vistos em crianças não abusadas.
2. Resultados sem consenso de especialistas sobre a interpretação a respeito de contato sexual ou traumatismo.
3. Achados causados por traumatismo e/ou contato sexual.

A maioria dos casos de abuso sexual infantil não vem à tona com uma lesão aguda e, em vez disso, está associada a achados genitais normais ou inespecíficos.[10] Algumas formas de abuso, como carícias ou penetração por dedos, podem não resultar em lesões genitais visíveis.

Outras causas

Outras causas graves, mas raras, de sangramento vaginal incluem tumores vaginais. O tumor mais comum na faixa etária pré-púbere é um rabdomiossarcoma (sarcoma botricoide), que está associado a sangramento e a uma massa agrupada em forma de uva (ver Capítulo 38). Outras formas de tumor vaginal são raras, mas devem ser descartadas com um exame completo sob anestesia com vaginoscopia se nenhuma outra fonte externa óbvia de sangramento for encontrada.

Os tumores ovarianos produtores de hormônio podem causar proliferação endometrial e sangramento, assim como a administração de estrogênios exógenos. Raramente, o sangramento pode resultar do uso prolongado de estrogênios tópicos prescritos como terapia para vulvovaginite ou aderências labiais ou da ingestão acidental de estrogênios prescritos para outra pessoa.

Diagnóstico de sangramento pré-puberal

Exame

Um exame cuidadoso é indicado quando a criança apresenta queixas genitais. A técnica de examinar uma criança pré-púbere é descrita no Capítulo 1. **Se nenhuma causa óbvia de sangramento for visível externamente ou dentro da vagina, um exame pode ser realizado usando anestesia com vaginoscopia para visualizar o canal vaginal e o colo do útero. Este exame deve ser feito por um médico com experiência em ginecologia pediátrica e da adolescente.**

Exame de imagem

Se houver suspeita de tumor ovariano ou vaginal, um exame de ultrassonografia pélvica transabdominal pode fornecer informações importantes. A aparência dos ovários (tamanho e volume pré-púbere normais, desenvolvimento folicular, cístico ou sólido) é observada, bem como o tamanho e a configuração do útero. **O útero pré-púbere tem uma aparência distinta, com proporções iguais de colo uterino e fundo, e um tamanho de aproximadamente 2 a 3,5 cm de comprimento e de 0,5 a 1 cm de largura (Figura 9.7).** O fundo do útero aumenta com a estimulação do estrogênio, resultando na aparência pós-menarca em que o fundo do útero é maior do que o colo do útero.[19] Um exame ultrassonográfico deve ser o primeiro estudo de imagem realizado; técnicas de imagem mais sofisticadas, como a ressonância magnética (RM)

Capítulo 9 • Ginecologia Pediátrica e Adolescente   165

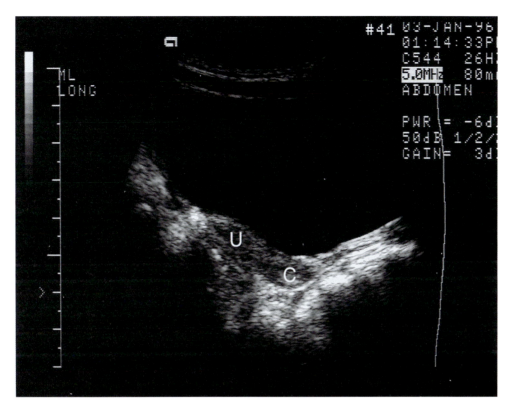

Figura 9.7 Ultrassonografia pélvica (transabdominal) de uma menina pré-menarca de 10 anos. U, fundo uterino; C, colo uterino. Na criança pré-púbere, o fundo do útero e o colo uterino têm tamanhos semelhantes.

ou a tomografia computadorizada (TC), raramente são indicadas como modalidades diagnósticas iniciais, além de terem um custo maior e exporem a paciente à radiação com a TC.

Tratamento do sangramento vaginal pré-puberal

O tratamento do sangramento em meninas em idade pré-púbere é direcionado à sua causa. Se a secreção com sangue que se acredita ser consequência de vulvovaginite inespecífica persistir apesar da terapia, uma avaliação adicional pode ser necessária para descartar a presença de um corpo estranho. Lesões de pele (irritação crônica) e líquen escleroso podem ser difíceis de controlar, mas podem ser tratados com um curso de esteroides tópicos; o líquen escleroso frequentemente requer o uso de esteroides tópicos de potência ultra-alta e terapia de manutenção contínua. **Os tumores vaginais e ovarianos devem ser tratados por um oncologista ginecológico.**

Massas pélvicas pré-púberes

Apresentação de massas pélvicas pré-púberes

As prováveis causas de uma massa pélvica encontrada no exame físico ou por meio de estudos radiológicos são muito diferentes em crianças pré-púberes e em adolescentes ou mulheres na pós-menopausa (Tabela 9.5). Uma massa pélvica pode ser de origem ginecológica ou pode surgir do trato urinário ou intestino. As causas ginecológicas de uma massa pélvica podem ser uterinas, anexiais ou mais especificamente ovarianas. Devido à pequena capacidade pélvica de uma criança pré-púbere, uma massa pélvica rapidamente torna-se abdominal à medida que aumenta de tamanho e pode ser palpável no exame abdominal. As massas ovarianas nessa faixa etária podem ser assintomáticas, associadas a queixas intestinais ou urinárias relacionadas à compressão, ou podem apresentar dor aguda causada por ruptura ou torção. A dor abdominal ou pélvica é um dos sintomas iniciais mais frequentes. O diagnóstico de massas ovarianas em meninas pré-púberes é difícil porque a doença é rara nessa faixa etária e, consequentemente, há baixo índice de suspeita. Muitos sintomas são inespecíficos e os sintomas agudos são mais propensos a ser atribuídos a entidades mais comuns, como apendicite. **A palpação abdominal e o toque retal bimanual (reto e abdominal) são importantes em qualquer criança que apresente sintomas abdominais ou pélvicos inespecíficos.** Uma massa ovariana de localização abdominal pode ser confundida com outras massas abdominais que ocorrem em crianças, como tumor de Wilms ou neuroblastoma. A dor aguda em geral está associada à torção. O ligamento ovariano torna-se alongado como resultado da localização abdominal dos tumores ovarianos, criando assim uma predisposição à torção. É mais provável que ocorra torção de anexo com uma massa ovariana do que com um ovário de tamanho normal. Embora a torção de um ovário normal seja rara em adolescentes e mulheres adultas, é mais provável de ocorrer em meninas pré-púberes. **Os sintomas de torção incluem o início agudo de dor abdominal intensa acompanhada de náuseas e vômitos.** A torção recorrente também é uma possibilidade, observada por episódios intermitentes de dor intensa.

Diagnóstico de massas pélvicas pré-púberes

❸ A ultrassonografia é a ferramenta mais valiosa para o diagnóstico de massas ovarianas, e as características de uma massa pélvica podem ser determinadas. Enquanto os cistos uni e multiloculares

Tabela 9.5 Causas da massa pélvica por frequência e idade aproximadas.

Infância	Pré-púbere	Adolescente	Reprodutivo	Perimenopausa	Pós-menopausa
Cisto funcional	Cisto funcional	Cisto funcional	Cisto funcional	Miomas	Tumor ovariano (maligno ou benigno)
Tumor de células germinativas	Tumor de células germinativas	Gravidez	Gravidez	Tumor epitelial de ovário	Cisto funcional
		Teratoma cístico benigno/outros tumores de células germinativas	Miomas uterinos	Cisto funcional	Intestino, tumor maligno ou inflamatório
		Obstruindo anomalias vaginais ou uterinas	Tumor epitelial de ovário		Metástases
		Tumor epitelial de ovário			

se resolvem muitas vezes apenas com a observação, o achado de um componente sólido exige avaliação cirúrgica devido ao alto risco de tumor de células germinativas.[20] Estudos de imagem adicionais, como tomografia computadorizada, ressonância magnética ou estudos de fluxo Doppler, podem ser úteis para estabelecer o diagnóstico.[21]

Diagnóstico diferencial

Menos de 2% das neoplasias ovarianas ocorrem em crianças e adolescentes.[22,23] **Os tumores ovarianos são responsáveis por aproximadamente 1% de todos os tumores malignos nessas faixas etárias. Os tumores de células germinativas representam de metade a dois terços das neoplasias ovarianas em jovens com menos de 20 anos.** Uma revisão de estudos realizados de 1940 a 1975 concluiu que 35% de todas as neoplasias ovarianas ocorridas durante a infância e adolescência eram malignas.[24] **Em meninas com menos de 9 anos, aproximadamente 80% das neoplasias ovarianas eram malignas.** Os tumores de células germinativas são responsáveis por aproximadamente 60% das neoplasias ovarianas em crianças e adolescentes, em comparação com 20% desses tumores em mulheres adultas.[24] As neoplasias epiteliais são raras na faixa etária pré-púbere; portanto, os dados geralmente são reportados por centros de referência. Alguns relatos incluem apenas massas neoplásicas, enquanto outros incluem massas não neoplásicas; algumas séries combinam dados de meninas pré-púberes e adolescentes. Uma pesquisa sobre massas ovarianas realizada em uma comunidade revelou que a frequência de malignidade era muito menor do que o relatado anteriormente; **de todas as massas ovarianas confirmadas cirurgicamente na infância e adolescência, apenas 6% das pacientes com aumento ovariano tinham neoplasias malignas e apenas 10% das neoplasias eram malignas.**[25] A tomada de decisão cirúrgica influencia as estatísticas sobre a incidência; a excisão cirúrgica de tumores funcionais que se resolvem com o tempo aumenta a porcentagem de tumores benignos. Em uma série, tumores não neoplásicos em mulheres jovens e meninas com menos de 20 anos constituíam dois terços do total.[26] Mesmo em meninas com menos de 10 anos, 60% dos tumores eram não neoplásicos e dois terços das neoplasias eram benignas. Os autores de séries de casos mais antigos estavam menos cientes dos tumores benignos e funcionais do que são encontrados incidentalmente nas imagens ultrassonográficas de rotina atuais. Cistos foliculares funcionais podem ocorrer em fetos, recém-nascidos e crianças pré-púberes.[27] Em raros casos, eles podem estar associados à precocidade sexual.

Tratamento de massas pélvicas pré-púberes

Um plano para o tratamento de massas pélvicas em meninas em idade pré-púbere é mostrado na **Figura 9.8**. **Os cistos uniloculares são quase sempre benignos, mesmo nessa faixa etária, e regredirão em 3 a 6 meses; portanto, eles não requerem tratamento cirúrgico com ooforectomia ou cistectomia.** Recomenda-se uma observação cuidadosa, e como existe o risco de torção ovariana, os pais da criança devem ser informados.[28] As taxas de recorrência após a aspiração do cisto (guiada por ultrassonografia ou por laparoscopia) podem chegar a 50%. A atenção deve ser dirigida aos efeitos de longo prazo na função endócrina e na fertilidade futura; a preservação do tecido ovariano é uma possibilidade para pacientes com tumores benignos. A ooforectomia deve ser evitada, sempre que possível, para tumores benignos.[29-31] **A cirurgia precoce para tratamento de um tumor ovariano funcional pode resultar em aderências ovarianas e tubárias que no futuro afetam a fertilidade.** Tumores sólidos, maiores que aproximadamente 8 cm, e tumores que crescem requerem intervenção cirúrgica, pois a probabilidade de neoplasia é alta.

Problemas vulvares pré-púberes

Problemas vulvares neonatais

Várias anormalidades vulvovaginais congênitas e de desenvolvimento são detectadas na faixa etária neonatal. Os ginecologistas obstétricos sabem que devem estar preparados para lidar com os pais e a família quando um bebê nasce com genitália ambígua. A etiologia desses problemas e distúrbios intersexos (agora denominados distúrbio do desenvolvimento sexual [DDS]) que às vezes são descobertos em uma criança mais velha pode ser complexa.[32] Anormalidades cromossômicas, deficiências enzimáticas (incluindo deficiência de 17 ou 21-hidroxilase como causas de hiperplasia adrenal congênita) ou masculinização pré-natal de um feto feminino resultante de tumores ovarianos secretores de andrógenos maternos, ou, raramente, a exposição a drogas pode resultar em anormalidades genitais que são observadas ao nascimento. Estas anomalias são discutidas no Capítulo 34.

A genitália ambígua representa uma urgência potencial tanto médica como social e é mais bem tratada por uma equipe de especialistas, que pode incluir urologistas, neonatologistas, endocrinologistas e ginecologistas pediátricos.[32] A primeira pergunta que os pais fazem depois que um bebê nasce: "é menino ou menina?". No caso de genitália ambígua, os pais devem ser informados de que os órgãos genitais do bebê não estão totalmente desenvolvidos e, portanto,

Capítulo 9 • Ginecologia Pediátrica e Adolescente

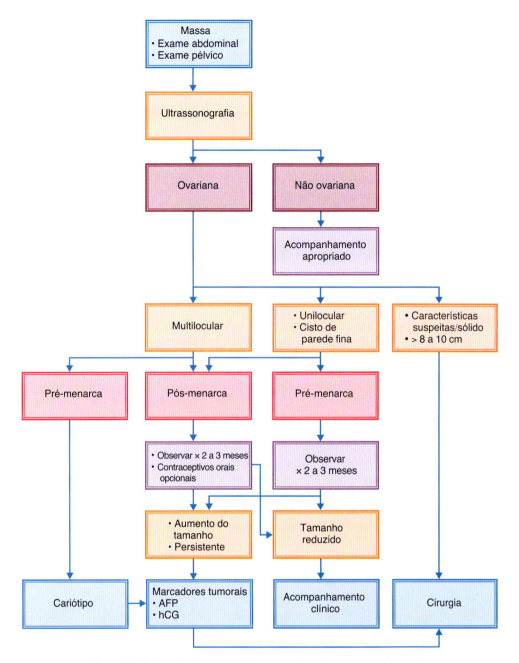

Figura 9.8 Tratamento de massas pélvicas em meninas pré-menarcas e adolescentes.

um simples exame dos órgãos genitais externos não pode determinar o sexo real. Os pais devem ser informados de que os dados serão coletados e pode levar alguns dias para determinar o sexo do bebê. Em algumas situações, é melhor afirmar apenas que o bebê tem algumas complicações médicas importantes. As questões de atribuição de sexo e adequação ou momento da cirurgia são controversas e devem ser tratadas por médicos com vasta experiência na área.[32]

Outras anormalidades genitais podem ser observadas ao nascimento, embora poucos obstetras ou pediatras examinem cuidadosamente a genitália externa de recém-nascidos do sexo feminino. Argumenta-se que **a inspeção cuidadosa da genitália externa de todas as crianças do sexo feminino deve ser realizada, com sondagem suave do introito e do ânus para determinar a patência do hímen ou um possível ânus imperfurado.** Em caso de dúvida sobre a patência, um termômetro retal pode ser usado suavemente. É sugerido que esse exame seja realizado em todos os bebês do sexo feminino na sala de parto.[33] Vários tipos de configurações do hímen no recém-nascido são descritos, desde imperfurado a microperfurado, cribriforme, faixas himenais e hímens com orifícios centrais anteriores, posteriores ou excêntricos.[34] Um exame durante o período neonatal evitaria a descoberta de um hímen imperfurado ou septo vaginal depois que uma jovem experimenta dores pélvicas e abdominais periódicas com o desenvolvimento de um grande hematometra ou hematocolpos.

Os tumores vulvares congênitos podem incluir hemangiomas capilar ou "em morango", que são lesões vasculares relativamente superficiais, e grandes hemangiomas cavernosos. O tratamento é controverso e muitas lesões regredirão espontaneamente.

Problemas vulvares na infância

Sintomas vulvares e vaginais, como queimação, disúria, coceira ou erupção cutânea, são sintomas iniciais comuns entre crianças relatados aos ginecologistas. Pode ser difícil para uma criança descrever as sensações vulvares. Os pais podem perceber que a criança chora ao urinar, se coça repetidamente ou se queixa de sintomas vagos. Em muitos casos, o pediatra da criança avalia a criança quanto a infecção do trato urinário (ITU). A avaliação para oxiúros deve ser feita porque os vermes podem causar coceira intensa na área vulvar e perianal. **A vulvovaginite é o problema ginecológico mais comum da infância.** Na pré-puberdade, a vulva, o vestíbulo e a vagina são anatômica e histologicamente vulneráveis à infecção bacteriana por bactérias presentes na área perianal. A proximidade física da vagina ao ânus pode resultar no crescimento excessivo de bactérias que podem causar vulvite primária e vaginite secundária. As infecções por fungos são raras em crianças pré-púberes que aprendem a usar o banheiro e não usam fraldas.[35]

O médico deve estar familiarizado com a anatomia genital pré-púbere normal e a configuração do hímen. **O vestíbulo vulvar não estrogenizado é levemente eritematoso e pode ser confundido com infecção. Além disso, o esmegma nos sulcos interlabiais e abaixo do prepúcio clitoriano pode se parecer com manchas de vulvite por cândida. Em meninas pré-púberes, a área vulvar é bastante suscetível a irritantes químicos.**

Condições crônicas da pele, como líquen escleroso, psoríase, dermatite seborreica e vulvite atópica, podem ocorrer em crianças.[11] O líquen escleroso, cuja causa não está bem estabelecida, tem uma aparência característica de "papel de cigarro" em uma distribuição em forma de buraco de fechadura (ao redor da vulva e do ânus), ou de borboleta (ver **Figura 9.4**). O líquen escleroso deve ser tratado em pacientes pediátricos assim como em mulheres adultas; há algumas evidências de que a condição pode regredir à medida que a adrenarca e a menarca se iniciem, embora isso pareça ser infrequente. O uso de esteroides ultrapotentes topicamente tem tido sucesso em crianças e adolescentes.[36]

Aglutinação ou aderências labiais podem ocorrer como resultado de inflamação vulvar crônica por qualquer causa **(Figura 9.9 A)**. O tratamento das aderências labiais consiste na observação, se são assintomáticas. Com sintomas urinários ou vulvovaginais, um curso breve (de 2 a 6 semanas) de creme de estrogênio aplicado externamente ou esteroide tópico é apropriado.[37] A área de aglutinação (adesão) ficará fina como resultado, e a separação geralmente pode ser realizada no consultório com o uso de um anestésico tópico (p. ex., lidocaína) **(Figura 9.9 B)**. Não é recomendada a separação manual no consultório sem pré-tratamento e sem anestesia, pois pode ser tão traumática para a criança que ela não permitirá exames posteriores. Na ausência de um exame traumático prévio, falha da terapia médica ou sintomas agudos, como retenção urinária, a separação cirúrgica raramente é necessária.[37] O tratamento com um emoliente tópico (como vaselina) é indicado após a lise para prevenir aderências recorrentes. O prolapso uretral pode causar dor aguda ou sangramento, ou observa-se a presença de um pequeno tumor (ver **Figura 9.2**).

Os sintomas vulvovaginais de qualquer tipo em uma criança pequena devem levar à suspeita de um possível abuso sexual.

As infecções sexualmente transmissíveis podem ocorrer em crianças pré-púberes.[38] Embora o condiloma vulvar que se manifesta antes dos 2 a 3 anos possa ser transmitido pela mãe durante o parto vaginal ou por verrugas nas mãos dos cuidadores, a possibilidade de abuso deve ser considerada em todas as crianças com verrugas genitais. O condiloma em garotas mais velhas pode ser transmitido

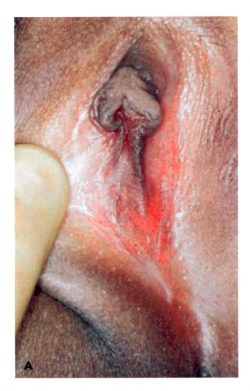 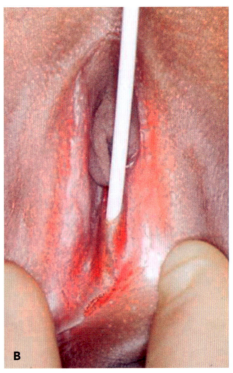

Figura 9.9 **A.** Aderências labiais. **B.** Aplicador com ponta de algodão colocado dentro das aderências labiais mostradas em **A**.

de maneira não sexual, mas foi classificado como "indeterminado" e pode estar associado ao abuso sexual.[39] O questionamento cuidadoso, mas direto, do pai ou responsável e também da criança deve fazer parte da avaliação; se houver suspeita de abuso sexual, o fato deve ser relatado ao serviço social de atendimento à infância.

Úlceras vulvares não sexualmente transmissíveis podem ocorrer em meninas peripubertais e adolescentes, associadas a sintomas sistêmicos sugestivos de uma doença viral.[40] O herpes-vírus simples, a sífilis e a doença de Behçet podem causar úlceras vulvares e ocorrem como uma forma de aftose genital **(Figura 9.10)**.

Problemas vaginais pré-púberes

Secreção vaginal em meninas pré-púberes

O sintoma de corrimento vaginal na faixa etária pré-púbere é quase sempre causado por inflamação e irritação. Em meninas pré-púberes, o local primário geralmente é a vulva com vaginite secundária, enquanto em adolescentes e mulheres adultas, a vaginite normalmente é o achado primário com vulvite ocorrendo secundariamente. **O abuso sexual deve sempre ser considerado em crianças pré-púberes com corrimento vaginal ou corpo estranho.**[41] Embora o uso de culturas na rotina para detectar ISTs em meninas com histórico de abuso sexual seja questionável, um teste vaginal para gonorreia e clamídia deve ser realizado naquelas com sintomas que incluem corrimento vaginal.[10] Em meninas pré-púberes, a vulvovaginite geralmente é causada por múltiplos organismos presentes na área perineal, embora um único organismo, como *Streptococcus*, ou mesmo raramente *Shigella*, possa ser a causa.[42] Quando a causa está relacionada à má higiene perineal, as culturas geralmente revelam flora mista. Nessa situação, sintomas intermitentes de irritação, coceira, secreção e odor ao longo de muitos meses a anos são comuns. O tratamento deve ser iniciado com foco nas medidas de higiene e asseio.[11] Um curso de tratamento a curto prazo (menos de 4 semanas) com estrogênios tópicos e antibióticos de amplo espectro pode ser necessário. Com frequência, o problema é recorrente. Em meninas com início relativamente agudo de corrimento vaginal e sintomas vulvovaginais, é mais provável que um único organismo bacteriano seja a causa dos sintomas.

Pokorny e Stormer descreveram uma técnica para obtenção de culturas vaginais e para realização de irrigação vaginal.[43] Um cateter com outro dentro, usando o tubo de um cateter tipo borboleta para infusão intravenosa colocado dentro de um cateter uretral estéril. A solução salina (1 a 3 mℓ) pode ser injetada, aspirada e enviada para cultura **(Figura 9.11)**. As coletas para culturas colhidas nesse procedimento são quase sempre mais bem toleradas do que quando se usa um cotonete. Uma quantidade maior de solução salina pode ser usada para irrigar a vagina enquanto o cateter ainda está dentro dela. Geralmente, pequenos corpos estranhos podem ser eliminados da vagina dessa maneira, e o mais comumente encontrado é um pequeno pedaço de papel higiênico, embora as crianças possam colocar outros objetos (brinquedos, feijões, moedas) (ver **Figura 9.5**). **Em caso de secreção vaginal persistente após o tratamento ou uma secreção sanguinolenta ou de cor amarronzada sem outras lesões externas óbvias, deve-se realizar irrigação vaginal ou vaginoscopia para descartar a presença de corpo estranho.**[15]

ADOLESCENTES

A experiência e a expressão da doença e da dor da adolescente devem ser observadas dentro do contexto de suas experiências de vida. A maioria das adolescentes tem pouca experiência com problemas como dor, desconforto ou sangramento, e uma adolescente pode afirmar que está sentindo a "pior dor de sua vida", e

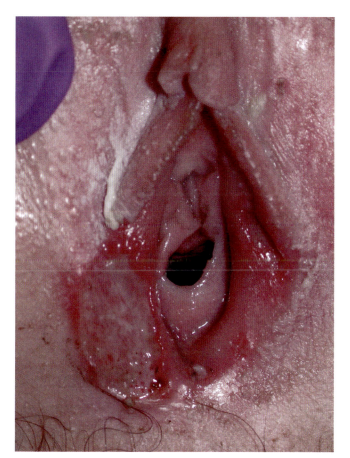

Figura 9.10 Aftose vulvar em uma menina pré-púbere.

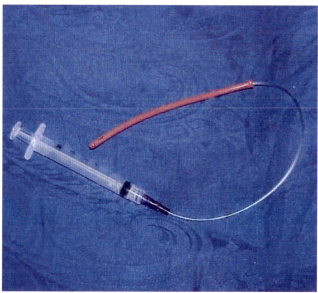

Figura 9.11 Técnica de cateter para obtenção de cultura vaginal e irrigação.

ainda assim pode parecer uma dor suportável. Ela pode estar dizendo a verdade sobre essa experiência, e o médico deve interpretar de forma diferente dos sintomas de uma mulher adulta que, por exemplo, pode estar em trabalho de parto ativo. Deve-se lembrar que a resposta de um indivíduo à doença e à dor é, até certo ponto, um comportamento aprendido.

Adolescente com sangramento anormal

Menstruação normal em adolescentes

1 Para avaliar o sangramento vaginal durante a adolescência, é necessário compreender os ciclos menstruais normais (ver Capítulo 7). **Durante os primeiros 2 a 5 anos após a menarca, a maioria dos ciclos são anovulatórios. Apesar disso, são regulares, em uma faixa de aproximadamente 21 a 45 dias, ao contrário das mulheres adultas, cujos ciclos normalmente variam entre 21 e 38 dias.**[44-46] Um padrão de mais ou menos 10 dias e uma duração do ciclo de 21 a aproximadamente 45 dias são estabelecidos dentro de 2 anos da menarca **(Tabela 9.6)**.

A duração média da menstruação é de 4,7 dias; 89% dos ciclos dura 7 dias. A perda média de sangue por ciclo é de 35 mℓ, e o principal componente da descarga menstrual é o tecido endometrial.[47] **Um valor de 80 mℓ/ciclo é usado como uma definição de sangramento menstrual intenso, e sangramento recorrente em excesso de 80 mℓ/ciclo resulta em anemia, embora a utilidade clínica de 80 mℓ/ciclo seja questionável, pois nem as mulheres nem os médicos têm como estimar esse volume.**[48,49]

A prática clínica comum de perguntar quantos absorventes ficam encharcados em 1 dia intenso ou por ciclo pode dar uma estimativa aproximada da perda de sangue (3 a 5 absorventes por dia é o mais comum). Variações pessoais na forma de medir o volume da menstruação, falta de familiaridade com a perda de sangue e erros na estimativa ou esquecimento de registro resultam em imprecisões nas estimativas do volume menstrual. Um estudo descobriu que um terço das mulheres que estimou seus ciclos como moderados ou leves teve sangramento superior a 80 mℓ/ciclo, enquanto quase metade daquelas que descreveram o sangramento como intenso teve fluxo inferior a 80 mℓ/ciclo.[50] Além disso, a quantidade de sangue menstrual contida em cada tampão ou absorvente pode variar dentro de uma marca e também de uma marca para outra. No entanto, a troca de um absorvente de hora em hora, coágulos maiores que o "tamanho de uma moeda" e que exigem uma troca durante a noite estão associados a um volume medido maior que 80 mℓ.[49]

A transição dos ciclos anovulatórios para os ovulatórios na adolescência ocorre durante os primeiros anos após a menarca. Ela é resultado da chamada *maturação do eixo hipotálamo-hipófise-ovariano*, caracterizada por mecanismos de *feedback* positivo nos quais um aumento do nível de estrogênio desencadeia uma onda de hormônio luteinizante e ovulação. **A maioria das adolescentes tem ciclos ovulatórios no final do segundo ano de menstruação, embora a maioria dos ciclos (mesmo os anovulatórios) permaneça dentro de uma faixa de aproximadamente 21 a 42 dias.**

Diagnóstico diferencial de sangramento anormal em adolescentes

Ciclos que duram mais de 42 dias, sangramento que ocorre com mais frequência do que 21 dias e sangramento que dura mais de 7 dias devem ser considerados anormais, especialmente após os primeiros 2 anos do início da menarca. O sangramento que ocorre com menos frequência do que em um intervalo de 90 dias é anormal, mesmo no primeiro ano após a menarca.[44] A variabilidade na duração do ciclo é maior durante a adolescência do que na idade adulta; portanto, maior irregularidade é aceitável se não houver anemia significativa ou hemorragia. No entanto, deve-se considerar uma avaliação das possíveis causas da menstruação anormal (particularmente as causas de base para anovulação, como síndromes de excesso de andrógeno ou causas de oligomenorreia, como distúrbios alimentares) para meninas cujos ciclos estão consistentemente fora dos limites normais ou eram anteriormente regulares e se tornaram irregulares.[45] As condições associadas a sangramento anormal estão listadas na **Tabela 9.7** e são discutidas de forma mais completa no Capítulo 10.

Anovulação

O sangramento anovulatório pode ser muito frequente, prolongado ou intenso, principalmente após um longo intervalo de amenorreia. A fisiologia desse fenômeno está relacionada a uma falha do mecanismo de *feedback*, no qual o aumento dos níveis de estrogênio resulta em um declínio do hormônio foliculoestimulante (FSH) com subsequente declínio dos níveis de estrogênio. Nos ciclos anovulatórios, a secreção de estrogênio continua, sem progesterona, resultando

Tabela 9.6 Parâmetros dos ciclos menstruais normais em adolescentes.

	Normal
Frequência do ciclo menstrual	21 a 45 dias
Variação do ciclo de ciclo para ciclo	Menos do que em mulheres adultas
Duração do fluxo	4 a 8 dias
Volume de fluxo	4 a 80 mℓ

De: **Hillard PJ.** Menstruation in young girls: a clinical perspective. *Obstet Gynecol* 2002;99:655-662.

Tabela 9.7 Condições associadas à anovulação e ao sangramento anormal.

Distúrbios alimentares
Anorexia nervosa
Bulimia nervosa
Exercício físico excessivo
Doença crônica
Insuficiência ovariana primária (IOP) (anteriormente denominada insuficiência ovariana prematura [IOP])
Abuso de álcool ou outras drogas
Estresse
Doenças da tireoide
Hipotireoidismo
Hipertireoidismo
Diabetes melito
Síndromes de excesso de andrógenos (p. ex., síndrome dos ovários policísticos [SOP])

em proliferação endometrial com subsequente crescimento instável e eliminação irregular/incompleta. A consequência clínica é sangramento irregular, prolongado e intenso.

Estudos sobre a menstruação na adolescência mostram diferenças nas taxas de ovulação com base no número de meses ou anos após a menarca. **Quanto mais cedo a menarca, mais cedo se estabelece a ovulação regular.** Em um estudo, o tempo desde a menarca até 50% dos ciclos ovulatórios foi de 1 ano para meninas cuja menarca ocorreu quando tinham menos de 12 anos, 3 anos para meninas cuja menarca ocorreu entre 12 e 12 anos e 9 meses, e 4 anos e 6 meses para aquelas cuja menarca ocorreu aos 13 anos ou mais.[51]

Sangramento relacionado à gravidez

A possibilidade de gravidez deve ser considerada quando uma adolescente procura tratamento para sangramento anormal (Tabela 9.8). O sangramento na gravidez pode estar associado a um aborto espontâneo, gravidez ectópica ou outras complicações relacionadas à gravidez, como gravidez molar. Nos EUA, 11% das adolescentes de 15 anos já manteve relações sexuais, assim como 55% das adolescentes de 18 anos.[52] As questões de confidencialidade para os cuidados de saúde da adolescente são essenciais para que uma adolescente busque os cuidados de saúde reprodutiva apropriados (ver Capítulo 1).

Hormônios exógenos

A causa do sangramento anormal que ocorre enquanto uma mulher está tomando hormônios exógenos geralmente é muito diferente do sangramento que ocorre sem manipulação hormonal.[53] **O uso de anticoncepcionais orais está associado a sangramento superficial, que ocorre entre 30 e 40% das mulheres durante o primeiro ciclo de uso da pílula combinada. Além disso, esquecer de tomar as pílulas pode provocar sangramento irregular.**[54,55] A adesão estrita à ingestão correta e consistente da pílula é difícil para muitas mulheres que tomam anticoncepcionais orais; um estudo relatou que apenas 40% delas tomavam a pílula todos os dias.[56] Outros estudos sugerem que as adolescentes têm ainda mais dificuldade em tomar anticoncepcionais orais do que as mulheres mais velhas. Um estudo com adolescentes urbanos relatou aproximadamente dois episódios de três ou mais pílulas perdidas consecutivas ocorrendo durante cada intervalo de 3 meses.[57] Com tantas pílulas perdidas, não é surpreendente que algumas mulheres tenham sangramento irregular. A solução é enfatizar a ingestão contínua dos comprimidos; se a mulher for incapaz de seguir o uso diário da pílula, um método contraceptivo alternativo pode ser preferível.

Todas as formas de contracepção hormonal, de combinação e minipílulas só de progestágeno, a adesivos anticoncepcionais, anéis, dispositivos intrauterinos (DIUs) e contracepção injetável e implantável, podem estar associadas a sangramento anormal, embora os estudos de avaliação de sangramento não tenham usado metodologias uniformes e, portanto, seja difícil fazer comparações.[58] O sangramento irregular ocorre com frequência em usuárias de *acetato de depomedroxiprogesterona (DMPA)*, apesar de, ao final de 1 ano, mais de 50% das usuárias estejam amenorreicas.[59] O mecanismo de sangramento associado a esses métodos hormonais não está bem estabelecido; endométrio atrófico ou fatores relacionados à angiogênese podem estar envolvidos, e outras opções de terapia são sugeridas.[60,61] Não se deve presumir que qualquer sangramento que ocorra enquanto uma mulher estiver usando um método contraceptivo hormonal seja causado por ele. Outras causas locais de sangramento, como cervicite ou endometrite, podem ocorrer durante o uso da terapia hormonal e são particularmente importantes e devem ser consideradas em adolescentes com risco de IST.

Anormalidades hematológicas

Na adolescência, a possibilidade de uma causa hematológica de sangramento anormal deve ser considerada. Um estudo clássico revisou todas as visitas de pacientes adolescentes ao pronto-socorro com sintoma de sangramento excessivo ou anormal.[62] A anormalidade de coagulação mais diagnosticada foi púrpura trombocitopênica idiopática, seguida pela doença de von Willebrand. Estudos subsequentes confirmaram essa associação, principalmente com sangramento excessivo na época da menarca. A doença de von Willebrand ocorre em aproximadamente 1% das mulheres nos EUA, e em sua forma mais branda, o sangramento anormal pode ser o único sintoma.[63] **Adolescentes com menorragia grave, especialmente na menarca, devem fazer um rastreamento para identificar anormalidades de coagulação, incluindo doença de von Willebrand.**

Infecções

O sangramento irregular ou pós-coito pode estar associado à cervicite por clamídia. **As adolescentes têm as taxas mais altas de infecções por clamídia em qualquer faixa etária, e adolescentes sexualmente ativas devem fazer rastreamento de rotina para essa IST.[64] O sangramento anormal pode ser o sinal inicial em pacientes infectados com organismos sexualmente transmissíveis.** As adolescentes têm as taxas mais altas de DIP de qualquer grupo de indivíduos com vida sexual ativa ou passada (ver Capítulo 15).

Tabela 9.8 Causas de sangramento por frequência aproximada e faixa etária.

Infância	Pré-púbere	Adolescente	Em idade reprodutiva	Perimenopausa	Pós-menopausa
Retirada de estrogênio materno	Vulvovaginite	Anovulação	Exógeno	Anovulação	Atrofia
	Corpo estranho vaginal	Uso de hormônio exógeno	Gravidez	Miomas	Pólipos endometriais
	Puberdade precoce	Gravidez	Anovulação	Pólipos cervicais e endometriais	Câncer do endométrio
	Tumor	Coagulopatia	Miomas	Disfunção tireoidiana	Terapia hormonal
			Pólipos cervicais e endometriais		Outro tumor – vulvar, vaginal, cervical
			Disfunção tireoidiana		

Outros problemas endócrinos ou sistêmicos

O sangramento anormal também pode estar associado à disfunção tireoidiana. Os sinais e sintomas de doenças da tireoide podem ser sutis na adolescência (ver Capítulo 35). A disfunção hepática deve ser considerada porque pode levar a anormalidades na produção do fator de coagulação. A hiperprolactinemia pode causar amenorreia ou sangramento irregular.

A síndrome do ovário policístico (SOP) às vezes ocorre na adolescência, e as manifestações de excesso de andrógenos (hirsutismo, acne) devem levar à suspeição, embora os critérios diagnósticos para SOP nessa faixa etária não estejam bem estabelecidos.[65] **Os distúrbios androgênicos ocorrem em cerca de 5 a 10% das mulheres adultas, tornando-os os distúrbios endócrinos mais comuns nas mulheres** (ver Capítulo 35). **A SOP clássica, o hiperandrogenismo ovariano funcional ou a hiperplasia adrenal congênita parcial de início tardio podem ocorrer na adolescência. Em geral, esses distúrbios são negligenciados, não são identificados ou não são tratados.** As mulheres com distúrbios leves são candidatas ao tratamento, incluindo intervenções no estilo de vida para normalizar o peso e intervenções farmacológicas para controlar o sangramento anormal ou o hirsutismo. Esses distúrbios podem ser um prenúncio de diabetes tipo 2, câncer endometrial e doença cerebrovascular. **Acne, hirsutismo e irregularidades menstruais são considerados normais durante a adolescência, mas podem ser manifestações de hiperandrogenismo.**[65,66] A anormalidade androgênica pode persistir depois da adolescência, e a obesidade, o hirsutismo e a acne devem ser avaliados para minimizar problemas psicossociais decorrentes. As alterações androgênicas são parcialmente reversíveis se detectadas precocemente e tratadas de forma adequada. Mudanças de comportamento no estilo de vida (dieta e exercícios) devem ser fortemente encorajadas, mas geralmente são difíceis de alcançar. Os sinais de resistência à insulina (acantose nigricans), inclusive, devem ser avaliados e tratados de forma adequada.[67,68]

Causas anatômicas

Anomalias genitais obstrutivas ou parcialmente obstrutivas geralmente estão presentes na adolescência. Anormalidades müllerianas complexas, como obstrução por um septo vaginal longitudinal com útero didelfo, podem causar hematocolpos ou hematometra **(Figura 9.12)**. Se essas anomalias obstrutivas tiverem ou desenvolverem uma pequena saída, uma secreção marrom-escuro persistente (sangue velho) pode aparecer em lugar de, ou associada a, uma massa pélvica. Existem muitas variedades de anomalias uterinas e vaginais, e os médicos experientes nessas anomalias devem estar envolvidos em seu tratamento. A **Figura 9.13** ilustra situações em que o sangramento anormal pode ser resultado da obstrução parcial por septos.

Diagnóstico de sangramento anormal na adolescente

Exame

Um exame físico geral cuidadoso revela sinais de excesso de androgênio, como acantose nigricante ou crescimento de pelos terminais faciais, torácicos periareolares ou abdominais. Como os pelos corporais são considerados inaceitáveis em mulheres e meninas, questionamentos delicados sobre técnicas específicas de remoção de pelos (clareamento, depilação, uso de depilatórios, barbear, arrancar, enfiar linha) são justificados durante um exame. Um exame pélvico completo é apropriado em pacientes que são sexualmente ativas, estão com dor intensa e que podem ter uma anomalia anatômica. O teste para gonorreia e para a *Chlamydia trachomatis* é apropriado no exame especular se a paciente for sexualmente ativa. Em adolescentes com histórico clássico de anovulação, que negam a atividade sexual e que concordam em retornar para avaliação futura, pode ser realizado um exame ginecológico limitado complementado com ultrassonografia pélvica.

Teste laboratorial

Qualquer adolescente com sangramento anormal deve se submeter a um teste de gravidez independentemente de ela afirmar que não teve relações sexuais. As consequências médicas de não diagnosticar uma gravidez são muito graves para errar o diagnóstico. As complicações da gravidez devem ser tratadas adequadamente. Além de um teste de gravidez, o teste laboratorial deve incluir um hemograma completo com contagem de plaquetas e testes de triagem para coagulopatias e disfunção plaquetária. Um painel

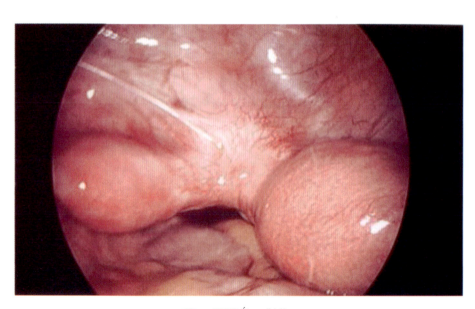

Figura 9.12 Útero didelfo.

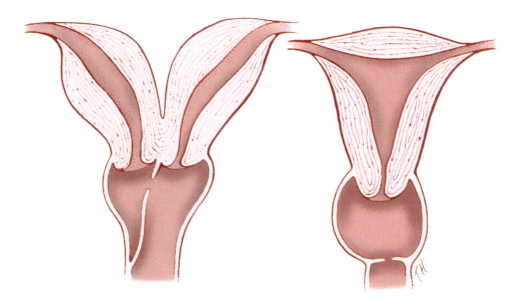

Figura 9.13 Os tipos de anomalias genitais obstrutivas ou parcialmente obstrutivas que podem ocorrer na adolescência.

internacional de especialistas fez recomendações sobre quando um ginecologista deve suspeitar de um distúrbio hemorrágico e buscar um diagnóstico. O relatório de consenso recomenda a contagem total de células sanguíneas (CBC), contagem e função de plaquetas, tempo de protrombina (PT), tempo de tromboplastina parcial ativada (aPTT), fator de von Willebrand (VWF) (medido com atividade de cofator de ristocetina e antígeno, fator VIII) e fibrinogênio a ser avaliado em colaboração com um hematologista.[69]

Os estudos sobre a tireoide podem ser relevantes, assim como teste para ISTs pode ser feito em uma amostra cervical ou de urina usando técnicas de amplificação de DNA. Em geral, a citologia cervical não é apropriada para adolescentes, especialmente em uma emergência ou consulta de urgência por sangramento excessivo.[70]

Estudos de imagem

Se os resultados do teste de gravidez forem positivos, imagens pélvicas com ultrassonografia podem ser necessárias para confirmar uma gravidez intrauterina viável e descartar um aborto espontâneo ou gravidez ectópica. Se houver suspeita de massa pélvica no exame ou se o exame for inadequado (mais provável de ser o caso em uma adolescente do que em uma mulher adulta) e informações adicionais forem necessárias, a ultrassonografia pélvica deve ser realizada. Embora o exame de ultrassonografia transvaginal possa ser mais útil do que a ultrassonografia transabdominal para verificar detalhes da anatomia pélvica, o uso da sonda vaginal muitas vezes não é possível em uma menina ou se a paciente não usou tampões ou teve relações sexuais. A comunicação direta entre o médico e o radiologista pode ser útil na identificação de pacientes que são candidatas apropriadas para o exame ultrassonográfico transvaginal, como as sexualmente ativas, no lugar de se proibir o exame ultrassonográfico transvaginal em adolescentes.

Outros estudos de imagem não são indicados como exame inicial, mas podem ser úteis em casos específicos. **Se um exame ultrassonográfico pélvico não levar ao esclarecimento da anatomia quando se suspeita de septos vaginais, septos uterinos, duplicação uterina ou agenesia vaginal, a RM pode ser útil no delineamento de anormalidades anatômicas.**[71] Essa técnica de imagem serve para a avaliação de anomalias do desenvolvimento uterino e vaginal, embora a laparoscopia ainda possa desempenhar um papel no esclarecimento de anormalidades anatômicas.[72] A tomografia computadorizada pode ser usada na detecção de anormalidades intra-abdominais extragenitais.

Tratamento do sangramento anormal

O tratamento de anormalidades hemorrágicas relacionadas à gravidez, disfunção tireoidiana, anormalidades hepáticas, anormalidades hematológicas ou síndromes de excesso de androgênio deve ser direcionado ao tratamento da condição de base. E os contraceptivos orais podem ser extremamente úteis no tratamento de síndromes de excesso de andrógenos, distúrbios hemorrágicos hereditários e anovulação, embora seja necessária uma avaliação apropriada antes do início da contracepção hormonal.[67,73,74]

O tratamento com *ácido mefenâmico* e outros agentes **anti-inflamatórios não esteroidais (AINEs) diminui o sangramento menstrual quando comparado ao placebo.**[75] O *ácido tranexâmico*, um agente antifibrinolítico, é mais eficaz na redução do sangramento menstrual intenso e foi aprovado pela Food and Drug Administration (FDA) dos EUA para essa indicação no final de 2009. Depois que diagnósticos específicos são excluídos por testes laboratoriais adequados, essa condição pode ser tratada apenas com observação ou com terapia hormonal, dependendo da apresentação clínica e de outros fatores, como a necessidade de contracepção.

Anovulação: sangramento leve

Adolescentes que apresentam sangramento anormal leve, conforme definido pelos níveis adequados de hemoglobina e interferência mínima das atividades diárias, são tratadas com registro das menstruações prospectivamente, acompanhamento rigoroso e suplementação de ferro. Se a paciente estiver sangrando muito ou por um longo período, uma diminuição temporária do sangramento não significa necessariamente que a terapia não seja necessária. O sangramento intermitente caracteriza o sangramento anovulatório e é provável que continue na ausência de tratamento.

Uma paciente com anemia leve se beneficiará da terapia hormonal. Se a paciente não estiver sangrando no momento da avaliação e não tiver contraindicações ao uso de estrogênio, **um anticoncepcional oral de baixa dosagem combinado pode ser prescrito para uso da mesma maneira que é usado para contracepção.** E se a paciente não for sexualmente ativa, ela deve ser reavaliada após 3 a 6 ciclos para determinar se deseja continuar o tratamento. Os pais podem às vezes se opor ao uso de anticoncepcionais orais se a filha não for sexualmente ativa (ou se eles acreditam que ela não seja ou mesmo se eles gostariam que ela não fosse). Essas objeções baseiam-se em conceitos errados sobre os riscos potenciais da pílula, e uma explicação cuidadosa do papel da pílula, como terapia médica é fundamental. As objeções podem ser baseadas na preocupação de que a terapia hormonal para indicações médicas provavelmente acelere o início da coitarca ou do início da vida sexual, embora nenhum dado justifique esse medo. Se a medicação for descontinuada quando a jovem não for sexualmente ativa e ela se tornar sexualmente ativa e precisar de contracepção, pode ser difícil explicar aos pais a reinstituição de contraceptivos orais. Os anticoncepcionais orais são especialmente apropriados para o controle de sangramento anormal em adolescentes por uma série de razões:

1. **Mais de 40% das adolescentes nos EUA já teve experiência sexual.**[52]
2. **As adolescentes geralmente esperam muitos meses após o começo da atividade sexual para iniciar o uso de um anticoncepcional indicado por um médico.**
3. **Pelo menos 80% das gravidezes na adolescência não é intencional.**[76]
4. **Aproximadamente um quarto das gestações de adolescentes nos EUA termina em aborto.**[77]
5. **Aproximadamente 11% das adolescentes do sexo feminino nos EUA dá à luz antes dos 20 anos, embora essas taxas variem por raça/etnia: 8% das adolescentes brancas, 16% das adolescentes negras e 17% das adolescentes hispânicas.**[78]

Deve-se avaliar a continuação do uso de anticoncepcionais orais e os pais devem ser tranquilizados de que os riscos são pequenos em adolescentes saudáveis e que não há riscos significativos associados ao uso prolongado. As mulheres podem escolher continuar com os anticoncepcionais orais para contracepção ou seus benefícios não anticoncepcionais (melhora da acne, diminuição da dismenorreia e fluxo menstrual mais leve e regular, efeito protetor para câncer de endométrio e ovário).

Em alguns casos, fornecer aos pais informações precisas sobre a segurança dos contraceptivos orais, enfatizando que as preparações contraceptivas orais atualmente disponíveis contêm doses mais baixas de estrogênios e progestágenos do que as usadas nas décadas de 1960 e 1970, e enfatizar a função hormonal em vez de contraceptiva pode não ser o bastante. Nesses casos, o uso cíclico de progestágenos cíclicos é uma alternativa. Uma revisão sistemática do uso de terapia hormonal combinada *versus* progestágenos isoladamente para o tratamento de sangramento anovulatório encontrou poucas evidências que sustentam a eficácia de um regime de tratamento em relação ao outro.[79] **O *acetato de medroxiprogesterona*, 5 a 10 mg/dia durante 10 a 13 dias a cada 1 a 2 meses, evita o crescimento excessivo do endométrio e a eliminação irregular causada pela estimulação estrogênica.** Esta terapia deve ser reavaliada regularmente e acompanhada pela administração oral de ferro. A maturação eventual do eixo hipotálamo-hipófise-ovariano geralmente resultará no estabelecimento de menstruações regulares, a não ser que haja alguma doença de base, como hiperandrogenismo.

Sangramento agudo

Moderado

A avaliação inicial de uma adolescente com sangramento menstrual intenso agudo requer avaliação de instabilidade hemodinâmica e sinais de hipovolemia.

Devem ser consideradas as causas do sangramento menstrual intenso e agudo, que são as mesmas do sangramento anormal crônico e que foram definidas em um sistema de classificação aprovado pela Federação Internacional de Ginecologia e Obstetrícia e pela ACOG.[80] Esse sistema descreve as causas do sangramento anormal como relacionadas ou não a anormalidades estruturais e categorizadas pelo acrônimo PALM-COEIN (ver Capítulo 10).[81] Nas adolescentes, as anormalidades estruturais são mais raras do que em mulheres em idade reprodutiva mais avançada; portanto, as etiologias relacionadas a COEIN: Coagulopatia, disfunção Ovulatória, Endometrial, Iatrogênica e Não classificado têm maior probabilidade de ser a causa.

As pacientes com sangramento agudo, mas em condição estável, e que não requerem internação hospitalar, em geral precisam de tratamento hormonal para interromper o sangramento anovulatório de maneira eficaz. Evidências limitadas e opiniões de especialistas sugerem opções de terapia, que em adolescentes se concentram em terapias médicas em vez de cirúrgicas. As opções incluem estrogênio intravenoso, contraceptivos orais combinados e progestágenos orais.[80] Com a terapia hormonal, o sangramento é interrompido dentro de alguns dias e a dosagem é reduzida ou interrompida para permitir a eliminação do endométrio dessincronizado e o sangramento de privação. Com essa terapia, a paciente e seus pais devem receber instruções orais e escritas específicas, alertando-os sobre os efeitos colaterais potenciais da terapia hormonal de alta dose – náuseas, sensibilidade mamária e sangramento superficial. Também deve-se informar e esclarecer suas dúvidas em lugar de interromper o tratamento hormonal, e ela deve compreender que interromper o regime prescrito pode resultar em recorrência de sangramento intenso. Tanto a paciente como a mãe devem ser avisadas para esperar um grande fluxo de privação no primeiro período. Posteriormente, a instituição de terapia anticoncepcional oral combinada de baixa dosagem, administrada uma vez ao dia por 3 a 6 ciclos, permite o fluxo de privação regular. Se a paciente não for sexualmente ativa, a terapia hormonal pode ser descontinuada após o período recomendado e os ciclos menstruais podem ser reavaliados.

Tratamento da emergência

A decisão de hospitalizar uma paciente depende do volume do sangramento atual e da gravidade de anemia existente. A perda aguda real de sangue pode não ser refletida adequadamente no hemograma inicial, mas será revelada com avaliações seriadas da hemoglobina. A causa do sangramento agudo pode ser um distúrbio de coagulação primário; portanto, avaliação da coagulação e hemostasia, incluindo rastreamento de coagulopatia, devem ser realizadas em qualquer paciente adolescente com sangramentos abundantes e agudos, como observado acima nas recomendações de um painel internacional.[63] A doença de von Willebrand, distúrbios plaquetários ou malignidades hematológicas podem causar menorragia. Dependendo do nível de instabilidade hemodinâmica ou comprometimento da paciente, uma amostra de sangue para tipagem sanguínea e fator Rh deve ser feita. A decisão de transfundir deve ser considerada cuidadosamente e os benefícios e riscos, discutidos com a adolescente e seus pais. A necessidade de transfusão é determinada pela instabilidade hemodinâmica.

Nas pacientes que, por exclusão, são diagnosticadas com sangramento anovulatório, a terapia hormonal geralmente torna possível evitar a intervenção cirúrgica (dilatação e curetagem [D&C], histeroscopia cirúrgica ou laparoscopia). Uma paciente hospitalizada por sangramento grave requer um tratamento agressivo da seguinte forma:

1. **Após a estabilização, quando uma avaliação laboratorial apropriada e um exame estabelecem um diagnóstico de trabalho de anovulação, o tratamento hormonal geralmente controlará o sangramento.**[80]
2. Conforme observado para o sangramento moderado, a terapia hormonal é eficaz dentro de 12 a 24 horas.
3. **Se a terapia hormonal não surtir efeito, a paciente e o diganóstico devem ser reavaliados.** A falha do controle hormonal sugere que é mais provável uma causa estrutural, local de sangramento. Neste caso, deve-se considerar uma ultrassonografia pélvica para determinar quaisquer causas anatômicas de sangramento (como leiomiomas uterinos, pólipos endometriais ou hiperplasia endometrial) e para avaliar a presença de coágulos intrauterinos que possam prejudicar a contratilidade uterina e prolongar o episódio de sangramento. Embora as causas estruturais/anatômicas de sangramento menstrual intenso sejam raras em adolescentes, elas se tornam cada vez mais comuns em mulheres em idade reprodutiva (ver Capítulo 10).
4. **Se forem detectados coágulos intrauterinos, deve-se considerar a evacuação dos coágulos (curetagem por sucção ou D&C); como alternativa, uterotônicos como o misoprostol são úteis. Um tamponamento intrauterino com um cateter de Foley 26F e balão de 30 mℓ pode ser necessário.** Embora uma D&C forneça controle eficaz imediato do sangramento, é raro usar essa abordagem em adolescentes.

Formas mais drásticas de tratamento além da D&C (como ablação do endométrio por *laser* ou crioterapia) são consideradas inadequadas para adolescentes como prevenção da fertilidade futura.

Se a administração intravenosa ou oral de terapia hormonal controlar o sangramento, um regime de redução gradual da terapia hormonal pode ser administrado.[80] A terapia hormonal subsequente com anticoncepcionais orais combinados, o dispositivo intrauterino (DIU) com levonorgestrel, a terapia com progesterona e as terapias não hormonais são vantajosos. Os medicamentos antifibrinolíticos não hormonais, como o ácido tranexâmico, reduzem o sangramento anormal crônico em 30 a 55%.[80] O ácido tranexâmico é usado para o tratamento de sangramento intenso agudo.

De modo geral, o prognóstico para o retorno de ciclos ovulatórios regulares e para a fertilidade normal subsequente em mulheres jovens que experimentam um episódio de sangramento anormal é bom, particularmente para pacientes que desenvolvem sangramento anormal como resultado de anovulação nos primeiros anos após a menarca e nas quais não há sinais de outras condições específicas. Algumas meninas, incluindo aquelas nas quais há uma causa médica de base, como a SOP, continuarão a ter sangramento anormal no meio e no final da adolescência e na idade adulta, e se beneficiarão do uso contínuo de terapia hormonal, incluindo anticoncepcionais orais combinados para controlar o hirsutismo, acne e períodos irregulares ou supressão da menstruação usando o DIU com levonorgestrel, ou progestágenos IM ou orais. As mulheres com coagulopatias se beneficiam do uso contínuo de anticoncepcionais orais, do uso de *ácido tranexâmico* ou *desmopressina* intranasal.

Um DIU que libera levonorgestrel pode ser eficaz no controle de sangramento intenso, com redução do sangramento em até 90%, e recomenda-se para uso em adolescentes.[82-84] **Como a inserção do DIU é vista como invasiva pelas adolescentes, principalmente adolescentes jovens, o uso de anestesia local para a inserção é indicado.**[85]

O DIU de *levonorgestrel* é aprovado pela FDA para o tratamento de sangramento menstrual intenso em mulheres que requerem contracepção e é recomendado como terapia médica de primeira linha para esse grupo de mulheres.[86]

Supressão menstrual a longo prazo

Para pacientes em condições médicas de base, como coagulopatias, neoplasia que requer quimioterapia ou deficiências de desenvolvimento, é necessário amenorreia terapêutica a longo prazo, com supressão menstrual usando os seguintes regimes:[87,88]

1. Progestágenos como *noretindrona* oral, *acetato de noretindrona* ou *acetato de medroxiprogesterona* diariamente e de forma contínua.
2. Esquemas combinados de estrogênio e progestágenos orais (pílulas anticoncepcionais) ou outras formas de combinação de estrogênio/progestágeno (adesivo transdérmico, anel vaginal) de forma contínua (não cíclica).
3. Formulações de depósito de progestágeno (*DMPA*), com ou sem estrogênios concomitantes.
4. Análogos do hormônio liberador de gonadotrofina (GnRH) com ou sem terapia hormonal adicional.
5. DIU de *levonorgestrel*.

A escolha do regime depende da presença de quaisquer contraindicações (como doença hepática ativa que impede o uso de estrogênios) e da experiência do médico. **Embora o objetivo dessas terapias supressivas a longo prazo seja a amenorreia, todos esses regimes podem ser acompanhados por sangramento irregular, especialmente nos meses iniciais de uso.**[87] Em 1 ano, as taxas de amenorreia se aproximam de 60% com anticoncepcionais orais combinados de ciclo estendido, 50% com *DMPA* e 50% com DIU de levonorgestrel.[59,88-90] Como o DMPA e os análogos do GnRH estão associados a efeitos desvantajosos na densidade mineral óssea, os riscos potenciais devem ser ponderados em relação aos seus benefícios. Consultas regulares e incentivo contínuo da paciente são necessários em todas essas opções. Episódios de sangramento de escape e/ou irregulares que não resultem em um nível de hemoglobina reduzido podem ser acompanhados com observação. Quando o sangramento de escape afeta o nível de hemoglobina, ele deve ser avaliado em relação à doença de base. Por exemplo, em uma paciente com disfunção plaquetária inicial, o sangramento pode refletir em uma contagem de plaquetas reduzida. O sangramento em uma paciente com doença hepática pode refletir a piora da função hepática. As Recomendações de Práticas Selecionadas dos EUA, dos Centros de Controle de Doenças, resumem as evidências para o tratamento do sangramento durante o uso de anticoncepcionais hormonais.[61]

Massas pélvicas de adolescentes

Apresentação

Adolescentes com massas pélvicas podem ser assintomáticas ou apresentar sintomas crônicos ou agudos. Uma massa ovariana pode ser descoberta acidentalmente quando um exame ultrassonográfico é realizado para avaliar o sistema urinário ou quando a imagem é realizada para avaliar a dor pélvica. A simples presença de uma massa em estudos de imagem nem sempre indica que a massa é a causa da dor pélvica. **Um "cisto ovariano roto" é um diagnóstico clássico quando uma adolescente apresenta dor pélvica, mesmo que os achados da ultrassonografia indiquem apenas um folículo cístico simples e uma quantidade fisiológica de fluido livre, que provavelmente não causam dor.** Uma massa anexial nem sempre é de origem ovariana, e o algoritmo na **Figura 9.14** ilustra uma estrutura de avaliação das massas anexiais em adolescentes. Por outro lado, as massas ovarianas podem causar sintomas graves, agudos ou intermitentes como consequência de torção, ruptura intraperitoneal ou sangramento no parênquima ovariano **(Figura 9.15)**. Essas condições podem representar uma verdadeira emergência cirúrgica, e seus diagnósticos são desafiadores. A pressão exercida por uma massa ovariana aumentada pode causar sintomas relacionados ao intestino, como constipação intestinal, um vago desconforto e saciedade precoce, frequência urinária e obstrução ureteral ou do colo da bexiga.

Diagnóstico

O histórico e o exame pélvico são essenciais no diagnóstico de uma massa pélvica. Considerações em adolescentes incluem a ansiedade associada a um primeiro exame pélvico e questões de confidencialidade relacionadas a questões sobre atividade sexual. As técnicas para obter essas informações no primeiro exame são discutidas no Capítulo 1.

Os estudos laboratoriais devem sempre incluir um teste de gravidez (independentemente da atividade sexual declarada), e um hemograma completo pode ser útil no diagnóstico de massas inflamatórias. Os marcadores tumorais, incluindo α-fetoproteína e gonadotrofina coriônica humana (hCG), podem ser produzidos por tumores de células germinativas e podem ser úteis no diagnóstico pré-operatório e no acompanhamento (ver Capítulo 39).

Como nas outras faixas etárias, o primeiro exame diagnóstico solicitado para avaliar massas pélvicas em adolescentes é a **ultrassonografia**. Embora os exames de ultrassonografia transvaginal possam fornecer mais detalhes do que a ultrassonografia transabdominal, particularmente com massas inflamatórias, um exame transvaginal pode não ser bem tolerado por adolescentes.[91,110] A ultrassonografia geralmente é o exame de imagem mais indicado para avaliar massas ovarianas. **Para os casos em que o diagnóstico suspeito é apendicite ou outra condição não ginecológica, ou se os resultados do exame ultrassonográfico forem inconclusivos, a TC ou a RNM podem ser utilizadas.** Uma avaliação pré-operatória precisa da anatomia é importante, particularmente em casos de malformações uterovaginais. A RM pode ser útil para avaliar esse grupo de anomalias raras.[88] Adolescentes que apresentam dor abdominal devem ser avaliadas com algum tipo de procedimento de imagem, porque um achado inesperado de uma anomalia uterina ou vaginal complexa requer planejamento e tratamento cirúrgico cuidadosos.

Diagnóstico diferencial de massas pélvicas em adolescentes

Massas ovarianas em adolescentes

Muitos estudos de tumores ovarianos na faixa etária pediátrica e na adolescência não fazem distinção entre meninas pré-púberes

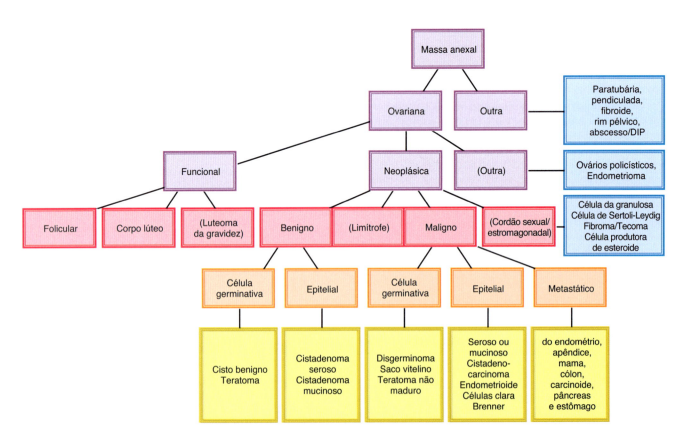

Figura 9.14 Algoritmo para massas anexiais em adolescentes – "dicotomia" das massas ovarianas funcionais (cistos foliculares e de corpo lúteo) e massas ovarianas neoplásicas (benignas e malignas [células germinativas e epiteliais]) e não neoplásicas (putras).

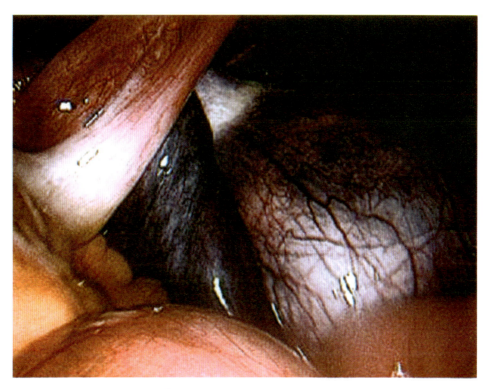

Figura 9.15 Massa anexial com torção.

ou pré ou pós-menarcas. As descobertas de alguns relatórios são baseadas na faixa etária, embora isso seja menos exato do que uma distinção por desenvolvimento puberal. Ao avaliar uma massa pélvica ou abdominal, o médico deve levar em consideração o estado puberal da paciente, pois a probabilidade de massas funcionais aumenta após a menarca (ver Tabela 9.4). O risco de neoplasias malignas é menor entre adolescentes do que entre crianças mais novas. Os tumores de células germinativas são os tumores mais comuns da primeira década de vida, mas ocorrem com menos frequência durante a adolescência (ver Capítulo 39). O teratoma cístico maduro é o tumor neoplásico mais frequente em crianças e adolescentes, sendo responsável por mais da metade das neoplasias ovarianas em mulheres com menos de 20 anos.[92] Neoplasias epiteliais são crescentes após a adolescência.

Está comprovado que pode surgir neoplasia em gônadas disgenéticas. O risco de tumores malignos em gônadas disgenéticas de pacientes com cromossomo Y depende da natureza do DDS, da presença da região de gonadoblastoma do cromossomo Y e de outros fatores – comprovados e ainda desconhecidos.[93] Foram descritos vários genes envolvidos na diferenciação gonadal, e perspectivas recentes sugerem que a estimativa do risco individual de malignidade deve ser avaliada, e que isso pode permitir uma abordagem mais conservadora para a gonadectomia ou seu planejamento.[94,95] É defendida uma abordagem multidisciplinar para o diagnóstico de transtornos do desenvolvimento sexual com atenção aos fatores biológicos, genéticos e psicológicos.[96] **Os cistos ovarianos funcionais são frequentes na adolescência**. Eles podem ser um achado incidental no exame físico ou estar associados à dor causada por torção ou ruptura. Os cistos paratubários/paraovarianos representam remanescentes embriológicos que podem ser confundidos com uma massa de origem ovariana. Geralmente são assintomáticos, e às vezes associados à torção anexial (ver Figura 9.15). A torção anexial ou ovariana é um diagnóstico desafiador em meninas ou adolescentes pré-púberes. É mais provável de ocorrer do que a torção de anexos normais, embora isso também possa ocorrer. O exame de ultrassonografia com Doppler pode não predizer a presença de torção, apesar de a discrepância no volume ovariano e o grande volume dos anexos torcidos ajudarem no diagnóstico.[91,97] O tratamento deve consistir em destorção em vez de ooforectomia, mesmo se a massa parecer não ter fluxo sanguíneo, pois é provável que ocorra recuperação da função ovariana.[98]

A endometriose é menos comum na adolescência do que na idade adulta, embora ocorra na adolescência. Das adolescentes que não respondem ao tratamento médico convencional da dor pélvica e dismenorreia, observa-se a endometriose em até 70% das pacientes no momento da laparoscopia.[99] Apesar de a endometriose ocorrer em mulheres jovens com anomalias genitais obstrutivas (presumivelmente como resultado da menstruação retrógrada), a maioria das adolescentes com endometriose não tem esse tipo de anomalia associada. Em mulheres jovens, a endometriose pode ter uma aparência atípica caracterizada por lesões não pigmentadas ou vesiculares, janelas peritoneais e enrugamento.[99]

Massas uterinas em adolescentes

Outras causas de massas pélvicas, como anormalidades uterinas, são raras na adolescência. Leiomiomas uterinos não são vistos com frequência nessa faixa etária. As anomalias uterovaginais obstrutivas ocorrem na adolescência, na época da menarca ou logo depois. Em muitos casos, o diagnóstico correto não é suspeito ou é tardio.[100] Uma ampla gama de anomalias também acontecem, de hímen imperfurado a septos vaginais transversos, de agenesia vaginal com útero normal e endométrio funcional a duplicações vaginais com septos longitudinais obstruídos e cornos uterinos obstruídos **(Figura 9.13)**. As pacientes podem buscar tratamento para dor cíclica, amenorreia, corrimento vaginal ou massa abdominal, pélvica ou vaginal. Um hematocolpo, hematometra ou ambos estarão presentes com frequência, e a massa resultante pode ser grande.[101]

Massas inflamatórias em adolescentes

As adolescentes representam 20% de todos os diagnósticos de DIP nos EUA.[102] Uma adolescente com dor pélvica pode apresentar uma massa inflamatória, e as massas podem ser um complexo tubo-ovariano (uma massa englobando tuba, ovário e intestino), abscesso tubo-ovariano (uma massa que consiste principalmente em uma cavidade de abscesso dentro de uma estrutura anatomicamente definida, como o ovário), piosalpinge ou, cronicamente, hidrossalpinge.

O diagnóstico de DIP é principalmente clínico, baseado na presença de sensibilidade abdominal inferior, pélvica e anexial, sensibilidade aumentada na mobilização cervical, secreção mucopurulenta e temperatura elevada, contagem de leucócitos ou VHS ou PCR (ver Capítulo 15). O Centro de Controle de Doenças dos EUA recomenda que os médicos tenham um alto grau de suspeição, devido aos riscos potenciais de não acertar o diagnóstico.[64] O risco de DIP está claramente associado ao de adquirir ISTs, e os métodos de contracepção podem diminuir o risco (preservativos masculinos de látex) ou aumentá-lo (o DIU no intervalo de 3 semanas imediatamente após a inserção).[103-104]

Gravidez

Nas adolescentes, a gravidez deve sempre ser considerada como causa de uma massa pélvica. Nos EUA, mais de 40% das mulheres adolescentes já mantiveram relações sexuais.[52] A maioria das gravidezes em adolescentes não é intencional, e quanto mais jovem for a adolescente, maior a probabilidade de que ela não seja intencional. As adolescentes podem ser mais propensas do que as adultas a negar a possibilidade de gravidez por causa de desejos, ansiedade sobre a descoberta pelos pais ou colegas, ou falta de familiaridade com os ciclos menstruais e informações sobre fertilidade. A gravidez ectópica pode causar dor pélvica e massa anexial. Com a disponibilidade das dosagens quantitativas de β-hCG, mais gravidezes ectópicas estão sendo descobertas antes da ruptura, permitindo o tratamento conservador com cirurgia laparoscópica ou tratamento clínico (ver Capítulo 32). O risco de gravidez ectópica varia de acordo com o método de contracepção; as não usuárias de nenhum anticoncepcional apresentam risco mais alto, enquanto as usuárias de anticoncepcionais orais apresentam risco mais baixo; já os DIUs de levonorgestrel têm um risco muito baixo de falha; se ocorrer uma gravidez, há um risco maior de ser ectópica do que se nenhum método anticoncepcional fosse usado.[105] Tal como acontece com pacientes mais velhas, cistos paraovarianos e massas de origem não ginecológicas podem aparecer como uma massa pélvica ou abdominal em adolescentes **(Figura 9.16)**.

Tratamento de massas pélvicas em adolescentes

O tratamento de massas em adolescentes depende da suspeita do diagnóstico e do sintoma inicial. A **Figura 9.8** descreve um plano de tratamento para massas pélvicas em adolescentes. **Massas císticas uniloculares assintomáticas podem ser tratadas de forma conservadora, pois a probabilidade de malignidade é baixa. Se o tratamento cirúrgico for necessário, com base nos sintomas ou na incerteza do diagnóstico, a atenção deve minimizar os riscos de infertilidade subsequente resultante de aderências pélvicas. Todo esforço precisa conservar o tecido ovariano. Na presença de uma massa ovariana unilateral maligna, o tratamento inclui ooforectomia unilateral em lugar de uma cirurgia mais radical, mesmo se tiver metastizado** (ver Capítulo 39). **O estudo por congelação pode não ser confiável.** Em geral, a

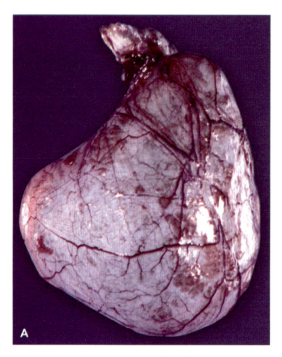
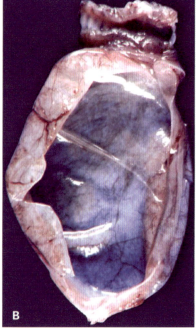

Figura 9.16 **A.** Cisto paratubário paraovariano. **B.** Cisto incisado.

cirurgia conservadora é apropriada, e uma cirurgia adicional pode ser realizada, se necessário, após a avaliação histológica adequada do tumor ovariano.

Quando os sintomas persistem em uma paciente com diagnóstico clínico de DIP ou abscesso tubo-ovariano, é necessário considerar a laparoscopia para confirmar o diagnóstico. Um diagnóstico clínico pode estar incorreto em até um terço dos pacientes. Em casos raros, o tratamento cirúrgico de massas inflamatórias é necessário em adolescentes, exceto para tratar a ruptura do abscesso tubo-ovariano ou falha do tratamento clínico com antibióticos de amplo espectro (ver Capítulo 15). Alguns cirurgiões defendem a laparoscopia para realizar lavagem, lise de aderências, drenagem de piosalpinge ou abscesso tubo-ovariano ou extirpação de doença significativa. Se o tratamento cirúrgico for necessário devido à falha na terapia médica, a anexectomia conservadora unilateral geralmente pode ser realizada nessas situações, em vez de uma cirurgia mais ampla, mantendo, assim, o potencial reprodutivo. A drenagem percutânea, a drenagem ultrassonográfica transvaginal e o tratamento laparoscópico de abscessos tubo-ovarianos estão sendo feitos com maior frequência, embora as evidências que apoiem essa abordagem sejam poucas.[106] Como acontece com o tratamento laparoscópico de massas ovarianas, a habilidade e a experiência do cirurgião nesse procedimento são muito importantes e faltam estudos prospectivos sobre sua eficácia. O tratamento laparoscópico está associado a um risco de complicações maiores, incluindo obstrução intestinal e lesão intestinal ou vascular.

Condições vulvares em adolescentes

Os distúrbios do desenvolvimento sexual podem causar ambiguidade genital, geralmente observada ao nascimento, embora a virilização possa ocorrer na puberdade.[32] Adolescentes com disgenesia gonadal ou insensibilidade aos andrógenos às vezes apresentam desenvolvimento puberal anormal e amenorreia primária (ver Capítulos 8, 34 e 35). Várias anomalias de desenvolvimento – agenesia vaginal, hímen imperfurado, septos vaginais transversos e longitudinais, duplicações vaginais e uterinas e septos himenais – são diagnosticadas com maior frequência em adolescentes com amenorreia precocemente (para as anormalidades obstrutivas) ou caso haja dificuldade do uso de absorventes internos (para septos himenais e vaginais). Essas anormalidades de desenvolvimento devem ser avaliadas cuidadosamente para determinar a anatomia externa e interna.

Um anel himenal apertado pode ser descoberto quando a paciente procura atendimento devido a preocupações sobre a incapacidade de usar absorventes internos ou ter relações sexuais. Tanto a dilatação manual como pequenas incisões às 6 e 8 horas no anel do hímen podem ser eficazes. Esse procedimento é realizado no consultório com anestesia local, e anestesia geral na sala de cirurgia. Os septos himenais não são raros e dificultam o uso dos absorventes internos; eles geralmente podem ser incisados no consultório com anestésico local **(Figura 9.17)**. A "hipertrofia" dos pequenos lábios é considerada uma variante do normal, e a garantia, em vez de uma redução cirúrgica cosmética, é geralmente apropriada como terapia primária.[107] O tratamento cirúrgico foi descrito, apesar de o procedimento ser muitas vezes considerado estético em vez de obrigatório por médicos, e raramente indicado em adolescentes.[108] Ulcerações genitais podem ocorrer em meninas com leucemia ou outros tipos de câncer que requerem quimioterapia. Ulcerações vulvares na ausência de atividade sexual ou etiologia infecciosa são descritas como aftose vulvar (ver **Figura 9.10**).[40] A possibilidade de abuso sexual, incesto ou relação sexual involuntária deve ser considerada para jovens adolescentes com sintomas vulvovaginais, ISTs ou gravidez.

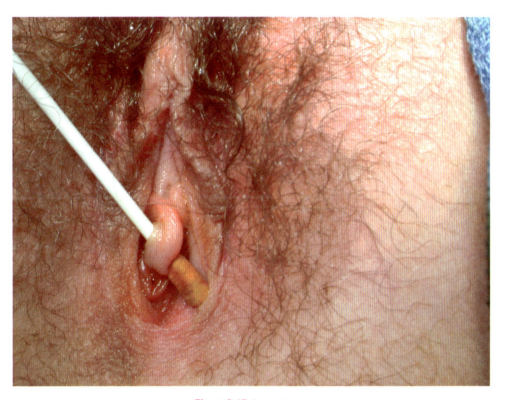

Figura 9.17 Septo himenal.

A presença de sintomas vulvares, como coceira ou queimação, pode levar a paciente a procurar atendimento; entretanto, essa região não é facilmente inspecionada pela paciente. Assim, lesões vulvares não percebidas por ela são detectadas no exame. **O autoexame vulvar deve ser incentivado e pode resultar no diagnóstico precoce de lesões vulvares, como melanoma.** As adolescentes que apresentam coceira vulvar podem ter líquen escleroso; esta condição às vezes é relativamente assintomática, mesmo quando um exame revela perda de estruturas anatômicas e cicatrizes (ver **Figura 9.4**).[36]

Adolescentes e mulheres adultas costumam se autodiagnosticar incorretamente com candidíase vulvovaginal; em um estudo, apenas um terço das mulheres com vaginite por cândida autodiagnosticada tinha a infecção (ver Capítulo 15).[109] Um exame clínico e um teste apropriado devem ser realizados mesmo em adolescentes jovens pelo médico ou pela própria paciente, coletando a secreção vaginal com um cotonete para teste de pH e exame microscópico **(Figura 9.18)**.

O condiloma vulvar é uma causa extremamente comum de lesões vulvares em adolescentes (ver Capítulo 15). As verrugas genitais afetam a vulva, o períneo e a pele perianal, e também a vagina, a uretra e o ânus **(Figura 9.19)**. Em geral, o condiloma em adolescentes é transmitido sexualmente, e pode ser assintomático ou causar coceira, irritação ou sangramento. Condiloma vulvar sintomático ou extenso é tratado com medicação tópica aplicada pela paciente ou pelo médico. A escolha do tratamento deve ser orientada pela preferência da paciente, recursos disponíveis e experiência do médico; nenhum tratamento é superior aos outros.[64] A recente disponibilidade de uma vacina contra o HPV, que inclui os tipos 6 e 11 do HPV, teve um impacto benéfico na incidência de condiloma vulvar e, potencialmente, na neoplasia intraepitelial vulvar (NIV) relacionada ao HPV.

Condições vaginais de adolescentes

Os sintomas vulvovaginais em adolescentes podem ser causados por uma variedade de condições, do líquen escleroso vulvar a ITU e *C. trachomatis* a vaginites não relacionadas a ISTs. Os sintomas urinários ou vaginais podem ser causados tanto por ITUs como por vaginites. Adolescentes submetidas ao teste para *C. trachomatis* e ITU têm altas taxas de apresentar os dois problemas concomitantemente.[110] Como o diagnóstico clínico com base nos sintomas é impreciso, adolescentes do sexo feminino com sintomas vaginais ou urinários devem ser testadas para *C. trachomatis* e ITU. Os testes baseados em DNA podem ser realizados em amostras obtidas do colo do útero, de esfregaços de secreções vaginais (obtidos pelo médico ou pela própria paciente) e amostras de urina. Os testes que não envolvem um exame com espéculo podem ser particularmente úteis para adolescentes. Uma revisão rigorosa concluiu que o teste não invasivo para clamídia era comparável ao rastreamento cervical ou uretral, embora este não seja o caso de testar para gonorreia.[111]

O corrimento é um dos sintomas vaginais mais comuns. Condições que variam de candidíase vaginal, vaginose bacteriana a cervicite por clamídia podem causar corrimento vaginal em adolescentes. As condições infecciosas vaginais são descritas em detalhes no Capítulo 15. Os riscos de autodiagnóstico de corrimento vaginal nas adolescentes podem ser maiores do que nas mulheres adultas, pois a infecção por ISTs – incluindo *Neisseria gonorrhoeae, Trichomonas vaginalis, C. trachomatis*, herpes simples e *Condiloma accuminata* – é comum nas adolescentes e mais difícil de ser identificada.

O uso de absorventes internos está associado a ulcerações micro e macroscópicas. A cura das ulcerações macroscópicas ocorre dentro de algumas semanas sem terapia específica se o uso do absorvente for suspenso. Uma consulta para acompanhamento

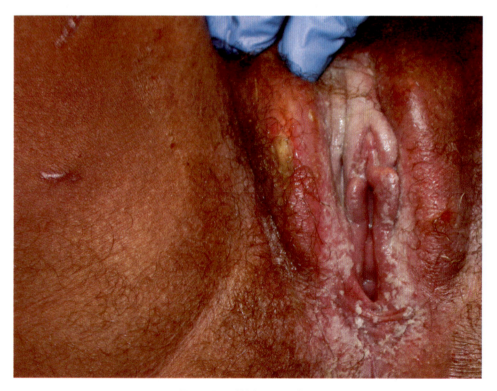

Figura 9.18 Vulvite por cândida.

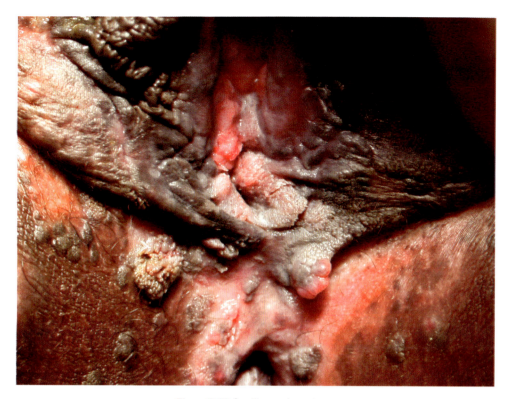

Figura 9.19 Condiloma vulvar extenso.

para confirmar a cura é apropriada, com biopsia de qualquer ulceração persistente para descartar outras patologias.

A **síndrome do choque tóxico (SCT)** está associada ao uso de absorventes internos e exotoxinas vaginais produzidas por *Staphylococcus aureus*. Essa síndrome apresenta febre, hipotensão, eritrodermia difusa com descamação das palmas das mãos e plantas dos pés, além do envolvimento de pelo menos três sistemas principais,[112] e o envolvimento vaginal inclui inflamação da mucosa. A frequência da SCT parece estar diminuindo e uma porcentagem crescente de casos não está associada à menstruação, apesar de que aproximadamente metade de todos os casos de SCT está relacionada à menstruação.[113] Estudos epidemiológicos sugerem que adolescentes correm maior risco de SCT "menstrual" do que mulheres mais velhas; no entanto, esse achado não parece ser explicado por diferenças na detecção de anticorpos para a cepa de *S. aureus* produtora de toxina TSST-1 ou nas taxas de colonização de *S. aureus* na vagina.[114]

Os abscessos das glândulas de Bartholin e Skene estão relacionados com organismos aeróbios e anaeróbios, com infecções mistas sendo responsáveis por aproximadamente 60% desses e de outros abscessos vulvares, embora a possibilidade de infecções por *S. aureus* resistente à meticilina (MRSA) devam ser consideradas.[115] A terapia consiste na drenagem cirúrgica, com uso de antibióticos como medida secundária. Em adolescentes mais jovens, a incisão e a drenagem podem exigir anestesia geral.

REFERÊNCIAS BIBLIOGRÁFICAS

1. **Editorial Committee for Guidelines for Women's Health Care.** *Guidelines for Women's Health Care: A Resource Manual.* 4th ed. Washington, DC: ACOG; 2014.
2. **Curtis KM, Peipert JF.** Long-acting reversible contraception. *N Engl J Med* 2017;376(5):461–468.
3. **Rosenthal SL, Cohen SS, Burklow KA, et al.** Family involvement in the gynecologic care of adolescents. *J Pediatr Adolesc Gynecol* 1996;9(2):59–65.
4. **Klein DA, Goldenring JM, Adelman WP.** HEEADSSS 3.0: The psychosocial interview for adolescents updated for a new century fueled by media. *Contemp Pediatr* (serial online) 2014. Available online at http://www.contemporarypediatrics.com/modern-medicine-featurearticles/heeadsss-30-psychosocial-interview-adolescents-updated-newcentury-fueled-media. Accessed September 25, 2017.
5. **Biro FM, Greenspan LC, Galvez MP.** Puberty in girls of the 21st century. *J Pediatr Adolesc Gynecol* 2012;25(5):289–294.
6. **Herman-Giddens ME, Slora EJ, Wasserman RC, et al.** Secondary sexual characteristics and menses in young girls seen in office practice: a study from the Pediatric Research in Office Settings network. *Pediatrics* 1997;99(4):505–512.
7. **Wolf RM, Long D.** Pubertal development. *Pediatr Rev* 2016;37(7):292–300.
8. **Marshall WA, Tanner JM.** Variations in pattern of pubertal changes in girls. *Arch Dis Child* 1969;44(235):291–303.
9. **Harlan WR, Harlan EA, Grillo GP.** Secondary sex characteristics of girls 12 to 17 years of age: the U.S. Health Examination Survey. *J Pediatr* 1980;96:1074–1078.
10. **Adams JA, Kellogg ND, Farst KJ, et al.** Updated guidelines for the medical assessment and care of children who may have been sexually abused. *J Pediatr Adolesc Gynecol* 2015;29(2):81–87.
11. **Eyk NV, Allen L, Giesbrecht E, et al.** Pediatric vulvovaginal disorders: a diagnostic approach and review of the literature. *J Obstet Gynaecol Can* 2009;31(9):850–862.
12. **Unger ER, Fajman NN, Maloney EM, et al.** Anogenital human papillomavirus in sexually abused and nonabused children: a multicenter study. *Pediatrics* 2011;128(3):e658–e665.

13. **Powell J, Wojnarowska F.** Childhood vulval lichen sclerosus and sexual abuse are not mutually exclusive diagnoses. *BMJ* 2000;320(7230):311.
14. **Powell J, Wojnarowska F, Winsey S, et al.** Lichen sclerosus premenarche: autoimmunity and immunogenetics. *Br J Dermatol* 2000;142(3):481–484.
15. **Smith YR, Berman DR, Quint EH.** Premenarchal vaginal discharge: findings of procedures to rule out foreign bodies. *J Pediatr Adolesc Gynecol* 2002;15(4):227–230.
16. **Kaplowitz PB, Oberfield SE.** Reexamination of the age limit for defining when puberty is precocious in girls in the United States: implications for evaluation and treatment. Drug and Therapeutics and Executive Committees of the Lawson Wilkins Pediatric Endocrine Society. *Pediatrics* 1999;104(4 Pt 1):936–941.
17. **Euling SY, Herman-Giddens ME, Lee PA, et al.** Examination of US puberty-timing data from 1940 to 1994 for secular trends: panel findings. *Pediatrics* 2008;121 Suppl 3:S172–S191.
18. **Iqbal CW, Jrebi NY, Zielinski MD, et al.** Patterns of accidental genital trauma in young girls and indications for operative management. *J Pediatr Surg* 2010;45(5):930–933.
19. **Ersen A, Onal H, Yildirim D, et al.** Ovarian and uterine ultrasonography and relation to puberty in healthy girls between 6 and 16 years in the Turkish population: a cross-sectional study. *J Pediatr Endocrinol Metab* 2012;25(5-6):447–451.
20. **Oltmann SC, Garcia N, Barber R, et al.** Can we preoperatively risk stratify ovarian masses for malignancy? *J Pediatr Surg* 2010;45(1):130–134.
21. **Servaes S, Victoria T, Lovrenski J, et al.** Contemporary pediatric gynecologic imaging. *Semin Ultrasound CT MR* 2010;31(2):116–140.
22. **Stepanian M, Cohn DE.** Gynecologic malignancies in adolescents. *Adolesc Med Clin* 2004;15(3):549–568.
23. **National Cancer Institute.** *Cancer Stat Facts: Ovarian Cancer. Surveillance, Epidemiology, and End Results Program. 2011.* Available online at https://seer.cancer.gov/statfacts/html/ovary.html. Accessed October 28, 2018.
24. **Breen JL, Maxson WS.** Ovarian tumors in children and adolescents. *Clin Obstet Gynecol* 1977;20(3):607–623.
25. **Diamond MP, Baxter JW, Peerman CG Jr, et al.** Occurrence of ovarian masses in childhood and adolescence: a community-wide evaluation. *Obstet Gynecol* 1988;71(6 Pt 1):858–860.
26. **van Winter JT, Simmons PS, Podratz KC.** Surgically treated adnexal masses in infancy, childhood, and adolescence. *Am J Obstet Gynecol* 1994;170(6):1780–1786; discussion 1786–1789.
27. **Helmrath MA, Shin CE, Warner BW.** Ovarian cysts in the pediatric population. *Semin Pediatr Surg* 1998;7(1):19–28.
28. **Warner BW, Kuhn JC, Barr LL.** Conservative management of large ovarian cysts in children: the value of serial pelvic ultrasonography. *Surgery* 1992;112(4):749–755.
29. **Hernon M, McKenna J, Busby G, et al.** The histology and management of ovarian cysts found in children and adolescents presenting to a children's hospital from 1991 to 2007: a call for more paediatric gynaecologists. *BJOG* 2010;117(2):181–184.
30. **Trotman GE, Cheung H, Tefera EA, et al.** Rate of oophorectomy for benign indications in a children's hospital: Influence of a gynecologist. *J Pediatr Adolesc Gynecol* 2017;30(2):234–238.
31. **Gonzalez DO, Minneci PC, Deans KJ.** Management of benign ovarian lesions in girls: a trend toward fewer oophorectomies. *Curr Opin Obstet Gynecol* 2017;29(5):289–294.
32. **Lee PA, Nordenstrom A, Houk CP, et al.** Global disorders of sex development update since 2006: perceptions, approach and care. *Horm Res Paediatr* 2016;85(3):158–180.
33. **Posner JC, Spandorfer PR.** Early detection of imperforate hymen prevents morbidity from delays in diagnosis. *Pediatrics* 2005;115(4):1008–1012.
34. **Berenson AB.** A longitudinal study of hymenal morphology in the first 3 years of life. *Pediatrics* 1995;95:490–496.
35. **Stricker T, Navratil F, Sennhauser FH.** Vulvovaginitis in prepubertal girls. *Arch Dis Child* 2003;88(4):324–326.
36. **Dendrinos ML, Quint EH.** Lichen sclerosus in children and adolescents. *Curr Opin Obstet Gynecol* 2013;25(5):370–374.
37. **Bacon JL, Romano ME, Quint EH.** Clinical recommendation: labial adhesions. *J Pediatr Adolesc Gynecol* 2015;28(5):405–409.
38. **Shapiro RA, Makoroff KL.** Sexually transmitted diseases in sexually abused girls and adolescents. *Curr Opin Obstet Gynecol* 2006;18(5):492–497.
39. **Adams JA.** Medical evaluation of suspected child sexual abuse. *J Pediatr Adolesc Gynecol* 2004;17(3):191–197.
40. **Huppert JS, Gerber MA, Deitch HR, et al.** Vulvar ulcers in young females: a manifestation of aphthosis. *J Pediat Adolesc Gynecol* 2006;19(3):195–204.
41. **Herman-Giddens ME.** Vaginal foreign bodies and child sexual abuse. *Arch Pediatr Adolesc Med* 1994;148(2):195–200.
42. **Herbst R.** Perineal streptococcal dermatitis/disease: recognition and management. *Am J Clin Dermatol* 2003;4(8):555–560.
43. **Pokorny SF, Stormer J.** Atraumatic removal of secretions from the prepubertal vagina. *Am J Obstet Gynecol* 1987;156:581–582.
44. **Adams Hillard PJ.** Menstruation in young girls: a clinical perspective. *Obstet Gynecol* 2002;99(4):655–662.
45. **ACOG Committee on Adolescent Health Care.** ACOG Committee Opinion No. 349, November 2006: Menstruation in girls and adolescents: using the menstrual cycle as a vital sign. *Obstet Gynecol* 2006;108(5):1323–1328.
46. **Fraser IS, Critchley HO, Munro MG, et al.** Can we achieve international agreement on terminologies and definitions used to describe abnormalities of menstrual bleeding? *Hum Reprod* 2007;22(3):635–643.
47. **Fraser IS, McCarron G, Markham R, et al.** Blood and total fluid content of menstrual discharge. *Obstet Gynecol* 1985;65(2):194–198.
48. **Warner PE, Critchley HO, Lumsden MA, et al.** Menorrhagia II: is the 80-mL blood loss criterion useful in management of complaint of menorrhagia? *Am J Obstet Gynecol* 2004;190(5):1224–1229.
49. **Warner PE, Critchley HO, Lumsden MA, et al.** Menorrhagia I: measured blood loss, clinical features, and outcome in women with heavy periods: a survey with follow-up data. *Am J Obstet Gynecol* 2004;190(5):1216–1223.
50. **Fraser IS, McCarron G, Markham R.** A preliminary study of factors influencing perception of menstrual blood loss volume. *Am J Obstet Gynecol* 1984;149(7):788–793.
51. **Apter D, Vihko R.** Early menarche, a risk factor for breast cancer, indicates early onset of ovulatory cycles. *J Clin Endocrinol Metab* 1983;57:82–86.
52. **Abma JC, Martinez GM.** *Sexual Activity and Contraceptive Use Among Teenagers in the United States, 2011–2015.* Hyattsville, MD: National Center for Health Statistics; 2017.
53. **Fraser IS, Hickey M, Song JY.** A comparison of mechanisms underlying disturbances of bleeding caused by spontaneous dysfunctional uterine bleeding or hormonal contraception. *Hum Reprod* 1996;11(Suppl 2):165–178.
54. **Rosenberg MJ, Burnhill MS, Waugh MS, et al.** Compliance and oral contraceptives: a review. *Contraception* 1995;52(3):137–141.
55. **Rosenberg MJ, Long SC.** Oral contraceptives and cycle control: a critical review of the literature. *Adv Contracept* 1992;8(Suppl 1):35–45.
56. **Oakley D, Sereinka S, Bogue EL.** Oral contraceptive pill use after an initial visit to the family planning clinic. *Fam Plann Perspect* 1991;23:150–154.
57. **Woods JL, Shew ML, Tu W, et al.** Patterns of oral contraceptive pill-taking and condom use among adolescent contraceptive pill users. *J Adolesc Health* 2006;39(3):381–387.
58. **Mishell DR Jr, Guillebaud J, Westhoff C, et al.** Combined hormonal contraceptive trials: variable data collection and bleeding assessment methodologies influence study outcomes and physician perception. *Contraception* 2007;75(1):4–10.
59. **Kaunitz AM.** Current concepts regarding use of DMPA. *J Reprod Med* 2002;47(9 Suppl):785–789.
60. **Lockwood CJ, Schatz F, Krikun G.** Angiogenic factors and the endometrium following long term progestin only contraception. *Histol Histopathol* 2004;19(1):167–172.

61. **Curtis KM, Jatlaoui TC, Tepper NK, et al.** U.S. selected practice recommendations for contraceptive use, 2016. *MMWR Recomm Rep* 2016;65(4):1–66.
62. **Claessens EA, Cowell CA.** Acute adolescent menorrhagia. *Am J Obstet Gynecol* 1981;139:277–280.
63. **James AH, Kouides PA, Abdul-Kadir R, et al.** Von Willebrand disease and other bleeding disorders in women: consensus on diagnosis and management from an international expert panel. *Am J Obstet Gynecol* 2009;201(1):12e11–12e18.
64. **Workowski KA, Bolan GA; Centers for Disease Control and Prevention.** Sexually transmitted diseases treatment guidelines, 2015. *MMWR Recomm Rep* 2015;64(RR-03):1–137.
65. **Witchel SF, Oberfield S, Rosenfield RL, et al.** The diagnosis of polycystic ovary syndrome during adolescence. *Horm Res Paediatr* 2015;83(3):376–389.
66. **Rosenfield RL.** The polycystic ovary morphology-polycystic ovary syndrome spectrum. *J Pediatr Adolesc Gynecol* 2015;28(6):412–419.
67. **Legro RS, Arslanian SA, Ehrmann DA, et al.** Diagnosis and treatment of polycystic ovary syndrome: an endocrine society clinical practice guideline. *J Clin Endocrinol Metab* 2013;98(12):4565–4592.
68. **Schmidt TH, Khanijow K, Cedars MI, et al.** Cutaneous findings and systemic associations in women with polycystic ovary syndrome. *JAMA Dermatol* 2016;152(4):391–398.
69. **James AH, Kouides PA, Abdul-Kadir R, et al.** Evaluation and management of acute menorrhagia in women with and without underlying bleeding disorders: consensus from an international expert panel. *Eur J Obstet Gynecol Reprod Biol* 2011;158(2):124–134.
70. Practice bulletin no. 168 summary: Cervical cancer screening and prevention. *Obstet Gynecol* 2016;128(4):923–925.
71. **Church DG, Vancil JM, Vasanawala SS.** Magnetic resonance imaging for uterine and vaginal anomalies. *Curr Opin Obstet Gynecol* 2009;21(5):379–389.
72. **Economy KE, Barnewolt C, Laufer MR.** A comparison of MRI and laparoscopy in detecting pelvic structures in cases of vaginal agenesis. *J Pediatr Adolesc Gynecol* 2002;15(2):101–104.
73. **James AH.** Heavy menstrual bleeding: work-up and management. *Hematology Am Soc Hematol Educ Program* 2016;2016(1):236–242.
74. **Parker MA, Sneddon AE, Arbon P.** The menstrual disorder of teenagers (MDOT) study: determining typical menstrual patterns and menstrual disturbance in a large population-based study of Australian teenagers. *BJOG* 2010;117(2):185–192.
75. **Lethaby A, Augood C, Duckitt K, et al.** Nonsteroidal anti-inflammatory drugs for heavy menstrual bleeding. *Cochrane Database Syst Rev* 2007;(4):CD000400.
76. **Finer LB, Zolna MR.** Declines in unintended pregnancy in the United States, 2008–2011. *N Engl J Med* 2016;374(9):843–852.
77. **Sedgh G, Finer LB, Bankole A, et al.** Adolescent pregnancy, birth, and abortion rates across countries: levels and recent trends. *J Adolesc Health* 2015;56(2):223–230.
78. **Office of Adolescent Health.** Trends in teen pregnancy and childbearing. 2017. Available online at https://www.hhs.gov/ash/oah/adolescent-development/reproductive-health-and-teen-pregnancy/teen-pregnancy-and-childbearing/trends/index.html–_ftn3. Accessed October 1, 2017.
79. **Lethaby A, Irvine G, Cameron I.** Cyclical progestogens for heavy menstrual bleeding. *Cochrane Database Syst Rev* 2008;(1):CD001016.
80. **American College of Obstetricians and Gynecologists.** ACOG committee opinion no. 557: Management of acute abnormal uterine bleeding in nonpregnant reproductive-aged women. *Obstet Gynecol* 2013;121(4):891–896.
81. **Munro MG, Critchley HO, Fraser IS; FIGO Menstrual Disorders Working Group.** The FIGO classification of causes of abnormal uterine bleeding in the reproductive years. *Fertil Steril* 2011;95(7):2204–2208, 2208.e1–e3.
82. **Lethaby A, Hussain M, Rishworth JR, et al.** Progesterone or progestogen-releasing intrauterine systems for heavy menstrual bleeding. *Cochrane Database Syst Rev* 2015;(4):CD002126.
83. **Sokkary N, Dietrich JE.** Management of heavy menstrual bleeding in adolescents. *Curr Opin Obstet Gynecol* 2012;24(5):275–280.
84. **Bayer LL, Hillard PJ.** Use of levonorgestrel intrauterine system for medical indications in adolescents. *J Adolesc Health* 2013;52(4 Suppl):S54–S58.
85. **Hillard PJ.** Practical tips for intrauterine devices use in adolescents. *J Adolesc Health* 2013;52(4 Suppl):S40–S46.
86. **Nelson AL.** Levonorgestrel intrauterine system: a first-line medical treatment for heavy menstrual bleeding. *Womens health (Lond)* 2010;6(3):347–356.
87. **Hillard PA.** Menstrual suppression: current perspectives. *Int J Womens Health* 2014;6:631–637.
88. **Altshuler AL, Hillard PJ.** Menstrual suppression for adolescents. *Curr Opin Obstet Gynecol* 2014;26(5):323–331.
89. **Kaunitz AM, Meredith S, Inki P, et al.** Levonorgestrel-releasing intrauterine system and endometrial ablation in heavy menstrual bleeding: a systematic review and meta-analysis. *Obstet Gynecol* 2009;113(5):1104–1116.
90. **Miller L, Hughes JP.** Continuous combination oral contraceptive pills to eliminate withdrawal bleeding: A randomized trial. *Obstet Gynecol* 2003;101(4):653–661.
91. **Naffaa L, Deshmukh T, Tumu S, et al.** Imaging of acute pelvic pain in girls: ovarian torsion and beyond. *Curr Probl Diagn Radiol* 2017;46(4):317–329.
92. **Multani J, Kives S.** Dermoid cysts in adolescents. *Curr Opin Obstet Gynecol* 2015;27(5):315–319.
93. **Huang H, Wang C, Tian Q.** Gonadal tumour risk in 292 phenotypic female patients with disorders of sex development containing Y chromosome or Y-derived sequence. *Clin Endocrinol (Oxf)* 2017;86(4):621–627.
94. **Cools M, Looijenga LH, Wolffenbuttel KP, et al.** Disorders of sex development: update on the genetic background, terminology and risk for the development of germ cell tumors. *World J Pediatr* 2009;5(2):93–102.
95. **Looijenga LH, Hersmus R, de Leeuw BH, et al.** Gonadal tumours and DSD. *Best Pract Res Clin Endocrinol Metab* 2010;24(2):291–310.
96. **Gomez-Lobo V, Oelschlager AA; North American Society for Pediatric and Adolescent Gynecology.** Gynecological challenges in the diagnosis and care of patients with DSD: The role of the obstetrician gynecologist in the multidisciplinary approach to the patient. *Am J Med Genet C Semin Med Genet* 2017;175(2):300–303.
97. **Linam LE, Darolia R, Naffaa LN, et al.** US findings of adnexal torsion in children and adolescents: size really does matter. *Pediatr Radiol* 2007;37(10):1013–1019.
98. **Breech LL, Hillard PJ.** Adnexal torsion in pediatric and adolescent girls. *Curr Opin Obstet Gynecol* 2005;17(5):483–489.
99. **Laufer MR, Sanfilippo J, Rose G.** Adolescent endometriosis: diagnosis and treatment approaches. *J Pediatr Adolesc Gynecol* 2003;16(3 Suppl):S3–S11.
100. **Dietrich JE, Millar DM, Quint EH.** Obstructive reproductive tract anomalies. *J Pediatr Adolesc Gynecol* 2014;27(6):396–402.
101. **Hillard PA.** Imperforate hymen. *eMedicine*. https://emedicine.medscape.com/article/269050-overview. Accessed October 28, 2018.
102. **Goyal M, Hersh A, Luan X, et al.** National trends in pelvic inflammatory disease among adolescents in the emergency department. *J Adolesc Health* 2013;53(2):249–252.
103. **Baeten JM, Nyange PM, Richardson BA, et al.** Hormonal contraception and risk of sexually transmitted disease acquisition: results from a prospective study. *Am J Obstet Gynecol* 2001;185(2):380–385.
104. **Martinez F, López-Arregui E.** Infection risk and intrauterine devices. *Acta Obstet Gynecol Scand* 2009;88(3):246–250.
105. **Furlong LA.** Ectopic pregnancy risk when contraception fails. A review. *J Reprod Med* 2002;47(11):881–885.
106. **McGahan JP, Wu C.** Sonographically guided transvaginal or transrectal pelvic abscess drainage using the trocar method with a new drainage guide attachment. *AJR Am J Roentgenol* 2008;191(5):1540–1544.

107. Committee opinion no. 686 summary: Breast and labial surgery in adolescents. *Obstet Gynecol* 2017;129(1):235.
108. **Wood PL.** Cosmetic genital surgery in children and adolescents. *Best Pract Res Clin Obstet Gynaecol* 2018;48:137–146.
109. **Ferris DG, Nyirjesy P, Sobel JD, et al.** Over-the-counter antifungal drug misuse associated with patient-diagnosed vulvovaginal candidiasis. *Obstet Gynecol* 2002;99(3):419–425.
110. **Huppert JS, Biro F, Lan D, et al.** Urinary symptoms in adolescent females: STI or UTI? *J Adolesc Health* 2007;40(5):418–424.
111. **Cook RL, Hutchison SL, Østergaard L, et al.** Systematic review: noninvasive testing for Chlamydia trachomatis and Neisseria gonorrhoeae. *Ann Intern Med* 2005;142(11):914–925.
112. **Schuchat A, Broome CV.** Toxic shock syndrome and tampons. *Epidemiol Rev* 1991;13:99–112.
113. **Strom MA, Hsu DY, Silverberg JI.** Prevalence, comorbidities and mortality of toxic shock syndrome in children and adults in the USA. *Microbiol Immunol* 2017;61(11):463–473.
114. **Hochwalt A, Parsonnet J, Modern P.** *Poster Presentation: Vaginal S. aureus and TSST-1 Antibody Prevalence Among Teens.* Paper presented at North American Society for Pediatric and Adolescent Gynecology; May 10, 2005; New Orleans, LA.
115. **Reichman O, Sobel JD.** MRSA infection of buttocks, vulva, and genital tract in women. *Curr Infect Dis Rep* 2009;11(6):465–470.

CAPÍTULO 10

Ginecologia de Mulheres Adultas: Idade Reprodutiva

Michelle Solone, Paula J. Adams Hillard

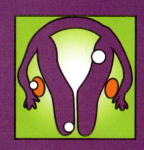

PONTOS-CHAVE

1. As causas do sangramento anormal variam com a idade, sendo o sangramento anovulatório mais provável em adolescentes e mulheres na perimenopausa.

2. Causas anatômicas de sangramento anormal, incluindo pólipos endometriais e leiomioma, ocorrem com mais frequência em mulheres em idade reprodutiva do que em mulheres em outras faixas etárias.

3. As massas pélvicas em adolescentes e mulheres em idade reprodutiva mais comuns são massas ovarianas neoplásicas benignas ou funcionais, enquanto os riscos de tumores ovarianos malignos aumentam com a idade.

4. Embora a ultrassonografia da pelve seja uma técnica excelente para exame de imagem de massas pélvicas e as características ultrassonográficas possam sugerir características de benignidade de uma massa ovariana, a possibilidade de malignidade deve ser sempre lembrada.

5. A maioria dos leiomiomas uterinos é assintomática, mas sangramento, sintomas de pressão ou dor indicam para a necessidade de tratamento médico ou cirúrgico.

Condições ginecológicas benignas possuem sintomas e sinais que variam com a idade. Neste capítulo, as causas mais prováveis de sintomas e sinais específicos, diagnóstico e tratamento são descritos para mulheres em idade reprodutiva e na pós-menopausa. **Os problemas ginecológicos comuns incluem os que causam dor e sangramento, como massas pélvicas (sintomáticas ou assintomáticas) e sintomas vulvares e vaginais.** Condições benignas do trato genital feminino incluem lesões anatômicas/embriológicas do corpo e colo uterino, ovários, tubas uterinas, vagina e vulva. Uma classificação de lesões benignas da vulva, vagina e colo do útero encontra-se na Tabela 10.1. Leiomioma, pólipos e hiperplasia são as doenças benignas mais comuns do corpo do útero em mulheres adultas. Os leiomiomas uterinos benignos (miomas uterinos) são comentados no Capítulo 11. A Tabela 10.2 lista os tumores benignos dos ovários. As doenças malignas são apresentadas nos Capítulos 37 a 42. As condições pediátricas e das adolescentes foram abordadas no Capítulo 9.

FAIXA ETÁRIA REPRODUTIVA (MENACME)

Sangramento anormal

Menstruação normal

Após a adolescência, os ciclos menstruais geralmente têm duração de 21 a 35 dias, com fluxo menstrual inferior a 7 dias.[1] **Conforme a mulher se aproxima da menopausa, a duração do ciclo se torna mais irregular porque os ciclos ovulatórios são menos frequentes.**[1,2] A causa mais frequente de sangramento irregular no menacme é hormonal, embora outras, como sangramento relacionado com a gravidez (aborto espontâneo, gravidez ectópica), sempre precisem ser consideradas (Tabela 10.3). Uma variedade de termos imprecisos, como menorragia ou menometrorragia, tem sido usada para descrever sangramento uterino anormal (SUA), mas recomenda-se usar designações simples para descrever a regularidade do ciclo, frequência, duração e intensidade do fluxo (Tabela 10.4)[3,4] A Federação Internacional de Ginecologia e Obstetrícia (FIGO) e o American College of Obstetricians and Gynecologists (ACOG) recomendam que a nomenclatura sistematizada, segundo o acrônimo PALM-COEIN, seja usada para descrever menstruações anormais (Tabela 10.5). **O termo sangramento uterino disfuncional (SUD) não deve mais ser usado.**[3-6]

O mapeamento prospectivo do sangramento pode ser útil para caracterizar o sangramento anormal. **A duração média da menstruação é de 4,7 dias; 89% dos ciclos duram 7 dias ou mais. A perda média de sangue por ciclo é de 35 mℓ.**[6] A menstruação compreende uma suspensão de sangue e sólidos derivados de tecidos em uma mistura de soro e fluido cervicovaginal; a quantidade de sangue da menstruação varia ao longo dos dias de sangramento, em uma proporção média de 50%.[7] O sangramento menstrual intenso é definido como aquele superior a 80 mℓ por dia, que resultará em anemia se for recorrente.[8]

Sangramento relacionado com a gravidez

A gravidez deve sempre ser excluída em mulheres em idade reprodutiva que apresentem SUA.

O aborto espontâneo pode estar associado a sangramento excessivo ou prolongado. A mulher pode não saber que está grávida e procurar atendimento devido a um sangramento anormal. Nos

Tabela 10.1	Classificação de condições benignas da vulva, vagina e colo do útero.
Vulva	
	Alterações cutâneas
	Lesões pigmentadas
	Tumores e cistos
	Úlceras
	Doenças epiteliais não neoplásicas
Vagina	
	Origem embrionária
	Cistos mesonéfricos, paramesonéfricos e dos seios urogenitais
	Adenose (relacionada à exposição no útero ao dietilestilbestrol)
	Septos vaginais ou duplicações
	Prolapso de órgão pélvico/distúrbios do suporte pélvico
	Prolapso vaginal anterior
	Cistouretrocele
	Cistocele
	Prolapso (vaginal) apical
	Uterovaginal
	Abóbada vaginal
	Prolapso vaginal posterior
	Enterocele
	Retocele
	Outro
	Condiloma
	Divertículo uretral
	Pólipo fibroepitelial
	Endometriose de vagina
Colo do útero	
	Infeccioso
	Condiloma
	Ulceração pelo herpes-vírus simples
	Cervicite por clamídia
	Outra cervicite
	Outro
	Pólipos endocervicais
	Cistos de Naboth
	Eversão do epitélio colunar

Tabela 10.2	Tumores ovarianos benignos.
Funcional	
	Folicular
	Corpo-lúteo
	Teca luteína
Inflamatório	
	Abscesso ou complexo tubo-ovariano
Neoplásico	
	Célula germinativa
	Teratoma cístico benigno
	Outros e mistos
Epitelial	
	Cistadenoma seroso
	Cistadenoma mucinoso
	Fibroma
	Cistadenofibroma
	Tumor de Brenner
	Tumor misto
Outro	
	Endometrioma

EUA, quase metade das gestações não é intencional. Essas mulheres podem estar em risco de sangramento relacionado com uma gravidez inesperada. Cerca de metade das gravidezes indesejadas resulta do não uso de anticoncepcionais; a outra metade de falhas dos métodos contraceptivos.[9] **A gravidez indesejada tem maior probabilidade de ocorrer entre adolescentes e mulheres com** mais de 40 anos de idade (ver Capítulo 14). Se uma gravidez ectópica for descartada, o manejo do aborto espontâneo pode incluir observação se o sangramento não for excessivo; evacuação uterina farmacológica (com *misoprostol*); ou manejo cirúrgico com curetagem por sucção (AMIU) ou dilatação e curetagem (D&C), dependendo do julgamento do médico e da preferência da paciente.[10]

Diagnóstico diferencial de sangramento anormal

As causas estruturais de SUA compõem o acrônimo PALM do PALM-COEIN (pólipos, adenomiose, leiomioma, malignidade/hiperplasia). **Causas anatômicas de sangramento anormal ocorrem com maior frequência em mulheres em idade reprodutiva do que em mulheres em outras faixas etárias**. Leiomiomas uterinos e pólipos endometriais são condições comuns que, na maioria das vezes, são assintomáticas; no entanto, são causas importantes de sangramento anormal.[11]

Pólipos, SUA-P

Os pólipos endometriais são uma causa de sangramento intermenstrual, sangramento menstrual intenso, sangramento irregular e sangramento pós-menopausa. Eles estão associados ao uso de *tamoxifeno* e infertilidade, e podem causar dismenorreia. Como acontece com os leiomiomas, a maioria dos pólipos **endometriais é assintomática**. A incidência de pólipos endometriais aumenta com a idade ao longo dos anos reprodutivos.[12] A suspeita diagnóstica baseada no espessamento endometrial pode ser confirmada na ultrassonografia pélvica transvaginal, e os padrões vasculares dos vasos sanguíneos alimentadores ajudam a distinguir pólipos endometriais de miomas intracavitários e malignidade

Capítulo 10 • Ginecologia de Mulheres Adultas: Idade Reprodutiva

Tabela 10.3 Causas de sangramento por frequência aproximada e faixa etária.

Infância	Pré-púbere	Adolescente	Reprodutiva	Perimenopausa	Pós-menopausa
Retirada de estrogênio materno	Vulvovaginite	Anovulação	Exógeno	Anovulação	Atrofia
	Corpo estranho vaginal	Uso de hormônio exógeno	Gravidez	Miomas	Pólipos endometriais
	Puberdade precoce	Gravidez	Anovulação	Pólipos cervicais e endometriais	Câncer do endométrio
	Tumor	Coagulopatia	Miomas	Disfunção tireoidiana	Terapia hormonal
			Pólipos cervicais e endometriais		Outro tumor – vulvar, vaginal, cervical
			Disfunção tireoidiana		

Tabela 10.4 Terminologia para menstruação.

Ciclo		Normal	
Regular	Ausência	Regular	Irregular
Frequência da menstruação	Não frequente	Normal	Frequente
Duração do fluxo menstrual	Encurtado	Normal	Prolongado
Volume do fluxo menstrual	Leve	Normal	Intenso

Tabela 10.5 Terminologia para sangramento uterino anormal.

Causas estruturais	PALM
SUA-P	Pólipo
SUA-A	Adenomiose
SUA-L	Leiomioma
SUA-M	Hiperplasia/malignidade
Não estrutural	**COEIN**
SUA-C	Coagulopatia
SUA-O	Disfunção ovulatória
SUA-E	Endometrial
SUA-I	Iatrogênico
SUA-N	Não classificado

do endométrio.[13-15] A confirmação de um pólipo requer visualização com histeroscopia, histerossonografia ou avaliação microscópica de tecido obtido por biopsia feita em consultório ou com D&C. A recomendação da remoção não está bem estabelecida, principalmente se um pólipo for assintomático e encontrado acidentalmente. O efeito dos pólipos na fertilidade não está claro, embora haja evidências de que a remoção pode melhorar as taxas de gravidez nas pacientes inférteis.[16] Um estudo com mulheres dinamarquesas, selecionadas aleatoriamente, com uso de ultrassonografia transvaginal e histerossonografia encontrou pólipos em 5,8 e 11,8% das mulheres pré-menopáusicas pós-menopáusicas assintomáticas, respectivamente. Neste estudo, o sangramento anormal estava presente em 38% daquelas sem pólipos *versus* 13% com pólipos.[15] Os pólipos endometriais podem regredir espontaneamente, embora não se conheça a frequência dessa regressão. Em um estudo com mulheres assintomáticas, a taxa de regressão de 1 ano foi de 27%.[17] Pólipos menores têm maior probabilidade de desaparecer, e pólipos maiores podem resultar em sangramento anormal.[18] Enquanto os pólipos podem desaparecer espontaneamente com o tempo, uma questão importante é se eles têm probabilidade de sofrer transformação maligna. Como até mesmo os pólipos assintomáticos geralmente são removidos no momento da identificação, é difícil saber a resposta a essa questão. A chance de malignidade ou alterações pré-malignas nos pólipos endometriais parece ser bastante baixa em mulheres na pré-menopausa e maior entre as mulheres na pós-menopausa, com relatos de sangramento que variam de 0,2 a 24% na alteração pré-maligna e 0 a 13% na malignidade.[16]

Adenomiose, SUA-A

Tradicionalmente, a adenomiose é diagnosticada por histologia no momento da histerectomia, tornando as estimativas de prevalência e contribuição para SUA e dor pélvica pouco claras. **Com o avanço da tecnologia de imagem e a evolução dos critérios de diagnóstico para adenomiose em ultrassonografia e ressonância magnética, a adenomiose pode ser diagnosticada antes da histerectomia e é incluída como causa estrutural de sangramento anormal.** A incidência de adenomiose identificada incidentalmente em imagens pélvicas ainda não é conhecida.[5]

Leiomioma, SUA-L

Os leiomiomas uterinos ocorrem em até metade de todas as mulheres com mais de 35 anos e são os tumores mais comuns do trato genital.[12] A incidência varia de 30 a 70%, dependendo dos critérios de estudo, sejam eles baseados em sintomas, ultrassonografia ou avaliação histológica.[11] Um estudo de uma população selecionada aleatoriamente estimou uma prevalência cumulativa de mais de 80% em mulheres negras e quase 70% em mulheres brancas com base na ultrassonografia.[19] O sangramento anormal é o sintoma mais comum em mulheres com leiomiomas sintomáticos. **Embora o número e o tamanho dos leiomiomas uterinos não pareçam influenciar a ocorrência de sangramento anormal, os miomas submucosos são os mais prováveis de causar sangramento.** O mecanismo de sangramento anormal relacionado com leiomiomas não está bem estabelecido (ver o Capítulo 11 para uma discussão mais aprofundada sobre miomas uterinos).

Malignidade e hiperplasia, SUA-M

O estrogênio sem a oposição da progesterona está associado a uma variedade de anormalidades do endométrio, desde hiperplasia cística até hiperplasia adenomatosa, hiperplasia com atipia citológica e carcinoma. **O sangramento anormal é o sintoma mais frequente em mulheres com câncer cervical invasor.** Uma lesão cervical visível deve ser avaliada por biopsia em vez de aguardar os resultados da citologia cervical, porque eles podem ser falso-negativos para lesões invasoras devido à necrose tumoral. Embora a neoplasia de vagina seja rara, a vagina deve ser avaliada cuidadosamente nos casos de sangramento anormal. A atenção deve ser dirigida a todas as superfícies da vagina, incluindo as porções anterior e posterior que podem ser escondidas pelo espéculo vaginal no momento do exame.

As causas não estruturais de SUA estão incluídas no acrônimo COEIN do PALM-COEIN (coagulopatia, disfunção ovulatória, endometrial, iatrogênica, desconhecida).

Coagulopatia, SUA-C

Tal como acontece com adolescentes, as causas hematológicas de sangramento anormal devem ser consideradas em mulheres com sangramento menstrual intenso, particularmente naquelas que o tiveram desde a menarca. **De todas as mulheres com menorragia, 5 a 20% têm um distúrbio hemorrágico não diagnosticado anteriormente, principalmente a doença de von Willebrand.**[20] Um distúrbio hemorrágico deve ser considerado pelo ginecologista parta determinar o diagnóstico.[21] A função hepática anormal, que pode ser observada no alcoolismo ou em outras doenças hepáticas crônicas, acarreta a produção inadequada de fatores de coagulação e pode levar ao sangramento menstrual excessivo.

Disfunção ovulatória, SUA-O

1 A maior parte do sangramento anovulatório resulta do que é denominado na língua inglesa de *estrogen breackthoug*, ou seja, "destruição devido ao estrogênio". Na ausência de ovulação e produção de progesterona, o endométrio responde à estimulação estrogênica com proliferação. O crescimento endometrial sem descamação periódica resulta na ruptura de um frágil tecido endometrial. A cicatrização do endométrio é irregular e dessincronizada. Níveis relativamente baixos de estimulação estrogênica resultam em sangramento irregular e prolongado, enquanto níveis mais altos sustentados levam a episódios de amenorreia seguidos por sangramento intenso e agudo.

Muitos distúrbios ovulatórios estão relacionados com distúrbios endócrinos. **Tanto o hipotireoidismo como o hipertireoidismo podem estar associados ao sangramento anormal. No hipotireoidismo, as anormalidades menstruais, incluindo menorragia, são comuns** (ver Capítulo 35). A causa mais comum de hiperfuncionamento da tireoide em mulheres na pré-menopausa é a doença de Graves, que ocorre 4 a 5 vezes mais em mulheres do que em homens. O hipertireoidismo pode resultar em oligo ou amenorreia e pode levar a níveis elevados de estrogênio plasmático.[22] Outras causas de anovulação incluem disfunção hipotalâmica, hiperprolactinemia, insuficiência ovariana prematura (IOP) e doença hipofisária primária **(Tabela 10.6)**. Essas condições geralmente estão mais associadas à amenorreia, mas podem causar sangramento irregular (ver Capítulo 34). As causas raras e incomuns de sangramento anormal não devem ser negligenciadas. Mulheres com insuficiência ovariana primária (IOP; anteriormente denominada prematura) procuram vários médicos com sintomas de oligo ou amenorreia antes de receberem esse diagnóstico; o diagnóstico de IOP é frequentemente retardado durante o declínio da função ovariana até sua insuficiência.[23,24] Acredita-se que a IOP ocorre em aproximadamente 1 em cada 100 mulheres aos 40 anos, 1 em cada 1.000 mulheres aos 30 anos e 1 em cada 10 mil mulheres aos 20 anos. As pacientes devem ser estimuladas a monitorar sua ciclicidade menstrual e a perceber que o ciclo menstrual pode ser um importante sinal que reflete o estado geral de saúde.[25]

O diabetes melito pode estar associado a anovulação, obesidade, resistência à insulina e excesso de andrógenos. Os distúrbios androgênicos são muito comuns entre as mulheres em idade reprodutiva e devem ser avaliados e tratados adequadamente. A síndrome do ovário policístico (SOP) está presente em 5 a 8% das mulheres adultas e não é diagnosticada em muitas delas.[26] Como os distúrbios androgênicos estão associados a doenças cardiovasculares significativas, essa condição deve ser diagnosticada o mais rapidamente possível e tratada prontamente. Esse distúrbio torna-se uma preocupação mais imediata em mulheres em idade reprodutiva por sua associação à fertilidade. O controle da irregularidade dos ciclos menstruais associados a excesso de androgênio consiste em uma avaliação diagnóstica apropriada seguida pelo uso de contraceptivos orais (na ausência de contraindicações significativas ou desejo de concepção) ou pelo uso de agentes sensibilizadores de insulina, juntamente com modificação da dieta e de exercícios.[27,28]

Endometrial, SUA-E

Nos ciclos ovulatórios, o próprio endométrio pode contribuir para o sangramento menstrual anormal ou intenso (SUA).

Tabela 10.6 Condições associadas à anovulação e ao sangramento anormal.

Distúrbios alimentares
Anorexia nervosa
Bulimia nervosa
Exercício físico excessivo
Doença crônica
Insuficiência ovariana primária – IOP (anteriormente denominada insuficiência ovariana prematura [POF])
Álcool ou abuso de outras drogas
Estresse
Doenças da tireoide
Hipotireoidismo
Hipertireoidismo
Diabetes melito
Síndromes de excesso de andrógenos (p. ex., síndrome dos ovários policísticos [SOP])

Há evidências de que a deficiência de moléculas vasoconstritoras ou o excesso de moléculas vasodilatadoras pode causar sangramento intenso. As vasoconstritoras locais incluem endotelina-1 e prostaglandina F2$_\alpha$, e as vasodilatadoras incluem prostaciclina I2 e prostaglandina E2.[29] A inflamação e a infecção podem afetar o endométrio. **A menorragia pode ser o primeiro sinal de endometrite em mulheres infectadas com organismos sexualmente transmissíveis. Mulheres com cervicite, principalmente cervicite por clamídia, provavelmente apresentam sangramento irregular e sangramento pós-coito** (ver Capítulo 15). A coleta de material para pesquisa da *Chlamydia trachomatis* deve ser feita especialmente em adolescentes, mulheres em torno dos 20 anos e naquelas que não estão em uma relação monogâmica. A endometrite pode causar fluxo menstrual excessivo. Uma mulher que procura tratamento para menorragia e aumento da dismenorreia e tem histórico de fluxo menstrual anterior leve a moderado pode ter uma infecção do trato genital superior ou doença inflamatória pélvica (DIP) (endometrite, salpingite, ooforite). Em alguns casos, a endometrite crônica é diagnosticada quando uma biopsia endometrial for obtida para avaliação de sangramento anormal em uma paciente sem fatores de risco específicos para DIP.

Iatrogênico, SUA-I

Iatrogênicos-hormônios exógenos

O sangramento irregular que ocorre enquanto uma mulher está usando anticoncepcionais hormonais deve ser considerado em um contexto diferente do sangramento que ocorre na ausência do uso de hormônio exógeno. O sangramento repentino durante os primeiros 3 meses de uso de anticoncepcional oral ocorre em até 40% das usuárias. A paciente deve ser informada e tranquilizada, pois a frequência do sangramento de escape diminui a cada mês subsequente de uso.[30] O sangramento irregular pode resultar do uso intermitente.[31,32] Outros sistemas de administração da associação estrogênio-progesterona, incluindo o adesivo, anel vaginal e por via intramuscular, estão associados ao sangramento irregular. Esses regimes anticoncepcionais não diários, devido a sua comodidade, podem tornar o sangramento irregular um fator menos importante para algumas mulheres na avaliação do equilíbrio entre risco e benefício (ver Capítulo 14).

O uso de progestágeno exclusivamente – incluindo *acetato de medroxiprogesterona de depósito (DMPA)*, pílulas somente de progestágeno, implante anticoncepcional e sistema intrauterino de *levonorgestrel* (SIL) – está associado a taxas relativamente altas de sangramento inicial irregular e imprevisível; as taxas de amenorreia variam ao longo do tempo e do método.[33] A discussao sobre esse frequente efeito colateral, o sangramento irregular, é fundamental antes de prescrever os métodos hormonais para contracepção. Mulheres que não podem lidar com sangramento irregular e imprevisível não devem utilizar esses métodos. Implantes hormonais e DIUs que liberam progestágenos oferecem benefícios significativos de alta eficácia e facilidade de uso.[34,35] **O controle do sangramento irregular com o uso de anticoncepcionais hormonais pode variar de tranquilização e controle expectante inicial a recomendações para uma mudança no sistema ou regime de administração hormonal**. O uso de estrogênio oral adicional ou anticoncepcionais orais combinados por 10 a 20 dias melhora o sangramento tanto com DMPA como com *levonorgestrel* subdérmico, como mostram *alguns estudos*.[36] O uso de um curso de 5 a 7 dias de AINEs pode resultar em diminuição do sangramento de escape.[36] O desenvolvimento de uma melhor compreensão dos mecanismos que causam sangramento irregular provavelmente resultará em estratégias de manejo mais eficazes e aceitáveis.[33]

Nem todo sangramento que ocorre durante o uso de anticoncepcionais hormonais é consequência de fatores hormonais. Em um estudo, mulheres que apresentaram sangramento irregular durante o uso de anticoncepcionais orais tiveram uma frequência maior de infecção por *C. trachomatis*.[37] O rastreamento de infecções sexualmente transmissíveis (ISTs) deve ser considerado em mulheres que apresentam sangramento irregular durante o uso de contracepção hormonal.

Ainda não classificado, SUA-N

Inclui causas de SUA ainda não descobertas e as causas mais raras e menos conhecidas, até mesmo hipertrofia miometrial e malformações AV.[8]

Diagnóstico de sangramento anormal

Para todas as mulheres, a avaliação da menstruação excessiva e anormal inclui uma anamnese completa, exclusão da gravidez, e um exame ginecológico cuidadoso. **O sangramento anormal, intermenstrual ou pós-coito pode ser causado por lesões cervicais. O sangramento às vezes é resultado de pólipos endocervicais e lesões cervicais de origem infecciosa, como condiloma**, ulcerações por vírus da herpes, cervicite por clamídia ou causada por outros organismos. Lesões cervicais benignas, como ampla eversão do epitélio colunar endocervical ou cistos de Naboth, também podem ser detectadas no exame, mas raramente causam sangramento.

Em mulheres com peso normal entre aproximadamente 20 e 35 anos que não têm fatores de risco claros para ISTs, não têm sinais de excesso de androgênio, não usam hormônios exógenos e não têm outros achados no exame, a conduta pode se basear em um diagnóstico clínico. Estudos laboratoriais ou de imagem adicionais podem ser indicados se o diagnóstico não for aparente com base no histórico e no exame clínico.

Estudos laboratoriais

Em qualquer paciente com sangramento menstrual intenso, uma avaliação hematológica básica deve ser realizada com um hemograma completo para detectar anemia ou trombocitopenia. Um teste de gravidez deve ser feito para descartar problemas relacionados com uma possível gravidez. A dosagem do TSH e teste de clamídia devem ser realizados. Devido à possibilidade de problema primário de coagulação, estudos para avaliação devem ser solicitados quando apropriado. O relatório de consenso de um painel internacional de especialistas recomenda a avaliação do hemograma completo, contagem e função de plaquetas, PT, PTT ativado, VWF (medido com atividade de cofator de ristocetina e antígeno, fator VIII) e fibrinogênio a ser avaliado em colaboração com um hematologista.[38]

Estudos de imagem

Mulheres com sangramento uterino anormal com histórico consistente de anovulação crônica que são obesas ou têm mais de 35 a 40 anos de idade precisam de uma avaliação adicional. Um exame ultrassonográfico pélvico auxilia na avaliação de anormalidades anatômicas se os exames mostrarem alguma alteração ou se houver suspeita de massa ovariana. O exame ultrassonográfico da pelve é a melhor técnica inicial para analisar o contorno uterino, a espessura endometrial e a estrutura ovariana.[39,40] O uso de um transdutor vaginal permite conferir distúrbios endometriais e ovarianos, principalmente em mulheres obesas. **Devido à variação da espessura endometrial com o ciclo menstrual, as medições da espessura da faixa endometrial são significativamente menos úteis na pré do que na pós-menopausa.**[41] A histerossonografia é especialmente útil na visualização de problemas intrauterinos, como pólipos ou leiomioma submucoso. Embora essas técnicas ultrassonográficas sejam úteis na visualização de patologia intrauterina, a avaliação histológica é necessária para descartar malignidade. Outras técnicas, como tomografia computadorizada e ressonância magnética, não são tão úteis na avaliação inicial das causas de sangramento anormal e devem ser reservadas para indicações específicas, como explorar a possibilidade de outra patologia intra-abdominal ou adenopatia. A ressonância magnética pode ser uma etapa secundária na avaliação da localização de miomas uterinos em relação à cavidade endometrial, estadiamento e avaliação pré-operatória do câncer de endométrio, detecção de adenomiose e melhor avaliar as massas anexiais e ovarianas.[42]

Amostragem do endométrio

1 **A amostra do endométrio deve ser realizada para avaliar o sangramento anormal em mulheres com risco de patologia endometrial, incluindo pólipos, hiperplasia ou carcinoma. Essa amostragem é obrigatória na avaliação do sangramento anovulatório em mulheres com mais de 45 anos ou naquelas obesas mais jovens ou que não respondem à terapia medicamentosa e com histórico de anovulação prolongada.**[10]

A dilatação e curetagem (D&C), anteriormente muito usada para a avaliação de sangramento anormal, foi substituída pela biopsia endometrial ambulatorial. O estudo clássico no qual a D&C foi realizada antes da histerectomia com a conclusão de que menos da metade do endométrio foi amostrada em mais da metade das pacientes levou ao questionamento do seu uso na investigação endometrial.[43,44] A histeroscopia, tanto diagnóstica como operatória, com amostra do endométrio, pode ser realizada ambulatorialmente ou no centro cirúrgico.[45]

Vários dispositivos foram projetados para amostragem do endométrio, incluindo uma bainha de plástico flexível descartável, comumente usada com um êmbolo interno que permite a aspiração do tecido, cânulas de plástico descartáveis de vários diâmetros que se ligam a uma seringa de bloqueio manual que cria vácuo (AMIU) e cânulas (de metal rígido e plástico) com "armadilhas" para captar fragmentos de tecido ligados a uma bomba de vácuo elétrica **(Figura 10.1)**. Vários estudos comparando a adequação da amostragem usando esses dispositivos com D&C mostraram resultados semelhantes para detectar anormalidades. Deve-se notar que esses dispositivos são projetados para obter uma amostra de tecido em lugar de uma amostragem citológica. A acurácia diagnóstica da biopsia endometrial para malignidade e hiperplasia endometrial é boa, embora o sangramento persistente deva exigir testes adicionais.[46] A histeroscopia com biopsias direcionadas é mais sensível do que um D&C na avaliação da patologia uterina.[29]

Tratamento de sangramento anormal

A atenção deve ser direcionada para estabelecer uma causa de sangramento anormal. Na maioria dos casos, a terapia medicamentosa é eficaz no controle de sangramento anormal e deve
1 **ser tentada antes do tratamento cirúrgico.** O manejo clínico com anticoncepcionais hormonais combinados ou progestágenos é a terapia preferida do sangramento anovulatório em mulheres em idade reprodutiva.[8] Os DIUs liberadores de progestágeno são eficazes no tratamento de sangramento menstrual intenso e demonstram benefícios para a qualidade de vida.[47] **Argumenta-se que o DIU deve ser oferecido antes de se considerar a histerectomia, pois há benefícios semelhantes no controle do sangramento menstrual intenso e claros benefícios em relação ao custo.**[48] Quando a terapia medicamentosa falha em mulheres com sangramento uterino anovulatório e que não têm desejo de uma futura gravidez, as opções cirúrgicas, como a ablação endometrial ou histerectomia, podem ser consideradas. A ablação endometrial é uma alternativa eficiente e econômica à histerectomia, embora essa terapia possa não ser definitiva, com altas taxas de repetição do procedimento e de histerectomia ao longo do tempo.[8] Em mulheres com leiomiomas, a histerectomia fornece uma cura definitiva. Uma variedade de alternativas cirúrgicas à histerectomia está disponível para mulheres com leiomiomas uterinos sintomáticos (ver Capítulo 11).

Controle não cirúrgico

A maioria dos problemas de sangramento, incluindo sangramento anovulatório, pode ser tratada de forma não cirúrgica. O tratamento com AINEs, como *ibuprofeno* e *ácido mefenâmico*, diminui o fluxo menstrual em 30 a 50%, mas é menos eficaz do que *ácido tranexâmico*, *danazol* ou DIU de *levonorgestrel*.[49] Os antifibrinolíticos, como o *ácido tranexâmico*, são eficazes na redução da perda sanguínea menstrual e foram aprovados pela FDA no final de 2008.[50]

O manejo hormonal do sangramento anormal pode controlar o sangramento excessivo ou irregular. O tratamento de escolha para sangramento anovulatório é a terapia medicamentosa com anticoncepcionais orais combinados ou progestágenos, incluindo o DIU de levonorgestrel.[5] Os anticoncepcionais orais são usados para diminuir o fluxo menstrual, embora os dados de estudos clínicos prospectivos sejam escassos.[51] Os anticoncepcionais orais de baixa dosagem podem ser usados por mulheres em idade reprodutiva sem contraindicações médicas e na perimenopausa em mulheres saudáveis não fumantes que não apresentam fatores de risco cardiovascular importantes. Os benefícios da regulação menstrual nessas mulheres geralmente superam os riscos potenciais. O tratamento médico do sangramento anormal agudo em mulheres em idade reprodutiva é o mesmo descrito para adolescentes (ver Capítulo 9).

Para pacientes nas quais o uso de estrogênio é contraindicado, progestá**genos, tanto orais como parenterais, podem ser usados para controlar o sangramento excessivo**. O *acetato de medroxiprogesterona* oral cíclico, administrado do 15º ou do 19º ao 26º dia do ciclo, reduz o fluxo menstrual, mas não oferece vantagens sobre outras terapias médicas, como AINEs, *ácido tranexâmico*, *danazol* ou o DIU de *levonorgestrel*; a terapia com progestágeno por 21 dias do ciclo reduz o fluxo menstrual, apesar de as mulheres considerarem o tratamento menos aceitável do que o DIU de *levonorgestrel*.[52] Os benefícios dos progestágenos para a paciente com oligomenorreia e anovulação incluem a ocorrência de um fluxo regular e a prevenção de longos intervalos de amenorreia, que podem terminar em sangramento profuso e imprevisível. Essa terapia reduz o risco de hiperplasia resultante da estimulação estrogênica persistente e sem oposição do endométrio. Formulações de depósito de *acetato de medroxiprogesterona*, progestágenos orais, DIU de levonorgestrel e anticoncepcionais orais

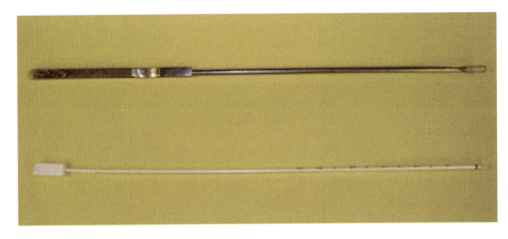

Figura 10.1 Dispositivos usados para amostragem de endométrio. **Acima:** Cureta de Kevorkian. **Abaixo:** Pipelle.

combinados são usados para estabelecer amenorreia em mulheres com risco de sangramento excessivo.[53] A administração oral, parenteral ou intrauterina de progestágenos é usada em mulheres selecionadas com hiperplasia ou câncer do endométrio inicial que desejam manter sua fertilidade ou nas quais os riscos cirúrgicos são considerados proibitivos.[29] O monitoramento contínuo com amostragem repetida do endométrio é indicado. O *danazol* é eficaz na redução do sangramento e na indução da amenorreia, e raramente é usado por longo período para o controle de sangramento anormal devido aos seus efeitos colaterais androgênicos, incluindo ganho de peso, hirsutismo, alopecia e alterações irreversíveis da voz. Os análogos do GnRH são usados para o tratamento a curto prazo de sangramento anormal, isoladamente ou com terapia adicional que consiste na combinação de estrogênio/progestágeno ou apenas progestágeno isoladamente.[54]

Terapia cirúrgica

O tratamento cirúrgico de sangramento anormal deve ser reservado para situações em que a terapia medicamentosa não tenha tido sucesso ou seja contraindicada. Embora às vezes seja apropriada como procedimento diagnóstico, a D&C é questionável como modalidade terapêutica. Um estudo relatou uma redução no volume da perda de sangue apenas no primeiro período menstrual.[55] Outros estudos sugerem um benefício mais duradouro.[56]

As opções cirúrgicas variam de uma variedade de técnicas, desde a ablação ou ressecção endometrial, a histerectomia ou as variadas técnicas cirúrgicas conservadoras para o tratamento de leiomioma uterino, incluindo histeroscopia com ressecção de leiomiomas submucosos, técnicas laparoscópicas e robóticas de miomectomia, embolização da artéria uterina, e ablação por ultrassonografia focalizada guiada por ressonância magnética (ver Capítulos 26 e 27). A escolha do procedimento depende da causa do sangramento, da preferência da paciente, da experiência e habilidades do médico, da disponibilidade de novas tecnologias e de uma avaliação cuidadosa dos riscos *versus* benefícios com base na condição clínica da paciente, dos sintomas ou das condições ginecológicas concomitantes e desejo de gravidez no futuro. A avaliação das vantagens relativas, riscos, benefícios, complicações e indicações desses procedimentos é um assunto de pesquisas clínicas em andamento. Várias técnicas de ablação endometrial foram comparadas com o padrão ouro de ressecção endometrial, e as evidências sugerem taxas de sucesso e perfis de complicações similares.[57] As vantagens de outras técnicas em relação à histerectomia incluem um tempo de recuperação menor e morbidade precoce reduzida. Os sintomas podem ser recorrentes ou persistir, e por isso repetir os procedimentos ou realizar a histerectomia pode ser necessário se opções conservadoras forem escolhidas. Estudos adicionais que incluem resultados de qualidade de vida serão úteis. A tomada de decisão levando em consideração as preferências individuais da paciente deve seguir uma discussão completa das opções, riscos e benefícios.[58,59] Muito se escreveu sobre as sequelas psicológicas da histerectomia, e algumas das técnicas cirúrgicas acima mencionadas foram desenvolvidas em um esforço para fornecer opções de tratamento menos drásticas. **A maioria dos estudos bem controlados sugere que, na ausência de psicopatologia preexistente, os procedimentos cirúrgicos indicados para histerectomia causam poucas, se houver, sequelas psicológicas significativas (incluindo depressão)** (ver Capítulos 23 e 27).[60,61]

Massas pélvicas

As condições diagnosticadas como massa pélvica em mulheres em idade reprodutiva são apresentadas na Tabela 10.7.

Diagnóstico diferencial

É difícil determinar a frequência das massas pélvicas em mulheres em idade reprodutiva, porque muitas delas não são tratadas por cirurgia. **Condições não ovarianas ou não ginecológicas podem ser confundidas com massa ovariana ou uterina (Tabela 10.7).** A frequência de massas encontradas na laparotomia foi estudada, embora as porcentagens sejam afetadas por diferentes indicações para cirurgia, indicações para encaminhamento, tipo de problema (oncologia ginecológica *vs.* ginecologia geral) e populações de pacientes (p. ex., uma porcentagem maior de afro-americanas com leiomiomas uterinos). Massas benignas, como cistos ovarianos funcionais ou leiomioma uterino assintomático, geralmente não requerem ou justificam cirurgia **(Tabela 10.8)**.

A idade é um determinante importante da probabilidade de malignidade. Em um estudo com mulheres que foram submetidas à laparotomia para massa pélvica, a malignidade foi observada em apenas 10% daquelas com menos de 30 anos de idade, e a maioria desses tumores tinha baixo potencial de malignidade.[62] Os tumores mais comuns encontrados durante a laparotomia para massa pélvica são teratomas císticos

Parte 2 • Ginecologia Geral

Tabela 10.8	Condições diagnosticadas como massa pélvica em mulheres em idade reprodutiva.
Urinária	
Bexiga urinária cheia	
Cisto uracal	
Útero	
Útero em ante ou retroflexão exagerada	
Leiomiomas intraligamentares	
Gravidez (com ou sem leiomiomas concomitantes)	
Intrauterina	
Tubária	
Abdominal	
Massas ovarianas ou anexiais	
Cistos funcionais	
Tumores neoplásicos	
Benigno	
Maligno	
Massas inflamatórias	
Complexo tubo-ovariano	
Abscesso diverticular	
Abscesso apendicular	
Outras	
Intestino e omento	
Cisto peritoneal	
Fezes no sigmoide	
Cistos paraovarianos ou paratubários	
Condições menos comuns que devem ser excluídas:	
Rim pélvico	
Carcinoma do cólon, reto, apêndice	
Carcinoma da tuba uterina	
Tumores retroperitoneais (meningocele sacral anterior)	
Sarcoma uterino ou outros tumores malignos	

maduros ou dermoides (vistos em um terço das mulheres com menos de 30 anos de idade) e endometriomas (aproximadamente um quarto das mulheres de 31 a 49 anos).[62]

Massas uterinas

Os leiomiomas uterinos, comumente denominados miomas uterinos, são de longe os tumores uterinos benignos mais comuns e geralmente são assintomáticos. Outros crescimentos uterinos benignos, como tumores vasculares uterinos, são raros. Consulte o Capítulo 11 para uma discussão sobre diagnóstico, tipos e localizações de miomas, incidência, sintomas, causas, história natural, patologia e manejo.

Massas ovarianas

❸ Durante os anos reprodutivos, as massas ovarianas mais comuns são benignas. As massas ovarianas podem ser funcionais ou neoplásicas, e os tumores neoplásicos podem ser benignos ou malignos. As massas ovarianas funcionais incluem cistos foliculares e do corpo-lúteo. Cerca de dois terços dos tumores ovarianos são encontrados durante os anos reprodutivos. A maioria dos tumores ovarianos (80 a 85%) é benigna e dois terços deles ocorrem em mulheres entre 20 e 44 anos de idade. **A chance de um tumor ovariano primário ser maligno em uma paciente com menos de 45 anos de idade é menor que 1 em 15.** A maioria dos tumores produz poucos ou apenas sintomas leves e inespecíficos. Os sintomas mais comuns incluem distensão abdominal, dor ou desconforto abdominal, sensação de pressão abdominal inferior e sintomas urinários ou gastrintestinais. Se o tumor for produtor de hormônio, sintomas de desequilíbrio hormonal, como sangramento vaginal relacionado com a produção de estrogênio, podem estar presentes. A dor aguda pode ocorrer com torção anexial, ruptura de cisto ou sangramento intracístico. Os achados pélvicos em pacientes com tumores benignos e malignos podem ser diferentes. Massas unilaterais, císticas, móveis e sem vegetações são mais prováveis de serem benignas, enquanto aquelas que são bilaterais, sólidas, fixas, irregulares e associadas a ascite, nódulos de fundo de *saco de Douglas* e uma taxa rápida de crescimento têm maior probabilidade de serem malignas.[63]

Na avaliação das massas ovarianas, a distribuição das neoplasias ovarianas primárias por uma década de vida pode ser útil. As massas ovarianas em mulheres em idade reprodutiva são provavelmente benignas, mas a possibilidade de malignidade deve ser considerada (**Figura 10.2**).

Tabela 10.8	Causas de massa pélvica por frequência aproximada e idade.

Criança	Pré-púbere	Adolescente	Reprodutivo	Perimenopausa	Pós-menopausa
Cisto funcional	Cisto funcional	Cisto funcional	Cisto funcional	Miomas	Tumor de ovário (maligno ou benigno)
Tumor de célula germinativa	Tumor de célula germinativa	Gravidez	Gravidez	Tumor epitelial de ovário	Cisto funcional
		Teratoma cístico benigno/outros tumores de células germinativas	Miomas uterinos	Cisto funcional	Intestino, tumor maligno ou inflamatório
		Obstrução por anomalias embriológicas vaginais ou uterinas	Tumor epitelial de ovário		Metástases
		Tumor epitelial de ovário			

Capítulo 10 • Ginecologia de Mulheres Adultas: Idade Reprodutiva

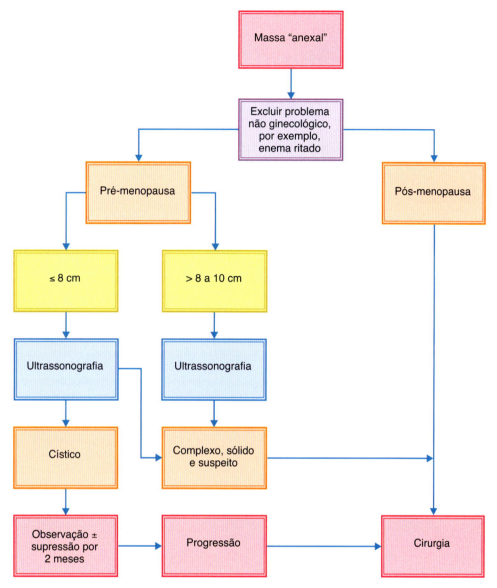

Figura 10.2 Avaliação pré-operatória da paciente com massa anexial.

Massas ovarianas não neoplásicas

3 Os cistos ovarianos funcionais incluem cistos foliculares, cistos de corpo-lúteo e cistos teca-luteínicos. Todos são benignos e geralmente não causam sintomas ou requerem tratamento cirúrgico. Tabaco e maconha estão associados a um risco aumentado de cistos funcionais, embora o risco aumentado possa ser atenuado em mulheres com sobrepeso ou obesas.[64] **O uso de anticoncepcionais orais está associado a um risco menor de desenvolver cistos ovarianos funcionais, embora pílulas de baixa dosagem possam ter um benefício menor. Os anticoncepcionais orais não aceleram a resolução dos cistos ovarianos.**[65,66] A taxa anual de hospitalização por cistos ovarianos funcionais é estimada em até 500 por 100 mil mulheres-ano nos EUA, apesar das poucas informações disponíveis **3** sobre a epidemiologia da doença. **O cisto funcional mais comum é o cisto folicular, que raramente é maior que 8 cm.** Um cisto folicular pode ser definido quando é maior que 3 cm. Esses cistos são encontrados incidentalmente ao exame pélvico ou em exame de imagem, ainda que possam se romper ou torcer, causando dor e sinais de irritação peritoneal. Normalmente, são sanados em 4 a 8 semanas com conduta espectante.[66]

Os cistos do corpo-lúteo são menos comuns do que os cistos foliculares. Eles podem romper e levar a um hemoperitônio, com consequente tratamento cirúrgico. Pacientes em terapia anticoagulante ou com diátese hemorrágica apresentam risco de hemorragia e ruptura. A ruptura desses cistos ocorre com mais frequência no lado direito e pode acontecer durante a relação sexual. **A maioria das rupturas ocorre do 20º ao 26º dia do ciclo.**[67] Os cistos de corpo-lúteo não rotos podem causar dor, provavelmente devido ao sangramento intracístico, com sintomas que dificultam a distinção da torção anexial.

Os cistos teca-luteínicos são os menos comuns dos cistos ovarianos funcionais. Geralmente, são bilaterais e ocorrem durante a gravidez, incluindo gestações molares. Eles podem estar associados a gestações múltiplas, gestação molar, coriocarcinoma, diabetes, sensibilização ao Rh, uso de citrato de clomifeno, indução da ovulação com gonadotrofina coriônica humana-gonadotrofina menopausa humana e uso de análogos de GnRH. Até um quarto das gestações molares completas terá cistos teca-luteínicos que irão regredir espontaneamente.[68]

Há relato de que a terapia anticoncepcional oral monofásica combinada reduz o risco de desenvolvimento de cistos ovarianos funcionais pela supressão do desenvolvimento folicular e da ovulação.[69] Sugere-se que, em comparação com as pílulas de alta dosagem disponíveis anteriormente, o efeito da supressão do cisto com anticoncepcionais orais de baixa dosagem é menor. O uso de anticoncepcionais orais trifásicos não está associado a um aumento considerável do risco de cistos ovarianos funcionais.

Outras massas benignas

Mulheres com endometriose podem desenvolver endometriomas ovarianos (cistos de "chocolate"), que podem alcançar 6 a 8 cm de tamanho. Uma massa que não regride com conduta expectante pode ser um endometrioma (ver Capítulo 13). A excisão da endometriose é preferível às técnicas ablativas no que diz respeito à obtenção de gravidez espontânea.[70] Novos dados sugerem que mulheres com ou sem endometriomas têm sucesso semelhante em engravidar quando usam técnicas de fertilização e não precisam ser removidos antes do tratamento de fertilidade se assintomáticas e se não houver dúvida quanto ao diagnóstico.[71,72]

Embora aumentados, os ovários policísticos foram originalmente considerados patognomônicos da SOP e estão incluídos entre os critérios diagnósticos de Rotterdam; nem sempre estão presentes em associação a outras características da síndrome.[73,74] Um volume ovariano aumentado é sugerido como um critério diagnóstico alternativo, embora o tamanho limite não tenha sido definido.[75] O consenso de Rotterdam de 2003 usa um volume maior que 10 mℓ em qualquer ovário ou 12 ou mais folículos antrais abaixo de 1 cm em qualquer ovário.[74]

A prevalência de SOP depende dos critérios diagnósticos utilizados. Em um estudo, 257 voluntárias foram examinadas com ultrassonografia; 22% tinham ovários policísticos.[76] O achado de ovários aumentados de volume ao exame ou ovários policísticos no exame ultrassonográfico deve sugerir a investigação de SOP, que inclui hiperandrogenismo, anovulação crônica e ovários policísticos.[26] A terapia para a SOP é geralmente clínica, em lugar de cirúrgica, com a modificação do estilo de vida e a perda de peso desempenhando um papel potencialmente importante.[77]

Massas neoplásicas

A maioria dos teratomas císticos benignos (cistos dermoides) ocorre durante os anos reprodutivos em adolescentes e mulheres jovens, e os cistos dermoides têm uma distribuição de idade mais ampla do que outros tumores de células germinativas ovarianas; em algumas séries de casos, até 25% dos dermoides ocorrem em mulheres na pós-menopausa, e podem ocorrer em recém-nascidos.[78] Histologicamente, os teratomas císticos benignos apresentam uma mistura de elementos **(Figura 10.3)**. A transformação maligna ocorre em menos de 2% dos cistos dermoides em mulheres de todas as idades; a maioria dos casos é detectada em mulheres com mais de 40 anos. O risco de torção com cistos dermoides é de aproximadamente 15%, com maior frequência do que em outros tumores ovarianos – talvez, devido ao alto conteúdo de gordura da maioria desses tumores, permitindo que eles flutuem dentro da cavidade abdominal e pélvica. Como resultado desse conteúdo de gordura, no exame pélvico, um cisto dermoide frequentemente é localizado anteriormente ao útero. Eles são bilaterais em aproximadamente 10% dos casos.

Muitos são contra a abertura de um ovário contralateral de aparência normal durante a cirurgia, devido ao risco de aderências, que podem resultar em infertilidade. **Uma cistectomia ovariana quase sempre é possível, mesmo se parecer que resta apenas uma pequena quantidade de tecido ovariano.** Preservar uma pequena quantidade do córtex ovariano em uma paciente jovem com uma lesão benigna é preferível à perda de todo o ovário.[79] A cistectomia laparoscópica geralmente é possível, e o derramamento intraoperatório do conteúdo tumoral raramente causa complicações, apesar de haver relato de peritonite granulomatosa.[80] Uma abordagem minimamente invasiva com preservação da fertilidade é preferida para massas benignas.[81]

O risco de tumores epiteliais aumenta com a idade. Os cistadenomas serosos frequentemente são considerados a neoplasia benigna mais comum; contudo, um estudo mostrou que os teratomas císticos benignos representavam 66% dos tumores benignos em mulheres com menos de 50 anos de idade; a taxa dos tumores serosos foi de apenas 20%.[82] **Os tumores serosos são geralmente benignos; 5 a 10% possui potencial maligno limítrofe, e 20 a 25% são malignos. O principal fator de risco para câncer de ovário é o histórico familiar ou uma síndrome familiar, particularmente mutação BRCA1 (aproximadamente 40% de risco), mutação BRCA2 (15%) ou a síndrome de Lynch (5%).**[81]

Os cistadenomas serosos costumam ser multiloculares, às vezes com componentes papilares **(Figura 10.4)**. As células epiteliais da superfície secretam fluido seroso, resultando em conteúdo aquoso do cisto. Os corpos psamomatosos, que são áreas de granulação calcificada fina, podem estar espalhados dentro do tumor e são visíveis na radiografia. Um exame por congelação é necessário para distinguir entre tumores serosos benignos, limítrofes e malignos, uma vez que essa distinção não pode ser feita apenas no exame macroscópico. Os tumores ovarianos mucinosos podem crescer e atingir grandes dimensões. Os tumores mucinosos benignos geralmente têm uma superfície lobulada e lisa, são multioculares e podem ser bilaterais em até 10% dos casos. O material mucoide está presente nas loculações císticas. **De 5 a 10% dos tumores ovarianos mucinosos são malignos (ver Capítulo 39).** Eles podem ser difíceis de distinguir pela histologia das doenças malignas gastrintestinais metastáticas. Outros tumores ovarianos benignos incluem fibromas (um foco de células do estroma), tumores de Brenner (que parecem grosseiramente semelhantes aos fibromas e são encontrados incidentalmente) e formas mistas de tumores, como o cistadenofibroma.

As neoplasias malignas uterinas, gástricas, mamárias e colorretais podem metastatizar para os ovários e devem ser consideradas, apesar de, como ocorre com muitas neoplasias, esses tumores serem mais comuns em mulheres na pós-menopausa.

Outras massas anexais

Massas que incluem a tuba uterina estão relacionadas principalmente com causas inflamatórias na faixa etária reprodutiva. Um abscesso tubo-ovariano pode estar presente em associação à DIP (ver Capítulo 15). Uma massa inflamatória complexa, englobando o intestino, tuba uterina e ovário, pode estar presente sem uma grande cavidade abscedada. A gravidez ectópica pode ocorrer na faixa etária reprodutiva e deve ser excluída quando a paciente apresenta dor, um teste de gravidez positivo e uma massa anexial (ver Capítulo 32). Os cistos paraovarianos podem ser observados no exame físico ou em estudos de imagem. Em muitos casos, um ovário ipsilateral normal pode ser visualizado por meio de ultrassonografia. A frequência de malignidade em tumores paraovarianos é bastante baixa, sendo mais comum em massas paraovarianas maiores que 5 cm.[83]

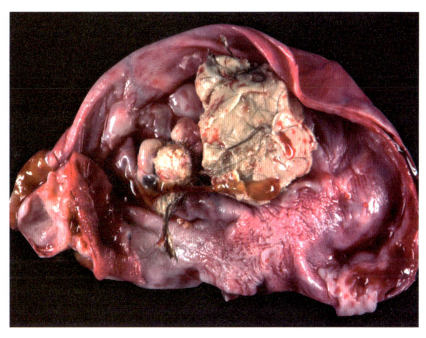

Figura 10.3 Teratoma cístico maduro (cisto dermoide) do ovário.

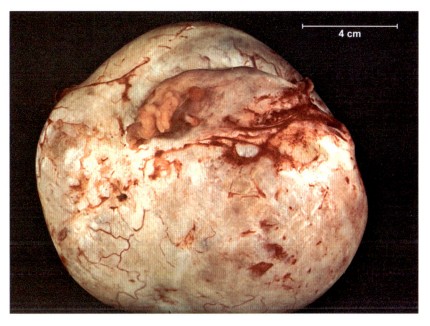

Figura 10.4 Cistadenoma seroso.

Diagnóstico de massas pélvicas

Um exame pélvico completo, incluindo o toque combinado retovaginal e Papanicolau (Pap), deve ser realizado. **As estimativas do tamanho de uma massa devem ser apresentadas em centímetros**, e não em comparação com objetos ou frutas comuns (p. ex., laranja, toranja, bola de tênis, bola de golfe). Após a exclusão da gravidez, uma técnica simples de consultório que pode ajudar a determinar se uma massa é uterina ou anexial inclui a medição da profundidade da cavidade uterina com um histerômetro. A imagem da pelve pode confirmar as características da massa anexial – seja sólida ou cística ou ecogenicidade mista. O diagnóstico de leiomiomas uterinos geralmente é baseado no achado característico de um útero irregularmente aumentado. O tamanho e a localização dos leiomiomas, geralmente múltiplos, podem ser confirmados e documentados com ultrassonografia da pelve **(Figura 10.5)**. Se o exame for adequado para confirmar leiomioma uterino e os sintomas estiverem ausentes, a ultrassonografia nem sempre será necessária, a menos que uma massa ovariana não possa ser excluída. Uma massa pélvica fixa ou nodular deve sempre causar preocupação com relação a uma possível malignidade.

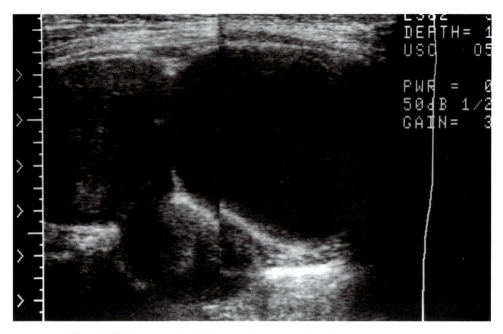

Figura 10.5 Ultrassonografia pélvica transvaginal mostrando múltiplos leiomiomas uterinos.

Outros estudos

A amostragem do endométrio com biopsia endometrial ou histeroscopia é obrigatória quando tanto massa pélvica como sangramento anormal estão presentes. Uma lesão endometrial – carcinoma ou hiperplasia – pode coexistir com uma massa benigna, como um leiomioma. Em uma mulher com leiomiomas, não se pode presumir que o sangramento anormal seja causado apenas pelos miomas. Os médicos divergem nas recomendações sobre a necessidade de biopsia endometrial quando o diagnóstico é leiomioma com menstruação regular.

Se os sintomas urinários forem importantes, podem ser necessários estudos do trato urinário, incluindo teste urodinâmico se houver incontinência ou sintomas de pressão pélvica. A cistoscopia pode ser necessária ou apropriada para descartar lesões intrínsecas da bexiga.

Estudos laboratoriais

Os estudos laboratoriais indicados para mulheres em idade reprodutiva com massa pélvica incluem teste de gravidez, citologia cervical e hemograma completo. O valor de marcadores tumorais, como CA125, na distinção de massas anexiais malignas de benignas em mulheres na *pré-menopausa* com uma massa pélvica é questionado. **Uma série de doenças benignas, incluindo leiomiomas uterinos, DIP, gravidez e endometriose, podem causar níveis elevados de CA125 em mulheres na pré-menopausa; assim, a medição dos níveis de CA125 não é tão útil em mulheres na pré-menopausa com massas anexiais. Valores maiores que 200 em uma mulher na pré-menopausa podem justificar a suspeita de malignidade e o encaminhamento para um ginecologista-oncológico.**[81] **As características ultrassonográficas são mais úteis do que o CA125 na suspeita de malignidade em mulheres na pré-menopausa.**[84]

Estudos de imagem

Outros estudos podem ser necessários ou apropriados. O mais comumente indicado é a ultrassonografia da pelve, que ajudará a documentar a origem da massa para determinar se é uterina, anexial ou gastrintestinal. O exame ultrassonográfico fornece informações sobre o tamanho da massa e sua consistência – cisto unilocular, ecogenicidade mista, cisto multiloculado ou massa sólida – que pode ajudar a determinar a conduta (**Figuras 10.6 e 10.7**). Tamanho maior que 10 cm, componentes sólidos, irregularidade, excrescências papilares e ascite aumentam a suspeita de malignidade.[81]

Vários sistemas diferentes de pontuação de ultrassonografia foram desenvolvidos em um esforço para quantificar os riscos de malignidade.

As ultrassonografias transvaginal e transabdominal são complementares no diagnóstico de massas pélvicas, principalmente aquelas que apresentam componente abdominal. A ultrassonografia transvaginal tem a vantagem de fornecer informações adicionais sobre a arquitetura interna ou da anatomia da massa. Massas pélvicas heterogêneas, descritas como abscessos tubo-ovarianos na ultrassonografia transabdominal, podem ser diferenciadas como piosalpinge, hidrossalpinge, complexo tubo-ovariano e abscesso tubo-ovariano na ultrassonografia transvaginal (**Figura 10.8**).

A acurácia diagnóstica da ultrassonografia transvaginal no diagnóstico de endometrioma pode ser bastante alta (Figura 10.9). Os endometriomas podem ter uma variedade de aparências ultrassonográficas, desde puramente císticos a vários graus de complexidade, com septações ou detritos, até uma aparência sólida. Vários sistemas de pontuação foram desenvolvidos com o objetivo de prever massas anexiais benignas *versus* malignas usando ultrassonografia; as características morfológicas ultrassonográficas usadas em muitos tipos de sistemas de pontuação estão listadas na **Tabela 10.9**.[81] A Dopplerfluxometria colorida foi adicionada a outras características ultrassonográficas para prever o risco de malignidade; as técnicas de ultrassonografia são comparáveis à TC e RM na diferenciação de massas benignas de malignas.[81,85] Embora uma análise de tais características possa ser útil, a confirmação histológica da massa removida cirurgicamente permanece o padrão ouro do diagnóstico.

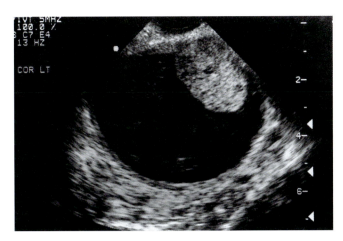

Figura 10.6 Ultrassonografia transvaginal de um cisto ovariano unilocular.

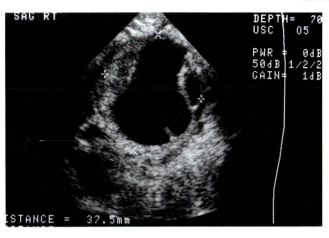

Figura 10.7 Ultrassonografia transvaginal de uma massa complexa predominantemente sólida.

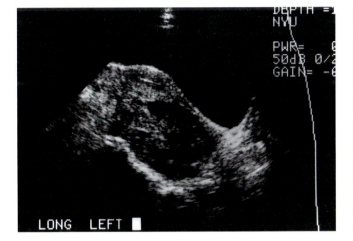

Figura 10.8 Ultrassonografia transvaginal de abscesso tubo-ovariano bilaterais.

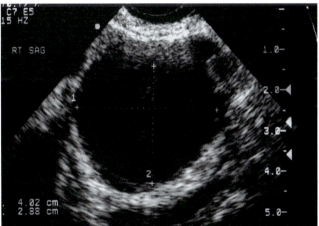

Figura 10.9 Ultrassonografia transvaginal de um endometrioma do ovário.

A TC raramente é indicada como procedimento diagnóstico primário, mas é útil no planejamento do tratamento quando há forte suspeita de uma malignidade ou quando um distúrbio não ginecológico pode estar presente. A radiografia simples do abdome não é um procedimento diagnóstico primário, apesar de, se usada para outras indicações, revelar calcificações que auxiliam na descoberta ou no diagnóstico de uma massa. Calcificações pélvicas (dentes) consistentes com um teratoma cístico benigno, um mioma uterino calcificado ou calcificações dispersas consistentes com corpos psamomatosos de um cistadenoma seroso papilar podem ser observados em uma radiografia simples do abdome **(Figura 10.10)**.

A ultrassonografia e a TC são adequadas para demonstrar desvio, compressão ou dilatação ureteral na presença de miomas moderadamente grandes e localizados lateralmente ou para outra massa pélvica. Esses achados raramente fornecem uma indicação para intervenção cirúrgica para leiomiomas assintomáticos.

A histeroscopia fornece evidências diretas de patologia intrauterina ou leiomiomas submucosos que distorcem a cavidade uterina (ver Capítulo 26). A histerossalpingografia demonstrará indiretamente o contorno da cavidade endometrial e qualquer distorção ou obstrução da junção uterotubária secundária a leiomiomas, uma massa extrínseca ou aderências peritubária. As técnicas que combinam

Tabela 10.9 Características ultrassonográficas de massas anexiais que podem ser úteis na previsão de malignidade.

Cisto unilocular vs. componentes multiloculares vs. componentes sólidos
Contorno regular vs. borda irregular
Paredes lisas vs. nodulares vs. irregulares
Presença ou ausência de ascite
Unilateral vs. bilateral
Espessura da parede
Ecogenicidade interna e septações (incluindo espessura)
Presença de outra patologia intra-abdominal (fígado etc.)
Características vasculares e padrão da Dopplerfluxometria colorida

a histerossalpingografia, também chamada de histerossonografia, na qual o fluido é instilado na cavidade uterina, com a ultrassonografia transvaginal são úteis no diagnóstico de patologias intrauterinas, e podem ser indicadas em mulheres com infertilidade e leiomioma uterino. A ressonância magnética pode ser mais útil no diagnóstico de

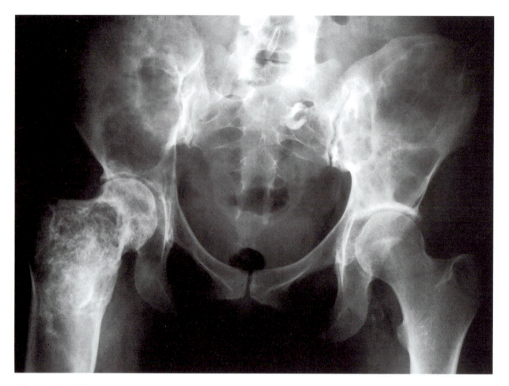

Figura 10.10 Teratoma cístico benigno (cisto dermoide) do ovário com dentes vistos na radiografia simples do abdome.

anomalias uterinas, embora seu valor raramente justifique o alto custo do procedimento em relação à ultrassonografia para o diagnóstico de outras massas pélvicas.[86]

Tratamento da massa pélvica

O tratamento de uma massa pélvica é baseado em um diagnóstico preciso. Deve-se discutir com a paciente sobre esse diagnóstico junto com outro sobre o curso provável da doença (p. ex., crescimento de leiomiomas uterinos, regressão de miomas na menopausa, regressão de um cisto folicular, o potencial maligno incerto de massa ovariana). Todas as opções de tratamento devem ser apresentadas e debatidas, embora seja apropriado que o médico expresse sua recomendação com explicação de suas razões. O tratamento deve ser baseado nos sintomas primários e pode incluir observação com acompanhamento rigoroso, terapias cirúrgicas temporárias, tratamento clínico ou procedimentos cirúrgicos definitivos.

Leiomiomas

5 O tratamento dos leiomiomas uterinos depende da idade da paciente e da proximidade prevista da menopausa, dos sintomas, da preferência da paciente e da experiência e habilidades do médico. A variabilidade nos dados de relatórios relativos à gravidade dos sintomas, anatomia uterina e resposta à terapia torna difícil comparar diferentes tipos de terapia, que incluem observação e manuseio clínico, cirúrgico e radiológico (ver Capítulo 11 para uma discussão sobre fibromas uterinos).

Massas ovarianas

A aplicação, agora rotineira, da ultrassonografia como exame complementar nos problemas ginecológicos levou à detecção de cistos ovarianos, às vezes como um achado incidental. A ultrassonografia é um exame relativamente fácil de realizar, mas essa facilidade levou à rotulagem da morfologia ovariana fisiológica e dos folículos císticos como patológicos e ao subsequente encaminhamento de pacientes para terapias, incluindo cirurgia, sem indicações. **O tratamento de massas ovarianas suspeitas de serem tumores funcionais é expectante (ver Figura 10.2). Vários estudos prospectivos randomizados não mostraram rapidez da resolução dos cistos ovarianos funcionais** (alguns dos quais foram associados ao uso de *citrato de clomifeno* ou gonadotrofinas menopáusicas humanas) **com contraceptivos orais em comparação a apenas a observação.**[66] **Os anticoncepcionais orais são eficazes na redução do risco de cistos ovarianos subsequentes e podem ser apropriados para mulheres que desejam tanto a contracepção como seus benefícios não contraceptivos.**

Os cistos sintomáticos devem ser avaliados imediatamente, e as massas levemente sintomáticas com suspeita de serem funcionais devam ser tratadas com analgésicos em vez de cirurgia para evitar o risco de complicações cirúrgicas, incluindo o desenvolvimento de aderências que prejudicarão a fertilidade subsequente. A intervenção cirúrgica é justificada na presença de dor intensa ou na suspeita de malignidade ou torção.

4 **Na ultrassonografia, ascite, cistos maiores que 10 cm e aqueles que apresentam multiloculações são preocupantes na suspeita de malignidade.**[81] **Se houver suspeita de massa maligna em qualquer idade, a avaliação cirúrgica deve ser realizada imediatamente.**

Cistos simples de até 10 cm de tamanho são provavelmente benignos e podem ser tratados em qualquer idade se assintomáticos.[81]

Há suspeita de torção ovariana ou anexial baseando-se nos sinais peritoneais e nas queixas iniciais, geralmente náuseas e vômitos. Estudos de Dopplerfluxometria sugerindo fluxo anormal são preditivos de torção, embora possa ser observada com fluxo normal.⁸⁷ A ausência de fluxo ovariano interno não é específica de torção e pode ser observada em lesões císticas, apesar de, nessas situações, o fluxo periférico geralmente poder ser visualizado.

O tratamento da suspeita de torção ovariana, que pode ocorrer em qualquer idade, desde a pré-puberdade até a pós-menopausa, é cirúrgico. Quando a torção é confirmada por laparoscopia, em geral indica-se a destorção da massa e a preservação ovariana em lugar da extirpação.⁸⁸ A importância da ooforopexia na prevenção da torção recorrente ou recidiva não está bem estabelecida.

Os procedimentos de aspiração direcionada por ultrassonografia ou TC de massas ovarianas não devem ser usados em mulheres nas quais há suspeita de malignidade. No passado, a cirurgia laparoscópica para massas ovarianas era reservada para fins diagnósticos ou terapêuticos em pacientes com risco muito baixo de malignidade. Com os avanços recentes na cirurgia minimamente invasiva, a recomendação atual é para **o tratamento laparoscópico de massas anexiais supostamente benignas (Figura 10.11)**, mesmo naquelas maiores que 10 cm. As taxas de ruptura intraoperatória foram semelhantes entre as abordagens aberta e laparoscópica em três ensaios clínicos randomizados em 394 pacientes. Os benefícios da laparoscopia incluíram redução do tempo operatório, na internação hospitalar, na dor pós-operatória e na morbidade perioperatória. A taxa de conversão para laparotomia foi inferior a 2%.⁸¹

Problemas vulvares

Em mulheres pós-menarca, os sintomas vulvares estão mais frequentemente relacionados com uma vaginite primária e a uma vulvite secundária. A mera presença de secreção vaginal pode levar a sintomas de irritação vulvar ou ocorrer vulvite (vulvovaginite) por cândida **(Figura 10.12)**. As causas da vaginite e cervicite são abordadas no Capítulo 15. Mulheres adultas descrevem os sintomas vulvares usando uma variedade de termos (coceira, dor, corrimento, desconforto, queimação, disúria externa, sensibilidade aumentada, dor durante a relação sexual). **A sensação de queimação ao urinar de causas não infecciosas pode ser difícil de distinguir de uma infecção do trato urinário, mas algumas mulheres conseguem distinguir a dor quando a urina atinge a área vulvar (uma disúria externa) da dor em queimação (geralmente suprapúbica na localização) durante a micção.** A coceira é um sintoma vulvar muito comum, e uma variedade de doenças e lesões vulvares pode se manifestar com prurido. Os sintomas vulvovaginais podem ser causados por ISTs, vaginite não sexualmente transmissível ou ITUs. A distinção entre os sintomas relacionados com uma ITU e os de vaginite pode ser difícil, e deve-se considerar o teste de *C. trachomatis* e a obtenção de urocultura, particularmente em mulheres jovens em idade reprodutiva.⁸⁹

Uma série de doenças de pele que ocorrem em outras áreas do corpo pode ocorrer na região vulvar. A **Tabela 10.10** contém uma lista dessas condições, classificadas como causas infecciosas ou não infecciosas. Considerando que o diagnóstico de algumas dessas condições é feito apenas pela inspeção (p. ex., uma marca na pele), quaisquer lesões que pareçam atípicas ou nas quais o diagnóstico não seja claro devem ser investigadas por biopsia, porque os riscos de lesões malignas aumentam com a idade **(Figura 10.13)**.

Lesões vulvares pigmentadas incluem nevos benignos, lentigos, melanose, queratose seborreica, condiloma e algumas neoplasias intraepiteliais vulvares (NIVs), especialmente NIV-3 multifocal **(Figura 10.14)**. **Lesões vulvares pigmentadas suspeitas, em particular, devem justificar biopsia para descartar NIV ou melanoma maligno.**⁹⁰ Aproximadamente 10% das mulheres brancas têm uma lesão vulvar pigmentada; algumas dessas lesões podem ser malignas (ver Capítulo 40) ou ter potencial de progressão (NIV) (ver Capítulo 16). Há um aumento nas taxas de NIV em mulheres com menos de 50 anos, juntamente com taxas crescentes de carcinoma de células escamosas vulvar *in situ*, possivelmente relacionado com taxas crescentes de infecção por papilomavírus humano (HPV). O aumento da conscientização entre os médicos auxilia no aumento da

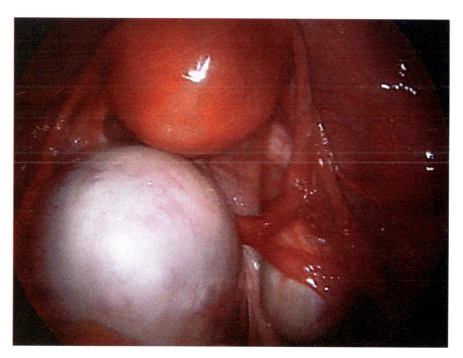

Figura 10.11 Aspecto laparoscópico de massa ovariana benigna (cisto dermoide).

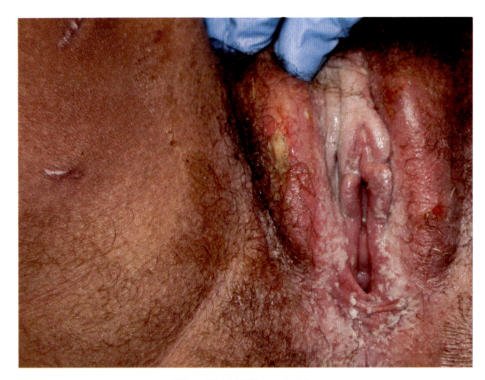

Figura 10.12 Vulvite por cândida.

frequência de diagnósticos; lesões suspeitas justificam biopsia vulvar. Lesões pigmentadas incluem nevos comuns, lentigos, melanomas, nevos displásicos, nevos azuis e uma lesão denominada nevos melanocíticos atípicos do tipo genital (AMNGT).[91] Os AMNGTs têm algumas características histológicas que podem se sobrepor às do melanoma, mas com prognóstico benigno.

Biopsia vulvar

Uma biopsia vulvar é essencial para distinguir lesões vulvares benignas de pré-malignas ou malignas, especialmente porque muitos tipos de lesões podem ter aparência semelhante. As biopsias vulvares devem ser realizadas em mulheres em idade reprodutiva para garantir que essas lesões sejam diagnosticadas e tratadas adequadamente. Um estudo prospectivo de lesões vulvares avaliadas por biopsia em uma clínica ginecológica encontrou lesões na seguinte ordem de frequência: cisto de inclusão epidérmica, lentigo, obstrução do ducto de Bartholin, carcinoma *in situ*, nevos melanocíticos, acrocórdon, cisto mucoso, hemangiomas, hiperpigmentação pós-inflamatória, queratoses seborreicas, varicosidades, hidradenomas, verrugas, carcinoma basocelular e tumores incomuns, como neurofibromas, tecido ectópico, siringomas e abscessos.[92] A frequência com que uma lesão seria relatada após uma biopsia está relacionada à frequência com que todas as lesões de uma determinada patologia são avaliadas dessa maneira. Esta lista provavelmente subrepresenta lesões comuns como os condilomas **(Figura 10.15)**.

A biopsia é realizada no consultório com anestesia local. Normalmente, a *lidocaína* **a 1% é infiltrada abaixo da lesão usando uma agulha fina (calibre 25 a 27)**. Os instrumentos descartáveis de biopsia por punção vêm em uma variedade de tamanhos, de 2 a 6 mm de diâmetro. Esses instrumentos de biopsia de pele, junto com pinças finas, tesouras e um bisturi, devem estar disponíveis em todos os ambientes ginecológicos ambulatoriais. Para biopsias menores, geralmente não é necessário suturar. O *nitrato de prata* tópico pode ser usado para hemostasia. Várias amostras de tecido podem ser apropriadas para obter áreas representativas de uma lesão se tiver uma aparência não homogênea ou for multifocal. Embora a biopsia de vulva envolva um desconforto mínimo durante o procedimento,

Tabela 10.10 Tabela de condições cutâneas subagudas e crônicas recorrentes da vulva.

Não infecciosa	Infecciosa
Acantose nigricans	Celulite
Dermatite atópica	Foliculite
Doença de Behçet	Furúnculo/carbúnculo
Dermatite de contato	Picadas de insetos (p. ex., larvas, pulgas)
Doença de Crohn	Fascite necrotisante
Vulvite diabética[a]	Piolho púbico
Hidradenite supurativa[a]	Sarna
	Tinea
Líquen escleroso	Condiloma
Doença de Paget	Candidíase vulvar
Foliculite ou pseudofoliculite	Herpes
Psoríase	
Dermatite seborreica	
Úlcera aftosa vulvar	
Neoplasia intraepitelial vulvar	

Capítulo 10 • Ginecologia de Mulheres Adultas: Idade Reprodutiva

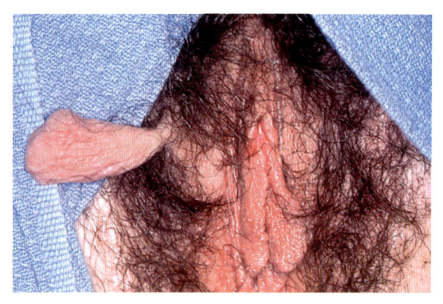

Figura 10.13 Tumor benigno pediculado da pele do grande lábio direito.

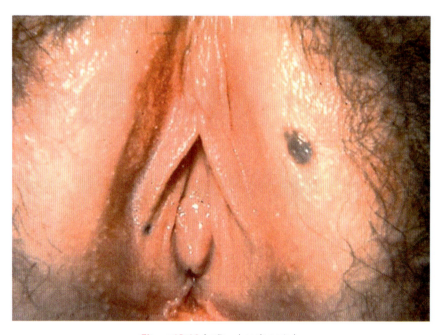

Figura 10.14 Lesão vulvar pigmentada.

os locais da biopsia ficarão doloridos por vários dias após o procedimento. A prescrição de um anestésico tópico, como a lidocaína a 2%, para ser aplicado periodicamente e antes de urinar é indicada. Há a possibilidade de ocorrer infecção no local, e as pacientes devem ser alertadas para relatar eritema excessivo ou drenagem purulenta.

Outras condições vulvares

A classificação e a descrição das lesões intraepiteliais da vulva são apresentadas no Capítulo 16.

Pseudofoliculite ou foliculite mecânica

É semelhante ao descrito como pseudofoliculite da barba (inchaço da navalha) e pode ocorrer em mulheres que raspam os pelos pubianos.[93] **A pseudofoliculite consiste em uma reação inflamatória em torno de um pelo encravado e ocorre mais comumente entre mulheres com cabelo crespo, principalmente afro-americanas**.

Foliculite infecciosa

A depilação pode estar associada a uma foliculite infecciosa, comumente causada por *Staphylococcus aureus* e *Streptococcus pyogenes*. O uso de barbeador e outros métodos de remoção dos pelos púbicos estão associados à queimadura pelo barbear, dermatite de contato e à transmissão de outros agentes infecciosos, como *Molluscum contagiosum*, HPV e herpes simples junto com outras bactérias, incluindo *Pseudomonas aeruginosa*.[93]

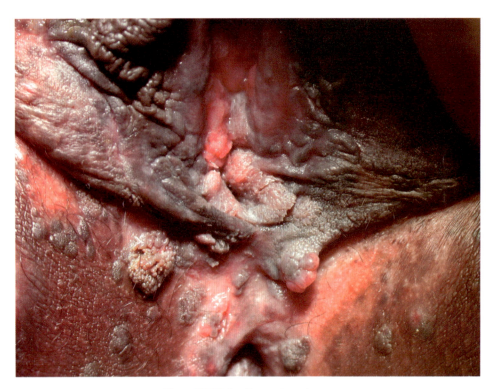

Figura 10.15 Condiloma vulvar extenso.

Doença de Fox-Fordyce

Esta condição é caracterizada por uma erupção pruriginosa crônica de pequenas pápulas ou cistos formados por glândulas apócrinas com *plugs* de queratina. É comum encontrar na parte inferior do abdome, monte pubiano, grandes lábios e porções internas das coxas. **Hidradenite supurativa é uma condição crônica que envolve as glândulas apócrinas com a formação de vários nódulos profundos, cicatrizes, tratos sinusais que ocorrem na axila, vulva e períneo.** Hiperpigmentação e infecção secundária são observadas com frequência. A hidradenite supurativa pode ser extremamente dolorosa e debilitante. Tem sido tratada com antibióticos, isotretinoína ou esteroides; terapia cirúrgica com excisão local ampla pode ser necessária[94].

Acantose nigricans

Esta doença envolve pigmentação aveludada espalhada nas dobras cutâneas, particularmente nas axilas, pescoço, coxas, área submamária e vulva e a pele ao redor **(Figura 10.16)**. É de particular interesse para ginecologistas por causa de sua associação com hiperandrogenismo e SOP; por isso, está associada à obesidade, anovulação crônica, acne, intolerância à glicose, resistência à insulina e doenças cardiovasculares.[95] Os resinoides tópicos e orais são usados para tratar a acantose nigricans, juntamente com o controle das condições subjacentes, incluindo obesidade e resistência à insulina ou diabetes.

Doença extramamária de Paget

Esta doença é uma neoplasia intraepitelial contendo células de Paget vacuoladas (ver Capítulo 16). Clinicamente, o aparecimento da doença de Paget é variável, podendo ter uma aparência variando de úmidas a lesões com secreção ulcerada a uma lesão eczematoide com descamação e crostas a uma lesão acinzentada.[96] Pode ser confundida com candidíase, psoríase, dermatite seborreica, dermatite de contato e NIV. Uma biopsia para confirmar o diagnóstico é obrigatória. O tratamento é tradicionalmente cirúrgico, e as recorrências são muito comuns; terapias tópicas, incluindo imiquimode, têm sido usadas.[97]

Neoplasia intraepitelial vulvar

A NIV está associada à infecção por HPV e sua incidência tem aumentado, particularmente entre mulheres jovens (ver Capítulo 16). O diagnóstico requer biopsia de qualquer lesão vulvar suspeita, especialmente aquelas que são pigmentadas ou descoloridas. A frequência crescente dessa entidade exige uma inspeção vulvar cuidadosa durante os exames ginecológicos anuais.

Tumores, cistos e massas vulvares

Condiloma acuminado

São lesões vulvares muito comuns e geralmente facilmente reconhecíveis, e podem desaparecer espontaneamente. O tratamento é guiado pelo número, tamanho e localização da verruga, preferência do paciente, custo do tratamento, conveniência, efeitos adversos e experiência do médico.[98] **Alguns medicamentos podem ser aplicados pela própria paciente ou administrados pelo profissional de saúde. Outros organismos sexualmente transmissíveis, como o vírus responsável pelo *M. contagiosum* e as lesões de sífilis (condiloma plano), podem ocasionalmente ser confundidos com condiloma acuminado vulvar causado por HPV** (ver Capítulo 15). A **Tabela 10.11** contém um resumo dos tumores vulvares benignos. Há uma discussão sobre se cistos sebáceos existentes na vulva são lesões histopatologicamente epidérmicas ou cistos de inclusão epidérmica.[99] Os chamados cistos sebáceos são clinicamente indistinguíveis dos cistos

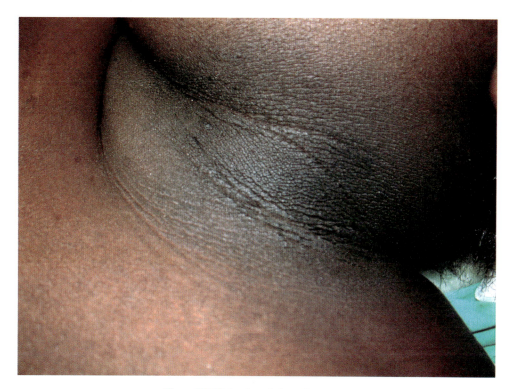

Figura 10.16 Acantose nigricans do pescoço.

de inclusão epidérmica que podem resultar da invaginação de fragmentos de pele após trauma de parto ou episiotomia, ou surgem de ductos pilossebáceos ocluídos. Esses cistos raramente são sintomáticos, embora, se houver desenvolvimento de infecção, a incisão e a drenagem possam ser necessárias emergencialmente após a excisão completa.

Cistos do ducto de Bartholin

São lesões vulvares comuns em mulheres em idade reprodutiva. Resultam da oclusão do ducto com acúmulo de muco e podem ser assintomáticas. A infecção da glândula pode resultar no acúmulo de material purulento, com a formação de um tumor inflamatório doloroso e que aumenta rapidamente (um abscesso da glândula de Bartholin). Um cateter inflável com ponta em bulbo foi descrito por Word e é bastante fácil de usar.[100] O pequeno cateter é inserido através de uma pequena punhalada no abscesso após a infiltração da pele com anestesia local; o balão do cateter é insuflado com 2 a 3 mℓ de solução salina e o cateter permanece no local por 4 a 6 semanas, permitindo a epitelização de um trato e a criação de uma abertura glandular permanente.

Cistos do ducto de Skene

Essas são dilatações císticas das glândulas de Skene, geralmente localizadas adjacentes ao meato uretral dentro do vestíbulo vulvar. Embora a maioria seja pequena e frequentemente assintomática, podem aumentar e causar obstrução urinária, exigindo excisão (**Figura 10.17**).

Relações sexuais dolorosas

A relação sexual dolorosa (dispareunia) pode ser causada por muitas condições vulvovaginais diferentes, incluindo infecções vaginais comuns e vaginismo (ver Capítulos 15 e 17). O histórico sexual detalhado é essencial, assim como um exame cuidadoso da área vulvar e da vagina. *Vulvodínia* é o termo usado para descrever dor vulvar a estímulos que geralmente não causam dor, disfunção sexual e a incapacidade psicológica resultante.[101,102] O termo ***vestibulite vulvar*** **foi usado anteriormente para descrever uma situação em que há dor durante a relação sexual ou ao tentar**

Tabela 10.11 Tipos de tumores vulvares.

1. *Lesões císticas*	Neurofibroma
Cisto do ducto de Bartholin	Papilomatose
Cisto no canal de Nuck (hidrocele)	3. *Anatômicos*
	Hérnia
Cisto de inclusão epitelial	Divertículo uretral
Cisto do ducto de Skene	Varicozes
2. *Tumores sólidos*	4. *Infecções*
Acrocórdon (marca na pele)	Abscesso – Bartholin, Skene, periclitoral, outros
Angioceratoma	
Adenoma de glândula de Bartholin	Condiloma plano
	Molusco contagioso
Angioma cereja	Granuloma piogênico
Fibroma	5. *Ectópico*
Hemangioma	Endometriose
Hidradenoma	Tecido mamário ectópico
Lipoma	
Mioblastoma de células granulares	

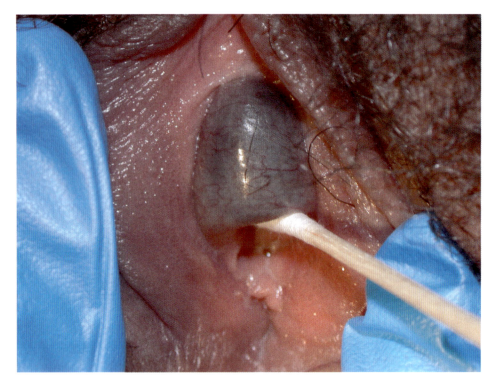

Figura 10.17 Cisto da glândula de Skene.

inserir um objeto na vagina; dor à pressão do vestíbulo ao exame e eritema vestibular (conhecido como tríade de Friedrich). Essa entidade agora é descrita como vulvodínia localizada, que pode ser provocada ou espontânea, primária ou secundária, e intermitente, persistente, constante, imediata ou retardada (ver Capítulo 12).[102,103] Vários estudos não conseguiram demonstrar uma relação consistente com qualquer organismo infeccioso genital, incluindo *C. trachomatis*, gonorreia, *Trichomonas*, micoplasma, *Ureaplasma, Gardnerella*, candida ou HPV, e a condição foi caracterizada como multifatorial, com componentes inflamatório, neuropático e funcional.[104] Embora os sintomas de dispareunia possam ser incapacitantes, nenhuma terapia curativa foi encontrada. As terapias médicas e comportamentais têm alguns benefícios, e alguns autores incentivam a cirurgia, mas o papel desse tratamento e de novas terapias, como a injeção de toxina botulínica A, não está bem estabelecido.[104]

Úlceras vulvares

Várias ISTs podem causar úlceras vulvares, incluindo herpes-vírus simples, sífilis, linfogranuloma venéreo e granuloma inguinal (ver Capítulo 15). A *doença de Crohn* pode incluir envolvimento vulvar com abscessos, fístulas, tratos sinusais, fenestrações e outras cicatrizes. O tratamento médico com esteroides sistêmicos e outros agentes sistêmicos é a terapia-padrão; terapia cirúrgica para doença intestinal e vulvar pode ser necessária.

Doença de Behçet

Essa condição sistêmica é caracterizada por ulcerações genitais e orais com inflamação ocular e muitas outras manifestações.[105] A causa e a terapia mais eficaz não estão bem estabelecidas, embora as terapias anti-inflamatórias, imunomoduladores e imunossupressoras possam ser eficazes.[106]

Líquen plano

Esta condição causa ulcerações orais e genitais. Normalmente, há vaginite descamativa com erosão do vestíbulo.

O tratamento é baseado no uso de esteroides tópicos e sistêmicos. A mucosite de células plasmáticas aparece como erosões na região vulvar, principalmente no vestíbulo. A biopsia é essencial para estabelecer o diagnóstico.

Problemas vaginais

O corrimento vaginal é um dos sintomas vaginais mais comuns. Condições que variam de candidíase vaginal à cervicite por clamídia, vaginose bacteriana e carcinoma cervical podem causar corrimento vaginal. As condições infecciosas vaginais são abordadas de forma mais completa no Capítulo 15. Em alguns casos, as lesões vaginais podem ser palpáveis para uma mulher. É comum descobrir as lesões vaginais durante o exame clínico. Elas podem causar sintomas (como sangramento ou secreção) ou podem ser totalmente assintomáticas. Vaginite, cervicite e lesões vaginais ou cervicais (incluindo doenças malignas) podem ser as causas de corrimento vaginal. Outras causas não infecciosas de corrimento são as seguintes:

1. **Corpo estranho retido – tampão, pessário.**
2. **Ulcerações – induzida por tampão, líquen plano, infecção por herpes simples.**
3. **Malignidade – cervical, vaginal.**

Algumas lesões vaginais são assintomáticas e são achadas incidentalmente no exame. Os pólipos fibroepiteliais são dobras polipoides de tecido conjuntivo, capilares e estroma recobertos por epitélio vaginal. Embora possam ser excisados no consultório, sua vasculação pode ser problemática e sua excisão não é necessária se o problema for estético, a menos que o diagnóstico esteja em questão. **Os cistos de origem embrionária podem surgir do epitélio dos seios mesonéfricos, paramesonéfricos e urogenital. Os cistos do ducto de Gartner são de origem mesonéfrica, e, em geral, estão presentes na parede lateral da vagina**. Em casos raros provocam sintomas e, na maioria das vezes, não requerem tratamento. Outros cistos embrionários podem surgir anteriormente à vagina e abaixo da bexiga. Os cistos que surgem do epitélio do seio urogenital estão localizados na área do vestíbulo vulvar. A adenose vaginal, presença de glândulas recobrindo a mucosa vaginal, está associada à exposição *in utero* ao *dietilestilbestrol*. Nenhuma terapia é necessária, a não ser a observação atenta e apalpação periódica para detectar nódulos que possam necessitar de biopsia para descartar adenocarcinoma de células claras da vagina (ver Capítulo 38).

As mulheres às vezes descrevem uma lesão protuberante na vagina e na região vulvar, geralmente associada a sintomas de pressão ou desconforto, que são oriundas de um distúrbio do suporte vaginal. Essas condições são discutidas no Capítulo 30. Outras lesões genitais, como divertículos uretrais ou cistos embrionários, podem causar sintomas semelhantes.

FAIXA ETÁRIA PÓS-MENOPAUSA
Sangramento anormal
Doenças benignas

A terapia hormonal (TH) pode ser usada para controlar os sintomas problemáticos da menopausa, incluindo sintomas vasomotores e geniturinários. A North American Menopause Society emitiu uma declaração observando que a TH é o tratamento mais eficaz para esses sintomas e que demonstrou prevenir a perda óssea e fratura; a sociedade observou que os riscos da TH dependem do tipo, dose, duração, via de administração, tempo de início e uso concomitante de um progestágeno, exigindo individualização do uso, com reavaliação periódica dos benefícios *versus* riscos.[107] A TH combinada a longo prazo foi associada a riscos aumentados de tromboembolismo venoso, acidente vascular cerebral, câncer de mama, eventos coronários, doença da vesícula biliar e morte por câncer de pulmão.[108] Mulheres que tomam TH durante a menopausa podem fazer uso de uma variedade de regimes hormonais que resultam em sangramento. Como a terapia de estrogênio sem oposição pode resultar em hiperplasia endometrial, vários regimes de progestágenos são adicionados ao regime de estrogênio; são administrados continuamente de forma sequencial para mulheres no período de 1 ano após a menopausa. A amostragem do endométrio é indicada para qualquer sangramento inesperado que ocorra com a terapia hormonal. **Uma mudança significativa no sangramento de privação ou sangramento de escape (p. ex., ausência de sangramento de privação por vários meses seguido por retomada do sangramento ou um aumento acentuado na quantidade de sangramento) deve indicar uma amostra do endométrio.**

A adesão da paciente aos regimes hormonais é um grande problema com a TH, e os problemas com o uso via oral podem ser minimizados por outras vias de administração.[109] A perda das doses de medicamentos orais e o esquecimento de tomar os medicamentos da forma prescrita podem causar sangramento irregular ou *spots* de origem geralmente benigna, mas que podem causar insatisfação da paciente.

Os problemas que as mulheres relatam com mais frequência com TH incluem sangramento vaginal e ganho de peso. O uso de um regime combinado de baixa dose contínua tem a vantagem de que, para muitas mulheres, o sangramento vai cessar após vários meses, durante os quais pode ocorrer sangramento irregular e imprevisível.[110] Algumas mulheres não conseguem tolerar esses meses iniciais de sangramento irregular, mas o risco de hiperplasia ou neoplasia endometrial com este regime é baixo.

Outras causas benignas de sangramento incluem vaginite atrófica e pólipos endometriais e cervicais, que às vezes ocorrem como sangramento pós-coito ou *spots*. As mulheres que apresentam sangramento após a menopausa podem tentar minimizar a extensão do problema; elas podem descrevê-lo como pingos ou como um corrimento rosa ou marrom. No entanto, qualquer indício de sangramento deve ser investigado. **Na ausência da TH, qualquer sangramento após a menopausa (classicamente definido como ausência de menstruação por 1 ano) deve levar à avaliação do endométrio (amostra).** Estudos de ultrassonografia transvaginal revelando uma espessura endometrial de 4 mm ou menos se correlacionam com um baixo risco de malignidade endometrial, e, portanto, a amostragem endometrial não é necessária.[111] Pólipos endometriais e outras anormalidades podem ser observados em mulheres que estão tomando *tamoxifeno*. É mais provável que esses pólipos sejam dilatações císticas das glândulas, condensação do estroma ao redor das glândulas e metaplasia escamosa do epitélio subjacente. Esses pólipos podem ser benignos, embora devam ser diferenciados das doenças malignas do endométrio, como consequência do *tamoxifeno*. A incidência de pólipos endometriais não associados ao *tamoxifeno* aumenta com a idade durante o menacme; não está claro se a incidência subsequentemente aumenta ou diminui durante os anos pós-menopáusicos.[12] Os pólipos endometriais têm maior probabilidade de serem malignos em mulheres na pós-menopausa, e a hipertensão está associada a um risco aumentado de malignidade.[112]

Neoplasia

As neoplasias endometriais, cervicais e ovarianas devem ser excluídas na presença de sangramento pós-menopausa. Uma série encontrou uma malignidade (endometrial ou cervical) em aproximadamente 10% das mulheres com sangramento pós-menopausa.[113] **A citologia cervical é essencial quando o sangramento pós-menopausa é observado, embora seja uma ferramenta diagnóstica com pouca sensibilidade para detectar câncer endometrial.** Os resultados do teste de citologia são negativos em alguns casos de carcinoma cervical invasor devido à necrose tumoral.

A neoplasia maligna do colo cervical é diagnosticada por biopsia cervical de lesões grosseiramente visíveis e biopsia dirigida por colposcopia para mulheres com resultados anormais de Papanicolau (ver Capítulo 16). **Os tumores ovarianos funcionais podem produzir estrogênio e causar hiperplasia endometrial ou carcinoma, que pode causar sangramento.**

Diagnóstico de sangramento anormal na pós-menopausa

O exame pélvico para detectar lesões locais e um teste de Papanicolau para avaliar a citologia são os primeiros passos essenciais para encontrar a causa do sangramento pós-menopausa. O exame de ultrassonografia pélvica, em particular a ultrassonografia transvaginal ou histerossonografia, pode sugerir a causa do sangramento.[111,114] **A amostragem endometrial, por meio de biopsia** ambulatorial, a histeroscopia ou a D&C são consideradas essenciais. É improvável que uma espessura endometrial inferior a 5 mm medida por ultrassonografia transvaginal esteja relacionada com um câncer endometrial. Alguns autores recomendam um ponto de corte de 3 mm.[115]

Tratamento de sangramento anormal na pós-menopausa

Doenças benignas

O tratamento do sangramento causado por vaginite atrófica inclui o uso tópico (vaginal) ou sistêmico de estrogênios após a exclusão de outras causas de sangramento anormal. Essa terapia pode trazer benefícios significativos em termos de qualidade de vida, mas deve ser ponderada a cada indivíduo, considerando as contraindicações e as preferências do paciente.[107] Os níveis séricos parecem ser mais baixos com a administração vaginal usando cremes, comprimidos ou anéis.[116] Os pólipos cervicais podem ser facilmente removidos no consultório.

Hiperplasia endometrial

A terminologia usada para descrever a hiperplasia endometrial é confusa, e o médico deve consultar o patologista para garantir uma compreensão do diagnóstico e determinar o tratamento correto. Em 2015, o ACOG e a Sociedade de Oncologia Ginecológica recomendaram que o **sistema da Organização Mundial da Saúde (OMS) fosse substituído pelo esquema de neoplasia intraepitelial endometrial (EIN), conforme descrito na Tabela 10.12 para distinguir lesões benignas daquelas que são pré-malignas e devem ser controladas de forma mais conservadora.**

A nova nomenclatura possui três categorias:

1. **Benigna** = hiperplasia endometrial benigna.
2. **Pré-maligna** = EIN, substitui hiperplasia atípica.
3. **Maligna** = adenocarcinoma endometrial, tipo endometrioide, bem diferenciado.

Muitos patologistas ainda usam o sistema da OMS, que classifica a hiperplasia endometrial como hiperplasia simples, hiperplasia complexa, hiperplasia atípica simples e hiperplasia atípica complexa.[117] Aproximadamente 40 a 50% das mulheres com hiperplasia atípica ou EIN têm carcinoma concomitante. **O tratamento da hiperplasia endometrial é baseado na compreensão do histórico da lesão envolvida.** O risco de progressão da hiperplasia sem atipia é baixo, mas é de aproximadamente 30% entre aqueles com hiperplasia atípica.[117] A histerectomia é recomendada como tratamento definitivo de EIN em mulheres na pós-menopausa e descarta possível carcinoma concomitante. O tratamento do câncer endometrial com estadiamento cirúrgico e revisão multidisciplinar da patologia e do planejamento do tratamento é abordado no Capítulo 37.

A terapia com progestágeno (oral, parenteral ou intrauterina) tem sido usada em mulheres com EIN ou câncer endometrial com risco elevado de cirurgia.[29,118] Elas devem fazer uma biopsia endometrial a cada 3 meses para verificar a recidiva, com riscos de recorrência em torno de 50%.[118] Um esquema de gerenciamento sugerido é descrito na **Figura 10.18**. Esse tratamento é discutido com mais detalhes no Capítulo 37.

Massas pélvicas

Diagnóstico diferencial

Massas ovarianas

Durante os anos pós-menopausa, os ovários ficam menores. O volume ovariano está relacionado com a idade, *status* menopausal, peso, altura e uso de hormônios exógenos.[119] Em paciente obesa ou de grande tamanho uterino, a palpação e a avaliação dos ovários é mais difícil, particularmente nas mulheres na pós-menopausa, e a ultrassonografia transvaginal é bem mais precisa que o exame clínico. A ultrassonografia transvaginal é sugerida além do exame pélvico anual em mulheres pós-menopáusicas com excesso de peso.[120]

Embora o câncer de ovário seja notoriamente difícil de diagnosticar em qualquer estágio inicial, a ideia de que é assintomático é questionável. Os sintomas podem incluir dor nas costas, fadiga, distensão abdominal, constipação intestinal, dor abdominal e sintomas urinários; esses sintomas tendem a ser mais intensos e de início mais precoce em mulheres com malignidade ovariana.[121] Argumenta-se que a possibilidade de uma massa ovariana (benigna ou maligna) em mulheres com esses sintomas justifica uma investigação diagnóstica. O valor preditivo positivo desses sintomas não é alto para a previsão de doença em estágio inicial, e o uso desses sintomas para desencadear uma avaliação para câncer de ovário resulta no diagnóstico da doença em apenas 1 em 100 mulheres na população com tais sintomas.[122] O câncer de ovário é predominantemente uma doença de mulheres na pós-menopausa; a incidência aumenta com a idade, e a idade média do paciente é de cerca de 56 a 60 anos (ver Capítulo 39).

Com o aumento do uso da avaliação ultrassonográfica da pelve, um novo problema surgiu nas mulheres na pós-menopausa: **a descoberta de um pequeno cisto ovariano**. Isso é particularmente problemático em uma mulher totalmente assintomática e cujo exame ultrassonográfico foi realizado para indicações não relacionadas à patologia pélvica. Sugere-se que **quando o cisto é assintomático, pequeno (< 10 cm de diâmetro), unilocular e de paredes finas, com nível normal de CA125, o risco de malignidade é extremamente baixo e esses cistos podem ser acompanhados de forma conservadora, sem cirurgia.**[81,123,124] A cirurgia pode ser indicada em algumas mulheres com histórico familiar de câncer de ovário, mama, endométrio ou cólon, ou com um tumor que parece estar aumentando (ver Capítulo 39). A Dopplerfluxometria colorida e outras características ultrassonográficas podem ser úteis para distinguir tumores benignos de malignos, embora o papel do Doppler permaneça um tanto controverso (ver **Tabela 10.9**).[81]

Tabela 10.12 Nomenclatura para hiperplasia endometrial.

Classe	Nomenclatura	Tratamento
Benigna	Hiperplasia endometrial benigna	Clínico
Pré-maligna	Neoplasia intraepitelial endometrial (EIN), substitui hiperplasia atípica	Cirúrgico *vs.* clínico (deseja fertilidade ou com risco elevado de cirurgia)
Maligna	Adenocarcinoma endometrial, tipo endometrioide, bem diferenciado	Cirúrgico +/− estadiamento

Capítulo 10 • Ginecologia de Mulheres Adultas: Idade Reprodutiva

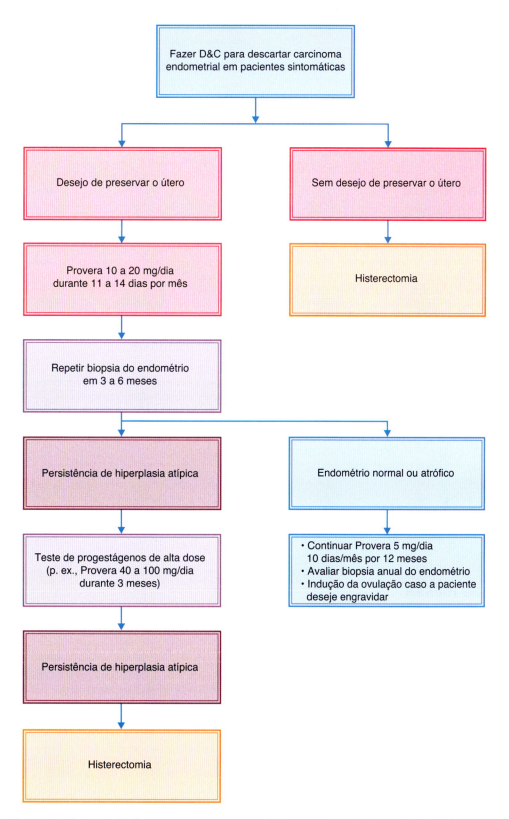

Figura 10.18 Controle da hiperplasia endometrial. (De: **Hacker NF, Friedlander ML**. Uterine cancer. In: Berek JS, Hacker NF. *Berek & Hacker's Gynecologic Oncology*. 6ª ed. Philadelphia, PA: Wolters Kluwer; 2014. p. 404.)

Tumores uterinos e outros

5 Muitas mulheres na pós-menopausa não tiveram acompanhamento ginecológico regular, e a descoberta de uma massa pélvica pode refletir a persistência de um leiomioma uterino que não havia sido descoberto anteriormente. A possibilidade de cistos ovarianos transitórios é observada e pode ser difícil distinguir um tumor ovariano de um uterino. Algumas mulheres podem não se lembrar de terem sido informadas de que tinham um tumor pélvico. Portanto, **uma revisão do prontuário pode ser útil para determinar a preexistência de um tumor pélvico benigno**. Os leiomiomas uterinos respondem aos hormônios e geralmente diminuem de tamanho e regridem após a menopausa (ver Capítulo 11).

Diagnóstico de massa pélvica pós-menopausa

Um histórico médico pessoal e familiar é útil para detectar mulheres com risco aumentado de desenvolver câncer de ovário. Várias síndromes de câncer familiar hereditário envolvem neoplasias ovarianas (ver Capítulo 39). **Pacientes com formas hereditárias de câncer epitelial de ovário representam apenas uma pequena porcentagem de todos os casos; e 90 a 95% dos casos de câncer de ovário são esporádicos e sem risco hereditário identificável.**

Em mulheres na pós-menopausa com massa pélvica, a medição de CA125 pode ser útil para prever uma maior probabilidade de malignidade, e, assim, orientar as decisões sobre tratamento, consulta ou encaminhamento. Um alto índice de suspeita por mulheres e seus médicos representa a melhor maneira de detectar o câncer de ovário precoce. Sintomas persistentes, como aumento do tamanho abdominal, distensão abdominal, fadiga, dor abdominal, indigestão, incapacidade de comer normalmente, frequência urinária aumentada, dor pélvica, constipação intestinal, dor nas costas, recidiva de incontinência urinária ou perda de peso inexplicada, exigem avaliação e consideração da possibilidade de câncer de ovário. **Um nível normal de CA125 não exclui câncer de ovário; até 50% das neoplasias ovarianas em estágio inicial e 20 a 25% dos cânceres avançados têm valores normais de CA125.**[125]

Tratamento da massa pélvica pós-menopausa

O uso de técnicas de imagem aprimoradas pode permitir o manejo não operatório de tumores ovarianos que são provavelmente benignos (ver Tabela 10.9). **Um tumor complexo suspeito ou persistente requer avaliação cirúrgica. Pacientes com tumores que são clinicamente suspeitos de câncer devem ter a oportunidade de uma consulta pré-operatória com um oncologista ginecológico**, um médico treinado para realizar o atendimento adequado e tratar o câncer de ovário para otimizar o prognóstico da paciente.[126]

Problemas vulvares

As alterações anatômicas que ocorrem em mulheres na pós-menopausa incluem atrofia dos grandes lábios e aumento dos pequenos lábios. O epitélio do hímen e do vestíbulo torna-se fino; há uma mudança na maturação celular vaginal em resposta à privação de estrogênio, com o adelgaçamento resultante. Embora essas alterações levem a sintomas mínimos na maioria das mulheres, disúria externa, prurido, sensibilidade, dispareunia e sangramento podem resultar de fissuras e escoriações. **Devido ao risco de NIV e malignidade, as lesões suspeitas requerem biopsia vulvar.**

Dermatoses vulvares

Várias condições vulvares ocorrem mais comumente em mulheres na pós-menopausa. Os sintomas são principalmente coceira e dor vulvar, além de dispareunia.

No passado, vários termos foram usados para descrever distúrbios do crescimento epitelial vulvar que produzem uma série de alterações macroscópicas inespecíficas. Esses termos incluíam *leucoplasia, líquen escleroso e atrófico, vulvite atrófica e hiperplásica e craurose vulvar*. Em 2006, o ISSVD recomendou uma classificação de dermatoses vulvares com base em padrões histológicos, listados com os diagnósticos clínicos prováveis, em lugar de com base na morfologia clínica, como na categorização anterior (ver Capítulo 12).[127] Este sistema de classificação exclui doenças neoplásicas e infecciosas. As condições vulvares descritas neste sistema de classificação incluem dermatite de contato atópica, alérgica e irritante, psoríase, líquen simples crônico, líquen escleroso, líquen plano, penfigoide, úlceras aftosas, doença de Behçet e doença de Crohn.

Líquen escleroso

O líquen escleroso é a lesão branca mais comum da vulva. O líquen escleroso pode ocorrer em qualquer idade, apesar de ser mais comum entre mulheres na pós-menopausa e meninas pré-púberes (Figura 10.19). Os sintomas são prurido, dispareunia e queimação. O líquen escleroso é caracteristicamente associado à diminuição da gordura subcutânea na medida em que a vulva é atrófica, com diminuição acentuada ou desaparecimento dos pequenos lábios, com estenose do introito, lábios maiores delgados e, às vezes, encarceiramento do clitóris. A superfície é pálida com um padrão brilhante e enrugado (descrito como tendo características como "papel de cigarro"), geralmente com fissuras e escoriações. A lesão tende a ser simétrica e frequentemente acomete a região perineal, se estendendo até a área perianal. O diagnóstico é confirmado com biopsia. O câncer invasivo está associado ao líquen escleroso, embora o significado dessa associação não seja claro.[128]

O tratamento é feito com um esteroide tópico ultrapotente, como o *clobetasol* a 0,05%. Aproximadamente 96% das pacientes responde de forma satisfatória.[129] A terapia de manutenção é necessária em muitos casos, e uma redução gradual de esteroides tópicos ultrapotentes para esteroides tópicos de média e baixa potência pode ajudar a manter a remissão dos sintomas.[130] Os inibidores tópicos da *calcineurina, pimecrolimo e tacrolimo* foram eficazes em indivíduos que não respondem aos esteroides tópicos, embora a FDA tenha dado um alerta sugerindo possível risco de câncer dessa classe de medicamentos e recomenda-se cautela com o uso a longo prazo.[131]

Lesões vulvares pré-malignas

A NIV escamosa é mais observada em mulheres na pós-menopausa, mas pode ocorrer durante no menacme. O prurido é o sintoma mais comum, embora "caroços" possam ser descritos e, às vezes, são confundidos com condiloma.[132] A terminologia atual descreve dois tipos de NIVs: NIV tipo usual, que é tipicamente relacionado com o HPV e engloba os antigos NIV-2 e -3 com tipos verrucosos,

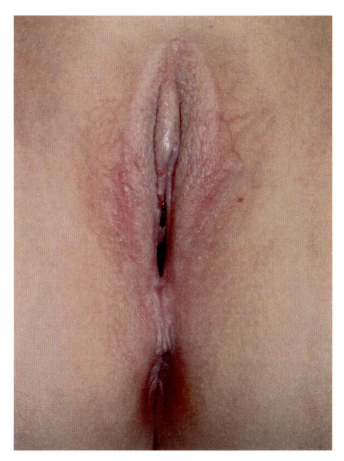

Figura 10.19 Líquen escleroso pré-púbere.

basaloides e mistos; e NIV tipo diferenciado.[133] A lesão parece espessada e hiperceratótica, podendo haver escoriação. As lesões podem ser discretas, e também simétricas e múltiplas. Cerca de um terço das mulheres terá histórico de patologia cervical ou condiloma relacionada ao HPV.[132] A maioria das mulheres com NIV é fumante. A biopsia é necessária para confirmar o diagnóstico e excluir malignidade. Ver Capítulo 16 para Controle de NIV.

Lesões uretrais

A uretra e a vagina têm uma origem embrionária comum e são tecidos dependentes de esteroides. Carúnculas uretrais e prolapso da mucosa uretral são exemplos de lesões vulvares que podem ser observadas em outras faixas etárias, mas ocorrem mais comumente em mulheres mais velhas. Ambas as condições podem ser tratadas com preparações de estrogênio tópico ou sistêmico. Várias lesões cutâneas vulvares, incluindo queratoses seborreicas e hemangiomas "cereja" (hemangiomas senis), são mais comuns na pele envelhecida.

Problemas vaginais

Metade das mulheres na pós-menopausa apresenta sintomas de vaginite atrófica, embora muitas não procurem terapia. Os sintomas incluem disúria externa, prurido, sensibilidade, dispareunia e sangramento por fissuras ou ulcerações. Além dos achados clínicos de uma mucosa vaginal brilhante, plana e fina, sem rugas, o exame microscópico das secreções vaginais revela um aumento do número de leucócitos. **O tratamento com estrogênios locais ou sistêmicos é eficaz e restaura os níveis normais de pH com a terapia em andamento.**[134] A absorção sistêmica pode ocorrer com a terapia de estrogênio tópico, e as taxas de absorção variam dependendo do grau de atrofia. Emolientes tópicos podem ser úteis se os estrogênios não forem desejados ou contraindicados. Lubrificantes vaginais são universalmente úteis para minimizar os sintomas de dispareunia em mulheres na pós-menopausa.[135]

REFERÊNCIAS BIBLIOGRÁFICAS

1. **Fraser IS, Critchley HO, Munro MG.** Abnormal uterine bleeding: Getting our terminology straight. *Curr Opin Obstet Gynecol* 2007;19(6):591–595.
2. **Treloar AE, Boynton RE, Behn BG, et al.** Variation of the human menstrual cycle through reproductive life. *Int J Fertil* 1967;12:77–126.
3. **Munro MG, Critchley HO, Fraser IS; FIGO Menstrual Disorders Working Group.** The FIGO classification of causes of abnormal uterine bleeding in the reproductive years. *Fertil Steril* 2011;95(7):2204–2208, 2208 e1–e3.
4. **American College of Obstetricians and Gynecologists.** ACOG Committee opinion no. 557: Management of acute abnormal uterine bleeding in nonpregnant reproductive-aged women. *Obstet Gynecol* 2013;121(4):891–896.
5. **Committee on Practice Bulletins–Gynecology.** Practice bulletin no. 128: Diagnosis of abnormal uterine bleeding in reproductive-aged women. *Obstet Gynecol* 2012;120(1):197–206.
6. **Fraser IS, Critchley HO, Munro MG, et al.** Can we achieve international agreement on terminologies and definitions used to describe abnormalities of menstrual bleeding? *Hum Reprod* 2007;22(3):635–643.
7. **Fraser IS, McCarron G, Markham R, et al.** Blood and total fluid content of menstrual discharge. *Obstet Gynecol* 1985;65(2):194–198.
8. **Committee on Practice Bulletins–Gynecology.** Practice bulletin no. 136: Management of abnormal uterine bleeding associated with ovulatory dysfunction. *Obstet Gynecol* 2013;122(1):176–185.
9. **Finer LB, Zolna MR.** Declines in unintended pregnancy in the United States, 2008–2011. *N Engl J Med* 2016;374(9):843–852.
10. **Committee on Practice Bulletins–Gynecology.** The American College of Obstetricians and Gynecologists practice bulletin no. 150. Early pregnancy loss. *Obstet Gynecol* 2015;125(5):1258–1267.
11. **Okolo S.** Incidence, aetiology and epidemiology of uterine fibroids. *Best Pract Res Clin Obstet Gynaecol* 2008;22(4):571–588.
12. **Ryan GL, Syrop CH, Van Voorhis BJ.** Role, epidemiology, and natural history of benign uterine mass lesions. *Clin Obstet Gynecol* 2005;48(2):312–324.
13. **Tamura-Sadamori R, Emoto M, Naganuma Y, et al.** The sonohysterographic difference in submucosal uterine fibroids and endometrial polyps treated by hysteroscopic surgery. *J Ultrasound Med* 2007;26(7):941–946; quiz 947–948.
14. **Lieng M, Qvigstad E, Dahl GF, et al.** Flow differences between endometrial polyps and cancer: a prospective study using intravenous contrast-enhanced transvaginal color flow Doppler and three-dimensional power Doppler ultrasound. *Ultrasound Obstet Gynecol* 2008;32(7):935–940.
15. **Dreisler E, Stampe Sorensen S, Ibsen PH, et al.** Prevalence of endometrial polyps and abnormal uterine bleeding in a Danish population aged 20–74 years. *Ultrasound Obstet Gynecol* 2009;33(1):102–108.
16. **Lieng M, Istre O, Qvigstad E.** Treatment of endometrial polyps: A systematic review. *Acta Obstet Gynecol Scand* 2010;89(8):992–1002.
17. **Lieng M, Istre O, Sandvik L, et al.** Prevalence, 1-year regression rate, and clinical significance of asymptomatic endometrial polyps: Cross-sectional study. *J Minim Invasive Gynecol* 2009;16(4):465–471.
18. **DeWaay DJ, Syrop CH, Nygaard IE, et al.** Natural history of uterine polyps and leiomyomata. *Obstet Gynecol* 2002;100(1):3–7.

19. **Baird DD, Dunson DB, Hill MC, et al.** High cumulative incidence of uterine leiomyoma in black and white women: Ultrasound evidence. *Am J Obstet Gynecol* 2003;188(1):100–107.
20. **James AH, Manco-Johnson MJ, Yawn BP, et al.** von Willebrand disease: Key points from the 2008 National Heart, Lung, and Blood Institute guidelines. *Obstet Gynecol* 2009;114(3):674–678.
21. **Du Mont J, James PD, Forte T, et al.** Factors associated with child witnessing of intimate partner violence in Canada. *Med Law* 2010;29(2):275–288.
22. **Krassas GE.** Thyroid disease and female reproduction. *Fertil Steril* 2000;74(6):1063–1070.
23. **Rebar RW.** Premature ovarian failure. *Obstet Gynecol* 2009;113(6):1355–1363.
24. **Nelson LM.** Clinical practice. Primary ovarian insufficiency. *N Engl J Med* 2009;360(6):606–614.
25. **ACOG Committee opinion no. 651:** Menstruation in girls and adolescents: Using the menstrual cycle as a vital sign. *Obstet Gynecol* 2015;126(6):e143–e146.
26. **Lizneva D, Suturina L, Walker W, et al.** Criteria, prevalence, and phenotypes of polycystic ovary syndrome. *Fertil Steril* 2016;106(1):6–15.
27. **Fauser BC, Tarlatzis BC, Rebar RW, et al.** Consensus on women's health aspects of polycystic ovary syndrome (PCOS): The Amsterdam ESHRE/ASRM-Sponsored 3rd PCOS Consensus Workshop Group. *Fertil Steril* 2012;97(1):28–38 e25.
28. **Cibula D, Fanta M, Vrbikova J, et al.** The effect of combination therapy with metformin and combined oral contraceptives (COC) versus COC alone on insulin sensitivity, hyperandrogenaemia, SHBG and lipids in PCOS patients. *Hum Reprod* 2005;20(1):180–184.
29. **Parkash V, Fadare O, Tornos C, et al.** Committee opinion no. 631: Endometrial intraepithelial neoplasia. *Obstet Gynecol* 2015;126(4):897.
30. **Rosenberg MJ, Long SC.** Oral contraceptives and cycle control: A critical review of the literature. *Adv Contracept* 1992;8(Suppl 1):35–45.
31. **Stubblefield PG.** Menstrual impact of contraception. *Am J Obstet Gynecol* 1994;170(5 Pt 2):1513–1522.
32. **Rosenberg MJ, Burnhill MS, Waugh MS, et al.** Compliance and oral contraceptives: A review. *Contraception* 1995;52(3):137–141.
33. **Bachmann G, Korner P.** Bleeding patterns associated with non-oral hormonal contraceptives: A review of the literature. *Contraception* 2009;79(4):247–258.
34. **American College of Obstetricians and Gynecologists Committee on Gynecologic Practice;Long-Acting Reversible Contraception Working Group.** ACOG Committee opinion no. 450: Increasing use of contraceptive implants and intrauterine devices to reduce unintended pregnancy. *Obstet Gynecol* 2009;114(6):1434–1438.
35. **Committee on Gynecologic Practice Long-Acting Reversible Contraception Working Group.** Committee opinion no. 642: Increasing access to contraceptive implants and intrauterine devices to reduce unintended pregnancy. *Obstet Gynecol* 2015;126(4):e44–e48.
36. **Curtis KM, Jatlaoui TC, Tepper NK, et al.** U.S. selected practice recommendations for contraceptive use, 2016. *MMWR Recomm Rep* 2016;65(4):1–66.
37. **Krettek JE, Arkin SI, Chaisilwattana P, et al.** Chlamydia trachomatis in patients who used oral contraceptives and had intermenstrual spotting. *Obstet Gynecol* 1993;81(5 Pt 1):728–731.
38. **James AH, Kouides PA, Abdul-Kadir R, et al.** von Willebrand disease and other bleeding disorders in women: Consensus on diagnosis and management from an international expert panel. *Am J Obstet Gynecol* 2009;201(1):12 e11–e18.
39. **Dubinsky TJ.** Value of sonography in the diagnosis of abnormal vaginal bleeding. *J Clin Ultrasound* 2004;32(7):348–353.
40. **Bignardi T, Van den Bosch T, Condous G.** Abnormal uterine and post-menopausal bleeding in the acute gynaecology unit. *Best Pract Res Clin Obstet Gynaecol* 2009;23(5):595–607.
41. **Breitkopf DM, Frederickson RA, Snyder RR.** Detection of benign endometrial masses by endometrial stripe measurement in premenopausal women. *Obstet Gynecol* 2004;104(1):120–125.
42. **Lane BF, Wong-You-Cheong JJ.** Imaging of endometrial pathology. *Clin Obstet Gynecol* 2009;52(1):57–72.
43. **Stock RJ, Kanbour A.** Prehysterectomy curettage. *Obstet Gynecol* 1975;45(5):537–541.
44. **Grimes DA.** Diagnostic dilation and curettage: A reappraisal. *Am J Obstet Gynecol* 1982;142(1):1–6.
45. **van Dongen H, de Kroon CD, Jacobi CE, et al.** Diagnostic hysteroscopy in abnormal uterine bleeding: A systematic review and meta-analysis. *BJOG* 2007;114(6):664–675.
46. **Clark TJ, Mann CH, Shah N, et al.** Accuracy of outpatient endometrial biopsy in the diagnosis of endometrial cancer: A systematic quantitative review. *BJOG* 2002;109(3):313–321.
47. **Heliovaara-Peippo S, Halmesmaki K, Hurskainen R, et al.** The effect of hysterectomy or levonorgestrel-releasing intrauterine system on lower abdominal pain and back pain among women treated for menorrhagia: A five-year randomized controlled trial. *Acta Obstet Gynecol Scand* 2009;88(12):1389–1396.
48. **Dueholm M.** Levonorgestrel-IUD should be offered before hysterectomy for abnormal uterine bleeding without uterine structural abnormalities: There are no more excuses! *Acta Obstet Gynecol Scand* 2009;88(12):1302–1304.
49. **Lethaby A, Duckitt K, Farquhar C.** Non-steroidal anti-inflammatory drugs for heavy menstrual bleeding. *Cochrane Database Syst Rev* 2013;1:CD000400.
50. **American College of Obstetricians and Gynecologists.** ACOG practice bulletin. Alternatives to hysterectomy in the management of leiomyomas. *Obstet Gynecol* 2008;112(2 Pt 1):387–400.
51. **Marjoribanks J, Proctor M, Farquhar C, et al.** Nonsteroidal anti-inflammatory drugs for dysmenorrhoea. *Cochrane Database Syst Rev* 2010(1):CD001751.
52. **Lethaby A, Irvine G, Cameron I.** Cyclical progestogens for heavy menstrual bleeding. *Cochrane Database Syst Rev* 2008(1):CD001016.
53. **Hillard PA.** Menstrual suppression: Current perspectives. *Int J Womens Health* 2014;6:631–637.
54. **Cetin NN, Karabacak O, Korucuoglu U, et al.** Gonadotropin-releasing hormone analog combined with a low-dose oral contraceptive to treat heavy menstrual bleeding. *Int J Gynaecol Obstet* 2009;104(3):236–239.
55. **Haynes PJ, Hodgson H, Anderson AB, et al.** Measurement of menstrual blood loss in patients complaining of menorrhagia. *Br J Obstet Gynaecol* 1977;84(10):763–768.
56. **Nickelsen C.** Diagnostic and curative value of uterine curettage. *Acta Obstet Gynecol Scand* 1986;65(7):693–697.
57. **Laberge P, Leyland N, Murji A, et al.** Endometrial ablation in the management of abnormal uterine bleeding. *J Obstet Gynaecol Can* 2015;37(4):362–379.
58. **Kuppermann M, Learman LA, Schembri M, et al.** Predictors of hysterectomy use and satisfaction. *Obstet Gynecol* 2010;115(3):543–551.
59. **American College of Obstetrics and Gynecology.** ACOG Committee opinion no. 390, December 2007. Ethical decision making in obstetrics and gynecology. *Obstet Gynecol* 2007;110(6):1479–1487.
60. **Persson P, Brynhildsen J, Kjolhede P.** Short-term recovery after subtotal and total abdominal hysterectomy–a randomised clinical trial. *BJOG* 2010;117(4):469–478.
61. **Yen JY, Chen YH, Long CY, et al.** Risk factors for major depressive disorder and the psychological impact of hysterectomy: A prospective investigation. *Psychosomatics* 2008;49(2):137–142.
62. **Hernandez E, Miyazawa K.** The pelvic mass. Patients' ages and pathologic findings. *J Reprod Med* 1988;33(4):361–364.
63. **Cannistra SA.** Cancer of the ovary. *N Engl J Med* 2004;351(24):2519–2529.
64. **Holt VL, Scholes D, Wicklund KG, et al.** Body mass index, weight, and oral contraceptive failure risk. *Obstet Gynecol* 2005;105(1):46–52.
65. **Christensen JT, Boldsen JL, Westergaard JG.** Functional ovarian cysts in premenopausal and gynecologically healthy women. *Contraception* 2002;66(3):153–157.

66. **Grimes DA, Jones LB, Lopez LM, et al.** Oral contraceptives for functional ovarian cysts. *Cochrane Database Syst Rev* 2014(4): CD006134.
67. **Hallatt JG, Steele CH Jr, Snyder M.** Ruptured corpus luteum with hemoperitoneum: A study of 173 surgical cases. *Am J Obstet Gynecol* 1984;149(1):5–9.
68. **Kohorn E.** Practice bulletin No. 53–Diagnosis and treatment of gestational trophoblastic disease. *Obstet Gynecol* 2004;104(6):1422; author reply 1422–1423.
69. **Vessey M, Metcalfe A, Wells C, et al.** Ovarian neoplasms, functional ovarian cysts, and oral contraceptives. *Br Med J (Clin Res Ed)* 1987;294(6586):1518–1520.
70. **Brown J, Farquhar C.** Endometriosis: An overview of Cochrane Reviews. *Cochrane Database Syst Rev* 2014(3):CD009590.
71. **Almog B, Sheizaf B, Shalom-Paz E, et al.** Effects of excision of ovarian endometrioma on the antral follicle count and collected oocytes for in vitro fertilization. *Fertil Steril* 2010;94(6):2340–2342.
72. **Benaglia L, Bermejo A, Somigliana E, et al.** In vitro fertilization outcome in women with unoperated bilateral endometriomas. *Fertil Steril* 2013;99(6):1714–1719.
73. **Dumesic DA, Oberfield SE, Stener-Victorin E, et al.** Scientific statement on the diagnostic criteria, epidemiology, pathophysiology, and molecular genetics of polycystic ovary syndrome. *Endocr Rev* 2015;36(5):487–525.
74. **Rotterdam ESHRE/ASRM-Sponsored PCOS Consensus Workshop Group.** Revised 2003 consensus on diagnostic criteria and long-term health risks related to polycystic ovary syndrome. *Fertil Steril* 2004;81(1):19–25.
75. **Jonard S, Robert Y, Dewailly D.** Revisiting the ovarian volume as a diagnostic criterion for polycystic ovaries. *Hum Reprod* 2005;20(10):2893–2898.
76. **Polson DW, Adams J, Wadsworth J, et al.** Polycystic ovaries–a common finding in normal women. *Lancet* 1988;1(8590):870–872.
77. **Karimzadeh MA, Javedani M.** An assessment of lifestyle modification versus medical treatment with clomiphene citrate, metformin, and clomiphene citrate-metformin in patients with polycystic ovary syndrome. *Fertil Steril* 2010;94(1):216–220.
78. **Talerman A, Vang R.** Germ cell tumors of the ovary. In: Kurman RJ, Ellenson LH, Ronnett BM, eds. *Blaustein's Pathology of the Female Genital Tract.* 6th ed. New York: Springer; 2011:847–907.
79. **Templeman CL, Fallat ME, Lam AM, et al.** Managing mature cystic teratomas of the ovary. *Obstet Gynecol Surv* 2000;55(12):738–745.
80. **Kondo W, Bourdel N, Cotte B, et al.** Does prevention of intraperitoneal spillage when removing a dermoid cyst prevent granulomatous peritonitis? *BJOG* 2010;117(8):1027–1030.
81. **American College of Obstetricians and Gynecologists' Committee on Practice Bulletins–Gynecology.** Practice bulletin no. 174: Evaluation and management of adnexal masses. *Obstet Gynecol* 2016;128(5):e210 –e226.
82. **Koonings PP, Campbell K, Mishell DR Jr, et al.** Relative frequency of primary ovarian neoplasms: A 10-year review. *Obstet Gynecol* 1989;74(6):921–926.
83. **Stein AL, Koonings PP, Schlaerth JB, et al.** Relative frequency of malignant parovarian tumors: Should paraovarian tumors be aspirated? *Obstet Gynecol* 1990;75(6):1029–1031.
84. **Van Calster B, Timmerman D, Bourne T, et al.** Discrimination between benign and malignant adnexal masses by specialist ultrasound examination versus serum CA-125. *J Natl Cancer Inst* 2007;99(22):1706–1714.
85. **Liu J, Xu Y, Wang J.** Ultrasonography, computed tomography and magnetic resonance imaging for diagnosis of ovarian carcinoma. *Eur J Radiol* 2007;62(3):328–334.
86. **Church DG, Vancil JM, Vasanawala SS.** Magnetic resonance imaging for uterine and vaginal anomalies. *Curr Opin Obstet Gynecol* 2009;21(5):379–389.
87. **Rey-Bellet Gasser C, Gehri M, Joseph JM, et al.** Is it ovarian torsion? A systematic literature review and evaluation of prediction signs. *Pediatr Emerg Care* 2016;32(4):256–261.
88. **Hubner N, Langer JC, Kives S, et al.** Evolution in the management of pediatric and adolescent ovarian torsion as a result of quality improvement measures. *J Pediatr Adolesc Gynecol* 2017;30(1):132–137.
89. **Huppert JS, Goodman E, Khoury J, et al.** Sexually transmitted infection testing and screening in hospital-based primary care visits by women. *Obstet Gynecol* 2005;105(2):390–396.
90. **Ragnarsson-Olding BK, Kanter-Lewensohn LR, Lagerlof B, et al.** Malignant melanoma of the vulva in a nationwide, 25-year study of 219 Swedish females: Clinical observations and histopathologic features. *Cancer* 1999;86(7):1273–1284.
91. **Ribe A.** Melanocytic lesions of the genital area with attention given to atypical genital nevi. *J Cutan Pathol* 2008;35 Suppl 2:24–27.
92. **Hood AF, Lumadue J.** Benign vulvar tumors. *Dermatol Clin* 1992;10(2):371–385.
93. **Trager JD.** Pubic hair removal–pearls and pitfalls. *J Pediatr Adolesc Gynecol* 2006;19(2):117–123.
94. **Alikhan A, Lynch PJ, Eisen DB.** Hidradenitis suppurativa: A comprehensive review. *J Am Acad Dermatol* 2009;60(4):539–561; quiz 562–563.
95. **Hermanns-Le T, Scheen A, Pierard GE.** Acanthosis nigricans associated with insulin resistance: Pathophysiology and management. *Am J Clin Dermatol* 2004;5(3):199–203.
96. **Parashurama R, Nama V, Hutson R.** Paget's disease of the vulva: A review of 20 years' experience. *Int J Gynecol Cancer* 2017;27(4): 791–793.
97. **Onaiwu CO, Salcedo MP, Pessini SA, et al.** Paget's disease of the vulva: A review of 89 cases. *Gynecol Oncol Rep* 2017;19:46–49.
98. **Workowski KA, Bolan GA; Centers for Disease Control and Prevention.** Sexually transmitted diseases treatment guidelines, 2015. *MMWR Recomm Rep* 2015;64(RR-03):1–137.
99. **Kaufman RH, Faro S, Brown D, eds.** *Benign Diseases of the Vulva and Vagina.* 5th ed. Philadelphia, PA: Elsevier Mosby; 2005.
100. **Word B.** A new instrument for office treatment of cysts and abscess of Bartholin's gland. *JAMA* 1964;190:777–778.
101. **Petersen CD, Lundvall L, Kristensen E, et al.** Vulvodynia. Definition, diagnosis and treatment. *Acta Obstet Gynecol Scand* 2008;87(9):893–901.
102. **Bornstein J, Goldstein AT, Stockdale CK, et al.** 2015 ISSVD, ISSWSH and IPPS consensus terminology and classification of persistent vulvar pain and vulvodynia. *Obstet Gynecol* 2016;127(4):745–751.
103. **Friedrich EG Jr.** Vulvar vestibulitis syndrome. *J Reprod Med* 1987;32(2):110–114.
104. **Stenson AL.** Vulvodynia: Diagnosis and management. *Obstet Gynecol Clin North Am* 2017;44(3):493–508.
105. **Sakane T, Takeno M, Suzuki N, et al.** Behçet's disease. *N Engl J Med* 1999;341(17):1284–1291.
106. **Alpsoy E.** Behcet's disease: A comprehensive review with a focus on epidemiology, etiology and clinical features, and management of mucocutaneous lesions. *J Dermatol* 2016;43(6):620–632.
107. **The NAMS 2017 Hormone Therapy Position Statement Advisory Panel.** The 2017 hormone therapy position statement of The North American Menopause Society. *Menopause* 2017;24(7):728–753.
108. **Marjoribanks J, Farquhar C, Roberts H, et al.** Long-term hormone therapy for perimenopausal and postmenopausal women. *Cochrane Database Syst Rev* 2017;1:CD004143.
109. **Sitruk-Ware R.** New hormonal therapies and regimens in the postmenopause: Routes of administration and timing of initiation. *Climacteric* 2007;10(5):358–370.
110. **Shoupe D.** HRT dosing regimens: Continuous versus cyclic-pros and cons. *Int J Fertil Womens Med* 2001;46(1):7–15.
111. **American College of Obstetricians and Gynecologists.** ACOG Committee opinion no. 426: The role of transvaginal ultrasonography in the evaluation of postmenopausal bleeding. *Obstet Gynecol* 2009;113(2 Pt 1):462–464.
112. **Savelli L, De Iaco P, Santini D, et al.** Histopathologic features and risk factors for benignity, hyperplasia, and cancer in endometrial polyps. *Am J Obstet Gynecol* 2003;188(4):927–931.

113. **Karlsson B, Granberg S, Wikland M, et al.** Transvaginal ultrasonography of the endometrium in women with postmenopausal bleeding–a Nordic multicenter study. *Am J Obstet Gynecol* 1995;172(5):1488–1494.
114. **Epstein E, Valentin L.** Managing women with post-menopausal bleeding. *Best Pract Res Clin Obstet Gynaecol* 2004;18(1):125–143.
115. **Timmermans A, Opmeer BC, Khan KS, et al.** Endometrial thickness measurement for detecting endometrial cancer in women with postmenopausal bleeding: A systematic review and meta-analysis. *Obstet Gynecol* 2010;116(1):160–167.
116. **Dorr MB, Nelson AL, Mayer PR, et al.** Plasma estrogen concentrations after oral and vaginal estrogen administration in women with atrophic vaginitis. *Fertil Steril* 2010;94(6):2365–2368.
117. **Lacey JV Jr, Chia VM.** Endometrial hyperplasia and the risk of progression to carcinoma. *Maturitas* 2009;63(1):39–44.
118. Practice Bulletin No. 149: Endometrial cancer. *Obstet Gynecol* 2015;125(4):1006–1026.
119. **Pavlik EJ, DePriest PD, Gallion HH, et al.** Ovarian volume related to age. *Gynecol Oncol* 2000;77(3):410–412.
120. **Ueland FR, Depriest PD, Desimone CP, et al.** The accuracy of examination under anesthesia and transvaginal sonography in evaluating ovarian size. *Gynecol Oncol* 2005;99(2):400–403.
121. **Goff BA, Mandel LS, Melancon CH, et al.** Frequency of symptoms of ovarian cancer in women presenting to primary care clinics. *JAMA* 2004;291(22):2705–2712.
122. **Rossing MA, Wicklund KG, Cushing-Haugen KL, et al.** Predictive value of symptoms for early detection of ovarian cancer. *J Natl Cancer Inst* 2010;102(4):222–229.
123. **Greenlee RT, Kessel B, Williams CR, et al.** Prevalence, incidence, and natural history of simple ovarian cysts among women >55 years old in a large cancer screening trial. *Am J Obstet Gynecol* 2010;202(4):373 e371–e379.
124. **Modesitt SC, Pavlik EJ, Ueland FR, et al.** Risk of malignancy in unilocular ovarian cystic tumors less than 10 centimeters in diameter. *Obstet Gynecol* 2003;102(3):594–599.
125. Committee opinion no. 716 summary: The role of the obstetrician-gynecologist in the early detection of epithelial ovarian cancer in women at average risk. *Obstet Gynecol* 2017;130(3):664–665.
126. NIH consensus conference. Ovarian cancer. Screening, treatment, and follow-up. NIH Consensus Development Panel on Ovarian Cancer. *JAMA* 1995;273(6):491–497.
127. **Lynch PJ, Moyal-Barracco M, Bogliatto F, et al.** 2006 ISSVD classification of vulvar dermatoses: Pathologic subsets and their clinical correlates. *J Reprod Med* 2007;52(1):3–9.
128. **Perez-Lopez FR, Vieira-Baptista P.** Lichen sclerosus in women: A review. *Climacteric* 2017;20(4):339–347.
129. ACOG Practice Bulletin No. 93: Diagnosis and management of vulvar skin disorders. *Obstet Gynecol* 2008;111(5):1243–1253.
130. **Bradford J, Fischer G.** Long-term management of vulval lichen sclerosus in adult women. *Aust N Z J Obstet Gynaecol* 2010;50(2):148–152.
131. **Yesudian PD.** The role of calcineurin inhibitors in the management of lichen sclerosus. *Am J Clin Dermatol* 2009;10(5):313–318.
132. **Maclean AB, Jones RW, Scurry J, et al.** Vulvar cancer and the need for awareness of precursor lesions. *J Low Genit Tract Dis* 2009;13(2):115–117.
133. **Sideri M, Jones RW, Wilkinson EJ, et al.** Squamous vulvar intraepithelial neoplasia: 2004 modified terminology, ISSVD Vulvar Oncology Subcommittee. *J Reprod Med* 2005;50(11):807–810.
134. **Lynch C.** Vaginal estrogen therapy for the treatment of atrophic vaginitis. *J Womens Health (Larchmt)* 2009;18(10):1595–1606.
135. **Palacios S.** Managing urogenital atrophy. *Maturitas* 2009;63(4):315–318.

CAPÍTULO 11

Miomas Uterinos

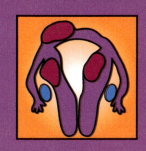

William H. Parker

PONTOS-CHAVE

1. Os miomas (fibroides) uterinos são muito comuns; a maioria é assintomática e pode ser tratada de maneira expectante.
2. Não existe nenhuma relação definida entre contraceptivos orais e a presença de miomas.
3. Parentes de primeiro grau de mulheres com miomas correm risco 2,5 vezes maior de desenvolver miomas.
4. O risco de desenvolver miomas é 2,9 vezes maior em mulheres afro-americanas do que em brancas.
5. A probabilidade de apresentar dor pélvica é apenas ligeiramente maior em mulheres com miomas do que naquelas sem miomas.
6. O rápido crescimento do útero não está bem definido e quase nunca indica sarcoma em mulheres na pré-menopausa; os sarcomas são raros e têm mais tendência a ocorrer em mulheres na pós-menopausa com sintomas de dor e sangramento.
7. A ultrassonografia constitui o método de imagem com mais disponibilidade e menor custo para diferenciar os miomas de outra histopatologia pélvica; entretanto, a RM possibilita uma avaliação mais precisa do número, do tamanho e da posição dos miomas, incluindo a proximidade com a cavidade endometrial.
8. A presença de miomas submucosos diminui a fertilidade e a sua retirada pode aumentá-la; os miomas subserosos não afetam a fertilidade, e a sua retirada não aumenta a fertilidade; os miomas intramurais são capazes de reduzir a fertilidade; contudo, a sua retirada não aumenta a fertilidade.
9. A maioria dos miomas não aumenta de tamanho durante a gravidez.
10. Nas mulheres com miomas que apresentam sintomas leves ou moderados, a conduta expectante possibilita adiar o tratamento e, às vezes, indefinidamente.
11. À medida que as mulheres se aproximam da menopausa, pode-se considerar a conduta expectante, uma vez que o tempo para o aparecimento de novos sintomas é limitado, e, após a menopausa, o sangramento cessa e os miomas diminuem de tamanho.
12. As opções de tratamento cirúrgico incluem miomectomia abdominal, miomectomia laparoscópica, ablação laparoscópica por radiofrequência, miomectomia histeroscópica, ablação do endométrio e histerectomia abdominal, vaginal ou laparoscópica.
13. A incapacidade de avaliar os ovários no exame pélvico não constitui uma indicação para cirurgia.
14. A miomectomia deve ser considerada como opção segura da histerectomia, mesmo nas mulheres com grandes miomas uterinos que desejam preservar o útero.
15. Os miomas submucosos, algumas vezes associados a um aumento do sangramento menstrual ou à fertilidade, frequentemente podem ser retirados por histeroscopia.
16. O acompanhamento de rotina por ultrassonografia é sensível e pode detectar muitos miomas sem importância clínica.
17. A embolização da artéria uterina (EAU) constitui um tratamento eficaz para mulheres selecionadas com miomas. Os efeitos da EAU sobre a insuficiência ovariana prematura, a fertilidade e a gravidez não são claros.

Os miomas (leiomiomas, fibroides) representam um importante problema nos cuidados da saúde da mulher porque constituem a indicação mais frequente de histerectomia, que responde por quase **240 mil desses procedimentos nos EUA.**[1] Em comparação, são realizadas cerca de 30 mil miomectomias a cada ano. Nos EUA, a cirurgia dos miomas em pacientes internadas tem um custo de 2,1 bilhões de dólares por ano, e o custo das cirurgias ambulatoriais, os custos médicos e não médicos e o tempo de afastamento do trabalho ou da família contribuem de modo significativo para esses gastos.[2]

ORIGENS DOS MIOMAS UTERINOS

Os *miomas* (*fibroides*) **são tumores monoclonais benignos de células musculares lisas do miométrio**, e contêm grandes agregados de matriz extracelulares compostos de colágeno, elastina, fibronectina e proteoglicanos.[3]

Incidência

1. **Os miomas são notavelmente comuns.** Cortes seriados de úteros de 100 mulheres submetidas à histerectomia detectaram a presença de miomas em 77% delas; alguns eram de tamanho

pequeno, com apenas 2 mm.[4] A coleta aleatória de amostras em mulheres de 35 a 49 anos de idade submetidas a rastreamento por relato da própria paciente, análise de prontuários e ultrassonografia constatou que, entre mulheres afro-americanas com cerca de 35 anos de idade, a incidência de miomas é de 60%, ultrapassando 80% aos 50 anos **(Figura 11.1)**. As mulheres brancas têm uma incidência de 40% aos 35 anos de idade e de quase 70% aos 50 anos.[5]

Etiologia

Embora as causas precisas dos miomas permaneçam desconhecidas, foram realizados avanços na compreensão da biologia celular nesses tumores benignos e de seus fatores hormonais, genéticos e de seu crescimento.[6]

Genética

Os miomas são monoclonais e compostos de fibras musculares lisas concêntricas e tecido conjuntivo fibroso circundado por uma pseudocápsula vascular. Alguns autores postulam que as condições hipóxicas, talvez associadas à menstruação, induzem mutações em uma única célula-tronco muscular lisa miometrial. Cerca de 40 a 50% dos miomas exibem rearranjos cromossômicos não aleatórios e específicos do tumor envolvendo, em sua maior parte deleções, duplicações e translocações dos cromossomos 6, 7, 12 e 14. Essas complexas alterações moleculares afetam o metabolismo energético, o remodelamento da matriz extracelular e o estado dos receptores de estrogênio e de progesterona.

Os fatores de crescimento, que consistem em pequenas proteínas que atuam como moléculas de sinalização, interagem com receptores específicos na superfície celular e são importantes no desenvolvimento de miomas. O fator de crescimento transformador β (TGF-β), o fator base de crescimento fibroblástico (bFGF), o fator de crescimento do endotélio vascular (VEGF), o fator de crescimento derivado de plaquetas (PDGF) e o fator de crescimento semelhante à insulina (IGF) modulam o crescimento, a proliferação e a diferenciação celulares. A família do TGF-β suprarregula a síntese de muitos componentes da matriz extracelular que aumentam o componente fibroso dos miomas. A proliferação das células musculares lisas é induzida pelo bFGF, que promove a angiogênese. O estrogênio e a progesterona influenciam o desenvolvimento dos miomas por meio de regulação dos fatores de crescimento e suas vias de sinalização. Também, os miomas podem ser afetados por substâncias químicas ambientais, que podem aumentar ou diminuir os receptores de estrogênio ou de progesterona.

As diferenças genéticas entre miomas e leiomiossarcomas (LMS) indicam que esses LMS não resultam da degeneração maligna de miomas. A análise de agrupamentos de 146 genes constatou que a maioria sofre infrarregulação no LMS, mas não nos miomas ou no miométrio. A hibridização genômica comparativa não detectou anomalias específicas compartilhadas por miomas e LMS.[7]

Hormônios

O estrogênio e a progesterona parecem promover o desenvolvimento de miomas. Os miomas raramente são observados antes da puberdade, e são mais prevalentes durante a idade reprodutiva, regredindo após a menopausa. Os fatores que aumentam a exposição global ao estrogênio ao longo da vida, como obesidade e menarca precoce, produzem aumento da incidência. A exposição diminuída ao estrogênio observada em mulheres com tabagismo, que praticam exercícios e apresentam maior número de filhos possui efeito protetor.[8]

Os níveis séricos de estrogênio e progesterona são semelhantes em mulheres com e sem miomas clinicamente detectáveis. Em consequência dos níveis elevados de aromatase nos miomas, a produção *de novo* de estradiol é maior do que no miométrio normal.[8] A progesterona é importante na patogenia dos miomas, que apresentam maiores concentrações de receptores de progesterona A e B, em comparação ao miométrio normal.[9,10] As maiores contagens de mitose são encontradas nos miomas no pico de produção da progesterona.[11] Os agonistas do hormônio liberador das gonadotrofinas (GnRH) diminuem o tamanho dos miomas, porém a administração concomitante de um progestágeno com o GnRH impede essa redução de tamanho.[12]

O tecido de mioma humano, enxertado em camundongos imunodeficientes, aumentou de tamanho em resposta ao estradiol associado à progesterona, porém o crescimento foi bloqueado pela antiprogestina *RU486*.[12] O volume do tecido de mioma enxertado diminuiu após a interrupção da progesterona. O tratamento com estradiol apenas não aumentou o tamanho do enxerto, contudo, induziu a expressão de receptores de progesterona e sustentou a ação de progesterona sobre os enxertos.[12]

Fatores de crescimento

Os fatores de crescimento, as proteínas ou os polipeptídios produzidos localmente pelas células musculares lisas e pelos fibroblastos parecem estimular o crescimento dos miomas principalmente pelo aumento da matriz extracelular.[6] Ocorre hiperexpressão de muitos desses fatores de crescimento nos miomas, que aumentam a proliferação do músculo liso (TGF-β, bFGF) e a síntese de DNA (fator de crescimento epidérmico [EGF], PDGF), estimulam a síntese de matriz extracelular (TGF-β), promovem a mitogênese (TGF-β, EGF, IGF, prolactina [PRL]) ou promovem a angiogênese (bFGF, VEGF).

Fatores de risco

Os estudos longitudinais prospectivos realizados caracterizaram os fatores que influenciam o desenvolvimento dos miomas uterinos.[4,13,14] Embora o viés de seleção possa limitar os estudos epidemiológicos, devem ser considerados alguns fatores de risco.

Idade

A incidência de miomas aumenta com a idade, de 4,3 por 1.000 em mulheres-ano de 25 a 29 anos de idade e 22,5 de 40 a 44 anos. As mulheres afro-americanas desenvolvem miomas mais cedo do que as mulheres brancas.[13]

Fatores hormonais endógenos

A maior exposição aos hormônios endógenos, como a que ocorre na menarca precoce (antes dos 10 anos de idade), aumenta a probabilidade de desenvolver miomas, enquanto a menarca tardia a diminui.[14] Os miomas são menores, menos numerosos e possuem células menores em amostras de histerectomia de mulheres na pós-menopausa quando os níveis de estrogênio endógeno estão baixos.[4,15]

Capítulo 11 • Miomas Uterinos

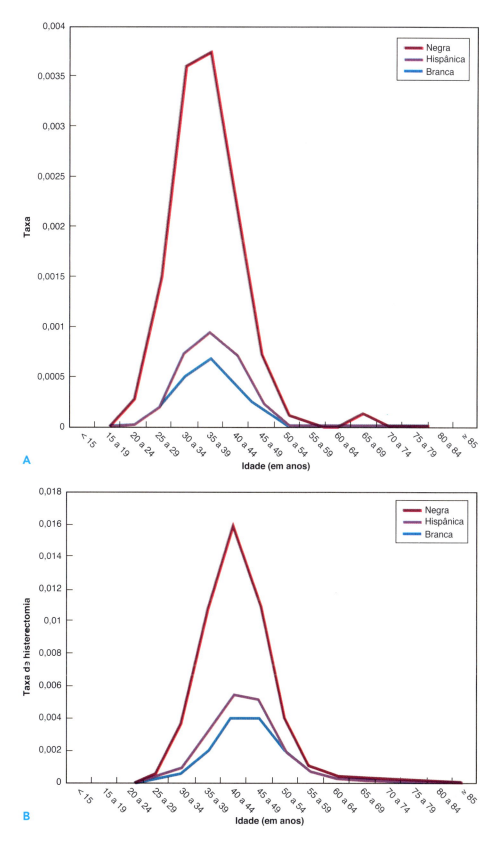

Figura 11.1 **A.** Incidência de miomectomia com base na idade e na raça, 1997, de acordo com as estimativas do NIS e U.S. Census Bureau estimates. **B.** Incidência de histerectomia com base na idade e na raça para miomas, 1997, de acordo com as estimativas do NIS e U.S. Census Bureau estimates. (De: Health Services/Technology Assessment Tests [HSTAT]. Disponível em: http://www.ncbi.nlm.nih.gov/books/bv.fcgi?rid=hstat1.section.48317.)

Histórico familiar

Parentes de primeiro grau de mulheres com miomas correm risco 2,5 vezes maior de desenvolver miomas.[26] Segundo relatos, as gêmeas monozigóticas são hospitalizadas para tratamento de miomas com mais frequência do que as gêmeas heterozigóticas, porém esses achados podem resultar de viés de relato.[27]

Etnicidade

O risco de desenvolver miomas é 2,9 vezes maior em mulheres afro-americanas do que em brancas sem nenhuma relação com outros fatores de risco conhecidos.[28] Nas mulheres afro-americanas, os miomas desenvolvem-se mais cedo e são mais numerosos, maiores e mais sintomáticos.[29] Ainda não foi esclarecido se essas diferenças são genéticas ou se resultam de diferenças conhecidas nos níveis circulantes de estrogênio, no metabolismo do estrogênio, na alimentação ou em fatores ambientais.

Peso

Em um estudo prospectivo, foi constatado um aumento de 21% no risco de miomas a cada aumento de 10 kg do peso corporal e em associação a um aumento do índice de massa corporal (IMC).[20] Foram relatados achados semelhantes em mulheres com mais de 30% de gordura corporal.[21] A obesidade aumenta a conversão dos androgênios suprarrenais em estrona e diminui a globulina de ligação dos hormônios sexuais (SHBG). O resultado consiste em elevação de estrogênio biologicamente disponível, o que pode explicar o aumento da prevalência e/ou do crescimento de miomas.

Alimentação

Alguns estudos examinaram a associação entre a alimentação e a presença ou o crescimento de miomas.[22] Uma alimentação rica em carne bovina, outras carnes vermelhas e presunto aumentou a incidência de mioma, enquanto uma alimentação rica em verduras diminuiu esse risco. É difícil interpretar esses achados, uma vez que o aporte de calorias e de gordura não foi medido.

Exercício físico

As mulheres dentro da categoria de atividade física mais intensa (cerca de 7 horas por semana) têm uma probabilidade significativamente menor de apresentar miomas do que as mulheres dentro da categoria de menor intensidade (menos de 2 horas por semana).[23]

Contraceptivos orais

Não existe nenhuma relação definida entre contraceptivos orais e a presença de miomas. Foi relatado um aumento do risco de miomas com o uso de contraceptivos orais, entretanto, um estudo subsequente não constatou nenhum risco aumentado associado ao uso ou à duração de uso.[24,25] Estudos realizados em mulheres com miomas e com prescrição de contraceptivos orais não mostraram qualquer aumento no crescimento desses miomas.[20,26] A formação de novos miomas não parece ser influenciada pelo uso de contraceptivos orais.[27]

Terapia hormonal na menopausa

Na maioria das mulheres na pós-menopausa que apresentam miomas, a terapia hormonal não estimula o crescimento desses miomas. Se houver crescimento, a progesterona constitui o provável responsável.[28] Um estudo avaliou mulheres na pós-menopausa com miomas tratadas com 2 mg de *estradiol* oral ao dia e randomizadas para tratamento com 2,5 ou 5 mg de *acetato de medroxiprogesterona* (*AMP*) ao dia.[28] Um ano após o início do tratamento, 77% das mulheres em uso de 2,5 mg de *AMP* não teve nenhuma alteração nem redução do diâmetro dos miomas, e 23% apresentou um ligeiro aumento. Entretanto, 50% das mulheres tratadas com 5 mg de *AMP* apresentou aumento no tamanho dos miomas (aumento médio de diâmetro de 3,2 cm).

Mulheres na pós-menopausa com miomas tratadas com 0,625 mg de *estrogênio equino conjugado* (*EEC*) e 5 mg de *AMP* foram comparadas durante 3 anos com um grupo semelhante de mulheres que não receberam terapia hormonal.[29] No final do terceiro ano, apenas 3 de 34 mulheres tratadas (8%) e 1 de 34 não tratadas (3%) não tiveram qualquer aumento do volume dos miomas em relação aos valores basais.[28] As mulheres na pós-menopausa com miomas diagnosticados e acompanhadas por meio de ultrassonografia apresentaram um aumento médio de 0,5 cm de diâmetro do mioma após o uso de adesivos transdérmicos de *estrogênio* associado a *progesterona* oral durante 12 meses.[29] As mulheres tratadas com *estrogênio* e *progesterona* por via oral não tiveram nenhum aumento de tamanho dos miomas.[34]

Gravidez

O aumento da paridade diminui a incidência e o número de miomas clinicamente evidentes.[31-33] O processo de remodelagem do miométrio após o parto – resultado de apoptose e desdiferenciação – pode ser responsável pela involução dos miomas.[34] De acordo com outra teoria, os vasos que suprem os miomas regridem durante a involução do útero, privando os miomas de sua fonte de nutrição.[35]

Tabagismo

O tabagismo reduz a incidência de miomas. A diminuição da conversão de estrogênios em estrona, causada pela inibição da aromatase pela nicotina, o aumento da 2-hidroxilação do estradiol e a estimulação de níveis mais altos de SHBG diminuem a biodisponibilidade do estrogênio.[36-38]

Lesão tecidual

A lesão celular ou inflamação em consequência de agente ambiental, infecção ou hipoxia foram sugeridas como mecanismo de iniciação da formação de miomas.[39] A lesão tecidual repetitiva do endométrio e do endotélio poderia promover o desenvolvimento de proliferações monoclonais de músculo liso na parede muscular. A lesão frequente da mucosa com reparo do estroma (menstruação) pode liberar fatores de crescimento que promovem a alta frequência de miomas uterinos.[39]

Não foi constatado nenhum aumento da incidência em mulheres com infecções sexualmente transmissíveis prévias, uso prévio de dispositivo intrauterino (DIU) ou exposição anterior a talco.[31] Não foram encontrados herpes-vírus simples (HSV) I ou II, citomegalovírus (CMV), vírus Epstein-Barr (EBV) nem clamídias.

SINTOMAS

Os miomas quase nunca estão associados à mortalidade, mas podem causar morbidade e afetar de modo significativo a qualidade de vida.[40] **Mulheres submetidas à histerectomia devido a sintomas relacionados com miomas apresentam pontuações muito piores nos questionários de qualidade de vida SF-36 do que mulheres com diagnóstico de hipertensão, doença cardíaca, doença pulmonar crônica ou artrite.**[40]

Das 116 mulheres com miomas de mais de 5 cm na ultrassonografia e tamanho do útero maior que 12 cm ao exame pélvico, 42% estavam satisfeitas com o nível inicial de sintomas, incluindo estresse, sangramento e dor.[41] A maioria das 48 mulheres que escolheu se submeter a tratamento durante 1 ano teve mais tendência a apresentar maiores pontuações nas escalas de sangramento e dor, além de se mostrarem mais preocupadas com os sintomas. A maioria das mulheres escolheu a miomectomia (n = 20), a histerectomia (n = 15) ou a miomectomia histeroscópica (n = 4), e as pontuações de sintomas melhoraram acentuadamente durante o acompanhamento de 7,5 meses (média).

Sangramento anormal

A associação de miomas a sangramento menstrual intenso não está claramente estabelecida. Por conseguinte, deve-se considerar outras etiologias possíveis, incluindo coagulopatias, como a doença de von Willebrand, em mulheres com sangramento menstrual intenso.[42]

Os miomas tipo 0 e 1 foram associados à anemia. De 1.665 mulheres submetidas à avaliação histeroscópica no consultório devido a sangramento menstrual intenso, foi estabelecido o diagnóstico de mioma submucoso em 259, 63 das mulheres tiveram tipo 0, 110, tipo 1, e 52, tipo 2 (em 25, não houve nenhuma documentação). Concentrações de hemoglobina abaixo de 12 foram associadas, de modo significativo, a miomas submucosos e apresentaram correlação mais forte com miomas tipo 0.[43]

Em outro estudo, foi constatado que mulheres com miomas utilizavam 7,5 absorventes no dia de sangramento mais intenso, em comparação com 6,1 absorventes usados por mulheres sem miomas.[44] As pacientes com miomas de mais de 5 cm tinham sangramento ligeiramente mais intenso e utilizavam aproximadamente 3 absorventes a mais no dia de sangramento mais intenso do que as mulheres com miomas menores.

Dor

[5] A probabilidade de apresentar dor pélvica é apenas ligeiramente maior em mulheres com miomas do que naquelas sem miomas. Foi realizada uma ultrassonografia transvaginal (USTV) em uma coorte populacional de 635 mulheres com útero intacto que não procuraram assistência médica, com o objetivo de estabelecer a presença de miomas uterinos.[45] A dispareunia, a dismenorreia ou a dor pélvica acíclica foram medidas por escalas visuais analógicas. As 96 mulheres com diagnóstico de miomas tiveram uma tendência apenas ligeiramente maior a relatar dispareunia moderada ou intensa ou dor pélvica acíclica, e não tiveram maior incidência de dismenorreia moderada ou grave em comparação a mulheres sem miomas. Nem o número nem o volume total dos miomas foram relacionados com a dor. Entretanto, as mulheres que procuraram avaliação clínica devido à dor associada aos miomas podem ser diferentes daquelas da população em geral.[45]

A degeneração dos miomas pode causar dor pélvica. À medida que aumentam, os miomas podem alcançar um tamanho maior do que o seu suprimento sanguíneo, resultando em morte celular.[46] Os tipos de degeneração determinados por meio de exames, tanto macroscópico como microscópico, incluem degeneração hialina, calcificação, degeneração cística e degeneração hemorrágica. O tipo de degeneração não parece estar relacionado com os sintomas clínicos.[46] Com frequência, o tratamento bem-sucedido da dor causada por degeneração dos miomas consiste em analgésicos e observação.

A torção de um mioma subseroso pediculado pode provocar dor pélvica aguda, que exige intervenção cirúrgica.[47]

Sintomas urinários

Os miomas podem causar sintomas urinários, embora poucos estudos tenham avaliado essa associação. Após embolização da artéria uterina (EAU), com redução de 35% do volume uterino médio, houve melhora acentuada ou moderada da polaciúria e da urgência em 68% das mulheres, melhora discreta em 18% e nenhuma alteração ou até mesmo agravamento em apenas 14%.[48] Esse achado sugere que o **aumento do volume uterino associado aos miomas está relacionado com sintomas urinários.**

Foram administradas seis injeções mensais de agonista do GnRH (GnRH-a) em 14 mulheres com miomas grandes e sintomas urinários, resultando em uma redução de 55% do volume uterino.[49] Após o tratamento, houve redução da polaciúria, da nictúria e da urgência. Não houve nenhuma alteração na incontinência de urgência ou de esforço, com base nos sintomas ou em estudos urodinâmicos. Não foi esclarecido se esses achados estão relacionados com uma diminuição do volume uterino ou outros efeitos do tratamento com GnRH.

HISTÓRICO NATURAL DOS MIOMAS

A maioria dos miomas cresce lentamente. Em um estudo longitudinal prospectivo de 72 mulheres na pré-menopausa (38 afro-americanas e 34 brancas), que utilizou acompanhamento com RM seriada, foi constatada uma taxa média de crescimento de 9% ao longo de 12 meses.[13] Foram encontrados múltiplos miomas na mesma mulher com taxas de crescimento altamente variáveis, sugerindo que o crescimento resulta de outros fatores além dos níveis hormonais. Depois dos 35 anos, as taxas de crescimento declinaram com a idade nas mulheres brancas, mas não nas afro-americanas, o que provavelmente explica o aumento dos sintomas relacionados com miomas observados nessas mulheres. Houve regressão de 7% dos miomas ao longo do estudo. Planeja-se um acompanhamento continuado dessas mulheres, o que pode proporcionar uma melhor compreensão dessa questão.

Crescimento rápido dos miomas

[6] Em mulheres na pré-menopausa, o "crescimento uterino rápido" quase nunca indica a presença de sarcoma uterino. Em um estudo realizado, foi encontrado apenas 1 sarcoma entre 371 mulheres (0,26%) submetidas a cirurgia para crescimento rápido de supostos miomas.[50] Não foram encontrados sarcomas nas 198 mulheres que apresentaram aumento uterino em 6 semanas no durante um período de 1 ano, que era a definição de crescimento rápido utilizada no passado.

Sarcoma uterino

Em mulheres que apresentam sarcoma uterino, frequentemente há suspeita clínica de neoplasia maligna pélvica.[50,51] As mulheres com dor e sangramento e que estão mais próximas da menopausa ou da pós-menopausa podem apresentar um sarcoma raro. Das 9 mulheres com diagnóstico de sarcoma uterino, todas estavam na pós-menopausa, e 8 foram internadas com dor abdominal e sangramento vaginal.[51] Todas elas apresentaram neoplasias malignas ginecológicas supostas: sarcoma uterino em 4, carcinoma de endométrio em 3 e câncer de ovário em 1. Outra mulher foi submetida à cirurgia para prolapso e foi encontrado incidentalmente um sarcoma.[51]

O banco de dados dos Surveillance, Epidemiology, and End Results (SEER) identificou 13.089 pacientes com diagnóstico de sarcoma uterino no período de 2000 a 2012. A idade média das pacientes com sarcomas foi de 68 anos para o carcinossarcoma; de 55 para LMS; de 54 para sarcoma estromal; e 59 para adenossarcoma.[52] Em uma revisão da literatura, foi encontrada uma idade média de 36 anos em mulheres submetidas à miomectomia.[50]

DIAGNÓSTICO

Exame pélvico

Em geral, os miomas subserosos e intramurais importantes do ponto de vista clínico podem ser diagnosticados por meio de exame pélvico, com base nos achados de útero aumentado, irregular, firme e indolor à palpação. O tamanho do útero avaliado por exame bimanual, mesmo na maioria das mulheres com IMC acima de 30, exibe uma boa correlação com o tamanho e o peso ao exame histopatológico.[53] Não há necessidade de ultrassonografia de rotina quando o diagnóstico é quase certo. Com frequência, o diagnóstico definitivo de mioma submucoso exige a realização de ultrassonografia com infusão de solução salina (histerossonografia), histeroscopia ou ressonância magnética (RM).[54]

Localização dos miomas

O sistema de classificação de miomas da FIGO classifica os miomas submucosos, intramurais, subserosos e transmurais.

Tipo 0 – intracavitário (p. ex., mioma submucoso pediculado localizado totalmente dentro da cavidade).
Tipo 1 – menos de 50% do diâmetro do mioma encontra-se no miométrio.
Tipo 2 – 50% ou mais do diâmetro do mioma encontra-se no miométrio.
Tipo 3 – encosta no endométrio, sem qualquer componente intracavitário.
Tipo 4 – intramural e localizado totalmente dentro do miométrio, sem extensão para a superfície endometrial ou para a serosa.
Tipo 5 – subseroso, pelo menos 50 intramurais.
Tipo 6 – subseroso, menos de 50% intramurais.
Tipo 7 – subseroso, fixado à serosa por pedículo.
Tipo 8 – ausência de comprometimento do miométrio; inclui lesões cervicais, nos ligamentos redondo ou largo sem fixação direta ao útero e miomas "parasitas".

Os miomas transmurais são classificados de acordo com a sua relação com as superfícies endometrial e serosa, observando-se em primeiro lugar a relação endometrial, por exemplo, tipos 2 a 3 (Tabela 11.1; Figura 11.2).[55]

Tabela 11.1 Sistema de classificação de leiomiomas da FIGO.

SM – submucoso	0	Intracavitário pediculado
	1	< 50% intramurais
	2	≥ 50% intramurais
O – outro	3	Entra em contato com o endométrio; 100% intramurais
	4	Intramural
	5	Subseroso ≥ 50% intramurais
	6	Subseroso < 50% intramurais
	7	Subseroso pediculado
	8	Outro (especificar, por exemplo, cervical, parasita)
Leiomiomas híbridos (acometem tanto o endométrio como a serosa)		Dois números apresentados separados por um hífen. Por convenção, o primeiro refere-se à relação com o endométrio, enquanto o segundo refere-se à relação com a serosa. A seguir, é mostrado um exemplo
	2–5	Submucoso e subseroso, cada um com menos da metade do diâmetro nas cavidades endometrial e peritoneal, respectivamente

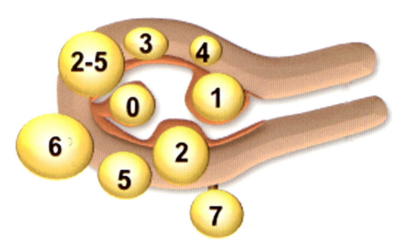

Figura 11.2 Sistema de classificação de leiomiomas da FIGO.

Miomas variantes

Diversos tumores musculares lisos benignos do útero foram classificados de acordo com critérios histológicos publicados pela Organização Mundial da Saúde (OMS). O leiomioma com atividade mitótica é definido pela presença de 10 a 15 mitoses/10 campos de grande aumento (cga) e pode ser observado em gestantes ou pacientes em uso de hormônios exógenos.

Um aumento da celularidade, maior que o do miométrio adjacente, é definido como leiomioma celular. Taran et al. relataram uma série de mulheres tratadas para leiomiomas celulares com doença recorrente em 2 de 99 pacientes (2%).[56] Em um estudo sugeriu-se que os leiomiomas celulares que apresentam deleções do cromossomo 1 p, uma alteração genética encontrada no LMS, podem ser clinicamente mais agressivos e exigir vigilância mais intensa.[57]

O leiomioma com núcleos bizarros (também denominado atípico ou simplásico) apresenta grandes células atípicas espalhadas. Ly et al. descreveram 34 pacientes com leiomiomas atípicos submetidas à histerectomia e constataram a presença de doença recorrente em 4 delas (12%).[58]

Os tumores musculares lisos de potencial maligno incerto (STUMP) exibem características histológicas atípicas que variam entre o leiomioma e o LMS, tipos incertos de necrose, presença de atipia citológica focal ou difusa, porém com contagem mitótica inferior a 10/10 cga, presença de necrose tumoral coagulativa, mas com mitoses de menos de 10/10 cga, e tumores celulares com mais de 15 mitoses/10 cga. Em casos raros, foi constatado que os STUMP, em sua maioria p53 e p16 positivos, apresentam potencial maligno, com desenvolvimento de LMS de baixo grau (mas não de alto grau). Guntupalli et al. relataram uma série de 41 pacientes com STUMP: 3 (7,3%) sofreram recorrência (local e distante) após se submeter a histerectomia abdominal total, e uma das recorrências consistiu em LMS.[59]

Os LMS exibem hipercelularidade, atipia nuclear difusa moderada a acentuada, taxa mitótica elevada (≥ 10/cga) e necrose celular tumoral. O LMS é um câncer agressivo com prognóstico sombrio, causado por disseminação hematogênica precoce, mesmo na doença de estágio inicial. A taxa de sobrevida em 5 anos do LMS no estágio I é de 61% e, nos estágios III e IV, de cerca de 30%. Pritts et al. publicaram uma metanálise rigorosa de 133 estudos de mulheres submetidas à cirurgia de miomas supostos que estabeleceu que a prevalência de LMS foi de 1 em 1.960 ou 0,051%.[60] A Agency for Healthcare Research and Quality (AHRQ) do U.S. Department of Health and Human Services atualizou a análise, acrescentou 91.294 cirurgias e calculou uma prevalência do LMS de 1 em 1.429 (0,07%) casos de cirurgia de supostos miomas.[61]

Não se dispõe de um método confiável de diagnóstico pré-operatório de LMS, e é difícil diferenciar essa doença dos miomas benignos.

Exames de imagem

Nas mulheres sintomáticas, a escolha de tratamento clínico, procedimentos não invasivos ou cirurgia frequentemente depende de uma avaliação acurada do tamanho, do número e da posição dos miomas. A USTV, a histerossonografia, a histeroscopia e a RM foram realizadas em 106 mulheres submetidas à histerectomia, e os achados foram comparados aos do exame histopatológico.[54] Os miomas submucosos foram mais bem identificados por meio de RM (sensibilidade de 100%, especificidade de 91%). A identificação foi aproximadamente igual com USTV (sensibilidade de 83%, especificidade de 90%), histerossonografia (sensibilidade de 90%, especificidade de 89%) e histeroscopia (sensibilidade de 82%, especificidade de 87%). A RM não depende da técnica e apresenta baixa variabilidade interobservadora para o diagnóstico de miomas submucosos, miomas intramurais e adenomiose, em comparação a USTV, histerossonografia e histeroscopia.[62,63]

A presença de adenomiose está associada à espessura da zona juncional de mais de 15 mm (ou 12 mm em uma zona juncional não uniforme). Existe uma correlação entre as áreas focais pouco demarcadas e de alta ou baixa intensidade no miométrio e a presença de adenomiose.[65]

A RM possibilita a avaliação do número, do tamanho e da posição dos miomas submucosos, intramurais e subserosos e pode estabelecer a sua proximidade com a bexiga, o reto e a cavidade endometrial. A RM ajuda a definir o que se pode esperar na cirurgia e pode ajudar o cirurgião a detectar miomas que passam despercebidos durante a cirurgia.[66] Nas mulheres que desejam preservar a fertilidade, a RM realizada com o objetivo de documentar a localização e a posição em relação ao endométrio pode ser útil antes de miomectomia histeroscópica, laparoscópica ou abdominal.

A ultrassonografia constitui o método de imagem de maior disponibilidade e menor custo para diferenciar os miomas de outra patologia pélvica. É razoavelmente confiável para avaliação do volume uterino de menos de 375 cc e que contém 4 ou menos miomas.[62] A imagem dos miomas à ultrassonografia pode ser variável, entretanto, com frequência, aparecem como massas simétricas, bem definidas, hipoecoicas e heterogêneas. As áreas de calcificação ou de hemorragia podem ter aspecto hiperecoico, enquanto a degeneração cística pode ser anecoica. A histerossonografia utiliza solução salina introduzida na cavidade uterina para proporcionar contraste e definir melhor os miomas submucosos.[62]

Exame dos sarcomas uterinos por imagem

Pode ser possível estabelecer o diagnóstico pré-operatório de LMS. Foi relatada a alta acurácia do diagnóstico com medições dos níveis séricos totais de desidrogenase láctica (LDH) e isoenzima 3 da LDH, juntamente com RM dinâmica com ácido dietilenotriamina pentacético (Gd-DTPA) com contraste.[66] As imagens de RM são obtidas durante a fase arterial, entre 40 e 60 segundos após a infusão de gadolínio. Os sarcomas apresentam aumento da vascularização e exibem maior realce com gadolínio, enquanto os miomas em degeneração têm diminuição da perfusão e exibem realce diminuído. Com base nas medições da LDH e Gd-DTPA, um estudo com 87 mulheres com miomas uterinos, 10 mulheres com LMS e 130 com miomas em degeneração relatou uma especificidade de 100%, valor preditivo positivo de 100%, valor preditivo negativo de 100% e acurácia diagnóstica de 100% para o LMS **(Figura 11.3)**.

A aquisição de imagem de RM funcional, denominada imagem ponderada em difusão (DWI), tem sido utilizada para distinguir entre tumores malignos e benignos. As lesões malignas apresentam maior celularidade e área nuclear, o que restringe a difusão de água medida pelo coeficiente de difusão aparente (CDA). Dezesseis pacientes com LMS uterino e 26 com miomas em degeneração confirmados por cirurgia e histopatologia foram submetidas à RM e DWI. O CDA médio no LMS foi significativamente menor do que nos

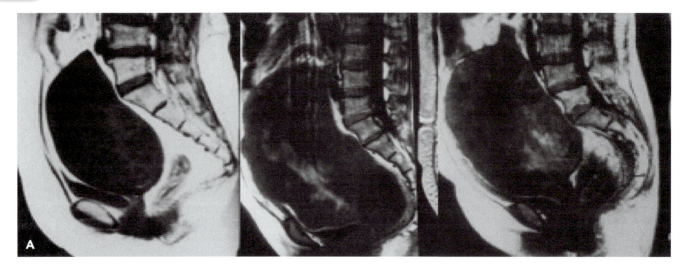

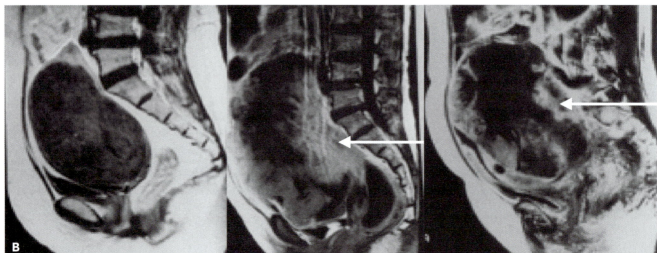

Figura 11.3 Imagens de RM. **A.** Mioma em degeneração. **Da esquerda para a direita.** Imagem T1 pré-contraste, imagem T2 e ausência de realce na T1 obtida 60 s após a administração de Gd-DTPA. **B.** Leiomiossarcoma. **Da esquerda para a direita.** Imagem T1 pré-contraste, imagem T2 (a *seta* mostra a parte dorsal do tumor) e realce da parte dorsal do tumor (*seta*) em T1 obtida 60 s após a administração de Gd-DTPA. (De: **Goto A, Takeuchi S, Sugimura K et al.** Usefulness of Gd-DTPA contrast-enhanced dynamic MRI and serum determination of LDH and its isozymes in the differential diagnosis of leiomyosarcoma from degenerated leiomyoma of the uterus. *Int J Gynecol Cancer* 2002;12:354–361.)

miomas em degeneração. A sensibilidade e a especificidade foram, respectivamente, de 100 e 90%. Outros estudos mostraram resultados divergentes, e a DWI necessita de maior investigação.[67]

FERTILIDADE

[8] **A presença de miomas submucosos diminui as taxas de fertilidade, e a sua retirada as aumenta. Os miomas subserosos não afetam as taxas de fertilidade, e a sua retirada não aumenta a fertilidade. Os miomas intramurais são capazes de reduzir levemente a fertilidade, mas a sua retirada não aumenta a fertilidade.**[68] Uma metanálise do efeito dos miomas sobre a fertilidade e do efeito da miomectomia sobre a fertilidade constatou que os miomas submucosos que causam distorção da cavidade uterina parecem diminuir a fertilidade, com redução das taxas de gravidez em curso/nascidos vivos de cerca de 70% (risco relativo [RR] 0,32; intervalo de confiança [IC] de 95%, 0,12 a 0,85).[68] A ressecção de miomas submucosos aumentou ligeiramente a fertilidade em relação a controles inférteis sem miomas (taxa de gravidez em curso/nascidos vivos, RR de 1,13; IC de 95%, 0,96 a 1,33).

Diversos estudos descreveram o papel dos fatores de transcrição HOXA10 e HOXA11 sobre o fator de infertilidade uterina associado à receptividade endometrial. No endométrio normal, BMP-2 suprarregula a expressão do fator HOXA10. Esse processo não é observado nas células endometriais de mulheres com miomas submucosos. O resultado consiste em alteração da decidualização e inibição da implantação do embrião e redução do fator de fertilidade uterina.[69]

A análise de estudos que utilizam a histeroscopia como rotina para confirmar a ausência de distorção evidente da cavidade por miomas intramurais constatou que as taxas de gravidez em curso/nascidos vivos não eram significativamente diferentes em comparação com controles (RR de 0,73; IC de 95%, 0,38 a 1,40).[66] A retirada de miomas intramurais ou subserosos não melhorou as taxas de gravidez em curso/nascidos vivos (RR de 1,67; IC de 95%, 0,75 a 3,72). Outro estudo avaliou as taxas de gravidez de 102 mulheres submetidas à estimulação ovariana-inseminação intrauterina (EO-IIU) para infertilidade de causa desconhecida e com pelo menos um mioma documentado e cavidade uterina normal, com base na ultrassonografia ou histerossalpingografia. Não foi observada nenhuma diferença nas taxas de concepção e de nascidos vivos em mulheres sem miomas que distorcessem a cavidade e naquelas sem miomas.[70]

A miomectomia pode envolver riscos operatórios e anestésicos, riscos de infecção ou de aderências pós-operatórias, pequeno risco de ruptura uterina durante a gravidez, maior probabilidade de indicação cesariana, além do custo da cirurgia e do tempo de recuperação. Desta forma, até que seja demonstrada uma redução dos miomas intramurais e que a miomectomia aumenta as taxas de fertilidade, a cirurgia deve ser realizada com prudência.[68] São necessários estudos randomizados para esclarecer os RR e os benefícios da intervenção cirúrgica.

MIOMAS E GRAVIDEZ

Incidência de miomas durante a gravidez

A prevalência de miomas em gestantes é de 18% em mulheres afro-americanas, de 10% em mulheres hispânicas e de 8% em mulheres brancas, com base na ultrassonografia do primeiro trimestre.[71] O tamanho médio dos miomas era de 2,5 cm. O exame clínico detecta 42% dos miomas com mais de 5 cm durante a gravidez, mas apenas 12,5% daqueles com menos de 5 cm.[72]

Efeito da gravidez sobre os miomas

9 **A maioria dos miomas não aumenta de tamanho durante a gravidez.** Sabe-se que a gestação tem efeito variável e imprevisível sobre o crescimento dos miomas, e essa variação depende de diferenças individuais na expressão gênica dos miomas, de fatores de crescimento circulantes e de receptores localizados nos miomas.[72,73] Em um estudo prospectivo com 36 gestantes com apenas um mioma detectado durante a ultrassonografia de rotina no primeiro trimestre e examinadas por ultrassonografia a intervalos de 2 a 4 semanas, foi constatado que não houve nenhum aumento do volume dos miomas durante toda a gestação em 69% das mulheres.[73] Em 31% das mulheres em que foi observado um aumento de volume, o maior crescimento ocorreu antes de 10 semanas de gestação. Não houve nenhuma relação entre o volume inicial do mioma e o seu crescimento durante o período gestacional. Observou-se, ainda, redução do tamanho do mioma para medidas basais dentro de 4 semanas após o parto.

Degeneração dos miomas durante a gravidez

Em mulheres com diagnóstico de miomas durante a gravidez ocorrem sintomas clínicos e sinais de degeneração do mioma na ultrassonografia em cerca de 5%.[74] Entre 113 mulheres acompanhadas durante a gravidez por meio de ultrassonografia seriada, 10 (9%) desenvolveram espaços anecoicos ou padrões heterogêneos grosseiros, compatíveis com degeneração do mioma, e 7 dessas 10 mulheres apresentaram dor abdominal intensa, exigindo hospitalização, compatível com os sintomas clínicos de degeneração. Não foi observada nenhuma alteração ultrassonográfica nas outras 103 mulheres, e apenas 11,7% apresentou dor abdominal semelhante. Em um estudo de pequeno porte com mulheres com dor associada ao mioma durante a gravidez, foi constatado que a administração de *ibuprofeno* reduziu o período de internação e diminuiu a taxa de reinternação.[75]

Influência dos miomas sobre a gravidez

Em casos muito raros, a presença de um mioma durante a gravidez leva a um desfecho adverso. Uma pesquisa foi feita em grandes populações de gestantes examinadas por ultrassonografia de rotina no segundo trimestre, com acompanhamento e parto na mesma instituição.[76,77] Em um estudo com 12.600 gestantes, os resultados em 167 mulheres com miomas não foram diferentes no que concerne à incidência de parto pré-termo, ruptura prematura de membranas, restrição do crescimento fetal, placenta prévia, descolamento prematuro da placenta, hemorragia pós-parto ou placenta retida.[76] Já a cesariana foi mais comum entre mulheres com miomas (23% vs. 12%).

Outro estudo com 15.104 gestantes, incluindo 401 mulheres com miomas, não constatou aumento do risco de ruptura prematura das membranas, parto vaginal operatório, corioamnionite ou endometrite.[77] Entretanto, houve aumento dos riscos de parto pré-termo (19,2% vs. 12,7%), placenta prévia (3,5% vs. 1,8%) e hemorragia pós-parto (8,3% vs. 2,9%). Também houve mais cesarianas (49,1% vs. 21,4%). Em um estudo retrospectivo de pequeno porte constatou-se uma associação entre miomas retroplacentários e descolamento prematuro da placenta; 8 de 14 mulheres com miomas retroplacentários apresentaram descolamento prematuro, em comparação com 2 de 79 mulheres sem miomas retroplacentários.[78]

A ocorrência de lesão fetal atribuída à compressão mecânica por miomas é incomum. Uma pesquisa do banco de dados PubMed, realizada de 1980 a 2010, revelou um caso de anomalia da cabeça fetal com restrição do crescimento do feto, um caso de deformidade postural, um caso de redução de membros e outro de deformação da cabeça fetal com torcicolo.[79-82]

Qualquer decisão quanto à realização de miomectomia para evitar problemas durante a gravidez deve levar em consideração os riscos da cirurgia, da anestesia e de aderências pós-operatórias, bem como aumento da probabilidade de cesariana subsequente, juntamente com preocupações com desconforto, custo e tempo de afastamento do trabalho ou da família.

Ruptura da cicatriz de miomectomia durante a gravidez

Após miomectomia abdominal, a ruptura uterina durante a gravidez parece constituir um evento raro.

O trabalho de parto após miomectomia está associado a um risco de ruptura uterina de 0,47%. Em 11 estudos que incluíram 1.034 gestações e 756 partos viáveis (≥ 24 semanas), ocorreram 7 rupturas uterinas após miomectomia (0,93%), e a taxa foi de 0,47% (2/426) em mulheres submetidas a trabalho de parto após miomectomia e de 1,52% (5/330) em mulheres antes do início do trabalho de parto. Cinco das sete rupturas uterinas ocorreram antes de 36 semanas. O tamanho, o número e a posição dos miomas removidos ou o tipo de fechamento miometrial na miomectomia não foram disponíveis para determinar os fatores de risco específicos da ruptura. A taxa de ruptura de 0,47% em mulheres em trabalho de parto após miomectomia assemelha-se ao risco de ruptura de 0,5 a 1% para trabalho de parto após cesariana prévia.[83]

As técnicas operatórias, os instrumentos e as fontes de energia utilizados durante a miomectomia laparoscópica podem ser diferentes daqueles empregados durante a laparotomia. Um estudo de 19 casos publicados e não publicados de ruptura uterina durante a gravidez após miomectomia laparoscópica verificou que quase todos os casos envolveram desvios da técnica cirúrgica padrão descrita para a miomectomia abdominal.[84] Em 7 casos, não houve fechamento do leito cirúrgico da miomectomia; em 3 casos foi feito o reparo com uma sutura simples; em 4 casos, o reparo consistiu em apenas uma camada de sutura; e em 1 caso apenas a serosa foi fechada. Em apenas 3 casos foi efetuado um fechamento em várias camadas. Em 16 dos casos, utilizou-se energia monopolar ou bipolar para hemostasia.

Embora seja necessário aguardar um estudo apropriado de cicatrização da ferida do miométrio para conclusões e recomendações definitivas sobre a técnica adequada de miomectomia laparoscópica, é prudente que os cirurgiões sigam técnicas consagradas desenvolvidas para miomectomia abdominal, incluindo fechamento do miométrio em várias camadas (para defeitos não superficiais do útero) e uso limitado de eletrocirurgia para hemostasia. Até mesmo com uma técnica cirúrgica ideal, as características individuais de cicatrização da ferida podem predispor à ruptura uterina.

TRATAMENTO

O desenvolvimento de novos tratamentos para miomas é lento, talvez devido ao fato de que muitas mulheres com miomas são assintomáticas, os miomas são benignos e a taxa de mortalidade é muito baixa.[84] **Se a histerectomia for oferecida como primeira e, algumas vezes, única opção de tratamento, algumas mulheres decidem conviver com os sintomas e deixam de procurar tratamento.** Essa decisão pode levar os médicos a subestimar o verdadeiro impacto do problema, apesar do fato de que as mulheres submetidas à histerectomia devido a sintomas relacionados com miomas apresentam pontuações significativamente piores nos questionários de qualidade de vida SF-36 do que mulheres com diagnóstico de hipertensão, doença cardíaca, doença pulmonar crônica e artrite.[40]

Após revisão exaustiva da literatura médica publicada entre 1975 e 2000, com avaliação de 637 artigos relevantes e cuidadoso estudo de 200 artigos, os autores não encontraram respostas satisfatórias para questões fundamentais sobre os tratamentos dos miomas.[86] As mulheres e seus médicos necessitam de informações como base para a tomada de decisões sobre possíveis tratamentos.

Esta seção fornece um resumo da literatura sobre o tratamento dos miomas. As opções de tratamento incluem observação, tratamento clínico, miomectomia histeroscópica, miomectomia laparoscópica, histerectomia, embolização da artéria uterina (EAU) e ultrassonografia focal que utiliza alta frequência.

Conduta expectante

Não tratar miomas raramente resulta em prejuízo, exceto nas mulheres com anemia grave em consequência de sangramento menstrual intenso relacionado com miomas ou hidronefrose devido à obstrução ureteral produzida pelo grande aumento do útero causado pelo mioma. Não é possível prever o futuro crescimento dos miomas nem o aparecimento de novos sintomas.[84] Durante a observação, o volume médio do mioma aumenta 9% por ano, com faixa de –25% a +138%.[87] Em um estudo não randomizado de mulheres com tamanho uterino de 8 semanas ou mais que escolheram a conduta expectante, foi constatado que 77% não apresentou alterações significativas na quantidade relatada de sangramento, dor ou grau de sintomas desagradáveis no final de 1 ano.[88] Além disso, a saúde mental, a saúde geral e as atividades diárias não sofreram nenhuma alteração. Das 106 mulheres que inicialmente escolheram a conduta expectante, 23% optaram pela histerectomia no decorrer do ano.

Desta forma, nas mulheres com miomas que apresentam sintomas leves ou moderados, a conduta expectante possibilita adiar o tratamento, talvez indefinidamente. À medida que as mulheres se aproximam da menopausa, pode-se considerar a conduta expectante, uma vez que o tempo para o aparecimento de novos sintomas é limitado, e, após a menopausa, o sangramento cessa e os miomas diminuem de tamanho.[15] Embora não tenha sido especificamente estudada, a incidência de histerectomia para retirada de miomas diminui de maneira considerável após a menopausa, sugerindo um declínio significativo dos sintomas.

Tratamento clínico

Anti-inflamatórios não esteroides

Os anti-inflamatórios não esteroides (AINE) não demonstraram ser eficazes no tratamento do sangramento menstrual intenso em mulheres com miomas. Em um estudo duplo-cego controlado por placebo de 25 mulheres com menorragia, 11 das quais com miomas, foi constatada uma redução de 36% da perda de sangue naquelas com menorragia idiopática; entretanto, não houve nenhuma diminuição nas com miomas. Não foi realizado nenhum outro estudo para examinar esse tratamento.[89]

Ácido tranexâmico

O ácido tranexâmico é um agente antifibrinolítico sintético que pode ser utilizado no tratamento da menorragia, em dose de 1,3 g, 3 vezes/dia, de 3 a 5 dias durante o sangramento menstrual. Em uma análise conjunta de dois estudos randomizados, duplo-cegos, controlados por placebo e de grupos paralelos em mulheres com sangramento menstrual intenso e miomas, foi constatada uma redução significativa ($p < 0,001$) da perda média de sangue menstrual, em comparação com o grupo placebo durante 3 ciclos de tratamento.[90] Os efeitos adversos incluíram cefaleia (55%) e náuseas (15%). Os resultados dessa análise podem não ser transpostos para mulheres com miomas muito grandes que necessitam de tratamento cirúrgico.

Agonistas do hormônio liberador das gonadotrofinas

O tratamento com GnRH-a diminui o volume do útero, o volume dos miomas e o sangramento. Os benefícios do GnRH-a são limitados pelos efeitos colaterais e pelos riscos associados ao uso prolongado.[91,92] A administração mensal de GnRH-a durante 6 meses reduziu em 30% o volume dos miomas e em 35% o volume uterino total.[91] A redução do tamanho do útero ocorre principalmente nos primeiros 3 meses de tratamento.[92] A menorragia responde bem ao GnRH-a, e houve resolução em 37 de 38 mulheres em 6 meses. Após a interrupção do GnRH-a, a menstruação retorna entre 4 e 8 semanas, e o tamanho do útero volta a valores de pré-tratamento nos primeiros 4 a 6 meses.[93] Nesse estudo, 64% das mulheres permaneceu assintomática dentro de 8 a 12 meses após o tratamento.

Em relação aos efeitos colaterais, eles ocorrem em 95% das mulheres tratadas com GnRH-a;[89] 68% apresentou ondas de calor; 32% ressecamento vaginal; e 55% cefaleias frontais transitórias. Durante 6 meses de tratamento, apenas 8% das mulheres interrompeu o GnRH-a devido aos efeitos colaterais. Foi relatada a ocorrência de artralgia, mialgia, insônia, edema, labilidade emocional, depressão e diminuição da libido. **Além disso, o estado** hipoestrogênico induzido pelo **GnRH-a provoca perda óssea significativa depois de 6 meses de tratamento.**[94]

Em um esforço de reduzir os efeitos colaterais, inibir a perda óssea e possibilitar o uso prolongado do GnRH-a, podem-se acrescentar baixas doses de *estrogênio* e *progestágenos* enquanto se continua a administração do GnRH-a. Em um estudo do uso prolongado do GnRH-a ao longo de 6 anos, constatou-se uma ampla faixa de redução da densidade óssea entre as mulheres, e não foi observada nenhuma diferença de perda óssea entre grupos tratados com *estrogênio* e *progestágeno versus* mulheres tratadas apenas com GnRH-a.[95]

Agonista do hormônio liberador das gonadotrofinas como tratamento temporário para mulheres na perimenopausa

As mulheres na perimenopausa avançada que apresentam sintomas produzidos por miomas uterinos podem considerar o uso de GnRH-a. Trinta e quatro mulheres na perimenopausa com miomas sintomáticos foram tratadas com GnRH-a durante 6 meses, e houve necessidade de repetir o tratamento em 12 delas, 6 meses após a interrupção do medicamento;[96] 31 mulheres evitaram a cirurgia; 15 tiveram menopausa natural. Embora não tenha sido especificamente estudada, a terapia de acréscimo (*add-back*) poderia ser considerada nessa situação.

Antagonista do hormônio liberador das gonadotrofinas

A supressão imediata do GnRH endógeno pela injeção subcutânea diária de *ganirelix*, um antagonista do GnRH, produz uma redução de 29% no volume dos miomas nas primeiras 3 semanas.[97] O tratamento é acompanhado de sintomas hipoestrogênicos. Quando se dispõe de compostos de ação longa, pode-se considerar a administração de um antagonista do GnRH para tratamento clínico antes da cirurgia.

Tratamento clínico mediado por progesterona

A redução do tamanho uterino após tratamento com *mifepristona*, um bloqueador da progesterona, assemelha-se àquela observada com GnRH-a.[98] Em um ensaio clínico controlado, randomizado e prospectivo de tratamento com *mifepristona*, foi constatada uma redução de 48% do volume uterino médio depois de 6 meses.[99] A *mifepristona* bloqueia a progesterona, e a exposição do endométrio ao estrogênio sem exposição pode levar à hiperplasia endometrial. Em uma revisão sistemática, observou-se a ocorrência de hiperplasia do endométrio em 10 de 36 mulheres (28%) submetidas a rastreamento com biopsias de endométrio.[100]

Acetato de ulipristal

O acetato de ulipristal (AUP) é um modulador seletivo do receptor de progesterona, com atividade antagonista pura. O AUP modula a via de sinalização da progesterona e promove o remodelamento da matriz celular e redução da síntese de colágeno. O AUP mostra-se eficaz no controle do sangramento e na redução do tamanho dos miomas e melhoria da qualidade de vida. O estudo de maior porte incluiu 451 mulheres com miomas uterinos sintomáticos, tamanho do útero menor do que 16 semanas e menorragia.[101] As mulheres receberam ciclos repetidos de tratamento de 12 semanas de 5 ou 10 mg de AUP ao dia por via oral. Ambas as doses resultaram em amenorreia, habitualmente dentro de 1 semana, em ≥ 70% das mulheres e o sangramento foi controlado em ≥ 73%. Os níveis de hemoglobina aumentaram nos primeiros dois ciclos de tratamento e foram mantidos durante o acompanhamento.

No quarto ciclo de tratamento, cerca de 80% das mulheres apresentou uma redução de mais de 25% no volume dos três miomas maiores. As pacientes tiveram alívio significativo da dor e melhoria da qualidade de vida, e alcançaram pontuações relatadas por mulheres saudáveis. Foram observados 6 casos de hiperplasia, os quais mostraram normalização do endométrio durante o estudo.

Os efeitos adversos incluíram cefaleia e ondas de calor em 11% das mulheres, e quase todos foram leves ou moderados. Os níveis de E2 permaneceram bem acima dos valores de pós-menopausa, sugerindo que a densidade mineral óssea não é afetada de modo adverso pelo ulipristal.

Dispositivo intrauterino de liberação de progesterona

O sistema intrauterino de liberação de *levonorgestrel* (SIU-LNG) pode constituir um tratamento razoável para mulheres selecionadas com menorragia associada a miomas.

As evidências de uma revisão sistemática de 11 estudos de mulheres na pós-menopausa com miomas uterinos com administração de SIU-LNG mostraram que uma redução considerável na perda de sangue menstrual aumentou os níveis de hemoglobina e de ferritina, porém sem redução do volume dos miomas. As taxas de expulsão do dispositivo foram de 15,4% com miomas de mais de 3 cm, e de apenas 6,3% com miomas de menos de 3 cm e não relacionadas com a localização do mioma.[102]

Tratamento pela medicina alternativa

Um estudo não randomizado e não cego comparou o crescimento de miomas em 37 mulheres tratadas com medicina chinesa, terapia corporal e relaxamento com 37 controles que receberam tratamento com AINEs, progestágenos ou contraceptivos orais.[103] Depois de 6 meses, a avaliação por meio de ultrassonografia demonstrou uma interrupção do crescimento ou redução do tamanho dos miomas em 22 de 37 mulheres (59%) tratadas com medicina chinesa, em comparação de 3 de 37 (8%) de controles. Embora a resposta dos sintomas tenha sido igualmente boa em ambos os grupos, a satisfação foi maior no grupo tratado com medicina chinesa. As participantes buscaram ativamente uma terapia alternativa, e a avaliação da satisfação pode refletir um viés de seleção.

Em um estudo não controlado relatou-se o tratamento de 110 mulheres com miomas medindo menos de 10 cm com o fitoterápico chinês *kuei-fu-ling-wan* durante um período mínimo de 12 semanas.[104] A avaliação clínica e ultrassonográfica constatou uma resolução completa dos miomas em 19% das mulheres, diminuição do tamanho em 43%, ausência de alterações em 34% e aumento em 4%. Houve melhora do sangramento menstrual intenso em 60 de 63 mulheres (95%) e da dismenorreia em 48 de 51 (94%). Quinze das 110 mulheres (14%) escolheram a histerectomia durante a duração de 4 anos do estudo.

OPÇÕES DE TRATAMENTO CIRÚRGICO

12 As opções de tratamento cirúrgico incluem miomectomia abdominal, miomectomia laparoscópica, ablação por radiofrequência laparoscópica, miomectomia histeroscópica, ablação do endométrio e histerectomia abdominal, vaginal ou laparoscópica.

As condições clínicas graves, como anemia grave ou obstrução ureteral, frequentemente necessitam de tratamento cirúrgico. A dor causada por degeneração de miomas é, em geral, tratada com sucesso com analgésicos até a resolução dos sintomas; entretanto, se for intensa, a paciente pode optar pela cirurgia. A torção de um mioma subseroso pediculado pode causar dor aguda, e exige intervenção cirúrgica, que pode também ser indicada para mulheres com miomas associados a sangramento menstrual intenso, dor ou pressão pélvica, polaciúria ou incontinência que compromete a qualidade de vida.[105]

A miomectomia abdominal foi empregada, durante muito tempo, como tratamento conservador de miomas uterinos, e grande parte da literatura precede o uso de ensaios clínicos prospectivos, randomizados e controlados. Embora se afirme que a miomectomia alivia os sintomas em 80% das mulheres, a literatura sobre a sua eficácia é escassa, e muitas séries grandes não forneceram dados sobre alívio dos sintomas após a cirurgia.[105-107] Em um estudo prospectivo não randomizado, que comparou a miomectomia com EAU, constatou-se que 75% das mulheres no grupo de miomectomia teve uma redução significativa nas pontuações dos sintomas depois de 6 meses.[108]

Em certas ocasiões, a dor nas costas pode estar relacionada com a presença de miomas, contudo é necessário considerar outras causas possíveis. **A incapacidade de avaliar os ovários ao exame pélvico não constitui uma indicação para cirurgia.**[109] Não há evidências de que o exame pélvico possa aumentar a detecção precoce ou diminuir a mortalidade relacionada com o câncer de ovário, e pode-se utilizar a ultrassonografia para avaliar os anexos se surgirem sintomas. As evidências recentes de que a maioria dos cânceres "ovarianos" serosos tem origem tubária tornam o diagnóstico precoce por ultrassonografia particularmente improvável.

Tratamento da anemia pré-operatória

Em mulheres com anemia pré-operatória significativa, as infusões intravenosas de ferro, a epoetina e os agonistas do GnRH têm sido utilizados para aumentar os níveis de hemoglobina. Em um estudo randomizado de mulheres com sangramento menstrual intenso e níveis de Hb < 9,0 g/dℓ com indicação de cirurgia, as pacientes receberam ferro por via intravenosa (com base no déficit calculado de ferro total, 3 vezes/semana, durante 3 semanas) ou oral (80 mg/dia de succinilato proteico de ferro oral). A elevação média do nível de hemoglobina foi maior no grupo tratado com ferro intravenoso do que no grupo ao qual foi administrado ferro oral (3,0 vs. 0,8 g/dℓ), e não foi observado nenhum efeito adverso grave em ambos os grupos.[110] Outro estudo randomizado mostrou que o uso de epoetina, uma forma recombinante de eritropoetina, 250 UI/kg (cerca de 15 mil U) por semana, durante 3 semanas antes da cirurgia eletiva, aumentou as concentrações de hemoglobina em 1,6 g/dℓ e reduziu significativamente as taxas de transfusão em comparação com controles.[111] O GnRH-a pode ser utilizado no pré-operatório para interromper o sangramento aumentado, com consequente elevação da concentração de hemoglobina. Já em outro estudo de mulheres com miomas e concentrações médias de hemoglobina de 10,2 g, que foram randomizadas para tratamento com GnRH-a associado a ferro oral ou placebo com ferro oral, constatou-se que, depois de 12 semanas, 74% das mulheres tratadas com GnRH-a e ferro tiveram níveis de hemoglobina acima de 12 g, em comparação com 46% das mulheres que só receberam tratamento com ferro.[112]

Miomectomia abdominal

A miomectomia deve ser considerada como opção segura da histerectomia. Victor Bonney, um dos primeiros defensores da miomectomia abdominal, declarou, em 1931, que "a restauração e a manutenção da função fisiológica é ou deve ser o objetivo final do tratamento cirúrgico".

Estudos de caso-controle sugerem que o risco de lesão intraoperatória pode ser menor na miomectomia, em comparação com a histerectomia.[113] Uma análise retrospectiva de 197 mulheres submetidas a miomectomia e de 197 mulheres submetidas a histerectomia com tamanho uterino semelhante (14 vs. 15 semanas) mostrou que os tempos de operação foram maiores no grupo da miomectomia (200 vs. 175 minutos), porém a perda de sangue estimada foi maior no grupo de histerectomia (227 vs. 484 mℓ).[113] Os riscos de hemorragia, morbidade febril, procedimento cirúrgico não planejado, eventos potencialmente fatais e re-hospitalização não foram diferentes entre os grupos. Entretanto, 26 mulheres (13%) no grupo de histerectomia tiveram complicações, incluindo 1 mulher com lesão vesical, 1 mulher com lesão ureteral, 3 mulheres com lesões intestinais, 8 com íleo paralítico e 6 com abscessos pélvicos. Em contrapartida, ocorreram complicações em 11 (5%) das pacientes submetidas à miomectomia, incluindo 1 mulher com lesão vesical, 2 mulheres submetidas à reoperação por obstrução do intestino delgado e 6 mulheres com íleo paralítico.

A histerectomia sem ooforectomia pode ter um efeito adverso mais prolongado sobre a reserva ovariana do que a miomectomia. Os níveis séricos de AMH foram significativamente mais baixos 3 meses após a histerectomia em comparação com o nível pré-operatório. Após miomectomia, os níveis séricos de AMH foram semelhantes aos valores pré-operatórios 3 meses após a cirurgia.[114]

A miomectomia pode ser considerada até mesmo em mulheres que apresentam grandes miomas uterinos e que desejam preservar o útero. Em um estudo com 91 mulheres com útero de mais de 16 cm (variação de 16 a 36 cm), foram relatadas 1 lesão intestinal, 1 lesão vesical e 1 reoperação por obstrução intestinal, entretanto, não houve necessidade de conversão para histerectomia nessas mulheres.[115] O recuperador de sangue (*cell saver*), que é um dispositivo utilizado para coletar sangue no intraoperatório e reinfundi-lo, foi utilizado em 70 mulheres e apenas 7 necessitaram de transfusão sanguínea. Um estudo de coorte retrospectivo conduzido por Iverson et al. comparou 89 mulheres submetidas à histerectomia abdominal para tratamento de miomas (tamanho médio do útero de 15 cm) com 103 mulheres submetidas à miomectomia abdominal (tamanho médio do útero de 12 cm).[116] Embora existisse a probabilidade de viés de seleção, o grupo submetido à histerectomia apresentou 2 lesões ureterais, 1 vesical, 1 intestinal e 1 nervosa, bem como 2 reoperações por obstrução intestinal, enquanto não foi constatada a ocorrência de lesões viscerais no grupo submetido à miomectomia. Em uma análise de 6 estudos observacionais que incluíram as pacientes do estudo de Iverson, constatou-se que, entre as 1.520 mulheres com tamanho uterino de até 18 semanas, não houve nenhuma diferença na morbidade entre as que foram submetidas à miomectomia abdominal, em comparação com aquelas submetidas à histerectomia abdominal.[117]

Cesariana e miomectomia concomitante

Em mulheres cuidadosamente selecionadas, a miomectomia pode ser realizada com segurança durante a cesariana por cirurgiões experientes. Uma série de casos relatou 25 mulheres submetidas à retirada de 84 miomas (2 a 10 cm) por ocasião da cesariana, sem a necessidade de histerectomia no momento da cesariana.[118] A perda de sangue estimada foi de 876 mℓ (faixa de 400 a 1.700 mℓ) e houve necessidade de transfusão sanguínea em 5 mulheres. Outro estudo comparou 111 mulheres submetidas à miomectomia por ocasião da cesariana e 257 mulheres com miomas que não foram submetidas à miomectomia durante a cesariana.[119] Apenas 1 das mulheres no grupo de miomectomia necessitou de transfusão, e não houve necessidade de histerectomia nem embolização em nenhuma delas. Não foi constatada nenhuma diferença no tempo operatório médio, na incidência de febre ou no tempo de hospitalização entre os dois grupos. Embora os casos provavelmente tenham sido selecionados de modo cuidadoso, os autores concluíram que, em mãos experientes, a miomectomia pode ser realizada com segurança em mulheres selecionadas durante a cesariana.

Técnica cirúrgica para miomectomia abdominal
Controle da perda de sangue

As técnicas cirúrgicas disponíveis permitem retirar com segurança até mesmo miomas grandes. Podem-se utilizar torniquetes ou agentes vasoconstritores para limitar a perda de sangue. A *vasopressina*, um hormônio antidiurético, produz constrição do músculo liso nas paredes dos capilares, das pequenas arteríolas e vênulas.

Foram obtidas reduções significativas da perda de sangue durante a miomectomia usando várias intervenções: misoprostol vaginal (-98 mℓ); vasopressina intramiometrial (-246 mℓ); ácido tranexâmico intravenoso (-243 mℓ); cateter de Foley em torno do colo do útero/torniquete (-240 mℓ) e sutura de poliglactina em torno do colo do útero e dos ligamentos infundibulopélvicos (-1.870 mℓ).[120] Houve uma redução significativa na necessidade de transfusão sanguínea com o uso de vasopressina e torniquetes, mas não com a administração de misoprostol ou de ácido tranexâmico. Não se dispõe de dados para saber se o uso combinado de qualquer uma dessas medidas diminui a perda de sangue de maneira mais eficaz em comparação com cada medida isoladamente.

É preciso ter cuidado para evitar a injeção intravascular de vasopressina com consequente colapso cardiovascular. Entretanto, foram relatadas complicações cardiovasculares após injeção intramiometrial. A dose máxima segura de vasopressina não está bem estabelecida, porém foi sugerida uma dose máxima de menos de 5 unidades. A meia-vida da vasopressina intramuscular é de 10 a 20 minutos, com duração de ação de 2 a 8 horas. A perda dos pulsos periféricos e uma pressão arterial não mensurável após a injeção de vasopressina foram atribuídas ao colapso cardiovascular ou à hipotensão. Em certas ocasiões, podem ocorrer vasospasmo arterial periférico grave e elevação da pressão arterial com altas doses de vasopressina, e essas complicações devem ser consideradas antes da administração de vasopressores adicionais.[121] O uso de *vasopressina* para reduzir a perda de sangue durante a miomectomia é uma indicação *off label*.

Pode-se considerar o uso de recuperadores de sangue (*cell savers*) durante a miomectomia. O uso do *cell saver* evita os riscos de infecção e reação transfusional; além disso, a capacidade de transporte de oxigênio dos eritrócitos recuperados é igual ou melhor que a dos eritrócitos alogênicos armazenados, e a sobrevivência dos eritrócitos parece ser, no mínimo, tão boa quanto a dos eritrócitos alogênicos transfundidos.[122] O dispositivo aspira sangue do campo operatório, o mistura com solução salina heparinizada e o armazena em um recipiente. Se a paciente necessitar de reinfusão, o sangue armazenado é lavado com solução salina, filtrado, centrifugado até um hematócrito de aproximadamente 50% e reinfundido por via intravenosa. Consequentemente, pode-se evitar a necessidade de doação pré-operatória de sangue autólogo ou de transfusão sanguínea heteróloga.[123] Em um estudo com 92 mulheres submetidas à miomectomia devido a um tamanho do útero de mais de 16 cm, o *cell saver* foi utilizado em 70, com volume médio de 355 mℓ de concentrado de hemácias reinfundido.[124]

O custo do *cell saver* em comparação com a doação de sangue autólogo não foi estudado na miomectomia abdominal. Entretanto, modelos econômicos sugerem que ele apresenta uma relação custo-benefício favorável.[124] A maioria dos hospitais cobra uma taxa mínima para ter o *cell saver* à disposição e uma taxa adicional se ele for utilizado. Partindo do pressuposto que as mulheres que doam sangue autólogo antes da miomectomia não necessitam, em sua maioria, de transfusão sanguínea, e por isso a disponibilidade do *cell saver* deve poupar muitas mulheres do tempo e do custo da doação, armazenamento e processamento de sangue autólogo. Em uma coorte de mulheres, o custo do *cell saver*, portanto, deve ser significativamente menor que o custo do sangue autólogo.

Quando há previsão de sangramento intenso, ou se for constatada a ocorrência de sangramento abundante, pode-se efetuar a ligadura das duas artérias uterinas (EAU).[125] A EAU foi utilizada com sucesso para controlar o sangramento durante ou após a miomectomia.[126] Em virtude da recanalização das artérias uterinas, a fertilidade no futuro não deve ser comprometida. Com frequência, essas técnicas evitam a necessidade de histerectomia.

As incisões uterinas podem ser verticais ou transversais, uma vez que os miomas causam distorção da arquitetura vascular normal, tornando impossível qualquer tentativa de evitar os vasos arqueados.[127] **O planejamento cuidadoso e a localização das incisões uterinas podem evitar a extensão inadvertida da incisão até os cornos do útero ou os vasos uterinos ascendentes.**

Baseado em estudos de corrosão dos vasos sanguíneos do mioma e no exame na microscopia eletrônica, os miomas são totalmente circundados por um suprimento sanguíneo denso, e não há pedículo vascular distinto na base desses miomas **(Figura 11.4)**.[128] A extensão das incisões uterinas através do miométrio e de toda a pseudocápsula até distinguir com clareza o mioma identifica um plano cirúrgico menos vascularizado, que é mais profundo do que aquele comumente reconhecido.

Limitar o número de incisões uterinas para reduzir o risco de aderências à serosa uterina foi sugerido.[129] Entretanto, dessa maneira, é preciso criar túneis dentro do miométrio para a extração de miomas distantes, o que dificulta ainda mais a hemostasia nesses locais. A hemostasia é importante para evitar a formação de aderências, e a fibrina, os leucócitos e as plaquetas na presença de eritrócitos levam à formação de aderências. Se forem evitadas incisões em túneis, e se for obtida imediatamente a hemostasia, pode-se diminuir o risco de formação de aderências. Consequentemente, se as incisões forem feitas diretamente sobre os miomas, e se forem retirados apenas aqueles de fácil acesso, é possível fechar imediatamente os leitos dos miomas retirados, bem como obter hemostasia imediata.[115] Podem ser necessárias múltiplas incisões uterinas, porém as barreiras de aderências disponíveis no mercado podem ajudar a limitar a formação de aderências.[130]

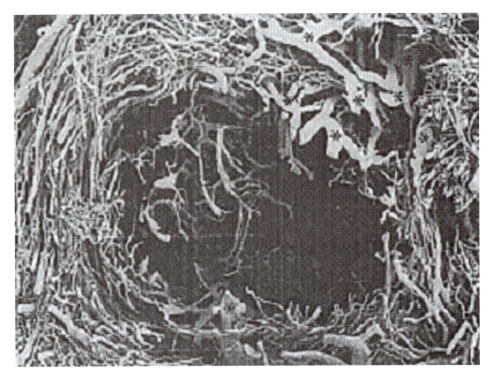

Figura 11.4 Molde de corrosão de vasos sanguíneos de miomas.

Miomectomia laparoscópica

A disponibilidade de instrumentos torna a miomectomia laparoscópica viável, embora o tamanho e o número de miomas retirados limitem a ampla aplicação dessa abordagem devido à dificuldade técnica do procedimento e à sutura laparoscópica.[131] Apesar de a miomectomia robótica poder evitar alguns desses problemas técnicos, é preciso considerar o aumento do custo e o maior tempo operatório associados a essa abordagem (ver Capítulo 28).

Uma análise sistemática de ensaios clínicos controlados e randomizados de miomectomia laparoscópica *versus* aberta incluiu 6 estudos com um total de 576 pacientes.[132] A miomectomia laparoscópica foi associada a maiores tempos operatórios, porém a uma redução da perda de sangue, menor queda pós-operatória dos níveis de hemoglobina, diminuição da dor pós-operatória, maior número de pacientes com recuperação completa no 15º dia e menos complicações gerais. As principais complicações, as taxas de gravidez e o aparecimento de novos miomas foram comparáveis nos dois grupos.

Séries de casos sem controle mostraram a viabilidade da cirurgia laparoscópica em mulheres com grandes miomas. Em uma série de 144 mulheres com mioma medindo 7,8 cm de diâmetro (faixa de 5 a 18 cm), apenas 2 necessitaram de conversão para laparotomia.[133] Em outra série de 332 mulheres consecutivamente submetidas à miomectomia laparoscópica para miomas sintomáticos de até 15 cm de tamanho, apenas 3 necessitaram de conversão para laparotomia.[134]

Técnica cirúrgica para miomectomia laparoscópica

O local das histerotomias deve se basear na posição e no tamanho dos miomas a ser retirados **(Figura 11.5)**. A sutura laparoscópica pode ser mais ergonômica se houver duas aberturas no lado direito da paciente para cirurgiões destros, ou no lado esquerdo para cirurgiões canhotos; uma abertura de 12 mm localizada cerca de 2 cm medialmente à crista ilíaca para acesso da sutura, e outra abertura lateral de 5 mm próximo ao nível do umbigo.[135] Pode-se utilizar um acesso inicial no quadrante superior esquerdo quando o tamanho uterino está próximo ou acima do umbigo.[136]

Injeta-se *vasopressina* no mioma. Uma incisão é feita diretamente sobre o mioma e aprofundada até alcançá-lo e observar-se o plano cirúrgico esbranquiçado/avascular. As incisões transversais possibilitam uma sutura mais ergonômica. O mioma é apreendido com uma pinça para tração, e efetua-se a dissecção do plano entre o miométrio e o mioma até o seu desprendimento. Os vasos sangrantes no leito miometrial são cauterizados cuidadosamente com eletrodos bipolares, atentando para não desvascularizar o miométrio e interferir na cicatrização da ferida. São efetuadas suturas absorvíveis tardias em 1, 2 ou 3 camadas, de acordo com a necessidade, seguindo a técnica cirúrgica aceita para laparotomia. A morcelação do mioma com aparelho eletromecânico é realizada sob visão direta. A pelve e o abdome são irrigados, o líquido é aspirado, e pode-se aplicar uma barreira antiaderência.

Morcelação/fragmentação do mioma

A morcelação descreve o método cirúrgico de cortar o tecido em pequenos fragmentos, de modo a possibilitar a sua retirada a partir do abdome ou da vagina. Na miomectomia laparoscópica, a morcelação é habitualmente realizada através da vagina, de uma mini-incisão de laparotomia ou morcelador eletromecânico introduzido por uma porta laparoscópica. A morcelação permite que muitas mulheres se beneficiem da cirurgia minimamente invasiva, com menores taxas de mortalidade, menos complicações intra e pós-operatórias, menos dor no pós-operatório com menor necessidade de uso de narcóticos, menor duração de hospitalização e retorno mais rápido ao trabalho e à família.

Capítulo 11 • Miomas Uterinos 227

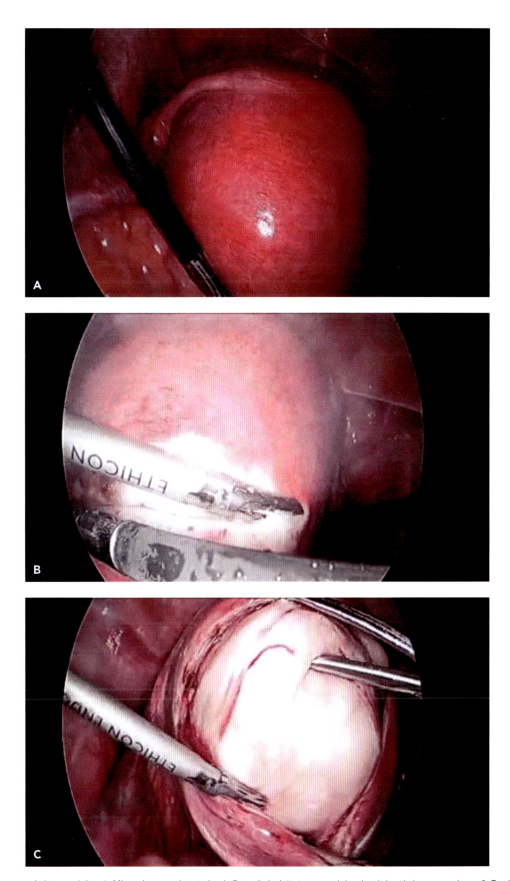

Figura 11.5 Miomectomia laparoscópica. **A.** Mioma intramural posterior de 7 cm. **B.** Incisão transversal do miométrio até alcançar o mioma. **C.** Tração sobre o mioma e contratração do miométrio para separar o mioma do miométrio. *(continua)*

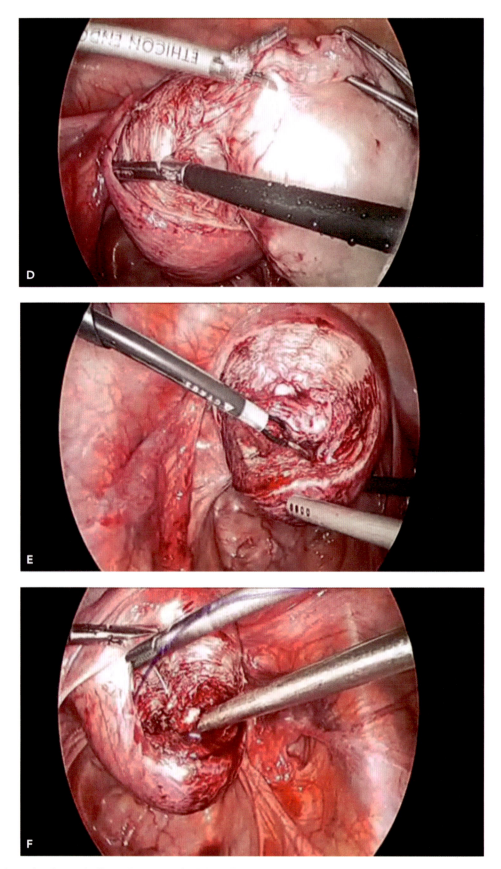

Figura 11.5 *(continuação)* **D.** Secção das fibras aderentes ao miométrio. **E.** Uso mínimo de eletrocirurgia bipolar para controlar os vasos maiores. **F.** Sutura em três camadas próxima ao miométrio. *(continua)*

Capítulo 11 • Miomas Uterinos 229

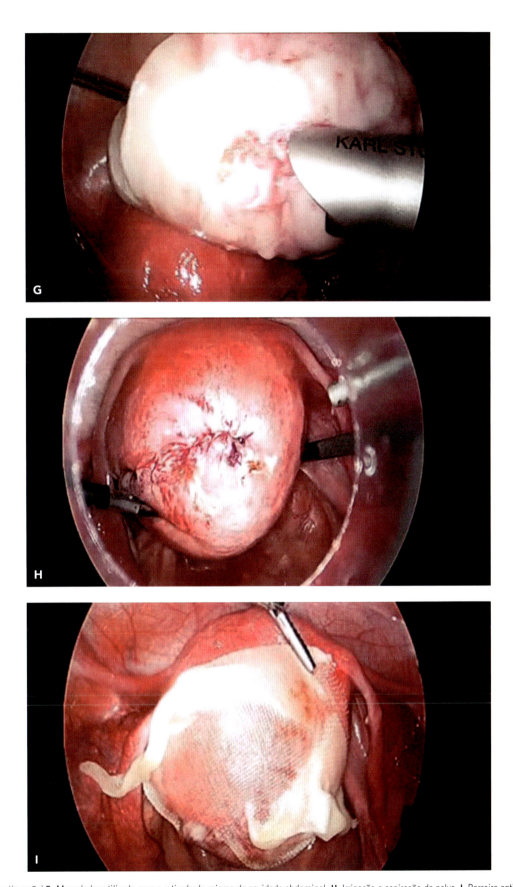

Figura 11.5 *(continuação)* **G.** Morcelador utilizado para a retirada de mioma da cavidade abdominal. **H.** Irrigação e aspiração da pelve. **I.** Barreira antiaderência aplicada sobre a incisão uterina.

A morcelação não deve ser utilizada na presença ou em casos de suspeita de neoplasia maligna uterina ou cervical. Deve-se suspeitar de LMS quando a ultrassonografia ou a RM revelam uma grande massa vascularizada irregular, frequentemente com áreas anecoicas (císticas) irregulares que refletem necrose ou realce de massas uterinas na RM com administração de gadolínio, na fase arterial.

Não há evidências de que o tipo de morcelação – morcelador eletromecânico ou morcelador bisturi – altere a sobrevida de mulheres com LMS. Em uma análise de 16 estudos, que incluíram 196 mulheres com sarcomas, não foi relatada nenhuma diferença significativa nas taxas de sobrevida em 5 anos entre mulheres submetidas à morcelação eletromecânica, morcelação bisturi ou nenhuma morcelação.[137] É importante assinalar que a morcelação auxiliada por laparoscopia permite ao cirurgião inspecionar as cavidades pélvica e abdominal, retirar fragmentos dos tecidos e proceder a uma irrigação abundante e aspiração sob controle visual. Por outro lado, a possibilidade de fragmentos teciduais retidos é maior com procedimentos de morcelação vaginal ou de minilaparotomia, uma vez que o cirurgião não consegue examinar visualmente a cavidade peritoneal.

Ablação térmica por radiofrequência por via laparoscópica

Pode-se efetuar a ablação de miomas uterinos com radiofrequência por via laparoscópica guiada por ultrassom por meio de um dispositivo manual acoplado a um gerador de radiofrequência. As pontuações de *Health-Related Quality of Life* (HRQL) mostraram uma melhora em 3 meses, que foi mantida por 36 meses. Quatorze de 135 mulheres (11%) necessitaram de outra intervenção para sintomas relacionados com miomas ao longo de 3 anos de acompanhamento.[138] São necessários estudos de maior porte para avaliar a efetividade desse tratamento.

Aderências após miomectomia

A formação de aderências após miomectomia está bem documentada.[139] Em uma revisão de Cochrane foi constatado que o *Interceed* reduziu a incidência tanto de novas aderências como do reaparecimento de aderências na laparoscopia e na laparotomia.[140] Os dados obtidos foram insuficientes para sustentar o seu uso, de modo a melhorar as taxas de gravidez. Houve evidências limitadas da eficácia de *Seprafilm* (Genzyme, Cambridge, MA) na prevenção da formação de aderências em um estudo prospectivo que randomizou 127 mulheres submetidas à miomectomia abdominal para tratamento ou sem tratamento com *Seprafilm*.[130] Durante a laparoscopia para reavaliação (*second look*), mulheres tratadas com *Seprafilm* apresentaram um número significativamente menor de aderências e pontuações mais baixas de gravidade das aderências do que as não tratadas. Esse estudo e outros constataram uma incidência aumentada de aderências com incisões uterinas posteriores, em comparação com incisões anteriores.[141]

Miomectomia histeroscópica

15 Os miomas submucosos algumas vezes associados a um aumento do sangramento menstrual ou à fertilidade frequentemente podem ser retirados por histeroscopia. A classificação dos miomas submucosos baseia-se no grau de penetração do mioma no miométrio e sua parte para dentro da cavidade; os miomas de classe 0 são intracavitários, a classe I tem 50% ou mais do mioma localizados dentro da cavidade; e a classe II apresenta menos de 50%

do mioma dentro da cavidade **(Figura 11.6)**.[55] Uma metanálise do efeito dos miomas sobre a fertilidade constatou que os miomas submucosos com distorção da cavidade uterina diminuíram em 70% as taxas de gravidez em curso/nascidos vivos (RR de 0,32; IC de 95%, 0,12 a 0,850), enquanto a ressecção aumentou as taxas de gravidez em curso/nascidos vivos (RR de 1,13; IC de 95%, 0,96 a 1,33).[68]

Não foi realizada nenhuma metanálise da associação dos miomas submucosos e do sangramento uterino anormal. Entretanto, a maioria dos estudos mostra uma redução do sangramento após ressecção. Com base em uma avaliação gráfica para estimar a perda de sangue menstrual antes e durante 41 meses após ressecção histeroscópica de miomas submucosos, relatou-se uma diminuição significativa do sangramento em 42 de 51 mulheres (82%) com miomas submucosos pediculados (tipo 0), 24 de 28 (86%) com miomas sésseis (tipo 1) e 15 de 22 (68%) com miomas intramurais (tipo 2).[143] Um estudo consecutivo com 285 mulheres com sangramento menstrual intenso ou irregular submetidas à ressecção histeroscópica de mioma(s) submucoso(s) mostrou que 9,5% necessitaram de cirurgia adicional em 2 anos, 10,8% em 5 anos e 26,7% em 8 anos.[144]

Técnica cirúrgica para miomectomia histeroscópica

A ressecção histeroscópica de um mioma submucoso pode ser realizada sob controle visual por meio de um histeroscópio e fluxo contínuo de líquido de distensão através da cavidade uterina. O elemento eletrocirúrgico utiliza eletrodos monopolares ou bipolares, os eletrodos monopolares exigem uma solução

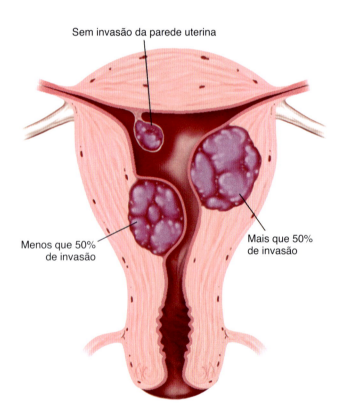

Figura 11.6 Classificação dos miomas. (De: **Munro MG, Critchley HO, Broder MS, et al.** FIGO Working Group on Menstrual Disorders. FIGO classification system [PALM-COEIN] for causes of abnormal uterine bleeding in nongravid women of reproductive age. *Int J Gynaecol Obstet* 2011;113:3–13.)

de distensão não condutora de energia (sorbitol a 5%, sorbitol a 3% com manitol a 0,5% ou glicina a 1,5%), enquanto os eletrodos bipolares podem ser utilizados com solução salina.

Em geral, há necessidade de dilatação cervical antes da inserção do histeroscópio. O misoprostol (*Cytotec*) pode facilitar a dilatação.[145] A alça de ressecção é introduzida além do mioma, e a função de corte só é ativada quando a alça estiver se movendo em direção ao cirurgião e sob visão direta. Os miomas devem ser ressecados até alcançar o miométrio adjacente, e, se a paciente desejar manter a fertilidade, deve-se ter cuidado para evitar a lesão térmica excessiva do miométrio normal. Frequentemente, a porção remanescente do mioma é comprimida em direção à cavidade uterina por contrações do útero, possibilitando uma complementação da ressecção. Os fragmentos do mioma são removidos da cavidade com pinça de preensão ou por captura com a própria alça e retirada do histeroscópio. Os miomas G0 e G1 com tamanho de até 5 cm podem ser ressecados por histeroscopia.

Os miomas G2 exigem cuidadosa avaliação pré-operatória por meio de histerossonografia ou RM para medir a espessura do miométrio normal entre o mioma e a serosa, de modo a estimar o risco potencial de perfuração uterina com o eletrodo de alça. O risco de perfuração aumenta com uma maior penetração miometrial pelo mioma.[146] Em alguns casos, pode ser necessário repetir a ressecção depois de algumas semanas, quando a porção remanescente do mioma é comprimida em direção à cavidade do útero por contrações uterinas.

Foram desenvolvidos sistemas de Remoção Histeroscópica de Tecido (RHT), utilizando morcelação intrauterina em solução salina fisiológica para distensão e irrigação, para tratamento de pólipos e miomas submucosos. Uma análise sistemática de 8 estudos incluiu 283 mulheres submetidas à morcelação intrauterina de miomas submucosos.[147] As mulheres saudáveis toleraram bem um déficit de 2.500 mℓ de solução isotônica, e não foi relatada nenhuma complicação intra ou pós-operatória significativa. As taxas de ressecção completa foram comparáveis àquelas do ressectoscópio. Não houve diferença significativa nos níveis de hemoglobina ou na satisfação das pacientes no pós-operatório entre o grupo de ressecção em comparação com os sistemas de RHT no acompanhamento de 3 meses. As pontuações de *Uterine Fibroid Symptom-Quality* e de *Life and Health-Related Quality of Life* melhoraram de modo significativo 12 meses após a miomectomia com o uso de sistemas de RHT. Foi constatado que os miomas submucosos dos tipos 0 e 1 são mais fáceis de tratar pela ressecção histeroscópica do que os do tipo 2.

Riscos específicos do procedimento

A dilatação cervical e a inserção do histeroscópio podem causar perfuração do útero, assim como a ressecção miometrial profunda, e o primeiro sinal de perfuração consiste em rápido aumento do consumo do líquido. Deve-se efetuar um cuidadoso exame da cavidade uterina à procura de sangramento ativo ou de lesão intestinal. Se não houver nenhuma lesão evidente, deve-se interromper o procedimento e observar a paciente, que pode receber alta se a sua condição estiver estável.[148] Caso ocorra perfuração durante a ativação do eletrodo, realiza-se laparoscopia para um exame cuidadoso à procura de lesão intestinal ou vesical.

Absorção de líquido e desequilíbrio eletrolítico

A absorção intravascular de meios de distensão constitui uma complicação potencialmente perigosa que pode resultar em edema pulmonar, hiponatremia, insuficiência cardíaca, edema cerebral e morte.[149] É importante efetuar um cuidadoso monitoramento do consumo do líquido infundido, e uma infusão de 750 mℓ durante a cirurgia deve servir como sinal de alerta e a consequente interrupção do procedimento. **Muitos autores sugerem que o procedimento seja interrompido quando a quantidade de líquido infundido ultrapassar 1.000 mℓ, embora outros recomendem a interrupção após a administração de 1.500 mℓ de uma solução não eletrolítica ou 2.500 mℓ de uma solução eletrolítica.**[149] Os eletrólitos devem ser avaliados e corrigidos se necessário, e deve-se considerar o uso de diuréticos. Os fatores de risco de sobrecarga hídrica incluem ressecção de miomas com extensão intramural profunda ou tempo operatório prolongado. O uso de solução salina normal combinada com energia bipolar diminui o risco de hiponatremia, porém uma infusão de líquido de mais de 1.500 mℓ pode levar a uma sobrecarga cardíaca.[150]

Ablação do endométrio para sangramento anormal associado a miomas

Em mulheres selecionadas que não planejam uma gravidez, a ablação do endométrio com ou sem miomectomia histeroscópica pode ser eficaz. As contagens de absorventes após ablação, com ou sem ressecção de miomas, mostraram que houve resolução do sangramento anormal em 48 de 51 mulheres (94%) depois de um acompanhamento médio de 2 anos (faixa de 1 a 5 anos).[151] Um estudo com 62 mulheres submetidas a acompanhamento durante 29 meses em média (faixa de 12 a 60 meses) constatou que 74% apresentaram hipomenorreia ou amenorreia, e apenas 12% exigiram histerectomia.[152]

Foi utilizada a ablação hidrotérmica para tratamento de 22 mulheres com diagnóstico de miomas submucosos de até 4 cm; 91% relataram a ocorrência de amenorreia, hipomenorreia ou eumenorreia depois de um período mínimo de 12 meses de acompanhamento.[153] Em um outro estudo com 65 mulheres com menometrorragia e miomas submucosos dos tipos 1 ou 2, de até 3 cm, após tratamento com o sistema de ablação endometrial *NovaSure* (Hologic, Bedford, MA), foi observada a ocorrência de sangramento normal ou de amenorreia na maioria das mulheres dentro de 1 ano.[154]

APARECIMENTO DE NOVOS MIOMAS

Embora novos miomas possam surgir algumas vezes após a miomectomia, a maioria das mulheres não necessita de tratamento complementar. Se a primeira cirurgia for realizada na presença de um único mioma, apenas 11% das mulheres necessitarão uma cirurgia subsequente.[155] Se forem removidos vários miomas durante a cirurgia inicial, apenas 26% precisarão de cirurgia subsequente (acompanhamento médio de 7,6 anos). Os miomas, uma vez retirados, não voltam a crescer. Os miomas detectados após a miomectomia, referidos como "recorrência", resultam da incapacidade de sua retirada durante a cirurgia ou do desenvolvimento de novos miomas. Talvez a melhor designação para essa situação seja de "aparecimento de novos miomas".[156]

A ultrassonografia revelou que 29% das mulheres tinha miomas persistentes 6 meses após a miomectomia.[157] Além disso, deve-se considerar a formação de novos miomas na população em geral. Em um estudo sobre histerectomia, foram detectados miomas em 77% das amostras de mulheres nas quais não foi estabelecido um diagnóstico pré-operatório de miomas.[4]

O acompanhamento incompleto, a duração insuficiente do acompanhamento, o uso de ultrassonografia transabdominal ou transvaginal (com sensibilidades diferentes), a detecção de miomas muito pequenos e sem importância clínica ou o uso de cálculos além da análise de tabelas de mortalidade confundem muitos estudos sobre o aparecimento de novos miomas.[158]

Acompanhamento clínico

O diagnóstico baseado em questionários de sintomas possui uma correlação razoavelmente boa com a confirmação ultrassonográfica ou patológica de miomas significativos e pode constituir o método mais adequado para avaliar evidências clínicas de aparecimento de novos miomas.[18] Em um estudo com 622 pacientes de 22 a 44 anos de idade, por ocasião da cirurgia e acompanhadas ao longo de 14 anos, foi constatada uma taxa cumulativa de aparecimento de novos miomas de 27% com base no exame clínico e confirmação por ultrassonografia.[159] Uma excelente revisão de estudos sobre análise de tabelas de mortalidade demonstrou um risco cumulativo de aparecimento de novos miomas clinicamente significativos de 10% em 5 anos após miomectomia abdominal.[160]

Acompanhamento por ultrassonografia

16 **O acompanhamento de rotina por ultrassonografia é adequado, apesar de detectar muitos miomas sem importância clínica.** Foi efetuado o acompanhamento de 145 mulheres, com idade média de 38 anos (faixa de 21 a 52) após miomectomia abdominal, com avaliação clínica a cada 12 meses e USTV dentro de 24 e 60 meses (mais cedo nos casos de suspeita clínica de novos miomas).[157] Não foi utilizado nenhum limite mínimo de tamanho para o diagnóstico de miomas pela ultrassonografia, e, desta forma, a probabilidade cumulativa de aparecimento de novos miomas foi de 51% em 5 anos. Em um estudo de 40 mulheres com ultrassonografia normal 2 semanas após miomectomia abdominal, constatou-se um risco cumulativo de 15% de detecção de novos miomas com mais de 2 cm por ultrassonografia em 3 anos.[161]

Necessidade de cirurgia posterior

Uma informação importante para uma mulher que considera o tratamento de miomas consiste no risco aproximado de apresentar sintomas que exigiriam tratamento complementar. Em um estudo com 125 mulheres acompanhadas por meio de avaliação dos sintomas e exame clínico após uma primeira miomectomia abdominal, foi constatada a necessidade de uma segunda cirurgia durante o período de acompanhamento de 7,6 anos em média em 11% das mulheres submetidas à retirada do mioma e em 26% das mulheres submetidas à retirada de múltiplos miomas.[155] As taxas de histerectomia após miomectomia variam de 4 a 16% em 5 anos.[162,163]

Fatores prognósticos relacionados com o aparecimento de novos miomas

Idade

Tendo em vista que a incidência de miomas aumenta com a idade – 4 por 1.000 mulheres-ano de 25 a 29 anos de idade e 22 por 1.000 de 40 a 44 anos –, deve-se esperar a formação de novos miomas com o avanço da idade mesmo após miomectomia.[13]

Gravidez subsequente

A taxa clínica de aparecimento de novos miomas em 10 anos em mulheres que subsequentemente deram à luz foi de 16%, enquanto foi de 28% naquelas que não tiveram gravidez posterior.[159]

Número de miomas retirados inicialmente

Depois de pelo menos 5 anos de acompanhamento, 27% das mulheres que inicialmente foram submetidas à retirada de um único mioma tiveram novos miomas clinicamente detectados, enquanto 59% das mulheres submetidas inicialmente à retirada de múltiplos miomas apresentaram novos miomas.[151]

Agonistas do hormônio liberador das gonadotrofinas

O tratamento pré-operatório com GnRH-a diminui o volume dos miomas e pode dificultar a identificação dos menores durante a cirurgia. Em um estudo randomizado, foi constatado que, 3 meses após miomectomia abdominal, 5 de 8 mulheres (63%) no grupo tratado com GnRH apresentaram miomas com menos de 1,5 cm detectados por ultrassonografia, enquanto apenas 2 de 16 mulheres (13%) não tratadas tiveram pequenos miomas detectados.[157]

Miomectomia laparoscópica

O aparecimento de novos miomas não é mais comum após miomectomia laparoscópica em comparação com miomectomia abdominal. Oitenta e uma mulheres randomizadas para miomectomia laparoscópica ou abdominal foram acompanhadas por USTV a cada 6 meses, durante um período mínimo de 40 meses.[164] Foram detectados miomas de mais de 1 cm em 27% das mulheres após miomectomia laparoscópica, em comparação com 23% no grupo submetido à miomectomia abdominal, e nenhuma mulher dos dois grupos necessitou de outra intervenção.

EMBOLIZAÇÃO DA ARTÉRIA UTERINA

17 **A embolização da artéria uterina (EAU) constitui um tratamento eficaz para mulheres selecionadas com miomas. Os efeitos da EAU sobre a insuficiência ovariana prematura, a fertilidade e a gravidez não são claros.** Desta forma, muitos radiologistas intervencionistas não apoiam o procedimento em mulheres que desejam manter a sua fertilidade. As candidatas apropriadas à EAU incluem mulheres cujos sintomas são incômodos o suficiente para justificar uma histerectomia ou miomectomia. Embora sejam extremamente raras, as complicações das EAU podem exigir histerectomia para salvar a vida, e as mulheres que não aceitam essa intervenção, até mesmo para complicações que comportam risco de morte, não devem ser submetidas à EAU. As contraindicações para o tratamento dos miomas com EAU incluem mulheres com infecção genital ativa, neoplasia maligna do sistema genital, diminuição do estado imunológico, doença vascular grave limitando o acesso às artérias uterinas, alergia ao meio de contraste ou comprometimento da função renal.[165] Os desfechos da EAU são bem estudados e documentados.

Os miomas e o volume do útero diminuíram de maneira significativa e consistente após EAU, e relatos do ensaio clínico EMMY confirmaram a persistência das reduções dos miomas e do volume uterino por até 5 anos.[61] Entretanto, 28% das mulheres foram submetidas posteriormente à histerectomia. Outros estudos, com acompanhamento de 6 a 60 meses de duração, relataram a necessidade de tratamento subsequente: histerectomia em 17,5%, miomectomia em 8,8%, embolização repetida em 6,3%, colocação de DIU em 8%, tratamento clínico em 6,7% e ablação do endométrio em 1,2%. Houve uma redução do sangramento e/ou da dor na maioria dos ensaios clínicos controlados e randomizados. As taxas de complicações relacionadas com os principais procedimentos variaram de 1,2 a 6,9%.

Em uma revisão de Cochrane não foi observada nenhuma diferença entre a EAU e a miomectomia ou histerectomia quanto ao risco de complicações importantes; todavia, a EAU foi associada a uma maior taxa de complicações menores.[166] A EAU teve uma tendência aumentada de intervenção cirúrgica nos primeiros 2 a 5 anos após o procedimento inicial. Em um estudo de pequeno porte descreveu-se que a miomectomia estava associada a melhores desfechos de fertilidade do que a EAU. As taxas de satisfação das pacientes por até 5 anos após EAU *versus* miomectomia ou histerectomia não apresentaram diferença entre os procedimentos.

A American College of Obstetricians and Gynecologists recomenda que as mulheres que consideram a realização de EAU sejam avaliadas conjuntamente por um ginecologista e o radiologista intervencionista, assim como aconselha que as informações dadas para a paciente sejam claras quanto aos riscos e benefícios.[168]

Técnica de embolização da artéria uterina

A punção percutânea da artéria femoral deve ser efetuada por um radiologista intervencionista com treinamento apropriado e experiência **(Figura 11.7)**.[169] A embolização da artéria uterina e seus ramos é realizada por meio de injeção de esponjas de gelatina, partículas de álcool polivinílico (PVA) ou microesferas de tris-acril gelatina através de cateter até documentação de oclusão ou alentecimento do fluxo. A exposição total à radiação (cerca de 15 cGy) é comparável a um ou dois exames de tomografia computadorizada ou enemas baritados.[170]

A hipoxia tecidual secundária à EAU provoca dor após o procedimento que habitualmente necessita de hospitalização por 1 dia. Em geral, são administrados AINE durante 1 a 2 semanas e muitas mulheres retornam à sua atividade normal em 1 a 3 semanas.

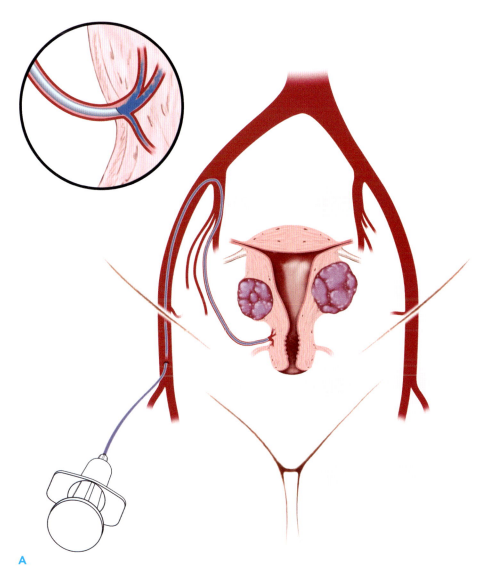

Figura 11.7 **A-C.** Técnicas de EAU. **A.** Um cateter é inserido nas artérias uterinas, e injeta-se material embolizante para bloquear o fluxo sanguíneo para o útero. *(continua)*

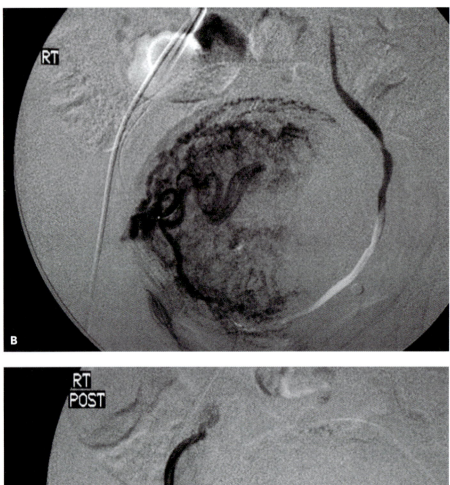

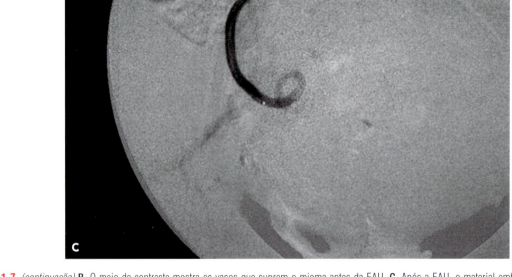

Figura 11.7 *(continuação)* **B.** O meio de contraste mostra os vasos que suprem o mioma antes da EAU. **C.** Após a EAU, o material embolizante bloqueia o fluxo sanguíneo para o mioma.

Cerca de 5 a 10% das mulheres apresenta dor por mais de 2 semanas.[170] Dez por cento das mulheres precisam ser reinternadas devido à ocorrência de síndrome pós-embolização, caracterizada por dor abdominal difusa, náuseas, vômitos, febre baixa, mal-estar, anorexia e leucocitose. O tratamento com líquidos intravenosos, AINE e analgésicos leva habitualmente à resolução dos sintomas em 2 a 3 dias.[170] **A febre persistente deve ser tratada com antibióticos, e a ausência de resposta aos antibióticos pode indicar sepse, que exige tratamento agressivo com histerectomia.**

Desfechos da embolização da artéria uterina

O estudo prospectivo de maior porte publicado até hoje incluiu 555 mulheres de 18 a 59 anos de idade (43 anos, em média), 80% das quais apresentou sangramento intenso, 75% teve dor pélvica, 73%, polaciúria ou urgência, e 40% precisou se afastar do trabalho em virtude de sintomas relacionados com os miomas.[171] As entrevistas feitas por telefone 3 meses após a EAU revelaram uma melhora do sangramento menstrual em 83% das mulheres, melhora da dismenorreia em 77% e da polaciúria em 86%. A redução média do volume do mioma dominante foi de 33% em 3 meses, porém não houve relação entre a melhora do sangramento menstrual e o volume uterino antes do procedimento (mesmo quando > 1.000 cm^3) ou o grau obtido de redução do volume. É importante assinalar que 2 mulheres (0,4%) apresentaram crescimento uterino e agravamento da dor, e foi estabelecido o diagnóstico de sarcoma. A taxa de histerectomia realizada por complicações foi de 1,5%. Durante o período de acompanhamento, 3% das mulheres com menos de 40 anos, 41% daquelas com mais de 50 anos, tiveram amenorreia.

Em um ensaio clínico randomizado prospectivo, que comparou a histerectomia com a EAU em 177 mulheres com miomas sintomáticos, foi constatado um pequeno número de complicações importantes. O tempo de internação foi muito mais curto na EAU (2 vs. 5 dias), porém a EAU foi associada a maior número de reinternações (9 vs. 0) devido à ocorrência de dor e/ou febre no período pós-operatório de 6 semanas. As complicações significativas incluíram uma mulher que necessitou de ressecção de mioma submucoso, outra que apresentou sepse no grupo de EAU e uma terceira que teve fístula vesicovaginal após histerectomia.

Insuficiência ovariana precoce

O risco de insuficiência ovariana precoce após EAU exige estudos adicionais. Foi relatada a ocorrência de amenorreia transitória em até 15% das mulheres. A perfusão arterial ovariana, medida por Doppler imediatamente após EAU, mostra que 35% das mulheres tiveram diminuição da perfusão ovariana, enquanto 54% comprometimento completo da perfusão.[173] Entretanto, os níveis basais de hormônio foliculoestimulante (FSH) e de hormônio antimülleriano (AMH) indicaram uma redução da reserva ovariana em todas as mulheres em um estudo.[174]

Kim et al. relataram uma redução significativa do nível de AMP e da contagem de folículos antrais (CFA) em 3 e 12 meses após a EAU.[175] Foi observada uma recuperação significativa dos níveis de AMP na dosagem realizada em 12 meses, porém apenas em pacientes com < 40 anos de idade. Esses resultados sugerem a possibilidade de dano aos ovários após EAU, embora possam se recuperar em mulheres mais jovens. Em um estudo comparativo com mulheres submetidas à EAU e mulheres submetidas à miomectomia laparoscópica foram encontrados níveis de AMP e CFA significativamente mais baixos no grupo da EAU.[176] Embora tenham sido documentados valores normais de FSH, estradiol, volume ovariano e CFA na maioria das mulheres após EAU, esses exames não podem prever a ocorrência mais precoce de menopausa.[177] As mulheres mais jovens, cujos ovários contêm um grande número de folículos, tendem a manter níveis normais de FSH apesar da destruição de um número significativo de folículos, porém ainda não foi esclarecido se ocorre comprometimento futuro da fertilidade. A perda de folículos causa menopausa em uma idade mais precoce do que o esperado. Será necessário efetuar um acompanhamento prolongado de mulheres submetidas a EAU para responder a essa importante questão.

Fertilidade e gravidez após embolização da artéria uterina

Tendo em vista a possibilidade de diminuição da função ovariana e o potencial de complicações mais graves da gravidez, as mulheres que desejam conceber não devem ser tratadas com EAU.[178] Apesar de o risco parecer ser baixo em mulheres com menos de 40 anos de idade, a insuficiência ovariana prematura seria devastadora nessa situação. A fertilidade potencial após EAU é incerta. Em um ensaio clínico prospectivo de mulheres com miomas intramurais com mais de 4 cm, selecionadas de modo aleatório para EAU ou miomectomia, foram relatados maior número de gestações e menos abortos espontâneos após a cirurgia, em comparação com a EAU.[176] Os resultados obstétricos e perinatais foram semelhantes.

Duzentas e vinte e sete gestações completas após a realização de EAU foram comparadas com gestações em mulheres não tratadas com idade e localização dos miomas equivalentes (controles).[179] As taxas de aborto (35% vs. 17%) e as taxas de hemorragia pós-parto (14% vs. 3%) foram mais altas nas gestações de mulheres submetidas à EAU, em comparação com controles. As taxas de parto pré-termo, de restrição do crescimento intrauterino (RCIU) e apresentação distócica foram semelhantes nas gestações de mulheres submetidas à EAU e controles com miomas. Em um estudo randomizado de pequeno porte, os desfechos de fertilidade relacionados com a EAU foram comparados com os da miomectomia laparoscópica.[176] Vinte e seis pacientes após EAU e 40 após miomectomia tentaram conceber, com taxa de gravidez de 50% vs. 78% ($p < 0,05$) e taxa de aborto de 53% vs. 19% ($p < 0,05$) para EAU e miomectomia, respectivamente. Em uma análise do banco de dados de Cochrane, afirmou-se que a EAU pode estar associada a desfechos de fertilidade menos favoráveis do que a miomectomia, porém os dados são de pouca qualidade e devem ser considerados com extrema cautela.[166]

Outro estudo relatou 8 partos a termo e 6 pré-termo, porém 2 mulheres tiveram placenta prévia, e 1 apresentou placenta membranácea. Não foi esclarecido se essa alta incidência de anormalidades está relacionada com um efeito da EAU sobre o endométrio ou com um problema placentário inerente a mulheres com miomas uterinos. Por esse motivo, alguns autores recomendam a ultrassonografia no início da gravidez à procura de placenta acreta.[180] Foram relatados defeitos, necrose e fístulas da parede uterina após EAU, e a integridade da parede uterina durante a gravidez e a evolução do parto permanecem desconhecidas.[181]

Oclusão da artéria uterina

Outros métodos de oclusão da artéria uterina incluem a oclusão laparoscópica da artéria uterina. Cinquenta e oito pacientes foram randomizadas para EAU ou oclusão laparoscópica da artéria uterina.[182] Depois de um acompanhamento médio de 48 meses, foi constatada a ocorrência de insucessos clínicos e recorrência dos sintomas em 14 mulheres após laparoscopia (48%) e em 5 mulheres após EAU (17%). A oclusão laparoscópica exige anestesia geral, é invasiva e requer um cirurgião laparoscópico experiente.

Ultrassom folicalizado guiado por ressonância magnética (MRgHIFU)

A energia do ultrassom pode ser focalizada para gerar calor suficiente em um ponto específico, de modo a provocar desnaturação das proteínas e morte celular. A RM concomitante possibilita a localização precisa e o monitoramento da terapia por meio de avaliação da temperatura do tecido tratado.[183] As vantagens desse procedimento consistem em morbidade muito baixa e recuperação muito rápida, com retorno às atividades normais em 1 dia. O procedimento não é recomendado para mulheres que desejam manter a sua fertilidade.[183] Estudos iniciais tiveram o tratamento limitado à redução de aproximadamente 10% do volume do mioma pela

U.S. Food and Drug Administration, e, embora se tenha relatado uma redução de 15% no tamanho do mioma 6 meses após o tratamento, foi observada uma redução adicional de apenas 4% em 24 meses.[184] Estudos mais recentes com áreas maiores de tratamento relataram a obtenção de resultados melhores 6 meses depois do tratamento, com redução média de volume de 31% (± 28%).[185]

Uma revisão baseada em evidências encontrou estudos de coorte envolvendo 1.594 pacientes com acompanhamento a curto prazo (< 1 ano).[186] Foram relatadas 26 complicações importantes (1,6%). O MRgHIFU produziu reduções significativas do ponto de vista estatístico e clínico dos sintomas relacionados com miomas. Nas mulheres que não respondem ao tratamento clínico e procuram alternativas para a histerectomia no tratamento de miomas uterinos sintomáticos, o autor concluiu que o MRgHIFU fornece um tratamento seguro, eficaz e não invasivo com preservação do útero e rápida recuperação. As desvantagens do MRgHIFU incluem restrição da elegibilidade, tempo prolongado para a realização do procedimento e disponibilidade de RM.

Em um estudo comparativo não randomizado com 166 pacientes com miomas uterinos submetidas ao MRgHIFU ($n = 99$) e à miomectomia laparoscópica ($n = 67$), o grupo tratado com miomectomia laparoscópica apresentou melhora substancial dos sintomas em 52 pacientes e melhora parcial em 13.[187] No grupo de mulheres tratadas com MRgHIFU, 6 meses depois do tratamento, 62 pacientes apresentaram alívio completo dos sintomas e 36 tiveram alívio parcial. O MRgHIFU não necessita de anestesia geral, não provoca perda de sangue e possibilita uma rápida recuperação no pós-operatório. Esse estudo não forneceu descrição das características das pacientes ou dos miomas, e há probabilidade de viés de seleção tanto nas pacientes como nos médicos. A falta de evidências comparativas de alta qualidade entre o MRgHIFU e outros tratamentos já estabelecidos com preservação do útero limita a tomada de decisão entre opções de tratamento.

RESUMO DO TRATAMENTO

Quando se analisa os possíveis tratamentos, deve-se considerar a situação específica da mulher, incluindo sintomas relacionados com o mioma e seu efeito sobre a qualidade de vida, o desejo (ou não) de preservar a fertilidade e seus desejos no que concerne às opções de tratamento. Em geral, dispõe-se de várias opções de tratamento, e deve-se considerar os seguintes aspectos.

No caso de uma mulher assintomática com diagnóstico de miomas que deseja manter a fertilidade no futuro próximo, a avaliação da cavidade uterina por histerossonografia, histeroscopia ou RM fornece informações úteis sobre a presença de miomas submucosos e seu impacto potencial sobre a fertilidade. Se a cavidade não estiver deformada, não há necessidade de tratar os miomas, e a paciente pode tentar engravidar. Se a cavidade estiver deformada, pode-se considerar a miomectomia (histeroscópica ou abdominal). Um cirurgião laparoscópico experiente pode efetuar uma miomectomia laparoscópica com fechamento do miométrio em várias camadas.

No caso de uma mulher assintomática que não deseja manter a sua fertilidade no futuro, deve-se considerar a conduta expectante. Deve-se proceder a uma análise periódica dos sintomas da paciente e realizar um exame pélvico para avaliar o tamanho do útero. Na presença de miomas muito grandes, a ultrassonografia ou a tomografia computadorizada do rim podem ser consideradas para descartar a possibilidade de hidronefrose significativa.

No caso de uma mulher sintomática que deseja manter a fertilidade no futuro e cujo principal sintoma consiste em sangramento anormal, deve-se considerar a determinação dos níveis basais de hemoglobina, já que pode ocorrer adaptação à anemia. Se houver indicação, pode-se efetuar uma avaliação complementar do endométrio por meio de biopsia. A avaliação da cavidade uterina com histerossonografia, histeroscopia ou RM ajuda a determinar as opções de tratamento apropriadas.

Se a cavidade estiver deformada, deve-se considerar a miomectomia (histeroscópica ou abdominal). Um cirurgião laparoscópico experiente pode realizar uma miomectomia laparoscópica. Na presença de sintomas de dor ou compressão (sintomas expansivos) e se a cavidade uterina não estiver deformada, pode-se considerar a miomectomia (abdominal ou laparoscópica).

No caso de uma mulher sintomática que não deseja manter a fertilidade no futuro, considera-se a conduta expectante se o tratamento não for desejado nessa ocasião. É possível que uma mulher sintomática na perimenopausa prefira a conduta expectante até a menopausa quando os sintomas frequentemente diminuem. Deve-se obter o nível basal de hemoglobina, e se for constatada a presença de anemia significativa, considera-se o tratamento. Se houver sangramento menstrual irregular, a avaliação do endométrio por ultrassonografia ou por biopsia de endométrio pode ser considerada. Se o endométrio estiver normal, o SIU-*levonorgestrel* ou a ablação do endométrio constituem tratamentos adequados. Pode-se considerar a realização de miomectomia (histeroscópica, abdominal ou laparoscópica), histerectomia (vaginal, laparoscópica ou abdominal) ou EAU.

No caso de uma mulher que apresenta principalmente dor ou sintomas de compressão relacionados com o mioma (sintomas expansivos), avalia-se a possibilidade de miomectomia, histerectomia, EAU ou ultrassom focalizado guiado por ressonância magnética (limitado pelo tamanho e número de miomas).

REFERÊNCIAS BIBLIOGRÁFICAS

1. **Whiteman MK, Hillis SD, Jamieson DJ, et al.** Inpatient hysterectomy surveillance in the United States, 2000–2004. *Am J Obstet Gynecol* 2008;198(1):34.e1–e7.
2. **Myers ER, Barber MW, Couchman GM, et al.** Management of uterine fibroids. *AHRQ Evidence Reports Vol. 1, No. 34.* 2001. Available online at http://www.ncbi.nlm.nih.gov/books/NBK33649/#A48853.
3. **Leppert PC, Catherino WH, Segars JH.** A new hypothesis about the origin of uterine fibroids based on gene expression profiling with microarrays. *Am J Obstet Gynecol* 2006;195(2):415–420.
4. **Cramer SF, Patel A.** The frequency of uterine leiomyomas. *Am J Clin Pathol* 1990;94(4):435–438.
5. **Baird DD, Dunson DB, Hill MC, et al.** High cumulative incidence of uterine leiomyoma in black and white women: ultrasound evidence. *Am J Obstet Gynecol* 2003;188(1):100–107.
6. **Laganà AS, Vergara D, Favilli A, et al.** Epigenetic and genetic landscape of uterine leiomyomas: a current view over a common gynecological disease. *Arch Gynecol Obstet* 2017;296(5):855–867.
7. **Quade BJ, Wang TY, Sornberger K, et al.** Molecular pathogenesis of uterine smooth muscle tumors from transcriptional profiling. *Genes Chromosomes Cancer* 2004;40(2):97–108.
8. **Cook JD, Walker CL.** Treatment strategies for uterine leiomyoma: the role of hormonal modulation. *Semin Reprod Med* 2004;22(2):105–111.
9. **Englund K, Blanck A, Gustavsson I, et al.** Sex steroid receptors in human myometrium and fibroids: changes during the menstrual cycle and gonadotropin-releasing hormone treatment. *J Clin Endocrinol Metab* 1998;83(11):4092–4096.

10. **Nisolle M, Gillerot S, Casanas-Roux F, et al.** Immunohistochemical study of the proliferation index, oestrogen receptors and progesterone receptors A and B in leiomyomata and normal myometrium during the menstrual cycle and under gonadotrophin-releasing hormone agonist therapy. *Hum Reprod* 1999;14(11):2844–2850.
11. **Kawaguchi K, Fujii S, Konishi I, et al.** Mitotic activity in uterine leiomyomas during the menstrual cycle. *Am J Obstet Gynecol* 1989;160(3):637–641.
12. **Ishikawa H, Ishi K, Serna VA, et al.** Progesterone is essential for maintenance and growth of uterine leiomyoma. *Endocrinology* 2010; 151(6):2433–2442.
13. **Peddada SD, Laughlin SK, Miner K, et al.** Growth of uterine leiomyomata among premenopausal black and white women. *Proc Natl Acad Sci U S A* 2008;105(50):19887–19892.
14. **Marshall LM, Spiegelman D, Goldman MB, et al.** A prospective study of reproductive factors and oral contraceptive use in relation to the risk of uterine leiomyomata. *Fertil Steril* 1998;70(3): 432–439.
15. **Cramer SF, Marchetti C, Freedman J, et al.** Relationship of myoma cell size and menopausal status in small uterine leiomyomas. *Arch Pathol Lab Med* 2000;124(10):1448–1453.
16. **Vikhlyaeva EM, Khodzhaeva ZS, Fantschenko ND.** Familial predisposition to uterine leiomyomas. *Int J Gynaecol Obstet* 1995;51(2):127–131.
17. **Treloar SA, Martin NG, Dennerstein L, et al.** Pathways to hysterectomy: insights from longitudinal twin research. *Am J Obstet Gynecol* 1992;167(1):82–88.
18. **Marshall LM, Spiegelman D, Barbieri RL, et al.** Variation in the incidence of uterine leiomyoma among premenopausal women by age and race. *Obstet Gynecol* 1997;90(6):967–973.
19. **Kjerulff KH, Langenberg P, Seidman JD, et al.** Uterine leiomyomas. Racial differences in severity, symptoms and age at diagnosis. *J Reprod Med* 1996;41(7):483–490.
20. **Ross RK, Pike MC, Vessey MP, et al.** Risk factors for uterine fibroids: reduced risk associated with oral contraceptives. *Br Med J (Clin Res Ed)* 1986;293(6543):359–362.
21. **Shikora SA, Niloff JM, Bistrian BR, et al.** Relationship between obesity and uterine leiomyomata. *Nutrition* 1991;7(4):251–255.
22. **Chiaffarino F, Parazzini F, La Vecchia C, et al.** Diet and uterine myomas. *Obstet Gynecol* 1999;94(3):395–398.
23. **Baird DD, Dunson DB, Hill MC, et al.** Association of physical activity with development of uterine leiomyoma. *Am J Epidemiol* 2007;165(2):157–163.
24. **Parazzini F, Negri E, La Vecchia C, et al.** Oral contraceptive use and risk of uterine fibroids. *Obstet Gynecol* 1992;79(3):430–433.
25. **Samadi AR, Lee NC, Flanders WD, et al.** Risk factors for self-reported uterine fibroids: a case-control study. *Am J Public Health* 1996;86(6):858–862.
26. **Ratner H.** Risk factors for uterine fibroids: reduced risk associated with oral contraceptives. *Br Med J (Clin Res Ed)* 1986;293(6553):1027.
27. **Orsini G, Laricchia L, Fanelli M.** Low-dose combination oral contraceptives use in women with uterine leiomyomas. *Minerva Ginecol* 2002;54(3):253–261.
28. **Palomba S, Sena T, Morelli M, et al.** Effect of different doses of progestin on uterine leiomyomas in postmenopausal women. *Eur J Obstet Gynecol Reprod Biol* 2002;102(2):199–201.
29. **Yang CH, Lee JN, Hsu SC, et al.** Effect of hormone replacement therapy on uterine fibroids in postmenopausal women–a 3-year study. *Maturitas* 2002;43(1):35–39.
30. **Reed SD, Cushing-Haugen KL, Daling JR, et al.** Postmenopausal estrogen and progestogen therapy and the risk of uterine leiomyomas. *Menopause* 2004;11(2):214–222.
31. **Parazzini F, Negri E, La Vecchia C, et al.** Reproductive factors and risk of uterine fibroids. *Epidemiology* 1996;7(4):440–442.
32. **Lumbiganon P, Rugpao S, Phandhu-fung S, et al.** Protective effect of depot-medroxyprogesterone acetate on surgically treated uterine leiomyomas: a multicentre case-control study. *Br J Obstet Gynaecol* 1996;103(9):909–914.
33. **Baird DD, Dunson DB.** Why is parity protective for uterine fibroids? *Epidemiology* 2003;14(2):247–250.
34. **Cesen-Cummings K, Houston KD, Copland JA, et al.** Uterine leiomyomas express myometrial contractile-associated proteins involved in pregnancy-related hormone signaling. *J Soc Gynecol Investig* 2003; 10(1):11–20.
35. **Burbank F.** Childbirth and myoma treatment by uterine artery occlusion: do they share a common biology? *J Am Assoc Gynecol Laparosc* 2004;11(2):138–152.
36. **Barbieri RL, McShane PM, Ryan KJ.** Constituents of cigarette smoke inhibit human granulosa cell aromatase. *Fertil Steril* 1986;46(2):232–236.
37. **Michnovicz JJ, Hershcopf RJ, Naganuma H, et al.** Increased 2-hydroxylation of estradiol as a possible mechanism for the antiestrogenic effect of cigarette smoking. *N Engl J Med* 1986;315(21): 1305–1309.
38. **Daniel M, Martin AD, Drinkwater DT.** Cigarette smoking, steroid hormones, and bone mineral density in young women. *Calcif Tissue Int* 1992;50(4):300–305.
39. **Cramer SF, Mann L, Calianese E, et al.** Association of seedling myomas with myometrial hyperplasia. *Hum Pathol* 2009;40(2):218–225.
40. **Rowe MK, Kanouse DE, Mittman BS, et al.** Quality of life among women undergoing hysterectomies. *Obstet Gynecol* 1999;93(6):915–921.
41. **Davis BJ, Haneke KE, Miner K, et al.** The fibroid growth study: determinants of therapeutic intervention. *J Womens Health (Larchmt)* 2009;18(5):725–732.
42. **Munro MG, Lukes AS; Abnormal Uterine Bleeding and Underlying Hemostatic Disorders Consensus Group.** Abnormal uterine bleeding and underlying hemostatic disorders: report of a consensus process. *Fertil Steril* 2005;84(5):1335–1337.
43. **Puri K, Famuyide AO, Erwin PJ, et al.** Submucosal fibroids and the relation to heavy menstrual bleeding and anemia. *Am J Obstet Gynecol* 2014;210(1):38.e1–38.e7.
44. **Wegienka G, Baird DD, Hertz-Picciotto I, et al.** Self-reported heavy bleeding associated with uterine leiomyomata. *Obstet Gynecol* 2003;101(3):431–437.
45. **Lippman SA, Warner M, Samuels S, et al.** Uterine fibroids and gynecologic pain symptoms in a population-based study. *Fertil Steril* 2003;80(6):1488–1494.
46. **Murase E, Siegelman ES, Outwater EK, et al.** Uterine leiomyomas: histopathologic features, MR imaging findings, differential diagnosis, and treatment. *Radiographics* 1999;19(5):1179–1197.
47. **Gaym A, Tilahun S.** Torsion of pedunculated subserous myoma—a rare cause of acute abdomen. *Ethiop Med J* 2007;45(2):203–207.
48. **Pron G, Bennett J, Common A, et al.** The Ontario Uterine Fibroid Embolization Trial. Part 2. Uterine fibroid reduction and symptom relief after uterine artery embolization for fibroids. *Fertil Steril* 2003;79(1):120–127.
49. **Langer R, Golan A, Neuman M, et al.** The effect of large uterine fibroids on urinary bladder function and symptoms. *Am J Obstet Gynecol* 1990;163(4 Pt 1):1139–1141.
50. **Parker WH, Fu YS, Berek JS.** Uterine sarcoma in patients operated on for presumed leiomyoma and rapidly growing leiomyoma. *Obstet Gynecol* 1994;83(3):414–418.
51. **Boutselis JG, Ullery JC.** Sarcoma of the uterus. *Obstet Gynecol* 1962;20:23–35.
52. **Hosh M, Antar S, Nazzal A, et al.** Uterine sarcoma: Analysis of 13,089 cases based on surveillance, epidemiology, and end results database. *Int J Gynecol Cancer* 2016;26(6):1098–1104.
53. **Cantuaria GH, Angioli R, Frost L, et al.** Comparison of bimanual examination with ultrasound examination before hysterectomy for uterine leiomyoma. *Obstet Gynecol* 1998;92(1):109–112.
54. **Dueholm M, Lundorf E, Hansen ES, et al.** Evaluation of the uterine cavity with magnetic resonance imaging, transvaginal sonography, hysterosonographic examination, and diagnostic hysteroscopy. *Fertil Steril* 2001;76(2):350–357.
55. **Munro MG, Critchley HO, Broder MS, et al; FIGO Working Group on Menstrual Disorders.** FIGO classification system (PALM-COEIN) for causes of abnormal uterine bleeding in nongravid women of reproductive age. *Int J Gynaecol Obstet* 2011;113(1):3–13.

56. **Taran FA, Weaver AL, Gostout BS, et al.** Understanding cellular leiomyomas: a case-control study. *Am J Obstet Gynecol* 2010;203(2):109.e1–e6.
57. **Hodge JC, Pearce KE, Clayton AC, et al.** Uterine cellular leiomyomata with chromosome 1p deletions represent a distinct entity. *Am J Obstet Gynecol* 2014;210(6):572.e1–e7.
58. **Ly A, Mills AM, McKenney JK, et al.** Atypical leiomyomas of the uterus: a clinicopathologic study of 51 cases. *Am J Surg Pathol* 2013;37(5):643–649.
59. **Guntupalli SR, Ramirez PT, Anderson ML, et al.** Uterine smooth muscle tumor of uncertain malignant potential: a retrospective analysis. *Gynecol Oncol* 2009;113(3):324–326.
60. **Pritts EA, Vanness DJ, Berek JS, et al.** The prevalence of occult leiomyosarcoma at surgery for presumed uterine fibroids: a meta-analysis. *Gynecol Surg* 2015;12(3):165–177.
61. **US Department of Health and Human Services Agency for Healthcare Research and Quality.** Management of uterine fibroids. Available at: https://www.effectivehealthcare.ahrq.gov/topics/uterine-fibroids/research-2017.
62. **Dueholm M, Lundorf E, Hansen ES, et al.** Accuracy of magnetic resonance imaging and transvaginal ultrasonography in the diagnosis, mapping, and measurement of uterine myomas. *Am J Obstet Gynecol* 2002;186(3):409–415.
63. **Dueholm M, Lundorf E, Sorensen JS, et al.** Reproducibility of evaluation of the uterus by transvaginal sonography, hysterosonographic examination, hysteroscopy and magnetic resonance imaging. *Hum Reprod* 2002;17(1):195–200.
64. **Dueholm M, Lundorf E, Hansen ES, et al.** Magnetic resonance imaging and transvaginal ultrasonography for the diagnosis of adenomyosis. *Fertil Steril* 2001;76(3):588–594.
65. **Dueholm M, Lundorf E, Olesen F.** Imaging techniques for evaluation of the uterine cavity and endometrium in premenopausal patients before minimally invasive surgery. *Obstet Gynecol Surv* 2002;57(6):388–403.
66. **Goto A, Takeuchi S, Sugimura K, et al.** Usefulness of Gd-DTPA contrast-enhanced dynamic MRI and serum determination of LDH and its isozymes in the differential diagnosis of leiomyosarcoma from degenerated leiomyoma of the uterus. *Int J Gynecol Cancer* 2002;12(4):354–361.
67. **Li HM, Liu J, Qiang JW, et al.** Diffusion-weighted imaging for differentiating uterine leiomyosarcoma from degenerated leiomyoma. *J Comput Assist Tomogr* 2017;41(4):599–606.
68. **Pritts EA, Parker WH, Olive DL.** Fibroids and infertility: an updated systematic review of the evidence. *Fertil Steril* 2009;91(4):1215–1223.
69. **Rackow BW, Taylor HS.** Submucosal uterine leiomyomas have a global effect on molecular determinants of endometrial receptivity. *Fertil Steril* 2010;93(6):2027–2034.
70. **Styer AK, Jin S, Liu D, et al; National Institute of Child Health and Human Development Reproductive Medicine Network.** Association of uterine fibroids and pregnancy outcomes after ovarian stimulation-intrauterine insemination for unexplained infertility. *Fertil Steril* 2017;107(3):756–762.e3.
71. **Laughlin S, Baird D, Savitz D, et al.** Prevalence of uterine leiomyomas in the first trimester of pregnancy: an ultrasound-screening study. *Obstet Gynecol* 2009;113(3):630–635.
72. **Muram D, Gillieson M, Walters JH.** Myomas of the uterus in pregnancy: ultrasonographic follow-up. *Am J Obstet Gynecol* 1980;138(1):16–19.
73. **Rosati P, Exacoustos C, Mancuso S.** Longitudinal evaluation of uterine myoma growth during pregnancy. A sonographic study. *J Ultrasound Med* 1992;11(10):511–515.
74. **Lev-Toaff AS, Coleman BG, Arger PH, et al.** Leiomyomas in pregnancy: sonographic study. *Radiology* 1987;164(2):375–380.
75. **Katz VL, Dotters DJ, Droegemueller W.** Complications of uterine leiomyomas in pregnancy. *Obstet Gynecol* 1989;73(4):593–596.
76. **Vergani P, Ghidini A, Strobelt N, et al.** Do uterine leiomyomas influence pregnancy outcome? *Am J Perinatol* 1994;11(5):356–358.
77. **Qidwai GI, Caughey AB, Jacoby AF.** Obstetric outcomes in women with sonographically identified uterine leiomyomata. *Obstet Gynecol* 2006;107(2 Pt 1):376–382.
78. **Rice JP, Kay HH, Mahony BS.** The clinical significance of uterine leiomyomas in pregnancy. *Am J Obstet Gynecol* 1989;160(5 Pt 1):1212–1216.
79. **Chuang J, Tsai HW, Hwang JL.** Fetal compression syndrome caused by myoma in pregnancy: a case report. *Acta Obstet Gynecol Scand* 2001;80(5):472–473.
80. **Joo JG, Inovay J, Silhavy M, et al.** Successful enucleation of a necrotizing fibroid causing oligohydramnios and fetal postural deformity in the 25th week of gestation. A case report. *J Reprod Med* 2001;46(10):923–925.
81. **Graham JM Jr.** The association between limb anomalies and spatially-restricting uterine environments. *Prog Clin Biol Res* 1985;163C:99–103.
82. **Romero R, Chervenak FA, DeVore G, et al.** Fetal head deformation and congenital torticollis associated with a uterine tumor. *Am J Obstet Gynecol* 1981;141(7):839–840.
83. **Gambacorti-Passerini Z, Gimovsky AC, Locatelli A, et al.** Trial of labor after myomectomy and uterine rupture: a systematic review. *Acta Obstet Gynecol Scand* 2016;95(7):724–734.
84. **Parker W, Einarsson J, Istre O, et al.** Risk factors for uterine rupture following laparoscopic myomectomy. *J Minim Invasive Gynecol* 2010;17(5):551–554.
85. **Walker CL, Stewart EA.** Uterine fibroids: the elephant in the room. *Science* 2005;308(5728):1589–1592.
86. **Myers ER, Barber MD, Gustilo-Ashby T, et al.** Management of uterine leiomyomata: what do we really know? *Obstet Gynecol* 2002;100(1):8–17.
87. **Parker WH.** Etiology, symptomatology, and diagnosis of uterine myomas. *Fertil Steril* 2007;87(4):725–736.
88. **Carlson KJ, Miller BA, Fowler FJ Jr.** The Maine Women's Health Study: II. Outcomes of nonsurgical management of leiomyomas, abnormal bleeding, and chronic pelvic pain. *Obstet Gynecol* 1994;83(4):566–572.
89. **Ylikorkala O, Pekonen F.** Naproxen reduces idiopathic but not fibromyoma-induced menorrhagia. *Obstet Gynecol* 1986;68(1):10–12.
90. **Talaulikar VS.** Medical therapy for fibroids: An overview. *Best Pract Res Clin Obstet Gynaecol* 2018;46:48–56.
91. **Schlaff WD, Zerhouni EA, Huth JA, et al.** A placebo-controlled trial of a depot gonadotropin-releasing hormone analogue leuprolide in the treatment of uterine leiomyomata. *Obstet Gynecol* 1989;74(6):856–862.
92. **Friedman AJ, Hoffman DI, Comite F, et al.** Treatment of leiomyomata uteri with leuprolide acetate depot: a double-blind, placebo-controlled, multicenter study. The Leuprolide Study Group. *Obstet Gynecol* 1991;77(5):720–725.
93. **Letterie GS, Coddington CC, Winkel CA, et al.** Efficacy of a gonadotropin-releasing hormone agonist in the treatment of uterine leiomyomata: long-term follow-up. *Fertil Steril* 1989;51(6):951–956.
94. **Leather AT, Studd JW, Watson NR, et al.** The prevention of bone loss in young women treated with GnRH analogues with "add-back" estrogen therapy. *Obstet Gynecol* 1993;81(1):104–107.
95. **Pierce SJ, Gazvani MR, Farquharson RG.** Long-term use of gonadotropin-releasing hormone analogs and hormone replacement therapy in the management of endometriosis: a randomized trial with a 6-year follow-up. *Fertil Steril* 2000;74(5):964–968.
96. **de Aloysio D, Altieri P, Pretolani G, et al.** The combined effect of a GnRH analog in premenopause plus postmenopausal estrogen deficiency for the treatment of uterine leiomyomas in perimenopausal women. *Gynecol Obstet Invest* 1995;39(2):115–119.
97. **Flierman PA, Oberye JJ, van der Hulst VP, et al.** Rapid reduction of leiomyoma volume during treatment with the GnRH antagonist ganirelix. *BJOG* 2005;112(5):638–642.
98. **Murphy AA, Morales AJ, Kettel LM, et al.** Regression of uterine leiomyomata to the antiprogesterone RU486: dose-response effect. *Fertil Steril* 1995;64(1):187–190.
99. **Fiscella K, Eisinger SH, Meldrum S, et al.** Effect of mifepristone for symptomatic leiomyomata on quality of life and uterine size: a randomized controlled trial. *Obstet Gynecol* 2006;108(6):1381–1387.

100. **Steinauer J, Pritts EA, Jackson R, et al.** Systematic review of mifepristone for the treatment of uterine leiomyomata. *Obstet Gynecol* 2004;103(6):1331–1336.

101. **Donnez J, Donnez O, Matule D, et al.** Long-term medical management of uterine fibroids with ulipristal acetate. *Fertil Steril* 2016;105(1):165–173.

102. **Jiang W, Shen Q, Chen M, et al.** Levonorgestrel-releasing intrauterine system use in premenopausal women with symptomatic uterine leiomyoma: a systematic review. *Steroids* 2014;86:69–78.

103. **Mehl-Madrona L.** Complementary medicine treatment of uterine fibroids: a pilot study. *Altern Ther Health Med* 2002;8(2):34–36, 38–40, 42, 44–46.

104. **Sakamoto S, Yoshino H, Shirahata Y, et al.** Pharmacotherapeutic effects of kuei-chih-fu-ling-wan (keishi-bukuryo-gan) on human uterine myomas. *Am J Chin Med* 1992;20(3–4):313–317.

105. **Buttram VC Jr, Reiter RC.** Uterine leiomyomata: etiology, symptomatology, and management. *Fertil Steril* 1981;36(4):433–445.

106. **Sirjusingh A, Bassaw B, Roopnarinesingh S.** The results of abdominal myomectomy. *West Indian Med J* 1994;43(4):138–139.

107. **Vercellini P, Maddalena S, De Giorgi O, et al.** Determinants of reproductive outcome after abdominal myomectomy for infertility. *Fertil Steril* 1999;72(1):109–114.

108. **Goodwin SC, Bradley LD, Lipman JC, et al; UAE versus Myomectomy Study Group.** Uterine artery embolization versus myomectomy: a multicenter comparative study. *Fertil Steril* 2006;85(1):14–21.

109. **Reiter RC, Wagner PL, Gambone JC.** Routine hysterectomy for large asymptomatic uterine leiomyomata: a reappraisal. *Obstet Gynecol* 1992;79(4):481–484.

110. **Kim YH, Chung HH, Kang SB, et al.** Safety and usefulness of intravenous iron sucrose in the management of preoperative anemia in patients with menorrhagia: a phase IV, open-label, prospective, randomized study. *Acta Haematol* 2009;121(1):37–41.

111. **Wurnig C, Schatz K, Noske H, et al; Collaborative Study Group.** Subcutaneous low-dose epoetin beta for the avoidance of transfusion in patients scheduled for elective surgery not eligible for autologous blood donation. *Eur Surg Res* 2001;33(5–6):303–310.

112. **Stovall TG, Muneyyirci-Delale O, Summitt RL Jr, et al.** GnRH agonist and iron versus placebo and iron in the anemic patient before surgery for leiomyomas: a randomized controlled trial. Leuprolide Acetate Study Group. *Obstet Gynecol* 1995;86(1):65–71.

113. **Sawin SW, Pilevsky ND, Berlin JA, et al.** Comparability of perioperative morbidity between abdominal myomectomy and hysterectomy for women with uterine leiomyomas. *Am J Obstet Gynecol* 2000;183(6):1448–1455.

114. **Wang HY, Quan S, Zhang RL, et al.** Comparison of serum anti-Mullerian hormone levels following hysterectomy and myomectomy for benign gynaecological conditions. *Eur J Obstet Gynecol Reprod Biol* 2013;171(2):368–371.

115. **West S, Ruiz R, Parker WH.** Abdominal myomectomy in women with very large uterine size. *Fertil Steril* 2006;85(1):36–39.

116. **Iverson RE Jr, Chelmow D, Strohbehn K, et al.** Relative morbidity of abdominal hysterectomy and myomectomy for management of uterine leiomyomas. *Obstet Gynecol* 1996;88(3):415–419.

117. **Pundir J, Walawalkar R, Seshadri S, et al.** Perioperative morbidity associated with abdominal myomectomy compared with total abdominal hysterectomy for uterine fibroids. *J Obstet Gynaecol* 2013;33(7):655–662.

118. **Ehigiegba AE, Ande AB, Ojobo SI.** Myomectomy during cesarean section. *Int J Gynaecol Obstet* 2001;75(1):21–25.

119. **Roman AS, Tabsh KM.** Myomectomy at time of cesarean delivery: a retrospective cohort study. *BMC Pregnancy Childbirth* 2004;4(1):14.

120. **Kongnyuy EJ, Wiysonge CS.** Interventions to reduce haemorrhage during myomectomy for fibroids. *Cochrane Database Syst Rev* 2014;(8):CD00535.

121. **Riess ML, Ulrichs JG, Pagel PS, et al.** Severe vasospasm mimics hypotension after high-dose intrauterine vasopressin. *Anesth Analg* 2011;113(5):1103–1105.

122. **Goodnough LT, Monk TG, Brecher ME.** Autologous blood procurement in the surgical setting: lessons learned in the last 10 years. *Vox Sang* 1996;71(3):133–141.

123. **Yamada T, Ikeda A, Okamoto Y, et al.** Intraoperative blood salvage in abdominal simple total hysterectomy for uterine myoma. *Int J Gynaecol Obstet* 1997;59(3):233–236.

124. **Davies L, Brown TJ, Haynes S, et al.** Cost-effectiveness of cell salvage and alternative methods of minimising perioperative allogeneic blood transfusion: a systematic review and economic model. *Health Technol Assess* 2006;10(44):iii–iv, ix–x, 1–210.

125. **Helal AS, Abdel-Hady el-S, Refaie E, et al.** Preliminary uterine artery ligation versus pericervical mechanical tourniquet in reducing hemorrhage during abdominal myomectomy. *Int J Gynaecol Obstet* 2010;108(3):233–235.

126. **Dumousset E, Chabrot P, Rabischong B, et al.** Preoperative uterine artery embolization (PUAE) before uterine fibroid myomectomy. *Cardiovasc Intervent Radiol* 2008;31(3):514–520.

127. **Discepola F, Valenti DA, Reinhold C, et al.** Analysis of arterial blood vessels surrounding the myoma: relevance to myomectomy. *Obstet Gynecol* 2007;110(6):1301–1303.

128. **Walocha JA, Litwin JA, Miodonski AJ.** Vascular system of intramural leiomyomata revealed by corrosion casting and scanning electron microscopy. *Hum Reprod* 2003;18(5):1088–1093.

129. **Guarnaccia MM, Rein MS.** Traditional surgical approaches to uterine fibroids: abdominal myomectomy and hysterectomy. *Clin Obstet Gynecol* 2001;44(2):385–400.

130. **Diamond MP.** Reduction of adhesions after uterine myomectomy by Seprafilm membrane (HAL-F): a blinded, prospective, randomized, multicenter clinical study. Seprafilm Adhesion Study Group. *Fertil Steril* 1996;66(6):904–910.

131. **Parker WH, Rodi IA.** Patient selection for laparoscopic myomectomy. *J Am Assoc Gynecol Laparosc* 1994;2(1):23–26.

132. **Jin C, Hu Y, Chen X, et al.** Laparoscopic versus open myomectomy—a meta-analysis of randomized controlled trials. *Eur J Obstet Gynecol Reprod Biol* 2009;145(1):14–21.

133. **Malzoni M, Rotond M, Perone C, et al.** Fertility after laparoscopic myomectomy of large uterine myomas: operative technique and preliminary results. *Eur J Gynaecol Oncol* 2003;24(1):79–82.

134. **Andrei B, Crovini G, Rosi A.** Uterine myomas: pelviscopic treatment. *Clin Exp Obstet Gynecol* 1999;26(1):44–46.

135. **Koh C, Janik G.** Laparoscopic myomectomy: the current status. *Curr Opin Obstet Gynecol* 2003;15(4):295–301.

136. **Agarwala N, Liu CY.** Safe entry techniques during laparoscopy: left upper quadrant entry using the ninth intercostal space—a review of 918 procedures. *J Minim Invasive Gynecol* 2005;12(1):55–61.

137. **Pritts EA, Parker WH, Brown J, et al.** Outcome of occult uterine leiomyosarcoma after surgery for presumed uterine fibroids: a systematic review. *J Minim Invasive Gynecol* 2015;22(1):26–33.

138. **Berman JM, Guido RS, Garza Leal JG, et al; Halt Study Group.** Three-year outcome of the Halt trial: a prospective analysis of radiofrequency volumetric thermal ablation of myomas. *J Minim Invasive Gynecol* 2014;21(5):767–774.

139. **Dubuisson JB, Fauconnier A, Chapron C, et al.** Second look after laparoscopic myomectomy. *Hum Reprod* 1998;13(8):2102–2106.

140. **Farquhar C, Vandekerckhove P, Watson A, et al.** Barrier agents for preventing adhesions after surgery for subfertility. *Cochrane Database Syst Rev* 2000;2:CD000475.

141. **Tulandi T, Murray C, Guralnick M.** Adhesion formation and reproductive outcome after myomectomy and second-look laparoscopy. *Obstet Gynecol* 1993;82(2):213–215.

142. **Wamsteker K, Emanuel MH, de Kruif JH.** Transcervical hysteroscopic resection of submucous fibroids for abnormal uterine bleeding: results regarding the degree of intramural extension. *Obstet Gynecol* 1993;82(5):736–740.

143. **Vercellini P, Zaina B, Yaylayan L, et al.** Hysteroscopic myomectomy: long-term effects on menstrual pattern and fertility. *Obstet Gynecol* 1999;94(3):341–347.

144. **Emanuel MH, Wamsteker K, Hart AA, et al.** Long-term results of hysteroscopic myomectomy for abnormal uterine bleeding. *Obstet Gynecol* 1999;93(5 Pt 1):743–748.
145. **Darwish AM, Ahmad AM, Mohammad AM.** Cervical priming prior to operative hysteroscopy: a randomized comparison of laminaria versus misoprostol. *Hum Reprod* 2004;19(10):2391–2394.
146. **Murakami T, Hayasaka S, Terada Y, et al.** Predicting outcome of one-step total hysteroscopic resection of sessile submucous myoma. *J Minim Invasive Gynecol* 2008;15(1):74–77.
147. **Vitale SG, Sapia F, Rapisarda AMC, et al.** Hysteroscopic morcellation of submucous myomas: A systematic review. *Biomed Res Int* 2017;2017:6848250.
148. **Indman PD.** Hysteroscopic treatment of submucous myomas. *Clin Obstet Gynecol* 2006;49(4):811–820.
149. **AAGL Advancing Minimally Invasive Gynecology Worldwide; Munro MG, Storz K, Abbott JA, et al.** AAGL practice report: Practice guidelines for the management of hysteroscopic distending media: (Replaces hysteroscopic fluid monitoring guidelines. J Am Assoc Gynecol Laparosc. 2000;7:167-168.). *J Minim Invasive Gynecol* 2013;20(2):137–148.
150. **Murakami T, Tamura M, Ozawa Y, et al.** Safe techniques in surgery for hysteroscopic myomectomy. *J Obstet Gynaecol Res* 2005;31(3):216–223.
151. **Indman PD.** Hysteroscopic treatment of menorrhagia associated with uterine leiomyomas. *Obstet Gynecol* 1993;81(5 Pt 1):716–720.
152. **Mints M, Radestad A, Rylander E.** Follow up of hysteroscopic surgery for menorrhagia. *Acta Obstet Gynecol Scand* 1998;77(4):435–438.
153. **Glasser MH, Zimmerman JD.** The HydroThermAblator system for management of menorrhagia in women with submucous myomas: 12- to 20-month follow-up. *J Am Assoc Gynecol Laparosc* 2003;10(4):521–527.
154. **Sabbah R, Desaulniers G.** Use of the NovaSure impedance controlled endometrial ablation system in patients with intracavitary disease: 12-month follow-up results of a prospective, single-arm clinical study. *J Minim Invasive Gynecol* 2006;13(5):467–471.
155. **Malone LJ.** Myomectomy: recurrence after removal of solitary and multiple myomas. *Obstet Gynecol* 1969;34(2):200–203.
156. **Parker WH.** Uterine myomas: management. *Fertil Steril* 2007;88(2):255–271.
157. **Fedele L, Parazzini F, Luchini L, et al.** Recurrence of fibroids after myomectomy: a transvaginal ultrasonographic study. *Hum Reprod* 1995;10(7):1795–1796.
158. **Olive DL.** Review of the evidence for treatment of leiomyomata. *Environ Health Perspect* 2000;108(Suppl 5):841–843.
159. **Candiani GB, Fedele L, Parazzini F, et al.** Risk of recurrence after myomectomy. *Br J Obstet Gynaecol* 1991;98(4):385–389.
160. **Fauconnier A, Chapron C, Babaki-Fard K, et al.** Recurrence of leiomyomata after myomectomy. *Hum Reprod Update* 2000;6(6):595–602.
161. **Vavala V, Lanzone A, Monaco A, et al.** Postoperative GnRH analog treatment for the prevention of recurrences of uterine myomas after myomectomy. A pilot study. *Gynecol Obstet Invest* 1997;43(4):251–254.
162. **Dadak C, Feiks A.** [Organ-sparing surgery of leiomyomas of the uterus in young females]. *Zentralbl Gynakol* 1988;110(2):102–106.
163. **Rosenfeld DL.** Abdominal myomectomy for otherwise unexplained infertility. *Fertil Steril* 1986;46(2):328–330.
164. **Rossetti A, Sizzi O, Soranna L, et al.** Long-term results of laparoscopic myomectomy: recurrence rate in comparison with abdominal myomectomy. *Hum Reprod* 2001;16(4):770–774.
165. **Society of Obstetricians and Gynaecologists of Canada.** SOGC clinical practice guidelines. Uterine fibroid embolization (UFE). Number 150, October 2004. *Int J Gynecol Obstet* 2005;89(3):305–318.
166. **Gupta JK, Sinha A, Lumsden MA, et al.** Uterine artery embolization for symptomatic uterine fibroids. *Cochrane Database Sys Rev* 2014;12:CD005073.
167. **Harding G, Coyne KS, Thompson CL, et al.** The responsiveness of the uterine fibroid symptom and health-related quality of life questionnaire (UFS-QOL). *Health Qual Life Outcomes* 2008;6:99.
168. **Committee on Gynecologic Practice, American College of Obstetricians and Gynecologists.** ACOG committee opinion. Uterine artery embolization. *Obstet Gynecol* 2004;103(2):403–404.
169. **Spies JB, Sacks D.** Credentials for uterine artery embolization. *J Vasc Interv Radiol* 2004;15(2 Pt 1):111–113.
170. **Zupi E, Pocek M, Dauri M, et al.** Selective uterine artery embolization in the management of uterine myomas. *Fertil Steril* 2003;79(1):107–111.
171. **Pron G, Cohen M, Soucie J, et al.** The Ontario Uterine Fibroid Embolization Trial. Part 1. Baseline patient characteristics, fibroid burden, and impact on life. *Fertil Steril* 2003;79(1):112–119.
172. **Hehenkamp WJ, Volkers NA, Donderwinkel PF, et al.** Uterine artery embolization versus hysterectomy in the treatment of symptomatic uterine fibroids (EMMY trial): peri- and postprocedural results from a randomized controlled trial. *Am J Obstet Gynecol* 2005;193(5):1618–1629.
173. **Ryu RK, Chrisman HB, Omary RA, et al.** The vascular impact of uterine artery embolization: prospective sonographic assessment of ovarian arterial circulation. *J Vasc Interv Radiol* 2001;12(9):1071–1074.
174. **Hehenkamp WJ, Volkers NA, Broekmans FJ, et al.** Loss of ovarian reserve after uterine artery embolization: a randomized comparison with hysterectomy. *Hum Reprod* 2007;22(7):1996–2005.
175. **Kim CW, Shim HS, Jang H, et al.** The effects of uterine artery embolization on ovarian reserve. *Eur J Obstet Gynecol Reprod Biol* 2016;206:172–176.
176. **Mara M, Maskova J, Fucikova Z, et al.** Midterm clinical and first reproductive results of a randomized controlled trial comparing uterine fibroid embolization and myomectomy. *Cardiovasc Intervent Radiol* 2008;31(1):73–85.
177. **Tropeano G, Di Stasi C, Litwicka K, et al.** Uterine artery embolization for fibroids does not have adverse effects on ovarian reserve in regularly cycling women younger than 40 years. *Fertil Steril* 2004;81(4):1055–1061.
178. **Tulandi T, Salamah K.** Fertility and uterine artery embolization. *Obstet Gynecol* 2010;115(4):857–860.
179. **Homer H, Saridogan E.** Uterine artery embolization for fibroids is associated with an increased risk of miscarriage. *Fertil Steril* 2010;94(1):324–330.
180. **Pron G, Mocarski E, Bennett J, et al.** Pregnancy after uterine artery embolization for leiomyomata: the Ontario multicenter trial. *Obstet Gynecol* 2005;105(1):67–76.
181. **Godfrey CD, Zbella EA.** Uterine necrosis after uterine artery embolization for leiomyoma. *Obstet Gynecol* 2001;98(5 Pt 2):950–952.
182. **Hald K, Noreng HJ, Istre O, et al.** Uterine artery embolization versus laparoscopic occlusion of uterine arteries for leiomyomas: long-term results of a randomized comparative trial. *J Vasc Interv Radiol* 2009; 20(10):1303–1310.
183. **Stewart EA, Gedroyc WM, Tempany CM, et al.** Focused ultrasound treatment of uterine fibroid tumors: safety and feasibility of a noninvasive thermoablative technique. *Am J Obstet Gynecol* 2003;189(1):48–54.
184. **Stewart EA, Rabinovici J, Tempany CM, et al.** Clinical outcomes of focused ultrasound surgery for the treatment of uterine fibroids. *Fertil Steril* 2006;85(1):22–29.
185. **LeBlang SD, Hoctor K, Steinberg FL.** Leiomyoma shrinkage after MRI-guided focused ultrasound treatment: report of 80 patients. *AJR Am J Roentgenol* 2010;194(1):274–280.
186. **Pron G.** Magnetic resonance-guided high-intensity focused ultrasound (MRgHIFU) treatment of symptomatic uterine fibroids: An evidence-based analysis. *Ont Health Technol Assess Ser* 2015;15(4):1–86.
187. **Liu Y, Ran W, Shen Y, et al.** High-intensity focused ultrasound and laparoscopic myomectomy in the treatment of uterine fibroids: a comparative study. *BJOG* 2017;124 Suppl 3:36–39.

CAPÍTULO 12

Dor Pélvica e Dismenorreia

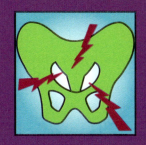

Andrea J. Rapkin, Emily Lee, Leena Nathan

PONTOS-CHAVE

1. A dor pélvica aguda é de início rápido, associada frequentemente a sinais vitais instáveis e a anormalidades evidentes ao exame físico e na avaliação laboratorial. O estabelecimento de um diagnóstico incorreto pode resultar em morbidade significativa, e até mesmo mortalidade.

2. A avaliação em tempo hábil e completa, guiada por sistemas (reprodutivo, gastrintestinal, urinário) e pela patologia, deve assegurar o diagnóstico e o tratamento eficazes de infecção, obstrução, isquemia (torção), extravasamento de substâncias irritantes (ruptura de víscera ou de cisto) ou dor relacionada com a gravidez.

3. A dor pélvica crônica (DPC) é um distúrbio multifacetado, caracterizado por alterações no processamento da sinalização aferente nos órgãos pélvicos, nos tecidos somáticos adjacentes, na medula espinal e no encéfalo. As inervações toracolombar e sacral compartilhadas das estruturas pélvicas e a suprarregulação do processamento de impulsos neurais no sistema nervoso central respondem pela multiplicidade de sintomas somáticos e psicológicos apresentados por mulheres com DPC.

4. A anamnese e o exame físico completos são importantes para o tratamento bem-sucedido da dor aguda e crônica. Os exames laboratoriais e diagnósticos auxiliares realizados para a avaliação de processos agudos que comportam risco de morte diferem daqueles utilizados para condições de dor crônica. O diagnóstico e o tratamento da DPC exigem uma conduta multidisciplinar.

DEFINIÇÕES

A *dor aguda* é intensa e caracteriza-se por início súbito, aumento abrupto e curta duração. A *dor cíclica* refere-se à dor que ocorre em associação ao período menstrual. A *dismenorreia* ou menstruação dolorosa constitui a dor cíclica mais comum e é classificada em *primária* ou *secundária*, com base na patologia associada.[1] A dor pélvica *crônica* (DPC) é definida como dor cuja duração é de mais de 3 meses, localizada na pelve e intensa o suficiente para causar incapacidade funcional ou exigir cuidados médicos.[2]

Enquanto a dor aguda está geralmente associada a respostas reflexas autônomas, como náuseas, vômito, diaforese e apreensão, essas respostas reflexas autônomas não são observadas em mulheres com DPC. A dor aguda comumente está associada a sinais de inflamação ou infecção, como febre e leucocitose, que estão ausentes nos estados de dor crônica. A fisiopatologia da dor pélvica aguda envolve mediadores da inflamação presentes em alta concentração, em consequência de infecção, isquemia ou irritação química.

Por outro lado, a etiologia da DPC frequentemente envolve alterações na modulação ou "suprarregulação" de estímulos normalmente indolores. A dor é desproporcional ao grau de dano tecidual.[3,4] A dor crônica caracteriza-se por respostas fisiológicas, afetivas e comportamentais, que diferem daquelas associadas à dor aguda.[44] Por exemplo, uma lesão inflamatória como a endometriose pode configurar um ambiente de inflamação ou estimulação neurogênica crônica, podendo resultar em alterações "plásticas" no sistema nervoso periférico e no sistema nervoso central (SNC), bem como a persistência da dor crônica.[5-8] Acredita-se que a predisposição genética, as pressões ambientais adversas e o meio hormonal aumentem a vulnerabilidade e a predisposição a distúrbios de dor crônica.[9]

DOR AGUDA

A **Tabela 12.1** apresenta o diagnóstico diferencial da dor pélvica aguda. A avaliação do caráter da dor ajuda a estabelecer o diagnóstico diferencial. **O início súbito da dor é mais consistente com perfuração ou ruptura de víscera oca ou com isquemia após torção de um pedículo vascular. A cólica ou dor em cólica intensa está comumente associada à contração muscular ou à obstrução de uma víscera oca, como o intestino, o ureter ou o útero. A dor percebida em todo o abdome sugere uma reação generalizada a um líquido irritante dentro da cavidade peritoneal, como sangue, líquido purulento ou conteúdo de cisto ovariano.**

A primeira percepção de dor visceral consiste em uma sensação vaga, profunda e mal localizada, associada a respostas reflexas autônomas. Quando se torna localizada em determinada região da parede abdominal, a dor é denominada referida – é bem localizada e mais superficial e é percebida na distribuição de nervos ou no dermátomo do segmento da medula espinal que inerva a víscera acometida. A localização da dor referida fornece informações sobre a localização do processo patológico primário. A Tabela 12.2 apresenta as inervações dos órgãos pélvicos. A parte superior da vagina, o colo do útero, o útero e os anexos compartilham as mesmas inervações viscerais com o intestino grosso, o reto, a bexiga, a parte inferior do ureter e a inferior do intestino delgado. A dor proveniente dos órgãos reprodutivos, dos sistemas geniturinário (GU) e gastrintestinal (GI) é referida nos mesmos dermátomos.[10]

Avaliação da dor pélvica aguda

Na avaliação da dor pélvica aguda, o diagnóstico precoce é fundamental, uma vez que qualquer atraso considerável aumentará a morbidade e a mortalidade. A anamnese acurada é essencial para o diagnóstico correto. É preciso obter a data e as características dos dois últimos períodos menstruais, bem como a presença de sangramento anormal ou corrimento vaginal. O histórico menstrual, sexual e contraceptivo, assim como doenças sexualmente transmissíveis e distúrbios ginecológicos prévios, é relevante. A anamnese da dor deve incluir como e quando ela começou, os sintomas relacionados com a gravidez (amenorreia, sangramento irregular, náuseas, hipersensibilidade das mamas), os sintomas do TGI (anorexia, náuseas, vômitos, constipação intestinal, obstipação, ausência de flatos, hematoquezia), os sintomas urinários (disúria, urgência, polaciúria, hesitação, hematúria), os sinais de infecção (febre, calafrios, corrimento vaginal purulento) e os sintomas atribuíveis a um hemoperitônio (tontura, síncope, distensão abdominal e dor no quadrante superior direito ou no ombro). É preciso documentar qualquer histórico clínico e cirúrgica pregressa, bem como os medicamentos em uso.

Os exames laboratoriais basais incluem no mínimo o hemograma completo, exame de urina de amostra de jato médio coletada com técnica asséptica, teste de gravidez na urina ou no sangue, rastreamento de gonorreia e clamídia e ultrassonografia pélvica transvaginal. Outros exames, como tomografia computadorizada (TC) com e sem contraste, exames bioquímicos ou tipo sanguíneo e triagem (se houver probabilidade de transfusão), podem ser realizados, dependendo dos sintomas da paciente e do diagnóstico diferencial específico.

Tabela 12.1 Diagnóstico diferencial da dor pélvica aguda.

Ginecológica

Dor aguda

1. *Complicação da gravidez*
    a. Gravidez ectópica
    b. Ameaça de aborto ou aborto incompleto
2. *Infecções agudas*
    a. Endometrite
    b. Doença inflamatória pélvica (DIP aguda) ou salpingo-ooforite
    c. Abscesso tubo-ovariano
3. *Distúrbios anexiais*
    a. Cisto ovariano funcional hemorrágico
    b. Torção de anexos
    c. Ruptura de cisto ovariano funcional, neoplásico ou inflamatório

Dor pélvica recorrente

1. *Mittelschmerz* (dor no meio do ciclo)
2. Dismenorreia primária
3. Dismenorreia secundária

Gastrintestinal

1. Gastrenterite
2. Apendicite
3. Obstrução intestinal
4. Diverticulite
5. Doença intestinal inflamatória
6. Síndrome do intestino irritável

Geniturinária

1. Cistite
2. Pielonefrite
3. Litíase uretral

Musculoesquelética

1. Hematoma da parede abdominal
2. Hérnia

Outros

1. Porfiria aguda
2. Tromboflebite pélvica
3. Aneurisma aórtico
4. Angina abdominal

Tabela 12.2 Nervos que conduzem impulsos dolorosos provenientes dos órgãos pélvicos.

Estrutura anatômica	Segmentos medulares	Nervos
Parede abdominal	T12–L1	Ílio-hipogástrico, ilioinguinal, genitofemoral
Parede inferior do abdome, parte anterior da vulva, uretra, clitóris	L1–L2	Ilioinguinal, genitofemoral
Região lombar	L1–L2	
Assoalho pélvico, ânus, peritônio e parte inferior da vagina	S2–S4; L1–L2	Pudendo, inguinal, genitofemoral, cutâneo femoral posterior
Parte superior da vagina, colo do útero, corpo do útero, terço interno das tubas uterinas, ligamento largo, parte superior da bexiga, parte terminal do íleo e parte terminal do intestino grosso	T11–L2; S2–S4	Toracolombares autônomos (simpáticos) por meio do plexo hipogástrico; sacrais autônomos (parassimpáticos) por meio do nervo pélvico
Ovários, dois terços internos das tubas uterinas e parte superior do ureter	T9–T10	Torácicos autônomos (simpáticos) por meio do plexo renal e aórtico e gânglios celíacos e mesentéricos, plexos aórtico e mesentérico superior

Causas de dor pélvica aguda relacionadas com o sistema reprodutivo

Gravidez ectópica

2 Deve-se efetuar um teste de gravidez em todas as mulheres com idade fértil que apresentam dor aguda.

A gravidez ectópica é definida como a implantação do feto em um local fora da cavidade uterina (ver Capítulo 32).

Sintomas

A implantação na gravidez ectópica pode ocorrer em qualquer outra parte que não seja o interior do útero, incluindo abdome, colo do útero, ovário ou cornos do útero. Quase todas as gestações ectópicas (98%) são encontradas na tuba uterina, o que será discutido nesta seção.[11]

A implantação do feto na tuba uterina provoca dor com dilatação aguda da tuba. Se houver ruptura tubária, a dor abdominal localizada tende a ser temporariamente aliviada e substituída por dor pélvica e abdominal generalizada e também tontura, com desenvolvimento de hemoperitônio. A tríade clássica de sintomas é constituída por um período de amenorreia, seguido de sangramento irregular e início agudo da dor. Uma massa na escavação retouterina (fundo de saco) pode produzir necessidade urgente de defecar. Com frequência, ocorre dor referida no ombro direito se o sangue intra-abdominal acumulado atravessar o sulco paracólico direito e irritar o diafragma (inervação de C3 a C5).

Sinais

Os sinais vitais frequentemente revelam alterações ortostáticas no caso de ruptura de gravidez ectópica. O diagnóstico de hipotensão ortostática é estabelecido pela obtenção do pulso e da pressão arterial da paciente em decúbito dorsal, depois de estar na posição sentada durante 3 minutos e, por fim, após permanecer em pé durante 3 minutos. Se a pressão arterial sistólica diminuir 20 mmHg ou se a pressão arterial diastólica diminuir 10 mmHg ao passar da posição de decúbito dorsal para a posição ortostática, a hipotensão ortostática está confirmada. Apesar de a frequência de pulso não ser especificamente incluída na definição de hipotensão ortostática, é fácil de obter, e a observação de uma elevação pode sugerir hipotensão ortostática. Em geral, não há aumento da temperatura na gravidez ectópica.

O exame abdominal é digno de nota pela hipersensibilidade e defesa abdominal em um ou em ambos os quadrantes inferiores. Com o desenvolvimento de hemoperitônio, a distensão abdominal generalizada e a hipersensibilidade de rebote são proeminentes, e há diminuição dos ruídos hidroaéreos. Normalmente, o exame pélvico revela hipersensibilidade leve à mobilização do colo do útero. Ocorre hipersensibilidade dos anexos, que habitualmente é mais pronunciada no lado da gravidez ectópica, e apalpa-se uma massa. O teste de gravidez positivo e a ultrassonografia transvaginal são comumente confirmatórios. Os achados na ultrassonografia podem incluir massa anexial, pseudosaco no endométrio e saco extrauterino na tuba uterina com visualização do saco vitelino. Se a paciente tiver sangramento intra-abdominal, líquido peritoneal livre pode ser visto na ultrassonografia. A conduta diagnóstica e o tratamento clínico e cirúrgico da gravidez ectópica são discutidos no Capítulo 32.[12,13]

Extravasamento ou ruptura de cisto ovariano

Os cistos funcionais (p. ex., foliculares ou do corpo-lúteo) constituem os cistos ovarianos mais comuns e têm mais tendência a sofrer ruptura do que as neoplasias benignas ou malignas. A dor associada à ruptura do folículo ovariano no momento da ovulação é denominada *Mittelschmerz*. A pequena quantidade de sangue que extravasa dentro da cavidade peritoneal e a concentração elevada de prostaglandinas no líquido folicular contribuem para essa dor pélvica no meio do ciclo. A dor é usualmente leve a moderada e autolimitada, e, na presença de um sistema de coagulação intacto, é improvável a ocorrência de hemoperitônio.

Os ciclos menstruais normais produzem folículos que amadurecem para liberar um óvulo, que se transforma no corpo-lúteo que sofre involução. Quando não há ruptura do folículo para liberar o óvulo, ele pode se transformar em cisto folicular e continuar crescendo. De modo semelhante, o corpo-lúteo às vezes não sofre involução e continua crescendo depois da ovulação. Ambos podem se tornar cistos hemorrágicos. Os cistos ovarianos rotos não complicados, que são estáveis do ponto de vista hemodinâmico, podem ser tratados por meio de observação rigorosa, hospitalização ou novo exame de imagem.

2 Um cisto hemorrágico pode se tornar sintomático e causar agravamento dos sinais vitais, o que exige cirurgia. A cápsula ovariana em rápida expansão – ou, em caso de ruptura, o sangue presente na cavidade peritoneal – é o responsável pela dor aguda. A ruptura desse cisto pode produzir uma pequena quantidade de sangramento intraperitoneal ou hemorragia franca, com consequente perda significativa de sangue e hemoperitônio. Nas neoplasias ovarianas císticas ou nas massas ovarianas inflamatórias, como os endometriomas ou abscessos, há a possibilidade de extravasamento ou ruptura. Não é raro encontrar um cisto dermoide ou um endometrioma que ainda não foram submetidos a retirada cirúrgica. **A exploração cirúrgica é indicada se a ruptura causar hemoperitônio significativo (corpo-lúteo) ou peritonite química (endometrioma ou cisto dermoide), pois podem comprometer a fertilidade no futuro, ou abdome agudo (abscesso), que comporta risco de morte.**

Sintomas

Um cisto ovariano que não sofre torção, aumenta rapidamente, torna-se infectado ou sofre extravasamento normalmente não provoca dor aguda. **O cisto do corpo-lúteo é o cisto mais comum que sofre ruptura e leva ao desenvolvimento de hemoperitônio. Os sintomas de ruptura de cisto do corpo-lúteo assemelham-se aos da ruptura de gravidez ectópica.** A paciente encontra-se na fase lútea ou com atraso da menstruação em consequência da atividade persistente do corpo-lúteo. A dor é de início súbito e está associada à dor pélvica crescente que evolui para a dor abdominal generalizada, tontura ou síncope, com desenvolvimento de hemoperitônio significativo.

A ruptura de um endometrioma ou de um teratoma cístico benigno (cisto dermoide) produz sintomas semelhantes; entretanto, não há tontura nem sinais de hipovolemia porque a perda de sangue é mínima.

Sinais

A hipotensão ortostática decorrente de hipovolemia só ocorre quando há depleção do volume intravascular, como no hemoperitônio. A febre é rara. **O sinal mais importante consiste em** hipersensibilidade abdominal significativa, frequentemente associada à hipersensibilidade de rebote localizada ou generalizada no quadrante inferior devido à irritação peritoneal. Pode haver distensão moderada do abdome com diminuição dos ruídos hidroaéreos. Ao exame pélvico, frequentemente apalpa-se uma massa se o cisto sofrer extravasamento com ruptura incompleta.

Diagnóstico

O diagnóstico e o tipo de cisto roto são determinados por exames de sangue e ultrassonografia transvaginal. É preciso solicitar um teste de gravidez, hemograma completo e, se houver hipotensão ortostática, tipagem sanguínea e fator Rh. A leucocitose é incomum. O hematócrito está diminuído na presença de sangramento ativo. Se não houver hipotensão ortostática e o hematócrito estiver relativamente normal, é improvável a ocorrência de hemoperitônio clinicamente significativo. Historicamente, a culdocentese era usada para respaldar os achados pela aspiração de líquido transparente, sanguinolento ou purulento para ajudar a estabelecer o diagnóstico. Foi substituída, em grande parte, por avanços no exame de imagem pélvica, aspiração guiada por imagem ou laparoscopia diagnóstica.

A interpretação correta das imagens da ultrassonografia transvaginal pode ajudar a caracterizar uma estrutura cística na pelve, como cisto dermoide, endometrioma, corpo-lúteo ou abscesso pélvico, além de estimar a quantidade de líquido intraperitoneal.

Tratamento

A presença de hipotensão ortostática, de anemia significativa ou de grande quantidade de líquido peritoneal livre na ultrassonografia sugere hemoperitônio significativo, e em geral exige tratamento cirúrgico por laparoscopia ou laparotomia. As pacientes que não apresentam hipotensão ortostática nem febre, que não estão grávidas nem anêmicas e que só apresentam uma pequena quantidade de líquido no fundo de saco frequentemente podem ser observadas no hospital, ser submetidas à intervenção cirúrgica ou receberem alta do serviço de emergência após observação.

Torção dos anexos

2 **A torção do pedículo vascular de um ovário, de um ovário com cisto, da tuba uterina, de um cisto paratubário ou, raramente, de mioma uterino pediculado provoca isquemia das estruturas distais ao pedículo torcido e início agudo de dor.** O teratoma cístico benigno constitui a neoplasia mais comum que sofre torção. Devido à presença de aderências, o carcinoma ovariano e as massas inflamatórias, como endometriomas ou abscessos, raramente sofrem torção. A torção é incomum na tuba uterina e ovário normais, embora um ovário policístico possa sofrer torção. O diagnóstico de torção dos anexos representa um desafio, e o médico deve basear-se na anamnese, no exame clínico e em outros exames, como ultrassonografia pélvica.[14] Não há critérios específicos quanto ao tamanho para a torção ovariana, todavia em um estudo foi constatado que 83% das torções ocorreram em ovários com 5 cm ou mais.[15] Na população pediátrica, o médico deve estar atento para a possível ocorrência de torção sem nenhuma lesão ou massa ovariana.

Sintomas

A dor causada pela torção é habitualmente intensa ou constante, e se a torção for parcial e intermitente, pode diminuir e aumentar de intensidade. O início da torção e a dor abdominal subsequente coincidem, geralmente, com determinadas atividades, como levantamento de peso, exercício físico ou relação sexual. É comum observar-se respostas reflexas autonômicas (p. ex., náuseas, vômitos, taquicardia e apreensão).

Sinais

A necrose tecidual pode ser acompanhada por elevação discreta da temperatura, taquicardia e leucocitose. O teste de gravidez é negativo a não ser que haja gravidez coexistente. Deve-se suspeitar do diagnóstico em qualquer mulher com dor aguda e massa anexial unilateral.

Ao exame, observa-se hipersensibilidade direta e de rebote localizada no(s) quadrante(s) inferior(es). Outro sinal importante é a presença de grande massa pélvica ao exame bimanual.

Diagnóstico

O processo de torção provoca oclusão da drenagem linfática e venosa dos anexos acometidos, e por isso a víscera torcida aumenta rapidamente de tamanho e pode ser palpada com facilidade ao exame ou visualizada pela ultrassonografia. A presença de fluxo sanguíneo para o ovário no ultrassom com Doppler não descarta de modo definitivo a possibilidade de torção. Em uma metanálise, a TC demonstrou ter baixa sensibilidade e não é recomendada para investigação de suspeita de torção ovariana.[16] Entretanto, em outro estudo de caso-controle, a TC não mostrou ser significativamente diferente da ultrassonografia na identificação de torção ovariana.[17]

O índice composto de torção ovariana (OT-CI) é um sistema de pontuação que combina os achados clínicos e radiológicos para uma previsão acurada de torção ovariana. Pontuações iguais ou superiores a 3 tiveram uma sensibilidade de 100% e especificidade de 65,3%, e nesses casos considerou-se intervenção cirúrgica.[18]

O diagnóstico de torção ovariana representa um desafio, porque os sintomas clínicos não apresentam boa sensibilidade nem especificidade, e não há critérios definitivos no exame de imagem. O diagnóstico cirúrgico (laparoscopia ou laparotomia) continua sendo o método diagnóstico e terapêutico de escolha se houver suspeita de torção ovariana.

Tratamento

A torção dos anexos precisa ser tratada com cirurgia, e a torção dos anexos pode ser desfeita e procede-se a uma cistectomia se apropriado. Mesmo quando parece ter ocorrido necrose, há evidências de que o ovário permanece funcional, e a preservação dos anexos mantém a sua função hormonal e reprodutiva. O tratamento pode ser realizado por meio de laparoscopia ou laparotomia, dependendo do tamanho da massa.

Salpingo-ooforite aguda e inflamação pélvica

O diagnóstico e o tratamento da salpingo-ooforite aguda e da doença inflamatória pélvica (DIP) são discutidos no Capítulo 15.

Sintomas

2 **Todos os casos de DIP são polimicrobianos e envolvem bactérias gram-negativas e gram-positivas aeróbicas e anaeróbicas. A DIP causada por *Neisseria gonorrhoeae* ou por clamídia manifesta-se pelo início agudo de dor pélvica, cuja intensidade aumenta com o movimento, febre, corrimento vaginal purulento e algumas vezes náuseas e vômito.** A DIP subclínica pode ser observada na salpingo-ooforite causada por clamídia, com sintomas mais insidiosos que podem ser confundidos com os sintomas da síndrome do intestino irritável (SII).[19]

Sinais

A elevação da temperatura e a taquicardia são típicas. O exame abdominal pode revelar distensão e diminuição dos ruídos hidroaéreos causados pelo íleo paralítico secundário. A hipersensibilidade abdominal direta e de rebote à palpação é acentuada. **Os sinais mais importantes de salpingo-ooforite aguda são hipersensibilidade à mobilização cervical e hipersensibilidade bilateral dos anexos.** A avaliação da pelve pode ser difícil devido à dor e à defesa abdominal, porém a ausência de uma massa pélvica diferencia a salpingo-ooforite aguda do abscesso tubo-ovariano (ATO) ou da torção. A dor no quadrante superior direito pode constituir um sinal distinto de peri-hepatite relacionada com a DIP que acomete a cápsula hepática e a superfície peritoneal, denominada síndrome de Fitz-Hugh-Curtis.

Diagnóstico

Em pacientes com DIP aguda, ocorrem leucocitose e aumento da velocidade de hemossedimentação (VHS), um sinal inespecífico, porém mais sensível de inflamação. O teste de gravidez é habitualmente negativo, já que a coexistência de DIP com gravidez intrauterina (GIU) é rara. Se o teste de gravidez for positivo, deve-se suspeitar da ocorrência de gravidez ectópica com infecção ou inflamação acentuada, manipulação uterina para abortamento ou aborto incompleto com infecção. A apendicite e a diverticulite podem ser confundidas com DIP, e a laparoscopia pode ser útil se o diagnóstico for incerto. As diretrizes dos Disease Control and Prevention (CDC) para o diagnóstico de DIP declaram que é preciso suspeitar de DIP e iniciar o tratamento se a paciente possui risco e apresenta sem causa aparente de hipersensibilidade uterina, com mobilização cervical e dos anexos.[20] Os achados que sustentam o diagnóstico incluem corrimento mucopurulento cervical ou vaginal, elevação da VHS ou do nível de proteína C reativa (PCR), confirmação laboratorial de gonorreia ou clamídia, temperatura corporal igual ou superior a 38,3°C ou presença de leucócitos em preparação a fresco de secreções vaginais. Em um estudo, foi constatado que um VHS >19,5 mm por 30 minutos e PCR >11,5 mg/ℓ eram preditores de abcesso tubo-ovariano, ao passo que valores inferiores eram preditores de DIP sem ATO.[21] Os critérios mais específicos para o diagnóstico incluem histopatologia de endometrite na biopsia de endométrio, evidências laparoscópicas de DIP (edema tubário, eritema e corrimento purulento) ou tubas uterinas espessas e preenchidas de líquido na ultrassonografia ou ressonância magnética (RM) da pelve.

Abscesso tubo-ovariano (ATO)

O ATO, uma complicação da salpingo-ooforite aguda, é habitualmente bilateral, embora possa ser unilateral.[20] Os sinais e sintomas assemelham-se aos da salpingite aguda. A ruptura de ATO é uma emergência cirúrgica que comporta risco de morte, uma vez que pode ocorrer rápido desenvolvimento de choque endotóxico por microrganismos gram-negativos.

Sinais

Os sinais vitais revelam febre, taquicardia e hipotensão se a paciente apresentar sepse. Com frequência, os ATOs podem ser palpados ao exame bimanual como massas fixas bilaterais e extremamente hipersensíveis. Os abscessos podem ser palpados no fundo de saco e são percebidos ao exame retovaginal. Cerca de 90% das pacientes apresentou dor abdominal ou pélvica, e de 60 a 80% teve febre e/ou leucocitose.

Diagnóstico

O exame de imagem de escolha para diagnóstico de ATO é a ultrassonografia. A TC com e sem contraste pode ser utilizada para estabelecer o diagnóstico.[22] O diagnóstico diferencial de massa unilateral inclui ATO e torção anexial, gravidez ectópica, endometrioma, extravasamento de cisto ovariano e abscesso periapendicular ou diverticular. Se os resultados do exame físico e da ultrassonografia não forem definitivos, é preciso recorrer à laparoscopia ou laparotomia.

Tratamento

Os ATOs devem ser sempre tratados com internação da paciente, embora seja possível tentar o tratamento clínico conservador com antibióticos de amplo espectro intravenosos (ver Capítulo 15).[23] Se houver febre persistente ou se a paciente não apresentar melhora clínica, efetua-se uma drenagem dos abscessos guiada por TC ou ultrassom – a drenagem percutânea guiada por TC pode ser realizada por via transabdominal ou transvaginal. A drenagem, juntamente com antibióticos intravenosos, é considerada a terapia de primeira linha.[23,24] Se a fertilidade não for desejada, o tratamento definitivo consiste em salpingo-ooforectomia bilateral (SOB) e histerectomia.

A ruptura de ATO leva rapidamente à peritonite difusa, cuja presença é indicada por taquicardia e hipersensibilidade de rebote em todos os quatro quadrantes do abdome. Na presença de choque endotóxico, ocorrem hipotensão e oligúria, e o resultado pode ser fatal. A laparotomia exploradora com ressecção do tecido infectado é obrigatória (ver Capítulo 15).

De acordo com o CDC, após a instituição do tratamento, em 3 dias as mulheres devem apresentar melhora clínica da dor pélvica e dos sinais vitais. Se não houver melhora, devem-se efetuar outros exames complementares, como laparoscopia diagnóstica e outros exames de imagem para avaliar novos diagnósticos. As mulheres com diagnóstico de clamídia ou gonorreia devem efetuar outro teste 3 meses após o tratamento, e o seu parceiro também deve ser tratado.[20]

Leiomiomas uterinos

Os leiomiomas (miomas) são tumores do músculo liso uterino, e são detalhados no Capítulo 11. **Pode haver desconforto quando os miomas encontram-se no ligamento largo ou comprimem a bexiga, o reto ou os ligamentos adjacentes do útero.** Em geral, é descrito como pressão ou dor acíclica e com menor frequência, como polaciúria, dismenorreia, dispareunia ou constipação intestinal.[25] **Não existe associação entre o grau de dor e o volume ou número de miomas.**[26] Em uma análise retrospectiva de pacientes com miomas sintomáticos, foi estabelecido o diagnóstico de endometriose comprovada por histopalogia.[27]

A dor pélvica aguda causada por leiomiomas uterinos é rara, mas pode ocorrer se o mioma sofrer degeneração ou torção.[27] Foram documentados casos raros de ruptura uterina que exigem tratamento imediato.[28] Ocorre degeneração dos miomas secundária à perda do suprimento sanguíneo, habitualmente atribuível ao rápido crescimento associado à gravidez. **Na mulher não grávida, a degeneração de leiomioma uterino é frequentemente um diagnóstico incorreto, uma vez que pode ser confundido com salpingo-ooforite subaguda.** Um leiomioma subseroso pediculado pode sofrer torção com necrose isquêmica e estar associado a dor semelhante à de torção anexial. Quando um leiomioma submucoso torna-se pediculado na cavidade endometrial, ocorrem contrações fortes do útero como para expelir um corpo estranho, e a dor resultante assemelha-se àquela do trabalho de parto. A dor em cólica está comumente associada a hemorragia vaginal.

Sinais

É comum os sinais vitais estarem normais, porém pode haver febre baixa e taquicardia leve na presença de degeneração. O exame abdominal ou bimanual e a ultrassonografia revelam uma ou mais massas sólidas irregulares que se originam no útero. Se houver degeneração, a inflamação pode causar hipersensibilidade abdominal em resposta à palpação e hipersensibilidade de rebote localizada leve.

Diagnóstico e tratamento

Em caso de degeneração ocorre pode haver ocorrência de leucocitose. **A ultrassonografia consegue diferenciar uma massa anexial de etiologia uterina de uma massa extrínseca.** Se ainda houver incerteza quanto ao diagnóstico, a RM pélvica é mais acurada.[29] O mioma pode ser excisado por laparoscopia, entretanto a cirurgia não é obrigatória. O leiomioma submucoso com dor e hemorragia deve ser excisado por via transcervical por histeroscopia.

Dor aguda relacionada com endometriose

Em mulheres com endometriose, as glândulas e o estroma endometriais implantam-se fora da cavidade uterina, mais comumente no fundo de saco, nos ovários ou no peritônio visceral e parietal pélvico. Cada ciclo menstrual pode resultar potencialmente em maior proliferação, causando inflamação, formação de tecido cicatricial, fibrose e aparecimento de aderências. Com frequência, as mulheres com endometriose apresentam dismenorreia, dispareunia, disquezia, sangramento irregular ou infertilidade. A dor aguda atribuível à endometriose é, em geral, pré-menstrual e menstrual. Se ocorrer dor generalizada aguda não menstrual, deve-se considerar a possibilidade de ruptura de endometrioma (cisto endometrial de cor chocolate no ovário). O tratamento da endometriose é discutido na seção sobre dismenorreia e DPC (ver também Capítulo 13).

Diagnóstico

Com frequência, o abdome apresenta hipersensibilidade à palpação em um ou ambos os quadrantes inferiores. Pode-se observar a presença de distensão significativa ou hipersensibilidade de rebote se houver ruptura de endometrioma. **Os exames bimanual e retovaginal podem revelar útero fixo retrovertido com nódulos hipersensíveis na região uterossacral ou espessamento do fundo de saco.** Quando presente, uma massa anexial está habitualmente fixada ao ligamento largo e ao fundo de saco. **O diagnóstico clínico de endometriose é correto em cerca de 50% dos casos. O diagnóstico definitivo é estabelecido por laparoscopia ou laparotomia.** No caso de sintomas de dor crônica com exacerbação aguda, deve-se suspeitar de extravasamento do endometrioma. Se for observada uma massa característica na ultrassonografia, a laparoscopia é indicada.

Causas de dor pélvica aguda associadas ao trato gastrintestinal

Apendicite

A apendicite constitui nas mulheres a causa intestinal mais comum de dor pélvica aguda. Nos EUA, a incidência cumulativa é de 7%, e a apendicite constitui a causa mais comum de cirurgia abdominal de emergência.[30] Os sinais e sintomas podem assemelhar-se aos da DIP, contudo a náuseas e os vômitos frequentemente são mais proeminentes na apendicite.

Sintomas

Normalmente, o primeiro sintoma de apendicite consiste em dor abdominal difusa, dor periumbilical seguida de inapetência, náuseas e vômito. Dentro de poucas horas a dor migra, geralmente, para o quadrante inferior direito. Em seguida, podem ocorrer febre, calafrios, vômito e constipação intestinal (sem eliminação de flatos ou fezes pelo reto). Entretanto, esse padrão clássico de sintomas frequentemente está ausente. Pode ocorrer dor abdominal atípica quando o apêndice é retrocecal ou quando está totalmente dentro da pelve verdadeira (o que ocorre em 15% da população). Nessa situação, há possibilidade de ocorrer tenesmo e dor suprapúbica difusa.

Sinais

Há ocorrência de febre baixa, mas a temperatura pode ser normal. A febre alta é normalmente observada em caso de perfuração do apêndice. **Normalmente, a palpação do quadrante inferior direito provoca hipersensibilidade local (ponto de McBurney). A presença de defesa muscular generalizada intensa, a rigidez abdominal, a hipersensibilidade de rebote, a observação de massa no lado direito, a hipersensibilidade ao exame retal, o sinal do psoas positivo (dor à flexão forçada ou à extensão passiva do quadril) e os sinais do obturador (dor à rotação interna passiva da coxa fletida) indicam apendicite.** O exame pélvico às vezes não revela hipersensibilidade à mobilização cervical ou bilateral dos anexos, mas pode-se observar uma hipersensibilidade unilateral do anexo no lado direito.

Diagnóstico

Muitas pacientes com apendicite aguda apresentam contagem normal dos leucócitos; entretanto, comumente se observa um desvio para a esquerda, e a avaliação do volume plaquetário médio é feita no diagnóstico; observou-se, inclusive, uma redução do VPM em pacientes com apendicite aguda.[31] **A ultrassonografia dos órgãos pélvicos é normal, enquanto o apêndice pode ter aspecto anormal ao ultrassom ou TC com contraste. A TC com contraste oral com enchimento normal do apêndice exclui a possibilidade de apendicite.** A laparoscopia diagnóstica ajuda a descartar outras causas de patologia pélvica, mas pode ser difícil visualizar o apêndice para excluir a possibilidade de inflamação precoce, de modo que a apendicectomia pode estar indicada se o diagnóstico for incerto.

Tratamento

O tratamento inicial consiste na administração intravenosa de líquidos, restrição estrita de qualquer ingestão oral e administração pré-operatória de antibióticos, seguidos de laparoscopia ou laparotomia. **A cirurgia com taxa de resultados falso-positivos de 15% é considerada aceitável e preferível a uma observação prolongada com risco de ruptura e peritonite. A ruptura do apêndice é uma situação que comporta risco de morte e pode ter profundas consequências para a fertilidade de mulheres em idade reprodutiva. Com o advento do diagnóstico por imagem, as taxas de apendicectomia negativas são inferiores a 10%.**[32]

Diverticulite aguda

❷ A diverticulite aguda é um distúrbio caracterizado por inflamação de um divertículo ou evaginação da parede do cólon, acometendo normalmente o cólon sigmoide. A diverticulite afeta mais mulheres na pós-menopausa, contudo, pode ocorrer em mulheres com 30 e 40 anos.

Sintomas

A dor intensa no quadrante inferior esquerdo da diverticulite pode ocorrer após um longo histórico de sintomas de intestino irritável (distensão, constipação intestinal e diarreia), embora a diverticulose seja habitualmente assintomática. A diverticulite tem menos tendência a resultar em perfuração e peritonite do que a apendicite. Em geral, verifica-se a presença de febre, calafrios e constipação intestinal, porém não é comum haver anorexia e vômitos.

Sinais

Os ruídos hidroaéreos estão hipoativos e acentuadamente diminuídos na peritonite relacionada com ruptura de abscesso diverticular. O exame do abdome revela distensão com hipersensibilidade do quadrante inferior esquerdo à palpação direta e hipersensibilidade de rebote localizada. Os exames abdominal e retovaginal bimanual podem revelar uma massa inflamatória pouco móvel e de consistência pastosa no quadrante inferior esquerdo. É comum haver leucocitose e febre. A pesquisa de sangue oculto nas fezes (guáiaco) pode ser positiva, em consequência da inflamação do cólon ou microperfuração. Também se observa uma instabilidade hemodinâmica com a perfuração.

Diagnóstico e tratamento

A TC com e sem contraste constitui um auxiliar importante da anamnese e do exame físico,[33] e revela edema do intestino e a possibilidade de abscesso. No entanto, o enema baritado está contraindicado. O tratamento inicial da diverticulite é clínico com administração intravenosa de líquidos, restrição estrita da ingestão oral e antibióticos de amplo espectro intravenosos. O abscesso, a obstrução, a fístula ou perfuração diverticulares exigem intervenção cirúrgica geral.

Obstrução intestinal

As causas mais comuns de obstrução intestinal em mulheres consistem em aderências pós-cirúrgicas, hérnia, doença inflamatória intestinal ou carcinoma do intestino ou do ovário.

Sintomas

❷ A obstrução intestinal inicia com dor abdominal em cólica, seguida de distensão abdominal, vômito, constipação intestinal e obstipação. A obstrução mais alta e mais aguda resulta em vômito precoce, e a obstrução do cólon manifesta-se com maior grau de distensão abdominal e obstipação. A princípio, o vômito consiste em conteúdo gástrico, seguido de bile e, por fim, material de odor fecal dependendo do nível de obstrução.

Sinais

A febre é frequente nos estágios avançados. No início da obstrução mecânica, os ruídos hidroaéreos são agudos e máximos durante um episódio de dor em cólica. Com a progressão da obstrução, os ruídos intestinais diminuem e, quando ausentes, sugerem isquemia intestinal. Frequentemente ocorre distensão abdominal pronunciada.

Diagnóstico e tratamento

A radiografia de abdome em posição ortostática revela um padrão gasoso característico, alças intestinais distendidas e níveis hidroaéreos; o exame determina se a obstrução é parcial ou completa (não se observa nenhum gás no cólon). A TC auxilia no dianóstico, e em pacientes com isquemia intestinal ocorre elevação da contagem de leucócitos. **A obstrução completa exige tratamento cirúrgico, enquanto a obstrução parcial frequentemente pode ser tratada com líquidos intravenosos, repouso intestinal e uso seletivo de aspiração nasogástrica.** Um meio de contraste hidrossolúvel, como Gastrografin, mostrou ser terapêutico e, nos estudos realizados, melhorou a função intestinal, diminuiu o tempo de hospitalização e reduziu a taxa de cirurgia.[34] A causa da obstrução deve ser determinada e tratada quando possível, e a neoplasia maligna subjacente do trato GI ou dos órgãos genitais pode estar presente.

Causas de dor pélvica aguda associada ao trato urinário

A cólica ureteral em consequência de litíase ureteral é causada por um aumento súbito da pressão intraluminal e inflamação associada. As infecções do trato urinário (ITU) que produzem dor aguda incluem cistite e pielonefrite. Os microrganismos mais comuns que causam ITU incluem *Escherichia coli*, seguida de *Proteus*, *Klebsiella* e *Pseudomonas*.[35]

Sintomas e sinais

❷ A dor da litíase é habitualmente intensa e em cólica; pode irradiar-se do ângulo costovertebral (ACV) para a região inguinal. Com frequência, observa-se a presença de hematúria, e a ITU inclui infecção vesical ou renal. A cistite está associada a dor suprapúbica vaga, polaciúria, urgência, disúria e, em certas ocasiões, hematúria. A pielonefrite está associada a dor no flanco e no ACV, e em algumas vezes se observa a presença de dor abdominal baixa com irradiação lateral. A uretrite causada por infecção por clamídia ou gonorreia pode apresentar sintomas semelhantes aos da ITU. Essas infecções precisam ser descartadas se as queixas são pertinentes.

Diagnóstico

O diagnóstico de litíase pode ser estabelecido por exame de urina, que revela a presença de hemácias, e pela demonstração do cálculo por ultrassonografia abdominal, uroTC ou pielografia intravenosa (os cálculos de ácido úrico podem não ser detectados por TC). Ocorre dor à compressão do ACV no caso de litíase ou pielonefrite. Não há sinais peritoneais. A cistite pode ser acompanhada por hipersensibilidade suprapúbica.

O diagnóstico de ITU se baseia no exame de urina de rotina para revelar a presença de bactérias e leucócitos com ou sem esterase leucocitária e nitritos na ausência de células epiteliais escamosas significativas. Os achados podem ser confirmados subsequentemente por cultura. Os limiares para o número de leucócitos e células escamosas vaginais variam de acordo com o laboratório. Um número elevado de células escamosas na amostra de urina sugere contaminação da amostra por secreções vaginais e pode levar a resultados falso-positivos do exame de urina e da cultura.

Tratamento

O tratamento clínico expectante consiste em hidratação oral ou intravenosa (se a paciente for incapaz de tolerar a ingestão oral), antibióticos para ITU e controle da dor. O tratamento cirúrgico, como litotripsia ou cirurgia a céu aberto, é uma opção para a litíase renal e uretral. O tratamento das mulheres não grávidas (e grávidas sem febre e com contagem normal de leucócitos) com pielonefrite e de todas as mulheres com cistite pode ser ambulatorial. **As mulheres não grávidas com pielonefrite podem ser tratadas com uma** *fluoroquinolona* **ou** *sulfametoxazol/trimetoprima* **durante 14 dias** (algumas fontes recomendam uma dose intravenosa de uma cefalosporina de terceira geração antes de dar alta a pacientes tratadas com antibióticos orais) (ver Capítulo 15).[36] É preciso ter cautela com o uso do *sulfametoxazol/trimetoprima* em virtude de resistência crescente. **É importante realizar as culturas de urina e tratar de acordo com os resultados.** A paciente deve ser hospitalizada e tratada com antibióticos intravenosos se não for observada nenhuma melhora, e se houver preocupação quanto à adesão ao tratamento, incapacidade de tolerar os medicamentos e líquidos orais ou se existir a possibilidade de imunocomprometimento relacionado com AIDS, uso/abuso de substâncias intravenosas, diabetes melito, gravidez ou uso crônico de esteroides.

Deve-se excluir a possibilidade de tuberculose como causa de pielonefrite se for constatada a presença de piúria estéril característica e se a condição da paciente não melhorar com o uso de antibióticos.

Dor pélvica aguda: resumo

Em todas as mulheres em idade fértil com dor pélvica aguda, deve-se obter um hemograma completo com contagem diferencial, VHS, exame de urina e teste de gravidez qualitativo sensível na urina ou no soro. Se o diagnóstico não for estabelecido com rapidez, um processo agudo frequentemente pode resultar em morbidade ou mortalidade significativa. Em pacientes com DPC e que sofrem exacerbação aguda, é importante excluir a possibilidade de um processo agudo superposto. Os sintomas de febre, calafrios, sudorese, sangramento vaginal anormal, tontura, síncope, vômito, diarreia significativa, obstipação, disúria, hematúria, hematoquezia e sinais de febre, taquicardia, hipotensão ortostática, distensão abdominal, ruídos intestinais anormais, ascite, peritonite ou gravidez anormal são todos indicativos de processo agudo.

Os exames laboratoriais para a avaliação de dor pélvica aguda incluem hemograma completo, VHS, exame de urina do jato médio coletada com técnica asséptica, teste de amplificação de ácido nucleico (NAAT) para gonococos e clamídias do colo do útero ou da urina e teste de gravidez na urina ou no soro. A velocidade de hemossedimentação é inespecífica, porém constitui com frequência o único achado laboratorial anormal em mulheres com DIP subaguda.

Se o teste de gravidez for positivo, deve-se solicitar a determinação quantitativa da gonadotrofina coriônica humana β (βhCG). Outros exames recomendados incluem ultrassonografia pélvica transvaginal, e a TC com e sem contraste, as radiografias de abdome ou os exames do sistema gastrintestinal alto ou baixo ajudam a excluir a possibilidade de patologia gastrintestinal quando há predomínio de sintomas gastrintestinais. A TC é útil para a avaliação de massas ou abscessos retroperitoneais relacionados com o trato gastrintestinal. A RM pélvica pode ser diagnóstica quando a ultrassonografia não consegue determinar se uma massa é uterina ou anexial.

Já a laparoscopia diagnóstica é reservada para estabelecer o diagnóstico de pacientes com abdome agudo de causa incerta, e para elucidar a natureza de uma massa anexial ou para identificar se uma gravidez é intra ou extrauterina (quando os resultados da ultrassonografia e o nível de βhCG são equívocos). A visualização da pelve pode ser dificultada quando há uma grande massa pélvica (> 12 cm) e está relativamente contraindicada para pacientes com peritonite, íleo paralítico grave ou obstrução intestinal. Nessas situações, é preferível a laparotomia. A maioria das pacientes com dor pélvica e ultrassonografia pélvica normal apresenta melhora ou resolução dos sintomas com tratamento conservador, não havendo necessidade de intervenção cirúrgica.[37]

DOR CÍCLICA: DISMENORREIA PRIMÁRIA E SECUNDÁRIA

A dismenorreia é um distúrbio ginecológico comum que afeta até 60% das mulheres que menstruam.[38] **A dismenorreia primária refere-se à dor menstrual sem patologia pélvica, enquanto a dismenorreia secundária é definida como uma menstruação dolorosa associada à patologia subjacente.** Em geral, a dismenorreia primária surge dentro de 1 a 2 anos após a menarca, quando os ciclos ovulatórios estão estabelecidos. O distúrbio afeta mulheres mais jovens, mas pode persistir em mulheres com mais de 40 anos. Em geral, a dismenorreia secundária desenvolve-se anos após a menarca e pode ocorrer com ciclos anovulatórios. A Tabela 12.3 apresenta o diagnóstico diferencial da dismenorreia secundária.

Dismenorreia primária

A etiologia da dismenorreia primária inclui excesso ou desequilíbrio da quantidade de prostanoides secretados pelo endométrio durante a menstruação. Os prostanoides resultam em aumento das contrações uterinas com padrão arrítmico, aumento do tônus basal e da pressão ativa. A hipercontratilidade uterina, a diminuição do fluxo sanguíneo uterino e o aumento da hipersensibilidade dos nervos periféricos contribuem para a dor.[39] As prostaglandinas são encontradas em maiores concentrações no endométrio secretor do que no endométrio proliferativo. O declínio dos níveis de progesterona no final da fase lútea desencadeia uma ação enzimática lítica, resultando em liberação de fosfolipídio com a produção de ácido araquidônico e ativação da via da ciclo-oxigenase (COX). O aumento da síntese de prostanoides em mulheres com dismenorreia primária resulta em aumento do tônus uterino com contrações de grande amplitude, causando dismenorreia.[40] Foi formulada a teoria de que as mulheres que sofrem de dismenorreia apresentam suprarregulação da atividade da enzima COX e da atividade da prostanoide sintase. Isso levou ao uso de anti-inflamatórios não esteroides (AINEs), que atuam como inibidores da enzima COX, para o tratamento.[41]

Sintomas

Normalmente, a dor da dismenorreia primária começa algumas horas antes ou imediatamente depois do início de um período menstrual e pode durar de 48 a 72 horas. A dor assemelha-se à do trabalho de parto com cólicas suprapúbicas e pode ser acompanhada por dor lombossacral, dor que se irradia para a face anterior da coxa, náuseas, vômito, diarreia e, em casos raros,

Capítulo 12 • Dor Pélvica e Dismenorreia

Tabela 12.3 Diagnóstico diferencial da dor pélvica crônica.

Ginecológica	Geniturinária
Acíclica	Cistite recorrente ou recidivante
Aderências	Síndrome uretral
Endometriose	Cistite intersticial/síndrome de dor vesical
Salpingo-ooforite	Divertículos ou pólipos ureterais
Síndrome do ovário remanescente ou do ovário retido	Carcinoma da bexiga
Congestão pélvica	Obstrução ureteral
Neoplasia benigna ou maligna de ovário	**Neurológica**
Relaxamento pélvico	Síndrome de compressão nervosa, neuroma ou outras neuropatias
Cíclica	Pontos-gatilho
Dismenorreia primária	**Musculoesquelética**
Mittelschmerz	Dor miofascial e pontos-gatilho
Dismenorreia secundária	**Síndrome de dor lombar**
Endometriose/adenomiose	Anomalias congênitas
Anomalias uterinas ou vaginais com obstrução do fluxo menstrual	Escoliose e cifose
Sinéquias intrauterinas (síndrome de Asherman)	Espondilólise
Pólipos endometriais ou dispositivo intrauterino (DIU) não hormonal	Espondilolistese
Leiomiomas uterinos	Lesões medulares
Síndrome de congestão pélvica	Inflamação
Gastrintestinal	Tumores
Síndrome do intestino irritável	Osteoporose
Colite ulcerativa	Alterações degenerativas
Doença de Crohn	Coccidinia
Carcinoma	Síndrome miofascial
Infecção	**Sistêmica**
Obstrução parcial recorrente intestinal	Fibromialgia
Diverticulite	Porfiria intermitente aguda
Hérnia	Enxaqueca abdominal
Angina abdominal	Doença do tecido conectivo, incluindo lúpus eritematoso sistêmico
	Linfoma
	Neurofibromatose

episódios de síncope. A dor da dismenorreia é uma cólica e, diferentemente da dor abdominal causada por peritonite química ou infecciosa, é aliviada por massagem abdominal, contrapressão ou movimentação do corpo.

Sinais

Ao exame, os sinais vitais são normais. Pode haver hipersensibilidade da região suprapúbica à palpação. Os ruídos intestinais são normais, e não há hipersensibilidade abdominal alta nem de rebote. **O exame bimanual por ocasião do episódio de dismenorreia revela hipersensibilidade do útero, e não ocorre dor intensa com a mobilização do colo do útero nem com palpação das estruturas anexiais.** Os órgãos pélvicos são normais na dismenorreia primária.

Diagnóstico

O diagnóstico de dismenorreia primária exige a exclusão de patologia pélvica subjacente e confirmação da natureza cíclica da dor. A anamnese é importante para descartar a possibilidade de sangramento uterino anormal, dispareunia ou dor pélvica focal não localizada na linha média, que pode indicar outras causas de dor. Durante o exame pélvico, deve-se avaliar o tamanho, o formato e a mobilidade do útero, o tamanho e a hipersensibilidade das estruturas anexiais e a nodularidade ou fibrose dos ligamentos uterossacros ou do septo retovaginal. O NAAT para gonorreia e clamídias e, se pertinente, o hemograma completo e o VHS ajudam a descartar a possibilidade de endometrite e DIP subaguda. Deve-se efetuar uma ultrassonografia pélvica se não houver resolução dos sintomas com o uso de AINEs. Se não forem encontradas anormalidades, pode-se estabelecer um diagnóstico provisório de dismenorreia primária. Não há necessidade de laparoscopia nesse momento.

Tratamento

3 Os inibidores da prostaglandina sintase, também denominados AINEs, são eficazes no tratamento da dismenorreia primária.[42] Os inibidores devem ser tomados 1 a 3 dias antes ou se as menstruações forem irregulares, ao primeiro sinal de dor mínima ou sangramento, e depois de modo contínuo, a cada 6 a 8 horas, para evitar a formação de novos subprodutos das prostaglandinas. O medicamento deve ser tomado durante os primeiros dias de fluxo menstrual. Um ciclo de 4 a 6 meses de tratamento é justificado para determinar se a paciente responderá ao tratamento. Devem-se tentar mudanças da posologia e dos tipos de AINEs se o tratamento inicial não obtiver sucesso. A medicação pode ser contraindicada para pacientes com úlceras gastrintestinais ou hipersensibilidade ao ácido acetilsalicílico. Os efeitos colaterais, que são habitualmente leves, incluem náuseas, dispepsia, diarreia e, em certas ocasiões, fadiga.

Os contraceptivos hormonais demonstraram ser tão eficazes quanto os AINEs. Sua administração está indicada para pacientes com dismenorreia primária que não apresentam contraindicações para o uso de contraceptivos hormonais e que desejam a contracepção. Os agentes contraceptivos hormonais (como estrogênio e progestágeno combinados) ou os contraceptivos orais contendo apenas progesterona (em esquemas cíclicos ou contínuos), o adesivo transdérmico, o anel vaginal, as preparações injetáveis de progestágeno ou os dispositivos intrauterinos que liberam levonorgestrel são mais eficazes do que o placebo e resultam em menor índice de ausência no trabalho ou na escola.[43] Os ACOs combinados de uso contínuo ou de ciclo estendido são igualmente eficazes para essa síndrome dolorosa.[44] Os contraceptivos hormonais inibem a ovulação, diminuem a proliferação endometrial e criam um ambiente endócrino semelhante ao da fase proliferativa inicial do ciclo menstrual quando os níveis de prostaglandinas estão mais baixos. A redução dos níveis de prostaglandinas resulta em menos cólicas uterinas.

O tratamento combinado com AINEs e contracepção hormonal pode ser mais eficaz do que qualquer um deles isoladamente. Se a paciente não responder durante 2 a 3 meses, pode-se acrescentar hidrocodona ou codeína por 2 ou 3 dias por mês; antes da adição de medicação narcótica, deve-se avaliar os fatores psicológicos e considerar a laparoscopia diagnóstica para excluir a possibilidade de patologia.

O controle não farmacológico da dor em particular por meio de calor, acupuntura ou neuroestimulação elétrica transcutânea (TENS) pode ser útil.[45-47] Acredita-se que a acupuntura excite os receptores ou as fibras nervosas, bloqueando os impulsos de dor por meio de interações com mediadores como a serotonina e as endorfinas. A percepção dos sinais de dor é alterada com o TENS, o qual não afeta diretamente as contrações uterinas. Bolsas térmicas abdominais, elétricas ou químicas são eficazes no tratamento da dismenorreia primária. Não há dados suficientes para sustentar o uso de qualquer esquema de fitoterápicos ou de vitaminas.

Métodos utilizados raramente no tratamento da dismenorreia primária incluem ablação laparoscópica de nervos uterinos e neurectomia pré-sacral e histerectomia.[48]

Dismenorreia secundária

3 A dismenorreia secundária refere-se à dor menstrual cíclica que ocorre em associação a alguma patologia pélvica de base. A dor da dismenorreia secundária frequentemente começa em 1 a 2 semanas antes do fluxo menstrual e persiste por alguns dias após a cessação do sangramento. As causas subjacentes incluem endometriose, adenomiose, endometrite subaguda e DIP, dispositivos intrauterinos (DIUs) de cobre, cistos de ovário, malformações pélvicas congênitas e estenose cervical. Embora o diagnóstico de dismenorreia primária se baseie na anamnese e em exame pélvico e ultrassonografia normais, o diagnóstico de dismenorreia secundária pode exigir a análise de um diário da dor para confirmar a natureza cíclica, e indicar a realização de ultrassonografia transvaginal, laparoscopia e histeroscopia.

3 A causa mais comum de dismenorreia secundária é a endometriose, seguida de adenomiose e dispositivos intrauterinos não hormonais. Os AINEs e os contraceptivos hormonais têm menos tendência a produzir alívio da dor em mulheres com dismenorreia secundária do que naquelas que apresentam dismenorreia primária. A Tabela 12.3 apresenta o diagnóstico diferencial da dismenorreia secundária, e e a conduta consiste no tratamento do distúrbio subjacente.

Endometriose

3 Em mulheres com endometriose são encontrados estroma e glândulas endometriais fora da cavidade uterina, em particular no fundo de saco, nos ovários e no peritônio pélvico visceral e parietal. Podem ocorrer fora da pelve, como no intestino, no diafragma e até mesmo na pleura. Existem várias teorias da patogênese, porém nenhuma delas explica todos os diferentes tipos de endometriose. Como a confirmação exige diagnóstico visual, a prevalência da endometriose não é conhecida. Acredita-se que ocorra em cerca de 10% da população feminina, em 15 a 20% das mulheres inférteis e em mais de 30% das mulheres com DPC. Em alguns casos, pode ocorrer regressão espontânea (ver seção sobre endometriose, em dor pélvica crônica, bem como no Capítulo 13).[49]

Sintomas

Normalmente, as pacientes queixam-se de dismenorreia intensa e dor pélvica cíclica que começa até 2 semanas antes das menstruações. Os sintomas dependem do local de acometimento da endometriose. A dor pode ser aguda ou do tipo compressiva, localizada na linha média ou afetando a parte inferior do abdome, as costas e o reto. Outros sintomas incluem dispareunia profunda, infertilidade, sangramento irregular, apesar dos ciclos ovulatórios, e sintomas não ginecológicos, como disquesia cíclica, urgência urinária, polaciúria, distensão abdominal e, raramente, hematoquesia ou hematúria. As pacientes com endometriose torácica podem apresentar sintomas de dor torácica, pneumotórax e hemotórax que coincidem com a menstruação.[50]

Sinais

Os exames bimanual e retovaginal podem revelar nodularidade dos ligamentos uterossacros e hipersensibilidade focal. A fibrose que resulta da endometriose pode causar retroversão fixa do útero ou desvio lateral do colo do útero ou do útero. Com o exame bimanual é possível detectar uma massa compatível com endometrioma ovariano. As pacientes podem apresentar hipersensibilidade focal dos ligamentos uterossacros ou do ligamento largo. Ao exame com dor clínica, os implantes de endometriose na parede abdominal às vezes se assemelham a um tumor abdominal localizado.

Diagnóstico

O diagnóstico de endometriose pode ser categorizado como diagnóstico cirúrgico ou não cirúrgico. O diagnóstico clínico ou não cirúrgico de endometriose é acurado em cerca de 50% dos casos. Embora não se possa estabelecer um diagnóstico definitivo de endometriose com base nos exames de imagem, os endometriomas geralmente são diferenciados dos corpos-lúteos hemorrágicos pelo seu aspecto à ultrassonografia. Os cistos homogêneos de aparência hemorrágica que não desaparecem depois de 1 a 2 ciclos menstruais devem levantar a suspeita de endometriomas. O nível de CA125 pode estar elevado, porém é um marcador inespecífico e não sensível de endometriose. **O diagnóstico definitivo ou cirúrgico é estabelecido por visualização direta por meio de laparoscopia ou laparotomia com confirmação histopatológica.** Vesículas vermelhas ativas ou incolores ou lesões petequiais geralmente indicam doença inicial, enquanto lesões fibróticas ou que se assemelham a pólvora sugerem lesões mais antigas. Deve-se proceder à biopsia dos achados suspeitos para confirmação histopatológica. Lesões infiltrativas profundas e janelas peritoneais são encontradas com mais frequência na parte posterior, no fundo de saco e, particularmente, nos ligamentos uterossacros, causando dor em consequência de invasão das numerosas terminações nervosas existentes nessa área.[51] As pacientes com endometriose apresentam fibras nervosas no seu tecido endometrial, e os estudos mostram que a biopsia de endométrio constitui uma forma de diagnóstico em potencial, embora ainda não seja comprovada. Em um estudo duplo-cego de 99 mulheres submetidas a laparoscopia e biopsia de endométrio para avaliação de fibras nervosas endometriais, constatou-se que a biopsia foi tão eficaz quanto a laparoscopia no diagnóstico de endometriose.[52]

Tratamento farmacológico da dismenorreia secundária causada por endometriose

Pode-se administrar medicamentos para reduzir a estimulação hormonal cíclica dessas lesões e, assim, produzir decidualização ou atrofia das lesões. A ressecção cirúrgica da endometriose tem risco, mas pode reduzir a dor devido à remoção dos implantes. Um estudo mostrou uma melhora a curto prazo da dispareunia e da qualidade de vida sexual em pacientes por até 12 meses após ressecção radical da endometriose.[53] Tendo em vista a excelente taxa de resposta, o custo relativamente baixo e a boa tolerabilidade da terapia hormonal, um grupo de consenso de especialistas recomendou que as mulheres com suspeita de endometriose que não estejam tentando ativamente conceber e que não tenham uma massa anexial iniciem o tratamento clínico de primeira linha antes da laparoscopia. **O tratamento de primeira linha consiste em formulações de estrogênio-progestágeno combinados, associados ou não aos AINEs.**[54] Os ACOs combinados cíclicos ou contínuos podem ser utilizados com igual eficácia.[55] A maioria dos estudos utilizou ACOs contendo uma baixa dose de estrogênio e **progestágenos** mais androgênicos, mas os **progestágenos** de nova geração também são eficazes. Pode-se tentar o uso de esquemas com ACO de forma contínua em vez de cíclica sem interrupção hormonal ou com menstruação a cada 3 meses. Duas revisões mostraram que os ACO contínuos podem ser mais eficazes na redução dos sintomas de dor do que os esquemas cíclicos após cirurgia.[56,57]

O tratamento clínico de segunda linha envolve altas doses de progestágenos ou análogos do hormônio de liberação das gonadotropinas (GnRH), e pode ser iniciado na presença de sintomas refratários ou em pacientes com contraindicação para o uso de estrogênio. Os progestágenos isoladamente estão associados a poucos problemas metabólicos e constituem opções seguras e de baixo custo como alternativa da intervenção cirúrgica. Os progestágenos isoladamente ou em associação a estrogênio controlam eficazmente os sintomas de dor em cerca de três quartos das mulheres com endometriose.[58] O *acetato de medroxiprogesterona* e o *acetato de noretindrona* em altas doses possuem eficácia igual à dos análogos do GnRH.[59] **Os progestágenos devem ser administrados inicialmente em uma dose capaz de produzir amenorreia e a dose pode ser reduzida posteriormente de modo gradual para controlar os sintomas.**

Em um ensaio clínico controlado randomizado que comparou o sistema intrauterino de *levonorgestrel* (SIU-LNG) com análogos de GnRH de depósito no tratamento da dor crônica relacionada com a endometriose, foi constatada a eficácia de ambos os tratamentos.[60] Os implantes de etonogestrel demonstraram ser tão eficazes quanto o acetato de medroxiprogesterona.[61]

O agonista do GnRH e o tratamento de *add-back* podem ser utilizados como tratamento farmacológico da endometriose.[62] Um ensaio clínico controlado randomizado de terapia com agonista do GnRH durante 6 meses em casos de endometriose confirmada demonstrou uma redução do tamanho das lesões endometrióticas e dos sintomas de dor. Os efeitos colaterais relacionaram-se com o estado hipoestrogênico e incluem sintomas vasomotores, oscilações do humor, ressecamento vaginal, diminuição da libido, mialgia e, por fim, perda óssea. Esses efeitos colaterais podem ser reduzidos com cálcio suplementar e terapia de add-back (uso de hormônios em baixas doses), com 2,5 a 5 mg de *acetato de noretindrona* ao dia com ou sem estrogênio em baixa dose (0,625 mg de estrogênio conjugado ou 1 mg de 17β-estradiol).[62] Tendo em vista os efeitos colaterais, os agonistas do GnRH habitualmente não são usados por mais de 8 a 12 meses; entretanto, com o acréscimo de hormônios e/ou bifosfonato, pode-se considerar a terapia com GnRH por mais de 1 ano. A recorrência dos sintomas após a interrupção do agonista do GnRH varia de 36 a 70% em 5 anos após a conclusão do tratamento.

Acredita-se que os hormônios androgênicos, como o danazol, inibam o pico de hormônio luteinizante e a esteroidogênese e possam ter efeitos anti-inflamatórios. Esses medicamentos aumentam os níveis de testosterona livre, resultando em possíveis efeitos colaterais, como tonalidade mais grave da voz, ganho ponderal, acne e hirsutismo. O *danazol* vaginal em doses menores pode ser eficaz.

Acredita-se que as vias da aromatase p-450 e prostaglandina E_2 (PgE_2) estejam envolvidas na gênese dos implantes endometrióticos. A aromatase desempenha um importante papel na biossíntese de estrogênios, uma vez que catalisa a conversão da androstenediona e testosterona em estrona e estradiol. Embora a atividade da aromatase não seja detectável no endométrio normal, ela é encontrada no endométrio eutópico e em lesões endometrióticas. **Consequentemente, os inibidores da aromatase (IA) são utilizados hoje como auxiliares dos tratamentos clínicos nos casos refratários.**[63] Em uma revisão de 8 estudos, em 2008, os IAs foram avaliados no tratamento da endometriose, e constatou-se que esses fármacos combinados com progestágenos ou com ACOs ou análogos do GnRH diminuíram as pontuações médias de dor e o tamanho das lesões, além de produzir uma melhora na qualidade de vida. No único ensaio clínico controlado randomizado (97 mulheres) avaliado nessa metanálise, o IA (*anastrozol*) combinado com o agonista do GnRH produziu alívio significativo da dor (*p* < 0,0001), em comparação com o agonista do GnRH isolado no acompanhamento de 6 meses, e não houve nenhuma redução significativa da densidade óssea da coluna ou do quadril.[64]

Tratamento cirúrgico da endometriose

A laparoscopia e a laparotomia são adequadas para algumas pacientes e podem ser consideradas para o tratamento da dor da dismenorreia secundária relacionada com a endometriose refratária aos agentes hormonais (ver também Capítulo 13). É necessário ter uma excelente habilidade operatória para a cirurgia de endometriose, e deve-se proceder à ablação ou ressecção das lesões endometrióticas. Os endometriomas precisam ser removidos com a sua cápsula. A ressecção de endometriomas por cistectomia ovariana melhora a dor e a fertilidade em mulheres com DPC e endometriose em comparação com fenestração, drenagem e coagulação. Em um ensaio clínico controlado randomizado de ablação com *laser* para endometriose mínima a moderada, mais de 90% das mulheres apresentaram melhora com 1 ano de acompanhamento, e 87% das mulheres com endometriose no estágio III a IV demonstraram satisfação com os resultados no acompanhamento de 1 ano. A recorrência da dor depois de 24 meses é de cerca de 50%.[65] Em uma metanálise, demonstrou-se não haver nenhuma diferença nos níveis de dor quando comparadas pacientes com tratamento cirúrgico e clínico da endometriose.[66] Tendo em vista esses achados, os riscos e os benefícios do tratamento cirúrgico devem ser discutidos detalhadamente com as pacientes ao realizar um plano de tratamento.

Em mulheres com dismenorreia secundária grave que não desejam mais engravidar, o tratamento preferido consiste em histerectomia com anexectomia bilateral e retirada das lesões endometrióticas. A histerectomia sem anexectomia resulta em maior taxa de recorrência da doença e em uma taxa de reoperação de 30%. O risco de endometriose recorrente com terapia de reposição hormonal é pequeno se forem utilizadas preparações de combinações estro-progestágenas, e se for evitado o uso de estrogênio sem oposição da progesterona.

Há dados limitados sobre os desfechos dos procedimentos cirúrgicos conservadores repetidos, incluindo denervação pélvica.[65] Embora a reoperação seja frequentemente considerada a melhor opção, o desfecho a longo prazo parece ser insatisfatório com probabilidade cumulativa de dor recorrente entre 20 e 40%, e outro procedimento cirúrgico em pelo menos 20%. A histerectomia com anexectomia bilateral diminuiu em 6 vezes a necessidade de reoperação no tratamento da dor pélvica. O tratamento clínico pós-operatório com ACOs pode ser eficaz.[67] A reoperação de uma paciente sintomática após cirurgia conservadora prévia deve levar em consideração o seu estado psicológico, o desejo de futura fertilidade e a resposta da dor ao tratamento cirúrgico prévio com pelo menos 1 ano, porém de preferência de 3 a 5 anos de alívio da dor.

Com frequência, a endometriose retovaginal apresenta infiltração profunda, é altamente inervada e está associada à dor pélvica cíclica intensa e dispareunia (ver também Capítulo 13). Essas lesões podem representar um desafio cirúrgico para a ressecção laparoscópica, e a terapia hormonal pode ser eficaz. Um estudo procedeu à revisão da terapia hormonal em 217 pacientes: 68 em 5 estudos observacionais, 59 em 1 estudo de coorte e 90 em 1 ensaio clínico controlado randomizado.[68] O estudo comparou o IA, o *danazol* vaginal, o agonista do GnRH, a progestina intrauterina e 2 combinações de estrogênio-progestina, por via transvaginal ou transdérmica, e 2 progestina oral. Com exceção de um IA administrado isoladamente, o alívio da dor com os tratamentos clínicos foi satisfatório ao longo do ciclo de 6 a 12 meses de tratamento, e 60 a 90% das mulheres relataram uma redução substancial ou alívio completo dos sintomas de dor.

Adenomiose

3 **A adenomiose é definida como a presença de estroma e glândulas endometriais dentro do miométrio, a uma distância de pelo menos um campo de pequeno aumento da base do endométrio, enquanto a endometriose caracteriza-se pela presença de endométrio ectópico no interior da cavidade peritoneal.** Frequentemente se observa a coexistência de adenomiose, endometriose e leiomiomas uterinos. Embora em certas ocasiões ocorra em mulheres no início da idade reprodutiva, a idade média das mulheres sintomáticas é, em geral, de mais de 40 anos. De acordo com um estudo, a paridade crescente, a menarca precoce e os ciclos menstruais mais curtos podem constituir fatores de risco.[67-91]

Sintomas

Normalmente, os sintomas associados à adenomiose incluem sangramento menstrual excessivamente intenso ou prolongado, dispareunia e dismenorreia. Com frequência, os sintomas surgem até 2 semanas antes do início do fluxo menstrual e podem não sofrer resolução até o final da menstruação. As pacientes podem apresentar DPC.

Sinais

Em geral, o útero exibe aumento difuso, embora habitualmente seja menor que 14 cm; com frequência, apresenta consistência mole e é hipersensível, particularmente na época da menstruação. A mobilidade do útero não é restrita, e não há patologia anexial associada.[72]

Diagnóstico

A adenomiose é um diagnóstico clínico. O diagnóstico definitivo só pode ser estabelecido ao exame histológico. Os exames de imagem, incluindo ultrassonografia ou RM pélvica, apesar de sua utilidade, não são definitivos. Tendo em vista o custo da RM e a melhoria insignificante na acurácia do diagnóstico, esse exame não é recomendado rotineiramente. A ultrassonografia transvaginal demonstrou ter uma taxa de acurácia de 68 a 86% no diagnóstico de adenomiose. A acurácia diminui em mulheres que apresentam miomas concomitantes ou adenomiose focal.[73] Já as mulheres com aumento difuso do útero e teste de gravidez negativo, a dismenorreia secundária pode ser atribuída à adenomiose. **Entretanto, a confirmação patológica da suspeita de adenomiose só pode ser feita por ocasião da histerectomia.**

Tratamento

O tratamento da adenomiose depende da idade da paciente e do seu desejo de preservar a fertilidade. **O alívio da dismenorreia secundária causada por adenomiose pode ser garantido após histerectomia; entretanto, podem-se tentar inicialmente** abordagens menos invasivas. Os AINEs, os contraceptivos hormonais e a supressão da menstruação com progestágenos orais, intrauterinas ou injetáveis ou agonistas do GnRH são úteis. O tratamento segue o mesmo protocolo do tratamento da endometriose. A embolização da artéria uterina pode ser eficaz.[74]

DOR PÉLVICA CRÔNICA (DPC)

A DPC é definida como a ocorrência de dor pélvica que persiste na mesma localização por mais de 6 meses, que causa incapacidade funcional e exige tratamento. A DPC é um termo geral inclusivo que abrange muitas causas, incluindo desde etiologias do sistema reprodutivo, gastrintestinal e urinário até dor miofascial e síndromes de compressão nervosa. A DPC afeta 12 a 20% das mulheres nos EUA. A Tabela 12.3 apresenta o diagnóstico diferencial da DPC. **As causas não ginecológicas de dor, como SII, cistite intersticial (CI)/síndrome da bexiga dolorosa (SBD), síndrome miofascial da parede abdominal ou do assoalho pélvico ou a neuropatia, constituem causas de DPC que frequentemente passam despercebidas, mas que são comuns.** Isso pode explicar em parte a razão pela qual 60 a 80% das pacientes submetidas à laparoscopia para DPC não apresentam patologia intraperitoneal.[2]

As pacientes com DPC normalmente são ansiosas e deprimidas. A vida conjugal, sexual, social e ocupacional é afetada. Enquanto algumas pacientes com DPC apresentam comorbidades psiquiátricas, outras desenvolvem sintomas secundários em consequência da doença. Com frequência, essas pacientes têm desfechos insatisfatórios dos tratamentos ginecológicos e clínicos tradicionalmente eficazes e podem ser submetidas a múltiplos procedimentos cirúrgicos sem sucesso para o alívio da dor. Cerca de 12 a 19% das histerectomias são realizadas para dor pélvica e 30% das pacientes que procuram clínicas de dor já foram submetidas a uma histerectomia.[75]

Nas pacientes com DPC ocorre suprarregulação da reatividade do SNC a estímulos periféricos. **A relação entre a dor e a patologia, como endometriose, aderências ou congestão venosa, é inconsistente e o tratamento está associado a recorrência da dor. Pesquisas recentes sugerem que a "plasticidade" do sistema nervoso ou a ocorrência de alterações no processamento de sinais podem estar envolvidas na manutenção de estados de dor crônica.**[2-6] Alterações mal adaptativas no sistema nervoso periférico e no SNC predispõem à alodinia (dor causada por estímulos habitualmente não dolorosos), à hiperalgesia (dor excessiva com estímulo potencialmente doloroso), ampliação do campo receptivo (dor percebida sobre um território maior) e respostas reflexas anormais na musculatura adjacente.[5-7,76]

A medula espinal não é uma simples conexão entre o encéfalo e a periferia. Trata-se de um importante local de mecanismos de "controle", como excitação, inibição, convergência e somatório de estímulos neurais.[77] Em caso de lesão de tecidos viscerais, pode ocorrer ativação de um subgrupo de fibras C nociceptivas que habitualmente estão latentes, denominadas aferentes "silenciosas". Em seguida, o corno posterior da medula espinal é inundado por estímulos químicos nocivos que, com o passar do tempo, podem levar à suprarregulação da sinalização no corno posterior e no encéfalo, e a sensação de dor pode ser persistente e amplificada, até mesmo após a resolução da patologia periférica. Nessa situação, os neurônios do corno posterior apresentam diversas alterações eletrofisiológicas, como desenvolvimento de atividade espontânea, aumento dos campos receptivos e diminuição do limiar de deflagração.

Nos estados de dor crônica, a dor não é mais adaptativa. Os estímulos dolorosos inicias produzem um estado anormal e persistente de aumento de responsividade, denominado sensibilização central.[8] Não se sabe porque, em alguns indivíduos ou em determinadas situações, lesões ou estímulos prolongados resultam em sensibilização. Diferentes regiões do SNC são importantes na modulação dos componentes sensitivos e afetivos da resposta à dor. A persistência da dor é estimulada por experiências iniciais adversas ou traumáticas, condicionamento, medo, excitação, depressão e ansiedade.

Avaliação da dor pélvica crônica

Na primeira consulta, deve-se obter uma história completa da dor, levando em consideração a natureza de cada sintoma da dor: localização, irradiação, intensidade, fatores que agravam e que aliviam, relação com o ciclo menstrual, estresse, trabalho, exercício, relação sexual e orgasmo, o contexto em que a dor surgiu e o custo social e ocupacional da dor (Tabela 12.4). É importante utilizar uma escala analógica visual ou verbal para registrar a intensidade da dor de 0 a 10 para indicar "ausência de dor" e "a pior dor possível" para avaliar a intensidade da dor e comparar as mudanças de intensidade nas consultas subsequentes. A avaliação deve incluir um questionário abrangente com indicação de depressão, ansiedade, trauma emocional, físico e sexual, qualidade de vida e critérios para auxiliar no diagnóstico de SII e CI/SBD. A International Pelvic Pain Society publicou um método abrangente de avaliação da dor para facilitar a anamnese e o exame físico, que pode ser encontrado em seu *site* e que pode ser impresso.[78]

Deve-se utilizar diagramas do abdome, das costas e da área genital da mulher para ajudar a paciente a definir a localização da dor.[2] A paciente deve ser questionada sobre sintomas específicos relacionados com os tipos de patologia listados na Tabela 12.3.

1. **Genitais** (sangramento vaginal anormal, corrimento vaginal anormal, dismenorreia, dispareunia, infertilidade, função sexual).
2. **Intestinais** (constipação intestinal, diarreia, flatulência, hematoquezia e relação da dor com períodos de alteração da função intestinal ou aparência das fezes e alívio da dor com a defecação).
3. **Musculoesqueléticos/neuropáticos** (traumatismo físico – cirurgia ou lesão, exacerbação com exercício físico ou mudanças posturais, fraqueza, dormência, dor lancinante).
4. **Urológicos** (urgência, polaciúria, noctúria, hesitação, disúria, hematúria, incontinência).
5. **Psicológicos** (diagnóstico, internações e medicamentos anteriores, depressão atual, ansiedade, pânico, incluindo, ideação suicida, traumas emocionais, físicos ou sexuais passados e atuais).

A anamnese deve incluir histórico ginecológico, clínico e cirúrgico completo, uso de medicamentos, álcool ou substâncias/drogas recreativas; avaliações prévias da dor e tratamentos, e análise de laudos cirúrgicos e histopatológicos anteriores; identificar traumas ou abusos físicos, emocionais e sexuais no passado;[79-81] discutir a atitude da paciente e de seus familiares em relação à dor e as perturbações atuais da vida da paciente. Pode ser necessário abordar questões delicadas após estabelecer um bom relacionamento com a paciente.

Tabela 12.4	Mnemônico histórico de dor.
OLD CAARTS	**Histórico de dor**
Origem (início)	Quando e como a dor começou? Houve modificação da dor com o tempo?
Localização	Localize especificamente. Pode apontar o local com o dedo?
Duração	Qual é a sua duração?
Característica	Cólica, dor surda, lancinante, em queimação, "como um choque", formigamento, prurido
Fatores de **a**lívio/agravamento	O que alivia a dor (medicação, redução do estresse, calor/gelo, mudança de posição) ou a agrava (atividade específica, estresse, ciclo menstrual)?
Sintomas **a**ssociados	Ginecológicos (dispareunia, dismenorreia, sangramento anormal, corrimento, infertilidade), GI (constipação intestinal, diarreia, distensão, flatulência, sangramento retal), GU (polaciúria, disúria, urgência, incontinência), neurológicos (distribuição neural específica)
I**r**radiação	A dor se irradia para outras áreas (dermátomos)?
Temporal	Em que horário do dia ela ocorre (relação com o ciclo menstrual ou com atividades da vida diária)?
Intensidade (**S**everity)	Escala de 0 a 10

GI, gastrintestinais; GU, geniturinários.
De: **Rapkin AJ, Howe CN.** Chronic pelvic pain: A review. Part 2. In: *Family Practice Recertification.* Monroe Township, New Jersey: Medical World Communications, 2006;28:59-67.

Independentemente da causa original da dor, quando ela persiste por qualquer período de tempo, é provável que outros fatores psicossociais estejam contribuindo para a sua manutenção. A dor é comumente acompanhada por ansiedade e depressão, e esses transtornos precisam ser cuidadosamente avaliados e tratados.[2,82,83] Em um contexto ginecológico típico, o encaminhamento a um psicólogo ou psiquiatra para avaliação paralela pode provocar resistência. A paciente deduz que o médico que faz o encaminhamento está atribuindo a dor a causas psicológicas. A paciente precisa compreender a razão desse encaminhamento e ser tranquilizada, explicando que isso constitui uma parte rotineira e necessária da avaliação. **O psicólogo é um dos membros essenciais de uma clínica de dor multidisciplinar.**

Deve-se efetuar um exame físico completo, com atenção particular direcionada para as áreas abdominal e lombossacral, vulva, assoalho pélvico e órgãos internos por meio de exame especular, bimanual e retovaginal. O exame deve incluir o *teste de Carnett*, que é uma avaliação dos pontos dolorosos na parede abdominal antes e depois de contrair os músculos abdominais (elevação da cabeça da mesa ou elevação das duas pernas estendidas) para diferenciar se as fontes de dor estão na parede abdominal ou em órgãos viscerais. A dor na parede abdominal aumenta enquanto a dor visceral diminui com a palpação dos pontos hipersensíveis durante essa manobra.[84] Na posição ortostática, a paciente deve ser examinada à procura de hérnias, tanto abdominais (inguinais e femorais) como pélvicas (cistocele e enterocele). Deve-se tentar localizar por palpação os tecidos que causam a dor, e se forem observadas fontes de dor na parede abdominal, é útil bloquear essas áreas com injeção de anestésicos locais, e em seguida efetuar o exame físico.[84] Os sintomas neuropáticos (dor aguda, lancinante ou tipo choque, sensação de queimação ou formigamento) devem ser mapeados em relação ao nervo periférico que serve a área acometida.

Sistema genital

Os achados mais comuns observados por ocasião da laparoscopia para DPC incluem endometriose e aderências. As pacientes com outras patologias ginecológicas, como cistos ovarianos benignos ou malignos, leiomiomas uterinos de tamanho suficiente para comprimir ligamentos ou outras estruturas ou relaxamento pélvico significativo, devem ser avaliadas e tratadas de maneira adequada para o distúrbio subjacente. A dor associada a essas últimas condições geralmente não é intensa e a intervenção cirúrgica adequada é terapêutica.

Endometriose

Ver a seção anterior sobre dismenorreia secundária, e consultar o Capítulo 13 **para uma discussão mais detalhada do diagnóstico e tratamento da endometriose**.

A endometriose pode ser demonstrada entre 15 e 40% das pacientes submetidas à laparoscopia para DPC. Trata-se de um diagnóstico cirúrgico baseado na identificação e na histopatologia de lesões características.[85] A endometriose provoca uma reação inflamatória de baixo grau e, com o passar do tempo, resulta na formação de aderências entre órgãos pélvicos adjacentes.[86] Todavia, a causa da dor não está bem estabelecida. **Não existe nenhuma correlação entre a localização da doença e os sintomas de dor.**[87,88] **Tampouco parece haver uma relação entre a incidência e a intensidade da dor ou o estágio das lesões endometrióticas, e entre 30 e 50% das pacientes não apresentam dor independentemente do estágio. De modo semelhante, 40 a 60% das pacientes não têm hipersensibilidade ao exame, independentemente do estágio.**[88] As lesões da endometriose infiltrativa profunda que acometem o septo retovaginal e o intestino, ureteres e bexiga estão fortemente associadas à dor.[86,89,90] As aderências pélvicas relacionadas com a endometriose constituem um preditor de dor pélvica.[91] As lesões profundas vaginais e do ligamento uterossacro estão associadas à dispareunia e disquesia.

Constatou-se que a produção de prostaglandinas E e $F_{2\alpha}$ a partir de explantes de lesões petequiais presentes na endometriose leve de estágio inicial é significativamente maior que a dos explantes de lesões em pólvora ou pretas, que são mais comuns em pacientes com endometriose de estágio mais avançado. A produção de prostaglandinas e citocinas pode ser responsável pela dor intensa observada em algumas pacientes com doença leve. E mais importante, os implantes endometrióticos adquirem um suprimento vascular e nervoso que pode contribuir para a sensibilização periférica e do SNC e para a persistência da dor mesmo após tratamento cirúrgico.[92-94]

A **síndrome de dor relacionada com a endometriose é um novo conceito em evolução e é definida como a ocorrência de dor que não responde adequadamente ao tratamento clínico e cirúrgico apropriado, em especial em caso de doença mínima ou leve.** Nessa situação, a plasticidade neural resulta de sensibilização central, hipoteticamente iniciada pela agressão inflamatória periférica.[93] A doença não é mais apenas a endometriose, porém é promovida pelas alterações no sistema nervoso periférico e no SNC. Com frequência, a síndrome de dor relacionada com a endometriose coexiste ou constitui uma "comorbidade" com outros distúrbios crônicos, como CI/SBD, SII, dor miofascial, fibromialgia, vulvodinia e transtornos de ansiedade. Esses distúrbios precisam ser tratados concomitantemente.

Aderências

As aderências observadas durante a laparoscopia podem estar localizadas na mesma região geral do abdome que a origem da dor pélvica; entretanto, nem a localização específica (*i. e.*, regiões anexiais, peritônio parietal e visceral e intestino) nem a densidade das aderências apresentam uma correlação consistente com a presença de sintomas de dor.[95,96] Em um estudo não controlado e não randomizado de lise de aderências, observou-se uma resposta insatisfatória à adesiólise em um subgrupo de mulheres com ansiedade, depressão, vários sintomas somáticos e comprometimento social e ocupacional. O grupo que não apresentou essas características obteve uma melhora significativa da dor.[97] Estudos controlados randomizados prospectivos não respaldam a adesiólise em mulheres com DPC. Um ensaio clínico controlado randomizado de adesiólise laparoscópica demonstrou uma melhora em ambos os grupos (*i. e.*, laparoscopia com e sem lise de aderências), sugerindo um grande efeito placebo.[98-100] Outro ensaio clínico também controlado randomizado e que não demonstrou de maneira consistente uma redução significativa da dor ao longo prazo, constatou uma melhora nos casos em que as aderências eram densas e acometiam o intestino delgado.[101] Já em um estudo não randomizado de pacientes submetidas à adesiólise para dor pélvica, 41% ainda tinha sintomas abdominais residuais durante um acompanhamento de 15 anos.[102]

As mulheres com aderências já tinham sido submetidas, em sua maioria, a um procedimento cirúrgico com possível lesão de nervos da parede abdominal, como os nervos ílio-hipogástrico ou ilioinguinal, o que constitui mais provavelmente a causa da dor. É preciso efetuar uma avaliação cuidadosa da parede abdominal à procura de lesão miofascial ou de nervos ou compressão como causa da dor antes de pressupor que as aderências contribuem para a produção de dor.

Diagnóstico

Recomenda-se a laparoscopia diagnóstica se as causas GI, GU, miofasciais e neuropáticas forem excluídas ou tratadas, e se os resultados da avaliação psicológica forem negativos. Uma minilaparoscopia com anestesia local e sedação em que a paciente permanece consciente é utilizada para realizar um "mapeamento consciente da dor", em que as aderências específicas são tracionadas e a resposta de dor pélvica é registrada.[103] Em um estudo observacional com 50 mulheres com uso de anestesia local, a manipulação das aderências do apêndice e da pelve contribuiu para a dor pélvica. Entretanto, a lise dessas aderências não melhorou os desfechos em relação ao tratamento laparoscópico tradicional.[2,104]

Tratamento

O papel etiológico das aderências na origem da dor pélvica é incerto e a cirurgia leva à formação de outras aderências, e talvez à lesão de órgãos. Desta forma, não se recomenda a lise, a não ser que haja obstrução intestinal parcial intermitente ou infertilidade. Embora alguns estudos observacionais tenham mostrado que a lise laparoscópica das aderências pode aliviar a DPC, ensaios clínicos controlados randomizados não demonstraram qualquer benefício a longo prazo. Se a cirurgia for realizada, materiais de barreira, como celulose regenerada oxidada ou ácido hialurônico com carboximetilcelulose, demonstraram ser eficazes em estudos de metanálise na prevenção de formação de novas aderências.[105] Os procedimentos cirúrgicos repetidos para a lise de aderências não são indicados.

Congestão pélvica

A síndrome de congestão pélvica caracteriza-se por congestão ou dilatação dos plexos venosos uterinos e/ou ováricos.[106-110] Proposta pela primeira vez na década de 1950, sugeriu-se que essa condição fosse a consequência de estresse emocional, que poderia resultar em espasmo do músculo liso e congestão dos plexos venosos pélvicos ovariano e uterino. Subsequentemente, realizou-se um estudo cego para comparar os resultados da venografia uterina em pacientes com DPC inexplicada e laparoscopia negativa com os de controles. Esse estudo demonstrou que as mulheres com DPC apresentam maior diâmetro médio da veia ovariana, desaparecimento tardio do meio de contraste e maior congestão do plexo ovariano em comparação com controles. A existência desse distúrbio é controversa, pois não possui critérios diagnósticos definitivos.[110]

A síndrome de congestão pélvica resulta da compressão da veia renal esquerda na origem da artéria mesentérica superior (também conhecida como "síndrome do quebra-nozes"), levando à congestão venosa pélvica.

Sinais e sintomas

A congestão pélvica afeta mulheres de idade fértil. Os sintomas típicos consistem em dor abdominal inferior e nas costas bilateralmente. que são intensificadas por longos períodos de permanência em posição ortostática, dismenorreia secundária, dispareunia, sangramento uterino anormal, fadiga crônica e sintomas de intestino irritável.[110] Normalmente, a dor começa com a ovulação e persiste até o final da menstruação. Com frequência, o útero é volumoso e os ovários estão aumentados com múltiplos cistos funcionais. Ocorrem hipersensibilidade do útero, paramétrios e ligamentos uterossacros.

Diagnóstico

O diagnóstico pode ser estabelecido clinicamente. Entretanto, é possível utilizar o exame de imagem para estabelecer o diagnóstico e instituir o tratamento. A venografia uterina ou a RM constituem os principais métodos para o diagnóstico, embora outras modalidades, como ultrassonografia pélvica e laparoscopia, possam revelar a presença de varicosidades.[106,110] Devido ao seu alto custo e aos possíveis efeitos colaterais, o tratamento complementar deve se basear nos sintomas relacionados, e não exclusivamente na presença de varicosidades.

Tratamento

O tratamento da suspeita de congestão pélvica varia desde supressão hormonal, menos invasiva e terapia cognitivo-comportamental da dor, até a embolização da veia ovariana, mais invasiva ou histerectomia e salpingo-ooforectomia.[106-110] Os ACOs contínuos com baixa concentração de estrogênio e predomínio de progestágenos, os progestágenos em altas doses e os análogos do GnRH frequentemente proporcionam alívio da dor.[107] A supressão hormonal deve constituir a modalidade inicial de tratamento para mulheres com suspeita de congestão pélvica. O *acetato de medroxiprogesterona*, 30 mg/dia, é útil.[108] O acetato de gosserrelina (3,5 mg por mês, durante 6 meses) demonstrou ser eficaz no tratamento da congestão pélvica, com melhora da venografia pélvica e dos sintomas.[107] Recomenda-se fortemente uma abordagem multidisciplinar, incorporando psicoterapia, controle comportamental da dor ou ambos. Pode-se considerar a embolização percutânea transcateter em mulheres que não respondem ao tratamento clínico ou hormonal.[109,110] A emboloterapia transcateter, uma técnica mais invasiva, cateteriza seletivamente as veias ovarianas e ilíaca interna, seguida de venografia contrastada e embolização. Esse tratamento demonstrou ser promissor em estudos não controlados de pequeno porte, mas são necessários ensaios clínicos controlados e randomizados e de maior porte para validar seus benefícios. No caso de mulheres que não desejam mais engravidar, a histerectomia com ooforectomia constitui uma opção razoável se a abordagem multidisciplinar inicial não teve êxito.[110]

Salpingo-ooforite subaguda

Em geral, as pacientes como salpingo-ooforite apresentam sinais e sintomas de infecção aguda. A infecção atípica ou parcialmente tratada pode não estar associada à febre ou aos sinais peritoneais. A salpingo-ooforite subaguda ou atípica constitui com frequência uma sequela de infecção por clamídia ou por micoplasma. A hipersensibilidade do abdome, a mobilização cervical e a hipersensibilidade bilateral dos anexos são típicas de infecção pélvica (ver Capítulo 15).

Síndromes do ovário remanescente e do ovário residual

Em uma paciente de idade reprodutiva que foi submetida a SOB, com ou sem histerectomia para endometriose grave ou DIP, a DPC pode ser causada pela síndrome do ovário remanescente.[111] Essa síndrome resulta de tecido cortical ovariano residual que permanece no local após difícil dissecção, na tentativa de realizar uma ooforectomia. Esse tecido pode ficar envolvido por aderências e resultar na formação de cistos dolorosos. Com frequência, a paciente foi submetida a várias cirurgias pélvicas que culminaram com a remoção do útero e dos anexos. A ooforectomia laparoscópica, combinada com uma dissecção difícil, constitui um forte fator de risco.

A síndrome do ovário residual é incomum, tendo-se em vista o número de mulheres submetidas à histerectomia com preservação ovariana. Do ponto de vista teórico, após histerectomia com preservação intencional de um ou ambos os ovários, observa-se a formação de aderências que envolvem os ovários, e seguidas da expansão cíclica dos ovários podem resultar em dor e, em alguns casos, em uma massa persistente dolorosa. Esse quadro pode ser observado em pacientes com endometriose em que não podem ser removidos implantes ovarianos.

Sintomas

Em geral, a paciente queixa-se de lateralização da dor na pelve, frequentemente cíclica com a ovulação ou a fase lútea descrita como aguda e lancinante, ou constante, surda e sem irradiação, e algumas vezes com sintomas geniturinários e gastrintestinais associados. Os sintomas tendem a surgir de 2 a 5 anos após a ooforectomia. A presença de massa hipersensível na região lateral da pelve é patognomônica. A paciente pode se queixar de dispareunia profunda, constipação intestinal ou dor no flanco.

Diagnóstico

Em geral, a ultrassonografia confirma uma massa com características de tecido ovariano. A acurácia da ultrassonografia pode ser melhorada por meio de tratamento da paciente com um ciclo de 5 a 10 dias de *citrato de clomifeno*, 100 mg/dia, para estimular o desenvolvimento folicular. Em uma paciente que foi submetida a SOB e que não esteja tomando terapia hormonal, a determinação dos níveis de estradiol e de hormônio foliculoestimulante (FSH) revela um quadro característico de pré-menopausa (FSH < 40 mUI/mℓ e estradiol > 20 pg/mℓ), embora, em certas ocasiões, o tecido ovariano remanescente possa não ser ativo o suficiente para suprimir os níveis de FSH.[111] A paciente pode apresentar um estado estrogênico persistente, baseado no exame da vulva e da vagina, assim como não ter sintomas de pós-menopausa, como ondas de calor, sudorese noturna e alterações do humor. O tratamento clínico que suprime a função ovariana pode ser diagnóstico e terapêutico. Efetuar um exame de imagem com ultrassonografia pélvica se for constatada a existência de uma massa pélvica ao exame pode ser útil.

Tratamento

As pacientes que não são candidatas à cirurgia ou que recusam se submeter a uma cirurgia podem receber tratamento clínico, como progestógenos em altas doses ou ACOs que habitualmente apresentam bons resultados. As pacientes apresentam alívio da dor com o agonista do GnRH, embora esses medicamentos não sejam indicados para tratamento ao longo prazo. As que obtêm alívio com agonistas do GnRH também apresentam alívio com a cirurgia subsequente.[112] Em geral, o exame laparoscópico não é adequado porque a massa ovariana pode passar despercebida, ou as aderências impedem o estabelecimento de um diagnóstico acurado, apesar de que alguns artigos documentaram o sucesso do tratamento laparoscópico desse distúrbio.[113,114] É necessário retirar o tecido ovariano remanescente para o tratamento e a cirurgia tende a ser difícil, com risco de lesão de bexiga ou intestino e obstrução pós-operatória do intestino delgado.[111] Em geral, a histopatologia revela a presença de tecido ovariano, algumas vezes com endometriose, cistos do corpo-lúteo ou foliculares e aderências fibrosas. Indica-se *citrato de clomifeno* de 7 a 10 dias antes da cirurgia para induzir foliculogênese, possibilitando a fácil detecção do tecido ovariano.

Etiologia gastrenterológica

O útero, o colo do útero e os anexos compartilham a inervação visceral com a parte inferior do íleo, o cólon sigmoide e o reto. Os sinais de dor seguem o seu trajeto pelos nervos simpáticos até os segmentos T10 a L1 da medula espinal. Desta forma, é frequentemente difícil estabelecer se a dor abdominal baixa é de origem ginecológica ou enterocólica. É necessário ter habilidade na anamnese e no exame para distinguir entre causas ginecológicas e gastrintestinais de dor. É preciso descartar a possibilidade de doença inflamatória intestinal, como doença de Crohn ou retocolite ulcerativa, enterocolite infecciosa, neoplasias intestinais, apendicite e hérnia com anamnese e exame físico apropriados, hemograma completo, coproculturas e visualização da mucosa colônica, quando indicado.

Síndrome do intestino irritável (SII)

4 **A SII constitui uma das causas mais comuns de dor abdominal baixa e pode ser responsável por até 60% das pacientes encaminhadas ao ginecologista para DPC.** Estima-se que 35% das pacientes com DPC apresentam diagnóstico concomitante de SII.[115,116] As mulheres que foram submetidas à histerectomia para tratamento de DPC têm probabilidade 2 vezes maior de apresentar SII. As mulheres correm um risco ligeiramente maior de SII do que os homens.[117] A fisiopatologia da SII parece ser influenciada por sensibilização do SNC e diminuição da inibição descendente, o que leva, em última análise, à hipersensibilidade visceral. A hipersensibilidade visceral e as respostas reflexas anormais, demonstradas em estudos tanto em animais como em seres humanos, resultam em aumento da intensidade da dor, diminuição do limiar de sensibilidade e aumento da região viscerossomática de dor referida que levam aos sintomas de SII.[118-119]

Sintomas

O sintoma predominante da SII consiste em dor abdominal. Outros sintomas incluem distensão abdominal, flatulência excessiva, alternância entre diarreia e constipação intestinal, aumento da dor antes da defecação, diminuição da dor após a defecação e exacerbação da dor por eventos que aumentam a motilidade gastrintestinal, como ingestão de alimento, estresse, ansiedade, depressão e menstruação. Em geral, a dor é intermitente, algumas vezes constante, em cólica e tem mais tendência a ocorrer no quadrante inferior esquerdo. As pacientes com SII podem ser classificadas em três categorias: com predomínio de constipação intestinal, com predomínio de diarreia e com predomínio de dor (alternância dos hábitos intestinais), dependendo dos sintomas principais. Os novos critérios de Roma IV para o diagnóstico (Tabela 12.5) incluem pelo menos 3 dias de dor ou desconforto abdominal recorrente por mês nos últimos 3 meses com pelo menos duas das seguintes características: alívio com a defecação, início associado a uma mudança na frequência das defecações ou início associado a uma mudança na forma e aparência das fezes.[120]

Sinais

Ao exame físico, os achados de cólon sigmoide palpável com hipersensibilidade ou de desconforto durante a introdução do dedo no reto e da presença de fezes de consistência dura no reto são sugestivos de SII.

Diagnóstico

Em geral, o diagnóstico de SII baseia-se na anamnese e no exame físico, e apesar de serem sugestivos particularmente em mulheres jovens, os achados são inespecíficos. Muitas vezes é necessário obter um hemograma completo, provas de função da tireoide, amostras de fezes para pesquisa de leucócitos e sangue oculto, além de sigmoidoscopia, colonoscopia ou enema baritado, particularmente em mulheres idosas e jovens que não responderam ao tratamento inicial. Os resultados de todos esses exames são normais em pacientes com SII.

Tabela 12.5 Critérios de Roma IV para a síndrome do intestino irritável.

Dor abdominal recorrente durante no mínimo 1 dia por semana (em média), nos últimos 3 meses, com início dos sintomas pelo menos 6 meses antes do diagnóstico e associado a duas de três características:
1. Relacionada com a defecação
2. Associada a uma mudança na frequência das defecações
3. Associada a uma mudança na forma (aparência) das fezes

Tratamento

O tratamento consiste em tranquilização, educação, redução do estresse, agentes formadores de bolo fecal e outros tratamentos sintomáticos, bem como antidepressivos tricíclicos (ATC) em baixas doses. Recomenda-se uma conduta multidisciplinar, incluindo abordagens clínica e psicológica. As pacientes devem eliminar alimentos que desencadeiam a dor, como os que contêm lactose, sorbitol, álcool, gordura e frutose. Os produtos que contêm cafeína podem causar distensão abdominal, cólicas e aumento na frequência das evacuações. Se a paciente continuar sintomática após tentar essas mudanças de estilo de vida, pode-se administrar uma prova a curto prazo de antiespasmódicos, como *diciclomina* ou *hiosciamina*.[117-119] A terapia multidisciplinar abrange os componentes cognitivo, afetivo e comportamental da dor. O tratamento pode diminuir a intensidade da estimulação nociceptora e modificar a interpretação do significado da dor da paciente.[119]

Os agentes antiespasmódicos relaxam o músculo liso e reduzem a contratilidade do sistema gastrintestinal. Embora os antiespasmódicos e os laxantes possam produzir alívio sintomático dos sintomas intestinais, talvez seja necessário o uso de antidepressivos tricíclicos (ATC). **Os ATCs em baixas doses podem aliviar a dor da SII, como demonstrado em vários ensaios clínicos controlados randomizados. Os ATCs podem reduzir a contratilidade gastrintestinal excessiva e foram aprovados para uso como antiespasmódicos.** Mulheres com dor moderada a intensa podem fazer uso desses fármacos, naquelas que se mostraram refratárias a outros tratamentos. Embora a dose para obter a resposta analgésica seja muito menor do que a utilizada para produzir efeitos antidepressivos, a dose dos ATCs pode ser aumentada em pacientes com depressão coexistente. **Os inibidores seletivos da recaptação de serotonina (ISRSs) e os inibidores da recaptação de serotonina/norepinefrina (IRSNs) já foram utilizados com sucesso no tratamento da SII e podem ser administrados a pacientes nas quais o tratamento com ATC não teve êxito ou àquelas que estão deprimidas ou são incapazes de tolerar os efeitos colaterais dos ATC.**[117-119]

Etiologia urológica

4 **A DPC de origem urológica pode estar relacionada com cistite e uretrite recorrentes, síndrome uretral, urgência sensitiva de causa incerta e CI/SBD.** Os tumores infiltrativos da bexiga, a obstrução ureteral, a litíase renal e a endometriose podem ser excluídos com facilidade como possíveis causas por meio de avaliação diagnóstica apropriada.

Síndrome uretral

A síndrome uretral é definida como um complexo de sintomas que consistem em disúria, polaciúria, urgência, desconforto suprapúbico e, com frequência, dispareunia na ausência de qualquer anormalidade da uretra ou da bexiga.[121] A causa da síndrome uretral é incerta e atribuída a infecção subclínica, obstrução uretral e fatores psicogênicos e alérgicos. Os sintomas da síndrome uretral podem evoluir para os estágios iniciais da CI/SBD.

Sintomas

É comum observar a ocorrência de urgência, polaciúria, pressão suprapúbica e outros sintomas menos frequentes, como dor cervical ou vaginal, incontinência urinária, sensação de plenitude após a micção, dispareunia e dor suprapúbica. De acordo com a American Urological Association, esses sintomas precisam estar presentes durante, no mínimo, 6 semanas.

Sinais

É necessário efetuar um exame físico e neurológico. As anormalidades anatômicas devem ser avaliadas, incluindo relaxamento pélvico, carúncula uretral e hipoestrogenismo. É necessário avaliar a paciente quanto à possibilidade de vaginite. A uretra deve ser cuidadosamente palpada para a detecção de corrimento purulento.

Diagnóstico

Deve-se obter uma amostra de urina coletada com técnica asséptica ou por cateterismo para o EAS e cultura, de modo a descartar a possibilidade de ITU. A citologia da urina pode ajudar a excluir neoplasias malignas ou hematúria. Um exame de urina residual pós-micção pode ser facilmente efetuado na clínica para verificar a ocorrência de retenção urinária. Quando indicado, devem-se obter exames uretral e cervical para pesquisa de clamídias, bem como uma preparação a fresco para vaginite. A possibilidade de síndrome uretral se for descartada infecção deve ser considerada, se a avaliação não revelar a presença de vulvovaginite e se não for identificado nenhum fenômeno alérgico passível de causar dermatite de contato na vulva. Infecção por *Ureaplasma*, *Chlamydia*, *Candida*, *Trichomonas*, gonorreia e herpes também devem ser descartados. A avaliação cistoscópica deve excluir a possibilidade de divertículo uretral, cálculos e câncer. Os músculos do assoalho pélvico devem ser avaliados, já que o seu espasmo pode resultar em dor e hipersensibilidade uretrais. A dor uretral pode ser uma manifestação de CI/SBD.

Tratamento

São sugeridas várias formas de tratamento para a síndrome uretral. **As pacientes que apresentam piúria estéril (sem qualquer agente infeccioso presente) podem responder a um ciclo de 2 a 3 semanas de *doxiciclina* ou *eritromicina*.** Com frequência, utiliza-se uma profilaxia prolongada com agentes antimicrobianos em baixas doses para mulheres com sintomas de urgência e de polaciúria que apresentam um histórico cuidadosamente documentado de ITUs recorrentes. É possível que algumas dessas mulheres continuem apresentando sintomas, embora a sua urina não esteja infectada, podendo ocorrer nova infecção bacteriana com o passar do tempo. As culturas após o tratamento são úteis para verificar a ocorrência de cura. **Recomenda-se que todas as mulheres na pós-menopausa com esse distúrbio sejam submetidas a uma prova de tratamento com estrogênio local durante pelo menos 2 meses.** Se não for observada nenhuma melhora após tratamento com antibióticos ou com estrogênio, fisioterapia (FT) e terapia cognitivo-comportamental, pode-se considerar a dilatação uretral, embora não se disponha de estudos recentes sobre essa conduta. Foram observados resultados positivos com técnicas de *biofeedback*. Outros tratamentos, incluindo acupuntura e terapia com *laser*, tiveram sucesso.[122] O apoio psicológico é muito importante nesse grupo de mulheres. **O tratamento exige uma abordagem multidisciplinar à semelhança da DPC em geral.**

Cistite intersticial/síndrome da bexiga dolorosa (CI/SBD)

A CI/SBD ocorre com mais frequência em mulheres do que em homens. As pacientes têm, em sua maioria, entre 40 e 60 anos de idade. Em 2002, os distúrbios da bexiga dolorosa foram definidos pela International Continence Society (ICS) em um conjunto com novas recomendações.[123] Em sua definição mais amplamente utilizada, **a síndrome da bexiga dolorosa (SBD) é descrita como uma síndrome clínica (de sinais e sintomas) constituída de "dor suprapúbica relacionada com o enchimento da bexiga, acompanhada de outros sintomas, como aumento da frequência de micção diurna e noturna, na ausência de infecção comprovada ou de outra patologia óbvia". O termo "CI" por sua vez, refere-se a pacientes que apresentam sintomas de SBD, mas que também exibem características cistoscópicas e histopatológicas císticas durante a hidrodistensão da bexiga.**[123]

A etiologia da CI/SBD não é conhecida, porém existem várias hipóteses. Um defeito na camada epitelial de glicosaminoglicano (GAG) que possibilita a penetração de substâncias irritantes da urina no urotélio até as terminações nervosas subepiteliais pode ser responsável pela síndrome.[124] Esse mecanismo teórico baseia-se no fato de que muitas pacientes com IC são sensíveis a determinados alimentos e bebidas. Foram propostos mecanismos imunológicos devido à detecção de atividade anormal dos mastócitos, aumento das fibras nervosas que expressam a substância P e aumento do fator de crescimento neural em biopsias de bexiga de indivíduos com CI.[124] Os mecanismos autoimunes podem ser responsáveis em alguns indivíduos, tendo em vista uma maior incidência de lúpus eritematoso sistêmico, alergias, doença inflamatória intestinal e SII, bem como fibromialgia, em pacientes com sintomas vesicais. Outro mecanismo possível é a sensibilização central com alteração do eixo simpático e hipotalâmico-suprarrenal comprovada pela existência de dor vesical "fantasma", mesmo após retirada cirúrgica bexiga.[125]

Sintomas

Os sintomas incluem dor, polaciúria e urgência graves e incapacitantes, noctúria, disúria e hematúria ocasionais. É comum haver dor suprapúbica, pélvica, uretral, vaginal, vulvar ou perineal, que podem ser aliviadas em certo grau pelo esvaziamento da bexiga.[125]

Sinais

Em geral, o exame pélvico revela hipersensibilidade da parede anterior da vagina e suprapúbica. Os músculos do assoalho pélvico estão sempre comprometidos e apresentam hipersensibilidade à palpação. O exame de urina pode revelar micro-hematúria sem piúria, porém os resultados são habitualmente normais.

Diagnóstico

O diagnóstico é de exclusão e não é mais baseado na cistoscopia. As definições e os critérios diagnósticos mudam constantemente. **Em 2011, a American Urological Association definiu os critérios como sensação desagradável relacionada com a bexiga, associada a sintomas das vias urinárias inferiores de mais de 6 semanas de duração, na ausência de infecção ou de outras causas identificáveis.**

De acordo com os Critérios de Consenso dos National Institutes of Health (NIH) para o diagnóstico de CI, as pacientes precisam preencher pelo menos dois dos seguintes critérios: (1) dor ao enchimento da bexiga aliviado pelo seu esvaziamento; (2) dor na região suprapúbica, pélvica, uretral, vaginal ou perínea; (3) glomerulações na endoscopia ou diminuição da complacência na cistometria.[126]

As pacientes podem ser avaliadas por cistoscopia com hidrodistensão e biopsia. As hemorragias petequiais da mucosa vesical (glomerulações) são características da CI. O uso de uma escala de dor pélvica e de sintomas de urgência ou polaciúria e um teste intravesical com potássio podem facilitar o diagnóstico precoce.[127] É questionável se um resultado positivo do teste de potássio é definitivo para CI, ou se um teste positivo constitui uma manifestação de hiperalgesia vesical.[126]

Tratamento

Embora não exista nenhuma cura definitiva da CI/SBD, as pacientes podem obter uma remissão com terapia multidisciplinar. Os tratamentos de primeira linha consistem principalmente em modificação do comportamento como treinamento vesical e controle do estresse, terapia cognitivo-comportamental, modificações da alimentação ou restrição de alimentos ácidos, condimentados ou fermentados e fisioterapia da musculatura do assoalho pélvico. Esses tratamentos de primeira linha devem ser individualizados. Por exemplo, os estudos realizados mostraram que os alimentos que podem causar irritação diferem entre indivíduos.[128] A alcalinização da urina pode ser útil.[129] Os ATCs têm sido eficazes. A *amitriptilina* na dose de 10 mg pode ser tomada ao deitar e ajustada de acordo com a tolerância da paciente até 150 mg para aliviar os sintomas. A *amitriptilina* possui propriedades anti-histamínicas, anticolinérgicas e bloqueadoras dos canais de sódio que são potencialmente terapêuticas para oposição à histamina proveniente da desgranulação dos mastócitos, polaciúria e dor neuropática, respectivamente.[129] O *polissulfato sódico de pentosana* (PPS) oral constitui o único tratamento oral aprovado pela Food and Drug Administration (FDA) para a CI, com efeito moderadamente benéfico.[129,130] O *polissulfato de pentosana* é um componente semelhante à heparina que se assemelha à camada de GAG; entretanto, não deve ser utilizado com AINEs devido ao risco de sangramento.

O tratamento intravesical pode ser de primeira ou de segunda linha. Com uma mistura intravesical de *lidocaína*, bicarbonato e *heparina*, instilada 3 vezes/semana, durante 3 semanas, 57% das mulheres relataram uma resolução da dor.[131] O *dimetil sulfóxido* (*DMSO*) é o único tratamento intravesical da CI aprovado pela FDA. O *DMSO* a 50% intravesical demonstrou produzir uma melhora sintomática significativa em comparação com o placebo em dois ensaios clínicos controlados randomizados. As soluções intravesicais que contêm PPS dissolvido mostraram ser promissoras, porém ainda não foram aprovadas pela FDA e estão em fase de investigação.[132] A hidrodistensão da bexiga até a sua capacidade máxima sob anestesia epidural tem sido utilizada no tratamento da CI/SBD e demonstrou ser útil na melhoria dos sintomas.[133,134]

A neuromodulação sacral é uma técnica invasiva, porém promissora, que está em fase de pesquisa para o tratamento da CI refratária.[135] Essa técnica ainda não foi aprovada pela FDA para o tratamento da CI e são necessários estudos de maior porte para confirmar a sua eficácia.

Os tratamentos que necessitam de mais dados para sustentar a sua segurança e eficácia incluem a instilação intravesical de GAG e a toxina botulínica injetada no músculo detrusor da bexiga.

Causas neurológicas e musculoesqueléticas

Compressão do nervo

4 **A lesão do nervo cutâneo abdominal ou a compressão dos nervos ílio-hipogástrico ou ilioinguinal podem ocorrer com incisões suprapúbicas transversais na laparotomia ou incisões laparoscópicas efetuadas inferiormente à espinha ilíaca anterossuperior. Pode ocorrer lesão após levantamento de peso ou lesão traumática como acidente por veículo motorizado.** Os nervos ilioinguinal (torácico 12, lombar 1 e lombar 2, T12, L1, L2) ou ílio-hipogástrico (T12 e L1, L2) podem ficar aprisionados entre os músculos transverso e oblíquo interno do abdome, particularmente durante a sua contração. Por outro lado, pode haver ligadura ou traumatismo do nervo durante a cirurgia.[136] **A dor localizada no dermátomo L1-L2, lateral ao músculo reto do abdome, que surge imediatamente após a cirurgia, deve ser avaliada com urgência, porque a retirada da sutura responsável é curativa. A dor neuropática pode demorar várias semanas ou até mesmo anos depois da cirurgia, para surgir após estresse vigoroso da parede abdominal com levantamento ou nova lesão.**

Pode ocorrer lesão do nervo femoral quando as lâminas laterais do afastador comprimem o nervo entre a lâmina e a parede lateral da pelve.[137] O dano ao nervo femoral resulta em incapacidade de flexão da articulação do quadril ou de extensão dos joelhos.

Os sintomas de compressão ou lesão de nervo incluem dor aguda, em queimação e surda e parestesia na distribuição do dermátomo do nervo acometido. Com a compressão do nervo, a flexão do quadril e o exercício ou atividade física exacerbam a dor, que é aliviada por meio de repouso ou infiltração de anestésico local. A dor é habitualmente percebida como proveniente do abdome, e não da pele.[138]

A neuropatia do pudendo pode ocorrer após cirurgia vaginal (particularmente com fixações laterais de tela), parto, exercício e constipação intestinal crônica ou anormalidades da musculatura do assoalho pélvico. Procedimentos cirúrgicos da vulva, incluindo episiotomia, depilação a *laser* e remoção da glândula de Bartholin, podem levar à lesão dos nervos vestibulares, anais ou do clitóris, ramos terminais do nervo pudendo.[139] Os critérios de Nantes para a compressão do nervo pudendo no canal de Alcock e ao seu redor incluem os seguintes: (1) dor na área dos dermátomos sacrais[2-4] inervada pelo nervo pudendo (clitóris/pênis ipsilateral, parte distal da uretra, lábios maiores/escroto, períneo e ânus); (2) aumento da dor na posição sentada; (3) a paciente não é despertada pela dor; (4) ausência de perda sensitiva ao exame clínico (os déficits sensitivos são sugestivos de lesão da raiz do nervo sacral); (5) resolução da dor com bloqueio do nervo pudendo.[140] A compressão pode ser potencialmente aliviada por meio de liberação cirúrgica, mas não haverá recuperação da neuralgia causada pela lesão nervosa com a cirurgia. Com base no exame clínico ou no exame de imagem, não é possível diferenciar totalmente o aprisionamento do nervo pudendo da neuralgia relacionada com lesão direta do nervo.

Sinais

Ao exame, o ponto de hipersensibilidade ou dor máxima deve ser localizado com a ponta do dedo. O ponto máximo de hipersensibilidade à palpação em uma lesão ílio-hipogástrica ou ilioinguinal situa-se na margem do músculo reto do abdome, medial e inferiormente à espinha ilíaca anterior. O teste de Carnett é positivo, com aumento da dor sobre a área de compressão ou lesão. Esse teste envolve a palpação da área de hipersensibilidade, seguida de nova palpação durante a manobra de contração da parede abdominal, que consiste em levantar o dorso em posição supina (levantamento de 3/4) ou elevação das pernas estendidas. A dor na parede abdominal é mais intensa com palpação durante a contração muscular na presença de compressão do nervo L1, L2, lesão, hérnia ou dor miofascial. No caso do nervo pudendo, a hipersensibilidade máxima situa-se próxima a espinha isquiática e canal de Alcock.

Um diagnóstico provisório ou a presença de neuropatia podem ser confirmados por meio de bloqueio de nervo com 3 a 5 mℓ de *bupivacaína* a 0,25%. Em geral, as pacientes relatam alívio imediato dos sintomas após a injeção e pelo menos 50% tem alívio de mais de algumas horas de duração no decorrer das próximas semanas.

Tratamento

Muitas pacientes podem não necessitar de outra intervenção após uma série de bloqueios anestésicos semanais e ao evitar atividades passíveis de causar compressão do nervo. Outras necessitam de fisioterapia ou de medicamentos que diminuam os estímulos nervosos. Os fármacos para alívio da dor neuropática incluem anestésicos locais tópicos, anticonvulsivantes orais ou antidepressivos. A fisioterapia pode ser útil nos casos de neuropatia do pudendo envolvendo o funcionamento anormal dos músculos levantador ou obturador interno. Se a injeção e outras abordagens farmacológicas produzirem apenas alívio limitado da dor, e não houver fatores viscerais ou psicológicos contribuintes, pode-se recomendar a descompressão cirúrgica do nervo acometido.

Dor miofascial

É comum que a dor miofascial dos músculos da parede abdominal ou do assoalho pélvico passe despercebida na avaliação de pacientes com DPC. **A síndrome de dor miofascial (SDM) consiste em dor que se origina de pontos-gatilho dos músculos na musculatura esquelética e fáscia. Por definição, um ponto gatilho miofascial consiste em "um foco de hiperirritabilidade em um nódulo semelhante a uma faixa tensa e hipersensível dentro de um ou mais músculos esqueléticos ou fáscia associada".**[141] Uma patologia intra-abdominal, a sobrecarga muscular e o traumatismo direto podem resultar no desenvolvimento de pontos-gatilho, embora não sejam necessários para o seu desenvolvimento ou persistência.

Dependendo do estudo, 13 a 75% das mulheres com DPC apresentam hipersensibilidade pélvica e/ou pontos-gatilho miofasciais.[142] **A dor muscular do assoalho pélvico pode resultar de trauma cirúrgico, postura inadequada, constipação intestinal grave ou respostas reflexas viscerossomáticas.** Os músculos que compartilham o suprimento nervoso toracolombar e sacral com os sistemas genital, gastrintestinal e urinário podem resultar em dor muscular do assoalho pélvico e da parede abdominal.[143] Os pontos-gatilho podem surgir em músculos, na zona da dor referida do órgão subjacente; por sua vez, o ponto-gatilho pode resultar em plenitude abdominal, distensão, edema e flatulência. A CI/SBD, a SII, a endometriose e a vulvodinia estão associadas a disfunção e pontos-gatilho do assoalho pélvico, e muitas mulheres com esses diagnósticos apresentam ou irão desenvolver dor miofascial crônica generalizada e fibromialgia.[143] Em mulheres com dismenorreia intensa, pode-se observar o desenvolvimento de pontos-gatilho na parte inferior do músculo reto do abdome entre a cicatriz umbilical e a sínfise púbica.

Sintomas

A anamnese deve investigar a ocorrência de uso excessivo, "distensão abdominal crônica", lesões e postura disfuncional, que podem resultar em pontos-gatilho miofasciais na parede abdominal, no dorso e no assoalho pélvico. Um histórico de SII, CI/SBD ou endometriose exige uma pesquisa à procura de dor miofascial da parede abdominal e do assoalho pélvico. **A dor miofascial na parede abdominal e no assoalho pélvico é exacerbada pela atividade ou por estímulos no dermátomo dos pontos-gatilho** (p. ex., enchimento da bexiga e do intestino, fase lútea ou menstruação, ou qualquer estimulação de órgãos que compartilham o dermátomo do nervo acometido).[144]

Sinais

A avaliação dos músculos pélvicos deve incluir os músculos tanto externos como internos. Além de verificar a presença de hipersensibilidade, a força muscular para a qual são essenciais os componentes de compressão e elevação, e o teste de função são importantes.[145] Infelizmente, as técnicas para a identificação de pontos-gatilho no assoalho pélvico não são padronizadas, o que dificulta a identificação do grupo musculoesquelético comprometido.

Tratamento

A massoterapia pode ajudar a aliviar a dor em alguns casos. A "liberação miofascial" é uma massagem vigorosa especial que pode ser eficaz.[141] Dependendo da localização dos pontos-gatilho miofasciais, indica-se a fisioterapia do assoalho pélvico.[145,146]

A fisioterapia utiliza técnicas manuais para inativar os pontos-gatilho, restaurar a força muscular e corrigir os fatores predisponentes. A fisioterapia do assoalho pélvico envolve uma variedade de exercícios de relaxamento e alongamento dos músculos do assoalho pélvico, bem como a liberação dos pontos-gatilho por meio de liberação do tecido conjuntivo/fascial. Em uma revisão retrospectiva de gráficos de 75 mulheres com dor pélvica miofascial crônica, foi observada uma considerável melhora dos escores de dor proporcional ao número de sessões de fisioterapia.[144] Em um estudo randomizado, constatou-se que 57% das pacientes com DPC beneficiou-se da fisioterapia miofascial.[147,148] A taxa de resposta foi significativamente maior com a fisioterapia do que com a massoterapia. A pressão contínua exercida com força adequada em um ponto-gatilho por um período específico ou a administração de injeções podem inativar o ponto doloroso.[149]

Os AINEs, a gabapentina, a pregabalina, os ATCs em baixas doses, IRSNs e os benzodiazepínicos podem ser úteis em pacientes que necessitam de intervenção farmacológica. A injeção de 3 mℓ de bupivacaína a 0,25% no ponto-gatilho proporciona alívio que habitualmente é mais duradouro do que a própria ação anestésica. Depois de 4 a 5 injeções quinzenais, o procedimento deve ser interrompido se não for obtido alívio duradouro. Um ensaio clínico controlado randomizado de 60 pacientes comparou o adesivo de lidocaína e o adesivo de placebo com a injeção de anestésico para o tratamento da síndrome de dor miofascial (SDM). O estudo revelou que o adesivo de anestésico teve eficácia semelhante ao tratamento de referência com injeção no ponto-gatilho e foi associado a menor desconforto do que a injeção.[151] A acupuntura também pode ser eficaz.[152] Concomitantemente com a injeção nos pontos-gatilho, devem-se utilizar técnicas de relaxamento, redução do estresse e controle cognitivo-comportamental da dor, particularmente na presença de ansiedade, depressão, histórico de trauma emocional, abuso físico ou sexual, disfunção sexual ou perturbação social ou ocupacional.

Fibromialgia

A fibromialgia é uma síndrome caracterizada pela tríade de dor difusa, fadiga e sono não restaurador. As mulheres com dor miofascial na parede abdominal ou assoalho pélvico, CI/SBD e SII frequentemente apresentam *fibromialgia* como comorbidade. E as mulheres são afetadas mais comumente do que os homens. Para o diagnóstico da síndrome, a paciente precisa ter pontos dolorosos em todos os quatro quadrantes. Acredita-se que a causa seja uma sensibilização do SNC, resultando em percepção anormal da dor crônica. A fibromialgia está estreitamente associada à *síndrome de fadiga crônica*, uma combinação de problemas miofasciais regionais, incluindo infecções e distúrbios autoimunes ou disautonomia. O tratamento consiste em conscientização, modificações comportamentais (alimentação bem equilibrada, momento adequado para o sono e ambiente propício para um sono repousante), exercício e alongamento, bem como aconselhamento ou terapia cognitivo-comportamental para relaxamento e aumentar ao máximo os mecanismos para enfrentar os problemas. Os medicamentos utilizados incluem AINEs, ATCs em baixas doses, IRSsN, anticonvulsivantes e antibenzodiazepínicos para melhorar o sono.[150]

Síndrome de dor lombar

Em mulheres que apresentam dor lombar sem dor pélvica, a patologia ginecológica raramente constitui a causa de dor. Entretanto, a patologia ginecológica pode ser acompanhada de dor lombar. A dorsalgia pode ser causada por patologia ginecológica, vascular, neurológica, psicogênica ou espondilogênica (relacionada com o esqueleto axial e sua estrutura).[153]

Sintomas

As mulheres com síndrome de dor lombar frequentemente apresentam dor que ocorre após traumatismo ou esforço físico, pela manhã ao despertar ou associado à fadiga. A dor lombar não ginecológica pode se modificar/intensificar com o ciclo menstrual.

Sinais

O exame consiste em inspeção, avaliação com o movimento e palpação. Diversas estruturas anatômicas na coluna vertebral devem ser consideradas como fontes de dor. Os músculos, as vértebras e os discos (incluindo a junção lombossacral, os músculos sacroespinais paravertebrais e as articulações sacroilíacas) constituem locais comuns de origem de dor espondilogênica, que precisam ser examinados com cuidado.[2]

Diagnóstico

Os exames de imagem diagnósticos, realizados com a paciente em posição ortostática, em decúbito e sentada com flexão máxima, podem ser úteis. A elevação da VHS sugere dor de origem inflamatória ou neoplásica. Embora a maioria das pacientes com dorsalgia não necessite de exames de imagem, podem-se obter radiografias simples para avaliar a presença de infecção, fratura, neoplasia maligna, espondilolistese, alterações degenerativas, estreitamento do espaço discal e cirurgia anterior. Nas pacientes que necessitam de exame de imagem avançado, a RM sem contraste é considerada a melhor opção.

Tratamento

Deve-se procurar o parecer do médico de atenção primária da paciente antes de iniciar o tratamento da dorsalgia, a não ser que a origem possa ser uma dor ginecológica referida. Nos casos mais complexos, pode ser necessário um parecer ortopédico ou neurocirúrgico.

Vulvodinia

A vulvodinia tem uma prevalência de 15% e é classificada como dor vulvar de pelo menos 3 meses de duração, sem origem clara.[154] É preciso excluir as causas específicas de dor vulvar antes que se possa estabelecer um diagnóstico de vulvodinia. **As causas específicas de dor vulvar que devem ser excluídas incluem condições inflamatórias (dermatite, dermatoses), neoplasia maligna, neuralgia, traumatismo, causas iatrogênicas (p. ex., quimioterapia, radioterapia, cirurgia), infecção (por *Candida*, herpes) e deficiência hormonal.** Os fatores que podem iniciar ou manter a vulvodinia incluem dor crônica ou transtornos psiquiátricos, predisposição genética à dor ou inflamação, deficiência de hormônios esteroides sexuais, anormalidades musculoesqueléticas do assoalho pélvico, alterações neurológicas relevantes nos nervos pudendo sacrais 2-4 e questões psicossociais. **A vulvodinia é classificada pela localização da dor, gatilhos e momento de início.** Se houver dor localizada do vestíbulo da vagina (vestibulodinia) ou clitóris (clitorodinia), a vulvodinia é classificada como localizada. A dor percebida em toda a vulva é denominada vulvodinia generalizada. A vulvodinia mista refere-se à dor localizada e generalizada. A dor é ainda classificada como provocada, o que significa dor com contato genital, ou espontânea, em que a dor ocorre sem contato. A dor pode ser provocada e espontânea. Se a dor ocorrer com a primeira tentativa de penetração genital, ela é classificada como primária. Se surgir após um período de relações sexuais indolores, é classificada como secundária.

A patologia da vulvodinia não está bem esclarecida, porém é provavelmente complexa e multifatorial. **Foi formulada a hipótese de que a dor vestibular provocada que constitui o tipo mais comum de vulvodinia começa com um processo inflamatório crônico ou um estímulo imunológico, como infecção fúngica ou lesão.** Em mulheres predispostas, pode haver proliferação de fibras nervosas nociceptivas, aumento do infiltrado inflamatório com predomínio de mastócitos e aumento de neurocinas neuroinflamatórias, citocinas, quimiocinas e prostanoides.[155] A alteração da contratilidade da musculatura do assoalho pélvico frequentemente está associada, e pode ser a causa da dor. Há evidências de sensibilização central e periférica com hipersensibilidade a estímulos táteis, térmicos e químicos.

A anamnese e o exame são o bastante para o diagnóstico de vulvodinia. As pacientes devem ser questionadas sobre histórico clínico, psicológico, sexual e de dor.[156] **A vulva e a vagina devem ser examinadas à procura de quaisquer lesões, infecções ou dermatoses. Utiliza-se um *swab* de algodão para testar o vestíbulo da vagina à procura de dor nas posições 12, 2, 5, 6, 7 e 10 h (dos ponteiros do relógio). A ocorrência de dor em uma escala numérica de pelo menos 4/10 quando o *swab* é pressionado até uma profundidade de 1/3 da ponta de algodão, durante 1 segundo, é compatível com vestibulodinia provocada.** O tônus e a hipersensibilidade dos músculos do assoalho pélvico devem ser averiguados com a introdução de um único dedo lubrificado na vagina. Deve-se obter uma preparação a fresco do corrimento vaginal à procura de leveduras ou vaginose bacteriana ou para sinais de inflamação (número excessivo de leucócitos) ou deficiência de estrogênio (múltiplas células parabasais ou intermediárias). Pode-se considerar a realização de exames de imagem para o diagnóstico da dor se não estiver limitada ao vestíbulo da vagina.

O tratamento da dor vulvar é multifatorial. Deve-se considerar qualquer distúrbio subjacente que possa causar a dor, como infecção, dermatoses e problemas psicológicos ou hormonais. Os contraceptivos hormonais usados a longo prazo podem contribuir para o adelgaçamento da pele e dor do vestíbulo da vulva/vagina. A higiene vulvar constitui importante parte do tratamento. As pacientes devem ser orientadas a eliminar o uso de absorventes externos, alergênios, amaciantes, sabões e outras substâncias químicas potencialmente irritantes. Os tratamentos farmacológicos da vulvodinia podem incluir lidocaína tópica a 5%, anticonvulsivantes, como gabapentina tópica (formulação a 6%) ou oral, ATCs em formulação tópica ou oral, injeção de toxina botulínica, terapia hormonal, se for constatada a presença de deficiência de estrogênio, e injeções de anestésico local, com ou sem esteroide. Em geral, recomenda-se a fisioterapia do assoalho pélvico para o tratamento da vulvodinia. Outros tratamentos incluem cirurgia (vestibulectomia) para vestibulodinia provocada, tratamento psicológico (terapia cognitivo-comportamental, psicoterapia, terapia de relaxamento baseada em *mindfulness*), *biofeedback* por EMG e tratamentos complementares/alternativos, como acupuntura ou hipnoterapia.[157-161]

Fatores psicológicos

Os fatores psicológicos que aumentam a vulnerabilidade à dor e diminuem a resiliência promovem a cronicidade da dor.[162] O significado associado à dor, a catastrofização relacionada com a dor, a autoeficácia baixa no controle da dor, o enfrentamento ineficaz da dor, a ansiedade, o afeto negativo, as experiências traumáticas emocionais, físicas ou sexuais na infância e a falta de apoio social suficiente desempenham um papel na manutenção e na amplificação da dor crônica.[163-165] Pesquisas recentes esclareceram como fatores psicológicos, comportamentais e psicossociais passados e atuais afetam a dor crônica. Nesse aspecto, são cruciais as alterações nas redes do encéfalo relacionadas com a recompensa, a motivação, a aprendizagem e as vias que descem do encéfalo para a periferia que modulam a dor.[162]

Existe uma estreita relação entre depressão e dor. O Beck Depression Inventory pode ser usado como ferramenta para avaliação; uma pontuação acima de 12 sugere disforia, e acima de 18, depressão.[166] Os antidepressivos, particularmente os IRSNs, aliviam com frequência a depressão e a dor.

Foi observada uma maior prevalência de maus-tratos físicos na infância entre mulheres com DPC do que entre aquelas com outros tipos de dor (39% vs. 18,4%).[81] Em uma comparação entre mulheres com DPC, outras com dor crônica não pélvica (cefaleia) e naquelas sem dor, observou-se uma maior prevalência cumulativa de abuso sexual e maus-tratos físicos importantes no grupo com DPC. Os traumas na infância podem levar a uma maior vulnerabilidade ao estresse psicossocial, comprometer as estratégias de enfrentamento e promover a cronicidade da dor após uma lesão.

É possível reduzir a dor e melhorar a função das pacientes se forem ensinadas habilidades de autoeficácia e de enfrentamento adaptativo da dor por meio de tratamento psicológico. A terapia cognitivo-comportamental pode ser útil no tratamento da DPC.[167]

A dramatização da dor constitui um mecanismo de enfrentamento utilizado por pessoas com dor, de modo a obter o apoio daqueles que a cercam.[168] Essa prática, associada à ansiedade e ao medo relacionados com a dor, a propaga.

Tratamento da dor pélvica crônica

Abordagem multidisciplinar

A abordagem multidisciplinar para tratamento reconhece a importância das contribuições cognitivas, psicológicas e miofasciais para a dor crônica. O ambiente/programa do tratamento para mulheres com dor crônica deve ser terapêutico, otimista e de apoio. A paciente deve ser orientada e preencher um formulário de avaliação diária da dor durante 2 ciclos menstruais e levá-lo na próxima consulta. Esse formulário fornece ao médico e à paciente informações importantes para o diagnóstico e o tratamento da dor. É necessário registrar diariamente o nível médio de dor (de 0 a 10), o humor (de 0 a 10), o sangramento vaginal (sim ou não) e, de maneira sucinta, acontecimentos que desencadeiam dor, como estresse, alimentos e atividades físicas. A classificação da dor pode estimular a sensação de controle da paciente e diminuir os sentimentos de desamparo. O registro diário melhora a autoeficácia e a adesão ao tratamento e ajuda a paciente a reconhecer a conexão entre a dor e os fatores causais. O registro revela a relação da dor com o ciclo menstrual. A dor cíclica associada à ovulação e à fase pré-menstrual ou menstrual pode ser aliviada por meio de supressão hormonal.

É preferível oferecer consultas regulares de acompanhamento a solicitar à paciente que só retorne se a dor persistir, já que esta última conduta reforça o comportamento de dor. É necessário ensinar estratégias específicas de controle da dor com um psicólogo utilizando uma abordagem cognitivo-comportamental ou com técnicas, como a meditação baseada em *mindfulness* ou ioga. **As pacientes devem ser orientadas a aumentar as atitudes para o controle da dor.** Várias estratégias, incluindo terapia cognitivo-comportamental, técnicas de relaxamento baseadas em *mindfulness*, controle do estresse, hipnose e outras abordagens psicoterapêuticas, afetam as redes de dor do SNC e aumentam a inibição descendente dos sinais periféricos de dor. **A psicoterapia em grupo é uma abordagem com excelente custo-benefício para ajudar as pacientes a aprender técnicas de redução do estresse e desenvolver mecanismos comportamentais de enfrentamento.**[169] A psicoterapia é indicada para mulheres que apresentam grave depressão, dificuldades sexuais ou trauma no passado; e a acupuntura pode, inclusive, ser útil. A avaliação miofascial pode ser suplementada por avaliação fisoterápica e, quando apropriado, deve-se iniciar a fisioterapia.

No passado, foram realizados vários estudos de controle multidisciplinar da dor na DPC.[170] Essa conduta abrange as habilidades do ginecologista, do psicólogo e do fisioterapeuta e pode incluir um anestesiologista para bloqueios anestésicos especializados. Estudos retrospectivos não controlados mostraram alívio da dor em 85% das participantes.[171] Em um estudo randomizado prospectivo, foi constatada uma taxa de resposta semelhante, que foi significativamente melhor que o tratamento tradicional para a redução da dor e dos sintomas associados, a melhora das atividades diárias e a qualidade de vida.[170]

A abordagem multidisciplinar no início do processo de tratamento deve ser considerada para os seguintes grupos de

pacientes: (1) ausência de patologia óbvia; (2) patologia que desempenha um papel equívoco na produção da dor; (3) resposta insatisfatória ao tratamento clínico ou cirúrgico tradicionalmente eficaz; (4) mais de uma estrutura visceral ou somática envolvida na produção da dor (mais de um "gerador de dor"); (5) grau significativo de estresse, ansiedade, transtorno de estresse pós-traumático ou depressão; (6) histórico de trauma físico, emocional ou sexual passado ou atual. Existe uma escassez de evidências baseadas em ensaios clínicos controlados para o tratamento da dor pélvica não cíclica.[172]

Intervenções farmacológicas

Todas as pacientes com dismenorreia ou dor que se agrava nas fases lútea ou menstrual devem ser tratadas com AINEs em doses adequadas e/ou agentes hormonais para suprimir a ovulação e/ou a menstruação. A escolha do agente hormonal para suprimir o ciclo menstrual varia de acordo com a preferência da paciente, com os distúrbios clínicos concomitantes e com os efeitos colaterais.

As pacientes com dor neuropática ou as que apresentam evidências de sensibilização central ou dor miofascial beneficiam-se de agentes que alteram o processamento neural.[173] Os ATCs em baixa dose, a maioria dos anticonvulsivantes e ISRNs são frequentemente eficazes, sobretudo se forem combinados com terapia cognitivo-comportamental ou *mindfulness*. Esses agentes farmacológicos reduzem o limiar de disparo neural e podem ajudar a diminuir o uso de medicamentos narcóticos para alívio da dor, aumentando a atividade e aliviando o impacto da dor sobre o estilo de vida das mulheres.[104]

Os anticonvulsivantes, como a *gabapentina* ou a *pregabalina*, são úteis para o tratamento da DPC. A *gabapentina* mais *amitriptilina* pode ser mais eficaz do que a *amitriptilina* isolada.[173] Os anticonvulsivantes provavelmente atuam sobre a dor por meio de bloqueio dos canais de cálcio.

Os anestésicos locais são bloqueadores dos canais de sódio que diminuem o disparo neural. É fácil aprender a efetuar bloqueios anestésicos dos nervos ilioinguinal, ílio-hipogástrico e pudendo e injeções nos pontos-gatilho, de modo que o ginecologista pode utilizar liberalmente essas técnicas quando apropriado para diminuir a sinalização neural.

As mulheres com depressão ou ansiedade significativas devem ser tratadas com uma dose terapêutica apropriada de antidepressivo ou ansiolítico. Nessa situação, pode-se solicitar o parecer de um psiquiatra.

O papel do tratamento com opioides na dor crônica é controverso, e não foram conduzidos estudos controlados randomizados. O tratamento a longo prazo da DPC com medicamentos narcóticos é considerado como último recurso após o fracasso de todas as outras modalidades de tratamento. Os opioides devem ser administrados de maneira programada, e as pacientes necessitam de um acompanhamento consistente, com avaliação do grau de alívio da dor, nível de função e qualidade de vida. Os médicos devem documentar cuidadosamente o insucesso de outras opções de tratamento e o aconselhamento da paciente. Os narcóticos só devem ser prescritos após assinatura de um contrato de consentimento de uso, e a paciente deve assinar um contrato no qual concorda em obter os medicamentos apenas de um profissional e descrever suas expectativas em relação ao tratamento. Alguns outros pontos com os quais a paciente deve concordar incluem não comprar os medicamentos com antecedência nem aumentar a dose do medicamento sem a permissão do médico, não fazer uso de álcool ou substâncias ilegais, submeter-se a exames de sangue ou de urina aleatórios para pesquisa das substâncias, se necessário, e realizar uma avaliação psiquiátrica ou psicológica, se houver necessidade. Estão disponíveis diretrizes atualizadas sobre o uso de opioides para alívio da dor crônica não relacionada ao câncer.[174,175]

Fisioterapia

A fisioterapia restaura a flexibilidade dos tecidos e das articulações, melhora a postura e a mecânica do corpo, restabelece a força e a coordenação, diminui a irritabilidade do sistema nervoso e restaura a função.[175] **A fisioterapia constitui um importante componente do tratamento de pacientes com dor miofascial na parede abdominal, no assoalho pélvico ou na região lombar, ou com fibromialgia.**[146]

Laparoscopia

Deve-se considerar uma avaliação laparoscópica em mulheres com dor incapacitante pré-menstrual e/ou menstrual que não responde ao tratamento com AINEs ou com contraceptivos hormonais. A laparoscopia diagnóstica é um procedimento padrão na avaliação de pacientes com dor pélvica acíclica crônica; entretanto, a laparoscopia geralmente não é realizada até que sejam excluídas causas somáticas ou viscerais não ginecológicas de dor. Durante a laparoscopia diagnóstica, as lesões endometrióticas devem ser excisadas por biopsia, e se houver suspeita de infecção, deve-se obter culturas. A laparoscopia é, essencialmente, um procedimento terapêutico, mas pode não ser possível remover com segurança toda a endometriose visível; entretanto, quando possível, os implantes devem ser excisados ou eletrocoagulados.

A neurectomia pré-sacral e a ablação laparoscópica do nervo uterossacro (LUNA) são técnicas cujo objetivo é interromper a inervação do útero. Um estudo de grande porte mostrou que a LUNA não é mais eficaz na DPC do que a laparoscopia isolada.[176] Uma análise realizada em 2007 revelou que não há evidências suficientes para recomendar a interrupção dos nervos pélvicos para o tratamento da dismenorreia.[177]

O papel das aderências pélvicas na dor não está bem esclarecido e a eficácia da lise dessas aderências é ainda mais questionável. A adesiólise, mesmo por via laparoscópica, é frequentemente seguida pela formação de novas aderências e pode não ser eficaz para o alívio da dor em ensaios clínicos controlados.[96-102] Outras causas precisam ser tratadas em primeiro lugar, e o parecer e tratamento psicológicos devem preceder ou acompanhar a lise das aderências.

Histerectomia

Embora 19% das histerectomias sejam realizadas com o objetivo de curar a dor pélvica, 30% das pacientes que procuram clínicas de dor tinham sido submetidas a histerectomia sem ter alívio da dor. Em um estudo foi constatado que uma abordagem multidisciplinar, incluindo um ginecologista, um fisioterapeuta e um psicólogo, diminuiu a frequência de histerectomia de 16,3 para 5,8% das pacientes com DPC.[178]

A histerectomia é particularmente útil em mulheres que completaram a idade reprodutiva e que apresentam dismenorreia secundária ou dor crônica relacionada com endometriose, patologia uterina como adenomiose ou congestão pélvica. Entretanto, a histerectomia geralmente não é indicada para pacientes com DPC.[179-181] Antes de recomendar a histerectomia para alívio da dor ou anexectomia unilateral para a dor unilateral é importante aplicar o mnemônico **PREPARE** na conversa com a paciente:[182] o **Procedimento** que está sendo realizado, a **Razão** ou indicação, a **Expectativa** ou resultado desejado do procedimento, a **Probabilidade** de alcançar o resultado desejado do procedimento, a **Probabilidade** de alcançar o resultado, as **Alternativas** e opções não cirúrgicas e os **Riscos** e d**Espesas** (ver Capítulo 3). A histerectomia para alívio da dor pélvica central em mulheres com dismenorreia, dispareunia e hipersensibilidade uterina produziu alívio da dor em 77% das mulheres em um estudo retrospectivo, e em 74% em um estudo de coorte prospectivo.[183] Entretanto, 25% das mulheres no estudo retrospectivo apresentaram persistência ou agravamento da dor durante o acompanhamento de 1 ano.[183] Em outro estudo prospectivo, a dor persistente foi associada à multiparidade, histórico pregresso de DIP, ausência de patologia e ser contribuinte do Medicaid. O Maine Women's Health Study, um estudo de coorte prospectivo, analisou os resultados de 199 mulheres com dor frequente em condições basais que foram submetidas à histerectomia. Nessa coorte, apenas 11% relataram sintomas persistentes após a cirurgia.[184]

O American College of Obstetricians and Gynecologists definiu critérios que devem ser preenchidos antes de uma paciente ser submetida à histerectomia para alívio da dor pélvica.[185] Esses critérios exigem no mínimo 6 meses de dor pélvica sem qualquer outra patologia passível de correção. Ao se decidir pelo tratamento cirúrgico, deve-se considerar uma histerectomia vaginal ou laparoscópica, em vez do acesso abdominal, se não for esperada a ocorrência de aderências extensas ou se o tamanho do útero/miomas não for muito grande e constituir um impedimento. Foram realizados muitos estudos que confirmam uma menor morbidade e menor tempo de internação nas histerectomias vaginais, em comparação com o acesso abdominal.[186] Em um estudo prospectivo de cirurgia abdominal *versus* vaginal assistida por laparoscopia, não foi constatada nenhuma diferença estatística nem agravamento dos resultados da função urinária ou sexual entre as diferentes abordagens depois de 6 meses.[186]

REFERÊNCIAS BIBLIOGRÁFICAS

1. **Dawood MY.** Dysmenorrhea. *Clin Obstet Gynecol* 1990;3(1): 168–178.
2. **Howard FM.** Chronic pelvic pain. *Obstet Gynecol* 2003;101(3): 594–611.
3. **Wesselmann U.** Neurogenic inflammation and chronic pelvic pain. *World J Urol* 2001;19(3):180–185.
4. **Latrenoliere A, Woolf CJ.** Central sensitization: A generator of pain hypersensitivity by central neural plasticity. *J Pain* 2009;10(9): 895–926.
5. **Giamberardino MA, De Laurentis S, Affaitati G, et al.** Modulation of pain and hyperalgesia from the urinary tract by algogenic conditions of the reproductive organs in women. *Neurosci Lett* 2001; 304(1–2):61–64.
6. **Doggweiler-Wiygul R.** Chronic pelvic pain. *World J Urol* 2001; 19(3):155–156.
7. **Bajaj P, Bajaj P, Madsen H, et al.** Endometriosis is associated with central sensitization: A psychophysical controlled study. *J Pain* 2003;4(7):372–380.
8. **Woolf CJ.** Central sensitization: Implications for the diagnosis and treatment of pain. *Pain* 2011;152[3 Suppl]:S2–S15.
9. **Diatchenko L, Nackley AG, Slade GD, et al.** Idiopathic pain disorders pathways of vulnerability. *Pain* 2006;123(3):226–230.
10. **Winnard KP, Dmitrieva N, Berkley KJ.** Cross-organ interactions between reproductive, gastrointestinal, and urinary tracts: Modulation by estrous stage and involvement of the hypogastric nerve. *Am J Physiol Regul Integr Comp Physiol* 2006;291(6):R1592–R1601.
11. **Bouyer J, Coste J, Fernandez H, et al.** Sites of ectopic pregnancy: a 10 year population-based study of 1800 cases. *Hum Reprod* 2002; 17(12):3224–3230.
12. **Bouyer J, Job-Spira N, Pouly J, et al.** Fertility following radical, conservative-surgical or medical treatment for tubal pregnancy: A population-based study. *Br J Obstet Gynaecol* 2000;107(6): 714–721.
13. **Murray H, Baakdah H, Bardell T, et al.** Diagnosis and treatment of ectopic pregnancy. *CMAJ* 2005;173(8):905–912.
14. **Huchon C, Fauconnier A.** Adnexal torsion: A literature review. *Eur J Obstet Gynecol Reprod Biol* 2010;150(1):8–12.
15. **Oltmann SC, Fischer A, Barber R, et al.** Cannot exclude torsion—a 15-year review. *J Pediatr Surg* 2009;44(6):1212–1216, discussion 1217.
16. **Bronstein ME, Pandya S, Snyder CW, et al.** A meta analysis of b-mode ultrasound, Doppler ultrasound, and computed tomography to diagnosis pediatric ovarian torsion. *Eur J Pediatr Surg* 2015; 25(1):82–86.
17. **Swenson DW, Lourenco AP, Beaudoin FL, et al.** Ovarian torsion: Case control study comparing the sensitivity and specificity of ultrasonography and computed tomography for diagnosis in the emergency department. *Eur J Radiol* 2014;83(4):733–738.
18. **King A, Keswani S, Biesiada J, et al.** The utility of a composite index for the evaluation of ovarian torsion. *Eur J Pediatr Surg* 2014;24(2):136–140.
19. **Ness RB, Hillier SL, Kipp K, et al.** Bacterial vaginosis and risk of pelvic inflammatory disease. *Obstet Gynecol* 2004;104(4): 761–769.
20. **Workowski KA, Bolan GA; Centers for Disease Control and Prevention.** Sexually transmitted diseases treatment guidelines, 2015. *MMWR Recomm Rep* 2015;64(RR-03):1–137.
21. **Demirtas O, Akman L, Demirtas GS, et al.** The role of serum inflammatory markers for predicting the tubo-ovarian abscess in acute pelvic inflammatory disease: A single center 5 year experience. *Arch Gynecol Obstet* 2013;287(3):519–523.
22. **Hiller N, Sella T, Lev-Sagi A, et al.** Computed tomographic features of tuboovarian abscess. *J Reprod Med* 2005;50(3):203–208.
23. **Reed SD, Landers DV, Sweet RL.** Antibiotic treatment of tuboovarian abscess: Comparison of broad-spectrum beta-lactam agents versus clindamycin-containing regimens. *Am J Obstet Gynecol* 1991;164 (6 Pt 1):1556–1561, discussion 1561–1562.
24. **Gjelland K, Ekerhovd E, Granberg S.** Transvaginal ultrasound-guided aspiration for treatment of tubo-ovarian abscess: A study of 302 cases. *Am J Obstet Gynecol* 2005;193(4):1323–1330.
25. **Ferrero S, Abbamonte LH, Giordano M, et al.** Uterine myomas, dyspareunia, and sexual function. *Fertil Steril* 2006;86(5): 1504–1510.
26. **Lippman SA, Warner M, Samuels S, et al.** Uterine fibroids and gynecologic pain symptoms in a population-based study. *Fertil Steril* 2003;80(6):1488–1494.
27. **Nezhat C, Balassiano E, Abed S, et al.** Coexistence of endometriosis in women with symptomatic leiomyomas-a reappraisal of the current literature [8J]. *Obstet Gynecol* 2016. doi: 10.1097/01. AOG.0000483742.58479.4f.
28. **Schwartz M, Powell K.** Spontaneous rupture of a leiomyoma causing life-threatening intra-abdominal hemorrhage. *Case Rep Obstet Gynecol*. 2017;2017:3701450.
29. **Dueholm M, Lundorf E, Hansen ES, et al.** Accuracy of magnetic resonance imaging and transvaginal ultrasonography in the diagnosis, mapping, and measurement of uterine myomas. *Am J Obstet Gynecol* 2002;186(3):409–415.
30. **Addiss DG, Shaffer N, Fowler BS, et al.** The epidemiology of appendicitis and appendectomy in the United States. *Am J Epidemiol* 1990;132(5):910–925.

31. **Albayrak Y, Albayrak A, Albayrak F, et al.** Mean platelet volume: A new predictor in confirming acute appendicitis diagnosis. *Clin Appl Thromb Hemost* 2011;17(4):362–366.
32. **SCOAP Collaborative, Cuschieri J, Florence M, et al.** Negative appendectomy and imaging accuracy in the Washington State Surgical Care and Outcomes Assessment Program. *Ann Surg* 2008;248(4):557–563.
33. **Rao PM, Rhea JT.** Colonic diverticulitis: Evaluation of the arrowhead sign and the inflamed diverticulum for CT diagnosis. *Radiology* 1998;209(3):775–779.
34. **Zielinski MD, Haddad NN, Cullinane DC, et al.** Multi-institutional, prospective, observational study comparing the Gastrografic challenge versus standard treatment in adhesive small bowel obstruction. *J Trauma Acute Care Surg* 2017;83(1):47–54.
35. **Echols RM, Tosiello RL, Haverstock DC, et al.** Demographic, clinical, and treatment parameters influencing the outcome of acute cystitis. *Clin Infect Dis* 1999;29(1):113–119.
36. **Takahashi S, Hirose T, Satoh T, et al.** Efficacy of a 14-day course of oral ciprofloxacin therapy for acute uncomplicated pyelonephritis. *J Infect Chemother* 2001;7(4):255–257.
37. **Harris RD, Holtzman SR, Poppe AM.** Clinical outcome in female patients with pelvic pain and normal pelvic US findings. *Radiology* 2000;216(2):440–443.
38. **Burnett MA, Antao V, Black A, et al.** Prevalence of primary dysmenorrhea in Canada. *J Obstet Gynaecol Can* 2005;27(8):765–770.
39. **Dawood MY.** Primary dysmenorrhea: advances in pathogenesis and management. *Obstet Gynecol* 2006;108(2):428–441.
40. **Jabbour HN, Sales KJ.** Prostaglandin receptor signaling and function in human endometrial pathology. *Trends Endocrinol Metab* 2004;15(8):398–404.
41. **Milsom I, Minic M, Dawood MY, et al.** Comparison of the efficacy and safety of nonprescription doses of naproxen and naproxen sodium with ibuprofen, acetaminophen, and placebo in the treatment of primary dysmenorrhea: A pooled analysis of five studies. *Clin Ther* 2002;24(9):1384–1400.
42. **Marjoribanks J, Proctor ML, Farquhar C.** Nonsteroidal anti-inflammatory drugs for primary dysmenorrhoea. *Cochrane Database Syst Rev* 2003;(4):CD001751.
43. **Wong CL, Farquhar C, Roberts H, et al.** Oral contraceptive pill for primary dysmenorrhoea. *Cochrane Database Syst Rev* 2009;(4):CD002120.
44. **Edelman AB, Gallo MF, Jensen JT, et al.** Continuous or extended cycle vs. cyclic use of combined oral contraceptives for contraception. *Cochrane Database Syst Rev* 2005;(3):CD004695.
45. **White AR.** A review of controlled trials of acupuncture for women's reproductive health care. *J Fam Plan Reprod Health Care* 2003;29(4):233–236.
46. **Proctor ML, Smith CA, Farquhar CM, et al.** Transcutaneous electrical nerve stimulation and acupuncture for primary dysmenorrhoea. *Cochrane Database Syst Rev* 2002;(1):CD002123.
47. **Akin MD, Weingand KW, Hengehold DA, et al.** Continuous low-level topical heat in the treatment of dysmenorrhea. *Obstet Gynecol* 2001;97(3):343–349.
48. **Proctor ML, Latthe PM, Farquhar CM, et al.** Surgical interruption of pelvic nerve pathways for primary and secondary dysmenorrhoea. *Cochrane Database Syst Rev* 2005;(4):CD001896.
49. **Giudice LC, Kao LC.** Endometriosis. *Lancet* 2004;364(9447):1789–1799.
50. **Hwang SM, Lee CW, Lee BS, et al.** Clinical features of thoracic endometriosis: A single center analysis. *Obstet Gynecol Sci* 2015;58(3):223–231.
51. **Cornillie FJ, Oosterlynck D, Lauweryns JM, et al.** Deeply infiltrating pelvic endometriosis: Histology and clinical significance. *Fertil Steril* 1990;53(6):978–983.
52. **Al-Jefout M, Dezarnaulds G, Cooper M, et al.** Diagnosis of endometriosis by detection of nerve fibres in an endometrial biopsy: A double blind study. *Hum Reprod* 2009;24(12):3019–3024.
53. **Fritzer N, Tammaa A, Haas D, et al.** When sex is not on fire: A prospective multicenter study evaluated the short-term effects of radical resection of endometriosis on quality of sex life and dyspareunia. *Eur J Obstet Gynecol Reprod Biol* 2016;197:36–40.
54. **Allen C, Hopewell S, Prentice A.** Non-steroidal anti-inflammatory drugs for pain in women with endometriosis. *Cochrane Database Syst Rev* 2005;(4):CD004753.
55. **Hughes E, Brown J, Collins JJ, et al.** Ovulation suppression for endometriosis. *Cochrane Database Syst Rev* 2007;(3):CD000155.
56. **Zorbas KA, Economopoulos KP, Vlahos NF.** Continuous versus cyclic oral contraceptives for the treatment of endometriosis: A systemic review. *Arch Gynecol Obstet* 2015;292(1):37–43.
57. **Muzii L, Di Tucci C, Achilli C, et al.** Continuous versus cyclic oral contraceptives after laparoscopic excision of ovarian endometriomas: A systematic review and meta-analysis. *Am J Obstet Gynecol* 2016;214(2):203–211.
58. **Vercellini P, Buggio L, Berlanda N, et al.** Estrogen-progestins and progestins for the management of endometriosis. *Fertil Steril.* 2016;106(7):1552–1571.e2.
59. **Somigliana E, Vigano P, Barbara G, et al.** Treatment of endometriosis-related pain: Options and outcomes. *Front Biosci (Elite Ed)* 2009;1:455–465.
60. **Petta CA, Ferriani RA, Abrao MS, et al.** Randomized clinical trial of a levonorgestrel-releasing intrauterine system and a depot GnRH analogue for the treatment of chronic pelvic pain in women with endometriosis. *Hum Reprod* 2005;20(7):1993–1998.
61. **Walch K, Unfried G, Huber J, et al.** Implanon versus medroxyprogesterone acetate: effects on pain scores in patients with symptomatic endometriosis—a pilot study. *Contraception* 2009;79(1):29–34.
62. **Hornstein MD, Surrey ES, Weisberg GW, et al.** Leuprolide acetate depot and hormonal add-back in endometriosis: a 12-month study. *Obstet Gynecol* 1998;91(1):16–24.
63. **Ferrero S, Camerini G, Seracchioli R, et al.** Letrozole combined with norethisterone acetate compared with norethisterone acetate alone in the treatment of pain symptoms caused by endometriosis. *Hum Reprod* 2009;24(12):3033–3041.
64. **Eastell R, Adams JE, Coleman RE, et al.** Effect of anastrozole on bone mineral density: 5-year results from the anastrozole, tamoxifen, alone or in combination trial 18233230. *J Clin Oncol* 2008;26(7):1051–1057.
65. **Vercellini P, Barbara G, Abbiati A, et al.** Repetitive surgery for recurrent symptomatic endometriosis: What to do? *Eur J Obstet Gynecol Reprod Biol* 2009;146(1):15–21.
66. **Chaichian S, Kabir A, Mehdizadehkashi A, et al.** Comparing the efficacy of surgery and medical therapy for pain management in endometriosis: A systematic review and meta-analysis. *Pain Physician* 2017;20(3):185–195.
67. **Seracchioli R, Mabrouk M, Manuzzi L, et al.** Post-operative use of oral contraceptive pills for prevention of anatomical relapse or symptom-recurrence after conservative surgery for endometriosis. *Hum Reprod* 2009;24(11):2729–2735.
68. **Vercellini P, Crosignani PG, Somigliana E, et al.** Medical treatment for rectovaginal endometriosis: What is the evidence? *Hum Reprod* 2009;24(10):2504–2514.
69. **Vercellini P, Parazzini F, Oldani S, et al.** Adenomyosis at hysterectomy: A study on frequency distribution and patient characteristics. *Hum Reprod* 1995;10(5):1160–1162.
70. **Lee NC, Dikcer RC, Rubin GL, et al.** Confirmation of the preoperative diagnoses for hysterectomy. *Am J Obstet Gynecol* 1984;150(3):283–287.
71. **Templeman C, Marshall SF, Ursin G, et al.** Adenomyosis and endometriosis in the California Teachers Study. *Fertil Steril* 2008;90(2):415–424.
72. **Levgur M.** Diagnosis of adenomyosis: A review. *J Reprod Med* 2007;52(3):177–193.

73. **Exacoustos C.** Adenomyosis and ultrasound: The role of ultrasound and its impact on understanding the disease. *Uterine Adenomyosis.* Springer International Publishing. Springer Cham Heidelberg New York Dordrecht London © Springer International Publishing Switzerland 2016;141–152.
74. **Kim MD, Kim S, Kim NK, et al.** Long-term results of uterine artery embolization for symptomatic adenomyosis. *AJR Am J Roentgenol* 2007;188(1):176–181.
75. **Farquhar CM, Steiner CA.** Hysterectomy rates in the United States 1990–1997. *Obstet Gynecol* 2002;99(2):229–234.
76. **Giamberardino MA, Vecchiet L.** Visceral pain, referred hyperalgesia and outcome: New concepts. *Eur J Anaesthesiol Suppl* 1995;10:61–66.
77. **Cervero F, Laird JM.** Understanding the signaling and transmission of visceral nociceptive events. *J Neurobiol* 2004;61(1):45–54.
78. **International Pelvic Pain Society.** Pelvic pain assessment form. Available online at http://www.pelvicpain.org/pdf/History_and_Physical_Form/IPPS-H&PformR-MSW.pdf. Accessed April 27, 2011.
79. **Meltzer-Brody S, Leserman J, Zolnoun D, et al.** Trauma and post-traumatic stress disorder in women with chronic pelvic pain. *Obstet Gynecol* 2007;109(4):902–908.
80. **Walling MK, O'Hara MW, Reiter RC, et al.** Abuse history and chronic pain in women: II. A multivariate analysis of abuse and psychological morbidity. *Obstet Gynecol* 1994;84(2):200–206.
81. **Rapkin AJ, Kames LD, Darke LL, et al.** History of physical and sexual abuse in women with chronic pelvic pain. *Obstet Gynecol* 1990;76(1):92–96.
82. **Lorençatto C, Petta CA, Navarro MJ, et al.** Depression in women with endometriosis with and without chronic pelvic pain. *Acta Obstet Gynecol Scand* 2006;85(1):88–92.
83. **Randolph ME, Reddy DM.** Sexual functioning in women with chronic pelvic pain: The impact of depression, support, and abuse. *J Sex Res* 2006;43(1):38–45.
84. **Srinivasan R, Greenbaum DS.** Chronic abdominal wall pain: a frequently overlooked problem. Practical approach to diagnosis and management. *Am J Gastroenterol* 2002;97(4):824–830.
85. **Wykes CB, Clark TJ, Khan KS.** Accuracy of laparoscopy in the diagnosis of endometriosis: A systematic quantitative review. *BJOG* 2004;111(11):1204–1212.
86. **Vercellini P, Frontino G, Pietropaolo G, et al.** Deep endometriosis: definition, pathogenesis, and clinical management. *J Am Assoc Gynecol Laparosc* 2004;11(2):153–161.
87. **Fedele L, Parazzini F, Bianchi S, et al.** Stage and localization of pelvic endometriosis and pain. *Fertil Steril* 1990;53(1):155–158.
88. **Fukaya T, Hoshiai H, Yajima A.** Is pelvic endometriosis always associated with chronic pain? A retrospective study of 618 cases diagnosed by laparoscopy. *Am J Obstet Gynecol* 1993;169(3):719–722.
89. **Donnez J, Squifflet J.** Laparoscopic excision of deep endometriosis. *Obstet Gynecol Clin North Am* 2004;31(3):567–580, ix.
90. **Konincky RP, Meuleman C, Demeyere S, et al.** Suggestive evidence that pelvic endometriosis is a progressive disease, whereas deeply infiltrating endometriosis is associated with pelvic pain. *Fertil Steril* 1991;55(4):759–765.
91. **Porpora MG, Koninckx PR, Piazze J, et al.** Correlation between endometriosis and pelvic pain. *J Am Assoc Gynecol Laparosc* 1999;6(4):429–434.
92. **Berkley KJ, Rapkin AJ, Papka RE.** The pains of endometriosis. *Science* 2005;308(5728):1587–1589.
93. **Stratton P, Berkley K.** Chronic pelvic pain and endometriosis: Translational evidence of the relationship and implications. *Hum Reprod Update* 2011;17(3):327–346.
94. **Tokushige N, Markham R, Russell P, et al.** Different types of small nerve fibers in eutopic endometrium and myometrium in women with endometriosis. *Fertil Steril* 2007;88(4):795–803.
95. **Stout AL, Steege JF, Dodson WC, et al.** Relationship of laparoscopic findings to self-report of pelvic pain. *Am J Obstet Gynecol* 1991;164[1 Pt 1]:73–79.
96. **Rapkin AJ.** Adhesions and pelvic pain: A retrospective study. *Obstet Gynecol* 1986;68(1):13–15.
97. **Steege JF, Scott AL.** Resolution of chronic pelvic pain after laparoscopic lysis of adhesions. *Am J Obstet Gynecol* 1991;165(2):278–283, discussion 281–283.
98. **Swank DJ, Swank-Bordewijk SC, Hop WC, et al.** Laparoscopic adhesiolysis in patients with chronic abdominal pain: A blinded randomized controlled multi-centre trial. *Lancet* 2003;361(9365):1247–1251.
99. **Swank DJ, Van Erp WF, Repelaer Van Driel O, et al.** A prospective analysis of predictive factors on the results of laparoscopic adhesiolysis in patients with chronic abdominal pain. *Surg Laparosc Endosc Percutan Tech* 2003;13(2):88–94.
100. **Hammoud A, Gago LA, Diamond MP.** Adhesions in patients with chronic pelvic pain: A role for adhesiolysis? *Fertil Steril* 2004;82(6):1483–1491.
101. **Peters AA, Trimbos-Kemper GC, Admiraal C, et al.** A randomized clinical trial on the benefit of adhesiolysis in patients with intraperitoneal adhesions and chronic pelvic pain. *Br J Obstet Gynaecol* 1992;99(1):59–62.
102. **Paajanen P, Fagerström A, Paajanen H.** Laparoscopic Adhesiolysis in chronic abdominal pain: A 15 year follow-up study. *J Clin Gastroenterol* 2017;52(4):e32–e36.
103. **Howard FM, El-Minawi AM, Sanchez R.** Conscious pain mapping by laparoscopy in women with chronic pelvic pain. *Obstet Gynecol* 2000;96(6):934–939.
104. **Howard FM.** The role of laparoscopy in the chronic pelvic pain patient. *Clin Obstet Gynecol* 2003;46(4):749–766.
105. **Ten Broek RPG, Stommel MWJ, Strik C, et al.** Benefits and harms of adhesion barriers for abdominal surgery: A systematic review and meta-analysis. *Lancet* 2014;383(9911):48–59.
106. **Gupta A, McCarthy S.** Pelvic varices as a cause for pelvic pain: MRI appearance. *Magn Reson Imaging* 1994;12(4):679–681.
107. **Soysal ME, Soysal S, Vicdan K, et al.** A randomized controlled trial of goserelin and medroxyprogesterone acetate in the treatment of pelvic congestion. *Hum Reprod* 2001;16(5):931–939.
108. **Farquhar CM, Rogers V, Franks S, et al.** A randomized controlled trial of medroxyprogesterone acetate and psychotherapy for the treatment of pelvic congestion. *Br J Obstet Gynaecol* 1989;96(10):1153–1162.
109. **Kim HS, Malhotra AD, Rowe PC, et al.** Embolotherapy for pelvic congestion syndrome: long-term results. *J Vasc Interv Radiol* 2006;17(2 Pt 1):289–297.
110. **Tu FF, Hahn D, Steege JF.** Pelvic congestion syndrome-associated pelvic pain: A systematic review of diagnosis and management. *Obstet Gynecol Surv* 2010;65(5):332–340.
111. **Magtibay PM, Nyholm JL, Hernandez JL, et al.** Ovarian remnant syndrome. *Am J Obstet Gynecol* 2005;193(6):2062–2066.
112. **Carey MP, Slack MC.** GnRH analogue in assessing chronic pelvic pain in women with residual ovaries. *BJOG* 1996;103(2):150–153.
113. **Kho RM, Magrina JF, Magtibay PM.** Pathologic findings and outcomes of a minimally invasive approach to ovarian remnant syndrome. *Fertil Steril* 2007;87(5):1005–1009.
114. **Nezhat C, Kearney S, Malik S, et al.** Laparoscopic management of ovarian remnant. *Fertil Steril* 2005;83(4):973–978.
115. **Williams RE, Hartmann KE, Sandler RS, et al.** Prevalence and characteristics of irritable bowel syndrome among women with chronic pelvic pain. *Obstet Gynecol* 2004;104(3):452–458.
116. **Williams RE, Hartmann KE, Sandler RS, et al.** Recognition and treatment of irritable bowel syndrome among women with chronic pelvic pain. *Am J Obstet Gynecol* 2005;192(3):761–767.
117. **Chey WD, Kurlander J, Eswaran S.** Irritable bowel syndrome: A clinical review. *JAMA* 2015;313(9):949–958.
118. **Mertz HR.** Irritable bowel syndrome. *N Engl J Med* 2003;349(22):2136–2146.

119. **Mayer EA.** Clinical practice. Irritable bowel syndrome. *N Engl J Med* 2008;358(16):1692–1699.
120. **Bai T, Xia J, Jiang Y, et al.** Comparison of the Rome IV and Rome II criteria for IBS diagnosis: A cross-section survey. *J Gastroenterol Hepatol* 2017;32(5):1018–1025.
121. **Kaur H, Arunkalaivanan AS.** Urethral pain syndrome and its management. *Obstet Gynecol Surv* 2007;62(5):348–351, quiz 353–354.
122. **Costantini E, Zucchi A, Del Zingaro M, et al.** Treatment of urethral syndrome: A prospective randomized study with Nd:YAG laser. *Urol Int* 2006;76(2):134–138.
123. **Abrams P, Cardozo L, Fall M, et al; Standardisation Subcommittee of the InternationalContinence Society.** The standardization of terminology of lower urinary tract function: report from the Standardization Sub-committee of the International Continence Society. *Neurourol Urodyn* 2002;21(2):167–178.
124. **Parsons CL.** The role of the urinary epithelium in the pathogenesis of interstitial cystitis/prostatitis/urethritis. *Urology* 2007;69(4 Suppl):9–16.
125. **Wesselmann U.** Interstitial cystitis: A chronic visceral pain syndrome. *Urology* 2001;57(6 Suppl 1):32–39.
126. **Chancellor MB.** A multidisciplinary consensus meeting on IC/PBS. Outcome of the consensus meeting on interstitial cystitis/painful bladder syndrome, February 10, 2007, Washington, DC. *Rev Urol* 2007; 9: 81–83.
127. **Parsons CL.** The potassium sensitivity test: A new gold standard for diagnosing and understanding the pathophysiology of interstitial cystitis. *J Urol* 2009;182(2):432–434.
128. **Friedlander JI, Shorter B, Moldwin RM.** Diet and its role in interstitial cystitis/bladder pain syndrome (IC/BPS) and comorbid condition. *BJU Int* 2012;109(11):1584–1591.
129. **Hanno PM, Burks DA, Clemens JQ, et al; Interstitial Cystitis Guidelines Panel of the American Urological Association Education and Research, Inc.** AUA guideline for the diagnosis and treatment of interstitial cystitis/bladder pain syndrome. *J Urol* 2011; 185(6):2162–2170.
130. **Dimitrakov J, Kroenke K, Steers WD, et al.** Pharmacologic management of painful bladder syndrome/interstitial cystitis: A systematic review. *Arch Intern Med* 2007;167(18):1922–1929.
131. **Welk BK, Teichman JM.** Dyspareunia response in patients with interstitial cystitis treated with intravesical lidocaine, bicarbonate, and heparin. *Urology* 2008;71(1):67–70.
132. **Moldwin RM, Evans RJ, Stanford EJ, et al.** Rational approaches to the treatment of patients with interstitial cystitis. *Urology* 2007;69(4 Suppl):73–81.
133. **Yamada T, Murayama T, Andoh M.** Adjuvant hydrodistension under epidural anesthesia for interstitial cystis. *Int J Urol* 2003;10(9): 463–468; discussion 469.
134. **Hsieh CH, Chang ST, Hsieh CJ, et al.** Treatment of interstitial cystitis with hydrodistention and bladder training. *Int Urogynecol J Pelvic Floor Dysfunct* 2008;19(10):1379–1384.
135. **Maher CF, Carey MP, Dwyer PL, et al.** Percutaneous sacral nerve root neuromodulation for intractable interstitial cystitis. *J Urol* 2001; 165(3):884–886.
136. **Rahn DD, Phelan JN, Roshanravan SM, et al.** Anterior abdominal wall nerve and vessel anatomy: Clinical implications for gynecologic surgery. *Am J Obstet Gynecol* 2010;202(3): 234.e1–e5.
137. **Fardin F, Benettello P, Negrin P.** Iatrogenic femoral neuropathy: considerations on its prognosis. *Electromyogr Clin Neurophysiol* 1980;20(2):153–155.
138. **Reiter RC.** Occult somatic pathology in women with chronic pelvic pain. *Clin Obstet Gynecol* 1990;33(1):154–160.
139. **Bohrer JC, Chen CC, Walters MD.** Pudendal neuropathy involving the perforating cutaneous nerve after cystocele repair with graft. *Obstet Gynecol* 2008;112(2 Pt 2):496–498.
140. **Labat JJ, Riant T, Robert R, et al.** Diagnostic criteria for pudendal neuralgia by pudendal nerve entrapment (Nantes criteria). *Neurourol Urodyn* 2008;27(4):306–310.
141. **Travell J.** Myofascial trigger points: Clinical view. *Adv Pain Res Ther* 1976;1:919–926.
142. **Tu FF, As-Sanie S, Steege JF.** Musculoskeletal causes of chronic pelvic pain: A systematic review of diagnosis: part I. *Obstet Gynecol Surv* 2005;60(6):379–385.
143. **Hoffman D.** Understanding multisymptom presentations in chronic pelvic pain: The inter-relationships between the viscera and myofascial pelvic floor dysfunction. *Curr Pain Headache Rep* 2011;15(5): 343–346.
144. **Doggweiler-Wiygul R.** Urologic myofascial pain syndromes. *Curr Pain Headache Rep* 2004;8(6):445–451.
145. **Fitzgerald CM, Neville CE, Mallinson T, et al.** Pelvic floor muscle examination in female chronic pelvic pain. *J Reprod Med* 2011; 56(3–4):117–122.
146. **Tu FF, Holt J, Gonzales J, et al.** Physical therapy evaluation of patients with chronic pelvic pain: A controlled study. *Am J Obstet Gynecol* 2008;198(3):272.e1–e7.
147. **Bedaiwy MA, Patterson B, Mahajan S.** Prevalence of myofascial chronic pelvic pain and the effectiveness of pelvic floor physical therapy. *J Reprod Med* 2013;58(11–12):504–510.
148. **FitzGerald MP, Anderson RU, Potts J, et al; Urological Pelvic Pain Collaborative Research Network.** Randomized multicenter feasibility trial of myofascial physical therapy for the treatment of urological chronic pelvic pain syndromes. *J Urol* 2009;182(2): 570–580.
149. **Weiss JM.** Pelvic floor myofascial trigger points: Manual therapy for interstitial cystitis and the urgency-frequency syndrome. *J Urol* 2001;166(6):2226–2231.
150. **Goldenberg DL, Burckhardt C, Crofford L.** Management of fibromyalgia syndrome. *JAMA* 2004;292(19):2388–2395.
151. **Affaitati G, Fabrizio A, Savini A, et al.** A randomized, controlled study comparing a lidocaine patch, a placebo patch, and anesthetic injection for treatment of trigger points in patients with myofascial pain syndrome: Evaluation of pain and somatic pain thresholds. *Clin Ther* 2009;31(4):705–720.
152. **Tough EA, White AR, Cummings TM, et al.** Acupuncture and dry needling in the management of myofascial trigger point pain: A systematic review and meta-analysis of randomized controlled trials. *Eur J Pain* 2009;13(1):3–10.
153. **Chou R, Qaseem A, Snow V, et al.** Diagnosis and treatment of low back pain: A joint clinical practice guideline from the American College of Physicians and the American Pain Society. *Ann Intern Med* 2007;147(7):478–491.
154. **Bornstein J, Goldstein AT, Stockdale CK, et al.** Consensus vulvar pain terminology Committee of the International Society for the Study of Vulvovaginal Disease (ISSVD), the International Society for the Study of Women's Sexual Health (ISSWSH), and the International Pelvic Pain Society (IPPS). *Obstet Gynecol* 2016;127(4): 745–751.
155. **Pukall CF, Goldstein AT, Bergeron S, et al.** Vulvodynia: Definition, prevalence, impact, and pathophysiological factors. *J Sex Med* 2016;13(3):291–304.
156. **Lamvu G, Nguyen RH, Burrows LJ, et al.** The evidence-based vulvodynia assessment project. A national registry for the study of vulvodynia. The evidence-based vulvodynia assessment project. A national registry for the study of vulvodynia. *J Reprod Med* 2015;60(5–6): 223–235.
157. **Al-Abbadey M, Liossi C, Curran N, et al.** Treatment of female sexual pain disorders: A systematic review. *J Sex Marital Ther* 2016; 42(2):99–142.
158. **Goldstein AT, Pukall CF, Brown C, et al.** Vulvodynia: Assessment and treatment. *J Sex Med* 2016;13(4):572–590.
159. **Landry T, Bergeron S, Dupuis MJ, et al.** The treatment of provoked vestibulodynia: A critical review. *Clin J Pain* 2008;24(2):155–171.
160. **Sadownik LA.** Etiology, diagnosis, and clinical management of vulvodynia. *Int J Womens Health* 2014;6:437–449.

161. **Yong PJ, Sadownik L, Brotto LA.** Concurrent deep-superficial dyspareunia: Prevalence, associations, and outcomes in a multidisciplinary vulvodynia program. *J Sex Med* 2015;12(1):219–227.
162. **Edwards RR, Dworkin RH, Sullivan MD, et al.** The role of psychosocial processes in the development and maintenance of chronic pain. *J Pain* 2016;17(9 Suppl):T70–T92.
163. **Keefe FJ, Rumble ME, Scipio CD, et al.** Psychological aspects of persistent pain: Current state of the science. *J Pain* 2004;5(4):195–211.
164. **Turk DC, Fillingim RB, Ohrbach R, et al.** Assessment of psychosocial and functional impact of chronic pain. *J Pain* 2016;17(9 Suppl):T21–T49.
165. **Martin CE, Johnson E, Wechter ME, et al.** Catastrophizing: A predictor of persistent pain among women with endometriosis at 1 year. *Hum Reprod* 2011;26(11):3078–3084.
166. **Beck AT.** *Depression: Causes and Treatment.* Philadelphia, PA: University of Pennsylvania Press; 2006.
167. **Masheb RM, Kerns RD, Lozano C, et al.** A randomized clinical trial for women with vulvodynia: Cognitive-behavioral therapy vs. supportive psychotherapy. *Pain* 2009;141(1–2):31–40.
168. **Sullivan MJ, Thorn B, Haythornthwaite JA, et al.** Theoretical perspectives on the relation between catastrophizing and pain. *Clin J Pain* 2001;17(1):52–64.
169. **Albert H.** Psychosomatic group treatment helps women with chronic pelvic pain. *J Psychosom Obstet Gynecol* 1999;20(4):216–225.
170. **Peters AA, van Dorst E, Jellis B, et al.** A randomized clinical trial to compare two different approaches in women with chronic pelvic pain. *Obstet Gynecol* 1991;77(5):740–744.
171. **Rapkin AJ, Kames LD.** The pain management approach to chronic pelvic pain. *J Reprod Med* 1987;32(5):323–327.
172. **Yunker A, Sathe NA, Reynolds WS, et al.** Systematic review of therapies for noncyclic chronic pelvic pain in women. *Obstet Gynecol Surv* 2012;67(7):417–425.
173. **Carey ET, Till SR, As-Sanie S.** Pharmacological management of chronic pelvic pain in women. *Drugs* 2017;77(3):285–301.
174. **Manchikanti L, Kaye AM, Knezevic NN, et al.** Responsible, safe, and effective prescription of opioids for chronic non-cancer pain: American Society of Interventional Pain Physicians (ASIPP) Guidelines. *Pain Physician* 2017;20(2S):S3–S92.
175. **Till SR, Wahl HN, As-Sanie S.** The role of nonpharmacologic therapies in management of chronic pelvic pain: What to do when surgery fails. *Curr Opin Obstet Gynecol* 2017;29(4):231–239.
176. **El-Din Shawki H.** The efficacy of laparoscopic uterosacral nerve ablation (LUNA) in the treatment of unexplained chronic pelvic pain: A randomized controlled trial. *Gynecol Surg* 2011;8(1):31–39.
177. **Latthe PM, Proctor ML, Farquhar CM, et al.** Surgical interruption of pelvic nerve pathways in dysmenorrhea: A systematic review of effectiveness. *Acta Obstet Gynecol Scand* 2007;86(1):4–15.
178. **Reiter RC, Gambone JC.** Availability of a multidisciplinary pelvic pain clinic and frequency of hysterectomy for pelvic pain. *J Psychosom Obstet Gynecol* 1991;12[Suppl]:109–116.
179. **Vercellini P, Viganò P, Somigliana E, et al.** Medical, surgical and alternative treatments for chronic pelvic pain in women: A descriptive review. *Gynecol Endocrinol* 2009;25(4):208–221.
180. **Solnik MJ, Munro MG.** Indications and alternatives to hysterectomy. *Clin Obstet Gynecol* 2014;57(1):14–42.
181. **Lamvu G.** Role of hysterectomy in the treatment of chronic pelvic pain. *Obstet Gynecol* 2011;117(5):1175–1178.
182. **Reiter RC, Lench JB, Gambone JC.** Clinical commentary: consumer advocacy, elective surgery, and the "golden era of machine." *Obstet Gynecol* 1989;74(5):815–817.
183. **Hillis SD, Marchbanks PA, Peterson HB.** The effectiveness of hysterectomy for chronic pelvic pain. *Obset Gynecol* 1995;86(6):941–945.
184. **Carlson KJ, Miller BA, Fowler FJ Jr.** The Maine Women's Health Study: I. Outcomes of hysterectomy. *Obstet Gynecol* 1994;83(4):556–565.
185. **ACOG criteria set.** Hysterectomy, abdominal or vaginal for chronic pelvic pain. Number 29, November 1997. Committee on Quality Assessment. American College of Obstetricians and Gynecologists. *Int J Gynaecol Obstet* 1998;60(3):316–317.
186. **El-Toukhy TA, Hefni M, Davies A, et al.** The effect of different types of hysterectomy on urinary and sexual functions: A prospective study. *J Obstet Gynaecol* 2004;24(4):420–425.

CAPÍTULO 13

Endometriose

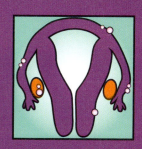

Arne Vanhie, Thomas M. D'Hooghe

PONTOS-CHAVE

1. A endometriose é diagnosticada com base na visualização de lesões durante a laparoscopia, de preferência com confirmação histopatológica; a histopatologia positiva confirma o diagnóstico, porém a histopatologia negativa não o exclui.

2. A endometriose pode estar associada à infertilidade, dor pélvica, ou seja, dismenorreia, dispareunia e dor não menstrual, bem como redução da qualidade de vida.

3. A endometriose grave ou profunda deve ser tratada em um serviço com experiência comprovada para oferecer tratamento multidisciplinar, incluindo cirurgia laparoscópica avançada e laparotomia.

4. O sistema de estadiamento da endometrioseda American Society for Reproductive Medicine (ASRM) é subjetivo e tem pouca correlação com a dor pélvica e a infertilidade.

5. O *Endometriosis Fertility Index* (EFI, Índice de Fertilidade na Endometriose) tem por objetivo prever as taxas de gravidez sem fertilização *in vitro* (FIV) após tratamento cirúrgico da endometriose.

6. A supressão da função ovariana reduz a dor associada à endometriose. Diferentes classes de fármacos hormonais – contraceptivos orais combinados, progestágenos, agonistas do hormônio liberador das gonadotrofinas (GnRH) – são igualmente eficazes na redução da dor, mas apresentam efeitos colaterais e custos diferentes.

7. A ablação ou ressecção de lesões endometrióticas juntamente com adesiólise na endometriose mínima a leve é mais eficaz do que a laparoscopia diagnóstica isolada para melhorar a fertilidade.

8. A supressão da função ovariana não é eficiente na melhora da fertilidade subsequente em pacientes com endometriose.

A endometriose é definida como a presença de tecido semelhante ao endométrio (glândulas e/ou estroma) fora do útero. Os locais mais frequentes de implantação incluem as vísceras pélvicas e o peritônio; entretanto, apesar de sua raridade, pode ser também encontrada no pericárdio, na pleura, nos pulmões e até mesmo no encéfalo. O aspecto da endometriose varia desde algumas lesões mínimas sobre órgãos pélvicos até nódulos infiltrativos profundos e cistos endometrióticos ovarianos maciços, com aderências extensas envolvendo o intestino, a bexiga e o ureter, resultando em distorção considerável da anatomia pélvica. A endometriose ocorre, segundo estimativas, em 10% das mulheres de idade fértil e está associada a dor pélvica e infertilidade. Houve considerável progresso na compreensão da patogenia, da evolução espontânea, do diagnóstico e do tratamento da endometriose. As diretrizes da European Society for Human Reproduction and Embryology (ESHRE) para o tratamento clínico da endometriose são publicadas e atualizadas regularmente, de modo a apresentar novas evidências clínicas.[1]

EPIDEMIOLOGIA

Prevalência

A endometriose é encontrada predominantemente em mulheres de idade fértil, porém a sua ocorrência também é relatada em adolescentes e em mulheres na pós-menopausa submetidas à terapia de reposição hormonal.[2] É encontrada em mulheres de todos os grupos étnicos e sociais. **As estimativas da frequência de endometriose variam amplamente, mas acredita-se que a sua prevalência seja em torno de 10% das mulheres de idade fértil.**[3,4] Embora não se disponha de informações consistentes sobre a incidência da doença, as tendências temporais sugerem um aumento entre mulheres de idade fértil.[4] O estudo EndoCost da World Endometriosis Research Foundation (WERF) calculou os custos de mulheres com endometriose comprovada histologicamente, tratadas em centros de referência.[5] O estudo mostrou que os custos para mulheres com endometriose são substanciais, resultando em ônus econômico semelhante ao custo anual estimado de assistência à saúde para o diabetes melito, doença de Crohn e a artrite reumatoide.[5]

As mulheres com dor pélvica ou infertilidade apresentam uma alta prevalência de endometriose (de 20 a 90%).[6,7] Em mulheres com infertilidade sem causa aparente (ciclo menstrual regular, exame de imagem da pelve normal, parceiro com espermograma normal), com ou sem dor, a prevalência da endometriose é de até 50%.[8] Em mulheres assintomáticas submetidas à ligadura tubária (mulheres com fertilidade comprovada), a prevalência de endometriose varia de 3 a 43%.[9-14] Essa variação na prevalência relatada pode ser explicada por diversos fatores. Em primeiro lugar, pode variar de acordo com o método diagnóstico utilizado: a laparoscopia, que é o procedimento de escolha para o diagnóstico, é um método melhor do que a laparotomia para o diagnóstico de endometriose mínima a leve. Em segundo lugar, a endometriose mínima ou leve pode ser avaliada mais adequadamente em pacientes sintomáticas do que em pacientes assintomáticas durante a esterilização tubária. Em terceiro lugar, o interesse e a experiência do cirurgião têm importância, pois existe uma ampla variação no aspecto dos implantes de endometriose que podem ser sutis, cistos e aderências. Os estudos que avaliam a prevalência da endometriose em mulheres de idade fértil carecem, em sua maioria, de confirmação histopatológica.[9-11,15-20]

Fatores de risco e de proteção

Os possíveis fatores de risco da endometriose incluem infertilidade, cabelos ruivos, idade precoce na menarca, ciclos menstruais curtos, hipermenorreia, nuliparidade, anomalias do ducto de Müller, baixo peso ao nascer (menos de 3,2 kg), paciente nascida de gestação múltipla, exposição ao *dietilestilbestrol* (DES), endometriose em parente de primeiro grau, estatura alta, exposição à dioxina ou a bifenis policlorados (BPC), alimentação rica em gordura e carne vermelha e cirurgias ou tratamento clínico prévios para endometriose.[21,22] O uso prévio de contracepção ou de dispositivo intrauterino (DIU) ou o tabagismo não estão associados a um aumento do risco de endometriose.[23,24]

Os fatores de proteção contra o desenvolvimento de endometriose incluem multiparidade, lactação, exposição intrauterina ao tabaco, aumento do índice de massa corporal, aumento da razão cintura-quadril e alimentação rica em vegetais e frutas.[21,25] Algumas evidências sugerem que as mulheres com "colo puntiforme" correm maior risco de endometriose, porém são necessários mais estudos para confirmar essa observação.[26]

Endometriose e câncer

Várias publicações associam a endometriose a um aumento do risco de determinados cânceres ginecológicos e não ginecológicos.[27,28] Essas associações são controversas, e não há dados adequados para informar aos médicos a melhor conduta para pacientes com risco de desenvolver esses tipos de câncer.[1] A endometriose não deve ser considerada um distúrbio clínico associado a um risco clinicamente relevante de qualquer câncer específico.[29] **Dados obtidos de estudos de coorte e de casos-controle de grande porte indicam um aumento do risco de câncer de ovário em mulheres com endometriose. O grau do efeito observado é modesto, variando entre 1,3 e 1,9.**[30] **Evidências de séries clínicas mostram de maneira consistente que a associação limita-se ao câncer ovariano dos tipos histopatológicos endometrioide e de células claras.**[31] Deve-se reconhecer uma relação causal entre a endometriose e esses tipos histopatológicos específicos de câncer ovariano, porém a baixa magnitude do risco observado é compatível com o ponto de vista de que o endométrio ectópico sofre transformação maligna com frequência semelhante à de seu equivalente eutópico.[32] Foram relatadas evidências de uma associação com o melanoma e o linfoma de Hodgkin, contudo, precisam ser confirmadas, enquanto não há suporte para um aumento do risco de outros tipos de câncer ginecológico.[31]

ETIOLOGIA

Embora os sinais e sintomas de endometriose tenham sido descritos a partir do século 19, sua ampla ocorrência só foi reconhecida durante o século 20. **A endometriose é uma doença dependente de estrogênio. Foram propostas três teorias para explicar a patogenia da endometriose:**

1. **Transplante ectópico de tecido endometrial.**
2. **Metaplasia celômica.**
3. **Teoria da indução.**

Em todos os casos, nenhuma dessas teorias isoladamente consegue explicar a localização da endometriose.

Teoria do transplante

Originalmente proposta por Sampson, em meados da década de 1920, a teoria do transplante baseia-se na suposição de que a endometriose é causada pela semeadura ou implantação de células endometriais por regurgitação transtubária durante a menstruação.[33] Essa hipótese é respaldada por dados clínicos e experimentais substanciais.[6,34] A menstruação retrógrada ocorre em 70 a 90% das mulheres e pode ser mais comum em mulheres com endometriose do que naquelas sem a doença.[9,35] A presença de células endometriais no líquido peritoneal, que indica menstruação retrógrada, é relatada em 59 a 79% das mulheres durante a menstruação ou no início da fase folicular, e essas células podem ser cultivadas *in vitro*.[36,37] A presença de células endometriais no dialisado de mulheres submetidas à diálise peritoneal durante a menstruação sustenta a teoria da menstruação retrógrada.[38] A endometriose é encontrada, com mais frequência, nas porções dependentes da pelve – ovários, recesso uterovesical, fundo de saco de Douglas, ligamentos uterossacros, parte posterior do útero e parte posterior dos ligamentos largos.[39] A teoria do refluxo menstrual combinada com o fluxo de líquido peritoneal em sentido horário explica a localização predominante da endometriose no lado esquerdo da pelve (as células endometriais que sofrem refluxo implantam-se com mais facilidade na região do retossigmoide) e a presença mais frequente da endometriose diafragmática no lado direito (as células endometriais que sofrem refluxo implantam-se nesse local pelo ligamento falciforme).[40,41]

O endométrio obtido durante a menstruação pode crescer quando injetado sob a pele do abdome ou dentro da cavidade pélvica de animais.[42,43] Foi constatada a presença de endometriose em 50% de macacas *rhesus* após transposição cirúrgica do colo do útero para possibilitar uma menstruação intra-abdominal.[44] O aumento da menstruação retrógrada em consequência da obstrução da saída do sangue menstrual do útero está associado a uma maior incidência de endometriose em mulheres e em fêmeas de babuínos.[45-47] As mulheres com intervalos menores entre as menstruações e maior duração do fluxo menstrual têm mais tendência a apresentar menstruação retrógrada e correm maior risco de endometriose.[48] A menstruação está associada à inflamação intraperitoneal em mulheres e fêmeas de babuínos, porém é possível identificar uma pequena quantidade de células endometriais no líquido peritoneal durante a menstruação de mulheres, possivelmente devido à ocorrência relatada de fixação das células endometriais ao peritônio nas primeiras 24 horas.[49-51] A endometriose ovariana pode ser causada por menstruação retrógrada ou por fluxo linfático do útero para o ovário; a metaplasia e o sangramento de um corpo lúteo podem constituir um evento crítico no desenvolvimento de alguns endometriomas.[52-54]

A endometriose profunda, com profundidade de pelo menos 5 mm abaixo do peritônio, pode se manifestar na forma de nódulos na escavação retouterina (fundo de saco), no retossigmoide e na área da bexiga e ocorre com outras formas de endometriose peritoneal ou ovariana.[55] De acordo com os achados anatômicos, cirúrgicos e anatomopatológicos, as lesões da endometriose profunda têm origem intraperitoneal, e não extraperitoneal. A assimetria lateral na ocorrência de endometriose ureteral é compatível com a teoria do refluxo menstrual e com as diferenças anatômicas das hemipelves esquerda e direita.[40] As adolescentes e as mulheres jovens podem apresentar doença peritoneal.[56] Essa observação, junto com evidências de desenvolvimento e evolução espontânea de endometriose em fêmeas de babuínos, sustenta a noção de que a endometriose começa como uma doença peritoneal, e que os três fenótipos diferentes e localizações da endometriose (peritoneal, ovariana e profunda) representam um *continuum* homogêneo da doença com uma única origem (endométrio regurgitado), em vez de três doenças diferentes.[40,57,58]

A endometriose extrapélvica, apesar de rara (1 a 2%), pode resultar de disseminação vascular ou linfática de células endometriais para muitos locais, ginecológicos (vulva, vagina, colo do útero) e não ginecológicos. Estes últimos incluem intestino (apêndice, cólon, intestino delgado, sacos herniários), pulmões, cavidade pleural, pele (cesariana, cicatriz de episiotomia ou outras cicatrizes cirúrgicas, região inguinal, membros, umbigo), linfonodos, nervos e encéfalo.[59]

Metaplasia celômica

A transformação (metaplasia) do epitélio celômico em tecido endometrial foi proposta como mecanismo para a origem da endometriose. Em um estudo que avaliou a expressão de antígenos estruturais e de superfície celular nos vasos intraovarianos (*rete ovarii*) e no epoóforo, foram relatados poucos aspectos comuns entre a endometriose e o epitélio da superfície do ovário, sugerindo que não há possibilidade de metaplasia serosa no ovário.[60] Os resultados de outro estudo envolvendo a indução genética de endometriose em fêmeas de camundongo sugerem que as lesões endometrióticas ovarianas podem surgir diretamente a partir do epitélio da superfície ovariana, por meio de um processo de diferenciação metaplásica induzido por ativação de um alelo *K-ras* oncogênico.[53]

Teoria da indução

A teoria da indução é uma extensão da teoria da metaplasia celômica. Propõe a existência de um fator bioquímico endógeno (não definido) capaz de induzir a transformação de células peritoneais indiferenciadas em tecido endometrial. Essa teoria é sustentada por experimentos em fêmeas de coelho, porém não foi confirmada em mulheres nem em primatas.[61,62]

Fatores genéticos

A endometriose é um distúrbio complexo causado por uma combinação de múltiplos fatores genéticos e ambientais. Esses fatores genéticos precisam ser divididos em variantes de linhagem germinativa e somáticas. As primeiras são herdadas e resultam em maior probabilidade de desenvolvimento de endometriose, enquanto as segundas consistem em alterações somáticas que possivelmente desempenham um papel na fisiopatologia da endometriose.

Variantes de células germinativas

As variantes genéticas herdadas associadas à endometriose conferem uma suscetibilidade genética ao desenvolvimento da doença, no entanto representam apenas cerca de 50% do risco associado à doença.[63] O componente hereditário da endometriose é demonstrado por agrupamento familiar em seres humanos e macacas *rhesus*, um efeito fundador detectado na população da Islândia, maior concordância em gêmeas monozigóticas *versus* dizigóticas, idade semelhante de início dos sintomas em irmãs não gêmeas afetadas, aumento da prevalência de endometriose em parentes de primeiro grau e prevalência de 15% de achados na ressonância magnética (RM) sugestivos de endometriose em parentes de primeiro grau de mulheres com doença de estágio III ou IV da ASRM.[64] A indução de endometriose semelhante à humana em fêmeas de camundongos por ativação genética de um alelo *K-ras* oncogênico fornece um respaldo ainda maior para a base genética desse distúrbio.[53]

O risco de endometriose é 7 vezes maior se houver uma parente de primeiro grau afetada por endometriose.[65] **Como não foi identificado nenhum padrão específico de herança mendeliana, postula-se uma herança multifatorial.** Estudos de ligação genética familiar e estudos de associação genômica ampla (GWAS) forneceram esclarecimentos sobre as variantes genéticas que contribuem para o risco hereditário de endometriose. Os estudos de ligação familiar identificam variantes genéticas que levam ao agrupamento de casos de endometriose em certas famílias; entretanto, essas variantes frequentemente são raras na população em geral. Os estudos de GWAS identificam variantes genéticas comuns na população relacionadas com um aumento do risco de endometriose.[63]

Uma metanálise de 11 GWAS identificou 19 polimorfismos de nucleotídio único independentes associados à endometriose.[66] Contudo, todos esses polimorfismos combinados só explicam cerca de 5% da variância na endometriose. Essas variantes genéticas estão localizadas em uma ampla variedade de genes ou próximo a eles com funções em diversas vias: sinalização de hormônios esteroides sexuais (FSHB, ESR1), inflamação (NFE2 L3), oncogênese (ID4), desenvolvimento uterino (HOXA10, HOXA11), sinalização WNT (WNT4, MIR148), genes responsivos ao estrogênio (GREB1, KDR) e genes envolvidos no citoesqueleto de actina ou na adesão celular (FN1, VEZT, ANRIL). Estudos de ligação genômica ampla de grande porte, incluindo mais de 1.300 famílias com diversas mulheres acometidas por endometriose, identificaram três regiões de ligação da endometriose: no cromossomo 10q26, cromossomo 20 p13 e cromossomo 7p13-15.[63,67,68] Nessas regiões de ligação, os genes desempenham funções no metabolismo do estrogênio (CYP2C19 na região 10q26) e no desenvolvimento endometrial ou uterino (INHBA, SFRP4 e HOXA10 na região 7 p13-15).

São necessários estudos funcionais dos genes nesses *loci* de risco de endometriose para elucidar o seu papel preciso e determinar os efeitos das variantes em vias subjacentes. Esses estudos direcionados de genes funcionais têm o potencial de fornecer novos dados importantes sobre a patogenia da endometriose.

Alterações somáticas

Aneuploidia

As células epiteliais dos cistos endometrióticos são monoclonais com base na metilação do gene da fosfogliceratoquinase, e as glândulas endometriais normais são monoclonais.[69,70] Em uma comparação do tecido endometriótico com o endométrio eutópico, a análise do DNA por citometria de fluxo não demonstrou qualquer aneuploidia.[71] Estudos que utilizaram hibridização genômica comparativa ou hibridização *in situ* multicolor mostraram uma aneuploidia para os cromossomos 11, 16 e 17, aumento da heterogeneidade da aneuploidia do cromossomo 17 e perdas de 1 p e 22q (50%), 5 p (33%), 6q (27%), 7p (22%), 9q (22%)

e 16 de 18 tecidos endometrióticos selecionados (22%).[72-74] Em outro estudo, foram observadas trissomias do 1 e do 7 e monossomias do 9 e 17 na endometriose, no adenocarcinoma endometrioide ovariano e no endométrio normal.[75] As proporções de células com aneussomia foram significativamente maiores na endometriose ovariana do que na endometriose extragonadal e no endométrio normal ($p < 0,001$), sugerindo que o meio do estroma ovariano desempenha um papel na indução de alterações genéticas, podendo levar ao câncer invasivo em casos isolados.[75]

Ensaios de microssatélites de DNA revelam um desequilíbrio alélico (perda da heterozigosidade) nos *loci p16* (*Ink4*), *GALT*, *p53* e *APOA2* em pacientes com endometriose e no estágio II da endometriose.[76] Outro relato constatou uma perda de heterozigosidade em 28% das lesões endometrióticas em um ou mais locais: cromossomos 9 p (18%), 11q (18%) e 22q (15%).[70]

Mutações somáticas

Por definição, as mutações somáticas em genes ou cromossomos nunca são transmitidas para os descendentes, mas podem desempenhar um importante papel na patogenia de determinadas doenças, como o câncer. **O papel das mutações somáticas na endometriose não está bem elucidado.**

Pacientes com carcinoma ovariano de células claras ou com carcinoma endometrioide apresentam endometriose concomitante, e a endometriose é bem reconhecida como fator de risco desses tipos de câncer de ovário. A investigação de lesões da endometriose que ocorrem de maneira sincrônica com o carcinoma ovariano de células claras ou o carcinoma endometrioide identificou mutações somáticas nos oncogenes ARID1A, PIK3CA e MET.[77-79] Entretanto, os dados disponíveis sobre a presença de alterações somáticas na endometriose não associada a câncer são muito limitados. Um estudo revelou a presença de mutações somáticas em lesões endometrióticas profundas não associadas ao câncer em 19 de 24 pacientes (79%).[80] Cinco pacientes apresentaram mutações condutoras conhecidas de câncer em ARID1A, PIK3CA, KRAS ou PPP2R1A, apesar de a endometriose infiltrativa profunda praticamente não ter nenhum risco de transformação maligna. Todas as mutações somáticas testadas mostraram estar confinadas ao compartimento epitelial das lesões endometrióticas.

Fatores imunológicos e inflamação

A menstruação retrógrada parece ser um evento comum em mulheres, porém nem todas que apresentam menstruação retrógrada desenvolvem endometriose. O sistema imune pode estar alterado naquelas com endometriose e foi formulada a hipótese de que a doença pode se desenvolver em consequência de uma redução na eliminação imunológica de células endometriais viáveis na cavidade pélvica.[81,82] A endometriose pode ser causada por uma diminuição da eliminação de células endometriais do líquido peritoneal em consequência de menor atividade das células *natural killer* (NK) ou da diminuição da atividade dos macrófagos.[83] A diminuição da citotoxicidade celular contra células endometriais autólogas está associada à endometriose.[83-87] Esses estudos utilizaram técnicas que exibem considerável variabilidade nas células-alvo e nos métodos empregados.[88,89] Há controvérsias sobre uma menor atividade das células NK em pacientes com endometriose, em comparação com mulheres sem endometriose. Alguns relatos demonstram uma redução da atividade das células NK, enquanto outros constataram não haver nenhum aumento da atividade NK em mulheres com doença moderada a grave.[85-87,90-95] Existe uma grande variabilidade na atividade das células NK nos indivíduos normais, que pode estar relacionada com variáveis como tabagismo, uso de substâncias e exercício físico.[88]

Por outro lado, a endometriose pode ser considerada uma condição de tolerância imunológica, em oposição ao endométrio ectópico, que essencialmente é um tecido próprio.[81] Pode-se questionar por que as células endometriais viáveis no líquido peritoneal seriam um alvo para as células NK ou os macrófagos. O autotransplante de vasos sanguíneos, músculos, enxertos de pele e outros tecidos é extremamente bem-sucedido.[84-86] Não há evidências *in vitro* de que os macrófagos do líquido peritoneal ataquem eficazmente e fagocitem as células endometriais viáveis do líquido peritoneal. A imunossupressão em altas doses pode aumentar ligeiramente a progressão da endometriose espontânea em fêmeas de babuínos.[96] E não há evidências clínicas de aumento da prevalência da endometriose em pacientes com imunossupressão. O fato de que mulheres com transplantes renais submetidas à imunossupressão crônica não tenham aumento dos problemas de infertilidade pode ser considerado como evidência indireta de que essas pacientes não desenvolverão endometriose extensa.

Evidências substanciais sugerem que a endometriose está associada a um estado de inflamação peritoneal subclínica caracterizado por aumento do volume de líquido peritoneal, concentração elevada de leucócitos no líquido peritoneal (particularmente macrófagos com estado de ativação aumentado) e aumento das citocinas inflamatórias, dos fatores de crescimento e das substâncias promotoras de angiogênese. Em fêmeas de babuínos, relatou-se a ocorrência de inflamação peritoneal subclínica durante a menstruação e a injeção intrapélvica de endométrio.[94] Um maior estado de ativação basal dos macrófagos peritoneais em mulheres com endometriose pode comprometer a fertilidade em consequência de redução da motilidade dos espermatozoides, aumento da fagocitose dos espermatozoides ou interferência na fertilização, possivelmente por um aumento na secreção de citocinas, como o fator de necrose tumoral α (TNF-α).[97-101] O fator de necrose tumoral pode facilitar a implantação pélvica de endométrio ectópico.[100,101] A aderência de células do estroma endometrial humano às células mesoteliais *in vitro* é aumentada por meio de pré-tratamento das células mesoteliais com doses fisiológicas de TNF-α.[102] Os macrófagos ou outras células podem promover o crescimento das células endometriais por meio da secreção de fatores de crescimento e angiogênicos, como o fator de crescimento epidérmico (EGF), o fator de crescimento derivado de macrófagos (MDGF), a fibronectina e moléculas de adesão, como as integrinas.[102-108] Após fixação das células endometriais ao peritônio, a invasão e o crescimento subsequente parecem ser regulados por metaloproteinases da matriz (MMP) e seus inibidores teciduais.[109,110]

Há evidências crescentes de que a inflamação local e a secreção de prostaglandinas (PG) estão relacionadas com diferenças na atividade da aromatase endometrial em mulheres com e sem endometriose. Ocorre expressão da proteína aromatase do citocromo P450 e do mRNA em implantes endometrióticos humanos, mas não no endométrio normal, sugerindo que o endométrio ectópico produz estrogênios que podem estar envolvidos no crescimento tecidual, interagindo com o receptor de estrogênio.[111] A inativação do 17β-estradiol está comprometida em tecidos endometrióticos devido à expressão deficiente da 17β-hidroxiesteroide desidrogenase tipo 2, que normalmente é expressa no endométrio eutópico em resposta à progesterona.[112] A expressão inapropriada da aromatase em lesões da endometriose pode ser estimulada pela prostaglandina E_2 (PGE_2). Essa reação leva à produção local de E_2, que estimula a produção de PGE_2, resultando em um sistema de retroalimentação positiva entre inflamação local e crescimento local de endométrio ectópico estimulado por estrogênio.[113]

O estado inflamatório pélvico subclínico associado à endometriose reflete-se na circulação sistêmica. São observadas concentrações elevadas de proteína C reativa, amiloide A sérico (SAA), TNF-α, proteína cofator de membrana 1, interleucina-6 (IL-6), IL-8 e receptor de quimiocina (motivo C-C) 1 (CCR1) em amostras de sangue periférico de pacientes com endometriose em comparação com controles.[114] Essa observação oferece a base para o desenvolvimento de exames complementares não invasivos.

Tanto a pesquisa guiada por hipóteses como as abordagens de biologia dos sistemas utilizando estudos de *microarray* de mRNA e técnicas proteômicas mostram que o endométrio eutópico é biologicamente diferente em mulheres com endometriose, em comparação com controles normais no que diz respeito à proliferação, apoptose, angiogênese e vias inflamatórias.[115-118] Diversos estudos mostram uma maior prevalência de fibras nervosas e fatores neurotróficos no endométrio eutópico de mulheres com endometriose em comparação com controles.[49,119]

Fatores ambientais e dioxina

Há uma percepção crescente das possíveis associações entre a saúde reprodutiva, a infertilidade e a poluição ambiental. A atenção foi direcionada para o possível papel das dioxinas na patogenia da endometriose, porém essa questão permanece controversa. Uma metanálise concluiu que não há evidências suficientes de que a endometriose seja causada por exposição à dioxina em mulheres ou primatas.[120]

Dados em seres humanos

A explosão de uma fábrica em Seveso, na Itália, ocorrida em 1976, resultou nos maiores níveis já registrados de exposição de seres humanos à dioxina, contudo não há dados publicados.[121] O Seveso Women's Health Study deverá correlacionar dados individuais prospectivos sobre a exposição à dioxina com critérios de avaliação de dados de reprodução, como incidência de endometriose, infertilidade e diminuição da qualidade dos espermatozoides. Em um estudo de caso-controle, não foi possível demonstrar na população geral uma associação entre a endometriose e a exposição a pesticidas BPC e clorados durante a vida adulta. Não foram encontradas diferenças nas concentrações plasmáticas médias de 14 pesticidas BPC e 11 pesticidas clorados entre mulheres com e sem endometriose.[122] Em outro estudo de caso-controle em mulheres, a exposição aumentada a compostos semelhantes à dioxina foi associada à endometriose (de moderada a grave).[123] Os mecanismos genéticos podem desempenhar um papel na exposição à dioxina e no desenvolvimento de endometriose. Os transcritos do gene *CYP1A1*, um gene induzido pela dioxina, são significativamente mais altos (9 vezes maiores) em tecidos endometrióticos do que no endométrio eutópico.[113] Outros pesquisadores relataram uma expressão semelhante de genes do receptor de aril hidrocarboneto e relacionados com a dioxina (utilizando uma reação em cadeia da polimerase de transcriptase reversa semiquantitativa) no endométrio de mulheres com ou sem endometriose.[124] Em mulheres japonesas, não foi constatada nenhuma associação entre a prevalência ou a gravidade da endometriose e polimorfismos para os genes do repressor do receptor de aril hidrocarboneto, receptor de aril hidrocarboneto (x2) e translocador nuclear de aril hidrocarboneto ou *CYP1A1*.[125] Com base nesses dados, não há evidências suficientes para respaldar a associação entre endometriose e exposição à dioxina em seres humanos.

Primatas

Um estudo de caso-controle retrospectivo inicial constatou que a prevalência da endometriose não foi estatisticamente diferente ($p = 0,08$) entre macacas com exposição crônica à dioxina durante 4 anos (11 de 14, 79%) e animais não expostos (2 de 6, 33%) depois de um período de 10 anos. Foi reconhecida uma correlação positiva entre a gravidade da endometriose e a dose de dioxina, os níveis séricos de dioxina e substâncias químicas semelhantes à dioxina.[126,127] Dois estudos prospectivos avaliaram a associação entre a exposição à dioxina e o desenvolvimento de endometriose em macacas *rhesus*. Em um desses estudos, macacas expostas durante 12 meses a baixas doses de dioxina (0,71 ng/kg/dia) apresentaram implantes de endometriose com diâmetros máximo e mínimo menores e taxa de sobrevida semelhante, em comparação com lesões endometrióticas em controles não expostos, sugerindo que a dioxina não exerce nenhum efeito sobre a endometriose.[128] Depois de 12 meses de exposição a altas doses de dioxina (17,86 ng/kg/dia), foram observados diâmetros maiores e taxa de sobrevida mais alta de implantes de endometriose em macacas *rhesus* expostas, em comparação com controles não expostos. O segundo estudo randomizado, realizado em 80 macacas *rhesus*, comparou as fêmeas sem tratamento com as que foram tratadas com 0, 5, 20, 40 e 80 μg de *aroclor* (1.254 kg/dia) durante 6 anos. Ocorreu endometriose em 37% dos controles e em 25% das macacas tratadas com base em dados de laparoscopia e necropsia.[129] Não foi observada nenhuma associação entre a gravidade da endometriose e a exposição a BPC. Esses dados questionam a importância da exposição à dioxina, exceto em altas doses, no desenvolvimento de endometriose em primatas.

Roedores

A exposição contínua à 2,3,7,8-tetraclorodibenzeno-P-dioxina inibiu o crescimento de endometriose induzida por cirurgia em fêmeas de camundongos ovariectomizadas e tratadas com altas doses de estradiol. Não se observou uma correlação entre a dose de dioxina e a sobrevida de implantes endometriais, aderências e níveis séricos de E_2.[130] Nas fêmeas de camundongos com endometriose ovariectomizadas, foram observados efeitos estimulantes semelhantes da estrona e do éter 4-clorodifenil (4-CDE) sobre as taxas de sobrevida das fêmeas endometrióticas, sugerindo um efeito do 4-CDE semelhante ao do estrogênio.[131] Os mecanismos potenciais que atuam como mediadores da ação da dioxina para promover o desenvolvimento de endometriose em roedores são complexos e, provavelmente, diferentes nas fêmeas de ratos e camundongos e ainda mais nas mulheres. A fêmea de camundongo parece ser um modelo melhor para a elucidação desses mecanismos, porém ambos os modelos possuem limitações importantes.[132,133]

Células-tronco

Em 2004, foi publicada a primeira evidência da presença de células-tronco no endométrio de mulheres adultas.[134] Em um estudo, foram identificadas células-tronco no endométrio isolado de tecido de histerectomia. Na mesma época, demonstrou-se que algumas células epiteliais e do estroma no endométrio de mulheres receptoras de transplante de medula óssea originavam-se do doador.[135] Na década seguinte, uma função essencial das células-tronco adultas na fisiologia normal do endométrio foi identificada.[136]

Após a descoberta das células-tronco endometriais, sugeriu-se que essas células desempenham um papel na patogenia da endometriose. A primeira hipótese aventada foi uma extensão da teoria da menstruação retrógrada de Sampson: as células-tronco endometriais com anormalidades intrínsecas, como mutações de linhagem germinativa ou somáticas, podem ter maior propensão a sofrer implantação no peritônio após menstruação retrógrada. Os estudos realizados mostraram que as mulheres com endometriose eliminavam a parte basal do endométrio na menstruação, aumentando a probabilidade de acesso das células progenitoras epiteliais do endométrio à cavidade peritoneal, e foi identificada a presença de células-tronco em lesões endometrióticas.[136] Entretanto, não foi relatada ainda a presença de células-tronco/progenitoras endometriais no líquido peritoneal, o que é fundamental para identificar o seu papel na patogenia da endometriose. Uma segunda hipótese concentra-se no recrutamento anormal de células-tronco em pacientes com endometriose.[137] Células-tronco da medula óssea ou de outras fontes poderiam ser recrutadas, de preferência, no endométrio ectópico e não eutópico por meio da expressão alterada de ligantes quimiotáticos, como CXCL12.[137] A função endometrial anormal ocasionada pelo recrutamento inadequado das células-tronco no endométrio eutópico poderia constituir um fator endometrial que contribui para a infertilidade associada à endometriose.[137]

Vários estudos pesquisaram o papel das células-tronco na endometriose, porém **não foi relatada nenhuma evidência direta e forte para o papel das células-tronco/progenitoras endometriais na patogenia da endometriose.**

Pesquisas futuras

O estudo da endometriose é dificultado pela necessidade de determinar a presença ou ausência de patologia. A patogenia da endometriose, a fisiopatologia da infertilidade relacionada a ela e a evolução espontânea da endometriose estão sendo estudadas. Por ocasião do diagnóstico, a maioria das pacientes com endometriose já apresenta a doença por um certo período de tempo, dificultando o início de experimentos clínicos que determinariam a etiologia ou a progressão da doença.[34] Como a endometriose ocorre naturalmente apenas em mulheres e primatas, e os experimentos invasivos não podem ser realizados com facilidade, é difícil conduzir estudos adequadamente controlados.

É necessário que sejam desenvolvidos modelos *in vitro* e *in vivo* adequados de endometriose. A principal vantagem do uso de modelos roedores para o estudo da endometriose é o seu baixo custo em relação aos primatas, porém as desvantagens são inúmeras.[138-141] Em primeiro lugar, nesses modelos, o tipo de lesão parece ser muito diferente da variedade de lesões pigmentadas e não pigmentadas observadas em mulheres.[138-140] Em segundo, há uma falta de padronização nos modelos de endometriose em roedores, e não há consenso sobre as medidas de desfechos relevantes. Os primatas são filogeneticamente próximos dos seres humanos, as fêmeas apresentam um ciclo menstrual comparável, são acometidas de endometriose espontânea e, quando submetidas à endometriose induzida, desenvolvem lesões macroscópicas que se assemelham àquelas encontradas na doença humana.[44,142-146] Na fêmea de babuíno, a endometriose espontânea é mínima e disseminada, semelhante aos diferentes estágios da endometriose em mulheres.[142,147-149]

Houve uma melhora significativa nas técnicas de experimentos *in vitro*, incluindo desenvolvimento de organoides endometriais.[150,151] A aplicação dessas novas técnicas promissoras sobre o tecido endometriótico e os avanços nos modelos *in vitro* de endometriose têm grande potencial para pesquisas futuras.

DIAGNÓSTICO

Apresentação clínica

Deve-se suspeitar de endometriose em mulheres com infertilidade, dismenorreia, dispareunia ou dor pélvica crônica, embora esses sintomas possam estar associados a outras doenças. A endometriose pode ser assintomática mesmo em mulheres com doença mais avançada (endometriose ovariana ou endometriose profunda).

A endometriose pode estar associada a sintomas gastrintestinais significativos (dor, náuseas, vômitos, saciedade precoce, meteorismo e distensão abdominal, alteração dos hábitos intestinais). Na maioria das mulheres com a doença, verifica-se uma alteração característica da motilidade (espasmo da ampola de Vater-duodeno, equivalente a crises do sistema nervoso entérico, junto com proliferação bacteriana excessiva).[152] As mulheres de idade fértil com endometriose não apresentam osteopenia.[153]

O período médio decorrido entre o início dos sintomas de dor e a confirmação cirúrgica da endometriose é muito longo: 8 anos ou mais no Reino Unido e de 9 a 12 anos nos EUA.[154] Um intervalo de tempo semelhante foi observado na Escandinávia e no Brasil.[155,156] Foi relatado um atraso de 6 e 3 anos, respectivamente, no diagnóstico de endometriose em mulheres com dor e em mulheres com infertilidade. Ao longo dessas últimas décadas, houve uma diminuição constante no atraso do diagnóstico, bem como um declínio na prevalência de endometriose avançada por ocasião do primeiro diagnóstico.[157] O reconhecimento da endometriose pelas pacientes aumentou. A qualidade de vida de muitas pacientes é afetada pela dor, pelo impacto emocional da infertilidade, sentimento de raiva em relação à recorrência da doença e incerteza quanto ao futuro diante de repetidas cirurgias ou do tratamento clínico prolongado e seus efeitos colaterais.[158] **A endometriose deve ser percebida como doença crônica pelo menos em um subgrupo de mulheres altamente sintomáticas, e deve-se avaliar a qualidade de vida por meio de questionários confiáveis e validados.**[159]

Dor

Em mulheres adultas, a dismenorreia pode ser particularmente sugestiva de endometriose se ela começar depois de anos de menstruação sem dor. Com frequência, a dismenorreia surge antes do início do sangramento menstrual e continua durante todo o período menstrual. Na adolescência, a dor pode ocorrer após a menarca, sem intervalo de períodos menstruais sem dor. As evidências sugerem que o absenteísmo escolar e a incidência e duração do uso de contraceptivos orais (ACO) para o tratamento da dismenorreia primária grave na adolescência são maiores em mulheres que posteriormente desenvolvem endometriose profunda em comparação com mulheres sem endometriose profunda.[160]

A distribuição da dor é variável, porém é mais frequentemente bilateral. Podem surgir sintomas locais em consequência de comprometimento retal, ureteral e vesical, e pode ocorrer dor lombar. Algumas mulheres com doença extensa não apresentam dor, enquanto outras com doença apenas de mínima a leve podem se queixar de dor pélvica intensa. **Todos os tipos de lesões da endometriose estão associados à dor pélvica, incluindo a endometriose mínima a leve.**[161] Os endometriomas não estão associados à gravidade da dismenorreia, e a dismenorreia é menos frequente em mulheres que só apresentam endometriomas ovarianos em comparação com outras localizações.[162,163] Os endometriomas podem ser considerados como um marcador de lesões profundas.[164] As lesões profundas estão consistentemente associadas à dor pélvica, sintomas gastrintestinais e dor à defecação.[165] O papel das aderências na dor nas pacientes com endometriose não está bem elucidado.[166]

Muitos estudos não conseguiram detectar uma correlação entre o grau de dor pélvica e a gravidade da endometriose.[12,163,167] **Alguns estudos relataram uma correlação positiva entre o estágio da endometriose e a dismenorreia ou dor pélvica crônica relacionada com a endometriose.**[168,169] Em um estudo, foi observada uma correlação significativa, porém fraca, entre o estágio da endometriose e a intensidade da dismenorreia e da dor não menstrual, enquanto foi constatada uma forte associação entre lesões posteriores da parte posterior da escavação retouterina e dispareunia.[170]

Os possíveis mecanismos que causam dor em pacientes com endometriose incluem inflamação peritoneal local, infiltração profunda com dano tecidual, formação de aderências, espessamento fibrótico e acúmulo de sangue menstrual eliminado em implantes endometrióticos, resultando em tração dolorosa com o movimento fisiológico dos tecidos.[171,172] O caráter da dor pélvica está relacionado com a localização anatômica das lesões endometrióticas profundas.[165] A dor pélvica intensa e a dispareunia podem estar associadas à endometriose profunda.[7,171,173] Em nódulos endometrióticos retovaginais, foi observada uma estreita relação histopatológica entre nervos e focos endometrióticos e entre nervos e o componente fibrótico do nódulo endometriótico.[174] Evidências cada vez mais numerosas sugerem a existência de uma estreita relação entre a densidade de inervação das lesões endometrióticas e os sintomas de dor.[170]

Infertilidade

Muitos argumentos sustentam a hipótese de que existe uma relação causal entre a presença de endometriose e a infertilidade.[175] Foram relatados os seguintes fatores:

1. Aumento da prevalência de endometriose em mulheres inférteis (33%), em comparação a mulheres que apresentam fertilidade comprovada (4%), redução da taxa de fecundidade mensal (TFM) em fêmeas de babuínos com endometriose leve a grave (espontânea ou induzida), em comparação a fêmeas que apresentam endometriose mínima ou pelve normal.
2. Tendência a uma redução da TFM em mulheres inférteis com endometriose mínima a leve, em comparação a mulheres com infertilidade sem causa aparente.
3. Cistos endometrióticos do ovário, que afetam de modo negativo a taxa de ovulação espontânea.[176]
4. Relação dose-efeito: correlação negativa entre o estágio r-AFS de endometriose e a TFM e taxa cumulativa de gravidez.[175,177]
5. Redução da TFM e da taxa cumulativa de gravidez após inseminação com espermatozoides de doador em mulheres com endometriose mínima a leve, em comparação a mulheres com pelve normal.
6. Redução da TFM após inseminação com espermatozoides do parceiro em mulheres portadoras de endometriose mínima a leve, em comparação a mulheres com pelve normal.
7. Redução da taxa de implantação por embrião após fertilização in vitro (FIV) em mulheres com endometriose, em comparação a mulheres com infertilidade por fator tubário.[175,178]
8. Aumento da TFM e da taxa cumulativa de gravidez após retirada cirúrgica de endometriose mínima a leve.

A endometriose moderada ou grave, que acomete os ovários e causa aderências que bloqueiam a motilidade tuboovariana e a captação do óvulo, está associada à infertilidade.[176,179] Esse efeito foi demonstrado em primatas, incluindo fêmeas de macacos *Cynomolgus* e babuínos.[145,180] Foram sugeridos numerosos mecanismos como explicação (disfunção ovulatória, insuficiência lútea, síndrome do folículo luteinizado não roto, aborto recorrente, alteração da imunidade e inflamação intraperitoneal), porém a existência de uma associação entre fertilidade e endometriose mínima ou leve continua sendo controversa.[181]

Aborto espontâneo

Foi sugerida uma possível associação entre a endometriose e o aborto espontâneo em estudos não controlados ou retrospectivos. Alguns estudos controlados, no entanto, apresentam importantes deficiências metodológicas: heterogeneidade entre casos e controles, análise da taxa de aborto antes do diagnóstico de endometriose e viés de seleção dos grupos de estudo e de controle.[81,182,183] **Com base em estudos prospectivos controlados, não há evidências de que a endometriose esteja associada ao aborto (recorrente) ou de que o tratamento clínico ou cirúrgico da endometriose possa reduzir a taxa de aborto espontâneo.**[184-186] Alguns dados sugerem que as taxas de aborto podem aumentar após tratamento com a reprodução assistida.[187]

Anormalidades endocrinológicas

A endometriose está associada à anovulação, desenvolvimento folicular anormal com comprometimento do crescimento dos folículos, redução dos níveis circulantes de E_2 durante a fase pré-ovulatória, distúrbio nos padrões de pico do hormônio luteinizante (LH), pequeno sangramento pré-menstrual, síndrome do folículo luteinizado não roto, galactorreia e hiperprolactinemia.[188] Foi relatado um aumento na incidência e recorrência da síndrome do folículo luteinizado não roto em fêmeas de babuínos com endometriose leve, mas não em primatas com endometriose mínima ou com pelve normal.[189] Alguns pesquisadores relataram a ocorrência de insuficiência lútea com níveis circulantes reduzidos de E_2 e progesterona, biopsias do endométrio fora da fase e expressão aberrante de integrina no endométrio de mulheres com endometriose, mas esses achados não foram confirmados por outros pesquisadores.[188,190,191] Não existem dados convincentes para concluir que a incidência dessas anormalidades endócrinas esteja aumentada em mulheres com endometriose.

Endometriose extrapélvica

Deve-se suspeitar de endometriose extrapélvica, embora frequentemente assintomática, quando ocorrem sintomas de dor ou massa palpável fora da pelve com padrão cíclico. A endometriose que acomete o trato intestinal (particularmente o cólon) é o local mais comum de doença extrapélvica e pode causar dor abdominal e lombar, distensão abdominal, sangramento retal cíclico, constipação intestinal e obstrução intestinal. O comprometimento ureteral pode levar à obstrução e pode resultar em dor cíclica, disúria e hematúria. As lesões da endometriose no diafragma resultam, com frequência, em dor cíclica no ombro. A endometriose pulmonar pode se manifestar na forma de pneumotórax, hemotórax ou hemoptise durante a menstruação. Deve-se suspeitar de endometriose umbilical quando a paciente tiver massa palpável e dor cíclica na região umbilical.[59]

Exame clínico

Em muitas mulheres com endometriose, não se detecta nenhuma anormalidade ao exame clínico. Entretanto, a vulva, a vagina e o colo do útero devem ser inspecionados à procura de sinais de endometriose, embora a sua ocorrência seja rara nessas áreas (p. ex., cicatriz de episiotomia). A presença de um orifício externo estreito e puntiforme pode constituir um fator de risco para a endometriose.[26] **Outros sinais de possível endometriose incluem nodularidade nos ligamentos uterossacros ou da escavação retouterina, deslocamento lateral ou cranial causado por fibrose do ligamento uterossacro, dor à palpação do septo retovaginal e aumento (cístico) ovariano unilateral.**[192] Na doença mais avançada, o útero com frequência está em retroversão fixa, e há redução da mobilidade dos ovários e das tubas uterinas ("pelve congelada"). Deve-se suspeitar de evidências de endometriose profunda (mais de 5 mm abaixo do peritônio) no septo retovaginal, com obliteração da escavação retouterina ou endometriose ovariana cística nos casos de documentação clínica de nodularidades dos ligamentos uterossacros durante a menstruação.[193-195] Nesses casos, algumas vezes é possível observar a presença de lesões pretoazuladas na vagina durante o exame especular.

Exames de imagem

Pode-se suspeitar do diagnóstico de endometriose com base nos sintomas na apresentação e no exame clínico. Entretanto, os sintomas de endometriose não são específicos e o exame clínico pode fornecer resultados falso-negativos. O exame de imagem constitui o próximo passo na avaliação diagnóstica. Entretanto, **nenhuma modalidade de imagem detecta a presença de endometriose com acurácia suficiente para substituir a detecção visual cirúrgica e a biopsia para o diagnóstico,** de modo que o padrão ouro de referência para o diagnóstico de endometriose continua sendo a visualização laparoscópica das lesões, com confirmação histopatológica.[196]

Ultrassonografia

As diretrizes da European Society of Human Reproduction and Embryology (ESHRE) e do American College of Obstetricians and Gynecology (ACOG) recomendam a ultrassonografia transvaginal (USTV) como primeira etapa nos exames de imagem para avaliação diagnóstica de mulheres com suspeita de endometriose. Entretanto, **a sensibilidade e a especificidade da USTV para o diagnóstico de endometriose dependem fortemente do interesse e da experiência do médico ultrassonografista e da qualidade do equipamento de ultrassom.**

Em uma revisão sistemática, foi avaliada a acurácia da USTV na detecção dos diferentes fenótipos de endometriose (peritoneal, endometrioma, endometriose infiltrativa profunda).[196] **A USTV não tem a capacidade de proporcionar uma visualização confiável da endometriose peritoneal (sensibilidade = 65%, especificidade = 95%).** Quando comparada à laparoscopia, a USTV carece de valor no diagnóstico de endometriose peritoneal. Entretanto, **mostra-se segura na detecção ou na exclusão da presença de endometrioma (sensibilidade = 93%, especificidade = 96%).** As características ultrassonográficas típicas de um cisto ovariano endometriótico em mulheres na pré-menopausa são descritas como "ecogenicidade em vidro fosco do líquido do cisto, 1 a 4 lóculos e ausência de partes sólidas".[197] Os estudos que avaliaram a acurácia da USTV para o diagnóstico de endometriose profunda focalizaram principalmente os nódulos retovaginais ou vesicais. **A USTV tem a capacidade de detectar essas lesões endometrióticas profundas com confiabilidade moderada (sensibilidade = 79%, especificidade = 94%).** O papel da USTV no diagnóstico de endometriose profunda em localizações mais distantes é limitado.

Em resumo, o principal papel da USTV na avaliação diagnóstica de endometriose consiste em detectar a presença de endometrioma ou de nódulo endometriótico profundo, uma vez que estabelece o diagnóstico com bastante certeza. Além disso, **o endometrioma ou a presença de nódulo profundo constituem, muito raramente, achados isolados.** Muitas vezes, pacientes com endometrioma ou com nódulo profundo apresentam outras lesões endometrióticas e aderências. A identificação de endometrioma ou de nódulo profundo na USTV sempre deve ser seguida de investigação detalhada de outras lesões endometrióticas (peritoneais e profundas).

Devem-se seguir as diretrizes regulamentadas de conduta nos casos de suspeita de neoplasia maligna ovariana em pacientes com endometrioma ovariano.[1] Em geral, utiliza-se o ultrassom com ou sem determinação do nível sérico de CA125 para identificar casos raros de câncer de ovário; entretanto, os níveis de CA125 frequentemente estão elevados na presença de endometriomas.[1]

A ausência de endometriose na USTV não descarta a possibilidade de endometriose peritoneal ou profunda. Com base nos sintomas e no exame clínico da paciente, deve-se considerar a necessidade de investigação complementar e laparoscopia diagnóstica.

Outras técnicas de imagem

Outras técnicas de imagem, incluindo **tomografia computadorizada (TC) e RM,** podem ser utilizadas para fornecer informações complementares e de confirmação, entretanto não devem ser consideradas como modalidades de diagnóstico por imagem de primeira linha, em virtude do elevado custo e da incerteza de seu papel adicional.[1] Além disso, a TC está associada a uma dose de radiação importante, que deve ser evitada o máximo possível em uma população de mulheres jovens de idade fértil.

A RM possui uma boa sensibilidade e especificidade para o diagnóstico de endometriose profunda e endometrioma, porém o valor de seu acréscimo às informações dadas pela USTV é limitado. Um número crescente de estudos sugere que a RM desempenha um papel no diagnóstico de endometriose em virtude de sua maior capacidade de detectar pequenas lesões, bem como lesões em locais distantes (endometriose extrapélvica).[196] Entretanto, a obtenção de **RM negativa não descarta a possibilidade de endometriose peritoneal,** uma vez que são identificadas lesões apenas quando são hemorrágicas, medem mais de 5 mm ou quando estão associadas a aderências extensas alterando a anatomia normal. **A histerossalpingografia não é recomendada como exame complementar para endometriose,** embora a presença de defeitos de enchimento (endométrio hipertrófico ou polipoide) tenha uma correlação positiva significativa com a endometriose (valores preditivos positivo e negativo de 84 e 75%, respectivamente).[198]

Avaliação do comprometimento intestinal e urológico

O exame de imagem desempenha um importante papel no estabelecimento do diagnóstico de endometriose, e o mapeamento da extensão da endometriose com base em imagens é indispensável para o planejamento apropriado do tratamento cirúrgico. **Se houver evidências clínicas de endometriose profunda, deve-se avaliar a ocorrência de comprometimento ureteral, vesical e intestinal.** O comprometimento ureteral pode ser assintomático em até 50% das pacientes com endometriose profunda.[199] Deve-se considerar a realização de ultrassonografia (transretal, transvaginal ou renal), uroTC ou RM. Um enema baritado pode ser útil, dependendo das circunstâncias individuais, de modo a mapear a extensão da doença, que pode ser multifocal.[1] Não há prova de que uma técnica seja superior a outra e recomenda-se utilizar aquela com a qual o radiologista seja mais mais bem treinado.

Exames de sangue e outros exames

Não existe nenhum exame específico de sangue para o diagnóstico de endometriose. Um exame de rastreamento geral de endometriose pode não ser apropriado (risco de superdiagnóstico) nem viável. Um exame de sangue com alta sensibilidade seria útil se identificasse mulheres com endometriose sintomática (dor pélvica, infertilidade) não detectável por ultrassonografia.[200] Isso incluiria todos os casos de endometriose mínima a leve e os de endometriose moderada a grave sem cistos ou nódulos endometrióticos ovarianos detectáveis.[201] Essas pacientes poderiam se beneficiar da cirurgia laparoscópica para reduzir a dor e a infertilidade associadas à endometriose ou para o diagnóstico e tratamento de outras causas pélvicas de dor pélvica ou infertilidade, como aderências pélvicas. A partir desse ponto de vista, seria aceitável uma menor especificidade, visto que o principal objetivo desse exame seria incluir todas as mulheres com possível endometriose ou outras doenças pélvicas passíveis de se beneficiar da cirurgia.[202]

CA125

Os níveis de CA125, uma glicoproteína do epitélio celômico e comum à maioria dos carcinomas ovarianos epiteliais não mucinosos, estão significativamente mais altos em mulheres com endometriose moderada ou grave e normais em mulheres com doença mínima ou leve.[203,204] Acredita-se que as lesões da endometriose produzam irritação e inflamação peritoneais, com consequente aumento da produção de CA125.[204] Durante a menstruação, foi constatado um aumento dos níveis de CA125 em mulheres com e sem endometriose.[205-209] Outros estudos não constataram nenhum aumento durante as menstruações ou verificaram uma elevação apenas na presença de endometriose moderada a grave.[210-213] Os níveis de CA125 variam amplamente: em pacientes sem endometriose (8 a 22 U/mℓ na fase não menstrual), naquelas com endometriose mínima a leve (14 a 31 U/mℓ na fase não menstrual) e nas com doença moderada a grave (13 a 95 U/mℓ na fase não menstrual). **Em comparação com a laparoscopia, a determinação dos níveis séricos de CA125 não tem nenhum valor como método diagnóstico.**[214]

Laparoscopia

Considerações gerais

A não ser que a doença seja visível na vagina ou em outra parte, a laparoscopia constitui a técnica padrão para a inspeção visual da pelve e o estabelecimento de um diagnóstico definitivo.[1] Não há evidências suficientes para justificar a laparoscopia em um momento específico do ciclo menstrual. O reconhecimento laparoscópico de endometriose varia de acordo com a experiência do cirurgião, particularmente nas lesões sutis do intestino, da bexiga, do ureter e do diafragma.[1] Em uma metanálise de seu valor em relação ao diagnóstico histopatológico (considerando uma probabilidade de 10% de endometriose antes do exame), foi constatado que uma laparoscopia positiva aumenta a probabilidade de doença para 32% (intervalo de confiança [IC] de 95%, 21 a 46), enquanto uma laparoscopia negativa diminui a probabilidade para 0,7% (IC de 95%, 0,1 a 5,0).[1,215] A laparoscopia diagnóstica está associada a um risco de aproximadamente 3% de complicações menores (p. ex., náusea, dor no ombro) e a um risco de complicações maiores (p. ex., perfuração intestinal, lesão vascular) de 0,6 a 1,8 por 1.000 casos.[1,216,217] A endometriose pode ser tratada durante a laparoscopia, combinando, assim, diagnóstico e tratamento.

Técnica laparoscópica

Durante a laparoscopia diagnóstica, deve-se proceder a uma investigação sistemática da cavidade pélvica e abdominal à procura de endometriose. Esse exame deve incluir uma inspeção completa e palpação com sonda de ponta romba à procura de nodularidade como sinal de endometriose profunda do intestino, da bexiga, do útero, das tubas uterinas, dos ovários, da escavação retouterina ou do ligamento largo (Figura 13.1). Devem-se documentar o tipo, a localização e a extensão de todas as lesões e aderências na descrição cirúrgica; o ideal é registrar os achados com fotografias ou em vídeo.[1]

Achados laparoscópicos

Os achados laparoscópicos de endometriose incluem lesões peritoneais, cistos endometrióticos ovarianos e endometriose profunda com invasão da superfície peritoneal até uma profundidade de pelo menos 5 mm. **A maioria das pacientes com cistos endometrióticos ovarianos ou com endometriose profunda também apresentam doença peritoneal.**

Endometriose peritoneal

Os achados característicos incluem lesões típicas ("tiro com pólvora") nas superfícies serosas do peritônio. Essas lesões consistem em nódulos ou pequenos cistos pretos, castanho-escuros ou azulados que contêm hemorragia antiga circundada por grau variável de fibrose (Figura 13.2). A endometriose pode aparecer na forma de lesões sutis, incluindo implantes avermelhados (petéquias, vesiculares, polipoides, hemorrágicos, semelhantes à chama vermelha), vesículas serosas ou transparentes, placas brancas ou fibrose, coloração castanho-amarelada do peritônio e aderências abaixo dos ovários **(Figura 13.3)**.[139,140,142,218,219] A confirmação histopatológica da impressão laparoscópica é essencial para o diagnóstico de endometriose para lesões sutis e para as lesões típicas, que podem ser histologicamente negativas em 24% dos casos.[220,221]

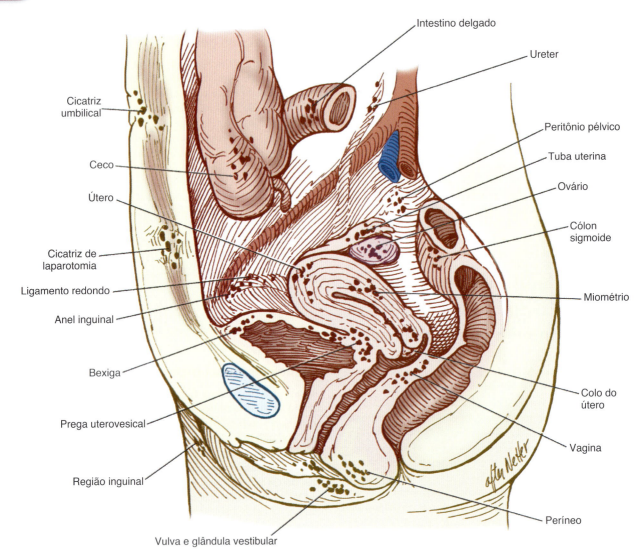

Figura 13.1 Endometriose pélvica.

Endometriose profunda

Formas leves de endometriose profunda só podem ser detectadas por meio de palpação sob uma lesão endometriótica ou pela descoberta de massa palpável sob o peritônio visualmente normal, de maneira mais notável na escavação retouterina **(Figura 13.4)**.[194] **Na laparoscopia, a endometriose profunda pode ter a aparência de doença mínima, levando a uma subestimativa da gravidade da doença.**[194] Em mulheres com endometriose profunda, o tamanho reduzido da escavação retouterina sugere que essas lesões não surgem no septo retovaginal, porém intraperitonealmente, e que as aderências encobertas da parede retal anterior criam um fundo falso, produzindo a impressão errônea de origem extraperitoneal.[222]

Endometriose ovariana

O diagnóstico de endometriose ovariana é facilitado pela inspeção cuidadosa de toda a superfície dos dois ovários, o que pode ser difícil quando existem aderências nos estágios mais avançados da doença (Figura 13.5). Na endometriose ovariana superficial, as lesões podem ser tanto típicas como sutis. Em geral, os cistos endometrióticos ovarianos maiores (endometriomas) estão localizados na face anterior do ovário e estão associados a retração, pigmentação e aderências ao peritônio posterior do ligamento largo. **Com frequência, esses cistos endometrióticos ovarianos contêm líquido castanho-escuro, viscoso e espesso ("cisto de chocolate") composto por hemossiderina proveniente de hemorragia intraovariana prévia.** Como esse líquido pode ser encontrado em outras condições, como em cistos hemorrágicos do corpo lúteo ou cistos neoplásicos, **a biopsia e, de preferência, a retirada do cisto ovariano para confirmação histopatológica são necessárias para o diagnóstico** de acordo com a classificação de endometriose revisada da American Society for Reproductive Medicine (ASRM). Se isso não for possível, a presença de cisto endometriótico ovariano deve ser confirmada pelas seguintes características: diâmetro do cisto inferior a 12 cm, aderência à parede lateral pélvica ou ao ligamento largo, endometriose na superfície do ovário e conteúdo líquido de cor achocolatado e espesso semelhante a alcatrão.[223] A endometriose ovariana parece constituir um marcador de doença pélvica e intestinal mais extensa. Observa-se a presença de doença ovariana exclusiva em apenas 1% das pacientes com endometriose, enquanto as demais pacientes apresentam endometriose pélvica ou intestinal extensa.[224]

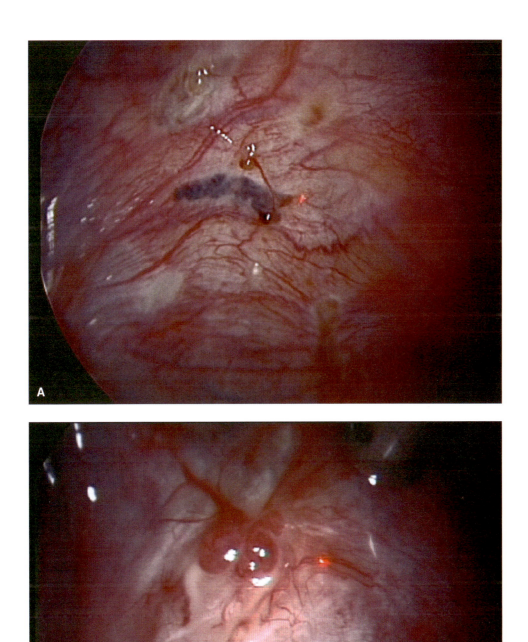

Figura 13.2 Lesões endometrióticas típicas e sutis no peritônio. **A.** Lesões enrugadas pretas típicas com hipervascularização e vesículas polipoides de cor laranja. **B.** Lesões polipoides de cor vermelha com hipervascularização. (Fotografias de: Dr. Christel Meuleman, Leuven University Fertility Center, Leuven University Hospitals, Leuven, Belgium.)

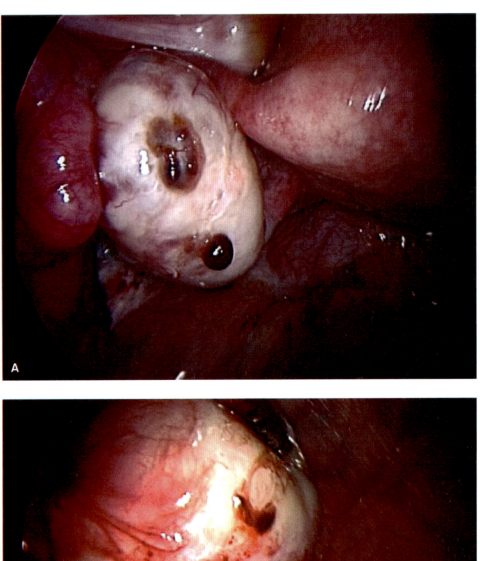

Figura 13.3 Endometriose ovariana. **A.** Endometriose ovariana superficial. **B.** Endometriose ovariana superficial e endometrioma – imagem laparoscópica antes de adesiólise. *(continua)*

Capítulo 13 • Endometriose

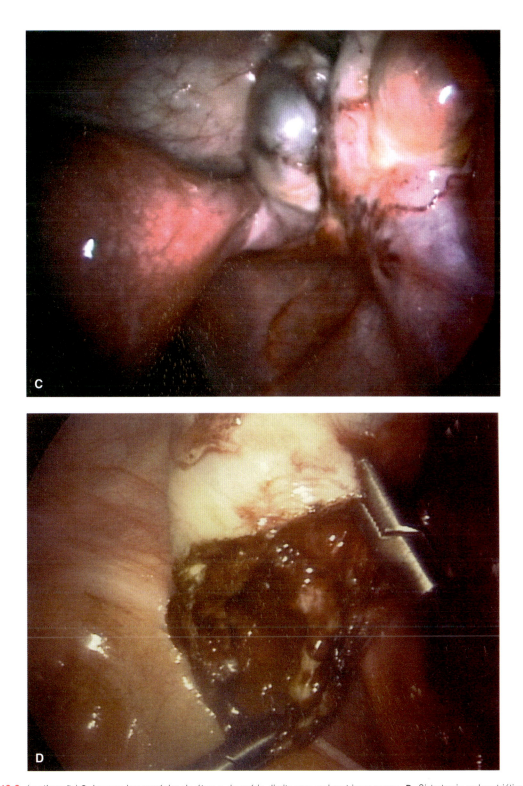

Figura 13.3 *(continuação)* **C.** Imagem laparoscópica do útero e do ovário direito com endometrioma escuro. **D.** Cistectomia endometriótica ovariana.
(continua)

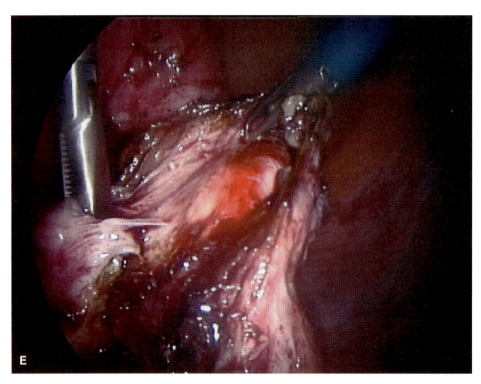

Figura 13.3 *(continuação)* **E.** Cistectomia endometriótica ovariana. (Fotografias de: Dr. Christel Meuleman, Leuven University Fertility Center, Leuven University Hospitals, Leuven, Belgium.)

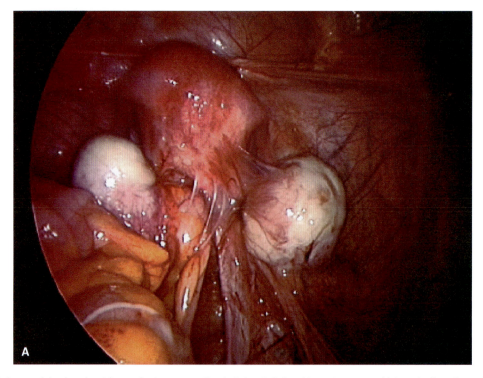

Figura 13.4 Excisão laparoscópica de endometriose profunda na escavação retouterina. **A.** Endometriose extensa com nódulo profundo no ligamento uterossacro direito, encoberta por aderências. *(continua)*

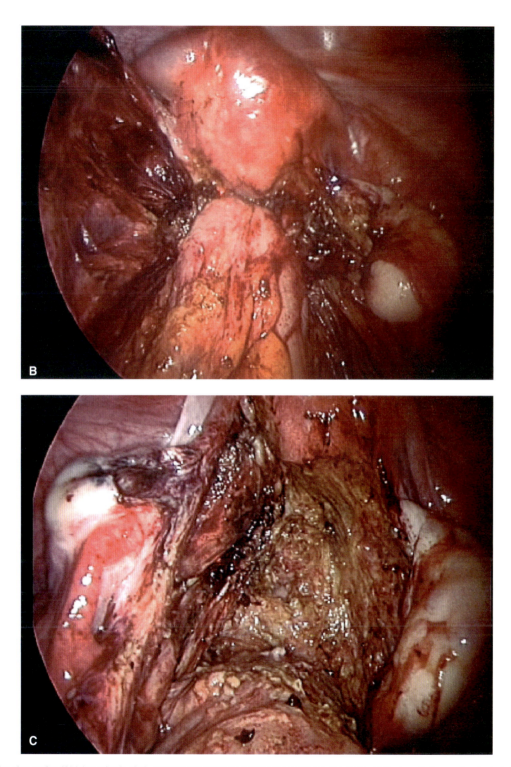

Figura 13.4 *(continuação)* **B.** Nódulo profundo ainda presente em aderência densa entre o reto e o ligamento uterossacro. **C.** Escavação retouterina após ressecção de nódulo profundo com *laser* de CO_2. (Fotografias de: Dr. Christel Meuleman, Leuven University Fertility Center, Leuven University Hospitals, Leuven, Belgium.)

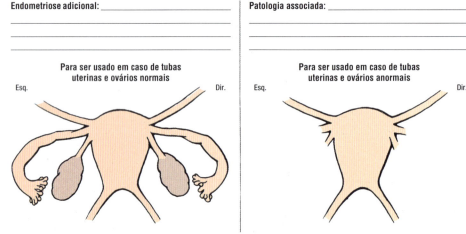

Figura 13.5 Classificação Revisada da American Society for Reproductive Medicine. (De: American Society for Reproductive Medicine. Revised American Society for Reproductive Medicine classification of endometriosis. *Am Soc Reprod Med* 1997;5:817–821.)

Confirmação histopatológica

1 **A histopatologia positiva confirma o diagnóstico de endometriose**, porém a histolopatogia negativa não o exclui.[1] Há controvérsia sobre a necessidade de efetuar um exame histopatológico na presença de doença peritoneal isolada; em geral, a inspeção visual é adequada, porém o ideal é obter a confirmação histopatológica de pelo menos uma lesão.[1] Nos casos de endometrioma ovariano (> 4 cm de diâmetro) e na endometriose profunda, recomenda-se o exame histopatológico para excluir casos raros de neoplasias malignas.[1]

Em um estudo de 44 pacientes com dor pélvica crônica, foi estabelecido o diagnóstico laparoscópico de endometriose em 36%, porém a confirmação histopatológica só foi obtida em 18%. Essa conduta resultou em baixa acurácia diagnóstica da inspeção laparoscópica, com valor preditivo positivo de apenas 45%, explicado por uma especificidade de apenas 77%.[225]

Ao exame microscópico, os implantes endometrióticos consistem em glândulas endometriais e/ou estroma, com ou sem macrófagos repletos de hemossiderina **(Figura 13.6)**. Foi sugerido que o uso desses critérios histopatológicos rigorosos e

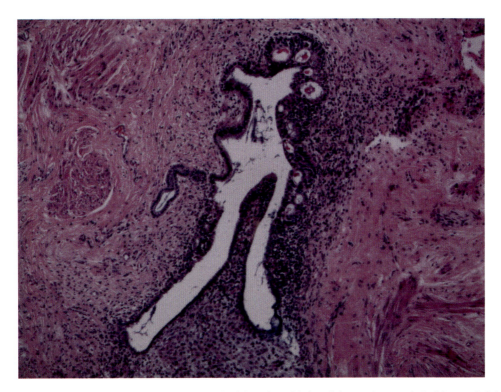

Figure 13-6 Aparência histopatológica da endometriose: epitélio glandular endometrial circundado por estroma em lesão típica e vesícula transparente.

não validados pode levar a um subdiagnóstico considerável de endometriose.[6] Os problemas na obtenção de biopsias (particularmente de vesículas pequenas) e a variabilidade no processamento dos tecidos (cortes escalonados ou parciais, em vez de seriados) podem contribuir para a obtenção de resultados falso-negativos. O estroma endometrioide pode ser mais característico de endometriose do que de as glândulas endometrioides.[226] Em mulheres e fêmeas de babuínos, foi relatada a ocorrência de endometriose do estroma, que contêm estroma endometrial com macrófagos repletos de hemossiderina ou hemorragia, podendo representar um evento muito precoce na patogenia da endometriose.[148,220,221] É possível observar a presença de nódulos isolados de células do estroma endometrial, com imuno-histoquímica positiva para vimentina e receptores de estrogênio, na ausência de glândulas endometriais ao longo de vasos sanguíneos ou linfáticos.[227]

Diferentes tipos de lesões podem apresentar graus diferentes de atividade glandular proliferativa ou secretora.[226] Os fatores essenciais incluem vascularização, atividade mitótica e estrutura tridimensional das lesões da endometriose.[171,228,229] **A endometriose profunda é descrita como um tipo específico de endometriose pélvica, que se caracteriza por filamentos proliferativos de glândulas e estroma no tecido fibroso denso e muscular liso.**[20] O músculo liso constitui um componente frequente das lesões endometrióticas no peritônio, ovário, septo retovaginal e no ligamento uterossacro.[174]

A endometriose microscópica é definida pela presença de glândulas endometriais e estroma no peritônio pélvico normal ao exame macroscópico. É importante na histogênese da endometriose e sua recorrência após o tratamento.[230,231] A relevância clínica da endometriose microscópica é controversa, visto que ela não é observada uniformemente. Com base no uso de critérios indefinidos para o que constitui um peritônio normal, foram obtidas amostras de biopsia peritoneal de 1 a 3 cm durante a laparotomia de 20 pacientes com endometriose moderada a grave.[231] O exame das amostras de biopsia com microscopia eletrônica de varredura de pequeno aumento revelou a presença de endometriose microscópica não suspeitada em 25% dos casos não confirmados ao exame com microscopia óptica. Foram demonstrados focos endometrióticos peritoneais por microscopia óptica em áreas que não apresentavam evidências óbvias de doença.[232]

Em cortes seriados de biopsias laparoscópicas de peritônio normal, 10 a 15% das mulheres apresentaram endometriose microscópica, e foi constatada a presença de endometriose em 6% das mulheres sem doença macroscópica.[219,233,234] Outros estudos não foram capazes de detectar a presença de endometriose microscópica em amostras de biópsia de 2 mm de peritônio normal à visualização.[235-238] O exame de amostras maiores (5 a 15 mm) de peritônio visualmente normal revelou a presença de endometriose microscópica em apenas 1 das 55 pacientes estudadas.[239] Um exame histopatológico de cortes seriados através de todo o peritônio pélvico visualmente normal de fêmeas de babuínos com e sem doença indicou que a endometriose microscópica constitui uma ocorrência rara.[96] **O peritônio de aspecto macroscópico normal raramente contém endometriose microscópica.**[239]

Classificação laparoscópica

A endometriose é uma doença complexa que, no momento atual, não possui nenhum sistema perfeito de estadiamento. **O sistema de estadiamento mais amplamente utilizado é a classificação revisada da American Society for Reproductive Medicine (rASRM).** Foi constatado que o *Endometriosis Fertility Index* (EFI, Índice de Fertilidade na Endometriose) tem a capacidade de prever as taxas de gravidez sem FIV em pacientes após estadiamento cirúrgico e tratamento da endometriose.[177,240] Para complementar a classificação rASRM para a descrição de endometriose profunda, foi introduzida a classificação ENZIAN.[241-243] Embora a classificação ENZIAN pareça ser um bom complemento da classificação rASRM para a descrição morfológica da endometriose profunda e o planejamento da cirurgia, ela não é amplamente utilizada. Recentemente, a World Endometriosis Society (WES) publicou uma declaração consensual que recomenda **a necessidade de efetuar a classificação rASRM em todas as mulheres submetidas à cirurgia, a realização adicional da classificação ENZIAN em pacientes com endometriose profunda e também a obtenção do EFI em mulheres que desejam preservar a fertilidade.**[244]

Estadiamento da American Society for Reproductive Medicine

O sistema de estadiamento revisado da ASRM baseia-se na aparência, no tamanho e na profundidade dos implantes peritoneais e ovarianos; na presença, na extensão e no tipo de aderências dos anexos; e no grau de obliteração da escavação retouterina.[179,201] Nesse sistema de classificação, a morfologia dos implantes peritoneais e ovarianos deve ser classificada em vermelha (lesões avermelhadas, rosa-avermelhadas e transparentes), branca (defeitos brancos, castanho-amarelados e peritoneais) e preta (lesões pretas e azuis), de acordo com as fotografias coloridas fornecidas pela ASRM.

Esse sistema reflete a extensão da doença endometriótica, porém apresenta considerável variabilidade intra e interobservador.[245,246] **A classificação da ASRM da endometriose é subjetiva e tem pouca correlação com os desfechos de dor e fertilidade.**[175] Apesar dessas falhas importantes, a WES recomenda o seu uso por duas razões importantes: trata-se do sistema de estadiamento mais amplamente utilizado na prática clínica e na pesquisa de endometriose e representa o sistema rASRM (parcialmente) incorporado ao EFI e ao sistema de classificação ENZIAN.

Endometriosis Fertility Index (Índice de Fertilidade na Endometriose)

O sistema de estadiamento EFI tem por objetivo prever as taxas de gravidez sem FIV após estadiamento cirúrgico e tratamento da endometriose. (Figura 13.7).[177] O EFI baseia-se em fatores históricos e cirúrgicos. Os fatores históricos incluem idade, anos de infertilidade e gestações prévias. Os fatores cirúrgicos consistem na pontuação total da ASRM, pontuação de endometriose da ASRM e na pontuação da *least function*, que avalia a funcionalidade das tubas uterinas, fímbrias e ovários.

O EFI foi desenhado especificamente para pacientes com infertilidade que foram submetidas a estadiamento cirúrgico e tratamento da doença. Não se destina a prever qualquer aspecto de dor associada à endometriose. É necessário que os gametas masculinos e femininos sejam funcionais o suficiente para permitir tentativas de concepção sem FIV. Qualquer anormalidade uterina grave que seja clinicamente significativa não é incluída no EFI. Entretanto, quando essa condição é detectada, não precisa ser levada em consideração na previsão das taxas de gravidez.

Sistema de classificação ENZIAN

O sistema de estadiamento ENZIAN complementa o estadiamento rASRM com uma descrição precisa da localização e da extensão das lesões da endometriose profunda e comprometimento das estruturas peritoneais ou de outros órgãos.

A localização anatômica das lesões endometrióticas profundas é descrita em três compartimentos: A = septo retovaginal e vagina; B = ligamento uterossacro até parede pélvica; e C = reto e cólon sigmoide. A profundidade de invasão é classificada em todos os compartimentos (grau 1 = invasão < 1 cm; grau 2 = invasão de 1 a 3 cm; grau 3 = invasão > 3 cm). As lesões endometrióticas profundas fora da pelve e a invasão de órgãos são registradas separadamente: FA = adenomiose; FB = bexiga; FU = comprometimento intrínseco do ureter; FI = doença intestinal cranial à junção retossigmoide; e FO = outras localizações, como endometriose da parede abdominal. A classificação ENZIAN parece ser útil no planejamento da cirurgia de endometriose, mas são necessárias mais pesquisas sobre a correlação com dor e infertilidade e desfechos clínicos relevantes.

Evolução espontânea

A endometriose parece ser uma doença progressiva em uma proporção significativa (30 a 60%) das pacientes. Durante observações seriadas, feitas no decorrer de um período de 6 meses, foi documentada a ocorrência de deterioração (47%), melhora (30%) ou eliminação (23%) da doença.[247,248] Em outro estudo, houve progressão da endometriose em 64%, melhora em 27% e nenhuma alteração em 9% das pacientes durante 12 meses.[249] Em um terceiro estudo de 24 mulheres, foi relatada uma progressão da doença em 29%, com regressão em 29% e ausência de alteração em 42% durante um período de 12 meses. Estudos de acompanhamento em fêmeas de babuínos e em mulheres com endometriose no decorrer de 24 meses demonstraram um avanço da doença em todas as fêmeas de babuínos e em 6 de 7 mulheres.[250-252] Vários estudos relataram que as lesões sutis e os implantes típicos podem representar tipos mais recentes e mais antigos de endometriose, respectivamente. Em um estudo transversal, a incidência de lesões sutis diminuiu com a idade.[253] Esse achado foi confirmado por um estudo prospectivo de 3 anos que relatou uma redução da incidência, da área pélvica total acometida e do volume de lesões sutis com a idade; entretanto, nas lesões típicas, esses parâmetros e a profundidade da infiltração aumentaram com a idade.[7] Foi relatada a ocorrência de mudança das lesões endometrióticas (transição entre os subtipos típico e sutil) em mulheres e em fêmeas de babuínos, indicando que a endometriose é uma condição dinâmica.[254,255] Vários estudos realizados em mulheres, em macacas *Cynomolgus* e em fêmeas de roedores mostraram uma melhora da endometriose após a gravidez.[255-258]

As características da endometriose são variáveis durante a gravidez e as lesões tendem a aumentar durante o primeiro trimestre, porém regridem subsequentemente.[259] Estudos realizados em fêmeas de babuínos não revelaram nenhuma alteração no número ou na área de superfície de lesões de endometriose durante os primeiros dois trimestres de gravidez.[260] Esses resultados não excluem um efeito benéfico que pode ocorrer durante o terceiro trimestre ou no período pós-parto imediato. O estabelecimento de um "estado de pseudogravidez" com a administração exógena de estrogênio e progestágenos baseia-se na convicção de que a decidualização de implantes endometriais durante a gravidez pode

ENDOMETRIOSIS FERTILITY INDEX (EFI)
FORMULÁRIO DE CIRURGIA

ESCORE *LEAST FUNCTION* (LF) NO TÉRMINO DA CIRURGIA

Escore	Descrição
4 =	Normal
3 =	Disfunção leve
2 =	Disfunção moderada
1 =	Disfunção grave
0 =	Ausente ou não funcional

Tuba uterina — Lado esquerdo / Lado direito
Fímbria — Lado esquerdo / Lado direito
Ovário — Lado esquerdo / Lado direito

O escore LF é obtido pela soma da menor pontuação do lado esquerdo e menor pontuação do lado direito. Na ausência de um ovário em um dos lados, o escore LF é obtido pelo dobro da menor pontuação no lado que tem o ovário.

Menor escore: Lado esquerdo + Lado direito = Escore LF

ENDOMETRIOSIS FERTILITY INDEX (EFI)

Fatores históricos		Pontos
Fator	**Descrição**	
Idade	Idade ≤ 35 anos	2
	Idade de 36 a 39 anos	1
	Idade ≥ 40 anos	0
Anos de infertilidade	Anos de infertilidade ≤ 3	2
	Anos de infertilidade > 3	0
Gestação anterior	História de gestação anterior	1
	Sem história de gestação anterior	0
Fatores históricos totais		

Fatores cirúrgicos		Pontos
Fator	**Descrição**	
Escore LF	Escore LF = 7 a 8 (escore alto)	3
	Escore LF = 4 a 6 (escore moderado)	2
	Escore LF = 1 a 3 (escore baixo)	0
Escore de endometriose da AFS	Escore de lesão de endometriose da AFS < 16	1
	Escore de lesão de endometriose da AFS ≥ 16	0
Escore total da AFS	40\Escore total da AFS < 71	1
	Escore total da AFS ≥ 71	0
Fatores cirúrgicos totais		

EFI = FATORES HISTÓRICOS TOTAIS + FATORES CIRÚRGICOS TOTAIS: Históricos + Cirúrgicos = Escore EFI

PORCENTAGEM DE GRAVIDEZ ESTIMADA PELO ESCORE EFI

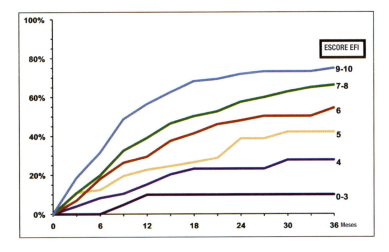

Figura 13.7 *Endometriosis Fertility Index* (Índice de Fertilidade na Endometriose). (De: Adamson D, Pasta D. Endometriosis fertility index: The new, validated endometriosis staging system. *Fertil Steril* 2010;94:1609–1615.)

resultar em melhora sintomática.[261] Essa hipótese não está comprovada e é possível que a amenorreia possa explicar o efeito benéfico da gravidez e da lactação sobre a dor associada à endometriose.

TRATAMENTO

Prevenção primária

Não existem estratégias uniformemente bem-sucedidas para a prevenção da endometriose. Foi relatada uma redução da incidência de endometriose em mulheres que praticaram atividade aeróbica desde a juventude, porém o possível efeito protetor do exercício físico não foi investigado detalhadamente.[48] Não há evidências suficientes de que o uso de ACOs possa oferecer proteção contra o desenvolvimento de endometriose. Em uma publicação, foi demonstrado um aumento do risco de endometriose em uma população selecionada de mulheres em uso de ACOs, possivelmente explicado pela observação de que a dismenorreia, como razão para iniciar a administração de estrogênio e progestágenos, é significativamente mais comum em mulheres com endometriose do que naquelas sem a doença.[262,263] Os ACOs inibem a ovulação, reduzem de maneira substancial o volume de fluxo menstrual e podem interferir na implantação de células endometriais que sofrem refluxo; entretanto, não há provas suficientes para respaldar a hipótese de recomendação do uso de ACOs para prevenção primária da endometriose.[264] Embora o risco de endometriose pareça ser reduzido durante o uso de ACO, é possível que esse efeito represente a consequência de adiar uma avaliação cirúrgica devido à supressão temporária dos sintomas de dor.[265] A confusão criada por vieses de seleção e indicação pode explicar a tendência a um aumento do risco de endometriose observada após a interrupção, porém são necessários mais esclarecimentos.[265]

Princípios de tratamento

O tratamento da endometriose deve ser individualizado, levando-se em consideração o problema clínico na sua totalidade, incluindo o impacto da doença e o efeito de seu tratamento sobre a qualidade de vida. As recomendações baseadas em evidências, que são continuamente atualizadas, podem ser encontradas nas diretrizes da ESHRE para o tratamento clínico da endometriose.[1]

Na maioria das mulheres com endometriose, é desejável preservar a função reprodutiva.[1] Muitas mulheres com endometriose apresentam dor e infertilidade ao mesmo tempo ou podem desejar ter filhos após alívio suficiente da dor, o que dificulta a escolha do tratamento. A cirurgia da endometriose deve ser considerada como cirurgia reprodutiva, definida pela Organização Mundial da Saúde (OMS) como "todo procedimento cirúrgico realizado para diagnosticar, preservar, corrigir e/ou melhorar a função reprodutiva".[266] Deve-se escolher a conduta menos invasiva e de menor custo e que seja eficaz com os menores riscos a longo prazo.[1] **As pacientes sintomáticas com endometriose podem ser tratadas com analgésicos, hormônios, cirurgia, reprodução assistida ou uma combinação dessas modalidades.**[1] Independentemente do perfil clínico (infertilidade, dor, achados assintomáticos), o tratamento da endometriose pode ser justificado, visto que essa doença parece progredir em 30 a 60% das pacientes no decorrer de 1 ano após o diagnóstico, e não é possível prever em quais **pacientes ocorrerá essa progressão.**[249] A eliminação dos implantes endometrióticos por meio de tratamento cirúrgico ou clínico frequentemente proporciona apenas alívio temporário. Além de eliminar as lesões endometrióticas, o objetivo deve consistir no tratamento das sequelas (dor e infertilidade), que frequentemente estão associadas a essa doença, bem como na prevenção de sua recorrência.[1] **A endometriose é uma doença crônica, com alta taxa de recorrência após tratamento tanto hormonal como cirúrgico.**[1]

O tratamento da endometriose extragenital depende de sua localização. Quando possível, a excisão completa constitui o tratamento de escolha, e quando for impossível, há necessidade de tratamento clínico prolongado, utilizando os mesmos princípios do tratamento clínico para a endometriose pélvica.[1]

É importante incluir a paciente em todas as decisões, ser flexível nas condutas diagnóstica e terapêutica e manter um bom relacionamento com as pacientes. Pode ser conveniente procurar aconselhamento de colegas mais experientes ou encaminhar a paciente a um centro com a experiência necessária para oferecer tratamentos em um contexto multidisciplinar, incluindo cirurgia laparoscópica avançada e laparoscopia.[1,267] Como o tratamento da endometriose grave ou profunda é complexo, recomenda-se fortemente o encaminhamento da paciente a serviços especializados em caso de suspeita ou diagnóstico de doença dessa gravidade.[1]

Tratamento da dor associada à endometriose

A dor pode persistir apesar do tratamento clínico ou cirúrgico aparentemente adequado da doença. Deve-se considerar uma abordagem multidisciplinar envolvendo uma clínica de dor e aconselhamento no início do tratamento. Deve-se utilizar a abordagem menos invasiva e de menor custo que seja eficaz.[1]

Tratamento cirúrgico

Dependendo da gravidade da doença, o diagnóstico e a retirada da endometriose devem ser realizados de maneira simultânea durante a cirurgia, contanto que se tenha obtido um consentimento pré-operatório.[1,268-271] **A cirurgia tem por objetivo a excisão de todas as lesões endometrióticas visíveis e das aderências associadas – lesões peritoneais, cistos ovarianos, endometriose retovaginal profunda –, bem como a restauração da anatomia normal.**[1] A laparoscopia é preferida à laparotomia, uma vez que as duas técnicas são igualmente eficazes, porém a laparoscopia está associada a uma recuperação mais rápida, melhor resultado estético, menos dor no pós-operatório, redução dos custos, menor morbidade e menos aderências no período pós-operatório.[1] A laparotomia só está indicada nos raros casos de doença de estágio avançado, quando a laparoscopia não é possível de ser realizada.

Cirurgia conservadora

Endometriose peritoneal

As lesões de endometriose podem ser removidas durante a laparoscopia, por meio de excisão cirúrgica com tesoura, coagulação bipolar ou *laser* (*laser* de CO_2, *laser* de potássio-titânio-fosfato ou *laser* de argônio). Alguns cirurgiões defendem a superioridade do *laser* de CO_2 porque ele provoca apenas lesão térmica mínima, porém **não há evidências disponíveis para demonstrar a superioridade de uma técnica em relação à outra.** A ablação cirúrgica da endometriose peritoneal é considerada tão eficaz quanto a excisão cirúrgica. Entretanto, pode-se preferir a excisão cirúrgica, visto que possibilita o exame histopatológico e a confirmação da endometriose.

Endometriose ovariana

As lesões ovarianas superficiais podem ser vaporizadas. O tratamento cirúrgico da dor associada a cistos endometrióticos ovarianos é controverso. Os procedimentos mais comuns para o tratamento dos endometriomas ovarianos consistem em excisão da parede do cisto ou drenagem mais cauterização/ablação da parede cística. Durante a excisão, procede-se à aspiração do endometrioma ovariano, seguida de incisão e retirada da parede do cisto do restante do córtex ovariano com preservação máxima do tecido ovariano normal. Durante a drenagem e cauterização da parede do cisto, o endometrioma ovariano é aspirado e irrigado. A sua parede pode ser inspecionada por meio de cistoscopia ovariana à procura de lesões intracísticas, e é cauterizada para destruir o revestimento mucoso do cisto.

De acordo com uma análise sistemática, há boas evidências de que a cirurgia excisional dos endometriomas com diâmetro de 3 cm possa proporcionar um desfecho mais favorável do que a drenagem e a cauterização no que concerne à recorrência do endometrioma, recidiva dos sintomas de dor e em mulheres anteriormente inférteis ou que tiveram gravidez espontânea subsequente.[272] A excisão laparoscópica da parede do cisto do endometrioma foi associada a uma redução da taxa de recorrência dos sintomas de dismenorreia (razão de chances [OR] 0,15; IC de 95%, 0,06 a 0,38), dispareunia (OR de 0,08; IC de 95%, 0,01 a 0,51) e dor pélvica não menstrual (OR de 0,10; IC de 95%, 0,02 a 0,56), a uma redução da taxa de recorrência do endometrioma (OR de 0,41; IC de 95%, 0,18 a 0,93) e a uma menor necessidade de outra cirurgia (OR de 0,21; IC de 95%, 0,05 a 0,79) em comparação à cirurgia para ablação do endometrioma. Para as mulheres que posteriormente tentam conceber, foi associada a uma maior taxa de gravidez espontânea naquelas com infertilidade prévia documentada (OR de 5,21; IC de 95%, 2,04 a 13,29).

Com base nessas evidências, as **diretrizes de ESHRE recomendam a cistectomia, em lugar da drenagem e coagulação, pois ela reduz a dor associada à endometriose e apresenta menor taxa de recorrência.** No caso de endometriomas muito grandes, cuja excisão é tecnicamente difícil sem a retirada de grande parte do ovário, pode-se considerar um procedimento em três etapas (marsupialização e enxágue, seguidos de tratamento hormonal com análogos do GnRH e eletrocoagulação ou vaporização com *laser* da parede do cisto 3 meses depois).[1,273]

É possível que as técnicas cirúrgicas utilizadas no tratamento dos cistos endometrióticos ovarianos influenciem a formação pós-operatória de aderências e/ou da função ovariana. Em um estudo randomizado comparativo dos métodos cirúrgicos para a obtenção de hemostasia ovariana após cistectomia ovariana endometriótica laparoscópica, o fechamento do ovário com sutura intraovariana proporcionou uma taxa e extensão menores de aderências ovarianas pós-operatórias em um acompanhamento de 60 a 90 dias, em comparação à coagulação bipolar exclusiva na superfície interna ovariana.[274]

Endometriose profunda

A endometriose profunda é habitualmente multifocal, e deve-se realizar uma excisão cirúrgica completa em uma única etapa, de modo a evitar mais de uma cirurgia, contanto que a paciente esteja plenamente informada.[1,173,269] Como o tratamento da endometriose profunda é complexo, recomenda-se fortemente o encaminhamento da paciente a um centro com experiência suficiente para oferecer todos os tratamentos disponíveis em uma conduta multidisciplinar.[1] O tratamento cirúrgico serve apenas para a endometriose profunda sintomática. As pacientes assintomáticas não devem ser submetidas à cirurgia, exceto nos casos de obstrução completa de um ureter, resultando em perda da função renal. Raramente ocorre progressão da doença e aparecimento de sintomas específicos em pacientes com endometriose retovaginal assintomática.[270] Quando se opta pelo tratamento cirúrgico, ele precisa ser radical com excisão de todas as lesões.[1] É difícil conduzir estudos randomizados para identificar a melhor técnica cirúrgica no tratamento da endometriose profunda, uma vez que todos esses casos raros são tratados de maneira individual, e nem todos os cirurgiões estão familiarizados com as opções disponíveis.[1] A excisão completa com preservação do útero e do tecido ovariano poderia incluir a ressecção dos ligamentos uterossacros, a ressecção da parte superior da parede posterior da vagina e procedimentos urológicos e intestinais.

É preciso obter o consentimento informado das pacientes no pré-operatório para a realização desse procedimento difícil e de alto risco, particularmente nos casos de possibilidade de cirurgia intestinal ou urológica. É necessário realizar um exame de imagem pré-operatório para avaliar o comprometimento intestinal e urológico da endometriose profunda. Como a endometriose acomete algumas vezes órgãos não ginecológicos (intestinos, vias urinárias ou ossos pélvicos), deve-se consultar outros cirurgiões especialistas, quando apropriado. Esses casos graves devem ser tratados em centros especializados, e um preparo intestinal pré-operatório pode ser recomendado. A inserção de cateteres ureterais pode facilitar a excisão de endometriose periureteral para auxiliar a ureterólise e a reanastomose ureteral terminoterminal, necessária em casos de endometriose periureteral infiltrativa. O padrão de dor na endometriose é complicado, e a dor nem sempre responde ao tratamento, de modo que pode ser útil obter o parecer de especialistas em dor.

Em pacientes com endometriose grave, é comum seguir a prática clínica segundo a qual o tratamento cirúrgico é precedido de um ciclo de tratamento clínico de 3 meses.[194] Acredita-se que essa conduta facilite a cirurgia, ao reduzir a inflamação e a vascularização das lesões. O papel do tratamento hormonal pré-operatório foi avaliado em uma análise de Cochrane e concluiu-se que não há evidências de benefício do tratamento clínico pré-operatório sobre o desfecho da cirurgia. Desta forma, apesar da prática clínica comum, as diretrizes de ESHRE não recomendam o tratamento hormonal pré-operatório.

O tratamento cirúrgico da endometriose vesical consiste habitualmente em excisão da lesão e fechamento primário da parede vesical. A retirada de endometriose de toda a espessura do músculo detrusor da bexiga exige a excisão da cúpula ou da parede posterior da bexiga, geralmente bem acima do trígono. A ressecção transuretral está contraindicada, e as lesões ureterais podem ser excisadas após colocação de *stent* no ureter. Na presença de lesões intrínsecas ou obstrução significativa, pode haver necessidade de excisão segmentar com anastomose terminoterminal ou reimplantação com plastia vesicoureteral antirrefluxo.[275]

A excisão cirúrgica de endometriose profunda retovaginal e do retossigmoide é difícil e pode estar associada a complicações importantes, como perfuração intestinal com consequente peritonite.[276] Há controvérsias sobre a melhor maneira de tratar esse tipo de endometriose: *shaving*, excisão simples da lesão ou ressecção com reanastomose, por laparoscopia e laparotomia ou técnica vaginal assistida por laparoscopia.[277] A endometriose apendicular é habitualmente tratada por meio de apendicectomia.

Em um estudo randomizado que comparou a ressecção colorretal para endometriose por laparoscopia ou laparotomia, o desfecho clínico foi semelhante em relação à disquesia, dor e cólica intestinais, dismenorreia e dispareunia, porém a laparoscopia foi associada à menor perda de sangue e menos complicações, bem como a uma maior taxa de gravidez, em comparação com a laparotomia.[278]

Existem pouquíssimos estudos com metodologia válida que avaliam o desfecho clínico após tratamento cirúrgico da endometriose profunda com extensão colorretal, como foi demonstrado em uma análise sistemática.[279] Em uma análise do desfecho clínico do tratamento cirúrgico da endometriose profunda com comprometimento colorretal, a maioria dos 49 estudos examinados incluiu complicações (94%) e dor (67%); poucos estudos relataram recorrência (41%), fertilidade (37%) e qualidade de vida (10%); apenas 29% relataram perda de acompanhamento. Das 3.894 pacientes, 71% foram submetidas à ressecção intestinal e anastomose, 10%, à excisão de toda a espessura, e 17%, à cirurgia superficial. Não foi possível comparar o desfecho clínico entre as diferentes técnicas cirúrgicas. Ocorreram complicações pós-operatórias em 0 a 3% das pacientes. Embora se tenha relatado uma melhora da dor na maioria dos estudos, a avaliação da dor foi baseada na paciente em menos de 50% dos casos (escala visual analógica [EVA] em apenas 18%). Embora se tenha constatado uma melhora da qualidade de vida na maioria dos estudos, dados prospectivos foram reunidos em apenas 149 pacientes. As taxas de gravidez foram de 23 a 57%, com taxa cumulativa de gravidez de 58 a 70% em 4 anos. A taxa de recorrência global da endometriose nos estudos (com acompanhamento de mais de 2 anos) foi de 5 a 25%, e a maioria deles relatou uma taxa de 10%.

Tendo em vista a necessidade de estudos prospectivos de alta qualidade com relato de desfechos clínicos padronizados e bem definidos após tratamento cirúrgico da endometriose profunda, com acompanhamento a longo prazo, a declaração do Consensus on Recording Deep Endometriosis Surgery (CORDES) foi publicada em 2016.[280] Essa declaração consensual fornece uma definição e padrões para relato da cirurgia de endometriose profunda e desfechos em ensaios clínicos sobre o tratamento cirúrgico da endometriose profunda.

Adesiólise

A endometriose frequentemente está associada a aderências pélvicas, que podem ser muito extensas, resultando em acentuada distorção da anatomia pélvica. A retirada de aderências (adesiólise) relacionadas com a endometriose deve ser realizada com cuidado e deve concentrar-se na restauração da anatomia normal. Entretanto, as aderências retiradas na cirurgia podem voltar a se formar. O corte, a desnudação cirúrgica, a isquemia, a dissecção ou abrasão podem causar traumatismo peritoneal durante a cirurgia, e o mecanismo subsequente de cicatrização na cavidade peritoneal pode resultar em formação de aderências entre as superfícies de serosa danificadas. As técnicas minimamente invasivas, como a laparoscopia, reduzem o risco de formação de aderências, porém não o elimina por completo.

Vários agentes de barreira foram testados para prevenção de aderências durante a cirurgia. As diretrizes ESHRE reconhecem que os médicos podem considerar o uso de celulose regenerada oxidada e possivelmente outros agentes de barreira. Entretanto, **em uma análise sistemática recente incluindo 18 ensaios clínicos randomizados controlados (RCT), com um total de 1.262 mulheres, não foi observado nenhum efeito de quaisquer agentes de barreira utilizados durante a cirurgia pélvica sobre os desfechos de dor ou fertilidade**.[281] Evidências fracas sugerem que a celulose regenerada oxidada, o politetrafluoroetileno expandido e o hialuronato de sódio com carboximetilcelulose podem ser mais eficazes do que nenhum procedimento para reduzir a incidência de formação de aderências após cirurgia pélvica.

Com base nessa revisão sistemática, pode ser considerado o uso rotineiro de agentes de barreira na prevenção de aderências após cirurgia pélvica, mas não pode ser recomendado.

Interrupção das vias dos nervos pélvicos

A interrupção cirúrgica das vias dos nervos pélvicos foi sugerida como procedimento complementar da cirurgia conservadora para endometriose. Foram sugeridas duas técnicas para a dor associada à endometriose: ablação laparoscópica de nervos do útero (LUNA) e neurectomia pré-sacral. A eficácia da LUNA e da neurectomia pré-sacral foi avaliada em vários ensaios clínicos, e os dados de seis desses ensaios foram analisados em uma revisão de Cochrane.[282] Com base na análise sistemática, pode-se concluir que a excisão laparoscópica ou a ablação da endometriose não devem ser combinadas com LUNA, visto que esse procedimento não oferece nenhum benefício adicional. A neurectomia pré-sacral mostra-se eficaz como procedimento complementar, porém exige um alto grau de experiência cirúrgica e está associada a um aumento dos efeitos adversos, como sangramento, constipação intestinal, urgência urinária e menos dor durante o primeiro estágio do trabalho de parto.[1]

Desfecho da cirurgia conservadora

O desfecho do tratamento cirúrgico em pacientes com endometriose e dor é influenciado por muitos fatores psicológicos relacionados com a personalidade, como a depressão e problemas conjugais e sexuais. É difícil efetuar uma avaliação científica do efeito objetivo das diferentes condutas cirúrgicas, uma vez que a extirpação e a destruição do tecido patológico podem ter impacto sobre os resultados, assim como a própria cirurgia, a relação médico-paciente, as complicações e outros fatores. Existe uma resposta placebo considerável ao tratamento cirúrgico: a laparoscopia diagnóstica sem retirada completa da endometriose pode aliviar a dor em 50% das pacientes.[283-285] Foram relatados resultados semelhantes com o uso de placebo oral.[286] Embora alguns relatos descrevam um alívio da dor por meio de laparoscopia com *laser* em 60 a 80% das pacientes com morbidade muito baixa, nenhum deles foi prospectivo, controlado ou possibilitou uma conclusão definitiva a respeito da eficácia do tratamento.[194,287-290] É difícil avaliar o efeito duradouro da cirurgia sobre a dor, visto que o período de acompanhamento é demasiado curto, habitualmente de apenas alguns meses. A grande falha no tratamento cirúrgico da dor associada à endometriose é a falta de estudos prospectivos randomizados com acompanhamento de duração suficiente para permitir conclusões clínicas claras.

Em uma análise sistemática para avaliação da eficácia da cirurgia laparoscópica no tratamento da dor pélvica associada à endometriose, que incluiu 5 estudos controlados randomizados, a metanálise demonstrou uma vantagem da cirurgia laparoscópica quando comparada à laparoscopia diagnóstica, dentro de apenas 6 meses (OR de 5,72; IC de 95%, 3,09 a 10,60; 171 participantes, 3 ensaios clínicos) e 12 meses (OR de 7,72; IC de 95%, 2,97 a 20,06; 33 participantes, 1 ensaio clínico) após a cirurgia.[291] Algumas mulheres com diagnóstico de endometriose grave foram incluídas na metanálise, e qualquer conclusão decorrente sobre o tratamento da endometriose grave deve ser feita com cautela. A partir da metanálise, não foi possível concluir que intervenção cirúrgica laparoscópica específica foi mais eficaz.[291]

A extensão e a duração do benefício terapêutico da cirurgia para o alívio da dor associada à endometriose são pouco definidas, e o benefício esperado depende do cirurgião.[292] Em uma análise sistemática, baseada em 3 estudos controlados randomizados, o aumento absoluto do benefício resultante da destruição das lesões em comparação com a laparoscopia apenas diagnóstica em termos de proporção das mulheres que relataram alívio da dor foi entre 30 e 40% após períodos curtos de acompanhamento.[292] Houve tendência a uma redução do alívio da dor com o passar do tempo e a taxa de reoperação, baseada em estudos de acompanhamento a longo prazo, alcançou 50%.[292] Na maioria das séries de casos de cirurgia excisional para tratamento da endometriose retovaginal, cerca de 70 a 80% das pacientes que continuaram no estudo obtiveram alívio substancial da dor a curto prazo. Com 1 ano de acompanhamento, cerca de 50% das mulheres necessitaram de analgésicos ou de tratamentos hormonais.[292] Foi observada recorrência de lesões a médio prazo em aproximadamente 20% dos casos, e cerca de 25% das mulheres foram submetidas à outra cirurgia.[292] Aparentemente, as taxas de recorrência da dor e de reoperação após cirurgia conservadora para endometriose sintomática são altas e provavelmente subestimadas.[292]

Prevenção da recorrência após tratamento cirúrgico conservador

Foi sugerido fazer uso da terapia hormonal após a cirurgia conservadora da endometriose por duas razões. Em primeiro lugar, a terapia hormonal pós-operatória a curto prazo (até 6 meses após a cirurgia) pode melhorar potencialmente os desfechos da cirurgia, por meio de seus efeitos sobre qualquer endometriose residual. Em segundo, a terapia hormonal a longo prazo após a cirurgia pode ser prescrita para prevenção secundária: a supressão da função ovariana e da menstruação pode evitar o desenvolvimento de novas lesões.

Tratamento clínico sistêmico

Foram incluídos 11 ensaios clínicos em uma análise sistemática, publicada em 2004, para determinar a eficácia de tratamentos clínicos sistêmicos utilizados para supressão hormonal antes ou depois de cirurgia para endometriose, ou antes e depois de cirurgia para erradicação da endometriose, e quanto à melhora dos sintomas, taxas de gravidez e tolerabilidade geral, comparando-os com ausência de tratamento ou uso de placebo.[293] **Cinco ensaios clínicos compararam o tratamento clínico pós-cirúrgico com cirurgia isolada (sem tratamento clínico) e avaliaram os desfechos de recorrência da dor, recorrência da doença e taxas de gravidez.**[294-297] Não houve redução estatisticamente significativa da recorrência da dor em 12 meses (risco relativo [RR] de 0,76; IC de 95%, 0,52 a 1,10), porém a diferença em 24 meses teve significância estatística (RR de 0,70; IC de 95%, 0,47 a 1,03). **Não houve diferença estatisticamente significativa entre o uso desses tratamentos clínicos após cirurgia em comparação com a cirurgia isolada no tocante à recorrência da doença** (RR de 1,02; IC de 95%, 0,27 a 3,84) ou taxas de gravidez (RR de 0,78; IC de 95%, 0,50 a 1,22). O tratamento clínico pós-cirúrgico foi comparado com a cirurgia com placebo em três estudos.[295,298,299] Não foi constatada nenhuma diferença entre o tratamento clínico e o placebo no tocante às medidas de dor; escore de dor multidimensional (WMD –0,4; IC de 95% –2,15 a 1,35); escore em escala linear (0,10; IC de 95% –2,24 a 2,44); ou alteração da dor (–0,40; IC de 95% –1,48 a 0,68). Não houve diferença entre o tratamento clínico e o placebo no tocante às taxas de gravidez (RR de 1,05; IC de 95%, 0,44 a 2,51) ou escores totais da AFS (WMD –2,10; IC de 95% –4,56 a 0,36). Em um ensaio clínico não foi observada nenhuma diferença significativa entre a supressão hormonal pré-operatória e a supressão pós-operatória no tocante ao desfecho da dor.[300]

Esses resultados foram confirmados em outro ensaio clínico controlado randomizado com 5 anos de acompanhamento, mostrando que o tratamento com o análogo do GnRH, *triptorrelina* de depósito, 3,75 mg por via intramuscular, após laparoscopia operatória para endometriose nos estágios III e IV, foi comparável às injeções de placebo no tocante ao tempo decorrido até a recidiva do endometrioma, recorrência da dor e tempo até a gravidez.[301]

Há evidências circunstanciais de que o uso pós-operatório regular de ACOs é eficaz para evitar a recorrência do endometrioma.[302] Em um estudo de coorte controlado prospectivo com acompanhamento médio de 28 meses após excisão laparoscópica de endometriomas ovarianos, a proporção cumulativa em 36 meses de mulheres sem recorrência de endometrioma foi de 94% em pacientes que se mantiveram com contracepção oral cíclica em comparação com 51% naquelas que não usaram esse método (*p* < 0,001; razão de taxas de incidência [RTI] ajustada de 0,10; IC de 95%, 0,04 a 0,24).[302]

Alguns estudos controlados randomizados sugerem que o tratamento hormonal pós-operatório pode ser útil para adiar a recorrência da endometriose e/ou da dor pélvica. Um estudo respaldou o uso pós-operatório a longo prazo de ACOs para reduzir a frequência e a intensidade da dismenorreia em mulheres com endometriose recorrente.[303] A prevenção da recorrência de dor associada à endometriose pela administração pós-operatória cíclica e contínua a longo prazo (24 meses) de ACOs foi comparada à ausência de tratamento em mulheres após cirurgia de endometrioma ovariano. Uma redução significativa da taxa de recorrência e dos escores de EVA para dismenorreia foi evidente nas que usaram de forma contínua, em comparação aos outros grupos em 6 meses, bem como nas que usaram de forma cíclica comparadas às não usuárias nos primeiros 18 meses após a cirurgia. Não foi demonstrada nenhuma diferença significativa na taxa de recorrência de escores da EVA para dispareunia e dor pélvica crônica entre os grupos. O aumento dos escores da EVA para dismenorreia, dispareunia e dor pélvica crônica durante o acompanhamento pós-operatório de 6 a 24 meses foi significativamente maior nas não usuárias do que nas usuárias.[303]

Em um segundo estudo, **demonstrou-se que o uso cíclico contínuo de ACOs no pós-operatório e a longo prazo diminuiu e retardou eficazmente a recorrência do endometrioma.**[304] A taxa bruta de recorrência em 24 meses foi significativamente menor em usuárias com administração cíclica (14,7%) e administração contínua (8,2%), em comparação às não usuárias (29%). A sobrevida sem recorrência foi significativamente menor em não usuárias quando comparada à de usuárias com administração cíclica e contínua. O diâmetro médio do endometrioma recorrente na primeira observação e o aumento médio do diâmetro a cada 6 meses de acompanhamento foram significativamente menores em usuárias com administração cíclica e contínua, em comparação a não usuárias, enquanto **não foi demonstrada nenhuma diferença significativa entre usuárias com administração cíclica e usuárias com administração contínua em termos de recorrência do endometrioma**.[304]

Em um terceiro estudo, mulheres submetidas à cirurgia pélvica conservadora para tratamento de endometriose sintomática nos estágios III e IV (r-AFS) foram tratadas no pós-operatório durante 6 meses com placebo, agonista do GnRH (*triptorrelina* ou *leuprorrelina*, 3,75 mg a cada 28 dias), combinados estro-progestágenos de forma contínua (*etinilestradiol*, 0,03 mg, mais *gestodeno*, 0,75 mg) ou dietoterapia (vitaminas, sais minerais, fermentos lácticos, óleo de peixe).[305] Doze meses após a cirurgia, as pacientes tratadas com supressão hormonal pós-operatória apresentaram um escore de EVA menor para dismenorreia do que as pacientes dos outros grupos. A terapia de supressão hormonal e a suplementação dietética foram igualmente eficazes na redução da dor pélvica não menstrual. **O tratamento clínico e a dieta no pós-operatório possibilitaram uma melhor qualidade de vida em comparação ao tratamento com placebo.**[305]

Em uma análise sistemática para determinar se o uso pós-operatório de um sistema intrauterino de *levonorgestrel* (SIL) em mulheres com endometriose melhora a dismenorreia e diminui a recorrência em comparação a cirurgia isolada, placebo ou hormônios sistêmicos, foi identificado um ensaio clínico controlado e randomizado de pequeno porte, mostrando uma redução estatisticamente significativa da recorrência da dismenorreia no grupo tratado com SIL, em comparação ao grupo de controle, ao qual foi administrado um agonista do GnRH (OR de 0,14; IC de 95%, 0,02 a 0,75).[306,307] A proporção de mulheres satisfeitas com o tratamento foi maior no grupo tratado com SIL do que no grupo de controle, porém essa diferença não alcançou uma significação estatística (OR de 3,00; IC de 95%, 0,79 a 11,44).[306,307] Em outro ensaio clínico randomizado de pequeno porte, o tratamento pós-cirúrgico com o uso de SIL ou *AMP* de depósito durante 3 anos indicou que o controle dos sintomas e a recorrência foram comparáveis, porém a adesão ao tratamento e a mudança da densidade mineral óssea foram melhores no grupo tratado com SIL do que no grupo com administração de *AMP* de depósito.[308]

Com base em todas essas evidências, pode-se concluir que não há nenhuma evidência forte de que a terapia hormonal pós-operatória a curto prazo possa melhorar o desfecho da cirurgia conservadora da endometriose, razão pela qual não é recomendada nas diretrizes da ESHRE. Entretanto, a terapia hormonal pós-operatória desempenha um papel na prevenção secundária da doença. Não há muitas evidências para recomendar essa conduta, e a escolha final é influenciada pelas preferências da paciente, pelos efeitos colaterais e pelos custos. **As diretrizes da ESHRE recomendam o uso da terapia hormonal pós-operatória em duas situações: (1) após cistectomia para endometrioma em mulheres que não procuram engravidar imediatamente; e (2) após cirurgia conservadora de endometriose, durante pelo menos 18 a 24 meses para prevenção secundária de dismenorreia associada à endometriose.**

Cirurgia radical: ooforectomia e histerectomia

Os procedimentos radicais, como a ooforectomia ou a histerectomia total, estão apenas indicados em situações graves e podem ser realizados por laparoscopia ou laparotomia. As mulheres com 30 anos de idade ou menos por ocasião da histerectomia para o tratamento da dor associada à endometriose têm mais tendência a apresentar sintomas residuais do que as mulheres de mais idade a relatar uma sensação de perda e a experimentar mais dor em diferentes situações de suas vidas.[309] Se a histerectomia for realizada, deve-se remover todo tecido endometriótico visível. Embora esteja associada a um maior alívio da dor e redução da probabilidade de cirurgia no futuro, a salpingo-ooforectomia bilateral (SOB) em mulheres jovens só deve ser considerada nos casos mais graves ou recorrentes.[310,311] A ressecção constitui um tratamento eficaz para a endometriose retovaginal em combinação com histerectomia.[312]

Tratamento clínico da dor associada à endometriose

Se a paciente desejar um tratamento para a dor sugestiva de endometriose sem diagnóstico definitivo, o tratamento empírico é adequado e inclui aconselhamento, analgesia e progestágenos ou ACOs combinados. Antes de iniciar o tratamento empírico, deve-se descartar, na medida do possível, outras causas de sintomas de dor pélvica. **Não se sabe ao certo se os ACOs devem ser utilizados em esquema convencional, contínuo ou trifásico. Pode-se administrar um agonista do GnRH, apesar de não ser recomendável,** já que essa classe de fármacos é de custo mais alto e está associada a mais efeitos colaterais e preocupações com a densidade óssea do que os ACOs.[1]

Dismenorreia primária

Analgésicos

As mulheres com dismenorreia são tratadas com analgésicos e muitas tomam por conta própria analgésicos orais de venda livre. A dismenorreia primária é definida como a ocorrência de dor no período menstrual na ausência de patologia orgânica, baseado apenas no exame físico, podendo-se pensar que algumas mulheres com a denominada dismenorreia primária provavelmente apresentam endometriose.[313] Em uma análise sistemática concluiu-se que **os anti-inflamatórios não esteroides (AINEs) foram mais eficazes do que o placebo para alívio da dismenorreia primária, porém não houve evidências suficientes para sugerir se algum AINE foi mais eficaz do que outro.**[314] Em outra revisão, o *rofecoxibe* e o *valdecoxibe*, inibidores seletivos da ciclo-oxigenase-2, foram tão eficazes quanto o *naproxeno* e mais eficazes do que o placebo no tratamento da dismenorreia primária.[315] Surgiram preocupações no tocante à segurança desses medicamentos e os fabricantes retiraram o *rofecoxibe* do mercado.

De acordo com outra análise sistemática baseada em dois ensaios clínicos randomizados de porte relativamente pequeno, comparando o *paracetamol* e o *coproxamol* com placebo, o *coproxamol* (*paracetamol* 650 mg e *dextropropoxifeno* 65 mg), mas não o *paracetamol* (500 mg, 4 vezes/dia), foi mais eficaz do que o placebo no alívio da dismenorreia primária.[315] Essa observação pode ser explicada pela dose subótima de *paracetamol* utilizada. Em um ensaio clínico randomizado de pequeno porte, foi demonstrado que o *paracetamol*, na dose de 1.000 mg, 4 vezes/dia, foi superior ao placebo no tratamento da dismenorreia primária.[316]

Contraceptivos orais

Existe uma escassez de informação sobre o uso dos ACOs modernos para a dismenorreia primária. Em uma revisão de Cochrane, foi sugerido que os ACOs de primeira e de segunda gerações, com 50 μg ou mais de estrogênio, podem ter mais eficácia do que o placebo no tratamento da dismenorreia. Concluiu-se que os estudos utilizados para análise eram de baixa qualidade e heterogêneos, de modo que não foi possível fazer nenhuma recomendação sobre a eficácia dos modernos ACOs de baixas dosagens (nível de evidência 1a).[317] Em um ensaio clínico randomizado comparando ACO de baixa dosagem, contendo 20 μg de *etinilestradiol* e 100 μg de *levonorgestrel*, com placebo, observou-se um melhor alívio da dor em meninas adolescentes com dismenorreia tratadas com ACO em comparação as que receberam placebo.[318]

Há algumas evidências de que os ACOs são capazes de tratar a dismenorreia de maneira eficaz.[319] Os ACOs têm a vantagem de segurança a longo prazo, e por isso podem ser utilizados indefinidamente por mulheres de baixo risco. Na prática clínica, quando utilizados para alívio da dismenorreia, podem ser administrados de maneira contínua ou por 3 ciclos, com 1 semana de interrupção para reduzir o número de períodos menstruais ou evitá-los por completo. Não existe nenhuma comparação direta entre os diversos esquemas.

Outros tratamentos

Várias revisões de Cochrane e uma análise de evidências clínicas sugerem que outras modalidades de tratamento que poderiam ser úteis na dismenorreia primária incluem suplementos de tiamina ou de vitamina E, estimulação nervosa transcutânea de alta frequência, calor local e fitoterápico *toki-shakuyaku-san*. Sugerem que modalidades de tratamento com benefício desconhecido incluem vitamina B$_{12}$, óleo de peixe, magnésio, acupuntura, outros fitoterápicos e intervenções comportamentais, enquanto a manipulação vertebral (osteopatia) tem pouca probabilidade de ser benéfica.[317,319-321]

Tratamento da dor associada à endometriose

Anti-inflamatórios não esteroides

Tendo em vista que a endometriose é uma doença inflamatória crônica, os anti-inflamatórios parecem ser eficazes no tratamento da dismenorreia causada pela endometriose. Embora os AINEs sejam extensamente utilizados e constituam com frequência a terapia de primeira linha para redução da dor associada à endometriose, seu efeito analgésico não foi estudado detalhadamente. Foi publicado apenas um estudo clínico cruzado duplo-cego controlado por placebo, de 4 períodos e de pequeno porte.[322] Esse estudo mostrou um alívio completo ou substancial da dismenorreia causada pela endometriose em 83% das mulheres tratadas com *naproxeno* em comparação a 41% das mulheres que receberam tratamento com placebo. Uma análise diferente dos dados do mesmo estudo realizada pela **Cochrane Collaborative Network não confirmou um efeito positivo do *naproxeno* sobre o alívio da dor** (OR de 3,27; IC de 95%, 0,61 a 17,69) **em mulheres com endometriose**.[323] Não houve evidências conclusivas para indicar se as mulheres tratadas com AINEs (*naproxeno*) tinham menos tendência a necessitar analgesia adicional (OR de 0,12; IC de 95%, 0,01 a 1,29) ou a apresentar efeitos colaterais (OR de 0,46; IC de 95%, 0,09 a 2,47), em comparação a mulheres tratadas com placebo.[323]

A dor relacionada com a endometriose é nociceptiva, porém estímulos nociceptivos persistentes de lesões endometrióticas levam à sensibilização central, que se manifesta por hiperalgesia somática e aumento da dor referida.[324] A possível eficácia dos AINEs na redução da dor associada à endometriose pode ser explicada por um efeito antinociceptivo local e por uma redução da sensibilização central, além do efeito anti-inflamatório. Os AINEs apresentam efeitos colaterais significativos, incluindo ulceração gástrica e possível inibição da ovulação. As prostaglandinas (PG) estão envolvidas no mecanismo de ruptura do folículo na ovulação, o que explica porque as mulheres que desejam engravidar não devem tomar AINEs no momento da ovulação.[325]

Tratamento hormonal

Efeito do tratamento hormonal sobre a dor

Como o estrogênio estimula o crescimento da endometriose, a terapia hormonal tem por objetivo suprimir a síntese de estrogênio, e assim induzir atrofia de implantes endometriais ectópicos ou interromper o ciclo de estimulação e sangramento.[1] Os implantes de endometriose reagem aos hormônios esteroides gonadais de maneira semelhante, porém não idêntica, ao endométrio ectópico normalmente estimulado. O tecido endometrial ectópico possui diferenças histológicas e bioquímicas do endométrio ectópico normal em relação a determinadas características, como atividade glandular (proliferação, secreção), atividade enzimática (17β-hidroxiesteroide desidrogenase) e níveis de receptores de hormônios esteroides (estrogênio, progesterona e androgênio). A retirada da estimulação estrogênica provoca inativação celular e degeneração de implantes endometrióticos mas não o seu desaparecimento.

6 Há fortes evidências de que a supressão da função ovariana durante 6 meses reduz a dor associada à endometriose. **Os ACOs combinados, *danazol*, *gestrinona*, *acetato de medroxiprogesterona* e agonistas do GnRH, mostram-se igualmente eficazes, porém diferem nos efeitos colaterais e custos.**[1] **O alívio da dor pode ser de curta duração, provavelmente devido à recorrência da endometriose e da dor associada à ela após a interrupção do tratamento clínico.** O uso de *DES*, *metiltestosterona* ou outros androgênios não é mais defendido, uma vez que esses fármacos carecem de eficácia, apresentam efeitos colaterais significativos e acarretam riscos para o feto se ocorrer gravidez durante o tratamento. Uma nova geração de inibidores da aromatase, antagonistas do GnRH orais, moduladores dos receptores de estrogênio e antagonistas da progesterona (APRs) podem oferecer novas opções de tratamento hormonal.

Tratamento hormonal da dor proveniente de endometriose retovaginal

O tratamento cirúrgico pode diminuir a dor associada à endometriose retovaginal, porém apresenta alto risco de morbidade e de complicações importantes. O efeito do tratamento clínico em termos de alívio da dor em mulheres com endometriose retovaginal parece ser substancial.[326] Em uma análise sistemática que incluiu 217 casos de endometriose retovaginal tratada clinicamente, o efeito antálgico dos tratamentos clínicos utilizados (*danazol* vaginal, agonista do GnRH, progestágenos e combinações estro-progestágenos usados por via transvaginal, transdérmica ou oral) durante todo o período de tratamento (de 6 a 12 meses) foi de 60 a 90%, e as pacientes relataram uma redução considerável ou alívio completo da dor, com exceção dos casos em que foi utilizado um inibidor da aromatase isolado.[326]

Anticoncepcionais orais (ACOs)

Embora os ACOs sejam eficazes na indução de um endométrio decidualizado, o componente estrogênico dos ACOs pode estimular o crescimento do endométrio e aumentar a dor pélvica nas primeiras semanas de tratamento. Não foi determinada a importância desse efeito a longo prazo. Os ACOs são de menor custo do que outros tratamentos e podem ser úteis no tratamento de curta duração da endometriose, com possíveis benefícios por mais tempo em algumas mulheres.

O uso de ACOs de forma cíclica pode fornecer profilaxia contra o desenvolvimento de endometriose ou a sua recorrência. Os estrogênios presentes nos ACOs podem estimular a proliferação da endometriose. A redução do sangramento menstrual que ocorre frequentemente em mulheres em uso de ACO pode ser benéfica em pacientes com sangramento menstrual frequente e prolongado, que constitui um fator de risco conhecido de endometriose.[48]

São necessárias pesquisas adicionais para avaliar o efeito dos ACOs de baixa dosagem na prevenção da endometriose e no tratamento da dor associada, devido às evidências limitadas de sua eficácia. Em uma análise sistemática para avaliar os efeitos dos ACOs em comparação com outros tratamentos no alívio dos sintomas dolorosos da endometriose em mulheres de idade fértil, apenas um estudo preencheu os critérios de inclusão (foram incluídos todos os ensaios clínicos controlados randomizados verdadeiros sobre o uso de ACOs no tratamento de mulheres de idade fértil com sintomas atribuídos ao diagnóstico de endometriose e comprovação visual durante o procedimento cirúrgico).[327,328] Nesse estudo, 57 mulheres ao todo foram distribuídas em dois grupos para comparar o uso de um ACO com um análogo do GnRH.[328] Os métodos de randomização e de alocação das pacientes não foram claros, e o grupo tratado com análogo apresentou amenorreia durante o período de 6 meses do tratamento, enquanto as mulheres no grupo do ACO relataram uma diminuição da dismenorreia.[327,328] Não foi observada nenhuma evidência de diferença significativa entre os dois grupos no tocante à dismenorreia durante o acompanhamento de 6 meses após a interrupção do tratamento (OR de 0,48; IC de 95%, 0,08 a 2,90). Foram obtidas algumas evidências de diminuição da dispareunia no final do tratamento em mulheres do grupo tratado com análogo do GnRH, embora não se tenha observado nenhuma evidência de diferença significativa na dispareunia no final do acompanhamento de 6 meses (OR de 4,87; IC de 95%, 0,96 a 24,65). Com base nesses dados, não há evidências de uma diferença de desfechos entre o ACO estudado e o análogo do GnRH no tratamento dos sintomas dolorosos associados à endometriose.[327] A ausência de estudos com amostras maiores ou estudos voltados para outros tratamentos comparáveis é preocupante, e há necessidade de outras pesquisas para avaliar o papel dos ACOs no controle dos sintomas associados ao tratamento da endometriose.[327]

Em um ensaio clínico duplo-cego randomizado e controlado por placebo, pacientes com suspeita ou diagnóstico de endometriose comprovado em cirurgia foram distribuídas de modo aleatório para tratamento com ACO monofásico (*etinilestradiol* mais *noretisterona*) ou placebo durante 4 ciclos.[329] O escore total de dismenorreia avaliado por meio de uma escala de classificação verbal diminuiu significativamente no final do tratamento em ambos os grupos. A partir do primeiro ciclo até o final do tratamento, a dismenorreia no grupo tratado com ACO foi significativamente mais leve do que no grupo tratado com placebo. Houve uma redução significativa do volume do endometrioma ovariano no grupo tratado com ACO, mas não no grupo tratado com placebo.[329]

Anticoncepcionais de forma contínua

O tratamento da endometriose com ACOs monofásicos de baixa dosagem de uso contínuo (1 pílula por dia, durante 6 a 12 meses) foi originalmente utilizado para induzir pseudogravidez (amenorreia e decidualização do tecido endometrial).[261] O conceito consistiu em induzir um endométrio não dinâmico por meio de eliminação das alterações hormonais cíclicas normais que caracterizam o ciclo menstrual.[330] Essa indução de um estado de pseudogravidez com ACOs combinados é eficaz na redução da dismenorreia e da dor pélvica. A amenorreia subsequente induzida por ACOs poderia diminuir o risco de progressão da doença ao evitar ou reduzir a menstruação (retrógrada). Do ponto de vista anatomopatológico, o uso de ACO está associado à decidualização do tecido endometrial, necrobiose e possível "absorção" do tecido endometrial.[331] **Não há evidências convincentes de que o tratamento clínico com ACOs ofereça um tratamento definitivo. Em vez disso, os implantes endometriais sobrevivem à atrofia induzida, e na maioria das pacientes são reativados após o término do tratamento.**

Qualquer ACO de baixa dosagem que contenha 20 a 35 μg de *etinilestradiol* utilizado de modo contínuo pode ser administrado no tratamento da endometriose. O objetivo do tratamento consiste na indução de amenorreia, que deve ser mantida por 6 a 12 meses. O uso cíclico contínuo ou estendido de ACOs é bem tolerado quando comparado com o uso cíclico de ACOs para fins contraceptivos.[332] Em um ensaio clínico randomizado controlado de mulheres com dor pélvica recorrente moderada ou intensa após cirurgia conservadora sem sucesso para o tratamento de endometriose retovaginal sintomática, o tratamento contínuo com 0,01 mg de *etinil E2* oral mais 3 mg de *acetato de ciproterona* ou 2,5 mg de *acetato de noretindrona* ao dia, durante 12 meses, resultou em diminuição substancial dos escores de dismenorreia, dispareunia profunda, dor pélvica não menstrual e disquesia, sem grandes diferenças nas taxas de satisfação das pacientes entre os grupos (62 e 73%, respectivamente).[333]

Em um estudo de coorte para avaliar a eficácia e a tolerabilidade de um anel vaginal contraceptivo (liberando 15 μg de *etinil E* e 120 μg por dia de *etonogestrel*) e de um adesivo transdérmico (liberando 20 μg de *etinil E* e 150 μg por dia de *norelgestromina*) escolhidos pelas pacientes no tratamento da dor pélvica recorrente moderada ou intensa após cirurgia conservadora para endometriose sintomática e dor associada à endometriose, as pacientes que preferiram o anel tiveram significativamente maior satisfação e adesão ao tratamento do que as que escolheram o adesivo.[264] Ambos os sistemas foram associados a pouco controle do sangramento quando utilizados de maneira contínua.

Progestágenos

Os *progestágenos* podem exercer um efeito antiendometriótico, visto que causam decidualização inicial do tecido endometrial, seguida de atrofia. **Os progestágenos podem ser considerados como fármacos de primeira escolha no tratamento da endometriose,** pois são tão eficazes quanto o *danazol* ou análogos do GnRH e têm menor custo e, provavelmente, menor incidência de efeitos colaterais do que esses agentes.[334]

Não há evidências de que qualquer agente isolado ou qualquer dose específica seja preferível a outro. A Tabela 13.1 fornece um resumo das doses eficazes de várias progestágenos. Na maioria dos estudos, o efeito do tratamento foi avaliado depois de 3 a 6 meses de administração. Os progestágenos parecem constituir um tratamento eficaz nos sintomas dolorosos associados à endometriose.[335]

Acetato de medroxiprogesterona

O acetato de medroxiprogesterona *(AMP)* é o fármaco mais estudado. Mostra-se eficiente no alívio da dor a partir de uma dose de 30 mg/dia, com aumento da dose baseado na resposta clínica e padrões de sangramento, de acordo com dados obtidos de ensaios clínicos não randomizados.[336,337] Em um estudo randomizado

Tabela 13.1 Tratamento clínico da dor associada à endometriose: esquemas eficazes (duração habitual: 6 meses).

	Administração	Dose	Frequência
Progestágenos			
Acetato de medroxiprogesterona	VO	30 mg	Diária
Dienogeste	VO	2 mg	Diária
Acetato de megestrol	VO	40 mg	Diária
Linestrenol	VO	10 mg	Diária
Didrogesterona	VO	20 a 30 mg	Diária
Antiprogestágenos			
Gestrinona	VO	1,25 ou 2,5 mg	2 vezes/semana
Danazol	VO	400 mg	Diária
Hormônio liberador das gonadotrofinas			
Leuprorrelina	SC	500 mg	Diária
	IM	3,75 mg	Mensal
Gosserrelina	SC	3,6 mg	Mensal
Busserrelina	IN	300 µg	Diária
	SC	200 µg	Diária
Nafarrelina	IN	200 µg	Diária
Triptorrelina	IM	3,75 mg	Mensal

VO, via oral; SC, via subcutânea; IM, via intramuscular; IN, via intranasal.

controlado por placebo, foi relatada uma diminuição significativa dos estágios e escores da endometriose tanto no grupo tratado com placebo como no grupo que recebeu tratamento com 50 mg de *AMP* ao dia e placebo na laparoscopia, 3 meses após o término do tratamento.[338] Esses achados levantam dúvidas sobre a necessidade de tratamento clínico com *AMP* nessa dose.

As evidências disponíveis sugerem que o *AMP* de depósito desempenha um possível papel no tratamento da endometriose. Em um estudo randomizado controlado, o *AMP* de depósito (150 mg a cada 3 meses) foi mais eficaz no alívio da dismenorreia do que o tratamento com ACO cíclico de 21 dias (20 µg de *etinilestradiol* associado a 0,15 mg de *desogestrel*) combinado com *danazol* em dose muito baixa (50 mg/dia).[339] Em outro ensaio clínico multicêntrico, randomizado, com avaliador cego, controlado por comparador, o *AMP* de depósito (150 mg) ou o *acetato de leuprorrelina* (11,25 mg), administrados a cada 3 meses, durante 6 meses, foram equivalentes na redução da dor associada à endometriose durante o estudo e no período de acompanhamento de 12 meses após o tratamento, com menor impacto sobre a densidade mineral óssea e menos efeitos colaterais hipoestrogênicos, porém com maior sangramento no grupo tratado com *AMP* de depósito.[340] A terapia de inclusão (*add back therapy*) evitaria os efeitos negativos sobre a densidade óssea e os efeitos colaterais hipoestrogênicos associados à terapia com agonistas do GnRH. Em um estudo piloto, o alívio da dor, os efeitos colaterais e a satisfação com o tratamento foram comparáveis durante 12 meses de tratamento com implante subcutâneo de *etonogestrel* (68 mg) ou 150 mg de *acetato de medroxiprogesterona* de depósito por via intramuscular em 41 pacientes com dismenorreia, dor pélvica não menstrual e dispareunia associadas à endometriose histologicamente comprovada.[341] **Embora o tratamento com *AMP* de depósito seja eficiente no alívio da dor associada à endometriose, não está indicado para mulheres inférteis, visto que ele induz amenorreia profunda e anovulação, e é necessário um período variável de tempo para o restabelecimento da ovulação após a interrupção do tratamento.**

Dienogeste

Em dois ensaios clínicos randomizados de não inferioridade, o tratamento durante 6 meses com 2 mg de *dienogeste* ao dia por via oral demonstrou ter eficácia equivalente ao *acetato de leuprorrelina* de depósito (3,75 mg, injeção intramuscular de depósito, a cada 4 semanas), ou ao *acetato de busserrelina* intranasal (900 µg ao dia por via intranasal) no alívio da dor associada à endometriose, proporcionando um perfil de segurança e tolerabilidade diferente (menor perda óssea, menos ondas de calor, mais sangramento genital irregular).[342,343] O tratamento com *dienogeste* não foi comparado ao tratamento recomendado com agonista do GnRH em combinação com *add back therapy* nesses dois ensaios clínicos.

Outros progestágenos

O *acetato de megestrol* foi administrado em uma dose de 40 mg/dia com bons resultados.[339] Houve redução significativa da dor durante o tratamento na fase lútea com 60 mg de *didrogesterona*, e essa melhora ainda era evidente no acompanhamento de 12 meses.[286] Outras estratégias de tratamento incluíram *didrogesterona* (20 a 30 mg/dia, de modo contínuo ou nos dias 5 a 21) e *linestrenol* (10 mg/dia).

Os efeitos colaterais dos progestágenos incluem náuseas, ganho ponderal, retenção hídrica e sangramento intermenstrual causado pela hipoestrogenemia. O sangramento intermenstrual, apesar de ser comum, é habitualmente corrigido pela administração de *estrogênio* a curto prazo (7 dias). A depressão e outros transtornos do humor constituem um problema significativo em cerca de 1% das mulheres em uso desses medicamentos.

Progestágeno intrauterino

O sistema intrauterino de *levonorgestrel* com liberação de 20 μg por dia de *levonorgestrel* diminui a dor associada à endometriose causada por endometriose peritoneal e retovaginal e reduz o risco de recorrência de dismenorreia após cirurgia conservadora.[344] O *levonorgestrel* induz atrofia glandular endometrial e transformação decidual do estroma, reduz a proliferação das células endometriais e aumenta a atividade apoptótica.[344] Uma análise sistemática identificou dois ensaios clínicos randomizados e três estudos observacionais prospectivos, todos eles envolvendo um pequeno número e um grupo heterogêneo de pacientes.[345] As evidências sugerem que o sistema intrauterino de *levonorgestrel* reduz a dor associada à endometriose, com manutenção do controle dos sintomas durante 3 anos.[346-349] O tratamento durante 12 meses resulta em redução acentuada da dismenorreia, dor pélvica e dispareunia; alto grau de satisfação das pacientes; e diminuição significativa do volume dos nódulos endometrióticos retovaginais.[346,347] Após o primeiro ano de uso, observa-se uma redução de 70 a 90% na perda de sangue menstrual.

Antagonistas da progesterona (APR) e moduladores seletivos do receptor de progesterona

Os APRs e os moduladores seletivos do receptor de progesterona (MSRP) podem suprimir a endometriose com base nos seus efeitos antiproliferativos sobre o endométrio sem o risco de hipoestrogenismo ou de perda óssea que ocorre com o tratamento com GnRH. Quatro APRs/MSRPs foram aprovados pela FDA: a *mifepristona*, o *acetato de ulipristal* (*AUP*), a *gestrinona* e o *asoprisnil*. Em uma revisão de Cochrane, foram avaliadas as evidências disponíveis para o uso de APRs/MSRPs no tratamento da dor associada à endometriose.[350] Os autores incluíram dez ensaios clínicos randomizados controlados com 960 mulheres: dois compararam a *mifepristona* com placebo ou com uma dose diferente de *mifepristona*, outro comparou ou *asoprisnil* com placebo, outro comparou *ulipristal* com *acetato de leuprorrelina* e quatro compararam a *gestrinona* com *danazol*, análogos de gonadotrofinas (GnRH) ou uma dose diferente de *gestrinona*. A qualidade das evidências variou de alta a muito baixa. Os autores concluíram que não há dados suficientes sobre a segurança e a eficácia do AUP e do *asoprisnil*.

Mifepristona

A *mifepristona* é um potente antiprogestágeno com efeito inibitório direto sobre as células endometriais humanas, e em altas doses, ação antiglicocorticoide.[351] Um estudo comparou a *mifepristona* com placebo e relatou taxas menores de dismenorreia (OR de 0,08; IC de 95%, 0,04 a 0,17) e dispareunia (OR de 0,23; IC de 95%, 0,11 a 0,51) no grupo tratado com *mifepristona*.[350] Entretanto, o grupo de tratamento com *mifepristona* apresentou taxas mais altas de efeitos colaterais: quase 90% das pacientes apresentou amenorreia e 24% teve ondas de calor. Em dois estudos comparativos de doses de *mifepristona* foram obtidas evidências insuficientes para mostrar diferenças entre as doses diferentes no tocante à eficácia ou segurança, quando presente. Entretanto, a análise de subgrupo das comparações entre *mifepristona* e placebo sugere que a dose de 2,5 mg pode ser menos eficaz do que as doses de 5 ou 10 mg no tratamento da dismenorreia ou da dispareunia.

Gestrinona

A *gestrinona* é um derivado da 19-nortestosterona com propriedades androgênicas, antiprogestogênicas, antiestrogênicas e antigonadotrópicas. Possui ação central e periférica, com aumento dos níveis de testosterona livre e redução dos níveis de globulina de ligação dos hormônios sexuais (efeito androgênico), redução dos níveis séricos de estradiol para níveis do início da fase folicular (efeito antiestrogênico), redução dos níveis médios de LH e eliminação do pico de LH e de hormônio foliculoestimulante (FSH) (efeito antigonadotrópico). A *gestrinona* causa inativação celular e degeneração de implantes endometrióticos, mas não o seu desaparecimento.[352] Ocorre amenorreia dependente da dose em 50 a 100% das mulheres.

Em geral, ocorre o reinício da menstruação 33 dias após a interrupção da medicação.[353,354] Uma vantagem da *gestrinona* é a sua meia-vida longa (28 horas) quando administrada por via oral. A dose padrão é de 2,5 mg, 2 vezes/semana. Embora a dose de 1,25 mg 2 vezes/semana seja eficaz, um estudo randomizado demonstrou, em mulheres com endometriose leve a moderada, que a dose de 2,5 mg de *gestrinona*, 2 vezes/semana, durante 24 semanas, é mais eficiente e possui melhor efeito sobre a massa óssea (+7% *vs.* –7%), quando comparada com a dose de 1,25 mg de *gestrinona*, 2 vezes/semana, durante 24 semanas.[355] Os efeitos colaterais clínicos do fármaco são dependentes da dose e semelhantes, porém menos intensos do que os causados pelo *danazol*.[355] Incluem náuseas, cãibras musculares e efeitos androgênicos, como ganho ponderal, acne, seborreia, cabelos e pele oleosos.

Em um estudo multicêntrico randomizado e duplo-cego, a *gestrinona* mostrou-se tão eficaz quanto o GnRH no tratamento da dor pélvica associada à endometriose, com menos efeitos colaterais e a vantagem adicional de administração 2 vezes/semana.[356] A gravidez está contraindicada durante o uso de *gestrinona*, devido ao risco de masculinização do feto.

Danazol

As propriedades farmacológicas reconhecidas do *danazol* incluem supressão da secreção de GnRH ou de gonadotrofinas, inibição direta da esteroidogênese, aumento da depuração metabólica do estradiol e da progesterona, interação antagonista e agonista direta com receptores endometriais de androgênio e de progesterona e atenuação imunológica de efeitos reprodutivos potencialmente adversos.[99,357] Os múltiplos efeitos do *danazol* produzem um ambiente rico em androgênios e pobre em estrogênios (níveis de estrogênio na faixa da fase folicular inicial até a pós-menopausa) que não sustenta o crescimento da endometriose, e a amenorreia produzida impede a nova semeadura de implantes do útero para a cavidade peritoneal.

Os efeitos imunológicos do *danazol* foram estudados em mulheres com endometriose e adenomiose e incluem diminuição dos níveis séricos de imunoglobulinas e C3, elevação dos níveis séricos de C4, diminuição dos níveis séricos de autoanticorpos contra vários antígenos fosfolipídicos e redução dos níveis séricos de CA125 durante o tratamento.[209,358-364] O *danazol* inibe a proliferação de linfócitos do sangue periférico em culturas ativadas por mitógenos de células T, porém não afeta a ativação dos linfócitos B por linfócitos T dependentes de macrófagos.[365] O *danazol* também inibe a produção de IL-1 e de TNF por monócitos dependendo da dose e suprime a citotoxicidade mediada por macrófagos e monócitos de células-alvo suscetíveis em mulheres com endometriose leve.[366,367] Esses achados imunológicos podem ser importantes na remissão da endometriose por meio de tratamento com esse fármaco, assim como oferecer uma explicação do seu efeito no tratamento de várias doenças autoimunes, incluindo angioedema hereditário, anemia hemolítica autoimune, lúpus eritematoso sistêmico e púrpura trombocitopênica idiopática.[368-372] Na América do Norte são utilizadas doses de 800 mg/dia, enquanto se prescreve uma dose diária de 600 mg na Europa e na Austrália. Aparentemente, a ausência de menstruação constitui um indicador melhor de resposta do que a dose utilizada do fármaco. Uma estratégia prática para o uso do *danazol* consiste em iniciar o tratamento com 400 mg/dia (200 mg, 2 vezes/dia) e aumentar a dose, se necessário, para produzir amenorreia e aliviar os sintomas.[357]

Em uma análise sistemática para determinar a eficácia do *danazol* em comparação ao placebo ou ausência de tratamento dos sinais e sintomas da endometriose, além da infertilidade, em mulheres de idade fértil, foram incluídos cinco ensaios clínicos randomizados, nos quais o *danazol* (isoladamente ou como terapia auxiliar da cirurgia) foi comparado ao placebo ou ausência de tratamento.[373] O tratamento com *danazol* (incluindo terapia auxiliar do tratamento cirúrgico) foi eficaz no alívio dos sintomas dolorosos relacionados com a endometriose, em comparação com placebo.[373] Os escores laparoscópicos melhoraram com a administração de *danazol* (incluindo como tratamento complementar a cirurgia), em comparação ao placebo ou ausência de tratamento.[373] Os efeitos colaterais foram mais comuns em pacientes tratadas com *danazol* do que com placebo.[373]

Os efeitos colaterais adversos importantes do *danazol* estão relacionados com suas propriedades androgênicas e hipoestrogênicas. Os efeitos colaterais mais comuns incluem ganho ponderal, retenção hídrica, acne, pele oleosa, hirsutismo, ondas de calor, vaginite atrófica, redução do tamanho das mamas, diminuição da libido, fadiga, náuseas, cãibras musculares e instabilidade emocional. A tonalidade mais grave da voz constitui outro efeito colateral potencial que é irreversível. O *danazol* pode causar aumento dos níveis de colesterol e de lipoproteína de baixa densidade e diminuição dos níveis de lipoproteínas de alta densidade, porém é improvável que esses efeitos passageiros tenham importância clínica. O *danazol* está contraindicado para pacientes com doença hepática, visto que o fármaco é metabolizado em grande parte no fígado e pode causar lesão hepatocelular. Também está contraindicado para pacientes com hipertensão arterial, insuficiência cardíaca congestiva ou comprometimento da função renal, pois pode causar retenção hídrica. O uso desse fármaco está contraindicado na gravidez, em virtude de seus efeitos androgênicos sobre o feto.

Devido aos numerosos efeitos colaterais do *danazol* oral, foram estudadas vias alternativas de administração. Em um estudo piloto não controlado, o tratamento local com anel vaginal de *danazol* (1.500 mg) foi eficaz para alívio da dor na endometriose profunda. Esse tratamento não provocou os efeitos colaterais clássicos do *danazol* nem níveis séricos detectáveis do fármaco, e possibilitou a ocorrência de ovulação e concepção.[374]

Agonistas do hormônio liberador das gonadotrofinas (GnRH)

Os agonistas do hormônio liberador das gonadotrofinas ligam-se aos receptores de GnRH hipofisários e estimulam a síntese e a liberação de LH e de FSH. Os agonistas apresentam meia-vida biológica muito mais longa (3 a 8 horas) do que o GnRH endógeno (3,5 minutos), resultando em exposição contínua dos receptores de GnRH à atividade agonista de GnRH. Essa exposição causa perda dos receptores hipofisários e diminuição da atividade do GnRH, resultando em baixos níveis de FSH e de LH. Ocorre supressão da produção ovariana de esteroides, proporcionando um estado de pseudomenopausa clinicamente induzido e reversível. É possível haver um efeito direto dos agonistas do GnRH sobre o endométrio ectópico, já que foi documentada a expressão do gene do receptor de GnRH no endométrio ectópico, e foi demonstrada a inibição direta das células de endometriose *in vitro*.[375] Em modelos de ratas utilizados para o estudo da formação de aderências cirúrgicas e endometriose, o tratamento com agonistas do GnRH diminuiu a atividade dos ativadores do plasminogênio e as MMPs da matriz extracelular e aumentou a atividade de seus inibidores (TIMP), sugerindo possíveis mecanismos regulados por agonistas do GnRH na redução da formação de aderências.[376]

Foram desenvolvidos vários agonistas do GnRH que são utilizados no tratamento da endometriose. Esses fármacos incluem *leuprorrelina*, *busserrelina*, *nafarrelina*, *histrelina*, *gosserrelina*, *deslorrelina* e *triptorrelina*, e são inativos por via oral e precisam ser administrados por via intramuscular, subcutânea ou intranasal. O melhor efeito terapêutico frequentemente está associado a uma dose de *estradiol* de 20 a 40 pg/mℓ (75 a 150 pmol/ℓ). Essas denominadas formulações de depósito são atraentes, devido à frequência reduzida de administração e ao fato de que a administração nasal pode ser complicada por variações nas taxas de absorção e problemas com adesão da paciente ao tratamento.[354] Os resultados com agonistas do GnRH assemelham-se aos obtidos com ACO de *progestágeno* ou *gestrinona*. **O tratamento com agonista do GnRH durante 3 meses é eficaz no alívio da dor por 6 meses.**[295]

Embora os agonistas do GnRH não tenham efeito adverso sobre os níveis séricos de lipídios e lipoproteínas, seus efeitos colaterais são causados por hipoestrogenismo e incluem ondas de calor, ressecamento vaginal, diminuição da libido e osteoporose (perda de 6 a 8% na densidade óssea trabecular depois de 6 meses de tratamento). A reversibilidade da perda óssea não é clara e, portanto, causa preocupação, pois podem ser necessários períodos de tratamento de mais de 6 meses.[377,378] O objetivo é suprimir a endometriose e manter níveis séricos de estrogênio de 30 a 45 pg/mℓ. Uma supressão mais extrema de estradiol induzirá perda óssea.[377] **A dose diária de agonista do GnRH pode ser regulada pelo monitoramento dos níveis de estradiol, pelo acréscimo de *progestágeno* ou uso de um composto *estro-progestágeno* de baixa dosagem como forma de *add-back therapy* ou por terapia de retirada (*draw-back*).**

O objetivo da *add back therapy* consiste em tratar eficazmente a endometriose e a dor associada a ela, evitando ao mesmo tempo os sintomas vasomotores e a perda óssea relacionados com o estado hipoestrogênico induzido por análogos do GnRH. A *add-back therapy* pode ser obtida pela administração de progestágenos isoladamente incluindo *noretisterona* 1,2 mg e *acetato de noretindrona* 5 mg, porém a perda óssea não é evitada pela *medrogestona*, 10 mg/dia.[378-380] Pode ser realizada também com a *tibolona*, 2,5 mg/dia, ou por uma combinação de estro-progestágeno (*estrogênios conjugados* 0,625 mg combinados com *acetato de medroxiprogesterona* 2,5 mg ou com *acetato de noretindrona* 5 mg; *estradiol* 2 mg combinado com *acetato de noretisterona* 1 mg).[374,377,379-383] O tratamento por até 2 anos com combinação de estrogênio e progestágeno parece ser eficaz e seguro em termos de alívio da dor e proteção da densidade óssea; a add-back therapy com progestágeno apenas não é protetora.[384]

Os agonistas do GnRH não devem ser prescritos a meninas que ainda não alcançaram a densidade óssea máxima, visto que continua havendo certa preocupação sobre os efeitos a longo prazo dos análogos do GnRH sobre a perda óssea. Em um relato, ocorreu redução da densidade mineral óssea durante o uso prolongado de agonista do GnRH, que não foi totalmente recuperada até 6 anos após o tratamento.[385] O uso de add-back therapy (2 mg de estradiol e 1 mg de acetato de noretisterona) não afetou esse processo.[385] A terapia draw-back foi sugerida como alternativa em um estudo mostrando que a administração de 400 μg de nafarrelina ao dia, durante 6 meses, foi tão eficiente quanto o esquema que consistiu em 1 mês de administração diária de 400 μg de nafarrelina, seguida de 5 meses de 200 μg de nafarrelina ao dia, com níveis semelhantes de estradiol (30 pg/mℓ), porém com menos perda da densidade mineral óssea.[386]

Inibidores da aromatase

O tratamento com o inibidor da aromatase não esteroide, o cloridrato de fadrozol ou YM511, em ratas com endometriose induzida resultou em diminuição de volume, dependente da dose, dos transplantes de endometriose.[387,388] Em um relato de caso, o tratamento da endometriose grave pós-menopausa com um inibidor da aromatase, o anastrozol 1 mg/dia e cálcio elementar 1,5 g ao dia durante 9 meses, resultou em hipoestrogenismo, alívio da dor depois de 2 meses e, depois de 9 meses, redução de 10 vezes no diâmetro de lesões vaginais polipoides vermelhas de 30 mm, juntamente com modificação do aspecto para um tecido acinzentado (fibrose).[389]

Existe uma preocupação com o uso de inibidores da aromatase, como o anastrozol ou o letrozol, no tratamento de mulheres na pré-menopausa, visto que se sabe que esses fármacos estimulam a ovulação, de modo que a sua administração contínua pode resultar no desenvolvimento de cistos ovarianos funcionais. Esse efeito colateral pode ser evitado pela combinação dos inibidores da aromatase com fármacos supressores ovarianos, como os ACOs ou progestágenos. Uma análise sistemática que avaliou os efeitos dos inibidores da aromatase em mulheres com sintomas de dor e endometriose incluiu oito estudos com 137 mulheres.[390] Em uma série de casos (sete estudos, 40 mulheres), os inibidores da aromatase, combinados com progestágenos ou ACO ou análogos do GnRH, diminuíram os escores médios de dor e o tamanho das lesões e melhoraram a qualidade de vida.[390] Um estudo controlado randomizado incluindo 97 mulheres demonstrou que os inibidores da aromatase em combinação com análogos do GnRH melhoraram significativamente a dor ($p < 0,0001$) em comparação aos análogos do GnRH isoladamente, com melhora considerável nos escores multidimensionais das pacientes ($p < 0,0001$), sem redução significativa na densidade da coluna vertebral ou do osso do quadril.[391] Os inibidores da aromatase parecem exercer efeito promissor sobre a dor associada à endometriose, porém a força dessa inferência é limitada, devido à escassez de evidências e devido à necessidade de combinar os inibidores da aromatase com outros medicamentos hormonais.[390]

Moduladores seletivos do receptor de estrogênio (MSRE)

O papel dos moduladores seletivos do receptor de estrogênio (MSRE) no tratamento da endometriose não está bem esclarecido. Em modelos animais, o tratamento com raloxifeno resultou em regressão da endometriose. O efeito foi observado em um modelo de explante uterino de rata preparado cirurgicamente e em macacas rhesus com diagnóstico de endometriose espontânea antes da exposição.[392] Em um ensaio clínico randomizado controlado com placebo em mulheres com dor pélvica crônica e endometriose comprovada por biopsia e submetida a tratamento cirúrgico, o tratamento pós-operatório com raloxifeno durante 6 meses resultou em menor tempo de retorno da dor (definido como 2 meses de dor igual ou mais intensa que a dor por ocasião do ingresso no estudo) e repetição da laparoscopia, sugerindo que o raloxifeno não é eficaz no tratamento da dor associada à endometriose.[393] A endometriose comprovada por biopsia não foi associada ao retorno da dor, sugerindo que nesse estudo outros fatores foram implicados na dor pélvica recorrente após a cirurgia.[393]

Antagonistas do GnRH

Os antagonistas do hormônio liberador das gonadotrofinas (GnRH) inibem a ação do GnRH endógeno por meio de ligação competitiva e reversível aos receptores de GnRH na hipófise.[394] Diferentemente dos agonistas do GnRH que produzem estimulação inicial do eixo hipotalâmico-hipofisário-gonadal, os antagonistas do GnRH possuem início de ação imediato, reduzindo rapidamente os níveis de hormônios sexuais sem a ocorrência de um pico inicial. Os antagonistas do hormônio liberador das gonadotrofinas estão disponíveis nas formas injetáveis (ganirrelix, cetrorrelix) e cada vez mais em formas não peptídicas orais (elagolix, abarrelix, azarrelix). Nessa última década, houve acentuado aumento no uso dos antagonistas do GnRH para uma variedade de procedimentos de reprodução, em sua maior parte na reprodução clinicamente assistida.

Com o desenvolvimento de antagonistas do GnRH orais, esses fármacos tornaram-se candidatos potenciais ao tratamento da endometriose. Diferentemente dos agonistas do GnRH e dos antagonistas do GnRH injetáveis, que suprimem por completo a função da hipófise, **os antagonistas orais podem produzir supressão da função hipofisária e da produção de hormônios ovarianos de maneira dependente.**[394,395] À semelhança do efeito da add-back therapy no tratamento com agonistas do GnRH, os antagonistas do GnRH orais poderiam ser utilizados para suprimir a produção de estrogênio até um nível que seja adequado para controlar os sintomas de dor associados à endometriose, mas que minimize os efeitos hipoestrogênicos.

Em um estudo controlado randomizado que incluiu 872 mulheres, foi constatado que o elagolix em dose baixa (150 mg, 1 vez/dia) e em dose alta (200 mg, 2 vezes/dia) é mais eficaz do que o placebo na melhora da dismenorreia e da dor pélvica não menstrual durante um período de 6 meses em mulheres com dor associada à endometriose.[395] As mulheres às quais foi administrado elagolix tiveram maiores taxas de ondas de calor, níveis séricos mais elevados de lipídios e maior redução da densidade mineral óssea em relação aos valores basais do que as que foram tratadas com placebo. São necessários estudos adicionais para comparar os antagonistas do GnRH orais com outros tratamentos.

Tratamento clínico não hormonal

Os progressos na compreensão da patogenia da endometriose levaram à expectativa de que novos agentes farmacêuticos que atuem na inflamação e na angiogênese possam evitar ou inibir o desenvolvimento de endometriose. Esses compostos foram testados, em sua maioria, apenas em modelos de roedores, e são necessárias outras pesquisas no modelo de babuíno da endometriose e em mulheres, de modo a garantir a sua segurança e eficácia, visto que podem interferir em processos fisiológicos normais, como a ovulação, a menstruação e a implantação.[57]

Inibição seletiva do fator de necrose tumoral α

Em ratas com endometriose experimental, a proteína de ligação do TNF-α humano recombinante pode reduzir em 64% o tamanho das lesões peritoneais semelhantes à endometriose.[396] Em vários estudos prospectivos randomizados e controlados com placebo e com fármacos em fêmeas de babuínos, foi constatado que os antagonistas do TNF-α evitam e tratam eficazmente a endometriose induzida e as aderências associadas à endometriose, além de serem eficientes no tratamento da endometriose espontânea nesses animais.[57] Esses resultados não foram confirmados em um ensaio clínico randomizado controlado com placebo de pequeno porte em mulheres com endometriose profunda que estavam aguardando cirurgia, possivelmente pelo fato de que o fenótipo de endometriose nessas mulheres (doença profunda e fibrótica) era diferente do fenótipo de endometriose nos estudos realizados em fêmeas de babuínos (doença peritoneal inflamatória com aderências).[397] Os antagonistas do TNF-α são menos eficazes na doença intestinal inflamatória com fibrose do que na doença intestinal inflamatória mais precoce sem fibrose.

Pentoxifilina

Em uma análise sistemática para determinar a eficácia e a segurança da *pentoxifilina*, que possui efeitos anti-inflamatórios no tratamento da endometriose em mulheres inférteis na pré-menopausa, foram incluídos quatro ensaios clínicos envolvendo 334 participantes.[398] A *pentoxifilina* não teve efeito significativo sobre a redução da dor (1 ensaio clínico randomizado, MD –1,60; IC de 95% –3,32 a 0,12), na melhora da fertilidade (três ensaios clínicos randomizados, OR de 1,54; IC de 95%, 0,89 a 2,66) ou na recorrência da endometriose (um ensaio clínico randomizado, OR de 0,88; IC de 95%, 0,27 a 2,84).[398] Nenhum ensaio clínico relatou os efeitos da *pentoxifilina* sobre a razão de chances da taxa de nascidos vivos por mulher, melhora dos sintomas relacionados com a endometriose ou eventos diversos.[398]

Agonistas do receptor ativado do proliferador dos peroxissomos tipo γ

Os agonistas do receptor ativado do proliferador dos peroxissomos tipo γ (PPAR-γ) evitam e tratam a endometriose em modelos de endometriose em fêmeas de roedores e babuínos e mostram-se promissores no tratamento da endometriose humana.[399-402]

Outros fármacos

Muitas substâncias com capacidade potencial de modular os mecanismos imunológicos ou inflamatórios envolvidos no início ou na progressão da doença poderiam constituir alvos de futura pesquisa na endometriose.[403,404] Os ensaios clínicos preliminares com inibidores da ciclo-oxigenase-2 (COX-2), antagonistas dos receptores de leucotrienos, inibidores do TNF-α, agentes antiangiogênicos e inibidores da quinase mostraram resultados promissores *in vitro* em modelos de roedores e primatas, porém a sua segurança constitui uma questão importante para uso humano.[405]

Tratamento da infertilidade associada à endometriose

Tratamento cirúrgico

O tratamento da infertilidade relacionada com a endometriose depende da idade da mulher, da duração da infertilidade, do estágio da endometriose, do comprometimento dos ovários e das tubas uterinas no processo de endometriose, do tratamento prévio, dos sintomas de dor associados e das prioridades da paciente, levando em consideração a sua atitude diante da doença, os custos do tratamento, seus recursos financeiros e os resultados esperados. Se a cirurgia for realizada e não ocorrer gravidez espontânea nos primeiros 2 anos, existe pouca probabilidade de concepção natural subsequente.[406]

Cirurgia para a endometriose mínima a leve

7 **O tratamento cirúrgico de mulheres inférteis com endometriose mínima a leve é controverso. Com base nos resultados de uma metanálise de dois ensaios clínicos randomizados, a ablação de lesões endometrióticas associada à adesiólise para melhorar a fertilidade na endometriose mínima a leve é eficaz, em comparação a laparoscopia diagnóstica apenas.**[185,186,407] Em um estudo canadense, relatou-se que a cirurgia laparoscópica aumentou a fecundidade em mulheres inférteis com endometriose mínima ou leve.[185] Foram estudadas 341 mulheres inférteis de 20 a 39 anos de idade com endometriose mínima ou leve. Durante a laparoscopia diagnóstica, as mulheres foram designadas de modo aleatório para ressecção ou ablação da endometriose visível ou para laparoscopia diagnóstica apenas. Foi constatado que **a ressecção ou ablação da endometriose mínima e leve aumentou a probabilidade de gravidez em mulheres inférteis.** Essas pacientes foram acompanhadas durante 36 semanas após a laparoscopia ou, nos casos em que engravidaram durante esse período, por até 20 semanas de gestação. As participantes do estudo foram recrutadas entre mulheres inférteis selecionadas para laparoscopia diagnóstica de acordo com critérios de elegibilidade rigorosos. As mulheres no estudo não tinham sido submetidas a tratamento cirúrgico prévio da endometriose, não tinham recebido tratamento clínico para a endometriose nos 9 meses anteriores nem outro tratamento clínico ou cirúrgico para infertilidade nos 3 meses anteriores. Não tinham história de doença inflamatória pélvica nem dor pélvica intensa que pudesse impedir uma conduta expectante. O diagnóstico de endometriose exigiu a presença de uma ou mais lesões azuladas ou pretas típicas. O estágio da endometriose foi determinado de acordo com a classificação revisada da American Society of Reproductive Medicine. Tanto a TFM como a taxa cumulativa de gravidez depois de 36 semanas foram significativamente mais altas e 2 vezes maiores após a excisão cirúrgica de endometriose mínima a leve (4,7 e 30,7%, respectivamente) do que após a laparoscopia diagnóstica (2,4 e 17,7%, respectivamente). No grupo tratado, 31% das pacientes engravidaram, em comparação a 18% no grupo não tratado (p = 0,006). As limitações desse estudo incluíram a ausência de cegamento das pacientes, e a taxa de fecundidade após a cirurgia foi menor que a observada em grupos de controle de outros estudos.[1,408]

Em um estudo multicêntrico realizado na Itália, foi utilizado um desenho de estudo semelhante para comparar o efeito da laparoscopia diagnóstica com a ressecção e ablação cirúrgicas de endometriose visível (utilizando parâmetros de fertilidade) em mulheres inférteis com endometriose mínima a leve.[186] As pacientes elegíveis tinham menos de 36 anos de idade, tentavam conceber e apresentavam diagnóstico de endometriose mínima ou leve confirmado por laparoscopia. Nenhuma das mulheres tinha sido submetida a tratamento para endometriose ou infertilidade. O tratamento foi alocado de modo aleatório durante a laparoscopia. Houve um período de acompanhamento de 1 ano após a laparoscopia. **Os resultados desse estudo não mostraram qualquer efeito benéfico**

da cirurgia sobre a fertilidade. Durante o período de acompanhamento após a laparoscopia, não foram observadas diferenças estatisticamente significativas nas taxas de concepção e de nascidos vivos no grupo tratado (24 e 20%, respectivamente) ou no grupo de controle (29 e 22%, respectivamente). A qualidade metodológica do estudo italiano foi inferior à do estudo canadense.[175,185,186] Em primeiro lugar, o estudo apresentou poder estatístico insuficiente, incluindo apenas 91 pacientes em comparação a 341 pacientes no estudo canadense. Em segundo, é notável e também inexplicável que o estudo italiano tenha incluído, após randomização, mais pacientes submetidas à excisão cirúrgica de endometriose ($n = 54$) do que pacientes submetidas à laparoscopia diagnóstica ($n = 47$). Em terceiro, a duração da infertilidade foi maior no estudo italiano (4 anos) do que no estudo canadense (32 meses). A duração da infertilidade constitui um importante fator que influencia tanto a TFM como as taxas cumulativas de gravidez, independentemente de outras causas de infertilidade. O viés introduzido pela longa duração da infertilidade em casais participantes do ensaio clínico italiano pode ter reduzido a possibilidade de identificar qualquer efeito significativo do tratamento cirúrgico, particularmente em vista da falta de cálculo de poder estatístico apropriado no estudo italiano. Em quarto lugar, o estudo italiano não forneceu dados sobre a TFM nem sobre as taxas cumulativas de gravidez utilizando a análise de tabela de mortalidade, apenas publicou a taxa bruta de nascidos vivos por paciente, não controlada para o número de ciclos por paciente. O desfecho de fertilidade deve ser medido por variáveis mais controladas, como TFM e as taxas cumulativas de gravidez ou tempo decorrido até a gravidez. Em quinto lugar, 41 das 91 pacientes no estudo italiano tinham sido tratadas com análogos do GnRH após a cirurgia (18 do grupo de excisão cirúrgica, 23 do grupo de laparoscopia diagnóstica).[186] Não houve nenhuma especificação sobre a duração desse tratamento clínico nem sobre como a função ovariana foi afetada. A ausência dessas informações introduz outro viés que influencia o desfecho de fertilidade. Tendo em vista a fraqueza metodológica relativa do estudo italiano em comparação com o estudo canadense, é necessário ter extrema cautela antes de combinar esses dois estudos em uma metanálise, principalmente devido ao relato muito diferente dos dados do desfecho de fertilidade. Parece preferível utilizar os dados do melhor estudo, que demonstra que **o tratamento cirúrgico da endometriose mínima a leve parece oferecer um benefício pequeno, porém importante, em relação ao desfecho de fertilidade.**[1,175,185,409] A retirada cirúrgica da endometriose peritoneal pode ser importante para evitar a progressão da doença. É necessário ter cuidado para evitar a formação de aderências, que podem ocorrer em consequência de excisão excessiva da endometriose mínima a leve.

Cirurgia para a endometriose moderada a grave

Quando a endometriose provoca distorção mecânica da pelve deve-se recorrer à cirurgia para a reconstrução da anatomia pélvica normal. Não se dispõe de ensaios clínicos randomizados ou metanálises que respondam à pergunta se a excisão cirúrgica da endometriose moderada a grave aumenta a taxa de gravidez.[1] Os estudos realizados fornecem em sua maioria apenas taxas brutas de gravidez sem informações detalhadas sobre o tempo de acompanhamento, e, portanto, não são relevantes.[1]

Com base em três estudos, parece haver uma correlação negativa entre o estágio da endometriose e a taxa cumulativa de gravidez espontânea após retirada cirúrgica da endometriose, porém somente um estudo alcançou significância estatística.[410-412]

Outros estudos relataram uma correlação negativa significativa entre o estágio da endometriose e a taxa de gravidez, e foi constatada uma diminuição das taxas de gravidez quando os escores revisados ultrapassaram 15 ou 70.[177,410,413] Não é possível comparar facilmente dados de diferentes estudos, devido ao desenho retrospectivo, falta de um grupo de controle, variabilidade significativa e ausência de padronização em relação aos critérios de inclusão, procedimentos cirúrgicos, extensão da cirurgia, habilidade do cirurgião, duração variável do acompanhamento sem análise da tabela de mortalidade, supressão hormonal pós-operatória ou reprodução assistida e falta de controle de outros fatores relacionados com a infertilidade, como infertilidade masculina ou disfunção ovariana. Essas limitações explicam a razão pela qual a conduta foi diferente e não foi padronizada e porque as taxas cumulativas de gravidez de 9 a 12 meses após a cirurgia para endometriose moderada a grave variam entre 24 e 30%.[1,414-416]

Cirurgia para endometriomas ovarianos em pacientes inférteis

Em pacientes com endometrioma ovariano submetidas à cirurgia para infertilidade ou dor, a cistectomia do endometrioma aumentou a taxa de gravidez espontânea pós-operatória em comparação a ablação da cápsula do endometrioma.[417] Por conseguinte, **as diretrizes de ESHRE recomendam a cistectomia, em vez da ablação da cápsula, em mulheres inférteis com endometrioma ovariano submetidas à cirurgia.**[1]

Um estudo randomizado demonstrou um aumento da resposta folicular ovariana à estimulação pelas gonadotrofinas em mulheres submetidas à cirurgia excisional, em comparação com a cirurgia ablativa (diferença média ponderada [WMD] 0,6; IC de 95%, 0,04 a 1,16).[418] Não há evidências suficientes para realizar a cirurgia excisional à cirurgia ablativa no tocante à probabilidade de gravidez após estimulação ovariana controlada e inseminação intrauterina (OR de 1,40; IC de 95%, 0,47 a 4,15) ou tratamento com tecnologia de reprodução assistida.[272]

A cistectomia e a ablação da cápsula de endometrioma estão associadas a riscos potenciais para a reserva ovariana, em consequência da remoção de tecido ovariano normal durante a excisão ou lesão térmica do córtex ovariano durante a ablação. Embora apenas um décimo do ovário possa ser suficiente para preservar a função e a fertilidade, existe a preocupação de que a cistectomia ovariana com retirada concomitante ou destruição do tecido ovariano normal possa reduzir a reserva de folículos ovarianos e a fertilidade.[419] Em um ensaio clínico prospectivo randomizado de pequeno porte, dez pacientes designadas para cistectomia laparoscópica apresentaram uma contagem menor de folículos antrais e uma redução mais pronunciada dos níveis séricos de hormônios antimüllerianos (AMH) (de 3,9 para 2,9 ng/mℓ) 6 meses após a cirurgia, em comparação a dez pacientes tratadas com um "procedimento em três estágios", conforme descrito anteriormente (redução dos níveis de AMH de 4,5 para 3,99 ng/mℓ).[420,421] São necessários outros ensaios clínicos randomizados para avaliar o efeito da cistectomia ovariana sobre a reserva ovariana e a função reprodutiva, particularmente no que concerne à concepção após tratamento com reprodução assistida.

Tratamento clínico pré-operatório e pós-operatório

Conforme descrito na seção sobre cirurgia conservadora para a dor associada à endometriose, **não há evidências de benefício do tratamento clínico pré-operatório (*danazol*, progestágenos, agonistas** do GnRH) sobre o desfecho da cirurgia de endometriose. Todavia, em pacientes com endometriose grave, é comum que o tratamento cirúrgico seja precedido de um tratamento clínico de 3 meses de duração, visto que se acredita que essa conduta possa facilitar a cirurgia, ao reduzir a inflamação e a vascularização das lesões.

O tratamento clínico pós-operatório não está indicado, uma vez que ele é ineficaz de acordo com ensaios clínicos randomizados, evita a gravidez e pelo fato de que as maiores taxas de gravidez espontânea são observadas durante os primeiros 6 a 12 meses após a cirurgia conservadora.[296,298]

Tratamento hormonal

A concepção é impossível ou está contraindicada durante o tratamento clínico da endometriose. Não há evidências de que o tratamento clínico da endometriose mínima a leve possa resultar em melhores chances de gravidez do que a conduta expectante.[408] As evidências publicadas não fornecem comentários sobre a doença mais grave.[1]

Reprodução assistida

A reprodução assistida – que inclui hiperestimulação ovariana controlada com inseminação intrauterina, FIV e transferência intratubária de gametas – pode constituir uma opção para o tratamento da infertilidade, além da reconstrução cirúrgica e conduta expectante.[266] A tecnologia de reprodução assistida (TRA) constitui o método de escolha quando a distorção da anatomia tuboovariana contraindica o uso de superovulação com inseminação intrauterina ou transferência intratubária de gametas.[266]

O papel da TRA no tratamento da infertilidade associada à endometriose pode ser limitado a grandes centros terciários e de referência para tratamento cirúrgico da endometriose.[422] Após cirurgia conservadora para endometriose, 44% das mulheres conceberam *in vivo* (44%), e 51% das que não conceberam *in vivo* foram submetidas à TRA, com taxa cumulativa de uso de FIV de 33% em 36 meses de infertilidade. As taxas de nascidos vivos/gravidez em curso por ciclo iniciado e por paciente foram de 10 e 20%, respectivamente.[422] O Capítulo 36 fornece uma discussão completa sobre a aplicação da TRA na infertilidade.

Tratamento de adolescentes

A dor cíclica constitui o sintoma de apresentação mais comum em adolescentes com endometriose.[1] Com menos frequência, essas pacientes queixam-se de dor acíclica, dispareunia, sintomas gastrintestinais, irregularidade menstrual, sintomas urinários e corrimento vaginal.[1,423-426] Ocorrem sintomas semelhantes em adolescentes avaliadas devido à dor pélvica, com e sem endometriose.[426,427] É difícil prever a presença de endometriose em adolescentes com dor pélvica baseando-se apenas nos sintomas, já que ocorrem sintomas semelhantes em pacientes avaliadas por laparoscopia para dor pélvica, com e sem endometriose.[1,426,427] Deve-se considerar a laparoscopia em adolescentes com dor pélvica crônica que não respondem ao tratamento clínico (AINEs, ACOs), pois a endometriose é muito comum (até 70%) nessas circunstâncias.[423,426-433] **De acordo com a classificação revisada da ASRM, os estágios mínimo e leve de endometriose são os mais comuns da doença em adolescentes.** Os cirurgiões ginecológicos devem dispensar uma atenção especial para lesões vermelhas, transparentes ou brancas, que são mais prevalentes em adolescentes do que em mulheres adultas com endometriose.[1,423-435] A doença leve pode ser tratada por meio de retirada cirúrgica laparoscópica de implantes por ocasião do diagnóstico, seguida de administração contínua de ACOs combinados de baixa dosagem, de modo a evitar a recorrência. A doença mais avançada pode ter um tratamento clínico durante 6 meses, seguido de ACO contínuo para evitar a progressão da doença. A cirurgia está indicada se esse tratamento hormonal não for eficaz. **Os agonistas do GnRH com *add-back therapy* podem ser usados apenas para adolescentes com mais de 17 anos de idade com maturação puberal e óssea completa, e somente se os sintomas persistirem apesar de outras formas de supressão hormonal.**[1,436-438]

As obstruções do fluxo menstrual, como anomalias do ducto de Müller, podem levar ao desenvolvimento precoce de endometriose em adolescentes. Foi observada a ocorrência de regressão da doença com a correção cirúrgica da anomalia.[439-441]

As evidências sugerem que **o absenteísmo escolar e a incidência e duração do uso de ACO para a dismenorreia primária grave durante a adolescência são maiores nas mulheres que posteriormente desenvolvem endometriose profunda do que em mulheres sem essa forma da doença.**[160]

Os médicos que tratam adolescentes com endometriose devem adotar uma conduta múltipla, em que a cirurgia, a manipulação hormonal, os analgésicos, o suporte em saúde mental, as terapias complementares e alternativas e a orientação sobre estratégias de autotratamento constituem elementos úteis.[1]

Tratamento de mulheres na pós-menopausa

A dependência de estrogênio constitui uma característica fisiopatológica central da endometriose respaldada por um número substancial de estudos moleculares e observações clínicas de regressão dos sintomas nos estados de hipoestrogenismo. Por essa razão, **a endometriose é normalmente considerada uma doença dos anos reprodutivos, que regride após menopausa natural ou iatrogênica.** Existe a preocupação de que a terapia de reprodução hormonal (TRH) possa reativar as lesões endometrióticas, induzir o desenvolvimento de novas lesões ou estimular uma transformação maligna. Entretanto, em uma análise sistemática, foram identificados apenas 17 casos de endometriose recorrente e 25 casos de transformação maligna em mulheres na pós-menopausa submetidas a alguma forma de TRH.[442] Apenas um ensaio controlado randomizado avaliou o risco potencial da TRH em mulheres com menopausa iatrogênica (ooforectomia bilateral). Em um dos estudos de pequeno porte, a recorrência da dor não foi muito diferente nas 57 pacientes do braço sem tratamento ou em 4 de 115 pacientes com administração sequencial de *estrogênios* e *progesterona*, com aplicação semanal de dois adesivos de 22 cm, de modo a produzir uma liberação controlada de 0,05 mg ao dia, combinada com administração oral de *progesterona* micronizada (200 mg/dia), durante 14 dias, com intervalo de 16 dias sem tratamento.[6,443] Nesse estudo, a recorrência de endometriose e a taxa de reoperação foram comparáveis nos dois grupos (2 de 115 do grupo com tratamento; 0 de 57 do grupo sem tratamento).[443] Dois estudos observacionais sustentam os achados desse estudo. O primeiro estudo incluiu 107 mulheres com (n = 90) ou sem (n = 17) TRH após menopausa iatrogênica (histerectomia e SOB).[444] A recorrência só foi identificada em quatro mulheres, três das quais com dor recorrente e uma com nódulo vaginal. Todas as pacientes com recorrência receberam estrogenioterapia sem oposição da progesterona. O segundo estudo observacional descreveu 42 mulheres com endometriose infiltrativa profunda.[445] Dezenove dessas 42 pacientes foram submetidas à histerectomia e SOB, e 11 foram posteriormente tratadas com TRH. Durante o período de acompanhamento (média = 4,3 anos, faixa de 1 a 18), não foi diagnosticada nenhuma recorrência da endometriose nessas pacientes.

Essa revisão sistemática mostra que **a recorrência pós-menopausa ou a transformação maligna da endometriose são possíveis, porém muito raras.** Os autores concluíram que a TRH em pacientes com histórico de endometriose possui riscos potenciais, porém esses riscos são provavelmente muito pequenos e os benefícios substanciais da TRH não devem passar despercebidos, particularmente em mulheres com menopausa iatrogênica em uma idade jovem. Isso está de acordo com as diretrizes da ESHRE, segundo as quais **não se deve recusar a TRH a mulheres simplesmente devido a uma história de endometriose.** Com base nos dados disponíveis muito limitados, o tratamento com estrogênio sem oposição não é aconselhado em mulheres na pós-menopausa submetidas à histerectomia, e com histórico de endometriose. **Em mulheres jovens com endometriose submetidas à menopausa iatrogênica (cirúrgica), as diretrizes da ESHRE recomendam a TRH com estrogênio/progestágeno combinado ou *tibolona*, pelo menos até a idade da menopausa natural.**[1]

Tratamento da endometriose recorrente

Recorrência após tratamento clínico

Como o tratamento de supressão hormonal não cura a endometriose (apenas suprime a atividade das lesões endometrióticas durante o tratamento), pode-se esperar uma "recorrência" ou, melhor, uma persistência da endometriose em quase todas as pacientes nos primeiros 6 meses a 2 anos após a interrupção do tratamento clínico, o que tem uma correlação positiva com a gravidade da endometriose.

Recorrência após cirurgia conservadora

A cirurgia conservadora para endometriose está associada a altas taxas de recorrência. Os dados sobre as taxas de recorrência após tratamento cirúrgico conservador da endometriose são escassos, e as análises sistemáticas identificaram uma considerável variação entre diferentes estudos no relato das taxas de recorrência pós-operatórias de endometriose ou de sintomas associados a ela, em grande parte devido à falta de definições claras de recorrência. Foi publicado um consenso sobre definições precisas de suspeita de recorrência com base nos sintomas ou exames de imagem e recorrência comprovada da endometriose com base na visualização laparoscópica ou histologia.

A taxa de recorrência global da endometriose é estimada entre 2 e 20% por ano. As taxas cumulativas de recorrência variam de 4 a 25% no acompanhamento de 2 anos até 40% depois de 5 anos.[279,446] A recorrência da endometriose pode ser o resultado de cirurgia incompleta ou pode ser causada pelo desenvolvimento de novas lesões. O sistema de classificação da ASRM tem baixo valor para prever a recorrência da dor e a recidiva da endometriose após cirurgia conservadora.[447]

Recorrência após histerectomia

O desfecho a médio prazo da histerectomia para tratamento da dor associada à endometriose é satisfatório. A probabilidade de persistência da dor após histerectomia é de 15%, e o risco de agravamento da dor é de 3 a 5%, com risco 6 vezes maior de outra cirurgia em pacientes com preservação dos ovários em comparação a mulheres submetidas à remoção bilateral concomitante dos ovários.[448] **É preciso preservar pelo menos um ovário em mulheres jovens, particularmente naquelas que não podem ou que não serão tratadas com *estrogênio-progestogânio*.**[449] O risco de recorrência de endometriose durante a terapia hormonal parece ser insignificante quando são utilizadas preparações combinadas ou *tibolona* e quando se evita o tratamento com *estrogênio* isolado.[449]

Fatores de risco para recorrência

A taxa de recorrência aumenta com o estágio da doença, a duração do acompanhamento e a realização prévia de cirurgia.[15,450-453] A probabilidade de recorrência parece ser menor quando a endometriose está localizada apenas no lado direito da pelve, em comparação com os casos em que o lado esquerdo está comprometido.[453] Existe uma correlação significativa entre o risco de recorrência da endometriose e a idade da paciente. Quanto mais jovem for a paciente por ocasião do diagnóstico, maior o risco de recorrência.

Prevenção da recorrência

Após cirurgia de primeira linha para endometriose, deve-se aconselhar as mulheres a tentar a concepção o mais cedo possível. Por outro lado, é necessário considerar o uso de ACO até que a gravidez seja desejada, visto que várias linhas de evidências sugerem que a inibição da ovulação diminui o risco de recorrência da endometriose.[454] Ocorreu desenvolvimento de endometrioma recorrente em 26 de 250 usuárias regulares (10%, IC de 95%, 7 a 15), em comparação a 46 de 115 mulheres que nunca utilizaram (40%; IC de 95%, 31 a 50), com OR comum de 0,16 (IC de 95%, 0,4 a 0,65).[454]

Tratamento clínico da recorrência

Foi constatado que os tratamentos clínicos podem ter boa eficácia no tratamento da dor em mulheres que apresentam endometriose recorrente.[455] Em um estudo clínico prospectivo randomizado, o tratamento contínuo durante 6 meses com *desogestrel* (75 µg ao dia) (*n* = 20) *versus* um ACO combinado (20 µg de *etinilestradiol* mais 150 µg de *desogestrel*) resultou em melhora significativa e comparável da dor pélvica e da dismenorreia com sangramento intermenstrual em 20% das pacientes tratadas com *desogestrel*, com aumento significativo do peso corporal em 15% daquelas tratadas com CO.[455]

Tratamento cirúrgico da recorrência

A solução cirúrgica ideal em mulheres com sintomas recorrentes após procedimentos conservadores para a endometriose deve se basear no desejo de concepção e nas características psicológicas da paciente.[456] Uma nova cirurgia conservadora para a endometriose tem a mesma eficácia e as mesmas limitações da primeira cirurgia. **A probabilidade de recorrência da dor a longo prazo após nova cirurgia conservadora para endometriose recorrente varia de 20 a 40%, e outro procedimento cirúrgico é realizado em 15 a 20% dos casos.**[448,456] Esses dados provavelmente representam uma subestimativa devido a defeitos no desenho do estudo, exclusões de abandonos e viés de publicação, e, portanto, devem ser considerados com cautela.[456] Nenhum estudo avaliou a associação da neurectomia pré-sacral ao tratamento cirúrgico da endometriose recorrente entre pacientes com doença recorrente.[448] Quando se planeja uma segunda conduta cirúrgica, **deve-se considerar uma cirurgia definitiva (histerectomia e ooforectomia bilateral), particularmente** em mulheres com mais de 40 anos de idade e que não desejam conceber. A taxa de concepção espontânea entre mulheres submetidas à nova cirurgia para endometriose recorrente associada à infertilidade é de 20% (taxas cumulativas de gravidez em 12 e 24 meses de 14 e 26%, respectivamente), enquanto a taxa bruta global de gravidez após um procedimento cirúrgico primário é de 40% (taxas cumulativas de gravidez em 12 e 24 meses de 32 e 38%, respectivamente).[448,456] Entre pacientes inférteis tratadas com nova cirurgia para endometriose recorrente, a taxa de gravidez espontânea foi de 19% (taxas cumulativas de gravidez em 12 e 24 meses), enquanto foi de 34% naquelas não tratadas (taxas cumulativas de gravidez em 12 e 24 meses de 25 e 30%, respectivamente). A probabilidade de concepção após FIV não é muito menor após nova cirurgia (20%) quando comparada à primeira cirurgia (30%) (razão de risco [HR] de 1,51; IC de 95%, 0,58 a 3,91).[456]

CAPACIDADE DE LIDAR COM A DOENÇA

Lidar com a endometriose como doença crônica representa um importante componente do tratamento. Grupos de autoajuda de pacientes fornecem aconselhamento, apoio e orientação inestimáveis. A ESHRE fornece uma lista internacional abrangente de grupos de autoajuda em seu *site*.[1] Muitas mulheres com endometriose relatam uma melhora dos sintomas de dor com terapias nutricionais e complementares, como reflexologia, medicina chinesa tradicional, fitoterapia e homeopatia. Os dados sobre a eficácia de terapias alternativas e complementares para a dor associada à endometriose são escassos. As evidências disponíveis são limitadas e indicam que a eficácia da neuroestimulação elétrica transcutânea (TENS), os suplementos dietéticos, a acupuntura e a medicina chinesa tradicional não estão bem estabelecidos para o tratamento da dor associada à endometriose. Por esse motivo, a ESHRE não recomenda o uso de terapias alternativas e complementares no tratamento da endometriose. Embora não haja boas evidências para respaldar a eficácia desses tratamentos na endometriose, eles não devem ser excluídos se a mulher acreditar que eles atuam em conjunto com terapias mais tradicionais ou podem ser benéficos para o controle geral da dor e a qualidade de vida.

REFERÊNCIAS BIBLIOGRÁFICAS

1. **Dunselman GA, Vermeulen N, Becker C, et al; European Society of Human Reproduction and Embryology.** ESHRE guideline for the management of women with endometriosis. *Hum Reprod* 2014; 29(3):400–412.
2. **Sanfilippo JS, Williams RS, Yussman MA, et al.** Substance P in peritoneal fluid. *Am J Obstet Gynecol* 1992;166(1 Pt 1):155–159.
3. **Eskenazi B, Warner ML.** Epidemiology of endometriosis. *Obstet Gynecol Clin North Am* 1997;24(2):235–258.
4. **Viganò P, Parazzini F, Somigliana E, et al.** Endometriosis: Epidemiology and aetiological factors. *Best Pract Res Clin Obstet Gynaecol* 2004;18(2):177–200.
5. **Simoens S, Dunselman G, Dirksen C, et al.** The burden of endometriosis: Costs and quality of life of women with endometriosis and treated in referral centres. *Hum Reprod* 2012;27(5):1292–1299.
6. **Haney AF.** Endometriosis: Pathogenesis and pathophysiology. In: Wilson EA, ed. *Endometriosis*. New York: AR Liss; 1987:23–51.
7. **Koninckx PR, Meuleman C, Demeyere S, et al.** Suggestive evidence that pelvic endometriosis is a progressive disease, whereas deeply infiltrating endometriosis is associated with pelvic pain. *Fertil Steril* 1991;55(4):759–765.
8. **Meuleman C, Vandenabeele B, Fieuws S, et al.** High prevalence of endometriosis in infertile women with normal ovulation and normospermic partners. *Fertil Steril* 2009;92(1):68–74.
9. **Liu DT, Hitchcock A.** Endometriosis: Its association with retrograde menstruation, dysmenorrhoea and tubal pathology. *Br J Obstet Gynecol* 1986;93(8):859–862.
10. **Moen MH.** Endometriosis in women at interval sterilization. *Acta Obstet Gynecol Scand* 1987;66(5):451–454.
11. **Kirshon B, Poindexter AN 3rd, Fast J.** Endometriosis in multiparous women. *J Reprod Med* 1989;34(3):215–217.
12. **Mahmood TA, Templeton A.** Prevalence and genesis of endometriosis. *Hum Reprod* 1991;6(4):544–549.
13. **Moen MH, Muus KM.** Endometriosis in pregnant and non-pregnant women at tubal sterilization. *Hum Reprod* 1991;6(5):699–702.
14. **Waller KG, Lindsay P, Curtis P, et al.** The prevalence of endometriosis in women with infertile partners. *Eur J Obstet Gynecol Reprod Biol* 1993;48(2):135–139.
15. **Waller KG, Shaw RW.** Gonadotropin-releasing hormone analogues for the treatment of endometriosis: Long term follow-up. *Fertil Steril* 1993;59(3):511–515.
16. **Strathy JH, Molgaard CA, Coulam CB, et al.** Endometriosis and infertility: A laparoscopic study of endometriosis among fertile and infertile women. *Fertil Steril* 1982;38(6):667–672.
17. **Fakih HN, Tamura R, Kesselman A, et al.** Endometriosis after tubal ligation. *J Reprod Med* 1985;30(12):939–941.
18. **Dodge ST, Pumphrey RS, Miyizawa K.** Peritoneal endometriosis in women requesting reversal of sterilization. *Fertil Steril* 1986; 45(6):774–777.
19. **Trimbos JB, Trimbos-Kemper GC, Peters AA, et al.** Findings in 200 consecutive asymptomatic women having a laparoscopic sterilization. *Arch Gynecol Obstet* 1990;247(3):121–124.
20. **Cornillie FJ, Oosterlynck D, Lauweryns JM, et al.** Deeply infiltrating pelvic endometriosis: Histology and clinical significance. *Fertil Steril* 1990;53(6):978–983.
21. **McLeod BS, Retzloff MG.** Epidemiology of endometriosis: An assessment of risk factors. *Clin Obstet Gynecol* 2010;53(2): 389–396.
22. **Parazzini F, Esposito G, Tozzi L, et al.** Epidemiology of endometriosis and its comorbidities. *Eur J Obstet Gynecol Reprod Biol* 2017;209:3–7.
23. **Hemmings R, Rivard M, Olive DL, et al.** Evaluation of risk factors associated with endometriosis. *Fertil Steril* 2004;81(6):1513–1521.
24. **Chapron C, Souza C, de Ziegler D, et al.** Smoking habits of 411 women with histological proven endometriosis and 567 affected women. *Fertil Steril* 2010;94(6):2353–2355.
25. **Ricci E, Viganò P, Cipriani S, et al.** Physical activity and endometriosis risk in women with infertility or pain: Systematic review and meta-analysis. *Medicine (Baltimore)* 2016;95(40):e4957.
26. **Barbieri RL.** Stenosis of the external cervical os: An association with endometriosis in women with chronic pelvic pain. *Fertil Steril* 1998;70(3):571–573.
27. **Baldi A, Campioni M, Signorile PG.** Endometriosis: Pathogenesis, diagnosis, therapy and association with cancer (review). *Oncol Rep* 2008;19(4):843–846.
28. **Nezhat F, Datta MS, Hanson V, et al.** The relationship of endometriosis and ovarian malignancy: A review. *Fertil Steril* 2008;90(5): 1559–1570.
29. **Somigliana E, Vercellini P, Viganó P, et al.** Should endometriomas be treated before IVF-ICSI cycles? *Hum Reprod Update* 2006; 12(1):57–64.
30. **Somigliana E, Infantino M, Benedetti F, et al.** The presence of ovarian endometriomas is associated with a reduced responsiveness to gonadotropins. *Fertil Steril* 2006;86(1):192–196.
31. **Somigliana E, Viganò P, Parazzini F, et al.** Association between endometriosis and cancer: A comprehensive review and a critical

analysis of clinical and epidemiological evidence. *Gynecol Oncol* 2006;101(2):331–341.
32. **Viganò P, Somigliana E, Parazzini F, et al.** Bias versus causality: Interpreting recent evidence of association between endometriosis and ovarian cancer. *Fertil Steril* 2007;88(3):588–593.
33. **Sampson JA.** Peritoneal endometriosis due to menstrual dissemination of endometrial tissue into the pelvic cavity. *Am J Obstet Gynecol* 1927;14:422–469.
34. **Ramey JW, Archer DF.** Peritoneal fluid: Its relevance to the development of endometriosis. *Fertil Steril* 1993;60(1):1–14.
35. **Halme J, Hammond MG, Hulka JF, et al.** Retrograde menstruation in healthy women and in patients with endometriosis. *Obstet Gynecol* 1984;64(2):151–154.
36. **Koninckx PR, De Moor P, Brosens IA.** Diagnosis of the luteinized unruptured follicle syndrome by steroid hormone assays in peritoneal fluid. *Br J Obstet Gynecol* 1980;87(11):929–934.
37. **Kruitwagen RF, Poels LG, Willemsen WN, et al.** Endometrial epithelial cells in peritoneal fluid during the early follicular phase. *Fertil Steril* 1991;55(2):297–303.
38. **Blumenkrantz MJ, Gallagher N, Bashore RA, et al.** Retrograde menstruation in women undergoing chronic peritoneal dialysis. *Obstet Gynecol* 1981;57(5):667–670.
39. **Jenkins S, Olive DL, Haney AF.** Endometriosis: Pathogenetic implications of the anatomic distribution. *Obstet Gynecol* 1986;67(3):355–358.
40. **Vercellini P, Frontino G, Pietropaolo G, et al.** Deep endometriosis: Definition, pathogenesis, and clinical management. *J Am Assoc Gynecol Laparosc* 2004;11(2):153–161.
41. **Vercellini P, Abbiati A, Viganò P, et al.** Asymmetry in distribution of diaphragmatic endometriotic lesions: Evidence in favour of the menstrual reflux theory. *Hum Reprod* 2007;22(9):2359–2367.
42. **Scott RB, TeLinde RW, Wharton LR Jr.** Further studies on experimental endometriosis. *Am J Obstet Gynecol* 1953;66(5):1082–1103.
43. **D'Hooghe TM, Bambra CS, Raeymaekers BM, et al.** Intrapelvic injection of menstrual endometrium causes endometriosis in baboons (Papio cynocephalus, Papio anubis). *Am J Obstet Gynecol* 1995;173(1):125–134.
44. **TeLinde RW, Scott RB.** Experimental endometriosis. *Am J Obstet Gynecol* 1950;60(5):1147–1173.
45. **Olive DL, Martin DC.** Treatment of endometriosis-associated infertility with CO_2 laser laparoscopy: The use of one- and two-parameter exponential models. *Fertil Steril* 1987;48(1):18–23.
46. **Pinsonneault O, Goldstein DP.** Obstructing malformations of the uterus and vagina. *Fertil Steril* 1985;44(2):241–247.
47. **D'Hooghe TM, Bambra CS, Suleman MA, et al.** Development of a model of retrograde menstruation in baboons (*Papio anubis*). *Fertil Steril* 1994:62(3):635–638.
48. **Cramer DW, Wilson E, Stillman RJ, et al.** The relation of endometriosis to menstrual characteristics, smoking and exercise. *JAMA* 1986;255(14):1904–1908.
49. **Bokor A, Kyama CM, Vercruysse L, et al.** Density of small diameter sensory nerve fibres in endometrium: A semi-invasive diagnostic test for minimal to mild endometriosis. *Hum Reprod* 2009;24(12):3025–3032.
50. **D'Hooghe TM, Bambra CS, Xiao L, et al.** Effect of menstruation and intrapelvic injection of endometrium on inflammatory parameters of peritoneal fluid in the baboon (*Papio anubis* and *Papio cynocephalus*). *Am J Obstet Gynecol* 2001;184(5):917–925.
51. **Witz CA, Cho S, Centonze VE, et al.** Time series analysis of transmesothelial invasion by endometrial stromal and epithelial cells using three-dimensional confocal microscopy. *Fertil Steril* 2003;79 Suppl 1:770–778.
52. **Ueki M.** Histologic study of endometriosis and examination of lymphatic drainage in and from the uterus. *Am J Obstet Gynecol* 1991;165(1):201–209.

53. **Dinulescu DM, Ince TA, Quade BJ, et al.** Role of K-ras and Pten in the development of mouse models of endometriosis and endometrioid ovarian cancer. *Nat Med* 2005;11(1):63–70.
54. **Vercellini P, Somigliana E, Vigano P, et al.** "Blood on the tracks" from corpora lutea to endometriomas. *BJOG* 2009;116(3):366–371.
55. **Somigliana E, Vercellini P, Gattei U, et al.** Bladder endometriosis: Getting closer and closer to the unifying metastatic hypothesis. *Fertil Steril* 2007;87(6):1287–1290.
56. **Laufer MR, Sanfilippo J, Rose G.** Adolescent endometriosis: Diagnosis and treatment approaches. *J Pediatr Adolesc Gynecol* 2003;16 (3 Suppl):S3–S11.
57. **D'Hooghe TM, Kyama CK, Mihalyi AM, et al.** The baboon model for translational research in endometriosis. *Reprod Sci* 2009;16:152–161.
58. **Nisolle M, Donnez J.** Peritoneal endometriosis, ovarian endometriosis, and adenomyotic nodules of the rectovaginal septum are three different entities. *Fertil Steril* 1997;68(4):585–596.
59. **Rock JA, Markham SM.** Extra pelvic endometriosis. In: Wilson EA, ed. *Endometriosis*. New York: AR Liss; 1987:185–206.
60. **Russo L, Woolmough E, Heatley MK.** Structural and cell surface antigen expression in the rete ovarii and epoophoron differs from that in the fallopian tube and in endometriosis. *Histopathology* 2000; 37(1):64–69.
61. **Levander G, Normann P.** The pathogenesis of endometriosis: An experimental study. *Acta Obstet Gynecol Scand* 1955;34(4):366–398.
62. **Merrill JA.** Endometrial induction of endometriosis across millipore filters. *Am J Obstet Gynecol* 1966;94(6):780–789.
63. **Rahmioglu N, Montgomery GW, Zondervan KT.** Genetics of endometriosis. *Womens Health (Lond)* 2015;11(5):577–586.
64. **Kennedy SH.** Genetics of endometriosis. In: Tulandi T, Redwine D, eds. *Endometriosis: Advances and Controversies*. New York: Dekker; 2004:55–68.
65. **Simpson JL, Elias S, Malinak LR, et al.** Heritable aspects of endometriosis. I. Genetics studies. *Am J Obstet Gynecol* 1980;137(3):327–331.
66. **Sapkota Y, Steinthorsdottir V, Morris AP et al.** Meta-analysis identifies five novel loci associated with endometriosis highlighting key genes involved in hormone metabolism. *Nat Commun* 2017; 8:15539.
67. **Treloar SA, Wicks J, Nyholt DR, et al.** Genomewide linkage study in 1,176 affected sister pair families identifies a significant susceptibility locus for endometriosis on chromosome 10q26. *Am J Hum Genet* 2005;77(3):365–376.
68. **Treloar S, Hadfield R, Montgomery G, et al. International Endogene Study Group.** The International Endogene Study: A collection of families for genetic research in endometriosis. *Fertil Steril* 2002;78(4):679–685.
69. **Tamura M, Fukaya T, Murakami T, et al.** Analysis of clonality in human endometriotic cysts based on evaluation of X chromosome inactivation in archival formalin-fixed, paraffin-embedded tissue. *Lab Invest* 1998;78(2):213–218.
70. **Jiang X, Hitchcock A, Bryan EJ, et al.** Microsatellite analysis of endometriosis reveals loss of heterozygosity at candidate ovarian tumor suppressor gene loci. *Cancer Res* 1996;56(15):3534–3539.
71. **Bergqvist A, Baldetorp B, Ferno M.** Flow cytometric DNA analysis in endometriotic tissue compared to normal uterine endometrium. *Hum Reprod* 1996;11(8):1731–1735.
72. **Gogusev J, Bouquet de Joliniere J, Telvi L, et al.** Detection of DNA copy number changes in human endometriosis by comparative genomic hybridization. *Hum Genet* 1999;105(5):444–451.
73. **Shin JC, Ross HL, Elias S, et al.** Detection of chromosomal aneuploidy in endometriosis by multicolor in situ hybridization (FISH). *Hum Genet* 1997;100(3–4):401–406.
74. **Kosugi Y, Elias S, Malinak LR, et al.** Increased heterogenecity of chromosome 17 aneuploidy in endometriosis. *Am J Obstet Gynecol* 1999;180(4):792–797.
75. **Körner M, Burckhardt E, Mazzucchelli L.** Higher frequency of chromosomal aberrations in ovarian endometriosis compared to extra-

76. **Goumenou AG, Arvanitis DA, Matalliotakis IM, et al.** Microsatellite DNA assays reveal an allelic imbalance in p16Ink4, GALT, p53, and APOA2 loci in patients with endometriosis. *Fertil Steril* 2001;75(1):160–165.
77. **Wiegand KC, Shah SP, Al-Agha OM, et al.** ARID1A mutations in endometriosis-associated ovarian carcinomas. *N Engl J Med* 2010; 363(16):1532–1543.
78. **Yamamoto S, Tsuda H, Takano M, et al.** PIK3CA mutation is an early event in the development of endometriosis-associated ovarian clear cell adenocarcinoma. *J Pathol* 2011;225(2):189–194.
79. **Yamashita Y, Akatsuka S, Shinjo K, et al.** Met is the most frequently amplified gene in endometriosis-associated ovarian clear cell adenocarcinoma and correlates with worsened prognosis. *PLoS ONE* 2013;8(3):e57724.
80. **Anglesio MS, Papadopoulos N, Ayhan A, et al.** Cancer-associated mutations in endometriosis without cancer. *N Engl J Med* 2017; 376(19):1835–1848.
81. **D'Hooghe TM, Hill JA.** Immunobiology of endometriosis. In: Bronson RA, Alexander NJ, Anderson DJ, et al., eds. *Immunology of Reproduction*. Cambridge, MA: Blackwell; 1996;322–358.
82. **Dmowski WP, Steele RW, Baker GF.** Deficient cellular immunity in endometriosis. *Am J Obstet Gynecol* 1981;141(4):377–383.
83. **Oosterlynck DJ, Cornillie FJ, Waer M, et al.** Women with endometriosis show a defect in natural killer cell activity resulting in a decreased cytotoxicity to autologous endometrium. *Fertil Steril* 1991;56(1):45–51.
84. **Steele RW, Dmowski WP, Marmer DJ.** Immunologic aspects of endometriosis. *Am J Reprod Immunol* 1984;6(1):33–36.
85. **Viganò P, Vercillini P, Di Blasio AM, et al.** Deficient antiendometrium lymphocyte-mediated cytotoxicity in patients with endometriosis. *Fertil Steril* 1991;56(5):894–899.
86. **Melioli G, Semino C, Semino A, et al.** Recombinant interleukin-2 corrects in vitro the immunological defect of endometriosis. *Am J Reprod Immunol* 1993;30(4):218–277.
87. **D'Hooghe TM, Scheerlinck JP, Koninckx PR, et al.** Anti-endometrial lymphocytotoxicity and natural killer activity in baboons (Papio anubis and Papio cynocephalus) with endometriosis. *Hum Reprod* 1995;10(3):558–562.
88. **Hill JA.** Immunology and endometriosis. *Fertil Steril* 1992;58(2): 262–264.
89. **Hill JA.** "Killer cells" and endometriosis. *Fertil Steril* 1993;60(5): 928–929.
90. **Oosterlynck DJ, Meuleman C, Waer M, et al.** The natural killer activity of peritoneal fluid lymphocytes is decreased in women with endometriosis. *Fertil Steril* 1992;58(2):290–295.
91. **Iwasaki K, Makino T, Maruyama T, et al.** Leukocyte subpopulations and natural killer activity in endometriosis. *Int J Fertil Menopausal Stud* 1993;38(4):229–234.
92. **Garzetti GG, Ciavattini A, Provinciali M, et al.** Natural killer activity in endometriosis: Correlation between serum estradiol levels and cytotoxicity. *Obstet Gynecol* 1993;81(5 Pt 1):665–668.
93. **Tanaka E, Sendo F, Kawagoe S, et al.** Decreased natural killer activity in women with endometriosis. *Gynecol Obstet Invest* 1992;34(1): 27–30.
94. **D'Hooghe TM, Nugent N, Cuneo S, et al.** Recombinant human TNF binding protein (r-hTBP-1) inhibits the development of endometriosis in baboons: A prospective, randomized, placebo- and drug-controlled study. Accepted for oral presentation at the annual meeting of the American Society for Reproductive Medicine, Orlando, Florida, October 22–24, 2001.
95. **Hirata J, Kikuchi Y, Imaizumi E, et al.** Endometriotic tissues produce immunosuppressive factors. *Gynecol Obstet Invest* 1993;37(1): 43–47.
96. **D'Hooghe TM, Bambra CS, De Jonge I, et al.** A serial section study of visually normal posterior pelvic peritoneum from baboons (Papio cynocephalus, Papio anubis) with and without spontaneous endometriosis. *Fertil Steril* 1995;63(6):1322–1325.
97. **Zeller JM, Henig I, Radwanska E, et al.** Enhancement of human monocyte and peritoneal macrophage chemiluminescence activities in women with endometriosis. *Am J Reprod Immunol Microbiol* 1987; 13(3):78–82.
98. **Halme J, Becker S, Haskill S.** Altered maturation and function of peritoneal macrophages: Possible role in pathogenesis of endometriosis. *Am J Obstet Gynecol* 1987;156(4):783–789.
99. **Hill JA, Barbieri RL, Anderson DJ.** Immunosuppressive effects of danazol in vitro. *Fertil Steril* 1987;48(3):414–418.
100. **Halme J.** Release of tumor necrosis factor-a by human peritoneal macrophages in vivo and in vitro. *Am J Obstet Gynecol* 1989;161 (6 Pt 1):1718–1725.
101. **Hill JA, Cohen J, Anderson DJ.** The effects of lymphokines and monokines on human sperm fertilizing ability in the zona-free hamster egg penetration test. *Am J Obstet Gynecol* 1989;160(5 Pt 1): 1154–1159.
102. **Zhang RJ, Wild RA, Ojago JM.** Effect of tumor necrosis factor-alpha on adhesion of human endometrial stromal cells to peritoneal mesothelial cells: An in vitro system. *Fertil Steril* 1993;59(6):1196–1201.
103. **Sillem M, Prifti S, Monga B, et al.** Integrin-mediated adhesion of uterine endometrial cells from endometriosis patients to extracellular matrix proteins is enhanced by tumor necrosis factor alpha (TNF alpha) and interleukin-1 (IL-1). *Eur J Obstet Gynecol Reprod Biol* 1999;87(2):123–127.
104. **Olive DL, Montoya I, Riehl RM, et al.** Macrophage-conditioned media enhance endometrial stromal cell proliferation in vitro. *Am J Obstet Gynecol* 1991;164(4):953–958.
105. **Sharpe KL, Zimmer RL, Khan RS, et al.** Proliferative and morphogenic changes induced by the coculture of rat uterine and peritoneal cells: A cell culture model for endometriosis. *Fertil Steril* 1992; 58(6):1220–1229.
106. **Halme J, White C, Kauma S, et al.** Peritoneal macrophages from patients with endometriosis release growth factor activity in vitro. *J Clin Endocrinol Metab* 1988;66(5):1044–1049.
107. **Kauma S, Clark MR, White C, et al.** Production of fibronectin by peritoneal macrophages and concentration of fibronectin in peritoneal fluid from patients with or without endometriosis. *Obstet Gynecol* 1988;72(1):13–18.
108. **van der Linden PJ, de Goeij AF, Dunselman GA, et al.** Expression of integrins and E-cadherin in cells from menstrual effluent, endometrium, peritoneal fluid, peritoneum, and endometriosis. *Fertil Steril* 1994;61(1):85–90.
109. **Sharpe-Timms KL, Keisler LW, McIntush EW, et al.** Tissue inhibitor of metalloproteinase-1 concentrations are attenuated in peritoneal fluid and sera of women with endometriosis and restored in sera by gonadotropin-releasing hormone agonist therapy. *Fertil Steril* 1998;69(6):1128–1134.
110. **Kokorine I, Nisolle M, Donnez J, et al.** Expression of interstitial collagenase (matrix metalloproteinase-1) is related to the activity of human endometriotic lesions. *Fertil Steril* 1997;68(2):246–251.
111. **Kitawaki J, Noguchi T, Amatsu T, et al.** Expression of aromatase cytochrome P450 protein and messenger ribonucleic acid in human endometriotic and adenomyotic tissues but not in normal endometrium. *Biol Reprod* 1997;57(3):514–519.
112. **Zeitoun K, Takayama K, Sasano H, et al.** Deficient 17beta-hydroxysteroid dehydrogenase type 2 expression in endometriosis: Failure to metabolize 17beta-estradiol. *J Clin Endocrinol Metab* 1998;83(12):4474–4480.
113. **Bulun SE, Zeitoun K, Takayama K, et al.** Molecular basis for treating endometriosis with aromatase inhibitors. *Hum Reprod Update* 2000;6(5):413–418.

114. **Agic A, Xu H, Finas D, et al.** Is endometriosis associated with systemic subclinical inflammation? *Gynecol Obstet Invest* 2006;62(3):139–147.
115. **Kao LC, Germeyer A, Tulac S, et al.** Expression profiling of endometrium from women with endometriosis reveals candidate genes for disease-based implantation failure and infertility. *Endocrinology* 2003;144(7):2870–2881.
116. **Kyama CM, Mihalyi A, Simsa P, et al.** Role of cytokines in the endometrial-peritoneal cross-talk and development of endometriosis. *Front Biosci (Elite Ed)* 2009;1:444–454.
117. **Nasu K, Yuge A, Tsuno A, et al.** Involvement of resistance to apoptosis in the pathogenesis of endometriosis. *Histol Histopathol* 2009;24(9):1181–1192.
118. **Kyama CM, Mihalyi A, Gevaert O, et al.** Evaluation of endometrial biomarkers for semi-invasive diagnosis of endometriosis. *Fertil Steril* 2010;95(4):1338–1348.e1–e3.
119. **Al-Jefout M, Dezarnaulds G, Cooper M, et al.** Diagnosis of endometriosis by detection of nerve fibres in an endometrial biopsy: A double blind study. *Hum Reprod* 2009;24(12):3019–3024.
120. **Guo SW.** The link between exposure to dioxin and endometriosis: A critical reappraisal of primate data. *Gynecol Obstet Invest* 2004;57(3):157–173.
121. **Eskenazi B, Mocarelli P, Warner M, et al.** Seveso Women's Health Study: A study of the effects of 2,3,7,7-tetrachlorodibenzo-p-dioxin on reproductive health. *Chemosphere* 2000;40(9–11):1247–1253.
122. **Lebel G, Dodin S, Ayotte P, et al.** Organochlorine exposure and the risk of endometriosis. *Fertil Steril* 1998;69(2):221–228.
123. **Simsa P, Mihalyi A, Schoeters G, et al.** Increased exposure to dioxin-like compounds is associated with endometriosis in a case-control study in women. *Reprod Biomed Online* 2010;20(5):681–688.
124. **Igarashi T, Osuga U, Tsutsumi O, et al.** Expression of Ah receptor and dioxin-related genes in human uterine endometrium in women with or without endometriosis. *Endocr J* 1999;46(6):765–772.
125. **Watanabe T, Imoto I, Kosugi Y, et al.** Human arylhydrocarbon receptor repressor (AHRR) gene: Genomic structure and analysis of polymorphism in endometriosis. *J Hum Genet* 2001;46(6):342–346.
126. **Rier SE, Martin DC, Bowman RE, et al.** Endometriosis in rhesus monkeys (*Macaca mulatta*) following chronic exposure to 2,3,7,8-tetrachlorodibenzo-p-dioxin. *Fund Appl Toxicol* 1993;21(4):433–441.
127. **Rier SE, Turner WE, Martin DC, et al.** Serum levels of TCDD and dioxin-like chemicals in rhesus monkeys chronically exposed to dioxin: Correlation of increased serum PCB levels with endometriosis. *Toxicol Sci* 2001;59(1):147–159.
128. **Yang Y, Degranpre P, Kharfi A, et al.** Identification of macrophage migration inhibitory factor as a potent endothelial cell growth promoting agent released by ectopic human endometrial cells. *J Clin Endocrinol Metab* 2000;85(12):4721–4727.
129. **Arnold DL, Nera EA, Stapley R, et al.** Prevalence of endometriosis in rhesus (*Macaca mulatta*) monkeys ingesting PCB (Aroclor 1254): Review and evaluation. *Fund Appl Toxicol* 1996;31(1):42–55.
130. **Yang JZ, Foster WG.** Continuous exposure of 2,3,7,8 tetrachlorodibenzo-p-dioxin inhibits the growth of surgically induced endometriosis in the ovariectomized mouse treated with high dose estradiol. *Toxicol Ind Health* 1997;13(1):15–25.
131. **Yang JZ, Yagminas A, Foster WG.** Stimulating effects of 4-chlorodiphenyl ether on surgically induced endometriosis in the mouse. *Reprod Toxicol* 1997;11(1):69–75.
132. **Cummings AM, Metcalf JL, Birnbaum L.** Promotion of endometriosis by 2,3,7,8-tetrachlorodibenzo-p-dioxin in rats and mice: Time-dose dependence and species comparison. *Toxicol Appl Pharmacol* 1996;138(1):131–139.
133. **Smith EM, Hammonds-Ehlers M, Clark MK, et al.** Occupational exposures and risk of female infertility. *J Occup Environ Med* 1997;39(2):138–147.
134. **Chan RW, Schwab KE, Gargett CE.** Clonogenicity of human endometrial epithelial and stromal cells. *Biol Reprod* 2004;70(6):1738–1750.
135. **Taylor HS.** Endometrial cells derived from donor stem cells in bone marrow transplant recipients. *JAMA* 2004;292(1):81–85.
136. **Gargett CE, Schwab KE, Deane JA.** Endometrial stem/progenitor cells: The first 10 years. *Human Reprod Update* 2016;22(2):137–163.
137. **Pluchino N, Taylor HS.** Endometriosis and stem cell trafficking. *Reprod Sci* 2016;23(12):1616–1619.
138. **Jansen RP, Russell P.** Nonpigmented endometriosis: Clinical, laparoscopic and pathologic definition. *Am J Obstet Gynecol* 1986;155(6):1154–1159.
139. **Stripling MC, Martin DC, Chatman DL, et al.** Subtle appearance of pelvic endometriosis. *Fertil Steril* 1988;49(3):427–431.
140. **Martin DC, Hubert GD, Vander Zwaag R, et al.** Laparoscopic appearances of peritoneal endometriosis. *Fertil Steril* 1989;51(1):63–67.
141. **Grümmer R.** Animal models in endometriosis research. *Hum Reprod Update* 2006;12(5):641–649.
142. **D'Hooghe TM, Bambra CS, Cornillie FJ, et al.** Prevalence and laparoscopic appearances of endometriosis in the baboon (*Papio cynocephalyus, Papio anubis*). *Biol Reprod* 1991;45(3):411–416.
143. **Schenken RS, Williams RF, Hodgen GD.** Experimental endometriosis in monkeys. *Ann N Y Acad Sci* 1991;622:242–255.
144. **DiZerega GS, Barber DL, Hodgen GD.** Endometriosis: Role of ovarian steroids in initiation, maintenance and suppression. *Fertil Steril* 1980;33(6):649–653.
145. **Schenken RS, Asch RH, Williams RF, et al.** Etiology of infertility in monkeys with endometriosis: Luteinized unruptured follicles, luteal phase defects, pelvic adhesions, and spontaneous abortions. *Fertil Steril* 1984;41(1):122–130.
146. **Mann DR, Collins DC, Smith MM, et al.** Treatment of endometriosis in Rhesus monkeys: Effectiveness of a gonadotropin-releasing hormone agonist compared to treatment with a progestational steroid. *J Clin Endocrinol Metab* 1986;63(6):1277–1283.
147. **Da Rif CA, Parker RF, Schoeb TR.** Endometriosis with bacterial peritonitis in a baboon. *Lab Anim Sci* 1984;34(5):491–493.
148. **Cornillie FJ, D'Hooghe TM, Bambra CS, et al.** Morphological characteristics of spontaneous pelvic endometriosis in the baboon (*Papio anubis* and *Papio cynocephalus*). *Gynecol Obstet Invest* 1992;34(4):225–228.
149. **D'Hooghe TM.** Clinical relevance of the baboon as a model for the study of endometriosis. *Fertil Steril* 1997;68(4):613–625.
150. **Boretto M, Cox B, Noben M, et al.** Development of organoids from mouse and human endometrium showing endometrial epithelium physiology and long-term expandability. *Development* 2017;144(10):1775–1786.
151. **Turco MY, Gardner L, Hughes J, et al.** Long-term, hormone-responsive organoid cultures of human endometrium in a chemically defined medium. *Nat Cell Biol* 2017;19(5):568–577.
152. **Mathias JR, Franklin R, Quast DC, et al.** Relation of endometriosis and neuromuscular disease of the gastrointestinal tract: New insights. *Fertil Steril* 1998;70(1):81–88.
153. **Ulrich U, Murano R, Skinner MA, et al.** Women of reproductive age with endometriosis are not osteopenic. *Fertil Steril* 1998;69(5):821–825.
154. **Hadfield RM, Mardon H, Barlow D, et al.** Delay in the diagnosis of endometriosis: A survey of women from the USA and the UK. *Hum Reprod* 1996;11(4):878–880.
155. **Husby GK, Haugen RS, Moen MH.** Diagnostic delay in women with pain and endometriosis. *Acta Obstet Gynecol Scand* 2003;82(7):649–653.
156. **Arruda MS, Petta CA, Abras MS, et al.** Time elapsed from onset of symptoms to diagnosis of endometriosis in a cohort study of Brazilian women. *Hum Reprod* 2003;18(4):756–759.
157. **Dmowski WP, Lesniewicz R, Rana N, et al.** Changing trends in the diagnosis of endometriosis: A comparative study of women with endometriosis presenting with chronic pain or infertility. *Fertil Steril* 1997;67(2):238–243.

158. **Gao X, Outley J, Botteman M, et al.** Economic burden of endometriosis. *Fertil Steril* 2006;86(6):1561–1572.
159. **Colwell HH, Mathias SD, Pasta DJ, et al.** A health-related quality-of-life instrument for symptomatic patients with endometriosis: A validation study. *Am J Obstet Gynecol* 1998;179(1):47–55.
160. **Chapron C, Lafay-Pillet MC, Monceau E, et al.** Questioning patients about their adolescent history can identify markers associated with deep infiltrating endometriosis. *Fertil Steril* 2010;95(3):877–881.
161. **Fauconnier A, Chapron C.** Endometriosis and pelvic pain: Epidemiological evidence of the relationship and implications. *Hum Reprod Update* 2005;11(6):595–606.
162. **Chopin N, Ballester M, Borghese B, et al.** Relation between severity of dysmenorrhea and endometrioma. *Acta Obstet Gynecol Scand* 2006;85(11):1375–1380.
163. **Vercellini P, Trespidi L, De Giorgi O, et al.** Endometriosis and pelvic pain: Relation to disease stage and localization. *Fertil Steril* 1996;65(2):299–304.
164. **Chapron C, Pietin-Vialle C, Borghese B, et al.** Associated ovarian endometrioma is a marker for greater severity of deeply infiltrating endometriosis. *Fertil Steril* 2009;92(2):453–457.
165. **Fauconnier A, Chapron C, Dubuisson JB, et al.** Relation between pain symptoms and the anatomic location of deep infiltrating endometriosis. *Fertil Steril* 2002;78(4):719–726.
166. **Stratton P, Berkley KJ.** Chronic pelvic pain and endometriosis: Translational evidence of the relationship and implications. *Hum Reprod Update* 2010;17(3):327–346.
167. **Fedele L, Bianchi S, Bocciolone L, et al.** Pain symptoms associated with endometriosis. *Obstet Gynecol* 1992;79(5 Pt 1):767–769.
168. **Muzii L, Marana R, Pedulla S, et al.** Correlation between endometriosis-associated dysmenorrhea and the presence of typical or atypical lesions. *Fertil Steril* 1997;68(1):19–22.
169. **Stovall DW, Bowser LM, Archer DF, et al.** Endometriosis-associated pain: Evidence for an association between the stage of disease and a history of chronic pelvic pain. *Fertil Steril* 1997;68(1):13–18.
170. **Vercellini P, Fedele L, Aimi G, et al.** Association between endometriosis stage, lesion type, patient characteristics and severity of pelvic pain symptoms: A multivariate analysis of over 1000 patients. *Hum Reprod* 2007;22(1):266–271.
171. **Cornillie FJ, Vasquez G, Brosens I.** The response of human endometriotic implants to the anti-progesterone steroid R2323: A histologic and ultrastructural study. *Pathol Res Pract* 1990;180(6):647–655.
172. **Barlow DH, Glynn CJ.** Endometriosis and pelvic pain. *Baillieres Clin Obstet Gynaecol* 1993;7(4):775–789.
173. **Chapron C, Fauconnier A, Dubuisson JB, et al.** Deep infiltrating endometriosis: Relation between severity of dysmenorrhoea and extent of disease. *Hum Reprod* 2003;18(4):760–766.
174. **Anaf V, Simon P, El Nakadi I, et al.** Relationship between endometriotic foci and nerves in rectovaginal endometriotic nodules. *Hum Reprod* 2000;15(8):1744–1750.
175. **D'Hooghe TM, Debrock S, Hill JA, et al.** Endometriosis and subfertility: Is the relationship resolved? *Sem Reprod Med* 2003;21(2):243–254.
176. **Benaglia L, Somigliana E, Vercellini P, et al.** Endometriotic ovarian cysts negatively affect the rate of spontaneous ovulation. *Hum Reprod* 2009;24(9):2183–2186.
177. **Adamson GD, Pasta DJ.** Endometriosis fertility index: The new, validated endometriosis staging system. *Fertil Steril* 2010;94(5):1609–1615.
178. **Barnhart K, Dunsmoor-Su R, Coutifaris C.** Effect of endometriosis on in vitro fertilization. *Fertil Steril* 2002;77(6):1148–1155.
179. **The American Fertility Society.** Classification of endometriosis. The American Fertility Society. *Fertil Steril* 1979;32(6):633–634.
180. **D'Hooghe TM, Bambra CS, Raeymaekers BM, et al.** A prospective controlled study over 2 years shows a normal monthly fertility rate (MFR) in baboons with stage I endometriosis and a decreased MFR in primates with stage II–IV disease. *Fertil Steril* 1994;5(Suppl):1–113.
181. **Haney AF.** Endometriosis-associated infertility. *Baillieres Clin Obstet Gynaecol* 1993;7(4):791–812.
182. **Metzger DA, Olive DL, Stohs GF, et al.** Association of endometriosis and spontaneous abortion: Effect of control group selection. *Fertil Steril* 1986;45(1):18–22.
183. **Vercammen E, D'Hooghe TM.** Endometriosis and recurrent pregnancy loss. *Semin Reprod Med* 2000;18(4):363–368.
184. **Matorras R, Rodriguez F, Gutierrez de Teran G, et al.** Endometriosis and spontaneous abortion rate: A cohort study in infertile women. *Eur J Obstet Gynecol Reprod Biol* 1998;77(1):101–105.
185. **Marcoux S, Maheux R, Bérubé S, et al.** Laparoscopic surgery in infertile women with minimal or mild endometriosis. Canadian Collaborative Group on Endometriosis. *N Engl J Med* 1997;337(4):217–222.
186. **Parazzini F.** Ablation of lesions or no treatment in minimal-mild endometriosis in infertile women: A randomized trial. Gruppo Italiano per lo Studio dell' Endometriosi. *Hum Reprod* 1999;14(5):1332–1334.
187. **Bokor A, D'Hooghe TM.** Endometriosis and miscarriage: Is there any association? In: *Endometriosis: Current Management and Future Trends*. New Delhi: Jaypee Medical Publishers; 2011:136–142.
188. **Cahill DJ, Hull MG.** Pituitary-ovarian dysfunction and endometriosis. *Hum Reprod Update* 2000;6(1):56–66.
189. **D'Hooghe TM, Bambra CS, Raeymaekers BM, et al.** Increased incidence and recurrence of recent corpus luteum without ovulation stigma (luteinized unruptured follicle-syndrome?) in baboons with endometriosis. *J Soc Gynecol Invest* 1996;3(3):140–144.
190. **Lessey BA, Castelbaum AJ, Sawin SW, et al.** Aberrant integrin expression in the endometrium of women with endometriosis. *J Clin Endocrinol Metab* 1994;79(2):643–649.
191. **Matorras R, Rodriguez F, Perez C, et al.** Infertile women with and without endometriosis: A case-control study of luteal phase and other infertility conditions. *Acta Obstet Gynecol Scand* 1996;75(9):826–831.
192. **Propst AM, Storti K, Barbieri RL.** Lateral cervical displacement is associated with endometriosis. *Fertil Steril* 1998;70(3):568–570.
193. **Koninckx PR, Martin DC.** Deep endometriosis: A consequence of infiltration or retraction or possibly adenomyosis externa? *Fertil Steril* 1992;58(5):924–928.
194. **Koninckx PR, Oosterlynck D, D'Hooghe T, et al.** Deeply infiltrating endometriosis is a disease whereas mild endometriosis could be considered a non-disease. *Ann N Y Acad Sci* 1994;734:333–341.
195. **Koninckx PR, Meuleman C, Oosterlynck D, et al.** Diagnosis of deep endometriosis by clinical examination during menstruation and plasma CA 125 concentration. *Fertil Steril* 1996;65(2):280–287.
196. **Nisenblat V, Bossuyt PM, Farquhar C, et al.** Imaging modalities for the non-invasive diagnosis of endometriosis. *Cochrane Database Syst Rev* 2016;2:CD009591.
197. **Van Holsbeke C, Van Calster B, Guerriero S, et al.** Endometriomas: Their ultrasound characteristics. *Ultrasound Obstet Gynecol* 2010;35(6):730–740.
198. **McBean JH, Gibson M, Brumsted JR.** The association of intrauterine filling defects on HSG with endometriosis. *Fertil Steril* 1996;66(4):522–526.
199. **Carmignani L, Vercellini P, Spinelli M, et al.** Pelvic endometriosis and hydroureteronephrosis. *Fertil Steril* 2010;93(6):1741–1744.
200. **Somigliana E, Vercellini P, Vigano' P, et al.** Non-invasive diagnosis of endometriosis: the goal or own goal? *Hum Reprod* 2010;25:1863–1868.
201. **American Society for Reproductive Medicine.** Revised American Society for Reproductive Medicine classification of endometriosis. *Am Soc Reprod Med* 1997;5:817–821.
202. **D'Hooghe TM, Mihalyi AM, Simsa P, et al.** Why we need a noninvasive diagnostic test for minimal to mild endometriosis with a high sensitivity. *Gynecol Obstet Invest* 2006;62(3):136–138.

203. **Bast RC Jr, Klug TL, St. John E, et al.** A radio-immunoassay using a monoclonal antibody to monitor the course of epithelial ovarian cancer. *N Engl J Med* 1983;309(15):883–887.
204. **Barbieri RL, Niloff JM, Bast RC Jr, et al.** Elevated serum concentrations of CA125 in patients with advanced endometriosis. *Fertil Steril* 1986;45(5):630–634.
205. **Pittaway DE, Fayez JA.** The use of CA125 in the diagnosis and management of endometriosis. *Fertil Steril* 1986;46(5):790–795.
206. **Pittaway DE, Fayez JA.** Serum CA125 levels increase during menses. *Am J Obstet Gynecol* 1987;156(1):75–76.
207. **Masahashi T, Matsuzawa K, Ohsawa M, et al.** Serum CA125 levels in patients with endometriosis: Changes in CA125 levels during menstruation. *Obstet Gynecol* 1988;72(3 Pt 1):328–331.
208. **Takahashi K, Musa AA, Nagata H, et al.** Serum CA125 and 17-b-estradiol in patients with external endometriosis on danazol. *Gynecol Obstet Invest* 1990;29(4):301–304.
209. **Franssen AM, van der Heijden PF, Thomas CM, et al.** On the origin and significance of serum CA125 concentrations in 97 patients with endometriosis before, during, and after buserelin acetate, nafarelin, or danazol. *Fertil Steril* 1992;57(5):974–979.
210. **Moloney MD, Thornton JG, Cooper EH.** Serum CA125 antigen levels and disease severity in patients with endometriosis. *Obstet Gynecol* 1989;73(5 Pt 1):767–769.
211. **Nagamani M, Kelver ME, Smith ER.** CA125 levels in monitoring therapy for endometriosis and in prediction of recurrence. *Int J Fertil* 1992;37(4):227–231.
212. **Hornstein MD, Thomas PP, Gleason RE, et al.** Menstrual cyclicity of CA125 in patients with endometriosis. *Fertil Steril* 1992;58(2):279–283.
213. **O'Shaughnessy A, Check JH, Nowroozi K, et al.** CA125 levels measured in different phases of the menstrual cycle in screening for endometriosis. *Obstet Gynecol* 1993;81(1):99–103.
214. **Mol BW, Bayram N, Lijmer JG, et al.** The performance of CA-125 measurement in the detection of endometriosis: A meta-analysis. *Fertil Steril* 1998;70(6):1101–1108.
215. **Wykes CB, Clark TJ, Khan KS.** Accuracy of laparoscopy in the diagnosis of endometriosis: A systematic quantitative review. *BJOG* 2004;111(11):1204–1212.
216. **Chapron C, Querleu D, Bruhat MA, et al.** Surgical complications of diagnostic and operative gynaecological laparoscopy: A series of 29,966 cases. *Hum Reprod* 1998;13(4):867–872.
217. **Harkki-Siren P, Sjoberg J, Kurki T.** Major complications of laparoscopy: A follow-up Finnish study. *Obstet Gynecol* 1999;94(1):94–98.
218. **Vasquez G, Cornillie F, Brosens IA.** Peritoneal endometriosis: Scanning electron microscopy and histology of minimal pelvic endometriotic lesions. *Fertil Steril* 1984;42(5):696–703.
219. **Nisolle M, Paindaveine B, Bourdin A, et al.** Histological study of peritoneal endometriosis in infertile women. *Fertil Steril* 1990;53(6):984–988.
220. **Clement PB.** Pathology of endometriosis. *Pathol Annu* 1990;25 (Pt 1):245–295.
221. **Moen MH, Halvorsen TB.** Histologic confirmation of endometriosis in different peritoneal lesions. *Acta Obstet Gynecol Scand* 1992;71(5):337–342.
222. **Vercellini P, Aimi G, Panazza S, et al.** Deep endometriosis conundrum: Evidence in favor of a peritoneal origin. *Fertil Steril* 2000;73(5):1043–1046.
223. **Vercellini P, Vendola N, Bocciolone L, et al.** Reliability of the visual diagnosis of endometriosis. *Fertil Steril* 1991;56(6):1198–2000.
224. **Redwine DB.** Ovarian endometriosis: A marker for more extensive pelvic and intestinal disease. *Fertil Steril* 1999;72(2):310–315.
225. **Walter AJ, Hentz JG, Magtibay PM, et al.** Endometriosis: Correlation between histologic and visual findings at laparoscopy. *Am J Obstet Gynecol* 2001;184(7):1407–1411, discussion 1411–1413.
226. **Czernobilsky B.** Endometriosis. In: Fox H, ed. *Obstetrical and Gynecological Pathology*. New York: Churchill Livingstone; 1987:763–777.
227. **Mai KT, Yazdi HM, Perkins DG, et al.** Pathogenetic role of the stromal cells in endometriosis and adenomyosis. *Histopathology* 1997;30(5):430–442.
228. **Donnez J, Nisolle M, Casanas-Roux F.** Three-dimensional architectures of peritoneal endometriosis. *Fertil Steril* 1992;57(5):980–983.
229. **Nisolle M, Casanas-Roux F, Anaf V, et al.** Morphometric study of the stromal vascularization in peritoneal endometriosis. *Fertil Steril* 1993;59(3):681–684.
230. **Wardle PG, Hull MG.** Is endometriosis a disease? *Baillieres Clin Obstet Gynecol* 1993;7(4):673–685.
231. **Murphy AA, Green WR, Bobbie D, et al.** Unsuspected endometriosis documented by scanning electron microscopy in visually normal peritoneum. *Fertil Steril* 1986;46(3):522–524.
232. **Steingold KA, Cedars M, Lu JK, et al.** Treatment of endometriosis with a long-acting gonadotropin-releasing hormone agonist. *Obstet Gynecol* 1987;69(3 Pt 1):403–411.
233. **Nezhat F, Allan CJ, Nezhat C, et al.** Nonvisualized endometriosis at laparoscopy. *Int J Fertil* 1991;36(6):340–343.
234. **Balasch J, Creus M, Fabregues F, et al.** Visible and non-visible endometriosis at laparoscopy in fertile and infertile women and in patients with chronic pelvic pain: a prospective study. *Hum Reprod* 1996;11(2):387–391.
235. **Jansen RP.** Minimal endometriosis and reduced fecundability: Prospective evidence from an artificial insemination by donor program. *Fertil Steril* 1986;46(1):141–143.
236. **Hayata T, Matsu T, Kawano Y, et al.** Scanning electron microscopy of endometriotic lesions in the pelvic peritoneum and the histogenesis of endometriosis. *Int J Gynecol Obstet* 1992;39(4):311–319.
237. **Murphy AA, Guzick DS, Rock JA.** Microscopic peritoneal endometriosis. *Fertil Steril* 1989;51(6):1072–1074.
238. **Redwine DB.** Is "microscopic" peritoneal endometriosis invisible? *Fertil Steril* 1988;50(4):665–666.
239. **Redwine DB, Yocom LB.** A serial section study of visually normal pelvic peritoneum in patients with endometriosis. *Fertil Steril* 1990;54(4):648–651.
240. **Tomassetti C, Geysenbergh B, Meuleman C, et al.** External validation of the endometriosis fertility index (EFI) staging system for predicting non-ART pregnancy after endometriosis surgery. *Hum Reprod* 2013;28(5):1280–1288.
241. **Keckstein J, Ulrich U, Possover M, et al.** ENZIAN klassifikation der tief infiltrierenden Endometriose. *Zentrallbl Gynäkol* 2003;125:291.
242. **Tuttlies F, Keckstein J, Ulrich U, et al.** ENZIAN-score, a classification of deep infiltrating endometriosis. *Zentralbl Gynakol* 2005;127(5):275–281.
243. **Haas D, Wurm P, Shamiyeh A, et al.** Efficacy of the revised ENZIAN classification: A retrospective analysis. Does the revised ENZIAN classification solve the problem of duplicate classification in rASRM and ENZIAN?. *Arch Gynecol Obstet* 2013;287(5):941–945.
244. **Johnson NP, Hummelshoj L, Adamson GD, et al. World Endometriosis Society Sao Paulo Consortium.** World Endometriosis Society consensus on the classification of endometriosis. *Human Reprod* 2017;32(2):315–324.
245. **Hornstein MD, Gleason RE, Orav J, et al.** The reproducibility of the revised American Fertility Society classification of endometriosis. *Fertil Steril* 1993;59(5):1015–1021.
246. **Lin SY, Lee RK, Hwu YM, et al.** Reproducibility of the revised American Fertility Society classification of endometriosis during laparoscopy or laparotomy. *Int J Gynecol Obstet* 1998;60(3):265–269.
247. **Thomas EJ, Cooke ID.** Impact of gestrinone on the course of asymptomatic endometriosis. *Br Med J (Clin Res Ed)* 1987;294(6567):272–274.
248. **Thomas EJ, Cooke ID.** Successful treatment of asymptomatic endometriosis: Does it benefit infertile women? *Br Med J (Clin Res Ed)* 1987;294(6580):1117–1119.
249. **Mahmood TA, Templeton A.** The impact of treatment on the natural history of endometriosis. *Hum Reprod* 1990;5(8):965–970.

250. **Sutton CJ, Pooley AS, Ewen SP, et al.** Follow-up report on a randomized controlled trial of laser laparoscopy in the treatment of pelvic pain associated with minimal to moderate endometriosis. *Fertil Steril* 1997;68(8):1070–1074.
251. **D'Hooghe TM, Bambra CS, Raeymaekers BM, et al.** Serial laparoscopies over 30 months show that endometriosis is a progressive disease in captive baboons (*Papio anubis, Papio cynocephalus*) is a progressive disease. *Fertil Steril* 1996;65(3):645–649.
252. **Hoshiai H, Ishikawa M, Sawatari Y, et al.** Laparoscopic evaluation of the onset and progression of endometriosis. *Am J Obstet Gynecol* 1993;169(3):714–719.
253. **Redwine DB.** Age-related evolution in color appearance of endometriosis. *Fertil Steril* 1987;48(6):1062–1063.
254. **D'Hooghe TM, Bambra CS, Isahakia M, et al.** Evolution of spontaneous endometriosis in the baboon (*Papio anubis, Papio cynocephalus*) over a 12-month period. *Fertil Steril* 1992;58(2):409–412.
255. **Wiegerinck MA, Van Dop PA, Brosens IA.** The staging of peritoneal endometriosis by the type of active lesion in addition to the revised American Fertility Society classification. *Fertil Steril* 1993;60(3):461–464.
256. **Hanton EM, Malkasian GD Jr, Dockerty MB, et al.** Endometriosis associated with complete or partial obstruction of menstrual egress. Report of 7 cases. *Obstet Gynecol* 1966;28(5):626–629.
257. **Schenken RS, Williams RF, Hodgen GD.** Effect of pregnancy on surgically induced endometriosis in cynomolgus monkeys. *Am J Obstet Gynecol* 1987;157(6):1392–1396.
258. **Vernon MW, Wilson EA.** Studies on the surgical induction of endometriosis in the rat. *Fertil Steril* 1985;44(5):684–694.
259. **McArthur JW, Ulfelder H.** The effect of pregnancy upon endometriosis. *Obstet Gynecol Surv* 1965;20(5):709–733.
260. **D'Hooghe TM, Bambra CS, De Jonge I, et al.** Pregnancy does not affect endometriosis in baboons (*Papio anubis, Papio cynocephalus*). *Arch Gynecol Obstet* 1997;261(1):15–19.
261. **Kistner RW.** The treatment of endometriosis by inducing pseudopregnancy with ovarian hormones: A report of fifty-eight cases. *Fertil Steril* 1959;10:539–556.
262. **Parazzini F, Di Cintio E, Chatenoud L, et al.** Oral contraceptive use and risk of endometriosis. Italian Endometriosis Study Group. *Br J Obstet Gynecol* 1999;106(7):695–699.
263. **Somigliana E, Vercellini P, Vigano P, et al.** Endometriosis and estroprogestins: The chicken or the egg causality dilemma. *Fertil Steril* 2010;95(1):431–433.
264. **Vercellini P, Barbara G, Somigliana E, et al.** Comparison of contraceptive ring and patch for the treatment of symptomatic endometriosis. *Fertil Steril* 2010;93(7):2150–2161.
265. **Vercellini P, Eskenazi B, Consonni D, et al.** Oral contraceptives and risk of endometriosis: A systematic review and meta-analysis. *Hum Reprod Update* 2010;17(2):159–170.
266. **Zegers-Hochschild F, Adamson GD, de Mouzon J, et al.** International Committee for Monitoring Assisted Reproductive Technology; World Health Organization. International Committee for Monitoring Assisted Reproductive Technology (ICMART) and the World Health Organization (WHO) revised glossary of ART terminology, 2009. *Fertil Steril* 2009;92(5):1520–1524.
267. **Meuleman C, D'Hoore A, Van Cleynenbreugel B, et al.** Outcome after multidisciplinary CO_2 laser laparoscopic excision of deep infiltrating colorectal endometriosis. *Reprod Biomed Online* 2009;18(2):282–289.
268. **Abbott JA, Hawe J, Clayton RD, et al.** The effects and effectiveness of laparoscopic excision of endometriosis: A prospective study with 2–5 year follow-up. *Hum Reprod* 2003;18(9):1922–1927.
269. **Chapron C, Fauconnier A, Vieira M, et al.** Anatomical distribution of deeply infiltrating endometriosis: Surgical implications and proposition for a classification. *Hum Reprod* 2003;18(1):157–161.
270. **Fedele L, Bianchi S, Zanconato G, et al.** Long-term follow-up after conservative surgery for rectovaginal endometriosis. *Am J Obstet Gynecol* 2004;190(4):1020–1024.
271. **Redwine DB, Wright JT.** Laparoscopic treatment of complete obliteration of the cul-de-sac associated with endometriosis: Long-term follow-up of en bloc resection. *Fertil Steril* 2001;76(2):358–365.
272. **Hart RJ, Hickey M, Maouris P, et al.** Excisional surgery versus ablative surgery for ovarian endometriomata. *Cochrane Database Syst Rev* 2008;2:CD004992.
273. **Donnez J, Nisolle M, Gillet N, et al.** Large ovarian endometriomas. *Hum Reprod* 1996;11(3):641–646.
274. **Pellicano M, Bramante S, Guida M, et al.** Ovarian endometrioma: Postoperative adhesions following bipolar coagulation and suture. *Fertil Steril* 2008;89(4):796–799.
275. **Vercellini P, Carmignani L, Rubino T, et al.** Surgery for deep endometriosis: A pathogenesis-oriented approach. *Gynecol Obstet Invest* 2009;68(2):88–103.
276. **Koninckx PR, Timmermans B, Meuleman C, et al.** Complications of CO-2 laser endoscopic excision of deep endometriosis. *Hum Reprod* 1996;11(10):2263–2268.
277. **Redwine DB, Koning M, Sharpe DR.** Laparoscopically assisted transvaginal segmental resection of the rectosigmoid colon for endometriosis. *Fertil Steril* 1996;65(1):193–197.
278. **Daraï E, Dubernard G, Coutant C, et al.** Randomized trial of laparoscopically assisted versus open colorectal resection for endometriosis: Morbidity, symptoms, quality of life, and fertility. *Ann Surg* 2010;251(6):1018–1023.
279. **Meuleman C, Tomassetti C, D'Hoore A, et al.** Surgical treatment of deeply infiltrating endometriosis with colorectal involvement. *Hum Reprod Update* 2011;17(3):311–326.
280. **Vanhie A, Meuleman C, Tomassetti C, et al.** Consensus on Recording Deep Endometriosis Surgery: The CORDES statement. *Hum Reprod* 2016;31(6):1219–1223.
281. **Ahmad G, O'Flynn H, Hindocha A, et al.** Barrier agents for adhesion prevention after gynaecological surgery. *Cochrane Database Syst Rev* 2015;30(4):CD000475.
282. **Proctor ML, Latthe PM, Farquhar CM, et al.** Surgical interruption of pelvic nerve pathways for primary and secondary dysmenorrhoea. *Cochrane Database Syst Rev* 2005;19(4):CD001896.
283. **Sutton CJ, Ewen SP, Whitelaw N, et al.** Prospective, randomized, double-blind, controlled trial of laser laparoscopy in the treatment of pelvic pain associated with minimal, mild, and moderate endometriosis. *Fertil Steril* 1994;62(4):696–700.
284. **Candiani GB, Fedele L, Vercellini P, et al.** Presacral neurectomy for the treatment of pelvic pain associated with endometriosis: A controlled study. *Am J Obstet Gynecol* 1992;167(1):100–103.
285. **Fedele L, Bianchi S, Bocciolone L, et al.** Buserelin acetate in the treatment of pelvic pain associated with minimal and mild endometriosis: A controlled study. *Fertil Steril* 1993;59(3):516–521.
286. **Overton CE, Lindsay PC, Johal B, et al.** A randomized, double-blind, placebo-controlled study of luteal phase dydrogesterone (Duphaston) in women with minimal to mild endometriosis. *Fertil Steril* 1994;62(4):701–707.
287. **Feste JR.** Laser laparoscopy: A new modality. *J Reprod Med* 1985;30(5):413–417.
288. **Nezhat C, Crowgey S, Nezhat F, et al.** Video laparoscopy for the treatment of endometriosis associated with infertility. *Fertil Steril* 1989;51(2):237–240.
289. **Sutton C, Hill D.** Laser laparoscopy in the treatment of endometriosis: A 5 year study. *Br J Obstet Gynecol* 1990;97(2):181–185.
290. **Daniell JF.** Fiberoptic laser laparoscopy. *Baillieres Clin Obstet Gynaecol* 1989;3(3):545–562.
291. **Jacobson TZ, Duffy JM, Barlow D, et al.** Laparoscopic surgery for pelvic pain associated with endometriosis. *Cochrane Database Syst Rev* 2009;(4):CD001300.
292. **Vercellini P, Crosignani PG, Abbiati A, et al.** The effect of surgery for symptomatic endometriosis: The other side of the story. *Hum Reprod Update* 2009;15(2):177–188.

293. **Yap C, Furness S, Farquhar C.** Pre and post operative medical therapy for endometriosis surgery. *Cochrane Database Syst Rev* 2004;(3):CD003678.
294. **Bianchi S, Busacca M, Agnoli B, et al.** Effects of 3 month therapy with danazol after laparoscopic surgery for stage III/IV endometriosis: A randomized study. *Hum Reprod* 1999;14(5):1335–1337.
295. **Hornstein MD, Hemmings R, Yuzpe AA, et al.** Use of nafarelin versus placebo after reductive laparoscopic surgery for endometriosis. *Fertil Steril* 1997;68(5):860–864.
296. **Vercellini P, Crosignani PG, Fadini R, et al.** A gonadotropin-releasing hormone agonist compared with expectant management after conservative surgery for symptomatic endometriosis. *Br J Obstet Gynecol* 1999;106(7):672–677.
297. **Busacca M, Somigliana E, Bianchi S, et al.** Post-operative GnRH analogue treatment after conservative surgery for symptomatic endometriosis stage III–IV: A randomized controlled trial. *Hum Reprod* 2001;16(11):2399–2402.
298. **Parazzini F, Fedele L, Busacca M, et al.** Postsurgical treatment of advanced endometriosis: Results of a randomized clinical trial. *Am J Obstet Gynecol* 1994;171(5):1205–1207.
299. **Telimaa S, Ronnberg L, Kauppila A.** Placebo-controlled comparison of danazol and high-dose medroxyprogesterone acetate in the treatment of endometriosis after conservative surgery. *Gynecol Endocrinol* 1987;1(4):363–371.
300. **Audebert A, Descampes P, Marret H, et al.** Pre or post operative medical treatment with nafarelin in stage III–IV endometriosis: A French multicentered study. *Eur J Obstet Gynecol Reprod Biol* 1998;79(2):145–148.
301. **Loverro G, Carriero C, Rossi AC, et al.** A randomized study comparing triptorelin or expectant management following conservative laparoscopic surgery for symptomatic stage III–IV endometriosis. *Eur J Obstet Gynecol Reprod Biol* 2008;136(2):194–198.
302. **Vercellini P, Somigliana E, Daguati R, et al.** Postoperative oral contraceptive exposure and risk of endometrioma recurrence. *Am J Obstet Gynecol* 2008;198(5):504.e1–e5.
303. **Seracchioli R, Mabrouk M, Frascà C, et al.** Long-term oral contraceptive pills and postoperative pain management after laparoscopic excision of ovarian endometrioma: a randomized controlled trial. *Fertil Steril* 2010;94(2):464–471.
304. **Seracchioli R, Mabrouk M, Frascà C, et al.** Long-term cyclic and continuous oral contraceptive therapy and endometrioma recurrence: A randomized controlled trial. *Fertil Steril* 2010;93(1):52–56.
305. **Sesti F, Pietropolli A, Capozzolo T, et al.** Hormonal suppression treatment or dietary therapy versus placebo in the control of painful symptoms after conservative surgery for endometriosis stage III–IV. A randomized comparative trial. *Fertil Steril* 2007;88(6):1541–1547.
306. **Abou-Setta AM, Al-Inany HG, Farquhar CM.** Levonorgestrel-releasing intrauterine device (LNG-IUD) for symptomatic endometriosis following surgery. *Cochrane Database Syst Rev* 2006;(4):CD005072.
307. **Vercellini P, Frontino G, De Giorgi O, et al.** Comparison of a levonorgestrel-releasing intrauterine device versus expectant management after conservative surgery for symptomatic endometriosis: a pilot study. *Fertil Steril* 2003;80(2):305–309.
308. **Wong AY, Tang LC, Chin RK.** Levonorgestrel-releasing intrauterine system (Mirena) and depot medroxyprogesterone acetate (Depo-Provera) as long-term maintenance therapy for patients with moderate and severe endometriosis: a randomised controlled trial. *Aust N Z J Obstet Gynaecol* 2010;50(3):273–279.
309. **MacDonald SR, Klock SC, Milad MP.** Long-term outcome of non-conservative surgery (hysterectomy) for endometriosis-associated pain in women <30 years old. *Am J Obstet Gynecol* 1999;180(6 Pt 1):1360–1363.
310. **Lefebvre G, Allaire C, Jeffrey J, et al. Clinical Practice Gynaecology Committee and Executive Committee and Council, Society of Obstetricians and Gynaecologists of Canada.** SOGC clinical guidelines: Hysterectomy. *J Obstet Gynaecol Can* 2002;24(1):37–61, quiz 74–76.
311. **Namnoum AB, Hickman TN, Goodman SB, et al.** Incidence of symptom recurrence after hysterectomy for endometriosis. *Fertil Steril* 1995;64(5):898–902.
312. **Ford J, English J, Miles WA, et al.** Pain, quality of life and complications following the radical resection of rectovaginal endometriosis. *BJOG* 2004;111(4):353–356.
313. **Marjoribanks J, Proctor ML, Farquhar C.** Nonsteroidal anti-inflammatory drugs for primary dysmenorrhoea. *Cochrane Database Syst Rev* 2003;(4):CD001751.
314. **Brown J, Crawford TJ, Allen C, et al.** Nonsteroidal anti-inflammatory drugs for pain in women with endometriosis. *Cochrane Database Syst Rev* 2017;1:CD004753.
315. **Zhang WY, Li Wan Po A.** Efficacy of minor analgesics in primary dysmenorrhoea: A systematic review. *Br J Obstet Gynecol* 1998;105(7):780–789.
316. **Dawood MY, Khan-Dawood FS.** Clinical efficacy and differential inhibition of menstrual fluid prostaglandin F2alpha in a randomized, double-blind, crossover treatment with placebo, acetaminophen, and ibuprofen in primary dysmenorrhea. *Am J Obstet Gynecol* 2007;196(1):35.e1–e5.
317. **Proctor ML, Smith CA, Farquhar CM, et al.** Transcutaneous electrical nerve stimulation and acupuncture for primary dysmenorrhoea (Cochrane Review). In: *The Cochrane Library, Issue 3*. Chichester, UK: Wiley; 2004.
318. **Davis AR, Westhoff C, O'Connell K, et al.** Oral contraceptives for dysmenorrhea in adolescent girls: A randomized trial. *Obstet Gynecol* 2005;106(1):97–104.
319. **Proctor ML, Farquhar CM.** Dysmenorrhoea. *Clin Evid* 2006;(15):2429–2448.
320. **Proctor ML, Murphy PA.** Herbal and dietary therapies for primary and secondary dysmenorrhoea (Cochrane Review). In: *The Cochrane Library, Issue 3*. Chichester, UK: Wiley; 2004.
321. **Proctor ML, Hing W, Johnson TC, et al.** Spinal manipulation for primary and secondary dysmenorrhoea. *Cochrane Database Syst Rev* 2006;(3):CD002119.
322. **Kauppila A, Ronnberg L.** Naproxen sodium in dysmenorrhea secondary to endometriosis. *Obstet Gynecol* 1985;65(3):379–383.
323. **Allen C, Hopewell S, Prentice A, et al.** Nonsteroidal anti-inflammatory drugs for pain in women with endometriosis. *Cochrane Database Syst Rev* 2009;(2):CD004753.
324. **Bajaj P, Bajaj P, Madsen H, et al.** Endometriosis is associated with central sensitization: A psychophysical controlled study. *J Pain* 2003;4(7):372–380.
325. **Kauppila A, Puolakka J, Ylikorkala O.** Prostaglandin biosynthesis inhibitors and endometriosis. *Prostaglandins* 1979;18(4):655–661.
326. **Vercellini P, Crosignani PG, Somigliana E, et al.** Medical treatment for rectovaginal endometriosis: What is the evidence? *Hum Reprod* 2009;24(10):2504–2514.
327. **Moore J, Kennedy SH, Prentice A.** Modern combined oral contraceptives for pain associated with endometriosis (Cochrane Review). In: *The Cochrane Library, Issue 3*. Chichester, UK: Wiley; 2004.
328. **Prentice A, Deary AJ, Goldbeck WS, et al.** Gonadotrophin-releasing hormone analogues for pain associated with endometriosis. In: *The Cochrane Library, Issue 3*. Chichester, UK: Wiley; 2004.
329. **Harada T, Momoeda M, Taketani Y, et al.** Low-dose oral contraceptive pill for dysmenorrhea associated with endometriosis: A placebo-controlled, double-blind, randomized trial. *Fertil Steril* 2008;90(5):1583–1588.
330. **Nothnick WB, D'Hooghe TM.** Medical management of endometriosis: novel targets and approaches towards the development of future treatment regimes. *Gynecol Obstet Invest* 2003;55:189–198.
331. **Kyama CM, Mihalyi A, Mwenda JM, et al.** The role of immunologic factors in the development of endometriosis: Indications for treatment strategies. *Therapy* 2005;4:623–639.

332. **Edelman AB, Gallo MF, Jensen JT, et al.** Continuous or extended cycle vs. cyclic use of combined oral contraceptives for contraception. *Cochrane Database Syst Rev* 2005;(3):CD004695.
333. **Vercellini P, Pietropaolo G, De Giorgi O, et al.** Treatment of symptomatic rectovaginal endometriosis with an estrogen-progestogen combination versus low-dose norethindrone acetate. *Fertil Steril* 2005;84(5):1375–1387.
334. **Kistner RW.** The use of newer progestins in the treatment of endometriosis. *Am J Obstet Gynecol* 1958;75(2):264–278.
335. **Prentice A, Deary AJ, Bland E.** Progestagens and anti-progestagens for pain associated with endometriosis. *Cochrane Database Syst Rev* 2000;(2):CD002122.
336. **Moghissi KS.** Pseudopregnancy induced by estrogen-progestogen or progestogens alone in the treatment of endometriosis. *Prog Clin Biol Res* 1990;323:221–232.
337. **Telimaa S, Puolakka J, Ronnberg L, et al.** Placebo-controlled comparison of danazol and high-dose medroxyprogesterone acetate in the treatment of endometriosis. *Gynecol Endocrinol* 1987;1(1):13–23.
338. **Harrison RF, Barry-Kinsella C.** Efficacy of medroxy-progesterone treatment in infertile women with endometriosis: A prospective, randomized, placebo-controlled study. *Fertil Steril* 2000;74(1):24–30.
339. **Vercellini P, De Giorgi O, Oldani S, et al.** Depot medroxyprogesterone acetate versus an oral contraceptive combined with very-low-dose danazol for long-term treatment of pelvic pain associated with endometriosis. *Am J Obstet Gynecol* 1996;175(2):396–401.
340. **Schlaff WD, Carson SA, Luciano A, et al.** Subcutaneous injection of depot medroxyprogesterone acetate compared with leuprolide acetate in the treatment of endometriosis-associated pain. *Fertil Steril* 2006;85(2):314–325.
341. **Walch K, Unfried G, Huber J, et al.** Implanon versus medroxyprogesterone acetate: Effects on pain scores in patients with symptomatic endometriosis—a pilot study. *Contraception* 2009;79(1):29–34.
342. **Strowitzki T, Marr J, Gerlinger C, et al.** Dienogest is as effective as leuprolide acetate in treating the painful symptoms of endometriosis: A 24-week, randomized, multicentre, open-label trial. *Hum Reprod* 2010;25(3):633–641.
343. **Harada T, Momoeda M, Taketani Y, et al.** Dienogest is as effective as intranasal buserelin acetate for the relief of pain symptoms associated with endometriosis—a randomized, double-blind, multicenter, controlled trial. *Fertil Steril* 2009;91(3):675–681.
344. **Viganò P, Somigliana E, Vercellini P.** Levonorgestrel-releasing intrauterine system for the treatment of endometriosis: Biological and clinical evidence. *Womens Health (Lond)* 2007;3(2):207–214.
345. **Varma R, Sinha D, Gupta JK.** Non-contraceptive uses of levonorgestrel-releasing hormone system (LNG-IUS)—a systematic enquiry and overview. *Eur J Obstet Gynecol Reprod Biol* 2006;125(1):9–28.
346. **Vercellini P, Aimi G, Panazza S, et al.** A levonorgestrel-releasing intrauterine system for the treatment of dysmenorrhea associated with endometriosis: A pilot study. *Fertil Steril* 1999;72(3):505–508.
347. **Fedele L, Bianchi S, Zanconato G, et al.** Use of a levonorgestrel-releasing intrauterine device in the treatment of rectovaginal endometriosis. *Fertil Steril* 2001;75(3):485–488.
348. **Petta CA, Ferriani RA, Abrao MS, et al.** Randomized clinical trial of a levonorgestrel-releasing intrauterine system and a depot GnRH analogue for the treatment of chronic pelvic pain in women with endometriosis. *Hum Reprod* 2005;20(7):1993–1998.
349. **Lockhat FB, Emembolu JO, Konje JC.** The efficacy, side-effects and continuation rates in women with symptomatic endometriosis undergoing treatment with an intra-uterine administered progestogen (levonorgestrel): A 3-year follow-up. *Hum Reprod* 2005;20(3):789–793.
350. **Fu J, Song H, Zhou M, et al.** Progesterone receptor modulators for endometriosis. *Cochrane Database Syst Rev* 2017;7:CD009881.
351. **Murphy AA, Zhou MH, Malkapuram S, et al.** RU486-induced growth inhibition of human endometrial cells. *Fertil Steril* 2000;74(5):1014–1019.
352. **Brosens IA, Verleyen A, Cornillie FJ.** The morphologic effect of short-term medical therapy of endometriosis. *Am J Obstet Gynecol* 1987;157(5):1215–1221.
353. **Fedele L, Bianchi S, Viezzoli T, et al.** Gestrinone versus danazol in the treatment of endometriosis. *Fertil Steril* 1989;51(5):781–785.
354. **Wingfield M, Healy DL.** Endometriosis: Medical therapy. *Baillieres Clin Obstet Gynecol* 1993;7(4):813–838.
355. **Hornstein MD, Gleason RE, Barbieri RL.** A randomized double-blind prospective trial of two doses of gestrinone in the treatment of endometriosis. *Fertil Steril* 1990;53(2):237–241.
356. Gestrinone versus a GnRHa for the treatment of pelvic pain associated with endometriosis: a multicenter, randomized, double-blind study. Gestrinone Italian Study Group. *Fertil Steril* 1996;66(6):911–919.
357. **Barbieri RL, Ryan KJ.** Danazol: Endocrine pharmacology and therapeutic applications. *Am J Obstet Gynecol* 1981;141(4):453–463.
358. **Bischof P, Galfetti MA, Seydoux J, et al.** Peripheral CA125 levels in patients with uterine fibroids. *Hum Reprod* 1992;7(1):35–38.
359. **Ward BG, McGuckin MA, Ramm L, et al.** Expression of tumour markers CA125, CASA and OSA in minimal/mild endometriosis. *Aust N Z J Obstet Gynaecol* 1991;31(3):273–275.
360. **Fraser IS, McCarron G, Markham R.** Serum CA125 levels in women with endometriosis. *Aust N Z J Obstet Gynaecol* 1989;29(4):416–420.
361. **Acien P, Shaw RW, Irvine L, et al.** CA125 levels in endometriosis patients before, during and after treatment with danazol or LHRH agonists. *Eur J Obstet Gynecol* 1989;32(3):241–246.
362. **Takahashi K, Yoshino K, Kusakari M, et al.** Prognostic potential of serum CA125 levels in danazol-treated patients with external endometriosis: A preliminary study. *Int J Fertil* 1990;35(4):226–229.
363. **El-Roeiy A, Dmowski WP, Gleicher N, et al.** Danazol but not gonadotropin-releasing hormone agonists suppresses autoantibodies in endometriosis. *Fertil Steril* 1988:50(6);864–871.
364. **Ota H, Maki M, Shidara Y, et al.** Effects of danazol at the immunologic level in patients with adenomyosis, with special reference to autoantibodies: A multi-center cooperative study. *Am J Obstet Gynecol* 1992;167(2):481–486.
365. **Hill JA, Haimovici F, Politch JA, et al.** Effects of soluble products of activated macrophages (lymphokines and monokines) on human sperm motion parameters. *Fertil Steril* 1987;47(3):460–465.
366. **Mori H, Nakagawa M, Itoh N, et al.** Danazol suppresses the production of interleukin-1b and tumor necrosis factor by human monocytes. *Am J Reprod Immunol* 1990;24(2):45–50.
367. **Braun DP, Gebel H, Rotman C, et al.** The development of cytotoxicity in peritoneal macrophages from women with endometriosis. *Fertil Steril* 1992;57(6):1203–1210.
368. **Gelfand JA, Sherins RJ, Alling DW, et al.** Treatment of hereditary angioedema with danazol. Reversal of clinical and biochemical abnormalities. *N Engl J Med* 1976;295(26):1444–1448.
369. **Ahn YS, Harrington WJ, Mylvaganam R, et al.** Danazol therapy for autoimmune hemolytic anemia. *Ann Intern Med* 1985;102(3):298–301.
370. **Agnello V, Pariser K, Gell J, et al.** Preliminary observations on danazol therapy of systemic lupus erythematosus: Effect on DNA antibodies, thrombocytopenia and complement. *J Rheumatol* 1983;10(5):682–687.
371. **Schreiber AD, Chien P, Tomaski A, et al.** Effect of danazol in immune thrombocytopenic purpura. *N Engl J Med* 1987;316(9):503–508.
372. **Mylvaganam R, Ahn YS, Harrington WJ, et al.** Immune modulation by danazol in autoimmune thrombocytopenia. *Clin Immunol Immunopathol* 1987;42(3):281–287.

373. **Selak V, Farquhar C, Prentice A, et al.** Danazol for pelvic pain associated with endometriosis. *Cochrane Database Syst Rev* 2007;(4): CD000068.
374. **Igarashi M, Iizuka M, Abe Y, et al.** Novel vaginal danazol ring therapy for pelvic endometriosis, in particular deeply infiltrating endometriosis. *Hum Reprod* 1998;13(7):1952–1956.
375. **Borroni R, Di Blasio AM, Gaffuri B, et al.** Expression of GnRH receptor gene in human ectopic endometrial cells and inhibition of their proliferation by leuprolide acetate. *Mol Cell Endocrinol* 2000;159(1–2):37–43
376. **Sharpe-Timms KL, Zimmer RL, Jolliff WJ, et al.** GnRHa therapy alters activity of plasminogen activators, matrix metalloproteinases, and their inhibitors in rat models for adhesion formation and endometriosis: Potential GnRHa regulated mechanisms reducing adhesion formation. *Fertil Steril* 1998;68:916–923.
377. **Barbieri RL.** Hormone treatment of endometriosis: The estrogen threshold hypothesis. *Am J Obstet Gynecol* 1992;166(2):740–745.
378. **Riis BJ, Christiansen C, Johansen JS, et al.** Is it possible to prevent bone loss in young women treated with luteinizing hormone-releasing agonists? *J Clin Endocrinol Metab* 1990;70(4):920–924.
379. **Hornstein MD, Surrey ES, Weisberg GW, et al.** Leuprolide acetate depot and hormonal add-back in endometriosis: A 12-month study. Lupron Add-Back Study Group. *Obstet Gynecol* 1998;91(1):16–24.
380. **Sillem M, Parviz M, Woitge HW, et al.** Add-back medrogestone does not prevent bone loss in premenopausal women treated with goserelin. *Exp Clin Endocrinol Diabetes* 1999;107(6):379–385.
381. **Taskin O, Yalcinoglu I, Kucuk S, et al.** Effectiveness of tibolone on hypoestrogenic symptoms induced by goserelin treatment in patients with endometriosis. *Fertil Steril* 1997;67(1):40–45.
382. **Lindsay PC, Shaw RW, Bennink HJ, et al.** The effect of add-back treatment with tibolone (Livial) on patients treated with the GnRHa triptorelin (Decapeptyl). *Fertil Steril* 1996;65(2):342–348.
383. **Franke HR, van de Weijere PH, Pennings TM, et al.** Gonadotropin-releasing hormone agonist plus "add-back" hormone replacement therapy for treatment of endometriosis: A prospective randomized placebo-controlled double-blind trial. *Fertil Steril* 2000;74(3): 534–539.
384. **Sagsveen M, Farmer JE, Prentice A, et al.** Gonadotrophin-releasing hormone analogues for endometriosis: Bone mineral density. *Cochrane Database Syst Rev* 2003;(4):CD001297.
385. **Pierce SJ, Gazvani MR, Farquharson RG.** Long-term use of gonadotropin-releasing hormone analogs and hormone replacement therapy in the management of endometriosis: A randomized trial with a 6-year follow-up. *Fertil Steril* 2000;74(5):964–968.
386. **Tahara M, Matsuoka T, Yokoi T, et al.** Treatment of endometriosis with a decreasing dosage of gonadotropin-releasing hormone agonist (nafarelin): A pilot study with low-dose agonist therapy ("draw-back" therapy). *Fertil Steril* 2000;73(4):799–804.
387. **Yano S, Ikegami Y, Nakao K.** Studies on the effect of the new non-steroidal aromatase inhibitor fadrozole hydrochloride in an endometriosis model in rats. *Arzneimittelforschung* 1996;46(2):192–195.
388. **Kudoh M, Susaki Y, Ideyama Y, et al.** Inhibitory effects of a novel aromatase inhibitor, YM511, on growth of endometrial explants and insulin-like growth factor-I gene expression in rats with experimental endometriosis. *J Steroid Biochem Mol Biol* 1997;63(1–3):75–80.
389. **Takayama K, Zeitoun K, Gunby RT, et al.** Treatment of severe postmenopausal endometriosis with an aromatase inhibitor. *Fertil Steril* 1998;69(4):709–713.
390. **Nawathe A, Patwardhan S, Yates D, et al.** Systematic review of the effects of aromatase inhibitors on pain associated with endometriosis. *BJOG* 2008;115(7):818–822.
391. **Soysal S, Soysal ME, Ozer S, et al.** The effects of post-surgical administration of goserelin plus anastrazole compared to goserelin alone in patients with severe endometriosis: A prospective randomised trial. *Hum Reprod* 2004;19(1):160–167.
392. **Buelke-Sam J, Bryant HU, Francis PC.** The selective estrogen receptor modulator, raloxifene: An overview of nonclinical pharmacology and reproductive and developmental testing. *Reprod Toxicol* 1998;12(3):217–221.
393. **Stratton P, Sinaii N, Segars J, et al.** Return of chronic pelvic pain from endometriosis after raloxifene treatment: A randomized controlled trial. *Obstet Gynecol* 2008;111(1):88–96.
394. **Diamond MP, Carr B, Dmowski WP, et al.** Elagolix treatment for endometriosis-associated pain: Results from a phase 2, randomized, double-blind, placebo-controlled study. *Reprod Sci* 2014;21(3): 363–371.
395. **Taylor HS, Giudice LC, Lessey BA, et al.** Treatment of endometriosis-associated pain with elagolix, an oral GnRH antagonist. *N Engl J Med* 2017;377(1):28–40.
396. **D'Antonio M, Martelli F, Peano S, et al.** Ability of recombinant human TNF binding protein-1 (r-hTBP-1) to inhibit the development of experimentally induced endometriosis in rats. *J Reprod Immunol* 2000;48(2):81–98.
397. **Koninckx PR, Craessaerts M, Timmerman D, et al.** Anti-TNF-alpha treatment for deep endometriosis-associated pain: A randomized placebo-controlled trial. *Hum Reprod* 2008;23(9):2017–2023.
398. **Lv D, Song H, Li Y, et al.** Pentoxifylline versus medical therapies for subfertile women with endometriosis. *Cochrane Database Syst Rev* 2009;(3):CD007677.
399. **Lebovic DI, Mwenda JM, Chai DC, et al.** PPAR-gamma receptor ligand induces regression of endometrial explants in baboons: A prospective, randomized, placebo- and drug-controlled study. *Fertil Steril* 2007;88(4 Suppl):1108–1119.
400. **Lebovic DI, Mwenda JM, Chai DC, et al.** Peroxisome proliferator-activated receptor-(gamma) receptor ligand partially prevents the development of endometrial explants in baboons: A prospective, randomized, placebo-controlled study. *Endocrinology* 2010;151(4): 1846–1852.
401. **Lebovic DI, Kir M, Casey CL, et al.** Peroxisome proliferator-activated receptor-gamma induces regression of endometrial explants in a rat model of endometriosis. *Fertil Steril* 2004;82 Suppl 3:1008–1013.
402. **Moravek MB, Ward EA, Lebovic DI.** Thiazolidinediones as therapy for endometriosis: A case series. *Gynecol Obstet Invest* 2009;68(3):167–170.
403. **Ingelmo JM, Quereda F, Acien P.** Intraperitoneal and subcutaneous treatment of experimental endometriosis with recombinant human interferon-alpha-2b in a murine model. *Fertil Steril* 1999;71(5): 907–911.
404. **Keenan JA, Williams-Boyce PK, Massey PJ, et al.** Regression of endometrial explants in a rat model of endometriosis treated with immune modulators loxoribine and levamisole. *Fertil Steril* 1999; 72(1):135–141.
405. **Kyama CM, Mihalyi A, Simsa P, et al.** Non-steroidal targets in the diagnosis and treatment of endometriosis. *Curr Med Chem* 2008; 15(10):1006–1017.
406. **Olive DL, Lee KL.** Analysis of sequential treatment protocols for endometriosis-associated infertility. *Am J Obstet Gynecol* 1986;154(3): 613–619.
407. **Jacobson TZ, Barlow DH, Koninckx PR, et al.** Laparoscopic surgery for subfertility associated with endometriosis (Cochrane Review). In: *The Cochrane Library, Issue 3*. Chichester, UK: Wiley; 2004.
408. **Hughes E, Brown J, Collins JJ, et al.** Ovulation suppression for endometriosis. *Cochrane Database Syst Rev* 2007;(3):CD000155.
409. **Arumugam K, Urquhart R.** Efficacy of laparoscopic electrocoagulation in infertile patients with minimal or mild endometriosis. *Acta Obstet Gynecol Scand* 1991;70(2):125–127.
410. **Adamson GD, Hurd SJ, Pasta DJ, et al.** Laparoscopic endometriosis treatment: Is it better? *Fertil Steril* 1993;59(1):35–44.
411. **Guzick DS, Silliman NP, Adamson GD, et al.** Prediction of pregnancy in infertile women based on the American Society for Reproductive Medicine's revised classification for endometriosis. *Fertil Steril* 1997;67(5):822–829.

412. **Osuga Y, Koga K, Tsutsumi O, et al.** Role of laparoscopy in the treatment of endometriosis-associated infertility. *Gynecol Obstet Invest* 2002;53(Suppl 1):33–39.
413. **Canis M, Pouly JL, Wattiez A, et al.** Incidence of bilateral adnexal disease in severe endometriosis (revised American Fertility Society [AFS] stage IV): Should a stage V be included in the AFS classification? *Fertil Steril* 1992;57:691–692.
414. **Chapron C, Fritel X, Dubuisson JB.** Fertility after laparoscopic management of deep endometriosis infiltrating the uterosacral ligaments. *Hum Reprod* 1999;14(2):329–332.
415. **Pagidas K, Falcone T, Hemmings R, et al.** Comparison of reoperation for moderate (stage III) and severe (stage IV) endometriosis-related infertility with in vitro fertilization-embryo transfer. *Fertil Steril* 1996;65(4):791–795.
416. **Rock JA, Guzick DS, Sengos C, et al.** The conservative surgical treatment of endometriosis: Evaluation of pregnancy success with respect to the extent of disease as categorized using contemporary classification systems. *Fertil Steril* 1981;35(2):131–137.
417. **Hart RJ, Hickey M, Maouris P, et al.** Excisional surgery versus ablative surgery for ovarian endometriomata. *Cochrane Database Syst Rev* 2008;16(2):CD004992.
418. **Alborzi S, Ravanbakhsh R, Parsanezhad ME, et al.** Comparison of follicular response of ovaries to ovulation induction after laparoscopic ovarian cystectomy or fenestration and coagulation versus normal ovaries in patients with endometrioma. *Fertil Steril* 2007;88(2):507–509.
419. **Loh FH, Tan AT, Kumar J, et al.** Ovarian response after laparoscopic ovarian cystectomy for endometriotic cysts in 132 monitored cycles. *Fertil Steril* 1999;72(2):316–321.
420. **Pados G, Tsolakidis D, Assimakopoulos E, et al.** Sonographic changes after laparoscopic cystectomy compared with three-stage management in patients with ovarian endometriomas: A prospective randomized study. *Hum Reprod* 2010;25(3):672–677.
421. **Tsolakidis D, Pados G, Vavilis D, et al.** The impact on ovarian reserve after laparoscopic ovarian cystectomy versus three-stage management in patients with endometriomas: A prospective randomized study. *Fertil Steril* 2010;94(1):71–77.
422. **Somigliana E, Daguati R, Vercellini P, et al.** The use and effectiveness of in vitro fertilization in women with endometriosis: The surgeon's perspective. *Fertil Steril* 2009;91(5):1775–1779.
423. **Goldstein DP, De Cholnoky C, Emans SJ.** Adolescent endometriosis. *J Adolesc Health Care* 1980;1(1):37–41.
424. **Bai SW, Cho HJ, Kim JY, et al.** Endometriosis in an adolescent population: The severance hospital in Korean experience. *Yonsei Med J* 2002;43(1):48–52.
425. **Ballweg ML.** Big picture of endometriosis helps provide guidance on approach to teens: Comparative historical data show endo starting younger, is more severe. *J Pediatr Adolesc Gynecol* 2003;16(3 Suppl):S-21–A26.
426. **Reese KA, Reddy S, Rock JA.** Endometriosis in an adolescent population: The Emory experience. *J Pediatr Adolesc Gynecol* 1996;9(3):125–128.
427. **Laufer MR, Goitein L, Bush M, et al.** Prevalence of endometriosis in adolescent girls with chronic pelvic pain not responding to conventional therapy. *J Pediatr Adolesc Gynecol* 1997;10(4):199–202.
428. **Vercellini P, Fedele L, Arcaini L, et al.** Laparoscopy in the diagnosis of chronic pelvic pain in adolescent women. *J Reprod Med* 1989;34(10):827–830.
429. **Emmert C, Romann D, Riedel HH.** Endometriosis diagnosed by laparoscopy in adolescent girls. *Arch Gynecol Obstet* 1998;261(2):89–93.
430. **Hassan E, Kontoravdis A, Hassiakos D, et al.** Evaluation of combined endoscopic and pharmaceutical management of endometriosis during adolescence. *Clin Exp Obstet Gynecol* 1999;26(2):85–87.
431. **Kontoravdis A, Hassan E, Hassiakos D, et al.** Laparoscopic evaluation and management of chronic pelvic pain during adolescence. *Clin Exp Obstet Gynecol* 1999;26(2):76–77.
432. **Shin SY, Lee YY, Yang SY, et al.** Characteristics of menstruation-related problems for adolescents and premarital women in Korea. *Eur J Obstet Gynecol Reprod Biol* 2005;121(2):236–242.
433. **Stavroulis AI, Saridogan E, Creighton SM, et al.** Laparoscopic treatment of endometriosis in teenagers. *Eur J Obstet Gynecol Reprod Biol* 2006;125(2):248–250.
434. **Davis GD, Thillet E, Lindemann J.** Clinical characteristics of adolescent endometriosis. *J Adolesc Health* 1993;14(5):362–368.
435. **Marsh EE, Laufer MR.** Endometriosis in premenarcheal girls who do not have an associated obstructive anomaly. *Fertil Steril* 2005;83(3):758–760.
436. **Evers JL.** The pregnancy rate of the no-treatment group in randomized clinical trials of endometriosis therapy. *Fertil Steril* 1989;52(6):906–907.
437. **Propst AM, Laufer MR.** Endometriosis in adolescents: Incidence, diagnosis and treatment. *J Reprod Med* 1999;44(9):751–758.
438. **American College of Obstetricians and Gynecologists.** ACOG Committee Opinion. Number 310, April 2005. Endometriosis in adolescents. *Obstet Gynecol* 2005;105(4):921–927.
439. **Sanfilippo JS, Wakim NG, Schikler KN, et al.** Endometriosis in association with uterine anomaly. *Am J Obstet Gynecol* 1986;154(1):39–43.
440. **Uğur M, Turan C, Mungan T, et al.** Endometriosis in association with mullerian anomalies. *Gynecol Obstet Invest* 1995;40(4):261–264.
441. **Hur JY, Shin JH, Lee JK, et al.** Septate uterus with double cervices, unilaterally obstructed vaginal septum, and ipsilateral renal agenesis: A rare combination of müllerian and wolffian anomalies complicated by severe endometriosis in an adolescent. *J Minim Invasive Gynecol* 2007;14(1):128–131.
442. **Gemmell LC, Webster KE, Kirtley S, et al.** The management of menopause in women with a history of endometriosis: A systematic review. *Hum Reprod Update* 2017;23(4):481–500.
443. **Matorras R, Elorriaga MA, Pijoan JI, et al.** Recurrence of endometriosis in women with bilateral adnexectomy (with or without total hysterectomy) who received hormone replacement therapy. *Fertil Steril* 2002;77(2):303–308.
444. **Rattanachaiyanont M, Tanmahasamut P, Angsuwatthana S, et al.** Hormonal replacement therapy in surgical menopause with underlying endometriosis. *J Med Assoc Thai* 2003;86(8):702–707.
445. **Acién P, Núñez C, Quereda F, et al.** Is a bowel resection necessary for deep endometriosis with rectovaginal or colorectal involvement? *Int J Womens Health* 2013;29(5):449–455.
446. **Redwine DB.** Conservative laparoscopic excision of endometriosis by sharp dissection: Life table analysis of reoperation and persistent of recurrent disease. *Fertil Steril* 1991;56(4):628–634.
447. **Vercellini P, Fedele L, Aimi G, et al.** Reproductive performance, pain recurrence and disease relapse after conservative surgical treatment for endometriosis: The predictive value of the current classification system. *Hum Reprod* 2006;21(10):2679–2685.
448. **Berlanda N, Vercellini P, Fedele L.** The outcomes of repeat surgery for recurrent symptomatic endometriosis. *Curr Opin Obstet Gynecol* 2010;22(4):320–325.
449. **Vercellini P, Somigliana E, Viganò P, et al.** The effect of second-line surgery on reproductive performance of women with recurrent endometriosis: A systematic review. *Acta Obstet Gynecol Scand* 2009;88(10):1074–1082.
450. **Busacca M, Marana R, Caruana P, et al.** Recurrence of ovarian endometrioma after laparoscopic excision. *Am J Obstet Gynecol* 1999;180(3 Pt 1):519–523.
451. **Schindler AE, Foertig P, Kienle E, et al.** Early treatment of endometriosis with GnRH-agonists: Impact on time to recurrence. *Eur J Obstet Gynecol* 2000;93(2):123–125.
452. **Dmowski WP, Cohen MR.** Antigonadotropin (danazol) in the treatment of endometriosis: Evaluation of posttreatment fertility and three-year follow-up data. *Am J Obstet Gynecol* 1978;130(1):41–48.

453. **Ghezzi F, Beretta P, Franchi M, et al.** Recurrence of endometriosis and anatomical location of the primary lesion. *Fertil Steril* 2001;75(1):136–140.
454. **Vercellini P, Somigliana E, Viganò P, et al.** Post-operative endometriosis recurrence: A plea for prevention based on pathogenetic, epidemiological and clinical evidence. *Reprod Biomed Online* 2010; 21(2):259–265.
455. **Razzi S, Luisi S, Ferretti C, et al.** Use of a progestogen only preparation containing desogestrel in the treatment of recurrent pelvic pain after conservative surgery for endometriosis. *Eur J Obstet Gynecol Reprod Biol* 2007;135(2):188–190.
456. **Vercellini P, Somigliana E, Daguati R, et al.** The second time around: Reproductive performance after repetitive versus primary surgery for endometriosis. *Fertil Steril* 2009;92(4):1253–1255.

CAPÍTULO 14

Planejamento Familiar

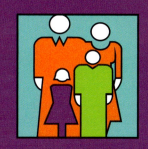

Wing Kay Fok, Paul D. Blumenthal, Phillip G. Stubblefield

PONTOS-CHAVE

1. Nos EUA, os métodos mais comuns de contracepção usados são, nesta ordem, esterilização, anticoncepcionais orais (ACOs) e preservativos.

2. Os preservativos de látex e outros métodos de barreira diminuem o risco de infecções sexualmente transmissíveis (IST) e de câncer de colo do útero.

3. Nos EUA, os dispositivos intrauterinos (DIU) disponíveis são tão eficazes quanto a esterilização tubária e não estão associados a nenhum aumento do risco de infecção pélvica ao longo prazo.

4. Os ACOs, os adesivos e o anel vaginal com associação de estrogênio-progestágeno proporcionam uma excelente contracepção quando utilizados corretamente; entretanto, todos eles podem aumentar o risco de trombose venosa e de tromboembolismo.

5. As associações atuais de estrogênio-progestágeno em baixas doses não aumentam o risco de infarto do miocárdio entre mulheres não tabagistas com menos de 35 anos de idade que não apresentam outros fatores relacionados com doença vascular.

6. A associação entre câncer de mama e uso de ACO permanece controversa; entretanto, os ACOs não parecem aumentar de modo substancial esse risco. Além disso, os benefícios do uso de ACO, particularmente a proteção contra gravidez e outros benefícios não contraceptivos, superam os riscos na maioria das mulheres.

7. O uso das formas injetáveis ou de implantes apenas com progestágenos resulta em taxas muito baixas de gravidez, sem o risco de trombose associado ao estrogênio.

8. Os contraceptivos hormonais proporcionam grandes benefícios à saúde, tanto os contraceptivos como os não contraceptivos, incluindo redução do risco de câncer endometrial e ovariano.

9. Nos EUA, o *levonorgestrel* 1,5 mg e o *acetato de ulipristal* 30 mg constituem os métodos hormonais mais eficazes de contracepção de emergência. A eficácia é máxima nas primeiras 24 horas após a relação sexual, porém permanece alta em até 5 dias. O DIU de *cobre T380A* inserido nos primeiros 5 dias após uma relação sexual sem proteção é ainda mais eficaz do que os métodos hormonais.

10. Os métodos contraceptivos reversíveis de longa duração (LARC) incluem implantes subdérmicos de progestágenos e DIU com liberação de *cobre* ou *levonorgestrel*. Esses métodos oferecem taxas de gravidez comparáveis à esterilização e estão entre os métodos mais seguros.

11. A contracepção permanente e segura é obtida por meio de laparoscopia ou minilaparotomia, utilizando eletrocauterização bipolar, salpingectomia ou salpingectomia parcial, anel de Silastic e *clipe de Filshie*.

12. As técnicas histeroscópicas de esterilização proporcionam uma contracepção permanente e altamente eficaz para mulheres, sem uso de anestesia geral ou incisão abdominal. Entretanto, relatos de reações adversas em pacientes levaram o fabricante a retirar o produto do mercado.

13. A vasectomia proporciona uma esterilização altamente eficaz e de baixo custo para homens e não está associada ao câncer de próstata.

14. As taxas de mortalidade por aborto caíram rapidamente com a sua legalização; no caso de abortos seguros, o risco de mortalidade geral é inferior a 1 por 100 mil.

15. O risco de mortalidade por aborto aumenta com a idade gestacional. A taxa de mortalidade com procedimentos de aspiração é de 0,3 por 100 mil até 8 semanas de gestação e aumenta para 6,7 por 100 mil com 18 semanas ou mais.

A história da contracepção é longa e data da Antiguidade. O controle voluntário da fertilidade é particularmente importante na sociedade moderna.[1] Uma mulher que espera ter apenas um ou dois filhos passa a maior parte de seus anos férteis tentando evitar a gravidez. O controle eficaz da reprodução é essencial para que a mulher consiga alcançar suas metas pessoais. Quando visto de uma perspectiva mais ampla, o rápido crescimento da população humana nos tempos modernos ameaça a nossa sobrevivência. A população mundial é de 7,3 bilhões e a estimativa é que alcance 10 bilhões em 2056.[2] Tanto para o indivíduo como para o planeta, a saúde reprodutiva exige o uso cuidadoso de meios eficazes para evitar a gravidez e as infecções sexualmente transmissíveis.[3]

Da puberdade até a menopausa, as mulheres se deparam com desafios relacionados com a procriação ou a sua prevenção: as únicas opções são a abstinência sexual, a contracepção ou a gravidez. As escolhas contraceptivas feitas por casais nos EUA, em 2013, são apresentadas na **Figura 14.1**.[4]

Os anticoncepcionais orais combinados (ACOs) são a primeira escolha entre mulheres e são usados por 25,9% delas. A esterilização feminina foi a segunda opção, escolhida por 25,1%. Além disso, 8,2% de casais optaram pela esterilização masculina e 33,3% dos casais utilizaram a esterilização, tornando-a a primeira escolha de contracepção dos casais. Os preservativos foram a terceira opção e são utilizados por 15,3%. O uso de ACO declina com a idade, enquanto a taxa de esterilização aumenta. Os ACOs são escolhidos por 47% das mulheres com menos de 25 anos, enquanto apenas 1,6% prefere a esterilização. Entre as mulheres de 35 a 44 anos que utilizam a contracepção, 12,4% usa ACO e 44,2% prefere a esterilização, assim como 17,9% de seus parceiros. Cerca de 10% das mulheres usam mais de um método contraceptivo. Embora a prevalência da contracepção seja alta, uma proporção significativa de casais sexualmente ativos (6,9%) não usa nada, e, a cada ano, 1,46 de cada 100 mulheres de 15 a 44 anos tem aborto induzido.[4,5] O aborto é um indicador óbvio de gravidez não planejada. As taxas de aborto por faixa etária indicam que o seu uso é maior entre mulheres mais jovens e menor em mulheres no final da década dos 20 e início da década dos 30 anos, que é a faixa com mais tendência a manter a gestação (**Figura 14.2**).[6] O uso do aborto aumenta a partir dos 30 anos. As mulheres jovens têm muito mais probabilidade de ter uma gravidez não planejada, já que são mais férteis e têm mais tendência a manter relações sexuais sem contracepção do que mulheres de mais idade.

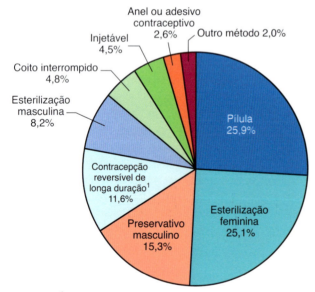

Figura 14.1 Distribuição porcentual de mulheres de 15 a 44 anos de idade que atualmente utilizam a contracepção, de acordo com o tipo de método contraceptivo usado. EUA, 2011 a 2013. (De: **Daniels K, Daugherty J, Jones J et al.** Current contraceptive use and variation by selected characteristics among women aged 15–44: United States, 2011–2013. *Natl Health Stat Report* 2015;[86]:1–14; Figura 1.)

EFICÁCIA

Os fatores que afetam a probabilidade de gravidez incluem a fertilidade dos parceiros, o momento do coito em relação à ovulação, o método de contracepção usado, a eficácia intrínseca e o uso correto do método contraceptivo. É impossível avaliar a eficácia de um método contraceptivo isoladamente dos outros fatores. O melhor método de avaliação consiste na avaliação a longo prazo de um grupo de mulheres sexualmente ativas que usam um determinado método por um período específico, de modo a observar a frequência de ocorrência de gravidez. Pode-se calcular a taxa de gravidez por 100 mulheres por ano com a fórmula de Pearl (que consiste em dividir o número de gestações pelo número total de meses de uso por todos os casais, seguido de multiplicação do quociente por 1.200). Na maioria dos métodos, as taxas de gravidez diminuem com o tempo, pois os casais mais férteis ou menos cuidadosos apresentam gravidez e são excluídos dos cálculos. O método da tabela de vida fornece informações mais acuradas. Esse método calcula a probabilidade de gravidez em meses sucessivos, que são, então, somados em determinado intervalo. Os problemas relacionados com gestações que ocorrem entre todos os casais ou as que ocorrem em mulheres que os investigadores acreditam que tenham utilizado o método de forma correta são contados. Em virtude dessa complexidade, a melhor maneira de calcular as taxas de gravidez com diferentes métodos consiste em registrar duas taxas diferentes obtidas de múltiplos estudos, ou seja, a menor taxa e a taxa habitual.

Elegibilidade médica para contracepção

Desde de 1996, a Organização Mundial da Saúde (OMS) publica regularmente os Critérios Médicos de Elegibilidade para o Uso de Contracepção. Essas recomendações baseiam-se nas melhores evidências disponíveis complementadas pela opinião de especialistas. Os Centros de Controle de Doenças (CDC) dos EUA empreenderam um processo formal para analisar e revisar os critérios da OMS e adaptá-los à prática local.[7] Esses critérios de elegibilidade tornaram-se de fato padrões norte-americanos (CDC) e internacionais (OMS) para a prática contraceptiva. Todos os métodos atuais de contracepção são classificados em quatro categorias de conveniência de uso por mulheres, com mais de 60 características ou condições. Essas categorias são:

1. Situação em que não há restrição para o uso do método contraceptivo.
2. Situação em que as vantagens do uso do método geralmente superam os riscos teóricos ou comprovados.
3. Situação em que os riscos teóricos ou comprovados habitualmente superam as vantagens do método.
4. Situação que representa um risco inaceitável para a saúde se o método contraceptivo for utilizado.

Custo

Alguns métodos, como os dispositivos intrauterinos (DIUs) e os implantes subdérmicos, exigem um investimento inicial que em alguns países pode ser substancial, mas que oferecem proteção prolongada com baixo custo anual. Uma análise complexa baseada no custo do método somado ao custo da gravidez se o método falhar conclui que a esterilização e os DIUs são os de menor custo por um período de 5 anos.[8]

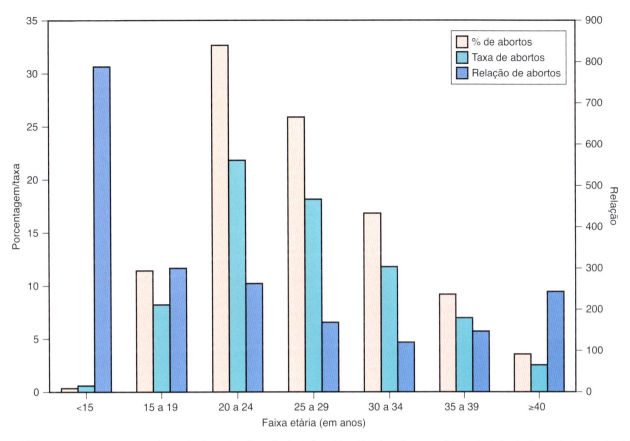

Figura 14.2 Porcentagem de abortos totais, taxa de abortos* e relação de abortos[†] por faixa etária de mulheres que fizeram aborto legal – áreas selecionadas de relato[§]. EUA, 2013. *Número de abortos por 1.000 mulheres de 15 a 44 anos de idade. [†]Número de abortos por 1.000 nascidos vivos. [§]Dados de 47 áreas, com exclusão de cinco áreas (Califórnia, Flórida, Maryland, New Hampshire e Wyoming) que não forneceram relato, que não forneceram relato por idade ou que não preencheram os padrões de relato. (De: **Jatlaoui TC, Ewing A, Mandel MG et al.** Abortion surveillance – United States, 2013. *MMWR Surveill Summ* 2016;65[12]:1–44; Figura 2.)

Contraceptivos reversíveis de longa duração

Vários métodos contraceptivos são tão eficazes quanto a esterilização, porém totalmente reversíveis. Todos possuem a importante vantagem de serem "esquecíveis", isto é, o método exige pouco da usuária uma vez iniciado, o que é muito diferente de outros métodos como o preservativo, que precisa ser utilizado a cada relação sexual, ou do ACO, que deve ser tomado diariamente. **Esses métodos "esquecíveis" apresentam uma taxa de gravidez com uso normal de menos de 1%, são eficazes durante vários anos sem necessidade de muita atenção da usuária e estão entre os mais seguros.** Incluem os implantes subdérmicos de *etonogestrel* e *levonorgestrel*, os DIUs com cobre, como o *T380A de cobre* e o sistema intrauterino liberador de *levonorgestrel*.[9,10]

MÉTODOS NÃO HORMONAIS

Coito interrompido

O coito interrompido consiste na retirada do pênis da vagina antes da ejaculação. Acredita-se que esse método, junto com o aborto induzido e o casamento tardio, seja responsável pela maior parte do declínio da fertilidade na Europa pré-industrial.[11] O coito interrompido continua sendo um método muito importante do controle da fertilidade em muitos países. Estima-se que seja utilizado por 85 milhões de casais no mundo inteiro, embora tenha sido objeto de poucos estudos, mas tem vantagens óbvias: disponibilidade imediata e custo zero. O pênis precisa ser totalmente retirado da vagina e afastado da genitália externa. Já ocorreram casos de gravidez em consequência da ejaculação nos órgãos genitais externos femininos, sem penetração. Estima-se que a eficácia varie de quatro gestações por 100 mulheres no primeiro ano de uso perfeito a 22 por 100 com uso típico. Jones et al. oferecem uma análise moderna dessa prática e concluem que ela é provavelmente tão eficaz quanto o preservativo.[12]

Amamentação

A amamentação pode ser utilizada como forma de contracepção e pode ser eficaz dependendo de variáveis individuais. O uso de contracepção durante a lactação deve levar em consideração as necessidades das mulheres e a necessidade de manter a lactação. Ocorre supressão variável da ovulação durante a lactação. A sucção do lactente eleva os níveis de prolactina e reduz a secreção do hormônio liberador das gonadotropinas (GnRH) do hipotálamo, diminuindo a secreção de hormônio luteinizante (LH), portanto, inibe a maturação folicular.[13] Mesmo com a amamentação continuada, a ovulação finalmente retorna, porém isso é pouco provável antes de 6 meses, particularmente se a mulher apresentar amenorreia e estiver amamentando sem dar complemento alimentar ao lactente.[14] Para uma segurança contraceptiva máxima, os intervalos de amamentação não devem ultrapassar 4 horas durante o dia e 6 horas durante a noite e a complementação não deve ultrapassar 5 a 10% da quantidade total de alimentação.[15] As taxas de gravidez relatadas em 6 meses são de 0,45 a 2,45% para casais que usam exclusivamente esse método.[16] Para evitar a gravidez, deve-se utilizar outro método de contracepção 6 meses depois do parto ou mais cedo se a menstruação retornar. A amamentação reduz o risco cumulativo de câncer de mama na mãe ao longo da vida.[17]

Contracepção durante a lactação (amenorreia da lactação)

Antigamente, não se aconselhava o uso de métodos hormonais combinados de estrogênio-progestogênio (ACO, adesivo e anel) durante a lactação, devido à preocupação com a redução na quantidade e qualidade do leite materno. Entretanto, os estudos clínicos realizados forneceram resultados divergentes sobre os efeitos na continuidade da amamentação exclusiva ou não em usuárias de ACO durante a lactação, e o uso de métodos hormonais combinados de estrogênio-progestágeno encontra-se na categoria 2 em mulheres que amamentam por mais de 30 dias após o parto.[7] Os ACOs, os implantes e os contraceptivos injetáveis que contêm apenas progestágenos não afetam a qualidade nem a quantidade de leite.[15] Os métodos de barreira, os espermicidas e o DIU de cobre constituem excelentes opções para mães durante a amamentação. Alguns estudos examinaram especificamente o uso de DIU de levonorgestrel (DIU-LNG). Um ensaio clínico controlado randomizado (ECR) demonstrou a preocupação de que a inserção imediata do DIU-LNG após o parto pode estar associada a menor desempenho da amamentação em comparação com a sua inserção tardia.[18] Entretanto, embora sejam necessários outros estudos antes que possam ser feitas recomendações definitivas, já foram demonstrados o impacto e a segurança do uso de outros contraceptivos como implantes (que produzem níveis sanguíneos mais elevados) na amamentação.[19] Tendo em vista o nível comparativamente baixo de hormônio circulante nos DIU-LNG, não se acredita que haja qualquer efeito adverso sobre a amamentação.

Percepção da fertilidade

A abstinência periódica descrita como "contracepção natural" ou "percepção da fertilidade" exige que a mulher evite as relações sexuais durante o período fértil aproximadamente na época da ovulação. São utilizados diversos métodos: o método do calendário (método rítmico/tabelinha), a observação do muco cervical (método de Billings ou da ovulação) e o método sintotérmico, uma combinação dos dois primeiros. Na avaliação do muco cervical, a mulher procura prever o período fértil ao examinar o muco cervical com os dedos, o qual, sob a influência estrogênica, aumenta em quantidade e torna-se progressivamente mais fluido e elástico até alcançar o máximo de filância. O muco torna-se escasso e seco sob a influência da progesterona até o início da próxima menstruação. O coito pode ser, então, permitido durante os "dias secos", imediatamente após a menstruação e até a detecção de muco. Depois, o casal precisa se abster até o quarto dia após o máximo da filância.

No método sintotérmico, o primeiro dia de abstinência é previsto a partir do calendário, subtraindo-se 21 da duração do menor ciclo menstrual nos últimos 6 meses ou do primeiro dia em que o muco é detectado, aquele que ocorreu primeiro. O fim do período fértil é previsto pela temperatura corporal basal. A mulher registra a temperatura todas as manhãs e reinicia a atividade sexual 3 dias após a elevação da temperatura corporal, que indica que o corpo-lúteo está produzindo progesterona e que ocorreu ovulação. O método pós-ovulatório é uma variação em que o casal só mantém relações sexuais após a detecção da ovulação.

Um sistema de monitoramento hormonal destinado a definir melhor o período fértil envolve a colocação de fitas descartáveis em um pequeno aparelho alimentado por pilha para detectar os níveis de estrona-3 glicuronídio e LH na urina. As alterações que ocorrem nesses hormônios fornecem uma previsão segura do período fértil. Esses aparelhos (*Persona* e *Clearblue Easy Fertility Monitor* [*CEFM*]) podem ajudar tanto a paciente a engravidar como a evitar a gravidez.[20] Na Europa, o *Persona* é comercializado para contracepção. Para evitar a gravidez, foi relatada uma efetividade de 94% com uso correto. O CEFM está aprovado nos EUA como auxiliar para engravidar, porém é utilizado *off label* para evitar a gravidez. As taxas exatas de efetividade não são conhecidas. O CEFM é utilizado no método Marquette, que combina a observação das alterações do muco cervical com os resultados do CEFM. Relatou-se uma taxa de gravidez com uso correto de 2%, com taxa de gravidez de 12% com uso típico.[21]

Eficácia

O método da ovulação foi avaliado pela OMS em um estudo conduzido em cinco países. As mulheres que concluíram com sucesso três ciclos mensais de aprendizado foram inscritas em um estudo de eficácia de 13 ciclos. A probabilidade de gravidez foi de 3,1% em 1 ano para a pequena proporção de casais que utilizaram o método perfeitamente e de 86,4% no restante.[22] Uma análise de 15 estudos nacionais realizados em países em desenvolvimento estimou uma taxa bruta de insucesso em 12 meses de 24 gestações por 100.[23] Em uma análise sistemática de estudos controlados randomizados que examinou os métodos baseados na percepção da fertilidade constatou-se que a maioria das participantes nos estudos clínicos interrompeu prematuramente os métodos, de modo que a eficácia comparativa desses métodos continua desconhecida.[24]

Riscos

As concepções resultantes de relações sexuais em momentos distantes da ovulação levam mais frequentemente a uma maior probabilidade de aborto espontâneo do que as concepções resultantes de relação sexual no meio do ciclo, mais próximas da ovulação.[25] As malformações não são mais comuns.

Preservativos

No século 18, a aristocracia da Europa utilizava preservativos feitos de intestino de animais, porém só se tornaram amplamente disponíveis após a vulcanização da borracha, na década de 1840.[1] Em geral, os preservativos modernos são fabricados com látex, embora preservativos feitos de intestino de animais ainda sejam vendidos e preferidos por algumas pessoas que acreditam que proporcionam uma melhor sensação. Hoje, os novos preservativos são feitos de materiais diferentes do látex – como poliuretano ou elastômeros sintéticos, que são finos, inodoros, transparentes e transmitem o calor do corpo. Embora os preservativos que não produzidos com látex possam se romper com mais facilidade do que os de látex, um número substancial de participantes em um estudo preferiu o seu uso e os recomendaria a outras pessoas.[26]

O risco de ruptura dos preservativos é de cerca de 3% e está relacionado com o atrito,[27] mas o uso de lubrificantes à base de água pode reduzir esse risco. É preciso evitar produtos à base de petróleo, como o óleo mineral, já que até mesmo uma exposição muito rápida a eles reduz acentuadamente a resistência dos preservativos.[28]

Infecções sexualmente transmissíveis

A gonorreia, o ureaplasma e a doença inflamatória pélvica (DIP) e sua sequela (infertilidade tubária) são reduzidos com o uso regular de métodos de barreira.[29-31] Em testes realizados *in vitro*, *Chlamydia trachomatis*, o herpes-vírus tipo 2, o HIV e o vírus da hepatite B não penetraram em preservativos de látex, porém atravessaram os preservativos feitos de intestino de animal.[32] O acompanhamento de parceiros sexuais de indivíduos infectados pelo HIV mostrou que o uso de preservativos proporciona uma proteção considerável.[33] O uso contínuo de preservativos proporciona mais proteção do que o seu uso irregular.[34] Em um estudo, casais que utilizaram preservativos em 0 a 50% das relações sexuais tiveram uma taxa de soroconversão do HIV de 20,8 por 100 casais-ano, enquanto os que usaram preservativos em 100% das relações sexuais apenas 2,3 por 100 casais-ano.[35] O *nonoxynol-9* (*N-9*) não deve ser utilizado com preservativos para proteção contra o HIV, pois está associado a lesões genitais. O N-9 não melhora a proteção proporcionada pelos preservativos quando usados exclusivamente.[36]

Os preservativos oferecem proteção contra a neoplasia cervical.[37] O risco relativo (RR) de câncer de colo do útero invasivo foi de 0,4 quando usuárias de preservativos ou diafragmas foram comparadas a mulheres que nunca utilizaram esses métodos.[38] Acredita-se que o mecanismo de proteção seja uma redução na transmissão do papilomavírus humano (HPV).

Riscos

A alergia ao látex pode causar anafilaxia com risco de morte em qualquer um dos parceiros com o uso de preservativos de látex. Os casais com história sugestiva de alergia ao látex devem utilizar preservativos de poliuretano e *Tactylon* sem látex.

Preservativo feminino

O preservativo feminino original introduzido em 1992 era uma bolsa vaginal de poliuretano fixada a um anel que cobria parcialmente a vulva. O preservativo feminino FC2 foi aprovado pela Food and Drug Administration (FDA) em 2009 e consiste em uma versão aperfeiçoada de látex sintético mais macio que não exige montagem manual durante a fabricação, e, portanto, de menor custo.[39] Consiste em uma bainha de nitrila ampla com dois anéis flexíveis. É recomendado para prevenção da gravidez e ISTs, incluindo o HIV. Embora o preservativo feminino possa sofrer ruptura com menos frequência do que o masculino, o deslizamento parece ser mais comum, particularmente nas mulheres que são iniciantes no seu uso.[40] Os preservativos masculinos não devem ser usados com os femininos, pois o uso concomitante aumenta o risco de ruptura. A exposição ao líquido seminal é ligeiramente maior do que com o uso do preservativo masculino.[41] Ensaios clínicos iniciais nos EUA mostraram uma taxa de gravidez de 15% em 6 meses. Uma análise subsequente verificou que, com o uso correto do método, a taxa de gravidez pode ser de apenas 2,6%. Essa taxa é comparável ao uso adequado do diafragma e do capuz cervical, os outros métodos de barreira femininos.[42] À semelhança do preservativo masculino, as taxas de insucesso caem à medida que aumenta a experiência do uso. O exame colposcópico de mulheres que utilizam o preservativo feminino não demonstra nenhum sinal de traumatismo nem de alteração da flora bacteriana.[43]

Espermicidas vaginais

Os espermicidas vaginais combinam uma substância química espermicida, o N-9 ou *octoxinol*, com uma base de creme, geleia, espuma aerossol, comprimido que se transforma em espuma, película, supositório ou esponja de poliuretano. O N-9 é um detergente denso ativo não iônico que imobiliza os espermatozoides. Os espermicidas que contêm apenas N-9 aparentam ser consideravelmente menos eficazes na prevenção da gravidez do que os preservativos ou os diafragmas. As mulheres que utilizam espermicidas de N-9 frequentemente apresentam taxas mais altas de lesões genitais do que as mulheres que não fazem uso desse método. Essas lesões podem aumentar o risco de ISTs e de infecção pelo HIV.[44] Nos mesmos estudos de casais sorodiscordantes, em que os preservativos demonstraram ser eficazes na prevenção da transmissão do HIV, os espermicidas que contêm apenas N-9 não foram eficazes.[35]

Surgiram preocupações sobre a possível teratogenicidade dos espermicidas. O N-9 não é absorvido pela vagina humana.[45] Vários estudos de grande porte não constataram nenhum aumento no risco de aborto, defeitos congênitos ou baixo peso ao nascer em usuárias de espermicidas em comparação com outras mulheres.[46,47]

O N-9 é tóxico para os lactobacilos que normalmente colonizam a vagina. As mulheres que utilizam espermicidas apresentam regularmente uma maior colonização vaginal pela bactéria *Escherichia coli* e podem estar predispostas à bacteriúria por essas bactérias após a relação sexual.[48]

Barreiras vaginais

No início do século 20, eram utilizados quatro tipos de barreiras vaginais na Europa: o diafragma vaginal, o capuz cervical, o capuz vaginal e Vimule. Nos EUA são utilizados diafragmas vaginais, novas variedades de capuz cervical e a esponja sintética. Quando usadas de maneira consistente, as barreiras vaginais podem ser razoavelmente eficazes. Uma discussão recente de alternativas para preservativos na prevenção do HIV em áreas de alta prevalência voltou a despertar o interesse nas outras barreiras vaginais.[49]

Diafragma

Os diafragmas tradicionais consistem em uma cúpula circular recoberta por borracha de látex fina **(Figura 14.3)**.

Existem vários tipos de diafragmas de acordo com a borda da mola: espiral, plana ou arciforme. Os diafragmas de mola em espiral e de mola plana transformam-se em um oval plano quando comprimidos para inserção; por sua vez, os diafragmas arciformes formam um arco ou meia-lua quando comprimidos e a sua inserção correta é mais fácil. Tradicionalmente, a inserção dos diafragmas precisa ser orientada por profissionais de saúde. Um espermicida é sempre prescrito para uso com o diafragma, porém não há estudos suficientes para confirmar a necessidade dessa prática.

Colocação de diafragmas

A colocação de um diafragma deve ser realizada da seguinte maneira:

1. **Deve-se efetuar um exame vaginal.** Com o primeiro e o segundo dedos na parte posterior do fórnice da vagina, o examinador coloca o polegar contra o dedo indicador para marcar o local onde o indicador toca o púbis. A distância da ponta do dedo médio até a ponta do polegar corresponde ao diâmetro do primeiro diafragma que deve ser tentado.

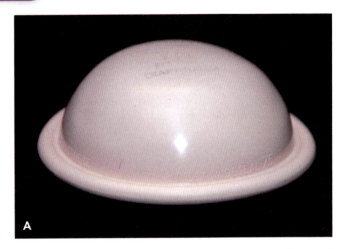 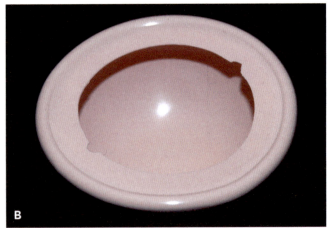

Figura 14.3 Diafragma com vedação ampla. **A.** Face caudal externa. **B.** Face cefálica interna.

2. **Utiliza-se um conjunto de diafragmas medidores de vários tamanhos. O diafragma medidor é introduzido e verificado por meio do toque/palpação.** O diafragma deve abrir-se com facilidade na vagina e preencher os fórnices sem exercer pressão nas paredes vaginais. Deve-se escolher o maior diafragma que se ajustar confortavelmente. Os diafragmas de tamanho 65, 70 ou 75 encaixam-se na maioria das mulheres.
3. Recomenda-se que a **paciente pratique a inserção ainda no consultório e seja reexaminada posteriormente para confirmar a posição correta do diafragma.** Deve-se colocar cerca de 1 colher de chá de geleia ou creme espermicida hidrossolúvel na concavidade do diafragma, que é introduzido com a cúpula voltada para baixo, de modo que o colo do útero fique em contato com o espermicida.
4. **O diafragma pode ser introduzido várias horas antes da relação sexual. Se houver outra relação sexual, deve-se colocar mais geleia espermicida na vagina sem retirar o diafragma, que deve ser mantido no lugar durante pelo menos 6 horas após a relação sexual, de modo a permitir a imobilização dos espermatozoides.** Após a sua retirada, é lavado com água e sabão, e após secar, guardado em local longe do calor. Não se deve utilizar talco, uma vez que a exposição genital a esse produto pode aumentar o risco de câncer de ovário.

Em 2014, a FDA aprovou o diafragma de contorno Caya para uso nos EUA. Trata-se de um diafragma de silicone reutilizável de tamanho único. Quando comparado aos diafragmas tradicionais, esse de contorno não precisa de um profissional para determinar o tamanho, o que pode ser particularmente importante para um maior acesso em lugares de poucos recursos. O diafragma Caya deve ser usado com espermicida. Deve ser mantido no local por 6 horas após a relação sexual, de modo a garantir a imobilização dos espermatozoides; todavia, precisa ser retirado dentro de 24 horas para evitar a síndrome do choque tóxico.

Riscos

O uso do diafragma, particularmente se prolongado durante múltiplas relações sexuais, parece aumentar o risco de infecções urinárias. Pode-se utilizar um diafragma de tamanho menor e vedação ampla ou um capuz cervical se houver cistite recorrente, embora o problema possa estar relacionado não apenas com a compressão mecânica, mas também com alterações da flora vaginal produzidas pelo espermicida. Não se constatou aumento do risco com o uso de diafragma em um estudo epidemiológico que comparou casos de choques tóxicos com controles.[50]

Outros métodos de barreira

FemCap

Versão de capuz cervical feito de borracha de silicone, aprovada pela FDA em 2003, assemelha-se a um chapéu de marinheiro com a cúpula cobrindo o colo do útero e a borda se encaixando nos fórnices da vagina. Está disponível em três tamanhos – 22, 26 e 30 mm de diâmetro –, e a expectativa é de que seja reutilizável por 2 anos. É utilizado com espermicida e deve ser mantido no lugar durante pelo menos 6 horas após a relação sexual, mas também por até 48 horas. Após esse período, exige a aplicação de mais espermicida. O *FemCap* precisa de prescrição e é colocado por um médico. O único estudo de eficácia disponível comparou o *FemCap* ao diafragma vaginal, e observou-se uma taxa de gravidez em 6 meses com o *FemCap* de 13,5%, o que é substancialmente maior do que a taxa de 7,9% com o diafragma. Ambos os grupos do estudo utilizaram espermicida contendo *N-9* com os dispositivos.[52]

Avanços futuros nos métodos de barreira

Ovaprene é um anel de silicone orgânico intravaginal, não hormonal e de tamanho único, que libera de maneira contínua agentes espermostáticos e espermicidas por um período de 4 semanas. O ensaio clínico de fase 1 demonstrou boa aceitação das pacientes e segurança.[51] Espera-se que seja objeto de um ensaio clínico de teste pós-coito.

Esponja

A esponja *Today* é um dispositivo de poliuretano em forma de uma cúpula que contém *N-9*. É umedecida com água e, em seguida, introduzida na vagina para cobrir o colo do útero. Essa esponja combina as vantagens de uma barreira descartável com espermicida e oferece proteção por 24 horas. A eficácia contraceptiva parece diferir com a paridade. Foi relatado que as mulheres nulíparas apresentam uma taxa de gravidez com uso perfeito de 9% ao ano, enquanto as mulheres que já tiveram filhos de 20%. As taxas estimadas com uso típico são de 12% por ano em nulíparas e de 24% em multíparas.[52] Em um estudo que comparou a esponja a uma preparação de espermicida vaginal usada isoladamente, sem qualquer barreira, constatou-se que a esponja está associada a uma taxa de gravidez ligeiramente menor.[53]

Contracepção intrauterina

Mais de 14% das mulheres casadas no mundo inteiro utilizam contracepção intrauterina.[54] O seu uso está crescendo nos EUA, e as estimativas são de que apenas 6,4% das mulheres adotam a contracepção intrauterina.[54] As candidatas incluem nulíparas, adolescentes e mulheres imunocomprometidas. O uso pós-parto imediato ou após aborto no primeiro ou segundo trimestre ampliou a sua utilização. Nos EUA, dispõe-se de 5 DIUs: o T380A de cobre (*ParaGard*), 2 *DIUs* liberadores de levonorgestrel (52 mg) (*Mirena* e *Liletta*), 1 DIU liberador de levonorgestrel (19,5 mg) (*Kyleena*) e 1 DIU liberador de levonorgestrel (13,5 mg) (*Skyla*). O *T380A de cobre* é constituído de faixas de cobre no braço horizontal do T, além do fio de cobre em torno da haste, proporcionando uma área de superfície total de 380 mm de cobre, quase o dobro da área de superfície de cobre dos primeiros dispositivos com cobre **(Figura 14.4)**. Foi aprovado para uso contínuo por até 10 anos. O *Mirena* **(Figura 14.5)** está aprovado nos EUA para uso durante 5 anos, embora estudos realizados ao longo de 7 anos de uso mostraram não haver perda da eficácia.[55] O *Kyleena* está aprovado para uso durante 5 anos, e o *Skyla*, 3 anos. O *Liletta* é fabricado pelo Medicines360 e está aprovado para uso por até 4 anos, com eventual aprovação antecipada durante 7 anos e, possivelmente, 10 anos.[56] **Todos os DIUs proporcionam contracepção segura e a longo prazo, com eficácia equivalente à da esterilização tubária.**

Mecanismo de ação

Os DIUs causam a formação no interior da cavidade uterina de "espuma biológica" contendo filamentos de fibrina, células fagocitárias e enzimas proteolíticas. Todos os DIUs estimulam a formação de prostaglandinas no útero, relacionada com a contração do músculo liso e inflamação. Os DIUs de cobre liberam continuamente uma pequena quantidade do metal, produzindo uma resposta inflamatória ainda maior. Os exames de microscopia eletrônica de varredura do endométrio de usuárias de DIU não medicado, demonstraram alterações na morfologia superficial das células, particularmente das microvilosidades das células ciliadas.[57] Ocorrem alterações importantes na composição das proteínas dentro da cavidade uterina, e são encontradas novas proteínas e inibidores das proteinases em lavados uterinos.[58] **O ambiente intrauterino alterado interfere na passagem dos espermatozoides pelo útero, impedindo a fertilização.**

O *levonorgestrel* presente nos DIUs é muito mais potente do que a progesterona natural e exerce ação acentuada sobre o endométrio. O hormônio é liberado em uma taxa inicial de 20 µg ao dia, diminuindo para metade dessa taxa em 5 anos. Para os DIU-LNGs 52 mg, os níveis sanguíneos de hormônio são significativamente menores do que aqueles observados nas pílulas com apenas progesterona e permanecem estáveis em cerca de 130 a 200 pg/mℓ.[59] Cerca de 85% dos ciclos são ovulatórios, e o efeito contraceptivo do DIU-LNG resulta do espessamento e escassez do muco cervical, da atrofia do endométrio e de uma resposta inflamatória intrauterina.[56,59]

O DIU não é abortivo. A eficácia contraceptiva não depende da interferência com a implantação, embora esse fenômeno possa ocorrer e constitua em parte a base teórica para o uso de DIUs de cobre para contracepção de emergência. Podem ser obtidos espermatozoides por laparoscopia em lavados das tubas uterinas de mulheres no meio do ciclo, mas verifica-se a presença de menor número de espermatozoides nos lavados tubários de usuárias de DIUs.[60] Os óvulos coletados das tubas durante a esterilização tubária não demonstram nenhuma evidência da ocorrência de fertilização em usuárias de DIUs.[61] As determinações dos níveis séricos de β-gonadotropina coriônica (β-hCG) em mulheres que utilizam DIU indicam a não ocorrência de gravidez.[62]

Eficácia

O *DIU T380A de cobre* e o *DIU-LNG 52 mg* apresentam taxas de gravidez notavelmente baixas, inferiores a 0,2 por 100 mulheres-ano. As gestações ao longo de um período de 7 anos foram de apenas 1,1 por 100 para o *DIU-LNG* e de 1,4 para o *T380 de cobre*.[55] Dados sobre o DIU *T380A de cobre* ao longo de 12 anos mostraram uma taxa cumulativa de gravidez de apenas 1,9 por 100 mulheres e ausência de gravidez depois de 8 anos.[63]

Benefícios

Os DIUs modernos oferecem uma contracepção excelente sem a necessidade de muitos cuidados pela usuária. Tanto o *DIU T380A de cobre* como os *DIU-LNG* protegem contra a gravidez ectópica. **O *DIU-LNG*, em virtude de sua liberação de *levonorgestrel*, diminui o sangramento menstrual e as cólicas.** É amplamente

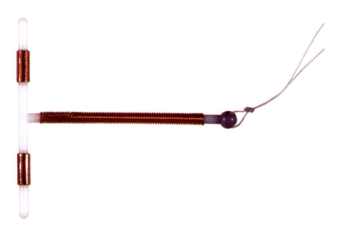

Figura 14.4 Dispositivo intrauterino *T380A de cobre* (*ParaGard*).

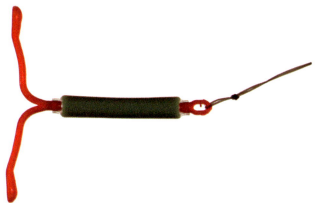

Figura 14.5 Dispositivo intrauterino de *levonorgestrel T* (*Mirena*).

utilizado no tratamento do sangramento menstrual intenso e é usado na Europa e no Reino Unido como alternativa da histerectomia no tratamento do sangramento uterino aumentado (SUA).[64] O *DIU-LNG* exerce efeito benéfico sobre o SUA devido a miomas uterinos; o benefício pode ser reduzido nos miomas submucosos com distorção da cavidade uterina.[65,66] O **DIU-LNG constitui uma maneira eficaz de administrar o tratamento necessário com progestágeno a mulheres na pós-menopausa submetidas à estrogenioterapia.**[67] Outros benefícios não contraceptivos incluem redução do risco de câncer endometrial e melhora dos sintomas de endometriose e adenomiose.[68-71]

Riscos

Infecção

O Women's Health Study constatou que o dispositivo *Dalkon Shield* (retirado do mercado desde 1974) aumentava em 8 vezes o risco de DIP ao comparar mulheres hospitalizadas para tratamento de DIP a mulheres com controle internadas para tratamento de outras doenças.[72] Por outro lado, o risco associado a outros DIUs foi acentuadamente menor. Um aumento do risco só foi detectável nos primeiros 4 meses após a inserção do DIU. Em um estudo prospectivo da OMS, observou-se que a DIP só aumentou a incidência de infecção durante os primeiros 20 dias após a introdução do DIU. Depois desse tempo a taxa de diagnóstico de DIP foi de cerca de 1,6 caso por 1.000 mulheres por ano, a mesma constatada na população em geral.[73]

3 A exposição a patógenos sexualmente transmissíveis é um determinante mais importante de risco de DIP do que o uso de DIU. No Women's Health Study, as mulheres casadas ou em união estável que declararam ter tido apenas um parceiro sexual nos últimos 6 meses não tiveram aumento na incidência de DIP.[72] Em contrapartida, mulheres separadas ou solteiras apresentaram aumento do risco, embora tivessem apenas um parceiro nos últimos 6 meses.[74] A única infecção pélvica claramente relacionada com o uso de DIU é a actinomicose.[75] Aparentemente, a DIP com actinomicose foi relatada apenas em usuárias de DIU. As taxas de colonização por actinomicose aumentam com a duração do uso de dispositivos plásticos, porém aparentam ser muito menores com os DIUs que liberam cobre. Os actinomicetos podem ser encontrados na citologia cervical de até 7% das mulheres com DIU. Tendo em vista o baixo valor preditivo positivo e a ausência de sensibilidade e especificidade da citologia cervical para o diagnóstico desse microrganismo, o tratamento antibiótico e a retirada do DIU devem ser reservados para mulheres sintomáticas.[76]

Quando há suspeita de DIP em uma usuária de DIU, devem-se obter culturas apropriadas e administrar antibioticoterapia. Não há necessidade de retirar o DIU, a não ser que os sintomas não melhorem depois de 72 horas de tratamento.[77] É necessário descartar a suspeita de abscesso pélvico por meio de ultrassonografia.

Gravidez ectópica

Todos os métodos contraceptivos protegem contra a gravidez ectópica devido à prevenção da gravidez. Entretanto, quando o método falha e ocorre gravidez, o risco de gravidez ectópica é afetado pelo método de contracepção. **Os DIUs e a esterilização tubária aumentam a probabilidade de que a gravidez, quando ocorre, seja ectópica, entretanto, a taxa de qualquer gravidez é tão baixa que as usuárias desses métodos apresentam taxas de gravidez ectópica muito menores do que as mulheres que não utilizam nenhuma contracepção.**[78] O risco de qualquer gravidez com *DIU-LNG* situa-se entre 0,1 e 0,2 por 100 mulheres-ano.

A taxa de gravidez ectópica em usuárias desse dispositivo é de 0,02 por 100 mulheres-ano.[79] Em um estudo de grande porte do DIU *T380A de cobre*, a taxa de gravidez no primeiro ano foi de 0,5 por 100 mulheres-ano, enquanto a taxa de gravidez ectópica foi de 0,1 por 100 mulheres-ano.[80] A gravidez ectópica é um evento muito raro com qualquer tipo de DIU, porém precisa ser excluída se a usuária apresentar dor pélvica e β-hCG positivo.

Fertilidade

Não há aumento da infertilidade por fatores tubários entre usuárias de DIU de cobre que nunca engravidaram; entretanto, a exposição a patógenos sexualmente transmissíveis, como *C. trachomatis,* pode aumentar o risco.[81] As ações contraceptivas do DIU-LNG desaparecem logo após sua retirada. As taxas de gravidez em 1 ano após a retirada do dispositivo são de 89 por 100 em mulheres com menos de 30 anos de idade – essas taxas assemelham-se às de mulheres que não usaram qualquer forma de contracepção.[82]

Expulsão e perfuração

A taxa cumulativa de expulsão em 36 meses é de 10,2 por 100 usuárias de DIU e não varia com o tipo de DIU utilizado (DIU-LNG 10,1 *vs*. DIU de cobre 10,7, $p = 0,99$).[83] A taxa cumulativa de expulsão é menor em mulheres nulíparas em comparação a mulheres que tiveram filhos e maior em mulheres de 14 a 19 anos de idade, em comparação à mulheres de mais idade. O risco de perfuração uterina associado a inserção depende do profissional. Com profissionais experientes, o risco é da ordem de 1 por 1.000 inserções ou menos.[84] O risco de perfuração não é diferente com o DIU de cobre e os DIUs-LNG.[85] A multiparidade diminui o risco de perfuração.[84] A amamentação e a época de inserção após o parto estão independentemente associadas a um risco de perfuração uterina. A RR de perfuração durante a lactação, em comparação a mulheres que não amamentam, em período ≤ 36 semanas após o parto foi de 4,7.[86]

Tratamento clínico

As condições listadas dentro da categoria 4 (risco de saúde inaceitável) para uso de DIU de acordo com a OMS incluem gravidez, sepse puerperal, DIP, cervicite purulenta ativa, câncer de endométrio ou de colo do útero, sangramento vaginal não diagnosticado, doença trofoblástica gestacional com elevação persistente da β-hCG, anomalias uterinas e leiomiomas com distorção da cavidade endometrial.[87] **A infecção pelo HIV não é considerada uma contraindicação para o uso de DIU.** Não há diferenças na eliminação viral genital, progressão da doença pelo HIV ou transmissão de doença entre usuárias de DIU em comparação a mulheres que utilizam outros contraceptivos.[88] A alergia ao cobre e a doença de Wilson constituem contraindicações para o uso de DIU de cobre.

Seleção das candidatas

Os DIUs são apropriados para contracepção de longa duração na maioria das mulheres, tendo em vista a facilidade de seu uso, segurança, alta eficácia e poucos efeitos colaterais. As nulíparas, as adolescentes, as mulheres submetidas a aborto cirúrgico no primeiro ou no segundo trimestre, as mulheres submetidas a aborto farmacológico recente e as mulheres no período pós-parto imediato devem ser todas consideradas candidatas ao uso de DIUs.[89] Há grande interesse na inserção de DIU após o parto e após abortos. Em ambas as circunstâncias é evidente que a mulher não está mais grávida, ela pode estar muito motivada a aceitar a contracepção, e a situação é conveniente tanto para a mulher como para o profissional.[89] **As inserções após o parto e após o aborto são seguras.** Não há aumento das complicações quando comparada à inserção em outro período. A única desvantagem é que a taxa de expulsão é maior. Em dois estudos controlados randomizados recentes sobre o uso de DIU-LNGs, as taxas de expulsão após inserção após a dequitadura em partos vaginais foram de 24 e 27%.[90,91] As taxas de expulsão após a dequitadura na cesariana parecem ser menores.[92] Ao ser comparadas as inserções pós-parto e em outro período, todas as mulheres que solicitaram o uso de DIU no pós-parto receberam o dispositivo, porém muitas mulheres com agendamento para inserção em outro período não retornaram. Quando examinadas 6 meses após o parto, um maior número de mulheres com DIU inserido no pós-parto imediato estava utilizando DIUs, em comparação com as que foram agendadas para inserção em outro período.[93,94] A expulsão no período de 6 meses foi mais provável após inserção imediata (razão de chances [OR], 4,89; intervalo de confiança de 95% [IC], 1,47 a 16,32); entretanto, houve maior persistência do DIU em 6 meses com inserção imediata do que com inserção tardia (OR, 2,04; IC de 95%, 1,01 a 4,09).[95,96] Por conseguinte, em termos de continuidade efetiva, os benefícios da inserção de DIU imediatamente pós-parto superam de longe as taxas de expulsão mais elevadas associadas à inserção nesse período.[97] Goodman et al. constataram um número muito menor de abortos repetidos entre mulheres acompanhadas após inserção de DIU pós-aborto, em comparação a uma coorte de mulheres que escolheram métodos de contracepção diferentes do DIU após aborto induzido.[98]

Inserção

Durante a consulta para contracepção, obtém-se a anamnese da paciente, e são efetuados um exame físico, rastreamento de *Neisseria gonorrhoeae* e clamídias em mulheres de alto risco e aconselhamento detalhado acerca dos riscos e opções. Tradicionalmente, os médicos inserem os DIUs por ocasião do período menstrual, de modo a assegurar que a paciente não esteja grávida; entretanto, o dispositivo pode ser colocado a qualquer momento do ciclo se for possível excluir a gravidez.[99] O DIU *T380A de cobre* pode ser inserido até 5 dias após uma relação sexual sem proteção para obter uma contracepção de emergência com eficácia de quase 100%.

Dispõe-se de dados limitados sobre o tratamento eficaz da dor durante a inserção do DIU. Em um estudo duplo-cego controlado por placebo randomizado, foi demonstrado que a autoadministração de gel de lidocaína vaginal a 2% não reduziu a dor associada à introdução do DIU, porém diminuiu a dor com a colocação da pinça de Pozzi.[100] Entretanto, estudos que utilizaram cremes de lidocaína-prilocaína demonstraram uma redução da dor durante a colocação da pinça, inserção da sonda e inserção do DIU.[101,102] Embora alguns profissionais prefiram uma pré-medicação com misoprostol ou AINE, essas intervenções não reduzem a dor associada à inserção.[103]

A profilaxia com antibióticos não é benéfica, provavelmente pelo fato de que o risco de infecção pélvica associada à inserção do DIU seja muito baixo. Em um ensaio clínico randomizado de grande porte de 1.985 pacientes tratadas com *azitromicina* ou placebo por via oral, não foi constatada nenhuma diferença nas taxas de retirada do DIU durante os primeiros 90 dias após a inserção, nem nas taxas de salpingite.[104] Uma meta-análise verificou que a profilaxia com antibióticos por ocasião da inserção do DIU não diminuiu o risco de DIP nem reduziu a probabilidade de retirada do dispositivo nos primeiros 3 meses.[105]

Nas mulheres com alto risco de ISTs (p. ex., mulheres de 25 anos ou menos ou que possuem múltiplos parceiros sexuais), é razoável proceder o rastreamento de ISTs e colocar o DIU no mesmo dia. A International Planned Parenthood Federation, em colaboração com a OMS e outras organizações internacionais, desenvolveu diretrizes que incluem a restrição da inserção de DIU nos primeiros 3 meses após sepse puerperal.[106]

A técnica de inserção consiste nos seguintes passos:

1. **O colo do útero é exposto com um espéculo. O fórnice da vagina e o colo do útero são limpos com solução bactericida, como solução contendo iodo.**
2. **Tradicionalmente, o próximo passo é a medição da cavidade uterina com um histerômetro. A profundidade da cavidade deve medir pelo menos 6 cm a partir do orifício externo.** Entretanto, um estudo-piloto que avaliou uma técnica de inserção simplificada, sem o uso de sonda uterina ou exame bimanual, demonstrou a sua segurança e efetividade.[107]
3. **É obrigatório o uso de pinça para tracionar o útero para a inserção, de modo a evitar a perfuração. O colo do útero é apreendido com uma pinça e tracionado delicadamente em direção caudal, de modo a retificar o ângulo entre o canal cervical e a cavidade uterina. O DIU, já colocado em seu aplicador, é introduzido delicadamente através do canal cervical.**
4. **No caso do DIU *T380A de cobre*, a bainha externa do aplicador é retraída a uma curta distância para liberar os braços do T, e delicadamente empurrada para dentro para elevar o T, agora aberto contra o fundo do útero. O conjunto (bainha externa e o estilete interno do aplicador) é retirado, e os cordões são cortados para projetar cerca de 2 cm fora do orifício cervical externo.**
5. **A inserção do DIU-LNG 52 mg *Mirena* é ligeiramente diferente da inserção do DIU *T380A de cobre*. O tubo aplicador é introduzido no útero até que o canal deslizante pré-ajustado do aplicador esteja de 1,5 a 2 cm do orifício externo do colo do útero. Os braços do T são liberados para cima dentro da cavidade uterina, e o aplicador é empurrado para levar o DIU ao encontro do fundo do útero.**
6. **Nos EUA, DIU-LNG 52 mg *Liletta* pode ser inserido utilizando um aplicador (*one hand inserter*), diferentemente do usado internacionalmente (*two hand inserter*).** Em ambos os casos, o mecanismo é mais parecido com o do *Mirena* do que com o do DIU *T380A de cobre*.

Em nulíparas a inserção pode representar um maior desafio, devido ao canal cervical mais estreito do que nas mulheres que já tiveram filhos. Pode haver necessidade de dilatação mecânica. Embora se tenha sugerido inicialmente o benefício do uso do misoprostol em algumas mulheres durante a inserção do DIU, uma análise sistemática constatou que o uso pré-inserção de rotina com misoprostol não levou a uma maior facilidade ou maior sucesso de inserção do DIU, e resultou em maior desconforto durante o procedimento.[108]

Dispositivos intrauterinos na gravidez

Se for diagnosticada uma gravidez intrauterina e os cordões do DIU estiverem visíveis, ele deve ser retirado o mais rápido possível para evitar aborto séptico, ruptura prematura das membranas e parto prematuro.[109] Quando os cordões do DIU não são visíveis, deve-se efetuar uma ultrassonografia para localizá-lo e determinar se houve expulsão. Na presença de DIU, existem três opções de tratamento:

1. Aborto eletivo.
2. Retirada do DIU guiada por ultrassonografia.
3. Continuação da gravidez com o dispositivo no local.

Se a paciente desejar continuar a gravidez, deve-se considerar a avaliação da localização do DIU por ultrassonografia.[110] Se o DIU não estiver localizado no fundo do útero, a sua retirada guiada por ultrassonografia utilizando uma pequena pinça jacaré pode ser bem-sucedida. Se estiver no fundo do útero, o DIU deve ser mantido no lugar. Quando a gravidez continua na presença de DIU, a paciente precisa ser advertida sobre os sintomas de infecção intrauterina e alertada sobre a necessidade de procurar imediatamente assistência médica se apresentar febre ou sintomas gripais, cólica abdominal ou sangramento. Ao primeiro sinal de infecção, deve-se administrar antibioticoterapia intravenosa em altas doses e evacuar imediatamente o útero.

Duração do uso

As taxas anuais de gravidez, expulsão e retirada pelo médico diminuem a cada ano de uso.[111] Por conseguinte, é muito improvável que uma mulher que não teve nenhum problema durante 5 anos, por exemplo, apresente problemas nos anos subsequentes. O DIU *T380A de cobre* foi aprovado pela FDA para uso durante 10 anos, e o *DIU-LNG*, 5 anos, embora bons dados sustentem o uso do DIU *T380A de cobre* durante 12 anos e do *DIU-LNG*, 7 anos.[63,85] Dados mais recentes de um estudo de coorte prospectivo respaldam o uso do DIU-LNG 52 mg durante 6 a 7 anos.[112,113]

Escolha dos dispositivos

Todos os DIUs disponíveis nos EUA oferecem proteção durante muitos anos, estão associados a taxas de gravidez notavelmente baixas e reduzem de modo substancial o risco de gravidez ectópica. Os *DIUs-LNG* reduzem a quantidade de sangramento menstrual e a dismenorreia. As taxas de amenorreia são de 19 a 20%, 12% e 6%, respectivamente, para os DIU-LNG 52, 19,5 e 13,5 mg com 1 ano de inserção.[56,59,114,115] No início, pode-se esperar um aumento do sangramento menstrual com o DIU *T380A de cobre*. Trata-se do método mais eficaz de contracepção de emergência.

Tratamento do sangramento e da cólica com dispositivos intrauterinos

A ocorrência de sangramento e de dor pélvica constitui a razão clínica mais importante apresentada pelas mulheres para solicitar a retirada do DIU. Esses sintomas são comuns nos primeiros meses, porém diminuem com o passar do tempo, e na maioria dos casos, em questão de meses. Em geral, os anti-inflamatórios não esteroides são úteis. Quando a dor e o sangramento surgem mais tarde, a paciente deve ser examinada à procura de sinais de DIP, expulsão parcial do dispositivo ou mioma intracavitário. Em dois estudos de ultrassonografia que compararam mulheres com esses sintomas após 6 meses com mulheres sem queixas de sangramento, foi constatado um deslocamento do DIU para dentro do canal cervical em muitas das mulheres sintomáticas, e miomas intracavitários em alguns casos.[116,117] Quando a paciente deseja continuar com o uso de DIU, é aconselhável a retirada do dispositivo deslocado e a inserção imediata de um novo. Em situações em que o custo dos DIUs é baixo e a ultrassonografia é de alto custo ou não disponível, a melhor conduta consiste em oferecer a retirada imediata do DIU e sua substituição sem comprovação de deslocamento por ultrassonografia.

Futuro dos dispositivos intrauterinos

VeraCept

Nos EUA, um novo DIU de estrutura de nitinol e cobre de baixa dose, o VeraCept (ContraMed, Campbell, Califórnia), está sendo avaliado em um estudo multicêntrico já em fase 2. Devido à sua estrutura de nitinol mais fina, o tubo de inserção tem um diâmetro menor. Em uma comparação randomizada com o DIU T380S de cobre, o VeraCept foi associado à menor dor durante a inserção, maior taxa de continuação do uso em 12 meses, menor taxa de expulsão em 12 meses e menor taxa de retirada devido à ocorrência de dor/sangramento.[118] Embora contenha menos da metade de área de superfície de cobre (175 mm^2) em comparação ao T380S (380 mm^2), a eficácia contraceptiva é semelhante. Entretanto, a sua eficácia a longo prazo ainda não foi estudada.

Bola intrauterina com pérolas de cobre

As pérolas de cobre do BIU (OCON Medical, Modiin, Israel) são inseridas em um fio de nitinol. Quando introduzida na cavidade uterina, a BIU adquire o formato do útero. Esse dispositivo está disponível em três tamanhos, que variam de 12 a 18 mm de diâmetro, com conteúdo de cobre de 300 a 380 mm^2. Entretanto, os resultados preliminares de um estudo-piloto estão preocupados com as altas taxas de expulsão e baixo nível de satisfação das usuárias.[119]

FibroPlant

O SIU LNG-14 FibroPlant (Contrel Research, Ghent, Bélgica) é um DIU liberador de levonorgestrel sem estrutura que contém um filamento não reabsorvível com um laço, que é implantado no miométrio do fundo do útero. O implante fixado libera diariamente 14 ou 20 µg de levonorgestrel e está aprovado para uso durante 5 anos. A taxa de gravidez relatada em 5 anos é de 0,4%, com baixas taxas semelhantes de expulsão e perfuração.[120]

CONTRACEPÇÃO HORMONAL

Os contraceptivos hormonais contêm esteroides sexuais femininos, estrogênio e progesterona (progestágeno) sintéticos ou apenas progestágeno sem estrogênio. Podem ser administrados nas formas oral, adesivos, implantes e injeção. O contraceptivo hormonal mais amplamente utilizado é o ACO combinado, que contém tanto estrogênio quanto progestágeno. Os ACOs combinados podem ser monofásicos, com administração da mesma dose de estrogênio e de progestágeno todos os dias, ou multifásicos, em que são administradas doses variáveis de esteroides durante um ciclo de 21 ou 24 dias. Alguns ACOs combinados são embalados com 21 comprimidos ativos e sete comprimidos de placebo ou com 24 comprimidos ativos e quatro de placebos. A inclusão de placebos permite que a usuária tome uma pílula por dia, sem a necessidade de contar. O intervalo sem medicação, enquanto a usuária toma os comprimidos de placebo, possibilita o sangramento por suspensão, que simula um ciclo menstrual de 28 dias. Para iniciar o uso de ACO, a usuária toma a primeira pílula a qualquer momento desde o primeiro dia da menstruação até o domingo após o início da menstruação, e em seguida inicia uma nova cartela assim que terminar a primeira. O intervalo de 7 dias sem medicamento foi o padrão durante anos, mas os estudos realizados mostraram que um intervalo mais curto sem medicamento é adequado para desencadear o sangramento por privação cíclico e manter uma melhor supressão da ovulação. Os folículos ovarianos amadurecem mais durante o intervalo de 7 dias sem medicamento do que durante o intervalo de 4 dias. Por conseguinte, do ponto de vista teórico, a nova combinação 24/4 poderia ser mais eficaz na prevenção da gravidez que a combinação 21/7, porém isso não foi demonstrado. Outras variações na administração de ACO incluem os métodos do ciclo estendido e do ciclo contínuo. As usuárias tomam as pílulas ativas, que contêm uma combinação de estrogênio e progestágeno, durante 3 meses (ciclo estendido) ou indefinidamente por 1 ano ou mais (ciclo contínuo). Nesses esquemas, as usuárias têm mais dias de sangramento de escape (imprevisto) no início do que as que fazem os ciclos de 28 dias, porém tornam-se amenorreicas. Em consequência, apresentam menos sintomas associados ao ciclo, como cefaleia e dor menstrual. Os esquemas combinados contínuos são preferidos em mulheres com dor pélvica crônica ou quando a dismenorreia não é aliviada pelo uso de ACO em ciclos de 28 dias.[121]

Os ACOs que contêm apenas progestágenos são administrados diariamente sem interrupção. Outras formas de contracepção hormonal incluem a administração transdérmica por meio de adesivo, progestágenos injetáveis, combinações de estrogênio e progestágeno injetáveis, implantes subdérmicos que liberam progestágeno e anéis vaginais que liberam estrogênio e um progestágeno ou apenas progestágeno.[122]

No que concerne à moderna contracepção hormonal, é importante ressaltar que: (i) TODOS os contraceptivos hormonais, até mesmo os que contêm estrogênio, têm o progestágeno como componente dominante, o que significa que os efeitos do progestágeno são os que predominam, e (ii) o progestágeno é que executa a verdadeira função contraceptiva, por meio da supressão da ovulação ou do espessamento do muco cervical. A presença do componente estrogênio auxilia no controle do ciclo e contribui para o efeito supressor dos ovários, porém o componente progestogênico é que de modo geral predomina.

Ação dos hormônios esteroides

Os esteroides sexuais caracterizam-se pela sua afinidade por receptores específicos de estrogênio, progesterona ou androgênio, bem como pelos seus efeitos biológicos em diferentes sistemas.[123] Os esteroides sofrem rápida absorção no intestino, porém seguem diretamente até o fígado por meio da circulação-porta, onde são rapidamente metabolizados e inativados. Por conseguinte, são necessárias grandes doses quando esses fármacos são administração por via oral. O acréscimo do grupo etinil ao carbono-17 da molécula de esteroide inibe a degradação pela enzima hepática 17-hidroxiesteroide desidrogenase e possibilita uma atividade biológica potente após a administração oral de apenas alguns microgramas.

Progestágenos

Os progestágenos são compostos sintéticos que imitam o efeito da progesterona natural, mas que diferem dela quanto à sua estrutura. Eles diferem entre si nas suas afinidades pelos receptores de estrogênio, androgênio e progesterona, na sua capacidade de inibir a ovulação e na capacidade de substituir a progesterona e antagonizar o estrogênio. Alguns ligam-se diretamente ao receptor (*levonorgestrel*, *noretindrona*), enquanto outros necessitam de bioativação, como, por exemplo, o desogestrel, que é convertido no corpo em seu metabólito ativo, o etonogestrel. Os progestágenos 17-acetoxi (p. ex., *acetato de medroxiprogesterona*) ligam-se ao receptor de progesterona. O *norgestrel* existe na forma de dois estereoisômeros identificados como dextronorgestrel e levonorgestrel. Apenas o levonorgestrel é biologicamente ativo. Três novos progestágenos (*norgestimato*, *desogestrel* e *gestodeno*) são considerados mais "seletivos" do que os outros 19-nor progestágenos, visto que exercem pouco ou nenhum efeito androgênico em doses que inibem a ovulação.[124] Os ACOs que contêm *norgestimato* e *desogestrel*, aprovados pela FDA, e o *gestodeno* estão disponíveis na Europa. O *gestodeno* é um derivado do levonorgestrel que é mais potente que os outros (p. ex., é necessária uma quantidade muito pequena para obter efeitos contraceptivos). De modo semelhante, a *norelgestromina* é um metabólito ativo do *norgestimato*, que é mais potente que o composto original, e é utilizada no adesivo transdérmico. A *drospirenona*, um progestágeno introduzido nos EUA, é derivada do diurético espironolactona. Possui alta afinidade pelos receptores da progesterona, mineralocorticoides e androgênios. Atua como agonista da progesterona, porém é um antagonista dos mineralocorticoides e dos androgênios.[125] Estudos comparativos sugerem uma pequena diminuição do peso corporal e da pressão arterial, com bom controle do ciclo e eficácia contraceptiva equivalentes em mulheres que usam um ACO com 3 mg de *drospirenona*/30 μg de *etinilestradiol* (*EE*), em comparação com mulheres que tomam uma preparação contendo 150 μg de *levonorgestrel*/30 μg *EE*.[126] Estudos-piloto de mulheres com síndrome do ovário policístico mostraram um bom controle do ciclo e uma redução dos níveis de androgênio sem alteração do peso e da pressão arterial nem do metabolismo da glicose.[127] A FDA aprovou o ACO que contém 20 μg de *EE*/3 mg de *drospirenona* para tratamento do transtorno disfórico pré-menstrual (TDPM) em mulheres que optam pela contracepção com ACO. Em comparação com um ACO que contém 30 μg de *EE*/150 μg de *levonorgestrel*, as mulheres que tomaram um ACO com *drospirenona* apresentaram maior alívio dos sintomas menstruais, melhora mais acentuada da acne, redução da depressão durante a fase menstrual e maior sensação de bem-estar.[128] O *dienogeste*, outro progestágeno introduzido nos EUA, é combinado com o *valerato de estradiol*, e não o *EE*. Ainda não está bem estabelecido se oferece alguma vantagem em relação aos ACOs combinados já comercializados. A combinação *dienogeste/valerato de estradiol* é tão eficaz quanto a combinação de *levonorgestrel/EE* como contraceptivo, bem como no tratamento do sangramento uterino anormal.[129]

Estrogênios

Nos EUA, a maioria dos ACOs contém *EE*. Um ACO de formulação mais antiga contém *mestranol*, que é o *EE* com um grupo metila extra. É necessária a bioativação no fígado, onde o grupo metila é clivado, liberando o agente ativo *EE*. Os ACOs com 35 μg de *EE* produzem os mesmos níveis sanguíneos de hormônio do que os ACOs que contêm 50 μg de *mestranol*.[130] Outros contraceptivos contêm 17 β-estradiol ou seu éster, o *valerato de estradiol* (Qlaira) ou *cipionato de estradiol* (Cyclofema) em forma injetável.

Efeitos contraceptivos

Contraceptivos combinados de estrogênio-progestágeno

A ovulação pode ser inibida por estrogênio ou por progestágenos isolados. O sinergismo farmacológico ocorre quando os dois hormônios são associados e a ovulação é inibida com uma dose muito menor de cada agente. Os ACOs combinados, os adesivos e o anel vaginal suprimem os níveis basais de hormônio foliculoestimulante (FSH) e de LH. Diminuem a capacidade da hipófise de sintetizar gonadotrofinas quando estimulada pelo GnRH hipotalâmico.[131] Os folículos ovarianos não amadurecem, ocorre pouca produção de estradiol, e não se observa o pico de LH no meio do ciclo. Não há ovulação, o corpo-lúteo não se forma e não há produção de progesterona. Esse bloqueio da ovulação está relacionado com a dose. Novos ACOs de baixa dosagem não produzem um bloqueio tão intenso e possibilitam níveis basais de FSH e de LH um pouco mais altos do que as formulações de maior dosagem.[132] Isso torna a ocorrência de ovulação um pouco mais provável se as pílulas forem omitidas ou se a paciente tomar outro medicamento passível de reduzir os níveis sanguíneos dos esteroides contraceptivos.

Contraceptivos apenas com progestágenos

É possível obter uma contracepção altamente eficaz apenas com progestágenos, evitando, assim, os riscos do estrogênio. O mecanismo de ação dos contraceptivos que contêm apenas progestágenos depende muito da dose do composto.[133] Quando os níveis sanguíneos de progestágeno estão baixos, ocorre ovulação ocasional. Na presença de níveis sanguíneos médios de progestágeno, observa-se a presença de níveis basais normais de FSH e de LH, e pode ocorrer alguma maturação folicular. Com níveis sanguíneos mais elevados, o nível basal de FSH é reduzido, e há menor atividade folicular, menor produção de estradiol e ausência do pico de LH.

Contracepção hormonal transdérmica

Tanto o adesivo que adere à pele da usuária como o anel vaginal contêm associações de EE e de um progestágeno potente. Ambos proporcionam liberação prolongada de esteroides e resultam em níveis séricos relativamente constantes, que são menores do que os níveis máximos obtidos com ACO, porém suficientes para evitar a ovulação.

Implantes hormonais

Com o uso de implantes subdérmicos de *levonorgestre*, há alguma maturação folicular e produção de estrogênio, porém o pico de LH é baixo e a ovulação é inibida frequentemente. Acredita-se que no primeiro ano de uso ocorra ovulação em cerca de 20% dos ciclos, mas a proporção de ciclos ovulatórios aumenta com o tempo, provavelmente em consequência do declínio da liberação hormonal. No quarto ano de uso, 41% dos ciclos são ovulatórios. O progestágeno mais potente liberado pelo implante de *etonogestrel* é ainda mais eficaz na prevenção da ovulação.[134] Os mecanismos de ação dos progestágenos em baixas doses incluem efeitos sobre o muco cervical, endométrio e sobre a motilidade tubária. O muco cervical escasso e seco que ocorre em usuárias de implantes inibe a migração dos espermatozoides para o trato superior. Os progestágenos diminuem os níveis dos receptores nucleares de estrogênio, diminuem os receptores de progesterona e induzem a atividade da enzima 17-hidroxiesteroide desidrogenase, que metaboliza o 17 β-estradiol natural.[133]

A liberação constante proporcionada pelos implantes contraceptivos, formas injetáveis e ACO possibilita uma contracepção muito eficaz com níveis sanguíneos relativamente baixos de esteroide. Outro mecanismo de contracepção foi descoberto com a antiprogesterona *mifepristona* (*RU486*). No ciclo normal, o folículo logo antes da ovulação produz uma pequena quantidade de progesterona que parece ser essencial para a ovulação, visto que a administração de *mifepristona* antes da ovulação pode retardá-la em vários dias.[135,136]

Eficácia da contracepção hormonal

Quando utilizados de modo correto, os ACOs combinados estão associados a taxas de gravidez de apenas duas a três por 100 mulheres por ano. Os ACOs que contêm apenas progestágenos são menos eficazes do que os contraceptivos combinados de estrogênio e progestágeno, e os melhores resultados consistem em três a quatro gestações por 100 mulheres/ano. Todos os métodos têm o potencial de erro da usuária, por conseguinte, pode haver uma diferença de 10 vezes entre os resultados do uso perfeito e os resultados do uso típico em usuárias de ACO. Os progestágenos injetáveis e os implantes são muito menos sujeitos a erro da usuária do que os ACOs. A diferença entre os resultados com uso perfeito e os resultados com uso típico é pequena e comparável com as taxas de gravidez após esterilização tubária. As taxas de gravidez com o adesivo *OrthoEvra* e com o *NuvaRing* foram equivalentes às observadas com os ACOs; entretanto, como é mais fácil utilizar esses métodos de modo consistente, estudos de maior porte devem mostrar melhores resultados com uso típico do que com os ACOs.[137,138] As taxas de gravidez com o uso típico com *acetato de medroxiprogesterona de depósito* (AMPD) são menores; contudo, as taxas de insucesso com os implantes subdérmicos são as menores em comparação a qualquer outro método contraceptivo hormonal.

Contracepção hormonal para mulheres obesas

A taxa de obesidade está aumentando no mundo inteiro. Nos EUA mais de 1 em 3 adultos apresenta obesidade.[139] A maioria dos estudos sobre a eficácia contraceptiva excluiu intencionalmente as mulheres obesas, de modo que as informações disponíveis são limitadas. A possibilidade de gravidez nas mulheres obesas não é menor do que nas outras mulheres, porém o risco de complicações da gravidez é maior.[140] Uma revisão sistemática da contracepção hormonal em mulheres com sobrepeso e obesidade concentrou-se em 12 estudos relevantes.[141] Os dados sobre o risco de gravidez em mulheres com sobrepeso e obesidade em uso de ACO não foram claros, porque um dos estudos mostrou um aumento do risco enquanto outro apresentou um risco diminuído. A análise dos dados de outros métodos contraceptivos não indicou nenhuma associação da gravidez com o sobrepeso e a obesidade. Os métodos incluíram acetato de medroxiprogesterona de depósito (por via subcutânea), DIU-LNG, implante de levonorgestrel com dois dispositivos de silicone e o implante de etonogestrel. Em um estudo foi avaliado um adesivo contraceptivo contendo EE e levonorgestrel, e notou-se que as mulheres obesas no subgrupo de "adesão ao tratamento" tiveram um maior índice de Pearl do que as mulheres não obesas.

Efeitos metabólicos e segurança

Trombose venosa

As usuárias de contraceptivos hormonais que contêm estrogênio correm maior risco de trombose venosa e de tromboembolismo. Em condições normais, o sistema da coagulação mantém um equilíbrio dinâmico entre os sistemas pró-coagulante e anticoagulante. Os estrogênios afetam os dois sistemas de acordo com a dose. Na maioria das mulheres, a fibrinólise (anticoagulação) está elevada tanto quanto a coagulação, mantendo o equilíbrio dinâmico com níveis aumentados de produção e destruição do fibrinogênio **(Figura 14.6)**.[142] Estudos antigos incluíram mulheres com condições que agora são consideradas contraindicadas para o uso de contraceptivos hormonais contendo estrogênio: trombose prévia, doença vascular preexistente, doença arterial coronariana, câncer e traumatismo grave.[142,143] Os ACOs em baixas doses exercem menor efeito mensurável sobre o sistema da coagulação, e os fatores fibrinolíticos aumentam na mesma proporção que os fatores pró-coagulantes. **Os ACOs com menor dose de estrogênio (30 a 35 μg de *EE*) reduzem o risco de evento tromboembólico em comparação com ACO de dose mais alta (50 μg de estrogênio).**[144] Em um estudo dinamarquês de grande porte, pela primeira vez observou-se que os ACOs combinados com 20 μg de *EE* estão associados a uma redução adicional de 18% no risco de trombose em comparação a ACO com 30 a 40 μg após ajuste para a duração do uso.[145] Os ACOs que contêm apenas progesterona e o DIU de liberação de *levonorgestrel* não foram associados à trombose venosa.

O risco absoluto de trombose venosa profunda foi muito influenciado pela idade, aumentando de 1,84 por 10 mil mulheres entre 15 e 19 anos de idade para 6,59 por 10 mil mulheres entre 45 e 49 anos quando são somadas as usuárias atuais, as ex-usuárias e as mulheres que nunca usaram ACO. Com todos os tipos de ACOs combinados, a taxa absoluta geral de trombose venosa profunda foi de 6,29 por 10 mil mulheres/ano entre usuárias atuais de ACO, em comparação a 3,01 nas não usuárias, produzindo uma razão de taxa ajustada de 2,83 (IC de 95%, 2,65 a 3,01). Trata-se de um risco absoluto maior do que o risco de 3 por 10 mil mulheres/ano anteriormente estimado, e isso pode refletir, entre outros fatores, o uso de melhores métodos para o diagnóstico de trombose venosa profunda.[145] Esse estudo populacional inclui todas as mulheres dinamarquesas de 15 a 49 anos de idade, com exclusão apenas daquelas com diagnóstico de câncer ou de doença cardiovascular estabelecida antes do estudo. O risco de trombose alcançou o seu valor máximo no primeiro ano de uso, e em seguida diminuiu.

Trombofilia

São detectadas alterações no sistema da coagulação em todas as mulheres, incluindo naquelas que tomam ACO em doses menores; algumas mulheres têm predisposição genética à trombose quando estimuladas por gravidez ou pela administração de estrogênio exógeno. **As mulheres com deficiência hereditária de antitrombina III (ATIII), proteína C ou proteína S correm risco muito elevado de trombose durante a gravidez ou durante a estrogenioterapia, porém representam uma proporção muito pequena das possíveis usuárias de ACO.** Uma variação muito mais comum, o fator V de Leiden, é encontrada em 3 a 5% da população branca. Esse fator codifica a mutação de um aminoácido na proteína do fator V, inibindo a clivagem da proteína pela proteína C ativada (APC), que constitui uma etapa essencial na manutenção do equilíbrio entre a coagulação e a fibrinólise.[146] O risco de um primeiro episódio tromboembólico em usuárias de ACO foi de 2,2 por 10 mil mulheres/ano em mulheres sem a mutação do fator V e de 27,7 por 10 mil mulheres/ano em mulheres portadoras da mutação.[147] São observadas diferenças étnicas pronunciadas na presença dessa mutação. O alelo Leiden é encontrado em 3 a 5% dos indivíduos brancos, porém é raro em africanos, asiáticos, ameríndios, esquimós e polinésios.[148] Uma mutação semelhante é encontrada no gene da trombina na posição 20.210 e é descrita como protrombina G20210A. Essa mutação ocorre em 3% da população europeia e está fortemente associada à trombose venosa em usuárias de ACO.[149] Foram descritas muitas outras condições genéticas que predispõem à trombose, e a gravidez representa um risco ainda maior para mulheres com defeitos hereditários da anticoagulação.[150] Uma mulher que sofre um evento tromboembólico

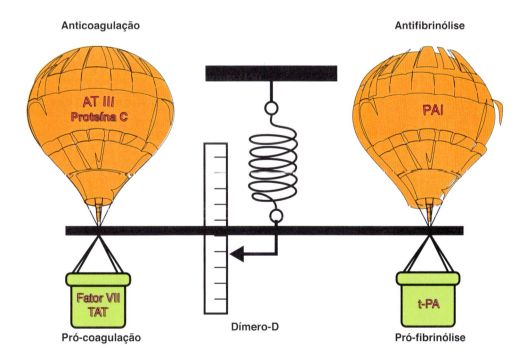

Figura 14.6 Equilíbrio dinâmico da hemostasia. (De: **Winkler UH, Buhler K, Schlinder AE.** The dynamic balance of hemostasis: implications for the risk of oral contraceptive use. In: **Runnebaum B, Rabe T, Kissel L, eds.** *Female Contraception and Male Fertility Regulation. Advances in Gynecological and Obstetric Research Series.* Oxfordshire, UK: CRC Press, 1991:85–92. Reproduzida com permissão de: Taylor and Francis Group, LLC, uma divisão da Informa plc.)

durante o uso de ACO deve ser submetida a uma avaliação completa após a sua recuperação, e deve incluir no mínimo a determinação dos níveis de ATIII, proteína C e proteína S, resistência à APC, nível sérico de homocisteína, mutação do fator V de Leiden, mutação da protrombina G20210A e teste para a síndrome do anticorpo antifosfolipídio. Não se deve supor que a contracepção hormonal seja a única causa do episódio trombótico.

O rastreamento de rotina de todas as mulheres antes da prescrição de contraceptivos hormonais não é justificado, visto que a contracepção eficaz seria negada a 5% das mulheres brancas, e seria possível evitar apenas um pequeno número de casos de embolia pulmonar fatal.[151,152] Recomenda-se fortemente o rastreamento de mulheres com história pessoal ou familiar de trombose venosa profunda antes do início da contracepção hormonal com estrogênio ou durante a gravidez. As mulheres com diagnóstico do fator V de Leiden não devem tomar contraceptivos contendo estrogênio, seja a pílula, o adesivo ou o anel.

Trombose e os novos progestágenos

Vários estudos constataram um risco aumentado de trombose venosa em usuárias de ACO contendo os novos progestágenos *desogestrel* ou *gestodeno* combinados com 20 a 30 μg de *EE* em comparação com usuárias de *levonorgestrel* combinado com as mesmas doses de estrogênio.[153,154] Estudos subsequentes forneceram resultados não muito claros. Um estudo não constatou nenhuma diferença do risco de trombose em usuárias de ACO contendo desogestrel ou gestodeno, em comparação com usuárias de ACO com outras progestágenos em um grande estudo de casos realizado na Áustria entre 2002 e 2006.[155] Em 2013, uma revisão sistemática reunindo os dados de 26 estudos (incluindo aqueles já citados) demonstrou que o RR da trombose venosa para ACO que contêm 30 a 35 μg de EE e gestodeno, desogestrel, acetato de ciproterona ou drospirenona foi 50 a 80% mais alto do que para formulações contendo levonorgestrel **(Figura 14.7)**. Entretanto, esse aumento do risco corresponde a aproximadamente uma diferença de três casos por 10 mil mulheres/ano em comparação com usuárias de progestágeno de segunda e de terceira gerações (diferentemente da incidência de TEV de 20 casos por 10 mil durante a gravidez).[156]

Cardiopatia isquêmica

A cardiopatia isquêmica e o acidente vascular encefálico foram as principais causas de morte atribuídas ao uso de ACO no passado. Sabe-se que os principais determinantes de risco são a idade avançada e o tabagismo.[157] **Com os ACOs em doses mais altas usados na década de 1980, o tabagismo tinha um efeito profundo sobre o risco. As mulheres que fumavam 25 cigarros ou mais por dia tinham um aumento de 30 vezes no risco de infarto agudo do miocárdio se elas usassem ACO em comparação com mulheres não tabagistas e que não utilizavam ACO.**[158] **O uso de ACO tornou-se mais seguro devido ao fato de que a maioria das mulheres utiliza pílulas de baixa dosagem e os médicos fazem uma prescrição seletiva, excluindo as mulheres com fatores de risco cardiovasculares importantes.** Um estudo norte-americano de grande porte confirmou a segurança dos ACOs prescritos atualmente. Foram identificadas 187 mulheres de 15 a 44 anos de idade com infarto agudo do miocárdio confirmado em uma avaliação de 3,6 milhões de mulheres/ano no Kaiser Permanente Medical Care Program, na Califórnia, de 1991 a 1994. Isso corresponde a uma taxa de 3,2 por 100 mil mulheres/ano.[159] Quase todas as usuárias tomaram ACO com menos de 50 μg de *EE*. Após efetuar um ajuste para idade, doença, tabagismo, etnia e índice de massa corporal, o risco de infarto agudo do miocárdio não aumentou com o uso de ACO (OR, 1,14; IC de 95%, 0,27 a 4,72). Entre as vítimas de infarto, 61% eram fumantes e apenas 7,7% eram usuárias de ACO na ocasião. Em um estudo posterior, os mesmos pesquisadores reuniram os resultados do estudo da Califórnia com os de um estudo semelhante do estado de Washington. Os resultados foram iguais. **As usuárias atuais de ACO de baixa dosagem não apresentaram maior risco de infarto agudo do miocárdio**

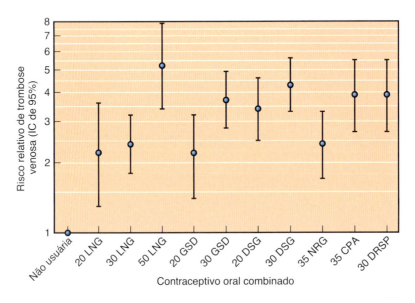

Figura 14.7 Metanálise por contraceptivo em uma escala logarítmica. 20 LNG, 20 μg de etinilestradiol com levonorgestrel; 30 LNG, 30 μg de etinilestradiol com levonorgestrel; 50 LNG, 50 μg de etinilestradiol com levonorgestrel; 20 GSD, 20 μg de etinilestradiol com gestodeno; 30 GSD, 30 μg de etinilestradiol com gestodeno; 20DSG, 20 μg de etinilestradiol com desogestrel; 30DSG, 30 μg de etinilestradiol com desogestrel; 35NRG, 35 μg de etinilestradiol com norgestimato; 35CPA, 35 μg de etinilestradiol com acetato de ciproterona; 30DRSP, 30 μg de etinilestradiol com drospirenona; risco relativo global (intervalo de confiança de 95%) de trombose venosa (*pontos* [*linhas*]); grupo de referência, não usuária.

após ajuste para os principais fatores de risco, e para os fatores sociodemográficos.[160] O uso prévio de ACO não aumenta o risco de infarto agudo do miocárdio subsequente.[161] Essas observações são respaldadas por outro estudo prospectivo populacional. A associação entre o uso de ACO e o infarto agudo do miocárdio foi estudada prospectivamente em 48.321 mulheres de 30 a 49 anos de idade selecionadas aleatoriamente na região de cuidados à saúde de Uppsala, na Suécia.[162] Não foi observada nenhuma associação entre o uso de ACO atual ou no passado e a ocorrência de infarto agudo do miocárdio. A maioria das usuárias tomava pílulas de baixa dosagem de estrogênio (definida como menos de 50 µg de EE ou menos de 75 µg de *mestranol*) com progestágenos de segunda ou de terceira geração; mais da metade tinha 35 anos de idade ou mais, e 26% eram tabagistas na ocasião.

Contraceptivos orais e acidente vascular encefálico

Na década de 1970, o uso de ACO parecia estar relacionado com o risco de acidente vascular encefálico hemorrágico e trombótico, entretanto esses estudos não levaram em consideração os fatores de risco preexistentes.[163] A doença de Moyamoya, uma forma rara de insuficiência vascular cerebral, está ligada ao uso de ACO particularmente em tabagistas.[164] **As evidências mostram não haver nenhum risco de acidente vascular encefálico em mulheres saudáveis nos demais aspectos e usuárias de pílulas de baixa dosagem.** Um estudo identificou todas as pacientes de 15 a 44 anos de idade do Kaiser Permanente Medical Care Program que sofreram acidente vascular encefálico fatal ou não fatal na Califórnia, no período de 1991 a 1994.[165] A hipertensão, o diabetes melito, a obesidade, o tabagismo e a etnia negra foram fortemente associados ao risco de acidente vascular encefálico, porém nem o uso atual de ACO nem o uso no passado foram associados a ocorrência de acidente vascular encefálico. Um estudo da OMS de casos ocorridos no período de 1989 a 1993 em 17 países da Europa e países em desenvolvimento incluiu mulheres que usavam ACO de maior dosagem e de baixa dosagem. As mulheres europeias usuárias de ACO de baixa dosagem não apresentaram nenhum aumento do risco de acidente vascular encefálico trombótico ou hemorrágico. As usuárias de ACO de maior dosagem tiveram um risco mensurável.[166,167] As mulheres em países em desenvolvimento apresentaram um aumento modesto aparente do risco, mas esse achado foi atribuído a fatores de risco existentes, porém não detectados. Outro estudo conduzido na Europa constatou um menor risco de acidente vascular encefálico com pílulas de baixa dosagem quando comparadas a antigas pílulas de maior dosagem. Verificou-se que o risco era menor se a pressão arterial da paciente fosse verificada antes do início do uso de ACO.

As mulheres tabagistas e as que apresentam hipertensão e diabetes melito correm maior risco de doença cardiovascular independentemente do uso de ACO. A questão importante é estabelecer se o uso de ACO de baixa dosagem aumenta ainda mais o risco, e se for o caso, em que grau. O estudo da OMS fornece algumas informações esclarecedoras: as tabagistas em uso de ACO apresentaram um risco de acidente vascular encefálico isquêmico (trombótico) 7 vezes maior em comparação com tabagistas que não usavam ACO; as mulheres hipertensas tiveram um aumento de 10 vezes no risco com uso de ACO, porém um aumento de 5 vezes sem o uso de ACO.[166] De modo semelhante, em um estudo conduzido na Dinamarca, constatou-se que as mulheres com diabetes melito tiveram um risco 5 vezes maior de acidente vascular encefálico que aumentou para 10 vezes se usassem ACO.[168] Esses dados não foram limitados a ACO com baixa dosagem de estrogênio. Os dados sugerem que embora o risco seja determinado principalmente pelo distúrbio predisponente – hipertensão, diabetes melito ou tabagismo –, ele pode ser aumentado pelo uso de ACO, mesmo de baixa dosagem. Essas observações foram confirmadas em uma revisão sistemática.[169] O risco de acidente vascular encefálico isquêmico e de infarto agudo do miocárdio foi maior em mulheres hipertensas usuárias de ACO de estrogênio-progestágeno, em comparação com mulheres não usuárias. A prática atual nos EUA de limitar o uso de contraceptivos hormonais com estrogênio por mulheres com mais de 35 anos de idade às não tabagistas sem outros fatores de risco para doença vascular é uma conduta prudente.[7]

Pressão arterial

Os ACOs exercem um efeito sobre a pressão arterial que está relacionado com a dose. Com o uso das antigas pílulas de alta dosagem, era possível esperar que até 5% das pacientes tivessem pressão arterial superior a 140/90 mmHg. Acredita-se que o mecanismo envolvido seja um aumento do substrato da renina induzido pelo estrogênio em mulheres suscetíveis. **As pílulas de baixa dosagem atuais possuem efeitos mínimos sobre a pressão arterial**, porém é aconselhável manter uma vigilância da pressão arterial para detectar uma resposta idiossincrásica ocasional.

Metabolismo da glicose

O estrogênio oral isolado não tem nenhum efeito adverso sobre o metabolismo da glicose, porém os progestágenos são antagonistas da insulina.[170] As formulações mais antigas de ACO com doses mais altas de progestágenos produziam anormalidades nos testes de tolerância à glicose com níveis elevados de insulina. O efeito sobre o metabolismo da glicose semelhante àquele sobre os lipídios está relacionado com a potência androgênica do progestágeno e com a sua dose.

Metabolismo dos lipídios

Os androgênios e os estrogênios possuem efeitos competitivos sobre a lipase hepática, uma enzima hepática essencial para o metabolismo dos lipídios. **Os estrogênios reduzem as lipoproteínas de baixa densidade (LDL) e elevam as lipoproteínas de alta densidade (HDL), alterações que podem reduzir o risco de aterosclerose.**[171] Os androgênios e os progestágenos androgênicos podem antagonizar essas modificações benéficas, reduzindo os níveis de HDL e elevando os níveis de LDL. Os estrogênios elevam os níveis de triglicerídios. As formulações de baixa dosagem possuem efeito adverso mínimo sobre os lipídios, e as novas formulações (com *desogestrel* e *norgestimato* como progestágeno) produzem mudanças benéficas potenciais, uma vez que elevam os níveis de HDL e reduzem os de LDL.[172,173] Embora os valores médios de um grande grupo mostrem apenas pequenas alterações dos lipídios com o uso dos ACOs atuais, algumas vezes uma paciente pode exibir efeitos exagerados. As mulheres cujos níveis de lipídios estejam acima da média antes do tratamento têm mais tendência a apresentar anormalidades durante o tratamento.[172]

Outros efeitos metabólicos

Os ACOs podem produzir alterações em uma grande variedade de proteínas sintetizadas pelo fígado. O estrogênio nos ACOs eleva a globulina de ligação do hormônio tireoidiano circulante, afetando, assim, as provas de função da tireoide, aumentando os níveis de tiroxina total (T_4) e diminuindo a captação de resina de tri-iodotironina (T_3). Os resultados das provas de função tireoidiana de rotina, como a determinação da T_4 livre e exames com iodo radioativo, são normais.[174]

Contraceptivos orais e neoplasia

Câncer de endométrio e câncer de ovário

Os ACOs combinados diminuem o risco de câncer de endométrio e câncer de ovário.[175,176] **O uso de ACO durante 2 anos diminui o risco de câncer de endométrio em 40%, enquanto o uso durante 4 anos ou mais reduz o risco em 60%. As evidências desse benefício são cumulativos.[177] Foi constatada uma redução de 50% no risco de câncer de ovário em mulheres que tomaram ACO por um período de 3 a 4 anos, com redução de 80% com 10 anos de uso ou mais.**[178] Houve algum benefício com o uso de apenas 3 a 11 meses. **Uma análise de todos os estudos publicados no mundo na língua inglesa até 2008 concluiu que o risco de câncer de ovário diminuiu em 20% para cada 4 anos de uso, e essa redução também foi observada em portadoras das mutações BRCA1 e BRCA2. O benefício persistiu durante pelo menos 30 anos após a interrupção dos ACOs.**[179] Um estudo prospectivo realizado na Noruega e na Suécia constatou uma redução semelhante do risco de câncer epitelial do ovário, com redução igual no risco de tumores *borderline*. Os ACOs combinados com menos de 50 μg de *EE* ou menos de 100 μg de mestranol e doses reduzidas de progestágenos proporcionaram tanta proteção quanto as pílulas de dosagem mais alta.[180] As pílulas atuais de dosagem menor, com 20 μg de *EE*, não foram estudadas. Ainda não se comprovou se produzem o mesmo benefício, entretanto foi relatado que os contraceptivos que contêm apenas progestágenos proporcionam uma redução do risco equivalente àquela obtida com ACOs combinados.[181]

Câncer colorretal

Há evidências de que o uso de ACO seja protetor contra o câncer de cólon. Em um estudo de casos-controle na Itália, comparando mulheres com câncer de cólon com controles, foi constatada uma redução de 37% no câncer de cólon, com redução de 34% do câncer retal (câncer de cólon: OR, 0,63; IC de 95%, 0,45 a 0,87, e câncer retal: OR, 0,66; IC de 95%, 0,43 a 1,01). O uso mais prolongado proporcionou maior proteção contra o câncer de cólon.[182] Os resultados do Nurses Health Study nos EUA revelaram um certo grau de proteção. As mulheres que utilizaram ACOs por 96 meses ou mais apresentaram um risco 40% menor de desenvolver câncer colorretal (RR, 0,60; IC de 95%, 1,15 a 2,14).[183] Em um estudo de casos-controle de grande porte em Wisconsin foi constatado que a maior parte dos benefícios limitou-se a mulheres que tinham interrompido o uso de ACO há menos de 14 anos.[184] O mecanismo de proteção ainda não foi identificado. Um estudo a longo prazo, que efetuou uma avaliação prospectiva de mulheres por até 44 anos, constatou que o uso de ACO estava associado a uma redução do câncer colorretal (IRR, 0,81; IC de 99%, 0,66 a 0,99).[185]

Câncer de colo do útero

Pode-se observar uma fraca associação entre o uso de ACO e o câncer de colo do útero. Uma análise sistemática de 28 estudos epidemiológicos de câncer de colo do útero em usuárias de ACO em comparação com mulheres que nunca usaram apresentou RR de 1,1 (IC de 95%, 1,1 a 1,2) com menos de 5 anos de uso de pílula, 1,6 (1,4 a 1,7) com 5 a 9 anos, e 2,2 (1,9 a 2,4) com 10 anos ou mais.[186] Uma atualização realizada em 2007 pelos mesmos autores forneceu um RR acumulado em todos os estudos de 1,9 (IC de 95%, 1,69 a 2,13) para o câncer de colo do útero invasivo ou NIC3/carcinoma *in situ* (CIS) com 5 anos ou mais de uso de ACO. O risco diminuiu após a interrupção do uso e, depois de 10 anos de interrupção, retornou ao valor de mulheres que nunca utilizaram ACO.[187] Um estudo que observou mulheres por até 44 anos mostrou um risco aumentado de câncer de colo do útero em usuárias atuais e de uso recente que aparentemente desapareceu nos primeiros 5 anos após a interrupção da contracepção oral, sem qualquer evidência de risco aumentado em usuárias com o passar do tempo.[185] Os críticos desses estudos argumentaram que não há comprovação da ligação causal, visto que poucos controlaram de maneira adequada os fatores comportamentais essenciais dos parceiros, o uso de métodos de barreira e a adequação do rastreamento do câncer de colo do útero.[188] Os fatores de risco importantes para o câncer de colo do útero consistem em relação sexual precoce e exposição ao HPV. Normalmente, usuárias de ACO iniciam a atividade sexual em uma idade mais jovem do que as não usuárias, e alguns estudos relataram ter tido um maior número de parceiros. Esses fatores aumentam a chance de adquirir o HPV, o fator de risco mais importante para o câncer de colo do útero. Como os contraceptivos de barreira reduzem o risco de câncer de colo do útero, o uso de outros métodos de contracepção contribui para a dificuldade em estabelecer uma associação ao uso de ACO isoladamente.[189] A presença dos tipos 16 ou 18 de HPV está associada a um aumento de 50 vezes no risco de lesões pré-cancerosas do colo do útero.[190] Os adenocarcinomas do colo do útero são raros e não são detectados com tanta facilidade como outras lesões por rastreamento colpocitológico, e a incidência parece estar aumentando. Um estudo constatou duplicação no risco de adenocarcinoma com o uso de ACO, que aumentou com a duração do uso, alcançando um RR de 4,4 se o uso total de ACO ultrapassasse 12 anos.[191] Os resultados desse estudo foram ajustados para o histórico de verrugas genitais, número de parceiros sexuais e idade por ocasião da primeira relação sexual. Outro resumo de estudos de casos-controle inclui exames para HPV. Foi constatada a presença dos tipos 16 ou 18 de HPV em 82% das pacientes, com RR de 81,3 (IC de 95%, 42,0 a 157,1) da doença. Os cofatores identificados com o adenocarcinoma incluíram uso mais prolongado de contracepção hormonal. Estima-se que o uso de contracepção hormonal por mulheres de 20 a 30 anos de idade aumente a incidência de câncer de colo do útero (qualquer tipo de câncer de colo do útero ou NIC3/CIS) diagnosticado aos 50 anos, de 7,3 para 8,3 por 1.000 mulheres em países menos desenvolvidos e de 3,8 para 4,5 em países desenvolvidos.[192] O uso de ACO é, no máximo, um fator menor na causa do câncer de colo do útero; esses achados ressaltam a necessidade de vacinação contra HPV e de rastreamento do câncer de colo do útero no mundo inteiro. Para reduzir o risco, as mulheres que não têm relacionamentos monogâmicos devem ser aconselhadas a utilizar métodos de barreira, além da contracepção hormonal. Uma metanálise demonstrou que o câncer de colo do útero invasivo pode ser cerca de um terço menos frequente em mulheres que utilizaram DIU.[193]

Câncer de mama

Há um grande volume de trabalhos publicados com resultados conflitantes sobre a relação entre o uso de ACO e o câncer de mama.[194] Não foi observado nenhum aumento do risco global com o uso de ACO; entretanto, alguns estudos constataram que o risco pode aumentar em mulheres que utilizaram ACO durante muitos anos antes da primeira gravidez que tenha chegado a termo, são nuligestas, jovens na ocasião do diagnóstico ou que [6] continuam utilizando ACO depois dos 40 anos de idade. Uma metanálise de 54 estudos de câncer de mama e uso de contraceptivos hormonais reanalisou os dados de 53.297 mulheres com câncer de mama e 100.239 controles de 25 países, o que representa cerca de 90% dos dados epidemiológicos disponíveis em todo o mundo.[195] O uso atual de ACO foi associado a um aumento do RR muito pequeno, porém estatisticamente estável, de 24% (1,24; IC de 95%, 1,15 a 1,33). O risco caiu rapidamente após a interrupção para 16% em 1 a 4 anos após a interrupção e para 7% em 5 a 9 anos após a interrupção. O risco desapareceu 10 anos após a interrupção (RR 1,01; IC de 95%, 0,96 a 1,05). Os resultados não demonstraram diferenças importantes com base no grupo étnico, histórico reprodutivo ou familiar. Desde a publicação da metanálise, os estudos subsequentes não constataram nenhum aumento do risco. Em um estudo de casos-controle de 4.575 mulheres com câncer de mama e 4.682 controles de 35 a 64 anos de idade residentes em cinco cidades dos EUA, foi concluído que o risco de câncer de mama não aumentou em usuárias atuais ou no passado de ACO e tampouco teve qualquer elevação com o uso prolongado ou de ACO com maior dosagem de estrogênio.[196] Nem a história familiar de câncer de mama nem o uso inicial em idade jovem foram associados a um aumento do risco. Um estudo semelhante realizado na Suécia comparou 3.016 mulheres de 50 a 74 anos que tinham câncer de mama invasivo com 3.263 controles [6] da mesma idade. Não foi constatada nenhuma relação entre o uso prévio de ACO e o câncer de mama.[197] O efeito da dose de hormônio foi explorado em um estudo realizado nos EUA, em 2008, de 1.469 mulheres com câncer de mama e controles com base na raça, idade e localização equivalente. Os pesquisadores administraram questionários e efetuaram exames para BRCA1 e BRCA2. As mulheres que iniciaram o uso de ACO durante o ano de 1975 ou depois foram consideradas como mulheres que tomaram pílulas de baixa dosagem. Não houve definição adicional de "baixa dosagem". O uso de ACO independente da dosagem do EE não foi associado a um risco de câncer de mama entre o grupo como um todo ou em qualquer subgrupo. As mulheres com BRCA1 ou BRCA2 não apresentaram taxas mais elevadas de câncer, independentemente de serem ou não [6] usuárias de ACO.[198] Em um estudo de coorte prospectivo que avaliou os riscos ou benefícios a longo prazo associados ao uso de ACOs combinados, foi constatado um aumento do risco de câncer de mama em usuárias atuais e recentes que aparentemente se perdeu nos primeiros 5 anos após a interrupção.[185] **É provável que ainda haja controvérsia sobre a associação entre câncer de mama e uso de ACO. Embora continue havendo uma preocupação sobre uma possível conexão, os benefícios do uso de CO, particularmente a proteção contra gravidez e os outros benefícios não contraceptivos, superam os riscos na maioria das mulheres.**

Tumores de fígado

Os ACOs foram implicados como causa de adenomas benignos do fígado. Esses tumores sensíveis a hormônios podem causar hemorragia fatal. Em geral, regridem quando o uso de ACO é interrompido; o risco está relacionado com o uso prolongado.[199] Os tumores são raros; a previsão foi de cerca de 30 casos por 1 milhão de usuárias por ano com as formulações mais antigas. É provável que os novos produtos de baixa dosagem estejam associados a um menor risco. Foi sugerida uma ligação com o carcinoma hepático. Esse câncer está estreitamente associado a hepatite B e hepatite C crônicas e é habitualmente observado em fígados cirróticos. Existem relatos de casos de carcinoma hepatocelular em mulheres jovens sem outros fatores de risco além do uso prolongado de ACO.[200] Um estudo de grande porte de 6 países na Europa não identificou nenhuma associação entre o uso de ACO e o desenvolvimento do câncer de fígado.[201] Uma análise sistemática procurou evidências de danos associados ao uso de contraceptivos hormonais em mulheres que já estavam correndo risco devido à presença de doença hepática.[202] Os autores concluíram, a partir dos dados limitados disponíveis, que os ACOs não afetam a evolução da hepatite aguda ou crônica nem a taxa de progressão ou a gravidade da fibrose cirrótica, o risco de carcinoma hepatocelular em mulheres com hepatite crônica ou o risco de disfunção hepática em portadoras do vírus da hepatite B.

Contraceptivos orais e infecções sexualmente transmissíveis

A colonização do colo do útero por clamídia parece mais provável em usuárias de ACO do que em não usuárias; entretanto, apesar desse achado, vários estudos de casos-controle constataram uma diminuição do risco de DIP aguda em usuárias de ACO.[203,204] Em contrapartida, um estudo subsequente não constatou nenhuma proteção com o uso de ACO.[205] Há controvérsias quanto à influência dos contraceptivos hormonais na infecção pelo HIV. Uma recente análise sistêmica levou a uma maior preocupação sobre uma possível associação causal entre o uso de AMPD e a infecção pelo HIV com razão de risco (HR) estimada em 1,5 ou menos.[206] Em resposta a esses achados, a OMS reuniu e atualizou as recomendações para uso de injetáveis contendo apenas progestágeno da categoria 1 para a categoria 2. As mulheres não devem ser desencorajadas a usar injetáveis contendo apenas progestágeno, porém devem ser avisadas sobre a incerteza existente sobre uma relação causal. Não há suspeita de aumento do risco de infecção pelo HIV com o uso de ACO ou implantes.

Benefícios dos contraceptivos orais para a saúde

Os ACOs trazem importantes benefícios à saúde e são tanto contraceptivos como não contraceptivos.

Benefícios contraceptivos

Os ACOs proporcionam uma contracepção altamente eficaz e evitam a gravidez indesejada, que representa um importante problema de saúde pública. Os contraceptivos combinados e que contêm apenas progestágenos diminuem o risco de gravidez, e, portanto, o risco de gravidez ectópica. Os estudos realizados relataram um aumento de gestações ectópicas em mulheres que engravidaram durante o uso de implantes, DIU e ACO contendo apenas progestágenos.[207] Em uma análise sistemática de contraceptivos injetáveis e implantes contendo apenas progestágenos, foi constatada uma maior proporção de gestações ectópicas nos casos em que ocorreu gravidez; entretanto, a análise confirmou que o risco absoluto de gravidez ectópica é menor para mulheres que usam esses métodos em comparação com não usuárias de contraceptivos.[208] Além disso, as evidências clínicas e epidemiológicas indicaram que os implantes que contêm LNG têm mais tendência a resultar em gravidez ectópica (ou em qualquer gravidez) do que implante de etonogestrel ou injetáveis contendo apenas progestágeno.

Benefícios não contraceptivos

O uso de ACO produz uma redução acentuada e duradoura do risco de câncer de endométrio e de ovário. Além disso, foi constatada uma proteção para mulheres com histórico familiar de câncer de ovário (hereditário). O uso de ACO em portadoras da mutação BRCA foi associado a uma redução significativa do câncer de ovário (SRR, 0,50; IC de 95%, 0,33 a 0,75).[209] A proteção aumentou com a maior duração do uso. O mecanismo exato de ação dos ACOs na prevenção do câncer de ovário não é conhecido, porém um dos principais mecanismos baseia-se na teoria da "ovulação incessante", segundo a qual a ovulação crônica contribui para o câncer de ovário ao provocar traumatismo repetido do epitélio superficial do ovário.[210] Desta forma, os ACOs podem diminuir o risco de câncer de ovário por meio da supressão da ovulação.

Outros benefícios documentados do uso dos ACOs incluem a redução da doença benigna da mama.[211] O uso de ACO ajuda a aliviar a dismenorreia.[212] Os ACOs constituem um tratamento eficaz para mulheres com menorragia e hemorragia uterina disfuncional.

Todos os ACOs combinados oferecem alguma proteção contra cistos funcionais do ovário, porém esse efeito está relacionado com a dose.[213] Embora os ACOs possam evitar a formação de cistos, não são úteis no tratamento de grandes cistos funcionais do ovário nem devem ser usados para essa finalidade.[214]

Todos os ACOs combinados reduzem os níveis circulantes de androgênios e, em geral, melhoram a acne. Três ACOs foram aprovados especificamente pela FDA para o tratamento da acne: o *norgestimato/E Etrifásico*, a *noretindrona/E Emultifásica* e o ACO com 20 μg de *EE*/3 mg de drospirenona.

Fertilidade após o uso de contraceptivos orais

Após a interrupção do uso de ACO, o retorno dos ciclos ovulatórios pode levar alguns meses. As mulheres com amenorreia por mais de 6 meses após a interrupção dos ACOs devem ser submetidas a uma avaliação completa, devido ao risco de tumores hipofisários produtores de prolactina. Esse risco não está relacionado com o uso do ACO, mas existe a probabilidade de que o tumor de crescimento lento já estivesse presente, causando irregularidade menstrual, o que pode ter levado a paciente a usar ACO.[215]

Sexualidade

Os trabalhos na literatura com enfoque na função sexual em usuárias de ACO são limitados. Um estudo realizado na Espanha, em 2003, demonstrou que em uma coorte comparativa de usuárias de ACO e uma coorte de usuárias de DIU, o desejo sexual diminuiu com o passar do tempo, porém não foi afetado pelo método contraceptivo.[216] Os ACOs que contêm o novo progestágeno *drospirenona* melhoram a função sexual e aumentam o bem-estar.[217,218]

Teratogenicidade

Uma metanálise de 12 estudos prospectivos incluindo 6.102 usuárias de ACO e 85.167 não usuárias revelou não haver nenhum aumento no risco global de malformações, defeitos cardíacos congênitos ou defeitos de redução de membros com o uso de ACO,[219] e os progestágenos foram usados para evitar o aborto. Um estudo de grande porte comparou mulheres com sinais de ameaça de aborto tratadas com progestágenos (principalmente *acetato de medroxiprogesterona* oral) com mulheres não tratadas. A taxa de malformações foi igual entre os 1.146 lactentes expostos e os 1.608 lactentes não expostos.[220] Por outro lado, a exposição *in útero* ao dietiletilbestrol, um estrogênio não esteroide, pode induzir câncer vaginal de células claras e anomalias congênitas do sistema genital na descendência do sexo feminino.[221] Uma revisão na literatura não encontrou nenhum relato recente associando a teratogenicidade à contracepção hormonal.

Interação dos contraceptivos orais com outros fármacos

Alguns fármacos (p. ex., *rifampicina*) reduzem a eficácia dos ACOs; por outro lado, os ACOs podem aumentar ou reduzir a eficácia de outros fármacos (p. ex., *benzodiazepínicos*).[222,223] Seis fármacos antiepilépticos são talvez de maior importância clínica: a *fenitoína*, o *fenobarbital*, a *carbamazepina*, a *oxcarbazepina*, o *felbamato* e o *topiramato*.[224] Todos esses fármacos e o antibiótico *rifampicina* induzem a síntese de enzimas do citocromo P450 no fígado e reduzem os níveis plasmáticos de *EE* em usuárias de ACO, aumentando a probabilidade de falha do contraceptivo. Alguns agentes anticonvulsivantes não têm efeito sobre os níveis sanguíneos dos esteroides contraceptivos. Esses fármacos incluem *ácido valproico*, *vigabatrina*, *lamotrigina*, *gabapentina*, *tiagabina*, *levetiracetam*, *zonisamida*, *etossuximida* e *benzodiazepínicos*.[224] O hipérico (*erva-de-são-joão*) induz o citocromo P450 e há relatos que eleva aumenta a depuração de *EE* e *noretindrona*.[225] Os agentes antifúngicos *griseofulvina*, *cetoconazol* e *itraconazol* induzem essas enzimas hepáticas e podem reduzir a eficácia dos ACOs.[225] A *ampicilina* e a *tetraciclina a* foram implicadas em numerosos relatos de casos de falha de ACO. Ambos os fármacos destroem as bactérias intestinais (principalmente clostrídios) que são responsáveis pela hidrólise de glicuronídeos de esteroides no intestino, o que possibilita a reabsorção do esteroide pela circulação êntero-hepática. Não foi possível demonstrar níveis plasmáticos reduzidos de *EE* em geral, nem diferenças nas taxas de gravidez.[226] Alguns fármacos, como o inibidor da protease, o *atazanavir*, parecem aumentar os níveis plasmáticos de esteroides contraceptivos, porém a importância clínica dessa interação não está bem definida.[227]

Um exemplo de ACOs que afetam o metabolismo de outros fármacos é observado com o *diazepam* e substâncias relacionadas. O uso de ACO reduz a depuração metabólica e aumenta a meia-vida dos *benzodiazepínicos* que são metabolizados principalmente por oxidação: *clordiazepóxido*, *alprazolam*, *diazepam* e *nitrazepam*. A *cafeína* e a *teofilina* são metabolizadas no fígado por duas das isoenzimas P450 e a sua depuração é reduzida em usuárias de ACO. A *ciclosporina* é hidroxilada por outra das isoenzimas P450 e suas concentrações plasmáticas são aumentadas pelos ACOs. Os níveis plasmáticos de alguns analgésicos estão reduzidos em usuárias de ACO. O uso de ACO aumenta a depuração de *ácido salicílico* e de *morfina*; por conseguinte, podem ser necessárias doses mais altas para um efeito terapêutico adequado. A depuração de *etanol* pode ser reduzida em usuárias de CO.

As interações de fármacos antirretrovirais com esteroides contraceptivos são complexas. Alguns dos fármacos aumentam os níveis plasmáticos de esteroides, enquanto outros os reduzem. Uma lista completa de interações está disponível no "U.S. Medical Eligibility for Contraception" dos Centers for Disease Control and Prevention.[7]

Contraceptivos orais e alterações químicas clínicas

Os ACOs têm o potencial de alterar vários exames laboratoriais clínicos em virtude de alterações da síntese hepática induzidas por estrogênio; entretanto, um estudo de grande porte que comparou usuárias de ACO com controles grávidas e não grávidas observou a ocorrência de alterações mínimas.[228] As usuárias de hormônio tomaram vários tipos de ACOs contendo de 50 a 100 μg de estrogênio, doses mais altas do que as utilizadas atualmente. Em comparação com mulheres não grávidas que não estavam usando ACO, as usuárias apresentaram uma elevação de T_4 explicada por um aumento da proteína de ligação do hormônio tireoidiano circulante, sem alteração nos níveis de creatinina e globulina, com ligeira redução dos valores médios de glicose em jejum e da transaminase glutâmico-oxaloacética sérica, além de uma redução da bilirrubina total e da fosfatase alcalina.

Escolha dos contraceptivos orais

Os ACOs recentemente introduzidos incluem os que contêm *drospirenona*, além de preparações contendo apenas 20 μg de *EE*, novas preparações multifásicas, ACOs cíclicos com 24 dias de medicação ativa e 4 dias de placebo ou 10 μg de *EE* e preparações de ciclo estendido e de ciclo contínuo, e versões genéricas da maioria dos ACOs. Em 2010, foi aprovado um ACO combinado contendo *valerato de estradiol* com um novo progestágeno, o *dienogeste*. Há novas evidências de que as pílulas de 20 μg de *EE* oferecem uma redução do risco de trombose venosa.[145] Uma conduta para a escolha de ACO em novas usuárias consiste em iniciar com uma combinação de 20 μg de *EE*, e em seguida ajustar de acordo com os sintomas da paciente depois dos primeiros 2 a 3 meses. Em uma grande análise sistemática do uso de ACO com 20 μg de *EE* em comparação com pílulas contendo 30 a 35 μg de *EE*, foi constatado que as usuárias de ACO de menor dosagem relatam com mais frequência alterações do sangramento vaginal, episódios de irregularidade menstrual e fluxo intenso e mais amenorreia.[229] Se for oferecida uma pílula de 20 μg, a paciente deve entender que existe a possibilidade de sangramento e que se este persistir, ela deve retornar ao médico e tentar outro ACO, em vez de interromper o uso da pílula. O componente progestogênico pode tornar-se mais importante na determinação do controle do ciclo quando são utilizados 20 μg de *EE*. Uma comparação de ACO com 20 μg de *EE*, um contendo 100 μg de *levonorgestrel* e outro com 1 mg de *acetato de noretindrona* (*NEA*), constatou que o número de dias de sangramento vaginal irregular foi cerca de 2 vezes maior com o *NEA* durante os primeiros 3 meses, um período crítico para as novas usuárias, o que poderia levar à interrupção do ACO.[230] Em um ensaio clínico tridirecional, o ACO trifásico com 35 μg de *EE/ norgestimato* (*Tri-Cyclen*) foi comparado a duas pílulas com 20 μg de *EE*, uma contendo 100 μg de *levonorgestrel* (*Alesse*) e a outra, 150 μg de *desogestrel*, com 2 dias sem hormônio e 5 dias de 10 μg de EE por dia (*Mircette*).[231] A eficácia contraceptiva não foi significativamente diferente. Nos primeiros dois ciclos de pílula, um maior número de usuárias de *Alesse* apresentou sangramento intermenstrual e sangramento na segunda metade do ciclo em comparação com as que os outros dois ACOs nos dois primeiros ciclos; entretanto, posteriormente, a diferença observada foi pequena. As usuárias de *Tri-Cyclen* com maior dose de estrogênio apresentaram efeitos colaterais estrogênicos mais frequentes – distensão abdominal, hipersensibilidade das mamas e náuseas – do que as usuárias de ACO com 20 μg de *EE*. Esses autores concluíram que, no que concerne aos ACOs específicos avaliados, seria benéfica a substituição por uma das preparações contendo 20 μg.

Em uma paciente considerada normal, a primeira escolha para fins contraceptivos deve ser um ACO de dosagem mais baixa de estrogênio (20 μg de *EE*), a não ser que haja outras considerações, como, por exemplo, gravidez prévia durante o uso da pílula. As pacientes com sangramento intermenstrual ou sangramento irregular podem ser tratadas com uma pílula com a mesma dosagem baixa de estrogênio, porém com uma de progestágeno mais potente, como, por exemplo, *levonorgestrel*. As pacientes com ganho de peso aparente em consequência da retenção de líquido durante o uso de ACO ou que apresentam hirsutismo ou acne que não responderam a outros ACOs podem ser beneficiadas com uma mudança para a pílula de *drospirenona/EE*. A combinação de menor dosagem de *estrogênio com drospirenona* foi aprovada pela FDA para o tratamento do TDPM, e deve ser usada em mulheres com esses sintomas que desejam uma contracepção hormonal. **Com frequência, a redução da testosterona circulante que ocorre com todos os ACOs combinados é benéfica para mulheres com acne. Pode-se oferecer um esquema de ACO de ciclo estendido ou de ciclo contínuo a mulheres que apresentam dor pélvica contínua, dismenorreia ou outros sintomas desencadeados pela menstruação, ou que simplesmente preferem menstruar menos.**

Outras vias de contracepção hormonal

Tanto o adesivo quanto o anel vaginal contêm combinações de progestágenos ultrapotentes com *EE*. O adesivo e o anel fornecem níveis baixos quase constantes dos esteroides contraceptivos menores do que os níveis máximos observados com os ACOs. Ambos são mais convenientes para a usuária, o que aumenta a adesão ao tratamento. O adesivo tem uma área de superfície de 20 cm², libera uma dose diária de 150 μg de *norelgestromina*, o metabólito ativo do norgestimato, e 20 μg de *EE*. O adesivo é utilizado durante 1 semana, e em seguida substituído por um novo adesivo por mais 7 dias, continuando por 3 semanas consecutivas, seguidas de 1 semana sem adesivo. O adesivo foi comparado a um ACO multifásico contendo 50 a 125 μg de *levonorgestrel* e 30 a 40 μg de *EE* (*Triphasil*) em um ensaio clínico randomizado em 1.417 mulheres.[137] A falha do método e o índice de Pearl de foram de 1,24 e 0,99 gestações por 100 mulheres/ano no grupo de usuárias do adesivo e de 2,18 e 1,23 no grupo do ACO, respectivamente, um número menor no grupo de usuárias do adesivo, porém não estatisticamente significativo. As usuárias do adesivo tiveram mais sangramento intermenstrual ou perda de sangue nos primeiros dois ciclos; entretanto, posteriormente, não houve diferenças em comparação com as usuárias de ACO. As usuárias de adesivos relataram mais desconforto das mamas, dismenorreia e dor abdominal do que as usuárias de ACO, porém outros eventos adversos foram incomuns, e não houve diferenças. Foi relatada uma adesão perfeita em 88,2% dos ciclos das usuárias de adesivos, em comparação com 77,7% dos ciclos das usuárias de pílula ($p<0,001$). O risco de gravidez com o adesivo parece ser maior em mulheres que pesam mais de 90 kg.

O *NuvaRing* tem um diâmetro externo de 54 mm e corte transversal de 4 mm. Libera doses diárias de 120 μg de *etonogestrel*, o metabólito ativo do *desogestrel*, com 15 μg de *EE*, e, portanto, constitui o método hormonal combinado com menor dose de estrogênio disponível nos EUA. O anel, macio e flexível, é mantido na vagina durante 3 semanas, e removido por 1 semana posteriormente; depois desse período, um novo anel é introduzido. Como alternativa, à semelhança dos ACOs, as mulheres que procuram evitar o sangramento menstrual podem simplesmente utilizar o anel por 1 mês, e substituí-lo imediatamente por um anel novo. Em um estudo farmacocinético comparando o anel com um ACO combinado contendo 150 µg de *desogestrel* e 30 µg de *EE*, os níveis sanguíneos máximos de *EE* com o anel foram cerca de um terço dos níveis observados com o ACO, e o nível de *etonogestrel* foi de cerca de 40% daquele produzido pelo ACO. Apesar desses achados, a ovulação foi inibida em todas as mulheres estudadas.[232] As usuárias do anel apresentam menos dias de sangramento irregular ou perda de sangue do que as usuárias de um CO contendo 150 µg de *levonorgestrel* e 30 µg de *EE*.[233] Um estudo de grande porte constatou um índice de Pearl de 1,18 (IC de 95%, 0,73 a 1,80) para o anel vaginal.[233] Algumas mulheres preferem retirar o anel para ter relações sexuais, embora isso não seja necessário. Deve-se reintroduzir o anel nas primeiras 3 horas para evitar a perda de sua eficácia. Se o anel estiver fora da vagina por mais de 3 horas consecutivas, a eficácia contraceptiva pode ser reduzida, e deve-se utilizar um método de barreira durante 7 dias.

Adesivo, anel e trombose

Como ambos os métodos proporcionam baixos níveis sanguíneos constante de *EE*, esperava-se que isso pudesse diminuir o risco de trombose. A FDA tomou a decisão incomum de publicar uma "advertência em tarja preta" para o adesivo de *EE/norelgestromina* após o relato de vários casos de trombose, e um pequeno estudo da farmacodinâmica foi interpretado como demonstrando níveis sanguíneos de *EE* mais altos do que a média para o adesivo em comparação com a administração oral. Em um estudo cruzado de pequeno porte, constatou-se um aumento da resistência à APC quando foi substituída a pílula com 30 µg de *EE*/150 µg de *desogestrel* pelo adesivo ou pelo anel de *EE/etonogestrel*. Esse achado foi interpretado como protrombótico.[234] Em outro estudo, usuárias de uma variedade de ACOs apresentaram um valor basal de resistência da APC e proteína S. Em seguida, as pacientes passaram a utilizar o adesivo ou o anel. As mulheres que passaram a utilizar o adesivo apresentaram modificações nos parâmetros laboratoriais, que poderiam ser interpretadas como protrombóticas, enquanto as que passaram a utilizar o anel apresentaram uma melhora nos mesmos exames, reduzindo teoricamente o risco de trombose.[235] Três estudos epidemiológicos baseados em dados analisaram a trombose em usuárias de adesivos em comparação com a contracepção oral. O primeiro desses estudos não constatou nenhuma diferença; entretanto, dois estudos subsequentes verificaram um aumento do risco. Um estudo relatou uma duplicação do risco global de trombose venosa profunda quando as usuárias de adesivo foram comparadas com usuárias de um ACO contendo 30 µg de *EE*/150 µg de *levonorgestrel*, porém o risco estimado foi de significado estatístico limítrofe e desapareceu quando a análise limitou-se a mulheres com 39 anos de idade ou menos.[236] Após a publicação desses estudos, a FDA reuniu-se, em dezembro de 2011, para discutir o possível aumento do risco de coágulos sanguíneos em usuárias de Ortho Evra comparado a mulheres que utilizam certas pílulas contraceptivas. O Joint Advisory Committee recomendou a permanência do Ortho Evra no mercado como opção para contracepção, porém determinou a revisão da bula para descrever com mais clareza os riscos e os benefícios associados ao seu uso.[237]

A FDA não publicou advertências semelhantes sobre o anel. Existem dois relatos de casos de trombose venosa com o uso do anel na literatura mundial. Ambos ocorreram em mulheres na faixa dos 30 anos, que sofreram trombose venosa cerebral.[238,239] É melhor supor que o anel esteja associado ao mesmo risco de trombose dos outros contraceptivos hormonais combinados e aconselhar as mulheres acerca do risco.

Futuro dos anéis vaginais

O Population Council desenvolveu um anel vaginal contraceptivo de 1 ano de duração, que libera 150 µg de *Nestorona*, um progestágeno não androgênico inativo por via oral, e 15 mµ de *EE* diariamente. O anel pode ser utilizado por 3 semanas, retirado por 1 semana e, em seguida, reintroduzido por até 13 ciclos.[240] Não há necessidade de manter sob refrigeração, e esse método pode ser particularmente vantajoso para mulheres que residem em regiões com baixos recursos e onde não haja acesso a uma farmácia e eletricidade. O Population Council solicitará uma concessão de registro de medicamento novo (*New Drug Application* [NDA]) à FDA para aprovação regulamentar em países de baixa e média renda.

Contraceptivos hormonais injetáveis
Acetato de medroxiprogesterona de depósito

O *AMPD*, uma suspensão de microcristais de um progestágeno sintético, foi aprovado para contracepção em 1992. Uma dose intramuscular única de 150 mg suprime a ovulação por 14 semanas ou mais na maioria das mulheres.[241] O esquema de 150 mg a cada 3 meses é altamente eficaz, produzindo taxas de gravidez de cerca de 0,3 por 100 mulheres por ano. Provavelmente devido aos elevados níveis sanguíneos do progestágeno, a eficácia não parece ser reduzida pela administração de outros fármacos e não depende do peso da paciente. As mulheres tratadas com *AMPD* apresentam alteração do ciclo menstrual e sangramento inesperado inicial e sangramento a intervalos irregulares. Por fim, observa-se o desenvolvimento de amenorreia na maioria das mulheres em uso de *AMPD*; com administração contínua, ocorre desenvolvimento de amenorreia em 50% das mulheres em 1 ano e em 80% em 3 anos.

O motivo clínico mais importante pela interrupção do uso de *AMPD* e de outros métodos contendo apenas progestágenos consiste no sangramento vaginal irregular persistente. Diversos medicamentos são utilizados para interromper esse sangramento. Muitos são eficazes para interromper os episódios individuais de sangramento, porém uma análise sistemática concluiu que nenhum deles melhorou as taxas de continuação do uso ao longo prazo.[242] Novas abordagens incluem a *mifepristona* e baixas doses de *doxiciclina*. A mifepristona vem sendo empregada porque o sangramento irregular com *AMPD* foi relacionado com a infrarregulação dos receptores de estrogênio endometriais. O tratamento com 50 mg de *mifepristona* a cada 2 semanas aumenta os receptores estrogênio endometriais e reduz o sangramento intermenstrual em novas usuárias de *AMPD* e do implante do progestágeno *levonorgestrel*.[243] Outra linha de pesquisa concentra-se na metaloproteinase da matriz extracelular endometrial, que parece desempenhar um papel regulador na decomposição do endométrio para desencadear a menstruação normal. O tratamento com *doxiciclina* inibe a produção de metaloproteinases da matriz no endométrio após a inserção de implantes subdérmicos de *levonorgestrel*.[244] Ciclos de 5 dias de 25 mg de *mifepristona* 2 vezes/dia durante 1 dia seguidos de 20 µg de *EE* ao dia, durante 4 dias, ou de 20 mg de *doxiciclina* 2 vezes/dia durante

5 dias reduziram os dias de sangramento em cerca de 50%, comparado ao placebo durante um ensaio clínico randomizado de 6 meses em mulheres tratadas, devido à ocorrência de sangramento prolongado e/ou frequentes com implantes subdérmicos de etonogestrel.[245] Nos EUA, são vendidas cápsulas de 20 mg de *doxiciclina* para o tratamento da doença periodontal.

O uso de *AMPD* está comumente associado ao ganho de peso, o que representa outra razão principal pela interrupção do uso. Existe um grande estudo na literatura a esse respeito. Nesse estudo, três coortes de mulheres que escolheram o seu método de contracepção foram acompanhadas durante 36 meses com medidas do peso e da gordura corporal. As usuárias de *AMPD* tiveram um aumento de 5,1 kg, em média. O grupo que utilizou ACO durante o mesmo intervalo ganhou apenas 1,47 kg, ligeiramente menor do que o ganho de 2,05 kg observado no grupo que não utilizou nenhuma contracepção hormonal. A gordura corporal total aumentou 4,14 kg no grupo do *AMPD*, enquanto o aumento nas usuárias de ACO foi de 1,9 kg, apenas ligeiramente maior que o aumento de 1,17 kg no grupo com contracepção não hormonal. Muitas mulheres foram acompanhadas durante 2 anos após a interrupção do *AMPD*. Aquelas que escolheram métodos não hormonais após a interrupção do *AMPD* perderam, em média, 0,42 kg a cada 6 meses, e as que escolheram o uso de ACO ganharam, em média, 0,43 kg a cada 6 meses durante o período de acompanhamento.[246]

O ganho de peso durante os primeiros 6 meses e a descrição do aumento do apetite pela própria paciente são altamente preditivos de ganho ponderal contínuo. As mulheres que tiveram um aumento de 5% ou menos do peso corporal nos primeiros 6 meses ganharam, em média, 2,49 kg em 36 meses, enquanto as que tiveram um aumento de mais de 5% em 6 meses ganharam, em média, um total de 11,08 kg em 36 meses.[247] E são necessários estudos para encontrar medidas para evitar o ganho de peso. No mínimo, as mulheres que consideram o uso de *AMPD* precisam estar cientes da possibilidade de ganho de peso significativo e devem ser aconselhadas a evitar alimentos ricos em calorias e a se pesar regularmente. O ideal é que sejam pesadas antes das injeções subsequentes, de modo que possam ser orientadas sobre a necessidade de evitar qualquer ganho adicional de peso. As mulheres que ganham 5% do peso corporal em 6 meses devem considerar outras opções contraceptivas.

O *AMPD* persiste no corpo por vários meses em mulheres que o utilizaram para contracepção a longo prazo e o retorno da fertilidade pode demorar. Estudos sobre o retorno da ovulação indicaram uma ampla variação no momento de ocorrência da ovulação após injeção, com variação de 15 a 49 semanas a partir da última injeção de *AMPD* na maioria das mulheres.[248] Em um grupo de mulheres tailandesas, 70% das usuárias antigas que desejam engravidar concebem nos primeiros 12 meses, e 90% em 24 meses após a interrupção do uso de *AMPD*.[249]

Segurança

O *AMPD* suprime a produção ovariana de estrogênio. Estudos prospectivos demonstraram a ocorrência de perda óssea durante o tratamento com *AMPD*, com recuperação da massa óssea após a interrupção do fármaco.[250] Embora se tenha observado uma perda óssea, ela não se aproximou do limiar de fratura. Na lactação, ocorre perda óssea semelhante seguida de recuperação. As adolescentes causam preocupação especial, porque normalmente ganham massa óssea – a maior parte da massa óssea adulta é alcançada aos 20 anos. Injeções de estrogênio impedem a perda óssea e permitem que as adolescentes ganhem densidade óssea apesar do uso de *AMPD*.[251] Um estudo de longa duração realizado em adolescentes documentou uma perda da densidade óssea e confirmou a recuperação da densidade mineral óssea lombossacral para valores basais, com 60 semanas após a interrupção do *AMPD* e ganho substancial acima do nível basal depois de 180 semanas. A recuperação da densidade no quadril foi mais lenta, de 240 semanas, até obter um ganho substancial.[252] Uma análise sistemática dos ensaios clínicos com *AMPD* não encontrou nenhum estudo em que houve a ocorrência de fratura, de modo que ainda não se sabe se o uso prolongado acarreta fraturas.[253] A advertência em tarja preta da FDA na bula do *AMPD* propõe que o tratamento com esse fármaco seja limitado a 2 anos de uso contínuo, a não ser que a paciente não tenha outras opções para a contracepção. Para muitas mulheres, em particular nos países em desenvolvimento, o *AMPD* constitui frequentemente a única opção de contracepção de alta eficácia, tendo em vista o seu baixo custo e facilidade de administração. A questão deve ser discutida com as mulheres que consideram seu uso, porém o medicamento não deve ser interrompido rotineiramente depois de 2 anos, a menos que a paciente deseje engravidar ou trocar de método contraceptivo por outros motivos.

O efeito do *AMPD* sobre os lipídios plasmáticos não está claro; as usuárias do *AMPD* parecem ter níveis reduzidos de colesterol total e triglicerídios, redução discreta do colesterol HDL e nenhuma alteração ou discreto aumento do colesterol LDL, todos eles compatíveis com uma redução dos níveis circulantes de estrogênio. Em alguns estudos, a diminuição das HDL e o aumento das LDL são estatisticamente significativos, embora os valores permaneçam dentro das faixas de normalidade.[254] O *AMPD* não está associado ao infarto do miocárdio. Os testes de tolerância à glicose revelam uma pequena elevação da glicose nas usuárias de *AMPD*.

Não há modificação nos parâmetros de hemostasia, com exceção dos níveis de ATIII, que algumas vezes estão reduzidos com o uso a longo prazo.[254] Conforme assinalado anteriormente, os estudos epidemiológicos de grande porte não constataram nenhuma associação do *AMPD* com trombose.[145] O *AMPD* não está associado à teratogenicidade,[255] tampouco está associado a transtornos afetivos ou a alterações do humor.[256]

AMPD e lactação

O uso de *AMPD* é amplamente apoiado durante a lactação, quando o medicamento é iniciado com 6 semanas ou mais após o parto. Existem boas evidências de que nem o crescimento do lactente nem a lactação sejam prejudicados pelo *AMPD* ou por ACO contendo apenas progestágenos.[257] Há controvérsia sobre o momento de administração inicial do *AMPD* após o parto. Como a lactação ocorre em resposta à queda dos níveis maternos de estrogênio e progesterona após o parto, a administração de *AMPD* nos primeiros dias poderia, teoricamente, interferir no início da lactação. Existe uma preocupação com os possíveis efeitos neonatais do progestágeno, porém os pesquisadores não conseguiram demonstrar a presença de *AMPD* ou seus metabólitos na urina de lactentes cujas mães foram tratadas com *AMPD* ou qualquer outro método de supressão dos hormônios sexuais.[257] Nos EUA, o *AMPD* é, em geral, iniciado por ocasião da alta hospitalar, 48 a 72 horas após o parto. Em uma análise sistemática incluindo 11 ensaios clínicos não randomizados e estudos observacionais, os injetáveis contendo apenas progestágeno foram iniciados nas primeiras 6 semanas após o parto, e a maioria não observou qualquer efeito sobre os resultados da amamentação nem melhora dos resultados entre usuárias de AMPD.[19] Os "U.S. Medical Eligibility Criteria for Contraceptive Use 2016" consideram o uso de AMPD com menos de 1 mês após o parto como categoria 2: acredita-se que o benefício seja maior do que o risco teórico.[7]

AMPD e neoplasia

O uso de AMPD não foi associado ao câncer de colo do útero,[258] tampouco foi observada uma associação ao câncer de ovário.[259] O risco de câncer do endométrio é substancialmente reduzido com o uso de AMPD.[260] Um estudo de grande porte não constatou nenhum aumento do risco de câncer de mama entre usuárias de AMPD.[261]

Benefícios

O AMPD tem muitos dos benefícios não contraceptivos dos ACOs combinados.[262] Foi relatada a ocorrência de diminuição da anemia, DIP, gravidez ectópica e câncer de endométrio. O AMPD é considerado benéfico em mulheres com doença falciforme.[263]

AMPD subcutâneo

Em 2005, a FDA aprovou o *Depo-subQ Provera 104*, uma preparação de AMPD de menor dosagem para administração subcutânea. A dose total é 30% menor que a da preparação intramuscular de AMPD. Como a dose é administrada por via subcutânea, os níveis sanguíneos são adequados para suprimir por completo a ovulação durante mais de 13 semanas em todas as mulheres testadas com tempo médio de 30 semanas para o retorno da função ovulatória.[264] A eficácia contraceptiva é excelente sem gravidez em um total de 16.023 mulheres/ciclo nos estudos de fase 3 conduzidos nos EUA.[265] Os níveis sanguíneos foram menores em mulheres muito obesas, porém ainda são suficientes para supressão completa da ovulação. O ganho ponderal relatado com 150 mg de AMPD continuou sendo um problema com o AMPD de dosagem menor. O ganho ponderal médio foi de 1,59 kg no primeiro ano de uso. Foi observada uma perda da densidade óssea com essa dose de AMPD, do mesmo modo que com a dose intramuscular maior. Em alguns países, o AMPD-SC está disponível em um dispositivo Uniject de uso único e comercializado com o nome de Sayana Press.[266] O Uniject é um pequeno dispositivo de injeção pronto para uso, de dose única, que qualquer pessoa, incluindo profissionais de saúde da comunidade, farmacêuticos e até mesmo as próprias mulheres, pode administrar. Em um estudo observacional aberto, as usuárias atuais de AMPD IM consideraram o Sayana Press aceitável, e a maioria preferiu essa nova apresentação indicando uma aceitação promissora.[267]

Injetável mensal

Um contraceptivo injetável mensal, contendo apenas 25 mg de AMPD em associação com 5 mg de *cipionato de estradiol*, estrogênio de ação longa, foi comercializado por pouco tempo nos EUA; entretanto, foi retirado do mercado pelo fabricante, devido a um problema na embalagem.[268] Originalmente desenvolvido pela OMS, com nome comercial de *CycloFemina* ou *CycloProvera* e foi comercializado nos EUA com o nome de *Lunelle*.[269] Essa combinação administrada uma vez ao mês produz efeitos contraceptivos excelentes. O sangramento de privação mensal assemelha-se a uma menstruação normal, levando a taxas altas de continuação, apesar da necessidade de injeção mensal. As combinações injetáveis mensais continuam sendo amplamente utilizadas fora dos EUA.

Implantes subdérmicos

São utilizados três sistemas de implante subdérmico de liberação de progestágenos no mundo: *Jadelle* (Bayer, Leverkusen, Alemanha), *Sino-Implant II* (Dahua, Xangai, China) e *Nexplanon* (Merck, Kenilworth, EUA). Todos oferecem contracepção de longa duração, que não exige nenhuma atitude extra da usuária, de modo que podem ser "esquecidos". Todos são altamente eficazes e nenhum deles está associado a qualquer risco grave. Também podem produzir sangramento irregular, que constitui o principal motivo de interrupção. O mecanismo de ação consiste em supressão da ovulação nos primeiros anos de uso, além do espessamento do muco cervical, que impede a penetração dos espermatozoides.

O sistema de implante original de *levonorgestrel* (*Norplant*) de seis cápsulas foi substituído por uma versão de duas cápsulas (*Jadelle*) com taxa de liberação e atividade clínica idênticas às do *Norplant*, mas com inserção e retirada mais fáceis.[270] O implante *Jadelle* é amplamente usado no mundo inteiro, foi aprovado pela FDA, mas não é comercializado nos EUA, e é aprovado para uso durante 5 anos. O *Sino-Implant II* (*Levoplant*) é um sistema de *levonorgestrel* de 2 cápsulas, de custo mais baixo, fabricado na China e disponível em vários países. Sua duração é de 3 anos e existem ensaios clínicos em andamento para mais 1 ano de duração.[271] Em junho de 2017, o produto foi pré-qualificado pela OMS, que o reconhece como produto que atende aos padrões de qualidade internacionais para fabricação e uso clínico. Isso possibilita a sua aquisição para programas de planejamento familiar nacionais. Assim, é provável que a disponibilidade do *Sino-Implant II* (*Levoplant*) aumente. O *Nexplanon* (ou *Implanon-NXT*) é um sistema de cápsula única que contém *etonogestrel*, o metabólito ativo do *desogestrel*. Foi aprovado pela primeira vez em 2006 como *Implanon*, e em 2011, a Merck substituiu o *Implanon* pelo Nexplanon, que contém 15 mg de sulfato de bário, para criar uma qualidade radiopaca e que utiliza um aplicador mais simples para fácil inserção e potencialmente mais segura. Todos os estudos sobre a segurança e a efetividade do *Implanon* aplicam-se ao Nexplanon.

Em uma análise sistemática de 29.972 mulheres e 28.108 mulheres/mês de acompanhamento com *Norplant*, *Jadelle* ou *Implanon*, não foi constatada nenhuma diferença nas taxas de gravidez ou de continuação durante 4 anos, não houve gravidez em nenhum dos ensaios clínicos e não se observou nenhuma diferença nos efeitos colaterais ou eventos adversos. O efeito colateral mais comum consistiu em sangramento vaginal imprevisível, escape.[272]

Em 923 mulheres acompanhadas durante 20.648 ciclos de tratamento em 11 estudos, não houve nenhuma gravidez durante o uso de implante de etonogestrel. Ocorreram seis gestações nos primeiros 14 dias após a retirada dos dispositivos. Quando estas foram incluídas, conforme exigência da FDA, o índice de Pearl cumulativo foi de 0,38 gestação por 100 mulheres/ano em 3 anos.[273] O sangramento irregular foi um problema, porém ocorreu com mais frequência nos primeiros 90 dias de uso, e diminuiu com o passar do tempo. Em uma comparação randomizada com *Norplant* (seis cápsulas), as usuárias de implante de etonogestrel apresentaram sangramento vaginal menos frequente, mas ocorreu amenorreia em um maior número delas.[274] Outros efeitos colaterais relatados com frequência incluem cefaleia, ganho de peso, acne, hipersensibilidade das mamas e labilidade emocional.[273] Apenas 2,3% das mulheres interromperam o uso devido ao ganho ponderal. A maioria das mulheres pode usar o *Nexplanon*. Os MEC dos EUA incluem apenas um pequeno número de condições na categoria 3 com base em preocupações teóricas sem evidências efetivas de danos.[7] A inserção no período pós-parto não parece causar efeitos adversos na mãe ou no lactente. Em mulheres que começaram a usar o implante ETG ou o DIU-LNG 6 semanas após o parto, não foi observada nenhuma diferença no peso nem na altura dos lactentes durante um período de 6 meses.[275] Um estudo controlado randomizado não constatou nenhuma diferença do crescimento em 12 meses em lactentes amamentados por mulheres que começaram a usar o implante de etonogestrel nas primeiras 48 horas após o parto, em comparação com 6 semanas após o parto.[276] Um estudo comparou implantes de etonogestrel com o DIU de cobre inserido 4 a 8 semanas após o parto e não observou nenhuma diferença no crescimento dos lactentes, eventos adversos, ocorrência de distúrbios respiratórios ou cutâneos ou escores de desenvolvimento.[277] As mulheres HIV-positivas em uso de antirretroviral (TAR) à base de efavirenz constituem uma população que requer considerações especiais quando se utilizam implantes de progestágeno, uma vez que o efavirenz pode reduzir a eficácia dos implantes contraceptivos. Os estudos farmacocinéticos realizados relataram uma redução das concentrações de etonogestrel e levonorgestrel em usuárias de implantes submetidas concomitantemente à TAR à base de efavirenz, o que suscita uma preocupação sobre uma possível redução da eficácia contraceptiva.[278,279] Já em um estudo de coorte retrospectivo de mulheres HIV-positivas com implantes contraceptivos, as taxas de gravidez ajustadas em usuárias de efavirenz foram o triplo daquelas observadas em usuárias de nevirapina.[280] Todavia, esses achados não devem impedir o uso de implantes em mulheres tratadas com efavirenz, visto que, até mesmo nessa população de pacientes, o implante continua sendo mais eficaz do que os métodos contraceptivos não LARC.

A densidade óssea não é afetada pelo implante de etonogestrel, provavelmente porque a atividade folicular ovariana não é suprimida por completo e a síntese de estradiol prossegue.[281] Cistos ovarianos foliculares são comuns durante o primeiro ano de uso do *Jadelle* ou implante de etonogestrel e, em geral, regridem de maneira espontânea.[282]

[7] Em um estudo comparativo dos fatores da coagulação e fibrinolíticos em usuárias de implantes de *etonogestrel* e *levonorgestrel*, não foi constatada nenhuma mudança significativa em relação aos níveis basais, com exceção de uma elevação modesta da ATIII e pequena redução da atividade do fator VII, alterações que poderiam reduzir a coagulabilidade do sangue. Os níveis de lipídios e as provas de função hepática não se modificaram, com exceção de pequenas elevações da bilirrubina, ligeiramente maiores em usuárias de *levonorgestrel* do que de *etonogestrel*.[283] Outro estudo dos fatores hemostáticos constatou uma diminuição modesta em muitas medições dentro da faixa de normalidade, bem como uma redução modesta na produção de trombina em usuárias do implante de *etonogestrel*.[284] Em seu conjunto, esses estudos proporcionam uma considerável tranquilização sobre o fato de que os implantes de progestágenos não aumentam o risco de trombose. Com o uso atual de implantes por vários milhões de mulheres, não há estudos publicados que associem qualquer implante à ocorrência de trombose venosa ou de infarto do miocárdio.

Contracepção de emergência

A administração de esteroides sexuais após o coito para evitar a gravidez começou na década de 1960, com o uso diário de estrogênio em altas doses durante 5 dias.[285] Esse esquema foi substituído pelo ACO combinado contendo EE e *levonorgestrel* para

[9] maior conveniência.[286] No final da década de 1990, o uso isolado de *levonorgestrel* tornou-se o método de escolha após a OMS demonstrar a sua superioridade em um ensaio clínico randomizado de grande porte com 1.998 mulheres. A taxa de gravidez foi de 3,2% com o método de *EE/levonorgestrel* e de apenas 1,1% com o uso isolado de *levonorgestrel* (RR de gravidez, 0,32; IC de 95%, 0,18 a 0,70) em mulheres tratadas nas primeiras 72 horas após a relação sexual. Ocorreram náuseas e vômitos com muito menos frequência com o uso isolado do *levonorgestrel* (23,1% versus 50,5%, e 5,6% versus 18,8%, respectivamente).[287] A eficácia de ambos os métodos diminuiu com o passar do tempo após a relação sexual. Entretanto, até mesmo depois de 72 horas, a taxa de gravidez após tratamento com *levonorgestrel* foi de apenas 2,7%.[288] Uma dose única de 1,5 mg de *levonorgestrel* é tão eficaz quanto duas doses de 0,75 mg, não apresenta mais efeitos colaterais e é mais conveniente para a paciente. Ambos os esquemas posológicos foram aprovados pela FDA. Apesar de reconhecer que o *levonorgestrel* é mais eficaz quanto mais cedo for tomado após a relação sexual, a OMS recomenda a administração de 1,5 mg de *levonorgestrel* em dose única até 120 horas após a relação sexual.[289] As pesquisas sugerem que o principal mecanismo de ação consiste no atraso da ovulação. Noe et al. mostraram que o *levonorgestrel* só atua quando administrado antes do dia da ovulação.[290] Não ocorreram gestações em 87 mulheres tratadas com levonorgestrel 1 a 5 dias antes do dia da ovulação. Houve sete casos de gravidez em 35 mulheres tratadas no dia da ovulação ou depois. **O *levonorgestrel* pós-coito não é abortivo, uma vez que é eficaz apenas quando tomado antes da ovulação.** O *levonorgestrel* isoladamente é mais seguro do que as preparações que contêm estrogênio. Houve vários relatos de casos de eventos trombóticos após o uso de contracepção de emergência com combinação de estrogênio/levonorgestrel.[291] Não houve publicações dessas complicações com o uso isolado de *levonorgestrel*.

Antiprogestogênicos

A *mifepristona* (*RU486*), uma antiprogesterona, é altamente eficaz na contracepção pós-coito. A dose abortiva habitual é de 200 mg, porém uma dose de apenas 10 mg mostra-se eficaz para contracepção de emergência. Em um estudo, 2.065 mulheres foram randomizadas para o grupo de 10 mg de *mifepristona* ou para duas doses de *levonorgestrel* 0,75 mg, incluindo mulheres que tomaram o medicamento 120 horas após a relação sexual.[292] A taxa de gravidez bruta foi de 1,3% para a *mifepristona* e de 2,0% para o *levonorgestrel* (p = 0,46). Os efeitos colaterais foram iguais, e as pacientes consideraram os dois métodos altamente aceitáveis. A *mifepristona* não está sendo desenvolvida para esse uso e não está disponível na dose adequada.

[9] O *acetato de ulipristal*, vendido com o nome comercial de Ella, é um modulador dos receptores da progesterona que foi aprovado pela FDA e pela União Europeia para concepção de emergência até 120 horas após a relação sexual. Trata-se de 1 comprimido de 30 mg, vendido apenas com prescrição, enquanto o *levonorgestrel* na dose de 1,5 mg vem sendo disponível nas prateleiras sem a necessidade de prescrição desde 2013. Quando a ovulação é iminente, o ulipristal é mais eficaz do que o levonorgestrel no atraso da ovulação. As chances de gravidez após a administração de ulipristal foram 42% menores dentro de 72 horas após o coito e 65% menores nas primeiras 24 horas.[293] Quando administrado antes do pico do LH, o *ulipristal* atrasa a ruptura do folículo pré-ovulatório em 5 dias ou mais, podendo constituir o seu principal mecanismo de ação.[294] Em mulheres com

IMC > 30, o risco de gravidez é maior em usuárias de levonorgestrel (OR, 4,41) do que naquelas que tomam ulipristal (OR, 2,62).[295] Por conseguinte, nas mulheres obesas, prefere-se o ulipristal ao levonorgestrel. Estudos subsequentes sobre CE e obesidade mostraram que a concentração total de levonorgestrel em mulheres obesas após a administração de 1 dose do fármaco foi significativamente menor do que o nível observado em mulheres com IMC normal.[296] Entretanto, a concentração de ulipristal foi semelhante entre mulheres obesas e com IMC normal.[297] O *ulipristal* é metabolizado principalmente pelo sistema de enzimas CYP3A4; desta forma, a proteção contra gravidez pode ser reduzida em pacientes tratadas com determinados fármacos, como barbitúricos, *rifampicina* e vários anticonvulsivantes. Em relação ao início da contracepção hormonal após o uso de pílulas de emergência, a contracepção hormonal pode ser iniciada imediatamente após a administração de levonorgestrel. Entretanto, em um estudo no qual mulheres receberam placebo ou pílula contendo apenas um progestágeno, o desogestrel, ocorreu ovulação no dia seguinte após a administração de ulipristal em 45% dos ciclos em mulheres tratadas com desogestrel, em comparação com 3% no grupo placebo.[298] Por conseguinte, em 2015, a bula de *Ella* foi atualizada, de modo a recomendar que as pacientes que utilizam ulipristal aguardem 5 dias antes de iniciar um método contraceptivo hormonal.[299]

Dispositivo intrauterino de cobre para contracepção de emergência

Lippes **et al.,** em 1976, foram os primeiros a descrever a **inserção pós-coito de um DIU de cobre**.[300] Nos ensaios clínicos iniciais, o DIU de cobre foi inserido nos primeiros 7 dias após a relação sexual e demonstrou ser mais eficaz do que os esteroides na contracepção de emergência. Estudos subsequentes incluíram mulheres até 5 dias depois do coito. O ensaio clínico multicêntrico realizado por Wu et al. é um exemplo da excelente eficácia oferecida pelo *T380A de cobre*.[301] Das 1.893 mulheres que retornaram para consulta de acompanhamento, não houve nenhuma gravidez no primeiro mês após a inserção do DIU. **A eficácia da contracepção de emergência é de 100% quando o dispositivo é inserido até 5 dias após o coito e de quase 100% até 7 dias depois.**[301] Outro benefício foi que 94% das pacientes continuavam a usar o DIU depois de 12 meses. Não houve perfuração uterina. Zhou et al. relataram resultados excelentes semelhantes em um estudo de grande porte com outro dispositivo de cobre, o DIU *MultiloadCu-375*.[302] Em grande parte do mundo, os DIUs de cobre são de custo muito baixo. Mesmo nos EUA, onde os DIUs são de elevado custo, o benefício para a paciente da contracepção de emergência extremamente eficaz e a contracepção a longo prazo com apenas uma intervenção fazem com que os DIUs de emergência tenham uma relação custo-benefício favorável. A eficácia do *DIU-LNG* na contracepção de emergência está sendo estudada.

Contracepção hormonal masculina

A mesma retroalimentação negativa dos esteroides sexuais que bloqueia a ovulação em mulheres, suprime a espermatogênese nos homens; porém, produz perda da libido e suprime potencialmente o desempenho sexual. O princípio foi demonstrado pela primeira vez em 1974, com uso de estrogênio e metiltestosterona por via oral.[303] A administração de testosterona isoladamente é capaz de reduzir a produção de espermatozoides a níveis muito baixos, enquanto mantém a libido normal e o desempenho sexual. Durante muitos anos, os pesquisadores estudaram os sais de testosterona de ação longa para contracepção masculina.[304] A etnia constitui um importante preditor de eficácia da supressão dos espermatozoides no tratamento com testosterona. A administração de *undecanoato de testosterona* (*UT*) em injeções mensais em homens asiáticos produz quase sempre azoospermia ou oligospermia, enquanto se observa a ocorrência de azoospermia ou oligospermia em apenas 86% dos homens brancos com um esquema semelhante de testosterona.[305] Em um ensaio clínico conduzido na China, 1.045 homens foram tratados com uma dose mensal de 500 mg de *UT*. Apenas 4,8% não conseguiram uma redução da contagem de espermatozoides para menos de 1×10^6 por mℓ. A taxa de gravidez cumulativa foi de apenas 1,1 por 100 homens em 30 meses.[306] Em populações brancas, a testosterona foi associada a progestágenos para suprimir ainda mais as gonadotrofinas e melhorar a eficácia. Em um ensaio clínico importante realizado em homens brancos, implantes subdérmicos de *etonogestrel* e injeções de *UT* foram comparados a implantes e injeções de placebo. Apenas 3% não apresentaram uma redução da contagem de espermatozoides para menos de 1×10^6.[307] Os efeitos colaterais, que foram mais comuns no grupo medicado do que no grupo placebo, consistiram em acne, sudorese noturna, alterações da libido (habitualmente aumentada) e ganho de peso. Em um estudo que utilizou géis transdérmicos de Nestorona (progestágeno) e testosterona, 89% dos homens apresentaram uma redução das concentrações de espermatozoides para ≤ 1×10^6 por mℓ, com efeitos colaterais mínimos.[308]

Métodos não hormonais de contracepção masculina estão sendo investigados. Um produto, denominado inibição reversível dos espermatozoides sob orientação (RISUG, *reversible inhibition of sperm under guidance*), foi estudado na Índia em pesquisas pré-clínicas e em seres humanos.[309] Consiste em estireno-anidrido maleico que, quando injetado nos ductos deferentes, cria um nível de pH incompatível com os espermatozoides, bloqueando o seu transporte. O *Vasalgel* envolve um mecanismo semelhante, porém utiliza uma formulação diferente e está sendo desenvolvido nos EUA. Trata-se de um polímero de alto peso molecular que consiste em estireno-alt-ácido maleico dissolvido em dimetil sulfóxido; o produto é injetado nos ductos deferentes, onde permanece em um estado em gel macio, que possibilita a passagem de substâncias hidrossolúveis, mas não dos espermatozoides. O produto foi preparado para ser reversível, e, em estudos realizados em coelhos, obteve-se uma rápida restauração do fluxo de espermatozoides após a injeção de bicarbonato de sódio.[310] Até o momento, o *Vasalgel* foi estudado apenas em modelos animais.[311] Espera-se que o *Vasalgel* comece a ser estudado em homens nos EUA em ensaios clínicos.

ESTERILIZAÇÃO

A esterilização cirúrgica constitui o método mais comum de controle da fertilidade usado por casais no mundo inteiro, com mais de 250 milhões de mulheres e homens recorrendo à esterilização feminina ou vasectomia para contracepção.[312] As técnicas laparoscópica e histeroscópica para mulheres e a vasectomia para homens são seguras e facilmente disponíveis nos EUA. A idade média de esterilização é de 30 anos. Uma idade inferior a 30 anos por ocasião da esterilização, os conflitos no casamento, o divórcio e novos casamentos são preditores de arrependimento quanto à realização de esterilização, podendo levar a uma solicitação de reversão.[313]

Esterilização feminina

A histerectomia não é mais utilizada para esterilização porque a morbidade e a mortalidade são muito altas em comparação com a esterilização tubária. A esterilização tubária vaginal, que foi associada ao abscesso pélvico ocasional, raramente é efetuada nos EUA, **onde são utilizados cinco procedimentos.**

1. **Esterilização tubária no momento de cesariana ou outra cirurgia abdominal.**
2. **Minilaparotomia pós-parto, logo após o parto vaginal.**
3. **Minilaparotomia não relacionada com o parto.**
4. **Laparoscopia.**
5. **Histeroscopia.**

A esterilização tubária pós-parto no momento da cesariana não aumenta o risco, há apenas um pequeno prolongamento do tempo de cirurgia; os riscos em uma cesariana são maiores que no parto vaginal e a esterilização planejada não deve influenciar a decisão de efetuar uma cesariana. **A minilaparotomia pode ser realizada no período pós-parto imediato. O útero está aumentado e as tubas uterinas situam-se na porção média do abdome, sendo facilmente acessíveis por meio de uma pequena incisão periumbilical inferior de 3 a 4 cm.**

A minilaparotomia não relacionada com o parto, descrita pela primeira vez por Uchida, foi redescoberta e popularizada no início da década de 1970, em resposta a um aumento da demanda de procedimentos de esterilização e como opção mais simples da laparoscopia.[314] É ainda amplamente usada em regiões com menos recursos, porém é incomum nos EUA, devido à ampla disponibilidade das técnicas endoscópicas.

Técnica cirúrgica

A técnica de Pomeroy ou de Pomeroy modificada constituem os procedimentos habitualmente escolhidos para esterilização tubária por laparotomia **(Figura 4.8)**. No procedimento de Pomeroy clássico, uma alça da tuba é excisada após ligadura da base da alça com fio absorvível simples. Uma modificação do procedimento é a excisão da porção média da tuba após ligadura do segmento com dois fios absorvíveis separados. Esse procedimento modificado tem vários nomes: *salpingectomia parcial*, *técnica de Parkland Hospital*, *técnica de suturas separadas* e *Pomeroy modificada*. Na técnica de Madlener, agora abandonada em virtude de muitas falhas, uma alça de tuba é esmagada por pinçamento transversal de sua base, ligada com fio permanente e excisada. Os procedimentos de Pomeroy e de salpingectomia parcial apresentam taxas de insucesso de 1 a 4 por 1.000 casos.[313] Em contrapartida, a gravidez é extremamente rara após esterilização tubária pelos métodos de Irving ou de Uchida. No método de Irving, a porção média da tuba é excisada, e o coto proximal de cada tuba é virado para trás e levado a uma pequena incisão na parede do útero, onde é suturado, criando uma alça cega. No método de Uchida, injeta-se uma solução *salina-epinefrina* (1:1.000) sob a mucosa da porção média da tuba, separando a mucosa da tuba subjacente. Efetua-se incisão da mucosa ao longo da borda antimesentérica da tuba e um segmento tubário é excisado sob tração, de modo que o coto proximal ligado seja retraído sob a mucosa quando liberado. A mucosa é fechada com suturas, enterrando o coto proximal e separando-o do coto distal. Não houve nenhuma gravidez na série pessoal de Uchida, de mais de 20 mil casos.[314]

Laparoscopia

A laparoscopia constitui o método mais comum de esterilização não relacionada com o parto nos EUA. Na técnica padrão de laparoscopia, após insuflação do abdome com gás, o laparoscópio é introduzido na cavidade abdominal por meio de um trocarte, habitualmente na margem inferior do umbigo. Embora procedimentos de esterilização laparoscópica com punção única (*single port*) possam ser efetuados com um "laparoscópio operatório", é cada vez mais comum a inserção de um segundo e, algumas vezes, de

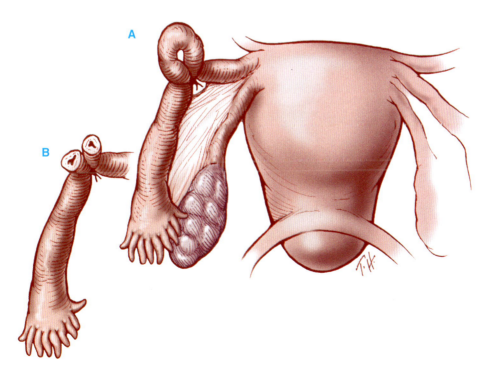

Figura 14.8 Técnica de Pomeroy para esterilização tubária. **A.** Ligadura da alça da tuba uterina. **B.** Excisão subsequente da alça.

um terceiro trocarte na região suprapúbica ou nos quadrantes inferiores laterais para possibilitar a introdução de pinça especial de preensão. A esterilização laparoscópica é normalmente realizada no hospital, sob anestesia geral, mas pode ser realizada sob anestesia local com sedação consciente. Raramente, há necessidade de a paciente pernoitar no hospital quando realiza laparoscopia.

Técnicas da obliteração tubária na laparoscopia

A obliteração tubária laparoscópica pode ser efetuada por quatro técnicas: eletrocoagulação bipolar, aplicação de um pequeno anel de borracha de silástico (anel de Falópio), clipe metálico (clipe de Hulka) ou clipe de titânio (clipe de Filshie). O clipe de Filshie, introduzido pela primeira vez nos EUA em 1996, é extensamente usado no Reino Unido e no Canadá.[315] Trata-se de um dispositivo articulado de titânio, revestido de um tubo de silicone. Em virtude de sua menor taxa de gravidez, o clipe de Filshie superou em grande parte o clipe de Hulka.[316]

Na técnica de eletrocoagulação bipolar, a porção ístmica média da tuba e o mesossalpinge adjacente são pinçados com pinça bipolar, e aplica-se uma corrente elétrica de radiofrequência a três áreas adjacentes, coagulando 3 cm da tuba (**Figura 14.9**). A tuba apenas é coagulada novamente nos mesmos locais. O gerador de radiofrequência deve administrar no mínimo 25 W em uma resistência de 100 Ω nas extremidades da pinça para assegurar a coagulação de toda a espessura da tuba uterina, e não apenas da camada externa; caso contrário, não ocorrerá a esterilização.[317]

Para a aplicação do anel de Falópio, a porção ístmica média da tuba é pinçada com pinça introduzida através de uma sonda cilíndrica que tem o anel aberto ao seu redor (**Figura 14.10 A**). Uma alça da tuba é tracionada para dentro da sonda e o cilindro externo é avançado (**Figura 14.10 B**), liberando o anel de silástico ao redor da base da alça da tuba, e provocando necrose isquêmica com o passar do tempo (**Figura 14.10 C**). Se não for possível tracionar facilmente a tuba para dentro do aplicador, o operador deve parar e passar para a eletrocoagulação, em vez de persistir e correr o risco de lacerar a tuba com o aplicador do anel de Falópio. A tuba ligada precisa ser inspecionada de perto por meio do laparoscópio, para comprovar que toda a sua espessura foi tracionada através do anel de Falópio.

O clipe de Hulka é colocado através da porção média do istmo, assegurando que o aplicador esteja perpendicular à tuba, e que a tuba esteja completamente contida no clipe antes de seu fechamento. O clipe de Filshie é colocado em posição perpendicular na porção média do istmo, tendo o devido cuidado para que se possa visualizar o batente do ramo posterior através da mesossalpinge além da tuba, de modo a assegurar que toda a espessura da tuba esteja totalmente dentro dos ramos do clipe antes do seu fechamento.

As técnicas de ligadura ou de clipe apresentam, cada uma, vantagens e desvantagens. A coagulação bipolar pode ser utilizada em qualquer tuba uterina. O anel de Falópio e os clipes de Hulka e de Filshie não podem ser usados se a tuba estiver espessa por consequência de salpingite prévia. A dor é mais intensa durante as primeiras horas após a aplicação do anel de Falópio. Isso pode ser evitado banhando as tubas com alguns mililitros de *bupivacaína* a 0,5% imediatamente antes da colocação do anel.[318] O insucesso do anel de Falópio ou dos clipes resulta, em geral, de sua aplicação incorreta, e se houver gravidez, ela é habitualmente intrauterina. Após a esterilização bipolar, a gravidez pode resultar de fístula tuboperitoneal e é ectópica em mais de 50% dos casos. Se for utilizada uma energia elétrica inadequada, uma fina faixa da tuba uterina que contém o lúmen intacto permanece, e possibilita a ocorrência de gravidez intrauterina. A termocoagulação, que consiste no uso de sondas de aquecimento em lugar de corrente elétrica, é extensamente utilizada na Alemanha para esterilização tubária laparoscópica, porém é pouco adotada nos EUA.

Salpingectomia laparoscópica

A salpingectomia parcial ou completa não tem sido tradicionalmente utilizada para esterilização, devido à facilidade e segurança obtidas com os métodos de oclusão. Entretanto, em um estudo observacional de grande porte que comparou a salpingectomia com outros métodos, não foi constatado nenhum aumento das taxas de

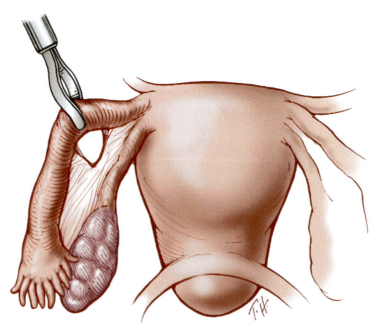

Figura 14.9 Técnica de esterilização tubária por eletrocoagulação bipolar.

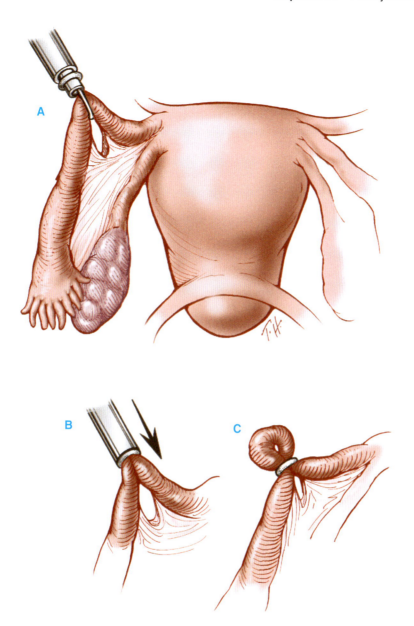

Figura 14.10 Posicionamento do anel de Falópio para esterilização tubária.

complicação, porém foi verificado um aumento do tempo operatório em aproximadamente 10 minutos.[319] Um estudo recente, que incluiu casos de salpingectomia e oclusão tubária, mostrou taxas de complicações imediatas e em curto prazo comparáveis com os métodos de esterilização e aumento médio do tempo operatório de 6 minutos para a salpingectomia.[320] **A salpingectomia profilática pode reduzir o risco de câncer de ovário/tuba uterina, pois a maioria dos cânceres de ovário epiteliais origina-se da parte distal da tuba uterina, e é atualmente recomendada quando as pacientes são submetidas à cirurgia ginecológica para outras indicações benignas.**

Benefícios não contraceptivos da esterilização tubária

Além de proporcionar excelente contracepção, a ligadura tubária está associada a uma redução do risco de câncer de ovário. Entre os estudos de maior porte para ilustrar a relação entre a ligadura tubária e o câncer de ovário, destacam-se o Nurses' Health Study e o Nurse's Health Study II. Esses dois estudos de coorte prospectivos incluíram 29.340 mulheres submetidas à ligadura tubária e constataram que, de modo global, a ligadura tubária foi associada a uma redução do risco de câncer de ovário (HR, 0,76; IC de 95%, 0,64 a 0,90).[321] Em um estudo de coorte prospectivo de grande porte realizado no Reino Unido, a associação da ligadura tubária a uma redução do risco variou de acordo com o tipo histológico do tumor, com diminuição significativa do risco de carcinomas serosos de alto grau (RR, 0,77; IC de 95%, 0,67 a 0,89), tumores endometriais (RR, 0,54; IC de 95%, 0,43 a 0,69) e tumores de células claras (RR, 0,55; IC de 95%, 0,39 a 0,77).[322]

Além disso, os estudos realizados exploraram os riscos e os benefícios da salpingectomia oportunista em comparação com a ligadura tubária no que concerne à redução do risco de câncer de ovário. Um dos estudos concluiu que a salpingectomia oportunista por ocasião da esterilização apresenta uma relação custo-benefício favorável, com razão de efetividade de custo incremental de 31.432

dólares por ano de vida ajustado pela qualidade.[323] Em outro estudo, que comparou a salpingectomia parcial (método de Pomeroy modificado) com a salpingectomia completa (uso de LigaSure) por ocasião da cesariana, não foi constatada nenhuma diferença significativa nas complicações a curto prazo (febre pós-parto, infecção da ferida, relaparotomia, perda de sangue estimada).[324] Além disso, em um ensaio clínico cujo objetivo foi avaliar a reserva ovariana a curto prazo pela determinação dos níveis de hormônio antimülleriano, não foi detectada nenhuma diferença significativa entre os grupos, com aumento médio de 0,58 ± 0,98 *versus* 0,39 ± 0,41 ng/mℓ nos grupos de salpingectomia e de ligadura tubária, respectivamente ($p = 0,45$). As cirurgias que incluíram a salpingectomia foram de maior duração, com média de 13 minutos (66,0 ± 20,5 *versus* 52,3 ± 15,8 minutos, $p = 0,01$).[325] Pode surgir uma tendência que favoreça a salpingectomia em relação à oclusão ou ligadura tubária para esterilização.

Riscos da esterilização tubária

A esterilização tubária é notavelmente segura. O estudo Collaborative Review of Sterilization (CREST), uma revisão efetuada em 1983 de 9.475 esterilizações não relacionadas com o parto em múltiplos centros nos EUA, relatou uma taxa de complicações total de 1,7 por 100 procedimentos.[313] As complicações aumentaram com o uso de anestesia geral, histórico de cirurgia pélvica ou abdominal prévia, histórico de DIP, obesidade e diabetes melito. A complicação importante mais comum foi a necessidade de laparotomia não planejada para realizar a esterilização após a detecção de aderências intra-abdominais. Em outra série, foram realizadas 2.827 esterilizações laparoscópicas com o anel de silástico, utilizando anestesia local e sedação intravenosa.[326] Apenas quatro casos não puderam ser concluídos (taxa de falha técnica de 0,14%), e não houve necessidade de laparotomia. Raramente, pode ocorrer salpingite como complicação da cirurgia. Essa complicação é observada mais frequentemente na eletrocoagulação do que nas técnicas não elétricas. O risco de morte com a esterilização feminina foi de 1 a 2 por 100 mil esterilizações em um estudo nacional baseado em dados de 1979 a 1980.[313] Quase metade das mortes foi decorrente de complicações da anestesia geral, habitualmente relacionada com o uso de ventilação por máscara. Quando se administra anestesia geral para laparoscopia, a intubação endotraqueal é obrigatória, uma vez que o pneumoperitônio aumenta o risco de broncoaspiração. Dados internacionais da Association for Voluntary Surgical Contraception mostram um registro semelhante de segurança em programas de países do terceiro mundo: 4,7 mortes por 100 mil esterilizações femininas e 0,5 morte por 100 mil vasectomias.[327]

Falha da esterilização

Muitas falhas ocorrem durante o primeiro mês após a cirurgia e resultam de uma gravidez já existente por ocasião da esterilização. A contracepção deve ser mantida até o dia da cirurgia, e deve-se efetuar rotineiramente um teste de gravidez sensível no dia da cirurgia. Como a implantação não ocorre antes de 6 dias após a concepção, uma mulher poderia conceber imediatamente antes do procedimento, e não haveria maneira de detectar a gravidez. A realização da esterilização no início do ciclo menstrual evita esse problema, porém aumenta a dificuldade logística. Outra causa de falha consiste na presença de anormalidades anatômicas, habitualmente aderências que circundem e encubram uma ou ambas as tubas uterinas. Em geral, um cirurgião laparoscópico experiente com instrumentos apropriados consegue liberar as aderências, restabelecer as relações anatômicas normais e identificar a tuba uterina. Em algumas circunstâncias não será possível efetuar uma esterilização bem-sucedida por laparoscopia, e o cirurgião precisa saber antes da cirurgia se a paciente está preparada para se submeter a uma laparotomia, se necessário para efetuar a esterilização. O estudo CREST descreveu uma coorte de 10.685 mulheres esterilizadas entre 1978 e 1986 em um dos 16 centros participantes nos EUA, e essas pacientes foram acompanhadas por um período de 8 a 14 anos.[313] Os métodos mais eficazes em 10 anos incluíram a coagulação com energia monomonopolar por laparoscopia e a salpingectomia parcial pós-parto, geralmente um procedimento de Pomeroy modificado. A coagulação tubária bipolar e o clipe de Hulka-Clemens foram os menos eficazes. O clipe de Filshie não foi avaliado, visto que não era usado nos EUA. As mulheres mais jovens apresentaram maior risco de falha, como seria de se esperar, tendo em vista sua maior fecundidade.

Desde a época em que foi iniciado o estudo CREST, a esterilização por eletrocirurgia monopolar foi abandonada, devido ao risco de lesões térmicas no intestino, e foi substituído pela eletrocirurgia bipolar ou pelos métodos não elétricos (anel tubário, clipe de Hulka-Clemens e clipe de Filshie). **Uma análise dos dados do estudo CREST constatou que a esterilização bipolar pode ter uma taxa de falha a longo prazo muito baixa se for realizada a coagulação de uma porção adequada da tuba uterina.** As participantes do estudo CREST que foram esterilizadas por eletrocirurgia bipolar entre 1985 e 1987 apresentaram taxas de falhas menores do que aquelas esterilizadas anteriormente (entre 1978 e 1985). A diferença importante foi a técnica de aplicação da energia elétrica às tubas. As mulheres cujo uso do bipolar envolveu a coagulação em três locais ou mais, tiveram baixas taxas de falhas em 5 anos de 3,2 por 1.000 procedimentos, enquanto as mulheres com menos de três locais de coagulação tubária apresentaram uma taxa de falhas em 5 anos de 12,9 por 1.000 ($p = 0,01$).[328]

A Family Health International relatou a realização de ensaios clínicos multicêntricos randomizados de grande porte sobre os diferentes métodos de esterilização tubária. Os clipes de Filshie e Hulka foram comparados em dois estudos. Estudaram-se 2.126 mulheres; em 878, foram colocados clipes por minilaparotomia, e em 1.248 por laparoscopia. As mulheres foram avaliadas por um período de até 24 meses.[329] As taxas de gravidez foram de 1,1 por 1.000 mulheres com o clipe de Filshie e de 6,9 por 1.000 com o clipe de Hulka em 12 meses, representando uma diferença nas taxas que se aproximou da significância estatística ($p = 0,06$). Esse mesmo grupo comparou o clipe de Filshie com o anel tubário de silástico em um estudo semelhante com um total de 2.746 mulheres, das quais 915 tiveram os dispositivos inseridos por minilaparotomia e 1.831 por laparoscopia.[330] As taxas de gravidez em 12 meses foram iguais com o clipe de Filshie e com o anel tubário: 1,7 por 1.000 mulheres. O anel foi considerado mais difícil de aplicar. O clipe de Filshie foi expelido espontaneamente pela vagina em três mulheres durante o período de 12 meses de acompanhamento.

Histeroscopia

Em 2002, a FDA aprovou o *Essure*, um método histeroscópico de controle de natalidade permanente. Pode ser realizado no consultório apenas com anestesia local ou sedação consciente e oferece a perspectiva de maior segurança, menor custo e maior eficácia a longo prazo do que os melhores métodos laparoscópicos. *Essure* é um microimplante, que consiste em uma espiral interna de aço inoxidável flexível e uma espiral externa dinâmica de liga de níquel e titânio. Fibras flexíveis de politereftalato de etileno seguem em sentido longitudinal e transversal na espiral interna. Para a inserção do dispositivo, um histeroscópio é introduzido na cavidade uterina, que é distendida com solução salina. Os óstios tubários são visualizados. O dispositivo *Essure* é inserido através do canal operatório do histeroscópio na extremidade de um fio condutor fino guiado até a abertura da tuba e avançado na tuba sob observação direta. Uma vez posicionado, a bainha externa é retraída, liberando as espirais externas, que se expandem para fixar o dispositivo na porção intersticial da tuba. O fio condutor é desacoplado e retirado, e o procedimento é repetido na tuba uterina contralateral. Quando o dispositivo é corretamente colocado, de 3 a 8 das espirais terminais do microimplante são visíveis dentro da cavidade do útero, o restante encontra-se dentro da tuba uterina.[331,332]

O *Essure* pode ser instalado sob anestesia local de modo ambulatorial ou com a paciente internada. Não há necessidade de incisão. Com o passar do tempo, ocorre crescimento de tecido fibroso com oclusão permanente das tubas. É necessário realizar testes da colocação do Essure utilizando ultrassonografia transvaginal (USTV) ou histerossalpingografia (HSG) modificada. A FDA aprovou a USTV como boa alternativa como teste de confirmação em julho de 2015. As pacientes precisam preencher todos os critérios por ocasião da colocação para serem elegíveis para USTV. Caso contrário, devem ser submetidas à confirmação com HSG modificada. Alguns critérios notáveis incluem a certeza de colocação bilateral, tempo de procedimento ≤ 15 minutos e de 1 a 8 espirais bilateralmente.[333] As pacientes submetidas à terapia imunossupressora ativa (corticosteroides sistêmicos ou quimioterapia) não são elegíveis para USTV, devido à preocupação quanto ao fracasso do crescimento tecidual. A HSG modificada para *Essure* deve documentar a colocação bilateral dos dispositivos na junção uterotubária e a ausência de extravasamento peritoneal de corante. A paciente com esterilização transcervical deve continuar a utilizar um método de contracepção seguro até que seja documentada a oclusão bem-sucedida.

Riscos da histeroscopia

Foram relatados eventos adversos ou efeitos colaterais no dia do procedimento em 3% das primeiras pacientes que utilizaram *Essure*. Esses efeitos consistiram em respostas vasovagais, cólica, náuseas e sangramento vaginal.[334] Riscos possíveis, porém incomuns, dos métodos de esterilização tubária por histeroscopia incluem perturação pelo dispositivo no momento da inserção e sua expulsão. A faixa relatada de perfuração tubária e uterina foi de 0 a 1,8%.[335] Outras possíveis complicações da esterilização transcervical estão relacionadas com o procedimento da histeroscopia e não ao processo de oclusão tubária. Ocorrem em menos de 1% dos casos e incluem hipervolemia, lesão de órgãos adjacentes, sangramento e infecção.

Entre novembro de 2002 e março de 2015, a FDA recebeu um total de 5.093 notificações relacionadas com Essure, levando-a a convocar um grupo de especialistas para analisar a segurança e a eficácia da esterilização pelo Essure. Em 2016, a FDA solicitou ao fabricante que conduzisse um estudo de vigilância pós-comercialização para determinar os riscos aumentados em determinadas mulheres e publicou uma advertência sobre o risco de perfuração, dor persistente e suspeita de reações alérgicas ou de hipersensibilidade.[336] Subsequentemente, em julho de 2018, em decorrência de uma queda nas vendas, o fabricante retirou o dispositivo do mercado.

Fracasso da esterilização pelo Essure

Uma metanálise de 31 estudos incluindo mais de 12 mil procedimentos relatou taxas de inserção bilateral de 81 a 98%, com maiores taxas de sucesso nos estudos publicados a partir de 2007.[337] Os motivos de insucesso da inserção foram obstrução tubária, estenose ou dificuldade de acesso aos óstios tubários. Em uma revisão de mais de 66 mil inserções de Essure, houve 102 casos de gravidez (1,5 por 1.000). Setenta e seis por cento ocorreram em mulheres que não foram submetidas a exames de imagem após o procedimento para confirmação de oclusão tubária, que não efetuaram nenhuma contracepção segura antes do exame de confirmação ou que tiveram uma interpretação incorreta dos exames de imagem.[338] Outros estudos mencionaram taxas semelhantes de gravidez, variando de 1,2 a 1,5 por 1.000.[339]

Reversão da esterilização

O sucesso da reversão da esterilização é maior após oclusão mecânica do que depois da eletrocoagulação, devido a uma maior destruição da tuba com este último método. Com as modernas técnicas microcirúrgicas e uma anastomose istmo-ístmica, a taxa de gravidez no primeiro ano é de cerca de 44%.[340] Em uma análise retrospectiva comparando a reanastomose microcirúrgica com a fertilização *in vitro* (FIV), foram observadas taxas globais semelhantes de gravidez, porém uma maior taxa de nascidos vivos com a FIV, visto que 10% das gestações após a microcirurgia foram ectópicas.[340] A esterilização histeroscópica pelo *Essure* deve ser considerada irreversível. Entretanto, foi relatada uma reversão após esterilização histeroscópica com o uso de implantação das tubas uterinas. Trinta e seis por cento das mulheres submetidas à cirurgia conceberam subsequentemente de maneira natural.[341]

Sequelas tardias da esterilização tubária

O aumento da irregularidade menstrual e da dor é atribuído à esterilização tubária prévia. O estudo do problema é difícil, pelo fato de que muitas mulheres desenvolverem esses sintomas com o passar da idade, embora não tenham sido submetidas à cirurgia tubária, e fazem uso de ACOs que reduzem a dor e que criam um ciclo menstrual artificialmente normal. As mulheres que interrompem o uso de ACO após esterilização tubária apresentam mais dismenorreia e irregularidade menstrual sem nenhuma relação com a esterilização. A melhor resposta disponível provém do estudo CREST.[342] Um total de 9.514 mulheres submetidas à esterilização tubária foi comparado com 573 mulheres cujos parceiros foram submetidos à vasectomia. Os dois grupos foram acompanhados durante 5 anos com entrevistas anuais por telefone padronizadas. As mulheres submetidas à esterilização tubária não tiveram mais tendência a relatar alterações persistentes de sangramento intermenstrual ou da duração do ciclo menstrual em comparação com as mulheres cujos parceiros foram submetidos à vasectomia. As mulheres esterilizadas relataram uma diminuição dos dias de sangramento, da quantidade de sangramento e da dor menstrual, porém tiveram tendência ligeiramente maior de relatar irregularidade do ciclo (OR 1,6; IC de 95%, 1,1 a 2,3). Em resumo, o estudo CREST forneceu boas evidências da ausência da "síndrome pós-ligadura tubária".

Vasectomia

Nos EUA, são realizadas cerca de 500 mil vasectomias a cada ano.[313] A vasectomia é um método altamente eficaz. Com frequência, é difícil interpretar a literatura sobre a sua eficácia, uma vez que a maioria dos estudos relata a ocorrência de fracasso como a ausência de azoospermia, em vez de taxas de gravidez ao longo prazo nas parceiras. **A vasectomia só é considerada eficaz quando todos os espermatozoides são eliminados do sistema genital, o que pode exigir 20 ejaculações ou 3 meses. Estima-se que até metade das gestações após a vasectomia ocorre durante esse período entre a cirurgia e a eliminação de todos os espermatozoides.**[343] Nem todas as gestações após vasectomia podem ser atribuídas aos homens submetidos à operação. As melhores informações a longo prazo provêm do estudo CREST. A probabilidade cumulativa de fracasso foi de 7,4 por 1.000 procedimentos em 1 ano e de 11,3 no quinto ano, comparável à taxa de fracasso da esterilização tubária.[313]

Em geral, a vasectomia é realizada sob anestesia local. A técnica básica consiste em palpar o ducto deferente no escroto, segurá-lo com os dedos ou com pinça atraumática, efetuar uma pequena incisão sobre o ducto e puxar o ducto, formando uma alça na incisão. Um pequeno segmento é, então, removido, e utiliza-se um eletrodo agulha para coagular o lúmen de ambas as extremidades. As técnicas aperfeiçoadas incluem a vasectomia sem bisturi, em que a extremidade pontiaguda da pinça é utilizada para puncionar a pele sobre o ducto. Essa técnica reduz o risco de hematoma.[344] Outra variação é a vasectomia com extremidade aberta, em que apenas a extremidade abdominal do ducto seccionado é coagulada, enquanto a extremidade testicular é deixada aberta. Acredita-se que essa técnica possa evitar a epididimite congestiva e a formação de granuloma por espermatozoides.[345] A interposição da fáscia cria uma barreira de tecido entre as extremidades do ducto e diminui a falha da vasectomia.[346]

Reversibilidade

A vasectomia deve ser considerada como método permanente de esterilização. Entretanto, entre homens submetidos à reanastomose cirúrgica (vasovasostomia), foi relatada uma desobstrução em mais de 90% dos casos quando são utilizadas técnicas microcirúrgicas atuais.[347] Entretanto, quanto maior o tempo decorrido desde a vasectomia, menor a chance de reversão.[348]

Segurança

As complicações operatórias incluem hematoma escrotal, infecção da ferida e epididimite, porém as sequelas graves são raras. Não houve relato de mortes por vasectomia nos EUA em muitos anos, e a taxa de mortalidade em uma grande série nos países em desenvolvimento foi de apenas 0,5 por 100 mil. Preocupações com a segurança a longo prazo ressurgiram com o relato de uma possível associação entre câncer de próstata e vasectomia.[349] **Estudos de grande porte apresentam a conclusão muito clara de que a vasectomia não está associada ao câncer de próstata.**[350-352]

ABORTO

Existe uma alta probabilidade de que os casais tenham pelo menos uma gravidez indesejada em algum momento de sua vida reprodutiva. Nos países em desenvolvimento, o desejo de ter uma família grande é maior (embora isso esteja diminuindo), porém o acesso à contracepção eficaz seja limitado. Em consequência, o aborto, que frequentemente não é seguro, é comum. Devido ao crescimento da população, o número absoluto de abortos aumentou em 5,9 milhões, de 50,4 milhões por ano entre 1990 e 1994 para 56,3 milhões por ano entre 2010 e 2014.[353] No mundo inteiro, 25% das gestações terminaram em aborto entre 2010 e 2014. Nos países desenvolvidos, a porcentagem de gestações que terminam em aborto declinou em 11 pontos, de 39 para 28%, ao passo que nos países em desenvolvimento aumentou de maneira significativa em 3 pontos, de 21 para 24%.[353] Estima-se que 25 milhões ou quase metade de todos os abortos sejam "inseguros", visto que as pessoas que realizam o procedimento carecem das habilidades necessárias ou o ambiente onde é realizado não obedece aos padrões médicos mínimos de segurança, ou ambos os fatores.[354]

Como mostra a **Figura 14.11**, existem grandes discrepâncias na taxa de abortos seguros em comparação com abortos inseguros no mundo inteiro. Nos países desenvolvidos, onde há acesso ao aborto legal, os abortos inseguros são raros. Nos países em desenvolvimento, onde o aborto é com frequência muito restrito ou totalmente ilegal, eles são muito comuns. A maior proporção de abortos inseguros é observada na África Central e África Ocidental, onde as taxas de mortalidade por aborto são mais altas. As sub-regiões com maiores proporções de abortos seguros (Norte da Europa e América do Norte) incluem países com leis menos restritivas sobre aborto, uso elevado de contraceptivos, desenvolvimento econômico avançado, altos níveis de igualdade entre sexos e infraestrutura de saúde bem desenvolvida.[354] **O aborto é geralmente seguro nos países em que é legal; as complicações são comuns onde é ilegal.** Quarenta e sete mil mulheres morrem todos os anos por complicações de aborto inseguro.[355] As sociedades não podem impedir o aborto, mas podem determinar se ele será ilegal e perigoso ou legal e seguro. A morte por aborto ilegal já foi comum nos EUA. Na década de 1940, mais de 1.000 mulheres morriam anualmente por complicações de aborto.[356] Em 1972, 24 mulheres morreram em decorrência de complicações de aborto legal e 39 por abortos ilegais conhecidos. Em 2012, o último ano sobre o qual há dados completos, houve quatro mortes por aborto legalmente induzido, e não houve mortes por aborto ilegal (aborto induzido por não profissional) nos EUA.[6] O Council on Scientific Affairs da American Medical Association analisou o impacto do aborto legal e atribuiu o declínio das mortes durante esse século à introdução de antibióticos para tratamento da sepse; uso disseminado de contracepção eficaz a partir da década de 1960, que reduziu o número de gestações indesejadas; e substituição do aborto ilegal pelo aborto legal.[357]

Nos EUA, o número de abortos relatados anualmente – 926 mil em 2014 – vem diminuindo desde o auge de 1,61 milhão em 1990.[5] Em 2014, a proporção de aborto nos EUA foi de 18,8 para cada 100 gestações, e a taxa de aborto nacional foi de 14,6 por 1.000 mulheres de 15 a 44 anos de idade.[5] Embora as taxas de aborto de todos os grupos raciais e étnicos tenham caído, elas são significativamente maiores em mulheres negras não hispânicas. Os abortos em mulheres brancas não hispânicas correspondem a 37,5% de todos os abortos, em mulheres negras não hispânicas, a 35,6%, e em mulheres hispânicas, a 19%. A maioria das mulheres que se submetem ao aborto não é casada e, em 2013, correspondeu a 85,2%.[6] A realização do aborto varia acentuadamente com a idade. Em 2013, 11,3% das mulheres que realizaram abortos tinham entre 15 e 19 anos de idade, e 44,7%, 24 anos ou menos. Em 2013, a taxa de abortos em mulheres com menos de 15 anos de idade foi de 789 por 1.000 nascidos vivos (ver **Figura 14.2**).[6] A menor taxa de abortos, de 121 por 1.000 nascidos vivos, é observada em mulheres de 30 a 34 anos de idade.

Independentemente das opiniões pessoais sobre a ética da interrupção da gravidez, os profissionais de saúde têm o dever de conhecer os fatos médicos sobre o aborto e compartilhá-los com suas pacientes.[358] Os profissionais não são obrigados a fazer

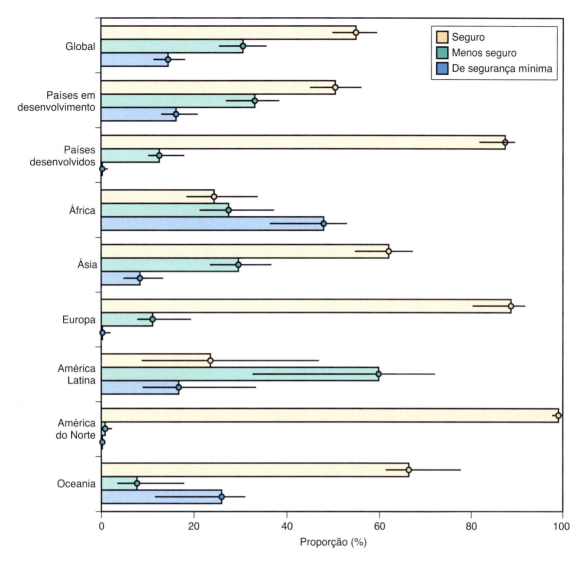

Figura 14.11 Distribuição das categorias de segurança para aborto no mundo e por região. As barras e os pontos mostram as estimativas pontuais da proporção de abortos em cada categoria, enquanto as linhas horizontais são intervalos de incerteza de 90%. (De: **Ganatra B, Gerdts C, Rossier C et al.** Global, regional, and subregional classification of abortions by safety, 2010–14: estimates from a Bayesian hierarchical model. *Lancet* 2017;390[10110]:2372–2381.)

abortos contra seus princípios éticos, porém têm o dever de ajudar as pacientes a avaliar os riscos da gravidez e a fazer os encaminhamentos apropriados.

Segurança

O risco anual global de morte por aborto legal diminuiu acentuadamente de 4,1 por 100 mil em 1972 para 1,8 em 1976, e permaneceu inferior a 1 por 100 mil desde 1987. Atualmente, o aborto legal continua sendo um procedimento extremamente seguro com taxa de mortalidade de 0,7 por 100 mil procedimentos.[359] O risco aumenta de modo exponencial com a idade gestacional. A taxa de mortalidade associada à gravidez com procedimentos de aspiração foi de 0,3 por 100 mil até 8 semanas e aumentou para 6,7 por 100 mil com 18 semanas ou mais.[359] Entretanto, em comparação com uma taxa de mortalidade materna de 8,8 mortes por 100 mil nascidos vivos, o aborto por dilatação e curetagem (D&C) depois de 18 semanas de gestação é mais seguro do que a continuação da gravidez.[360] Estima-se que 87% das mortes por aborto legal ocorridas depois de 8 semanas teriam sido evitadas se a mulher conseguisse fazer o aborto antes dessa idade gestacional.[361]

No caso de mulheres que apresentam risco elevado (p. ex., cardiopatia cianótica), até mesmo o aborto tardio constitui uma alternativa mais segura do que o parto. Devido à disponibilidade de realizar o aborto fora do hospital e de baixo custo no primeiro trimestre, 88% dos abortos legais são realizados durante o primeiro trimestre (antes de 13 semanas de amenorreia), quando o aborto é mais seguro.

Técnicas de aborto no primeiro trimestre

Curetagem a vácuo

Os abortos no primeiro trimestre são realizados em sua maioria por aspiração a vácuo, e são feitos sob anestesia local, com ou sem sedação, e habitualmente de modo ambulatorial, em uma clínica especializada ou no próprio consultório médico.[362] A dilatação cervical é efetuada com dilatadores metálicos ou de plástico ou com dilatadores cervicais osmóticos ou *misoprostol*, na dose de 400 µg, administrado por via vaginal ou oral, 3 a 4 horas antes do procedimento.[363] Uma cânula de vácuo de plástico de 5 a 12 mm de diâmetro é utilizada com uma fonte de vácuo manual (AMIU) ou bomba elétrica. O vácuo manual produzido por uma seringa de 50 mℓ modificada é tão eficaz quanto a bomba elétrica até 10 semanas menstruais.[364] A Society of Family Planning recomenda um curto ciclo de antibióticos no pré-operatório, para reduzir o risco de infecção após aborto cirúrgico.[365] A doxiciclina é um antibiótico profilático seguro e eficaz que pode ser administrado em dose única no jantar na véspera do procedimento. As taxas de complicações relacionadas com o aborto foram estimadas em um estudo retrospectivo de grande porte em serviços de saúde da mulher dentro de 6 semanas após o aborto, utilizando dados do California Medicaid.[366] A **Tabela 14.1** apresenta as complicações após procedimentos de aspiração no primeiro trimestre. As complicações principais, definidas como a necessidade de internação, cirurgia ou transfusão sanguínea, ocorreram em 0,16% dos abortos por aspiração no primeiro trimestre. As complicações mais comuns incluíram outros diagnósticos ou diagnósticos indeterminados, cuja maioria levou a abortos repetidos. Outras publicações apresentam descrições mais extensas do tratamento das complicações.[367]

Aborto farmacológico no primeiro trimestre

A *mifepristona (RU486)*, um análogo do progestágeno *noretindrona*, possui forte afinidade pelo receptor de progesterona, porém atua como antagonista, bloqueando o efeito da progesterona natural. Quando administrada isoladamente, a mifepristona foi moderadamente eficaz em provocar aborto no início da gravidez; a associação de *mifepristona* com baixa dose de *prostaglandina* demonstrou ser muito eficaz, provocando aborto completo em 96 a 99% dos casos.[368] Em 2016, a FDA aprovou a bula atualizada da *mifepristona*. As modificações incluíram uma ampliação de seu uso para 70 dias, a partir do início do último período menstrual, e uma redução da dose de 600 para 200 mg. Posteriormente, a dose de misoprostol foi aumentada de 400 µg para 800 µg por via oral, com permissão de sua administração em casa. Por fim, foi dispensada uma consulta após seu uso. Essas mudanças efetuadas na bula foram adotadas, visto que a dose de 200 mg de *mifepristona* foi tão eficaz quanto 600 mg; a administração de 800 µg de misoprostol por via vaginal ou oral produz maior eficácia do que a dose oral de 400 µg, e o misoprostol pode ser administrado 24, 48 ou 72 horas após a mifepristona com igual eficácia; além disso, as mulheres podem autoadministrar seguramente o misoprostol em casa.[369-373] O misoprostol pode ser administrado por via oral ou vaginal, com níveis sanguíneos semelhantes e áreas sob a curva de concentração plasmática (AUC) também semelhantes.[374,375] Após relatos de casos de morte por *Clostridium sordelli*, a Planned Parenthood publicou um estudo de coorte de grande porte, descrevendo o uso profilático de 100 mg de *doxiciclina*, 2 vezes/dia, durante 1 semana, e administração oral de *misoprostol* em vez de vaginal.[376] Recentemente, não foi relatado nenhum outro caso de *C. sordellii*. Embora o médico possa decidir utilizar antibióticos, a Society Family Planning não acredita que haja necessidade de antibióticos para todas as mulheres que realizam aborto farmacológico.

As contraindicações para o aborto farmacológico com *mifepristona/misoprostol* incluem gravidez ectópica; presença de DIU (retirá-lo primeiro); insuficiência suprarrenal crônica; uso crônico de corticosteroides; história de alergia à *mifepristona*, ao *misoprostol* ou a outras *prostaglandinas*; distúrbio hemorrágico e porfirias hereditárias.[377]

Metotrexato/misoprostol e misoprostol isolado

As opções de aborto farmacológico quando não se dispõe de *mifepristona* incluem esquemas com *metotrexato/misoprostol* e *misoprostol* isolado. O antifolato *metotrexato* fornece outra abordagem farmacológica para a interrupção da gravidez; entretanto, é mais demorado que a técnica que utiliza *mifepristona/misoprostol*.[378] O aborto medicamentoso também pode ser induzido com *misoprostol* isoladamente, mas é menos eficaz do que a combinação de *mifepristona/misoprostol*. A administração de misoprostol vaginal, 800 µg, repetida em 24 horas se não houver expulsão fetal, provoca aborto completo em 91% das gestações com até 56 dias de amenorreia.[379]

Complicações do aborto farmacológico

O sangramento intenso ou prolongado constitui a principal complicação e até 8% das mulheres apresentam algum sangramento por um período de até 30 dias. A necessidade de curetagem cirúrgica é determinada pela idade gestacional quando se administra *mifepristona*. Em um estudo de grande porte com administração de 200 mg de *mifepristona* e 800 µg de *misoprostol* vaginal, 2% das mulheres tratadas com 49 dias de amenorreia ou menos, 3% daquelas tratadas com 50 a 56 dias e 5% daquelas tratadas com 57 a 63 dias necessitaram de curetagem devido à ocorrência de sangramento ou insucesso do aborto.[380] A hemorragia tardia que ocorre 3 a 5 semanas após o término da gravidez foi responsável por mais da metade das curetagens. No protocolo atualizado, ocorrem complicações graves, exigindo hospitalização para tratamento de infecção ou transfusão em menos de 0,4% das pacientes.[381] Foi constatado que o esquema atualizado provoca menos efeitos colaterais gastrintestinais, como náuseas, vômitos e diarreia.[382]

Tabela 14.1	Distribuição dos diagnósticos de complicações relacionadas com o aborto em 34.755 procedimentos por aspiração no primeiro trimestre.
Diagnóstico das complicações	
Aborto incompleto	116 (0,33)
Aborto malsucedido	14 (0,04)
Hemorragia	44 (0,13)
Infecção	94 (0,27)
Perfuração uterina	2 (0,01)
Relacionada com anestesia	2 (0,01)
Outro diagnóstico ou indeterminado[a]	166 (0,48)
Total	438 (1,26)

[a]Nas principais complicações, esse diagnóstico inclui diagnósticos indeterminados que exigiram transfusão sanguínea e cirurgia. Para complicações menores, a maior parte do diagnóstico incluiu casos tratados com a repetição do procedimento, porém não foi possível estabelecer o diagnóstico exato. Essa categoria também inclui diagnósticos como reações alérgicas e crises convulsivas não relacionadas com anestesia. Os dados são n (%). Adaptada de: **Upadhyay UD, Desai S, Zlidar V et al.** Incidence of emergency department visits and complications after abortion. *Obstet Gynecol* 2015;125(1):175-183.

Aborto farmacológico e telemedicina

Com a atualização da bula da mifepristona pela FDA em 2016, excluindo a exigência de acompanhamento da mulher em clínica, a telemedicina pode facilitar a realização de abortos medicamentosos. A remoção das barreiras ao acesso clínico em mulheres que residem em áreas rurais ou o fato de não haver mais necessidade de deslocamento até o local de assistência médica podem reduzir atrasos nos cuidados e permitir que as mulheres realizem aborto em estágios mais iniciais da gravidez, quando esse procedimento é mais seguro.[383] Em um estudo, não houve nenhuma diferença nos efeitos adversos entre pacientes atendidas presencialmente e por telemedicina que procuraram o aborto farmacológico, e as que foram atendidas por telemedicina tiveram mais tendência a recomendar o serviço a uma amiga.[384]

Aborto no segundo trimestre

Os abortos realizados depois de 13 semanas incluem aqueles efetuados devido a anomalias fetais, doença clínica ou atrasos em consequência de negação da gravidez ou dificuldades em tomar providências. A idade mais jovem da mãe constitui o maior fator isolado determinante da necessidade de aborto tardio.[6]

Dilatação e evacuação

O método de D&C é o mais comumente utilizado para aborto no segundo trimestre nos EUA. Antes da cirurgia, é essencial preparar o colo do útero (tornando-o macio e maleável). Dispõe-se de várias abordagens para maturação do colo do útero nessa situação:

1. O colo do útero pode ser preparado por inserção de dilatadores higroscópicos, hastes da alga *Laminaria japonicum* (laminária) ou bastonetes de polímero hidrofílico Dilapan-S. Inseridos no canal cervical como pequenos bastonetes, esses dispositivos absorvem a água do colo do útero e aumentam de volume, produzindo dilatação mecânica e induzindo a síntese endógena de prostaglandinas, o que auxilia no amolecimento do colo. Quando os dilatadores são retirados no dia seguinte, a dilatação cervical é suficiente para permitir a introdução de uma pinça especializada (Winter) e uma cânula de vácuo de grande calibre para extrair o feto e a placenta.[385,386] A orientação do ultrassom durante o procedimento é útil.[387] No final do segundo trimestre, é possível utilizar procedimentos que combinam a inserção seriada de dois ou mais conjuntos de laminária ou Dilapan-S para aumentar a dilatação cervical com injeção feticida, ou uma combinação de dilatadores com misoprostol para induzir o trabalho de parto, seguido de expulsão assistida do feto.[388]

2. O misoprostol também pode ser utilizado para preparação prévia do colo do útero para aborto no segundo trimestre. O uso de dilatadores osmóticos dilata e prepara o colo do útero de modo mais eficaz antes da D&C do que o misoprostol isolado.[389,390] Entretanto, o misoprostol utilizado em lugar de dilatadores osmóticos não demonstrou aumentar a taxa de complicações graves. Foi relatada uma taxa de complicações de menos de 2% em uma grande série de casos de D&C entre 17 e 23 semanas por profissionais altamente experientes em mulheres às quais foi administrado um esquema de misoprostol em várias doses como alternativa da dilatação noturna.[391] Entretanto, a dose média de misoprostol usada foi de 1.200 μg.

3. A mifepristona constitui outra opção. Em um estudo recente comparando a mifepristona como adjuvante ou substituto dos dilatadores osmóticos em mulheres submetidas a D&C entre 19 e 23 semanas, foi constatado que não houve diferenças nas complicações observadas entre os 3 grupos, embora o tempo médio total do procedimento tenha sido ligeiramente maior no grupo da mifepristona, em comparação com mulheres que utilizaram mifepristona e dilatadores osmóticos ou apenas dilatadores osmóticos.[392] Embora alguns médicos procedam à inserção sequencial de dilatadores osmóticos no decorrer de um período de 2 dias, um estudo randomizado controlado de D&C em gestações de 19 a 23 semanas mostrou não haver nenhuma diferença nos tempos do procedimento, dilatação cervical inicial, facilidade do procedimento ou complicações em mulheres que utilizaram dilatadores osmóticos sintéticos noturnos com mifepristona e misoprostol, quando comparado a mulheres que receberam dilatadores e misoprostol durante 2 dias.[393]

A D&C isolada constitui outra forma útil para abortamentos realizados no final do segundo trimestre. Após ampla dilatação cervical com inserção seriada de dilatadores, a ruptura das membranas é induzida e efetua-se um parto vaginal assistido, com descompressão da cabeça fetal para possibilitar a saída do feto intacto.[394] Em resposta à proibição federal do aborto de 2003, um número cada vez maior de profissionais utiliza agentes feticidas antes de abortos no final do segundo trimestre.[395] A digoxina intra-amniótica ou intrafetal e o *cloreto de potássio* intracardíaco são os dois agentes mais comumente utilizados para esse propósito. Ambos são eficazes com poucos efeitos adversos maternos.[396,397] A utilidade clínica desses agentes não está comprovada. O único estudo controlado randomizado dos resultados clínicos não constatou nenhuma variação no tempo do procedimento nem na perda de sangue com o uso de *digoxina*.[398] Foi relatado o uso de doses variáveis de *digoxina*. Em um estudo, a administração intra-amniótica de 1,5 mg de *digoxina* teve sucesso em todos os casos de indução de morte fetal em 24 horas.[399]

Métodos de indução do trabalho de parto

Na Europa e no Reino Unido, a indução do trabalho de parto/abortamento é muito mais comum do que a D&C para aborto no segundo trimestre.[400] A indução de aborto com solução salina hipertônica ou ureia foi largamente empregada para o aborto por indução do trabalho de parto na década de 1970. Esses métodos foram superados pelo uso de prostaglandinas sintéticas e por esquemas que combinam a *mifepristona* e o *misoprostol*.

Prostaglandinas

As prostaglandinas das séries E e F podem causar contração uterina em qualquer fase da gestação. Os análogos 15 metila da prostaglandina $F_2\alpha$ (*carboprosta*) e da prostaglandina E_2 (*dinoprostona*) são altamente eficazes para aborto no segundo trimestre; entretanto, com frequência, produzem efeitos colaterais como vômito, diarreia e, no caso da *dinoprostona*, febre. O *misoprostol*, um análogo 15 metila da PGE_1, é muito mais barato do que outras prostaglandinas, é estável em temperatura ambiente e, em doses eficazes para aborto, causa menos efeitos colaterais.[401] A sobrevida fetal transitória não é rara após indução com prostaglandinas. Nos EUA, é comum provocar morte fetal antes da indução com esquemas semelhantes aos usados na D&C no final do segundo trimestre: 1 a 1,5 mg de *digoxina* intra-amniótica ou intrafetal ou *cloreto de potássio* intracardíaco fetal (3 mℓ de uma solução 2 mmol).

Mifepristona/misoprostol no segundo trimestre

O pré-tratamento com mifepristona aumenta acentuadamente a eficácia abortiva da *gemeprosta* e do *misoprostol*. A *mifepristona*, na dose de 200 mg, é tão eficaz quanto a dose de 600 mg para esse propósito.[402] Foi desenvolvido um protocolo comum com uso de *mifepristona* e *misoprostol*, que agora é recomendado pelo Royal College of Obstetricians and Gynecologists (RCOG) e pela OMS.[403,404] A maioria das mulheres é tratada no regime de hospital/dia, sem necessidade de pernoite, o que representa um grande avanço em relação aos métodos de indução de trabalho de parto do passado, que frequentemente exigiam 2 a 3 dias de internação. Nos EUA, o ACOG recomenda a administração de 200 mg de mifepristona por via oral, seguida, em 24 a 48 horas, de 800 μg de misoprostol por via vaginal, seguido de 400 μg por via vaginal, a cada 3 horas, ou 400 μg de misoprostol por via oral, a cada 3 horas.[405] Estudos anteriores avaliaram os intervalos de 24 a 48 horas entre a administração de mifepristona e misoprostol. Uma revisão sistemática incluindo estudos dos intervalos de 24 a 48 horas calculou tempos de indução médios de 7,6 horas para um intervalo de 1 dia e de 6,8 horas para um intervalo de 2 dias.[406] Quando são comparados intervalos de 36 a 48 horas de mifepristona e misoprostol com intervalos de 24 horas ou menos, os intervalos mais curtos tiveram em média tempos de indução apenas minimamente mais longos (1 a 2 horas), porém tempos de procedimento totais consistentemente muito mais curtos (entre o uso da mifepristona e a expulsão do feto).

Combinação de indução e aborto assistido

Hern desenvolveu um procedimento que combina uma injeção feticida de *digoxina* com a inserção seriada de várias laminárias durante 2 a 3 dias, seguida de amniotomia, aplicação de *misoprostol* no segmento inferior do útero e *ocitocina* intravenosa para induzir o trabalho de parto, e por fim, o aborto assistido.[407] O procedimento teve sucesso em uma grande série de casos com 18 a 34 semanas, com pouquíssimas complicações.

Complicações do aborto no segundo trimestre

Complicações do aborto cirúrgico

As complicações do aborto cirúrgico no segundo trimestre são incomuns, porém o risco aumenta com a idade gestacional. A Tabela 14.2 apresenta as complicações e suas frequências observadas em quase 3.000 abortos no segundo trimestre com laminária, seguida de D&C em um serviço de referência. A idade gestacional foi de 14 a 27 semanas, com idade gestacional média de 20,2 semanas. A complicação mais comum consistiu em laceração cervical com necessidade de sutura. Em 1,3% das pacientes, foi observada uma complicação importante definida como necessidade de transfusão, coagulação intravascular disseminada, reoperação com embolização da artéria uterina, laparoscopia ou laparotomia. A história de duas ou mais cesarianas, um período gestacional de 20 semanas ou mais e a dilatação cervical inicial insuficiente por laminária foram fatores de risco independentes para uma complicação importante em uma análise multivariada.[408] Não é possível comparar diretamente as taxas de

Tabela 14.2 Complicações de 2.935 abortos por dilatação e curetagem no segundo trimestre e taxas de intervenção em um serviço de referência.

	Número (%)	Intervalo de confiança de 95% (%)
Complicação		
Laceração cervical	99 (3,3)	2,7 a 4,0
Atonia	78 (2,6)	2,1 a 3,3
Hemorragia	30 (1,0)	0,6 a 1,4
Outra	15 (0,5)	0,3 a 0,8
Coagulação intravascular disseminada	7 (0,2)	0,1 a 0,4
Restos ovulares	6 (0,2)	0,04 a 0,4
Perfuração	6 (0,2)	0,04 a 0,4
Tratamento das complicações		
Repetição da curetagem	46 (1,5)	1,1 a 2,0
Hospitalização	42 (1,4)	1,0 a 1,8
Transfusão	30 (1,0)	0,7 a 1,4
Embolização da artéria uterina	21 (0,7)	0,4 a 1,0
Laparoscopia ou laparotomia	13 (0,4)	0,2 a 0,7

De: **Frick AC, Drey EA, Diedrich JT et al.** Effect of prior cesarean delivery on risk of second-trimester surgical abortion complications. *Obstet Gynecol* 2010;115:762; Tabela 2, com autorização.

complicações apresentadas na Tabela 14.2 com as taxas de complicações no aborto induzido descrito adiante, visto que metade do grupo submetido à D&C tinha 20 semanas ou mais de gestação, enquanto apenas algumas pacientes submetidas à indução tinham mais de 20 semanas.

Complicações do aborto induzido

Os métodos de indução de trabalho de abortamento compartilham riscos comuns: insucesso do procedimento primário para produzir aborto dentro de um período de tempo razoável, aborto incompleto, placenta retida, hemorragia, infecção e fenômenos embólicos. Com os protocolos modernos, esses riscos são raros. Em uma série de 1.002 mulheres tratadas com *mifepristona* e *misoprostol* com 13 a 21 semanas, houve necessidade de transfusão sanguínea em 0,7%, tratamento da hemorragia com derivados do *ergot* em 0,3% e laparotomia em uma paciente para controle de hemorragia; 2,6% das pacientes com suspeita de infecção pélvica foram tratadas com antibióticos após a alta hospitalar e 7,9% queixaram-se de sangramento prolongado.[409] Foi relatada a ocorrência de ruptura uterina em mulheres submetidas à cesariana prévia tratadas com *misoprostol* no segundo trimestre. Em uma série de casos de 101 mulheres com uma ou mais cesarianas prévias e em três séries menores de casos, totalizando 87 pacientes, não houve nenhuma ruptura.[410] Em outro estudo retrospectivo de mulheres com 14 a 26 semanas submetidas à indução, houve três rupturas, todas em mulheres com duas ou mais cesarianas prévias. Essas mulheres foram tratadas com 200 µg de misoprostol vaginal, a cada 4 horas, e a taxa de ruptura uterina foi de 11,5%.[411] A Society of Family Planning recomenda atenção para a administração de uma dose de 200 µg ou menos em mulheres com cicatriz uterina prévia, porém conclui que os dados disponíveis não são suficientes para aconselhar uma mudança no intervalo entre doses.[412]

REFERÊNCIAS BIBLIOGRÁFICAS

1. **Himes NE.** *Medical History of Contraception.* 1st ed. New York: Gamut Press; 1963. liii, 521.
2. **United Nations Department of Economic and Social Affairs Population Division.** World Population Prospects. The 2015 Revision. Key Findings and Advance Tables. New York 2015.
3. **Central Intelligence Agency.** The World Factbook. Available online at https://www.cia.gov/library/publications/resources/the-world-factbook/.
4. **Daniels K**, **Daugherty J**, **Jones J, et al.** Current contraceptive use and variation by selected characteristics among women aged 15–44: United States, 2011–2013. *Natl Health Stat Report* 2015;(86):1–14.
5. **Jones RK**, **Jerman J.** Abortion incidence and service availability in the United States, 2014. *Perspect Sex Reprod Health* 2017;49(1):17–27.
6. **Jatlaoui TC**, **Ewing A**, **Mandel MG, et al.** Abortion surveillance – United States, 2013. *MMWR Surveill Summ* 2016;65(12):1–44.
7. **Curtis KM**, **Tepper NK**, **Jatlaoui TC, et al.** U.S. Medical Eligibility Criteria for contraceptive use, 2016. *MMWR Recomm Rep* 2016;65(3):1–103.
8. **Trussell J**, **Lalla AM**, **Doan QV, et al.** Cost effectiveness of contraceptives in the United States. *Contraception* 2009;79(1):5–14.
9. **Grimes DA.** Forgettable contraception. *Contraception* 2009;80(6):497–499.
10. **Brown A.** Long-term contraceptives. *Best Pract Res Clin Obstet Gynaecol* 2010;24(5):617–631.
11. **Potts M.** Coitus Interruptus. In: Corson SL, Derman, RJ, Tyrer L, eds. Boston, MA: Little Brown; 1985.
12. **Jones RK**, **Fennell J**, **Higgins JA, et al.** Better than nothing or savvy risk-reduction practice? The importance of withdrawal. *Contraception* 2009;79(6):407–410.
13. **McNeilly A.** *Suckling and the Control of Gonadotropin Secretion.* In: Knobil E, Neill JD, Ewing LL, et al., eds. New York: Raven Press; 1988.
14. **Short RV**, **Lewis PR**, **Renfree MB, et al.** Contraceptive effects of extended lactational amenorrhoea: beyond the Bellagio Consensus. *Lancet* 1991;337(8743):715–717.
15. **Queenan JT.** Contraception and breastfeeding. *Clin Obstet Gynecol* 2004;47(3):734–739.
16. **Van der Wijden C**, **Kleijnen J**, **Van den Berk T.** Lactational amenorrhea for family planning. *Cochrane Database Syst Rev* 2003(4):CD001329.
17. **Lee SY**, **Kim MT**, **Kim SW, et al.** Effect of lifetime lactation on breast cancer risk: a Korean women's cohort study. *Int J Cancer* 2003;105(3):390–393.
18. **Chen BA**, **Reeves MF**, **Creinin MD, et al.** Postplacental or delayed levonorgestrel intrauterine device insertion and breast-feeding duration. *Contraception* 2011;84(5):499–504.
19. **Phillips SJ**, **Tepper NK**, **Kapp N, et al.** Progestogen-only contraceptive use among breastfeeding women: a systematic review. *Contraception* 2016;94(3):226–252.
20. **Genuis SJ**, **Bouchard TP.** High-tech family planning: reproductive regulation through computerized fertility monitoring. *Eur J Obstet Gynecol Reprod Biol* 2010;153(2):124–130.
21. **Fehring RJ**, **Schneider M**, **Barron ML, et al.** Cohort comparison of two fertility awareness methods of family planning. *J Reprod Med* 2009;54(3):165–170.
22. **Trussell J**, **Grummer-Strawn L.** Contraceptive failure of the ovulation method of periodic abstinence. *Fam Plann Perspect* 1990;22(2):65–75.
23. **Che Y**, **Cleland JG**, **Ali MM.** Periodic abstinence in developing countries: an assessment of failure rates and consequences. *Contraception* 2004;69(1):15–21.
24. **Grimes DA**, **Gallo MF**, **Grigorieva V, et al.** Fertility awareness-based methods for contraception: systematic review of randomized controlled trials. *Contraception* 2005;72(2):85–90.
25. **Guerrero R**, **Rojas OI.** Spontaneous abortion and aging of human ova and spermatozoa. *N Engl J Med* 1975;293(12):573–575.
26. **Gallo MF**, **Grimes DA**, **Lopez LM, et al.** Non-latex versus latex male condoms for contraception. *Cochrane Database Syst Rev* 2006;(1):CD003550.
27. **Grady WR**, **Tanfer K.** Condom breakage and slippage among men in the United States. *Fam Plann Perspect* 1994;26(3):107–112.
28. **Voeller B**, **Coulson AH**, **Bernstein GS, et al.** Mineral oil lubricants cause rapid deterioration of latex condoms. *Contraception* 1989;39(1):95–102.
29. **Cramer DW**, **Goldman MB**, **Schiff I, et al.** The relationship of tubal infertility to barrier method and oral contraceptive use. *JAMA* 1987;257(18):2446–2450.
30. **Stone KM**, **Grimes DA**, **Magder LS.** Personal protection against sexually transmitted diseases. *Am J Obstet Gynecol* 1986;155(1):180–188.
31. **Kelaghan J**, **Rubin GL**, **Ory HW, et al.** Barrier-method contraceptives and pelvic inflammatory disease. *JAMA* 1982;248(2):184–187.
32. **Judson FN**, **Ehret JM**, **Bodin GF, et al.** In vitro evaluations of condoms with and without nonoxynol 9 as physical and chemical barriers against Chlamydia trachomatis, herpes simplex virus type 2, and human immunodeficiency virus. *Sex Transm Dis* 1989;16(2):51–56.
33. **Fischl MA**, **Dickinson GM**, **Scott GB, et al.** Evaluation of heterosexual partners, children, and household contacts of adults with AIDS. *JAMA* 1987;257(5):640–644.
34. **de Vincenzi I.** A longitudinal study of human immunodeficiency virus transmission by heterosexual partners. European Study Group on Heterosexual Transmission of HIV. *N Engl J Med* 1994;331(6):341–346.

35. **Hira SK, Feldblum PJ, Kamanga J, et al.** Condom and nonoxynol-9 use and the incidence of HIV infection in serodiscordant couples in Zambia. *Int J STD AIDS* 1997;8(4):243–250.
36. **Wilkinson D, Ramjee G, Tholandi M, et al.** Nonoxynol-9 for preventing vaginal acquisition of HIV infection by women from men. *Cochrane Database Syst Rev* 2002;(4):CD003936.
37. **Harris RW, Brinton LA, Cowdell RH, et al.** Characteristics of women with dysplasia or carcinoma in situ of the cervix uteri. *Br J Cancer* 1980;42(3):359–369.
38. **Parazzini F, Negri E, La Vecchia C, et al.** Barrier methods of contraception and the risk of cervical neoplasia. *Contraception* 1989;40(5):519–530.
39. **Rowlands S.** New technologies in contraception. *BJOG* 2009;116(2):230–239.
40. **Valappil T, Kelaghan J, Macaluso M, et al.** Female condom and male condom failure among women at high risk of sexually transmitted diseases. *Sex Transm Dis* 2005;32(1):35–43.
41. **Galvao LW, Oliveira LC, Diaz J, et al.** Effectiveness of female and male condoms in preventing exposure to semen during vaginal intercourse: a randomized trial. *Contraception* 2005;71(2):130–136.
42. **Trussell J, Sturgen K, Strickler J, et al.** Comparative contraceptive efficacy of the female condom and other barrier methods. *Fam Plann Perspect* 1994;26(2):66–72.
43. **Soper DE, Brockwell NJ, Dalton HP.** Evaluation of the effects of a female condom on the female lower genital tract. *Contraception* 1991;44(1):21–29.
44. **Wilkinson D, Tholandi M, Ramjee G, et al.** Nonoxynol-9 spermicide for prevention of vaginally acquired HIV and other sexually transmitted infections: systematic review and meta-analysis of randomised controlled trials including more than 5000 women. *Lancet Infect Dis* 2002;2(10):613–617.
45. **Malyk B.** *Nonoxynol-9: Evaluation of Vaginal Absorption in Humans.* Raritan, NJ: Ortho Pharmaceutical; 1983.
46. **Linn S, Schoenbaum SC, Monson RR, et al.** Lack of association between contraceptive usage and congenital malformations in offspring. *Am J Obstet Gynecol* 1983;147(8):923–928.
47. **Harlap S, Shiono PH, Ramcharan S, et al.** Chromosomal abnormalities in the Kaiser-Permanente Birth Defects Study, with special reference to contraceptive use around the time of conception. *Teratology* 1985;31(3):381–387.
48. **Hooton TM, Hillier S, Johnson C, et al.** Escherichia coli bacteriuria and contraceptive method. *JAMA* 1991;265(1):64–69.
49. **van der Straten A, Kang MS, Posner SF, et al.** Predictors of diaphragm use as a potential sexually transmitted disease/HIV prevention method in Zimbabwe. *Sex Transm Dis* 2005;32(1):64–71.
50. **Davis JP, Chesney PJ, Wand PJ, et al.** Toxic-shock syndrome: epidemiologic features, recurrence, risk factors, and prevention. *N Engl J Med* 1980;303(25):1429–1435.
51. **Del Priore G, Malanowska-Stega J, Shalaby SW, et al.** A pilot safety and tolerability study of a nonhormonal vaginal contraceptive ring. *J Reprod Med* 2009;54(11–12):685–690.
52. **Hatcher RTJ, Nelson A, Cates W, et al.** *Contraceptive Technology.* 20th ed. New York: Ardent Media; 2011.
53. **Borko E, McIntyre SL, Feldblum PJ.** A comparative clinical trial of the contraceptive sponge and Neo Sampoon tablets. *Obstet Gynecol* 1985;65(4):511–515.
54. **United Nations Department of Economic and Social Affairs Population Division.** Trends in Contraceptive Use Worldwide 2015. Available online at http://www.un.org/en/development/desa/population/publications/pdf/family/trendsContraceptiveUse2015Report.pdf.
55. **Sivin I, Stern J.** Health during prolonged use of levonorgestrel 20 micrograms/d and the copper TCu 380Ag intrauterine contraceptive devices: a multicenter study. International Committee for Contraception Research (ICCR). *Fertil Steril* 1994;61(1):70–77.
56. **Allergan.** Liletta Prescribing Information 2015. Available online at https://www.allergan.com/assets/pdf/lilettashi_pi.
57. **El-Badrawi HH, Hafez ES, Barnhart MI, et al.** Ultrastructural changes in human endometrium with copper and nonmedicated IUDs in utero. *Fertil Steril* 1981;36(1):41–49.
58. **Umapathysivam K, Jones WR.** Effects of contraceptive agents on the biochemical and protein composition of human endometrium. *Contraception* 1980;22(4):425–440.
59. **Bayer Healthcare.** Mirena Prescribing Information 2000. Available online at https://labeling.bayerhealthcare.com/html/products/pi/Mirena_PI.pdf.
60. **Stanford JB, Mikolajczyk RT.** Mechanisms of action of intrauterine devices: update and estimation of postfertilization effects. *Am J Obstet Gynecol* 2002;187(6):1699–1708.
61. **Alvarez F, Brache V, Fernandez E, et al.** New insights on the mode of action of intrauterine contraceptive devices in women. *Fertil Steril* 1988;49(5):768–773.
62. **Segal SJ, Alvarez-Sanchez F, Adejuwon CA, et al.** Absence of chorionic gonadotropin in sera of women who use intrauterine devices. *Fertil Steril* 1985;44(2):214–218.
63. Long-term reversible contraception. Twelve years of experience with the TCu380A and TCu220C. *Contraception* 1997;56(6):341–352.
64. **Irvine GA, Campbell-Brown MB, Lumsden MA, et al.** Randomised comparative trial of the levonorgestrel intrauterine system and norethisterone for treatment of idiopathic menorrhagia. *Br J Obstet Gynaecol* 1998;105(6):592–598.
65. **Magalhaes J, Aldrighi JM, de Lima GR.** Uterine volume and menstrual patterns in users of the levonorgestrel-releasing intrauterine system with idiopathic menorrhagia or menorrhagia due to leiomyomas. *Contraception* 2007;75(3):193–198.
66. **Rizkalla HF, Higgins M, Kelehan P, et al.** Pathological findings associated with the presence of a mirena intrauterine system at hysterectomy. *Int J Gynecol Pathol* 2008;27(1):74–78.
67. **Suhonen SP, Holmstrom T, Allonen HO, et al.** Intrauterine and subdermal progestin administration in postmenopausal hormone replacement therapy. *Fertil Steril* 1995;63(2):336–342.
68. **Hill DA, Weiss NS, Voigt LF, et al.** Endometrial cancer in relation to intra-uterine device use. *Int J Cancer* 1997;70(3):278–281.
69. **Vercellini P, Aimi G, Panazza S, et al.** A levonorgestrel-releasing intrauterine system for the treatment of dysmenorrhea associated with endometriosis: a pilot study. *Fertil Steril* 1999;72(3):505–508.
70. **Fedele L, Bianchi S, Zanconato G, et al.** Use of a levonorgestrel-releasing intrauterine device in the treatment of rectovaginal endometriosis. *Fertil Steril* 2001;75(3):485–488.
71. **Sheng J, Zhang WY, Zhang JP, et al.** The LNG-IUS study on adenomyosis: a 3-year follow-up study on the efficacy and side effects of the use of levonorgestrel intrauterine system for the treatment of dysmenorrhea associated with adenomyosis. *Contraception* 2009;79(3):189–193.
72. **Burkman RT.** Association between intrauterine device and pelvic inflammatory disease. *Obstet Gynecol* 1981;57(3):269–276.
73. **Farley TM, Rosenberg MJ, Rowe PJ, et al.** Intrauterine devices and pelvic inflammatory disease: an international perspective. *Lancet* 1992;339(8796):785–788.
74. **Lee NC, Rubin GL, Borucki R.** The intrauterine device and pelvic inflammatory disease revisited: new results from the Women's Health Study. *Obstet Gynecol* 1988;72(1):1–6.
75. **Kriplani A, Buckshee K, Relan S, et al.** 'Forgotten' intrauterine device leading to actinomycotic pyometra—13 years after menopause. *Eur J Obstet Gynecol Reprod Biol* 1994;53(3):215–216.
76. **Westhoff C.** IUDs and colonization or infection with actinomyces. *Contraception* 2007;75(6 Suppl):S48–S50.
77. **World Health Organization.** Selected Practice Recommendations for Contraceptive Use 2016. 3rd ed. Available at: http://www.who.int/reproductivehealth/publications/family_planning/SPR-3/en/
78. **Mol BW, Ankum WM, Bossuyt PM, et al.** Contraception and the risk of ectopic pregnancy: a meta-analysis. *Contraception* 1995;52(6):337–341.

79. **Mikkelsen MS, Hojgaard A, Bor P.** [Extrauterine pregnancy with gestagen-releasing intrauterine device in situ]. *Ugeskr Laeger* 2010; 172(17):1304–1305.
80. **Meirik O, Rowe PJ, Peregoudov A, et al; IUD Research Group at the Undp/Unfpa/Who/World Bank Special Programme of Research, Development and Research Training in Human Reproduction.** The frameless copper IUD (GyneFix) and the TCu380A IUD: results of an 8-year multicenter randomized comparative trial. *Contraception* 2009;80(2):133–141.
81. **Hubacher D, Lara-Ricalde R, Taylor DJ, et al.** Use of copper intrauterine devices and the risk of tubal infertility among nulligravid women. *N Engl J Med* 2001;345(8):561–567.
82. **Andersson K, Batar I, Rybo G.** Return to fertility after removal of a levonorgestrel-releasing intrauterine device and Nova-T. *Contraception* 1992;46(6):575–584.
83. **Madden T, McNicholas C, Zhao Q, et al.** Association of age and parity with intrauterine device expulsion. *Obstet Gynecol* 2014; 124(4):718–726.
84. **Heinemann K, Reed S, Moehner S, et al.** Risk of uterine perforation with levonorgestrel-releasing and copper intrauterine devices in the European Active Surveillance Study on Intrauterine Devices. *Contraception* 2015;91(4):274–279.
85. **Sivin I, Stern J, Coutinho E, et al.** Prolonged intrauterine contraception: a seven-year randomized study of the levonorgestrel 20 mcg/day (LNg 20) and the copper T380 Ag IUDS. *Contraception* 1991;44(5): 473–480.
86. **Caliskan E, Ozturk N, Dilbaz BO, et al.** Analysis of risk factors associated with uterine perforation by intrauterine devices. *Eur J Contracept Reprod Health Care* 2003;8(3):150–155.
87. **Heinemann K, Barnett C, Reed S, et al.** IUD use among parous women and risk of uterine perforation: a secondary analysis. *Contraception* 2017;95(6):605–607.
88. **Tepper NK, Curtis KM, Nanda K, et al.** Safety of intrauterine devices among women with HIV: a systematic review. *Contraception* 2016;94(6):713–724.
89. **Allen RH, Goldberg AB, Grimes DA.** Expanding access to intrauterine contraception. *Am J Obstet Gynecol* 2009;201(5):456.e1–456e5.
90. **Chen BA, Reeves MF, Hayes JL, et al.** Postplacental or delayed insertion of the levonorgestrel intrauterine device after vaginal delivery: a randomized controlled trial. *Obstet Gynecol* 2010;116(5):1079–1087.
91. **Dahlke JD, Terpstra ER, Ramseyer AM, et al.** Postpartum insertion of levonorgestrel–intrauterine system at three time periods: a prospective randomized pilot study. *Contraception* 2011;84(3): 244–248.
92. **Whitaker AK, Chen BA, Borgatta L.** Society of Family Planning Guidelines: Postplacental insertion of intrauterine devices. *Contraception* 2018;97(1):2–13.
93. **Grimes DA, Lopez LM, Schulz KF, et al.** Immediate postpartum insertion of intrauterine devices. *Cochrane Database Syst Rev* 2010;(5):CD003036.
94. **Grimes DA, Lopez LM, Schulz KF, et al.** Immediate postabortal insertion of intrauterine devices. *Cochrane Database Syst Rev* 2010; (6):CD001777.
95. **Levi EE, Stuart GS, Zerden ML, et al.** Intrauterine device placement during cesarean delivery and continued use 6 months postpartum: A randomized controlled trial. *Obstet Gynecol* 2015;126(1):5–11.
96. **Lopez LM, Bernholc A, Hubacher D, et al.** Immediate postpartum insertion of intrauterine device for contraception. *Cochrane Database Syst Rev* 2015;(6):CD003036.
97. **Blumenthal PD, Goldthwaite LM.** Intrauterine device insertion during cesarean delivery: The rising tide of the postdelivery intrauterine device. *Obstet Gynecol* 2015;126(1):1–2.
98. **Goodman S, Hendlish SK, Reeves MF, et al.** Impact of immediate postabortal insertion of intrauterine contraception on repeat abortion. *Contraception* 2008;78(2):143–148.
99. **White MK, Ory HW, Rooks JB, et al.** Intrauterine device termination rates and the menstrual cycle day of insertion. *Obstet Gynecol* 1980;55(2):220–224.
100. **Rapkin RB, Achilles SL, Schwarz EB, et al.** Self-administered lidocaine gel for intrauterine device insertion in nulliparous women: A randomized controlled trial. *Obstet Gynecol* 2016;128(3): 621–628.
101. **Tavakolian S, Doulabi MA, Baghban AA, et al.** Lidocaine-prilocaine cream as analgesia for IUD insertion: A prospective, randomized, controlled, triple blinded study. *Glob J Health Sci* 2015;7(4): 399–404.
102. **Abbas AM, Abdellah MS, Khalaf M, et al.** Effect of cervical lidocaine-prilocaine cream on pain perception during copper T380A intrauterine device insertion among parous women: A randomized double-blind controlled trial. *Contraception* 2017;95(3):251–256.
103. **Lopez LM, Bernholc A, Zeng Y, et al.** Interventions for pain with intrauterine device insertion. *Cochrane Database Syst Rev* 2015;(7):CD007373.
104. **Walsh T, Grimes D, Frezieres R, et al.** Randomised controlled trial of prophylactic antibiotics before insertion of intrauterine devices. IUD Study Group. *Lancet* 1998;351(9108):1005–1008.
105. **Grimes DA, Schulz KF.** Antibiotic prophylaxis for intrauterine contraceptive device insertion. *Cochrane Database Syst Rev* 2001;(2):CD001327.
106. **International Planned Parenthood Federation.** Medical and Service Delivery Guidelines for Sexual and Reproductive Health Services, 3rd ed., 2003. Available at:https://www.ippf.org/sites/default/files/ippf_medical_and_service_delivery_guidelines_english.pdf
107. **Christenson K, Lerma K, Shaw KA, et al.** Assessment of a simplified insertion technique for intrauterine devices. *Int J Gynaecol Obstet* 2016;134(1):29–32.
108. **Matthews LR, O'Dwyer L, O'Neill E.** Intrauterine device insertion failure after misoprostol administration: A systematic review. *Obstet Gynecol* 2016;128(5):1084–1091.
109. **Tatum HJ, Schmidt FH, Jain AK.** Management and outcome of pregnancies associated with the Copper T intrauterine contraceptive device. *Am J Obstet Gynecol* 1976;126(7):869–879.
110. **Stubblefield PG, Fuller AF Jr, Foster SC.** Ultrasound-guided intrauterine removal of intrauterine contraceptive devices in pregnancy. *Obstet Gynecol* 1988;72(6):961–964.
111. **Tietze C.** Evaluation of intrauterine devices: ninth progress report of the Cooperative Statistical Program. *Stud Fam Plann* 1970;(55): 1–40.
112. **McNicholas C, Swor E, Wan L, et al.** Prolonged use of the etonogestrel implant and levonorgestrel intrauterine device: 2 years beyond Food and Drug Administration-approved duration. *Am J Obstet Gynecol* 2017;216(6):586e1–586e6.
113. **McNicholas C, Maddipati R, Zhao Q, et al.** Use of the etonogestrel implant and levonorgestrel intrauterine device beyond the U.S. Food and Drug Administration-approved duration. *Obstet Gynecol* 2015;125(3):599–604.
114. **Bayer Healthcare.** Kyleena Prescribing Information 2000. Available online at http://labeling.bayerhealthcare.com/html/products/pi/Kyleena_PI.pdf.
115. **Bayer Healthcare.** Skyla Prescribing Information 2000. Available online at http://labeling.bayerhealthcare.com/html/products/pi/Skyla_PI.pdf.
116. **Ronnerdag M, Odlind V.** Late bleeding problems with the levonorgestrel-releasing intrauterine system: evaluation of the endometrial cavity. *Contraception* 2007;75(4):268–270.
117. **Benacerraf BR, Shipp TD, Bromley B.** Three-dimensional ultrasound detection of abnormally located intrauterine contraceptive devices which are a source of pelvic pain and abnormal bleeding. *Ultrasound Obstet Gynecol* 2009;34(1):110–115.
118. **Reeves MF, Katz BH, Canela JM, et al.** A randomized comparison of a novel nitinol-frame low-dose-copper intrauterine contracep-

118. tive and a copper T380S intrauterine contraceptive. *Contraception* 2017;95(6):544–548.
119. **Wiebe E, Trussell J.** Discontinuation rates and acceptability during 1 year of using the intrauterine ball (the SCu380A). *Contraception* 2016;93(4):364–366.
120. **Wildemeersch D, Andrade A.** Review of clinical experience with the frameless LNG-IUS for contraception and treatment of heavy menstrual bleeding. *Gynecol Endocrinol* 2010;26(5):383–389.
121. **Coffee AL, Kuehl TJ, Willis S, et al.** Oral contraceptives and premenstrual symptoms: comparison of a 21/7 and extended regimen. *Am J Obstet Gynecol* 2006;195(5):1311–1319.
122. **Johansson ED, Sitruk-Ware R.** New delivery systems in contraception: vaginal rings. *Am J Obstet Gynecol* 2004;190(4 Suppl):S54–S59.
123. **Spelsberg TC, Rories C, Rejman JJ, et al.** Steroid action on gene expression: possible roles of regulatory genes and nuclear acceptor sites. *Biol Reprod* 1989;40(1):54–69.
124. **Phillips A.** The selectivity of a new progestin. *Acta Obstet Gynecol Scand Suppl* 1990;152:21–24.
125. **Oelkers W.** Drospirenone, a progestogen with antimineralocorticoid properties: a short review. *Mol Cell Endocrinol* 2004;217(1–2):255–261.
126. **Suthipongse W, Taneepanichskul S.** An open-label randomized comparative study of oral contraceptives between medications containing 3 mg drospirenone/30 microg ethinylestradiol and 150 microg levonogestrel/30 microg ethinylestradiol in Thai women. *Contraception* 2004;69(1):23–26.
127. **Guido M, Romualdi D, Giuliani M, et al.** Drospirenone for the treatment of hirsute women with polycystic ovary syndrome: a clinical, endocrinological, metabolic pilot study. *J Clin Endocrinol Metab* 2004;89(6):2817–2823.
128. **Kelly S, Davies E, Fearns S, et al.** Effects of oral contraceptives containing ethinylestradiol with either drospirenone or levonorgestrel on various parameters associated with well-being in healthy women: a randomized, single-blind, parallel-group, multicentre study. *Clin Drug Investig* 2010;30(5):325–336.
129. **Jensen JT.** Evaluation of a new estradiol oral contraceptive: estradiol valerate and dienogest. *Expert Opin Pharmacother* 2010;11(7):1147–1157.
130. **Brody SA, Turkes A, Goldzieher JW.** Pharmacokinetics of three bioequivalent norethindrone/mestranol-50 micrograms and three norethindrone/ethinyl estradiol-35 micrograms OC formulations: are "low--dose" pills really lower? *Contraception* 1989;40(3):269–284.
131. **Dericks-Tan JS, Koch P, Taubert HD.** Synthesis and release of gonadotropins: effect of an oral contraceptive. *Obstet Gynecol* 1983;62(6):687–690.
132. **Gaspard UJ, Dubois M, Gillain D, et al.** Ovarian function is effectively inhibited by a low-dose triphasic oral contraceptive containing ethinylestradiol and levonorgestrel. *Contraception* 1984;29(4):305–318.
133. **Landgren BM.** Mechanism of action of gestagens. *Int J Gynaecol Obstet* 1990;32(2):95–110.
134. **Makarainen L, van Beek A, Tuomivaara L, et al.** Ovarian function during the use of a single contraceptive implant: Implanon compared with Norplant. *Fertil Steril* 1998;69(4):714–721.
135. **Luukkainen T, Heikinheimo O, Haukkamaa M, et al.** Inhibition of folliculogenesis and ovulation by the antiprogesterone RU 486. *Fertil Steril* 1988;49(6):961–963.
136. **van Uem JF, Hsiu JG, Chillik CF, et al.** Contraceptive potential of RU 486 by ovulation inhibition: I. Pituitary versus ovarian action with blockade of estrogen-induced endometrial proliferation. *Contraception* 1989;40(2):171–184.
137. **Audet MC, Moreau M, Koltun WD, et al.** Evaluation of contraceptive efficacy and cycle control of a transdermal contraceptive patch vs an oral contraceptive: a randomized controlled trial. *JAMA* 2001;285(18):2347–2354.
138. **Killick S.** Complete and robust ovulation inhibition with NuvaRing. *Eur J Contracept Reprod Health Care*. 2002;7 Suppl 2:13–18; discussion 37–39.
139. **National Center for Health Statistics.** Health, United States, 2016: With chartbook on long-term trends in health. Hyattsville, MD. 2017.
140. **Society of Family Planning, Higginbotham S.** Contraceptive considerations in obese women: release date 1 September 2009, SFP Guideline 20091. *Contraception* 2009;80(6):583–590.
141. **Lopez LM, Bernholc A, Chen M, et al.** Hormonal contraceptives for contraception in overweight or obese women. *Cochrane Database Syst Rev* 2016;(8):CD008452.
142. **Ambrus JL, Mink IB, Courey NG, et al.** Progestational agents and blood coagulation. VII. Thromboembolic and other complications of oral contraceptive therapy in relationship to pretreatment levels of blood coagulation factors: summary report of a ten-year study. *Am J Obstet Gynecol* 1976;125(8):1057–1062.
143. **Winkler UH, Buhler K; Schindler AE.** *The Dynamic Balance of Implication for the Risk of Oral Contraceptive Use*. In: Runnebaum B, Rabe T, Kissel L, eds. Confort, England: Parthenon Publishing Group; 1991.
144. **Gerstman BB, Piper JM, Tomita DK, et al.** Oral contraceptive estrogen dose and the risk of deep venous thromboembolic disease. *Am J Epidemiol* 1991;133(1):32–37.
145. **Lidegaard O, Lokkegaard E, Svendsen AL, et al.** Hormonal contraception and risk of venous thromboembolism: national follow-up study. *BMJ* 2009;339:b2890.
146. **Bertina RM, Koeleman BP, Koster T, et al.** Mutation in blood coagulation factor V associated with resistance to activated protein C. *Nature* 1994;369(6475):64–67.
147. **Vandenbroucke JP, Koster T, Briet E, et al.** Increased risk of venous thrombosis in oral-contraceptive users who are carriers of factor V Leiden mutation. *Lancet* 1994;344(8935):1453–1457.
148. **De StefanoV, ChiusoloP, Paciaroni K, et al.** Epidemiology of factor V Leiden: clinical implications. *Semin Thromb Hemost* 1998;24(4):367–379.
149. **Martinelli I, Sacchi E, Landi G, et al.** High risk of cerebral-vein thrombosis in carriers of a prothrombin-gene mutation and in users of oral contraceptives. *N Engl J Med* 1998;338(25):1793–1797.
150. **Trauscht-Van Horn JJ, Capeless EL, Easterling TR, et al.** Pregnancy loss and thrombosis with protein C deficiency. *Am J Obstet Gynecol* 1992;167(4 Pt 1):968–972.
151. **Vandenbroucke JP, van der Meer FJ, Helmerhorst FM, et al.** Factor V Leiden: should we screen oral contraceptive users and pregnant women? *BMJ* 1996;313(7065):1127–1130.
152. **Comp PC.** Should coagulation tests be used to determine which oral contraceptive users have an increased risk of thrombophlebitis? *Contraception* 2006;73(1):4–5.
153. **Spitzer WO, Lewis MA, Heinemann LA, et al.** Third generation oral contraceptives and risk of venous thromboembolic disorders: an international case-control study. Transnational Research Group on Oral Contraceptives and the Health of Young Women. *BMJ* 1996;312(7023):83–88.
154. Effect of different progestagens in low oestrogen oral contraceptives on venous thromboembolic disease. World Health Organization Collaborative Study of Cardiovascular Disease and Steroid Hormone Contraception. *Lancet* 1995;346(8990):1582–1588.
155. **Heinemann LA, Dinger JC, Assmann A, et al.** Use of oral contraceptives containing gestodene and risk of venous thromboembolism: outlook 10 years after the third-generation "pill scare." *Contraception* 2010;81(5):401–407.
156. **Stegeman BH, de Bastos M, Rosendaal FR, et al.** Different combined oral contraceptives and the risk of venous thrombosis: systematic review and network meta-analysis. *BMJ* 2013;347:f5298.
157. **Mant D, Villard-Mackintosh L, Vessey MP, et al.** Myocardial infarction and angina pectoris in young women. *J Epidemiol Community Health* 1987;41(3):215–219.
158. **Rosenberg L, Kaufman DW, Helmrich SP, et al.** Myocardial infarction and cigarette smoking in women younger than 50 years of age. *JAMA* 1985;253(20):2965–2969.

159. **Sidney S, Petitti DB, Quesenberry CP Jr, et al.** Myocardial infarction in users of low-dose oral contraceptives. *Obstet Gynecol* 1996;88(6):939–944.
160. **Sidney S, Siscovick DS, Petitti DB, et al.** Myocardial infarction and use of low-dose oral contraceptives: a pooled analysis of 2 US studies. *Circulation* 1998;98(11):1058–1063.
161. **Stampfer MJ, Willett WC, Colditz GA, et al.** A prospective study of past use of oral contraceptive agents and risk of cardiovascular diseases. *N Engl J Med* 1988;319(20):1313–1317.
162. **Margolis KL, Adami HO, Luo J, et al.** A prospective study of oral contraceptive use and risk of myocardial infarction among Swedish women. *Fertil Steril* 2007;88(2):310–316.
163. **Vessey MP, Lawless M, Yeates D.** Oral contraceptives and stroke: findings in a large prospective study. *Br Med J (Clin Res Ed)* 1984;289(6444):530–531.
164. **Levine SR, Fagan SC, Pessin MS, et al.** Accelerated intracranial occlusive disease, oral contraceptives, and cigarette use. *Neurology* 1991;41(12):1893–1901.
165. **Petitti DB, Sidney S, Bernstein A, et al.** Stroke in users of low-dose oral contraceptives. *N Engl J Med* 1996;335(1):8–15.
166. Ischaemic stroke and combined oral contraceptives: results of an international, multicentre, case-control study. WHO Collaborative Study of Cardiovascular Disease and Steroid Hormone Contraception. *Lancet* 1996;348(9026):498–505.
167. Hemorrhagic stroke, overall stroke risk, and combined oral contraceptives: results of an international, multicenter, case control study. WHO Collaborative Study of Cardiovascular Disease and Steroid Hormone Contraception. *Lancet* 1996;348(9026):505–510.
168. **Lidegaard O.** Oral contraceptives, pregnancy and the risk of cerebral thromboembolism: the influence of diabetes, hypertension, migraine and previous thrombotic disease. *Br J Obstet Gynaecol* 1995;102(2):153–159.
169. **Curtis KM, Mohllajee AP, Martins SL, et al.** Combined oral contraceptive use among women with hypertension: a systematic review. *Contraception* 2006;73(2):179–188.
170. **Spellacy WN, Buhi WC, Birk SA.** The effect of estrogens on carbohydrate metabolism: glucose, insulin, and growth hormone studies on one hundred and seventy-one women ingesting Premarin, mestranol, and ethinyl estradiol for six months. *Am J Obstet Gynecol* 1972;114(3):378–392.
171. **Knopp RH.** Cardiovascular effects of endogenous and exogenous sex hormones over a woman's lifetime. *Am J Obstet Gynecol* 1988;158 (6 Pt 2):1630–1643.
172. **Burkman RT, Zacur HA, Kimball AW, et al.** Oral contraceptives and lipids and lipoproteins: Part II—Relationship to plasma steroid levels and outlier status. *Contraception* 1989;40(6):675–689.
173. **Godsland IF, Crook D, Simpson R, et al.** The effects of different formulations of oral contraceptive agents on lipid and carbohydrate metabolism. *N Engl J Med* 1990;323(20):1375–1381.
174. **Mishell DR Jr, Colodny SZ, Swanson LA.** The effect of an oral contraceptive on tests of thyroid function. *Fertil Steril* 1969;20(2):335–339.
175. Oral contraceptive use and the risk of endometrial cancer. The Centers for Disease Control Cancer and Steroid Hormone Study. *JAMA* 1983;249(12):1600–1604.
176. Oral contraceptive use and the risk of ovarian cancer. The Centers for Disease Control Cancer and Steroid Hormone Study. *JAMA* 1983;249(12):1596–1599.
177. **Dossus L, Allen N, Kaaks R, et al.** Reproductive risk factors and endometrial cancer: the European Prospective Investigation into Cancer and Nutrition. *Int J Cancer* 2010;127(2):442–451.
178. **Beral V, Hermon C, Kay C, et al.** Mortality associated with oral contraceptive use: 25 year follow up of cohort of 46 000 women from Royal College of General Practitioners' oral contraception study. *BMJ* 1999;318(7176):96–100.
179. **Cibula D, Gompel A, Mueck AO, et al.** Hormonal contraception and risk of cancer. *Hum Reprod Update* 2010;16(6):631–650.
180. **Ness RB, Grisso JA, Klapper J, et al.** Risk of ovarian cancer in relation to estrogen and progestin dose and use characteristics of oral contraceptives. SHARE Study Group. Steroid Hormones and Reproductions. *Am J Epidemiol* 2000;152(3):233–241.
181. **Kumle M, Weiderpass E, Braaten T, et al; Norwegian-Swedish Women's Lifestyle and Health Cohort Study.** Risk for invasive and borderline epithelial ovarian neoplasias following use of hormonal contraceptives: the Norwegian-Swedish Women's Lifestyle and Health Cohort Study. *Br J Cancer* 2004;90(7):1386–1391.
182. **Fernandez E, La Vecchia C, Franceschi S, et al.** Oral contraceptive use and risk of colorectal cancer. *Epidemiology* 1998;9(3):295–300.
183. **Martinez ME, Grodstein F, Giovannucci E, et al.** A prospective study of reproductive factors, oral contraceptive use, and risk of colorectal cancer. *Cancer Epidemiol Biomarkers Prev* 1997;6(1):1–5.
184. **Nichols HB, Trentham-Dietz A, Hampton JM, et al.** Oral contraceptive use, reproductive factors, and colorectal cancer risk: findings from Wisconsin. *Cancer Epidemiol Biomarkers Prev* 2005;14(5):1212–1218.
185. **Iversen L, Sivasubramaniam S, Lee AJ, et al.** Lifetime cancer risk and combined oral contraceptives: the Royal College of General Practitioners' Oral Contraception Study. *Am J Obstet Gynecol* 2017;216(6):580e1–580e9.
186. **Smith JS, Green J, Berrington de Gonzalez A, et al.** Cervical cancer and use of hormonal contraceptives: a systematic review. *Lancet* 2003;361(9364):1159–1167.
187. **International Collaboration of Epidemiological Studies of Cervical Cancer, Appleby P, Beral V, et al.** Cervical cancer and hormonal contraceptives: collaborative reanalysis of individual data for 16,573 women with cervical cancer and 35,509 women without cervical cancer from 24 epidemiological studies. *Lancet* 2007;370(9599):1609–1621.
188. **Miller K, Blumenthal P, Blanchard K.** Oral contraceptives and cervical cancer: critique of a recent review. *Contraception* 2004;69(5):347–351.
189. **Swan SH, Petitti DB.** A review of problems of bias and confounding in epidemiologic studies of cervical neoplasia and oral contraceptive use. *Am J Epidemiol* 1982;115(1):10–18.
190. **Schiffman MH, Bauer HM, Hoover RN, et al.** Epidemiologic evidence showing that human papillomavirus infection causes most cervical intraepithelial neoplasia. *J Natl Cancer Inst* 1993;85(12):958–964.
191. **Ursin G, Peters RK, Henderson BE, et al.** Oral contraceptive use and adenocarcinoma of cervix. *Lancet* 1994;344(8934):1390–1394.
192. **Castellsague X, Diaz M, de Sanjose S, et al; International Agency for Research on Cancer Multicenter Cervical Cancer Study Group.** Worldwide human papillomavirus etiology of cervical adenocarcinoma and its cofactors: implications for screening and prevention. *J Natl Cancer Inst* 2006;98(5):303–315.
193. **Cortessis VK, Barrett M, Brown Wade N, et al.** Intrauterine device use and cervical cancer risk: A systematic review and meta-analysis. *Obstet Gynecol* 2017;130(6):1226–1236.
194. **Chilvers C.** Oral contraceptives and cancer. *Lancet* 1994;344(8934):1378–1379.
195. **Collaborative Group on Hormonal Factors in Breast Cancer.** Breast cancer and hormonal contraceptives: collaborative reanalysis of individual data on 53 297 women with breast cancer and 100 239 women without breast cancer from 54 epidemiological studies. *Lancet* 1996;347(9017):1713–1727.
196. **Marchbanks PA, McDonald JA, Wilson HG, et al.** Oral contraceptives and the risk of breast cancer. *N Engl J Med* 2002;346(26):2025–2032.
197. **Magnusson CM, Persson IR, Baron JA, et al.** The role of reproductive factors and use of oral contraceptives in the aetiology of breast cancer in women aged 50 to 74 years. *Int J Cancer* 1999;80(2):231–236.
198. **Lee E, Ma H, McKean-Cowdin R, et al.** Effect of reproductive factors and oral contraceptives on breast cancer risk in BRCA1/2 mutation carriers and noncarriers: results from a population-based study. *Cancer Epidemiol Biomarkers Prev* 2008;17(11):3170–3178.
199. **Rooks JB, Ory HW, Ishak KG, et al.** Epidemiology of hepatocellular adenoma. The role of oral contraceptive use. *JAMA* 1979;242(7):644–648.

200. **Fiel MI, Min A, Gerber MA, et al.** Hepatocellular carcinoma in long-term oral contraceptive use. *Liver* 1996;16(6):372–376.
201. Oral contraceptives and liver cancer. Results of the Multicentre International Liver Tumor Study (MILTS). *Contraception* 1997;56(5):275–284.
202. **Kapp N, Tilley IB, Curtis KM.** The effects of hormonal contraceptive use among women with viral hepatitis or cirrhosis of the liver: a systematic review. *Contraception* 2009;80(4):381–386.
203. **Burkman R, Schlesselman JJ, Zieman M.** Safety concerns and health benefits associated with oral contraception. *Am J Obstet Gynecol* 2004;190(4 Suppl):S5–S22.
204. **Wolner-Hanssen P, Eschenbach DA, Paavonen J, et al.** Decreased risk of symptomatic chlamydial pelvic inflammatory disease associated with oral contraceptive use. *JAMA* 1990;263(1):54–59.
205. **Ness RB, Soper DE, Holley RL, et al; PID Evaluation and Clinical Health (PEACH) Study Investigators.** Hormonal and barrier contraception and risk of upper genital tract disease in the PID Evaluation and Clinical Health (PEACH) study. *Am J Obstet Gynecol* 2001;185(1):121–127.
206. **Polis CB, Curtis KM, Hannaford PC, et al.** An updated systematic review of epidemiological evidence on hormonal contraceptive methods and HIV acquisition in women. *AIDS* 2016;30(17):2665–2683.
207. **Furlong LA.** Ectopic pregnancy risk when contraception fails. A review. *J Reprod Med* 2002;47(11):881–885.
208. **Callahan R, Yacobson I, Halpern V, et al.** Ectopic pregnancy with use of progestin-only injectables and contraceptive implants: a systematic review. *Contraception* 2015;92(6):514–522.
209. **Iodice S, Barile M, Rotmensz N, et al.** Oral contraceptive use and breast or ovarian cancer risk in BRCA1/2 carriers: a meta-analysis. *Eur J Cancer* 2010;46(12):2275–2284.
210. **Fathalla MF.** Incessant ovulation and ovarian cancer—a hypothesis re-visited. *Facts Views Vis Obgyn* 2013;5(4):292–297.
211. **Vessey M, Yeates D.** Oral contraceptives and benign breast disease: an update of findings in a large cohort study. *Contraception* 2007;76(6):418–424.
212. **Wong CL, Farquhar C, Roberts H, et al.** Oral contraceptive pill for primary dysmenorrhoea. *Cochrane Database Syst Rev* 2009;(4):CD002120.
213. **Lanes SF, Birmann B, Walker AM, et al.** Oral contraceptive type and functional ovarian cysts. *Am J Obstet Gynecol* 1992;166(3):956–961.
214. ACOG Practice Bulletin No. 110: noncontraceptive uses of hormonal contraceptives. *Obstet Gynecol* 2010;115(1):206–218.
215. **Shy KK, McTiernan AM, Daling JR, et al.** Oral contraceptive use and the occurrence of pituitary prolactinoma. *JAMA* 1983;249(16):2204–2207.
216. **Martin-Loeches M, Orti RM, Monfort M, et al.** A comparative analysis of the modification of sexual desire of users of oral hormonal contraceptives and intrauterine contraceptive devices. *Eur J Contracept Reprod Health Care* 2003;8(3):129–134.
217. **Caruso S, Agnello C, Intelisano G, et al.** Prospective study on sexual behavior of women using 30 microg ethinylestradiol and 3 mg drospirenone oral contraceptive. *Contraception* 2005;72(1):19–23.
218. **Skrzypulec V, Drosdzol A.** Evaluation of the quality of life and sexual functioning of women using a 30-microg ethinyloestradiol and 3-mg drospirenone combined oral contraceptive. *Eur J Contracept Reprod Health Care* 2008;13(1):49–57.
219. **Bracken MB.** Oral contraception and congenital malformations in offspring: a review and meta-analysis of the prospective studies. *Obstet Gynecol* 1990;76(3 Pt 2):552–557.
220. **Katz Z, Lancet M, Skornik J, et al.** Teratogenicity of progestogens given during the first trimester of pregnancy. *Obstet Gynecol* 1985;65(6):775–780.
221. **Troisi R, Hatch EE, Titus-Ernstoff L, et al.** Cancer risk in women prenatally exposed to diethylstilbestrol. *Int J Cancer* 2007;121(2):356–360.
222. **Back DJ, Orme ML.** Pharmacokinetic drug interactions with oral contraceptives. *Clin Pharmacokinet* 1990;18(6):472–484.
223. **Shenfield GM.** Oral contraceptives. Are drug interactions of clinical significance? *Drug Saf* 1993;9(1):21–37.
224. **Crawford P.** Interactions between antiepileptic drugs and hormonal contraception. *CNS Drugs* 2002;16(4):263–272.
225. **Hall SD, Wang Z, Huang SM, et al.** The interaction between St John's wort and an oral contraceptive. *Clin Pharmacol Ther* 2003;74(6):525–535.
226. **Helms SE, Bredle DL, Zajic J, et al.** Oral contraceptive failure rates and oral antibiotics. *J Am Acad Dermatol* 1997;36(5 Pt 1):705–710.
227. **Bristol-Myers Squibb Company.** Reyataz Package Label. Updated October, 2017. Available online at https://packageinserts.bms.com/pi/pi_reyataz.pdf.
228. **Knopp RH, Bergelin RO, Wahl PW, et al.** Clinical chemistry alterations in pregnancy and oral contraceptive use. *Obstet Gynecol* 1985;66(5):682–690.
229. **Gallo MF, Nanda K, Grimes DA, et al.** 20 microg versus >20 microg estrogen combined oral contraceptives for contraception. *Cochrane Database Syst Rev* 2008;(4):CD003989.
230. **Del Conte A, Loffer F, Grubb G.** A multicenter, randomized comparative trial of the clinical effects on cycle control of two 21-day regimens of oral contraceptives containing 20 microg EE. *Prim Care Update Ob Gyns* 1998;5(4):173.
231. **Rosenberg MJ, Meyers A, Roy V.** Efficacy, cycle control, and side effects of low- and lower-dose oral contraceptives: a randomized trial of 20 micrograms and 35 micrograms estrogen preparations. *Contraception* 1999;60(6):321–329.
232. **Mulders TM, Dieben TO.** Use of the novel combined contraceptive vaginal ring NuvaRing for ovulation inhibition. *Fertil Steril* 2001;75(5):865–870.
233. **Dieben TO, Roumen FJ, Apter D.** Efficacy, cycle control, and user acceptability of a novel combined contraceptive vaginal ring. *Obstet Gynecol* 2002;100(3):585–593.
234. **Fleischer K, van Vliet HA, Rosendaal FR, et al.** Effects of the contraceptive patch, the vaginal ring and an oral contraceptive on APC resistance and SHBG: a cross-over study. *Thromb Res* 2009;123(3):429–435.
235. **Jensen JT, Burke AE, Barnhart KT, et al.** Effects of switching from oral to transdermal or transvaginal contraception on markers of thrombosis. *Contraception* 2008;78(6):451–458.
236. **Jick SS, Hagberg KW, Hernandez RK, et al.** Postmarketing study of ORTHO EVRA and levonorgestrel oral contraceptives containing hormonal contraceptives with 30 mcg of ethinyl estradiol in relation to nonfatal venous thromboembolism. *Contraception* 2010;81(1):16–21.
237. **Janssen Pharmaceuticals.** Ortho Evra Label. 2012. Available online at https://www.accessdata.fda.gov/drugsatfda_docs/label/2012/021180s043lbl.pdf.
238. **Dunne C, Malyuk D, Firoz T.** Cerebral venous sinus thrombosis in a woman using the etonogestrel-ethinyl estradiol vaginal contraceptive ring: a case report. *J Obstet Gynaecol Can* 2010;32(3):270–273.
239. **Fugate JE, Robinson MT, Rabinstein AA, et al.** Cerebral venous sinus thrombosis associated with a combined contraceptive ring. *Neurologist* 2011;17(2):105–106.
240. **Weisberg E, Brache V, Alvarez F, et al.** Clinical performance and menstrual bleeding patterns with three dosage combinations of a Nestorone progestogen/ethinyl estradiol contraceptive vaginal ring used on a bleeding-signaled regimen. *Contraception* 2005;72(1):46–52.
241. **Kaunitz AM.** Long-acting injectable contraception with depot medroxyprogesterone acetate. *Am J Obstet Gynecol* 1994;170(5 Pt 2):1543–1549.
242. **Abdel-Aleem H, d'Arcangues C, Vogelsong KM, et al.** Treatment of vaginal bleeding irregularities induced by progestin only contraceptives. *Cochrane Database Syst Rev* 2007;(4):CD003449.
243. **Jain JK, Nicosia AF, Nucatola DL, et al.** Mifepristone for the prevention of breakthrough bleeding in new starters of depo-medroxyprogesterone acetate. *Steroids* 2003;68(10–13):1115–1119.

244. **Zhao S, Choksuchat C, Zhao Y, et al.** Effects of doxycycline on serum and endometrial levels of MMP-2, MMP-9 and TIMP-1 in women using a levonorgestrel-releasing subcutaneous implant. *Contraception* 2009;79(6):469–478.

245. **Weisberg E, Hickey M, Palmer D, et al.** A pilot study to assess the effect of three short-term treatments on frequent and/or prolonged bleeding compared to placebo in women using Implanon. *Hum Reprod* 2006;21(1):295–302.

246. **Berenson AB, Rahman M.** Changes in weight, total fat, percent body fat, and central-to-peripheral fat ratio associated with injectable and oral contraceptive use. *Am J Obstet Gynecol* 2009;200(3):329e1–329e8.

247. **LeYC, RahmanM, Berenson AB.** Early weight gain predicting later weight gain among depot medroxyprogesterone acetate users. *Obstet Gynecol* 2009;114(2 Pt 1):279–284.

248. **Paulen ME, Curtis KM.** When can a woman have repeat progestogen-only injectables—depot medroxyprogesterone acetate or norethisterone enantate? *Contraception* 2009;80(4):391–408.

249. **Pardthaisong T.** Return of fertility after use of the injectable contraceptive Depo Provera: up-dated data analysis. *J Biosoc Sci* 1984;16(1):23–34.

250. **Cundy T, Evans M, Roberts H, et al.** Bone density in women receiving depot medroxyprogesterone acetate for contraception. *BMJ* 1991;303(6793):13–16.

251. **Cromer BA, Lazebnik R, Rome E, et al.** Double-blinded randomized controlled trial of estrogen supplementation in adolescent girls who receive depot medroxyprogesterone acetate for contraception. *Am J Obstet Gynecol* 2005;192(1):42–47.

252. **Harel Z, Johnson CC, Gold MA, et al.** Recovery of bone mineral density in adolescents following the use of depot medroxyprogesterone acetate contraceptive injections. *Contraception* 2010;81(4):281–291.

253. **Lopez LM, Grimes DA, Schulz KF, et al.** Steroidal contraceptives: effect on bone fractures in women. *Cochrane Database Syst Rev* 2009;(2):CD006033.

254. **Fahmy K, Khairy M, Allam G, et al.** Effect of depo-medroxyprogesterone acetate on coagulation factors and serum lipids in Egyptian women. *Contraception* 1991;44(4):431–444.

255. **Kaunitz AM.** Injectable long-acting contraceptives. *Clin Obstet Gynecol* 2001;44(1):73–91.

256. **Westhoff C.** Depot medroxyprogesterone acetate contraception. Metabolic parameters and mood changes. *J Reprod Med* 1996;41(5 Suppl):401–406.

257. **Rodriguez MI, Kaunitz AM.** An evidence-based approach to postpartum use of depot medroxyprogesterone acetate in breastfeeding women. *Contraception* 2009;80(1):4–6.

258. **La Vecchia C.** Depot-medroxyprogesterone acetate, other injectable contraceptives, and cervical neoplasia. *Contraception* 1994;49(3):223–230.

259. Depot medroxyprogesterone acetate (DMPA) and risk of epithelial ovarian cancer. The WHO Collaborative Study of Neoplasia and Steroid Contraceptives. *Int J Cancer* 1991;49(2):191–195.

260. **Kaunitz AM.** Depot medroxyprogesterone acetate contraception and the risk of breast and gynecologic cancer. *J Reprod Med* 1996;41(5 Suppl):419–427.

261. **Shapiro S, Rosenberg L, Hoffman M, et al.** Risk of breast cancer in relation to the use of injectable progestogen contraceptives and combined estrogen/progestogen contraceptives. *Am J Epidemiol* 2000;151(4):396–403.

262. **Cullins VE.** Noncontraceptive benefits and therapeutic uses of depot medroxyprogesterone acetate. *J Reprod Med* 1996;41(5 Suppl):428–433.

263. **De CeulaerK, GruberC, Hayes R, et al.** Medroxyprogesterone acetate and homozygous sickle-cell disease. *Lancet* 1982;2(8292):229–231.

264. **Jain J, Dutton C, Nicosia A, et al.** Pharmacokinetics, ovulation suppression and return to ovulation following a lower dose subcutaneous formulation of Depo-Provera. *Contraception* 2004;70(1):11–18.

265. **Jain J, Jakimiuk AJ, Bode FR, et al.** Contraceptive efficacy and safety of DMPA-SC. *Contraception* 2004;70(4):269–275.

266. **SpielerJ.** Sayana® Press: can it be a "game changer" for reducing unmet need for family planning? *Contraception* 2014;89(5):335–338.

267. **Burke HM, Mueller MP, Perry B, et al.** Observational study of the acceptability of Sayana(R) Press among intramuscular DMPA users in Uganda and Senegal. *Contraception* 2014;89(5):361–367.

268. **Sang GW.** Pharmacodynamic effects of once-a-month combined injectable contraceptives. *Contraception* 1994;49(4):361–385.

269. **Kaunitz AM, Garceau RJ, Cromie MA.** Comparative safety, efficacy, and cycle control of Lunelle monthly contraceptive injection (medroxyprogesterone acetate and estradiol cypionate injectable suspension) and Ortho-Novum 7/7/7 oral contraceptive (norethindrone/ethinyl estradiol triphasic). Lunelle Study Group. *Contraception* 1999;60(4):179–187.

270. **Gao J, Wang SL, Wu SC, et al.** Comparison of the clinical performance, contraceptive efficacy and acceptability of levonorgestrel-releasing IUD and Norplant-2 implants in China. *Contraception* 1990;41(5):485–494.

271. **Steiner MJ, Lopez LM, Grimes DA, et al.** Sino-implant (II)—a levonorgestrel-releasing two-rod implant: systematic review of the randomized controlled trials. *Contraception* 2010;81(3):197–201.

272. **Power J, French R, Cowan F.** Subdermal implantable contraceptives versus other forms of reversible contraceptives or other implants as effective methods of preventing pregnancy. *Cochrane Database Syst Rev* 2007;(3):CD001326.

273. **Darney P, Patel A, Rosen K, et al.** Safety and efficacy of a single-rod etonogestrel implant (Implanon): results from 11 international clinical trials. *Fertil Steril* 2009;91(5):1646–1653.

274. **Zheng SR, Zheng HM, Qian SZ, et al.** A randomized multicenter study comparing the efficacy and bleeding pattern of a single-rod (Implanon) and a six-capsule (Norplant) hormonal contraceptive implant. *Contraception* 1999;60(1):1–8.

275. **Bahamondes L, Bahamondes MV, Modesto W, et al.** Effect of hormonal contraceptives during breastfeeding on infant's milk ingestion and growth. *Fertil Steril* 2013;100(2):445–450.

276. **Carmo L, Braga GC, Ferriani RA, et al.** Timing of etonogestrel-releasing implants and growth of breastfed infants: A randomized controlled trial. *Obstet Gynecol* 2017;130(1):100–107.

277. **Taneepanichskul S, Reinprayoon D, Thaithumyanon P, et al.** Effects of the etonogestrel-releasing implant Implanon and a nonmedicated intrauterine device on the growth of breast-fed infants. *Contraception* 2006;73(4):368–371.

278. **Vieira CS, Bahamondes MV, de Souza RM, et al.** Effect of antiretroviral therapy including lopinavir/ritonavir or efavirenz on etonogestrel-releasing implant pharmacokinetics in HIV-positive women. *J Acquir Immune Defic Syndr* 2014;66(4):378–385.

279. **Scarsi K, Lamorde M, Darin K, et al.** Efavirenz- but not nevirapine-based antiretroviral therapy decreases exposure to the levonorgestrel released from a sub-dermal contraceptive implant. *J Int AIDS Soc* 2014;17(4 Suppl 3):19484.

280. **Patel RC, Onono M, Gandhi M, et al.** Pregnancy rates in HIV-positive women using contraceptives and efavirenz-based or nevirapine-based antiretroviral therapy in Kenya: a retrospective cohort study. *Lancet HIV* 2015;2(11):e474–e482.

281. **Beerthuizen R, van Beek A, Massai R, et al.** Bone mineral density during long-term use of the progestagen contraceptive implant Implanon compared to a non-hormonal method of contraception. *Hum Reprod* 2000;15(1):118–122.

282. **Hidalgo MM, Lisondo C, Juliato CT, et al.** Ovarian cysts in users of Implanon and Jadelle subdermal contraceptive implants. *Contraception* 2006;73(5):532–536.

283. **Egberg N, van Beek A, Gunnervik C, et al.** Effects on the hemostatic system and liver function in relation to Implanon and Norplant. A prospective randomized clinical trial. *Contraception* 1998;58(2):93–98.

284. **Vieira CS, Ferriani RA, Garcia AA, et al.** Use of the etonogestrel-releasing implant is associated with hypoactivation of the coagulation cascade. *Hum Reprod* 2007;22(8):2196–2201.
285. **Haspels AA.** Emergency contraception: a review. *Contraception* 1994;50(2):101–108.
286. **Yuzpe AA.** Postcoital contraception. *Clin Obstet Gynaecol* 1984;11(3):787–797.
287. Randomised controlled trial of levonorgestrel versus the Yuzpe regimen of combined oral contraceptives for emergency contraception. Task Force on Postovulatory Methods of Fertility Regulation. *Lancet* 1998;352(9126):428–433.
288. **von Hertzen H, Piaggio G, Ding J, et al; WHO Research Group on Post-ovulatory Methods of Fertility Regulation.** Low dose mifepristone and two regimens of levonorgestrel for emergency contraception: a WHO multicentre randomised trial. *Lancet* 2002;360(9348):1803–1810.
289. **World Health Organization.** Fact sheet on the safety of levonorgestrel-alone emergency contraceptive pills (LNG ECPS) 2010. Available online at http://apps.who.int/iris/bitstream/10665/70210/1/WHO_RHR_HRP_10.06_eng.pdf.
290. **Noe G, Croxatto HB, Salvatierra AM, et al.** Contraceptive efficacy of emergency contraception with levonorgestrel given before or after ovulation. *Contraception* 2010;81(5):414–420.
291. **Horga A, Santamarina E, Quilez A, et al.** Cerebral venous thrombosis associated with repeated use of emergency contraception. *Eur J Neurol* 2007;14(4):e5.
292. **Hamoda H, Ashok PW, Stalder C, et al.** A randomized trial of mifepristone (10 mg) and levonorgestrel for emergency contraception. *Obstet Gynecol* 2004;104(6):1307–1313.
293. **Glasier AF, Cameron ST, Fine PM, et al.** Ulipristal acetate versus levonorgestrel for emergency contraception: a randomised non-inferiority trial and meta-analysis. *Lancet* 2010;375(9714):555–562.
294. **Brache V, Cochon L, Jesam C, et al.** Immediate pre-ovulatory administration of 30 mg ulipristal acetate significantly delays follicular rupture. *Hum Reprod* 2010;25(9):2256–2263.
295. **Glasier A, Cameron ST, Blithe D, et al.** Can we identify women at risk of pregnancy despite using emergency contraception? Data from randomized trials of ulipristal acetate and levonorgestrel. *Contraception* 2011;84(4):363–367.
296. **Edelman AB, Cherala G, Blue SW, et al.** Impact of obesity on the pharmacokinetics of levonorgestrel-based emergency contraception: single and double dosing. *Contraception* 2016;94(1):52–57.
297. **Praditpan P, Hamouie A, Basaraba CN, et al.** Pharmacokinetics of levonorgestrel and ulipristal acetate emergency contraception in women with normal and obese body mass index. *Contraception* 2017;95(5):464–469.
298. **Brache V, Cochon L, Duijkers IJ, et al.** A prospective, randomized, pharmacodynamic study of quick-starting a desogestrel progestin-only pill following ulipristal acetate for emergency contraception. *Hum Reprod* 2015;30(12):2785–2793.
299. **Laboratoire HRA Pharma.** Ella Label 2015. Available online at https://www.accessdata.fda.gov/drugsatfda_docs/label/2015/022474s007lbl.pdf.
300. **Lippes J, Malik T, Tatum HJ.** The postcoital copper-T. *Adv Plan Parent* 1976;11(1):24–29.
301. **Wu S, Godfrey EM, Wojdyla D, et al.** Copper T380A intrauterine device for emergency contraception: a prospective, multicentre, cohort clinical trial. *BJOG* 2010;117(10):1205–1210.
302. **Zhou L, Xiao B.** Emergency contraception with Multiload Cu-375 SL IUD: a multicenter clinical trial. *Contraception* 2001;64(2):107–112.
303. **Briggs M H, Briggs M.** Oral contraceptives for men. *Nature* 1974;252:585–586.
304. **Wallace EM, Gow SM, Wu FC.** Comparison between testosterone enanthate-induced azoospermia and oligozoospermia in a male contraceptive study. I: Plasma luteinizing hormone, follicle stimulating hormone, testosterone, estradiol, and inhibin concentrations. *J Clin Endocrinol Metab* 1993;77(1):290–293.
305. **Wang C, Swerdloff RS.** Male hormonal contraception. *Am J Obstet Gynecol* 2004;190(4 Suppl):S60–S68.
306. **Gu Y, Liang X, Wu W, et al.** Multicenter contraceptive efficacy trial of injectable testosterone undecanoate in Chinese men. *J Clin Endocrinol Metab* 2009;94(6):1910–1915.
307. **Mommers E, Kersemaekers WM, Elliesen J, et al.** Male hormonal contraception: a double-blind, placebo-controlled study. *J Clin Endocrinol Metab* 2008;93(7):2572–2580.
308. **Ilani N, Roth MY, Amory JK, et al.** A new combination of testosterone and nestorone transdermal gels for male hormonal contraception. *J Clin Endocrinol Metab* 2012;97(10):3476–3486.
309. **Guha SK, Singh G, Ansari S, et al.** Phase II clinical trial of a vas deferens injectable contraceptive for the male. *Contraception* 1997;56(4):245–250.
310. **Waller D, Bolick D, Lissner E, et al.** Reversibility of Vasalgel male contraceptive in a rabbit model. *Basic Clin Androl* 2017;27:8.
311. **Waller D, Bolick D, Lissner E, et al.** Azoospermia in rabbits following an intravas injection of Vasalgel. *Basic Clin Androl* 2016;26:6.
312. **United Nations Department of Economic and Social Affairs Population Division.** World Contraceptive Use. 2011. Available online at http://www.un.org/esa/population/publications/contraceptive2011/contraceptive2011.htm.
313. **Peterson HB.** Sterilization. *Obstet Gynecol* 2008;111(1):189–203.
314. **Uchida H.** Uchida tubal sterilization. *Am J Obstet Gynecol* 1975;121(2):153–158.
315. **Filshie GM, Casey D, Pogmore JR, et al.** The titanium/silicone rubber clip for female sterilization. *Br J Obstet Gynaecol* 1981;88(6):655–662.
316. **Penfield AJ.** The Filshie clip for female sterilization: a review of world experience. *Am J Obstet Gynecol* 2000;182(3):485–489.
317. **Soderstrom RM, Levy BS, Engel T.** Reducing bipolar sterilization failures. *Obstet Gynecol* 1989;74(1):60–63.
318. **Kaplan P, Freund R, Squires J, et al.** Control of immediate postoperative pain with topical bupivacaine hydrochloride for laparoscopic Falope ring tubal ligation. *Obstet Gynecol* 1990;76(5 Pt 1):798–802.
319. **McAlpine JN, Hanley GE, Woo MM, et al; Ovarian Cancer Research Program of British Columbia.** Opportunistic salpingectomy: uptake, risks, and complications of a regional initiative for ovarian cancer prevention. *Am J Obstet Gynecol* 2014;210(5):471e1–471e11.
320. **Westberg J, Scott F, Creinin MD.** Safety outcomes of female sterilization by salpingectomy and tubal occlusion. *Contraception* 2017;95(5):505–508.
321. **Rice MS, Hankinson SE, Tworoger SS.** Tubal ligation, hysterectomy, unilateral oophorectomy, and risk of ovarian cancer in the Nurses' Health Studies. *Fertil Steril* 2014;102(1):192–198e3.
322. **Gaitskell K, Green J, Pirie K, et al; Million Women Study Collaborators.** Tubal ligation and ovarian cancer risk in a large cohort: Substantial variation by histological type. *Int J Cancer* 2016;138(5):1076–1084.
323. **Dilley SE, Havrilesky LJ, Bakkum-Gamez J, et al.** Cost-effectiveness of opportunistic salpingectomy for ovarian cancer prevention. *Gynecol Oncol* 2017;146(2):373–379.
324. **Shinar S, Blecher Y, Alpern S, et al.** Total bilateral salpingectomy versus partial bilateral salpingectomy for permanent sterilization during cesarean delivery. *Arch Gynecol Obstet* 2017;295(5):1185–1189.
325. **Ganer Herman H, Gluck O, Keidar R, et al.** Ovarian reserve following cesarean section with salpingectomy vs tubal ligation: a randomized trial. *Am J Obstet Gynecol* 2017;217(4):472.e1–472.e6.
326. **Poindexter AN 3rd, Abdul-MalakM, Fast JE.** Laparoscopic tubal sterilization under local anesthesia. *Obstet Gynecol* 1990;75(1):5–8.
327. **Khairullah Z, Huber DH, Gonzales B.** Declining mortality in international sterilization services. *Int J Gynaecol Obstet* 1992;39(1):41–50.
328. **Peterson HB, Xia Z, Wilcox LS, et al.** Pregnancy after tubal sterilization with bipolar electrocoagulation. U.S. Collaborative Review of Sterilization Working Group. *Obstet Gynecol* 1999;94(2):163–167.

329. **Dominik R, Gates D, Sokal D, et al.** Two randomized controlled trials comparing the Hulka and Filshie Clips for tubal sterilization. *Contraception* 2000;62(4):169–175.

330. **Sokal D, Gates D, Amatya R, et al.** Two randomized controlled trials comparing the tubal ring and filshie clip for tubal sterilization. *Fertil Steril* 2000;74(3):525–533.

331. **Magos A, Chapman L.** Hysteroscopic tubal sterilization. *Obstet Gynecol Clin North Am* 2004;31(3):705–719, xii.

332. **Cooper JM, Carignan CS, Cher D, et al; Selective Tubal Occlusion Procedure 2000 Investigators Group.** Microinsert nonincisional hysteroscopic sterilization. *Obstet Gynecol* 2003;102(1):59–67.

333. **Bayer Healthcare.** Essure Clinical Resource Physician Training Manual. 2016. Available online at http://www.hcp.essure-us.com/assets/pdf/PP-250-US-1583 Essure Clinical Resource Guide Phys Manual (Digital pdf).pdf.

334. **Smith RD.** Contemporary hysteroscopic methods for female sterilization. *Int J Gynaecol Obstet* 2010;108(1):79–84.

335. **Ouzounelli M, Reaven NL.** Essure hysteroscopic sterilization versus interval laparoscopic bilateral tubal ligation: a comparative effectiveness review. *J Minim Invasive Gynecol* 2015;22(3):342–352.

336. **Food and Drug Administration.** FDA Activities: Essure. 2016. Available online at https://www.fda.gov/MedicalDevices/ProductsandMedicalProcedures/ImplantsandProsthetics/EssurePermanentBirthControl/ucm452254.htm. Accessed September 26, 2017.

337. **la Chapelle CF, Veersema S, Brolmann HA, et al.** Effectiveness and feasibility of hysteroscopic sterilization techniques: a systematic review and meta-analysis. *Fertil Steril* 2015;103(6):1516–1525 e1–e3.

338. **Cleary TP, Tepper NK, Cwiak C, et al.** Pregnancies after hysteroscopic sterilization: a systematic review. *Contraception* 2013;87(5):539–548.

339. **Rattray D, Thiel P, Suchet I, et al.** Confirmation testing of Essure microinserts in unintended pregnancies using a 10-year retrospective database. *J Minim Invasive Gynecol* 2016;23(6):944–948.

340. **Hirth R, Zbella E, Sanchez M, et al.** Microtubal reanastomosis: success rates as compared to in vitro fertilization. *J Reprod Med* 2010;55(3–4):161–165.

341. **Monteith CW, Berger GS, Zerden ML.** Pregnancy success after hysteroscopic sterilization reversal. *Obstet Gynecol* 2014;124(6):1183–1189.

342. **Peterson HB, Jeng G, Folger SG, et al; U.S. Collaborative Review of Sterilization Working Group.** The risk of menstrual abnormalities after tubal sterilization. U.S. Collaborative Review of Sterilization Working Group. *N Engl J Med* 2000;343(23):1681–1687.

343. **Jamieson DJ, Costello C, Trussell J, et al.** The risk of pregnancy after vasectomy. *Obstet Gynecol* 2004;103(5 Pt 1):848–850.

344. **Cook LA, Pun A, Gallo MF, et al.** Scalpel versus no-scalpel incision for vasectomy. *Cochrane Database Syst Rev* 2014;(3):CD004112.

345. **Errey BB, Edwards IS.** Open-ended vasectomy: an assessment. *Fertil Steril* 1986;45(6):843–846.

346. **Cook LA, Van Vliet HA, Lopez LM, et al.** Vasectomy occlusion techniques for male sterilization. *Cochrane Database Syst Rev* 2014;(3):CD003991.

347. **Silber SJ, Grotjan HE.** Microscopic vasectomy reversal 30 years later: a summary of 4010 cases by the same surgeon. *J Androl* 2004;25(6):845–859.

348. **Belker AM, Thomas AJ Jr, Fuchs EF, et al.** Results of 1,469 microsurgical vasectomy reversals by the Vasovasostomy Study Group. *J Urol* 1991;145(3):505–511.

349. **Rosenberg L, Palmer JR, Zauber AG, et al.** Vasectomy and the risk of prostate cancer. *Am J Epidemiol* 1990;132(6):1051–1055; discussion 62–65.

350. **John EM, Whittemore AS, Wu AH, et al.** Vasectomy and prostate cancer: results from a multiethnic case-control study. *J Natl Cancer Inst* 1995;87(9):662–669.

351. **Tang LF, Jiang H, Shang XJ, et al.** [Vasectomy not associated with prostate cancer: a meta-analysis]. *Zhonghua Nan Ke Xue* 2009;15(6):545–550.

352. **Stanford JL, Wicklund KG, McKnight B, et al.** Vasectomy and risk of prostate cancer. *Cancer Epidemiol Biomarkers Prev* 1999;8(10):881–886.

353. **Sedgh G, Bearak J, Singh S, et al.** Abortion incidence between 1990 and 2014: global, regional, and subregional levels and trends. *Lancet* 2016;388(10041):258–267.

354. **Ganatra B, Gerdts C, Rossier C, et al.** Global, regional, and subregional classification of abortions by safety, 2010–14: estimates from a Bayesian hierarchical model. *Lancet* 2017;390(10110):2372–2381.

355. **Department of Reproductive Health and Research World Health Organization.** Unsafe abortion: global and regional estimates for the incidence of unsafe abortion and associated mortality in 2008. 2011. 6th ed. Available online at http://www.who.int/reproductivehealth/publications/unsafe_abortion/9789241501118/en/.

356. **Cates W Jr, Rochat RW.** Illegal abortions in the United States: 1972–1974. *Fam Plann Perspect* 1976;8(2):86–92.

357. Induced termination of pregnancy before and after Roe v. Wade. Trends in mortality and morbidity of women. Council on Scientific Affairs, American Medical Association. *JAMA* 1992;268(22):3231–3239.

358. **Susser M.** Induced abortion and health as a value. *Am J Public Health* 1992;82(10):1323–1324.

359. **Zane S, Creanga AA, Berg CJ, et al.** Abortion-Related Mortality in the United States: 1998–2010. *Obstet Gynecol* 2015;126(2):258–265.

360. **Raymond EG, Grimes DA.** The comparative safety of legal induced abortion and childbirth in the United States. *Obstet Gynecol* 2012;119(2 Pt 1):215–219.

361. **Bartlett LA, Berg CJ, Shulman HB, et al.** Risk factors for legal induced abortion-related mortality in the United States. *Obstet Gynecol* 2004;103(4):729–737.

362. **Stubblefield PG, Carr-Ellis S, Borgatta L.** Methods for induced abortion. *Obstet Gynecol* 2004;104(1):174–185.

363. **MacIsaac L, Grossman D, Balistreri E, et al.** A randomized controlled trial of laminaria, oral misoprostol, and vaginal misoprostol before abortion. *Obstet Gynecol* 1999;93(5 Pt 1):766–770.

364. **Goldberg AB, Dean G, Kang MS, et al.** Manual versus electric vacuum aspiration for early first-trimester abortion: a controlled study of complication rates. *Obstet Gynecol* 2004;103(1):101–107.

365. **Achilles SL, Reeves MF, Society of Family Planning.** Prevention of infection after induced abortion: release date October 2010: SFP guideline 20102. *Contraception* 2011;83(4):295–309.

366. **Upadhyay UD, Desai S, Zlidar V, et al.** Incidence of emergency department visits and complications after abortion. *Obstet Gynecol* 2015;125(1):175–183.

367. **Paul M, Lichtenberg ES, Borgatta L, et al.** *Management of Unintended and Abnormal Pregnancy. Comprehensive Abortion Care.* Oxford: Wiley-Blackwell; 2009.

368. **Spitz IM, Bardin CW, Benton L, et al.** Early pregnancy termination with mifepristone and misoprostol in the United States. *N Engl J Med* 1998;338(18):1241–1247.

369. **Schaff EA, Fielding SL, Eisinger SH, et al.** Low-dose mifepristone followed by vaginal misoprostol at 48 hours for abortion up to 63 days. *Contraception* 2000;61(1):41–46.

370. **Schaff EA, Fielding SL, Westhoff C, et al.** Vaginal misoprostol administered 1, 2, or 3 days after mifepristone for early medical abortion: A randomized trial. *JAMA* 2000;284(15):1948–1953.

371. **Schaff EA, Stadalius LS, Eisinger SH, et al.** Vaginal misoprostol administered at home after mifepristone (RU486) for abortion. *J Fam Pract* 1997;44(4):353–360.

372. **Schaff EA, Eisinger SH, Stadalius LS, et al.** Low-dose mifepristone 200 mg and vaginal misoprostol for abortion. *Contraception* 1999;59(1):1–6.

373. **Creinin MD, Fox MC, Teal S, et al.** A randomized comparison of misoprostol 6 to 8 hours versus 24 hours after mifepristone for abortion. *Obstet Gynecol* 2004;103(5 Pt 1):851–859.
374. **Schaff EA, DiCenzo R, Fielding SL.** Comparison of misoprostol plasma concentrations following buccal and sublingual administration. *Contraception* 2005;71(1):22–25.
375. **Zieman M, Fong SK, Benowitz NL, et al.** Absorption kinetics of misoprostol with oral or vaginal administration. *Obstet Gynecol* 1997;90(1):88–92.
376. **Fjerstad M, Trussell J, Sivin I, et al.** Rates of serious infection after changes in regimens for medical abortion. *N Engl J Med* 2009;361(2):145–151.
377. **Danco Laboratories.** Mifeprex Label. 2016. Available online at https://www.accessdata.fda.gov/drugsatfda_docs/label/2016/020687s020lbl.pdf.
378. **Creinin MD, Vittinghoff E, Keder L, et al.** Methotrexate and misoprostol for early abortion: a multicenter trial. I. Safety and efficacy. *Contraception* 1996;53(6):321–327.
379. **Borgatta L, Mullally B, Vragovic O, et al.** Misoprostol as the primary agent for medical abortion in a low-income urban setting. *Contraception* 2004;70(2):121–126.
380. **Allen RH, Westhoff C, De NonnoL, et al.** Curettage after mifepristone-induced abortion: frequency, timing, and indications. *Obstet Gynecol* 2001;98(1):101–106.
381. **Raymond EG, Shannon C, Weaver MA, et al.** First-trimester medical abortion with mifepristone 200 mg and misoprostol: a systematic review. *Contraception* 2013;87(1):26–37.
382. **Schaff EA.** Mifepristone: ten years later. *Contraception* 2010;81(1):1–7.
383. **Jones RK, Jerman J.** *Time to Appointment and Delays in Accessing Care Among U.S. Abortion Patients.* New York; 2016. Available at: https://www.guttmacher.org/report/delays-in-accessing-care-among-us-abortion-patients
384. **Grossman D, Grindlay K, Buchacker T, et al.** Effectiveness and acceptability of medical abortion provided through telemedicine. *Obstet Gynecol* 2011;118(2 Pt 1):296–303.
385. **Stublefield PG.** *First and Second Trimester Abortion.* In: Nichols DH, Clarke-Pearse DL, eds. 2nd ed. St. Louis, MO: Mosby; 2000.
386. **Hammond C, Chasen S.** *Dilatation and Evacuation.* In: Paul M, Lichtenberg E, Borgotta L, et al., eds. Oxford: Wiley-Blackwell; 2009.
387. **Darney PD, Sweet RL.** Routine intraoperative ultrasonography for second trimester abortion reduces incidence of uterine perforation. *J Ultrasound Med* 1989;8(2):71–75.
388. **Hern WM, Zen C, Ferguson KA, et al.** Outpatient abortion for fetal anomaly and fetal death from 15–34 menstrual weeks' gestation: techniques and clinical management. *Obstet Gynecol* 1993;81(2):301–306.
389. **Goldberg AB, Drey EA, Whitaker AK, et al.** Misoprostol compared with laminaria before early second-trimester surgical abortion: a randomized trial. *Obstet Gynecol* 2005;106(2):234–241.
390. **Bartz D, Maurer R, Allen RH, et al.** Buccal misoprostol compared with synthetic osmotic cervical dilator before surgical abortion: a randomized controlled trial. *Obstet Gynecol* 2013;122(1):57–63.
391. **Maurer KA, Jacobson JC, Turok DK.** Same-day cervical preparation with misoprostol prior to second trimester D&E: a case series. *Contraception* 2013;88(1):116–121.
392. **Shaw KA, Lerma K, Shaw JG, et al.** Preoperative effects of mifepristone for dilation and evacuation after 19 weeks' gestation: a randomised controlled trial. *BJOG* 2017;124(13):1973–1981.
393. **Shaw KA, Shaw JG, Hugin M, et al.** Adjunct mifepristone for cervical preparation prior to dilation and evacuation: a randomized trial. *Contraception* 2015;91(4):313–319.
394. **Chasen ST, Kalish RB, Gupta M, et al.** Dilation and evacuation at > or = 20 weeks: comparison of operative techniques. *Am J Obstet Gynecol* 2004;190(5):1180–1183.
395. **Haddad L, Yanow S, Delli-Bovi L, et al.** Changes in abortion provider practices in response to the Partial-Birth Abortion Ban Act of 2003. *Contraception* 2009;79(5):379–384.
396. **Drey EA, Thomas LJ, Benowitz NL, et al.** Safety of intra-amniotic digoxin administration before late second-trimester abortion by dilation and evacuation. *Am J Obstet Gynecol* 2000;182(5):1063–1066.
397. **Pasquini L, Pontello V, Kumar S.** Intracardiac injection of potassium chloride as method for feticide: experience from a single UK tertiary centre. *BJOG* 2008;115(4):528–531.
398. **Jackson RA, Teplin VL, Drey EA, et al.** Digoxin to facilitate late second-trimester abortion: a randomized, masked, placebo-controlled trial. *Obstet Gynecol* 2001;97(3):471–476.
399. **Borgatta L, Betstadt SJ, Reed A, et al.** Relationship of intraamniotic digoxin to fetal demise. *Contraception* 2010;81(4):328–330.
400. **Gemzell-Danielsson K, Lalitkumar S.** Second trimester medical abortion with mifepristone-misoprostol and misoprostol alone: a review of methods and management. *Reprod Health Matters* 2008;16(31 Suppl):162–172.
401. **Jain JK, Mishell DR Jr.** A comparison of intravaginal misoprostol with prostaglandin E2 for termination of second-trimester pregnancy. *N Engl J Med* 1994;331(5):290–293.
402. **Webster D, Penney GC, Templeton A.** A comparison of 600 and 200 mg mifepristone prior to second trimester abortion with the prostaglandin misoprostol. *Br J Obstet Gynaecol* 1996;103(7):706–709.
403. **Royal College of Obstetricians and Gynaecologists.** The care of women requesting induced abortion. Evidence-based clinical guideline number 7. RCOG Press 2011. Available online at https://www.rcog.org.uk/globalassets/documents/guidelines/abortion-guideline_web_1.pdf.
404. **World Health Organization.** Safe abortion: Technical and policy guidance for health systems. 2012. 2nd ed. Available online at http://apps.who.int/iris/bitstream/10665/70914/1/9789241548434_eng.pdf.
405. ACOG Practice Bulletin No. 135: Second-trimester abortion. *Obstet Gynecol* 2013;121(6):1394–1406.
406. **Shaw KA, Topp NJ, Shaw JG, et al.** Mifepristone-misoprostol dosing interval and effect on induction abortion times: a systematic review. *Obstet Gynecol* 2013;121(6):1335–1347.
407. **Hern WM.** Laminaria, induced fetal demise and misoprostol in late abortion. *Int J Gynaecol Obstet* 2001;75(3):279–286.
408. **Frick AC, Drey EA, Diedrich JT, et al.** Effect of prior cesarean delivery on risk of second-trimester surgical abortion complications. *Obstet Gynecol* 2010;115(4):760–764.
409. **Ashok PW, Templeton A, Wagaarachchi PT, et al.** Midtrimester medical termination of pregnancy: a review of 1002 consecutive cases. *Contraception* 2004;69(1):51–58.
410. **Dickinson JE.** Misoprostol for second-trimester pregnancy termination in women with a prior cesarean delivery. *Obstet Gynecol* 2005;105(2):352–356.
411. **Kucukgoz Gulec U, Urunsak IF, Eser E, et al.** Misoprostol for midtrimester termination of pregnancy in women with 1 or more prior cesarean deliveries. *Int J Gynaecol Obstet* 2013;120(1):85–87.
412. **Perritt JB, Burke A, Edelman AB.** Interruption of nonviable pregnancies of 24–28 weeks' gestation using medical methods: release date June 2013 SFP guideline #20133. *Contraception* 2013;88(3):341–349.

CAPÍTULO 15

Infecções Geniturinárias e Doenças Sexualmente Transmissíveis

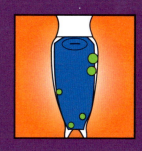

Oluwatosin Goje

PONTOS-CHAVE

1. A vulvovaginite é diagnosticada por exames realizados no próprio consultório.

2. A terapia antifúngica deve ser mais prolongada em mulheres com candidíase vulvovaginal (CVV) complicada do que naquelas com doença não complicada.

3. As mulheres com achados normais ao exame físico e sem qualquer evidência de infecção fúngica ao exame microscópico têm pouca probabilidade de apresentar CVV e não devem ser tratadas de maneira empírica, a não ser que os resultados da cultura vaginal para leveduras sejam positivos.

4. A cervicite está comumente associada à vaginose bacteriana (VB), que, se não for tratada concomitantemente, leva à persistência significativa dos sinais e sintomas de cervicite.

5. As mulheres com doença inflamatória pélvica (DIP) leve a moderada podem ser tratadas no ambulatório.

6. A drenagem por meio de trocarte, com ou sem colocação de dreno, é bem-sucedida em até 90% das pacientes com DIP complicada por abscesso tubo-ovariano, que não responde à terapia antimicrobiana nas primeiras 72 horas.

7. Como a obtenção de resultados falso-negativos é comum em culturas para herpes-vírus simples (HSV), particularmente em pacientes com infecções recorrentes, os exames com anticorpos (IgG) contra a glicoproteína G tipo-específica são úteis para confirmar o diagnóstico clínico de herpes genital.

8. O tratamento diminui parcialmente a excreção viral sintomática e assintomática, bem como o potencial de transmissão.

As infecções do trato geniturinário estão entre os distúrbios mais frequentes que levam as pacientes a procurar o ginecologista. Com base no conhecimento da fisiopatologia dessas doenças e na disponibilidade de uma abordagem eficaz para o seu diagnóstico, os médicos podem instituir uma terapia antimicrobiana apropriada para o tratamento desses distúrbios e a redução das sequelas a longo prazo.

VAGINA NORMAL

As secreções da vagina normal são constituídas de secreções vulvares das glândulas sebáceas, sudoríparas, de Bartholin e de Skene; de transudato da parede vaginal; de células vaginais e cervicais esfoliadas; de muco cervical; dos líquidos endometriais e da tuba uterina; e de microrganismos e seus produtos metabólicos. O tipo e a quantidade de células esfoliadas, muco cervical e líquidos do sistema genital superior são determinados por processos bioquímicos que são influenciados pelos níveis hormonais.[1] As secreções vaginais podem aumentar na metade do ciclo menstrual, devido a um aumento na quantidade de muco cervical.

O tecido descamado da vagina é formado por células epiteliais vaginais, que respondem a quantidades variáveis de estrogênio e progesterona. As células superficiais, que constituem o principal tipo celular em mulheres de idade fértil, predominam na presença de estimulação estrogênica, e as intermediárias durante a fase lútea, devido à estimulação da progesterona. As células parabasais prevalecem na ausência desses hormônios, uma condição que pode ser encontrada em mulheres na pós-menopausa que não estejam recebendo terapia hormonal.

A flora vaginal normal é em sua maior parte aeróbica, com seis espécies diferentes de bactérias, em média, das quais as mais comuns consistem em lactobacilos produtores de peróxido de hidrogênio. A microbiologia da vagina é determinada por fatores que afetam a capacidade de sobrevivência das bactérias,[2] os quais incluem o pH vaginal e a disponibilidade de glicose para o metabolismo das bactérias. **O pH da vagina normal é inferior a 4,5, valor que é mantido pela produção de ácido láctico.** As células epiteliais vaginais estimuladas por estrogênio são ricas em glicogênio, e decompõem o glicogênio em monossacarídios, que podem ser convertidos pelas próprias células e pelos lactobacilos em ácido láctico.

1. **As secreções vaginais normais são de consistência flocular e de cor branca, e geralmente estão localizadas na parte pendente da vagina (parte posterior do fórnice da vagina).** As secreções vaginais podem ser examinadas por preparação a fresco: uma amostra de secreção vaginal é suspensa em 0,5 mℓ de soro fisiológico em tubo de ensaio, transferida para uma lâmina que é coberta com lamínula e examinada ao microscópio. Alguns médicos preferem preparar as lâminas por meio de suspensão das secreções em soro fisiológico colocado diretamente sobre a lâmina. As secreções não devem ser aplicadas sobre a lâmina sem soro fisiológico, uma vez que esse método provoca ressecamento das secreções vaginais e não resulta em boa suspensão da preparação. O exame microscópico das secreções vaginais normais revela muitas células epiteliais superficiais, alguns leucócitos (menos de 1 por célula epitelial) e poucas ou nenhuma célula-alvo (células indicadoras, *clue cells*). **As células-alvo são células epiteliais vaginais superficiais que**

aderem bactérias, habitualmente *Gardnerella vaginalis*, obscurecendo a nitidez da borda celular ao exame microscópico. Pode-se acrescentar hidróxido de potássio (KOH) a 10% à lâmina, ou colocar separada em uma outra lâmina para examinar as secreções à procura de elementos fúngicos. Os resultados são negativos em mulheres com microbiologia vaginal normal. A coloração pelo método de Gram revela células epiteliais superficiais normais e predomínio de bacilos gram-positivos (lactobacilos).

INFECÇÕES DA VAGINA

Vaginose bacteriana

A vaginose bacteriana (VB) é uma síndrome clínica polimicrobiana, que resulta em alteração da flora bacteriana vaginal normal, com consequente perda de lactobacilos produtores de peróxido de hidrogênio e supercrescimento de bactérias predominantemente anaeróbicas.[3,4] Nos EUA, a VB constitui a forma mais comum de vaginite.[5] Podem ser encontradas bactérias anaeróbicas em menos de 1% da flora das mulheres normais. Entretanto, em mulheres com VB, a concentração de bactérias anaeróbicas, de *G. vaginalis* e *Mycoplasma hominis,* é de 100 a 1.000 vezes maior do que nas mulheres normais. Em geral, não há lactobacilos.

O fator que desencadeia o distúrbio da flora vaginal normal não é conhecido. Acredita-se que a alcalinização repetida da vagina, que pode ocorrer com relações sexuais frequentes ou uso de duchas vaginais, desempenhe uma função. Após o desaparecimento dos lactobacilos normais produtores de peróxido de hidrogênio, é difícil restabelecer a flora vaginal normal, e é comum haver recorrência da VB.

Numerosos estudos mostraram a existência de uma associação entre a VB e sequelas significativas. As mulheres com VB correm maior risco de doença inflamatória pélvica (DIP), DIP pós-aborto, infecções pós-operatórias da cúpula vaginal após histerectomia e anormalidades da citologia cervical.[6-10] As gestantes com VB correm risco de ruptura prematura das membranas, trabalho de parto e parto pré-termo, corioamnionite e endometrite pós-cesariana.[8,9] Em mulheres com VB submetidas ao aborto cirúrgico ou à histerectomia, o tratamento perioperatório com *metronidazol* elimina o risco aumentado.[10]

Diagnóstico

São necessários exames realizados no próprio consultório para o diagnóstico de VB. O diagnóstico é estabelecido com base nos seguintes achados:[11] os critérios clínicos exigem três dos seguintes sinais ou sintomas (Critérios Diagnósticos de Amsel):

1. **Odor vaginal fétido, que é particularmente notável após o coito, e corrimento vaginal.**
2. **As secreções vaginais são cinzentas e formam uma fina camada que reveste as paredes da vagina.**
3. **O pH dessas secreções é de mais de 4,5 (normalmente de 4,7 a 5,7).**
4. **O exame microscópico das secreções vaginais revela aumento do número de células-alvo (*clue cells*) e ausência notável de leucócitos. Nos casos avançados de VB, mais de 20% das células epiteliais consistem em células-alvo.**
5. **A adição de KOH às secreções vaginais (teste das aminas) libera um odor de peixe podre pela liberação das aminas.**

Os médicos que não podem fazer o exame microscópico devem utilizar outros exames complementares, como fita de pH e teste das aminas, detecção de RNA ribossômico de *G. vaginalis* ou coloração de Gram.[12] Não se recomenda a cultura de *G. vaginalis* como método diagnóstico devido à sua falta de especificidade.

Tratamento

Em condições ideais, o tratamento da VB deve inibir os anaeróbios, mas não os lactobacilos vaginais. **Os seguintes tratamentos são eficazes:**

1. **O *metronidazol* – um antibiótico com excelente atividade contra anaeróbios, porém com pouca atividade contra lactobacilos – constitui o fármaco de escolha para o tratamento da VB.** Deve-se administrar uma dose de 500 mg por via oral, 2 vezes/dia, durante 7 dias. As pacientes devem ser aconselhadas a evitar o consumo de álcool durante o tratamento com *metronidazol* oral e nas 24 horas subsequentes.
2. **Como alternativa, pode-se prescrever *metronidazol* na forma de gel a 0,75%, um aplicador (5 g) por via intravaginal, 1 vez/dia, durante 5 dias.**

As taxas globais de cura variam de 75 a 84%, com os esquemas anteriormente citados.[5] **A *clindamicina* nos seguintes esquemas mostra-se eficiente no tratamento da VB:**

1. **Óvulos de *clindamicina* 100 mg por via intravaginal, 1 vez/dia ao deitar, durante 3 dias.**
2. **Creme bioadesivo de *clindamicina* a 2%, 100 mg por via intravaginal, em dose única.**
3. **Creme de *clindamicina* a 2%, um aplicador cheio (5 g) por via intravaginal ao deitar, durante 7 dias.**
4. ***Clindamicina* 300 mg VO, 2 vezes/dia, durante 7 dias.**

Muitos médicos preferem o tratamento intravaginal para evitar efeitos colaterais sistêmicos, como desconforto gastrintestinal leve a moderado e gosto desagradável. O tratamento do parceiro do sexo masculino não melhora a resposta terapêutica, e portanto não é recomendado.[5]

Vaginite por Trichomonas

A *vaginite por Trichomonas* – a infecção não viral sexualmente transmissível mais prevalente nos EUA – é causada pelo parasita flagelado sexualmente transmitido, *Trichomonas vaginalis*.[5,13] A taxa de transmissão é alta; 70% dos homens contraem a doença após uma única exposição com uma mulher infectada, sugerindo que a taxa de transmissão do homem para a mulher é ainda maior. O parasita, que existe apenas na forma de trofozoíta, é um anaeróbio que tem a capacidade de gerar hidrogênio para se combinar com oxigênio, criando um ambiente anaeróbico. Com frequência, acompanha a VB, que pode ser diagnosticada em até 60% das pacientes com vaginite por *Trichomonas*.[13-15] A infecção por *T. vaginalis* está associada a um risco 2 a 3 vezes maior de aquisição do HIV.[15]

Diagnóstico

O aparecimento dos sintomas é influenciado por fatores imunes locais e pelo tamanho do inóculo. Os sinais e sintomas podem ser muito mais leves em pacientes com pequeno inóculo de tricomonas, e a vaginite por *Trichomonas* frequentemente é assintomática.[13-15]

1. A vaginite por *Trichomonas* está associada a corrimento com cheiro forte, purulento e abundante, que pode ser acompanhado de prurido vulvar.
2. O corrimento vaginal purulento pode exsudar da vagina.
3. Em pacientes com altas concentrações de microrganismo, observa-se a presença de eritema vaginal focal e colpite macular (colo em "framboesa").
4. O pH das secreções vaginais pode ser variável ou acima de 5.
5. O exame microscópico das secreções revela tricomonas móveis e aumento do número de leucócitos.
6. Observa-se a presença de células-alvo, devido à associação comum à VB.
7. O teste das aminas pode ser positivo.

A morbidade associada à vaginite por *Trichomonas* pode estar relacionada com a VB. As pacientes com vaginite por *Trichomonas* correm risco aumentado de celulite da cúpula da vagina após histerectomia.[7] **As gestantes com vaginite por *Trichomonas* correm risco aumentado de ruptura prematura das membranas e parto pré-termo.** Devido à natureza sexualmente transmitida da vaginite por *Trichomonas*, as mulheres com essa infecção devem ser submetidas a exames para outras doenças sexualmente transmissíveis (DST).

Tratamento

O tratamento da vaginite por *Trichomonas* pode ser resumido da seguinte maneira:

1. O *metronidazol* constitui o fármaco de escolha para o tratamento da tricomoníase vaginal. A administração de uma dose única (2 g VO) ou um esquema de múltiplas doses (500 mg, 2 vezes/dia, durante 7 dias) é altamente eficaz, com taxas de cura de cerca de 95%.
2. Outro esquema recomendado é o *tinidazol*, 2 g VO, em dose única.
3. O parceiro sexual deve ser tratado.
4. As mulheres que não respondem ao tratamento inicial devem ser novamente tratadas com *metronidazol* 500 mg, 2 vezes/dia, durante 7 dias. Se a repetição do tratamento não for eficaz, a paciente deve ser tratada com dose única de 2 g de *metronidazol*, 1 vez/dia, durante 5 dias ou com *tinidazol* 2 g, em dose única, durante 5 dias.
5. As pacientes que não respondem à repetição do tratamento com *metronidazol* ou *tinidazol* e aquelas em que foi excluída a possibilidade de reinfecção devem ser encaminhadas a um especialista. Nesses casos refratários incomuns, um aspecto importante do tratamento consiste na obtenção de culturas do parasita, de modo a determinar a sua sensibilidade ao *metronidazol* e ao *tinidazol*.
6. Recomenda-se repetir a pesquisa do *T. vaginalis* dentro de 3 meses após o tratamento inicial, devido à alta taxa de reinfecção.
7. O gel de *metronidazol* não deve ser utilizado no tratamento da tricomoníase vaginal.

Candidíase vulvovaginal

Estima-se que **75% das mulheres sofram pelo menos um episódio de candidíase vulvovaginal (CVV) durante a vida.**[5,16] Quase 45% das mulheres apresentarão dois ou mais episódios,[16] e algumas têm infecção recorrente crônica. A *Candida albicans* é responsável por 85 a 90% das infecções vaginais por leveduras. Outras espécies de *Candida*, como *Candida glabrata* e *Candida tropicalis,* podem causar sintomas vulvovaginais e tendem a ser resistentes ao tratamento. As espécies de *Candida* são fungos dimórficos, que existem na forma de blastosporos, que são responsáveis pela transmissão e colonização assintomática, e na forma de micélios, que resultam da germinação dos blastosporos e que intensificam a colonização e facilitam a invasão tecidual. As áreas extensas de prurido e de inflamação, que frequentemente estão associadas a uma invasão mínima das células epiteliais do sistema genital inferior, sugerem que uma toxina ou enzima extracelular pode desempenhar um papel na patogenia dessa doença. Um fenômeno de hipersensibilidade às vezes é responsável pelos sintomas irritativos associados à CVV, particularmente em pacientes com doença recorrente crônica. Em geral, as pacientes com doença sintomática apresentam uma concentração aumentada desses microrganismos (> 10^4 por mℓ), em comparação a pacientes assintomáticas (< 10^3 por mℓ).[17]

Os fatores que predispõem as mulheres ao desenvolvimento de CVV sintomática incluem o uso de antibióticos, gravidez, estados imunossupressores e diabetes melito.[18–20] A gravidez e o diabetes melito estão associados a uma diminuição qualitativa da imunidade celular, levando a uma maior incidência de candidíase.

É útil classificar as mulheres com CVV em portadoras de doença não complicada ou de doença complicada.

Diagnóstico

O principal sintoma de CVV consiste em prurido vulvar associado a corrimento vaginal, que normalmente se assemelha a um queijo *cottage*. Algumas pacientes podem apresentar corrimento vaginal mínimo.

1. **O corrimento pode variar de aquoso a espesso homogêneo.** Observa-se a presença de irritação vaginal, dispareunia, queimação vulvar e irritação. Ocorre disúria "externa" quando a micção provoca o contato da urina com o epitélio vulvar e vestibular inflamado. O exame físico revela eritema e edema dos lábios maiores e menores e da pele da vulva. Há lesões periféricas pustulopapulares distintas. A vagina apresenta eritema, com corrimento esbranquiçado e aderente. O colo do útero tem aparência normal.
2. **O pH da vagina é habitualmente normal (< 4,5) em pacientes com CVV.**
3. **Em até 80% dos casos, aparecem elementos fúngicos, que consistem em formas de leveduras em brotamento ou micélios.** Os resultados da preparação das secreções vaginais com solução salina são habitualmente normais, porém pode haver ligeiro aumento do número de células inflamatórias nos casos graves.
4. **O teste das aminas é negativo.**
5. **Pode-se estabelecer um diagnóstico de presunção na ausência de elementos fúngicos ao exame microscópico, se o pH e os resultados do exame a fresco com solução salina forem normais *e* se a paciente tiver eritema ao exame da vagina ou da vulva.** Recomenda-se uma cultura para fungos para confirmar o diagnóstico. Por outro lado, é improvável a presença de CVV em mulheres com achados normais ao exame físico e sem qualquer evidência de elementos fúngicos ao exame microscópico; essas pacientes não devem receber tratamento empírico, a não ser que a cultura vaginal para leveduras seja positiva.

Tratamento

O tratamento da CVV é resumido a seguir:

1. **Os fármacos azóis de aplicação tópica constituem o tratamento mais comum disponível para a CVV e são mais eficazes do que a *nistatina* (Tabela 15.1).**[5] O tratamento com azóis produz alívio dos sintomas e resulta em culturas negativas em 80 a 90% das pacientes que concluíram o tratamento. Em geral, os sintomas desaparecem em 2 a 3 dias. São recomendados esquemas de curta duração, de até 3 dias. As formulações com administração de curta duração apresentam maiores concentrações do agente antifúngico, produzindo uma concentração inibitória na vagina que persiste por vários dias.
2. **Recomenda-se o *fluconazol* como agente antifúngico oral, utilizado em dose única de 150 mg, para o tratamento da CVV.** Esse fármaco parece ter eficácia igual à dos azóis tópicos no tratamento da CVV leve a moderada.[26] As pacientes devem ser avisadas de que os sintomas persistirão por 2 a 3 dias, de modo que suportem os sintomas sem tratamento adicional.
3. **As mulheres com CVV complicada beneficiam-se de uma dose adicional de 150 mg de *fluconazol* administrada 72 h após a primeira dose. As pacientes com complicações podem ser tratadas com um esquema tópico mais prolongado, de 10 a 14 dias de duração. O tratamento adjuvante com esteroide tópico fraco, como o creme de *hidrocortisona* a 1%, pode auxiliar no alívio de alguns dos sintomas irritativos externos.**

Candidíase vulvovaginal recorrente

Em um pequeno número de mulheres ocorre desenvolvimento de CVV recorrente (CVVR), definida como quatro ou mais episódios em 1 ano. São observadas espécies de *Candida* não *albicans* em 10 a 20% dos casos de CVVR. Essas mulheres apresentam sintomas irritativos persistentes no vestíbulo e na vulva. **A queimação substitui o prurido como sintoma proeminente em pacientes com CVVR.** O diagnóstico deve ser confirmado por microscopia direta das secreções vaginais e por cultura para fungos. **Muitas mulheres com CVVR acreditam incorretamente que tenham uma micose crônica. Muitas dessas pacientes apresentam dermatite atópica crônica ou vulvovaginite atrófica.**

O tratamento de pacientes com CVVR consiste na indução de remissão dos sintomas crônicos com *fluconazol* (150 mg a cada 3 dias por 3 doses). As pacientes devem ser mantidas com 1 dose supressora desse fármaco (*fluconazol*, 150 mg por semana), durante 6 meses.[21] Com esse esquema, 90% das mulheres com CVVR permanecem em remissão. Após terapia supressora, cerca da metade permanecerá assintomática. Ocorrerá recorrência na outra metade, exigindo a reinstituição da terapia supressora.[21] As pacientes com CVVR devem ser submetidas à cultura para fungos à procura de *Candida* não *albicans*, e deve-se considerar uma resistência potencial ao fluconazol. Se a recorrência persistir ou nos casos de pacientes com *Candida* não *albicans*, recomenda-se o uso de ácido bórico, um supositório vaginal de 600 mg, durante 2 semanas.[22,23]

Vaginite inflamatória

A *vaginite inflamatória descamativa* é uma síndrome clínica, caracterizada por vaginite exsudativa difusa, esfoliação de células epiteliais e corrimento vaginal purulento abundante.[24] A causa da vaginite inflamatória não é conhecida, porém os achados na coloração de Gram revelam ausência relativa de bacilos gram-positivos normais longos (lactobacilos) e a sua substituição por cocos gram-positivos, habitualmente estreptococos. As mulheres com esse distúrbio apresentam corrimento vaginal purulento, queimação ou irritação vulvovaginal e dispareunia. O prurido vulvar é um sintoma menos frequente. Verifica-se a presença de eritema vaginal, e pode haver eritema vulvar associado, manchas equimóticas vulvovaginais e colpite macular. O pH das secreções vaginais é uniformemente maior que 4,5 nessas pacientes. O exame microscópico das secreções vaginais mostra aumento das células inflamatórias e das células epiteliais parabasais (células escamosas imaturas). A flora vaginal é anormal, e o pH sempre está elevado, acima de 4,5.

O tratamento consiste em clindamicina vaginal tópica e corticosteroides vaginais locais. O tratamento inicial é com o uso de creme de *clindamicina* a 2%, um aplicador cheio (5 g) por via intravaginal, 1 vez/dia, durante 4 semanas. Ocorre recidiva em cerca de 30% das pacientes, que devem ser tratadas novamente com creme de *clindamicina* a 2% intravaginal ou creme de hidrocortisona a 10% vaginal, 3 a 5 g ao dia, durante 6 semanas. Quando ocorre recidiva em pacientes na pós-menopausa, deve-se considerar a terapia de reposição hormonal suplementar.[28] Algumas mulheres com recidiva podem se beneficiar da terapia de manutenção.

Tabela 15.1 Candidíase vulvovaginal – esquemas de tratamento tópico.

Butoconazol
Creme a 2% (produto bioadesivo em dose única), 5 g por via intravaginal em aplicação única[a,b]
Clotrimazol
Creme a 1%, 5 g por via intravaginal durante 7 a 14 dias[a,b]
Creme a 2%, 5 g por via intravaginal durante 3 dias
Miconazol
Creme a 2%, 5 g por via intravaginal durante 7 dias[a,b]
Supositório vaginal de 200 mg, 1 supositório durante 3 dias[a]
Supositório vaginal de 100 mg, 1 supositório ao dia durante 7 dias[a,b]
Creme a 4%, 5 g por via intravaginal durante 3 dias
Supositório vaginal de 1.200 mg, 1 supositório por 1 dia
Nistatina
Comprimido vaginal de 100.000 U, 1 comprimido durante 14 dias
Tioconazol
Pomada a 6,5%, 5 g por via intravaginal em dose única[a,b]
Terconazol
Creme a 0,4%, 5 g por via intravaginal ao dia durante 7 dias[a,b]
Creme a 0,8%, 5 g por via intravaginal ao dia durante 3 dias[a,b]
Supositório de 80 mg, 1 supositório ao dia durante 3 dias

[a]Base oleosa, pode enfraquecer os preservativos de látex. [b]Disponível como preparação de venda livre. Adaptada de: Workowski KA, Bolan GA; Centers for Disease Control and Prevention. Sexually transmitted diseases treatment guidelines, 2015. *MMWR Recomm Rep* 2015;64(RR-03):1-137.

Vaginite atrófica

O estrogênio desempenha um importante papel na manutenção da ecologia normal da vagina. **As mulheres que se encontram na menopausa, seja natural ou secundária à retirada cirúrgica dos ovários, podem desenvolver vaginite atrófica, que pode ser acompanhada de aumento do corrimento vaginal purulento. Além disso, às vezes apresentam dispareunia e sangramento pós-coito em consequência da atrofia do epitélio vaginal e vulvar.** O exame revela atrofia genital externa, junto com perda das pregas vaginais, e a mucosa vaginal pode estar ligeiramente friável. O exame microscópico das secreções vaginais revela predomínio de células epiteliais parabasais e aumento do número de leucócitos.

O tratamento da vaginite atrófica consiste em creme vaginal de *estrogênio* tópico. O uso diário de 1 g de creme de *estrogênios conjugados* por via intravaginal, durante 1 a 2 semanas, geralmente produz alívio. Deve-se considerar a terapia de manutenção com *estrogênio*, tópico ou sistêmico, para evitar a recorrência desse distúrbio.

Cervicite

O colo do útero é constituído por dois tipos diferentes de células epiteliais: o epitélio escamoso e o epitélio glandular. A causa de inflamação cervical depende do epitélio afetado. O epitélio ectocervical pode ser inflamado pelos mesmos microrganismos responsáveis pela vaginite. O epitélio escamoso ectocervical é uma extensão do epitélio vaginal, com o qual é contínuo. *Trichomonas*, *Candida* e o herpes-vírus simples (HSV) também causam inflamação da ectocérvice. Por outro lado, *Neisseria gonorrhoeae* e *Chlamydia trachomatis* infectam apenas o epitélio glandular.[25,26]

Diagnóstico

O diagnóstico de cervicite baseia-se no achado de corrimento endocervical purulento, geralmente de cor amarela ou verde, designado como "mucopus".[26]

1. **Após a remoção das secreções ectocervicais com um grande *swab*, um pequeno *swab* de algodão é inserido no canal endocervical para a extração de muco cervical. O *swab* de algodão é examinado contra um fundo branco ou preto, com a finalidade de detectar a cor verde ou amarela do mucopus.** A zona de ectopia (epitélio glandular) é friável ou apresenta sangramento induzido com facilidade. Essa característica é avaliada tocando o ectrópio com um *swab* de algodão ou com uma espátula.
2. **A aplicação do mucopus sobre uma lâmina, que pode ser corada pelo método de Gram, revela a presença de um aumento no número de neutrófilos (> 30 por campo de grande aumento).** Pode-se detectar também a presença de diplococos gram-negativos intracelulares, levando ao diagnóstico presuntivo de endocervicite gonocócica. Se os resultados da coloração de Gram forem negativos para gonococos, o diagnóstico presuntivo é de cervicite por clamídias.
3. **Exames para gonorreia e clamídias, de preferência testes de amplificação de ácido nucleico (NAAT), são necessários.** A etiologia microbiana da (endo)cervicite é desconhecida em cerca de 50% dos casos nos quais não são detectados gonococos nem clamídias. *Mycoplasma genitalium*, que causa uma doença sexualmente transmissível emergente, pode ser detectado em 10 a 30% das mulheres com cervicite clínica.[5]

Tratamento

O tratamento da cervicite consiste em um esquema antibiótico recomendado para tratamento de infecção não complicada do sistema genital inferior por clamídias e gonorreia.[5] Recomenda-se uma terapia dupla para o tratamento da gonorreia, e a cefoxima não constitui mais um esquema de primeira linha **(Tabela 15.2)**.[5] A resistência às fluoroquinolonas é comum em isolados de *N. gonorrhoeae*, razão pela qual esses fármacos não são mais recomendados para o tratamento de mulheres com cervicite gonocócica. É fundamental que todos os parceiros sexuais sejam tratados com um esquema antibiótico semelhante. A cervicite está comumente associada à VB, que, se não for tratada de modo concomitante, leva à persistência significativa dos sinais e sintomas de cervicite.

Doença inflamatória pélvica

A DIP é causada por microrganismos que colonizam a endocérvice e que ascendem até o endométrio e as tubas uterinas. Trata-se de um diagnóstico clínico mostrando que a paciente apresenta infecção e inflamação do sistema genital superior. A inflamação pode ocorrer em qualquer ponto ao longo de uma extensão que inclui endometrite, salpingite e peritonite.

A DIP é comumente causada pelos microrganismos sexualmente transmissíveis *N. gonorrhoeae* e *C. trachomatis*.[27-29] Evidências recentes sugerem que o *M. genitalium* pode causar DIP, com sintomas clínicos leves semelhantes aos da DIP por clamídias.[30] Os microrganismos endógenos encontrados na vagina, em particular os microrganismos da VB, são frequentemente isolados do sistema genital superior de mulheres com DIP. Os microrganismos causadores de VB incluem bactérias anaeróbicas, como *Prevotella*, *Peptostreptococci* e *G. vaginalis*. A VB ocorre com frequência em mulheres com DIP, e a consequente alteração complexa da flora vaginal pode facilitar a disseminação ascendente de bactérias patogênicas, por meio de alteração enzimática da barreira do muco cervical.[31] Com menos frequência, patógenos respiratórios, como *Haemophilus influenzae*, estreptococos do grupo A e pneumococos, podem colonizar o sistema genital inferior e causar DIP.

Tabela 15.2 Esquemas de tratamento para infecções por gonococos e clamídias.

Endocervicite por Neisseria gonorrhoeae
Ceftriaxona, 250 mg IM em dose única, MAIS
Azitromicina, 1 g VO em dose única
Se não houver ceftriaxona disponível:
Cefoxima, 400 mg em dose única, MAIS
Azitromicina, 1 g VO em dose única
Endocervicite por Chlamydia trachomatis
Azitromicina, 1 g VO (dose única) ou
Doxiciclina, 100 mg VO, 2 vezes/dia, durante 7 dias

Adaptada de: **Workowski KA, Bolan GA; Centers for Disease Control and Prevention**. Sexually transmitted diseases treatment guidelines, 2015. *MMWR Recomm Rep* 2015; 64(RR-03):1-137; **Workowski KA, Berman S; Centers for Disease Control and Prevention (CDC)**. Sexually transmitted diseases treatment guidelines, 2010. *MMWR Recomm Rep* 2010;59(RR-12):1-110. Errata em: *MMWR Recomm Rep* 2011 Jan 14;60(1):18. Erro de dosagem no texto do artigo.

Diagnóstico

Tradicionalmente, o diagnóstico de DIP baseia-se em uma tríade de sinais e sintomas, constituída de dor pélvica, hipersensibilidade à mobilização cervical e palpação dos anexos e presença de febre. Sabe-se que existe uma ampla variação em muitos sinais e sintomas entre mulheres com essa patologia, o que dificulta o diagnóstico de DIP aguda. Muitas mulheres com essa doença apresentam sintomas sutis ou leves, que não são facilmente reconhecidos como DIP. Desta forma, o atraso no diagnóstico e na instituição do tratamento provavelmente contribui para as sequelas inflamatórias no sistema genital superior.[32]

No diagnóstico de DIP, o objetivo consiste em estabelecer dados sensíveis o suficiente para evitar a omissão de casos leves, porém específicos o bastante para evitar a administração de antibióticos a mulheres não infectadas. Os sintomas geniturinários podem indicar DIP, e por isso deve-se considerar o diagnóstico de DIP em mulheres com quaisquer sintomas geniturinários, incluindo, entre outros, dor abdominal baixa, corrimento vaginal excessivo, menorragia, metrorragia, febre, calafrios e sintomas urinários.[33] **Algumas mulheres podem desenvolver DIP sem apresentar sintomas francos.**

Hipersensibilidade dos órgãos pélvicos, que consiste em dor à mobilização uterina isolada ou associada à palpação dos anexos, está presente em pacientes com DIP. A hipersensibilidade à mobilização cervical sugere a presença de inflamação peritoneal, que provoca dor quando o peritônio é distendido pela mobilização do colo do útero e tração dos anexos sobre o peritônio pélvico. Pode haver hipersensibilidade abdominal direta ou à descompressão (dolorosa, rebote).

O exame das secreções vaginais e endocervicais constitui uma parte essencial da avaliação de pacientes com DIP,[34] **nas quais se detecta um aumento do número de leucócitos polimorfonucleares em preparação a fresco das secreções vaginais ou no corrimento mucopurulento.**

Exames mais elaborados podem ser realizados em mulheres com sintomas graves, visto que o estabelecimento de um diagnóstico incorreto pode acarretar morbidade desnecessária (Tabela 15.3).[34] Esses exames incluem biopsia do endométrio para confirmar a presença de endometrite, ultrassonografia ou exames radiológicos para caracterizar a presença de abscesso tubo-ovariano e laparoscopia para confirmação visual de salpingite.

Tratamento

Os esquemas de tratamento para a DIP devem proporcionar uma cobertura de amplo espectro empírica dos prováveis patógenos, incluindo *N. gonorrhoeae*, *C. trachomatis*, *M. genitalium*, bactérias gram-negativas facultativas, anaeróbios e estreptococos.[5,35] A Tabela 15.4 fornece uma lista dos esquemas recomendados para o tratamento da DIP. **Um esquema ambulatorial com *cefoxitina* e *doxiciclina* é tão eficaz quanto um esquema parenteral dos mesmos antimicrobianos em pacientes internadas.**[36] Por conseguinte, a hospitalização só é recomendada quando o diagnóstico for incerto, quando houver suspeita de abscesso pélvico, nos casos de doença clínica grave ou quando há dúvida sobre a adesão da paciente ao esquema ambulatorial. Pode-se considerar a alta das pacientes hospitalizadas quando a febre tiver cedido (< 37,5°C por mais de 24 horas), quando houver normalização da contagem de leucócitos, não houver descompressão dolorosa, e a repetição dos exames revelar uma acentuada melhora **da hipersensibilidade dos órgãos pélvicos.**[37]

Os parceiros sexuais de mulheres com DIP devem ser avaliados e tratados para infecção uretral por clamídias ou gonorreia (Tabela 15.3). Em geral, uma dessas DSTs é encontrada nos parceiros sexuais masculinos de mulheres com DIP não associada a clamídias ou gonorreia.[38]

Tabela 15.3 Critérios clínicos para o diagnóstico de doença inflamatória pélvica.

Sintomas
Nenhum necessário
Sinais
Hipersensibilidade dos órgãos pélvicos
Leucorreia e/ou endocervicite mucopurulenta
Outros critérios para aumentar a especificidade do diagnóstico
Biopsia de endométrio, mostrando a presença de endometrite
Elevação da proteína C reativa ou da velocidade de hemossedimentação
Temperatura acima de 38°C
Leucocitose
Teste positivo para gonorreia ou clamídia
Critérios elaborados
Ultrassonografia documentando a presença de abscesso tubo-ovariano
Laparoscopia para confirmação visual de salpingite

Tabela 15.4 Diretrizes para o tratamento da doença inflamatória pélvica.

Tratamento ambulatorial
Cefoxitina 2 g IM mais probenecida concomitantemente, 1 g VO, *ou*
Ceftriaxona 250 mg IM, *ou*
Cefalosporina equivalente
Mais:
Doxiciclina 100 mg VO, 2 vezes ao dia por 14 dias, *ou*
Azitromicina 500 mg no início e, em seguida, 250 mg/dia para um total de 7 dias
Tratamento hospitalar
Esquema A
Cefoxitina 2 g IV, a cada 6 h, *ou*
Cefotetana 2 g IV, a cada 12 h
Mais:
Doxiciclina 100 mg VO ou intravenosa, a cada 12 h
Esquema B
Clindamicina 900 mg IV, a cada 8 h
Mais:
Ceftriaxona, 1 a 2 g IV, a cada 12 h, *ou*
Gentamicina diariamente IV (5 mg/kg de peso corporal)

[a]Apenas tratamento ambulatorial, isto é, as mulheres tratadas de modo ambulatorial para DIP também devem receber gel de metronidazol para a VB, quando presente. Adaptada de: **Soper DE**. Pelvic inflammatory disease. *Obstet Gynecol* 2010;116:419-428.

Abscesso tubo-ovariano

O abscesso tubo-ovariano, um processo de estágio final da DIP aguda, é diagnosticado quando a paciente com DIP apresenta massa pélvica palpável durante o exame bimanual. Em geral, o distúrbio reflete uma aglutinação de órgãos pélvicos (tuba uterina, ovário, intestino), formando um complexo organizado palpável. Em certas ocasiões, o abscesso ovariano pode resultar da entrada de microrganismos pelo local da ovulação. **O abscesso tubo-ovariano é tratado com esquema antibiótico administrado no hospital (Tabela 15.4). Cerca de 75% das mulheres com abscesso tubo-ovariano respondem ao tratamento clínico com antimicrobianos isoladamente. O insucesso do tratamento clínico sugere a necessidade de drenagem do abscesso.**[39] Embora a drenagem possa exigir exploração cirúrgica, a drenagem percutânea guiada por exames de imagem (ultrassonografia ou tomografia computadorizada) deve ser utilizada como opção inicial, se possível. A drenagem com trocarte, com ou sem colocação de um dreno, tem sucesso em até 90% dos casos em que a paciente não responde à terapia antimicrobiana depois de 72 h.[40]

OUTRAS INFECÇÕES IMPORTANTES

Úlcera genital

Nos EUA, a maioria das pacientes com úlceras genitais apresenta HSV genital ou sífilis.[5,41-44] Outras causas de úlceras sexualmente transmissíveis incluem **cancroide, seguido da rara ocorrência de linfogranuloma venéreo (LGV) e granuloma inguinal (donovanose). Essas doenças estão associadas a um risco aumentado de infecção pelo HIV.** Outras causas raras e não infecciosas de úlceras genitais incluem escoriações, erupções medicamentosas, carcinoma e doença de Behçet.

Diagnóstico

O estabelecimento de um diagnóstico com base apenas na anamnese e no exame físico é com frequência impreciso. **Por conseguinte, todas as mulheres com úlceras genitais devem efetuar um teste sorológico para sífilis.**[42] Devido às consequências de um tratamento incorreto, como a doença terciária e a sífilis congênita em gestantes, os esforços de diagnóstico devem ser direcionados para excluir a possibilidade de sífilis. A avaliação ideal de uma paciente com úlcera genital deve incluir: exame em campo escuro; teste de imunofluorescência direta para *Treponema pallidum* ou PCR; cultura ou teste de PCR para HSV; e cultura para *Haemophilus ducreyi*. A maioria dos consultórios e clínicas frequentemente não dispõe de microscópios de campo escuro ou de fluorescência nem de meios seletivos de cultura para *H. ducreyi*. Até mesmo após o exame completo, o diagnóstico não é confirmado em um quarto das pacientes com úlceras genitais. Por esse motivo, a maioria dos médicos baseia o seu diagnóstico inicial e as recomendações de tratamento em sua impressão clínica do aspecto da úlcera genital **(Figura 15.1)** e no conhecimento da causa mais provável na população da paciente.[41]

Várias apresentações clínicas são altamente sugestivas de diagnósticos específicos:

1. **Uma úlcera indolor e com hipersensibilidade mínima, na ausência de linfadenopatia inguinal, provavelmente consiste em sífilis, especialmente se a úlcera for endurecida.** Para o diagnóstico presuntivo de sífilis, realiza-se um teste de reagina plasmática rápida (RPR) não treponêmico ou teste laboratorial de pesquisa de doença venérea (VDRL) e teste treponêmico de confirmação – absorção de anticorpo treponêmico fluorescente (FTA ABS) ou micro-hemaglutinina-*T. pallidum* (MHA TP). Alguns laboratórios examinam amostras com imunoensaios enzimáticos (EIA) treponêmicos, cujos resultados devem ser confirmados com testes não treponêmicos. Em geral, os resultados dos testes não treponêmicos correlacionam-se com a atividade da doença e os resultados devem ser expressos quantitativamente.

2. **A observação de vesículas agrupadas misturadas com pequenas úlceras, particularmente com história prévia dessas lesões, é quase sempre patognomônica de herpes genital.** Entretanto, recomenda-se a confirmação laboratorial dos achados, uma vez que o **diagnóstico de herpes genital é traumático para muitas mulheres, altera a sua autoimagem e afeta a sua capacidade de iniciar novas relações sexuais e ter filhos.** Os exames preferidos incluem cultura celular e PCR. A sensibilidade da cultura para HSV aproxima-se de 100% no estágio de vesícula e é de 89% no estágio pustular, caindo para apenas 33% em pacientes com úlceras. Os NAATs, incluindo ensaios de PCR para DNA do HSV, são mais sensíveis.[5,43] Como é comum obter resultados falso-negativos nas culturas para HSV, particularmente em pacientes com infecções recorrentes, os exames para anticorpos contra glicoproteína G tipo específica são úteis para confirmar um diagnóstico clínico de herpes genital.

3. **É improvável que de uma a três úlceras extremamente dolorosas, acompanhadas de linfadenopatia inguinal dolorosa, sejam de outra causa, a não ser cancroide.** Isso é particularmente válido se a adenopatia for flutuante.

4. **Um bubão inguinal acompanhado de uma ou várias úlceras consiste, mais provavelmente, em cancroide. Na ausência de úlcera, o diagnóstico mais provável é LGV.**

Tratamento

Cancroide

Os esquemas recomendados para o tratamento do cancroide incluem *azitromicina* 1 g VO, em dose única; *ceftriaxona* 250 mg IM, em dose única; *ciprofloxacino* 500 mg VO, 2 vezes/dia, durante 3 dias; ou *eritromicina* base 500 mg VO, 4 vezes/dia, durante 7 dias. As pacientes devem ser reexaminadas em 3 a 7 dias após o início do tratamento, de modo a assegurar a resolução gradual da úlcera genital, cuja cicatrização pode ser esperada em 2 semanas, a não ser que ela seja muito grande.

Herpes

O primeiro episódio de herpes genital deve ser tratado com *aciclovir* 400 mg VO, 3 vezes/dia; ou *fanciclovir* 250 mg VO, 3 vezes/dia; ou *valaciclovir* 1 g VO, 2 vezes/dia, por 7 a 10 dias ou até obter resolução clínica. Embora esses fármacos proporcionem um controle parcial dos sinais e sintomas do herpes clínico, eles não erradicam o vírus latente nem afetam a recidiva, sua frequência ou a gravidade após a sua interrupção. A terapia supressora diária (*aciclovir* 400 mg VO, 2 vezes/dia; ou *fanciclovir* 250 mg, 2 vezes/dia; ou *valaciclovir* 1 g VO, 1 vez/dia) reduz a frequência de recorrências do HSV em pelo menos 75% em pacientes com seis ou mais recorrências do HSV por ano. O tratamento produz redução parcial, mas não total, da excreção viral sintomática e assintomática, bem como do potencial de transmissão.[5]

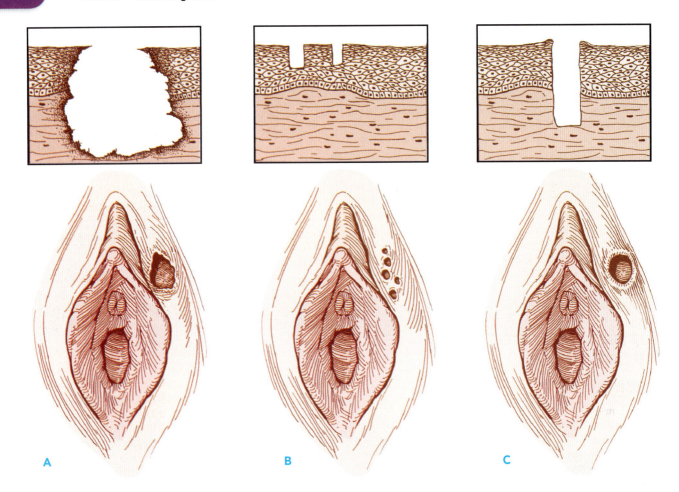

Figura 15.1 Aspecto das úlceras de cancroide (**A**), herpes (**B**) e sífilis (**C**). A úlcera do cancroide apresenta margens irregulares e é profunda, com bordas escavadas. A úlcera da sífilis possui uma borda lisa e endurecida, com base lisa. A úlcera do herpes genital é superficial e inflamada. (Modificada de: **Schmid GP, Shcalla WO, DeWitt WE.** Chancroid. In: Morse SA, Moreland AA, Thompson SE, eds. *Atlas of Sexually Transmitted Diseases.* Philadelphia, PA: Lippincott; 1990.)

Sífilis

A administração parenteral de *penicilina G* constitui o tratamento preferido de todos os estágios da sífilis. A *penicilina G benzatina* em dose única de 2,4 milhões de unidades IM é o tratamento recomendado para adultos com sífilis primária, secundária ou latente inicial. Pode ocorrer reação de Jarisch-Herxheimer – uma resposta febril aguda acompanhada de cefaleia, mialgia e outros sintomas nas primeiras 24 horas após qualquer tratamento de sífilis; as pacientes devem ser avisadas sobre essa possível reação adversa.

A sífilis latente é definida por períodos após a infecção pelo *T. pallidum* em que os pacientes são sororreativos, porém não apresentam nenhuma outra evidência de doença. As pacientes com sífilis latente de mais de 1 ano de duração ou de duração desconhecida devem ser tratadas com *penicilina G benzatina*, na dose total de 7,2 milhões de unidades administrada em 3 doses de 2,4 milhões de unidades por via intramuscular, e intervalos de 1 semana. Todas as pacientes com sífilis latente devem ser avaliadas clinicamente à procura de evidências de doença terciária (p. ex., aortite, neurossífilis, goma e irite). Os testes sorológicos VDRL ou RPR não treponêmicos quantitativos (VDRL) devem ser repetidos em 6 meses e novamente em 12 meses. Um título de anticorpos inicialmente alto (1:32) deve diminuir pelo menos 4 vezes (duas diluições) em 12 a 24 meses.

Verrugas genitais

As verrugas genitais externas constituem uma manifestação da infecção pelo papilomavírus humano (HPV).[5,45] Os HPV não oncogênicos dos tipos 6 e 11 são habitualmente responsáveis pelas verrugas genitais externas. Os HPV dos tipos 16, 18, 31, 33 e 35 são ocasionalmente encontrados em verrugas anogenitais. As verrugas tendem a ocorrer em áreas mais diretamente afetadas pelo coito, isto é, o frênulo dos lábios menores e áreas laterais na vulva. Com menos frequência, podem surgir verrugas em toda a vulva, na vagina e no colo do útero. O traumatismo leve associado ao coito pode causar soluções de continuidade na pele da vulva, permitindo o contato direto entre as partículas virais de um homem infectado e o estrato basal da epiderme de sua parceira sexual suscetível. A infecção pode ser latente ou causar replicação das partículas virais, produzindo uma verruga. As verrugas genitais externas são altamente contagiosas, e quando expostas, mais de 75% das parceiras sexuais desenvolvem essa manifestação da infecção pelo HPV.

O tratamento tem por objetivo a remoção das verrugas, e não é possível erradicar a infecção viral. O tratamento é mais bem-sucedido em pacientes com verrugas pequenas presentes há menos de 1 ano. Não foi estabelecido se o tratamento das verrugas genitais reduz a transmissão do HPV. A seleção de um esquema de tratamento específico depende do local anatômico, do tamanho e do número de verrugas, bem como do custo, eficácia, conveniência e possíveis efeitos adversos (Tabela 15.5). Comumente, as recorrências resultam de reativação de infecção subclínica, e não de reinfecção por um parceiro sexual, e por isso o exame dos parceiros sexuais não é absolutamente necessário. Entretanto, muitos desses parceiros sexuais podem apresentar verrugas genitais externas e se beneficiar do tratamento e aconselhamento em relação à transmissão de verrugas. **A infecção pelos tipos 6, 11, 16, 18, 31, 33, 45, 52 e 58 do HPV pode ser evitada por vacinação.**[5]

Vírus da imunodeficiência humana

Estima-se que entre 40 e 50% dos indivíduos com vírus da imunodeficiência humana (HIV) sejam mulheres. O uso de substâncias intravenosas e a transmissão heterossexual são responsáveis pela maioria dos casos de AIDS em mulheres nos EUA.[46,47] A infecção pelo HIV produz um espectro de doença que progride de um estado assintomático para a AIDS totalmente desenvolvida, e o ritmo de progressão da doença em adultos não tratados é variável. O tempo médio entre a infecção pelo HIV e o desenvolvimento de AIDS é de 10 anos, com faixa de alguns meses até mais de 12 anos. Em um estudo em adultos infectados pelo HIV, de 70 a 85% desenvolveram sintomas, e houve desenvolvimento da AIDS em 55 a 60% dentro de 12 anos após a infecção. A história natural da doença pode ser alterada significativamente pelo tratamento antirretroviral (TAR). **O diagnóstico precoce e o acompanhamento em serviços de assistência apropriados são essenciais para a saúde da paciente e para reduzir o risco de transmissão do HIV a outras pessoas. As diretrizes nos EUA recomendam que o TAR seja oferecido a todas as pessoas com diagnóstico de infecção pelo HIV.**[47] As mulheres com alteração da função imune induzida pelo HIV correm risco aumentado de infecções, como tuberculose (TB), pneumonia bacteriana e pneumonia por *Pneumocystis jiroveci* (PPC). Devido a seu impacto sobre o sistema imune, o HIV afeta o diagnóstico, a avaliação, o tratamento e o acompanhamento de muitas outras doenças e pode diminuir a eficácia do tratamento antimicrobiano de algumas DSTs.

Diagnóstico

Com mais frequência, a infecção é diagnosticada por testes para anticorpos anti-HIV. Entretanto, esses testes são frequentemente negativos durante a fase aguda do HIV.[5] O teste para anticorpos começa com um teste de rastreamento sensível, como o ensaio de imunoabsorção enzimática (ELISA) ou um teste rápido. Se for confirmado por *Western blot*, o resultado positivo do teste para anticorpo confirma que a pessoa está infectada pelo HIV e é capaz de transmitir o vírus. O anticorpo anti-HIV é detectável em mais de 95% dos pacientes nos primeiros 6 meses de infecção. Deve-se oferecer o teste para HIV às mulheres com diagnóstico de qualquer DST, particularmente úlcera genital.[5,15] **Recomenda-se o rastreamento de rotina do HIV em mulheres de 19 a 64 anos de idade, bem como um dirigido em mulheres com fatores de risco fora dessa faixa etária.**[46]

A avaliação inicial de uma mulher HIV-positiva inclui rastreamento de doenças associadas ao HIV, como TB e IST, administração de vacinas recomendadas (hepatite B, pneumocócica, meningocócica e influenza) e aconselhamento comportamental e psicossocial. A neoplasia intraepitelial cervical está fortemente associada à infecção por HPV e ocorre com muita frequência em mulheres infectadas por HPV e HIV.

Tabela 15.5 Opções de tratamento para verrugas genitais externas e perianais.

Modalidade	Eficácia (%)	Risco de recorrência
Crioterapia	63 a 88	21 a 39
Creme de imiquimode 5%[a]	33 a 72	13 a 19
Podofilina 10 a 25%	32 a 79	27 a 65
Podofilox 0,5%[a]	45 a 88	33 a 60
Ácido tricloroacético 80 a 90%	81	36
Eletrodissecção ou cauterização	94	22
Laser[b]	43 a 93	29 a 95
Interferona	44 a 61	0 a 67
Pomada de *sinecatequina* a 15%	60	ND

[a]Pode ser autoaplicado pela paciente em casa. [b]De alto custo; reservar para pacientes que não responderam a outros esquemas. ND, não há dados.

Tratamento

Recomenda-se o TAR para todos os indivíduos infectados pelo HIV, independentemente da contagem de linfócitos T CD4, de modo a reduzir a morbidade e a mortalidade associadas à infecção pelo HIV. Recomenda-se o TAR para indivíduos infectados pelo HIV para evitar a transmissão do vírus.[47] Quando se inicia o TAR, é importante orientar as pacientes sobre os benefícios e considerações relacionados com esse tratamento, além de considerar estratégias para otimizar a adesão a ele. As pacientes devem estar dispostas a aceitar o tratamento, de modo a evitar o aparecimento de resistência causada por adesão inadequada. Os esquemas duplos de nucleosídios, utilizados além de um inibidor da protease ou de inibidor não nucleosídico da transcriptase reversa, proporcionam um benefício clínico mais durável; a monoterapia não é recomendada.

Pacientes com menos de 200 células T CD4+ por μL devem receber profilaxia contra infecções oportunistas, como *sulfametoxazol/trimetoprima* ou *pentamidina* em aerossol para prevenção da pneumonia por PPC. As pacientes com menos de 50 células T CD4+ por μL devem receber profilaxia com *azitromicina* para infecções por micobactérias.[47]

INFECÇÃO DO TRATO URINÁRIO

Cistite aguda

Em geral, as mulheres com cistite aguda apresentam início abrupto de múltiplos sintomas urinários, incluindo disúria, polaciúria e urgência associadas à dor suprapúbica ou lombar. Pode-se observar hipersensibilidade suprapúbica ao exame físico. O exame de urina revela piúria e, algumas vezes, hematúria. Vários fatores aumentam o risco de cistite, incluindo relação sexual, uso de diafragma e espermicida, demora da micção pós-coito e histórico de infecção recente do trato urinário.[48-50]

Diagnóstico

Escherichia coli é o patógeno mais comum isolado da urina de mulheres jovens com cistite aguda; esse microrganismo está presente em 80% dos casos.[51] Observa-se a presença do *Staphylococcus saprophyticus* em 5 a 15% das pacientes com cistite. A fisiopatologia da cistite em mulheres envolve a colonização da vagina e da uretra por bactérias coliformes fecais. Por esse motivo, os efeitos de um agente antimicrobiano sobre a flora vaginal desempenham um papel na erradicação da bacteriúria.

Tratamento

Altas concentrações de *trimetoprima* e *fluoroquinolona* nas secreções vaginais podem erradicar *E. coli*, enquanto produzem alteração mínima da flora vaginal anaeróbica e microaerofílica normal. Foi constatada uma tendência linear crescente na prevalência da resistência de *E. coli* (> 10%) às fluoroquinolonas (p. ex., *ciprofloxacino*).[52] Apesar de um aumento semelhante na resistência de *E. coli* (9 a 18%) ao *sulfametoxazol/trimetoprima*, a eficácia terapêutica permanece estável. Por outro lado, esse aumento da resistência não foi observado com a *nitrofurantoína*. A *nitrofurantoína* (em macrocristais, 100 mg VO, 2 vezes/dia, durante 5 dias) ou o *sulfametoxazol/trimetoprima* (800/160 mg VO, 2 vezes/dia, durante 3 dias) constituem opções ideais para o tratamento empírico da cistite não complicada.[52]

Em pacientes com sintomas típicos, foi sugerido um exame laboratorial abreviado, seguido de tratamento empírico. Pode-se estabelecer um diagnóstico presuntivo se a piúria for detectada por exame microscópico ou pelo teste para esterase leucocitária. Não há necessidade de cultura de urina, e deve-se administrar um ciclo de terapia antimicrobiana de curta duração. Não há necessidade de consulta de acompanhamento nem de cultura, a não ser que os sintomas persistam ou sofram recorrência.

Cistite recorrente

Cerca de 20% das mulheres na pré-menopausa com episódio inicial de cistite apresentam infecções recorrentes. Mais de 90% dessas recorrências são causadas por reinfecção exógena. A cistite recorrente deve ser documentada por meio de cultura, para excluir a possibilidade de microrganismos resistentes. As pacientes podem ser tratadas com uma de três estratégias: (1) profilaxia contínua, (2) profilaxia pós-coito ou (3) tratamento iniciado pela paciente ao observar o aparecimento de sintomas.

As mulheres na pós-menopausa podem sofrer reinfecções frequentes. A terapia hormonal ou a aplicação tópica de creme de estrogênio junto com profilaxia antimicrobiana são úteis no tratamento dessas pacientes.

Uretrite

As mulheres com disúria causada por uretrite apresentam início mais gradual de sintomas leves, que podem estar associados ao corrimento vaginal anormal ou ao sangramento relacionado com cervicite concomitante. As pacientes podem ter um novo parceiro sexual ou podem apresentar dor abdominal baixa. O exame físico pode revelar a presença de cervicite mucopurulenta ou de lesões herpéticas vulvovaginais. A uretrite aguda pode ser provocada por *C. trachomatis*, *N. gonorrhoeae* ou herpes genital. A uretrite não gonocócica e não causada por clamídia pode ser originada por *M. genitalium*.[5]

Observa-se a presença de piúria no exame de urina, porém raramente ocorre hematúria. A Tabela 15.2 fornece esquemas de tratamento para infecções por clamídia e gonococos.

Em certas ocasiões, a vaginite causada por *C. albicans* ou por *Trichomonas* está associada à disúria. Com uma anamnese cuidadosa, as pacientes geralmente descrevem disúria externa algumas vezes associada a corrimento vaginal, prurido e dispareunia. Não há habitualmente urgência nem polaciúria. A piúria e a hematúria estão ausentes.

Pielonefrite aguda

O espectro clínico da pielonefrite aguda não complicada em mulheres jovens inclui desde septicemia por gram-negativos até um quadro semelhante à cistite, com leve dor no flanco. *E. coli* é responsável por mais de 80% desses casos.[51] O exame microscópico da urina não centrifugada revela piúria e bactérias gram-negativas. Deve-se obter uma cultura de urina em todas as mulheres com suspeita de pielonefrite; em pacientes hospitalizadas, realizam-se hemoculturas, uma vez que os resultados são positivos em 15 a 20% dos casos. Na ausência de náuseas, vômitos e doença grave, administra-se um tratamento oral ambulatorial com segurança. As pacientes com náuseas e vômitos, com doença moderada a grave ou que sejam gestantes devem ser hospitalizadas. Os esquemas de tratamento ambulatorial incluem *sulfametoxazol/trimetoprima* (800/160 mg a cada 12 horas, durante 14 dias) ou uma quinolona (p. ex., *levofloxacino*, 750 mg/dia, durante 7 dias). Os esquemas de tratamento para pacientes internadas incluem o uso parenteral de *levofloxacino* (750 mg/dia), *ceftriaxona* (1 a 2 g ao dia), *ampicilina* (1 g a cada 6 horas) e *gentamicina* (particularmente se houver suspeita de espécies de *Enterococcus*) ou *aztreonam* (1 g a cada 8 a 12 horas). Os sintomas devem desaparecer depois de 48 a 72 horas. Se a febre e a dor no flanco persistirem depois de 72 horas de tratamento, deve-se considerar a ultrassonografia ou a tomografia computadorizada, para excluir a possibilidade de abscesso perinéfrico ou renal ou obstrução ureteral. Deve-se obter uma cultura em 2 semanas para acompanhamento após completar o tratamento.[53]

REFERÊNCIAS BIBLIOGRÁFICAS

1. **Nyirjesy P.** Management of persistent vaginitis. *Obstet Gynecol* 2014; 124(6):1135–1381.
2. **Eschenbach DA, Davick PR, Williams BL, et al.** Prevalence of hydrogen peroxide-producing Lactobacillus species in normal women and women with vaginal vaginosis. *J Clin Microbiol* 1989;27(2):251–256.
3. **Spiegel CA, Amsel R, Eschenbach DA, et al.** Anaerobic bacteria in nonspecific vaginitis. *N Engl J Med* 1980;303(11):601–607.
4. **Eschenbach DA, Hillier S, Critchlow C, et al.** Diagnosis and clinical manifestations of bacterial vaginosis. *Am J Obstet Gynecol* 1988;158(4):819–828.
5. **Worowski KA, Bolan GA; Centers for Disease Control and Prevention.** Sexually transmitted diseases treatment guidelines, 2015. *MMWR Recomm Rep* 2015;64(RR-03):1–137. Accessed September 22, 2017. Available at https://www.ncbi.nlm.nih.gov/pubmed/26042815.
6. **Larsson P, Platz-Christensen JJ, Thejls H, et al.** Incidence of pelvic inflammatory disease after first trimester legal abortion in women with bacterial vaginosis after treatment with metronidazole: A double-blind randomized study. *Am J Obstet Gynecol* 1992;166(1 Pt 1):100–103

7. **Soper DE, Bump RC, Hurt WG.** Bacterial vaginosis and trichomoniasis vaginitis are risk factors for cuff cellulitis after abdominal hysterectomy. *Am J Obstet Gynecol* 1990;163(3):1016–1021; discussion 1021–1023.
8. **Martius J, Eschenbach DA.** The role of bacterial vaginosis as a cause of amniotic fluid infection, chorioamnionitis and prematurity: A review. *Arch Gynecol Obstet* 1900;247(1):1–13.
9. **Watts DH, Krohn MA, Hillier SL, et al.** Bacterial vaginosis as a risk factor for postcesarean endometritis. *Obstet Gynecol* 1990;75(1): 52–58.
10. **Larsson PG, Carlsson B.** Does pre- and postoperative metronidazole treatment lower vaginal cuff infection rate after abdominal hysterectomy among women with bacterial vaginosis? *Infect Dis Obstet Gynecol* 2002;10:133–140.
11. **Amsel R, Totten PA, Spiegel CA, et al.** Nonspecific vaginitis: Diagnostic criteria and microbial and epidemiologic associations. *Am J Med* 1983;74(1):14–22.
12. **Soper DE.** Taking the guesswork out of vaginitis. *Contemp Obstet Gynecol* 2005;50:32–39.
13. **Satterwhite CL, Torrone E, Meites E, et al.** Sexually transmitted infections among US women and men: Prevalence and incidence estimates, 2008. *Sex Transm Dis* 2013;40(3):187–193.
14. **Meites E, Gaydos CA, Hobbs MM, et al.** A review of evidence-based care of symptomatic trichomoniasis and asymptomatic trichomonas vaginalis infections. *Clin Infect Dis* 2015;61 Suppl 8:S837–S848.
15. **Kissinger P, Adamski A.** Trichomoniasis and HIV interactions: A review. *Sex Transm Infect* 2013;89(6):426–433.
16. **Sobel JD.** Recurrent vulvovaginal candidiasis. *Am J Obstet Gynecol* 2016;214(1):15–21.
17. **Sobel, JD, Faro S, Force RW, et al.** Vulvovaginitis candidiasis: Epidemiology, diagnostic and therapeutic considerations. *Am J Obstet Gynecol* 1998;178(2):203–211.
18. **Oriel JD, Waterworth PM.** Effect of minocycline and tetracycline on the vaginal yeast flora. *J Clin Pathol* 1975;28(5):403–406.
19. **McClelland RS, Richardson BA, Hassan WM, et al.** Prospective study of vaginal bacterial flora and other risk factors for vulvovaginal candidiasis. *J Infect Dis* 2009;199(12):1883–1890.
20. **Brammer KW.** Treatment of vaginal candidiasis with a single dose of fluconazole. Multicentre Study Group. *Eur J Clin Microbiol Infect Dis* 1988;7(3):364–367.
21. **Sobel JD, Wiesenfeld HC, Martens M, et al.** Maintenance fluconazole therapy for recurrent vulvovaginal candidiasis. *N Engl J Med* 2004;351(9):876–883.
22. **Powell AM, Gracely E, Nyirjesy P.** Non-albicans Candida Vulvovaginitis: Treatment Experience at a Tertiary Care Vaginitis Center. *J Low Genit Tract Dis* 2016;20(1):85–89.
23. **Sobel JD, Chaim W, Nagappan V, et al.** Treatment of vaginitis caused by Candida glabrata: Use of topical boric acid and flucytosine. *Am J Obstet Gynecol* 2003;189(5):1297–1300.
24. **Reichman O, Sobel JD.** Desquamative inflammatory vaginitis. *Best Pract Res Clin Obstet Gynaecol* 2014;28(7):1042–1050.
25. **Kiviat NB, Paavonen JA, Wolner-Hanssen P, et al.** Histopathology of endocervical infection caused by Chlamydia trachomatis, herpes simplex virus, Trichomonas vaginalis, and Neisseria gonorrhoeae. *Hum Pathol* 1990;21(8):831–837.
26. **Brunham RC, Paavonen J, Stevens CE, et al.** Mucopurulent cervicitis: The ignored counterpart in women of urethritis in men. *N Engl J Med* 1984;311(1):1–6.
27. **Soper DE, Brockwell NJ, Dalton HP.** Microbial etiology of urban emergency department acute salpingitis: Treatment with ofloxacin. *Am J Obstet Gynecol* 1992;167(3):653–660.
28. **Sweet RL, Draper DL, Schachter J, et al.** Microbiology and pathogenesis of acute salpingitis as determined by laparoscopy: What is the appropriate site to sample? *Am J Obstet Gynecol* 1980;138(7 Pt 2): 985–989.
29. **Wasserheit JN, Bell TA, Kiviat NB, et al.** Microbial causes of proven pelvic inflammatory disease and efficacy of clindamycin and tobramycin. *Ann Intern Med* 1986;104(2):187–193.
30. **Short VL, Totten PA, Ness RB, et al.** Clinical presentation of Mycoplasma genitalium infection versus Neisseria gonorrhoeae infection among women with pelvic inflammatory disease. *Clin Infect Dis* 2009; 48(1):41–47.
31. **Soper DE, Brockwell NJ, Dalton HP, et al.** Observations concerning the microbial etiology of acute salpingitis. *Am J Obstet Gynecol* 1994;170(4):1008–1014; discussion 1014–1017.
32. **Hillis SD, Joesoef R, Marchbanks PA, et al.** Delayed care of pelvic inflammatory disease as a risk factor for impaired fertility. *Am J Obstet Gynecol* 1993;168(5):1503–1509.
33. **Wolner-Hanssen P, Kiviat NB, Holmes KK.** Atypical pelvic inflammatory disease: Subacute, chronic, or subclinical upper genital tract infection in women. In: Holmes KK, March P-A, Sparking PF, eds. *Sexually Transmitted Diseases.* 2nd ed. New York: McGraw-Hill; 1990:614–620.
34. **Soper DE.** Diagnosis and laparoscopic grading of acute salpingitis. *Am J Obstet Gynecol* 1991;164(5 Pt 2):1370–1376.
35. **Peterson HB, Walker CK, Kahn JG, et al.** Pelvic inflammatory disease: Key treatment issues and options. *JAMA* 1991;266(18): 2605–2611.
36. **Ness RB, Soper DE, Holley RL, et al.** Effectiveness of inpatient and outpatient treatment strategies for women with pelvic inflammatory disease: Results from the Pelvic Inflammatory Disease Evaluation and Clinical Health (PEACH) randomized trial. *Am J Obstet Gynecol* 2002;186(5):929–937.
37. **Soper DE.** Pelvic inflammatory disease. *Obstet Gynecol* 2010;116 (2 Pt 1):419–428.
38. **Potterat JJ, Phillips L, Rothenberg RB, et al.** Gonococcal pelvic inflammatory disease: Case-finding observations. *Am J Obstet Gynecol* 1980;138(7 Pt 2):1101–1104.
39. **Reed SD, Landers DV, Sweet RL.** Antibiotic treatment of tuboovarian abscesses: Comparison of broad-spectrum B-lactam agents versus clindamycin-containing regimens. *Am J Obstet Gynecol* 1991;164 (6 Pt 1):1556–1561; discussion 1561–1562.
40. **Varghese JC, O'Neill MJ, Gervais DA, et al.** Transvaginal catheter drainage of tuboovarian abscess using the trocar method: Technique and literature review. *AJR Am J Roentgenol* 2001;177(1):139–144.
41. **Schmid GP.** Approach to the patient with genital ulcer disease. *Med Clin North Am* 1990;74(6):1559–1572.
42. **Hutchinson CM, Hook EW 3rd.** Syphilis in adults. *Med Clin North Am* 1990;74(6):1389–1416.
43. **Van Der Pol B, Warren T, Taylor SN, et al.** Type-specific identification of anogenital herpes simplex virus infections by use of a commercially available nucleic acid amplification test. *J Clin Microbiol* 2012;50(11):3466–3471
44. **Corey L, Adams HG, Brown ZA, et al.** Genital herpes simplex virus infections: Clinical manifestations, course, and complications. *Ann Intern Med* 1983;98(6):958–972.
45. **Beutner KR, Reitano MV, Richwald GA, et al.** External genital warts: Report of the American Medical Association Consensus Conference. AMA Expert Panel on External Genital Warts. *Clin Infect Dis* 1998;27(4):796–806.
46. **American College of Obstetrics and Gynecology.** Routine human immunodeficiency virus screening (Committee Opinion). Number 596, May 2014.
47. **Department of Health and Human Services.** Panel on antiretroviral guidelines for adults and adolescents. Guidelines for the use of antiretroviral agents in HIV-1 infected adults and adolescents 2016. Accessed September 22, 2017. Available online at: http://www.aidsinfo.nih.gov/ContentFiles/AdultandAdolescentGL.pdf.
48. **Scholes D, Hooton TM, Roberts PL, et al.** Risk factors for recurrent urinary tract infection in young women. *J Infect Dis* 2000;182(4): 1177–1182.

49. **Fihn SD, Latham RH, Roberts P, et al.** Association between diaphragm use and urinary tract infection. *JAMA* 1985;254(2):240–245.
50. **Strom BL, Collins M, West SL, et al.** Sexual activity, contraceptive use, and other risk factors for symptomatic and asymptomatic bacteriuria: A case-control study. *Ann Intern Med* 1987;107(6):816–823.
51. **Stamm WE, Counts GW, Running KR, et al.** Diagnosis of coliform infection in acutely dysuric women. *N Engl J Med* 1982;307(8):463–468.
52. **Gupta K, Scholes D, Stamm WE.** Increasing prevalence of antimicrobial resistance among uropathogens causing acute uncomplicated cystitis in women. *JAMA* 1999;281(8):736–738.
53. **Gupta K, Hooten TM, Naber KG, et al.** International clinical practice guidelines for the treatment of acute uncomplicated cystitis and pyelonephritis in women: A 2010 update by the Infectious Disease Society of America and the European Society for Microbiology and Infectious Diseases. *Clin Infect Dis* 2011;52(5):e103–e120.

CAPÍTULO 16

Doença Intraepitelial do Colo do Útero, da Vagina e da Vulva

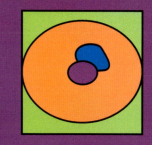

Francisco Garcia, Kenneth D. Hatch, Jonathan S. Berek

PONTOS-CHAVE

1. Os critérios para o diagnóstico de neoplasia intraepitelial podem variar de acordo com o patologista, porém as características importantes consistem em imaturidade celular, desorganização celular, anormalidade nuclear e aumento da atividade mitótica.

2. A metaplasia avança internamente a partir da junção escamocelular (JEC), em direção ao orifício externo sobre as vilosidades colunares para estabelecer a *zona de transformação*. Normalmente, a neoplasia intraepitelial cervical (NIC) origina-se na zona de transformação, na JEC que avança.

3. A infecção pelo papilomavírus humano (HPV) constitui a causa primária de câncer do colo do útero e suas lesões precursoras. A infecção pelo HPV oncogênico persistente e de alto risco constitui o principal fator de risco para o desenvolvimento da NIC. Na grande maioria dos casos, a infecção pelo HPV desaparece em 9 a 15 meses.

4. Tipos específicos de HPV considerados de alto risco são responsáveis por cerca de 90% das lesões intraepiteliais de alto grau e câncer (HPV-16, -18, -31, -33, -35, -39, -45, -51, -52, -56, -58, -59, -68). O HPV-16 é o mais comum encontrado no câncer invasor e nas NICs 2 e 3. A transformação maligna exige a expressão das oncoproteínas E6 e E7 do HPV.

5. O teste para HPV de alto risco é um componente fundamental do rastreamento para a citologia indeterminada (ASC-US), como componente do exame com citologia simultânea e como modalidade de rastreamento primário independente.

6. As diretrizes baseadas em evidências recomendam que o rastreamento do câncer do colo do útero não seja iniciado até os 21 anos de idade, independentemente da história sexual.* Em mulheres de 21 a 29 anos de idade, a recomendação consiste em rastreamento com citologia, a cada 3 anos.** Entre 30 e 65 anos de idade, as alternativas apropriadas incluem co-teste com citologia convencional e teste para HPV de alto risco, a cada 5 anos, ou citologia isoladamente a cada 3 anos. Depois dos 65 anos, é apropriado interromper o rastreamento em mulheres com história de rastreamento negativo, documentada por três resultados negativos do exame citológico ou dois cotestes negativos nos 10 anos precedentes.

7. A utilidade do teste para HPV de alto risco na avaliação dos resultados do exame de Papanicolaou das células escamosas atípicas de significado indeterminado (ASC-US) está bem estabelecida e ajuda na identificação de 90% das pacientes com lesões de NIC 2 ou 3.

8. As mulheres com células escamosas atípicas de alto grau (ASC-H) devem ser encaminhadas para colposcopia devido ao risco subjacente de NIC 2 e/ou 3 e não devem ser submetidas à triagem com teste para HPV de alto risco.

9. A colposcopia é necessária para a avaliação da citologia de uma lesão intraepitelial escamosa de baixo grau (LSIL). Qualquer mulher com amostra citológica compatível com lesão intraepitelial escamosa de alto grau (HSIL) deve ser submetida à colposcopia e biopsia dirigida.

10. Os elementos mínimos de um exame colposcópico abrangente incluem a visualização da junção escamocolunar, a identificação de epitélio acetobranco ou outra(s) lesão(ões) e uma avaliação colposcópica geral (normal/benigna, de baixo grau, de alto grau, câncer).

11. A melhor conduta para o colposcopista e o patologista consiste em analisar em conjunto os achados colposcópicos, a avaliação citológica, o teste molecular, a biopsia cervical e a amostra endocervical, de modo a elaborar um plano terapêutico e de acompanhamento.

12. As diretrizes baseadas em evidências para o manejo das alterações citológicas e histológicas cervicais servem para a elaboração de algoritmos clínicos estruturados que estão disponíveis *on-line* (www.asccp.org) e em vários aplicativos para celulares e podem ser incorporadas em uma variedade de plataformas de registro de saúde eletrônicas.

13. A NIC 1 é uma manifestação histopatológica da infecção pelo HPV e não um precursor de câncer. Quando a NIC 1 persiste por 24 meses ou mais, a paciente com exame colposcópico adequado pode ter a escolha de vigilância continuada ou destruição da zona de transformação com ablação ou excisão.

14. As lesões de NIC 2 e 3 são precursoras neoplásicas e são agrupadas com a finalidade de se obter laudo histológico

(continua)

---

*N.R.T.: Muitos países adotam a idade de 25 anos para o início do rastreio.
**N.R.T.: Após 2 citologias normais.

14 e tratamento. Em mulheres de 25 anos de idade ou mais com colposcopia adequada e documentação histológica de NIC 2 e/ou 3, é necessário proceder à destruição ou excisão da zona de transformação.

15 Embora as NICs 2 e 3 possam ser tratadas com uma variedade de técnicas ambulatoriais, o tratamento preferido é a LEEP. A terapia ablativa que utiliza crioterapia, ablação a *laser* ou qualquer outra técnica não é apropriada se houver evidências de câncer microinvasor ou invasor na citologia, colposcopia, curetagem endocervical (CEC) ou biopsia.

16 O adenocarcinoma *in situ* (AIS) é um precursor do câncer, e a histerectomia constitui o tratamento preferencial para mulheres que não desejam mais filhos e apresentam um diagnóstico histológico de AIS em uma amostra de procedimento excisional diagnóstico.

17 A excisão por alça normalmente não deve ser utilizada antes da identificação de uma lesão intraepitelial de alto grau por exame histopatológico. Entretanto, o tratamento após citologia de HSIL é indicado em algumas situações e entre populações nas quais não é possível efetuar um acompanhamento colposcópico.

18 A conização está indicada para diagnóstico em mulheres com NIC 3 ou célula glandular atípica (AGC)-adenocarcinoma *in situ*, porém a histerectomia consiste no tratamento mais radical para a NIC de alto grau recorrente.

19 As mulheres com anormalidades persistentes no exame citológico, sem qualquer evidência de patologia cervical, e aquelas com citologia anormal após tratamento da NIC devem ser examinadas cuidadosamente à procura de neoplasia intraepitelial vaginal (NIVA). A NIVA 1/HPV ou a NIVA 2 não necessitam de tratamento, e o manejo pode consistir em acompanhamento. As lesões da NIVA 3, cujas amostras são adequadamente examinadas para excluir a possibilidade de doença invasora, podem ser tratadas com *laser* ou tratamento excisional.

20 A neoplasia intraepitelial vulvar (NIV) 3 é um precursor neoplásico e pode ser unifocal ou multifocal. As opções terapêuticas na NIV 3 consistem em excisão simples, ablação a *laser* e vulvectomia simples.

NEOPLASIA INTRAEPITELIAL CERVICAL

O conceito de *doença pré-invasiva* do colo do útero foi introduzido em 1947, quando patologistas identificaram características sugestivas de câncer invasivo, porém limitado ao epitélio.[1] Estudos subsequentes mostraram que essas lesões, se não forem tratadas, podem progredir para o câncer do colo do útero.[2] Os avanços na avaliação citológica levaram à identificação de lesões precursoras incipientes, conhecidas como *displasia*, um termo que conota o potencial maligno dessas lesões. Historicamente, o carcinoma *in situ* (CIS) era tratado de modo muito agressivo (mais frequentemente por histerectomia), enquanto as displasias eram consideradas menos importantes e não recebiam tratamento ou eram tratadas por meio de colposcopia com biopsia e criocirurgia. O conceito de *neoplasia intraepitelial cervical* (NIC) foi introduzido em 1968, quando Richart sugeriu o potencial de **1** progressão das displasias.[3] **Os critérios para o diagnóstico de neoplasia intraepitelial podem variar de acordo com o patologista, porém as características importantes consistem em imaturidade celular, desorganização celular, anormalidade nuclear e aumento da atividade mitótica.** A extensão da atividade mitótica, da proliferação celular imatura e da atipia nuclear identifica o grau de neoplasia. Se as mitoses e a presença de células imaturas forem limitadas ao terço inferior do epitélio, a lesão é habitualmente designada NIC 1. O comprometimento dos terços médio e superior é diagnosticado como NIC 2 e NIC 3, respectivamente **(Figura 16.1)**.

Anatomia cervical

O colo do útero é constituído de *epitélio colunar*, o qual reveste o canal endocervical, e de *epitélio escamoso*, que cobre a ectocérvice.[4] O ponto de encontro é denominado *junção escamocolunar* (JEC) **(Figuras 16.2 e 16.3)**.

Junção escamocolunar

A JEC não é restrita ao orifício externo. Trata-se de um limite dinâmico, que se modifica na puberdade, gravidez e na menopausa em relação à estimulação hormonal **(Figura 16.4)**. Em recém-nascidos, a JEC localiza-se na ectocérvice. Na menarca, a produção de estrogênio faz com que o epitélio vaginal fique repleto de glicogênio. Os lactobacilos atuam sobre o glicogênio e reduzem o pH, estimulando a *metaplasia* das células subcolunares de reserva.[4]

2 **A metaplasia avança internamente, a partir da JEC original, em direção ao orifício externo e sobre as vilosidades colunares, para estabelecer a *zona de transformação*.** Ela se estende da JEC original até a JEC fisiologicamente ativa, demarcada pela última glândula (mais caudal). À medida que amadurece, o epitélio metaplásico na zona de transformação começa a produzir glicogênio e, por fim, assemelha-se ao epitélio escamoso original, tanto na colposcopia como no exame histológico **(Figura 16.5 A, B)**.

Normalmente, a NIC origina-se na zona de transformação, na JEC que avança. O lábio anterior do colo do útero tem 2 vezes mais probabilidade de desenvolver NIC do que o lábio posterior, e a NIC raramente se origina nos ângulos laterais. Uma vez presente, a NIC pode progredir em direção horizontal, acometendo toda a zona de transformação; todavia, ela habitualmente não substitui o epitélio escamoso original. Essa progressão resulta habitualmente em NIC com borda externa nítida. Proximalmente, a NIC acomete as criptas endocervicais, e essa área tende a apresentar as lesões mais graves de NIC. A extensão do acometimento dessas glândulas cervicais possui implicações terapêuticas significativas, uma vez que é necessário destruir toda a glândula para assegurar a eliminação da NIC.[4] A única maneira de determinar a localização da JEC original é pesquisar os cistos de Naboth ou aberturas das criptas cervicais (orifícios glandulares), que indicam a presença de epitélio colunar. Após o amadurecimento do epitélio metaplásico e a formação de glicogênio, ele é denominado zona de transformação *cicatrizada* e é relativamente resistente a estímulos oncogênicos.

Capítulo 16 • Doença Intraepitelial do Colo do Útero, da Vagina e da Vulva

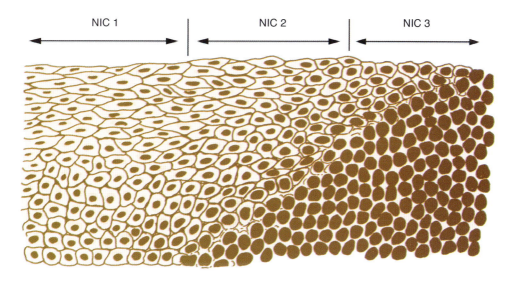

Figura 16.1 Diagrama de neoplasia intraepitelial cervical comparada ao epitélio normal.

Toda a JEC com células metaplásicas iniciais é suscetível a fatores oncogênicos, que podem provocar transformação dessas células em NIC. As alterações associadas à NIC têm mais probabilidade de começar durante a menarca ou após a gravidez, quando a metaplasia é mais ativa. Por outro lado, após a menopausa, a mulher sofre pouca metaplasia e corre menor risco de desenvolver NIC em consequência de infecção pelo *de novo* papilomavírus humano (HPV). A infecção pelo HPV ocorre, em geral, por meio de contato sexual e por meio de relação sexual, em particular.

Embora diversos agentes tenham sido estudados, incluindo espermatozoides, histonas do líquido seminal, trichomonas, clamídias e herpes-vírus simples, já está bem estabelecido que **a infecção pelo HPV (oncogênico) de alto risco constitui o principal fator de risco no desenvolvimento da NIC.**

Zona de transformação normal

O epitélio escamoso original da vagina e da ectocérvice possui 4 camadas:[4]

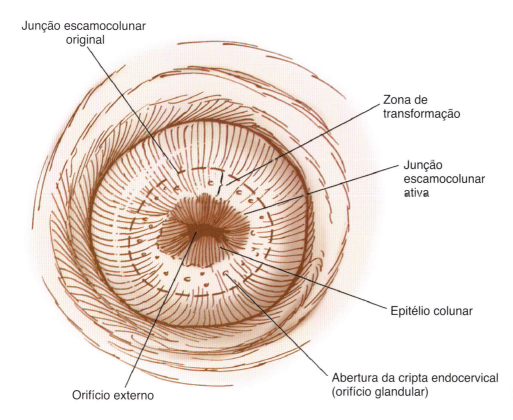

Figura 16.2 O colo do útero e a zona de transformação.

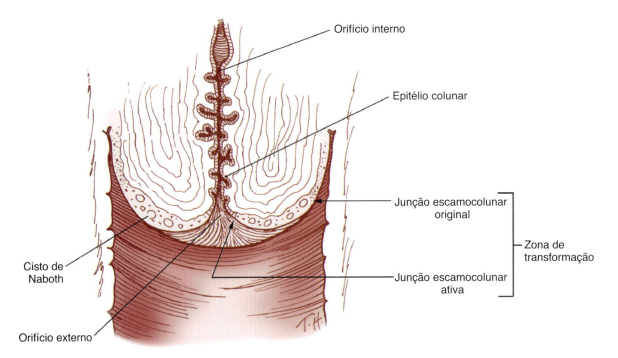

Figura 16.3 Diagrama do colo do útero.

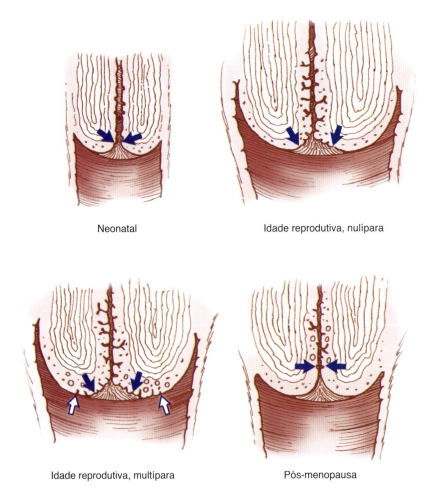

Figura 16.4 Diferentes localizações da zona de transformação e da junção escamocolunar durante a vida de uma mulher. As *setas* marcam a zona de transformação ativa. As *setas azuis* indicam os limites internos da JEC. As *setas brancas* indicam os limites externos da JEC.

Capítulo 16 • Doença Intraepitelial do Colo do Útero, da Vagina e da Vulva

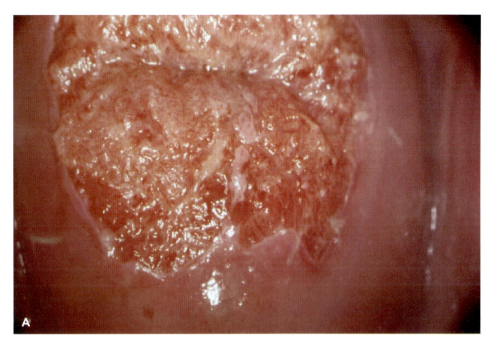

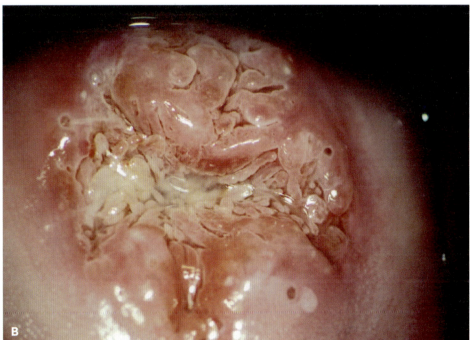

Figura 16.5 **A.** Metaplasia ativa na zona de transformação. **B.** Metaplasia em amadurecimento na zona de transformação.

1. A *camada basal* consiste em uma única fileira de células imaturas com núcleos grandes e uma pequena quantidade de citoplasma.
2. A *camada parabasal* é formada por duas a quatro fileiras de células imaturas, que apresentam figuras de mitose normais e que fornecem as células de reposição para o epitélio sobrejacente.
3. A *camada intermediária* inclui quatro a seis fileiras de células com maiores quantidades de citoplasma em formato poliédrico, separadas por um espaço intercelular. Ao microscópio óptico, é possível identificar pontes intercelulares, nas quais ocorre diferenciação da produção de glicogênio.
4. A *camada superficial* consiste em cinco a oito fileiras de células achatadas, com pequenos núcleos uniformes e um citoplasma repleto de glicogênio. O núcleo torna-se picnótico, e as células se desprendem da superfície (esfoliação). Essas células formam a base do exame de Papanicolau (Pap smar/colpocitologia oncótica), mais acuradamente conhecido como citologia cervical.

Epitélio colunar

O epitélio colunar possui uma única camada de células colunares com muco na parte superior e núcleo redondo na base. O epitélio glandular é constituído por numerosas cristas, criptas e invaginações e, quando coberto por metaplasia escamosa, leva ao aparecimento de aberturas glandulares. Do ponto de vista teórico, a endocérvice não é uma glândula, porém o termo *orifícios glandulares* é usado com frequência.

Epitélio metaplásico

O epitélio metaplásico, que é encontrado na JEC, começa nas células de reserva subcolunares. Sob a estimulação da acidez vaginal menor, essas células de reserva proliferam, levantando o epitélio colunar. As células metaplásicas imaturas possuem núcleos grandes e uma pequena quantidade de citoplasma sem glicogênio. Com o processo de amadurecimento normal, as células produzem glicogênio e, por fim, formam as quatro camadas de epitélio. O processo metaplásico começa nas extremidades superiores das vilosidades colunares, que são as primeiras expostas ao ambiente vaginal ácido. À medida que a metaplasia substitui o epitélio colunar, o capilar central da vilosidade regride, e ocorre achatamento do epitélio, deixando-o com sua rede vascular típica. À medida que a metaplasia avança para as criptas cervicais, ela substitui o epitélio colunar e, de maneira semelhante, achata o epitélio. As criptas mais profundas podem não ser totalmente substituídas pelo epitélio metaplásico, de modo que o epitélio colunar secretor de muco fica aprisionado sob o epitélio escamoso. Algumas dessas glândulas abrem-se na superfície, enquanto outras são encobertas por completo com muco coletor nos cistos de Naboth. Os orifícios glandulares e os cistos de Naboth marcam a JEC original e a borda externa da zona de transformação original **(Figura 16.5 A, B)**.[4]

Papilomavírus humano

As alterações citológicas provocadas pelo HPV foram identificadas pela primeira vez por Koss e Durfee, em 1956, e foram designadas *coilocitose*.[5] A sua importância só foi reconhecida 20 anos depois, quando Meisels et al. relataram essas alterações na displasia leve **(Figura 16.6)**.[6] Estudos de biologia molecular mostraram a presença de altos níveis de DNA do HPV e do antígeno do capsídio, indicando infecção viral produtiva nessas células coilocíticas.[7]

Alterações relacionadas com o HPV são encontradas em todos os graus de neoplasia cervical.[8] **A infecção pelo HPV constitui a causa primária do câncer do colo do útero e suas lesões precursoras.**[9] À medida que as lesões da NIC tornam-se mais graves **(Figura 16.7)**, os coilócitos desaparecem, o número de cópias do HPV diminui, e o antígeno do capsídio desaparece, indicando que o vírus não é capaz de se reproduzir em células menos diferenciadas.[10] Na verdade, partes do DNA do HPV tornam-se integradas à célula do hospedeiro, e essa integração com atividade transcricional na célula do hospedeiro parece ser essencial para a transformação maligna.[11] **A transformação maligna exige a expressão das oncoproteínas E6 e E7 do HPV.**[12] Como o HPV não cresce em cultura de células, não há evidências diretas da carcinogênese desse vírus. Entretanto, foi descrito um sistema de cultura de células de queratinócitos em crescimento, que possibilita a estratificação e a diferenciação de tipos específicos de queratinases.[13] Quando células normais sofrem transfecção com o HPV-16 contendo plasmídio, as células transfectadas produzem anormalidades citológicas idênticas às observadas na neoplasia intraepitelial. As oncoproteínas E6 e E7 são identificáveis nas linhagens celulares transfectadas, fornecendo uma forte evidência laboratorial de uma relação de causa e efeito.[14] As linhagens celulares do câncer do colo do útero que contêm cópias ativas do HPV-16 ou -18 (SiHa, HeLa, C 4-11, Ca Ski) expressam as oncoproteínas E6 e E7 do HPV-16.[15]

O DNA do HPV pode ser detectado na grande maioria das mulheres com neoplasia cervical.[16,17] Foram identificados mais de 120 tipos de HPV, dos quais 30 infectam primariamente o epitélio escamoso do sistema anogenital inferior de homens e mulheres.[18,19] A detecção do HPV está associada a um aumento de 250 vezes no risco de NIC de alto grau.[20] A porcentagem de neoplasia intraepitelial atribuída à infecção pelo HPV aproxima-se de 90%.[17]

Tipos específicos de HPV de alto risco são responsáveis por cerca de 90% das lesões intraepiteliais de alto grau e câncer (HPV-16, -18, -31, -33, -35, -39, -45, -51, -52, -56, -58, -59 e -68).[17] **O HPV-16 é o HPV mais comum encontrado no câncer invasor e na NIC 2 e 3.**[21] Trata-se do tipo de HPV mais comum em mulheres com citologia normal.

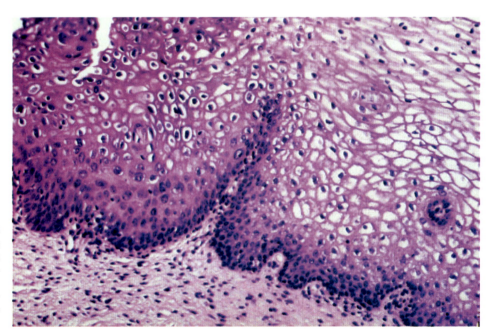

Figura 16.6 Neoplasia intraepitelial cervical de grau 1 (NIC 1) com coilocitose. O processo de maturação e a diferenciação normais das camadas basal e parabasal em camadas intermediária e superficial são mantidos. Nas camadas superiores, os coilócitos caracterizam-se por halos perinucleares, bordas celulares bem definidas e hipercromasia, irregularidade e aumento do núcleo.

Capítulo 16 • Doença Intraepitelial do Colo do Útero, da Vagina e da Vulva   377

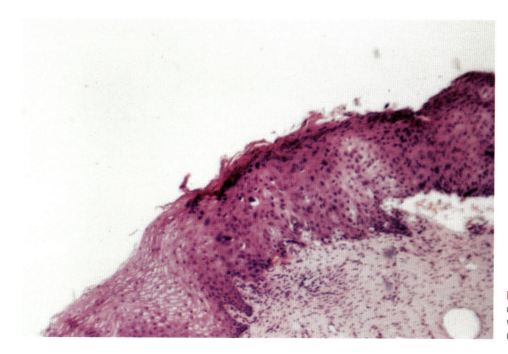

Figura 16.7 Biopsia cervical mostrando células normais e neoplasia intraepitelial cervical 2 e 3 (NIC 2, NIC 3). Na NIC 3, há perda da maturação normal.

A infecção pelo HPV-16 não constitui um achado muito específico e pode ser encontrada em 16% das mulheres com lesões de baixo grau e em até 14% daquelas com citologia normal. O HPV tipo 18 é encontrado em 23% das mulheres com cânceres invasores, em 5% com NIC 2 e 3, em 5% com HPV e NIC 1 e em menos de 2% das pacientes com achados normais.[17] Desta forma, o HPV-18 é mais específico do que o HPV-16 para tumores invasivos.

Em geral, as infecções pelo HPV são transitórias, e as que persistem podem permanecer latentes durante muitos anos. A maioria das mulheres expostas não apresenta evidências clínicas de doença, e a infecção é eventualmente suprimida ou eliminada.[16] Outras mulheres exibem lesões cervicais de baixo grau que, em sua maioria, regridem de maneira espontânea. **Na grande maioria dos casos, a infecção pelo HPV desaparece em 9 a 15 meses.**[22] Uma pequena minoria de mulheres expostas ao HPV desenvolve infecção persistente que pode progredir para a NIC.[16,23] A infecção pelo HPV de alto risco e persistente aumenta em 300 vezes o risco de doença de alto grau e é necessária para o desenvolvimento e a manutenção da NIC 3.[24,25] Os fatores que podem desempenhar um papel na persistência e na progressão incluem tabagismo, uso de contraceptivos, infecção com outras doenças sexualmente transmissíveis ou nutrição.[16,21] Qualquer fator capaz de influenciar a integração do DNA do HPV no genoma humano pode contribuir para a progressão para a doença invasora.[26]

Rastreamento

Citologia cervical

A citologia cervical tem sido a base do rastreamento do câncer do colo do útero desde meados do século 20. Sua terminologia evoluiu para refletir os progressos e a melhora da compreensão da patogenia da doença relacionada ao HPV no aparelho genital inferior. Em 1988, o primeiro seminário do National Cancer Institute (NCI), realizado em Bethesda, Maryland, resultou na elaboração dos Sistemas Bethesda de laudo citológico. Esse método padronizado de relato dos achados citológicos facilitou a revisão por profissionais da área e garantiu a qualidade, e foi atualizado e refinado no Sistema Bethesda III (2001) **(Tabela 16.1)**.

De acordo com esse sistema, as lesões escamosas com potencial pré-maligno são classificadas em categorias específicas: (i) *células escamosas atípicas* (ASC), (ii) *lesões intraepiteliais escamosas de baixo grau* (LSIL) e (iii) *lesões intraepiteliais escamosas de alto grau* (HSIL).[27] A categoria ASC é subdividida em duas categorias: aquelas de significado indeterminado (ASC-US) e as em que é necessário excluir lesões de alto grau (ASC-H). As LSIL incluem a NIC 1 (displasia leve) e as alterações do HPV, denominadas *atipia coilocitótica*. A categoria HSIL inclui a NIC 2 e 3 (displasia moderada, displasia grave e CIS). A terminologia AGUS, ou células glandulares atípicas de significado indeterminado, foi desenvolvida para caracterizar evidências de neoplasia glandular não escamosa que se origina no colo do útero.

As alterações celulares associadas ao HPV (p. ex., coilocitose e NIC 1) são incluídas na categoria de LSIL porque a história natural, a distribuição de vários tipos de HPV e as características citológicas são iguais.[26] A correlação histopatológica e de virologia molecular demonstrou uma distribuição heterogênea semelhante dos tipos de HPV de baixo e de alto riscos tanto na coilocitose como na NIC 1.[28,29] Com base no comportamento clínico, nos achados de biologia molecular e nas características morfológicas, as alterações causadas pelo HPV e a NIC 1 representam a mesma doença. A justificativa para combinar a NIC 2 e a NIC 3 na categoria de HSIL é semelhante. Os estudos biológicos revelam uma presença comparável de tipos de HPV de alto risco nas duas lesões e a separação das lesões não é reproduzível.[29,30] O tratamento da NIC 2 e da NIC 3 é semelhante.

Acurácia do exame de rastreamento com citologia cervical

O rastreamento de precursores do câncer do colo do útero por meio de citologia cervicovaginal esfoliativa – o exame de Papanicolau – obteve sucesso ao reduzir em 79% a incidência de câncer

Tabela 16.1 Sistema Bethesda de 2001.

Tipo de amostra: *Indicar esfregaço convencional (esfregaço de Papanicolau) versus meio líquido versus outro*

Adequação da amostra

- Satisfatória para avaliação (descreve a presença ou ausência de componente endocervical/zona de transformação e quaisquer outros indicadores de qualidade, por exemplo, obscurecimento parcial por sangue, inflamação etc.)
- Insatisfatória para avaliação (*especificar a razão*)
- Amostra rejeitada/não processada (*especificar a razão*)
- Amostra processada e examinada, porém insatisfatória para avaliação de anormalidade epitelial devido a (*especificar a razão*)

Categorização geral (*opcional*)

- Negativa para lesão intraepitelial ou neoplasia maligna
- Anormalidade das células epiteliais: ver Interpretação/Resultado (*especificar "escamosa" ou "glandular", quando apropriado*)
- Outras: ver Interpretação/Resultado (p. ex., *células endometriais em uma mulher de 40 anos de idade*)

Análise automatizada

Se o caso for examinado por aparelho automatizado, especificar o aparelho e o resultado

Exame auxiliar

Fornecer uma breve descrição dos métodos do exame e registrar o resultado, de modo que seja facilmente compreendido pelo médico

Interpretação/Resultado

Negativo para Lesão Intraepitelial ou Neoplasia Maligna (*quando não houver nenhuma evidência celular de neoplasia, especificar esse achado na Categorização Geral anteriormente e/ou na seção de Interpretação/Resultado do laudo, indicando a presença ou ausência de microrganismos ou outros achados não neoplásicos*)

Microrganismos

- *Trichomonas vaginalis*
- Fungos morfologicamente compatíveis com espécies de *Candida* spp
- Mudança na flora sugestiva de vaginose bacteriana
- Bactérias morfologicamente compatíveis com *Actinomyces* spp
- Alterações celulares compatíveis com herpes-vírus simples

Outros achados não neoplásicos (*relato opcional; lista não inclusiva*):

- Alterações celulares reativas associadas a:
  - Inflamação (inclui reparo típico)
  - Irradiação
  - Dispositivo intrauterino (DIU)
- Estado das células glandulares após histerectomia subtotal
- Atrofia

Outros

- Células endometriais (*em uma mulher de 40 anos de idade*)
(*especificar se "negativo para lesões intraepiteliais escamosas"*)

Anormalidades das células epiteliais

Células escamosas

- Células escamosas atípicas
  - De significado indeterminado (ASC-US)
  - Não pode excluir HSIL (ASC-H)
- Lesão intraepitelial escamosa de baixo grau (LSIL) que abrange: HPV/displasia leve/NIC 1
- Lesão intraepitelial escamosa de alto grau (HSIL) que abrange: displasia moderada e grave, CIS/NIC 2 e NIC 3
  - Com características suspeitas de invasão (*se houver suspeita de invasão*)
- Carcinoma de células escamosas

Células glandulares

- Atípicas
  - Células endocervicais (sem outra especificação [SOE] *ou especificar em comentários*)
  - Células endometriais (SOE *ou especificar em comentários*)
  - Células glandulares (SOE *ou especificar em comentários*)
- Atípicas
  - Células endocervicais, de preferência neoplásicas
  - Células glandulares, de preferência neoplásicas
- Adenocarcinoma endocervical *in situ*
- Adenocarcinoma
  - Endocervical
  - Endometrial
  - Extrauterino
- SOE

Outras neoplasias malignas (*especificar*)

Notas e sugestões instrutivas (*opcionais*)

As sugestões devem ser concisas e compatíveis com as diretrizes de acompanhamento clínico publicadas por organizações profissionais (podem ser incluídas referências de publicações relevantes)

De: **Solomon D, Davey D, Kurman R et al.** The 2001 Bethesda System: terminology for reporting results of cervical cytology. *JAMA* 2002;287:2114–2119.

do colo do útero e em 70% a mortalidade desde 1950.[31] A taxa de incidência anual caiu de 8 para 5 casos por 100 mil mulheres, de modo que aproximadamente 8.200 mulheres por ano são diagnosticadas com câncer do colo do útero.[31-33] Uma revisão da literatura sobre técnicas de citologia cervical foi conduzida pela Agency for Healthcare Research and Quality[34] e concluiu que a sensibilidade do exame citológico convencional na detecção de lesões precursoras de câncer do colo do útero foi de 51%, com taxa estimada de falso-negativos de 49%. Em três revisões da acurácia da citologia cervical para avaliação, **a sensibilidade da citologia cervical para a detecção de NIC 2 ou 3 variou de 47 a 62%, e a especificidade, de 60 a 95%.**[35-37] Mais da metade dos casos de câncer invasivo ocorre em mulheres que nunca foram submetidas a rastreamento ou que efetuaram um rastreamento insuficiente. As causas de casos de câncer do colo do útero que passaram despercebidos em mulheres submetidas a rastreamento incluem erros de amostragem, fixação, interpretação ou falta de acompanhamento.[38]

A citologia convencional está mais bem aperfeiçoada, de modo a reduzir os erros falso-negativos. Ocorrem erros de amostragem quando uma lesão é demasiadamente pequena para que ocorra a esfoliação das células ou quando a coleta, a fixação ou a transferência das células para o local apropriado não são adequadas. No passado, ocorriam erros no preparo devido à fixação inadequada na lâmina, com secagem ao ar e suas consequências para a interpretação. As preparações em lâmina podiam ser espessas demais e obscurecidas por corrimento vaginal, sangue ou muco, problemas que foram superados com a utilização disseminada de meios líquidos. Os erros de interpretação foram reduzidos pela implementação em larga escala de aparelhos de detecção automáticos que auxiliam o técnico em citologia na identificação de anormalidades celulares significativas. O uso generalizado de meio líquido para a coleta da amostra citológica e a preservação das células cervicais coletadas reduziram significativamente os erros de amostragem e preparo das amostras. Com essa técnica, as amostras líquidas são processadas para produzir uma camada fina e uniforme de células cervicais sem restos celulares em uma lâmina de vidro. A amostra celular é coletada com uma escova endocervical utilizada em associação a uma espátula ou escova plástica. A amostra é lavada em um frasco contendo conservante líquido à base de álcool. Com o uso dessa técnica, 80 a 90% das células são transferidas para o meio líquido, em comparação a uma transferência de 10 a 20% para a lâmina de vidro no exame citológico convencional. O uso de meios líquidos elimina a secagem ao ar; as células são retiradas do frasco pela passagem do líquido através de um filtro, que retém as células epiteliais maiores, separando-as das pequenas células sanguíneas e inflamatórias. Esse processo produz uma camada fina de células adequadamente preservadas, o que facilita a interpretação pelo citologista. Essa técnica diminui em 70 a 90% a taxa de amostras insatisfatórias encontradas no exame citológico convencional.[39] A citologia em meio líquido é realizada pela maioria dos laboratórios nos EUA.

Outra tecnologia aprovada pela Food and Drug Administration (FDA) para rastreamento primário e rastreamento repetido de amostras de citologia cervical inicialmente interpretadas como normais é o denominado sistema de rastreamento automático em lâmina guiado por imagem. Essa técnica utiliza um microscópio automatizado acoplado a uma câmera digital especial. O sistema percorre a lâmina e utiliza técnicas de imagem computadorizadas para analisar cada campo de visão da lâmina. Algoritmos computadorizados classificam cada lâmina com base na probabilidade de que a amostra possa conter uma anormalidade. As lâminas selecionadas são analisadas por um técnico em citologia ou por um citopatologista. Essa técnica reduziu a taxa de resultados falso-negativos em 32%.[40]

Teste para papilomavírus humano no rastreamento

A melhor compreensão do papel crítico da infecção pelo papilomavírus humano de alto risco no desenvolvimento do câncer de colo do útero e seus precursores aumentou a quantidade de instrumentos moleculares que passaram a ser utilizados na prática clínica. Esses métodos, que foram objeto de extensos ensaios clínicos, foram submetidos ao rigoroso processo de aprovação da FDA e obtiveram seu licenciamento para funções específicas no processo de rastreamento. **O teste para HPV de alto risco é um componente fundamental do rastreamento para citologia indeterminada (ASC-US), como componente do coexame com citologia simultânea e como modalidade de rastreamento primário independente** (Tabela 16.2).

Recomendações para rastreamento do câncer do colo do útero

Foram desenvolvidas diretrizes baseadas na literatura para orientar o rastreamento, o acompanhamento e o tratamento do câncer do colo do útero. A evolução da ciência e a maior compreensão do HPV e da carcinogênese cervical, bem como as considerações relativas à

Tabela 16.2 Ensaios comercialmente disponíveis para HPV de alto risco e suas indicações clínicas aprovadas pela FDA.

Alvo Molecular Técnica	Produto comercial	Tipagem	Triagem de ASC-US	Coteste	Primário
DNA – genômico Hibridização DNA:RNA	Hybrid Capture 2	Não	X	X	
DNA Tecnologia Invader	Cervista	16/18 Reflex	X	X	
DNA L1 PCR TaqMan	Cobas HPV	16/18	X	X	X
mRNA E6/E7 TMA	APTIMA	16/18, 45 reflex	X	X	

prática clínica e responsabilidade, às vezes levam a diferenças sutis na interpretação dessas diretrizes. No entanto, elas não substituem uma discussão esclarecida dos riscos e benefícios entre o paciente e o profissional de saúde para a tomada de decisões sobre o tratamento.

O American College of Obstetricians and Gynecologists (ACOG) atualizou suas diretrizes.[41] O ACOG recomenda que as mulheres não iniciem o rastreamento do câncer do colo do útero antes de 21 anos de idade, independentemente do início da atividade sexual.* Essa orientação considera a prevalência muito baixa de câncer invasivo em mulheres muito jovens, o longo processo da carcinogênese cervical, que leva muitos anos, e os riscos muito baixos, porém reais, de parto pré-termo associados a procedimentos de excisão ambulatoriais. De modo semelhante, a frequência de rastreamento foi modificada para a sua realização a cada 2 anos em mulheres de 21 a 29 anos de idade (com a técnica de lâmina convencional ou a citologia em meio líquido) e a cada 3 anos em mulheres depois de 30 anos de idade, se forem documentados três exames de Papanicolau negativos consecutivos, isto é, negativos para lesão intraepitelial ou neoplasia maligna (NILM). O rastreamento mais frequente continua sendo recomendado para mulheres HIV-positivas (2 vezes no primeiro ano e, em seguida, anualmente), para pacientes imunossuprimidas, filhas expostas ao *dietilestilbestrol* (DES) e para aquelas com histórico de NIC 2 ou mais grave (rastreamento anual durante 20 anos). É razoável interromper o rastreamento entre 65 e 70 anos de idade, com uma reavaliação anual dos fatores de risco para determinar se é apropriado reiniciá-lo. De modo semelhante, após histerectomia total para indicações benignas, é razoável interromper o rastreamento na ausência de história de NIC de alto grau ou de câncer (Tabela 16.3).

A American Society for Colposcopy and Cervical Pathology (ASCCP), a American Cancer Society (ACS) e a American Society for Clinical Pathology (ASCP), em 2011, reuniram-se para a elaboração de um conjunto de diretrizes em colaboração com mais de 21 organizações parceiras. O objetivo desse processo foi estabelecer um conjunto de diretrizes atualizadas para rastreamento, baseadas em evidências, que refletissem o conhecimento mais avançado da ciência.[42] Simultaneamente e de maneira independente, a U.S. Preventive Services Task Force (USPSTF) está utilizando uma metodologia totalmente diferente e com base em uma revisão independente de evidências sistemáticas no processo de atualização das recomendações de rastreamento do câncer do colo do útero dessa entidade.[43] Esses processos quase paralelos geraram um conjunto de recomendações notavelmente concordantes, cuja uniformidade tem sido benéfica tanto para as pacientes como para os médicos.

Essas **diretrizes baseadas em evidências recomendam que o rastreamento do câncer do colo do útero não seja iniciado até os 21 anos de idade, independentemente da história sexual. Para mulheres de 21 a 29 anos de idade, a recomendação consiste em rastreamento com citologia a cada 3 anos. Dos 30 aos 65 anos, as opções apropriadas incluem coteste com citologia convencional e teste para HPV de alto risco a cada 5 anos ou citologia isolada a cada 3 anos. Depois dos 65 anos, é apropriado interromper o rastreamento em mulheres com história de rastreamento negativo, documentado por três exames citológicos negativos ou por dois cotestes negativos nos 10 anos precedentes.**[42,43]

A USPSTF publicou seu projeto de diretrizes atualizadas e as tornou disponíveis para os interessados (Tabela 16.3). A inovação importante e histórica é a incorporação sem precedentes do rastreamento primário com teste molecular para HPV de alto risco (como alternativa da citologia a cada 3 anos) em mulheres entre 30 e 65 anos de idade.

Células escamosas atípicas

A categoria de ASC não inclui alterações benignas, reativas e reparadoras, que são classificadas como normais no sistema Bethesda. Esse diagnóstico citológico é relativamente comum, variando de 3 a 25% em alguns centros.[44] Quando são utilizados critérios diagnósticos padronizados, a taxa de resultados de ASC deve ser de 3 a 5%.[45] A categoria de ASC é subdividida em ASC-US e ASC-H.

O diagnóstico citológico de ASC-US está associado a uma incidência de 10 a 20% de NIC 1 e a um risco de 3 a 5% de NIC 2 ou 3.[46-49] Com mais frequência, a NIC 1 é uma infecção benigna pelo HPV, que regride espontaneamente em mais de 60% dos casos; desta forma, o objetivo da triagem de um resultado de ASC-US no exame de Papanicolau consiste na identificação de lesões mais avançadas de NIC 2 e 3.[50]

A colposcopia imediata é considerada o método mais sensível de detecção de NIC 2 ou 3.[46,49] Tendo em vista que 80% das pacientes não apresentarão lesões significativas, é importante evitar a superinterpretação dos achados colposcópicos. **A utilidade do teste para HPV de alto risco na avaliação dos resultados do exame de Papanicolau para ASC-US**[51-53] **está bem estabelecida e ajuda na identificação de 90% das pacientes com lesões de NIC 2 ou 3.** Para comparar o método de triagem anteriormente mencionado de maneira randomizada e prospectiva, o NCI financiou um Estudo de Triagem ASC-US/LSIL (ALTS).[54] Pacientes com ASC-US ou LSIL foram divididas em três braços de triagem: (1) colposcopia imediata, (2) teste para HPV e (3) conduta conservadora com repetição do exame de Papanicolau. Havia 1.163 mulheres no grupo submetido à colposcopia imediata, das quais 14 recusaram o exame. Acredita-se que os resultados da colposcopia reflitam as taxas de prevalência da doença, que foram as seguintes: NIC 1, 14,3%; NIC 2, 16,1%; e NIC 3, 5%. Assim, 75% das mulheres com ASC-US tiveram colposcopia negativa e não foram submetidas à biopsia (25%) ou realizaram uma biopsia com resultados negativos. Os resultados do teste para HPV foram positivos em 56,1% das pacientes, e 6,1% não retornaram para colposcopia. Das 494 pacientes submetidas à colposcopia, os resultados foram os seguintes: NIC 1, 22,5%; NIC 2, 11,9%; e NIC 3, 15,6%. A sensibilidade do teste para HPV foi de 95,9% para detecção de NIC 2 e de 96,3% para a detecção de NIC 3.

No grupo de conduta conservadora, foi relatado apenas um exame de citologia no seguimento. Os resultados do único exame de Papanicolau no seguimento foram incluídos. Com a utilização de um ponto de corte incluindo qualquer achado positivo de ASC-US ou maior, a sensibilidade foi de 85% para a NIC 2 e de 85,3% para a NIC 3, com encaminhamento de 58,6% das pacientes para colposcopia. Se a LSIL foi utilizada como ponto de corte, efetuou-se o encaminhamento de 26,2% das pacientes, com sensibilidade de 64% tanto para a NIC 2 como para a NIC 3. Com o uso de HSIL como ponto de corte, 6,9% das pacientes foram encaminhadas, e a sensibilidade caiu para 44%. O ensaio clínico ALTS conclui que a triagem do HPV é altamente sensível na identificação das lesões de NIC 2 e NIC 3, e que reduz em aproximadamente 50% a taxa de encaminhamento para colposcopia.[55] Quando são utilizados modelos matemáticos para simular a história natural do HPV e do câncer

---
*N.R.T.: Outros países utilizam a idade mínima de 25 anos para iniciar o rastreamento.

Tabela 16.3 Comparação das diretrizes de rastreamento da American Cancer Society, da American Society of Colposcopy and Cervical Pathology e American Society Clinical Pathology, do American College of Obstetricians and Gynecologists e da U.S. Preventive Services Task Force.

	ACS-ASCCP-ASCP 2012	ACOG 2009	USPSTF 2012	USPSTF 2017
Idade de início	21	21	21	21
21 a 29 anos de idade	Citologia a cada 3 anos (em meio líquido ou convencional) CONTRÁRIO a exame de Papanicolau anual	Citologia a cada 2 anos (em meio líquido ou convencional)	Citologia a cada 3 anos (em meio líquido ou convencional)	Citologia a cada 3 anos (em meio líquido ou convencional)
30 a 65 anos de idade	Coteste a cada 5 anos (preferido) OU a cada 3 anos com citologia apenas (aceitável) CONTRÁRIO a rastreamento mais frequente	Coteste a cada 3 anos OU a cada 3 anos com citologia apenas	Coteste a cada 5 anos OU a cada 3 anos com citologia apenas	Citologia a cada 3 anos (em meio líquido ou convencional) OU Teste para HPV de alto risco a cada 5 anos OU Coteste a cada 5 anos
Após os 65 anos de idade	Interromper depois de 65 anos de idade se 3 exames de Papanicolau forem negativos ou 2 testes de HPV forem negativos nos últimos 10 anos, com teste mais recente nos últimos 5 anos	Interromper aos 65–70 anos de idade depois de 3 exames negativos nos últimos 10 anos	Interromper depois de 65 anos de idade se o rastreamento anterior foi adequado	Recomendação contra o rastreamento se o anterior foi adequado e não há risco aumentado

do colo do útero em uma coorte de mulheres norte-americanas, uma estratégia de rastreamento de 2 a 3 anos por meio de exame citológico, com triagem reflexa do HPV de alto risco é mais eficaz e de menor custo para reduzir a taxa de câncer do que a citologia convencional anual.[56]

As mulheres com ASC-H devem ser encaminhadas para colposcopia, devido ao risco subjacente de NIC 2 e/ou 3 e não devem ser submetidas à triagem com teste para HPV de alto risco.

Lesões intraepiteliais escamosas de baixo grau

O diagnóstico citológico de LSIL é reproduzível e representa 1,6% dos diagnósticos citológicos.[45] Cerca de 75% das pacientes apresentam NIC, dos quais 20% consistem em NIC 2 ou 3,[46-48] e essas pacientes necessitam de avaliação complementar. O ensaio clínico ALTS fechou precocemente o braço do teste para HPV porque a taxa de positividade para HPV alcançou 82% e não constituiu um discriminador válido para determinar a presença de doença. O ensaio clínico ALTS constatou que a interpretação citológica de LSIL está associada a um risco de 25% de NIC histológica 2 ou 3 no decorrer de 2 anos. Não foi identificada nenhuma estratégia de triagem efetiva que poupasse muitas mulheres de serem encaminhadas para colposcopia sem aumentar o risco de NIC 3 e de carcinoma invasor.[57] **As diretrizes reafirmam a conveniência da colposcopia para avaliar uma citologia de LSIL.**[52]

Lesões intraepiteliais escamosas de alto grau

Qualquer mulher com amostra citológica sugestiva da presença de HSIL deve ser submetida à colposcopia e biopsia dirigida.[52] Dois terços das pacientes com esse achado citológico apresentarão NIC 2 ou mais. Após biopsia guiada por colposcopia e determinação da distribuição da lesão, deve-se proceder ao tratamento excisional ou ablativo de toda a zona de transformação. Para populações que completaram a sua vida fértil e que têm probabilidade de serem perdidas no acompanhamento, pode se considerar a excisão ambulatorial da zona de transformação após o diagnóstico citológico.

Diagnóstico por colposcopia

A ASCCP elaborou um método para o desenvolvimento de recomendações de consenso baseadas em evidências e específicas para a prática da colposcopia nos EUA.[58] Um resultado desse método foi a elaboração de uma terminologia padronizada para os achados à colposcopia.[59] Ela descreve **os elementos mínimos de um exame colposcópico abrangente, que incluem a visualização da JEC, a identificação de epitélio acetobranco ou outra(s) lesão(ões) e uma avaliação colposcópica geral (normal/benigna, de baixo grau, de alto grau, câncer)** (Tabela 16.4).[59,60]

As diretrizes formalizam a prática da colposcopia baseada no risco. Em geral, pede-se aos colposcopistas que considerem pelo menos de duas a quatro biopsias de todas as lesões suspeitas.[61] Em

Tabela 16.4 — Elementos essenciais do exame colposcópico (adaptada da ASCCP).

Componente	Medidas
Avaliação pré-colposcópica	Avaliar/documentar o seguinte: indicação; histórico de rastreamentos anteriores, colposcopia e tratamento; paridade, contracepção, gravidez, menopausa, histerectomia, tabagismo, HIV, vacinação contra HPV
	Consentimento informado
Exame	Ectoscopia de vulva, vagina, região perianal e colo do útero
	Exame do colo do útero e da parte superior da vagina com aumento após aplicação de ácido acético a 3–5% utilizando luz branca e filtro verde/azul
Documentação	Documentar a visibilidade do colo do útero e a visualização da junção escamocolunar
	Documentar (por meio de diagrama ou fotografia) os achados, incluindo presença, localização, tamanho, aparência e característica da lesão
	Impressão colposcópica
Amostragem tecidual	Realizar/documentar o tipo de biopsia, localização das lesões
	Realizar/documentar amostragem endocervical
Após o procedimento	Documentar a modalidade e o momento de notificação da paciente

mulheres com menor risco de doença de alto grau (as que apresentam citologia que não HSIL, nenhuma evidência de HPV16/18 e colposcopia normal), não se recomenda a realização de biopsias aleatórias. Por outro lado, mulheres não grávidas com maior risco de doença necessitam de uma avaliação diagnóstica mais agressiva.

A proteína p16 é um regulador do ciclo celular, e em condições fisiológicas a p16 atua como inibidor das quinases CDK4 e CDK6 dependentes de ciclina, o que leva à parada do ciclo celular nas células epiteliais que sofrem diferenciação celular. Entretanto, em resposta a uma infecção transformadora pelo papilomavírus humano de alto risco (hrHPV) com hiperexpressão da proteína oncogênica E7, os níveis de proteína p16 aumentam. **Assim, o excesso de proteína p16 constitui um marcador substituto da infecção por HPV transformadora. A p16 é recomendada para uso como instrumento de julgamento em casos em que há desacordo profissional na interpretação histológica de amostras, com a ressalva de que o diagnóstico diferencial deve incluir uma lesão pré-cancerosa (NIC 2/-NI2 ou NIC 3/-NI3).**[62,63]

As diretrizes de consenso da ASCCP de 2012 recomendaram o agrupamento da NIC 2 e da NIC 3 como histologia de alto grau. Entretanto, foi reconhecida a existência de um subgrupo de pacientes com NIC 2 que não apresentaria progressão, e portanto não necessitava de tratamento. Em 2012, o College of American Pathologists e a ASCCP copatrocinaram o projeto de padronização da Terminologia Escamosa Anogenital Inferior (LAST, Lower Anogenital Squamous Terminology) e publicaram as recomendações da LAST para laudo histopatológico de lesões escamosas do trato anogenital inferior relacionadas com o HPV. Especificamente, a LAST exige o uso de uma nomenclatura de dois níveis (lesão intraepitelial escamosa de baixo grau/lesão intraepitelial escamosa de alto grau [LSIL/HSIL]) e ampliou o uso do biomarcador p16 para classificar lesões indeterminadas como lesões pré-cancerosas (HSIL) ou de baixo grau (LSIL)/alterações não HPV. Em um estudo, das 166 pacientes com patologia subsequente (incluindo 131 excisões), 26,2% dos casos p16 positivos de neoplasia intraepitelial de grau 2 *versus* 4,4% dos casos p16 negativos foram associados a um diagnóstico subsequente de HSIL (-NI 3) ou mais grave (P = 0,002).[64] **Os resultados indicam que o uso das recomendações da LAST resultaria em aproximadamente um terço de diagnósticos equívocados (-NI 2) de grau reduzido para LSIL no decorrer de 1 ano. A associação significativa da expressão da p16 a um maior risco de HSIL em uma amostra subsequente sugere que o uso de p16 para julgar diagnósticos indeterminados (-NI 2) em amostras do trato anogenital inferior como LSIL ou HSIL provavelmente forneceria uma previsão mais acurada do grau da lesão e evitaria procedimentos desnecessários de excisão. Por conseguinte, os resultados positivos (coloração) de p16 em blocos coesos e difusos sustentam uma classificação de doença pré-cancerosa. A coloração negativa ou sem blocos favorece fortemente uma interpretação de doença de baixo grau ou uma patologia não associada ao HPV, como metaplasia escamosa imatura, atrofia ou alterações reparadoras.** Publicações subsequentes confirmaram a acurácia de IHC p16.[62,63]

Em consequência, as mulheres com diagnóstico histológico de NIC 2 com coloração negativa de p16 apresentam um risco muito baixo de evolução para NIC 3, e nesses estudos, nenhuma paciente desenvolveu câncer invasor. Essas mulheres podem evitar o tratamento, particularmente se desejarem uma gravidez futura. Com frequência, as mulheres na pós-menopausa apresentam atrofia ou alterações reparadoras e também podem se beneficiar do teste de p16.

Achados colposcópicos

A avaliação por colposcopia constitui um componente essencial do acompanhamento do rastreamento cervical anormal. Profissionais têm se especializado na realização desse procedimento. Em um esforço para melhorar a qualidade e a consistência da colposcopia, a American Society of Colposcopy and Cervical Pathology elaborou e divulgou um novo conjunto de padrões para os serviços dessa área.[59] Esse processo levou ao desenvolvimento de uma terminologia padronizada e definições dos achados. A Tabela 16.4 fornece um resumo dos elementos essenciais do exame colposcópico.

Epitélio acetobranco

O epitélio que se torna branco após a aplicação de ácido acético (3 a 5%) é denominado *epitélio acetobranco*.[34] A aplicação do ácido acético coagula as proteínas do núcleo e do citoplasma, tornando-as opacas e brancas.[4]

O ácido acético não afeta o epitélio maduro produtor de glicogênio, uma vez que o ácido não penetra além do terço superior do epitélio. As células nessa região apresentam núcleos muito pequenos e grande quantidade de glicogênio (não proteína). Essas áreas exibem coloração rosa na colposcopia. As células displásicas são as mais afetadas. Essas células contêm grandes núcleos com quantidades anormalmente grandes de cromatina (proteína). As vilosidades colunares tornam-se arredondadas após a aplicação de ácido acético, facilitando a visualização delas. Elas aparecem levemente brancas, em particular na presença de metaplasia. As células metaplásicas imaturas possuem núcleos maiores e exibem alguma reação ao ácido acético. Como o epitélio metaplásico é muito fino, ele não é tão branco nem tão opaco quanto a NIC, porém aparece como uma película acinzentada.[4]

Leucoplasia

O termo *leucoplasia* significa literalmente placa branca.[4] Essa placa consiste em epitélio branco, que é visível antes da aplicação do ácido acético. A leucoplasia representa uma camada de queratina na superfície do epitélio. As células epiteliais escamosas imaturas têm o potencial de se transformar em células produtoras de queratina ou de glicogênio. Na vagina e no colo do útero, a diferenciação normal leva à produção de glicogênio. A leucoplasia não deve ser confundida com a placa branca de uma infecção por monilíase, que pode ser totalmente removida com qualquer objeto com ponta de algodão.

A produção de queratina é anormal na mucosa cervicovaginal. A leucoplasia resulta desse processo e está comumente associada à infecção pelo HPV **(Figura 16.8)** e a lesões intraepiteliais queratinizantes ou invasoras relacionadas, e deve-se efetuar uma biopsia. Outras etiologias dessa lesão incluem traumatismo crônico em consequência do uso de diafragma, pessário ou uso de absorvente interno e radioterapia.

Pontilhado

Os capilares dilatados que terminam na superfície aparecem a partir das extremidades como um conjunto de pontos, denominado pontilhado **(Figura 16.9)**. Quando esses vasos ocorrem em uma área bem demarcada de epitélio acetobranco, indicam a presença de epitélio anormal – com mais frequência, NIC de alto grau **(Figura 16.10)**.[4] Os vasos pontilhados são formados quando o epitélio metaplásico migra sobre as vilosidades colunares. Normalmente, o capilar regride; entretanto, quando ocorre NIC, ele persiste e aparece mais proeminente.

Mosaico

Os capilares terminais que circundam blocos aproximadamente circulares ou poligonais de epitélio acetobranco aglomerados são denominados mosaicos, em virtude de sua aparência **(Figura 16.11)**. Esses vasos formam um "cesto" ao redor dos blocos de epitélio anormal. Podem surgir a partir de uma coalescência de muitos vasos pontilhados terminais ou dos vasos que circundam as aberturas das glândulas cervicais.[4] O mosaicismo tende a estar associado a lesões de alto grau (NIC 2 e NIC 3) **(Figuras 16.12 e 16.13)**.

A International Federation for Cervical Pathology and Colposcopy publicou critérios colposcópicos adicionais para a NIC 3. Incluem o sinal da crista – protuberância opaca dentro do epitélio acetobranco da zona de tranformação, e o sinal da borda interna – demarcação precisa entre o epitélio fino e o epitélio acetobranco denso dentro de uma mesma lesão **(Figura 16.14)**. Esses critérios são acrescentados à glândula em manguito previamente descrito – acetobranco denso ao redor das aberturas glandulares, e o sinal do pano – descamação do epitélio em uma área de acetobranco **(Figura 16.15)**.[65]

Padrão vascular atípico

Os vasos atípicos são característicos de câncer invasor do colo do útero e incluem vasos em alça, vasos ramificados e vasos reticulares.

Correlação clinicopatológica

A melhor prática para o patologista e o colposcopista consiste em analisar em conjunto os achados colposcópicos, a citologia, o teste molecular, a biopsia cervical e a amostra endocervical, de modo a elaborar um plano terapêutico. A citologia não deve ser enviada

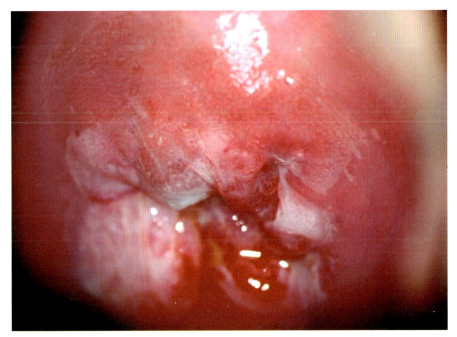

Figura 16.8 Colposcopia de neoplasia intraepitelial cervical 2 (NIC 2) associada à infecção do colo do útero por papilomavírus humano (HPV).

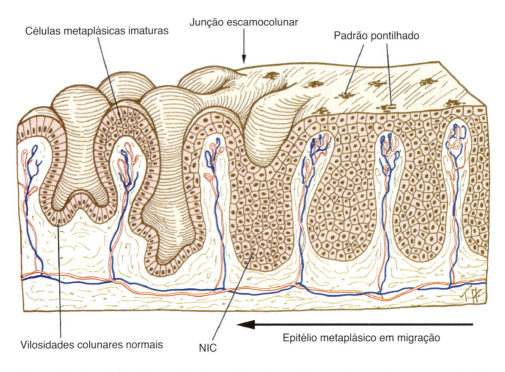

Figura 16.9 Diagrama do pontilhado. Os capilares centrais das vilosidades colunares são preservados e produzem os vasos pontilhados na superfície.

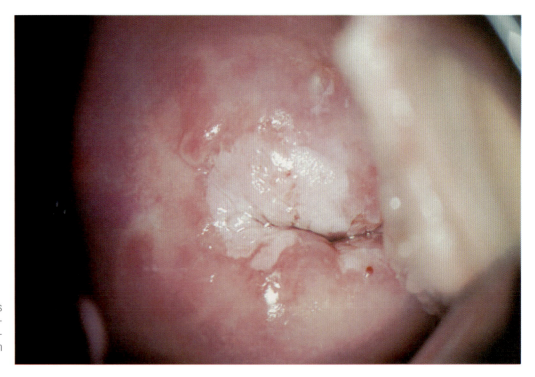

Figura 16.10 O papilomavírus humano (HPV)/neoplasia intraepitelial cervical 2 (NIC 2) manifesta-se como lesão branca com espículas superficiais.

para um laboratório e a histologia para outro. Quando há uma correlação entre os resultados de citologia, biopsia e teste molecular, o colposcopista pode ter quase certeza de que foi identificada a lesão clinicamente mais significativa. Se a citologia indicar uma lesão mais significativa do que a histologia, a paciente pode necessitar de avaliação complementar, incluindo repetição da colposcopia, outras biopsias e procedimentos diagnósticos de excisão em algumas circunstâncias.

Conduta

Diretrizes de manejo da doença clínica

Em 2012, a ASCCP e o NCI patrocinaram uma conferência de consenso para atualizar as diretrizes baseadas em evidências para rastreamento do câncer do colo do útero com resultados anormais. Essa conferência reuniu 47 especialistas e 23 sociedades

Capítulo 16 • Doença Intraepitelial do Colo do Útero, da Vagina e da Vulva 385

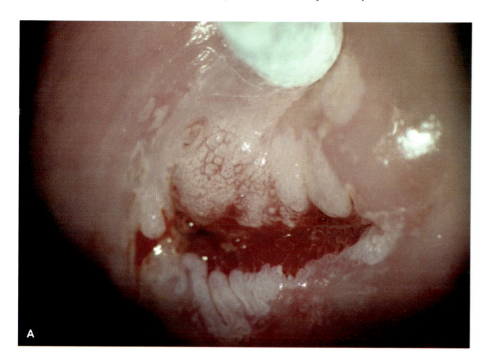

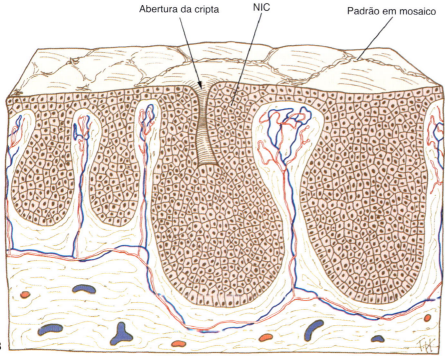

Figura 16.11 A. Padrão em mosaico e pontilhado. Esse padrão desenvolve-se como ilhas de epitélio displásico que se proliferam e empurram as extremidades dos vasos sanguíneos superficiais, criando um padrão semelhante a um mosaico de azulejos. **B.** Diagrama do padrão em mosaico.

profissionais, organizações de saúde nacionais e internacionais e agências federais para analisar a história natural e dados clínicos mais recentes e considerar como o rastreamento do câncer do colo do útero recém-atualizado impactou o acompanhamento clínico de rastreamentos com resultados anormais.[66] **As novas diretrizes abrangentes baseadas em evidências para o manejo de entidades citológicas e histológicas cervicais servem para a elaboração de algoritmos clínicos estruturados que estão disponíveis *on-line* para *download* (www.asccp.org) e em vários aplicativos para celulares e podem ser incorporados em uma variedade de plataformas de registro de saúde eletrônicas.**

NIC 1

Embora seja uma manifestação histopatológica da infecção pelo HPV, a NIC 1 não é um precursor de câncer. A taxa de regressão espontânea da NIC 1 comprovada por biopsia é estimada em 60 a 85% em estudos prospectivos, e normalmente ocorre regressão nos primeiros 2 anos de acompanhamento.[4,52,67-70] As pacientes que apresentam NIC 1 comprovada por biopsia (após achado citológico de ASC, LSIL) com colposcopia satisfatória são acompanhadas por meio de citologia e teste para HPV de alto risco (coteste) em 12 meses. Com citologia e teste para HPV de alto risco negativos no

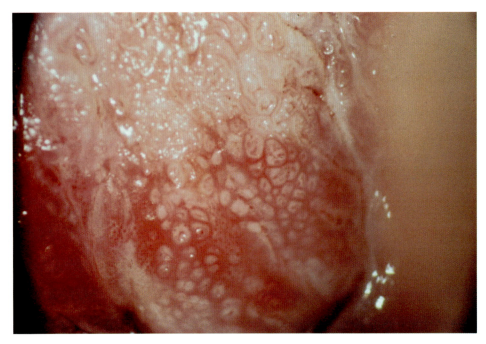

Figura 16.12 Papilomavírus humano (HPV)/neoplasia intraepitelial cervical 3 (NIC 3). Padrão cribriforme de HPV na periferia com mosaicismo e pontilhado próximo à junção escamocolunar.

acompanhamento de 12 meses, essas mulheres podem retornar à categoria de rastreamento apropriado para a idade. A paciente repete a colposcopia para uma reavaliação apropriada em caso de anormalidade no acompanhamento.[66] As mulheres jovens de 21 a 24 anos de idade nesse contexto clínico podem ser submetidas à vigilância com citologia repetida apenas em 12 e 24 meses, com encaminhamento para colposcopia em caso de ASC-US ou de grau maior.[66]

Quando a NIC 1 persiste por 24 meses ou mais, a paciente com exame colposcópico adequado pode ter a escolha de vigilância continuada ou destruição da zona de transformação com ablação ou excisão.[66] Entretanto, se a colposcopia for inadequada, deve-se evitar o tratamento ablativo. A conduta expectante pode não ser adequada para pacientes com imunossupressão, como as em uso de esteroides, quimioterapia ou fármacos imunossupressores, assim como naquelas que apresentem anormalidades de baixo grau persistentes.[52]

As situações clínicas nas quais a histopatologia é de NIC 1 precedida de citologia de ASC-H ou HSIL estão associadas a um maior risco. Nesses casos, o acompanhamento com coteste (citologia e teste de HPV de alto risco) com 12 e 24 meses ou um procedimento de excisão em alça (CAF) podem ser mais apropriados.[66]

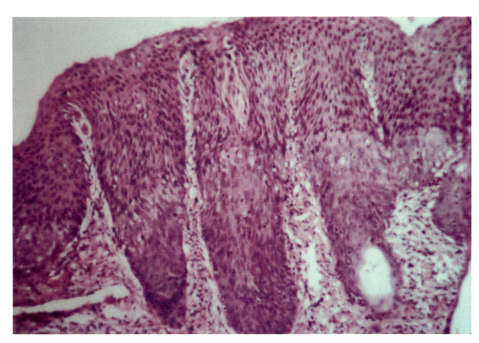

Figura 16.13 Neoplasia intraepitelial cervical de grau 3 (NIC 3).

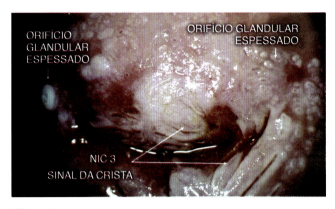

Figura 16.14 Achados colposcópicos da NIC 3: orifícios espessados das glândulas e sinal da crista.

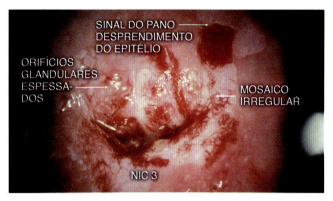

Figura 16.15 Achados da colposcopia na NIC 3: sinal do pano e orifícios glandulares espessados.

NIC 2 e NIC 3

Normalmente, **as lesões de NIC 2 e NIC 3 são precursoras neoplásicas e são agrupadas com a finalidade de diagnóstico e tratamento. Em mulheres de 25 anos de idade ou mais com colposcopia adequada e documentação histológica de NIC 2 e NIC 3, é necessário proceder à destruição ou excisão da zona de transformação.**[66] A ablação não deve ser considerada nos casos em que a colposcopia é inadequada, a NIC 2 e/ou 3 são recorrentes ou a amostragem endocervical é positiva. Essa recomendação baseia-se em uma metanálise mostrando que a NIC 2 evolui para CIS em 20% dos casos e para invasão em 5%. A progressão do CIS para invasão é de 5%.[71] É necessária uma vigilância com coteste em 12 e 24 meses antes que uma paciente possa voltar a se submeter a um rastreamento de rotina apropriado para sua idade.[66]

Existem exceções a essa recomendação. A primeira refere-se às mulheres grávidas que, na ausência de doença invasiva, são acompanhadas por meio de citologia e colposcopia até reavaliação 6 semanas após o parto. Além disso, considerando-se o risco pequeno, porém real, de parto pré-termo, em mulheres jovens com menos de 25 anos de idade que apresentam NIC 2-3, realiza-se um programa de vigilância agressiva com colposcopia e citologia em 6 a 12 meses. Se os resultados forem normais, essa vigilância é seguida de coteste no ano seguinte.[66]

Embora as NIC 2-3 possam ser tratadas com uma variedade de técnicas ambulatoriais, o tratamento preferido é a LEEP. Esse método possibilita uma avaliação patológica para a identificação de câncer microinvasor oculto ou comprometimento adenomatoso. Neste último caso, o estado da margem tem importantes implicações de prognóstico. A taxa de doença persistente e recorrente após tratamento é estimada em 4 a 10%.[72,73]

A terapia ablativa que utiliza crioterapia, ablação a *laser* ou qualquer outra técnica não é apropriada quando há NIC 2-3 na endocérvice, com base na colposcopia e curetagem endocervical (CEC) ou **evidências de câncer microinvasor ou invasor na citologia, colposcopia, CEC ou biopsia.**

Adenocarcinoma cervical in situ

No adenocarcinoma *in situ* (AIS), as células glandulares endocervicais são substituídas por células colunares altas, com estratificação nuclear, hipercromasia, irregularidade e aumento da atividade mitótica atípica.[74] A proliferação celular resulta em glândulas cribriformes aglomeradas. O padrão de ramificação normal das glândulas endocervicais é preservado. Cerca de 50% das mulheres com AIS cervical apresentam NIC 2-3 escamosa, e as lesões do AIS representam achados incidentais em amostras obtidas para tratamento da neoplasia escamosa. Em geral, o AIS localiza-se próximo da zona de transformação ou acima dela, e as amostras cervicais convencionais podem não ser eficazes para detectar a doença glandular. A obtenção de boas amostras endocervicais por escova pode melhorar a detecção do AIS durante o processo de rastreamento.

O AIS é um precursor do câncer e a histerectomia constitui o tratamento preferido para mulheres que não desejam mais filhos e apresentam um diagnóstico histológico de AIS em uma amostra de procedimento excisional diagnóstico.[66] Um diagnóstico histológico de AIS a partir de biopsia *punch* ou um diagnóstico citológico de AIS não são suficientes para justificar a realização de histerectomia na ausência de procedimento excisional diagnóstico.

O tratamento conservador com conização pode ser considerado em mulheres que desejam manter a sua fertilidade.[66] Nesse contexto, o estado das margens da conização cirúrgica e a amostragem endocervical no momento da cirurgia são fundamentais, se qualquer um for positivo, recomenda-se uma nova excisão devido ao risco de câncer.

É difícil estabelecer os limites das lesões do AIS por colposcopia ou pela histopatologia, devido à extensão frequente da doença dentro do canal endocervical e presença de "lesões saltadas" (p. ex., lesões que não são contíguas) multifocais. Por essa razão, as margens negativas em uma amostra excisional podem não ser totalmente confiáveis.

Há boas evidências de que o AIS possa progredir para câncer invasor.[75] Em um estudo de 40 pacientes com AIS submetidas à conização cervical, 23 (58%) apresentaram lesões intraepiteliais escamosas coexistentes e duas tinham carcinoma de células escamosas invasor.[76] Das 22 pacientes que foram submetidas à histerectomia, as margens da amostra de cone foram positivas em 10 pacientes, e 70% apresentaram AIS residual, incluindo duas pacientes com focos de adenocarcinoma invasivo. Uma das 12 pacientes com margens negativas apresentou adenocarcinoma residual focal na peça de histerectomia, e 18 mulheres foram submetidas à conização apenas com margens negativas e sem recidiva da doença depois de um intervalo médio de 3 anos. Desta forma, as margens positivas na peça de conização constituem um achado significativo nessas pacientes.[77] Em um estudo mais alarmante de 28 pacientes com AIS, das oito pacientes com margens positivas que foram submetidas à conização repetida ou histerectomia, três apresentaram AIS residual e uma tinha adenocarcinoma invasor.[78] Das dez pacientes com margens negativas que foram submetidas à histerectomia ou conização repetida, quatro apresentaram AIS residual. Uma paciente na qual não foi possível avaliar a margem do cone apresentou adenocarcinoma invasor. Das 15 pacientes que receberam tratamento conservador com conização repetida do colo do útero e acompanhamento rigoroso, sete (47%) tiveram lesão glandular recorrente detectada após a conização, incluindo adenocarcinoma invasor em duas mulheres. Não houve suspeita de lesão glandular em 48% das pacientes com base nos resultados do exame de Papanicolau e CEC obtidos antes da conização do colo do útero.

Em todos os casos de pós-conização para AIS, a vigilância recomendada exige uma reavaliação dentro de 6 meses, utilizando uma combinação de citologia, colposcopia, teste de DNA do HPV e amostragem endocervical em mulheres que não foram submetidas à histerectomia.

Modalidades de tratamento

Crioterapia

A crioterapia destrói o epitélio superficial do colo do útero por cristalização da água intracelular, resultando em destruição final da célula. A temperatura necessária para obter uma destruição efetiva precisa estar na faixa de −20° a −30°C. O óxido nitroso (−89°C) e o dióxido de carbono (−65°C) produzem temperaturas abaixo dessa faixa e constituem os gases mais comumente utilizados para esse procedimento.

Acredita-se que a técnica mais eficaz seja um método de congelamento-descongelamento-congelamento, em que se obtém uma bola de gelo 5 mm além da borda da sonda. O tempo necessário para a realização desse processo está relacionado com a pressão do gás; quanto maior a pressão, mais rápida é a formação da bola de gelo. A crioterapia é um tratamento eficaz para a NIC, com taxas de insucesso aceitáveis em determinadas condições.[79-82] Trata-se de um procedimento relativamente seguro com poucas complicações. A estenose cervical é rara, mas pode ocorrer. O sangramento pós-tratamento é incomum e, em geral, está relacionado com a infecção.

As taxas de cura estão relacionadas com o grau da lesão, e o tratamento da NIC 3 tem maior probabilidade de insucesso (Tabela 16.5). Townsend mostrou que as curas estão relacionadas com o tamanho da lesão. As que cobrem a maior parte da ectocérvice apresentam taxas de insucesso de até 42%, em comparação a 7% para lesões com menos de 1 cm de diâmetro.[83] Os achados positivos na CEC podem reduzir de maneira significativa a taxa de cura. O acometimento das glândulas endocervicais é importante, pois a taxa de insucesso em mulheres com acometimento glandular foi de 27%, em comparação a 9% naquelas que não tiveram esse acometimento.[84]

A crioterapia é aceitável quando são preenchidos os seguintes critérios:

1. NIC 1 persistente durante 24 meses ou NIC 2.
2. Lesão pequena.
3. Localização ectocervical apenas.
4. Amostra endocervical negativa.
5. Ausência de acometimento das glândulas endocervicais na biopsia.

Excisão eletrocirúrgica por alça

A excisão eletrocirúrgica por alça é uma ferramenta valiosa para o diagnóstico e tratamento da NIC.[75,85-94] Oferece a vantagem de ser uma operação que pode ser simultaneamente diagnóstica e terapêutica durante uma consulta ambulatorial.[95-105]

O efeito da eletricidade sobre o tecido depende da concentração de elétrons (tamanho do fio), da potência (Watts) e do conteúdo de água do tecido. Se forem usados uma baixa potência ou um fio de grande diâmetro, o efeito será de eletrocautério, e a lesão térmica do tecido será extensa. Se a potência for alta (35 a 55W) e a alça do fio for pequena (0,5 mm), o efeito será eletrocirúrgico, e o tecido sofrerá pouca lesão térmica. O corte efetivo é o resultado de um envoltório de vapor que surge na interface entre a alça do fio e o tecido repleto de água. Esse envoltório é empurrado através do tecido, e a combinação do fluxo de elétrons e eventos acústicos separa o tecido. Depois da excisão, utiliza-se um eletrodo esférico de 5 mm de diâmetro e a potência é ajustada em 50 W. A esfera é colocada próxima à superfície para que ocorra uma centelha entre a esfera e o tecido. Esse processo, denominado *eletrofulguração*, resulta em alguma lesão térmica que leva à hemostasia. Se houver fulguração excessiva, o paciente apresentará uma escara com maior descarga, e o risco posterior de infecção e sangramento será maior.

A excisão por alça normalmente não deve ser utilizada antes da identificação de uma lesão intraepitelial de alto grau por exame histopatológico. Entretanto, o tratamento após citologia de HSIL pode ser apropriado em certas situações e entre populações nas quais não é possível efetuar um acompanhamento colposcópico.

A LEEP pode estar associada a um aumento do risco de parto pré-termo, ruptura prematura das membranas e lactentes de baixo peso ao nascer em gestações subsequentes com mais de 20 semanas de gravidez.[106] A excisão de toda a zona de transformação, junto com quantidades variáveis do canal cervical, pode

Tabela 16.5 Resultados da crioterapia para neoplasia intraepitelial cervical (NIC) em comparação com o grau de NIC.

Autor (ref. nº)	NIC 1 Nº	NIC 1 Insucesso (%)	NIC 2 Nº	NIC 2 Insucesso (%)	NIC 3 Nº	NIC 3 Insucesso (%)
Ostergard[80]	13/205	6,3	7/93	7,5	9/46	19,6
Creasman et al.[81]	15/276	5,4	17/235	7,2	46/259	17,8
Benedet et al.[82]	7/143	4,9	19/448	4,2	65/1.003	6,5
Anderson e Hartley[84]			9/123	7,3	17/74	23
Total	35/624	5,6	50/899	5,6	137/1.382	9,9

comprometer os resultados obstétricos.[92,94] Isso é particularmente válido em mulheres jovens, que podem apresentar grandes zonas de transformação imaturas com extensas áreas acetobrancas. As complicações após excisão eletrocirúrgica por alça são relativamente menores do que aquelas que ocorrem após ablação com *laser* e conização. Podem ocorrer hemorragia intraoperatória, hemorragia pós-operatória e estenose cervical, porém em baixas taxas. A JEC é visível em mais de 90% das pacientes após esse procedimento. A Tabela 16.9 mostra a eficácia da LEEP e a sua comparação com outros procedimentos de excisão.

Conização

A conização do colo do útero desempenha um importante papel no tratamento da NIC. Pode ser realizada com bisturi, agulha eletrocirúrgica ou *laser*. Antes da disponibilidade da colposcopia, a conização era o método padrão para a avaliação de um resultado anormal do exame de Papanicolau. A conização é um procedimento diagnóstico e terapêutico, cuja vantagem em comparação com os tratamentos ablativos é a de fornecer uma amostra de tecido para avaliação complementar, de modo a excluir a possibilidade de câncer invasor e avaliar acuradamente as margens cirúrgicas.[100,101,103,107]

A conização está indicada para diagnóstico em mulheres com NIC 3 ou AGC-AIS e pode ser considerada nas seguintes condições:

1. Os limites da lesão não podem ser visualizados por colposcopia.
2. A JEC não pode ser avaliada na colposcopia.
3. Os achados histológicos na CEC são positivos para NIC 2 ou NIC 3.
4. Existe uma falta substancial de correlação entre os resultados da citologia, da biopsia e da colposcopia.
5. Há suspeita de microinvasão com base nos resultados de biopsia, colposcopia ou citologia.
6. O colposcopista é incapaz de excluir a possibilidade de câncer invasor.

As lesões com margens positivas tendem a sofrer recorrência após conização (Tabela 16.8).[100,101,103] O acometimento das glândulas endocervicais é preditivo de recorrência (23,6% com acometimento glandular, em comparação a 11,3% na ausência de acometimento glandular).[108] Em comparação à conização, a LEEP é uma técnica mais simples e os resultados a curto prazo assemelham-se aos obtidos com a conização e a excisão com *laser*.[72,109] Em um estudo prospectivo que examinou os efeitos a longo prazo da LEEP, da conização e da excisão com *laser*, não foi constatada nenhuma diferença na recorrência de displasia ou nos desfechos de gravidez (Tabelas 16.6 e 16.7).[110]

Histerectomia

A histerectomia constitui o tratamento de último recurso para a NIC de alto grau recorrente. Em um estudo de 38 casos de câncer invasor que ocorreram após histerectomia entre 8.998 mulheres (0,4%), a incidência de sangramento significativo, infecção e outras complicações, incluindo morte, é maior na histerectomia do que em outros métodos de tratamento da NIC.[76] Existem algumas situações nas quais a histerectomia continua sendo um método válido e apropriado (embora não obrigatório) de tratamento da NIC:

1. Microinvasão.
2. NIC de alto grau recorrente confirmada ao exame histológico.
3. Ocorrência concomitante de patologia ginecológica exigindo histerectomia, como mioma, prolapso, endometriose e doença inflamatória pélvica.

NEOPLASIA INTRAEPITELIAL VAGINAL

A neoplasia intraepitelial vaginal (NIVA) frequentemente acompanha a NIC e compartilha uma etiologia comum.[111] Essas lesões podem ser extensões da NIC para a vagina ou podem ser lesões-satélites que ocorrem principalmente na parte superior da vagina. Como a vagina não possui uma zona de transformação com células epiteliais imaturas para serem infectadas pelo HPV, o mecanismo de entrada do HPV ocorre por meio de microescoriações causadas principalmente pela penetração na atividade sexual. Conforme essas escoriações cicatrizam com células escamosas metaplásicas, o HPV pode iniciar seu crescimento de modo semelhante ao que ocorre na zona de transformação cervical. As lesões da NIVA são assintomáticas. Como elas frequentemente acompanham a infecção ativa pelo HPV, a paciente pode relatar a ocorrência de verrugas vulvares ou de corrimento vaginal fétido das verrugas vaginais.

Tabela 16.6 Complicações da excisão eletrocirúrgica.

Autor (ref. nº)	Nº de pacientes	Hemorragia operatória	Hemorragia pós-operatória	Estenose cervical
Prendiville et al.[85]	111	2	2	–
Whiteley e Olah[86]	80	0	3	–
Mor-Yosef et al.[75]	50	1	3	–
Bigrigg et al.[87]	1.000	0	6	–
Gunasekera *et al.*[88]	98	0	0	–
Howe e Vincenti[89]	100	0	1	–
Minucci et al.[90]	130	0	1	2
Wright et al.[91]	432	0	8	2
Luesley et al.[92]	616	0	24	7
Total	2.617	3 (0,001%)	48 (1,8%)	11/6.178 (1%)

Tabela 16.7 Invasão não suspeitada em amostras de excisão eletrocirúrgica.

Autor (ref. nº)	Pacientes	Microinvasora	Invasora
Prendiville et al.[85]	102	1	–
Bigrigg et al.[87]	1.000	5	–
Gunasekera et al.[88]	98	–	1
Howe e Vincenti[89]	100	1	–
Wright et al.[91]	141	3	–
Luesley et al.[92]	616	1	–
Chappatte et al.[94]	100	4	6 (adenocarcinoma *in situ*)
Total	2.157	15 (0,7%)	1 (0,04%)

Tabela 16.8 Grau de desconforto causado pela excisão por alça grande *versus* conização com *laser*.

Efeito colateral	Excisão por alça (*n* = 98)	*Laser* (*n* = 101)
Não desagradável	80 (92%)	32 (32%)
Moderadamente desagradável	16 (16%)	50 (50%)
Muito desagradável	2 (2%)	19 (18%)
Tempo do procedimento	20 a 50 s	4 a 15 min
	(16 s, em média)	(6,5 min, em média)

De: Gunasekera PC, Phipps JH, Lewis BV. Large loop excision of the transformation zone (LLETZ) compared to carbon dioxide *laser* in the treatment of CIN: a superior mode of treatment. *Br J Obstet Gynaecol* 1990;97:995-998, com autorização.

Diagnóstico

As mulheres com colo do útero intacto devem ser submetidas ao rastreamento citológico de rotina. A NIVA é quase sempre acompanhada de NIC, e o exame citológico tende a ser positivo na presença de NIVA. A vagina deve ser cuidadosamente inspecionada por exame colposcópico para pesquisa de qualquer lesão de NIC. Deve-se dispensar uma atenção especial para a parte superior da vagina. **As mulheres que apresentam anormalidades persistentes no exame citológico, sem qualquer evidência de patologia cervical, e aquelas com citologia anormal após tratamento da NIC devem ser examinadas cuidadosamente à procura de NIVA.** Em mulheres nas quais o colo do útero foi removido devido à neoplasia cervical de alto grau, deve-se efetuar o exame de Papanicolau a intervalos regulares (p. ex., anualmente), dependendo do diagnóstico e da gravidade da lesão.

O exame colposcópico e a biopsia dirigida constituem os pilares do diagnóstico de NIVA. Normalmente, as lesões estão localizadas ao longo das cristas vaginais, são de formato ovoide e ligeiramente elevadas e frequentemente apresentam espículas superficiais. Em geral, as lesões de NIVA 1 são acompanhadas de uma quantidade significativa de coilocitose, indicando a sua origem a partir do HPV **(Figura 16.16)**. A NIVA 2 apresenta epitélio acetobranco mais espesso, borda externa mais elevada e menor captação de iodo **(Figura 16.17 A)**. Quando ocorre NIVA 3, a superfície pode tornar-se papilar e ocorrem padrões vasculares de pontilhado e mosaico **(Figura 16.17 B)**. A invasão precoce caracteriza-se por padrões vasculares semelhantes aos do colo do útero.

Tratamento

19 As pacientes com NIVA 1/HPV ou com NIVA 2 não necessitam de tratamento, e o manejo pode consistir em acompanhamento. Com frequência, essas lesões regridem, são multifocais e sofrem rápida recorrência quando tratadas com terapia ablativa. As lesões da NIVA 3 têm mais tendência a estar associadas a doença invasora precoce. Em um estudo de 32 pacientes submetidas à vaginectomia apical para NIVA 3, constatou-se a presença de carcinoma invasor oculto em nove pacientes (28%).[112] Em mulheres de idade mais avançada, recomenda-se que as lesões da NIVA 3 localizadas nas depressões da cúpula da vagina sejam excisadas para excluir qualquer câncer invasor oculto. **As lesões da NIVA 3, cujas amostras são adequadamente examinadas para afastar a possibilidade de doença invasora, podem ser tratadas com *laser* ou tratamento excisional.** A principal vantagem da vaporização por *laser* é a capacidade de controlar a profundidade e a largura da

Tabela 16.9 Recorrência da neoplasia intraepitelial cervical após conização.

Autor (ref. nº)	Nº de pacientes	Margens negativas	Margens positivas
Larsson et al.[101]	683	56	246
Bjerre et al.[103]	1.226	64	429
Kolstad e Klem[104]	1.121	27	291
Total	3.030	147 (4,9%)	966 (31,9%)

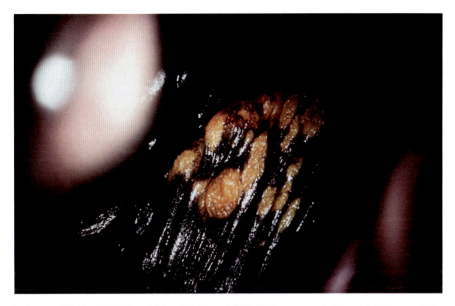

Figura 16.16 Papilomavírus humano (HPV)/neoplasia intraepitelial vaginal de grau 1 (NIVA 1). Observe as espículas superficiais com captação parcial da solução de Lugol.

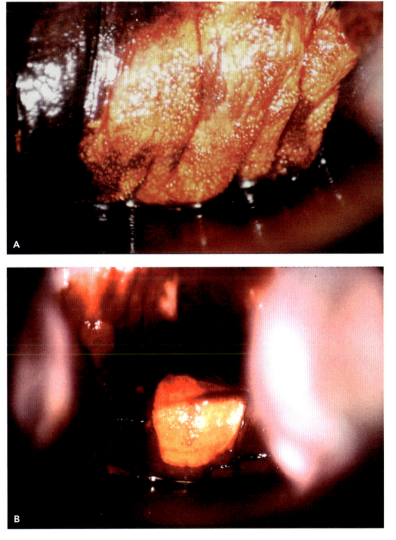

Figura 16.17 **A.** Neoplasia intraepitelial vaginal de grau 2 (NIVA 2). **B.** Neoplasia intraepitelial vaginal de grau 3 (NIVA 3).

destruição por meio de observação direta com colposcópio. A outra vantagem do tratamento com *laser* é a rápida fase de cicatrização após o tratamento. Esse processo leva de 3 a 4 semanas, quando então há formação de um epitélio completamente novo e, na maioria dos casos, epitélio maduro contendo glicogênio.

Interação tecidual

Quando o feixe de *laser* entra em contato com o tecido, sua energia é absorvida pela água das células, causando fervura imediata. As células explodem em um jato de vapor (o que explica o termo *vaporização por laser*). O conteúdo de proteína e mineral é incinerado pelo calor e produz uma aparência carbonizada na base da área exposta. A profundidade da destruição pelo *laser* é uma função da energia do feixe (em Watts), da área do feixe (em milímetros quadrados) e do tempo durante o qual o *laser* permanece no tecido. O feixe precisa ser deslocado de maneira uniforme através da superfície tecidual, de modo a evitar a destruição profunda. O feixe de *laser* vaporiza uma área central e deixa uma zona estreita de necrose por calor ao redor da cratera por ele produzida. A vaporização por *laser* tem por objetivo minimizar a área de necrose tecidual. Esse objetivo é alcançado pelo uso de alta potência elétrica (20 W), com feixe de tamanho médio (1,5 mm) e deslocamento uniforme e rápido do feixe sobre a superfície. A zona de necrose térmica é de 0,1 mm quando o *laser* é utilizado dessa forma. Alguns *lasers* possuem uma função denominada *superpulso*, em que o feixe é eletronicamente ligado e desligado milhares de vezes por segundo, permitindo, assim, o resfriamento do tecido entre os pulsos para provocar menos necrose térmica.

A criocirurgia não deve ser utilizada na vagina, já que não é possível controlar a profundidade da lesão, e pode ocorrer uma lesão inadvertida da bexiga ou do reto. Utiliza-se a fulguração superficial com cautério esférico eletrocirúrgico sob controle colposcópico para observar a profundidade de destruição, retirando-se o tecido epitelial conforme sofre ablação. A excisão constitui um excelente método para o tratamento de lesões da parte superior da vagina em uma pequena área. Em certas ocasiões, é necessária a realização de vaginectomia total para uma lesão de NIVA 3 que ocupa toda a vagina. Deve ser acompanhada por enxerto cutâneo de espessura parcial. Esse tratamento agressivo das lesões vaginais disseminadas não deve ser utilizado na NIVA 2.

O potencial maligno da NIVA parece ser menor que o da NIC. Em uma revisão de 136 casos de CIS da vagina ao longo de um período de 30 anos, quatro casos (3%) evoluíram para o câncer vaginal invasivo, apesar da utilização de vários métodos de tratamento.[111]

DOENÇA INTRAEPITELIAL VULVAR

Distrofias vulvares

No passado, os termos como *leucoplasia*, *líquen escleroso e atrófico*, *atrofia primária*, *dermatose esclerótica*, *vulvite atrófica e hiperplásica* e *craurose vulvar* eram empregados para designar distúrbios do crescimento e da diferenciação epiteliais.[113] Em 1966, Jeffcoate sugeriu que esses termos não se referiam a doenças separadas, porque as aparências macroscópicas e microscópicas eram variáveis e permutáveis.[114] Ele passou a utilizar o termo genérico *distrofia vulvar crônica* para referir-se a esse grupo de lesões.

A International Society for the Study of Vulvar Disease (ISSVD) recomendou a substituição da antiga terminologia de *distrofia* por uma nova classificação, sob a denominação patológica de *distúrbios epiteliais não neoplásicos da pele e da mucosa*. Essa classificação é apresentada na **Tabela 16.10**. Em todos os casos, o diagnóstico exige uma biopsia das lesões de aparência suspeita, que são mais bem detectadas por meio de inspeção cuidadosa da vulva sob boa iluminação, com o auxílio de uma lente de aumento, se necessário.[115]

O potencial maligno desses distúrbios epiteliais não neoplásicos é baixo, e as lesões com atipia são classificadas como neoplasia intraepitelial vulvar (NIV). As pacientes com líquen escleroso e hiperplasia concomitante podem correr um maior risco.[116]

Neoplasia intraepitelial vulvar

À semelhança das distrofias vulvares, existe confusão em relação à nomenclatura da NIV. São utilizados quatro termos principais: *eritroplasia de Queyrat*, *doença de Bowen*, *carcinoma in situ simples* e *doença de Paget*. Em 1976, a ISSVD determinou que as três primeiras lesões eram meramente variações macroscópicas do mesmo processo patológico, e que todas essas entidades deveriam ser incluídas sob o termo abrangente de *carcinoma de células escamosas in situ* (estágio 0).[92] Em 1986, a ISSVD recomendou o termo *neoplasia intraepitelial vulvar* (**Tabela 16.10**).

A NIV é classificada em grau 1 (leve), 2 (moderada) ou 3 (grave ou CIS), com base na imaturidade celular, presença de anormalidades nucleares, distúrbio de maturação e atividade mitótica. Na NIV 1, as células imaturas, a desorganização celular e a atividade mitótica são observadas predominantemente no terço inferior do epitélio, ao passo que, na NIV 3, as células imaturas com citoplasma escasso e alterações acentuadas da cromatina ocupam a maior parte do epitélio (**Figura 16.18**). Na camada superficial, são encontradas células disceratóticas e figuras de mitose. A aparência da NIV 2 é intermediária entre a NIV 1 e a NIV 3. Outras alterações citopáticas da infecção pelo HPV, como halos perinucleares com deslocamento dos núcleos pela proteína viral intracitoplasmática,

---

Tabela 16.10   Classificação das doenças vulvares epiteliais.

Distúrbios epiteliais não neoplásicos da pele e da mucosa
Líquen escleroso (líquen escleroso e atrófico)
Hiperplasia escamosa (anteriormente distrofia hiperplásica)
Outras dermatoses
Distúrbios epiteliais não neoplásicos e neoplásicos mistos
Neoplasia intraepitelial
Neoplasia intraepitelial escamosa
NIV 1
NIV 2
NIV 3 (displasia grave ou carcinoma *in situ*)
Neoplasia intraepitelial não escamosa
Doença de Paget
Tumores de melanócitos, não invasores
Tumores invasores

NIV, neoplasia intraepitelial vulvar.

De: **Committee on Terminology, International Society for the Study of Vulvar Disease.** New nomenclature for vulvar disease. *Int J Gynecol Pathol* 1989;8:83, com autorização.

espessamento das bordas celulares, binucleação e multinucleação, são comuns nas camadas superficiais da NIV, particularmente das NIV 1 e 2. Essas alterações virais não constituem uma evidência definitiva de neoplasia, porém constituem uma indicação de exposição viral.[117] Os condilomas vulvares estão associados, em sua maioria, a HPV-6 e a HPV-11, enquanto o HPV-16 é detectado em mais de 80% dos casos de NIV por técnicas moleculares.

A NIV 3 é um precursor neoplásico e pode ser unifocal ou multifocal. Normalmente, a NIV 3 multifocal caracteriza-se por pequenas lesões hiperpigmentadas nos grandes lábios **(Figura 16.19)**. Alguns casos de NIV 3 são mais confluentes e se estendem até o frênulo dos pequenos lábios, acometendo a região perineal. O termo *papulose bowenoide* (*displasia bowenoide*) era utilizado para descrever lesões de NIV multifocais, cujo grau varia de 1 a 3. Do ponto de vista clínico, as pacientes com papulose bowenoide apresentam múltiplas pápulas pigmentadas e pequenas (40% dos casos), que habitualmente medem menos de 5 mm de diâmetro. A maioria das mulheres portadoras dessas lesões está na faixa dos 20 anos de idade, e algumas estão grávidas. Depois do parto, pode ocorrer regressão espontânea das lesões. O termo *papulose bowenoide* não é mais recomendado pela ISSVD.

O American College of Obstetrics and Gynecology publicou um parecer da comissão sobre o tratamento da NIV.[118] **O relatório indica que a NIV 1 não é mais considerada uma lesão pré-cancerosa. Representa, com mais frequência, uma lesão do HPV ou pode ser superestimada e não necessita de tratamento. A NIV 2 com p16 positiva deve ser tratada da mesma maneira que a NIV 3. Podem-se observar lesões de NIV 2 com p16 negativa.**

Tratamento da NIV

O tratamento da NIV 3 varia desde uma ampla excisão até a realização de vulvectomia superficial ou vulvectomia cutânea.[119-122] Embora o tratamento originalmente recomendado no CIS da vulva fosse uma excisão ampla, o temor de que a doença fosse pré-invasora levou ao uso disseminado da vulvectomia superficial.[121] Como a progressão é relativamente rara, ocorrendo normalmente em 5 a 10% dos casos,

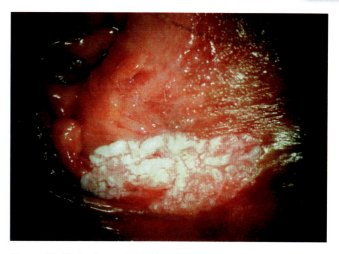

Figura 16.18 Carcinoma *in situ* da vulva (neoplasia intraepitelial vulvar de grau 3, NIV 3).

não há justificativa para a realização de cirurgia extensa.[119] Isso é particularmente importante, pelo fato de que muitas lesões de NIV 3 são encontradas em mulheres na pré-menopausa.

As opções terapêuticas na NIV 3 consistem em excisão simples, ablação com *laser* e vulvectomia superficial, com ou sem enxerto cutâneo de espessura parcial. A excisão de pequenos focos de doença produz resultados excelentes e tem a vantagem de fornecer uma amostra histopatológica. Embora possa ser difícil tratar lesões multifocais ou extensas com essa técnica, ela oferece a possibilidade de melhor resultado estético. Com frequência, é necessário repetir a excisão, mas, em geral, pode ser efetuada sem a realização da vulvectomia.[120,122]

O *laser* de dióxido de carbono pode ser utilizado nas lesões multifocais, porém é desnecessário na doença unifocal. As desvantagens são que ele pode ser doloroso e de alto custo, além de não fornecer uma amostra histopatológica.[123]

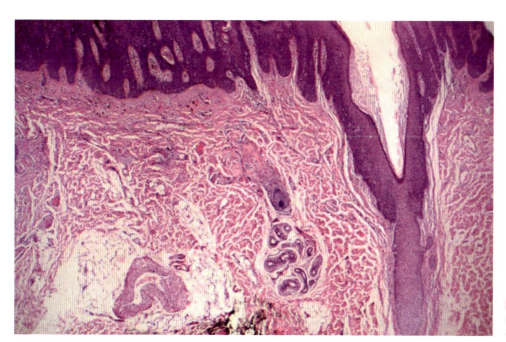

Figura 16.19 Carcinoma vulvar *in situ*: carcinoma *in situ* (NIV 3) que se estende até o folículo piloso.

A vulvectomia superficial é apropriada para o tratamento da NIV 3 extensa e recorrente.[122] O objetivo da cirurgia é extirpar toda a doença, preservando, ao mesmo tempo, o máximo possível de anatomia normal da vulva. Se possível, a parte anterior da vulva e o clitóris devem ser preservados. Em algumas pacientes, a doença estende-se até o ânus, que precisa ser ressecado. Deve-se empenhar para efetuar o fechamento primário do defeito vulvar, reservando o uso de enxertos cutâneos para os casos em que o defeito vulvar não possa ser fechado devido à extensão da ressecção. Os enxertos cutâneos de espessura parcial são retirados das coxas ou das nádegas, e nelas são mais facilmente escondidos.[124]

Doença de Paget da vulva

A doença de Paget extramamária da vulva (AIS) foi descrita 27 anos após a descrição de *Sir* James Paget da lesão mamária, que agora tem o seu nome.[125] Algumas pacientes com doença de Paget vulvar apresentam adenocarcinoma subjacente, embora seja difícil estabelecer a sua frequência precisa.

Histologia

Os casos de doença de Paget vulvar são, em sua maioria, intraepiteliais. Como essas lesões exibem diferenciação apócrina, acredita-se que as células malignas surjam a partir de células basais indiferenciadas que se convertem em células de tipo anexial durante a carcinogênese (Figura 16.20). As "células transformadas" se disseminam intraepitelialmente por todo o epitélio escamoso e podem estender-se até os anexos. Na maioria das pacientes com carcinoma invasor subjacente da glândula sudorípara apócrina, a glândula de Bartholin, ou anorretal, acredita-se que as células malignas migrem pelas estruturas ductais da derme, alcançando a epiderme. Nesses casos, podem ocorrer metástases para os linfonodos regionais e outros locais.

A doença de Paget precisa ser diferenciada do melanoma disseminado superficial. Todos os cortes devem ser examinados detalhadamente, utilizando coloração especial, em particular o ácido periódico Schiff (PAS) e mucicarmina. A mucicarmina produz rotineiramente resultados positivos nas células da doença de Paget e resultados negativos na lesão melanótica.

Características clínicas

A doença de Paget da vulva afeta predominantemente mulheres brancas na pós-menopausa e os sintomas de apresentação consistem normalmente em prurido e úlcera vulvar. A lesão tem aspecto macroscópico eczematoide e habitualmente começa nas partes da vulva em que há pelos (Figura 16.21). Pode estender-se e acometer o monte do púbis, as coxas e as nádegas. Foi também descrita a extensão para a mucosa do reto, da vagina ou o trato urinário.[126] As lesões mais extensas são comumente mais elevadas e exibem aspecto aveludado.

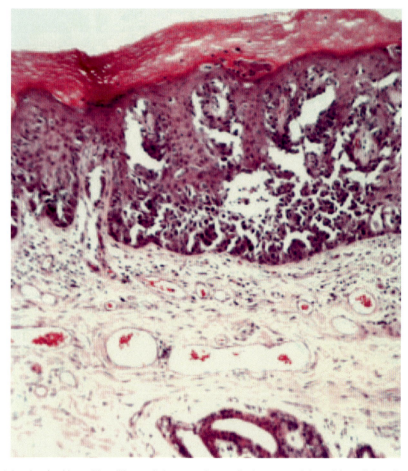

Figura 16.20 Doença de Paget da vulva. A epiderme é invadida por células anormais com citoplasma vacuolado e núcleos atípicos. Essa acentuada concentração de células anormais nas camadas parabasais é típica da doença de Paget.

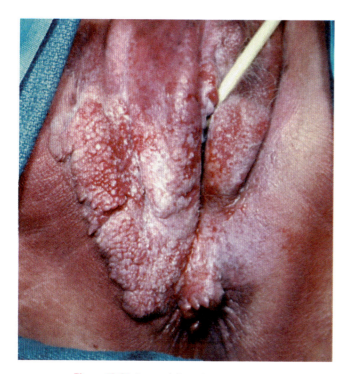

Figura 16.21 Doença de Paget dos grandes lábios.

Em cerca de 4% das pacientes, observa-se uma segunda neoplasia primária sincrônica ou metacrônica associada à doença de Paget extramamária, que é muito menos comum do que se acreditava anteriormente.[127] Foram relatados carcinomas associados no colo do útero, no cólon, na bexiga, na vesícula biliar e na mama. Quando a mucosa anal é acometida, há habitualmente adenocarcinoma retal subjacente.[116]

Tratamento

Diferentemente da NIV 3 de células escamosas, na qual existe uma estreita correlação entre a extensão histológica da doença e a lesão macroscópica, a doença de Paget estende-se geralmente bem além da lesão macroscópica.[128] Essa extensão resulta em margens cirúrgicas positivas e em recorrência local frequente, a não ser que seja realizada uma ampla excisão local.[129] Os adenocarcinomas subjacentes são clinicamente evidentes, porém esse achado nem sempre ocorre, e por isso a derme subjacente deve ser removida para avaliação histológica adequada. Por esse motivo, a terapia com *laser* não é satisfatória no tratamento da doença de Paget primária. Na presença de carcinoma invasor subjacente, ele deve ser tratado da mesma maneira que um câncer vulvar escamoso. Em geral, esse tratamento exige vulvectomia radical, e pelo menos uma linfadenectomia inguinal-femoral ipsilateral.

As lesões recorrentes são quase sempre *in situ*, embora exista pelo menos um relato de adenocarcinoma subjacente na doença de Paget recorrente.[127] É razoável tratar as lesões recorrentes por meio de excisão cirúrgica.

REFERÊNCIAS BIBLIOGRÁFICAS

1. **Pund ER, Nieburgs H.** Preinvasive carcinoma of the cervix uteri: seven cases in which it was detected by examination of routine endocervical smears. *Arch Pathol (Chic)* 1947;44:571–577.
2. **Koss LG, Stewart FW, Foote FW, et al.** Some histological aspects of behavior of epidermoid carcinoma in situ and related lesions of the uterine cervix: a long-term prospective study. *Cancer* 1963;16:1160–1211.
3. **Richart RM.** Natural history of cervical intraepithelial neoplasia. *Clin Obstet Gynecol* 1968;10:748.
4. **Hatch KD.** *Handbook of Colposcopy: Diagnosis and Treatment of Lower Genital Tract Neoplasia and HPV Infections.* Boston, MA: Little Brown; 1989.
5. **Koss LG, Durfee GR.** Unusual patterns of squamous epithelium of the uterine cervix: cytologic and pathologic study of koilocytotic atypia. *Ann N Y Acad Sci* 1956;63:1245–1261.
6. **Meisels A, Fortin R, Roy M.** Condylomatous lesions of the cervix. II. Cytologic, colposcopic and histopathologic study. *Acta Cytol* 1977;21:379–390.
7. **Beckmann AM, Myerson D, Daling JR, et al.** Detection and localization of human papillomavirus DNA in human genital condylomas by in situ hybridization with biotinylated probes. *J Med Virol* 1985;16:265–273.
8. **Schneider A, Oltersdorf T, Schneider V, et al.** Distribution pattern of human papilloma virus 16 genome in cervical neoplasia by molecular in situ hybridization of tissue sections. *Int J Cancer* 1987;39:717–721.
9. **Walboomers JM, Jacobs MV, Manos MM, et al.** Human papillomavirus is a necessary cause of invasive cervical cancer worldwide. *J Pathol* 1999;189:12–19.
10. **Crum CP, Mitao M, Levine RU, et al.** Cervical papillomaviruses segregate within morphologically distinct precancerous lesions. *J Virol* 1985;54:675–681.
11. **Durst M, Kleinheinz A, Hotz M, et al.** The physical state of human papillomavirus type 16 DNA in benign and malignant genital tumours. *J Gen Virol* 1985;66:1515–1522.
12. **Munger K, Phelps WC, Bubb V, et al.** The E6 and E7 genes of the human papillomavirus type 16 together are necessary and sufficient for transformation of primary human keratinocytes. *J Virol* 1989;63:4417–4421.
13. **McCance DJ, Kopan R, Fuchs E, et al.** Human papillomavirus type 16 alters human epithelial cell differentiation in vitro. *Proc Natl Acad Sci U S A* 1988;85:7169–7173.
14. **Dyson N, Howley PM, Munger K, et al.** The human papilloma virus-16 E7 oncoprotein is able to bind to the retinoblastoma gene product. *Science* 1989;243:934–937.
15. **Yee CL, Krishnan-Hewlett I, Baker CC, et al.** Presence and expression of human papillomavirus sequences in human cervical carcinoma cell lines. *Am J Pathol* 1985;119:361–366.
16. **Koutsky LA, Holmes KK, Critchlow CW, et al.** A cohort study of the risk of cervical intraepithelial neoplasia grade 2 or 3 in relation to papillomavirus infection. *N Engl J Med* 1992;327:1272–1278.
17. **Lorincz AT, Reid R, Jenson AB, et al.** Human papillomavirus infection of the cervix: relative risk associations of 15 common anogenital types. *Obstet Gynecol* 1992;79:328–337.
18. **Lorincz AT, Richart RM.** Human papillomavirus DNA testing as an adjunct to cytology in cervical screening programs. *Arch Pathol Lab Med* 2003;127:959–968.
19. **Association of Reproductive Health Professionals.** Managing HPV a new era in patient care. Available online at http://www.arhp.org/Professional-Education/Programs/HPV
20. **Liaw KL, Glass AG, Manos MM, et al.** Detection of human papillomavirus DNA in cytologically normal women and subsequent cervical squamous intraepithelial lesions. *J Natl Cancer Inst* 1999;91:954–960.
21. **Bauer HM, Ting Y, Greer CE, et al.** Genital human papillomavirus infection in female university students as determined by a PCR-based method. *JAMA* 1991;265:472–477.
22. **Ho GY, Bierman R, Beardsley L, et al.** Natural history of cervicovaginal papillomavirus infection in young women. *N Engl J Med* 1998;338:423–428.

23. **Ley C, Bauer HM, Reingold A, et al.** Determinants of genital human papillomavirus infection in young women. *J Natl Cancer Inst* 1991;83:997–1003.
24. **Bory JP, Cucherousset J, Lorenzato M, et al.** Recurrent human papillomavirus infection detected with the hybrid capture II assay selects women with normal cervical smears at risk for developing high grade cervical lesions: a longitudinal study of 3,091 women. *Int J Cancer* 2002;102:519–525.
25. **Nobbenhuis MA, Walboomers M, Helmerhorst TJ, et al.** Relation of human papillomavirus status to cervical lesions and consequences for cervical-cancer screening: a prospective study. *Lancet* 1999;354:20–25.
26. **Shiffman MH.** Recent progress in defining the epidemiology of human papilloma virus infection and cervical cancer. *J Natl Cancer Inst* 1992;84:398–399.
27. **Solomon D, Davey D, Kurman R, et al.** The 2001 Bethesda System: terminology for reporting results of cervical cytology. *JAMA* 2002;287:2114–2119.
28. **Willett GD, Kurman RJ, Reid R, et al.** Correlation of the histologic appearance of intraepithelial neoplasia of the cervix with human papillomavirus types: emphasis on low grade lesions including so-called flat condyloma. *Int J Gynecol Pathol* 1989;8:18–25.
29. **Sherman ME, Schiffman MH, Erozan YS, et al.** The Bethesda System: a proposal for reporting abnormal cervical smears based on the reproducibility of cytopathologic diagnoses. *Arch Pathol Lab Med* 1992;116:1155–1158.
30. **Ismail SM, Colclough AB, Dinnen JS, et al.** Reporting cervical intra-epithelial neoplasia (CIN): intra- and interpathologist variation and factors associated with disagreement. *Histopathology* 1990;16:371–376.
31. **Ries L, Eisner MP, Kosary CL, et al.** *SEER Cancer Statistics Review, 1975–2002*. Bethesda, MD: National Cancer Institute; 2004.
32. **Jemal A, Siegel R, Ward E,** et al. Cancer statistics, 2006. *CA Cancer J Clin* 2006;56:106–130.
33. **U.S. Department of Health and Human Services.** *Healthy People 2010*. Washington, DC: U.S. Government Printing Office; 2000.
34. **McCrory DC, Matchar DB, Bastian L, et al.** *Evaluation of Cervical Cytology. Evidence Report/Technology Assessment No. 5. (Prepared by Duke University under Contract No. 290-97-0014.) AHCPR Publication No. 99-E010*. Rockville, MD: Agency for Health Care Policy and Research; 1999.
35. **Fahey MT, Irwig L, Macaskill P.** Meta-analysis of Pap test accuracy. *Am J Epidemiol* 1995;141:680–689.
36. **Mitchell MF, Schottenfeld D, Tortolero-Luna G, et al.** Colposcopy for the diagnosis of squamous intraepithelial lesions: a meta-analysis. *Obstet Gynecol* 1998;91:626–631.
37. **Nanda K, McCrory DC, Myers ER, et al.** Accuracy of the Papanicolaou test in screening for and follow-up of cervical cytologic abnormalities: a systematic review. *Ann Intern Med* 2000;132:810–819.
38. **Sawaya GF, Grimes DA.** New technologies in cervical cytology screening: a word of caution. *Obstet Gynecol* 1999;94:307–310.
39. **Bolick DR, Hellman DJ.** Laboratory implementation and efficacy assessment of the ThinPrep cervical cancer screening system. *Acta Cytol* 1998;42:209–213.
40. **McQuarrie HG, Ogden J, Costa M.** Understanding the financial impact of covering new screening technologies: the case of automated Pap smears. *J Reprod Med* 2000;45:898–906.
41. **American College of Obstetricians and Gynecologists.** Cervical cytology screening. ACOG Practice Bulletin. Number 109, December 2009. *Obstet Gynecol* 2009;149:1409–1420.
42. **Saslow D, Solomon D, Lawson HW, et al.** American Cancer Society, American Society for Colposcopy and Cervical Pathology, and American Society for Clinical Pathology screening guidelines for the prevention and early detection of cervical cancer. *CA Cancer J Clin* 2012;62(3):147–172.
43. **Vesco KK, Whitlock EP, Eder M, et al.** *Screening for Cervical Cancer: A Systematic Evidence Review for the U.S. Preventive Services Task Force [Internet]*. Rockville, MD: Agency for Healthcare Research and Quality (US); 2011. (Evidence Syntheses, No. 86.) Available online at https://www.ncbi.nlm.nih.gov/books/NBK66099/
44. **Davey DD, Naryshkin S, Nielsen ML, et al.** Atypical squamous cells of undetermined significance: interlaboratory comparison and quality assurance monitors. *Diagn Cytopathol* 1994;11:390–396.
45. **Kurman RJ, Henson DE, Herbst AL, et al.** Interim guidelines for management of abnormal cervical cytology. The 1992 National Cancer Institute Workshop. *JAMA* 1994;271:1866–1869.
46. **Wright TC, Sun XW, Koulos J.** Comparison of management algorithms for the evaluation of women with low-grade cytologic abnormalities. *Obstet Gynecol* 1995;85:202–210.
47. **Lonky NM, Navarre GL, Saunders S, et al.** Low-grade Papanicolaou smears and the Bethesda system: a prospective cytohistopathologic analysis. *Obstet Gynecol* 1995;85:716–720.
48. **Kinney WK, Manos MM, Hurley LB, et al.** Where's the high-grade cervical neoplasia? The importance of minimally abnormal Papanicolaou diagnoses. *Obstet Gynecol* 1998;91:973–976.
49. **Cox JT, Lorincz AT, Schiffman MH, et al.** Human papillomavirus testing by hybrid capture appears to be useful in triaging women with a cytologic diagnosis of atypical squamous cells of undetermined significance. *Am J Obstet Gynecol* 1995;172:946–954.
50. **Melnikow J, Nuovo J, Willan AR, et al.** Natural history of cervical squamous intraepithelial lesions: a meta-analysis. *Obstet Gynecol* 1998;92:727–735.
51. **Wright TC Jr, Lorincz A, Ferris DG, et al.** Reflex human papillomavirus deoxyribonucleic acid testing in women with abnormal Papanicolaou smears. *Am J Obstet Gynecol* 1998;178:962–966.
52. **Wright TC Jr, Massad LS, Dunton CJ, et al.** 2006 consensus guidelines for the management of women with abnormal cervical cancer screening tests. *Am J Obstet Gynecol* 2007;197:346–355.
53. **Manos MM, Kinney WK, Hurley LB, et al.** Identifying women with cervical neoplasia: using human papillomavirus DNA testing for equivocal Papanicolaou results. *JAMA* 1999;281:1605–1610.
54. **Solomon D, Schiffman M, Tarone R.** Comparison of three management strategies for patients with atypical squamous cells of undetermined significance: baseline results from a randomized trial. *J Natl Cancer Inst* 2001;93:293–299.
55. **ASCUS-LSIL Triage Study (ALTS) Group.** Results of a randomized trial on the management of cytology interpretations of atypical squamous cells of undetermined significance. *Am J Obstet Gynecol* 2003;188:1383–1392.
56. **Goldie SJ, Kim JJ, Wright TC.** Cost-effectiveness of human papillomavirus DNA testing for cervical cancer screening in women aged 30 years or more. *Obstet Gynecol* 2004;103:619–631.
57. **ASCUS-LSIL Triage Study (ALTS) Group.** A randomized trial on the management of low-grade squamous intraepithelial lesion cytology interpretations. *Am J Obstet Gynecol* 2003;188:1393–1400.
58. **Wright TC Jr.** The new ASCCP colposcopy standards. *J Low Genit Tract Dis* 2017;21:215.
59. **Wentzensen N, Massad LS, Mayeaux EJ Jr, et al.** Evidence-based consensus recommendations for colposcopy practice for cervical cancer prevention in the United States. *J Low Genit Tract Dis* 2017;21:216–222.
60. **Khan MJ, Werner CL, Darragh TM, et al.** ASCCP colposcopy standards: Role of colposcopy, benefits, potential harms, and terminology for colposcopic practice. *J Low Genit Tract Dis* 2017;21:223–229.
61. **Wentzensen N, Schiffman M, Silver MI, et al.** ASCCP colposcopy standards: Risk-based colposcopy practice. *J Low Genit Tract Dis* 2017;21:230–234.
62. **Miralpeix E, Genovés J, Maria Solé-Sedeño J, et al.** Usefulness of p16INK4a staining for managing histological high-grade squamous intraepithelial cervical lesions. *Mod Pathol* 2017;30:304–310.
63. **Liu Y, Alqatari M, Sultan K, et al.** Using p16 immunohistochemistry to classify morphologic cervical intraepithelial neoplasia 2: correlation of ambiguous staining patterns with HPV subtypes and clinical outcome. *Hum Pathol* 2017;66:144–151.

64. **Darragh TM, Colgan TJ, Cox JT, et al.** The lower anogenital squamous terminology standardization project for HPV-associated lesions: background and consensus recommendations from the College of American Pathologists and the American Society for Colposcopy and Cervical Pathology. *Arch Pathol Lab Med* 2012;136(10):1266–1297.
65. **Bornstein J, Bentley J, Bösze P, et al.** 2011 colposcopic terminology of the International Federation for Cervical Pathology and Colposcopy. *Obstet Gynecol* 2012;120(1):166–172.
66. **Massad LS, Einstein MH, Huh WK, et al.** 2012 updated consensus guidelines for the management of abnormal cervical cancer screening tests and cancer precursors. *J Low Genit Tract Dis* 2013;17(5):s1–s27. Available online at www.asccp.org.
67. **Guido R, Schiffman M, Solomon D, et al.** Postcolposcopy management strategies for women referred with low-grade squamous intraepithelial lesions or human papillomavirus DNA-positive atypical squamous cells of undetermined significance: a two-year prospective study. *Am J Obstet Gynecol* 2003;188:1401–1405.
68. **Cox JT, Schiffman M, Solomon D.** Prospective follow-up suggests similar risk of subsequent cervical intraepithelial neoplasia grade 2 or 3 among women with cervical intraepithelial neoplasia grade 1 or negative colposcopy and directed biopsy. *Am J Obstet Gynecol* 2003;188:1406–1412.
69. **Lee SS, Collins RJ, Pun TC, et al.** Conservative treatment of low grade squamous intraepithelial lesions (LSIL) of the cervix. *Int J Gynaecol Obstet* 1998;60:35–40.
70. **Falls RK.** Spontaneous resolution rate of grade 1 cervical intraepithelial neoplasia in a private practice population. *Am J Obstet Gynecol* 1999;181:278–282.
71. **Ostor AG.** Natural history of cervical intraepithelial neoplasia: a critical review. *Int J Gynecol Pathol* 1993;12:186–192.
72. **Mitchell MF, Tortolero-Luna G, Cook E, et al.** A randomized clinical trial of cryotherapy, laser vaporization, and loop electrosurgical excision for treatment of squamous intraepithelial lesions of the cervix. *Obstet Gynecol* 1998;92:737–744.
73. **Alvarez RD, Helm CW, Edwards RP, et al.** Prospective randomized trial of LLETZ versus laser ablation in patients with cervical intraepithelial neoplasia. *Gynecol Oncol* 1994;52:175–179.
74. **Boone ME, Baak JP, Kurver PJ, et al.** Adenocarcinoma in situ of the cervix: an underdiagnosed lesion. *Cancer* 1981;48:768–773.
75. **Mor-Yosef S, Lopes A, Pearson S, et al.** Loop diathermy cone biopsy. *Obstet Gynecol* 1990;75:884–886.
76. **Shafi MI.** The management of cervical intraepithelial neoplasia (squamous). In: Jordan JA, Singer A, eds. *The Cervix.* 2nd ed. Blackwell, London, UK; 2006.
77. **Muntz HG, Bell DA, Lage JM, et al.** Adenocarcinoma in situ of the uterine cervix. *Obstet Gynecol* 1992;80:935–939.
78. **Poynor EA, Barakat RR, Hoskins WJ.** Management and follow-up of patients with adenocarcinoma in situ of the uterine cervix. *Gynecol Oncol* 1995;57:158–164.
79. **Andersen ES, Thorup K, Larsen G.** The results of cryosurgery for cervical intraepithelial neoplasia. *Gynecol Oncol* 1988;30:21–25.
80. **Ostergard DR.** Cryosurgical treatment of cervical intraepithelial neoplasia. *Obstet Gynecol* 1980;56:231–233.
81. **Creasman WT, Weed JC Jr, Curry SL, et al.** Efficacy of cryosurgical treatment of severe cervical intraepithelial neoplasia. *Obstet Gynecol* 1973;41:501–506.
82. **Benedet JL, Miller DM, Nickerson KG, et al.** The results of cryosurgical treatment of cervical intraepithelial neoplasia at one, five, and ten years. *Am J Obstet Gynecol* 1987;157:268–273.
83. **Townsend DE.** Cryosurgery for CIN. *Obstet Gynecol Surv* 1979;34:828.
84. **Anderson MC, Hartley RB.** Cervical crypt involvement by intraepithelial neoplasia. *Obstet Gynecol Surv* 1979;34:852–853.
85. **Prendiville W, Cullimore J, Norman S.** Large loop excision of the transformation zone (LLETZ). A new method of management for women with cervical intraepithelial neoplasia. *Br J Obstet Gynaecol* 1989;96:1054–1060.
86. **Whiteley PF, Olah KS.** Treatment of cervical intraepithelial neoplasia: experience with the low-voltage diathermy loop. *Am J Obstet Gynecol* 1990;162:1272–1277.
87. **Bigrigg MA, Codling BW, Perason P, et al.** Colposcopic diagnosis and treatment of cervical dysplasia at a single clinic visit: experience of low-voltage diathermy loop in 1000 patients. *Lancet* 1990;336:229–231.
88. **Gunasekera PC, Phipps JH, Lewis BV.** Large loop excision of the transformation zone (LLETZ) compared to carbon dioxide laser in the treatment of CIN: a superior mode of treatment. *Br J Obstet Gynaecol* 1990;97:995–998.
89. **Howe DT, Vincenti AC.** Is large loop excision of the transformation zone (LLETZ) more accurate than colposcopically directed punch biopsy in the diagnosis of cervical intraepithelial neoplasia? *Br J Obstet Gynaecol* 1991;98:588–591.
90. **Minucci D, Cinel A, Insacco E.** Diathermic loop treatment for CIN and HPV lesions: a follow-up of 130 cases. *Eur J Gynaecol Oncol* 1991;12:385–393.
91. **Wright TC, Gagnon S, Richart RM, et al.** Treatment of cervical intraepithelial neoplasia using the loop electrosurgical excision procedure. *Obstet Gynecol* 1992;79:173–178.
92. **Luesley DM, Cullimore J, Redman CW, et al.** Loop diathermy excision of the cervical transformation zone in patients with abnormal cervical smears. *BMJ* 1990;300:1690–1693.
93. **Murdoch JB, Grimshaw RN, Morgan PR, et al.** The impact of loop diathermy on management of early invasive cervical cancer. *Int J Gynecol Cancer* 1992;2:129–133.
94. **Chappatte OA, Bryne DL, Raju KS, et al.** Histological differences between colposcopic-directed biopsy and loop excision of the transformation zone (LETZ): a cause for concern. *Gynecol Oncol* 1991;43:46–50.
95. **Wright VC, Riopelle MA, Rubinstein E, et al.** CO2 laser and cervical intraepithelial neoplasia. *Acta Obstet Gynecol Scand Suppl* 1984;125:1–36.
96. **Rylander E, Isberg A, Joelsson I.** Laser vaporization of cervical intraepithelial neoplasia: a five-year follow-up. *Acta Obstet Gynecol Scand Suppl* 1984;125:33–36.
97. **Jordan JA, Mylotte MJ, Williams DR.** The treatment of cervical intraepithelial neoplasia by laser vaporization. *Br J Obstet Gynaecol* 1985;92:394–398.
98. **Benedet JL, Miller DM, Nickerson KG.** Results of conservative management of cervical intraepithelial neoplasia. *Obstet Gynecol* 1992;79:105–110.
99. **Baggish MS, Dorsey JH, Adelson M.** A ten-year experience treating cervical intraepithelial neoplasia with the CO2 laser. *Am J Obstet Gynecol* 1989;161:60–68.
100. **Baggish MS.** A comparison between laser excisional conization and laser vaporization for the treatment of cervical intraepithelial neoplasia. *Am J Obstet Gynecol* 1986;155:39–44.
101. **Larsson G, Gullberg B, Grundsell H.** A comparison of complications of laser and cold knife conization. *Obstet Gynecol* 1983;62:213–217.
102. **Bostofte E, Berget A, Falck LJ, et al.** Conization by carbon dioxide laser or cold knife in the treatment of cervical intra-epithelial neoplasia. *Acta Obstet Gynecol Scand* 1986;65:199–202.
103. **Bjerre B, Eliasson G, Linell F, et al.** Conization as only treatment of carcinoma in situ of the uterine cervix. *Am J Obstet Gynecol* 1976;125:143–152.
104. **Kolstad P, Klem V.** Long-term followup of 1121 cases of carcinoma in situ. *Obstet Gynecol* 1976;48:125–129.
105. **Jones HW 3rd.** Treatment of cervical intraepithelial neoplasia. *Clin Obstet Gynecol* 1990;33:826–836.
106. **Samson SL, Bentley JR, Fahey TJ, et al.** The effect of loop electrosurgical excision procedure on future pregnancy outcome. *Obstet Gynecol* 2005;105:325–332.
107. **Luesley DM, McCrum A, Terry PB, et al.** Complications of cone biopsy related to the dimensions of the cone and the influence of prior colposcopic assessment. *Br J Obstet Gynaecol* 1985;92:158–164.

108. **Demopoulos RI, Horowitz LF, Vamvakas EC.** Endocervical gland involvement by cervical intraepithelial neoplasia grade III: predictive value for residual and/or recurrent disease. *Cancer* 1991;68:1932–1936.
109. **Duggan BD, Felix JC, Muderspach LI, et al.** Cold-knife conization versus conization by the loop electrosurgical excision procedure: a randomized, prospective study. *Am J Obstet Gynecol* 1999;180:276–282.
110. **Mathevet P, Chemali E, Roy M, et al.** Long-term outcome of a randomized study comparing three techniques of conization: cold knife, laser, and LEEP. *Eur J Obstet Gynecol Reprod Biol* 2003;106:214–218.
111. **Benedet JL, Sanders BH.** Carcinoma in situ of the vagina. *Am J Obstet Gynecol* 1984;148:695–700.
112. **Hoffman MS, DeCesare SL, Roberts WS, et al.** Upper vaginectomy for in situ and occult, superficially invasive carcinoma of the vagina. *Am J Obstet Gynecol* 1992;166:30–33.
113. **Gardner HL, Friedrich EG, Kaufman RH.** The vulvar dystrophies, atypias, and carcinoma in situ: an invitational symposium. *J Reprod Med* 1976;17:131–137.
114. **Jeffcoate TN.** Chronic vulval dystrophies. *Am J Obstet Gynecol* 1966;95:61–74.
115. **Committee on Terminology, International Society for the Study of Vulvar Disease.** New nomenclature for vulvar disease. *Int J Gynecol Pathol* 1989;8:83.
116. **Rodke G, FriedrichEG Jr, Wilkinson EJ.** Malignant potential of mixed vulvar dystrophy (lichen sclerosus associated with squamous cell hyperplasia). *J Reprod Med* 1988;33:545–550.
117. **Rusk D, Sutton GP, Look KY, et al.** Analysis of invasive squamous cell carcinoma of the vulva and vulvar intraepithelial neoplasia for the presence of human papillomavirus DNA. *Obstet Gynecol* 1991;77:918–922.
118. Committee Opinion No. 675 summary: Management of vulvar intraepithelial neoplasia. *Obstet Gynecol* 2016;128(4):937–938.
119. **Buscema J, Woodruff JD, Parmley T, et al.** Carcinoma in situ of the vulva. *Obstet Gynecol* 1980;55:225–230.
120. **Friedrich EG Jr, Wilkinson EJ, Fu YS.** Carcinoma in situ of the vulva: a continuing challenge. *Am J Obstet Gynecol* 1980;136:830–843.
121. **Rutledge F, Sinclair M.** Treatment of intraepithelial carcinoma of the vulva by skin excision and graft. *Am J Obstet Gynecol* 1968;102:807–818.
122. **Chafee W, Ferguson K, Wilkinson EJ.** Vulvar intraepithelial neoplasia (VIN): principles of surgical therapy. *Colpo Gynecol Surg* 1988;4:125–130.
123. **Reid R.** Superficial laser vulvectomy. III. A new surgical technique for appendage-conserving ablation of refractory condylomas and vulvar intraepithelial neoplasia. *Am J Obstet Gynecol* 1985;152:504–509.
124. **Berek JS, Hacker NF, Lagasse LD.** Reconstructive operations. In: Knapp RC, Berkowitz RS, eds. *Gynecologic Oncology*. Philadelphia, PA: Saunders; 1994:420–432.
125. **Dubreuilh W.** Pigmentation of the skin due to demodex folliculorum. *Br J Dermatol* 1901;13:403.
126. **Lee RA, Dahlin DC.** Paget's disease of the vulva with extension into the urethra, bladder, and ureters: a case report. *Am J Obstet Gynecol* 1981;140:834–836.
127. **Hart WR, Millman JB.** Progression of intraepithelial Paget's disease of the vulva to invasive carcinoma. *Cancer* 1977;40:2333–2337.
128. **Gunn RA, Gallager HS.** Vulvar Paget's disease: a topographic study. *Cancer* 1980;46:590–594.
129. **Stacy D, Burrell MO, Franklin EW 3rd.** Extramammary Paget's disease of the vulva and anus: use of intraoperative frozen-section margins. *Am J Obstet Gynecol* 1986;155:519–523.

CAPÍTULO 17

Sexualidade e Disfunção Sexual

Rosemary Basson

PONTOS-CHAVE

1. Os problemas sexuais são comuns, particularmente o coito doloroso. A dispareunia pode afetar dois terços das mulheres durante sua vida. O transtorno da dor genitopélvica/penetração inclui o antigo termo "vaginismo" – um reflexo involuntário precipitado por tentativas reais ou imaginárias de penetração vaginal e outros tipos de dispareunia crônica, incluindo o tipo mais comum – a vestibulodinia, cuja prevalência é de 15%.

2. A resposta sexual reflete a interação fundamental entre a mente e o corpo: fatores psicológicos, interpessoais, culturais, ambientais e biológicos (hormonais, vasculares, musculares, neurológicos) interagem e modulam a experiência sexual.

3. Os fatores passíveis de afetar a resposta sexual incluem o humor, a duração e a qualidade do relacionamento, a idade e o estágio da vida, as experiências sexuais passadas – desejadas, coercivas ou de abuso – fatores psicológicos pessoais decorrentes do relacionamento na infância com figuras parentais, as perdas e traumas anteriores e as maneiras de lidar com as emoções, as doenças atuais e passadas, as preocupações com a fertilidade, e o uso de medicamentos, álcool e substâncias ilícitas.

4. A disfunção sexual pode surgir em consequência de doenças ginecológicas, como endometriose, de procedimentos, como os associados à infertilidade, e de tratamentos, incluindo a radiação pélvica, cirurgias para incontinência urinária e medicamentos, por exemplo, inibidores da aromatase ou antagonistas do hormônio de liberação das gonadotropinas (GnRH). O abuso sexual pode ter efeitos duradouros sobre a sexualidade; além disso, mulheres examinadas em clínicas ginecológicas podem apresentar comorbidades que afetam a função sexual.

5. O estresses físico, psicológico e as preocupações econômicas da gravidez podem afetar de maneira negativa o emocional e a sexualidade. Os sistemas de valores ligados à sexualidade, fatores culturais, as crenças religiosas, as alterações físicas e as restrições médicas influenciam as atitudes e o comportamento sexuais durante a gravidez e o período pós-parto.

6. Muitos dos problemas sexuais enfrentados pelos casais decorrem da falta de conhecimento ou de experiência, de ideias equivocadas sobre sexo ou da incapacidade do casal de comunicar suas preferências sexuais.

7. Apesar da importância das questões relacionadas com a sexualidade, muitas mulheres têm dificuldade em conversar com o seu médico sobre o assunto, assim como muitos médicos não se sentem à vontade para discutir questões sexuais com suas pacientes. Fazer perguntas sobre as preocupações sexuais dá aos médicos a oportunidade de orientar as pacientes sobre o risco de infecções sexualmente transmissíveis (ISTs), estimular práticas sexuais mais seguras, avaliar a necessidade de contracepção, dissipar conceitos errados sobre sexualidade e identificar a presença de uma potencial disfunção sexual. Muitos homens e mulheres têm vários parceiros sexuais sucessivos, porém utilizam preservativos de maneira inconsistente, expondo-se assim a ISTs e a gestações não planejadas.

8. Uma pesquisa recente confirmou que 43% de 1.202 mulheres norte-americanas, incluindo mulheres com estado precário de saúde, consideraram a vida sexual um importante componente da qualidade de vida – registrando 4 ou 5 pontos na escala de Likert de 5 pontos.[1] Existe a necessidade de fornecer às mulheres informações sobre as alterações sexuais normais que ocorrem na puberdade, durante a gravidez e no período pós-parto, na menopausa e na velhice, bem como associadas a determinadas condições ginecológicas.

SEXUALIDADE

O espectro de respostas sexuais normais varia de uma mulher para outra durante toda a vida. Os médicos precisam estar atentos aos valores sexuais, às atitudes sobre práticas específicas e às preocupações sobre a própria sexualidade de suas pacientes. Manter uma comunicação aberta sobre a sexualidade das pacientes confirma a disposição do médico em abordar problemas à medida que surgem.

Atividade, orientação e atração sexuais

De acordo com levantamentos recentes de grande porte, há uma distribuição mais contínua do que categórica de orientação sexual. Quando mulheres (e homens) foram solicitadas a se definir entre heterossexual, predominantemente heterossexual, bissexual, *gay*/lésbica ou predominantemente *gay*/lésbica, a pesquisa mostrou que 71% do total de 803 mulheres escolheram heterossexual e 6%, gay/lésbica, enquanto 20% indicaram "predominantemente heterossexual".[2] Este último grupo demonstrou maior atração pelo mesmo sexo, principalmente as mulheres. Essa informação é importante para o médico, de modo a evitar a pressuposição de que a atração e a atividade sexuais necessariamente se encaixam em uma escolha limitada de rótulo de hétero, bi ou gay, levando a uma possível compreensão incorreta dos riscos de ISTs, gravidez e disfunção sexual.

Nos EUA, a idade média da primeira relação sexual de homens e mulheres é de 17 anos, dos quais pelo menos 20% não utilizam contracepção.[3] Aos 19 anos, 50% das mulheres já tiveram relações sexuais, entretanto, enquanto cerca de 86% relatam o uso de contracepção em sua última relação sexual, apenas uma em cada cinco mulheres utilizam proteção dupla.[4] Muitos homens e mulheres têm diferentes parceiros sexuais sucessivos, e até mesmo adultos de mais idade utilizam preservativos de maneira inconsistente, expondo-se assim a infecções sexualmente transmissíveis (ISTs) e a gestações não planejadas. Em um recente levantamento britânico de grande porte, 22,8% das mulheres relataram uma ou mais dificuldades sexuais, incluindo problemas com o orgasmo, baixo interesse sexual, dificuldade na excitação ou sexo doloroso. Se forem aplicados os novos critérios para designar um distúrbio sexual, conforme listado no Manual Diagnóstico e Estatístico de Transtornos Mentais, quinta edição (DSM-5), da American Psychiatric Association,[5] 3,6% do total dessas mulheres preencheram todos os três critérios,[6] que incluem persistência dos sintomas por mais de 6 meses, presença de sintomas em mais de 75% das ocasiões e sofrimento associado. O estudo excluiu mulheres não sexualmente ativas, algumas das quais podem ter interrompido a sua atividade sexual em consequência de disfunção sexual.

Anatomia genital

Na maioria das mulheres, o clitóris é a parte sexualmente mais sensível da anatomia feminina, e a sua estimulação produz sensações sexuais e orgasmos mais intensos. Muitas mulheres precisam de estimulação não física e de estimulação física não genital antes que possam apreciar a estimulação do clitóris. Na ausência de excitação, a estimulação direta do clitóris pode ser desagradável e ser percebida como excessivamente intensa, a ponto de ser dolorosa. Estudos imuno-histológicos identificaram neurotransmissores, que se acredita estejam associados à sensação concentrada logo abaixo do epitélio da glande do clitóris. O tecido do clitóris estende-se bem além da porção visível quando o prepúcio do clitóris é retraído. Inclui a glande, o corpo e os ramos do clitóris que seguem ao longo do arco púbico, o tecido periuretral na parede anterior da vagina, e o tecido bulbar sob os músculos superficiais do períneo que circundam a parte anterior distal da vagina – de modo que as sensações e excitação sexuais surgem da estimulação dessas áreas, e não apenas do corpo e da cabeça do clitóris. Outras áreas sexualmente sensíveis são as papilas mamárias, as mamas, os grandes lábios, grande parte da pele da vulva em geral e, em certo grau, a vagina. Embora o terço inferior da vagina seja sensível ao toque, os dois terços superiores são principalmente sensíveis à pressão. A rica inervação da fáscia anterior até a parte superior da vagina (fáscia de Halban) e a proximidade do tecido esponjoso do clitóris ao redor da parte anterior da uretra até a vagina contribuem para as sensações prazerosas da relação sexual. Muitas mulheres têm orgasmo com mais facilidade por contato direto do clitóris com o pênis proporcionado durante a penetração.

Há especulação sobre a existência de um "ponto G", uma área da vagina localizada na parte anterior, a meio caminho entre a sínfise púbica e o colo do útero, que pode ser extremamente sensível à pressão profunda. A estimulação dessa área pode estar associada ao orgasmo e à perda de líquido, que pode consistir em urina ou líquido das glândulas de Skene.[7] Mulheres com continência normal podem perder urina no orgasmo. Estudos urodinâmicos demonstraram que o orgasmo pode provocar uma hiperatividade do músculo detrusor sem inibição, e algumas vezes, o relaxamento do "músculo do esfíncter". Em geral, não há necessidade de intervenção médica.

Ciclo de resposta sexual

A resposta sexual reflete a interação fundamental entre mente e corpo: fatores psicológicos, interpessoais, culturais, ambientais e biológicos (hormonais, vasculares, musculares, neurológicos) interagem e modulam a experiência sexual. No início de um envolvimento sexual, particularmente em novos relacionamentos, as mulheres podem sentir um desejo sexual intenso. Entretanto, nos relacionamentos mais longos, as mulheres (e os homens) podem ser motivadas por outros fatores além do desejo sexual.[8] As mulheres iniciam o sexo ou consentem com ele por muitas razões, incluindo o desejo de aumentar a intimidade com seus parceiros.[9,10] Ao concentrar a sua atenção para as sensações sexuais da estimulação (física, visual, auditiva ou da fantasia), a excitação, o prazer e o entusiasmo sexuais subjetivos de uma mulher desenvolvem-se e desencadeiam o desejo sexual. O desejo e a excitação coexistem e se complementam **(Figura 17.1)**. A satisfação sexual (com um, muitos ou nenhum orgasmo) pode ser alcançada se a mulher conseguir manter o foco, continuar apreciando as sensações de excitação, se a duração da estimulação for longa o suficiente e se não houver nenhum desfecho negativo (p. ex., dor ou disfunção do parceiro). A resposta é em looping, com superposição de fases e em ordem variável (p. ex., o desejo pode ocorrer após a excitação e haver maior excitação depois do primeiro orgasmo). O desejo, uma vez desencadeado, aumenta a motivação em responder a estímulos sexuais e a concordar ou solicitar formas mais intensamente eróticas de estimulação. Qualquer desejo espontâneo inicial aumentará a resposta. Esse tipo de sequência em looping pode ocorrer diversas vezes em qualquer ocasião da interação sexual. Essa modulação de motivação/incentivo, que reflete a importância da avaliação mental dos estímulos sexuais, é sustentada por pesquisa empírica.[10-12]

Fisiologia

Desejo e excitabilidade

O desejo sexual proporciona uma das numerosas motivações para o sexo. **Sentimentos de desejo e excitação podem ser desencadeados por estímulos internos (p. ex., fantasias, memórias, sentimentos de excitação) e externos (p. ex., um parceiro interessado e interessante, erotismo visual ou escrito). Os sinais sexuais dependem da função neuroendócrina adequada.** Diversos neurotransmissores, peptídios e hormônios modulam o desejo e a excitação subjetiva.[13] As substâncias que promovem a resposta sexual incluem norepinefrina, dopamina, ocitocina, melatonina e serotonina, atuando em alguns receptores. A prolactina, a ação da serotonina em outros receptores, os endocanabinoides, os opioides e o ácido γ-aminobutírico inibem a resposta sexual. Esses peptídios e neurotransmissores são modulados por hormônios sexuais, que determinam a síntese de enzimas envolvidas na produção de neurotransmissores e na síntese de seus receptores. Os fatores biológicos

Capítulo 17 • Sexualidade e Disfunção Sexual

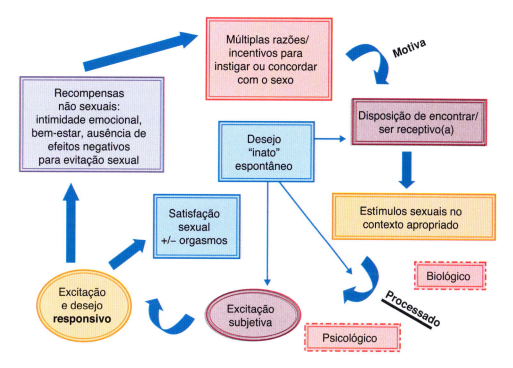

Figura 17.1 Ciclo de resposta sexual combinada mostrando as numerosas razões/incentivos para o início/aceitação da atividade sexual.

não atuam de maneira independente dos fatores ambientais, um achado observado em seres humanos e modelos animais. A dopamina e a progesterona, que atuam sobre receptores no hipotálamo, facilitam o comportamento sexual em ratas submetidas à ooforectomia e tratadas com estrogênio. A presença de um macho em uma gaiola adjacente provoca uma modificação idêntica no comportamento sexual.[14] De modo semelhante, a capacidade de ser excitada e a intensidade da resposta podem ser aumentadas em algumas mulheres pela administração de uma dose modesta de testosterona, pela administração de *bupropiona* (dopaminérgica) ou por uma mudança de parceiro.[8,15,16] Mesmo em roedores, existem redes complexas pelas quais a fêmea avalia o contexto de uma possível atividade sexual e a relaciona com experiências passadas e expectativa de recompensa.[17] Nas mulheres, o interesse sexual é influenciado pelo humor, pelo estado psicológico, crenças e valores, expectativas, orientação sexual, preferências e presença de um ambiente seguro e erótico. Mesmo na ausência de depressão, foi constatado que o afeto negativo modifica negativamente a função sexual, enquanto as experiências sexuais modulam o afeto do dia seguinte.[18,19] Além disso, outra pesquisa concluiu que os fatores cognitivos (p. ex., ausência de pensamentos eróticos e distração ou preocupação com o comportamento sexual) foram os melhores preditores de dificuldade em desencadear o desejo sexual: outras dimensões, incluindo fatores pertinentes ao relacionamento, psicopatologia e problemas médicos, pareceram ter impacto indireto sobre o desejo sexual, no qual os fatores cognitivos atuam como mediadores.[20] O desejo sexual, o interesse e a excitabilidade são mais fortemente influenciados pela saúde mental e pelos sentimentos em relação ao parceiro, tanto gerais como específicos, no momento da interação sexual.[21-23] O desejo sexual é acentuadamente influenciado pela fadiga, em consequência, o sexo realizado em horário avançado da noite não costuma interessar pessoas muito atarefadas. De modo semelhante, a presença de doença crônica normalmente reduz o desejo e a excitabilidade.[24]

Excitação sexual

Exames recentes de imagem do encéfalo refletem a complexidade da excitação sexual, confirmando a participação de múltiplas redes encefálicas na resposta sexual. O exame por imagem do encéfalo de pessoas saudáveis durante a estimulação sexual visual identifica um modelo de excitação sexual que envolve circuitos encefálicos complexos, incluindo áreas corticais, límbicas e paralímbicas que estão comprovadamente envolvidas na cognição, na motivação e nas emoções ligadas a mudanças do sistema nervoso autônomo.[25] Regiões inibitórias específicas desativam essas respostas sexuais.[26] Em um estudo de pequeno porte, mulheres com menopausa cirúrgica e sexualmente ativas que não recebiam terapia hormonal assistiram a vídeos eróticos durante um exame de ressonância magnética funcional. As mulheres não demonstraram a ativação encefálica típica de mulheres na pré-menopausa e também típicas delas próprias quando foram tratadas com testosterona e estrogênio, mesmo assim, relataram a ocorrência de excitação sexual com ou sem suplementação hormonal.[27] Pesquisas recentes sobre ativação encefálica durante estímulos sexuais subliminares e supraliminares mostraram uma diferença interessante entre homens e mulheres. A exposição a imagens sexuais supraliminares foi associada a uma ativação das áreas relacionadas com a excitação e das regiões inibitórias em ambos os sexos. A exposição a imagens sexuais subliminares foi associada principalmente a uma ativação das áreas relacionadas com a excitação, e nas mulheres houve aumento da ativação em algumas regiões inibitórias, o que não ocorreu nos homens. Isso sugere que, quando mulheres interpretam determinados estímulos como sexuais, há respostas tanto de excitação como de controle – mesmo quando os sinais sexuais são subliminares. Os autores observaram que os vários resultados associados ao sexo, incluindo gravidez e abuso, impõem uma ameaça potencial relativamente maior às mulheres do que aos homens.[28]

Várias alterações físicas acompanham o entusiasmo subjetivo e os sentimentos eróticos de excitação. Essas alterações incluem turgência genital, aumento da lubrificação vaginal, ingurgitamento das mamas e ereção das papilas mamárias, aumento da sensibilidade da pele à estimulação sexual, alterações da frequência cardíaca, da pressão arterial, do tônus muscular, da respiração e da temperatura, manchas cutâneas e "rubor sexual" em consequência da vasodilatação no tórax, nas mamas e na face. Com a estimulação sexual, a função encefálica no hipotálamo e em outras áreas que influenciam a resposta genital é ativada, desencadeando o sistema nervoso autônomo para possibilitar um aumento do fluxo sanguíneo para a vagina. A vasodilatação das arteríolas no plexo submucoso da vagina aumenta a transudação de líquido intersticial, que sai dos capilares entre os espaços intercelulares epiteliais e passa para o lúmen vaginal. Simultaneamente, o sistema nervoso autônomo possibilita o relaxamento das células musculares lisas que circundam os espaços sanguíneos (sinusoides) no extenso tecido do clitóris e nos grandes lábios, causando turgência do clitóris e vasodilatação nos grandes lábios. Estudos imuno-histológicos indicam a presença de nervos que contêm óxido nítrico na pele genital que reveste o clitóris e os lábios.

Com a excitação, a vagina sofre alongamento, distensão e dilatação, e o útero eleva-se para fora da pelve. Com maior estimulação sexual, a congestão vascular alcança uma intensidade máxima. Na região genital, os grandes lábios tornam-se mais intumescidos e adquirem uma cor vermelho escuro, enquanto o terço inferior da vagina sofre turgência e espessamento para formar uma "plataforma orgásmica". O clitóris torna-se mais intumescido e eleva-se até uma posição próxima à sínfise púbica, enquanto o útero eleva-se totalmente fora da pelve. As mamas apresentam maior ingurgitamento, a pele torna-se mais pigmentada, e as papilas mamárias ficam mais eretas.

A neurobiologia da excitação não está totalmente compreendida, porém as respostas de congestão vascular genital parecem ser altamente automatizadas, ocorrendo dentro de segundos após um estímulo erótico.[12] Os nervos autônomos da pelve liberam óxido nítrico e polipeptídio intestinal vasoativo (VIP), mediando a vasodilatação. A acetilcolina (ACh) bloqueia os mecanismos vasoconstritores noradrenérgicos e promove a liberação de óxido nítrico pelo endotélio. Alguns nervos autônomos da pelve liberam principalmente norepinefrina (vasoconstritora) e trifosfato de adenosina, enquanto outros liberam ACh, óxido nítrico e VIP. Pesquisas recentes sugerem que todos os nervos autônomos da pelve são simpáticos.[29] Acredita-se que o óxido nítrico seja o principal neurotransmissor envolvido no ingurgitamento vulvar. Na vagina, estão envolvidos o VIP, o óxido nítrico e outros neurotransmissores não identificados.

Mesmo em mulheres sem disfunção sexual, existe uma correlação altamente variável entre o grau de excitação sexual subjetiva e o aumento da congestão ao redor da vagina.[12] Essa fraca correlação foi demonstrada repetidamente nos últimos 39 anos, com base em estudos psicofisiológicos com o uso do fotopletismógrafo vaginal. A congestão em resposta a um vídeo erótico é reduzida em mulheres com ruptura dos nervos autônomos que suprem a vulva e a vagina (p. ex., por histerectomia radical sem preservação dos nervos). As mulheres saudáveis nos demais aspectos que se queixam de ausência de excitação sexual mostram aumento na congestão vaginal por estímulos eróticos, semelhantes aos observados em mulheres de grupo controle.[12]

Reflexos demonstrados por estudos em laboratório podem estar envolvidos na fisiologia da excitação. Um reflexo cervicomotor pode ser desencadeado por meio de toque do colo do útero com um cateter com ponta em balão para reproduzir a pressão exercida pelo pênis, causando uma redução da pressão na parte superior da vagina e aumento da pressão nas partes média e inferior. Ao mesmo tempo, foi registrado um aumento da atividade eletromiográfica nos músculos levantador do ânus e puborretal. Acredita-se que durante a relação sexual, a pressão exercida pelo pênis contra o colo do útero possa causar contração dos músculos pélvicos para facilitar o "abaulamento" da parte superior da vagina, talvez para propiciar o acúmulo de sêmen. A mesma contração muscular contrai a parte inferior da vagina, o que pode proporcionar maior estimulação do pênis, mantendo, assim, a rigidez.[30] Outro reflexo demonstrado por estudos realizados em laboratório é a redução do tônus do útero em resposta à estimulação mecânica ou elétrica da glande do clitóris. A atividade do miométrio no fundo uterino foi abolida por estimulação do clitóris, porém isso não ocorreu com anestesia da glande do clitóris ou do útero. A pressão uterina diminuiu com a estimulação do clitóris. Esse reflexo pode estar relacionado com o conhecido aumento de tamanho e elevação do útero com a excitação sexual.[30]

Orgasmo

O orgasmo é um processo encefálico, normalmente desencadeado por estimulação genital, mas que pode ocorrer durante o sono ou em consequência da estimulação de outras partes do corpo, incluindo as mamas e as papilas, ou pela imaginação, em certas ocasiões por medicamento, e em mulheres com lesão da medula espinal, por estimulação vibratória do colo do útero. Em mulheres saudáveis, envolve uma resposta miotônica do músculo liso e do músculo estriado, associada a sensações de súbita liberação da tensão sexual acumulada durante a excitação. O orgasmo é descrito como a mais intensa e mais prazerosa das sensações sexuais. Ocorrem contrações rítmicas reflexas (3 a 20, 0,8/s) dos músculos que circundam a vagina e o ânus. Algumas mulheres podem perceber subjetivamente a ocorrência de contrações uterinas durante o orgasmo, e algumas podem relatar uma diferença na percepção do orgasmo após histerectomia, embora não haja documentação objetiva disso. Foi estabelecida uma medida quantitativa objetiva que mostra a existência de uma forte correspondência com a experiência subjetiva do orgasmo. A pressão retal, enquanto voluntárias simulavam o orgasmo, tentavam alcançá-lo e não conseguiam ou tinham orgasmo, foi significativamente diferente durante o orgasmo, em oposição a ambas as atividades de controle.[31]

Exames de imagem do encéfalo de mulheres durante o orgasmo mostraram ativações e desativações encefálicas semelhantes, porém não idênticas àquelas encontradas em homens.[32] Há uma profunda desativação na parte anterior do córtex orbitofrontal (COF). Acredita-se que essa área esteja envolvida na supressão da urgência e liberação comportamental. A parte medial do COF é a área da rede neuronal subjacente ao automonitoramento e está conectada com a amígdala. Esta última é desativada durante a estimulação genital e a excitação, e mantém-se desativada durante o orgasmo. A desativação dessa rede está associada a um estado mental mais despreocupado. A descrição subjetiva do orgasmo está de acordo com esse quadro.[33]

A maioria das mulheres tem mais facilidade de alcançar o orgasmo com a estimulação direta do clitóris. O contato mais direto com o clitóris é possível por meio do contato entre os púbis do homem e da mulher após a ejaculação, porém os movimentos da relação sexual recomeçam, enquanto o tamanho do pênis está ligeiramente reduzido, mas alguma firmeza é mantida. Os corpos estão mais próximos, e a mulher pode movimentar a pelve sobre a do parceiro com uma frequência mais propícia para o seu orgasmo. A estimulação das mamas, os beijos e a estimulação do clitóris durante o ato sexual são outras maneiras comuns de alcançar o orgasmo. As mulheres são potencialmente multiorgásmicas, capazes de alcançar vários orgasmos próximos uns dos outros durante um ciclo de resposta sexual. Algumas podem reiniciar a atividade sexual, possivelmente com mais orgasmos. Normalmente, as mulheres não possuem um período refratário. Entretanto, muitas mulheres de meia-idade e idosas podem ter um sexo mais gratificante quando a atividade sexual é separada por um intervalo de vários dias. Depois desse intervalo, há maior interesse na sexualidade, uma resposta mais confiável e prazerosa e maior probabilidade de excitação e orgasmo mais intensos.

Resolução

Após a súbita liberação da tensão sexual produzida pelo orgasmo, a maioria das mulheres tem uma sensação de relaxamento e bem-estar (algumas podem se sentir energizadas). A diminuição gradual do ingurgitamento pélvico contrasta com a perda mais rápida de firmeza do pênis. Há reversão das alterações não genitais que ocorreram durante a excitação, e o corpo pode retornar a um estado de repouso depois de cerca de 5 a 10 minutos. As mulheres que têm excitação sexual sem orgasmo e sem qualquer sensação de que o orgasmo esteja muito próximo, mas cuja ausência é frustrante, descrevem uma sensação semelhante de bem-estar e relaxamento.

FATORES QUE AFETAM A RESPOSTA SEXUAL

[3] Numerosos fatores podem afetar a resposta sexual,[34,35] e incluem humor, idade, duração e qualidade do relacionamento, fatores psicológicos pessoais decorrentes de relacionamentos com figuras parentais na infância, perdas anteriores, traumas e maneiras de lidar com as emoções, doença, preocupações com fertilidade, e uso de medicamentos, álcool e substâncias ilícitas.

Saúde mental

Estudos constataram que a saúde mental tem forte ligação com a função sexual nas mulheres.[21,23,36-38] A depressão determina independentemente a presença de disfunção sexual em mulheres com várias doenças crônicas, incluindo esclerose múltipla,[39] diabetes melito,[40] insuficiência renal[41] e doença reumática.[42] A falta de bem-estar mental, mesmo quando não preenche os critérios de um diagnóstico clínico de transtorno mental, está fortemente ligada aos sintomas de baixo desejo sexual nas mulheres.[43] Os estudos epidemiológicos realizados confirmam os efeitos negativos da depressão sobre a experiência orgásmica[44] e a sua forte associação a um aumento dos comportamentos sexuais de risco.[45] A autoestimulação/masturbação pode continuar na presença de depressão.[46] Muitos dos fatores envolvidos na relação sexual com parceiro, incluindo o próprio relacionamento, a necessidade de comunicar os desejos sexuais, a necessidade de cuidar do parceiro, a preocupação quanto aos resultados e lidar com sentimentos de inadequação, não se aplicam ao sexo isoladamente. A autoestimulação pode produzir tranquilização, relaxamento e melhora do sono nas mulheres; entretanto, com frequência não é uma consequência de urgência ou desejo sexual.

Envelhecimento

O envelhecimento é acompanhado por alterações da função ovariana associadas à menopausa e da acentuada redução na produção suprarrenal de pró-hormônios (em particular a desidroepiandrosterona [DHEA]), que podem ser transformados em estrogênio e testosterona e que possuem ações ainda pouco elucidadas sobre receptores nucleares e de membrana não androgênicos. Estudos populacionais anteriores forneceram resultados conflitantes: alguns mostraram haver pouco aumento dos problemas sexuais com a idade, ao passo que, em outros, quase 40% da amostra apresentou reduções da responsividade, porém aumento do desejo por expressão sexual não genital. Uma pesquisa britânica recente, envolvendo 6.777 mulheres, constatou alguma diminuição constante da função sexual com a idade na faixa etária de 55 a 65 anos, seguida de alguma melhora da função na década seguinte.[37] No estudo de 3.205 mulheres na área de Boston, os pesquisadores encontraram uma forte associação entre a idade e os problemas sexuais.[21] Outro estudo de menor porte constatou uma diminuição significativa do desejo das mulheres em função do estado da menopausa e da idade. Baixos níveis de desejo foram fortemente associados a outros problemas sexuais, incluindo dificuldades na excitação e no orgasmo.[47]

Muitos estudos de sexualidade e envelhecimento mostram que as mulheres idosas relatam menos angústia sobre a ausência de desejo, em comparação com mulheres mais jovens.[37,48] Das 6.777 mulheres no estudo conduzido no Reino Unido, 13,4% daquelas na faixa etária de 16 a 24 anos relataram angústia sobre os problemas sexuais, em comparação com 6,7% das mulheres entre 65 e 74 anos.[37]

Apesar dos relatos de uma redução do interesse e desejo sexuais por algumas mulheres de mais idade, a maioria preserva algum interesse e mantém o potencial de prazer sexual durante toda a vida. Em mulheres mais idosas, um forte preditor de continuação do interesse sexual é o comportamento e prazer sexuais em uma idade jovem. Em muitos casos, ocorre uma discrepância entre interesse sexual e atividade sexual efetiva, devido à falta de um parceiro adequado. Em outros casos, a interrupção da atividade sexual com a idade é mais uma expressão de problemas emocionais resultantes da falta de carinho, comunicação e atração.

Além da disponibilidade de um parceiro, a sexualidade da mulher idosa é influenciada pela saúde geral e sexual do parceiro e pelo próprio relacionamento, o que determinará a capacidade do casal de se adaptar às mudanças da sua função sexual com a idade. Embora algumas mulheres idosas possam preservar atitudes sociais negativas em relação ao sexo não "normal" (p. ex., não relacionado com coito), os estudos realizados mostram uma mudança do sexo com penetração para o sexo sem penetração e para uma variedade de atividades que envolvem afeto, romance, intimidade física afetuosa e companheirismo.[49] No caso de algumas mulheres idosas, é evidente que o ambiente, seja em uma casa de repouso ou na casa dos filhos, influencia fortemente a oportunidade e o desejo de expressão sexual.

Hormônios sexuais

Estrogênio

Se o coito for percebido como um componente necessário da atividade sexual com um parceiro, algumas mulheres idosas perderão a motivação e o interesse devido ao desconforto e à dispareunia associados à falta de estrogênio. O fluxo sanguíneo basal da vagina é menor em mulheres com deficiência de estrogênio, comprometendo a lubrificação necessária. O parceiro pode utilizar um inibidor da fosfodiesterase para aumentar a ereção. Assim, a circunferência do pênis frequentemente pode estar máxima, enquanto o tamanho da vagina é reduzido. A vestibulodinia provocada (VDP) na pós-menopausa é hoje reconhecida por alguns como síndrome geniturinária da menopausa (SGM)[50] (conhecida como atrofia vulvovaginal). Esta última está associada a uma perda da elasticidade e adelgaçamento do epitélio vaginal, que se torna vulnerável à lesão durante o coito. A depleção de estrogênio predispõe as mulheres a uma vulvovaginite e a infecções do trato urinário, ambas as quais contribuem para a dispareunia e a redução da autoestima sexual. As mulheres que permanecem sexualmente ativas, sozinhas ou com um parceiro, podem apresentar menos atrofia vulvar e vaginal do que as mulheres sexualmente inativas, mas mesmo assim podem apresentar sintomas desconfortáveis.[51]

Testosterona

A produção suprarrenal de precursores da testosterona diminui de maneira gradual com a idade, começando no final da década dos 30 anos. Estudos epidemiológicos de grande porte não demonstraram nenhuma correlação entre os níveis séricos de testosterona e a função sexual das mulheres.[52,53] Os ensaios previamente disponíveis não foram sensíveis o suficiente para a detecção de níveis particularmente baixos da testosterona sérica feminina. Quando a espectroscopia de massa foi utilizada, os níveis séricos de testosterona em 121 mulheres cuidadosamente avaliadas que apresentavam baixos desejo sexual e excitabilidade foram semelhantes aos níveis observados em 125 mulheres avaliadas de maneira similar, mas que não apresentavam qualquer disfunção sexual.[54] Em um estudo recente que investigou os fatores hormonais e psicossociais associados ao desejo, a disfunção sexual não foi associada a medidas dos níveis séricos de testosterona por espectroscopia de massa.[23] Outra dificuldade, além dos ensaios não confiáveis para determinação da testosterona sérica, foi o fato de que não era possível medir previamente a produção intracelular de testosterona nos tecidos periféricos (das suprarrenais e dos ovários) a partir de hormônios precursores – DHEA, sulfato de DHEA (DHEAS) e androstenediona (A_4). A atividade total da testosterona (produção ovariana e produção "intrácrina" periférica) tem sido medida por ensaios de espectrometria de massa para metabólitos androgênicos, em particular o glicuronídio de androsterona (ADT-G). Parece haver uma ampla faixa do ADT-G entre mulheres de qualquer idade, e os níveis diminuem com o tempo. **É importante assinalar que não houve diferenças do ADT-G entre as 121 mulheres cuidadosamente diagnosticadas com distúrbios do desejo e da excitação e os 124 controles com vida sexual saudável;**[52] tampouco houve diferenças em um segundo estudo semelhante com critérios de exclusão menos rigorosos,[55] nem em um estudo transversal de 428 mulheres na pré-menopausa que tentavam associar os metabólitos androgênicos com a disfunção sexual.[23]

11β-hidroxiandrostenediona

Um importante achado recente é que nem a testosterona sérica cuidadosamente medida nem os metabólitos da testosterona, mais especificamente o ADT-G, distinguem mulheres com disfunção sexual. Entretanto, é possível que nenhum desses dois valores nem a "testosterona biodisponível", isto é, a testosterona livre mais testosterona fracamente ligada à albumina, seja uma medida adequada da atividade androgênica. O esteroide suprarrenal C19, a 11β-hidroxiandrostenediona, anteriormente considerado como subproduto do metabolismo dos esteroides suprarrenais, é hoje confirmado como precursor do esteroide androgênico, a 11-cetotestosterona. Por sua vez, essa molécula é convertida em 11-ceto-di-hidrotestosterona (11 KDHT), que atua sobre os receptores de androgênio de modo semelhante a di-hidrotestosterona (DHT).[56] Por sua vez, a ação androgênica significativa resulta da síntese periférica de DHT e de 11 KDHT, cuja liberação é mínima na circulação.

Desidroepiandrosterona

Na recente pesquisa de 246 mulheres estritamente recrutadas para presença ou ausência de transtorno do desejo sexual, foi constatada a presença de níveis séricos semelhantes de testosterona e de metabólitos androgênicos nos dois grupos, entretanto, verificou-se que o nível sérico de DHEA era significativamente mais alto no grupo controle. Essa observação está de acordo com estudos epidemiológicos anteriores de grande porte.[52,53] Por conseguinte, a DHEA parece atuar de maneira não androgênica. Hoje, as pesquisas estão direcionadas para numerosas ações conhecidas, mas ainda não totalmente elucidadas, da DHEA sobre receptores nucleares e de membrana não androgênicos.[57]

Problemas de saúde associados à idade

As doenças que acompanham o envelhecimento podem ter impacto sobre a disfunção sexual. A associação é mais fraca do que entre disfunção erétil masculina com a hipertensão, hiperlipidemia, diabetes melito e doença arterial coronariana. **A depressão constitui o principal fator que influencia a função sexual em mulheres com doença crônica, incluindo doença renal grave,**[41] **esclerose múltipla**[39] **ou diabetes melito.**[40] Algumas atividades sexuais (p. ex., coito) ou respostas (p. ex., intensidade do orgasmo) podem ser limitadas por problemas articulares, cardíacos ou respiratórios.

Fatores relacionados com a personalidade

Os estudos realizados mostram que, quando comparadas a mulheres ativas, as que se preocupam com baixos níveis de desejo e excitabilidade caracterizam-se por ter autoestima vulnerável, altos níveis de ansiedade e de culpa, imagem corporal negativa, introversão e somatização.[58] A ansiedade em altos níveis pode interferir particularmente na resposta sexual saudável.[59] Como a excitação sexual envolve um aumento da atividade do sistema nervoso simpático, além de aumentar a congestão do aparelho genital da mulher, há sensações extragenitais que podem ser interpretadas de modo incorreto como ameaça, anulando qualquer prazer sexual possível. Esses sintomas de "excitação ansiosa" incluem dispneia, aumento da temperatura, tensão muscular e palpitações. A impressão clínica de mulheres com transtorno orgásmico é que muitas sentem extremo desconforto em condições nas quais não controlam as circunstâncias ou suas reações corporais, e as pesquisas confirmam uma forte ligação entre o transtorno orgásmico e traços e somatização obsessivo-compulsivos.[44] **Em muitas mulheres com vaginismo, o medo da penetração vaginal tem uma qualidade fóbica. Muitas mulheres com VDP demonstram um intenso medo da avaliação negativa por outras pessoas, e uma autocrítica exacerbada, bem como aumento da somatização e da ansiedade.**[60]

Relacionamentos

A maioria das mulheres que relata ao médico uma perda do desejo e da capacidade de excitação declara que seus relacionamentos são estáveis e satisfatórios. Entretanto, um ambiente sem conflito, sem maus-tratos e sem a ameaça de separação ou de divórcio não é suficiente para nutrir o desejo sexual de uma mulher. Com frequência, a mulher relata que o parceiro não tem intimidade emocional com ela e não demonstra disposição em revelar seus sentimentos, medos e esperanças. Além disso, a necessidade de erotismo e de variedade da estimulação sexual da mulher pode não ser atendida. Com frequência, essas mulheres classificam o seu relacionamento como um de "bons amigos." Esse contexto não é sexual o suficiente para promover ou desencadear o desejo sexual de uma mulher. Foi demonstrado que a troca de parceiro pode constituir um importante fator no aumento do desejo e da resposta das mulheres, e observa-se uma redução do desejo inato com a duração de um relacionamento.[23,61] Em um recente levantamento britânico de grande porte foi constatado que não estar feliz no relacionamento era um grande determinante da função sexual.[37] Os sentimentos da mulher pelo seu parceiro ou uma troca de parceiro foram os principais determinantes da resposta sexual de uma mulher em um estudo longitudinal de 11 anos na Austrália.[61]

Disfunção sexual no parceiro

Entre os múltiplos aspectos das circunstâncias de uma mulher passíveis de influenciar a sua função sexual, um dos mais importantes é a disfunção sexual do parceiro do sexo masculino. O tratamento bem-sucedido da disfunção erétil do parceiro pode levar à reversão dos problemas sexuais da mulher, incluindo dificuldades de excitação sexual, lubrificação, satisfação do orgasmo e dor.[62]

Infertilidade

A avaliação da infertilidade e as técnicas de reprodução assistida podem ter efeitos negativos sobre a imagem corporal da mulher e os sentimentos de autovalorização sexual. A infertilidade pode fazer com que a mulher se sinta desamparada e sexualmente indesejável. A perda da espontaneidade sexual em consequência da abordagem ao sexo orientada para metas, na tentativa de conceber com relações sexuais agendadas (coincidindo com a ovulação natural ou após estimulação hormonal), pode levar à disfunção sexual e é considerada um problema importante para muitas mulheres.[63] **A disfunção erétil pode ser uma consequência, agravando as dificuldades de fertilidade do casal e a satisfação sexual da mulher.** O estresse dos exames e da espera dos resultados pode interferir na intimidade emocional, prejudicando ainda mais a função sexual. Essas alterações nem sempre se revertem com uma gravidez bem-sucedida. Muitas vezes, há sentimentos não resolvidos de culpa em relação à responsabilidade pela infertilidade, bem como sentimentos de ressentimento pelos numerosos procedimentos necessários na investigação na mulher, em comparação a uma única análise do sêmen no homem.

Fármacos e substâncias

1. **Os medicamentos receitados e os de venda livre, incluindo álcool e substâncias ilícitas, são capazes de alterar a resposta sexual normal** (Tabela 17.1). Podem ser necessários ajustes na dose ou na formulação do medicamento.
2. Dois antidepressivos recentemente aprovados parecem ser sexualmente neutros. A vortioxetina apresenta uma variedade de efeitos sobre o sistema serotoninérgico: atua como antagonista nos receptores 5-HT$_3$, 5-HT$_7$ e 5-HT$_{1D}$; como agonista nos receptores 5-HT$_{1A}$, como agonista parcial nos receptores 5-HT$_{1B}$, e como inibidor do transportador de 5-HT.[64] A vilazodona é um inibidor da recaptação da serotonina e agonista parcial do receptor 5-HT$_{1A}$.[65]
3. Do ponto de vista teórico, alguns agentes farmacológicos podem melhorar ou reverter a perda da excitação, do desejo e do orgasmo comumente associada aos antidepressivos serotoninérgicos (ISRSs) e, com menos frequência, aos antidepressivos serotoninérgicos noradrenérgicos (ISRNs). Foram sugeridos diversos "antídotos", porém apenas três apresentam evidências em ensaios clínicos controlados randomizados que utilizaram medicamentos aprovados: o acréscimo da bupropiona pode reverter a disfunção induzida pelos ISRSs,[66] assim como o acréscimo de aripiperazol.[67] Recentemente, a vortioxetina demonstrou melhorar a DSIA resultante do uso de ISRSs em pacientes em remissão da depressão em maior grau que o escitalopram.[68]

Doença crônica e câncer

A doença crônica e o diagnóstico de câncer podem afetar a função sexual de diversas maneiras (Tabela 17.2).[20]

Doença inflamatória pélvica crônica e endometriose

A dispareunia crônica, que sofre remissão temporária ou que não apresenta remissão com tratamento cirúrgico ou clínico, normalmente está associada a uma perda da motivação ou do interesse sexuais. Embora o tratamento definitivo seja o objetivo geral, é muito importante incentivar o sexo sem penetração para preservar o prazer sexual da mulher, a autoestima e o

Tabela 17.1 Medicamentos e substâncias que afetam potencialmente a resposta sexual.

• Anti-hipertensivos: betabloqueadores, tiazídicos
• Antidepressivos: antidepressivos serotoninérgicos
• Lítio
• Antipsicóticos
• Anti-histamínicos
• Narcóticos
• Benzodiazepínicos
• Contraceptivos orais e terapia com estrogênio oral
• Agonistas do hormônio de liberação das gonadotropinas (GnRH)
• Espironolactona
• Cocaína
• Álcool
• Anticonvulsivantes

Tabela 17.2 Sexo e doença crônica.

- Perturbação biológica da resposta sexual, por exemplo, a esclerose múltipla que provoca dano aos nervos autonômicos pélvicos
- Consequências psicológicas negativas da doença que afeta a resposta sexual, por exemplo, sentir-se sexualmente pouco atraente em consequência de desfiguração causada por cirurgia, medicação, estomas
- Fadiga
- Dor crônica
- Incontinência ou estomas que reduzem a autoconfiança sexual
- Doença depressiva associada
- Tratamento de doença crônica, por exemplo, insuficiência ovariana induzida por quimioterapia
- Mobilidade limitada, por exemplo, artrite impedindo o coito, doença de Parkinson impedindo a masturbação
- Comprometimento cardíaco ou respiratório, de modo que o orgasmo ou a atividade física da relação sexual causam angina ou dispneia intensa

relacionamento. A terapia com GnRH, que produz uma menopausa medicamentosa temporária, pode aumentar as dificuldades com a redução da capacidade de excitação e o desconforto vaginal em consequência dos baixos níveis de estrogênio.

Síndrome do ovário policístico

Não há evidências de que os níveis mais elevados de androgênios associados à síndrome do ovário policístico (SOP) ofereçam proteção contra uma redução do desejo e da excitabilidade sexuais. Alguns estudos realizados em mulheres com SOP relatam uma redução da satisfação sexual em comparação com controles. Os dados limitados sugerem que a menor satisfação está relacionada com a obesidade e com os efeitos estéticos do hirsutismo e da acne relacionados com os androgênios. A *metformina* pode melhorar a função sexual em mulheres com SOP.[69]

Herpes recorrente

O medo de transmitir alguma IST pode reduzir a motivação e a capacidade de excitação sexuais. É necessária uma orientação sobre práticas sexuais mais seguras, junto com uma discussão das causas responsáveis pela redução da motivação sexual da mulher. Uma dificuldade reconhecida no herpes recorrente é a possível transmissão viral mesmo quando assintomática, apesar da terapia antiviral prolongada.

Líquen escleroso

O encarceramento do prepúcio do clitóris pode causar dor com a estimulação do clitóris. O comprometimento do vestíbulo da vagina pode causar dispareunia e/ou impedir a entrada do pênis, do vibrador ou dos dedos. A redução da sensibilidade sexual da pele vulvar acometida é uma queixa comum. O principal tratamento consiste na administração tópica de *corticosteroides,* embora a aplicação tópica de creme de *testosterona* possa ser benéfica na presença de perda da sensibilidade sexual.

Câncer de mama

A disfunção sexual que ocorre após tratamento do câncer de mama tende a persistir por mais de 1 ano após o seu diagnóstico.[70] A quimioterapia parece ser responsável pela maior parte das dificuldades sexuais resultantes, incluindo perda do desejo, excitação subjetiva, ressecamento da vagina e dispareunia. Em um estudo de pequeno porte de mulheres com história pregressa de câncer de mama e estado endócrino complexo em consequência da terapia antiestrogênica continuada, foi constatado que, enquanto os fatores do relacionamento influenciam o desejo, a história de quimioterapia leva a distúrbios de excitação, lubrificação, orgasmo e dispareunia. Não foi observada nenhuma conexão entre a função sexual e os níveis de androgênios, incluindo seus metabólitos.[71] A partir de dois grandes grupos independentes de sobreviventes do câncer de mama, desenvolveu-se um modelo para previsão do interesse, da função e da satisfação sexuais após o câncer de mama.[70] Os preditores mais importantes de uma vida sexual adequada foram a ausência de ressecamento vaginal, a sensação de bem-estar, a imagem corporal positiva, a melhor qualidade do relacionamento e a ausência de problemas sexuais do parceiro.

Ocorre dispareunia em pelo menos 45% das mulheres com câncer de mama.[72] Os mecanismos da dor incluem (1) alterações em consequência da deficiência de estrogênio induzida pela quimioterapia; (2) neuropatia periférica induzida pela quimioterapia, que pode afetar o nervo pudendo, que é relativamente longo; (3) sensibilização central subjacente à VDP possivelmente induzida pela falta de estrogênio e pelo estresse da doença. O tratamento consiste inicialmente em pomada, como Aquaphor, ou óleos, incluindo de oliva, de cártamo ou de coco, que podem ser aplicados com frequência – normalmente após a micção ou a defecação. Com frequência, há necessidade de *estrogênio tópico em baixa dose*. No passado, a aplicação limitava-se ao canal vaginal, entretanto, tendo em vista a sensibilidade do vestíbulo vaginal, recomenda-se frequentemente a aplicação por todo o introito.[72] Os produtos farmacêuticos podem não ser tolerados inicialmente devido aos conservantes, e o uso temporário de hormônios preparados em farmácia de manipulação em uma base neutra, como base Glaxal, pode ser benéfico. Muitas vezes, a aplicação noturna durante 2 a 4 semanas permitirá o uso de produtos farmacêuticos, incluindo cremes, comprimidos intravaginais ou anel de silástico.

O consenso do American College of Obstetricians and Gynecologists sobre mulheres com câncer de mama é de que os produtos vaginais atuais contendo estrogênio em baixa dose não provocam elevação dos níveis séricos de estrogênio acima daqueles de mulheres na menopausa não tratadas, e não estão associados a taxas mais elevadas de recorrência do câncer de mama ou estimulação endometrial.[73] Com algumas semanas de aplicação tópica de estrogênio, o epitélio recupera-se e a absorção torna-se indetectável, de modo que o início precoce do tratamento durante a terapia do câncer, antes que ocorra acentuada lesão em consequência da ausência de estrogênio, permitirá uma menor exposição sistêmica. Quando a mulher toma inibidores da aromatase, o tratamento ideal da dispareunia não está bem definido, tendo em vista a preferência de evitar até aumentos sistêmicos mínimos do estrogênio. Entretanto, a pouca adesão em cerca de 30% das mulheres, em consequência dos efeitos colaterais da medicação, é preocupante.[74] Há evidências iniciais de segurança em termos de elevação mínima dos níveis séricos de estrogênio e benefício sexual do uso de um anel de estradiol (7,5 μg/dia) ou testosterona intravaginal.[75] A *DHEA vaginal,* com recente aprovação pela FDA, parece ser útil em mulheres com câncer de mama, tendo em vista a falta de aumentos sistêmicos da testosterona ou do estrogênio; contudo, o seu uso não foi estudado especificamente no contexto do câncer de mama. Pode-se efetuar uma mudança temporária de um inibidor da aromatase para um modulador seletivo dos receptores de estrogênio, como o *tamoxifeno* – esse fármaco não leva consistentemente à dispareunia.[73]

Pesquisas recentes mostraram que o *ácido hialurônico* é tão eficaz quanto o estradiol em baixa dose quando utilizado à noite, em um estudo de 8 semanas de duração.[76] Em um ensaio clínico de mulheres com câncer de mama, a aplicação tópica de lidocaína no vestíbulo vaginal 10 minutos antes da relação sexual demonstrou ser benéfica.[77] O *ospemifeno* – um modulador do receptor de estrogênio seletivo com atividade agonista do estrogênio na vagina – parece ter efeito neutro sobre o tecido mamário, porém a experiência é limitada.

A preservação da fertilidade é considerada junto com o plano de tratamento geral em mulheres mais jovens, e várias opções estão surgindo. Adiar o tratamento do câncer para possibilitar um ciclo de estimulação hormonal, seguido de criopreservação de um ovócito maduro ou embrião, pode representar uma decisão muito difícil. Em algumas situações, inclusive após câncer de mama com receptores hormonais positivos, a gravidez pode aumentar o risco de recorrência. A opção mais estabelecida, que é a do congelamento de embriões, pode ser difícil, visto que o embrião torna-se uma propriedade compartilhada com o parceiro atual. Quando não há tempo suficiente para essas duas opções já aprovadas, pode-se considerar a criopreservação do tecido ovariano.[78]

Diabetes melito

A maioria dos estudos realizados identificou claramente uma forte ligação entre a disfunção sexual e a "comorbidade" depressão, mas não com controle, duração ou complicações do diabetes. A qualidade dos dados é limitada, visto que muitos estudos não têm grupos controle nem esclarecem a condição estrogênica; além disso, são utilizadas diferentes avaliações da função sexual, e muitas publicações estudaram apenas mulheres que permanecem sexualmente ativas – excluindo as que simplesmente não têm parceiro ou que podem ter interrompido a atividade em consequência de disfunção grave.[79] A maioria dos estudos constatou que a prevalência de desejo sexual baixo é semelhante em mulheres com ou sem diabetes melito, contudo, as dificuldades na lubrificação são cerca de 2 vezes mais comuns em mulheres diabéticas. Alguns estudos mostraram um aumento da prevalência de dispareunia, dificuldades do orgasmo e insatisfação sexual.[80] No estudo a longo prazo Epidemiology of Diabetes Interventions and Complications (EDIC), mais da metade das mulheres tinha problemas com orgasmo, excitação e lubrificação. Em uma análise multivariada, apenas a depressão e o estado civil constituíram fatores de previsão de disfunção sexual.[79] Recentemente, mulheres jovens tratadas com múltiplas doses de insulina apresentaram comprometimento da excitação e da lubrificação, enquanto as que utilizaram uma bomba de insulina tiveram uma função sexual comparável a mulheres saudáveis da mesma faixa etária.[40] Mais uma vez, a depressão foi o preditor independente de disfunção sexual.

4 Condições ginecológicas: a disfunção sexual pode surgir em consequência de doenças, procedimentos e tratamentos ginecológicos

Cirurgias para incontinência de esforço

As faixas (*slings*) mediouretrais são comumente utilizadas para a incontinência urinária de esforço. Embora a maioria das mulheres relate uma função sexual igual ou melhor, o orgasmo é menos comprometido com *slings* suburetrais do que com os transobturadores, que podem comprometer mais a integridade neural da parede anterior da vagina.[81]

Histerectomia

Histerectomia simples

Uma revisão recente de publicações inglesas até 2015 concluiu que, a curto prazo, a maioria das mulheres relata uma melhora ou manutenção da função sexual. A longo prazo, a deterioração da função foi atribuída a alterações associadas ao envelhecimento.[82] **Apesar da especulação de que a satisfação sexual possa ser diferente se a histerectomia for vaginal, abdominal – aberta ou laparoscópica –, subtotal ou total, essa diferença não é sustentada pelos estudos.**[82]

Histerectomia radical

Foram desenvolvidas técnicas para evitar o comprometimento do plexo hipogástrico inferior ao nível dos ligamentos transverso do colo e largo, e os estudos realizados sugerem uma redução mínima da congestão vaginal em resposta à estimulação sexual em ambiente experimental.[83]

Câncer ginecológico

Cerca de 55% das mulheres com câncer ginecológico queixam-se de dispareunia,[84] que tem múltiplas causas, além da deficiência de estrogênio, e incluem um neuroma em consequência de transecção de nervos, cicatrizes associadas à radiação causando compressão de nervos, e lesão do sistema vascular. O exame físico detalhado pode identificar os nervos pélvicos passíveis de gerar a dor, possibilitando a administração de injeções diagnósticas e terapêuticas de anestésico local. Pode ocorrer neuropatia periférica induzida por quimioterapia após o uso de taxanos, alcaloides da vinca, análogos da platina e 5-fluorouracila. A estenose vaginal pode ser causada por radioterapia e/ou uso de enxerto, que pode exigir o uso de dilatadores, o que representa um desafio tanto técnico como psicológico. Com frequência, recomenda-se apoio pela equipe de oncologia, além de fisioterapia do assoalho pélvico. A dor neuropática não responde aos opioides, porém há algumas evidências de benefício com o uso de duloxetina e amitriptilina em baixa dose.[85] Programas de terapia cognitiva baseada em *mindfulness* demonstraram ser benéficos na disfunção sexual da mulher, incluindo a dor, que ocorre após o câncer ginecológico.[89]

Câncer do colo do útero

Os sintomas sexuais observados em mulheres com câncer do colo do útero incluem redução da lubrificação vaginal secundária à menopausa cirúrgica, lesão por radiação e/ou comprometimento dos nervos autônomos. Quando comparadas com mulheres submetidas à conização do colo do útero, as mulheres submetidas à histerectomia radical relatam uma função sexual pior em todos os quesitos do questionário do índice de função sexual feminina.[87] A histerectomia radical com preservação dos nervos tem sido associada a uma melhor função sexual em comparação com a histerectomia radical tradicional.[87] Uma metanálise da cirurgia radical com preservação de nervos para câncer do colo do útero não identificou nenhum agravamento do prognóstico e melhora da função sexual, quando comparada à cirurgia sem preservação de nervos.[88]

Há uma acentuada sinergia entre o câncer do colo do útero e o abuso sexual como causa de disfunção sexual.[89] A ausência de satisfação sexual foi relatada por 20% das mulheres sem história de abuso nem de câncer do colo do útero, por 31% das mulheres com história de abuso sexual e sem câncer do colo do útero, por 28% das mulheres com câncer do colo do útero e sem história de abuso sexual, mas por 45% das mulheres com história de abuso sexual e câncer do colo do útero. A dispareunia foi extremamente rara em mulheres sem câncer do colo do útero, porém foi relatada por 12% daquelas com câncer do colo do útero e por 30% de mulheres com câncer do colo do útero e história pregressa de abuso sexual.

Câncer de endométrio

A segurança do estrogênio vaginal na SGM continua sendo questionada, embora as evidências não sustentem qualquer aumento das taxas de recorrência com o seu uso.[90]

Câncer de ovário

A resposta e a satisfação sexuais ficam comprometidas com todas as formas de tratamento, em particular quando a paciente é submetida à cirurgia e quimioterapia e quando a doença é avançada a ponto de apenas a quimioterapia ser possível.[87] É relevante assinalar que, para a maioria das pacientes com câncer de ovário, a vida sexual continua importante.[87]

Câncer de vulva

Há discussão nos resultados sobre o fato da extensão da ressecção cirúrgica determinar o grau de disfunção sexual, porém as mulheres submetidas à ressecção com *laser* ou parcial do clítoris apresentam disfunção mais grave do que aquelas cujo clítoris pode ser preservado.[91]

Gravidez

[5] O estresse físico, emocional e econômico da gravidez pode afetar negativamente a intimidade emocional e sexual. Os sistemas de valores sexuais, culturais, as crenças religiosas, as mudanças físicas e as restrições médicas influenciam as atitudes e o comportamento sexuais durante a gravidez e o período pós-parto. Na ausência de trabalho de parto prematuro, sangramento pré-parto ou incompetência cervical, não há evidências de que a atividade sexual, o orgasmo ou o coito possam aumentar o risco de complicações da gravidez. As mudanças normais que ocorrem com a atividade sexual durante a gravidez incluem aumento da hipersensibilidade das mamas, aumento da sensibilidade às contrações uterinas com o orgasmo, desconforto geral, menor mobilidade e fadiga. A satisfação sexual durante a gravidez está estreitamente relacionada com a sensação de felicidade da mulher com a gravidez, o fato de ela continuar se sentindo atraente e a compreensão de que, em uma gravidez saudável, a atividade sexual e o orgasmo não prejudicam o feto.

No final do terceiro trimestre, a necessidade de intimidade, apoio emocional e carinho pode ser muito maior do que qualquer desejo de orgasmo ou relação sexual. Todavia, um estudo constatou que 39% de 188 mulheres relataram ter mantido relações sexuais durante a semana do parto.[92] Podem surgir dificuldades diante da reação do parceiro à gravidez da mulher, das alterações físicas, da falta de informação sobre sexo na gravidez e da falta de orientação do médico quando surgem complicações. Uma diminuição geral do desejo sexual durante a gravidez e no período pós-parto é comum e considerada normal. Os casais podem ser incentivados a manter seus padrões habituais de atividade sexual, desde que se sintam emocional e fisicamente confortáveis, e não haja contraindicações para o orgasmo ou o coito.

Dispareunia e tipo de parto

Um estudo prospectivo recente constatou que a intervenção obstétrica, incluindo cesariana, parto a vácuo ou cesariana eletiva, pode estar associada a um aumento da probabilidade (2,4, 2,3 e 1,7, respectivamente) da mulher relatar a ocorrência de dispareunia persistente com 18 meses após o parto.[93] Dois estudos realizados anteriormente mostraram que o parto vaginal cirúrgico conferia o maior risco de disfunção.[94,95]

Pós-parto

O sangramento e o corrimento vaginais contínuos, o desconforto perineal, as hemorroidas, a dor nas mamas e a diminuição da lubrificação vaginal associada à amamentação, agravados pela fadiga decorrente do sono perturbado, contribuem para diminuir a motivação para a atividade sexual. Outros fatores passíveis de causar complicações incluem medo de acordar o bebê, sentimento de estar menos atraente, mudança da imagem corporal ou alteração do humor. Muitos casais retomam a atividade sexual e incluem o coito com 6 a 8 semanas após o parto, porém alguns aguardam até 1 ano para retomar o seu nível de intimidade sexual anterior à gravidez. Normalmente, as mulheres que amamentam relatam menor atividade e menor satisfação sexuais do que as que alimentam o filho com mamadeira.

Os médicos devem ajudar as pacientes e seus parceiros ao reconhecer e discutir as oscilações normais do desejo sexual e da frequência de atividade sexual durante e após a gravidez.

AVALIAÇÃO DE PROBLEMAS SEXUAIS

[7] Apesar da importância das questões relacionadas com a sexualidade, muitas mulheres têm dificuldade em expor suas preferências ou em conversar com o seu médico sobre preocupações sexuais, e muitos médicos não se sentem à vontade para discutir questões sexuais com elas. Com o uso de um questionário estruturado e com base em uma revisão dos prontuários de 1.065 mulheres atendidas consecutivamente em 37 consultórios de medicina da família, em áreas de alto, médio e baixo níveis socioeconômicos, constatou-se que 40% das mulheres apresentaram pelo menos uma forma de disfunção sexual de acordo com os critérios diagnósticos da *Classificação Estatística Internacional de Doenças* (CID-10). Apenas 4% tiveram um registro prévio de problemas sexuais em seu prontuário.[96]

Existem numerosas razões pelas quais os médicos relutam em discutir questões relacionadas com a sexualidade das suas pacientes. As possíveis barreiras encontradas incluem ansiedade decorrente da incapacidade percebida dos médicos de tratar problemas sexuais, relutância em dedicar o tempo necessário para avaliar precisamente o assunto, desconforto pessoal ao discutir assuntos sexuais com as pacientes e angústia provocada pela história de violência sexual delas. A falta de perguntas sobre a vida sexual sugere para as pacientes [8] que a sexualidade não é importante e não deve ser discutida. Muitas intervenções ginecológicas e vários distúrbios ginecológicos interrompem a vida sexual, exigindo a inclusão desse assunto na avaliação ginecológica. Fazer perguntas sobre a vida sexual das pacientes dá aos médicos a oportunidade de orientá-las sobre o risco de ISTs, estimular práticas sexuais mais seguras, avaliar a necessidade de contracepção, dissipar conceitos equivocados sobre sexualidade e identificar a presença de disfunção sexual. Muitas dúvidas podem ser tiradas por meio de informações objetivas e tranquilização da paciente. O tratamento da disfunção exige avaliação e intervenção biopsicossociais apropriadas. Mesmo quando as pacientes parecem não ter nenhum problema sexual, se os ginecologistas indagarem rotineiramente sobre o assunto, eles demonstram que as questões sexuais podem ser abordadas em um ambiente profissional, confidencial e sem julgamentos.

Técnicas de entrevista

Para que possam se sentir confortáveis o suficiente para estabelecer uma relação boa e de confiança com as pacientes, os médicos precisam estar familiarizados com os componentes de uma avaliação sexual sensível e detalhada e com os princípios gerais do tratamento das disfunções. A capacidade de ouvir e a atenção para identificar pistas não verbais são muito úteis. É necessário empregar uma linguagem direta para que as pacientes possam compreender, além de reconhecer que muitas têm dificuldade em discutir essas questões delicadas, íntimas e extremamente comuns.

Algumas perguntas francas podem iniciar o assunto da função sexual (Figura 17.2). O questionamento sobre a vida sexual constitui parte da anamnese durante uma avaliação ginecológica de rotina. Há evidências de que uma frase de introdução aumentaria enormemente a probabilidade de uma mulher identificar o seu problema sexual. A Tabela 17.3 fornece uma lista de exemplos de perguntas de rastreamento relacionadas com determinadas circunstâncias ginecológicas e obstétricas.

A conduta ideal é obter uma avaliação detalhada dos dois parceiros, com oportunidade de ver cada um deles separadamente (Tabela 17.4). Na presença de dispareunia, é necessário fazer um questionamento detalhado (Tabela 17.5).

Exame físico

O exame pélvico de rotina é um componente essencial dos cuidados médicos; entretanto, este não é o caso de mulheres que procuram resolver suas preocupações sexuais. Tendo em vista a prevalência de experiências sexuais passadas negativas, incluindo abuso, **o exame pélvico só deve ser realizado na presença de uma indicação definida, e o procedimento deve ser claramente explicado à paciente** (Tabela 17.6). O tratamento da dispareunia exige exame vulvar, vaginal e pélvico cuidadoso. O exame físico pode confirmar a anatomia normal e o estado saudável (sem excitação dos órgãos genitais), porém ele não confirma uma função sexual saudável. Todavia, esse exame pode ser tanto esclarecedor como terapêutico.

Critérios de diagnóstico

Assim como se observa uma sobreposição das fases da resposta sexual, as disfunções sexuais femininas são normalmente compostas. Há cada vez mais evidências indicando que o desejo antes e no início da relação sexual, embora provavelmente bem-vindo por ambos os parceiros, não é obrigatório para o prazer e a satisfação sexuais da mulher.[97] É a incapacidade de despertar o desejo e a excitação durante a relação sexual e a ausência inicial de desejo que constituem o distúrbio. Por conseguinte, a combinação das dificuldades de excitação e desejo sexuais em um transtorno baseia-se em evidências, conforme apresentado no *Manual Diagnóstico e Estatística de Transtornos Mentais:* DSM-5, da American Psychiatric Association. Atualmente, são reconhecidos três transtornos – ver Tabela 17.7. Para estabelecer um diagnóstico, os sintomas precisam estar presentes durante um período mínimo de 6 meses, devem causar sofrimento clinicamente significativo, não devem ser causados por um transtorno psiquiátrico, pelos efeitos de alguma substância ou medicamento, por outra condição médica ou por perturbação do relacionamento, violência do parceiro ou outros fatores importantes. O transtorno pode ser designado como estar ocorrendo ao longo da vida ou estar ocorrendo depois de um certo tempo.[5]

Visão geral do tratamento da disfunção sexual

Muitos dos problemas sexuais enfrentados pelos casais decorrem da falta de conhecimento ou de experiência, de ideias equivocadas sobre sexo ou da incapacidade do casal de comunicar suas preferências sexuais. O aconselhamento e a orientação sucintos

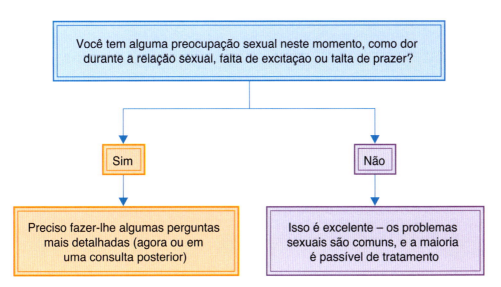

Figura 17.2 Algoritmo para o rastreamento de disfunção sexual.

Tabela 17.3 Rastreamento de problemas sexuais.

Situação em que há necessidade de perguntas para rastreamento	Pergunta sugerida para rastreamento
Antes da cirurgia ou por ocasião do início da terapia farmacológica ou hormonal	Essa cirurgia ou esse medicamento provavelmente não devem interferir em sua vida sexual. Entretanto, preciso verificar se você tem alguma dificuldade atual em relação ao desejo, excitação ou prazer sexuais, ou se você sente alguma dor
Consulta pré-natal de rotina	As necessidades sexuais da mulher podem mudar durante a gravidez. Você tem algum problema ou pergunta a fazer nesse momento? Não há evidências de que a relação sexual ou o orgasmo possam causar aborto. Naturalmente, qualquer sangramento exigirá uma avaliação e interrupção da atividade sexual até que você seja examinada. Muitas mulheres constatam que a fadiga e/ou as náuseas reduzem a sua vida sexual nos primeiros 3 meses; todavia, em geral, tende a se normalizar durante o segundo trimestre e, em alguns casos, até o final da gravidez
Consulta pré-natal com complicações	Essas complicações já podem ter interrompido a sua atividade sexual. Especificamente, você não deveria manter relações sexuais/ter orgasmos
Após um ou mais abortos	Algumas mulheres perdem temporariamente o desejo sexual depois de um aborto – isso é bastante normal. Muitos casais concentram-se no contato físico afetuoso durante o luto de ambos com o que ocorreu. É necessário dar algum tempo para vocês dois. Caso persistam quaisquer problemas sexuais, podemos conversar
Infertilidade	Todos os exames, as relações sexuais programadas e os desapontamentos, somados aos gastos que vocês terão, podem causar grande estresse na vida sexual. Procurem ter momentos de atividade sexual apenas por prazer – e não quando estão apenas tentando engravidar. Vocês têm algum problema nesse momento?
Pós-parto	Podem ser necessárias algumas semanas, ou meses, para você readquirir a energia e o desejo para a atividade sexual, em particular se houver interrupções do sono. Isso é normal. Se os problemas persistirem ou se você tiver dor, existe a possibilidade de tratamento. Você tem alguma pergunta a fazer agora?
Perimenopausa ou pós-menopausa	Sabemos que muitas mulheres mantêm uma atividade sexual gratificante após a menopausa – mais tempo, mais privacidade. Se você observar o oposto ou se começar a sentir dor ou dificuldade em se excitar, isso pode ser tratado. Você tem alguma preocupação no momento?
Mulher deprimida	Sei que você está deprimida agora, mas, de acordo com os estudos realizados, o sexo ainda é considerado importante para muitas mulheres que estão deprimidas. Sabemos também que alguns medicamentos que prescrevemos interferem no prazer sexual. Você está com algum problema nesse momento?
Doença crônica	Artrite/esclerose múltipla podem interferir na vida sexual de uma mulher. Você está com algum problema?
Cirurgia com possibilidade de causar dano	Evidentemente, o mais importante agora é a retirada completa do câncer por meio de cirurgia. Os nervos e os vasos sanguíneos responsáveis pelas sensações sexuais e pela lubrificação podem sofrer danos temporários e, algumas vezes, permanentes. Se, quando recuperada, você perceber a persistência de qualquer problema sexual, é possível tratá-lo. Você tem alguma preocupação sexual nesse momento?
Ooforectomia bilateral na pré-menopausa	A cirurgia removerá uma importante fonte de estrogênio e cerca da metade da testosterona produzida. A testosterona ainda será produzida pelas glândulas suprarrenais (pequenas glândulas localizadas na parte superior dos rins), e parte dela é convertida em estrogênio. Em muitas mulheres, essas quantidades reduzidas de hormônios sexuais são suficientes para ter prazer sexual, mas isso não acontece com todas. Qualquer problema sexual que ocorra quase certamente pode ser tratado. Você tem algum problema nesse momento?

pelo ginecologista-obstetra sobre o ciclo de resposta sexual em *looping* podem identificar as áreas de possível ocorrência de disfunção sexual.

O modelo PLISSIT

Algumas vezes, pode ser necessário que os ginecologistas forneçam um manejo detalhado para determinadas condições (p. ex., dispareunia crônica da VDP). Com frequência, os dois primeiros níveis de um modelo, conhecido pelo acrônimo PLISSIT, são suficientes para abordar os problemas sexuais da mulher. O modelo é o seguinte:

1. **P**ermissão (*Permission*). O conceito de permissão é a validação das preocupações da paciente e a confirmação de que o consultório do ginecologista é o local apropriado para a sua abordagem.
2. **I**nformação **L**imitada (*Limited Information*). A paciente recebe informações sobre a fisiologia e o comportamento sexuais, de modo que possam ser abordados erros de compreensão, mitos, falta de conhecimento e habilidades sexuais insuficientes.
3. **S**ugestões **E**specíficas (*Specific Suggestions*). Esse estágio pode envolver a alteração do contexto sexual problemático, a educação das pacientes sobre atitudes e práticas específicas, o aconselhamento de diferentes formas de estimulação sexual, o rastreamento de problemas de saúde mental, a identificação de questões interpessoais e a prescrição de hormônios e medicamentos.

Capítulo 17 • Sexualidade e Disfunção Sexual

Tabela 17.4 Avaliação biopsicossocial da disfunção sexual.

Problema sexual nas palavras da própria paciente	Esclarecer com perguntas diretas; dar opções em lugar de fazer perguntas direcionadas
Duração, consistência, prioridade	Qual é a duração dos problemas? Os problemas com o sexo estão presentes em todas as situações: sozinha, com sexo com um parceiro diferente, se relevante?
Contexto dos problemas sexuais	Intimidade com o parceiro, atividade/comportamento imediatamente antes da atividade sexual, privacidade, segurança, controle de natalidade, risco de doença sexualmente transmissível, utilidade da estimulação sexual, habilidades sexuais do parceiro, comunicação sexual, hora do dia
Restante da resposta sexual de cada parceiro	Verificar esses dados no momento e antes do início dos problemas sexuais – motivação sexual, excitação subjetiva, prazer, orgasmos, dor e ereção e ejaculação do parceiro
Reação de cada parceiro a problemas sexuais	Como cada um reagiu emocional e sexualmente e em nível de comportamento
Ajuda prévia	Adesão às recomendações e eficácia
Razão pela procura neste momento	O que precipitou esse pedido de ajuda
Avaliação de cada parceiro separadamente	
Avaliação da situação pelo próprio parceiro	Algumas vezes é mais fácil reconhecer os sintomas, por exemplo, ausência total de desejo na ausência do parceiro
Resposta sexual com autoestimulação	Perguntar também sobre pensamentos e fantasias sexuais
Experiências sexuais passadas	Aspectos positivos e negativos
Perguntas sobre abuso sexual, emocional e físico[a]	Explicar que as perguntas sobre abuso fazem parte da rotina e não implicam necessariamente uma causa dos problemas

[a]Omitir se a disfunção ocorrer após algumas décadas de função sexual saudável.

4. Encaminhamento para Terapia Intensiva (*Intensive Therapy*). Os exemplos em que essa etapa pode ser necessária incluem: (1) questões intrapsicológicas com origem na infância, que comprometem a capacidade de excitação e a experiência de prazer e satisfação sexuais da mulher, incluindo traumas e abuso no passado; (2) casais que necessitam de ajuda mais especializada na comunicação sexual; e (3) disfunções sexuais masculinas.

Como exemplo de abordagem PLISSIT, uma mulher com dispareunia crônica por VDP tem inicialmente a sua dor validada e recebe informações sobre o fato de que a VDP é comum e que muitas mulheres consideram a dor como impedimento para relação sexual. A paciente e seu parceiro são incentivados a se concentrar em aspectos do sexo não relacionados com a penetração. O nível seguinte é o fornecimento de informações limitadas sobre os mecanismos da dor crônica, o papel do estresse psicológico e os fatores genéticos e possíveis fatores imunes. Sugestões específicas podem incluir o incentivo contínuo para excluir o coito como uma das maneiras de relação sexual do casal, explicação dos conceitos básicos de terapia cognitivo-comportamental (TCC) e/ou encaminhamento a um psicólogo ou conselheiro para essa forma de terapia, profilaxia da candidíase, quando relevante, e encaminhamento a um fisioterapeuta especializado na musculatura pélvica. Pode-se discutir o uso temporário de um anestésico local. O encaminhamento para tratamento intensivo pode ser indicado para tratar adicionalmente a dor, incluindo programas de aprendizagem de habilidades cognitivas – as da TCC ou da terapia cognitiva baseada em *mindfulness* (MBCT), para aconselhamento do casal se houver dificuldade em lidar com o estresse, ou a um ginecologista especializado em cirurgia vulvar, se for considerada a vestibulectomia.

PREVALÊNCIA DA DISFUNÇÃO SEXUAL

Os maiores levantamentos constataram que cerca de 10% das mulheres relatam uma disfunção sexual contínua, que é particularmente incômoda, enquanto outras 20% indicam problemas sexuais que são menos angustiantes.[21,37,98] **Uma ausência geral de resposta – diminuição do desejo, redução da excitação subjetiva junto com orgasmo pouco frequente ou ausente – foi a apresentação mais comum** em muitos levantamentos.[58,99] O estudo de grande porte na Grã Bretanha em 6.777 mulheres (NATSAL) constatou que o baixo interesse era a preocupação mais comum (com pico de 30 a 38% na meia-idade),

Tabela 17.5 Avaliação da dispareunia com base na anamnese.

- Pergunte se é possível a ocorrência de alguma penetração na vagina (p. ex., com dedo, pênis, vibrador, espéculo, absorvente interno)
- Pergunte se há excitação sexual durante a tentativa de penetração e à medida que progride
- Pergunte exatamente quando a dor é percebida:
  - Com penetração parcial do pênis/vibrador
  - Com tentativa de penetração completa da cabeça do pênis
  - Com penetração vigorosa
  - Com o movimento do pênis
  - Com a ejaculação do homem
  - Com a micção subsequente da mulher
  - Durante horas ou minutos após tentativas de penetração
- Pergunte se, em algumas ocasiões, não houve dor ou apenas pouca dor, e, em caso afirmativo, o que aconteceu de diferente

Tabela 17.6 — Exame físico na disfunção sexual.

Exame geral	Sinais de doença sistêmica, resultando em falta de energia, diminuição do desejo, baixa excitabilidade, como, por exemplo, anemia, bradicardia e relaxamento lento dos reflexos do hipotireoidismo. Sinais de doença do tecido conjuntivo, como esclerodermia ou síndrome de Sjögren, que estão associadas ao ressecamento vaginal. Incapacidades passíveis de impedir os movimentos envolvidos na carícia do parceiro, autoestimulação e relação sexual. Desfiguramentos/presença de estomas; cateteres passíveis de diminuir a autoconfiança, resultando em diminuição do desejo; baixa excitabilidade
Órgãos genitais externos	Escassez de pelos pubianos sugerindo baixos níveis de androgênios suprarrenais. Distúrbios cutâneos da vulva, incluindo líquen escleroso, que pode causar dor com a estimulação sexual (p. ex., quando acomete o prepúcio do clitóris) ou perda da sensibilidade sexual. Rachaduras/fissuras nas pregas interlabiais, sugestivas de candidíase crônica. Anormalidades dos grandes lábios, que podem causar constrangimento/hesitação sexual (p. ex., grandes lábios grandes ou assimétricos)
Vestíbulo da vagina	Doença da vulva com acometimento do vestíbulo da vagina (p. ex., líquen escleroso). Sinais de deficiência de estrogênio: palidez, perda da elasticidade, turgor cutâneo, pregas vaginais, atrofia dos pequenos lábios. Rachadura recorrente da parte posterior do frênulo que se manifesta como linhas brancas perpendiculares à margem do frênulo. Anormalidades do hímen (p. ex., septo himenal). Coalisão dos pequenos lábios. Intumescimentos na área das glândulas vestibulares maiores. Alodinia (sensação de dor com estímulo não doloroso, como o toque) da prega entre a margem externa do hímen e a margem interna dos pequenos lábios, ou nas aberturas dos ductos das glândulas de Skene (todos típicos de vestibulodinia provocada). Presença de cistocele, retocele ou prolapso uterino interferindo na autoimagem sexual da mulher. Incapacidade de contrair e relaxar os músculos perivaginais (frequentemente associada a hipertonicidade dos músculos pélvicos e dispareunia na região média da vagina). Corrimento vaginal anormal associado a dispareunia em queimação
Exame interno	Tônus dos músculos pélvicos. Presença de hipersensibilidade ou pontos de gatilho à palpação da parte profunda do músculo levantador do ânus, em consequência da sua hipertonicidade
Exame bimanual completo	Presença de nódulos e/ou hipersensibilidade à palpação no fundo de saco ou fórnice da vagina, ou ao longo dos ligamentos uterossacros. Útero fixo retrovertido como causa de dispareunia profunda. Hipersensibilidade à palpação da parede posterior da bexiga a partir da parede anterior da vagina, sugestiva de patologia vesical

Tabela 17.7 — Definições de disfunção sexual feminina de acordo com o DSM-5.

Diagnóstico	Definição	Comentários
Transtorno do interesse/excitação sexual feminino	Presença de pelo menos 3 dos seguintes: • Ausência/redução do interesse pela atividade sexual • Ausência/redução de pensamentos ou fantasias sexuais/eróticos • Nenhuma iniciativa ou iniciativa reduzida de atividade sexual e, geralmente, ausência de receptividade à iniciativa do parceiro • Ausência/redução da excitação sexual, do prazer durante a atividade sexual em quase todos (aproximadamente 75%) ou em todos os encontros sexuais • Ausência/redução do interesse/excitação sexuais em resposta a qualquer estímulo sexual/erótico interno ou externo, escrito/verbal/visual • Ausência/redução de sensações genitais e/ou não genitais durante a atividade sexual em quase todos (aproximadamente 75%) ou em todos os encontros sexuais.	Pouco pensamento espontâneo ou desejo de sexo, além de poucas experiências sexuais e fantasias (como no DSM-IV), não necessariamente constituem um transtorno
Transtorno do orgasmo feminino	Pelo menos um dos dois precisa ser vivenciado em quase todas (aproximadamente 75%) ou em todas as ocasiões de atividade sexual: • Retardo acentuado, muito pouco frequente ou ausência de orgasmo • Intensidade acentuadamente reduzida de sensações orgásmicas	Mais comumente, as mulheres queixam-se de baixo desejo ou baixa excitação com orgasmos raros ou ausentes, porém algumas mulheres têm excitação saudável, mas não alcançam o orgasmo. O uso dos ISRS constitui uma causa frequente
Transtorno da dor genitopélvica/penetração	Dificuldades persistentes ou recorrentes com um ou mais dos seguintes: • Acentuada dificuldade de penetração vaginal durante a relação sexual • Dor vulvovaginal ou pélvica intensa durante a relação sexual vaginal/tentativas de penetração • Medo ou ansiedade intensos de dor vulvovaginal ou pélvica antecipadamente, durante ou como resultado de penetração vaginal • Tensão ou contração acentuada dos músculos do assoalho pélvico durante tentativas de penetração vaginal	Agora combinados: **Dispareunia** (dor persistente ou recorrente com tentativa de penetração ou penetração vaginal completa e/ou relação sexual pênis-vagina) e **vaginismo** (dificuldade persistente ou recorrente de permitir a penetração do pênis ou de outro objeto na vagina, frequentemente com evitação fóbica, antecipação/medo/sensação de dor, mais contração variável e involuntária da musculatura pélvica)

e cerca de 10% relataram uma disfunção orgásmica.[37] Cerca de 10% das mulheres, tanto ativas como inativas sexualmente, demonstraram angústia em relação às suas dificuldades sexuais. A prevalência dos transtornos sexuais com base no DSM-5 não é conhecida. No estudo NATSAL, que utilizou medidas aproximadas de problemas do DSM-5, foi constatado que 3,6% das mulheres preencheram todos os três critérios para transtorno.[6] O ressecamento vaginal após a menopausa e a dispareunia associada afetam cerca de 15 a 30% das mulheres, com acentuada diferença cultural no grau em que isso leva a dificuldades sexuais incômodas.[100] A falta de lubrificação e a dispareunia associada são relatadas por 5 a 25% das mulheres mais jovens, com acentuada diferença cultural, levando à angústia.[100] Acredita-se que a dispareunia de penetração por VDP, que constitui a causa mais comum de dispareunia em mulheres na pré-menopausa, afete cerca de 15 a 18% das mulheres.[101] A prevalência da ausência isolada de orgasmo, apesar da alta excitação, é desconhecida, visto que os estudos geralmente incluem mulheres que apresentam baixa excitação que acompanha a ausência de orgasmo.

Tratamento do transtorno do interesse e excitação sexual

Os ginecologistas podem iniciar a terapia pela construção do ciclo de resposta sexual da própria mulher, mostrando as várias interrupções possíveis de ocorrer. Isso pode ser muito útil para a mulher e seu parceiro. Por exemplo, a **Figura 17.3** mostra as várias interrupções após a realização de exame para infertilidade. O casal aprende que é "normal" a mulher ter baixo interesse na sua sexualidade quando houve prejuízo da sua intimidade emocional. Se as questões que distanciam o casal não podem ser abordadas no consultório do ginecologista (p. ex., se ultrapassam as reações comuns aos exames e procedimentos de infertilidade), pode ser necessário o encaminhamento a uma terapia de casal. O ginecologista pode abordar o contexto sexual e o tipo de estimulação proporcionado. Com frequência, o sexo tornou-se "mecânico" – uma relação sexual focada na concepção. A maioria das mulheres necessita de mais estimulação não física, maior estimulação física não genital e maior estimulação sexual genital sem penetração, e esses aspectos podem ser enfatizados. As questões de privacidade, hora do dia e intimidade no momento da relação sexual podem ser discutidas. Ao se identificar fatores pessoais da mulher passíveis de comprometer a sua capacidade de excitação, como baixa autoimagem e distrações, pode ser necessário o encaminhamento para TCC ou MBCT. Os fatores biológicos que influenciam a excitação muitas vezes estão envolvidos, incluindo fadiga, efeito de medicamentos e depressão. É possível identificar medos relativos a consequências do ato sexual, como falta de contracepção adequada ou disfunção do parceiro. Perguntas sobre os pensamentos da paciente no momento da relação sexual podem ser úteis. Algumas mulheres admitem evocar pensamentos negativos ou permitir o surgimento espontâneo de pensamentos negativos quando existe uma oportunidade de relação sexual. Muitas vezes há culpa em relação ao sexo e ao prazer sexual feminino. Se a mulher se tornou mãe há pouco tempo, pode sentir que, em algum nível, o sexo agora é algo "errado". É possível que as experiências da reprodução assistida ou do parto levem a mulher a sentir uma perda de controle, que, por sua vez, induzem a uma necessidade de recuperar o controle em todos os aspectos de sua vida, inibindo os sentimentos sexuais. Nesses casos, recomenda-se a TCC, bem como as terapias baseadas em *mindfulness*.[102,103]

Uma pesquisa qualitativa realizada em mulheres de meia-idade sexualmente ativas que se queixaram de problemas sexuais constatou que as participantes acreditavam que os tratamentos comportamentais e psicológicos tinham mais probabilidade de serem benéficos para suas preocupações sexuais, tanto físicas como emocionais.[9]

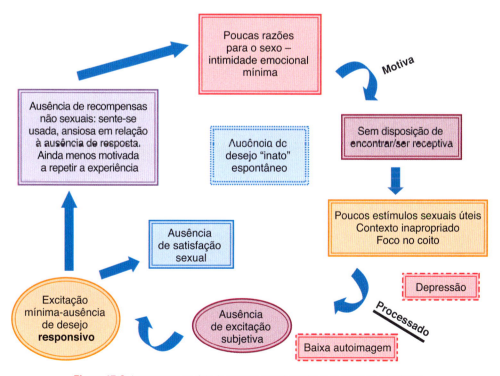

Figura 17.3 Interrupções no ciclo de resposta sexual circular após exame de infertilidade.

Tratamentos psicológicos baseados em evidências para o transtorno do interesse/excitação sexual feminino

Sabe-se que estabelecer o benefício da psicoterapia é difícil e mais complexo do que quantificar os resultados em ensaios clínicos farmacêuticos.[104] Uma melhora na satisfação sexual não significa necessariamente a ausência de disfunção, e tampouco a presença de disfunção significa necessariamente a ausência de satisfação sexual.[105] As técnicas de terapia sexual mais tradicionais foram incorporadas em programas que combinam habilidades cognitivas com mudanças comportamentais, como na terapia sexual tradicional. A terapia cognitivo-comportamental tem como alvo os pensamentos disfuncionais comuns durante a atividade sexual e os pensamentos incorretos que as mulheres têm acerca da sua própria sexualidade. Duas metanálises recentes analisaram os resultados controlados da TCC em mulheres com baixo desejo sexual. O primeiro constatou um grande tamanho de efeito sobre o desejo sexual e um efeito moderado na melhora da satisfação sexual.[106] A segunda metanálise constatou que a inclusão do parceiro na TCC de mulheres com baixo desejo levou a melhores resultados.[107] **A TCC é um tratamento amplamente utilizado para as preocupações da mulher sobre baixo desejo sexual e é recomendada como nível de grau B pela International Consultation on Sexual Medicine de 2015.**[108]

A combinação de algumas técnicas de terapia sexual com habilidades de *mindfulness* e habilidades cognitivas, isto é, MBCT, demonstrou ser promissora. O aumento das habilidades de *mindfulness* permite que a pessoa se concentre nas sensações sexuais, porém sem críticas, e permite que seja mais capaz de se afastar dos pensamentos que possam distraí-la. Por conseguinte, o foco da pessoa concentra-se no prazer sensual, e não em um objetivo particular. Há um benefício em comparação com os níveis de função sexual antes do tratamento.[109,110] Os pesquisadores que utilizam a MBCT na terapia sexual têm relatado uma redução no comportamento de evitar a interação sexual e um novo enfoque sobre a experiência sensorial sexual, em vez de focar em várias disfunções sexuais, incluindo o transtorno do interesse/excitação sexual.[111] **Uma recente revisão meta-analítica de estudos que utilizaram a terapia baseada em *mindfulness* sugeriu que a tendência observada foi de uma melhora em todos os aspectos da função sexual e do bem-estar – os maiores progressos foram observados no desejo sexual e na excitação subjetiva, com melhora mais modesta no orgasmo, dor e lubrificação. As mulheres com parceiros demonstraram maior benefício do que aquelas sem parceiro.**[112]

Testosterona transdérmica

Nem os níveis séricos de testosterona medidos com acurácia (por espectrometria de massa) nem os metabólitos androgênicos totais, que refletem as fontes ovarianas e suprarrenais de androgênios, estão associados aos transtornos sexuais da mulher.[23,54] Entretanto, existe uma longa história de décadas de uso de suplementação de testosterona, frequentemente suprafisiológica e sem indicação na bula. Vários estudos iniciados em 2005 mostraram um benefício modesto do uso de doses mais baixas de hormônio – um adesivo com liberação diária de 300 µg de testosterona. Contudo, uma segunda série, que utilizou uma dose equivalente de gel de testosterona, não conseguiu demonstrar qualquer benefício. Este último estudo foi publicado apenas na forma de resumo.[113] Antes dos estudos do insucesso do gel de testosterona, o "adesivo" foi aprovado na Europa, mas devido ao baixo número de vendas, não está mais disponível – ele não foi aprovado nos EUA.

Os critérios de recrutamento constituem uma grande desvantagem dos ensaios clínicos de testosterona transdérmica. Não é certo que as mulheres recrutadas tivessem algum transtorno sexual, uma vez que o foco era sobre a frequência de eventos satisfatórios, e as mulheres foram capazes de ter essas experiências em pelo menos metade do tempo.[114] Como a ausência ou escassez de excitação e prazer constituem dois critérios-chave para o diagnóstico, as participantes não apresentaram transtorno do interesse/excitação sexual porque tinham experiências satisfatórias.[5] As participantes não apresentaram dificuldades consistentes, indicando que não havia nenhuma causa biológica ou necessidade de um medicamento. Os fatores psicológicos, de relacionamento ou contextuais são inerentemente variáveis. Houve melhora nos parâmetros secundários de desejo e subescalas de resposta nos questionários validados (não publicados) utilizados em todos os ensaios clínicos. O aumento na intensidade do prazer e excitação pode não implicar necessariamente que a ausência de prazer e de excitação seria corrigida.

As questões de segurança a longo prazo incluem aquelas relativas à combinação de testosterona e estrogênio e as preocupações com o próprio estrogênio. Sabe-se que o início da administração sistêmica de estrogênio 10 anos após a menopausa aumenta o risco cardiovascular, e é provável que ocorra aromatização da testosterona exógena em estrogênio. Nas mulheres na pós-menopausa que não recebem estrogênio, as sequelas a longo prazo da criação de um perfil claramente não fisiológico de razão testosterona:estrogênio são desconhecidas. A elevação da testosterona endógena, junto com a obesidade em mulheres de mais idade, está associada à resistência à insulina e a um aumento da morbidade cardiovascular.[115] Até que sejam obtidos mais dados sobre a sua segurança e eficácia, não há evidências suficientes para recomendar a testosterona em mulheres com disfunção sexual.[116]

Flibanserina

Inicialmente desenvolvida para tratamento da depressão, a *flibanserina* é um agonista da 5-HT$_{1A}$, antagonista da 5-HT$_{2A}$ e agonista parcial muito fraco dos receptores de dopamina D4. Sem nenhum benefício para a depressão, e apesar dos resultados divergentes sobre a sua eficácia e riscos consideráveis, o seu potencial em aumentar o desejo sexual foi explorado, e o fármaco foi aprovado pela FDA. A *flibanserina* possui contraindicações estritas para consumo de álcool e medicamentos que inibem os inibidores da CYP3A4, incluindo contraceptivos orais e fluconazol. Os riscos de sedação ou eventos associados à hipotensão foram de 28,6% com a *flibanserina versus* 9,4% com placebo. Duas metanálises recentes basearam-se em ensaios clínicos de controle randomizados tanto publicados como não publicados. A primeira mostrou que a *flibanserina* levou a um aumento médio de 0,49 nos eventos de satisfação sexual por mês,[117] e houve um aumento de 0,3 (com variação de 1,2 a 6) na subescala de desejo do questionário validado. As mulheres que participaram dos ensaios clínicos relataram duas a três experiências sexuais gratificantes em cada mês, em condições basais, isto é, como nos estudos realizados com adesivos de testosterona, as participantes não tinham transtorno do interesse/excitação sexual feminino. A metanálise mais recente observou o aumento do desejo na escala de desejo do questionário, porém concluiu que a magnitude desse aumento não foi diferente daquela do placebo.[118] Tendo em vista a necessidade de doses diárias e da contraindicação completa para consumo de álcool, uso de contraceptivos e medicamentos orais mais comumente utilizados no tratamento/prevenção das infecções fúngicas e a gravidade dos riscos, as vendas da *flibanserina* têm sido baixas.

Tratamento da disfunção orgásmica

O transtorno do orgasmo feminino permanente é mais comum do que a perda adquirida do orgasmo. Algumas mulheres adquirem disfunção orgásmica associada aos problemas de relacionamento, depressão, abuso de substâncias, medicamentos (particularmente o uso de ISRSs) ou doença crônica (p. ex., esclerose múltipla). Além daquelas que utilizam ISRSs, foi constatado, por meio de cuidadoso questionamento, que a maioria das mulheres que sofrem de ausência de orgasmo tem graus apenas modestos de excitação subjetiva, de modo que, nesses casos, a terapia cognitiva e a terapia sexual são apropriadas. É importante explicar às mulheres que a maioria dos casais não tem orgasmo simultâneo, que a maioria das mulheres alcança o orgasmo com muita facilidade por meio de estimulação direta do clitóris e que isso não representa uma disfunção.

As causas comuns de ausência de orgasmo incluem auto-observação e monitoramento obsessivos durante a fase de excitação, algumas vezes acompanhados de ansiedade e pensamentos negativos e autoderrotistas, que causam distração. A mulher pode estar tão empenhada em monitorar a sua própria resposta e a do parceiro e preocupada em "falhar" que ela fica incapaz de permitir que seus reflexos naturais assumam o comando e desencadeiem o orgasmo. A ausência de orgasmo pode estar relacionada com sentimentos negativos sobre a sexualidade, baixa autoestima, imagem corporal insatisfatória, história de abuso sexual, medo de perder o controle e técnica sexual ineficaz. **A única terapia baseada em evidências e clinicamente útil consiste em incentivar a autoestimulação, acompanhada por fantasia erótica, constituindo a denominada masturbação dirigida.** Existem vários livros de autoajuda para ajudar mulheres a alcançar o orgasmo por meio de autoestimulação.[119] O uso de um vibrador pode ser útil se for alcançado o platô de alta excitação, porém sem ter alcançado o orgasmo. Quando a mulher tiver alcançado o orgasmo com autoestimulação, com ou sem o uso de vibrador, ela pode ou não conseguir ensinar a técnica ao parceiro. Se ocorrerem questões de confiança, é necessária uma ajuda psicológica mais intensa. Para superar o retardo ou a ausência de orgasmo induzidos pelo uso de ISRSs, um estudo mostrou que o uso profilático de *sildenafila* trouxe benefício em mulheres altamente selecionadas.[120]

Tratamento do transtorno da dor genitopélvica/penetração

A **dispareunia** (dor persistente ou recorrente com a tentativa ou penetração completa da vagina e/ou relação vaginal com o pênis) e o **vaginismo** (dificuldade persistente ou recorrente para permitir a penetração vaginal do pênis ou de outro objeto, frequentemente com evasão fóbica, antecipação/medo/experiência de dor, junto com contração involuntária e variável da musculatura pélvica) estão agora combinados. Os ginecologistas estão familiarizados com **a resposta "vaginística" da contração reflexa involuntária da musculatura pélvica e, com frequência, das coxas, do abdome, das nádegas e até mesmo da mandíbula, dos punhos e de outros grupos musculares.** O vaginismo pode ser generalizado – a mulher é incapaz de introduzir qualquer coisa na vagina, até mesmo o próprio dedo ou um absorvente interno – ou pode ser situacional, em que talvez consiga utilizar um absorvente interno e tolerar um exame pélvico, porém não consegue ter relações sexuais. É comum os casais enfrentarem essa dificuldade por muitos anos, para só então procurar ajuda com a intenção de iniciar uma família, e muitas vezes não há circunstâncias óbvias que predisponham ao vaginismo, como, por exemplo, uma experiência sexual passada desagradável ou trauma, abuso sexual ou um primeiro exame pélvico doloroso. Algumas vezes, são encontradas taxas mais elevadas de psicopatologia,[121] incluindo agorafobia mais frequente sem transtorno do pânico e transtorno obsessivo-compulsivo. Alguns estudos mostraram que as mulheres com vaginismo apresentam maiores escores de neuroticismo, depressão, ansiedade, ansiedade fóbica, fobia social, somatização e hostilidade. Foi constatado que elas apresentam pensamentos catastróficos mais frequentes em comparação com as mulheres sem dispareunia e com as que têm outros tipos de dor (p. ex., VDP). As mulheres com vaginismo demonstraram ter mais propensão a aversões, e normalmente as com vaginismo sentem um medo extremo de penetração vaginal e têm conceitos equivocados da sua anatomia e do tamanho da vagina. Elas temem sofrer lesão com a penetração vaginal de algo do tamanho de um pênis e, de modo semelhante, que teriam algum problema com o parto vaginal.

O termo "vaginismo" era utilizado livremente para se referir à contração reflexa secundária à dispareunia (p. ex., por VDP ou SGM). Entretanto, o termo só era correto quando não havia essa patologia. Por conseguinte, o diagnóstico de vaginismo era provisório até a realização de um exame muito cuidadoso do trato genital inferior. Isso só é possível quando a mulher aprende a ser capaz de abduzir as coxas, afastar os grandes lábios com os dedos ou permitir que o examinador o faça e tolerar o toque no vestíbulo da vagina. **Apesar de histórias típicas de "vaginismo fóbico", observa-se algumas vezes a presença de alodinia da VDP.** Por conseguinte, o termo foi oficialmente retirado do DSM-5, e o transtorno da dor genitopélvica/penetração (TDGPP) é um termo abrangente para incluir diversos tipos de fisiopatologia, mais comumente VDP, SGM e hipertonicidade reflexa da musculatura pélvica (também conhecida como "vaginismo"). Para estabelecer o tipo de terapia no TDGPP, é necessário efetuar um exame detalhado.

Na presença do componente "vaginístico":

1. **Incentive o casal a manter atividades sexuais que excluam qualquer tentativa de coito.** Eles podem precisar ter "encontros amorosos" e providenciar deliberadamente ambientes sexuais.
2. **Explique à paciente a contração reflexa dos músculos pélvicos ao redor da vagina em resposta ao toque, particularmente quando foi associado apenas a emoções negativas e dor física.** Essas mulheres raramente utilizam absorventes internos, evitam a região do vestíbulo da vagina e a vagina para a excitação e nunca tiveram sensações neutras ou positivas nessa área do corpo.
3. **Institua o autotoque, diariamente por alguns minutos, o mais próximo possível da abertura da vagina.** Isso pode ser feito enquanto a mulher está na banheira ou relaxada na cama. Esse procedimento não tem objetivo sexual e, a princípio, provocará grande ansiedade. Se ela fizer essa prática diariamente, a ansiedade diminuirá rapidamente.
4. **Sugira o acréscimo da imaginação visual ao exercício anterior,** de modo que ela imagine ser capaz de fazer um exame vaginal limitado, sentada no sofá em um ângulo de cerca de 70°, com a ajuda de um espelho, de modo a visualizar a abertura da vagina e a separar os grandes lábios, controlando assim o que acontece.

5. **Tão logo se sinta pronta, ela deve fazer o exame vulvovaginal parcial, como na etapa 4.** Se possível, incentivá-la a tocar a vagina, movendo o dedo além do hímen, possivelmente fazendo posteriormente o mesmo com o dedo enluvado do médico.
6. **Após o exame adequado da vagina, prescreva uma série de dilatadores vaginais de diâmetros gradualmente maiores.** Na presença de sintomas sugestivos de VDP – particularmente sensação de queimação com a ejaculação do sêmen, disúria ou vulvodinia após tentativas de coito – ela deve utilizar apenas o menor dilatador antes de repetir o exame.
7. **Quando houver necessidade de excluir a possibilidade de VDP, repita o exame com a mulher, verificando a ocorrência de alodinia com um *swab* de algodão.** Algumas vezes, o médico pode fazer isso, e o procedimento depende totalmente do grau de ansiedade e apreensão da mulher. Os achados falso-positivos para alodinia podem ser menores se a paciente tocar a borda da abertura da vagina.
8. A VDP ou outros achados ginecológicos devem ser tratados.
9. Para continuar a terapia para a resposta "vaginística" quando a paciente é capaz de usar dilatadores maiores, podem ser seguidas as seguintes etapas:
   a. **Incentive a mulher a permitir que o seu parceiro a ajude a introduzir o dilatador na vagina.**
   b. **Incentive o casal a utilizar o dilatador por um breve período de tempo durante a atividade sexual** – para que ela comprove que o dilatador ainda penetrará quando o seu corpo estiver fisiologicamente excitado.
   c. **Após ter utilizado o dilatador em diversas ocasiões durante a relação sexual, incentive a mulher a fazer com que seja imediatamente seguido de introdução do pênis do parceiro.** Em geral, é preferível que a mulher segure o pênis do parceiro na mesma posição em que segurou o dilatador e que ela mesma introduza o pênis. O homem precisa mover a pelve para frente com pressão suave enquanto ela tenta introduzir o pênis. Aconselha-se o uso de lubrificação externa nessas primeiras tentativas de penetração do pênis.

Podem-se utilizar *inibidores da fosfodiesterase tipo 5* no tratamento da disfunção erétil situacional temporária do parceiro, que ocorre no momento crucial em que a mulher finalmente consegue acomodar o pênis.

Tratamento de outras causas de TDGPP

A dispareunia/TDGPP, que constitui um dos tipos mais comuns de disfunção sexual observados por ginecologistas, afeta cerca de dois terços das mulheres ao longo de sua vida. Tanto fatores psicológicos como físicos estão envolvidos – a mente é capaz de modular poderosamente os sistemas imune e neurológico, causando modificações objetivas neste último. A avaliação da dispareunia pelo ginecologista precisa ser holística: biológica, psicológica e sexual.

O tratamento da dispareunia possui três aspectos:

1. **Ajudar o casal a manter uma intimidade sexual gratificante, mesmo que, no início, o coito não seja possível.**
2. **Identificar as questões psicológicas que contribuem para a dor crônica e que decorrem dela.**
3. **Tratar, sempre que possível, a fisiopatologia subjacente que desencadeou os circuitos de dor crônica.**

Convém esclarecer que a descrição popular do sexo como preliminares seguidas de "sexo de verdade" (p. ex., coito/penetração) não é a realidade para muitos casais sexualmente satisfeitos. O casal pode ser incentivado a considerar as numerosas variedades de interações sexuais humanas e maneiras de dar e receber prazer sexual genital e não genital. É importante que o casal veja a exclusão temporária do coito do repertório de atividades sexuais como oportunidade para maior exploração e criatividade, e não como perda. A inclusão do parceiro na avaliação da dispareunia crônica possibilita a abordagem dos sentimentos de ambos e a sua adesão ao incentivo do sexo sem penetração. O casal emocionalmente distante, devido à presença de dispareunia crônica, pode ter dificuldade em se adaptar a outras formas de fazer amor.

Tratamento da vestibulodinia provocada

1 **A VDP tem uma prevalência de 15%[101] e é definida como dor ao toque da região vestibular (a partir de absorvente interno, dedo do examinador, pênis, costura de roupas apertadas etc.), cujos achados físicos são limitados ao eritema vestibular variável (e possivelmente ausente) e à presença de alodinia (dor em queimação com estímulo não doloroso – normalmente uma haste flexível umedecida) em áreas localizadas ao redor da margem externa do hímen e margem interna dos pequenos lábios, onde as duas se encontram.** Toda a circunferência do vestíbulo da vagina pode ser afetada: frequentemente a parte inferior (parte inferior da fossa navicular ou na posição de 4 a 8 h) é acometida, assim como as áreas imediatamente ao redor dos óstios dos ductos de Skene. Normalmente, há aumento do tônus da musculatura pélvica. Esta é a causa mais comum de dispareunia observada em clínicas, e pelo menos 50% das mulheres relatam sintomas durante toda a vida, enquanto outras os adquirem após possivelmente múltiplas ocasiões de penetração vaginal indolor. **A VDP é considerada uma síndrome de dor crônica e o resultado final de vários processos fisiopatológicos possíveis.**[122] Há evidências de **sensibilização central e periférica no sistema nervoso.** Isso significa que ocorrem alterações físicas no sistema nervoso, que perpetuam os ciclos de dor, e que teoricamente podem ser tratadas com medicamentos (analgésicos para dor crônica) e treinamento mental, incluindo TCC e *mindfulness*. **A causa da sensibilização no sistema nervoso não está estabelecida com certeza, porém o estresse no início da vida e o estresse atual parecem constituir uma causa provável.** Há evidências de desregulação hipotalâmica-hipofisária-suprarrenal em mulheres com VDP. Os estudos realizados mostram maior nível de perfeccionismo, dependência de recompensas, medo de avaliação negativa, aversão ao dano, maiores níveis de traços de ansiedade e timidez.[121] São encontradas taxas de depressão pré-mórbida três vezes mais altas e taxas de transtornos de ansiedade pré-mórbida 10 vezes maiores em mulheres com VDP, em comparação com controles.[38] As mulheres com VDP têm mais pensamentos catastróficos sobre a dor durante o coito e sobre as consequências negativas para o parceiro e a durabilidade do relacionamento, em comparação com mulheres que apresentam outros tipos de dispareunia.[121] Há evidências de hipervigilância em relação à dor, e a VDP pode ser precipitada e mantida por estresse interno, tendo em vista as consequências psicológicas de "fracasso sexual" autodescrito.[123,124] **Muitas mulheres com VDP apresentam outras síndromes de dor, como síndrome do intestino irritável, dor da articulação temporomandibular, cistite intersticial, dismenorreia e fibromialgia.**

O tratamento da VDP inclui métodos psicológicos para modificar o processamento cerebral do estímulo potencialmente doloroso e alterar simultaneamente o desencadeamento das respostas ao estresse. Os métodos psicológicos incluem TCC e MBCT. Deve-se ter uma atenção especial para os pensamentos catastróficos: uma breve descrição da atividade cerebral durante a dor explica o papel dos pensamentos e das emoções na modulação da sensação física de dor. A redução da alodinia e o aumento da relação sexual foram documentados por até 2,5 anos depois de 10 semanas de TCC.[60] A *mindfulness* tem sido cada vez mais incorporada na medicina ocidental, e vários estudos mostraram um efeito moderado na melhora da dor crônica. Tendo em vista o seu uso em outras condições de dor, foi acrescentada ao tratamento holístico da VDP.[125] Demonstrou-se o benefício de um programa de MBCT de 4 semanas utilizando um braço de controle de lista de espera.[126] Um programa de 8 semanas para comparar o TCC com MBCT, com acompanhamento de 1 ano está atualmente em fase de revisão para publicação.

Medicamentos: ensaios clínicos controlados randomizados de medicamentos para alívio da dor crônica – *antidepressivos tricíclicos*, com ou sem acréscimo de anestésico local, e *fármacos anticonvulsivantes* – não demonstraram qualquer benefício em comparação ao placebo. Entretanto, pacientes individuais obtêm benefício, sugerindo tipos variáveis prováveis de fisiopatologia subjacente à VDP. Pesquisas recentes apontam para o uso futuro de um anti-inflamatório local para bloquear a ação da angiotensina II sobre seus receptores, pois acredita-se que a angiotensina II provoca a hiperproliferação bem documentada de nociceptores na VDP.[127] **É preciso evitar os esteroides tópicos, porque o benefício inicial é seguido de agravamento da suposta inflamação neurogênica.** Não há diretrizes baseadas em evidências, sugerindo qual dos medicamentos deve ser escolhido. **Um resultado típico da psicoterapia é que a intensidade da dor e o sofrimento diminuem o suficiente para permitir que a mulher recupere a sua segurança sexual com sexo sem penetração e, algumas vezes, inclua subsequentemente o coito quando totalmente excitada.** Antes disso, ela deve aplicar um *anestésico local tópico* nas áreas residuais de alodinia. A redução da reatividade às sensações físicas e a expectativa de menor dor combinam-se com a expectativa de recompensa para reduzir a intensidade da dispareunia.

A dor no vestíbulo da vagina pode ser causada por condições diferentes da VDP. O diagnóstico diferencial inclui rupturas recorrentes da parte posterior do frênulo dos grandes lábios, que podem ser tratados por meio de aplicação tópica de estrogênio ou testosterona, e se necessário perineotomia. Outros diagnósticos incluem anormalidades congênitas, como hímen rígido, tecido cicatricial (p. ex., em consequência de reparos de episiotomia), septo vaginal e, muito mais comumente, vaginite ou vulvite, algumas vezes em consequência do uso de *sprays* e duchas vaginais sem prescrição médica. **Uma importante causa comum de dispareunia é o atrito em consequência da excitação sexual genital inadequada. A deficiência de estrogênio com lubrificação inadequada, que progride para a perda de elasticidade e adelgaçamento do epitélio em consequência de SGM, constitui outra causa frequente.** A dispareunia profunda causada por doença pélvica, incluindo endometriose, pode ser aliviada com o tratamento dos distúrbios subjacentes.

Manejo da disfunção sexual a partir da meia-idade

Como a disfunção sexual em mulheres de idade mais avançada muitas vezes está relacionada com uma variedade de fatores, são necessárias abordagens amplas de tratamento, em que possam ser considerados simultaneamente os aspectos individuais, interpessoais e sexuais. São recomendadas as seguintes etapas no tratamento:

- **Incentive a mulher a descobrir o que proporciona prazer e excitação sexuais e a aprender a guiar o seu parceiro para os estímulos e contextos (ambiente e hora do dia) que são prazerosos para ela no momento, pois podem ser diferentes e mais complexos do que quando era uma mulher mais jovem e, possivelmente, o seu relacionamento era relativamente novo**
- **Ajude a mulher a compreender que um resultado mais gratificante aumentará a sua motivação sexual.** Pode ser necessário tratar a disfunção sexual no parceiro
- **Explique que as mulheres podem iniciar experiências sexuais gratificantes na ausência de qualquer desejo inicial. Esse fato pode ser tranquilizador e terapêutico**
- **Mostre que o ressentimento, a frustração e o desapontamento em relação ao parceiro provavelmente impedirão qualquer excitação e prazer** – pode-se sugerir uma terapia de casal
- **Trate a alteração de humor com terapia não farmacológica ou medicação sexualmente neutra, uma vez que o baixo desejo está fortemente associado ao humor**
- **Planeje a relação sexual mais cedo durante o dia se estiver cansada e com sono**
- **Mostre a necessidade de evitar ter uma meta – seja a relação sexual, o orgasmo ou o fato de que ambos os parceiros precisam necessariamente ter orgasmo – compartilhar o prazer sexual físico e emocional deve tornar-se o foco.**

Tratamento da síndrome geniturinária da menopausa (SGM) – também conhecida como atrofia vulvovaginal

A perda da motivação sexual é frequentemente causada, pelo menos em parte, pelo desconforto vulvovaginal devido ao ressecamento, pelo prurido, pela sensação de queimação e pela dispareunia decorrente do déficit de estrogênio. Muitas vezes, os sintomas exigem o uso de estrogênio local em óvulo vaginal, creme ou anel de silástico para restaurar a "saúde celular vaginal, diminuir o pH e aumentar o fluxo sanguíneo vulvar e vaginal. Quando se utiliza o estrogênio sistêmico por motivos não sexuais, ainda pode ser necessário o uso tópico vaginal de estrogênio. A dispareunia da pós-menopausa associada à atrofia vulvovaginal pode ser acompanhada de VDP,[50] e a aplicação direta de estrogênio aos locais de alodinia é essencial.

As opções não estrogênicas incluem:

1. *DHEA vaginal:* as pesquisas confirmam um benefício sexual generalizado em termos de conforto durante o coito, facilidade de alcançar o orgasmo e motivação sexual sem qualquer aumento dos níveis séricos de testosterona e estrogênio medidos por espectrometria de massa.[128]
2. *Ácido hialurônico:* demonstrou não ser inferior a 0,5 mg de estradiol 2 vezes/semana, e ambos os tratamentos proporcionam benefício em 2 semanas.[129]
3. *Anestésico local:* a lidocaína tópica aplicada ao vestíbulo da vagina 10 minutos antes da penetração e, em seguida,

removida e substituída por um lubrificante reduziu significativamente a dispareunia em uma série de casos de mulheres com história de câncer de mama.[77]
4. *Terapia com laser:* há relatos iniciais de benefício por até 2 anos com o tratamento com *laser* CO fracionado microablativo.[130]

MUTILAÇÃO GENITAL FEMININA

Números cada vez maiores de mulheres que foram submetidas à mutilação genital feminina ou ao corte dos genitais femininos (CGF) necessitam de atenção ginecológica nos países ocidentais. Essa antiga tradição, que existe desde pelo menos 200 a.C., tem origens culturais e não religiosas, e não é restrita a nenhum grupo étnico ou seita religiosa específicos. O CGF **Tipo 1** envolve a remoção parcial ou total do clitóris e do prepúcio; o **Tipo 2** é uma excisão parcial ou total do clitóris e dos pequenos lábios com ou sem excisão dos grandes lábios; o **Tipo 3** é conhecido como infibulação e é a forma mais extrema, envolvendo o estreitamento do orifício da vagina e a criação de uma cobertura formada pela união dos pequenos e/ou dos grandes lábios, com ou sem inclusão do clitóris. Existem outros procedimentos "menores", frequentemente designados como **Tipo 4,** como perfuração dos órgãos genitais femininos por motivos não médicos. Embora cerca de 85% dos CGF sejam dos Tipos 1 e 2, e 15% do Tipo 3, a recente imigração e o reassentamento de refugiados dos países em que predomina o Tipo 3, incluindo a Somália, aumentou o número de mulheres com CGF do Tipo 3 na América do Norte e na Europa.

Dados sobre as consequências psicossexuais estão surgindo, mas algumas mulheres podem ser relutantes em admitir a disfunção sexual, para evitar sentimentos negativos em relação aos seus pais ou condenação de ordens tribais.[131] Os tabus que impedem a discussão sobre o desconforto sexual ou a dor provocados pelo CGF ainda limitam a coleta de dados. Apesar dessas dificuldades, há evidências de que o CGF pode não destruir a função sexual e impedir o prazer em todas as mulheres.[132] O CGF sempre provoca dano a numerosas redes neurais associadas às áreas vulvar e perineal, alterando potencialmente a sensibilidade genital. Acredita-se que a neuroplasticidade no encéfalo e na medula espinal seja responsável pelo fato de que algumas das mulheres, talvez até mesmo a maioria, tenham uma resposta sexual, incluindo, algumas vezes, uma resposta à estimulação genital e outras vezes à estimulação das mamas ou de outras áreas do corpo.

Um recente estudo de casos controlados conduzido no Egito, utilizando um questionário validado e cuidadoso exame genital, confirmou escores de função sexual significativamente mais baixos nas 197 mulheres com CGF – 76% com CGF Tipo 1 e 24% com Tipo 2.[131]

A cirurgia é recomendada em mulheres com complicações da CGF do Tipo 3, como dismenorreia, desejo de parto vaginal que não seria possível sem cirurgia, impossibilidade de penetração, dispareunia ou dificuldade de micção. A desfibulação deve ser realizada após aconselhamento sobre os riscos e os benefícios. Os riscos incluem hemorragia, infecções, trabalho de parto prematuro se a mulher já estiver grávida e formação de cicatriz. Os benefícios são menor risco de infecções urinárias e vaginais crônicas, de dificuldades de micção, dismenorreia, dispareunia e complicações intraparto. É necessária uma anestesia regional ou geral, visto que a anestesia local pode desencadear a sensibilidade tátil, trazendo lembranças do procedimento traumático original

É evidente para as pessoas que ajudam mulheres que foram submetidas ao CGF que a cultura desempenha um papel muito importante em sua vida sexual. É fundamental compreender as necessidades específicas da mulher com CGF, de modo que ela possa receber ajuda. A atenção deve ser fornecida sem qualquer julgamento, de modo a incentivar a confiança e uma discussão aberta. O significado cultural do CGF para essas mulheres deve ser explorado, e é necessária a presença de um intérprete para compreender realmente a sua situação.

CONCLUSÃO

Embora a disfunção sexual nas mulheres normalmente seja o resultado de diversos fatores psicológicos, sexuais e clínicos e possa parecer muito difícil de tratar, a avaliação cuidadosa da mulher e o fornecimento de informações acuradas são muito importantes para a resolução do problema. A disponibilidade de informações atuais aumenta a sensação de conforto do médico com o assunto, o que, por sua vez, incentiva as mulheres a fornecerem detalhes pessoais confidenciais que, muitas vezes, não foram anteriormente revelados, mas que são necessários para o diagnóstico e o tratamento.

REFERÊNCIAS BIBLIOGRÁFICAS

1. **Flynn KE, Li L, Bruner DW, et al.** Sexual satisfaction and the importance of sexual health to quality of life throughout the life course of U.S. adults. *J Sex Med* 2016;13(11):1642–1650.
2. **Vrangalova Z, Savin-Williams RC.** Mostly heterosexual and mostly gay/lesbian: Evidence for new sexual orientation identities. *Arch Sex Behav* 2012;41(1):85–101.
3. **Martinez GM, Abma JC.** Sexual activity, contraceptive use, and childbearing of teenagers aged 15–19 in the United States. *NCHS Data Brief* 2015;(209):1–8.
4. **Martinez G, Copen CE, Abma JC.** Teenagers in the United States: Sexual activity, contraceptive use, and childbearing, 2006–2010 National Survey of Family Growth. *Vital Health Stat 23* 2011;(31):1–35.
5. **American Psychiatric Association.** *Diagnostic and Statistical Manual of Mental Disorders: DSM-5.* 5th ed. Arlington, VA: American Psychiatric Publishing; 2013;970.
6. **Mitchell KR, Jones KG, Wellings K, et al.** Estimating the prevalence of sexual function problems: The impact of morbidity criteria. *J Sex Res* 2016;53(8):955–967.
7. **Salama S, Boitrelle F, Gauquelin A, et al.** Nature and origin of "squirting" in female sexuality. *J Sex Med* 2015;12(3):661–666.
8. **Basson R.** Women's sexual function and dysfunction: Current uncertainties, future directions. *Int J Impot Res* 2008;20(5):466–478.
9. **Thomas HN, Hamm M, Hess R, et al.** Patient-centered outcomes and treatment preferences regarding sexual problems: A qualitative study among midlife women. *J Sex Med* 2017;14(8):1011–1017.
10. **Meston CM, Buss DM.** Why humans have sex. *Arch Sex Behav* 2007;36(4):477–507.
11. **Graham CA, Sanders SA, Milhausen RR.** The sexual excitation/sexual inhibition inventory for women: Psychometric properties. *Arch Sex Behav* 2006;35(4):397–409.
12. **Chivers ML, Brotto LA.** Controversies of women's sexual arousal and desire. *Eur Psychol* 2017;22(1):5–26.
13. **Pfaus JG.** Pathways of sexual desire. *J Sex Med* 2009;6(6):1506–1533.
14. **Blaustein JD.** Progestin receptors: Neuronal integrators of hormonal and environmental stimulation. *Ann N Y Acad Sci* 2003;1007:238–250.
15. **Segraves RT, Clayton A, Croft H, et al.** Bupropion sustained release for the treatment of hypoactive sexual desire disorder in premenopausal women. *J Clin Psychopharmacol* 2004;24(3):339–342.
16. **Dennerstein L, Lehert P.** Modeling mid-aged women's sexual functioning: A prospective, population-based study. *J Sex Marital Ther* 2004;30(3):173–183.

17. **Pfaus JG, Kippin TE, Centeno S.** Conditioning and sexual behaviour: A review. *Horm Behav* 2001;40(2):291–321.
18. **Kalmbach DA, Kingsberg SA, Ciesla JA.** How changes in depression and anxiety symptoms correspond to variations in female sexual response in a nonclinical sample of young women: A daily diary study. *J Sex Med* 2014;11(12):2915–2927.
19. **Kalmbach DA, Pillai V.** Daily affect and female sexual function. *J Sex Med* 2014;11(12):2938–2954.
20. **Carvalho J, Nobre P.** Sexual desire in women: An integrative approach regarding psychological, medical and relationship dimensions. *J Sex Med* 2010;7(5):1807–1815.
21. **Lutfey KE, Link CL, Rosen RC, et al.** Prevalence and correlates of sexual activity and function in women: Results from the Boston Area Community Health (BACH) Survey. *Arch Sex Behav* 2009;38(4):514–527.
22. **Dennerstein L, Lehert P, Burger H.** The relative effects of hormones and relationship factors on sexual function of women through the natural menopausal transition. *Fertil Steril* 2005;84(1):174–180.
23. **Wåhlin-Jacobsen S, Kristensen E, Pedersen AT, et al.** Androgens and psychosocial factors related to sexual dysfunctions in premenopausal women: 2016 ISSM Female Sexual Dysfunction Prize. *J Sex Med* 2017;14(3):366–379.
24. **Basson R.** Sexual function of women with chronic illness and cancer. *Women's Health (Lond)* 2010;6(3):407–429.
25. **Basson R, Schultz WW.** Sexual sequelae of general medical disorders. *Lancet* 2007;369(9559):409–424.
26. **Stoléru S, Fonteille V, Cornélis C, et al.** Functional neuroimaging studies of sexual arousal and orgasm in healthy men and women: A review and meta-analysis. *Neurosci Biobehav Rev* 2012;36(6):1481–1509
27. **Archer JS, Love-Geffen TE, Herbst-Damm KL, et al.** Effect of estradiol versus estradiol and testosterone on brain activation patterns in postmenopausal women. *Menopause* 2006;13(3):528–537.
28. **Gillath O, Canterberry M.** Neural correlates of exposure to subliminal and supraliminal sexual cues. *Soc Cogn Affect Neurosci* 2012;7(8):924–936.
29. **Espinosa-Medina I, Saha O, Boismoreau F, et al.** The sacral autonomic outflow is sympathetic. *Science Mag* 2016;354(6314):893–895.
30. **Shafik A, El-Sibai O, Mostafa R, et al.** Response of the internal reproductive organs to clitoral stimulation: The clitoro-uterine reflex. *Int J Impot Res* 2005;17(2):121–126.
31. **van Netten JJ, Georgiadis JR, Nieuwenburg A, et al.** 8–13 Hz fluctuations in rectal pressure are an objective marker of clitorally-induced orgasm in women. *Arch Sex Behav* 2008;37(2):279–285.
32. **Georgiadis JR, Reinders AA, Paans AM, et al.** Men versus women on sexual brain function: Prominent differences during tactile genital stimulation but not during orgasm. *Hum Brain Mapp* 2008;30(10):3089–3101.
33. **Mah K, Binik YM.** Do all orgasms feel alike? Evaluating a two-dimensional model of the orgasmic experience across genders and sexual contexts. *J Sex Res* 2002;39(2):104–113.
34. **McCabe M, Althof SE, Assalian P, et al.** Psychological and interpersonal dimensions of sexual function and dysfunction. *J Sex Med* 2010;7(1 Pt 2):327–336.
35. **Basson R.** Clinical practice. Sexual desire and arousal disorders in women. *N Engl J Med* 2006;354(14):1497–1506.
36. **Avis NE, Zhao X, Johannes CB, et al.** Correlates of sexual function among multi ethnic middle aged women: Results from the study of women's health across the nation (SWAN). *Menopause* 2005;12(4):385–398.
37. **Mitchell KR, Mercer CH, Ploubidis GB, et al.** Sexual function in Britain: Findings from the third national survey of sexual attitudes and lifestyles (Natsal-3). *Lancet* 2013;382(9907):1817–1829.
38. **Khandker M, Brady SS, Vitonis AF, et al.** The influence of depression and anxiety on risk of adult onset vulvodynia. *J Women's Health (Larchmt)* 2011;20(10):1445–1451.
39. **Zivadinov R, Zorzon M, Bosco A et al.** Sexual dysfunction in multiple sclerosis: II correlation analysis. *Mult Scler* 1999;5(6):428–431.
40. **Maiorino MI, Bellastella G, Castaldo F, et al.** Sexual function in young women with type 1 diabetes: The METRO study. *J Endocrinol Invest* 2017;40(2):169–177.
41. **Peng YS, Chiang CK, Kao TW, et al.** Sexual dysfunction in female hemodialysis patients: A multicenter study. *Kidney Int* 2005;68(2):760–765.
42. **Anyfanti P, Pyrpasopoulou A, Triantafyllou A, et al.** Association between mental health disorders and sexual dysfunction in patients suffering from rheumatic disease. *J Sex Med* 2014;11(11):2653–2660.
43. **Davison SL, Bell RJ, LaChina M, et al.** The relationship between self-reported sexual satisfaction and general well-being in women. *J Sex Med* 2009;6(10):2690–2697.
44. **Leeners B, Hengartner MP, Rössler W, et al.** The role of psycho-pathological and personality covariates in orgasmic difficulties: A prospective longitudinal evaluation in a cohort of women from age 30 to 50. *J Sex Med* 2014;11(12):2928–2937.
45. **Field N, Prah P, Mercer CH, et al.** Are depression and poor sexual health neglected comorbidities? Evidence from a population sample. *BMJ Open* 2016;6(3):e010521
46. **Cyranowski JM, Bromberger J, Youk A, et al.** Lifetime depression history and sexual function in women at midlife. *Arch Sex Behav* 2004;33(6):539–548.
47. **Leiblum SR, Koochaki PE, Rodenberg CA, et al.** Hypoactive sexual desire disorder in postmenopausal women: US results from the Women's International Study of Health and Sexuality (WISHeS). *Menopause* 2006;13(1):46–56.
48. **Berra M, De Musso F, Matteucci C, et al.** The impairment of sexual function is less distressing for menopausal than for premenopausal women. *J Sex Med* 2010;7(3):1209–1215.
49. **DeLamater J.** Sexual expression in later life: A review and synthesis. *J Sex Res* 2012;49(2–3):125–141.
50. **Kao A, Binik YM, Amsel R, et al.** Challenging atrophied perspectives on postmenopausal dyspareunia: A systematic description and synthesis of clinical pain characteristics. *J Sex Marital Ther* 2012;38(2):128–150.
51. **Santoro N, Komi J.** Prevalence and impact of vaginal symptoms among postmenopausal women. *J Sex Med* 2009;6(8):2133–2142.
52. **Santoro N, Torrens J, Crawford S, et al.** Correlates of circulating androgens in midlife women: The study of women's health across the nation. *J Clin Endocrinol Metab* 2005;90(8):4836–4845.
53. **Davis SR, Davison SL, Donath S, et al.** Circulating androgen levels in self-reported sexual function in women. *JAMA* 2005;294(1):91–96.
54. **Basson R, Brotto LA, Petkau J, et al.** Role of androgens in women's sexual dysfunction. *Menopause* 2010;17(5):962–971.
55. **Wåhlin-Jacobsen S, Pedersen AT, Kristensen E, et al.** Is there a correlation between androgens and sexual desire in women? *J Sex Med* 2015;12(2):358–373.
56. **Pretorius E, Arlt W, Storbeck KH.** A new dawn for androgens: Novel lessons from 11-oxygenated C19 Steroids. *Mole Cell Endocrin* 2017; 441 76–85.
57. **Prough, R.A, Clark, BJ, Klinge CM.** Novel mechanisms for DHEA action. *J Mole Endocrin* 2016;56(3):R139–R155.
58. **Hartmann U, Heiser K, Rüffer-Hesse C, et al.** Female sexual desire disorders: Subtypes, classification, personality factors, a new direction for treatment. *World J Urol* 2002;20(2):79–88.
59. **Bradford A, Meston CM.** The impact of anxiety on sexual arousal in women. *Behav Res Ther* 2006;44(8):1067–1077.
60. **Desrochers G, Bergeron S, Landry T, et al.** Do psychosexual factors play a role in the etiology of provoked vestibulodynia? A critical review. *J Sex Marital Ther* 2008;34(3):198–226.
61. **Dennerstein L. Guthrie JR, Hayes RD, et al.** Sexual function, dysfunction, and sexual distress in a prospective, population-based sample of mid-aged, Australian-born women. *J Sex Med* 2008;5(10):2291–2299.
62. **Cayan S, Bozlu M, Canpolat B, et al.** The assessment of sexual functions in women with male partners complaining of erectile dysfunction:

63. **Wischmann TH.** Sexual disorders in infertile couples. *J Sex Med* 2010;7(5):1868–1876.
64. **Jacobsen PL, Mahableshwarkar AR, Palo WA, et al.** Treatment-emergent sexual dysfunction in randomized trials of vortioxetine for major depressive disorder or generalized anxiety disorder: A pooled analysis. *CNS Spectrums* 2016;21(5):367–378.
65. **Clayton AH, Durgam S, Li D, et al.** Effects of vilazodone on sexual functioning in healthy adults: Results from a randomized, double-blind, placebo-controlled, and active-controlled study. *Int Clin Psychopharmacol* 2017;32(1):27–35.
66. **Safarinejad MR, Hosseini SY, Asgari MA, et al.** A randomized, double-blind, placebo-controlled study of the efficacy and safety of bupropion for treating hypoactive sexual desire disorder in ovulating women. *BJU Int* 2010;106(6):832–839.
67. **Clayton AH, Baker RA, Sheehan JJ, et al.** Comparison of adjunctive use of aripiprazole with bupropion or selective serotonin reuptake inhibitors/serotonin-norepinephrine reuptake inhibitors: Analysis of patients beginning adjunctive treatment in a 52-week, open-label study. *BMC Res Notes* 2014;7:459.
68. **Jacobsen PL, Mahableshwarkar AR, Chen Y, et al.** Effect of vortioxetine vs. escitalopram on sexual functioning in adults with well-treated major depressive disorder experiencing SSRI-induced sexual dysfunction. *J Sex Med* 2015;12(10):2036–2048.
69. **Hahn S, Benson S, Elsenbruch S, et al.** Metformin treatment of polycystic ovary syndrome improves health-related quality-of-life, emotional distress and sexuality. *Hum. Reprod* 2006;21(7):1925–1934.
70. **Ganz PA, Desmond KA, Leedham B, et al.** Quality of life in long-term, disease-free survivors of breast cancer: A follow-up study. *J Natl Cancer Inst* 2002;94(1):39–49.
71. **Adler J, Zanetti R, Wight E, et al.** Sexual dysfunction after premenopausal stage I and II breast cancer: Do androgens play a role? *J Sex Med* 2008;5(8):1898–1906.
72. **Coady D, Kennedy V.** Sexual health in women affected by cancer: Focus on Sexual Pain. *Obstet Gynecol* 2016;128(4):775–791.
73. **American College of Obstetricians and Gynecologists' Committee on Gynecologic Practice, Farrell R.** ACOG Committee Opinion No. 659: The use of vaginal estrogen in women with a history of estrogen-dependent breast cancer. *Obstet Gynecol* 2016;127(3):e93–e96.
74. **Hershman DI, Shao T, Kushi LH, et al.** Early discontinuation and non-adherence to adjuvant hormonal therapy are associated with increased mortality in women with breast cancer. *Breast Cancer Res Treat* 2011;126(2):529–537.
75. **Melisko ME, Goldman ME, Hwang J, et al.** Vaginal testosterone cream vs estradiol vaginal ring for vaginal dryness or decreased libido in women receiving aromatase inhibitors for early-stage breast cancer: a randomized clinical trial. *JAMA Oncol* 2017;3(3):313–319.
76. **Ekin M, Yasar L, Savan K, et al.** The comparison of hyaluronic acid vaginal tablets with estradiol vaginal tablets in the treatment of atrophic vaginitis: A randomized controlled trial. *Arch Gynecol Obstet* 2011;283(3):539–543.
77. **Goetsch MF, Lim JY, Caughey AB.** A practical solution for dyspareunia in breast cancer survivors: A randomised controlled trial. *J Clin Oncol* 2015;33(30):3394–3400.
78. **Kim SY, Kim SK, Lee JR, et al.** Toward precision medicine for preserving fertility in cancer patients: Existing and emerging fertility preservation options for women. *J Gynecol Oncol* 2016;27(2):e22.
79. **Enzlin P, Rosen R, Wiegl M, et al. DCCT/EDIC Research Group.** Sexual dysfunction in women with type-I diabetes: Long-term findings from the DCCT/EDIC study cohort. *Diabetes Care* 2009;32(5):780–783.
80. **Wierman ME, Nappi RE, Avis N, et al.** Endocrine aspects of women's sexual function. *J Sex Med* 200;7(1 Pt 2):561–585.
81. **Szell N. Komisaruk B, Goldstein SW, et al.** A meta-analysis detailing overall sexual function and orgasmic function in women undergoing midurethral sling surgery for stress incontinence. *Sex Med* 2017;5(2):e84–e93.
82. **Thakar R.** Is the uterus a sexual organ? Sexual function following hysterectomy. *Sex Med Rev* 2015;3(4):264–278.
83. **Pieterse QD, Ter Kuile MM, Deruiter MC, et al.** Vaginal blood flow after radical hysterectomy with and without nerve sparing: A preliminary report. *Int J Gynecol Cancer* 2008;18(3):576–583.
84. **McCallum M. Jolicoeur L, Lefebvre M, et al.** Supportive care needs after gynecologic cancer: Where does sexual health fit in? *Oncol Nurs Forum* 2014;41(3):297–306.
85. **Boardman LA, Stockdale CK.** Vulvar disorders. *Clin Update Womens Health Care* 2009;VIII(2):1–117.
86. **Brotto LA, Heiman JR.** Mindfulness in sex therapy: Applications for women with sexual difficulties following gynecologic cancer. *Sex Rel Ther* 2007;22(1): 3–11.
87. **Huffman LB, Hartenbach EM, Carter J, et al.** Maintaining sexual health throughout gynecologic cancer survivorship: A comprehensive review and clinical guide. *Gynecol Oncol* 2016;140(2):359–368.
88. **Kim HS, Kim K, Ryoo SB, et al.** Conventional versus nerve-sparing radical surgery for cervical cancer: A meta- analysis. *J Gynecol Oncol* 2015;26(2):100–110.
89. **Bergmark K, Avall-Lundqvist E, Dickman PW, et al.** Vaginal changes and sexuality in women with a history of cervical cancer. *N Engl J Med* 1999;340(18):1383–1389.
90. **Biglia N. Bounous V, Sgro L, et al.** Genitourinary syndrome of menopause in breast cancer survivors: Are we facing new and safe hopes? *Clin Breast Cancer* 2015;15(6):413–420.
91. **Aerts L, Enzlin P, Verhaeghe J, et al.** Psychologic, relational, and sexual functioning in women after surgical treatment of vulvar malignancy: A prospective controlled study. *Int J Gynecol Cancer* 2014;24(2):372–380.
92. **Pauleta JR, Pereira NM, Graça LM.** Sexuality during pregnancy. *J Sex Med* 2010;7(1 Pt 1):136–142.
93. **McDonald EA, Gartland D, Small R, et al.** Dyspareunia and childbirth: A prospective cohort study. *BJOG* 2015;122(5):672–679.
94. **Benedetto C, Marozio L, Prandi G, et al.** Short-term maternal and neonatal outcomes by mood of delivery. A case-controlled study. *Eur J Obstet Gynecol Reprod Biol* 2007;135(1):35–40.
95. **Safarinejad MR, Kolahi AA, Hosseini L.** RETRACTED: The effect of the mode of delivery on the quality of life, sexual function, and sexual satisfaction in primiparous women and their husbands. *J Sex Med* 2009;6(6):1645–1667.
96. **Nazareth I, Boynton P, King M.** Problems with sexual function and people attending London general practitioners: Cross-sectional study. *BMJ* 2003;327(7412):423–428.
97. **Brotto LA.** The DSM diagnostic criteria for hypoactive sexual desire disorder in women. *Arch Sex Behav* 2010;39(2):221–239.
98. **West SL, D'Aloisio AA, Agans RP, et al.** Prevalence of low sexual desire and hypoactive sexual desire disorder in a nationally representative sample of US women. *Arch Intern Med* 2008;168(13): 1441–1449.
99. **Graziotiin A, Koochaki PE, Rodenberg CA, et al.** The prevalence of hypoactive sexual desire disorder in surgically menopausal women: An epidemiological study of women in four European countries. *J Sex Med* 2009;6(8):2143–2153.
100. **Leiblum SR, Hayes RD, Wanser RA, et al.** Vaginal dryness: A comparison of prevalence and interventions in 11 countries. *J Sex Med* 2009;6(9):2425–2433.
101. **Harlow BL, Wise LA, Stewart EG.** Prevalence and predictors of chronic lower genital tract discomfort. *Am J Obset Gynecol* 2001;185(3):545–550.
102. **Brotto LA, Bitzer J, Laan E, et al.** Women's sexual desire and arousal disorders. *J Sex Med* 2010;7(1 Pt 2):586–614.
103. **Brotto L.** Evidence-based treatments for low sexual desire in women. *Front Neuroendocrinol* 2017;45:11–17.

104. **Chivers M, Basson R, Brotto LA, et al.** Statistical and epistemological issues in the evaluation of treatment efficacy of pharmaceutical, psychological, and combination treatments for women's sexual desire difficulties. *J Sex Marital Ther* 2017;43(3):210–217.
105. **Ferenidou F, Kapoteli V, Moisidis K, et al.** Presence of a sexual problem may not affect women's satisfaction from their sexual function. *J Sex Med* 2008;5(3):631–639.
106. **Frühauf S, Gerger H, Schmidt HM, et al.** Efficacy of psychological interventions for sexual dysfunction: A systematic review and meta-analysis. *Arch Sex Behav* 2013;42(6):915–933.
107. **Gunzler C, Berner MM.** Efficacy of psychosocial interventions in men and women with sexual dysfunctions–a systematic review of controlled clinical trials: Part 2–the efficacy of psychosocial interventions in female sexual dysfunction. *J Sex Med* 2012;9(12):3108–3125.
108. **Brotto L, Atallah S, Johnson-Agbakwu C, et al.** Psychological and interpersonal dimensions of sexual function and dysfunction. *J Sex Med* 2016;13(4):538–571.
109. **Brotto LA, Basson R.** Group mindfulness-based therapy significantly improves sexual desire in women. *Behav Res Ther* 2014;57:43–54.
110. **Paterson LQP, Handy A, Brotto LA.** A pilot study of 8-session mindfulness-based cognitive therapy adapted for women's sexual interest/arousal disorder. *J Sex Res* 2017;54(7):850–861.
111. **Kocsis A, Newbury-Helps J.** Mindfulness in sex therapy and intimate relationships (MSIR): clinical protocol and theory development. *Mindfulness* 2016;7:690–699.
112. **Stephenson KR, Kerth J.** Effects of mindfulness-based therapies for female sexual dysfunction: a meta-analytic review. *J Sex Res* 2017; 54(7):832–849.
113. **Snabes MC, Zborowski J, Simes S, et al.** Libigel (testosterone gel) does not differentiate from placebo therapy in the treatment of hypoactive sexual desire in postmenopausal women. 11th Annual Meeting of the International Society for the Study of Women's Sexual Health; Jerusalem Il. *J Sex Med* 2012;9:171.
114. **Davis SR, van der Mooren MJ, van Lunsen RH, et al.** Efficacy and safety of a testosterone patch for the treatment of hypoactive sexual desire disorder in surgically menopausal women: A randomized placebo-controlled trial. *Menopause* 2006;13(3);387–396.
115. **Wild RA.** Endogenous androgens and cardiovascular risk. *Menopause* 2007;14(4):609–610.
116. **Wierman ME, Basson R, Davis SR, et al.** Androgen therapy in women: An Endocrine Society Clinical Practice guideline. *J Clin Endocrinol Metab* 2006;91(10):3697–3710.
117. **Jaspers L, Feys F, Bramer WM, et al.** Efficacy and safety of flibanserin for the treatment of hypoactive sexual desire disorder in women: A systematic review and meta-analysis. *JAMA Intern Med* 2016;176(4):453–462.
118. **Saadat SH, Kabir A, Rahmani K, et al.** Systematic review and meta-analysis of flibanserin's effects and adverse events in women with hypoactive sexual desire disorder. *Curr Drug Metab* 2017;18(1):78–85.
119. **Barbach L.** *For yourself: The Fulfillment of Female Sexuality*. New York: Signet; 2000.
120. **Nurnberg HG, Hensley PL, Heiman JR, et al.** Sildenafil treatment of women with antidepressant-associated sexual dysfunction: A randomized controlled trial. *JAMA* 2008;300(4):395–404.
121. **van Lankveld JJ, Granot M, Weijmar Schultz WC, et al.** Women's sexual pain disorders. *J Sex Med* 2010;7(1 Pt 2):615–631.
122. **Levo-Sagie A, Witkin SS.** Review. Recent advances in understanding provoked vestibulodynia. *F1000 Res* 2016;5:2581.
123. **Basson R.** The recurrent pain and sexual sequelae of provoked vestibulodynia: A perpetuating cycle. *J Sex Med* 2012;9(8):2077–2092.
124. **Burri A, Ogata S, Williams F.** Female sexual pain: epidemiology and genetic overlap with chronic widespread pain. *Eur J Pain* 2017; 21(8):1408–1416.
125. **Fortney L, Taylor M.** Meditation in medical practices: A review of the evidence and practice. *Prim Care* 2010;37(1):81–90.
126. **Brotto LA, Basson R, Smith K, et al.** Mindfulness-based group therapy for women with provoked vestibulodynia. *Mindfulness* 2014;6:417–432.
127. **Liao Z, Chakrabarty A, Mu Y, et al.** A local inflammatory renin-angiotensin system drives sensory axon sprouting in provoked vestibulodynia. *J Pain* 2017;18(5):511–525.
128. **Labrie F, Derogatis L, Archer DF, et al. Members of the VVA Prasterone Research Group.** Effect of intravaginal prasterone on sexual dysfunction in postmenopausal women with vulvovaginal atrophy. *J Sex Med* 2015;12(12):2401–2412.
129. **Chen J, Geng L, Song X, et al.** Evaluation of the efficacy and safety of hyaluronic acid vaginal gel to ease vaginal dryness: A multicenter, randomized, controlled, open-label, parallel-group, clinical trial. *J Sex Med* 2013;10(6):1575–1584.
130. **Behnia-Willison F, Sarraf S, Miller J, et al.** Safety and long-term efficacy of fractional CO2 laser treatment in women suffering from genitourinary syndrome of menopause. *Eur J Obstet Gynecol Reprod Biol* 2017;213:39–44.
131. **Ismail SA, Abbas AM, Habib D, et al.** Effect of female genital mutilation/cutting; types I and II on sexual function: Case-controlled study. *Reprod Health* 2017;14(1):108.
132. **Obermeyer CM.** The consequences of female circumcision for health and sexuality: An update on the evidence. *Cult Health Sex* 2005;7(5):443–461.Table 17-4 Biopsychosocial Assessment of Sexual Dysfunction

CAPÍTULO 18

Menopausa

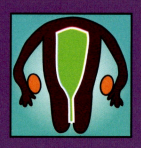

Jan L. Shifren, Isaac Schiff

PONTOS-CHAVE

1. Atualmente, uma mulher passa aproximadamente um terço de sua vida depois da menopausa, de modo que é muito importante considerar a saúde e a qualidade de vida das mulheres após a menopausa.

2. Os problemas de saúde e de qualidade de vida relacionados com a menopausa e o envelhecimento em mulheres incluem sintomas vasomotores, atrofia vulvovaginal sintomática, disfunção sexual, osteoporose, doença cardiovascular, câncer e declínio cognitivo.

3. Os fogachos e a sudorese noturna (sintomas vasomotores) afetam até 75% das mulheres na perimenopausa e podem persistir por 10 anos ou mais.

4. A terapia hormonal constitui o tratamento mais eficaz para os sintomas vasomotores. A paroxetina em baixa dose é outra opção aprovada. As mudanças no estilo de vida, as técnicas de relaxamento, a acupuntura, os produtos à base de soja e fitoterápicos constituem intervenções populares com eficácia limitada além do placebo.

5. As contraindicações para o uso da terapia hormonal sistêmica incluem câncer de mama ou de endométrio suspeito ou diagnosticado, sangramento vaginal anormal, doença cardiovascular (incluindo coronariopatia, doença vascular encefálica e distúrbios tromboembólicos) e doença hepática ou da vesícula biliar ativa. As contraindicações relativas incluem estados de alto risco para os distúrbios já mencionados.

6. A síndrome geniturinária da menopausa, que inclui a atrofia vulvovaginal sintomática, afeta pelo menos 50% das mulheres na menopausa, com impacto adverso sobre a função sexual e a qualidade de vida.

7. A aplicação vaginal de baixas doses de estrogênio constitui um tratamento eficaz e seguro para o ressecamento vaginal, a dispareunia e alguns sintomas urinários. Outras opções incluem terapia hormonal sistêmica, lubrificantes e hidratantes vaginais, ospemifeno oral, desidroepiandrosterona vaginal e fisioterapia pélvica.

8. Os problemas sexuais são comuns após a menopausa, a etiologia é, em geral, multifatorial e dispõe-se de opções de tratamento seguros.

9. A osteoporose e as fraturas aumentam com a menopausa e o envelhecimento. Os fatores de risco passíveis de modificação e as intervenções farmacológicas previnem e tratam efetivamente a osteoporose e reduzem o risco de fratura.

10. A doença cardiovascular representa um importante problema de saúde nas mulheres após a menopausa. Um estilo de vida saudável e o tratamento de doenças associadas, incluindo hiperlipidemia, hipertensão e diabetes melito, reduzem o risco, a morbidade e a mortalidade.

11. O câncer de mama constitui um importante problema de saúde em mulheres na menopausa, e indica-se um rastreamento regular.

12. O declínio cognitivo e a demência são altamente prevalentes em mulheres idosas, e deve-se otimizar a redução dos riscos depois da menopausa.

A menopausa, que se refere ao término permanente da menstruação em consequência de insuficiência ovariana, ocorre em média aos 52 anos de idade, com variação de 40 a 58 anos. Apesar do grande aumento observado na expectativa de vida da mulher, a idade da menopausa permanece notavelmente constante. **1** **Atualmente, depois da menopausa, uma mulher vive por aproximadamente 30 anos, ou seja, mais de um terço de sua vida. Desta forma, é importante assegurar que esses anos sejam os mais saudáveis e produtivos possíveis.** A idade da menopausa parece ser geneticamente determinada e não é afetada pela raça/etnia ou pela idade na ocasião da menarca. A menopausa precoce, que é observada em aproximadamente 5% das mulheres, ocorre entre 40 e 45 anos de idade. **A menopausa precoce descreve a perda permanente da função ovariana antes dos 40 anos de idade, como a que ocorre após ooforectomia bilateral. A insuficiência ovariana primária (IOP) descreve a perda da função ovariana antes dos 40 anos de idade, que pode não ser permanente. A IOP ocorre em cerca de 1% das mulheres.** Os fatores associados à menopausa precoce ou IOP incluem exposições tóxicas, anormalidades genéticas, distúrbios autoimunes e cirurgia pélvica. As mulheres que fumam apresentam menopausa mais precocemente,[1] assim como muitas expostas à quimioterapia ou radioterapia pélvica. As permutações frágeis do cromossomo X, os cariótipos mosaicos de Turner e a cirurgia ovariana ou histerectomia, apesar da preservação dos ovários, podem resultar em menopausa precoce ou IOP.[2]

Embora a menopausa esteja associada a alterações dos hormônios hipotalâmicos e hipofisários que regulam o ciclo menstrual, ela não constitui um evento central, mas, sim, uma indicação de insuficiência ovariana primária. No ovário, ocorre depleção dos folículos ovarianos, mais provavelmente como resultado da apoptose ou morte celular programada. Os ovários não são mais capazes de responder ao hormônio foliculoestimulante (FSH) e ao hormônio luteinizante (LH) da hipófise, de modo que cessa a produção ovariana de estrogênio e progesterona. **O eixo ovariano-hipotalâmico-hipofisário permanece intacto durante o climatério, consequentemente os níveis de FSH aumentam em resposta à insuficiência ovariana e à ausência de retroalimentação negativa do ovário.** A atresia do folículo, em particular das células da granulosa, leva a uma diminuição da produção de estrogênio e de inibina, com consequente elevação dos níveis de FSH, um sinal característico da menopausa. **O hormônio antimülleriano (AMH) é produzido por pequenos folículos ovarianos, de modo que seus níveis diminuem com o declínio da reserva ovariana.**[3]

A produção de androgênio pelo ovário continua no climatério, devido à preservação do estroma ovariano e das células da camada da teca. As concentrações de androgênio são menores em mulheres na menopausa do que naquelas em idade reprodutiva. Esse achado parece estar associado ao envelhecimento e à diminuição do funcionamento dos ovários e das glândulas suprarrenais com o passar do tempo, e não à menopausa em si. As mulheres na menopausa continuam produzindo níveis baixos de estrogênios circulantes, principalmente devido à aromatização periférica de androgênios ovarianos e suprarrenais. O tecido adiposo constitui um importante local de aromatização, de modo que a obesidade afeta muitas das queixas relacionadas com a menopausa, e constitui um fator de risco para o câncer de mama e um fator protetor para a osteoporose, provavelmente em consequência do impacto dos níveis mais elevados de estrogênios endógenos livres, embora que dentro da faixa menopáusica.

A menopausa é definida retrospectivamente como o momento do último período menstrual seguido de 12 meses de amenorreia. A pós-menopausa descreve o período depois da última menstruação (definitiva).

Os critérios de STRAW (*Staging of Reproductive Aging Workshop*) descrevem as alterações que compõem a transição da vida reprodutiva para a pós-menopausa.[4] O estágio reprodutivo final caracteriza-se por uma diminuição da fertilidade e pelo início de alterações no ciclo menstrual. A transição da menopausa precoce caracteriza-se por um aumento na variabilidade da duração dos ciclos menstruais (≥ 7 dias), enquanto a transição da menopausa tardia por amenorreia é de ≥ 60 dias. A transição da pós-menopausa inicial ocorre no período de 5 a 8 anos após a última menstruação e é seguida da pós-menopausa tardia. **As alterações do ciclo menstrual são acompanhadas de elevação dos níveis de FSH, redução da contagem de folículos antrais ovarianos e declínio dos níveis de inibina-B e AMH.**

É possível compreender melhor as consequências fisiopatológicas da menopausa se for considerado que o ovário constitui a única fonte de ovócitos da mulher, a principal fonte de estrogênio e progesterona e uma importante fonte de androgênios. A menopausa resulta em infertilidade secundária à depleção de ovócitos. A interrupção da produção ovariana de progesterona parece não ter consequências clínicas, exceto pelo aumento do risco de proliferação, hiperplasia e câncer do endométrio associado à produção endógena contínua de estrogênio ou administração de estrogenioterapia (ET) sem oposição da progesterona após a menopausa. Os efeitos do declínio das concentrações de androgênios que ocorre com o envelhecimento ainda não foram estabelecidos.

As consequências clínicas da menopausa estão relacionadas principalmente com a deficiência de estrogênio. É difícil distinguir o impacto da deficiência de estrogênio daquele do envelhecimento, pois o envelhecimento e a menopausa estão inextricavelmente ligados. O estudo dos efeitos da deficiência e da reposição de estrogênio em mulheres jovens com insuficiência ovariana ou dos fármacos que suprimem a síntese de estrogênio (como os antagonistas do hormônio de liberação das gonadotropinas) ajuda a distinguir entre os efeitos do envelhecimento e da deficiência de estrogênio. Entretanto, esses modelos são imperfeitos e diferem em numerosos aspectos da menopausa natural.

[2] **Os principais problemas relacionados com a saúde e qualidade de vida de mulheres na menopausa incluem sintomas vasomotores, síndrome geniturinária da menopausa (SGM), disfunção sexual, osteoporose, doença cardiovascular (DCV), câncer e declínio cognitivo.** As opções de tratamento em mulheres na menopausa aumentaram acentuadamente desde que a terapia hormonal (TH) foi introduzida na década de 1960. Existem muitas escolhas em relação ao tipo de hormônios, doses e métodos de administração. Além da TH, outras opções farmacológicas incluem agonistas/antagonistas do estrogênio, fármacos de ação central e os bifosfonatos. As mulheres solicitam cada vez mais informações sobre terapias complementares e alternativas (MCA), que estão sendo estudadas com mais atenção. As numerosas opções disponíveis tornam o tratamento das mulheres na pós-menopausa mais desafiador e mais gratificante.

PROBLEMAS DE SAÚDE APÓS A MENOPAUSA

Sintomas vasomotores

[3] **Os sintomas vasomotores afetam até 75% das mulheres na perimenopausa. Na maioria das mulheres, os sintomas persistem por 1 a 2 anos após a menopausa, mas em outras podem continuar por até 10 anos ou mais.**[5,6] Os fogachos constituem a principal razão que leva as mulheres a procurar tratamento na menopausa. Eles interrompem as atividades diárias, perturbam o sono e as incomodam no trabalho.[7,8] Muitas mulheres relatam dificuldade de concentração e instabilidade emocional durante o climatério. **Com frequência, o tratamento dos sintomas vasomotores melhora os sintomas cognitivos e relacionados com o humor se forem secundários à perturbação do sono e consequente fadiga diurna.** A incidência de doença da tireoide aumenta com a idade, e por isso devem-se efetuar provas de função da tireoide se os sintomas vasomotores forem atípicos ou resistentes ao tratamento.

Os mecanismos fisiológicos subjacentes aos fogachos não estão totalmente elucidados. Um processo central, provavelmente localizado no hipotálamo, impulsiona um aumento da temperatura corporal central, da taxa metabólica e da temperatura da pele, cuja reação resulta em vasodilatação periférica e sudorese. O processo central pode ser desencadeado por ativação noradrenérgica, serotoninérgica e/ou dopaminérgica. Os neurônios hipotalâmicos que contêm receptores de kisspeptina, de neurocinina B (NKB) e de dinorfina (neurônios de KND) parecem desempenhar um importante papel nos fogachos. A infusão periférica de NKB por via intravenosa induz um fogacho típico, enquanto o bloqueio da atividade da NKB diminui os fogachos.[9] Embora seja frequente a ocorrência de um pico de LH no momento de um fogacho, isso não constitui a causa, uma vez que os sintomas vasomotores também ocorrem em mulheres sem hipófise. Em mulheres sintomáticas na pós-menopausa, os fogachos provavelmente são desencadeados por pequenas elevações da temperatura corporal central atuando em uma estreita zona termoneutra.[10] O papel exato do estrogênio e das terapias alternativas na modulação desses eventos não é conhecido. Os sintomas vasomotores representam uma consequência da supressão do estrogênio, e não simplesmente da sua deficiência. Por exemplo, uma mulher jovem com menopausa precoce causada pela síndrome de Turner apresentará níveis muito elevados de FSH e baixos níveis de estrogênio, porém não terá fogachos até que seja tratada com estrogênios e que o tratamento seja interrompido.

As intervenções no estilo de vida podem diminuir com segurança os sintomas vasomotores. Um ambiente frio está associado a menos fogachos subjetivos e objetivos[11], de modo que as mulheres que apresentam sintomas devem ser aconselhadas a manter a temperatura ambiente baixa e a usar roupas leves e sobrepostas (ver Tabela 18.1). **As mulheres com sobrepeso e as que fumam frequentemente apresentam sintomas vasomotores mais intensos do que as mulheres de peso normal e não fumantes.**

Tabela 18.1 Opções para o tratamento dos sintomas vasomotores.

Terapia hormonal
- Tratamento com *estrogênio*
- Tratamento com *progestágenos*[a]
- Terapia combinada com *estrogênio/progestágenos*
- Combinação de estrogênio conjugado/basedoxifeno

Medicamentos não hormonais adquiridos com prescrição
- Agonista alfa de ação central
  - *Clonidina*[a]
- Inibidores seletivos da recaptação de serotonina e norepinefrina
  - *Paroxetina*
  - *Venlafaxina*[a]
  - *Escitalopram*[a]
- Análogos do ácido γ-aminobutírico
  - *Gabapentina*[a]
  - *Pregabalina*[a]

Medicamentos de venda livre[a]
- Suplementos de isoflavona
- Derivados da soja
- *Cimicífuga racemosa*

Mudanças no estilo de vida
- Redução da temperatura corporal
- Manutenção de peso saudável
- Abandono do tabagismo
- Técnicas de resposta ao relaxamento
- Ioga
- Acupuntura

[a]Não aprovado pela Food and Drug Administration para tratamento de sintomas vasomotores.

Esses achados fornecem motivos adicionais para incentivar as mulheres a emagrecer e a abandonar o tabagismo.[12] Muitas mulheres na menopausa demonstram interesse nas terapias da MCA para alívio dos fogachos, as quais abrangem diversos produtos e práticas médicas e de saúde que geralmente não são considerados como parte da medicina tradicional. Os sintomas vasomotores são particularmente sensíveis aos efeitos de placebo. **Numerosos suplementos e produtos nutricionais afirmam aliviar os fogachos, porém seus usos são raramente respaldados por ensaios clínicos controlados.**[13] Os fitoestrogênios são substâncias de origem vegetal, que podem atuar como agonistas/antagonistas do estrogênio, e seus efeitos são modulados por interações com o receptor de estrogênio. Embora os fitoestrogênios diminuam a intensidade e a frequência dos fogachos, a melhora sintomática obtida é comparável à observada no tratamento com placebo.[14] A *cimicífuga racemosa* é outro tratamento alternativo popular, com eficácia semelhante à do placebo.[15]

A acupuntura diminuiu os sintomas vasomotores em vários estudos, embora a abordagem da medicina chinesa tradicional possa não ser mais eficaz do que as técnicas de agulhamento superficial ou "simuladas".[16,17] A prática de exercício físico, a ioga e a respiração ritmada demonstraram produzir uma melhora dos fogachos em vários estudos não controlados, com outros benefícios para a saúde, incluindo redução do estresse. As mulheres podem decidir utilizar terapias alternativas e complementares para o alívio dos sintomas, porém devem estar cientes de que a segurança e a eficácia dessas abordagens frequentemente não estão comprovadas.

A estrogenioterapia sistêmica constitui o tratamento mais eficaz dos sintomas vasomotores (ver Tabela 18.2). Embora as formulações em baixas doses sejam, com frequência, efetivas, as mulheres mais jovens e aquelas submetidas à ooforectomia recente podem necessitar de doses maiores. A terapia com progestágeno precisa ser administrada concomitantemente nas mulheres com útero, embora o tratamento intermitente com progestágeno possa ser uma opção na estrogenioterapia com baixas doses. Os contraceptivos orais (COs) constituem uma excelente opção para mulheres saudáveis e não fumantes que apresentam fogachos na perimenopausa. As doses suprafisiológicas de estrogênios e progestágenos contidas nos COs tratam os sintomas vasomotores e controlam o sangramento irregular. A associação de estrogênio de seletividade tecidual, que combina estrogênio conjugado (EC) (0,45 mg) com o agonista/antagonista basedoxifeno (BZA) (20 mg) (1 comprimido por via oral, diariamente), foi aprovada para o tratamento dos sintomas vasomotores (SVM) em mulheres na menopausa com útero. O BZA fornece proteção endometrial, de modo que não há necessidade de um progestoágeno.[18]

A TH deve ser utilizada na menor dose efetiva durante o tempo necessário para alcançar seus objetivos. Na maioria das mulheres saudáveis com fogachos no climatério, os benefícios da TH ultrapassam os riscos.

Como os sintomas vasomotores parecem resultar da supressão do estrogênio e não simplesmente de seus baixos níveis, **a dose deve ser lentamente reduzida com o tempo quando se deseja interromper a TH.** Essa recomendação baseia-se na experiência clínica, uma vez que foram realizados poucos ensaios clínicos controlados para examinar a melhor maneira de interromper a TH, pois a interrupção abrupta do tratamento pode resultar em retorno dos sintomas vasomotores incômodos em cerca de 50% das usuárias de TH.[19] A dose e o intervalo entre as doses podem ser

Tabela 18.2 Produtos de estrogênio/progestágeno aprovados nos EUA para sintomas da menopausa.

Produtos de estrogênio oral

Composição	Nome do produto	Dose (mg/dia)
17β-estradiol	Estrace, genéricos	0,5, 1,0, 2,0
Estrogênios conjugados (sintéticos)	Premarin Enjuvia	0,3, 0,45, 0,625, 0,9, 1,25
Estrogênios esterificados	Menest	0,3, 0,625, 1,25, 2,5
Estropipato (estrona)	Genéricos	0,625, 1,25, 2,5

Produtos de estrogênio transdérmicos/tópicos

Composição	Nome do produto	Taxa de liberação (mg E2/dia)	Posologia
Adesivo com matriz de 17β-estradiol	Alora	0,025, 0,05, 0,075, 0,1	2 vezes/semana
	Climara	0,025, 0,0375, 0,05, 0,075, 0,1	1 vez/semana
	Vivelle-Dot Minivelle	0,025, 0,0375, 0,05, 0,075, 0,1	2 vezes/semana
	Genéricos	0,025, 0,05, 0,1	1 ou 2 vezes/semana
	Menostar	0,014	1 vez/semana
Gel transdérmico de 17β-estradiol	EstroGel	0,75	Aplicação diária com bomba dosimetrada
	Elestrin	0,52	Aplicação diária com bomba dosimetrada
	Divigel	0,25, 0,5, 1	Aplicação diária de 1 envelope
Spray transdérmico de 17β-estradiol	Evamist	1,53 (por spray)	Aplicação diária com bomba dosimetrada (1 a 3 sprays por dia)

Produtos de estrogênio vaginal

Composição	Nome do produto	Dose recomendada
Cremes vaginais		
17β-estradiol	Estrace creme vaginal	0,5 a 1 g, 2 a 3 vezes/semana
Estrogênios conjugados	Premarin creme vaginal	0,5 a 1 g, 2 a 3 vezes/semana
Anéis vaginais		
17β-estradiol	Estring	O dispositivo libera 7,5 g/dia durante 90 dias
Acetato de estradiol	Femring	O dispositivo libera 0,05 a 0,1 mg/dia durante 90 dias (são alcançados níveis sistêmicos de estradiol, de modo que há necessidade de progestágeno na presença de útero)
Comprimido vaginal		
Hemi-hidrato de estradiol	Vagifem	1 comprimido (10 μg), 2 vezes/semana
Estradiol	Imvexxy	1 inserção (10 ou 4 μg), 2 vezes/semana

Progestágeno

Composição	Nome do produto	Dose
Progesterona micronizada	Prometrium	100, 200 mg
Acetato de medroxiprogesterona	Provera, genéricos	2,5, 5, 10 mg

Produtos combinados de estrogênio-progestágeno

Composição	Nome do produto	Dose (por dia)
Esquema contínuo-cíclico oral		
Estrogênios conjugados (E) + acetato de medroxiprogesterona (P)	Premphase	0,625 mg E + 5,0 mg P (apenas E nos dias 1 a 14, E + P nos dias 15 a 28)
Esquema combinado-contínuo oral		
Estrogênios conjugados (E) + acetato de medroxiprogesterona (P)	Prempro	0,625 mg E + 2,5 ou 5,0 mg P 0,3 ou 0,45 mg E + 1,5 mg P

(continua)

| Tabela 18.2 | Produtos de estrogênio/progestágeno aprovados nos EUA para sintomas da menopausa. *(continuação)* |

Produtos combinados de estrogênio-progestágeno		
Composição	**Nome do produto**	**Dose (por dia)**
Etinil estradiol (E) + acetato de noretindrona (P)	FemHRTLo FemHRT Genéricos	2,5 μg E + 0,5 mg P 5 μg E + 1 mg P
17β-estradiol (E) + acetato de noretindrona (P)	Activella Genéricos	0,5 mg E + 0,1 mg P 1 mg E + 0,5 mg P
17β-estradiol (E) + drosperinona (P)	Angeliq	1 mg E + 0,5 mg P
Esquema combinado-intermitente oral		
17β-estradiol (E) + norgestimato (P)	Prefest	1 mg E + 0,09 mg P (apenas E por 3 dias, seguido de E + P por 3 dias, repetido)
Esquema combinado-contínuo transdérmico		
17β-estradiol (E) + acetato de noretindrona (P)	CombiPatch	0,05 mg E + 0,14 P 2 vezes/semana
17β-estradiol (E) + levonorgestrel (P)	Climara Pro	0,045 mg E + 0,0015 mg P 1 vez/semana

E, estrogênio; P, progestágeno. Produtos disponíveis nos EUA.

reduzidos lentamente ao longo de meses ou até mesmo anos, dependendo dos sintomas da paciente. **Nas mulheres incapazes de interromper a TH sem o retorno dos incômodos sintomas, o uso prolongado pode constituir uma opção, dependendo do estado de saúde, de uma análise cuidadosa dos riscos e benefícios e de uma tomada de decisão compartilhada.**[20]

Quando a mulher decide não tomar estrogênio ou quando a sua administração está contraindicada, dispõe-se de outras opções (ver **Tabela 18.1**).[13] O tratamento isolado com progestágeno, incluindo acetato de medroxiprogesterona e progesterona micronizada, reduz a frequência e a intensidade dos fogachos.[21,22] Vários agentes que alteram as vias centrais de neurotransmissores reduzem os SVM. Os fármacos que reduzem o tônus noradrenérgico central, como a clonidina, diminuem os fogachos, embora o efeito seja limitado. Os possíveis efeitos colaterais incluem hipotensão ortostática e sonolência.

Os inibidores seletivos da recaptação de serotonina e os inibidores da recaptação de serotonina e norepinefrina (ISRSs/IRSNs) reduzem a frequência e a intensidade dos fogachos e constituem a base do tratamento não hormonal dos SVM. Em ensaios clínicos controlados randomizados (ECRs), embora a paroxetina, a venlafaxina e o escitalopram tenham demonstrado ser mais eficazes do que o placebo e possam ser utilizados sem indicação na bula,[23,24] apenas a paroxetina em dose muito baixa (7,5 mg) foi aprovada pela FDA para essa indicação.[25] Os efeitos colaterais dos ISRSs/IRSNs consistem em náuseas, sonolência, boca seca, insônia e disfunção sexual. A paroxetina inibe o sistema enzimático que converte o tamoxifeno em sua forma ativa, de modo que não deve ser administrada a mulheres em uso de tamoxifeno na prevenção ou no tratamento do câncer de mama.

A gabapentina e a pregabalina são análogos do ácido γ-aminobutírico aprovadas para o tratamento de crises epilépticas e da dor neuropática. Esses agentes reduzem a frequência e a intensidade dos fogachos com grau significativamente maior do que o placebo em vários ECRs, de modo que constituem uma opção sem indicação na bula para o tratamento dos SVMs.[26,27] Como os efeitos colaterais incluem desorientação, tontura e sonolência, é melhor limitar o uso da gabapentina e da pregabalina ao deitar no tratamento da sudorese noturna e da perturbação do sono associada. As mulheres que se queixam principalmente de sudorese noturna e perturbação do sono podem se beneficiar de hipnóticos. Em um ECR, a prescrição de eszopiclona para insônia melhorou de forma considerável o sono, com impacto positivo nas atividades realizadas no dia seguinte, no humor e na qualidade de vida.[28] Os anti-histamínicos, incluindo o cloridrato de difenidramina, são medicamentos de venda livre e de baixo custo que podem melhorar o sono em mulheres com sudorese noturna.

Um tratamento potencial para os SVMs consiste em um agente que bloqueia a atividade de NKB do hipotálamo. Embora ainda não esteja disponível no mercado, os ECRs realizados confirmam que um antagonista oral do receptor de NKB (NK3R) reduz de maneira significativa os fogachos em comparação com o placebo, independentemente de qualquer efeito hormonal.[9]

Síndrome geniturinária da menopausa

6 **A SGM descreve alterações anatômicas e sintomas secundários à deficiência de estrogênio, que afetam os lábios, a vagina, a uretra e a bexiga.**[29] **Os sintomas consistem em irritação genital, ressecamento e sensação de ardência; urgência urinária, disúria e infecções do trato urinário (ITU) recorrentes, além de ressecamento e dor na atividade sexual. A atrofia vulvovaginal (AVV) é um componente da SGM.**[30] **Os sintomas desagradáveis da AVV são altamente prevalentes e afetam pelo menos 50% das mulheres na menopausa, com impacto adverso significativo na qualidade de vida.**[31,32] Embora se possa observar uma melhora dos sintomas vasomotores com o passar do tempo, a SGM normalmente se agrava na ausência de tratamento. Dispõe-se de muitas terapias efetivas para a SGM/AVV sintomática.[33]

Os produtos vaginais não hormonais de venda livre são frequentemente utilizados como intervenção inicial. **Os lubrificantes vaginais (à base de água, silicone ou óleo) reduzem o atrito** e aumentam o conforto durante a atividade sexual, incluindo o coito. Os hidratantes vaginais de ação prolongada, utilizados 2 a 3 vezes/semana, revestem a vagina, mantendo a umidade e reduzindo os sintomas.[34]

A atividade que melhora o trofismo da região genital promove o fortalecimento da região vulvovaginal. Se indicada, a atividade genital com ou sem parceiro deve ser incentivada após a menopausa. A fisioterapia pélvica (FP) e o uso de dilatadores vaginais proporcionam um tratamento eficaz na dispareunia grave.[35] O uso de terapia com *laser* no tratamento da SGM permanece controverso, com poucos ensaios clínicos controlados realizados.[36,37]

7 **Se as terapias não hormonais forem ineficazes, o uso de estrogênio vaginal está aprovado para o tratamento do ressecamento vaginal, da dispareunia e dos sintomas relacionados. O estrogênio em baixa dose aplicado vaginalmente é preferível à estrogenioterapia sistêmica na ausência de sintomas vasomotores devido à absorção mínima e a um elevado grau de segurança**,[33] e existem várias formulações, incluindo comprimidos e cremes vaginais de estradiol e um anel (ver Tabela 18.2).[38] Doses baixas de creme vaginal de estrogênio (0,5 g) são eficientes quando utilizadas apenas 2 ou 3 vezes/semana. Um comprimido vaginal de estradiol (10 μg, 4 μg) inserido 2 vezes/semana pode ser mais prático do que o creme de estrogênio. Um anel vaginal contendo estradiol (7,5 μg ao dia) é uma formulação prática e é inserido na vagina a cada 3 meses, liberando lentamente uma baixa dose de estradiol.[39]

A segurança endometrial foi confirmada com o uso de estrogênio vaginal em baixa dose por um período de até 1 ano; entretanto, não foram realizados ensaios clínicos a longo prazo. Uma análise dos dados de mais de 45 mil mulheres no *Women's Health Initiative (WHI) Observational Study* foi muito tranquilizadora, sem aumento no risco de câncer endometrial em usuárias de estrogênio via vaginal, em comparação com não usuárias.[40] Além disso, não se constatou aumento do risco de câncer de mama ou de DCV. As mulheres que utilizam estrogênio via vaginal precisam estar cientes sobre a necessidade de relatar qualquer sangramento vaginal para proceder-se a uma avaliação completa. Normalmente, não se prescreve terapia concomitante com progestágeno com preparações de estrogênio vaginal em baixa dose.

O uso de estrogênio vaginal diminui alguns problemas urinários em mulheres na menopausa, incluindo polaciúria, urgência e ITUs recorrentes.[41] A incontinência não parece melhorar e provavelmente é agravada pela TH sistêmica.[42,43]

Os estudos sobre o uso do anel e comprimidos vaginais de estradiol em baixa dose confirmam que, em geral, os níveis séricos de estrogênio permanecem dentro da faixa normal em mulheres na pós-menopausa.[44] Tendo em vista a absorção sistêmica mínima, as baixas doses de estrogênio vaginal podem constituir uma opção até mesmo para mulheres com história de câncer responsivo ao estrogênio ou de DCV.[33,45]

O uso vaginal do hormônio desidroepiandrosterona (DHEA) (0,5% ao dia) trata eficazmente a dispareunia moderada a grave secundária associada à AVV, e está aprovado para essa indicação.[46] Os níveis circulantes de estradiol, estrona, testosterona e DHEA permanecem dentro da faixa normal da pós-menopausa. As biopsias de endométrio mostram um revestimento uterino inativo ou atrófico depois de 1 ano de tratamento.[47]

O ospemifeno (60 mg/dia), um agonista/antagonista de estrogênio, é um agente oral aprovado para o tratamento da dispareunia moderada a grave associada à AVV.[48] A função sexual melhora, incluindo redução da dispareunia, e ocorre aumento da excitabilidade e do desejo,[49] e a segurança endometrial foi confirmada com uso em 1 ano.[50] À semelhança de outros agonistas/antagonistas do estrogênio, o ospemifeno pode aumentar o risco de TEV e de sintomas vasomotores, diminui a densidade das mamas e possui efeitos favoráveis sobre o osso.

Disfunção sexual

8 **Os problemas sexuais têm alta prevalência e constituem uma queixa em cerca de 40% das mulheres norte-americanas, e 12% relatam um problema sexual que compromete sua vida pessoal.**[51] Embora os problemas sexuais geralmente aumentem com o envelhecimento, eles alcançam um pico em mulheres na meia-idade (45 a 64 anos de idade) e são menores a partir dos 65 anos. **A etiologia da disfunção sexual feminina é, com frequência, multifatorial, incluindo depressão ou ansiedade, conflitos no relacionamento, estresse, fadiga, história de abuso sexual, uso de medicamentos ou problemas físicos que tornam a atividade sexual desconfortável, como endometriose ou SGM. O impacto da menopausa em si sobre a função sexual é incerto.**[52] Os SVMs incômodos que causam perturbação do sono e fadiga e a dispareunia secundária à SGM são característicos do climatério e podem afetar diretamente o desejo e o prazer sexuais. O envelhecimento, a presença de doença concomitante, as alterações psicológicas e os fatores de relacionamento e sociais impactam a atividade sexual em mulheres mais velhas, independentemente das alterações fisiológicas e hormonais diretas da menopausa.

A estrogenioterapia trata efetivamente o ressecamento vaginal, a dispareunia e os sintomas vasomotores, porém não parece ter um efeito direto sobre o interesse sexual, a excitação ou a resposta orgásmica, independentemente de seu papel no tratamento dos sintomas da menopausa. Diferentemente da TH, a terapia com androgênio pode melhorar a função sexual em populações selecionadas de mulheres na pós-menopausa.[53] O impacto do declínio dos níveis de androgênios com o envelhecimento e a eficácia da testosterona no tratamento da disfunção sexual feminina permanece controverso. **Os possíveis riscos da terapia com androgênio incluem hirsutismo, acne, engrossamento irreversível da voz e alterações adversas da função hepática e dos lipídios. Como os androgênios são, em sua maioria, aromatizados em estrogênios, existe a possibilidade de um aumento no risco de problemas cardiovasculares e de câncer de mama.** Nenhum produto de androgênio foi aprovado para uso em mulheres.

Embora a AVV e a dispareunia respondam bem à estrogenioterapia sistêmica ou local, ao ospemifeno oral e à DHEA vaginal, a maioria dos outros problemas sexuais pode ser tratada efetivamente sem hormônios. A qualidade e os conflitos do relacionamento, o estresse e a fadiga são preditores de satisfação sexual, de modo que os casais frequentemente se beneficiam de aconselhamento, mudanças no estilo de vida e terapia sexual. A depressão e a ansiedade subjacentes devem ser tratadas, e pode ser necessário ajustar os medicamentos antidepressivos. **A bupropiona pode ser uma alternativa ao ISRS, ou pode ser acrescentada ao tratamento com ISRS no contexto da disfunção sexual feminina (DSF).** Em ECR de pequeno porte, foi observado um aumento da excitação sexual e do orgasmo em mulheres com ou sem depressão com o uso da bupropiona.[54] **O citrato de sildenafila pode beneficiar mulheres que desenvolvam problemas de excitação e resposta orgásmica com os ISRSs,** embora normalmente não seja mais eficaz do que o placebo na maioria dos problemas sexuais femininos.[55,56] Apesar de os problemas sexuais serem comuns, a maioria das mulheres não procura tratamento, e quando o fazem é a mulher, e não o médico, que inicia a conversa sobre o assunto.[57] **Os médicos devem rotineiramente fazer perguntas às pacientes na menopausa sobre problemas sexuais, já que muitas intervenções eficazes estão disponíveis.**[58]

Osteoporose

[9] **A redução da massa óssea e a osteoporose afetam, de acordo com as estimativas, 35 milhões de mulheres norte-americanas ou aproximadamente 66% das mulheres com mais de 50 anos de idade.**[59] Como o tratamento tem mais probabilidade de beneficiar aquelas com maior risco, é importante avaliar os fatores de risco para osteoporose quando se toma uma decisão sobre o rastreamento e o tratamento da densidade óssea **(Tabela 18.3)**. A redução da massa óssea e a osteoporose constituem os principais fatores de risco para fraturas, que estão associadas a um enorme custo, dor, incapacidade e até mesmo aumento da mortalidade. Os fatores de risco não modificáveis incluem idade, raça (asiática, branca), estrutura corporal pequena, menopausa precoce, fratura prévia na idade adulta e histórico familiar de osteoporose. Os fatores de risco modificáveis incluem ingestão inadequada de cálcio e de vitamina D, tabagismo, baixo peso corporal, consumo excessivo de álcool e estilo de vida sedentário. As condições médicas associadas a um aumento do risco de osteoporose incluem anovulação durante os anos reprodutivos (p. ex., em consequência da prática excessiva de exercícios físicos ou de transtorno alimentar), hipertireoidismo, hiperparatireodismo, doença renal crônica, artrite reumatoide e doenças que exigem o uso sistêmico de corticosteroides.

As medidas da densidade mineral óssea (DMO) podem ser utilizadas para determinar o risco de fratura, diagnosticar a osteoporose e identificar mulheres passíveis de se beneficiar das intervenções terapêuticas. A densitometria óssea por emissão de raios X de dupla energia (DXA) do quadril e da coluna vertebral é a principal técnica usada para avaliação da DMO. A DMO é expressa como densidade absoluta (gramas de mineral/cm^2) e em relação a dois grupos padrões. **O T score é o desvio padrão (DP) acima ou abaixo da média de uma mulher saudável de 30 anos de idade.** O Z score é o DP acima ou abaixo da média para uma mulher de idade semelhante. **A DMO normal é definida por um T score ≥ -1 (desvio padrão), a DMO baixa ou osteopenia, por um T score situado entre -1 e -2,5, e a osteoporose, por um T score ≤ -2,5.** Embora exista uma forte associação entre a DMO e o risco de fratura, a idade da mulher, o risco de quedas e o estado de saúde geral influenciam consideravelmente esse risco. **Recomenda-se a avaliação da DMO por DXA em todas as mulheres a partir de 65 anos de idade, independentemente dos fatores de risco, e nas mais jovens na pós-menopausa com um ou mais fatores de risco além da cor de pele branca e de estarem na menopausa.**[60]

As mulheres devem ser aconselhadas a alterar os fatores de risco modificáveis como uma importante etapa na prevenção de osteoporose e fraturas. As mulheres com dietas deficientes em cálcio e em vitamina D beneficiam-se de modificação da dieta e administração de suplementos. Recomenda-se a ingestão diária de 1.200 mg de cálcio e de 800 a 1.000 UI de vitamina D.[60] O aporte de cálcio deve ser obtido principalmente por meio da alimentação. O tratamento com cálcio e vitamina D não parece diminuir diretamente o risco de fratura.[61] A redução do risco de osteoporose e de fraturas constitui outro dos numerosos benefícios para a saúde da prática regular de exercícios de sustentação de peso e fortalecimento dos músculos, abandono do tabagismo e consumo limitado de álcool. Outras intervenções incluem uma avaliação da segurança em casa (instalação de barra de apoio no chuveiro, colocação de carpete nas escadas), correção da visão e evitar medicamentos depressores do sistema nervoso central.

O tratamento farmacológico está indicado para todas as mulheres com osteoporose (T score <-2,5), para aquelas que anteriormente sofreram fratura de quadril ou de vértebra e também com DMO baixa e alto risco de fratura. O FRAX, uma ferramenta de avaliação *on-line* de risco de fratura óssea, fornece a probabilidade de fratura osteoporótica em 10 anos de uma mulher, e ajuda a identificar mulheres com DMO baixa (T score entre -1 e -2,5), que se beneficiarão da terapia farmacológica.[62] Antes de iniciar o tratamento, aconselha-se excluir causas secundárias de osteoporose, e a avaliação pode incluir um painel metabólico abrangente, hemograma completo, nível de hormônio tireoestimulante, nível de paratormônio, nível de 25-OH vitamina D e coleta de urina de 24 horas para determinação do cálcio.

Os fármacos utilizados na prevenção e no tratamento da osteoporose são principalmente agentes antirreabsortivos que reduzem a perda óssea, e fármacos anabólicos que estimulam a formação de novo osso **(Tabela 18.4)**. **A TH previne e trata efetivamente a osteoporose** e está aprovada pela FDA para prevenção da osteoporose. Em estudos observacionais, foi constatado que o uso atual de estrogenioterapia, particularmente quando iniciada logo após a menopausa e mantida por um longo período, reduz as fraturas relacionadas com a osteoporose.[63] **O ensaio clínico**

Tabela 18.3 Fatores de risco para osteoporose.

Não modificáveis
Idade
Raça (branca, asiática)
Estrutura corporal pequena
Menopausa precoce
Fratura prévia na idade adulta
Histórico familiar de osteoporose

Modificáveis
Ingestão inadequada de cálcio e de vitamina D
Tabagismo
Baixo peso corporal
Consumo excessivo de álcool
Estilo de vida sedentário

Condições médicas associadas
Anovulação durante os anos reprodutivos (p. ex., em consequência da prática excessiva de exercícios físicos ou transtorno alimentar)
Hipertireoidismo
Hiperparatireoidismo
Doença renal crônica
Artrite reumatoide
Condições que exigem o uso sistêmico de corticosteroides

da WHI confirmou uma considerável redução (34%) das fraturas de quadril em mulheres saudáveis randomizadas para TH (estrogênio conjugado, 0,625 mg/dia) após um acompanhamento médio de 5 a 6 anos.[64] **Quando combinada com cálcio e vitamina D, até mesmo a estrogenioterapia em dose muito baixa (estrogênio conjugado, 0,3 mg/dia; estradiol transdérmico, 0,014 mg/dia) produz aumentos significativos da DMO em comparação ao placebo.**[65]

O complexo estrogênico seletivo de tecido (BZA/CE) está aprovado para a prevenção da osteoporose em mulheres na pós-menopausa com útero.[18] O agonista/antagonista do estrogênio, o raloxifeno (60 mg/dia, VO), previne as fraturas de vértebra em mulheres com baixa massa óssea e osteoporose, embora não pareça reduzir o risco de fraturas não vertebrais.[66] O raloxifeno exerce uma ação semelhante à do estrogênio sobre o osso e os lipídios, sem estimular a mama nem o endométrio, e está aprovado para reduzir o risco de câncer de mama invasivo em mulheres de alto risco. Em um ECR de aproximadamente 10 mil mulheres na pós-menopausa de mais idade e com doença cardíaca ou múltiplos fatores de risco, o raloxifeno não teve nenhum efeito significativo de aumento de casos de morte por qualquer causa, seja por eventos coronarianos ou por acidente vascular encefálico, embora se tenha observado um aumento no risco de acidente vascular encefálico fatal e doença tromboembólica venosa. Houve redução significativa nos riscos de fraturas vertebrais clínicas e câncer de mama invasivo.[67]

Tabela 18.4 Opções para a prevenção e o tratamento da osteoporose.

Bifosfonatos

Alendronato (Fosamax) (35 ou 70 mg/semana VO)

Risedronato (Actonel) (35 mg/semana ou 150 mg/mês VO)

Ibandronato (Boniva) (150 mg/mês VO, ou 3 mg IV a cada 3 meses)

Ácido zoledrônico (4 mg a cada 1 a 2 anos IV)

Outros benefícios possíveis: nenhum

Possíveis riscos: úlceras de esôfago, osteonecrose da mandíbula (rara), fraturas atípicas do fêmur (raras)

Ácido zoledrônico: hipocalcemia, fibrilação atrial, comprometimento renal

Efeitos colaterais: desconforto gastrintestinal, artralgias/mialgias

Terapia hormonal

Terapia com estrogênio ou estrogênio/progestágeno

Outros benefícios possíveis: tratamento dos sintomas vasomotores e da atrofia urogenital

Possíveis riscos: câncer de mama, doença da vesícula biliar, eventos tromboembólicos venosos, coronariopatia, acidente vascular encefálico

Efeitos colaterais: sangramento vaginal, hipersensibilidade das mamas

Complexo estrogênico seletivo de tecido

Bazedoxifeno (20 mg)/estrogênios conjugados (0,45 mg) (Duavee) (1/dia VO)

Outros benefícios possíveis: tratamento dos sintomas vasomotores e da atrofia urogenital

Possíveis riscos: câncer de mama, câncer de endométrio, doença da vesícula biliar, eventos tromboembólicos venosos, coronariopatia, acidente vascular encefálico

Agonista/antagonista do estrogênio

Raloxifeno (Evista) (60 mg/dia VO)

Outros benefícios possíveis: redução do risco de câncer de mama

Possíveis riscos: eventos tromboembólicos venosos, acidente vascular encefálico

Efeitos colaterais: sintomas vasomotores, cãibras nas pernas

Outras

Forteo (Teriparatida) (20 μg/dia SC)

Tymlos (Abaloparatida) (80 μg/dia SC)

Outros benefícios possíveis: nenhum

Possíveis riscos: osteossarcoma (após uso prolongado em roedores), hipercalcemia

Efeitos colaterais: dor musculoesquelética

Prolia (Denosumabe) (60 mg SC, a cada 6 meses)

Outros benefícios possíveis: nenhum

Possíveis riscos: exantema, infecção grave, hipocalcemia

Efeitos colaterais: dor musculoesquelética

Os bifosfonatos inibem especificamente a reabsorção óssea e são muito eficazes na prevenção e no tratamento da osteoporose. Dispõe-se de muitas formulações convenientes, incluindo alendronato (35 e 70 mg, 1 vez/semana, VO), risedronato (35 mg, 1 vez/semana, VO, ou 150 mg, 1 vez por mês, VO), ibandronato (150 mg, 1 vez por mês, VO, ou 3 mg, a cada 3 meses, IV) e ácido zoledrônico (5 mg, a cada 1 a 2 anos, IV).[60] **As mulheres devem tomar os bifosfonatos orais em jejum, com bastante água e permanecer na posição ortostática durante pelo menos 30 minutos, sem ingerir nenhum alimento nem água.** A depuração da creatinina precisa estar normal. O principal efeito colateral consiste em desconforto gastrintestinal. Eventos adversos muito raros incluem ulceração do esôfago, osteonecrose da mandíbula e fraturas atípicas do fêmur. Essas complicações raras têm mais tendência a ocorrer com o uso de bifosfonatos em altas doses IV e prolongado. Tendo em vista a persistência de efeitos antifratura residuais por vários anos após a interrupção dos bifosfonatos, é razoável que as pacientes façam uma interrupção temporária e descontinuem o tratamento depois de 3 a 5 anos se ocorrer uma redução do risco de fratura após o tratamento inicial.

O denosumabe (60 mg, SC, a cada 6 meses) é um anticorpo monoclonal dirigido contra o receptor ativador do ligante do fator nuclear κB. Foi aprovado para o tratamento da osteoporose na pós-menopausa, e diminui o risco de fraturas tanto vertebrais como do quadril.[68] Os efeitos adversos raros assemelham-se aos dos bifosfonatos. **Diferentemente da maioria dos tratamentos para a osteoporose, que inibem a reabsorção óssea, o hormônio paratormônio (PTHrP 1-34) (teriparatida 20 μg e abaloparatida 80 μg 1 vez/dia, via subcutânea) estimula a formação de novo osso, resultando em redução significativa das fraturas vertebrais e não vertebrais.**[69] Normalmente, a duração do tratamento é de 18 a 24 meses. As mulheres tratadas com denosumabe, teriparatida ou abaloparatida devem iniciar um tratamento alternativo junto da interrupção da medicação, uma vez que sua suspensão é seguida de rápida perda óssea. O *spray* nasal de calcitonina (Miacalcin, 200 UI por dia, via intranasal) é um tratamento aprovado, porém raramente prescrito para a osteoporose estabelecida.

Doença cardiovascular

A doença cardiovascular (DCV) constitui a principal causa de morte em mulheres, e **90% apresentam um ou mais fatores de risco**. Os fatores de risco não modificáveis incluem a história familiar e a idade. Os fatores de risco passíveis de modificação incluem estilo de vida sedentário, obesidade e tabagismo. As condições clínicas associadas a um aumento do risco de doença cardíaca incluem diabetes, hipertensão e hiperlipidemia. **O aconselhamento para alterar os fatores de risco passíveis de modificação na DCV e para tratar adequadamente o diabetes melito, a hipertensão e a hiperlipidemia são componentes importantes da atenção ampla de mulheres na meia-idade.**

Embora os estudos epidemiológicos identifiquem uma redução de aproximadamente 50% de doença coronariana (DC) em mulheres que utilizam TH,[70] os dados obtidos de ECRs não respaldam o uso da TH para prevenção da coronariopatia. Os estudos observacionais são propensos a viés, e as mulheres que utilizavam TH no passado eram, em geral, mais saudáveis e apresentavam menor risco de coronariopatia do que as não usuárias.[71] O ensaio clínico randomizado e controlado por placebo do WHI sobre a terapia de estrogênio-progestágeno combinada mostrou que, em vez de prevenir a DC, ocorreu um aumento do risco de distúrbios cardiovasculares em mulheres idosas.[72] O WHI foi um estudo de 15 anos de duração, patrocinado pelo National Institutes of Health para examinar métodos de prevenção de doença cardíaca, osteoporose e câncer de mama e colorretal em mulheres. Foram realizados vários estudos diferentes no WHI, com a participação de mais de 160 mil mulheres saudáveis após a menopausa. O ensaio clínico WHI inscreveu cerca de 27 mil mulheres norte-americanas entre 50 e 79 anos de idade. No estudo, a idade média das participantes foi de 63 anos. O objetivo do ECR do WHI era avaliar os principais benefícios e riscos para a saúde da preparação de TH mais comumente utilizada na época. As mulheres com útero foram designadas para TH (EC 0,625 mg/MPA 2,5 mg) *versus* placebo, enquanto as mulheres submetidas à histerectomia foram designadas para estrogenioterapia isolada (EC, 0,625 mg) *versus* placebo. **No grupo que utilizou TH combinada, depois de um acompanhamento médio de 5 anos, houve aumento nos riscos (razão de risco [HR]) de DC (1,3), câncer de mama (1,3), acidente vascular encefálico (1,4) e embolia pulmonar (EP) (2,1) e diminuição para fratura de quadril (0,7) e câncer colorretal (0,6).**[72] O excesso de risco absoluto atribuível à TH combinada foi pequeno, com 7 a 8 eventos adicionais de DC, câncer de mama, acidente vascular encefálico e embolia pulmonar por 10 mil mulheres-ano. No ensaio clínico de estrogenioterapia, depois de um acompanhamento médio de 7 anos, não foi constatado nenhum aumento no risco de doença cardíaca ou câncer de mama em usuárias de estrogênio. Os desfechos foram semelhantes aos observados no ensaio clínico do WHI sobre TEP em relação ao tromboembolismo venoso, acidente vascular encefálico e fraturas osteoporóticas; não houve nenhum efeito sobre o câncer colorretal.[73]

Análises adicionais do WHI confirmaram que o aumento do risco de DC ocorreu principalmente em mulheres idosas e naquelas que já passaram há vários anos pela menopausa. Não foi observado nenhum aumento no risco de DC em mulheres entre 50 e 59 anos de idade ou nos primeiros 10 anos de menopausa.[74] Embora a TH tenha aumentado o risco de acidente vascular encefálico independentemente da idade ou dos anos decorridos desde a menopausa, o aumento absoluto de risco de acidente vascular encefálico em mulheres mais jovens foi mínimo. **Esses dados não respaldam o papel da TH na prevenção de doença cardíaca, porém oferece uma tranquilidade sobre a segurança do uso da TH nos fogachos e na sudorese noturna em mulheres saudáveis nos demais aspectos com menos de 60 anos de idade ou nos primeiros 10 anos de menopausa.**

Uma revisão dos achados do WHI, incluindo os ensaios clínicos de TH combinada e estrogenioterapia isolada (acompanhamento cumulativo médio de 13 anos), confirmou que o risco absoluto de eventos adversos associados ao uso da TH foi consideravelmente menor em mulheres mais jovens (50 a 59 anos de idade) do que em mulheres mais velhas.[75] Nessa reanálise, na fase de intervenção, **não foi mais observado um aumento estatisticamente significativo dos eventos de DC com o uso de TH.** Em ambos os ensaios clínicos, as mulheres que utilizaram a TH apresentaram menor risco de sintomas vasomotores, diabetes melito e fraturas de quadril e maior risco de tromboembolismo venoso, doença da vesícula biliar e acidente vascular encefálico. O risco de câncer de mama aumentou no ensaio clínico de TH combinada com observação

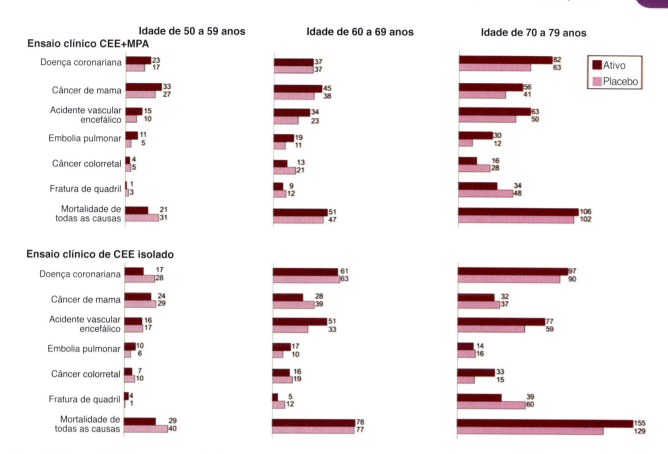

Figura 18.1 Ensaios clínicos de terapia hormonal do Women's Health Initiative: riscos absolutos (casos por 10 mil mulheres-ano) para desfechos nas fases de intervenção dos ensaios clínicos de estrogênio-progestágeno e estrogênio-isolado por faixa etária. CEE, estrogênios equinos conjugados; MPA, acetato de medroxiprogesterona. (Redesenhada de: **Kaunitz AM, Manson JE**. Management of menopausal symptoms. *Obstet Gynecol* 2015;126:859-876. In: **Manson JE, Chlebowski RT, Stefanick ML et al.** Menopausal hormone therapy and health outcomes during the intervention and extended poststopping phases of the Women's Health Initiative randomized trials. *JAMA* 2013;310(13):1353-1368).

de uma redução do risco no ensaio clínico de estrogenioterapia durante a fase pós-interrupção (ver **Figura 18.1**).[75,76] **Em uma análise da mortalidade com o uso de TH, nem a TH combinada (uso médio de 5,6 anos) nem a estrogenioterapia isolada (uso médio de 7,2 anos) foram associadas a um risco de todas as causas, câncer ou mortalidade cardiovascular com um acompanhamento cumulativo de 18 anos.**[77]

Os ensaios clínicos do WHI examinaram o tratamento apenas com estrogênios conjugados e acetato de medroxiprogesterona. Os efeitos de outros estrogênios orais, do estradiol transdérmico, de outros progestágenos ou da TH cíclica podem ser diferentes. **Em estudos observacionais, a estrogenioterapia transdérmica não está associada a um aumento do risco de doença tromboembólica venosa.**[78] A idade média das mulheres que participaram desses ensaios clínicos foi mais de 15 anos além da idade em que as mulheres normalmente iniciam a TH para o alívio dos sintomas vasomotores. **A "hipótese do momento mais apropriado" propõe que o início precoce da TH, presumivelmente quando há menos aterosclerose nos vasos sanguíneos, pode resultar em um risco-benefício mais favorável. Os achados do *Early versus Late Intervention Trial With Estradiol* (ELITE) respaldam essa hipótese.** A TH durante 5 anos (estradiol oral, 1 mg/dia, com gel vaginal de progesterona cíclica em mulheres com útero) foi associada a uma menor progressão de aterosclerose subclínica (espessamento da íntima-média da artéria carótida [EIMC]) em comparação com placebo quando iniciada nos primeiros 6 anos após a menopausa. Por outro lado, a TH não tem nenhum efeito sobre a EIMC quando iniciada em mulheres mais de 10 anos após a menopausa.[79]

Câncer de mama

O câncer de mama constitui um importante problema de saúde em mulheres na menopausa, pois constitui o câncer mais comum em mulheres e a segunda causa principal de morte por câncer.[80] O risco cumulativo de câncer de mama invasivo em mulheres norte-americanas é de 12%; por conseguinte, qualquer tratamento que aumente ou que diminua esse risco terá grande impacto sobre a saúde da mulher. **A mamografia de rastreamento regular diminui o risco de morte por câncer de mama. O intervalo ideal de rastreamento permanece controverso. Em geral, recomenda-se que as mulheres com risco médio iniciem a mamografia de rastreamento aos 40 anos de idade, e não começar depois dos 50 anos.**[81] Recomenda-se o rastreamento a cada 1 ou 2 anos até pelo menos 75 anos de idade. A escolha entre rastreamento anual ou a cada 2 anos baseia-se em uma tomada de decisão informada e compartilhada, que deve incluir uma discussão dos benefícios e prejuízos.

Os fatores de risco para câncer de mama incluem idade, história familiar, menarca precoce, menopausa tardia, certos estados portadores de mutações genéticas, doença mamária prévia, incluindo atipia epitelial e câncer. O risco é reduzido em mulheres que foram submetidas à ooforectomia bilateral ou que tiveram uma gravidez a termo antes dos 30 anos de idade. Muitos desses fatores de risco são compatíveis com a hipótese de que a exposição prolongada ao estrogênio aumenta o risco de câncer de mama.

Atualmente, o uso prolongado da TH, geralmente definido como mais de 5 anos, está associado a um aumento do risco de câncer de mama (risco relativo [RR] = 1,3) em estudos observacionais.[82] O uso de estrogênio isoladamente parece conferir um menor risco do que a terapia combinada com estrogênio e progestágeno.[83] O ensaio clínico controlado e randomizado do WHI demonstrou um aumento do risco de câncer de mama em mulheres designadas para TH combinada após cerca de 5 anos de uso (HR = 1,2).[72] O risco atribuível de câncer de mama dessas mulheres é menos de 1 caso adicional por 1.000 por ano. Em contrapartida, não houve nenhum aumento do risco de câncer de mama com o uso isolado de estrogênio em mulheres submetidas previamente à histerectomia depois de um uso médio de 7 anos.[73] A TH não deve ser prescrita para mulheres com histórico de câncer de mama e só deve ser utilizada por aquelas com alto risco após cuidadosa avaliação dos possíveis benefícios e riscos. Um ensaio clínico randomizado de uso de TH em mulheres com histórico de câncer de mama e fogachos foi interrompido depois de apenas 2 anos, devido ao diagnóstico de maior número de novos cânceres de mama.[84]

O tamoxifeno (20 mg/dia, VO), um agonista/antagonista do estrogênio, é utilizado no tratamento do câncer de mama receptor de estrogênio positivo. O tamoxifeno e o raloxifeno diminuem o risco de câncer de mama em mulheres de alto risco em aproximadamente 50%, e foram aprovados para essa indicação.[85] O risco de tromboembolismo venoso aumenta aproximadamente 3 vezes com o uso de tamoxifeno e raloxifeno, semelhante ao aumento observado com a TH. O tamoxifeno atua como agonista do estrogênio no endométrio, aumentando o risco de pólipos, hiperplasia e câncer de endométrio, enquanto não se observa nenhuma estimulação endometrial com o raloxifeno. Os inibidores da aromatase (IA) se tornaram a terapia adjuvante preferida em mulheres na pós-menopausa com câncer de mama positivo para receptor de hormônio em estágio inicial.[86] Os níveis circulantes de estrogênio são muito baixos, com perda óssea associada, sintomas vasomotores e SGM.

Demência

O declínio cognitivo e a demência constituem problemas comuns de mulheres após a menopausa e idosas. A doença de Alzheimer constitui a forma mais comum de demência, e as mulheres correm maior risco de desenvolvê-la do que os homens. Nos EUA, o número de indivíduos afetados é estimado em mais de 5 milhões, dos quais dois terços são mulheres. Embora os estudos observacionais realizados indiquem que a TH pode diminuir o risco de doença de Alzheimer, esse achado não foi sustentado por outros ECRs em mulheres de idade mais avançada. O WHI Memory Study (WHIMS) foi um estudo randomizado e controlado por placebo de mulheres a partir de 65 anos de idade inscritas no WHI para avaliar o efeito da TH sobre a função cognitiva. Em mulheres do WHIMS designadas para TH combinada, houve um aumento significativo de 2 vezes no risco de demência. O risco aumentado de demência observado em mulheres designadas para uso isolado de estrogênio não foi estatisticamente significativo.[75] A TH não deve ser utilizada na prevenção ou no tratamento da demência. As mulheres devem ser incentivadas a manter atividades e comportamentos associados a um menor risco de demência, incluindo realizar exercícios físicos regulares, não fumar, tratar a hipertensão subjacente e o diabetes melito, evitar qualquer lesão cerebral, melhorar a audição, ter uma aprendizagem ativa e manter a socialização.[87]

USO DA TERAPIA HORMONAL

O uso de estrogênio sem oposição está associado a um aumento do risco de hiperplasia e câncer de endométrio. Desta forma, é necessária uma TH combinada em todas as mulheres com útero. O tratamento pode ser fornecido de modo sequencial, com administração de estrogênio diariamente e progestágeno durante 12 a 14 dias de cada mês, ou de maneira combinada contínua com estrogênio e uma dose mais baixa de progestágeno diariamente. Os esquemas sequenciais resultam em sangramento vaginal previsível e regular. A maioria das mulheres tratadas com esquemas combinados contínuos apresentará amenorreia ao fim de 1 ano de tratamento, mas o sangramento que ocorre é irregular e imprevisível. Em geral, a TH combinada em baixa dose (p. ex., CE/MPA, 0,45/1,5 e 0,3/1,5 mg/dia) resulta em menor incidência de sangramento inesperado e de hipersensibilidade das mamas.[88]

Para reduzir a exposição geral ao progestágeno, as mulheres tratadas com baixas doses de estrogênios orais ou transdérmicos podem preferir o uso intermitente de progestágeno sem indicação na bula (p. ex., 14 dias, a cada 3 meses).[89] Um sistema intrauterino de liberação de progestágeno aprovado para contracepção em mulheres no menacme proporciona uma proteção endometrial nas mulheres na menopausa tratadas com estrogênio, embora não esteja aprovado para essa indicação.[90] Aconselha-se um aumento da vigilância endometrial com o uso desses esquemas alternativos.

A administração não oral de H estrogenioterapia pode ter benefícios adicionais e redução do risco. A administração sistêmica de estradiol por adesivo, *spray*, gel ou anel vaginal evita o efeito da primeira passagem hepática dos estrogênios orais sobre os lipídios, globulinas de ligação e fatores da coagulação. As mulheres com doença da tireoide não necessitam de ajuste da reposição de hormônios tireoidianos quando iniciam a estrogenioterapia não oral, uma vez que não há aumento dos níveis de tireoglobulina. Os níveis de testosterona livre não diminuem com a estrogenioterapia não oral, pois não há alteração nos níveis de globulina de ligação dos hormônios sexuais, o que pode ser um benefício para mulheres com baixa libido.[91] Em um ensaio clínico de E2 oral *versus* transdérmico em mulheres no início da menopausa, a estrogenioterapia transdérmica, mas não oral, foi associada a uma melhora significativa, porém moderada, da função sexual em comparação com o placebo.[92]

Em contraste com a administração oral, os estudos observacionais realizados não mostraram aumento no risco de eventos tromboembólicos venosos com o estradiol transdérmico[78] e, possivelmente, um menor risco de acidente vascular encefálico.[93] A doença da vesícula biliar pode não aumentar com o uso de estrogenioterapia transdérmica, como ocorre com o uso via oral.[94] Embora a estrogenioterapia transdérmica não pareça aumentar o risco de eventos tromboembólicos venosos ou de doença da vesícula biliar em estudos observacionais, a

TH continua sendo contraindicada para mulheres com alto risco de doença tromboembólica venosa ou com doença hepática ou biliar ativa.

Popularizados pela mídia, muitas mulheres demonstram interesse no uso de "hormônios bioidênticos" no tratamento dos sintomas da menopausa. Em geral, os hormônios bioidênticos referem-se a hormônios estruturalmente idênticos aos hormônios "naturais" produzidos pelo ovário, incluindo estradiol e progesterona. Os produtos orais e transdérmicos de estradiol aprovados pela FDA estão disponíveis em uma ampla variedade de doses, bem como uma forma oral de progesterona micronizada. A progesterona deve ser tomada ao deitar, porque ela pode causar sonolência. **Há um aumento potencialmente significativo do risco e nenhum benefício comprovado com o uso de formulações de TH "bioidênticas" personalizadas, preparações que são feitas especialmente para cada cliente por uma farmácia de manipulação.**[95] **As mulheres que solicitam formulações de TH naturais devem ser prescritas com formulações aprovadas pela FDA contendo estradiol e progesterona micronizada.** Todas as formulações de estrogenioterapia não orais (adesivos transdérmicos, *spray* tópico e géis, bem como anéis intravaginais) contêm estradiol natural (ver a Tabela 18.2 para formulações de TH aprovadas pela FDA).

5 **As contraindicações para o uso de TH incluem câncer de mama ou de endométrio suspeito ou diagnosticado, sangramento genital anormal não diagnosticado, DCV (incluindo DC, doença vascular encefálica e distúrbios tromboembólicos) e doença hepática ou da vesícula biliar ativa. As contraindicações relativas incluem estados de alto risco para os distúrbios mencionados anteriormente.** Se os tratamentos alternativos para os SMVs não forem eficazes, a TH pode ser utilizada em mulheres com contraindicação relativa após avaliação minuciosa dos possíveis riscos e benefícios.

A TH é uma opção apropriada para a maioria das mulheres saudáveis com fogachos. Se a mulher tiver menos de 60 anos de idade ou se estiver nos primeiros 10 anos após a menopausa, é muito provável que os benefícios superem os riscos. A exemplo de qualquer tratamento, a TH deve ser utilizada na menor dose efetiva durante o tempo necessário para alcançar seus objetivos.[20,76] A necessidade de continuação da TH deve ser avaliada pelo menos 1 vez por ano. Embora os riscos da TH aumentem com o avanço da idade e a duração de seu uso, a TH prolongada pode ser apropriada para mulheres com fogachos persistentes, após avaliação minuciosa dos benefícios e dos riscos e tomada de decisão compartilhada. Como os riscos da TH diferem dependendo da formulação utilizada, da dose, da via de administração e da necessidade de progestágeno, o tratamento deve ser individualizado com base nas necessidades e preferências da mulher.

RESUMO

Existem muitas opções disponíveis para abordar os problemas relacionados com a saúde e a qualidade de vida das mulheres na menopausa. **A principal indicação para TH é o alívio dos fogachos e dos sintomas associados. As mulheres devem ser informadas sobre os possíveis riscos e benefícios de todas as opções terapêuticas. O tratamento deve ser individualizado, com base na história clínica, nas necessidades e nas preferências da mulher.**

REFERÊNCIAS BIBLIOGRÁFICAS

1. **Gold EB, Crawford SL, Avis NE, et al.** Factors related to age at natural menopause: Longitudinal analyses from SWAN. *Am J Epidemiol* 2013;178(1):70–83.
2. **Nelson LM.** Clinical practice. Primary ovarian insufficiency. *N Engl J Med* 2009;360(6):606–614.
3. **Dewailly D, Andersen CY, Balen A, et al.** The physiology and clinical utility of anti-Mullerian hormone in women. *Hum Reprod Update* 2014;20(3):370–385.
4. **Harlow SD, Gass M, Hall JE, et al.** Executive summary of the Stages of Reproductive Aging Workshop + 10: Addressing the unfinished agenda of staging reproductive aging. *Menopause* 2012;19(4):387–395.
5. **Freeman EW, Sammel MD, Sanders RJ.** Risk of long-term hot flashes after natural menopause: Evidence from the Penn Ovarian Aging Study cohort. *Menopause* 2014;21(9):924–932.
6. **Avis NE, Crawford SL, Greendale G, et al; Study of Women's Health Across the Nation.** Duration of menopausal vasomotor symptoms over the menopause transition. *JAMA Intern Med* 2015;175(4):531–539.
7. **Schiff I, Regestein Q, Tulchinsky D, et al.** Effects of estrogens on sleep and psychological state of the hypogonadal woman. *JAMA* 1979;242(22):2405–2407.
8. **Whiteley J, Wagner JS, Bushmakin A, et al.** Impact of the severity of vasomotor symptoms on health status, resource use, and productivity. *Menopause* 2013;20(5):518–524.
9. **Prague JK, Roberts RE, Comninos AN, et al.** Neurokinin 3 receptor antagonism as a novel treatment for menopausal hot flushes: A phase 2, randomised, double-blind, placebo-controlled trial. *Lancet* 2017;389(10081):1809–1820.
10. **Freedman R, Subramanian M.** Effects of symptomatic status and the menstrual cycle on hot flash-related thermoregulatory parameters. *Menopause* 2005;12(2):156–159.
11. **Kronenberg F, Barnard RM.** Modulation of menopausal hot flashes by ambient temperature. *J Therm Biol* 1992;17:43–49.
12. **Thurston RC, Ewing LJ, Low CA, et al.** Behavioral weight loss for the management of menopausal hot flashes: A pilot study. *Menopause* 2015;22(1):59–65.
13. **NAMS.** Nonhormonal management of menopause-associated vasomotor symptoms: 2015 position statement of The North American Menopause Society. *Menopause* 2015;22(11):1155–1172; quiz 73–74.
14. **Lethaby A, Marjoribanks J, Kronenberg F, et al.** Phytoestrogens for menopausal vasomotor symptoms. *Cochrane Database Syst Rev* 2013;(12):CD001395.
15. **Newton KM, Reed SD, LaCroix AZ, et al.** Treatment of vasomotor symptoms of menopause with black cohosh, multibotanicals, soy, hormone therapy, or placebo: A randomized trial. *Ann Intern Med* 2006;145(12):869–879.
16. **Avis NE, Legault C, Coeytaux RR, et al.** A randomized, controlled pilot study of acupuncture treatment for menopausal hot flashes. *Menopause* 2008;15(6):1070–1078.
17. **Dodin S, Blanchet C, Marc I, et al.** Acupuncture for menopausal hot flushes. *Cochrane Database Syst Rev* 2013;(7):CD007410.
18. **Pinkerton JV, Pickar JH, Racketa J, et al.** Bazedoxifene/conjugated estrogens for menopausal symptom treatment and osteoporosis prevention. *Climacteric* 2012;15(5):411–418.
19. **Ockene JK, Barad DH, Cochrane BB, et al.** Symptom experience after discontinuing use of estrogen plus progestin. *JAMA* 2005;294(2):183–193.
20. **The NAMS 2017 Hormone Therapy Position Statement Advisory Panel.** The 2017 hormone therapy position statement of The North American Menopause Society. *Menopause* 2017;24(7):728–753.

21. **Schiff I, Tulchinsky D, Cramer D, et al.** Oral medroxyprogesterone in the treatment of postmenopausal symptoms. *JAMA* 1980;244(13):1443–1445.
22. **Hitchcock CL, Prior JC.** Oral micronized progesterone for vasomotor symptoms–a placebo-controlled randomized trial in healthy postmenopausal women. *Menopause* 2012;19(8):886–893.
23. **Freeman EW, Guthrie KA, Caan B, et al.** Efficacy of escitalopram for hot flashes in healthy menopausal women: A randomized controlled trial. *JAMA* 2011;305(3):267–274.
24. **Joffe H, Guthrie KA, LaCroix AZ, et al.** Low-dose estradiol and the serotonin-norepinephrine reuptake inhibitor venlafaxine for vasomotor symptoms: A randomized clinical trial. *JAMA Intern Med* 2014;174(7):1058–1066.
25. **Simon J, Portman D, Kaunitz A, et al.** Low-dose paroxetine 7.5 mg for menopausal vasomotor symptoms: Two randomized controlled trials. *Menopause* 2013;20(10):1027–1035.
26. **Reddy S, Warner H, Guttuso T Jr, et al.** Gabapentin, estrogen, and placebo for treating hot flushes: A randomized controlled trial. *Obset Gynecol* 2006;108(1):41–48.
27. **Loprinzi CL, Qin R, Balcueva EP, et al.** Phase III, randomized, double-blind, placebo-controlled evaluation of pregabalin for alleviating hot flashes, N07C1. *J Clin Oncol* 2010;28(4):641–647.
28. **Soares C, Joffe H, Rubens R, et al.** Eszopiclone in patients with insomnia during perimenopause and early postmenopause: A randomized controlled trial. *Obstet Gynecol* 2006;108(6):1402–1410.
29. **Portman DJ, Gass ML; Vulvovaginal Atrophy Terminology Consensus Conference Panel.** Genitourinary syndrome of menopause: New terminology for vulvovaginal atrophy from the International Society for the Study of Women's Sexual Health and the North American Menopause Society. *Menopause* 2014;21(10):1063–1068.
30. **Gandhi J, Chen A, Dagur G, et al.** Genitourinary syndrome of menopause: An overview of clinical manifestations, pathophysiology, etiology, evaluation, and management. *Am J Obstet Gynecol* 2016;215(6):704–711.
31. **Palma F, Volpe A, Villa P, et al; Writing group of AGATA study.** Vaginal atrophy of women in postmenopause. Results from a multicentric observational study: The AGATA study. *Maturitas* 2016;83:40–44.
32. **Simon JA, Nappi RE, Kingsberg SA, et al.** Clarifying Vaginal Atrophy's Impact on Sex and Relationships (CLOSER) survey: Emotional and physical impact of vaginal discomfort on North American postmenopausal women and their partners. *Menopause* 2014;21(2):137–142.
33. **NAMS.** Management of symptomatic vulvovaginal atrophy: 2013 position statement of The North American Menopause Society. *Menopause* 2013;20(9):888–902; quiz 903–904.
34. **Lee YK, Chung HH, Kim JW, et al.** Vaginal pH-balanced gel for the control of atrophic vaginitis among breast cancer survivors: A randomized controlled trial. *Obstet Gynecol* 2011;117(4):922–927.
35. **Yang EJ, Lim JY, Rah UW, et al.** Effect of a pelvic floor muscle training program on gynecologic cancer survivors with pelvic floor dysfunction: A randomized controlled trial. *Gynecol Oncol* 2012;125(3):705–711.
36. **Hutchinson-Colas J, Segal S.** Genitourinary syndrome of menopause and the use of laser therapy. *Maturitas* 2015;82(4):342–345.
37. **Tadir Y, Gaspar A, Lev-Sagie A, et al.** Light and energy based therapeutics for genitourinary syndrome of menopause: Consensus and controversies. *Lasers Surg Med* 2017;49(2):137–159.
38. **Lethaby A, Ayeleke RO, Roberts H.** Local oestrogen for vaginal atrophy in postmenopausal women. *Cochrane Database Syst Rev* 2016;(8):CD001500.
39. **Rahn DD, Carberry C, Sanses TV, et al; Society of Gynecologic Surgeons Systematic Review Group.** Vaginal estrogen for genitourinary syndrome of menopause: a systematic review. *Obstet Gynecol* 2014;124(6):1147–1156.
40. **Crandall CJ, Hovey KM, Andrews CA.** Breast cancer, endometrial cancer, and cardiovascular events in participants who used vaginal estrogen in the Women's Health Initiative Observational Study. *Menopause* 2018;25(1):11–20.
41. **Duenas-Garcia OF, Sullivan G, Hall CD, et al.** Pharmacological Agents to Decrease New Episodes of Recurrent Lower Urinary Tract Infections in Postmenopausal Women. A Systematic Review. *Female Pelvic Med Reconstr Surg* 2016;22(2):63–69.
42. **Hendrix SL, Cochrane BB, Nygaard IE, et al.** Effects of estrogen with and without progestin on urinary incontinence. *JAMA* 2005;293(8):935–948.
43. **Cody JD, Jacobs ML, Richardson K, et al.** Oestrogen therapy for urinary incontinence in post-menopausal women. *Cochrane Database Syst Rev* 2012;10:CD001405.
44. **Santen RJ.** Vaginal administration of estradiol: Effects of dose, preparation and timing on plasma estradiol levels. *Climacteric* 2015;18(2):121–134.
45. **American College of Obstetricians and Gynecologists' Committee on Gynecologic Practice, Farrell R.** ACOG Committee Opinion No. 659: The Use of Vaginal Estrogen in Women With a History of Estrogen-Dependent Breast Cancer. *Obstet Gynecol* 2016;127(3):e93–e96.
46. **Labrie F, Archer DF, Koltun W, et al; VVA Prasterone Research Group.** Efficacy of intravaginal dehydroepiandrosterone (DHEA) on moderate to severe dyspareunia and vaginal dryness, symptoms of vulvovaginal atrophy, and of the genitourinary syndrome of menopause. *Menopause* 2016;23(3):243–256.
47. **Portman DJ, Labrie F, Archer DF, et al; other participating members of VVA Prasterone Group.** Lack of effect of intravaginal dehydroepiandrosterone (DHEA, prasterone) on the endometrium in postmenopausal women. *Menopause* 2015;22(12):1289–1295.
48. **Portman DJ, Bachmann GA, Simon JA; Ospemifene Study Group.** Ospemifene, a novel selective estrogen receptor modulator for treating dyspareunia associated with postmenopausal vulvar and vaginal atrophy. *Menopause* 2013;20(6):623–630.
49. **Constantine G, Graham S, Portman DJ, et al.** Female sexual function improved with ospemifene in postmenopausal women with vulvar and vaginal atrophy: Results of a randomized, placebo-controlled trial. *Climacteric* 2015;18(2):226–232.
50. **Simon J, Portman D, Mabey RG Jr; Ospemifene Study Group.** Long-term safety of ospemifene (52-week extension) in the treatment of vulvar and vaginal atrophy in hysterectomized postmenopausal women. *Maturitas* 2014;77(3):274–281.
51. **Shifren J, Monz B, Russo P, et al.** Sexual problems and distress in United States women: Prevalence and correlates. *Obstet Gynecol* 2008;112(5):970–978.

52. **Avis N, Brockwell S, Randolph JF Jr, et al.** Longitudinal changes in sexual functioning as women transition through menopause: Results from the Study of Women's Health Across the Nation. *Menopause* 2009;16(3):442–452.

53. **Shifren JL, Davis SR.** Androgens in postmenopausal women: A review. *Menopause* 2017;24(8):970–979.

54. **Seagraves R, Clayton A, Croft H, et al.** Bupropion sustained release for the treatment of hypoactive sexual desire disorder in premenopausal women. *J Clin Psychopharmacol* 2004;24(3):339–342.

55. **Basson R, McInnes R, Smith MD, et al.** Efficacy and safety of sildenafil citrate in women with sexual dysfunction associated with female sexual arousal disorder. *J Women's Health & Gender Based Med* 2002;11(4):367–377.

56. **Nurnberg HG, Hensley PL, Heiman JR, et al.** Sildenafil treatment of women with antidepressant-associated sexual dysfunction: A randomized controlled trial. *JAMA* 2008;300(4):395–404.

57. **Shifren JL, Johannes CB, Monz BU, et al.** Help-seeking behavior of women with self-reported distressing sexual problems. *J Women's Health* 2009;18(4):461–468.

58. **Kingsberg SA, Woodard T.** Female sexual dysfunction: Focus on low desire. *Obstet Gynecol* 2015;125(2):477–486.

59. **Wright NC, Looker AC, Saag KG, et al.** The recent prevalence of osteoporosis and low bone mass in the United States based on bone mineral density at the femoral neck or lumbar spine. *J Bone Miner Res* 2014;29(11):2520–2526.

60. **Cosman F, de Beur SJ, LeBoff MS, et al.** Clinician's guide to prevention and treatment of osteoporosis. *Osteoporos Int* 2014;25(10): 2359–2381.

61. **Zhao JG, Zeng XT, Wang J, et al.** Association between calcium or vitamin D supplementation and fracture incidence in community-dwelling older adults: A systematic review and meta-analysis. *JAMA* 2017;318(24):2466–2482.

62. **Watts N, Ettinger B, LeBoff M.** Perspective: FRAX Facts. *J Bone Min Res* 2009;24(6):975–979.

63. **Cauley J, Zmuda J, Ensrud K, et al; Study of Osteoporotic Fractures Research Group.** Timing of estrogen replacement therapy for optimal osteoporosis prevention. *J Clin Endocrinol Metab* 2001; 86(12):5700–5705.

64. **Cauley J, Robbins J, Chen Z, et al; Women's Health Initiative Investigators.** Effects of estrogen plus progestin on risk of fracture and bone mineral density: The Women's Health Initiative randomized trial. *JAMA* 2003;290(13):1729–1738.

65. **Ettinger B, Ensrud KE, Wallace R, et al.** Effects of ultralow-dose transdermal estradiol on bone mineral density: A randomized clinical trial. *Obset Gynecol* 2004;104(3):443–451.

66. **Ettinger B, Black DM, Mitlak BH, et al.** Reduction of vertebral fracture risk in postmenopausal women with osteoporosis treated with raloxifene: Results from a 3-year randomized clinical trial. Multiple Outcomes of Raloxifene Evaluation (MORE) Investigators. *JAMA* 1999;282(7):637–645.

67. **Barrett-Connor E, Mosca L, Collins P, et al; Raloxifene Use for The Heart (RUTH) Trial Investigators.** Effects of raloxifene on cardiovascular events and breast cancer in postmenopausal women. *N Engl J Med* 2006;355(2):125–137.

68. **Cummings SR, San Martin J, McClung MR, et al; FREEDOM Trial.** Denosumab for prevention of fractures in postmenopausal women with osteoporosis. *N Engl J Med* 2009; 361(8):756–765.

69. **Neer R, Arnaud C, Zanchetta J, et al.** Effect of parathyroid hormone (1-34) on fractures and bone mineral density in postmenopausal women with osteoporosis. *N Engl J Med* 2001;344(19): 1434–1441.

70. **Stampfer MJ, Colditz GA, Willet WC, et al.** Postmenopausal estrogen therapy and cardiovascular disease: Ten-year follow-up from the Nurses' Health Study. *N Engl J Med* 1991;325(11):756–762.

71. **Barrett-Connor E.** Postmenopausal estrogen and prevention bias. *Ann Intern Med* 1991;115(6):455–456.

72. **Rossouw JE, Anderson GL, Prentice RL, et al; Writing Group for the Women's Health Initiative Investigators.** Risks and benefits of estrogen plus progestin in healthy postmenopausal women: Principal results from the Women's Health Initiative randomized controlled trial. *JAMA* 2002;288(3):321–333.

73. **Anderson GL, Limacher M, Assaf AR, et al; Women's Health Initiative Steering Committee.** Effects of conjugated equine estrogen in postmenopausal women with hysterectomy: The Women's Health Initiative randomized controlled trial. *JAMA* 2004;291(14): 1701–1712.

74. **Rossouw J, Prentice R, Manson J, et al.** Postmenopausal hormone therapy and risk of cardiovascular disease by age and years since menopause. *JAMA* 2007;297(13):1465–1477.

75. **Manson JE, Chlebowski RT, Stefanick ML, et al.** Menopausal hormone therapy and health outcomes during the intervention and extended poststopping phases of the Women's Health Initiative randomized trials. *JAMA* 2013;310(13):1353–1368.

76. **Kaunitz AM, Manson JE.** Management of menopausal symptoms. *Obstet Gynecol* 2015;126(4):859–876.

77. **Manson JE, Aragaki AK, Rossouw JE, et al; WHI Investigators.** Menopausal hormone therapy and long-term all-cause and cause-specific mortality: The women's health initiative randomized trials. *JAMA* 2017;318(10):927–938.

78. **Canonico M, Oger E, Plu-Bureau G, et al; Estrogen and Thromboembolism Risk (ESTHER) Study Group.** Hormone therapy and venous thromboembolism among postmenopausal women: Impact of the route of estrogen administration and progestins. *Circulation* 2007;115(7):840–845.

79. **Hodis HN, Mack WJ, Henderson VW, et al; ELITE Research Group.** Vascular effects of early versus late postmenopausal treatment with estradiol. *N Engl J Med* 2016;374(13):1221–1231.

80. **Group USCSW.** United States Cancer Statistics: 1999–2014 Incidence and Mortality Web-based Report. Centers for Disease Control and Prevention and National Cancer Institute 2017; www.cdc.gov/uscs.

81. **Committee on Practice Bulletins–Gynecology.** Practice bulletin number 179: Breast cancer risk assessment and screening in average-risk women. *Obstet Gynecol* 2017;130(1):e1–e16.

82. Breast cancer and hormone replacement therapy: Collaborative reanalysis of data from 51 epidemiological studies of 52,705 women with breast cancer and 108,411 women without breast cancer. Collaborative Group on Hormonal Factors in Breast Cancer. *Lancet* 1997;350(9084):1047–1059.

83. **Schairer C, Lubin J, Troisi R, et al.** Menopausal estrogen and estrogen-progestin replacement therapy and breast cancer risk. *JAMA* 2000;283(4):485–491.

84. **Holmberg L, Anderson H; HABITS steering and data monitoring committees.** HABITS (hormonal replacement therapy after breast

cancer–is it safe?), a randomised comparison: Trial stopped. *Lancet* 2004;363(9407):453–455.

85. **Vogel V, Costantino JP, Wickerham DL, et al; National Surgical Adjuvant Breast and Bowel Project (NSABP).** Effects of tamoxifen vs. raloxifene on the risk of developing invasive breast cancer and other disease outcomes: The NSABP Study of Tamoxifen and Raloxifene (STAR) P-2 trial. *JAMA* 2006;295(23):2727–2741.

86. **BIG 1-98 Collaborative Group, Mouridsen H, Giobbie-Hurder A, et al.** Letrozole therapy alone or in sequence with tamoxifen in women with breast cancer. *N Engl J Med* 2009;361(8):766–776.

87. **Ngandu T, Lehtisalo J, Solomon A, et al.** A 2 year multidomain intervention of diet, exercise, cognitive training, and vascular risk monitoring versus control to prevent cognitive decline in at-risk elderly people (FINGER): A randomised controlled trial. *Lancet* 2015;385(9984):2255–2263.

88. **Archer D, Dorin M, Lewis V, et al.** Effects of lower doses of conjugated equine estrogens and medroxyprogesterone acetate on endometrial bleeding. *Fertil Steril* 2001;75(6):1080–1087.

89. **Ettinger B, Selby J, Citron JT, et al.** Cyclic hormone replacement therapy using quarterly progestin. *Obstet Gynecol* 1994;83(5 Pt 1):693–700.

90. **Varila E, Wahlstrom T, Rauramo I.** A 5-year follow-up study on the use of a levonorgestrel intrauterine system in women receiving hormone replacement therapy. *Fertil Steril* 2001;76(5):969–973.

91. **Shifren J, Desindes S, McIlwain M, et al.** A randomized, open label, crossover study comparing the effects of transdermal vs. oral estrogen therapy on serum androgens, thyroid hormones, and adrenal hormones in naturally menopausal women. *Menopause* 2007;14(6):985–994.

92. **Taylor HS, Tal A, Pal L, et al.** Effects of oral vs transdermal estrogen therapy on sexual function in early postmenopause: Ancillary study of the Kronos Early Estrogen Prevention Study (KEEPS). *JAMA Intern Med* 2017;177(10):1471–1479.

93. **Renoux C, Dell'aniello S, Garbe E, et al.** Transdermal and oral hormone replacement therapy and the risk of stroke: A nested case-control study. *BMJ* 2010;340:c2519.

94. **Cirillo DJ, Wallace RB, Rodabough RJ, et al.** Effect of estrogen therapy on gallbladder disease. *JAMA* 2005;293(3):330–339.

95. **Bhavnani BR, Stanczyk FZ.** Misconception and concerns about bioidentical hormones used for custom-compounded hormone therapy. *J Clin Endocrinol Metab* 2012;97(3):756–759.

CAPÍTULO 19

Doença Benigna da Mama

JoAnna L. Hunter-Squires, Carlie K. Thompson, Armando E. Giuliano

PONTOS-CHAVE

1. As queixas relacionadas com as mamas são comuns, e o objetivo prioritário na avaliação consiste em excluir a possibilidade de neoplasia maligna e assegurar a concordância entre o exame físico, os exames de imagem e a patologia para estabelecimento do diagnóstico.

2. A avaliação de uma queixa relacionada com as mamas inclui anamnese e exame físico completos, frequentemente acompanhados de ultrassonografia, mamografia em mulheres com mais de 35 anos de idade e, em alguns casos, biopsia e exame de anatomia patológica.

3. Os problemas benignos mais comuns da mama consistem em alterações fibrocísticas e mastalgia. Em geral, a melhor conduta para esses problemas é tranquilizar a paciente. Existem agentes farmacológicos, porém os efeitos colaterais habitualmente não são bem tolerados.

4. Há diferenças histológicas entre fibroadenomas e tumores filoides. Os tumores filoides exigem excisão, enquanto os fibroadenomas pequenos e assintomáticos podem ser observados se o diagnóstico for sugestivo por exames de imagem clássicos ou confirmados por avaliação histopatológica, e não houver sinais de crescimento.

5. Os abscessos mamários são tratados por meio de aspiração e administração de antibióticos, sendo a incisão e drenagem reservadas para os casos de recorrência.

6. A descarga papilar espontânea, sanguinolenta e unilateral exige avaliação histopatológica para excluir a possibilidade de neoplasia maligna, e os sintomas são habitualmente causados por um processo benigno, como papiloma intraductal ou ectasia ductal.

7. As lesões proliferativas como neoplasia ductal e lobular representam um risco aumentado para câncer de mama em qualquer uma das mamas. A hiperplasia lobular atípica e o carcinoma lobular *in situ* (CLIS) podem ser acompanhados rigorosamente com mamografias repetidas e exame clínico, enquanto a hiperplasia ductal atípica (HDA) exige excisão cirúrgica, devido ao risco de câncer concomitante.

As doenças benignas da mama estão entre os diagnósticos mais comuns que o ginecologista-obstetra encontra na prática. A capacidade de estabelecer um diagnóstico acurado e rápido de doenças benignas e malignas da mama é da competência do ginecologista.[1,2] A doença benigna da mama é uma entidade complexa associada a uma variedade de alterações fisiológicas e manifestações clínicas que impactam a saúde da mulher, independentemente do risco de câncer de mama.[3] As pacientes podem apresentar queixas que variam desde dor até uma massa palpável, alterações cutâneas ou papilares ou, com frequência crescente, anormalidades detectadas na mamografia. De modo geral, as pacientes ficam angustiadas diante da possibilidade de câncer. Por fim, a maioria das queixas relacionadas com a mama representa condições benignas e cabe ao médico orientar a paciente quanto ao processo de excluir a possibilidade de neoplasia maligna, estabelecer um diagnóstico, tratar os sintomas e proceder ao manejo de futuros riscos.[4]

AVALIAÇÃO

Anamnese

A avaliação de um novo sintoma mamário começa com uma história clínica detalhada. A anamnese deve incluir perguntas sobre os sintomas atuais, a duração do problema, as alterações dos sinais e sintomas e os fatores que os agravam ou aliviam. **A avaliação dos problemas relacionados com a mama deve concentrar-se nos pontos a seguir.**

- **Descarga papilar**
- **Características da descarga (espontânea ou induzida, aspecto, unilateral ou bilateral, acometimento de um único ducto ou de vários ductos)**
- **Presença de massa na mama (tamanho e mudança de tamanho, densidade ou textura)**
- **Dor na mama (cíclica *versus* contínua)**
- **Relação dos sintomas com o ciclo menstrual**
- **Alteração no formato, no tamanho ou na textura da mama**
- **Biopsias anteriores da mama**
- **História de traumatismo da mama.**

A paciente deve ser indagada sobre os seguintes **fatores de risco para câncer de mama** (ver mais detalhes no Capítulo 42):

- **Idade avançada (cerca de 50% dos cânceres de mama ocorrem *depois dos* 65 anos de idade**
- **Menarca antes dos 12 anos de idade**
- **Nuliparidade ou primeira gravidez com mais de 30 anos de idade**
- **Menopausa tardia (depois dos 55 anos de idade)**

- **História pessoal de neoplasia maligna de mama ou outras neoplasias malignas (ovários, cólon e próstata)**
- **Histórico familiar de câncer de mama (particularmente em parentes de primeiro grau na pré-menopausa ou que apresentaram doença bilateral)**
- **Número de parentes de primeiro grau com câncer de mama e sua idade por ocasião do diagnóstico**
- **Histórico familiar de câncer de mama masculino**
- **Distúrbios hereditários associados a um alto risco de desenvolvimento de câncer de mama, incluindo genes BRCA1 e BRCA2, síndrome de Li-Fraumeni, síndromes de tumores e hamartomas associadas a PTEN (síndrome de Cowden), síndrome de câncer gástrico difuso hereditário e síndrome de Peutz-Jeghers**
- **Patologia de biopsia prévia de mama mostrando atipia ou carcinoma lobular** *in situ* **(CLIS)**
- **Terapia de reposição hormonal**
- **Consumo de álcool**
- **Ganho de peso após a menopausa.**

Vários modelos preditores de risco estão facilmente disponíveis *on-line*. O modelo mais comumente utilizado é o Breast Cancer Risk Assessment Tool, ou modelo de Avaliação de Risco de Gail do National Cancer Institute.[5] O modelo de Avaliação de Risco de Gail calcula o risco com base em raça, idade, idade da menarca, idade do primeiro parto de criança viva da paciente, número de parentes de primeiro grau com câncer de mama, número de biopsias anteriores de mama e presença de atipia na biopsia. O modelo de Gail provavelmente subestima a contribuição genética para o risco e não deve ser utilizado em pacientes com familiares que apresentam câncer de mama, de ovário, de tuba uterina ou peritoneal. Com efeito, a United States Preventative Services Task Force (USPSTF) recomenda o uso do Ontario Family History Assessment Tool, do Manchester Scoring System, do Referral Screening Tool, do Pedigree Assessment Tool ou do Family History Screen 7.[6] Outros programas úteis que calculam o risco incluem BRCAPro e Tyrer-Cuzick.[7,8]

Durante a anamnese, é importante obter uma lista atual dos medicamentos utilizados, incluindo a terapia de reposição hormonal e fitoterápicos, como os fitoestrogênios. A história gestacional deve levar em consideração a possibilidade de gravidez atual ou uma história pregressa de aborto. Um histórico de exposição à radiação, particularmente no tratamento de neoplasias malignas na infância, está associado a uma maior incidência de desenvolvimento de câncer de mama.[9] O objetivo da avaliação da mama é identificar com clareza se o sintoma representa uma condição benigna da mama ou se pode indicar uma neoplasia maligna.

Exame físico

Os tumores da mama, em particular os tumores malignos, são habitualmente assintomáticos e descobertos pela paciente por exame físico ou por mamografia de rastreamento. Normalmente, ocorre pouca alteração da mama durante o ciclo menstrual. Na fase pré-menstrual, a maioria das mulheres apresenta aumento da nodularidade e ingurgitamento mamário leve. Raramente, essas características podem obscurecer uma lesão subjacente e dificultar o exame. Os achados devem ser cuidadosamente documentados no prontuário médico, de modo que possam servir de referência no futuro.

Inspeção

A inspeção é inicialmente realizada com a paciente sentada confortavelmente, com os braços relaxados ao lado do corpo. **As mamas são comparadas em relação à simetria, contorno e aspecto da pele.** O edema ou o eritema são identificados com facilidade, e as depressões da pele ou retração da papila são demonstradas ao pedir que a paciente levante os braços acima da cabeça e, em seguida, coloque as mãos sobre os quadris e os pressione, contraindo, assim, os músculos peitorais **(Figura 19.1)**. Os tumores palpáveis e até mesmo não palpáveis aderidos aos ligamentos de Cooper podem gerar uma depressão da pele durante essas manobras.

Palpação

Com a paciente sentada, cada mama deve ser palpada metodicamente. Alguns médicos recomendam palpar a mama em faixas longas, porém a técnica exata de palpação utilizada provavelmente não é tão importante quanto sua aplicação completa em toda a mama. Um método muito eficaz consiste em palpar a mama em círculos concêntricos crescentes, até que toda a mama seja palpada. A mama pendular pode ser palpada colocando-se uma das mãos sob a mama, com palpação delicada da mama entre as mãos do examinador com a paciente sentada. As regiões axilares e supraclaviculares devem ser palpadas à procura de linfonodos aumentados. Toda a axila, o quadrante superior externo da mama e o prolongamento axilar de Spence devem ser palpados à procura de possíveis massas. **Com a paciente em decúbito dorsal, com um braço sob a cabeça, a mama ipsilateral é mais uma vez palpada metodicamente desde a clavícula até a margem costal e desde o esterno até o músculo latíssimo do dorso lateralmente.** Se a mama for grande, pode-se colocar um travesseiro ou uma toalha sob a escápula para elevar o lado examinado, para que a mama não caia para o lado, tornando mais difícil a palpação da porção lateral. As principais características a ser identificadas durante a palpação da mama são a temperatura, a textura e a espessura da pele, a hipersensibilidade difusa ou local, nodularidade, densidade, assimetria, nódulos/massas dominantes e descarga papilar. A maioria das pacientes no menacme normalmente possui um parênquima mamário nodular. A nodularidade é difusa, porém predomina nos quadrantes superiores externos, onde há maior quantidade de tecido mamário. Esses nódulos parenquimatosos benignos são pequenos e têm tamanho uniforme. Por sua vez, o câncer de mama habitualmente ocorre na forma de tumor firme e indolor com margens irregulares. Um tumor maligno é nitidamente diferente da nodularidade circundante. Um tumor maligno pode estar fixado à pele ou à fáscia subjacente. Em geral, a massa suspeita é unilateral. Não é provável que achados semelhantes em ambas as mamas representem uma doença maligna.[3]

Autoexame da mama

O autoexame da mama (AEM) pode ajudar algumas mulheres, porém não é mais recomendado para a paciente de risco médio. O autoexame não está associado a um aumento na sobrevida de pacientes com câncer de mama e aumenta o número de biopsias realizadas para lesões que, em última análise, são benignas.[10] Em pacientes que desejam realizar o autoexame, é necessário orientá-las sobre as mudanças cíclicas naturais da mama e instruí-las a examinar as mamas no mesmo momento durante cada ciclo menstrual. As mulheres no menacme que desejam realizar o autoexame devem examinar

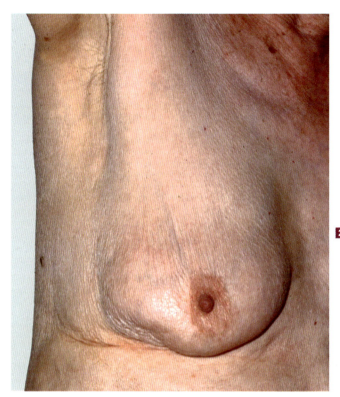

Figura 19.1 A elevação do braço revela retração da pele no quadrante inferior externo, causada por um pequeno carcinoma palpável. (De: **Giuliano AE, Dang CM.** Breast disease. In: Berek JS, Hacker NF, eds. *Berek & Hacker's Gynecologic Oncology.* 6th ed. Philadelphia: Lippincott Williams & Wilkins; 2014:650.).

as mamas mensalmente, 7 a 10 dias após o início do ciclo menstrual. Nas mulheres após a menopausa, a escolha de uma data específica é uma maneira útil de lembrar a realização do autoexame mensalmente. As mulheres devem ser orientadas a relatar ao seu médico quaisquer anormalidades ou alterações observadas. Quando o médico não consegue confirmar os achados da paciente, o exame deve ser repetido em 1 mês ou depois do próximo período menstrual.[11]

Os sete "P" a seguir representam os componentes essenciais do exame da mama:

- Posição (localização)
- Palpação
- Polpas dos dedos para realizar a palpação
- Pressão
- Perímetro
- Padrão do exame
- Educação da Paciente.

A mulher deve inspecionar as mamas na posição ortostática ou sentada em frente a um espelho, procurando qualquer assimetria, depressão da pele ou retração da papila. A elevação dos braços acima da cabeça ou a pressão das mãos contra os quadris para contrair os músculos peitorais destacam qualquer depressão da pele. Por fim, a mulher deve examinar as mamas enquanto inclina o corpo para frente. Na posição ortostática ou sentada, deve palpar cuidadosamente as mamas com os dedos da mão oposta. Deve deitar-se e, mais uma vez, palpar cada quadrante da mama e as axilas usando as polpas dos dedos indicador, médio e anular, aplicando pressão – leve, média e profunda – cobrindo, assim, toda a mama, da clavícula até o sulco inframamário e, lateralmente, do esterno ao músculo latíssimo do dorso. Toda a área dentro do perímetro da mama deve ser palpada, de preferência de cima para baixo, método denominado em faixas verticais, em vez do método circular ou radial concêntrico, em que são frequentemente omitidas as margens das mamas. Muitas mulheres ficam ansiosas sobre a realização do autoexame das mamas.[12] O exame pode ser efetuado durante o banho, já que o sabão e a água podem aumentar a sensibilidade da palpação, e a privacidade do banho de chuveiro proporciona um ambiente de redução da ansiedade.

Exame de imagem da mama

Mamografia

A mamografia continua sendo o padrão de referência para rastreamento do câncer de mama. Trata-se de um excelente exame de rastreamento, cuja sensibilidade geralmente aumenta com a idade, assim como o aumento na incidência de câncer.[13] A mamografia digital de campo total (MMG digital, FFDM, *Full-field digital mammography*), que registra imagens mamográficas em um computador, é uma modificação da mamografia convencional que utiliza o sistema filme-tela antigo. A MMG digital tornou-se padrão em muitos centros. Essa tecnologia trouxe muitos benefícios, incluindo a capacidade de manipular uma imagem computadorizada para melhor visualização e acesso a distância para avaliações por telemamografia. A exposição à radiação é menor na mamografia digital do que na mamografia convencional. A mamografia digital demonstrou sensibilidade superior, porém menor especificidade em mulheres com mamas densas e naquelas com 40 a 49 anos de idade, além de custos mais altos e maior número de resultados falso-positivos.[14]

A tomossíntese, ou mamografia tridimensional (3D), é outra técnica de imagem das mamas utilizada em associação com a mamografia convencional para melhorar a sensibilidade do rastreamento. Essa técnica utiliza um tubo de raios X móvel, que coleta dados volumétricos 3D e reconstrói cortes finos da mama. Na tomossíntese, a maior detecção de lesões é obtida à custa do aumento de exposição à radiação.[15] Em ensaios clínicos prospectivos, a tomossíntese com mamografia resultou em uma taxa de detecção de câncer de 8 a 8,8 por 1.000 delas *versus* 6,1 a 6,3 por 1.000 na mamografia isolada.[15-17] A tomossíntese tem a vantagem teórica de eliminar resultados falso-positivos que ocorrem em consequência da sobreposição do tecido mamário comprimido na mamografia convencional. Esse achado foi sustentado por dados retrospectivos, mas até agora não foi consistentemente respaldado em ensaios clínicos prospectivos. A tomossíntese diminui a necessidade de retorno das pacientes para incidências adicionais.[18]

A compressão da mama é necessária para obter boas imagens na mamografia, e as pacientes devem ser previamente avisadas de que causa desconforto. Com o uso de uma boa técnica e equipamento moderno bem conservado, a exposição à radiação pode ser limitada. A MMG digital tem uma dose de radiação da glândula em média 22% menor do que a mamografia de alta resolução. A MMG digital libera uma dose de radiação mamária média de 1,86 mGy por incidência, em comparação com 2,37 mGy no sistema de filme-tela, enquanto a tomossíntese fornece, em média, 2 vezes a dose da mamografia digital.[19,20]

Os cânceres de mama de crescimento lento podem ser identificados por mamografia pelo menos 2 anos antes do tumor alcançar um tamanho detectável pela palpação. Esses tumores têm comportamento biológico menos agressivo do que o câncer de mama de intervalo.[19-21] A mamografia constitui o único método reprodutível de detecção do câncer de mama não palpável, porém seu uso depende da disponibilidade de equipamento de última geração e de um radiologista especialista em mama.

O desejo de modalidades de rastreamento suplementares, junto com a preocupação sobre a exposição à radiação, levou alguns centros a adotar programas de rastreamento por meio de ultrassonografia da mama, utilizando sondas manuais ou sistemas automatizados, em que um transdutor automático é utilizado para adquirir imagens padronizadas.[22] Esses métodos auxiliares podem detectar cânceres de mama não visualizados na mamografia, mais uma vez com o risco de aumento de resultados falso-positivos, levando à realização desnecessária de biopsia de fragmento por agulha grossa (*core biopsy*).[22,23]

Indicações de mamografia

As indicações das mamografias são as descritas a seguir:

1. Estabelecimento de uma mamografia de referência e reavaliação de pacientes a intervalos regulares para o diagnóstico de câncer de mama potencialmente curável antes de seu diagnóstico clínico.
2. Rastreamento de mulheres com alto risco de desenvolver câncer de mama.
3. Avaliação de tumor mamário indefinido ou de outra alteração suspeita na mama detectada ao exame clínico.
4. Pesquisa de câncer de mama oculto em paciente com doença metastática nos linfonodos axilares ou em outro local, cuja origem primária é desconhecida.
5. Rastreamento de câncer não suspeito antes de cirurgia estética ou biopsia de massa.
6. Monitoramento de pacientes com câncer de mama tratadas com cirurgia conservadora da mama e radioterapia.

Anormalidades mamográficas

Uma anormalidade mamográfica inclui uma massa (sólida ou cística), microcalcificações (benignas, indeterminadas ou suspeitas), densidade assimétrica, distorção da arquitetura e aparecimento de nova área densa.

Existem oito categorias morfológicas de anormalidades mamográficas:[24]

1. **Distribuição da calcificação.**
2. **Número de calcificações.**
3. **Descrição das calcificações.**
4. **Margem do tumor.**
5. **Formato do tumor.**
6. **Densidade do tumor.**
7. **Achados associados.**
8. **Casos especiais.**

As anormalidades mamográficas devem ser visíveis em duas incidências, habitualmente craniocaudal (CC) e oblíqua mediolateral (OML). A lesão deve estar presente no mesmo local nessas duas incidências. As calcificações podem ser macrocalcificações, que são grosseiras e geralmente representam condições degenerativas benignas da mama. As calcificações associadas ao câncer de mama consistem em microcalcificações pleomórficas agrupadas. Normalmente, há cinco a oito ou mais calcificações agregadas em uma região da mama.[25] Essas calcificações podem estar associadas a uma densidade tumoral na mamografia. A densidade de um tumor pode aparecer sem qualquer evidência de calcificação, e pode representar um cisto, um tumor benigno ou maligno. Em geral, uma densidade com características malignas tem margens irregulares ou mal definidas e pode provocar distorção da arquitetura, cuja detecção pode ser sutil e difícil em uma mama densa. Outros achados mamográficos sugestivos de câncer de mama incluem distorção da arquitetura, densidade assimétrica, espessamento ou retração da pele ou retração da papila. Exemplos de anormalidades mamográficas são encontrados em várias fontes eletrônicas de consulta.[26]

Laudos mamográficos

O American College of Radiology recomendou o uso do **Breast Imaging Reporting and Data System (BI-RADS)** como esquema padronizado para a descrição de lesões mamográficas. No sistema BI-RADS, existem seis categorias de achados mamográficos (além dos incompletos).[24]

1. **Incompleto, necessita de outro exame de imagem.**
2. **Negativo.**
3. **Achado benigno.**
4. **Provavelmente benigno, recomenda-se um acompanhamento com intervalo curto.**
5. **Achado suspeito, deve-se efetuar uma biopsia.**
6. **Altamente sugestivo de neoplasia maligna, deve-se tomar medidas apropriadas.**
7. **Neoplasia maligna conhecida.**

A paciente deve ser encaminhada para diagnóstico histológico se o laudo identificar uma lesão na categoria 4 ou 5.[20] A categoria 0 indica avaliação incompleta, com necessidade de outros exames complementares. **A categoria 3 denota um achado mais provavelmente benigno; recomenda-se um acompanhamento com intervalo curto e deve-se considerar o exame da mama por um especialista.**

Correlação dos achados

Deve-se efetuar uma biopsia em pacientes com tumor dominante ou suspeito, apesar da ausência de achados mamográficos.[23] A mamografia deve ser realizada antes da biopsia para detectar outras áreas suspeitas e avaliar a mama contralateral **(Figura 19.2)**. **A mamografia nunca substitui a biopsia, uma vez que ela não pode revelar a presença de câncer clínico, particularmente quando ocorre no tecido mamário denso de mulheres jovens com alterações fibrocísticas.** A sensibilidade da mamografia é de aproximadamente 80%, com especificidade de 80 a 95%, dependendo da competência do radiologista na interpretação do exame e de fatores relacionados com a paciente, incluindo densidade da mama, idade, uso de terapia hormonal e tamanho, localização e aspecto mamográfico do tumor.[27] **A mamografia é menos sensível em mulheres jovens com tecido mamário denso do que em mulheres de mais idade, cujas mamas tendem a apresentar maior quantidade de gordura.**[28] É mais difícil detectar a presença de pequenos tumores, em particular aqueles sem calcificação, especialmente em mulheres com mamas densas.

Ultrassonografia

A ultrassonografia da mama é utilizada com frequência para rastreamento focal de uma lesão palpável ou achado mamográfico.[29] Dispõe-se de ultrassonografia computadorizada, portátil e confiável, com transdutores de alta frequência e melhor imagem para a avaliação e o tratamento de problemas da mama. Trata-se de uma técnica

Capítulo 19 • Doença Benigna da Mama 441

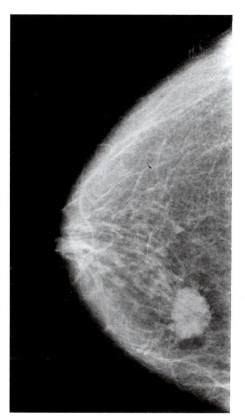
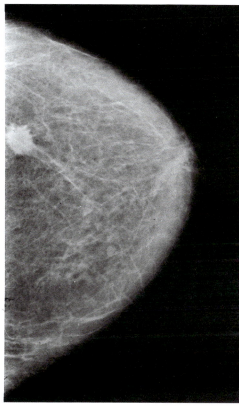

Figura 19.2 Mamografia bilateral mostrando a extensão do carcinoma de mama e ilustrando a importância da mamografia bilateral na avaliação de um tumor clinicamente detectável. (De: **Giuliano AE, Dang CM.** Breast disease. In: Berek JS, Hacker NF, eds. *Berek & Hacker's Gynecologic Oncology.* 6th ed. Philadelphia: Lippincott Williams & Wilkins; 2014:652.).

sensível e minimamente invasiva utilizada na avaliação de alguns sintomas da mama, principalmente em mulheres jovens com tecido mamário denso, mas que depende da disponibilidade de um ultrassonografista experiente.[29] Algumas lesões só podem ser detectadas por ultrassonografia,[23] modalidade preferida para diferenciar uma massa sólida de uma massa cística.[29] A ultrassonografia da mama pode ser utilizada como adjuvante no rastreamento de mulheres com tecido mamário denso.[30] A ultrassonografia tem uma taxa de resultados falso-positivos mais alta que a mamografia.[22,30]

As indicações para ultrassonografia da mama são as seguintes:

- Anormalidade palpável na mama
- Achados mamográficos ambíguos
- Extravasamento de silicone
- Tumor em mulheres com menos de 30 anos de idade, durante a lactação ou grávidas
- Orientação em procedimentos invasivos
- Possível papel como exame de imagem complementar em indivíduos de alto risco.

A ultrassonografia mostra-se útil para diferenciar as lesões benignas das malignas identificadas por mamografia.[29] Pode ser particularmente útil quando a paciente percebe a presença de um tumor, porém o médico não consegue detectar nenhuma anormalidade, e a mamografia tampouco revela sua presença, assim como identifica cânceres no tecido mamário denso de mulheres no menacme, porém é habitualmente utilizada para distinguir um cisto benigno de um tumor sólido. **A ultrassonografia não tem a capacidade de detectar microcalcificações de modo confiável e não é tão útil quanto a mamografia na avaliação de mulheres com mamas liposubstituídas.**

A ultrassonografia portátil ou em tempo real é bem precisa na diferenciação de massas sólidas de cistos.[31] Se uma lesão demonstrar ser um cisto simples, não há necessidade de outra avaliação. Se o cisto simples for sintomático, pode-se aspirá-lo. Raramente, a ultrassonografia consegue identificar um câncer pequeno dentro de um cisto, isto é, um carcinoma intracístico. Esses cistos complexos justificam uma biopsia cirúrgica.

Ressonância magnética

A ressonância magnética (RM) é uma técnica interessante para obter imagens da mama porque é altamente sensível e não utiliza radiação ionizante. Foram sugeridas várias aplicações para a RM da mama, e relativamente poucas são respaldadas pela literatura.[32]

Foi sugerido que a RM pode ser útil para uma avaliação complementar de achados inconclusivos na mamografia e na ultrassonografia.[33] O realce com gadolínio na RM da mama ajuda na investigação de câncer, contudo apresenta graus variáveis de especificidade.[32] Sabe-se que os padrões de realce variam com o ciclo menstrual, e alguns tumores não neoplásicos apresentam contraste com gadolínio.[33]

A National Comprehensive Cancer Network recomendou a realização de rastreamento anual por RM em pacientes com risco cumulativo de câncer de mama > 20% no rastreamento mamográfico de rotina.[34] O rastreamento por RM não é recomendado em mulheres com risco médio de câncer de mama. Em estudos retrospectivos de população de alto risco, foram identificados 10 cânceres por 1.000 mulheres submetidas ao rastreamento, dos quais 70% são identificados apenas na RM.[35] O rastreamento por

RM tem sensibilidade superior a 90%, mas uma especificidade de 60%, levando a cinco vezes o número de biopsias e 10 vezes a frequência de retorno em um estudo de acompanhamento de 6 meses (categoria 3 do sistema BI-RADS) de rastreamento apenas por mamografia.[35,36] Em estudos retrospectivos, não há aumento da sobrevida em 10 anos, no entanto, menos cânceres detectados na RM são positivos para linfonodos, em comparação com a mamografia sem rastreamento adicional.[36] Esse achado levantou a hipótese de que o diagnóstico mais precoce nessa população de pacientes leva à melhor qualidade de vida ao possibilitar um tratamento menos radical.

O seu uso pré-operatório de rotina em pacientes com diagnóstico de câncer de mama é uma prática comum que não é baseada em evidências.[37] Várias grandes metanálises demonstraram não haver nenhum benefício da RM pré-operatória de rotina.[38-40] Esses estudos demonstraram não haver nenhuma diferença na sobrevida sem doença ou na recorrência local ou a distância, porém mostraram aumento nas taxas de biopsia, mastectomia, número total de procedimentos cirúrgicos e custo.[38-40] **Não há necessidade de RM da mama pré-operatória de rotina em pacientes com diagnóstico de câncer de mama.**

A RM da mama é comumente utilizada para avaliar a resposta do tecido mamário à quimioterapia neoadjuvante (QNA).[41] O realce na RM tem correlação com a extensão da doença identificada na avaliação da peça cirúrgica, contudo influencia com menos frequência a tomada de decisão clínica. Em um estudo de 60 pacientes submetidas à QNA na tentativa de permitir a conservação da mama, os achados mamográficos e a preferência da paciente determinaram a decisão a favor ou contra a cirurgia conservadora da mama, apesar de uma RM pós-QNA favorável.[41] Nenhuma paciente em que foi inicialmente considerada a necessidade de reduzir o estadiamento, teve o tratamento conservador da mama negado com base na RM pós-QNA, e entre as que escolheram se submeter à tumorectomia, 91% tiveram um resultado bem-sucedido.[41]

Uma situação em que a RM pré-operatória beneficia claramente as pacientes é a de uma mulher que apresenta câncer de mama com metástase axilar sem tumor primário identificável. **A RM da mama identifica um câncer de mama primário oculto na mamografia em pacientes que apresentam metástase axilar em dois terços dos casos,** possibilitando, assim, uma cirurgia conservadora da mama.[42]

A RM é extremamente útil na identificação de extravasamento de silicone por ruptura de implante mamário em pacientes submetidas à colocação de prótese mamária **(Figura 19.3)**. Um ensaio clínico interessante, em que 208 mulheres assintomáticas foram submetidas à RM da mama antes de retirada programada de implantes de silicone com *recall*, mostrou uma sensibilidade e especificidade de 93% e um valor preditivo negativo de 98%.[43] Na prática, **a RM da mama pode ser utilizada de modo confiável para excluir uma ruptura de implante mamário.**

AVALIAÇÃO DO TECIDO MAMÁRIO: HISTOLOGIA E CITOLOGIA

O procedimento mais seguro é a biopsia tecidual para avaliação de todos os tumores dominantes encontrados ao exame físico e, na ausência de tumor, avaliação de lesões suspeitas mostradas no exame de imagem da mama. Nos EUA, mais de 1 milhão de mulheres são submetidas a biopsias de mama a cada ano. Cerca de 70 e 80% dessas biopsias são lesões benignas.[44] **Com frequência, é difícil**

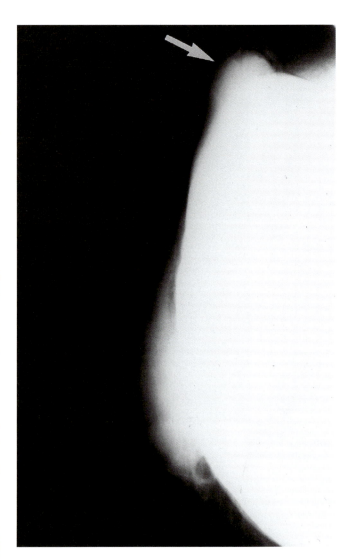

Figura 19.3 Mamografia mostrando implante e silicone extracapsular livre (*seta*).

estabelecer o diagnóstico de lesão benigna *versus* câncer de mama com base no exame clínico e é necessário proceder a uma avaliação do tecido por biopsia de fragmento por agulha grossa (BFA)/ *core biopsia*. A sensibilidade da BFA guiada por estereotaxia ou ultrassonografia é de mais de 95%.[45] **A citologia (punção) por aspiração por agulha fina (PAAF) é uma alternativa à *core biopsia*,** que possibilita uma avaliação citológica a aproximadamente um décimo do custo da *core biopsia* e que continua sendo útil em sistemas de saúde onde o custo da *core biopsia* e da análise patológica é elevado. As principais limitações da PAAF incluem a alta taxa de amostras insuficientes, a incapacidade de diferenciar os cânceres invasores dos não invasores e uma quantidade insuficiente de tecido para coloração imuno-histoquímica para determinação do estado dos receptores hormonais e HER2.[46] A *core biopsia* substituiu a PAAF e a biopsia cirúrgica como procedimento diagnóstico de escolha na avaliação de tumor de mama.[47,48] A *core biopsia* pode ser realizada com orientação da mamografia ou estereotaxia, ultrassonografia ou RM.

Cerca de 30% das lesões com suspeita de câncer demonstram ser benignas à biopsia, e cerca de 15% das lesões consideradas benignas mostram-se malignas.[19] Os tumores dominantes ou as lesões mamárias não palpáveis suspeitas

exigem exame histopatológico. Na maioria dos casos, o diagnóstico histopatológico deve ser estabelecido antes da decisão de monitorar um tumor mamário.[49] Uma exceção pode ser a mulher no menacme com tumor não suspeito, que se acredita seja doença fibrocística ou fibroadenoma com achados clássicos no exame de imagem. **Pode-se efetuar a biopsia de uma lesão aparentemente fibrocística que não desaparece por completo depois de vários ciclos menstruais. Qualquer tumor detectado em uma mulher na pós-menopausa que não esteja fazendo reposição** *de estrogênio deve ser considerado maligno. Quando a* suspeita clínica, os exames de imagem da mama e o laudo histopatológico estão todos de acordo, a avaliação é considerada completa e pode iniciar-se o plano de tratamento e acompanhamento. As **Figuras 19.4** e **19.5** apresentam algoritmos para o tratamento de tumores mamários em pacientes no menacme e na pós-menopausa. A avaliação simultânea de um tumor mamário por meio de exame clínico da mama, radiografia e biopsia por agulha pode reduzir o risco de omitir a presença de câncer para apenas 1%, com diminuição efetiva da taxa de insucesso diagnóstico e aumento da qualidade dos cuidados à paciente.[48]

2 Se a presença de câncer de mama for fortemente sugerida pelo exame físico, o diagnóstico pode ser confirmado por *core biopsia*, e a paciente pode ser aconselhada sobre o tratamento, o qual não deve ser definido com base nos resultados do exame físico e da mamografia isoladamente na ausência *dos resultados de biopsia. A conduta mais razoável para o* diagnóstico e o tratamento do câncer de mama é a *core biopsia* ambulatorial, seguida de cirurgia definitiva em data posterior, se necessário. As biopsias cirúrgicas de rotina são apenas de interesse histórico e não devem ser realizadas. Os dados patológicos obtidos pela *core biopsia* contribuem para a consideração de terapia neoadjuvante adequada e permitem à paciente ajustar-se ao diagnóstico de câncer, considerar cuidadosamente as opções terapêuticas e procurar uma segunda opinião.[46,47] Nos casos de diagnósticos indeterminados na *core biopsia*, a excisão cirúrgica continua sendo útil para esclarecer o diagnóstico e excluir a possibilidade de neoplasia coexistente.

Biopsia de fragmento por agulha grossa (*core biopsy*)

2 A interpretação dos resultados da *core biopsia* é classificada nas categorias B1 a B5:[50]

- **B1:** Tecido normal.
- **B2:** Lesões benignas: fibroadenomas, alteração fibrocística, adenose esclerosante, ectasia ductal, necrose gordurosa, abscesso.
- **B3:** Potencial maligno incerto: hiperplasia epitelial atípica, neoplasia lobular, tumor filoide, lesões papilares, cicatriz radial, lesões esclerosantes complexas.
- **B4:** Suspeita.
- **B5:** Maligna.

Análise histopatológica

A avaliação histopatológica com coloração pela hematoxilina e eosina (H&E) confirma a presença de doença benigna ou maligna. As imagens de lesões benignas e malignas da mama podem ser visualizadas no Internet Pathology Laboratory for Medical Education.[51]

DOENÇAS BENIGNAS DA MAMA

As patologias benignas da mama são responsáveis pela maioria dos problemas mamários. Com frequência, esses distúrbios são avaliados no contexto da exclusão da possibilidade de câncer de mama e frequentemente não são reconhecidos pela sua própria morbidade associada.[3] Para ministrar um tratamento apropriado, é importante considerar os distúrbios benignos da mama de acordo com quatro aspectos: (i) quadro clínico, (ii) importância clínica, (iii) intervenção terapêutica e (iv) etiopatogenia.[3] Um esquema para compreender os problemas benignos da mama é fornecido pela Aberrações do Desenvolvimento Normal e Involução (ANDI).[52,53] Inclui sintomas, histologia, estado endócrino e patogenia em uma progressão do estado normal para um estado patológico da doença. A maioria das doenças benignas da mama origina-se de alterações normais no desenvolvimento mamário no ciclo hormonal e na evolução reprodutiva.[52]

3 Três ciclos de vida refletem as diferentes fases reprodutivas na vida de uma mulher e estão associados a manifestações peculiares das mamas.

1. **Durante o período reprodutivo inicial (15 a 25 anos) ocorre a formação de lóbulos e do estroma.** Os distúrbios da ANDI associados a esse período consistem em fibroadenoma (tumor) e hipertrofia juvenil (desenvolvimento excessivo da mama). Nesse primeiro estágio, a progressão da ANDI para um estado patológico resulta na formação de fibroadenomas gigantes e múltiplos fibroadenomas.
2. **Durante o período reprodutivo maduro (25 a 40 anos), as alterações hormonais cíclicas afetam o tecido glandular e o estroma.** Nesse segundo período, a ANDI consiste no exagero desses efeitos cíclicos, como mastalgia cíclica e nodularidade generalizada.
3. **A terceira fase caracteriza-se por involução de lóbulos e ductos ou renovação dos epitélios, que ocorre entre 35 e 55 anos de idade.** A ANDI associada à involução lobular consiste em macrocistos (nódulos) e lesões esclerosantes (anormalidades mamográficas). As alterações associadas à involução ductal incluem dilatação ductal (descarga papilar) e fibrose periductal (retração da papila), enquanto aquelas com renovação epitelial consistem em hiperplasia leve (descrição histopatológica).

As doenças com aumento da renovação epitelial são as hiperplasias epiteliais com atipia. As mamas estão sob controle endócrino e exibem ampla variedade de aparências durante a vida reprodutiva. A classificação da ANDI possibilita ao médico compreender a patogenia dessas condições e entender que esses distúrbios consistem em aberrações de um processo normal que habitualmente não exigem tratamento específico.[53]

TUMOR MAMÁRIO
Alteração fibrocística

3 A alteração fibrocística, que constitui a lesão mais comum da mama, é um termo impreciso que abrange um espectro de sinais e sintomas clínicos e alterações histológicas.[52] O termo refere-se a um quadro histológico de fibrose, formação de cisto e hiperplasia epitelial. Os cistos originam-se dos lóbulos mamários e constituem uma aberração da involução normal da mama.[53] Ocorrem cistos macroscópicos em aproximadamente

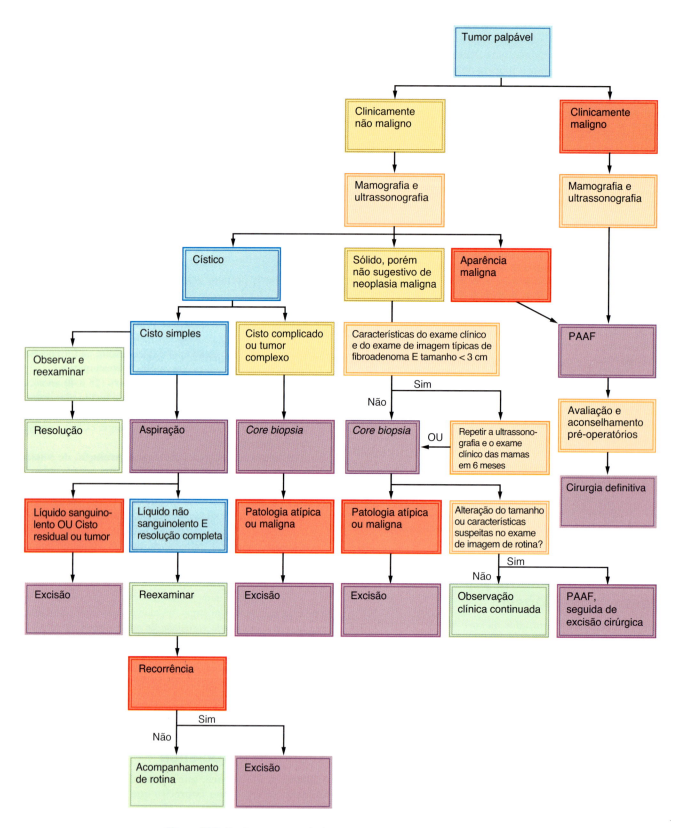

Figura 19.4 Algoritmo para o manejo de tumores mamários em mulheres no menacme.

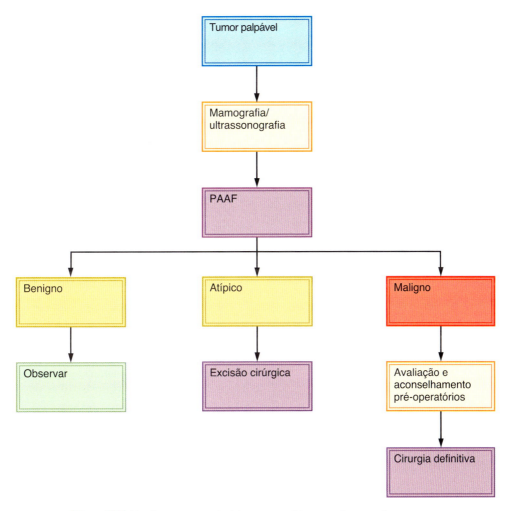

Figura 19.5 Algoritmo para o manejo de tumores mamários em mulheres na pós-menopausa.

7% das mulheres, enquanto são observados cistos impalpáveis e microscópicos em cerca de 40% das mulheres.[54] É comum em mulheres de 35 a 55 anos de idade, porém rara em mulheres na pós-menopausa que não tomam terapia hormonal. A presença de estrogênio parece ser necessária para a ocorrência de sintomas clínicos. Esse achado é respaldado por observação de ocorrência bilateral, aumento da incidência no menacme e resposta à terapia hormonal.[55] Em resumo, o diagnóstico de alteração fibrocística pode gerar considerável ansiedade na paciente, mas tem pouca importância clínica, contanto que seja excluída a possibilidade de neoplasia maligna.[3] Essas lesões estão associadas a alterações benignas no epitélio da mama e é necessário tranquilizar as pacientes que apresentam esse distúrbio.

Achados clínicos na doença fibrocística

As alterações fibrocísticas podem produzir uma massa assintomática lisa, móvel e potencialmente compressível, mas mais frequentemente é acompanhada por dor ou hipersensibilidade à palpação, e algumas vezes de descarga papilar. Em muitos casos, o desconforto coincide com a fase pré-menstrual, quando os cistos tendem a aumentar. As flutuações no tamanho e o rápido aparecimento ou desaparecimento de uma massa na mama são comuns. Com frequência, aparecem massas múltiplas e bilaterais, e muitas pacientes apresentam um histórico de tumor transitório na mama ou dor mamária cíclica. A dor mamária cíclica constitui o sintoma mais comumente associado às alterações fibrocísticas.

Diagnóstico diferencial

A dor, a oscilação no tamanho, a multiplicidade de lesões e a bilateralidade constituem as características mais úteis para diferenciar a doença fibrocística do carcinoma. Se for constatada a presença de tumor dominante, deve-se suspeitar do diagnóstico de câncer até prova em contrário por meio de aspiração completa de um cisto ou exame histopatológico por *core biopsia* se persistir um tumor após a aspiração. Os achados microscópicos associados à doença fibrocística incluem cistos (macroscópicos e microscópicos), papilomatose, adenose, fibrose e hiperplasia do epitélio ductal.[3]

Exames complementares

As pacientes com doença cística podem apresentar tumor fibrocístico distinto que frequentemente é indistinguível do carcinoma com base nos achados clínicos. A mamografia pode ser útil, porém não há sinais mamográficos que sejam diagnósticos de alteração fibrocística. A ultrassonografia é útil na diferenciação entre uma massa cística e uma massa sólida. **Os achados característicos na ultrassonografia que confirmam a presença de cisto simples são os seguintes:**

- Presença de um cisto com paredes finas
- Formato redondo e regular
- Ausência de ecos internos
- Realce acústico posterior.

Se esses critérios de imagem não forem preenchidos, é necessário estabelecer um diagnóstico histopatológico do tumor por meio de *core biopsia*. O achado de um cisto simples por ultrassonografia descarta a possibilidade de carcinoma. **Qualquer lesão suspeita detectada por mamografia ou ultrassonografia deve ser biopsiada.** Quando o diagnóstico de alteração fibrocística é estabelecido por ultrassonografia, a aspiração de um cisto **apenas** está indicada se a paciente apresentar sintomas **ou** se o cisto comprometer a visualização do tecido mamário na mamografia e impedir a obtenção de uma imagem adequada. A aspiração pode ser realizada e guiada por ultrassonografia, mas a orientação por imagem pode não ser absolutamente necessária se o cisto for palpável.[56] A aspiração de um cisto é um procedimento minimamente invasivo, realizado com agulha de calibre 21 ou 22, sem anestesia local. Esse procedimento não está associado a riscos ou complicações importantes. A dor é mínima, e existe pouco risco de infecção ou sangramento. O líquido do cisto benigno varia da cor de palha para o verde-escuro até o acastanhado, e não há necessidade de efetuar um exame citológico.[57] A paciente deve ser reexaminada dentro de um intervalo curto para investigar se houve recorrência do cisto. Em um terço das pacientes, ocorre a recorrência do cisto, o que causa ansiedade e exige avaliações repetidas. **A biopsia tecidual deve ser realizada na presença dos achados a seguir:**[54-59]

- Não há obtenção de nenhum líquido do cisto
- O líquido é sanguinolento
- O líquido é espesso
- O cisto é complexo
- Há um tumor intracístico
- O tumor persiste após a aspiração
- Detecta-se a persistência do tumor durante o acompanhamento.

Se os resultados de um PAAF forem negativos para neoplasia maligna, deve-se excisar um tumor suspeito que não desaparece no exame de imagem de acompanhamento realizado em intervalo curto.[56] A cirurgia deve ser conservadora, uma vez que o principal objetivo é excluir a possibilidade de câncer. A mastectomia simples ou a remoção extensa do tecido mamário não são indicadas para doença fibrocística. A maioria das pacientes não necessita de tratamento na presença de alterações fibrocísticas, apenas a tranquilização de que se trata de um fenômeno transitório do envelhecimento associado a efeitos hormonais sobre o tecido glandular mamário que desaparece.

Análise do líquido do cisto

Os pesquisadores analisaram o conteúdo de eletrólitos e de proteínas do líquido do cisto, porém o conhecimento desse conteúdo tem pouca importância no tratamento clínico da doença fibrocística. A razão entre potássio e sódio constitui um marcador que pode ser utilizado para distinguir subtipos de cistos.[60] Os cistos são secretivos, revestidos por epitélio apócrino com alta relação potássio-sódio e maior concentração de hormônios ou esteroides (tipo I), ou transudativos, revestidos por epitélio plano lobular, com baixa relação potássio-sódio e maior concentração de albumina, antígeno carcinoembrionário, CA125 e globulina de ligação dos hormônios esteroides (tipo II).[60] Os cistos apócrinos produzem e secretam grandes quantidades de antígeno prostático específico (PSA).[61] O papel dessa serina protease na doença proliferativa da mama não está totalmente elucidado.

Alteração fibrocística e risco de câncer de mama

A alteração fibrocística não está associada ao aumento do risco de câncer de mama, a não ser que haja evidências histológicas de alterações proliferativas epiteliais, com ou sem atipia.[62] A coexistência comum de doença fibrocística e neoplasia maligna na mesma mama reflete o fato de que ambos os processos são eventos comuns. Cerca de 80% das biopsias revelam alterações fibrocísticas. Na avaliação da relação entre alteração fibrocística e câncer de mama em 10.366 mulheres submetidas à biopsia entre 1950 e 1968 e acompanhadas por um período médio de 17 anos, aproximadamente 70% das biopsias demonstraram a presença de doença não proliferativa da mama, enquanto 30% revelaram doença mamária proliferativa,[62] e constatou-se a presença de atipia citológica em 3,6% dos casos. As mulheres com doença não proliferativa não apresentaram aumento do risco de câncer de mama, enquanto aquelas com doença proliferativa e sem hiperplasia atípica tiveram um risco 2 vezes maior de câncer de mama. **As mulheres cujos resultados de biopsia mostraram hiperplasia ductal ou lobular atípica tiveram um risco aproximadamente 5 vezes maior do que as mulheres com doença não proliferativa de desenvolver câncer invasor em qualquer uma das mamas.** O risco de desenvolver câncer de mama é 8 a 10 vezes maior em pacientes com carcinoma *in situ*. Esse risco é bilateral nas lesões lobulares e ipsilateral nas lesões ductais. Uma história familiar de câncer de mama aumentou pouco o risco em mulheres com doença não proliferativa, mas uma história familiar associada à atipia eleva em 11 vezes o risco de câncer de mama. A existência de cistos isolados não acresceu o risco de câncer de mama, contudo, a associação de cistos com história familiar de câncer de mama aumentou o risco cerca de 3 vezes. As mulheres que apresentam esses fatores de risco (história familiar de câncer de mama e doença proliferativa da mama) devem ser acompanhadas rigorosamente, por meio de exame físico e mamografia. Nessas mulheres, a probabilidade de desenvolver carcinoma de mama invasor relacionado com a idade nos próximos 10 anos é de 1 em 2.000 (aos 20 anos de idade), de 1 em 256 (aos 30 anos), de 1 em 67 (aos 40 anos), de 1 em 39 (aos 50 anos) e de 1 em 29 (aos 60 anos).[62] O risco relativo de desenvolver câncer de mama depende do tipo de lesão proliferativa diagnosticada.

Conduta na alteração fibrocística

A alteração fibrocística é uma alteração evolutiva normal no desenvolvimento e na involução da mama, que não necessita de tratamento específico, além de um bom exame clínico da mama e rastreamento mamográfico apropriado para a idade ou exames de imagem direcionados para os sinais e sintomas. Diversos suplementos nutricionais e dietéticos foram investigados para aliviar os sintomas. O papel do consumo de cafeína no agravamento da alteração fibrocística é controverso,[63,64] apesar de alguns estudos sugerirem que a eliminação da cafeína da dieta está associada a uma melhora dos sintomas. Muitas pacientes têm conhecimento desses estudos e relataram alívio dos sintomas após a interrupção do consumo de café, chá e chocolate. A suplementação com vitaminas E e B6 foi sugerida como possível tratamento, tendo em vista as alterações bioquímicas observadas no tecido mamário fibrocístico com a administração direta.[65] As observações sobre os efeitos clínicos dessas vitaminas são difíceis de confirmar e não têm embasamento científico.[66] As pesquisas sobre intervenções nutricionais nos distúrbios fibrocísticos da mama obtiveram dados insuficientes para tirar conclusões claras sobre sua efetividade.[67] Podem ocorrer exacerbações da dor, hipersensibilidade à palpação e formação de cistos a qualquer momento até a menopausa, quando os sintomas habitualmente desaparecem, a não ser que a paciente esteja fazendo uso de *estrogênio*. Em pacientes cujos sintomas de dor diminuem significativamente a qualidade de vida, pode ser considerado o uso da terapia hormonal para a mastalgia.[68]

Lesões fibroepiteliais

Fibroadenoma

Fibroadenomas são os tumores benignos mais comuns da mama. Em geral, ocorrem em mulheres jovens (20 a 35 anos de idade) e podem surgir em adolescentes.[69,70] Em mulheres com menos de 25 anos de idade, os fibroadenomas são mais comuns do que os cistos. Raramente surgem após a menopausa, embora possam ser encontrados em mulheres na pós-menopausa, com frequência calcificados.[71] Por essa razão, supõe-se que os fibroadenomas respondam à estimulação estrogênica. Os fibroadenomas podem ocorrer como massas isoladas ou como lesões múltiplas.

É frequente que uma mulher jovem perceba um tumor enquanto toma banho ou se veste. A maioria dos tumores têm de 1 a 3 cm de diâmetro quando detectados, mas podem se tornar extremamente grandes (fibroadenoma gigante). Ao exame físico, são firmes, regulares e com consistência fibroelástica. Não induzem reação inflamatória, são móveis e não causam depressão da pele nem retração da papila. Com frequência, são bilobulados, e ao exame, pode-se palpar um sulco. Na mamografia e na ultrassonografia, as características típicas são as de um tumor sólido, alongado, regular e bem definido com margens nítidas.

O fibroadenoma não está associado a um aumento do risco de câncer de mama.[3] A história natural do fibroadenoma pode ser de regressão, crescimento ou ausência de alteração no tamanho. A maioria dos fibroadenomas são estáticos ou param de crescer quando alcançam aproximadamente 2 a 3 cm, cerca de 15% sofrem regressão espontânea e apenas 5 a 10% progridem.[72] Um fibroadenoma com características clássicas ao exame de imagem não precisa ser biopsiado, porém deve ser acompanhado por exames de imagem repetidos a intervalos curtos para documentar sua estabilidade. Como a ocorrência de câncer em um fibroadenoma é rara e a regressão é frequente, as recomendações quanto à conduta são conservadoras, a não ser que haja evidências de crescimento.[34] Raramente, o fibroadenoma aumenta de tamanho e ultrapassa 2 a 3 cm. É preciso proceder à excisão dos fibroadenomas grandes ou em crescimento para excluir a possibilidade de carcinoma ou tumor filoide. A excisão completa de um fibroadenoma com anestesia local pode ser efetuada para tratar a lesão e confirmar a ausência de neoplasia maligna. Algumas autoridades defendem o tratamento local menos invasivo do fibroadenoma, o que pode ser realizado com mecanismos que realizam biopsia percutânea a vácuo guiada por ultrassonografia ou crioablação percutânea.[73]

Ao exame macroscópico de um tumor excisado, o fibroadenoma aparece encapsulado e nitidamente delimitado do parênquima mamário adjacente. Ao exame microscópico, há proliferação dos componentes epitelial e do estroma. Nas lesões de longa duração ou em pacientes na pós-menopausa, é possível observar calcificações no estroma.

Fibroadenomas múltiplos

Em algumas mulheres, ocorrem fibroadenomas múltiplos, que são observados com mais frequência em mulheres na pré-menopausa submetidas à imunossupressão devido ao transplante de órgão.[74]

Tumor filoide

Os tumores filoides são tumores fibroepiteliais raros que exibem um espectro de comportamento clínico e patológico que pode ser benigno, limítrofe ou maligno.[75] A maioria dos tumores filoides são **benignos (60%), enquanto há menor número de lesões malignas (20%) e limítrofes (20%).**[76] A variação na interpretação histopatológica pode influenciar essas taxas.[71] Os tumores filoides podem ocorrer em qualquer idade, mas tendem a ser mais comuns em mulheres com idade nas décadas de 30, 40 e 50 anos.[76] **Essas lesões raramente são bilaterais, e em geral aparecem como tumores isolados, difíceis de distinguir clinicamente de um fibroadenoma.** É frequente as pacientes relatarem uma longa história de nódulo previamente estável que de repente aumenta de tamanho. Os tamanhos descritos variam de 1 a 50 cm.[77] O tamanho não é um critério de diagnóstico confiável; no entanto, os tumores filoides tendem a ser maiores do que os fibroadenomas, provavelmente em virtude de seu rápido crescimento. Não existem bons critérios clínicos para diferenciar um tumor filoide de um fibroadenoma. Embora a observação de um fibroadenoma seja aceitável, a excisão de um tumor filoide é necessária para controle local e determinar as características benignas ou malignas. Para evitar a excisão desnecessária de fibroadenomas benignos, que são indistinguíveis dos tumores filoides ao exame clínico, foram investigados critérios de imagem para ajudar na identificação de pacientes que necessitam de biopsia excisional para avaliação histopatológica completa e controle local. A mamografia pode revelar um halo ao redor de uma massa tumoral filoide, mas não consegue distinguir com segurança um fibroadenoma de um tumor filoide.[76] A ultrassonografia tem limitações, até mesmo quando se utiliza a ultrassonografia com Doppler colorido e pulsado.[76]

A avaliação microscópica de uma lesão é importante para estabelecer o diagnóstico. A distinção histológica entre fibroadenoma, tumor filoide benigno, limítrofe e maligno pode ser muito difícil com pequenas amostras de tecido obtidas por *core biopsia*.[71,78] Pode ser mais fácil diferenciar os tumores filoides benignos dos malignos do que os tumores filoides benignos dos fibroadenomas.[71] As características histológicas que classificam as lesões incluem o número de mitoses por campo de grande aumento, a celularidade do estroma, a margem tumoral expansiva ou infiltrativa, a atipia celular, a necrose tumoral e o crescimento excessivo do estroma.[71]

Se não for possível caracterizar claramente uma lesão como fibroadenoma, pode ser necessário efetuar sua excisão. Os fatores que são considerados na recomendação da excisão incluem idade avançada, novo tumor em uma mulher submetida ao rastreamento, crescimento rápido, tamanho de mais de 2,5 a 3 cm, resultado suspeito da *core biopsia* e características na mamografia ou na ultrassonografia que demonstram lobulação e cistos intramurais. Se for escolhido o acompanhamento, é essencial repetir o exame clínico e os exames de imagem com curto intervalo para avaliar qualquer mudança de tamanho.

O tratamento do tumor filoide comprovado por biopsia (*core biopsia*) consiste em excisão local ampla na tentativa de obter uma margem de 1 a 2 cm, pois a neoplasia maligna pode não ser excluída.[79] Os tumores imensos ou tumores grandes em mamas relativamente pequenas podem exigir mastectomia. Nas demais situações, deve-se evitar a mastectomia, e não há indicação para dissecção de linfonodos axilares. Na maioria dos casos, efetua-se a excisão local de um tumor filoide, por ter sido considerado um fibroadenoma. A reexcisão raramente é necessária nos tumores benignos, porém é recomendada nos tumores filoides com características limítrofes ou malignas.[79-81]

O prognóstico dos tumores filoides benignos e malignos é variável.[82,83] **Os benignos podem sofrer recorrência local em até 10% das pacientes.**[81] A recorrência está associada ao acometimento das margens, enquanto a mortalidade exibe correlação com o tamanho e o grau do tumor.[82] Nos tumores malignos de alto grau, o tamanho e as margens para excisão estão associados à recorrência local e disseminação metastática, e pode ser necessário proceder à mastectomia para uma excisão cirúrgica completa em pacientes com mamas pequenas.[83]

Os tumores filoides malignos tendem a sofrer recorrência local, e embora as metástases sejam incomuns, esses tumores podem em certas ocasiões metastatizar para o pulmão, embora possam ocorrer metástases para o encéfalo, a pelve e o osso.[83] O componente estromal do tumor é maligno e metastiza, comportando-se como um sarcoma. O comprometimento axilar é extremamente raro. Com frequência, o aparecimento de metástases constitui o primeiro sinal de natureza maligna de um tumor filoide. A quimioterapia nesses tumores metastáticos deve ter como base esquemas utilizados no sarcoma e não no adenocarcinoma.[84] Em geral, a radioterapia não é utilizada no tratamento de tumores filoides, entretanto, na presença de tumor volumoso, margens positivas, recorrência ou histopatologia maligna, ela pode ter algum benefício.[85]

Necrose gordurosa

A necrose gordurosa da mama é rara, porém clinicamente importante porque produz uma massa clinicamente indistinguível do carcinoma, frequentemente acompanhada de retração cutânea ou papilar. Frequentemente, a necrose gordurosa aparece como achado clínico dúbio. Acredita-se que o traumatismo seja a causa, embora apenas cerca da metade das pacientes tenha uma história de trauma da mama. Em certas ocasiões, observa-se a presença de equimose próximo ao tumor. Pode haver ou não hipersensibilidade à palpação. Sem tratamento, a massa associada à necrose gordurosa geralmente desaparece. Os exames de imagem são habitualmente insuficientes.[86] Como regra, a conduta mais segura consiste em *core biopsia* ou biopsia excisional de toda a massa, de modo a descartar a possibilidade de carcinoma. A necrose gordurosa é comum após ressecção segmentar e radioterapia ou cirurgias prévias da mama.[87]

DOR

Mastite e abscessos mamários

Mastite e abscessos puerperais

A infecção da mama é rara, a não ser que a paciente esteja amamentando ou tenha sofrido algum trauma. A mastite puerperal precisa ser diferenciada do abscesso puerperal.[3] Durante a lactação, é frequente observar o aparecimento de uma área de eritema, hipersensibilidade à palpação e endurecimento na mama. **A mastite puerperal é causada pela transmissão de bactérias durante a amamentação e pela falta de higiene. O microrganismo mais comumente encontrado na mastite e nos abscessos puerperais é o *Staphylococcus aureus*.**[88] Se for estabelecido o diagnóstico de mastite puerperal, recomenda-se o tratamento por meio de ordenha manual, antibióticos e continuação da amamentação. Nos estágios iniciais, a infecção frequentemente pode ser tratada sem a suspensão da amamentação, pela administração de um antibiótico, como *dicloxacilina*, na dose de 250 mg, 4 vezes/dia, ou *oxacilina*, na dose de 500 mg, 4 vezes/dia, durante 7 a 10 dias. **Se a lesão progredir até a formação de uma massa localizada com sinais locais e sistêmicos de infecção, o diagnóstico é de abscesso, o qual deve ser drenado por via percutânea, assim como incentivar a continuação da amamentação.**[89]

Abscesso não puerperal

Raramente, podem ocorrer infecções ou abscessos em mulheres jovens ou de meia-idade que não estejam amamentando.[90] A abordagem ao abscesso não puerperal é conservadora.[91,92] A suspeita de abscesso deve ser avaliada por meio de ultrassonografia para detectar a presença de massa inflamatória, pus, e avaliar se é uni ou multiloculado.[93] Quando há pus, procede-se à aspiração e deve-se instituir a antibioticoterapia e aspirações repetidas, se necessário.[93] Quando o acúmulo de pus é grande, a colocação de dreno é uma opção.[89] Uma única aspiração é suficiente em cerca da metade das pacientes.[94] Em geral, a incidência de recorrência de um abscesso é baixa (10%), mas é muito mais alta em tabagistas.[94] A análise bacteriológica de 190 abscessos em mulheres não lactantes e lactantes revelou um predomínio de cocos gram-positivos. O *S. aureus* foi o microrganismo mais comumente isolado (51,3%). Desses microrganismos, 8,6% consistiram em *S. aureus* resistente à meticilina (*MRSA*); no entanto, a expectativa é de aumento nas taxas de MRSA, com o aumento das taxas de colonização na população geral. Outros microrganismos comuns incluem anaeróbicos mistos (13,7%) e cocos anaeróbicos (6,3%).[93] **Se houver recorrência após múltiplas aspirações, pode ser necessário proceder à incisão e drenagem, seguidas de excisão do ducto ou ductos lactíferos acometidos na base da papila durante um intervalo de quiescência.** Em praticamente todos os casos, uma fístula do ducto lactífero pode ser confirmada como causa de reinfecção ou de infecção persistente.[95] Deve-se considerar a possibilidade de carcinoma inflamatório quando há eritema da mama. As pacientes não devem ser submetidas ao tratamento prolongado de uma infecção aparente, a não ser que a biopsia tenha eliminado a possibilidade de carcinoma inflamatório. As pacientes que fumam devem ser aconselhadas a abandonar o tabagismo.

Abscesso subareolar e fístula do ducto lactífero

Podem ocorrer abscesso subareolar e fístula dos ductos lactíferos em consequência de metaplasia escamosa.[95] A parte distal do ducto pode ficar ocluída por resíduos espessos. Várias revisões de grande porte relataram uma alta associação das fístulas dos ductos lactíferos com o tabagismo.[95] O tratamento definitivo do abscesso subareolar recidivante consiste em excisão do ducto e drenagem da cavidade do abscesso. **A taxa de recorrência é maior quando o tratamento consiste apenas em incisão e drenagem.**[3,95]

Mastite granulomatosa

A mastite granulomatosa (lobular) caracteriza-se por um fleimão inflamatório da mama que frequentemente é doloroso à palpação e está associado à ulceração da pele. A mastite granulomatosa pode ser confundida com múltiplos abscessos recorrentes ou até mesmo câncer. Ocorre com mais frequência em mulheres que já tiveram filhos.[96] A mastite granulomatosa pode estar associada à hiperprolactinemia, porém é idiopática. O diagnóstico é estabelecido por *core biopsia*, que demonstra a presença de granulomas não caseosos adjacentes ao lóbulo mamário. A amostra de tecido pode ser cultivada para excluir a possibilidade de outras causas de granuloma, como tuberculose. O tratamento da mastite granulomatosa consiste apenas em observação, e, em geral, ocorre resolução do processo entre 9 meses e 1 ano.[96] Em pacientes com culturas positivas, pode ser útil um ciclo de curta duração de terapia antimicrobiana.

Doença de Mondor

A doença de Mondor consiste em tromboflebite superficial da veia toracoepigástrica que se manifesta como dor e eritema da mama, progredindo para um cordão palpável. O tratamento consiste em cuidados de suporte, com aplicação de compressas mornas e uso de anti-inflamatórios não esteroides.

Mastalgia

A mastalgia é um distúrbio orgânico reconhecido que foi menos estudado em detalhe do que outros problemas mamários e cujo tratamento representa um desafio.[97] Acredita-se que a etiologia seja hormonal.[63] Aproximadamente 70 a 80% das mulheres queixam-se de dor mamária intensa em algum momento da vida, e a mastalgia é o sintoma mamário mais comum que leva as mulheres a consultar um médico.[63,98] Uma em cada 6 dessas pacientes tem mastalgia tão intensa que altera o estilo de vida e exige investigações repetidas e tratamento. A mastalgia interfere na função sexual de 40% das mulheres afetadas e no sono de 35%.[99] O relacionamento social, o trabalho e o desempenho atlético também são afetados.[99]

Tipos de mastalgia

3 A dor nas mamas consiste em um conjunto de sintomas causadores de angústia, classificados como cíclicos, acíclicos ou extramamários.[97] A **mastalgia cíclica** está relacionada com sintomas pré-menstruais exagerados, que começam na fase lútea, associados a ingurgitamento das mamas, dor, sensação de peso e hipersensibilidade à palpação, que é bilateral e que pode durar mais de 1 semana em algumas mulheres.[63,97,100] A mastalgia cíclica é mais prevalente em mulheres na terceira e quarta décadas de vida e representa dois terços de todos os sintomas de dor mamária.[63] A **mastalgia acíclica** não depende dos ciclos menstruais e é descrita como dor em queimação, e ser intermitente ou constante, é habitualmente unilateral, ocorre na quarta e quinta décadas de vida e é mais difícil de tratar do que a mastalgia cíclica.[63] A **dor extramamária** é percebida como dor localizada na mama, porém não é derivada da mama. A dor muscular da parede torácica, os sintomas relacionados com as cartilagens costais, o herpes-zóster, as radiculopatias e as fraturas de costelas estão entre algumas das causas mais comuns de dor extramamária. A costocondrite (síndrome de Tietze) é uma manifestação de dor na parede torácica frequentemente interpretada como dor nas mamas.

Tratamento da mastalgia

3 A dor nas mamas é um sintoma improvável de neoplasia maligna, e uma vez excluída a possibilidade de doença maligna por exame clínico e exames de imagem apropriados para a idade, o tratamento mais importante consiste na tranquilização da paciente.[98,101] A tranquilização sobre a natureza benigna da mastalgia por si só proporciona melhora nas queixas.[97] Em pacientes com sintomas persistentes, há uma variedade de tratamentos sugeridos, como medicamentos, modificações no estilo de vida, vitaminas e suplementos e excisão local. **A interrupção da terapia hormonal pode ser eficaz em algumas mulheres. A manutenção de um diário de intensidade da dor é importante para compreender sua relação com determinados fatores, como ciclo menstrual, atividades da vida diária e estresse.** O fracasso do tratamento pode levar ao aumento de depressão e ansiedade, de modo que não se deve menosprezar o tratamento dessa síndrome.[100]

O tratamento não farmacológico eficaz começa com o uso de um sutiã de tamanho apropriado que sustente a mama aequadamente.[97] A mama tem sustentação estrutural mínima e corre risco significativo de deslocamento relacionado com o movimento, resultando em mastalgia. O uso de sustentação externa para minimizar o movimento da mama parece ser efetivo na redução da dor mamária. O uso de sutiã inadequadamente ajustado está associado ao risco 3 vezes maior de mastalgia.[102] O uso de sutiã que fornece boa sustentação e proteção, tanto à noite como durante o dia, melhora os sintomas na maioria das mulheres.[97] O efeito de sutiã esportivo foi maior que o da modulação hormonal com *danazol* em ensaio clínico randomizado.[103] Em um ensaio clínico controlado e randomizado de pequeno porte, o exercício físico foi associado a uma melhora dos sintomas de mastalgia. A prática de exercício 3 vezes/semana proporcionou melhora significativa na qualidade de vida, mais do que a simples tranquilização e o uso de sutiã de sustentação isoladamente.[103]

A terapia com agentes não esteroides tópicos é outra opção em mulheres com mastalgia.[105] Com frequência, são utilizadas AINEs em gel para analgesia. Em um estudo, as pacientes foram estratificadas com base na dor cíclica *versus* acíclica, e em seguida randomizadas para tratamento com AINE *versus* placebo. Foi constatada uma redução significativa da dor cíclica e acíclica em todos os grupos, porém a magnitude da redução foi maior nos braços de tratamento e semelhante para os grupos de dor cíclica e acíclica.

Os moduladores hormonais, incluindo *toremifeno, ormeloxifeno, danazol, bromocriptina, tamoxifeno* e *Depo-Provera,* são tratamentos farmacológicos reconhecidos para a mastalgia.[97] Todas essas terapias farmacológicas estão associadas a efeitos colaterais significativos, que limitam seu uso geral, e várias delas não **3** estão aprovadas pela FDA. **A interrupção do uso de contraceptivos orais ou da terapia hormonal pode ser suficiente para aliviar os sintomas.**[63]

A linha seguinte de terapia para pacientes que não respondem ao uso de sutiã de sustentação, prática de exercícios físicos e analgésicos consiste no uso de moduladores seletivos dos receptores de estrogênio (SERM). O tratamento com tamoxifeno, um SERM, demonstrou reduzir a dor mamária com uma dose de 10 a 20 mg/dia, com efeitos equivalentes em comparação com o *danazol* e a *bromocriptina* na maioria dos estudos.[97] Apesar desses achados, o *tamoxifeno* não foi aprovado para esse uso nos EUA. O *ormeloxifeno* é um SERM não esteroide, mais frequentemente prescrito como contraceptivo oral, cujo efeito é equivalente ao do *tamoxifeno* na dor mamária acíclica.[106] De maneira notável, com 12 semanas de terapia, 60% das pacientes relataram alívio dos sintomas, porém esse efeito não foi duradouro, de modo que com 24 semanas a porcentagem de mulheres com melhora caiu para 30%.[106] Nesse ensaio clínico, 10% das mulheres desenvolveram cistos ovarianos, e outros efeitos colaterais incômodos incluíram irregularidades menstruais e tontura.

Em pacientes com sintomas graves que não respondem aos SERMs, pode-se considerar um curso temporário de esquema hormonal, como *danazol* ou *bromocriptina,* pesando sempre os benefícios contra os efeitos colaterais. O *danazol* é um androgênio sintético que suprime a liberação de gonadotropinas hipofisárias, impede o pico do hormônio luteinizante e inibe a produção ovariana de esteroides.[107] É o único medicamento aprovado pela FDA para tratamento da mastalgia. Os efeitos androgênicos – acne, edema, modificação da voz, ganho de peso, cefaleia, depressão e hirsutismo – frequentemente são intoleráveis, e muitas pacientes interrompem o uso mesmo quando há melhora dos sintomas.[108] O *danazol* pode ser iniciado em doses de 100 a 200 mg VO, 2 vezes/dia, em pacientes com dor intensa, e reduzido para uma dose menor de 100 mg/dia.[108]

A dor mamária é intensificada em algumas mulheres que apresentam níveis elevados de prolactina (PRL) induzidos pelo hormônio de liberação da tireotropina (TRH).[107] A *bromocriptina* é um antagonista da dopamina que inibe a liberação de PRL. A *bromocriptina* (2,5 mg, 2 vezes/dia), administrada durante 3 a 6 meses, é eficaz na redução da mastalgia em mulheres que apresentam elevação dos níveis de PRL induzida por TRH, com efeitos colaterais como náuseas, vômitos e cefaleia.[109]

O perfil de efeitos colaterais dos tratamentos com moduladores hormonais levou a uma pesquisa de terapias alternativas com vitaminas, suplementos e fitoterápicos. Nenhuma dessas terapias demonstrou claramente ser mais eficaz do que o placebo, porém elas permanecem populares entre pacientes, pois têm menos probabilidade de estar associadas a efeitos adversos relacionados com fármacos.[97] O óleo de prímola, que contém ácidos graxos essenciais (ácido γ-linolênico [GLA]), foi originalmente estudado em virtude de seu efeito sobre a síntese de prostaglandinas, contudo não demonstrou eficácia em comparação com o placebo.[97] O uso do GLA demonstrou ser seguro, sem quaisquer efeitos colaterais significativos, e foi prescrito como tratamento da mastalgia em virtude da ausência de efeitos colaterais. Em estudos randomizados de porte muito pequeno, foi constatado que o extrato de camomila melhora os sintomas e pode representar a opção de suplemento não hormonal mais segura, embora a verdadeira eficácia de todos os suplementos investigados provavelmente seja insignificante.[97,110]

Gigantomastia

As mulheres com mamas muito grandes frequentemente sentem dor no pescoço, nos ombros, nas costas e nas mamas em consequência do excesso de peso delas. Essa dor tende a se agravar no decorrer do dia.[111] A gigantomastia pode causar distorções na anatomia e postura, resultando em ombros tracionados para frente e hipertrofia compensatória do músculo trapézio. Muitas mulheres desenvolvem sulcos dolorosos nos ombros causados pelos sutiãs de sustentação, que podem se tornar permanentes com o decorrer do tempo.

Em pacientes com obesidade, o tratamento primário deve ser direcionado para a perda de peso, com o objetivo de alcançar um índice de massa corporal normal. Se os sintomas persistirem e não houver melhora com fisioterapia, a paciente deve considerar a possibilidade de mamoplastia redutora. Em um levantamento de 400 mulheres submetidas à mamoplastia redutora, 94% relataram redução do sulco nos ombros; 93%, alívio da dor no ombro; 81%, redução da dor nas costas; 88%, melhora da autoestima. Apesar da ocorrência de complicações pós-operatórias em 53% das pacientes, 93% declararam que fariam novamente a cirurgia.[112]

DOENÇAS DO COMPLEXO ARÉOLO-PAPILAR DA MAMA

Descarga papilar

A descarga papilar é um sintoma inicial em relativamente poucas pacientes que procuram avaliação de sintoma mamário. Em um relato, 4,5% das pacientes com queixa mamária relataram a ocorrência de descarga papilar. Em cerca da metade dos casos, a descarga papilar é espontânea, enquanto no restante é provocada.[113] A descarga papilar que não ocorre espontaneamente não tem significado patológico. Na descarga papilar provocada ou autoinduzida, a conduta consiste em tranquilização e orientação para interromper a manipulação. A descarga papilar espontânea tem mais tendência a estar associada a um problema patológico subjacente que provocou a descarga. **Embora seja um achado angustiante, a descarga papilar espontânea está associada a carcinoma em menos de 10% dos casos.**[114] A descarga papilar pode ser causada por processos neoplásicos ou não neoplásicos.[115] Em geral, a descarga causada por neoplasia maligna é sanguinolenta, como aquela provocada por papilomas. Os processos não neoplásicos incluem galactorreia, alterações fisiológicas em consequência de manipulação, obviamente a gestação, mastite periductal, abscesso subareolar, alteração fibrocística e ectasia ductal. As causas de neoplasias de descarga papilar em mulheres não lactantes incluem papiloma intraductal solitário, carcinoma, papilomatose, metaplasia escamosa e adenose.[113,115] As causas extramamárias estão relacionadas com hormônios e fármacos.[115] **A seguir, são apresentadas as características importantes da descarga e de outros fatores a ser avaliadas por anamnese e exame físico:**

1. **Natureza da descarga (serosa, sanguinolenta ou leitosa).**
2. **Presença de tumor.**
3. **Uni ou bilateral.**
4. **Ducto único ou ductos múltiplos.**
5. **Descarga espontânea (persistente ou intermitente) ou produzida por compressão em um único local ou em toda a mama.**
6. **Relação com a menstruação.**
7. **Pré ou pós-menopausa.**
8. **Medicamentos hormonais (contraceptivos orais ou estrogênio).**

Papiloma da mama

Em geral, a descarga unilateral, espontânea, sanguinolenta ou serossanguínea de um único ducto é causada por papiloma intraductal ou, raramente, por câncer intraductal. Em ambos os casos, pode não haver tumor palpável. O ducto acometido pode ser localizado por compressão em diferentes locais ao redor da papila mamária e na margem da aréola. A descarga sanguinolenta é mais sugestiva de câncer, entretanto, é habitualmente causada por papiloma intraductal benigno. Em mulheres na pré-menopausa, a descarga espontânea de múltiplos ductos, unilateral ou bilateral, é mais acentuada imediatamente antes da menstruação. Com frequência, é causada por alteração fibrocística, e a descarga pode ser verde ou acastanhada. Em geral, observa-se a presença de papilomatose e ectasia ductal na biopsia. Se for constatada a presença de tumor, ele deve ser removido. A secreção leitosa de múltiplos ductos em mulheres não lactantes provavelmente reflete aumento da secreção hipofisária de PRL. Os níveis séricos de PRL e do hormônio tireoestimulante devem ser determinados para a detecção de tumor hipofisário ou hipotireoidismo, que pode causar galactorreia. Por outro lado, as *fenotiazinas* podem causar descarga leitosa que desaparece quando o medicamento é interrompido. Os contraceptivos orais podem causar descarga transparente, serosa ou leitosa de múltiplos ductos ou, com menos, frequência de um único ducto. A descarga é mais evidente imediatamente antes da menstruação e desaparece quando o medicamento é interrompido.

6 A descarga papilar unilateral crônica, particularmente se for sanguinolenta, constitui uma indicação para a ressecção dos ductos acometidos. A mamografia e a ultrassonografia são realizadas para descartar a possibilidade de tumor associado. Em certas ocasiões, pode-se efetuar uma ductografia para identificar um defeito de enchimento antes da excisão do(s) ducto(s) acometido(s); todavia, em geral, essa técnica é dolorosa e de pouca utilidade.[116] A ductografia não substitui a excisão, pois ela omite múltiplas lesões e pode não mostrar a periferia.[117]

O papel do exame citológico da descarga papilar é incerto. Pode identificar células malignas e levar a uma cirurgia oncológica apropriada.[116] Os achados negativos não excluem a possibilidade de câncer, e deve-se efetuar uma *core biopsia* de qualquer tumor subjacente, podendo levar a um tratamento cirúrgico adicional.[117] A avaliação histopatológica completa do sistema ductal acometido constitui o método preferido de diagnóstico na ausência de tumor. O diagnóstico não deve ser baseado na avaliação citológica.

A conduta habitual na descarga papilar consiste em excisão cirúrgica por meio de incisão periareolar adjacente ao ponto de gatilho, isto é, o ponto de compressão que produz descarga papilar.[115] A excisão de um único ducto ou a excisão de um ducto central dos ductos subareolares principais pode ser realizada com anestesia local ou geral. É possível inserir uma cânula no suposto ducto, injetar azul de metileno ou introduzir uma sonda lacrimal no ducto para sua localização. A ultrassonografia pode ser útil na localização de um ducto com dilatação focal e possibilita a localização com agulha.[118] Efetua-se uma ressecção de 3 a 5 cm de tecido mamário ou até que se possa identificar a ausência de líquido sanguinolento no sistema ductal. As complicações são raras, porém é preciso alertar a paciente sobre possível comprometimento da pele e da papila, em consequência do comprometimento da vascularização, alteração da sensibilidade da papila, deformidade, incapacidade de amamentação e recorrência se for removido apenas um ducto.

Quando há histórico de descarga papilar unilateral e sua localização não é possível, e não havendo tumor palpável, a paciente deve ser reexaminada a cada semana, durante vários meses. Se a descarga unilateral persistir mesmo sem localização definida ou o aparecimento de tumor, deve-se considerar a exploração cirúrgica se a descarga for grande. Outra opção é o acompanhamento cuidadoso a intervalos de 3 a 6 meses, e efetuar uma mamografia a cada 6 meses. A descarga purulenta pode se originar de um abscesso subareolar e exige excisão do seio lactífero relacionado.[119]

Ectasia ductal

A ectasia ductal é outra causa comum de descarga papilar em mulheres na peri e na pós-menopausa. Caracteriza-se por dilatação dos ductos subareolares em saca-rolha, que pode ser demonstrada na ultrassonografia, e por secreção espessa ou de aspecto caseoso. Pode haver retração da papila devido à involução ao encurtamento dos ductos afetados.[120] Essa condição benigna é mais bem tratada por meio de tranquilização, todavia, em certas ocasiões, pode requerer excisão para diagnóstico.

Inversão e retração da papila mamária

Em casos de retração da papila, até mesmo um único ducto fixado resulta em tração parcial da papila, podendo gerar uma fenda.[121] Por outro lado, o termo inversão da papila é reservado para os casos em que há tração completa. A inversão da papila pode ser congênita ou adquirida. A inversão congênita da papila, que é observada em cerca de 5% das mulheres, é habitualmente bilateral e é uma condição benigna.[122]

6 A retração ou a inversão adquiridas da papila mamária precisam ser cuidadosamente investigadas, incluindo uma avaliação clínica completa com ultrassonografia, além de mamografia se a paciente tiver mais de 35 anos de idade. Esse achado resulta mais comumente de ectasia ductal ou mastite periductal, entretanto pode ser causado, com menos frequência, por carcinoma em 5 a 20% dos casos ou até mesmo por tuberculose.[122] Se a avaliação for normal, a tranquilização com vigilância clínica contínua é o único tratamento necessário.

Adenomatose erosiva da papila

A adenomatose erosiva é um distúrbio benigno raro da papila mamária, que simula a doença de Paget.[123] As pacientes procuram tratamento devido à ocorrência de prurido, sensação de queimação e dor. Ao exame clínico, a papila pode estar ulcerada, com crostas, descamação, endurecida e eritematosa. A papila pode estar aumentada e mais proeminente durante os ciclos menstruais.[124] O diagnóstico diferencial inclui carcinoma de células escamosas, psoríase, dermatite de contato, queratose seborreica, adenocarcinoma metastático da pele e tumores primários incomuns da papila.[123] Deve-se efetuar uma biopsia excisional para o diagnóstico da lesão. A excisão local é curativa.[124]

Tecido mamário acessório

Cerca de 1% da população possui tecido mamário acessório.[125] Com mais frequência, trata-se de politelia ou presença de um complexo aréolo-papilar rudimentar, mas pode incluir graus variáveis de tecido glandular mamário, caso em que é designado como polimastia ou mama supranumerária. Esse tecido pode ser encontrado em qualquer ponto ao longo da linha mamária que se estende da axila até a virilha. A politelia ocorre mais comumente logo abaixo da mama normal e, algumas vezes, é confundida com um nevo. A polimastia ocorre mais frequentemente na axila.[126] Não raramente, o tecido mamário acessório pode passar despercebido até que as alterações hormonais da puberdade ou mesmo da gravidez façam com que o tecido se torne mais perceptível. Apesar disso, a maioria dos casos de politelia e polimastia permanece assintomática.[125] É importante assinalar que as doenças, tanto benignas como malignas, da mama podem ocorrer no tecido mamário acessório, e todas as áreas em que há tecido mamários devem ser monitoradas se a paciente decidir não remover o tecido por motivos estéticos. **A politelia está associada às anormalidades urogenitais e também a um risco aumentado de neoplasia maligna urogenital.[127] A identificação do tecido mamário acessório exige uma avaliação dos órgãos urogenitais por ultrassonografia.**

ANORMALIDADES MAMOGRÁFICAS BENIGNAS

Mastopatia diabética/mastite linfocítica

Essa lesão mamária benigna aparece com frequência como tumor mamário assintomático detectado de modo acidental em exame de imagem. As características ultrassonográficas são bastante preocupantes, visto que aparece como massa sólida hipoecoica com margens irregulares, ecotextura heterogênea e sombra posterior acentuada.[128] A mastopatia diabética está fortemente associada ao diabetes melito e acredita-se que seja de natureza autoimune. Em consequência do estado hiperglicêmico, foi formulada a hipótese de que os produtos finais da glicosilação avançada são formados e atuam como neoantígenos que desencadeiam uma resposta autoimune.[128] A *core biopsia* mostra a presença de fibrose densa semelhante à queloide e infiltração linfocítica periductal, lobular ou perivascular.[129] A mastopatia diabética não exige excisão, contudo, necessita de *core biopsia* para estabelecer o diagnóstico.

Hiperplasia estromal pseudoangiomatosa

A hiperplasia estromal pseudoangiomatosa (PASH) é uma proliferação benigna do estroma que compartilha alguns aspectos histológicos com o angiossarcoma.[130] A PASH pode se manifestar como área de densidade aumentada ao exame físico ou ser identificada de modo acidental na *core biopsia* realizada por outro motivo, mas é mais comumente identificada em exame de imagem da mama como tumor sólido, bem definido e não calcificado.[131] Uma vez estabelecido claramente o diagnóstico, não há necessidade de terapia.

Adenose esclerosante

A adenose esclerosante pode se manifestar como tumor palpável ou anormalidade mamográfica.[132] Trata-se de uma lesão esclerosante benigna, e o risco de desenvolvimento subsequente de câncer é baixo.[132] Não há necessidade de tratamento.

Lesões de risco

Quando encontradas na *core biopsia*, essas lesões representam para a paciente um risco aumentado de diagnóstico subsequente de câncer de mama em qualquer uma das mamas. Historicamente, o tratamento dessas lesões consistia em excisão cirúrgica, devido ao risco de achado de câncer invasor concomitante na análise histopatológica final. Essa sugestão baseava-se, em grande parte, em dados retrospectivos, no entanto, uma análise mais recente sugere que a excisão cirúrgica pode representar um tratamento excessivo em muitas pacientes nas quais esses diagnósticos representam apenas um aumento de risco geral.[133] São necessários outros ensaios clínicos multicêntricos prospectivos para esclarecer essa questão.

As pacientes com diagnóstico de lesões de risco devem ser aconselhadas a respeito do acompanhamento e das condutas de redução de risco. O risco de desenvolvimento de câncer invasor é cerca de 3,5 a 5 vezes maior do que na população geral.[133-136] As pacientes devem se submeter anualmente à mamografia e ao exame clínico das mamas. O risco de desenvolvimento subsequente de câncer de mama pode ser reduzido, evitando-se o uso de estrogênios exógenos, iniciando um programa de exercícios físicos e mantendo um estilo de vida saudável.[108] Pode-se considerar a quimioprevenção com *tamoxifeno* para pacientes com fatores adicionais que contribuem para o elevado risco.

Neoplasia lobular

A neoplasia lobular é um espectro de atipia com hiperplasia lobular atípica (HLA) na extremidade mais organizada até o CLIS mais distorcido. As pacientes podem ser tranquilizadas de que o CLIS não é um precursor obrigatório de carcinoma lobular. Historicamente, acreditava-se que as taxas de aumento de grau na HLA variassem de 0 a 67%, com média de 9%.[133] As taxas de aumento de grau do CLIS eram, em média, mais altas, com faixa de 0 a 60% e média de 18%.[134] Quando limitadas a dados em que havia concordância dos exames de imagem e histopatológicos, foi constatada a presença de apenas um câncer invasor em 337 casos, e as taxas de incremento para câncer não invasivo (carcinoma ductal *in situ*) nessas pacientes foram de cerca de 1%.[133] Foram relatadas taxas baixas e semelhantes em outra série retrospectiva recente.[135,136] **As diretrizes da NCCN de 2017 recomendam apenas uma observação rigorosa em pacientes com hiperplasia lobular atípica ou com CLIS clássico na *core biopsia* e considerados concordantes no exame de imagem.**[35] Essas lesões devem ser acompanhadas com mamografia repetida a intervalo de 6 meses para documentar sua estabilidade. Essa conduta não se aplica a casos de CLIS pleomórfico, para o qual se dispõe de poucos dados sobre a história natural. O CLIS é considerado uma lesão mais agressiva, talvez mais estreitamente relacionada com o carcinoma ductal *in situ* do que com a neoplasia lobular, e o tratamento consiste em excisão com margens negativas.[138]

Hiperplasia ductal atípica (HDA)

Diferentemente da neoplasia lobular, a HDA detectada na *core biopsia* apresenta taxas inaceitavelmente altas de aumento do grau para carcinoma invasivo identificado na excisão cirúrgica.[133,138] Em uma metanálise recente, a menor taxa possível de aumento de grau da HDA para o carcinoma invasivo foi calculada em 8%,[133] e as médias publicadas variaram de 20 a 25%.[139] Por conseguinte, **recomenda-se a excisão cirúrgica em pacientes com HDA.**[35]

Cicatrizes radiais

As cicatrizes radiais são lesões esclerosantes mais comumente encontradas como achados incidentais em biopsias realizadas para outras indicações. Quando o tamanho delas é maior, podem aparecer como tumor espiculado na mamografia.[3] Recomenda-se a excisão cirúrgica, já que a taxa de aumento de estágio para câncer invasor é de aproximadamente 7%.[35,140] Após excisão, as pacientes continuam apresentando um leve aumento do risco de desenvolver câncer de mama em comparação com a população geral. Em um estudo de 880 mulheres com cicatrizes radiais que foram acompanhadas por um período médio de 20 anos, o risco relativo de desenvolvimento de câncer de mama em 10 anos foi de 1,82.[141]

DISTÚRBIOS RELACIONADOS COM IMPLANTES MAMÁRIOS

As estimativas indicam que mais de 11 milhões de mulheres em todo o mundo já se submeteram a implantes mamários. Os implantes são habitualmente colocados sob o músculo peitoral ou no tecido subcutâneo da mama. Os implantes consistem em um revestimento externo de silicone preenchido com gel de silicone ou solução salina. As complicações em implantes mamários são significativas.

Contratura da cápsula

As taxas de contratura variam na literatura de menos de 10% a mais de 60%. A contração da cápsula ou a fibrose ao redor do implante, que causa endurecimento e distorção da mama, pode ser dolorosa e, em algumas vezes, exige a retirada do implante e da cápsula.

Em um estudo retrospectivo de quase 1.000 pacientes, as taxas de contratura em 6 anos foram de 4,6% para implantes, 6,9% para revisão de implantes, 10,7% para reconstrução e 18,3% para revisão de reconstrução, e a maioria dos casos ocorreu nos primeiros 3 anos.[142] Após os primeiros 6 anos pós-operatórios, as taxas de contraturas são estimadas em 1% adicional por ano indefinidamente.

Ruptura

Pode ocorrer ruptura do implante em até 10% das mulheres, e o extravasamento do gel através da cápsula é ainda mais comum.[143] Em 2006, a FDA reaprovou os implantes com gel de silicone para uso em mulheres a partir de 22 anos de idade para fins estéticos e para reconstrução após cirurgia da mama, ou em mulheres com defeitos da mama traumáticos ou congênitos, e recomendou o rastreamento de ruptura do implante por RM a partir de 3 anos após a primeira cirurgia de implante e, em seguida, a cada 2 anos.[144] A agência aconselhou as mulheres sintomáticas com ruptura de implante a discutirem a necessidade de remoção cirúrgica com seus médicos. Quando não há evidências de sintomas associados, a retirada do implante geralmente não é indicada, pois os riscos de sua remoção são provavelmente maiores do que o risco de sua manutenção. A RM sem contraste é muito sensível para a detecção de ruptura de implante, porém seu custo é elevado.[43] A ultrassonografia de alta resolução, que é ligeiramente menos sensível, foi sugerida como alternativa de maior custo-eficiência para uso em mulheres assintomáticas.[145-147] Mesmo na ausência de ruptura, a infiltração de partículas de silicone pode levar à adenopatia palpável, causada por reação a corpos estranhos.

Linfoma anaplásico de grandes células associado a implantes de mama

O linfoma anaplásico de grandes células associado a implantes de mama (BIA-ALCL) é um câncer raro, mas que tem gerado muita preocupação nas pacientes e nos médicos.[148] Sua verdadeira incidência não é conhecida, porém um estudo conduzido na Holanda estima que seja de 1 a 3 casos por milhão de mulheres com implantes mamários por ano, enquanto um estudo realizado nos EUA calculou o risco acumulado de aproximadamente 1:30 mil pacientes com implantes.[149,150]

A apresentação típica consiste em implante circundado por seroma que surge mais de 1 ano após a colocação de implante, sem histórico de traumatismo recente, entretanto, com menos frequência, o BIA-ALCL pode se manifestar como tumor.[151] As pacientes com seroma inesperado devem ser avaliadas por meio de aspiração do líquido, seguida de imuno-histoquímica para CD30. O diagnóstico pode ser confirmado por uma população clonal de células T na citometria de fluxo e identificação de grandes células anaplásicas na citologia em bloco celular. O tratamento consiste em excisão completa do implante, da cápsula e de qualquer massa associada e quimioterapia em caso de doença mais avançada.[151]

REFERÊNCIAS BIBLIOGRÁFICAS

1. **Onstad M, Stucky A.** Benign breast disorders. *Obstet Gynecol Clin North Am* 2013;40(3):459–473.
2. **Galea M.** Benign breast disorders. *Surgery (Oxford)* 2016.
3. **Harris J, Morrow M, Lippman M, et al.** *Diseases of the Breast.* Philadelphia, PA: Lippincott Williams & Wilkins; 2014.
4. **American College of Obstetricians and Gynecologists' Committee on Practice Bulletins–Gynecology.** Practice Bulletin No. 164: Diagnosis and management of benign breast disorders. *Obstet Gynecol* 2016;127(6):e141–e156.
5. **Gail Risk Assessment.** Breast cancer risk assessment tool. Available online at http://www.cancer.gov/bcrisktool.
6. **Moyer VA, U.S. Preventive Services Task Force.** Risk assessment, genetic counseling, and genetic testing for BRCA-related cancer in women: U.S. Preventive Services Task Force recommendation statement. *Ann Intern Med* 2014;160(4):271–281.
7. **Fischer C, Kuchenbäcker K, Engel C, et al; German Consortium for Hereditary Breast and Ovarian Cancer.** Evaluating the performance of the breast cancer genetic risk models BOADICEA, IBIS, BRCAPRO and Claus for predicting BRCA1/2 mutation carrier probabilities: a study based on 7352 families from the German Hereditary Breast and Ovarian Cancer Consortium. *J Med Genet* 2013;50(6):360–367.
8. **Warwick J, Birke H, Stone J, et al.** Mammographic breast density refines Tyrer-Cuzick estimates of breast cancer risk in high-risk women: findings from the placebo arm of the International Breast Cancer Intervention Study I. *Breast Cancer Res* 2014;16(5):451.
9. **O'Brien MM, Donaldson SS, Balise RR, et al.** Second malignant neoplasms in survivors pediatric Hodgkin's lymphoma treated with low-dose radiation and chemotherapy. *J Clin Oncol* 2010;28(7):1232–1239.
10. **Mark K, Temkin SM, Terplan M.** Breast self-awareness: the evidence behind the euphemism. *Obstet Gynecol* 2014;123(4):734–736.
11. Breast self-examination tutorial. Available online at http://www.komen.org/bse http://ww5.komen.org/BreastCancer/BreastSelfAwareness.html?ecid = vanityurl:28.
12. **Pilevarzadeh M.** Women's perspective of breast self-examination. *Int J Biomed Sci* 2016;12(3):115–119.
13. **Coldman A, Phillips N, Wilson C, et al.** Pan-Canadian study of mammography screening and mortality from breast cancer. *J Natl Cancer Inst* 2014;106(11):dju261.
14. **Stout NK, Lee SJ, Schechter CB, et al.** Benefits, harms, and costs for breast cancer screening after US implementation of digital mammography. *J Natl Cancer Inst* 2014;106(6):dju092.
15. **Friedewald SM, Rafferty EA, Rose SL, et al.** Breast cancer screening using tomosynthesis in combination with digital mammography. *JAMA* 2014;311(24):2499–2507.
16. **Skaane P, Bandos AI, Gullien R, et al.** Comparison of digital mammography alone and digital mammography plus tomosynthesis in a population-based screening program. *Radiology* 2013;267(1):47–56.
17. **Bernardi D, Macaskill P, Pellegrini M, et al.** Breast cancer screening with tomosynthesis (3D mammography) with acquired or synthetic 2D mammography compared with 2D mammography alone (STORM-2): a population-based prospective study. *Lancet Oncol* 2016;17(8):1105–1113.
18. **Rafferty EA, Park JM, Philpotts LE, et al.** Diagnostic accuracy and recall rates for digital mammography and digital mammography combined with one-view and two-view tomosynthesis: results of an enriched reader study. *AJR Am J Roentgenol* 2014;202(2):273–281.
19. **Hendrick RE, Pisano ED, Averbukh A, et al.** Comparison of acquisition parameters and breast dose in digital mammography and screen-film mammography in the American College of Radiology Imaging Network digital mammographic imaging screening trial. *AJR Am J Roentgenol* 2010;194(2):362–369.
20. **Svahn TM, Houssami N, Sechopoulos I, et al.** Review of radiation dose estimates in digital breast tomosynthesis relative to those in two-view full-field digital mammography. *Breast* 2015;24(2):93–99.
21. **Paquelet JR, Hendrick RE.** Lesion size inaccuracies in digital mammography. *AJR Am J Roentgenol* 2010;194(1):W115–W118.
22. **Brem RF, Lenihan MJ, Lieberman J, et al.** Screening breast ultrasound: past, present, and future. *AJR Am J Roentgenol* 2015;204(2):234–240.
23. **Chan CH, Coopey SB, Freer PE, et al.** False-negative rate of combined mammography and ultrasound for women with palpable breast masses. *Breast Cancer Res Treat* 2015;153(3):699–702.

24. **D'Orsi CJ, Sickles ES, et al.** *ACR BI-RADS Atlas, Breast Imaging Reporting and Data System.* Reston, VA: American College of Radiology; 2013.
25. **Weigel S, Decker T, Korsching E, et al.** Calcifications in digital mammographic screening; improvement of early detection of invasive breast cancer? *Radiology* 2010;255(3):738–745.
26. American College of Radiology BI-RADS Atlas, 5th edition. Available online at https://www.acr.org/-/media/ACR/Files/RADS/BI-RADS/Mammography-Reporting.pdf
27. **Kemp Jacobsen K, O'Meara ES, Key D, et al.** Comparing sensitivity and specificity of screening mammography in the United States and Denmark. *Int J Cancer* 2015;137(9):2198–2207.
28. **Kerlikowske K, Zhu W, Hubbard RA, et al; Breast Cancer Surveillance Consortium.** Outcomes of screening mammography by frequency, breast density, and postmenopausal hormone therapy. *JAMA Intern Med* 2013;173(9):807–816.
29. **Madjar H.** Role of breast ultrasound for the detection and differentiation of breast lesions. *Breast Care (Basel)* 2010;5(2):109–114.
30. **Kelly KM, Dean J, Columada WS, et al.** Breast cancer detection using automated whole breast ultrasound and mammography in radiologically dense breasts. *Eur Radiol* 2010;20(3):734–742.
31. **Iuanow E, Smith K, Obuchowski NA, et al.** Accuracy of cyst versus solid diagnosis in the breast using quantitative transmission (QT) ultrasound. *Acad Radiol* 2017;24(9):1148–1153.
32. **Weinstein S, Rosen M.** Breast MR imaging: current indications and advanced imaging techniques. *Radiol Clin North Am* 2010;48(5):1013–1042.
33. **Spick C, Szolar DHM, Preidler KW, et al.** Breast MRI used as a problem-solving tool reliably excludes malignancy. *Eur J Radiol* 2015;84(1):61–64.
34. **National Comprehensive Cancer Network (NCCN).** NCCN Clinical practice guidelines in oncology. Available online at http://www.nccn.org/professionals/physician_gls/f_guidelines.asp. Accessed November 18, 2017.
35. **Raikhlin A, Curpen B, Warner E, et al.** Breast MRI as an adjunct to mammography for breast cancer screening in high risk patients: a retrospective review. *AJR Am J Roentgenol* 2015;204(4):889–897.
36. **Evans DG, Kesavan N, Lim Y, et al.** MRI breast screening in high-risk women: cancer detection and survival analysis. *Breast Cancer Res Treat* 2014;145(3):663–672.
37. **Houssami N, Turner R, Macaskill P, et al.** An individual person data meta-analysis of perioperative magnetic resonance imaging and breast cancer recurrence. *J Clin Oncol* 2014;32(5):392–401.
38. **Wang SY, Kuntz KM, Tuttle TM, et al.** The association of preoperative breast magnetic resonance imaging and multiple breast surgeries among older women with early stage breast cancer. *Breast Cancer Res Treat* 2013;138(1):137–147.
39. **Xia C, Schroeder MC, Weigel RJ, et al.** Rate of contralateral prophylactic mastectomy is influenced by preoperative MRI recommendations. *Ann Surg Oncol* 2014;21(13):4133–4138.
40. **Charehbili A, Wasser MN, Smit VT, et al.** Accuracy of MRI for treatment response assessment after taxane-and anthracycline-based neoadjuvant chemotherapy in HER2-negative breast cancer. *Eur J Surg Oncol* 2014;40(10):1216–1221.
41. **Jochelson MS, Lampen-Sachar K, Gibbons G, et al.** Do MRI and mammography reliably identify candidates for breast conservation after neoadjuvant chemotherapy? *Ann Surg Oncol* 2015;22(5):1490–1495.
42. **de Bresser J, de Vos B, van der Ent F, et al.** Breast MRI in clinically and mammographically occult breast cancer presenting with axillary metastasis: a systematic review. *Eur J Surg Oncol* 2010;36(2):114–119.
43. **Maijers MC, Niessen FB, Veldhuizen JF, et al.** MRI screening for silicone breast implant rupture: accuracy, inter-and intraobserver variability using explantation results as reference standard. *Eur Radiol* 2014;24(6):1167–1175.
44. **Lee CI, Bensink ME, Berry K, et al.** Performance goals for an adjunct diagnostic test to reduce unnecessary biopsies after screening mammography: analysis of costs, benefits, and consequences. *J Am Coll Radiol* 2016;13(11S):R81–R88.
45. **Hari S, Kumari S, Srivastava A, et al.** Image guided versus palpation guided core needle biopsy of palpable breast masses: a prospective study. *Indian J Med Res* 2016;143(5):597–604.
46. **Munch-Petersen HD, Rasmussen BB, Balslev E.** Reliability of histological malignancy grade, ER and HER2 status on core needle biopsy vs surgical specimen in breast cancer. *APMIS* 2014;122(9):750–754.
47. **Bruening W, Fontanarosa J, Tipton K, et al.** Systematic review: comparative effectiveness of core-needle and open surgical biopsy to diagnose breast lesions. *Ann Intern Med* 2010;152(4):238–246.
48. **Zimmermann CJ, Sheffield KM, Duncan CB, et al.** Time trends and geographic variation in use of minimally invasive breast biopsy. *J Am Coll Surg* 2013;216(4):814–824; discussion 824–827.
49. **Wang H, Tsang P, D'Cruz C, et al.** Follow-up of breast papillary lesion on core needle biopsy: experience in African-American population. *Diagn Pathol* 2014;9:86.
50. **Rageth CJ, O'Flynn EA, Comstock C, et al.** First International Consensus Conference on lesions of uncertain malignant potential in the breast (B3 Lesions). *Breast Cancer Res Treat* 2016;159(2):201–213.
51. **Blaylock RC, Byrne JLB, Clayton F, et al.** The Internet pathology laboratory for medical education. Available online at http://202.193.198.50/glblnet/severbj1/bl/WEBPATH.HTM.
52. **Shraddha D, Davies EL.** Benign breast disease. *Surgery* 2013;31:22–26.
53. **Kaur N, Agarwal N, Panwar P, et al.** Clinicopathologic profile of benign breast conditions in Indian women: prospective study based on aberrations of normal development and involution classification. *World J Surg* 2012;36(9):2252–2258.
54. **Berg Wa, Sechin AG, Marques H, et al.** Cystic breast masses and the ACRIN 6666 experience. *Radiol Clin North Am* 2010;48(5):931–987.
55. **Schindler AE.** Non-contraceptive benefits of hormonal contraceptives. *Minerva Ginecol* 2010;62(4):319–329.
56. **Sanders LM, Lacz NL, Lara J.** 16 year experience with aspiration of noncomplex breast cysts: cytology results with focus on positive cases. *Breast J* 2012;18(5):443–452.
57. **Ponka D, Baddar F.** Breast cyst aspiration. *Can Dam Physician* 2012;58:1240.
58. **Athanasiou A, Aubert E, Vincent Salomon A, et al.** Complex cystic breast masses in ultrasound examination. *Diagn Interv Imaging* 2014;95(2):169–179.
59. **Tea MK, Grimm C, Heinz-Peer G, et al.** The predictive value of suspicious sonographic characteristics in atypical cyst-like breast lesions. *Breast* 2011;20(2):165–169.
60. **Mannello F, Maccari F, Ligi D, et al.** Breast cyst fluid heparan sulphate is distinctively N-sulphated depending on apocrine or flattened type. *Cell Biochem Funct* 2015;33(3):128–133.
61. **Dash P.** Reconnoitering the status of prostate specific antigen and its role in women. *Indian J Clin Biochem* 2015;30(2):124–133.
62. **Socolov D, Anghelache I, Ilea C, et al.** Benign breast disease and the risk of breast cancer in the next 15 years. *Rev Med Chir Soc Med Iasi* 2015;119(1):135–140.
63. **Eren T, Aslan A, Ozemir IA, et al.** Factors affecting mastalgia. *Breast Care* 2016;11(3):188–193.
64. **Chase C, Wells J, Eley S.** Caffeine and breast pain: revisiting the connection. *Nurs Womens Health* 2011;15(4):286–294.
65. **Mirhashemi SM, Sahmani M, Salehi B, et al.** Metabolic response to omega-3 fatty acids and vitamin E co-supplementation in patient with fibrocystic breast disease: a randomized, double-blind, placebo-controlled trial. *Arch Iran Med* 2017;20(8):466–473.
66. **Pruthis S, Wahner-Roedler DL, Torkelson CJ, et al.** Vitamin E and evening primrose oil for management of cyclical mastalgia: a randomized pilot study. *Altern Med Rev* 2010;15(1):59–67.
67. **Mansel RE, Das T, Baggs GE, et al.** A randomized controlled multicenter trial of an investigational liquid nutritional formula in women with cyclic breast pain associated with fibrocystic breast changes. *J Womens Health (Larchmt)* 2017;27(3):333–340.

68. **Caraulean A, Socolov R, Rugina V, et al.** Comparisons between the non-proliferative and proliferative therapy in fibrocystic mastosis. *Rev Med Chir Soc Med Nat Iasi* 2016;120(2):321–327.
69. **Celik SU, Besli Celik D, Yetiskin E, et al.** Giant juvenile fibroadenoma of the breast: a clinical case. *Arch Argent Pediatr* 2017;115(6):e428–e431.
70. **Sanders LM, Sharma P, El Madany M, et al.** Clinical breast concerns in low-risk pediatric patients: practice review with proposed recommendations. *Pediatr Radiol* 2017;48(2):186–195.
71. **Krings G, Bean GR, Chen YY.** Fibroepithelial lesions; the WHO spectrum. *Semin Diagn Pathol* 2017;34(5):438–452.
72. **Ranieri E, Barberi S, Caprio G, et al.** Diagnosis and treatment of fibroadenoma of the breast: 20 years' experience. *Chir Ital* 2006;58(3):295–297.
73. **Sklair-Levy M, Rayman S, Yosepovich A, et al.** The Intact breast lesion excision system as a therapeutic device for selected benign breast lesions. *Breast J* 2017;10:1111.
74. **Darwish A, Nasr AO, El Hassan LA, et al.** Cyclosporine–a therapy-induced multiple bilateral breast and accessory axillary breast fibroadenomas: a case report. *J Med Case Rep* 2010;4:267.
75. **Tse GM, Niu Y, Shi HJ.** Phyllodes tumor of the breast: an update. *Breast Cancer* 2010;17(1):29–34.
76. **Venter AC, Rosca E, Daina LG, et al.** Phyllodes tumor: diagnostic imaging and histopathology findings. *Rom J Morphol Embryol* 2015;56(4):1397–1402.
77. **Yan Z, Gudi M, Lim SH.** A large benign phyllodes tumor of the breast: A case report and literature review. *Int J Surg Case Rep* 2017;39:192–195.
78. **Giri D.** Recurrent challenges in the evaluation of fibroepithelial lesions. *Arch Pathol Lab Med* 2009;133(5):713–721.
79. **Shaaban M, Barthelmes L.** Benign phyllodes tumours of the breast: (over) treatment of margins–a literature review. *Eur J Surg Oncol* 2017;43(7):1186–1190.
80. **Moo TA, Alabdulkareem H, Tam A, et al.** Association between recurrence and re-excision for close and positive margins versus observation in patient with benign phyllodes tumors. *Ann Surg Oncol* 2017;24(10):3088–3092.
81. **Borhani-Khomani K, Talman ML, Kroman N, et al.** Risk of local recurrence of benign and borderline phyllodes tumors: a Danish population-based retrospective study. *Ann Surg Oncol* 2016;23(5):1543–1548.
82. **Co M, Chen C, Tsang JY, et al.** Mammary phyllodes tumour: a 15-year multicenter clinical review. *J Clin Pathol* 2018;71(6):493–497.
83. **Koh VCY, Thike AA, Nasir NDM, et al.** Size and heterologous elements predict metastasis in malignant phyllodes tumours of the breast. *Virchows Arch* 2017;472(4):615–621..
84. **Mitus JW, Blecharz P, Walasek T, et al.** Treatment of patients with distant metastases from phyllodes tumor of the breast. *World J Surg* 2016;40(2):323–328.
85. **Barth RJ Jr, Wells WA, Mitchell SE, et al.** A prospective, multi-institutional study of adjuvant radiotherapy after resection of malignant phyllodes tumors. *Ann Surg Oncol* 2009;16(8):2288–2294.
86. **Dorner J, Malter W, Markiefka B, et al.** Value of multiparametric magnetic resonance imaging of the breast for the differentiation of fat necrosis and tumor recurrence after breast-conserving surgery: a case report. *Rofo* 2018;190(2):175–177.
87. **Wang C, Luan J.** Medial row perforators are associated with higher rates of fat necrosis in bilateral DIEP flap breast reconstruction. *Plast Reconstr Surg* 2017;140(6):819e.
88. **Jahanfar S, Ng CJ, Teng CL.** Antibiotics for mastitis in breastfeeding women. *Sao Paulo Med J* 2016;134(3):273.
89. **Falco G, Foroni M, Castagnetti F, et al.** Ultrasound-guided percutaneous catheter drainage of large breast abscesses in lactating women: how to preserve breastfeeding safely. *Breastfeed Med* 2016;11:555–556.
90. **Rizzo M, Gabram S, Staley C, et al.** Management of breast abscesses in nonlactating women. *Am Surg* 2010;76(3):292–295.
91. **Barron AU, Luk S, Phelan HA, et al.** Do acute-care surgeons follow best practices for breast abscess management? A single-institution analysis of 325 consecutive cases. *J Surg Res* 2017;216:169–171.
92. **Saboo A, Bennett I.** Trends in non-lactation breast abscess in a tertiary hospital setting. *ANZ J Surg* 2017.
93. **Dabbas N, Chand M, Pallett A, et al.** Have the organisms that cause breast abscess changed with time? Implications for appropriate antibiotic usage in primary and secondary care. *Breast J* 2010;16(4):412–415.
94. **Bharat A, Gao F, Aft RL, et al.** Predictors of primary breast abscesses and recurrence. *World J Surg* 2009;33(12):2582–2586.
95. **Taffurelli M, Pellegrini A, Santini D, et al.** Recurrent periductal mastitis: surgical treatment. *Surgery* 2016;160(6):1689–1692.
96. **Bouton ME, Jayaram L, O'Neill PJ, et al.** Management of idiopathic granulomatous mastitis with observation. *Am J Surg* 2015;210(2):258–262.
97. **Groen JW, Grosfeld S, Bramer WM, et al.** Cyclic and non-cyclic breast pain: a systematic review on pain reduction, side effects, and quality of life for various treatments. *Eur J Obstet Gynecol Reprod Biol* 2017;219:74–93.
98. **Expert Panel on Breast Imaging; Jokich PM, Bailey L, et al.** ACR Appropriateness Criteria breast pain. *J Am Coll Radiol* 2017;14(5S):S25–S33.
99. **Scurr J, Hedger W, Morris P, et al.** The prevalence, severity, and impact of breast pain in the general population. *Breast J* 2014;20(5):508–513.
100. **Kanat BH, Atmaca M, Girgin M, et al.** Effects of mastalgia in young women on quality of life, depression, and anxiety levels. *Indian J Surg* 2016;78(2):96–99.
101. **Chetlen AL, Kapoor MM, Watts MR.** Mastalgia: imaging work-up appropriateness. *Acad Radiol* 2017;24(3):345–349.
102. **Kocoglu D, Kursun S, Akın B, et al.** Mastalgia and associated factors: a cross-sectional study. *Agri* 2017;29(3):100–108.
103. **Hadi MS.** Sports brassiere: is it a solution for mastalgia? *Breast J* 2000;6(6):407–409.
104. **Genc A, Celebi MM, Çelik SU, et al.** The effects of exercise on mastalgia. *Phys Sportsmed* 2017;45(1):17–21.
105. **Ahmadinejad M, Delfan B, Haghdani S, et al.** Comparing the effect of diclofenac gel and piroxicam gel on mastalgia. *Breast J* 2010;16(2):213–214.
106. **Jain BK, Bansal A, Choudhary D, et al.** Centchroman vs tamoxifen for regression of mastalgia: a randomized controlled trial. *Int J Sur* 2015;15:11–16.
107. **Smith RL, Pruthi S, Fitzpatrick LA.** Evaluation and management of breast pain. *Mayo Clin Proc* 2004;79(3):353–372.
108. **Ortiz-Mendoza CM, Olvera-Mancilla M.** Danazol effectivity in control of moderate to severe mastalgia. *Cir Cir* 2004;72(6):479–482.
109. **Srivastava A, Mansel RE, Arvind N, et al.** Evidence-based management of mastalgia: a meta-analysis of randomised trials. *Breast* 2007;16(5):503–512.
110. **Saghafi N, Rhkhshandeh H, Pourmoghadam N, et al.** Effectiveness of Matricaria chamomilla (chamomile) extract on pain control of cyclic mastalgia: a double-blind randomized controlled trial. *J Obstet Gynaecol* 2018;38(1):81–84.
111. **Cabral IV, da Silva Garcia E, Sobrinho RN, et al.** Use of the BREAST-Q survey in the prospective evaluation of reduction mammoplasty outcomes. *Aesthetic Plast Surg* 2018;42(2):388–395.
112. **Davis GM, Ringler SL, Short K, et al.** Reduction mammaplasty: long-term efficacy, morbidity, and patient satisfaction. *Plast Reconstr Surg* 1995;96(5):1106–1110.
113. **Goksel H, Yagmurdur M, Demirhan B, et al.** Management strategies for patients with nipple discharge. *Langenbecks Arch Surg* 2005;390(1):52–58.
114. **Montroni I, Santini D, Zucchini G, et al.** Nipple discharge: is its significance as a risk factor for breast cancer fully understood? Observational study including 915 consecutive patients who underwent selective duct excision. *Breast Cancer Res Treat* 2010;123(3):895–900.
115. **Alcock C, Layer GT.** Predicting occult malignancy in nipple discharge. *ANZ J Surg* 2010;80(9):646–649.
116. **Castellano I, Metovic J, Balmativola D, et al.** The impact of malignant nipple discharge cytology (NDc) in surgical management of breast cancer patients. *PLoS One* 2017;12(8):e0182073.

117. **Morrogh M, Park A, Elkin EB, et al.** Lessons learned from 416 cases of nipple discharge of the breast. *Am J Surg* 2010;200(1):73–80.
118. **Romanoff A, Nulsen B, Mester J, et al.** Ultrasound-guided wire localization of focal ductal dilatation in the evaluation and treatment of pathologic nipple discharge. *Breast J* 2018;24(3):356–359.
119. **del Alcazar Viladomiu E, Valls AT, Murua MA, et al.** Purulent discharge from the nipples: a quiz. Zuska's disease. *Acta Derm Venereol* 2014;94(4):492–493.
120. **Ramalingam K, Vuthaluru S, Srivastava A, et al.** Ultra structural changes occurring in duct ectasia and periductal mastitis and their significance in etiopathogenesis. *PLoS One* 2017;12(3):e0173216.
121. **Stone K, Wheeler A.** A review of anatomy, physiology, and benign pathology of the nipple. *Ann Surg Oncol* 2015;22(10):3236–3240.
122. **Hernandez Yenty QM, Jurgens WJ, van Zuijlen PP, et al.** Treatment of the benign inverted nipple: A systematic review and recommendations for future therapy. *Breast* 2016;29:82–89.
123. **Errichetti E, Avellini C, Pegolo E, et al.** Dermoscopy as a supportive instrument in the early recognition of erosive adenomatosis of the nipple and mammary Paget's disease. *Ann Dermatol* 2017;29(3):365–367.
124. **Spohn GP, Trotter SC, Tozbikian G, et al.** Nipple adenoma in a female patient presenting with persistent erythema of the right nipple skin: case report, review of the literature, clinical implications, and relevancy to health care providers who evaluate and treat patients with dermatologic conditions of the breast skin. *BMC Dermatol* 2016;16(1):4.
125. **Jain M, Jain S, Roy S.** Intra-areolar polythelia in pregnancy: a rare anomaly. *J obstet Gynaecol* 2013;33(6):626–627.
126. **Singal R, Mehta Sk, Bala J, et al.** A study of evaluation and management of rare congenital breast diseases. *J Clin Diagn Res* 2016; 10(10):PC18–PC24.
127. **Gailli-Tsinopoulou A, Stergidou D.** Polythelia: simple atavistic remnant or a suspicious clinical sign for investigation? *Pediatr Endocriniol Rev* 2014;11(3):290–297.
128. **Chan CL, Ho RS, Shek TW, et al.** Diabetic mastopathy. *Breast J* 2013;19(5):533–538.
129. **Moschetta M, Telegrafo M, Triggiani V, et al.** Diabetic mastopathy; a diagnostic challenge in breast sonography. *J Clin Ultrasound* 2015;43(2):113–117.
130. **Baker GM, Schnitt SJ.** Vascular lesions of the breast. *Semin Diagn Pathol* 2017;34(5):410–419.
131. **Celliers L, Wong DD, Bourke A.** Pseudoangiomatous stromal hyperplasia: a study of the mammographic and sonographic features. *Clin Radiol* 2010;65(2):145–149.
132. **Visscher DW, Nassar A, Degnim AC, et al.** Sclerosing adenosis and risk of breast cancer. *Breast Cancer Res Treat* 2014;144(1):205–212.
133. **Schnidtt SJ.** Do all high risk lesion still require surgical excision? *Lynn Sage Breast Cancer Symposium* 2017.
134. **Donaldson AR, McCarthy C, Goraya S, et al.** Breast cancer risk associated with atypical hyperplasia and lobular carcinoma in situ initially diagnosed on core-needle biopsy. *Cancer* 2018;124(3):459–465.
135. **Muller KE, Roberts E, Zhao L, et al.** Isolated atypical lobular hyperplasia diagnosed on breast biopsy: low upgrade rate of subsequent excision with long-term follow-up. *Arch Pathol Lab Med* 2018;142(3):391–395.
136. **Rendi MH, Dintzis SM, Lehman CD, et al.** Lobular in-situ neoplasia on breast core needle biopsy: imaging indication and pathologic extent can identify which patients require excisional biopsy. *Ann Surg Oncol* 2012;19(3):914–921.
137. **Middleton LP, Sneige N, Coyne R, et al.** Most lobular carcinoma in situ and atypical lobular hyperplasia diagnosed on core needle biopsy can be managed clinically with radiologic follow-up in a multidisciplinary setting. *Cancer Med* 2014;3(3):492–499.
138. **Morrow M, Schnitt SJ, Norton L.** Current management of lesions associated with an increased risk of breast cancer. *Nat Rev Clin Oncol* 2015;12(4):227–238.
139. **Co M, Kwong A, Shek T.** Factors affecting the under-diagnosis of atypical ductal hyperplasia diagnosed by core needle biopsies–a 10-year retrospective study and review of the literature. *Int J Surg* 2018;49:27–31.
140. **Mooney KL, Bassett LW, Apple SK.** Upgrade rates of high-risk breast lesions diagnosed on core needle biopsy: a single-institution experience and literature review. *Mod Path* 2016;29(12):1471–1484.
141. **Sanders ME, Page DL, Simpson JF, et al.** Interdependence of radial scar and proliferative disease with respect to invasive breast carcinoma risk in patients with benign breast biopsies. *Cancer* 2006; 106(7):1453–1461.
142. **Maxwell GP, Van Natta BW, Bengtson BP, et al.** Ten-year results from the Natrelle 410 anatomical form-stable silicone breast implant core study. *Aesthet Surg J.* 2015;35(2):145–155.
143. **Handel N, Garcia ME, Wixtrom R.** Breast implant rupture: cases, incidence, clinical impact, and management. *Plast Reconstr Surg* 2013;132(5):1128–1137.
144. **Singh N, Pincha GJ, Hardas B, et al.** Five-year safety data for more than 55,000 subjects following breast implantation: comparison of rare adverse event rates with silicone implants versus national norms and saline implants. *Plast Reconstr Surg* 2017;140(4):666–679.
145. **Bengtson BP, Eaves FF 3rd.** High-resolution ultrasound in the detection of silicone gel breast implant shell failure: Background, in vitro studies, and early clinical results. *Aesthet Surg J* 2012;32(2):157–174.
146. **Chung KC, Malay S, Shauver MJ, et al.** Economic analysis of screening strategies for rupture of silicone gel breast implants. *Plast Reconstr Surg* 2012;130(1):225–237.
147. **Rietjens M, Villa G, Toesca A, et al.** Appropriate use of magnetic resonance imaging and ultrasound to detect early silicone gel breast implant rupture in postmastectomy reconstruction. *Plast Reconstr Surg* 2014;134(1):13e–20e.
148. **Rupani A, Frame JD, Kamel D.** Lymphomas associated with breast implants: a review of the literature. *Aesthet Sur J* 2015;35(5):533–544.
149. **Gidengil CA, Predmore Z, Mattke S, et al.** Breast implant-associated anaplastic large cell lymphoma: a systematic review. *Plast Reconstr Surg* 2015;135(3):713–720.
150. **Doren EL, Miranda RN, Selber JC, et al.** U.S. epidemiology of breast implant-associated anaplastic large cell lymphoma. *Plast Reconstr Surg* 2017;139(5):1042–1050.
151. **Clemens MW, Horwitz SM.** NCCN consensus guidelines for the diagnosis and management of breast implant-associated anaplastic large cell lymphoma. *Aesthet Surg J* 2017;37(3):285–289.

CAPÍTULO 20

Violência Contra as Mulheres e Agressão Sexual

Paula J. Adams Hillard

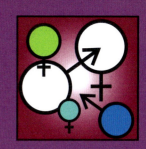

PONTOS-CHAVE

1. A violência contra as mulheres – principalmente aquela cometida pelo parceiro e a violência sexual – é caracterizada pela Organização Mundial da Saúde (OMS) como um grande problema de saúde pública e uma violação dos direitos humanos das mulheres. Estimativas globais da OMS indicam que aproximadamente 35% das mulheres em todo o mundo sofreram violência física ou sexual por parceiro ou não parceiro durante a vida.

2. O abuso sexual na infância tem um efeito profundo e potencialmente vitalício sobre a criança. Embora a maioria dos casos de abuso sexual infantil não seja relatada pela criança ou por sua família, estima-se que pelo menos 20% das mulheres adultas foram abusadas sexualmente na infância.

3. As mulheres que foram abusadas sexualmente quando crianças ou sofreram agressão sexual quando adultas costumam apresentar sequelas, incluindo depressão, ansiedade, dor pélvica crônica, dispareunia e vaginismo. Estes sintomas podem não ser identificados pelo médico nem pela paciente.

4. Todas as mulheres devem ser examinadas para história de abuso ou agressão sexual e violência por parceiro íntimo (VPI).

5. Quase uma em cada quatro mulheres adultas e aproximadamente um em cada sete homens nos EUA relatam ter sofrido violência física grave de um parceiro em sua vida.

6. Os termos *sobrevivente de abuso sexual* e *sobrevivente de agressão* são preferíveis a *vítima*.

7. A National Intimate Partner and Sexual Violence Survey (NISVS, em tradução livre Pesquisa Nacional de Parceiro Íntimo e Violência Sexual) dos Centros de Controle de Doenças dos EUA (CDCs) descobriu que aproximadamente 18% das mulheres foram estupradas durante suas vidas. A prevalência de estupro por parceiro ao longo da vida foi de 8,8% para mulheres, com 0,8% relatando estupro por parceiro no último ano. Entre as mulheres vítimas de estupro consumado, 78,7% foram estupradas pela primeira vez antes dos 25 anos e 40,4% antes dos 18 anos.

TERMINOLOGIA

1 **A violência contra as mulheres inclui uma série de atos diferentes aos quais meninas e mulheres podem ser submetidas durante suas vidas.** A violência contra as mulheres – especialmente a violência sexual e de parceiro íntimo – é caracterizada pela Organização Mundial da Saúde (OMS) como um grande problema de saúde pública e uma violação dos direitos humanos das mulheres. Estimativas globais da OMS indicam que aproximadamente 35% das mulheres em todo o mundo sofreram violência física ou sexual por parte do parceiro ou não, ou violência sexual de alguém que não era seu parceiro.[1] A maior parte da violência que as mulheres vivenciam é perpetrada por parceiros e, no mundo, até 38% dos assassinatos de mulheres são cometidos por parceiro do sexo masculino.[1] Este capítulo abordará os tópicos de abuso sexual infantil, tráfico de pessoas, mutilação genital feminina (MGF), assédio sexual, coerção reprodutiva, violência por parceiro íntimo (VPI), agressão e estupro sexual e abuso de idosos. O termo atendimento informado sobre trauma é usado para se referir ao atendimento médico (bem como serviço social, educação e atendimento em outros níveis) que reconhece e leva em consideração o impacto amplo e potencialmente profundo que eventos traumáticos passados podem ter na saúde física e mental.[2]

ABUSO SEXUAL INFANTIL

Durante a infância, a ocorrência de experiências adversas na infância (EAI), vivenciadas como um único evento ou sustentado ao longo do tempo – definido em um estudo marcante de 1998 incluindo abuso emocional, abuso físico, abuso sexual, negligência emocional, negligência física, tratamento violento da mãe, abuso familiar de substâncias, doença mental familiar, separação ou divórcio dos pais, ou um membro da família encarcerado – ocorrem regularmente com os filhos de todas as raças, classes econômicas e regiões geográficas, embora aqueles que vivem na pobreza tenham uma prevalência muito maior.[3] A experiência dessas EAIs pode se tornar tóxica quando há "ativação forte, frequente ou prolongada dos sistemas de resposta ao estresse do corpo na ausência de um relacionamento adulto de apoio".[3,4] **Uma série de condições comuns de saúde em adultos, incluindo obesidade, doença cardíaca, alcoolismo e abuso de outras drogas, estão diretamente relacionadas com as EAIs. Além disso, elas representam um risco maior para o início precoce da atividade sexual e gravidez na adolescência.**

2 O abuso sexual na infância tem um efeito profundo e potencialmente vitalício sobre a sobrevivente. Embora a maioria dos casos de abuso sexual infantil não seja relatada pela sobrevivente ou por sua família, estima-se que pelo menos 20% das mulheres adultas foram abusadas sexualmente quando crianças.[5] O abuso sexual infantil é definido como qualquer atividade sexual com uma criança em que o consentimento não é ou não pode ser dado, e inclui contato sexual forçado e atividades sem contato sexual.[6] Crianças mais novas são mais frequentemente expostas a carícias genitais ou abuso sem contato (exibicionismo, observação forçada de masturbação ou posar em pornografia infantil), e crianças com mais de 10 anos de idade são mais propensas a ser forçadas a ter relações sexuais ou sexo oral.[7] À medida que as crianças crescem, é mais provável que sofram abusos sexuais fora de casa e sejam vítimas de estranhos. Como adolescentes, as mulheres sobreviventes de abuso sexual infantil correm o risco de gravidez precoce não planejada, infecções sexualmente transmissíveis (ISTs), prostituição, abuso sexual posterior (revitimização), comportamento antissocial, fuga de casa, mentira, roubo, distúrbios alimentares e obesidade e múltiplos sintomas somáticos.[8] Essas mulheres são mais propensas a se envolver em comportamentos de risco à saúde, como tabagismo, abuso de substâncias e atividade sexual precoce com múltiplos parceiros.[9] Elas podem ser menos propensas a usar métodos contraceptivos.[10]

Embora a prevalência relatada de abuso sexual infantil dependa de várias definições e geralmente se baseie em relatórios retrospectivos de adultos, um grande estudo populacional indicou que 10% dos entrevistados relataram ter sofrido abuso sexual infantil com contato antes dos 18 anos, e cerca de 75% deles eram do sexo feminino.[11] Uma metanálise de estudos de prevalência global relatou uma prevalência de abuso sexual infantil com e sem contato de 19,7% das mulheres.[12,13] **Uma história de abuso sexual na infância aumenta os riscos de desenvolver transtorno de estresse pós-traumático (TEPT), transtorno de ansiedade, depressão, distorções da autopercepção, incluindo autoculpa, e hospitalização por doença mental.**[13] Sobreviventes adultos de abuso sexual infantil têm maior probabilidade de se tornarem vítimas de VPI e agressão sexual. Distúrbios que são frequentemente observados por ginecologistas/obstetras, incluindo dor pélvica crônica, distúrbios alimentares, efeitos na vida sexual (incluindo distúrbios do desejo, excitação e orgasmo), dispareunia, vaginismo, gravidez indesejada e prostituição, estão associados a uma história de abuso sexual.[6]

[3] As mulheres que foram abusadas sexualmente quando crianças ou sofreram agressão sexual quando adultas costumam apresentar sequelas, incluindo depressão, ansiedade, dor pélvica crônica, dispareunia e vaginismo. Esses sintomas podem não ser identificados pelo médico nem pela paciente.

[4] O American College of Obstetricians and Gynecologists (ACOG) recomenda que seja feito um rastreamento de todas as mulheres quanto à história de abuso sexual.[6] As recomendações incluem incorporação rotineira de triagem, normalizando a experiência de triagem como ocorrendo comumente, permitindo o controle da paciente sobre a divulgação, perguntando se a história foi previamente divulgada e se ela passou por terapia anterior, ouvindo com atenção e demonstrando disposição a adiar exames delicados.[6] Muitas vezes, as sobreviventes evitam os exames pélvicos e têm menor probabilidade de fazer o exame de Papanicolaou (Pap), devido à associação entre exames vaginais e dor.[14] Elas podem não ser capazes de tolerar exames pélvicos e podem evitar procurar atendimento ginecológico de rotina, porque esses exames podem lembrá-las do abuso sexual que sofreram quando crianças. Dissociação e lembranças podem ocorrer durante o trabalho de parto e ao nascimento de seu filho.[6,15] Embora os dados sobre resultados adversos da gravidez para mulheres com histórias de abuso sexual na infância sejam inconsistentes, a gravidez pode ser especialmente difícil e as dores do parto podem desencadear memórias de abuso.[6,15]

Os ginecologistas-obstetras podem ajudar suas pacientes sobreviventes de violência sexual validando seus sentimentos e preocupações e dando-lhes controle sobre o exame. É importante pedir permissão à paciente para realizar o exame, dar-lhe oportunidade de ter uma pessoa na sala com ela e informá-la de que tem o direito de interromper o exame a qualquer momento.[6] As técnicas para aumentar o conforto da paciente incluem orientá-la sobre as etapas do exame, manter o contato visual, permitir que ela controle o ritmo ou oriente o exame.[6] As sobreviventes podem ser incapazes de confiar ou estabelecer relacionamento com adultos. Algumas mulheres se culpam pelo abuso e passam a acreditar que não têm direito à ajuda de outras pessoas, e assim, elas correm o risco de continuar a entrar em relacionamentos abusivos. **Com frequência, as mulheres sobreviventes de abuso sexual na infância desenvolvem sentimentos de impotência e desamparo e podem ficar cronicamente deprimidas.** Elas experimentam uma alta incidência de comportamento autodestrutivo, incluindo suicídio e automutilação deliberada, como se cortar ou se queimar.[14,16] Os sintomas de saúde mental mais extremos nas sobreviventes de agressão estão associados ao início do abuso em uma idade precoce, abuso frequente por um longo período, uso da força ou abuso por parte do pai ou outro indivíduo de confiança. As sobreviventes correm o risco de se tornarem vítimas novamente mais tarde na vida.[17] Das mulheres que relatam terem sido abusadas quando crianças, 50% são abusadas novamente quando adultas, e todas carregam os efeitos do abuso para o resto da vida. Quando adultas, apresentam o mesmo nível de sintomas físicos e sofrimento psíquico que as mulheres que não relatam abuso sexual na infância, mas que estão sofrendo abuso sexual ou físico atualmente.[18]

Mulheres que foram abusadas sexualmente quando crianças ou sofreram agressão sexual quando adultas frequentemente experimentam disfunção sexual e dificuldade com relacionamentos íntimos e maternidade.[19] As preocupações sexuais crônicas podem incluir medo de relacionamentos íntimos, falta de prazer sexual, dificuldade de desejo e excitação e anorgasmia. Em comparação com mulheres que não foram abusadas sexualmente, elas são mais propensas a experimentar depressão, tentativas de suicídio, ansiedade crônica, raiva, problemas de abuso de substâncias, transtorno de personalidade dissociativa, transtorno de personalidade limítrofe, fadiga, baixa autoestima, sentimentos de culpa e autocondenação e distúrbio do sono.[6,18,20,21] Muitas vezes, vivenciam isolamento social, fobias, sentimentos de vulnerabilidade, medo, humilhação, luto e perda de controle.[22,23] **Sobreviventes de agressão sexual representam um número desproporcional de pacientes com cefaleia crônica, fibromialgia e dor pélvica crônica (elas têm um limiar de dor mais baixo) e são mais propensas a ter sintomas somáticos que não respondem ao tratamento médico de rotina.**[6,24] **Mulheres com sintomas ginecológicos comuns, como dismenorreia, menorragia e disfunção sexual, são muito mais propensas a ter história de agressão sexual.**[25] Se elas foram forçadas a fazer sexo oral, podem ter fobia dental e evitar cuidados odontológicos preventivos.

As sobreviventes podem desenvolver TEPT, no qual sintomas característicos são exibidos após um evento psicologicamente traumático fora da experiência humana normal. Os sintomas de TEPT envolvem embotamento do efeito, negação dos sintomas, revivência intrusiva do incidente, evitar os estímulos associados à agressão e intenso sofrimento psicológico e agitação em resposta às lembranças do evento.[26,27] Mulheres afetadas por TEPT são mais propensas a cometer suicídio. As sequelas cognitivas incorporam *flashbacks*, pesadelos, distúrbios na percepção, perda de memória e experiências dissociativas.[28] Elas são mais propensas a usar o sistema de assistência médica para questões não ginecológicas.[29] Mulheres com TEPT têm maior risco de apresentar sobrepeso e distúrbios gastrintestinais.[9]

O encaminhamento para cuidados de saúde mental é útil em muitos casos, se houver sintomas físicos, psicológicos e comportamentais potencialmente resultantes de abusos anteriores. A maneira como esse encaminhamento é feito pode ser recebida com mais facilidade se a declaração indicar "acho que um profissional de saúde mental poderia ajudar a avaliar se o seu abuso anterior está contribuindo para seus problemas de saúde atuais", em vez de sugerir que os problemas psicológicos são uma causa dos sintomas.[6]

TRÁFICO HUMANO

O tráfico de crianças para o trabalho e a exploração sexual é um problema de saúde global e uma violação dos direitos humanos. O tráfico sexual infantil envolve atrair uma pessoa menor de 18 anos para um ato sexual comercial (onde há uma troca de dinheiro ou algo de valor).[30] As atividades contidas nessa categoria incluem exploração de uma criança para prostituição (como comprador ou vendedor), venda de noivas por correspondência e casamento forçado precoce, produção de pornografia infantil ou abuso sexual *on-line*. Estima-se que 1 milhão de crianças, a maioria meninas, estão sendo exploradas anualmente no comércio sexual global.[31] Crianças e adultos também podem ser traficados para trabalho, embora essas pessoas tendam a ser mulheres adultas e estrangeiras. Crianças e jovens lésbicas, *gays*, bissexuais, transgêneros ou crianças e jovens que não se identificam com seu gênero de nascença (*queer*), crianças com histórico de abuso ou negligência, ou sem-teto, estão entre os jovens com maior probabilidade de serem traficados. Nos EUA, as vítimas de tráfico sexual provavelmente buscarão atendimento médico durante o período de exploração, enquanto aqueles traficados no exterior podem receber pouco ou nenhum atendimento médico. Os efeitos adversos à saúde do tráfico de crianças para sexo e trabalho consistem em traumas de agressão sexual e física, ISTs, condições médicas crônicas não tratadas, gravidez, dor crônica, abuso de substâncias e desnutrição.[30] As consequências para a saúde mental podem envolver depressão e tentativas de suicídio, autoagressão, transtornos de ansiedade, problemas de controle da raiva e TEPT.

A American Academy of Pediatrics (AAP) defendeu que as informações sobre o tráfico de pessoas deveriam fazer parte da educação médica dos profissionais de saúde, para facilitar a identificação e o atendimento das vítimas de tráfico de pessoas. O parecer do Comitê do ACOG sobre tráfico humano observa que **os sinais de vitimização sexual e tráfico podem incluir: idade jovem, múltiplos parceiros sexuais, múltiplos episódios de ISTs, vestimenta inadequada para uma consulta de saúde, tatuagens ou outra marca para a qual há apenas uma explicação vaga, ou evidência de abuso sexual ou trauma.**[31] Uma dinâmica incomum entre a paciente e seu parceiro pode levar à suspeita de abuso ou tráfico.

Outros possíveis indicadores de tráfico de crianças ou adultos incluem falta de identificação, respostas vagas a perguntas sobre sua situação doméstica, nenhum contato visual, inconsistências no histórico médico ou pessoal, nenhum controle sobre seu dinheiro (outra pessoa pagando pela visita em dinheiro), desnutrição, sinais de abuso físico (hematomas, queimaduras, cortes, ossos ou dentes quebrados), sinais de depressão ou TEPT, ou dependência de substâncias.[31] **Os médicos são obrigados a notificar os abusos e devem entrar em contato com os serviços de proteção à criança se houver suspeita.** Os médicos que prestam cuidados de saúde a mulheres e meninas devem estar cientes dos problemas globais do tráfico de pessoas e estar alertas para detectar e auxiliar pacientes que são ou foram vítimas de tráfico de pessoas.

MUTILAÇÃO GENITAL FEMININA

A MGF, também conhecida como corte nos genitais femininos (CGF) ou circuncisão feminina, é a alteração genital realizada em meninas e mulheres jovens por indicações não terapêuticas.[32] A OMS estima que aproximadamente 200 milhões de meninas e mulheres em todo o mundo sofreram cortes nos 30 países da África, Oriente Médio e Ásia, as principais áreas onde ocorre a MGF.[33] Esta tradição antiga, de pelo menos 200 a.C., tem origens culturais, e não religiosas, e não se restringe a nenhum grupo étnico ou seita religiosa em particular. **A MGF normalmente é realizada entre a infância e os 15 anos e foi caracterizada pela OMS como uma violação dos direitos humanos de meninas e mulheres.**

Um número crescente de mulheres que sofreram a MGF ou CGF precisam de cuidados ginecológicos nos países ocidentais. **A MGF foi classificada em quatro tipos.**[33] **A MGF do tipo 1, frequentemente chamada de clitoridectomia, envolve a remoção parcial ou total do clitóris e do prepúcio. O tipo 2, também denominado excisão, é a remoção parcial ou total do clitóris e dos pequenos lábios com ou sem excisão dos grandes lábios. O tipo 3 é conhecido como infibulação e é a forma mais extrema, envolvendo o estreitamento do orifício vaginal e a sutura dos pequenos lábios adjacentes e/ou grandes lábios com ou sem incluir o clitóris. Existem outros procedimentos "menores", muitas vezes conhecidos como tipo 4, como punção, perfuração, incisão, raspagem ou cauterização da genitália feminina. A desinfibulação ou desfibulação se refere à prática de abrir a vagina lacrada de uma mulher que foi infibulada, necessária para permitir a relação sexual ou facilitar o parto.** Embora cerca de 85% dos CGF sejam dos tipos 1 e 2, e 15% do tipo 3, a recente imigração e o reassentamento de refugiados de países onde predomina o tipo 3, como a Somália, resultaram em muito mais mulheres com CGF do tipo 3 na América do Norte e na Europa. As complicações imediatas da MGF são dor intensa, hemorragia, inchaço genital, febre e infecções, incluindo tétano, sepse, problemas urinários, cicatrização deficiente de feridas, lesão do tecido genital circundante, choque ou até morte. As complicações a longo prazo incluem dor ao urinar, infecções do trato urinário, retenção urinária, infecção vaginal, menstruação dolorosa, formação de cicatriz e queloide, dispareunia, aumento do risco de parto prematuro ou hemorragia na gravidez, necessidade de cirurgias posteriores e problemas psicológicos, incluindo depressão, ansiedade, TEPT ou baixa autoestima.[33]

Faltam dados sólidos sobre os resultados psicossexuais, pois os tabus contra discutir o "desprazer" sexual ou a dor do CGF limitam a coleta de informações. Apesar disso, há evidências de que o CGF pode não destruir completamente a função sexual e impedir o prazer em todas as mulheres.[34] O CGF invariavelmente danifica muitas redes neurais associadas às áreas vulvar e perineal, potencialmente alterando a sensação genital. Acredita-se que a neuroplasticidade no cérebro e na medula espinal seja responsável pelo fato de algumas mulheres terem resposta sexual, algumas vezes por estimulação genital e outras vezes por estimulação dos seios ou de outras áreas do corpo.

Os resultados de estudos sobre dispareunia são conflitantes, e alguns sugerem que ela é apenas temporária após a primeira relação sexual durante o período inicial do casamento e após a reinfibulação.[35] Estudos observaram aumento da prevalência de dismenorreia, secura vaginal, falta de desejo sexual, dificuldade em atingir o orgasmo e um aumento de dispareunia em comparação com mulheres não circuncidadas.

A cirurgia é recomendada para mulheres com complicações do tipo 3 de CGF, como dismenorreia, desejo de parto vaginal que não seria possível sem cirurgia, impossibilidade de penetração, dispareunia ou dificuldade de micção. Ginecologistas e obstetras devem estar familiarizados com os tipos de MGF e suas complicações e devem compreender as terapias cirúrgicas para a excisão de cistos, revisão de cicatrizes no introito e/ou uretrais, reparo de fístulas, procedimentos para correção de estenose vaginal e desfibulação. Pode ser útil encaminhar para um médico com especialização em cirurgia reconstrutora ou um clínico que atue em uma área onde o CGF é prevalente. A técnica cirúrgica de desfibulação já foi detalhada e resumida.[36]

É evidente para as pessoas que ajudam mulheres que sofreram CGF que a cultura desempenha um papel muito importante em sua saúde sexual. É fundamental que as necessidades específicas de cada mulher com CGF sejam compreendidas para ajudá-la. O cuidado deve ser dispensado sem julgamento, e incentivar a confiança e a discussão aberta. O próprio significado cultural do CGF para a paciente deve ser explorado, e muitas vezes um intérprete é necessário para entender completamente sua situação.

O ACOG, a OMS, a AAP, a American Medical Association (AMA), a International Federation of Gynecology and Obstetrics (FIGO) e várias outras organizações se opõem a todas as formas de cirurgia genital clinicamente desnecessárias e apoiam o desenvolvimento e o acúmulo de evidências relacionadas com a eliminação do CGF para cuidar de quem foi vítima.

ASSÉDIO SEXUAL E MÁ CONDUTA

O assédio sexual é um comportamento indesejável de natureza sexual que inclui "avanços sexuais", pedidos de favores sexuais, intimidação ou coerção de natureza sexual que pode estar ligada a uma condição de emprego, ser usada como base para decisões de emprego, interferir injustificadamente no desempenho no trabalho, ou criar um ambiente de trabalho intimidante, hostil ou ofensivo.[37] Os comportamentos incluídos na categoria de assédio sexual variam de olhares ou gestos indesejados, provocações ou piadas sexuais indesejadas, comentários sexuais, toques indesejados, pressão por favores sexuais, até a tentativa ou consumação de estupro ou agressão sexual. Conforme definido pela Comissão de Oportunidades Iguais de Trabalho dos EUA (EEOC), o assédio sexual é ilegal e constitui uma violação da Lei dos Direitos Civis de 1964. No local de trabalho, o assédio sexual é considerado ilegal quando cria um ambiente de trabalho hostil ou ofensivo ou afeta uma decisão de contratação. O conceito de assédio sexual tem base cultural, mas em seu entendimento moderno data da década de 1970.

Durante a segunda década do século 21, o movimento "#metoo" ("eu também") se espalhou de forma viral como uma *hashtag* usada nas redes sociais para chamar a atenção para a prevalência generalizada de agressão e assédio sexual. Ganhou força após várias alegações de má conduta sexual contra um proeminente produtor de Hollywood. A má conduta sexual em organizações e instituições estabelecidas, como a igreja, a indústria financeira, a política e o governo, os esportes profissionais e as Olimpíadas, a indústria da música, o exército e o campo médico; todas elas foram citadas como tendo ignorado ou tolerado o assédio sexual.[38] O movimento destacou a prevalência da violência sexual que, muitas vezes, não foi punida. Internacionalmente, o movimento levou a discussões sobre normas culturais e diferenças entre as percepções de homens e mulheres sobre comportamentos semelhantes. Embora o movimento "#metoo" inicialmente se concentrasse em adultos, o abuso sexual é comum entre crianças e adolescentes.

Uma pesquisa *on-line* com quase 6.000 usuários de Internet de 13 a 18 anos nos EUA descobriu que o assédio sexual foi relatado por 23% a 82% dos jovens e que as taxas mais altas foram relatadas por meninas lésbicas/*queer* (72%), meninas bissexuais (66%) e meninos gays/*queer* (66%).[39] **Quando examinados por identidade de gênero, os jovens trans relataram as taxas mais altas de assédio sexual – 81%**.[39] O assédio pessoal foi mais comum do que o assédio *on-line* neste estudo. Além do risco maior de assédio entre indivíduos pertencentes a minorias sexuais e de gênero, havia um risco maior de agressão sexual.

COERÇÃO REPRODUTIVA E SEXUAL

A coerção reprodutiva e sexual consiste em comportamentos que têm como objetivo promover a gravidez e manter o poder ou controle sobre as escolhas reprodutivas da mulher. Isso é feito por meio de tentativas de engravidá-la contra sua vontade, controlar o resultado de uma gravidez, coagi-la a fazer sexo desprotegido ou interferir nos métodos anticoncepcionais. A coerção reprodutiva (CR) foi relatada por 11% das veteranas, 19% das meninas do ensino médio e 8% das universitárias, com mulheres negras, mulheres mais jovens e mulheres solteiras com maior probabilidade de sofrer coerção reprodutiva.[40-42] O ACOG ressalta que ginecologistas-obstetras estão em uma posição única para rastrear coerção reprodutiva e VPI que podem estar relacionadas com problemas reprodutivos.[43,44]

Foi constatado que a gravidez indesejada ocorre mais comumente em relacionamentos abusivos que podem conter sexo forçado, medo de violência se a mulher se recusar a fazer sexo e dificuldades para negociar o uso de contracepção e de preservativo.[45] O abuso no relacionamento adolescente, como o abuso no namoro virtual, pode se manifestar de maneiras que podem ser mais difíceis de serem identificadas pelos médicos.[46] Foi sugerido que os clínicos de saúde reprodutiva devem ser educados e treinados para detectar coerção reprodutiva. Ferramentas como cartões de segurança e pôsteres educando as mulheres sobre a coerção reprodutiva e o fornecimento de formas ocultas e de ação prolongada de contracepção são opções educacionais e de tratamento em potencial para algumas pacientes. A divulgação de linhas telefônicas diretas para denúncias de violência doméstica e recursos de abrigos deve fazer parte da preparação para lidar com questões de saúde reprodutiva.[45] Adolescentes e mulheres jovens podem se envolver em uma discussão sobre relacionamentos saudáveis e não saudáveis, pois podem não identificar que estão em um relacionamento coercitivo. A coerção reprodutiva pode ser um aspecto do uso inconsistente de anticoncepcionais por mulheres jovens. Projetos-piloto avaliaram intervenções baseadas em clínicas de planejamento familiar que mostraram reduzir as chances de coerção na gravidez e aumentar as chances de clientes encerrarem um relacionamento doentio ou inseguro no qual corriam risco de VPI.[47] A coocorrência de VPI foi encontrada em aproximadamente um terço dos 16% das mulheres que sofreram coerção reprodutiva em uma grande clínica urbana de obstetrícia e ginecologia.[48] Uma relação temporal clara foi demonstrada entre a coerção reprodutiva e a gravidez indesejada. Em uma pesquisa com mulheres jovens de 16 a 29 anos de idade que procuram atendimento em clínicas de planejamento familiar em ambientes rurais e urbanos, 5% relataram coerção reprodutiva nos 3 meses anteriores e, em geral, 12% uma gravidez indesejada no ano anterior. Entre as que relataram coerção reprodutiva recente, 21% tiveram gravidez indesejada, com e sem história de violência física e sexual por parceiro.[49] Globalmente, a coerção reprodutiva é um problema importante e está associada à VPI, contribuindo para gravidez na adolescência e gravidez indesejada.[50] Fatores que irão melhorar a saúde reprodutiva das mulheres relacionados com a VPI e à coerção reprodutiva envolvem o acesso a métodos contraceptivos controlados pela mulher e a transformação das normas sociais, nas quais os homens se sentem no direito de controlar os corpos e a reprodução de mulheres e meninas.[50]

VIOLÊNCIA POR PARCEIRO ÍNTIMO

A VPI é o termo usado para se referir ao comportamento agressivo e coercitivo, como abuso físico, abuso psicológico ou emocional, agressão sexual, isolamento progressivo, perseguição, intimidação e coerção reprodutiva por um parceiro atual ou ex-parceiro.[43,51] A VPI substitui termos como abuso de esposa/cônjuge, violência doméstica/familiar ou abuso/espancamento de esposa. A VPI afeta milhões de indivíduos nos EUA e é descrita pelos Centros de Controle de Doenças (CDCs) como um problema de saúde pública evitável que ocorre ao longo da vida.[51] Dados da Pesquisa Nacional de Parceiro Íntimo e Violência Sexual (NISVS) indicam que quase uma em cada quatro mulheres adultas (23%) e aproximadamente um em sete homens (14%) nos EUA relatam ter sofrido violência física grave de um parceiro em sua vida.[51] Outras estimativas sugerem que mais de uma em cada três mulheres nos EUA sofreu estupro, violência física ou perseguição ao longo da vida, embora a verdadeira prevalência seja desconhecida, já que muitos indivíduos têm medo ou vergonha de reconhecer suas experiências de violência.[52] A violência física grave pode ser atirar objetos, empurrar, chutar, morder, estapear, estrangular, bater, espancar e ameaçar ou usar uma arma. O abuso psicológico corrói o senso de autoestima de um indivíduo e pode consistir em assédio, abuso verbal, ameaças, perseguição e isolamento de amigos e familiares. Uma série de violência sexual pode ocorrer, assim como a coerção reprodutiva. A VPI é mais prevalente entre mulheres em idade reprodutiva e contribui para vários problemas ginecológicos, como gravidez indesejada, complicações na gravidez e infecções sexualmente transmissíveis (ISTs), como o vírus da imunodeficiência humana (HIV).[52]

Muitos grupos de minorias raciais/étnicas e sexuais são desproporcionalmente afetados pela VPI, assim como as pessoas que têm deficiências físicas ou mentais. As consequências econômicas e de saúde da VPI incluem os custos de lesões físicas. Além dos ferimentos, cerca de uma em cada seis vítimas de assassinato é morta pelo parceiro; 40% das mulheres vítimas de homicídio nos EUA são mortas pelo parceiro. Problemas crônicos de saúde, como problemas de saúde mental, depressão e TEPT, estão associados aos sobreviventes de VPI.[51]

O Instituto de Medicina dos EUA recomendou que a triagem e o aconselhamento para VPI devem fazer parte das consultas da mulher, e os ginecologistas-obstetras estão em uma posição excepcionalmente importante para rastrear e fornecer cuidados às mulheres que sofreram VPI. O ACOG fornece recomendações e exemplos de perguntas de triagem de VPI, fôlderes educacionais para as mulheres sobre VPI e coerção reprodutiva, observando que mesmo que uma mulher não seja capaz de reconhecer o abuso inicialmente, pode finalmente ser capaz de fazê-lo no ambiente adequado. O ACOG recomenda que os médicos devem fazer a triagem rotineira e universal para VPI em um ambiente privado, sem julgamento e seguro, onde a mulher é atendida sozinha, sem seu parceiro, amigos, família ou cuidador. Materiais impressos de recursos que tratam da segurança, com números de linha telefônica direta e informações de encaminhamento, devem ser colocados em áreas como banheiros, e outros materiais educacionais devem ser exibidos em ambientes de saúde.[52]

AGRESSÃO SEXUAL E ESTUPRO

A agressão sexual de crianças e mulheres adultas atingiu proporções epidêmicas nos EUA e é o crime que mais cresce, que é cometido com mais frequência e é o mais subnotificado.[26,53,54] A agressão sexual é um crime de violência, sedução, controle e agressão, e não de paixão, e abrange um *continuum* de atividade sexual que varia de coerção sexual a abuso de contato (beijo, toque ou carícia indesejados) e estupro forçado. Os termos *sobrevivente de abuso sexual* e *sobrevivente de agressão* são preferíveis ao termo *vítima*.

O Federal Bureau of Investigation (FBI) dos EUA revisou uma velha definição que reconhecia a penetração vaginal forçada de uma mulher pelo pênis de um homem como estupro para uma definição que reconhece que os sobreviventes e perpetradores de estupro podem ser mulheres ou homens, e que a penetração oral e anal com um objeto também é definida como estupro.[54] A força física não é mais um requisito, abrangendo, portanto, as vítimas vulneráveis e aqueles que estão intoxicados ou mental e fisicamente incapazes de demonstrar consentimento. Esta mudança na definição afeta as estatísticas nacionais, mas as leis criminais estaduais e federais variam; o termo agressão sexual é, às vezes, usado como sinônimo de estupro. A agressão sexual e o estupro podem ser ainda caracterizados em relação à idade da vítima e ao relacionamento dela com o agressor, como estupro por alguém conhecido, estupro pelo namorado/namorada, estupro estatutário, abuso sexual infantil e incesto. Estupro por alguém conhecido e estupro pelo namorado/namorada referem-se a agressões sexuais cometidas por um indivíduo conhecido da vítima, e se o perpetrador for um membro da família, o termo usado será incesto. O estupro estatutário se refere à relação sexual consensual, variavelmente definida pelos estados, relacionada com a idade em que um indivíduo pode dar consentimento.

Estupro

Embora a definição legal de agressão sexual possa variar de estado para estado nos EUA, a maioria das definições de *estupro* contém os seguintes elementos:

1. O uso de força física, engano, intimidação ou ameaça de lesão corporal.

2. Falta de consentimento ou incapacidade de dar consentimento porque o sobrevivente é muito jovem ou muito velho, está debilitado pelo uso de álcool ou drogas, inconsciente ou é um debilitado mental ou físico.
3. Penetração oral, vaginal ou retal com um pênis, dedo ou objeto.

As definições de estupro e agressão sexual e os métodos de coleta de dados são subestimados. **A NISVS dos CDCs dos EUA é uma pesquisa nacional em andamento.**[55] Conforme relatado nesta pesquisa, aproximadamente 18% das mulheres foram estupradas durante suas vidas. A prevalência de estupro por parceiro ao longo da vida foi de 8,8% para mulheres, com 0,8% relatando estupro por parceiro no último ano.[55] Entre as mulheres vítimas de estupro consumado, 78,7% foram estupradas pela primeira vez antes dos 25 anos e 40,4% antes dos 18 anos. A maior incidência de estupro por alguém conhecido ocorre entre mulheres no último ano do ensino médio ou no primeiro ano da faculdade.[56] Aproximadamente metade das estudantes universitárias relata que foram estupradas em um encontro. Muitas dessas mulheres podem ter sido incapazes de dar consentimento porque estavam sob efeito de álcool ou das chamadas drogas de estupro (*Rohypnol* ou outros benzodiazepínicos, *cetamina* ou *gama-hidroxibutirato [GHB]*). O estupro em um encontro pode ter consequências psicológicas ainda maiores do que o estupro por um estranho, porque envolve uma violação de confiança. Existem muitos mitos sobre o estupro, e talvez o mais comum seja o de que mulheres são estupradas por estranhos. A maioria das estatísticas indica que uma minoria de mulheres é estuprada por alguém que não conhece. Na NISVS, apenas 14% das mulheres relataram estupro por alguém que não conheciam. Entre mulheres sobreviventes de estupro, 51% relataram que pelo menos um agressor era um parceiro atual ou anterior, 41% disseram ser um conhecido e 13% ser um membro da família.[53] O estupro por alguém conhecido pode parecer menos traumático do que o estupro por estranho, mas sobreviventes de estupro por alguém conhecido geralmente demoram mais para se recuperar. Um equívoco comum sobre o estupro é que a maioria dos sobreviventes sofre lesões físicas graves ou com risco de vida. Sessenta por cento dos sobreviventes de estupro relatam alguma lesão física. A lesão corporal geral é 2 vezes mais comum que a lesão genital e anal.[57] Lesões graves são raras, embora muitos sobreviventes de estupro relatem ter medo de lesões graves ou morte durante a agressão. **As lesões genitais mais comuns de uma agressão sexual são lacerações vaginais que resultam em sangramento e dor.** A extensão intraperitoneal de uma laceração vaginal, ou dano à mucosa anal, é rara. Lesões não genitais comuns em sobreviventes incluem cortes, hematomas, arranhões, ossos e dentes quebrados e ferimentos à faca ou por arma de fogo.[58] As agressões sexuais raramente resultam em morte.[59]

Apenas 26% das sobreviventes de estupro procuram atendimento médico após uma agressão.[60] As mulheres são mais propensas a procurar tratamento imediatamente após a agressão sexual se houver armas envolvidas, se ocorreram lesões físicas graves ou se houve coerção física ou confinamento durante a agressão.[61] Muitas sobreviventes de estupro não informam seus médicos sobre a agressão e nunca vão fornecer informações voluntariamente sobre a agressão, a menos que sejam diretamente questionadas. **O ACOG recomenda que os profissionais de saúde perguntem rotineiramente sobre uma história de abuso sexual na infância ou violência sexual na vida adulta.**[54] Essas experiências são comuns e geralmente têm efeito duradouro e profundo no psicológico e na vida sexual da mulher, e em sua saúde e bem-estar geral. Ao obter um histórico médico, os médicos devem perguntar rotineiramente *"alguém já a forçou a ter relações sexuais?"*.

Consequências médicas da agressão sexual

Após uma agressão sexual, as mulheres têm muitas preocupações, incluindo gravidez e ISTs (como infecção pelo HIV). **A taxa de gravidez relacionada com o estupro entre meninas e mulheres de 12 a 45 anos foi estimada em 5%.**[62] Adolescentes podem ter taxas particularmente altas de gravidez, devido à baixa adesão à contracepção e ao fato de que podem ser vítimas de relacionamentos incestuosos.[6] Problemas ginecológicos, como dor pélvica crônica e disfunção sexual, são mais comuns entre mulheres com história de abuso ou agressão sexual.[25]

Consequências da agressão sexual para a saúde mental

Após uma agressão sexual, as mulheres temem ser culpadas pela agressão, ter seu nome divulgado e ter o caso descoberto por sua família e amigos. As reações iniciais à agressão sexual podem ser choque, dormência, abstinência e possivelmente negação. É difícil prever como uma mulher agredida reagirá. Apesar do trauma recente, as mulheres que procuram atendimento médico podem parecer calmas e distantes.[63]

A *síndrome do trauma de estupro* é uma constelação de sintomas físicos e psicológicos, que incluem medo, desamparo, descrença, choque, culpa, humilhação, constrangimento, raiva e autocensura. A fase aguda, ou de desorganização, da síndrome dura de dias a semanas. As sobreviventes podem experimentar memórias intrusivas da agressão, embotamento do efeito e hipersensibilidade aos estímulos ambientais. Ficam ansiosas, não se sentem seguras, têm dificuldade para dormir e comer, têm pesadelos e uma variedade de sintomas somáticos.[60,64,65] Elas podem temer que o agressor volte para retaliar ou estuprá-las novamente.

Nas semanas ou nos meses após a agressão sexual, as sobreviventes frequentemente retornam às atividades e rotinas normais. Elas podem parecer ter lidado bem com a agressão, mas podem estar reprimindo fortes sentimentos de raiva, medo, culpa e constrangimento. Durante essa fase de integração e resolução, elas começam a aceitar a agressão como parte de sua experiência de vida, e os sintomas somáticos e emocionais podem diminuir progressivamente em gravidade. No entanto, as sequelas do estupro persistem e podem reaparecer muitas vezes.[27] A longo prazo, as sobreviventes podem ter dificuldades com o trabalho e nas relações familiares. O rompimento dos relacionamentos existentes não é incomum. Quase metade das sobreviventes perde seu emprego ou são forçadas a pedir demissão no ano seguinte ao estupro, e metade muda seu local de residência.[23] O aconselhamento pode ajudar a mulher a compreender suas próprias respostas e respostas comuns dessa situação, potencialmente mitigando os sintomas adversos.[64]

Exame

Muitos estabelecimentos de saúde já treinam profissionais de enfermagem em agressão sexual (SANE), os quais realizam prontamente o exame clínico e coletam materiais de prova. **As** diretrizes dos EUA para exames forenses de agressão sexual descrevem o papel dos examinadores forenses de agressão sexual como sendo a coleta de informações para o histórico médico forense, coleta e documentação de evidências forenses e documentação de achados físicos pertinentes de pacientes.[66] Esses examinadores trabalham com advogados para garantir que as pacientes recebam intervenção em crise e tenham defesa antes, durante e após o processo de exame, além de oferecer informações, tratamento e encaminhamentos para ISTs e outras questões médicas não imediatas, avaliar o risco de gravidez e discutir opções de tratamento com a paciente, incluindo serviços de saúde reprodutiva e testemunhar em tribunal, se necessário.[66] **Devido às restrições e ramificações legais, o consentimento deve ser obtido da paciente antes de obter o histórico, realizar o exame físico e coletar provas/evidências forenses. A documentação do manuseio das amostras é especialmente importante, e a cadeia do manuseio do material coletado deve ser mantida com cuidado. Todos que lidam com as evidências devem assiná-las e entregá-las diretamente à próxima pessoa do processo. A cadeia de evidências estende-se do examinador ao detetive da polícia, ao laboratório do crime e, finalmente, ao tribunal. Se um ginecologista-obstetra que não tem experiência em exames de evidência for chamado para realizar um exame, ele deve considerar buscar ajuda de alguém que esteja familiarizado com os requisitos estaduais e locais para coleta de evidências usando um kit especial de evidências de agressão sexual.**[54] **As respostas coordenadas da comunidade à violência sexual incluem as equipes de resposta à agressão sexual (SARTs).**

A paciente deve ser entrevistada em um ambiente tranquilo, em que ela se sinta apoiada por um examinador objetivo, e não um crítico. O pessoal de apoio e pessoas próximas da paciente, como familiares, amigos ou um conselheiro de um serviço de crise de estupro, devem ser incentivados a acompanhá-la. É importante não deixar a sobrevivente sozinha e dar a ela o máximo controle possível sobre o exame. **Para fornecer informações forenses úteis, o exame deve ser realizado o mais rápido possível após a ocorrência do incidente.** É importante verificar se a sobrevivente tomou banho, usou ducha e absorvente interno, urinou, defecou, fez enema, escovou os dentes ou enxaguou a boca, ou trocou de roupa após a agressão. Se uma mulher comunicar ao seu médico sobre uma agressão sexual, ela deve ser encorajada a ir diretamente a um serviço de emergência sem se trocar, tomar banho ou se limpar de alguma forma, pois essas ações podem prejudicar a coleta de evidências forenses.[54]

As diretrizes dos EUA para exames de agressão sexual são baseadas em uma série de princípios, que incluem: (1) fornecer uma abordagem coordenada para o exame; (2) focar no atendimento centrado na vítima; (3) garantir o consentimento informado; (4) estar ciente do escopo e das limitações da confidencialidade; (5) informar a vítima sobre as opções relacionadas com a denúncia às autoridades policiais, e (6) informar às vítimas sobre o financiamento que pode estar disponível para o exame médico forense de acordo com o Violence Against Women Act (VAWA).[66] **Exceto em situações cobertas por leis de denúncia obrigatória, as mulheres podem decidir se denunciam ou não uma agressão sexual às autoridades.** Um encorajamento respeitoso para a coleta de evidências forenses, mesmo se a paciente estiver indecisa quanto à denúncia, pode facilitar a investigação final e o julgamento do crime.

As diretrizes dos EUA tratam da agressão sexual de adolescentes e adultos; crianças pré-púberes requerem um tipo diferente de avaliação. Em todos os 50 estados dos EUA é obrigatório relatar todos os casos de abuso sexual infantil suspeito ou conhecido às autoridades competentes.

O processo de exame forense aborda uma série de considerações:[66]

1. **Contato inicial**: embora alguns indivíduos que foram abusados sexualmente possam se apresentar diretamente a um centro médico, normalmente o contato inicial é com a polícia, serviços de emergência ou agência de defesa. A resposta a esse contato inicial deve ser padronizada e centrada na vítima.
2. **Triagem e coleta**: a resposta inicial no local médico inclui avaliação, estabilização e tratamento de lesões graves e potencialmente fatais. A segurança da paciente e da equipe deve ser considerada. Os examinadores forenses e parentes ou amigos da vítima devem ser contatados.
3. **Documentação dos achados pelos profissionais de saúde**: o examinador precisará documentar os achados do exame, o histórico médico forense e a coleta de evidências em um laudo médico forense.
4. **História médica forense**: o examinador obterá um histórico para orientar o exame e a coleta de evidências. Um familiar ou amigo deve fornecer apoio e defesa durante a anamnese, se a paciente desejar.
5. **Fotografia**: a documentação fotográfica de lesões ou outras evidências visíveis complementarão a história e a documentação escrita. O conforto e a privacidade da paciente devem ser considerados, e os processos, explicados.
6. **Procedimentos de exame e coleta de evidências**: o examinador deve reconhecer o propósito probatório do exame e tentar coletar o máximo de evidências possível, documentando evidências e lesões que possam ser pertinentes. O exame e a coleta de evidência devem ser explicados à paciente. Uma compreensão dos testes que as evidências receberão facilitará a coleta apropriada e minimizará a contaminação das mesmas. Os exames físicos geral e anogenital devem ser completos e os achados documentados em diagramas corporais. As amostras colhidas com objetivo exclusivamente clínico devem ser mantidas separadamente das amostras de prova.
7. **Violência sexual facilitada por álcool e drogas: a possibilidade de que drogas e/ou álcool possam ter sido usados para facilitar uma agressão, principalmente em adolescentes ou adultos jovens, deve ser considerada, e testes de toxicologia podem ser necessários.**[54,67] Testes de rotina não são recomendados; o uso voluntário de drogas e/ou álcool pode ser um fator. As evidências devem ser obtidas e guardadas cuidadosamente.
8. **Avaliação e cuidados de IST**: a necessidade de teste de IST deve ser considerada individualmente. A profilaxia contra ISTs pode ser indicada, o que inclui exames de de ISTs, imunizações, aconselhamento e tratamento. As leis em todos os 50 estados dos EUA limitam o uso da história sexual passada de uma sobrevivente, incluindo evidências de ISTs previamente adquiridas, como parte de um esforço para minar sua credibilidade.[68] **Tricomoníase, vaginose bacteriana, gonorreia e infecção por clamídia são as ISTs mais comuns diagnosticadas entre as mulheres que foram abusadas sexualmente. A infecção por HBV pode ser prevenida por**

meio da vacinação pós-exposição; a vacinação contra o HPV é recomendada para mulheres até os 25 anos.[68] O teste de ISTs pode incluir o teste de amplificação de ácido nucleico (NAAT) para *Chlamydia trachomatis* e *Neisseria gonorrhoeae* e soro para avaliação de HIV, hepatite B e sífilis. **Como a adesão às visitas para exame subsequente é baixa entre os sobreviventes de agressão sexual, o tratamento presuntivo é recomendado pelo CDC dos EUA. O tratamento presuntivo envolve antibióticos para clamídia, gonorreia, tricomoníase, vacinação pós-exposição contra hepatite B se a condição da hepatite do agressor for desconhecida e a sobrevivente não tiver sido vacinada anteriormente, e vacinação contra HPV para idades de 9 a 26 anos com série de vacinação subsequente.**[68] **As recomendações da profilaxia pós-exposição ao HIV (PEP) devem ser individualizadas de acordo com o risco** se a condição sorológica do agressor for desconhecida.[54,68] Nos EUA, a consulta deve ser feita com especialistas locais em HIV do National Clinicians' Consultation Center Post-Exposure Prophylaxis Hotline.[54,69] Os exames subsequentes fornecem uma oportunidade para detectar infecções adquiridas no momento da agressão, completar as vacinações contra hepatite B e HPV, se indicado, aconselhar e tratar outras ISTs e monitorar os efeitos colaterais dos medicamentos. O retorno da paciente depende do teste inicial; a repetição do teste de HIV pode ocorrer em 6 semanas e depois em 3 e 6 meses.[68]

9. **Avaliação e cuidados da gravidez: todas as vítimas de violência sexual devem receber profilaxia para gravidez** com consentimento informado apropriado, de acordo com as diretrizes.[70] O ACOG afirma que a anticoncepção de emergência deve estar imediatamente disponível em hospitais e instalações onde as vítimas de violência sexual são tratadas.[54]

10. **Alta e acompanhamento**: os cuidados médicos subsequentes para acompanhar os testes e profilaxia de ISTs, contracepção de emergência e avaliação de problemas psicológicos devem ser planejados e coordenados com familiares ou amigos e com representantes legais. **Deve ser providenciado aconselhamento de suporte contínuo para a paciente**, e ela deve ser encaminhada a um centro de agressão sexual ou a um terapeuta especializado no tratamento de sobreviventes de agressão sexual.

11. **Comparecimento do examinador ao tribunal**: aqueles profissionais que conduzem o exame forense devem esperar ser chamados a testemunhar em tribunal como especialistas e/ou como testemunhas.[66]

ABUSO DE IDOSOS

O abuso de idosos é definido como um ato único ou repetido, ou falta de ações adequadas, que causa danos, risco de dano ou sofrimento a um indivíduo com 60 anos ou mais.[71] O abuso de idosos incorpora uma série de questões, incluindo negligência, abuso emocional ou psicológico, abuso físico, abuso sexual e abuso e exploração financeira ou material. Aproximadamente dois terços das vítimas de abuso de idosos são mulheres. Os principais fatores de risco para abuso de idosos incluem comprometimento cognitivo, depressão, ansiedade e deficiências ou ficar confinado em casa devido ao isolamento social. O ACOG recomenda avaliar todos os pacientes com mais de 60 anos quanto a sinais e sintomas de abuso de idosos, até mesmo perguntando se eles se sentem seguros em casa.[71] Perguntas de triagem para abuso de idosos podem ser encontradas *on-line*. Dependendo das diretrizes estaduais, o abuso de idosos pode ser relatado aos Serviços de Proteção a Adultos.[72]

REFERÊNCIAS BIBLIOGRÁFICAS

1. **WHO.** Violence against women: Intimate partner and sexual violence against women. *WHO Fact Sheet* 2017. Available at http://www.who.int/news-room/fact-sheets/detail/violence-against-women. Accessed November 3, 2017.
2. **Raja S, Hasnain M, Hoersch M, et al.** Trauma informed care in medicine: current knowledge and future research directions. *Fam Community Health* 2015;38(3):216–226.
3. **American Academy of Pediatrics.** *Adverse Childhood Experiences and the Lifelong Consequences of Trauma*. AAP; 2015.
4. **Garner AS, Shonkoff JP, Committee on Psychosocial Aspects of Child and Family Health; Committee on Early Childhood, Adoption, and Dependent Care; Section on Developmental and Behavioral Pediatrics.** Early childhood adversity, toxic stress, and the role of the pediatrician: translating developmental science into lifelong health. *Pediatrics* 2012;129(1):e224–e231.
5. **National Center for Victims of Crime.** Child sexual abuse statistics. Available online at http://victimsofcrime.org/media/reporting-on-child-sexual-abuse/child-sexual-abuse-statistics. Accessed August 3, 2018.
6. **American College of Obstetricians and Gynecologists. Committee on Health Care for Underserved Women.** Committee Opinion no. 498: Adult manifestations of childhood sexual abuse. *Obstet Gynecol* 2011; 118(2 Pt 1):392–395.
7. **Bachmann GA, Moeller TP, Benett J.** Childhood sexual abuse and the consequences in adult women. *Obstet Gynecol* 1988;71(4):631–642.
8. **Campbell R.** The psychological impact of rape victims. *Am Psychol* 2008;63(8):702–717.
9. **Springs FE, Friedrich WN.** Health risk behaviors and medical sequelae of childhood sexual abuse. *Mayo Clin Proc* 1992;67(6):527–532.
10. **Lang AJ, Rodgers CS, Laffaye C, et al.** Sexual trauma, posttraumatic stress disorder, and health behavior. *Behav Med* 2003;28(4):150–158.
11. **Perez-Fuentes G, Olfson M, Villegas L, et al.** Prevalence and correlates of child sexual abuse: a national study. *Compr Psychiatry* 2013;54(1):16–27.
12. **Pereda N, Guilera G, Forns M, et al.** The prevalence of child sexual abuse in community and student samples: a meta-analysis. *Clin Psychol Rev* 2009;29(4):328–338.
13. **Jenny C, Crawford-Jakubiak JE; Committee on Child Abuse and Neglect; American Academy of Pediatrics.** The evaluation of children in the primary care setting when sexual abuse is suspected. *Pediatrics* 2013;132(2):e558–e567.
14. **Wyatt GE, Guthrie D, Notgrass CM.** Differential effects of women's child sexual abuse and subsequent sexual revictimization. *J Consult Clin Psychol* 1992;60(2):167–173.
15. **LoGiudice JA.** A systematic literature review of the childbearing cycle as experienced by survivors of sexual abuse. *Nurs Womens Health* 2017;20(6):582–594.
16. **Weitlauf JC, Finney JW, Ruzek JI, et al.** Distress and pain during pelvic examinations: effect of sexual violence. *Obstet Gynecol* 2008;112(6):1343–1350.
17. **Polit DF, White CM, Morton TD.** Child sexual abuse and premarital intercourse among high-risk adolescents. *J Adolesc Health Care* 1990;11(3):231–234.

18. **McCauley J, Kern DE, Kolodner K, et al.** Clinical characteristics of women with a history of childhood abuse: unhealed wounds. *JAMA* 1997;277(17):1362–1368.
19. **Mackey TF, Hacker SS, Weissfeld LA, et al.** Comparative effects of sexual assault on sexual functioning of child sexual abuse survivors and others. *Issues Ment Health Nurs* 1991;12(1):89–112.
20. **Laws A.** Does a history of sexual abuse in childhood play a role in women's medical problems? A review. *J Women's Health* 1993;2:165–172.
21. **Danielson CK, Holmes MM.** Adolescent sexual assault: an update of the literature. *Curr Opin Obstet Gynecol* 2004;16(5):383–388.
22. **Kilpatrick DG, Edmunds CN, Seymour AK.** *Rape in America: A Report to the Nation*. Arlington, VA: National Victim Center; 1992.
23. **Ellis EM, Atkeson BM, Calhoun KS.** An assessment of long-term reaction to rape. *J Abnorm Psychol* 1981;90(3):263–266.
24. **Walling MK, Reiter RC, O'Hara MW, et al.** Abuse history and chronic pain in women: I. Prevalences of sexual abuse and physical abuse. *Obstet Gynecol* 1994;84(2):193–199.
25. **Golding JM, Wilsnack SC, Learman LA.** Prevalence of sexual assault history among women with common gynecologic symptoms. *Am J Obstet Gynecol* 1998;179(4):1013–1019.
26. **Dunn SF, Gilchrist VJ.** Sexual assault. *Prim Care* 1993;20(2):359–373.
27. **Violence against women.** Relevance for medical practitioners. Council on Scientific Affairs, American Medical Association. *JAMA* 1992;267(23):3184–3189.
28. **Hendricks-Matthews MK.** Survivors of abuse. Health care issues. *Prim Care* 1993;20(2):391–406.
29. **Felitti VJ.** Long-term medical consequences of incest, rape, and molestation. *South Med J* 1991;84(3):328–331.
30. **Greenbaum J, Bodrick N; Committee on Child Abuse and Neglect; Section on International Child Health.** Global human trafficking and child victimization. *Pediatrics* 2017;140(6). pii:e20173138.
31. **American College of Obstetricians and Gynecologists.** Committee Opinion no. 507: Human trafficking. *Obstet Gynecol* 2011;118(3):767–770.
32. *Guidelines for Women's Health Care: A Resource Manual*. 4th ed. Washington, DC: ACOG; 2014.
33. Female genital mutilation fact sheet. 2018. Available online at http://www.who.int/mediacentre/factsheets/fs241/en/. Accessed October 3, 2018.
34. **Obermeyer CM.** The consequences of female circumcision for health and sexuality: an update on the evidence. *Cult Health Sex* 2005;7(5):443–461.
35. **Elnashar A, Abdelhady R.** The impact of female genital cutting on health of newly married women. *Int J Gynaecol Obstet* 2007;97:238–244.
36. **Johnson C, Nour NM.** Surgical techniques: defibulation of Type III female genital cutting. *J Sex Med* 2007;4(6):1544–1547.
37. **What is sexual harassment.** *Womanwatch* 2018. Available online at http://www.un.org/womenwatch/osagi/pdf/whatissh.pdf. Accessed October 3, 2018.
38. **Me Too movement.** Available online at https://en.wikipedia.org/wiki/Me_Too_movement. Accessed October 3, 2018.
39. **Mitchell KJ, Ybarra ML, Korchmaros JD.** Sexual harassment among adolescents of different sexual orientations and gender identities. *Child Abuse Negl* 2014;38(2):280–295.
40. **Holliday CN, McCauley HL, Silverman JG, et al.** Racial/Ethnic differences in women's experiences of reproductive coercion, intimate partner violence, and unintended pregnancy. *J Womens Health (Larchmt)* 2017;26(8):828–835.
41. **Rosenfeld EA, Miller E, Zhao X, et al.** Male partner reproductive coercion among women veterans. *Am J Obstet Gynecol* 2018;218(2):239 e231–239 e238.
42. **Sutherland MA, Fantasia HC, Fontenot H.** Reproductive coercion and partner violence among college women. *J Obstet Gynecol Neonatal Nurs* 2015;44(2):218–227.
43. **Chamberlain L, Levenson R.** *Addressing Intimate Partner Violence, Reproductive and Sexual Coercion: A Guide for Obstetric, Gynecologic and Reproductive Health Care Settings*. San Francisco, CA: Futures Without Violence; 2012.
44. **American College of Obstetricians and Gynecologists.** Committee Opinion no. 554: Reproductive and sexual coercion. *Obstet Gynecol* 2013;121(2 Pt 1):411–415.
45. **Miller E, Jordan B, Levenson R, et al.** Reproductive coercion: connecting the dots between partner violence and unintended pregnancy. *Contraception* 2010;81(6):457–459.
46. **Miller E, McCauley HL.** Adolescent relationship abuse and reproductive and sexual coercion among teens. *Curr Opin Obstet Gynecol* 2013;25(5):364–369.
47. **Miller E, Decker MR, McCauley HL, et al.** A family planning clinic partner violence intervention to reduce risk associated with reproductive coercion. *Contraception* 2011;83(3):274–280.
48. **Clark LE, Allen RH, Goyal V, et al.** Reproductive coercion and co-occurring intimate partner violence in obstetrics and gynecology patients. *Am J Obstet Gynecol* 2014;210(1):42 e41–e48.
49. **Miller E, McCauley HL, Tancredi DJ, et al.** Recent reproductive coercion and unintended pregnancy among female family planning clients. *Contraception* 2014;89(2):122–128.
50. **Silverman JG, Raj A.** Intimate partner violence and reproductive coercion: global barriers to women's reproductive control. *PLoS Med* 2014;11(9):e1001723.
51. **Niolon P, Kearns M, Dills J, et al.** *Preventing Intimate Partner Violence Across the Lifespan: A Technical Package of Programs, Policies, and Practices*. Atlanta, GA: National Center for Injury Prevention and Control, Centers for Disease Control and Prevention; 2017.
52. **American College of Obstetricians and Gynecologists.** Committee Opinion no. 518: Intimate partner violence. *Obstet Gynecol* 2012;119(2 Pt 1):412–417.
53. **Black M, Basile K, Breiding M, et al.** *The National Intimate Partner and Sexual Violence survey (NISVS): 2010 Summary Report*. Atlanta, GA: National Center for Injury Prevention and Control, Centers for Disease Control and Prevention; 1022.
54. **Committee on Health Care for Underserved Women.** ACOG Committee Opinion no. 592: Sexual assault. *Obstet Gynecol* 2014;123(4):905–909.
55. **Breiding MJ, Smith SG, Basile KC, et al.** Prevalence and characteristics of sexual violence, stalking, and intimate partner violence victimization – national intimate partner and sexual violence survey, United States, 2011. *MMWR Surveill Summ* 2014;63(8):1–18.
56. **Bechtel K, Podrazik M.** Evaluation of the adolescent rape victim. *Pediatr Clin North Am* 1999;46(4):809–823, xii.
57. **Sugar NF, Fine DN, Eckert LO.** Physical injury after sexual assault: findings of a large case series. *Am J Obstet Gynecol* 2004;190(1):71–76.
58. **Linden JA.** Sexual assault. *Emerg Med Clin North Am* 1999;17(3):685–697, vii.
59. **Beauregard E, Mieczkowski T.** Risk estimations of the conjunction of victim and crime event characteristics on the lethal outcome of sexual assaults. *Violence Vict* 2012;27(4):470–486.
60. **McFarlane J, Malecha A, Watson K, et al.** Intimate partner sexual assault against women: frequency, health consequences, and treatment outcomes. *Obstet Gynecol* 2005;105(1):99–108.
61. **Millar G, Stermac L, Addison M.** Immediate and delayed treatment seeking among adult sexual assault victims. *Women Health* 2002;35(1):53–64.
62. **Holmes MM, Resnick HS, Kilpatrick DG, et al.** Rape-related pregnancy: estimates and descriptive characteristics from a national sample of women. *Am J Obstet Gynecol* 1996;175(2):320–324; discussion 324–325.
63. **McGregor MJ, Du Mont J, Myhr TL.** Sexual assault forensic medical examination: is evidence related to successful prosecution? *Ann Emerg Med* 2002;39(6):639–647.
64. **Burgess AW, Holmstrom LL.** Rape trauma syndrome. *Am J Psychiatry* 1974;131(9):981–986.

65. **Holmes MM, Resnick HS, Frampton D.** Follow-up of sexual assault victims. *Am J Obstet Gynecol* 1998;179(2):336–342.
66. **Women USDoJOoVA.** *A National Protocol for Sexual Assault Medical Forensic Examinations*. 2013.
67. **Crawford-Jakubiak JE, Alderman EM, Leventhal JM; Committee on Child Abuse and Neglect; Committee on Adolescence.** Care of the adolescent after an acute sexual assault. *Pediatrics* 2017;139(3). pii:e20164243.
68. **2015 CfDCaPSTDTG.** Sexual assault and abuse and STDs. 2015. Available online at https://www.cdc.gov/std/tg2015/sexual-assault.htm. Accessed March 2018.
69. **Clinician Consultation Center.** Post-exposure prophylaxis. 2018. Available online at http://nccc.ucsf.edu/clinician-consultation/pep-post-exposure-prophylaxis/. Accessed March 2018.
70. **Corbelli J, Bimla Schwarz E.** Emergency contraception: a review. *Minerva Ginecol* 2014;66(6):551–564.
71. **American College of Obstetricians and Gynecologists.** Committee Opinion no. 568: Elder abuse and women's health. *Obstet Gynecol* 2013;122(1):187–191.
72. **Elder abuse.** Available online at http://elderabuse.stanford.edu/screening/how_screen.html. Accessed March 2018.

PARTE 3

Atenção Primária à Saúde

CAPÍTULO 21
Atenção Preventiva à Saúde e Rastreamento 468
Wing Kay Fok, Paula J. Adams Hillard

CAPÍTULO 22
Atenção Primária 476
Sharon T. Phelan

CAPÍTULO 23
Problemas Psiquiátricos Comuns 498
Angela Devi Shrestha, Nada Logan Stotland

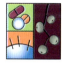

CAPÍTULO 24
Abordagens de Saúde Complementar e Integrativa 518
Tracy W. Gaudet

CAPÍTULO **21**

Atenção Preventiva à Saúde e Rastreamento

Wing Kay Fok, Paula J. Adams Hillard

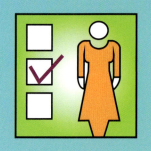

PONTOS-CHAVE

1. Os serviços preventivos de saúde, que abrangem o rastreamento e o aconselhamento sobre uma ampla variedade de comportamentos e riscos relacionados com a saúde, constituem importantes componentes da atenção ginecológica e obstétrica geral.

2. A atenção ginecológica tradicional – que inclui o exame colpocitológico, os exames de rastreamento da pelve e da mama e o fornecimento de serviços contraceptivos – é considerada como atenção de prevenção primária.

3. As avaliações de saúde de rotina em mulheres saudáveis incluem anamnese, exame físico, exames laboratoriais de rotina e específicos, avaliações e aconselhamento sobre comportamentos saudáveis e intervenções relevantes, levando em consideração as principais causas de morbidade e de mortalidade em diferentes faixas etárias.

4. Por meio da Women's Preventive Services Initiative (WPSI), o American College of Obstetricians and Gynecologists (ACOG) está coordenando com o U.S. Department of Health and Human Services (HHS) o desenvolvimento e a atualização de recomendações para serviços de prevenção à saúde da mulher.

5. A obesidade, o tabagismo e o abuso de álcool são problemas evitáveis, que possuem grande impacto sobre a saúde a longo prazo. A avaliação, o aconselhamento e o encaminhamento para esses riscos à saúde fazem parte da avaliação periódica de saúde e da atenção primária.

1 Embora os ginecologistas-obstetras sejam especialistas nos cuidados das mulheres durante a gravidez e tenham competência no tratamento de anormalidades ginecológicas, eles também desempenham um papel importante na atenção primária e preventiva às mulheres, particularmente aquelas em idade reprodutiva. Os serviços preventivos de saúde que incluem o rastreamento e o aconselhamento sobre uma ampla variedade de comportamentos e riscos relacionados com a saúde são importantes componentes da atenção ginecológica e obstétrica geral. O ginecologista-obstetra com frequência atua como porta de entrada da mulher no sistema de atenção à saúde, como médico de atenção primária e como agente que dá continuidade à atenção.[1]

A atenção primária enfatiza a manutenção da saúde, os serviços preventivos, a detecção precoce de doenças e a disponibilidade e continuidade da atenção. Com frequência, as mulheres consideram o seu ginecologista como médico de atenção primária; na verdade, muitas mulheres em idade reprodutiva não têm nenhum outro médico. Os ginecologistas-obstetras estimam que pelo menos um terço de suas pacientes não grávidas dependem **2** deles para a atenção primária.[2] **Como médicos de atenção primária, os ginecologistas-obstetras fornecem assistência contínua a mulheres em todas as fases de sua vida – desde a idade reprodutiva até a pós-menopausa. Muitos serviços prestados como parte da atenção ginecológica tradicional, incluindo exame colpocitológico, exames de rastreamento de doenças da pelve e da mama e orientação para contracepção, são considerados como atenção de prevenção primária.** Como parte de seu atendimento de rotina, alguns ginecologistas incluem o rastreamento de determinados distúrbios clínicos, como hipertensão, diabetes melito e doenças da tireoide, bem como o tratamento desses distúrbios na ausência de complicações.

Alguns aspectos tradicionais da prática ginecológica, como o planejamento familiar e o aconselhamento pré-concepção, são reconhecidos como importantes metas do programa Healthy People 2020.[3] Nos EUA, faltam diretrizes clínicas culturalmente apropriadas e baseadas em evidências e competência, e a prevenção da gravidez não planejada continua sendo uma meta indefinida.[4] Os serviços médicos de prevenção compreendem o rastreamento e o aconselhamento sobre uma ampla variedade de comportamentos e riscos relativos à saúde, incluindo práticas sexuais, prevenção de doenças sexualmente transmissíveis (DSTs), tabagismo, consumo de álcool e outras substâncias, alimentação e exercícios.

Enquanto a promoção da atenção preventiva à saúde pode levar a uma melhora significativa da saúde geral, esta continua sendo uma tarefa desafiadora para muitos médicos, uma vez que eles precisam priorizar entre os numerosos serviços preventivos que devem ser recomendados e incorporados na prática diária. A atenção preventiva à saúde é frequentemente fornecida por uma equipe de médicos, incluindo outros especialistas, subespecialistas e profissionais de saúde associados. Em geral, a abordagem à promoção da atenção preventiva à saúde na prática clínica consiste em personalizar os serviços para cada paciente, com base na idade, nos hábitos, estilo de vida, na história clínica e familiar e outros fatores de risco.

A comunicação eficaz e a explicação das recomendações relevantes e dos prejuízos de um rastreamento inapropriado são igualmente importantes e cruciais na prestação de serviços preventivos de saúde. Em um estudo de coorte de base populacional, a existência de uma conexão da paciente com o médico foi mais estreitamente associada ao recebimento de vários níveis de atenção preventiva do que a raça ou etnia.[5] Uma abordagem em equipe que se estende além da confiança no médico e incorpora a equipe de um sistema de funcionários responsáveis para facilitar lembretes e fornecer informações às pacientes pode constituir uma estratégia bem-sucedida para a prestação de serviços de atenção preventiva de qualidade no momento oportuno.

O GINECOLOGISTA COMO MÉDICO DE ATENÇÃO PRIMÁRIA

Com frequência, o ginecologista-obstetra atua como médico de atenção primária para mulheres e suas famílias, fornecendo informações, orientações e encaminhamento, quando apropriado. **As avaliações de saúde de rotina de mulheres saudáveis baseiam-se em faixas etárias e fatores de risco. A orientação de saúde leva em consideração as principais causas de morbidade e de mortalidade em diferentes faixas etárias.** O aconselhamento e a instrução de pacientes exigem a capacidade de avaliar as necessidades individuais, avaliar os estágios de disposição para efetuar mudanças e o uso de habilidades de comunicação, incluindo entrevista motivacional para incentivar mudanças de comportamento e assistência contínua.[6] Com frequência, um trabalho em equipe é útil, utilizando a experiência de colegas da área médica, como enfermeiros; enfermeiros de prática avançada, como enfermeiros obstetras e enfermeiros generalistas; educadores em saúde e outros profissionais associados, como nutricionistas ou fisioterapeutas; serviços sociais relevantes e outras especialidades médicas. Todos os médicos, independentemente da extensão de sua formação, possuem limitações nos seus conhecimentos e habilidades e devem procurar o parecer de especialistas em ocasiões apropriadas para o benefício de suas pacientes na prestação de atenção à saúde, tanto reprodutiva como não reprodutiva.

O National Ambulatory Medical Care Survey (NAMCS), conduzido pelos Centros de Controle de Doenças e Prevenção (CDC), do National Center for Health Statistics, é um levantamento representativo dos EUA realizado anualmente sobre consultas a médicos de atenção primária em consultórios, e coloca os ginecologistas-obstetras entre os profissionais de atenção primária, em oposição aos subespecialistas médicos ou cirurgiões.[7] Em 2012, nos EUA, a estimativa foi de 929 milhões de consultas em consultórios médicos. A taxa de consultas para mulheres de 18 a 64 anos de idade (321 consultas por 100 mulheres) foi 57% mais alta do que a taxa para homens de 18 a 64 anos (204 por 100 homens).[8]

As necessidades de atenção primária das mulheres variam ao longo da vida. Um levantamento sobre a satisfação das mulheres com a atenção primária constatou que as mulheres no início da vida reprodutiva (entre 18 e 34 anos de idade) estavam mais satisfeitas com a coordenação e a abrangência da atenção quando o seu médico habitual era especialista em saúde reprodutiva, principalmente um ginecologista-obstetra, em comparação com um clínico geral, um clínico geral mais um ginecologista-obstetra ou nenhum médico habitual.[9] O alcance dos serviços prestados por ginecologistas-obstetras varia de uma clínica para outra, ou de um profissional para outro, e pode incluir mais ou menos aspectos de atenção à mulher saudável e à saúde reprodutiva. É importante verificar se cada paciente tem outro médico de atenção primária e quem prestará os serviços de atenção primária e de saúde preventiva.[1] Em 2014, os exames pré-natais e ginecológicos de rotina estiveram entre os principais motivos da atenção primária.[7]

Quando solicitados a caracterizar a natureza de uma consulta em consultório ou em clínica, os ginecologistas-obstetras podem ou não se identificar como profissionais de atenção primária, dependendo do número de variáveis,[10] as quais podem incluir a idade da paciente, a ocorrência de gravidez, se é a primeira consulta ou retorno, diagnóstico, situação sobre seguro ou encaminhamento e localização geográfica da clínica.

CONDUTAS NA ATENÇÃO PREVENTIVA

Na atenção à saúde, o foco se desloca da doença para a prevenção. A atenção preventiva – incluindo planejamento da vida reprodutiva, otimização da nutrição e do exercício, rastreamento de doenças crônicas e seu manejo, imunizações, tratamento de doenças infecciosas e atenção à saúde psicológica e comportamental – contribui para a saúde geral da mulher. Esforços estão sendo envidados para promover medidas de rastreamento eficazes que possam ter um efeito benéfico na saúde pública e individual.

Para garantir que as mulheres de todas as faixas etárias sejam submetidas ao rastreamento apropriado de saúde preventiva, os profissionais de atenção à saúde e as pacientes necessitam de diretrizes estabelecidas uniformes para os serviços preventivos recomendados para mulheres.

O relatório do Institute of Medicine, de julho de 2011, observou uma falta de transparência de certas recomendações de prática clínica e no gerenciamento de conflitos de interesse.[11] As variações nos processos de desenvolvimento das diretrizes foram percebidas como uma causa fundamental da falta de diretrizes consistentes entre especialidades e grupos, como o American College of Obstetricians and Gynecologists (ACOG), a National Comprehensive Cancer Network (NCCN) e a U.S. Preventive Services Task Force (USPSTF). Acredita-se que essas discrepâncias possam ter contribuído para a incerteza dos profissionais e a confusão por parte das pacientes.

Em 2016, em resposta a essa preocupação sobre recomendações inconsistentes, o ACOG inaugurou a Women's Preventive Services Initiative (WPSI). **Por meio de um acordo cooperativo de 5 anos com o U.S. Department of Health and Human Services (HHS), os Health Resources and Services Administration (HRSA), o ACOG coordenará o esforço da WPSI para desenvolver, revisar, atualizar e divulgar recomendações para os serviços de saúde preventiva das mulheres.** A WPSI tem por objetivo promover uma consideração completa das melhores evidências disponíveis, garantir a transparência e minimizar o impacto do viés individual e dos conflitos de interesse.

Uma comissão consultiva composta por representantes do ACOG, da American Academy of Family Physicians (AAFP), do American College of Physicians (ACP) e da National Association of Nurse Practitioners in Women's Health (NPWH) supervisiona a iniciativa. O Multidisciplinary Steering Committee (MSC) é constituído por representantes de várias sociedades de especialidades médicas e organizações de profissionais de saúde dos EUA listadas na Tabela 21.1.

As recomendações apresentadas pela WPSI seguem os critérios especificados pela National Academies of Sciences, Engineering

Tabela 21.1 Organizações participantes do Multidisciplinary Steering Committee da Women's Preventive Services Initiative, de 2016.

American Academy of Family Physicians	American Osteopathic Association
American College of Obstetricians and Gynecologists	American Psychiatric Association
American College of Physicians	American Geriatrics Society
National Association of Nurse Practitioners in Women's Health	Association of Reproductive Health Professionals
Academy of Women's Health	Association of Women's Health, Obstetric and Neonatal Nurses
American Academy of Pediatrics	National Comprehensive Cancer Network
American Academy of Physician Assistants	National Medical Association
American Cancer Society	Association of Maternal and Child Health Programs
American College of Nurse-Midwives	National Partnership for Women and Families
American College of Preventive Medicine	National Women's Law Center
American College of Radiology	Patient Representative

De: Women's Preventive Services Initiative. Final recommendations: preventive services for women. In: Recommendations for preventive services for women. Final report to the U.S. Department of Health and Human Services, Health Resources & Services Administration, December 2016. Washington, DC: American College of Obstetricians and Gynecologists; 2017:8.

and Medicine (anteriormente Institute of Medicine). Os tópicos considerados pela WPSI concentram-se em lacunas de evidências específicas e novas recomendações não cobertas pelas recomendações já existentes da USPSTF, da American Academy of Pediatrics (AAP) Bright Futures Initiatives for infants, children, and adolescents e do Advisory Committee on Immunization Practices (ACIP) dos CDCs.

Revisões e atualizações das evidências de cada tópico em consideração foram cuidadosamente efetuadas. O escopo das atualizações foi baseado no formato de Populações, Intervenções, Comparadores, Desfechos, Tempo e Contexto/Projeto de Estudo. As pesquisas foram conduzidas nos bancos de dados Ovid MEDLINE, no Cochrane Central Register of Controlled Trials, no Cochrane Database of Systematic Reviews e no PsycINFO. Estudos foram conduzidos em ambientes aplicáveis aos EUA e as recomendações foram adotadas somente se fosse alcançado um acordo de 75% pelo Multispecialty Steering Committee. Em geral, as recomendações aplicam-se à população geral de mulheres nos EUA com risco médio para as condições abordadas.

Uma das lacunas das pesquisas inclui a falta de evidências suficientes para adaptar muitas das recomendações às necessidades específicas de mulheres de minorias raciais e étnicas e em populações carentes.

Diretrizes para atenção primária e preventiva

A avaliação inicial de uma paciente envolve uma anamnese completa, exame físico, exames laboratoriais de rotina e aqueles que forem indicados, avaliação e aconselhamento, imunizações apropriadas e intervenções relevantes. É necessário identificar os fatores de risco e devem-se efetuar arranjos para cuidados contínuos ou encaminhamento, quando necessário (Tabela 21.2).

Em seu primeiro ano, a WPSI atualizou 9 tópicos.[12]

Nos 4 anos subsequentes, vários subcomitês serão encarregados de desenvolver recomendações sobre um ou dois tópicos a cada ano. As recomendações dos serviços preventivos da WPSI são apresentadas no site http://www.WomensPreventiveHealth.org. As recomendações serão revisadas quanto à sua atualidade e acurácia pelo menos a cada 24 meses após envio e adoção pelo HRSA.

Guia de serviços clínicos preventivos

A USPSTF foi comissionada em 1984 como organização não governamental de 20 membros especialistas em medicina de atenção primária, epidemiologia e saúde pública. A USPSTF, que compreende profissionais de atenção primária, inclui agora especialistas não federais em medicina preventiva e medicina baseada em evidências (como internistas, pediatras, médicos de família, ginecologistas-obstetras, enfermeiros e especialistas em comportamento de saúde). A força-tarefa conduz e publica revisões de evidências científicas sobre uma variedade de serviços de saúde preventiva, com apoio administrativo e de pesquisa da Agency for Health Care Research and Quality (AHRQ). Análises e recomendações iniciais e subsequentes estão sendo revisadas e periodicamente divulgadas no site patrocinado pela AHRQ.[13] A tarefa do grupo era desenvolver recomendações sobre o uso apropriado de intervenções preventivas, com base em uma revisão sistemática de evidências de eficácia clínica. Foi solicitado ao grupo que avaliasse com rigor as pesquisas clínicas, de modo a aferir os méritos das medidas preventivas, incluindo exames de rastreamento, aconselhamento, imunizações e medicamentos.

A força-tarefa utiliza revisões sistemáticas das evidências sobre tópicos específicos de prevenção clínica, que servem como base científica para as recomendações, além de analisar as evidências, estimar a magnitude dos benefícios e dos danos, chegar a um consenso sobre o benefício efetivo de determinado serviço preventivo e publicar uma recomendação designada por graus que podem ser "A" (recomenda; benefício efetivo substancial), "B" (recomenda; benefício efetivo moderado), "C" (recomenda; seletivamente), "D" (recomenda; contra) e "I" (evidências insuficientes para recomendar ou ser contra) (Tabela 21.3). O sistema de classificação inclui sugestões para a prática e recomenda que o serviço seja oferecido, desencorajado ou que se discuta a incerteza acerca do equilíbrio entre benefícios e danos. A força-tarefa avalia os serviços com base em idade, sexo e fatores de risco para doença, recomendando quais serviços preventivos deveriam ser incluídos na atenção primária de rotina para cada população. As *medidas preventivas primárias* são as que envolvem uma intervenção antes do desenvolvimento da doença, como abandono do tabagismo, aumento da atividade

Tabela 21.2 Recomendações clínicas da Women's Preventive Services Initiative, de 2016.

Tópico	Recomendação
Rastreamento de câncer de mama para mulheres de risco médio	• Iniciar o rastreamento por mamografia a partir dos 40 anos e não depois dos 50 anos. A mamografia de rastreamento deve ser efetuada pelo menos a cada 2 anos ou 1 vez por ano. O rastreamento deve continuar até pelo menos 74 anos de idade, e a idade por si só não deve constituir a base para a sua interrupção
Serviços e suprimentos para amamentação	• Recomenda serviços abrangentes de suporte para lactação (incluindo aconselhamento e instrução para lactação e equipamento e suprimentos de amamentação) durante os períodos de pré-natal, perinatal e pós-parto • O acesso a bombas elétricas deve ser baseado na otimização da amamentação, e não baseado em falha anterior de uma bomba manual
Rastreamento para câncer do colo do útero	• Recomenda o rastreamento do câncer do colo do útero para mulheres de risco médio, na faixa etária dos 21 aos 65 anos • Recomenda o rastreamento somente por citologia a cada 3 anos para mulheres de 21 a 29 anos de idade • Recomenda o rastreamento por citologia e do papilomavírus humano a cada 5 anos ou somente a citologia a cada 3 anos para mulheres de 30 a 65 anos de idade • O rastreamento do câncer do colo do útero não é recomendado para mulheres com menos de 21 anos ou para aquelas com mais de 65 anos com rastreamento anterior adequado. Um rastreamento anterior negativo adequado é definido como três resultados citológicos negativos consecutivos ou dois resultados negativos consecutivos nos últimos 10 anos, com exame mais recente realizado nos últimos 5 anos
Contracepção	• Recomenda quaisquer métodos contraceptivos controlados pela mulher e aprovados pela FDA, práticas eficazes de planejamento familiar e que procedimentos de esterilização estejam disponíveis como parte dos cuidados contraceptivos • Recomenda a autorização oportuna de contraceptivos • Enfatiza a tomada de decisão centrada na paciente e permite discussão de toda a variedade de opções contraceptivas
Rastreamento para diabetes melito gestacional	• Recomenda o rastreamento de mulheres grávidas para diabetes melito gestacional após 24 semanas de gestação (de preferência, entre 24 e 28 semanas de gestação) • Recomenda o rastreamento com teste de estimulação de glicose oral com 50 g (seguido de teste de tolerância à glicose de 3 h com 100 g de glicose, se os resultados do teste inicial de glicose forem anormais)
Rastreamento para infecção pelo HIV	• Recomenda instrução para prevenção e avaliação de risco para infecção pelo HIV em adolescentes e mulheres, pelo menos anualmente, durante toda a vida • Recomenda que todas as mulheres sejam testadas pelo menos uma vez durante a vida • O rastreamento para HIV é recomendado em todas as mulheres grávidas no início dos cuidados pré-natais • Recomenda o teste rápido para HIV em mulheres grávidas que apresentam trabalho de parto com estado do HIV não documentado • Os fatores de risco para infecção pelo HIV em mulheres incluem, mas não se limitam a: ser usuária ativa de substâncias injetáveis; ter relações sexuais vaginais ou anais desprotegidas; ter múltiplos parceiros sexuais; iniciar um novo relacionamento sexual; ter parceiros sexuais infectados pelo HIV, bissexuais ou usuários de substâncias injetáveis; trocar sexo por substâncias ou dinheiro; ser vítima de tráfico sexual; estar encarcerada (atual ou anteriormente), e ter outras infecções sexualmente transmissíveis (ISTs)
Rastreamento para violência interpessoal e doméstica	• Recomenda o rastreamento de adolescentes e mulheres para violência interpessoal e doméstica, pelo menos 1 vez por ano • A violência interpessoal e doméstica inclui violência física, violência sexual, perseguição e agressão psicológica (incluindo coerção), coerção reprodutiva, negligência e ameaça de violência, abuso ou ambos • Os fatores de risco para violência interpessoal e doméstica incluem, mas não se limitam a: gravidez; idade mais jovem e mais avançada, aumento de estresse; ser lésbica, *gay*, bissexual, transgênero ou *queer* (ou questionador); dependência; abuso de substâncias e de álcool no serviço militar anterior ou atual; e viver em um ambiente institucional • Os intervalos mínimos para rastreamento não estão definidos
Aconselhamento para ISTs	• Recomenda o aconselhamento comportamental dirigido por um profissional de saúde ou outro profissional adequadamente treinado para lidar com adolescentes e mulheres adultas sexualmente ativas com maior risco de ISTs • Os fatores de risco incluem idade inferior a 25 anos; história recente de IST; novo parceiro sexual; múltiplos parceiros; parceiro que tenha outras parceiras concomitantes; parceiro com IST, e falta de uso ou uso inconsistente de preservativo
Visitas preventivas de mulheres saudáveis	• Recomenda que as mulheres façam pelo menos uma consulta de prevenção por ano, começando na adolescência e prosseguindo ao longo da vida

De: Women's Preventive Services Initiative. Final recommendations: preventive services for women. In: Recommendations for preventive services for women. Final report to the U.S. Department of Health and Human Services, Health Resources & Services Administration, December 2016. Washington, DC: American College of Obstetricians and Gynecologists; 2017:17-23.

física, dieta saudável, abandono do consumo de álcool ou outras substâncias, uso de cintos de segurança e vacinações. As *medidas preventivas secundárias* são aquelas utilizadas para identificar e tratar indivíduos assintomáticos que apresentam fatores de risco ou doença pré-clínica, mas nos quais a doença ainda não se tornou clinicamente aparente. Exemplos de medidas preventivas secundárias são bem conhecidos em ginecologia, como rastreamento por mamografia e exame colpocitológico.

A USPSTF reconheceu que faltam evidências de ensaios clínicos controlados randomizados (ECR) para determinados

Tabela 21.3 Classificação da U.S. Preventive Services Task Force.

A U.S. Preventive Services Task Force (USPSTF) divide as suas recomendações de acordo com 1 de 5 classificações (A, B, C, D, I), refletindo a força das evidências e a magnitude do benefício efetivo (benefícios menos danos). A USPSTF modificou suas definições de classe com base em uma mudança nos métodos em maio de 2007 e novamente em julho de 2012, quando atualizou a definição e as sugestões para prática na recomendação de grau C.[14]

Classe	Definição	Sugestões para prática
A	A USPSTF recomenda o serviço. Existe certeza de que o benefício efetivo é substancial	Oferecer ou prestar esse serviço
B	A USPSTF recomenda o serviço. Existe certeza de que o benefício efetivo é moderado ou há certeza moderada de que o benefício efetivo é de moderado a substancial	Oferecer ou prestar esse serviço
C	A USPSTF recomenda oferecer ou prestar seletivamente o serviço a pacientes individualmente, com base no julgamento do profissional e na preferência da paciente. Existe pelo menos certeza moderada de que o benefício efetivo é pequeno	Oferecer ou prestar esse serviço a pacientes selecionadas, dependendo das circunstâncias individuais
D	A USPSTF é contrária ao serviço. Existe certeza moderada a alta de que o serviço não tem benefício ou de que os danos superam os benefícios	Desencorajar o uso desse serviço
Declaração I	A USPSTF concluiu que as evidências atuais não são suficientes para avaliar o equilíbrio entre benefícios e danos associados ao serviço. Não há evidências ou existem evidências de pouca qualidade ou divergentes, e não é possível determinar o equilíbrio entre benefícios e danos	Ler a seção sobre considerações clínicas da USPSTF. Se o serviço for oferecido, as pacientes devem compreender a incerteza existente entre benefícios e danos

problemas em medicina, e que é necessário considerar evidências de outros tipos de estudo. Entretanto, mesmo ao incorporar evidências obtidas de estudos não ECR, a falta de evidências suficientes continua sendo uma limitação. Como os médicos não podem se dar ao luxo de aguardar certas evidências, a USPSTF reconhece a importância de quatro diferentes "domínios" na tomada de decisões clínicas relativas à prevenção. Estes quatro domínios são a carga evitável de sofrimento em consequência de determinada condição, o dano potencial causado por uma intervenção, os custos financeiros e de oportunidade de determinado serviço e o panorama da prática atual.[15]

Esforços internacionais para categorizar a eficácia dos tratamentos incluem a Biblioteca Cochrane, que produz e divulga revisões e resumos sistemáticos de alta qualidade sobre intervenções de atenção à saúde, os quais são publicados a cada mês e estão disponíveis *on-line* e em DVD por assinatura.[16] A Biblioteca Cochrane oferece bancos de dados para pesquisa *on-line* e por meio de compra de licenças por instituições. As diretrizes baseadas em evidências são publicadas em revistas impressas e disponíveis *on-line* por disciplina (p. ex., medicina, saúde mental e enfermagem).

Aconselhamento para manutenção da saúde

Durante as avaliações periódicas, as pacientes devem ser aconselhadas sobre atenção preventiva com base na sua idade e nos fatores de risco. **A obesidade, o tabagismo e o uso de álcool estão associados a problemas evitáveis que podem ter grande impacto a longo prazo sobre a saúde.** As pacientes devem ser aconselhadas sobre o abandono do tabagismo e a moderação no uso de álcool e devem ser encaminhadas para serviços comunitários apropriados, quando necessário. É preciso reforçar os comportamentos positivos relacionados com a saúde, como dieta saudável e prática regular de exercícios físicos. Podem ser necessárias adaptações com base na presença de fatores de risco, no estilo de vida e condições atuais da mulher. Os esforços devem se concentrar no controle do peso, na boa condição cardiovascular e na redução dos fatores de risco associados à doença cardiovascular e ao diabetes melito.[6]

Nutrição

As pacientes devem receber informações gerais sobre nutrição e ser encaminhadas a outros profissionais se tiverem necessidades especiais.[6] A avaliação do índice de massa corporal (IMC) = peso (em quilogramas) dividido pelo quadrado da altura (em metros) (quilogramas por metro quadrado) fornece informações valiosas sobre o estado nutricional da paciente. Existem tabelas e aplicativos para calcular o IMC e imprimir disponíveis *on-line*. As pacientes com 20% acima ou abaixo da faixa normal necessitam de avaliação e aconselhamento para a busca de doença sistêmica ou transtorno alimentar. Nos EUA, de 2013 a 2014, a prevalência geral da obesidade ajustada para a idade foi de 40,4% (IC de 95%, 37,6 a 43,3%) em mulheres adultas.[17] Em 2017, todos os estados norte-americanos tiveram mais de 20% de adultos com obesidade. O Sul teve a maior prevalência de obesidade (32,4%), seguido do Centro-oeste (32,3%), Nordeste (27,7%) e Oeste (26,1%).[18] O sobrepeso e a obesidade aumentam de maneira substancial o risco de morbidade por hipertensão, dislipidemia, diabetes melito tipo 2, doença arterial coronariana, acidente vascular encefálico, doença da vesícula biliar, osteoartrite, apneia do sono e cânceres de endométrio, de mama e de cólon.[19]

A obesidade central – medida pela razão cintura-quadril – constitui um fator de risco independente para doença. As mulheres com circunferência da cintura de mais de 89 cm correm maior risco de diabetes melito, dislipidemia, hipertensão e doença cardiovascular.[20]

A síndrome metabólica é uma complicação da obesidade que, embora definida de modo ligeiramente variável, inclui um conjunto de dislipidemia aterogênica, hipertensão arterial, níveis plasmáticos elevados de glicose e obesidade abdominal, além de conferir um risco maior de doença cardiovascular e diabetes melito.[21] De um terço à metade das mulheres na pré-menopausa com síndrome do ovário policístico (SOP) preenche os critérios para o diagnóstico de síndrome metabólica.[22]

A cada 5 anos, o Departamento de Agricultura dos EUA (USDA) e o HHS publicam em conjunto um relatório contendo informações nutricionais e dietéticas e diretrizes para o público em geral, cuja edição atual é *Dietary Guidelines for Americans, 2015-2020*.[23] Essas diretrizes fornecem recomendações baseadas em evidências sobre alimentos e bebidas para norte-americanos a partir de 2 anos de idade, com o objetivo de promover a saúde, prevenir doenças crônicas e ajudar as pessoas a alcançar e manter um peso saudável. As *Dietary Guidelines* recomendam incluir uma variedade de vegetais, frutas, grãos, laticínios sem gordura ou com baixo teor de gordura, uma variedade de proteínas e óleos como parte de um padrão de alimentação saudável. O símbolo MyPlate é uma ferramenta útil para reunir os elementos-chave dos padrões de alimentação saudável, traduzindo as *Dietary Guidelines* em mensagens-chave para o consumidor, que são utilizadas em materiais educativos para o público **(Figura 21.1)**.[23] As diretrizes incluem recomendações para balancear alimentos e atividade física e permanecer dentro das necessidades calóricas diárias.

O teor de fibras da dieta tem sido estudado em relação ao seu possível papel na prevenção de vários distúrbios, particularmente câncer de cólon. Recomenda-se que a dieta média para mulheres adultas contenha de 22 a 28 g de fibra por dia.[23] Os cereais integrais e vegetais, as frutas cítricas e algumas leguminosas são ricas em fibras, e o seu consumo é enfatizado nas diretrizes para alimentação saudável.

A ingestão adequada de cálcio é importante na prevenção da osteoporose. Uma mulher na pós-menopausa deve ingerir 1.200 mg/dia, já as adolescentes necessitam de 1.300 mg/dia. Como pode ser difícil ingerir uma quantidade adequada de cálcio por dia em uma dieta média, podem ser necessários suplementos.

O Public Health Service dos EUA recomenda que as mulheres em idade reprodutiva com possibilidade de engravidar tomem suplementos de ácido fólico (0,4 mg/dia) para ajudar a prevenir defeitos do tubo neural em seus filhos. Os levantamentos indicam que, em 2007, 40% das mulheres em idade fértil consumiram um suplemento, ou seja, uma porcentagem que representa apenas metade da meta de 80% do *Healthy People 2010*.[24] As mulheres que pretendem engravidar devem ser orientadas sobre o risco de defeitos do tubo neural fetal e do papel da suplementação de ácido fólico na sua prevenção antes da concepção.[25]

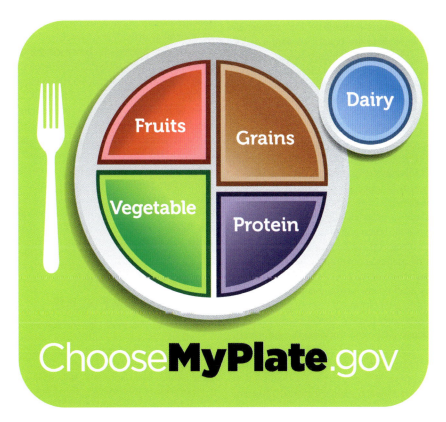

Figura 21.1 Ícone MyPlate (MeuPrato, em tradução livre). Trata-se de nova iniciativa de comunicação com base nas *Dietary Guidelines for Americans*, de 2010, que substituiu a pirâmide alimentar. Foi projetado para lembrar os norte-americanos a comer de maneira saudável e ilustra os cinco grupos de alimentos utilizando uma imagem familiar da hora das refeições. (De: U.S. Department of Agriculture, http://www.choosemyplate.gov).

Álcool

As bebidas alcoólicas, se forem utilizadas, devem ser consumidas com moderação – até um drinque por dia para as mulheres.[23] Pode-se utilizar um dispositivo simples, denominado questionário T-ACE (Tolerância; Aborrecida por críticas por consumir bebida alcoólica, sentir a necessidade de reduzir [*Cut down*] o consumo; necessidade de consumir uma bebida alcoólica pela manhã [*Eye-opener*]) para obter informações sobre o consumo de álcool e identificar problemas relacionados.[26] As mulheres devem ser questionadas sem julgamento sobre o uso de álcool e encaminhadas a serviços de aconselhamento, se necessário.

Exercício físico

O exercício físico pode ajudar a controlar ou prevenir a hipertensão, o diabetes melito, a hipercolesterolemia e a doença cardiovascular, além de ajudar a promover boa saúde geral, bem-estar psicológico e peso corporal saudável. O exercício moderado associado a uma suplementação de cálcio pode ajudar a retardar a perda óssea em mulheres na pós-menopausa, já que a atividade física, a nutrição adequada e uma boa saúde são necessárias para a saúde óssea.[27] O exercício ajuda a promover a perda de peso, a força e o condicionamento físico, além de reduzir o estresse. As diretrizes federais do HHS para o exercício físico assinalam que "a atividade física regular reduz o risco de muitos desfechos adversos da saúde; alguma atividade física é melhor do que nenhuma; na maioria dos resultados relativos à saúde, outros benefícios são obtidos à medida que a atividade física é praticada com maior intensidade, maior frequência e/ou maior duração; a maior parte dos benefícios para a saúde é obtida com a prática de atividade física de intensidade moderada, como caminhada acelerada, durante pelo menos 150 minutos (2 horas e 30 minutos) por semana. Outros benefícios estão associados a uma maior atividade física; tanto os exercícios aeróbicos (*endurance*) como os de fortalecimento muscular (resistência) são benéficos; são observados benefícios para a saúde em crianças e adolescentes, adultos jovens e de meia-idade, idosos e em todos os grupos raciais e étnicos estudados; a atividade física também está associada a um benefício para a saúde em indivíduos com deficiências; e os benefícios da atividade física superam de longe a possibilidade de resultados adversos".[28] O condicionamento cardiovascular, os exercícios de alongamento para flexibilidade, os exercícios de resistência ou calistênicos para força e *endurance* são recomendados para a maioria das pessoas. Os adultos de mais idade (a partir de 65 anos) devem praticar exercícios para manter ou melhorar o equilíbrio se correm risco de quedas e devem determinar seu nível de esforço para a atividade física em relação ao seu nível de condicionamento.[23] Os fatores que devem ser considerados no estabelecimento de um programa de exercício incluem limitações médicas, como obesidade ou artrite, e seleção cuidadosa de atividades que promovam a saúde e aumentem a prática constante.[1]

O condicionamento cardiovascular pode ser avaliado pela medida da frequência cardíaca durante o exercício: à medida que o condicionamento melhora, a frequência cardíaca estabiliza-se em determinado nível fixo. A frequência cardíaca em que há desenvolvimento de condicionamento é denominada frequência cardíaca-alvo.[1] A American Heart Association recomenda o cálculo da frequência cardíaca máxima utilizando a fórmula: 220 – idade. A frequência cardíaca-alvo deve variar de 50 a 70% para exercícios moderados e de 70 a 85% para o exercício extenuante.[29] Um estudo realizado em 2010 examinou a definição de uma resposta normal da frequência cardíaca ao teste de esforço em mulheres e constatou que o cálculo tradicional, baseado na frequência cardíaca-alvo de homens, pode não ser apropriado para mulheres.[30] A fórmula alternativa para a frequência cardíaca-alvo, baseada nessa pesquisa, é: 206 – idade da paciente multiplicado por 0,88.

Abandono do tabagismo

O tabagismo constitui uma importante causa de doenças evitáveis, e todas as oportunidades devem ser aproveitadas para incentivar as pacientes fumantes a abandonar o cigarro. A instrução da paciente sobre os benefícios do abandono do tabagismo, as recomendações claras para deixar de fumar e o apoio do médico aumentam as taxas de abandono do tabagismo, embora 95% das fumantes que abandonam o tabagismo conseguem fazê-lo sozinhas. Nos EUA, dispõe-se de material de autoajuda no National Cancer Institute, bem como em grupos de apoio comunitários e sedes locais da American Cancer Society e da American Lung Association. A combinação de aconselhamento e uso de medicamentos (nicotina e opções sem nicotina) é mais eficaz do que qualquer um deles isoladamente, e as *Clinical Practice Guideline* do HHS fornecem recomendações sobre o tratamento e a dependência do uso de tabaco.[31]

Os "5 As" – Perguntar, Aconselhar, Avaliar, Auxiliar e Organizar (do inglês *A*sk, *A*dvise, *A*ssess, *A*ssist e *A*rrange) – são planejados para serem usados com fumantes que desejam abandonar o tabagismo.[32] O componente *Perguntar* envolve identificar sistematicamente todos os usuários de tabaco em cada visita. É importante que o conselho para incentivar os usuários a parar de fumar seja claro, forte e personalizado. Em seguida, os profissionais devem avaliar a disposição da paciente a abandonar o tabagismo e fornecer assistência, se necessária, ou uma intervenção para melhorar as futuras tentativas de parar de fumar. Em 2015, a USPSTF publicou recomendações baseadas em evidências para intervenções comportamentais e farmacológicas, com o objetivo de ajudar as pessoas a abandonar o tabagismo. A pesquisa sobre os resultados centrados na paciente sustenta com veemência o uso de intervenções comportamentais, isoladamente ou em combinação com farmacoterapia. Todas as gestantes fumantes devem ser submetidas a intervenções comportamentais.[33] A prevenção de recidivas é importante, com congratulações para qualquer sucesso alcançado e incentivo para manter a abstinência. As pacientes que usam tabaco e que não estão dispostas a parar de fumar por ocasião da consulta devem ser tratadas com a intervenção motivacional dos "5 Rs": Relevância, Riscos, Recompensas, Bloqueio e Repetição (*R*elevance, *R*isks, *R*ewards, *R*oadblocks e *R*epetition).[31]

REFERÊNCIAS BIBLIOGRÁFICAS

1. **American College of Obstetricians and Gynecologists.** Guidelines for Women's Health Care: a Resource Manual. 4th ed. Washington, DC: The American College of Obstetricians and Gynecologists, Women's Health Care Physicians; 2014.xvi,889.
2. **Coleman VH, Laube DW, Hale RW, et al.** Obstetrician-gynecologists and primary care: training during obstetrics-gynecology residency and current practice patterns. *Acad Med* 2007;82(6):602–607.
3. **Office of Disease Prevention and Health Promotion.** 2020 Topics and objectives. Available online at https://www.healthypeople.gov/2020/topics-objectives.
4. **Taylor D, Levi A, Simmonds K, Board of the Society of Family Planning.** Reframing unintended pregnancy prevention: a public health model. *Contraception* 2010;81(5):363–366.
5. **Atlas SJ, Grant RW, Ferris TG, et al.** Patient-physician connectedness and quality of primary care. *Ann Intern Med* 2009;150(5):325–335.

6. **American College of Obstetricians and Gynecologists.** ACOG Committee opinion no. 423: Motivational interviewing: a tool for behavioral change. *Obstet Gynecol* 2009;113(1):243–246.
7. **Rui P HE, Okeyode T.** National Ambulatory Medical Care Survey: 2014 State and National Summary Tables 2014. Available online at http://www.cdc.gov/nchs/ahcd/ahcd_products.htm.
8. **Ashman JJ, Hing E, Talwalkar A.** Variation in physician office visit rates by patient characteristics and state, 2012. *NCHS Data Brief* 2015;(212):1–8.
9. **Henderson JT, Weisman CS.** Women's patterns of provider use across the lifespan and satisfaction with primary care coordination and comprehensiveness. *Med Care* 2005;43(8):826–833.
10. **Scholle SH, Chang J, Harman J, et al.** Characteristics of patients seen and services provided in primary care visits in obstetrics/gynecology: data from NAMCS and NHAMCS. *Am J Obstet Gynecol* 2004;190(4):1119–1127.
11. **Institute of Medicine Committee on Standards for Developing Trustworthy Clinical Practice Guidelines.** In: Graham R, Mancher M, Miller Wolman D, et al., eds. *Clinical Practice Guidelines We Can Trust.* Washington, DC; 2011.
12. **American College of Obstetricians and Gynecologists.** Recommendations for Preventive Services for Women. Administration HRS; 2016 December.
13. **Agency for Health Care Research and Quality.** National Guideline Clearinghouse. 2017. Available online at https://www.guideline.gov/.
14. **U.S. Preventive Services Task Force.** U.S. Preventive services task force grade definitions and levels of certainty regarding net benefit 2012. Available online at https://www.uspreventiveservicestaskforce.org/Page/Name/grade-definitions–grade-definitions-after-july-2012.
15. **Petitti DB, Teutsch SM, Barton MB, et al; U.S. Preventive Services Task Force.** Update on the methods of the U.S. Preventive Services Task Force: insufficient evidence. *Ann Intern Med* 2009;150(3):199–205.
16. The Cochrane Collaboration. The Cochrane Library 2017. Available online at http://www.thecochranelibrary.com/.
17. **Flegal KM, Kruszon-Moran D, Carroll MD, et al.** Trends in obesity among adults in the United States, 2005 to 2014. *JAMA* 2016;315(21):2284–2291.
18. Center for Disease Control and Prevention. Adult obesity prevalence maps. 2017. Available at https://www.cdc.gov/obesity/data/prevalence-maps.html.
19. **Mokdad AH, Ford ES, Bowman BA, et al.** Prevalence of obesity, diabetes, and obesity-related health risk factors, 2001. *JAMA* 2003;289(1):76–79.
20. National Heart, Lung, and Blood Institute Obesity Education Initiative. The practical guide: identification, evaluation and treatment of overweight and obesity in adults. 2000. Available online at https://www.nhlbi.nih.gov/files/docs/guidelines/prctgd_c.pdf.
21. **Alberti KG, Eckel RH, Grundy SM, et al.** Harmonizing the metabolic syndrome: a joint interim statement of the International Diabetes Federation Task Force on Epidemiology and Prevention; National Heart, Lung, and Blood Institute; American Heart Association; World Heart Federation; International Atherosclerosis Society; and International Association for the Study of Obesity. *Circulation* 2009;120(16):1640–1645.
22. **Essah PA, Wickham EP, Nestler JE.** The metabolic syndrome in polycystic ovary syndrome. *Clin Obstet Gynecol* 2007;50(1):205–225.
23. **U.S. Department of Health and Human Services and U.S. Department of Agriculture.** 2015–2020 Dietary Guidelines for Americans 2015. Available online at http://health.gov/dietaryguidelines/2015/guidelines/.
24. **Center for Disease Control and Prevention.** Use of supplements containing folic acid among women of childbearing age–United States, 2007 2008. Available online at https://www.cdc.gov/mmwr/preview/mmwrhtml/mm5701a3.htm.
25. **American College of Obstetricians and Gynecologists.** ACOG Committee opinion no: 313, September 2005. The importance of preconception care in the continuum of women's health care. *Obstet Gynecol* 2005;106(3):665–666.
26. **Sokol RJ, Martier SS, Ager JW.** The T-ACE questions: practical prenatal detection of risk-drinking. *Am J Obstet Gynecol* 1989;160(4):863–868; discussion 868–870.
27. **Committee on Practice Bulletins-Gynecology, The American College of Obstetricians and Gynecologists.** ACOG Practice Bulletin no. 129. Osteoporosis. *Obstet Gynecol* 2012;120(3):718–734.
28. **U.S. Department of Health and Human Services.** Physical Activity Guidelines for Americans. Washington, D.C.; 2008. Available online at http://www.health.gov/paguidelines.
29. American Heart Association. Target Heart Rates. Available online at http://www.heart.org/HEARTORG/HealthyLiving/PhysicalActivity/FitnessBasics/Target-Heart-Rates_UCM_434341_Article.jsp–.We5mPGV33DM.
30. **Gulati M, Shaw LJ, Thisted RA, et al.** Heart rate response to exercise stress testing in asymptomatic women: the st. James women take heart project. *Circulation* 2010;122(2):130–137.
31. **Fiore MC, Jaén CR, Baker TB, et al.** *Treating Tobacco Use and Dependence: 2008 Update. Clinical Practice Guidelines.* Rockville, MD: US Department of Health and Human Services; 2008.
32. Tobacco Use and Dependence Guideline Panel. Tobacco use an dependence guideline panel. Treating tobacco use and dependence: 2008 update Rockville (MD): US Department of Health and Human Services 2008. Available online at https://www.ncbi.nlm.nih.gov/books/NBK63948/–A28270.
33. **Siu AL, U.S. Preventive Services Task Force.** Behavioral and pharmacotherapy interventions for tobacco smoking cessation in adults, including pregnant women: U.S. Preventive Services Task Force Recommendation Statement. *Ann Intern Med* 2015;163(8):622–634.

CAPÍTULO 22

Atenção Primária

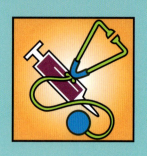

Sharon T. Phelan

PONTOS-CHAVE

1 As infecções respiratórias em adultos são comumente virais e não necessitam de antibióticos. Para o uso racional dos antibióticos, é preciso administrá-los apenas para o tratamento de infecções bacterianas. A terapia empírica, quando utilizada, deve ser individualizada e levar em consideração a gravidade da infecção. Todas as pacientes com possível pneumonia adquirida na comunidade devem ser submetidas à radiografia de tórax para estabelecer o diagnóstico e a presença de complicações.

2 O rastreamento eficaz para a hipertensão e a hiperlipidemia é de importância crítica para reduzir a ocorrência de doença cardíaca (que constitui uma importante causa de morte). Quando se identifica a presença de hipertensão ou de riscos significativos à hipertensão, é necessário iniciar uma intervenção ativa no estilo de vida. Se essa conduta não for adequada, deve-se utilizar a intervenção farmacológica para alcançar níveis pressóricos inferiores a 140/90. Em pacientes com comorbidades, como diabetes melito ou doença renal, a meta deve ser níveis inferiores a 130/80.

3 O papel da dieta na hiperlipidemia ainda não está bem definido, embora uma dieta com baixo teor de gordura, juntamente com perda de peso e exercício físico, reduza os níveis de lipídios. As recomendações atuais recomendam o uso das estatinas como tratamento farmacológico de primeira linha, com diretrizes bem definidas para o uso desses fármacos e metas ótimas estabelecidas a ser alcançadas.

4 A incidência do diabetes melito tipo 2 cresce com o aumento da incidência da obesidade. O rastreamento de indivíduos de alto risco possibilita um diagnóstico precoce e a intervenção antes do desenvolvimento de complicações. As primeiras etapas no manejo consistem em modificações do estilo de vida, incluindo dieta, perda de peso e exercício físico.

5 Tendo em vista a frequência da patologia da tireoide em mulheres, os médicos precisam conhecer os fatores de risco que merecem rastreamento, bem como o exame físico apropriado para identificar a presença de massas. A dosagem do hormônio tireoestimulante (TSH) constitui o único e melhor teste de rastreamento para o hiper e o hipotireoidismo.

Como profissionais de saúde especializados no atendimento de mulheres, os ginecologistas são responsáveis por fornecer assistência que se estende além das doenças dos órgãos reprodutores para incluir grande parte da atenção médica geral a suas pacientes. A ampliação do espectro de cuidados exige ajustes na prática, com menos ênfase nos aspectos cirúrgicos da especialidade. O diagnóstico e o tratamento precoces das doenças clínicas podem ter grande impacto na saúde da mulher. Embora o encaminhamento no momento oportuno seja importante em casos de doenças complexas e avançadas, os ginecologistas podem proceder ao rastreamento, reconhecimento e tratamento inicial de muitos distúrbios.

Os problemas respiratórios constituem as razões mais comuns pelas quais os pacientes procuram atendimento médico, de modo que os ginecologistas devem conhecer a sua fisiopatologia. A doença cardiovascular possui impacto significativo sobre a morbidade geral e constitui a principal causa de morte em mulheres. A doença cardiovascular está associada a tabagismo, hipertensão, hipercolesterolemia e diabetes melito (DM). Essas condições são passíveis de rastreamento, e respondem à modificação do comportamento e ao controle para reduzir os fatores de risco. A doença da tireoide constitui uma importante causa de morbidade nas mulheres: em virtude da interação dos hormônios e do efeito global sobre o sistema endócrino, ela pode ter significado especial nas mulheres. O ginecologista deve proceder ao rastreamento e instituir o tratamento inicial desses distúrbios, bem como avaliar a necessidade de acompanhamento.

INFECÇÕES RESPIRATÓRIAS

As infecções do sistema respiratório podem incluir desde o resfriado comum até doença grave que comporta risco de morte. Os indivíduos com fatores de risco devem ser aconselhados sobre medidas preventivas. As vacinas contra gripe e pneumonia devem ser oferecidas, quando indicado.

Infecções respiratórias superiores (IRS)

Esse termo pode abranger vários diagnósticos, incluindo o resfriado comum. O resfriado é um termo frequentemente empregado para referir-se a uma variedade de IRSs leves induzidas por vírus, que habitualmente se caracterizam pelos sintomas de congestão nasal, dor de garganta, tosse, febre baixa ou ausente e fadiga ou mal-estar,[1] e a dor de ouvido pode fazer parte da sintomatologia. Apesar da ideia de que os resfriados são mais comuns em determinadas épocas do ano, não existe nenhuma variação sazonal na sua incidência – apenas no vírus causador do resfriado. Os *adenovírus, rinovírus, coronavírus* e os *vírus sinciciais respiratórios* constituem etiologias comuns dos resfriados. Embora os pacientes frequentemente considerem os resfriados iguais a gripes, os vírus que causam influenza tendem a provocar mais dores no corpo, febre e sintomas sistêmicos, além de serem sazonais.

A identificação do vírus causador de resfriado não tem impacto sobre o tratamento, e por isso não se indica a realização de culturas, a não ser que haja suspeita de um vírus influenza e a paciente possa se beneficiar do tratamento antiviral. O diagnóstico de resfriado tende a ser um processo de exclusão. A presença de temperatura > 37,8°C, cefaleia com dor frontal e na face, tosse prolongada (> 2 semanas), exsudato na faringe/amígdala, sons respiratórios anormais ou baixa saturação de oxigênio indica a necessidade de considerar outros diagnósticos, como sinusite, coqueluche, faringite, bronquite, mononucleose infecciosa ou influenza. Na presença desses achados, é indicado efetuar uma cultura para estreptococos, rastreamento da coqueluchee para influenza ou radiografia de tórax.

O tratamento do resfriado é basicamente sintomático. Esse tratamento inclui ácido acetilsalicílico/AINE para dores no corpo ou febre baixa, hidratação, descongestionantes (tópicos ou orais) e boa higiene das mãos. No indivíduo sadio nos demais aspectos, o resfriado tem uma duração de 7 a 10 dias e, em certas ocasiões, até 2 semanas. A disseminação ocorre por meio de gotículas (tanto pequenas, provenientes da tosse/espirro, como grandes, provenientes das mãos/ambiente) e por contato (mãos ou superfícies contaminadas). Os lenços umedecidos e produtos de limpeza contendo antibactericidas *não* têm impacto na transmissão dos vírus do resfriado.[2] Os descongestionantes, como pseudoefedrina ou oximetazolina HCl, não devem ser usados por mais de 2 ou 3 dias, devido ao risco de efeito de rebote.

O risco de adquirir resfriado aumenta em indivíduos com privação do sono, estresse, que têm filhos em creche, apresentam doenças crônicas, são tabagistas ou têm nutrição precária e imunodeficiência. Essas últimas quatro situações aumentam o risco de resfriados mais graves, levando a sua evolução para uma infecção bacteriana. As mudanças de estação *não* modificam a incidência dos resfriados, mas apenas os vírus que os causam.

Sinusite

Um problema observado com frequência em mulheres consiste em sinusite autodiagnosticada. Muitos problemas médicos – como cefaleia, dor de dente, secreção nasal, halitose e dispepsia – podem estar associados a distúrbios dos seios paranasais. Os seios paranasais não constituem um órgão isolado, e as doenças que os acometem estão frequentemente relacionadas com distúrbios que afetam outras partes do sistema respiratório (*i. e.*, nariz, árvore brônquica e pulmões). Por conseguinte, durante a avaliação de sintomas atribuíveis à sinusite, deve-se investigar a presença de outras infecções.

A exposição a múltiplos agentes infecciosos e químicos ou as reações a estímulos nervosos, físicos, emocionais ou hormonais podem causar uma resposta inflamatória no sistema respiratório.[3] As doenças sistêmicas, como as síndromes do tecido conjuntivo e a desnutrição, podem contribuir para a sinusite crônica. Fatores ambientais no local de trabalho e condições geográficas (p. ex., clima frio e úmido) podem agravar ou acelerar o desenvolvimento de sinusite. Os fatores que contribuem para o desenvolvimento de sinusite incluem poluentes atmosféricos, alergia, fumaça de cigarro, deformidades ósseas, distúrbios dos dentes, barotrauma em consequência de mergulho com garrafa de ar comprimido ou viagens aéreas e neoplasias.

As infecções agudas (com duração de menos de 4 semanas) começam, em sua maioria, por um agente viral (rinossinusite viral aguda [RSVA]) no nariz ou na nasofaringe que causa inflamação com consequente bloqueio dos orifícios de drenagem.[3] A localização dos sintomas varia de acordo com o local anatômico infectado – no seio maxilar sobre as bochechas, nas células etmoidais através do nariz, no seio frontal na área supraorbital e no seio esfenoidal, até o vértice da cabeça –, e, normalmente, esses sintomas têm duração de 7 a 10 dias, com regressão sem a necessidade de tratamento além do uso de um descongestionante. **Os vírus impedem o movimento ciliar de varredura nos seios, e em combinação com o edema decorrente da inflamação, podem, em certas ocasiões, levar à superinfecção por bactérias (rinossinusite bacteriana aguda [RSBA]). Os agentes bacterianos mais comuns que infectam os seios são *Streptococcus pneumoniae* e *Haemophilus influenzae*.** Em geral, os microrganismos gram-negativos limitam-se a hospedeiros imunocomprometidos em unidades de terapia intensiva. Embora a transição de infecção viral para infecção bacteriana com necessidade do uso de antibióticos seja observada em menos de 2% dos casos de sinusite aguda, mais de 85% dos pacientes recebem prescrição de antibióticos. A sinusite crônica (com duração de mais de 12 semanas) se desenvolve em consequência de drenagem inadequada ou comprometimento dos mecanismos de defesa locais. A flora é habitualmente polimicrobiana e constituída de microrganismos aeróbicos e anaeróbicos.

As afecções dos seios paranasais são observadas com frequência em indivíduos de meia-idade. A infecção aguda normalmente ocorre nos seios maxilares e frontais. Tradicionalmente, a infecção do seio maxilar resulta da obstrução dos óstios existentes na parede medial do nariz, e os sintomas iniciais consistem em febre, mal-estar, cefaleia vaga e dor nos dentes maxilares. Com frequência, as queixas são "congestão" da face ou pressão acentuada atrás dos olhos e dor de intensidade crescente quando a pessoa se curva para a frente. A pressão e a percussão sobre as regiões malares podem causar dor intensa. Também se observa a presença de exsudatos purulentos no meato nasal médio ou na nasofaringe. Os seguintes achados podem ser úteis para diferenciar o resfriado comum da sinusite. Normalmente, a IRS viral caracteriza-se por um pico rápido em 3 a 4 dias, com declínio consistente na gravidade dos sintomas e resolução completa em 7 a 14 dias. Em contrapartida, a sinusite é frequentemente persistente, sem nenhuma melhora ao longo de 1 semana. Um padrão de melhora inicial com súbito agravamento pode representar uma transição para uma infecção bacteriana. Os episódios iniciais de sinusite não exigem exames de imagem; entretanto, quando ocorre infecção persistente, exames e encaminhamento do paciente são indicados. As alterações radiológicas não identificam de maneira confiável a sinusite secundária a bactérias. A não ser que sejam obtidas amostras para cultura por drenagem/punção direta com agulha, essas amostras são contaminadas pela flora da orofaringe e, portanto, não têm nenhum valor. Por essa razão, o tratamento é normalmente empírico.

Os descongestionantes sistêmicos que contêm *pseudoefedrina* são úteis para diminuir os óstios obstruídos, promover a drenagem sinusal e melhorar a ventilação. Os descongestionantes tópicos não devem ser usados por mais de 3 dias, pois o uso prolongado pode levar à vasodilatação de rebote e agravamento dos sintomas. Os agentes mucolíticos, como a *guaifenesina*, podem ajudar a tornar as secreções sinusais mais fluidas e facilitar a drenagem; no entanto, deve-se evitar o uso de anti-histamínicos na sinusite aguda em virtude de seus efeitos secantes, que podem levar ao espessamento das secreções e drenagem inadequada dos seios. Os analgésicos são recomendados para alívio da dor, e os tratamentos para alívio sintomático incluem compressas mornas sobre a face e analgésicos. Os esteroides nasais tópicos podem acelerar a recuperação de pacientes com sinusite viral e daquelas com história de rinite crônica ou sinusite recorrente que procuram tratamento para rinossinusite aguda.[4,5] Deve-se observar uma melhora nas primeiras 48 horas de tratamento; entretanto, podem ser necessários 10 dias para a resolução completa dos sintomas. **Se os antibióticos forem usados, é necessária uma cobertura com antibióticos de amplo espectro para aeróbios e anaeróbios comuns, mas esta deve ser limitada a pacientes com dor aguda, em particular dor maxilar unilateral, dor na face ou nos seios e secreção purulenta, principalmente se houve melhora inicial dos sintomas seguida de agravamento. Esse conjunto de sintomas é mais sugestivo de sinusite aguda bacteriana do que viral. Deve-se assinalar que a maioria dos casos de sinusite bacteriana aguda sofre resolução em 7 a 10 dias sem o uso de antibióticos à semelhança da viral.** Por esse motivo, no adulto sadio não se recomenda o uso de antibióticos. Na presença de comorbidades, como diabetes melito, doença respiratória crônica, insuficiência cardíaca congestiva ou imunodeficiência, pode-se justificar o uso de antibióticos para a RSBA. Para os casos de sinusite bacteriana aguda, a *amoxicilina* (1.000 mg, 3 vezes/dia) continua sendo o tratamento de escolha. A *amoxicilina* é de baixo custo, penetra bem nos tecidos sinusais e pode ser substituída por outro antibiótico se não houver melhora dos sintomas em 48 a 72 horas. Se a resposta for mínima ou se não houver resposta depois de 7 dias, deve-se considerar o uso de antibióticos de espectro mais amplo. Se houver probabilidade de resistência aos betalactâmicos, pode-se utilizar *amoxicilina/ácido clavulânico* (875 mg, 2 vezes/dia). Outros fármacos de segunda linha incluem *levofloxacino* (500 mg, 1 vez/dia) e doxiciclina (200 mg/dia, durante 5 a 10 dias). O ciclo habitual de tratamento é de 5 a 10 dias, e as pacientes devem ser informadas sobre a possibilidade de recidiva se o ciclo completo de tratamento não for concluído. O sulfametoxazol/trimetoprima e a azitromicina não são mais recomendados, em consequência da elevada taxa de resistência microbiana.[3]

Não existem critérios clínicos passíveis de identificar com segurança as pacientes que poderiam se beneficiar do **tratamento com antibióticos.** É razoável iniciar o tratamento nas mulheres com suspeita de sinusite bacteriana se houver febre alta, toxicidade sistêmica, imunodeficiência ou possível comprometimento orbital ou intracraniano.[5] Apesar de serem muito raras, as sinusites não tratadas podem ter consequências desastrosas, como celulite orbital acarretando abscesso da órbita, formação de abscesso subperiosteal dos ossos da face, trombose do seio cavernoso e meningite aguda. Os abscessos encefálicos e durais são raros e, quando ocorrem, resultam habitualmente de disseminação direta a partir de um seio. As pacientes com queixa de anormalidade visual, como diplopia, alterações do estado mental e edema periorbital exigem encaminhamento para o serviço de emergência, para uma avaliação à procura de extensão intracraniana ou orbital. A tomografia computadorizada constitui o exame diagnóstico mais acurado. Para uma drenagem adequada, é necessário utilizar abordagens cirúrgicas agressivas e uso de antibióticos de amplo espectro.

Otite média

A otite média continua sendo principalmente uma doença da infância, porém pode acometer adultos, frequentemente em consequência de infecção viral concomitante das vias respiratórias superiores. Na maioria dos casos, o diagnóstico revela a presença de líquido atrás da membrana timpânica, e o tratamento é direcionado para os sintomas e envolve a administração de anti-histamínicos e descongestionantes, porém poucos dados respaldam o seu uso na otite serosa aguda, porque ela é normalmente causada por bloqueio da tuba auditiva. A otite média supurativa aguda é normalmente uma infecção bacteriana, sendo que os patógenos mais comuns consistem em *S. pneumoniae* e *H. influenzae*. Os sintomas incluem otorreia purulenta aguda, febre, perda auditiva, dor de ouvido latejante profunda e intensa e leucocitose. O exame físico do ouvido revela uma membrana avermelhada, saliente e perfurada, com possíveis linfonodos pré e pós-auriculares. O tratamento indicado consiste em antibióticos de amplo espectro, como *amoxicilina, amoxicilina/ácido clavulânico, cefuroxima, eritromicina* ou *azitromicina*.[6,7]

Bronquite

A bronquite aguda é um distúrbio inflamatório da árvore traqueobrônquica. Com mais frequência é de origem viral e ocorre no inverno. É responsável por até 10% das visitas ambulatoriais. Os patógenos mais comuns envolvidos incluem vírus do resfriado comum (rinovírus e coronavírus), adenovírus, vírus influenza e *Mycoplasma pneumoniae* (patógeno não viral). As infecções bacterianas são menos comuns e podem consistir em patógenos secundários. Os sintomas iniciais consistem em tosse, rouquidão e febre baixa. Nos primeiros 3 a 4 dias, os sintomas de rinite e faringite são proeminentes e a tosse pode durar até 3 semanas. A presença de taquicardia ou taquipneia leva à suspeita de pneumonia.[8,9] A natureza prolongada dessas infecções promove o uso de antibióticos para "eliminar a infecção".[8] A produção de escarro é comum e pode ser prolongada em tabagistas. A maioria das infecções bacterianas graves ocorre em tabagistas, que apresentam lesão do revestimento da árvore respiratória superior e alterações da flora. O diagnóstico diferencial inclui as seguintes condições: gotejamento pós-nasal, asma, pneumonia, doença do refluxo gastroesofágico (DRGE), uso de inibidores da enzima conversora de angiotensina (ECA) e insuficiência cardíaca.

O exame físico revela uma variedade de sons das vias respiratórias superiores, habitualmente roncos grosseiros. Em geral, não há estertores à ausculta e não são observados sinais de consolidação nem comprometimento alveolar. **Durante a ausculta do tórax, deve-se investigar sinais de pneumonia, como estertores finos, diminuição dos sons respiratórios e eufonia ("alterações E para A").** Se os achados do exame físico forem incertos ou se o paciente apresentar desconforto respiratório, deve-se obter uma radiografia de tórax para detectar a presença de doença parenquimatosa. Paradoxalmente, quando a síndrome aguda inicial cede, a produção de escarro pode tornar-se mais purulenta. As culturas de escarro possuem valor limitado, devido à natureza polimicrobiana das infecções. Na ausência de complicações, o tratamento tem por objetivo o alívio dos sintomas. O uso de antibióticos é reservado para pacientes com achados na radiografia de tórax compatíveis com pneumonia.[10,11] Em geral, a tosse é o sintoma mais agravante e pode ser tratada com antitussígenos contendo *dextrometorfano* ou *guaifenesina*. Não se deve incentivar o uso de *codeína* como supressor da tosse. A eficácia de qualquer expectorante não está comprovada. Se a tosse persistir por mais de 2 semanas, é possível que a paciente tenha coqueluche, que é tratada com *azitromicina* ou outros macrolídios.[8]

A bronquite crônica é definida como a presença de tosse produtiva com secreções excessivas por um período mínimo de 3 meses por ano, durante 2 anos consecutivos. A prevalência é estimada entre 10 e 25% da população adulta tabagista. No passado, a incidência era menor nas mulheres do que nos homens mas com o aumento da prevalência de tabagismo em mulheres, houve também um aumento da incidência de bronquite. A bronquite crônica é classificada como um tipo de doença pulmonar obstrutiva crônica (DPOC; por exemplo, "cianóticos pletóricos"). Outras causas incluem infecções crônicas e patógenos ambientais encontrados na poeira. A principal manifestação da doença é tosse incessante comumente pela manhã, com expectoração produtiva. Devido às exacerbações frequentes, às hospitalizações necessárias e à complexidade do tratamento médico, essas pacientes devem ser encaminhadas a um especialista.

Pneumonia

A pneumonia é definida como a inflamação da parte distal do pulmão, que inclui as vias respiratórias terminais, os espaços alveolares e o interstício. A pneumonia pode ter múltiplas causas, como infecções virais e bacterianas ou a aspiração. Em geral, a pneumonia por aspiração resulta de uma depressão comumente associada ao uso de drogas, álcool ou à anestesia. As pneumonias virais são causadas por múltiplos agentes infecciosos, incluindo vírus influenza A ou B, vírus parainfluenza ou vírus sincicial respiratório. As síndromes virais são, em sua maioria, disseminadas por aerossóis ao tossir, espirrar e até mesmo falar. O período de incubação é curto, de apenas 1 a 3 dias antes do início agudo de febre, calafrios, cefaleia, fadiga e mialgias. A intensidade dos sintomas está diretamente relacionada com a intensidade da reação febril do paciente. A pneumonia desenvolve-se em apenas 1% dos pacientes portadores de síndrome viral, mas as taxas de mortalidade podem alcançar 30% em indivíduos imunocomprometidos e em pessoas idosas. Outro risco é o desenvolvimento de pneumonias bacterianas secundárias após a doença viral inicial. Essas infecções são mais comuns em pacientes idosas e podem explicar a elevada mortalidade nesse grupo.[12] As pneumonias estafilocócicas, que frequentemente surgem a partir de infecção viral prévia, são extremamente letais independentemente da idade da paciente. O melhor tratamento para a pneumonia viral consiste em prevenção por imunização. O tratamento é de suporte e consiste principalmente na administração de antipiréticos e líquidos.

A pneumonia bacteriana é classificada em pneumonia adquirida na comunidade (PAC) ou hospitalar, o que, em muitos casos, determina o prognóstico e a escolha do antibiótico a ser usado. Os fatores de risco que contribuem para a mortalidade consistem em doenças cardiopulmonares crônicas, alcoolismo, diabetes melito, insuficiência renal, neoplasia maligna e desnutrição. O prognóstico de uma piora na evolução está associado ao comprometimento de mais de dois lobos, frequência respiratória acima de 30 incursões respiratórias por minuto na apresentação, hipoxemia grave (< 60 mmHg em ar ambiente), hipoalbuminemia e septicemia. A pneumonia constitui uma causa comum de síndrome de angústia respiratória do adulto (SARA), com taxa de mortalidade entre 50 e 70%.[12,13] A PAC constitui a causa mais comum de sepse grave e uma importante causa de morte por infecção nos EUA.

Os sinais e sintomas de pneumonia variam dependendo do microrganismo infeccioso e do estado imunológico do paciente. Nas pneumonias típicas, a apresentação habitual consiste em um paciente com febre alta, calafrios, tosse produtiva e dor torácica tipo pleurítica. Com frequência, a radiografia de tórax revela a presença de infiltrados.[11] Os seguintes agentes, relacionados por ordem decrescente, são responsáveis por dois terços de todos os casos de pneumonia bacteriana: *S. pneumoniae*, *H. influenzae*, *Klebsiella pneumoniae*, microrganismos Gram-negativos e bactérias anaeróbicas. As pneumonias atípicas têm início mais insidioso do que as pneumonias típicas. As pacientes apresentam febre moderada, sem os calafrios. Outros sinais incluem tosse não produtiva, cefaleia, mialgias e leucocitose leve. A radiografia de tórax revela broncopneumonia, com padrão intersticial difuso, e geralmente a paciente não aparenta estar tão doente quanto sugere a radiografia. As causas comuns de pneumonia atípica incluem vírus, infecção pelo *M. pneumoniae*, *Legionella pneumophila*, *Chlamydia pneumoniae* (também denominada agente TWAR) e outros agentes raros.

É necessário um alto índice de suspeita para estabelecer o diagnóstico, particularmente em indivíduos idosos e imunocomprometidos que apresentam alteração dos mecanismos de defesa. Indícios sutis nos indivíduos idosos incluem alterações do estado mental, como confusão e exacerbação de outras doenças. A resposta febril pode estar totalmente ausente, e os resultados do exame físico não indicam pneumonia. Em grupos de alto risco, o aumento da frequência respiratória acima de 25 incursões por minuto continua sendo o sinal mais confiável de infecção. Existe uma forte correlação entre a mortalidade nesses grupos de pacientes de alto risco e a capacidade do hospedeiro de ativar as defesas normais, como febre, calafrios e taquicardia.

Todas as mulheres com suspeita de pneumonia devem ser submetidas à radiografia de tórax para estabelecer o diagnóstico e para detectar outros diagnósticos, como insuficiência cardíaca congestiva e tumores. A radiografia de tórax consegue detectar complicações como derrames pleurais e doença multilobar. Na presença de PAC em uma paciente em estado grave, pode-se indicar o encaminhamento a um pneumologista ou ao serviço de emergência, em virtude da taxa elevada de complicações graves. Podem ser obtidos exames laboratoriais apropriados, incluindo culturas de escarro, coloração de Gram etc.

A American Thoracic Society atualizou suas diretrizes originais em 2007, que atualmente encontram-se no processo de revisão.[12] Essas recomendações clínicas utilizam uma abordagem baseada em evidências para o diagnóstico e o manejo da pneumonia adquirida na comunidade. O tratamento deve ser direcionado contra o patógeno responsável ou mais provável,[13] mas, em muitos casos de pneumonia, não é possível determinar a causa exata, e deve-se iniciar a terapia empírica. A American Thoracic Society recomenda a terapia empírica com base em quatro grupos de perfis de pacientes específicos, na presença de fatores complicadores e na gravidade da pneumonia:

- **Grupo 1: pacientes ambulatoriais sem doença cardiopulmonar (insuficiência cardíaca congestiva ou DPOC) e sem fatores complicadores.** Essas pacientes encontram-se no grupo de menor risco e, em geral, são infectadas por patógenos como *C. pneumoniae*, *M. pneumoniae* ou *S. pneumoniae*. As pacientes devem ser tratadas com um macrolídio de geração avançada, como *azitromicina*, *claritromicina* ou *doxiciclina*
- **Grupo 2: pacientes ambulatoriais com doença cardiopulmonar ou fatores complicadores.** Em geral, os pacientes nesse

grupo apresentam algumas comorbidades e têm mais de 50 anos de idade. Nessa população de pacientes, devem-se considerar os bacilos Gram-negativos aeróbicos, infecções mistas por patógenos atípicos e *S. pneumoniae* resistente (DRSP). As recomendações farmacológicas incluem uma *fluoroquinolona* para tratamento respiratório (*moxifloxacino, gemifloxacino* ou *levofloxacino*) ou *agente betalactâmico mais macrolídio*

- **Grupo 3: pacientes hospitalizadas que não estão na unidade de terapia intensiva e que apresentam fatores cardiopulmonares ou complicadores.** Os fármacos recomendados para essas pacientes incluem monoterapia intravenosa com fluoroquinolona ou uma combinação de agente betalactâmico intravenoso mais administração intravenosa ou oral de um *macrolídio* avançado ou *doxiciclina*
- **Grupo 4: pacientes hospitalizadas em unidade de terapia intensiva.** Em geral, essas pacientes apresentam a pneumonia mais grave e todos os antibióticos são administrados por via intravenosa. Recomenda-se um parecer imediato de um especialista, hospitalista ou infectologista.

Devem-se iniciar a oxigenoterapia e a hidratação, além da antibioticoterapia. Tendo em vista os problemas de resistência bacteriana e desenvolvimento de comprometimento grave e potencialmente fatal, as pacientes nos grupos 3 e 4 e as pacientes mais enfermas no grupo 2 podem se beneficiar de uma consulta com pneumologista ou com especialista. A maioria das pacientes apresenta uma resposta clínica adequada nos primeiros 3 dias de tratamento. Antibióticos orais são administrados quando as pacientes preenchem os seguintes critérios: capacidade de comer e beber, melhora da tosse e da dispneia, ausência de febre (< 37,7°C) em duas ocasiões com intervalo de 8 horas e diminuição da contagem de leucócitos. Se houver outras características clínicas favoráveis, as pacientes podem passar a tomar antibióticos orais, mesmo se estiverem com febre. As pacientes podem receber alta no mesmo dia em que são iniciados os antibióticos orais se outros fatores médicos e sociais forem favoráveis.

Vacinação

Numerosas vacinas precisam ser administradas a adultos, dependendo da idade, de comorbidades e do contato com crianças pequenas. Todos os profissionais de assistência primária devem se familiarizar com as imunizações recomendadas e incentivar suas pacientes a receber essas vacinas. Muitas estão disponíveis em clínicas sob prescrição médica. Os Centers for Disease Control and Prevention (CDCs) fornecem um calendário abrangente das vacinas para adultos.[14] Ver **Figura 22.1**.

A vacina contra influenza deve ser administrada todos os anos, no outono, aos grupos de alto risco: indivíduos a partir de 50 anos de idade; qualquer pessoa com problemas de saúde crônicos graves, como cardiopatia, doença pulmonar, doença renal, diabetes melito e imunodeficiência, como na infecção pelo HIV e na AIDS; indivíduos em tratamento prolongado com esteroides ou tratamento do câncer; gestantes durante a estação da gripe (outono e inverno); e todas as pessoas que tenham contato próximo com indivíduos com risco de contrair gripe grave, como médicos, enfermeiros e familiares. O melhor período para vacinação é de outubro a meados de novembro nos EUA. Os agentes antivirais não devem ser utilizados como substitutos da vacinação, mas podem ser úteis como auxiliares. Os quatro agentes aprovados para uso nos EUA são a *amantadina*, a *rimantadina*, o *zanamivir* e o *oseltamivir*. Esses fármacos devem ser administrados nos primeiros 2 dias após o início dos sintomas para reduzir a duração da doença não complicada por influenza.[15]

DOENÇA CARDIOVASCULAR

Os fatores de risco para doença arterial coronariana estão listados na **Tabela 22.1**.

O controle das doenças associadas e dos fatores de risco por meio de modificações do estilo de vida é fundamental para o tratamento da doença cardiovascular (**Tabela 22.2**).

O exercício aeróbico protege contra a doença cardiovascular.[16] Outros aspectos da prevenção da doença miocárdica, da doença renal e do acidente vascular encefálico incluem controle da hipertensão, identificação e controle do diabetes melito e da obesidade e controle da gordura na alimentação, particularmente o colesterol em indivíduos suscetíveis (**Figura 22.2**).

Hipertensão

A relação entre hipertensão e eventos cardiovasculares, como acidente vascular encefálico, doença arterial coronariana, doença cardíaca congestiva e doença renal, é bem conhecida. Nos EUA, mais de 50 milhões de pessoas apresentam hipertensão. A hipertensão acomete 15% da população entre 18 e 74 anos de idade, e a sua incidência aumenta com a idade e varia de acordo com a raça. O reconhecimento e o tratamento da hipertensão podem diminuir o desenvolvimento de doença renal e doença cardíaca.

Epidemiologia

A incidência de hipertensão é 2 vezes maior em afro-americanos do que em brancos. E há variações geográficas, como, por exemplo, o sudeste dos EUA, que tem uma maior prevalência de hipertensão e acidente vascular encefálico independentemente da raça.[17] As medidas preventivas podem ser mais efetivas nos indivíduos com maior risco, como mulheres afro-americanas, e indivíduos de baixo nível socioeconômico.[18] A influência da predisposição genética não está bem compreendida. **Classicamente, a hipertensão é definida por níveis de pressão arterial superiores a 140/90 quando medidos em duas ocasiões distintas.** As tabelas de risco de seguro de vida indicam que quando a pressão arterial é controlada abaixo de 140/90, a sobrevida normal estende-se por um período de acompanhamento de 10 a 20 anos, independentemente do sexo. As recomendações baseiam-se em níveis constantes de pressão arterial acima de 140/90 (ver **Figura 22.3**).[19]

Mais de 95% dos indivíduos com hipertensão apresentam hipertensão primária ou essencial (de causa desconhecida), enquanto menos de 5% têm hipertensão secundária em consequência de outro distúrbio. Os fatores fundamentais a ser determinados na anamnese e no exame físico incluem elevação prévia da pressão arterial, incluindo história de pré-eclâmpsia, uso prévio de agentes anti-hipertensivos, história familiar de morte por distúrbio cardiovascular antes dos 55 anos de idade, uso de suplementos para perda de peso e consumo excessivo de álcool ou de sódio (ver **Tabelas 22.1** e **22.2**). A modificação do estilo de vida é considerada importante no tratamento da hipertensão, e, por isso, é necessário obter uma história detalhada da alimentação e da atividade física.[16] Os exames laboratoriais realizados em condições basais para excluir a possibilidade de causas reversíveis de hipertensão (hipertensão secundária) estão listados na **Tabela 22.3**. O diagnóstico e o tratamento baseiam-se na classificação dos níveis de pressão arterial, como mostra a **Tabela 22.4**.

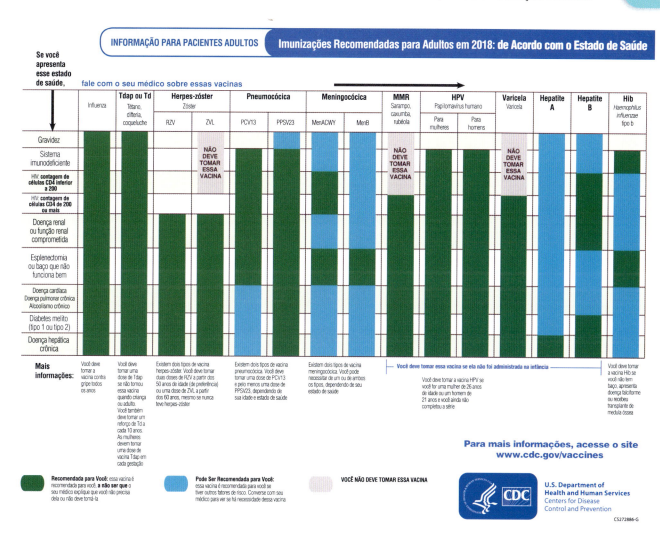

Figura 22.1 Imunizações recomendadas para adultos de acordo com o estado de saúde, 2017 (Adaptada de: U.S. Department of Health and Human Services, Center for Disease Control and Prevention. Recommended immunizations for adults by age. Disponível *on-line* em: https://www.cdc.gov/vaccines/schedules/downloads/adult/adult-schedule-easyread. pdf. Acesso em: 28 de setembro de 2017.).

Tabela 22.1 Principais fatores de risco para doença arterial coronariana.
Idade > 55 anos para homens e > 65 anos para mulheres
História familiar de doença cardiovascular (homens < 55 anos; mulheres < 65 anos)
Sedentarismo
Diabetes melito
Tabagismo
Dislipidemia
Obesidade (índice de massa corporal ≥ 30)
Hipertensão
Microalbuminúria ou taxa de filtração glomerular estimada < 60 mℓ/min

Adaptada de: **Chobanian AV, Bakris GL, Black HR et al.** The seventh report of the Joint National Committee on Prevention, Detection, Evaluation, and Treatment of High Blood Pressure (JNC VII). *JAMA* 2003;289:2560-2572.

Tabela 22.2 Modificações no estilo de vida para manejo da hipertensão.
Redução do peso para manter um índice de massa corporal de 18,5 a 24,9
Limitar o consumo de álcool a dois drinques por dia para homens (700 mℓ de cerveja, 300 mℓ de vinho, 90 mℓ de uísque com 80% de teor alcoólico) e não mais do que um drinque por dia para mulheres e indivíduos com menor peso
Exercício aeróbico regular (no mínimo 30 min por dia de caminhada rápida na maioria dos dias da semana)
Redução do consumo de sal para menos de 2,4 g de sódio ou 6 g de cloreto de sódio por dia
Consumo de uma dieta rica em frutas, vegetais e produtos derivados do leite com conteúdo reduzido de gordura saturada e gordura total

Adaptada de: **Chobanian AV, Bakris GL, Black HR et al.** The seventh report of the Joint National Committee on Prevention, Detection, Evaluation, and Treatment of High Blood Pressure (JNC VII). *JAMA* 2003;289:2560–2572.

Parte 3 • Atenção Primária à Saúde

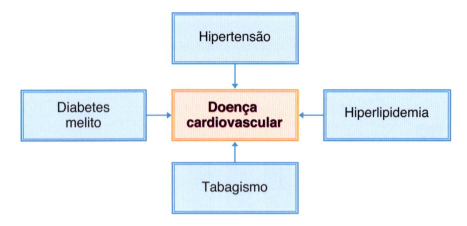

Figura 22.2 Doenças e fatores de risco que contribuem para a doença cardiovascular.

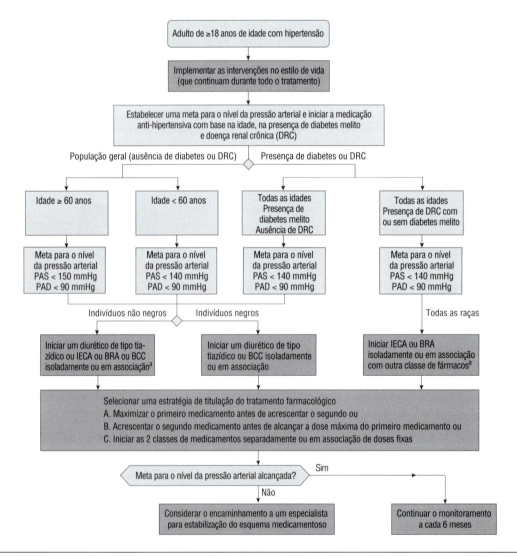

PAS, pressão arterial sistólica; PAD, pressão arterial diastólica; IECA, inibidor da enzima conversora de angiotensina; BRA, bloqueador dos receptores de angiotensina; e BCC, bloqueador dos canais de cálcio

[a] Os IECA e os BRA não devem ser utilizados em associação
[b] Se não for possível manter a pressão arterial em um nível adequado, retornar ao algoritmo no passo apropriado com base no plano terapêutico individual atual

Figura 22.3 Recomendações para metas e manejo da hipertensão (De: **James PA, Oparil S, Carter BL et al.** 2014 evidence based guidelines for the management of high blood pressure in adults. Report from the panel members appointed to the eight joint national committee (JNC8). *JAMA* 2014;311:507.).

Tabela 22.3	Exames laboratoriais e procedimentos recomendados na avaliação da hipertensão não complicada.[a]
Exame de urina	
Hemograma completo	
Potássio	
Creatinina ou taxa de filtração glomerular estimada	
Cálcio	
Glicose em jejum	
Lipidograma, incluindo HDL, LDL e triglicerídios depois de um jejum de 9 a 12 h	
Eletrocardiograma de 12 derivações	

[a]Se qualquer um dos resultados for anormal, deve-se solicitar um parecer ou encaminhamento a um especialista.
HDL, lipoproteína de alta densidade; LDL, lipoproteína de baixa densidade.
Adaptada de: **Chobanian AV, Bakris GL, Black HR et al.** The seventh report of the Joint National Committee on Prevention, Detection, Evaluation, and Treatment of High Blood Pressure (JNC VII). *JAMA* 2003;289:2560–2572.

O Joint National Committee on Prevention, Detection, Evaluation, and Treatment of High Blood Pressure (JNC7) divulgou em 2003 seu sétimo relatório. O propósito foi oferecer uma abordagem baseada em evidências para a prevenção e o tratamento da hipertensão. **Alguns pontos essenciais desse relatório estão a seguir:**

- **A pressão arterial sistólica em indivíduos com mais de 50 anos de idade constitui um fator de risco cardiovascular mais importante do que a pressão arterial diastólica**
- **A partir de 115/75 mmHg, o risco de doença cardiovascular duplica para cada acréscimo de 20/10 mmHg**
- **Os indivíduos normotensos aos 55 anos de idade apresentam um risco cumulativo de desenvolver hipertensão de 90%**
- **Pacientes com pré-hipertensão (pressão arterial sistólica de 120 a 139 mmHg e pressão diastólica de 80 a 89 mmHg) devem ser orientadas quanto a mudanças no estilo de vida para evitar aumento progressivo da pressão cardíaca e doença cardiovascular**
- **Para a hipertensão não complicada, deve-se administrar diuréticos tiazídicos na maioria dos casos como tratamento clínico, isoladamente ou em associação a fármacos de outras classes**
- **Outras classes de agentes anti-hipertensivos (inibidores da ECA, bloqueadores dos receptores de angiotensina, betabloqueadores, bloqueadores dos canais de cálcio) devem ser usadas na presença de condições específicas de alto risco (Figura 22.3).**

Essas recomendações foram suplementadas na reunião do JNC8 em 2014, com os seguintes pontos:[19]

- Na população com mais de 60 anos de idade, deve-se iniciar o tratamento farmacológico com pressão arterial sistólica ≥ 150 mmHg ou pressão arterial diastólica ≥ 90 mmHg, de modo a alcançar como meta do tratamento uma pressão de menos de 150/90 mmHg
- Na população com menos de 60 anos de idade, deve-se iniciar o tratamento farmacológico para reduzir a pressão arterial até uma pressão diastólica de 90 mmHg ou mais
- Na população com menos de 60 anos de idade, deve-se iniciar o tratamento farmacológico para reduzir pressões arteriais com pressão sistólica de 140 mmHg ou mais
- Na população de indivíduos a partir de 18 anos de idade com doença renal crônica ou com diabetes melito, deve-se iniciar o tratamento farmacológico para reduzir a pressão arterial com pressão sistólica de 140 mmHg ou mais ou pressão diastólica de 90 mmHg ou mais
- Na população negra, incluindo indivíduos com diabetes melito, o tratamento anti-hipertensivo inicial deve incluir um diurético tipo tiazídico ou um bloqueador dos canais de cálcio
- O principal objetivo do tratamento da hipertensão é alcançar e manter uma meta para a PA. Se a PA-alvo não for alcançada depois de 1 mês de tratamento, deve-se aumentar a dose do primeiro fármaco ou acrescentar um segundo agente. O encaminhamento para um especialista em hipertensão pode estar indicado para pacientes cuja meta do nível da PA não consegue ser alcançada utilizando as estratégias anteriormente descritas, ou para tratamento de casos complicados.

Independentemente do tratamento ou dos cuidados, a hipertensão só será controlada se a paciente tiver motivação para seguir o plano de tratamento. Se o controle da pressão arterial não for obtido com facilidade, se a pressão arterial sistólica for superior a 180 mmHg ou se a pressão arterial diastólica for de mais de 110 mmHg, recomenda-se o encaminhamento da paciente a um especialista. O encaminhamento está indicado se houver suspeita de hipertensão secundária ou se for constatada a presença de evidências de lesão de órgão-alvo (insuficiência renal ou insuficiência cardíaca congestiva).

Medida da pressão arterial

As variáveis essenciais na avaliação da hipertensão consistem no método de aferição e na necessidade de padronização das medidas.[20] A hipertensão do "jaleco branco" ou do consultório (elevação que ocorre imediatamente ao ver um médico) pode

Tabela 22.4	Classificação da pressão arterial (PA) (adultos a partir de 18 anos de idade).

Categoria	PA sistólica (mmHg)	PA diastólica (mmHg)
Normal	< 120	e < 80
Pré-hipertensão	120 a 139	ou 80 a 89
Hipertensão de estágio 1	140 a 159	ou 90 a 99
Hipertensão de estágio 2	> 160	ou > 100

Modificada de: **Chobanian AV, Bakris GL, Black HR et al.** The seventh report of the Joint National Committee on Prevention, Detection, Evaluation, and Treatment of High Blood Pressure (JNC VII). *JAMA* 2003;289:2560–2572.

ocorrer em até 30% das pacientes. Em pacientes com várias aferições normais fora do consultório, é razoável utilizar dispositivos de monitoramento ambulatorial ou domiciliar. Tendo em vista a variação da acurácia e da interpretação da paciente, é aconselhável que ela leve o seu esfigmomanômetro ao consultório para calibrá-lo utilizando as medidas obtidas no consultório como referência.

Os protocolos de medida da pressão arterial precisam ser padronizados. Os seguintes passos irão otimizar a acurácia da leitura:

- A paciente deve descansar por 5 minutos na posição sentada, sem cruzar as pernas
- Deve-se utilizar o braço direito para aferição (por motivos desconhecidos, o braço direito tem leituras mais altas)
- O manguito dever ser 2 cm acima da curva do cotovelo
- O manguito deve ser inflado até 30 mmHg acima do desaparecimento do pulso braquial ou 220 mmHg
- O manguito deve ser esvaziado lentamente. **O tamanho do manguito é importante, e a maioria é comercializada com "limites normais" para o tamanho relativo que eles podem acomodar.** O problema clínico mais comum observado é o uso de manguitos pequenos em pacientes obesas, resultando em "hipertensão do manguito"
- Ocorre desaparecimento completo dos sons na fase V de Korotkoff. A maioria dos especialistas em hipertensão defende essa conduta.

O uso de aparelhos automáticos pode ajudar a eliminar discrepâncias nas medidas. Independentemente do método ou do aparelho utilizado, deve-se obter duas medidas com diferença de menos de 10 mmHg, para que sejam consideradas adequadas. Quando são efetuadas medidas repetidas, deve haver um período de repouso de 2 minutos entre as leituras. A pressão arterial exibe um padrão diurno, e as medidas devem ser feitas de preferência na mesma hora do dia.

Tratamento

Deve-se tentar intervenções não farmacológicas ou modificações do estilo de vida antes de iniciar o uso de medicamentos. O tratamento farmacológico deve ser iniciado na presença de pressão arterial sistólica acima de 140 mmHg ou pressão arterial diastólica superior a 90 mmHg. Um importante elemento na modificação do estilo de vida consiste em mudar todos os fatores que contribuem para a doença cardiovascular. Em pacientes obesas, a perda de peso, particularmente naquelas com troncular e abdominal, pode desempenhar um papel significativo na prevenção da aterosclerose.[16] Foi relatado que uma perda de apenas 4,5 kg leva à redução da pressão arterial. É necessário fazer perguntas sobre a alimentação, de modo a eliminar o excesso de sal, o colesterol e as gorduras da dieta. As intervenções dietéticas que utilizam suplementos de cálcio, magnésio e potássio não produziram uma redução clinicamente significativa da pressão arterial.[21] **Um programa de exercícios físicos, a perda de peso e a redução do consumo de álcool (sem ultrapassar duas bebidas alcoólicas por dia) contribuem para a melhora cardiovascular.** O exercício aeróbico isoladamente pode prevenir a hipertensão em 20 a 50% dos indivíduos normotensos.[16]

A meta do tratamento consiste em reduzir a pressão arterial para a "faixa normal": uma pressão arterial sistólica inferior ou igual a 120 mmHg e uma pressão arterial diastólica inferior ou igual a 80 mmHg. Se as modificações do estilo de vida não forem suficientes para o controle da pressão arterial, indica-se a intervenção farmacológica (Figura 22.3).

Diuréticos

Um diurético tiazídico constitui o medicamento mais comumente utilizado para a redução inicial da pressão arterial. O mecanismo de ação consiste na redução do volume plasmático e do líquido extracelular. Acredita-se que essa redução de volume diminua a resistência periférica. O débito cardíaco diminui inicialmente e, em seguida, normaliza-se.[19] O efeito importante a longo prazo é uma discreta diminuição do volume de líquido extracelular. Os diuréticos poupadores de potássio (*espironolactona*, *triantereno* ou *amilorida*) estão disponíveis em doses fixas e devem ser prescritos para evitar o desenvolvimento de hipopotassemia. A suplementação de potássio é menos eficaz do que o uso de agentes poupadores de potássio. **Os diuréticos tiazídicos funcionam bem em pacientes com níveis de creatinina inferiores a 2,5 g/ℓ.** O controle da hipertensão com insuficiência renal concomitante é difícil e mais bem realizado por um especialista ou nefrologia. O uso concomitante de agentes anti-inflamatórios não esteroides (AINEs) limita a eficácia dessa classe de fármacos. Outros efeitos colaterais dos diuréticos tiazídicos incluem hiperuricemia, que pode contribuir para crises agudas de gota, intolerância à glicose e hiperlipidemias.[19]

Inibidores da enzima conversora de angiotensina

Os inibidores da ECA são fármacos de primeira linha no tratamento da hipertensão. Há relativamente poucos efeitos colaterais; a tosse crônica é o efeito colateral mais preocupante e constitui uma razão comum, pela interrupção do uso desse grupo de medicamentos. Outros agentes devem ser considerados para pacientes com possibilidade de engravidar (contraindicação estrita). Os inibidores da ECA podem ser utilizados em associação com outros agentes, incluindo diuréticos e antagonistas dos canais de cálcio. Diferentemente dos agentes betabloqueadores, esses medicamentos podem ser utilizados em pacientes com asma, depressão e doença vascular periférica. Por motivos desconhecidos, são menos eficazes em afro-americanos, a não ser que seja associado a um diurético. A associação com diuréticos aumenta a eficácia de ambos os fármacos, porém pode causar hipovolemia que precisa ser monitorada. Qualquer AINE, inclusive o *ácido acetilsalicílico*, pode diminuir a eficácia anti-hipertensiva. **Os níveis de creatinina devem ser determinados no início do tratamento e 1 semana após o início de qualquer inibidor da ECA.** É aceitável um aumento de até 35% do nível basal de creatinina, e o tratamento deve ser continuado a não ser que haja desenvolvimento de hiperpotassemia.

Bloqueadores dos receptores de angiotensina

Os bloqueadores dos receptores de angiotensina, como a *losartana* e a *valsartana*, interferem na ligação da angiotensina II aos receptores da AT_1. À semelhança dos inibidores da ECA, mostram-se eficazes na redução da pressão arterial sem causar tosse como efeito colateral. Os bloqueadores dos receptores de angiotensina possuem efeitos favoráveis sobre a progressão da doença renal em indivíduos com diabetes, bem como em pessoas sem diabetes e insuficiência cardíaca congestiva.

Bloqueadores dos canais de cálcio

Os bloqueadores dos canais de cálcio representam um importante avanço terapêutico para pacientes com doença arterial coronariana, e são eficazes em pacientes com hipertensão e doença vascular periférica. O mecanismo de ação consiste em bloqueio do movimento de cálcio através do músculo liso, promovendo, assim, o relaxamento da parede vascular. Os bloqueadores dos canais de cálcio são úteis no tratamento de hipertensão e da cardiopatia isquêmica concomitantes. Além disso, esses fármacos são particularmente eficazes em idosas e afro-americanas. Os efeitos colaterais observados consistem em cefaleia, tontura, constipação intestinal, refluxo gastresofágico e edema periférico. O acréscimo de bloqueadores dos canais de cálcio de ação prolongada tornou essas preparações mais adequadas para uso na hipertensão. Uma contraindicação referente ao uso desses fármacos é a presença de insuficiência cardíaca congestiva ou distúrbios da condução.

Inibidores adrenérgicos

Os betabloqueadores foram extensamente usados durante anos como agentes anti-hipertensivos. O mecanismo de ação consiste em diminuição do débito cardíaco e da atividade de renina plasmática com algum aumento da resistência periférica total. Como classe, os betabloqueadores constituem uma excelente escolha para tratamento de primeira linha, em particular para pacientes que sofrem de enxaqueca. Formulações como o *atenolol* são hidrossolúveis, beta$_1$ seletivas e apresentam menos efeitos colaterais do que o *propranolol*. Em doses mais altas, surgem efeitos beta$_2$. Uma vantagem dos agentes hidrossolúveis é a sua meia-vida mais longa, e a redução dos esquemas de dosagem melhora a adesão ao tratamento. Os efeitos colaterais dos betabloqueadores consistem em elevação dos níveis de triglicerídeos, diminuição dos níveis da lipoproteína de alta densidade (HDL) e redução da liberação adrenérgica em resposta à hipoglicemia. Os AINEs podem diminuir a efetividade dos betabloqueadores. As contraindicações para o uso de betabloqueadores incluem asma, síndrome do nó sinoatrial ou bradiarritmia.

O uso dos agentes alfa$_1$-adrenérgicos, como fármacos isolados, diminui o colesterol total e a lipoproteína de baixa densidade (LDL), enquanto aumenta o colesterol de HDL, diferentemente dos efeitos metabólicos dos agentes betabloqueadores. Podem contribuir para a incontinência urinária de esforço em mulheres, devido à alteração do tônus uretral. Seu modo de ação consiste em promover o relaxamento vascular por meio de bloqueio da vasoconstrição induzida pela norepinefrina pós-ganglionar no músculo liso vascular periférico. Quando agentes alfa$_1$-adrenérgicos são utilizados em associação com diuréticos, pode ocorrer hipotensão de forma mais exacerbada. O tratamento deve ser iniciado com pequenas doses administradas ao deitar, seguidas de aumentos graduais. Outros efeitos colaterais passíveis de limitar a utilidade desses agentes em algumas pacientes incluem taquicardia, fraqueza, tontura e retenção hídrica leve.

Vasodilatadores diretos

A hidralazina é um potente vasodilatador utilizado durante anos em obstetrícia para o tratamento da hipertensão grave associada à pré-eclâmpsia e eclâmpsia. O mecanismo de ação consiste em relaxamento direto do músculo liso vascular, principalmente arterial. Os principais efeitos colaterais incluem cefaleia, taquicardia e retenção hídrica (sódio), podendo resultar em hipertensão paradoxal. Várias combinações são utilizadas para neutralizar os efeitos colaterais e aumentar os efeitos anti-hipertensivos da hidralazina. Não é um medicamento de primeira linha.

Agentes de ação central

Os agentes de ação central (*metildopa* e *clonidina*) também foram utilizados durante muito tempo em obstetrícia. O mecanismo de ação consiste em inibir a parte simpática no sistema nervoso central, resultando em relaxamento vascular periférico. Os efeitos colaterais, incluindo distúrbios do paladar, boca seca, sonolência e necessidade de doses frequentes (exceto na forma transdérmica de clonidina), limitaram a popularidade desse grupo de fármacos. **A interrupção súbita da *clonidina* pode precipitar uma crise hipertensiva e induzir angina.** A adesão ao tratamento representa sempre uma questão importante, e os efeitos colaterais contribuem de maneira significativa para a não adesão da paciente. Com a introdução de novas classes de fármacos com mais eficácia e redução dos efeitos colaterais, espera-se que o uso de medicamentos dessa classe aumente.

Monitoramento do tratamento

A pressão arterial deve ser monitorada com frequência pela paciente ou no consultório a intervalos de 1 a 2 semanas quando se inicia o tratamento. Se a paciente apresentar outras doenças, cardiovascular ou renal, o tratamento deve ser iniciado mais cedo e direcionado para o órgão-alvo. Se a modificação do estilo de vida apenas obtiver sucesso, é necessário proceder a um monitoramento rigoroso a intervalos de 3 a 6 meses. Quando a modificação do estilo de vida não é bem-sucedida, deve-se iniciar a administração de um medicamento anti-hipertensivo para diminuir o acometimento de órgãos-alvo. Ao se iniciar o tratamento, é necessário investigar distúrbios clínicos concomitantes, passíveis de tratamento. O sexo não é um aspecto importante na escolha de um agente anti-hipertensivo. Entretanto, a presença de diabetes melito e de doença renal ou a raça podem ter impacto no medicamento inicial preferido. A **Figura 22.3** fornece um esquema de abordagem para iniciar intervenções farmacológicas.

Após o início dos medicamentos anti-hipertensivos, deve-se instituir o monitoramento a intervalos de aproximadamente 1 mês para verificar a pressão arterial e avaliar os efeitos colaterais. Os níveis séricos de creatinina e de potássio devem ser monitorados 1 a 2 vezes por ano, e ao se alcançar os níveis adequados da pressão arterial, as pacientes podem ser examinadas no consultório a intervalos de 3 a 6 meses. As pacientes capazes de monitorar a pressão arterial no domicílio devem ser incentivadas a fazê-lo 2 vezes/semana no mesmo horário. **Se houver efeitos colaterais intoleráveis, deve-se utilizar uma outra classe de medicamentos, e a paciente precisa ser monitorada.** O encaminhamento de pacientes cuja pressão arterial seja difícil de controlar, particularmente quando há necessidade de dois fármacos, é recomendado, assim como o encaminhamento de pacientes com evidências de acometimento de órgãos-alvo ao especialista apropriado para investigação diagnóstica e tratamento mais agressivo.

Colesterol

3 **A influência do colesterol dos alimentos sobre a aterosclerose e a sua relação com a hipertensão e os eventos cardiovasculares (infarto do miocárdio e acidente vascular encefálico) é amplamente discutida na comunidade, tanto científica como na leiga. A controvérsia concentra-se no colesterol da dieta, na avaliação do risco e na prevenção de doença cardiovascular.**[22] Muitos são da opinião de que todo o colesterol e a gordura da dieta possuem consequências negativas para a saúde. O metabolismo do colesterol é complexo, e parte de nosso conhecimento provém de modelos animais. O papel da dosagem do colesterol (quem, quando e em que idade) é intensamente discutido entre profissionais de saúde, e o próprio exame apresenta múltiplas variáveis que afetam os resultados.

Termos e definições

O colesterol é habitualmente encontrado na forma esterizada com várias proteínas e glicerídios que caracterizam o estágio do seu metabolismo. As partículas lipídicas importantes no metabolismo do colesterol estão assinaladas no esquema da **Figura 22.4**.

Metabolismo

O metabolismo do colesterol é dividido em duas vias: (i) a via exógena, derivada de fontes alimentares, e (ii) a via endógena, ou via de transporte de lipídios. Os indivíduos variam na sua capacidade de metabolizar o colesterol. Os indivíduos hiporresponsivos podem ter dietas ricas em colesterol sem nenhum efeito sobre os níveis séricos de colesterol. Em contrapartida, os indivíduos hiper-responsivos apresentam níveis séricos elevados de colesterol, independentemente da ingestão dietética. As explicações para essas diferenças são bem descritas em modelos animais, mas não em seres humanos.

Apesar da conotação negativa da LDL na doença cardiovascular, trata-se de um metabólito celular muito importante e precursor das células adrenocorticais, linfócitos e células renais. O fígado utiliza LDL para a síntese de ácidos biliares e colesterol livre, que é secretado na bile. No ser humano normal, 70 a 80% da LDL são removidos diariamente do plasma e secretados na bile, por meio da via do receptor da LDL.

A via metabólica final consiste na transformação de colesterol HDL no tecido extra-hepático. O colesterol HDL transporta a enzima plasmática lecitina-colesterol aciltransferase (LCAT), a qual permite que o colesterol HDL efetue a ressíntese de lipídios em colesterol das lipoproteínas de densidade muito baixa (VLDL) e a reciclagem da cascata de lipídios. O colesterol HDL atua como "depurador" e, portanto, reverte o depósito de colesterol nos tecidos. Há boas evidências de que o colesterol HDL seja responsável pela reversão das alterações ateroscleróticas nos vasos, o que explica a expressão "bom colesterol" para designá-lo.[22]

Hiperlipoproteinemia

Quando se efetua a dosagem do colesterol, são identificadas várias frações. O colesterol plasmático ou colesterol total consiste em colesterol e frações de colesterol não esterificado. Se os triglicerídios forem analisados junto com o colesterol, pode-se prever qual das vias metabólicas pode estar anormal.

As hiperlipoproteinemias são definidas pelo estabelecimento de uma "população normal", seguida de determinação de vários limites nos 10º e 90º percentis. Os padrões para mulheres definem o 80º percentil para colesterol como 240 mg/dℓ e o 50º percentil como 200 mg/dℓ **(Tabela 22.5)**. Uma dieta pobre em gorduras animais e rica em vegetais e fibras ajuda a controlar o nível de colesterol. As elevações plasmáticas dos quilomícrons, LDL, VLDL, vários remanescentes de lipoproteína de densidade intermediária (IDL) e VLDL são classificadas pela fração elevada.

Avaliação

Existem diversas causas de variação nas determinações do colesterol.[23] **As principais causas de variação nos indivíduos incluem dieta, obesidade, tabagismo, consumo de álcool e efeitos de exercício físico.** Outras condições clínicas que afetam as determinações do

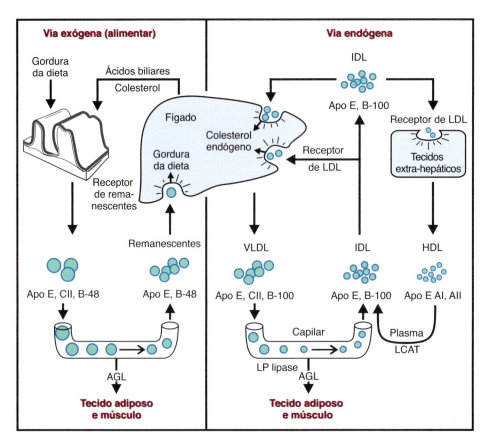

Figura 22.4 Vias metabólicas do metabolismo dos lipídios. Apo, apoproteína; LP, lipoproteína; AGL, ácido graxo livre; IDL, lipoproteína de densidade intermediária; LDL, lipoproteína de baixa densidade; VLDL, lipoproteína de densidade muito baixa; HDL, lipoproteína de alta densidade; LCAT, lecitina colesterol aciltransferase.

Tabela 22.5 — Classificação inicial baseada nos níveis de colesterol total, LDL, HDL e triglicerídios.

Classificação inicial	
Colesterol total	
< 200 mg/dℓ	Colesterol sanguíneo desejável
200 a 239 mg/dℓ	Colesterol sanguíneo alto limítrofe
≥ 240 mg/dℓ	Colesterol sanguíneo alto
Colesterol LDL	
< 100 mg/dℓ	Colesterol ótimo
100 a 129 mg/dℓ	Quase ótimo ou acima de ótimo
130 a 159 mg/dℓ	Alto limítrofe
160 a 189 mg/dℓ	Alto
≥ 190 mg/dℓ	Muito alto
Colesterol HDL	
< 40 mg/dℓ	Colesterol HDL baixo
≥ 60 mg/dℓ	Colesterol HDL alto
Triglicerídios	
< 150 mg/dℓ	Normais
150 a 199 mg/dℓ	Altos limítrofes
200 a 499 mg/dℓ	Altos
> 500 mg/dℓ	Muito altos

HDL, lipoproteína de alta densidade; LDL, lipoproteína de baixa densidade. Adaptada de: **Expert Panel on Detection, Evaluation, and Treatment of High Blood Cholesterol in Adults.** Executive summary of the third report of the National Cholesterol Education Program (NCEP) Expert Panel on the Detection, Evaluation, and Treatment of High Blood Cholesterol in Adults. *JAMA* 2001;285:2486–2497.

colesterol incluem hipotireoidismo, diabetes melito, infarto agudo ou recente do miocárdio e alterações recentes do peso. Os níveis podem ser alterados pelo jejum, pela posição do paciente durante a coleta da amostra, uso e duração da oclusão venosa, vários anticoagulantes e condições de armazenamento e transporte das amostras

- A idade e o sexo contribuem para a ocorrência de variações nos níveis de colesterol total. **Antes dos 50 anos de idade, as mulheres apresentam níveis de lipídios mais baixos do que os homens; depois dessa idade, os níveis nas mulheres são mais altos do que nos homens.** Esse achado pode ser modificado pelo uso de estrogênios conjugados exógenos orais
- Ocorre também variação sazonal; nos EUA, as amostras coletadas em dezembro ou janeiro apresentam níveis de lipídios aproximadamente 2,5% mais altos do que as amostras obtidas em junho ou julho
- O efeito da dieta e da obesidade está bem estabelecido. A redução de peso na pessoa obesa afeta os níveis de triglicerídios, que podem diminuir em até 40%. O colesterol total e a LDL diminuem menos de 10% com a dieta; entretanto, a HDL aumenta cerca de 10%. O ganho ponderal anula qualquer benefício do emagrecimento anterior. A acurácia das dosagens de lipídios depende da estabilidade do peso da paciente
- O consumo de álcool e o tabagismo são modificadores bem conhecidos do colesterol. O consumo contínuo e moderado de álcool aumenta a HDL e diminui a LDL, e observa-se um aumento complementar dos triglicerídios. **O álcool exerce um efeito protetor quando consumido com moderação (definido como cerca de dois drinques [60 mℓ de álcool absoluto] por dia), porém esse efeito é anulado com quantidades maiores.** O tabagismo tem o efeito oposto, visto que aumenta os níveis de LDL e de triglicerídios e diminui os níveis de HDL. A HDL₃ diminui com o tabagismo. O número crítico de cigarros é de 15 a 20 por dia, independentemente do sexo, e uma variação no número de cigarros afetará os resultados. A cafeína possui um efeito misto sobre os níveis de lipoproteínas e deve ser evitada por 12 h antes da coleta de amostra de sangue
- **O exercício físico é uma importante variável no manejo do risco global de cardiopatia.** Níveis moderados de atividade física são tão importantes para o sistema cardiovascular quanto o controle da hipertensão e o abandono do tabagismo. O exercício intenso reduz as concentrações de triglicerídios e LDL e aumenta os níveis séricos de HDL. Tendo em vista essas alterações agudas no sangue, deve-se evitar o exercício vigoroso nas 12 horas que antecedem a coleta de sangue
- As pacientes com hipotireoidismo apresentam níveis elevados de colesterol total e LDL.

Exame

Em virtude da variação diurna dos níveis sanguíneos de triglicerídios, as amostras de sangue devem ser coletadas pela manhã, depois de um jejum de 12 horas. O laboratório utilizado constitui um dos aspectos mais importantes da padronização geral das determinações das lipoproteínas. Pode ser conveniente consultar um patologista clínico para determinar se o laboratório segue os padrões do CDC para determinação do colesterol e das lipoproteínas.

Tratamento

Uma vez confirmada a presença de hiperlipidemia em pelo menos duas ocasiões, as causas secundárias devem ser diagnosticadas ou excluídas por meio de uma história clínica e farmacológica detalhada, exame físico abrangente e exames laboratoriais apropriados. As causas de dislipidemia secundária incluem diabetes melito, hipotireoidismo, obesidade, doença hepática obstrutiva, insuficiência renal crônica, gravidez e uso de medicamentos, como progestinas, esteroides anabólicos e corticosteroides. **Todas essas pacientes devem modificar seu estilo de vida para reduzir o risco de cardiopatia coronariana:**

1. **Redução do consumo de gorduras saturadas (< 7% das calorias totais) e do colesterol (< 200 mg/dia).**
2. Opções terapêuticas para intensificar a redução da LDL, como estanóis/esteróis vegetais, 2 g por dia, e aumento do consumo de fibras viscosas (solúveis), 10 a 25 g por dia.
3. **Redução de peso.**
4. **Aumento da atividade física.**
5. **Abandono do tabagismo e consumo de álcool apenas em quantidade moderada.**

As diretrizes do Manejo do Colesterol do ACC/AHA, de 2013, modificaram o manejo do colesterol para prevenir a ocorrência de doença cardiovascular, incluindo acidente vascular encefálico.[24] As recomendações incluem principalmente a idade do paciente, a história familiar de hipercolesterolemia, sexo e presença de comorbidades, junto com os níveis de lipídios. Para auxiliar na avaliação dos riscos individuais, a AHA desenvolveu uma calculadora de risco de doença cardiovascular aterosclerótica (DCVA).[25] Apesar de muitos grupos contestarem a acurácia dos cálculos, ao afirmar que eles consistentemente superestimam os riscos, a calculadora continua sendo um instrumento útil.

3 As recomendações de nível I fornecidas nas diretrizes de 2013 sobre a instituição da medicação incluem:

- A terapia com estatinas de alta intensidade deve ser iniciada (ou continuada) em pacientes de ≤ 75 anos de idade com DCVA. Se não for tolerada, o tratamento de segunda linha consiste em terapia de intensidade moderada
- Os indivíduos com nível de LDL de ≥ 190 mg/dℓ ou triglicerídios ≥ 500 precisam ser avaliados à procura de causas secundárias de hiperlipidemia
- Os adultos de > 21 anos de idade com nível de LDL > 190 mg/dℓ devem ser tratados com estatinas (terapia de alta intensidade se for tolerada)
- A terapia com estatinas de intensidade moderada deve ser iniciada (ou continuada) em adultos de 40 a 75 anos de idade com diabetes melito
- Deve-se utilizar a calculadora de DCVA para estimar o risco de DCVA em 10 anos para indivíduos com níveis de LDL de 70 a 189 mg/dℓ, sem DCVA clínica, para orientar o momento em que a terapia com estatinas deve ser iniciada
- Os adultos de 40 a 75 anos de idade com níveis de LDL de 70 a 189 mg/dℓ, sem DCVA clínica nem diabetes melito, e com risco estimado de DCVA ≥ 7,5% em 10 anos devem ser tratados com terapia com estatinas de intensidade moderada.

3 As pacientes com história familiar de doença cardiovascular (história de problemas arteriais coronarianos e acidentes vasculares encefálicos prematuros) devem ser submetidas a exame, e é necessário que sejam examinadas e iniciem programas preventivos na faixa dos 20 anos. Conforme assinalado anteriormente, se os níveis de LDL forem superiores a 190 mg/dℓ, essas pacientes devem iniciar a terapia com estatinas. De qualquer modo, deve-se efetuar o cálculo para DCVA e iniciar a terapia farmacológica se o risco em 10 anos for de 7,5% ou mais. Toda mulher que tenha cardiopatia coronariana ou distúrbios equivalentes, como diabetes melito ou outras formas de doença aterosclerótica (doença arterial periférica, aneurisma de aorta abdominal e doença sintomática da artéria carótida), precisa mudar o estilo de vida se os níveis de LDL forem de 100 mg/dℓ ou mais; a terapia farmacológica deve ser instituída se os níveis de LDL forem de 190 mg/dℓ ou se o cálculo do risco em 10 anos for de 7,5% ou mais.

A avaliação periódica dos fatores de risco cardiovasculares é iniciada aos 40 anos de idade em pacientes sem quaisquer riscos prévios identificados. Recomenda-se uma avaliação anual do peso, pressão arterial, rotina de atividade física e tabagismo, de acordo com a opinião de especialistas. Um rastreamento verdadeiro exige um lipidograma. Recomenda-se a realização de um rastreamento a cada 5 anos, a não ser que seja observada uma mudança significativa no perfil de risco da paciente, o que pode justificar o rastreamento mais frequente. Os dados para rastreamento de rotina em pacientes com menos de 40 anos de idade não estão bem definidos, e nenhum estudo demonstra claramente qualquer benefício. Por essas razões, a U.S. Preventive Service Task Force (USPSTF) declara que não se pode fazer nenhuma recomendação a favor ou contra essa triagem.[26]

Antes das diretrizes do ACC/AHA de 2013, confirmadas pela recomendação da USPSTF, a *colestiramina* e o *colestipol*, que são resinas de ligação dos ácidos biliares, eram a base do tratamento.[26] Os efeitos colaterais significativos dos derivados do ácido nicotínico e do ácido fíbrico e a pouca adesão dos pacientes ao tratamento em decorrência desses efeitos colaterais relegaram esses fármacos ao tratamento de segunda ou de terceira linhas.

3 As estatinas (inibidores da HMG-CoA[3]-hidroxi-3-metilglutaril-coenzima A redutase) tornaram-se a base do tratamento e da prevenção. As estatinas incluem a *atorvastatina*, *fluvastatina*, *lovastatina*, *pravastatina* e *sinvastatina*. Esses medicamentos inibem a HMG-CoA redutase, a enzima que catalisa a etapa limitadora de velocidade na síntese do colesterol. **Vários ensaios clínicos mostraram que a *pravastatina*, a *sinvastatina* e a *lovastatina* possuem efeitos benéficos na doença cardiovascular.** As estatinas são mais bem toleradas do que outros fármacos hipolipemiantes, porém os efeitos colaterais descritos preocuparam os pacientes. Esses efeitos colaterais incluem mialgias intensas, fraqueza muscular com elevação dos níveis de creatina fosfoquinase e raramente a rabdomiólise, levando ao desenvolvimento de insuficiência renal. Estudos detalhados mostraram que a maioria desses efeitos colaterais é leve e desaparece com a interrupção da medicação.[24,26,27] Os efeitos colaterais graves de rabdomiólise e insuficiência renal são extremamente raros. Isso resulta em uma relação de risco-benefício muito favorável para as estatinas quando utilizadas em uma população de risco moderado.[27] À medida que o risco em 10 anos diminui, a razão entre risco e benefício também diminui. Por esse motivo, a USPSTF recomenda que pacientes com risco de menos de 10% de um evento de DCVA nos próximos 10 anos não comecem a tomar estatinas sem uma discussão dos riscos e benefícios desses fármacos com um médico.

DIABETES MELITO

O diabetes melito (DM) é um distúrbio crônico de alteração do metabolismo dos carboidratos, das proteínas e das gorduras, que resulta de uma deficiência na secreção ou função da insulina. A doença é definida pela presença de hiperglicemia em jejum ou por níveis plasmáticos elevados de glicose com base no teste oral de tolerância à glicose (TOTG). As principais complicações do DM são vasculares, renais e metabólicas. **4** A prevalência do DM é maior em mulheres (particularmente com história de diabetes gestacional) e em determinados grupos étnicos, embora a taxa basal na população geral seja de 6,29% e tenha triplicado em 15 anos.[28]

4 Os fatores de risco para DM incluem os seguintes:

1. **Idade acima de 45 anos.**
2. **Adiposidade ou obesidade.**
3. **História familiar de diabetes melito.**
4. **Raça/etnia.**
5. **Hipertensão (PA de 140/90 mmHg ou mais).**
6. **Colesterol HDL inferior ou igual a 35 mg/dℓ e/ou nível de triglicerídios superior ou igual a 250 mg/dℓ.**
7. **História de diabetes gestacional ou parto de um bebê com peso acima de 4 kg.**

As principais complicações do DM consistem em cegueira, doença renal, gangrena de um membro, doença cardíaca e acidente vascular encefálico. O diabetes melito é um dos quatro principais fatores de risco para doença cardiovascular.

Classificação

Em 2016, uma comissão de especialistas foi convocada pela American Diabetes Association para analisar os padrões propostos de cuidados médicos no diabetes melito. Os achados dessa comissão foram publicados em 2017, no Diabetes Care. O objetivo da revisão foi esclarecer diretrizes de nomenclatura e exames capazes de diminuir a confusão relativa ao diagnóstico e melhorar a qualidade de vida dos pacientes (Tabela 22.6). Os termos *diabetes melito insulinodependente* (DMID) e *diabetes melito não insulinodependente* (DMNID) foram substituídos pelos termos DM tipo 1 e DM tipo 2, com base nos níveis e na função da insulina, mas não na idade dos pacientes.

Diabetes melito tipo 1

No diabetes melito tipo 1, o principal distúrbio metabólico é a ausência de insulina em consequência da destruição das células beta do pâncreas. A insulina é necessária para o metabolismo da glicose e a respiração celular. A ausência de insulina leva ao desenvolvimento de cetose. A causa do diabetes melito tipo 1 não é conhecida; os dados disponíveis sugerem a existência de ação autoimune decorrente de uma infecção viral ou de componentes tóxicos no ambiente. Estudos realizados nessa última década mostraram a existência de uma correlação entre muitas doenças autoimunes e os antígenos leucocitários humanos (HLA).

Os tecidos sensíveis à insulina (músculo, fígado e gordura) são incapazes de realizar o metabolismo eficiente da glicose na ausência de insulina. No diabetes tipo 1 não controlado, o excesso de hormônios contrarreguladores (cortisol, catecolaminas e glucagon) contribui para uma maior disfunção metabólica. Na ausência de quantidades adequadas de insulina, observa-se um aumento nos produtos de degradação do músculo (proteólise de aminoácidos), das gorduras (lipólise de ácidos graxos) e do glicogênio (glicogenólise da glicose). Há aumento na produção de glicose a partir de precursores não carboidratos, em consequência da gliconeogênese e da cetogênese no fígado. Sem tratamento imediato, ocorre grave descompensação metabólica (i.e., cetoacidose diabética), podendo levar à morte.

Tendo em vista a complexidade significativa e os riscos envolvidos no manejo do DM tipo 1, não se aconselha que um clínico geral seja o principal responsável pelo manejo da insulina e comorbidades associadas. Essas pacientes devem ser atendidas por um médico especializado no tratamento do diabetes melito.

Diabetes melito tipo 2

O DM tipo 2 é uma forma heterogênea de diabetes melito que ocorre comumente em faixas etárias mais avançadas (> 40 anos) e que apresenta uma tendência familiar mais frequente do que no diabetes tipo 1. Essa forma de DM representa cerca de 90 a 95% dos casos de diabetes melito. A presença de fatores de risco influencia acentuadamente o desenvolvimento de diabetes tipo 2 em populações suscetíveis.

Os fatores de risco para diabetes tipo 2 consistem em etnia, obesidade, história familiar de DM, estilo de vida sedentário, tolerância à glicose diminuída (TGD), adiposidade na parte superior do corpo e história de diabetes gestacional e hiperinsulinemia.

Diferentemente da ausência de insulina observada no diabetes tipo 1, a alteração do metabolismo da insulina no diabetes tipo 2 resulta em resistência à insulina. Esse distúrbio caracteriza-se pelo comprometimento da captação de glicose nos tecidos-alvo. Em consequência, ocorre aumento compensatório da secreção de insulina, resultando em níveis circulantes de insulina acima do normal.[29] Verifica-se a presença de obesidade em 85% dos pacientes afetados. A causa do diabetes tipo 2 não é conhecida, porém há suspeita de defeitos na secreção e na ação da insulina.

Diagnóstico

Dispõe-se de três métodos para estabelecer o diagnóstico de DM em mulheres não grávidas:

1. Nível de glicemia em jejum igual ou superior a 126 mg/dℓ em duas ocasiões.
2. $HbA_{1c} \geq 6,5\%$ ou glicemia aleatória igual ou superior a 200 mg/dℓ em um indivíduo com sinais e sintomas clássicos de diabetes melito (polidipsia, poliúria, polifagia e perda de peso).
3. TOTG de 2 horas igual ou superior a 200 mg/dℓ após a ingestão de 75 g de glicose. O termo TGD foi alterado para estado pré-diabético e não é considerado como diagnóstico de diabetes. Entretanto, é importante identificar esses indivíduos para uma triagem mais frequente e para intervenção. O critério de diagnóstico para pré-diabetes consiste em uma glicemia igual ou superior a 100 mg/dℓ, porém inferior a 126 mg/dℓ ou HbA_{1c} entre 5,7 e 6,4% ou um valor de 2 horas do TOTG com 75 g de glicose entre 140 e 199 mg/dℓ.[29]

É preciso assinalar que os rastreamentos para glicemia em jejum, TOTG de 2 horas e HbA_{1c} apresentam desempenho semelhante; entretanto, é interessante constatar que, com frequência, selecionam diferentes pacientes com rastreamento positivo. O TOTG de 2 horas resulta no maior número de pacientes nos quais se estabelece o diagnóstico de diabetes melito. O valor de HbA_{1c} é normalmente o rastreamento inicial mais fácil, embora os resultados possam ser afetados por raça/etnia e presença de anemia/hemoglobinopatias.

As pacientes que devem ser submetidas ao exame para detectar diabetes podem ser selecionadas pelo uso de uma calculadora de risco de diabetes ou o uso de uma lista de fatores de risco. As calculadoras podem ser encontradas no *site* da

---

Tabela 22.6 Classificação do diabetes melito.

1. Diabetes tipo 1
Caracterizada por comprometimento do pâncreas, levando à deficiência de insulina, normalmente devido à destruição autoimune das células beta

2. Diabetes tipo 2
Associação de resistência à insulina e certo grau de secreção inadequada de insulina

3. Diabetes melito gestacional
Diabetes diagnosticado no segundo ou terceiro trimestre de gravidez, sem diabetes preexistente

4. Tipos específicos de diabetes devido a outras causas
  A. Endocrinopatias (Cushing, acromegalia, feocromocitoma, hiperaldosteronismo)
  B. Induzido por fármacos ou substâncias químicas (particularmente medicamentos para transplante de órgãos ou glicocorticoides)
  C. Doenças do pâncreas exócrino (pancreatite, neoplasia, fibrose cística)
  D. Infecções
  E. Defeitos genéticos da função das células beta e da ação da insulina

Adaptada de: **Cefalu W**, ed. Standards of medical care in diabetes – 2017. *Diabetes Care* 2017;40(supplement 1).

American Diabetes Association e estão disponíveis para *download*.³⁰ Os fatores de risco na anamnese incluem:

- Todos os indivíduos a partir de 45 anos de idade (repetir a intervalos de 3 anos, no mínimo)
- Pessoas com sinais e sintomas clássicos de diabetes (poliúria, polidipsia, polifagia e perda de peso)
- Grupos étnicos de alto risco (nativos das ilhas do Pacífico, índios norte-americanos, afro-americanos, hispano-americanos e americanos asiáticos)
- Obesidade e sobrepeso (índice de massa corporal > 25 kg/m²) (ou 23 kg/m², se for americano asiático)
- História de parente em primeiro grau com diabetes melito
- Mulheres com diabetes gestacional ou que deram à luz a um bebê com peso acima de 4 kg
- Indivíduos com hipertensão (pressão arterial > 140/90 mmHg) ou em tratamento para PAA ou que apresentam história de DCV
- Nível de colesterol HDL igual ou inferior a 35 mg/dℓ ou nível de triglicerídios igual ou superior a 250 mg/dℓ
- Presença de TGD/pré-diabetes em exames anteriores
- Mulheres com SOP ou outras condições associadas à resistência à insulina.

Avaliação do controle glicêmico

O único método aceitável para avaliação do controle glicêmico é a determinação da glicemia por análise enzimática direta. Os glicosímetros com memória tornaram o monitoramento domiciliar da glicose mais confiável. A Tabela 22.7 fornece as diretrizes de tratamento para médicos.

Tratamento

Apesar das recomendações claras para tratamento, a maioria das pacientes diabéticas não tem alcançado as metas relacionadas com os níveis de HbA₁c, LDL e PA. Muitas continuam fumando e/ou não praticam exercício físico. As razões pela falta de sucesso são complexas, assim como os cuidados para a maioria das pacientes com doença crônica, particularmente as que apresentam um componente comportamental importante. Se uma paciente não alcançar as metas definidas por meio de modificações no estilo de vida e medicamentos orais, deve-se efetuar o seu encaminhamento a um sistema clínico especializado para lidar com as múltiplas facetas do tratamento.²⁹

As pacientes com pré-diabetes devem ser incentivadas a implementar as mudanças do estilo de vida. Esse grupo apresenta um risco de até 25% de desenvolver diabetes melito verdadeiro nos primeiros 5 anos. Se houver agravamento contínuo da HbA₁c apesar das modificações no estilo de vida, pode-se considerar a instituição do tratamento com metformina antes do diagnóstico definitivo de diabetes melito. O propósito do tratamento do diabetes é prevenir as comorbidades renais, cardíacas e neurológicas, entre outras finalidades, assim como prevenir ou pelo menos retardar o desenvolvimento de diabetes verdadeiro. Quanto mais cedo e mais efetiva for a intervenção, melhores os resultados.

O diabetes tipo 2 é tratado por uma associação de ajustes do estilo de vida e medicamentos.

Estilo de vida

A dieta constitui o componente mais importante do manejo do DM (tanto o diabetes franco como o pré-diabetes) e habitualmente a forma mais difícil de obter o controle. São utilizadas três estratégias principais: perda de peso, dieta com baixo teor de gordura (≤ 30% das calorias provenientes de gordura) e exercício físico. As pacientes obesas devem reduzir o seu peso para alcançar o peso corporal ideal. As vantagens metabólicas da redução de peso consistem em melhora do lipidograma e melhor controle da glicose em consequência do aumento da sensibilidade à insulina e diminuição da resistência à insulina. Quanto maior a perda de peso, maior a melhora dos distúrbios lipídicos. Na presença de obesidade grave (IMC ≥ 40 ou IMC ≥ 35 com comorbidades), as recomendações incluem a possibilidade de cirurgia bariátrica.²⁹ O exercício físico promove a perda de peso e melhora a sensibilidade à insulina e a dislipidemia em pessoas que pertencem a grupos de alto risco para doenças cardiovasculares e microvasculares. Recomenda-se o tratamento com uma estatina na presença de diabetes para diminuir os níveis de LDL.

Agentes hipoglicemiantes orais

Os agentes hipoglicemiantes orais são recomendados para o tratamento de muitas pacientes com diabetes tipo 2. Os primeiros agentes hipoglicemiantes orais introduzidos foram as sulfonilureias (*i. e.*, gliburida). O mecanismo de ação das sulfonilureias baseia-se em dois mecanismos diferentes: (i) aumento da secreção de insulina pelo pâncreas e (ii) efeito extrapancreático que não está bem elucidado. Foram introduzidas outras classes de fármacos que exercem efeitos diferentes em pacientes com diabetes tipo 2 – como as biguanidas (metformina), as tiazolidinedionas, os inibidores da alfaglicosidase e os secretagogos da *insulina*. É necessária a secreção endógena de insulina (determinada pelo peptídio C) para que os agentes hipoglicemiantes orais possam atuar. Se a glicemia de jejum durante uma dieta adequada para o diabetes for superior a 250 mg/dℓ, o efeito é pequeno. As avaliações frequentes para monitorar o controle (a cada 3 a 4 meses) são importantes. Se não for possível controlar os níveis de glicose com hipoglicemiantes orais, como a *metformina*, biguanida ou outros medicamentos, como as sulfonilureias, deve-se iniciar a insulinoterapia e é necessário considerar o encaminhamento da paciente para um especialista devido à taxa elevada de complicações.

DOENÇAS DA TIREOIDE

Os distúrbios da tireoide são mais comuns em mulheres e em algumas famílias; embora a taxa exata de herança não seja conhecida em populações geriátricas, a incidência pode alcançar até 5%.³¹ Os hormônios tireoidianos atuam nos tecidos-alvo por meio de sua ligação a receptores nucleares, que induzem mudanças na expressão gênica. A conversão extratireoidiana de tiroxina (T₄) em tri-iodotironina (T₃) ocorre no tecido-alvo. A T₃ liga-se ao receptor nuclear com maior afinidade do que a T₄, tornando a T₃ biologicamente mais ativa. O TSH da hipófise e o hormônio de liberação da tireotropina (TRH) do hipotálamo regulam a produção hormonal e o crescimento da tireoide por meio de fisiologia normal de retroalimentação. As imunoglobulinas tireoestimulantes (TSI), antigamente conhecidas como estimulador tireoidiano de ação longa (LATS), ligam-se ao receptor de TSH, resultando em doença de Graves com hipertireoidismo.

Mais de 99% das concentrações circulantes de T₄ e T₃ estão ligadas a proteínas plasmáticas, predominantemente à globulina de ligação da tiroxina (TBG), enquanto o 1% restante encontra-se na forma livre. Os níveis de hormônios tireoidianos livres permanecem constantes, apesar das alterações fisiológicas ou farmacológicas. Independentemente dos níveis de proteínas séricas totais, os níveis de hormônios tireoidianos ativos permanecem estáveis.

Tabela 22.7 — Diretrizes para clínicos gerais no tratamento do diabetes melito tipo 2.

- Estabeleça o diagnóstico e classifique o tipo de diabetes melito (DM) (se for DM tipo 1, encaminhe para um especialista em diabetes)
- Inicie cursos de educação sobre diabetes para que os pacientes aprendam a monitorar a glicemia e os medicamentos para o diabetes, saibam reconhecer os sinais, os sintomas e as complicações e também como controlar os dias em que não estiverem se sentindo bem (podem estar disponíveis em um plano hospitalar local ou plano de saúde)
- Prescreva a dieta da ADA com restrição apropriada de calorias, sódio e lipídios com a ajuda de um nutricionista ou diabetologista para orientação na educação e suporte
- Estabeleça os fatores de risco cardíacos e renais basais, examine os pés e as unhas dos dedos dos pés pelo menos uma vez por ano e faça o encaminhamento a um podólogo especialista
- Utilize a glicemia com punção da ponta do dedo para controle diário do diabetes
- Siga o controle da glicemia a longo prazo pela determinação da HbA_{1c}, a cada 2 a 3 meses no consultório
- O exame geral inicial deve consistir em anamnese e exame físico completos, junto com os seguintes exames laboratoriais: hemograma completo com contagem diferencial, exame bioquímico do sangue, lipidograma, exame de urina, provas de função da tireoide, urina para pesquisa de microalbuminúria e ECG (basal a partir dos 40 anos de idade, repetindo anualmente)
- O desenvolvimento de comprometimento vascular, ocular, neurológico ou renal exige encaminhamento imediato
- Pode-se considerar o uso de agentes hipoglicemiantes orais se a glicemia em jejum não diminuir nem aumentar apesar das mudanças no estilo de vida. Durante a administração de agentes hipoglicemiantes orais, verificar a HbA_{1c} a cada 3 meses, e se for estável, pelo menos 2 vezes por ano
- Se a glicemia em jejum for consistentemente > 200 mg/dia ou se a HbA_{1c} for superior a 10%, considere o início da insulina e encaminhe a paciente a um especialista
- Administre a vacina contra gripe no outono todos os anos, bem como a vacina pneumocócica a cada 6 anos

ADA, American Diabetic Association; HbA_{1c}, hemoglobina A_{1c}; ECG, eletrocardiograma.

Adaptada de: **Cefalu W, ed.** Standards of medical care in diabetes–2017. *Diabetes Care* 2017;40(supplement 1).

Em mulheres saudáveis, a transição da puberdade para a menopausa não altera as concentrações de hormônio tireoidiano livre. As fontes endógenas ou exógenas de estrogênio em excesso aumentam a concentração plasmática de TBG ao diminuir a depuração hepática. Os androgênios (em particular a testosterona) e os corticosteroides possuem o efeito oposto, aumentando a depuração hepática de TBG.

As provas de função da tireoide podem ser enganosas em mulheres tratadas com fontes exógenas de estrogênio, devido à alteração das características de ligação. A terapia de reposição hormonal após a menopausa e a gravidez alteram os achados laboratoriais e dificultam a interpretação das provas de função tireoidiana. Para compensar, a maioria dos laboratórios fornece os níveis de T_4 e T_3 livres, que corrigem matematicamente essas alterações fisiológicas, em lugar da captação de resina de T_4 e T_3 total tradicional.[32] Outro fator de confusão é a hCG, que pode simular o TSH durante o primeiro trimestre de gravidez, resultando, assim, em um valor de TSH falsamente baixo, o que levanta a suspeita de hipertireoidismo. Se houver qualquer dúvida, deve-se consultar um patologista clínico.

Hipotireoidismo

[5] **O hipotireoidismo franco ocorre em 2% das mulheres, e pelo menos outras 5% apresentam diagnóstico laboratorial de hipotireoidismo subclínico.** O hipotireoidismo é uma doença que tem impacto desproporcional sobre as mulheres, nas quais é de 5 a 8 vezes mais comum do que nos homens. A principal causa de hipotireoidismo em países sem deficiência de iodo é a tireoidite (tireoidite de Hashimoto). Observa-se uma predisposição familiar em muitos casos, porém o fator desencadeante genético ou ambiental específico permanece desconhecido. A incidência da tireoidite autoimune aumenta com a idade, afetando até 15% das mulheres com mais de 65 anos de idade, que comumente só apresentam sinais ou sintomas [5] mas sutis. **Muitas dessas mulheres apresentam "hipotireoidismo subclínico", que é definido como uma concentração sérica elevada de TSH com nível sérico normal de T_4 livre.** Não se sabe ao certo se o tratamento irá melhorar a qualidade de vida de pacientes saudáveis nos demais aspectos que apresentam hipotireoidismo subclínico.[31,33] Na presença de tireoidite autoimune, ocorre destruição da glândula tireoide mediada pelo sistema imune celular e humoral, podendo resultar em bócio ou atrofia da glândula. A tireoidite autoimune pode estar associada a outros distúrbios endócrinos (p. ex., diabetes tipo 1, insuficiência ovariana primária, insuficiência suprarrenal e hipoparatireoidismo) e não endócrinos (p. ex., vitiligo e anemia perniciosa).[33] Quando se diagnostica qualquer doença autoimune, deve haver um alto grau de suspeita de distúrbios concomitantes da tireoide. Na tireoidite pós-parto observa-se uma fase de hipertireoidismo seguida de uma fase de hipotireoidismo que pode se estender por vários meses. As causas iatrogênicas de hipotireoidismo ocorrem após a retirada cirúrgica da glândula ou a terapia com iodo radioativo para tratamento do hipertireoidismo (doença de Graves) ou câncer de tireoide. Há 45 anos, a radiação era usada no tratamento da acne e de outros distúrbios dermatológicos, e essas pacientes, que agora estão com 60 anos de idade ou mais, correm risco aumentado de câncer de tireoide, e necessitam de monitoramento rigoroso. Embora o bócio por deficiência de iodo no mundo inteiro constitua o tipo mais comum de hipotireoidismo, isso é incomum na América do Norte, em virtude da suplementação de iodo no sal e em outras fontes dietéticas. O hipotireoidismo raramente ocorre em consequência de doenças hipofisárias ou hipotalâmicas por deficiência de TSH ou TRH, porém esses casos precisam ser considerados se for constatado o aparecimento de sintomas após procedimentos neurocirúrgicos.

Características clínicas

As manifestações do hipotireoidismo incluem uma ampla variedade de sinais e sintomas: fadiga, letargia, intolerância ao frio, pesadelos, pele seca, queda do cabelo, constipação intestinal, deposição periorbital de caroteno (produzindo uma coloração amarelada), síndrome do túnel do carpo, ganho de peso (habitualmente menos de 5 a 10 kg), depressão, irritabilidade, hiperlipidemia e comprometimento da memória. **A disfunção menstrual é comum, na forma de menorragia ou amenorreia.** O achado de hiperlipidemia pode constituir a primeira indicação de hipotireoidismo, particularmente na presença de altos níveis de triglicerídios. O hipotireoidismo pode causar puberdade precoce ou tardia. A hiperprolactinemia e a galactorreia são manifestações incomuns do hipotireoidismo; entretanto, deve-se considerar a avaliação da função tireoidiana nesses casos. Para diferenciar o hipotireoidismo primário de um adenoma hipofisário secretor de prolactina, deve-se avaliar os níveis de TSH em mulheres que apresentam amenorreia, galactorreia e hiperprolactinemia.

Diagnóstico

As recomendações para rastreamento de distúrbios da tireoide em mulheres assintomáticas variam a partir de intervalos de 5 anos em mulheres a partir de 35 anos (American Thyroid Association) e até os 50 anos (American College of Physicians). Outros grupos recomendaram um rastreamento periódico em mulheres idosas (American Academy of Family Physicians e American Association of Clinical Endocrinologist). Em suas recomendações de 2004, a USPSTF declarou que as evidências não são suficientes para recomendar ou não a realização de rastreamento.[31] Em 2014, a USPSTF procedeu a uma revisão dos dados sobre o rastreamento de rotina para mulheres assintomáticas sem fatores de risco e reafirmou que as evidências são insuficientes para fazer qualquer recomendação a favor ou contra o rastreamento.[34] Por esse motivo, o rastreamento deve ser reservado para pacientes de risco (história pregressa de tireoidite ou outras doenças autoimunes ou história de tratamento para hipertireoidismo) ou para mulheres com sinais ou sintomas que indiquem disfunção da tireoide. **A suspeita de hipotireoidismo sempre deve ser confirmada por exames laboratoriais.** O hipotireoidismo primário caracteriza-se pela combinação de níveis séricos elevados de TSH com baixo nível sérico de T_4 livre. A tireoidite autoimune pode ser confirmada pela presença de anticorpos antitireoide peroxidase (antigamente designados como antimicrossomais) no soro. A elevação do TSH com nível normal de T_4 livre indica hipotireoidismo subclínico. O hipotireoidismo central, apesar de raro, caracteriza-se por um nível sérico baixo ou normal baixo de T_4 livre, com concentração sérica de TSH baixa ou inapropriadamente normal.

Tratamento

A L-tiroxina (T_4) sintética constitui o tratamento de escolha do hipotireoidismo e está disponível com o nome genérico de *levotiroxina*.[35] Há controvérsias sobre o valor da reposição de tiroxina na paciente com hipotireoidismo subclínico. Essa reposição não resultou em aumento da sobrevida, diminuição da morbidade cardiovascular nem melhora da qualidade de vida.[36] O mecanismo de ação consiste em conversão de T_4 em T_3 nos tecidos periféricos. A *levotiroxina* deve ser tomada com o estômago vazio. A absorção pode ser precária quando o fármaco é tomado em associação ao hidróxido de alumínio (comum em antiácidos), *colestiramina*, sulfato ferroso ou alimentos gordurosos. A necessidade habitual de T_4 está relacionada com o peso (cerca de 1,6 µg/kg), porém diminui na velhice. A dose diária normal é de 0,1 a 0,15 mg, mas deve ser ajustada para manter os níveis de TSH dentro da faixa normal de referência. Inicialmente, os níveis devem ser avaliados em 6 semanas e sempre que houver modificação das doses ou troca da marca comercial. Uma vez estabilizada a dose, a verificação dos níveis de TSH uma vez a cada 1 ou 2 anos é adequada, a não ser que haja uma mudança no estado da paciente (*i. e.*, gravidez).

Deve-se iniciar com uma dose baixa de T_4 (0,025 mg/dia) em pacientes idosas ou com diagnóstico ou suspeita de doença arterial coronariana. A reposição rápida pode agravar a angina e, em alguns casos, induzir infarto do miocárdio.

Não se recomenda a terapia combinada com T_3 e T_4 (extratos de tireoide dessecada) por vários motivos. A conversão de T_4 em T_3 permite que a regulação hormonal normal controle os níveis de T_3. Isso é suplantado pela terapia combinada, podendo resultar em níveis excessivos e não fisiológicos de T_3, com consequente hipertireoidismo leve. Durante a gravidez, a neurogênese fetal depende dos níveis maternos de T_4 até uma idade gestacional estimada de 16 a 18 semanas.[37]

Hipertireoidismo

O hipertireoidismo afeta 2% das mulheres no decorrer de suas vidas, mais frequentemente no menacme, e é 5 vezes mais comum nas mulheres do que nos homens. A doença de Graves é o distúrbio mais comum e está associada à inflamação orbital, causando a exoftalmia clássica associada à doença e uma dermopatia característica, conhecida como mixedema pré-tibial. Trata-se de um distúrbio autoimune causado por anticorpos contra os receptores de TSH, que estimulam o crescimento da glândula e a síntese de hormônios. A etiologia da doença de Graves em mulheres geneticamente suscetíveis não é conhecida. As neoplasias benignas da tireoide de funcionamento autônomo constituem causas menos comuns de hipertireoidismo e estão associadas a adenomas tóxicos e ao bócio multinodular tóxico. A tireotoxicose transitória pode resultar da liberação glandular desregulada de hormônio tireoidiano na tireoidite pós-parto (indolor, silenciosa ou linfocítica) e na tireoidite subaguda (dolorosa). Outras causas raras de hiperatividade da tireoide incluem o coriocarcinoma secretor de gonadotropina coriônica humana, adenoma hipofisário secretor de TSH e o *struma ovarii*. Deve-se considerar a possibilidade de ingestão intencional ou por prescrição de hormônio tiroidiano em pacientes com transtornos alimentares, uma vez que elas os utilizam como estratégia para controlar o peso.

Características clínicas

Os sintomas de tireotoxicose consistem em fadiga, diarreia, intolerância ao calor, palpitações, dispneia, nervosismo e perda de peso. Em pacientes jovens, pode haver ganho de peso paradoxal em consequência de aumento do apetite. A tireotoxicose pode causar vômitos em gestantes e ser confundida com a hiperêmese gravídica. Os achados físicos clássicos incluem taquicardia, retardo palpebral (*lid lag*), tremor, fraqueza muscular proximal e pele quente e úmida. As alterações físicas mais pronunciadas são oftalmológicas e incluem retração palpebral, edema periorbital e proptose. Essas alterações oculares são observadas em menos de um terço das mulheres. Nas mulheres idosas, os sintomas são com frequência mais sutis, com apresentação de perda de peso inexplicável, fibrilação atrial ou angina do peito de início recente. As anormalidades menstruais variam desde menstruações regulares, passando por uma redução do fluxo, até ciclos anovulatórios e infertilidade. O bócio é comum em mulheres mais jovens com doença de Graves, porém pode estar ausente nas mulheres de mais idade. O bócio nodular tóxico está associado a um aumento heterogêneo da glândula, ao passo que, na tireoidite subaguda, a glândula é hipersensível, de consistência dura e aumentada.

Diagnóstico

Em todas as pacientes com sintomas de hipertireoidismo, deve-se realizar uma anamnese e efetuar um exame completo, com enfoque nos sinais tireoidianos (nódulo, hipersensibilidade ou bócio), cardíacos (hipertensão, taquicardia), pulmonares (taquipneia), neurológicos (fraqueza periférica) e oculares, bem como na presença de edema periférico ou mixedema pré-tibial.[38]

A maioria das pacientes tireotóxicas apresenta concentrações elevadas de T_4 e T_3 totais e livres. Na tireotoxicose, as concentrações séricas de TSH estão praticamente indetectáveis, até mesmo com ensaios muito sensíveis (sensibilidade medida de 0,1 unidade). As cintilografias com captação de iodo radioativo mostram-se úteis no diagnóstico diferencial do hipertireoidismo estabelecido. As cintilografias com captação homogênea de iodo radioativo são sugestivas de doença de Graves, enquanto uma captação heterogênea do marcador sugere um diagnóstico de bócio nodular tóxico. Na tireoidite e na tireotoxicose induzida por fármacos, há uma diminuição da concentração glandular de radioisótopo. Existe apenas uma correlação modesta entre a gravidade dos sintomas e o nível dos hormônios tireoidianos.[38]

Tratamento

O tratamento pode consistir em farmacológico, ablação da tireoide, tireoidectomia ou uma combinação dos três, dependendo de numerosas variáveis, que incluem a idade da paciente, o desejo de gravidez e a resposta a outras terapias.[38]

No tratamento inicial, são utilizados medicamentos antitireoidianos: *metimazol* **(10 a 30 mg/dia) ou** *propiltiouracila* **(PTU, 50 a 300 mg a cada 6 a 8 h).** Esses dois fármacos bloqueiam a biossíntese dos hormônios tireoidianos e podem ter outros efeitos imunossupressores sobre a glândula. A principal diferença nos medicamentos orais é que a PTU inibe parcialmente a conversão extratireoidiana de T_4 em T_3, enquanto isso não ocorre com o *metimazol* – o *metimazol* apresenta uma meia-vida mais longa, o que possibilita a administração de uma dose única ao dia, podendo incentivar a adesão da paciente ao tratamento. Exceto durante o primeiro trimestre de gravidez, quando o tratamento com PTU é preferido, o metimazol constitui a primeira escolha entre os medicamentos antitireoidianos. Normalmente, o eutireoidismo é restabelecido em 3 a 10 semanas e o tratamento com agentes antitireoidianos orais é mantido por 6 a 24 meses, a não ser que seja efetuada a ablação total com iodo radioativo ou ressecção cirúrgica. A cirurgia é menos aceita porque é invasiva e pode resultar na retirada inadvertida das glândulas paratireoides, condenando a paciente ao tratamento com cálcio durante toda vida.

Os agentes bloqueadores beta-adrenérgicos, como o *propranolol* ou o *atenolol*, constituem uma terapia adjuvante útil para o controle dos sintomas simpaticomiméticos, como a taquicardia.[38] Outro benefício dos betabloqueadores é o bloqueio da conversão periférica de T_4 em T_3. Se uma paciente apresenta tireotoxicose sintomática com frequência cardíaca acima de 90 bpm, ou se houver um histórico de doença cardiovascular preexistente, deve-se efetuar um encaminhamento a um endocrinologista ou até mesmo ao serviço de emergência. Em casos raros de tempestade tireotóxica, é necessário administrar imediatamente PTU, betabloqueadores, glicocorticoides e preparações de iodo em altas doses (iodeto de sódio IV), e aconselha-se o encaminhamento da paciente à unidade de terapia intensiva.

A taxa de recidiva com medicamentos antitireoidianos orais é de 50% ao longo da vida. O acompanhamento durante toda vida é importante quando se utiliza exclusivamente o tratamento clínico, devido à elevada taxa de recidiva. Os dois medicamentos apresentam efeitos colaterais menores e pouco frequentes (5%), que consistem em febre, exantema ou artralgias. Ocorre toxicidade significativa (p. ex., hepatite, vasculite e agranulocitose) em menos de 1% dos casos. A PTU parece ser mais responsável pelas toxicidades significativas do que o metimazol. As pacientes tratadas com um desses medicamentos devem ser acompanhadas com hemogramas periódicos e provas de função hepática. Entretanto, não é possível prever a ocorrência de agranulocitose com base nos hemogramas completos periódicos, e por isso as pacientes que apresentam faringite ou febre devem interromper o medicamento e entrar em contato imediatamente com o seu médico.[38]

O tratamento com iodo-131 proporciona uma cura permanente do hipertireoidismo em 90% das pacientes. A principal desvantagem do tratamento com iodo radioativo é a elevada taxa de hipotireoidismo pós-ablação, que ocorre em pelo menos 50% das pacientes imediatamente após o tratamento, com aparecimento de outros casos em uma taxa de 2 a 3% por ano. Com base na pressuposição de que haverá desenvolvimento de hipotireoidismo, essas pacientes devem receber terapia de reposição com hormônio tireoidiano durante toda a vida.

Nódulos e câncer de tireoide

Os nódulos da tireoide são comuns e são mais prevalentes em adultos com menos de 30 anos ou com mais de 60 anos de idade. Este é o grupo que inclui grande parte da população examinada por um ginecologista obstetra. Por essa razão, é importante conhecer o rastreamento e o processo de diagnóstico. A grande maioria dos nódulos, quando descoberta pela paciente ou pelo médico, é assintomática e benigna; entretanto, é preciso excluir a possibilidade de malignidade (4 a 6% de todos os nódulos) e de hipertireoidismo.[39] O diagnóstico diferencial comum inclui bócio multinodular, tireoidite de Hashimoto, cisto coloide/simples, adenoma folicular e neoplasia maligna. A punção aspirativa com agulha fina (PAAF) guiada por ultrassonografia é recomendada na presença dos seguintes fatores: história de irradiação da cabeça, pescoço ou parte superior do tórax; história familiar de câncer de tireoide; achados na ultrassonografia sugestivos de neoplasia maligna, ou nódulo com diâmetro superior a 1,5 cm.[40]

Deve-se efetuar provas de função da tireoide antes da PAAF; se os resultados forem anormais, trata-se a doença subjacente. Uma acentuada redução dos níveis de TSH indica que o nódulo é hiperfuncionante e provavelmente não é maligno. Como os nódulos são, em sua maioria, "frios" na cintilografia (particularmente se o nível de TSH estiver normal), é melhor, do ponto de vista custobenefício, efetuar uma ultrassonografia em lugar de cintilografia com iodo radioativo. A ultrassonografia pode determinar a presença de outros nódulos, o tamanho do(s) nódulo(s), suas características (sólidos/císticos), o tamanho da glândula tireoide e a presença de linfonodos aumentados. Na ultrassonografia da tireoide, os achados de nódulo hipoecoico sólido **ou** com microcalcificações, margens irregulares, calcificações na borda ou sinais de extensão no tecido adjacente levam à suspeita de neoplasia maligna. Devem-se obter amostras por PAAF, independentemente de outros achados. A presença de linfadenopatia deve indicar a necessidade de amostras por PAAF.

A biopsia com agulha estabelece o diagnóstico em 95% dos casos, e nos outros 5%, em que não é possível estabelecê-lo, é necessário proceder a uma biopsia excisional. Apenas 20% das biopsias excisionais de uma "aspiração indeterminada" são malignas.[40] As lesões cuja natureza maligna é confirmada na biopsia devem ser tratadas por meio de cirurgia excisional, enquanto os nódulos benignos devem ser examinados com palpação a cada 6 a 12 meses à procura de crescimento, porém sem indicação de intervenção cirúrgica. Não se recomenda o tratamento supressor com *tiroxina* para os nódulos benignos.[41]

O carcinoma papilar da tireoide é a neoplasia maligna mais comum, encontrada em 75% dos cânceres de tireoide. A maioria dos cânceres é descoberta de modo incidental durante exames de rotina. Os fatores de risco incluem histórico de exposição à radiação durante a infância e história familiar. Os sinais consistem em rápido crescimento de massa cervical, rouquidão de início recente ou paralisa das pregas vocais. No caso de crescimento rápido, nódulo fixo, rouquidão de início recente ou presença de linfadenopatia, é importante efetuar uma PAAF. A tireoidectomia constitui o tratamento primário com iodo radioativo e a supressão do TSH com tiroxina. As pacientes com menos de 50 anos de idade que apresentam tumor primário com menos de 4 cm, mesmo com metástases associadas para linfonodos cervicais, são habitualmente curadas. Na mulher idosa, os tumores anaplásicos possuem prognóstico sombrio e evoluem rapidamente apesar do tratamento.

O câncer folicular da tireoide é o segundo tipo mais comum de câncer de tireoide, representando até 10% dos casos, e tende a ocorrer na população idosa, com pico de incidência entre 40 e 60 anos de idade. A prevalência é 3 vezes maior nas mulheres do que nos homens. Esse tipo de câncer tem tendência a sofrer invasão vascular frequentemente com metástases a distância. O prognóstico desse tipo de câncer tende a ser menos favorável que o dos cânceres papilares, embora as mulheres tenham um prognóstico melhor do que os homens.

SÍNDROME DO INTESTINO IRRITÁVEL

A síndrome do intestino irritável (SII) representa um problema comum, que afeta cerca de 10 a 15% da população, e o seu diagnóstico é 2 vezes mais provável em mulheres.[42] Tendo em vista que o principal sintoma consiste em dor abdominal crônica habitualmente em cólica, a SII frequentemente está incluída no diagnóstico diferencial nas pacientes com dor pélvica crônica. Com frequência, a dor é desencadeada por estresse e determinados alimentos, e a defecação costuma proporcionar algum alívio da dor. Outros sintomas gastrintestinais incluem diarreia e constipação intestinal, doença do refluxo gastresofágico, náuseas, distensão abdominal e flatulência. O que dificulta ainda mais esse diagnóstico é o espectro de sintomas adicionais, incluindo dismenorreia, dispareunia, queixas de fibromialgia, sintomas urinários de polaciúria e urgência e até mesmo disfunção sexual.

Esse espectro de sintomas dificulta o diagnóstico e levou à elaboração dos critérios de Roma por um grupo de consenso, em 1992, revisados em 2005.[43] Os critérios de Roma III são os seguintes: dor ou desconforto abdominal recorrente durante pelo menos 3 dias por mês, em 3 meses, associados a dois ou mais dos seguintes critérios:

- Alívio com a defecação
- Início associado a uma mudança na frequência de evacuação
- Início associado a uma mudança no aspecto das fezes – constipação intestinal (SII-C) ou diarreia (SII-D).

A SII deve ser um diagnóstico de exclusão, considerando-se inicialmente a possibilidade e outras causas para o sintoma dominante. Se for diarreia, deve-se considerar os diagnósticos de intolerância à lactose, etiologia infecciosa, má absorção ou doença celíaca. Os sintomas que resultam em perda de peso, sangramento retal, anemia ou que são noturnos ou progressivos sugerem outro distúrbio diferente da SII até prova em contrário.

A avaliação básica pode incluir hemograma completo e bioquímica do sangue. A avaliação da diarreia, caso seja o sintoma dominante, deve incluir coprocultura, se houver suspeita de etiologia infecciosa, ou coleta de fezes de 24 horas (na diarreia osmótica), se houver suspeita de diarreia secretora. Deve-se iniciar uma revisão dietética para intolerância à lactose ou sensibilidade ao glúten. A sigmoidoscopia flexível/colonoscopia não é efetuada rotineiramente, a não ser que seja necessária para descartar a possibilidade de distúrbios inflamatórios ou neoplasia maligna em famílias com síndrome de Lynch ou na paciente a partir dos 50 anos de idade com início súbito de sintomas.

Tratamento

O tratamento geral da SII pode ser extremamente difícil. Muitas vezes, o primeiro passo consiste em tranquilizar a paciente de que se trata de uma doença funcional que não está relacionada com neoplasia maligna, pressupondo que tenha sido excluída pela anamnese e pelos exames.[44] Muitos indivíduos têm uma certa preocupação com a necessidade de realizar exames complementares ou temem que algo esteja sendo omitido. A tranquilização constante é um aspecto importante do tratamento. A paciente precisa participar ativamente de seu tratamento e compreender a natureza crônica da doença. O registro diário dos sintomas durante várias semanas pode mostrar uma ligação entre vários alimentos e estressores passíveis de modificação. Algumas pacientes são capazes de associar diversos estressores em sua vida aos sintomas, enquanto outras não apresentam causas identificáveis. **Os fatores desencadeantes comuns incluem estresse, ansiedade, medicamentos (antibióticos, antiácidos), ciclos menstruais, violência conjugal, determinados alimentos (lactose, sorbitol) e viagens. As pacientes devem ser aconselhadas sobre intervenções dietéticas, incluindo aumento do consumo de fibras, diminuição da gordura total e eliminação de alimentos que desencadeiam os sintomas.** Recomenda-se o uso de emolientes fecais para indivíduos com fezes de consistência dura (SII-C), e os agentes formadores de volume podem ser úteis na constipação intestinal. O uso excessivo de laxantes deve ser desencorajado, esclarecendo os hábitos intestinais adequados. As pacientes com hábitos inadequados devem reservar um momento tranquilo todos os dias para tentar defecar. Muitas pessoas adquirem o hábito de ignorar os sintomas de defecação, levando a problemas posteriores com doença gastrintestinal inferior.

Os agentes antidiarreicos, especificamente a *loperamida* ou o *difenoxilato*, são frequentemente úteis em pacientes com doença leve que apresentam diarreia como componente (SII-D). A meta é reduzir o número de evacuações e ajudar a aliviar a urgência retal. Com frequência, os anticolinérgicos, incluindo a *hiosciamina* e o *cloridrato de diciclomina,* são úteis. Os agentes antiespasmódicos apresentam anticolinérgicos como principal ingrediente, e a adesão da paciente ao tratamento pode representar um problema, devido aos efeitos colaterais que incluem boca seca, distúrbios visuais e constipação intestinal. Esses agentes podem precipitar megacólon tóxico, resultando em colite grave. O megacólon tóxico é uma emergência médica e cirúrgica potencial que, em alguns casos, exige colectomia. **Embora o tratamento dessas pacientes possa ser extremamente difícil, o uso criterioso de abordagens farmacológicas baseadas nos sintomas (visto que nenhuma possui benefício claro), a tranquilização e a compreensão da paciente podem ser úteis. A qualidade de vida de algumas mulheres com SII é extremamente comprometida, exigindo aconselhamento intenso.** Pode ser difícil tratá-las em uma clínica de atenção primária movimentada. As pacientes com doença psiquiátrica concomitante, como depressão, frequentemente se beneficiam de consulta com psiquiatra e tratamento farmacológico da doença subjacente como parte do tratamento global.[45]

As pacientes com SII crônica e debilitante devem ser encaminhadas ao gastrenterologista. Qualquer suspeita de doença orgânica com alterações sistêmicas, incluindo perda de peso e diarreia sanguinolenta, precisa ser considerada para encaminhamento ao especialista.

DOENÇA DO REFLUXO GASTRESOFÁGICO

O termo DRGE é comumente utilizado para referir-se a muitas formas de indigestão e pirose. O American College of Gastroenterology a define como a ocorrência de sintomas ou lesão da mucosa provocados pelo refluxo anormal do conteúdo gástrico para dentro do esôfago.[46] O termo "anormal" é essencial, visto que algum refluxo é fisiológico e ocorre habitualmente no período pós-prandial, sendo normalmente assintomático. Devido à variação de definições, é difícil determinar sua prevalência, porém é evidente que a DRGE é mais comum nos países ocidentais.

Os sintomas de DRGE incluem pirose (sensação de queimação na área retroesternal), geralmente pós-prandial, regurgitação do conteúdo gástrico na boca, disfagia em consequência de inflamação esofágica e dor torácica, que pode ser confundida com angina. O diagnóstico definitivo da DRGE é difícil, e por isso é razoável instituir um tratamento empírico com supressão ácida. **A disfagia progressiva sugere a possibilidade do esôfago de Barrett ou adenocarcinoma e exige avaliação endoscópica.**[47] Não se deve utilizar a endoscopia com primeiro exame para o diagnóstico de DRGE.[48]

O tratamento da DRGE é multifacetado, com modificação do estilo de vida e uso de antiácidos e antagonistas do receptor H$_2$ ou inibidores da bomba de prótons (IBP) que não necessitam de prescrição.[49] **As modificações do estilo de vida consistem em abandonar o tabagismo, evitar comer tarde à noite, evitar o decúbito após alimentar-se, perda de peso, evitar o uso de roupas apertadas e restrição do consumo de álcool.** As modificações dietéticas são úteis, porém não devem ser rígidas, para não levar a uma não adesão da paciente. Os principais alimentos cujo consumo deve ser reduzido ao máximo incluem alimentos gordurosos, chocolate, hortelã-pimenta e consumo excessivo de álcool. A paciente pode monitorar seus próprios sintomas, identificando os alimentos mais problemáticos.

Os medicamentos que reduzem a secreção de ácido são melhores e incluem bloqueadores H$_2$ e IBP. Esses fármacos não impedem o refluxo, mas diminuem o dano provocado pelo ácido que reflui. É necessário titular a dose com base na gravidade dos sintomas. Os bloqueadores H$_2$ geralmente atuam bem para aliviar a dor aguda, entretanto, em estudos controlados por placebo de casos crônicos sem resolução da pirose após o ciclo comum de 6 semanas de tratamento, foi constatado que os melhores resultados foram obtidos com os IBP. Recomenda-se a terapia de manutenção em pacientes que sofrem rápida recorrência dos sintomas (em menos de 2 a 3 meses) após a interrupção do medicamento. As demais pacientes podem ser tratadas de maneira episódica. **A ligação entre as infecções por *Helicobacter pylori* e DRGE não está bem esclarecida, mas parece ser mediada pelo aumento da secreção de ácido gástrico.** A princípio, o tratamento pode agravar a DRGE e pode não produzir nenhuma melhora.[50] Os benefícios e os riscos devem ser discutidos com a paciente antes do exame e do tratamento para *H. pylori*. O manejo da DRGE durante a gravidez é semelhante ao tratamento instituído em paciente não grávida.

SÍNDROME DO TÚNEL DO CARPO

A síndrome do túnel do carpo (STC) refere-se ao conjunto de sintomas produzidos pela compressão do nervo mediano no túnel do carpo. Esses sintomas incluem parestesia, dor e fraqueza. Em geral, agravam-se à noite e podem acordar a paciente. Acredita-se que as mulheres podem ter mais tendência a apresentar queixas de STC, devido ao pequeno tamanho do punho, lesão por movimentos repetitivos no trabalho (digitação, atendimento ao telefone e leitura) e da gravidez, por conta do edema. A dor e a parestesia podem estar localizadas no punho ou na mão, ou podem acometer o antebraço. Devido à fraqueza, a paciente pode ter dificuldade em abrir potes, levantar um prato, girar uma maçaneta ou segurar um copo.

Uma anamnese detalhada é diagnóstica, contudo a realização de alguns exames simples pode ajudar a confirmá-lo.[51] O teste mais comum é a **manobra de Phalen**, em que a paciente flexiona as palmas das mãos no punho, o mais próximo possível de 90°. Em seguida, com a face dorsal das mãos em contato, e os braços paralelos ao solo, a paciente força as mãos flexionadas uma contra a outra durante aproximadamente 1 minuto Isso deve reproduzir os sintomas ao longo do nervo mediano. O **teste de Tinel** envolve a percussão da parte superior do túnel do carpo, onde o nervo mediano segue o seu trajeto. O teste é positivo quando a percussão reproduz a dor e a parestesia. Outros testes, como os exames de condução nervosa, devem ser reservados para pacientes que não respondem ao tratamento conservador ou que apresentam fraqueza muscular significativa.

O tratamento envolve modificação do estilo de vida para diminuir as lesões por movimentos repetitivos ou a flexão prolongada e acentuada no punho. O uso de órtese para o túnel do carpo pode ser muito útil para manter a extensão adequada do punho, "abrindo", assim, o túnel e reduzindo a compressão sobre o nervo mediano. A intervenção cirúrgica só é indicada se essas estratégias não tiverem resultado.

SÍNDROME DE PROLAPSO DA VALVA MITRAL, DISAUTONOMIA E SÍNDROME DE TAQUICARDIA POSTURAL ORTOSTÁTICA

Os termos síndrome de prolapso da valva mitral (SPVM), disautonomia e síndrome de taquicardia postural ortostática (STPO) referem-se todos a uma mesma síndrome, em que a paciente apresenta problemas de palpitações, hipotensão, síncope, dispneia, transtorno do pânico/ansiedade, dormência, hiperflexibilidade articular, peito escavado e distúrbios do esvaziamento gástrico. A princípio, acreditava-se que os pacientes (normalmente com probabilidade 5 vezes maior de serem mulheres) com esses sintomas apresentavam somatização do transtorno de ansiedade. Hoje, sabe-se que se trata de uma síndrome que parece acometer o sistema nervoso autônomo.[52] Com frequência, surge no início da adolescência, com agravamento gradual dos sintomas. As pacientes são muito magras e perdem peso, com índice de massa corporal baixo ao longo de vários meses, à medida que a síndrome progride. Essa perda de peso constitui a causa provável da amenorreia secundária que leva essas mulheres a procurar o ginecologista. Os sintomas não são claramente explicados pelo grau de prolapso da valva mitral, de modo que muitos acreditam que a SPVM seja um marcador para indivíduos com risco de desenvolver esse conjunto de sintomas. Os estudos realizados demonstraram que a disautonomia é uma manifestação extra-articular na síndrome de hipermobilidade articular.[53] O aumento da atividade simpática constitui a via comum para a maioria dos mecanismos propostos para a STPO ou a SPVM. É provável que haja um componente genético, e mais de 10% das pacientes relatam o diagnóstico em familiares com intolerância ortostática.[54] É preciso explicar à paciente que o seu coração está estruturalmente normal.

O teste da mesa inclinada é muitas vezes essencial para o estabelecimento do diagnóstico. O tratamento concentra-se nos sintomas e na manutenção do volume intravascular, incentivando a ingestão oral de água e sais.[55] O condicionamento físico com exercícios aeróbicos, para aumentar a massa muscular e reduzir o acúmulo de sangue na parte inferior do corpo, o abandono do tabagismo, evitar o consumo de cafeína e do álcool e limitar o consumo de carboidratos simples, minimiza os sintomas com o decorrer do tempo. Outros medicamentos, incluindo agonistas dos receptores adrenérgicos, inibidor da acetilcolinesterase, agonista mineralocorticoide, betabloqueadores e inibidores seletivos da recaptação de serotonina, podem ser necessários para lidar com os sintomas gerais durante a fase aguda. Por ser uma doença multifacetada, é mais adequado encaminhar a paciente durante a fase aguda a um médico com experiência nessa síndrome.

REFERÊNCIAS BIBLIOGRÁFICAS

1. **Heikkinen T, Jarvinen A.** The common cold. *Lancet* 2003; 361(9351):51–59.
2. **Larson EL, Lin SX, Gomez-Pichardo C, et al.** Effect of antibacterial home cleaning and handwashing products on infectious disease symptoms: a randomized double-blind trial. *Ann Intern Med* 2004; 140(5):321–329.
3. **Rosenfeld RM.** Clinical practice. Acute sinusitis in adults. *N Engl J Med* 2016;375(10):962–970.
4. **Zalmanovici A, Yaphe J.** Intranasal steroids for acute sinusitis. *Cochrane Database Syst Rev* 2009;(4):CD005149.
5. **Ahovuo-Saloranta A, Borisenko OV, Kovanen N, et al.** Antibiotics for acute maxillary sinusitis. *Cochrane Database Syst Rev* 2008; (2):CD000243.
6. **Thanaviratananich S, Laopaiboon M, Vatanasapt P.** Once or twice daily versus three time daily amoxicillin with or without clavulanate for the treatment of acute otitis media. *Cochrane Data Base Syst Rev* 2008;(4):CD004975.
7. **Takata GS, Chan LS, Shekelle P, et al.** Evidence assessment of management of acute otitis media: The role of antibiotics in treatment of uncomplicated acute otitis media. *Pediatrics* 2001;108(2): 239–247.
8. **Wenzel RP, Fowler AA 3rd.** Clinical practice. Acute bronchitis. *N Engl J Med* 2006;355(20):2125–2130.
9. **Kinkade S, Long NA.** Acute bronchitis. *Am Fam Physician* 2016; 94(7):560–565.
10. **Smith SM, Fahay T, Smucny J, et al.** Antibiotics for acute bronchitis. *Cochrane Database Syst Rev* 2017;6:CD000245.
11. **Barnett ML, Linder JA.** Antibiotic prescribing for adults with acute bronchitis in the United States, 1996–2010. *JAMA* 2014;311(19): 2020–2022.
12. **Mandell LA, Wunderink RG, Anzueto A, et al.** Infectious Diseases Society of America/American Thoracic Society consensus guidelines on the management of community acquired pneumonia in adults. *Clin Infect Dis* 2007;44 Suppl 2:S27–S72.
13. **Bjerre LM, Verheij TJ, Kochen MM.** Antibiotics for community-acquired pneumonia in adult outpatients. *Cochrane Database Syst Rev* 2009;(4):CD002109.
14. **U.S. Department of Health and Human Services, Center for Disease Control and Prevention.** Recommended immunizations for adults by age. Available online at https://www.cdc.gov/vaccines/schedules/downloads/adult/adult-schedule-easy-read.pdf. Accessed September 28, 2017.
15. **Bridges CB, Winquist AG, Fukuda K, et al; Advisory Committee on Immunization Practices.** Prevention and control of influenza. Recommendations of the Advisory Committee on Immunization Practices (ACIP). *MMWR Recomm Rep* 2000;49(RR3):1–38; quiz CE1–7.
16. **Chobanian AV, Bakris GL, Black HR, et al.** The seventh report of the Joint National Committee on Prevention, Detection, Evaluation, and Treatment of High Blood Pressure (JNC VII). *JAMA* 2003; 289:2560–2572.
17. **Roccella EJ, Lenfant C.** Regional and racial differences among stroke victims in the United States. *Clin Cardiol* 1989;12(12 Suppl 4): IV4–IV8.
18. **Moorman PG, Hames CG, Tyroler HA.** Socioeconomic status and morbidity and mortality in hypertensive blacks. *Cardiovasc Clin* 1991; 21(3):179–194.
19. **James PA, Oparil S, Carter BL, et al.** 2014 evidence based guidelines for the management of high blood pressure in adults. Report from the panel members appointed to the eight joint national committee (JNC8). *JAMA* 2014;311(5):507–520.
20. **Recommendations for routine blood pressure measurement by indirect cuff sphygmomanometry.** American Society of Hypertension. *Am J Hypertens* 1992;5(4 Pt 1):207–209.
21. **Beyer FR, Dickinson HO, Nicolson D, et al.** Combined calcium, magnesium and potassium supplementation for the management of primary hypertension in adults. *Cochrane Database Syst Rev* 2006; (3):CD004805.
22. **Brunner E, Rees K, Ward K, et al.** Dietary advice for reducing cardiovascular risk. *Cochrane Database Syst Rev* 2007;(4):CD002128.
23. **Irwig L, Glaszious P, Wilson A, et al.** Estimating an individual's true cholesterol level and response to intervention. *JAMA* 1991;266(12): 1678–1685.
24. **Stone NJ, Robinson JG, Lichtenstein AH, et al.** 2013 ACC/AHA guideline on the treatment of blood cholesterol to reduce atherosclerotic cardiovascular risk in adults: a report of the American College of Cardiology/American Heart Association Task Force on Practice Guidelines. *J Am Coll Carfiol* 2014;63(25 Pt B):2889–2934.
25. **American Heart Association.** ASCVD risk calculator. Available online at http://static.heart.org/riskcalc/app/index.html#!/baseline-risk. Accessed September 30, 2017.
26. **U.S. Preventive Service Task Force, Bibbins-Domingo K, Grossman DC, et al.** Statin use for the primary prevention of cardiovascular disease in adults: USPSTF Recommendation Statement. *JAMA* 2016;316(19):1997–2007.
27. **Krumholz HM.** Treatment of cholesterol in 2017. *JAMA* 2017; 318(5):417–418.
28. **Centers for Disease Control and Prevention.** *Diabetes Surveillance 2007*. Washington DC: U.S. Department of Health and Human Services, Public Health Service; 2007.

29. **Cefalu W, ed.** Standards of medical care in diabetes–2017. *Diabetes Care* 2017;40 (supplement 1).
30. **Diabetes risk calculator.** Available online at https://www.niddk.nih.gov/health-information/diabetes/overview/risk-factors-type-2-diabetes/diabetes-risk-test. Accessed September 30, 2017.
31. **Helfand M; U.S. Preventive Services Task Force.** Screening for subclinical thyroid dysfunction in nonpregnant adults: a summary of the evidence for the U.S. Preventive Services Task Force. *Ann Intern Med* 2004;140(2):128–141.
32. **Ladenson PW, Singer PA, Ain KB, et al.** American Thyroid Association guidelines for detection of thyroid dysfunction. *Arch Intern Med* 2000;160(11):1573–1575.
33. **U.S. Preventative Services Task Force.** Screening for thyroid disease: recommendation statement. *Ann Intern Med* 2004;140(2):125–127.
34. **Rugge JB, Bougatsos C, Chou R.** Screening and treatment of thyroid dysfunction: An evidence review for the U.S. Preventive Services Task Force. *Ann Intern Med* 2015;162(1):35–45.
35. **Jonklaas J, Bianco AC, Bauer AJ, et al.** Guidelines for the treatment of hypothyroidism: Prepared by the American Thyroid Association Task Force on thyroid hormone replacement. *Thyroid* 2014;24(12):1670–1751.
36. **Villar HC, Saconato H, Valente O, et al.** Thyroid hormone replacement for subclinical hypothyroidism. *Cochrane Database Syst Rev* 2007;(3):CD003419.
37. **Foeller MS, Silver RM.** Combination levothyroxine + liothyronine treatment in pregnancy. *Obstet Gynecol Sur* 2015;70(9):584–586.
38. **Ross DS, Burch HB, Cooper DS, et al.** 2016 American Thyroid Association Guidelines for diagnosis and management of hyperthyroidism and other causes of thyrotoxicosis. *Thyroid* 2016;26(10):1343–1421.
39. **Hegedus L.** The thyroid nodule. *N Engl J Med* 2004;351(17): 1764–1771.
40. **Haugen BR, Alexander EK, Bible KC, et al.** 2015 American Thyroid Association management guidelines for adult patients with thyroid nodules and differentiated thyroid cancer: The American Thyroid Association guidelines task force of thyroid nodules and differentiated thyroid cancer. *Thyroid* 2016;26(1):1–133.
41. **Tang A, Falciglia M, Yang H, et al.** Validation of American Thyroid Association ultrasound risk assessment of thyroid nodules selected for ultrasound fine needle aspiration. *Thyroid* 2017;27(8):1077–1082.
42. **Hungin AP, Whorwell PJ, Tack J, et al.** The prevalence, patterns and impact of irritable bowel syndrome: an international survey of 40,000 subjects. *Aliment Pharmacol Ther* 2003;17(5):643–650.
43. **Rome Foundation.** Rome III diagnostic criteria for functional gastrointestinal disorders. 2010. Available online at http://www.romecriteria.org/assets/pdf/19_RomeIII_apA_885–898.pdf.
44. **Paterson WG, Thompson WG, Vanner SJ, et al.** Recommendations for the management of irritable bowel syndrome in family practice. IBS Consensus Conference Participants. *CMAJ* 1999;161(2):154–160.
45. **Weinberg DS, Smalley W, Heidelbaugh JJ, et al.** American Gastroenterological Association Institute guideline on the pharmacological management of irritable bowel syndrome. *Gastro* 2014;147(5):1146–1148.
46. **Devault KR, Castell DO; American College of Gastroenterology.** Updated guidelines for the diagnosis and treatment of gastroesophageal reflux disease. *Am J Gastroenterol* 2005;100(1):190–200.
47. **Kahrilas PJ, Shaheen NJ, Vaezi MF, et al.** American Gastroenterological Association medical position statement on the management of gastroesophageal reflux disease. *Gastroenterology* 2008;135(4):1383–1391.
48. **Lacy BE, Weiser K, Chertoff J, et al.** The diagnosis of gastroesophageal reflux disease. *Am J Med* 2010;123(7):583–592.
49. **Hart AM.** Evidence based recommendations for GERD treatment. *Nurse Pract* 2013;38(8):26–34; quiz 34–35.
50. **Moayyedi P, Soo S, Deeks JJ, et al.** Eradication of Helicobacter pylori for non-ulcer dyspepsia. *Cochrane Database Syst Rev* 2006;(2): CD002096.
51. **MacDermid JC, Wessel J.** Clinical diagnosis of carpal tunnel syndrome: a systematic review. *J Hand Ther* 2004;17(2):309–319.
52. **Freed LA, Levy D, Levine RA, et al.** Prevalence and clinical outcome of mitral valve prolapsed. *N Engl J Med* 1999;341(1):1–7.
53. **Gazit Y, Nahir AM, Grahame R, et al.** Dysautonomia in the joint hypermobility syndrome. *Am J Med* 2003;115(1):33–40.
54. **Jacob G, Costa F, Shannon JR, et al.** The neuropathic postural tachycardia syndrome. *N Engl J Med* 2000;343(14):1008–1014.
55. **Raj SR, Biaggioni I, Yambure PC, et al.** Renin-aldosterone paradox and perturbed blood volume regulation underlying postural tachycardia syndrome. *Circulation* 2005;111(13):1574–1582.

CAPÍTULO 23

Problemas Psiquiátricos Comuns

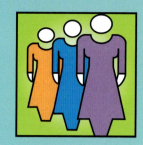

Angela Devi Shrestha, Nada Logan Stotland

PONTOS-CHAVE

1. Depressão, ansiedade e outros transtornos psiquiátricos são comuns na prática da ginecologia.
2. O encaminhamento a especialistas em saúde mental pode e deve ser feito com sensibilidade.
3. Os comportamentos suicidas e homicidas constituem indicações absolutas para encaminhamento psiquiátrico.
4. O abuso de álcool e de outras substâncias exige reconhecimento e intervenção imediatos.
5. Algumas mulheres são vulneráveis a mudanças de humor nos períodos de variação hormonal. Entretanto, não há nenhuma correlação entre níveis hormonais na menopausa e a depressão, e a síndrome pré-menstrual (SPM) não deve ser diagnosticada antes de 2 meses de avaliações diárias prospectivas.
6. Os transtornos da personalidade e os transtornos de sintomas somáticos raramente podem ser curados; entretanto, o seu manejo fundamentado pode melhorar os resultados e reduzir acentuadamente o sofrimento da paciente.
7. A interrupção do tratamento psicotrópico bem-sucedido tem muita probabilidade de levar a uma recaída.
8. Os transtornos psicóticos quase sempre devem ser tratados por psiquiatras.

Os diagnósticos psiquiátricos e os sintomas psicológicos são extremamente comuns e são responsáveis por considerável morbidade e mortalidade na população geral.[1] Constituem um fator central ou passível de complicação em muitas consultas ambulatoriais e nos cuidados de pacientes internadas. Apesar de sua prevalência, os transtornos psiquiátricos são, com frequência, não diagnosticados ou diagnosticados de modo incorreto.[2] **A depressão clínica afeta até um quarto das mulheres ao longo da vida; entretanto, é provável que mais da metade dessas mulheres não seja diagnosticada nem tratada.**[3,4] Transtornos de ansiedade, abuso de álcool e outras substâncias e transtornos sintomáticos somáticos são muito comuns entre pacientes ginecológicas. Se não forem detectados, esses transtornos podem levar a intervenções diagnósticas e terapêuticas desnecessárias, a uma frustração do médico e ao sofrimento contínuo da paciente. Mais da metade das pacientes que cometem suicídio consultaram um médico não psiquiatra no mês anterior.[5]

PSIQUIATRIA NO CONSULTÓRIO GINECOLÓGICO

Existem várias razões pelas quais as pacientes com problemas psicológicos podem despertar reações negativas nos médicos (Tabela 23.1). A expressão de emoções fortes, como tristeza, raiva ou ansiedade, em pacientes pode provocar essas mesmas emoções nos médicos e em outros membros da equipe. As pacientes que se desmancham em lágrimas, demonstram raiva ou se lançam em uma longa história ou lista de sintomas podem interromper o fluxo de um consultório ou uma clínica cheia, incomodando as outras pessoas que estão aguardando atendimento. Os médicos naturalmente relutam em desvendar problemas para os quais não parece haver nenhuma solução. Algumas vezes, os recursos sociais e médicos necessários são escassos ou faltam por completo. Embora as leis de paridade dos EUA proíbam a discriminação dos cuidados à saúde mental por seguradoras, os ginecologistas e suas pacientes podem ter dificuldade em acessar os serviços de saúde mental. Algumas vezes, é necessário que o médico e a família defendam fortemente os cuidados à saúde mental. Ao incorporar em sua prática as estratégias de manejo apresentadas neste capítulo, os ginecologistas podem reduzir a frustração clínica e desempenhar um importante papel na melhora da saúde e do bem-estar de suas pacientes.

Avaliação psiquiátrica

O diagnóstico psiquiátrico, codificado no *Manual Diagnóstico e Estatístico de Transtornos Mentais* (DSM-5), publicado pela American Psychiatric Association, baseia-se em evidências empíricas, válidas e confiáveis.[3] Os diagnósticos do DSM-5 exibem uma forte correlação com a resposta ao tratamento. Os critérios no DSM-5 constituem a base para as entidades diagnósticas descritas neste capítulo. O diagnóstico acurado é fundamental para o sucesso do tratamento, seja ele realizado por um ginecologista, seja por um especialista em saúde mental.

Abordagem da paciente

Embora os critérios diagnósticos relacionem sinais e sintomas, a interação com uma paciente deve ser reduzida a uma série de perguntas e respostas rápidas. **É possível obter da paciente numerosas**

Capítulo 23 • Problemas Psiquiátricos Comuns

Tabela 23.1 Reações negativas dos profissionais diante de pacientes com problemas psiquiátricos.

1. Estigma social associado aos diagnósticos, pacientes e profissionais psiquiátricos
2. Receio de que os indivíduos com transtornos psiquiátricos sejam fracos, desmotivados, manipuladores ou deficientes
3. Falta de conhecimento sobre a crescente base científica dos diagnósticos e tratamentos psiquiátricos. Receio de que pacientes com problemas psiquiátricos exijam e consumam tempo excessivo e ilimitado no consultório médico
4. Precipitação em outras pessoas, incluindo médicos, de sentimentos complementares às emoções fortes e desagradáveis experimentadas por pacientes com transtornos psiquiátricos
5. Incerteza dos próprios ginecologistas em relação às suas habilidades no diagnóstico, encaminhamento e tratamento psiquiátrico
6. Incapacidade de reconhecer os problemas psiquiátricos como razão legítima de atenção médica

informações valiosas, a partir da descrição espontânea das preocupações e suas respostas a perguntas abertas. A paciente incentivada a falar por vários minutos antes que sejam feitas perguntas específicas revelará informações úteis, até mesmo fundamentais, para o seu tratamento: um transtorno do pensamento, um humor predominante, ansiedade anormalmente elevada, estilo ou transtorno da personalidade e atitudes em relação ao seu diagnóstico e tratamento. Essas informações podem aparecer somente muito mais tarde, ou podem nunca surgir, se for utilizado o formato de perguntas e respostas. **Como em toda prática clínica, é fundamental que o ginecologista não faça precipitadamente conclusões diagnósticas nem prossiga diretamente para as intervenções terapêuticas.** Reservar alguns momentos para uma discussão aberta não significa que o médico e as outras pacientes que aguardam pelo seu atendimento se tornem reféns de uma paciente extremamente loquaz. O médico pode explicar à paciente com múltiplas queixas detalhadas sobre o tempo disponível para a consulta, convidá-la a se concentrar no problema mais importante para ela e oferecer outra consulta para continuar a conversa.

O diagnóstico e as recomendações quanto ao tratamento não têm nenhum proveito, a não ser que a paciente siga as recomendações. Uma barreira à adesão da paciente é uma divergência entre as expectativas dela e o diagnóstico e esquema de tratamento propostos. Se houver qualquer discrepância, uma explicação do motivo deverá promover a adesão às recomendações. Algumas vezes, reservar um certo tempo para que a paciente considere as recomendações, compartilhe com amigos ou parentes e se comprometa com o tratamento em uma próxima consulta melhora a probabilidade de adesão – ou de uma colaboração genuína e de confiança entre o médico e a paciente.

Encaminhamento psiquiátrico

Os ginecologistas podem considerar uma questão delicada o encaminhamento a um profissional de saúde mental, particularmente um psiquiatra. O primeiro problema é decidir quando encaminhar a paciente e, em seguida, como fazê-lo e para quem ela deve ser encaminhada. Os transtornos psiquiátricos leves são tratados, em sua maioria, por médicos não psiquiatras, que são os que principalmente prescrevem antidepressivos e ansiolíticos.[6] Os fatores que determinam a decisão quanto ao encaminhamento são os seguintes:

- A natureza e a gravidade do transtorno da paciente
- O tempo disponível no consultório ginecológico
- A preferência da paciente
- O grau de conforto do ginecologista com a paciente e o transtorno
- A disponibilidade de profissionais de saúde mental

As pacientes suicidas ou com psicose aguda devem ser encaminhadas imediatamente a um psiquiatra.[7] O profissional de atenção primária deve encaminhar pacientes para avaliação psiquiátrica quando o diagnóstico não estiver claro ou quando a paciente não responde ao tratamento inicial. O ginecologista pode assumir a responsabilidade pelos cuidados contínuos de muitas pacientes após avaliação inicial ou periódica por um psiquiatra.

Como encaminhar

Alguns médicos receiam que as pacientes se sintam insultadas ou alarmadas por encaminhamento psiquiátrico. A seguir, são apresentadas técnicas que diminuem o desconforto do ginecologista e da paciente e que aumentam a probabilidade de sucesso.[7] **O encaminhamento deve ser explicado com base nos sinais, nos sintomas e no nível de sofrimento da própria paciente.** Por exemplo, no caso de uma paciente que sofre de depressão clínica, pode se apresentar como dificuldade para dormir, perda de apetite e falta de energia. No caso de uma paciente com transtorno de ansiedade, palpitações, dispneia e nervosismo. Para uma paciente com doença de Alzheimer leve, esquecimento ou situações em que ela se encontra em uma vizinhança que não reconhece.

Quando há suspeita de transtorno de sintomas somáticos, o ginecologista deve ressaltar a dificuldade de conviver com sintomas na ausência de um diagnóstico definitivo e tratamento, e não na hipótese de que os sintomas tenham uma base psicológica:[7]

1. *"É muito estressante sofrer enquanto não conseguimos identificar o problema. Gostaria que fosse ver um profissional de nossa equipe especializado em ajudar pessoas a lidar com essas situações difíceis."*
2. *"Deve ser difícil quando você não está bem há tanto tempo, já consultou muitos médicos, foi submetida a numerosos exames diagnósticos e tratamentos, e ainda não obteve uma resposta."*

É contraproducente transmitir a ideia de que, como o processo de diagnóstico não revelou um distúrbio específico, o problema deve estar "na cabeça da paciente". Essa atitude a aliena. Nunca é possível excluir a possibilidade de uma causa orgânica com absoluta certeza, e as doenças "da cabeça" são doenças reais.[7]

3 **Embora os comportamentos suicidas e homicidas e os sintomas psicóticos sejam indicações para encaminhamento, muitos médicos temem que fazer perguntas a pacientes com esses comportamentos vai provocá-las ou ofendê-las. Isso não é verdade.**[8] Essas questões podem ser explicadas como rotineiras e necessárias. A paciente assintomática rapidamente irá rejeitá-las.

Uma discussão aberta sobre impulsos de se machucar ou de machucar outra pessoa ajuda a paciente a recuperar o controle, reconhecer a necessidade de tratamento com profissional de saúde mental ou concordar com intervenções de emergência, como internação psiquiátrica, ao passo que evitar o assunto intensifica os sentimentos de isolamento da paciente. O manejo do comportamento suicida é abordado neste capítulo.

De modo semelhante, não é necessário evitar a suspeita de psicose. **A maioria das pacientes com transtornos psicóticos já teve uma experiência passada com encaminhamento psiquiátrico.** Elas podem conversar sobre alucinações e delírios com bastante naturalidade. A rara paciente que procura um ginecologista no meio de um primeiro episódio de psicose provavelmente deve estar assustada pelos sintomas apresentados e disposta a aceitar uma consulta com especialista.

Apesar da população adquirir cada vez mais conhecimento sobre saúde mental e tratamento psiquiátrico, algumas pacientes acreditam que qualquer menção de intervenção em saúde mental implica que elas estão "loucas", ou que o médico que está fazendo o encaminhamento está convencido de que seus sintomas físicos são imaginários ou simulados. É importante explicar claramente que isso não é o caso. Esclarecer o motivo do encaminhamento e fundamentá-lo nos sinais e sintomas evidentes para a paciente quase sempre alivia a ansiedade causada por um encaminhamento psiquiátrico.[7]

Não é aceitável encaminhar a paciente a um psiquiatra sem antes informá-la disso e obter o seu consentimento, a não ser que ela esteja funcionalmente incapacitada ou lutando com o sofrimento de uma emergência suicida ou homicida. Mesmo nessas circunstâncias, é altamente preferível ser direto. Um encaminhamento que se inicia em uma consulta clínica inesperada com um psiquiatra é desleal tanto para o psiquiatra como para a paciente, e provavelmente não resultará em desfecho satisfatório.[7]

Para afastar qualquer preocupação que uma paciente possa ter de que o encaminhamento a um profissional de saúde mental é uma indicação de desrespeito e desinteresse por parte do ginecologista, e com o objetivo de promover um bom tratamento da paciente em geral, o ginecologista que faz o encaminhamento deve deixar claro que ela continuará a receber seus cuidados. O profissional em saúde mental deve ser apresentado como membro da equipe, e o ginecologista deve pedir à paciente que, após a consulta, entre em contato com ele para contar-lhe como foi o seu encontro com o especialista. A paciente deve marcar uma consulta de retorno com o ginecologista na ocasião do encaminhamento.[7]

Qual profissional de saúde mental?

Os transtornos mentais são tratados por assistentes sociais, psicólogos, membros de uma religião (os primeiros a ser consultados por algumas pacientes) e vários tipos de conselheiros, bem como psiquiatras.[7] O público leigo ou até mesmo alguns médicos podem não compreender as distinções entre os tipos de profissionais de saúde mental. Os critérios para pertencer a cada categoria podem variar de acordo com a região e a instituição. Os assistentes sociais e os psicólogos podem receber o grau de bacharelado, mestrado ou doutorado. Nos EUA, a licenciatura é exigida em alguns estados. Os assistentes sociais devem ter mestrado, e os psicólogos devem receber o grau de doutorado, além de uma experiência clínica supervisionada, para se qualificarem à licenciatura. A categoria de conselheiro inclui uma ampla variedade de profissionais, como conselheiros conjugais, conselheiros pastorais, escolares e familiares. O treinamento de assistentes sociais concentra-se em política social, cuidados institucionais, aspectos psicossociais da doença clínica ou tratamento individual.[7]

Os profissionais de todas essas disciplinas podem ou não ser treinados em psicoterapia. No caso de uma paciente cujos sintomas não preencham os critérios de transtorno psiquiátrico maior e que consegue alimentar-se, dormir e executar suas tarefas habituais, a psicoterapia de apoio com qualquer profissional de saúde mental treinado é suficiente. A psicoterapia de apoio utiliza os mecanismos de enfrentamento da paciente para combater uma situação de estresse. Os psicólogos e neuropsicólogos com doutorado efetuam testes que auxiliam no estabelecimento do diagnóstico. Esses testes são particularmente úteis para identificar e localizar uma patologia cerebral e definir os níveis de inteligência. Os déficits cognitivos não diagnosticados podem contribuir para a não adesão da paciente ao tratamento ginecológico e a outros problemas.[7]

Com frequência, os assistentes sociais treinados conhecem os recursos comunitários disponíveis para as pacientes e suas famílias, bem como o impacto das doenças ginecológicas e seus tratamentos nas pacientes. Grupos de autoajuda ou de terapia orientados por profissionais apoiam pacientes que reagem a problemas ginecológicos, como infertilidade ou neoplasias malignas.

Os psiquiatras são os únicos profissionais de saúde mental com treinamento médico. Eles desempenham um papel particularmente importante na resolução de dilemas diagnósticos, em particular quando surgem questões sobre as manifestações psicológicas ou comportamentais de doença clínica e tratamento farmacológico, quando a compreensão clínica do problema ginecológico e seu tratamento é essencial para os cuidados da paciente e também quando é preciso considerar questões como interações medicamentosas.[7] **Os psiquiatras são os únicos profissionais de saúde mental treinados para prescrever medicamentos psicoativos e outras intervenções biológicas e oferecer psicoterapia.** Nos EUA, a legislação de vários estados confere o direito de prescrever a psicólogos com doutorado e treinamento complementar, porém não foram definidos os limites para essa prescrição. O ginecologista teria de investigar se determinado psicólogo realizou esse treinamento, e os números são pequenos. É muito provável que os psiquiatras continuem tratando as pacientes com transtornos mais graves e assumam a responsabilidade final por emergências psiquiátricas.[7]

Em virtude do aparecimento frequente de problemas psiquiátricos na prática ginecológica, é importante que o ginecologista mantenha uma relação próxima com um ou mais profissionais de saúde mental da região. É possível que as sociedades de psiquiatria de cada estado possuam uma lista de subespecialistas em medicina psicossomática, anteriormente conhecida como psiquiatria de ligação na prática clínica. Trata-se de uma subespecialidade oficial reconhecida para psiquiatras que se concentram na colaboração com médicos de outras especialidades. Muitos psiquiatras sem treinamento específico também oferecem consulta. A disponibilidade de recursos familiares e confiáveis aumenta a probabilidade de identificação e abordagem de problemas. O relacionamento contínuo com um profissional de saúde mental permite que o ginecologista familiarize esse profissional com avanços relevantes na área da ginecologia. **É importante manter informações atualizadas sobre linhas telefônicas de prevenção ao suicídio, agências contra violência doméstica e recursos para mães que podem representar uma ameaça aos filhos.** Nos EUA, há leis que exigem que os médicos notifiquem as autoridades sobre a identificação de mães nessa situação.[7]

Sempre que os pensamentos, as emoções ou os comportamentos de uma paciente causarem preocupação, o ginecologista deve inicialmente considerar a possibilidade de um distúrbio clínico não psiquiátrico ou de uma reação a fármacos prescritos ou substâncias ilícitas. Muitas vezes, essas condições coexistem com transtornos psiquiátricos.[7] A infecção pelo HIV/AIDS, algumas neoplasias malignas, o hipotireoidismo e outras doenças podem se manifestar com sintomas psiquiátricos.

Os transtornos psiquiátricos são extremamente comuns no consultório ginecológico. Alguns são primários, enquanto outros estão relacionados com a reprodução. **Em todas as pacientes, deve-se efetuar uma avaliação quanto à depressão, ansiedade, violência doméstica e abuso de substâncias.**[7]

Nota: em geral, o ginecologista limita a sua prescrição de medicamentos psicotrópicos a ansiolíticos e antidepressivos; alguns desses agentes desempenham ambas as funções. As informações sobre essas classes de medicamentos são apresentadas no final do capítulo; a maior parte do manejo descrito em associação aos transtornos específicos é não farmacológica.

TRANSTORNOS DO HUMOR

O humor é a ênfase emocional da experiência de uma pessoa. **O humor pode estar patologicamente elevado (mania), deprimido (depressão) ou pode alternar entre os dois.** Os transtornos do humor não são apenas os altos e baixos inevitáveis da vida diária, como reações a situações difíceis, incluindo doenças ginecológicas, porém são frequentemente confundidos com eles. Em português, o termo *depressão* é utilizado para descrever tanto um humor transitório como um transtorno psiquiátrico. Devido a essa confusão, as pacientes e seus entes próximos ficam frustrados quando tentativas bem-intencionadas de oferecer motivos, distrações ou atitudes e interações atenciosas, com o intuito de modificar uma reação autolimitada a uma situação difícil, são incapazes de influenciar o seu transtorno prolongado de humor.

DEPRESSÃO

Nos EUA, a depressão constitui a causa mais comum de internação psiquiátrica. **Até 15% dos indivíduos com transtornos depressivos graves acabam cometendo suicídio.**[9] A doença é um fator de risco significativo para a doença cardiovascular e para a não adesão da pessoa aos tratamentos essenciais de outras doenças, como o diabetes melito. A prevalência cumulativa global dos transtornos afetivos é de 20,8%; a prevalência em 12 meses é de 9,5%.[10-12] **Durante os anos reprodutivos, a depressão é 2 a 3 vezes mais comum em mulheres do que em homens.**[13] A maior incidência de depressão é observada na faixa etária dos 25 aos 44 anos, porém ocorre em todas as faixas etárias, desde crianças pequenas até indivíduos idosos. As mulheres apresentam um risco cumulativo de 10 a 25%, e uma prevalência pontual de 5 a 9%.[14-16] A depressão é um transtorno recorrente; 50% dos que apresentam um episódio depressivo maior têm um segundo episódio. Desses indivíduos, 70% apresentam um terceiro episódio, e a incidência continua aumentando a cada episódio subsequente. No passado, os critérios diagnósticos não eram padronizados, de modo que é difícil saber se a incidência da depressão aumentou nos últimos anos, como tem sido mostrado na imprensa. Os Centers for Disease Control and Prevention relataram que, entre 2011 e 2014, um em nove norte-americanos tomou pelo menos um antidepressivo no último mês.[17]

Embora a compreensão e a aceitação das doenças mentais por parte da população tenham aumentado de maneira significativa, os pacientes ainda têm dificuldade em aceitar e revelar que estão sofrendo de depressão. Se a depressão surgir em circunstâncias estressantes, as pessoas podem sentir que ela é inevitável e intratável. Por outro lado, se ocorrer em circunstâncias favoráveis, a pessoa pode se sentir culpada, já que ela não reconhece o lado bom dessa condição. Embora o estresse possa precipitar a depressão, ela pode ocorrer em qualquer circunstância e representa uma contribuição genética significativa. A necessidade de desempenhar múltiplos papéis na ausência de apoio social adequado – o que é muito frequente na vida das mulheres – provoca estresse e pode contribuir para a doença em mulheres.[18]

O transtorno depressivo maior, episódio único (F32.0), caracteriza-se pelos seguintes sintomas:[3,7]

- Humor deprimido ou irritabilidade
- Desesperança
- Desamparo
- Diminuição da capacidade de concentração
- Diminuição da energia
- Interferência no sono, geralmente com despertar cedo, incapacidade de voltar a dormir e incapacidade de se sentir restaurada; nos casos atípicos, com aumento do sono
- Diminuição do apetite e do peso; em casos atípicos, aumento da ingestão de alimentos
- Isolamento de relacionamentos sociais
- Incapacidade de sentir prazer em atividades previamente gratificantes
- Perda da libido
- Culpa
- Retardo psicomotor ou agitação
- Pensamentos de morte ou suicídio

A paciente com cinco ou mais dos sinais e sintomas de depressão durante a maior parte do dia, por 2 semanas ou mais, preenche os critérios de depressão clínica, que pode ser aguda ou crônica. À semelhança de muitas doenças, é causada por fatores genéticos, neurofisiológicos e ambientais. A ocorrência de trauma no início da vida desempenha um papel importante. **A duração média de um episódio depressivo maior é de aproximadamente 9 meses.**[16] As pacientes precisam ser orientadas a continuar o tratamento durante pelo menos esse período, mesmo se houver remissão dos sintomas, uma vez que a recidiva é comum.

A ocorrência de doença ginecológica ou outra doença clínica concomitante pode causar sinais e sintomas semelhantes aos da depressão – perda de energia, do sono e do apetite –, porém não causa culpa, desesperança, desamparo nem tendência suicida. Essas observações são úteis para diferenciar a depressão do mal-estar associado a outras doenças.

Os sintomas físicos como expressão da depressão são particularmente comuns em culturas asiáticas e latinas, bem como no indivíduo idoso.[19,20] Algumas pacientes com depressão grave continuam ativas e podem parecer normais e alegres. Podem cometer suicídio sem exibir quaisquer sinais de alerta aos amigos, família ou colegas de trabalho. **A única maneira de descartar a possibilidade de depressão é fazer perguntas sobre os sintomas e utilizar os critérios diagnósticos.**

Tratamento

A medicação antidepressiva e a psicoterapia constituem tratamentos efetivos para a depressão. Há evidências de que a combinação das duas oferece os melhores resultados.[21-23] Os relatos sobre a eficácia de tratamentos alternativos, dos quais o mais comum é o uso de hipérico, são discordantes, mas negativos em sua maior parte.[24] As pacientes devem ser especificamente questionadas sobre o uso de fitoterápicos e outras preparações e devem ser incentivadas a utilizar aqueles cujos componentes são padronizados. A estimulação magnética transcraniana é uma intervenção promissora em fase de pesquisa.[25,26]

Existem muitas formas de psicoterapia. A terapia cognitivo-comportamental e a terapia interpessoal são as que foram especificamente estudadas quanto à sua eficácia no tratamento da depressão. Essas formas de terapia têm como foco os pensamentos, as emoções, os relacionamentos e os comportamentos atuais. A terapia continua por determinado número de sessões, em uma progressão prescrita predeterminada.[27] **Há evidências crescentes de que as psicoterapias de apoio e psicodinâmica são eficazes.**

É particularmente importante que a paciente tenha a oportunidade de elaborar seus sentimentos a respeito do transtorno psiquiátrico, de compreender como ele afetou a sua vida e sentir-se confortável com o uso de medicamentos ou a realização de psicoterapia. Com frequência, as pacientes atribuem a depressão à fraqueza, preguiça ou imoralidade e muitas vezes confundem antidepressivos com estimulantes, tranquilizantes e outros fármacos psicoativos. Embora o material escrito não possa substituir por completo as orientações verbais, é útil fornecer à paciente material escrito sobre depressão, de modo que possa analisá-lo durante o seu tempo livre e com a sua família e amigos, se eles tiverem dificuldade em compreender o seu problema. Ao mesmo tempo, os médicos precisam estar atentos para as dificuldades de compreender informações por escrito, particularmente sobre medicamentos. **Muitas, ou até a maioria, das prescrições de antidepressivos não são compradas e tampouco os medicamentos são tomados conforme prescrito.**[28]

A depressão de um indivíduo tem um poderoso efeito sobre outros membros da família, particularmente as crianças. Isso pode ser um fator motivador para que as pacientes relutantes passem a aceitar o tratamento.

TRANSTORNO BIPOLAR (F31.11)

A mania caracteriza-se pelos seguintes comportamentos:[3]

- Humor elevado, com euforia ou sem irritabilidade
- Grandiosidade
- Fala e atividade física aceleradas
- Aumento da energia
- Diminuição do sono
- Imprudência e comportamentos potencialmente prejudiciais, como gastos desmedidos e promiscuidade.

A mania pode ser aguda ou subaguda (hipomania). A hipomania pode produzir autoconfiança, entusiasmo, energia e produtividade, que são prazerosos para a paciente e invejados por outras pessoas, o que faz a paciente relutar em abandonar esse humor com o tratamento. Pode ser particularmente difícil interromper o transtorno antes que evolua para a mania totalmente desenvolvida. A mania aguda é uma condição que comporta risco para a vida; sem tratamento, as pacientes não mantêm níveis essenciais de sono e nutrição e literalmente se esgotam com atividades frenéticas. É preciso orientar e incentivar as pacientes com transtorno bipolar – que frequentemente aprendem com experiência infeliz – a reconhecer os primeiros sinais de transtorno do humor, de modo que o tratamento possa ser iniciado ou modificado. É importante lembrar que as pacientes com transtorno bipolar apresentam mais episódios depressivos do que episódios maníacos, de modo que é importante avaliar toda paciente com queixa de depressão à procura de história familiar de transtorno bipolar e pessoal de sintomas maníacos. Embora a depressão em pacientes com transtorno bipolar possa se manifestar de maneira semelhante à depressão unipolar, é importante diferenciá-las, uma vez que o tratamento consiste em estabilizadores do humor e antipsicóticos. **A administração de antidepressivos sem oposição pode provocar um episódio maníaco.**[29] Uma ferramenta de rastreamento possivelmente útil no diagnóstico do transtorno bipolar é o Questionário de Transtornos de Humor, que pode ser aplicado às pacientes.[30]

Fatores ginecológicos

As conexões entre a função reprodutiva feminina e as alterações do humor foram postuladas há séculos. Quando se tornou possível determinar pela primeira vez os níveis de hormônios circulantes, os pesquisadores esperavam encontrar relações específicas entre as alterações psicológicas e fisiológicas. Essas expectativas foram uniformemente frustradas. **Não existe nenhuma associação direta entre os níveis séricos de hormônios específicos e a disforia pré-menstrual, a depressão pós-parto (DPP) ou a depressão na menopausa.**[31] Existe um subgrupo de mulheres vulneráveis, não aos níveis absolutos de hormônios circulantes, porém às alterações hormonais.[32-35] Foi observada uma correlação entre o grau de alteração hormonal, antes e depois do parto, e a incidência de transtorno de humor no pós-parto. **As mulheres vulneráveis a alterações hormonais podem apresentar sintomas de humor pré-menstruais graves, depressão pós-parto e, possivelmente, depressão em associação a influências hormonais, como métodos contraceptivos hormonais, menopausa e tratamentos hormonais.**[36]

Síndrome pré-menstrual e transtorno disfórico pré-menstrual

5 A síndrome pré-menstrual (SPM), diferenciada do transtorno disfórico pré-menstrual (TDPM), tem sido caracterizada por mais de 100 sinais e sintomas físicos e psicológicos diferentes, tornando difícil a sua definição científica. Os problemas metodológicos complicam ainda mais a situação. Nos EUA, a prevalência de atitudes que associam o ciclo menstrual a alterações adversas do humor e do comportamento é tão alta que ela distorce as percepções das mulheres, o modo pelo qual elas descrevem os sintomas aos pesquisadores e os fatores aos quais atribuem seus sentimentos negativos.

Transtorno disfórico pré-menstrual (F32.81)

De acordo com as estimativas, de 3 a 5% das mulheres que ovulam parecem sofrer de sintomas tão pronunciados a ponto de qualificá-los como diagnóstico de TDPM.[37,38]

Os critérios do DSM-5 para o diagnóstico de TDPM são os seguintes:

- **Na maioria dos ciclos menstruais, a paciente apresentou pelo menos cinco dos sintomas associados na maior parte do tempo durante a semana pré-menstrual, com sintomas que começam a melhorar poucos dias após o início da menstruação, tornando-se mínimos ou ausentes na semana pós-menstrual**[38]
- Pelo menos um dos seguintes sintomas deve estar presente: labilidade acentuada, irritabilidade/raiva/conflitos interpessoais acentuados, humor deprimido acentuado/sentimentos

de desesperança/pensamentos autodepreciativos, ansiedade acentuada/tensão
- Outros sintomas incluem interesse diminuído pelas atividades habituais; dificuldade subjetiva em se concentrar; letargia; alteração acentuada do apetite; hipersonia ou insônia; sensação de estar sobrecarregada ou fora de controle; e sintomas físicos, como inchaço ou hipersensibilidade das mamas.

Os sintomas precisam interferir acentuadamente na vida profissional, familiar ou acadêmica; os sintomas não são uma exacerbação de outro transtorno existente, e precisam ser confirmados durante pelo menos 2 meses de avaliações diárias prospectivas.[38]

Os registros das emoções e dos comportamentos devem ser mantidos separadamente dos registros menstruais, de modo a evitar confundir as percepções das pacientes. É preciso efetuar um rastreamento para violência doméstica e outras circunstâncias pessoais passíveis de contribuir para o estado psicológico da paciente.[39]

Nenhum tratamento para a SPM foi validado por estudos empíricos (40 estudos sobre o hipérico são contraditórios).[40] Diversas mudanças do **estilo de vida e outras intervenções benignas podem aliviar os sintomas em pacientes com SPM:**[31]

- Eliminação da cafeína da dieta
- Abandono do tabagismo
- Exercícios físicos regulares
- Refeições regulares e dieta nutritiva, consistindo em carboidratos complexos
- Sono adequado
- Redução do estresse.

A redução do estresse pode ser obtida ao reduzir ou delegar as responsabilidades, contanto que isso seja possível, e dedicar parte do dia a técnicas de relaxamento, como meditação e ioga. Muitas mulheres apresentam fatores de estresse que estão fora de seu controle.[40]

Vários inibidores seletivos da recaptação de serotonina (ISRSs) demonstraram ser eficazes no TDPM em ensaios clínicos. A fluoxetina, a sertralina e a paroxetina foram aprovadas pela FDA.[42,43] Embora os ISRSs e todos os outros antidepressivos necessitem de cerca de 2 semanas de administração diária para obter um efeito terapêutico em outros transtornos depressivos, os ISRSs são aparentemente eficazes no TDPM quando tomados nas doses diárias habituais durante a fase lútea e demonstraram ser eficazes até quando administrados no início dos sintomas. Em consequência desse rápido alívio dos sintomas, acredita-se que o mecanismo de ação dos ISRSs, quando utilizados dessa maneira, seja diferente daquele que produz alívio da depressão maior.[31] Há outros medicamentos utilizados no tratamento do TDPM. Há algum interesse no papel dos contraceptivos orais no tratamento do TDPM e para pacientes interessadas em contracepção, uma abordagem consiste em uma tentativa no uso de contraceptivos orais.[31] **Os sintomas precisam ser cuidadosamente monitorados para determinar se a intervenção hormonal melhora ou exacerba o problema das alterações do humor.**

Aspectos psiquiátricos de outros eventos reprodutivos

A maioria das mulheres submetidas ao tratamento para *infertilidade* descreve esse evento como a situação mais estressante de sua vida. Cada episódio de insucesso do tratamento é vivenciado como a perda de uma gravidez esperada.[44]

A perda de um feto ou de um recém-nascido provoca luto, com alguns dos sintomas iguais aos da depressão. A depressão está associada a um sentimento de culpa, mas não o luto. Entretanto, as mulheres que perdem gestações ou recém-nascidos frequentemente se sentem culpadas, independentemente se esses sentimentos têm justificativa lógica. Não se deve pressionar as pacientes a "seguir adiante" ou esperar que "superem" o problema em vários meses. Alguns sentimentos de tristeza podem persistir por anos. Entretanto, o sono, o apetite e outras funções e comportamentos vitais devem começar a melhorar depois de algumas semanas.[44] **O luto que persiste e que interfere nas atividades normais é caracterizado como patológico. A depressão pode complicar o luto e deve ser tratada.**[45]

Aborto induzido

Nos EUA, quase um terço das mulheres sofre pelo menos um aborto durante a sua vida. Mulheres que seguem instituições religiosas que se opõem ao aborto, nos EUA, realizam o aborto tão frequentemente quanto as que não seguem. **Não há evidências convincentes de que o aborto induzido possa causar depressão clínica ou qualquer outra sequela psiquiátrica negativa.** Os estudos com o propósito de demonstrar sequelas negativas não levam em consideração as circunstâncias nas quais as mulheres concebem gestações indesejadas e decidem interrompê-las – abuso, abandono, pobreza, estupro e incesto – nem as circunstâncias em que ocorrem – pressão ou reprovação familiar ou situações clínicas.[46] Entretanto, alegações não sustentadas cientificamente de efeitos físicos (câncer de mama) ou psicológicos (abuso de substâncias, depressão, suicidalidade) têm sido utilizadas para justificar a legislação estadual restritiva em muitas partes dos EUA. Algumas leis estaduais exigem que os médicos forneçam informações sobre esses riscos (inexistentes) às pacientes. Pode ser necessário tranquilizá-las, na forma de informações acuradas, quando tomam decisões quanto à realização de aborto ou refletem sobre abortos anteriores.

Transtornos psiquiátricos periparto

5 **A incidência de depressão em mulheres durante os anos reprodutivos é de aproximadamente 10%. A incidência de depressão não diminui durante a gravidez; a maioria dos casos de depressão pós-parto é uma continuação da depressão pré-parto.**[47-49] Embora haja algumas variações transculturais, a DPP ocorre no mundo inteiro.[50] Os fatores de risco incluem isolamento social, falta de apoio social, história de depressão e vitimização no passado ou no presente.[51] **É importante lembrar que as mulheres sem fatores de risco podem desenvolver depressão.** A DPP precisa ser distinguida da "tristeza materna" transitória, autolimitada e muito comum, associada a alterações dos níveis hormonais e que é mais bem caracterizada como intensidade e labilidade do humor, e não como depressão. A depressão leve pode ser tratada com psicoterapia.[52] Com frequência, os casos moderados a graves exigem o uso de medicamentos antidepressivos.[53] A eletroconvulsoterapia atua rapidamente e de maneira eficaz, parece ser segura durante e após a gravidez e pode constituir uma opção que salva a vida de pacientes nos casos mais graves.[54] O tratamento com luz artificial pode aliviar os sintomas mais leves.[55] Embora o uso de nenhum agente possa ser declarado como absolutamente seguro durante a gravidez e a lactação, os ISRSs mais antigos foram bem estudados, e há poucas evidências de efeitos adversos sobre o feto ou o lactente.[56,57] A medicação não deve ser interrompida de modo arbitrário, e a amamentação não deve ser proibida. É **muito provável que a interrupção da medicação antidepressiva durante a gravidez resulte em depressão recorrente e persistente. Tanto a depressão pré-natal quanto a pós-natal possuem**

efeitos prejudiciais demonstráveis a longo prazo sobre a mãe e a criança.[58-65] Há certa preocupação em relação às síndromes de abstinência em recém-nascidos cujas mães usaram ISRSs.[66] Essas preocupações baseiam-se em relatos não científicos e não incluem dados sobre o número de nascimentos que deram origem a esses relatos, nem sobre variáveis de confusão. Alguns observadores recomendaram que os ISRSs em gestantes sejam interrompidos alguns dias ou semanas antes do parto. Entretanto, como as datas do parto frequentemente são incertas, a abstinência materna pode fazer com que o feto, em vez do recém-nascido, seja sujeito a sintomas de abstinência, e a probabilidade de depressão pós-parto, com seus efeitos tanto sobre a mãe como sobre a criança, aumentaria acentuadamente. Os pesquisadores estão explorando maneiras de prevenir a depressão puerperal, todavia, até o momento, nada provou ser eficaz.[67,68]

A *sertralina* parece ser o medicamento mais seguro em mulheres durante a gestação e a lactação, enquanto a *paroxetina* é o que mais preocupa. Se o tratamento for iniciado durante a gravidez ou a lactação, a *sertralina* constitui uma escolha razoável. Não há indicação para substituir um tratamento bem-sucedido com outro antidepressivo pela *sertralina*. O feto seria exposto a um segundo medicamento, e a paciente pode não responder tão bem à *sertralina* quanto ao antidepressivo atualmente eficaz.[56,57]

Menopausa

5 **Embora se tenha acreditado durante muitos anos que a menopausa estivesse associada a uma incidência aumentada de depressão, estudos empíricos levaram a resultados divergentes e à controvérsia.** A menopausa parece ter efeitos sobre o humor em algumas mulheres, que podem ser diferenciados dos efeitos hormonais, como fogachos que interferem no sono. Teorias históricas, como a "síndrome do ninho vazio", sugeriam que algumas pacientes são perturbadas pela perda da fertilidade e pela saída dos filhos crescidos da casa, porém isso não foi validado nos estudos realizados. Muitas mulheres consideram a menopausa libertadora.[60] Para algumas mulheres, o retorno dos filhos adultos à casa materna ou as responsabilidades pelos cuidados com netos parecem constituir um fator precipitante para a depressão. As pacientes que sofreram de SPM ou de depressão pós-parto podem ser vulneráveis a uma recorrência da depressão nesse novo período de alterações hormonais. As pacientes com depressão por ocasião da menopausa devem ser avaliadas à procura de fatores precipitantes psicossociais e violência doméstica. Há relatos divergentes sobre a eficácia dos hormônios no tratamento dos sintomas de humor durante a menopausa.[70-75] O tratamento com ISRSs pode melhorar os fogachos.[76]

A depressão em idosas pode causar *pseudodemência*, caracterizada por diminuição da atividade e do interesse, além da ocorrência aparente de esquecimento. Diferentemente das pacientes com demência genuína, essas pacientes queixam-se de perda de memória, em vez de tentar compensá-la e encobri-la. Os estágios iniciais da demência podem precipitar depressão, pois as pacientes reagem à perda das capacidades cognitivas.[20]

Suicídio

A questão mais premente na avaliação e no encaminhamento de pacientes deprimidas é a possibilidade de suicídio.[77] Os fatores de risco para suicídio são os seguintes:

- Depressão
- Perdas recentes
- Tentativas anteriores de suicídio, mesmo que aparentemente não tenham sido sérias
- Impulsividade
- Abuso concomitante de álcool ou de substâncias
- Maus-tratos físicos ou abuso sexual atuais ou passados
- História familiar de suicídio
- Plano para cometer suicídio
- Acesso aos meios para executar o plano.

As mulheres tentam suicídio mais frequentemente do que os homens, porém os homens concluem o ato com mais frequência do que as mulheres.[78] É provável que isso ocorra pelo fato de que os homens utilizam meios mais drásticos ou irreversíveis, como armas de fogo, enquanto as mulheres tendem a usar a superdosagem de medicamentos, que pode ser tratada se for descoberta. Pode parecer que uma pessoa que repetidamente comete tentativas de suicídio esteja mais interessada nas respostas das outras pessoas do que em dar fim à própria vida. Todavia, **tentativas ou ações anteriores aumentam o risco de suicídio consumado. As pacientes que tentaram suicídio devem ser questionadas sobre os seguintes fatores de risco: a intenção de morrer (em vez de escapar, dormir ou fazer com que as pessoas compreendam o seu sofrimento); números e doses crescentes de medicamentos ingeridos em uma progressão de tentativas, e uso indevido de substâncias ou álcool, particularmente se também estiver aumentando esse uso. O questionamento sobre ideação e comportamento suicidas constitui uma parte inerente de todo exame do estado mental e é obrigatório em qualquer paciente com depressão no passado ou atual ou com evidências de comportamento autodestrutivo.** O questionamento pode ser feito após uma discussão das dificuldades encontradas na vida ou no humor da paciente, ou pode ser introduzido com um comentário de que quase todas as pessoas têm pensamentos de morte uma vez ou outra durante a vida. As pacientes não suicidas declaram imediatamente que já tiveram esses pensamentos e que não têm nenhuma intenção de executá-los. Com frequência, acrescentarão motivos: têm muito a esperar do futuro, o suicídio é contra a sua religião ou causaria sofrimento à sua família.

É importante distinguir entre pensamentos de morte, desejo de estar morto e intenção de se matar.[77] Uma paciente que esteja passando por uma situação dolorosa – condição clínica crônica, dolorosa ou terminal, nascimento de uma criança com grave lesão ou perda com luto – pode expressar o desejo de morrer e pode até mesmo recusar o tratamento recomendado, porém repudiar de maneira enfática e honestamente qualquer intenção de causar dano ativamente a si própria. É preciso questionar diretamente a paciente.

Se a paciente já se envolveu em um comportamento autodestrutivo impulsivo, sem nenhum plano nem aviso, é prudente consultar um psiquiatra. Se uma paciente estiver contemplando ativamente o suicídio, ela precisa se consultar imediatamente com um psiquiatra.[78,79] Outros profissionais de saúde mental podem ser úteis, mas é menos provável que tenham ampla experiência com pacientes suicidas e assumam a responsabilidade ou sejam capazes de determinar se a paciente deve ser internada. Até que esteja na presença de um psiquiatra, ou em um ambiente seguro, como o serviço de emergência de um hospital, uma paciente suicida deve ser observada e protegida o tempo todo – a cada segundo –, seja no consultório ou no banheiro. O membro da equipe designado para permanecer com ela não pode deixá-la para telefonar, ir ao banheiro ou tomar café. Os familiares podem se oferecer para monitorar a paciente e, algumas vezes, são eficazes, porém o profissional de saúde é responsável por garantir que eles compreendam e implementem esse nível de supervisão. É melhor arriscar-se a ser inconveniente e causar possível constrangimento, tanto ao ginecologista como à paciente, do que se arriscar a um desfecho fatal. Quando o suicídio é uma ideia imediata, apenas um psiquiatra deve decidir se a paciente está segura.[79] O encaminhamento ao psiquiatra deve ocorrer em casos menos drásticos: quando o ginecologista é inexperiente ou está sobrecarregado com outras pacientes, quando uma primeira tentativa de tratamento não tem sucesso, ou há incerteza sobre o diagnóstico, quando pode haver violência doméstica ou abuso de substâncias, e quando a depressão é recorrente. **Aproximadamente metade dos suicídios não está associada à depressão. O suicídio pode ocorrer no contexto de um transtorno de ansiedade, transtorno de personalidade, doenças psicóticas ou como resposta impulsiva a determinado acontecimento adverso.**[79] O suicídio não é uma consequência inevitável de qualquer uma dessas condições, inclusive depressão. A maioria das pessoas salvas de tentativas de suicídio potencialmente letais acaba não cometendo suicídio. Esta é a razão pela qual são necessárias barreiras em pontes, eliminação ou armazenamento seguro de armas de fogo, manejo cuidadoso de medicamentos perigosos para evitar superdosagem e outras condutas para prevenir suicídios impulsivos.

TRANSTORNOS RELACIONADOS AO ÁLCOOL E A SUBSTÂNCIAS

4 O uso de álcool e de substâncias está entre as condições mais comuns e mais frequentemente negligenciadas na prática médica e constitui importante causa de morbidade e mortalidade.[80] É importante assinalar que o uso de álcool e de substâncias ocorre em pacientes de todas as faixas etárias e categorias socioeconômicas. Nos EUA, um levantamento nacional realizado em 2013 mostrou que cerca de 13% das mulheres utilizaram substâncias ilícitas no ano precedente.[81] No DSM-5, o termo "substância" pode referir-se a um medicamento adquirido com prescrição ou uma droga ilícita. **A característica essencial da dependência ou adição de substâncias é o uso contínuo da substância, apesar dos graves problemas resultantes.**

A nicotina é incluída entre essas "substâncias". As mulheres parecem ser mais suscetíveis à adição de nicotina do que os homens. **O aconselhamento sobre o abandono do tabagismo pelo ginecologista é útil.** A abstinência do álcool e de substâncias pode ser um problema clínico. Com frequência, as pacientes não informam aos médicos sobre o uso de álcool e de substâncias antes de serem hospitalizadas ou submetidas a algum procedimento.[83-85]

É muito comum as pacientes usarem álcool junto com outras substâncias. O abuso de medicamentos adquiridos com prescrição, particularmente em populações mais jovens, aumentou,[86] e o uso de opioides foi declarado como emergência nacional nos EUA. As pacientes devem ser avisadas a ter o devido cuidado para que suas medicações não sejam acessíveis a outras pessoas. Há relatos cada vez mais numerosos de mortes de crianças pequenas e de mais idade em consequência da ingestão acidental de opioides que foram deixados ao seu alcance. As pacientes preocupadas com o uso de opioides por familiares ou outras pessoas com as quais têm contato podem desejar obter antagonistas dos opioides para uso em emergência.

A maconha pode diminuir os sintomas dolorosos de algumas doenças e tratamentos. Nos indivíduos assintomáticos, a maconha exerce efeitos negativos sobre a cognição e o comportamento. Todavia, entre algumas populações, é considerada de uso comum. O impacto da legalização recente da maconha em vários estados nos EUA é desconhecido.

O álcool é a substância de abuso mais frequente. Apesar de ser legal e aceito pela sociedade, causa uma alta proporção de morbidade, mortalidade e complicações na vida. **O uso de álcool por mulheres tem mais tendência a ocorrer em ambientes privados, em comparação com os homens; a sociedade desaprova mulheres embriagadas ou que causam perturbação em público mais do que os homens. As mulheres têm mais tendência do que os homens a usar determinada substância, pelo fato de seu parceiro íntimo também usar a substância e a negociar favores sexuais para obtê-la.**[87] O tratamento mais bem-sucedido para os transtornos relacionados a substâncias é o denominado programa de 12 passos, como o dos Alcoólicos Anônimos. **A maioria dos programas de tratamento de uso de substâncias foi desenvolvida para homens. As mulheres são menos responsivas à abordagem de confronto habitual.**[88,89] Muitas mulheres com problemas de uso de álcool e de substâncias têm filhos, e elas, bem como as gestantes, frequentemente demonstram relutância em participar de um tratamento por medo de acusação ou perda de custódia. Esses medos são reais. **Os programas de tratamento para mulheres responsáveis por crianças precisam incluir providências para os cuidados de crianças – o que raramente é feito.** A recidiva após tratamento é muito comum, porém, isso não significa que ele seja infrutífero. **Em média, as pacientes necessitam de três episódios de tratamento antes de largar o vício.**[82] **A obrigação essencial do médico de atenção primária é perguntar a cada paciente sobre o consumo de substância e sobre quaisquer problemas relacionados.**[87] O uso de uma única pergunta de rastreamento, "nesse último ano, quantas vezes você usou uma substância ilegal ou um medicamento adquirido com prescrição sem indicação clínica?", demonstrou ser eficaz para detectar o uso de substâncias em ambientes de atenção primária.[85] A *buprenorfina* é um medicamento adjuvante útil no tratamento da adição de opioides. É necessário que os médicos façam um treinamento específico para prescrever esse medicamento.[90]

TRANSTORNOS DE ANSIEDADE

A ansiedade é uma sensação de apreensão sem causa objetiva, acompanhada pelos sinais físicos habituais associados ao medo. Embora todo ser humano tenha sentimentos de ansiedade de tempos em tempos, os transtornos de ansiedade são diagnosticados quando ela se torna incapacitante ou dolorosa a ponto de interferir na qualidade de vida do indivíduo. **Os transtornos de ansiedade fazem com que os pacientes corram risco de suicídio.**[91]

Diagnóstico

Os transtornos de ansiedade incluem o transtorno de ansiedade generalizada, o transtorno do pânico, o transtorno de ansiedade social, a agorafobia e fobias específicas.[3]

Transtorno de ansiedade generalizada (F41.1)

O transtorno de ansiedade generalizada é um transtorno em que a ansiedade é excessiva e persistente, que afeta muitos aspectos da vida da paciente e interfere no funcionamento normal. Os critérios diagnósticos incluem inquietação, fatigabilidade fácil, dificuldade de concentração, irritabilidade, tensão muscular e perturbação do sono. **Enquanto as pacientes deprimidas adormecem mais ou menos normalmente e, em seguida, despertam mais cedo que o pretendido, as pacientes ansiosas tendem a ter dificuldade em adormecer.**[3]

Transtorno do pânico (F41.0)

O transtorno do pânico caracteriza-se por ataques de pânico: períodos súbitos e agudos de medo intenso, geralmente de cerca de 15 minutos de duração, com pelo menos quatro dos seguintes sintomas:[3]

- Diaforese
- Tremores
- Dispneia
- Sensação de falta de ar
- Desconforto torácico
- Desconforto gastrintestinal
- Tontura
- Sensações de irrealidade
- Medo de enlouquecer ou de morrer
- Parestesias
- Calafrios ou ondas de calor.

Os ataques podem recorrer com ou sem eventos precipitantes específicos. A paciente preocupa-se com eles e efetua mudanças de comportamento com a esperança de evitar futuros ataques: evita situações específicas, garante a si própria que existe uma forma de escapar de determinadas situações ou recusa-se a ficar sozinha.

Com frequência, os sintomas de ataques de pânico são confundidos com os sintomas de doença cardíaca ou pulmonar. Levam a muitas idas inúteis ao serviço de emergência, bem como à realização de exames médicos dispendiosos e até mesmo invasivos. Na maioria dos casos, uma anamnese cuidadosa pode estabelecer o diagnóstico correto.[92]

Transtorno de ansiedade social (F40.10)

A ansiedade social faz com que a paciente tema e evite situações nas quais ela prevê, sem motivo racional, que será analisada pelos outros. Essas situações incluem palestras profissionais, fazer um anúncio em uma reunião e ter um jantar casual com amigos. As pacientes podem modificar a sua vida para evitar esse tipo de ansiedade, interferindo nos relacionamentos interpessoais e na sua capacidade de cumprir as responsabilidades, ou podem realizar suas atividades apesar de intensa pressão psicológica e sofrimento.[93]

Agorafobia (F40.0)

A agorafobia refere-se a um medo marcante de pelo menos duas das seguintes situações: uso de transporte público; permanecer em espaços abertos; permanecer em locais fechados; permanecer em uma fila ou no meio de uma multidão, e sair de casa sozinho, levando a pessoa a evitar essas situações. Em consequência, a paciente tende a permanecer cada vez mais em casa ou a limitar as suas atividades a uma lista cada vez menor de locais. A agorafobia e o transtorno do pânico podem ocorrer separadamente ou juntos.[94]

Fobias específicas (F40.2)

As fobias específicas são medos irracionais de determinados objetos ou situações, embora a paciente reconheça eles não representam nenhum perigo real. Uma preocupação específica em ginecologia é o medo de agulhas e o medo de vomitar. Muitas pacientes temem certos aspectos do tratamento, algumas vezes devido às experiências passadas ou informações desatualizadas.[95] Uma simples explicação ou modificação do procedimento pode aliviar a ansiedade. Por exemplo, pode-se permitir a permanência de um parente ou amigo com a paciente durante um exame complementar, fazer a administração de sedação VO ou inalatória antes da inserção de um acesso intravenoso, ou deixar que a paciente controle a sua própria analgesia.

As intervenções comportamentais são extremamente úteis no manejo dos transtornos de ansiedade sem efeitos colaterais problemáticos. Incluem hipnose, dessensibilização e técnicas de relaxamento.[92-100] Essas técnicas proporcionam à paciente instrumentos para lidar com a sua própria ansiedade. Os especialistas em medicina comportamental, habitualmente psicólogos, têm experiência nessas técnicas. O serviço de psiquiatria ou medicina comportamental de uma instituição educacional de medicina local constitui uma boa fonte de encaminhamento. Os ginecologistas interessados podem aprender algumas dessas técnicas.

Transtornos relacionados com trauma

O transtorno de estresse pós-traumático (TEPT) (F43.1) é a consequência da exposição a um evento com ameaça de morte ou de violência sexual contra a paciente ou outras pessoas. No momento do trauma, a paciente apresenta sentimentos de horror, terror ou desamparo. Em seguida, pode perder a memória de todo o acontecimento ou de parte dele, evitar situações que lembrem o acontecimento e sofrer agudamente quando não consegue evitá-las. Sente-se indiferente e isolada, sem expectativa de futuro. É hiperexcitável e irritável e tem dificuldade em dormir e se concentrar. Ela revive o acontecimento em pesadelos, recordações (*flashbacks*) e pensamentos intrusivos.[96]

Transtorno obsessivo-compulsivo (F42)

O transtorno obsessivo-compulsivo (TOC) caracteriza-se por obsessões: impulsos, imagens ou pensamentos recorrentes que a paciente reconhece como próprios, mas que não gosta e não consegue controlar; ou compulsões: comportamentos intrusivos e repetitivos, que ela sente a necessidade de executar para evitar alguma consequência terrível.[95,98,99] O transtorno pode ser leve ou totalmente incapacitante, e em metade dos casos torna-se crônico. O termo TOC tornou-se popular para descrever pessoas que se concentram em detalhes e têm dificuldade em tomar decisões.

Transtorno de sintomas somáticos e transtornos relacionados

[6] Esses transtornos caracterizam-se por sintomas somáticos associados a sofrimento e perturbação significativos. Os diagnósticos não são estabelecidos com base na ausência de evidências físicas ou laboratoriais de condição ginecológica ou condição médica geral; nunca é possível excluir definitivamente outro diagnóstico, e o crescente reconhecimento das poderosas interações intrínsecas entre o cérebro e o restante do corpo torna a antiga distinção mente/corpo obsoleta. Quando se considera essa categoria de transtornos, é particularmente importante investigar e documentar episódios prévios de tratamento da paciente, procedimentos diagnósticos realizados, opiniões apresentadas e tratamentos administrados.

Transtorno de sintomas somáticos (F45.1)

Esse transtorno caracteriza-se por sintomas somáticos que interferem no funcionamento normal e causam aflição na paciente. Em geral, ela apresenta vários desses sintomas, e pelo menos um deles está presente de maneira consistente há pelo menos 6 meses. A paciente tem uma preocupação extrema acerca da gravidade dos sintomas, tem ansiedade em relação a eles e dedica tempo e energia excessivos preocupando-se com os sintomas. Ela pode interpretar sensações corporais normais como indicações de doença, gastar considerável energia em comportamentos de busca de cuidados e muitas vezes examina o seu corpo à procura de sinais de doença. O transtorno está frequentemente associado a transtornos depressivos e de ansiedade. Convém assinalar que, em algumas culturas, a depressão e a ansiedade são mais frequentemente expressas em termos de sintomas físicos, em vez de psicológicos.[3]

Transtorno de ansiedade de doença (F45.21)

Esse transtorno não se caracteriza por queixas de sintomas físicos, mas pela preocupação e ansiedade sobre a probabilidade de contrair uma doença grave. A paciente verifica o corpo, procura ou evita consultas médicas e exames complementares.

Tratamento

O transtorno de sintomas somáticos e o transtorno de ansiedade podem afetar muito a vida da paciente, bem como a de sua família. Em sua primeira consulta com o médico, a paciente pode demonstrar alívio, declarando que finalmente encontrou o médico que compreende a sua condição e irá diagnosticá-la e tratá-la. É tentador aceitar esses elogios, porém eles quase sempre são transitórios. Tendo em vista o medo de muitos médicos de ignorar um diagnóstico grave, o medo de uma ação judiciária e a insistência dessas pacientes, é difícil decidir quando os custos e o tempo levado com procedimentos diagnósticos e consultas são suficientes. Não existe nenhuma maneira fácil de solucionar esse dilema. Não é conveniente informar a paciente de que não há nada de errado com ela quando, de fato, existe algo errado. É melhor ter uma atitude proativa. Em vez de temer os contatos com a paciente e procurar evitá-los, é melhor agendar chamadas telefônicas e consultas em momentos e intervalos aceitáveis, informando a paciente de que ele considera essas consultas necessárias para monitorar a sua condição. É importante solidarizar-se com o desconforto da paciente e dedicar o tempo de contato quase inteiramente atento em seu progresso em seguir em frente, apesar do problema. É preciso reconhecer e elogiar comportamentos promotores da saúde e sucessos, até mesmo tentativas de executar o seu trabalho e as responsabilidades familiares e ter prazer nas atividades de lazer.

Transtorno conversivo ou transtorno de sintomas neurológicos funcionais (F44.4)

Esse transtorno era tradicionalmente conhecido como "histeria". A paciente apresenta sintomas de alteração da função motora ou sensitiva, em um padrão incompatível com qualquer condição médica provável ou conhecida. Pode haver fraqueza ou paralisia, convulsões, perda sensitiva (cegueira), ou dificuldades de deglutição ou da fala. A paciente pode ou não exibir sofrimento em relação ao sintoma ou sintomas. Em geral, o tratamento desse transtorno exige um profissional de saúde mental.

Transtorno factício ou síndrome de Munchausen (F68.1)

Trata-se de um transtorno pouco compreendido, em que a paciente provoca ativamente dano físico a si mesma ou simula sintomas somáticos que resultam em repetidas intervenções hospitalares e procedimentos diagnósticos e terapêuticos dolorosos, perigosos e invasivos.[3] Essas pacientes podem introduzir fezes ou materiais purulentos em feridas ou acessos intravenosos, injetar insulina nelas próprias ou causar hemorragias. Após intervenções diagnósticas e terapêuticas suficientes, essas pacientes às vezes desenvolvem distúrbios iatrogênicos significativos, como aderências em consequência de cirurgia ou síndrome de Cushing causada pela administração de esteroides.

Inicialmente, essas pacientes envolvem a equipe médica, porém acabam causando frustração. Declarar que a paciente "só quer receber atenção" é inútil.[101] A maioria das pessoas quer atenção, mas muito poucas estão dispostas a tomar essas atitudes para obtê-la. A confirmação do diagnóstico é um processo delicado. Quando surge suspeita por parte dos membros da equipe, eles tendem a procurar validar as suas suspeitas, observando a paciente ou encontrando um pretexto para que ela saia de seu quarto para então procurar algo em seus pertences. Esta última conduta é ilegal, e essas atitudes, seguidas de confrontamento, acabam com a relação terapêutica e fazem com que a paciente se afaste, em vez de enfrentar o problema. A procura de um parecer psiquiátrico pode provocar ressentimento na paciente e em seus familiares. As pacientes logo reaparecem em outra clínica médica. Desta forma, dispõe-se de poucos dados sobre a etiologia, a incidência e o tratamento desse transtorno. Com frequência, essas pacientes são exigentes clinicamente, em decorrência de algum tipo de treinamento médico ou conhecimento adquirido durante episódios anteriores de tratamento ou hospitalizações. As mães podem encenar esse transtorno por meio dos filhos, provocando neles uma doença deliberada – um transtorno conhecido como **síndrome de Munchausen por procuração**.[3] A síndrome de Munchausen por procuração ganhou notoriedade, resultando em denúncias e perda da guarda de algumas mães cujos filhos apresentaram doenças graves e crônicas que exigiram múltiplas intervenções médicas. Os prontuários eletrônicos compartilhados podem afetar a ocorrência desses transtornos, fazendo com que a paciente tenha mais dificuldade em procurar múltiplos canais de tratamento.

É fundamental lembrar que as pacientes cujos sintomas somáticos resultam de depressão, TEPT e outros transtornos de ansiedade e violência doméstica frequentemente procuram os cuidados de um ginecologista. Esses problemas precisam ser descartados antes que o tratamento seja direcionado para o controle dos sintomas. **No caso de violência doméstica, o ginecologista é, com frequência, o único contato que o agressor permite que a paciente tenha fora da situação doméstica.**[102] Diversas associações médicas concentraram a sua atenção para a necessidade de rastreamento das mulheres para violência doméstica e sobre a raridade com que isso é feito. Parece que um único rastreamento não consegue modificar de maneira significativa os desfechos. O reconhecimento da violência doméstica, a identificação e o acesso a recursos constituem parte de um processo frequentemente prolongado e progressivo – em que o rastreamento pode constituir um primeiro passo importante.[103] Um exemplo de perguntas para rastreamento que o ginecologista pode utilizar é o seguinte: "O seu parceiro a ofende, a ameaça, grita ou a machuca fisicamente?". Deixar folhetos de recursos contra a violência doméstica no lavabo pode estimular pessoas que ainda não se sentem confortáveis para falar sobre a ocorrência de abuso com o seu médico.

Encaminhamento

As pacientes com transtornos de sintomas somáticos podem resistir mais taxativamente ao encaminhamento a um profissional de saúde mental do que qualquer outra classe de pacientes.[101] Concentradas em seus sintomas físicos, essas pacientes podem interpretar o encaminhamento como uma mensagem de que seus sintomas não estão sendo levados a sério e como sinal de desprezo e rejeição pelo ginecologista. Nesses casos, é particularmente útil ressaltar que as distinções entre mente e corpo são artificiais. O cérebro faz parte do corpo. Nossa linguagem expressa essa síntese; a ansiedade provoca "um frio na barriga", uma irritação "causa dor de cabeça" e notícias indesejadas "provocam ataque cardíaco".

Todo encaminhamento deve ser planejado como apoio para o sofrimento da paciente, e não como uma declaração de que seus problemas estão "todos na cabeça".[104] O profissional de saúde mental deve ser apresentado como membro da equipe médica. Algumas instituições médicas possuem serviços especializados de consulta psiquiátrica, psiquiatria clínica ou medicina comportamental, com oferta de atendimento especializado nas complicações psicológicas de doenças e nos transtornos de somatização. Como os denominados sintomas somáticos e psicológicos frequentemente coexistem e interagem, o ginecologista deve trabalhar em conjunto com o profissional de saúde mental. Por ocasião do encaminhamento inicial para o profissional de saúde mental, as pacientes devem marcar uma consulta de retorno com o médico de atenção primária ou entrar em contato por telefone. Isso serve para tranquilizar a paciente de que ela não está sendo dispensada, que continua em contato com o médico de atenção primária e confirma a existência de um meio de comunicação para informar ao médico de atenção primária os resultados da consulta.[104]

TRANSTORNOS DE PERSONALIDADE

Os transtornos de personalidade são padrões difusos, permanentes e mal adaptados da percepção e do comportamento.[105] Eles interferem significativamente na capacidade das pacientes no trabalho, na família e em outros papéis sociais e causam muito sofrimento. Caracterizam-se por déficits em um senso de identidade coerente e persistente, interferência nos padrões de comportamento, habilidades de enfrentamento e autorreflexão. Estão associados a uma falta de empatia: à capacidade de compreender os sentimentos das outras pessoas ou os efeitos de seu comportamento sobre outras pessoas e à incapacidade de estabelecer relacionamentos íntimos mútuos e significativos. As pacientes com transtornos de personalidade acreditam que quaisquer sentimentos e experiências desagradáveis não são o resultado de suas próprias atitudes e comportamentos, mas são causados pelas atitudes e comportamento de outras pessoas. Elas consideram seus próprios comportamentos, que podem influenciar no ambiente e na vida de outras pacientes, como reações normais esperadas e inevitáveis a circunstâncias erroneamente percebidas. Para agravar ainda mais a situação, seus comportamentos tendem a provocar em outras pessoas as mesmas respostas que confirmam suas expectativas; por exemplo, uma paciente convencida de que as pessoas sempre a abandonam irá se agarrar desesperadamente aos outros, acabando por afastá-los.

Diagnóstico

Muito frequentemente, as pacientes manifestam características de vários transtornos.

O **transtorno da personalidade paranoide (F60.0)** caracteriza-se por suspeita generalizada dos motivos e comportamentos das outras pessoas: a crença de que os outros possuem motivos hostis ou exploradores em relação ao indivíduo. A paciente tenta adivinhar as intenções da equipe médica, acredita que está sendo enganada e que outras pacientes estão sendo tratadas de forma preferencial.

Os **transtornos da personalidade esquizoide (F60.1) e esquizotípica (F21)**, como os próprios nomes indicam, encontram-se em um espectro com a esquizofrenia, resultando em comportamentos estranhos e fazendo com que outras pessoas a evitem.

O **transtorno da personalidade narcisista (F60.81)** é caracterizado pela grandiosidade, pela necessidade constante de admiração e falta de preocupação com os outros. Essa paciente pode insistir em ver o médico ou em conversar com ele em situações não emergenciais, imediatamente e recebendo tratamento preferencial em geral.

O **transtorno da personalidade histriônica (F60.4)** manifesta-se por um padrão de emocionalidade e busca de atenção anormais, e as pacientes podem ser sexualmente provocantes.

O **transtorno da personalidade antissocial (F60.2)** está associado a um padrão de desrespeito ou ausência de normas sociais e legais. A paciente pode ter habilidade nas interações sociais, inspirando amizade e confiança, que são exploradas para ganho pessoal.

O **transtorno da personalidade evitativa (F60.6)** caracteriza-se por desconforto nas interações sociais, em consequência de um senso de inadequação pessoal e medo de julgamentos negativos por parte dos outros.

O **transtorno da personalidade dependente (F60.7)** leva a uma necessidade excessiva de ser cuidada.

O **transtorno da personalidade obsessivo-compulsiva (F60.5)** está associado a perfeccionismo e a uma necessidade de ordem e controle das pessoas e das circunstâncias.

O **transtorno da personalidade *borderline* (F60.3)** é o transtorno da personalidade com mais probabilidade de causar problemas na prática ginecológica. Essas pacientes têm dificuldade em controlar seus impulsos e em manter os humores e os relacionamentos estáveis.[105] Elas se envolvem em comportamentos autodestrutivos, e como seus efeitos são instáveis, elas facilmente se aborrecem ou ficam com raiva. Oscilam entre supervalorização e punição da mesma pessoa ou direcionam esses sentimentos alternadamente entre uma pessoa e outra. Quando isso acontece em um serviço de ginecologia, no consultório ou clínica, pode desencadear tensões significativas entre a equipe. **As pesquisas revelam que muitas mulheres que foram vítimas de abuso são diagnosticadas como *borderline*, quando o TEPT corresponde de maneira mais acurada aos seus sintomas.**[102,103] O TEPT é um transtorno menos estigmatizante e mais fácil de tratar do que o transtorno da personalidade *borderline*.

Avaliação

O impacto dos transtornos da personalidade varia amplamente. Em uma extremidade do espectro, o transtorno é um estilo de personalidade exagerado. Na outra extremidade, o indivíduo sofre terrivelmente e é incapaz de trabalhar ou manter relacionamentos, passando períodos significativos de tempo em hospitais psiquiátricos. A paciente caracteriza seus sintomas de desespero como respostas inevitáveis ao abandono ou a outros maus-tratos. Como a própria definição indica, a paciente não busca tratamento para os sinais e sintomas relacionados nos critérios diagnósticos, porém queixa-se do tratamento recebido das outras pessoas, das respostas dadas a ela e das injustiças e dificuldades da vida em geral. Na anamnese, o médico deve elaborar perguntas nesses mesmos termos: *"Há quanto tempo esses problemas acontecem e o quanto eles interferem na sua capacidade de trabalhar e de relacionar com outras pessoas?"*. Os transtornos da personalidade não levam as pacientes diretamente aos consultórios de ginecologistas, mas complicam muito a situação quando elas chegam.

Manejo

É necessária uma psicoterapia intensa e prolongada para obter uma melhora significativa em pacientes que apresentam **transtornos da personalidade.**[102] As intervenções terapêuticas direcionadas e especializadas podem ter sucesso, e o prognóstico a longo prazo é mais promissor do que se acreditava anteriormente. O desafio no campo da ginecologia é minimizar a discórdia e a exaustão da equipe médica e, ao mesmo tempo, maximizar a probabilidade de um diagnóstico e tratamento efetivos dos problemas médicos da paciente. **O passo mais útil para o ginecologista é a identificação do transtorno da personalidade.** O diagnóstico permite que ele reconheça as razões para os comportamentos problemáticos de uma paciente, evite envolver-se em interações infrutíferas com ela e estabeleça limites.

Há evidências crescentes de que os medicamentos psicotrópicos constituem adjuvantes úteis no tratamento dos transtornos da personalidade.[103] O tratamento deve ser feito por um psiquiatra, e a capacidade da paciente de utilizar o medicamento pode ser comprometida por impulsividade, tendências autodestrutivas e relacionamentos instáveis. Algumas vezes, convém administrar baixas doses de tranquilizantes potentes, particularmente quando a paciente apresenta episódios psicóticos breves. Tranquilizantes menos potentes ou ansiolíticos estão associados a um risco significativo de superdosagem e habituação física e psicológica.[103] Eles podem ser prescritos para alívio de estresse temporário, porém apenas em uma quantidade suficiente para alguns dias e sem novas receitas. A ansiedade, as demandas e as lutas por poder de algumas pacientes são aliviadas quando elas adquirem o controle sobre o próprio uso dos medicamentos. Essa conduta exige um conhecimento suficiente da paciente para garantir a sua segurança e deve ser controlada por um especialista. Como a paciente com transtorno da personalidade atribui seus problemas aos outros, seus sintomas não podem ser utilizados como razões para encaminhamento psiquiátrico, apenas o seu sofrimento deve ser usado para esse propósito. Os diagnósticos de transtornos da personalidade são particularmente estigmatizantes, e se o diagnóstico precisa ser absolutamente registrado no prontuário da paciente ou nos formulários de seguro, é essencial que ela seja informada. Convém rever os critérios diagnósticos com a paciente para que ela entenda a base do diagnóstico. **Todos os diagnósticos psiquiátricos, particularmente os transtornos da personalidade, estão associados a um estigma significativo.**

TRANSTORNOS DE ADAPTAÇÃO

Diagnóstico

Os transtornos de adaptação são respostas temporárias e autolimitadas a situações estressantes da vida que fazem parte do espectro normativo da experiência humana (diferentemente daqueles que precipitam o TEPT).[106] A paciente apresenta sintomas de humor ou de ansiedade suficientes para levá-la a procurar assistência médica, mas que não preenchem critérios suficientes para qualificar um diagnóstico psiquiátrico. O diagnóstico exige um evento identificável, com início dos sintomas nos primeiros 3 meses da ocorrência do estresse e com resolução espontânea em 6 meses após cessar o estressor. Naturalmente, este último critério não pode ser determinado até a resolução dos sintomas – todavia, exclui a possibilidade do transtorno se os sintomas persistirem além desse período.[106]

Os transtornos de adaptação podem ser distinguidos do luto normal.[106] O luto produz sintomas semelhantes aos da depressão, embora esta tenha mais tendência a causar culpa. A interferência no funcionamento normal não deve persistir além de alguns meses, porém algum grau de tristeza e preocupação com o ente querido falecido persista por vários anos. As pacientes com luto persistentemente incapacitante devem ser encaminhadas a um profissional de saúde mental.

Manejo

As pacientes com transtornos de adaptação podem ser tratadas efetivamente, por meio de aconselhamento breve no ambiente de atenção primária.[106] O aconselhamento pode ser fornecido pelo ginecologista ou por um enfermeiro, assistente social ou psicólogo, de preferência um membro da equipe do consultório ou do hospital que esteja familiarizado com o ginecologista e o atendimento. Algumas vezes, o ambiente médico é o único lugar onde a paciente pode expressar seus sentimentos e avaliar sua situação. O aconselhamento visa facilitar as habilidades de enfrentamento da paciente e ajudá-la a tomar decisões ponderadas sobre a sua situação. O ginecologista deve acompanhar o progresso da paciente e facilitar o encaminhamento a um psiquiatra, se não houver resolução dos sintomas.

TRANSTORNOS ALIMENTARES

A preocupação com a magreza, algumas vezes até o ponto de ser categorizada como doença, é um grande problema observado em mulheres na América do Norte.[107] Apenas um pequeno número de mulheres afirma estar satisfeita com o próprio peso e o próprio corpo. Quase todas admitem tentativas recentes ou atuais de limitar a ingestão de alimentos. Os médicos têm preocupações legítimas sobre as consequências da obesidade para a saúde, e muitas vezes compartilham os preconceitos sociais em relação a pacientes com sobrepeso. Entretanto, está cada vez mais claro que o controle do peso não é simplesmente uma questão de ingestão calórica e gasto de energia. Há evidências de que a obesidade possui causas genéticas e epigenéticas.[108] Nenhuma dieta demonstrou ter sucesso na manutenção da perda de peso. Algumas pacientes evitam consultas ao médico porque elas antecipam que serão pesadas diante da equipe, e/ou de outras pacientes e se sentirão envergonhadas. Os comentários negativos feitos pelo médico ou por outras pessoas podem precipitar, se não causar, um transtorno alimentar.

A melhor abordagem com pacientes que apresentam sobrepeso é reconhecer que estar acima do peso é prejudicial à saúde, mas que é muito difícil modificar a sua dieta e seu estilo de vida e perder peso. Os médicos de atenção primária devem deixar claro que não irão julgar a paciente, e que estão disponíveis para fornecer apoio e informações se a paciente os solicitar.

Transtorno de compulsão alimentar (F50.8)

O transtorno de compulsão alimentar é definido como um episódio, que acontece pelo menos 1 vez/semana, de sensação de perda de controle sobre a alimentação, mesmo sem sentir fome e consumir quantidade de alimento maior do que o normal dentro de um período de 2 horas. A paciente o faz escondida, devido à vergonha do seu comportamento, resultando em sentimentos de culpa, depressão e humilhação.

Anorexia nervosa (F50.01)

A anorexia nervosa caracteriza-se por grandes restrições da ingestão alimentar, frequentemente acompanhadas de exercício físico excessivo e uso de diuréticos ou laxantes. As características clínicas consistem em emagrecimento exagerado, irregularidades menstruais ou amenorreia, acompanhados de medo intenso e irracional de engordar, preocupação com o peso corporal como indicador de autoestima e incapacidade de reconhecer as realidades e os perigos do transtorno. Algumas pacientes procuram o tratamento para infertilidade.[108] A anorexia está associada a riscos significativos de complicações metabólicas graves e morte, frequentemente por complicações cardíacas decorrentes de distúrbios hidreletrolíticos. É fundamental efetuar um exame físico completo e proceder a uma avaliação laboratorial, e pode haver necessidade de hospitalização imediata.[107-110]

Bulimia (F50.2)

A *bulimia* caracteriza-se por compulsões alimentares, seguidas de autoindução de vômito ou purgação. As pacientes podem ter peso normal ou ligeiramente acima do normal, apresentam autoestima muito baixa e, com frequência, o transtorno coexiste com depressão.[110] Os vômitos recorrentes podem causar erosão do esmalte dos dentes.

As pacientes com anorexia ou bulimia devem ser tratadas por profissionais de saúde mental, de preferência com especialização nessa área. Os transtornos são altamente refratários ao tratamento, e as pacientes podem recorrer a subterfúgios elaborados para esconder a sua falta de alimentação e ganho de peso.[110,111] Até 50% dos casos tornam-se crônicos, e cerca de 10% dessas pacientes acabam morrendo em consequência da doença. As pacientes com amenorreia não devem ser tratadas com indução da ovulação, uma vez que não é protetora para a densidade óssea e mascara indicadores importantes da gravidade da doença.[108]

TRANSTORNOS PSICÓTICOS

A característica fundamental da psicose é a ocorrência de delírios ou alucinações. As alucinações são percepções sensoriais na ausência de estímulos sensoriais externos. Os delírios são crenças bizarras sobre a natureza da motivação de eventos externos. Como não existe uma definição segura de "bizarro", o médico que atende a uma paciente de cultura desconhecida precisa determinar se uma crença específica é normal naquela cultura. Os delírios e as alucinações são sintomas "positivos" da esquizofrenia. Os sintomas "negativos" incluem apatia e perda da conexão com outras pessoas e perda de interesse. Esses sintomas negativos podem ser mais incapacitantes do que os positivos. Os déficits da função cognitiva constituem uma característica central da esquizofrenia.

A esquizofrenia afeta cerca de 1% da população mundial.[111] Com a desinstitucionalização das pessoas com doenças mentais graves e persistentes nos EUA há várias décadas, a maioria das pessoas afetadas vive na comunidade. Com frequência, os serviços de saúde e outros serviços são inadequados, deixando essas mulheres vulneráveis a abuso sexual e gravidez involuntária. De modo geral, a fertilidade das mulheres com esquizofrenia aproxima-se daquela de populações correspondentes.

Não se sabe ao certo se o estado de indigente é um estresse precipitante ou a consequência da doença psicótica; entretanto, como um número extremamente pequeno de indivíduos possui cobertura privada ou pública para receber tratamento adequado, a maioria das pessoas com esquizofrenia é indigente.

Existe uma ampla variabilidade no impacto funcional dos transtornos psicóticos. Não se deve pressupor que as pacientes sejam incompetentes para tomar decisões ou viver de maneira independente, particularmente quando aderem ao tratamento. A maternidade e a guarda dos filhos são assuntos extremamente críticos para essas pacientes vulneráveis.

A evolução implacável do transtorno pode ser evitada; podem ocorrer remissões e recuperação, e com apoio, a maioria das pacientes pode levar uma vida satisfatória.[112] Sob a pressão de um consultório médico com muitas consultas, as doenças psicóticas podem ser ignoradas, manifestando-se apenas no momento do parto, no centro cirúrgico ou na sala de recuperação pós-parto. As pacientes que acreditam que conspirações ou alienígenas são responsáveis pelos seus sintomas podem responder às perguntas do médico com sim ou não sem revelar seus delírios. As perguntas abertas ("*Conte-me sobre seus sintomas*") são mais úteis.[7]

Um profissional de atenção primária pode assumir a responsabilidade junto com um psiquiatra por uma paciente estável que esteja aderindo ao tratamento. Quando uma paciente expressa delírios, o médico pode indicar que ele não compartilha deles, porém não deve discuti-los com a paciente. No processo de encaminhamento a um profissional de saúde mental, o médico de atenção primária deve ser claro, prático, aberto e confiante quanto à possibilidade de tratamento bem-sucedido.

IDENTIDADE DE GÊNERO E ORIENTAÇÃO SEXUAL

As questões de identidade de gênero e orientação sexual continuam sendo controversas na sociedade e relevantes para a prática ginecológica. As pessoas que se identificam como lésbicas, *gays*, bissexuais, transgêneros e outras designações (LGBTQ) relatam evitar cuidados gerais e ginecológicos essenciais, já que elas se sentem desconfortáveis e incompreendidas por médicos e outros membros da equipe, o que explica, em parte, seus resultados de saúde abaixo do ideal. Elas correm risco de discriminação e lesão corporal, e, em consequência, risco aumentado de ansiedade, depressão e suicídio.

As atitudes em relação ao gênero e à orientação sexual são induzidas em todas as pessoas ao longo de seu desenvolvimento, incluindo nos consultórios dede ginecologia. O desafio da prática é reconhecer essas atitudes e evitar as pressuposições que as acompanham. Não se deve pressupor que uma mulher heterossexual tenha exclusivamente relações sexuais com homens cujo sexo de nascimento é masculino, ou que uma mulher lésbica tenha tido exclusivamente relações com mulheres cujo sexo de nascimento é feminino. **Os formulários de registro e os históricos das pacientes devem possibilitar um relato mais completo e mais acurado dos nomes legais e preferidos de uma paciente, identidade de gênero, tipos de parceiros sexuais e relacionamentos, e toda a equipe deve ser alertada para não expressar ou demonstrar julgamentos negativos.**

Disforia de gênero (F64.1)

A disforia de gênero é definida como uma acentuada incongruência entre o gênero atribuído a um indivíduo e a sua experiência pessoal, causando sofrimento clinicamente significativo e comprometimento funcional. A identificação como transgênero não é o problema, mas, sim, o sofrimento que o acompanha. Os indivíduos transgêneros ressentem-se das implicações de que eles apresentam doença psiquiátrica, porém o seguro de saúde só cobre os cuidados para diagnósticos, e o tratamento clínico e cirúrgico para afirmação de gênero é um processo de custo elevado.

Há evidências de que a disforia de gênero não resulta exclusivamente do desconforto com as características sexuais primárias e secundárias; o impacto negativo provém da falta de aceitação social. O maior levantamento realizado de pessoas transgênero mostrou que mais da metade dos que se identificam como transgêneros foram verbalmente hostilizados e não foram autorizados a vestir-se da forma que corresponde à sua identidade de gênero, e quase um quarto foi atacado fisicamente por ser transgênero.[113] O desemprego é três vezes maior entre as pessoas transgênero, em comparação com a população geral, e elas têm duas vezes mais probabilidade de viver na pobreza.[113] Existem muitas outras culturas que reconhecem identidades de gênero não binárias, e nesses locais, onde são aceitos na sociedade, a disforia de gênero é menos comum. Nos EUA, 40% das pessoas que se identificam como transgênero tentaram suicídio durante a vida, o que corresponde a quase 9 vezes a taxa da população geral.[113] Os jovens transgênero cujos pais apoiam a sua identidade têm uma tendência 3 vezes menor a apresentar sintomas depressivos, em comparação com jovens transgêneros cujos pais dão pouco ou nenhum suporte.[114]

A base do tratamento na disforia de gênero consiste em apoiar a transição da pessoa para a expressão do gênero preferido por meio de psicoterapia de suporte, terapia hormonal e cirurgia de afirmação de gênero, se desejado. O tratamento dos sintomas depressivos e de ansiedade é apropriado, embora não seja muito eficaz como única forma de terapia. Como o período de transição é de vulnerabilidade à depressão, **o ginecologista pode dar apoio ao paciente homem transgênero utilizando termos menos relacionados com o gênero, como "peito" em vez de "seios" e "canal interno" em vez de "vagina" durante o exame físico, tendo, além disso, um cuidado especial para rastrear qualquer ideação suicida.**

TRATAMENTOS FARMACOLÓGICOS

Esta seção aborda as condições mais frequentemente tratadas por ginecologistas.

A Tabela 23.2 apresenta os tipos e as características dos antidepressivos. **Todos os antidepressivos possuem eficácia terapêutica comparável, e todos exigem de 2 a 4 semanas para exercer o seu efeito completo.** Ainda não é possível identificar as pacientes que responderão melhor a determinados medicamentos, mas há mais probabilidade de que as pacientes respondam a um medicamento que teve efeito bem-sucedido em familiares, e há evidências iniciais de que a depressão possa estar relacionada com neurotransmissores específicos e possa responder de maneiras diferentes a medicamentos que afetam um determinado neurotransmissor.[115] As pacientes tendem a responder a medicamentos que foram eficazes no passado e àqueles que atuaram em parentes deprimidos. **Muitas pacientes necessitam de tratamentos** sucessivos com dois ou mais depressivos antes que seja identificado o mais eficaz. É essencial continuar o tratamento por toda a duração habitual de um episódio depressivo – de 9 a 12 meses na depressão maior, até que a resposta da paciente seja suficiente para que ela retorne ao nível prévio de humor e atividade. Se a paciente não se recuperar por completo, ela deve ser encaminhada a um psiquiatra.[116]

Inibidores seletivos da recaptação da serotonina

Os ISRSs estão associados a poucos riscos de complicações clínicas. Os efeitos colaterais consistem em ansiedade, tremor, cefaleia e desconforto gastrintestinal (diarreia ou constipação intestinal), que habitualmente desaparecem em poucos dias após o início do tratamento. **A perda da libido e a interferência no orgasmo constituem efeitos colaterais mais graves.**[117] As pacientes podem resistir em relatar efeitos colaterais sexuais, porém elas podem interromper o tratamento devido à sua ocorrência. Algumas mulheres estão dispostas a aceitar os efeitos colaterais sexuais dos ISRSs como necessários a sua recuperação, particularmente ao considerar que a depressão já interfere na sua função sexual. As pacientes frequentemente estão preocupadas com o ganho de peso. Em um estudo foi observado que, aparentemente, um ganho de 2,2 a 3,1 kg poderia ser atribuído a um ISRS, porém isso pode se dever à recuperação do apetite normal, o qual leva a aumento do peso. As pacientes preocupadas com isso devem ser orientadas a cuidar de sua alimentação enquanto estão tomando o medicamento. Há algumas evidências de que a *bupropiona* provoque menos ganho de peso que os ISRSs. **Os ISRSs também parecem interferir na eficácia do *tamoxifeno*, resultando em um aumento na mortalidade por câncer de mama.**[118]

Os ISRSs são administrados 1 vez/dia, com pouca necessidade de ajuste da dose na maioria dos casos. Esses medicamentos possuem meias-vidas longas, de modo que não há problema quando, em certas ocasiões, a paciente omite uma dose ou a toma tardiamente. A interrupção, particularmente quando súbita, provoca sintomas de tipo gripal e problemas do sono em uma pequena proporção de pacientes.[119] As pacientes devem ser avisadas para não interromper a medicação sem consultar o médico, e somente depois disso pode reduzir a dose de modo gradual. À semelhança da maioria dos medicamentos, os antidepressivos não foram inicialmente testados em mulheres idosas, porém vários deles estão sendo avaliados pela Food and Drug Administration (FDA) dos EUA para uso nessa faixa etária. A FDA exige a denominada advertência em tarja preta nos ISRSs quando utilizados em adolescentes e adultos jovens. Essa decisão é altamente controversa. Os estudos nos quais a decisão foi baseada não incluíram indivíduos que haviam cometido suicídio. Os pensamentos suicidas, que são extremamente comuns, se mesclaram com tentativas reais de suicídio, todos reunidos sob a denominação de *suicidalidade*. As prescrições de ISRS diminuíram após a imposição da advertência em tarja preta, e há algumas evidências de que, em consequência disso, houve aumento no número de suicídios.[120-122]

É prudente utilizar um agente mais ativador (*fluoxetina*) em uma paciente letárgica e um agente mais sedativo (*paroxetina*) em uma paciente agitada.[116] Entretanto, as respostas variam de acordo com o indivíduo, até mesmo dentro da mesma classe de medicamentos. A escolha do antidepressivo baseia-se nos efeitos colaterais, na posologia, no custo e na experiência clínica do médico (Tabela 23.3).

Tabela 23.2 Classes, efeitos colaterais e considerações de prescrição para tratamento antidepressivo.

Class	Fármacos	EC	Considerações
ADT	Imipramina Amitriptilina Doxepina Desipramina Nortriptilina	Ganho de peso, sedação, boca seca, náuseas, visão turva, constipação intestinal, taquicardia	Em geral, não constitui o tratamento de primeira linha, devido aos ECs anticolinérgicos e cardiotóxicos aumentados
IMAO	Isocarboxazida Fenelzina Tranilcipromina Selegilina	Ganho de peso, fadiga, disfunção sexual, hipotensão	Em geral, não constitui o tratamento de primeira linha, devido à síndrome serotoninérgica e crises hipertensivas
ISRS	Fluoxetina Paroxetina Sertralina Citalopram Escitalopram	Cefaleias, desconforto GI, insônia, fadiga, ansiedade, disfunção sexual, ganho de peso	Com frequência, constitui o tratamento de primeira linha, em virtude de seu perfil de EC mais seguro. As diferenças sutis de EC precisam ser ponderadas pelo médico que prescreve o medicamento
IRSN	Venlafaxina Desvenlafaxina Duloxetina Levomilnacipran	Náuseas, insônia, boca seca, cefaleia, aumento da pressão arterial, disfunção sexual, ganho de peso	Os ECs assemelham-se aos dos ISRSs, porém podem ser ligeiramente mais frequentes
Atípicos	Bupropiona	Cefaleia, agitação, insônia, perda do apetite, perda de peso, sudorese	Aumento do risco de crise convulsiva em pacientes com transtornos alimentares e epilepsia. Não ocorrem disfunção sexual ou ganho de peso. Podem também ajudar no abandono do tabagismo
	Mirtazapina	Sedação, aumento do apetite, ganho de peso	A sedação pode ser menor com dose mais alta. Acentuada redução da náuseas e da disfunção sexual em comparação com os ISRSs/IRSNs. Algum risco de leucocitose
	Trazodona	Sedação, náuseas, priapismo (raro)	Menor risco de ganho de peso e disfunção sexual, porém pode causar priapismo. Com frequência, é utilizada para induzir o sono como efeito positivo
	Vilazodona	Náuseas, diarreia, insônia	Perfil de EC melhor que o da maioria dos ADs, com menor risco de disfunção sexual ou ganho de peso
	Vortioxetina	Náuseas, diarreia, tontura	Perfil de EC semelhante ao dos ISRSs. Pode apresentar benefícios pré-cognitivos em adultos com TDM

AD, antidepressivo; IMAO, inibidor da monoamina oxidase; TDM, transtorno depressivo maior; EC, efeito colateral; IRSN, inibidor da recaptação de serotonina-norepinefrina; ISRS, inibidor seletivo da recaptação de serotonina; ADT, antidepressivo tricíclico. Copyright © 2015 Santarsieri D, Schwartz TL. http://dx.doi.org/10.7573/dic.212290. Publicada por: Drugs in Context under Creative Commons License Deed CC BY NC ND 3.0.

Inibidores da recaptação de serotonina-norepinefrina

Os inibidores da recaptação de serotonina-norepinefrina (IRSNs) são uma classe de medicamentos que incluem a venlafaxina, a desvenlafaxina e a duloxetina. Assemelham-se aos ISRSs nas suas indicações, nos efeitos colaterais e no mecanismo de ação quando administrados em baixas doses; contudo, têm a propriedade farmacológica de bloquear a recaptação de norepinefrina em doses mais altas, tornando-os mais semelhantes aos antidepressivos tricíclicos (ADTs), sem o risco de efeitos colaterais. Dos três IRSNs, a duloxetina é o inibidor mais potente da norepinefrina, tornando-a o tratamento de primeira linha em pacientes que apresentam dor crônica comórbida, fibromialgia ou incontinência urinária de esforço.

A venlafaxina e a desvenlafaxina demonstraram ser eficazes no tratamento dos sintomas vasomotores associados a menopausa.[123]

Um efeito colateral dos IRSNs que é exclusivo em comparação com os ISRSs é a hipertensão desencadeada, que pode ser mais provável com o uso de venlafaxina e menos provável com a duloxetina.

Antidepressivos tricíclicos

Os antidepressivos tricíclicos são os antidepressivos mais antigos ainda utilizados e estão disponíveis em preparações genéricas.[116-119] Todos apresentam efeitos colaterais anticolinérgicos significativos, que podem ser problemáticos em pacientes enfermas e idosas. Estão associados a alguma redução da condução cardíaca, cujo efeito colateral pode ser tolerado e tratado em todas as pacientes, com algumas

Tabela 23.3 Farmacologia dos medicamentos antidepressivos.

Antidepressivo	Norepinefrina	Serotonina	Dopamina
Amitriptilina	+++	++++	–
Amoxapina	+++	+++	–
Bupropiona	0	–	+
Citalopram	–	+++++	0
Clomipramina	+++	++++++	–
Desipramina	+++++	+++	–
Doxepina	+++	+++	0
Duloxetina	++++	++++++	+
Fluoxetina	++	+++++	–
Fluvoxamina	+	+++++	–
Imipramina	+++	+++++	–
Mirtazapina	–	0	0
Nefazodona	++	++	++
Paroxetina	+++	++++++	+
Sertralina	+	++++++	+++
Venlafaxina	+	++++	–

Potência antidepressiva para bloqueio dos transportadores de norepinefrina (NE), serotonina (5-hidroxitriptamina [5-HT]) e dopamina (DA). + a ++++++, níveis crescentes de potência; –, fraco; 0, nenhum efeito. Adaptada de: **Richelson E.** The clinical relevance of antidepressant interaction with neurotransmitter transporters and receptors. *Psychopharmacol Bull* 2002;36:133-149. In: Kupfer DJ. The pharmacological management of depression. *Dialogues Clin Neurosci* 2005 Sep;7(3):191-205. © Les Laboratoires Servier.

exceções, e pode ser terapêutico naquelas que apresentam hipercondutibilidade. **A maior desvantagem dos medicamentos tricíclicos é a sua letalidade da superdosagem, o que é particularmente importante, tendo em vista que são administrados a pacientes deprimidas que já correm risco de suicídio. No caso raro em que precisam ser administrados a pacientes potencialmente suicidas, elas devem receber apenas alguns poucos comprimidos por vez.**[119]

Inibidores da monoamina oxidase

Os inibidores da monoamina oxidase (MAO) são particularmente eficazes na depressão atípica, que está associada a um aumento anormal, em vez de uma redução, do sono e do apetite. Esses medicamentos exigem restrições alimentares e só podem ser utilizados em pacientes capazes de compreender essas restrições e de aderir a elas para evitar a ocorrência de crises hipertensivas.[115]

Outros agentes

Outros medicamentos incluem a *bupropiona*, a *mirtazapina*, a *trazodona*, o *aripiprazol*, os sais de *lítio* e anticonvulsivantes, que são estabilizadores do humor efetivos utilizados nos transtornos bipolares.[124] A *bupropiona* está disponível em preparação para administração 1 vez/dia. A *bupropiona* reduz um pouco mais o limiar convulsivo do que outros antidepressivos e deve ser evitada ou utilizada com cautela em pacientes com história de bulimia e traumatismo craniano. É utilizada com nome comercial diferente para o abandono do tabagismo e mostra-se particularmente útil em tabagistas deprimidas. A *bupropiona* parece causar menos efeitos colaterais sexuais do que os ISRSs, assim como diminui esses efeitos colaterais quando acrescentada a um esquema de ISRS.

Os benzodiazepínicos são mais úteis em situações agudas.[123] O uso pode rapidamente se tornar crônico, com escalonamento das doses, diminuição dos efeitos terapêuticos e aumento dos pedidos ao médico. As mulheres que tomam benzodiazepínicos podem esquecer de incluí-los em sua história clínica. Quando internadas, às vezes apresentam sintomas de abstinência não reconhecidos, o que complica o tratamento, ou podem continuar a tomar medicamentos de seu suprimento pessoal sem informar a equipe médica.

Muitas pacientes se beneficiam dos ansiolíticos, mas se preocupam com a possibilidade de desenvolver dependência ou adição. Uma paciente sem história de comportamentos aditivos não tem praticamente nenhuma probabilidade de apresentar problemas com doses usuais do medicamento.[95-98] Tendo em vista o nível de desinformação sobre os medicamentos psicoativos e os preconceitos relacionados com o seu uso, as pacientes podem ter suas próprias apreensões e preocupar-se com as reações negativas dos amigos e parentes. É melhor fornecer material escrito ou orientar a paciente para acessar um *site* confiável, permitindo que ela adie a decisão do tratamento até a próxima consulta ginecológica, do que prescrever um medicamento que ela não irá tomar, já que ela tende a não revelar a não adesão ao tratamento.

REVISÃO GERAL DO TRATAMENTO

Muitas pacientes e seus familiares demonstram ansiedade ou resistência devido à desinformação ou à falta de entendimento de um problema médico ou tratamento clínico. Poucas pacientes conseguem absorver todas as informações acerca de problemas ginecológicos significativos em uma única consulta, porém muitas acreditam que fazer perguntas irá sobrecarregar o médico ou fazer com que elas pareçam ser estúpidas. As pacientes ficam ansiosas quando há discordância entre os familiares ou a equipe médica sobre o diagnóstico ou o tratamento recomendado (Tabela 23.4).

É fácil ficar encurralado em um jogo de gato e rato com uma paciente ansiosa e carente que apresenta transtorno de ansiedade ou de personalidade.[93] Confrontado com uma paciente obsessiva ou ansiosa, faladora e carente, no meio de uma visita a pacientes internadas, atendimento na clínica ou no consultório, o médico pode apresentar uma tendência a evitar, alternando, algumas vezes, com excesso de indulgência, devido a sentimentos de culpa. Esse tipo de comportamento resulta em reforço esporádico e imprevisível dos sintomas e das demandas de atenção da paciente e tem muita probabilidade de aumentá-los. Ao tentar escapar parecendo distraído ou desistindo do agendamento do dia e dos cuidados de outras pacientes, o médico simplesmente aumenta a ansiedade da paciente.[94-99]

É preferível desenvolver uma abordagem prospectiva.[93] Os ginecologistas tendem a subestimar o poder de sua interação pessoal com as pacientes e a sua própria capacidade de estruturar e limitar adequadamente essas interações. Uma paciente com longa lista de sintomas pode ser informada no início da consulta sobre o tempo disponível e pode ser solicitada a se concentrar no seu problema mais importante, deixando os outros para uma discussão futura em consultas agendadas para outros dias. Em vez de agendar consultas e retornar chamadas telefônicas com má vontade em resposta às demandas da paciente, o ginecologista deve informá-la de que a sua condição necessita de consultas agendadas, breves e regulares. Se ela entrar em contato com o consultório com mais frequência do que é possível agendar consultas razoavelmente, deve-se solicitar a ela ligar entre as consultas, em horários predeterminados para avisar a equipe de seu progresso. Existem grupos de autoajuda muito úteis para pacientes com vários transtornos psiquiátricos e seus familiares. Embora os grupos que se concentram apenas na vitimização possam validar as experiências e as dores das pacientes e ajudá-las a construir novas vidas, eles podem interferir na sua motivação de encontrar outras maneiras de se identificar e obter gratificação.[99] O ginecologista pode monitorar as respostas da paciente à interação com o grupo de autoajuda.

Visão geral do uso de medicamentos

Os ISRSs mostram-se eficazes para uma variedade de transtornos de ansiedade, algumas vezes em esquemas posológicos diferentes daqueles utilizados no tratamento da depressão.[123] Os benzodiazepínicos são efetivos quando utilizados no tratamento da ansiedade aguda ou durante situações de estresse relativamente breves e de tempo limitado (poucos dias). O agente específico deve ser escolhido com base no início de ação e na sua meia-vida. A paciente precisa ser aconselhada a evitar o consumo concomitante de álcool e deve ter extremo cuidado ao dirigir veículos ou ao se envolver em outras atividades que exijam atenção, concentração e coordenação. A tolerância e a adição constituem complicações graves do uso dos benzodiazepínicos. Há pacientes que poderiam se beneficiar do uso a curto prazo desses agentes, particularmente em situações estressantes, mas geralmente ficam preocupadas excessivamente e de modo desnecessário sobre a possibilidade de adição.

As pacientes que não conseguem responder a uma experiência terapêutica de aconselhamento no consultório ou uso de medicação, que são incapazes de cumprir suas responsabilidades, que esgotam a paciência e os recursos de outras pessoas

Tabela 23.4 Compostos utilizados na ansiedade.

Medicamento	Taxa de absorção[a]	Meia-vida[b]	Metabólito ativo de ação longa	Comentários
Benzodiazepínicos				O metabolismo dos benzodiazepínicos é inibido pela *cimetidina*, *dissulfiram*, *isoniazida* e pelos contraceptivos orais, e intensificado pela *rifampicina*
Alprazolam	Intermediária	Intermediária	Não	Medicamento preferido em pacientes idosas ou em pacientes com função hepática comprometida
Clordiazepóxido	Intermediária	Intermediária	Sim	
Clonazepam	Longa	Longa	Não	
Clorazepato	Curta	Curta	Sim	
Diazepam	Curta	Longa	Sim	Aumento de 3 a 4 vezes da meia-vida em pacientes idosas
Lorazepam	Intermediária	Intermediária	Não	Medicamento preferido em pacientes idosas ou em pacientes com função hepática comprometida
Oxazepam	Longa	Intermediária	Não	Medicamento preferido em pacientes idosas ou em pacientes com função hepática comprometida
Prazepam	Longa	Curta	Sim	
Agente atípico				
Buspirona				Não é eficaz no transtorno de pânico, produz pouca sedação, pouco risco de dependência ou tolerância

[a]Longa ≥ 2 h; intermediária 1 a 2 h; curta ≤ 1 h. [b]Longa > 20 h; intermediária 6 a 20 h; curta < 6 h. Adaptada de: **Nies AS**. *Principles of Therapeutics*. In Goodman, Louis S., 1906-2000 & Hardman, Joel G & Limbird, Lee E & Gilman, Alfred Goodman, 1941-2015 (2001). *Goodman & Gilman's the pharmacological basis of therapeutics* (10th ed./editors, Joel G. Hardman, Lee E. Limbird). McGraw-Hill, New York.

significativamente, representam um dilema diagnóstico, consomem quantidade excessiva de recursos médicos ou cujos sintomas estão se agravando cada vez mais devem ser avaliadas por um psiquiatra.

Em conclusão: as questões psiquiátricas constituem um tema complexo para o ginecologista. Este capítulo oferece ao ginecologista as informações sobre o diagnóstico e o tratamento passíveis de diminuir a frustração clínica e aumentar a satisfação da paciente.

RECURSOS

American Clinical Social Work Association (ACSWA): http://www.acswa.org/

American Psychiatric Association (APA): http://www.apa.org/

American Psychological Association (APA): https://www.psychiatry.org/

The Complete Mental Health Directory 2018/2019 ed. Gottlieb R, ed., Millerton NY: Grey House Publishing. Contains descriptions of mental health diagnoses, lists of national mental health organizations.

Depression and Bipolar Support Alliance (DBSA): http://www.dbsalliance.org/

International Obsessive Compulsive Disorder Foundation

Mental Health America: http://www.mentalhealthamerica.net/

National Alliance on Mental Illness (NAMI): https://www.nami.org/

World Professional Association for Transgender Health (WPATH): http://www.wpath.org/

REFERÊNCIAS BIBLIOGRÁFICAS

1. **Berndt ER, Koran LM, Finkelstein SN, et al.** Lost human capital from early-onset chronic depression. *Am J Psychiatry* 2000;157(6): 940–947.
2. **Demyttenaere K, Bruffaerts R, Posada-Villa J, et al.; WHO World Mental Health Survey Consortium.** Prevalence, severity, and unmet need for treatment of mental disorders in the World Health Organization World Mental Health Surveys. *JAMA* 2004;291(21): 2581–2590.
3. **American Psychiatric Association.** *Diagnostic and Statistical Manual of Mental Disorders: DSM-5.* 5th ed. Arlington, TX: American Psychiatric Association; 2013.
4. **Bromberger JT, Kravitz HM.** Mood and menopause: findings from the Study of Women's Health Across the Nation (SWAN) over ten years. *Obstet Gynecol Clin North Am* 2011;38(3):609–625.
5. **Luoma JB, Martin CE, Pearson JL.** Contact with mental health and primary care providers before suicide: a review of the evidence. *Am J Psychiatry* 2002;159(6):909–916.
6. **Wittchen HU, MühligS, Beesdo K.** Mental disorders in primary care. *Dialogues Clin Neurosci* 2003;5(2):115–128.
7. **Stotland NL, Garrick TR.** Manual of Psychiatric Consultation. Washington, DC: American Psychiatric Press; 1990.
8. **Dazzi T, Gribble R, Wessely S, et al.** Does asking about suicide and related behaviours induce suicidal ideation? What is the evidence? *Psychol Med* 2014;44(16):3361–3363.
9. **Bolton JM, Pagura J, Enns MW, et al.** A population-based longitudinal study of risk factors for suicide attempts in major depressive disorder. *J Psychiatry Res* 2010;44(13):817–826.
10. **Kessler RC, Chiu WT, Demler O, et al.** Prevalence, severity, and comorbidity of 12-month DSM-IV disorders in the National Comorbidity Survey Replication (NCS-R). *Arch Gen Psychiatry* 2005;62(6):617–627.
11. **Kessler RC, Berglund PA, Demler O, et al.** Lifetime prevalence and age-of-onset distributions of DSM-IV disorders in the National Comorbidity Survey Replication (NCS-R). *Arch Gen Psychiatry* 2005;62(6):593–602.
12. **Wang PS, Lane M, Olfson M, et al.** Twelve month use of mental health services in the United States: results from the National Comorbidity Survey Replication. *Arch Gen Psychiatry* 2005;62(6):629–640.
13. **Albert PR.** Why is depression more prevalent in women? *J Psychiatry Neurosci* 2015;40(4):219–221.
14. **Kornstein SG, Schatzberg AF, Thase ME, et al.** Gender differences in chronic major and double depression. *J Affect Disord* 2000; 60(1):1–11.
15. **Sloan DM, Kornstein SG.** Gender differences in depression and response to anti-depressant treatment. *Psychiatr Clin North Am* 2003; 26(3):581–594.
16. **Andrade L, Caraveo-Anduaga JJ, Berglund P, et al.** The epidemiology of major depressive episodes: results from the International Consortium of Psychiatric Epidemiology (ICPE) surveys. *Int J Methods Psychiatr Res* 2003;12(1):3–21.
17. **National Center for Health Statistics.** Health, United States, 2016: With chartbook on long-term trends in health. Hyattsville, MD: 2017.
18. **World Health Organization.** Gender and mental health. 2002.
19. **Rao U, Poland RE, Lin KM.** Comparison of symptoms in African-American, Asian-American, Mexican-American and Non-Hispanic White patients with major depressive disorder. *Asian J Psychiatry* 2012;5(1):28–33.
20. **Drayer RA, Mulsant BH, Lenze EJ, et al.** Somatic symptoms of depression in elderly patients with medical comorbidities. *Int J Geriatr Psychiatry* 2005;20(10):973–982.
21. **Altshuler LL, Cohen LS, Moline ML, et al.** The expert consensus guideline series. Treatment of depression in women. *Postgrad Med* 2001:1–107.
22. **Nemeroff CB, Heim CM, Thase ME, et al.** Differential responses to psychotherapy versus pharmacotherapy in patients with chronic forms of major depression and childhood trauma. *Proc Natl Acad Sci U S A* 2003;100(24):14293–14296.
23. **Charney DS, Berman RM, Miller HL.** Treatment of depression. In: Schatzberg AF, Nemeroff CB, eds. *Essentials of Clinical Psychopharmacology.* Washington, DC: American Psychiatric Publishing; 2005:353–386.
24. **Linde K, Berner M, Egger M, et al.** St. John's wort for depression: meta-analysis of randomised controlled trials. *Br J Psychiatry* 2005; 186:99–107.
25. **Janicak PG, Dowd SM, Strong MJ, et al.** The potential role of repetitive transcranial magnetic stimulation in treating severe depression. *Psychiatr Ann* 2005;35:138–145.
26. **Kozel FA, Nahas Z, Bohning DE, et al.** Functional magnetic resonance imaging and transcranial magnetic stimulation for major depression. *Psychiatr Ann* 2005;35:130–136.
27. **Judith SB.** *Cognitive Behavior Therapy: Basics and Beyond.* New York; Guilford; 2011.
28. **Akincigil A, Bowblis JR, Levin C, et al.** Adherence to antidepressant treatment among privately insure patients diagnosed with depression. *Med Care* 2007;45(4):363–369.
29. **Frye MA.** Clinical practice: Bipolar disorder–a focus on depression. *N Engl J Med* 2011;364:51–59.
30. **Hirschfeld RM, Williams JB, Spitzer RL, et al.** Development and validation of a screening instrument for bipolar spectrum disorder: the Mood Disorder Questionnaire. *Am J Psychiatry* 2000;157(11): 1873–1875.
31. **Lanza di Scalea T, Pearlstein T.** Premenstrual dysphoric disorder. *Psychiatric Clin North Am* 2017;40(2):201–216.
32. **Freeman EW, Sammel MD, Liu L, et al.** Hormones and menopausal status as predictors of depression in women in transition to menopause. *Arch Gen Psychiatry* 2004;61(1):62–70.
33. **Harlow BL, Wise LA, Otto MW, et al.** Depression and its influence on reproductive endocrine and menstrual cycle markers associated with perimenopause: the Harvard Study of Moods and Cycles. *Arch Gen Psychiatry* 2003;60(1):29–36.
34. **Soares CN, Cohen LS, Otto MW, et al.** Characteristics of women with premenstrual dysphoric disorder (PMDD) who did or did not report history of depression: a preliminary report from the Harvard Study of Moods and Cycles. *J Womens Health Gend Based Med* 2001; 10(9):873–878.

35. **Schmidt PJ, Haq N, Rubinow DR.** A longitudinal evaluation of the relationship between reproductive status and mood in perimenopausal women. *Am J Psychiatry* 2004;161(12):2238–2244.
36. **Oinonen KA, Mazmanian D.** To what extent do oral contraceptives influence mood and affect? *J Affect Disord* 2002;70(3):229–240.
37. **Halbreich U, Borenstein J, Pearlstein T, et al.** The prevalence, impairment, impact, and burden of premenstrual dysphoric disorder (PMS/PMDD). *Psychoneuroendocrinology* 2003;28 Suppl 3:1–23.
38. **Freeman EW.** Premenstrual syndrome and premenstrual dysphoric disorder: definitions and diagnosis. *Psychoneuroendocrinology* 2003;28 Suppl 3:25–37.
39. **Brand B.** Trauma and women. *Psychiatr Clin North Am* 2003;26(3):759–779.
40. **Rapkin A.** A review of treatment of premenstrual syndrome and premenstrual dysphoric disorder. *Psychoneuroendocrinology* 2003;28 Suppl 3:39–53.
41. **Canning S, Waterman M, Orsi N, et al.** The efficacy of Hypericum perforatum (St. John's wort) for the treatment of premenstrual syndrome: a randomized, double-blind, placebo-controlled trial. *CNS Drugs* 2010;24(3):207–225
42. **Pearlstein TB, Halbreich U, Batzar ED, et al.** Psychosocial functioning in women with premenstrual dysphoric disorder before and after treatment with sertraline or placebo. *J Clin Psychiatry* 2000;61:101–109.
43. **Yonkers KA, Kornstein SG, Gueorguieva R, et al.** Symptom-onset dosing of sertraline for the treatment of premenstrual dysphoric disorder: a randomized clinical trial. *JAMA Psychiatry* 2015;72(10):1037–1044.
44. **Anderson KM, Sharpe M, Rattray A, et al.** Distress and concerns in couples referred to a specialist infertility clinic. *J Psychosom Res* 2003;54(4):353–355.
45. **Najib A, Lorberbaum JP, Kose S, et al.** Regional brain activity in women grieving a romantic relationship breakup. *Am J Psychiatry* 2004;161(12):2245–2256.
46. **Major B, Cozzarelli C, Cooper ML, et al.** Psychological responses of women after first-trimester abortion. *Arch Gen Psychiatry* 2000;57(8):777–784.
47. **Wisner KL, Parry BL, Piontek CM.** Clinical practice. postpartum depression. *N Engl J Med* 2002;347(3):194–199.
48. **Evans J, Heron J, Francomb H, et al.** Cohort study of depressed mood during pregnancy and after childbirth. *BMJ* 2001;323(7307):257–260.
49. **Bennett HA, Einarson A, Taddio A, et al.** Prevalence of depression during pregnancy: systematic review. *Obstet Gynecol* 2004;103(4): 698–709.
50. **Oates MR, Cox JL, Neema S, et al.** Postnatal depression across countries and cultures: a qualitative study. *Br J Psychiatry Suppl* 2004;184:S10–S16.
51. **Robertson E, Grace S, Wallington T, et al.** Antenatal risk factors for postpartum depression: a synthesis of recent literature. *Gen Hosp Psychiatry* 2004;26(4):289–295.
52. **Segre LS, Stuart S, O'Hara MW.** Interpersonal psychotherapy for antenatal and postpartum depression. *Primary Psychiatry* 2004; 11:52–56.
53. **Spinelli MG, Endicott J.** Controlled clinical trial of interpersonal psychotherapy versus parenting education program for depressed pregnant women. *Am J Psychiatry* 2003;160(3):555–562.
54. **Saatcioglu O, Tomruk NB.** The use of electroconvulsive therapy in pregnancy: a review. *Isr J Psychiatry Relat Sci* 2011;48(1):6–11.
55. **Oren DA, Wisner KL, Spinelli M, et al.** An open trial of morning light therapy for treatment of antepartum depression. *Am J Psychiatry* 2002;159(4):666–669.
56. **Miller LJ.** Postpartum depression. *JAMA* 2002;287(6):762–765.
57. **Payne JL.** Psychopharmacology in pregnancy and breastfeeding. *Psychiatric Clin North Am* 2017;40(2):217–238.
58. **Suri R, Altshuler L, Hendrick V, et al.** The impact of depression and fluoxetine treatment on obstetrical outcome. *Arch Women Ment Health* 2004;7(3):193–200.
59. **Hendrick V, Smith LM, Suri R, et al.** Birth outcomes after prenatal exposure to antidepressant medication. *Am J Obstet Gynecol* 2003;188(3):812–815.
60. **Gold LH.** Use of psychotropic medication during pregnancy: risk management guidelines. *Psychiatr Ann* 2000;30:421–432.
61. **Casper RC, Fleisher BE, Lee-Ancajas JC, et al.** Follow-up of children of depressed mothers exposed or not exposed to antidepressant drugs during pregnancy. *J Pediatr* 2003;142(4):402–408.
62. **Chung TK, Lau TK, Yip AS, et al.** Antepartum depressive symptomatology is associated with adverse obstetric and neonatal outcomes. *Psychosom Med* 2001;63(5):830–834.
63. **Nulman I, Rovet J, Stewart DE, et al.** Child development following exposure to tricyclic antidepressants or fluoxetine throughout fetal life: a prospective, controlled study. *Am J Psychiatry* 2002;159(11):1889–1895.
64. **Andersson L, Sundstrom-Poromaa I, Wulff M, et al.** Neonatal outcome following maternal antenatal depression and anxiety: a population-based study. *Am J Epidemiol* 2004;159(9):872–881.
65. **Smith MV, Shao L, Howell H, et al.** Perinatal depression and birth outcomes in a Healthy Start Project. *Matern Child Health* 2011;15(3):401–409.
66. **Koren G.** Discontinuation syndrome following late pregnancy exposure to antidepressants. *Arch Pediatr Adolesc Med* 2004;158(4):307–308.
67. **Kumar C, McIvor RJ, Davies T, et al.** Estrogen administration does not reduce the rate of recurrence of affective psychosis after childbirth. *J Clin Psychiatry* 2003;64(2):112–118.
68. **Wisner KL, Perel JM, Peindl KS, et al.** Prevention of recurrent postpartum depression. *J Clin Psychiatry* 2001;62(2):82–86.
69. **Schmidt P, Murphy J, Haq N, et al.** Stressful life events, personal losses, and perimenopause-related depression. *Arch Womens Ment Health* 2004;7(1):19–26.
70. **Rossouw JE, Anderson GL, Prentice RL, et al.** Risks and benefits of estrogen plus progestin in healthy postmenopausal women: principal results from the Women's Health Initiative randomized controlled trial. *JAMA* 2002;288(3):321–333.
71. **Anderson GL, Limacher M, Assaf AR, et al.** Effects of conjugated estrogen in postmenopausal women with hysterectomy: the Women's Health Initiative randomized controlled trial. *JAMA* 2004;291(14):1701–1712.
72. **Hays J, Ockene JK, Brunner RL, et al.** Effects of estrogen plus progestin on health-related quality of life. *N Engl J Med* 2003;348(19):1839–1854.
73. **Cohen LS, Soares CN, Poitras JR, et al.** Short-term use of estradiol for depression in perimenopausal and postmenopausal women: a preliminary report. *Am J Psychiatry* 2003;160(8):1519–1522.
74. **Kugaya A, Epperson CN, Zoghbi S, et al.** Increase in prefrontal cortex serotonin 2A receptors following estrogen treatment in post-menopausal women. *Am J Psychiatry* 2003;160(8):1522–1524.
75. **Soares CN, Almeida OP, Joffe H, et al.** Efficacy of estradiol for the treatment of depressive disorders in perimenopausal women: a double-blind, randomized, placebo-controlled trial. *Arch Gen Psychiatry* 2001;58(6):529–534.
76. **Stearns V, Beebe KL, Iyengar M, et al.** Paroxetine controlled release in the treatment of menopausal hot flashes: a randomized controlled trial. *JAMA* 2003;289(21):2827–2834.
77. **Bolton JM, Gunnell D, Turecki G.** Suicide risk assessment and intervention in people with mental illness. *BMJ* 2015;351:h4978.
78. **Hawton K, Van Heeringen K.** Suicide. *Lancet* 2009;373(9672):1372–1381.
79. **Pilowsky DJ, Olfson M, Gameroff MJ, et al.** Panic disorder and suicidal ideation in primary care. *Depress Anxiety* 2006;23(1):11–16.
80. **Han B, Gfroerer JC, Colliver JD.** Associations between duration of illicit drug use and health conditions: results from the 2005–2007 national surveys on drug use and health. *Ann Epidemiol* 2010;20(4):289–297.

81. **Substance Abuse and Mental Health Services Administration (SAMHSA).** *Results from the 2013 National Survey on Drug Use and Health: Summary of National Findings.* Rockville, MD: Substance Abuse and Mental Health Services Administration; 2014. HHS Publication No. (SMA) 14–4863. NSDUH Series H-48.
82. **Clay SW, Allen J, Parran T.** A review of addiction. *Postgrad Med* 2008;120(2):E01–E07.
83. **Rockett IR, Putnam SL, Jia H, et al.** Declared and undeclared substance abuse among emergency department patients: a population-based study. *Addiction* 2006;101(5):706–712.
84. **Haber PS, Demirkol A, Lange K, et al.** Management of injecting drug users admitted to hospital. *Lancet* 2009;374(9697):1284–1293.
85. **Smith PC, Schmidt SM, Allensworth-Davies D, et al.** A single-question screening test for drug use in primary care. *Arch Inter Med* 2010;170(13):1155–1160.
86. **Boyd CJ, Teter CJ, West BT, et al.** Non-medical use of prescription analgesics: a three-year national longitudinal study. *J Addict Dis* 2009;28(3):232–242.
87. **Ahern J, Galea S, Hubbard A, et al.** "Culture of drinking" and individual problems with alcohol use. *Am J Epidemiol* 2008;167(9):1041–1049.
88. **Tuchman E.** Women and addiction: the importance of gender issues in substance abuse research. *J Addict Dis* 2010;29(2):127–138.
89. **Lefebvre L, Midmer D, Boyd JA, et al.** Participant perception of an integrated program for substance abuse in pregnancy. *J Obstet Gynecol Neonatal Nurs* 2010;39(1):46–52.
90. **Wakhlu S.** Buprenorphine: a review. *J Opioid Manag* 2009;5(1):59–64.
91. **Nepon J, Belik SL, Bolton J, et al.** The relationship between anxiety disorders and suicide attempts: findings from the National Epidemiologic Survey on Alcohol and Related Conditions. *Depress Anxiety* 2010;27(9):791–798.
92. **Sheikh JI, Leskin GA, Klein DF.** Gender differences in panic disorder: findings from the National Comorbidity Survey. *Am J Psychiatry* 2002;159(1):55–58.
93. **Taylor S, Wald J.** Expectations and attributions in social anxiety disorder: diagnostic distinctions and relationship to general anxiety and depression. *Cogn Behav Ther* 2003;32(4):166–178.
94. **Furukawa TA, Watanabe N, Churchill R.** Combined psychotherapy and antidepressants for panic disorder with or without agoraphobia. *Cochrane Database Syst Rev* 2007;(1):CD004364.
95. **Cottraux J, Bouvard MA, Milliery M.** Combining pharmacotherapy with cognitive-behavioral interventions for obsessive-compulsive disorder. *Cogn Behav Ther* 2005;34(3):185–192.
96. **Yehuda R.** Post-traumatic stress disorder. *N Engl J Med* 2002;346(2):108–114.
97. **van Oppen P, van Balkom AJ, de Haan E, et al.** Cognitive therapy and exposure in vivo alone and in combination with fluvoxamine in obsessive-compulsive disorder: a 5-year follow-up. *J Clin Psychiatry* 2005;66(11):1415–1422.
98. **Moritz S, Rufer M, Fricke S, et al.** Quality of life in obsessive-compulsive disorder before and after treatment. *Compr Psychiatry* 2005;46(6):453–459.
99. **Schnurr PP, Friedman MJ, Engel CC, et al.** Cognitive behavioral therapy for posttraumatic stress disorder in women: a randomized controlled trial. *JAMA* 2007;297(8):820–830.
100. **van Dessel N, den Boeft M, van der Wouden JC, et al.** Non-pharmacological interventions for somatoform disorders and medically unexplained physical symptoms (MUPS) in adults, a Cochrane systematic review. *J Psychosom Res* 2015;78(6):628.
101. **Stotland NL, Stewart DE, eds.** *Psychological Aspects of Women's Health Care.* 2nd ed. Washington, DC: American Psychiatric Press; 2001:477–548.
102. **MacMillan HL, Wathen CN, Jamieson E, et al.** Screening for intimate partner violence in health care settings: a randomized trial. *JAMA* 2009;302(5):493–501.
103. **Frostholm L, Fink P, Christensen KS, et al.** The patients' illness perceptions and the use of primary health care. *Psychosom Med* 2005;67(6):997–1005.
104. **Clark LA.** Assessment and diagnosis of personality disorder: perennial issues and an emerging reconceptualization. *Ann Rev Psychol* 2007;58:227–257.
105. **Casey P.** Adjustment disorder: new developments. *Curr Psychiatry Rep* 2014;16(6):451.
106. **Mickley D.** Are you overlooking eating disorders among your patients? *Womens Health in Primary Care* 2000;3:40–52.
107. **Kimmel MC, Ferguson EH, Zerwas S, et al.** Obstetric and gynecologic problems associated with eating disorders. *Int J Eat Disord* 2016;49(3):260–275.
108. **Kaye W, Strober M, Jimerson D.** The neurobiology of eating disorders. In: Charney DS, Nestler EJ, eds. *The Neurobiology of Mental Illness.* New York: Oxford University Press; 2004:1112–1128.
109. **Stewart DE, Robinson GE.** Eating disorders and reproduction. In: Stotland NL, Stewart DE, eds. *Psychological Aspects of Women's Health Care.* 2nd ed. Washington, DC: American Psychiatric Press; 2001:411–456.
110. **Bulik CM, Berkman ND, Brownley KA, et al.** Anorexia nervosa treatment: a systematic review of randomized controlled trials. *Int J Eat Discord* 2007;40(4):310–320.
111. **Bowie CR, Harvey PD.** Cognitive deficits and functional outcome in schizophrenia. *Neuropsychiatr Dis Treat* 2006;2(4):531–536.
112. **Andreasen NC, Nopoulos P, Schultz S, et al.** Concept of schizophrenia: Past, present, and future. *Schizophrenia* 2011:1–8.
113. **James SE, Herman JL, Rankin S, et al.** *The Report of the 2015 U.S. Transgender Survey.* Washington, DC: National Center for Transgender Equality; 2016.
114. **Gale L, Papadimitriou M.** Impacts of strong parental support for trans youth: A report prepared for Children's Aid Society of Toronto and Delisle Youth Services. *TransPulse.* 2012.
115. **Quitkin FM, Stewart JW, McGrath PJ, et al.** Are there differences between women's and men's antidepressant responses? *Am J Psychiatry* 2002;159(11):1848–1854.
116. **Druss BG, Hoff RA, Rosenheck RA.** Underuse of antidepressants in major depression: prevalence and correlates in a national sample of young adults. *J Clin Psychiatry* 2000;61(3):234–237; quiz 238–239.
117. **Kennedy SH, Eisfeld BS, Dickens SE, et al.** Antidepressant-induced sexual dysfunction during treatment with moclobemide, paroxetine, sertraline, and venlafaxine. *J Clin Psychiatry* 2000;61(4):276–281.
118. **Kelly CM, Juurlink DN, Gomes T, et al.** Selective serotonin reuptake inhibitors and breast cancer mortality in women receiving tamoxifen: a population-based cohort study. *BMJ* 2010;340: c693.
119. **Tollefson GD, Rosenbaum JF.** Selective serotonin reuptake inhibitors. In: Schatzberg AF, Nemeroff CB, eds. *Essentials of Clinical Psychopharmacology.* Washington, DC: American Psychiatric Publishing; 2005.27–42.
120. **Schneeweiss S, Patrick AR, Solomon DH, et al.** Variation in the risk of suicide attempts and completed suicides by antidepressant agent in adults: a propensity score-adjusted analysis of 9 years' data. *Arch Gen Psychiatry* 2010;67(5):497–506.
121. **Singh T, Prakash A, Rais T, et al.** Decreased use of antidepressants in youth after U.S. Food and Drug Administration black box warning. *Psychiatry (Edgmont)* 2009;6(10):30–34.
122. **Libby AM, Orton HD, Valuck RJ.** Persisting decline in depression treatment after FDA warnings. *Arch Gen Psychiatry* 2009;66(6):633–639.
123. **Schatzberg AF, DeBattista C.** *Manual of Clinical Psychopharmacology.* 8th ed. Washington, DC: American Psychiatric Publishing; 2015.
124. **Kent JM.** SNaRIs, NaSSAs, and NaRIs: new agents for the treatment of depression. *Lancet* 2000;355(9207):911–918.

CAPÍTULO 24

Abordagens de Saúde Complementar e Integrativa

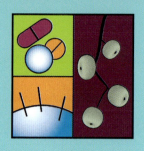

Tracy W. Gaudet

PONTOS-CHAVE

1. A diversidade de abordagens complementares e integrativas é ampla e inclui métodos que merecem ser integrados à prática clínica atual, bem como práticas ineficazes ou fraudulentas que devem ser evitadas.

2. A anamnese completa deve incluir o uso de abordagens de saúde complementar e integrativa (SCI) pela paciente, em particular fitoterápicos e suplementos, visto que eles podem exercer ações que variam de ações estrogênicas a anticoagulantes.

3. A Food and Drug Administration (FDA) dos EUA não controla os fitoterápicos nem os suplementos, de modo que é necessário tomar medidas adicionais para assegurar a qualidade desses produtos.

4. O tratamento de muitos problemas de saúde da mulher pode ser aprimorado pela integração de abordagens selecionadas de SCI.

5. A congruência percebida dos valores relacionados com a vida e a saúde entre profissionais de SCI foi preditiva do uso dessas abordagens; a insatisfação com a medicina tradicional não é um fator preditivo do uso das abordagens de SCI.

6. A acupuntura é benéfica em uma variedade de condições, incluindo dor, náuseas e vômitos durante a gravidez e secundárias à quimioterapia.

7. As abordagens de mente-corpo, como redução do estresse, visualização e hipnose, estão adquirindo importância como valiosos adjuvantes em um espectro de preocupações com a saúde da mulher, de cirurgia até fertilidade.

De acordo com o National Health Interview Survey (NHIS) de 2012, estima-se que as abordagens de saúde complementares nos EUA são utilizadas por cerca de 37% das mulheres adultas.[1] Embora existam evidências para respaldar muitas dessas abordagens, algumas são utilizadas na ausência de qualquer benefício provado e podem ser potencialmente perigosas e fraudulentas.[2] As principais usuárias dessa terapia são mulheres, que frequentemente tomam decisões sobre as opções de tratamento sem orientação médica. Os ginecologistas obstetras encontram-se em uma excelente posição para ajudar a orientar as pacientes em suas escolhas de tratamento, aconselhando-as sobre tratamentos potencialmente perigosos e apoiando o uso daqueles potencialmente benéficos. O maior desafio é a falta de treinamento da maioria dos ginecologistas/obstetras nessa área; assim, este capítulo analisa os domínios da SCI à medida que se aplicam à prática da ginecologia.

DEFINIÇÕES

A mudança no uso de termos relacionados com esse campo indica a evolução do próprio campo. É interessante observar que o National Institutes of Health (NIH) Center mudou seu nome de National Center for Complementary and Alternative Medicine para National Center for Complementary and Integrative Health (NCCIH). Essa mudança de nome é consistente com as tendências nacionais nos EUA e representa a integração crescente dessas terapias na atenção à saúde convencional. O termo "abordagens de saúde complementar" é normalmente empregado para referir-se às abordagens de cuidados de saúde de procedimentos fora da medicina ocidental dominante ou convencional. Se essas abordagens forem utilizadas em lugar dos cuidados de saúde convencionais, utiliza-se o termo "alternativa". A saúde integrativa refere-se à incorporação de abordagens complementares aos cuidados de saúde convencionais.[3]

O NCCIH organiza as abordagens de saúde complementares em dois grupos: produtos naturais e práticas de mente-corpo. Os produtos naturais incluem fitoterápicos, vitaminas e minerais e probióticos, frequentemente vendidos como suplementos dietéticos. As práticas da mente e do corpo incluem uma ampla variedade de abordagens oferecidas por um profissional treinado ou um professor. Esse grupo inclui acupuntura, ioga, tai chi, *qi gong*, quiropraxia e manipulação osteopática, meditação, toque terapêutico, hipnose clínica, massoterapia, técnicas de relaxamento e terapias de movimento, como o método de Feldenkrais e a técnica de Alexander. O NCCIH reconhece que algumas abordagens não pertencem a nenhuma dessas categorias, como curandeiros tradicionais, medicina Ayurveda, medicina tradicional chinesa, homeopatia e naturopatia.[3]

A quantidade de evidências sobre o uso dessas abordagens varia amplamente. Muitos ensaios clínicos controlados randomizados (ECR), incluindo aqueles com quantidade e qualidade suficientes para possibilitar a realização de metanálises em algumas áreas, foram realizados para avaliar a eficácia da acupuntura, da fitoterapia, das abordagens nutricionais, das terapias manuais e da medicina mente-corpo. A pesquisa nos outros domínios é muito mais limitada. Muitas práticas de base cultural, como o xamanismo e o curandeirismo, praticamente não foram pesquisadas. Estão sendo realizados numerosos ECRs sobre cura espiritual e homeopatia, porém essas técnicas permanecem controversas, em virtude da falta de mecanismos biofísicos elucidados para justificar sua eficácia.

Medicina integrativa **é uma entidade distinta e separada da prática da SCI.** A medicina integrativa não defende cegamente a SCI nem rejeita a medicina convencional. Ela é orientada para a cura, centrada no paciente e adota uma abordagem da pessoa como um todo para o tratamento da doença e a manutenção da saúde. Baseia-se nas melhores práticas da medicina, independente do sistema de origem. Normalmente, **a medicina integrativa incluiria, além da medicina tradicional, técnicas de SCI que podem ser benéficas, inclusive nutrição, movimento e exercício, abordagens de mente-corpo e espiritualidade.** Em 2013, foi criado o American Board of Integrative Medicine (ABOIM). Esta foi uma decisão controversa, tendo em vista que o objetivo final é que todos os médicos obtenham competências em medicina integrativa. Em virtude do crescimento desse campo, percebeu-se que deveria haver um processo de reconhecimento de experiência em medicina integrativa. À medida que o paradigma da medicina tradicional se amplia para incluir outras modalidades terapêuticas que anteriormente eram consideradas "integrativas", e à medida que o sistema se torna mais receptivo à otimização da saúde e ao manejo holístico da doença, é provável que haja maior integração dessas filosofias, abordagens e profissionais. A distinção das "abordagens complementares de saúde", em última análise, poderá não ter mais utilidade, e tampouco a medicina integrativa. Essa abordagem, que inclui filosofias eficazes e abordagens passíveis de melhorar a saúde e a cura das mulheres e dos homens, simplesmente se tornará o padrão dos cuidados de saúde nos EUA.

DADOS DEMOGRÁFICOS

Com base nos dados do NHIS de 2012, foi estimado que 37,2% das mulheres adultas nos EUA utilizaram abordagens de saúde complementar.[1] Um estudo de pacientes com câncer ginecológico revelou que 56% estavam utilizando abordagens de SCI, e os levantamentos de mulheres no climatério revelaram que 80% utilizavam "terapias sem prescrição".[4] O Study of Women's Health Across the Nation (SWAN) constatou que aproximadamente metade das mulheres utilizava ativamente fitoterapia, terapia espiritual ou terapias de manipulação.[4] Um estudo que examinou o uso de SCI por mulheres que apresentavam náuseas e vômitos durante a gravidez constatou que 61% relataram o uso de terapias de SCI, das quais as mais populares foram o uso de gengibre, vitamina B_6 e acupressão.[5] Um estudo que avaliou o uso de terapias de SCI por mulheres com câncer de mama em estágio avançado revelou que 73% utilizaram SCI, com uso mais frequente de técnicas de relaxamento ou meditação e fitoterapia.[6] O motivo mais frequentemente fornecido para o uso de SCI foi o suporte do sistema imune, seguido do tratamento do câncer. Um levantamento realizado no estado de Washington (EUA), explorando o uso de terapias integrativas no climatério, revelou que 76% das mulheres utilizavam abordagens integrativas, das quais 43% usavam técnicas de redução do estresse, 37%, abordagens integrativas sem prescrição, 32%, quiropraxia, 30%, massoterapia, 23%, alimentação à base de soja, 10%, acupuntura, 9%, naturopatia ou homeopatia, e 5%, fitoterapia.[7] Dessas mulheres, 89 a 100% consideraram essas abordagens um pouco ou muito úteis. As usuárias de terapia hormonal (TH) tiveram 50% mais tendência a usar SCI do que as que nunca tinham utilizado a TH. **Após os resultados da Women's Health Initiative indicarem os riscos associados à TH, houve um aumento no interesse pelo uso de abordagens de SCI para o manejo dos sintomas da menopausa.**

Interesse

Após a publicação das primeiras pesquisas nacionais sobre o uso de abordagens de saúde complementares, que surpreendeu a comunidade médica dominante no início dos anos 1990, houve muitas conjeturas sobre a razão pela qual tantas pacientes estavam procurando essas abordagens. Nos EUA, um levantamento nacional publicado em 1998 foi o primeiro a explorar essa questão, e seus achados permanecem pertinentes.[8]

A insatisfação com a medicina convencional *não* foi preditiva do uso de abordagens de saúde complementares. As pacientes utilizavam essas abordagens porque estavam procurando uma maior congruência de valores em relação à vida, à saúde e ao bem-estar.[8] A implicação é que as pessoas ficam satisfeitas em recorrer à medicina convencional quando apresentam doença ou lesão de uma parte do corpo. Entretanto, quando o seu objetivo é melhorar a saúde ou tratar de uma condição crônica ou problema associado ao estilo de vida, elas buscam profissionais de saúde integrativa. É fundamental estabelecer uma parceria com as pacientes para poder ajudá-las a explorar todas as opções para maximizar a sua saúde. Os Centers for Disease Control and Prevention (CDC) relataram que a maioria das pessoas (55%) declarou que o motivo pelo qual adotaram terapias de SCI era a ideia de que a combinação dessas abordagens com métodos convencionais as ajudaria, e 26% relataram que tentaram essas abordagens por terem sido recomendadas por profissionais da área médica.[9]

Desafio

As características demográficas e as tendências associadas ao uso da SCI criam desafios tanto para os médicos quanto para as pacientes. Uma enorme demanda de mercado cria a oportunidade para o aparecimento de produtos e terapias que podem ser ineficazes, perigosos ou comercializados de maneira fraudulenta. O aparecimento de uma alta demanda das pacientes precedeu a incorporação do ensino da SCI a estudantes de medicina, residentes e médicos. As pacientes frequentemente tomam decisões sobre os seus próprios cuidados sem o benefício da orientação médica ou da coordenação de seu tratamento por um profissional. O melhor exercício da medicina exige a integração de todas as terapias passíveis de beneficiar a paciente e a exclusão daquelas que possam causar danos. A integração dessas técnicas requer o esforço colaborativo e conjunto de médicos, profissionais de SCI e pacientes.

TERAPIAS COMPLEMENTARES E INTEGRATIVAS

Os numerosos tipos de técnicas utilizadas na SCI podem ser organizados em duas categorias, conforme definido pelo NIH: produtos naturais e práticas de mente-corpo. As exigências de licença e certificação para atuação profissional variam amplamente de um estado a outro nos EUA, porém a maioria das técnicas se apresenta estruturada atualmente para treinamento e credenciamento (Tabela 24.1).

Tabela 24.1 Treinamento e licença em medicina complementar e integrativa nos EUA.

Terapia	Treinamento	Licença
Fitoterapia	Não há treinamento padronizado	Exame escrito elaborado pela National Certification Commission for Acupuncture and Oriental Medicine (NCCAOM) avalia as capacidades de nível básico em fitoterapia oriental. A aprovação confere aos profissionais o título de Diplomates of Chinese Herbology (Dipl CH)
Quiropraxia	É necessário concluir um curso universitário de 4 anos credenciado pelo Council on Chiropractic Education (CCE)	Nacional
Massoterapia e trabalho corporal	Há falta de consistência entre as leis de licenciamento; a exigência varia de 500 a 1.000 h	Oferecido em nível estadual em 46 estados
Hipnoterapia		A International Medical and Dental Hypnotherapy Association (IMDHA) certifica hipnoterapeutas quando cumprem as exigências mínimas de elegibilidade e fornece encaminhamentos
Hipnose clínica	A certificação básica exige, no mínimo, 40 h de treinamento em seminário aprovado pela American Society of Clinical Hypnosis (ASCH), 20 h de treinamento individualizado e um mínimo de 2 anos de prática independente utilizando a hipnose clínica. O nível avançado, denominado consultor aprovado, exige uma carga horária adicional de 40 h de treinamento, no mínimo, em seminários aprovados pela ASCH e 5 anos de prática independente utilizando a hipnose clínica	A certificação da ASCH em hipnose clínica assegura que o indivíduo certificado é um profissional de saúde licenciado em seu estado para oferecer serviços médicos, dentais ou psicoterápicos
Meditação e redução do estresse	Não há treinamento	Não há licença
Terapias energéticas	Tendo em vista a ampla variedade de terapias energéticas, os níveis de treinamento variam enormemente de uma modalidade para outra	
Acupuntura	As escolas oferecem programas de treinamento de 3 ou 4 anos em medicina oriental, oferecendo carga de cerca de 2.500 a 3.200 h	Na maioria dos estados, o profissional precisa comprovar que frequentou e concluiu um curso credenciado ou uma escola em processo de credenciamento pela Accreditation Commission for Acupuncture and Oriental Medicine (ACAOM)
		O direito de prática de acupuntura é garantido em 46 estados e no distrito de Colúmbia. Esse direito pode ser concedido por licença, certificação ou registro de acordo com a Lei do estado
	A NCCAOM avalia a capacidade de nível básico por meio de exame escrito abrangente, exame de localização dos pontos e técnica de agulha limpa	Um acupunturista precisa ser aprovado nesse exame e atender a exigências de educação continuada a cada 4 anos para manter a certificação e a licença
	Os médicos podem ser certificados pela American Board of Medical Acupuncture (ABMA), por meio de treinamento com carga mínima de 300 h	
Homeopatia	Os *homeopatas leigos* não têm padrões de treinamento. Os homeopatas clássicos (CCH) são credenciados pelo Council on Homeopathic Certification (CHC) e necessitam de uma carga mínima de 1.000 h de treinamento. Os homeopatas clássicos certificados não são licenciados como profissionais de saúde. Os *assistentes médicos homeopatas registrados* necessitam de 300 h de treinamento e supervisão de um MD ou DO. Os *profissionais de saúde* licenciados também podem praticar homeopatia, e o seu treinamento varia de 200 a 1.000 h	As leis que regulamentam a prática da homeopatia variam de um estado para outro
Naturopatia	Os médicos naturopatas são normalmente treinados em fitoterapia como parte de seu currículo de 4 anos	Atualmente, apenas 19 estados contam com leis de licenciamento, e há esforços para estabelecer licenciamento em pelo menos outros 12 estados. Para ser elegível como médico naturopata licenciado/registrado, o candidato precisa se formar em uma escola de medicina naturopata credenciada e passar nos exames do conselho nacional.
		Existem sete escolas de medicina naturopata credenciadas pelo Council on Naturopathic Medical Education (CNME) nos EUA e no Canadá, com cursos de 4 anos de duração

Produtos naturais: fitoterapia

A fitoterapia utiliza substâncias vegetais isoladamente ou em associação. Um fitoterápico é uma planta ou parte dela que contém substâncias químicas que atuam sobre o corpo. Os fitoterápicos ou ervas medicinais foram extensamente estudados na Europa, e ensaios clínicos multicêntricos de grande porte estão começando a fornecer evidências mais fundamentadas nos EUA.

A fitoterapia é a área da SCI cujos conceitos são mais acessíveis aos pacientes. As substâncias vegetais constituem a fonte dos agentes ativos em aproximadamente 25% dos medicamentos adquiridos com prescrição e 60% dos medicamentos de venda livre. **3** Nos EUA, esses produtos são, com frequência, considerados ativos e são regulados como "suplementos dietéticos", que não estão sob o controle da FDA. Os fitoterápicos mais populares utilizados nos EUA estão listados na Tabela 24.2.

Complicações e riscos

2 Os fitoterápicos são utilizados por um número crescente de pacientes, que frequentemente não comunicam o seu uso aos médicos. Certos pacientes correm risco de interações entre medicamentos e fitoterápicos ou de reações adversas, de modo que é preciso indagar sobre o seu possível uso (Tabelas 24.3 e 24.4). As vitaminas e os suplementos em megadoses têm riscos associados e complicações.

3 Como os fitoterápicos são regulamentados como suplementos dietéticos, o seu controle de qualidade é complicado. Em 1994, foi promulgado o Dietary Supplement Health and Education Act (DSHEA).[10] Essa lei legalizou as referências feitas sobre o efeito de um suplemento sobre a estrutura ou função do corpo ou o bem-estar de uma pessoa. Os produtos sob a jurisdição do DSHEA são facilmente reconhecidos pela seguinte declaração em seus rótulos: "esse produto não se destina a diagnóstico, tratamento, cura ou prevenção de qualquer doença". Como a FDA não regula esses produtos, existe a possibilidade de falta de padronização dos produtos, bem como de adulteração ou erros de informação nos rótulos.

É fundamental proceder a uma revisão da literatura. Existem vários bancos de dados que oferecem bons recursos a médicos e pacientes, incluindo o Natural Medicines Comprehensive Database (http://www.naturaldatabase.com), e o Natural Standard (http://www.naturalstandard.com). Numerosos bancos de dados de medicamentos contêm informações sobre as interações entre produtos naturais, incluindo UptoDate (interações Lexi-Comp), MicroMedex (AltMedDex) e outros. **Os fitoterápicos podem causar toxicidade de três maneiras: (i) os produtos podem ser adulterados; (ii) os rótulos podem recomendar posologias que excedem o uso apropriado e provocam toxicidade, mesmo quando o produto é seguro em doses apropriadas; e (iii) mesmo quando são de boa qualidade e tomados na dose correta, esses produtos podem interagir com outros suplementos e/ou medicamentos.** O Institute of Medicine recomendou as seguintes medidas: controle de qualidade desde a sua forma *in natura* até o produto final disponível no comércio, acurácia e abrangência no rótulo e outras informações, fiscalização contra declarações inexatas e enganosas, pesquisa do uso pelos consumidores, incentivos para pesquisas com fundos privados e proteção do consumidor contra todos os possíveis riscos.

Treinamento e licenciamento em fitoterapia

Nos EUA, não existe nenhum licenciamento para fitoterapia ou medicina herbal, e não há nenhuma organização nacional ou profissional que controle ou autorize cursos de formação em medicina fitoterápica ocidental e ayurvédica. Em 1996, a National Certification Commission for Acupuncture and Oriental Medicine (NCCAOM) elaborou um exame escrito de certificação nacional, que avalia a capacidade básica em fitoterapia oriental. A aprovação nesse exame confere aos profissionais o título de Diplomates of Chinese Herbology (Dipl CH, Diplomados em Fitoterapia Chinesa). O *site* da NCCAOM contém um diretório para pesquisa de profissionais certificados.[11] Os naturopatas são normalmente treinados em fitoterapia como parte de seu currículo de 4 anos.

Quiropraxia

A quiropraxia tem como foco a relação entre estrutura (principalmente a coluna vertebral) e função e a maneira pela qual essa relação afeta a preservação e a restauração da saúde. A quiropraxia utiliza a manipulação do corpo como ferramenta integral. Nos EUA, os quiropratas legalmente podem fazer mais do que manipular e alinhar a coluna vertebral, incluindo anamnese, realização de exame físico e solicitação de exames laboratoriais e radiografias para estabelecer diagnóstico. O espectro de quiropratas varia quanto às condições tratadas por meio de manipulação. Embora alguns limitem a sua prática principalmente a problemas musculoesqueléticos, outros afirmam oferecer tratamento eficaz para praticamente qualquer condição médica. São chamados de doutores, o que pode confundir os pacientes. A profissão de especialista em quiropraxia está crescendo rapidamente, com cerca de 77 mil quiropratas nos EUA.[12]

Complicações e riscos

A manipulação quiroprática é considerada segura quando realizada por um profissional especializado. As complicações graves são muito raras, mas podem incluir hérnia de disco, síndrome da cauda equina ou dissecção da artéria vertebral e acidente vascular encefálico após manipulação cervical com componente rotatório.

Treinamento e licenciamento

Nos EUA, existe um processo nacional para licença em quiropraxia ao qual aderem todos os 50 estados. O quiroprata precisa concluir um curso de nível universitário de quiropraxia de 4 anos credenciado pelo Council on Chiropractic Education (CCE).

Tabela 24.2 Produtos naturais utilizados com mais frequência nos EUA.

Posição/fitoterápico	% de mudança de 2002 a 2012
1. Óleo do peixe/ácidos graxos ômega-3	7,8
2. Glicosamina e/ou condroitina	2,6
3. Probióticos/prebióticos	1,6
4. Melatonina	1,3
5. Coenzima Q10	1,3
6. Equinácea	0,9
7. *Cranberry* (em comprimidos ou cápsulas)	0,8
8. Suplementos de alho	0,8
9. *Ginseng*	0,7
10. Ginkgo biloba	0,07

De: Clarke TC, Black LI, Stussman BJ et al. Trends in the use of complementary health approaches among adults: United States, 2002-2012. *Natl Health Stat Reports* 2015;(79):1-16.

Tabela 24.3 Fitoterápicos: potencial de interação medicamentosa.

Classe de fármaco	Fitoterápico	Possíveis interações
Anticoagulantes	Alho	Aumento do risco de hemorragia
	Angélica-chinesa (*dong quai*)	Aumento do risco de hemorragia
	Bilberry	Aumento do risco de hemorragia (em alta dose)
	Camomila	Aumento do risco de hemorragia
	Cava-cava	Aumento do risco de hemorragia
	Gengibre	Aumento do risco de hemorragia
	Ginkgo biloba	Aumento do risco de hemorragia
	Ginseng	Aumento do risco de hemorragia
	Hipérico	Diminuição da efetividade
	Matricária	Aumento do risco de hemorragia
	Sálvia chinesa (*danshen*)	Aumento do risco de hemorragia
Anticonvulsivantes	Borragem	Diminuição do limiar de convulsão
	Confrei	Aumento do risco de toxicidade do fenobarbital
	Óleo de prímula	Diminuição do limiar de convulsão
	Valeriana	Aumento dos efeitos dos barbitúricos
Antidepressivos	Cava-cava	Hipertensão
	Ephedra	Aumento do efeito dos inibidores da monoamina oxidase
	Ginseng	Aumento do risco dos inibidores da monoamina oxidase
	Hipérico	Inibidores da monoamina oxidase; aumento da pressão arterial
	Ioimbina	Tricíclicos – hipertensão; inibidores seletivos da recaptação de serotonina; aumento dos níveis de serotonina
Diuréticos	Aloe vera	Aumento do risco de hipopotassemia
	Alcaçuz	Aumento do risco de hipopotassemia
	Cáscara-sagrada	Aumento do risco de hipopotassemia
	Sena	Aumento do risco de hipopotassemia
Hipoglicemiantes	*Ginseng*	Risco de hipoglicemia
	Urtiga	Possível elevação do nível de glicemia
Sedativos	Camomila	Aumento da sonolência
	Cava-cava	Aumento do risco de sedação
	Valeriana	Aumento do risco de sedação

Dados de: **O'Mathuna DP.** Herb-drug interactions. *Altern Med Alert* 2003;6:37-43.

Massoterapia e trabalho corporal

A massoterapia envolve a manipulação dos tecidos/das partes moles do corpo para normalizá-los. Dispõe-se de uma ampla variedade de abordagens, que incluem massagem dos tecidos profundos, massagem sueca, reflexologia, *Rolfing* e muitas outras. Diversos ECR documentaram o valor da massoterapia, particularmente em condições pediátricas, como a asma infantil. Alguns estudos mostraram um aumento da dopamina e da serotonina, bem como um aumento das células *natural killer* e dos linfócitos com a massoterapia regular.

A massoterapia e o trabalho corporal são utilizados por uma ampla variedade de pessoas que procuram os benefícios da massagem, os quais incluem relaxamento físico, redução da ansiedade, aumento da circulação e alívio da dor. As indicações específicas para a realização de massagem incluem tratamento da dor lombar aguda e massagem linfática em pacientes com linfedema em consequência de determinadas condições, como edema das extremidades após mastectomia. A massagem é utilizada por vários profissionais, incluindo médicos, fisioterapeutas, osteopatas, quiropratas, acupunturistas, enfermeiros e massoterapeutas.

Complicações e riscos

A massagem não deve ser realizada na presença de distúrbios hemorrágicos, flebite e tromboflebite, edema causado por insuficiência cardíaca ou renal, febre ou infecções que possam ser

Tabela 24.4 Fatores de risco selecionados para reações adversas ou interações medicamentosas com fitoterápicos.

- Distúrbios hemorrágicos ou anticoagulação
- Distúrbios convulsivos
- Radioterapia com ou sem quimioterapia
- Imunossupressão
- Diabetes melito
- Gravidez
- Insuficiência renal
- Doença hepática
- Insuficiência cardíaca
- Desequilíbrios eletrolíticos
- Uso de sedativos/ansiolíticos/depressores do sistema nervoso central, contraceptivos orais, diuréticos, inibidores da monoamina oxidase, agentes antirretrovirais
- Distúrbios clínicos não diagnosticados

disseminadas pela circulação sanguínea ou linfática, leucemia ou linfoma. A massagem não deve ser feita sobre tumores malignos e metástases ósseas ou próximo a eles, em áreas de equimoses, cicatrizes não fechadas ou feridas abertas, sobre locais de fraturas recentes ou próximo a elas, nem sobre articulações ou outros tecidos com inflamação aguda.

Treinamento e licenciamento

Nos EUA, não existe nenhuma licença nacional em massoterapia, porém 46 estados controlam a profissão de alguma maneira. Há uma falta de consistência entre as leis de licenciamento, com exigências que variam de 500 a 1.000 horas. Dependendo da Lei estadual, os terapeutas podem ser referidos como certificados, registrados ou licenciados.[12]

Hipnose clínica

A hipnose envolve a indução de estados de transe e o uso de sugestões terapêuticas. A hipnose tem valor documentado para uma variedade de transtornos psicológicos, controle da dor e recuperação de cirurgias.

Complicações e riscos

Há relatos ocasionais de efeitos negativos imprevistos durante e após a hipnose. O espectro de efeitos descritos abrange sintomas transitórios leves, como cefaleia, tontura ou náuseas em situações experimentais, até sintomas menos frequentes de ansiedade ou de pânico, reações inesperadas a uma sugestão feita inadvertidamente e dificuldades em despertar da hipnose. As reações mais graves observadas após a hipnose são atribuídas à aplicação incorreta de técnicas hipnóticas, falha em preparar o participante e psicopatologia preexistente ou fatores de personalidade. Não há casos conhecidos de morte atribuídos ao uso da hipnose.

Memórias falsas de eventos que não ocorreram na realidade, particularmente quando disputas legais e interpessoais estão envolvidas, podem ser consideradas uma reação indesejável aos procedimentos psicoterápicos. Em situações hipnóticas e não hipnóticas, as introduções diretivas e sugestivas podem produzir falsas memórias. Como a hipnose envolve sugestões diretas e indiretas, algumas das quais podem ser de natureza diretiva, e tendo em vista que a hipnose pode aumentar a confiança em relação aos acontecimentos lembrados, com pouca ou nenhuma modificação no nível de certeza, os terapeutas precisam estar atentos para o problema da criação de falsas memórias.

Treinamento e licenciamento

Nos EUA, não existe nenhuma licença nacional ou estadual para hipnoterapeutas. A certificação pela American Society of Clinical Hypnosis (ASCH) em hipnose clínica é distinta de outros programas de certificação, visto que ela assegura que o indivíduo habilitado é um profissional de saúde certificado em seu estado para prestar serviços médicos, dentais ou psicoterápicos. A certificação pela ASCH distingue o profissional de saúde do hipnotista leigo. Existem dois níveis de certificação: o primeiro é simplesmente denominado *certificação*, e exige, entre outros requisitos, uma carga horária mínima de 40 horas de treinamento em seminários aprovados pela ASCH, 20 horas de treinamento individualizado e um período mínimo de 2 anos de prática independente utilizando hipnose clínica. Um nível avançado, denominado *consultor aprovado*, reconhece indivíduos que obtiveram treinamento avançado em hipnose clínica e que têm ampla experiência no uso da hipnose em sua prática profissional. A certificação nesse nível exige uma carga horária mínima adicional de 40 horas de treinamento em seminários aprovados pela ASCH e 5 anos de prática independente utilizando a hipnose clínica.[13]

Meditação e redução do estresse

A meditação é uma prática autodirigida, capaz de relaxar o corpo e acalmar a mente. A maioria das técnicas de meditação chegou ao ocidente a partir de práticas religiosas orientais, particularmente da Índia, da China e do Japão, embora possam ser encontradas em outras culturas pelo mundo. Em 1996, um painel do National Institutes of Health Consensus concluiu que **as técnicas de mente-corpo e comportamentais eram eficazes no tratamento de transtornos relacionados com estresse e da insônia, e desde então, as evidências de sua eficácia continuam crescendo.** A *redução do estresse baseada em* mindfulness (atenção plena) (MBSR, *mindfulness-based stress reduction*), baseada na *meditação Vipassana* da Índia, é uma técnica promovida nos EUA. Essa técnica baseia-se no cultivo da atenção plena, uma conscientização focada e intencional de atenção imparcial nas experiências do momento presente. A meditação Vipassana, uma das técnicas mais antigas de meditação da Índia, já era ensinada há mais de 2.500 anos como remédio para doenças universais.

A *meditação transcendental* (MT) é um método simples praticado por 15 a 20 minutos pela manhã e à noite, em posição sentada e confortável, com os olhos fechados. Durante essa técnica, o indivíduo experimenta um estado único de atenção repousante. A MT é útil no tratamento da hipertensão.

[7] **A resposta de relaxamento, que pode ser induzida por qualquer número de técnicas, é um estado físico de repouso profundo, que modifica as respostas físicas e emocionais ao estresse (p. ex., diminuição da frequência cardíaca, da pressão arterial e da tensão muscular). Se praticada regularmente, pode ter efeitos duradouros no enfrentamento do estresse ao longo do dia.**

Complicações e riscos

Raramente, a meditação pode levar a uma "emergência espiritual", definida como uma crise durante a qual o processo de crescimento e mudança torna-se caótico e arrebatador à medida que o indivíduo entra em novos reinos da experiência espiritual. Os tipos de emergência espiritual incluem, mas não estão limitados a, perda ou modificação da fé, crise existencial ou espiritual, experiência de consciência de união ou estados alterados, aberturas psíquicas, possessão, experiência de quase morte, *kundalini*, jornada xamânica ou dificuldades na prática de meditação.

Treinamento e licenciamento em meditação e redução do estresse

Nos EUA, existem muitos sistemas de meditação, porém não há licença nem certificação nacionalmente reconhecidos para professores de meditação. Muitos profissionais de saúde mental recebem treinamento em uma variedade de técnicas de redução de estresse.

Terapias energéticas

As terapias energéticas envolvem o uso dos campos de energia. Existem duas categorias:

1. *As terapias de biocampo* têm por objetivo afetar campos de energia que supostamente circundam e penetram no corpo humano. Algumas formas de terapia energética tentam manipular os biocampos por meio da aplicação de pressão ou manipulação do corpo, pela colocação das mãos nesses campos ou através deles. Os exemplos incluem *qi gong*, Reiki e toque terapêutico.
2. *As terapias de base bioeletromagnética* envolvem o uso não convencional de campos eletromagnéticos, como campos pulsados, campos magnéticos ou campos de corrente alternada ou corrente contínua.

Complicações e riscos

As terapias energéticas são as menos pesquisadas e as mais diversificadas de todas as modalidades de SCI. Não é possível avaliar suas possíveis complicações e seus riscos.

Treinamento e licenciamento em terapias energéticas

Tendo em vista a ampla variedade de terapias incluídas nessa categoria, os níveis de treinamento variam enormemente de uma modalidade para outra.

Acupuntura e medicina oriental

[6] A acupuntura é uma intervenção terapêutica utilizada em muitos sistemas asiáticos de medicina, com uma história que se estende por milhares de anos. Nos EUA, sua popularidade continua aumentando e apresenta um conjunto crescente de evidências que respaldam a sua eficácia. Baseia-se na teoria de que existem canais de energia, denominados meridianos, que correm por todo o corpo, e de que os bloqueios dessa energia resultam em doença. A acupuntura é utilizada como abordagem para liberar esses bloqueios. Envolve a estimulação de pontos anatômicos específicos do corpo ao longo dos meridianos, por meio de punção da pele com uma agulha muito fina (de calibre 32 ou menor). Existem muitos estilos distintos de acupuntura, que incluem a medicina tradicional chinesa, o estilo *Manaka* japonês, a acupuntura manual coreana e o método de cinco elementos de Worsley.

Tendo em vista o modelo biomédico ocidental, é difícil compreender a acupuntura. Existe um volume significativo de pesquisas sobre essa técnica. Em um estudo envolvendo a estimulação de um ponto de acupuntura localizado na face lateral do pé, que corresponde ao córtex visual, a ressonância magnética detectou uma atividade do córtex visual do encéfalo equivalente àquela observada quando uma luz incide no olho. Não foi observada nenhuma atividade quando a agulha de acupuntura foi aplicada a 1 cm de distância daquele ponto de acupuntura específico.[14] Muitas das abordagens de SCI que afirmam surtir efeito e que, contudo, parecem ser inconsistentes com o modelo biomédico merecem investigação complementar.

O National Institutes of Health Consensus Panel de 1997 estabeleceu a existência de evidências convincentes para o uso da acupuntura no tratamento da dor de dente pós-operatória, de náuseas e de vômito, bem como evidências promissoras sobre alívio da cefaleia, dor lombar, acidente vascular encefálico, adição de substâncias, asma, síndrome pré-menstrual (SPM), osteoartrite, síndrome do túnel do carpo e cotovelo de tenista (epicondilite lateral). A acupuntura não é ainda uma prática padrão, porém a quantidade de evidências continua crescendo. Existem numerosas pesquisas com animais que respaldam os efeitos neurofisiológicos da acupuntura sobre o sistema da endorfina. A literatura publicada sobre a acupuntura em seres humanos é extensa. Em 2013, pesquisas do PubMed identificaram quase 20 mil citações com o termo "acupuntura" e quase 1.500 ECR tendo o termo "acupuntura" em seu título. O Veterans Affairs Evidence-Based Synthesis Program conduziu uma revisão sistemática dos estudos publicados de janeiro de 2005 a março de 2013 e forneceu uma visão geral da literatura disponível sobre acupuntura, com enfoque (1) na dor (59 revisões sistemáticas), (2) na saúde mental (20 revisões sistemáticas) e (3) no bem-estar (44 revisões sistemáticas). Os pesquisadores examinaram outras áreas clínicas em que existem pelo menos três revisões e/ou ensaios clínicos controlados randomizados (ECRs) recentes e de grande porte (48 revisões sistemáticas). A condição em que houve maiores evidências de efeito foi a de dor crônica.[15]

Complicações e riscos

As complicações mais comuns da acupuntura consistem em equimoses e pequeno sangramento que ocorrem em cerca de 2% de todas as agulhas introduzidas.[16] Raramente essas complicações necessitam de tratamento além de compressão local no ponto de inserção da agulha. O risco mais significativo da acupuntura é a infecção. O risco de transmissão de infecção é eliminado pelo uso de agulhas descartáveis, que agora é prática padrão nos EUA. O pneumotórax constitui o segundo risco mais significativo da acupuntura. As agulhas utilizadas têm calibre 32 ou menor e não há, em geral, necessidade de drenagem torácica para tratamento.

Treinamento e certificação

Existem aproximadamente 29 mil acupunturistas certificados nos EUA, onde não há licença nacional para a acupuntura, e o direito de sua prática é garantido em 46 estados e no distrito de Colúmbia. O direito pode ser obtido por licença, certificação ou registro de acordo com a Lei estadual.[12] As exigências de formação para a licença estadual em acupuntura variam. Para obter licença na maioria dos estados, o profissional precisa fornecer uma prova de que frequentou e concluiu uma escola credenciada ou em processo de credenciamento pela Accreditation Commission for Acupuncture and Oriental Medicine (ACAOM).[17] Essas escolas oferecem programas de treinamento de 3 ou 4 anos em medicina oriental. A NCCAOM aplica um exame padronizado para testar a capacidade básica em acupuntura, que consiste em uma prova escrita geral, exame de localização dos pontos e demonstração da técnica com agulha.[11] O acupunturista precisa ser aprovado nesse exame e atender a exigências de educação continuada a cada 4 anos para manter a certificação e a licença. Nos EUA, esse exame é adotado como base para licença em muitos estados. **Os médicos acupunturistas podem não ter um treinamento tão completo quanto os acupunturistas não médicos licenciados. Para que sejam certificados pelo American Board of Medical Acupuncture (ABMA), os médicos precisam de um treinamento mínimo de 300 horas.**[18]

Homeopatia

A medicina homeopática é um sistema médico alternativo de SCI, baseado no trabalho do médico e químico alemão Samuel Hahnemann há aproximadamente 200 anos. **Na medicina homeopática, acredita-se na "Lei dos infinitesimais" e no princípio de que "o semelhante cura o semelhante".** Quantidades pequenas e altamente diluídas de substâncias medicinais são administradas para curar sintomas, sendo que essas mesmas substâncias administradas em doses mais altas ou mais concentradas na verdade causariam tais sintomas. O número de profissionais homeopatas nos EUA é estimado em 8.500.[12]

Treinamento e certificação

Existem quatro subgrupos de homeopatas, e os padrões, a regulamentação, a licença e o credenciamento variam amplamente entre eles. Os *homeopatas leigos* não têm nenhum padrão de treinamento. Os *homeopatas profissionais* podem ser certificados como homeopatas clássicos (CCH) credenciados pelo Council on Homeopathic Certfication. A certificação exige um treinamento mínimo de 1.000 horas, e os Homeopatas Clássicos Certificados não são licenciados como profissionais de saúde. Os *médicos assistentes homeopatas registrados* necessitam de 300 horas de treinamento e supervisão de um MD ou DO. Os *profissionais de saúde licenciados* podem praticar homeopatia, e o seu treinamento varia de 200 a 1.000 horas. Nos EUA, as leis que regulam a prática da homeopatia variam de um estado para outro.[12]

Naturopatia

A naturopatia é uma abordagem holística aos cuidados de saúde, que considera a doença como uma manifestação de alterações nos processos pelos quais o corpo naturalmente se cura e enfatiza mais a restauração da saúde do que o tratamento da doença. Os naturopatas empregam diversas práticas de cura, incluindo nutrição dietética e clínica; homeopatia; acupuntura; fitoterapia; hidroterapia (uso da água em diversas temperaturas e métodos de aplicação); manipulação da coluna vertebral e dos tecidos/das partes moles; fisioterapias envolvendo correntes elétricas, ultrassom e fototerapia; aconselhamento terapêutico; e farmacologia. Nos EUA, estima-se que existam cerca de 5 mil naturopatas.[12]

Treinamento e certificação

Nos EUA, não existe nenhuma licença nacional em naturopatia, e a licença estadual é inconsistente. A naturopatia é regulamentada em 19 estados, e há esforços de licenciamento em pelo menos outros 12. Para ser licenciado/registrado como naturopata, o candidato precisa se graduar em uma escola de medicina naturopática credenciada e prestar exames nacionais. Sete escolas de medicina naturopática com cursos de 4 anos de duração são credenciadas pelo Council on Naturopathic Medical Education (CNME) nos EUA e no Canadá. Esse treinamento concentra-se em medicina ambulatorial e não exige residência. Embora os programas de 4 anos sejam rigorosos, é possível efetuar um curso de graduação em naturopatia *online*.

QUESTÕES DE CUIDADOS À PACIENTE

O efeito placebo

Não há evidência de que o efeito placebo seja mais ativo na abordagem de SCI do que nas abordagens convencionais. À semelhança da medicina convencional, é mais provável que os efeitos de determinadas abordagens estejam associados a uma resposta placebo em comparação a outras. Após exposição a um estímulo considerado como intervenção ativa pelo paciente e pelo médico, o corpo responde de maneira fisiologicamente equivalente. **Cerca de um terço dos pacientes responde ao placebo em ensaios clínicos de métodos convencionais controlados por placebo.** Seria de grande valor para a medicina se a resposta ao placebo fosse mais bem compreendida e pudesse ser ativada de maneira mais segura nos pacientes. **Os médicos precisam compreender que o efeito placebo é, na verdade, uma resposta de cura ativada, e a capacidade de obter uma resposta fisiológica equivalente a uma intervenção, sem seus riscos nem seus custos, pode representar a melhor medicina possível.**

Possível uso indevido

Além dos riscos físicos, pacientes e médicos devem estar atentos para outras situações de possível uso indevido dessas terapias. Duas delas causam particular preocupação. Em primeiro lugar, tendo em vista o grande montante de dinheiro gasto, existem alguns produtos e alguns profissionais cuja motivação principal é monetária. As pacientes podem gastar muito dinheiro com base em falsas promessas. Em segundo lugar, as pacientes podem adiar um tratamento eficaz ou curativo ao procurar modalidades de SCI e excluir abordagens convencionais. Esse tempo despendido tem impacto negativo no resultado de tratamento de muitas doenças. A Tabela 24.5 lista fatores que devem aumentar a suspeita de possível uso indevido.

Possíveis benefícios: oportunidades terapêuticas

Tendo em vista todos os riscos e as incertezas, convém fazer a seguinte pergunta: por que os médicos deveriam aprender a abordagem da SCI? A resposta mais simples é o compromisso com o melhor exercício da medicina. Se os pacientes utilizam terapias que são potencialmente perigosas nas suas ações ou interações, os médicos devem estar cientes dessa possibilidade e orientá-los. Os médicos têm o compromisso de oferecer aos pacientes as melhores opções de tratamento, independentemente de seu sistema de origem. Os médicos deveriam conhecer as terapias de SCI passíveis de beneficiar as pacientes e estar dispostos e capazes de discuti-las com elas.

Tabela 24.5 Fatores que devem aumentar a suspeita de possível uso indevido.

1. Profissionais ou produtos que fazem afirmações grandiosas e dúbias. Por exemplo, abordagens que afirmam curar o diabetes insulinodependente ou que oferecem a abordagem de SCI como cura para o câncer
2. Profissionais ou produtos que promovem a dependência/fidelização. Por exemplo, terapeutas que recomendam várias consultas por semana ou consultas frequentes por um período ilimitado
3. Profissionais que recomendam produtos que eles próprios vendem e com os quais obtêm lucro
4. Profissionais ou produtos que sustentam o uso de abordagens alternativas, excluindo a medicina ou profissionais convencionais

Além desses motivos fundamentais, a abordagem de SCI oferece oportunidades terapêuticas, conforme ilustrado pelos seguintes exemplos:

- Redução do dano causado por intervenções: uso da quiropraxia para tratar a dor lombar aguda e evitar possivelmente uma cirurgia; abordagens de mente-corpo para reduzir a ansiedade e a necessidade de intervenção clínica; abordagens integrativas no tratamento da dor crônica e para diminuir o uso de opioides
- Tratamento de condições quando as abordagens convencionais fracassam: tratamento das náuseas e dos vômitos durante a gravidez com acupuntura, vitamina B_6 e gengibre
- Prevenção: abordagens nutricionais para diminuir o risco de distúrbios metabólicos e autoimunes
- Melhora dos desfechos: tratamento bem-sucedido dos sintomas da menopausa em pacientes com risco de câncer de mama; terapias integrativas no pré e no pós-operatório para alívio da dor e das náuseas.

Interação médico-paciente

Uma das maiores barreiras no que concerne às questões de SCI é a falta de comunicação. Como mostram vários estudos, a maioria das pacientes não informa o uso da abordagem de SCI aos médicos. Este pode ser o caso até mesmo quando os médicos são receptivos ao assunto. Tendo em vista a prevalência do uso e a possibilidade de interações entre as abordagens convencionais, é fundamental que a anamnese da paciente inclua perguntas sobre a abordagem de SCI. Muitas pacientes simplesmente não pensam em compartilhar essa informação com o médico, de modo que é necessário fazer uma investigação direta e específica. Muitas clínicas incluem essa informação em um formulário separado a ser preenchido pelas pacientes, para que o médico possa analisá-lo e anexá-lo ao prontuário. É útil conhecer todas as terapias de SCI utilizadas pelas pacientes no passado e no momento atual, particularmente qualquer substância ingerida. Se a paciente estiver sendo atendida por um profissional de SCI, é melhor perguntar especificamente sobre a recomendação de quaisquer suplementos ou fitoterápicos. Os profissionais de medicina oriental ou os acupunturistas, por exemplo, frequentemente utilizam fitoterápicos ou chás de ervas. Com frequência, os naturopatas e os quiropratas recomendam vitaminas e suplementos. Quando as pacientes são questionadas diretamente sobre esse assunto em uma atmosfera de respeito, elas habitualmente quebram a barreira e falam a respeito abertamente.

Três fatores contribuem para uma dinâmica interessante que frequentemente surge quando são discutidas questões de SCI com as pacientes. Esta é uma área em que (i) a maioria dos médicos não teve treinamento formal, (ii) há pouca pesquisa (embora em crescimento) nas principais revistas médicas, e (iii) há uma enorme quantidade de informações, de qualidade variável, na imprensa leiga. Todos esses fatores contribuem para uma situação que, com frequência, é desconfortável para os médicos. É importante reconhecer esse desconforto, visto que ele pode contribuir para evitar o assunto. A integração das terapias de SCI aos planos de tratamento é uma área relativamente nova e em desenvolvimento. Convém iniciar a conversa com uma paciente, explicando que se trata de um novo campo na medicina convencional e que você não é especialista. A maioria das pacientes assume que este é o caso, aprecia a honestidade do médico e valoriza a oportunidade de discutir essas questões. Este é um passo importante para a construção de um relacionamento terapêutico e de confiança com pacientes interessadas em SCI.

É útil compartilhar a seguinte árvore de decisão com as pacientes ao tomar decisões acerca do uso da abordagem de SCI (Figura 24.1).

Primeira etapa: avaliação de possíveis danos

Embora as pesquisas sobre as abordagens de SCI sejam, com frequência, abaixo do ideal, é preciso avaliar a possibilidade de dano causado por qualquer terapia (com o melhor conhecimento disponível). É necessário avaliar a possibilidade de danos tanto diretos como indiretos.

Potencial de danos diretos

Deve incluir qualquer evidência de possibilidade de danos diretos em consequência da terapia ou de possíveis interações. Na ausência de boas evidências, a avaliação do grau de interferência da terapia constitui um forte preditor de risco.

Potencial de danos indiretos

Deve incluir uma avaliação dos possíveis danos causados pelo adiamento de tratamentos conhecidamente eficazes, bem como da exploração financeira. Muitas abordagens de SCI têm custo elevado, e a paciente habitualmente assume todos os custos. A propaganda pode aproveitar-se de pacientes vulneráveis e resultar em gastos significativos e desnecessários para elas.

Segunda etapa: avaliação dos possíveis benefícios

Devem-se avaliar os possíveis benefícios de qualquer abordagem em vários níveis.

Evidências científicas

Certamente, deve-se efetuar uma análise da literatura à procura de evidências da eficácia da abordagem específica. Existem numerosos livros excelentes sobre saúde integrativa.[19]

Evidências culturais

Outra maneira de obter informações úteis consiste no uso histórico ou cultural da abordagem. Por exemplo, é valioso investigar se uma determinada terapia tem uma longa história de uso em determinada cultura. Por outro lado, se a abordagem não tiver nenhum histórico, é importante reconhecer esse fato. Os exemplos incluem o uso da cimicífuga no alívio dos sintomas da menopausa,

Capítulo 24 • Abordagens de Saúde Complementar e Integrativa

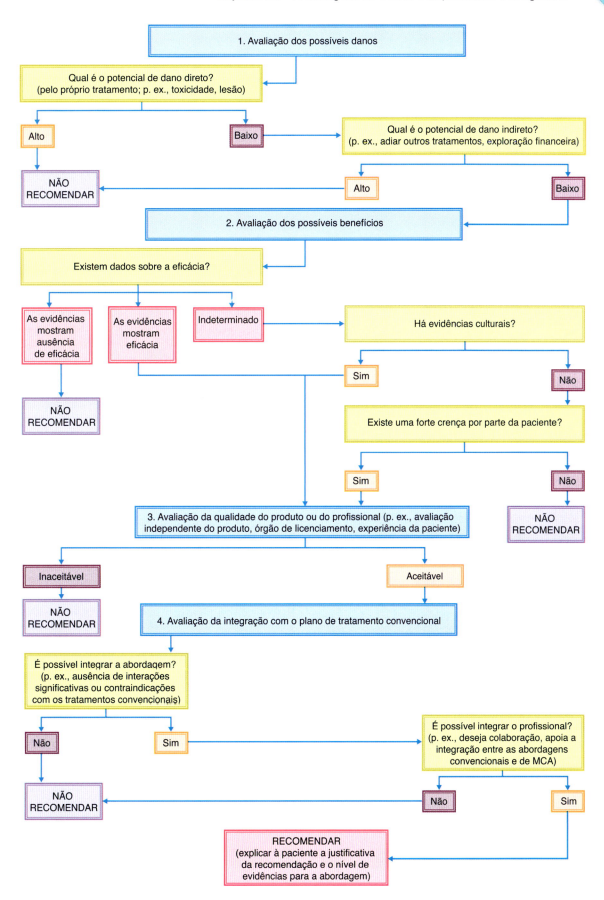

Figura 24.1 Árvore de decisão para integração das abordagens de medicina complementar e integrativa.

que é empregada há séculos, com relatos de segurança e eficácia, em comparação ao trevo vermelho (*Red Clover*), que não tem nenhum uso histórico nem registro passado. Outro exemplo seria a acupuntura, com milhares de anos de uso, em comparação à fotobiomodulação, que tem sido usada há relativamente pouco tempo.

Crença pessoal

Outra parte da avaliação do benefício é reconhecer o sistema de crenças da paciente relacionado com a abordagem. Se ela tiver uma forte crença na abordagem, e se não houver nenhuma evidência de dano potencial, é razoável apoiar o seu uso. Com frequência, a ativação de uma "resposta de cura" ou de um efeito placebo pode ter efeito terapêutico.

Terceira etapa: avaliação do "sistema de fornecimento"

Quando se avalia o sistema de fornecimento, é preciso considerar os produtos e os profissionais.

Produto

Pode ser útil avaliar o histórico do fabricante e conhecer o seu processo de garantia de qualidade. A consulta de fontes independentes para verificar a qualidade de um produto e o rigor do rótulo pode ser útil.

Profissional

À semelhança dos médicos convencionais, pode ser difícil avaliar o nível de competência dos profissionais de SCI. Um importante ponto de partida é indagar sobre a formação de determinado profissional e sua certificação (se houver um órgão de licenciamento no campo específico). Convém falar com outras pacientes que fizeram uso desses serviços. Por fim, a própria impressão da paciente sobre um profissional é de suma importância.

Quarta etapa: avaliação da integração

Embora a terapia de SCI individual possa não ter quaisquer evidências de danos e possa ter possíveis benefícios, o modo de integração ao plano de tratamento geral da paciente é importante. Isso também é válido para os profissionais de SCI.

Abordagens

A terapia ou abordagem deve ser integrada ao plano de tratamento geral. Por exemplo, não se devem administrar grandes doses de vitaminas antioxidantes a pacientes submetidas à radioterapia, visto que elas podem anular a ação da radiação. De modo semelhante, pacientes com síndrome de Down não devem ser submetidas à manipulação quiroprática.

Profissionais

Talvez o aspecto de maior importância seja avaliar o potencial de integração dos profissionais. Se a intenção for oferecer à paciente os melhores cuidados possíveis, todos os profissionais, tanto os convencionais como os de abordagem de SCI, devem ser avaliados quanto à sua disposição de integrar seus cuidados para o benefício de suas pacientes. Se qualquer profissional de SCI não apoiar a medicina convencional, é fundamental reconhecer isso e procurar outro profissional que apoie a integração dos cuidados.

É conveniente que cada médico reconheça suas próprias opiniões sobre a abordagem de SCI e demonstre disposição para aprender as técnicas. No mínimo, os médicos devem conhecer o básico sobre quais técnicas de SCI podem ser benéficas para as pacientes e quais podem causar dano. A familiaridade com os recursos da comunidade mais voltados para essas áreas pode ser importante para o médico e a paciente.

QUESTÕES GINECOLÓGICAS ESPECÍFICAS

Distúrbios menstruais

Terapias de base biológica: suplementos e fitoterápicos

Sintomas pré-menstruais

[4] Uma abordagem integrativa para os sintomas pré-menstruais (SPM) pode ser muito valiosa. Devem-se considerar mudanças nutricionais, exercícios físicos, produtos naturais, abordagens mente-corpo, acupuntura, medicina tradicional chinesa e os tratamentos convencionais.

Cálcio

A suplementação de cálcio, de 1.200 a 1.600 mg/dia em doses fracionadas, demonstrou produzir uma redução dos sintomas da fase lútea. Em uma revisão publicada nos *Annals of Pharmacotherapy*, foi concluído que a suplementação de cálcio deve ser considerada "uma opção de tratamento adequada em mulheres que apresentam síndrome pré-menstrual".[20] Os suplementos de cálcio podem interferir na absorção e eficácia de suplementos de ferro, hormônios tireoidianos, corticosteroides e tetraciclina, de modo que não devem ser administrados na mesma hora do dia.

Vitamina B6

A vitamina B_6 é uma vitamina B solúvel em água que atua como cofator em mais de 100 reações enzimáticas. Tem sido objeto de muitos ECR sobre SCI e SPM. As evidências sugerem algum benefício em relação ao placebo para os sintomas de mastalgia, edema das mamas, dor e depressão. Outra revisão de ECR indicou que, embora a maioria desses ensaios clínicos tenha demonstrado algum benefício, não há qualquer recomendação clínica definitiva.[21] Embora a maioria dos estudos controlados sobre a vitamina B_6 no tratamento da SPM tivesse um número limitado de pacientes, o que torna as evidências de efeitos positivos bastante fracas, trata-se de uma terapia benigna na dose de 100 mg ou menos, de modo que é razoável sustentar o seu uso. É importante assinalar que podem ocorrer neuropatias periféricas com doses de 200 mg/dia ou mais, podendo ocorrer interação entre outros medicamentos, especificamente fármacos utilizados na doença de Parkinson.

Magnésio

O magnésio tem menos evidências de eficácia no tratamento dos sintomas da SPM do que o cálcio, embora se tenha relatado a presença de baixos níveis de magnésio em mulheres com SPM. Dois ensaios clínicos de pequeno porte constataram que o magnésio em combinação com 50 mg de vitamina B_6 foi eficaz no alívio dos sintomas da SPM.[22]

Embora sejam necessários mais estudos para determinar claramente a eficácia e a formulação mais eficaz, é razoável sustentar clinicamente o uso do magnésio, que neutraliza os efeitos constipantes do cálcio. O magnésio pode ser administrado de modo cíclico na dose de 200 a 400 mg/dia, em doses fracionadas, durante a fase lútea ou continuamente. Os efeitos colaterais do cálcio incluem cólica abdominal e diarreia. As mulheres com insuficiência renal devem ter cautela, visto que o cálcio é excretado pelos rins. As fontes dietéticas de magnésio incluem vegetais de folhas verdes, nozes, sementes, grãos integrais, tofu e legumes.

Ácidos graxos ômega-3

Existem dois tipos principais de ácidos graxos ômega-3: o ácido eicosapentanoico (EPA) e o ácido docosa-hexaenoico (DHA). Os ácidos graxos ômega-3 atuam como agentes anti-inflamatórios, visto que deslocam o metabolismo do ácido araquidônico da $PGF_{2\alpha}$ e elevam os níveis de PGE_1 menos inflamatória. Os ácidos graxos ômega-3 são alimentos essenciais, e na dieta dos EUA seus níveis são extremamente baixos. Podem ser fornecidos por meio da alimentação e do uso de suplementos. Um estudo que analisou os ácidos graxos essenciais (AGE) e a SPM não constatou nenhum efeito. Existem alguns estudos positivos sobre a eficácia dos ácidos graxos ômega-3 no tratamento da depressão leve com óleos de peixe. Pode constituir uma abordagem razoável se um dos principais sintomas da paciente for depressão do humor (3 g, divididos nas refeições).[23] Os efeitos colaterais são raros; todavia, em certas ocasiões, as pacientes apresentam náuseas, diarreia, eructação ou sabor desagradável na boca. Os ácidos graxos ômega-3 apresentam efeito anticoagulante e são relativamente ricos em calorias.

Agnocasto

O agnocasto (*Vitex agnus-castus*) é um fitoterápico com longa história de uso em "distúrbios menstruais". **Esse fitoterápico é considerado uma das principais ervas para reduzir a SPM e tem respaldo na literatura.** Muitos estudos de pequeno porte mostraram resultados promissores, e um estudo de maior porte examinou a eficácia do agnocasto no transtorno disfórico pré-menstrual (TDPM).[24,25] Nesse ECR, o braço ativo recebeu 20 mg de agnocasto por dia. Em comparação ao placebo, as pacientes tratadas com agnocasto tiveram melhora significativa na pontuação combinada dos sintomas.[25] Um ensaio clínico multicêntrico não intervencional examinou a experiência e a tolerância ao agnocasto em 1.634 pacientes. Após o uso em três ciclos, 93% das mulheres relataram uma diminuição ou cessação dos sintomas, e 94% descreveram uma tolerância boa ou muito boa a esse fitoterápico. Ocorreram reações adversas em 1,2% das pacientes, porém não houve nenhuma reação adversa grave.[26] O principal mecanismo de ação não está bem claro, porém sabe-se que o agnocasto reduz a prolactina, aumenta a progesterona e se liga aos receptores de opioides. Na Alemanha, esse fitoterápico foi aprovado para tratar irregularidades menstruais, SPM e infertilidade não diagnosticada. A dose típica de extrato de agnocasto é de 20 a 40 mg/dia. Não foi relatada nenhuma toxicidade significativa quando o agnocasto foi utilizado em doses apropriadas.

Hipérico

O hipérico (*Hypericum perforatum*) é, em geral, reconhecido como antidepressivo eficaz no tratamento da depressão leve a moderada, semelhante ao tratamento com antidepressivos convencionais adquiridos com prescrição, porém as evidências não são fortes. Um ensaio clínico aberto de 19 mulheres constatou que esse composto, quando administrado na dose de 300 mg/dia de extrato padronizado de hipericina a 0,3%, produziu uma melhora de 51% nos transtornos de humor na SPM/TDPM.[27] Essa dose corresponde a um terço daquela normalmente utilizada no tratamento da depressão. O ECT mais recente mostrou uma "tendência não significativa de superioridade do hipérico em relação ao placebo". Esse ensaio clínico não utilizou um produto contendo os dois princípios ativos, isto é, a hipericina e a hiperforina.[28] Embora as reações adversas ocorram com menos frequência do que com antidepressivos prescritos, é preciso ter cuidado com o uso desse produto. Os efeitos colaterais mais comuns incluem desconforto gastrintestinal, cefaleia e agitação. Foi relatada rara ocorrência de fototoxicidade, porém grave. Como o hipérico induz o complexo do citocromo P450, podem ocorrer interações medicamentosas significativas. Especificamente, foram relatados níveis reduzidos de contraceptivos orais, *teofilina, ciclosporina* e agentes antirretrovirais. Foram descritas interações entre hipérico e *buspirona,* estatinas, bloqueadores dos canais de cálcio, *digoxina* e *carbamazepina.* Não há interações significativas aparentes entre hipérico e *varfarina.* O mecanismo de ação para a sua eficácia no tratamento da SPM ainda não foi elucidado. Houve dois relatos isolados de gravidez em mulheres em uso de contraceptivos orais junto com hipérico. Se a paciente decidir tomar hipérico, deve utilizar um método complementar de controle de natalidade ou mudar para um método diferente.

Ginkgo (Ginkgo biloba)

Tradicionalmente, o ginkgo (*ginkgo biloba*) era utilizado para aliviar a hipersensibilidade e o desconforto das mamas, melhorar a concentração e estimular a função sexual. Seus efeitos vasculares foram estudados, particularmente em relação com a demência e a doença vascular periférica. Um estudo de grande porte examinou a eficácia do ginkgo no tratamento de mulheres com SPM e constatou que, depois de dois ciclos de tratamento, houve melhora significativa dos sintomas das mamas no grupo tratado com ginkgo. A efetividade em termos de concentração ou libido não foi examinada.[29] Em doses que variam de 60 a 240 mg de extrato padronizado por dia, o ginkgo demonstrou ter alguma eficácia clínica no tratamento de dor, hipersensibilidade e retenção hídrica das mamas. O ginkgo é promovido como agente capaz de aumentar a libido, porém a metodologia desses estudos foi criticada, e são necessários outros estudos para obter uma melhor definição do papel desse fitoterápico nessas áreas. Os efeitos colaterais observados consistem em desconforto gastrintestinal e cefaleia. Em altas doses, o ginkgo pode causar náuseas, vômitos, diarreia, inquietação ou insônia. O ginkgo apresenta atividade anticoagulante, e é preciso ter cuidado quando for utilizado junto com anti-inflamatórios e com *varfarina.* Acredita-se que o mecanismo de ação subjacente seja a dilatação dos vasos e o aumento do fluxo sanguíneo.

A Tabela 24.6 lista outros produtos utilizados no tratamento de sintomas da SPM e do TDPM, embora não sejam recomendados.

Dismenorreia

Embora a dismenorreia seja tratada com abordagens convencionais de modo mais eficaz do que a SPM e o TDPM, o tratamento ainda está associado a uma taxa de fracasso de cerca de 20 a 25%, e muitas pacientes procuram alternativas. **A revisão efetuada concluiu que a vitamina B_1 é eficaz no tratamento da dismenorreia quando administrada na dose diária de 100 mg, porém esse achado baseia-se apenas em um ECR de grande porte.**[30] Os resultados também sugeriram que o magnésio é um tratamento promissor, porém não foram esclarecidos a dose ou o esquema de tratamento a ser utilizados.[30] O uso de óleos de peixe mostrou resultados promissores. A concentração de eicosanoides derivados de ácidos graxos ômega-6, como a PGE_2, é elevada durante a menstruação em mulheres que apresentam dismenorreia. A dismenorreia foi associada a uma baixa ingestão dietética de ácidos graxos ômega-3. Diversos estudos mostraram que a suplementação é

Tabela 24.6	Outros produtos utilizados com frequência no tratamento dos sintomas da SPM e do TDPM (não recomendados).

- O triptofano, um aminoácido precursor da serotonina, demonstrou melhorar os sintomas da SPM e do TDPM em vários ensaios clínicos. As impurezas encontradas em um produto fabricado no Japão foram associadas ao desenvolvimento da síndrome de eosinofilia-mialgia (SEM), que pode ser fatal. Não se sabe ao certo se todos os casos foram relacionados com impurezas ou se alguns foram relacionados apenas com os ingredientes ativos. Até que isso seja claramente elucidado, deve-se evitar o uso do triptofano

- A desidroepiandrosterona (DHEA), um hormônio secretado pelas glândulas suprarrenais e frequentemente utilizado na depressão, não demonstrou ter benefício na SPM/TDPM

- A melatonina, um hormônio que regula os ciclos de sono-vigília e que é utilizado com frequência na prevenção da síndrome de alteração do fuso horário (*jet lag*), tem sido utilizada no tratamento da SPM. Não há evidências de sua eficácia, e esse produto pode agravar a depressão em algumas pacientes

- A cimicífuga (*Cimicifuga racemosa*) foi bem estudada no tratamento dos sintomas da menopausa, mas não no tratamento da SPM/TDPM. Embora possa se mostrar benéfica, são necessários mais dados

- O óleo de prímula é utilizado com frequência na SPM. Entretanto, com a exceção da mastalgia cíclica, as pesquisas não demonstraram qualquer benefício além daqueles obtidos com placebo

- A angélica-chinesa (*dong quai*) é uma erva oriental frequentemente utilizada em associação a outras ervas no tratamento dos distúrbios menstruais e sintomas da menopausa. A sua eficácia não foi pesquisada

- A cava-cava tem sido utilizada no tratamento da ansiedade e da irritabilidade, e vários estudos documentaram a sua eficácia. Entretanto, foi associada à hepatotoxicidade, exigindo até mesmo transplante de fígado. Não se sabe se esse efeito foi relacionado com interações medicamentosas ou com álcool, contaminantes ou com a própria cava-cava

SPM, síndrome pré-menstrual; TDPM, transtorno disfórico pré-menstrual.

eficaz no tratamento da dismenorreia.[31] Os fosfolipídios ômega-3 do *Krill*, que contêm fosfatidilcolina com DHA/EPA, tiveram melhor desempenho do que o DHA/EDP do óleo de peixe tradicional em estudos duplo-cegos de SPM e dismenorreia.[32] Tendo em vista os benefícios estabelecidos dos ácidos graxos ômega-3 em outras condições, pode-se recomendar a ingestão desses compostos durante todo o ciclo menstrual.

Métodos baseados no trabalho corporal

Sintomas pré-menstruais

A massagem alivia a ansiedade, a tristeza e a dor imediatamente após a terapia, porém não reduz os sintomas de SPM/TDPM no geral.

Não há evidências que respaldem a eficácia da manipulação quiroprática nesses distúrbios. Um estudo cruzado controlado com o uso de placebo de pequeno porte ($N = 25$) mostrou que o grupo de tratamento com quiropraxia obteve melhora significativa dos sintomas, enquanto o grupo que recebeu placebo teve melhora inicial em relação às condições basais com placebo e não obteve nenhuma melhora adicional quando recebeu o tratamento ativo.[33]

Dismenorreia

Uma revisão de Cochrane sobre o uso da manipulação da coluna vertebral no tratamento da dismenorreia primária e secundária concluiu que, de modo geral, não há evidências sugerindo que esse tipo de manipulação seja eficaz. Em quatro ensaios clínicos, a manipulação de baixa amplitude e alta velocidade não foi mais eficaz do que a manipulação simulada, embora possivelmente tenha sido melhor do que a ausência de tratamento.[34] Três dos ensaios clínicos de menor porte indicaram uma diferença a favor da manipulação; o ensaio clínico realizado com um tamanho de amostra suficiente não constatou nenhuma diferença. Tampouco houve diferença nos efeitos adversos entre os dois grupos.[34]

Intervenções mente-corpo

7 **As técnicas de relaxamento mostraram alguns resultados muito promissores em mulheres com SPM/TDPM.** Um estudo examinou o efeito da resposta de relaxamento durante 15 minutos, 2 vezes/dia, por 3 meses, em comparação a mulheres que leram durante o mesmo período de tempo e mulheres que registraram seus sintomas. Entre as mulheres do grupo de resposta de relaxamento, 58% apresentaram melhora dos sintomas, em comparação a 27% do grupo de leitura e 17% do grupo de registro dos sintomas.[35] **Tendo em vista que a resposta de relaxamento produz muitos outros benefícios à saúde, sem nenhum custo e sem qualquer risco, trata-se de uma boa técnica a ser recomendada às pacientes.** A terapia cognitiva-comportamental (TCC) e a terapia de grupo foram benéficas em vários estudos de pequeno porte. Em um estudo, a TCC foi eficaz na redução dos sintomas psicológicos e somáticos e no comprometimento da função em comparação a controles. Em outros dois estudos, os autores constataram que a TCC reduziu os sintomas de SPM em comparação ao grupo controle.[36]

Medicina oriental e acupuntura

A medicina oriental e a acupuntura vêm sendo utilizadas há milhares de anos para inúmeros sintomas menstruais. Há um conjunto crescente de evidências que sustentam a eficácia da acupuntura, particularmente no tratamento da dor. Uma revisão de Cochrane em 2011 encontrou 34 ensaios clínicos de acupuntura ou de acupressão para dismenorreia. Dos dez ensaios clínicos que foram incluídos, seis examinaram a acupuntura, e quatro, a acupressão. **6** **Uma metanálise dos ensaios clínicos de acupuntura ($n = 673$) mostrou um benefício significativo na dismenorreia, cefaleia, náuseas e qualidade de vida em comparação ao braço de controle, ao uso de AINE e à fitoterapia chinesa. A metanálise dos estudos de acupressão mostrou uma melhora significativa da dismenorreia em comparação ao placebo.**[37] Há necessidade de mais pesquisas, porém essa técnica é uma modalidade promissora e segura. Se uma mulher estiver totalmente informada e interessada em se submeter a essas abordagens e tiver acesso a um profissional qualificado, é muito apropriado apoiar a sua decisão.

Homeopatia

O uso da homeopatia no tratamento da SPM e do TDPM não foi bem estudado, nem a sua eficácia no tratamento de distúrbios relacionados, como depressão ou ansiedade. Um estudo forneceu resultados positivos, porém foi bastante fraco no planejamento e na demonstração de uma melhora.[36] Em um estudo de pequeno porte, porém bem realizado, sobre remédios homeopáticos específicos, 90% das pacientes apresentaram pelo menos 30% de melhora dos sintomas em comparação a 37,5% que tiveram o mesmo grau de melhora no braço do placebo.[36]

Infertilidade

Intervenções de mente-corpo

As abordagens de mente-corpo são de interesse particular na paciente com infertilidade. Os tratamentos da infertilidade provocam estresse, e o aumento do estresse está associado a uma diminuição da fertilidade (assim como a um aumento do risco de certas condições, como diabetes gestacional, trabalho de parto e partos prematuros e trabalho de parto prolongado).

Em um estudo de pacientes com infertilidade, dois grupos de intervenções psicológicas foram comparados a cuidados de rotina. Os dois grupos que receberam apoio em grupo e TCC apresentaram taxas de fertilidade de 54 e 55%, respectivamente, em comparação ao grupo controle, que teve uma taxa de gravidez de 20%. As taxas de abandono foram grandes e diferentes, o que complica a interpretação desses resultados.[38] Na Áustria, exige-se que os médicos prescrevam atividades terapêuticas a todas as pacientes submetidas a técnicas de reprodução assistida. Essas abordagens incluem psicoterapia, hipnoterapia, relaxamento e exercícios de percepção física. Uma revisão do sucesso associado às taxas de gravidez constatou que, entre 1.156 mulheres, a taxa de gravidez cumulativa naquelas que utilizaram técnicas de mente-corpo foi de 56%, e naquelas que pretendiam utilizar essas técnicas foi de 41,9%, mais altas do que naquelas que recusaram esse tipo de tratamento.[39] Em um estudo de caso-controle que examinou o impacto da hipnose sobre a taxa de gravidez na fertilização *in vitro* (FIV), a taxa de gravidez nos ciclos em que foi utilizada a hipnose foi de 53% em comparação a 28% nos controles, e a taxa de implantação foi de 30% *versus* 14%.[40]

7 É apropriado recomendar as terapias de mente-corpo, como técnicas de relaxamento e hipnose, para aliviar uma ampla variedade de problemas que podem surgir em pacientes com infertilidade, melhorando, talvez, a fertilidade.

Acupuntura e medicina oriental

6 O uso da acupuntura foi estudado no tratamento da infertilidade e, de modo geral, a acupuntura mostrou ser promissora. A acupuntura auricular foi estudada como terapia na infertilidade feminina secundária à oligomenorreia ou insuficiência lútea, e os autores concluíram que se trata de uma valiosa terapia.[41] Outro estudo utilizou a eletroacupuntura em mulheres anovulatórias com síndrome do ovário policístico e constatou a indução de ovulação regular em mais de um terço das mulheres. Após resultados iniciais positivos, foram realizados vários estudos recentes sobre acupuntura e FIV. Em um estudo de 228 mulheres para avaliação de acupuntura e FIV, embora a diferença não tenha alcançado significância estatística, a taxa de gravidez no braço da acupuntura foi de 31%, em comparação a 23% no braço de controle, e as taxas de gravidez em curso com 18 semanas de gestação foram de 28% *versus* 18%.[42] Em um ECR de 225 mulheres submetidas à FIV ou à injeção intracitoplasmática de espermatozoides (ICSI) com acupuntura, as taxas de gravidez clínica foram de 33,6%, em comparação a 15,6% no grupo controle, e as taxas de gravidez em curso foram de 28,4% *versus* 13,8%.[43] Em um ensaio clínico de 182 mulheres comparando o tratamento habitual com acupuntura, 25 minutos antes e depois da transferência de embrião *versus* acupuntura antes e depois da transferência e 2 dias depois da transferência, houve mais uma vez um aumento significativo das taxas de gravidez com a acupuntura, porém não foi observado nenhum benefício adicional nas pacientes que foram submetidas à acupuntura 2 dias após a transferência. As taxas de gravidez clínica no grupo da acupuntura foram de 39% *versus* 26% nos controles, e a taxa de gravidez em curso foi de 36% *versus* 22%.[44] **Em um ECR que comparou o tratamento habitual com uma combinação de tratamento habitual e 25 minutos de acupuntura tradicional antes e depois da transferência de embrião, as taxas de gravidez foram de 43% no braço de intervenção, em comparação a 26% no braço de controle.**[45] Em uma metanálise que incluiu sete ensaios clínicos e 1.366 mulheres, os autores concluíram que as evidências obtidas sugerem que a transferência de embrião realizada com acupuntura aumentou as taxas de gravidez e de nascidos vivos entre mulheres submetidas à FIV.[46] Ao mesmo tempo, uma metanálise que incluiu 13 ensaios clínicos e 2.500 mulheres concluiu que não havia evidências suficientes para concluir que a acupuntura aumenta as taxas de gravidez clínica com FIV.[47] Normalmente, os protocolos de acupuntura são planejados para promover sedação, relaxamento uterino e aumento do fluxo sanguíneo uterino. Acredita-se que a base do efeito da acupuntura esteja possivelmente relacionada com a modulação de fatores neuroendócrinos, aumento do fluxo sanguíneo uterino e ovariano, modulação das citocinas e redução do estresse, da ansiedade ou da depressão. A impedância do fluxo sanguíneo nas artérias uterinas, medida como índice de pulsatilidade, foi considerada útil na avaliação da receptividade do endométrio à transferência de embrião. Foi realizado um estudo para avaliar o efeito da eletroacupuntura sobre o índice de pulsatilidade em mulheres inférteis. Após tratamento 2 vezes/semana, durante 4 semanas, houve uma redução significativa do índice de pulsatilidade médio pouco depois do último tratamento e 10 a 14 dias após os tratamentos. Foi constatada uma elevação significativa da temperatura cutânea, sugerindo uma inibição central da atividade simpática.[48] Em um estudo de mulheres submetidas à FIV, as que foram submetidas à acupuntura tiveram um aumento dos níveis de cortisol e de prolactina em comparação às mulheres do grupo controle, com tendência a uma dinâmica do ciclo mais normal.[49] Uma revisão de prontuários de 1.069 ciclos de FIV (fresco, não doador) comparou a medicina chinesa tradicional individualizada com a acupuntura por ocasião da transferência de embrião e com a FIV de rotina.[50] As taxas de nascidos vivos foi de 48,3% no grupo de rotina, de 50,8% no grupo de acupuntura realizada por ocasião da transferência e de 61,3% no grupo da medicina chinesa tradicional. São necessários mais estudos sobre a eficácia da acupuntura e infertilidade, bem como sobre os mecanismos de ação. Do ponto de vista clínico, há evidências interessantes de que a acupuntura parece ser segura no início da gravidez, e é razoável apoiar o seu uso se as pacientes estiverem interessadas nesse método.

Menopausa

Antes da publicação dos resultados da Women's Health Initiative, 80% das mulheres nos EUA utilizavam "terapias sem prescrição" para ajudar a controlar os sintomas da menopausa, e muitas dessas terapias eram abordagens de SCI. Em um estudo que examinou o uso da SCI durante o climatério, um grupo de 3.302 mulheres foi acompanhado durante 6 anos, 80% das quais utilizaram **4** alguma forma de abordagem de SCI.[51] Em um estudo que examinou as opções de tratamento das mulheres após a interrupção da TH, 76% relataram o uso de terapias integrativas não hormonais, das quais 68% as consideraram úteis.[52] Em um estudo que investigou as crenças das mulheres sobre "hormônios naturais", as mulheres que utilizavam medicamentos adquiridos em farmácias de manipulação acreditavam que, quando comparados aos hormônios tradicionais, os hormônios naturais eram mais seguros, causavam menos efeitos colaterais e eram igualmente ou mais eficazes para o alívio dos sintomas. Muitas mulheres acreditavam que a TH natural era igualmente ou mais eficaz para proteção dos ossos e dos níveis de lipídios a longo prazo.[53] É razoável pressupor que as mulheres estejam explorando e escolhendo essas terapias cada vez mais, frequentemente sem ter informações acuradas ou detalhadas. Essa expansão do mercado leva ao desenvolvimento de mais produtos e à promoção de produtos alternativos. É fundamental que os médicos sejam informados sobre essas opções, de modo que possam ajudar as pacientes a fazerem escolhas seguras. Isso cria uma oportunidade para que os médicos possam discutir abordagens integrativas, como nutrição, técnicas de redução do estresse, exercícios físicos e movimento, acupuntura, medicina oriental e massagem.

Produtos naturais

A lista de fitoterápicos e suplementos promovidos e utilizados no tratamento dos sintomas da menopausa é extensa. Segue-se uma análise dos produtos mais comumente utilizados e recomendados, com base em evidências de pesquisa.

Cimicífuga

Menopausa

A cimicífuga (*Cimicífuga racemosa*) tem sido tradicionalmente utilizada para alívio da SPM e dos sintomas da menopausa. É usada pela população norte-americana nativa há séculos e na Alemanha desde 1950. A forma mais estudada é uma marca comercial denominada *Remifemin*, que é padronizada para 1 mg de *desoxiacteína* e administrada em uma dose de 40 mg, 2 vezes/dia. Os primeiros estudos realizados não eram controlados, porém os estudos posteriores seguiram uma metodologia mais segura. A princípio, acreditava-se que a cimicífuga pudesse diminuir os níveis de hormônio luteinizante, porém acredita-se que ela possa se comportar como um modulador seletivo do receptor de estrogênio (MSRE), atuando nos receptores de serotonina. A cimicífuga não contém fitoestrogênio e não tem efeito estrogênico sobre a citologia vaginal. Além disso, não há alterações dos níveis hormonais em mulheres com seu uso. Em estudos laboratoriais, a cimicífuga suprime as células mamárias, em vez de estimulá-las.[54]

Uma revisão de Cochrane de 2012 incluiu 16 ERCs de mulheres no climatério em uso de extrato de cimicífuga, em uma dose média de 40 mg/dia, durante 23 semanas, em comparação a placebo, TH, trevo-dos-prados e fluoxetina.[55] A revisão citou muitos problemas relacionados com a metodologia e concluiu que as evidências não são suficientes para respaldar o uso da cimicífuga no alívio dos sintomas da menopausa. Os investigadores declararam que existe uma justificativa adequada para a realização de mais estudos. Tradicionalmente, a cimicífuga tem sido utilizada no humor deprimido. Os autores de uma revisão sistemática concluíram que a cimicífuga é eficaz na redução da depressão e da ansiedade.[56] Se as mulheres forem informadas e demonstrarem interesse em uma prova terapêutica de cimicífuga, é razoável apoiar a sua decisão. A cimicífuga deve ser iniciada em uma dose de 20 a 40 mg 2 vezes/dia, padronizada para 2,5 triterpenos. A Commission E recomenda uma dose de 40 a 200 mg.[57] As pacientes devem ser informadas de que podem ser necessárias de 4 a 8 semanas para perceber um efeito. Os efeitos colaterais são raros e consistem em desconforto gastrintestinal, cefaleia e tontura. Foi relatada uma rara associação com dano hepático, e as mulheres com doença hepática devem evitar o seu uso. Embora o estudo de maior duração na literatura tenha se estendido por 12 meses, não há indicação que o uso mais prolongado seja inseguro.

Câncer de mama

Diversos estudos mostraram que a cimicífuga apresenta efeito inibitório sobre as células de câncer de mama receptoras de estrogênio positivas. Em uma revisão de 14 ERCs, os autores concluíram que não houve nenhuma associação entre a cimicífuga e um risco aumentado de câncer de mama.[58] Em um estudo, foi constatado um aumento dos efeitos antiproliferativos do *tamoxifeno*. Em um estudo que pesquisou a eficácia da cimicífuga na redução dos sintomas da menopausa em pacientes com câncer de mama, o grupo placebo e o grupo que recebeu cimicífuga tiveram uma redução de 27% no número e na intensidade dos fogachos. Apenas a sudorese teve uma melhora mais significativa no braço da cimicífuga.[59] Em outro estudo, 136 sobreviventes de câncer de mama foram distribuídas de modo aleatório para tratamento com *tamoxifeno* isoladamente ou *tamoxifeno* com cimicífuga. Depois de 6 meses, não foi observada nenhuma diferença significativa; entretanto, com 1 ano, 47% das mulheres no braço de intervenção estavam livres de fogachos, em comparação a nenhuma delas no grupo controle. Os fogachos intensos foram reduzidos no braço de intervenção (24%) em comparação ao braço tratado apenas com *tamoxifeno* (74%).[60] Em um estudo observacional prospectivo, 50 mulheres com câncer de mama em uso de tamoxifeno foram tratadas com um extrato isopropanólico de cimicífuga durante 6 meses. Utilizando a Escala de Avaliação da Menopausa (Menopause Rating Scale – MRS II), as mulheres tiveram uma redução estatisticamente significativa dos sintomas, incluindo fogachos, sudorese noturna, transtornos do sono e ansiedade. Não foi observada nenhuma melhora do ressecamento vaginal. Não foram observados efeitos colaterais significativos.[61] Tendo em vista que a cimicífuga não é estrogênica, e que há evidências promissoras em mulheres com câncer de mama, é razoável apoiar uma prova terapêutica de cimicífuga em mulheres que têm interesse em usá-la.

Ginseng

Muitos fitoterápicos diferentes utilizam o termo *ginseng*. Os dois mais comuns são o *ginseng* siberiano (*Eleuthero*) e o *ginseng* oriental ou coreano (*Panax*). Ambos os agentes são extraídos da raiz de suas respectivas plantas, e ambos são utilizados tradicionalmente para combater a fadiga ou restaurar a "força vital" para melhorar o desempenho.

O *ginseng Panax*, também conhecido como *ginseng* asiático, chinês ou coreano, é uma pequena planta perene que cresce no nordeste da Ásia e é o mais amplamente utilizado. Uma revisão sistemática das evidências do *ginseng*, que incluiu dez ERCs, encontrou evidências positivas no seu impacto sobre a função e a excitação sexuais e o escore total de fogachos.[62] Um estudo de 12 pacientes examinou o efeito do *ginseng* em mulheres no climatério, com e sem sintomas de fadiga, insônia e depressão. Em condições basais, as pacientes com sintomas apresentavam estados de ansiedade significativamente mais altos. O nível de sulfato de desidroepiandrosterona (DHEA) foi metade do nível observado em mulheres do grupo controle, e a razão de cortisol/sulfato de DHEA foi significativamente maior nas pacientes sintomáticas. Após o tratamento, o Índice Clínico de Cornell e o estado de ansiedade diminuíram para os valores dos controles, e houve uma redução significativa da razão de cortisol/DHEA, embora não tenha alcançado o nível observado no grupo controle.[63]

Quanto aos sintomas fisiológicos, um estudo de grupos paralelos, duplo-cego, randomizado e multicêntrico comparou um extrato de *ginseng* padronizado com placebo. Os parâmetros fisiológicos e de qualidade de vida foram avaliados em condições basais e depois de 16 semanas de tratamento. Não foi constatada nenhuma diferença significativa no alívio dos sintomas e nos parâmetros fisiológicos de hormônio foliculoestimulante, estradiol, espessamento do endométrio, índice de maturidade ou pH vaginal. As pacientes apresentaram uma melhora significativa da depressão, sensação de bem-estar e da saúde em geral.[64] Um segundo estudo demonstrou uma melhora da fadiga, insônia, humor e depressão.[65]

Não há evidências que respaldem o uso do *ginseng* para alívio dos sintomas fisiológicos. Se as pacientes apresentarem sintomas psicológicos do climatério, podem se beneficiar do *ginseng Panax*. Embora o seu mecanismo de ação não esteja elucidado, o do *ginseng Panax* não parece ser estrogênico. Deve-se evitar o uso do *ginseng Panax* com estimulantes, e esse fitoterápico pode causar cefaleia, dor nas mamas, diarreia ou sangramento. A dose recomendada é de 100 mg de extrato padronizado, 2 vezes/dia, durante 3 de cada 4 semanas.

O efeito estrogênico da cimicífuga, do *dong quai*, do *ginseng* e da raiz de alcaçuz foi avaliado por meio de: (i) exame do efeito sobre a proliferação celular de células MCF-7 (uma linhagem celular de câncer de mama humano), (ii) ensaio de expressão gênica transitória, e (iii) bioensaio em camundongos. Os autores concluíram que o *dong quai* e o *ginseng* estimulam o crescimento das células MCF-7, independentemente da atividade estrogênica, e que a cimicífuga e a raiz de alcaçuz não têm atividade estrogênica nem estimulam a linhagem de células mamárias.[54]

Trevo-dos-prados

O trevo-dos-prados (*Trifolium pratense*) é um membro da família das leguminosas, e seus nomes comerciais incluem *Promensil* e *Rimostil*. Contém pelo menos quatro isoflavonas estrogênicas e é promovido como fonte de fitoestrogênios. O trevo-dos-prados é uma erva medicinal sem uso tradicional de longa duração no climatério. Os efeitos estrogênicos foram descobertos pela primeira vez pela observação de seus efeitos em ovelhas. O termo *síndrome do trevo-dos-prados* é utilizado para descrever os sintomas observados com frequência em ovelhas que consomem grandes quantidades de trevo-dos-prados. Essa síndrome em ovelhas caracteriza-se por complicações reprodutivas, incluindo infertilidade. Várias metanálises concluíram que, de modo geral, o trevo-dos-prados não é clinicamente superior ao placebo no alívio dos sintomas vasomotores.[65] Em um ensaio clínico no qual participaram 252 mulheres, foram comparados dois suplementos de trevo-dos-prados a placebo durante um período de 12 semanas (*Promensil*, que contém 82 mg de isoflavonas, e *Rimostil*, que contém 57 mg de isoflavonas).[66] Embora o *Promensil* tenha reduzido os fogachos mais rapidamente do que o *Rimostil* ou o placebo, os três grupos tiveram o mesmo nível de redução dos fogachos no final de 12 semanas. Outro ensaio clínico de grande porte de 205 mulheres forneceu resultados semelhantes. Embora esse estudo forneça algumas evidências de um efeito biológico do *Promensil*, nenhum dos suplementos de trevo-dos-prados teve efeito clinicamente significativo em comparação ao placebo. É preciso definir mais precisamente o seu efeito sobre o endométrio. Em um ensaio clínico de 109 mulheres com a finalidade de investigar o efeito do extrato de trevo-dos-prados sobre a depressão e a ansiedade, houve uma redução de 75% nos escores de ansiedade e de 78% nos escores de depressão, em comparação a uma redução de 21% obtida com placebo.[67]

O trevo-dos-prados tem efeitos demonstráveis que não estão bem claros, acredita-se que ele seja estrogênico, e o seu efeito sobre as mamas e o endométrio não foi adequadamente estudado. Algumas espécies de trevo-dos-prados contêm cumarínicos.

Dong quai (angélica-chinesa)

O *dong quai* (*Angelica sinensi*) tem uma longa história de uso tradicional no climatério e no tratamento dos problemas menstruais. No sistema oriental de medicina, o *dong quai* é utilizado em associação com outros fitoterápicos. Vários estudos do *dong quai* no tratamento dos sintomas da menopausa não conseguiram demonstrar a sua eficácia.[68] Não há evidências que respaldem o uso do *dong quai* como único agente no tratamento dos sintomas da menopausa. O seu uso em associação a outras ervas, como é feito tradicionalmente, não está bem estudado. É importante assinalar que o *dong quai* tem derivados cumarínicos.

Cava-cava

A cava-cava (*Piper methysticum*) é nativa do Sul do Pacífico, e um de seus usos tradicionais consiste em reduzir a ansiedade. Com frequência, é recomendada para aliviar os sintomas da menopausa, particularmente a irritabilidade, a insônia e a ansiedade. Os estudos realizados mostraram que uma dose de 100 a 200 mg, 3 vezes/dia, padronizada para 30% de cavalactonas, diminui a irritabilidade e a insônia associadas à menopausa. Com frequência, a cava-cava é utilizada em associação com outros componentes, como cimicífuga e valeriana, no tratamento dos sintomas da menopausa. Um estudo que examinou o uso da cava-cava além da TH no tratamento da ansiedade mostrou que o uso combinado resultou em acentuada redução da ansiedade em comparação à TH isolada.[69]

A cava-cava tem o potencial de causar efeitos colaterais significativos, embora raros. Foram relatados casos de hepatotoxicidade graves o suficiente para exigir transplante.[70] Outros efeitos colaterais incluem dermatite e um distúrbio do movimento semelhante à doença de Parkinson, porém reversível. A cava-cava foi retirada de muitos mercados na Europa. Não se recomenda o seu uso; entretanto, se as pacientes estiverem tomando esse fitoterápico (disponível em venda livre), devem ser informadas sobre os riscos e aconselhadas a evitar o uso de cava-cava em associação a outros agentes ansiolíticos, álcool ou *paracetamol*, sendo necessária a realização de provas de função hepática periodicamente.

Hipérico

As folhas e os ápices das flores do hipérico (*Hypericum perforatum*) são utilizados de maneira medicinal, principalmente como antidepressivo. O hipérico é usado para alívio da ansiedade e, na Alemanha, para o tratamento das oscilações de humor na menopausa.

Embora o seu mecanismo de ação ainda não tenha sido elucidado, o hipérico parece ser benéfico no alívio da depressão leve a moderada, com melhora de 60% no humor, no nível de energia e no sono, em uma dose de 300 mg 3 vezes/dia. A padronização é controversa, porém acredita-se que o produto tenha pelo menos dois princípios ativos: a hipericina e a hiperforina. As pesquisas foram realizadas, em sua maior parte, com produtos padronizados contendo 0,3% de hipericina. O primeiro ensaio clínico que examinou o seu uso no alívio dos sintomas da menopausa foi realizado em 1999. **Os autores de uma metanálise publicada em 2014 concluíram que o extrato de hipérico é significativamente mais eficaz do que o placebo no tratamento dos sintomas da menopausa.**[71] Em um ensaio clínico randomizado de 301 mulheres tratadas com uma combinação de cimicífuga e hipérico, o tratamento foi superior ao placebo no alívio dos sintomas tanto do climatério quanto psicológicos.[72] **Com base nas evidências e em seu perfil de segurança, é muito razoável sustentar o uso do hipérico isoladamente ou em associação com fitoterápicos, como a cimicífuga, no alívio dos fogachos, da depressão ou das oscilações do humor.** O hipérico induz o complexo do citocromo P450. Especificamente, foram relatados níveis mais baixos de contraceptivos orais, *teofilina, ciclosporina* e agentes antirretrovirais. Foram descritas interações entre hipérico e *buspirona,* estatinas, bloqueadores dos canais de cálcio, *digoxina* e *carbamazepina*. Não há interações significativas aparentes entre hipérico e *varfarina*.

Agnocasto

O agnocasto (*Vitex agnus-castus*) tem uma longa história de uso pelas civilizações, desde os gregos até os monges medievais. Entre os seus usos, destaca-se o tratamento dos sintomas da menopausa. Embora sua administração tenha sido recomendada para essa indicação, a eficácia do agnocasto na menopausa não foi demonstrada.

Ginkgo biloba

Com frequência, o *ginkgo biloba* é promovido para melhora da libido em mulheres na menopausa. Em um estudo, foi constatado que a muirapuama associada ao ginkgo teve efeito significativo em 65% das pacientes.[73] Os efeitos colaterais consistem em desconforto gastrintestinal e cefaleia, e podem ocorrer interações medicamentosas entre ginkgo biloba e os estrogênios, as estatinas e os bloqueadores dos canais de cálcio. O ginkgo tem efeito anticoagulante.

Fitoestrogênio

Os fitoestrogênios são compostos de origem vegetal que têm atividade estrogênica fraca. Parecem ter atividade de moduladores seletivos dos receptores de estrogênio (MSRE), com efeito agonista modesto nos receptores de β-estrogênio. Os fitoestrogênios são classificados em isoflavona, coumestanos, lignanos ou flavonoides. As mais promovidas são as isoflavonas, que incluem a genisteína, daidzeína ou a gliciteína. A soja e seus derivados constituem uma fonte rica em isoflavonas. Uma metanálise realizada em 2012 concluiu que as isoflavonas reduzem a frequência e a intensidade dos fogachos em 20,6 e 26,2%, respectivamente. Os suplementos contendo mais de 18,8 mg de genisteína foram significativamente mais eficazes na redução dos fogachos do que os suplementos contendo níveis mais baixos.[74] As mulheres que desejam consumir fitoestrogênio devem utilizar produtos alimentares, e não suplementos, com a meta de 100 mg de isoflavonas por dia ou 25 g de proteína de soja. Um ECR de 366 mulheres demonstrou a ocorrência de hiperplasia do endométrio em 3,8% das que consumiram 150 mg/dia de isoflavona durante 5 anos, em comparação a 0% no braço do placebo.[75]

Intervenções mente-corpo

As terapias de mente-corpo para alívio dos sintomas da menopausa foram estudadas em vários domínios. Em um estudo de hipnose clínica em sobreviventes de câncer de mama, houve uma redução de 68% nos escores de fogacho, e foi constatada uma melhora significativa da ansiedade, depressão e sono.[76] Em um estudo de 187 mulheres na pós-menopausa com pelo menos sete episódios de fogacho por dia que receberam cinco sessões semanais de hipnose e auto-hipnose, as mulheres do grupo de hipnose tiveram uma redução na frequência e escores de fogacho, e houve melhora na qualidade do sono e na satisfação do tratamento no braço de tratamento de 74%, em comparação a 17% no grupo controle.[77] Em um estudo de 110 mulheres com fogachos distribuídas de modo aleatório para MBSR ou controle, a MBSR melhorou significativamente os fogachos, a qualidade de vida, a qualidade do sono, a ansiedade e o estresse percebido. O escore dos fogachos continuou melhorando após a intervenção com MBSR.[78]

A insônia, que é outro sintoma frequente da menopausa, constitui um problema complexo e multifatorial. O tratamento ideal deve incluir os seguintes componentes: manejo do estresse, estratégias de enfrentamento, melhora dos relacionamentos e mudanças do estilo de vida que facilitem o sono.[79]

Em geral, as técnicas de mente-corpo constituem uma intervenção de baixo risco e de baixo ou nenhum custo, que podem diminuir o tônus adrenérgico do sistema nervoso central. Há evidência de que essas abordagens estão associadas a uma redução dos fogachos e de outros sintomas da menopausa, além de proporcionar benefícios à saúde geral.

Outras abordagens de mente e corpo

A medicina oriental é utilizada há mais de 2.500 anos e inclui tratamento com acupuntura, fitoterápicos e movimento. Embora o diagnóstico e o tratamento sejam altamente individualizados, do ponto de vista da medicina oriental, a menopausa está associada, com frequência, a deficiências de *qi*, sangue e *jing*. A acupuntura é uma das modalidades de SCI mais bem estudadas, porém são necessários mais estudos de maior qualidade sobre a sua aplicação em pacientes na menopausa. Em uma metanálise sobre acupuntura em pacientes na menopausa, publicado em 2015, foram incluídos 12 estudos com 869 pacientes. Foi constatado que a acupuntura reduz a frequência e a intensidade dos fogachos, com melhora nos escores psicológicos, somáticos e urogenitais.[80] Em um ECR de 267 mulheres que comparou a acupuntura individualizada mais autocuidados com autocuidados isoladamente, foi constatada uma diminuição significativa na frequência e na intensidade dos episódios de fogacho no braço de tratamento com acupuntura. De modo geral, esse grupo apresentou uma notável melhora dos sintomas vasomotores, do sono e somáticos.[81] Em um estudo piloto de avaliação do uso da acupuntura em pacientes tratadas com *tamoxifeno,* 15 pacientes foram acompanhadas durante 6 meses.[82,94] As pacientes foram avaliadas antes e depois de 1, 3 e 6 meses de tratamento. Foi observada uma melhora significativa da ansiedade, da depressão e dos sintomas somáticos e vasomotores. A libido não foi afetada. Um estudo de 45 mulheres com câncer de mama observou uma redução significativa dos episódios de fogacho com eletroacupuntura.[83] Trata-se de uma área promissora para as pacientes cujas opções de tratamento desses sintomas são limitadas.

Nas mãos de um profissional competente, a acupuntura é uma modalidade segura de SCI. Se as pacientes na menopausa tiverem interesse em fazer uso dessa técnica como parte de seu plano de controle dos sintomas, é razoável apoiar o uso dessa técnica com um profissional qualificado. Como muitos dos tratamentos fitoterápicos em medicina oriental podem ter atividade estrogênica, é melhor evitá-los se a paciente estiver tomando qualquer forma de TH.

Hormônios "naturais"

Existem numerosas opções hormonais para as pacientes, e muitas são consideradas como "alternativas naturais". Como muitos compostos com atividade hormonal estão disponíveis em preparações de venda livre, é fundamental que o médico conheça essas opções, particularmente à luz das descobertas da Women's Health Initiative e tendo em vista o grande número de mulheres que buscam "alternativas".

Hormônios naturais versus bioidênticos

Existe uma crença cultural dominante de que o natural é "bom" e o sintético é "ruim". Um produto natural é qualquer produto cujos ingredientes principais são de origem animal, mineral ou vegetal. Os produtos naturais podem não ter nenhuma semelhança com os ingredientes em seu estado natural. Por exemplo, os estrogênios conjugados equinos são produtos naturais. Eles não se assemelham a nenhuma substância natural ou nativa do corpo humano. É importante mostrar essa distinção às pacientes. Com muita frequência, as pacientes que solicitam "hormônios naturais" não sabem ao certo o que elas realmente estão pedindo. Quando utilizam esse termo, as pacientes estão procurando, em sua maioria, hormônios bioidênticos ou hormônios molecularmente idênticos aos hormônios produzidos pelos seus ovários.

Os ovários produzem três tipos de estrogênio: 17β-estradiol, estrona e estriol. Na pré-menopausa, o estrogênio predominante sintetizado pelo ovário é o 17β-estradiol ou E_2. É convertido de modo bidirecional em estrona, E_1, que também é produzida na gordura e constitui o estrogênio predominante na pós-menopausa. Todos os adesivos, bem como várias formulações orais, consistem em E_2. Quando o E_2 é utilizado por via oral, grande parte é convertida em E_1 no intestino. A E_1 e o E_2 são essencialmente equivalentes quanto a seu nível de atividade estrogênica. O estriol, E_3, é o mais fraco dos três estrogênios e é produzido predominantemente na placenta durante a gravidez. Não é normalmente prescrito e está apenas disponível em farmácias de manipulação. O *estriol* é a forma predominante de estrogênio no *Tri-est* e *Bi-est*. O *estriol*, *Tri-est* e *Bi-est* são frequentemente utilizados e recomendados pela comunidade de medicina integrativa.

Os estrogênios conjugados equinos são compostos de mais de dez moléculas diferentes extraídas da urina de éguas grávidas. Trata-se de um produto natural, porém não são bioidênticos nem nativos. Além do estrogênio conjugado equino de origem animal, dispõe-se de uma versão sintética.

É difícil tirar conclusões sobre as opções para uso desses hormônios. A Tabela 24.7 fornece uma lista das razões dessa dificuldade.

Hormônios bioidênticos

Progestágeno

A *progesterona* bioidêntica pode ser obtida em farmácias de manipulação ou varejistas na forma de *progesterona* micronizada, *progesterona* natural ou *progesterona* USP. O *acetato de medroxiprogesterona* (MPA) é um progestágeno não bioidêntico (p. ex., a sua estrutura molecular é estranha ao corpo).

Estrogênios bioidênticos

O E_2 ou 17β-estradiol é frequentemente utilizado em lugar do *estrogênio conjugado equino*. Tem maior bioidentidade quando administrado na forma de adesivo, visto que a forma oral é convertida em estrona no intestino. Não se dispõe de dados abrangentes a longo prazo sobre o seu uso.

O *estriol* ou E_3, o mais fraco dos estrogênios que ocorre naturalmente apenas em níveis circulantes elevados durante a gravidez, é popular na comunidade integrativa. Com frequência, é promovido como o estrogênio ideal, uma alternativa natural que oferece todos os benefícios da TH, sem nenhum risco. Essa pressuposição não é sustentada pela literatura, visto que as pesquisas sobre o *estriol* são limitadas. Em um estudo que avaliou o uso do *estriol* durante 12 meses, 53 mulheres receberam 2 mg/dia. Relataram um bom alívio dos sintomas e satisfação, e o exame histológico

Tabela 24.7 Razões da dificuldade em tirar conclusões acerca do uso de hormônios.

Tirar conclusões sobre as opções para uso desses hormônios é um desafio por uma variedade de motivos:

1. **É essencial ressaltar para as pacientes que todos os hormônios não são produzidos de modo igual.** Diferentes hormônios apresentam efeitos diferentes. Por exemplo, o *estriol* é frequentemente promovido como hormônio que tem todos os efeitos do estrogênio conjugado equino, mas que não apresenta nenhum risco. Tendo em vista que se trata de um estrogênio significativamente mais fraco do que o estrogênio conjugado equino, essa afirmativa é questionável e não se baseia em evidências científicas

2. **Os hormônios nativos ou bioidênticos raramente são incluídos em protocolos de pesquisa.** A Women's Health Initiative estudou apenas o estrogênio conjugado equino e o AMP. A Postmenopausal Estrogen-Progestin Intervention (PEPI) utilizou apenas estrogênio conjugado equino, porém o comparou com a *progesterona* micronizada (e mostrou que a *progesterona* micronizada é tão eficaz quanto o *acetato de medroxiprogesterona* na proteção do endométrio e superior ao *acetato de medroxiprogesterona* na proteção dos benefícios sobre os lipídios do estrogênio)

3. **Todas as formas de terapia hormonal frequentemente são reunidas em um único grupo.** A distinção entre os tipos de hormônios estudados raramente é feita na mídia e, com frequência, não é clara nem mesmo na literatura médica. A cobertura da Women's Health Initiative é um exemplo perfeito, visto que a mídia generalizou seus achados para a terapia hormonal, e mesmo a maioria das informações divulgadas por médicos e paramédicos não esclarece que os achados eram relacionados com um tipo específico de estrogênio combinado com um tipo específico de progestágeno

do endométrio não revelou nenhuma hiperplasia nem atipia. Não houve nenhuma alteração da densidade mineral óssea.[84] Em outro estudo que examinou o efeito do *estriol*, 64 mulheres foram acompanhadas durante 24 meses. Houve quatro braços de tratamento: 2 mg de E_3 mais 2,5 mg de *AMP*; 0,625 mg de *estrogênio conjugado* mais 2,5 mg de *MPA*; 1 μg de 1α-hidroxivitamina D_3; e 1,8 g de lactato de cálcio contendo 250 mg de cálcio elementar. Os resultados foram colhidos na base e após 6, 12, 18 e 24 meses e incluíram as seguintes avaliações: densidade mineral óssea da terceira vértebra lombar, níveis séricos de osteocalcina, fosfatase alcalina total e razão urinária de cálcio/creatinina e hidroxiprolina/creatinina.

Os achados revelaram uma diminuição da densidade mineral óssea nos grupos tratados com vitamina D e cálcio e ausência de redução nos grupos de tratamento com *estrogênio conjugado* e E_3. A osteocalcina e a fosfatase alcalina estavam reduzidas ou inalteradas nos grupos de tratamento com estrogênio conjugado e E_3, porém aumentadas nos grupos tratados com vitamina D_3 e cálcio. A razão urinária de cálcio/creatinina apresentou uma redução nos grupos de tratamento com E_3 e estrogênio conjugado, porém não houve nenhuma redução com o uso de vitamina D_3 e cálcio. A razão urinária de hidroxiprolina/creatinina teve uma redução no grupo de tratamento com estrogênio conjugado, permaneceu inalterada nos grupos tratados com E_3 e vitamina D_3 e aumentou no grupo tratado com cálcio. O sangramento uterino foi significativamente menor no grupo tratado com E_3 em comparação ao grupo tratado com estrogênio conjugado, com 2,4 dias em comparação a 13 dias por pessoa. Em suma, o estudo reforçou um efeito de preservação do osso com E_3, em comparação ao *estrogênio conjugado*.[85]

Foi proposto que o *estriol* poderia ter atividade anticarcinogênica. Diferentemente do *estradiol*, o *estriol* não é carcinogênico em modelos de roedores, diminui o crescimento uterino e intensifica a atividade fagocítica. Depois de uma ou mais gestações, a excreção de *estriol* aumenta significativamente, em comparação a mulheres nulíparas. Isso pode ou não estar associado a um aumento do risco de câncer de mama e de ovário em mulheres nulíparas. Em um estudo de acompanhamento de mais de 84 mil mulheres finlandesas, o estradiol oral e transdérmico foi associado a um leve aumento do risco de câncer de mama (2 a 3 casos a mais por 1.000 mulheres ao longo de 10 anos), enquanto o estriol oral e os estrogênios via vaginal não foram associados a qualquer aumento do risco.[86]

O *estriol* oral parece proporcionar alívio sintomático e parece estimular menos os tecidos mamário e endometrial do que o estradiol. Pode ter efeitos levemente benéficos sobre o osso. Parece exercer efeitos estrogênicos sobre o endométrio, porém sem nenhum efeito ou com efeitos leves sobre os lipídios. Não foram realizados ensaios clínicos sobre o efeito do uso do *estriol* oral na mama.

Tri-est e Bi-est

Tri-est e *Bi-est* são formulações nas quais o *estriol* constitui o estrogênio predominante. As formulações típicas contêm 80% de *estriol*. Normalmente, o *Tri-est* contém 2 mg de *estriol*, 0,25 mg de *estradiol* e 0,25 mg de *estrona*, enquanto o *Bi-est* contém 2 mg de *estriol* e 0,5 mg de *estradiol*. Convém assinalar que esses nomes se referem apenas aos tipos de estrogênio utilizados, e as quantidades específicas de cada um podem variar. Essas formulações específicas são frequentemente comercializadas como a forma mais "natural" de estrogenioterapia, visto que contêm duas ou todas as três formas de estrogênios de ocorrência natural. Devem-se observar os seguintes fatores:

- O *Tri-est* e o *Bi-est* não são formulados em proporções ou quantidades de ocorrência natural
- Embora o *Tri-est* e o *Bi-est* contenham apenas 20% de E_2 ou E_2 mais E_3, a dose desses estrogênios mais potentes é significativa (p. ex., 0,5 mg)
- Embora determinada combinação de $E_1/E_2/E_3$ possa demonstrar benefícios em relação a outras formas de TH e deva ser explorada, não foram realizadas pesquisas.

Creme vaginal de estriol

O *estriol* vaginal parece ser promissor pelos seus efeitos locais, com exposição muito baixa ao estrogênio. Em um estudo prospectivo, duplo-cego e controlado por placebo de 167 mulheres na pós-menopausa com atrofia vaginal, houve melhora significativa do ressecamento vaginal e do Escores de Sintomas Gerais com gel vaginal de *estriol* a 0,005%.[87] O creme vaginal de *estriol* foi estudado em mulheres com infecções recorrentes do trato urinário. Esse ECR comparou o creme vaginal de *estriol* com placebo durante 8 meses de tratamento e mostrou a ocorrência de uma redução significativa das infecções do trato urinário (0,5 *versus* 5,9 por paciente-ano). No braço de tratamento, houve uma redução do pH vaginal de 5,5 para 3,8, em comparação à ausência de redução no grupo placebo.[88] Em um ECR de 27 mulheres submetidas à TH com atrofia urogenital, o acréscimo de *estriol* vaginal reduziu o período de latência dos sintomas urinários.[89] Em um estudo de mulheres na pós-menopausa com sintomas urogenitais, 88 foram designadas para esse estudo prospectivo, randomizado e controlado por placebo. O grupo de tratamento recebeu óvulos intravaginais de *estriol*: um óvulo (1 mg) 1 vez/dia, durante 2 semanas, e, em seguida, dois óvulos 1 vez/semana para um total de 6 meses como terapia de manutenção, em comparação a supositórios vaginais de placebo. Após o tratamento, foi constatada uma melhora significativa dos sintomas e sinais de atrofia urogenital no grupo de tratamento, em comparação ao grupo controle. Foi observada uma melhora colposcópica significativa no braço de tratamento, e houve aumentos estatisticamente significativos na pressão uretral máxima média, na pressão de fechamento uretral média e na transmissão da pressão abdominal para a parte proximal da uretra. Além disso, 68% das pacientes tratadas relataram uma melhora subjetiva da incontinência, em comparação a 16% no grupo placebo.[90]

Uma prescrição típica de creme vaginal de *estriol* é de 1 mg de *estriol* por grama; deve-se inserir 1 grama de creme diariamente, durante 2 semanas; em seguida, 2 vezes/semana para manutenção.

Progestágenos bioidênticos

Os ensaios clínicos da Postmenopausal Estrogen-Progestin Intervention (PEPI) apresentaram um ECR multicêntrico que, entre outros fatos, comparou o *estrogênio conjugado equino* mais *AMP* com *estrogênio conjugado equino* mais *progesterona* natural ou micronizada.[91] O ensaio clínico comparou 12 dias de uso de 10 mg de *AMP* com 200 mg de *progesterona* micronizada. A *progesterona* micronizada proporcionou uma proteção igual ao endométrio e foi melhor na proteção dos efeitos benéficos do *estrogênio conjugado equino* sobre o perfil dos lipídios. As pacientes relataram que a *progesterona micronizada* produziu um número significativamente menor de efeitos colaterais do que o *AMP*. Isso foi observado em vários outros ensaios clínicos.[92,93] Considerando-se esses dados, há boas evidências para prescrever *progesterona* micronizada. O braço da Women's Health Initiative que teve o seu tratamento interrompido prematuramente foi o do *estrogênio conjugado equino/AMP*. O braço de tratamento apenas com *estrogênio conjugado equino* foi mantido. É preciso examinar atentamente o papel e os efeitos do *AMP*. Em macacas *rhesus* submetidas à ovariectomia, o E_2 mais *AMP* interferiu na proteção do estrogênio ovariano contra o vasospasmo coronariano. O E_2 associado à *progesterona micronizada* protegeu contra o vasospasmo coronariano. Continua havendo evidências cada vez mais numerosas de que a progesterona melhora a função cardiovascular, e que a manutenção de um nível basal de progesterona pode constituir uma medida cardíaca preventiva eficaz.[94] Tendo em vista o aumento dos riscos cardiovasculares em mulheres tratadas com *estrogênio conjugado equino* e *AMP*, combinados com os dados positivos obtidos da PEPI, a *progesterona* micronizada constitui uma excelente opção para pacientes em uso de estrogênio sistêmico que ainda tenham útero.

Outra área a ser considerada com a progesterona bioidêntica é o risco de câncer de mama. **Enquanto os *estrogênios conjugados equino/MPA* levam a um aumento no risco de câncer de mama depois de aproximadamente 4 anos de uso, não se sabe ao certo se existe o mesmo risco com a progesterona micronizada. Foram realizados quatro estudos observacionais que mostram uma redução desse risco quando se utiliza progesterona micronizada.**[95]

A *progesterona* natural era usada como monoterapia para alívio dos sintomas da menopausa. A dose típica é de 100 mg/dia. São necessárias mais pesquisas para demonstrar a sua eficácia.

Cremes de inhame, cremes de progesterona

Os cremes de inhame e os cremes de *progesterona*, que são vendidos sem prescrição médica, são produtos bem diferentes. Por definição, os cremes de inhame não devem conter *progesterona*, mas devem conter fitoprogesteronas, produtos vegetais semelhantes à *progesterona* (Tabela 24.8). Por outro lado, os cremes de *progesterona* devem conter progesterona. Parte do desafio é que há uma grande parte da mídia afirmando que os cremes de *progesterona* podem solucionar todos os males das mulheres na menopausa. Esses cremes não são controlados pela FDA. O seu conteúdo é altamente variável, indo desde 700 mg de *progesterona*/28 gramas a menos de 2 mg/28 gramas em produtos cujos nomes indicam que são cremes de progesterona, e não cremes de inhame. A absorção desses produtos é extremamente variável.

Os cremes de inhame selvagem (que se referem ao gênero *Dioscorea villosa*, e não ao fato de crescerem em ambiente silvestre) são aplicados topicamente. Contêm saponinas esteroides, incluindo diosgenina e afirmam afetar a esteroidogênese estrogênica. Embora sejam produtos interessantes, são necessários estudos sobre a sua segurança e eficácia. Em um estudo cruzado duplo-cego e controlado por placebo, depois de um período basal de 4 semanas, as pacientes receberam 3 meses de tratamento ativo e 3 meses de placebo. Os registros diários dos sintomas foram mantidos em condições basais e, em seguida, por 1 semana de cada mês. Os níveis sanguíneos e salivares de hormônios e os níveis séricos de lipídios foram avaliados em condições basais e, em seguida, dentro de 3 e 6 meses. Após 3 meses, não houve efeitos colaterais significativos, nem alteração dos níveis de pressão arterial, peso, níveis de lipídios, hormônio foliculoestimulante, glicose, estradiol ou progesterona. Em termos de alívio dos sintomas, o placebo e o creme de inhame tiveram um efeito pequeno sobre o número e a intensidade dos fogachos. Os cremes de inhame selvagem parecem não ter efeitos colaterais e parecem exercer um pequeno efeito sobre os sintomas da menopausa.[96]

Em relação aos cremes de *progesterona*, um ECR de 223 mulheres com sintomas graves de menopausa que utilizaram creme de progesterona, constatou que o braço de tratamento com progesterona não foi mais eficaz do que o placebo.[97] **Tendo em vista os dados disponíveis, os cremes de *progesterona* ou de inhame não devem ser considerados adequados para proteger o útero em mulheres tratadas com estrogênio sistêmico. O creme de *progesterona* pode ser útil para alívio dos sintomas em mulheres que não recebem TH sistêmica e pode ser que tenha outros benefícios e riscos.**

Aconselhamento das pacientes

É importante informar às pacientes o que se sabe e o que não se sabe a respeito da TH. A Tabela 24.9 apresenta alguns dos aspectos desconhecidos da TH.

Tendo em vista o estado atual de conhecimento médico, nunca é demais ressaltar a necessidade de individualizar os planos de tratamento em mulheres no climatério. É fundamental esclarecer os objetivos da paciente, bem como os riscos individuais, a história de exposição hormonal (tanto a duração quanto a época de seu uso), a história familiar e as preferências pessoais. **Nas mulheres que desejam uma reposição hormonal sistêmica, a opção de hormônios bioidênticos com estradiol transdérmico e progesterona micronizada é preferida.**

CIRURGIA E MEDICINA COMPLEMENTAR E INTEGRATIVA

Os estudos realizados mostraram que a maioria das pacientes cirúrgicas utiliza alguma forma de abordagem de SCI. Há considerações especiais em relação à SCI e à paciente cirúrgica. Essas questões são classificadas principalmente em dois domínios:

1. Suplementos que, quando utilizados no perioperatório, podem afetar a evolução da paciente.
2. Abordagens de SCI que podem ser benéficas para a paciente cirúrgica.

Quando se investiga o que as pacientes estão utilizando, e que possa afetar a evolução cirúrgica, a maior preocupação e conscientização precisa se concentrar na área das terapias biológicas. Um levantamento de 2.560 pacientes cirúrgicas em cinco hospitais da Califórnia (EUA) revelou que 68% utilizavam fitoterápicos, das quais 44% não tinham consultado o médico, 56% não informaram o seu uso ao anestesiologista e 47% não interromperam o seu uso antes da cirurgia. As variáveis que foram associadas ao uso incluíram sexo feminino, idade de 35 a 49 anos, maior renda, raça branca, maior escolaridade e problemas com o sono, as articulações, costas, alergias e adição.[98] Um levantamento baseado em um centro de atenção terciária analisou o uso de fitoterápicos e vitaminas em pacientes no período pré-operatório (N = 3.106). Das pacientes estudadas, 22% estavam usando fitoterápicos e 51%, vitaminas. As usuárias típicas eram mulheres na faixa etária dos 40 aos 60 anos. Os

Tabela 24.8 Cremes de progesterona e de inhame selvagem.

400 a 700 mg de progesterona/28 g	Pro-Gest
	Bio Balance
	Progonol
	OstaDerm
2 a 15 mg de progesterona/28 g	PhytoGest
	Pro-Dermex
	Endocreme
	Yamcon
	Wild Yam Extract
	PMS Formula
	Menopause Formula
	Femarone-Nutri-Gest
Menos de 2 mg de progesterona/28 g	Wild Yam Cream
	Progesterone-HP

Tabela 24.9 Aspectos desconhecidos da terapia hormonal.

- Riscos e benefícios da terapia hormonal bioidêntica (p. ex., como os resultados da Women's Health Initiative são transportados para os hormônios bioidênticos)
- Papel do acetato de *medroxiprogesterona* no aumento de determinados riscos
- Riscos e benefícios a longo prazo do *estriol*
- Efeitos de diferentes doses de hormônios
- Correlação dos níveis circulantes de hormônios com diferentes doses, bem como correlação de diferentes níveis de hormônios com riscos e benefícios
- Efeito da exposição hormonal durante toda a vida
- Riscos e benefícios da terapia hormonal quando iniciada na idade da menopausa

compostos mais comumente utilizados foram equinácea, ginkgo biloba, hipérico, alho e *ginseng*.[99] Em outro estudo baseado em um centro médico universitário, que pesquisou pacientes submetidas à cirurgia ambulatorial, foi constatado que 64% das pacientes estavam usando suplementos, das quais 90% utilizavam vitaminas, 43%, extratos de alho, 32% ginkgo biloba, 30%, hipérico, 18%, *ephedra* e 12%, equinácea, enquanto outras utilizavam *aloe vera*, cáscara-sagrada e alcaçuz.[100]

Efeitos sobre a cirurgia

Muitas das substâncias utilizadas com mais frequência têm efeitos que devem ser conhecidos dos cirurgiões e dos anestesiologistas. Os fitoterápicos utilizados com anestesia podem causar as seguintes complicações:

- Prolongamento do efeito dos anestésicos
- Distúrbios da coagulação
- Efeitos cardiovasculares
- Distúrbios eletrolíticos
- Hepatotoxicidade
- Efeitos endócrinos.

A American Society of Anesthesiologists não tem uma diretriz oficial, porém recomenda a interrupção de todos os produtos naturais de 2 a 3 semanas antes de uma cirurgia eletiva.

Prolongamento do efeito dos anestésicos

A valeriana, a cava-cava, o *ginseng* e o hipérico estão entre os fitoterápicos utilizados com mais frequência passíveis de prolongar os efeitos dos anestésicos. A valeriana apresenta efeitos sedativos que se acredita sejam mediados por receptores de *benzodiazepínicos* e ácido γ-aminobutírico (GABA). No caso de pacientes que utilizam valeriana diariamente, sugere-se que o fitoterápico seja reduzido de maneira gradual durante as semanas que precedem a cirurgia. A ação da cava-cava é mediada pelos receptores de GABA e potencializa os efeitos sedativos dos anestésicos. A recomendação geral é interromper o seu uso 24 horas antes da cirurgia. O hipérico induz as enzimas do citocromo P450 (*ciclosporina, indinavir* e *varfarina*). Modula o receptor de GABA e inibe a recaptação de serotonina, dopamina e norepinefrina. A recomendação é interromper o seu uso 5 dias antes da cirurgia.

Efeitos sobre a coagulação

Alguns dos suplementos e fitoterápicos mais comumente utilizados que apresentam propriedades anticoagulantes incluem óleo de peixe, *ginseng* (asiático e americano), ginkgo biloba, alho, vitamina E, gengibre, matricária, angélica-chinesa (*dong quai*), palmeto e condroitina. A coenzima Q10, o óleo de peixe e as sementes de linhaça podem ter esse efeito.

Efeitos cardiovasculares

A raiz de alcaçuz contém o ácido glicirrízico, que apresenta efeito semelhante ao da aldosterona e que pode resultar em hipertensão, hiperpotassemia e edema. O ácido glicirrízico é utilizado como adoçante em alimentos industrializados. A *ephedra* está associada a arritmias e hipertensão, enquanto o *ginseng* está associado à hipertensão. O óleo de peixe, a coenzima Q10 e o alho estão associados à hipotensão. Houve relatos de casos de episódios reversíveis de hipertensão e palpitações com a glicosamina. Foram relatados casos esporádicos de hipertensão, taquicardia e outras queixas cardíacas de causalidade desconhecida com o palmeto.

Distúrbios eletrolíticos

A raiz de alcaçuz foi associada à hipernatremia e hipopotassemia. O hidraste pode reduzir o efeito dos agentes anti-hipertensivos. O palmeto, o *ginseng* e o chá verde podem causar distúrbios eletrolíticos.

Hepatotoxicidade e efeitos endócrinos

Os seguintes fitoterápicos estão associados à hepatotoxicidade: cava-cava, arroz vermelho fermentado (que contém o ingrediente *lovastatina*), chaparral, valeriana e equinácea. Quanto aos efeitos endocrinológicos, tanto o cromo quanto o *ginseng* podem causar hipoglicemia. A Tabela 24.10 destaca alguns dos fitoterápicos e vitaminas utilizados com mais frequência e seus possíveis efeitos na paciente cirúrgica.

Abordagens de medicina complementar e integrativa passíveis de beneficiar a paciente cirúrgica

4 As terapias de mente-corpo e a medicina e acupuntura orientais constituem os dois campos em que foram realizadas mais pesquisas e que são mais promissores para pacientes cirúrgicas.

Medicina e acupuntura orientais

Uma revisão do uso da acupuntura como única técnica de anestesia em pacientes submetidas à cesariana na China avaliou 12 anos de experiência, com taxas de sucesso de 92 a 99%. A pressão arterial, a frequência cardíaca e a frequência respiratória permaneceram estáveis durante toda a cirurgia, o que representa uma vantagem significativa em relação aos fármacos anestésicos.[101] Embora seja pouco provável que a acupuntura seja prontamente utilizada como única fonte de anestesia nos EUA, isso demonstra a eficácia dessa abordagem e incentiva a sua consideração como adjuvante. Em um ECR de pacientes submetidas à cirurgia abdominal alta e baixa (gastrintestinal), a acupuntura foi aplicada 2,5 cm lateralmente à coluna vertebral antes da indução. No pós-operatório, as pacientes tratadas com acupuntura tiveram menos dor, náusea e vômitos pós-operatórios, menos necessidade de analgésico e menos respostas simpatoadrenais. A necessidade do uso de morfina caiu em 50%, e a náuseas pós-operatória foi reduzida em 30%. Os níveis de cortisol e de epinefrina tiveram uma redução de 30 a 50% durante a fase de recuperação e o primeiro dia do pós-operatório.[102] Vários estudos que analisaram especificamente a náusea e os vômitos em mulheres submetidas a cirurgias ginecológicas mostraram um benefício da acupuntura e da acupressão.[103-105]

Na Alemanha, utiliza-se frequentemente a anestesia auricular estimulada eletricamente. A revisão de um ECR de pacientes anestesiadas com *desflurano*, com e sem acupuntura auricular, revelou uma redução significativa da necessidade de anestésico (a quantidade de anestesia necessária para evitar movimentos voluntários).[106]

A acupuntura justifica uma maior investigação como adjuvante da anestesia em pacientes ginecológicas. É razoável sustentar até mesmo o uso de adjuvantes simples, como pulseiras de acupressão ou pulseiras de eletroacupressão, visto que são seguros e demonstraram ter alguma eficácia na redução das náuseas e dos vômitos no pós-operatório.

Intervenções de mente-corpo

7 O preparo mental para a cirurgia resulta em benefícios psicológicos, fisiológicos e econômicos. Níveis mais altos de ansiedade estão associados a um maior risco de complicações, depressão, aumento

Tabela 24.10 — Fitoterápicos e vitaminas utilizados com frequência e seus possíveis efeitos na paciente cirúrgica.

Substância	Possíveis efeitos negativos
Chaparral	Hepatotoxicidade
Condroitina	Propriedades anticoagulantes
Cromo	Hipoglicemia
Coenzima Q10	Hipotensão, efeitos cardíacos, propriedades anticoagulantes
Angélica chinesa (*dong quai*)	Propriedades anticoagulantes
Equinácea	Hepatotoxicidade
Matricária	Propriedades anticoagulantes
Óleo de peixe	Propriedades anticoagulantes, hipotensão
Alho	Propriedades anticoagulantes
Gengibre	Propriedades anticoagulantes
Ginkgo	Propriedades anticoagulantes
Ginseng	Propriedades anticoagulantes Hipertensão Hipoglicemia
Glicosamina	Hipoglicemia
Hidraste	Pode reduzir o efeito dos anti-hipertensivos
Chá verde	Propriedades anticoagulantes, efeitos cardíacos
Semente de linhaça	Propriedades anticoagulantes
Cava-cava	Potencializa os efeitos sedativos dos anestésicos Hepatotoxicidade
Raiz de alcaçuz	Hipertensão Hiperpotassemia Hipopotassemia Hipernatremia Edema
Ephedra	Arritmias Hipertensão
Arroz vermelho fermentado	Hepatotoxicidade
Palmeto	Propriedades anticoagulantes, efeitos cardíacos, distúrbios eletrolíticos
Hipérico	Prolongamento dos efeitos anestésicos Inibe a recaptação de serotonina, dopamina e norepinefrina
Valeriana	Prolongamento dos efeitos anestésicos Hepatotoxicidade
Vitamina E	Propriedades anticoagulantes

da necessidade de anestesia, diminuição da função imune e maior tempo de cicatrização. Muitos aspectos fisiológicos diferentes são afetados, incluindo diminuição da quimiotaxia e fagocitose e diminuição dos fatores inflamatórios, como as citocinas. Um estudo que examinou a cicatrização de feridas recorreu a estudantes de odontologia saudáveis, nos quais foi feita uma incisão padronizada com bisturi no palato em duas ocasiões: uma imediatamente antes das provas, e outra durante as férias de verão. As incisões nesses estudantes saudáveis levaram 3 dias a mais (40%) para cicatrizar durante os períodos de estresse, em comparação a períodos de redução de estresse.[107] O poder da palavra foi explorado já em 1964, quando um estudo distribuiu pacientes de modo aleatório para um grupo de consulta pré-operatória, caracterizada por comunicação simpática, acolhedora e informativa *versus* outro grupo caracterizado por comentários rápidos e superficiais. As pacientes cuja consulta pré-operatória foi simpática necessitaram de metade da dose de analgésico e tiveram uma intervenção hospitalar reduzida em 2 dias e meio.[108]

Uma metanálise de intervenções de mente-corpo e cirurgia incluiu 191 estudos e mais de 8.600 pacientes. **O uso de abordagens de mente-corpo, incluindo intervenções como hipnose, visualização orientada e relaxamento, foi associado a uma redução da perda de sangue, diminuição da dor, redução do uso de medicamentos, aumento do retorno da função intestinal, redução do estresse e diminuição do tempo de internação hospitalar em 1,5 dia.** Em um ECR de 220 mulheres submetidas à biopsia de mama excisional ou lumpectomia, uma intervenção pré-operatória de 15 minutos de hipnose foi comparada a um controle de atenção. No braço de intervenção, houve uma necessidade significativamente menor de propofol e lidocaína, e as pacientes tiveram menos dor, náuseas, fadiga e transtorno emocional. Além disso, a instituição teve um custo significativamente menor.[109] Em um estudo de 241 pacientes submetidas a procedimentos médicos invasivos, distribuídas aleatoriamente para grupos de cuidados convencionais *versus* atenção estruturada *versus* auto-hipnose, a hipnose teve os efeitos mais pronunciados sobre a dor e a ansiedade e melhorou a estabilidade hemodinâmica.[110]

Em um estudo de pacientes submetidas à cirurgia ambulatorial com raquianestesia, as pacientes que foram designadas aleatoriamente para ouvir música suave tiveram menor necessidade de sedativos durante a cirurgia e no período perioperatório.[111] Em um estudo de pacientes submetidas à histerectomia, as pacientes receberam anestesia padronizada e foram designadas aleatoriamente para grupos que ouviram música durante a cirurgia, música mais sugestões positivas ou os sons do centro cirúrgico. No dia da cirurgia, os grupos de pacientes que ouviram música e que ouviram música com sugestões receberam uma quantidade significativamente menor de anestesia de resgate. No primeiro dia do pós-operatório, as pacientes que ouviram música durante a cirurgia tiveram analgesia mais eficaz e mobilização precoce. No momento da alta, os dois grupos de intervenção apresentaram menos fadiga. Não houve alteração nas náuseas e nos vômitos, função intestinal ou duração da internação hospitalar.[112] Em outro estudo com pacientes submetidas à histerectomia abdominal, as pacientes foram designadas de modo aleatório para grupos que ouviram uma de quatro gravações durante a cirurgia: sugestões positivas sobre a dor, ou sobre náuseas e vômitos, ou ambos, ou apenas ruídos. As sugestões positivas não tiveram efeitos benéficos na redução das náuseas e dos vômitos nem no consumo de analgésicos ou antieméticos.[113]

Embora os estudos e as intervenções nas abordagens de mente-corpo na paciente cirúrgica sejam variados, essas intervenções têm baixo custo e baixo risco e podem oferecer benefícios reais à paciente e um maior senso de controle.

CONCLUSÃO

Os médicos são movidos pelo desejo e compromisso de oferecer o melhor atendimento possível, com a responsabilidade de fornecer informações às pacientes sobre todas as terapias que podem ser benéficas, independentemente de seu sistema de origem. Na prática, isso representa um verdadeiro desafio, visto que há muitas perguntas sem respostas no uso de abordagens complementares e integrativas, e, com frequência, não há padrões estabelecidos de cuidados. Cada médico, com sua paciente, precisa formar suas próprias opiniões acerca da integração apropriada das terapias de SCI com essa paciente. Muitas pacientes desejarão evidências conclusivas sobre qualquer tratamento antes de usá-lo. Outras, certas da segurança relativa de um tratamento, podem exigir menos evidências conclusivas. Ilustrando esse dilema, em uma revisão sistemática de ensaios clínicos randomizados sobre as abordagens de SCI na SPM, os autores concluíram que "apesar de alguns achados positivos, não houve evidências convincentes sobre nenhuma dessas terapias, e a maioria dos ensaios clínicos conduzidos apresenta várias limitações metodológicas. Com base nas evidências atuais, não é possível recomendar terapia complementar ou integrativa como tratamento para a síndrome pré-menstrual".[114] Embora esse conceito seja atraente pela sua simplicidade, pode não ser do melhor interesse para as pacientes. É importante ser consistente na exigência de evidências e utilizar os mesmos níveis de evidências das intervenções convencionais para a incorporação de abordagens de SCI. À semelhança de muitas decisões clínicas que precisam ser tomadas com dados incompletos, é necessário considerar muitos fatores. Os possíveis riscos e benefícios precisam ser avaliados com cuidado, utilizando *primum non nocere* (antes de tudo, não fazer mal) como guia.

À medida que são realizadas mais pesquisas, e conforme as faculdades de medicina e os programas de residência continuam incorporando o ensino sobre essas abordagens, a lacuna entre os desejos das pacientes e as práticas padronizadas irá diminuir à medida que as terapias apropriadas forem perfeitamente integradas, enquanto as ineficazes e fraudulentas forem descartadas.

REFERÊNCIAS BIBLIOGRÁFICAS

1. **Clarke TC, Black LI, Stussman BJ, et al.** Trends in the use of complementary health approaches among adults: United States, 2002–2012. *Natl Health Stat Reports* 2015;(79):1–16.
2. **Eisenberg DM, Davis RB, Ettner SL, et al.** Trends in alternative medicine use in the United States, 1990–1997: Results of a follow-up national survey. *JAMA* 1998;280:1569–1575.
3. **National Center for Complementary and Integrative Health (NCCIH).** Available online at https://nccih.nih.gov/.
4. **Bair YA, Gold EB, Greendale GA, et al.** Ethnic differences in use of complementary and alternative medicine at midlife: Longitudinal results from SWAN participants. *Am J Public Health* 2002;92: 1832–1840.
5. **Hollyer T, Boon H, Georgouis A, et al.** The use of CAM by women suffering from nausea and vomiting during pregnancy. *BMC Complement Altern Med* 2002;2:5.
6. **Shen J, Andersen R, Albert PS, et al.** Use of complementary/alternative therapies by women with advanced-stage breast cancer. *BMC Complement Altern Med* 2002;2:8.
7. **Newton KM, Buist DS, Keenan NL, et al.** Use of alternative therapies for menopause symptoms: Results of a population-based survey. *Obstet Gynecol* 2002;100:18–25.
8. **Astin JA.** Why patients use alternative medicine: Results of a national study. *JAMA* 1998;279:1548–1553.
9. **Barnes PM, Powell-Griner E, McFann K, et al.** Complementary and alternative medicine use among adults: United States, 2002. *Adv Data* 2004;343:1–19.
10. **U.S. Food and Drug Administration (USFDA).** Dietary supplements. Available online at www.fda.gov/food/dietarysupplements.
11. **National Certification Commission for Acupuncture and Oriental Medicine (NCCAOM).** Available online at http://www.nccaom.org/.
12. **Goldblatt E, et al.** *Clinicians' & Educators' Desk Reference on the Integrative Health and Medicine Professions.* Mercer Island, WA: Academic Collaborative for Integrative Health (ACIH); 2017.
13. **American Society of Clinical Hypnosis (ASCH).** Available online at www.asch.net.
14. **Cho ZH, Chung SC, Jones JP, et al.** New findings of the correlation between acupoints and corresponding brain cortices using functional MRI. *Proc Natl Acad Sci U S A* 1998;95:2670–2673.
15. **Hempel S, Taylor SL, Solloway M, et al.** Evidence map of acupuncture. VA-ESP Project #05-226; 2013.
16. **National Center for Complementary and Integrative Health (NCCIH).** Acupuncture for pain. Available online at http://nccam.nih.gov/health/acupuncture/acupuncture-for-pain.htm. Accessed September 18, 2009.
17. **Accreditation Commission for Acupuncture and Oriental Medicine (ACAOM).** Available online at http://www.acaom.org/.
18. **American Board of Medical Acupuncture.** Available online at http://www.dabma.org/.
19. **Rakel D.** *Integrative Medicine.* 4th ed. Philadelphia, PA: Elsevier; 2017.
20. **Ward MW, Holimon TD.** Calcium treatment for premenstrual syndrome. *Ann Pharmacother* 1999;33:1356–1358.
21. **Fugh-Berman A, Kronenberg F.** Complementary and alternative medicine (CAM) in reproductive-age women: A review of randomized controlled trials. *Reprod Toxicol* 2003;17:137–152.

22. **Fathizadeh N, Ebrahimi E, Valiani M, et al.** Evaluating the effect of magnesium and magnesium plus vitamin B6 supplement on the severity of premenstrual syndrome. *Iran J Nurs Midwifery Res* 2010; 15(Suppl 1):401–405.
23. **Dell DL, Svec C.** *The PMDD Phenomenon: Breakthrough Treatments for Premenstrual Dysphoric Disorder (PMDD) and Extreme Premenstrual Syndrome (PMS).* New York: McGraw-Hill; 2002.
24. **Berger D, Schaffner W, Schrader E, et al.** Efficacy of *Vitex agnus castus* L. extract Ze 440 in patients with pre-menstrual syndrome (PMS). *Arch Gynecol Obstet* 2000;264:150–153.
25. **Schellenberg R.** Treatment for the premenstrual syndrome with agnus *castus* fruit extract: Prospective, randomised, placebo controlled study. *BMJ* 2001;322:134–137.
26. **Loch EG, Selle H, Boblitz N.** Treatment of premenstrual syndrome with a phytopharmaceutical formulation containing Vitex agnus castus. *J Womens Health Gend Based Med* 2000;9:315–320.
27. **Stevinson C, Ernst E.** A pilot study of *Hypericum perforatum* for the treatment of premenstrual syndrome. *BJOG* 2000;107:870–876.
28. **Whelan AM, Jurgens TM, Naylor H.** Herbs, vitamins and minerals in the treatment of premenstrual syndrome: A systematic review. *Can J Clin Pharmacol* 2009;16:e407–e429.
29. **Tamborini A, Taurelle R.** Value of standardized ginkgo biloba extract (EGb 761) in the management of congestive symptoms of premenstrual syndrome. *Rev Fr Gynecold Obstet* 1993;88:447–457.
30. **Proctor ML, Murphy PA.** Herbal and dietary therapies for primary and secondary dysmenorrhoea. *Cochrane Database Syst Rev* 2001; (3):CD002124.
31. **Saldeen P, Saldeen T.** Women and omega-3 fatty acids. *Obstet Gynecol Surv* 2004;59:722–730; quiz 745–746.
32. **Kidd PM.** Omega-3 DHA and EPA for cognition, behavior, and mood: clinical findings and structural-functional synergies with cell membrane phospholipids. *Altern Med Rev* 2007;12:207–227.
33. **Walsh MJ, Polus BI.** A randomized, placebo-controlled clinical trial on the efficacy of chiropractic therapy on premenstrual syndrome. *J Manipulative Physiol Ther* 1999;22:582–585.
34. **Proctor ML, Hing W, Johnson TC, et al.** Spinal manipulation for primary and secondary dysmenorrhoea. *Cochrane Database Syst Rev* 2006;3:CD002119.
35. **Goodale IL, Domar AD, Benson H.** Alleviation of premenstrual syndrome symptoms with the relaxation response. *Obstet Gynecol* 1990; 75:649–655.
36. **Girman A, Lee R, Kligler B.** An integrative medicine approach to premenstrual syndrome. *Am J Obstet Gynecol* 2003;188(5 Suppl): S56–S65.
37. **Smith CA, Zhu X, He L, et al.** Acupuncture for primary dysmenorrhoea. *Cochrane Database Syst Rev* 2011;(1):CD007854.
38. **Domar AD, Seibel MM, Benson H.** The mind/body program for infertility: A new behavioral treatment approach for women with infertility. *Fertil Steril* 1990;53:246–249.
39. **Poehl M, Bichler K, Wicke V, et al.** Psychotherapeutic counseling and pregnancy rates in in vitro fertilization. *J Assist Reprod Genet* 1999;16:302–305.
40. **Levitas E, Parmet A, Lunenfeld E, et al.** Impact of hypnosis during embryo transfer on the outcome of in vitro fertilization-embryo transfer: A case control study. *Fertil Steril* 2006;85:1404–1408.
41. **Gerhard I, Postneek F.** Auricular acupuncture in the treatment of female infertility. *Gynecol Endocrinol* 1992;6:171–181.
42. **Smith C, Coyle M, Norman RJ.** Influence of acupuncture stimulation on pregnancy rates for women undergoing embryo transfer. *Fertil Steril* 2006;85:1352–1358.
43. **Dieterle S, Ying G, Hatzmann W, et al.** Effect of acupuncture on the outcome of in vitro fertilization and intracytoplasmic sperm injection: A randomized, prospective, controlled clinical study. *Fertil Steril* 2006;85:1347–1351.
44. **Westergaard LG, Mao Q, Krogslund M, et al.** Acupuncture on the day of embryo transfer significantly improves the reproductive outcome in infertile women: A prospective, randomized trial. *Fertil Steril* 2006;85:1341–1346.
45. **Paulus WE, Zhang M, Strehler E, et al.** Influence of acupuncture on the pregnancy rate in patients who undergo assisted reproduction therapy. *Fertil Steril* 2002;77:721–724.
46. **Manheimer E, Zhang G, Udoff L, et al.** Effects of acupuncture on rates of pregnancy and live birth among women undergoing in vitro fertilisation: Systematic review and meta-analysis. *BMJ* 2008;336: 545–549.
47. **El-Toukhy T, Sunkara SK, Khairy M, et al.** A systematic review and meta-analysis of acupuncture in in vitro fertilisation. *BJOG* 2008; 115:1203–1213.
48. **Stener-Victorin E, Waldenström U, Andersson SA, et al.** Reduction of blood flow impedance in the uterine arteries of infertile women with electro-acupuncture. *Hum Reprod* 1996;11:1314–1317.
49. **Magarelli PC, Cridennda DK, Cohen M.** Changes in serum cortisol and prolactin associated with acupuncture during controlled ovarian hyperstimulation in women undergoing in vitro fertilization-embryo transfer treatment. *Fertil Steril* 2009;92:1870–1879.
50. **Rubin LH, Opsahl M, Wiemer K, et al.** The effects of adjuvant whole-systems traditional Chinese medicine on in vitro fertilization live births: A retrospective cohort study. *J Altern Complement Med* 2014;20(5):A12–A13.
51. **Bair YA, Gold EB, Zhang G, et al.** Use of complementary and alternative medicine during the menopause transition: longitudinal results from the Study of Women's Health Across the Nation. *Menopause* 2008;15:32–43.
52. **Shrader SP, Ragucci KR.** Life after the women's health initiative: Evaluation of postmenopausal symptoms and use of alternative therapies after discontinuation of hormone therapy. *Pharmacotherapy* 2006;26:1403–1409.
53. **Adams C, Cannell S.** Women's beliefs about "natural" hormones and natural hormone replacement therapy. *Menopause* 2001;8:433–440.
54. **Amato P, Christophe S, Mellon PL.** Estrogenic activity of herbs commonly used as remedies for menopausal symptoms. *Menopause* 2002;9:145–150.
55. **Beer AM, Osmers R, Schnitker J, et al.** Efficacy of black cohosh (*Cimicifuga racemosa*) medicines for treatment of menopausal symptoms—comments on major statements of the Cochrane Collaboration report 2012 "black cohosh (*Cimicifuga* spp.) for menopausal symptoms (review)." *Gynecol Endocrinol* 2013;29(12):1022–1025.
56. **Geller SE, Studee L.** Botanical and dietary supplements for mood and anxiety in menopausal women. *Menopause* 2007;14(3):541–549.
57. **Blumenthal M, ed.** *The Complete German Commission E Monographs: Therapeutic Guide to Herbal Medicines.* Austin, TX: American Botanical Council; 1998.
58. **Fritz H, Seely D, McGowan J, et al.** Black cohosh and breast cancer: a systematic review. *Integr Cancer Ther* 2014;13(1):12–29.
59. **Jacobson JS, Troxel AB, Evans J, et al.** Randomized trial of black cohosh for the treatment of hot flashes among women with a history of breast cancer. *J Clin Oncol* 2001;19:2739–2745.
60. **Hernandez Munoz G, Pluchino S.** Cimicifuga racemosa for the treatment of hot flushes in women surviving breast cancer. *Maturitas* 2003;44(Suppl 1):S59–S65.
61. **Rostock M, Fischer J, Mumm A, et al.** Black cohosh (*Cimicifuga racemosa*) in tamoxifen-treated breast cancer patients with climacteric complaints–a prospective observational study. *Gynecol Endocrinol* 2011;27(10):844–848.
62. **Lee HW, Choi J, Lee Y, et al.** Ginseng for managing menopausal woman's health: A systemic review of double-blind, randomized, placebo-controlled trial. *Medicine (Baltimore)* 2016;95(38):e4914.
63. **Tode T, Kikuchi Y, Hirata J, et al.** Effect of Korean red ginseng on psychological functions in patients with severe climacteric syndromes. *Int J Gynaecol Obstet* 1999;67:169–174.
64. **Wiklund IK, Mattsson LA, Kindgren R, et al.** Effects of a standardized ginseng extract on quality of life and physiological parameters in symptomatic postmenopausal women: a double-blind, placebo-controlled trial. Swedish Alternative Medicine Group. *Int J Clin Pharmacol Res* 1999;19:89–99.
65. **Wong VC, Lim CE, Luo X, et al.** Current alternative and complementary therapies used in menopause. *Gynecol Endocrinol* 2009;25: 166–174.
66. **Tice, JA, Ettinger B, Ensrud K, et al.** Phytoestrogen supplements for the treatment of hot flashes, the Isoflavone Clover Extract (ICE) study; A randomized controlled trial. *JAMA* 2003;290: 207–214.
67. **Lipovac M, Chedraui P, Gruenhut C, et al.** Improvement of postmenopausal depressive and anxiety symptoms after treatment with isoflavones derived from red clover extracts. *Maturitas* 2010;65(3): 258–261.
68. **Hirata JD, Swiersz LM, Zell B, et al.** Does dong quai have estrogenic effects in postmenopausal women? A double-blind, placebo-controlled trial. *Fertil Steril* 1997;68:981–986.
69. **De Leo V, La Marca A, Lanzetta D, et al.** Assessment of the association of Kava-Kava extract and hormone replacement therapy in the treatment of postmenopause anxiety. *Minerva Ginecol* 2000; 52(6):263–267.

70. **Teschke R, Schulze J.** Risk of kava hepatotoxicity and the FDA consumer advisory. *JAMA* 2010;304(19):2174–2145.
71. **Liu YR, Jiang YL, Huang RQ, et al.** Hypericum perforatum L. preparations for menopause: A meta-analysis of efficacy and safety. *Climacteric* 2014;17(4):325–335.
72. **Uebelhack R, Blohmer JU, Graubaum HJ, et al.** Black cohosh and St. John's wort for climacteric complaints: A randomized trial. *Obstet Gynecol* 2006;107(Pt 1):247–255.
73. **Waynberg J, Brewer S.** Effects of Herbal vX on libido and sexual activity in premenopausal and postmenopausal women. *Adv Ther* 2000;17:255–262.
74. **Taku K, Melby MK, Kronenberg F, et al.** Extracted or synthesized soybean isoflavones reduce menopausal hot flash frequency and severity: A systemic review and meta-analysis of randomized controlled trials. *Menopause* 2012;19(7):776–790.
75. **Dennehy CE.** The use of herbs and dietary supplements in gynecology: An evidence-based review. *J Midwifery Womens Health* 2006;51:402–409.
76. **Elkins G, Marcus J, Stearns V, et al.** Randomized trial of a hypnosis intervention for treatment of hot flashes among breast cancer survivors. *J Clin Oncol* 2008;26:5022–5026.
77. **Elkins GR, Fisher WI, Johnson AK, et al.** Clinical hypnosis in the treatment of postmenopausal hot flashes: A randomized controlled trial. *Menopause* 2013;20(3):291–298.
78. **Carmody JF, Crawford S, Salmoirago-Blotcher E, et al.** Mindfulness training for coping with hot flashes: Results of a randomized trial. *Menopause* 2011;18(6):611–620.
79. **Jones CR, Czajkowski L.** Evaluation and management of insomnia in menopause. *Clin Obstet Gynecol* 2000;43:184–197.
80. **Chiu HY, Pan CH, Shyu YK.** Effects of acupuncture on menopause-related symptoms and quality of life in natural menopause: A meta-analysis of randomized controlled trials. *Menopause* 2014;22(2):234–244.
81. **Borud EK, Alraek T, White A, et al.** The Acupuncture on Hot Flushes Among Menopausal Women (ACUFLASH) study, a randomized controlled trial. *Menopause* 2009;16:484–493.
82. **Porzio G, Trapasso T, Martelli S, et al.** Acupuncture in the treatment of menopause-related symptoms in women taking tamoxifen. *Tumori* 2002;88:128–130.
83. **Frisk J, Carlhäll S, Källström AC, et al.** Long-term follow-up of acupuncture and hormone therapy on hot flushes in women with breast cancer: A prospective, randomized, controlled multicenter trial. *Climacteric* 2008;11:166–174.
84. **Takahashi K, Okada M, Ozaki T, et al.** Safety and efficacy of oestriol for symptoms of natural or surgically induced menopause. *Hum Reprod* 2000;15:1028–1036.
85. **Itoi H, Minakami H, Sato I.** Comparison of the long-term effects of oral estriol with the effects of conjugated estrogen, 1-alpha-hydroxyvitamin D3 and calcium lactate on vertebral bone loss in early menopausal women. *Maturitas* 1997;28:11–17.
86. **Lyytinen H, Pukkala E, Ylikorkala O.** Breast cancer risk in postmenopausal women using estrogen-only therapy. *Obstet Gynecol* 2006;108:1354–1360.
87. **Cano A, Estévez J, Usandizaga R, et al.** The therapeutic effect of a new ultra low concentration estriol gel formulation (0.005% estriol vaginal gel) on symptoms and signs of postmenopausal vaginal atrophy: Results from a pivotal phase III study. *Menopause* 2012;19(10):1130–1139.
88. **Raz R, Stamm WE.** A controlled trial of intravaginal estriol in postmenopausal women with recurrent urinary tract infections. *N Engl J Med* 1993;329:753–756.
89. **Palacios S, Castelo-Branco C, Cancelo MJ, et al.** Low-dose, vaginally administered estrogens may enhance local benefits of systemic therapy in the treatment of urogenital atrophy in postmenopausal women on hormone therapy. *Maturitas* 2005;50:98–104.
90. **Dessole S, Rubattu G, Ambrosini G, et al.** Efficacy of low-dose intravaginal estriol on urogenital aging in postmenopausal women. *Menopause* 2004;11(1):49–56.
91. **The Writing Group for the PEPI Trial.** Effects of estrogen or estrogen/progestin regimens on heart disease risk factors in postmenopausal women. The Postmenopausal Estrogen/Progestin Interventions (PEPI) trial. *JAMA* 1995;273:199–208.
92. **Ryan N, Rosner A.** Quality of life and costs associated with micronized progesterone and medroxyprogesterone acetate in hormone replacement therapy for nonhysterectomized, postmenopausal women. *Clin Ther* 2001;23:1099–1115.
93. **Fitzpatrick LA, Pace C, Wiita B.** Comparison of regimens containing oral micronized progesterone or medroxyprogesterone acetate on quality of life in postmenopausal women: A cross-sectional survey. *J Womens Health Gend Based Med* 2000;9:381–387.
94. **Hermsmeyer RK, Thompson TL, Pohost GM, et al.** Cardiovascular effects of medroxyprogesterone acetate and progesterone: A case of mistaken identity? *Nat Clin Pract Cardiovasc Med* 2008;5(7):387–395.
95. **L'Hermite M.** HRT optimization, using transdermal estradiol plus micronized progesterone, a safer HRT. *Climacteric* 2013;16(Sup1):44–53.
96. **Komesaroff PA, Black CV, Cable V, et al.** Effects of wild yam extract on menopausal symptoms, lipids and sex hormones in healthy menopausal women. *Climacteric* 2001;4:144–150.
97. **Benster B, Carey A, Wadsworth F, et al.** Double-blind placebo-controlled study to evaluate the effect of pro-juven progesterone cream on atherosclerosis and bone density. *Menopause Int* 2009;15:100–106.
98. **Leung JM, Dzankic S, Manku K, et al.** The prevalence and predictors of the use of alternative medicine in presurgical patients in five California hospitals. *Anesth Analg* 2001;93:1062–1068.
99. **Tsen LC, Segal S, Pothier M, et al.** Alternative medicine use in presurgical patients. *Anesthesiology* 2000;93:148–151.
100. **Kaye AD, Clarke RC, Saber R, et al.** Herbal medicines: Current trends in anesthesiology practice–a hospital survey. *J Clin Anesth* 2000;12:468–471.
101. **Wang DW, Jin YH.** Present status of cesarean section under acupuncture anesthesia in China. *Fukushima J Med Sci* 1989;35:45–52.
102. **Kotani N, Hashimoto H, Sato Y, et al.** Preoperative intradermal acupuncture reduces postoperative pain, nausea and vomiting, analgesic requirement, and sympathoadrenal responses. *Anesthesiology* 2001; 95:349–356.
103. **Frey UH, Scharmann P, Löhlein C, et al.** P6 acustimulation effectively decreases postoperative nausea and vomiting in high-risk patients. *Br J Anaesth* 2009;102:620–625.
104. **Streitberger K, Diefenbacher M, Bauer A, et al.** Acupuncture compared to placebo-acupuncture for postoperative nausea and vomiting prophylaxis: A randomised placebo-controlled patient and observer blind trial. *Anaesthesia* 2004;59:142–149.
105. **Turgut S, Ozalp G, Dikmen S, et al.** Acupressure for postoperative nausea and vomiting in gynaecological patients receiving patient-controlled analgesia. *Eur J Anaesthesiol* 2007;24:87–91.
106. **Greif R, Laciny S, Mokhtarani M, et al.** Transcutaneous electrical stimulation of an auricular acupuncture point decreases anesthetic requirement. *Anesthesiology* 2002;96:306–312.
107. **Marucha PT, Kiecolt-Glaser JK, Favagehi M.** Mucosal wound healing is impaired by examination stress. *Psychosom Med* 1998; 60:362–365.
108. **Egbert LD.** Reduction of postoperative pain by encouragement and instruction of patients. A study of doctor-patient rapport. *N Engl J Med* 1964;270:825–827.
109. **Montgomery GH, Bovbjerg DH, Schnur JB, et al.** A randomized clinical trial of a brief hypnosis intervention to control side effects in breast surgery patients. *J Natl Cancer Inst* 2007;99(17):1304–1312.
110. **Lang EV, Benotsch EG, Fick LJ, et al.** Adjunctive non-pharmacological analgesia for invasive medical procedures: A randomised trial. *Lancet* 2000;355:1486–1490.
111. **Lepage C, Drolet P, Girard M, et al.** Music decreases sedative requirements during spinal anesthesia. *Anesth Analg* 2001;93:912–916.
112. **Nilsson U, Rawal N, Uneståhl LE, et al.** Improved recovery after music and therapeutic suggestions during general anaesthesia: A double-blind randomised controlled trial. *Acta Anaesthesiol Scand* 2001;45:812–817.
113. **Dawson P, Van Hamel C, Wilkinson D, et al.** Patient-controlled analgesia and intra-operative suggestion. *Anaesthesia* 2001;56:65–69.
114. **Stevinson C, Ernst E.** Complementary/alternative therapies for premenstrual syndrome: a systematic review of randomized controlled trials. *Am J Obstet Gynecol* 2001;185:227–235.

PARTE 4

Ginecologia Operatória

CAPÍTULO 25
Avaliação Pré-Operatória e Acompanhamento Pós-Operatório 544
Daniel L. Clarke-Pearson, Stephanie A. Sullivan, Stuart R. Pierce, Lindsay M. West

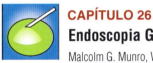
CAPÍTULO 26
Endoscopia Ginecológica 587
Malcolm G. Munro, William H. Parker

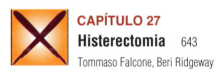
CAPÍTULO 27
Histerectomia 643
Tommaso Falcone, Beri Ridgeway

CAPÍTULO 28
Robótica 668
Megan N. Wasson, Javier F. Magrina

CAPÍTULO 25

Avaliação Pré-Operatória e Acompanhamento Pós-Operatório

Daniel L. Clarke-Pearson, Stephanie A. Sullivan, Stuart R. Pierce, Lindsay M. West

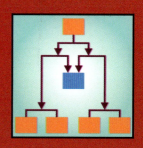

PONTOS-CHAVE

1. A avaliação pré-operatória deve ser completa e detalhada, levando em conta os aspectos essenciais da condição clínica geral da paciente e o histórico cirúrgico. Riscos, benefícios e possíveis complicações da intervenção cirúrgica, inclusive as que ocorrem com mais frequência no procedimento específico, devem ser discutidos com a paciente. Além disso, é necessário apresentar as eventuais opções de tratamento.

2. O índice de massa corporal (IMC) pode ser usado como indicador alternativo do estado nutricional.

3. O controle hidreletrolítico atento e meticuloso é essencial para todas as pacientes submetidas a cirurgias de grande porte.

4. Embora a analgesia satisfatória seja de fácil obtenção com os métodos disponíveis, as pacientes continuam a sofrer desnecessariamente com dor no pós-operatório.

5. Os antibióticos profiláticos devem ser empregados de maneira criteriosa. A identificação imediata de infecções perioperatórias e seus tratamentos específicos são fundamentais para minimizar o impacto dessa morbidade comum.

6. Os protocolos de recuperação aprimorados são abrangentes e incluem elementos pré-operatórios, intraoperatórios e pós-operatórios. A adesão a esses protocolos reduz o tempo de internação hospitalar, as complicações pós-operatórias e os custos com cuidados de saúde.

7. Inicialmente, uma obstrução pós-operatória do intestino delgado pode causar sinais e sintomas idênticos aos do íleo paralítico. O tratamento conservador inicial, descrito para tratamento do íleo paralítico, é correto.

8. Como a embolia pulmonar é a principal causa de morte após cirurgia ginecológica, o uso de esquemas para profilaxia do tromboembolismo venoso (TEV) é uma parte essencial do tratamento. Nas pacientes de risco moderado, a compressão pneumática intermitente (CPI) durante e após a cirurgia ginecológica reduz a incidência de trombose venosa profunda (TVP) em nível semelhante ao obtido com a *heparina* em baixas doses ou de baixo peso molecular. Nas pacientes de alto risco, recomenda-se uma associação de profilaxia mecânica (CPI) e farmacológica.

9. As pacientes predispostas a doenças cardiovasculares, respiratórias e endócrinas devem ser submetidas à avaliação pré-operatória completa. A doença coronariana e a doença pulmonar obstrutiva crônica (DPOC) são importantes fatores de risco em pacientes submetidas à cirurgia abdominal. Para as pacientes hipertensas, é necessário administrar medicamentos a fim de controlar a pressão arterial antes da cirurgia. O tratamento perioperatório das complicações clínicas deve ser imediato e meticuloso.

O sucesso da cirurgia ginecológica depende de uma avaliação completa da paciente, do preparo pré-operatório cuidadoso e do acompanhamento pós-operatório. Este capítulo apresenta as linhas da conduta perioperatória geral em pacientes submetidas a cirurgias ginecológicas de grande porte e trata de problemas clínicos específicos que poderiam complicar o desfecho cirúrgico.

ANAMNESE E EXAME FÍSICO

1. A cirurgia ginecológica somente deve ocorrer após o conhecimento de toda a história clínica da paciente e a realização de um exame físico completo.

    1. **A anamnese deve incluir perguntas detalhadas para identificar eventuais doenças clínicas que possam ser agravadas pela cirurgia ou pela anestesia.** A doença coronariana, o diabetes, as doenças pulmonares e a obesidade são as causas mais comuns de complicações pós-operatórias.

    2. **Além dos medicamentos em uso (inclusive de venda sem prescrição), devem ser registrados os medicamentos usados no mês anterior à cirurgia.** É preciso obter informações sobre o uso de "terapias alternativas", fitoterápicos e vitaminas.[1,2] A paciente deve receber instruções específicas a respeito da necessidade de interromper quaisquer medicamentos antes da cirurgia (p. ex., *ácido acetilsalicílico*, agentes antiplaquetários, diuréticos, reposição hormonal ou contraceptivos orais) e também sobre os medicamentos que devem ser mantidos (p. ex., betabloqueadores, agonistas α-₂, estatinas, bloqueadores H₂ e inibidores da bomba de prótons). É essencial a interação com o anestesiologista na decisão de manter os medicamentos pré-operatórios. Não há evidências de que os fitoterápicos melhorem os desfechos cirúrgicos e muitos deles podem aumentar as complicações **(Tabela 25.1)**.[3] Recomenda-se que todos os fitoterápicos sejam interrompidos no mínimo 1 semana antes da cirurgia.

3. **A paciente deve ser questionada a respeito de alergias a medicamentos (p. ex., sulfa e *penicilina*), alimentos ou agentes ambientais (látex).**
4. **É preciso analisar as cirurgias anteriores e a evolução subsequente da paciente para identificar e evitar possíveis complicações.** A paciente deve ser questionada sobre complicações específicas, como sangramento excessivo, infecção de feridas, TEV, peritonite ou obstrução intestinal. A história de cirurgia pélvica deve alertar o ginecologista para a possibilidade de distorção da anatomia cirúrgica, como aderências ou estenose ureteral por fibrose periureteral prévia. Nesses casos, pode ser prudente identificar eventuais anormalidades preexistentes por tomografia computadorizada (TC) ou outro exame de imagem. Muitas pacientes podem não ter muito conhecimento sobre a extensão da cirurgia prévia ou sobre os detalhes dos achados durante a operação. Portanto, é fundamental consultar e analisar as anotações operatórias de procedimentos anteriores.
5. **A história familiar identifica traços familiares que podem complicar a cirurgia planejada.** Deve-se pesquisar a história familiar de sangramento excessivo durante ou após a cirurgia, TEV, hipertermia maligna e outros distúrbios possivelmente hereditários.
6. **A revisão de sistemas deve ser detalhada para identificar eventuais distúrbios clínicos ou cirúrgicos coexistentes.** É muito importante perguntar sobre a função gastrintestinal e urológica antes da cirurgia pélvica, porque muitas doenças ginecológicas acometem vísceras adjacentes. A paciente pode apresentar sintomas em outros sistemas que poderiam ser corrigidos durante a cirurgia primária (p. ex., incontinência urinária de esforço, incontinência fecal e cistocele sintomática).
7. **Embora muitas mulheres submetidas à cirurgia ginecológica sejam saudáveis, mesmo que a patologia esteja localizada apenas na pelve, a anamnese não deve negligenciar os outros sistemas.** A identificação de anormalidades, tais como sopro cardíaco, comprometimento pulmonar, hérnia ou osteoartrite dos quadris ou joelhos, deve levar o cirurgião a solicitar outros exames e pareceres para minimizar as complicações durante e após a operação.

AVALIAÇÃO LABORATORIAL

Os exames laboratoriais pré-operatórios de "rotina" de mulheres saudáveis são desencorajados, visto que os resultados anormais são pouco frequentes e raramente têm implicações na conduta cirúrgica ou anestésica.[4] A despeito das diretrizes consolidadas, cerca de 90% das pacientes são submetidas a exames desnecessários, como mostrado em um importante centro médico universitário.[5] A seleção de exames laboratoriais pré-operatórios apropriados depende do tipo da intervenção prevista e da condição clínica da paciente. O Índice de Risco Cardíaco Revisado (IRCR) pode ser usado para prever o risco de complicações cardíacas após uma cirurgia não cardíaca. Esses fatores de risco clínico incluem doença cerebrovascular, insuficiência cardíaca congestiva (ICC), nível de creatinina > 2 mg/dℓ e diabetes dependente tipo 1.

Radiografia de tórax:
    Sintomas ou sinais cardiovasculares ou pulmonares novos ou instáveis
    Risco de complicações pulmonares

Tabela 25.1 Possíveis efeitos de fitoterápicos e suplementos alimentares comuns.

Fitoterápico/suplemento alimentar	Possível efeito perioperatório
Acônito	Arritmias ventriculares
Alcaçuz	Hipertensão e hipopotassemia
Alho	Aumento no risco de sangramento
Aloe	Potencialização de tiazídicos
Angelica sinensis (dong quai)	Sangramento
Cava-cava	Aumenta o efeito sedativo dos anestésicos (foi relatada associação entre o uso de cava-cava e hepatotoxicidade fatal)
Cimicífuga raccmosa	Potencialização de efeitos hipotensivos
Danshen	Sangramento
Ephedra/ma huang	Risco de isquemia miocárdica e acidente vascular cerebral por taquicardia e hipertensão, arritmias ventriculares com halotano, uso prolongado pode causar instabilidade hemodinâmica intraoperatória, interação potencialmente fatal entre inibidores da monoamina oxidase, anestesia, possibilidade de abstinência
Equinácea	Reações alérgicas, diminuição da eficácia dos imunossupressores
Erva-mate	Hipertensão ou hipotensão e estimulação excessiva do sistema nervoso simpático
Ginkgo biloba	Aumento no risco de sangramento
Ginseng	Diminui o açúcar do sangue e aumenta o risco de sangramento
Hipérico	Indução da enzima do citocromo p450, sedação excessiva e recuperação tardia da anestesia geral, possível síndrome serotoninérgica se associada a outros serotoninérgicos
Sena	Desequilíbrio eletrolítico
Valeriana	Sedação excessiva e recuperação tardia da anestesia geral, abstinência aguda semelhante à causada por benzodiazepínicos

Eletrocardiograma:
  Sintomas ou sinais de doença cardiovascular
  Cirurgia de alto risco (risco de evento cardíaco perioperatório > 5%)
  Cirurgia de risco intermediário (risco de evento cardíaco perioperatório de 1 a 5% e um fator de risco clínico do IRCR)
Hemograma completo:
  Cirurgia de grande porte
  Pacientes com maior risco de anemia
Função renal:
  Doença renal ou cardiovascular diagnosticada
Provas de coagulação (tempo de tromboplastina parcial ativada [APTT], tempo de protrombina [PT], contagem de plaquetas):
  Não recomendado de rotina
  Pacientes com história de sangramento ou hepatopatia
  Pacientes sob uso de anticoagulantes
  História ou exame envolvendo uma desordem de coagulação subjacente
Exame de urina:
  Não é recomendado de rotina; pode ser considerado de acordo com os sintomas ou a história
  Considerar para procedimentos urológicos invasivos[6]
Marcadores tumorais:
  Em geral, os marcadores tumorais são usados para acompanhar as pacientes com cânceres ovarianos conhecidos. Não são considerados "diagnósticos". Entretanto, um marcador tumoral elevado em uma paciente com massa pélvica "suspeita" pode ser útil para determinar se a paciente deve ser encaminhada para um oncologista ginecológico.[7]

O exame por imagem de sistemas adjacentes deve ser feito em casos individuais, de acordo com os seguintes critérios:

1. A urotomografia ajuda a definir a permeabilidade e o trajeto ureteral, sobretudo nos casos de massa pélvica, câncer ginecológico ou anomalia congênita do ducto de Müller. No entanto, não tem utilidade na avaliação da maioria das pacientes submetidas à cirurgia pélvica.
2. A endoscopia alta, a colonoscopia, o enema com bário ou os exames gastrintestinais altos com avaliação do intestino delgado podem ser úteis no exame de algumas pacientes antes da cirurgia pélvica. Em virtude da proximidade entre o sistema genital feminino e o tubo gastrintestinal inferior, o reto e o cólon sigmoide podem ser acometidos nos distúrbios ginecológicos benignos (endometriose ou doença inflamatória pélvica) ou malignos. Por outro lado, uma massa pélvica pode ter origem gastrintestinal, como um abscesso diverticular ou uma massa "inflamatória" de intestino delgado (doença de Crohn) ou, raramente, um carcinoma gástrico ou pancreático. Qualquer paciente com sintomas gastrintestinais deve ser submetida à avaliação complementar.
3. Outros exames de imagem, entre eles a ultrassonografia, a TC ou a ressonância magnética (RM), podem ser úteis para algumas pacientes, como na avaliação de uma massa pélvica. Existem vários sistemas de pontuação que podem ser usados na avaliação de uma ultrassonografia pélvica que pode sugerir mais probabilidades de câncer ovariano.[8]

DISCUSSÃO PRÉ-OPERATÓRIA E CONSENTIMENTO LIVRE E ESCLARECIDO

1 A discussão pré-operatória deve incluir a descrição do procedimento cirúrgico, o resultado esperado e os riscos. Essa é a base para obter o consentimento livre e esclarecido.[9,10] Tal consentimento é um processo de orientação da paciente e da família e atende à necessidade do médico de transmitir informações em termos compreensíveis. Os itens apresentados na Tabela 25.2 devem ser discutidos, e, após a abordagem de cada um deles, é necessário incentivar a paciente e a família a fazer perguntas. O registro da discussão no prontuário é importante, e o médico sempre deve incluí-lo com o termo de consentimento impresso.

Estes são os componentes do processo de consentimento livre e esclarecido:

1. **A discussão da natureza e da extensão da doença deve incluir uma explicação do seu significado em termos leigos.** Material impresso, programas de aprendizado com uso do computador e vídeos podem ajudar nesse processo. Deve-se avaliar a capacidade da paciente de compreender a discussão e o termo de consentimento. Caso ela fale outro idioma, é necessária a presença de um intérprete qualificado, que deve ser documentada.
2. **Os objetivos da cirurgia devem ser discutidos em detalhes.** Algumas cirurgias ginecológicas destinam-se apenas ao diagnóstico (p. ex., dilatação e curetagem, conização/CAF, laparoscopia diagnóstica), ao passo que a maioria busca corrigir um problema específico. A extensão da cirurgia e, inclusive, os órgãos que serão removidos deverão ser definidos. A maioria das pacientes gosta de ser informada sobre o tipo de incisão cirúrgica e a duração estimada da anestesia.
3. **Deve-se explicar o resultado esperado da cirurgia.** Se a finalidade do procedimento for o diagnóstico, o resultado dependerá de achados cirúrgicos ou patológicos não definidos antes da cirurgia. Ao tratar uma deformidade anatômica ou doença, é necessário discutir tanto o sucesso esperado da operação como a possibilidade de fracasso (p. ex., insucesso da esterilização tubária ou a possibilidade de que não haja melhora da incontinência urinária de esforço ou que ela possa reaparecer). No tratamento do câncer, deve-se mencionar a possibilidade de ser encontrada doença mais avançada e a possível necessidade de terapia adjuvante (p. ex., radioterapia ou quimioterapia pós-operatória).

Tabela 25.2 Resumo dos principais pontos de discussão para assinatura do consentimento livre e esclarecido para pré-operatório.

1. Natureza e extensão da doença
2. Extensão da operação proposta e possíveis modificações, dependendo dos achados intraoperatórios
3. Benefícios previstos da cirurgia, com uma estimativa conservadora do êxito
4. Riscos e possíveis complicações da cirurgia
5. Outros métodos de tratamento e riscos e resultados desses métodos
6. Evolução da doença, caso a paciente não seja tratada

Outras questões importantes para a paciente são a discussão sobre a perda de fertilidade ou da função ovariana, as quais devem ser abordadas pelo médico para garantir que a paciente compreenda bem a fisiopatologia que pode resultar da cirurgia e para dar a ela a oportunidade de expressar seus sentimentos. É preciso mencionar situações não previstas, mas possíveis de ocorrer no momento da cirurgia, por exemplo, no caso de doença ovariana inesperada, a melhor decisão cirúrgica pode ser a retirada dos ovários.

4. **É necessário discutir os riscos e as possíveis complicações da cirurgia, inclusive aquelas que ocorrem com mais frequência no procedimento específico.** Na maioria das cirurgias ginecológicas de grande porte, os riscos são hemorragia intraoperatória e pós-operatória, infecção pós-operatória, TEV, lesão de vísceras adjacentes e complicações da ferida operatória. A paciente precisa compreender que a cirurgia minimamente invasiva, apesar das pequenas incisões na pele, pode ter muitos riscos de lesão ou complicações iguais aos da cirurgia "aberta". Em vista da possibilidade de transfusão de sangue, é fundamental esclarecer se a paciente tem alguma objeção à transfusão. Problemas preexistentes (p. ex., diabetes, obesidade, DPOC, doença coronariana) aumentam os riscos e devem ser discutidos com a paciente. É preciso descrever as medidas que serão tomadas para diminuir a chance de complicações (p. ex., profilaxia com antibióticos, preparo intestinal, profilaxia de TEV).

5. **A evolução pós-operatória habitual deve ser discutida em detalhes, para que a paciente compreenda o que esperar nos dias subsequentes à cirurgia.** Informações sobre a necessidade de um cateter suprapúbico, monitoramento venoso central prolongado ou internação em unidade de terapia intensiva ajudam na compreensão do progresso pós-operatório e evitam surpresas que possam preocupar a paciente e sua família. É preciso descrever a duração esperada do período de recuperação, tanto na internação quanto após a alta hospitalar.

6. **O cirurgião deve descrever outras pessoas que estarão envolvidas na cirurgia (residentes, assistentes) e suas funções no cuidado da paciente.** Qualquer conflito de interesse deve ser divulgado.

7. **Outros métodos de tratamento, inclusive o tratamento clínico ou outras condutas cirúrgicas, devem ser discutidos.** Os potenciais riscos e benefícios de tratamento alternativos devem ser discutidos.

8. A paciente deve compreender a evolução da doença.

CONSIDERAÇÕES GERAIS

Nutrição

As pacientes jovens submetidas à cirurgia ginecológica eletiva têm reservas nutricionais adequadas, e na maioria das vezes não necessitam de suporte nutricional. **Todas as pacientes com expectativa de recuperação pós-operatória prolongada devem passar por avaliação nutricional, sobretudo as idosas e as pacientes submetidas à cirurgia para tratamento de câncer ginecológico ou a outros procedimentos ginecológicos de grande porte.** O estado nutricional deve ser reavaliado periodicamente no pós-operatório até que a paciente tenha retornado a uma dieta regular.

A avaliação nutricional inclui anamnese e exame físico detalhados, que são os métodos mais úteis, fidedignos e de bom custo benefício para se avaliar o estado nutricional de uma paciente. Em particular, devem ser obtidas informações sobre emagrecimento recente, história nutricional e dietas utilizadas, exercícios físicos extremos, anorexia ou bulimia. Os sinais físicos de desnutrição incluem atrofia do músculo temporal, perda de tecido muscular, ascite e edema. É necessário tirar as medidas exatas de altura e peso e calcular o peso corporal ideal, seu percentual e o do peso corporal habitual. Várias técnicas foram desenvolvidas para determinar o estado nutricional da paciente; no entanto, muitos métodos não têm utilidade clínica fora do ambiente de pesquisa. As medidas antropométricas da espessura da prega cutânea e da circunferência muscular do braço estimam a gordura corporal total e a massa muscular magra. Foram descritas avaliações de triagem nutricional, como a Mini Avaliação Nutricional e o Índice Nutricional Prognóstico para avaliar o estudo nutricional da paciente.[11]

O IMC pode ser usado como indicador do estado nutricional. **Para calcular o IMC, divide-se o peso em quilogramas pelo quadrado da altura em metros. Um IMC menor que 22 aumenta o risco de desnutrição, e um IMC menor que 19 é uma indicação clara de desnutrição.**[12]

É possível determinar parcialmente o grau de desnutrição pelas concentrações séricas de albumina, transferrina e pré-albumina. Os níveis dessas proteínas séricas são muito influenciados pelo nível de hidratação da paciente. A pré-albumina tem a meia vida mais curta, de 2 a 3 dias, e os níveis dessa proteína diminuem muito cedo em comparação com a transferrina e a albumina séricas, que têm meias-vidas de 8 e 20 dias, respectivamente.[14] Na avaliação da desnutrição em mulheres com câncer ginecológico, a albumina sérica substitui o Índice Nutricional Prognóstico, cujo cálculo é demorado.[15] **A hipoalbuminemia, caracterizada por uma albumina menor que 3,5 g/dℓ, é associada à morbidade, mortalidade e aumento das taxas de complicações pós-operatórias em dados do *National Surgical Quality Improvement Program* (NSQIP).**[13] A desnutrição energético-proteica, caracterizada pela hipoalbuminemia, pode resultar em dificuldade para cicatrizar feridas, maior risco de infecção, declínio funcional, morbidade e mortalidade elevadas.

As decisões acerca da necessidade de suporte nutricional devem ter como base vários fatores individuais, os quais incluem o estado nutricional prévio da paciente, o período previsto durante o qual a paciente não poderá comer, a extensão da cirurgia e a probabilidade de complicações. A avaliação nutricional deve verificar se a desnutrição é causada por aumento da perda enteral (má absorção, fístula intestinal), diminuição da ingestão oral, aumento das necessidades nutricionais em virtude de hipermetabolismo (sepse, câncer) ou uma combinação desses fatores. A desnutrição grave, se não for corrigida, pode contribuir para outras complicações pós-operatórias, com alteração da função imune, anemia crônica, dificuldade da cicatrização de feridas e, eventualmente, falência de múltiplos sistemas orgânicos e morte.

O suporte nutricional pré-operatório pode melhorar os resultados pós-operatórios em pacientes com desnutrição preexistente considerável.[16,17] **De acordo com as diretrizes da American Society for Parenteral and Enteral Nutrition (ASPEN), a medicina baseada em evidências defende o uso de suporte nutricional pré-operatório, durante 7 a 14 dias, em pacientes com desnutrição grave submetidas à cirurgia gastrintestinal eletiva de grande porte.**[14] A suplementação oral pré-operatória pode reduzir as complicações por infecção e reduzir o período de internação; entretanto, não está claro seu efeito sobre a mortalidade.[18] As diretrizes da ASPEN não apoiam o uso rotineiro de suporte nutricional parenteral no período pós-operatório imediato em pacientes submetidas à cirurgia gastrintestinal de grande porte. No entanto, essas diretrizes indicam a utilidade do suporte nutricional pós-operatório nas pacientes cuja ingestão será insuficiente no período de 7 a 10 dias.[14]

Profilaxia antimicrobiana na cirurgia ginecológica

Muitas vezes, os procedimentos ginecológicos exigem a abertura dos trato genital e gastrintestinal, que abrigam bactérias endógenas que podem causar infecções polimicrobianas no pós-operatório **(Tabela 25.3)**. **Na cirurgia ginecológica, apesar dos grandes avanços na técnica de assepsia e no desenvolvimento de fármacos, são inevitáveis as infecções pós-operatórias e a contaminação bacteriana do local da cirurgia.** A prevenção dessas complicações inclui a técnica asséptica apropriada, redução do traumatismo tecidual ao mínimo, uso de quantidade mínima de material estranho no local da cirurgia, controle do diabetes, prevenção da imunossupressão, maximização da oxigenação tecidual, drenagem de sangue e sérum do local da cirurgia e administração de antibióticos profiláticos. A profilaxia antibiótica é usada por se acreditar que os antibióticos estimulam os mecanismos imunes teciduais do hospedeiro, que resistem às infecções destruindo as bactérias inoculadas durante a cirurgia.[19]

As infecções cutâneas ou pélvicas resultantes da cirurgia ginecológica (p. ex., parametrite, celulite da cúpula da vagina, abscesso pélvico) costumam ser de natureza polimicrobiana; além disso, são complexas e muitas vezes envolvem bacilos gram-negativos, cocos gram-positivos e anaeróbios. A profilaxia antibiótica deve ser ampla o suficiente para abranger esses possíveis patógenos **(Tabela 25.4)**.[20]

A ocasião da profilaxia antimicrobiana é importante, e a janela de oportunidade para influenciar os resultados é relativamente estreita.[21] Nos EUA, é comum administrar profilaxia antimicrobiana logo antes ou durante a indução da anestesia. **Dados mostraram que a profilaxia pode se tornar ineficaz em um intervalo igual ou maior que 3 horas entre o momento da inoculação bacteriana (ou seja, incisão cutânea) e a administração de antibióticos. As evidências indicam que uma dose única de antibiótico é adequada para profilaxia. Quando a intervenção cirúrgica demora mais que 1 a 2 vezes a meia-vida do fármaco ou quando a perda de sangue é maior que 1,5 ℓ, devem-se administrar outra(s) dose(s) de antibiótico durante a operação para manter níveis adequados de medicação no sérum e nos tecidos.**[22] Não há dados que apoiem a manutenção da "profilaxia" antimicrobiana no pós-operatório de intervenções ginecológicas rotineiras.

As *cefalosporinas* firmaram-se como a classe mais importante de antimicrobianos para profilaxia. Esses fármacos têm amplo espectro e incidência relativamente baixa de reações adversas. A *cefazolina* (1 g) parece ser mais usada nos EUA por cirurgiões ginecológicos, em vista do custo relativamente baixo e da meia-vida longa (1,8 hora). Outras *cefalosporinas*, tais como *cefoxitina*, *cefotaxima* e *cefotetana*, também são usadas com frequência. Aparentemente, esses fármacos apresentam um espectro de atividade mais amplo contra bactérias anaeróbicas, e são escolhas adequadas quando há possibilidade de ressecções colorretais, como durante uma cirurgia citorredutora para câncer ovariano. Na maioria das intervenções ginecológicas, há poucas evidências de uma distinção clinicamente importante entre a *cefazolina* e os outros agentes. As pacientes obesas, definidas como tendo IMC acima de 35 ou peso acima de 100 kg, devem ser tratadas com 2 g de *cefazolina* para obter concentrações sanguíneas e teciduais satisfatórias de antibióticos.[20]

A profilaxia antimicrobiana, embora costume ser benéfica, não é isenta de riscos. A anafilaxia é a complicação mais perigosa do uso de antibióticos. Há relatos de reações anafiláticas a *penicilinas* em 0,7 a 8% dos tratamentos.[23] Enquanto as *cefalosporinas* de primeira geração têm reatividade cruzada com as *penicilinas*, os dados indicam que é segura a administração de *cefalosporinas* de segunda e terceira gerações a mulheres com história de reação adversa a *penicilinas*.[24]

Uma dose única de antibiótico de amplo espectro pode acarretar colite pseudomembranosa, causada por *Clostridium difficile*. Até 15% das pacientes hospitalizadas tratadas com antibióticos betalactâmicos podem ter diarreia.[25] Essas complicações gastrintestinais podem causar morbidade grave na paciente operada, e o cirurgião deve ser capaz de reconhecer e tratar esses problemas.

Nem todas as pacientes submetidas à cirurgia ginecológica precisam de antibióticos profiláticos. Para evitar possíveis reações adversas e minimizar o uso desnecessário de antibióticos, o que pode contribuir para o aumento das taxas de resistência aos antimicrobianos, o cirurgião deve escolher os fármacos profiláticos de acordo com os dados disponíveis. Para pacientes com histórico de alergia a *cefalosporinas* ou reação anafilática à *penicilina*, é necessário escolher outros fármacos ou associações que proporcionem cobertura profilática adequada. A **Tabela 25.3** apresenta as opções de profilaxia antimicrobiana em intervenções ginecológicas comuns. A profilaxia antibiótica não é indicada na laparoscopia diagnóstica ou operatória, na laparotomia exploradora nem na histeroscopia diagnóstica ou operatória, o que inclui ablação do endométrio, inserção de dispositivo intrauterino, biopsia do endométrio ou estudos urodinâmicos.[20]

Profilaxia da endocardite bacteriana subaguda

Acreditava-se que, antes de procedimentos geniturinários (GU) ou gastrintestinais (GI), as mulheres com doença valvular grave ou outros distúrbios cardíacos precisassem de profilaxia com antibióticos para evitar endocardite bacteriana decorrente da bacteriemia

Tabela 25.3 Bactérias nativas do trato genital inferior.

Lactobacillus	Enterobacter agglomerans
Difteroides	Klebsiella pneumoniae
Staphylococcus aureus	Proteus mirabilis
Staphylococcus epidermidis	Proteus vulgaris
Streptococcus agalactiae	Morganella morganii
Streptococcus faecalis	Citrobacter diversus
Estreptococos α-hemolíticos	Bacteroides sp.
Estreptococos do grupo D	B. disiens
Peptostreptococcus	B. fragilis
Peptococcus	B. melaninogenicus
Clostridium	
Gaffkya anaerobia	
Escherichia coli	
Fusobacterium	
Enterobacter cloacae	

Tabela 25.4 Esquemas de profilaxia antibiótica por procedimento.

Procedimento	Antibiótico	Dose
Histerectomia Procedimentos de uroginecologia, inclusive com tela	*Cefazolina*[a] *Clindamicina*[c] mais *gentamicina* ou *quinolona*[d] ou *aztreonam* *Metronidazol*[e] mais *gentamicina* ou *quinolona*[d]	1 ou 2 g IV[b] 600 mg IV 1,5 mg/kg IV 400 mg IV 1 g IV 500 mg IV 1,5 mg/kg IV 400 mg IV 1 g IV
Histerossalpingografia ou cromotubação	*Doxiciclina*[e]	100 mg VO, 2 vezes/dia durante 5 dias
Aborto/dilatação provocados e curetagem	*Doxiciclina* *Metronidazol*	100 mg VO, 1 h antes do procedimento e 200 mg VO, após o procedimento 500 mg VO, 2 vezes/dia durante 5 dias

[a] As alternativas são *cefotetana, cefoxitina, cefuroxima* ou *ampicilina-sulbactam*.
[b] Recomenda-se uma dose de 2 g em mulheres com IMC acima de 35 ou peso acima de 100 kg.
[c] Agentes antimicrobianos de escolha em mulheres com história de hipersensibilidade imediata à *penicilina*.
[d] *Ciprofloxacino* ou *levofloxacino* ou *moxifloxacino*.
[e] Caso haja história de doença inflamatória pélvica ou se o procedimento mostrar dilatação das tubas uterinas. Não há indicação de profilaxia quando o exame não mostra dilatação tubária.
IV, intravenoso.
Adaptada de: Antibiotic prophylaxis for gynecologic procedures. *American College of Obstetricians and Gynecologists Practice Bulletin* Nº 104, May 2009.

---

transitória provocada pela cirurgia. Depois de analisar a literatura com base em evidências pertinentes, a American Heart Association (AHA) publicou diretrizes revisadas em 2007, afirmando que a profilaxia com antibióticos não era exclusivamente necessária para evitar a endocardite em pacientes submetidas a procedimentos GI ou GU, inclusive a histerectomia.[26] Os antibióticos devem ser avaliados para as pacientes com alto risco de endocardite infecciosa submetidas à cirurgia de alto risco (Tabela 25.5).

Infecções pós-operatórias

As infecções são uma causa importante de morbidade no período pós-operatório. Os fatores de risco para morbidade infecciosa incluem ausência de profilaxia perioperatória com antibióticos, contaminação do campo cirúrgico por material infectado/contaminado ou extravasamento de conteúdo do intestino grosso, imunodepressão, desnutrição, doença grave crônica e debilitante, técnica cirúrgica inadequada e infecção local ou sistêmica preexistente. Os locais das infecções pós-operatórias incluem o pulmão, as vias urinárias, o local cirúrgico, a parede lateral da pelve, a cúpula da vagina, a ferida abdominal e os locais de cateteres intravenosos de demora. A identificação precoce e o tratamento da infecção proporcionam melhor desfecho dessas complicações, que podem ser graves.

Embora a morbidade infecciosa seja uma complicação inevitável da cirurgia, o uso correto de medidas preventivas simples pode reduzir a incidência de infecções. O preparo intestinal pré-operatório completo, mecânico e com antibióticos, associado à profilaxia com antibióticos sistêmicos, ajuda a reduzir a incidência de infecções pélvicas e abdominais pós-operatórias nessas pacientes. O cirurgião pode diminuir ainda mais o risco de infecções pós-operatórias usando técnica cirúrgica meticulosa. O sangue e o tecido necrótico são excelentes meios para o crescimento de organismos aeróbicos e anaeróbicos. Deve-se ter cuidado com a hemostasia para prevenir hematomas pós-operatórios. Durante a cirurgia nas pacientes com infecção ou pus intra-abdominal evidente, deve ser iniciada antibioticoterapia, e não profilaxia. É necessário adiar procedimentos cirúrgicos eletivos em pacientes com infecção pré-operatória. Um estudo epidemiológico do Centers for Disease Control and Prevention (CDC) mostrou variação da incidência de infecções cirúrgicas hospitalares de 4,3% em hospitais comunitários a 7% em hospitais municipais.[27] Os dados confirmaram isso, com uma incidência de 2 a 5%.[28] As infecções urinárias são responsáveis por cerca de 40% dos casos. As infecções da pele e da ferida representaram cerca de 1/3 das infecções hospitalares, e as respiratórias, aproximadamente 16%. Em pacientes com qualquer tipo de infecção antes da cirurgia, o risco de infecção no local da incisão foi 4 vezes maior. As taxas de infecção foram maiores em pacientes mais velhas, pacientes submetidas à cirurgia de maior duração e naquelas com internação hospitalar mais prolongada antes da cirurgia. O risco relativo foi 3 vezes maior em pacientes com infecções adquiridas na comunidade antes da cirurgia, que incluíram infecções urinárias e respiratórias.

Antigamente, a definição clássica de morbidade febril em pacientes cirúrgicas era a temperatura a partir de 38°C em duas ocasiões, com intervalo mínimo de 4 horas no período pós-operatório, excluindo-se as primeiras 24 horas. Atualmente, a febre é definida como duas elevações consecutivas da temperatura acima de 38,3°C.[29,30] Estima-se que a morbidade febril ocorra em até metade das pacientes; como a frequência é autolimitada, resolve-se sem tratamento e geralmente não é de origem infecciosa.[31] Avaliações minuciosas da febre pós-operatória, sobretudo no início do período pós-operatório, são demoradas, dispendiosas e, algumas vezes, desconfortáveis para a paciente.[31] **Para distinguir uma causa infecciosa de uma febre pós-operatória sem importância, o limiar de 38,3°C é mais adequado do que 38°C.**

A avaliação de uma paciente cirúrgica febril deve incluir a revisão da história em relação aos fatores de risco. É necessário que

Tabela 25.5 Recomendações para profilaxia da endocardite bacteriana.

Pacientes de risco máximo	Agentes	Esquema (dentro de 30 a 60 min após o início do procedimento)
Esquema convencional	*Amoxicilina*	2 g VO
	Ampicilina	2 g IM ou IV
	ou	
	Cefazolina ou ceftriaxona	1 g IM ou IV
	Cefalexina	2 g
Alérgicas à penicilina (oral)	*Cefalexina*	2 g
	Clindamicina	600 mg
	Azitromicina ou claritromicina	500 mg
Alérgicas à penicilina (não oral)	*Cefazolina ou ceftriaxona*	1 g IM ou IV
	Clindamicina	600 mg IM ou IV

IM = via intramuscular; IV = via intravenosa.
Adaptada de: **Wilson W, Taubert KA, Gewitz M et al.** Prevention of infective endocarditis: guidelines from the American Heart Association: a guideline from the American Heart Association Rheumatic Fever, Endocarditis, and Kawasaki Disease Committee, Council on Cardiovascular Disease in the Young, and the Council on Clinical Cardiology, Council on Cardiovascular Surgery and Anesthesia, and the Quality of Care and Outcomes Research Interdisciplinary Working Group. *Circulation* 2007;116:1736-1754.

tanto a anamnese como o exame físico sejam concentrados nos possíveis locais de infecção (Tabela 25.6). O exame deve incluir inspeção da faringe, avaliação pulmonar completa, percussão dos rins para avaliar a dor à palpação do ângulo costovertebral, inspeção e palpação da incisão abdominal, exame de locais de cateteres intravenosos e um exame dos membros à procura de sinais de TVP ou tromboflebite. Em pacientes ginecológicas, a avaliação apropriada pode incluir inspeção e palpação da cúpula da vagina à procura de sinais de endurecimento, dor à palpação ou drenagem purulenta. O exame pélvico é necessário para identificar uma massa compatível com hematoma ou abscesso pélvico e para pesquisar sinais de celulite pélvica.

Pacientes com febre no período pós-operatório inicial devem ser submetidas à fisioterapia pulmonar intensiva, incluindo espirometria.[30] Existe a probabilidade de febre dentro das primeiras 48 horas de cirurgia ter relação com a liberação de citocinas. Se a febre persistir além de 48 horas após a operação, podem ser solicitados outros exames laboratoriais e radiológicos. A avaliação pode incluir contagem total e diferencial de leucócitos e exame de urina. Em um estudo, os resultados das avaliações de febre incluíram hemoculturas positivas em 9,7% das pacientes, urinocultura positiva em 18,8% e radiografia de tórax positiva em 14%. Esses dados confirmam a necessidade da avaliação personalizada de acordo com o quadro clínico.[32] Hemoculturas podem ser solicitadas, mas provavelmente terão pouca utilidade, exceto se a paciente tiver febre alta no momento da coleta. Em pacientes com dor à palpação do ângulo costovertebral, pode ser indicada a ultrassonografia renal ou urotomografia para excluir lesão ou obstrução ureteral pela cirurgia, sobretudo na ausência de sinais laboratoriais de infecção urinária. Pacientes com febre persistente sem localização clara devem ser submetidas à TC do abdome e da pelve para excluir abscesso intra-abdominal. Se a febre persistir em pacientes submetidas à cirurgia gastrintestinal, pode ser realizado enema de bário ou seriografia gastrintestinal alta com avaliação do intestino delgado, no final da primeira semana do pós-operatório, para descartar extravasamento ou fístula anastomótica.

Infecções do trato urinário

Antigamente, o trato urinário era o local mais comum de infecção em pacientes cirúrgicas.[33] A diminuição das infecções urinárias é consequência do aumento do uso perioperatório de antibióticos profiláticos. Em pacientes cirúrgicas ginecológicas não tratadas com antibióticos profiláticos, acredita-se que a incidência de infecção urinária pós-operatória foi de até 40%, e **mesmo uma única dose de antibiótico profilático perioperatório reduz sua ocorrência a 4%**.[34,35]

Os sintomas de infecção do trato urinário incluem polaciúria, urgência e disúria. Outros sintomas, presentes em pacientes com pielonefrite, são cefaleia, mal-estar, náuseas e vômitos. A infecção do trato urinário é diagnosticada a partir do exame microbiológico e definida como o crescimento de 10^5 microrganismos cultivados

Tabela 25.6 Infecções pós-histerectomia.

Local cirúrgico	Fora do local cirúrgico
Cúpula vaginal	Sistema urinário
Celulite pélvica	Bacteriúria assintomática
Abscesso pélvico	Cistite
Intraperitoneal	Respiratório
Anexos	Atelectasia
Celulite	Pneumonia
Abscesso	Vascular
Incisão abdominal	Flebite
Celulite	Tromboflebite pélvica séptica
Gangrena bacteriana progressiva	
Fasciíte necrosante	
Mionecrose	

por ml de urina. A maioria das infecções é causada por coliformes, sendo a *Escherichia coli* o patógeno mais frequente. Outros patógenos são *Klebsiella*, *Proteus* e *Enterobacter* sp. O *Staphylococcus* é a causa em menos de 10% dos casos.

Apesar da alta incidência de infecções urinárias pós-operatórias, poucas são graves; a maioria é limitada às vias urinárias inferiores, e a pielonefrite é uma complicação rara.[36] A cateterização das vias urinárias, intermitente ou contínua, com cateter de demora, é a principal causa de contaminação das vias urinárias.[37] Anualmente, há mais de 1 milhão de infecções urinárias associadas a cateter nos EUA, e **as bactérias associadas ao cateter ainda são a causa mais comum de bacteriemia por Gram-negativos em pacientes hospitalizados**. As bactérias aderem à superfície dos cateteres vesicais e crescem em biofilmes, que parecem proteger as bactérias encapsuladas contra os antibióticos, o que diminui a eficácia do tratamento. Deve-se minimizar o uso de cateteres urinários; o cateter de demora deve ser removido ou substituído em uma paciente em tratamento de infecções relacionadas com cateter.

O tratamento da infecção do trato urinário inclui hidratação e antibioticoterapia. As infecções podem ser consideradas complicadas ou não complicadas, o que ajuda os médicos a escolherem o tipo e tempo de terapia. As infeções são consideradas complicadas se ocorrerem em pacientes com diabetes sem controle adequado, imunossupressão, gravidez, doença renal, obstrução urinária, anomalia anatômica do trato geniturinário, hospitalização recente ou pacientes com cateter de demora, *stent* ou cateteres de nefrostomia.[38] Os antibióticos comumente prescritos e eficazes são *penicilina*, *sulfonamidas*, *cefalosporinas*, *fluoroquinolonas* e *nitrofurantoína*.[39] A escolha do antibiótico deve ter como base o conhecimento da suscetibilidade dos organismos cultivados, que pode depender do local. Em algumas instituições, por exemplo, mais de 40% das cepas de *E. coli* são resistentes à *ampicilina*. Nas infecções urinárias não complicadas, enquanto se aguardam os resultados da urinocultura e do antibiograma, é necessário administrar um antibiótico com boa atividade contra *E. coli*.

As pacientes com história de infecção urinária recorrente, com cateteres de demora crônicos (cateteres de Foley ou *stents* ureterais) e as com conduto urinário (cirúrgico) devem ser tratadas com antibióticos eficazes contra os patógenos urinários menos comuns, como *Klebsiella* e *Pseudomonas*. **Não é aconselhável o uso crônico de *fluoroquinolonas* para profilaxia, porque essas substâncias são notórias por induzirem o surgimento de cepas resistentes a antibióticos**.

Infecções pulmonares

O sistema respiratório é um local incomum de complicações infecciosas em pacientes submetidas à cirurgia ginecológica. É provável que essa baixa incidência seja um reflexo da idade jovem e do bom estado de saúde de pacientes ginecológicas em geral. Em unidades de emergência, a pneumonia é uma infecção hospitalar frequente, sobretudo em pacientes idosas.[40] Os fatores de risco são atelectasia extensa ou prolongada, DPOC preexistente, doença grave ou debilitante, doença neurológica central que prejudica a eliminação eficaz das secreções orofaríngeas, aspiração nasogástrica e história de pneumonia.[40,41] Em pacientes cirúrgicas, a deambulação precoce e o tratamento intensivo da atelectasia são as medidas preventivas mais importantes.

Uma porcentagem considerável (40 a 50%) das pneumonias hospitalares é causada por microrganismos gram-negativos.[33] Esses organismos têm acesso ao sistema respiratório a partir da orofaringe. A colonização da orofaringe por gram-negativos é maior em pacientes internados em unidades de emergência, e isso foi associado à presença de tubos nasogástricos, doença respiratória preexistente, ventilação mecânica e intubação traqueal.[42] O uso de antimicrobianos parece aumentar bastante a frequência de colonização da orofaringe por bactérias Gram-negativas.

É preciso realizar um exame pulmonar completo na avaliação de todas as pacientes cirúrgicas febris. Na ausência de achados pulmonares importantes, a radiografia de tórax provavelmente tem pouca utilidade em casos de pacientes com baixo risco de complicações pulmonares pós-operatórias. Nos casos com achados pulmonares ou fatores de risco para complicações pulmonares, deve-se solicitar uma radiografia de tórax. Também deve ser colhida amostra de escarro para exame por coloração pelo Gram e cultura. É necessário que o tratamento inclua administração de antibióticos, drenagem postural e fisioterapia pulmonar intensiva. O antibiótico escolhido deve ser eficaz contra microrganismos Gram-positivos e Gram-negativos. Nas pacientes em ventilação assistida, o espectro antibiótico deve incluir fármacos com atividade contra *Pseudomonas*.

Flebite

As infecções relacionadas com cateter intravenoso já foram comuns; sua incidência na década de 1980 era de 25 a 35%.[43] A ocorrência de flebite relacionada com cateter aumenta consideravelmente após 72 horas de acesso venoso; por isso, os cateteres intravenosos devem ser trocados a cada 72 a 96 horas, com cuidado especial para examinar o local e o curativo diariamente.[44]

O cateter deve ser removido em caso de dor, eritema ou endurecimento. A flebite pode ocorrer mesmo com supervisão rigorosa do local do acesso intravenoso. Em um estudo, mais de 50% dos casos de flebite tornaram-se evidentes mais de 12 horas após a retirada dos cateteres intravenosos.[45] Menos de 1/3 das pacientes apresentava sintomas relacionados com o local do cateter intravenoso 24 horas antes do diagnóstico de flebite.

O diagnóstico de flebite pode ser feito a partir da ocorrência de febre, dor, eritema, endurecimento ou cordão venoso palpável; eventualmente, há supuração. Em geral, a flebite é autolimitada e cessa em 3 a 4 dias. O tratamento inclui a aplicação de compressas úmidas e mornas e a retirada imediata de eventual cateter da veia infectada. Deve-se instituir antibioticoterapia antiestafilocócica para tratamento de sepse relacionada com cateter. Raramente há necessidade de excisão ou drenagem de uma veia infectada.

Infecções da ferida

Os resultados de um estudo prospectivo de mais de 62 mil feridas mostraram dados importantes em relação à epidemiologia das infecções das feridas.[46] A taxa de infecção de feridas variou muito conforme o grau de contaminação do campo cirúrgico. Nas cirurgias limpas (sem infecção no campo cirúrgico, não violação da técnica asséptica, ausência de penetração visceral), foi menor que 2%, porém, nas cirurgias sujas e infectadas foi de 40% ou mais. Banhos pré-operatórios com *hexaclorofeno* reduziram um pouco a taxa de infecção de feridas limpas, enquanto a tricotomia pré-operatória do local da incisão com raspador aumentou a taxa de infecção. O preparo do local da incisão durante 5 minutos, imediatamente antes da cirurgia, foi tão eficaz quanto o preparo por 10 minutos. A taxa de infecção de feridas aumentou com a duração da internação pré-operatória e também com a duração da cirurgia. Além disso, a apendicectomia não programada aumentou o risco de infecção de feridas em pacientes submetidas a procedimentos cirúrgicos limpos. O estudo concluiu que **é possível reduzir a incidência de** infecção de feridas adotando-se hospitalização pré-operatória curta, banhos de hexaclorofeno antes da cirurgia, minimização da tricotomia no local da incisão, técnica cirúrgica meticulosa, diminuição do tempo de cirurgia o máximo possível, exteriorização dos drenos por outro local que não a ferida e divulgação de informações para os cirurgiões a respeito das taxas de infecção de feridas. Um programa que instituiu essas conclusões levou à diminuição da taxa de infecção de feridas limpas de 2,5 para 0,6% em 8 anos. A taxa de infecção de feridas na maioria dos serviços ginecológicos é inferior a 5%, o que reflete a natureza limpa da maioria das cirurgias ginecológicas.

Os sintomas de infecção da ferida não costumam ocorrer imediatamente após a cirurgia, e costumam aparecer após o quarto dia pós-operatório, incluindo febre, eritema, dor à palpação, endurecimento e drenagem purulenta. Em geral, as infecções de ferida ocorridas entre o primeiro e o terceiro dia pós-operatórios são causadas por estreptococos e *Clostridium*. O tratamento das infecções de feridas é principalmente mecânico e requer a abertura da parte infectada geralmente acima da fáscia, com limpeza e desbridamento das bordas da ferida quando for necessário. Os cuidados com a ferida, que consistem em desbridamento e troca de curativo 2 a 3 vezes/dia com compressa de gaze, promovem o crescimento de tecido de granulação, com fechamento gradual por segunda intenção. Com frequência, as feridas limpas com tecido de granulação conseguem fechar por segunda intenção, com diminuição do tempo necessário para a cicatrização completa.

Celulite pélvica

A maioria das pacientes submetidas à histerectomia apresenta algum grau de celulite da cúpula vaginal. É caracterizada por eritema, endurecimento e dor à palpação da cúpula vaginal. Pode haver corrimento purulento oriundo do ápice da vagina. Com frequência, a celulite é autolimitada e não requer tratamento. Febre, leucocitose e dor localizada na pelve podem acompanhar a celulite grave da cúpula e, na maioria das vezes, indicam extensão da celulite para os tecidos pélvicos adjacentes. Nesses casos, deve ser instituída antibioticoterapia de amplo espectro com cobertura para organismos Gram-negativos, Gram-positivos e anaeróbicos. Se a cúpula vaginal apresentar secreção purulenta excessiva ou uma massa flutuante, deve ser examinada com delicadeza e aberta com um instrumento rombo. Nesse ponto, é possível deixar a cúpula aberta para drenagem por gravidade ou inserir um dreno através da cúpula vaginal, que será removido quando a drenagem, a febre e os sintomas na região pélvica inferior cessarem.

Abscesso intra-abdominal e pélvico

O surgimento de abscesso na área operada ou em outra parte da cavidade abdominal é uma complicação pouco comum após cirurgia ginecológica. É provável que ocorra em casos contaminados, quando não se faz a drenagem adequada do local cirúrgico ou como complicação secundária de hematomas. **Em geral, os abscessos intra-abdominais são de natureza polimicrobiana.** Os microrganismos aeróbicos mais frequentes são *E. coli*, *Klebsiella*, *Streptococcus*, *Proteus* e *Enterobacter*; anaeróbicos são comuns, geralmente do grupo *Bacteroides*. A principal origem desses patógenos é a vagina, mas eles também podem ser oriundos do tubo gastrintestinal, sobretudo quando houve penetração do cólon durante a cirurgia.

O abscesso intra-abdominal pode ser de difícil diagnóstico. Com frequência, o quadro clínico é de episódios febris persistentes com número crescente de leucócitos. Os achados ao exame abdominal podem ser questionáveis. Se houver um abscesso profundo na pelve, este pode ser palpável por exame pélvico ou retal; no caso de abscessos acima da pelve, o diagnóstico depende de exames de imagem. **A TC é mais sensível e específica para o diagnóstico de abscessos intra-abdominais e frequentemente é o procedimento radiológico de escolha.**

O tratamento clássico do abscesso intra-abdominal é a drenagem associada à administração parenteral apropriada de antibióticos. É possível alcançar os abscessos em posição baixa na pelve por acesso vaginal, sobretudo na cúpula da vagina. Em muitas pacientes, a possibilidade de drenagem do abscesso pela introdução percutânea de um dreno guiado por TC evitou a exploração cirúrgica. Com orientação da TC, um cateter tipo *pigtail* ("rabo de porco") é introduzido na cavidade do abscesso por acesso transperineal, transretal ou transvaginal. O cateter é mantido no lugar até que a drenagem diminua. A drenagem transperineal e transretal de abscessos pélvicos profundos é eficaz em 90 a 93% das pacientes, dispensando o tratamento cirúrgico.[47,48] **Quando esse procedimento é ineficaz, há indicação de exploração cirúrgica e drenagem.** O adequado para o tratamento inicial é empregar antibióticos de uso parenteral de amplo espectro, com cobertura para aeróbios e anaeróbios.[49] Existem vários regimes aceitáveis, incluindo piperacilina-tazobactam, ou clindamicina com ceftriaxona, ou metronidazol com ceftriaxona, ou ertapeném, ou ticarcilina-clavulanato, ou aztreonam com clindamicina (para as pacientes alérgicas à penicilina).[49] Pode ser feita a troca dos antibióticos de uso parenteral para a via oral quando for observada melhora clínica (melhora do WBC, afebril por 48 horas e o abscesso reduzindo). Os antibióticos orais devem ser ajustados de acordo com os resultados das culturas.

Fasceíte necrotisante

A fasceíte necrotisante é um distúrbio infeccioso pouco comum que afeta cerca de 1.000 pacientes por ano.[50] A doença é caracterizada por infecção bacteriana de avanço rápido que acomete os tecidos subcutâneos e a fáscia, mas costuma poupar o músculo subjacente. A toxicidade sistêmica é uma característica frequente dessa doença, cujas manifestações são desidratação, choque séptico, coagulação intravascular disseminada e falência de múltiplos sistemas orgânicos.

Existem duas formas de fasceíte necrosante: tipo 1 e tipo 2. As infecções tipo 1 são causadas por bactérias aeróbias e anaeróbias e ocorrem em pacientes com fatores de risco, como cirurgia recente, diabetes ou imunocomprometido. As infecções tipo 2 são causadas pelo estreptococo beta-hemolítico e podem ocorrer em pacientes saudáveis portadoras de lesão com predisposição, como uma laceração cutânea.[51] Enzimas bacterianas, tais como a hialuronidase e a lipase, liberadas no espaço subcutâneo, destroem a fáscia e o tecido adiposo e induzem a necrose por liquefação. Em seguida, ocorre coagulação intravascular não inflamatória ou trombose. A coagulação intravascular acarreta isquemia e necrose dos tecidos subcutâneos e da pele. É possível observar disseminação subcutânea de até 2,5 cm por hora, muitas vezes com pouco efeito na pele sobrejacente.[52] Na infecção avançada, a destruição dos nervos superficiais produz anestesia da pele acometida. A liberação de bactérias e toxinas bacterianas na circulação sistêmica pode causar choque séptico, distúrbios acidobásicos e comprometimento de múltiplos órgãos.

Em geral, é difícil fazer o diagnóstico no início da evolução. **A maioria das pacientes com fasceíte necrotisante apresenta eritema, edema e dor, cuja intensidade, nos estágios iniciais da doença, é desproporcionalmente maior que o esperado pelo grau de celulite presente, que se estende além da margem do eritema.**[51] Na infecção avançada, pode haver anestesia da pele acometida secundária à necrose dos nervos superficiais. As anormalidades de temperatura, tanto hipertermia como hipotermia, ocorrem concomitantemente à liberação de toxinas bacterianas e sepse.[52] No início, há dor, eritema e aumento da temperatura na pele acometida. Há edema e o eritema dissemina-se, desaparecendo aos poucos até chegar à pele normal, caracteristicamente sem margens definidas nem endurecimento. A trombose microvascular subcutânea induz isquemia da pele, que apresenta cianose e bolhas. Quando ocorre necrose, a pele torna-se gangrenosa e pode descamar espontaneamente.[52] A maioria das pacientes tem leucocitose e anormalidades acidobásicas. Pode ocorrer formação de gás no tecido subcutâneo, que é identificado por palpação (crepitação) e radiografia. Muitas vezes, o achado de gás subcutâneo por radiografia indica infecção por clostrídios, embora este não seja um achado específico e possa ser causado por outros organismos, os quais incluem *Enterobacter*, *Pseudomonas*, estreptococos anaeróbicos e *Bacteroides* que, ao contrário das infecções por clostrídios, poupam os músculos subjacentes à área afetada.

O tratamento eficaz da fasceíte necrotisante exige o reconhecimento precoce, o início imediato de medidas agressivas de suporte (como a correção de fluidos e de anormalidades acidobásicas, hidreletrolíticas e hematológicas), desbridamentos cirúrgicos extensos e repetidos quando for necessário, além de antibioticoterapia intravenosa de amplo espectro.[52] Durante a cirurgia, a incisão do tecido infectado deve chegar até a fáscia. Com frequência, a capacidade de penetrar na pele e no tecido subcutâneo com os dedos confirma o diagnóstico. Podem ser feitas várias incisões sequenciais em direção à periferia do tecido afetado até alcançar tecido resistente, saudável e bem vascularizado em todas as margens. É preciso retirar o tecido afetado remanescente. A ferida pode ser coberta por curativo e desbridada sequencialmente sempre que for necessário, até que seja exibido tecido saudável em todas as margens. **A oxigenoterapia hiperbárica pode ser útil, em particular quando o resultado da cultura é positivo para organismos anaeróbicos.**[53] Estudos não randomizados retrospectivos demonstraram que, em pacientes com fasceíte necrotisante, a adição de oxigenoterapia hiperbárica ao desbridamento cirúrgico e à terapia antimicrobiana parece reduzir bastante tanto a morbidade da ferida quanto a mortalidade geral.[53] Após as manobras iniciais de suporte e desbridamento cirúrgico, a principal preocupação é o tratamento da ferida aberta. É possível usar pele de aloenxerto e xenoenxerto para cobrir feridas abertas, reduzindo assim a perda de calor e de água por evaporação.

Uma nova tecnologia que melhorou consideravelmente a cicatrização de feridas é um método de fechamento assistido a vácuo (VAC, do inglês *vacuum-assisted closure*), com emprego de pressão subatmosférica.[54] Nas situações em que o fechamento espontâneo é improvável, o dispositivo VAC pode tornar possível o surgimento de um leito de granulação adequado e preparar o tecido para o enxerto, o qual pode ter a sua sobrevida aumentada. Após a resolução da infecção e o início da granulação, é possível mobilizar retalhos cutâneos para ajudar a cobrir feridas abertas.

Complicações gastrintestinais pós-operatórias

Íleo paralítico

Após cirurgia abdominal ou pélvica aberta, a maioria das pacientes apresenta algum grau de íleo paralítico. Não se conhece o mecanismo exato dessa interrupção e desorganização da motilidade gastrintestinal, mas aparentemente está associado à abertura da cavidade peritoneal e é agravado por manipulação do trato intestinal, ressecção intestinal e procedimentos cirúrgicos prolongados. A infecção, a peritonite, os opioides e os distúrbios eletrolíticos são causas de íleo paralítico. Na maioria das pacientes submetidas à cirurgia ginecológica habitual, o grau de íleo paralítico é mínimo e a função gastrintestinal é normalizada com relativa rapidez, com possibilidade de reinício da alimentação oral 12 horas após a cirurgia. O íleo paralítico foi relatado em 3% das pacientes submetidas à histerectomia abdominal total.[55] As pacientes que têm intolerância à ingestão oral, diminuição persistente dos ruídos intestinais, distensão abdominal, ausência de flatulência, náuseas ou vômitos necessitam de avaliação complementar.

Pacientes com sintomas de íleo paralítico ou obstrução do intestino delgado submetidas a cirurgias pequenas ou a laparoscopias constituem um problema diferente, pois deve haver retorno rápido na função do sistema gastrintestinal nesses tipos de cirurgia, e a ocorrência de íleo paralítico provavelmente indica lesão gastrintestinal, que deve ser avaliada de imediato por TC com contraste do sistema gastrintestinal.

Em geral, o íleo paralítico caracteriza-se por distensão abdominal com náuseas e/ou vômito, e a avaliação inicial deve ser feita por exame físico. Os pontos importantes do exame do abdome são a avaliação da qualidade dos ruídos intestinais e a palpação à procura de distensão, massas e dor à palpação ou à descompressão súbita. É preciso considerar a possibilidade de que os sinais e os sintomas da paciente estejam associados à obstrução intestinal mais grave ou complicação intestinal (como perfuração). Deve ser realizado exame pélvico para avaliar a possibilidade de abscesso ou hematoma pélvico que possam contribuir para o íleo paralítico. **A radiografia do abdome nas posições de decúbito dorsal e em posição ortostática auxilia no diagnóstico de íleo paralítico. Os achados radiológicos mais comuns são alças dilatadas de intestino delgado e grosso, bem como níveis hidroaéreos quando a paciente está em posição ortostática. O ar deve estar presente no cólon ou no reto.** No pós-operatório de uma paciente ginecológica, sobretudo na posição ortostática, a radiografia do abdome pode mostrar sinais de ar livre na cavidade. Esse achado comum após a cirurgia dura de 7 a 10 dias em alguns casos e não indica perfuração de víscera na maioria das pacientes.

A conduta inicial no íleo paralítico pós-operatório busca a descompressão do sistema gastrintestinal e a manutenção de reposição hidreletrolítica intravenosa apropriada.

1. **É necessário instituir dieta zero com administração intravenosa (IV) de líquidos e eletrólitos.** Caso haja persistência de náuseas e vômitos, **deve-se usar uma sonda nasogástrica para drenar os conteúdos líquido e gasoso do estômago**. A aspiração nasogástrica contínua retira o ar deglutido, que é a causa mais comum de ar no intestino delgado.
2. **O exame laboratorial deve incluir** hemograma completo, eletrólitos séricos, creatinina e ureia (BUN) e funções hepáticas.
3. **A reposição hidreletrolítica tem de ser adequada para manter a boa hidratação e o equilíbrio metabólico.** Durante o episódio agudo, há perda de grande quantidade de líquido para o terceiro espaço na parede intestinal, na luz intestinal e na cavidade peritoneal. As perdas gastrintestinais de líquido podem causar alcalose metabólica e depleção de outros eletrólitos; é necessário o monitoramento cuidadoso da bioquímica sérica e reposição apropriada.

4. **A maioria dos casos de íleo paralítico grave começa a melhorar em alguns dias**. Essa melhora é identificada pela diminuição da distensão abdominal, retorno dos ruídos hidroaéreos e eliminação de gases ou fezes. Quando for necessário, deve-se repetir a radiografia do abdome para acompanhamento.
5. **Quando a função do sistema gastrintestinal parecer normalizada, pode-se retirar a sonda nasogástrica e iniciar dieta líquida.**

Se não houver sinais de melhora durante as primeiras 48 a 72 horas de tratamento clínico, é preciso pesquisar outras causas de íleo paralítico. Esses casos podem incluir lesão do ureter, peritonite por infecção pélvica, lesão do sistema gastrintestinal não reconhecida com extravasamento peritoneal ou anormalidades hidreletrolíticas como hipopotassemia. No íleo paralítico persistente, o uso de exames gastrintestinais altos com contraste hidrossolúvel (TC com contraste oral) pode auxiliar a resolução, mas não há dados randomizados prospectivos sobre essa conduta. Em último caso, pode ser identificado um "ponto de transição".

Obstrução do intestino delgado

Em torno de 1 a 2% das pacientes apresentam obstrução do intestino delgado após cirurgia ginecológica de grande porte.[56,57] **A causa mais comum são as aderências no local da operação.** No caso do intestino delgado pode haver obstrução parcial ou completa por distensão, íleo paralítico ou edema da parede intestinal. As causas menos comuns de obstrução pós-operatória do intestino delgado são encarceramento de uma hérnia incisional e anomalia desconhecida no mesentério do intestino delgado ou do intestino grosso. **No início da evolução clínica, a obstrução pós-operatória do intestino delgado pode causar sinais e sintomas idênticos aos do íleo paralítico. O tratamento conservador inicial, conforme descrito para tratamento do íleo paralítico, é correto.** Em função da possibilidade de oclusão vascular mesentérica e consequente isquemia ou perfuração, a ocorrência de agravamento de sintomas de dor abdominal, distensão progressiva, febre, leucocitose ou acidose deve ser avaliada com cuidado, já que pode haver necessidade de cirurgia imediata.

Na maioria dos casos de obstrução do intestino delgado após cirurgia ginecológica, a obstrução é apenas parcial e, em geral, os sintomas cessam com tratamento conservador.

1. **Pode ser necessária a avaliação complementar após vários dias de tratamento conservador.** O exame do trato gastrintestinal com clister opaco, seriografia gastrintestinal alta ou TC com avaliação do intestino delgado é apropriado. Na maioria dos casos, não há registro de obstrução completa, embora um estreitamento ("ponto de transição") ou aprisionamento do segmento do intestino delgado possa indicar o local do problema.
2. **O teste laboratorial deve incluir** hemograma completo, eletrólitos séricos e lactato sérico.
3. **O tratamento conservador complementar com descompressão nasogástrica e reposição de líquidos intravenosos e eletrólitos pode proporcionar o tempo necessário para sanar o edema da parede intestinal ou da torção do mesentério.**
4. **Devem ser feitos exames em série e radiográficos para excluir a possibilidade de isquemia ou perfuração do intestino.**
5. **Se a resolução for prolongada e o estado nutricional da paciente estiver no limite, pode ser necessário instituir nutrição parenteral (NPT).**
6. **Em geral, há resolução completa com o tratamento clínico conservador da obstrução pós-operatória do intestino delgado**. Se persistirem sinais de obstrução do intestino delgado após avaliação completa e uma tentativa adequada de tratamento clínico, pode ser necessário proceder uma laparotomia exploradora para aliviar a obstrução. Os dados que justificam uma intervenção cirúrgica incluem dor abdominal persistente, distensão, febre em 48 horas e achados de TC de obstrução elevada.[58] Na maioria dos casos, a lise das aderências é suficiente, embora, em determinados casos, o comprometimento de um segmento de intestino delgado possa exigir ressecção e reanastomose.

Obstrução do cólon

A obstrução do cólon após cirurgia para correção da maioria das patologias ginecológicas é raríssima. Está associada à neoplasia maligna da pelve, que, na maioria dos casos, já seria conhecida por ocasião da cirurgia inicial. O carcinoma ovariano avançado é a causa mais comum de obstrução do cólon no pós-operatório de cirurgia ginecológica, decorrente da invasão extrínseca do cólon pelo câncer pélvico. As lesões intrínsecas do cólon podem não ser detectadas, sobretudo em pacientes que apresentam algum outro distúrbio ginecológico benigno. Quando a obstrução do cólon causa distensão abdominal e a radiografia do abdome mostra dilatação do cólon e aumento do ceco, é necessária a avaliação complementar do intestino grosso por clister opaco ou colonoscopia. **A dilatação do ceco até mais de 10 a 12 cm de diâmetro, observada por radiografia do abdome, requer avaliação imediata e descompressão cirúrgica por colectomia ou colostomia.** A cirurgia deve ser realizada assim que for comprovada a obstrução. A conduta conservadora não é apropriada na obstrução colônica, devido ao fato de a taxa de mortalidade da complicação com perfuração do cólon ser muito alta. Em pacientes em más condições clínicas para serem reoperadas, há a possibilidade de o radiologista intervencionista inserir um tubo de cecostomia ou de o gastrenterologista colocar um *stent* no cólon.[59]

Diarreia

Episódios de diarreia são frequentes após cirurgia abdominal e pélvica, e melhoram à medida que o trato gastrintestinal retoma a função e a motilidade normaliza. Episódios prolongados e múltiplos podem representar um processo patológico, como obstrução iminente do intestino delgado, obstrução do cólon ou colite pseudomembranosa. A diarreia muito volumosa deve ser avaliada por radiografia do abdome e as amostras de fezes devem ser examinadas para pesquisa de ovos e parasitos, cultura bacteriana e toxina do *C. difficile*. Em casos graves, a retossigmoidoscopia e a colonoscopia podem ser aconselháveis, e os sinais de obstrução intestinal devem ser tratados conforme já definido. As causas infecciosas de diarreia devem ser tratadas com antibióticos apropriados e reposição hidreletrolítica. A colite pseudomembranosa associada ao *C. difficile* pode ser consequência da utilização de qualquer antibiótico. É aconselhável interromper o uso de tais antibióticos (exceto se forem necessários para tratamento de outra infecção grave) e instituir tratamento apropriado. A *vancomicina* oral é o tratamento inicial preferido para colite grave por *C. difficile* (o *metronidazol* oral é um agente adequado para tratamento de casos moderados).[60]

O tratamento deve ser mantido até que cesse a diarreia, e podem ser necessárias várias semanas de seu uso VO até a resolução completa da colite pseudomembranosa.

Fístula

As fístulas gastrintestinais são relativamente raras após cirurgia ginecológica. Na maior parte dos casos, elas estão associadas ao câncer, radioterapia prévia, ressecção intestinal com anastomose ou lesão cirúrgica do intestino grosso ou delgado reparada impropriamente ou não diagnosticada. Muitas vezes, os sinais e sintomas de fístula gastrintestinal assemelham-se aos da obstrução do intestino delgado ou do íleo paralítico, exceto pela febre, que geralmente é um sintoma mais evidente. Quando a febre está associada à disfunção gastrintestinal pós-operatória, a avaliação deve incluir o exame gastrintestinal inicial para confirmar algum comprometimento da sua continuidade. **Em caso de suspeita de fístula, é aconselhável usar contraste gastrintestinal hidrossolúvel para evitar a complicação de peritonite por bário**. A avaliação por TC do abdome e da pelve também pode ajudar a identificar uma fístula e um abscesso associado. **Em geral, a detecção de extravasamento gastrintestinal intraperitoneal ou de formação de fístula requer cirurgia imediata, exceto se houver drenagem espontânea da fístula através da parede abdominal ou da cúpula da vagina**.

É possível tratar clinicamente uma *fístula enterocutânea* **originada no intestino delgado e com drenagem espontânea pela incisão abdominal (sem evidência de infecção intraperitoneal)**. Para combater uma infecção bacteriana mista associada, o tratamento deve incluir descompressão nasogástrica, reposição intravenosa de líquidos, NPT e antibióticos apropriados. Se a infecção estiver sob controle e não houver outros sinais de peritonite, o cirurgião pode cogitar aguardar a resolução da fístula por um período de até 2 semanas. Alguns autores sugeriram o uso de *somatostatina* para reduzir a secreção no trato intestinal e antecipar a cicatrização da fístula, que, em alguns casos, leva ao fechamento espontâneo. Caso a fístula enterocutânea não se feche com tratamento clínico conservador, é necessária a correção cirúrgica com ressecção, derivação ou reanastomose.

De modo geral, a *fístula retovaginal* após cirurgia ginecológica é consequência de traumatismo cirúrgico, que pode ter se agravado em decorrência de extensas aderências e fibrose no septo retovaginal associadas à endometriose, doença inflamatória pélvica ou câncer pélvico. **O tratamento de uma fístula retovaginal pequena pode ser conservador, na esperança de que a fístula se feche com a diminuição do trânsito fecal**. O tratamento de uma fístula pequena que possibilite a continência fecal, exceto pela eliminação ocasional de flatos, pode ser conservador até a resolução do processo inflamatório na pelve. Nessa ocasião, alguns meses depois, a correção da fístula costuma ser apropriada. O melhor método de tratamento de grandes fístulas retovaginais, as quais não têm esperança de fechamento espontâneo, é colostomia de derivação inicial, seguida de reparo da fístula após a resolução da inflamação. Assim que ocorrer a cicatrização e o fechamento satisfatório da fístula, pode-se fechar a colostomia.

Tromboembolia

Fatores de risco

A TVP e a embolia pulmonar geralmente são evitáveis, embora ainda sejam complicações pós-operatórias importantes. A gravidade desse problema é importante para o ginecologista, porque **40% de todas as mortes após a cirurgia ginecológica são atribuídas diretamente à embolia pulmonar**, que é a causa mais frequente de morte pós-operatória em pacientes com carcinoma do corpo uterino ou cervical.[61,62]

Virchow foi o primeiro a sugerir, em 1858, os elementos causadores de trombose venosa, que incluem estado de hipercoagulabilidade, estase venosa e lesão endotelial vascular. Os fatores de risco são cirurgia de grande porte, idade avançada, raça diferente da branca, câncer, história de TVP, edema de membros inferiores ou alterações de estase venosa, varizes, sobrepeso, história de radioterapia e estados de hipercoagulabilidade, tais como fator V de Leiden, gravidez, uso de contraceptivos orais, estrogênios ou *tamoxifeno*. Os fatores intraoperatórios associados à TVP pós-operatória são maior tempo de anestesia, aumento da perda sanguínea e necessidade de transfusão na sala de cirurgia. É importante reconhecer esses fatores de risco e garantir profilaxia apropriada da trombose venosa.[63-66] Caprini criou um sistema de pontuação que atribui diferentes "pontos" para cada fator de risco, que, quando totalizados, definem um fator de risco.[67] O American College of Chest Physicians (ACCP) incorporou a Pontuação de Risco de Caprini para definir a intensidade de profilaxia recomendada para uma paciente.[68] A Tabela 25.7 mostra os níveis de risco de tromboembolia.

Métodos profiláticos

Vários métodos profiláticos reduziram bastante a incidência de TVP, e alguns estudos incluíram uma população de pacientes grande o suficiente para mostrar redução da embolia pulmonar fatal.[69] O método profilático ideal deveria ser eficaz, sem efeitos colaterais significativos, com boa aceitação pela paciente e pela equipe de enfermagem, aplicável à maioria das pacientes e de baixo custo.

Heparina em baixas doses

A administração subcutânea de pequenas doses de *heparina* para a prevenção de TVP e embolia pulmonar é o mais estudado de todos os métodos profiláticos. **Mais de 25 estudos controlados demonstraram que a administração subcutânea de *heparina*, 2 horas antes da cirurgia e a cada 8 a 12 horas após a cirurgia, é eficaz na redução da incidência de TVP. A utilidade da *heparina* em baixas doses na prevenção da embolia pulmonar fatal foi demonstrada por um estudo internacional multicêntrico, controlado e randomizado, que mostrou redução considerável da embolia pulmonar pós-operatória fatal em pacientes submetidas à cirurgia geral e tratadas com pequenas doses de *heparina* a cada 8 horas no pós-operatório**.[69] Estudos com pequenas doses de *heparina* em pacientes submetidas à cirurgia ginecológica mostraram redução considerável da TVP pós-operatória.

Embora não se considere que a *heparina* em baixas doses tenha efeito mensurável sobre a coagulação, a maioria das grandes séries de casos observou aumento da taxa de complicações por sangramento, em especial uma maior incidência de hematoma da ferida.[70] Ainda que seja relativamente rara, a trombocitopenia está associada ao uso de baixas doses de *heparina* e foi encontrada em 6% das pacientes após cirurgia ginecológica.[70] Se o tratamento com baixas doses de *heparina* for mantido por mais de 4 dias, convém solicitar a contagem de plaquetas para avaliar a possibilidade de trombocitopenia induzida por heparina.

Heparina de baixo peso molecular

As *heparinas de baixo peso molecular* (*HBPM*) contêm fragmentos de heparina com tamanhos que variam de 4.500 a 6.500 Da. Quando comparadas à *heparina* não fracionada, as *HBPM* apresentam maior atividade anti-Xa e menor atividade antitrombina, com menor efeito sobre o tempo de tromboplastina parcial, talvez causando menos complicações de sangramentos.[71] Uma meia-vida 4 horas maior aumenta a biodisponibilidade em comparação com a *heparina* não fracionada. O aumento da meia-vida da *HBPM* possibilita a conveniência da administração 1 vez/dia.

Tabela 25.7	Classificação do risco de tromboembolia (Pontuação de Risco de Caprini).

1 ponto
- Idade de 41 a 60 anos
- Cirurgia de pequeno porte
- IMC > 25 kg/m²
- Pernas inchadas
- Varizes
- Gravidez ou pós-parto
- História de abortos recorrentes ou sem explicação (> 3)
- Uso de contraceptivo oral ou reposição hormonal
- Sepse (< 1 mês)
- Grave doença pulmonar, incluindo pneumonia (< 1 mês)
- Função pulmonar anormal
- Insuficiência cardíaca congestiva
- História de doença inflamatória intestinal
- Paciente médico no leito

2 pontos
- Idade de 61 a 74 anos
- Cirurgia de grande porte aberta (> 45 min)
- Cirurgia laparoscópica (> 45 min)
- Câncer
- Confinada ao leito (> 72 h)
- Gesso imobilizador
- Acesso venoso central

3 pontos
- Idade > 74 anos
- História de tromboembolismo venoso (TEV)
- História familiar de TEV
- Trombofilias congênitas ou adquiridas (ou seja, Fator V Leiden, anticorpos anticardiolipina, homocisteína de soro elevado, protrombina 20210A)
- Trombocitopenia induzida pela heparina

5 pontos
- Acidente vascular cerebral (< 1 mês)
- Artroplastia eletiva
- Fratura do quadril, pelve ou perna
- Lesão aguda da medula espinal (< 1 mês)

Estudos controlados randomizados compararam a *HBPM* à *heparina não fracionada* em pacientes submetidas à cirurgia ginecológica. Todos os estudos mostraram incidência semelhante de TVP. As complicações com sangramento foram parecidas nos grupos tratados com *heparina não fracionada* e *HBPM*.[72] Uma metanálise de pacientes submetidas à cirurgia geral e cirurgia ginecológica em 32 estudos indicou que a administração diária de *HBPM* é tão eficaz quanto a *heparina não fracionada* na profilaxia da TVP, sem qualquer diferença nas complicações hemorrágicas.[73]

Métodos mecânicos

A estase nas veias das pernas ocorre durante a cirurgia e continua por períodos variáveis no pós-operatório. Na cirurgia, a associação da estase nas veias da panturrilha ao estado hipercoagulável induzido é o principal fator que contribui para a TVP aguda pós-operatória. Estudos prospectivos da história natural da TVP pós-operatória mostraram que as veias da panturrilha são o local predominante de trombos e que a maioria deles surge no período de 24 horas após a cirurgia.[74]

Apesar de o benefício ser provavelmente pequeno, é necessário promover a redução da estase causada pela internação hospitalar pré-operatória desnecessária e deambulação pós-operatória precoce em todas as pacientes. A elevação dos membros inferiores no leito, com a panturrilha acima do nível do coração, torna possível a drenagem venosa pela ação da gravidade, e deve reduzir ainda mais a estase.

Meias elásticas de compressão

Estudos controlados sobre o uso de meias elásticas de compressão gradual são limitados, mas sugerem pequeno benefício quando bem-ajustadas nos membros inferiores.[75,76] Meias mal ajustadas podem ser perigosas para algumas pacientes, pois criam um efeito de torniquete no joelho ou no meio da coxa.[62] Variações da anatomia não possibilitam o ajuste perfeito em todas as pacientes nos tamanhos de meia disponíveis. A simplicidade das meias elásticas e a ausência de efeitos colaterais significativos provavelmente são as duas razões mais importantes pelas quais são incluídas no tratamento pós-operatório de rotina. Ao que tudo indica, as meias que incluem a coxa (7/8 coxa) e as meias abaixo do joelho proporcionam o mesmo grau de proteção contra o TEV.[77]

Compressão pneumática intermitente

A maior parte da literatura sobre a redução da estase venosa pós-operatória analisa a compressão intermitente da perna por perneiras insufladas por bomba pneumática, colocadas ao redor da panturrilha e/ou da perna durante e após a operação. Existem vários dispositivos de compressão pneumática e tipos de perneiras, mas ainda não há demonstração a respeito da superioridade deles. **A compressão da panturrilha durante e após a cirurgia ginecológica reduz muito a incidência de TVP em um nível semelhante ao obtido com *heparina em baixas doses*.** Além de aumentar o fluxo venoso e o esvaziamento pulsátil das veias da panturrilha, a CPI parece aumentar a fibrinólise endógena, o que pode acarretar lise de trombos muito iniciais antes que possam causar problemas clínicos.[78]

Diferentes durações da compressão pneumática externa pós-operatória foram avaliadas em vários estudos. A compressão pneumática externa pode ser eficaz quando usada na sala de cirurgia e nas primeiras 24 horas pós-operatórias em pacientes com risco moderado e que deambulam no primeiro dia após a cirurgia.[78,79]

A compressão pneumática externa usada em pacientes submetidas à cirurgia de grande porte por câncer ginecológico reduz em quase 3 vezes a incidência de complicações tromboembólicas venosas pós-operatórias, mas somente se houver compressão da panturrilha durante a operação e nos primeiros 5 dias do período pós-operatório.[80,81] As pacientes com câncer ginecológico podem permanecer em risco por um período maior que as pacientes gerais, em razão da estase e dos estados de hipercoagulabilidade, portanto, parecem beneficiar-se do uso prolongado da CPI.

A CPI das pernas não tem efeitos colaterais nem riscos relevantes e é considerada um pouco mais vantajosa em relação ao custo-benefício do que os métodos de profilaxia farmacológicos.[82] É evidente que a obediência ao uso da compressão das pernas durante a permanência no leito é de extrema importância, e a paciente e a equipe de enfermagem devem ser orientadas sobre o esquema apropriado para obter máximo benefício.[83]

8   Ao usar a Pontuação de Risco de Caprini, as diretrizes da ACCP recomendam diferentes regimes profiláticos com base na pontuação de risco de uma paciente (Tabela 25.8).

A profilaxia contínua por 28 dias com HBPM demonstrou reduzir de modo significativo a incidência de TEV em 30 e 90 dias no pós-operatório em pacientes submetidas a cirurgias abdominais "abertas", no caso de câncer.[84] Não existem estudos específicos para a cirurgia ginecológica que tenham avaliado a profilaxia prolongada, embora esta estratégia pareça razoável, especialmente para pacientes com câncer ginecológico submetidas a cirurgias "abertas".

As diretrizes não distinguem os riscos de cirurgia ginecológica minimamente invasiva da "cirurgia aberta". Alguns especialistas argumentam que essas cirurgias são procedimentos cirúrgicos de risco muito menor e que a profilaxia não é necessária.[85] Outros demonstraram que, apesar do uso do IPC, ainda existe uma incidência de aproximadamente 2% de TEV nas pacientes submetidas à cirurgia ginecológica mais complexa.[86]

Conduta na trombose venosa profunda e na embolia pulmonar pós-operatória

Como a embolia pulmonar é a principal causa de morte após cirurgias ginecológicas, a identificação de pacientes de alto risco e o uso de esquemas de profilaxia do TEV são partes essenciais do tratamento.[61,62,87]

A identificação precoce da TVP e da embolia pulmonar e seu tratamento imediato são fundamentais. A maioria dos êmbolos pulmonares tem origem no sistema venoso profundo das pernas após cirurgia ginecológica; as veias pélvicas também são uma origem conhecida de êmbolos pulmonares fatais.

Os sinais e sintomas de TVP dos membros inferiores são dor, edema, eritema e proeminência das veias superficiais. Esses sinais e sintomas são relativamente inespecíficos; 50 a 80% das pacientes com esses sintomas não têm TVP.[88] Por outro lado, cerca de 80% das pacientes com êmbolos pulmonares sintomáticos não apresentam sinais ou sintomas de trombose nos membros inferiores.[89] Em virtude da ausência de especificidade quando se detectam sinais e sintomas, é preciso solicitar outros exames para confirmar o diagnóstico de TVP.

Diagnóstico
Ultrassom com Doppler

O Doppler *duplex* B-*mode* é a técnica mais usada no diagnóstico de trombose venosa sintomática, sobretudo quando tem origem na parte proximal do membro inferior. No Doppler duplex, é possível observar a veia femoral e ver diretamente os coágulos.[90] A compressão da veia com a extremidade da sonda de ultrassonografia avalia a "colapsibilidade" venosa, a qual é diminuída pela existência de trombo. A acurácia da Dopplerfluxometria é menor na avaliação do sistema venoso da panturrilha e das veias pélvicas.

Venografia

Embora a venografia seja considerada o "padrão de ouro" para diagnóstico de TVP, outros métodos diagnósticos são precisos quando feitos por profissional habilitado e, em quase todas as pacientes, podem substituir o uso da venografia contrastada. Esta técnica causa desconforto moderado, requer a injeção de meio de contraste com possibilidade de reação alérgica ou lesão renal, e pode acarretar flebite em aproximadamente 1% das pacientes.[91] Se os resultados do exame não invasivo forem normais ou inconclusivos e o clínico continuar preocupado com os sintomas, a venografia é aconselhada para obter uma resposta definitiva.

Venografia por ressonância magnética

Além de ter sensibilidade e especificidade comparáveis às da venografia, a venografia por ressonância magnética (VRM) pode detectar trombos nas veias pélvicas não observados pelo outro método.[92] As principais desvantagens da VRM são o tempo dispendido no exame do membro inferior e da pelve, e o seu custo.

Tratamento
Trombose venosa profunda

O tratamento da TVP pós-operatória requer a instituição imediata de terapia anticoagulante. Ele pode ser feito com *heparina não fracionada* ou *HBPM*, seguido por 3 a 6 meses de terapia anticoagulante oral com *varfarina. As novas antitrombinas orais e os inibidores do fator Xa são opções para profilaxia secundária.*

Heparina não fracionada

Após o diagnóstico de TEV, é necessário iniciar a *heparina não fracionada* (ou HBPM, ver a seguir) para evitar a propagação proximal do trombo e possibilitar que as vias trombolíticas fisiológicas dissolvam o coágulo. Administra-se um bolo inicial de 80 U/kg IV, seguido de infusão contínua de 1.000 a 2.000 U/hora (18 U/kg/hora). **A posologia da heparina é ajustada para manter o nível terapêutico de tromboplastina parcial ativada (APTT) correspondente a 1,5 a 2,5 vezes o valor de controle.** A APTT inicial deve ser medida após 6 horas de administração de *heparina*, e a dose deve ser ajustada conforme a necessidade. O risco de tromboembolismo recorrente nas pacientes com níveis subterapêuticos de APTT nas primeiras 24 horas é 15 vezes maior do que naquelas com anticoagulação satisfatória. Para obter coagulação imediata, o tratamento deve ser intensivo, com uso de *heparina* intravenosa. Um nomograma com base no peso ajuda a alcançar um nível terapêutico de APTT.[93]

Heparina de baixo peso molecular

Duas preparações de *HBPM* (*enoxaparina* e *dalteparina*) foram eficazes no tratamento do TEV e têm uma vantagem de custo-benefício em relação à heparina intravenosa, visto que podem ser administradas sem que a paciente esteja internada. A posologia usada no tratamento do tromboembolismo é especial e proporcional ao peso de acordo com cada preparação de *HBPM*. Como a *HBPM* tem efeito mínimo sobre o APTT, o monitoramento laboratorial seriado desses níveis é dispensável. Do mesmo modo, o monitoramento da atividade anti-Xa (exceto em casos difíceis ou na insuficiência renal) não traz benefício considerável no ajuste da dose de *HBPM*. O

Tabela 25.8	Regimes profiláticos de TEC com base na Pontuação de Risco de Caprini para uma paciente.
Pontuação	
0 – Deambulação precoce	
1 a 2 – Baixo risco: meias elásticas de compressão e/ou compressão pneumática intermitente	
3 a 4 – Risco moderado: compressão pneumática intermitente ou heparina de baixa dose ou heparina de baixo peso molecular	
> 4 – Alto risco: compressão pneumática intermitente e heparina de baixa dose ou heparina de baixo peso molecular. Avaliar profilaxia prolongada por 28 dias	

aumento da biodisponibilidade associado à *HBPM* possibilita a administração 2 vezes/dia, o que torna possível a opção do tratamento ambulatorial de um subgrupo de pacientes. **Uma metanálise de mais de 4 mil pacientes em 22 estudos sugere que a *HBPM* é mais eficaz, mais segura e menos dispendiosa que a *heparina não fracionada* na prevenção do tromboembolismo recorrente.**[94]

Após o tratamento inicial com heparina não fracionada ou HBPM, a profilaxia/tratamento secundária contínua é alcançada, em geral, por um agente de uso oral. Em pacientes com câncer ativo, o tratamento contínuo com HBPM foi superior.[95]

A administração de anticoagulante oral (*varfarina*) pode ser iniciada no primeiro dia de infusão de *heparina*. O índice internacional normatizado (INR) deve ser monitorado diariamente até que seja alcançado um nível terapêutico (2 a 3 vezes o valor normal). Muitas vezes, a alteração do INR resultante da administração de *varfarina* precede o efeito anticoagulante em aproximadamente 2 dias, período em que os baixos níveis de proteína C estão associados a um estado de hipercoagulabilidade transitória. Portanto, é necessário administrar *heparina* até que o INR seja mantido em uma faixa terapêutica durante 2 dias, no mínimo, confirmando a dose apropriada de *varfarina*. A *heparina* intravenosa pode ser interrompida em 5 dias se for obtido nível adequado de INR.

Os inibidores orais de trombina ou fator Xa podem ser usados no lugar da varfarina.[96] As vantagens desses agentes incluem captação mais rápida e não há necessidade de monitoramento contínuo. As desvantagens incluem o fato de que não existe agente para "reverter" o efeito anticoagulante (no caso de cirurgia urgente ou sangramento), custo e a inconveniência de uma posologia de 2 vezes/dia (adesão da paciente). A segurança e a eficácia na gravidez não foram estabelecidas. A posologia terapêutica desses diferentes agentes é mostrada na Tabela 25.9.

Embolia pulmonar

Muitos dos sintomas e sinais da embolia pulmonar estão associados a outras complicações pulmonares mais comuns após a cirurgia. **Os achados clássicos de dor torácica pleurítica, hemoptise, dispneia, taquicardia e taquipneia devem alertar o médico para a possibilidade de embolia pulmonar.** Muitas vezes, os sinais são sutis e indicados apenas por taquicardia persistente ou pequena elevação da frequência respiratória. As pacientes com suspeita de embolia pulmonar devem ser avaliadas inicialmente por radiografia do tórax, eletrocardiograma (ECG) e gasometria arterial. Qualquer sinal de anormalidade deve ser avaliado mais detalhadamente por TC helicoidal do tórax ou cintigrafia pulmonar de ventilação-perfusão. Uma grande porcentagem das cintigrafias pulmonares pode ser interpretada como "inconclusiva". Nesse caso, são necessários a avaliação e o parecer clínicos cuidadosos na decisão sobre a conveniência da arteriografia pulmonar para comprovar ou descartar a embolia pulmonar.

O tratamento da embolia pulmonar é feito do seguinte modo:

1. Início imediato de terapia anticoagulante idêntica à indicada no tratamento da TVP.
2. Suporte respiratório, inclusive oxigênio e broncodilatadores, e internação em unidade de terapia intensiva, se for necessário.
3. Embora a embolia pulmonar maciça costume levar rapidamente à morte, a embolectomia pulmonar tem sucesso em raras ocasiões.
4. O cateterismo da artéria pulmonar com administração de agentes trombolíticos possibilita a avaliação complementar e pode ser importante em pacientes com embolia pulmonar maciça.
5. A interrupção da veia cava (filtro) pode ser necessária nas situações em que a terapia anticoagulante não evite uma nova trombose e nova embolização a partir dos membros inferiores ou da pelve. É possível inserir um filtro na veia cava por via percutânea acima do nível da trombose e caudal às veias renais. Na maioria dos casos, a terapia anticoagulante é suficiente para evitar repetição da trombose e da embolia e possibilita que os mecanismos trombolíticos endógenos da paciente lisem o êmbolo pulmonar.

OTIMIZAÇÃO DA RECUPERAÇÃO PÓS-OPERATÓRIA (ERAS)

Justificativa para o ERAS

À medida que a tecnologia cirúrgica evolui, também evoluem os conceitos de cuidados perioperatórios. O controle perioperatório tradicional inclui nada por via oral (*nil per os*, NPO) depois da meia-noite, fluidos intraoperatórios sem restrição e dependência de analgésicos opioides para a dor pós-operatória. No entanto, na década de 1990, os médicos europeus começaram a compreender melhor a associação entre o estresse fisiológico perioperatório e a morbidade pós-operatória.[97] O estresse aumenta a imunossupressão, hipoxia, resistência à insulina e o catabolismo.[98] Uma estratégia de tratamento perioperatório ideal teria como alvo cada um desses fatores para minimizar a morbidade e, no início dos anos 2000, o protocolo de recuperação inicial aprimorado foi elaborado.[99] O ERAS foi adotado pela primeira vez por proctologistas, mas se espalhou por várias áreas.[100]

Os protocolos de recuperação otimizados são abrangentes e abordam elementos desde a primeira chegada da paciente ao consultório com sua queixa principal até que ela deixe o hospital após a cirurgia. No pré-operatório, seus componentes incluem aconselhamento pré-operatório, carga de carboidratos, uso de antieméticos sem restrição (incluindo esteroides pré-operatórios) e evitar jejum prolongado. No intraoperatório, há um foco na normotermia, fluidos equilibrados, evitar drenos, uma conduta minimamente invasiva, analgésicos multimodais, incluindo anestesia regional quando possível. Após a cirurgia, os objetivos incluem mobilização e alimentação precoces, descontinuação imediata de fluidos intravenosos, analgésicos multimodais, retirada precoce de cateteres urinários e anestesia regional.[99-101] Alguns componentes importantes de um protocolo ERAS serão destacados a seguir.

Dieta perioperatória

Em relação à nutrição perioperatória, há questões importantes para um protocolo ERAS. Não há evidências sobre jejum

---

Tabela 25.9 Perfil terapêutico de anticoagulantes orais antagonistas não vitamina K.

Posologia – As doses **iniciais** típicas nas pacientes com função renal normal são:

- *Rivaroxabana*, 15 mg 2 vezes/dia (pelas primeiras 3 semanas)
- *Apixabana*, 10 mg 2 vezes/dia (pelos primeiros 7 dias)
- *Edoxabana*, 60 mg 1 vez/dia (e 30 mg 1 vez/dia em pacientes com creatinina 30 a 50 mℓ/min ou um peso corporal abaixo de 60 kg)
- *Dabigatrana*, 150 mg 2 vezes/dia

pré-operatório prolongado e risco de aspiração,[102] e o jejum é conhecido por aumentar a resistência à insulina, o que aumenta a morbidade perioperatória. Dada a escassez de dados sobre "NPO após meia-noite", comer *ad lib* até 6 horas no pré-operatório, seguido pelo consumo de líquidos claros até 2 horas no pré-operatório, é recomendado pela American Society of Anesthesiology (ASA).[103] Outra característica única de um protocolo ERAS é a carga de carboidratos pré-operatória. As bebidas contendo maltodextrina a 12,5%, administradas 2 a 3 horas no pré-operatório, mostraram melhorar a resistência à insulina e diminuir a permanência no hospital.[104,105] Na prática, a recomendação é que a paciente ingira 350 mℓ de bebida isotônica 2 a 3 horas no pré-operatório. No pós-operatório, o objetivo é a alimentação precoce, inclusive para pacientes submetidas à cirurgia colorretal, pois não houve associação a aumento de vazamento anastomótico.[106] Com relação aos fluidos pós-operatórios, o objetivo é interromper a hidratação venosa o mais rápido possível, ou o mais tardar, no primeiro dia pós-operatório.

Preparo intestinal

Embora alguns cirurgiões recomendem um preparo intestinal no pré-operatório, não há evidências definitivas de benefício, mas há áreas de preocupação sobre seu uso.[107] As preparações intestinais estão relacionadas com a insatisfação da paciente, distúrbios eletrolíticos e desidratação. Portanto, os protocolos ERAS recomendam evitar o preparo intestinal.

Controle de náuseas e vômito

Infelizmente, náuseas e vômitos pós-operatórios são comuns em pacientes. Uma abordagem multimodal profilática utilizando medicamentos em pelo menos duas classes de antieméticos tem sido empregada. Os agentes disponíveis incluem antagonistas NK-1, corticosteroides, antagonistas 5-HT$_3$, butirofenonas, anti-histamínicos, fenotiazinas e anticolinérgicos.[108] No caso de náuseas no pós-operatório, um antiemético de classe diferente deve ser usado. Pode-se avaliar o uso de adesivo de escopolamina, pois demonstrou melhorar as náuseas e vômitos pós-operatórios.[109]

Fluidos perioperatórios

Princípios gerais

Requisitos de manutenção de fluidos e eletrólitos

O corpo se ajusta a volumes maiores e menores de ingestão por meio de mudanças na tonicidade plasmática, cujas alterações induzem ajustes nos níveis de hormônio antidiurético circulante (ADH), que, em último caso, regulam a quantidade de água retida no túbulo distal do rim. No pré-operatório e no pós-operatório imediato, geralmente é necessário repor apenas o sódio e o potássio. O cloreto é substituído automaticamente, concomitante com o sódio e o potássio, porque o cloreto é o ânion comum usado para equilibrar o sódio e o potássio nas soluções eletrolíticas. Existem várias soluções disponíveis comercialmente contendo 40 mmol de cloreto de sódio, com menores quantidades de potássio, cálcio e magnésio, projetadas para atender às necessidades de uma paciente que está recebendo 3 ℓ de fluidos intravenosos por dia. **A necessidade diária pode ser satisfeita por qualquer combinação de fluidos intravenosos. Por exemplo, 2 ℓ de D5 (5% de dextrose)/0,45 de soro fisiológico (7 mEq de cloreto de sódio cada), suplementado com 20 mEq de cloreto de potássio, seguido de 1 ℓ de SG 5% (5% dextrose em água)** com 20 mEq de potássio cloreto, seria suficiente.

Reposição de fluidos e eletrólitos

As perdas de fluidos e eletrólitos além da média diária devem ser compensadas por soluções apropriadas. A escolha das soluções de reposição depende da composição dos fluidos perdidos. Em muitos casos, é difícil medir a perda de água livre, especialmente em pacientes que apresentam perdas elevadas nos pulmões, pele ou trato gastrintestinal. Pesar essas pacientes diariamente pode ser muito útil. A perda de peso de até 300 g por dia pode ser atribuída à perda de peso por catabolismo de proteína e gordura na paciente que não está recebendo nada pela boca.[110] Qualquer perda além desse nível representa perda de fluido, que deve ser reposto de acordo. **Pacientes com febre alta podem ter aumento da perda pulmonar e cutânea de água livre, às vezes um excesso de 2 a 3 ℓ por dia**. Essas perdas devem ser repostas com água livre na forma de SG 5%. A transpiração geralmente tem um terço da osmolaridade do plasma e pode ser reposta com SG 5%, ou se a perda for excessiva, por D5/0,25 de soro fisiológico.

Pacientes com perda aguda de sangue precisam de reposição com fluido isotônico apropriado ou sangue ou ambos. Há uma ampla variedade de expansores de volume plasmático, incluindo albumina, dextrana e soluções de hetamido, que contêm partículas de grande peso molecular (peso molecular < 50 kDa). Essas partículas demoram a sair do espaço intravascular e cerca da metade das partículas permanece após 24 horas. Existem controvérsias sobre a estratégia ideal para reposição do volume intravascular.[111] Uma revisão sistemática de 25 ensaios clínicos randomizados demonstrou função renal preservada e edema intestinal reduzido em pacientes cirúrgicos que receberam soluções de albumina hiperoncótica, em comparação com fluidos de controle.[112] Metanálises sobre o uso de albumina humana e cristaloides *versus* coloides na reanimação com fluidos não mostraram benefício nas taxas de mortalidade.[113,114] É necessária cautela na interpretação dos resultados desses estudos controlados agrupados, porque o desfecho de mortalidade não foi o ponto final da maioria dos estudos e o viés de publicação é uma limitação. Os possíveis efeitos colaterais das soluções coloides sintéticas incluem efeitos adversos na hemostasia, reações anafiláticas graves e comprometimento da função renal.[111] Essas soluções são caras e, **na maioria dos casos, a substituição simples por soro fisiológico 0,9% ou solução de Ringer com lactato será suficiente**. Um terço do volume da solução de Ringer com lactato ou soro fisiológico geralmente permanecerá no espaço intravascular e o restante irá para o interstício.

A reposição adequada da perda de fluido gastrintestinal depende da fonte da perda de fluido no trato gastrintestinal. As secreções gastrintestinais além do estômago e até o cólon são tipicamente isotônicas com plasma, com quantidades semelhantes de sódio, quantidades ligeiramente menores de cloreto, pH ligeiramente alcalino e mais potássio (na faixa de 10 a 20 mEq/ℓ). Em condições normais, as fezes são hipotônicas. No entanto, em condições de fluxo aumentado (ou seja, diarreia grave), o conteúdo das fezes é isotônico, com uma composição semelhante à do intestino delgado. O conteúdo gástrico é tipicamente hipotônico, com um terço do sódio do plasma, quantidades aumentadas de íon hidrogênio e baixo pH.

Controle de fluidos e eletrólitos no pós-operatório

Diversas alterações hormonais e fisiológicas no período pós-operatório podem complicar o controle dos fluidos e eletrólitos. O estresse da cirurgia induz um nível inadequadamente alto de ADH circulante. Os níveis circulantes de aldosterona aumentam, especialmente se episódios sustentados de hipotensão ocorrerem no intra ou no pós-operatório. Os níveis elevados de ADH e aldosterona circulantes tornam as pacientes no pós-operatório propensas à retenção de sódio e água.

O volume pós-operatório de fluido corporal total pode ser alterado significativamente. Primeiro, 1 mℓ de água livre é liberado para cada grama de gordura ou tecido que é catabolizado, e, no período pós-operatório, várias centenas de mililitros de água são liberadas diariamente a partir da degradação do tecido, particularmente na paciente que foi submetida à extensa dissecção intra-abdominal e que está impedida de ingerir alimentos e líquidos pela boca. Essa água livre é retida em resposta aos níveis alterados de ADH e aldosterona. Em segundo lugar, a retenção de fluidos é ainda melhorada por um terceiro espaço ou sequestro de fluido no campo cirúrgico. **O desenvolvimento de íleo paralítico pode resultar em 1 a 3 ℓ de líquido adicional por dia sendo sequestrado na luz intestinal, parede intestinal e cavidade peritoneal.**

Em contraste com a homeostase renal do sódio, o rim não tem capacidade de retenção de potássio. **No período pós-operatório, os rins continuam a excretar pelo menos 30 a 60 mEq/ℓ de potássio diariamente, independentemente do nível de potássio sérico e dos estoques de potássio corporal total.**[115] Se este potássio não for reposto, pode ocorrer hipopotassemia. O dano tecidual e o catabolismo durante o primeiro dia pós-operatório geralmente resultam na liberação de potássio intracelular suficiente para atender às necessidades diárias. Após o primeiro dia de pós-operatório, é necessária a suplementação de potássio.

A correta manutenção do equilíbrio hidreletrolítico no pós-operatório começa com a avaliação pré-operatória, com ênfase no estabelecimento dos parâmetros hídricos e eletrolíticos normais antes da cirurgia. No pós-operatório, o monitoramento rigoroso de peso diário, débito urinário, hematócrito, eletrólitos séricos e parâmetros hemodinâmicos fornecerá as informações necessárias para fazer os ajustes corretos na reposição de cristaloides. As necessidades diárias normais de fluidos e eletrólitos devem ser atendidas, e quaisquer perdas incomuns de fluidos e eletrólitos, incluindo as do trato gastrintestinal, pulmões ou pele, devem ser compensadas. Após os primeiros dias de pós-operatório, o fluido do terceiro espaço começa a retornar ao espaço intravascular e os níveis de ADH e aldosterona voltam ao normal. O excesso de líquido retido no perioperatório é mobilizado e excretado pelos rins, e as necessidades de líquido exógeno diminuem. Pacientes com reserva cardiovascular ou renal inadequada estão sujeitas à sobrecarga de fluidos durante esse período de reabsorção do terceiro espaço, especialmente se os fluidos intravenosos não forem reduzidos adequadamente.

O distúrbio hidreletrolítico mais comum no período pós-operatório é a sobrecarga hídrica. O excesso de líquido pode ocorrer concomitantemente com o sódio sérico normal ou diminuído. Grandes quantidades de fluidos isotônicos geralmente são introduzidas no intra e pós-operatório para manter a pressão arterial e o débito urinário. Como esse líquido costuma ser isotônico com o plasma, ele permanecerá no espaço extracelular. Nessas condições, o sódio sérico permanecerá dentro dos níveis normais. O excesso de líquido com hipotonicidade (sódio sérico reduzido) pode ocorrer se grandes quantidades de perdas de líquido isotônico (p. ex., sangue e trato gastrintestinal) forem repostas inadequadamente por fluidos hipotônicos. A predisposição à retenção de água livre no pós-operatório imediato agrava o problema. Um aumento no peso corporal ocorre concomitantemente com a expansão de fluidos. Na paciente à qual nada é permitido VO, o catabolismo deve induzir uma perda de peso diária de até 300 g por dia. A paciente que está ganhando peso acima de 150 g por dia está em um estado de expansão de fluidos. A restrição simples de fluidos corrigirá a anormalidade. Quando necessário, diuréticos podem ser usados para aumentar a excreção urinária.

Estados de desidratação são incomuns, mas ocorrerão em pacientes que apresentam grandes perdas diárias de fluidos que não são repostos. **As perdas gastrintestinais devem ser repostas por fluidos apropriados. Pacientes com febre alta devem receber reposição de água livre adequada, porque até 2 ℓ por dia de água livre podem ser perdidos com a transpiração e hiperventilação.** Embora essas perdas aumentadas sejam difíceis de monitorar, uma estimativa confiável pode ser obtida monitorando o peso corporal.

Princípios do controle de fluidos no ERAS

3 O controle de fluidos ideal para uma paciente no perioperatório é a euvolemia. Para isso, os protocolos ERAS consistem em minimizar cristaloides e priorizar o uso de coloides e vasopressores quando for necessário. Quando cristaloides são usados, fluidos balanceados (como Ringer com lactato) são preferidos. Muitas vezes, essa abordagem é orientada por objetivos, utilizando medidas do volume sistólico para orientar a reanimação. Há evidência de que as pacientes melhoraram os resultados pós-operatórios ao utilizar paradigmas de fluidos hipovolêmicos ou orientados por objetivos.[116]

Controle da dor perioperatória
Princípios gerais

4 Embora métodos disponíveis apresentem facilmente analgesia satisfatória, as pacientes continuam a sofrer desnecessariamente com a dor pós-operatória. Os estudos mostraram que 25 a 50% das pacientes apresentam dor moderada a intensa no período pós-operatório.[117,118] Os motivos dessa inadequação no controle da dor são vários. Primeiramente, são pequenas as expectativas das pacientes em relação ao alívio da dor; além disso, elas não sabem qual grau de analgesia devem esperar. Um segundo ponto é a falta de treinamento médico formal para controle efetivo da dor. Em terceiro lugar, as atitudes continuam a ser influenciadas pela concepção errada e comum de que o uso de narcóticos no período pós-operatório pode causar dependência de opioides.

Existem muitos paradigmas eficazes de controle da dor. A técnica *analgesia controlada pelo paciente* (ACP), que permite aos pacientes autoadministrar pequenas doses de narcóticos sob demanda, possibilita a titulação em bólus de narcótico conforme for necessário para aliviar a dor. Esta técnica pode fornecer uma analgesia mais completa com a manutenção das concentrações do fármaco em estado de equilíbrio. Esses dispositivos eliminam o atraso entre o início da dor e a administração de agentes analgésicos, um problema comum inerente nos pedidos de analgésicos sob demanda em enfermarias hospitalares movimentadas. A ACP tem excelente aceitação pela paciente. Em comparação com as injeções intramusculares convencionais, os níveis séricos de narcóticos têm variabilidade significativamente menor em pacientes em uso de ACP.[119] Pacientes que usam ACP apresentam melhora da analgesia, menor incidência de complicações pulmonares pós-operatórias e menos confusão do que aquelas que recebem narcóticos intramusculares.[120] A dose total de narcótico usada é menor com ACP do que com injeção de depósito intramuscular convencional.

O uso de ACP não elimina os efeitos colaterais adversos dos narcóticos. Depressão respiratória com risco de vida é observada em até 0,5% dos pacientes em uso de ACP. O uso de infusão contínua de narcóticos, além do uso sob demanda, está associado a um aumento quádruplo na depressão respiratória. Pacientes idosas e aquelas com comprometimento respiratório preexistente estão em risco de depressão respiratória.[119]

Em resumo, o uso de ACP encurta o tempo entre o início da dor e a administração da medicação, fornece acesso mais contínuo aos analgésicos e possibilita melhor controle da dor.

Analgesia peridural e subaracnóidea

Anestésicos e narcóticos administrados no espaço peridural ou intratecal estão entre os analgésicos mais potentes disponíveis, e sua eficácia é maior do que aquela proporcionada por técnicas de ACP intravenosa. Esses fármacos são administrados de várias maneiras, entre elas: dose única por injeção peridural ou intratecal, injeção intermitente em horários predeterminados ou sob demanda e infusão contínua.

Em consequência do risco de infecção do sistema nervoso central e de cefaleia, a administração intratecal geralmente é limitada a uma dose única de narcótico, anestésico local ou ambos. Em comparação com a administração peridural, a ação de uma dose única é maior por via intratecal graças às altas concentrações alcançadas no líquido cerebrospinal. Além disso, aumenta o risco de depressão dos sistemas nervoso central e respiratório, bem como de hipotensão sistêmica. As baixas doses de opioides necessárias para analgesia intratecal são suficientes para estarem associadas ao aumento do risco de depressão respiratória.[121] Alguns pesquisadores desaconselham o uso de analgesia subaracnóidea intratecal fora do ambiente de terapia intensiva.

A administração peridural é a conduta preferida e proporciona controle prolongado (> 24 horas) da dor no período pós-operatório. As contraindicações relativas são a presença de coagulopatia, sepse e hipotensão. Tanto substâncias anestésicas quanto narcóticas são usadas com excelente eficácia, e, entre os anestésicos, a *bupivacaína* é a mais popular, proporcionando excelente analgesia com toxicidade mínima. A analgesia peridural é mais adequada para controle da dor na parte inferior do abdome e nos membros; os possíveis efeitos adversos dos anestésicos peridurais são retenção urinária, fraqueza motora, hipotensão e depressão cardíaca e do sistema nervoso central. Ao contrário dos anestésicos, os opioides oferecem excelente analgesia sem bloqueio simpático associado. Os opioides peridurais tendem a ter ação muito mais prolongada e a hipotensão é uma complicação rara. Em comparação com os anestésicos peridurais, há maior incidência de náuseas e vômitos, depressão respiratória e prurido.[122]

Comparando com os analgésicos administrados por via intramuscular ou intravenosa, a analgesia peridural está associada à melhor função pulmonar pós-operatória, menor incidência de complicações pulmonares, diminuição das complicações tromboembólicas venosas pós-operatórias (provavelmente por antecipação da deambulação), menos efeitos colaterais gastrintestinais, menor incidência de depressão do sistema nervoso central e convalescença mais rápida.[122] **Uma revisão sistemática concluiu que a anestesia peridural contínua é mais eficaz que a ACP com opioides intravenosos na redução da dor pós-operatória por até 72 horas após cirurgia abdominal.**[123] A depressão respiratória intensa, observada em menos de 1% das pacientes, é a complicação em potencial mais grave. Sua incidência é menor com fármacos mais lipofílicos, como o *fentanila*, que é rapidamente absorvido na medula espinal, e, portanto, apresenta menor propensão de se difundir para os centros de controle respiratório do sistema nervoso central. Prurido, náuseas e retenção urinária são comuns, mas o controle é fácil e a repercussão clínica costuma ser pequena. Talvez o custo seja a principal e a mais limitante desvantagem da analgesia peridural.

A administração segura de analgesia peridural exige monitoramento rigoroso da equipe de enfermagem. Não é necessária a infraestrutura de uma terapia intensiva. É segura a administração de analgésicos peridurais em enfermaria com rigorosa supervisão da enfermagem e monitoramento respiratório, com avaliação da ventilação a cada hora durante as primeiras 8 horas de analgesia peridural.

Anti-inflamatórios não esteroidais (AINEs)

As estratégias terapêuticas atuais para controle perioperatório da dor dependem muito de terapia multimodal com analgésicos opioides e anti-inflamatórios não esteroidais (AINEs). O *cetorolaco* é um potente AINE não seletivo que pode ser administrado por via oral ou parenteral. **O início da atividade do *cetorolaco* é um pouco mais lento que o do *fentanila*, mas a potência analgésica é comparável à da *morfina*.** As vantagens teóricas dos AINEs em relação aos opioides incluem ausência de depressão respiratória, falta do potencial de uso abusivo dos opioides, menor efeito sedativo, menor intensidade das náuseas, retorno antecipado da função intestinal e recuperação mais rápida. Em estudos clínicos, os efeitos analgésicos do *cetorolaco* foram semelhantes aos da morfina em pacientes no pós-operatório de cirurgias ortopédicas, e em associação à ACP houve importante redução na necessidade de opioides.[124,125] Conforme o tipo de cirurgia, o *cetorolaco* reduz a dose de opioides em média de 36%, além de melhorar o controle analgésico da dor moderada a intensa 24 horas após a cirurgia.[126] Na paciente obstétrica, o *cetorolaco* intravenoso é eficaz na redução do uso pós-operatório de narcóticos em cesarianas.[127] Embora a Food and Drug Administration não tenha aprovado o uso do *cetorolaco* durante a lactação, a dosagem no leite materno mostrou níveis menores que os de *ibuprofeno*.[128]

Os possíveis efeitos adversos associados ao uso de AINEs são maior risco de comprometimento renal (em particular, nas pacientes com hipovolemia aguda), efeitos colaterais gastrintestinais, reações de hipersensibilidade e sangramento. Os efeitos do *cetorolaco* sobre o sangramento são inconstantes. Estudos com *cetorolaco* em voluntários saudáveis mostraram aumento transitório do tempo de sangramento e diminuição da agregação plaquetária, embora essas alterações não tenham apresentado repercussão clínica.[129] Um estudo de coortes retrospectivo mostrou aumento do risco de sangramento gastrintestinal e no local da cirurgia em pacientes idosas tratadas com altas doses de *cetorolaco*, entre 105 e 120 mg/dia. Tal aumento foi associado ao uso de *cetorolaco* por mais de 5 dias.[130] Estudos prospectivos controlados não demonstraram aumento considerável da perda sanguínea em pacientes tratadas com AINE no período perioperatório. O *cetorolaco* pode estar associado a altas taxas de insuficiência renal aguda quando o tratamento ultrapassar 5 dias.[131] A metanálise do uso pós-operatório de AINEs em pacientes com função renal pré-operatória normal mostrou redução da função renal clinicamente insignificante.[132] Caso sejam utilizados, esses fármacos devem ser administrados com extremo cuidado nos casos de pacientes com asma, porque 5 a 10% das pacientes adultas com asma são sensíveis ao *ácido acetilsalicílico* e a outros AINEs.

Com as vantagens da menor toxicidade gastrintestinal e da ausência de efeitos antiplaquetários, os inibidores seletivos da ciclo-oxigenase-2 (COX-2) são uma opção de grande valia no controle da dor perioperatória.[133] Embora haja dados que mostrem aumento de eventos cardiovasculares graves associados aos inibidores da COX-2, é possível cogitar o uso perioperatório dessas substâncias por curto período em pacientes de baixo risco e sem doença cardiovascular.[134-139]

Além dos AINEs, outros analgésicos estão sendo estudados para reduzir ao mínimo o uso de opioides e os efeitos colaterais a eles associados, que atrasam a recuperação pós-operatória. A *capsaicina*, disponível em preparações tópicas e injetáveis, é uma droga não narcótica que promove a liberação de substância P, neurotransmissora da dor e do calor, o que inicialmente provoca uma sensação de queimação, mas acaba por levar à depleção da substância P e ao alívio da dor. A *cetamina* bloqueia receptores *N*-metil-D-aspartato de dor central, e em baixas doses subanestésicas, reduz a sensibilização central causada por cirurgia, além de impedir a hiperalgesia induzida por opioides. Em doses maiores, a *cetamina* está associada a alucinações, tontura, náuseas e vômito. A *gabapentina* e a *pregabalina* são drogas não narcóticas que impedem a liberação de neurotransmissores excitatórios que transmitem os sinais de dor. Elas diminuem a necessidade de opioides e são substâncias anti-hiperalgésicas efetivas.[139]

Princípios de controle da dor no ERAS

O controle da dor pós-operatória é um foco importante dos protocolos ERAS. Os opioides estão envolvidos na desaceleração de função gastrintestinal, no aumento de náuseas e vômitos e, às vezes, no estado confusional da paciente. Todos esses fatores inibem diretamente a recuperação pós-operatória. Portanto, uma abordagem bem-sucedida de medicação para a dor precisa ser multimodal e não depender apenas de opioides. Os protocolos ERAS incluem o uso de medicamentos no pré-operatório, que geralmente incluem AINEs, agonistas dos receptores GABA (ácido gama-aminobutírico) e/ou relaxantes musculares. Muitos protocolos incluem o uso de anestesia regional para controle da dor, especialmente no contexto de uma laparotomia. Com o uso de uma peridural, o controle da dor pós-operatória e a função gastrintestinal foram melhorados em comparação com o uso de um opioide em ACP.[140] O uso de analgesia peridural está associado à dificuldade de locomoção e retenção urinária, o que vai contra os objetivos de um protocolo ERAS.[141] Após o fechamento da incisão, é encorajado o uso de bupivacaína local. Outros medicamentos importantes para a dor pós-operatória incluem o uso de AINEs (p. ex., *cetorolaco*).

Drenos

Drenos profiláticos são usados desde os anos de 1800, em um esforço para reduzir coleções de fluidos perioperatórios ou identificar sangramento ou vazamentos anastomóticos. Estudos mostraram que os drenos têm baixa sensibilidade na detecção de um vazamento.[142] Existem dados limitados sobre o uso de drenos profiláticos em cirurgia pélvica e os dados são inconsistentes. O uso rotineiro de drenos profiláticos não é recomendado, mas pode ser considerado no contexto dos fatores de risco da paciente.

Da mesma forma, as sondas nasogástricas são comumente utilizadas no pós-operatório para proteção das anastomoses. Estudos não encontraram nenhum benefício claro do uso profilático da sonda nasogástrica. Uma metanálise de aproximadamente 5 mil pacientes revelou que as pacientes sem sondas nasogástricas demonstraram menos tempo para o retorno da função intestinal e uma internação mais curta. A taxa de vazamento anastomótico não foi diferente entre os dois grupos.[143] O uso rotineiro de sonda nasogástrica é desencorajado.

Laxantes

Laxantes são frequentemente utilizados para estimular o rápido retorno da função intestinal. Embora os dados disponíveis não demonstrem um benefício claro, há poucos ou nenhuns efeitos adversos com seu uso. Portanto, os laxantes podem ser utilizados no período pós-operatório.

Desfechos dos protocolos ERAS

5 Considerando o projeto intencional de protocolos de recuperação aprimorados, os resultados demonstraram uma melhora significativa em muitas áreas do cuidado perioperatório. Em metanálises, os protocolos ERAS foram associados a uma diminuição média no tempo de internação de 1,14 dia sem um aumento concomitante na readmissão.[144] Da mesma maneira, as taxas de complicações foram reduzidas à metade.[145] Estudos têm mostrado que, à medida que aumenta a adesão a um protocolo, a mortalidade diminui.[146] Ajustando-se às complicações perioperatórias e readmissões reduzidas, os protocolos canadenses do ERAS têm sido associados a economias de custos de cuidados com a saúde de até US$ 7.000 por paciente.[147] Outro benefício de um protocolo ERAS é que as pacientes relatam melhora na qualidade de vida e diminuição nos escores de dor.[148,149]

Um desafio dos protocolos de recuperação aprimorados é a necessidade de um ambiente altamente dinâmico e cooperativo, visto que o trabalho em equipe e a padronização são cruciais para o sucesso de tal protocolo.[141] Isso inclui a própria paciente, o cirurgião, o anestesiologista e as enfermeiras, nutricionistas, estagiários e administradores hospitalares. Embora não seja uma tarefa fácil, é de extrema importância, dados os amplos benefícios observados no cuidado perioperatório com o início e a adesão a um protocolo de recuperação otimizado.

TRATAMENTO DOS PROBLEMAS MÉDICOS

Correção de distúrbios hidreletrolíticos existentes

A manutenção correta do equilíbrio de fluidos e eletrólitos no período pós-operatório começa com a avaliação pré-operatória, com ênfase no estabelecimento de parâmetros normais de fluidos e eletrólitos antes da cirurgia. Distúrbios hidreletrolíticos pré-operatórios podem representar um desafio. O diagnóstico e o tratamento corretos dependem da avaliação apropriada do estado hidreletrolítico. Para detectar qualquer doença subjacente e avaliar a quantidade e a duração de qualquer perda ou ganho anormal de líquido, é necessária uma anamnese detalhada. A avaliação inicial deve incluir a averiguação de parâmetros hemodinâmicos, clínicos e urinários, a fim de verificar o nível geral de hidratação, bem como a situação do compartimento de líquido extracelular. A paciente com bom turgor cutâneo, mucosas úmidas, sinais vitais estáveis e bom débito urinário apresenta boa hidratação. Uma paciente com hipotensão ortostática, olhos encovados, boca seca e diminuição do turgor cutâneo apresenta sinais claros de redução do volume extracelular.

A avaliação laboratorial de pacientes com possíveis distúrbios do equilíbrio hidreletrolítico preexistentes deve incluir verificação do hematócrito, bioquímica sanguínea, níveis sanguíneos de glicose, ureia e creatinina, osmolaridade da urina e níveis urinários de eletrólitos. A osmolaridade sérica é principalmente uma função da concentração de sódio e é calculada pela seguinte equação:

$$2[Na^+] + glicose\,(mg/d\ell)/18 + ureia\,(mg/d\ell)/2,8$$

A osmolaridade sérica normal é de 290 a 300 mOsm. A relação ureia/creatinina habitual é 10:1, mas ultrapassa 20:1 em situações de contração do líquido extracelular. Em condições de déficit do líquido extracelular, a osmolaridade urinária é alta (> 400 mOsm), enquanto a concentração urinária de sódio é baixa (< 15 mEq/ℓ), indicando a tentativa do rim de conservar sódio. Em condições de excesso de líquido extracelular ou em casos de doença renal, na qual há comprometimento da capacidade renal de retenção de sódio e água, a osmolaridade urinária será baixa e o sódio urinário será alto (> 30 mEq/ℓ). Alterações do sódio indicam excesso ou déficit de líquido extracelular.

Distúrbios eletrolíticos específicos

Hiponatremia

Como o sódio é o principal cátion extracelular, as alterações dos níveis séricos de sódio costumam ser inversamente proporcionais ao estado de hidratação do compartimento de líquido extracelular. De modo geral, a fisiopatologia da hiponatremia é a expansão dos líquidos corporais, o que leva ao excesso de água corporal total.[115,150] A hiponatremia causa sintomas apenas quando o nível sérico de sódio é inferior a 120 a 125 mEq/ℓ. A intensidade dos sintomas (náuseas, vômito, letargia, convulsões) está mais relacionada com a *velocidade* da modificação do sódio sérico do que com seu nível real.

A hiponatremia secundária à secreção inapropriada de ADH pode ocorrer no traumatismo cranioencefálico, em tumores pulmonares ou cerebrais e em situações de estresse. A elevação anormal do ADH acarreta em retenção hídrica excessiva. O tratamento inclui restrição hídrica e, se possível, correção da causa subjacente. A hiponatremia na forma de excesso de fluido extracelular pode ser observada em pacientes com insuficiência renal ou cardíaca e em condições como a síndrome nefrótica, na qual o sal e a água total corporal estão elevados, com um aumento relativamente maior na última. A administração de solução salina concentrada para corrigir a hiponatremia seria inadequada nesse quadro. Além da correção do processo da doença subjacente, o tratamento deve incluir restrição de água e uso de diuréticos.

A reposição inapropriada das perdas de sais somente com água causa hiponatremia. Essa situação é típica em pacientes que perdem grande quantidade de eletrólitos por vômito, aspiração nasogástrica, diarreia ou fístulas gastrintestinais, e que receberam reposição com soluções hipotônicas. De modo geral, a reposição simples com líquidos isotônicos e potássio corrige a anormalidade. Raramente é necessária a correção rápida da hiponatremia, caso em que é possível administrar solução salina hipertônica (3%), procedimento que deve ser realizado com muito cuidado, a fim de evitar o rápido deslocamento do sódio sérico, que induz a disfunção do sistema nervoso central.

Hipernatremia

A hipernatremia é um distúrbio raro, que pode ser fatal quando intenso (sódio sérico acima de 160 mEq/ℓ). O consequente estado hiperosmolar causa diminuição do volume de água nas células do sistema nervoso central, que quando acentuada pode acarretar desorientação, convulsões, sangramento intracraniano e morte. A causa é perda excessiva de água extrarrenal, que pode ocorrer em pacientes com febre alta, submetidas à traqueostomia em ambiente seco ou com lesões térmicas extensas; em pacientes com diabetes insípido, central ou nefrogênico; e em pacientes com sobrecarga de sal iatrogênica. O tratamento abrange a correção da causa (alívio da febre, umidificação da traqueostomia, administração de desmopressina para controle do diabetes insípido central) e a reposição de água livre VO ou intravenosa com SG 5%. Assim como a hiponatremia grave, a hipernatremia acentuada deve ser corrigida lentamente, sem ultrapassar 10 mEq/dia, exceto em caso de hipernatremia aguda grave sintomática.[151]

Hipopotassemia

A hipopotassemia pré-operatória pode ocorrer em pacientes com perda considerável de líquido gastrintestinal (vômito prolongado, diarreia, aspiração nasogástrica, fístulas intestinais) e perda urinária acentuada de potássio secundária a distúrbios tubulares renais (acidose tubular renal, necrose tubular aguda, hiperaldosteronismo, uso prolongado de diuréticos). A causa pode ser a administração prolongada de líquidos parenterais sem potássio a pacientes com restrição da ingestão oral. Os sintomas associados à hipopotassemia incluem distúrbios neuromusculares, que variam de fraqueza muscular à paralisia flácida, e anormalidades cardiovasculares, entre elas, hipotensão, bradicardia, arritmias e potencialização da intoxicação digitálica. Tais sintomas são raros, exceto se o nível sérico de potássio for inferior a 3 mEq/ℓ. O tratamento é a reposição de potássio. A administração oral é preferível em pacientes que aceitam a dieta oral. Se for necessário, a reposição de potássio pode ser intravenosa em doses que não devem ultrapassar 10 mEq/h.

Hiperpotassemia

A hiperpotassemia é rara em pacientes pré-operatórias. Em geral, está associada ao comprometimento renal, mas pode ser observada em pacientes com insuficiência suprarrenal em tratamento com diuréticos poupadores de potássio. A hiperpotassemia acentuada (potássio > 7 mEq/ℓ) pode causar bradicardia, fibrilação ventricular e parada cardíaca. O tratamento de escolha depende da intensidade da hiperpotassemia e da detecção de anormalidades cardíacas associadas ao ECG. A administração intravenosa de *gliconato de cálcio* (10 mℓ de uma solução a 10%) neutraliza rapidamente os efeitos cardiotóxicos da hiperpotassemia. Uma ampola de bicarbonato de sódio em SG 5%, com ou sem insulina, possibilita a rápida entrada de potássio nas células. A longo prazo, resinas de troca de cátions, como o *sulfato de poliestireno sódico* (*Kayexalate*), administradas por via oral ou por clister, ligam-se ao potássio corporal total e reduzem seu nível sistêmico. A hemodiálise é reservada para condições de emergência, nas quais outras medidas não foram suficientes ou fracassaram.[151]

Controle hidreletrolítico pós-operatório

Várias alterações hormonais e fisiológicas pós-operatórias podem complicar o controle hidreletrolítico. O estresse da cirurgia causa elevação inapropriada do ADH circulante e da aldosterona, deixando as pacientes suscetíveis à retenção de sódio e água. Os níveis circulantes de aldosterona também aumentam, sobretudo quando há episódios prolongados de hipotensão durante ou após a cirurgia.

O volume de líquido corporal total pode estar consideravelmente alterado no período pós-operatório. Primeiro, há liberação de água livre da lesão tecidual, sobretudo na paciente submetida à extensa dissecção intra-abdominal e que esteja impedida de ingerir líquidos VO. Com frequência, essa água livre é retida em resposta à alteração dos níveis de ADH e aldosterona. Depois, a retenção hídrica é estimulada ainda mais pela formação do terceiro espaço, ou sequestro de líquido no campo cirúrgico. **O surgimento do íleo paralítico pode causar sequestro de mais 1 a 3 ℓ de líquido por dia na luz e parede intestinais e na cavidade peritoneal**. Após os primeiros dias pós-operatórios, o fluido do terceiro espaço começa a retornar ao espaço intravascular, e os níveis de ADH e aldosterona voltam ao normal. O excesso de fluido retido no pós-operatório é mobilizado e excretado pelos rins, e a necessidade de fluidos exógenos diminui.

Ao contrário da homeostasia do sódio renal, os rins não são capazes de reter potássio. **No período pós-operatório, continuam a excretar diariamente 30 a 60 mEq/ℓ de potássio, no mínimo, sem considerar o nível sérico de potássio e suas reservas totais**.[115] A não reposição do potássio perdido pode acarretar hipopotassemia. Em geral, a lesão e o catabolismo tecidual durante o primeiro dia pós-operatório resultam na liberação de potássio intracelular suficiente para atender as necessidades diárias. Depois do primeiro dia pós-operatório, deve ser feita a suplementação de potássio.

Pacientes com reserva cardiovascular ou renal inadequada são propenso, à hipervolemia durante esse período de reabsorção do terceiro espaço, sobretudo se a administração intravenosa de líquidos não for reduzida de acordo com a necessidade.

O distúrbio hidreletrolítico mais comum no período pós-operatório é a sobrecarga hídrica. Há um aumento do peso corporal concomitante à expansão de líquido. A paciente que ganha mais de 150 g/dia está em um estado de expansão de líquido, e a simples restrição de líquidos corrige a anormalidade. Quando for necessário, podem ser usados diurética, para aumentar a excreção urinária.

Os estados de desidratação são incomuns, mas ocorrem em pacientes com grandes perdas diárias de líquido sem reposição. **As perdas gastrintestinais devem ser repostas com os líquidos apropriados. Pacientes com febre alta devem receber reposição apropriada de água livre, porque a transpiração e a hiperventilação podem causar a perda diária de até 2 ℓ de água livre**. Apesar da dificuldade de monitorar esse aumento das perdas, é possível fazer uma estimativa fidedigna por acompanhamento do peso corporal.

Distúrbios acidobásicos no pós-operatório

Várias anormalidades metabólicas, respiratórias e eletrolíticas no período pós-operatório podem causar desequilíbrio da homeostase acidobásica normal e consequente alcalose ou acidose. A reposição hidreletrolítica apropriada e a manutenção de perfusão tecidual adequada ajudam a evitar ou corrigir a maioria dos distúrbios acidobásicos pós-operatórios.

Alcalose

O distúrbio acidobásico pós-operatório mais comum é a alcalose.[115] Em geral, não apresenta significado clínico e a resolução é espontânea. Enquanto a *alcalose respiratória* é o resultado da hiperventilação pela excitação do sistema nervoso central, as disfunções podem resultar em *alcalose metabólica*, incluindo hiperaldosteronismo transitório pós-traumático, aspiração nasogástrica, infusão de bicarbonato durante transfusões sanguíneas na forma de citrato e uso de diuréticos. A correção da alcalose é feita por eliminação da causa e correção dos déficits de líquido extracelular e de potássio (Tabela 25.10). Em geral, a correção total é feita com segurança em 1 a 2 dias.

A alcalose acentuada (pH sérico > 7,55) pode causar arritmias cardíacas graves ou convulsões. A excitabilidade miocárdica é ainda mais acentuada quando há hipopotassemia concomitante. Nessas condições, a reposição hidreletrolítica pode não ser suficiente para corrigir a alcalose com rapidez, exigindo o tratamento com *acetazolamida* ou um fármaco acidificante.

Acidose

A *acidose respiratória* é consequência da retenção de dióxido de carbono nas pacientes com hipoventilação. A *acidose metabólica* é menos comum no período pós-operatório; contudo, em virtude de seu efeito sobre o sistema cardiovascular, **pode ser grave**, incluindo diminuição da contratilidade miocárdica, propensão para vasodilatação periférica com consequente hipotensão e refratariedade do coração à desfibrilação.[115]

A acidose metabólica é consequência da diminuição dos níveis séricos de bicarbonato. **A avaliação apropriada inclui a medida do intervalo aniônico**:

$$\text{Intervalo aniônico} = (Na^+ + K^+) - (Cl^- + HCO_3^-)$$
$$= 10 \text{ a } 14 \text{ mEq}/\ell \text{ (normal)}$$

O intervalo aniônico também é formado por proteínas circulantes, sulfato, fosfato, citrato e lactato.

Na acidose metabólica, o intervalo aniônico pode estar aumentado ou normal. O aumento dos ácidos circulantes consome e substitui o íon bicarbonato, aumentando o intervalo aniônico. As causas incluem o aumento do ácido láctico circulante secundário à glicólise anaeróbica, como em condições de má perfusão tecidual; o aumento de cetoácidos e disfunção renal, responsável pelo aumento dos sulfatos e fosfatos circulantes.[152] O diagnóstico pode ser feito por anamnese completa e dosagem do lactato sérico (normal < 2 mmol/ℓ), glicose sérica e parâmetros da função renal. De modo geral, a acidose metabólica no intervalo aniônico normal é consequência de um desequilíbrio dos íons cloro e bicarbonato, ocorrido em condições que levam ao excesso de cloro e diminuição do bicarbonato que pode ser observada em pacientes que receberam grande quantidade de soro fisiológico. A Tabela 25.11 apresenta um resumo das várias causas de acidose metabólica.

O tratamento da acidose metabólica depende da causa. Em pacientes com acidose láctica, é fundamental restabelecer a perfusão tecidual. Isso pode ser feito por meio de suporte cardiovascular e pulmonar, quando for necessário, e de oxigenoterapia e tratamento intensivo da infecção sistêmica, sempre que for apropriado. É possível corrigir a cetose diabética aos poucos com *insulina*. Se a cetose for resultante da inanição crônica ou da ausência de suporte calórico pós-operatório, pode ser corrigida com nutrição. Em pacientes com acidose de intervalo aniônico normal, a perda de bicarbonato pelo sistema gastrintestinal deve ser reposta, a administração excessiva de cloro pode ser restringida e, quando for necessário, um diurético de alça é capaz de induzir a eliminação renal do cloro. A acidose dilucional é corrigida com restrição hídrica leve.

Não se deve administrar bicarbonato, a menos que o pH sérico seja inferior a 7,2 ou que haja complicações cardíacas graves secundárias à acidose. É obrigatório o monitoramento rigoroso dos níveis séricos de potássio. Em condições de acidose, o

Tabela 25.10 — Causas de alcalose metabólica.

Distúrbio	Fonte de álcalis	Causa da retenção renal de HCO
Alcalose de origem gástrica		
Aspiração nasogástrica	Mucosa gástrica	↓↓ LEC, ↓ K
Vômito		
Alcalose de origem renal		
Diuréticos	Epitélio renal	↓ LEC, ↓ K
Acidose respiratória e diuréticos		↓ LEC, ↓ K, ↑ PCO_2
Bases exógenas	$NaHCO_3$, citrato de sódio, lactato de sódio	Distúrbio coexistente de LEC, K, $PaCO_2$

↓ LEC = depleção do líquido extracelular; ↓ K = depleção de potássio; ↑↑ PCO_2 = retenção de dióxido de carbono; $NaHCO_3$ = bicarbonato de sódio; $PaCO_2$ = pressão parcial de dióxido de carbono arterial.

potássio sai da célula e entra em circulação. A paciente com concentração normal de potássio e acidose metabólica apresenta, na verdade, depleção de potássio intracelular. O tratamento da acidose sem reposição de potássio acarreta hipopotassemia grave com seus riscos associados.

Doença endócrina

Os três distúrbios endócrinos mais frequentes em pacientes submetidas à cirurgia ginecológica são diabetes melito (DM), doenças da tireoide e anormalidades suprarrenais. A fisiopatologia desses distúrbios ajuda a compreender os efeitos da cirurgia nessas pacientes.

Diabetes melito

O DM é um distúrbio complexo do metabolismo da glicose relacionado com a ausência de produção de insulina ou com a resistência à ela. De acordo com a American Diabetes Association (ADA), 14,9 milhões de mulheres americanas, ou 11,7% das mulheres com mais de 18 anos, têm diabetes.[153] Cerca de 50% das pessoas com DM necessitam de cirurgia em algum momento da vida.[154] É o efeito direto do DM sobre os órgãos-alvo que determina o risco da cirurgia, não o tipo ou a duração da cirurgia nem o tratamento do distúrbio. Os critérios atuais para diagnóstico de diabetes são:[155]

- Poliúria, polidipsia ou emagrecimento inexplicado com glicose de jejum aleatória ≥ 200 mg/dℓ *ou*
- Glicose de jejum ≥ 126 mg/dℓ (na qual o jejum é definido como ausência de ingestão alimentar por 8 h) *ou*
- Prova de tolerância à glicose oral em 2 horas com 75 g, com glicose sérica ≥ 200 mg/dℓ *ou*
- Hemoglobina A_{1c} ≥ 6,5%.

A confirmação do diagnóstico requer repetir o mesmo teste em um outro dia ou resultados concordantes de dois testes diferentes simultaneamente.

Pacientes com DM apresentam hiperglicemia exagerada durante a cirurgia e experimentam exagerada hiperglicemia perioperatória. Os objetivos da avaliação pré-operatória e da conduta perioperatória são assegurar a homeostasia metabólica e o controle da glicemia, e prever problemas decorrentes de complicações preexistentes.

Avaliação do risco pré-operatório

A avaliação do risco pré-operatório da paciente com diabetes deve começar com uma revisão dos sistemas. Noctúria, poliúria, polidipsia, glicosúria, obesidade, diabetes gestacional prévio, etnia e história familiar são dados importantes da anamnese.

Tabela 25.11 — Causas de acidose metabólica.

	Intervalo aniônico normal	
Intervalo aniônico elevado	**Hiperpotassêmico**	**Hipopotassêmico**
Uremia	Hiporreninismo	Diarreia
Cetoacidose	Insuficiência suprarrenal primária	Acidose tubular renal
Acidose láctica	NH_2Cl	Bexiga ileal e ureterossigmoidostomia
Ácido acetilsalicílico	Intoxicação por enxofre	Hiperalimentação
Para-aldeído	Insuficiência renal crônica incipiente	
Metanol	Uropatia obstrutiva	
Etilenoglicol		
Acidúria metilmalônica		
NH_2Cl (cloramina)		

Adaptada de: **Narins RG, Lazarus MJ.** Renal system. In: Vandam LD, ed. *To Make the Patient Ready for Anesthesia: Medical Care of the Surgical Patient.* 2nd ed. Menlo Park, CA: Addison Wesley; 1984:67-114.

A confirmação do diagnóstico requer um segundo teste em outro dia ou resultados concordantes de dois testes diferentes simultâneos.

É necessário identificar se o diabetes é do tipo 1 (insulinodependente) ou do tipo 2 (não insulinodependente), porque o risco pré-operatório e a conduta perioperatória são diferentes. É preciso avaliar a rotina de controle de glicose da paciente, os níveis de glicose, os medicamentos e a hemoglobina A_{1c} inicial.[156] É necessário documentar a ocorrência de complicações do diabetes em órgãos-alvo.

A doença oclusiva de pequenas e grandes artérias é o fator de risco isolado mais importante para o pré-operatório. A anamnese e o exame físico devem ser meticulosos para identificar a existência ou não de doença coronariana ou doença vascular cerebral.[154] As pacientes diabéticas têm menor probabilidade de apresentar sintomas de doença coronariana do que as pacientes não diabéticas. Nas pacientes com risco de isquemia, doença coronariana ou vários fatores de risco clínicos para doença cardíaca, é preciso considerar o betabloqueio perioperatório, com início e ajuste cuidadoso do medicamento algumas semanas antes da cirurgia.[157,158] A avaliação de doença de órgãos-alvo pode se manifestar como disfunção da retina ou renal. Se a nefropatia diabética estiver presente, os exames com contraste devem ser evitados. Se houver necessidade de exame com contraste, é essencial manter hidratação adequada antes e após o procedimento, e a *metformina* oral deve ser suspensa por 24 a 48 horas após o procedimento.

O diabetes está associado ao aumento das infecções perioperatórias.[159] A avaliação pré-operatória deve incluir exame da pele e do sedimento urinário para detectar infecção assintomática. Pneumonia e infecções de feridas, cutâneas e urinárias, representam 2/3 das complicações pós-operatórias em pacientes diabéticas.[160] Há uma conhecida predisposição de pacientes com DM a terem maior colonização por *Staphylococcus aureus* resistentes à meticilina e mais infecções por bactérias Gram-negativas e estafilocócicas, bem como maior incidência de sepse por Gram-negativos e estreptococos do grupo B.[161,162] Entre os indivíduos com diabetes, 7% têm sepse por Gram-negativos no período pós-operatório, uma taxa aproximadamente 7 vezes maior do que na população não diabética. Essas complicações são mais frequentes em pacientes com controle inadequado da glicose, provavelmente causada pelo comprometimento da função leucocitária na hiperglicemia.[163,164] Indivíduos com DM têm aumento do risco de deiscência e infecção de feridas, possivelmente relacionado com o comprometimento da função imune, com alterações da fagocitose, imunidade celular e atividade bactericida intracelular.[165]

O objetivo clássico do controle perioperatório da glicose é manter seu nível abaixo de 200 mg/dℓ.[156,160] **Ainda há considerável discussão a respeito do benefício do controle glicêmico rigoroso abaixo de 110 mg/dℓ em pacientes graves.**[166,167] **A hiperglicemia perioperatória (> 250 mg/dℓ) está associada ao aumento da suscetibilidade à infecção e à má cicatrização de feridas.** A American Diabetes Association reforça a faixa-alvo de glicose perioperatória de 80 a 180 mg/dℓ.[168]

Para pacientes com diabetes controlado com hipoglicemiantes orais ou somente com dieta, é necessário interromper a administração oral de hipoglicemiantes quando cessa a ingestão oral, e os episódios de hiperglicemia no período perioperatório são tratados com *insulina* regular se os níveis sanguíneos de glicose ultrapassarem 200 mg/dℓ.[156,160]

O diabetes insulinodependente ou tipo 1 é um problema mais complexo. Essas pacientes têm deficiência de insulina, e, portanto, necessitam de uma taxa basal de insulina permanente e uma ingestão basal de glicose. Existe risco de cetoacidose diabética, com ou sem alimentação oral neste grupo de pacientes.[156] **No período pré-operatório, os objetivos são evitar a cetoacidose e a hipoglicemia, e, em menor escala, a hiperglicemia. Tradicionalmente, na manhã da cirurgia, administra-se em torno de 1/3 a metade da dose diária habitual de** *insulina* **de ação intermediária SC. Deve-se suspender a** *insulina* **de ação curta se não houver alimentação oral, sendo necessário administrar uma infusão de glicose a 5% durante o período de restrição. Na sala de cirurgia, é possível administrar mais** *insulina* **regular se for necessário.**[154,156] Se a paciente já estiver em tratamento com infusão contínua de *insulina*, a taxa habitual pode ser mantida. Não existe regime único que seja superior para o controle intraoperatório de pacientes com diabetes tipo 1, e a orientação de endocrinologistas e o conhecimento dos anestesiologistas tornam possível a utilização desses esquemas complexos.

Conduta pós-operatória

O monitoramento pós-operatório de pacientes com DM inclui acompanhamento cuidadoso dos níveis séricos de glicose. **Ao utilizar um esquema de** *insulina* **intravenosa, é preciso avaliar os níveis sanguíneos de glicose a cada 1 a 2 horas. Se a** *insulina* **for administrada por via subcutânea em esquema com base na dosagem por hemoglucoteste, deve-se verificar e registrar a glicose sanguínea aproximadamente a cada 6 horas, até que a paciente esteja se alimentando e em quadro estável, utilizando o esquema pré-operatório. O nível sérico de glicose deve ser mantido abaixo de 250 mg/dℓ, de preferência abaixo de 140 mg/dℓ em jejum e abaixo de 180 mg/dℓ em coletas aleatórias.**[169] Nos casos de diabetes tipo 2, os hipoglicemiantes orais são reiniciados quando a paciente volta a se alimentar, exceto no caso da *metformina*, que requer ainda a normalidade da função renal e hepática.[156]

Disfunções tireoidianas

Deve-se suspeitar de disfunção tireoidiana em qualquer paciente com história de hipertireoidismo, reposição de hormônio tireoidiano ou medicamento antitireoidiano, cirurgia da tireoide prévia ou tratamento com iodo radioativo.

Hipertireoidismo

O bócio difuso tóxico (doença de Graves) é a causa mais comum de hipertireoidismo e é consequência da estimulação anormal da tireoide por anticorpos antitireoidianos. Outras causas de hipertireoidismo são bócio multinodular, excesso do uso de hormônio tireoidiano ou tireoidite. Qualquer sinal ou sintoma sugestivo de emagrecimento, taquicardia, fibrilação atrial, bócio ou proptose deve levar à avaliação laboratorial mais ampla da função tireoidiana. A dosagem de tiroxina total, tri-iodotironina (T_3) livre, tiroxina livre (T_4) e hormônio de estimulação da tireoide (TSH) auxilia o diagnóstico. **No hipertireoidismo, há elevação do nível de T_4 livre e queda do nível de TSH.**[170] Nos casos de hipertireoidismo, a cirurgia eletiva deve ser adiada até que haja controle adequado com medicação antitireoidiana, em virtude do risco de crise tireotóxica, que está associada à mortalidade de até 40%.[171] Os distúrbios estáveis da tireoide não exigem tratamentos nem exames pré-operatórios especiais. **O ideal é que seja mantido um estado eutireoidiano por 3 meses antes da cirurgia eletiva.** Em situações de emergência, os betabloqueadores são usados para neutralizar o estímulo simpaticomimético, como palpitações, diaforese e ansiedade. Medicamentos antitireoidianos, como *propiltiouracila* (*PTU*) ou *iodo radioativo*, não produzem eutireoidismo com rapidez suficiente para que as pacientes sejam submetidas à cirurgia de urgência. O *iodo radioativo* leva 6 a 18 semanas para estabelecer o eutireoidismo.[170] Quando a disfunção da tireoide é corrigida e mantida por vários meses, é possível realizar a cirurgia eletiva sem monitoramento perioperatório complementar. Os medicamentos antitireoidianos devem ser reiniciados após o retorno da função intestinal. Se o reinício da alimentação oral demorar muito, a *PTU* e o *metimazol* podem ser administrados por via retal.[172] **Quando não é possível esperar até que haja um eutireoidismo pré-operatório, pode-se iniciar a administração oral de *PTU* e um *betabloqueador* por 2 semanas antes da cirurgia, e com monitoramento cuidadoso, os resultados são ótimos.**[173] Outra opção é o uso oral de *betabloqueadores, glicocorticoides* e *ácido iopanoico* durante 5 dias, seguido de cirurgia no sexto dia.[172] Na situação de emergência, é necessário monitoramento rigoroso de taquicardia, arritmias e hipertensão. Os *betabloqueadores* controlam esses sintomas até que um tratamento definitivo possa ser iniciado após recuperação da cirurgia.

Quaisquer sinais sugestivos de crise tireotóxica, entre eles instabilidade hemodinâmica, taquicardia, arritmias, hiper-reflexia, diarreia, febre, delírio ou ICC, requerem internação em uma unidade de terapia intensiva para monitoramento e tratamento adequado em conjunto com um endocrinologista. A instabilidade da tireoide pode ser desencadeada por infecção subjacente, o que exige diagnóstico e tratamento para facilitar o controle dessa emergência. A taxa de mortalidade descrita na crise tireotóxica varia entre 10 e 75%.[172] O tratamento é feito com *betabloqueadores, tioamidas, iodo*, meios de *contraste iodados* e *corticosteroides*.[160] Não se deve administrar *ácido acetilsalicílico* para controle da febre na crise tireotóxica, porque pode interferir com a ligação de T_4 e T_3 a proteínas, resultando no aumento das concentrações séricas livres.[160]

Hipotireoidismo

A incidência aproximada do hipotireoidismo é de 1% na população adulta e 5% em pessoas acima de 50 anos.[170] **Nas mulheres com mais de 60 anos de idade, a incidência de hipotireoidismo pode se aproximar de 6%.**[171] **O hipotireoidismo é 10 vezes mais comum em mulheres que em homens.**[170] Muitos desses casos são secundários ao tratamento prévio do hipertireoidismo (*iodo radioativo* ou tireoidectomia). A causa primária mais comum de hipotireoidismo é a tireoidite de Hashimoto, um distúrbio autoimune.[170] História de letargia, intolerância ao frio, lassidão, ganho de peso, retenção hídrica, constipação intestinal, pele seca, rouquidão, edema periorbital e cabelos quebradiços pode indicar uma função inadequada da tireoide. Nessa situação, os achados físicos de aumento da fase de relaxamento dos reflexos tendíneos profundos, cardiomegalia, derrame pleural ou pericárdico ou edema periférico devem orientar uma avaliação complementar da função tireoidiana com dosagem dos níveis de TSH e T_4 livre. O hipotireoidismo diminui o débito cardíaco em 30 a 50%, em consequência da diminuição do volume sistólico e da frequência cardíaca.[174] A hiponatremia pode estar associada ao hipotireoidismo, em virtude da incapacidade do rim de excretar água.[174] A cirurgia eletiva em pacientes com hipotireoidismo grave deve ser adiada até o início da terapia de reposição tireoidiana.[170] Em pacientes com hipotireoidismo leve ou moderado, o adiamento da cirurgia é controverso.[170]

Em pacientes jovens com hipotireoidismo leve a moderado, pode-se administrar uma dose inicial de hormônio tireoidiano correspondente a 1,6 μg/kg; nas pacientes idosas, a dose de *tiroxina* (0,025 mg, 1 vez/dia) deve ser aumentada a cada 4 a 6 semanas, até que se alcance o eutireoidismo.[171] **Por fim, as doses podem ser ajustadas de acordo com os níveis de TSH.** Em pacientes com hipotireoidismo grave que necessitam de cirurgia de urgência ou emergência, pode-se administrar T_3 ou T_4 IV, junto com *corticosteroides* intravenosos, para evitar as consequências de insuficiência suprarrenal limítrofe.[160,170]

No pós-operatório imediato, o tratamento com T_4 pode ser mantido por 5 a 7 dias enquanto se aguarda o retorno da função intestinal, porque a meia-vida aproximada do T_4 circulante é de aproximadamente 5 a 9 dias.[173] Se for esperada uma diminuição da função intestinal por mais de 5 a 7 dias, é possível administrar T_4 IM ou intravenosa em uma dose correspondente a cerca de 80% da dose oral.[174]

Insuficiência suprarrenal

A insuficiência suprarrenal pode acarretar em complicações pós-operatórias catastróficas, entre elas a morte. A causa mais comum de insuficiência suprarrenal na paciente cirúrgica é secundária ao uso exógeno de *corticosteroides*. O médico deve verificar se a paciente usou esteroides exógenos para tratamento da asma (inclusive esteroides inalados), câncer, artrite ou síndrome do cólon irritável. É preciso identificar o tipo de esteroides, a via, a dose, a duração e o tempo de uso antes do procedimento cirúrgico. Além disso, é necessário considerar o tipo de procedimento cirúrgico e o estresse associado. O uso de altas doses de esteroides exógenos por longos períodos pode causar colapso circulatório, e eles têm efeitos adversos sobre a cicatrização de feridas e sobre a imunocompetência.

A dose de reposição diária de cortisol é de aproximadamente 5 a 7,5 mg de *prednisona*. A supressão do eixo hipotalâmico-hipofisário-suprarrenal (HHSR) por esteroides exógenos durante mais de algumas semanas pode causar insuficiência suprarrenal relativa. Quando os esteroides sistêmicos são usados por períodos maiores, a insuficiência suprarrenal pode persistir por até 1 ano. Breves ciclos de esteroides orais em baixas doses (< 5 mg de *prednisona* em dose única matinal por algum tempo, administração em dias alternados de glicocorticoides de ação curta e qualquer dose de corticosteroides administrados por menos de 3 semanas) não parecem causar supressão clinicamente importante do eixo HHSR.[160] O uso de mais de 1.500 μg/dia de corticosteroides inalados (ou 750 μg/dia de fluticasona) ou mais de 2 g/dia de glicocorticoides tópicos de classe I pode causar supressão.[175] Se a dose ou a duração da administração de glicocorticoides ultrapassar o esquema prévio, recomendam-se exames bioquímicos para avaliação pré-operatória da função da glândula suprarrenal. O exame mais fácil e seguro para avaliar a função do eixo HHSR é o teste de estimulação com *cosintropina*. A *cosintropina* é um análogo sintético do hormônio adrenocorticotrófico, a qual é administrada em dose de 250 μg IV, e 30 min após a injeção é coletada uma amostra de sangue para dosagem do cortisol plasmático. O nível plasmático de cortisol acima de 18 a 20 μg/dℓ indica função adequada da suprarrenal.[160,170] Se a história a respeito do uso exógeno de esteroides for desconhecida, é necessário considerar o teste de estimulação com *cosintropina* como exame pré-operatório para identificar a necessidade do uso perioperatório de glicocorticoides. A dose de reposição de glicocorticoides deve ser equivalente à resposta fisiológica normal ao estresse cirúrgico.[176]

No estresse cirúrgico leve, como na colonoscopia, a dose de glicocorticoide deve equivaler a aproximadamente 25 mg de *hidrocortisona* no dia do procedimento.[176] No estresse cirúrgico moderado, por exemplo, na colecistectomia aberta, a meta de glicocorticoide é o equivalente a 50 a 75 mg de *hidrocortisona* no dia do procedimento, com diminuição rápida em 1 a 2 dias. A paciente deve receber a dose diária normal antes da cirurgia, seguida de 50 mg de *hidrocortisona* IV durante o procedimento. Nos casos de grande estresse cirúrgico, como na ressecção hepática, a dose de glicocorticoide deve equivaler a 100 a 150 mg de *hidrocortisona* no dia do procedimento, com diminuição rápida em 1 a 2 dias até a dose habitual.[176] A paciente deve receber a dose diária normal pré-operatória.

A administração de esteroides em altas doses deve ser interrompida logo que possível após a operação, porque inibe a cicatrização de feridas e facilita a infecção. Pode haver hipertensão e intolerância à glicose. Em um procedimento prolongado ou complicado, com necessidade de uso de esteroides por maior período, é preciso reduzir a dose aos poucos. Anteriormente, a conduta recomendada era reduzir a dose de *hidrocortisona* pela metade diariamente, até que fosse alcançada uma dose de 25 mg. O método de retirada considerado mais seguro era a eliminação de uma dose diária a cada dia até se interromper o uso; não há consenso sobre o momento ou a duração da interrupção. A doença de Addison é rara, mas deve ser cogitada no diagnóstico diferencial caso a paciente tiver hipotensão perioperatória após a suspensão dos esteroides. Além de reposição de sangue e líquido isotônico, é necessário administrar uma dose de esteroides se houver suspeita de insuficiência suprarrenal e se sepse e hipovolemia forem excluídas.

Doenças cardiovasculares

A incidência de complicações cardiovasculares perioperatórias diminuiu bastante, em virtude de aperfeiçoamentos na detecção pré-operatória de pacientes de alto risco, no preparo pré-operatório, nas técnicas cirúrgicas e anestésicas.[177]

Avaliação pré-operatória

Os desfechos cardiovasculares estão relacionados com um risco cardiovascular inicial. O objetivo de uma avaliação cardíaca pré-operatória é verificar se há cardiopatia, seu grau e o possível risco para a paciente no período perioperatório. Toda paciente deve ser questionada a respeito de sintomas de doença cardíaca, entre eles dor torácica, dispneia aos esforços, edema periférico, sibilos, síncope, claudicação ou palpitações. Em pacientes com história de doença cardíaca, é preciso avaliar se houve agravamento dos sintomas, o que indica doença progressiva ou mal controlada. Devem ser obtidos registros de tratamento prévio. Prescrições de medicamentos anti-hipertensivos, anticoagulantes, antiarrítmicos, antilipídicos ou antianginosos podem ser a única indicação de problemas cardíacos.

Ao exame físico, achados como hipertensão, turgência jugular, *ictus* desviado para a esquerda, pulso irregular, terceira bulha, estertores pulmonares, sopros cardíacos, edema periférico ou sopros vasculares constituem indicação de avaliação mais completa. A avaliação laboratorial de pacientes com cardiopatia conhecida ou suspeita deve incluir hemograma e bioquímica do soro; pacientes com cardiopatia toleram mal a anemia. Os níveis séricos de sódio e potássio são ainda mais importantes em pacientes tratadas com diuréticos e digitálicos. Os níveis sanguíneos de ureia e creatinina fornecem dados a respeito da função renal e da hidratação. A avaliação dos níveis sanguíneos de glicose pode detectar DM não diagnosticado anteriormente.

Doença coronariana

A doença coronariana é um importante fator de risco em pacientes submetidas à cirurgia abdominal. A incidência de infarto agudo do miocárdio (IAM) pós-operatório em população adulta sem história prévia de infarto é de 0,1 a 0,7%.[178]

Em virtude da alta mortalidade e morbidade associada ao infarto do miocárdio perioperatório, há um grande esforço para prever o risco cardíaco perioperatório.

A avaliação de risco é dividida em três classes principais: (i) previsores clínicos, (ii) capacidade funcional e (iii) risco específico da cirurgia.[179] Os previsores clínicos do risco cardíaco perioperatório aumentado incluem procedimentos cirúrgicos de alto risco, história de cardiopatia isquêmica, história de ICC, história de isquemia cerebral transitória ou acidente vascular cerebral, terapia com insulina antes da cirurgia e níveis séricos de creatinina maiores que 2 mg/dℓ. Esses fatores são incorporados no IRCR (Tabela 25.12),[180] uma ferramenta prospectiva validada que coloca a paciente em uma das quatro classes de risco. Dependendo do número de fatores de risco, o risco dos principais eventos cardíacos (infarto do miocárdio, parada cardíaca, edema pulmonar e bloqueio cardíaco completo) varia de 0,5 a 9,1% (Tabela 25.13).

O estado funcional da paciente é avaliado por anamnese completa (Tabela 25.14), e a autoavaliação de tolerância ao exercício pode ser usada para prever o risco perioperatório, com base em um sistema de equivalentes metabólicos (METS).[181] O risco específico da cirurgia é subdividido em procedimentos de alto risco (grandes cirurgias de emergência, procedimentos aórticos e vasculares e procedimentos cirúrgicos prolongados e associados a grandes deslocamentos de líquido ou perda sanguínea), de risco intermediário (cirurgias intraperitoneais e intratorácicas) e de baixo risco (endoscópicos, cirurgia de mama e procedimentos ambulatoriais). **Pacientes com qualquer fator de risco clínico e baixa capacidade funcional (METS < 4), submetidas à cirurgia de baixo risco e sem caráter de emergência, devem passar por exames pré-operatórios de acordo com as diretrizes da AHA.**[182]

Os testes pré-operatórios necessários dependem do nível de risco cardíaco perioperatório. Os pacientes com dispneia de origem desconhecida, insuficiência cardíaca atual ou antiga, cardiomiopatia prévia ou com qualquer dos fatores acima e sem

Tabela 25.12 Principais taxas de eventos cardíacos pelo Índice de Risco Cardíaco Revisado.

Classe	Número de fatores de risco	Eventos/Pacientes	Taxa de eventos (IC de 95%)
I	0	2/488	0,4 (0,05, 1,5)
II	1	5/567	0,9 (0,3, 2,1)
III	2	17/258	6,6 (3,9, 10,3)
IV	3	12/109	11 (5,8, 18,4)

IC = intervalo de confiança.
Adaptada de: Lee TH, Marcantonio ER, Mangione CM et al. Derivation and prospective validation of a simple index for prediction of cardiac risk of major noncardiac surgery. *Circulation* 1999;100:1043-1049.

Tabela 25.13 — Previsores clínicos de aumento do risco cardiovascular perioperatório.

Maior
Síndromes coronarianas instáveis: IAM agudo (7 dias) ou recente (7 a 30 dias), angina instável ou grave
Insuficiência cardíaca congestiva descompensada
Arritmias significativas (bloqueio AV de alto grau, arritmias ventriculares sintomáticas, arritmias supraventriculares com taxa ventricular descontrolada)
Doença valvular grave

Intermediário
História de doença cerebrovascular
Doença cardíaca isquêmica prévia
Insuficiência cardíaca congestiva de compensação ou prévia
Diabetes melito
Insuficiência renal

Menor
Idade avançada
ECG anormal (HVE, BRE, anormalidades ST-T)
Ritmo diferente do sinusal
Hipertensão arterial sistêmica descontrolada

IAM = infarto agudo do miocárdio; AV = atrioventricular; ECG = eletrocardiograma; HVE = hipertrofia ventricular esquerda; BRE = bloqueio de ramo esquerdo.
Adaptada de: **Fleisher LA, Beckman JA, Brown KA et al.** 2009 ACCF/AHA focused update on perioperative beta blockade incorporated into the ACC/AHA 2007 guidelines on perioperative cardiovascular evaluation and care for noncardiac surgery: a report of the American College of Cardiology Foundation/American Heart Association Task Force on Practice Guidelines. *Circulation* 2009;120:e169-e276.

---

avaliação cardíaca nos últimos 12 meses devem realizar o ecocardiograma pré-operatório.[182] **A prova de esforço antes da cirurgia pode identificar pacientes com cardiomiopatia isquêmica não aparente em repouso, mas que têm alto risco para infarto do miocárdio e mortalidade cardíaca perioperatórias, em até 25 e 18,5%, respectivaente.**[183] A prova de esforço deve ser aplicada seletivamente à população de alto risco, porque seu valor preditivo depende da prevalência da doença.

A prova de esforço é limitada em algumas pacientes que não são capazes de se exercitar por causa de doenças musculoesquelética, pulmonar ou cardíaca grave. A cintigrafia com *dipiridamol-tálio* pode ser usada para superar as limitações da prova de esforço. Esse exame tem alto grau de sensibilidade e especificidade, mas baixo valor preditivo positivo.[182,184]

O *ecocardiograma de esforço com dobutamina* é outro exame para avaliação do risco cardíaco em pacientes incapazes de se exercitar. Esse método identifica anormalidades regionais da contratilidade da parede cardíaca após infusão de *dobutamina* para identificar pacientes com alto risco de eventos cardíacos. Os valores preditivos positivo e negativo são semelhantes aos da cintigrafia com *dipiridamol-tálio* para um evento perioperatório.[185] A angiografia coronariana deve ser considerada somente quando há indicação de angiografia independente da cirurgia planejada, como pacientes com síndromes coronarianas agudas, angina instável, angina refratária ao tratamento clínico ou resultados em exames não invasivos que identifiquem alto risco.

Os exames pré-operatórios devem ser usados com bom senso em pacientes de risco intermediário. Há controvérsia a respeito da acurácia desses exames no fornecimento de informações prognósticas além das obtidas pela estratificação do risco clínico em procedimentos não vasculares. Os exames diagnósticos não devem levar a outros exames desnecessários nem a adiamentos prejudiciais à cirurgia. **O American College of Cardiology (ACC) e a AHA publicaram um algoritmo detalhado que incorpora a estratificação do fator de risco para orientar os clínicos a liberar as pacientes para cirurgia, adiar o procedimento e realizar exames pré-operatórios não invasivos ou tentar modificar o fator de risco.**[182]

Tabela 25.14 — Avaliação da capacidade funcional a partir da história clínica.

Excelente
Subir oito degraus carregando 11 kg
Carregar objetos de 36 kg
Trabalho externo (retirar a neve, cavar)
Lazer (esqui, basquete, *squash*, handebol, corrida ou caminhada a 8 km/h)

Moderada
Manter relação sexual sem precisar parar
Caminhar a 6,5 km/h em nível plano
Trabalho externo (jardinagem, limpar com ancinho, retirar ervas daninhas)
Lazer (patinação, dança)

Baixa
Tomar banho e se vestir sem precisar parar
Tarefas domésticas simples
Caminhar a 4 km/h em nível plano
Lazer (golfe, boliche)

Adaptada de: **Mehta RH, Bossone E, Eagle KA**. Perioperative cardiac risk assessment for noncardiac surgery. *Cardiologia* 1999;44:409-418.

Quase 2/3 dos IAMs pós-operatórios ocorrem durante os 3 primeiros dias após a cirurgia.[189] A prevenção, o reconhecimento precoce e o tratamento são importantes porque os infartos miocárdicos que ocorrem no período pós-operatório têm taxas de mortalidade de até 25% e estão associados ao aumento das taxas de morte cardiovascular nos 6 meses seguintes à cirurgia.[186] Os distúrbios que aumentam o consumo de oxigênio pelo miocárdio são taquicardia e aumento da pré-carga, da pós-carga e da contratilidade. A taquicardia e o aumento da pré-carga pós-operatória são as causas mais importantes de isquemia, porque ambos diminuem a oferta de oxigênio para o miocárdio ao mesmo tempo em que aumentam a demanda de oxigênio do miocárdio. A taquicardia diminui o tempo de diástole, o que, durante a perfusão das artérias coronárias, diminui o volume de oxigênio disponível para o miocárdio. A pré-carga maior aumenta a pressão exercida pela parede do miocárdio sobre as arteríolas em seu interior, assim reduzindo o fluxo sanguíneo miocárdico.

Outros fatores associados à isquemia miocárdica perioperatória são respostas fisiológicas ao estresse da intubação, instituição de acesso intravenoso ou intra-arterial, recuperação da anestesia, dor e ansiedade. Esses estresses resultam em estimulação catecolamínica do sistema cardiovascular, resultando em aumento da frequência cardíaca, pressão arterial e contratilidade, o que pode induzir ou piorar a isquemia miocárdica. A perda de fluido intravascular para o terceiro espaço ou hemorragia pós-operatória pode induzir a isquemia.[187]

Muitas vezes, o infarto do miocárdio pós-operatório é difícil de diagnosticar. A dor no peito, que está presente em 90% das pacientes não cirúrgicas com infarto do miocárdio, pode estar presente em apenas 50% das pacientes com infarto pós-operatório, porque a dor miocárdica pode ser mascarada pela coexistência de dor pós-operatória e pelo uso de analgésicos.[178] A presença de arritmia, ICC ou hipotensão pode indicar infarto e deve estimular uma investigação cardíaca completa e um monitoramento eletrocardiográfico. **A dosagem da isoenzima creatinina quinase (CK-MB) e os níveis de troponina T são os indicadores mais sensíveis e específicos de infarto do miocárdio, e avaliações devem ser obtidas para todas as pacientes suspeitas de infarto do miocárdio.**[186]

Apesar da alta incidência de infarto do miocárdio silencioso, o uso rotineiro do ECG pós-operatório para todos os pacientes com doenças cardiovasculares é controverso. Muitas pacientes apresentarão alterações da onda P que resolvem espontaneamente e não representam isquemia ou infarto. Por outro lado, pacientes com infarto do miocárdio comprovado podem apresentar poucas, se alguma, anormalidades do ECG. O ACC e a AHA aconselham a consideração da vigilância pós-operatória via monitoramento do segmento ST para infarto do miocárdio em pacientes com doença arterial coronária conhecida ou suspeita.[179] Em uma revisão de mais de 2.400 pacientes, a sensibilidade da previsão de eventos cardíacos pós-operatórios foi de 55 a 100%, especificidade de 37 a 85%, valor preditivo positivo de 7 a 57% e valor preditivo negativo de 89 a 100%.[188] Se for desejada a triagem de rotina de pacientes assintomáticas, o ECG deve ser realizado 24 horas após a cirurgia, pois mudanças significativas no ECG que ocorrem imediatamente após a cirurgia persistirão por 24 horas. É prudente continuar as avaliações de ECG seriada por, pelo menos, 3 dias após a cirurgia.

O tratamento pós-operatório de pacientes com doença arterial coronária baseia-se na maximização do fornecimento de oxigênio ao miocárdio e na diminuição da utilização de oxigênio no miocárdio. A maioria das pacientes se beneficia de oxigênio suplementar no pós-operatório, embora cuidados especiais devam ser exercidos em pacientes com DPOC. A oxigenação pode ser facilmente monitorada por oximetria de pulso. A anemia é prejudicial devido à perda da capacidade de transporte de oxigênio e consequente taquicardia, e deve, portanto, ser cuidadosamente corrigida em pacientes de alto risco. Embora os critérios transfusionais não sejam absolutos, todas as pacientes com hemoglobina inferior a 6 mg/dℓ, e hemoglobina de 6 a 10 mg/dℓ com fatores de risco cardíaco significativos, devem receber transfusão de sangue.[189]

As pacientes com doença arterial coronariana podem se beneficiar do controle farmacológico dos estados hiperadrenérgicos que resultam do aumento da produção de catecolaminas pós-operatórias. Os betabloqueadores diminuem a frequência cardíaca, a contratilidade miocárdica e a pressão arterial sistêmica, todos os quais são aumentados pela estimulação adrenérgica. A Perioperative Ischemic Evaluation (POISE), um ensaio randomizado e controlado de *metoprolol versus* placebo, que incluiu 8 mil pacientes submetidas à cirurgia não cardíaca, revelou redução de morte cardiovascular, infarto do miocárdio e parada cardíaca. Houve um risco aumentado de AVC e na mortalidade total.[190] As diretrizes da AHA são: manter a terapia com betabloqueador em pacientes que já usavam betabloqueadores para tratamento de doença cardíaca; e considerar o início e o ajuste de betabloqueadores em pacientes com doença coronariana ou alto risco cardíaco (definido pela existência de mais de um fator de risco clínico) submetidas à cirurgia de risco intermediário.[158] O tratamento deve ser iniciado no mínimo 1 semana antes da cirurgia, para se obter o ajuste correto da dose. O início e a duração ideal do tratamento com betabloqueadores ainda são incertos. Contudo, nas pacientes já tratadas, o esquema deve ser mantido no período perioperatório, visto que a interrupção abrupta causa um estado hiperadrenérgico de rebote.

O uso profilático de outros fármacos, como a *nitroglicerina* e os bloqueadores dos canais de cálcio, ainda é controverso, pois os dados não mostraram benefício consistente na diminuição do risco de isquemia cardíaca. A *nitroglicerina* pode causar hipotensão, com possível agravamento do estado cardíaco.[158]

Insuficiência cardíaca congestiva

As pacientes com ICC correm risco bem maior de IAM durante e após a cirurgia.[191] A ocorrência de edema pulmonar no pós-operatório pode estar relacionada com a alta taxa de mortalidade, sobretudo se houver também isquemia cardíaca.[192,193] **Para evitar complicações pós-operatórias graves, a ICC deve ser corrigida no período pré-operatório**. A Tabela 25.15 apresenta os sintomas e sinais de ICC, que devem ser avaliados com base na história e no exame físico pré-operatórios. O risco de insuficiência cardíaca perioperatória é pequeno nas pacientes capazes de fazer as atividades diárias habituais sem desenvolverem ICC.

Em geral, é feito tratamento intensivo com diurético, apesar do cuidado para evitar a desidratação, que pode acarretar hipotensão durante a indução da anestesia. O tratamento com diuréticos pode causar hipopotassemia, que é particularmente prejudicial para pacientes que também estejam tomando *digitálicos*. Além dos diuréticos e *digitálicos*, o tratamento costuma incluir o uso de agentes redutores da pré e da pós-carga. A administração ideal desses fármacos e a correção da ICC podem ser acompanhadas por um cardiologista. É preferível manter o esquema habitual de fármacos cardiotônicos durante todo o período perioperatório.

Muitas vezes, a ICC pós-operatória resulta da administração intravenosa excessiva de líquidos e derivados de sangue. Outras causas pós-operatórias comuns são infarto do miocárdio, infecção sistêmica, embolia pulmonar e arritmias cardíacas. É preciso

Tabela 25.15	Sintomas e sinais de insuficiência cardíaca congestiva.
1.	Presença de galope por B3
2.	Distensão da veia jugular
3.	Mudança lateral do ponto do impulso máximo
4.	Edema dos membros inferiores
5.	Estertores basais
6.	Voltagem aumentada no eletrocardiograma
7.	Sinais de edema pulmonar ou cardiomegalia à radiografia de tórax
8.	Taquicardia

identificar a causa da insuficiência cardíaca pós-operatória, porque o tratamento bem-sucedido deve ser voltado também para a causa subjacente. O diagnóstico pós-operatório de ICC é mais difícil que o pré-operatório, porque os sinais e sintomas são inespecíficos e podem ter outras causas. O método mais fidedigno de detecção da ICC é a radiografia de tórax, na qual o diagnóstico é auxiliado pela existência de cardiomegalia ou sinais de edema pulmonar.

Com frequência, a ICC aguda pós-operatória caracteriza-se por edema pulmonar. O tratamento do edema pulmonar pode incluir o uso de *furosemida* intravenosa, oxigênio suplementar, *morfina* e elevação da cabeceira. É necessário providenciar rapidamente o ECG, além de avaliação laboratorial, que inclui gasometria arterial, nível sérico de eletrólitos e função renal. Se não houver rápida melhora na condição da paciente, ela deve ser transferida para uma unidade de terapia intensiva.

Arritmias

Quase todas as arritmias encontradas em pacientes saudáveis são assintomáticas e com poucas consequências. No entanto, em pacientes com doença cardíaca de base, até mesmo episódios curtos de arritmia podem acarretar morbidade e mortalidade cardíacas consideráveis.

A avaliação pré-operatória de arritmias por um cardiologista e anestesiologista é importante, visto que muitas substâncias anestésicas, bem como o estresse da cirurgia, contribuem para o surgimento ou o agravamento das arritmias. **Pacientes com doença cardíaca são mais propensas a desenvolver arritmias supraventriculares durante a cirurgia.** As pacientes tratadas com medicamentos antiarrítmicos antes da cirurgia devem manter seu uso no período perioperatório.

As pacientes com bloqueio atrioventricular (AV) de primeiro grau ou bloqueio AV de segundo grau Mobitz I (Wenckebach) assintomático não necessitam de tratamento pré-operatório. O uso de um marca-passo é apropriado em pacientes Mobitz II sintomáticos com bloqueio AV de segundo ou terceiro graus antes de cirurgia eletiva.[194] Em situações de emergência, é possível usar um cateter marca-passo na artéria pulmonar. **Nas cirurgias em pacientes ginecológicas com marca-passo, é preferível colocar a placa de aterramento do eletrocautério na perna e assim aumentar a distância do marca-passo, para minimizar a interferência, evitando que o gerador do marca-passo esteja dentro do circuito do eletrocautério. Se possível, recomenda-se usar cautério bipolar em vez de monopolar. Em pacientes com marca-passo de demanda, é necessário convertê-lo para o modo de frequência fixa (ou assincrônico) antes da operação. O monitoramento das pacientes deve ser permanente durante a operação, com telemetria e oxímetro de pulso contínuo. É imprescindível que haja coordenação com o anestesista e o cardiologista. Nas pacientes com cardiodesfibrilador implantável, o aparelho deve ser desativado antes da operação e reprogramado depois.**[158]

A cirurgia não é contraindicada em pacientes com bloqueios de ramo ou hemibloqueios.[195] O bloqueio de ramo não aumenta as taxas de mortalidade perioperatória; o bloqueio cardíaco completo é raro durante procedimentos cirúrgicos não cardíacos em pacientes com doença do sistema de condução. Um bloqueio de ramo esquerdo pode indicar estenose aórtica, que aumenta a mortalidade cirúrgica se for grave.

Cardiopatia valvar

Apesar dos muitos tipos de cardiopatia valvar, há duas principais, estenose aórtica e estenose mitral, ambas associadas ao considerável aumento do risco cirúrgico. O risco parece ser maior nas pacientes com estenose aórtica importante e aumenta ainda mais em caso de fibrilação atrial, ICC ou doença coronariana. A estenose acentuada das válvulas aórtica ou mitral deve ser reparada antes da cirurgia ginecológica eletiva.

Em geral, a cardiopatia valvular grave é evidente durante o esforço físico. A Tabela 25.16 apresenta os achados comuns nessas pacientes. A história clássica de pacientes com estenose aórtica grave inclui dispneia de esforço, angina e síncope, enquanto os sintomas de estenose mitral são dispneia paroxística e de esforço, hemoptise e ortopneia. A maioria das pacientes tem história antiga de febre reumática. Considera-se que há estenose acentuada de uma dessas válvulas quando a área valvular é inferior a 1 cm², e o diagnóstico é confirmado por ecocardiograma ou cateterismo cardíaco.

As pacientes com anormalidades valvulares são subdivididas pela AHA em grupos de risco para o desenvolvimento de endocardite bacteriana subaguda após a cirurgia. **As pacientes nos grupos de risco máximo devem receber antibióticos profiláticos logo antes da cirurgia, para evitar endocardite bacteriana subaguda** (ver Tabela 25.5). De acordo com a definição da AHA, a profilaxia perioperatória de endocardite somente deve ser administrada a pacientes com próteses de válvulas cardíacas, cardiopatia congênita e transplante cardíaco que apresentam valvulopatia cardíaca.[26] Todas as outras pacientes não necessitam de antibióticos para a profilaxia da endocardite bacteriana subaguda. Não há recomendação de profilaxia rotineira em procedimentos GI ou GU. A cobertura antibiótica para enterococos com *amoxicilina*, *ampicilina* ou *vancomicina* deve ser administrada somente em casos de infecção conhecida do sistema gastrintestinal ou geniturinário.

Pacientes com estenose aórtica e mitral toleram mal a taquicardia sinusal e outras taquiarritmias. No caso de pacientes com estenose aórtica, devem ser administrados níveis suficientes de *digitálicos* para corrigir taquiarritmias pré-operatórias, e é possível usar o *propranolol* para controlar a taquicardia sinusal. Muitas vezes, pacientes com estenose mitral têm fibrilação atrial, sendo necessário usar *digitálicos* para diminuir a resposta ventricular rápida.

As pacientes com válvulas cardíacas mecânicas costumam tolerar bem a cirurgia[196] e, nesses casos, devem receber administração de profilaxia com antibióticos (ver Tabela 25.5). Se a paciente estiver em tratamento com *ácido acetilsalicílico*, o uso deve ser interrompido 1 semana antes do procedimento e reiniciado assim que o cirurgião considerar seguro. Em geral, pacientes com válvula aórtica bicúspide sem fatores de risco (fibrilação atrial, tromboembolismo prévio, disfunção ventricular esquerda, hipercoagulabilidade, válvula trombogênica de gerações antigas) não necessitam de terapia

Tabela 25.16	Sintomas e sinais de cardiopatia valvar.
Estenose aórtica	
1.	Sopro sistólico na borda esternal direita, com irradiação para as carótidas
2.	Diminuição da pressão arterial sistólica
3.	*Ictus cordis*
4.	Radiografia de tórax com calcificação do anel aórtico, aumento do ventrículo esquerdo
5.	Eletrocardiograma com ondas R altas, depressão das ondas T na derivação I e derivações precordiais
Estenose mitral	
1.	*Ictus* de VD
2.	Sopro diastólico no ápice
3.	Estalido de abertura da valva mitral
4.	Rubor facial e labial
5.	Radiografia do tórax com dilatação do átrio esquerdo
6.	Eletrocardiograma com ondas P aumentadas e desvio do eixo para a direita

VD = ventrículo direito.

anticoagulante. A *varfarina* deve ser interrompida 72 horas antes do procedimento e reiniciada 24 horas depois. Por outro lado, quando a INR fica abaixo de dois, deve-se administrar *heparina* não fracionada ou *heparina* de baixo peso molecular intravenosa nas pacientes com válvula aórtica mecânica e qualquer fator de risco já mencionado, ou uma válvula mitral mecânica. A infusão intravenosa de *heparina* deve ser interrompida aproximadamente 6 a 8 horas (se usar o gotejamento de *heparina*) ou 12 horas (se usar *heparina* de baixo peso molecular) antes do procedimento. Ela pode ser reiniciada logo que possível depois da cirurgia, quando o risco de sangramento pós-operatório for baixo, e pode ser interrompida quando a INR alcançar níveis terapêuticos.[197]

No período pós-operatório, é preciso monitorar com atenção o edema pulmonar em pacientes com estenose mitral, que podem não ser capazes de compensar a quantidade de líquido intravenoso administrado durante a cirurgia. A prevenção da taquicardia é importante, porque pode causar edema pulmonar. Muitas vezes, as pacientes com estenose mitral têm hipertensão pulmonar e diminuição da complacência das vias respiratórias, e podem necessitar de maior suporte e terapia pulmonar após a cirurgia, o que inclui ventilação mecânica prolongada.

Nas pacientes com estenose aórtica acentuada, é fundamental que seja mantido o ritmo sinusal no período pós-operatório. Até mesmo a taquicardia sinusal pode ser prejudicial, pelo fato de reduzir o tempo de diástole. A bradicardia abaixo de 45 bpm deve ser tratada com *atropina*. As arritmias supraventriculares podem ser controladas com *verapamil* ou cardioversão por corrente contínua. É necessário ter atenção especial à manutenção apropriada de hidratação, níveis de digoxina, níveis de eletrólitos e reposição sanguínea.

Hipertensão

As pacientes com hipertensão essencial controlada não têm maior risco de morbidade ou mortalidade cardíaca perioperatória. O risco é maior em pacientes com cardiopatia concomitante, que devem ser submetidas à avaliação completa por um cardiologista antes da cirurgia. Os exames laboratoriais devem incluir ECG, radiografia de tórax, hemograma, EAS e dosagem sérica de eletrólitos e creatinina. Os medicamentos anti-hipertensivos devem ser mantidos no período perioperatório. Os betabloqueadores devem ser mantidos por via parenteral, se for necessário, para evitar taquicardia de rebote, hipercontratilidade e hipertensão. A *clonidina* pode causar considerável hipertensão de rebote se interrompida abruptamente. Os inibidores da enzima de conversão da angiotensina e os antagonistas do receptor da angiotensina II estão associados ao aumento da hipotensão intraoperatória e à disfunção renal perioperatória, talvez em consequência da hipovolemia. Pode ser prudente suspender esses fármacos na manhã da cirurgia e reiniciar a administração após a operação, quando houver confirmação da boa função renal e boa volemia.[158]

[9] **As pacientes com pressão diastólica acima de 110 mmHg ou pressão sistólica acima de 180 mmHg devem receber medicação para controlar a hipertensão antes da cirurgia.** Os betabloqueadores podem ser muito eficazes no tratamento da hipertensão pré-operatória.[179]

Em geral, a hipertensão pós-operatória é tratada por via parenteral, visto que a absorção gastrintestinal pode ser reduzida e a absorção transdérmica pode ser irregular em pacientes com hipotermia e que estejam sendo aquecidas. A Tabela 25.17 apresenta os anti-hipertensivos parenterais mais usados.

Agentes antiplaquetários perioperatórios

É cada vez maior o número de pacientes submetidos a procedimentos de revascularização miocárdica, também conhecidos como derivação coronariana ou intervenção coronariana percutânea, geralmente colocação de *stent*. Com a evolução dos *stents* metálicos não recobertos e dos *stents* farmacológicos, é um desafio alcançar o equilíbrio entre o risco trombótico e cardiovascular contra o sangramento e a mortalidade no perioperatório. Dado o fato de que os *stents* farmacológicos geralmente exigem tratamento duplo durante 12 meses com *ácido acetilsalicílico* e tienopiridina (p. ex., clopidogrel), as diretrizes do American College of Cardiology e da American Heart Association (ACC/AHA) recomendam que se evitem cirurgias eletivas no período de 12 meses após a sua implantação. Quando a cirurgia não pode esperar, as diretrizes ACC/AHA recomendam a continuação do *ácido acetilsalicílico* no período perioperatório e a interrupção da *tienopiridina* 5 dias antes da cirurgia, com reinício logo que possível após a operação. Por fim, é preciso avaliar o risco de morbidade perioperatória secundária ao sangramento em relação ao risco de outra trombose e de morbidade e mortalidade cardiovascular. Se a paciente necessitar de nova implantação de *stent* cardíaco e de uma cirurgia não cardíaca nos 12 meses subsequentes, recomenda-se o uso de um *stent* metálico não recoberto em vez de *stent* farmacológico, visto que são necessárias apenas 4 a 6 semanas de terapia antiplaquetária dupla nesse caso. Mais uma vez, o *ácido acetilsalicílico* deve ser mantido no período perioperatório. As cirurgias não cardíacas devem ser marcadas no mínimo 30 a 45 dias depois da implantação de um *stent* metálico não recoberto, a fim de diminuir a morbidade cardíaca.[179]

Monitoramento hemodinâmico

O monitoramento hemodinâmico é parte da conduta no perioperatório em pacientes com doença cardiovascular e pulmonar. O principal motivo é a necessidade da estimativa quantitativa da função cardíaca, que resultou no desenvolvimento do CAP à beira do leito.

Antes do desenvolvimento do cateter da artéria pulmonar, a medida da pressão venosa central (PVC) era usada para avaliar o volume intravascular e a função cardíaca. Para medir a PVC, insere-se um

Tabela 25.17 Anti-hipertensivos parenterais comuns.

Fármaco	Via de administração	Dose inicial	Início	Duração	Efeitos colaterais
Nitroprussiato	Infusão IV	0,5 μg/min	Imediato	2 a 5 min	Taquicardia, náuseas
Labetalol	Infusão IV	20 mg	5 a 10 min	4 h	Broncospasmo, tontura, náuseas
Esmolol	Infusão IV	50 μg/min	2 h	9 min	Dor de cabeça, sonolência, tontura, hipotensão
Nifedipino	Sublingual	10 mg	5 min	2 min	Hipotensão, dor de cabeça, tontura, náuseas, edema periférico
Verapamil	Infusão IV	5 a 10 mg	3 a 5 min	2 a 5 h	Náuseas, dor de cabeça, hipotensão, tontura, edema pulmonar

IV, intravenosa.

cateter no sistema venoso central, na maioria das vezes na veia cava superior, para estimar a pressão do átrio direito. Se a perfusão pulmonar e a função ventricular esquerda forem normais, a PVC reflete com exatidão a pressão diastólica final ventricular esquerda (PDF-VE). A PDFVE reflete o débito cardíaco ou a perfusão sistêmica, e foi considerada o fator clássico de estimativa da função da bomba ventricular esquerda. Se a função ventricular direita for normal, a PVC reflete com exatidão o volume intravascular.

No caso de disfunção ventricular esquerda ou direita, a medida da pressão de oclusão da artéria pulmonar pode ser usada para avaliar com exatidão a volemia e a função cardiovascular. O cateter com extremidade em balão na artéria pulmonar, conhecido como cateter de Swan-Ganz, é um recurso invasivo usado para melhorar a detecção nas alterações da função cardiovascular na observação clínica.[198]

O lúmen distal do cateter, que está além do balão, mede a pressão atrial esquerda (PAE) e, na ausência de doença da valva mitral, a PAE aproxima-se da PDFVE. Assim, a pressão de oclusão capilar pulmonar (POCP) é igual à PAE, que é igual à PDFVE, e o nível normal é de 8 a 12 mmHg. Como o cateter de artéria pulmonar convencional tem um termossensor incorporado, estudos de termodiluição são possíveis para verificar o débito cardíaco. Esse método de termodiluição requer a injeção de soro glicosado a 5% frio pela abertura proximal do cateter, o que resfria o sangue que entra no átrio direito. Conhecer o débito cardíaco é útil para fazer diagnósticos de problemas cardiovasculares. Por exemplo, é provável que uma paciente com hipotensão, pressão de oclusão baixa a normal e débito cardíaco de 3 ℓ/min tenha hipovolemia. A mesma paciente com um débito cardíaco de 8 ℓ/min provavelmente tem sepse, com consequente baixa resistência vascular sistêmica.

O efeito do CAP sobre a evolução da paciente é controverso. Diversos estudos importantes não mostraram benefício definido com o uso de CAP. Um estudo controlado e randomizado de 1.994 indivíduos de alto risco (classe de risco III ou IV da ASA), com idade a partir de 60 anos, submetidos à cirurgia não cardíaca de grande porte, de urgência ou eletiva, comparou os desfechos das pessoas submetidas à inserção de CAP e ao tratamento clássico. Os resultados analisados por um assistente que desconhecia as condutas usadas não mostraram benefício do CAP em relação ao tratamento clássico com cateteres venosos centrais.[199] Outro estudo controlado randomizado com a participação de 65 unidades de terapia intensiva no Reino Unido não constatou diferença de mortalidade entre pacientes gravemente enfermas com ou sem CAP.[200] Uma metanálise de 13 estudos controlados randomizados de CAP não constatou diferença considerável das taxas de mortalidade e um aumento do uso de inotrópicos e vasodilatadores intravenosos.[201] **Não há mais indicação de uso pré-operatório rotineiro de CAP em pacientes que passaram por cirurgias não cardíacas. Ainda é controverso o uso de CAP após a operação em pacientes gravemente enfermas.**

Distúrbios hematológicos

A presença de distúrbios hematológicos, embora incomum em pacientes ginecológicas, afeta bastante a morbidade e a mortalidade cirúrgicas e, portanto, deve ser cogitada rotineiramente na avaliação pré-operatória, a qual deve incluir avaliação de anemia, distúrbios das plaquetas e da coagulação, função dos leucócitos e imunidade.

Anemia

A anemia moderada não é, por si só, uma contraindicação à cirurgia, visto que pode ser corrigida por transfusão. Se possível, a cirurgia deve ser adiada até que seja identificada a causa da anemia e seja corrigida sem recorrer à transfusão. Classicamente, a prática anestésica e cirúrgica recomenda um nível de hemoglobina acima de 10 g/dℓ ou um hematócrito acima de 30%. Os dados sugerem a tolerância de uma taxa menor para transfusão antes e durante a operação, a fim de diminuir a morbidade e a mortalidade durante e após a cirurgia.[202] Ainda não há consenso sobre um "limiar de transfusão" universal, mas um hematócrito inferior a 24% deve sugerir a transfusão.[203] O volume sanguíneo circulante é responsável pela capacidade de transporte de oxigênio e de oxigenação tecidual, geralmente refletida pelo nível de hemoglobina e pelo hematócrito. A tolerância individual à anemia depende da condição física geral e da reserva cardiovascular. A manutenção de perfusão tecidual adequada requer aumento do débito cardíaco à medida que cai a concentração de hemoglobina.[189] Na paciente saudável, a oferta de oxigênio se mantém inalterada quando a hemoglobina fica reduzida a menos de 7 g/dℓ.[204] Já uma paciente com cardiopatia isquêmica não tolera tão bem a anemia.[205] A ocorrência de doença cardíaca, pulmonar ou outra doença grave justifica uma conduta mais conservadora para o tratamento da anemia. Pacientes com anemia crônica podem apresentar volume sanguíneo normal e tolerar bem os procedimentos cirúrgicos. Não há evidências de que a anemia leve a moderada aumente a morbidade ou a mortalidade perioperatória.[205]

A doação de sangue autólogo é defendida como a opção mais segura para a paciente; no entanto, o uso pré-operatório da doação de sangue autólogo está sendo examinado minuciosamente.[206] **O sangue autólogo pode favorecer a transfusão de sangue de maneira mais liberal no pré-operatório, anemia iatrogênica, sobrecarga de volume e contaminação bacteriana.**[207] A doação de sangue autólogo pré-operatória tem uma relação de custo-benefício desfavorável.[208] O National Heart, Lung, and Blood Institute (NHLBI) não recomenda a coleta de sangue autólogo para procedimentos cuja probabilidade de transfusão seja menor que 10%, como as histerectomias abdominais e vaginais não complicadas.[209]

Distúrbios de plaquetas e coagulação

A hemostasia cirúrgica é proporcionada pela adesão das plaquetas aos vasos lesados, o que sela a abertura enquanto a cascata da coagulação é ativada, com a formação de coágulos de fibrina. A atividade das plaquetas e das vias da coagulação é necessária para evitar o sangramento cirúrgico excessivo. A disfunção plaquetária é mais frequente no período pré-operatório do que os distúrbios da coagulação.

Pode haver deficiência do número e da função das plaquetas. O número normal no sangue periférico é de 150 mil a 400 mil/mm^3, e o período de vida normal de uma plaqueta é de aproximadamente 10 dias. Embora não haja correlação nítida entre o grau de trombocitopenia e a ocorrência ou a quantidade de sangramento, é possível fazer várias generalizações. Se o número de plaquetas for maior que 100 mil/mm^3 e a atividade plaquetária for normal, é pequeno o risco de sangramento excessivo durante procedimentos cirúrgicos. O tempo de sangramento quase sempre é normal em pacientes com um número de plaquetas acima de 75 mil/mm^3, e um número de plaquetas acima de 50 mil/mm^3 provavelmente é satisfatório. **Com frequência, um número de plaquetas inferior a 20 mil/mm^3 está associado ao sangramento grave e espontâneo**. Paradoxalmente, muitas vezes, o número de plaquetas superior a 1 milhão/mm^3 está associado ao sangramento.

Em pacientes com destruição autoimune das plaquetas, pode ser necessário usar plaquetas específicas de doador com antígeno leucocitário humano (HLA) compatível para evitar a rápida destruição das plaquetas transfundidas. Se houver a possibilidade de adiar a cirurgia, deve-se solicitar o parecer de um hematologista para identificar e tratar a causa da anormalidade plaquetária.

Números muito baixos de plaquetas são consequência de diminuição da produção ou do aumento do consumo de plaquetas. Embora sejam muitas as causas de trombocitopenia, a maioria delas é muito rara. A diminuição da produção de plaquetas pode ser induzida por fármacos e está associada ao uso de sulfonamidas, alcaloides da cinchona, diuréticos *tiazídicos*, AINEs, sais de ouro, *penicilamina*, anticonvulsivantes e *heparinas*.[210] A diminuição do número de plaquetas é uma característica de diversas doenças, entre as quais se encontram a deficiência de vitamina B$_{12}$ e folato, a anemia aplásica, os distúrbios mieloproliferativos, a insuficiência renal e as infecções virais. A trombocitopenia congênita hereditária é muito rara. Na maioria das vezes, a trombocitopenia é causada por destruição autoimune de plaquetas por doenças como a púrpura trombocitopênica idiopática e as doenças do colágeno. **A trombocitopenia por consumo é uma característica da coagulação intravascular disseminada, que na maioria das vezes está associada à sepse ou ao câncer no pré-operatório.**

Em geral, a disfunção plaquetária é adquirida, mas também pode ser hereditária. Esporadicamente, na avaliação pré-operatória, encontra-se uma paciente com doença de von Willebrand, o segundo distúrbio da coagulação hereditário mais corriqueiro.

É mais difícil diagnosticar a disfunção plaquetária que as anormalidades do número de plaquetas. A história de fácil surgimento de equimoses, petéquias, sangramento das mucosas ou sangramento prolongado de pequenas feridas pode indicar uma anormalidade da função plaquetária. Essa disfunção é identificada com a ajuda do tempo de sangramento, mas é necessária a caracterização completa da etiologia com o parecer do hematologista. Se for possível, a cirurgia deve ser adiada até que o tratamento tenha sido instituído.

Do mesmo modo, muitas vezes, os distúrbios da cascata da coagulação são diagnosticados por história pessoal ou familiar de sangramento excessivo durante cirurgias de pequeno porte, parto ou menstruação. Muitas mulheres com menorragia são encaminhadas à intervenção cirúrgica e necessitam de avaliação pré-operatória completa para detecção de possíveis distúrbios hereditários da hemostasia, como deficiência de fator VIII (hemofilia), fator IX (doença de Christmas), deficiências de fator XI e doença de von Willebrand. A doença de von Willebrand é o distúrbio hemorrágico hereditário mais comum, com prevalência aproximada de 1% na população geral. Entre as pacientes com essa doença, 70 a 90% têm menorragia.[211] As mulheres identificadas podem ser eficazmente tratadas com *desmopressina* em *spray* nasal, para evitar o sangramento excessivo durante a cirurgia.[212] Na ausência de uma história familiar e diagnóstico genético, a doença de von Willebrand é difícil de ser diagnosticada e requer uma associação de avaliações clínicas e laboratoriais que incluem o antígeno do fator de von Willebrand e atividade funcional do fator de von Willebrand ou estudo do cofator ristocetina.[212] Há oscilação fisiológica dos níveis de fator de von Willebrand, o que exige a repetição do exame e o parecer ou encaminhamento a um hematologista. Recomenda-se que mulheres com menorragia sem anormalidades pélvicas óbvias sejam submetidas a rastreamento rotineiro de distúrbios hemorrágicos hereditários antes de procedimentos invasivos.

Poucos fármacos comumente prescritos afetam os fatores de coagulação, com exceção da *varfarina* e da *heparina*. As principais doenças que podem estar associadas à diminuição dos níveis de fatores de coagulação são hepatopatia, deficiência de vitamina K (secundária à doença biliar obstrutiva, má absorção intestinal ou redução da flora intestinal por antibióticos) e coagulação intravascular disseminada.

O rastreamento laboratorial pré-operatório de deficiências da coagulação é controverso. Não há indicação de rastreamento de rotina em pacientes sem história indicativa de problema hemorrágico.[213] Pacientes gravemente enfermas ou que serão submetidas a cirurgias extensas devem fazer exames pré-operatórios para avaliação de PT, tempo de tromboplastina parcial, nível de fibrinogênio e número de plaquetas.

Reposição de componentes do sangue

Os concentrados de hemácias, que podem ser armazenados por várias semanas, são usados na maioria das transfusões pós-operatórias. A maior parte dos fatores de coagulação permanece estável por longos períodos; as exceções são os fatores V e VIII, que diminuem para 15 e 50% do normal, respectivamente. Grande parte dos problemas hematológicos observados no período pós-operatório está relacionada com sangramento perioperatório e com reposição de componentes do sangue. Embora a principal causa do sangramento costume ser a incapacidade de realizar a hemostasia durante a cirurgia, outros fatores, entre eles, os distúrbios da coagulação, podem agravar o problema. Essa coagulopatia pode ser consequência de transfusão maciça (mais de uma vez, a volemia) e acredita-se que seja causada pela diluição de plaquetas, por fatores de coagulação lábeis nos concentrados de hemácias pobres em plaquetas e por fatores de coagulação nos concentrados de eritrócitos, além de fibrinólise e coagulação intravascular disseminada.

Uma revisão na revista *Transfusion* questionou a prática tradicional de limitar a reposição de componentes do sangue na transfusão maciça. Com o resumo de 14 artigos e a inclusão de quase 4.600 pacientes, as conclusões observam diminuição da mortalidade por todas as causas, com a transfusão mais liberal de plaquetas e plasma fresco congelado (PFC).[214]

Uma força-tarefa da ASA **recomendou valores críticos para reposição em pacientes submetidas à transfusão maciça e com sangramento microvascular**:[189]

1. A transfusão de plaquetas costuma ser indicada quando o número de plaquetas é inferior a 50 mil/mm³ (quando o número de plaquetas é intermediário, isto é, de 50 mil/mm³ a 100 mil/mm³, a transfusão de concentrado de plaquetas deve ter como base o risco de sangramento importante).
2. **O tratamento com PFC é indicado se o PT ou o TTPA estiver mais de 1,5 vez acima do valor normal.**
3. **A transfusão de crioprecipitado é indicada se o nível de fibrinogênio diminuir para menos de 80 a 100 mg/dℓ.**

As transfusões de crioprecipitado são recomendadas para profilaxia em pacientes sem sangramento perioperatório, mas com deficiência de fibrinogênio ou doença de von Willebrand refratária ao *acetato de desmopressina*, e em pacientes com sangramento com doença de von Willebrand.[212]

O sangue doado é armazenado com citrato, que provoca a quelação de cálcio para evitar a coagulação, aumentando o risco teórico de hipocalcemia após transfusão maciça. O citrato é metabolizado em velocidade equivalente a 20 unidades de sangue transfundidas por hora; assim, a suplementação de rotina de cálcio é desnecessária. É essencial o monitoramento rigoroso dos níveis de cálcio em pacientes com hipotermia, hepatopatia ou hiperventilação, porque o metabolismo do citrato pode ser desacelerado. O metabolismo hepático do citrato em bicarbonato pode causar alcalose metabólica após transfusão, com consequente hipopotassemia, apesar do alto nível de potássio extracelular no sangue armazenado.

Doença pulmonar

Nas pacientes submetidas à cirurgia abdominal, ocorrem várias alterações fisiológicas secundárias à imobilização, irritação das vias respiratórias por anestésicos e limitação inevitável dos movimentos respiratórios em consequência da dor na incisão.

As alterações fisiológicas pulmonares incluem redução da capacidade residual funcional (CRF), aumento do desequilíbrio da ventilação-perfusão e diminuição do transporte mucociliar de secreções da árvore traqueobrônquica.[215] **Os fatores de risco para complicações pulmonares pós-operatórias incluem (Tabela 25.18)**:[216]

- Cirurgia abdominal alta, torácica ou de aneurisma aórtico abdominal
- Tempo de cirurgia superior a 3 horas
- DPOC
- Tabagismo no período de 2 meses após a cirurgia
- Uso de *pancurônio* para anestesia geral
- Hipertensão pulmonar classe II da New York Heart Association
- Anestesia geral
- Cirurgia de emergência
- Desnutrição (albumina sérica < 3,5 mg/dℓ ou ureia < 8).

Pacientes jovens e saudáveis raramente apresentam anormalidades à radiografia do tórax, um exame que não deve ser incluído na rotina dessas pacientes. Pacientes saudáveis e assintomáticas não necessitam de teste da função pulmonar perioperatória, gasometria arterial ou raios X do tórax. A maioria das pacientes com radiografia de tórax anormal tem achados à anamnese ou ao exame físico sugestivos de doença pulmonar.

Tabela 25.18 Previsores de complicações pulmonares pós-operatórias.[a]

Parâmetro	Valor
Capacidade respiratória máxima	< 50% do previsto
VEF$_1$	< 1 ℓ
CVF	< 70% do previsto
VEF$_1$/CVF	< 65% do previsto
PaO$_2$	< 60 mmHg
PaCO$_2$	> 45 mmHg

[a] Complicação é definida como atelectasia ou pneumonia.
VEF = volume expiratório forçado; CVF = capacidade vital forçada; PaO$_2$ = pressão parcial de oxigênio arterial; PaCO$_2$ = pressão parcial de dióxido de carbono arterial.
Adaptada de: **Blosser SA, Rock P.** Asthma and chronic obstructive lung disease. In: Breslow MJ, Miller CJ, Rogers MC, eds. *Perioperative Management*. St. Louis, MO: Mosby; 1990:259-280.

Asma

A asma afeta aproximadamente 22 milhões de pessoas nos EUA; entre elas, 6% são crianças.[217] É caracterizada por história de sibilos episódicos, sinais fisiológicos de obstrução das vias respiratórias reversível espontaneamente ou após uso de broncodilatador, e sinais patológicos de alterações inflamatórias crônicas na submucosa brônquica.

Vários estímulos precipitam ou exacerbam a asma, entre eles alergênios ou poluentes ambientais, infecções respiratórias, exercício, ar frio, estresse emocional, uso de bloqueadores beta-adrenérgicos não seletivos e AINEs. O tratamento da asma inclui o afastamento de estímulos incitantes e o uso de farmacoterapia apropriada para relaxar as vias respiratórias e aliviar a inflamação.[217] O tratamento ideal da asma requer o controle dos sintomas agudos e o tratamento a longo prazo do componente inflamatório da doença.

Farmacoterapia da asma

O tratamento da asma é dividido nas modalidades de controle a longo e a curto prazo. **Reconhecendo a fisiopatologia da asma como um distúrbio inflamatório, os corticosteroides inalatórios são a base da terapia de manutenção**. O início da ação é lento (algumas horas) e podem ser necessários até 3 meses de tratamento com esteroides para que haja melhora adequada da hiper-responsividade brônquica. Mesmo no broncospasmo agudo, os esteroides potencializam o efeito benéfico do tratamento com beta-adrenérgicos. Durante exacerbações agudas da asma, pode ser necessário um breve ciclo de esteroides orais além dos inalados. Apenas uma minoria dos adultos com asma crônica necessita de tratamento crônico com esteroides orais. As pacientes neste tipo de tratamento devem receber suporte perioperatório com esteroides intravenosos na forma de 100 mg de hidrocortisona IV a cada 8 horas, com diminuição progressiva em 24 horas para evitar insuficiência suprarrenal. Outras terapias de controle a longo prazo são:[217]

1. Modificadores do leucotrieno (p. ex., *montelucaste*): esses fármacos interferem com os leucotrienos, substâncias liberadas por mastócitos, eosinófilos e basófilos, e são importantes para a resposta inflamatória.

2. *Cromoglicato sódico*: alta atividade no tratamento da asma alérgica sazonal em crianças e adultos jovens. Em geral, não é tão eficaz em pacientes idosos ou nos quais a asma não seja de natureza alérgica.
3. *Imunomoduladores*: o omalizumabe, anticorpo monoclonal contra a imunoglobulina E (IgE), ganhou terreno na prevenção e pode ser um importante auxiliar para a supressão de sintomas.
4. Agonistas beta$_2$-adrenérgicos de longa duração (p. ex., *salmeterol*): embora não sejam apropriados como único tratamento nem para uso na doença leve, são importantes auxiliares para a supressão dos sintomas em pacientes com doença significativa.
5. Metilxantinas (p. ex., *teofilina*): foram relegadas à terceira linha de tratamento da asma. A *teofilina* pode causar efeitos tóxicos quando há administração concomitante de outros fármacos, tais como *ciprofloxacino, eritromicina, alopurinol, propranolol* ou *cimetidina*. É necessário monitoramento rigoroso dos níveis séricos terapêuticos.

Os agonistas beta$_2$-adrenérgicos ainda constituem a primeira linha de tratamento das crises agudas de asma. Esses fármacos, inalados 4 a 6 vezes/dia, relaxam rapidamente a musculatura lisa das vias respiratórias e são eficazes por até 6 horas. Estudos do uso de beta$_2$-agonistas na asma crônica não mostraram influência dessas substâncias no componente inflamatório da asma. Os beta$_2$-agonistas são recomendados para alívio a curto prazo do broncospasmo ("inaladores de resgate") ou como tratamento de primeira linha em pacientes que apresentam sintomas muito raramente ou provocados apenas por exercício físico.[217]

Os anticolinérgicos são broncodilatadores fracos que atuam por inibição de receptores muscarínicos no músculo liso das vias respiratórias. Os derivados quaternários, como o *brometo de ipratrópio*, estão disponíveis para uso nasal sem absorção sistêmica. Os anticolinérgicos podem proporcionar benefício adicional em conjunto com o tratamento clássico com esteroides e broncodilatadores, mas não devem ser o único tratamento porque não inibem a degranulação dos mastócitos, não produzem efeito sobre a resposta tardia aos alergênios e não têm eficácia anti-inflamatória.[217]

Controle perioperatório da asma

Em pacientes com asma, a cirurgia eletiva deve ser adiada sempre que possível, até que a função pulmonar e a farmacoterapia sejam otimizadas. As diretrizes mais recentes da American Academy of Allergy, Asthma and Immunology (AAAAI) recomendam três intervenções para diminuir as complicações pulmonares perioperatórias relacionadas com asma:[217]

1. Reavaliação do controle da asma da paciente, inclusive a necessidade de esteroides orais.
2. Otimização do controle dos sintomas com farmacoterapia de ação prolongada, inclusive esteroides orais, se for necessário.
3. Nas pacientes tratadas com esteroides orais nos últimos 6 meses de tratamento ou que usam altas doses de corticosteroides inalados, considerar o uso perioperatório de esteroides em dose de estresse.

Na asma leve, pode ser suficiente a administração pré-operatória de agonistas beta-adrenérgicos inalatórios. Na asma crônica, a otimização do tratamento com esteroides diminui muito a inflamação alveolar e a hiper-responsividade bronquiolar. Para melhor controle da asma, os beta$_2$-agonistas inalados devem ser acrescentados ao tratamento quando for necessário. Cada fármaco prescrito deve ser usado na dose máxima antes de se acrescentar outro. O tratamento pré-operatório com associação de corticosteroides e um agonista beta$_2$-adrenérgico inalatório por 5 dias pode diminuir o risco de broncospasmo pós-operatório em pacientes com asma.[218] No caso de pacientes com broncoconstrição acentuada submetidas à cirurgia de emergência, deve-se instituir conduta multimodal, que inclui terapia intensiva com broncodilatadores inalatórios e esteroides intravenosos. A espirometria, fora dos procedimentos cardiotorácicos, tem utilidade limitada na previsão de complicações pulmonares pós-operatórias, e deve ser restrita à confirmação de doença pulmonar obstrutiva não diagnosticada.[219]

Doença pulmonar obstrutiva crônica

9 **A DPOC é o maior fator de risco para o desenvolvimento de complicações pulmonares pós-operatórias. O termo DPOC abrange tanto a bronquite crônica como o enfisema, doenças que costumam estar associadas**. O tabagismo está implicado na patogenia de ambas, e qualquer plano de tratamento deve incluir seu abandono.[220] A bronquite crônica é caracterizada por inflamação crônica das vias respiratórias e produção excessiva de muco, e é definida como a existência de tosse produtiva na maioria dos dias durante pelo menos 3 meses do ano e por 2 anos consecutivos, no mínimo.[221] As alterações histopatológicas do enfisema incluem destruição dos septos alveolares e distensão dos espaços aéreos distais aos alvéolos terminais. A destruição dos alvéolos causa aprisionamento do ar, perda da retração elástica pulmonar, colapso das vias respiratórias na expiração, aumento do trabalho respiratório e acentuado desequilíbrio da ventilação-perfusão.[221] A incapacidade de tossir efetivamente e eliminar as secreções predispõe as pacientes com DPOC à atelectasia e pneumonia no pós-operatório.

As pacientes com DPOC e história de tabagismo inveterado são responsáveis pela maioria das complicações pulmonares pós-operatórias em cirurgia ginecológica. A intensidade da DPOC é avaliada antes da cirurgia por anamnese e exame físico completo. De acordo com recomendações do American College of Physicians (ACP), a respeito das provas de função pulmonar pré-operatórias, elas devem ser reservadas para os casos de suspeita de DPOC sem confirmação.[219,222] De modo geral, pacientes com DPOC têm comprometimento do fluxo aéreo expiratório, que se manifesta por diminuição de VEF$_1$ e da capacidade vital forçada (CVF).

O preparo pré-operatório da paciente com risco de complicações pulmonares pós-operatórias deve incluir a interrupção do tabagismo pelo maior tempo possível antes da cirurgia. Uma a 2 semanas sem fumar reduzem o volume da secreção brônquica. São necessários 2 meses de abstinência do tabagismo para que haja diminuição considerável do risco de complicações pulmonares pós-operatórias.[215] Períodos maiores de abstinência podem ser aconselhados a pacientes submetidas à cirurgia eletiva.

Em pacientes com DPOC grave, é possível obter melhora máxima da limitação do fluxo de ar com uma prova terapêutica de corticosteroides orais em altas doses, seguida de 2 semanas de altas doses de esteroides inalados (*beclometasona*, 1,5 mg/dia ou equivalente), além de terapia inalatória com broncodilatador. O ideal é que o tratamento com esteroides orais e via nasal seja iniciado 1 a 2 semanas antes da cirurgia. Os esteroides por via nasal, em particular, tratam o componente inflamatório da DPOC. O tratamento com esteroides orais iniciado antes da cirurgia deve ser mantido durante todo o período perioperatório e reduzido progressivamente no pós-operatório. O tratamento com agonistas beta-adrenérgicos é iniciado no mínimo 72 horas antes da cirurgia e é benéfico em pacientes que apresentam melhora clínica ou espirométrica com broncodilatadores.

As pacientes com DPOC e infecção bacteriana ativa, sugerida por secreção purulenta, devem receber um ciclo completo de antibioticoterapia antes da cirurgia. O antibiótico usado deve abranger os microrganismos mais prováveis, *Streptococcus pneumoniae* e *Haemophilus influenzae*. Se possível, a cirurgia deve ser adiada nos casos de qualquer paciente com infecção respiratória aguda alta. Na ausência de sinais de infecção aguda, deve-se evitar o uso de antibióticos, visto que essa prática pode levar ao surgimento de resistência bacteriana.

A fisioterapia pulmonar intensiva, que inclui espirometria sob estímulo, fisioterapia torácica e uso de aparelhos de pressão positiva contínua nas vias respiratórias, diminuiu o risco de complicações pulmonares perioperatórias em pacientes submetidas à cirurgia abdominal alta, e muitas dessas medidas podem ser instituídas antes da operação.[222]

Cuidados pulmonares no pós-operatório

Atelectasia

A atelectasia é responsável por mais de 90% das complicações pulmonares pós-operatórias. A fisiopatologia está associada ao colapso alveolar, com consequente desequilíbrio da ventilação-perfusão, *shunt* intrapulmonar de sangue venoso e subsequente queda da PaO_2. Os alvéolos colapsados são suscetíveis à infecção superposta, e sem tratamento adequado, a atelectasia evolui para pneumonia. As pacientes com atelectasia apresentam diminuição da CRF e da complacência pulmonar, o que acarreta aumento do trabalho respiratório. Apesar da diminuição da PaO_2, não há alteração da pressão parcial de dióxido de carbono (PCO_2), exceto se as alterações da atelectasia avançarem para grandes áreas do pulmão ou em caso de doença pulmonar preexistente.

A ausculta pulmonar é capaz de mostrar diminuição do murmúrio nas bases ou estertores secos à inspiração. A percussão da parede posterior do tórax pode sugerir elevação do diafragma. Os achados radiológicos incluem a existência de linhas ou faixas horizontais na incidência posteroanterior do tórax, às vezes com áreas adjacentes de hiperinsuflação. Essas alterações são mais acentuadas nos 3 primeiros dias após a cirurgia.

O objetivo do tratamento da atelectasia deve ser expandir os alvéolos e aumentar a CRF. As manobras mais importantes são aquelas que promovem pressão inspiratória máxima, que é mantida pelo maior tempo possível. Esse exercício promove a expansão alveolar e a secreção de surfactante, o que estabiliza os alvéolos; isso pode ser alcançado com o uso intensivo e supervisionado de espirometria sob estímulo, exercícios de respiração profunda, tossir e, em alguns casos, o uso de pressão expiratória positiva com máscara (pressão positiva contínua nas vias respiratórias). É necessário evitar sedação excessiva, e as pacientes devem ser incentivadas a caminhar e a mudar de posição com frequência.

Edema pulmonar cardiogênico (alta pressão)

O edema pulmonar cardiogênico pode ser consequência de isquemia miocárdica, IAM ou sobrecarga do volume intravascular, sobretudo em pacientes com baixa reserva cardíaca ou insuficiência renal. Em geral, o processo começa com o aumento de líquido nos septos alveolares e nas bainhas vasculares brônquicas, que acaba entrando nos alvéolos, cujo enchimento completo compromete a secreção e a produção de surfactante. Concomitante à inundação alveolar, há diminuição da complacência pulmonar, comprometimento da capacidade de difusão de oxigênio e aumento do gradiente de oxigênio arteriolar-alveolar. O desequilíbrio da ventilação-perfusão no pulmão causa diminuição da PaO_2, o que acaba por diminuir a oxigenação dos tecidos e prejudicar a contratilidade cardíaca.

Os sintomas são taquipneia, dispneia, sibilos e uso dos músculos acessórios da respiração. Os sinais clínicos são distensão das veias jugulares, edema periférico, estertores à ausculta pulmonar e cardiomegalia. Os achados radiológicos incluem espessamento das paredes bronquiolares e aumento de líquido intersticial, que se estendem até a periferia do pulmão. O diagnóstico é confirmado por monitoramento hemodinâmico central, que indica aumento da PVC, e mais especificamente, elevação da POCP.

A volemia da paciente deve ser bem avaliada; além disso, é preciso excluir isquemia ou IAM por ECG e dosagem das enzimas cardíacas. A conduta no edema pulmonar cardiogênico abrange suporte de oxigênio, diurese vigorosa e redução da pós-carga para aumentar o débito cardíaco. Na ausência de IAM, é possível usar um agente inotrópico. A ventilação mecânica deve ser reservada para casos de insuficiência respiratória aguda.

Edema pulmonar não cardiogênico (síndrome de angústia respiratória do adulto)

Ao contrário do edema pulmonar cardiogênico, no qual a inundação alveolar é consequência do aumento da pressão hidrostática nos capilares pulmonares, a inundação alveolar em pacientes com síndrome de angústia respiratória do adulto (SARA) é consequência de um aumento da permeabilidade capilar pulmonar. O processo fisiopatológico primário é de lesão da face capilar da membrana alveolar-capilar. Essa lesão provoca rápido deslocamento de líquido, com alta concentração de proteína dos capilares para o parênquima pulmonar e para os alvéolos. A complacência pulmonar diminui, e a capacidade de difusão do oxigênio é comprometida, com consequente hipoxemia. Se não for tratada de modo agressivo, pode ocorrer insuficiência respiratória e, quando não tratada de maneira agressiva, a taxa de mortalidade associada à SARA é alta. **As causas de SARA são choque, sepse, múltiplas transfusões, broncoaspiração, lesão por inalação, pneumonia, pancreatite, coagulação intravascular disseminada e embolia gordurosa.**[244] A mortalidade em 28 dias varia entre 25 e 40%, com mortalidade geral de até 70%.[223] Independentemente da causa, que deve ser identificada e tratada se for possível, a evolução do quadro clínico e o tratamento são muito semelhantes.

Clinicamente, a SARA tem várias fases. No início, as pacientes apresentam taquipneia e dispneia sem achados importantes à avaliação clínica ou à radiografia de tórax. As radiografias de tórax geralmente mostram infiltrado pulmonar difuso bilateral. À medida que a complacência pulmonar é comprometida, há diminuição da CRF, do volume corrente e da capacidade vital. A PaO_2 diminui e, caracteristicamente, aumenta pouco com o suplemento de oxigênio. O nível arterial de oxigênio deve ser mantido acima de 90%, o que pode ser alcançado inicialmente com a administração de oxigênio por máscara. Nas pacientes com hipoxemia grave, deve-se proceder à intubação traqueal e ventilação com pressão positiva.

O monitoramento hemodinâmico é imprescindível e deve ser instituído no início do processo em unidade de terapia intensiva. É preciso induzir diurese vigorosa em pacientes com qualquer evidência de sobrecarga hídrica, enquanto outras podem necessitar de líquidos para manter a perfusão tecidual enquanto a POCP é mantida abaixo de 15 mmHg. Durante a aplicação da PEEP, pode haver falsa elevação da POCP. **O objetivo do tratamento é manter a menor POCP, com débito cardíaco e pressão**

arterial aceitáveis. Em caso de hipotensão e oligúria, é útil o suporte inotrópico com *dopamina, dobutamina* ou ambas.

O tratamento intensivo, sobretudo se o fator causal for identificado e tratado, reverte a SARA nas primeiras 48 horas com poucas sequelas. Depois desse período, a evolução da SARA causa lesão pulmonar, com possível fibrose residual. Em geral, o desfecho a longo prazo é observado nos primeiros 10 dias, quando aproximadamente metade das pacientes já foram desmamadas do suporte ventilatório ou morreram.[223]

Doença renal

A relevância de intervenção cirúrgica em pacientes com comprometimento renal levou ao desenvolvimento de uma conduta médica muito especializada. São necessárias precauções para compensar o comprometimento da capacidade renal de controlar líquidos e eletrólitos e excretar resíduos metabólicos. Igualmente importantes são os problemas peculiares que surgem em pacientes com insuficiência renal crônica, entre eles, aumento do risco de sepse, defeitos da coagulação, comprometimento da função imune e da cicatrização de feridas e tendência a anormalidades acidobásicas específicas. É preciso levar em conta principalmente o uso de diferentes medicamentos, anestésicos e muitos fatores hematológicos e nutricionais essenciais para o tratamento cirúrgico de pacientes com insuficiência renal.

O controle dos níveis de líquidos e parâmetros hemodinâmicos em pacientes com insuficiência renal aguda ou crônica é primordial. As alterações do volume de líquido intravascular que levam à hipertensão ou hipotensão são muito comuns nessas pacientes, e com frequência, difíceis de tratar em consequência da disfunção autonômica, da acidose e de outros problemas inerentes à doença renal de base. As pacientes dependentes de diálise são mais suscetíveis a complicações pós-operatórias, e o monitoramento invasivo é uma opção para ajudar a guiar a reposição hídrica e impedir a sobrecarga hídrica.

O cotratamento de pacientes dependentes de diálise com seus nefrologistas é imperativo para reduzir a morbidade e mortalidade no período perioperatório. Para as pacientes com doença renal terminal (DRT) tratadas com hemodiálise, a diálise é recomendada no dia antes da cirurgia, para garantir que as pacientes fiquem mais euvolêmicas, tanto quanto for possível, antes da cirurgia. As pacientes que dependem de diálise peritoneal podem aumentar seu esquema durante a semana antes da cirurgia para neutralizar potenciais atrasos no restabelecimento da diálise no pós-operatório. A diálise deve ser reiniciada de acordo com o cronograma normal pós-operatório da paciente. Há uma diminuição de curta duração, embora importante, do número de plaquetas durante a diálise; além disso, usa-se *heparina* no equipamento de hemodiálise para evitar a coagulação. Em vista desses fatores e de preocupações com o sangramento pós-operatório, a diálise costuma ser evitada nas primeiras 12 a 24 horas após a cirurgia. Se as pacientes precisam de reposição hídrica intraoperatória significativa ou transfusão de sangue, existe um risco maior de sobrecarga hídrica e pode ser necessário iniciar a diálise mais cedo para evitar sobrecarga hídrica significativa.

A principal preocupação hematológica em pacientes com insuficiência renal crônica é o aumento da incidência de sangramento. Esses problemas hemorrágicos são secundários à anormalidade do tempo de sangramento e, em particular, a distúrbios da função plaquetária relacionados com a diminuição do fator VIII e do antígeno de von Willebrand.[224] A anemia comum em pacientes com insuficiência renal deve ser tratada no pré-operatório com agentes estimulantes da eritropoese, para assegurar que elas estejam com a concentração de hemoglobina esperada para a cirurgia. Não é mais recomendada a verificação do tempo de sangramento antes da cirurgia de pacientes com CRT, visto que o tempo de sangramento normal não prediz a segurança das cirurgias. Otimizar a hemoglobina pré-operatória, o cronograma ideal da diálise e o uso de desmopressina, crioprecipitado ou estrógenos conjugados, pode reduzir o risco de sangramento urêmico.[225,226]

A diminuição da função renal causa retenção de fosfato pelo rim e comprometimento do metabolismo da vitamina D. Portanto, a hipocalcemia é comum em pacientes com insuficiência renal, mas a tetania e outros sinais de hipocalcemia são relativamente incomuns, porque a acidose metabólica eleva o nível de cálcio ionizado. Em pacientes com insuficiência renal, os ligantes de fosfato orais, como o *hidróxido de alumínio* (1 a 2 g por refeição), e a restrição de fosfato na dieta (1 g/dia) são o tratamento habitual da hipocalcemia-hiperfosfatemia. Em situações crônicas, em virtude da toxicidade para o sistema nervoso central associada aos altos níveis de alumínio, é preferível tratar a hipocalcemia-hiperfosfatemia com altas doses de *carbonato de cálcio* (6 a 12 g/dia) em vez de antiácidos tradicionais com alumínio.[227]

Cerca de 20% das pacientes com insuficiência renal apresentam sinais clínicos de desnutrição proteico-calórica. Há deficiência de vitaminas devido à diálise, notadamente de vitaminas hidrossolúveis. Os distúrbios nutricionais em pacientes com insuficiência renal crônica são secundários à deficiência da ingestão de proteínas, e os estudos mostraram hiperfiltração renal nesses pacientes.[228] No pós-operatório, pode haver a necessidade de aumentar muito o consumo de proteínas e calorias para fazer frente às demandas catabólicas em pacientes cirúrgicas. Podem ser necessários até 1,5 g/kg de proteínas e 45 kcal/kg de calorias.[228] A cardiopatia é muito comum em pacientes com doença renal crônica, e as complicações são a principal causa de mortalidade nas pacientes com CRT.[229] Deve ser feita cuidadosa avaliação cardiovascular pré-operatória em pacientes com CRT com foco na otimização pré-operatória, para reduzir os eventos cardiovasculares no período perioperatório.

As pacientes com doença renal crônica apresentam alteração da capacidade de excretar fármacos e tendem a sofrer distúrbios metabólicos importantes secundários à alteração da biodisponibilidade de muitos medicamentos de uso comum. Por causa disso e do efeito da diálise sobre a farmacocinética da substância, o cirurgião e o nefrologista precisam estar cientes da redução do metabolismo e da biodisponibilidade dos narcóticos, barbitúricos, relaxantes musculares, antibióticos e outros fármacos de eliminação renal. O controle da dor no período perioperatório pode ser obtido com vários agentes, incluindo paracetamol, tramadol e alguns opiáceos. Os agentes não opioides são preferidos e o paracetamol pode ser usado sem ajuste de dose.[230] A morfina deve ser evitada em pacientes com disfunção renal, enquanto fentanila e hidromorfina podem ser usadas caso os opiáceos sejam necessários.[230,231]

Hepatopatia

O tratamento de problemas perioperatórios em pacientes ginecológicas com hepatopatia requer amplo conhecimento da fisiologia hepática normal e da fisiopatologia de doenças do fígado, que podem complicar a cirurgia ou a recuperação. **Muitas vezes, as pacientes com hepatopatia apresentam muitas complicações associadas à nutrição, coagulação, cicatrização da ferida, encefalopatia e infecção.**

Anamnese e exame físico

A avaliação bioquímica deve ser realizada em pacientes com história de uso abusivo de álcool, consumo de drogas ilícitas e medicamentos de uso crônico, hepatite, icterícia, transfusão de sangue e derivados ou que têm um parente com hepatopatia. Durante o exame físico, é necessário notar se há icterícia, sinais de atrofia muscular, ascite, dor à palpação do quadrante superior direito, eritema palmar ou hepatomegalia.

Exames laboratoriais

A análise bioquímica (fosfatase alcalina, cálcio, desidrogenase láctica, bilirrubina, transaminases glutâmico-oxaloacética séricas, colesterol, ácido úrico, fósforo, albumina, proteínas totais e glicose) não tem utilidade em uma avaliação pré-operatória de rotina. Anormalidades leves podem motivar outros exames mais complexos com necessidade de solicitação de parecer de um especialista, adiamento da cirurgia e aumento do custo sem benefício real. Uma possível exceção é o uso selecionado de exames bioquímicos quando a anamnese ou o exame físico mostram anormalidades. Nas pacientes com hepatopatia conhecida, deve-se solicitar a dosagem de albumina e bilirrubina e usar a classificação de risco de Child (Tabela 25.19). Esse sistema foi originalmente criado para prever a mortalidade após cirurgia de *shunt* portossistêmico. As pacientes são divididas em três classes de gravidade, com base em cinco parâmetros clínicos de fácil avaliação. O PT pode ser útil em pacientes com história de hepatopatia importante. Se houver história de hepatite, é necessário fazer a dosagem sérica de aminotransferase, fosfatase alcalina, bilirrubina e albumina e verificar o PT. A documentação sorológica de hepatite é importante.

Metabolismo dos fármacos

Em virtude da ação prolongada de muitos medicamentos usados durante a cirurgia, pacientes com alteração da função hepática devem ser monitoradas com atenção. Além da redução do metabolismo, a hipoalbuminemia diminui a ligação aos fármacos, o que altera os níveis séricos e as taxas de eliminação biliar. Conforme o tipo de medicamento, o grau de metabolismo hepático varia muito.

Avaliação do risco cirúrgico

Embora se saiba que a lesão hepatobiliar aguda causa aumento da morbidade e mortalidade na paciente cirúrgica, é difícil avaliar o risco cirúrgico em pacientes com disfunção hepática com base na anamnese e no exame físico. **O método mais adequado de avaliação do risco cirúrgico em pacientes com disfunção hepática é a classificação de Child** (ver Tabela 25.19). Por meio desse sistema, é possível relacionar diretamente a avaliação acurada da morbidade e da mortalidade ao grau de distunção hepática.[232]

A classificação de Child é útil em pacientes submetidas a diversos tipos de cirurgia abdominal. Os dados mostram mortalidade operatória de 10, 30 e 82% para cada uma das três classes, respectivamente, mas outros dados puseram esses números em dúvida, recalculando a mortalidade operatória de 2, 12 e 12%, respectivamente.[233,234] A principal causa de morte perioperatória foi sepse. Há importante correlação entre essa classificação e complicações pós-operatórias, tais como sangramento, insuficiência renal, deiscência de feridas e sepse. Outro método de avaliação do risco cirúrgico em pacientes com cirrose é o Modelo para Doença Hepática Terminal (MELD), que leva em conta o PT da paciente, a bilirrubina e a creatinina, com várias iterações para prever melhor a morbidade e a mortalidade perioperatórias.[235] Originalmente criado para prever desfechos em pacientes cirróticos submetidos à anastomose portossistêmica intra-hepática transjugular (TIPS), esse modelo foi estudado mais detalhadamente para incluir pacientes submetidos a outras intervenções cirúrgicas. É necessário adiar as cirurgias eletivas em pacientes com pontuação maior que 15 no MELD.[236]

Hepatite viral aguda

A hepatite viral aguda é uma contraindicação à cirurgia eletiva e aumenta o risco de complicações cirúrgicas e de mortalidade perioperatória.[237] A cirurgia eletiva deve ser adiada por cerca de 1 mês após a normalização dos resultados dos exames laboratoriais.[238] No entanto, em casos de urgência, como nos das pacientes com gravidez ectópica, hemorragia ou obstrução intestinal secundária ao câncer, a intervenção cirúrgica deve ser feita antes da normalização dos níveis séricos de transaminase.[237] Nessas situações, as taxas de morbidade (12%) e mortalidade (9,5%) perioperatórias são muito maiores do que em situações ideais.[239]

Hepatite crônica

A hepatite crônica abrange um grupo de distúrbios caracterizados por inflamação do fígado por pelo menos 6 meses. A doença é dividida segundo critérios morfológicos e clínicos em hepatite crônica persistente e hepatite crônica ativa. Em geral, a biopsia hepática é necessária para estabelecer a extensão e o tipo de lesão. O risco cirúrgico nessas pacientes mostra maior correlação com a intensidade da doença; é mínimo em pacientes com doença assintomática ou leve, mas é considerável nas pacientes com hepatite crônica ativa sintomática. A cirurgia eletiva é contraindicada em pacientes sintomáticas, e a cirurgia de urgência está associada à alta morbidade.[238] **Portadoras assintomáticas do vírus da hepatite B (HBV; pessoas com teste positivo para o antígeno de superfície do HBV) não correm maior risco de complicações pós-operatórias se não houver níveis elevados de aminotransferase nem inflamação hepática.**

Tabela 25.19 Classificação de Child para disfunção hepática.

Parâmetro	Classificação de Child		
	A	B	C
Bilirrubina	< 2	2 a 3	> 3
Albumina	> 3,5	3 a 3,5	< 3
Ascite	Não há	Facilmente controlada	Difícil controle
Encefalopatia	Não há	Leve	Avançada
Estado nutricional	Excelente	Bom	Insatisfatório

Hepatopatia alcoólica

A hepatopatia alcoólica compreende várias doenças, entre elas a esteatose hepática, a hepatite alcoólica aguda e a cirrose. Não há contraindicação à cirurgia eletiva em pacientes com esteatose hepática, porque a função hepática está preservada. **As deficiências nutricionais detectadas devem ser corrigidas antes da cirurgia eletiva**. A hepatite alcoólica aguda é caracterizada na biopsia por edema do hepatócito, infiltração por leucócitos polimorfonucleares, necrose e existência de corpúsculos de Mallory. A cirurgia eletiva é contraindicada nessas pacientes.[240] Recomenda-se a abstinência de álcool por aproximadamente 6 a 12 semanas, e a resolução clínica das anormalidades bioquímicas antes de se considerar a cirurgia. Apesar da abstinência, a hepatite alcoólica grave pode persistir por alguns meses, e, em caso de dúvida a respeito da persistência da atividade, deve-se repetir a biopsia hepática.[241] Em cirurgia de urgência ou emergência em pacientes com dependência alcoólica, convém administrar *benzodiazepínicos* em doses reduzidas gradualmente para profilaxia da abstinência de álcool.

Cirrose

A cirrose é uma lesão hepática irreversível, caracterizada histologicamente por necrose parenquimatosa, degeneração nodular, fibrose e desorganização da arquitetura lobular hepática. A complicação mais grave da cirrose é a hipertensão portal venosa que provoca o sangramento de varizes esofágicas, ascite e encefalopatia hepática. A correlação entre os resultados das provas bioquímicas hepáticas convencionais e o grau de comprometimento hepático em pacientes com cirrose é pequena. A disfunção hepática pode ser quantificada de algum modo por baixos níveis de albumina e prolongamento dos TPs.

Há aumento do risco cirúrgico em pacientes com hepatopatia avançada, embora seja bem maior na cirurgia de emergência que na eletiva. A mortalidade perioperatória está relacionada com a intensidade da cirrose e pode ser estimada pela classificação de Child (ver **Tabela 25.19**) e pela pontuação do MELD. Em geral, nos casos de pacientes com cirrose classe A de Child, a cirurgia pode ser feita sem risco considerável, ao passo que, em pacientes com cirrose classe B ou C, a cirurgia representa um grande risco e exige avaliação pré-operatória rigorosa. Este preparo deve incluir: (i) otimização do estado nutricional por nutrição enteral e parenteral e suplementos de vitamina B_1, (ii) correção da coagulopatia com administração de plasma fresco, crioprecipitado ou ambos, (iii) minimização de encefalopatia preexistente, (iv) prevenção da sepse por peritonite bacteriana espontânea com antibioticoterapia profilática e (v) otimização da função renal e correção cuidadosa das anormalidades eletrolíticas.[242] O preparo pré-operatório meticuloso, concentrado na correção de anormalidades associadas à hepatopatia avançada, pode melhorar o desfecho cirúrgico.[243]

REFERÊNCIAS BIBLIOGRÁFICAS

1. **Kaye AD, Kucera I, Sabar R.** Perioperative anesthesia clinical considerations of alternative medicines. *Anesthesiol Clin* 2004;22(1):125–139.
2. **Philp R.** *Herbal-Drug Interactions and Adverse Effects: An Evidence-Based Quick Reference Guide*. New York: McGraw-Hill Professional; 2003.
3. **Ang-Lee MK, Moss J, Yuan CS.** Herbal medicines and perioperative care. *JAMA* 2001;286(2):208–216.
4. **Smetana GW, Macpherson DS.** The case against routine preoperative laboratory testing. *Med Clin North Am* 2003;87(1):7–40.
5. **St Clair CM, Shah M, Diver EJ, et al.** Adherence to evidence-based guidelines for preoperative testing in women undergoing gynecologic surgery. *Obstet Gynecol* 2010;116(3):694–700.
6. **Feely MA, Collins CS, Daniels PR, et al.** Preoperative testing before noncardiac surgery: guidelines and recommendations. *Am Fam Physician* 2013;87(6):414–418.
7. **Gostout BS, Brewer MA.** Guidelines for referral of the patient with an adnexal mass. *Clin Obstet Gynecol* 2006;49(3):448–458.
8. **Timmerman D, Van Calster B, Testa A, et al.** Predicting the risk of malignancy in adnexal masses based on the Simple Rules from the International Ovarian Tumor Analysis group. *Am J Obstet Gynecol* 2016; 214(4):424–437.
9. **ACOG Committee on Ethics.** ACOG Committee Opinion No. 439: Informed consent. *Obstet Gynecol* 2009;114(2 Pt 1):401–408.
10. **Abed H, Rogers R, Helitzer D, et al.** Informed consent in gynecologic surgery. *Am J Obstet Gynecol* 2007;197(6):674.e1–e5.
11. **Guigoz Y, Lauque S, Vellas BJ.** Identifying the elderly at risk for malnutrition. The Mini Nutritional Assessment. *Clin Geriatr Med* 2002; 18(4):737–757.
12. **Rosenthal RA.** Nutritional concerns in the older surgical patient. *J Am Coll Surg* 2004;199(5):785–791.
13. **Gibbs J, Cull W, Henderson W, et al.** Preoperative serum albumin level as a predictor of operative mortality and morbidity: results from the National VA Surgical Risk Study. *Arch Surg* 1999;134(1):36–42.
14. **Huckleberry Y.** Nutritional support and the surgical patient. *Am J Health Syst Pharm* 2004;61(7):671–682; quiz 683–684.
15. **Santoso JT, Canada T, Latson B, et al.** Prognostic nutritional index in relation to hospital stay in women with gynecologic cancer. *Obstet Gynecol* 2000;95(6 Pt 1):844–846.
16. **Salvino RM, Dechicco RS, Seidner DL.** Perioperative nutrition support: who and how. *Cleve Clin J Med* 2004;71(4):345–351.
17. **Klein S, Kinney J, Jeejeebhoy K, et al.** Nutrition support in clinical practice: review of published data and recommendations for future research directions. National Institutes of Health, American Society for Parenteral and Enteral Nutrition, and American Society for Clinical Nutrition. *JPEN J Parenter Enteral Nutr* 1997;21(3):133–156.
18. **Drover JW, Dhaliwal R, Weitzel L, et al.** Perioperative use of arginine-supplemented diets: a systematic review of the evidence. *J Am Coll Surg* 2011;212(3):385–399, 399.e1.
19. **Tanos V, Rojansky N.** Prophylactic antibiotics in abdominal hysterectomy. *J Am Coll Surg* 1994;179(5):593–600.
20. **ACOG Committee on Practice Bulletins–Gynecology.** ACOG practice bulletin No. 104: antibiotic prophylaxis for gynecologic procedures. *Obstet Gynecol* 2009;113(5):1180–1189.
21. **Burke JF.** The effective period of preventive antibiotic action in experimental incisions and dermal lesions. *Surgery* 1961;50:161–168.
22. **Bratzler DW, Dellinger EP, Olsen KM, et al.** Clinical practice guidelines for antimicrobial prophylaxis in surgery. *Surg Infect (Larchmt)* 2013;14(1):73–156.
23. **Rijnders BJ, Ceuppens JL, Peetermans WE.** Management and choice of antibiotics for patients with an allergy to penicillin. *Ned Tijdschr Geneeskd* 1999;143(7):336–341.
24. **Pichichero ME, Casey JR.** Safe use of selected cephalosporins in penicillin-allergic patients: a meta-analysis. *Otolaryngol Head Neck Surg* 2007;136(3):340–347.
25. **McFarland LV, Surawicz CM, Greenberg RN, et al.** Prevention of beta-lactam-associated diarrhea by Saccharomyces boulardii compared with placebo. *Am J Gastroenterol* 1995;90(3):439–448.
26. **Wilson W, Taubert KA, Gewitz M, et al.** Prevention of infective endocarditis: guidelines from the American Heart Association: a guideline from the American Heart Association Rheumatic Fever, Endocarditis and Kawasaki Disease Committee, Council on Cardiovascular

Disease in the Young, and the Council on Clinical Cardiology, Council on Cardiovascular Surgery and Anesthesia, and the Quality of Care and Outcomes Research Interdisciplinary Working Group. *J Am Dent Assoc* 2007;138(6):739–745, 747–760.

27. **Brachman PS, Dan BB, Haley RW, et al.** Nosocomial surgical infections: incidence and cost. *Surg Clin North Am* 1980;60(1):15–25.

28. **Anderson DJ, Sexton DJ, Kanafani ZA, et al.** Severe surgical site infection in community hospitals: epidemiology, key procedures, and the changing prevalence of methicillin-resistant Staphylococcus aureus. *Infect control hosp epidemiol* 2007;28(9):1047–1053.

29. **Lyon DS, Jones JL, Sanchez A.** Postoperative febrile morbidity in the benign gynecologic patient. Identification and management. *J Reprod Med* 2000;45(4):305–309.

30. **O'Grady NP, Barie PS, Bartlett JG, et al.** Guidelines for evaluation of new fever in critically ill adult patients: 2008 update from the American College of Critical Care Medicine and the Infectious Diseases Society of America. *Crit Care Med* 2008;36(4):1330–1349.

31. **Schey D, Salom EM, Papadia A, et al.** Extensive fever workup produces low yield in determining infectious etiology. *Am J Obstet Gynecol* 2005;192(5):1729–1734.

32. **Schwandt A, Andrews SJ, Fanning J.** Prospective analysis of a fever evaluation algorithm after major gynecologic surgery. *Am J Obstet Gynecol* 2001;184(6):1066–1067.

33. **Wallace WC, Cinat ME, Nastanski F, et al.** New epidemiology for postoperative nosocomial infections. *Am Surg* 2000;66(9):874–878.

34. **Kingdom JC, Kitchener HC, MacLean AB.** Postoperative urinary tract infection in gynecology: implications for an antibiotic prophylaxis policy. *Obstet Gynecol* 1990;76(4):636–638.

35. **Cormio G, Vicino M, Loizzi V, et al.** Antimicrobial prophylaxis in vaginal gynecologic surgery: a prospective randomized study comparing amoxicillin-clavulanic acid with cefazolin. *J Chemother* 2007;19(2):193–197.

36. **Boyd ME.** Postoperative gynecologic infections. *Can J Surg* 1987;30(1):7–9.

37. **Kunin CM.** Catheter-associated urinary tract infections: a syllogism compounded by a questionable dichotomy. *Clin Infect Dis* 2009;48(9):1189–1190.

38. **Wang A, Nizran P, Malone MA, et al.** Urinary tract infections. *Prim Care* 2013;40(3):687–706.

39. **American College of Obstetricians and Gynecologists.** ACOG Practice Bulletin No. 91: Treatment of urinary tract infections in nonpregnant women. *Obstet Gynecol* 2008;111(3):785–794.

40. **Harkness GA, Bentley DW, Roghmann KJ.** Risk factors for nosocomial pneumonia in the elderly. *Am J Med* 1990;89(4):457–463.

41. **Rothan-Tondeur M, Meaume S, Girard L, et al.** Risk factors for nosocomial pneumonia in a geriatric hospital: a control-case one-center study. *J Am Geriatr Soc* 2003;51(7):997–1001.

42. **Koeman M, van der Ven AJ, Ramsay G, et al.** Ventilator-associated pneumonia: recent issues on pathogenesis, prevention and diagnosis. *J Hosp Infect* 2001;49(3):155–162.

43. **Tomford JW, Hershey CO, McLaren CE, et al.** Intravenous therapy team and peripheral venous catheter-associated complications. A prospective controlled study. *Arch Intern Med* 1984;144(6):1191–1194.

44. **Casanova Vivas S.** [Recommendations from CDC for the prevention of catheter-related infections (2013 update)]. *Rev Enferm* 2014;37(4):28–33.

45. **Hershey CO, Tomford JW, McLaren CE, et al.** The natural history of intravenous catheter-associated phlebitis. *Arch Intern Med* 1984;144(7):1373–1375.

46. **Cruse PJ, Foord R.** The epidemiology of wound infection. A 10-year prospective study of 62,939 wounds. *Surg Clin North Am* 1980;60(1):27–40.

47. **Sperling DC, Needleman L, Eschelman DJ, et al.** Deep pelvic abscesses: transperineal US-guided drainage. *Radiology* 1998;208(1):111–115.

48. **Sudakoff GS, Lundeen SJ, Otterson MF.** Transrectal and transvaginal sonographic intervention of infected pelvic fluid collections: a complete approach. *Ultrasound Q* 2005;21(3):175–185.

49. **Jaiyeoba O.** Postoperative infections in obstetrics and gynecology. *Clin Obstet Gynecol* 2012;55(4):904–913.

50. **Ellis Simonsen SM, van Orman ER, Hatch BE, et al.** Cellulitis incidence in a defined population. *Epidemiol Infect* 2006;134(2):293–299.

51. **Wong CH, Chang HC, Pasupathy S, et al.** Necrotizing fasciitis: clinical presentation, microbiology, and determinants of mortality. *J Bone Joint Surg Am* 2003;85-A(8):1454–1460.

52. **Sarani B, Strong M, Pascual J, et al.** Necrotizing fasciitis: current concepts and review of the literature. *J Am Coll Surg* 2009;208(2):279–288.

53. **Jallali N, Withey S, Butler PE.** Hyperbaric oxygen as adjuvant therapy in the management of necrotizing fasciitis. *Am J Surg* 2005;189(4):462–466.

54. **Argenta PA, Rahaman J, Gretz HF 3rd, et al.** Vacuum-assisted closure in the treatment of complex gynecologic wound failures. *Obstet Gynecol* 2002;99(3):497–501.

55. **Wolff BG, Viscusi ER, Delaney CP, et al.** Patterns of gastrointestinal recovery after bowel resection and total abdominal hysterectomy: pooled results from the placebo arms of alvimopan phase III North American clinical trials. *J Am Coll Surg* 2007;205(1):43–51.

56. **Ratcliff JB, Kapernick P, Brooks GG, et al.** Small bowel obstruction and previous gynecologic surgery. *South Med J* 1983;76(11):1349–1350, 1360.

57. **Al-Sunaidi M, Tulandi T.** Adhesion-related bowel obstruction after hysterectomy for benign conditions. *Obstet Gynecol* 2006;108(5):1162–1166.

58. **O'Leary EA, Desale SY, Yi WS, et al.** Letting the sun set on small bowel obstruction: can a simple risk score tell us when nonoperative care is inappropriate? *Am Surg* 2014;80(6):572–579.

59. **van Hooft JE, van Halsema EE, Vanbiervliet G, et al.** Self-expandable metal stents for obstructing colonic and extracolonic cancer: European Society of Gastrointestinal Endoscopy (ESGE) Clinical Guideline. *Gastrointest Endosc* 2014;80(5):747–761.e1–e75.

60. **Cohen SH, Gerding DN, Johnson S, et al.** Clinical practice guidelines for Clostridium difficile infection in adults: 2010 update by the society for healthcare epidemiology of America (SHEA) and the infectious diseases society of America (IDSA). *Infect Control Hosp Epidemiol* 2010;31(5):431–455.

61. **Jeffcoate TN, Tindall VR.** Venous thrombosis and embolism in obstetrics and gynaecology. *Aust N Z J Obstet Gynaecol* 1965;5(3):119–130.

62. **Clarke-Pearson DL, Jelovsek FR, Creasman WT.** Thromboembolism complicating surgery for cervical and uterine malignancy. Incidence, risk factors, and prophylaxis. *Obstet Gynecol* 1983;61(1):87–94.

63. **Clarke-Pearson DL, DeLong ER, Synan IS, et al.** Variables associated with postoperative deep venous thrombosis: a prospective study of 411 gynecology patients and creation of a prognostic model. *Obstet Gynecol* 1987;69(2):146–150.

64. **Clayton JK, Anderson JA, McNicol GP.** Preoperative prediction of postoperative deep vein thrombosis. *Br Med J* 1976;2(6041):910–912.

65. **Peragallo Urrutia R, Coeytaux RR, McBroom AJ, et al.** Risk of acute thromboembolic events with oral contraceptive use: a systematic review and meta-analysis. *Obstet Gynecol* 2013;122(2 Pt 1):380–389.

66. **Romero A, Alonso C, Rincon M, et al.** Risk of venous thromboembolic disease in women A qualitative systematic review. *Eur J Obstet Gynecol Reprod Biol* 2005;121(1):8–17.

67. **Caprini JA.** Thrombosis risk assessment as a guide to quality patient care. *Dis Mon* 2005;51(2-3):70–78.

68. **Gould MK, Garcia DA, Wren SM, et al.** Prevention of VTE in nonorthopedic surgical patients: Antithrombotic Therapy and Prevention of

Thrombosis, 9th ed: American College of Chest Physicians Evidence-Based Clinical Practice Guidelines. *Chest* 2012;141(2 Suppl):e227S–e77S.

69. **Kakkar VV, Corrigan TP, Fossard DP, et al.** Prevention of Fatal Postoperative pulmonary embolism by low doses of heparin. Reappraisal of results of international multicentre trial. *Lancet* 1977;1(8011):567–569.

70. **Clarke-Pearson DL, DeLong ER, Synan IS, et al.** Complications of low-dose heparin prophylaxis in gynecologic oncology surgery. *Obstet Gynecol* 1984;64(5):689–694.

71. **Tapson VF, Hull RD.** Management of venous thromboembolic disease. The impact of low-molecular-weight heparin. *Clin Chest Med* 1995;16(2):281–294.

72. **Borstad E, Urdal K, Handeland G, et al.** Comparison of low molecular weight heparin vs. unfractionated heparin in gynecological surgery. II: Reduced dose of low molecular weight heparin. *Acta Obstet Gynecol Scand* 1992;71(6):471–475.

73. **Jorgensen LN, Wille-Jorgensen P, Hauch O.** Prophylaxis of postoperative thromboembolism with low molecular weight heparins. *Br J Surg* 1993;80(6):689–704.

74. **Clarke-Pearson DL, Synan IS, Colemen RE, et al.** The natural history of postoperative venous thromboemboli in gynecologic oncology: a prospective study of 382 patients. *Am J Obstet Gynecol* 1984;148(8):1051–1054.

75. **Scurr JH, Ibrahim SZ, Faber RG, et al.** The efficacy of graduated compression stockings in the prevention of deep vein thrombosis. *Br J Surg* 1977;64(5):371–373.

76. **Sachdeva A, Dalton M, Amaragiri SV, et al.** Elastic compression stockings for prevention of deep vein thrombosis. *Cochrane Database Syst Rev* 2010;(7):CD001484.

77. **Sajid MS, Desai M, Morris RW, et al.** Knee length versus thigh length graduated compression stockings for prevention of deep vein thrombosis in postoperative surgical patients. *Cochrane Database Syst Rev* 2012;(5):CD007162.

78. **Salzman EW, Ploetz J, Bettmann M, et al.** Intraoperative external pneumatic calf compression to afford long-term prophylaxis against deep vein thrombosis in urological patients. *Surgery* 1980;87(3):239–242.

79. **Nicolaides AN, Fernandes e Fernandes J, Pollock AV.** Intermittent sequential pneumatic compression of the legs in the prevention of venous stasis and postoperative deep venous thrombosis. *Surgery* 1980;87(1):69–76.

80. **Clarke-Pearson DL, Creasman WT, Coleman RE, et al.** Perioperative external pneumatic calf compression as thromboembolism prophylaxis in gynecologic oncology: report of a randomized controlled trial. *Gynecol Oncol* 1984;18(2):226–232.

81. **Clarke-Pearson DL, Synan IS, Hinshaw WM, et al.** Prevention of postoperative venous thromboembolism by external pneumatic calf compression in patients with gynecologic malignancy. *Obstet Gynecol* 1984;63(1):92–98.

82. **Maxwell GL, Myers ER, Clarke-Pearson DL.** Cost-effectiveness of deep venous thrombosis prophylaxis in gynecologic oncology surgery. *Obstet Gynecol* 2000;95(2):206–214.

83. **Brady MA, Carroll AW, Cheang KI, et al.** Sequential compression device compliance in postoperative obstetrics and gynecology patients. *Obstet Gynecol* 2015;125(1):19–25.

84. **Bergqvist D, Agnelli G, Cohen AT, et al.** Duration of prophylaxis against venous thromboembolism with enoxaparin after surgery for cancer. *N Engl J Med* 2002;346(13):975–980.

85. **Bouchard-Fortier G, Geerts WH, Covens A, et al.** Is venous thromboprophylaxis necessary in patients undergoing minimally invasive surgery for a gynecologic malignancy? *Gynecol Oncol* 2014;134(2):228–232.

86. **Nick AM, Schmeler KM, Frumovitz MM, et al.** Risk of thromboembolic disease in patients undergoing laparoscopic gynecologic surgery. *Obstet Gynecol* 2010;116(4):956–961.

87. **Creasman WT, Weed JC Jr.** Complications of radical hysterectomy. In: Schaefer G, ed. *Complications in Obstetrics and Gynecologic Surgery*. Hagerstown, MD: Harper & Row; 1981:389–398.

88. **Haeger K.** Problems of acute deep venous thrombosis. I. The interpretation of signs and symptoms. *Angiology* 1969;20(4):219–223.

89. **Palko PD, Nanson EM, Fedoruk SO.** The early detection of deep venous thrombosis using I131-tagged human fibrinogen. *Can J Surg* 1964;7:215–226.

90. **Lensing AW, Prandoni P, Brandjes D, et al.** Detection of deep-vein thrombosis by real-time B-mode ultrasonography. *N Engl J Med* 1989;320(6):342–345.

91. **Lensing AW, Prandoni P, Büller HR, Casara D, Cogo A, ten Cate JW.** Lower extremity venography with iohexol: results and complications. *Radiology* 1990;177(2):503–505.

92. **Montgomery KD, Potter HG, Helfet DL.** Magnetic resonance venography to evaluate the deep venous system of the pelvis in patients who have an acetabular fracture. *J Bone Joint Surg Am* 1995;77(11):1639–1649.

93. **Raschke RA, Reilly BM, Guidry JR, et al.** The weight-based heparin dosing nomogram compared with a "standard care" nomogram. A randomized controlled trial. *Ann Intern Med* 1993;119(9):874–881.

94. **Robertson L, Jones LE.** Fixed dose subcutaneous low molecular weight heparins versus adjusted dose unfractionated heparin for the initial treatment of venous thromboembolism. *Cochrane Database Syst Rev* 2017;2:CD001100.

95. **Lee AY.** Anticoagulation in the treatment of established venous thromboembolism in patients with cancer. *J Clin Oncol* 2009;27(29):4895–4901.

96. **Husted S, Lip GY; ESC Working Group on Thrombosis Task Force on Anticoagulants in Heart Disease.** Response to Ansell et al. "Non-vitamin K antagonist oral anticoagulants (NOACs): no longer new or novel." (Thromb Haemost 2014; 112: 841). *Thromb Haemost* 2014;112(4):842.

97. **Kehlet H.** Multimodal approach to control postoperative pathophysiology and rehabilitation. *Br J Anaesth* 1997;78(5):606–617.

98. **Schricker T, Lattermann R.** Perioperative catabolism. *Can J Anaesth* 2015;62(2):182–193.

99. **Ljungqvist O, Scott M, Fearon KC.** Enhanced Recovery After Surgery: A Review. *JAMA Surg* 2017;152(3):292–298.

100. **Gustafsson UO, Scott MJ, Schwenk W, et al.** Guidelines for perioperative care in elective colonic surgery: Enhanced Recovery After Surgery (ERAS®) Society recommendations. *World J Surg* 2013;37(2):259–284.

101. **Barber EL, Van Le L.** Enhanced Recovery Pathways in Gynecology and Gynecologic Oncology. *Obstet Gynecol Surv* 2015;70(12):780–792.

102. **Brady M, Kinn S, Stuart P.** Preoperative fasting for adults to prevent perioperative complications. *Cochrane Database Syst Rev* 2003;(4):CD004423.

103. Practice guidelines for preoperative fasting and the use of pharmacologic agents to reduce the risk of pulmonary aspiration: application to healthy patients undergoing elective procedures: an updated report by the American Society of Anesthesiologists Task Force on preoperative fasting and the use of pharmacologic agents to reduce the risk of pulmonary aspiration. *Anesthesiology* 2017;126(3):376–393.

104. **Nygren J, Thorell A, Ljungqvist O.** Preoperative oral carbohydrate nutrition: an update. *Curr Opin Clin Nutr Metab Care* 2001;4(4):255–259.

105. **Noblett SE, Watson DS, Huong H, et al.** Pre-operative oral carbohydrate loading in colorectal surgery: a randomized controlled trial. *Colorectal Dis* 2006;8(7):563–569.

106. **Lewis SJ, Egger M, Sylvester PA, et al.** Early enteral feeding versus "nil by mouth" after gastrointestinal surgery: systematic review and meta-analysis of controlled trials. *BMJ* 2001;323(7316):773–776.

107. **Arnold A, Aitchison LP, Abbott J.** Preoperative mechanical bowel preparation for abdominal, laparoscopic, and vaginal surgery: a systematic review. *J Minim Invasive Gynecol* 2015;22(5):737–752.
108. **Gan TJ, Diemunsch P, Habib AS, et al.** Consensus guidelines for the management of postoperative nausea and vomiting. *Anesth Analg* 2014;118(1):85–113.
109. **Antor MA, Uribe AA, Erminy-Falcon N, et al.** The effect of transdermal scopolamine for the prevention of postoperative nausea and vomiting. *Front Pharmacol* 2014;5:55.
110. **Pestana C.** *Fluids and Electrolytes in the Surgical Patient*. Baltimore, MD: Williams & Wilkins; 2000.
111. **Boldt J.** Volume replacement in the surgical patient–does the type of solution make a difference? *Br J Anaesth* 2000;84(6):783–793.
112. **Jacob M, Chappell D, Conzen P, et al.** Small-volume resuscitation with hyperoncotic albumin: a systematic review of randomized clinical trials. *Crit Care* 2008;12(2):R34.
113. **Albumin Reviewers (Alderson P, Bunn F, Li Wan Po A, Li L, Blackhall K, Roberts I, Schierhout G).** Human albumin solution for resuscitation and volume expansion in critically ill patients. *Cochrane Database Syst Rev* 2011;(10):CD001208.
114. **Perel P, Roberts I, Ker K.** Colloids versus crystalloids for fluid resuscitation in critically ill patients. *Cochrane Database Syst Rev* 2013;(2):CD000567.
115. **Miller TA, Duke JH.** Fluid and electrolyte management. In: Dudrick SJ, Baue AE, Aiseman B, eds. *ACS Manual of Preoperative and Postoperative Care*. Philadelphia, PA: WB Saunders; 1983:38–67.
116. **Rahbari NN, Zimmermann JB, Schmidt T, et al.** Meta-analysis of standard, restrictive and supplemental fluid administration in colorectal surgery. *Br J Surg* 2009;96(4):331–341.
117. **Apfelbaum JL, Chen C, Mehta SS, et al.** Postoperative pain experience: results from a national survey suggest postoperative pain continues to be undermanaged. *Anesth Analg* 2003;97(2):534–540, table of contents.
118. **Huang N, Cunningham F, Laurito CE, et al.** Can we do better with postoperative pain management? *Am J Surg* 2001;182(5):440–448.
119. **Etches RC.** Patient-controlled analgesia. *Surg Clin North Am* 1999;79(2):297–312.
120. **Egbert AM, Parks LH, Short LM, et al.** Randomized trial of postoperative patient-controlled analgesia vs intramuscular narcotics in frail elderly men. *Arch Intern Med* 1990;150(9):1897–1903.
121. **Rawal N, Arner S, Gustafsson LL, et al.** Present state of extradural and intrathecal opioid analgesia in Sweden. A nationwide follow-up survey. *Br J Anaesth* 1987;59(6):791–799.
122. **Rawal N.** Epidural and spinal agents for postoperative analgesia. *Surg Clin North Am* 1999;79(2):313–344.
123. **Werawatganon T, Charuluxanun S.** Patient controlled intravenous opioid analgesia versus continuous epidural analgesia for pain after intra-abdominal surgery. *Cochrane Database Syst Rev* 2005;(1):CD004088.
124. **DeAndrade JR, Maslanka M, Maneatis T, et al.** The use of ketorolac in the management of postoperative pain. *Orthopedics* 1994;17(2):157–166.
125. **Etches RC, Warriner CB, Badner N, et al.** Continuous intravenous administration of ketorolac reduces pain and morphine consumption after total hip or knee arthroplasty. *Anesth Analg* 1995;81(6):1175–1180.
126. **Macario A, Lipman AG.** Ketorolac in the era of cyclo-oxygenase-2 selective nonsteroidal anti-inflammatory drugs: a systematic review of efficacy, side effects, and regulatory issues. *Pain Med* 2001;2(4):336–351.
127. **Lowder JL, Shackelford DP, Holbert D, et al.** A randomized, controlled trial to compare ketorolac tromethamine versus placebo after cesarean section to reduce pain and narcotic usage. *Am J Obstet Gynecol* 2003;189(6):1559–1562; discussion 1562.
128. **Wischnik A, Manth SM, Lloyd J, et al.** The excretion of ketorolac tromethamine into breast milk after multiple oral dosing. *Eur J Clin Pharmacol* 1989;36(5):521–524.
129. **Greer IA.** Effects of ketorolac tromethamine on hemostasis. *Pharmacotherapy* 1990;10(6 (Pt 2):71S–76S.
130. **Strom BL, Berlin JA, Kinman JL, et al.** Parenteral ketorolac and risk of gastrointestinal and operative site bleeding. A postmarketing surveillance study. *JAMA* 1996;275(5):376–382.
131. **Feldman HI, Kinman JL, Berlin JA, et al.** Parenteral ketorolac: the risk for acute renal failure. *Ann Intern Med* 1997;126(3):193–199.
132. **Lee A, Cooper MC, Craig JC, et al.** Effects of nonsteroidal anti-inflammatory drugs on postoperative renal function in adults with normal renal function. *Cochrane Database Syst Rev* 2004;(2):CD002765.
133. **Gajraj NM, Joshi GP.** Role of cyclooxygenase-2 inhibitors in postoperative pain management. *Anesthesiol Clin* 2005;23(1):49–72.
134. **Bresalier RS, Sandler RS, Quan H, et al.** Cardiovascular events associated with rofecoxib in a colorectal adenoma chemoprevention trial. *N Engl J Med* 2005;352(11):1092–1102.
135. **Fitzgerald GA.** Coxibs and cardiovascular disease. *N Engl J Med* 2004;351(17):1709–1711.
136. **FitzGerald GA, Patrono C.** The coxibs, selective inhibitors of cyclooxygenase-2. *N Engl J Med* 2001;345(6):433–442.
137. **Nussmeier NA, Whelton AA, Brown MT, et al.** Complications of the COX-2 inhibitors parecoxib and valdecoxib after cardiac surgery. *N Engl J Med* 2005;352(11):1081–1091.
138. **Solomon SD, McMurray JJ, Pfeffer MA, et al.** Cardiovascular risk associated with celecoxib in a clinical trial for colorectal adenoma prevention. *N Engl J Med* 2005;352(11):1071–1080.
139. **Vadivelu N, Mitra S, Narayan D.** Recent advances in postoperative pain management. *Yale J Biol Med* 2010;83(1):11–25.
140. **Ferguson SE, Malhotra T, Seshan VE, et al.** A prospective randomized trial comparing patient-controlled epidural analgesia to patient-controlled intravenous analgesia on postoperative pain control and recovery after major open gynecologic cancer surgery. *Gynecol Oncol* 2009;114(1):111–116.
141. **Nelson G, Kalogera E, Dowdy SC.** Enhanced recovery pathways in gynecologic oncology. *Gynecol Oncol* 2014;135(3):586–594.
142. **Hoffmann J, Shokouh-Amiri MH, Damm P, et al.** A prospective, controlled study of prophylactic drainage after colonic anastomoses. *Dis Colon Rectum* 1987;30(6):449–452.
143. **Nelson R, Edwards S, Tse B.** Prophylactic nasogastric decompression after abdominal surgery. *Cochrane Database Syst Rev* 2007;(3):CD004929.
144. **Nicholson A, Lowe MC, Parker J, et al.** Systematic review and meta-analysis of enhanced recovery programmes in surgical patients. *Br J Surg* 2014;101(3):172–188.
145. **Varadhan KK, Neal KR, Dejong CH, et al.** The enhanced recovery after surgery (ERAS) pathway for patients undergoing major elective open colorectal surgery: a meta-analysis of randomized controlled trials. *Clin Nutr* 2010;29(4):434–440.
146. **Gustafsson UO, Oppelstrup H, Thorell A, et al.** Adherence to the ERAS protocol is Associated with 5-Year Survival After Colorectal Cancer Surgery: A Retrospective Cohort Study. *World J Surg* 2016;40(7):1741–1747.
147. **Nelson G, Kiyang LN, Chuck A, et al.** Cost impact analysis of Enhanced Recovery After Surgery program implementation in Alberta colon cancer patients. *Curr Oncol* 2016;23(3):e221–e227.
148. **Greco M, Capretti G, Beretta L, et al.** Enhanced recovery program in colorectal surgery: a meta-analysis of randomized controlled trials. *World J Surg* 2014;38(6):1531–1541.
149. **Jakobsen DH, Sonne E, Andreasen J, et al.** Convalescence after colonic surgery with fast-track vs conventional care. *Colorectal Dis* 2006;8(8):683–687.
150. **Cogan M.** *Fluid and Electrolytes*. New Haven, CT: Appleton & Lange; 1991.

151. **Mullins RJ.** Shock, electrolytes, and fluid. In: Townsend CM, Beauchamp RD, Evers BM, Mattox KL, eds. *Sabiston Textbook of Surgery*. Philadelphia, PA: Elsevier Saunders; 2004:69–112.
152. **Wish JB, Cacho CP.** Acid/base and electrolyte disorders. In: Sivak ED, Higgins TL, Seiver A, eds. *The High Risk Patient: Management of the Critically Ill*. Baltimore, MD: Williams & Wilkins; 1995: 755–782.
153. **National Estimates of Diabetes.** C.f.D.C.a.P. 2017 National Diabetes Fact Sheet Figures: General information and national estimates on diabetes in the United States. 2017. Available online at https://www.cdc.gov/diabetes/pdfs/data/statistics/national-diabetes-statistics-report.pdf.
154. **Glister BC, Vigersky RA.** Perioperative management of type 1 diabetes mellitus. *Endocrinol Metab Clin North Am* 2003;32(2): 411–436.
155. **McCullouch DK.** Clinical presentation and diagnosis of diabetes mellitus in adults. UpToDate 2017. Available online at http://www.uptodate.com/contents/clinical-presentation-and-diagnosis-of-diabetes-mellitus-in-adults.
156. **Khan NA, Ghali WA, Cagliero E.** Perioperative management of blood glucose in adults with diabetes mellitus. UpToDate 2017. Available online at http://www.uptodate.com/contents/perioperative-management-of-diabetes-mellitus.
157. **Connery LE, Coursin DB.** Assessment and therapy of selected endocrine disorders. *Anesthesiol Clin North Am* 2004;22(1):93–123.
158. **Fleischmann KE, Beckman JA, Buller CE, et al.** 2009 ACCF/AHA focused update on perioperative beta blockade: a report of the American College of Cardiology Foundation/American Heart Association Task Force on Practice Guidelines. *Circulation* 2009;120(21): 2123–2151.
159. **Malone DL, Genuit T, Tracy JK, et al.** Surgical site infections: reanalysis of risk factors. *J Surg Res* 2002;103(1):89–95.
160. **Kohl BA, Schwartz S.** Surgery in the patient with endocrine dysfunction. *Med Clin North Am* 2009;93(5):1031–1047.
161. **Fabian TC.** Empiric therapy for pneumonia in the surgical intensive care unit. *Am J Surg* 2000;179(2 Suppl 1):18–23.
162. **Graham PL 3rd, Lin SX, Larson EL.** A U.S. population-based survey of Staphylococcus aureus colonization. *Ann Intern Med* 2006; 144(5):318–325.
163. **Jacober SJ, Sowers JR.** An update on perioperative management of diabetes. *Arch Intern Med* 1999;159(20):2405–2411.
164. **Hirsch IB, McGill JB.** Role of insulin in management of surgical patients with diabetes mellitus. *Diabetes Care* 1990;13(9):980–991.
165. **Weintrob AC, Sexton DJ.** Susceptibility to infections in persons with diabetes mellitus. UpToDate 2016. Available online at http://www.uptodate.com/contents/susceptibility-to-infections-in-persons-with-diabetes-mellitus.
166. **Stapleton RD, Heyland DK.** Glycemic control and intensive insulin therapy in critical illness. UpToDate 2017. Available online at http://www.uptodate.com/contents/glycemic-control-and-intensive-insulin-therapy-in-critical-illness.
167. **Van den Berghe G, Wilmer A, Milants I, et al.** Intensive insulin therapy in mixed medical/surgical intensive care units: benefit versus harm. *Diabetes* 2006;55(11):3151–3159.
168. Standards of medical care in diabetes—2016: Summary of revisions. *Diabetes Care* 2016;39 Suppl 1:S4–S5.
169. **Moghissi ES, Korytkowski MT, DiNardo M, et al.** American Association of Clinical Endocrinologists and American Diabetes Association consensus statement on inpatient glycemic control. *Diabetes Care* 2009;32(6):1119–1131.
170. **Connery LE, Coursin DB.** Assessment and therapy of selected endocrine disorders. *Anesthesiol Clin* 2004;22(1):93–123.
171. **Manzullo EF, Ross DS.** Nonthyroid surgery in the patient with thyroid disease. UpToDate 2017. Available online at http://www.uptodate.com/contents/nonthyroid-surgery-in-the-patient-with-thyroid-disease.
172. **Langley RW, Burch HB.** Perioperative management of the thyrotoxic patient. *Endocrinol Metab Clin North Am* 2003;32(2):519–534.
173. **Goldmann DR.** Surgery in patients with endocrine dysfunction. *Med Clin North Am* 1987;71(3):499–509.
174. **Stathatos N, Wartofsky L.** Perioperative management of patients with hypothyroidism. *Endocrinol Metab Clin North Am* 2003;32(2): 503–518.
175. **Hamrahian AH, Roman S, Milan S.** The management of the surgical patient taking glucocorticoids. UpToDate 2017. Available online at http://www.uptodate.com/contents/the-management-of-the-surgical-patient-taking-glucocorticoids.
176. **Coursin DB, Wood KE.** Corticosteroid supplementation for adrenal insufficiency. *JAMA* 2002;287(2):236–240.
177. **Becker RC, Underwood DA.** Myocardial infarction in patients undergoing noncardiac surgery. *Cleve Clin J Med* 1987;54(1):25–28.
178. **Rao TL, Jacobs KH, El-Etr AA.** Reinfarction following anesthesia in patients with myocardial infarction. *Anesthesiology* 1983;59(6): 499–505.
179. **Fleisher LA, Beckman JA, Brown KA, et al.** 2009 ACCF/AHA focused update on perioperative beta blockade incorporated into the ACC/AHA 2007 guidelines on perioperative cardiovascular evaluation and care for noncardiac surgery: a report of the American college of cardiology foundation/American heart association task force on practice guidelines. *Circulation* 2009;120(21): e169–e276.
180. **Cohn SL, Fleisher LA.** Evaluation of cardiac risk prior to noncardiac surgery. UpToDate 2017. Available online at http://www.uptodate.com/contents/estimation-of-cardiac-risk-prior-to-noncardiac-surgery.
181. **Reilly DF, McNeely MJ, Doerner D, et al.** Self-reported exercise tolerance and the risk of serious perioperative complications. *Arch Intern Med* 1999;159(18):2185–2192.
182. **Fleisher LA, Fleischmann KE, Auerbach AD, et al.** 2014 ACC/AHA guideline on perioperative cardiovascular evaluation and management of patients undergoing noncardiac surgery: executive summary: a report of the American College of Cardiology/American Heart Association Task Force on Practice Guidelines. *Circulation* 2014;130(24):2215–2245.
183. **Cutler BS, Wheeler HB, Paraskos JA, et al.** Applicability and interpretation of electrocardiographic stress testing in patients with peripheral vascular disease. *Am J Surg* 1981;141(4):501–506.
184. **Auerbach A, Goldman L.** Assessing and reducing the cardiac risk of noncardiac surgery. *Circulation* 2006;113(10):1361–1376.
185. **Lane RT, Sawada SG, Segar DS, et al.** Dobutamine stress echocardiography for assessment of cardiac risk before noncardiac surgery. *Am J Cardiol* 1991;68(9):976–977.
186. **Devereaux PJ, Goldman L, Cook DJ, et al.** Perioperative cardiac events in patients undergoing noncardiac surgery: a review of the magnitude of the problem, the pathophysiology of the events and methods to estimate and communicate risk. *CMAJ* 2005;173(6): 627–634.
187. **Kaplan J.** Hemodynamic monitoring. In: Kaplan J, ed. *Cardiac Anesthesia*. New York: Grune & Stratton; 1987:179–226.
188. **Landesberg G.** Monitoring for myocardial ischemia. *Best Pract Res Clin Anaesthesiol* 2005;19(1):77–95.
189. **American Society of Anesthesiologists Task Force on Perioperative Blood Transfusion and Adjuvant Therapies.** Practice guidelines for perioperative blood transfusion and adjuvant therapies: an updated report by the American Society of Anesthesiologists Task Force on Perioperative Blood Transfusion and Adjuvant Therapies. *Anesthesiology* 2006;105(1):198–208.
190. **POISE Study Group; Devereaux PJ, Yang H, Yusuf S, et al.** Effects of extended-release metoprolol succinate in patients undergoing non-cardiac surgery (POISE trial): a randomised controlled trial. *Lancet* 2008;371(9627):1839–1847.

191. **Goldman L, Caldera DL, Nussbaum SR, et al.** Multifactorial index of cardiac risk in noncardiac surgical procedures. *N Engl J Med* 1977;297(16):845–850.
192. **Arieff AI.** Fatal postoperative pulmonary edema: pathogenesis and literature review. *Chest* 1999;115(5):1371–1377.
193. **Mangano DT, Browner WS, Hollenberg M, et al.** Long-term cardiac prognosis following noncardiac surgery. The Study of Perioperative Ischemia Research Group. *JAMA* 1992;268(2):233–239.
194. **Blaustein AS.** Preoperative and perioperative management of cardiac patients undergoing noncardiac surgery. *Cardiol Clin* 1995;13(2):149–161.
195. **Dorman T, Breslow MJ, Pronovost PJ, et al.** Bundle-branch block as a risk factor in noncardiac surgery. *Arch Intern Med* 2000;160(8):1149–1152.
196. **Maille JG, Dyrda I, Paiement B, et al.** Patients with cardiac valve prosthesis: subsequent anaesthetic management for non-cardiac surgical procedures. *Can Anaesth Soc J* 1973;20(2):207–216.
197. **Nishimura RA, Otto CM, Bonow RO, et al.** 2017 AHA/ACC Focused Update of the 2014 AHA/ACC Guideline for the Management of Patients With Valvular Heart Disease: A Report of the American College of Cardiology/American Heart Association Task Force on Clinical Practice Guidelines. *Circulation* 2017;135(25):e1159–e1195.
198. **Weinhouse GL.** Pulmonary artery catheterization: indications, contraindications, and complications in adults. UpToDate 2010. Available online at http://www.uptodate.com/contents/pulmonary-artery-catheterization-indications-and-complications.
199. **Sandham JD, Hull RD, Brant RF, et al.** A randomized, controlled trial of the use of pulmonary-artery catheters in high-risk surgical patients. *N Engl J Med* 2003;348(1):5–14.
200. **Harvey S, Harrison DA, Singer M, et al.** Assessment of the clinical effectiveness of pulmonary artery catheters in management of patients in intensive care (PAC-Man): a randomised controlled trial. *Lancet* 2005;366(9484):472–477.
201. **Shah MR, Hasselblad V, Stevenson LW, et al.** Impact of the pulmonary artery catheter in critically ill patients: meta-analysis of randomized clinical trials. *JAMA* 2005;294(13):1664–1670.
202. **Carson JL, Grossman BJ, Kleinman S, et al.** Red blood cell transfusion: a clinical practice guideline from the AABB*. *Ann Intern Med* 2012;157(1):49–58.
203. **Wu WC, Smith TS, Henderson WG, et al.** Operative blood loss, blood transfusion, and 30-day mortality in older patients after major noncardiac surgery. *Ann Surg* 2010;252(1):11–17.
204. **Weiskopf RB, Viele MK, Feiner J, et al.** Human cardiovascular and metabolic response to acute, severe isovolemic anemia. *JAMA* 1998;279(3):217–221.
205. **Madjdpour C, Spahn DR, Weiskopf RB.** Anemia and perioperative red blood cell transfusion: a matter of tolerance. *Crit Care Med* 2006;34(5 Suppl):S102–S108.
206. **Goodnough LT.** Autologous blood donation. *Anesthesiol Clin* 2005;23(2):263–270, vi.
207. **Kanter MH, van Maanen D, Anders KH, et al.** Preoperative autologous blood donations before elective hysterectomy. *JAMA* 1996;276(10):798–801.
208. **Horowitz NS, Gibb RK, Menegakis NE, et al.** Utility and cost-effectiveness of preoperative autologous blood donation in gynecologic and gynecologic oncology patients. *Obstet Gynecol* 2002;99(5 Pt 1):771–776.
209. Transfusion alert: use of autologous blood. National Heart, Lung, and Blood Institute Expert Panel on the use of Autologous Blood. *Transfusion* 1995;35(8):703–711.
210. **Pedersen-Bjergaard U, Andersen M, Hansen PB.** Drug-specific characteristics of thrombocytopenia caused by non-cytotoxic drugs. *Eur J Clin Pharmacol* 1998;54(9-10):701–706.
211. **James AH.** Von Willebrand disease in women: awareness and diagnosis. *Thrombosis Res* 2009;124 Suppl 1:S7–S10.
212. **Federici AB, Mannucci PM.** Management of inherited von Willebrand disease in 2007. *Ann Med* 2007;39(5):346–358.
213. **Myers ER, Clarke-Pearson DL, Olt GJ, et al.** Preoperative coagulation testing on a gynecologic oncology service. *Obstet Gynecol* 1994;83(3):438–444.
214. **Johansson PI, Stensballe J.** Hemostatic resuscitation for massive bleeding: the paradigm of plasma and platelets—a review of the current literature. *Transfusion* 2010;50(3):701–710.
215. **Rock P, Passannante A.** Preoperative assessment: pulmonary. *Anesthesiol Clin* 2004;22(1):77–91.
216. **Degani-Costa LH, Faresin SM, dos Reis Falcao LF.** Preoperative evaluation of the patient with pulmonary disease. *Braz J Anesthesiol* 2014;64(1):22–34.
217. **National Asthma Education and Prevention Program.** Expert Panel Report 3 (EPR-3): Guidelines for the Diagnosis and Management of Asthma-Summary Report 2007. *J Allergy Clin Immunol* 2007;120(5 Suppl):S94–S138.
218. **Silvanus MT, Groeben H, Peters J.** Corticosteroids and inhaled salbutamol in patients with reversible airway obstruction markedly decrease the incidence of bronchospasm after tracheal intubation. *Anesthesiology* 2004;100(5):1052–1057.
219. **Qaseem A, Snow V, Fitterman N, et al.** Risk assessment for and strategies to reduce perioperative pulmonary complications for patients undergoing noncardiothoracic surgery: a guideline from the American College of Physicians. *Ann Intern Med* 2006;144(8):575–580.
220. **Sutherland ER, Cherniack RM.** Management of chronic obstructive pulmonary disease. *N Engl J Med* 2004;350(26):2689–2697.
221. **Barnes PJ.** Chronic obstructive pulmonary disease. *N Engl J Med* 2000;343(4):269–280.
222. **Bapoje SR, Whitaker JF, Schulz T, et al.** Preoperative evaluation of the patient with pulmonary disease. *Chest* 2007;132(5):1637–1645.
223. **Wheeler AP, Bernard GR.** Acute lung injury and the acute respiratory distress syndrome: a clinical review. *Lancet* 2007;369(9572):1553–1564.
224. **Sohal AS, Gangji AS, Crowther MA, et al.** Uremic bleeding: pathophysiology and clinical risk factors. *Thromb Res* 2006;118(3):417–422.
225. **Radhakrishnan S, Chanchlani R, Connolly B, et al.** Pre-procedure desmopressin acetate to reduce bleeding in renal failure: does it really work? *Nephron Clin Pract* 2014;128(1–2):45–48.
226. **Hedges SJ, Dehoney SB, Hooper JS, et al.** Evidence-based treatment recommendations for uremic bleeding. *Nat Clin Pract Nephrol* 2007;3(3):138–153.
227. **Tonelli M, Pannu N, Manns B.** Oral phosphate binders in patients with kidney failure. *N Engl J Med* 2010;362(14):1312–1324.
228. **Hostetter TH, Olson JL, Rennke HG, et al.** Hyperfiltration in remnant nephrons: a potentially adverse response to renal ablation. *J Am Soc Nephrol* 2001;12(6):1315–1325.
229. **London GM.** Cardiovascular disease in chronic renal failure: pathophysiologic aspects. *Semin Dial* 2003;16(2):85–94.
230. **Kurella M, Bennett WM, Chertow GM.** Analgesia in patients with ESRD: a review of available evidence. *Am J Kidney Dis* 2003;42(2):217–228.
231. **Dean M.** Opioids in renal failure and dialysis patients. *J Pain Symptom Manage* 2004;28(5):497–504.
232. **Child C, Turcotte JG.** Surgery and portal hypertension. In: Child C, ed. *The Liver and Portal Hypertension*. Philadelphia, PA: WB Saunders; 1964:1–85.
233. **Mansour A, Watson W, Shayani V, et al.** Abdominal operations in patients with cirrhosis: still a major surgical challenge. *Surgery* 1997;122(4):730–735; discussion 735–736.
234. **Telem DA, Schiano T, Goldstone R, et al.** Factors that predict outcome of abdominal operations in patients with advanced cirrhosis. *Clin Gastroenterol Hepatol* 2010;8(5):451–457, quiz e58.

235. **Kamath PS, Wiesner RH, Malinchoc M, et al.** A model to predict survival in patients with end-stage liver disease. *Hepatology* 2001;33(2):464–470.
236. **Hanje AJ, Patel T.** Preoperative evaluation of patients with liver disease. *Nat Clin Pract Gastroenterol Hepatol* 2007;4(5):266–276.
237. **Terblanche J.** Sclerotherapy for prophylaxis of variceal bleeding. *Lancet* 1986;1(8487):961–963.
238. **Lamont J.** The liver. In: Vandam L, ed. *To Make the Patient Ready for Anesthesia: Medical Care of the Surgical Patient.* Menlo Park, CA: Addison Wesley; 1984:47–66.
239. **Maze M, Bass NM.** *Anesthesia and the Hepatobilliary System.* New York: Churchill Livingstone; 2000.
240. **Chiang PP.** Perioperative management of the alcohol-dependent patient. *Am Fam Physician* 1995;52(8):2267–2273.
241. **Matloff D, Kapkan MM.** Gastroenterology. In: Molitch M, ed. *Management of Medical Problems in Surgical Patients.* Philadelphia, PA: FA Davis; 1982:219–252.
242. **Wiklund RA.** Preoperative preparation of patients with advanced liver disease. *Crit Care Med* 2004;32(4 Suppl):S106–S115.
243. **O'Leary JG, Yachimski PS, Friedman LS.** Surgery in the patient with liver disease. *Clin Liver Dis* 2009;13(2):211–231.
244. **Wheeler AP, Bernard GR.** Acute lung injury and the acute respiratory distress syndrome: a clinical review. *Lancet* 2007;369:1553–1564.

CAPÍTULO **26**

Endoscopia Ginecológica

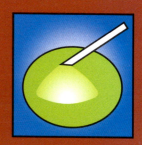

Malcolm G. Munro, William H. Parker

PONTOS-CHAVE

1. Na ginecologia, os endoscópios são mais usados para diagnosticar condições e/ou direcionar procedimentos cirúrgicos por visualização direta da cavidade peritoneal (laparoscopia) ou dentro do útero (histeroscopia).

2. Quando usada apropriadamente, a cirurgia endoscópica oferece os benefícios de redução da dor relacionada com o procedimento, melhor resultado estético, menor custo e recuperação mais rápida.

3. A cirurgia endoscópica é um processo altamente técnico, por isso, os cirurgiões devem compreender minuciosamente a função e as limitações do endoscópio e do equipamento relacionado, assim como a solução para problemas técnicos.

4. Até o momento, não há evidência de que a cirurgia com assistência "robótica" tenha algum benefício clínico, financeiro ou cosmético em relação à cirurgia laparoscópica. A evidência disponível aponta que o custo é maior enquanto os resultados cosméticos não são melhores que os da laparoscopia.

5. Os cirurgiões que realizam laparoscopia ginecológica devem se preparar para o espectro de cenários patológicos e anatômicos que possam encontrar, especialmente em intestino, bexiga, ureter e estruturas vasculares que podem estar envolvidas.

6. A paciente a quem a cirurgia laparoscópica está sendo indicada deve ser devidamente orientada sobre os potenciais desfechos, incluindo desfechos adversos e risco de conversão para laparotomia.

7. A entrada inicial na cavidade abdominal/peritoneal para a realização da laparoscopia deve ser avaliada com cautela, pois está associada a um grande número de complicações na cirurgia laparoscópica. As principais estratégias para o primeiro acesso laparoscópico são a "laparoscopia aberta", muitas vezes chamada de entrada de Hasson, a entrada "fechada", que inclui pré-insuflação usando uma agulha oca, e técnicas de "entrada direta", em que a porta é passada pela parede abdominal sem insuflação prévia da cavidade peritoneal.

8. A seleção apropriada da paciente e o manejo intraoperatório são cruciais na cirurgia laparoscópica de cistos ovarianos. Em caso de suspeita de tumores malignos, deve-se dar preferência à laparotomia.

9. Muitas vezes, a miomectomia laparoscópica requer sutura; assim, a habilidade técnica necessária é maior em comparação a muitos outros procedimentos endoscópicos.

10. Histerectomia laparoscópica total é a retirada do útero, em que ao menos parte da dissecção é feita por via laparoscópica e o restante, se houver, é concluído por via vaginal.

11. O risco de deiscência e hérnia parece aumentar consideravelmente quando o diâmetro da incisão na fáscia criada pela trocarte/cânula é maior do que 10 mm.

12. A incidência de lesões não intencionais associada ao uso de energia por radiofrequência (RF) pode ser reduzida com a boa compreensão dos princípios da eletrocirurgia. O cirurgião deve sempre estar no controle direto da ativação do eletrodo, e todos os instrumentos manuais eletrocirúrgicos devem ser retirados da cavidade peritoneal quando não estiverem em uso.

13. Em geral, as pacientes em recuperação de cirurgia laparoscópica passam a se sentir melhores a cada dia. A dor diminui, a função gastrintestinal é restabelecida com rapidez e a ocorrência de febre é muito rara. Portanto, se não houver melhora progressiva da condição da paciente, é necessário considerar a possibilidade de complicações da anestesia ou da cirurgia.

14. A histeroscopia é útil como auxílio diagnóstico, ao garantir a avaliação direta da cavidade endometrial. A histeroscopia diagnóstica é superior à histerossalpingografia (HSG) na avaliação da cavidade endometrial, mas a precisão diagnóstica da ultrassonografia transvaginal é similar, especialmente quando é injetado líquido na cavidade endometrial.

15. Vários procedimentos intrauterinos podem ser realizados pela direção histeroscópica, incluindo adesiólise, esterilização, transecção de um septo uterino, ressecção de leiomiomas e pólipos, remoção de produtos retidos da concepção e destruição do endométrio, em geral com ressecção, dessecação ou vaporização usando RF.

16. A maioria dos procedimentos de histeroscopia diagnóstica ou cirúrgica pode ser realizada ambulatorialmente, com mínimo desconforto e a um custo muito menor do que no centro cirúrgico.

(continua)

> **17** Os dois principais riscos da cirurgia histeroscópica são perfuração, com potencial para lesionar estruturas circunjacentes, como intestino, bexiga e vasos sanguíneos, e as consequências de infusão de fluido e eletrólitos (intravasamento), que levam a uma sobrecarga sistêmica de fluidos usados para distensão da cavidade, necessária para criar o campo cirúrgico.
>
> **18** Os riscos de perfuração podem ser diminuídos pela atenção cuidadosa à técnica de acesso e pelo uso de sistemas de energia informatizados.
>
> **19** Os riscos de sobrecarga sistêmica dos meios de distensão podem ser reduzidos com o uso de soro fisiológico como meio de distensão e da atenção cuidadosa para medir a absorção sistêmica, um processo que tem melhor desempenho quando se usam sistemas automáticos para o controle de fluidos.

A endoscopia é um procedimento que usa um telescópio fino, chamado "endoscópio", para ver o interior de uma víscera ou de um espaço pré-formado. Embora as primeiras endoscopias médicas tenham sido realizadas há mais de 100 anos, o potencial deste método tem sido estendido para realizar uma variedade de operações.

1 Na ginecologia, os endoscópios são mais usados para diagnosticar ou para realizar procedimentos cirúrgicos na cavidade peritoneal (laparoscopia) ou no interior do útero (histeroscopia).

2 **Quando usada corretamente, a cirurgia endoscópica oferece os benefícios de redução da dor, melhor resultado estético, menor custo e recuperação mais rápida.** As indicações de cirurgia endoscópica são apresentadas neste capítulo, incluindo a tecnologia, os possíveis usos e as complicações da laparoscopia e da histeroscopia.

3 Como a cirurgia endoscópica depende da tecnologia – distensão, iluminação, imagem, energia e instrumentação –, os cirurgiões devem compreender minuciosamente a função e as limitações dos equipamentos endoscópicos e dos aparelhos relacionados, assim como a solução para problemas técnicos.

LAPAROSCOPIA

As cinco últimas décadas testemunharam o rápido progresso e os avanços tecnológicos da laparoscopia ginecológica. A laparoscopia operatória foi amplamente desenvolvida na década de 1970 e usada pela primeira vez no início da década de 1980 para guiar a aplicação de *laser* ou energia elétrica por radiofrequência (RF) no tratamento de estágios avançados de endometriose. O uso de câmeras de vídeo de alta resolução[1] e alta definição (HD)[2] na laparoscopia operatória facilitou a visualização da pelve durante procedimentos complexos. **A maioria dos procedimentos que antes empregavam técnicas tradicionais se tornaram viáveis por laparoscopia, o que inclui procedimentos sobre os anexos, como na cistectomia ovariana e remoção da gravidez ectópica; cirurgia uterina, como a miomectomia e a histerectomia, e reconstrução do assoalho pélvico, como a uretropexia retropúbica e a colpossuspensão sacral.** A endoscopia pode ter desvantagens para algumas pacientes. Embora muitos procedimentos laparoscópicos reduzam o custo e a morbidade associados à cirurgia, outros foram substituídos por métodos ainda menos invasivos e alguns deles não se mostraram substitutos adequados para operações tradicionais.

4 O uso da laparoscopia assistida por microprocessador possibilita que o cirurgião, sentado, faça a cirurgia remotamente utilizando um "robô", que transmite os movimentos naturais da mão para a cavidade peritoneal com instrumentos específicos. **A evidência sugere que os desfechos clínicos da laparoscopia, com e sem assistência da robótica, são similares, mas que os custos associados ao uso da robótica são maiores.**[3] Existe evidência de que o resultado cosmético na cirurgia robótica – a soma do número de incisões, extensão e localização – seja menos aceitável para as pacientes do que a laparoscopia padrão ou até mesmo pequenas laparotomias.[4-6] Dessa maneira, para os cirurgiões competentes na laparoscopia, o uso da robótica não aumenta o desempenho em relação a laparoscopia, a não ser o custo.

Laparoscopia diagnóstica

A lente objetiva do laparoscópio pode ser posicionada de maneira que possibilite a visão panorâmica da cavidade peritoneal ou uma visão ampliada de uma área específica. A nitidez e a iluminação da óptica possibilitam melhor observação de detalhes do que é possível a olho nu. Por exemplo, a laparoscopia é o método clássico de diagnóstico de endometriose e aderências pélvicas, já que nenhuma outra técnica de imagem dispõe do mesmo grau de sensibilidade e especificidade.

Porém, há algumas limitações na laparoscopia diagnóstica. **A visão do campo cirúrgico pode ser restrita e a adesão de tecido ou líquido à lente pode prejudicar a imagem. Também não é possível visualizar ou palpar as partes moles, miomas intramurais nem o interior de uma víscera oca, tais como o útero ou a bexiga.** As técnicas de imagem, tais como ultrassonografia, tomografia computadorizada (TC) ou ressonância magnética (RM), são superiores na avaliação desses tecidos. Em vista da capacidade de mostrar as partes moles, a ultrassonografia apresenta maior acurácia que a laparoscopia na avaliação do interior de massas anexiais. O contorno interno do útero é visível somente por histeroscopia ou por imagens contrastadas, como a HSG ou a RM ou com líquido, como a histerossonografia. A ultrassonografia transvaginal (USG TV), associada à dosagem sérica de β-gonadotropina coriônica humana (β-hCG) e progesterona, pode ser usada no diagnóstico de gravidez ectópica, o que geralmente possibilita a instituição do tratamento clínico sem confirmação laparoscópica.[7] Diante dos avanços dos exames e das tecnologias de imagem, a laparoscopia é mais usada para confirmar uma impressão clínica do que para realizar o diagnóstico inicial.

A laparoscopia pode revelar anormalidades que não estejam necessariamente relacionadas com o problema da paciente. Embora a endometriose, as aderências, os leiomiomas e os pequenos cistos ovarianos sejam comuns, muitas vezes são assintomáticos. Assim, os achados na laparoscopia diagnóstica devem ser avaliados com prudência, interpretando os achados de acordo com o problema clínico e outros possíveis diagnósticos.

Laparoscopia terapêutica (cirúrgica/operatória)

O papel da laparoscopia no tratamento cirúrgico de distúrbios ginecológicos evoluiu de uma curiosidade para indicações indiscutíveis.

Muitos procedimentos que antes empregavam laparotomias ou vias vaginais tradicionais podem ser realizados pela laparoscopia. **Quando comparados aos procedimentos realizados via laparotomia, os benefícios da laparoscopia operatória são redução no período de internação hospitalar, menos dor pós-operatória e retorno mais rápido à atividade normal.** Essas características gerais contribuem para a diminuição dos "custos indiretos" do tratamento cirúrgico, o que inclui menos tempo de licença do trabalho e pouca necessidade de suporte em casa após a alta.[8] Além dos outros benefícios dos procedimentos endoscópicos, a tendência ao surgimento de aderências é menor na cirurgia laparoscópica do que na laparotomia. Como não se usam compressas, o grau de traumatismo peritoneal direto diminui consideravelmente, e a contaminação da cavidade peritoneal é reduzida. A menor exposição ao ressecamento pelo ar faz a superfície peritoneal permanecer mais úmida e, portanto, menos suscetível a lesões e aderências.

Apesar dessas vantagens, há limitações potenciais: a exposição do campo operatório pode ser reduzida, os instrumentos são pequenos e usados apenas por aberturas fixas, e a habilidade para manipulação das vísceras pélvicas é limitada. Em alguns casos, apesar da redução do período de internação, o custo da hospitalização aumenta em decorrência do longo tempo na sala de cirurgia e do uso de equipamentos e suprimentos cirúrgicos de custo mais elevado. A eficácia pode ser comprometida se o cirurgião não conseguir reproduzir adequadamente a operação abdominal, e o risco de complicações é maior em algumas pacientes, o que pode ser atribuído às limitações inatas da laparoscopia, ao nível de experiência do cirurgião ou a ambos. Os cirurgiões da ginecologia laparoscópica devem estar preparados para o espectro de cenários patológicos e anatômicos que podem vir a encontrar, incluindo intestino, bexiga, ureter e estruturas vasculares que podem estar envolvidos. Com uma combinação adequada de habilidade, treinamento e experiência, o tempo operatório é comparável ao da cirurgia abdominal tradicional, e as complicações podem ser reduzidas.

Cirurgia tubária

Esterilização

A esterilização laparoscópica tem sido muito aplicada desde o final da década de 1960 e, embora possa ser feita com anestesia local, costuma-se utilizar a anestesia geral. **As tubas uterinas podem ser removidas (salpingectomia) ou ocluídas por sutura, clipes, anéis de silástico ou com eletrocoagulação por RF, geralmente com um instrumento de eletrocoagulação bipolar (ver Capítulo 14).** Quando se usa um "laparoscópio cirúrgico", é necessária apenas uma incisão, uma porta de entrada, visto que nesse sistema a bainha contém um canal para o instrumento. Caso contrário, é necessária uma segunda abertura para a introdução do instrumento "oclusivo". No caso da escolha da salpingectomia bilateral, são necessárias até três portas, uma para visualização e duas para manipulação e corte das tubas.

Geralmente, as pacientes permanecem no hospital apenas algumas horas, mesmo quando a intervenção é feita sob anestesia geral. A dor pós-operatória costuma ser leve e está relacionada com o gás que permanece na cavidade peritoneal (dor no ombro, dispneia), e, no caso de dispositivos oclusivos, apenas dor no local da cirurgia, porém esses efeitos costumam desaparecer em poucos dias. A taxa de insucesso varia por técnica, mas se aproxima de 5,4 por 1.000 mulheres/ano.[9,10] **A ressecção bilateral das tubas uterinas se tornou uma técnica mais prevalente, como resultado de alguma evidência de que muitos tumores classificados como cânceres ovarianos surgem na tuba uterina e a salpingectomia pode reduzir o risco desses tumores.**[11] As taxas de falhas e complicações estão sendo estudadas. O uso de esterilização tubária laparoscópica diminuiu pelo maior acesso à vasectomia ambulatorial, pela contracepção intrauterina eficaz e pelo desenvolvimento de técnicas de esterilização histeroscópicas ambulatoriais.

Gestação ectópica

O tratamento clínico com *metotrexato* é considerado terapia de primeira linha nas gestações tubárias que, além das contraindicações para o uso do medicamento, atendem aos critérios que podem incluir estabilidade hemodinâmica, ausência de atividade cardíaca, massa tubária menor que 4 cm confirmada por ultrassonografia e nível de β-hCG baixo.[12-14] **Quando há necessidade de cirurgia, a gestação ectópica pode ser tratada com sucesso pela salpingostomia laparoscópica, salpingectomia ou ressecção segmentar de uma parte da tuba por via laparoscópica (ver Capítulo 32).**[15,16] A salpingostomia emprega tesoura ou eletrodo eletrocirúrgico após injeção cuidadosa com uma solução diluída de *vasopressina* (p. ex., 20 unidades internacionais em 100 mℓ de soro fisiológico) no mesossalpinge **(Figura 26.1)**. Na salpingectomia, em geral, os pedículos vasculares são seguros por dessecação ou coagulação eletrocirúrgica, mas é possível usar ligadura ou clipes. O tecido geralmente é removido da cavidade peritoneal por uma das cânulas laparoscópicas.

Na salpingostomia, independentemente da via, há uma chance aproximada de 5% de permanência de tecido trofoblástico. Nesses casos, o tratamento clínico com *metotrexato* é apropriado (ver Capítulo 32). Por esse motivo, os níveis de β-hCG devem ser verificados semanalmente, até que a excisão completa esteja confirmada.[17-19]

Cirurgia ovariana

Massas ovarianas

A retirada laparoscópica de massas ovarianas selecionadas é uma técnica bem-estabelecida respaldada por fortes evidências.[20-22] Diante da possibilidade de efeito adverso das condutas laparoscópicas sobre o prognóstico de tumores malignos, a seleção apropriada da paciente é crucial para o tratamento laparoscópico de massas anexiais.[23,24] A ultrassonografia é um exame pré-operatório obrigatório. O risco de malignidade em lesões anecoicas com paredes finas e sem componentes sólidos é muito baixo, e, portanto, a retirada laparoscópica é adequada. Após a menopausa, a dosagem dos níveis de CA125 ajuda a identificar candidatas ao tratamento laparoscópico.[25,26] A combinação de idade, estado menopausal, imagem ultrassonográfica e nível sérico de CA125 para avaliar o risco de malignidade pode ser um método eficaz para identificar cistos epiteliais com alto risco de malignidade.[27-29] **O tratamento endoscópico pode ser adequado nas lesões com achados ultrassonográficos sugestivos de teratoma maduro (dermoide), endometrioma, cisto hemorrágico, outros tipos de cistos com torção ou em algumas causas de dor aguda.**[30-33] Os tumores ovarianos devem ser avaliados por exame de congelamento, e qualquer neoplasia maligna deve ser prontamente tratada com laparotomia.[20,24,26]

A técnica de laparoscopia empregada na ooforectomia e na cistectomia é semelhante à usada na laparotomia.[19] As lavagens pélvicas devem ser sempre coletadas imediatamente após a entrada na cavidade peritoneal e antes de qualquer dissecção cirúrgica. Na cistectomia, usa-se tesoura para incisão da cápsula ovariana e dissecção romba ou fluido pressurizado (hidrossecção) para separar

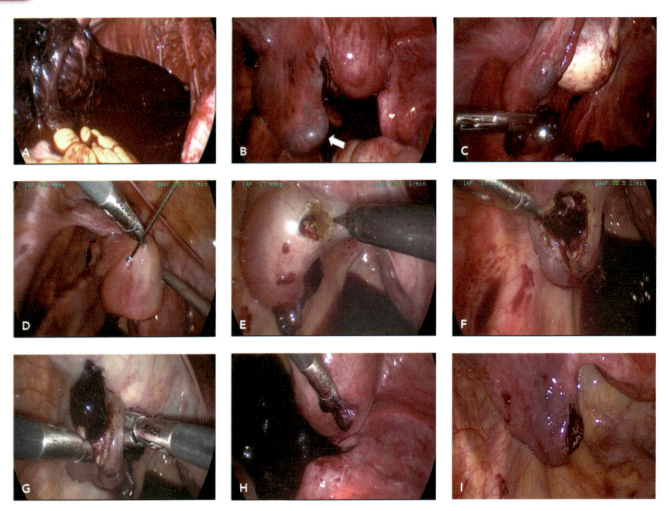

Figura 26.1 Salpingotomia laparoscópica para gestação ectópica tubária não rompida. **A.** Sangramento pela extremidade da fímbria resulta em um hemoperitônio. **B.** Após remover o coágulo, a tuba esquerda é vista distendida com sangue e tecido gestacional (*seta*). **C.** A tuba esquerda é suspensa sobre o ovário esquerdo. **D.** A vasopressina diluída (20 unidades em 100 mℓ de soro fisiológico) é injetada entre os folhetos do mesossalpinge. É feita uma incisão na porção proximal da tuba distendida (**E**) usando eletrodo de agulha por RF. A gestação ectópica é retirada com cuidado e removida da tuba uterina (**F**, **G** e **H**). A aparência da tuba pós-evacuação é apresentada em (**I**). A pequena incisão cicatrizará sem a necessidade de suturas.

o cisto do restante do ovário. Os cirurgiões devem se valer com cuidado de técnicas que usem energia elétrica, visto que existe evidência que lesão ao córtex ovariano adjacente poderia comprometer a reserva ovariana da paciente.[34,35] Em caso de ooforectomia, os pedículos vasculares são ocluídos e transeccionados por sistemas de corte e coagulação eletrocirúrgicos por RF, no entanto, em alguns casos, o procedimento é feito com sutura, clipes ou sistemas de corte e grampeadores. O ideal é isolar o ligamento infundibulopélvico. **É necessário identificar o ureter e afastá-lo do pedículo a ser seccionado**. Os cistos aparentemente benignos podem ser drenados antes da sua extração pela cânula laparoscópica ou, menos frequentemente, por culdotomia posterior. **Se houver preocupação com o extravazamento do conteúdo do cisto, a amostra deverá ser removida em um saco apropriado para extração, inserido na cavidade peritoneal pelo acesso laparoscópico.** Alguns autores descrevem uma técnica de minilaparotomia, ou a ampliação da incisão de um dos acessos, para exteriorizar o tumor, drená-lo externamente sem extravasamento intraperitoneal, retirar o cisto ou o ovário e reintroduzir o anexo na cavidade peritoneal.[36]

Embora antigamente o ovário fosse rotineiramente fechado após cistectomia, essa prática é controversa. Alguma evidência sugere que o fechamento da sutura poderia contribuir para o surgimento de aderências.[37] Outros estudos, incluindo um ECR, sugerem que o fechamento do ovário por sutura está associado a menos aderências do que o uso apenas da eletrodissecção, deixando o ovário aberto.[38]

Outras cirurgias ovarianas

Antes tratada com laparotomia e ooforectomia, muitas vezes a torção ovariana pode ser corrigida por laparoscopia.[39,40] Ainda que haja necrose aparente, é possível distorcer os anexos, geralmente com preservação da função ovariana.[32,41] Se houver um cisto ovariano, o que é tipicamente o caso, a cistectomia pode ser feita após a "distorção" ou, se for o caso, adiada para ser realizada em outro momento. Em raros casos, há indicação de anexectomia.

A síndrome do ovário policístico deve ser tratada com medicamentos. Em raros casos, é indicada a cirurgia para reduzir o volume do ovário (cortical), uma técnica que pode ser feita por laparoscopia com uso de eletrocirurgia ou vaporização com *laser* para fazer perfurações no ovário. Esse procedimento reduz o volume de tecido do estroma ovariano e pode causar retorno temporário à ovulação normal.[42-44] Embora esses procedimentos tenham sido bem-sucedidos em vários estudos randomizados,[45] há formação de aderências pós-operatórias em 15 a 20% das pacientes, o que ressalta a necessidade de primeiramente se esgotarem as possibilidades de tratamento clínico.[46,47]

Cirurgia uterina

Miomectomia

9 **A miomectomia laparoscópica requer sutura laparoscópica e, portanto, mais habilidade técnica em comparação a muitos outros procedimentos endoscópicos (Figura 26.2).** O procedimento exige também a realização de morcelamento, para que os fragmentos do leiomioma possam ser removidos pelas portas laparoscópicas ou por uma pequena incisão. **Existem fortes evidências sugerindo que, em comparação à laparotomia, a conduta laparoscópica está associada à redução da dor pós-operatória e da febre, bem como a um período de internação mais curto.**[48] Ainda que a miomectomia por robótica facilite a sutura laparoscópica quando realizada por profissionais experientes na laparoscopia, a cirurgia robótica não parece trazer benefício em nenhum resultado perioperatório mensurável.[49,50]

Algumas controvérsias sobre a conveniência da miomectomia laparoscópica ainda resistem, oriundas das preocupações sobre os riscos observados com o morcelamento intra-abdominal. Existem algumas dúvidas a respeito do procedimento, sobretudo quando relacionado com o tratamento da infertilidade e dos sintomas da menorragia, ambas consideradas secundárias a miomas submucosos.

O morcelamento de leiomiomas seguido de remoção do útero pode ser feito via laparotomia ou sob direção da laparoscopia, utilizando instrumentos de corte manuais ou, no caso de laparoscopia, o sistema de morcelamento eletrocirúrgico ou eletromecânico, que corta e extrai o tecido (ver Figura 26.27). Parte da controvérsia com essa técnica refere-se ao potencial impacto do morcelamento em geral e ao morcelamento eletromecânico em particular, sobre o prognóstico de pacientes com leiomiossarcomas não suspeitos. Não há evidência convincente de que o morcelamento impacta adversamente o prognóstico para esses tumores muito agressivos.[51] **Entretanto, para mulheres submetidas à miomectomia, o risco de leiomiossarcoma é muito baixo, com uma incidência relatada variando de 4/10.000**[52] **a 2/1.000**[53]**, e para miomectomia não há evidência de que um método de morcelamento seja melhor do que o outro em relação ao impacto no prognóstico oncológico.**[54,55] Existem evidências de que as células do leiomioma já estejam

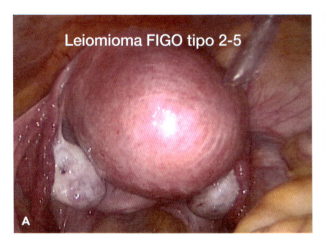
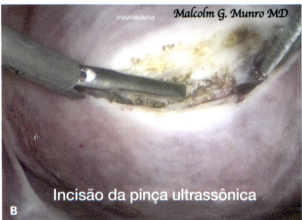
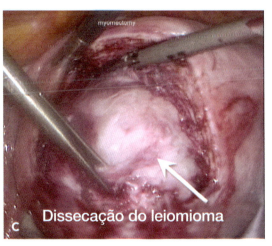
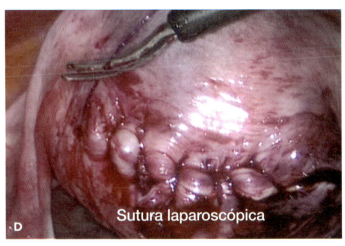

Figura 26.2 **Miomectomia laparoscópica.** Essa paciente apresentava um leiomioma FIGO tipo 2-5 (**A**) e sintomas de fluxo menstrual intenso e infertilidade. Uma pinça ultrassônica é usada para fazer uma incisão transversa no corpo uterino (**B**), e, então, o leiomioma é dissecado do miométrio (**C**). **D.** A técnica laparoscópica é usada para criar múltiplas camadas de sutura, a fim de fechar o defeito. O leiomioma é removido da cavidade peritoneal usando uma porta laparoscópica após seu morcelamento.

presentes na cavidade peritoneal antes do morcelamento,[56] um achado que sugeriria que a doença já se disseminou antes da miomectomia por qualquer técnica.[57]

Embora existam alguns estudos bem desenhados que avaliam os resultados da infertilidade (ensaios clínicos randomizados, Classe I) comparando a miomectomia laparoscópica à laparotomia, os tamanhos das amostras são relativamente pequenos e os casos são muito selecionados, o que os limita.[58,59] Contudo, **foi demonstrado que os resultados de fertilidade são similares aos da laparoscopia e da laparotomia**.[59-61] Estes e outros ensaios que avaliam os desfechos perioperatórios, como duração da internação, dor cirúrgica e complicações operatórias, demonstraram que a via laparoscópica é superior.[62]

É fundamental a seleção adequada de pacientes para miomectomia, independentemente da via, principalmente porque, **por volta dos 50 anos de idade, a prevalência de leiomiomas pode ser de até 70% em mulheres brancas e de 80% em mulheres de ascendência africana**.[63] É relativamente fácil atribuir os sintomas por engano à presença de leiomiomas. A menos que o mioma esteja adjacente ao endométrio, é improvável que contribua para a menorragia ou infertilidade. O impacto dos miomas intramurais na infertilidade não é bem compreendido.[64] Os leiomiomas responsáveis por compressão costumam ser grandes e podem estar tão próximos de estruturas vasculares vitais, que sua localização pode impedir o uso da laparoscopia, mesmo por profissionais experientes. Em muitas mulheres, há resultados positivos com a conduta expectante ou clínica, ou com procedimentos alternativos, tais como a embolização da artéria uterina. O cirurgião deve optar pela conversão para uma laparotomia, no início ou durante o procedimento, em casos nos quais limitações técnicas coloquem a paciente em risco ou comprometam, de alguma outra maneira, os possíveis resultados da cirurgia.[65] **As pacientes com leiomiomas pediculados ou subserosos que causam desconforto ou dor, e que apresentem torção, são boas candidatas à excisão laparoscópica**.[19,66]

Histerectomia

[10] A histerectomia laparoscópica (HL) abrange vários procedimentos, entre eles, a facilitação de histerectomia vaginal (HV) com extensões variáveis de dissecção endoscópica, histerectomia supracervical (HSC) por dissecção, amputação e remoção mecânica do corpo uterino, além da remoção de todo o útero realizada por laparoscopia.[67] Na maioria das situações, o procedimento é feito com uma combinação de aparelhos eletrocirúrgicos de selagem de vasos e sistemas de corte mecânicos, muitas vezes integrados em um único instrumento. Em alguns casos, no processo de dissecção ou oclusão dos pedículos vasculares, empregam-se suturas, clipes e grampeadores lineares cortantes.

Quando a HL foi introduzida, as complicações, mesmo que menores do que na histerectomia abdominal, eram maiores em comparação às da HV.[68] Com o tempo, treino e experiência, este resultado mudou com as taxas de complicação de histerectomia laparoscópica e vaginal sendo similares, enquanto permaneciam menores em comparação às da histerectomia abdominal.[69-71] Um estudo demonstrou que as taxas de readmissão hospitalar são ainda menores para HL comparada a todas as outras técnicas, incluindo casos nos quais era usada a cirurgia robótica da Vinci.[71,72] Os custos da HL geralmente são maiores que os da histerectomia vaginal ou abdominal,[8,73] no entanto, está claro que as pacientes podem receber alta com segurança dentro de poucas horas depois do procedimento para histerectomia vaginal e laparoscópica, o que reduz os custos com cuidados pós-operatórios.[74,75] O uso de instrumentos reutilizáveis reduz substancialmente os custos da cirurgia.[76] Além de redução do período de interação hospitalar, a maioria dos estudos mostra menos dor pós-operatória e recuperação mais rápida com HL do que com histerectomia por laparotomia.[68,77,78] Há evidência de que os índices de dor e as medidas de qualidade de vida, que incluem a atividade sexual e a função física e mental, foram bem melhores nas mulheres submetidas à histerectomia laparoscópica *versus* laparotomia.[79] Essas diferenças foram observadas 6 semanas após a cirurgia e persistiram após 12 meses. Ao considerar os benefícios sociais do retorno mais rápido ao trabalho ou à família, o custo da cirurgia laparoscópica é consideravelmente menor.[80]

A escolha da via da histerectomia deve levar em conta a anatomia, a patologia e a opção da paciente, assim como o treinamento e a experiência do cirurgião. A HL não é vantajosa nas mulheres em que a HV é possível, porque a conduta endoscópica é mais dispendiosa e tem um risco provavelmente maior de morbidade perioperatória.[77] **O papel da HL é o de substituir a histerectomia abdominal (laparotomia).**[68,81,82]

Existem relativamente poucas indicações a mais de histerectomia abdominal, conduta que deve ser reservada para a minoria de mulheres nas quais as condutas laparoscópica ou vaginal não são adequadas, inclusive (a) pacientes com comorbidades clínicas, tais como doenças cardiopulmonares, nas quais os riscos de anestesia geral ou de aumento da pressão intraperitoneal associados à laparoscopia são inaceitáveis; ou (b) quando se sabe ou se suspeita de antemão que será necessário morcelamento e há diagnóstico ou suspeita de câncer do útero ou hiperplasia. Nos casos em que se pode considerar a conduta minimamente invasiva, como a histerectomia laparoscópica ou a vaginal, a histerectomia por via abdominal pode ser feita pelas seguintes razões: (a) há indicação de histerectomia, mas não há acesso aos cirurgiões ou aos recursos necessários para a histerectomia vaginal ou laparoscópica, e não há a possibilidade de a paciente ser encaminhada para outro serviço; ou (b) circunstâncias em que a distorção da anatomia pela doença é tamanha ou aderências em que o acesso vaginal ou laparoscópico não é considerado seguro ou razoável até mesmo por profissionais com reconhecida experiência em técnicas de histerectomia vaginal ou laparoscópica.[76,79,82] No caso de cirurgiões sem habilidade nem treinamento para proceder à histerectomia minimamente invasiva (vaginal ou laparoscópica), e por indicações benignas, deve-se considerar o encaminhamento a um ginecologista que esteja apto a fazê-la.[82]

Operações para tratamento da infertilidade

O uso de tecnologia reprodutiva assistida e, em particular, a fertilização *in vitro* (FIV) e transferência de embrião (TE) substituíram a cirurgia da tuba uterina – pelo menos para as pessoas com recursos financeiros. Entretanto, para muitas, quando a infertilidade é secundária à alteração da anatomia ou das relações anatômicas normais por um processo inflamatório, **as operações realizadas por laparoscopia para restaurar a anatomia podem ser bem-sucedidas e incluir a fimbrioplastia, adesiólise e salpingostomia para desobstrução distal.**[83] A fimbrioplastia diferencia-se da salpingostomia por ser realizada na ausência de obstrução distal completa preexistente. A endometriose associada à distorção dos anexos pode ser tratada com adesiólise laparoscópica. Ainda que não haja benefício adicional conhecido do tratamento clínico da endometriose ativa coexistente, os dados relativos à ablação da endometriose mínima e leve são ambíguos,[84,85] embora quando submetida a uma técnica metanalítica, seja indicado que a ablação laparoscópica traz leve benefício à fecundidade.[86]

É possível fazer a adesiólise por dissecção romba ou cortante com tesoura, *laser*, pinça ultrassônica ou eletrodo eletrocirúrgico. Enquanto instrumentos a *laser* têm sido usados, não há evidências de que eles tenham alguma utilidade adicional comparados a técnicas menos dispendiosas, como a eletrocirurgia.[87-89] Em geral, os instrumentos de dissecção são introduzidos através de uma punção (porta) auxiliar. Ao utilizar o *laser*, a porta do laparoscópio operatório pode ser usada para este fim. Apesar da controvérsia a respeito da modalidade mais apropriada de adesiólise, é provável que esses métodos tenham igual eficácia em mãos bem-treinadas.

A eficácia das cirurgias laparoscópicas para o tratamento da infertilidade de causa mecânica provavelmente é igual à de procedimentos semelhantes feitos por laparotomia. É improvável que haja um resultado bem-sucedido em pacientes com aderências extensas, qualquer que seja a via. Assim, essas situações exigem tecnologias de reprodução assistida, tais como FIV e TE (ver Capítulo 36).[19,83]

Endometriose

A endometriose é um distúrbio enigmático em que, com frequência, a extensão da doença visível não está relacionada com a gravidade dos sintomas. Em muitos casos é assintomática, sendo outros distúrbios responsáveis pela dor e infertilidade da paciente. Pode ocorrer uma inflamação causada pela endometriose, que pode criar adesões densas na pelve que envolvem útero, tubas uterinas, ovários, bexiga, ureteres,[90] intestino e, em particular, reto e cólon sigmoide.[91] Como resultado, a incidência de complicações pós-operatórias, como fístulas, é relativamente alta.[90,92] Consequentemente, quando existe uma doença extensa, e se for indicada a remoção de parte do órgão ou a reconstrução do trato, a endometriose se torna um desafio cirúrgico que requer cirurgiões com treinamento em dissecção retroperitoneal para preservar a integridade da uretra e do intestino, em particular no fundo de saco de Douglas entre o reto e a vagina. Em muitos casos, o manejo cirúrgico ideal envolve uma conduta multidisciplinar, incluindo cirurgiões urológicos e colorretais.

O tratamento laparoscópico dos endometriomas é semelhante ao das massas anexiais, embora a imagem ultrassonográfica complexa às vezes torne difícil a diferenciação do endometrioma de uma neoplasia antes da cirurgia.[93] A íntima relação entre o endometrioma e o córtex e estroma ovarianos pode dificultar o plano de dissecção cirúrgica, e a retirada incompleta aumenta o risco de recorrência. Estes casos tendem a apresentar comprometimento da função do ovário remanescente quando se tenta a retirada completa, ou risco de recorrência, quando se deixa parte do endometrioma. **É comum encontrar endometrioma aderido à parte posterior do útero, ao fundo de saco de Douglas ou à parede pélvica lateral (Figura 26.3). Em tais casos, o cirurgião deve dissecar com cuidado, protegendo o ureter e o intestino.**

Uma revisão Cochrane constatou boas evidências de que a excisão cirúrgica de endometriomas diminui a sua recorrência e diminui também o risco dos sintomas de dor voltarem, e em mulheres que antes eram inférteis, apresenta aumento na taxa de gravidez espontânea subsequente.[94] Assim, sempre que possível, o objetivo deve ser a excisão.

A endometriose multifocal pode ser tratada com excisão mecânica ou ablação, sendo que esta última por coagulação ou vaporização com energia elétrica ou *laser*. Com o uso correto, o grau

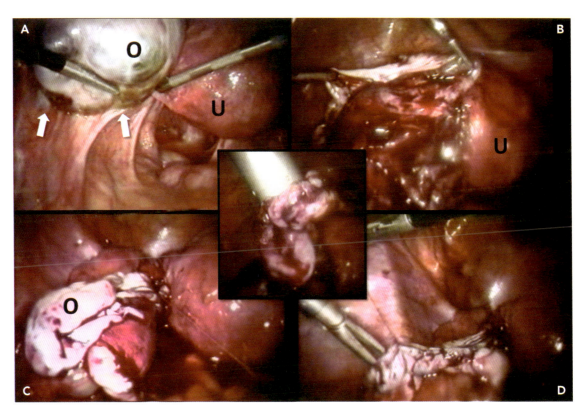

Figura 26.3 Remoção de endometrioma ovariano esquerdo. **A.** O endometrioma ovariano (O), na lateral ao útero (U), está fixado à parede lateral pélvica (*setas*) sobre o ureter esquerdo. (**B** e **C**) Após drenagem e dissecção cuidadosas, o ovário remanescente assemelha-se a uma concha. Na imagem (**D**), o ovário foi fechado com sutura, e o endometrioma, removido pela porta laparoscópica (*destaque*).

de lesão térmica é aproximadamente igual com as duas fontes de energia.[87-89] Com frequência, a endometriose é mais profunda do que mostra a avaliação inicial, o que torna as técnicas excisionais mais úteis em muitos casos.[19,83,95-97] As técnicas de excisão demonstraram resultado superior em relação às taxas de gravidez espontânea pós-operatória,[94] embora revisões sistemáticas de estudos randomizados ainda sejam inconsistentes.[98]

Os casos de endometriose, sempre que for possível, devem ser tratados por um cirurgião habilitado no tratamento do distúrbio, a fim de que se trate a doença ovariana e extraovariana adequadamente, reduzindo a necessidade de outra cirurgia no futuro.

Distúrbios do assoalho pélvico

A laparoscopia pode ser usada a fim de guiar as intervenções para tratamento de distúrbios do assoalho pélvico, entre elas, a culdoplastia, o reparo de enterocele, a suspensão do fórnice vaginal, o reparo paravaginal e a uretropexia retropúbica à incontinência urinária de esforço.

A uretropexia retropúbica inclui o uso de sutura ou tela para fixar a vagina anterior ao ligamento de Cooper, localizado na porção posterior da sínfise púbica, suspendendo, dessa maneira, a uretra proximal, de modo a tratar a incontinência urinária de esforço. Na última década, o advento de faixas suburetrais colocadas por via vaginal substituiu a uretropexia retropúbica laparoscópica no tratamento da incontinência urinária de esforço por causa da redução de morbidade e custos, com resultados iguais ou superiores.[99-101] Foi publicada evidência que defende a ideia de que a conduta laparoscópica é eficaz em comparação à laparotomia, mais comumente a colpossuspensão de Burch.[102,103] Existe interesse crescente no desempenho da uretropexia retropúbica laparoscópica, por causa da preocupações com o uso de telas. Até certo grau, voltou a haver interesse pela realização da colpossuspensão de Burch laparoscópica.[104]

Para o prolapso da cúpula vaginal, particularmente o que ocorre após a histerectomia, as abordagens cirúrgicas incluem um espectro de técnicas aplicadas por via vaginal ou abdominal. **A técnica laparoscópica mais comum é a sacrocolpopexia, em que o fórnice da vagina é fixado na face anterior do sacro com uma tela suturada em cada extremidade.** Existe evidência de que as abordagens abdominais são superiores às realizadas via vaginal[105-108] e que a técnica laparoscópica está associada a resultados anatômicos e funcionais equivalentes em 1 ano, equivalentes a "curas" em 3 anos,[110] com redução das complicações e do tempo de internação.[109,111]

Enquanto os defeitos do compartimento apical e anterior possam ser corrigidos adequadamente por laparoscopia, os defeitos posteriores e perineais são mais bem visualizados e reparados por via vaginal. Em pacientes que necessitam de correção por acesso abdominal após o insucesso de um procedimento vaginal prévio, pode ser útil o tratamento laparoscópico da enterocele e do prolapso do fórnice vaginal. Em vista da proximidade anatômica entre o ureter pélvico e o ligamento uterossacro e a parede anterolateral da vagina, deve-se confirmar a permeabilidade ureteral bilateral por cistoscopia após suspensão laparoscópica do fórnice da vagina, reparo de enterocele, culdoplastia, uretropexia ou reparo paravaginal.

Cânceres ginecológicos

O papel das técnicas laparoscópicas no tratamento de alguns tipos de câncer ginecológico ainda não está bem estabelecido, enquanto para outros cânceres, o lugar preciso da laparoscopia no manejo cirúrgico não está claro. Foi publicada evidência forte no final do século 20 e no início do século 21, defendendo a noção de que, para câncer do endométrio[112-114] e cervical,[115,116] os resultados clínicos eram os mesmos enquanto custos e morbidade eram reduzidos com o uso da laparoscopia. Como a importância da HL já havia sido determinada, a questão fundamental era a utilidade da laparoscopia para a biopsia de linfonodos pélvicos ou para a linfadenectomia pélvica. Estudos posteriores de grande escala sugeriram que as mulheres cujas cirurgias foram facilitadas por laparoscopia se recuperaram tão bem como aquelas tratadas com laparotomia.[117,118] A literatura compara o uso da cirurgia robótica com a laparoscopia tradicional e mostra que a robótica aumenta o custo e impacto cosmético, mas sem melhorar os resultados clínicos para o câncer do endométrio[119,120] ou cervical.[121-124]

A laparoscopia tem sido usada para procedimentos de reavaliação (*second look*) para câncer ovariano[125] e está em investigação para o estadiamento e tratamento de câncer ovariano precoce,[126-129] assim como para identificar a possibilidade de ressecção do câncer ovariano.[130] A robótica (p. ex., sistema da Vinci) é empregada a fim de facilitar a histerectomia radical para o câncer cervical e citorredução do câncer ovariano (ver Capítulo 39).[131,132] A laparoscopia na oncologia ginecológica tem importância sem comprometimento aparente do prognóstico em pacientes adequadamente selecionadas.

Preparo e comunicação com a paciente

6 **Os motivos, as opções, os riscos e os possíveis benefícios da conduta escolhida devem ser explicados à paciente.** Ela deve conhecer também o resultado provável da conduta expectante se o procedimento não for realizado.

É preciso explicar as expectativas e os riscos da laparoscopia diagnóstica, bem como de outros procedimentos que possam ser necessários. Pode ser útil comparar os riscos e a recuperação com o mesmo procedimento por laparotomia. Os riscos da laparoscopia incluem aqueles associados a anestesia, infecção, sangramento e lesão de vísceras abdominais e pélvicas; no entanto, as infecções são raras. Além disso, deve ser discutida a possibilidade de conversão em laparotomia, caso haja complicação ou se não for possível concluir o procedimento por cirurgia laparoscópica. No caso de procedimentos que exigem dissecção extensa, há mais risco de lesão de vísceras, e estes riscos devem ser apresentados com clareza, de maneira que inclua a possibilidade de reconhecimento imediato e tardio de complicações, como lesão do ureter ou do intestino. Devem ser fornecidas expectativas realistas sobre o pós-operatório. Em geral, há melhora contínua da dor e da disfunção visceral após a laparoscopia não complicada, porém, a paciente deve ser instruída a comunicar de imediato qualquer dificuldade na recuperação pós-operatória. Depois da maioria dos procedimentos cirúrgicos laparoscópicos ginecológicos, as pacientes podem receber alta no mesmo dia da cirurgia, mas o período de afastamento do trabalho ou da escola dependerá de vários fatores, incluindo a natureza da cirurgia, a resposta da paciente no pós-operatório e a natureza de sua atividade. Se houver dissecção extensa ou se a cirurgia demorar mais de 4 horas, a internação hospitalar poderá ser necessária e o período de recuperação poderá ser maior. A professora universitária submetida à anexectomia para uma massa ovariana talvez possa retornar ao trabalho dentro de alguns dias, enquanto uma professora do jardim de infância pode precisar de 6 semanas ou mais após a reconstrução do assoalho pélvico por laparoscopia, pois as atividades exercidas por ela junto às crianças podem comprometer o resultado da cirurgia.

Há muito se observa que, em caso de lesão, o preparo intestinal mecânico pré-operatório reduz a morbidade na cirurgia colônica e melhora a visualização e a exposição do campo operatório na laparoscopia. No entanto, há hoje muitos dados confiáveis que demonstram que este preparo não reduz a morbidade da cirurgia colônica.[133] Existem fortes evidências a partir de estudos randomizados demonstrando que o preparo intestinal mecânico pode não melhorar a visualização durante a laparoscopia ginecológica e pode ter vários efeitos aversos.[134-136] Portanto, os cirurgiões ginecológicos devem abandonar o preparo intestinal pré-operatório de rotina. Em casos selecionados, como endometriose grave quando a dissecção do fundo de saco de Douglas deve ser realizada, deve-se considerar o preparo intestinal mecânico.

A comunicação com a família ou outra pessoa designada deve ser providenciada antes do procedimento. A paciente deve estar acompanhada por um parente ou amigo para discutir os resultados do procedimento com o médico e levá-la para casa, se a alta for dada no mesmo dia.

Equipamento e técnica

Para facilitar a discussão sobre equipamentos, suprimentos e técnicas laparoscópicas, convém dividir os procedimentos em "competências específicas", que são:

1. Posicionamento da paciente.
2. Organização da sala de cirurgia.
3. Acesso peritoneal.
4. Visualização.
5. Manipulação de tecidos e líquidos.
6. Corte, hemostasia e síntese tecidual.
7. Retirada da peça cirúrgica.
8. Fechamento da incisão.

Posicionamento da paciente

A posição apropriada é essencial para a segurança da paciente, para o conforto do cirurgião e para a melhor observação dos órgãos pélvicos. Pode ser melhor posicionar a paciente quando ela ainda está acordada, para reduzir a frequência de complicações relacionadas com a posição.

A laparoscopia é realizada em uma mesa de cirurgia que **pode ser inclinada para obter uma posição de cefalodeclive (Trendelenburg) acentuado, que leva à saída do intestino da pelve e facilita a visualização após a inserção das cânulas**. O apoio para os pés pode ser removido ou abaixado para dar acesso ao períneo. A paciente é colocada na posição de litotomia, com as pernas apropriadamente apoiadas sobre os estribos e as nádegas protraindo-se ligeiramente da borda inferior da mesa **(Figura 26.4)**. **Em geral, as coxas são mantidas em posição neutra, para preservar o ângulo sacroilíaco, reduzindo a tendência de deslizamento do intestino para a cavidade peritoneal. Os pés devem ficar apoiados, e a face lateral do joelho deve ser protegida com acolchoamento ou com um estribo especial, para evitar lesão do nervo fibular.** Os joelhos devem ser mantidos pelo menos em leve flexão, para minimizar o estiramento do nervo isquiático e proporcionar maior estabilidade na posição de Trendelenburg. Os braços são posicionados ao longo do corpo da paciente em adução e pronação, o que dá liberdade de movimento ao cirurgião e diminui o risco de lesão do plexo braquial **(Figura 26.5)**. Deve-se ter o cuidado de proteger as mãos e os dedos da paciente ao levantar ou abaixar a parte inferior da mesa. Depois do posicionamento apropriado da paciente, é preciso esvaziar a bexiga com cateter e inserir muitas vezes um manipulador uterino na cavidade uterina, mantido no lugar por balão intracavitário ou fixado ao colo, o que for mais apropriado.

Organização da sala de cirurgia

A disposição de instrumentos e equipamentos é importante para a segurança e a eficiência do procedimento. A orientação depende da operação, dos instrumentos utilizados e do uso preferencial da mão direita ou esquerda pelo cirurgião. As **Figuras 26.5** e **26.6** mostram a orientação para um cirurgião destro.

Na cirurgia pélvica, o ideal é ter dois monitores, um acima de cada pé da paciente, de modo que tanto o cirurgião como seu assistente consigam ver o campo cirúrgico sem precisarem girar a

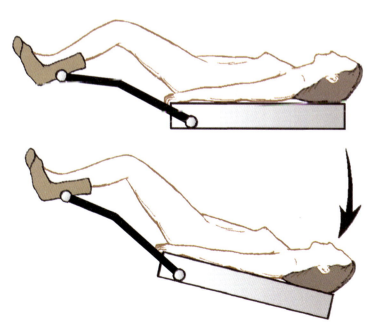

Figura 26.4 Posicionamento da paciente: posição de litotomia. As nádegas da paciente são posicionadas de modo que o períneo esteja na borda da mesa. As pernas são apoiadas sobre os estribos, com as coxas em flexão leve. A flexão excessiva pode impedir a manipulação de instrumentos laparoscópicos na posição de Trendelenburg (cefalodeclive).

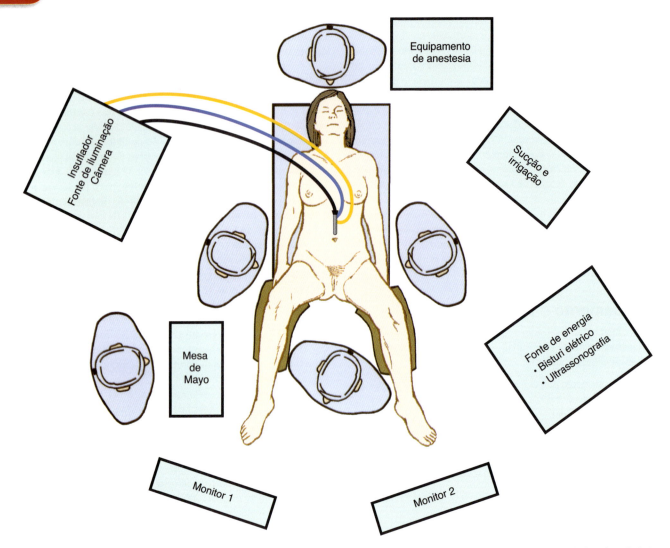

Figura 26.5 Organização da sala de cirurgia, versão estilizada. Os braços da paciente permanecem ao longo do corpo. O cirurgião destro fica à esquerda da paciente. Os instrumentos e o equipamento são distribuídos ao redor da paciente e dentro do campo de visão do cirurgião. Na cirurgia pélvica, o monitor deve estar localizado entre as pernas da paciente.

cabeça (**Figura 26.6**). Se apenas um monitor estiver disponível, ele é colocado no pé ou sobre a mesa, entre o ângulo formado pelas pernas da paciente.

Em geral, o cirurgião destro fica de pé à esquerda da paciente. O primeiro auxiliar está em uma posição espelhada no lado direito, e um assistente adicional para manipulação uterina, se presente, senta-se entre as pernas da paciente. O instrumentador e a mesa de instrumentos são posicionados próximos de uma perna da paciente, de modo a não encobrirem o(s) monitor(es). O insuflador pode se posicionar no lado oposto da paciente, em frente ao cirurgião, para permitir o monitoramento contínuo da vazão do gás e da pressão intra-abdominal. A fonte de energia (p. ex., gerador eletrocirúrgico ou ultrassônico) pode ser colocada do mesmo lado do cirurgião, para facilitar o posicionamento dos cabos de energia e pedais, embora esteja ocorrendo um crescente desuso dos pedais, e instrumentos que usam baterias, cabos e unidades de controle remotas sejam desnecessários.

Acesso peritoneal

7 Antes de iniciar qualquer procedimento, o cirurgião deve ter acesso adequado à cavidade peritoneal. Deve ser criado um pneumoperitônio, e uma primeira cânula deve ser colocada para possibilitar a introdução do laparoscópio. **Essa entrada inicial na cavidade abdominal deve ser feita com cuidado, pois pode estar associada a um grande número de complicações encontradas durante a cirurgia laparoscópica.**[137] Vários pontos na parede abdominal podem ser escolhidos para entrada inicial, embora o umbigo seja o mais comum (**Figura 26.7**).

As formas da primeira entrada (porta) são a aberta, também chamada de entrada de Hasson, a fechada, que inclui uma pré-insuflação usando uma agulha oca para inflar a cavidade peritoneal, a fim de posteriormente introduzir a cânula ou porta inicial, e, por fim, as técnicas de entrada direta, na qual a cânula é introduzida através da parede abdominal sem inflação prévia da cavidade peritoneal.

1. Locais de acesso:

O local de acesso inicial ou primário em geral é pelo umbigo, entretanto, existem várias circunstâncias nas quais isso pode não ser apropriado ou mesmo seguro. Tais circunstâncias incluem gravidez, a presença de uma massa pélvica muito grande ou cirurgia já feita no abdome médio ou abdome inferior. Em tais casos, locais alternativos podem ser mais apropriados, como o quadrante superior esquerdo (**Figura 26.8**).

Capítulo 26 • Endoscopia Ginecológica 597

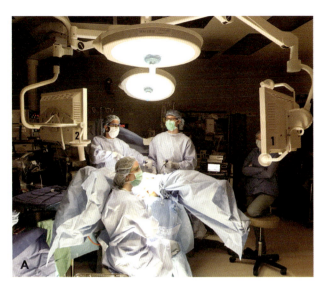
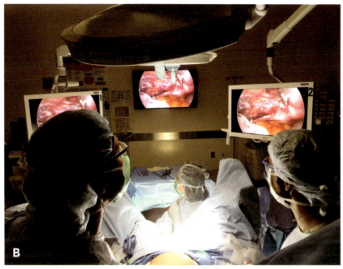

Figura 26.6 Organização do centro cirúrgico, visão fotográfica. **A.** Visão a partir do pé da mesa. Observe o segundo assistente posicionado entre as pernas da paciente para manipulação do útero. **B.** Visão a partir da cabeceira da mesa.

2. Técnicas de acesso:

Após a localização para a entrada inicial ser determinada, o cirurgião deve escolher a técnica com a qual entrará no abdome. A entrada laparoscópica pode ser obtida com as técnicas aberta (Hasson) ou fechada. Enquanto cada técnica tem suas vantagens e desvantagens, o treinamento e a experiência do cirurgião são fundamentais para minimizar as complicações, e, em relação aos riscos, evidências sugerem que não existe vantagem de uma técnica sobre a outra.[137]

Os cirurgiões devem estar familiarizados com todas as técnicas, mas devem usar o método com o qual têm mais experiência.

A técnica aberta, descrita pela primeira vez pelo Dr. Harrith Hasson, entra na cavidade peritoneal por meio de uma pequena incisão na pele, uma "minilaparotomia", com cerca de 1,5 cm de extensão.[138] Usando uma dissecção romba cuidadosa, a incisão é conduzida para baixo até a fáscia, que é visualizada, apreendida, ajustada com instrumentos cirúrgicos e incisada. O peritônio, se identificado, é cuidadosamente aberto para entrar na cavidade

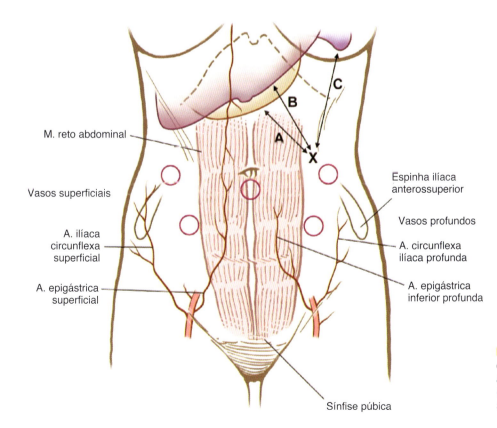

Figura 26.7 Locais de acesso para o laparoscópio e anatomia (vascularização) da parede anterior do abdome. A figura mostra a localização dos vasos que podem ser traumatizados com a inserção de trocartes na parede anterior do abdome.

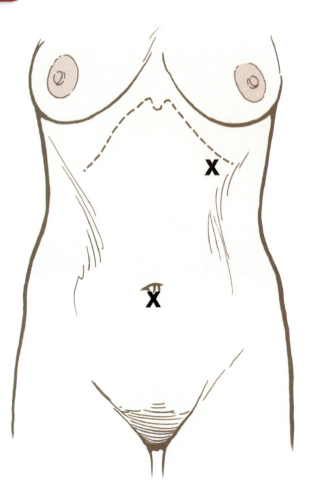

Figura 26.8 Locais típicos de inserção. Na maioria dos casos, tanto a agulha de insuflação, se for usada, como a cânula primária são inseridas através do umbigo. No caso de confirmação ou de suspeita de aderências no nível do umbigo, a agulha de insuflação pode ser colocada através do fundo de saco de Douglas ou no quadrante superior esquerdo após aspiração do conteúdo gástrico com um cateter orogástrico. Alguns sistemas asseguram que a agulha de insuflação possibilite a inserção de uma cânula para um laparoscópio de 2 mm (ver **Figura 26.16**).

peritoneal. As bordas da incisão fascial são reparadas com suturas de suporte, e uma cânula de diâmetro apropriado, equipada com um oclusor cônico e um obturador rombudo (sistema de Hasson), é inserida através da incisão fascial e fixada em posição, utilizando suturas de suporte ou um sistema de balão integrado **(Figura 26.9)**. Após a remoção do obturador, o laparoscópio pode ser inserido através da cânula, e quando a localização intra-abdominal apropriada for confirmada visualmente, o abdome poderá ser insuflado. A técnica de Hasson é realizada com maior frequência no umbigo, mas essa técnica pode ser usada em qualquer local apropriado na parede abdominal.

As abordagens de acesso fechado compreendem a técnica de "inserção direta" de um estágio, e a de dois estágios consiste na pré-insuflação com uma agulha oca especialmente projetada, que é seguida de inserção do sistema de cânula-trocarte **(Figura 26.10)**.

A inserção segura da agulha de insuflação (a agulha de Veress é a versão reutilizável) exige que o instrumento seja mantido em linha média e plano sagital enquanto o operador direciona a ponta entre os vasos ilíacos, anterior ao sacro, mas inferior à bifurcação da aorta e ao aspecto proximal da veia cava. Como o promontório sacral é geralmente coberto em parte pela veia ilíaca comum esquerda, a lesão vascular ainda pode ocorrer na linha média abaixo da bifurcação.[139]

Para reduzir o risco de lesão vascular retroperitoneal e, ao mesmo tempo, minimizar a chance de insuflação pré-peritoneal inadvertida, em mulheres mais magras, a agulha de insuflação é direcionada para a coluna da paciente em um ângulo de 45°. Em pacientes mais obesas, este ângulo pode ser aumentado aos poucos para quase 90°, devido ao aumento da espessura da parede abdominal e a tendência do umbigo ser direcionado caudalmente com o aumento da circunferência abdominal **(Figura 26.11)**.[140,141] Utilizando uma das mãos para levantar a parede abdominal anterior, segura-se a haste da agulha pelas pontas dos dedos da mão dominante, em uma distância da ponta suficiente apenas para possibilitar a entrada da ponta na cavidade peritoneal, e então, firmemente, pressiona-se a agulha para penetrar no abdome.

O *feedback* tátil e/ou auditivo criado quando a agulha passa pelas camadas facial e peritoneal da parede abdominal pode fornecer orientação e ajudar a evitar tentativas de inserção excessivamente profundas. Esse *feedback* proprioceptivo é menos aparente com agulhas descartáveis do que com a agulha de Veress clássica. Com o primeiro, o cirurgião deve ouvir os "cliques" à medida que o obturador da agulha se retrai ao passar pela fáscia do reto e pelo peritônio. A agulha nunca deve ser forçada. Independente da técnica, os vasos retroperitoneais subjacentes são protegidos, em última análise, ao limitar a profundidade de inserção da agulha de insuflação.

Após a inserção da agulha, mas antes da insuflação, o operador deve tentar detectar se a agulha foi mal posicionada no omento, mesentério, vasos sanguíneos ou órgãos ocos, como estômago ou intestino. A conduta mais direta é usar uma agulha de insuflação especialmente projetada, que tem uma cânula integrada através da qual um laparoscópio de pequeno diâmetro (p. ex., de 2 mm) pode ser passado para visualizar o ponto de entrada (ver **Figura 26.16**). Caso contrário, serão necessários métodos indiretos. **O teste mais preciso da posição apropriada da agulha é a observação de uma pressão intraperitoneal inicial menor que 8 a 10 mmHg, medida pelo insuflador.**[142-144] Uma seringa acoplada à agulha de insuflação é usada para aspirar potencial sangue ou conteúdo gastrintestinal na determinação da colocação intravisceral ou nos vasos sanguíneos.[143] Para facilitar esse teste, uma pequena quantidade de soro fisiológico pode ser injetada pela seringa. Testes projetados para criar pressão negativa, como levantar a parede abdominal para tentar aspirar uma gota de soro fisiológico colocado sobre a extremidade proximal aberta da agulha, têm se mostrado ineficazes.[143]

A pressão intraperitoneal varia com a respiração e é ligeiramente mais alta em pacientes obesos. Outro sinal tranquilizador que não teve avaliação adequada é a perda da macicez hepática na face lateral do rebordo costal direito. No entanto, esse sinal pode estar ausente se houver aderências densas na área, geralmente resultados de cirurgia anterior. É improvável que a distensão abdominal seja simétrica quando a agulha é posicionada extraperitonealmente. O posicionamento adequado pode ser demonstrado comprimindo levemente o processo xifoide, o que aumenta a pressão medida pelo insuflador.

A quantidade de gás transmitida para a cavidade peritoneal deve depender da pressão intraperitoneal medida, não do volume de gás inflado. A capacidade volumétrica intraperitoneal varia significativamente entre os indivíduos. Muitos cirurgiões preferem insuflar de 25 a 30 mmHg para o posicionamento das cânulas, e há um conjunto de evidências que apoiam

Capítulo 26 • Endoscopia Ginecológica

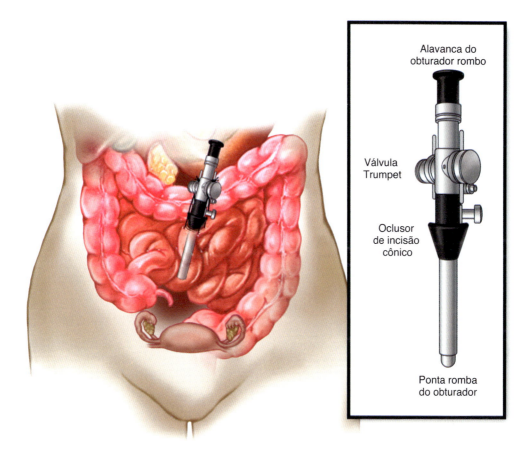

Figura 26.9 **Acesso aberto ou minilaparotômico (Hasson).** Esta técnica requer que seja feita uma minilaparotomia no nível do umbigo ou logo abaixo dele. O sistema de Hasson, incluindo o obturador rombo, é posicionado na cavidade peritoneal usando suturas fixadas à fáscia para manter o dispositivo no lugar. Outra alternativa é utilizar um balão ao redor da ponta distal do dispositivo, que pode ser usado junto com o oclusor cônico para preservar o pneumoperitônio.

essa conduta.[142,145] Em geral, esse nível fornece volume extra e contrapressão suficiente contra o peritônio para facilitar a introdução da cânula, reduzindo potencialmente a chance de traumatismo no intestino ou na parede abdominal posterior e trauma de vasos. **Após a colocação das cânulas, a pressão deve ser reduzida para 10 a 15 mmHg, o que reduz o risco de passagem de gás para o tecido subcutâneo, levando à crepitação, e praticamente elimina a hipercarbia ou a diminuição do retorno venoso do sangue ao coração.**[142,145,146]

Existem poucas evidências de que seja necessário criar um pneumoperitônio antes da inserção do sistema trocarte-cânula na ausência de aderências preexistentes na parede abdominal. Portanto,

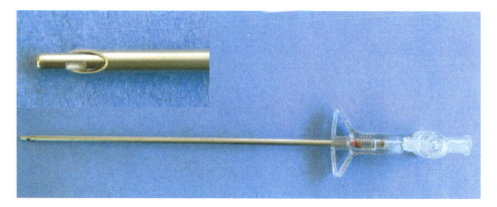

Figura 26.10 **Agulha de insuflação.** Quando pressionado contra tecidos como a fáscia ou o peritônio, o obturador rombo com mola (*inserção*) é empurrado de volta para a agulha oca, deixando à mostra sua extremidade cortante. Quando a agulha entra na cavidade peritoneal, o obturador se retrai e volta à posição inicial, protegendo o conteúdo intra-abdominal contra lesão. O cabo da agulha oca possibilita a conexão de uma seringa ou um tubo para insuflação do gás de distensão.

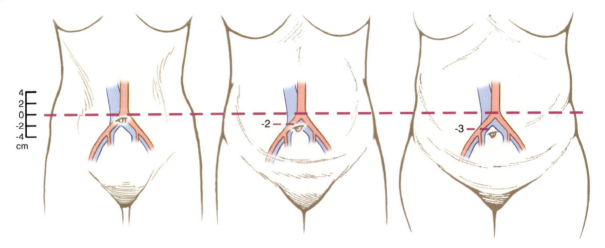

Figura 26.11 Umbigo e peso. A localização dos grandes vasos e sua relação mutável com o umbigo conforme aumenta o peso da paciente (da **esquerda** para a **direita**). A localização do umbigo tende a migrar caudalmente com o aumento do peso. Entretanto, existe considerável variação – os grandes vasos podem, em alguns casos, estar logo abaixo do umbigo.

em mulheres que não foram submetidas à cirurgia prévia, a primeira punção pode ser realizada com sistema de trocarte-cânula, o que reduz o tempo de operação. Essa técnica é conhecida como entrada direta, que envolve a inserção às cegas da primeira cânula antes de o abdome ser insuflado. Independentemente da técnica, pré-insuflação ou entrada direta, a cânula deve ter calibre suficiente para garantir a passagem do laparoscópio. A paciente deve estar em posição supina e reta durante a colocação da cânula primária. Depois de criar uma incisão intraumbilical, a parede abdominal é elevada, utilizando pressão intraperitoneal (20–30 mmHg), ou é fixada por pinças de Kocher na fáscia. Ambas as mãos podem ser posicionadas no dispositivo, usando uma para fornecer contrapressão e controle para evitar manobra muito brusca com penetração profunda da cânula e resultante lesão no intestino ou vasos. O ângulo de inserção é o mesmo da agulha de insuflação, e os ajustes são feitos de acordo com o peso e o tipo corporal da paciente.[141] O laparoscópio deve ser inserido para confirmar o posicionamento intraperitoneal adequado, e, em seguida, o gás é insuflado.

Cânulas de acesso

As cânulas laparoscópicas (ou portas) possibilitam a inserção de instrumentos laparoscópicos na cavidade peritoneal enquanto se mantém a pressão criada pela distensão gasosa (**Figuras 26.12** e **26.13**). Cânulas são tubos ocos com um mecanismo de válvula ou vedação na extremidade proximal ou perto dela. É possível adaptar à cânula uma abertura tipo Luer para fixação do tubo conectado ao insuflador de CO_2. As cânulas de maior diâmetro (8 a 15 mm) podem receber adaptadores ou válvulas especializadas, para a inserção de instrumentos de menor diâmetro sem perda da pressão intraperitoneal.

O obturador é um instrumento mais longo e com diâmetro um pouco menor, que é introduzido por dentro da cânula, tendo a sua extremidade exposta. A maioria dos obturadores é denominada "trocarte", porque a extremidade é projetada para atravessar a parede abdominal depois da incisão cutânea de tamanho apropriado. Muitos sistemas descartáveis de trocarte-cânula são projetados com um "mecanismo de segurança" – geralmente uma mola sensível à pressão que retrai o trocarte ou faz avançar um revestimento protetor ao redor de sua ponta depois de atravessar a parede abdominal. Nenhuma dessas proteções mostrou aumentar a segurança da inserção e

todas aumentam o custo do equipamento. Obturadores de extremidade arredondada não são projetados para penetrar a parede abdominal, e sim para facilitar a passagem de uma cânula de Hasson para dentro da cavidade peritoneal (ver **Figura 26.9**). Algumas cânulas de acesso não precisam de obturador, pois apresentam um design de parafuso de madeira em sua extremidade distal para penetrar na parede abdominal (ver **Figura 26.13**).

Depois que a cânula inicial (Hasson ou a cânula de entrada fechada) for colocada com sucesso e o abdome for insuflado, o cirurgião deve inspecionar a cavidade peritoneal e colocar cânulas adicionais sob visão direta, conforme for necessário. Em caso de aderências à parede abdominal anterior em uma área onde o cirurgião deseje colocar uma porta laparoscópica, uma adesiólise pode ser realizada para garantir a colocação segura da cânula. As cânulas/portas auxiliares são necessárias para a maioria dos procedimentos laparoscópicos diagnósticos e operatórios, pois asseguram a inserção e o uso de instrumentos manuais laparoscópicos tais como tesouras, sondas e outros. A maioria das cânulas auxiliares descartáveis é idêntica àquelas destinadas à inserção da cânula primária, contudo, cânulas simples sem mecanismos de segurança e aberturas para insuflação costumam ser suficientes (ver **Figuras 26.12** e **26.13**).

A posição apropriada dessas cânulas auxiliares depende de um procedimento planejado, da natureza da patologia e processos associados, e de um sólido conhecimento da anatomia vascular da parede abdominal. Na segunda punção, deve-se colocar a paciente de cabeça inclinada para baixo (Trendelenburg), o que afasta o conteúdo abdominal dos locais de incisão e torna desnecessário o levantamento da parede abdominal durante a inserção da cânula secundária. Outra opção é manter pressão intraperitoneal de 25 a 30 mmHg para inserção das cânulas secundárias antes de colocar a paciente na posição de Trendelenburg.

As cânulas auxiliares devem sempre ser inseridas sob visualização direta, dado o risco de lesão do intestino ou dos grandes vasos. Antes da inserção, a bexiga deve ser esvaziada com cateter uretral. Os locais de inserção dependem do procedimento, da doença, do biotipo da paciente e da preferência do cirurgião. Na laparoscopia diagnóstica, o local mais útil e esteticamente aceitável para inserção de uma cânula auxiliar é a linha média da parte inferior

Capítulo 26 • Endoscopia Ginecológica

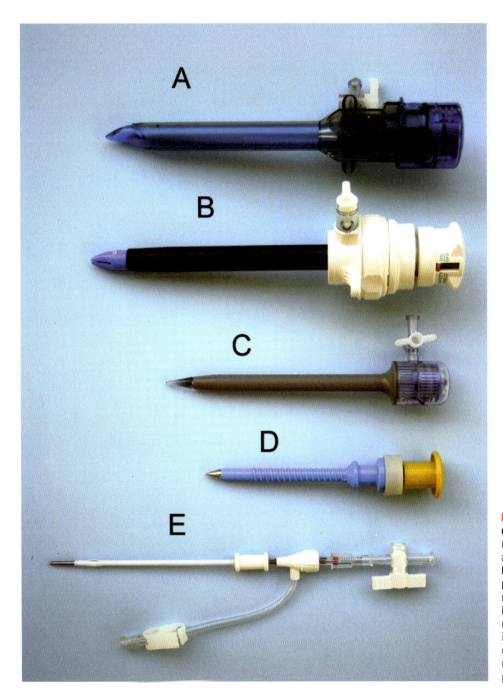

Figura 26.12 Sistemas cânulas-trocartes descartáveis. Estes instrumentos devem ser usados apenas uma vez. A é um instrumento de acesso rombo, com diâmetro interno de 12 mm. B também tem diâmetro interno de 12 mm, mas é possível acoplar uma lâmina para incisão da parede abdominal. C é um instrumento cônico rombo de menor diâmetro e D, um sistema de acesso cônico cortante. Tanto C como D têm diâmetro interno de 5 mm. E é uma cânula estreita com diâmetro de 2,7 mm. O trocarte para esse sistema é uma agulha de insuflação longa, em que se pode instalar um obturador com mola.

do abdome, em torno de 2 a 4 cm acima da sínfise, porém não deve ser introduzida muito próxima da sínfise, porque isso limita a mobilidade dos instrumentos auxiliares e o acesso ao fundo de saco. As cânulas do laparoscópio podem se deslocar e sair da incisão durante um procedimento. Existem vários modelos de cânula para diminuir seu deslocamento, que incluem superfície externa rosqueada e sistemas de ancoragem com pontas em formato de balão. O cirurgião pode evitar o deslocamento, ao garantir que as incisões na pele não sejam muito grandes para a cânula.

Além da cânula suprapúbica, o posicionamento bilateral das cânulas no quadrante inferior é útil na laparoscopia operatória, mas é preciso localizar os vasos epigástricos superficiais e inferiores para evitar lesão (ver Figura 26.7). A transiluminação por dentro da parede abdominal possibilita a identificação dos vasos epigástricos inferiores superficiais na maioria das mulheres magras, já os vasos profundos não são identificados por esse mecanismo, em virtude de sua localização profunda à bainha do músculo reto. Os pontos de referência mais constantes são os ligamentos umbilicais mediais (artérias umbilicais obliteradas) e o ponto de saída do ligamento redondo para o canal inguinal. Na crista púbica, os vasos epigástricos inferiores profundos costumam ser vistos entre o ligamento umbilical, localizado medialmente, e o ponto de saída do ligamento redondo, em posição lateral. A cânula deve ser introduzida em posição medial ou lateral aos vasos se for possível vê-los.

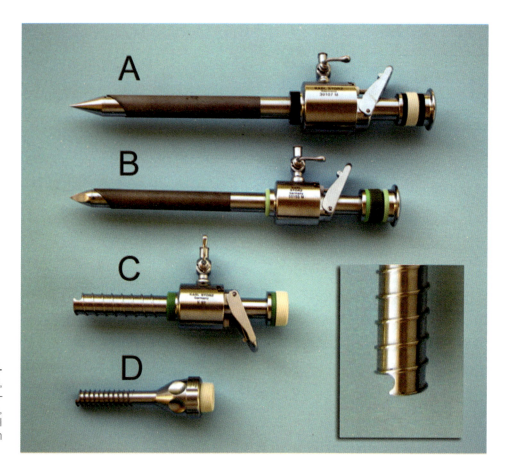

Figura 26.13 Sistemas de acesso reutilizáveis. **A** é um dispositivo cônico cortante, enquanto **B** tem ponta piramidal. **C** e **D** (e *inserção*) são imagens do dispositivo EndoTip, que pode ser inserido na parede abdominal por simples rotação, como um parafuso, sem a necessidade de um trocarte.

Quando não se veem os vasos e é necessário inserir a cânula mais lateralmente, o instrumento deve ser introduzido de 3 a 4 cm lateralmente ao ligamento umbilical medial ou em posição lateral à margem lateral do músculo reto do abdome. A incisão em posição muito lateral coloca em risco a artéria epigástrica circunflexa profunda. O risco de lesão pode ser reduzido por inserção de uma agulha de punção lombar 22 G através da pele no local desejado, para observação direta da entrada por meio do laparoscópio. Isso garante a identificação de um local seguro e a visualização do orifício peritoneal da agulha, o que assegura um guia preciso para inserção da cânula.

As cânulas devem ser colocadas em um ângulo que seja perpendicular com o contorno do abdome, para garantir que a distância da pele até o peritônio parietal seja a menor possível. Esse cuidado reduzirá o risco de lesões associadas à inserção, como as causadas pelos trocartes que deslizam medialmente durante o posicionamento e lesionam os vasos da parede abdominal. Uma porta com ângulo adequado facilitará a cirurgia quando os instrumentos estão sendo introduzidos pela cânula. A lesão é mais provável quando se usam dispositivos de grande diâmetro, portanto, devem ser utilizadas as menores cânulas necessárias para o procedimento. As cânulas auxiliares não devem estar muito próximas, porque podem se tornar obstáculos e comprometer o acesso e o manuseio dos instrumentos.

A incisão deve ter o tamanho apropriado para a cânula que está sendo usada e o comprimento adequado para facilitar a inserção da cânula através da pele – uma incisão de 1 cm é insuficiente para a introdução de uma cânula com 1 cm de diâmetro. É importante saber que o diâmetro externo de uma cânula é maior que o interno, pois uma parte do diâmetro corresponde à espessura da parede da cânula. Em alguns casos, isso acrescenta 2 mm ou mais ao diâmetro do dispositivo e, portanto, aumenta o tamanho necessário da incisão. Por outro lado, se a incisão for muito grande, além do impacto cosmético, a cânula pode ficar frouxa e escorregar para fora durante o procedimento ou pode ocorrer vazamento contínuo do pneumoperitônio ao redor da cânula.

A cirurgia laparoscópica de incisão única refere-se a uma técnica em que apenas uma porta laparoscópica multi-instrumento é utilizada para realizar o procedimento. A incisão única geralmente é feita no umbigo, com cerca de 2,5 a 3 cm de extensão. A cânula especialmente projetada é colocada através da incisão, que possibilita a insuflação, a introdução do laparoscópio e de dois ou mais instrumentos adicionais para garantir a realização do procedimento sem incisões/portas adicionais (**Figura 26.14**). O primeiro procedimento laparoscópico de incisão única com várias portas foi publicado por Pelosi et al.[147] Esta técnica tem certas limitações, dado o número limitado de canais de acesso e o fato de que o laparoscópio e os instrumentos operativos são introduzidos paralelamente uns aos outros. Estas questões foram parcialmente melhoradas com instrumentação mais adequada, tal como laparoscópios orientáveis e instrumentos manuais. Com treinamento especializado, os cirurgiões têm sido capazes de executar certos tipos de procedimentos com segurança e sucesso, utilizando a técnica de incisão única.[148] Uma desvantagem desse método pode ser um risco maior de hérnia umbilical pós-operatória, um provável resultado da incisão umbilical maior.[149]

Visualização

Durante a endoscopia, a imagem é transferida por meio de um sistema óptico para os olhos do cirurgião. Antigamente, os cirurgiões olhavam

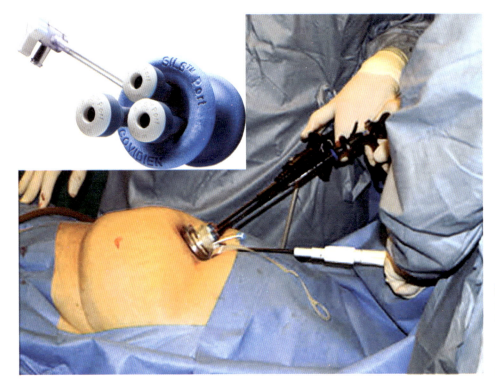

Figura 26.14 **Sistema de acesso de porta única.** É demonstrado o sistema de acesso de três portas de Medtronic (*inserção*) e um dispositivo similar sendo usado no processo intraoperatório através do umbigo com múltiplos instrumentos, incluindo o laparoscópio.

diretamente através do laparoscópio para enxergar por dentro do abdome. Hoje, praticamente toda a laparoscopia é guiada por vídeo.

Endoscópios

Os laparoscópios são mais do que simples telescópios, já que têm duas funções: transmissão da luz para uma cavidade escura e fechada e captação de uma imagem do campo cirúrgico. De modo geral, a luz é transmitida de uma fonte de luz fria por meio de um cabo de fibra óptica até uma entrada acessória do endoscópio, que transmite a luz para sua extremidade distal por meio de uma série de feixes de fibras ópticas. A imagem é obtida por uma lente distal e transmitida à ocular por uma série de lentes cilíndricas. A ocular é usada para observação direta do conteúdo peritoneal ou pode servir como local de acoplamento de uma câmera de vídeo digital. Alguns endoscópios transmitem a imagem por meio de um conjunto compacto de feixes de fibra óptica. Geralmente, esta conduta diminui a resolução, mas dá flexibilidade ao endoscópio e é muito útil em telescópios de pequeno calibre ou quando o dispositivo é "direcionável" e tem extremidade distal articulada. Outra opção é usar um "chip" digital na extremidade do sistema, que atua como câmera e dispensa as lentes ou as fibras para transmitir a imagem, apelidado de "*chip-on-a-stick*".

Um laparoscópio com um canal integrado e paralelo ao eixo óptico integrado é denominado "laparoscópio operatório", visto que é possível introduzir instrumentos cirúrgicos por meio desse canal. Isso fornece uma porta adicional para a inserção de instrumentos e a aplicação de energia do *laser*. Entretanto, o calibre dos endoscópios operatórios é relativamente maior que o dos laparoscópios tradicionais. O campo de visão pode ser menor e pode haver mais risco associado ao uso de instrumentos eletrocirúrgicos monopolares. Os laparoscópios tradicionais, "apenas de visualização", possibilitam melhor visualização em um dado diâmetro.

De modo geral, quanto maior for o diâmetro do laparoscópio, mais clara será a imagem, pois lentes que permitem mais entrada de luz ou com diâmetro maior resultam em uma experiência de imagem melhor para o cirurgião. A entrada e a saída de luz da cavidade peritoneal são reduzidas com os laparoscópios de pequeno diâmetro, portanto, há necessidade de uma câmera mais sensível ou de uma fonte de luz mais potente para iluminação satisfatória. No passado, os laparoscópios diagnósticos de 10 mm proporcionavam a iluminação ideal, mas os aperfeiçoamentos ópticos tornaram padrão, em muitos centros cirúrgicos, o laparoscópio com diâmetro de 5 mm (**Figura 26.15**). Laparoscópios com diâmetros menores, de 2 mm ou menos, podem fornecer iluminação adequada para muitos procedimentos e com menor impacto cosmético (**Figura 26.16**).

O ângulo de visão indica a relação entre o campo visual e o eixo do endoscópio e varia de 0 a 45° com relação ao plano horizontal (ver **Figura 26.50**). Na cirurgia ginecológica, o endoscópio de 0° é o padrão. Entretanto, o ângulo de 30° é muito útil em situações difíceis, como na sacrocolpopexia laparoscópica, em algumas miomectomias e na histerectomia, em caso de grandes miomas.

Sistemas de visualização da imagem

A câmera de vídeo geralmente está acoplada à ocular do endoscópio, que captura a imagem e a transmite para a câmera localizada fora do campo operatório, em que esta imagem é processada e enviada a um monitor e, se desejado, a um gravador de vídeo (**Figura 26.17**). Existem laparoscópios sem canal óptico, com sensor na ponta distal do endoscópio, um modelo que ainda exige uma câmera remota.

É necessário que a capacidade de resolução do monitor seja pelo menos igual à da câmera. A maioria dos monitores exibe cerca de 800 linhas horizontais de resolução, enquanto os sistemas em HD costumam ter 1.080 linhas, e dispositivos "4-K" podem ter resolução de até 2.160 linhas.

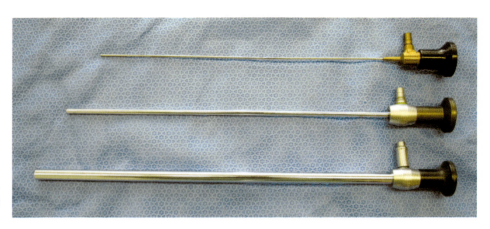

Figura 26.15 **Laparoscópios.** São apresentados três laparoscópios de 0°. De **cima** para **baixo**, 2, 5 e 10 mm de diâmetro.

Quanto maior a quantidade de luz que atravessa o endoscópio, melhor é a imagem do vídeo. A melhor emissão é obtida com 250 a 300 watts, em geral com lâmpadas de xênon ou de halogênio. A maioria dos sistemas de câmera está integrada à fonte de luz com variação automática da emissão, dependendo do grau de exposição necessário. Os condutores ou cabos transmitem luz da fonte para o endoscópio por meio de um feixe denso de fibras ópticas. A qualidade dos cabos de fibra óptica diminui com o tempo, geralmente em consequência de ruptura dos feixes de fibras, sobretudo se mal cuidados.

Criação de um espaço de trabalho

A cavidade peritoneal é um espaço potencial, portanto, para criar o espaço de trabalho, é necessário enchê-la de gás, em geral CO_2. Estão sendo explorados outros métodos que utilizam sistemas de elevação mecânica com entrada de ar ambiente na cavidade peritoneal,[150,151] um processo chamado laparoscopia "sem gás".

Para criar um pneumoperitônio, o CO_2 é injetado sob pressão na cavidade peritoneal por um aparelho denominado insuflador, o qual libera o CO_2 vindo de um cilindro de gás através de um tubo ligado ao adaptador Luer em uma das cânulas laparoscópicas. A maioria dos insufladores pode ser configurada para manter uma pressão intra-abdominal predeterminada. Altas vazões (9 a 20 ℓ/min) são muito úteis para manter a exposição quando a aspiração de fumaça ou líquido diminui o volume de gás intraperitoneal.

Para criar um espaço intraperitoneal semelhante a uma tenda, podem-se usar afastadores intraperitoneais acoplados a um sistema de elevação pneumático ou mecânico.[150] Essa técnica "sem gás" ou "isobárica" pode apresentar algumas vantagens com relação ao pneumoperitônio, sobretudo nas pacientes com doença cardiopulmonar[152] ou com potencial cancerígeno. Não há necessidade de cânulas com vedação hermética, e os instrumentos não precisam ter um formato cilíndrico, estreito e uniforme. Por conseguinte, alguns instrumentos convencionais podem ser usados diretamente pelas incisões. Apesar de ter sido introduzida há mais de 20 anos, e com evidência de eficácia,[153] a laparoscopia sem gás ainda não teve grande aceitação na ginecologia, possivelmente por causa das dificuldades observadas para conseguir uma exposição adequada das estruturas.

Manipulação de tecidos e líquidos

Manipuladores uterinos

A manipulação uterina é um componente importante para a estratégia de maximizar a visão na maioria dos procedimentos pélvicos, sobretudo na miomectomia e na histerectomia. Um manipulador uterino apropriado deve ter um componente intrauterino, ou obturador, e um método para fixação do dispositivo ao útero. A articulação do instrumento possibilita anteversão ou retroversão acentuadas, manobras extremamente úteis. Se o útero for grande, para obter melhor resultado, utilizam-se obturadores mais longos e mais largos. A **Figura 26.18** mostra dois tipos de manipuladores uterinos. Um canal oco acoplado a uma entrada possibilita a instilação intraoperatória de corante líquido para ajudar na identificação da cavidade endometrial (durante miomectomia) ou verificar a permeabilidade tubária.

Pinças de preensão

As pinças usadas durante laparoscopia devem, dentro do possível, ser semelhantes às utilizadas na cirurgia aberta. Em geral, os instrumentos descartáveis não têm a mesma qualidade, resistência e precisão de pinças permanentes (**Figura 26.19**). Instrumentos com dentes (pinças) são necessários, a fim de apreender com segurança o peritônio ou a borda do ovário para a retirada de um cisto ovariano. Instrumentos minimamente traumáticos, como as pinças de Babcock, são necessários para manipular com segurança a tuba uterina. Instrumentos apropriados são desejáveis para afastar os leiomiomas ou o próprio útero. A cremalheira ajuda a fixar a pinça e segurar o tecido sem grande

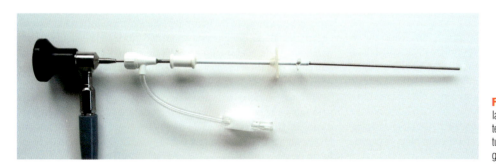

Figura 26.16 Laparoscópio "escoteiro". O laparoscópio de 2 mm é passado através do sistema de acesso de 2,7 mm da **Figura 26.12E**. O tubo está conectado para a introdução de gás – geralmente, o dióxido de carbono.

Capítulo 26 • Endoscopia Ginecológica

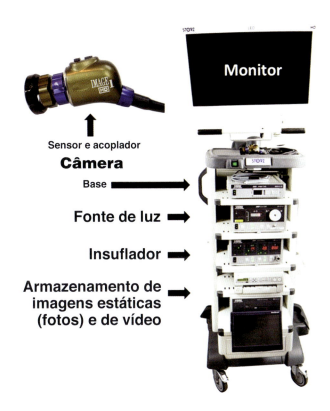

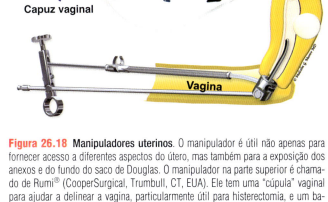

Figura 26.18 Manipuladores uterinos. O manipulador é útil não apenas para fornecer acesso a diferentes aspectos do útero, mas também para a exposição dos anexos e do fundo do saco de Douglas. O manipulador na parte superior é chamado de Rumi® (CooperSurgical, Trumbull, CT, EUA). Ele tem uma "cúpula" vaginal para ajudar a delinear a vagina, particularmente útil para histerectomia, e um balão de oclusão que possibilita a manutenção do pneumoperitônio quando a vagina é aberta (culdotomia). O manipulador na parte inferior é o Valtchev® (Conkin Surgical Instruments Ltd, Vancouver, BC, Canadá) e é totalmente reutilizável. Observe o ponto de articulação que, nesse caso, está criando uma anteversão máxima do útero.

Figura 26.17 Torre de laparoscopia e câmera. Enquanto muitos centros cirúrgicos integram seus controladores, fontes de iluminação, sistemas de irrigação e sucção e monitores de vídeo em plataformas flutuantes, em outros, a torre permanece um método útil para posicionamento e guarda do equipamento. Aqui, o monitor está no topo, a base da câmera a seguir, e então a fonte de iluminação e a impressora. Um sensor de câmera e um acoplador são apresentados; o acoplador fixa a câmera ao ocular do endoscópio.

pressão manual. As pinças de preensão devem ter isolamento elétrico, caso seja utilizada energia unipolar por RF para hemostasia.

Sucção e irrigação

Dispositivos chamados "sucção-irrigadores" podem ser usados para introduzir fluido de irrigação no abdome e aspirar sempre que precisar. Uma bomba mecânica de alta pressão possibilita instilar líquido para irrigação ou para "hidrossecção". O dispositivo é fixado a uma sucção e pode ser usado para retirar qualquer fluido se for necessário. As cânulas usadas para irrigação e aspiração vão depender do tipo de líquido de irrigação e do líquido a ser retirado. Nas gestações ectópicas rotas ou em outros procedimentos nos quais há grande quantidade de sangue e coágulos, são preferidas cânulas de grande diâmetro (7 a 10 mm). As cânulas com extremidades estreitas são mais eficazes na geração da alta pressão necessária para hidrossecção. Devem ser usados líquidos isotônicos, a fim de evitar hipervolemia e desequilíbrio eletrolítico. Existe evidência de que o soro fisiológico tem mais probabilidade de induzir estresse oxidativo, reduzir a atividade fibrinolítica[154,155] e, talvez, aumentar o risco de formação de adesão,[156] circunstância que faz do lactato de Ringer uma solução mais apropriada.[157]

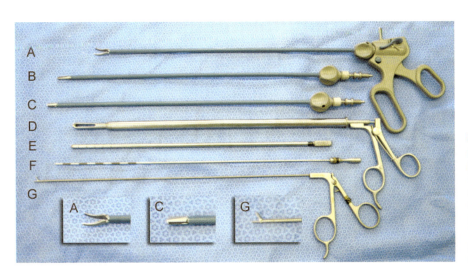

Figura 26.19 Instrumentos laparoscópicos para preensão e manipulação de tecidos. A, na parte superior e no detalhe, são pinças de preensão com 5 mm de diâmetro e extremidade curva, geralmente denominadas pinças "Maryland". Outras extremidades reutilizáveis (B e C) podem ser acopladas à mesma alavanca, como mostrado em A. D é uma pinça em garra com 10 mm, enquanto E e F são instrumentos para manipulação de 5 e 2 mm, respectivamente. G é uma pinça de preensão de 2 mm.

Hemostasia, corte e fixação/sutura tecidual

A hemostasia pode ser realizada durante a cirurgia laparoscópica utilizando fontes de energia, suturas, clipes, grampeadores lineares, cauterização e substâncias tópicas ou injetáveis. O corte pode ser feito por meios mecânicos ou por energia elétrica, a *laser*, energia de RF ou ultrassônica, e a aposição segura ou fixação tecidual pode ser feita com sutura, clipes ou grampos. Com treinamento apropriado, um cirurgião hábil obtém bons resultados com qualquer associação dessas técnicas de corte, hemostasia e fixação e sutura tecidual. Estudos com animais não apresentaram diferença nas características da lesão quando o corte é feito por *laser* ou energia de RF,[87-89] e estudos controlados randomizados não mostraram diferença nos resultados sobre a fertilidade;[158] portanto, é mais provável que as diferenças nos resultados sejam causadas por outros fatores, tais como a seleção de pacientes, a extensão da doença e o grau de experiência do cirurgião. Assim, é difícil justificar os custos associados ao uso de *lasers* durante a cirurgia ginecológica laparoscópica.

Hemostasia

Em vista das limitações visuais, táteis e mecânicas da laparoscopia, a prevenção do sangramento é importante para que os procedimentos sejam eficientes, eficazes e seguros. A energia de RF é o método mais barato e mais versátil de hemostasia durante a laparoscopia e pode ser aplicada com instrumentos monopolares ou bipolares.

A corrente para executar técnicas eletrocirúrgicas é fornecida por um dispositivo que converte o circuito de polaridade alternada de uma fonte da parede de uma frequência de 60 Hz para uma no espectro de RF – tipicamente de 300 a 500 KHz (300–500.000 Hz). Esses dispositivos podem ser simples ou complexos, fornecendo energia para instrumento monopolar ou bipolar **(Figura 26.20)**.

Independentemente do tipo de sistema, **a melhor maneira de obter dessecação elétrica e coagulação é por contato do tecido e ativação do eletrodo utilizando corrente de baixa tensão contínua ou "cortante"**. Se a energia for suficiente, em geral 30 a 50 watts (conforme, em parte, a área de superfície do(s) eletrodo(s)), o tecido é aquecido, dessecado e coagulado. **Os vasos sanguíneos devem ser comprimidos com as lâminas da pinça antes da ativação do eletrodo, a fim de eliminar o efeito "dissipador de calor" do fluxo sanguíneo. Isso também possibilita a união das paredes opostas do vaso, com forte vedação tecidual em um processo chamado** *coagulação coaptiva*. Os instrumentos bipolares podem ser acoplados a um amperímetro seriado medidor da corrente que atravessa o sistema. Depois da dessecação total do tecido com a pinça, o aparelho não conduz mais eletricidade, o que pode deflagrar a emissão de um sinal visual ou auditivo para o cirurgião. Com dispositivos genéricos, o cirurgião pode reduzir a disseminação térmica lateral de energia de RF por administração manual de pulsos ou por irrigação simultânea com líquido sobre o pedículo.

Em geral, os dispositivos bipolares são reutilizáveis, e alguns deles têm pontas variáveis para serem usadas em diferentes situações **(Figura 26.21)**. Sistemas de RF automatizados incluem geradores patenteados que emitem pulsos de energia e, geralmente, pinças bipolares patenteadas, muitas vezes com lâminas mecânicas cortantes acopladas para cortar os tecidos após a coagulação **(Figura 26.22)**. Em geral, esses sistemas são projetados para que o gerador pare automaticamente quando a corrente não está sendo mais conduzida pelo tecido entre as extremidades da pinça ou quando o tecido alcança uma temperatura uniforme predeterminada para indicar dessecação e coagulação do tecido.

É possível controlar o sangramento superficial com *fulguração*, a vaporização de tecido por aproximação do instrumento unipolar que utiliza ondas de RF de alta tensão moduladas do modo "coagulação" do gerador eletrocirúrgico. Para que a fulguração laparoscópica seja realizada com segurança, é preciso muito cuidado, mantendo a haste do instrumento laparoscópico bem afastada do intestino.

Os instrumentos ultrassônicos também podem ser utilizados para hemostasia. Aqueles cuja extremidade efetora assemelha-se a uma pinça dispersam a energia mecânica, de modo a possibilitar o

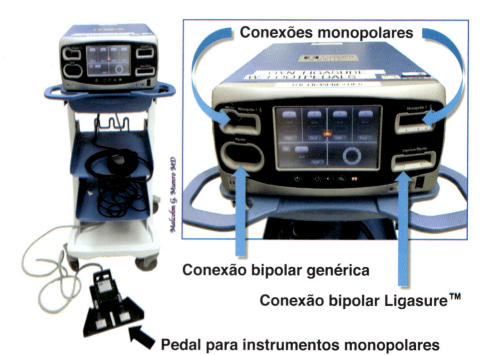

Figura 26.20 Gerador eletrocirúrgico de radiofrequência. A imagem exibe o Medtronic Valleylab™ FT10 Energy Platform (Medtronic Inc., Minneapolis, MN, EUA), um gerador eletrocirúrgico de radiofrequência criado para uso com um espectro de equipamentos mono e bipolares. O dispositivo emite ondas de alta ("coagulação") e de baixa tensão ("corte") para instrumentos unipolares e também ondas de baixa tensão para instrumentos bipolares.

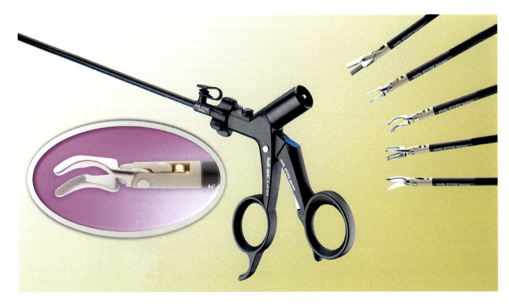

Figura 26.21 Sistema bipolar reutilizável. O sistema Karl Storz RoBi™ (Karl Storz Endoscopy Americas, Culver City, CA, EUA) inclui um dispositivo reutilizável com extremidades variáveis de corte e dissecção/coagulação exibidos à direita. Pode-se observar uma extremidade de coagulação no destaque.

aquecimento e a coagulação do tecido. Essas tesouras de "ligadura e secção" também seccionam o tecido quando o cirurgião exerce forte pressão na empunhadura (**Figura 26.22**).

Os clipes hemostáticos podem ser aplicados com instrumentos laparoscópicos especiais. Clipes não absorvíveis de titânio são úteis para vasos relativamente estreitos, e clipes autostáticos, mais longos, de absorção tardia, costumam ser preferidos nos vasos maiores, acima de 3 ou 4 mm. Os clipes podem ser muito úteis ao ocluir vasos relativamente grandes e próximos de uma estrutura importante, como o ureter.

A sutura laparoscópica é um método para manter a hemostasia.[159-161] Em comparação a clipes ou grampeadores lineares, o custo do material de sutura é relativamente baixo, embora o tempo operatório possa ser maior. Os dois métodos básicos de ligadura de um vaso sanguíneo dependem do local do nó, os quais podem ser intra ou extracorporais. Os nós intracorporais são feitos na cavidade peritoneal e reproduzem o nó feito tradicionalmente. Os nós extracorporais são feitos fora do abdome sob visão direta e depois transferidos para a cavidade peritoneal por manipuladores de nós (**Figura 26.23**). Laços de sutura pré-montados, fixados a introdutores longos, chamados Endoloops®, podem ser usados para ocluir pedículos vasculares. No entanto, deve-se ter cuidado para que estejam bem firmes e para que a alça não abranja outros tecidos. Vários instrumentos que facilitam a confecção e o aperto dos nós estão à disposição, assim como várias suturas com farpas que

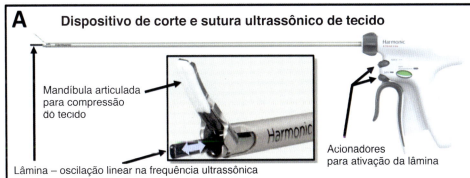

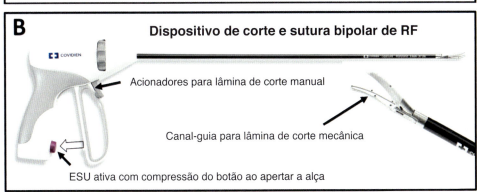

Figura 26.22 Dispositivos laparoscópicos híbridos de corte e sutura. (**A**) Ethicon Endosurgery's Harmonic Acc® +7 (Ethicon Endosurgery Inc, Cincinnati, OH, EUA) LCS e (**B**) Medtronic LigaSure™ Maryland. Estes dois dispositivos cortam e coagulam ou selam o tecido. As tesouras de corte de ligação baseiam-se na tecnologia de ultrassom. A lâmina inferior oscila enquanto a mandíbula superior é aberta para segurar o tecido e depois utilizada pelo cirurgião para lentamente cortar na transversal e selar os vasos sanguíneos no tecido que está sendo cortado. O dispositivo de radiofrequência bipolar RF (**B**) é o Medtronic 1737 Maryland, que, usando impedância elétrica, informa ao cirurgião quando o tecido é coagulado. O tecido é cortado utilizando uma lâmina mecânica ativada por um acionador controlado manualmente.

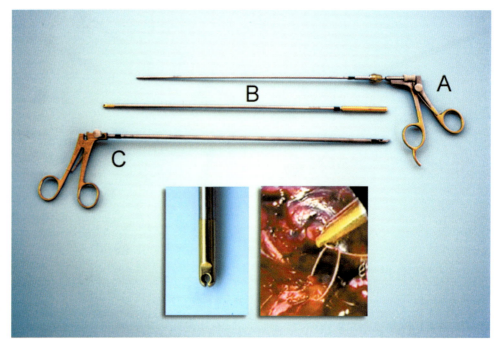

Figura 26.23 Instrumentos laparoscópicos de sutura. **A** e **C** são porta-agulhas laparoscópicos com 3 e 5 mm de diâmetro, enquanto **B** é um manipulador de nó, mostrado no destaque à esquerda. O dispositivo em destaque à direita mostra a transferência de um nó para a cavidade peritoneal.

facilitam a sutura laparoscópica ao eliminar a necessidade de nós convencionais. O fio contém pequenas farpas ao longo de seu comprimento que fixam a sutura no lugar, tracionando os tecidos. Isto é particularmente útil em procedimentos que requerem muitas suturas, tais como a miomectomia laparoscópica.

Pequenas áreas de sangramento de baixo volume podem ser tratadas com agentes hemostáticos tópicos, como o colágeno microfibrilar, disponível em aplicadores laparoscópicos de 5 e 10 mm de diâmetro. Selantes de fibrina (p. ex., Tisseel®) e trombina e gelatina bovina (Floseal®) também podem ser usados. Uma solução de vasopressina diluída pode ser injetada localmente, para manter a hemostasia para miomectomia ou remoção de gravidez ectópica.

Corte

Os instrumentos de corte mais úteis são as tesouras **(Figura 26.24)**. Em virtude da dificuldade de afiar tesouras laparoscópicas, a maioria dos cirurgiões prefere instrumentos descartáveis, que podem ser utilizados até perder o corte e depois são desprezados. As tesouras são ideais para cortar tecido não vascularizado ou em situações como a adesiólise perto de estruturas vitais, em que a energia térmica deve ser evitada.

Muitas vezes, os cirurgiões precisam coagular um pedículo vascular, selando os vasos sanguíneos, e o separam cortando a área coagulada. Nesta situação, o tecido-alvo pode ser coagulado utilizando um instrumento bipolar e dividido utilizando uma tesoura. Os dispositivos que inicialmente coagulam o tecido e depois o dividem mecanicamente se tornaram predominantes e oferecem uma opção mais eficiente para se obter o mesmo objetivo.

Outro instrumento mecânico de corte é o grampeador linear que corta e grampeia hemostaticamente as bordas da incisão ao mesmo tempo. O custo e as grandes dimensões dos instrumentos, além da impossibilidade de segurar pedículos maiores que existem na pelve usando os grampeadores, limitam seu uso na laparoscopia ginecológica.

O efeito do *laser* e das fontes elétricas de energia ocorre por conversão da energia eletromagnética em energia mecânica, que, então, é transformada em energia térmica. A corrente de energia elétrica de RF altamente concentrada (alta densidade de potência ou de corrente), produzida por um gerador eletrocirúrgico especial, vaporiza ou corta, por elevação da temperatura intracelular acima de 100°C, o que resulta em rápida conversão da água em vapor com aumento substancial do volume intracelular. Essa expansão rompe a membrana celular já lesada, com consequente vaporização celular e tecidual em uma nuvem de vapor, íons e partículas de proteínas. O movimento linear do instrumento utilizado para concentrar essa energia produz transecção ou corte do tecido. A energia de RF menos concentrada (densidade de corrente moderada) eleva a temperatura intracelular, causando dessecação, ruptura de ligações de hidrogênio e coagulação tecidual, mas não há vaporização.

Instrumentos eletrocirúrgicos unipolares estreitos ou pontiagudos são capazes de produzir as altas densidades de energia necessárias para vaporizar ou cortar o tecido **(Figura 26.25)**. As saídas contínuas ou moduladas e de tensão relativamente baixa tendem a ser mais eficazes, por exemplo, corrente de 60 watts para "corte puro". Para obter resultados ideais, o instrumento deve ser usado sem contato, seguindo, mas não conduzindo a energia pelo tecido. Em geral, as tesouras laparoscópicas são unipolares e cortam mecanicamente. Pode haver uso simultâneo de energia para dessecação e hemostasia ao cortar tecidos com pequenos vasos sanguíneos **(Figura 26.23)**.

A energia do *laser* pode ser concentrada para vaporizar e cortar o tecido. O instrumento de corte a *laser* mais eficiente é o *laser* de CO_2, cuja desvantagem é a necessidade de transmissão linear pelo fato de a luz não ser bem conduzida ao longo de fibras flexíveis. Os *lasers* de potássio-titanilo-fosfato (KTP) e o Nd:YAG (neodímio-ítrio, alumínio, granada) também são bons instrumentos de corte, capazes de propagar energia ao longo de fibras de quartzo flexíveis, mas o grau de lesão térmica colateral é um pouco maior em comparação à energia elétrica de RF ou do *laser* de CO_2. Essas limitações e seu custo adicional restringem a utilidade desses *lasers*.

O corte ultrassônico é feito mecanicamente com uma lâmina que oscila para frente e para trás de modo linear

Capítulo 26 • Endoscopia Ginecológica

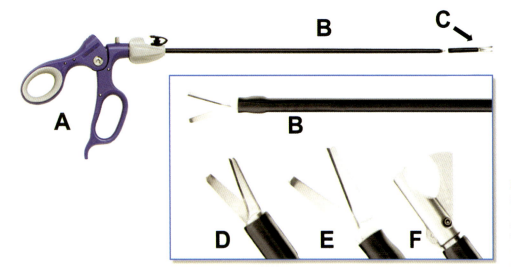

Figura 26.24 Instrumentos laparoscópios de corte mecânico. É apresentado um instrumento laparoscópico manual com uma alça (**A**), uma haste (**B**) e extremidades destacáveis (**C**). As extremidades da tesoura são demonstradas nas ilustrações em linha reta (**D**), curvada longa (**E**) e enganchada (**F**).

(Figura 26.22). A oscilação é obtida por meio de um elemento vibrador localizado em um cabo que faz vibrar 55 mil vezes por segundo (55 kHz) a lâmina, o gancho ou um braço da pinça. A distância da oscilação varia e determina a eficiência do processo de corte. A extremidade do aparelho corta mecanicamente, mas há um grau de lesão por coagulação tecidual térmica colateral que pode ser usado para hemostasia. No tecido de baixa densidade, o processo de corte mecânico é potencializado pela técnica de cavitação, na qual a redução da pressão atmosférica local torna possível a vaporização da água intracelular em temperatura ambiente.

Extração de tecido

Após a excisão de tecido, é necessário removê-lo da cavidade peritoneal. Pequenas amostras podem ser retiradas pelas próprias cânulas com pinça de preensão, contudo, a cânula pode não comportar amostras maiores. Se for um cisto, a drenagem pode ser feita por agulha ou incisão, de maneira que seu tamanho fique adequado para remoção pela cânula ou por uma das pequenas incisões laparoscópicas. É útil colocar a amostra em um saco de extração endoscópica antes da drenagem, para facilitar sua total remoção da cavidade abdominal **(Figura 26.26)**. **No caso de suspeita de câncer de um cisto ovariano, deve ser feito todo o esforço para manter o cisto intacto durante a dissecção e colocar a amostra em um saco de extração de tamanho adequado antes da drenagem e remoção, evitando extravasamento do conteúdo do cisto dentro do abdome.**

Tecidos sólidos, como leiomiomas ou o útero inteiro, podem ser fragmentados ou "morcelados" em pedaços menores para remoção. Essa etapa pode ser feita manualmente ou com o laparoscópio, com ou sem a utilização de um saco.

O morcelamento manual refere-se ao processo simples de trazer a amostra intra-abdominal excisada até qualquer abertura por onde possa ser alcançada pelo cirurgião e cortada em pequenos pedaços, utilizando uma tesoura ou um bisturi para garantir a sua remoção. Ao realizar histerectomia laparoscópica total para um útero grande, a via vaginal pode ser utilizada para acessar a amostra para morcelamento manual. Alguns cirurgiões optam por realizar este procedimento após a colocação do útero em um saco grande para contenção. Nos casos de histerectomia subtotal e miomectomia laparoscópicas, não há incisão vaginal, portanto, o morcelamento manual pode ser realizado com uma minilaparotomia, muitas vezes feito pela ampliação da incisão umbilical laparoscópica até cerca de 3 cm. Por outro lado, uma incisão pode ser feita no fundo de saco de Douglas posterior (colpotomia posterior) para proporcionar acesso, uma conduta mais aceitável cosmeticamente.

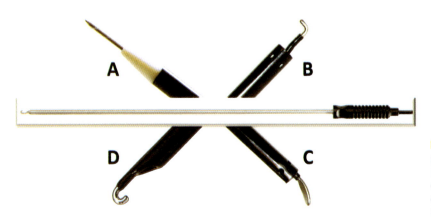

Figura 26.25 Instrumentos laparoscópicos de corte monopolar RF. São apresentados uma sonda laparoscópica monopolar com um gancho e quatro eletrodos projetados para vaporizar e/ou cortar tecido focalmente. O eletrodo da agulha é observado em **A**, um eletrodo em L em **B**, uma espátula em **C** e um eletrodo em gancho em **D**.

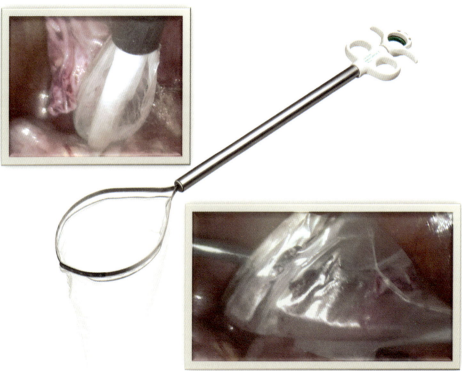

Figura 26.26 Saco de extração da peça cirúrgica. Um sistema de 10 mm de diâmetro é posicionado na cavidade peritoneal e depois introduz o saco (*destaques*), possibilitando ao cirurgião colocar dentro dele as amostras a serem retiradas pela porta ou cânula.

O morcelamento laparoscópico pode ser feito com tesoura, equipamento ultrassônico ou eletrocirurgia, mas a técnica mais eficiente para morcelamento laparoscópico de amostras sólidas grandes é o uso de morceladores eletromecânicos, que utilizam uma lâmina rotativa que pode rapidamente perfurar e remover grandes amostras sólidas do abdome (Figura 26.27).

Foram levantadas preocupações sobre os morceladores eletromecânicos, com base na noção de que seu uso pode disseminar células tumorais nos casos em que uma câncer uterino não diagnosticado está presente. Estudos mostram que, entre mulheres submetidas à histerectomia ou miomectomia para possíveis leiomiomas benignos, a prevalência de malignidade oculta, ou sarcoma uterino não diagnosticado, é de aproximadamente 1 em 500 a 2.500.[162-164] O morcelamento de um sarcoma uterino pode piorar o prognóstico da paciente, embora os dados que sustentem esta afirmação sejam limitados. Assim sendo, a Food and Drug Administration (FDA) emitiu uma declaração de alerta a respeito do uso de morcelamento eletromecânico,[165] o que levou muitos cirurgiões a limitarem o uso desses dispositivos. A maioria dos especialistas na área acredita que o morcelamento eletromecânico ainda é importante para a ginecologia cirúrgica, possibilitando fornecer opções cirúrgicas minimamente invasivas para mulheres com grandes tumores benignos.[166]

Diversos produtos foram desenvolvidos para garantir o morcelamento eletromecânico a ser realizado dentro de um sistema de contenção utilizando um grande saco de amostra posicionado dentro do abdome. Estas técnicas ainda estão sendo aperfeiçoadas, e ainda não está claro se essa conduta melhorará o prognóstico de uma paciente com malignidade inadvertidamente morcelada. Apesar de a capacidade de distinguir miomas benignos de sarcomas malignos no pré-operatório ser limitada, os cirurgiões devem avaliar cada paciente com base em fatores de risco e selecionar adequadamente pacientes de baixo risco como candidatas ao morcelamento. Com a seleção apropriada das pacientes e um consentimento informado completo, as mulheres com baixo risco de câncer podem continuar a se beneficiar do morcelamento eletromecânico.

Manejo da incisão

O risco de deiscência e hérnia parece aumentar significativamente quando a incisão da fáscia tem mais de 10 mm de diâmetro.[167,168] O fechamento da fáscia pode ser feito utilizando ligaduras para posicionar a sutura sob observação laparoscópica direta, a fim de evitar a incorporação acidental do intestino às incisões. Uma alternativa é o uso de agulhas 5/8 redondas e porta-agulha padrão. Em qualquer caso, o peritônio deve ser fechado para reduzir o risco de hérnia de Richter.

Complicações

Em geral, após a cirurgia laparoscópica, as pacientes se sentem cada dia melhor. A dor diminui, a função gastrintestinal melhora com rapidez e a febre é muito rara; portanto, se o quadro da paciente não estiver melhorando, deve-se cogitar a possibilidade de complicações da anestesia ou da cirurgia. Os procedimentos laparoscópicos podem ser complicados por infecções, traumas ou hemorragia e por problemas anestésicos. A incidência de infecção é menor do que nos procedimentos por laparotomia. Por outro lado, os problemas relacionados com a má visualização associada a alterações da anatomia podem aumentar o risco de lesão dos vasos sanguíneos ou de estruturas vitais, como o intestino, o ureter ou a bexiga.

Complicações anestésicas e cardiopulmonares

Em geral, a cirurgia laparoscópica é segura. Uma revisão da esterilização tubária laparoscópica em 9.475 mulheres não constatou

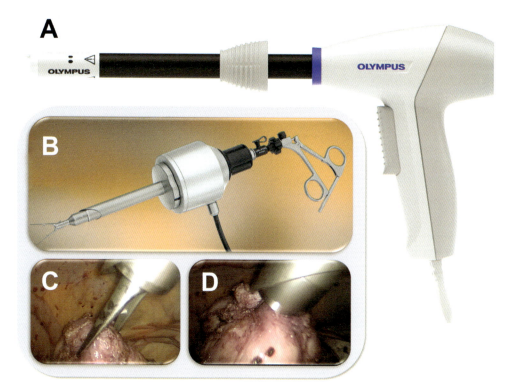

Figura 26.27 Morceladores de tecido mole. Modelos à base de RF (A) e eletromecânico (B). Estes dispositivos são posicionados na cavidade peritoneal e acoplados ao gerador de energia. O obturador rombo é retirado, e um instrumento de preensão inserido através da luz é usado para tracionar o tecido, que é cortado por uma lâmina cilíndrica (C e D).

mortes por complicações anestésicas;[169,170] entretanto, os possíveis riscos da anestesia geral são hipoventilação, intubação esofágica, refluxo gastresofágico, broncospasmo, hipotensão, superdosagem de narcóticos, arritmias e parada cardíaca.

Esses riscos são realçados por algumas das características inerentes à laparoscopia ginecológica, como a posição de Trendelenburg, que, em combinação com o aumento da pressão intraperitoneal decorrente do pneumoperitônio, acarreta maior pressão no diafragma, aumentando o risco de hipoventilação, hipercarbia e acidose metabólica. Essa posição, combinada a agentes anestésicos que relaxam o esfíncter esofágico, provoca a regurgitação do conteúdo gástrico, o que pode causar broncoaspiração, broncospasmo, pneumonite e pneumonia. Os parâmetros da função cardiopulmonar associados à insuflação de CO_2 e N_2O incluem redução da PO_2, saturação de O_2, volume corrente, ventilação minuto e aumento da frequência respiratória. O uso de CO_2 intraperitoneal como meio de distensão está associado a um aumento da PCO_2 e diminuição do pH. A elevação do diafragma pode estar associada à atelectasia das bases pulmonares, com consequente *shunt* direito-esquerdo e desequilíbrio da ventilação-perfusão.[171] Todos esses efeitos são controláveis e reversíveis com as técnicas anestésicas atuais.[172]

Embolia por dióxido de carbono

O dióxido de carbono é o meio de distensão peritoneal mais usado, principalmente porque a sua rápida absorção no sangue reduz a chance de embolia gasosa. Entretanto, se grandes quantidades de CO_2 tiverem acesso à circulação venosa central, se houver vasoconstrição periférica ou se o fluxo sanguíneo esplâncnico estiver reduzido por elevação excessiva da pressão intraperitoneal, pode ocorrer comprometimento cardiorrespiratório grave.

Os sinais de embolia por CO_2 incluem hipotensão súbita e inexplicada, arritmia cardíaca, cianose e sopros cardíacos. O nível de corrente final de CO_2 pode aumentar, e podem surgir achados compatíveis com edema pulmonar.[173] Existe a possibilidade de ocorrer hipertensão pulmonar acelerada, com consequente insuficiência cardíaca direita.

Como a embolia gasosa pode ser consequência de injeção intravascular direta pela agulha de insuflação, é necessário verificar se a agulha está na posição correta, caso seja utilizada. Embora a pressão intraperitoneal inicial possa ser de 20 a 30 mmHg para instituição da porta, ela deve ser mantida em 8 a 12 mmHg durante o restante da intervenção.[174] O risco de embolia por CO_2 é menor por hemostasia cuidadosa, porque os canais venosos abertos são a porta de entrada de gases na circulação sistêmica. O anesthesiologista deve monitorar continuamente as extremidades da paciente, a pressão arterial, os sons e os batimentos cardíacos e o CO_2 corrente final para que haja reconhecimento precoce dos sinais de embolia por CO_2.

Em caso de suspeita ou diagnóstico de embolia por CO_2, o cirurgião deve evacuar o CO_2 da cavidade peritoneal e posicionar a paciente em decúbito lateral esquerdo, com a cabeça abaixo do nível do átrio direito. Deve ser instituído imediatamente um acesso venoso central de grande calibre para aspiração de gás do coração. Como os achados não são específicos, a paciente deve ser avaliada para outras causas de colapso cardiovascular.

Complicações cardiovasculares

As arritmias cardíacas são relativamente frequentes durante a cirurgia laparoscópica e estão relacionadas com diversos fatores, sendo os mais importantes a hipercarbia e a acidemia. Relatos iniciais de arritmia associada à laparoscopia foram relacionados com respiração espontânea, portanto, a maioria dos anestesiologistas adotou a prática de ventilação mecânica durante a cirurgia laparoscópica. **A incidência de hipercarbia é reduzida quando se opera com pressões intraperitoneais abaixo de 12 mmHg.**[175]

O risco de arritmia cardíaca pode ser reduzido por uso de NO_2 como meio de distensão. Embora o NO_2 esteja associado à diminuição da incidência de arritmia, é insolúvel no sangue, e, portanto, seu uso pode aumentar o risco de embolia gasosa. Os sistemas de elevação externa (laparoscopia sem gás) evitam a complicação de hipercarbia e protegem contra a arritmia cardíaca.[176]

A diminuição do retorno venoso secundária à pressão intraperitoneal muito alta pode acarretar hipotensão, que é potencializada pela depleção de volume. A descarga vagal pode ocorrer em resposta ao aumento da pressão intraperitoneal, com hipotensão secundária às arritmias cardíacas.[176] Todos esses efeitos colaterais devem ser cogitados ao operar pacientes com doença cardiovascular pré-existente.

Refluxo gástrico

A regurgitação gástrica e a aspiração são complicações possíveis durante a cirurgia laparoscópica, sobretudo em pacientes com obesidade, gastroparesia, hérnia de hiato ou obstrução da saída gástrica. Nestes casos, é preciso manter as vias respiratórias com um tubo endotraqueal com balão e descomprimir o estômago (p. ex., com tubo nasogástrico). Deve-se usar a menor pressão intraperitoneal necessária para minimizar o risco de aspiração. Antes de serem extubadas, é necessário retirar as pacientes da posição de Trendelenburg. A administração pré-operatória de rotina de *metoclopramida*, bloqueadores de H2 e antiácidos não particulados também diminui o risco de broncoaspiração.

Insuflação extraperitoneal

As causas mais comuns de insuflação extraperitoneal são a posição pré-peritoneal da agulha de insuflação e o extravasamento de CO_2 ao redor dos locais das cânulas. Embora esse distúrbio geralmente seja leve e limitado à parede abdominal, o enfisema subcutâneo pode tornar-se extenso, acometendo as extremidades, o pescoço e o mediastino. Outro local relativamente comum de enfisema é o omento ou mesentério, situação que pode ser confundida com a insuflação pré-peritoneal.

O enfisema subcutâneo pode ser identificado pela crepitação em geral na parede abdominal e pode estender-se ao longo de planos fasciais contíguos até o pescoço, ponto no qual pode ser identificado. Este achado pode ser um sinal de enfisema do mediastino, o que pode advertir sobre um colapso cardiovascular iminente.[177-180]

O risco de enfisema subcutâneo é reduzido pelo posicionamento correto da agulha de insuflação e por manutenção de uma baixa pressão intraperitoneal após a inserção das cânulas. Outros métodos que reduzem a chance de enfisema subcutâneo incluem laparoscopia aberta e o uso de sistemas de elevação da parede abdominal que dispensam o uso de gás.

No caso de insuflação extraperitoneal, é possível retirar o laparoscópio e repetir o procedimento. A dissecção prévia do peritônio pode dificultar o processo, nesse caso, deve-se considerar realizar a primeira punção aberta ou o uso de outro local, como o quadrante superior esquerdo. Uma técnica é deixar o laparoscópio no espaço pré-peritoneal expandido enquanto a agulha de insuflação é reintroduzida sob observação direta através do peritônio distalmente à extremidade do laparoscópio.[181]

Em casos leves de enfisema subcutâneo, os achados resolvem-se rapidamente após evacuação do pneumoperitônio, e não é necessário tratamento intra ou pós-operatório específico. Quando o extravasamento estende-se até o pescoço, geralmente é preferível interromper o procedimento em vista do risco de pneumomediastino, pneumotórax, hipercarbia e colapso cardiovascular. Ao fim do procedimento, é prudente fazer uma radiografia do tórax. A conduta deve ser expectante, exceto se houver pneumotórax hipertensivo, quando é necessário proceder à evacuação imediata com inserção de um dreno torácico ou uma agulha de grande calibre (14 G a 16 G) no segundo espaço intercostal da linha medioclavicular.

Complicações eletrocirúrgicas

A incidência de lesões não intencionais associadas ao uso de eletricidade RF pode ser reduzida com uma boa compreensão dos princípios da eletrocirurgia.

A eletrocirurgia por RF é feita com dois eletrodos conectados a um gerador eletrocirúrgico. Com a instrumentação monopolar, um dos eletrodos é usado para concentrar a energia e criar um dos efeitos eletrocirúrgicos (vaporização/corte ou dissecção/coagulação), enquanto o outro é um dispositivo de grande área fixado remotamente à paciente para difundir a corrente (ver **Figura 26.29**). As complicações da eletrocirurgia por RF são secundárias à lesão térmica pelo uso involuntário ou impróprio do eletrodo ativo ou, para instrumentação monopolar, fuga de corrente para um trajeto indesejável ou lesão no local de dispersão da energia. Estas complicações podem ocorrer com o uso desses instrumentos durante cirurgia laparoscópica, laparotômica ou vaginal. Pode haver lesão pelo eletrodo ativo com instrumentos unipolares ou bipolares, enquanto o trauma secundário à fuga de corrente e a acidentes com a dispersão de energia ocorre apenas com aparelhos unipolares. As complicações da eletrocirurgia são reduzidas pela adesão a protocolos de segurança combinada a uma sólida compreensão dos princípios de eletrocirurgia e das circunstâncias que podem provocar lesão.[182] Uma excelente fonte de informações sobre os princípios e uso seguro de eletricidade por RF e outras fontes de energia, chamada Uso Fundamental de Energia Cirúrgica (Fundamental Use of Surgical Enery – FUSE), criado pela Society of American Gastrointestinal and Endoscopic Surgeons (SAGES), está disponível gratuitamente.[183]

Traumatismo pelo eletrodo ativo

O acionamento acidental de um botão ou pedal causa traumatismo do tecido adjacente ao eletrodo de um instrumento monopolar. Os possíveis locais de lesão incluem o intestino, o ureter e outras estruturas intraperitoneais, ou a pele, se o eletrodo estiver sobre o abdome. Pode haver lesão por extensão direta do efeito térmico, quando a zona de vaporização ou coagulação se estende até grandes vasos sanguíneos ou estruturas vitais, como a bexiga, o ureter ou o intestino. Os instrumentos bipolares, mesmo os modelos com sistemas avançados de detecção de impedância, podem reduzir, mas não eliminar, o risco de lesão térmica do tecido adjacente.[184,185] Portanto, os vasos sanguíneos devem ser isolados antes da coagulação eletrocirúrgica, sobretudo quando estão próximos de estruturas vitais, e é necessário aplicar quantidades apropriadas de energia para que haja uma margem adequada de tecido não coagulado.

O diagnóstico de lesão térmica visceral direta pode ser difícil. Em caso de ativação acidental do eletrodo, é preciso avaliar com cuidado as estruturas intraperitoneais próximas. A ocorrência pode depender de vários fatores, inclusive a saída do gerador, o tipo de eletrodo, sua proximidade do tecido e a duração de sua ativação. Muitas vezes, o diagnóstico de lesão térmica das vísceras é tardio, até que surjam sinais e sintomas de fístula ou peritonite. Como essas complicações podem não se manifestar até 2 a 10 dias após a cirurgia, as pacientes devem ser aconselhadas a relatar qualquer ocorrência de febre pós-operatória ou intensificação da dor abdominal.

A lesão térmica do intestino, da bexiga ou do ureter, constatada no momento da laparoscopia, deve ser tratada imediatamente, levando em consideração a possível extensão da zona

de necrose por coagulação.[186,187] As incisões feitas com a energia concentrada de um eletrodo pontiagudo estão associadas a um grau mínimo de lesão térmica circundante. O contato prolongado, ou mesmo transitório, com um eletrodo de calibre relativamente grande pode causar uma zona de necrose térmica que pode ser muito maior do que aparenta. Nestes casos, é necessária a excisão ampla ou a ressecção de até vários centímetros da área afetada. A escolha da via de acesso para qualquer reparo cirúrgico necessário depende em parte da natureza da lesão e das habilidades e do treinamento do cirurgião.

12 **É possível reduzir a incidência de lesões por acionamento acidental, se o cirurgião sempre estiver no controle direto dos instrumentos durante a ativação do eletrodo e se todos os instrumentos manuais eletrocirúrgicos forem retirados da cavidade peritoneal quando não estiverem em uso.** Quando removidos da cavidade peritoneal, os instrumentos devem ser desconectados do gerador eletrocirúrgico ou armazenados em bolsa isolada próxima do campo operatório. Caso o eletrodo seja acionado acidentalmente, essas medidas evitam a lesão da pele da paciente.

Fuga de corrente

A fuga de corrente ocorre durante o uso de instrumentação monopolar, quando o circuito de RF segue um trajeto inesperado entre o eletrodo ativo e o gerador eletrocirúrgico. Isso pode ocorrer nos defeitos de isolamento, por contato direto ou acoplamento capacitivo. Em sistemas de aterramento antigos, provavelmente fora de uso, pode haver fuga de corrente se alguma parte do corpo da paciente tocar um objeto condutor e aterrado. Em qualquer uma dessas situações, se a densidade de energia for alta o bastante, pode ocorrer lesão térmica acidental grave.

Falhas de isolamento

A falha do isolamento da haste de um instrumento eletrocirúrgico monopolar possibilita a fuga de corrente para o tecido adjacente, na maioria das vezes o intestino, e pode causar lesão considerável, em parte porque essas falhas criam uma zona de alta densidade de corrente (ver **Figura 26.28**). Dessa maneira, os instrumentos devem ser examinados antes de cada procedimento para detectar desgaste ou falha evidente do isolamento. Ao usar instrumentos laparoscópicos monopolares, a haste do instrumento deve ser mantida afastada de estruturas vitais e, se possível, totalmente visível no campo operatório.

Contato direto

O contato direto ocorre quando um eletrodo ativado de um instrumento monopolar toca e transmite energia para outro condutor metálico não isolado, como um laparoscópio, uma cânula ou outro instrumento. Frequentemente, o contato direto é empregado para hemostasia, ao se ocluir um vaso sanguíneo com um instrumento de precisão enquanto se usa outro eletrodo ativado para fornecer a energia para dessecação e coagulação. Entretanto, se isso acontecer enquanto o dispositivo não isolado estiver em contato com estruturas como o intestino ou as vias urinárias, pode ocorrer lesão (**Figura 26.29**). O risco de contato direto pode ser reduzido por eliminação do uso simultâneo de instrumentos não isolados e monopolares. Antes de ativar um instrumento monopolar, é necessário que o cirurgião confirme visualmente a impossibilidade de contato com outros instrumentos condutores.

Acoplamento capacitivo

A *capacitância* ocorre quando um condutor consegue estabelecer uma corrente elétrica em um circuito próximo não conectado. Um campo elétrico é gerado ao redor da haste de qualquer eletrodo unipolar ativado (inclusive o cabo), situação que produz um capacitor em potencial. Este campo é inofensivo se o circuito for fechado por uma via dispersiva com baixa densidade de energia; entretanto, se o circuito próximo concentrar a energia no tecido, pode ocorrer lesão térmica (**Figura 26.30**). A figura mostra dois mecanismos para acoplamento capacitivo, a corda enrolada ao redor da pinça (*towel clip*) resulta em acoplamento que pode focar a energia na pele, e o eletrodo ativado da agulha, ao estar próximo do laparoscópio, pode induzir corrente que está focada no intestino próximo. Este último mecanismo ocorre com laparoscópios cirúrgicos, nos quais o eletrodo se acopla de modo capacitivo com a tampa metálica,[188] e com os sistemas similares de "porta única", em que o laparoscópio e os instrumentos manuais, incluindo os monopolares, passam pelo mesmo conjunto de portas concentradas.[189]

Existem várias maneiras de diminuir o risco de complicações relacionadas com o acoplamento capacitivo. Primeiro, é importante evitar o uso de sistemas de laparoscópio-cânula híbridos que contenham uma mistura de elementos condutores e não condutores. Em vez disso, é preferível usar sistemas de cânulas totalmente plásticas ou metálicas. Pode ser melhor evitar o uso de instrumentos monopolares que empregam laparoscópios operatórios ou sistemas de acesso multiporta ou de porta única (*single port*). Se for utilizada uma cânula de acesso multiporta ou um laparoscópio cirúrgico, devem ser utilizados apenas instrumentos de RF bipolares. A equipe cirúrgica deve garantir que as pinças, potencialmente em contato com a pele da paciente, não sejam usadas para segurar os cabos monopolares. Os cirurgiões devem ter cuidado para evitar a justaposição de instrumentos entre o eletrodo ativado e o tecido. Por fim, a minimização do uso de corrente modulada de alta tensão (corrente de "coagulação") diminui o risco de acoplamento capacitivo.

Queimaduras pelo eletrodo de dispersão

As unidades eletrocirúrgicas modernas são projetadas com circuitos isolados e sistemas de monitoramento da impedância que desligam o aparelho se houver desprendimento do eletrodo de dispersão. O uso de geradores eletrocirúrgicos com circuito isolado com monitores do eletrodo de dispersão praticamente eliminou a lesão térmica relacionada com o eletrodo de dispersão. O monitoramento do eletrodo dispersivo é feito por medida da impedância no próprio eletrodo, que sempre deve ser baixo em razão da grande área de superfície. Sem estes dispositivos, o desprendimento parcial do eletrodo de dispersão poderia causar lesão térmica, porque a redução da área de superfície do eletrodo em contato com a pele eleva a densidade da corrente (**Figura 26.31**).

Como alguns aparelhos aterrados sem essas proteções ainda podem estar em uso, é importante conhecer o tipo de unidade eletrocirúrgica utilizada na sala de cirurgia. Se o gerador eletrocirúrgico estiver aterrado e se o eletrodo de dispersão se desprender, for desligado da tomada ou ficar inativo por algum outro motivo, a corrente busca qualquer condutor aterrado, como os eletrodos de monitoramento cardíaco ou os componentes metálicos condutores da mesa de cirurgia. Se o condutor tiver uma pequena área de superfície, a densidade de corrente ou de energia pode ser suficiente para causar lesão térmica.

Complicações hemorrágicas

Lesão de grandes vasos

As complicações hemorrágicas mais perigosas são as lesões dos grandes vasos, entre eles, as da aorta e as da veia cava, dos vasos ilíacos comuns e seus ramos e das artérias e veias ilíacas

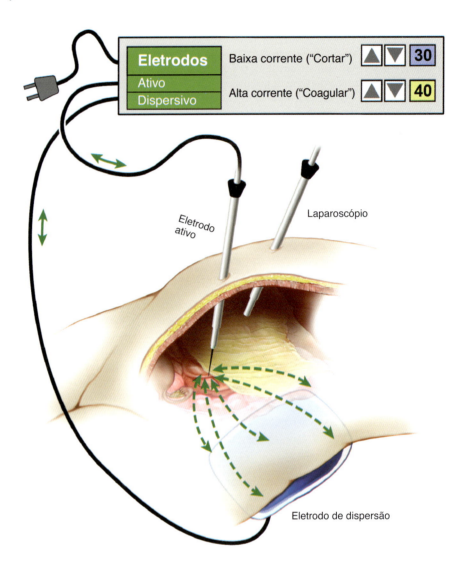

Figura 26.28 Instrumentação de RF monopolar. O gerador eletrocirúrgico converte a saída da parede de cerca de 60 Hz para formas de onda de RF, geralmente entre 300 e 500 Hz. O eletrodo de dispersão desvia a corrente enquanto o "eletrodo ativo" – na verdade, um eletrodo de dispersão de corrente – é usado para criar um efeito no tecido. A corrente oscila entre esses dois eletrodos através da paciente.

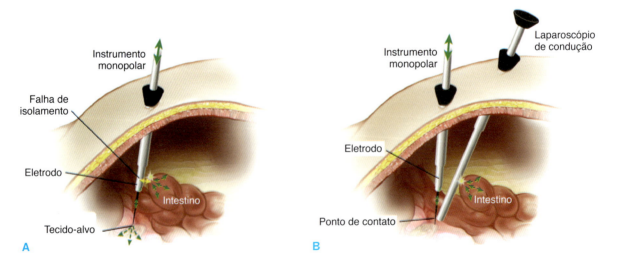

Figura 26.29 Fuga de corrente causada por falhas de isolamento e contato direto. Estes eventos podem ocorrer com o uso de instrumentação monopolar quando há falha do isolamento (**A**) ou, classicamente, ao contato com um instrumento condutor que toca outras estruturas intraperitoneais (**B**). No exemplo mostrado em (**B**), o eletrodo ativo está tocando o laparoscópio, e a corrente é transferida para o intestino por meio de um ponto de contato suficientemente pequeno para que haja lesão térmica. Outro alvo comum desse contato são os instrumentos manuais sem isolamento.

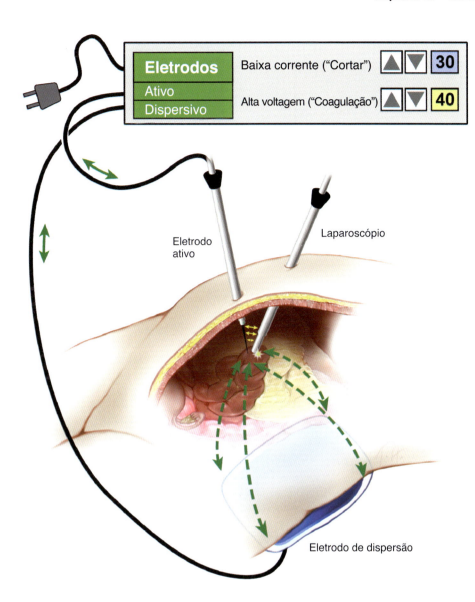

Figura 26.30 Acoplamento capacitivo. Todos os eletrodos de RF ativados emitem uma carga adjacente, proporcional à tensão da corrente, que transforma o eletrodo e os cabos conectores em capacitores potenciais. Em geral, enquanto for possível a dispersão da carga pela parede abdominal, não haverá sequelas. Entretanto, se a via entre o eletrodo ativo e o de dispersão for interrompida, por exemplo, por ativação sem contato ou "aberta", e especialmente com corrente de alta tensão (como mostrado), a corrente pode conectar-se a estruturas próximas, como a cânula condutora do laparoscópio, ou àquilo que estiver diretamente em contato com o intestino.

internas e externas. As lesões mais catastróficas são secundárias à inserção de uma agulha de insuflação ou a ponta do trocarte utilizado nas portas primárias ou auxiliares. Os vasos lesados com maior frequência são a aorta e a artéria ilíaca comum direita, no local de origem da aorta na linha média. A localização anatômica mais posterior da veia cava e das veias ilíacas proporciona proteção relativa, mas não isenta da lesão.[190] **Depois da lesão vascular, os pacientes geralmente desenvolvem hipotensão acentuada, com ou sem hemoperitônio.** Em alguns casos, o sangue é aspirado pela agulha de insuflação antes da introdução do gás. Nesses casos, a agulha deve ser mantida no lugar enquanto são feitos preparos imediatos para obter hemoderivados e proceder à laparotomia. Com frequência, o sangramento pode ficar contido no espaço retroperitoneal, o que costuma retardar o diagnóstico e, consequentemente, levar ao choque hipovolêmico. Para evitar o diagnóstico tardio, é preciso identificar o trajeto de cada grande vaso antes de realizar o procedimento. Em virtude da dificuldade de se avaliar o volume de sangue que enche o espaço retroperitoneal, **há indicação de laparotomia imediata em caso de suspeita de hemorragia retroperitoneal.** Uma incisão mediana deve ser feita para garantir acesso aos grandes vasos. Após a penetração na cavidade peritoneal, para obter ao menos o controle temporário da perda sanguínea, a aorta e a veia cava devem ser imediatamente comprimidas logo abaixo do nível dos vasos renais. A linha de ação mais apropriada depende do local e da extensão da lesão, e pode ser necessário solicitar o parecer do cirurgião-vascular ou geral para avaliar e reparar lesões vasculares importantes. Embora a maioria dessas lesões seja pequena e possa ser reparada por sutura, algumas são maiores e necessitam de enxerto vascular. Há casos de morte decorrente dessas lesões.

Lesão dos vasos da parede abdominal

Os vasos da parede abdominal lesados com maior frequência durante a laparoscopia são os epigástricos inferiores superficiais, nos locais em que se originam da artéria e veia femorais e seguem em sentido cefálico em cada quadrante inferior. Eles são lesados pela passagem inicial de um sistema trocarte-cânula auxiliar

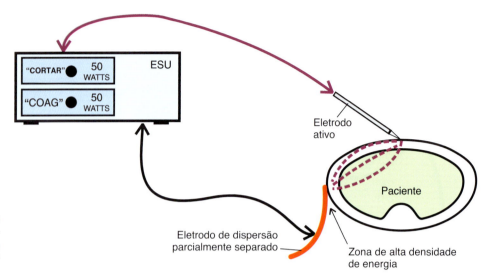

Figura 26.31 Queimaduras pelo eletrodo de dispersão. Se o eletrodo de dispersão estiver parcialmente desconectado, a densidade de corrente poderá aumentar a ponto de provocar queimadura cutânea.

ou pela introdução posterior de um instrumento mais largo. O problema pode ser identificado imediatamente, ao se observar gotejamento de sangue ao longo da cânula ou na incisão, entretanto, o sangramento pode ser obstruído pela cânula até que ela seja retirada ao fim da operação.

As lesões mais graves são aquelas dos vasos epigástricos inferiores profundos, que são ramos da artéria e veia ilíacas externas com trajeto sentido cefálico, mas ocupam posição profunda com relação à fáscia do músculo reto e, muitas vezes, profunda com relação ao músculo. Em posição mais lateral, estão os vasos ilíacos circunflexos profundos, que não são encontrados com frequência na cirurgia laparoscópica. A laceração desses vasos pode causar perda acentuada de sangue, sobretudo quando o trauma não é reconhecido e causa sangramento extraperitoneal.

Os sinais de lesão, além do gotejamento de sangue pela cânula, incluem o choque pós-operatório e a alteração da cor da parede abdominal ou hematoma próximo da incisão. Em alguns casos, o sangue pode "correr" até um local mais distante, apresentando-se como uma massa pararretal ou vulvar. O diagnóstico tardio pode ser evitado por avaliação laparoscópica de cada incisão peritoneal após a retirada da cânula.

Em geral, o sangramento no traumatismo dos vasos epigástricos inferiores superficiais cessa espontaneamente, portanto, a conduta expectante é recomendada. A laceração dos vasos epigástricos inferiores profundos pode ser reparada por ligadura direta. Outra opção é a inserção pela cânula de um cateter de Foley, que é insuflado, tracionado e mantido no lugar com pinça por 24 horas. Em caso de hematoma pós-operatório, deve-se, inicialmente, aplicar compressão local. A remoção ou a aspiração abertas do hematoma não são indicadas, porque podem inibir o efeito de tamponamento e aumentar o risco de abscesso. Entretanto, se a massa continuar a aumentar ou se surgirem sinais de hipovolemia, será preciso explorar a ferida.

Lesão de vasos intraperitoneais

A hemorragia pode ser consequência da penetração acidental em um vaso ou da falha da aplicação de uma técnica oclusiva específica. Além de hemorragia tardia, pode ocorrer um atraso adicional no diagnóstico laparoscópico, em virtude do campo visual restrito e da pressão oclusiva temporária exercida pelo CO_2 na cavidade peritoneal.

Em geral, a transecção acidental de uma artéria ou veia fica logo evidente. Artérias transeccionadas podem sofrer espasmo e sangrar de minutos a horas depois, passando despercebidas por um tempo por conta da limitação do campo visual do laparoscópio. Portanto, ao fim do procedimento, todas as áreas de dissecção devem ser examinadas com cuidado. É necessário remover o dióxido de carbono, o que diminui a pressão intraperitoneal, para que os vasos sanguíneos temporariamente ocluídos pela pressão aumentada possam ser reconhecidos.

Complicações gastrintestinais

Durante a laparoscopia, pode haver lesão do estômago, do intestino delgado e do cólon. A penetração mecânica no intestino grosso ou no intestino delgado pode ser 10 vezes mais frequente quando as pacientes têm história de inflamação intraperitoneal ou cirurgia abdominal prévia. Alças de intestino podem aderir à parede abdominal sob o local de punção e serem lesadas.[191,192]

Lesões pela agulha de insuflação

A penetração da agulha no sistema gastrintestinal pode ser mais comum do que é relatado, visto que muitas vezes não é percebida e não causa problema. A penetração gástrica pode ser identificada pelo aumento da pressão de insuflação, distensão assimétrica da cavidade peritoneal ou aspiração de partículas gástricas através da agulha. A princípio, o estômago amplo e oco possibilita que a pressão de insuflação permaneça normal. Os sinais de penetração intestinal são iguais aos da lesão gástrica, além do odor fecal. Se forem identificados resíduos particulados, é necessário manter a agulha no lugar e utilizar outro ponto para inserção, como o quadrante superior esquerdo. O local da lesão pode ser identificado logo após a penetração bem-sucedida da cavidade peritoneal, e é preciso reparar a lesão imediatamente por laparoscopia ou laparotomia.

Lesões por trocarte/obturador

De modo geral, a lesão causada por um obturador ou trocarte cortante é mais grave do que a lesão por agulha. A penetração gástrica acidental geralmente ocorre devido à distensão gástrica por aerofagia, intubação difícil ou inadequada ou indução por máscara com anestésico inalatório. Na maioria das vezes, a lesão é causada pelo sistema trocarte-cânula utilizado para o primeiro acesso. Cânulas auxiliares também podem causar lesão visceral, embora o posicionamento delas sob visão direta ajude a diminuir o risco de lesão. **O risco de perfuração gástrica pode ser minimizado com o emprego seletivo de sucção naso ou orogástrica prévia quando se usam acessos no quadrante superior esquerdo, ou se a intubação for difícil.** É provável que o acesso aberto tenha menor risco de complicações gastrintestinais, sobretudo aquelas relacionadas com aderências da parede anterior do abdome por cirurgia prévia. Nas pacientes de alto risco, pode ser preferível a inserção de agulha e trocarte-cânula no quadrante superior esquerdo após descompressão adequada do estômago.[193-196]

Se o trocarte do primeiro acesso penetrar no intestino, o diagnóstico é prontamente feito ao ver a mucosa de revestimento do sistema gastrintestinal. Em caso de penetração do intestino grosso, nota-se odor de fezes. Contudo, nem sempre a lesão é reconhecida de imediato, visto que a cânula pode não permanecer no intestino ou pode atravessar o lúmen. Tais lesões costumam ocorrer nos casos de aderência de uma alça intestinal à parede anterior do abdome. A lesão pode não ser diagnosticada até que haja peritonite, abscesso, fístula enterocutânea ou morte.[197,198] Portanto, **ao fim do procedimento, a retirada da cânula primária deve ser observada pela cânula ou por um acesso auxiliar, um processo facilitado pela rotina de visualização direta do fechamento da incisão do acesso primário.**

É preciso reparar as lesões do estômago e do intestino causadas pelo trocarte assim que forem detectadas. Caso a lesão seja pequena, um cirurgião treinado pode repará-la por laparoscopia usando uma dupla camada de sutura contínua com fio absorvível 2-0 ou 3-0. Lesões extensas podem exigir ressecção e reanastomose, que, na maioria dos casos, requerem pelo menos uma pequena incisão na pele. O preparo intestinal mecânico pré-operatório em casos selecionados de risco elevado minimiza a necessidade de laparotomia ou colostomia, mas dados recentes sugerem que a cirurgia intestinal, quando for necessária, poderá ser feita com segurança mesmo sem preparo intestinal.[199]

Dissecção e lesão térmica

Quando o traumatismo intestinal mecânico é identificado durante a dissecção, o tratamento é igual ao descrito na lesão por trocarte. Caso a lesão seja causada por energia elétrica de RF, é importante reconhecer que a zona de dissecação e coagulação pode ultrapassar a área de lesão visível. Isso ocorre principalmente se o mecanismo exato da lesão térmica for desconhecido ou se a lesão for consequência do contato com um eletrodo cuja área de superfície seja relativamente grande, que teria mais propensão a causar uma lesão grande por coagulação. Por outro lado, a lesão intestinal provocada sob visão direta com uma agulha de RF ou eletrodo de radiofrequência tipo agulha ou pinças está associada a pequeno efeito de coagulação colateral, e o tratamento pode ser semelhante ao de uma lesão mecânica. Por conseguinte, ao realizar o reparo cirúrgico, é preciso levar em conta esses fatores e incluir, se necessário, ressecção ampla das margens ao redor da lesão. A conduta na lesão térmica pode ser expectante se a lesão parecer superficial e limitada, como ocorre na lesão do intestino por fulguração (arco de corrente de alta tensão sem contato). Nestes casos, a profundidade da lesão costuma ser menor que 0,5 mm. Em um estudo de 33 mulheres com lesões desse tipo, tratadas com conduta expectante no hospital, apenas duas delas necessitaram de laparotomia para reparo de perfuração.[200]

Lesão urológica

A lesão da bexiga ou do ureter pode ser secundária ao traumatismo mecânico ou térmico durante a laparoscopia. O ideal é que essa lesão seja evitada, mas caso ocorra, assim como ocorre na maioria das complicações, é melhor que a lesão seja identificada no momento da operação.

Lesão vesical

A lesão vesical pode ser consequência da perfuração da bexiga cheia por agulha de insuflação ou trocarte, ou pode ocorrer enquanto a bexiga é dissecada de estruturas aderidas ou da superfície anterior do útero.[201,202] É difícil estimar a frequência de lesão, que varia com o procedimento. As estimativas da frequência de cistotomia acidental associada à HL variam de 0,4 a 3,2% e parecem ser mais frequentes em caso de cesariana prévia.[203,204] A lesão pode ser facilmente observada sob visão direta. Se houver um cateter de demora no lugar, é possível observar hematúria ou pneumatúria (ar no sistema de drenagem por cateter). A laceração vesical pode ser confirmada por injeção de leite estéril ou de uma solução diluída de azul de metileno por meio do cateter transuretral. A lesão térmica da bexiga, porém, pode não ser detectada inicialmente e, caso não seja diagnosticada, pode apresentar-se como peritonite ou fístula.

A drenagem vesical pré-operatória de rotina geralmente impede lesões, devido à perfuração pelo trocarte. A separação da bexiga do útero ou de outras estruturas aderidas requer boa visualização, retração apropriada e excelente técnica cirúrgica. A dissecção mecânica cortante é preferível, sobretudo quando há aderências relativamente densas.

As lesões da bexiga de calibre muito pequeno (1 a 2 mm) podem ser tratadas com cateterismo da bexiga de demora por 3 a 7 dias. O cateterismo é desnecessário se o reparo for imediato. Lesões maiores podem ser reparadas por laparoscopia.[201,202,205] Se a laceração estiver no trígono ou próxima dele, deve ser feito por laparotomia. O mecanismo de lesão deve ser levado em conta na decisão, visto que as lesões elétricas muitas vezes estendem-se além dos limites visíveis da lesão. Na lesão térmica induzida por coagulação, deve-se excisar a parte coagulada.

Nas lesões pequenas, o fechamento pode ser feito por sutura em camadas com fio absorvível 2-0 ou 3-0. Nas pequenas lacerações do fundo, o cateterismo pós-operatório com um cateter uretral ou suprapúbico deve ser mantido por 2 a 5 dias e, nas lesões do trígono, por 10 a 14 dias. Deve-se considerar a cistografia antes da retirada do cateter urinário.

Lesão ureteral

Uma das causas mais comuns de lesão ureteral durante a laparoscopia é o traumatismo eletrocirúrgico,[184,206,207] podendo ocorrer também após dissecção mecânica, inclusive por dispositivos lineares cortantes e grampeadores.[207-209] Embora seja possível o reconhecimento intraoperatório dessa lesão, o diagnóstico geralmente é tardio.[207,210] As lacerações ureterais podem ser confirmadas durante a cirurgia, observando a saída de urina ou de índigo-carmim após ele ser injetado por via intravenosa. A cistoscopia após a injeção intravenosa de índigo-carmim, ou corante similar, é uma tática usada para confirmar a ejaculação ureteral do corante bilateralmente. Como existe evidência adequada de que essa conduta pode identificar a maioria das lesões no ureter, as diretrizes atuais recomendam a realização de cistoscopia após a HL.[211]

A obstrução ureteral não identificada pode surgir até 14 dias após a cirurgia, com dor no flanco e febre, com ou sem sinais de peritonite e leucocitose.[212] A ultrassonografia abdominal pode ser útil, mas uma Uro-TC pode identificar, de modo mais preciso, o local e o grau da obstrução.

O corrimento ou a incontinência contínua são sinais tardios de fístula ureterovaginal ou vesicovaginal. É possível confirmar se a fístula é vesicovaginal por enchimento da bexiga com azul de metileno e detecção do corante em um absorvente interno previamente inserido na vagina. Na fístula ureterovaginal, o azul de metileno não chega à vagina, mas a detecção pode ser feita por injeção intravenosa de índigo-carmim, como já descrito.

O conhecimento do trajeto do ureter através da pelve é um pré-requisito para diminuir o risco de lesão. Em geral, o ureter é visto através do peritônio da parede lateral da pelve, entre a abertura superior da pelve e a fixação do ligamento largo. A localização do ureter pode ser encoberta em virtude da variação de uma paciente para outra ou da existência de doença, fazendo ser necessária a exploração do espaço retroperitoneal. As técnicas usadas para dissecção retroperitoneal são fatores importantes para a diminuição do risco de lesão ureteral. É preferível a dissecção romba e cortante com tesoura, embora seja possível usar a hidrossecção.[213] O uso seletivo de *stents* ureterais também ajuda a evitar lesões.

A lesão ureteral pode ser tratada de imediato se for diagnosticada durante a cirurgia. Embora uma pequena lesão possa cicatrizar sobre um *stent* ureteral mantido no local por 10 a 21 dias, o reparo é necessário para a maioria das pacientes. Apesar de o reparo de lacerações e transecções ureterais ser feito por laparoscopia, a maioria das lesões exige laparotomia.[206,214]

Obstruções e lacerações incompletas ou pequenas podem ser tratadas com um *stent* ureteral retrógrado ou anterógrado. Os urinomas podem ser drenados por via percutânea. Caso não seja possível implantar um *stent*, procede-se à nefrostomia percutânea antes do reparo operatório, o qual pode ser feito por excisão e reanastomose, ou, na maioria das vezes, por reimplante do ureter com ou sem procedimentos, como a bexiga psoica (fixação da bexiga ao músculo ileopsoas) ou a técnica de Boari.

Lesão neurológica

A lesão de nervo periférico geralmente está relacionada com o mau posicionamento da paciente, a pressão excessiva exercida pelos cirurgiões ou o posicionamento do acesso.[215,216] A colocação da paciente acordada na posição de litotomia pode diminuir este risco, porque a paciente é capaz de identificar eventuais pressões ou desconforto.[217] A dissecção cirúrgica também pode lesar um nervo.

Nas extremidades, o traumatismo pode ser direto, como ocorre quando o nervo fibular comum é comprimido contra a perneira. O nervo femoral, o nervo isquiático ou seus ramos podem ser excessivamente distendidos e lesados por flexão ou rotação externa excessiva dos quadris. O nervo fibular pode ser lesado por compressão se a cabeça lateral da fíbula estiver apoiada sobre a perneira.[217-219] A posição do cirurgião ou dos assistentes, empurrando excessivamente o braço abduzido da paciente durante o procedimento, pode causar lesões do plexo braquial. Se a paciente for colocada em posição de Trendelenburg acentuada, o plexo braquial pode ser lesado pela pressão exercida sobre a articulação do ombro. Na maioria dos casos, constatam-se déficits sensoriais ou motores quando a paciente acorda da anestesia. A probabilidade de lesão do plexo braquial é reduzida, com acolchoamento e sustentação adequados dos braços e dos ombros ou colocação dos braços da paciente em posição aduzida ao longo do corpo.[220]

A maioria das lesões dos nervos periféricos tem resolução espontânea. O tempo até a recuperação depende do local e da intensidade da lesão. Na maior parte das lesões periféricas, há recuperação completa do nervo sensitivo em 3 a 6 meses. Fisioterapia, uso de órteses apropriadas e estimulação elétrica dos músculos afetados podem facilitar o processo de recuperação. Deve ser realizada microcirurgia aberta na transecção de importantes nervos intrapélvicos.

Hérnia incisional e deiscência da ferida

Há mais de 900 casos descritos de hérnia incisional após laparoscopia.[167,168] O problema mais comum é a deiscência que aparece no período pós-operatório imediato. As hérnias podem ser assintomáticas ou causar dor, febre, massa periumbilical e evisceração, ou causar sinais e sintomas de obstrução intestinal. Embora nenhuma incisão esteja livre de riscos, aquelas com diâmetro maior do que 10 mm são mais suscetíveis.[168,221,222]

As hérnias de Richter contêm apenas uma parte do diâmetro do intestino no defeito e o diagnóstico frequentemente é tardio, visto que nem sempre há sintomas nem achados típicos de obstrução intestinal mecânica.[223] Em geral, o sintoma inicial é a dor. Essas hérnias são mais frequentes em incisões laterais à linha média, em que há maior quantidade de gordura pré-peritoneal, criando um espaço virtual para o encarceramento. A paciente pode apresentar febre, e uma perfuração subsequente pode causar peritonite. É difícil diagnosticar a hérnia, que requer um alto índice de suspeição e pode ser confirmada, por ultrassonografia ou TC.[224]

A maioria dos casos é evitável pelo uso de cânulas de pequeno calibre, quando possível, e pelo fechamento rotineiro da fáscia e do peritônio. O risco de incorporação acidental do intestino à ferida é reduzido pela observação do fechamento com um laparoscópio de menor calibre introduzido por uma porta auxiliar estreita. Todas as cânulas auxiliares devem ser removidas sob visão direta, para garantir que o intestino não seja levado para a incisão e que não esteja ocorrendo sangramento ativo.

O tratamento das hérnias incisionais laparoscópicas depende do momento da apresentação e do quadro de intestino encarcerado e da sua condição. A evisceração sempre requer intervenção cirúrgica. Se o distúrbio for diagnosticado de imediato, o intestino é recolocado na cavidade peritoneal (se não houver sinal de necrose ou defeito intestinal), e a incisão é reparada, geralmente guiada por laparoscopia. Se o diagnóstico for tardio ou se houver encarceramento ou risco de perfuração do intestino, é necessária a laparotomia para reparo ou ressecção do intestino.

Infecção

As infecções de ferida após laparoscopia são raras. A maioria são pequenas infecções cutâneas não graves que podem ser tratadas com êxito por conduta expectante, drenagem ou antibióticos.[225] Raramente ocorre fasciíte necrosante. Há relatos de infecção urinária, celulite e abscesso pélvico.[226]

A laparoscopia está associada a um risco muito menor de infecção do que a cirurgia abdominal ou vaginal. Devem ser oferecidos antibióticos profiláticos a pacientes selecionadas (p. ex., aquelas com maior risco de endocardite bacteriana e aquelas as quais é planejada histerectomia total). As pacientes devem ser instruídas a monitorar a temperatura corporal após a alta e a comunicar imediatamente a elevação da temperatura acima de 38°C.

HISTEROSCOPIA

O histeroscópio é um endoscópio adaptado a partir do cistoscópio, que pode ser usado para avaliar diretamente o canal cervical e a cavidade endometrial **(Figura 26.32)**, a fim de auxiliar o diagnóstico ou guiar diversos procedimentos intrauterinos. Embora a primeira descrição de uma histeroscopia tenha sido publicada em 1869, uma polipectomia,[227] o uso de histeroscopia não se tornou

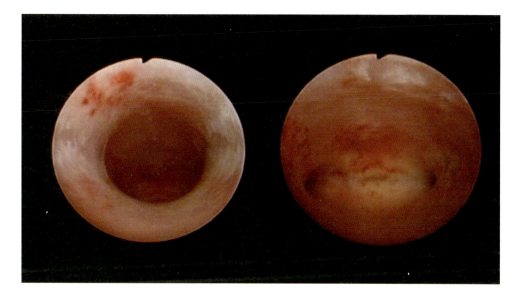

Figura 26.32 Visão histeroscópica de um canal cervical normal (esquerda) e cavidade endometrial (direita). À direita, uma imagem de um útero pós-menopausa, em que as áreas cornuais direita e esquerda são facilmente observadas. A equimose posteriormente pode ser devido ao trauma causado pelo histeroscópico.

comum até a última metade do século 20. A lise histeroscópica de aderências intrauterinas (IUAs) foi descrita pela primeira vez em 1973.[228] A técnica de ressecção eletrocirúrgica guiada por endoscopia foi adaptada da urologia para a ginecologia inicialmente para a retirada de leiomiomas uterinos.[229] A resecção histeroscópica de septos uterinos foi desenvolvida originalmente com o uso de uma técnica mecânica com emprego de tesouras especiais.[230] A destruição do endométrio por histeroscopia, geralmente denominada ablação do endométrio (AE), foi originalmente descrita com uso de vaporização por *laser* Nd:YAG, porém demais profissionais inovadores utilizaram o ressectoscópio urológico para AE com emprego de coagulação eletrocirúrgica, ressecção ou vaporização.[231-233] A ablação térmica com líquido quente guiada por histeroscopia é um procedimento que tem sido usado desde 2002 e é a única técnica guiada por endoscopia descrita para AE sem ressectoscópio (NREA). Avanços nos modelos de endoscópios resultaram em instrumentos de menor diâmetro que preservam a capacidade de produzir uma imagem de alta qualidade. Tais avanços facilitam o uso da histeroscopia em consultório ou no centro cirúrgico, utilizando anestesia local ou não.

Histeroscopia diagnóstica

O objetivo da avaliação da cavidade uterina é obter uma amostra do endométrio, geralmente para a detecção de hiperplasia ou neoplasia, ou para identificar anormalidades estruturais, em geral, um septo ou lesões focais, como aderências, pólipos ou leiomiomas. A biopsia às cegas do endométrio tem sido o principal método diagnóstico para a detecção de hiperplasia do endométrio, enquanto histeroscopia, HSG, USTV, histerossonografia (sonografia com infusão de gel ou soro fisiológico) e RM são opções para detecção e caracterização de anomalias estruturais. O exame histeroscópio é superior à HSG na avaliação da cavidade endometrial.[234,235] A precisão diagnóstica da USG TV é parecida, especialmente ao utilizar soro fisiológico ou gel intrauterino como meio de contraste, um procedimento chamado histerossonografia ou ultrassonografia com infusão de soro fisiológico (USIS).[236-238] A RM e a ultrassonografia têm a vantagem de possibilitar a avaliação do miométrio, enquanto a histeroscopia no consultório viabiliza divisão simultânea de adesões ou a retirada simultânea de pequenos pólipos e até mesmo alguns leiomiomas.

A histeroscopia diagnóstica oferece informações não obtidas por biopsia às cegas do endométrio,[239-244] como a detecção de pólipos endometriais ou leiomiomas submucosos,[239,241,244,245] e pode garantir a execução de biopsia dirigida ao endométrio (**Figura 26.33**). Pólipos malignos ou hiperplásicos ou outras lesões podem ser identificados por histeroscopia e removidos.[242] A curetagem às cegas ainda é uma conduta eficaz para a obtenção de material para estudo histopatológico do endoméetrio.[239,244,246]

As possíveis indicações de histeroscopia diagnóstica são:
1. **Sangramento uterino anormal (SUA) inexplicado:**
   - **Pré-menopausa**
   - **Pós-menopausa.**
2. **Casos selecionados de infertilidade:**
   - **Histerografia ou USG TV anormal**
   - **Infertilidade inexplicada**

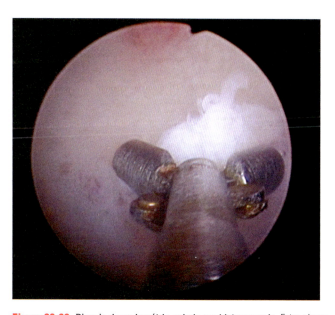

Figura 26.33 **Biopsia de endométrio guiada por histeroscopia.** Estas pinças 5-Fr para biopsia estão abertas, pouco antes da captura de lesão endometrial focal, como um pólipo.

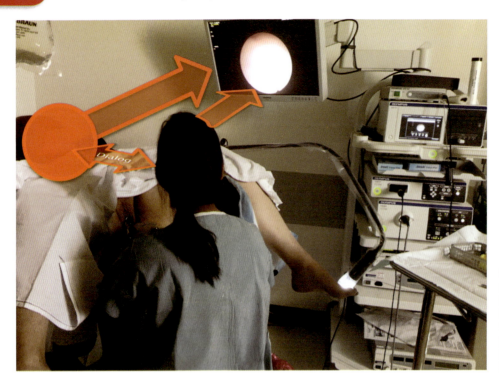

Figura 26.34 Histeroscopia realizada em consultório, com anestesia local. O cirurgião e a paciente podem visualizar a imagem da cavidade endometrial, e a paciente pode fazer perguntas em tempo real. Em geral, as pacientes não precisam de analgésicos narcóticos sistêmicos, mesmo se for realizado algum procedimento cirúrgico.

- Avaliação de rotina antes da transferência de embrião (TE)
- Reavaliação após casos selecionados de cirurgia uterina.
3. Aborto espontâneo recorrente.

Na maioria das pacientes, a histeroscopia diagnóstica pode ser feita ambulatorialmente, com desconforto mínimo e um custo muito menor do que em um centro cirúrgico (Figura 26.34). Em alguns casos, preocupações com o conforto da paciente ou com um distúrbio clínico preexistente podem impedir a histeroscopia ambulatorial. Muitas vezes, a histeroscopia oferece mais informações do que a curetagem às cegas, mas deve ser usada com prudência. Na maioria das pacientes, outros métodos diagnósticos ou terapêuticos podem ser empregados antes ou no lugar da histeroscopia diagnóstica. Por exemplo, em mulheres no fim da idade fértil que apresentam SUA ou naquelas com sangramento pós-menopausa, a USG TV e/ou a biopsia ou curetagem endometrial no consultório geralmente são adequadas para avaliar neoplasia e oferecer informações suficientes para respaldar uma estratégia de conduta inicial. Se não for possível obter um diagnóstico satisfatório ou se o sangramento persistir apesar do tratamento, a investigação complementar é apropriada, utilizando ultrassonografia, biopsia do endométrio, USIS ou histeroscopia ambulatorial ou uma combinação desses métodos. No caso de mulheres no início da vida fértil com SUA, pode ser feito, a princípio, o tratamento clínico ou expectante, conforme a intensidade e a inconveniência do sangramento. Para aquelas que não respondem a tratamentos clínicos, como os contraceptivos orais, pode-se recorrer a outros procedimentos diagnósticos, tais como USG TV, histerossonografia com contraste ou histeroscopia com biopsia (ver Figura 26.33).[247]

Nas mulheres inférteis, a HSG é o melhor exame de imagem inicial, pois oferece informações sobre a permeabilidade das tubas. No caso de uma anormalidade suspeita ou identificada na cavidade endometrial, pode-se fazer histeroscopia ou histerossonografia para confirmar o diagnóstico, definir melhor a anormalidade e talvez guiar a remoção de uma lesão, se for feita histeroscopia. Nesses casos, alguns especialistas consideram obrigatória a realização de histeroscopia ou histerossonografia, em virtude da alta ocorrência de imagens radiológicas falso-negativas nas pacientes com anomalias intrauterinas.[248] Nas mulheres com insucesso prévio de FIV, há evidências de que a identificação e o tratamento histeroscópico dessas anomalias não percebidas aumentem as taxas de gravidez.[249] A confirmação da permeabilidade da tuba é desnecessária em mulheres que sofreram abortos recorrentes, portanto, a histeroscopia pode ser o método primário de avaliação.

Histeroscopia operatória

Vários procedimentos intrauterinos podem ser guiados por endoscopia, entre eles, adesiólise, esterilização, ressecção de um septo uterino, ressecção de leiomiomas e pólipos, retirada de produtos retidos da concepção e destruição endometrial por vaporização com *laser* Nd:YAG ou ressecção, dessecação ou vaporização por RF. A histeroscopia pode ser usada para retirar corpos estranhos, inclusive dispositivos intrauterinos (DIU), aderidos à parede uterina. Com o uso de anestesia local, a maioria desses procedimentos pode ser feita em consultório.[250]

Corpo estranho

Em geral, se o fio de um DIU não for visível, o dispositivo pode ser retirado com um gancho especial ou uma cureta com dentes (p. ex., Novak). Quando a retirada é difícil ou impossível, a localização do dispositivo pode ser confirmada por histerossonografia, que possibilita sua retirada com uma pinça de preensão (Figura 26.35). Se não for possível visualizar o DIU ou se apenas uma parte estiver visível à histeroscopia e o restante tiver penetrado no miométrio, a conduta deve ser individualizada, geralmente após exames de imagem adequados para identificar com maior precisão a sua localização.

Capítulo 26 • Endoscopia Ginecológica   621

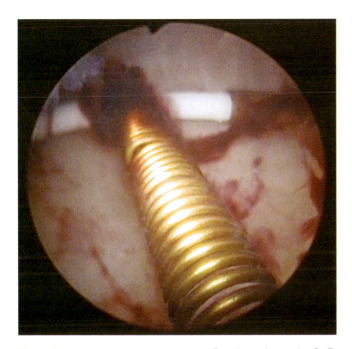

Figura 26.35 DIU na cavidade endometrial. Este sistema intrauterino Cu-T-380A de cobre é facilmente observado por histeroscópio. Se não for possível observar os fios saindo pelo colo, a histeroscopia pode ser usada para remover o dispositivo usando uma pinça de preensão 5-Fr.

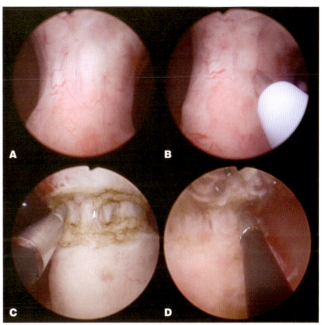

Figura 26.36 Transecção de um septo uterino (rAFS Classe 5A). A ponta do septo é observada perto do orifício interno (**A**). Anestesia adicional é injetada via agulha 5-Fr, que passa por um canal 5-Fr na bainha operatória (**B**). Uma agulha bipolar de radiofrequência (RF) é utilizada para iniciar a transecção (**C**) que está quase completa em **D**. Esse procedimento em consultório foi totalmente feito sob anestesia local.

Septo

Quando o aborto recorrente está associado a corpo único contendo um septo uterino (rAFS Classe V ou CONUTA U2), a transecção histeroscópica do septo melhora as taxas de gravidez comparavelmente à metroplastia abdominal, com menor morbidade e custo (ver Capítulo 33).[251-256] Existem menos dados a respeito da infertilidade, mas há algumas evidências de que a metroplastia melhora a fecundidade.[257] A confirmação da arquitetura externa do corpo uterino é importante e pode ser feita por RM ou ultrassonografia tridimensional. Um grupo descreveu um método ambulatorial de "ver e tratar", no qual a dissecção é continuada até que se tenham dois de três critérios (dor, sangramento, observação de fibras miometriais) para determinar o fim da transecção do septo.[258] Esse procedimento pode ser feito com sucesso no consultório, com uso de anestesia local e injeção complementar de lidocaína de 0,5% com epinefrina a 1/200.000 diretamente no septo ou em cada corno para atingir a inervação a partir do T10 que segue no corpo ao longo do ligamento útero-ovário. O processo pode ser mecânico, com tesoura ou técnicas que empreguem energia elétrica, como bisturi, agulha ou alça eletrocirúrgica **(Figura 26.36)**. Como a maioria dos septos é pouco vascularizada, a tesoura é uma opção para evitar o risco, mesmo que mínimo, de lesão térmica. Se forem aplicadas de maneira apropriada, a energia monopolar e especialmente a bipolar estarão associadas à mínima lesão térmica.

Pólipos endometriais

Os pólipos endometriais têm sido frequentemente associados ao SUA e à infertilidade e, embora possam ser removidos por curetagem às cegas, muitos não são detectados.[239,241,244,245] Assim, o tratamento de pólipos endometriais conhecidos ou suspeitos tem maior êxito quando realizado por histeroscopia, que geralmente pode ser ambulatorial. Para pólipos relativamente pequenos, a histeroscopia deve ser utilizada a fim de direcionar o uso de tesoura de pequeno calibre, para transeccionar o pólipo na base, e a pinça de preensão, para remover a lesão da cavidade endometrial **(Figura 26.37)**. No caso de pólipos maiores, em especial laço para polipectomia, agulhas eletrocirúrgicas, um ressectoscópio ou um sistema eletromecânico para remoção de tecidos podem ser utilizados para seccionar o pedículo ou retirar a lesão aos pedaços. Em pacientes com infertilidade e pólipos endometriais, não está claro se o número e o tamanho dos pólipos estão relacionados com o resultado.[259] Consequentemente, deve-se tentar retirar todos os pólipos acessíveis se for possível concluir o processo com mínimo traumatismo.

Leiomiomas

A histeroscopia pode ser utilizada para remover leiomiomas submucosos selecionados que comprometem a cavidade uterina em mulheres com sangramento menstrual intenso, infertilidade ou aborto espontâneo recorrente no primeiro trimestre.[236,260-266] Esta conduta é limitada pela localização, tamanho e número de miomas. A administração pré-operatória de agonistas do hormônio de liberação da gonadotropina (GnRH) pode ajudar a reduzir miomas submucosos, facilitando sua retirada completa, e, fundamentalmente, a diminuir o tempo de operação e a absorção sistêmica dos meios de distensão.[267-269]

Para facilitar a avaliação e a documentação da investigação de mulheres com fibroides, criou-se um sistema de classificação que categoriza a localização dos leiomiomas no útero, incluindo tumores submucosos, com base na proporção do leiomioma que está na cavidade uterina **(Figura 26.38)**.[270] Em pacientes com miomas com 3 cm ou menos de diâmetro e totalmente intracavitários (tipo 0), a excisão é viável e, em muitos casos, relativamente fácil, com mínimo trauma endometrial. As lesões tipo 2 a 5 costumam exigir acesso abdominal por laparoscopia ou laparotomia com histerorrafia.

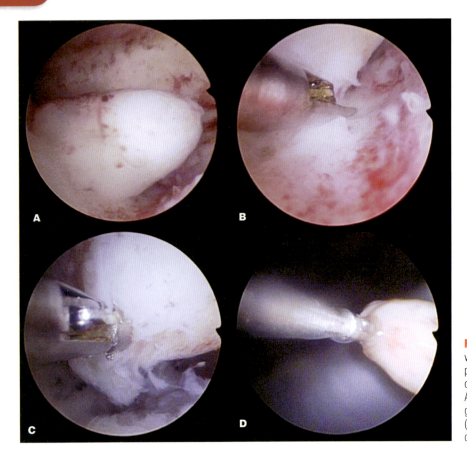

Figura 26.37 Polipectomia. **A.** O pólipo é observado na porção média da parede posterior direita. O pólipo é ressecado o mais próximo possível do endométrio, para minimizar o risco de recorrência (**B**). A pinça é usada para apreender o pólipo na sua base, girando-o, então, até que se destaque do endométrio (**C**). A lesão é puxada pelo canal cervical, removendo o conjunto histeroscópico (**D**).

Os leiomiomas pequenos tipo 0 podem ser removidos após transecção do pedículo com tesoura ou um eletrodo acoplado a um ressectoscópio. Nas lesões maiores tipo 0, ou nos leiomiomas tipo 1, certa combinação de dissecção do tumor do miométrio e morcelamento mecânico ou eletrocirúrgico **(Figura 26.39)** será necessária para concluir a remoção. Para os miomas tipo 2, pode-se tentar a dissecção cuidadosa no plano avascular entre o tumor e a pseudocápsula miometrial, desde que se tenha demonstrado margem adequada de miométrio entre a porção mais profunda da lesão e a serosa uterina por ultrassonografia ou RM. Em alguns casos, pode ser preferível a realização desses procedimentos com monitoramento laparoscópico, para verificar se o intestino não está próximo da área de dissecção. Este tipo de direção pode ser feito utilizando ultrassonografia transabdominal. Em alguns centros, a maioria dos tumores tipo 2 é removida com orientação por histeroscopia ambulatorial com anestesia local, após incisão na pseudocápsula, dissecção cuidadosa e morcelamento eletromecânico **(Figura 26.40)**.[271] As pacientes devem ser alertadas de que, em alguns miomas tipo 1 e em muitos do tipo 2, pode ser necessário repetir o procedimento em outro momento para concluir a excisão.[261,272] A miomectomia histeroscópica de tumores tipo 1 e tipo 2 deve ser feita utilizando um sistema de controle de fluido para reduzir o risco de hipervolemia. Há relato do uso intrauterino de prostaglandina $F_{2\alpha}$ para facilitar a extrusão de miomas tipo 2.[273]

Ablação do endométrio (AE)

O sangramento uterino anormal, causado por disfunção primária do endométrio (SUA-E) ou por distúrbios ovulatórios (SUA-O)[270] que não respondem ao tratamento clínico, pode ser tratado por AE com coagulação, ressecção ou vaporização, desde que a paciente não deseje gestar.[77] Caso queira preservar a fertilidade, um DIU que libera levonorgestrel pode oferecer resultados clínicos praticamente iguais.[274-276] A ablação pode ser feita com *laser* de Nd:YAG[232], dissecção eletrocirúrgica com RF, ressecção ou vaporização com uso de ressectoscópio uterino **(Figura 26.41)**[233,272] ou por qualquer uma entre várias técnicas não ressectoscópicas, inclusive com emprego de balões térmicos, crioterapia, líquido aquecido ou sistema de micro-ondas ou sonda bipolar.[277-281] Muitos desses instrumentos de AE podem ser utilizados no consultório com uso de anestesia local.

A ressecção do endométrio é uma técnica de AE com emprego de um eletrodo em alça eletrocirúrgico para raspar o endométrio, chegando até a superfície do miométrio.[231,282,283] A vaporização utiliza eletrodos especiais fixados a ressectoscópios convencionais capazes de destruir grandes volumes de tecido sem morcelamento.[272] A coagulação posterior do endométrio é feita com eletrodos esféricos ou em forma de barril, utilizados para coagular ou dissecar a superfície do endométrio a uma profundidade apropriada de 4 mm.[77,233] As complicações desses procedimentos incluem hipervolemia, desequilíbrios eletrolíticos (se forem utilizados meios não eletrolíticos ou isosmóticos), perfuração uterina, sangramento e lesão intestinal e das vias urinárias.[284,285] O risco de perfuração uterina pode ser reduzido por uma combinação de ressecção ou vaporização e ablação eletrocirúrgica. Esta última é mais adequada nas áreas miometriais mais finas no nível dos cornos. O uso pré-operatório de análogos do GnRH ou *danazol* pode reduzir o tempo operatório. Os agonistas de GnRH podem diminuir o sangramento e a quantidade de líquido absorvido pela circulação sistêmica (intravazamento).[260,286]

Muitas vezes, esses procedimentos reduzem ou eliminam a menstruação sem histerectomia nem tratamento clínico prolongado.[77,287] As taxas de sucesso variam e dependem da duração do acompanhamento

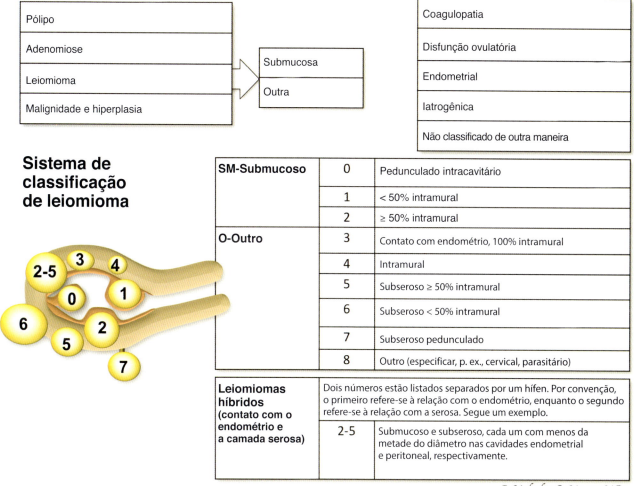

Figura 26.38 O sistema de classificação de leiomioma FIGO. Dentro do sistema 2 da FIGO, o sistema PALM-COEIN, o sistema dos leiomiomas é uma subclassificação. Para o cirurgião que usa histeroscópio, as lesões tipo 0 e 1, em geral, são removíveis, desde que o tamanho delas seja razoável (geralmente não mais do que 5 cm de diâmetro). Muitos tumores tipo 2 podem ser removidos, mas existem limitações e riscos. O cirurgião deve distinguir os tumores do tipo 2 dos do tipo 2 a 5, visto que os últimos não podem ser removidos pela histeroscopia.

e da definição de sucesso. O objetivo de muitas pacientes é a amenorreia, enquanto o de outras é a normalização da menstruação. Após 1 ano, aproximadamente 75 a 95% das pacientes estão satisfeitas com o procedimento cirúrgico. As taxas de amenorreia variam de 30 a 90%. Quarenta a 50% (dependendo, em parte, da técnica) são números úteis para informar às pacientes que consideram a probabilidade de amenorreia após o procedimento. As técnicas não ressectoscópicas têm desfechos clínicos semelhantes,[288] o que reduz a necessidade de ablação ressectoscópica. No entanto, todas as condutas não ressectoscópicas apresentam limitações definidas pelo tamanho ou pela configuração da cavidade endometrial. Assim, a ablação endometrial ressectoscópica ainda é uma opção viável para mulheres com SUA, que, por terem o útero grande (> 12 cm de comprimento, medido por histerômetro), não são indicadas para técnicas não ressetoscópicas.[289]

O resultado a longo prazo e o impacto da ablação ou ressecção em mulheres com adenomiose são desconhecidos. Como não é possível fazer a ablação do endométrio ectópico localizado no miométrio, existe potencial de sangramento e dor persistentes e maiores. Evidências afirmam que as falhas da AE podem ser mais comuns em mulheres com AUB-A.[290,291] Outro fato associado à dor pós-AE é a oclusão prévia da tuba, uma circunstância que deve ser considerada quando for preciso aconselhar as mulheres sobre a possibilidade de riscos da AE a longo prazo.[290,292]

Esterilização

A esterilização pode ser realizada por histeroscopia, uma conduta que elimina as desvantagens e os riscos associados às técnicas abdominais ou laparoscópicas.[293] Até recentemente, o único produto disponível era o Essure®, um sistema que compreende uma bobina de níquel-titânio com um filamento de Dacron, cuja inserção é relativa e ambulatorialmente rápida (ver Capítulo 14). A oclusão tubária resulta do crescimento de tecido fibroso através das bobinas, um processo que leva aproximadamente 3 meses para ser completado. Vários protocolos estavam em vigor, dependendo do país, para determinar a colocação do dispositivo antes do uso. Em 2018, o produto foi retirado pelo fabricante como resultado de efeitos colaterais do procedimento.

Sinéquias

A *síndrome de Asherman* se refere a aderências na cavidade endometrial que podem acarretar infertilidade ou aborto espontâneo

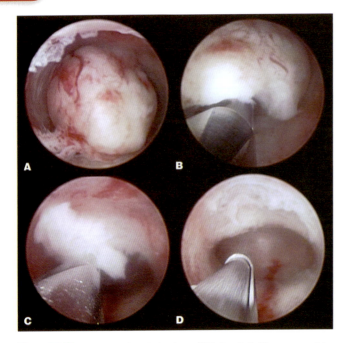

Figura 26.39 Miomectomia – Leiomioma FIGO tipo 0. **A.** Observe que o leiomioma é inteiramente intracavitário e preso ao endométrio/miométrio por um estreito pedículo. Um morcelador eletromecânico (Myosure®, Hologic Inc. Marlborough, MA, EUA) foi introduzido, e uma parte do tumor foi removida (**B**), quase desaparecendo totalmente em **C**. **D.** O tumor foi totalmente removido da parede anterior.

recorrente, com ou sem amenorreia. Se a sinéquia não obstrui o orifício interno ou o segmento uterino inferior, essas sinéquias podem ser detectadas por histerografia ou histerossonografia de contraste, mas a primeira é o melhor método para o diagnóstico (**Figura 26.42**). Sinéquias frágeis e relativamente finas podem ser divididas com a ponta de um histeroscópio diagnóstico rígido,[294] já as lesões mais espessas podem exigir divisão com tesoura semirrígida ou rígida. Como o endométrio muitas vezes está bastante danificado e difícil de identificar, o uso de instrumentos baseados em energia de RF deve ser minimizado ou evitado. O resultado reprodutivo depende da extensão da lesão endometrial pré-operatória.[295,296] Esse é outro procedimento histeroscópico que pode ser feito no consultório, ao menos em determinados casos, mas o cirurgião precisa ter cuidado para se manter dentro da cavidade endometrial. O exame de imagem simultâneo intraoperatório com ultrassom transabdominal, ou, em algumas instituições, fluoroscopia intraoperatória, é desejável e muitas vezes necessário em casos moderados e graves.

Preparo da paciente e comunicação

A maioria dos procedimentos de histeroscopia diagnóstica é feita ambulatorialmente. A histeroscopia operatória costuma ser realizada no centro cirúrgico. Em vários centros, 90% das histeroscopias operatórias são feitas ambulatorialmente sob anestesia local em ambiente confortável, incluindo até o uso de música.[297] A paciente deve compreender a razão do procedimento, bem como o desconforto previsto, os possíveis riscos e as opções de conduta expectante,

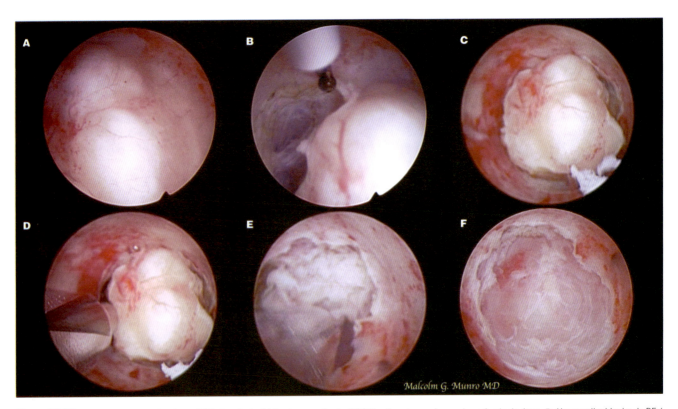

Figura 26.40 Miomectomia – Leiomioma FIGO tipo 2. **A.** O leiomioma profundo FIGO tipo 2 pode ser observado no fundo do útero. **B.** Uma agulha bipolar de RF é usada para delimitar o leiomioma, cortando a pseudocápsula, que "libera" o fibroide à medida que o miométrio o empurra para a cavidade endometrial (**C**). Ou um ressectoscópio RF ou, neste caso, um morcelador eletromecânico é colocado dentro da pseudocápsula (**D**) e o leiomioma é ressecado (**E**). Resultado final (**F**). Essa cavidade será preenchida à medida que o miométrio se expandir e a epitelização do endométrio ocorrerá nas próximas 12 semanas, aproximadamente. Anestesia – local.

Capítulo 26 • Endoscopia Ginecológica   625

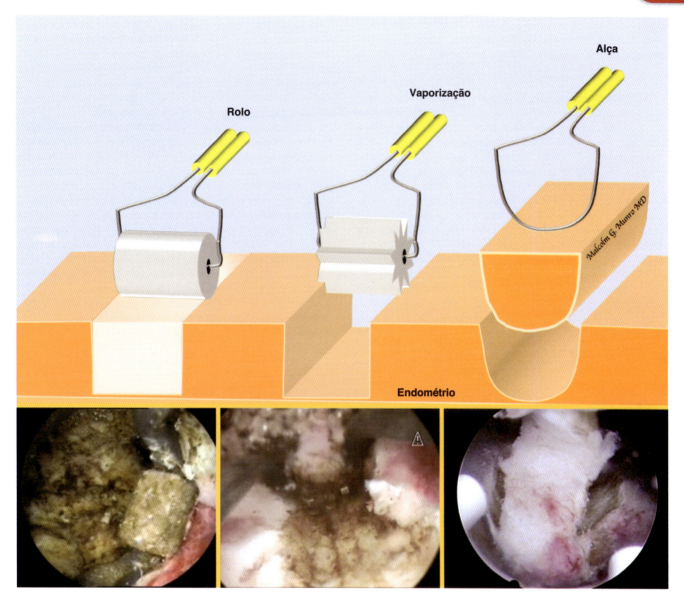

Figura 26.41 Técnicas de ablação ressectoscópica endometrial. A ablação endometrial pode ser feita com coagulação utilizando uma bola de rolagem ou tambor (mostrados) e com saídas de RF de alta voltagem (baixa ou modulada); por vaporização, usando um eletrodo projetado adequado e formas de onda de RF de alta e baixa voltagem; ou utilizando uma alça de ressecção e corrente de baixa voltagem. Em cada caso, o objetivo do cirurgião é tratar o endométrio todo, e se estiver preparado previamente com medicamento, a profundidade deve ser cerca de 4 mm.

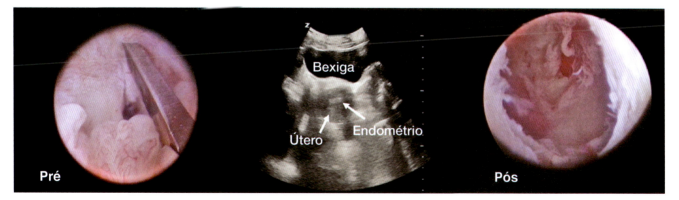

Figura 26.42 Síndrome de Asherman – Aderências ístmicas. Essa paciente tem amenorreia associada a aderências localizadas no nível do istmo. Ela foi operada no consultório utilizando orientação histeroscópica e sonográfica transabdominal. À **esquerda**, pode-se observar a tesoura dividindo as aderências enquanto também é visualizada a partir da perspectiva da ultrassonografia (**centro**). A cavidade endometrial é abordada (**direita**) e o procedimento termina. Alguns usam um *stent*, e é feita uma nova histeroscopia em 4 a 8 semanas.

clínica e cirúrgica. É necessário explicar à paciente a natureza do procedimento e a chance de sucesso terapêutico, além de fazer uma estimativa realista do sucesso com base na experiência do cirurgião.

Histeroscopia diagnóstica: riscos

Os riscos da histeroscopia diagnóstica são poucos, e as complicações raramente têm consequências graves.[298] Os eventos adversos incomuns que devem ser analisados com a paciente incluem perfuração, sangramento e aqueles relacionados com a anestesia e com o meio de distensão. Após uma histeroscopia diagnóstica, a maioria das pacientes tem um leve sangramento vaginal e às vezes cólica abdominal baixa. Pode haver cólica intensa, dispneia e dor abdominal alta e no ombro direito, caso o CO_2 seja o meio de distensão e passe pelas tubas uterinas até a cavidade peritoneal. Por isso, mesmo no consultório, a paciente precisa de um acompanhante para levá-la para casa.

Histeroscopia operatória: riscos

O aconselhamento antes da histeroscopia operatória varia de acordo com o procedimento planejado, o tipo de anestesia e o local do procedimento – ambulatorial ou centro cirúrgico. De modo geral, os riscos da histeroscopia operatória são maiores do que os da diagnóstica. Esses riscos maiores são mais frequentes em procedimentos como adesiólise de sinéquias intrauterinas importantes ou ressecção de leiomiomas grandes ou com extensão profunda até o miométrio. Esses riscos incluem aqueles associados à anestesia, aqueles que são intrínsecos a todos os procedimentos histeroscópicos e aqueles relacionados com a intervenção cirúrgica específica.[298] Em qualquer procedimento histeroscópico, há risco de embolia gasosa, assim como de complicações associadas aos meios de distensão gasosos ou líquidos utilizados. Se houver absorção intravascular considerável, os meios de distensão hipotônicos podem não ser tolerados em algumas pacientes, sobretudo naquelas com doença cardiovascular subjacentes. A paciente deve estar ciente dos riscos associados à perfuração uterina, que variam da incapacidade de concluir o procedimento até hemorragia ou lesão do intestino ou das vias urinárias. Em caso de complicações desses tipos, pode ser necessária a laparotomia para reparar a lesão.

Equipamento e técnica

O equipamento necessário para histeroscopia depende da patologia. O cirurgião deve conhecer o equipamento, seus mecanismos e as especificações técnicas para aumentar a eficiência, obter o resultado ideal e diminuir a probabilidade de complicações. As **Figuras 26.43** e **26.44** mostram um conjunto de histeroscopia típico para procedimentos diagnósticos e operatórios.

As principais habilidades necessárias para histeroscopia são:

1. **Posicionamento da paciente e exposição do colo.**
2. **Anestesia.**
3. **Dilatação cervical.**
4. **Distensão uterina.**
5. **Visualização e obtenção de imagem.**
6. **Corte e hemostasia intrauterinos.**
7. **Outros procedimentos.**

Posicionamento da paciente e exposição cervical

A histeroscopia é feita em posição de litotomia dorsal modificada, e a paciente é posicionada em decúbito dorsal, com as pernas apoiadas sobre os estribos. Nos procedimentos histeroscópicos feitos com a paciente consciente, o conforto deve ser levado em conta junto à necessidade de se obter boa exposição do períneo. Estribos que façam boa sustentação dos membros inferiores possibilitam procedimentos prolongados. Os estribos convencionais que suportam os membros inferiores pela oco poplíteo devem ser evitados para cirurgia histeroscópica, especialmente com a paciente consciente.

Existem vários métodos pelos quais o colo pode ser acessado. Historicamente, é usado um espéculo, mas a vaginoscopia, e em alguns casos, a localização pelo toque digital são opções aplicáveis a muitas pacientes. Quando a exposição tradicional baseada no espéculo é utilizada para exposição cervical, o operador deve selecionar o menor espéculo possível, principalmente quando o procedimento é realizado sem nenhuma anestesia ou sob anestesia local. Um espéculo bivalve articulado apenas em uma das valvas assegura sua remoção, sem perturbar a posição da pinça de Pozzi e do histeroscópio. Tipicamente, o colo é pinçado com uma pinça de Pozzi, e pode-se minimizar a dor associada a esse procedimento com a injeção de uma pequena quantidade de anestésico local (tal como xilocaína 1%) utilizando uma agulha fina antes de pinçar o colo uterino. O uso de espéculo com peso deve ser evitado em pacientes conscientes por causa do desconforto (**Figura 26.45**). A dilatação pode ou não ser necessária, dependendo do colo e do diâmetro externo do sistema histeroscópico.

A técnica da vaginoscopia (ver **Figura 26.45**) evita o espéculo, utilizando histeroscópio para inserir líquido como meio de distensão da vagina, geralmente assegurando o acesso visual ao orifício externo. A ausência de estenose cervical e a utilização de um sistema histeroscópico fino o suficiente permite o acesso à cavidade endometrial, com conforto maior ao que está associado à técnica tradicional.[299] Tal conduta pode ser útil – e até mesmo essencial – para mulheres virgens ou para as quais um espéculo é inapropriado ou desconfortável.

Anestesia

As necessidades anestésicas para histeroscopia variam muito e dependem do nível de ansiedade da paciente, do canal cervical, do procedimento e do diâmetro externo do histeroscópio ou sua bainha. É possível fazer a histeroscopia diagnóstica sem anestesia em algumas pacientes, principalmente naquelas que já tiveram filhos ou se forem utilizados histeroscópios e bainhas de pequeno calibre (diâmetro externo < 3 mm).[299] Para sistemas histeroscópicos de grande calibre, a dor da dilatação cervical pode ser minimizada com a administração oral ou vaginal de *misoprostol* antes do procedimento ou com a inserção de uma laminária no colo de 3 a 8 horas antes do procedimento. As laminárias são bastões delgados naturais (alga) ou sintéticos, que quando são introduzidas no orifício interno, expandem-se ao longo de algumas horas, causando a dilatação do colo do útero. Contudo, se as laminárias forem mantidas no mesmo lugar por muito tempo (p. ex., mais de 24 horas), podem causar dilatação excessiva do colo, o que atrapalha a insuflação de CO_2.

Na maioria dos procedimentos diagnósticos e em muitos procedimentos operatórios, obtém-se anestesia cervical eficaz com anestesia local, o que torna possível fazer a histeroscopia no consultório. O bloqueio paracervical pode ser o mais eficaz.[300] Depois da exposição do colo com um espéculo vaginal, pode-se usar uma agulha de punção lombar para injetar em torno de 3 mℓ de lidocaína a 0,5 a 1% no lábio anterior do colo para fixação de uma pinça de Pozzi e manipulação da ectocérvice, e depois se parte para o bloqueio paracervical. Embora a localização e a profundidade exatas da injeção variem de acordo com os profissionais e os estudos, demonstrou-se

Capítulo 26 • Endoscopia Ginecológica

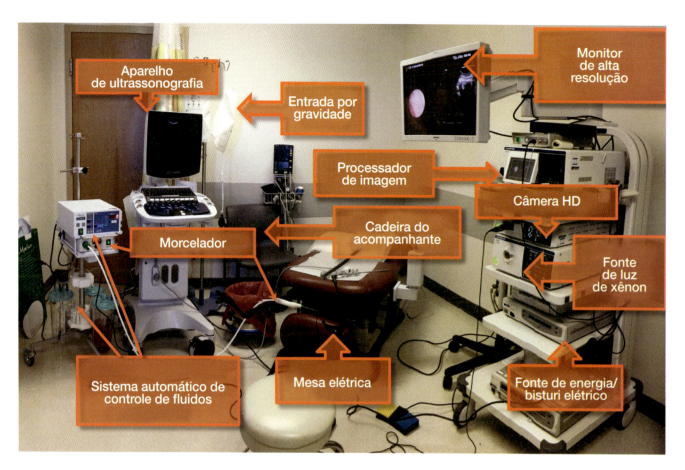

Figura 26.43 Conjunto de histeroscopia ambulatorial. Os procedimentos histeroscópicos são facilitados pelo uso da mesa ginecológica elétrica, projetada para ajustar a posição da paciente. Os meios de distensão podem ser pendurados em um suporte para soro, mas cistoscópios mais largos possibilitam a manutenção de pressões intrauterinas maiores, adequadas para visualizar e executar procedimentos simples, como polipectomia ou esterilização transcervical. É necessária uma fonte de luz e uma câmera, se for possível. A câmera é acoplada ao monitor e pode ser conectada a uma impressora e/ou um gravador de vídeo. A câmera é conectada a um histeroscópio flexível.

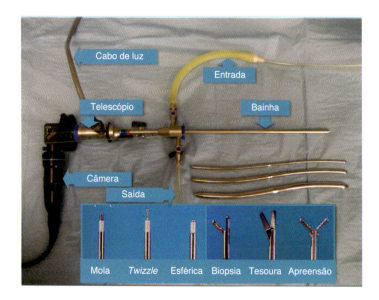

Figura 26.44 Instrumentos de histeroscopia ambulatorial. Um histeroscópio operatório de fluxo contínuo montado com bainha externa de 5,5 mm de diâmetro é mostrado conectado à mangueira de entrada e saída, com uma câmera de vídeo conectada e cabo de luz. No *destaque inferior direito* estão três instrumentos de 5-Fr que podem passar através do canal operatório para a cavidade endometrial. Da **esquerda** para a **direita** apresentam-se pinças de biopsia, tesoura semirrígida e pinça de apreensão. No *destaque à esquerda,* há instrumentos de RF bipolares. Da **esquerda** para a **direita**: "extremidade em mola", para vaporização do tecido, uma "extremidade *twizzle*" (tipo broca), para transecção do tecido, e uma "extremidade esférica", para coagulação de vasos.

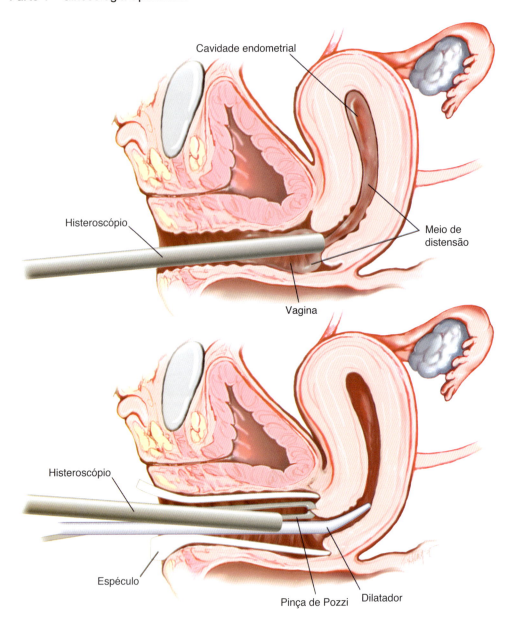

Figura 26.45 Acesso histeroscópico. Em muitos casos, o sistema histeroscópico pode passar pela vagina (vaginoscopia, *painel superior*). O orifício externo é visualizado com endoscópio e, então, avança pela cavidade endometrial sem uma pinça de Pozzi ou dilatação cervical. Se o canal endocervical for estenosado ou substancialmente mais estreito do que o diâmetro externo do sistema histeroscópico, deve-se utilizar o pinçamento do colo e a dilatação do canal endocervical.

satisfatoriamente a localização do ligamento retouterino (profundidade de aproximadamente 4 mm nas posições 4 e 8 horas quando se olha para o colo).[301] É preciso ter cuidado para evitar a injeção intravascular. Uma opção é o uso de bloqueio intracervical com injeção do anestésico ao redor da circunferência do colo, tentando chegar ao nível do orifício interno, porém a eficácia dessa conduta não está clara.[300] Reconhecendo a inervação complexa do útero, a anestesia tópica opcional ou complementar pode ser aplicada no canal cervical ou no endométrio, ou em ambos, por *spray*, gel ou creme anestésico. Não está clara a eficácia dessas condutas, visto que aparentemente o tempo entre a aplicação e o início do procedimento foi inadequado em muitos dos protocolos de estudo.[302] Há várias opções, inclusive a instilação de 5 mℓ de *mepivacaína* a 2% na cavidade endometrial com uma seringa ou a aplicação de quantidades semelhantes de gel de lidocaína a 2%. Muitos procedimentos operatórios empregam uma combinação dessas técnicas, se for necessário, com o uso oral ou intravenoso de ansiolíticos ou analgésicos, embora o uso desses agentes sistêmicos exija monitoramento contínuo da pressão arterial e da oxigenação, bem como disponibilidade de equipe e equipamento apropriado de reanimação. Um detalhe importante para o uso ideal de anestesia local é a espera de tempo suficiente entre a injeção ou a aplicação do anestésico e o início do procedimento. Embora a ação de anestésicos locais injetáveis, como a *lidocaína* e a *mepivacaína*, possa ter início em 2 a 3 minutos, podem ser necessários de 15 a 20 minutos para que seja obtido efeito máximo. Se a anestesia local não for apropriada, pode-se usar anestesia regional ou geral no centro cirúrgico.

Dilatação cervical

Em muitos casos, e em particular nas mulheres que já tiveram filhos por via vaginal, a dilatação do colo é desnecessária, sobretudo se forem usados histeroscópios de pequeno calibre. Eventualmente, há necessidade de dilatação. Embora isso seja aparentemente simples, a estenose cervical ou a técnica inadequada pode acarretar perfuração e comprometer todo o procedimento. Se não for possível introduzir o histeroscópio na cavidade endometrial, a histeroscopia não pode ser realizada. O processo de dilatação deve ser cuidadoso, respeitando a orientação do colo em relação ao eixo da vagina (versão) e do corpo em relação ao colo (flexão). Nos casos de dificuldade, a ultrassonografia simultânea pode ajudar, e uma dilatação difícil pode ser facilitada pelo próprio histeroscópio.

Existem várias opções para facilitar a dilatação cervical. Há grandes evidências de que a prostaglandina E_1 (*misoprostol*), em dose de 400 μg VO ou 200 a 400 μg por via vaginal, administrada aproximadamente 3 a 24 horas antes do procedimento, facilita a dilatação cervical.[303-306] O *misoprostol* tem mais utilidade para mulheres na pós-menopausa[307] que precisam de estrogenização como um preparo vaginal, administrado diariamente por 2 semanas antes do procedimento.[308] A injeção intracervical de *vasopressina* (0,05 U/mℓ, 4 mℓ nas posições 4 e 8 horas) durante a operação diminui consideravelmente a força necessária para dilatação cervical.[309] Qualquer que seja a situação, a dilatação do colo deve ser feita da maneira mais atraumática possível. É melhor evitar o uso de velas/dilatadores, em virtude da possibilidade de traumatismo do canal ou do endométrio, com sangramento desnecessário e perfuração uterina. A melhor conduta pode ser usar o histeroscópio, não um dilatador, ou mesmo a ultrassonografia para explorar o canal cervical, uma circunstância que, em geral, facilita a entrada visualmente guiada na cavidade endometrial. Caso seja encontrada obstrução, o uso de tesoura para dividir as aderências ou o auxílio da ultrassonografia transabdominal para guiar o avanço da histeroscopia é geralmente bem-sucedido.

Distensão uterina

É necessário distender a cavidade endometrial, a fim de criar um espaço para visualização. As opções são o gás CO_2, *dextrana* 70 a 32% (de alta viscosidade) e vários líquidos de baixa viscosidade e sem eletrólitos, entre eles, glicina a 1,5%, sorbitol a 3%, manitol a 5%, soro glicosado e soro fisiológico. É necessária uma pressão de 45 mmHg ou maior para distensão adequada da cavidade uterina e observação dos óstios tubários. Para minimizar o extravasamento, a pressão deve ser a menor possível, para fornecer exposição adequada e permanecer abaixo da pressão arterial média.[310] Para cada um dos fluidos, existem vários métodos usados para obter essa pressão para infusão na cavidade endometrial.

Bainhas

Um histeroscópio rígido é introduzido na cavidade endometrial, por meio de uma bainha externa. O desenho e o diâmetro da bainha estão de acordo com as dimensões do endoscópio e com o propósito do instrumento. Combinações de diagnóstico típicas têm uma bainha ligeiramente mais larga do que o telescópio, possibilitando a infusão dos meios de distensão. As bainhas dos histeroscópios operatórios dispõem de canais adicionais para passagem – introdução e remoção – do meio de distensão e inserção de instrumentos eletrocirúrgicos, como eletrodos de RF ou tesoura semirrígida, instrumentos de biopsia ou pinça de preensão. Em geral, essas bainhas têm de 5 a 8 mm de diâmetro, e algumas delas possibilitam a entrada e a saída contínua de meio de distensão da cavidade endometrial (Figura 26.46).

Meios

O CO_2 proporciona uma excelente visão para fins diagnósticos, mas é inadequado para histeroscopia operatória e procedimentos diagnósticos quando a paciente tem sangramento, porque não é possível remover sangue e outros resíduos da cavidade endometrial. Para evitar embolia por CO_2, o gás deve ser instilado por um insuflador específico para o procedimento, mantendo a pressão intrauterina abaixo de 100 mmHg e a vazão abaixo de 100 mℓ/min.

O soro fisiológico é um meio seguro para procedimentos quando não se usa energia monopolar. Ainda que haja absorção de um volume considerável de solução, o soro não causa desequilíbrio eletrolítico, portanto, trata-se de um bom líquido para pequenos procedimentos realizados no consultório. O desenvolvimento de instrumentos de RF bipolares para cirurgia histeroscópica possibilitou o uso de solução salina como meio de distensão em procedimentos ainda mais avançados e complexos.

Soluções viscosas de dextrana 70 a 32% são úteis em pacientes com sangramento, porque não se mistura com sangue, contudo,

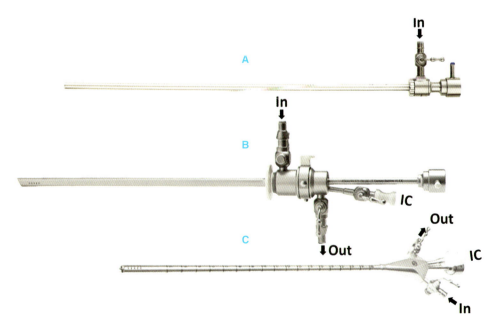

Figura 26.46 Bainhas dos histeroscópios. **A.** Uma bainha simples de "diagnóstico", com apenas um canal de entrada (*In*), mas sem saída e sem canal do instrumento. **B.** Um sistema de fluxo contínuo com duas bainhas conectadas, uma para entrada (*In*) e outra para saída (*Out*), uma circunstância que ajuda a manter um campo operatório limpo, particularmente no caso de sangue ou resíduos. Existe um canal separado para passagem de instrumento (*IC*). **C.** Uma bainha de fluxo contínuo de única peça com canal de entrada e saída integrado e uma passagem de instrumento (*IC*).

seu custo é alto, a disponibilidade é limitada e tende a se "caramelizar" nos instrumentos, que devem ser desmontados e completamente limpos com água morna logo após cada uso. Podem ocorrer reações anafiláticas, hipervolemia e distúrbios eletrolíticos.

Na histeroscopia operatória convencional com ressectoscópios monopolares de RF, são utilizados com maior frequência líquidos não condutores e de baixa viscosidade, como glicina a 1,5%, sorbitol a 3% e *manitol* a 5%. Essas soluções são utilizadas com instrumentos de RF monopolares convencionais, porque não há eletrólitos para dispersar a corrente e evitar o efeito eletrocirúrgico. Esses meios têm baixo custo e são encontrados com facilidade, em geral em bolsas de 3 ℓ adequadas para histeroscopia de fluxo contínuo. Como esses líquidos não contêm eletrólitos, o extravasamento para a circulação sistêmica pode estar associado a distúrbios eletrolíticos. Em comparação à glicina a 1,5% ou o sorbitol a 3%, o manitol a 5% é iso-osmolar e atua como diurético, uma vantagem na cirurgia ressectoscópica. **Independentemente do conteúdo eletrolítico do meio de distensão líquido, o monitoramento da "absorção" sistêmica deve ser contínuo ou ao menos frequente (a cada 5 minutos), por avaliação do volume que saiu pela bainha e subtração do volume total infundido.** O fabricante costuma encher as bolsas além dos 3 ℓ indicados, o que dificulta ainda mais o cálculo exato do volume absorvido.[311] Vários aparelhos oferecem *feedback* contínuo ao cirurgião sobre o grau de equilíbrio de fluido negativo **(Figura 26.47)**. **Volumes absorvidos de soluções sem eletrólitos que são superiores a 1 ℓ tornam obrigatória a dosagem intraoperatória do nível de eletrólitos.** O risco de hipervolemia é diminuído pela restrição criteriosa de líquidos intravenosos pelo anestesiologista. Deve-se considerar a administração de uma dose suficiente de *furosemida*, e é necessário que o cirurgião planeje a conclusão rápida do procedimento. **Ao ultrapassar um limite pré-estabelecido (de 1 a 1,5 ℓ de líquido sem eletrólito extravasado ou de 2 a 2,5 ℓ de soro fisiológico), o procedimento deve ser interrompido.** O excesso de *sorbitol* circulante pode causar hiperglicemia, e grandes volumes de glicina são capazes de elevar os níveis sanguíneos de amônia.[312]

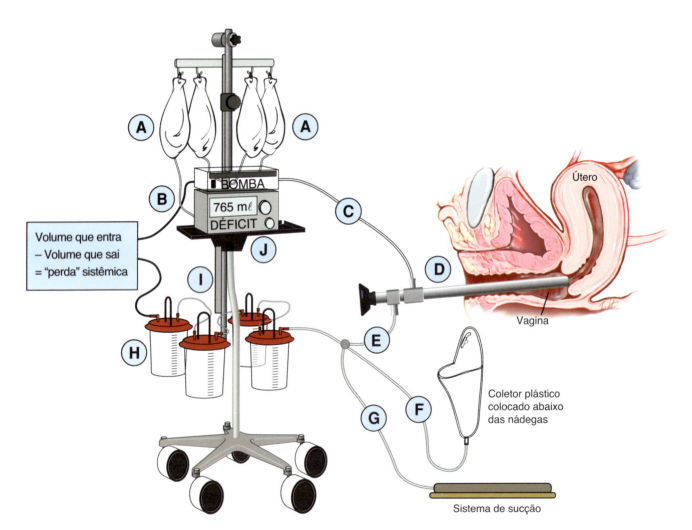

Figura 26.47 Sistema de administração de fluidos. Os sistemas de administração de fluidos histeroscópicos combinam uma bomba que fornece fluido à cavidade endometrial com um sistema para calcular a quantidade de fluido que é absorvido sistemicamente – o déficit. As bolsas de fluidos são penduradas (**A**) e conectadas à bomba (**B**), que fornece os meios via tubos (**C**) ao canal de entrada do sistema histeroscópico (**D**). Então, o fluido é absorvido sistemicamente pelos vasos sanguíneos, ou passa para a cavidade peritoneal pelas tubas uterinas, ou é coletado do canal de saída do histeroscópio (**E**), do coletor plástico colocado sob as nádegas da paciente (**F**), e, se disponível, do sistema de sucção (**G**), em recipientes coletores (**H**). O fluido coletado é pesado por uma balança eletrônica (**I**) e o sistema do microprocessador converte seu peso em volume, que, quando subtraído do volume médio infundido pelo microprocessador, possibilita que o "déficit" seja exibido em mℓ na tela (**J**).

Sistemas de administração dos meios

As seringas podem ser utilizadas nos procedimentos diagnósticos no consultório e são particularmente adequadas para infusão da solução de *dextrana*. A seringa é operada pelo cirurgião e acoplada diretamente à bainha ou conectada por tubos. Por ser uma técnica enfadonha, é adequada somente para histeroscopia diagnóstica e cirurgias simples, como polipectomia ou retirada de DIU.

Para líquidos com baixa viscosidade, como o soro fisiológico, a pressão hidrostática contínua é alcançada de maneira eficaz por elevação do meio de distensão acima do nível do útero da paciente. A pressão alcançada é o produto da largura do tubo de conexão e a altura do recipiente. Na histeroscopia operatória com tubo de 10 mm, a pressão intrauterina varia de 70 a 100 mmHg quando a bolsa está entre 1 e 1,5 m acima da cavidade uterina.

Pode-se colocar um manguito de pressão em torno da bolsa de infusão, para elevar a pressão no sistema. É preciso cuidado, visto que essa técnica aumenta o extravasamento se a pressão intrauterina ficar acima da pressão arterial média.

Existem diversas bombas de infusão, que variam de aparelhos simples até instrumentos que mantêm uma pressão intrauterina preestabelecida. As bombas simples impulsionam o líquido para a cavidade uterina, qualquer que seja a resistência, enquanto as bombas sensíveis à pressão reduzem a vazão ao se alcançar o nível preestabelecido, impedindo que o efluxo de sangue e resíduos comprometa a visão. Praticamente todos os sistemas de administração de meios projetados para uso histeroscópico asseguram ao cirurgião pré-ajustar a pressão intrauterina. Tal controle de pressão baseia-se nas medições na máquina remotamente, portanto, os dados podem estar atrasados e um tanto quanto imprecisos. Atualmente, existe a necessidade do desenvolvimento de sistemas de controle de pressão mais sensíveis e precisos.

Métodos de imagem

Endoscópios

Existem dois tipos básicos de histeroscópio – o flexível e o rígido. Os modelos flexíveis (**Figura 26.48**) são independentes, de modo que não necessitam de bainha, pois têm um canal único integrado que dá passagem ao gás ou ao líquido para distensão da cavidade uterina. Logo, o diâmetro desses instrumentos geralmente é menor do que o dos sistemas rígidos. Além disso, podem ser "direcionáveis", possibilitando a visão em diversos ângulos. Os histeroscópios flexíveis utilizam feixes de fibra óptica em vez de lentes para permitir a imagem, têm menor resolução do que os instrumentos rígidos de diâmetro semelhante e, de modo geral, não dispõem de um canal com calibre adequado para a maioria dos instrumentos. Os histeroscópios rígidos são mais duráveis e proporcionam imagem de melhor qualidade. Os histeroscópios mais usados têm de 3 a 4 mm de diâmetro externo, embora os que usem fibras possam ter menos de 2 mm de diâmetro.

Os endoscópios rígidos necessitam de lentes anguladas (oblíqua anterior) para proporcionar visão angulada útil para a histeroscopia operatória. Além de versões com ângulos de 0°, há também os de 12° a 15° e os de 25° a 30° (**Figura 26.49**). O cirurgião deve estar ciente da diferença entre o ângulo de visualização e o eixo longo do endoscópio, para facilitar a passagem pelo canal cervical (**Figura 26.50**). O telescópio de 0° proporciona visão panorâmica e é melhor para procedimentos diagnósticos, embora seja a lente convencional usada para sistemas eletromecânicos histeroscópicos e similares. Os histeroscópios com ângulos de 25° a 30° são utilizados com maior frequência para canulação das tubas uterinas ou inserção de instrumentos de esterilização. Os tipos de 12° a 15° são intermediários, adequados e úteis para diagnóstico e para a maioria dos procedimentos operatórios. A utilização dos endoscópios com visão oblíqua anterior maior pode não ser adequada, pela tendência que os eletrodos ressectoscópicos têm de sair do campo visual.

Fontes de luz e cabos

A iluminação satisfatória da cavidade endometrial é essencial. Como é ligada a uma tomada de parede convencional de 110 ou 220 volts, a fonte de luz não requer conexões elétricas especiais. Na maioria das câmeras e dos endoscópios, o elemento deve ter pelo menos 150 watts de potência para visão direta, e, de preferência, 250 watts ou mais para vídeo e procedimentos operatórios.[313]

Imagem de vídeo

Embora a histeroscopia diagnóstica possa ser feita sob visão direta, é melhor utilizar direção por vídeo nas operações prolongadas,

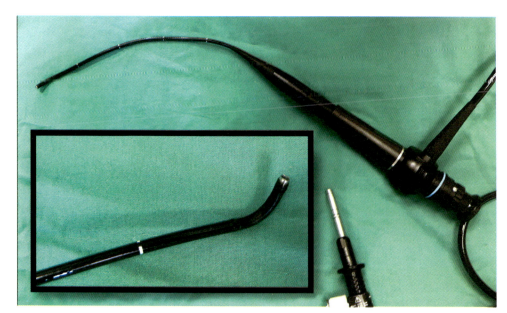

Figura 26.48 Histeroscópio flexível. Este histeroscópio flexível utiliza fibras ópticas tanto para transmissão da luz como da imagem, tem um canal de fluido integrado para administração de meio de distensão e um diâmetro externo de 3,5 mm, além de poder ser articulado (*destaque*) para fornecer melhor visualização dos cornos ou das paredes uterinas laterais. A conexão do sistema à fonte de luz "fria" remota se situa na parte *direita inferior*. Esses histeroscópios não são adequados para procedimentos cirúrgicos porque não têm um canal operatório e o sistema de fluxo contínuo necessários para manter o campo limpo.

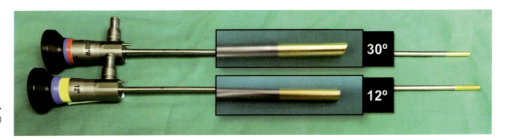

Figura 26.49 Histeroscópios rígidos. São apresentados o de 12° (**inferior**) e o de 30° (**superior**).

cuja imagem é também importante para o ensino e para o registro da patologia e dos procedimentos. É preciso que a câmera seja sensível, em virtude do pequeno diâmetro do endoscópio e do fundo frequentemente escuro da cavidade endometrial, sobretudo quando está aumentada ou quando há sangue no campo. Para procedimentos com maior risco de perfuração, como lise de aderências, ou quando a dissecação invade profundamente o miométrio, podem ser usadas simultaneamente imagens de ultrassonografia transabdominal (Figura 26.51).

Documentação de imagem

Uma pequena câmera de vídeo pode ser usada para coordenar o procedimento com a equipe da sala de operação e treinar ou monitorar o desempenho de *trainees*. A imagem de vídeo é útil para a paciente quando a cirurgia histeroscopia é feita sem sedação, facilitando a compressão da patologia e do procedimento realizado. É possível a aquisição de fotografias ou imagens de vídeo para futura consulta ou uso educacional, embora deva se preservar o anonimato e a privacidade da paciente, dependendo da

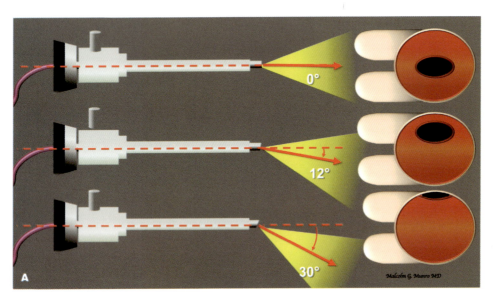

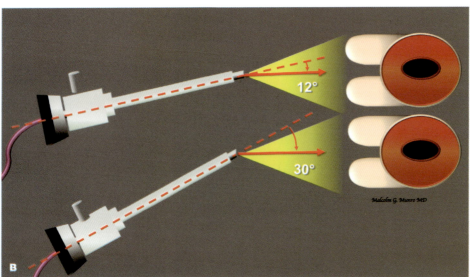

Figura 26.50 Óptica do endoscópio rígido. **A.** Quando o histeroscópio de 0° é inserido no colo uterino, em geral o canal cervical é central (**topo**) e a direção da inserção está alinhada com o ângulo de visualização. Quando uma lente de 12° é inserida com o eixo do endoscópio alinhado com o do colo uterino, o canal estará anterior (**meio**), o que se torna mais extremo com um ângulo de visualização de 30° ao ponto de o canal cervical ficar quase fora de visão (**embaixo**). **B.** É exibido o ajuste do ângulo de visualização para as lentes de 12° e 30°, a fim de se ver o canal cervical. Essa manobra demonstra a localização do canal, mas para a inserção do histeroscópio, o eixo deve ser orientado como em **A**.

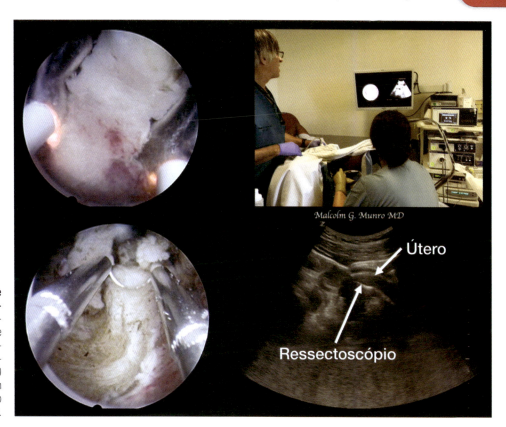

Figura 26.51 Imagens simultâneas de histeroscopia e ultrassonografia transabdominal. Para procedimentos com risco elevado de perfuração do útero, o uso de ultrassonografia transabdominal pode possibilitar que o cirurgião visualize a cavidade endometrial, o miométrio e a serosa. O fluido na cavidade endometrial fornece um meio de contraste que facilita a identificação sonográfica dos instrumentos intrauterinos.

natureza e do objetivo do material gravado. Existem vários formatos de gravação em vídeo, cada um deles com vantagens e desvantagens. Câmeras digitais em HD obtêm imagens congeladas de alta qualidade e vídeos digitais de alta resolução adequados para publicação ou ensino.

Corte e hemostasia intrauterina

Os instrumentos disponíveis para uso na histeroscopia operatória incluem instrumentos eletrocirúrgicos e aparelhos de biopsia, preensão, corte e biopsia do tipo *punch* operados mecanicamente. Eles são estreitos e suficientemente flexíveis para atravessar o canal operatório, que tem de 1 a 2 mm de diâmetro (ver **Figura 26.44**). A importância dos dispositivos mecânicos é limitada pelo pequeno tamanho e estrutura relativamente frágil. A pinça de biopsia pode ser usada para retirar amostras direcionadas das lesões, as tesouras, para dividir as aderências, dessecar miomas e transsectar pólipos, e a pinça de preensão remove pequenos pólipos ou DIU. Alguns histeroscópios operatórios possibilitam a passagem de fibras para a condução de *laser* Nd:YAG, embora essa modalidade geralmente seja superada por eletrodos, que fornecem funcionalidade similar ou superior com menor custo.

O ressectoscópio uterino é semelhante ao usado em urologia e possibilita a aplicação de energia elétrica de RF na cavidade endometrial (Figura 26.52). O uso seguro e eficaz desse instrumento exige a compreensão dos princípios da eletrocirurgia. O deslizamento do "elemento operacional" movimenta as pontas do eletrodo para frente e para trás dentro da cavidade. O tecido pode ser dividido com um eletrodo pontiagudo, excisado através de uma alça ou cauterizado com uma esfera ou um rolo. Um eletrodo com diversas pontas e bordas pode vaporizar o tecido, desde que sejam usadas potências mais altas do gerador. Para os ressectoscópios monopolares, o campo cirúrgico limpo é mantido pelo fluxo contínuo de entrada e saída de meio de distensão não condutor na cavidade. Embora modificações do projeto básico tenham tornado o ressectoscópio mais útil em ginecologia, a extração dos fragmentos ressecados é demorada. A conduta mais eficaz inclui "prender" os fragmentos entre o eletrodo e a extremidade distal do endoscópio, ou o uso intermitente de uma cureta uterina, ou de pinça especial para pólipos, introduzida após a retirada do histeroscópio. Uma empresa introduziu um sistema que aspira os fragmentos à medida que eles são produzidos. Por outro lado, grande parte do mioma ou do endométrio pode ser vaporizada, assim minimizando a necessidade de remoção periódica, porém demorada, de "fragmentos" teciduais. Caso se utilize vaporização, é importante obter amostras representativas do endométrio ou do mioma para exame histopatológico. Os ressectoscópios estão disponíveis tanto em modelos monopolares como bipolares. As vantagens dos sistemas bipolares – redução das lesões eletrocirúrgicas e, como pode ser usado soro fisiológico, redução do risco de complicações de fluidos e eletrólitos e, também, aumento da tolerância à absorção de meios sistêmicos – estão tornando-os a melhor escolha para cirurgiões e pacientes.

O problema da remoção de tecidos foi parcialmente resolvido utilizando um projeto alternativo ao ressectoscópio. Estes dispositivos de morcelamento histeroscópico, ou "remoção de tecido", baseiam-se no projeto de uma "máquina de barbear" endoscópica ortopédica. Eles compreendem uma cânula oca e uma fenestração distal, ou "janela", que é repetidamente aberta e fechada com uma lâmina recíproca que "corta" o tecido-alvo conforme ele é aspirado através da janela para o canal de sucção (**Figura 26.53**). Estes dispositivos são particularmente úteis para pólipos grandes e leiomiomas FIGO tipo 0 e muitos do tipo 1, mas demandam técnicas de dissecção aprimoradas para muitas ressecções de leiomiomas mais profundos tipos 1 e 2[271] (ver **Figura 26.40**).

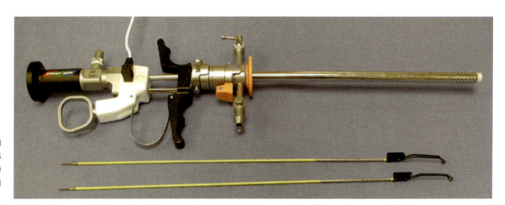

Figura 26.52 Ressectoscópio. A figura mostra o ressectoscópio montado com dois eletrodos em primeiro plano. A manipulação do eletrodo é feita através da alça branca na porção proximal do dispositivo.

Outros instrumentos

Muitas vezes, para realizar uma histeroscopia, é necessário ter uma pinça de Pozzi cervical, dilatadores, cureta uterina e espéculos vaginais de tamanho apropriado. Ao usar o ressectoscópio, é importante ter um gerador eletrocirúrgico moderno, em bom estado e de circuito isolado, capaz de administrar corrente de RF modulada e não modulada. O uso simultâneo de ultrassonografia transabdominal é muitas vezes necessário para auxiliar em situações de difícil acesso uterino ou para auxiliar na orientação de adesiólise ou excisão de leiomiomas tipo 2. Emergências secundárias à perfuração uterina podem exigir laparoscopia ou laparotomia.

Complicações

Os possíveis riscos da inserção de um sistema histeroscópico na cavidade endometrial apenas para observação ("histeroscopia diagnóstica") são limitados principalmente ao traumatismo cervical e à perfuração uterina. Outros eventos adversos, tais como infecção, sangramento excessivo e complicações relacionadas com os meios de distensão, são raríssimos quando o procedimento é breve e não requerem manipulação do miométrio (0 a 1%).[298] **Os riscos da histeroscopia operatória estão relacionados com um dos cinco aspectos do procedimento: (a) anestesia, (b) meio de distensão, (c) perfuração, (d) sangramento e (e) uso de energia elétrica.**[284,298]

Anestesia

Os protocolos de anestesia local geralmente incluem injeção intracervical ou paracervical de solução de *lidocaína* ou *mepivacaína* a 0,5 a 2%, com ou sem vasoconstritor local, como a epinefrina. É necessário ter cautela com a superdosagem, evitando-se a injeção intravascular e não ultrapassando as doses máximas recomendadas (*lidocaína*, 4 mg/kg; *mepivacaína*, 3 mg/kg). O uso de um vasoconstritor diluído, como a epinefrina 1/200.000, reduz a absorção sistêmica do agente, praticamente duplicando a dose máxima que pode ser usada, o que facilita o início de ação dos anestésicos locais.[314]

As complicações da injeção intravascular ou da superdosagem de anestésico incluem reações alérgicas, efeitos neurológicos e comprometimento da condução miocárdica. As reações alérgicas são caracterizadas pelos sintomas típicos de agitação, palpitação, prurido, tosse, dispneia, urticária, broncospasmo, choque e convulsões. As medidas de tratamento são administração de oxigênio, líquidos intravenosos isotônicos, epinefrina intramuscular ou subcutânea e prednisolona e aminofilina intravenosas. Os efeitos cardíacos relacionados com o comprometimento da condução miocárdica incluem bradicardia, parada cardíaca, choque e convulsões. As medidas de tratamento de emergência incluem a administração de oxigênio, *atropina* intravenosa (0,5 mg), *epinefrina* intravenosa e o início de reanimação cardíaca apropriada. As

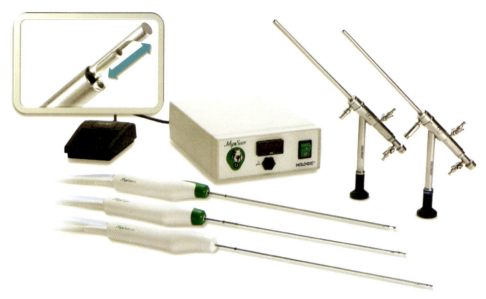

Figura 26.53 Morcelador eletromecânico. Esses sistemas têm seu próprio sistema histeroscópico patenteado com uma ocular de compensação (**direita**), para possibilitar que uma das sondas ocas rígidas (**embaixo**) seja inserida. A sonda é conectada a um acionamento por motor (**centro**), que é ativado ao pressionar um pedal (**esquerda superior**), ativando tanto uma lâmina osciladora como a sucção. A lâmina corta o tecido e a sucção transporta-o para um saco coletor no sistema de administração de fluidos.

manifestações mais comuns do sistema nervoso central são parestesia da língua, sonolência, tremor e convulsões. As opções de tratamento são *diazepam* intravenoso e suporte respiratório.

Meios de distensão

Outra principal complicação associada aos procedimentos histeroscópicos é a absorção excessiva do meio, um risco que pode ser minimizado com atenção cuidadosa à técnica.

Dióxido de carbono

O dióxido de carbono é altamente solúvel em sangue, portanto, os êmbolos geralmente não têm significado clínico. No entanto, em situações raras, a embolia por CO_2 pode acarretar grave morbidade intraoperatória e até mesmo morte.[315-317] Estes riscos podem ser eliminados ao se evitar o uso de CO_2 em procedimentos operatórios, ou minimizados ao se manter a pressão de insuflação sempre abaixo de 100 mmHg e a vazão abaixo de 100 mℓ/min. O insuflador utilizado deve ser específico para histeroscopia. É difícil ajustar a vazão do insuflador laparoscópico abaixo de 1.000 mℓ/min.

Dextrana 70

O *dextrana 70* é um meio hiperosmolar que raramente induz resposta alérgica ou coagulopatia.[318,319] A exemplo de outros tipos de meios de distensão, se o volume de infusão for suficiente, pode haver sobrecarga vascular e insuficiência cardíaca.[320,321] Por ser hidrofílico, o dextrana atrai 6 vezes seu próprio volume para a circulação sistêmica. Assim, o volume desse agente deve ser limitado a menos de 300 mℓ. O dextrana 70 é pouco utilizado, por causa da disponibilidade limitada da solução.

Líquidos de baixa viscosidade

Os líquidos de baixa viscosidade – glicina a 1,5%, sorbitol a 3% e manitol a 5% – são usados com frequência, devido ao baixo custo, à compatibilidade com instrumentos eletrocirúrgicos monopolares e à disponibilidade em bolsas de grande volume. No entanto, caso sejam absorvidos em excesso pela circulação sistêmica, esses meios podem causar graves distúrbios hidreletrolíticos, uma complicação perigosa com risco de edema pulmonar, hiponatremia, insuficiência cardíaca, edema cerebral e morte. Essas complicações apoiam a ideia de que, sempre que for possível, é melhor utilizar sistemas que podem funcionar com soro fisiológico ou soluções similares. Apesar de o risco de hipervolemia persistir, as pacientes podem tolerar um volume maior de absorção sistêmica sem o risco de desequilíbrio eletrolítico e complicações relacionadas. Existem várias diretrizes publicadas que descrevem as medidas necessárias para diminuir o risco de hipervolemia por ocasião da histeroscopia, mas as do AAGL são as mais atuais.[322]

1. Os níveis séricos iniciais de eletrólitos devem ser verificados antes de qualquer intervenção, com exceção dos procedimentos operatórios simples. As mulheres com doença cardiopulmonar devem ser avaliadas com cuidado. Enquanto estudos robustos sugerem que o uso pré-operatório seletivo de agentes como agonistas do GnRH pode reduzir o tempo de cirurgia e a absorção do meio,[323,324] outro ensaio bem-desenhado não chegou às mesmas conclusões.[325] A injeção intracervical de 8 mℓ de vasopressina diluída (0,01 U/mℓ) imediatamente antes da operação tem mostrado ser eficaz na redução da absorção sistêmica do meio de distensão.[326] A duração desse efeito pode ser limitada a aproximadamente 20 a 30 min, portanto, pode ser conveniente repetir a dose em intervalos para se obter um efeito ideal.

2. Na sala operatória, a infusão e a coleta dos meios devem ser feitas em sistema fechado, para medir com exatidão o volume "absorvido". O volume deve ser medido continuamente com um aparelho específico para esse fim. Caso este sistema não esteja à disposição, deve-se calcular o volume a cada 10 minutos por equipe de apoio treinada nesses cálculos e sem outras obrigações que possam interferir nessa tarefa. Se for usada a metodologia "manual", é importante compreender que a evidência disponível sugere existir um grande desafio da variabilidade e falta de precisão com tais técnicas.[327]

3. Deve-se usar a menor pressão intrauterina necessária para obter distensão satisfatória para a conclusão da cirurgia, de preferência abaixo da pressão arterial média. Uma boa pressão em procedimentos operatórios é de 70 a 80 mmHg, que pode ser alcançada com uma bomba especial ou com a manutenção da bolsa de infusão 1 m acima do nível do útero da paciente.

4. **Ao usar meios sem eletrólitos, déficits acima de 1 ℓ exigem repetição da medida dos níveis de eletrólitos séricos e avaliação da dose apropriada de *furosemida* intravenosa para a função renal da paciente. Se houver tal déficit, o procedimento deverá ser concluído com rapidez.** Se o déficit alcançar um limite preestabelecido (no máximo 1,5 ℓ), o procedimento deve ser interrompido e um diurético, como *manitol* ou *furosemida*, precisa ser administrado conforme for necessário. O déficit máximo permitido é de aproximadamente 2,5 ℓ quando é usado soro fisiológico. Independentemente do meio, pacientes de pequeno porte ou com comprometimento cardiovascular geralmente têm menor tolerância a déficits de líquido, uma circunstância que obriga a estabelecer um limite inferior para a absorção sistêmica e consequente interrupção do procedimento.[328]

Perfuração

A perfuração pode ocorrer durante a dilatação do colo, a inserção do histeroscópio ou durante a realização do procedimento intrauterino. Os riscos de perfuração podem ser reduzidos com atenção às técnicas usadas para acessar a cavidade endometrial e uso cuidadoso de sistemas elétricos.

Na perfuração completa, a cavidade endometrial tipicamente não se distende e há perda do campo visual. Quando ocorre perfuração durante a dilatação do colo, o procedimento deve ser interrompido; todavia, em virtude da natureza romba dos dilatadores, não é comum haver lesões de estruturas. **Se o útero for perfurado pela ponta ativada de um *laser*, eletrodo, ou um aparelho de remoção de tecido ativado eletromecanicamente, há risco de sangramento ou lesão das vísceras adjacentes. Assim, deve-se interromper a operação e proceder à laparoscopia ou laparotomia.** É relativamente fácil detectar a lesão do útero com um laparoscópio. No entanto, é mais difícil detectar a lesão mecânica ou térmica do intestino, do ureter ou da bexiga, e a laparoscopia costuma ser inadequada para avaliação completa. No caso de conduta expectante, a paciente deve ser advertida da situação e instruída a relatar quaisquer sintomas de sangramento ou traumatismo visceral, como febre, dor crescente, náuseas e vômito.

Sangramento

O sangramento que ocorre durante ou após a histeroscopia é consequência do traumatismo dos vasos no miométrio ou da lesão de outros vasos na pelve. Os vasos miometriais são mais suscetíveis à laceração com o uso do ressectoscópio, exigindo dissecção miometrial em procedimentos como ressecção endometrial ou excisão de leiomiomas FIGO tipo I ou II.

Ao planejarem operações que exigem ressecção profunda, as pacientes anêmicas devem ser tratadas com medicamentos, se for possível, com agentes como acetato de ulipristal ou um agonista de GnRH se for necessário, enquanto ferro oral ou intravenoso é utilizado para restituir as reservas de ferro. Uma conduta alternativa, talvez adequada para pacientes não anêmicas, é obter sangue autólogo e armazená-lo antes da cirurgia.

O risco de sangramento pode ser reduzido pela injeção pré-operatória de *vasopressina* diluída no estroma cervical.[326] O risco de lesão dos ramos da artéria uterina pode ser diminuído ao limitar a profundidade de ressecção na cavidade endometrial lateral perto do istmo uterino, em que devem ser cogitadas técnicas de ablação. Durante a miomectomia, a identificação e dissecção da pseudocápsula elimina a lesão no miométrio e sangramento resultante ou completo ou em grande parte. Ao se detectar sangramento durante procedimentos de ressectoscopia, utiliza-se o eletrodo esférico para cauterizar o vaso por eletrocirurgia. O sangramento intratável pode responder à injeção de vasopressina diluída ou à insuflação de um balão de 30 mℓ do cateter de Foley ou instrumento semelhante na cavidade endometrial.[260]

Traumatismo térmico

O diagnóstico da lesão térmica do intestino ou ureter pode ser difícil, visto que os sintomas podem surgir somente depois de vários dias ou até 2 semanas. Desse modo, é preciso alertar a paciente sobre os sinais indicativos de peritonite.

REFERÊNCIAS BIBLIOGRÁFICAS

1. **Nezhat C, Hood J, Winer W, et al.** Videolaseroscopy and laser laparoscopy in gynaecology. *Br J Hosp Med* 1987;38:219–224.
2. **Pierre SA, Ferrandino MN, Simmons WN, et al.** High definition laparoscopy: Objective assessment of performance characteristics and comparison with standard laparoscopy. *J Endourol* 2009;23:523–528.
3. **AAGL Advancing Minimally Invasive Gynecology Worldwide.** AAGL position statement: Robotic-assisted laparoscopic surgery in benign gynecology. *J Minim Invasive Gynecol* 2013;20:2–9.
4. **Bush AJ, Morris SN, Millham FH, et al.** Women's preferences for minimally invasive incisions. *J Minim Invasive Gynecol* 2011;18: 640–643.
5. **Goebel K, Goldberg JM.** Women's preference of cosmetic results after gynecologic surgery. *J Minim Invasive Gynecol* 2014;21:64–67.
6. **Mueller ER, Kenton K, Anger JT, et al.** Cosmetic appearance of port-site scars 1 year after laparoscopic versus robotic sacrocolpopexy: A supplementary study of the ACCESS clinical trial. *J Minim Invasive Gynecol* 2016;23:917–921.
7. **Stovall TG, Ling FW, Gray LA.** Single-dose methotrexate for treatment of ectopic pregnancy. *Obstet Gynecol* 1991;77:754–757.
8. **Ellstrom M, Ferraz-Nunes J, Hahlin M, et al.** A randomized trial with a cost-consequence analysis after laparoscopic and abdominal hysterectomy. *Obstet Gynecol* 1998;91:30–34.
9. **Bhiwandiwala PP, Mumford SD, Feldblum PJ.** A comparison of different laparoscopic sterilization occlusion techniques in 24,439 procedures. *Am J Obstet Gynecol* 1982;144:319–331.
10. **Ryder RM, Vaughan MC.** Laparoscopic tubal sterilization. Methods, effectiveness, and sequelae. *Obstet Gynecol Clin North Am* 1999; 26:83–97.
11. **Madsen C, Baandrup L, Dehlendorff C, et al.** Tubal ligation and salpingectomy and the risk of epithelial ovarian cancer and borderline ovarian tumors: A nationwide case-control study. *Acta Obstet Gynecol Scand* 2015;94:86–94.
12. **Lipscomb GH, Gomez IG, Givens VM, et al.** Yolk sac on transvaginal ultrasound as a prognostic indicator in the treatment of ectopic pregnancy with single-dose methotrexate. *Am J Obstet Gynecol* 2009;200:338 e1–e4.
13. **Potter MB, Lepine LA, Jamieson DJ.** Predictors of success with methotrexate treatment of tubal ectopic pregnancy at Grady Memorial Hospital. *Am J Obstet Gynecol* 2003;188:1192–1194.
14. **ACOG practice bulletin no. 191** summary: Tubal ectopic pregnancy. *Obstet Gynecol* 2018;131:409–411.
15. **Hajenius PJ, Mol F, Mol BW, et al.** Interventions for tubal ectopic pregnancy. *Cochrane Database Syst Rev* 2007:CD000324.
16. **Maruri F, Azziz R.** Laparoscopic surgery for ectopic pregnancies: Technology assessment and public health implications. *Fertil Steril* 1993;59:487–498.
17. ACOG practice bulletin no. 94: Medical management of ectopic pregnancy. *Obstet Gynecol* 2008;111:1479–1485.
18. **Gomel V.** Management of ectopic gestation: Surgical treatment is usually best. *Clin Obstet Gynecol* 1995;38:353–361.
19. **Gomel V, Taylor PJ.** *Diagnostic and Operative Laparoscopy.* St. Louis: CV Mosby; 1995.
20. **Canis M, Mage G, Pouly JL, et al.** Laparoscopic diagnosis of adnexal cystic masses: A 12-year experience with long-term follow-up. *Obstet Gynecol* 1994;83:707–712.
21. **Mecke H, Lehmann-Willenbrock E, Ibrahim M, et al.** Pelviscopic treatment of ovarian cysts in premenopausal women. *Gynecol Obstet Invest* 1992;34:36–42.
22. **Medeiros LR, Rosa DD, Bozzetti MC, et al.** Laparoscopy versus laparotomy for benign ovarian tumour. *Cochrane Database Syst Rev* 2009:CD004751.
23. **Lehner R, Wenzl R, Heinzl H, et al.** Influence of delayed staging laparotomy after laparoscopic removal of ovarian masses later found malignant. *Obstet Gynecol* 1998;92:967–971.
24. **Vergote I.** Role of surgery in ovarian cancer: An update. *Acta Chir Belg* 2004;104:246–256.
25. **Parker WH, Berek JS.** Management of selected cystic adnexal masses in postmenopausal women by operative laparoscopy: A pilot study. *Am J Obstet Gynecol* 1990;163:1574–1577.
26. **Parker WH, Levine RL, Howard FM, et al.** A multicenter study of laparoscopic management of selected cystic adnexal masses in postmenopausal women. *J Am Coll Surg* 1994;179:733–737.
27. **Jacobs I, Oram D, Fairbanks J, et al.** A risk of malignancy index incorporating CA 125, ultrasound and menopausal status for the accurate preoperative diagnosis of ovarian cancer. *Br J Obstet Gynaecol* 1990;97:922–929.
28. **Harry VN, Narayansingh GV, Parkin DE.** The risk of malignancy index for ovarian tumours in Northeast Scotland–A population based study. *Scott Med J* 2009;54:21–23.
29. **van den Akker PA, Aalders AL, Snijders MP, et al.** Evaluation of the risk of malignancy index in daily clinical management of adnexal masses. *Gynecol Oncol* 2010;116:384–388.
30. **Howard FM.** Surgical management of benign cystic teratoma. Laparoscopy vs. laparotomy. *J Reprod Med* 1995;40:495–499.
31. **Savasi I, Lacy JA, Gerstle JT, et al.** Management of ovarian dermoid cysts in the pediatric and adolescent population. *J Pediatr Adolesc Gynecol* 2009;22:360–364.
32. **Galinier P, Carfagna L, Delsol M, et al.** Ovarian torsion. Management and ovarian prognosis: A report of 45 cases. *J Pediatr Surg* 2009;44:1759–1765.
33. **Kavallaris A, Mytas S, Chalvatzas N, et al.** Seven years' experience in laparoscopic dissection of intact ovarian dermoid cysts. *Acta Obstet Gynecol Scand* 2010;89:390–392.
34. **Alammari R, Lightfoot M, Hur HC.** Impact of cystectomy on ovarian reserve: Review of the literature. *J Minim Invasive Gynecol* 2017;24:247–257.
35. **Peters A, Rindos NB, Lee T.** Hemostasis during ovarian cystectomy: Systematic review of the impact of suturing versus surgical energy on ovarian function. *J Minim Invasive Gynecol* 2017;24:235–246.
36. **Rhode JM, Advincula AP, Reynolds RK, et al.** A minimally invasive technique for management of the large adnexal mass. *J Minim Invasive Gynecol* 2006;13:476–479.

37. Postoperative adhesion development after operative laparoscopy: Evaluation at early second-look procedures. Operative Laparoscopy Study Group. *Fertil Steril* 1991;55:700–704.
38. **Pellicano M, Bramante S, Guida M, et al.** Ovarian endometrioma: Postoperative adhesions following bipolar coagulation and suture. *Fertil Steril* 2008;89:796–799.
39. **Mage G, Canis M, Manhes H, et al.** Laparoscopic management of adnexal torsion. A review of 35 cases. *J Reprod Med* 1989;34:520–524.
40. **Vancaillie T, Schmidt EH.** Recovery of ovarian function after laparoscopic treatment of acute adnexal torsion. A case report. *J Reprod Med* 1987;32:561–562.
41. **Cohen SB, Oelsner G, Seidman DS, et al.** Laparoscopic detorsion allows sparing of the twisted ischemic adnexa. *J Am Assoc Gynecol Laparosc* 1999;6:139–143.
42. **Gjonnaess H.** Polycystic ovarian syndrome treated by ovarian electrocautery through the laparoscope. *Fertil Steril* 1984;41:20–25.
43. **Huber J, Hosmann J, Spona J.** Polycystic ovarian syndrome treated by laser through the laparoscope. *Lancet* 1988;2:215.
44. **Kovacs G, Buckler H, Bangah M, et al.** Treatment of anovulation due to polycystic ovarian syndrome by laparoscopic ovarian electrocautery. *Br J Obstet Gynaecol* 1991;98:30–35.
45. **Farquhar C, Lilford RJ, Marjoribanks J, et al.** Laparoscopic "drilling" by diathermy or laser for ovulation induction in anovulatory polycystic ovary syndrome. *Cochrane Database Syst Rev* 2007:CD001122.
46. **Gurgan T, Kisnisci H, Yarali H, et al.** Evaluation of adhesion formation after laparoscopic treatment of polycystic ovarian disease. *Fertil Steril* 1991;56:1176–1178.
47. **Naether OG, Fischer R.** Adhesion formation after laparoscopic electrocoagulation of the ovarian surface in polycystic ovary patients. *Fertil Steril* 1993;60:95–98.
48. **Bhave Chittawar P, Franik S, Pouwer AW, et al.** Minimally invasive surgical techniques versus open myomectomy for uterine fibroids. *Cochrane Database Syst Rev* 2014:CD004638.
49. **Bedient CE, Magrina JF, Noble BN, et al.** Comparison of robotic and laparoscopic myomectomy. *Am J Obstet Gynecol* 2009;201:566 e1–e5.
50. **Iavazzo C, Mamais I, Gkegkes ID.** Robotic assisted vs laparoscopic and/or open myomectomy: Systematic review and meta-analysis of the clinical evidence. *Arch Gynecol Obstet* 2016;294:5–17.
51. **Cui RR, Wright JD.** Risk of occult uterine sarcoma in presumed uterine fibroids. *Clin Obstet Gynecol* 2016;59:103–118.
52. **Yang H, Li XC, Yao C, et al.** Proportion of uterine malignant tumors in patients with laparoscopic myomectomy: A national multicenter study in China. *Chin Med J (Engl)* 2017;130:2661–2665.
53. **Zhao WC, Bi FF, Li D, et al.** Incidence and clinical characteristics of unexpected uterine sarcoma after hysterectomy and myomectomy for uterine fibroids: A retrospective study of 10,248 cases. *Onco Targets Ther* 2015;8:2943–2948.
54. **Brolmann H, Tanos V, Grimbizis G, et al.** Options on fibroid morcellation: A literature review. *Gynecol Surg* 2015;12:3–15.
55. **Parker WH, Pritts EA, Olive DL.** What is the future of open intraperitoneal power-morcellation of fibroids? *Clin Obstet Gynecol* 2016; 59:73–84.
56. **Sandberg EM, van den Haak L, Bosse T, et al.** Disseminated leiomyoma cells can be identified following conventional myomectomy. *BJOG* 2016;123:2183–2187.
57. **Munro MG.** Leiomyosarcoma and myomectomy: Is the cat ever in the bag? *BJOG* 2016;123:2188.
58. **Palomba S, Zupi E, Falbo A, et al.** A multicenter randomized, controlled study comparing laparoscopic versus minilaparotomic myomectomy: Reproductive outcomes. *Fertil Steril* 2007;88:933–941.
59. **Seracchioli R, Rossi S, Govoni F, et al.** Fertility and obstetric outcome after laparoscopic myomectomy of large myomata: A randomized comparison with abdominal myomectomy. *Hum Reprod* 2000; 15:2663–2668.
60. **Fukuda M, Tanaka T, Kamada M, et al.** Comparison of the perinatal outcomes after laparoscopic myomectomy versus abdominal myomectomy. *Gynecol Obstet Invest* 2013;76:203–208.
61. **Tian YC, Long TF, Dai YM.** Pregnancy outcomes following different surgical approaches of myomectomy. *J Obstet Gynaecol Res* 2015; 41:350–357.
62. **Jin C, Hu Y, Chen XC, et al.** Laparoscopic versus open myomectomy—a meta-analysis of randomized controlled trials. *Eur J Obstet Gynecol Reprod Biol* 2009;145:14–21.
63. **Day Baird D, Dunson DB, Hill MC, et al.** High cumulative incidence of uterine leiomyoma in black and white women: Ultrasound evidence. *Am J Obstet Gynecol* 2003;188:100–107.
64. **Pritts EA, Parker WH, Olive DL.** Fibroids and infertility: An updated systematic review of the evidence. *Fertil Steril* 2009;91:1215–1223.
65. **Luciano AA.** Myomectomy. *Clin Obstet Gynecol* 2009;52:362–371.
66. **Sutton C, Diamond MP.** *Endoscopic Surgery for Gynecologists*. St. Louis: CV Mosby; 1993.
67. **Munro MG, Parker WH.** A classification system for laparoscopic hysterectomy. *Obstet Gynecol* 1993;82:624–629.
68. **Aarts JW, Nieboer TE, Johnson N, et al.** Surgical approach to hysterectomy for benign gynaecological disease. *Cochrane Database Syst Rev* 2015:CD003677.
69. **Makinen J, Brummer T, Jalkanen J, et al.** Ten years of progress–improved hysterectomy outcomes in Finland 1996–2006: A longitudinal observation study. *BMJ Open* 2013;3:e003169.
70. **Rahimi S, Jeppson PC, Gattoc L, et al.** Comparison of perioperative complications by route of hysterectomy performed for benign conditions. *Female Pelvic Med Reconstr Surg* 2016;22:364–368.
71. **Kreuninger JA, Cohen SL, Meurs E, et al.** Trends in readmission rate by route of hysterectomy–a single-center experience. *Acta Obstet Gynecol Scand* 2018;97:285–293.
72. **American College of Obstetricians and Gynecologists.** ACOG Committee Opinion No. 426: The role of transvaginal ultrasonography in the evaluation of postmenopausal bleeding. *Obstet Gynecol* 2009;113:462–464.
73. **Dayaratna S, Goldberg J, Harrington C, et al.** Hospital costs of total vaginal hysterectomy compared with other minimally invasive hysterectomy. *Am J Obstet Gynecol* 2014;210:120 e1–e6.
74. **Korsholm M, Mogensen O, Jeppesen MM, et al.** Systematic review of same-day discharge after minimally invasive hysterectomy. *Int J Gynaecol Obstet* 2017;136:128–137.
75. **Dedden SJ, Geomini P, Huirne JAF, et al.** Vaginal and laparoscopic hysterectomy as an outpatient procedure: A systematic review. *Eur J Obstet Gynecol Reprod Biol* 2017;216:212–223.
76. **Johns DA, Carrera B, Jones J, et al.** The medical and economic impact of laparoscopically assisted vaginal hysterectomy in a large, metropolitan, not-for-profit hospital. *Am J Obstet Gynecol* 1995; 172:1709–1715; discussion 1715–1719.
77. **Nieboer TE, Johnson N, Lethaby A, et al.** Surgical approach to hysterectomy for benign gynaecological disease. *Cochrane Database Syst Rev* 2009:CD003677.
78. **Walsh CA, Walsh SR, Tang TY, et al.** Total abdominal hysterectomy versus total laparoscopic hysterectomy for benign disease: A meta-analysis. *Eur J Obstet Gynecol Reprod Biol* 2009;144:3–7.
79. **Marana R, Busacca M, Zupi E, et al.** Laparoscopically assisted vaginal hysterectomy versus total abdominal hysterectomy: A prospective, randomized, multicenter study. *Am J Obstet Gynecol* 1999; 180:270–275.
80. **Bijen CB, Vermeulen KM, Mourits MJ, et al.** Costs and effects of abdominal versus laparoscopic hysterectomy: Systematic review of controlled trials. *PLoS One* 2009;4:e7340.
81. ACOG Committee Opinion No. 444: Choosing the route of hysterectomy for benign disease. *Obstet Gynecol* 2009;114: 1156–1158.
82. **AAGL Advancing Minimally Invasive Gynecology Worldwide.** AAGL position statement: Route of hysterectomy to treat benign uterine disease. *J Minim Invasive Gynecol* 2011;18:1–3.
83. **Munro M, Gomel V.** Fertility-promoting laparoscopically-directed procedures. *Reprod Med Rev* 1994;3:29–42.
84. **Marcoux S, Maheux R, Berube S.** Laparoscopic surgery in infertile women with minimal or mild endometriosis. Canadian Collaborative Group on Endometriosis. *N Engl J Med* 1997;337:217–222.
85. **Parazzini F.** Ablation of lesions or no treatment in minimal-mild endometriosis in infertile women: A randomized trial. Gruppo Italiano per lo Studio dell'Endometriosi. *Hum Reprod* 1999;14:1332–1334.

86. **Jacobson TZ, Duffy JM, Barlow D, et al.** Laparoscopic surgery for subfertility associated with endometriosis. *Cochrane Database Syst Rev* 2010:CD001398.
87. **Filmar S, Jetha N, McComb P, et al.** A comparative histologic study on the healing process after tissue transection. I. Carbon dioxide laser and electromicrosurgery. *Am J Obstet Gynecol* 1989;160:1062–1067.
88. **Filmar S, Jetha N, McComb P, et al.** A comparative histologic study on the healing process after tissue transection. II. Carbon dioxide laser and surgical microscissors. *Am J Obstet Gynecol* 1989;160:1068–1072.
89. **Munro MG, Fu YS.** Loop electrosurgical excision with a laparoscopic electrode and carbon dioxide laser vaporization: Comparison of thermal injury characteristics in the rat uterine horn. *Am J Obstet Gynecol* 1995;172:1257–1262.
90. **Darwish B, Stochino-Loi E, Pasquier G, et al.** Surgical Outcomes of Urinary Tract Deep Infiltrating Endometriosis. *J Minim Invasive Gynecol* 2017;24:998–1006.
91. **Abrao MS, Petraglia F, Falcone T, et al.** Deep endometriosis infiltrating the rectosigmoid: Critical factors to consider before management. *Hum Reprod Update* 2015;21:329–339.
92. **Abo C, Moatassim S, Marty N, et al.** Postoperative complications after bowel endometriosis surgery by shaving, disc excision, or segmental resection: A three-arm comparative analysis of 364 consecutive cases. *Fertil Steril* 2018;109:172–178 e1.
93. **Van Holsbeke C, Van Calster B, Guerriero S, et al.** Endometriomas: Their ultrasound characteristics. *Ultrasound Obstet Gynecol* 2010;35:730–740.
94. **Brown J, Farquhar C.** Endometriosis: An overview of Cochrane Reviews. *Cochrane Database Syst Rev* 2014:CD009590.
95. **Chapron C, Dubuisson JB.** Management of deep endometriosis. *Ann N Y Acad Sci* 2001;943:276–280.
96. **Chapron C, Jacob S, Dubuisson JB, et al.** Laparoscopically assisted vaginal management of deep endometriosis infiltrating the rectovaginal septum. *Acta Obstet Gynecol Scand* 2001;80:349–354.
97. **Pundir J, Omanwa K, Kovoor E, et al.** Laparoscopic excision versus ablation for endometriosis-associated pain: An updated systematic review and meta-analysis. *J Minim Invasive Gynecol* 2017;24: 747–756.
98. **Duffy JM, Arambage K, Correa FJ, et al.** Laparoscopic surgery for endometriosis. *Cochrane Database Syst Rev* 2014:CD011031.
99. **Ogah J, Cody DJ, Rogerson L.** Minimally invasive synthetic suburethral sling operations for stress urinary incontinence in women: A short version Cochrane review. *Neurourol Urodyn* 2011;30:284–291.
100. **Lo K, Marcoux V, Grossman S, et al.** Cost comparison of the laparoscopic Burch colposuspension, laparoscopic two-team sling procedure, and the transobturator tape procedure for the treatment of stress urinary incontinence. *J Obstet Gynaecol Can* 2013;35:252–257.
101. **Valpas A, Ala-Nissila S, Tomas E, et al.** TVT versus laparoscopic mesh colposuspension: 5-year follow-up results of a randomized clinical trial. *Int Urogynecol J* 2015;26:57–63.
102. **Miklos JR, Kohli N.** Laparoscopic paravaginal repair plus Burch colposuspension: Review and descriptive technique. *Urology* 2000;56:64–69.
103. **Ross JW.** Multichannel urodynamic evaluation of laparoscopic Burch colposuspension for genuine stress incontinence. *Obstet Gynecol* 1998;91:55–59.
104. **Hill AJ, Jallad K, Walters MD.** Laparoscopic Burch Colposuspension using a 3-trocar system: Tips and tricks. *J Minim Invasive Gynecol* 2017;24:344.
105. **Maher C, Baessler K, Glazener CM, et al.** Surgical management of pelvic organ prolapse in women: A short version Cochrane review. *Neurourol Urodyn* 2008;27:3–12.
106. **Maher C, Feiner B, Baessler K, et al.** Surgical management of pelvic organ prolapse in women. *Cochrane Database Syst Rev* 2013: CD004014.
107. **Maher C, Feiner B, Baessler K, et al.** Surgery for women with anterior compartment prolapse. *Cochrane Database Syst Rev* 2016; 11:CD004014.
108. **Maher C, Feiner B, Baessler K, et al.** Surgery for women with apical vaginal prolapse. *Cochrane Database Syst Rev* 2016;10:CD012376.
109. **Coolen AWM, van Oudheusden AMJ, Mol BWJ, et al.** Laparoscopic sacrocolpopexy compared with open abdominal sacrocolpopexy for vault prolapse repair: A randomized controlled trial. *Int Urogynecol J* 2017;28:1469–1479.
110. **Costantini E, Mearini L, Lazzeri M, et al.** Laparoscopic versus abdominal sacrocolpopexy: A randomized, controlled trial. *J Urol* 2016;196:159–165.
111. **Coolen AL, van Oudheusden AM, van Eijndhoven HW, et al.** A comparison of complications between open abdominal sacrocolpopexy and laparoscopic sacrocolpopexy for the treatment of vault prolapse. *Obstet Gynecol Int* 2013;2013:528636.
112. **Malur S, Possover M, Michels W, et al.** Laparoscopic-assisted vaginal versus abdominal surgery in patients with endometrial cancer–a prospective randomized trial. *Gynecol Oncol* 2001;80:239–244.
113. **Holub Z, Jabor A, Bartos P, et al.** Laparoscopic surgery for endometrial cancer: Long-term results of a multicentric study. *Eur J Gynaecol Oncol* 2002;23:305–310.
114. **Gil-Moreno A, Diaz-Feijoo B, Morchon S, et al.** Analysis of survival after laparoscopic-assisted vaginal hysterectomy compared with the conventional abdominal approach for early-stage endometrial carcinoma: A review of the literature. *J Minim Invasive Gynecol* 2006;13:26–35.
115. **Malur S, Possover M, Schneider A.** Laparoscopically assisted radical vaginal versus radical abdominal hysterectomy type II in patients with cervical cancer. *Surg Endosc* 2001;15:289–292.
116. **Lee CL, Huang KG, Jain S, et al.** Comparison of laparoscopic and conventional surgery in the treatment of early cervical cancer. *J Am Assoc Gynecol Laparosc* 2002;9:481–487.
117. **Tozzi R, Malur S, Koehler C, et al.** Analysis of morbidity in patients with endometrial cancer: Is there a commitment to offer laparoscopy? *Gynecol Oncol* 2005;97:4–9.
118. **Ghezzi F, Cromi A, Uccella S, et al.** Laparoscopic versus open surgery for endometrial cancer: A minimum 3-year follow-up study. *Ann Surg Oncol* 2010;17:271–278.
119. **Cardenas-Goicoechea J, Shepherd A, Momeni M, et al.** Survival analysis of robotic versus traditional laparoscopic surgical staging for endometrial cancer. *Am J Obstet Gynecol* 2014;210:160 e1–e11.
120. **Chan JK, Gardner AB, Taylor K, et al.** Robotic versus laparoscopic versus open surgery in morbidly obese endometrial cancer patients–a comparative analysis of total charges and complication rates. *Gynecol Oncol* 2015;139:300–305.
121. **Kim TH, Choi CH, Choi JK, et al.** Robotic versus laparoscopic radical hysterectomy in cervical cancer patients: A matched-case comparative study. *Int J Gynecol Cancer* 2014;24:1466–1473.
122. **Corrado G, Fanfani F, Ghezzi F, et al.** Mini-laparoscopic versus robotic radical hysterectomy plus systematic pelvic lymphadenectomy in early cervical cancer patients. A multi-institutional study. *Eur J Surg Oncol* 2015;41:136–141.
123. **Xiao M, Zhang Z.** Total laparoscopic versus laparotomic radical hysterectomy and lymphadenectomy in cervical cancer: An observational study of 13-year experience. *Medicine (Baltimore)* 2015;94:e1264.
124. **Zhou J, Xiong BH, Ma L, et al.** Robotic vs laparoscopic radical hysterectomy for cervical cancer: A meta-analysis. *Int J Med Robot* 2016;12:145–154.
125. **Berek JS, Griffiths CT, Leventhal JM.** Laparoscopy for second-look evaluation in ovarian cancer. *Obstet Gynecol* 1981;58:192–198.
126. **Park HJ, Kim DW, Yim GW, et al.** Staging laparoscopy for the management of early-stage ovarian cancer: A meta-analysis. *Am J Obstet Gynecol* 2013;209:58 e1–e8.
127. **Liu M, Li L, He Y, et al.** Comparison of laparoscopy and laparotomy in the surgical management of early-stage ovarian cancer. *Int J Gynecol Cancer* 2014;24:352–357.
128. **Lu Q, Qu H, Liu C, et al.** Comparison of laparoscopy and laparotomy in surgical staging of apparent early ovarian cancer: 13-year experience. *Medicine (Baltimore)* 2016;95:e3655.
129. **Bellia A, Vitale SG, Lagana AS, et al.** Feasibility and surgical outcomes of conventional and robot-assisted laparoscopy for early-stage ovarian cancer: A retrospective, multicenter analysis. *Arch Gynecol Obstet* 2016;294:615–622.
130. **Rutten MJ, Leeflang MM, Kenter GG, et al.** Laparoscopy for diagnosing resectability of disease in patients with advanced ovarian cancer. *Cochrane Database Syst Rev* 2014:CD009786.
131. **Magrina JF, Cetta RL, Chang YH, et al.** Analysis of secondary cytoreduction for recurrent ovarian cancer by robotics, laparoscopy and laparotomy. *Gynecol Oncol* 2013;129:336–340.

132. **Nezhat FR, Finger TN, Vetere P, et al.** Comparison of perioperative outcomes and complication rates between conventional versus robotic-assisted laparoscopy in the evaluation and management of early, advanced, and recurrent stage ovarian, fallopian tube, and primary peritoneal cancer. *Int J Gynecol Cancer* 2014;24: 600–607.
133. **Slim K, Vicaut E, Launay-Savary MV, et al.** Updated systematic review and meta-analysis of randomized clinical trials on the role of mechanical bowel preparation before colorectal surgery. *Ann Surg* 2009;249:203–209.
134. **Muzii L, Bellati F, Zullo MA, et al.** Mechanical bowel preparation before gynecologic laparoscopy: A randomized, single-blind, controlled trial. *Fertil Steril* 2006;85:689–693.
135. **Zhang J, Xu L, Shi G.** Is mechanical bowel preparation necessary for gynecologic surgery? A systematic review and meta-analysis. *Gynecol Obstet Invest* 2015.
136. **Arnold A, Aitchison LP, Abbott J.** Preoperative mechanical bowel preparation for abdominal, laparoscopic, and vaginal surgery: A systematic review. *J Minim Invasive Gynecol* 2015;22:737–752.
137. **Ahmad G, Gent D, Henderson D, et al.** Laparoscopic entry techniques. *Cochrane Database Syst Rev* 2015;8:CD006583.
138. **Hasson HM, Rotman C, Rana N, et al.** Open laparoscopy: 29-year experience. *Obstet Gynecol* 2000;96:763–766.
139. **Nezhat CH, Nezhat F, Brill AI, et al.** Normal variations of abdominal and pelvic anatomy evaluated at laparoscopy. *Obstet Gynecol* 1999;94:238–242.
140. **Hurd WW, Bude RO, DeLancey JO, et al.** The relationship of the umbilicus to the aortic bifurcation: Implications for laparoscopic technique. *Obstet Gynecol* 1992;80:48–51.
141. **Pickett SD, Rodewald KJ, Billow MR, et al.** Avoiding major vessel injury during laparoscopic instrument insertion. *Obstet Gynecol Clin North Am* 2010;37:387–397.
142. **Vilos GA, Vilos AG.** Safe laparoscopic entry guided by Veress needle CO2 insufflation pressure. *J Am Assoc Gynecol Laparosc* 2003; 10:415–420.
143. **Azevedo OC, Azevedo JL, Sorbello AA, et al.** Evaluation of tests performed to confirm the position of the Veress needle for creation of pneumoperitoneum in selected patients: A prospective clinical trial. *Acta Cir Bras* 2006;21:385–391.
144. **Yoong W, Saxena S, Mittal M, et al.** The pressure profile test is more sensitive and specific than Palmer's test in predicting correct placement of the Veress needle. *Eur J Obstet Gynecol Reprod Biol* 2010;152:210–213.
145. **Vilos GA, Ternamian A, Dempster J, et al.** Laparoscopic entry: A review of techniques, technologies, and complications. *J Obstet Gynaecol Can* 2007;29:433–447.
146. **Brill AI, Cohen BM.** Fundamentals of peritoneal access. *J Am Assoc Gynecol Laparosc* 2003;10:286–297; quiz 98.
147. **Pelosi MA, Pelosi MA 3rd.** Laparoscopic hysterectomy with bilateral salpingo-oophorectomy using a single umbilical puncture. *N J Med* 1991;88:721–726.
148. **Barnes H, Harrison R, Huffman L, et al.** The adoption of singleport laparoscopy for full staging of endometrial cancer: Surgical and oncology outcomes and evaluation of the learning curve. *J Minim Invasive Gynecol* 2017;24:1029–1036.
149. **Moulton LJ, Jernigan AM, Michener CM.** Postoperative outcomes after single-port laparoscopic removal of adnexal masses in patients referred to gynecologic oncology at a large academic center. *J Minim Invasive Gynecol* 2017;24:1136–1144.
150. **Palomba S, Zupi E, Falbo A, et al.** New tool (Laparotenser) for gasless laparoscopic myomectomy: A multicenter-controlled study. *Fertil Steril* 2010;94:1090–1096.
151. **Sesti F, Pietropolli A, Sesti FF, et al.** Uterine myomectomy: Role of gasless laparoscopy in comparison with other minimally invasive approaches. *Minim Invasive Ther Allied Technol* 2013;22:1–8.
152. **Li SH, Deng J, Huang FT, et al.** Impact of gasless laparoscopy on circulation, respiration, stress response, and other complications in gynecological geriatrics. *Int J Clin Exp Med* 2014;7:2877–2882.
153. **Liu QW, Han T, Yang M, et al.** A systematic review on efficacy and safety of gasless laparoscopy in the management of uterine leiomyoma. *J Huazhong Univ Sci Technolog Med Sci* 2016;36:142–149.
154. **Breborowicz A, Oreopoulos DG.** Is normal saline harmful to the peritoneum? *Perit Dial Int* 2005;25 Suppl 4:S67–S70.
155. **Polubinska A, Breborowicz A, Staniszewski R, et al.** Normal saline induces oxidative stress in peritoneal mesothelial cells. *J Pediatr Surg* 2008;43:1821–1826.
156. **Cwalinski J, Staniszewski R, Baum E, et al.** Normal saline may promote formation of peritoneal adhesions. *Int J Clin Exp Med* 2015;8:8828–8834.
157. **Koninckx PR, Gomel V, Ussia A, et al.** Role of the peritoneal cavity in the prevention of postoperative adhesions, pain, and fatigue. *Fertil Steril* 2016;106:998–1010.
158. **Tulandi T.** Salpingo-ovariolysis: A comparison between laser surgery and electrosurgery. *Fertil Steril* 1986;45:489–491.
159. **Munro MG.** Principles of laparoscopic suturing. In: Sammarco MJ, Stovall TG, Steege JF, eds. *Gynecological Endoscopy: Principles in Practice*. Baltimore: Williams & Wilkins; 1996:193–244.
160. **Munro MG.** Laparoscopic Suturing. In: Jain N, ed. *Atlas of Gynecologic Endoscopy*. New Delhi: Jaype; 2004.
161. **Kho CH.** *Laparoscopic Suturing in the Vertical Zone*: Endo Press; 2006.
162. **Parker WH, Fu YS, Berek JS.** Uterine sarcoma in patients operated on for presumed leiomyoma and rapidly growing leiomyoma. *Obstet Gynecol* 1994;83:414–418.
163. **Leung F, Terzibachian JJ, Gay C, et al.** Hysterectomies performed for presumed leiomyomas: Should the fear of leiomyosarcoma make us apprehend non laparotomic surgical routes? *Gynecol Obstet Fertil* 2009;37:109–114.
164. **Leibsohn S, d'Ablaing G, Mishell DR Jr., et al.** Leiomyosarcoma in a series of hysterectomies performed for presumed uterine leiomyomas. *Am J Obstet Gynecol* 1990;162:968–974; discussion 974–976.
165. **Administration UFaD.** FDA updated assessment of the use of laparoscopic power morcellators to treat uterine fibroids: Food and Drug Administration; 2017.
166. **Albright CM, Rouse DJ, Werner EF.** Cost savings of red cell salvage during cesarean delivery. *Obstet Gynecol* 2014;124:690–696.
167. **Boike GM, Miller CE, Spirtos NM, et al.** Incisional bowel herniations after operative laparoscopy: A series of nineteen cases and review of the literature. *Am J Obstet Gynecol* 1995;172:1726–1731; discussion 1731–1733.
168. **Montz FJ, Holschneider CH, Munro MG.** Incisional hernia following laparoscopy: A survey of the American Association of Gynecologic Laparoscopists. *Obstet Gynecol* 1994;84:881–884.
169. **Peterson HB, DeStefano F, Rubin GL, et al.** Deaths attributable to tubal sterilization in the United States, 1977 to 1981. *Am J Obstet Gynecol* 1983;146:131–136.
170. **Jamieson DJ, Hillis SD, Duerr A, et al.** Complications of interval laparoscopic tubal sterilization: Findings from the United States Collaborative Review of Sterilization. *Obstet Gynecol* 2000;96: 997–1002.
171. **Hirvonen EA, Nuutinen LS, Kauko M.** Ventilatory effects, blood gas changes, and oxygen consumption during laparoscopic hysterectomy. *Anesth Analg* 1995;80:961–966.
172. **Rauh R, Hemmerling TM, Rist M, et al.** Influence of pneumoperitoneum and patient positioning on respiratory system compliance. *J Clin Anesth* 2001;13:361–365.
173. **Lee Y, Kim ES, Lee HJ.** Pulmonary edema after catastrophic carbon dioxide embolism during laparoscopic ovarian cystectomy. *Yonsei Med J* 2008;49:676–679.
174. **Gutt CN, Oniu T, Mehrabi A, et al.** Circulatory and respiratory complications of carbon dioxide insufflation. *Dig Surg* 2004;21: 95–105.
175. **Ishizaki Y, Bandai Y, Shimomura K, et al.** Safe intraabdominal pressure of carbon dioxide pneumoperitoneum during laparoscopic surgery. *Surgery* 1993;114:549–554.
176. **Myles PS.** Bradyarrhythmias and laparoscopy: A prospective study of heart rate changes with laparoscopy. *Aust N Z J Obstet Gynaecol* 1991;31:171–173.
177. **Bard PA, Chen L.** Subcutaneous emphysema associated with laparoscopy. *Anesth Analg* 1990;71:101–102.
178. **Kalhan SB, Reaney JA, Collins RL.** Pneumomediastinum and subcutaneous emphysema during laparoscopy. *Cleve Clin J Med* 1990; 57:639–642.
179. **Kent RB 3rd.** Subcutaneous emphysema and hypercarbia following laparoscopic cholecystectomy. *Arch Surg* 1991;126:1154–1156.
180. **Ko ML.** Pneumopericardium and severe subcutaneous emphysema after laparoscopic surgery. *J Minim Invasive Gynecol* 2010;17: 531–533.

181. **Kabukoba JJ, Skillern LH.** Coping with extraperitoneal insufflation during laparoscopy: A new technique. *Obstet Gynecol* 1992;80: 144–145.
182. **Brill AI.** Energy systems for operative laparoscopy. *J Am Assoc Gynecol Laparosc* 1998;5:333–345; quiz 347–349.
183. **(SAGES) SoAGaES.** FUSE Program. Available online at https://www.fuse-program.org.
184. **Grainger DA, Soderstrom RM, Schiff SF, et al.** Ureteral injuries at laparoscopy: Insights into diagnosis, management, and prevention. *Obstet Gynecol* 1990;75:839–843.
185. **Pogorelic Z, Katic J, Mrklic I, et al.** Lateral thermal damage of mesoappendix and appendiceal base during laparoscopic appendectomy in children: Comparison of the harmonic scalpel (Ultracision), bipolar coagulation (LigaSure), and thermal fusion technology (MiSeal). *J Surg Res* 2017;212:101–107.
186. **Soderstrom RM.** Electrosurgical injuries during laparoscopy: Prevention and management. *Curr Opin Obstet Gynecol* 1994;6: 248–250.
187. **Brill AI.** Electrosurgery: Principles and practice to reduce risk and maximize efficacy. *Obstet Gynecol Clin North Am* 2011;38: 687–702.
188. **Engel T, Harris FW.** The electrical dynamics of laparoscopic sterilization. *J Reprod Med* 1975;15:33–42.
189. **Abu-Rafea B, Vilos GA, Al-Obeed O, et al.** Monopolar electrosurgery through single-port laparoscopy: A potential hidden hazard for bowel burns. *J Minim Invasive Gynecol* 2011;18:734–740.
190. **Baadsgaard SE, Bille S, Egeblad K.** Major vascular injury during gynecologic laparoscopy. Report of a case and review of published cases. *Acta Obstet Gynecol Scand* 1989;68:283–285.
191. **Chi I, Feldblum PJ, Balogh SA.** Previous abdominal surgery as a risk factor in interval laparoscopic sterilization. *Am J Obstet Gynecol* 1983;145:841–846.
192. **Franks AL, Kendrick JS, Peterson HB.** Unintended laparotomy associated with laparoscopic tubal sterilization. *Am J Obstet Gynecol* 1987;157:1102–1105.
193. **Childers JM, Brzechffa PR, Surwit EA.** Laparoscopy using the left upper quadrant as the primary trocar site. *Gynecol Oncol* 1993;50:221–225.
194. **Penfield AJ.** How to prevent complications of open laparoscopy. *J Reprod Med* 1985;30:660–663.
195. **Reich H.** Laparoscopic bowel injury. *Surg Laparosc Endosc* 1992; 2:74–78.
196. **Agarwala N, Liu CY.** Safe entry techniques during laparoscopy: Left upper quadrant entry using the ninth intercostal space–a review of 918 procedures. *J Minim Invasive Gynecol* 2005;12:55–61.
197. **Deziel DJ, Millikan KW, Economou SG, et al.** Complications of laparoscopic cholecystectomy: A national survey of 4,292 hospitals and an analysis of 77,604 cases. *Am J Surg* 1993;165:9–14.
198. **Wolfe BM, Gardiner BN, Leary BF, et al.** Endoscopic cholecystectomy. An analysis of complications. *Arch Surg* 1991;126:1192–1196; discussion 1196–1198.
199. **Zmora O, Mahajna A, Bar-Zakai B, et al.** Colon and rectal surgery without mechanical bowel preparation: A randomized prospective trial. *Ann Surg* 2003;237:363–367.
200. **Mirhashemi R, Harlow BL, Ginsburg ES, et al.** Predicting risk of complications with gynecologic laparoscopic surgery. *Obstet Gynecol* 1998;92:327–331.
201. **Font GE, Brill AI, Stuhldreher PV, et al.** Endoscopic management of incidental cystotomy during operative laparoscopy. *J Urol* 1993;149:1130–1131.
202. **Ostrzenski A, Ostrzenska KM.** Bladder injury during laparoscopic surgery. *Obstet Gynecol Surv* 1998;53:175–180.
203. **Soong YK, Yu HT, Wang CJ, et al.** Urinary tract injury in laparoscopic-assisted vaginal hysterectomy. *J Minim Invasive Gynecol* 2007;14:600–605.
204. **Jelovsek JE, Chiung C, Chen G, et al.** Incidence of lower urinary tract injury at the time of total laparoscopic hysterectomy. *JSLS* 2007;11:422–427.
205. **Reich H, McGlynn F.** Laparoscopic repair of bladder injury. *Obstet Gynecol* 1990;76:909–910.
206. **Gomel V, James C.** Intraoperative management of ureteral injury during operative laparoscopy. *Fertil Steril* 1991;55:416–419.
207. **Ostrzenski A, Radolinski B, Ostrzenska KM.** A review of laparoscopic ureteral injury in pelvic surgery. *Obstet Gynecol Surv* 2003;58:794–799.
208. **Steckel J, Badillo F, Waldbaum RS.** Uretero-fallopian tube fistula secondary to laparoscopic fulguration of pelvic endometriosis. *J Urol* 1993;149:1128–1129.
209. **Woodland MB.** Ureter injury during laparoscopy-assisted vaginal hysterectomy with the endoscopic linear stapler. *Am J Obstet Gynecol* 1992;167:756–757.
210. **Adelman MR, Bardsley TR, Sharp HT.** Urinary tract injuries in laparoscopic hysterectomy: A systematic review. *J Minim Invasive Gynecol* 2014;21:558–566.
211. **AAGL Advancing Minimally Invasive Gynecology Worldwide.** AAGL Practice Report: Practice guidelines for intraoperative cystoscopy in laparoscopic hysterectomy. *J Minim Invasive Gynecol* 2012; 19:407–411.
212. **Parpala-Sparman T, Paananen I, Santala M, et al.** Increasing numbers of ureteric injuries after the introduction of laparoscopic surgery. *Scand J Urol Nephrol* 2008;42:422–427.
213. **Nezhat C, Nezhat FR.** Safe laser endoscopic excision or vaporization of peritoneal endometriosis. *Fertil Steril* 1989;52:149–151.
214. **Nezhat C, Nezhat F.** Laparoscopic repair of ureter resected during operative laparoscopy. *Obstet Gynecol* 1992;80:543–544.
215. **Shin JH, Howard FM.** Abdominal wall nerve injury during laparoscopic gynecologic surgery: Incidence, risk factors, and treatment outcomes. *J Minim Invasive Gynecol* 2012;19:448–453.
216. **Abdalmageed OS, Bedaiwy MA, Falcone T.** Nerve injuries in gynecologic laparoscopy. *J Minim Invasive Gynecol* 2017;24:16–27.
217. **Irvin W, Andersen W, Taylor P, et al.** Minimizing the risk of neurologic injury in gynecologic surgery. *Obstet Gynecol* 2004;103: 374–382.
218. **Gombar KK, Gombar S, Singh B, et al.** Femoral neuropathy: A complication of the lithotomy position. *Reg Anesth* 1992;17: 306–308.
219. **Loffer FD, Pent D, Goodkin R.** Sciatic nerve injury in a patient undergoing laparoscopy. *J Reprod Med* 1978;21:371–372.
220. **Shveiky D, Aseff JN, Iglesia CB.** Brachial plexus injury after laparoscopic and robotic surgery. *J Minim Invasive Gynecol* 2010;17: 414–420.
221. **Bloom DA, Ehrlich RM.** Omental evisceration through small laparoscopy port sites. *J Endourol* 1993;7:31–32; discussion 32–33.
222. **Plaus WJ.** Laparoscopic trocar site hernias. *J Laparoendosc Surg* 1993;3:567–570.
223. **Boughey JC, Nottingham JM, Walls AC.** Richter's hernia in the laparoscopic era: Four case reports and review of the literature. *Surg Laparosc Endosc Percutan Tech* 2003;13:55–58.
224. **Ozcakir T, Tavmergen E, Goker EN.** CT scanning to diagnose incisional hernias after laparoscopy. *J Am Assoc Gynecol Laparosc* 2000;7:595–597.
225. Gynaecological laparoscopy: The report of the working party of the confidential enquiry into gynaecological laparoscopy. *Br J Obstet Gynaecol* 1978;85:401–403.
226. **Glew RH, Pokoly TB.** Tuboovarian abscess following laparoscopic sterilization with silicone rubber bands. *Obstet Gynecol* 1980;55:760–762.
227. **Pantaleone DC.** On endoscopic examination of the cavity of the womb. *Medical Press and Circular London* 1869;8:26–27.
228. **Levine RU, Neuwirth RS.** Simultaneous laparoscopy and hysteroscopy for intrauterine adhesions. *Obstet Gynecol* 1973;42:441–445.
229. **Neuwirth RS, Amin HK.** Excision of submucus fibroids with hysteroscopic control. *Am J Obstet Gynecol* 1976;126:95–99.
230. **Chervenak FA, Neuwirth RS.** Hysteroscopic resection of the uterine septum. *Am J Obstet Gynecol* 1981;141:351–353.
231. **DeCherney A, Polan ML.** Hysteroscopic management of intrauterine lesions and intractable uterine bleeding. *Obstet Gynecol* 1983;61:392–397.
232. **Goldrath MH, Fuller TA, Segal S.** Laser photovaporization of endometrium for the treatment of menorrhagia. *Am J Obstet Gynecol* 1981;140:14–19.
233. **Vancaillie TG.** Electrocoagulation of the endometrium with the ball-end resectoscope. *Obstet Gynecol* 1989;74:425–427.
234. **Golan A, Ron-El R, Herman A, et al.** Diagnostic hysteroscopy: Its value in an in-vitro fertilization/embryo transfer unit. *Hum Reprod* 1992;7:1433–1434.
235. **Valle RF.** Hysteroscopy in the evaluation of female infertility. *Am J Obstet Gynecol* 1980;137:425–431.
236. **Cicinelli E, Romano F, Anastasio PS, et al.** Transabdominal sonohysterography, transvaginal sonography, and hysteroscopy in the evaluation of submucous myomas. *Obstet Gynecol* 1995;85:42–47.
237. **Dueholm M, Lundorf E, Hansen ES, et al.** Evaluation of the uterine cavity with magnetic resonance imaging, transvaginal sonography, hysterosonographic examination, and diagnostic hysteroscopy. *Fertil Steril* 2001;76:350–357.
238. **Bij de Vaate AJ, Brolmann HA, van der Slikke JW, et al.** Gel instillation sonohysterography (GIS) and saline contrast sonohysterography (SCSH):

comparison of two diagnostic techniques. *Ultrasound Obstet Gynecol* 2010;35:486–489.

239. **Crescini C, Artuso A, Repetti F, et al.** Hysteroscopic diagnosis in patients with abnormal uterine hemorrhage and previous endometrial curettage. *Minerva Ginecol* 1992;44:233–235.

240. **Gimpelson RJ.** Office hysteroscopy. *Clin Obstet Gynecol* 1992;35: 270–281.

241. **Gimpelson RJ, Rappold HO.** A comparative study between panoramic hysteroscopy with directed biopsies and dilatation and curettage. A review of 276 cases. *Am J Obstet Gynecol* 1988;158:489–492.

242. **Iossa A, Cianferoni L, Ciatto S, et al.** Hysteroscopy and endometrial cancer diagnosis: A review of 2007 consecutive examinations in self-referred patients. *Tumori* 1991;77:479–483.

243. **Itzkowic DJ, Laverty CR.** Office hysteroscopy and curettage–a safe diagnostic procedure. *Aust N Z J Obstet Gynaecol* 1990;30:150–153.

244. **Loffer FD.** Hysteroscopy with selective endometrial sampling compared with D&C for abnormal uterine bleeding: The value of a negative hysteroscopic view. *Obstet Gynecol* 1989;73:16–20.

245. **Brooks PG, Serden SP.** Hysteroscopic findings after unsuccessful dilatation and curettage for abnormal uterine bleeding. *Am J Obstet Gynecol* 1988;158:1354–1357.

246. **Marty R, Amouroux J, Haouet S, et al.** The reliability of endometrial biopsy performed during hysteroscopy. *Int J Gynaecol Obstet* 1991;34:151–155.

247. **Chambers JT, Chambers SK.** Endometrial sampling: When? Where? Why? With what? *Clin Obstet Gynecol* 1992;35:28–39.

248. **El-Mazny A, Abou-Salem N, El-Sherbiny W, et al.** Outpatient hysteroscopy: A routine investigation before assisted reproductive techniques? *Fertil Steril* 2011;95(1):272–276.

249. **Makrakis E, Hassiakos D, Stathis D, et al.** Hysteroscopy in women with implantation failures after in vitro fertilization: Findings and effect on subsequent pregnancy rates. *J Minim Invasive Gynecol* 2009; 16:181–187.

250. **Keyhan S, Munro MG.** Office diagnostic and operative hysteroscopy using local anesthesia only: An analysis of patient reported pain and other procedural outcomes. *J Minim Invasive Gynecol* 2014;21: 791–798.

251. **Daly DC, Maier D, Soto-Albors C.** Hysteroscopic metroplasty: Six years' experience. *Obstet Gynecol* 1989;73:201–205.

252. **DeCherney AH, Russell JB, Graebe RA, et al.** Resectoscopic management of mullerian fusion defects. *Fertil Steril* 1986;45:726–728.

253. **March CM, Israel R.** Hysteroscopic management of recurrent abortion caused by septate uterus. *Am J Obstet Gynecol* 1987;156: 834–842.

254. **Valle RF, Sciarra JJ.** Hysteroscopic treatment of the septate uterus. *Obstet Gynecol* 1986;67:253–257.

255. **Valli E, Vaquero E, Lazzarin N, et al.** Hysteroscopic metroplasty improves gestational outcome in women with recurrent spontaneous abortion. *J Am Assoc Gynecol Laparosc* 2004;11:240–244.

256. **Istre O, Schantz-Dunn J, Vellinga TT.** Uterine malformation: Diagnosis and results after hysteroscopic metroplasty. *Fertil Steril* 2010.

257. **Mollo A, De Franciscis P, Colacurci N, et al.** Hysteroscopic resection of the septum improves the pregnancy rate of women with unexplained infertility: A prospective controlled trial. *Fertil Steril* 2009;91:2628–2631.

258. **Di Spiezio Sardo A, Bettocchi S, Bramante S, et al.** Office vaginoscopic treatment of an isolated longitudinal vaginal septum: A case report. *J Minim Invasive Gynecol* 2007;14:512–515.

259. **Stamatellos I, Apostolides A, Stamatopoulos P, et al.** Pregnancy rates after hysteroscopic polypectomy depending on the size or number of the polyps. *Arch Gynecol Obstet* 2008;277:395–399.

260. **Brill AI.** What is the role of hysteroscopy in the management of abnormal uterine bleeding? *Clin Obstet Gynecol* 1995;38:319–345.

261. **Emanuel MH, Wamsteker K, Hart AA, et al.** Long-term results of hysteroscopic myomectomy for abnormal uterine bleeding. *Obstet Gynecol* 1999;93:743–748.

262. **Hart R, Molnar BG, Magos A.** Long term follow-up of hysteroscopic myomectomy assessed by survival analysis. *Br J Obstet Gynaecol* 1999;106:700–705.

263. **Indman PD.** Hysteroscopic treatment of menorrhagia associated with uterine leiomyomas. *Obstet Gynecol* 1993;81:716–720.

264. **O'Connor H, Magos A.** Endometrial resection for the treatment of menorrhagia. *N Engl J Med* 1996;335:151–156.

265. **Vercellini P, Zaina B, Yaylayan L, et al.** Hysteroscopic myomectomy: Long-term effects on menstrual pattern and fertility. *Obstet Gynecol* 1999;94:341–347.

266. **Wamsteker K, Emanuel MH, de Kruif JH.** Transcervical hysteroscopic resection of submucous fibroids for abnormal uterine bleeding: Results regarding the degree of intramural extension. *Obstet Gynecol* 1993;82:736–740.

267. A Scottish audit of hysteroscopic surgery for menorrhagia: Complications and follow up. Scottish Hysteroscopy Audit Group. *Br J Obstet Gynaecol* 1995;102:249–254.

268. **Brooks PG.** Hysteroscopic surgery using the resectoscope: Myomas, ablation, septae & synechiae. Does pre-operative medication help? *Clin Obstet Gynecol* 1992;35:249–255.

269. **Sowter MC, Singla AA, Lethaby A.** Pre-operative endometrial thinning agents before hysteroscopic surgery for heavy menstrual bleeding. *Cochrane Database Syst Rev* 2000:CD001124.

270. **Munro MG, Critchley HO, Broder MS, et al.** The FIGO Classification System ("PALM-COEIN") for causes of Abnormal Uterine Bleeding in Non-gravid Women in the Reproductive Years, including Guidelines for Clinical Investigation. *Int J Gynaecol Obstet* 2011;113:3–13.

271. **Munro MG.** Hysteroscopic myomectomy of FIGO type 2 leiomyomas under local anesthesia: Bipolar radiofrequency needle-based release followed by electromechanical morcellation. *J Minim Invasive Gynecol* 2016;23:12–13.

272. **Vercellini P, Oldani S, Yaylayan L, et al.** Randomized comparison of vaporizing electrode and cutting loop for endometrial ablation. *Obstet Gynecol* 1999;94:521–527.

273. **Murakami T, Shimizu T, Katahira A, et al.** Intraoperative injection of prostaglandin F2alpha in a patient undergoing intraoperative hysteroscopic myomectomy. *Fertil Steril* 2003;79:1439–1441.

274. **Crosignani PG, Vercellini P, Mosconi P, et al.** Levonorgestrel-releasing intrauterine device versus hysteroscopic endometrial resection in the treatment of dysfunctional uterine bleeding. *Obstet Gynecol* 1997;90:257–263.

275. **Istre O, Trolle B.** Treatment of menorrhagia with the levonorgestrel intrauterine system versus endometrial resection. *Fertil Steril* 2001;76:304–309.

276. **Kaunitz AM, Meredith S, Inki P, et al.** Levonorgestrel-releasing intrauterine system and endometrial ablation in heavy menstrual bleeding: A systematic review and meta-analysis. *Obstet Gynecol* 2009; 113:1104–1116.

277. **Cooper J, Gimpelson R, Laberge P, et al.** A randomized, multicenter trial of safety and efficacy of the NovaSure system in the treatment of menorrhagia. *J Am Assoc Gynecol Laparosc* 2002;9:418–428.

278. **Cooper KG, Bain C, Parkin DE.** Comparison of microwave endometrial ablation and transcervical resection of the endometrium for treatment of heavy menstrual loss: A randomised trial. *Lancet* 1999; 354:1859–1863.

279. **Corson SL.** A multicenter evaluation of endometrial ablation by Hydro ThermAblator and rollerball for treatment of menorrhagia. *J Am Assoc Gynecol Laparosc* 2001;8:359–367.

280. **Duleba AJ, Heppard MC, Soderstrom RM, et al.** Randomized study comparing endometrial cryoablation and rollerball electroablation for treatment of dysfunctional uterine bleeding. *J Am Assoc Gynecol Laparosc* 2003;10:17–26.

281. **Meyer WR, Walsh BW, Grainger DA, et al.** Thermal balloon and rollerball ablation to treat menorrhagia: A multicenter comparison. *Obstet Gynecol* 1998;92:98–103.

282. **Magos AL, Baumann R, Lockwood GM, et al.** Experience with the first 250 endometrial resections for menorrhagia. *Lancet* 1991;337:1074–1078.

283. **Wortman M, Daggett A.** Hysteroscopic endomyometrial resection. *JSLS* 2000;4:197–207.

284. **Overton C, Hargreaves J, Maresh M.** A national survey of the complications of endometrial destruction for menstrual disorders: The MISTLETOE study. Minimally Invasive Surgical Techniques–Laser, EndoThermal or Endorescetion. *Br J Obstet Gynaecol* 1997;104: 1351–1359.

285. **Munro MG.** Complications of hysteroscopic and uterine resectoscopic surgery. *Obstet Gynecol Clin North Am* 2010;37:399–425.

286. **Sowter MC, Lethaby A, Singla AA.** Pre-operative endometrial thinning agents before endometrial destruction for heavy menstrual bleeding. *Cochrane Database Syst Rev* 2002:CD001124.
287. **Lethaby A, Shepperd S, Cooke I, et al.** Endometrial resection and ablation versus hysterectomy for heavy menstrual bleeding. *Cochrane Database Syst Rev* 2000:CD000329.
288. **Lethaby A, Penninx J, Hickey M, et al.** Endometrial resection and ablation techniques for heavy menstrual bleeding. *Cochrane Database Syst Rev* 2013:CD001501.
289. **Eskandar MA, Vilos GA, Aletebi FA, et al.** Hysteroscopic endometrial ablation is an effective alternative to hysterectomy in women with menorrhagia and large uteri. *J Am Assoc Gynecol Laparosc* 2000; 7:339–345.
290. **Wishall KM, Price J, Pereira N, et al.** Postablation risk factors for pain and subsequent hysterectomy. *Obstet Gynecol* 2014;124: 904–910.
291. **Simon RA, Quddus MR, Lawrence WD, et al.** Pathology of endometrial ablation failures: A clinicopathologic study of 164 cases. *Int J Gynecol Pathol* 2015;34:245–252.
292. **Sharp HT.** Endometrial ablation: Postoperative complications. *Am J Obstet Gynecol* 2012;207:242–247.
293. **Castano PM, Adekunle L.** Transcervical sterilization. *Semin Reprod Med* 2010;28:103–109.
294. **Sugimoto O.** Diagnostic and therapeutic hysteroscopy for traumatic intrauterine adhesions. *Am J Obstet Gynecol* 1978;131: 539–547.
295. **March CM, Israel R.** Gestational outcome following hysteroscopic lysis of adhesions. *Fertil Steril* 1981;36:455–459.
296. **Schlaff WD, Hurst BS.** Preoperative sonographic measurement of endometrial pattern predicts outcome of surgical repair in patients with severe Asherman's syndrome. *Fertil Steril* 1995;63:410–413.
297. **Angioli R, De Cicco Nardone C, Plotti F, et al.** Use of music to reduce anxiety during office hysteroscopy: Prospective randomized trial. *J Minim Invasive Gynecol* 2014;21:454–459.
298. **Munro MG, Christianson LA.** Complications of hysteroscopic and uterine resectoscopic surgery. *Clin Obstet Gynecol* 2015;58: 765–797.
299. **Cooper NA, Smith P, Khan KS, et al.** Vaginoscopic approach to outpatient hysteroscopy: A systematic review of the effect on pain. *BJOG* 2010;117:532–539.
300. **Cooper NA, Khan KS, Clark TJ.** Local anaesthesia for pain control during outpatient hysteroscopy: Systematic review and meta-analysis. *BMJ* 2010;340:c1130.
301. **Cicinelli E, Didonna T, Schonauer LM, et al.** Paracervical anesthesia for hysteroscopy and endometrial biopsy in postmenopausal women. A randomized, double-blind, placebo-controlled study. *J Reprod Med* 1998;43:1014–1018.
302. **Munro MG, Brooks PG.** Use of local anesthesia for office diagnostic and operative hysteroscopy. *J Minim Invasive Gynecol* 2010;17: 709–718.
303. **Preutthipan S, Herabutya Y.** Vaginal misoprostol for cervical priming before operative hysteroscopy: A randomized controlled trial. *Obstet Gynecol* 2000;96:890–894.
304. **Thomas JA, Leyland N, Durand N, et al.** The use of oral misoprostol as a cervical ripening agent in operative hysteroscopy: A double-blind, placebo-controlled trial. *Am J Obstet Gynecol* 2002;186:876–879.
305. **Waddell G, Desindes S, Takser L, et al.** Cervical ripening using vaginal misoprostol before hysteroscopy: A double-blind randomized trial. *J Minim Invasive Gynecol* 2008;15:739–744.
306. **El-Mazny A, Abou-Salem N.** A double-blind randomized controlled trial of vaginal misoprostol for cervical priming before outpatient hysteroscopy. *Fertil Steril* 2011;96:962–965.
307. **Cooper NA, Smith P, Khan KS, et al.** Does cervical preparation before outpatient hysteroscopy reduce women's pain experience? A systematic review. *BJOG* 2011;118:1292–1301.
308. **Oppegaard KS, Lieng M, Berg A, et al.** A combination of misoprostol and estradiol for preoperative cervical ripening in postmenopausal women: A randomised controlled trial. *BJOG* 2010;117:53–61.
309. **Phillips DR, Nathanson H, Milim SJ, et al.** The effect of dilute 0.25% vasopressin solution on the linear force necessary for cervical dilatation. *J Am Assoc Gynecol Laparosc* 1996;3:S38–S39.
310. **Garry R.** Pressure-controlled hysteroscopy during menstruation. *J Minim Invasive Gynecol* 2010;17:337–343.
311. **Nezhat CH, Fisher DT, Datta S.** Investigation of often-reported ten percent hysteroscopy fluid overfill: Is this accurate? *J Minim Invasive Gynecol* 2007;14:489–493.
312. **Hoekstra PT, Kahnoski R, McCamish MA, et al.** Transurethral prostatic resection syndrome—a new perspective: encephalopathy with associated hyperammonemia. *J Urol* 1983;130:704–707.
313. **Brill AI.** Energy systems for operative hysteroscopy. *Obstet Gynecol Clin North Am* 2000;27:317–326.
314. **Windle ML.** Local anesthetic agents, infiltrative administration. eMedicine, clinical procedures 2009. Available online at http:/emedicine.medscape.com/article/149178-overview.
315. **Obenhaus T, Maurer W.** CO_2 embolism during hysteroscopy. *Anaesthesist* 1990;39:243–246.
316. **Stoloff DR, Isenberg RA, Brill AI.** Venous air and gas emboli in operative hysteroscopy. *J Am Assoc Gynecol Laparosc* 2001;8:181–192.
317. **Vo Van JM, Nguyen NQ, Le Bervet JY.** A fatal gas embolism during a hysteroscopy-curettage. *Cah Anesthesiol* 1992;40:617–618.
318. **Perlitz Y, Oettinger M, Karam K, et al.** Anaphylactic shock during hysteroscopy using Hyskon solution: Case report and review of adverse reactions and their treatment. *Gynecol Obstet Invest* 1996;41:67–69.
319. **Ellingson TL, Aboulafia DM.** Dextran syndrome. Acute hypotension, non-cardiogenic pulmonary edema, anemia, and coagulopathy following hysteroscopic surgery using 32% dextran 70. *Chest* 1997;111:513–518.
320. **Choban MJ, Kalhan SB, Anderson RJ, et al.** Pulmonary edema and coagulopathy following intrauterine instillation of 32% dextran-70 (Hyskon). *J Clin Anesth* 1991;3:317–319.
321. **Golan A, Siedner M, Bahar M, et al.** High-output left ventricular failure after dextran use in an operative hysteroscopy. *Fertil Steril* 1990;54:939–941.
322. **Munro MG, Storz K, Abbott JA, et al.** AAGL practice report: Practice guidelines for the management of hysteroscopic distending media: (Replaces hysteroscopic fluid monitoring guidelines. *J Am Assoc Gynecol Laparosc.* 2000;7:167-168.). *J Minim Invasive Gynecol* 2013;20:137–148.
323. **Muzii L, Boni T, Bellati F, et al.** GnRH analogue treatment before hysteroscopic resection of submucous myomas: A prospective, randomized, multicenter study. *Fertil Steril* 2010;94: 1496–1499.
324. **Bizzarri N, Ghirardi V, Remorgida V, et al.** Three-month treatment with triptorelin, letrozole and ulipristal acetate before hysteroscopic resection of uterine myomas: Prospective comparative pilot study. *Eur J Obstet Gynecol Reprod Biol* 2015;192:22–26.
325. **Mavrelos D, Ben-Nagi J, Davies A, et al.** The value of pre-operative treatment with GnRH analogues in women with submucous fibroids: A double-blind, placebo-controlled randomized trial. *Hum Reprod* 2010;25:2264–2269.
326. **Phillips DR, Nathanson HG, Milim SJ, et al.** The effect of dilute vasopressin solution on blood loss during operative hysteroscopy: A randomized controlled trial. *Obstet Gynecol* 1996;88:761–766.
327. **Boyd HR, Stanley C.** Sources of error when tracking irrigation fluids during hysteroscopic procedures. *J Am Assoc Gynecol Laparosc* 2000;7:472–476.
328. **Istre O.** Fluid balance during hysteroscopic surgery. *Curr Opin Obstet Gynecol* 1997;9:219–225.

CAPÍTULO 27

Histerectomia

Tommaso Falcone, Beri Ridgeway

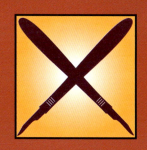

PONTOS-CHAVE

1. A histerectomia é um dos procedimentos cirúrgicos mais frequentes nos EUA.
2. A histerectomia vaginal é o procedimento de escolha, exceto se essa via for contraindicada.
3. Não há estudos clínicos randomizados que demonstrem vantagem da histerectomia robótica ou de entrada única (*singleport*) em relação à histerectomia laparoscópica tradicional.
4. Aparentemente, a realização da histerectomia supracervical de rotina não apresenta vantagem em relação à histerectomia total.
5. A salpingo-ooforectomia por ocasião da histerectomia por doença benigna em mulheres na pré-menopausa sem risco de câncer ovariano está associada a aumento da mortalidade a longo prazo por doença cardiovascular. Nessas pacientes, a preservação do ovário deve ser seriamente considerada.

1 A histerectomia é um dos procedimentos cirúrgicos mais comuns. De acordo com o levantamento *National Hospital Discharge*, a taxa de histerectomia entre 1998 e 2010 reduziu, com 36% menos histerectomias realizadas em 2010 comparado com 2002 (Tabela 27.1).[1] Esses dados não representam as histerectomias realizadas em regime ambulatorial, e dados recentes do número de histerectomias não hospitalares indicam que uma mudança no local da realização das histerectomias explica em parte a queda observada nesse número. Dados do US Healthcare Cost and Utilization Project State Ambulatory Surgery and Services Database (SASD) sugerem que aproximadamente 100 mil a 200 mil histerectomias são realizadas em ambientes ambulatoriais,[2] em sua grande maioria por laparoscopia ou robótica. **Portanto, a laparoscopia, incluindo histerectomias robóticas, é responsável pela maioria das histerectomias realizadas, seguidas pelas abdominais e depois vaginais.** O declínio das histerectomias abdominais e hospitalares tem importantes implicações em termos de custos e treinamento. As taxas de histerectomia são maiores em mulheres negras.[3] A salpingo-ooforectomia bilateral diminuiu significativamente, enquanto a salpingectomia bilateral aumentou entre 1998 e 2011.[4]

INDICAÇÕES

Leiomiomas

O número de histerectomias realizadas para leiomiomas, sangramento uterino anormal, endometriose, massas ovarianas benignas e prolapso vem reduzindo com o tempo[1,5] (ver Capítulo 11). A conduta cirúrgica com preservação da fertilidade (miomectomia) é possível na maioria das pacientes com leiomioma. Em geral, a decisão de proceder à histerectomia para tratamento do leiomioma baseia-se na necessidade de tratar os sintomas – sangramento uterino anormal, dor pélvica ou sensação de pressão pélvica. Outras indicações de intervenção incluem "rápido" aumento uterino, compressão ureteral ou crescimento uterino após a menopausa. Não se pode definir com clareza o que seja crescimento rápido. Tal conceito foi contestado, pois essas pacientes não tinham doença claramente maligna.[6] As razões refutadas para realização de uma histerectomia em pacientes com leiomioma são tamanho maior que 12 semanas de gestação sem sintomas, incapacidade de palpar os ovários ao exame bimanual e aumento da morbidade na histerectomia em úteros grandes. Se o procedimento for realizado por via abdominal, não há diferença na morbidade cirúrgica entre pacientes com útero do tamanho compatível com 12 semanas e aquelas compatíveis com 20 semanas de gestação.[7] **Portanto, a histerectomia por leiomioma somente deve ser considerada em pacientes sintomáticas que não desejem mais engravidar.**[7]

Para reduzir o tamanho do útero antes da histerectomia, as pacientes com grandes leiomiomas podem ser tratadas

Tabela 27.1 Indicações de histerectomia em pacientes internadas com base no levantamento de alta hospitalar nacional dos EUA de 2010.[1]

	Número de histerectomias
Leiomioma uterino	195.000
Sangramento uterino disfuncional	195.000
Endometriose	83.000
Neoplasia ovariana benigna	70.000
Prolapso dos órgãos pélvicos	74.000
Câncer ginecológico	53.000

Os números estão arredondados.

previamente com um agonista do hormônio de liberação da gonadotrofina (GnRH).[8,9] Em muitos casos, essa redução é suficiente para possibilitar a histerectomia vaginal quando geralmente seria necessária a histerectomia abdominal. Em um estudo prospectivo, pacientes na pré-menopausa com leiomiomas do tamanho de 14 a 18 semanas de gestação foram designadas, de maneira aleatória, a receber ou não um agonista do GnRH de depósito durante 2 meses antes da cirurgia.[9] O tratamento com *acetato de leuprolida* por um breve período (8 semanas) antes da cirurgia possibilitou a substituição segura da histerectomia abdominal pela histerectomia vaginal.[9] Esse tratamento pré-operatório foi associado à elevação do hematócrito antes da cirurgia e à redução do período de internação hospitalar e de convalescença, já que mais pacientes foram submetidas à histerectomia vaginal do que abdominal.

Sangramento uterino anormal

O sangramento uterino anormal requer uma investigação abrangente para descartar causas reversíveis de sangramento (ver Capítulo 10). O sangramento uterino anovulatório está associado, em geral, a síndrome do ovário policístico (SOP), distúrbio no qual os ciclos anovulatórios são comuns. O sangramento pode ser controlado por intervenções clínicas com administração de *progestágenos* ou a combinação de *progestágeno* e *estrogênio* administrados como anticoncepcionais orais (ACO). **O sangramento uterino anormal ovulatório é controlado por agentes anti-inflamatórios não esteroides, medicação hormonal, *ácido tranexâmico* ou dispositivo intrauterino (DIU) de *levonorgestrel*. Nessas pacientes, coleta-se uma amostra do endométrio antes da histerectomia.**[10] A dilatação e a curetagem não são métodos eficazes de controle do sangramento nem necessárias antes da histerectomia. A histerectomia deve ser reservada para pacientes que não respondem ao tratamento clínico ou não o toleram. As alternativas à histerectomia (p. ex., ablação do endométrio ou embolização da artéria uterina) devem ser consideradas em pacientes selecionadas, pois têm bom custo-benefício e apresentam menor morbidade. No entanto, em um estudo clínico randomizado da ablação do endométrio *versus* histerectomia, 29% das pacientes designadas para ablação foram submetidas à histerectomia em 60 meses.[11] Em um acompanhamento de outro ensaio clínico randomizado comparando embolização da artéria uterina *versus* histerectomia no tratamento dos leiomiomas uterinos sintomáticos, 31% daquelas randomizadas para embolização acabaram sendo submetidas à histerectomia.[12]

Dismenorreia intratável

Cerca de 10% das mulheres adultas ficam incapacitadas por até 3 dias por mês em virtude de dismenorreia (ver Capítulo 12). A dismenorreia é tratada com anti-inflamatórios não esteroidais isolados ou associados a ACO ou a outros hormônios para que se reduza ou interrompa o fluxo menstrual. O DIU com *levonorgestrel* é eficaz na redução da dismenorreia. **Raros são os casos em que há necessidade de histerectomia para o tratamento da dismenorreia primária.** Em pacientes com dismenorreia secundária, deve-se tratar primeiro o distúrbio de base (p. ex., leiomiomas, endometriose). A histerectomia somente deve ser considerada se o tratamento clínico falhar ou se a paciente não desejar preservar a fertilidade.

Dor pélvica

Em uma revisão de 418 mulheres submetidas à histerectomia para tratamento de vários distúrbios não malignos, 18% tinham dor pélvica crônica. A laparoscopia pré-operatória foi realizada em apenas 66% dessas pacientes. Após a histerectomia, houve redução considerável da dor e melhora da qualidade de vida.[13] Em uma revisão de 104 pacientes submetidas à histerectomia por dor pélvica crônica supostamente de origem uterina, 78% apresentaram melhora da dor após acompanhamento médio de 21,6 meses.[14] Entretanto, 22% não tiveram melhora ou tiveram exacerbação da dor. **A histerectomia deve ser feita somente nas pacientes com dor de origem ginecológica e que não respondem a tratamentos não cirúrgicos** (ver Capítulo 12).

Neoplasia intraepitelial cervical

No passado, a histerectomia era o tratamento primário da neoplasia intraepitelial cervical. Tratamentos mais conservadores, como o *laser* ou a excisão eletrocirúrgica com alça (LEEP), podem ser eficazes no tratamento da doença, tornando a histerectomia desnecessária na maioria das mulheres com esse problema (ver Capítulo 16). Naquelas com displasia de alto grau recorrente e que não desejam preservar a fertilidade, a histerectomia pode ser uma opção de tratamento satisfatória. Após a histerectomia, essas pacientes estão sob maior risco de desenvolver neoplasia intraepitelial vaginal.

Emergência obstétrica

A maioria das histerectomias de emergência é motivada por hemorragia pós-parto decorrente de atonia uterina. Outras indicações são ruptura uterina que não pode ser reparada ou abscesso pélvico que não responde ao tratamento clínico. A histerectomia pode ser necessária em pacientes com placenta acreta ou increta.

Doença inflamatória pélvica

A doença inflamatória pélvica (DIP) pode ser tratada com sucesso com antibióticos. **Raramente é necessário remover o útero, as tubas e os ovários em pacientes com DIP refratária à antibioticoterapia intravenosa (IV)** (ver Capítulo 15). A escolha de conduta cirúrgica conservadora, drenagem de abscesso ou retirada do órgão é uma decisão empírica e que deve ser individual. Se acessíveis, alguns abscessos pélvicos podem ser drenados por cateter percutâneo guiado por ultrassonografia ou tomografia computadorizada (TC). **A intervenção cirúrgica é necessária se a paciente tiver um abdome agudo associado à peritonite e sinais de sepse, caso haja abscesso tubo-ovariano roto.** Para pacientes que desejam preservar a fertilidade, deve-se considerar a salpingectomia ou salpingo-ooforectomia unilateral ou bilateral sem histerectomia. Quando há necessidade de salpingo-ooforectomia bilateral, o útero pode ser preservado para possível doação de óvulo e fertilização *in vitro*.

Endometriose

Os procedimentos clínicos e cirúrgicos conservadores são bem-sucedidos no tratamento da endometriose.[15] **A salpingo-ooforectomia bilateral, com ou sem histerectomia, somente deve ser realizada em pacientes que não respondam à cirurgia conservadora (ressecção ou ablação de implantes endometrióticos) ou ao tratamento clínico** (ver Capítulo 13). A maioria das pacientes com endometriose que necessitam de histerectomia sente dor pélvica persistente ou tem dismenorreia. Outras situações menos comuns são pacientes que não desejam mais engravidar e têm endometriose com acometimento de outros órgãos pélvicos, como o ureter ou o cólon. **A histerectomia com ou sem salpingo-ooforectomia proporciona considerável alívio da dor na maioria das pacientes. Por ocasião de histerectomia para endometriose, deve-se considerar a preservação de ovários.**[16]

Massa pélvica ou tumor ovariano benigno

Caso se palpe alguma massa ao exame pélvico, a conduta recomendada é a ultrassonografia transvaginal (ver Capítulo 10). Se a massa for suspeita, é aconselhável consultar um oncologista ginecológico. Os tumores ovarianos que parecem benignos e que são persistentes ou sintomáticos exigem tratamento cirúrgico. Se a paciente desejar manter a fertilidade, o útero deve ser preservado, porém, se a fertilidade não for importante ou a paciente estiver na peri ou na pós-menopausa, é preciso decidir quanto à remoção do útero. Em determinado estudo, 100 pacientes submetidas à salpingo-ooforectomia bilateral com histerectomia por doença anexial benigna foram comparadas a um grupo de mulheres com risco equivalente e submetidas à salpingo-ooforectomia bilateral sem histerectomia pela mesma indicação.[17] Houve aumento considerável da morbidade operatória, da perda de sangue estimada e da duração da internação hospitalar nas pacientes submetidas à histerectomia.

Prolapso dos órgãos pélvicos

A histerectomia é frequentemente realizada para prolapso de órgãos pélvicos no momento da reconstrução do assoalho pélvico. A menos que haja uma condição associada que requeira uma incisão abdominal, a histerectomia vaginal ou laparoscópica é a abordagem preferida para cirurgia do prolapso de órgãos pélvicos. Após a histerectomia para prolapso, o ápice vaginal deve ser suspenso ou a paciente provavelmente terá prolapso pós-histerectomia. **O prolapso uterino tipicamente não é um evento isolado e, na maioria das vezes, está associado a uma variedade de defeitos do suporte pélvico. Cada defeito deve ser corrigido para otimizar o desfecho cirúrgico e diminuir o risco de desenvolver futuros defeitos do suporte pélvico.** Abordagens de reparo uterino do prolapso de órgãos pélvicos estão em estudo.[18,19]

CONSIDERAÇÕES PRÉ-OPERATÓRIAS

A discussão pré-operatória deve incluir um termo de consentimento que documente as opções, os riscos, os benefícios, o resultado esperado e a equipe participante do procedimento. No prontuário médico deve estar registrado o futuro reprodutivo, bem como que uma terapia clínica ou não cirúrgica foi oferecida, tentada ou recusada. Os formulários de consentimento específicos para esterilização são exigidos pela maioria dos estados dos EUA.

Avaliação pré-operatória

A avaliação da condição de saúde da paciente é importante para que se obtenha o resultado ideal após a histerectomia indicada por doença benigna. Não existem exames de rotina recomendados, embora cada hospital possa ter suas próprias exigências. É preciso avaliar fatores de risco associados à tromboembolia venosa.[20] Idade, história clínica, como trombofilias hereditárias ou adquiridas, obesidade, tabagismo e medicamentos hormonais, inclusive contraceptivos ou terapia de reposição hormonal, podem aumentar o risco.

É importante avaliar e corrigir anemias antes da cirurgia. O uso de derivados de sangue é reduzido ao mínimo com a administração pré-operatória de suplementos de ferro ou o uso de agonistas do GnRH.

Histerectomia total *versus* subtotal (supracervical)

Durante a histerectomia, tende-se a preservar o colo do útero em razão da ideia de que vários parâmetros, inclusive a função sexual e a sustentação pélvica, melhoram após a histerectomia supracervical. No entanto, três estudos clínicos randomizados prospectivos, resumidos em uma revisão Cochrane, contestam essa ideia.[21] **Nenhuma evidência apoia a ideia de que preservar o colo do útero melhore a função sexual ou diminua as taxas de incontinência urinária ou constipação intestinal.** Todos esses estudos incluíram histerectomia por laparotomia.

A revisão Cochrane descobriu que o tempo de operação teve uma redução aproximada de 11 minutos. A diminuição do tempo de cirurgia é mais significante na laparoscopia, já que a maior dificuldade da operação é separar o colo do útero dos ligamentos laterais e da vagina. Esse é o local da maioria das lesões ureterais durante a histerectomia laparoscópica. Ao avaliar a vantagem da manutenção do colo, deve-se levar em conta o possível risco de sangramento cíclico contínuo de 5 a 20%, de acordo com os estudos clínicos randomizados, e de 19%, segundo um estudo observacional prospectivo da laparoscopia.[22] Com a preservação do colo, deve-se informar à paciente que o risco de reoperação para a sua retirada é de 1 a 2% e que a traquelectomia está associada a riscos de complicações intraoperatórias. Pacientes com suspeita de câncer ginecológico, hiperplasia endometrial ou displasia cervical não são candidatas à histerectomia supracervical.

Salpingo-ooforectomia profilática

A decisão de retirar os ovários e as tubas deve basear-se na avaliação do risco e não na via da histerectomia.[23] A preservação dos ovários deve ser considerada em mulheres na pré-menopausa sob baixo risco de câncer de ovário (risco cumulativo aproximado de 1,4%) submetidas à histerectomia por doença benigna e que tenham ovários e tubas uterinas saudáveis.[23] A remoção eletiva dos ovários no momento da histerectomia diminuiu, com 53% das pacientes não sendo submetidas à cirurgia nos anexos.[4] Foi observado um aumento na frequência de salpingectomia eletiva no momento da histerectomia.[4]

A salpingo-ooforectomia é realizada profilaticamente para reduzir o risco do câncer de ovário e descartar possível cirurgia complementar para tratamento de doença benigna ou maligna. Os argumentos contra a salpingo-ooforectomia profilática concentram-se na necessidade de reposição hormonal mais cedo e mais prolongada, no possível aumento do risco de doença cardiovascular e perda óssea e também na má adesão à terapia de reposição de estrogênio a longo prazo.[24] A salpingo-ooforectomia profilática não está associada a benefício na sobrevida geral em mulheres com baixo risco de câncer ovariano. Em mulheres na pré-menopausa e com menos de 50 anos, com baixo risco de câncer de ovário e submetidas à salpingo-ooforectomia bilateral, houve aumento considerável da mortalidade por doenças cardiovasculares em comparação com mulheres com os ovários preservados.[24] Usou-se um modelo de Markov para análise de decisão na avaliação da melhor estratégia para maximizar a sobrevida das mulheres quando se considera a salpingo-ooforectomia em pacientes com baixo risco de câncer de ovário submetidas à histerectomia para retirada de doença benigna, e as mulheres submetidas à salpingo-ooforectomia antes de 55 anos tiveram mortalidade 8,58% maior aos 80 anos.[25] Tanto o American College of Obstetricians and Gynecologists (ACOG) como a Society of Gynecologic Oncologists (SGO) recomendam avaliação cuidadosa do risco, e deve-se considerar a preservação dos ovários em mulheres na pré-menopausa com baixo risco de câncer de ovário.[23,26]

Como a salpingo-ooforectomia está associada à diminuição do risco de câncer de ovário e de mama, mulheres com forte história familiar de câncer de ovário e de mama e aquelas com mutações da linhagem germinativa *BRCA1* ou *BRCA2* devem ser submetidas à salpingo-ooforectomia para diminuição de risco, pois o risco cumulativo varia entre 10 e 50%.[23,26-28] Deve-se oferecer avaliação com aconselhamento genético ou com um oncologista ginecológico para analisar os riscos de cada paciente.

De acordo com o achado de que muitos carcinomas serosos ovarianos originam-se na tuba uterina, e não no ovário, propôs-se a salpingectomia bilateral com preservação dos ovários em pacientes com essas mutações de alta penetração da linhagem germinativa enquanto se aguarda uma cirurgia mais definitiva.[29] **A salpingectomia bilateral oportunista em mulheres com baixo risco está associada com taxas reduzidas de câncer ovariano em dados de uma coorte baseada na população geral.**[30] Esse potencial benefício da salpingectomia deve ser discutido com as pacientes antes da histerectomia para doença benigna.

Embora a salpingo-ooforectomia possa ser feita por laparoscopia ou laparotomia em quase 100% dos casos, a taxa de sucesso na histerectomia vaginal varia de 65 a 95% quando realizada por cirurgiões vaginais experientes.[31,32]

Procedimentos cirúrgicos concomitantes

Procedimentos de suporte pélvico

Deve-se oferecer às pacientes com prolapso de órgãos pélvicos a opção do reparo cirúrgico do prolapso no momento da histerectomia. Tipicamente, os procedimentos de suporte pélvico são realizados após a conclusão da histerectomia. Pacientes com prolapso de órgãos pélvicos devem ter uma avaliação pré-operatória minuciosa para detalhar a função da bexiga e do intestino, além de um exame que descreva todos os defeitos do assoalho pélvico. Os procedimentos para tratar o prolapso dos órgãos pélvicos ou a incontinência urinária devem ser realizados por um cirurgião habituado a realizar estas operações.[33]

Apendicectomia

A apendicectomia deve ser realizada de rotina junto da histerectomia, para prevenir apendicite ou remover uma doença que esteja presente. Essa antiga ideia tem valor limitado, uma vez que a incidência da apendicite ocorre entre 20 e 40 anos, enquanto a incidência da histerectomia ocorre 10 a 20 anos mais tarde. Contudo, não há aumento da morbidade quando a apendicectomia é realizada no momento da histerectomia.

Colecistectomia

A doença da vesícula biliar é cerca de 4 vezes mais comum em mulheres do que em homens, e sua incidência máxima ocorre entre 50 e 70 anos de idade, quando a histerectomia é mais frequente. As mulheres podem necessitar dos dois procedimentos e a realização combinada das duas cirurgias não parece aumentar a morbidade nem o tempo de internação.

Abdominoplastia

A abdominoplastia no momento da histerectomia está associada a menor permanência hospitalar, menor tempo de cirurgia e menor perda de sangue intraoperatória do que quando as duas operações são realizadas separadamente. A lipoaspiração pode ser realizada com segurança no momento da histerectomia vaginal.

Técnicas de retirada da peça cirúrgica

A fragmentação de úteros grandes permitiu abordagens minimamente invasivas para a histerectomia. Isto pode ser realizado com um simples bisturi ou com um morcelador (fragmentador) elétrico. A Food and Drug Administration (FDA), dos EUA, desencoraja o uso de um morcelador, por causa do prognóstico ruim no caso de sarcoma uterino.[34] Após pareceres da FDA, o uso de abordagens minimamente invasivas diminuiu em pacientes que têm um útero grande que não pode ser facilmente retirado por via vaginal. A frequência da histerectomia supracervical também diminuiu.[35,36] Entretanto, com base em muitos relatórios, incluindo uma grande análise de mais de 30 mil mulheres por Pritts et al.,[37] **o relatório da Agency for Healthcare Research and Quality (Agência para Pesquisa e Qualidade da Saúde – AHRQ) sobre o Gerenciamento de Leiomiomas Uterinos**[38] **concluiu que um leiomiossarcoma inesperado será identificado em 1 até 13 de cada 10 mil cirurgias realizadas para leiomiomas sintomáticos, e que não está claro se o tipo de fragmentação afeta a sobrevivência das mulheres com essa malignidade de mau prognóstico**. Técnicas para retirada das peças contidas em recipientes (sacos) foram introduzidas para reduzir o risco da fragmentação de úteros grandes.[39] A fragmentação uterina ainda é amplamente utilizada na histerectomia vaginal.[40]

Escolha de acesso cirúrgico: histerectomia vaginal, abdominal ou laparoscópica

A utilização crescente da abordagem minimamente invasiva da histerectomia por laparoscopia ou assistência robótica diminuiu as taxas de histerectomia laparotômica. A taxa de histerectomia vaginal tem se mantido estável. Não há critérios específicos que possam ser utilizados para determinar a via da histerectomia. **A via escolhida deve ser baseada na paciente individualmente, mas a abordagem vaginal é preferida quando viável.** As características que tornam a abordagem vaginal mais desafiadora incluem um arco púbico estreito (menos de 90°), uma vagina estreita (mais estreita do que 2 dedos, especialmente no ápice) e mobilidade uterina reduzida. A presença de uma massa anexial, doença no fundo de saco (endometriose), aderências pélvicas ou em pacientes com dor pélvica crônica pode exigir a realização de uma laparoscopia

Tabela 27.2	Fatores que influenciam a via da histerectomia para doença benigna.

- Forma da vagina e acessibilidade ao útero
- Tamanho e forma do útero
- Extensão da doença extrauterina e necessidade de procedimentos simultâneos
- Outros fatores clínicos[a]
- Competência do cirurgião e equipamentos disponíveis
- Preferência da paciente

[a]Os exemplos incluem acessibilidade da laparoscopia ou laparotomia como realização associada de abdominoplastia ou reparo de hérnia, dificuldade de abdução das pernas por doença do quadril, problemas anestésicos, obesidade mórbida e outros fatores.

para avaliação. Uma cesárea prévia ou nuliparidade não contraindica uma abordagem vaginal (Tabela 27.2).[41]

Uma revisão sistemática validou a percepção de que a histerectomia vaginal é a via cirúrgica de escolha para a histerectomia.[42] Existem 24 artigos comparando a laparoscopia com a histerectomia vaginal. Os resultados e complicações da laparoscopia foram semelhantes aos da histerectomia vaginal, que é uma abordagem menos dispendiosa. A histerectomia vaginal tem menos complicações perioperatórias em comparação com abordagens laparoscópicas ou robóticas, com a laparotomia tendo o mais alto índice.[43] **Os ensaios de análise de custo demonstram que a histerectomia laparoscópica pode ser rentável em relação à abordagem abdominal, mas não quando comparada com a histerectomia vaginal.**[44] **A cirurgia robótica não mostrou nenhuma vantagem sobre a abordagem laparoscópica convencional para histerectomia** (Tabela 27.3).[45]

A experiência e as preferências pessoais dos cirurgiões provavelmente desempenham um papel significativo na seleção da via da

Tabela 27.3	Comparação das três vias para realização de histerectomia para doença ginecológica benigna.

Histerectomia vaginal comparada com histerectomia abdominal
Retorno mais rápido às atividades normais (diferença média -9,5 dias, IC de 95% – 12,6 a -6,4)

Histerectomia laparoscópica comparada com histerectomia abdominal
Retorno mais rápido às atividades normais (diferença média -13,6 dias, IC de 95% – 15,4 a -11,8)
Mais lesões do trato urinário (*odds ratio* [OR] 2,4, IC de 95% 1,2 a 4,8)

Histerectomia laparoscópica comparada com histerectomia vaginal
Nenhuma evidência de diferença entre os grupos para quaisquer desfechos primários

Histerectomia laparoscópica robótica em comparação com histerectomia laparoscópica
Nenhuma evidência de diferença entre os grupos para quaisquer desfechos primários

Dados de: **Aarts JWM, Nieboer TE, Johnson M et al.** Surgical approach to hysterectomy for benign gynecological disease. *Cochrane Database Syst Rev* 2015;(8):CD003677.

histerectomia. Com diretrizes apropriadas de tratamento baseadas em evidência e treinamento de habilidades cirúrgicas adequadas, a proporção de histerectomias realizadas pela via vaginal pode aumentar.[46,47] A adoção de diretrizes publicadas para a escolha da via de histerectomia aumentou a proporção de histerectomias realizadas pela vagina para mais de 90% e reduziu a proporção de histerectomia abdominal para vaginal de 3:1 para 1:11.[48]

CHECKLIST PERIOPERATÓRIO

A conferência sistemática de medidas perioperatórias é importante para a diminuição eficaz das possíveis complicações (Tabela 27.4). Caso haja expectativa de perda excessiva de sangue, deve-se programar transfusão sanguínea. Todas as pacientes submetidas à histerectomia para tratamento de distúrbios benignos estão sob risco moderado de tromboembolia venosa e necessitam de profilaxia.[20] A profilaxia mecânica (dispositivos de compressão pneumática intermitente) ou quimioprofilaxia (*heparina* não fracionada ou *heparina* de baixo peso molecular) ou uma combinação das duas são indicadas, dependendo do risco da paciente. Pacientes que utilizam contraceptivos orais até o momento da histerectomia devem realizar a quimioprofilaxia. A histerectomia minimamente invasiva está associada a uma diminuição da incidência de tromboembolia venosa. Entretanto, o tempo operatório prolongado pode diminuir o benefício.[49] O preparo intestinal mecânico para prevenção de complicações infecciosas na lesão intestinal não é mais recomendado.[50]

TÉCNICA

Histerectomia abdominal

Preparo geral

As infecções de locais cirúrgicos ocorrem em 2% das histerectomias. Obesidade, diabetes, tabagismo, uso de esteroides, má nutrição e cirurgia prévia aumentam o risco.[51] Um bom controle glicêmico em diabéticos pode diminuir a frequência de infecções. Para reduzir a contagem de colônias de bactérias da pele, a paciente deve se lavar ou tomar banho com clorexidina no pré-operatório.[51] Embora o tratamento de todas as pacientes com vaginose bacteriana possa diminuir a celulite da cúpula vaginal, a triagem universal no pré-operatório aguarda novos ensaios clínicos.[51] Os pelos na área de incisão podem ser removidos no momento da cirurgia com um cortador de cabelo. A área não deve ser raspada.

Os antibióticos pré-operatórios são administrados normalmente em uma dose única 30 a 60 minutos antes da incisão da pele. É recomendado utilizar cefazolina 1 a 2 g, aumentada para 3 g para pacientes obesos. Devem ser dadas alternativas para pacientes com alergias à penicilina. Recomenda-se a repetição da dose após 3 horas de cirurgia e com sangramento excessivo.[52]

Preparo da pele

A preparação da pele com solução alcoólica de clorexidina diminui a probabilidade de infecção do local cirúrgico em comparação com as preparações à base de iodopovidona. Concentrações a 4% ou menos podem ser usadas na vagina.[51]

Posicionamento da paciente

Na maioria das operações abdominais, a paciente é colocada em decúbito dorsal. Após anestesia adequada, as pernas são apoiadas em perneiras, e faz-se um exame pélvico para confirmar

Tabela 27.4 *Checklist* **perioperatório.**

1.	O termo de consentimento informado está assinado declarando especificamente sobre os ovários?
2.	O rastreamento do câncer do colo do útero está atualizado?
3.	Documentação informando que não há desejo de fertilidade futura
4.	Documentação dos resultados de laboratório indicando que a paciente não está grávida
5.	Os derivados de sangue estão disponíveis, se necessário?
6.	Antibióticos apropriados selecionados de acordo com as diretrizes do Colégio Americano de Obstetras e Ginecologistas (nos EUA)
7.	Foi escolhida a profilaxia apropriada para eventos tromboembólicos venosos?
8.	Documentar que os antibióticos profiláticos serão descontinuados dentro de 24 h após a cirurgia
9.	Documentação da descontinuidade do cateter de Foley dentro de 24 h

os achados do exame pélvico no consultório. Um cateter de Foley é inserido na bexiga, e a vagina é limpa com solução alcoólica de clorexidina ou iodo. As pernas da paciente são estendidas.

Técnica cirúrgica

Incisão

A escolha da incisão deve ser feita de acordo com as seguintes considerações:

1. Simplicidade da incisão.
2. Necessidade de exposição.
3. Possível necessidade de ampliar a incisão.
4. Resistência da ferida cicatrizada.
5. Resultado estético da incisão cicatrizada.
6. Localização de cicatrizes de cirurgias anteriores.

A pele é aberta com bisturi, e a incisão prossegue através do tecido subcutâneo e da fáscia. Com a aplicação de tração nas margens laterais da incisão, a fáscia é dividida. O peritônio é aberto do mesmo modo. Essa técnica reduz ao mínimo a possibilidade de lesão acidental do intestino ao abrir a cavidade abdominal.

Exploração abdominal

Se necessário, deve-se coletar amostra citológica da cavidade peritoneal antes da exploração abdominal. É realizada a exploração sistemática da parte superior do abdome e da pelve. O fígado, a vesícula biliar, o estômago, os rins, os linfonodos para-aórticos, o intestino grosso e o delgado devem ser examinados e palpados.

Escolha e colocação do afastador

Existem vários afastadores para cirurgia pélvica. Os modelos de Balfour e de O'Connor-O'Sullivan são utilizados com mais frequência. O afastador de Bookwalter tem várias lâminas ajustáveis, as quais podem ser úteis, sobretudo nas pacientes obesas. A **Figura 27.1** mostra a anatomia em questão.

Elevação do útero

O útero é elevado por pinças colocadas no ligamento largo em cada corno uterino, de modo que abranja o ligamento redondo (detalhe da **Figura 27.2**).

Ligadura ou transecção do ligamento redondo

O útero é desviado para o lado esquerdo da paciente, estirando o ligamento redondo direito. Com a porção proximal segura pela pinça no ligamento largo, **a parte distal do ligamento redondo é ligada por uma sutura ou simplesmente seccionada com o cautério (Figura 27.2)**. A porção distal pode ser apreendida com pinça, e o ligamento redondo é seccionado para separar os folhetos anterior e posterior do ligamento largo. **A incisão do folheto anterior do ligamento largo é feita com tesoura de Metzenbaum ou eletrocautério ao longo da prega vesicouterina, separando-se a reflexão peritoneal da bexiga do segmento inferior do útero (ver Figura 27.2)**.

Identificação do ureter

O retroperitônio é aberto em direção cefálica da incisão no folheto posterior do ligamento largo. É preciso ter cuidado para se manter lateralmente ao ligamento infundíbulo pélvico e aos vasos ilíacos. A artéria ilíaca externa segue ao longo da face medial do músculo psoas e é identificada por dissecção romba do tecido alveolar frouxo que o recobre. **Acompanhando-se a artéria em sentido cefálico até a bifurcação da artéria ilíaca comum, identifica-se o ureter cruzando a artéria ilíaca comum. O ureter deve ser mantido fixado ao folheto medial do ligamento largo para proteger seu suprimento sanguíneo (Figura 27.3)**.

Ligadura dos vasos útero-ováricos e ováricos (ligamento infundíbulo pélvico)

Para a preservação dos ovários, o útero é tracionado em direção à sínfise púbica e desviado para um lado, tensionando os vasos ováricos (também chamados de ligamento infundíbulo pélvico), a tuba e o ovário contralaterais. **Se a tuba uterina for pinçada, a mesossalpinge é cortada com pinçamentos progressivos**. A tuba é deixada ligada ao útero. Com visão direta do ureter, os ligamentos útero-ováricos são pinçados de cada lado com uma pinça Heaney ou Ballantine curva, seccionados e ligados com fio solto. A pinça medial no corno uterino deve controlar o sangramento de retorno, caso contrário, deve ser reposicionada (ver **Figura 27.3 A**).

Caso seja necessário remover os ovários, a abertura peritoneal é aumentada e estendida em sentido cefálico até os vasos ováricos (ligamento infundíbulo pélvico) e em sentido caudal

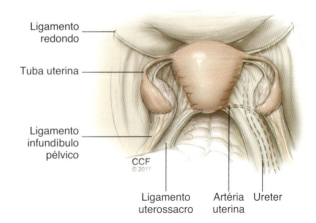

Figura 27.1 Visão cirúrgica da anatomia pertinente à histerectomia abdominal e laparoscópica.

Capítulo 27 • Histerectomia

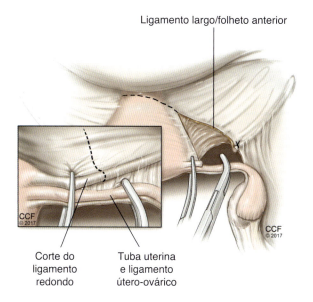

Figura 27.2 O útero é elevado pela colocação de pinças ao redor dos ligamentos redondo e útero-ovárico. O ligamento redondo é seccionado e o ligamento largo é aberto (*detalhe*).

até a artéria uterina. Essa abertura garante a exposição satisfatória da artéria uterina, dos vasos ováricos e do ureter. Desse modo, o ureter é liberado de sua proximidade com os vasos uterinos e ováricos. Uma pinça Heaney ou Ballantine curva é posicionada lateralmente ao ovário (ver **Figura 27.3 B**) com cuidado, para garantir que todo o ovário esteja incluído na peça cirúrgica.

Mobilização da bexiga

Usando tesouras de Metzenbaum ou bisturi elétrico, a bexiga é dissecada do segmento inferior do útero e do colo. Um plano avascular, existente entre o segmento inferior do útero e a bexiga, **torna possível essa mobilização.** Pinças atraumáticas podem ser colocadas na borda da bexiga para fazer uma contratração e facilitar a dissecção.

Ligadura dos vasos uterinos

O útero é tracionado em sentido cefálico e desviado para um lado da pelve, distendendo os ligamentos inferiores. **O plexo vascular uterino é dissecado ou "esqueletizado", retirando qualquer tecido areolar ao redor, e uma pinça Zeppelin ou Heaney curva é posicionada perpendicular à artéria uterina na junção do colo com o corpo do útero.** Deve-se ter o cuidado de colocar a extremidade da pinça adjacente ao útero nesse estreito espaço anatômico (**Figura 27.4**). Os vasos são seccionados, e o pedículo é ligado.

O mesmo procedimento, começando com o ligamento redondo, é repetido do outro lado.

Incisão do peritônio posterior

Se o reto tem que ser afastado do colo posteriormente, pode-se fazer a incisão do peritônio posterior entre os ligamentos uterossacros logo abaixo do colo e acima do reto. Há um plano relativamente avascular nessa área, o que possibilita a mobilização do reto inferiormente para fora do campo operatório.

Ligadura do ligamento transverso

O ligamento transverso é dividido colocando-se uma pinça de Zeppelin ou Heaney reta medialmente ao pedículo vascular uterino, avançando por 2 a 3 cm paralelamente ao útero. O ligamento é seccionado e o pedículo, suturado. Essa etapa é repetida no outro lado até se alcançar a junção do colo e da vagina (**Figura 27.5**).

Retirada do útero

O útero é tracionado em sentido cefálico e a extremidade do colo, palpada. Pinças Heaney curvas são colocadas bilateralmente, incorporando o ligamento uterossacro e o terço superior

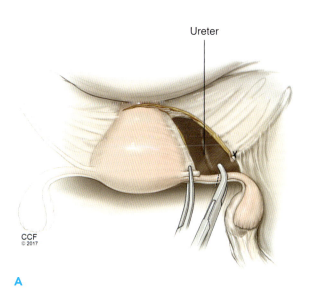
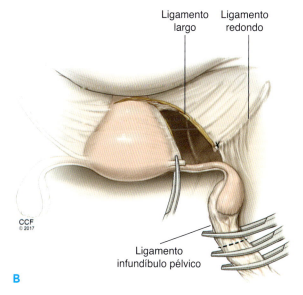

Figura 27.3 A incisão no ligamento largo anterior é estendida ao longo da prega vesicouterina peritoneal. Quando uma histerectomia com preservação dos ovários é planejada, o ligamento útero-ovárico é pinçado (**A**). Quando a salpingo-ooforectomia bilateral é planejada, o ligamento infundíbulo é pinçado (**B**).

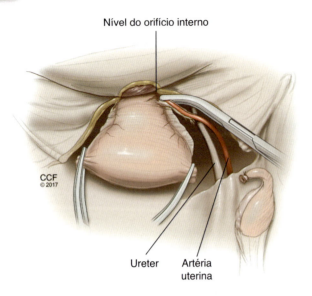

Figura 27.4 Identificação do ureter no espaço retroperitoneal no folheto medial do ligamento largo. O curso do ureter é traçado e os vasos uterinos são dissecados antes da ligadura dos vasos uterinos.

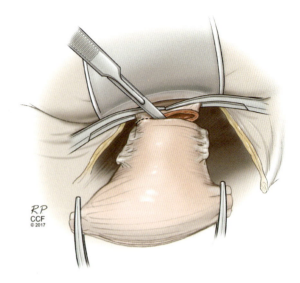

Figura 27.6 Liberação do útero através da transecção da vagina.

da vagina logo abaixo do colo. É preciso ter cuidado para evitar o encurtamento da vagina. O útero é liberado com bisturi ou tesoura curva **(Figura 27.6)**.

Fechamento da cúpula vaginal

Faz-se uma sutura em oito com fio absorvível trançado 0 no ângulo da vagina tanto para tração como para hemostasia. **Os pedículos são suturados com pontos de Heaney, incorporando os ligamentos uterossacro e transverso no ângulo da vagina (Figura 27.7)**. Pode-se usar uma sutura contínua ou sutura em oito para hemostasia ao longo da borda da cúpula vaginal (ver **Figura 27.7**).

Irrigação e hemostasia

A pelve é irrigada com solução salina. Deve-se garantir a hemostasia minuciosa, sobretudo dos pedículos vasculares. A posição e a integridade dos ureteres são verificadas, para garantir que estejam intactos e não pareçam dilatados.

Fechamento do peritônio e da fáscia muscular

O peritônio pélvico não é reaproximado. O peritônio parietal também não é reaproximado em um plano separado. **A fáscia pode ser fechada por sutura interrompida ou contínua com fio absorvível monofilamentar 0 ou 1**. Um estudo randomizado prospectivo não mostrou nenhuma vantagem do fechamento da fáscia por sutura interrompida ou contínua.[53] A agulha deve penetrar no tecido aproximadamente a 1 cm de distância da borda de corte da fáscia, e os pontos devem estar distantes entre si 1 cm, para evitar deiscência da ferida.

Fechamento da pele

O tecido subcutâneo deve ser irrigado, e a hemostasia, revisada. O fechamento da gordura subcutânea em mulheres com 2 cm ou mais de panículo adiposo parece diminuir a possibilidade de deiscência.[54] As bordas cutâneas são reaproximadas com grampos cutâneos ou sutura subcutânea. Faz-se um curativo que é mantido por cerca de 24 horas.

Complicações intraoperatórias

Todo cirurgião deve estar preparado para reconhecer e reparar lesões que ocorram durante a cirurgia, já que, mesmo com grande atenção aos detalhes, ainda podem ocorrer lesões e complicações, que serão reconhecidas ou não.

Lesões do ureter

As lesões do ureter em geral ocorrem em três regiões distintas: superiormente na pelve ao atravessar os vasos ilíacos comuns, mais abaixo ao atravessar a artéria uterina e perto do colo ao nível do orifício interno. É possível evitar a maioria das lesões ureterais abrindo o retroperitônio e identificando o ureter. O uso de cateteres ureterais, como substitutos da visualização direta, é pouco útil em pacientes com fibrose ou cicatrizes extensas resultantes de endometriose, DIP ou câncer ovariano. Nesses casos, a falsa

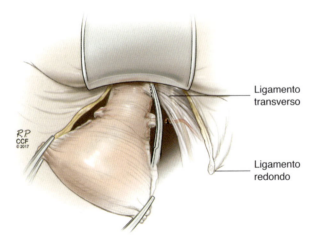

Figura 27.5 Ligadura dos ligamentos transverso e uterossacro.

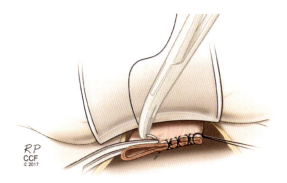

Figura 27.7 Fechamento da cúpula vaginal incorporando os ligamentos uterossacro e transverso.

sensação de segurança pode aumentar um risco já elevado de lesão ureteral. Também é possível que o uso de cateteres ureterais esteja associado à hematúria e retenção urinária, embora suas complicações geralmente sejam transitórias.

A observação direta é obtida por abertura do retroperitônio em uma posição lateral à artéria ilíaca externa. A dissecção romba do tecido areolar frouxo possibilita a observação direta da artéria. A artéria pode ser acompanhada em sentido cefálico até a bifurcação da artéria ilíaca. O ureter cruza a artéria ilíaca comum na sua bifurcação e pode ser acompanhado em todo o seu trajeto na pelve.

Apesar desses cuidados, ainda existe a possibilidade de lesão ureteral. É necessário chamar imediatamente um especialista, caso o cirurgião não tiver treinamento em reparo ureteral. Se houver suspeita de obstrução ureteral, pode-se obter confirmação por injeção intravenosa de fluoresceína sódica ou de corante índigo carmim seguida de uma cistoscopia para demonstrar um jato uretral colorido brilhante minutos após a injeção. A integridade dos ureteres deve ser confirmada pela chegada bilateral de urina tingida. A lesão térmica não é detectada com esse teste e pode se apresentar dias após a histerectomia.

Lesão vesical

Em função da íntima relação anatômica entre a bexiga, o útero e a parte superior da vagina, a bexiga é o segmento do sistema urinário inferior mais vulnerável à lesão. A lesão vesical pode ocorrer na abertura do peritônio ou, na maioria das vezes, durante a dissecção da bexiga do colo e da parte superior da vagina. **Exceto se houver acometimento do trígono vesical, a laceração da bexiga é reparada com facilidade.** Na bexiga não irradiada, o fechamento em uma ou duas camadas com fio absorvível trançado de pequeno diâmetro, como o fio de ácido poliglicólico 3-0, é suficiente. A bexiga deve ser drenada no período pós-operatório. A duração necessária da drenagem é controversa. Se a bexiga não tiver sido muito comprometida, a drenagem deve ser mantida no mínimo até que a hematúria macroscópica desapareça, o que pode ocorrer nas primeiras 48 horas após a cirurgia. Uma prática mais conservadora é manter a drenagem por 3 a 14 dias, dependendo do tipo de lesão.

O uso de cistoscopia de rotina para diagnosticar lesões não suspeitas do ureter ou vesical foi proposto por vários grupos. Em pacientes de baixo risco não submetidas a procedimentos do assoalho pélvico, a probabilidade de identificar lesão não suspeitada é pequena.[55]

Lesão do intestino

As lesões do intestino delgado são as lesões intestinais mais comuns em cirurgia ginecológica. **Pequenas desperitonizações ou pequenas lesões na muscular podem ser reparadas por sutura em plano único, contínua ou interrompida, com fio absorvível trançado 3-0.** Embora o fechamento do intestino delgado em plano único tenha se mostrado adequado, é mais seguro fechar as lesões com acometimento da luz em dois planos com fio de sutura absorvível trançado 3-0. O defeito deve ser fechado em orientação perpendicular à luz intestinal. Se houver lesão de uma grande área, pode ser necessária a ressecção com reanastomose. A lesão do cólon transverso em procedimentos ginecológicos normais é rara, pois está fora do campo operatório. Entretanto, o cólon descendente e o retossigmoide estão muito próximos das estruturas pélvicas e há considerável risco de lesão durante a cirurgia ginecológica. As lesões que não acometem a mucosa podem ser reparadas com sutura contínua, em plano único, com fio absorvível trançado 2-0 ou 3-0. Se a laceração acometer a mucosa, ela pode ser fechada do mesmo modo que as lesões do intestino delgado.

Hemorragia

Em geral, um sangramento arterial importante provém das artérias uterinas ou dos vasos ovarianos próximos da inserção dos ligamentos infundíbulo pélvicos. O pinçamento "às cegas" desses vasos está associado ao risco de lesão ureteral; portanto, os ureteres devem ser identificados no espaço retroperitoneal e acompanhados até a área de sangramento, para evitar sua ligadura acidental. É melhor comprimir o local com uma gaze ou compressa para tamponar o sangramento e retirá-las devagar, na tentativa de ver, isolar e pinçar individualmente os vasos que sangram. As ligaduras em massa devem ser evitadas. O uso de clipes cirúrgicos pode ser útil. O sangramento venoso é menos drástico, porém costuma ser mais difícil de controlar, sobretudo quando há extensas aderências e leiomiomas. Esse tipo de sangramento é controlado por pressão ou ligadura por sutura. O sangramento das bordas peritoneais ou das superfícies desnudas pode ser controlado por pressão, por aplicação de agentes tópicos, como trombina ou colágeno, ou por cauterização.

Conduta pós-operatória

Drenagem vesical

A distensão excessiva da bexiga decorrente de traumatismo vesical ou da relutância da paciente em iniciar a fase voluntária da micção é uma das complicações mais comuns após histerectomia abdominal. **Deve-se usar um cateter vesical de demora nas primeiras horas após a cirurgia, até que a paciente seja capaz de deambular e urinar, mas deve ser removido dentro de 24 horas.** No caso de procedimentos ginecológicos, como uretropexia-retropúbica, pode ser necessário um cateter por um longo período. Esse cateter pode ser removido quando tiverem sido obtidos volumes residuais inferiores a 100 mℓ.

Controle da dor pós-operatória

O controle da dor pós-operatória é uma parte crítica de um desfecho cirúrgico satisfatório. Idealmente, o controle da dor começa no perioperatório e é iniciado a qualquer momento antes que a histerectomia seja concluída, pois a duração cirúrgica e a perda de sangue intraoperatória não são afetadas.[56] Embora o tempo de hospitalização não seja afetado pelo uso de analgesia profilática, ela diminui a necessidade do uso de analgésicos opioides no pós-operatório e melhora as avaliações da dor. Os medicamentos recomendados são a gabapentina, o paracetamol e inibidores da COX-2. Opioides profiláticos, como a fentanila, resultaram em menores escores de dor pós-operatória e menor uso de opiáceos. Em pacientes com maior risco de náuseas e vômitos, devem ser administrados antieméticos profiláticos, como a prometazina.

Dieta

Assim que a paciente estiver alerta, a dieta é reiniciada, com o oferecimento de alimentos sólidos conforme a tolerância e o retorno do apetite. **A alimentação pós-operatória precoce, além de segura, acelera o retorno da função intestinal e a recuperação.**

Atividade

A deambulação precoce diminui a incidência de tromboflebite e pneumonia. As pacientes são incentivadas a começar a caminhar no primeiro dia de pós-cirurgia, se possível, e a aumentar de maneira progressiva o tempo fora do leito à medida que se sentirem bem. Na alta, a paciente é instruída a evitar erguer objetos com mais de 9 kg durante 6 semanas, minimizando o estresse sobre a fáscia para que haja cicatrização completa. **A relação sexual não é recomendada antes de pelo menos 6 semanas após a cirurgia, tempo necessário para que a cúpula vaginal esteja totalmente cicatrizada.** As pacientes são instruídas a evitar guiar automóveis até haver o retorno completo da mobilidade, uma vez que a dor e a sensibilidade pós-operatória podem prejudicar manobras ou freadas súbitas em situações de emergência. Com essas exceções, a paciente é incentivada a retornar às atividades normais assim que se sentir confortável.

Cuidados com a ferida

A incisão abdominal normalmente requer poucos cuidados além das medidas comuns de higiene. A ferida é mantida coberta por um curativo estéril nas primeiras 24 horas depois de cirurgia, quando a incisão já terá fechado. Após a retirada do curativo, a incisão deve ser limpa diariamente com água e sabão neutro e mantida seca.

Histerectomia vaginal

Avaliação pré-operatória

Avaliação do descenso uterino, tamanho e forma do útero e estrutura óssea

A via vaginal é apropriada para muitas indicações de histerectomia. A única desvantagem é que a conduta vaginal impede a avaliação visual da cavidade abdominal. Ao considerar a via vaginal, é fundamental determinar se ela é viável. Embora a melhor avaliação ocorra sob anestesia imediatamente antes da histerectomia, a avaliação no consultório é suficiente na maioria dos casos. A avaliação no consultório inclui o exame bimanual para avaliar a mobilidade uterina, a avaliação da pelve óssea e a revisão das imagens disponíveis. Destes componentes, a mobilidade uterina é o fator mais importante para determinar a viabilidade de uma histerectomia vaginal. Muitas vezes, no exame pélvico inicial, o descenso uterino pode não ser óbvio. Em pacientes sem prolapso aparente, a má sustentação pélvica pode ser frequentemente demonstrada pela observação da descida do útero com a manobra de Valsalva ou tosse forte. Embora a histerectomia vaginal seja mais fácil de realizar quando os ligamentos do suporte uterino são frouxos, ela não é um requisito absoluto. Alguns cirurgiões defendem a prática de aplicar tração no colo uterino com uma pinça, para demonstrar a descida de um útero aparentemente bem suportado, no entanto, isso não é recomendado,

pois é desconfortável e não necessariamente preditivo do sucesso da abordagem vaginal da histerectomia. O tamanho e a forma do útero devem ser cuidadosamente avaliados ao considerar se a via vaginal é viável. Se o exame físico não for adequado, as imagens podem ser úteis. O aspecto mais crítico do tamanho e da forma do útero é a largura, especificamente no segmento uterino inferior, porque é preciso abordar os vasos uterinos antes da fragmentação, que muitas vezes é necessária em um útero aumentado. Tipicamente, é difícil pinçar as artérias uterinas se a largura nessa região for maior que 9 a 10 cm, porque esta largura muitas vezes não permitirá uma descida suficiente para ligar os vasos com segurança. Não há um limite superior definido para a medida vertical do útero, mas a maioria dos cirurgiões não se sente confortável com a abordagem vaginal se o tamanho uterino for maior que 16 a 18 semanas de gestação.

Deve ser realizada a avaliação da pelve óssea. Idealmente, o ângulo do arco púbico deve ser de 90° ou maior e o diâmetro bituberoso deve exceder 10 cm. O tamanho e a forma da pelve feminina contribuem para uma melhor exposição. A importância de um amplo arco púbico foi mostrada pelo resultado de um estudo de 25 histerectomias vaginais que não puderam ser levadas a contento comparadas com 50 histerectomias vaginais bem-sucedidas. Fatores de risco, como idade, paridade, peso corporal, indicação cirúrgica, tamanho uterino, presença de leiomiomas no segmento uterino inferior anterior, cirurgias pélvicas anteriores, aderências, localização e comprimento do colo uterino e arco púbico estreito (menos de 90°), foram avaliados. No estudo, apenas a presença de um arco púbico estreito aumentou o risco de insucesso da via vaginal.[57]

Não é necessário nenhum exame adicional (laboratório, imagens) específico para a abordagem vaginal. Nos casos em que o cirurgião não tem certeza se a via vaginal pode ser realizada com sucesso, a paciente pode dar o consentimento para a realização da histerectomia por ambas as vias, vaginal ou laparoscópica/abdominal. Uma avaliação mais detalhada pode ser realizada sob anestesia, e a determinação final da abordagem pode ser feita no momento da cirurgia.

Considerações cirúrgicas

Posicionamento da paciente

Quando a paciente está em posição de litotomia, as nádegas devem chegar até a borda da mesa (Figura 27.8). Existem vários tipos de perneiras, entre elas, as que sustentam toda a perna e as que suspendem os pés em tiras. A vantagem das perneiras que suspendem os pés em tiras é que permitem que dois assistentes auxiliem de forma ativa durante todo o procedimento. **Para evitar lesão do nervo, é necessário acolchoamento adequado. A flexão do quadril deve ser maior que 60°, a flexão dos joelhos deve variar de 90° a 120° e os pontos de pressão devem ser evitados.** A posição de Trendelenburg (10 a 15°) ajuda na visualização necessária durante a cirurgia.

Exame sob anestesia e preparo da paciente

Quando a paciente é posicionada, realiza-se um exame minucioso sob anestesia. Na maioria dos casos, é muito mais fácil determinar a mobilidade uterina, o grau de descenso uterino e o tamanho e a forma do útero nesse momento. Uma pinça pode ser colocada no colo para tração, a fim de avaliar minuciosamente o descenso uterino sem causar desconforto à paciente.

Os pelos pubianos são cortados dos lábios maiores e da região perineal, para evitar que comprometam a visualização. Uma solução de clorexidina alcoólica a 4% é aplicada na vagina, vulva, monte

Capítulo 27 • Histerectomia 653

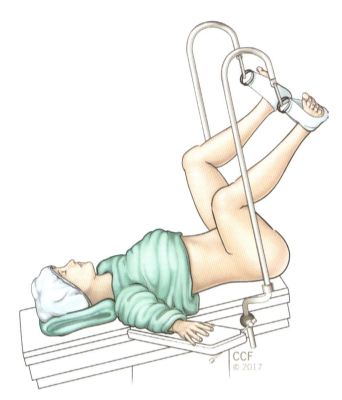

Figura 27.8 A paciente na posição de litotomia. Deve-se ter cuidado para não flexionar nem estender demais o quadril e os joelhos.

pubiano, coxa interna, áreas perineal e anal.[51] Um cateter de Foley é inserido na bexiga. Há vários métodos de colocação dos campos, inclusive campos individuais ou campo único, e o método é escolhido a critério do cirurgião, embora deve-se usar uma barreira adesiva ao redor do campo operatório.

Instrumentos

Instrumentos específicos e úteis na histerectomia vaginal são válvulas pesadas, pinça uni ou bidentada, válvulas de ângulo reto, porta-agulhas de Heaney e afastadores vaginais de Breisky-Navratil. As pinças de de Heaney e Heaney-Ballantine são preferíveis. Também são utilizadas tesouras curvas de Mayo, pinças russas, pinças dentes de rato e tesouras para cortar os fios. Alguns cirurgiões defendem o uso de um dispositivo de selagem de vasos, e os dados favoráveis ao seu uso estão se acumulando. Esses instrumentos podem ser úteis em casos de úteros grandes e demonstraram diminuir o tempo de cirurgia, mas aumentam o custo e podem não ser necessários em um caso simples.

Iluminação

Devem ser usadas lâmpadas de forte intensidade sobre a cabeça, posicionadas de maneira a direcionar a luz sobre o ombro do cirurgião, o qual pode usar um foco de luz "de cabeça", que garante iluminação horizontal direta. Um sistema de aspiração e irrigação iluminado por fibra óptica proporciona iluminação complementar.

Material de sutura

Vários materiais de sutura são utilizados na cirurgia ginecológica. O tipo escolhido depende da preferência do cirurgião. Em geral, é preferível o uso de fios sintéticos de absorção tardia, como a poligalactina ou o ácido poliglicólico, e agulhas atraumáticas.

Procedimento

Apreensão e circunscrição do colo

Insere-se uma pinça leve na vagina, e os afastadores das paredes laterais são colocados lateralmente ao colo. Os lábios anterior e posterior do colo são apreendidos com uma pinça de dente único ou duplo. Com a aplicação de tração descendente no colo, avalia-se a localização da bexiga e do fundo de saco posterior (Figura 27.9). **A incisão deve ser feita pelo menos 1 cm abaixo da reflexão da bexiga, tendo o cuidado de preservar o comprimento vaginal**. Se a incisão inicial for feita muito próxima ao orifício externo, uma maior quantidade de dissecção é necessária e a abertura peritoneal anterior e posterior pode ser um desafio. Nos casos em que a localização da bexiga não pode ser determinada, o cateter de Foley pode ser manipulado, a bexiga é enchida retrogradamente, ou uma sonda uterina pode ser dobrada e inserida na bexiga. Um **anestésico local diluído com epinefrina é injetado no local da incisão da mucosa vaginal**. Uma incisão circunferencial é feita na mucosa vaginal, na junção do colo uterino (ver Figura 27.9). A incisão é levada ligeiramente em direção ao fundo de saco posterior, para facilitar a abertura posterior (detalhe da Figura 27.9).

Dissecção da mucosa vaginal

Após a incisão inicial ser feita com um bisturi, pode ser necessária uma dissecção adicional perpendicular ao colo do útero, para alcançar o plano correto. O objetivo é dividir todo o tecido até o nível do estroma cervical. Quando o estroma cervical é atingido, o epitélio vaginal pode ser dissecado, seguindo a circunferência do colo uterino, utilizando uma tesoura de Mayo curva.

Abertura do fundo de saco posterior

O fundo de saco posterior é examinado e o seu reflexo peritoneal (fundo de saco de Douglas) é identificado. A porção vaginal do epitélio é tracionada e o peritônio é inserido de forma cortante (Figura 27.10). Um dedo é inserido para garantir uma abertura adequada, e a incisão é estendida de forma cortante. O peritônio posterior é fixado ao epitélio posterior com uma sutura em forma de oito para hemostasia e orientação. A cavidade pélvica posterior é examinada para detectar alterações patológicas do útero ou doença adesiva do fundo de saco.

Existem várias opções se for difícil alcançar a entrada posterior na cavidade peritoneal (p. ex., se o colo uterino for alongado ou se o peritônio não for evidente): (a) A histerectomia pode começar pela via extraperitoneal ao pinçar e cortar o ligamento uterossacro e o paramétrio próximos ao colo do útero. Isto permitirá uma descida adicional e o fundo de saco posterior poderá ser identificado; (b) A abertura no peritônio anterior pode ser feita em primeiro lugar, e um dedo pode ser preso no fundo de saco posterior para tensionar o peritônio; (c) Pode ser feita uma incisão vertical no colo do útero posterior e no epitélio vaginal (a partir do colo do útero em direção ao fundo de saco) até o ponto em que o fundo de saco se torna mais visível.

Ligadura do ligamento uterossacro

Com o afastamento da parede lateral da vagina e a tração para o lado contrário do colo, os ligamentos uterossacros são pinçados com a extremidade da pinça incorporando a porção inferior dos paramétrios (Figura 27.11). A pinça é posicionada

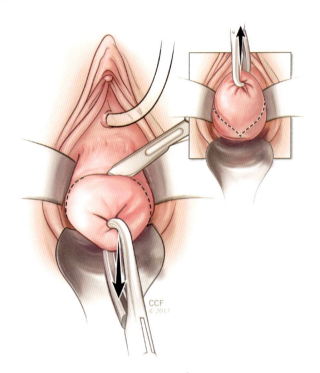

Figura 27.9 Uma pinça é colocada no colo. É feito um corte circunferencial do epitélio na mucosa cervical.

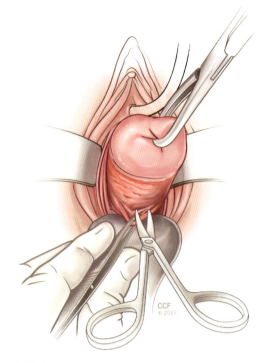

Figura 27.10 O peritônio posterior é identificado e inserido de forma cortante. Uma sutura interrompida é colocada no lado posterior da cúpula vaginal e do peritônio para hemostasia.

perpendicularmente ao eixo uterino, e o pedículo é seccionado próximo da pinça e suturado. A colocação de um pedículo (< 0,5 cm) distal à pinça é ideal, pois um pedículo maior pode sofrer necrose.

Ao ligar qualquer pedículo, a agulha deve ser passada na extremidade da pinça e passada através do tecido por um movimento de rotação do punho do cirurgião. A sutura é deslocada ao redor da parte posterior da pinça, a agulha é inserida através da porção média do pedículo e o nó é dado atrás da pinça (ver detalhe da **Figura 27.11**). Essa sutura pode dar sustentação complementar à vagina e garantir a hemostasia nesse ponto da mucosa vaginal. O fio é reparado com uma pinça de reparo, para facilitar a localização de qualquer sangramento ao término do procedimento e auxiliar o fechamento da mucosa vaginal **(Figura 27.12)**.

Abertura do espaço vesicovaginal (fundo de saco)

O colo é tracionado para baixo. Utilizando uma tesoura de Mayo com as pontas direcionadas para o útero, é realizada a dissecção anterior, separando a bexiga do útero. Quando o plano correto é atingido, a dissecção se torna muito mais fácil e pode-se realizar a dissecção suave com o dedo. Se qualquer resistência for encontrada nesse momento, indica que não é o plano correto e é necessária uma dissecção cortante adicional. Após a mobilização da bexiga, um afastador Heaney é colocado na linha média, mantendo a bexiga fora do campo operatório **(Figura 27.13)**.

Se a reflexão peritoneal vesicouterina for identificada neste ponto, ela pode ser levantada com uma pinça para acessar o espaço vesicouterino com uma tesoura com as pontas viradas para o útero (Figura 27.14). Um dedo é colocado na cavidade peritoneal, a entrada correta é confirmada e um afastador Heaney é colocado entre o útero e o dedo do operador **(Figura 27.15)**. Esta válvula serve para manter a bexiga fora do campo cirúrgico.

A cavidade peritoneal anterior não deve ser aberta às cegas, devido ao risco de lesão da bexiga. Nos casos em que o peritônio não pode ser identificado, não há perigo em atrasar sua abertura, desde que o cirurgião verifique que a bexiga esteja afastada antes de cada pedículo adicional ser abordado.

Ligadura do paramétrio

Mantendo-se a tração do colo, os paramétrios são identificados, pinçados, seccionados e ligados **(Figura 27.16)**. Se possível, as porções anterior e posterior do peritônio são incorporadas à pinça durante esta etapa, o que auxilia na identificação das estruturas e na hemostasia. Se o intestino for visto no campo operatório, ele pode ser afastado utilizando uma compressa umedecida e marcada.

Ligadura da artéria uterina

É aplicada tração contralateral e para baixo do colo. Na tentativa de incorporar os folhetos anterior e posterior do peritônio visceral, os vasos uterinos são identificados, pinçados e seccionados e o pedículo é ligado por sutura. A utilização de uma única pinçada é satisfatória e diminui o risco de lesão ureteral. Quando o útero é grande ou um leiomioma distorce a anatomia, pode ser necessária uma segunda sutura para ligar eventuais ramos remanescentes da artéria uterina. Com os peritônios posterior e anterior abertos, o restante dos ligamentos largo e útero-ovárico são pinçados, seccionados e ligados.

Liberação do útero

Uma pinça é colocada no fundo do útero de maneira sucessiva, para liberar o fundo posteriormente **(Figura 27.17)**. O dedo indicador do

Capítulo 27 • Histerectomia   655

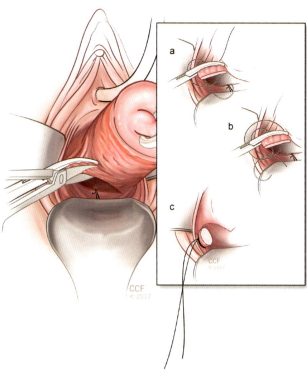

Figura 27.11 O ligamento uterossacro é pinçado, seccionado e ligado por sutura (*detalhe*).

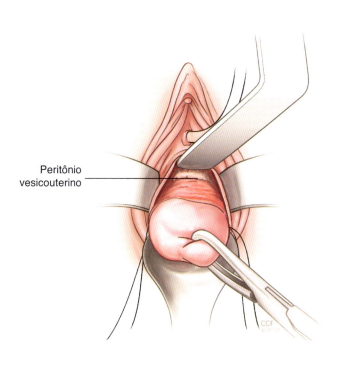

Figura 27.13 A dissecção é feita ao longo do colo até identificar o peritônio vesicouterino. Uma válvula protege a bexiga.

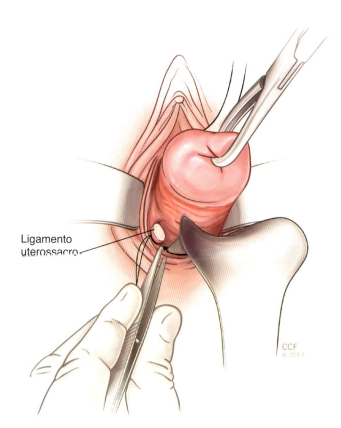

Figura 27.12 Uma válvula pesante longa é colocada na cavidade peritoneal.

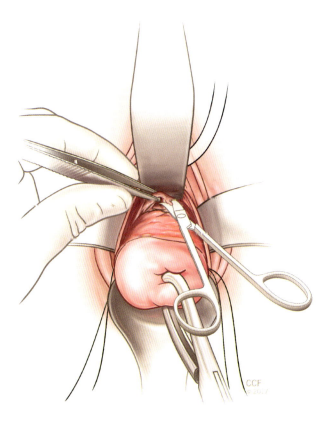

Figura 27.14 O peritônio do espaço vesicouterino é aberto com tesoura.

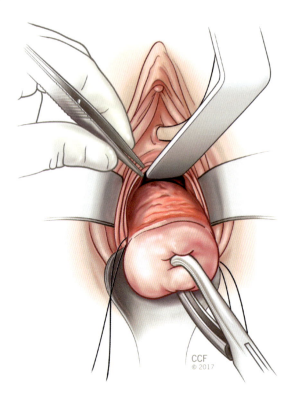

Figura 27.15 Um afastador longo de ângulo reto é colocado na cavidade peritoneal para proteger a bexiga.

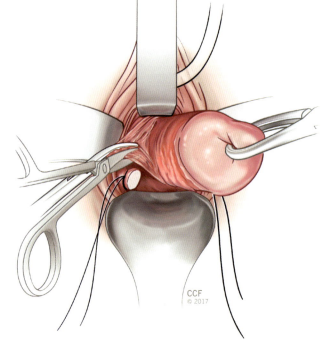

Figura 27.16 Pinças são colocadas medialmente ao pedículo ligado previamente e o paramétrio e os vasos uterinos são ligados.

cirurgião é utilizado para identificar o ligamento útero-ovárico e ajudar no posicionamento da pinça.

Ligadura dos ligamentos útero-ovárico e redondo

Para colocar os grampos sem trauma, suas pontas podem ser dirigidas no plano correto pelo dedo indicador do cirurgião (ver **Figura 27.17**). **O pedículo superior que abrange os ligamentos útero-ovárico e redondo são seccionados (Figura 27.18) e ligados duplamente com um ponto de sutura seguido por uma ligadura medial à primeira sutura (ver detalhe da Figura 27.18).** Se o pedículo for grande, o cirurgião pode utilizar uma segunda pinça, enquanto o primeiro nó é colocado para garantir que o pedículo esteja ligado. Uma pinça hemostática é colocada na segunda sutura, para ajudar a identificar qualquer sangramento e auxiliar o fechamento do peritônio **(Figura 27.19)**.

Retirada dos ovários e/ou das tubas uterinas

Durante a retirada dos anexos, os ligamentos redondos devem ser removidos separadamente dos pedículos anexiais. O pedículo útero-ovárico é tracionado, e o ovário é afastado do campo operatório com uma pinça de Babcock. Este pedículo menor pode ser cortado e ligado de forma independente. O ovário é tracionado medialmente para o campo operatório, agarrando-o com uma pinça Babcock. A pinça de Heaney é posicionada através dos vasos ováricos (ligamento infundíbulo pélvico), e o ovário e a tuba são excisados **(Figura 27.20)**. Uma ligadura por transfixação seguida de nó é feita nos vasos ováricos. O cirurgião não deve relutar em remover a tuba uterina separadamente do ovário se a remoção conjunta acarretar dificuldade no manuseio do pedículo vascular ou colocar o ureter

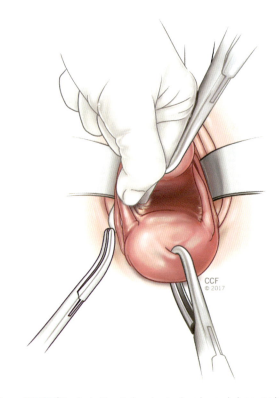

Figura 27.17 O fundo do útero é pinçado e tracionado para baixo posteriormente. O dedo do cirurgião é colocado atrás do ligamento útero-ovárico, permitindo que a ponta da pinça seja colocada contra seu dedo indicador e que o pinçamento do pedículo seja feito com segurança.

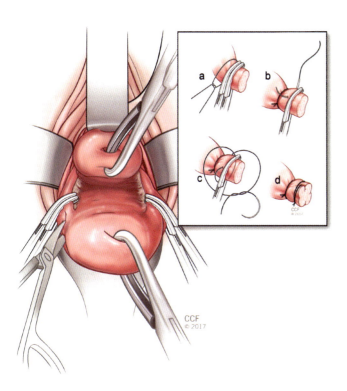

Figura 27.18 Os ligamentos útero-ováricos são pinçados, seccionados e ligados por sutura.

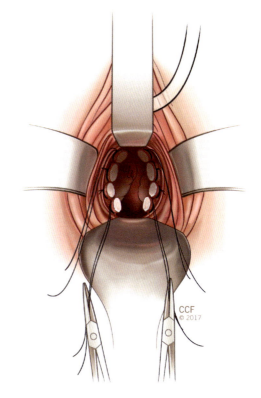

Figura 27.19 Todos os pedículos são inspecionados quanto à homeostasia. O pedículo mais superior é o ligamento útero-ovárico, e o mais inferior é o ligamento uterossacro.

ou os vasos sanguíneos adjacentes em risco de lesão.[31] Deve-se tomar cuidado durante estas etapas, pois o mesossalpinge é delicado e propenso ao esgarçamento. Se o cirurgião desejar realizar uma salpingectomia oportunista, uma técnica semelhante pode ser usada. O ligamento redondo é isolado e o ovário é afastado medialmente. A fímbria é identificada, apreendida e movida no sentido caudal. Com a tuba uterina totalmente dentro do campo visual, o cirurgião insere uma pinça através da mesossalpinge lateral à tuba uterina, não incluindo o ligamento infundíbulo pélvico. Esse pedículo é cortado e a sutura é realizada.

Hemostasia

Insere-se na cavidade peritoneal um afastador ou compressa reparada e examina-se cada um dos pedículos, para verificar a hemostasia. Se forem necessárias outras suturas, elas devem ser feitas em locais precisos, com cuidado para que se evitem o ureter ou a bexiga. Ter deixado os pedículos reparados separadamente facilita a inspeção deles durante a procura de algum sangramento (ver **Figura 27.19**). Suturas adicionais podem ser feitas para obter hemostasia, seja diretamente sobre o tecido ou com uma pinça colocada no local do sangramento.

Fechamento do peritônio

Como o peritônio pélvico não proporciona sustentação e cicatriza em 24 horas após a cirurgia, não há necessidade de reaproximação rotineira.

Culdoplastia de McCall

A culdoplastia de McCall previne e trata o prolapso do ápice da vagina e deve ser realizada após a histerectomia vaginal,

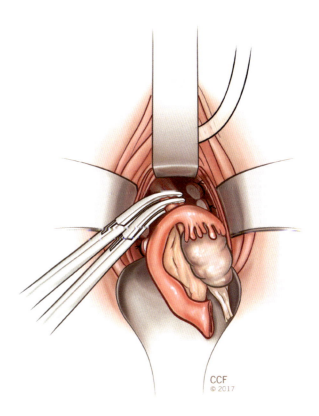

Figura 27.20 Ligação do ligamento infundíbulo pélvico.

quando viável.[58,59] Uma sutura absorvível é passada através de toda a espessura da parede vaginal posterior, no ponto mais alto da cúpula vaginal. O pedículo do ligamento uterossacro esquerdo da paciente é identificado e uma sutura é inserida de fora para dentro através dele. A sutura é inserida em direção ao lado direito da paciente, incorporando o peritônio posterior, entre os ligamentos uterossacros. O ligamento uterossacro direito é identificado e a sutura é colocada de fora para dentro, através do ligamento uterossacro direito. A sutura é concluída passando a agulha de dentro para fora no mesmo ponto em que foi iniciada (Figura 27.21).

Fechamento da mucosa vaginal

A mucosa vaginal pode ser reaproximada de modo vertical ou horizontal, com sutura interrompida ou contínua (Figura 27.22). Nesse caso, a mucosa vaginal é reaproximada horizontalmente com sutura interrompida com fio absorvível. Deve-se tomar cuidado para não inserir suturas através da sutura da culdoplastia de McCall realizada anteriormente, pois isso dificultará a fixação da sutura de McCall após o fechamento da cúpula. A sutura para fechamento da mucosa deve ser inserida em toda sua espessura, com cuidado para evitar a transfixação da bexiga anteriormente. Essas suturas irão obliterar o espaço morto subjacente e produzir uma aproximação anatômica da mucosa vaginal, diminuindo a formação de tecido de granulação no pós-operatório. A sutura de McCall é então fixada, aproximando os ligamentos uterossacros e o peritônio posterior.

Drenagem vesical

Após a conclusão do procedimento, o cateter de Foley pode permanecer durante a noite ou ser retirado antes da paciente sair da sala de operação. A menos que haja uma complicação ou que a paciente não consiga urinar, o cateter deve ser retirado dentro de 24 horas. Para uma histerectomia vaginal de rotina, não é recomendado o uso de tampão vaginal.

Técnicas cirúrgicas para pacientes selecionadas

Fragmentação do útero grande

A fragmentação uterina é um procedimento cirúrgico bem conhecido, embora subutilizado, no qual o útero é removido aos pedaços. Vários métodos de fragmentação uterina foram descritos, entre eles, a hemissecção ou bivalvulação, incisões em cunha ou em "V" e retirada da parte central intramiometrial.[32] Antes do início de qualquer fragmentação uterina, é preciso ligar os vasos uterinos e abrir as cavidades peritoneais anterior e posterior.

Quando se faz a hemissecção uterina ou bivalvulação, o colo é dividido na linha média e o útero é seccionado em duas metades, as quais serão removidas separadamente.[32] Esse método parece mais adequado nos leiomiomas medianos fúndicos.

A fragmentação em cunha é mais adequada nos leiomiomas anteriores ou posteriores ou nos leiomiomas do ligamento largo. Uma pinça de dente único é colocada em um ângulo lateral a medial acima do colo bilateralmente, de modo que as pontas se encontrem no meio. Uma cunha, incluindo o colo uterino, é removida de maneira cortante distal para as pinças, o que reduz o volume da linha média, permitindo que as demais porções laterais do útero se movimentem medialmente. Mantendo-se o ápice da cunha na linha média, a pinça é avançada e as cunhas adicionais são ressecadas. Repete-se esse processo até o útero poder ser retirado ou a pseudocápsula

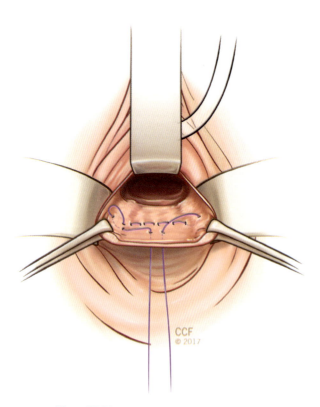

Figura 27.21 Realização de culdoplastia de McCall.

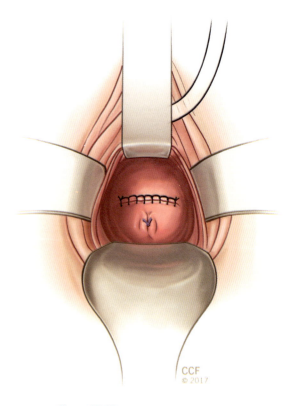

Figura 27.22 Fechamento da mucosa vaginal.

de um leiomioma ser apreendida com uma pinça de Leahy ou uma pinça de campo. A seguir, aplica-se uma tração e procede-se à "miomectomia".

Quando se utiliza a técnica de remoção central intramiometrial, faz-se a incisão do miométrio acima do local dos vasos ligados, paralelamente ao eixo da cavidade uterina e serosa do útero. Essa incisão é continuada ao redor de toda a circunferência do miométrio simetricamente sob a serosa uterina. É mantida a tração sobre o colo, e o miométrio avascular é seccionado para possibilitar a liberação da cavidade endometrial intacta, com uma espessa camada de miométrio junto com o colo. Consequentemente, o interior do útero, com sua cavidade endometrial não aberta, é tracionado. A incisão das porções laterais do miométrio mediais à fixação remanescente do ligamento largo resulta em considerável descida adicional do útero e aumenta muito a mobilidade do fundo uterino. O útero passa de uma massa tecidual globular para uma massa alongada. O útero sem a parte central é retirado por pinçamento do pedículo útero-ovárico e das tubas uterinas.

Há poucos dados sobre os desfechos após a fragmentação vaginal sem contenção usando técnicas de conização a frio. De qualquer forma, os dados disponíveis não demonstram maior risco de agravamento do prognóstico da doença após o diagnóstico de malignidade uterina oculta.[40]

Incisão de Schuchardt

Quando a exposição vaginal é difícil, pode-se utilizar a incisão de Schuchardt. Para reduzir a perda sanguínea, a área pode ser infiltrada com solução de *lidocaína* com *epinefrina*. A incisão segue uma linha curva da posição de 4 horas na borda do hímen até um ponto a meio caminho entre o ânus e a tuberosidade isquiática. É possível continuar a incisão até o fórnice da vagina, na altura necessária para que se obtenha uma boa exposição. A profundidade da incisão é a porção medial do músculo pubococcígeo, que pode ser dividido em casos extremos. A incisão deve ser fechada por planos ao término do procedimento.

Complicações intraoperatórias

Lesão da bexiga

A lesão da bexiga é uma das complicações intraoperatórias mais comuns associadas à histerectomia vaginal. Em caso de entrada inadvertida na bexiga, a lesão deve ser cuidadosamente inspecionada, assim como o comprometimento do trígono e dos orifícios ureterais deve ser avaliado. Deve-se também descartar a possibilidade de lesão concomitante do ureter. Idealmente, o reparo deve ser realizado assim que a lesão for descoberta e não se deve aguardar a conclusão da cirurgia. Entretanto, se ocorreu durante uma parte difícil da cirurgia, o acesso à bexiga pode ser utilizado para definir os planos anatômicos e evitar lesões adicionais. Se um reparo for feito posteriormente, a lesão deve ser marcada com um ponto de sutura, para ajudar em sua identificação futura. Ao reparar uma lesão na bexiga, as margens da lesão são mobilizadas para avaliar a extensão da lesão e permitir o reparo sem tensão. A bexiga pode ser reparada com uma ou duas camadas com fio absorvível fino. **Se o reparo for próximo ao trígono ou aos orifícios ureterais, é fundamental verificar a permeabilidade ureteral**, o que é feito enchendo a bexiga com líquido suficiente para cobrir o trígono e administrando 0,25 a 1 ml de fluoresceína sódica IV. Após a lesão e o reparo da bexiga, ela deve ser drenada continuamente por 3 a 10 dias, dependendo do tamanho e da localização da lesão.

Lesão do intestino

Como as pacientes com suspeita de aderências ou doença pélvica evidente não são candidatas à histerectomia vaginal, as lesões intestinais não são frequentes. Lesões do intestino podem raramente ocorrer durante a ligadura dos pedículos. Se o intestino delgado for lesionado, a área deve ser reparada e um especialista deve ser chamado. Caso um especialista não esteja disponível, o intestino poderá ser reparado. É controverso se isso pode ser feito pela via vaginal ou se é necessária uma laparotomia. O ideal é que o intestino seja inspecionado para verificar se não há outras lesões. Pequenos defeitos da serosa ou muscular podem ser reparados utilizando uma ou duas camadas de sutura absorvível trançada contínua ou interrompida 3-0. O defeito deve ser fechado em uma direção perpendicular à luz intestinal. Se uma grande área for lesionada, poderá ser necessária a ressecção com reanastomose. A lesão retal pode ocorrer quando a colpotomia posterior é realizada em casos de um fundo de saco obliterado. No caso de entrada no reto, a lesão é reparada com um fechamento de uma ou duas camadas utilizando uma sutura absorvível com fio fino, seguida de lavagem copiosa. No pós-operatório, a paciente deve receber medicações para amolecer as fezes ou utilizar um laxante osmótico para evitar constipação intestinal.

Hemorragia

A hemorragia intraoperatória é sempre consequência da falha na ligadura de um vaso sanguíneo importante, sangramento da cúpula vaginal, desprendimento de uma ligadura prévia ou laceração de tecido antes do pinçamento. A maior parte do sangramento intraoperatório pode ser evitada com exposição adequada e boa técnica cirúrgica. O uso de nós em oito com atenção às técnicas corretas evita o sangramento na maioria dos casos. O uso de suturas do tipo Heaney pode minimizar o deslizamento da ligadura e o sangramento subsequente de pedículos grandes. **Quando há sangramento, deve-se evitar o pinçamento "às cegas", que coloca em risco o ureter.** O cirurgião deve primeiro otimizar a exposição ao afastar o intestino, utilizando afastadores extras e ajustando as luzes da sala de operação. O vaso com sangramento deve ser identificado e ligado com precisão, com identificação do ureter, se necessário. Se o vaso não puder ser identificado ou ligado, ou se a anatomia pertinente não puder ser visualizada, pode ser necessário converter à laparotomia.

Cuidados perioperatórios

Drenagem vesical

A drenagem vesical pós-operatória deve ser empregada após qualquer procedimento no qual não seja prevista micção completa e espontânea imediata. Os motivos para considerar a drenagem vesical fechada incluem dor significativa, procedimentos adicionais de reconstrução vaginal, cirurgia para incontinência de esforço e o uso de um tampão vaginal. Após a histerectomia vaginal sem reparo de lesões satélites, a maioria das pacientes consegue esvaziar a bexiga espontaneamente e a manutenção da drenagem com cateter não é necessária. A dor após uma histerectomia vaginal é menor do que com uma histerectomia abdominal e, na ausência de reparos de lesões satélites ou um tampão, nenhum efeito obstrutivo deve estar presente.

Se um cateter for necessário, ele é removido sem necessidade de ser feito treinamento vesical dentro de 24 horas. Não há necessidade de se obter uma amostra de urina para cultura e teste de sensibilidade aos antibióticos.

Dieta

Com frequência, a paciente é quem melhor pode julgar o que é capaz de tolerar quando volta a ter apetite. Não há razão para limitar qualquer tipo de alimento que a paciente deseje comer. Devido à possibilidade de náuseas, deve-se oferecer porções menores das refeições em pequenos intervalos de tempo.

Histerectomia laparoscópica

Preparo pré-operatório

As principais limitações do método laparoscópico são distúrbios clínicos ou anestésicos que impedem o pneumoperitônio ou a ventilação mecânica.[32] Aderências abdominais e pélvicas extensas e densas por cirurgia anterior e útero muito grande são contraindicações relativas, embora essa decisão possa ser tomada após a visualização da cavidade peritoneal (ver Capítulo 26). **Se o tamanho do útero limitar o acesso aos vasos uterinos, a histerectomia laparoscópica pode não ser possível.** A obesidade não é uma contraindicação. A morbidade por laparotomia em pacientes com elevado índice de massa corporal (IMC) pode ser minimizada pela laparoscopia.

Diferentes classificações foram propostas para os tipos de histerectomia laparoscópica: **é definida como histerectomia vaginal assistida por laparoscopia (HVAL) quando se faz a ligadura dos vasos uterinos por via vaginal.** Em uma revisão da Cochrane, caso os vasos forem ligados por laparoscopia ou se parte da operação for realizada pela via vaginal, recomenda-se que o procedimento seja chamado de *histerectomia laparoscópica* e, se nenhum componente for realizado pela via vaginal, o procedimento deve ser chamado de *histerectomia laparoscópica total*.[32]

Posicionamento da paciente

A paciente é colocada em posição de litotomia, com as pernas apoiadas em perneiras de Allen ou Yellowfin (Allen Medical Systems, Acton, MA). A atenção à posição correta da perna evita a lesão do nervo ulnar. Deve-se evitar a hiperflexão dos quadris, que pode causar paralisia do nervo femoral. A paciente deve ser colocada sobre um colchão do tipo caixa de ovo ou utilizar coxins para limitar o movimento na posição de Trendelenburg. Os braços são mantidos ao lado do corpo e protegidos com espuma do tipo caixa de ovo. Não há necessidade de raspar nem cortar os pelos. Não se deve usar reparos nos ombros, pois estão associados à lesão do plexo braquial.

As etapas a seguir devem ser realizadas antes que se introduza o primeiro trocarte:

- Exame sob anestesia
- Inserção de cateter de Foley para drenar a bexiga
- Introdução de manipulador uterino (p. ex., *colpotomizer* de Koh [Cooper Surgical Inc., Trumbull, CT] ou VCare [Conmed Corp., Utica, NY])
- Intubação orotraqueal.

Instrumentos

O instrumento mais importante é o utilizado para ocluir vasos sanguíneos. Existem muitos tipos de energia que podem ser utilizados, entre elas a eletrocirurgia, o *laser* e o bisturi ultrassônico (ver Capítulo 26). Alguns cirurgiões usam grampeadores, apesar do alto custo e da necessidade de se usar um aparelho de oclusão com energia para alcançar áreas inacessíveis com o grampeador. A versatilidade dos aparelhos com energia faz com que eles sejam o método de escolha para a oclusão dos vasos. Não há dados clínicos válidos indicativos de que um instrumento seja mais seguro que o outro. O instrumento preferido é o de energia bipolar, com a qual os ginecologistas têm experiência.

Técnica cirúrgica de histerectomia laparoscópica

Acesso peritoneal

O aspecto técnico mais importante de toda cirurgia laparoscópica é a instalação das portas de acesso (ver Capítulo 26). A região umbilical costuma ser utilizada em pacientes sem história prévia de cirurgia ou infecção intra-abdominal. Nos casos de cirurgia prévia com incisão na linha média, recomenda-se laparoscopia aberta ou a escolha de outro local para a introdução da cânula primária. A laparoscopia aberta é praticamente uma mini laparotomia no umbigo. O outro local é o quadrante superior esquerdo. A técnica fechada tradicional emprega agulha para pneumoperitônio (agulha de Veress), insuflação e inserção do primeiro trocarte. Outra técnica é a inserção direta do trocarte (sem insuflação prévia). **Não há vantagem de uma técnica em relação à outra.**[32] Os ginecologistas devem usar o método com o qual tiverem mais experiência.

Se utilizado o quadrante superior esquerdo, o cirurgião deve conhecer as estruturas anatômicas mais próximas do rebordo costal esquerdo (ver Capítulo 26, **Figura 26.7**). Em geral, a cânula é introduzida abaixo do rebordo costal esquerdo, na linha hemiclavicular. As estruturas mais próximas dessa área são o estômago e o lobo esquerdo do fígado, portanto, **deve-se introduzir um tubo orogástrico para esvaziar o estômago antes de se iniciar o procedimento**.

A paciente é mantida em posição horizontal (não de Trendelenburg) até a confirmação do acesso peritoneal. O ângulo de inserção do primeiro trocarte depende do biotipo da paciente. De modo geral, usa-se um ângulo de 45° com o plano horizontal nas pacientes não obesas ou com sobrepeso e um ângulo de 60 a 80° ou técnica aberta nas pacientes obesas.

A posição adequada das portas de acesso é crucial para as etapas da histerectomia laparoscópica. Muitos cirurgiões costumam utilizar três portas de acesso laterais e não usam porta suprapúbica (**Figura 27.23**). As portas laterais proporcionam acesso ergonômico, com uso confortável das duas mãos. A medida mais importante ao se colocar as portas laterais é evitar os vasos epigástricos inferiores, ramos da artéria e veia ilíacas externas (ver Capítulo 26, **Figura 26.7**). **A visão direta é melhor**. Esses vasos (geralmente duas veias e uma artéria) são observados através do peritônio, em posição medial à inserção do ligamento redondo no anel inguinal profundo e não são passíveis de transiluminação. Os acessos são colocados a cerca de 8 cm da linha média e 8 cm acima da sínfise púbica.

A histerectomia laparoscópica requer tração e contratração para identificar os pedículos vasculares e o ureter, o que é feito com o manipulador uterino. No caso de útero grande, é preciso usar uma pinça laparoscópica para tracionar. **Se as tubas uterinas forem removidas, o procedimento se inicia com a coagulação e o corte do mesossalpinge, seguido do ligamento redondo** (**Figuras 27.24** e **27.25**). A incisão é realizada anteriormente para criar um retalho peritoneal sobre a bexiga por dissecção cortante do tecido areolar frouxo cervicovesical. Os ligamentos útero-ováricos são coagulados e cortados dependendo de onde os ovários forem retirados (**Figuras 27.25** e **27.26**). O espaço retroperitoneal é aberto e o ureter identificado no folheto medial do ligamento largo (ver **Figuras 27.24**

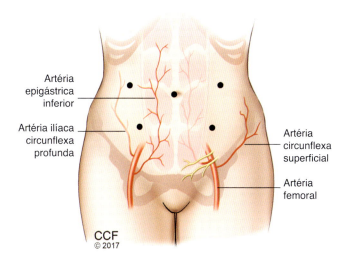

Figura 27.23 Locais de inserção do trocarte para histerectomia laparoscópica.

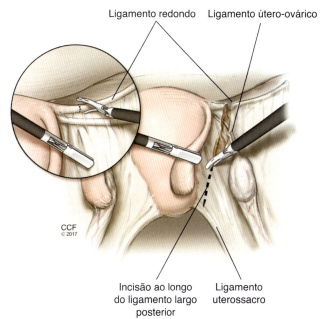

Figura 27.25 O ligamento redondo é seccionado e o ligamento largo posterior é aberto em direção ao ligamento uterossacro.

e 27.25). O cirurgião pode prosseguir pela via vaginal, mas até esse momento não terá havido nenhum descenso uterino, pois as estruturas abordadas não têm nenhum papel importante no suporte uterino.

Depois, mobiliza-se o útero para afastá-lo da artéria uterina a ser ligada. **A artéria uterina é esqueletizada por secção do peritônio posterior até o ligamento uterossacro, coagulada e seccionada (Figura 27.27)**. O procedimento é realizado do outro lado. Esse procedimento ocorre aproximadamente no nível do orifício interno. Se for realizada histerectomia supracervical, é possível amputar o útero nesse momento. Nesse caso, deve-se cauterizar o canal endocervical remanescente.

A dissecção anterior deve ser concluída, de modo que a bexiga esteja totalmente liberada do fórnice anterior da vagina. Por meio de um instrumento colocado através da vagina, como o manipulador de Koh, o cirurgião identifica essa área. **Garantindo que não haja saída de CO_2 pela vagina, faz-se nela uma incisão circunferencial, em torno do colo (Figura 27.28).** O útero pode ser puxado para fora através da vagina ou fragmentado e retirado por via vaginal ou laparoscópica, o que for mais fácil.

A cúpula vaginal é fechada por acesso laparoscópico ou vaginal por sutura interrompida ou contínua com fio de absorção tardia (Figura 27.29). Para reforçar a sustentação pélvica, os ligamentos uterossacros são fixados à vagina (culdoplastia de McCall) com fio de absorção tardia (ver **Figura 27.29**). Administra-se, se desejado, *fluoresceína sódica* por via IV, e o cirurgião confirma a integridade da bexiga e dos ureteres, se desejado.

Ao término do procedimento, os trocartes auxiliares devem ser retirados sob visão direta, para verificar se não há sangramento. Para minimizar o risco de hérnia, deve-se fechar a fáscia nos locais de portas maiores que 8 mm e nos locais onde foram utilizadas portas menores, mas houve manipulação prolongada.

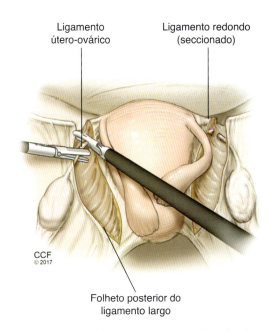

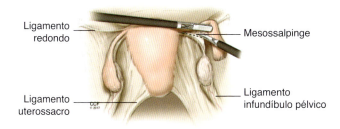

Figura 27.24 Ligadura e secção do mesossalpinge.

Figura 27.26 O ligamento útero-ovárico é seccionado.

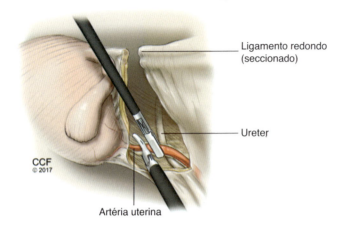

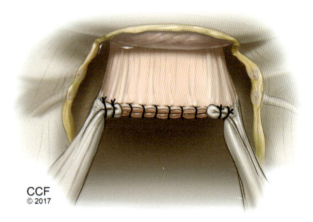

Figura 27.27 Com o ureter no campo visual, a artéria uterina é identificada e coagulada.

Figura 27.29 A cúpula vaginal é fechada. Os ligamentos uterossacros são incorporados para fornecer o suporte do ápice vaginal.

Histerectomia laparoscópica robótica

O robô cirúrgico é um console para o cirurgião com manipuladores de instrumentos e tela, uma torre-robô com braços telerrobóticos ligados ao paciente e o equipamento de interface com o computador, abrigado em outra torre (ver Capítulo 28 para uma discussão mais completa). A assistência robótica na laparoscopia tem algumas vantagens, entre elas, a visão tridimensional, instrumentos com extremidades articuladas que oferecem 7º de movimento, escalonamento e maior precisão dos movimentos. As desvantagens são o grande aparato ao redor da paciente, que limita os movimentos do assistente, a ausência de sensação tátil e o alto custo do robô. O robô utiliza um laparoscópio de 12 mm e instrumentos que necessitam de portas de 8 mm.

A torre robótica pode ficar entre as pernas da paciente ou ao seu lado. A colocação na lateral permite o acesso ao períneo e à vagina, de modo que o assistente consegue manipular o útero comodamente.

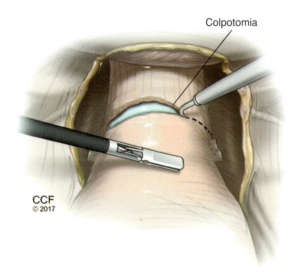

Figura 27.28 Cauterização monopolar é utilizada para fazer a colpotomia contra o manipulador uterino.

As etapas da histerectomia assistida por robô são iguais às da histerectomia laparoscópica. Um cirurgião destro deve utilizar tesoura monopolar ou bisturi harmônico através de uma porta robótica direita, além de um selador vascular, como um instrumento bipolar, através de uma porta robótica esquerda.

Cirurgia laparoscópica *single-port*

Outra modificação da histerectomia laparoscópica é a cirurgia por local único para colocação do equipamento cirúrgico ou cirurgia de *single-port*. Como alguns cirurgiões usam várias portas em um mesmo local, provavelmente o melhor termo é cirurgia laparoscópica de local único. O desenvolvimento de um sistema de portal umbilical único que permite o acesso por múltiplos instrumentos permitiu essa técnica cirúrgica. A disponibilidade de instrumentos flexíveis e laparoscópios com pontas flexíveis permite a realização da histerectomia sem aglomeração e sem cruzamento do instrumental. As etapas básicas da histerectomia são as mesmas. **Apesar de factível, os dados não mostram vantagens em relação à laparoscopia convencional.**[60]

Complicações intraoperatórias: histerectomia laparoscópica

As complicações intraoperatórias da histerectomia laparoscópica são semelhantes às da histerectomia aberta: lesão do ureter, da bexiga e do intestino, além de hemorragia. O reconhecimento e a conduta também são similares. O sangramento intraoperatório durante o procedimento laparoscópico é controlado por pinças bipolares. Os princípios são iguais aos aplicados na cirurgia aberta. Não se deve utilizar cautério sem localizar corretamente os ureteres. Caso não se detecte o local de sangramento, o procedimento deve ser convertido em laparotomia.

Assim como na histerectomia abdominal, a importância da cistoscopia intraoperatória no contexto da histerectomia laparoscópica sem procedimentos de suporte pélvico não está clara e depende da incidência de lesão do trato urinário.[51]

Cuidados perioperatórios

Muitos cirurgiões retiram o cateter da bexiga ao término da histerectomia laparoscópica. As pacientes podem retomar à dieta regular no mesmo dia da cirurgia.

A analgesia preventiva com *paracetamol* intravenoso e anticonvulsivos, como *gabapentina* e *cetorolaco*, demonstra benefícios ao evitar o uso dos opiáceos.[61] O controle da dor pós-operatória é semelhante ao descrito para a histerectomia abdominal. A transição para analgésicos orais pode ser feita no mesmo dia. Deve-se incentivar a ambulação da paciente o mais rápido possível. O tempo médio para retorno às atividades laborais é de 3 a 4 semanas.[45]

COMPLICAÇÕES PÓS-OPERATÓRIAS DA HISTERECTOMIA

O Capítulo 25 apresenta uma ampla discussão das complicações pós-operatórias após a cirurgia ginecológica.

Dor e infecções da incisão

As infecções da ferida ocorrem em 2% das histerectomias abdominais, mas a incidência nas histerectomias laparoscópicas parece ser bem menor na laparoscopia.[51] A dor no local da incisão pode ocorrer nos locais dos trocartes, sobretudo se situados na região dos nervos ílioinguinal ou ílio-hipogástrico.[62] É possível que a incisão de Pfannenstiel cause dor crônica no local da incisão, em razão do encarceramento do nervo.[63]

Hemorragia

Logo após a histerectomia, a hemorragia pode apresentar-se de duas maneiras. O sangramento vaginal é notado inicialmente pela equipe de enfermagem ou pelo médico nas primeiras horas após a cirurgia, ou nota-se um pequeno sangramento vaginal, mas com deterioração dos sinais vitais, diminuição da pressão arterial e taquicardia, queda do hematócrito e dor no flanco ou abdominal. A primeira pode ser devido ao sangramento da cúpula vaginal ou de um dos pedículos, e a segunda pode ser uma hemorragia retroperitoneal. A avaliação e o tratamento de cada situação são diferentes, embora as duas exijam os mesmos princípios gerais de diagnóstico rápido, estabilização dos sinais vitais e reposição apropriada de líquido e sangue, bem como supervisão constante das condições gerais da paciente.

Após a avaliação dos sinais vitais, a atenção deve ser voltada para o volume de sangramento. É esperado um pequeno volume de sangramento após qualquer histerectomia vaginal. **O sangramento constante 2 a 3 horas após a cirurgia sugere falha na hemostasia. A paciente deve ser levada imediatamente à sala de exame, onde o local da operação é examinado com a ajuda de um espéculo e boa iluminação.** Se o sangramento não for excessivo, a cúpula vaginal é inspecionada e, em muitos casos, constata-se sangramento na sua borda. A hemostasia é obtida facilmente com um ou dois pontos na mucosa.

Se o sangramento for excessivo ou parecer originar-se acima da cúpula, ou ainda se o desconforto for demasiado para tolerar um exame adequado, a paciente é levada para a sala de cirurgia. Deve-se administrar anestesia geral e explorar o local cirúrgico na vagina. Qualquer ponto de sangramento deve ser suturado ou ligado. O sangramento originado acima da cúpula ou muito intenso geralmente não pode ser controlado por via vaginal. É necessária uma laparotomia exploradora para examinar o assoalho pélvico, identificar e isolar o vaso que sangra e obter a hemostasia. Os vasos ováricos e as artérias uterinas devem ser inspecionados, pois costumam ser a origem de sangramento vaginal excessivo. Se for difícil localizar o sangramento em um vaso pélvico específico, ou se essas manobras forem ineficazes, pode ser necessário ligar a artéria ilíaca interna.

Deve-se suspeitar de hemorragia retroperitoneal na paciente com pequeno sangramento vaginal com deterioração dos sinais vitais. Ganhos e perdas devem ser monitorados. Deve-se fazer a verificação imediata do hematócrito junto com a prova cruzada. O exame pode mostrar dor à palpação e maciez no flanco. Em casos de sangramento intraperitoneal, é possível que haja distensão abdominal. Exames radiológicos diagnósticos são utilizados para confirmar o sangramento retroperitoneal ou intra-abdominal. A ultrassonografia é uma opção para visualização de hematomas pélvicos baixos, e a TC proporciona melhor visualização dos espaços retroperitoneais e pode delimitar um hematoma.

Caso haja rápida estabilização da paciente com líquidos IV, há duas condutas a seguir. A primeira delas é administrar uma transfusão sanguínea e fazer avaliações seriadas do hematócrito e dos sinais vitais. Em muitas pacientes, o sangramento retroperitoneal é tamponado e cessa, com formação de um hematoma que pode ser reabsorvido. O risco nessa conduta é de infecção do hematoma, com necessidade de drenagem cirúrgica. Algumas vezes, quando a condição da paciente é estável, deve-se considerar a embolização radiológica.

Outra opção é a laparotomia exploradora enquanto a condição da paciente é estável. Essa conduta acrescenta a morbidade de um segundo procedimento, mas evita a possibilidade de deterioração da condição da paciente pelo atraso ou pela formação de um abscesso pélvico. Uma vez obtida a exposição adequada, o peritônio sobre o hematoma deve ser aberto para a evacuação do sangue. É preciso identificar e ligar todos os vasos com sangramento. Se o controle do sangramento for difícil, considera-se a ligadura unilateral ou bilateral da divisão anterior da artéria ilíaca interna. Garantida a hemostasia, a pelve deve ser drenada por sistema fechado.

Complicações urinárias

Retenção urinária

A retenção urinária após histerectomia é incomum. Se a uretra estiver desobstruída e houver retenção, geralmente é consequência da dor ou da atonia vesical decorrente da anestesia, porém, ambas têm efeitos temporários.

Se não foi inserido cateter após a cirurgia, a retenção pode ser aliviada inicialmente com a inserção de um cateter de Foley por 12 a 24 horas. A maioria das pacientes é capaz de urinar após a retirada do cateter no dia seguinte.

Lesão do ureter

Deve-se suspeitar de obstrução ureteral em pacientes com dor no flanco logo após a histerectomia.

Em pacientes com dor no flanco e suspeita de obstrução ureteral, deve-se fazer urografia por TC e urinálise. Quando observada por TC, a obstrução costuma estar próxima da junção ureterovesical. O primeiro passo é tentar introduzir um cateter através do ureter sob orientação cistoscópica. Se for possível, deve-se mantê-lo no lugar durante pelo menos 4 a 6 semanas, possibilitando a absorção das suturas e a liberação da obstrução ou acotovelamento. Se o cateter não puder ser passado através do ureter, a melhor conduta é realizar a cirurgia exploradora abdominal e reparar o ureter no local da obstrução. Se a cirurgia não puder ser realizada imediatamente, pode-se considerar a colocação de um dreno de nefrostomia percutânea temporária.

Fístula vesicovaginal

As fístulas vesicovaginais são mais frequentes após histerectomia abdominal total para doença ginecológica benigna. As etapas intraoperatórias para evitar a formação de uma fístula vesicovaginal incluem identificação correta do plano apropriado entre a bexiga e o colo, dissecção cortante da bexiga em vez de romba, e cuidado no clampeamento e na sutura da cúpula vaginal. **A fístula vesicovaginal pós-operatória depois de uma histerectomia é rara e a incidência é de apenas 0,2%.**

Pacientes com fístula vesicovaginal pós-operatória apresentam corrimento vaginal fluido 10 a 14 dias após a cirurgia. Algumas fístulas resultantes da cirurgia são observadas já nas primeiras 48 a 72 horas após a operação. Depois do exame vaginal com espéculo, o diagnóstico é, na maioria dos casos, confirmado com a inserção na vagina de um absorvente interno ou algodão, seguida pela instilação de *azul de metileno* por um cateter transuretral. Se o absorvente for tingido de azul, há fístula vesicovaginal, caso contrário, deve-se descartar a fístula ureterovaginal com a administração oral de fenazopiridina. Caso haja fístula ureterovaginal, o absorvente ficará tingido de azul dentro de 20 minutos. Deve-se solicitar uroTC nos casos de suspeita de fístula vesicovaginal e fístula ureterovagina, para avaliar a integridade do ureter e excluir obstrução.

No caso de fístula vesicovaginal, deve-se introduzir um cateter de Foley para drenagem prolongada. Até 15% das fístulas se fecham espontaneamente em 4 a 6 semanas de drenagem vesical contínua. Se não houver fechamento em 6 semanas, é necessária a correção cirúrgica. Recomenda-se aguardar 3 a 4 meses a partir do diagnóstico antes do reparo cirúrgico para melhora da inflamação e do suprimento vascular. Após histerectomia vaginal, o local da fístula fica acima do trígono vesical e distante dos ureteres. O reparo vaginal pode ser previsto na maioria das pacientes. A correção cirúrgica é feita por fechamento em quatro planos: mucosa vesical, camada seromuscular, fáscia endopélvica e mucosa vaginal.

A abertura acidental da bexiga associada à histerectomia é mais comum que a fístula vesicovaginal, pois, **quando identificada e reparada de maneira correta, a cistotomia raramente leva ao surgimento de fístula**.

Prolapso da tuba uterina

O prolapso da tuba uterina pós-histerectomia é raro e pode ser confundido com tecido de granulação no ápice da vagina. Os fatores que predispõem ao prolapso da tuba uterina incluem hematoma e abscesso no ápice da vagina. Deve-se suspeitar de prolapso da tuba uterina nas pacientes em que o tecido de granulação persiste após tentativas de cauterização ou se sentem dor quando se procura removê-lo. É indicada biopsia da área, a qual geralmente mostra epitélio tubário se houver tuba uterina.

Em caso de diagnóstico positivo, o prolapso da tuba uterina deve ser reparado por cirurgia. A mucosa vaginal circundante deve ser aberta e amplamente dissecada. A tuba é ligada em posição alta e retirada, com fechamento da mucosa vaginal em seguida.

Deiscência da cúpula vaginal

Pacientes com deiscência da cúpula apresentam dor, sangramento vaginal, corrimento vaginal ou saída de líquido 2 a 5 meses após a cirurgia. O evento causal mais comum é o coito. É necessário exame imediato para que se verifique a integridade da cúpula. O tratamento, em geral, requer reparo cirúrgico em centro cirúrgico. Alguns estudos mostram uma frequência maior com cirurgia robótica.[64]

INSTRUÇÕES DE ALTA

As instruções devem ser dadas antes da alta, e instruções pós-operatórias impressas são úteis à paciente. Uma série de instruções sugeridas é dada a seguir:

1. Evite atividades vigorosas nas primeiras 2 semanas e aumente o nível de atividade aos poucos.
2. Evite levantar peso, fazer duchas vaginais ou manter relações sexuais até receber orientação médica.
3. Mantenha a ferida (se aplicável) limpa e seca.
4. Tome banho normalmente, de chuveiro ou de banheira.
5. Siga uma dieta regular.
6. Evite o esforço ao evacuar ou urinar. Para evitar constipação intestinal, use um amolecedor de fezes (docusato de sódio), fibra ou laxante osmótico (polietilenoglicol). Para tratar a constipação intestinal, aumente o uso de um laxante osmótico ou considere um laxante estimulante (hidróxido de magnésio, sene ou bisacodil).
7. Telefone para o médico em caso de sangramento vaginal excessivo ou febre.
8. Marque uma consulta de retorno na época especificada pelo médico.

O médico deve fornecer números de telefone para emergências. **Em geral, a primeira consulta pós-operatória é marcada entre 4 e 6 semanas depois da alta hospitalar.** Por ocasião da consulta, a paciente deve estar caminhando bem, e o corrimento ou sangramento vaginal deve ser mínimo. O exame da cúpula da vagina com espéculo deve ser delicado e rápido, mas é necessário assegurar à paciente que o processo de cicatrização está prosseguindo normalmente. Por fim, o médico responde às perguntas da paciente e a orienta sobre o aumento do nível de atividade, o que inclui relação sexual, trabalho e atividades domésticas normais.

Readmissão e visitas ao pronto-socorro após a alta

Em um estudo em pacientes após histerectomia para doenças benignas, aproximadamente 9% das mulheres retornam ao pronto-socorro com um quadro que não requer internação.[65] O controle da dor foi a queixa apresentada em quase 30% das pacientes. Informação e comunicação com a paciente devem diminuir esses retornos. Outras queixas apresentadas foram gastrintestinais, como náuseas, vômitos, constipação intestinal e diarreia, e geniturinárias, como infecção do trato urinário ou retenção de urina.[65] Fatores de risco para readmissões após histerectomia para patologia benigna incluem comorbidades pré-operatórias, como diabetes e hipertensão, tempo cirúrgico longo e complicações cirúrgicas ou clínicas intra ou pós-operatórias sérias, como sepse e retorno ao centro cirúrgico.[66]

SINTOMAS PÉLVICOS GERAIS E QUALIDADE DE VIDA

A satisfação da paciente após histerectomia está relacionada com a indicação da cirurgia e a expectativa da paciente. O Maine Women's Health Study avaliou o efeito sobre a qualidade de vida nas pacientes submetidas à histerectomia por patologias benignas,[13] documentando melhora acentuada da dor pélvica, dos sintomas urinários e dos sintomas psicológicos e sexuais depois de 1 ano na maioria das pacientes. No Maryland Women's Health Study, as pacientes foram acompanhadas por até 2 anos após a histerectomia por distúrbios benignos.[67] **Houve melhora dos sintomas relacionados com a indicação da cirurgia, dos sintomas associados à depressão e ansiedade, e da qualidade de vida após a cirurgia**. Segundo cada estudo, cerca de 8% das pacientes apresentavam novos sintomas, como depressão e desinteresse por sexo, ou não tiveram aumento da qualidade de vida. Embora mulheres com dor pélvica e depressão não apresentem o mesmo nível de melhora que outros grupos, houve melhora considerável em relação às queixas iniciais. **A satisfação da paciente é muito grande após a histerectomia**.[67]

Função sexual

Há considerável discussão na literatura leiga a respeito do efeito da histerectomia sobre a função sexual, embora os dados sugiram sistematicamente que a maioria das mulheres não tem modificação ou tem melhora da função sexual 1 a 2 anos após a histerectomia.[13,67] Poucas mulheres submetidas à histerectomia tiveram agravamento mensurável da função sexual durante esse período. Os efeitos a longo prazo da histerectomia sobre a função sexual ainda são bastante desconhecidos. No entanto, estudos abordaram os efeitos a curto prazo da histerectomia sobre a dispareunia, a frequência de relações sexuais, o orgasmo, a libido ou o interesse sexual, o ressecamento vaginal e a função sexual de modo geral. O Maine Women's Health Study mostrou diminuição considerável do número de mulheres que relataram dispareunia 12 e 24 meses depois da histerectomia em comparação com antes da cirurgia.[13] Oitenta e um por cento das mulheres que tinham dispareunia antes da cirurgia apresentaram melhora 24 meses após a histerectomia, enquanto apenas 1,9% das mulheres sem essa condição pré-operatória apresentaram dispareunia 24 meses após a cirurgia. Nesse estudo, 39% das mulheres relataram dispareunia antes, e apenas 8% tinham essa queixa 12 meses depois da cirurgia. Não houve queda da frequência média de dispareunia nas mulheres submetidas a tratamento não cirúrgico.[13]

A maioria dos estudos relata que a histerectomia tem pequeno impacto sobre a frequência da relação sexual, a libido e o interesse sexual. A função orgásmica antes e depois da histerectomia é um pouco mais controversa; no entanto, o maior estudo, feito por Carlson et al., relatou pequeno aumento da proporção de mulheres que apresentavam orgasmos após uma histerectomia.[13] É plausível que a retirada do útero e/ou do colo (principalmente se os ovários também forem removidos) tenha efeito adverso sobre a função sexual em algumas mulheres, mas isso pode ser compensado pela melhora da função sexual decorrente do fim do sangramento vaginal anormal ou intenso, da dismenorreia ou dos sintomas de prolapso. É provável que o ressecamento vaginal não seja afetado por histerectomia e dependa mais da idade e do *status* hormonal pós-operatório. **Há melhora da imagem corporal e da função sexual após histerectomia vaginal, abdominal e laparoscópica, mas não foram constatadas diferenças entre as três vias**.[13]

REFERÊNCIAS BIBLIOGRÁFICAS

1. **Wright JD, Herzog TJ, Tsui J, et al.** Nationwide trends in the performance of inpatient hysterectomy in the United States. *Obstet Gynecol* 2013;122(2 Pt 1):233–241.
2. **Cohen SL, Ajao MO, Clark NV, et al.** Outpatient hysterectomy volume in United States. *Obstet Gynecol* 2017;130(1):130–137.
3. **Jacoby VL, Fujimoto VY, Giudice LC, et al.** Racial and ethnic disparities in benign gynecologic conditions and associated surgeries. *Am J Obstet Gynecol* 2010;202(6):514–521.
4. **Mikhail E, Salemi JL, Mogos MF, et al.** National trends of adnexal surgeries at the time of hysterectomy for benign indication, United States, 1998-2011. *Am J Obstet Gynecol* 2015;213;713.e1–e13.
5. **Whiteman MK, Kuklina E, Jamieson DJ, et al.** Inpatient hospitalization for gynecologic disorders in the United States. *Am J Obstet Gynecol* 2010;202(6):541.e1–e6.
6. **Parker WH, Fu YS, Berek JS.** Uterine sarcoma in patients operated for presumed leiomyomata and presumed rapidly growing leiomyoma. *Obstet Gynecol* 1994;83:814–878.
7. **Friedman AJ, Haas ST.** Should uterine size be an indication for surgical intervention in women with myomas? *Am J Obstet Gynecol* 1993;168(3 Pt 1):751–755.
8. **Lethaby A, Vollenhoven B, Sowter M.** Pre-operative GnRH analogue therapy before hysterectomy or myomectomy for uterine fibroids. *Cochrane Database Syst Rev* 2000;(2):CD000547.
9. **Stovall TG, Ling FW, Henry LC, et al.** A randomized trial evaluating leuprolide acetate prior to hysterectomy for leiomyomata. *Am J Obstet Gynecol* 1991;164(6 Pt 1):1420–1423; discussion 1423–1425.
10. **ACOG Committee on Practice Bulletins–Gynecology.** American College of Obstetricians and Gynecologists. ACOG Practice Bulletin No. 136. Management of Abnormal Uterine Bleeding. *Obstet Gynecol* 2013;72:263–271.
11. **Dichersin K, Munro MG, Clark M, et al.** Hysterectomy compared with endometrial ablation for dysfunctional uterine bleeding: A randomized controlled trial. *Obstet Gynecol* 2007;110(6):1279–1289.
12. **de Bruijn AM, Ankum WM, Reekers JA, et al.** Uterine artery embolization vs. hysterectomy in the treatment of symptomatic uterine fibroids:10 year outcomes from the randomized EMMY trial. *Am J Obstet Gynecol* 2016;215(6):745.e1–745.e12.
13. **Carlson KJ, Miller BA, Fowler FJ Jr.** The Maine Women's Health Study: I Outcomes of hysterectomy. *Obstet Gynecol* 1994;83(4):556–565.
14. **Stovall TG, Ling FW, Crawford DA.** Hysterectomy for chronic pelvic pain of presumed uterine etiology. *Obstet Gynecol* 1990;75(4):676–679.
15. **ACOG Committee on Practice Bulletins–Gynecology.** ACOG Practice Bulletin No. 114. Management of endometriosis. *Obstet Gynecol* 2010;116(1):223–236.
16. **Shakiba K, Bena JF, McGill KM, et al.** Surgical treatment of endometriosis: A 7-year follow-up on the requirement for further surgery. *Obstet Gynecol* 2008;111(6):1285–1292.
17. **Gambone JC, Reiter RC, Lench JB.** Short-term outcome of incidental hysterectomy at the time of adnexectomy for benign disease. *J Womens Health* 1992;1:197–200.
18. **Ridgeway BM, Cadish L.** Hysteropexy: Evidence and insights. *Clin Obstet Gynecol* 2017;60(2):312–323.
19. **Detollenaere RJ, den Boon J, Stekelenburg J, et al.** Sacrospinous hysteropexy versus vaginal hysterectomy with suspension of the uterosacral ligaments in women with uterine prolapse stage 2 or higher: Multicenter randomized non inferiority trial. *BMJ* 2015;351:h3717.
20. **Committee on Practice Bulletins–Gynecology, American College of Obstetricians and Gynecologists.** ACOG Practice Bulletin No. 84. Prevention of deep vein thrombosis and pulmonary embolism. *Obstet Gynecol* 2007;110(2 Pt 1):429–440.

21. **Lethaby A, Ivanova V, Johnson NP.** Total versus subtotal hysterectomy for benign gynecological conditions. *Cochrane Database Syst Rev* 2006;(2):CD004993.
22. **Ghomi A, Hantes J, Lotze EC.** Incidence of cyclical bleeding after laparoscopic supracervical hysterectomy. *J Minim Invasive Gynecol* 2005;12(3):201–205.
23. **ACOG.** ACOG Practice Bulletin No. 89. Elective and risk reducing salpingo-oophorectomy. *Obstet Gynecol* 2008;111(1):231–241.
24. **Ingelsson E, Lundholm C, Johansson AL, et al.** Hysterectomy and risk of cardiovascular disease: A population based cohort study. *Eur Heart J* 2011;32(6):745–750.
25. **Parker WH, Broder MS, Liv Z, et al.** Ovarian conservation at the time of hysterectomy for benign disease. *Obstet Gynecol* 2005;106(2):219–226.
26. **Berek JS, Chalas E, Edelson M, et al.** Prophylactic and risk-reducing bilateral salpingo-oophorectomy: Recommendations based on risk of ovarian cancer. *Obstet Gynecol* 2010;116(3):733–743.
27. **Kauff ND, Satagopan JM, Robson ME, et al.** Risk-reducing salpingo-oophorectomy in women with a BRCA1 or BRCA2 mutation. *N Engl J Med* 2002;346(21):1609–1615.
28. **Rebbeck TR, Lynch HT, Neuhausen SL, et al; Prevention and Observation of Surgical End Points Study Group.** Prophylactic oophorectomy in carriers of BRCA1 or BRCA2 mutations. *N Engl J Med* 2002;346(21):1616–1622.
29. **Greene MH, Mai PL, Schwartz PE.** Does bilateral salpingectomy with ovarian retention warrant consideration as a temporary bridge to risk-reducing bilateral oophorectomy in BRCA1/2 mutation carriers? *Am J Obstet Gynecol* 2011;204(1):19.e1–e6.
30. **Falconer H, Yin L, Gronberg H, et al.** Ovarian cancer risk after salpingectomy: A nationwide population-based study. *J Natl Cancer Inst* 2015;107(2):dju410.
31. **Ballard LA, Walters MD.** Transvaginal mobilization and removal of ovaries and fallopian tubes after vaginal hysterectomy. *Obstet Gynecol* 1996;87(1):35–39.
32. **Falcone T, Walters MD.** Hysterectomy for benign disease. *Obstet Gynecol* 2008;111(3):753–767.
33. **Committee on Practice Bulletins–Gynecology and the American Urogynecologic Society.** Practice Bulletin Number 176: Pelvic Organ Prolapse. *Obstet Gynecol* 2017;129(4):e56–e72.
34. FDA updated assessment of the use of laparoscopic power morcellators to treat uterine fibroids 2017. https://www.fda.gov/downloads/Medical Devices/ProductsandMedicalProcedures/SurgeryandLifeSupport/UCM584539.pdf
35. **Harris JA, Swenson CW, Uppal S, et al.** Practice patterns and postoperative complications before and after US Food and Drug Administration safety communication on power morcellation. *Am J Obstet Gynecol* 2016;214(1):98.e1–98.e13
36. **Zaritsky E, Tucker LY, Neugebauer R, et al.** Minimally invasive hysterectomy and power morcellation trends in a West Coast integrated health system. *Obstet Gynecol* 2017;129(6):996–1005.
37. **Pritts EA, Vanness DJ, Berek JS, et al.** The prevalence of occult leiomyosarcoma at surgery for presumed uterine fibroids: A meta-analysis. *Gynecol Surg* 2015;12(3):165–177.
38. **Comparative Effectiveness Review.** Number 195. Management of Uterine Fibroids. AHQR Publication No. 17(18)-EHC028-EF, 2017;70–77. https://www.effectivehealthcare.ahrq.gov/topics/uterine-fibroids/research-2017.
39. **Clark NV, Cohen SL.** Tissue extraction techniques during laparoscopic uterine surgery. *J Minim Invasive Gynecol* 2018;25(2):251–256.
40. **Wasson M, Magtibay P 2nd, Magtibay P 3rd, et al.** Incidence of occult uterine malignancy following vaginal hysterectomy with morcellation. *J Minim Invasive Gynecol* 2017;24(4):665–669.
41. **Tohic AL, Dhainaut C, Yazbeck C, et al.** Hysterectomy for benign uterine pathology among women without previous vaginal delivery. *Obstet Gyecol* 2008;111(4):829–837.
42. **Sandberg EM, Twijnstra AR, Driessen SR, et al.** Total laparoscopic hysterectomy versus vaginal hysterectomy: A systematic review and metaanalysis. *J Minim Invasiv Gynecol* 2017;24(2):206–217.
43. **Rahimi S, Jeppson PC, Gattoc L, et al.** Comparison of perioperative complications by route of hysterectomy performed for benign conditions. *Female Pelvic Med Reconstr Surg* 2016;22(5):364–368.
44. **Falcone T, Paraiso MF, Mascha E.** Prospective randomized clinical trial of laparoscopically assisted vaginal hysterectomy versus total abdominal hysterectomy. *Am J Obstet Gynecol* 1999;180(4):955–962.
45. **Paraiso MF, Ridgeway B, Park AJ, et al.** A randomized trial comparing conventional and robotically assisted total laparoscopic hysterectomy. *Am J Obstet Gynecol* 2013;208(5):368.e1–e7.
46. **Davies A, Vizza E, Bournas N, et al.** How to increase the proportion of hysterectomies performed vaginally. *Am J Obstet Gynecol* 1998;179(4):1008–1012.
47. **Kovac SR.** Decision-directed hysterectomy: A possible approach to improve medical and economic outcomes. *Int J Gynaecol Obstet* 2000;71(2):159–169.
48. **Kovac SR, Barhan S, Lister M, et al.** Guidelines for the selection of the route of hysterectomy: Application in a resident clinic population. *Am J Obstet Gynecol* 2002;187(6):1521–1527.
49. **Barber EL, Neubauer NL, Gossett DR.** Risk of venous thromboembolism in abdominal versus minimally invasive hysterectomy for benign conditions. *Am J Obstet Gynecol* 2015;212(5):609.e1–e7.
50. **Guenaga KF, Matos D, Castro AA, et al.** Mechanical bowel preparation for elective colorectal surgery. *Cochrane Database Syst Rev* 2003;(2):CD001544.
51. **Steiner HL, Strand EA.** Surgical site infection in gynecologic surgery: Pathophysiology and prevention. *Am J Obstet Gynecol* 2017;217(2):121–128.
52. **ACOG Committee on Practice Bulletins–Gynecology.** ACOG Practice Bulletin No. 104; antibiotic prophylaxis for gynecologic procedures. *Obstet Gynecol* 2009;113(5):1180–1189.
53. **Orr JW Jr, Orr PF, Barrett JM, et al.** Continuous or interrupted fascial closure: A prospective evaluation of no. 1 Maxon suture in 402 gynecologic procedures. *Am J Obstet Gynecol* 1990;163(5 Pt 1):1485–1489.
54. **Kore S, Vyavaharkar M, Akolekar R, et al.** Comparison of closure of subcutaneous tissue versus non-closure in relation to wound disruption after abdominal hysterectomy in obese patients. *J Postgrad Med* 2000;46(1):26–28.
55. **Jelovsek JE, Chiung C, Chen G, et al.** Incidence of lower urinary tract injury at the time of total laparoscopic hysterectomy. *JSLS* 2007;11(4):422–427.
56. **Steinberg AC, Schimpf MO, White AB, et al.** Preemptive analgesia for postoperative hysterectomy pain control: Systematic review and clinical practice guidelines. *Am J Obstet Gynecol* 2017;217(3)303–313.e6.

57. **Harmanli OH, Khilnani R, Dandolu V, et al.** Narrow pubic arch and increased risk of failure for vaginal hysterectomy. *Obstet Gynecol* 2004;104(4):697–700.
58. **Song T, Kim TJ, Kang H, et al.** A review of the technique and complications from 2,012 cases of laparoscopically assisted vaginal hysterectomy at a single institution. *Aust N Z J Obstet Gynaecol* 2011;51(3):239–243.
59. **Chene G, Tardieu AS, Savary D, et al.** Anatomical and functional results of McCall culdoplasty in the prevention of enteroceles and vaginal vault prolapse after vaginal hysterectomy. *Int Urogynecol J Pelvic Floor Dysfunct* 2008;19(7)1007–1011.
60. **Sandberg EM, la Chapelle CF, van den Tweel MM, et al.** Laparo-endoscopic single-site surgery versus conventional laparoscopy for hysterectomy: A systematic review and meta-analysis. *Arch Gynecol Obstet* 2017;295(5):1089–1103
61. **Blanton E, Lamvu G, Patanwala I, et al.** Non-opioid pain management in benign minimally invasive hysterectomy: A systematic review. *Am J Obstet Gynecol* 2017;216(6):557–567.
62. **Whiteside JL, Barber MD, Walters MD, et al.** Anatomy of ilioinguinal and iliohypogastric nerves in relation to trocar placement and low transverse incisions. *Am J Obstet Gynecol* 2003;189(6):1574–1578.
63. **Loos MJ, Scheltinga MR, Mulders LG, et al.** The Pfannenstiel incision as a source of chronic pain. *Obstet Gynecol* 2008;111(4):839–846.
64. **Kho RM, Akl MN, Cornella JL, et al.** Incidence and characteristics of patients with vaginal cuff dehiscence after robotic procedures. *Obstet Gynecol* 2009;114(2 Pt 1):231–235.
65. **Mahnert N, Kamdar N, Lim CS, et al.** Risk factors for emergency department visits after hysterectomy for benign disease. *Obstet Gynecol* 2017;130(2):296–304.
66. **Cory L, Latif N, Brensinger C, et al.** Readmission after gynecologic surgery: A comparison of procedures for benign and malignant indications. *Obstet Gynecol* 2017;130(2):285–295.
67. **Hartman KE, Ma C, Lamvu GM, et al.** Quality of life and sexual function after hysterectomy in women with preoperative pain and depression. *Obstet Gynecol* 2004;104(4):701–709.

CAPÍTULO 28

Robótica

Megan N. Wasson, Javier F. Magrina

PONTOS-CHAVE

1 A cirurgia robótica é uma forma de laparoscopia facilitada, que utiliza a tecnologia robótica para melhorar o desempenho da operação ao introduzir uma interface computadorizada entre a paciente e o cirurgião.

2 Duas das diferenças mais importantes entre os instrumentos laparoscópicos convencionais e os instrumentos robóticos são a articulação e os movimentos intuitivos.

3 O sistema robótico oferece vantagens para o cirurgião e é particularmente útil nas seguintes circunstâncias: pacientes obesas, cirurgias de longa duração, operações que exigem suturas e dissecção extensas ou de alta precisão.

4 A alta precisão e a ausência de tremor são úteis na linfadenectomia retroperitoneal, na adesiólise, na dissecção ureteral no nível dos paramétrios e na acurácia da sutura em procedimentos como anastomose ou reimplante ureteral e reparo de fístula geniturinária.

5 As aplicações da tecnologia robótica incluem histerectomia simples e radical, miomectomia, apendicectomia (em conjunto com outros procedimentos), anexectomia, excisão de endometriose pélvica extensa e da parte superior do abdome, anastomose tubária e fístulas retovaginais ou vesicovaginais.

6 Estudos mostram a viabilidade da robótica no tratamento de pacientes com câncer do colo do útero, de endométrio, da tuba uterina e de ovário, com resultados perioperatórios semelhantes ou melhores em comparação à laparoscopia e com melhores resultados em comparação à laparotomia.

1 A cirurgia robótica, quando aplicada à laparoscopia, utiliza a tecnologia robótica para facilitar o desempenho da operação ao introduzir uma interface computadorizada entre a paciente e o cirurgião. Embora tenha sido originalmente desenvolvida para cirurgia cardiovascular e aprovada para esse uso pela Food and Drug Administration (FDA) em 2003, passou a ser aplicada também em urologia e ginecologia, bem como em otorrinolaringologia, cirurgia geral, cirurgia plástica e cirurgia colorretal.

Estudos **mostram que o uso da tecnologia robótica no desempenho de manobras predefinidas resulta em menor tempo de execução, maior acurácia, aumento da destreza, mais facilidade e rapidez das suturas e menos erros em comparação à laparoscopia convencional.**[1-4] O estresse físico de estudantes de medicina que aprendem robótica é significativamente menor do que aquele enfrentado quando aprendem as mesmas tarefas para laparoscopia.[5] As vantagens tecnológicas da robótica podem facilitar o aprendizado de técnicas cirúrgicas, em comparação àquelas adquiridas em laparoscopia, conforme demonstrado por uma curva de aprendizado mais curta para cirurgia robótica. O tempo de operação diminui depois de 20 a 50 histerectomias robóticas, ao passo que, com a histerectomia vaginal assistida por laparoscopia (HVAL), somente depois de 80 procedimentos se obtém uma melhora semelhante às habilidades exigidas.[6-9] Na oncologia ginecológica, foi observada uma redução do tempo de cirurgia com o uso da tecnologia robótica depois de aproximadamente 20 procedimentos para câncer de endométrio em comparação a quase 50 casos em que foi utilizada a laparoscopia convencional.[10,11]

TECNOLOGIA ROBÓTICA E DIFERENÇAS DA LAPAROSCOPIA

Existe apenas um sistema robótico disponível, cujo nome comercial é da Vinci (Intuitive Inc., Sunnyvale, CA), aprovado pela FDA para histerectomia em 2005. Uma segunda geração do aparelho, o da Vinci S, foi lançada em 2006, e a terceira geração, o modelo Si, foi lançado em 2009 e contém um console para ensino para os médicos residentes. O sistema robótico de quarta geração (modelo Xi) foi lançado em 2014 e possibilita um acesso abdominal em múltiplos quadrantes. Tanto o modelo Si como o modelo Xi possibilitam cirurgia robótica de portal único (*single-port*).

O sistema robótico é constituído basicamente de uma coluna que sustenta os braços robóticos (Figura 28.1) e de um console para o cirurgião (Figura 28.2). Os braços que seguram os instrumentos robóticos (Figura 28.3) são fixados aos trocartes robóticos (Figura 28.4 A-C). A Figura 28.5 A-I mostra os instrumentos robóticos geralmente utilizados em cirurgias ginecológicas.

Na cirurgia robótica de portal único, um único portal é colocado através de uma incisão da fáscia de 1,5 cm, e os trocartes são introduzidos através deste portal. A tecnologia robótica garante que as mãos do cirurgião estejam associadas ao trocarte oposto, possibilitando o movimento natural dos instrumentos. A Figura 28.5 H-I mostra os instrumentos robóticos geralmente utilizados para a cirurgia de portal único, incluindo pinça bipolar Maryland, pinça bipolar fenestrada, gancho monopolar e *driver* de agulha (porta-agulha) articulado. Com exceção do *driver* de agulha, os instrumentos robóticos de portal único não apresentam movimento articulado.[28]

Coluna robótica

A coluna robótica tem quatro braços robóticos (ver **Figura 28.1**). A presença de um quarto braço é extremamente útil para ajudar na retração dos tecidos. Os braços robóticos funcionam sempre em direção à coluna, nunca para longe dela, por esse motivo, a coluna deve ser posicionada estrategicamente em relação ao local da cirurgia que será realizada.

Na cirurgia pélvica, a coluna robótica geralmente é colocada lateralmente sobre o quadril da paciente, ao passo que na cirurgia abdominal alta é posicionada sobre o ombro (Figura 28.6).[28] O posicionamento lateral possibilita o fácil acesso à vagina e ao reto.

Uma vantagem do modelo Xi é que ele assegura o acesso abdominal em múltiplos quadrantes. A coluna robótica Xi pode ser colocada em posição lateral sobre o quadril da paciente, para a realização de cirurgia pélvica. Se houver necessidade de acesso abdominal alto para determinados procedimentos, como ressecção de endometriose diafragmática ou linfadenectomia aórtica, o boom robótico pode ser rodado sem necessidade de reposicionar a coluna robótica.

Console robótico

O cirurgião senta-se diante do console (ver **Figura 28.2**), afastado da paciente **(Figura 28.7)**, e o assistente permanece ao lado dela. O cirurgião tem uma imagem estereoscópica (biocular), que é diferente da imagem laparoscópica (monocular), e controla os movimentos dos braços robóticos utilizando os dois controles manuais e vários pedais. Os movimentos dos braços robóticos são direcionados pelos controles manuais e possibilitam o movimento articulado de alguns dos instrumentos robóticos. Os controles ativados com os dedos garantem que o cirurgião controle o foco da câmera e contam com um sistema (embreagem) que possibilita o reposicionamento ergonômico dos controles manuais durante a cirurgia **(Figura 28.8)**. Os movimentos robóticos são intuitivos; a extremidade do instrumento imita o movimento das mãos do cirurgião, diferentemente do que ocorre na laparoscopia, em que os movimentos da extremidade do instrumento são contraintuitivos, opostos aos movimentos das mãos do cirurgião. Os três pedais controlados pelo pé esquerdo incluem embreagem, câmera e troca de braço. Os quatro pedais controlados pelo pé direito garantem a ativação da energia (p. ex., monopolar, bipolar, ligadura de vaso) **(Figura 28.9)**. O lado esquerdo do console do cirurgião possibilita ajustes ergonômicos, enquanto o lado direito tem os botões de ligar e de parada de emergência **(Figura 28.10 A-C)**.

Como o cirurgião está separado da paciente, há um retardo na realização da telecirurgia, contanto que o tempo de latência não ultrapasse 150 ms. O cirurgião pode controlar os movimentos dos braços robóticos e dos instrumentos, inclusive em uma paciente que se encontre em uma localização geográfica diferente.[12] O sistema de telementor possibilita que o cirurgião-mentor oriente outro cirurgião durante um procedimento cirúrgico em local distante, utilizando sinais eletrônicos superpostos (telestração), comandos de voz diretos e controle do laparoscópio por meio de *joystick* e instrumentos eletrocirúrgicos.[13]

Outras vantagens tecnológicas incluem a redução da escala de movimentos, a ausência de tremor e a imobilidade. Na laparoscopia, a amplitude de movimento da extremidade do instrumento é a mesma da amplitude de movimento das mãos do cirurgião, ao passo que na robótica pode ser reduzida, com consequente aumento da precisão. A interface computadorizada entre as mãos do cirurgião e os instrumentos robóticos elimina o tremor indesejado, aumentando a precisão. Quando colocados em uma posição específica, como para afastar o intestino ou o útero, os instrumentos robóticos permanecem no lugar, imóveis, até que sejam reposicionados, o que pode ser diferente do auxílio humano.

A falta de *feedback* tátil é uma desvantagem para o principiante, porém é rapidamente compensada pela visão estereoscópica. Existe a percepção de certo grau de resistência nos controles

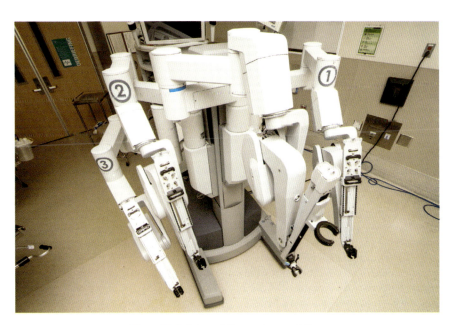

Figura 28.1 Coluna robótica com braços robóticos.

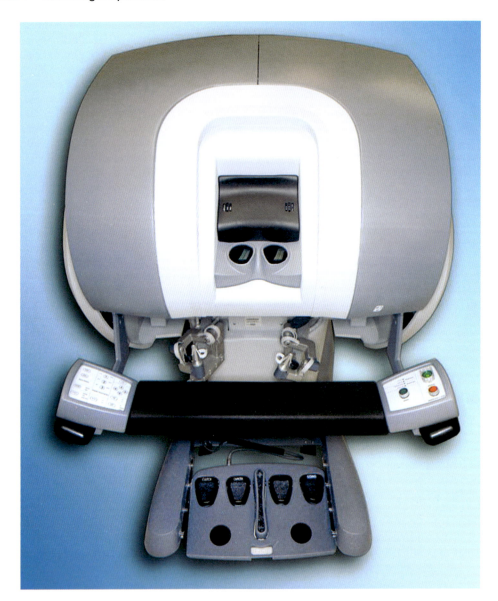

Figura 28.2 Console robótico com controles manuais e pedais.

manuais do console, que, junto à visão estereoscópica, possibilita ao cirurgião obter uma aptidão visual e determinar a consistência dos tecidos, macios ou duros, como "apalpar" a borda de um manipulador uterino ou "sentir" uma sonda rígida introduzida no reto. A ausência de *feedback* tátil é uma vantagem na operação de pacientes obesas, visto que o cirurgião não sente a resistência dos instrumentos durante sua inserção através da parede abdominal espessa, diferentemente do que ocorre na laparoscopia.

Outra possível vantagem da técnica de laparoscopia robótica em comparação à laparoscopia sem o auxílio da robótica é a possível redução do número de lesões sofridas pelos cirurgiões (LER). Existem múltiplos relatos de síndromes de morbidade do cirurgião relacionadas com a laparoscopia, em consequência da posição forçada e não natural de punhos, dedos, cotovelos e ombros e da posição ereta e desconfortável do cirurgião.[14] Com o uso da robótica e em comparação à laparoscopia convencional, foi constatada a ocorrência de uma redução do número de lesões em cirurgiões e menores percepções de dor, dormência e fadiga.[15] Há uma melhora significativa da ergonomia, tanto física como cognitiva, com a cirurgia robótica, em comparação à cirurgia laparoscópica.

Instrumentação

Duas das diferenças mais importantes entre os instrumentos laparoscópicos convencionais e os instrumentos robóticos são a articulação e os movimentos intuitivos. A extremidade de um instrumento laparoscópico é rígida, e o instrumento tem apenas 4° de liberdade de movimento. Com exceção dos instrumentos de portal único, as extremidades dos instrumentos robóticos são articuladas com 7° de liberdade de movimento, reproduzindo os movimentos do punho e dos dedos humanos (ver **Figura 28.5 A-I**) (Instrumentos EndoWrist, Intuitive Surgery Inc., Sunnyvale, CA). A articulação possibilita a realização de manobras complexas em pequenos espaços, acomoda o instrumento no plano correto de dissecção (em vez de forçar o tecido na direção do instrumento, como ocorre na laparoscopia),

Capítulo 28 • Robótica

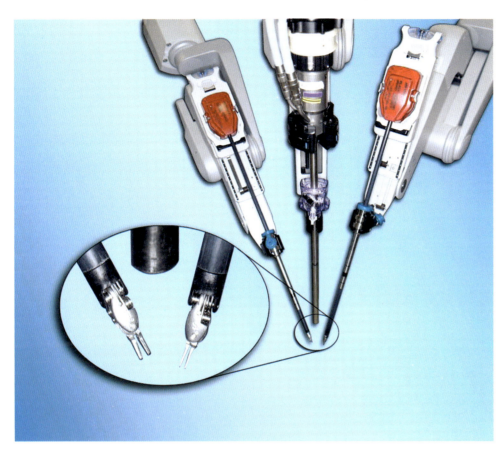

Figura 28.3 Laparoscópio robótico e dois braços com instrumentos robóticos inseridos. A extremidade dos instrumentos pode ser observada no detalhe.

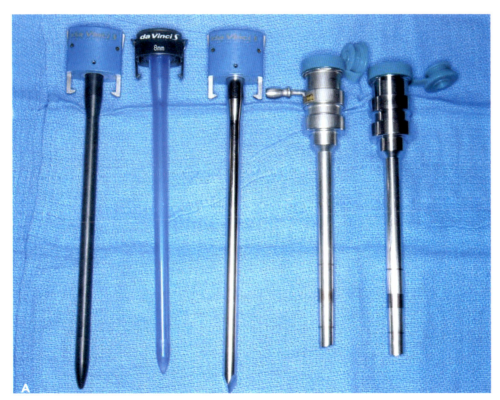

Figura 28.4 Os trocartes robóticos são metálicos. **A.** Trocartes da Vinci S e Si. Os três tipos de obturadores de trocarte disponíveis estão à esquerda: rombo (**à esquerda**), afastador de tecido (**no meio**) e cortante (**à direita**). (*continua*)

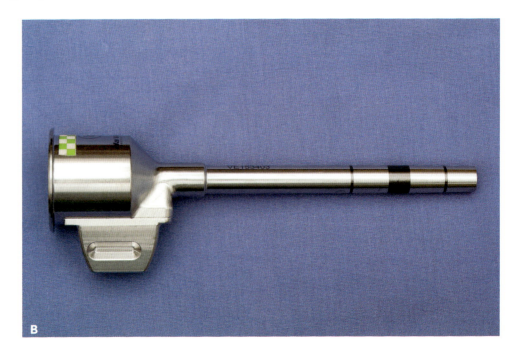

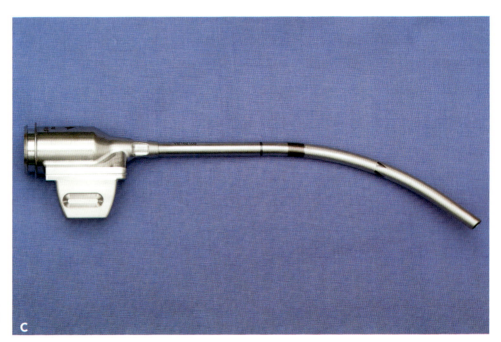

Figura 28.4 (*continuação*) **B.** Trocarte da Vinci Xi. **C.** Trocarte curvo de portal único da Vinci.

elimina a troca de instrumentos de um portal para outro, como na laparoscopia convencional, e facilita a sutura e os nós intracorpóreos. Conforme assinalado anteriormente, o movimento dos instrumentos robóticos é intuitivo, acompanhando o movimento das mãos do cirurgião.

TIPOS DE INSTRUMENTOS

Os instrumentos robóticos úteis na cirurgia ginecológica incluem pinça ProGrasp, pinça de dissecção PK, pinça de Pozzi, porta-agulha SutureCut, tesoura curva monopolar, espátula com cautério monopolar e selador de vasos (ver **Figura 28.5 A-I**).

Trocartes

Os trocartes robóticos são metálicos, medem 8 mm e apresentam três tipos diferentes de obturadores: rombo, afastador de tecido e cortante (ver **Figura 28.5 A-C**). **Os trocartes robóticos são colocados em uma configuração diferente dos trocartes da laparoscopia convencional, devido às limitações técnicas impostas pelos braços robóticos.** São habitualmente inseridos no nível do umbigo ou mais alto na cirurgia pélvica e precisam estar separados entre si e da ótica (laparoscópio) por uma distância de 10 cm, para evitar a colisão com os braços robóticos **(Figura 28.11)**. Se houver necessidade de um trocarte auxiliar, deverá ser inserido

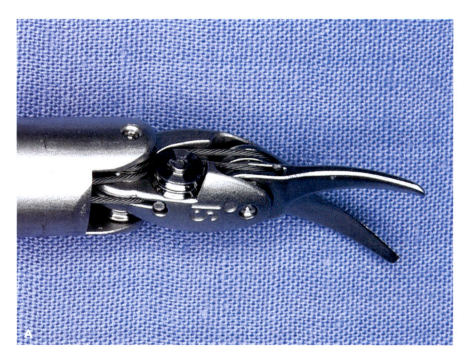
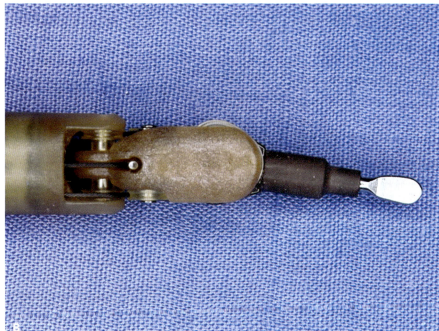

Figura 28.5 Instrumentos robóticos geralmente utilizados em cirurgias ginecológicas. **A.** Tesoura curva monopolar. **B.** Espátula monopolar. (*continua*)

a uma distância de 3 a 5 cm dos outros trocartes. A configuração dos trocartes, quando são utilizados os modelos S ou Si, tem o formato de um "M" direcionado para o local a ser abordado. Quando se utiliza o modelo Xi, a configuração dos trocartes consiste em uma linha paralela.

Acoplamento (*docking*)

O *acoplamento* **é um termo de robótica definido como a conexão dos braços robóticos aos trocartes robóticos inseridos na paciente.** Em um estudo inicial de 93 pacientes submetidas à histerectomia robótica, foi relatado um tempo de acoplamento médio de cerca de 3 minutos.[6] Os tempos de acoplamento por cirurgião melhoraram progressivamente após grupos de 10 cirurgias.

CERTIFICAÇÃO E CREDENCIAMENTO EM ROBÓTICA

Para obter a certificação em robótica, o fabricante Intuitive, Inc. (Sunnyvale, CA) oferece um curso de treinamento obrigatório de 2 dias em centros localizados nos EUA, na Europa e na Ásia. O ginecologista aprende a utilizar o sistema robótico e executa cerca

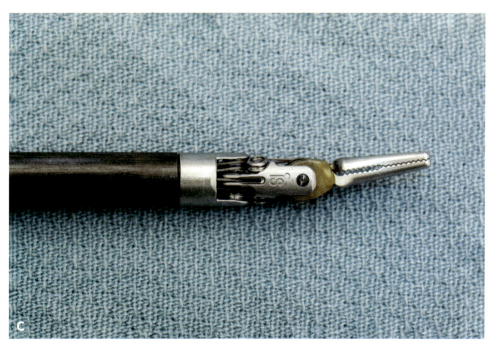

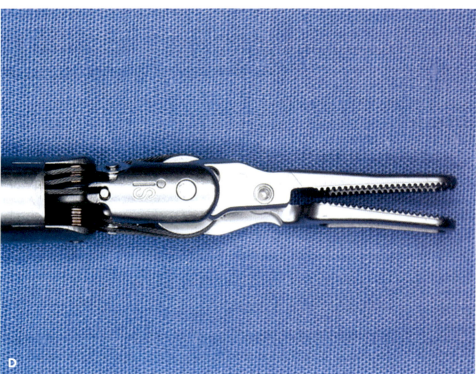

Figura 28.5 (*continuação*) **C.** Pinça de dissecção (plasmacinética) bipolar. **D.** Pinça ProGrasp bipolar.

de 8 horas de tarefas em laboratório com manequins e animais. Os residentes ou colegas que concluem os programas de treinamento em robótica precisam demonstrar proficiência com treinamento documentado em robótica básica, executar com sucesso um número mínimo de 10 cirurgias robóticas, de preferência do mesmo tipo, e obter um diploma atestando o nível de proficiência em robótica. O credenciamento depende do sistema de cada hospital e é diferente em cada instituição: enquanto algumas delas exigem uma prática de cirurgia robótica em cinco animais e a presença de um supervisor nas primeiras cinco cirurgias robóticas, outras exigem a presença de um supervisor em apenas de dois a cinco procedimentos robóticos antes de se obter a credencial.

Assistente

É necessário um assistente para realizar o acoplamento e a troca dos instrumentos robóticos, resolver a colisão de braços robóticos e efetuar a retirada de pequenas peças e o afastamento dos tecidos. O

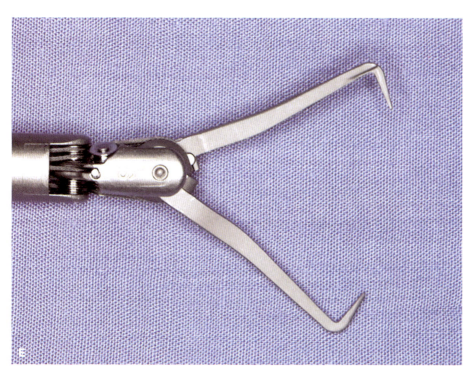

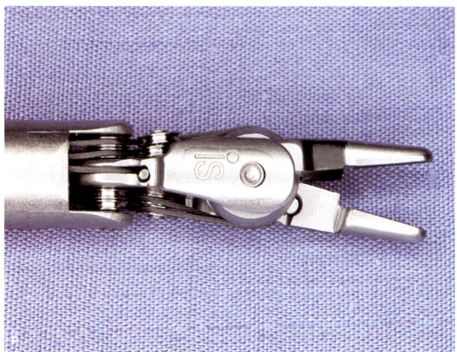

Figura 28.5 (*continuação*) **E.** Pinça de Pozzi/pinça de apreensão utilizada para miomectomia. **F.** Porta-agulhas utilizado para sutura. (*continua*)

assistente precisa ser treinado em robótica e ter muita experiência no procedimento, visto que o cirurgião está sentado em outro lugar e não fez a assepsia.

ENSINO DA ROBÓTICA

O console para ensino de robótica possibilita que o cirurgião e o residente ou colega tenham cada um o seu próprio console, enquanto mantêm duplo controle. O cirurgião é capaz de demonstrar a execução de uma tarefa específica ao estagiário, ou auxiliar o residente com um braço robótico, ou evitar uma lesão iminente ao desconectar os braços robóticos das mãos do residente, enquanto tanto o cirurgião como o residente estão sentados e vendo a imagem estereoscópica. Foi constatado que o uso de um console de ensino *versus* um único console em programas de treinamento melhora os resultados perioperatórios.[17]

Ter uma experiência laparoscópica prévia era considerado uma vantagem no aprendizado da robótica. Diversos relatos mostram que a transição da laparotomia para a robótica é mais fácil do que a transição

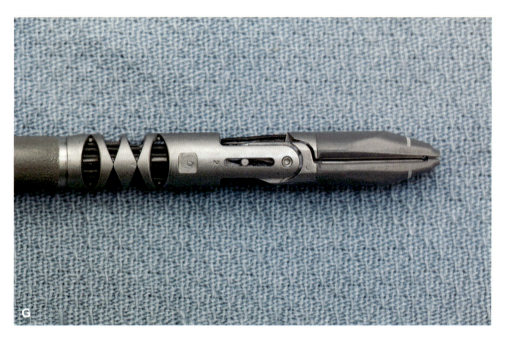

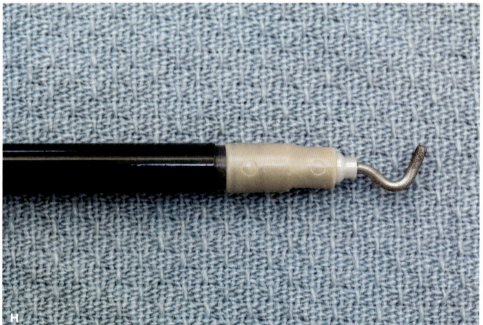

Figura 28.5 (*continuação*) **G.** Selador de vaso. **H.** Gancho monopolar.

da laparoscopia para a robótica.[18] Muitos oncologistas ginecológicos e ginecologistas incorporaram a robótica em sua prática diária sem ter incorporado a laparoscopia na sua prática nem ter realizado procedimentos laparoscópicos avançados. Em um estudo, a iniciação à robótica em um programa de oncologia ginecológica reduziu a laparotomia de 78 para 35% no primeiro ano de implementação e aumentou o número de procedimentos minimamente invasivos de 22% realizados por laparoscopia para 65% assistidos por robótica.[18] A tecnologia robótica é relativamente fácil de usar, está associada a uma curva de aprendizado curta, e é confortável para o cirurgião.[18-20] É menos estressante aprender robótica do que laparoscopia. A redução do estresse e a facilidade de aprendizado da robótica, em comparação à laparoscopia, foram demonstradas quando 16 estudantes de Medicina foram expostos a ambas as técnicas.[5]

APLICAÇÕES DA ROBÓTICA EM DISTÚRBIOS GINECOLÓGICOS BENIGNOS

O sistema robótico oferece vantagens para o cirurgião e é particularmente útil nas seguintes circunstâncias: pacientes obesas, cirurgias de longa duração e operações que exigem sutura extensa ou alta precisão. As mãos do cirurgião não sentem qualquer resistência durante o movimento dos instrumentos robóticos, independentemente da espessura da parede abdominal da paciente. A sutura e os nós intracorpóreos são acentuadamente facilitados pela articulação dos instrumentos robóticos. A fadiga do cirurgião é menor quando ele permanece sentado durante operações de longa duração. **A alta**

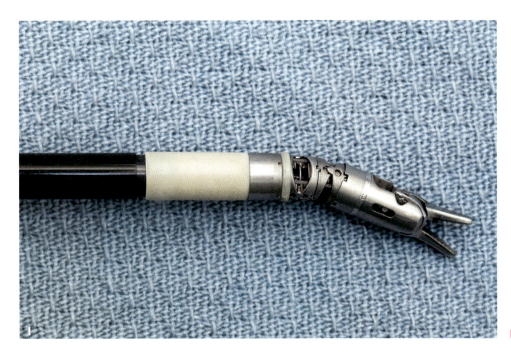

Figura 28.5 (*continuação*) I. Porta-agulha.

precisão e a ausência de tremor são úteis na linfadenectomia retroperitoneal, adesiólise, dissecção ureteral parametrial e acurácia da sutura, como na anastomose ou no reimplante ureteral e no reparo de fístulas geniturinárias. As aplicações da tecnologia robótica incluem histerectomia simples, miomectomia, apendicectomia (junto a outros procedimentos), anexectomia, excisão de endometriose extensa, anastomose tubária e fístulas retovaginais ou vesicovaginais, particularmente na parte superior da vagina.[1,4] A cirurgia robótica está associada a uma duração de cirurgia semelhante ou menor do que a da laparoscopia convencional na histerectomia simples e na miomectomia, com redução da perda de sangue, das taxas de complicações e do tempo de internação hospitalar.[2,4]

Histerectomia

A HVAL foi introduzida em 1989. Em 2006, a histerectomia laparoscópica alcançou um pico de 15,5% em comparação a todas as histerectomias.[21] Por outro lado, 5 anos após a aprovação da histerectomia

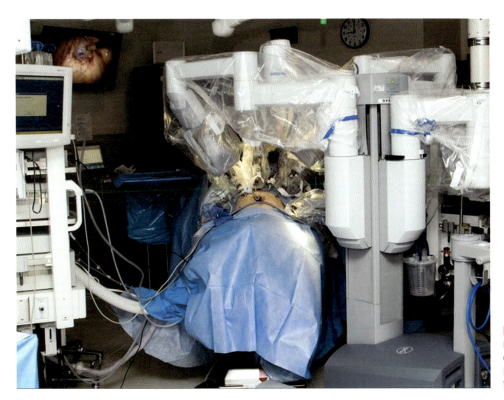

Figura 28.6 Na cirurgia pélvica, a coluna robótica é posicionada por cima do quadril da paciente, e na cirurgia abdominal superior, por cima dos ombros da paciente, conforme ilustrado.

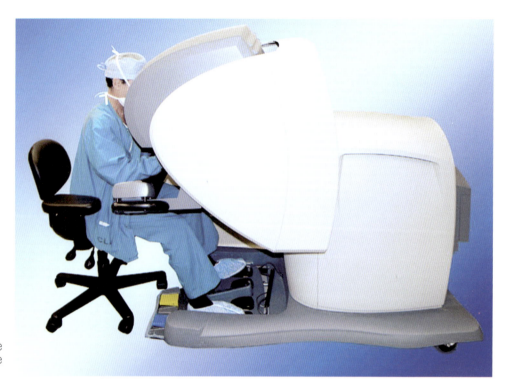

Figura 28.7 O cirurgião senta-se diante do console e consegue manter os braços e as pernas em posições relaxadas.

robótica pela FDA (em 2005), 8,2% das histerectomias, em 2010, foram realizadas por robótica.[21]

Um relato de 569 mulheres submetidas à histerectomia robótica e 230 mulheres submetidas à histerectomia laparoscópica mostrou uma redução da perda de sangue estimada e do tempo de internação hospitalar com a abordagem robótica. Não foi observada nenhuma diferença no tempo de operação (117,2 *versus* 118,3 minutos, respectivamente).[22] As taxas de conversão foram quatro vezes maiores na laparoscopia em comparação à histerectomia robótica.[22]

Miomectomia

Em dois estudos randomizados prospectivos, foi constatado que a miomectomia laparoscópica está associada a menos morbidade e a um tempo de recuperação mais curto em comparação à miomectomia aberta.[23,24] De modo semelhante, a morbidade e o tempo de recuperação na miomectomia robótica parecem ser menores do que na miomectomia aberta. Em uma comparação das duas técnicas, pacientes submetidas à cirurgia robótica apresentaram menos

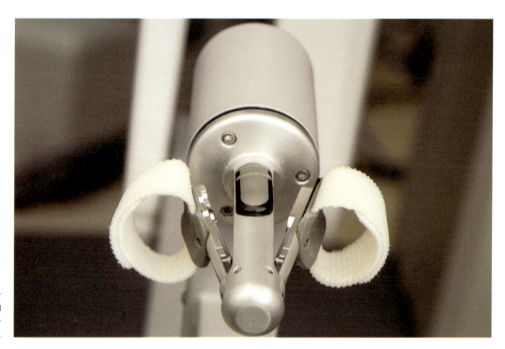

Figura 28.8 Os controles ativados pelos dedos possibilitam o foco da câmera e têm uma embreagem para reposicionamento ergonômico dos controles manuais.

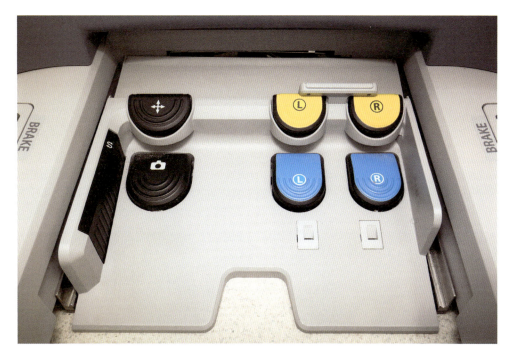

Figura 28.9 Os pedais controlados pelo pé esquerdo incluem embreagem, câmera e troca de braços. Os pedais controlados pelo pé direito possibilitam a ativação da energia (p. ex., monopolar, bipolar, selador de vaso).

perda de sangue e não necessitaram de transfusão sanguínea, bem como tiveram menos complicações pós-operatórias e internações hospitalares mais curtas. O tempo e o custo da cirurgia foram maiores no grupo da robótica.[25] Foi avaliada uma série de 575 miomectomias (393 abdominais, 93 laparoscópicas e 89 robóticas).[26] O tempo de cirurgia foi maior na abordagem robótica em comparação à miomectomia abdominal ou laparoscópica (181, 155 e 126 minutos, respectivamente).[23] A perda de sangue estimada (100, 150, 200 mℓ) e a diminuição da hemoglobina (1,3, 1,55, 2 g/dℓ) foram menores na miomectomia robótica.[26] O tempo de internação hospitalar e a necessidade de transfusão sanguínea foram maiores nos grupos de miomectomia robótica e laparoscópica.[26]

Em três estudos retrospectivos de pacientes com miomas sintomáticos, a miomectomia robótica forneceu resultados perioperatórios comparáveis aos da laparoscopia.[26-28] Não foram observadas diferenças significativas entre os dois grupos no que concerne à perda de sangue, complicações e internação hospitalar. O tempo de operação com a robótica foi maior do que com a laparoscopia em dois dos estudos, e não foi diferente no terceiro.[26-28] Em nosso estudo comparativo, foram observadas diferenças favoráveis para o grupo de pacientes submetidas à cirurgia robótica em relação ao tempo de operação (141 versus 166 minutos), perda de sangue (100 versus 250 mℓ) e internação hospitalar por mais de 2 dias (12 versus 23%). Não houve diferenças significativas entre os grupos após ajustes para o tamanho do útero e o peso do mioma. Não houve nenhuma diferença nas complicações intra e pós-operatórias. As taxas de gravidez, de ruptura uterina e de complicações operatórias tardias após miomectomia com técnica robótica ainda não foram determinadas.

Anexectomia

Numerosos estudos mostram os benefícios da laparoscopia em relação à laparotomia em pacientes com massa anexial. A cirurgia robótica fornece resultados perioperatórios semelhantes quando comparados à laparoscopia em pacientes com massa anexial. Os resultados foram melhores com a robótica em pacientes obesas (índice de massa corporal [IMC] ≥ 30) com massa anexial. Em uma série comparativa de 176 pacientes com massa anexial, 85 operações foram robóticas e 91, laparoscópicas.[29] O tempo de operação foi 12 minutos maior em todo o grupo de mulheres submetidas à cirurgia robótica (83 versus 71 minutos), porém foi semelhante ao da laparoscopia quando foram comparadas somente a pacientes com IMC igual a 30 ou mais (80 versus 71 minutos). A perda de sangue foi semelhante nos dois grupos (39,1 versus 41,2 mℓ), porém menor no grupo que utilizou a robótica em comparação apenas a pacientes obesas (IMC ≥ 30) (39 versus 60 mℓ). A duração da internação hospitalar, medida pelo número de pacientes que permaneceram no hospital por mais de 2 dias (0 versus 3), foi semelhante em ambos os grupos.

Endometriose

A robótica demonstrou ser viável na ressecção da endometriose pélvica. Em um ensaio clínico randomizado prospectivo, não foi constatada nenhuma diferença nos resultados perioperatórios e em questões de qualidade de vida entre robótica e laparoscopia em pacientes com endometriose pélvica ou com dor pélvica sem endometriose.[30] Em um estudo retrospectivo comparando a robótica à laparoscopia para a endometriose pélvica de estágios III e IV, houve uma redução de 16% no tempo de operação com a robótica quando foram considerados o número e o tipo de procedimentos.[31]

Reanastomose tubária

A reanastomose tubária por cirurgia robótica pode ser preferível à laparotomia. Em um estudo prospectivo que comparou as duas técnicas em pacientes à ligadura tubária prévia, o tempo de operação foi maior com a cirurgia robótica (201 versus 155 minutos), porém a duração da internação hospitalar (4 horas versus 1,3 dia) e o tempo de recuperação para as atividades normais (11,1 versus 28,1 dias) foram melhores em pacientes submetidas à cirurgia robótica.[32] As taxas de gravidez foram semelhantes nos dois grupos (62,5 versus 50%). Em outro estudo de caso-controle retrospectivo de anastomose tubária ambulatorial realizada por cirurgia robótica ou minilaparotomia, os resultados perioperatórios foram semelhantes, exceto pelo maior tempo de operação, custo mais elevado e menor tempo de recuperação da paciente com a robótica.[33]

Apendicectomia

Os resultados descritos em 107 apendicectomias robóticas realizadas em conjunto com outros procedimentos pélvicos apresentaram um tempo médio de 3,4 minutos para a apendicectomia. Não houve complicações perioperatórias relacionadas com a apendicectomia. Foi observado maior número de achados patológicos anormais em pacientes com dor pélvica em comparação àquelas sem dor (37% versus 15%, respectivamente). Foi constatada a presença de metástases no apêndice em 43% das pacientes com neoplasia maligna de ovário.[34]

Sacrocolpopexia

O uso da robótica na sacrocolpopexia facilita a sutura e os nós intracorpóreos. Um relatório da experiência de viabilidade em 80 pacientes mostrou um tempo de operação total de 197,9 minutos,

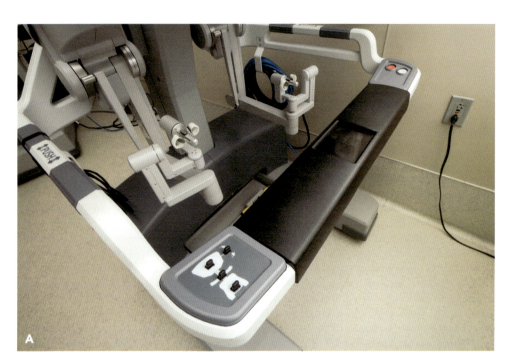

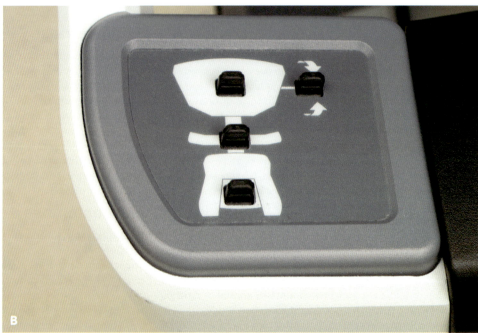

Figura 28.10 O console do cirurgião no nível do punho apresenta o painel de controle **(A). B.** O braço esquerdo controla os ajustes ergonômicos.

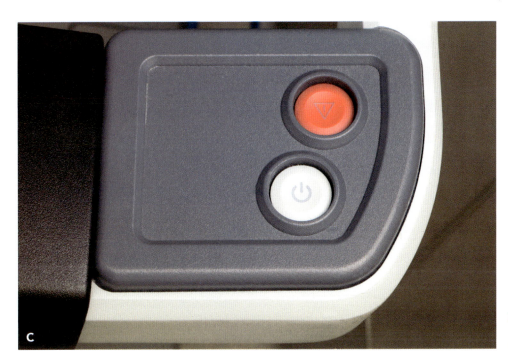

Figura 28.10 (*continuação*) C. O braço direito controla os botões de ligar e parada de emergência.

e a maioria das pacientes foi submetida a outros procedimentos durante a cirurgia.[35] Houve uma redução de 25,4% no tempo de operação depois das primeiras 10 cirurgias. As complicações foram mínimas. Outros tempos de operação relatados foram de 317 e 328 minutos.[36,37]

Um estudo controlado randomizado que avaliou a sacrocolpopexia robótica *versus* a laparoscópica mostrou que a abordagem laparoscópica é superior no tempo de permanência no centro cirúrgico (199 *versus* 265 minutos), no tempo de realização da sacrocolpopexia (162 *versus* 227 minutos) e no tempo de sutura da sacrocolpopexia (68 *versus* 98 minutos).[38] O tempo de internação hospitalar foi semelhante nos dois grupos.[38]

A sacrocolpopexia robótica é preferível à laparotomia, em virtude dos resultados perioperatórios melhores e de resultados anatômicos semelhantes. Uma comparação de 73 sacrocolpopexias robóticas a 105 por laparotomia para prolapso vaginal e uterino revelou maior tempo de operação (328 *versus* 225 minutos), porém perda de sangue reduzida (103 *versus* 255 mℓ) e internação hospitalar mais curta (1,3 *versus* 2,7 dias) no grupo de mulheres submetidas à cirurgia robótica. O resultado anatômico foi semelhante em

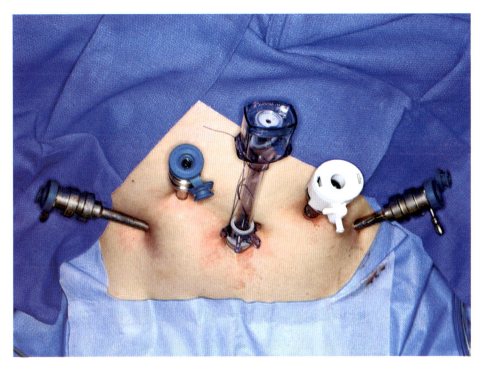

Figura 28.11 Posição dos trocartes na cirurgia pélvica robótica. O trocarte óptico encontra-se na cicatriz umbilical. Dois trocartes robóticos são inseridos a uma distância de 10 cm lateralmente à direita e à esquerda do umbigo, respectivamente. O trocarte auxiliar branco encontra-se em posição de 3 cm cranial e equidistante dos trocartes umbilical e robótico esquerdo. Um trocarte robótico adicional está na posição de 3 cm cranial e equidistante dos trocartes umbilical e robótico direito.

ambos os grupos, conforme determinado pela quantificação de prolapso de órgãos pélvicos (POP-Q) (-9 *versus* -8) (ver Capítulo 30).[37] As complicações tardias, como taxa de erosão e resultados anatômicos a longo prazo da sacrocolpopexia robótica, são desconhecidas.

ONCOLOGIA GINECOLÓGICA

[6] Os estudos mostram a viabilidade da robótica no tratamento de pacientes com câncer do colo do útero, de endométrio, da tuba uterina e de ovário, com resultados perioperatórios aparentemente semelhantes ou melhores comparados à laparoscopia convencional e melhores desfechos em comparação à laparotomia.[39-45] Um levantamento realizado por membros da Society of Gynecologic Oncologists indicou que 24% são usuários regulares de robótica, enquanto 66% acreditam que o seu uso deveria aumentar.[39]

Câncer de endométrio

A laparoscopia apresenta tempos de operação semelhantes ou mais longos, menor perda de sangue, menos complicações pós-operatórias e tempos de internação hospitalar e de recuperação menores, com taxas de recorrência e taxas de sobrevida comparáveis às da laparotomia.[40-45] A abordagem laparoscópica é agora considerada padrão para o câncer endometrial. A tecnologia robótica pode ser preferível à laparoscopia convencional em pacientes selecionadas para cirurgia de câncer de endométrio, particularmente pacientes com obesidade mórbida. Em mãos experientes, o uso de técnicas minimamente invasivas – laparoscopia e robótica – pode facilitar as operações.

Estudos que compararam a cirurgia robótica com a laparotomia sugerem a obtenção de melhores resultados perioperatórios com a robótica. Os tempos de operação são semelhantes ou mais longos, a perda de sangue e o tempo de internação hospitalar são reduzidos, o número de linfonodos é comparável ou maior, e as complicações pós-operatórias são semelhantes ou reduzidas com a robótica.[18-20,46-51] Estudos que compararam a robótica à laparoscopia convencional no câncer de endométrio mostraram resultados semelhantes ou superiores com a robótica. Alguns apresentaram redução da perda de sangue, menor tempo de internação hospitalar, aumento na produção de linfonodos e menor morbidade na cirurgia robótica em comparação à laparoscopia convencional.[47,51] Outros relataram maior tempo de operação, porém com redução da perda de sangue, menor taxa de transfusão, menor taxa de conversão em laparotomia e redução do tempo de internação hospitalar, embora as pacientes submetidas à cirurgia robótica tivessem maior IMC em comparação às da laparoscopia.[50,51] A robótica, assim como a laparoscopia, resultou em menor tempo de recuperação das pacientes com câncer de endométrio em comparação à laparotomia.[46,51,52]

Em uma revisão inicial de 38 pacientes submetidas a operações robóticas, os resultados perioperatórios foram semelhantes aos observados em pacientes tratadas por laparoscopia (*n* = 22). Os resultados foram semelhantes aos observados em pacientes tratadas por laparotomia (*n* = 16), exceto por maior perda de sangue e tempo de internação hospitalar mais prolongado nesse grupo de pacientes. O tempo de operação foi semelhante nos três grupos, a perda de sangue foi menor nos grupos de cirurgia robótica e laparoscopia (283, 222 e 517 mℓ), e a duração da internação hospitalar foi menor nos grupos de cirurgia robótica e laparoscopia (2, 2,5 e 6 dias). Não houve nenhuma diferença em relação ao número de linfonodos removidos (18,4, 26,3 e 18,4, respectivamente na cirurgia robótica, por laparoscopia e por laparotomia), no número de metástases para linfonodos, nos achados citológicos positivos ou na recorrência do tumor. As complicações pós-operatórias foram comparáveis nos três grupos.

Boggess et al. compararam 103 pacientes submetidas à cirurgia robótica a 81 pacientes submetidas à laparoscopia e 138 submetidas à laparotomia.[47] Os tempos de operação nos procedimentos robóticos e laparoscópicos foram semelhantes, porém mais longos do que os da laparotomia (191,2 minutos, 213,4 minutos e 146,5 minutos, respectivamente). A perda de sangue, a internação hospitalar e o número de linfonodos foram todos melhores no grupo submetido à cirurgia robótica. Bell et al. compararam um grupo de 40 pacientes submetidas à cirurgia robótica a 30 pacientes operadas por laparoscopia e 40 pacientes por laparotomia.[46] Os tempos de operação da cirurgia robótica e da laparoscopia foram comparáveis (184 minutos e 171 minutos, respectivamente) e mais prolongados que os da laparotomia (108,6 minutos). A perda de sangue foi semelhante à observada na laparoscopia, e ambas foram menores do que no grupo da laparotomia. O número de linfonodos removidos foi semelhante nos três grupos. As complicações pós-operatórias foram menores no grupo de pacientes submetidas à cirurgia robótica em comparação aos outros dois grupos (7,5, 27,5 e 20%, respectivamente).

Outro estudo avaliou os resultados da cirurgia robótica e da laparoscopia convencional em pacientes obesas e com obesidade mórbida (IMC de 30 a 60) com câncer de endométrio.[48] Foi constatado ser a robótica preferível à abordagem laparoscópica, em virtude de menor tempo de operação, redução da perda de sangue, maior número de linfonodos removidos e menor tempo de internação hospitalar. Os benefícios da robótica em pacientes obesas foram observados na histerectomia robótica simples, em que o tempo de operação permaneceu inalterado, apesar do aumento do IMC da paciente.[6] Devido à ausência de *feedback* tátil, isso pode resultar na falta de percepção da resistência à inserção dos instrumentos robóticos através da parede abdominal espessa.

A robótica foi a abordagem preferida quando foram comparadas 67 pacientes submetidas à cirurgia robótica, 37 pacientes submetidas à laparoscopia, 99 pacientes submetidas à laparotomia e 47 pacientes com abordagem vaginal/laparoscópica com câncer de endométrio.[51] A cirurgia robótica, a laparoscopia e as técnicas vaginal/laparoscópica apresentam maiores tempos de operação em comparação à laparotomia (181,9, 189,5, 202,7 e 162,7 minutos, respectivamente).[51] A abordagem vaginal/laparoscópica está associada a mais tempo de operação. A perda média de sangue (141,4, 300,8, 300, 472,6 mℓ, respectivamente) e o tempo de internação hospitalar (1,9, 3,4, 3,5, 5,6 dias, respectivamente) foram superiores.[61] Um importante benefício da abordagem robótica foi uma menor taxa de conversão para laparotomia (2,9%) em comparação à laparoscopia (10,8%).[51] Não foi observada nenhuma diferença significativa nas complicações perioperatórias ou nas taxas de recorrência.[51]

Uma crítica feita à robótica é o custo elevado dessa tecnologia. Como o custo está ligado à frequência de uso, quando a robótica é empregada de modo regular, o seu custo torna-se semelhante ao da laparoscopia e menor que o da laparotomia, em consequência do menor tempo de internação hospitalar. Um estudo comparativo dos custos da cirurgia robótica, da laparoscopia convencional e da laparotomia no câncer de endométrio mostrou uma redução significativa do custo da cirurgia robótica e da laparoscopia em comparação à laparotomia e custos comparáveis entre a cirurgia robótica e a laparoscopia com uso regular da robótica.[46]

Câncer do colo do útero

Câncer do colo do útero inicial

A histerectomia radical robótica e laparoscópica pode proporcionar benefícios em comparação à laparotomia no que concerne à perda de sangue, às transfusões sanguíneas necessárias e ao tempo de internação hospitalar. Estudos retrospectivos mostraram tempos de operação e complicações pós-operatórias menores ou semelhantes.[53-59] As taxas de recorrência e de sobrevida permaneceram inalteradas quando foram comparadas aos resultados das duas técnicas.[53-55,58,59] Um ensaio clínico internacional randomizado prospectivo e multicêntrico comparou a laparoscopia/robótica com a laparotomia.[60] O ensaio clínico incluiu pacientes com câncer do colo do útero em estágio IA1 de FIGO, com invasão linfática para o estágio IB1. A cirurgia minimamente invasiva teve uma pior recorrência e sobrevida em comparação à cirurgia aberta (taxa de sobrevida em 3 anos sem doença, 91,2 *versus* 97,1%; razão de risco para recorrência da doença ou morte por câncer do colo do útero, 3,74; IC de 95%, 1,63 a 8,58. A taxa de sobrevida global em 3 anos foi de 93,8 *versus* 99%, e a razão de risco para morte por qualquer causa, 6,00; IC de 95%, 1,77 a 20,30).[60] É importante ressaltar que não houve nenhuma diferença na recorrência ou sobrevida de pacientes com tumores < 2 cm; todas as recorrências ocorreram em 14 dos 33 centros participantes. A taxa de recorrência com cirurgia aberta foi extremamente baixa em comparação à maioria das taxas publicadas, e das 319 pacientes designadas para cirurgia minimamente invasiva, apenas 45 delas (16%) foram operadas por robótica.

Histerectomia radical

A técnica cirúrgica na histerectomia radical robótica é descrita em outra parte.[61] Observa-se uma curva de aprendizado rápida quanto à histerectomia radical robótica, com redução de 44 minutos do tempo de operação depois dos primeiros 34 procedimentos, em associação a uma baixa taxa de complicações e alta contagem de linfonodos.[62]

Em vários estudos retrospectivos que compararam a laparotomia à histerectomia radical robótica, houve um tempo de operação mais curto, semelhante ou maior; redução da perda de sangue; menor tempo de internação hospitalar; número de linfonodos removidos menor, semelhante ou mais alto, e taxa semelhante de complicações pós-operatórias.[56,63-66] Em comparação à laparoscopia, a cirurgia robótica está associada a um tempo de operação mais curto, semelhante ou mais prolongado; redução da perda de sangue; menor tempo de internação; complicações pós-operatórias semelhantes ou menores; e número de linfonodos comparáveis ou maiores.[56,57,63,65]

A recorrência do tumor não parece aumentar com a cirurgia robótica em comparação à laparoscopia. Durante um acompanhamento médio de 31,1 meses (faixa de 10 a 50 meses), nenhuma das pacientes do grupo submetido à cirurgia robótica sofreu recorrência, e não houve nenhuma diferença em relação ao grupo da laparoscopia.[57]

Histerectomia radical com preservação de nervos

Foi descrita a técnica robótica de histerectomia radical com preservação de nervos.[67] Em um estudo comparativo com histerectomia radical robótica, não houve nenhuma diferença no tempo de operação, na perda de sangue, na taxa de complicações e no tempo de internação hospitalar.[67] Os estudos de histerectomia radical com preservação de nervos aberta não mostraram nenhuma diferença no que diz respeito à recorrência e sobrevida.

Outras aplicações da robótica no câncer do colo do útero

Câncer cervical oculto em peça de histerectomia extrafascial

A parametrectomia radical é uma opção cirúrgica para pacientes com carcinoma do colo do útero invasivo oculto diagnosticado em uma peça de histerectomia extrafascial com margens negativas e sem doença macroscópica visível. A viabilidade da parametrectomia radical robótica foi relatada por Ramirez et al. em cinco pacientes com complicações mínimas.[68] Não há nenhum estudo comparativo de parametrectomia radical robótica com laparoscopia ou laparotomia.[69]

Câncer do coto cervical

A traquelectomia radical para câncer do coto cervical é preferível à irradiação pélvica em algumas pacientes, tendo em vista o risco aumentado de complicações intestinais em consequência de aderências intestinais ao colo remanescente. A abordagem laparoscópica foi descrita anteriormente.[70] O uso da traquelectomia radical robótica foi relatado em uma paciente com câncer de endométrio "retirado" e descoberto na peça de histerectomia subtotal.[71]

Câncer do colo do útero com desejo de fertilidade

A traquelectomia radical é uma alternativa à histerectomia radical para o câncer do colo do útero em pacientes jovens com tumor de 2 cm ou menos e que desejam manter a fertilidade, sem que haja invasão linfática nem metástases para linfonodos e com possibilidade de preservação da parte superior do colo do útero. A viabilidade da traquelectomia radical robótica foi demonstrada em duas pacientes com câncer do colo do útero em estágio inicial.[72] Os tempos de operação foram maiores (387 e 358 minutos), devido à novidade do procedimento e ao tempo de espera necessário para estudo de congelamento. Não foram observadas quaisquer complicações intra ou pós-operatórias. Não há estudos comparativos da traquelectomia radical robótica com laparoscopia ou laparotomia. Em uma revisão de oito pacientes até maio de 2009, foi constatado um tempo de operação médio de 339 minutos, perda de sangue média de 62,5 mℓ, ausência de complicações intraoperatórias, ausência de necessidade de transfusões sanguíneas, sem necessidade de conversão para a laparotomia e tempo médio de internação hospitalar de 1,5 dia.[73] Houve uma média de 20 linfonodos pélvicos extraídos.

Câncer do colo do útero avançado: linfadenectomia retroperitoneal antes de quimiorradioterapia

A linfadenectomia pélvica e aórtica laparoscópica antes da quimiorradioterapia em pacientes com câncer do colo do útero avançado é bem documentada, tanto a transperitoneal quanto a extraperitoneal.[74-79] Foram realizados muitos estudos sobre a linfadenectomia pélvica e aórtica robótica para diferentes tipos de neoplasias malignas ginecológicas, incluindo neoplasias malignas do colo do útero, do endométrio e do ovário.[19,56,57,62-66,80,81]

Transperitoneal

Foram relatados o uso de uma nova técnica e os resultados da linfadenectomia aórtica infrarrenal transperitoneal robótica em 33 pacientes com diferentes tipos de câncer ginecológico.[82] Esta técnica exige uma rotação de 180° da mesa de cirurgia e a inserção de trocartes adicionais na parte inferior da pelve após conclusão da operação pélvica robótica.[82] O tempo médio no console foi de 42 minutos, o número médio de linfonodos foi de 12,9, e o número médio de linfonodos positivos foi de 2,6. Houve uma conversão para laparotomia em consequência de sangramento. Esses resultados são comparáveis aos relatados na linfadenectomia aórtica laparoscópica. A colocação da coluna robótica na cabeceira da paciente e a inserção de trocartes adicionais na parte inferior da pelve foram necessárias para a retirada dos linfonodos aórticos infrarrenais com o uso da técnica robótica. Tentativas anteriores de retirada dos linfonodos aórticos infrarrenais esquerdos em cadáver congelado não tiveram sucesso quando a coluna robótica foi colocada nos pés da paciente.

Um estudo comparativo de linfadenectomia aórtica infrarrenal transperitoneal robótica *versus* laparoscópica revelou tempos de operação, perda de sangue e complicações semelhantes.[83] Entretanto, o custo foi mais alto com o uso da técnica robótica.

Extraperitoneal

Foram relatadas a viabilidade da técnica robótica extraperitoneal na linfadenectomia aórtica[84,85] e também uma técnica extraperitoneal robótica em cadáveres congelados, aplicada com sucesso a uma paciente com câncer do colo do útero em estágio IB2 que apresentava aumento dos linfonodos aórticos esquerdos.[84] Foi constatada a necessidade de colocação apropriada dos trocartes e da coluna robóticos, para evitar a colisão dos braços robóticos e alcançar as diferentes áreas de linfonodos aórticos. Os tempos de operação, acoplamento e de console foram, respectivamente, de 103, 3,5 e 49 minutos, respectivamente, e a perda de sangue foi de 30 mℓ. A retirada seletiva de cinco linfonodos aórticos aumentados, examinados na TC, não revelou qualquer sinal de metástases.

Outro estudo conduzido por Vergote et al. relatou o desenvolvimento de sua técnica para linfadenectomia aórtica inframesentérica em cinco pacientes.[85] Todos os tempos de console foram inferiores a 1 hora. Os tempos de operação e o número de linfonodos aórticos em ambos os estudos estavam dentro da faixa relatada com a abordagem laparoscópica. Ambos os estudos concluíram que a técnica robótica é tecnicamente mais fácil do que a laparoscopia convencional.[84,85]

Um estudo comparativo de linfadenectomia aórtica extraperitoneal robótica *versus* laparoscópica[86] revelou achados semelhantes com as duas técnicas. Foi constatado que a experiência do cirurgião nas duas técnicas fornece resultados ótimos. A estimativa do custo não foi avaliada nesse estudo.

Câncer do colo do útero recorrente: Exenteração pélvica robótica

Relatos isolados de pequenos números de pacientes demonstraram a viabilidade da exenteração pélvica robótica no câncer do colo do útero primário e recorrente avançado.[87] Nestes últimos, tratam-se de cirurgias mais difíceis e de duração mais longa, devido às aderências de cirurgia e/ou irradiação anteriores. Em uma revisão da literatura, foi constatado que a maioria dos cânceres é de carcinomas de células escamosas primários tratados por exenteração pélvica anterior,[7] com exenteração pélvica total realizada apenas em uma paciente. O tempo de operação variou de 375 a 600 minutos, a perda de sangue, de 200 a 550 mℓ, e o tempo de internação hospitalar, de 3 a 53 dias. Os tempos de operação são maiores do que aqueles com a laparotomia, a perda de sangue é acentuadamente reduzida, e, em geral, o tempo de internação hospitalar é semelhante, embora menor em alguns casos. Em algumas pacientes, foi utilizada uma incisão paramediana para a criação de uma bolsa urinária.[87]

Questiona-se se a técnica robótica para exenteração pélvica será rotineiramente preferível à laparotomia no contexto de um tempo de operação maior e tempo de internação hospitalar semelhante. Todavia, em pacientes selecionadas, constitui uma boa alternativa, com resultados excelentes.

Câncer de ovário

A cirurgia no câncer de ovário exige acesso a todos os quatro quadrantes do abdome. A habilidade para operar em todos os quatro quadrantes com o uso do sistema robótico da Vinci S ou Si pode ser alcançada apenas pela rotação da mesa de cirurgia, enquanto a coluna robótica é mantida no mesmo local. O recente sistema da Vinci Xi possibilita o acesso às partes superior e inferior do abdome pela rotação dos braços robóticos a 180°, em vez de efetuar a rotação da mesa de cirurgia. Isso possibilita excisar os linfonodos aórticos até o nível dos vasos renais e ressecar as metástases abdominais altas, incluindo doenças do diafragma, fígado e do omento supracólico.

A robótica mostra-se útil em pacientes selecionadas com câncer de ovário. O uso ideal do sistema robótico cirúrgico no câncer de ovário é na doença disseminada em estágio inicial localizada em diferentes áreas, seja citorredução primária, de intervalo ou secundária, possibilitando uma ressecção completa.

Doença primária

A experiência inicial com 21 pacientes com câncer de ovário avançado submetidas a operações robóticas foi descrita,[88] incluindo 12 cirurgias citorredutoras primárias, quatro de intervalo e cinco secundárias para o câncer de ovário. Além de excisão do tumor primário, os principais procedimentos consistiram em exenteração pélvica posterior modificada, ressecção do retossigmoide, ressecção do intestino delgado, ressecção do diafragma e ressecção de metástases hepáticas. Os tempos de operação tiveram ampla variação (103 a 454 minutos), em consequência da extensão diferente dos procedimentos. A perda de sangue foi pequena (25 a 300 mℓ) e houve poucas complicações pós-operatórias, que foram diretamente relacionadas com o número de procedimentos anteriores por paciente.

Outros relatos do uso da robótica no câncer de ovário consistem em uma paciente ocasional incluída em uma série de pacientes com diferentes tipos de câncer ginecológico.[86,89-92]

Uma comparação de robótica, laparoscopia e laparotomia no câncer de ovário revelou a existência de vantagens da laparoscopia e da robótica em relação à laparotomia para perda de sangue, complicações e tempo de internação hospitalar.[86] As vantagens foram observadas apenas em pacientes que necessitam de retirada de tumor primário, incluindo histerectomia, salpingo-ooforectomia bilateral, linfadenectomia, omentectomia, retirada de implantes tumorais, apendicectomia e um outro procedimento de grande porte, como ressecção do diafragma, intestino delgado, sigmoide, fígado ou baço. As pacientes que necessitam de dois ou mais procedimentos de grande porte ou com múltiplos implantes peritoneais são mais bem abordadas por laparotomia, devido a complicações e tempo de internação hospitalar semelhantes.

Doença recorrente

Em um estudo preliminar, foram demonstrados os benefícios da abordagem minimamente invasiva, com robótica e laparoscopia, na citorredução secundária em comparação à laparotomia.[93] A robótica e a laparoscopia forneceram resultados semelhantes. As candidatas ideais à abordagem minimamente invasiva consistem em pacientes com doença recorrente localizada receptiva à ressecção completa.

Achados e conclusões semelhantes foram obtidos em um estudo multicêntrico subsequente que incluiu 48 pacientes. Foi obtida uma citorredução ótima em 82% das pacientes. Houve necessidade de conversão para a laparotomia em 8,3% das pacientes.[94] Nos casos em que não houve necessidade de conversão, o tempo de operação médio foi de 179,5 minutos, a perda de sangue estimada foi de 50 mℓ, e o tempo de internação foi de 1 dia.

Resumo

A robótica e a laparoscopia apresentam vantagens em comparação à laparotomia em pacientes selecionadas com câncer do colo do útero, de endométrio e de ovário em estágio inicial. Dados prospectivos estabeleceram a cirurgia minimamente invasiva como tratamento cirúrgico padrão com laparoscopia ou robótica. Embora ensaios clínicos randomizados prospectivos sejam desejáveis, as evidências retrospectivas sustentam o uso da cirurgia minimamente invasiva em pacientes selecionadas com câncer de endométrio e do colo de útero, bem como em pacientes com câncer de ovário primário ou recorrente.

COMPLICAÇÕES EXCLUSIVAS DA ROBÓTICA

Existe uma relação linear entre as complicações perioperatórias da cirurgia ginecológica robótica à medida que se aumenta a complexidade do procedimento, e ela está diretamente relacionada com a competência do cirurgião e a patologia da paciente.[89] Isso não difere do que foi anteriormente observado nas cirurgias laparoscópicas. Existem complicações relacionadas com a tecnologia robótica.

Devido à ausência de *feedback* tátil, os braços robóticos podem lesionar qualquer órgão que não esteja sob controle visual. A possibilidade de lesão é maior com o quarto braço retrátil quando ele está fora do campo visual e é reposicionado sem controle visual. É obrigatório manter um constante controle visual da posição dos instrumentos robóticos para prevenção de lesões. A colisão dos braços robóticos é percebida como uma resistência indesejada, que é reconhecida quando os instrumentos são trazidos até o campo de visão. Quando o braço robótico não se encontra sob controle visual direto, a retirada e a reinserção de instrumentos podem resultar em lesão acidental.

A constante pressão dos braços robóticos sobre as coxas ou os braços da paciente pode causar lesão, que pode ser evitada durante o posicionamento da paciente e dos braços robóticos. O movimento de um braço robótico por qualquer pessoa que não seja o cirurgião pode resultar em lesão interna da paciente. Um rápido movimento executado pelo cirurgião em qualquer instrumento robótico pode atingir o assistente que está próximo da mesa de cirurgia com o braço robótico.

Como os trocartes robóticos estão presos aos braços robóticos, os quais estão fixados à coluna robótica, qualquer perda súbita do pneumoperitônio pode resultar na saída dos instrumentos da parede abdominal quando se torna plana. De modo semelhante, qualquer deslizamento da paciente na mesa de cirurgia, em consequência da posição de Trendelenburg, resulta em pressão no local dos trocartes e possível lesão ou aumento da dor pós-operatória no local dos trocartes.

Ocorrem falhas de isolamento quando a eletricidade escapa por meio de pequenos defeitos habitualmente não visíveis no material isolante que envolve os instrumentos mono e bipolares. Esse problema tem provocado lesões intestinais térmicas não reconhecidas, com subsequente perfuração intestinal. As falhas de isolamento são mais comuns nos instrumentos robóticos do que nos laparoscópicos.[95]

Desvantagens da robótica

O sistema robótico atual tem alcance limitado ao campo cirúrgico. Possibilita a cirurgia pélvica ou abdominal, mas não ambas, a não ser que a mesa de cirurgia, a coluna robótica (da Vinci S ou Si) ou *boom* (da Vinci Xi), tenham uma rotação de 180°. Esse reposicionamento aumenta o tempo de cirurgia e, dependendo do procedimento, pode exigir a inserção de trocartes adicionais.

É necessário um assistente especializado em robótica ao lado da paciente para fornecer a assistência necessária sem a atuação do cirurgião, a não ser orientações verbais, visto que o cirurgião não se encontra em condições estéreis para a cirurgia. A tração tecidual não é tão eficiente quanto aquela exercida pelos instrumentos laparoscópicos convencionais, como nas miomectomias, quando for necessário. Como não há *feedback* tátil ao apreender um tecido, existe apenas um controle visual da tração exercida sobre qualquer estrutura. Enquanto **a ausência de *feedback* tátil é uma vantagem em pacientes obesas, ela se torna uma desvantagem quando os instrumentos não estão no campo visual.**

O custo é um motivo comum pelo qual muitas instituições adiaram o início dos programas robóticos. O custo inicial do sistema robótico é alto, e existe uma taxa de manutenção anual. Além disso, todos os instrumentos robóticos perdem a sua função após serem utilizados 10 vezes. Alguns instrumentos robóticos, como o selador de vasos, são utilizados uma única vez cada.

A coluna robótica e seus braços são volumosos, com peso total de cerca de 550 kg. A sala de cirurgia precisa ter um espaço adequado, de preferência em torno de 56 m^2. É necessário ter também uma equipe especializada em cirurgia robótica e, de preferência, uma equipe específica para cada especialidade cirúrgica.

REFERÊNCIAS BIBLIOGRÁFICAS

1. **Moorthy K, Munz Y, Dosis A, et al.** Dexterity enhancement with robotic surgery. *Surg Endosc* 2004;18:790–795.
2. **Prasad SM, Prasad SM, Maniar HS, et al.** Surgical robotics: impact of motion scaling on task performance. *J Am Coll Surg* 2004;199:863–868.
3. **Sarle R, Tewari A, Shrivastava A, et al.** Surgical robotics and laparoscopic training drills. *J Endourol* 2004;18:63–67.
4. **Yohannes P, Rotariu P, Pinto P, et al.** Comparison of robotic versus laparoscopic skills: Is there a difference in the learning curve? *Urology* 2002;60:39–45.
5. **van der Schatte Olivier RH, Van't Hullenaar CD, Ruurda JP, et al.** Ergonomics, user comfort, and performance in standard and robot-assisted laparoscopic surgery. *Surg Endosc* 2009;23:1365–1371.
6. **Kho RM, Hilger WS, Hentz JG, et al.** Robotic hysterectomy: Technique and initial outcomes. *Am J Obstet Gynecol* 2007;197:113.e111–e114.
7. **Kreiker GL, Bertoldi A, Larcher JS, et al.** Prospective evaluation of the learning curve of laparoscopic-assisted vaginal hysterectomy in a university hospital. *J Am Assoc Gynecol Laparosc* 2004;11:229–235.

8. **Lenihan JP, Jr., Kovanda C, Seshadri-Kreaden U.** What is the learning curve for robotic assisted gynecologic surgery? *J Minim Invasive Gynecol* 2008;15:589–594.
9. **Pitter MC, Anderson P, Blissett A, et al.** Robot-assisted gynaecological surgery-establishing training criteria; minimizing operative time and blood loss. *Int J Med Robot* 2008;4:114–120.
10. **Seamon LG, Fowler JM, Richardson DL, et al.** A detailed analysis of the learning curve: Robotic hysterectomy and pelvic-aortic lymphadenectomy for endometrial cancer. *Gynecol Oncol* 2009;114:162–167.
11. **Lim PC, Kang E, Park DH.** A comparative detail analysis of the learning curve and surgical outcome for robotic hysterectomy with lymphadenectomy versus laparoscopic hysterectomy with lymphadenectomy in treatment of endometrial cancer: A case-matched controlled study of the first one hundred twenty two patients. *Gynecol Oncol* 2011;120:413–418.
12. **Anvari M, McKinley C, Stein H.** Establishment of the world's first telerobotic remote surgical service: for provision of advanced laparoscopic surgery in a rural community. *Ann Surg* 2005;241:460–464.
13. **Rodrigues Netto N Jr, Mitre AI, Lima SV, et al.** Telementoring between Brazil and the United States: Initial experience. *J Endourol* 2003;17:217–220.
14. **Reyes DA, Tang B, Cuschieri A.** Minimal access surgery (MAS)-related surgeon morbidity syndromes. *Surg Endosc* 2006;20:1–13.
15. **Gofrit ON, Mikahail AA, Zorn KC, et al.** Surgeons' perceptions and injuries during and after urologic laparoscopic surgery. *Urology* 2008;71:404–407.
16. **Lee GI, Lee MR, Clanton T, et al.** Comparative assessment of physical and cognitive ergonomics associated with robotic and traditional laparoscopic surgeries. *Surgical Endoscopy* 2014;28:456–465.
17. **Morgan MS, Shakir NA, Garcia-Gil M, et al.** Single- versus dual-console robot-assisted radical prostatectomy: Impact on intraoperative and postoperative outcomes in a teaching institution. *World J Urol* 2015;33:781–786.
18. **Peiretti M, Zanagnolo V, Bocciolone L, et al.** Robotic surgery: Changing the surgical approach for endometrial cancer in a referral cancer center. *J Minim Invasive Gynecol* 2009;16:427–431.
19. **DeNardis SA, Holloway RW, Bigsby GE 4th, et al.** Robotically assisted laparoscopic hysterectomy versus total abdominal hysterectomy and lymphadenectomy for endometrial cancer. *Gynecol Oncol* 2008;111:412–417.
20. **Veljovich DS, Paley PJ, Drescher CW, et al.** Robotic surgery in gynecologic oncology: Program initiation and outcomes after the first year with comparison with laparotomy for endometrial cancer staging. *Am J Obstet Gynecol* 2008;198:679.e671–e679.
21. **Wright JD, Herzog TJ, Tsui J, et al.** Nationwide trends in the performance of inpatient hysterectomy in the United States. *Obstet Gynecol* 2013;122:233–241.
22. **Landeen LB, Bell MC, Hubert HB, et al.** Clinical and cost comparisons for hysterectomy via abdominal, standard laparoscopic, vaginal and robot-assisted approaches. *S D Med* 2011;64:197–199.
23. **Mais V, Ajossa S, Guerriero S, et al.** Laparoscopic versus abdominal myomectomy: a prospective, randomized trial to evaluate benefits in early outcome. *Am J Obstet Gynecol* 1996;174:654–658.
24. **Seracchioli R, Rossi S, Govoni F, et al.** Fertility and obstetric outcome after laparoscopic myomectomy of large myomata: A randomized comparison with abdominal myomectomy. *Hum Reprod* 2000;15: 2663–2668.
25. **Advincula AP, Xu X, Goudeau S 4th, et al.** Robot-assisted laparoscopic myomectomy versus abdominal myomectomy: A comparison of short-term surgical outcomes and immediate costs. *J Minim Invasive Gynecol* 2007;14:698–705.
26. **Barakat EE, Bedaiwy MA, Zimberg S, et al.** Robotic-assisted, laparoscopic, and abdominal myomectomy: A comparison of surgical outcomes. *Obstet Gynecol* 2011;117:256–265.
27. **Bedient CE, Magrina JF, Noble BN, et al.** Comparison of robotic and laparoscopic myomectomy. *Am J Obstet Gynecol* 2009;201:566.e561–e565.
28. **Nezhat C, Lavie O, Hsu S, et al.** Robotic-assisted laparoscopic myomectomy compared with standard laparoscopic myomectomy–a retrospective matched control study. *Fertil Steril* 2009;91:556–569.
29. **Magrina JF, Espada M, Munoz R, et al.** Robotic adnexectomy compared with laparoscopy for adnexal mass. *Obstet Gynecol* 2009;114:581–584.
30. **Soto E, Luu TH, Liu X, et al.** Laparoscopy vs. Robotic Surgery for Endometriosis (LAROSE): A multicenter, randomized, controlled trial. *Fertil Steril* 2007;107:996–1002.
31. **Magrina JF, Espada M, Kho RM, et al.** Surgical excision of advanced endometriosis: Perioperative outcomes and impacting factors. *J Minim Invasive Gynecol* 2015;22:944–950.
32. **Dharia Patel SP, Steinkampf MP, Whitten SJ, et al.** Robotic tubal anastomosis: surgical technique and cost effectiveness. *Fertil Steril* 2008;90:1175–1179.
33. **Rodgers AK, Goldberg JM, Hammel JP, et al.** Tubal anastomosis by robotic compared with outpatient minilaparotomy. *Obstet Gynecol* 2007;109:1375–1380.
34. **Akl MN, Magrina JF, Kho RM, et al.** Robotic appendectomy in gynaecological surgery: Technique and pathological findings. *Int J Med Robot* 2008;4:210–213.
35. **Akl MN, Long JB, Giles DL, et al.** Robotic-assisted sacrocolpopexy: Technique and learning curve. *Surg Endosc* 2009;23:2390–2394.
36. **Daneshgari F, Kefer JC, Moore C, et al.** Robotic abdominal sacrocolpopexy/sacrouteropexy repair of advanced female pelvic organ prolapse (POP): Utilizing POP-quantification-based staging and outcomes. *BJU Int* 2007;100:875–879.
37. **Visco AG, Advincula AP.** Robotic gynecologic surgery. *Obstet Gynecol* 2008;112:1369–1384.
38. **Paraiso MF, Jelovsek JE, Frick A, et al.** Laparoscopic compared with robotic sacrocolpopexy for vaginal prolapse: A randomized controlled trial. *Obstet Gynecol* 2011;118:1005–1013.
39. **Mabrouk M, Frumovitz M, Greer M, et al.** Trends in laparoscopic and robotic surgery among gynecologic oncologists: A survey update. *Gynecol Oncol* 2009;112:501–505.
40. **Magrina JF, Weaver AL.** Laparoscopic treatment of endometrial cancer: Five-year recurrence and survival rates. *Eur J Gynaecol Oncol* 2004;25:439–441.
41. **Malur S, Possover M, Michels W, et al.** Laparoscopic-assisted vaginal versus abdominal surgery in patients with endometrial cancer–a prospective randomized trial. *Gynecol Oncol* 2001;80:239–244.
42. **Nezhat F, Yadav J, Rahaman J, et al.** Analysis of survival after laparoscopic management of endometrial cancer. *J Minim Invasive Gynecol* 2008;15:181–187.
43. **Cho YH, Kim DY, Kim JH, et al.** Laparoscopic management of early uterine cancer: 10-year experience in Asian Medical Center. *Gynecol Oncol* 2007;106:585–590.
44. **Magrina JF.** Outcomes of laparoscopic treatment for endometrial cancer. *Curr Opin Obstet Gynecol* 2005;17:343–346.
45. **Magrina JF, Mutone NF, Weaver AL, et al.** Laparoscopic lymphadenectomy and vaginal or laparoscopic hysterectomy with bilateral salpingo-oophorectomy for endometrial cancer: Morbidity and survival. *Am J Obstet Gynecol* 1999;181:376–381.
46. **Bell MC, Torgerson J, Seshadri-Kreaden U, et al.** Comparison of outcomes and cost for endometrial cancer staging via traditional laparotomy, standard laparoscopy and robotic techniques. *Gynecol Oncol* 2008;111:407–411.
47. **Boggess JF, Gehrig PA, Cantrell L, et al.** A comparative study of 3 surgical methods for hysterectomy with staging for endometrial cancer: Robotic assistance, laparoscopy, laparotomy. *Am J Obstet Gynecol* 2008;199:360.e361–e369.
48. **Gehrig PA, Cantrell LA, Shafer A, et al.** What is the optimal minimally invasive surgical procedure for endometrial cancer staging in the obese and morbidly obese woman? *Gynecol Oncol* 2008;111:41–45.
49. **Holloway RW, Ahmad S, DeNardis SA, et al.** Robotic-assisted laparoscopic hysterectomy and lymphadenectomy for endometrial cancer: Analysis of surgical performance. *Gynecol Oncol* 2009;115: 447–452.
50. **Seamon LG, Cohn DE, Henretta MS, et al.** Minimally invasive comprehensive surgical staging for endometrial cancer: Robotics or laparoscopy? *Gynecol Oncol* 2009;113:36–41.
51. **Magrina JF, Zanagnolo V, Giles D, et al.** Robotic surgery for endometrial cancer: Comparison of perioperative outcomes and recurrence

with laparoscopy, vaginal/laparoscopy, and laparotomy. *Eur J Gynaecol Oncol* 2011;32:476–480.
52. **Zullo F, Palomba S, Russo T, et al.** A prospective randomized comparison between laparoscopic and laparotomic approaches in women with early stage endometrial cancer: A focus on the quality of life. *Am J Obstet Gynecol* 2005;193:1344–1352.
53. **Frumovitz M, dos Reis R, Sun CC, et al.** Comparison of total laparoscopic and abdominal radical hysterectomy for patients with early-stage cervical cancer. *Obstet Gynecol* 2007;110:96–102.
54. **Holloway RW, Finkler NJ, Pikaart DP, et al.** Comparison of total laparoscopic and abdominal radical hysterectomy for patients with early-stage cervical cancer. *Obstet Gynecol* 2007;110:1174–1175.
55. **Magrina JF.** Robotic surgery in gynecology. *Eur J Gynaecol Oncol* 2007;28:77–82.
56. **Magrina JF, Kho RM, Weaver AL, et al.** Robotic radical hysterectomy: Comparison with laparoscopy and laparotomy. *Gynecol Oncol* 2008;109:86–91.
57. **Nezhat FR, Datta MS, Liu C, et al.** Robotic radical hysterectomy versus total laparoscopic radical hysterectomy with pelvic lymphadenectomy for treatment of early cervical cancer. *JSLS* 2008;12:227–237.
58. **Puntambekar SP, Palep RJ, Puntambekar SS, et al.** Laparoscopic total radical hysterectomy by the Pune technique: Our experience of 248 cases. *J Minim Invasive Gynecol* 2007;14:682–689.
59. **Zakashansky K, Lerner DL.** Total laparoscopic radical hysterectomy for the treatment of cervical cancer. *J Minim Invasive Gynecol* 2008;15:387–388.
60. **Ramirez PT, Frumovitz M, Pareja R, et al.** Minimally invasive versus abdominal radical hysterectomy for cervical cancer. *N Engl J Med* DOI: 10.1056/NEJMoa1806395.
61. **Magrina JF, Kho R, Magtibay PM.** Robotic radical hysterectomy: Technical aspects. *Gynecol Oncol* 2009;113:28–31.
62. **Persson J, Reynisson P, Borgfeldt C, et al.** Robot assisted laparoscopic radical hysterectomy and pelvic lymphadenectomy with short and long term morbidity data. *Gynecol Oncol* 2009;113:185–190.
63. **Soliman PT, Frumovitz M, Sun CC, et al.** Radical hysterectomy: A comparison of surgical approaches after adoption of robotic surgery in gynecologic oncology. *Gynecol Oncol* 2011;123:333–336.
64. **Boggess JF, Gehrig PA, Cantrell L, et al.** A case-control study of robot-assisted type III radical hysterectomy with pelvic lymph node dissection compared with open radical hysterectomy. *Am J Obstet Gynecol* 2008;199:357.e351–e357.
65. **Estape R, Lambrou N, Diaz R, et al.** A case matched analysis of robotic radical hysterectomy with lymphadenectomy compared with laparoscopy and laparotomy. *Gynecol Oncol* 2009;113:357–361.
66. **Maggioni A, Minig L, Zanagnolo V, et al.** Robotic approach for cervical cancer: Comparison with laparotomy: a case control study. *Gynecol Oncol* 2009;115:60–64.
67. **Magrina JF, Pawlina W, Kho RM, et al.** Robotic nerve-sparing radical hysterectomy: Feasibility and technique. *Gynecol Oncol* 2011;121:605–609.
68. **Ramirez PT, Schmeler KM, Wolf JK, et al.** Robotic radical parametrectomy and pelvic lymphadenectomy in patients with invasive cervical cancer. *Gynecol Oncol* 2008;111:18–21.
69. **Magrina JF, Magtibay PM.** Robotic nerve-sparing radical parametrectomy: Feasibility and technique. *Int J Med Robot* 2012;8:206–209.
70. **Diaz-Feijoo B, Gil-Moreno A, Puig O, et al.** Total laparoscopic radical trachelectomy with intraoperative sentinel node identification for early cervical stump cancer. *J Minim Invasive Gynecol* 2005;12:522–524.
71. **Zanagnolo V, Magrina JF.** Robotic radical trachelectomy after supracervical hysterectomy for cut-through endometrial adenocarcinoma stage IIB: A case report. *J Minim Invasive Gynecol* 2009;16:655–657.
72. **Persson J, Kannisto P, Bossmar T.** Robot-assisted abdominal laparoscopic radical trachelectomy. *Gynecol Oncol* 2008;111:564–567.
73. **Ramirez PT, Schmeler KM, Malpica A, et al.** Safety and feasibility of robotic radical trachelectomy in patients with early-stage cervical cancer. *Gynecol Oncol* 2010;116:512–515.
74. **Burnett AF, O'Meara AT, Bahador A, et al.** Extraperitoneal laparoscopic lymph node staging: The University of Southern California experience. *Gynecol Oncol* 2004;95:189–192.
75. **Gil-Moreno A, Franco-Camps S, Diaz-Feijoo B, et al.** Usefulness of extraperitoneal laparoscopic paraaortic lymphadenectomy for lymph node recurrence in gynecologic malignancy. *Acta Obstet Gynecol Scand* 2008;87:723–730.
76. **Kehoe SM, Abu-Rustum NR.** Transperitoneal laparoscopic pelvic and paraaortic lymphadenectomy in gynecologic cancers. *Curr Treat Options Oncol* 2006;7:93–101.
77. **Marnitz S, Kohler C, Roth C, et al.** Is there a benefit of pretreatment laparoscopic transperitoneal surgical staging in patients with advanced cervical cancer? *Gynecol Oncol* 2005;99:536–544.
78. **Querleu D, Dargent D, Ansquer Y, et al.** Extraperitoneal endosurgical aortic and common iliac dissection in the staging of bulky or advanced cervical carcinomas. *Cancer* 2000;88:1883–1891.
79. **Tillmanns T, Lowe MP.** Safety, feasibility, and costs of outpatient laparoscopic extraperitoneal aortic nodal dissection for locally advanced cervical carcinoma. *Gynecol Oncol* 2007;106:370–374.
80. **Fanning J, Fenton B, Purohit M.** Robotic radical hysterectomy. *Am J Obstet Gynecol* 2008;198:649.e641–e644.
81. **Kim YT, Kim SW, Hyung WJ, et al.** Robotic radical hysterectomy with pelvic lymphadenectomy for cervical carcinoma: A pilot study. *Gynecol Oncol* 2008;108:312–316.
82. **Magrina JF, Long JB, Kho RM, et al.** Robotic transperitoneal infrarenal aortic lymphadenectomy: Technique and results. *Int J Gynecol Cancer* 2010;20:184–187.
83. **Coronado PJ, Fasero M, Magrina JF, et al.** Comparison of perioperative outcomes and cost between robotic-assisted and conventional laparoscopy for transperitoneal infrarenal para-aortic lymphadenectomy (TIPAL). *J Minim Invasive Gynecol* 2014;21:674–681.
84. **Magrina JF, Kho R, Montero RP, et al.** Robotic extraperitoneal aortic lymphadenectomy: Development of a technique. *Gynecol Oncol* 2009;113:32–35.
85. **Vergote I, Pouseele B, Van Gorp T, et al.** Robotic retroperitoneal lower para-aortic lymphadenectomy in cervical carcinoma: First report on the technique used in 5 patients. *Acta Obstet Gynecol Scand* 2008;87:783–787.
86. **Field JB, Benoit MF, Dinh TA, et al.** Computer-enhanced robotic surgery in gynecologic oncology. *Surg Endosc* 2007;21:244–246.
87. **Lambaudie E, Narducci F, Leblanc E, et al.** Robotically-assisted laparoscopic anterior pelvic exenteration for recurrent cervical cancer: Report of three first cases. *Gynecol Oncol* 2010;116:582–583.
88. **Bandera CA, Magrina JF.** Robotic surgery in gynecologic oncology. *Curr Opin Obstet Gynecol* 2009;21:25–30.
89. **Diaz-Arrastia C, Jurnalov C, Gomez G, et al.** Laparoscopic hysterectomy using a computer-enhanced surgical robot. *Surg Endosc* 2002; 16:1271–1273.
90. **Lambaudie E, Houvenaeghel G, Walz J, et al.** Robot-assisted laparoscopy in gynecologic oncology. *Surg Endosc* 2008;22:2743–2747.
91. **Reynolds RK, Burke WM, Advincula AP.** Preliminary experience with robot-assisted laparoscopic staging of gynecologic malignancies. *JSLS* 2005;9:149–158.
92. **van Dam PA, van Dam PJ, Verkinderen L, et al.** Robotic-assisted laparoscopic cytoreductive surgery for lobular carcinoma of the breast metastatic to the ovaries. *J Minim Invasive Gynecol* 2007;14:746–749.
93. **Magrina JF, Cetta RL, Chang YH, et al.** Analysis of secondary cytoreduction for recurrent ovarian cancer by robotics, laparoscopy, and laparotomy. *Gynecol Oncol* 2013;129:336–340.
94. **Escobar PF, Levinson KL, Magrina J, et al.** Feasibility and perioperative outcomes of robotic-assisted surgery in the management of recurrent ovarian cancer: A multi-institutional study. *Gynecol Oncol* 2014;134:253–256.
95. **Espada M, Munoz R, Noble BN, et al.** Insulation failure in robotic and laparoscopic instrumentation: A prospective evaluation. *Am J Obstet Gynecol* 2011;205(2):121.e1–e5.

PARTE 5

Uroginecologia

CAPÍTULO 29
Trato Urinário 690
Vatché A. Minassian, Iwona Gabriel

CAPÍTULO 31
Disfunção Anorretal 765
May S. Sanaee, Robert E. Gutman, Geoffrey W. Cundiff

CAPÍTULO 30
Prolapso dos Órgãos Pélvicos 724
Alicia V. Ballard, Isuzu Meyer, Robert Edward Varner, Jonathan L. Gleason, Holly E. Richter

CAPÍTULO 29

Trato Urinário

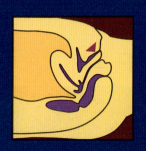

Vatché A. Minassian, Iwona Gabriel

PONTOS-CHAVE

1. O trato urinário inferior compreende a bexiga e a uretra; está sob controle dos sistemas nervosos somático e autônomo e é anatomicamente sustentado pela musculatura do assoalho pélvico.

2. A incontinência urinária, embora subdiagnosticada, é muito comum, tem impacto significativo na qualidade de vida e geralmente é tratada com sucesso com tratamentos conservadores ou cirúrgicos.

3. A incontinência urinária de esforço é o subtipo mais comum e ocorre com o aumento da pressão abdominal; pode ser tratada com exercícios para o assoalho pélvico, pessários, modificação comportamental e cirurgia.

4. A incontinência urinária de urgência ocorre com uma vontade repentina de urinar que não pode ser adiada; ela pode ser tratada com treinamento da bexiga, medicamentos, modificação comportamental, injeções de onabutulinumtoxinA na bexiga e neuromodulação.

5. A incontinência urinária mista é a ocorrência concomitante da incontinência de esforço e de urgência; é o subtipo mais incômodo e impactante, e mais comum no fim da idade adulta.

6. A disfunção miccional e a síndrome da dor vesical são menos comuns do que a incontinência urinária, mas são mais difíceis de tratar com sucesso.

INTRODUÇÃO

1. O trato urinário nas mulheres é composto pela bexiga, que recebe e armazena a urina dos rins conforme é levada para baixo através dos ureteres direito e esquerdo. A bexiga expele a urina do corpo pela uretra quando atinge sua capacidade máxima ou quando é socialmente apropriado fazê-lo. Para ajudar a cumprir esse papel duplo de armazenamento e micção, a bexiga e a uretra são envolvidas por músculos cujas fibras são inervadas por uma intrincada rede de nervos autônomos e somáticos, e são anatomicamente sustentados por um sistema complexo de músculos do assoalho pélvico, fáscias, tecido conjuntivo e nervos na pelve.

Anatomia do trato urinário inferior

Na posição supina, a bexiga é posicionada entre o osso púbico e a fáscia transversal anteriormente e a fáscia endopélvica, vagina e útero posteriormente. As margens laterais da bexiga confinam a fáscia obturadora e a condensação de músculo e tecido conjuntivo, conhecida como fáscia do músculo/arco tendíneo (linha branca). A bexiga é composta por três camadas, a mucosa, o detrusor (principalmente, músculo liso) e a serosa. A mucosa da bexiga consiste em urotélio, membrana basal e lâmina própria. Esta última é composta por uma matriz extracelular com diferentes tipos de células, terminações nervosas e vasos linfáticos e sanguíneos, os quais podem desempenhar um papel na manutenção da complacência vesical e atuar como um portal de comunicação entre o sistema nervoso e o músculo vesical.[1] O trígono, que é a base da bexiga, recebe o nome da tríade composta pelos dois orifícios ureterais e da uretra proximal que compõe os três cantos do triângulo. A uretra é uma estrutura tubular de 4 cm rodeada por músculos esqueléticos. Ele passa sobre a parede anterior da vagina e sai pelo diafragma urogenital sob a sínfise púbica e se abre na parte superior do introito (**Figura 29.1**).

Inervação da bexiga e uretra

A bexiga é inervada principalmente pelos sistemas nervoso autônomo, simpático e parassimpático. O sistema nervoso simpático origina-se da região toracolombar da medula espinal. A transmissão do sinal ocorre através dos gânglios paraespinais com a norepinefrina, sendo o neurotransmissor pós-ganglionar primário, estimulando dois tipos diferentes de receptores adrenérgicos: (a) os receptores alfa estão localizados principalmente na uretra e no trígono e (b) os receptores beta estão localizados principalmente no corpo do músculo detrusor. O sistema nervoso parassimpático origina-se da região sacral da medula espinal. Ao contrário do sistema simpático, o sistema parassimpático tem neurônios longos que saem de S2 para S4, fazem sinapses com seus gânglios mais próximos do órgão final (bexiga) e transmitem seus sinais por meio de neurônios pós-ganglionares curtos para o corpo do músculo detrusor. A transmissão de mensagens ocorre por meio de neurotransmissores de acetilcolina estimulando receptores muscarínicos (ou colinérgicos). O sistema nervoso somático desempenha um papel secundário no sistema do trato urinário inferior. Origina-se da região sacral (S2-S4) da medula espinal através do nervo pudendo; fornece inervação motora para o esfíncter uretral e músculos do assoalho pélvico e inervação sensorial para o períneo.[2]

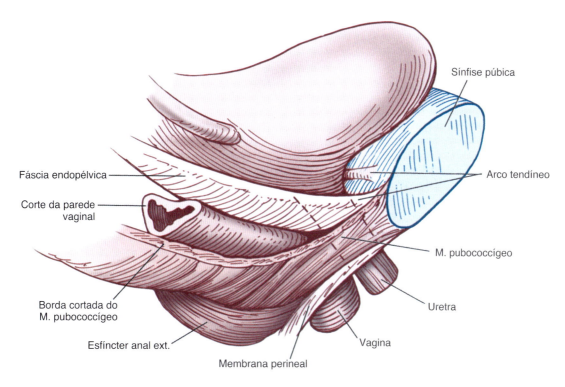

Figura 29.1 Vista lateral do assoalho pélvico mostrando a localização anatômica da bexiga, uretra, vagina e estruturas de suporte do assoalho pélvico seccionadas ao nível do colo vesical.

O comando central do centro de micção sacral vem de impulsos gerados no nível do centro miccional pontino localizado no tronco encefálico, que é regulado por sinais que surgem de níveis superiores do cerebelo e córtex cerebral. Esta interação complexa entre o córtex, cerebelo e tronco cerebral desempenha um papel fundamental e duplo de: (a) *inibição*, que apoia a função de armazenamento durante a fase de enchimento, e (b) *estimulação*, que facilita a função de esvaziamento da bexiga durante a fase de micção.[3]

Fisiologia do armazenamento e da micção

O papel principal da bexiga é armazenar a urina produzida pelos rins e excretada através dos ureteres e, subsequentemente, eliminar a urina para fora do corpo através da uretra. A função de armazenamento é possibilitada por vários fatores, incluindo: (a) fatores intrínsecos à bexiga, como a capacidade de suas fibras musculares lisas elásticas de se esticarem conforme o volume de urina aumenta, (b) fatores extrínsecos à bexiga, incluindo estímulos neurológicos excitatórios que contraem a uretra proximal e o esfíncter uretral e estímulos neurológicos inibitórios que inibem (ou relaxam) o músculo detrusor. Essa função de reservatório exercida pela bexiga, que de fato se traduz em seu mecanismo de continência, é dependente do bom funcionamento do sistema nervoso autônomo (simpático e parassimpático) e do sistema nervoso somático.[4]

A continência durante o armazenamento depende da integridade do músculo da bexiga, da uretra e das estruturas de suporte do assoalho pélvico ao redor do trato urinário inferior, incluindo os músculos levantadores do ânus, fáscia endopélvica e suas fixações na parede pélvica lateral e na linha branca. A uretra possui vários componentes dentro ou ao redor dela que desempenham um papel importante, e incluem os músculos estriados do esfíncter uretral, os músculos lisos da uretra e a neurovasculatura da parede uretral, os quais ajudam a manter a elasticidade e a função de coaptação das paredes da uretra durante os momentos de enchimento da bexiga.[5,6] **As estruturas extrínsecas que sustentam a uretra e a função uretral intrínseca são igualmente importantes, na medida em que um defeito na primeira pode levar à incontinência urinária resultante da hipermobilidade da junção uretrovesical, e um defeito na outra pode levar à incontinência urinária causada por deficiência esfincteriana intrínseca.**

Durante a fase de enchimento, o sistema nervoso simpático, através da região lombar da medula espinal, envia sinais inibitórios aos receptores beta na bexiga para relaxar e sinais excitatórios para os músculos lisos do trigono e da uretra se contraírem. À medida que a bexiga se distende, suas fibras aferentes enviam impulsos para o sistema nervoso central, através do nervo pélvico, para a medula espinal sacral. Isso inicia dois tipos de impulsos: um que é transmitido horizontalmente por meio do reflexo da micção de volta para a bexiga, e outro que é transmitido verticalmente para o cérebro. Este último tomará uma de duas decisões conscientes. Se for socialmente inapropriado iniciar a micção, ele enviará impulsos excitatórios através do nervo pudendo para contrair a musculatura do assoalho pélvico e o esfíncter uretral externo, e impulsos inibitórios para suplementar a função do sistema simpático. Alternativamente, o cérebro pode decidir que é um momento oportuno para eliminar a urina. Nesse caso, ele enviará impulsos voluntários aos músculos estriados para relaxar o assoalho pélvico e o esfíncter uretral. Ele também enviará impulsos facilitadores ao centro miccional pontino para liberar a inibição da bexiga. Isso transmite impulsos pela medula espinal para ativar o reflexo de micção sacral por meio do sistema parassimpático, resultando na estimulação dos receptores colinérgicos e na contração da bexiga enquanto a uretra está relaxada.[7]

INCONTINÊNCIA URINÁRIA

Distúrbios de armazenamento de urina são tipicamente expressos por pacientes com um número limitado de sintomas relacionados com o controle da bexiga, que incluem urgência urinária, aumento da frequência urinária, noctúria e incontinência urinária. A urgência é definida como um desejo repentino e compulsivo de urinar, difícil de adiar.[8] A frequência (*i. e.,* aumento da frequência da micção durante o dia) e a noctúria (aumento da frequência à noite) são substitutos da urgência e são mais comumente usados do que a urgência em estudos epidemiológicos e clínicos, porque são mais fáceis de medir.[9] As atuais diretrizes da International Continence Society (ICS) definem noctúria como acordar uma ou mais vezes para urinar; já a frequência ocorre quando a paciente considera que vai ao banheiro com mais frequência do que o normal.[8]

A incontinência urinária, definida como qualquer perda involuntária de urina, é mais fácil de medir ou quantificar do que a **urgência**. De todos os sintomas de alteração no armazenamento urinário, ela tende a ser o mais angustiante, impactante e oneroso. Embora os sinais e sintomas da incontinência urinária pareçam ser uma expressão direta do distúrbio da bexiga, seu diagnóstico e tratamento não são simples. A *complexidade* da bexiga está em sua *simplicidade*. Existem muitas causas subjacentes que podem potencialmente levar à incontinência urinária. Nas seções a seguir, a incontinência urinária e seus subtipos são definidos, sua epidemiologia e impacto são descritos, assim como são discutidos a fisiopatologia e os fatores de risco associados e a avaliação e o exame de mulheres com incontinência, além de exploradas as várias ferramentas diagnósticas e as modalidades de tratamento disponíveis.

Definições

Definir a incontinência urinária é desafiador. Se a incontinência urinária for definida como qualquer quantidade de perda de urina, então a esmagadora maioria das mulheres pode se enquadrar na definição. Por outro lado, caso a incontinência urinária seja definida com critérios mais rígidos, como a perda de certo volume de urina com um número específico de episódios em 1 mês, apenas uma minoria de mulheres se enquadraria nessa definição. Uma consideração importante é ser capaz de distinguir a função normal da anormal do trato urinário inferior. Embora grande parte do foco da pesquisa clínica seja em indivíduos com incontinência urinária, o desafio final é entender quando a incontinência urinária pré-clínica começa, e, mais importante, a trajetória que leva para progredir para uma condição clinicamente relevante e persistente.

Historicamente, a incontinência urinária foi definida como a perda involuntária de urina representada como um evento objetivamente demonstrável e descrita como um problema social ou higiênico.[10] Embora seja muito específica, essa definição era clinicamente impraticável. As mulheres que apresentavam incontinência subjetiva recebiam pouca ou nenhuma atenção se não fosse observada perda de urina por seus médicos durante o exame ou se não fosse relatado pelas pacientes como um problema de "higiene". Atualmente, **a incontinência urinária é definida como a queixa de qualquer perda involuntária de urina.**[8] Paradoxalmente, essa nova definição inclui um espectro substancial de mulheres que experimentaram raros eventos incidentais de perda de urina. Consequentemente, alguns estudos relatam **estimativas de prevalência de incontinência urinária de até 60%**.[11]

A incontinência urinária tem dois subtipos principais, incontinências urinárias de esforço e de urgência, que ocorrem isoladamente ou estão associadas na mesma paciente, caracterizando a incontinência urinária mista. **A incontinência urinária de esforço é definida como a perda de urina associada a atividades como tossir, espirrar, levantar peso ou rir. A incontinência urinária de urgência é definida como a perda de urina associada a uma forte vontade de urinar.** É digno de nota que o termo "urgência" substituiu "impulso" como um sintoma de distúrbio de armazenamento; o último é considerado um desejo normal (não patológico) de urinar quando a bexiga está cheia. **A incontinência urinária mista é definida como a perda de urina associada à atividade física *e* com forte desejo de urinar.**[8] Mulheres com incontinência urinária podem expressar seus sintomas continuamente (incontinência urinária contínua), com relação sexual (incontinência coital), com mudança de posição (incontinência postural), devido à retenção ou esvaziamento incompleto da bexiga (incontinência por transbordamento), durante o sono (enurese noturna) ou sem notar (incontinência insensível). Finalmente, **o termo *incontinência funcional* é usado para definir mulheres que têm uma função da bexiga intacta, mas ainda relatam incontinência causada por fatores extrínsecos à bexiga.** Os exemplos incluem mulheres idosas com problemas mentais, psicológicos ou de mobilidade que as impedem de chegar ao banheiro a tempo. Um resumo das definições atuais de sintomas de distúrbios de armazenamento de urina do trato urinário inferior é mostrado a seguir (Tabela 29.1).

Embora as incontinências urinárias de esforço e de urgência sejam consideradas doenças diferentes, **é importante observar que as mulheres podem alternar entre elas.** Em um grande estudo com mais de 10.500 mulheres, mudanças significativas no *status* de incontinência foram relatadas ao longo de um período de 2 anos: daquelas com incontinência urinária de urgência inicial, 34 a 38% tiveram remissão, 4 a 9% passaram a apresentar incontinência urinária de esforço e 16 a 20% fizeram a transição para incontinência urinária mista; daquelas com incontinência urinária de esforço inicial, 32 a 41% tiveram remissão, 4% passaram a apresentar incontinência urinária de urgência e 16 a 23% fizeram a transição para incontinência urinária mista; daquelas com incontinência urinária mista inicial, 22 a 27% tiveram remissão, 10 a 11% apresentaram incontinência urinária de urgência e 11 a 15% fizeram a transição para incontinência urinária de esforço.[12]

Epidemiologia da incontinência urinária

Prevalência

As estimativas de prevalência de incontinência urinária entre mulheres variam de 2 a 58%.[11] Essa ampla gama de estimativas resulta da variação nas definições usadas, populações pesquisadas, idade das participantes do estudo e outros motivos. Ao longo da vida, a incontinência urinária afeta mais de uma em cada três mulheres.[13] Dados recentes da população dos EUA mostram que mais de 20 milhões de mulheres têm incontinência urinária, e isso deve aumentar em mais de 50% na próxima década.[14] Embora a prevalência geral de incontinência urinária aumente com a idade, os padrões de prevalência diferem por subtipo de incontinência. **A incontinência urinária de esforço atinge o pico na faixa de**

Tabela 29.1 Classificação e definição de sintomas do trato urinário inferior em mulheres.

I. Armazenamento anormal	Sintomas e sinais
Incontinência (sintoma)	Qualquer perda involuntária de urina
Incontinência urinária de esforço (sintoma)	Perda involuntária por esforço ou exercício, espirro ou tosse
Incontinência urinária de esforço (sinal)	Observação de perda involuntária pela uretra, relacionada com o exercício/esforço físico, ou espirros ou tosse
Incontinência urinária de urgência (sintoma)	Perda involuntária de urina associada a urgência
Incontinência mista	Perda involuntária de urina associada a urgência e também com exercício ou esforço físico ou espirros ou tosse
Incontinência urinária contínua	Perda involuntária contínua de urina
Frequência	Número de micções por dia, desde acordar pela manhã até adormecer à noite
Frequência urinária diurna aumentada	A micção ocorre com mais frequência durante as horas de vigília do que anteriormente considerado normal pelas mulheres (tradicionalmente definido como mais de sete episódios)
Noctúria	Interrupção do sono 1 ou mais vezes devido à necessidade de urinar (cada micção é precedida e seguida pelo sono)
Enurese noturna	Perda involuntária de urina que ocorre durante o sono
Urgência	Desejo repentino e irresistível de urinar que é difícil de adiar
Incontinência urinária postural	Perda involuntária de urina associada a mudança de posição corporal, por exemplo, levantar de uma posição sentada ou deitada
Incontinência urinária insensível	Incontinência urinária em que a mulher não sabia como ocorreu
Incontinência coital	Perda involuntária de urina com o coito. Esse sintoma pode ser subdividido em aquele que ocorre com a penetração ou intromissão e aquele que ocorre no orgasmo
Síndrome da bexiga hiperativa (SBH)	Urgência urinária, geralmente acompanhada de frequência e noctúria, com ou sem incontinência urinária de urgência, na ausência de infecção do trato urinário ou outra patologia óbvia

50 anos e é, em geral, o subtipo mais comum. A prevalência das incontinências urinárias de urgência e mista é relativamente baixa até a faixa de 40 anos, mas aumenta gradualmente a partir de então. A prevalência média das incontinências urinárias de esforço, de urgência e mista é de 13, 5 e 11%, respectivamente.

A incontinência urinária mista torna-se o subtipo dominante no final da idade adulta[15].

Incidência e remissão

Estudos longitudinais relatam grandes variações nas taxas de incidência de incontinência urinária, as quais estão entre 5 e 20%. Em uma metanálise, a incidência específica por idade variou entre 2/1.000 pessoas/ano antes dos 40 anos e aumentou para 5/1.000 pessoas/ano aos 50 anos.[16] As taxas de remissão da incontinência urinária são igualmente elevadas e variam entre 3 e 12%. Dados de estudos longitudinais sugerem que a incontinência urinária é muito dinâmica, na qual as mulheres melhoram e pioram da perda de urina.[17-20] Vale ressaltar que a maioria dos estudos longitudinais que descrevem a incidência e a remissão da incontinência urinária oferecem poucos esclarecimentos sobre a história natural dos subtipos de incontinência urinária e as taxas de transição entre incontinências urinárias de esforço, urgência e mista.[12]

Impacto da incontinência urinária

A incontinência urinária é uma condição emocional, social, física e economicamente onerosa.[21,22] Tem um impacto significativo na qualidade de vida (QV), em que a incontinência urinária está associada a constrangimento, ansiedade e depressão.[22-24] Esse ônus emocional pode levar as mulheres a adotarem estratégias de enfrentamento que as isolam ainda mais de seu ambiente social, resultando em maior deterioração da QV. Existe um ciclo descendente, que resulta na piora da função psicológica. Estudos que examinaram o ônus da doença mostraram que a incontinência urinária mista é mais grave, incômoda e impactante na QV do que a incontinência urinária de esforço ou de urgência.[25,26]

Apesar do amplo impacto da incontinência urinária, apenas uma minoria das mulheres busca ou recebe atendimento para seu problema, resultando em subdiagnósticos e subtratamentos. Como a maioria das mulheres com estágios iniciais de incontinência urinária (i. e., incontinência urinária leve a moderada) não procura atendimento, quando finalmente apresenta sintomas avançados (incontinência urinária grave), perde-se a oportunidade de prevenir ou reverter a progressão do problema.[11] Tratar a incontinência urinária é um ônus e um custo substanciais para os cuidadores e para a comunidade. A presença de incontinência urinária aumenta o risco de internações em casas de repouso, e em mulheres que vivem na comunidade, os custos totais da incontinência urinária (diretos e indiretos) são de cerca de 11,2 bilhões de dólares/ano.[27,28]

Fisiopatologia

Incontinência urinária de esforço

Historicamente, os principais suportes uretrais responsáveis pela continência eram considerados o colo da bexiga e a uretra proximal. Os ligamentos pubouretrais, estendendo-se da superfície inferior do osso púbico até a uretra, eram considerados estruturalmente importantes para manter a continência.[29] DeLancey usou estudos com cadáveres para formular a *Teoria de Hammock* (das Redes), em que propôs que o suporte primário do colo da bexiga e da uretra fosse exercido por uma parede vaginal intacta na base da bexiga.[30] Por meio de suas fixações fibrosas e musculares à parede lateral pélvica, ou seja, à condensação dos músculos levantadores do ânus, a vagina parece funcionar como uma rede para apoiar o colo da bexiga, comprimir a uretra e, portanto, manter a continência. A perda da integridade da rede resulta em incontinência urinária de esforço.[30]

Concomitantemente, Petros e Ulmsten propuseram *a Teoria Integral* da continência.[31] Eles se basearam no trabalho de DeLancey e de outros e levantaram a hipótese de que a incontinência urinária de esforço ocorre como resultado da frouxidão do tecido conjuntivo da vagina e seus ligamentos de suporte, que são: pubouretral, cardinal/útero-sacro e fáscia do músculo que se liga ao arco tendíneo da pelve. A teoria integral destacou o papel dos ligamentos suspensores que sustentam a vagina proximal que sustenta a uretra média. Ela apresenta a hipótese de que o movimento multidirecional da musculatura do assoalho pélvico coordena o mecanismo de continência uretral: (a) a direção anterior do músculo pubococcígeo traciona o meio da vagina para frente contra o ligamento pubouretral, para fechar a uretra por trás; (b) a direção para trás da placa levantadora traciona a parte superior da vagina e a base da bexiga para trás e para baixo em um plano ao redor do ligamento pubouretral, para fechar a uretra proximal.[32] Nos anos subsequentes, usando observações urodinâmicas, radiológicas e clínicas, DeLancey propôs que a integridade da uretra é tão, senão mais, importante na manutenção da continência do que as estruturas de suporte subjacentes. Essas estruturas incluem a coaptação das paredes da mucosa uretral com sua neurovasculatura, músculos lisos e os músculos esfincterianos estriados.[6] Portanto, a teoria mais aceita atualmente da patogênese da incontinência urinária de esforço é a perda da integridade das estruturas intrínsecas à uretra, e em menor extensão das estruturas de suporte pélvico proximais extrínsecas a ela.

Incontinência urinária de urgência

A fisiopatologia da incontinência urinária de urgência não está bem esclarecida, pois a etiologia dessa condição na maioria das mulheres permanece idiopática. O termo "incontinência urinária de urgência" é frequentemente usado concomitantemente com a expressão "bexiga hiperativa (SBH)". A SBH é uma síndrome associada à urgência, geralmente acompanhada de aumento da frequência, noctúria com (SBH-úmida) ou sem (SBH-seca) incontinência urinária de urgência na ausência de infecção do trato urinário ou outra patologia óbvia.[8] Sabe-se que certas condições neurológicas estão associadas à incontinência urinária de urgência.[33] Mulheres com esclerose múltipla, Parkinson ou lesões da medula espinal têm uma interrupção dos circuitos neuronais em diferentes níveis do sistema nervoso central, resultando na perda do controle inibitório do mecanismo de esvaziamento da bexiga.[34] O centro de micção no cérebro mantém a continência enquanto a bexiga se enche, suprimindo o desejo de urinar.[35] **Qualquer anormalidade nas vias entre o centro miccional e a bexiga pode levar à incontinência urinária de urgência.**[36]

Várias teorias foram desenvolvidas para a SBH não neurogênica ou incontinência urinária de urgência idiopática. A *teoria da hipersensibilidade epitelial* propõe a presença de agentes quimiossensibilizantes que levariam à instabilidade da bexiga. Acredita-se que sejam substâncias inflamatórias, como fator de crescimento do nervo, prostaglandinas e acetilcolina, que aumentam a sensibilidade do músculo detrusor e a excitabilidade neuronal. A influência desses agentes pode ser agravada pela presença de um uroepitélio defeituoso que leva ao aumento da sensibilidade do músculo detrusor.[33,37] A *teoria miogênica* sugere que o assoalho pélvico sofre uma tensão física durante os anos. A disfunção miogênica ocorre secundária à estrutura alterada ou à função desordenada de um grupo de miócitos dentro do músculo liso detrusor, independentemente de seu suprimento nervoso.[38] A obstrução prolongada da saída da bexiga ou isquemia da bexiga (por aterosclerose ou neuropatia diabética) pode levar à desnervação do músculo detrusor, dano muscular e aumento da hiperexcitabilidade à acetilcolina.[38] Essas e outras teorias propostas são provavelmente influenciadas por distúrbios psicossociais, predisposição genética e condições inflamatórias e induzidas por medicamentos.[37]

Incontinência urinária mista

A incontinência urinária mista é o subtipo de incontinência mais comum na idade adulta. Mulheres com incontinência urinária mista tendem a ter sintomas mais graves e mais incômodos, com maior impacto na QV. A incontinência urinária mista pode representar uma combinação de condições de armazenamento da bexiga de diferentes etiologias. Isso pode incluir mulheres com incontinência urinária de esforço e de urgência, quando os sintomas de ambas as condições são expressos no mesmo dia ou em diferentes momentos; ou incontinência urinária de esforço anterior à incontinência urinária de urgência ou que resultou em incontinência urinária de urgência induzida por esforço; ou incontinência urinária de esforço associada à urgência (SBH-seca) sem incontinência. É provável que a incontinência urinária mista compreenda diferentes subtipos fisiopatológicos que ainda não são bem compreendidos.[39]

Outras causas de incontinência urinária

Outras condições que podem estar associadas à incontinência urinária em que a perda de urina ocorre pela uretra incluem os *divertículos uretrais* e a *uretra ectópica*. Um divertículo uretral é uma herniação localizada da mucosa uretral em direção à vagina. Os divertículos ocorrem principalmente na porção distal da uretra de mulheres com idade entre 30 e 60 anos. A etiologia dos divertículos adquiridos é desconhecida, mas uma hipótese aceita é a lesão e o bloqueio das glândulas periuretrais por infecções repetidas do trato urinário com subsequente ruptura para a luz uretral, resultando na formação de um divertículo. Os divertículos podem ser de natureza congênita, provavelmente representando um remanescente do ducto de Gartner.[40] Embora a perda de urina (gotejamento) seja relatada com divertículos uretrais, é comum as mulheres apresentarem sintomas semelhantes a infecções do trato urinário, como disúria, dor uretral, dispareunia e hematúria. No exame físico, uma massa uretral sensível é palpável **(Figura 29.2)**. Um ureter ectópico é uma anomalia congênita em que o ureter se abre na porção distal da uretra ou mais comumente na vagina. Como é o caso da mãe de uma menina que se apresenta ao pediatra reclamando de umidade constante no períneo da filha devido à ausência de qualquer controle esfincteriano.

A incontinência extrauretral ocorre quando uma parte do sistema urinário drena através de uma abertura anormal, contornando a uretra. Essas são condições que podem ser congênitas, como *extrofia da bexiga*, ou traumáticas, como uma *fístula*. A extrofia da bexiga é uma condição rara que envolve a ausência congênita da parede vaginal anterior e da base da bexiga/uretra. Em geral, é identificada no nascimento e pode exigir vários e complicados procedimentos cirúrgicos para reconstruí-la. A fístula é uma condição adquirida em que

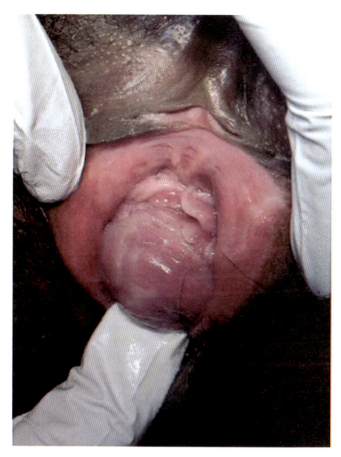

Figura 29.2 Divertículo uretral. (De: **Iyer S, Minassian VA.** Resection of urethral diverticulum in pregnancy. *Obstet Gynecol* 2013;122:467-469; Figura 2, com permissão.)

há uma ou mais comunicações diretas entre a vagina e o ureter (*fístula ureterovaginal*), bexiga (*fístula vesicovaginal*) ou uretra (*fístula uretrovaginal*). A fístula vesicovaginal é a mais comum e geralmente surge de um parto obstruído prolongado em mulheres mais jovens em regiões rurais pouco desenvolvidas e subdesenvolvidas do mundo. Com o trabalho de parto prolongado, causado por má apresentação fetal ou tamanho inadequado da pelve, o trato urinário inferior e a vagina são comprimidos entre a cabeça do feto e os ossos pélvicos maternos, às vezes por dias. Isso leva a lesões isquêmicas e necrose, resultando em ruptura do tecido e desenvolvimento da fístula **(Figura 29.3)**. Outra condição relacionada à obstetrícia, conhecida como síndrome de Youssef, pode surgir de um trajeto fistuloso que se desenvolve entre o útero e a vagina normalmente após cesarianas repetidas. Nesses casos, as pacientes apresentam hematúria cíclica, incontinência urinária e amenorreia.

Ao contrário das causas obstétricas de formação de fístula, nos países desenvolvidos, uma fístula geniturinária geralmente surge de causas ginecológicas. Isso inclui neoplasias pélvicas, cirurgias ginecológicas, como histerectomia, e irradiação pélvica. Um trauma ureteral ou da bexiga não diagnosticado ou uma lesão tratada inadequadamente durante uma histerectomia (vaginal, laparoscópica ou abdominal) pode resultar na formação de fístula, normalmente nas primeiras 2 semanas após a cirurgia. Um processo alternativo de formação de fístula ocorre a partir de uma lesão oculta, não identificada na bexiga ou no ureter, tipicamente durante uma histerectomia laparoscópica em que uma fonte de energia é usada para seccionar os pedículos uterinos. Nesse caso, a fístula pode se desenvolver como resultado de uma lesão insidiosa da disseminação de energia para o sistema geniturinário.

Fatores de risco da incontinência urinária

Para entender melhor a fisiopatologia da incontinência urinária e seus subtipos, é importante identificar os fatores de risco associados ou que medeiam o início e a progressão da doença. **Os fatores de risco conhecidos para incontinência urinária incluem: raça, idade, paridade, obesidade, diabetes, tosse crônica, DPOC e tabagismo, cirurgia pélvica anterior, medicamentos e comprometimento funcional e motor.** As evidências de associação entre fatores de risco e incontinência urinária são fortes para alguns e inconclusivas para outros. **A *raça* demonstrou ter um efeito variável na incontinência urinária por subtipo. Em geral, mulheres brancas têm maior prevalência e incidência de incontinência urinária do que mulheres hispânicas, asiáticas e negras.** Mais especificamente, entre os subtipos de incontinência urinária, **as**

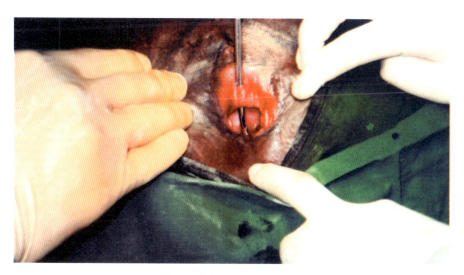

Figura 29.3 Fístula vesicovaginal.

mulheres brancas têm maior risco de desenvolver incontinência urinária de esforço, enquanto as negras têm maior risco de desenvolver incontinência urinária de urgência.[41,42]

A *idade* tem um efeito variável nos subtipos de incontinência urinária. A prevalência de incontinência urinária de esforço atinge o pico aos 50 anos, e depois diminui. O avanço da idade para além dos 50 anos não é um fator de risco apenas para a incontinência urinária de esforço.[15] Isso ocorre porque o parto vaginal está fortemente associado à incontinência urinária de esforço nas primeiras duas décadas após o parto, mas tem pouco ou nenhum efeito depois. Assim, à medida que aumenta o intervalo de tempo entre a idade da mulher e o nascimento dos filhos, ocorre um efeito decrescente do parto e aparecimento da incontinência urinária de esforço.[43,44] Em contraste, **o avanço da idade é um forte indicador de incontinência urinária de urgência e mista**.

A *gravidez* aumenta o risco de incontinência urinária de esforço em cerca de **50% das mulheres grávidas com os sintomas**. Embora a maioria das mulheres relate a resolução de seus sintomas de incontinência urinária de esforço após o nascimento, a recorrência em 5 anos é alta. A *paridade* é outro forte fator de risco para a incontinência urinária, principalmente a de esforço. Uma metanálise de 2016 mostrou que o parto vaginal teve um risco 2 vezes maior de incontinência urinária de esforço quando comparado ao parto cesáreo.[43] **A paridade é um fator de risco para a incontinência urinária mista**; entretanto, controlando sua associação com a incontinência urinária de esforço em mulheres com incontinência urinária mista, a paridade não é um fator de risco para a incontinência urinária de urgência.[45] A maioria dos dados epidemiológicos sugere que uma cesariana reduz o risco de incontinência urinária subsequente.[43,46]

A *obesidade* é outro fator de risco importante para a **incontinência urinária e seus subtipos**.[47,48] Semelhante ao parto vaginal, o efeito do aumento do peso no assoalho pélvico pode levar à lesão do nervo pudendo, com subsequente atrofia do músculo levantador do ânus, levando ao enfraquecimento das estruturas de suporte uretral do assoalho pélvico.[49] **O efeito do aumento de peso é um fator de risco para a incontinência urinária de esforço de início recente e para a de urgência secundária à hiperatividade do músculo detrusor**.[50] Diabetes e obesidade estão fortemente correlacionados, mas mesmo controlando a obesidade, **o diabetes ainda se destaca como fator de risco independente para incontinência urinária de urgência,** e em menor proporção para a de esforço e a mista.[51] Acredita-se que o mecanismo de ação do diabetes seja multifatorial, incluindo: (a) seu efeito diurético, levando ao aumento da frequência e à incontinência urinária de urgência, (b) lesão microvascular nos nervos que irrigam o músculo detrusor, levando à hiperatividade do detrusor e (c) lesão microvascular do nervo (somático) pudendo que inerva o esfíncter uretral.[37]

Fatores de risco, como *cirurgia pélvica anterior*, *tosse crônica* ou *doença pulmonar* e *tabagismo*, têm efeitos prejudiciais potencialmente semelhantes no assoalho pélvico, resultando em incontinência urinária. Por exemplo, **foi demonstrado que a histerectomia anterior está associada à incontinência urinária de esforço e urgência,**[15] **a cirurgia para prolapso aumenta o risco de aparecimento de incontinência urinária de esforço**[52] **e a cirurgia para incontinência urinária de esforço pode levar à incontinência *de novo* ou piorar incontinência urinária de urgência.** O histórico de tabagismo está associado a todos os subtipos de incontinência urinária.[48] Outros fatores de risco, também referidos à incontinência urinária por causas funcionais ou transitórias, são descritos no mnemônio DIAPPERS (Tabela 29.2). Isso inclui certos *medicamentos* (p. ex., medicamentos psicotrópicos), *infecções do trato urinário*, *impactação de fezes* e *comprometimento psicológico* e *motor*. Ao contrário da idade, raça e paridade, esses fatores de risco são modificáveis se tratados ou alterando diretamente seus efeitos sobre o indivíduo e, mais especificamente, sobre a bexiga.

Diagnóstico

Historicamente, o diagnóstico de incontinência urinária exigia uma grande investigação. Primeiro, uma anamnese detalhada e um extenso exame físico e pélvico, incluindo o teste do cotonete (*Q-tip test*), eram realizados. Exaustivos diários de 7 dias sobre a micção das pacientes e vários levantamentos uroginecológicos eram exigidos. Realizavam-se rotineiramente testes laboratoriais e da bexiga, incluindo análise de urina e cultura de urina, teste do absorvente de 24 horas, cistoscopia, urodinâmica, dentre outros. Evidências crescentes indicam que a maioria desses métodos diagnósticos não apresenta bom custo-benefício e que eles são desnecessários durante a investigação inicial de uma mulher com incontinência urinária. **Com base nas novas diretrizes da AUA e ACOG, a avaliação da incontinência urinária foi simplificada.**[53,54] **O teste do cotonete foi praticamente eliminado, e o diário miccional de 7 dias foi substituído por um diário de 2 a 3 dias.**[55-57] **Da mesma forma, foram desenvolvidas formas mais simples e mais curtas de questionários de QV sobre o incômodo e a disfunção sexual específicos para incontinência urinária.** A cistoscopia raramente é indicada para incontinência urinária não complicada, e **a urodinâmica não é mais necessária antes do tratamento para incontinência urinária de urgência simples ou antes da cirurgia para incontinência urinária de esforço não complicada**.[58,59]

Anamnese

A anamnese de uma mulher com incontinência urinária deve explorar a duração do tempo que ela está apresentando a perda de urina, os sintomas associados e sua gravidade. As perguntas são feitas para identificar o subtipo de incontinência, com base nas circunstâncias que envolvem os episódios de perda de urina. A perda associada principalmente a tosse, espirro ou riso é sugestiva de incontinência urinária de esforço; mulheres com incontinência urinária de esforço relatam perda de urina que ocorre enquanto estão na cama elástica com seus filhos, durante atividades como correr e pular, e, às vezes, durante a relação sexual. Os sintomas associados ou imediatamente precedidos por um episódio de urgência são indicativos

Tabela 29.2 Causas reversíveis de incontinência urinária.

D	Delírio
I	Infecção
A	Uretrite atrófica e vaginite
P	Causas farmacológicas
P	Causas psicológicas
E	Produção excessiva de urina
R	Mobilidade restrita
S	Impactação de fezes

De: **Resnick NM, Yalla SV.** Management of urinary incontinence in the elderly. *N Engl J Med* 1985;313:800-805, com permissão.

de incontinência urinária de urgência, que pode estar associada a relatos de aumento da frequência urinária ou noctúria. **Mulheres descrevem sintomas de urgência com ou sem incontinência, provocada pelo som de água corrente (p. ex., lavando louça), por mudança de temperatura, ao sair do carro ou ao abrir a porta para entrar em casa. Muitas, especialmente as mais idosas, relatam sintomas mistos de incontinência urinária de esforço e de urgência, e devem ser solicitadas informações sobre o incômodo e o impacto na QV por subtipo.**

Outras informações clínicas relevantes são a história de tratamento clínico ou cirúrgico anterior para incontinência, infecção do trato urinário coexistente com sintomas, como disúria, hematúria ou dor suprapúbica, ingestão de líquidos e outras condições de saúde (p. ex., neurológicas) ou medicamentos que podem estar associados à incontinência. Por exemplo, uma mulher com histórico de incontinência urinária de esforço que foi submetida à colocação de um *sling* mediouretral pode apresentar sintomas de urgência; outra mulher apresentando incontinência urinária de urgência ocasional, com frequência urinária de 15 episódios durante o dia e apenas 1 vez à noite, pode admitir beber cerca de 4 ℓ de líquidos, incluindo café e refrigerante; em outra situação, uma mulher com diabetes mal controlado que é fumante pode apresentar sintomas de incontinência urinária de urgência (efeito diurético do açúcar) e esforço (efeito da tosse crônica do tabagismo). Muitos medicamentos tomados para outros distúrbios médicos podem afetar o trato urinário inferior e devem ser discutidos com as pacientes como contribuintes potenciais para seus sintomas (Tabela 29.3).

Exame físico

Todas as mulheres que se apresentam com queixa de incontinência urinária devem ser submetidas a um exame físico geral de rotina, com atenção especial às condições que podem afetar sua incontinência, entre elas: função mental e cognitiva (p. ex., demência e sua associação com urgência, frequência e enurese), função neurológica (p. ex., doença de Parkinson e esclerose múltipla e seu efeito na incontinência urinária de urgência), estado cardiovascular (p. ex., insuficiência vascular e edema de membros inferiores e sua associação com noctúria secundária à mobilização noturna de fluidos na posição deitada), função pulmonar (p. ex., doença pulmonar obstrutiva crônica e seu efeito na incontinência urinária de esforço), estado nutricional (efeito da obesidade na incontinência urinária de esforço e urgência), mobilidade, marcha e destreza (incontinência urinária de urgência).

O exame pélvico inclui palpação da pelve e do abdome inferior quanto à presença de massas. A extremidade inferior (reflexos tendinosos profundos) e a sensibilidade perineal e os reflexos nervosos sacrais, incluindo os reflexos bulbocavernosos, são avaliados. Os últimos reflexos são obtidos tocando levemente a pele do clítoris e a região perianal, a fim de provocar contração do esfíncter anal externo. **O objetivo do exame pélvico é investigar a causa subjacente da incontinência urinária e identificar defeitos de suporte pélvico associados. O exame é realizado na posição de litotomia, mas pode exigir uma posição semiereta ou em pé.** A avaliação da vulva e da vagina pode revelar atrofia, vaginite, dermatoses ou dor associada a sintomas de incontinência, urgência e frequência. A inspeção ou palpação da uretra pode revelar aumento na sensibilidade ou a presença de uma massa, sugestiva de infecção ou divertículo. **O estadiamento do prolapso dos diferentes compartimentos do assoalho pélvico é realizado (ver Capítulo 30). A integridade da musculatura do assoalho pélvico e dos músculos elevadores do ânus deve ser avaliada. Com dois dedos na vagina, é solicitado à paciente contrair os músculos usados para "reter a urina" ou "segurar gases". A capacidade de contração, a força e a duração da contração são medidas. Finalmente, exames bimanuais e retovaginais são realizados para avaliar massas pélvicas ou anexiais, integridade do esfíncter anal e sensibilidade pélvica.**

Teste do cotonete (Q-tip test)

O teste do cotonete, que não é mais recomendado, envolve a introdução de um cotonete na uretra e a solicitação à paciente para fazer a Valsalva, a fim de medir a movimentação do cotonete e a medição do desvio/ângulo da uretra em relação à linha de base. Desvio de mais de 30° é consistente com hipermobilidade da uretra/ângulo uretrovesical. Ausência de desvio ou apenas um ângulo mínimo em uma mulher com incontinência urinária de esforço pode indicar deficiência esfincteriana intrínseca, conhecida como uretra tipo *stove-pipe* na língua inglesa. O teste do cotonete não é mais recomendado, devido ao desconforto associado à inserção do cotonete na uretra. Informações equivalentes podem ser obtidas a partir de um cotonete colocado na vagina para medir a mobilidade uretral enquanto a paciente é solicitada a fazer a manobra de Valsalva.[55]

Teste de esforço

Durante o exame pélvico, é solicitado à paciente que tussa. Ele pode ser feito com a bexiga cheia ou vazia. A vantagem de fazer com a bexiga cheia é que é mais fácil demonstrar a perda de urina. Se a anamnese for sugestiva, mas a perda de urina não for observada na posição de litotomia, pode ser solicitado que a paciente se levante e pula e/ou tussa vigorosamente enquanto o examinador observa se ocorre a perda de urina. Observe que

Tabela 29.3	**Medicamentos que podem afetar a função do trato urinário.**

1. Sedativos como os benzodiazepínicos podem causar confusão mental e incontinência secundária, principalmente em pacientes idosas
2. O álcool pode ter efeitos semelhantes aos dos benzodiazepínicos e também prejudica a mobilidade e causa diurese
3. Anticolinérgicos podem prejudicar a contratilidade do detrusor e causar dificuldade de micção e incontinência por transbordamento. Os medicamentos com propriedades anticolinérgicas são amplamente difundidos e incluem anti-histamínicos, antidepressivos, antipsicóticos, opiáceos, antiespasmódicos e medicamentos usados para tratar a doença de Parkinson
4. Os agonistas alfa, que muitas vezes são encontrados em remédios para resfriado comprados sem receita, aumentam a resistência de saída da urina e podem levar à dificuldade de micção
5. Alfabloqueadores, às vezes usados para tratar hipertensão (p. ex., prazosina, terazosina), podem diminuir a pressão de fechamento uretral e levar à incontinência de esforço
6. Os bloqueadores dos canais de cálcio podem reduzir a contratilidade do músculo liso da bexiga e causar problemas de micção ou incontinência; eles também podem causar edema periférico, o que pode levar a noctúria ou incontinência urinária durante a noite
7. Os inibidores da enzima de conversão da angiotensina podem resultar em uma tosse crônica e incômoda que induz o aumento da incontinência urinária de esforço em uma paciente assintomática

um teste de tosse positivo com a bexiga cheia não pode descartar a incontinência por transbordamento. Uma paciente pode demonstrar evidência objetiva de perda de urina com o esforço, mas simultaneamente apresentar esvaziamento incompleto da bexiga. Obviamente, oferecer uma intervenção cirúrgica, como um *sling* mediouretral, a essa paciente não é o ideal, porque pode resultar em retenção urinária. Como alternativa, um teste de esforço pode ser feito após a paciente esvaziar a bexiga. A perda de urina com a bexiga vazia é um forte indicativo de incontinência urinária de esforço, e, às vezes, pode ser sugestiva de deficiência esfincteriana intrínseca.

Volume residual pós-micção

O volume residual pós-micção é a quantidade de urina que permanece na bexiga dentro de 10 minutos após a micção. Ele pode ser medido usando um cateter de pequeno calibre durante o exame pélvico ou por meio de ultrassom. Este último é menos invasivo e tem um erro padrão de menos de 20%, com mais precisão para volumes menores (*i. e.*, menos de 200 mℓ).[60] Por outro lado, usar o cateter para medir o volume residual pode resultar em uma medida mais exata, especialmente para grandes volumes retidos, e tem o benefício adicional de coletar uma amostra de urina estéril para uma análise da urina ou cultura, se indicado. **Os valores normais de volume residual não estão bem estabelecidos; entretanto, a maioria consideraria < 50 mℓ como dentro do normal e > 150 mℓ como elevado.**[61,62]

Teste simples da bexiga

Existem outros testes simples que podem ser administrados antes (*diário miccional*), durante (*urinálise*) ou depois (*teste do absorvente*) de uma consulta para ajudar o médico a fazer o diagnóstico mais preciso.

Diário miccional

O diário miccional deve representar a quantidade total de líquidos ingeridos, por tipo, e as micções em um período de 24 horas. Historicamente, os diários miccionais eram feitos por um período de 7 dias, mas era muito inconveniente para as pacientes o completarem, e as evidências mostram que um diário de 2 a 3 dias é igualmente confiável.[56] **As informações obtidas com a ingestão de líquidos são importantes porque ajudam a contextualizar os sintomas de urgência, frequência e noctúria.** Além da ingestão de líquidos, o diário miccional oferece informações sobre vários dados, como débito urinário, incontinência urinária e circunstâncias que envolvem o(s) episódio(s) de perda urinária. É solicitado à paciente medir a quantidade de urina eliminada por hora durante o dia e a noite; pode-se avaliar a produção total de urina em 24 horas, o número de micções por dia, o volume miccional médio e a capacidade da bexiga (maior volume miccional). A paciente também documenta o momento em que ocorre a perda de urina e se o evento está associado a esforço (p. ex., tosse, espirro ou risada) ou urgência **(Figura 29.4)**.

O diário miccional ajuda a esclarecer o diagnóstico quando as informações coletadas durante a anamnese e o exame pélvico são inconclusivas. Por exemplo, a ingestão de grandes volumes de líquidos ou o consumo de grandes quantidades de cafeína e álcool podem facilmente explicar por que uma mulher pode relatar um aumento fisiológico na frequência e urgência urinária. Alternativamente, um diário miccional que mostra uma ingestão de líquidos em 24 horas de 1,5 ℓ e nada para beber 3 horas antes de deitar-se em uma paciente que relata uma frequência diurna de 2 horas, noctúria de 3 a 4 vezes, e com pequenos volumes, pode representar uma condição patológica, como SBH ou incontinência urinária de urgência.

Urinálise

A urinálise por simples fita reagente é útil para descartar uma infecção do trato urinário, especialmente na presença de sintomas irritativos do trato urinário inferior, como urgência, frequência, noctúria e disúria. A presença de nitritos, leucócitos e/ou hematúria na fita reagente pode indicar infecção do trato urinário. É importante observar que a detecção de hematúria em uma fita reagente não é conclusiva para a presença de sangue na urina e

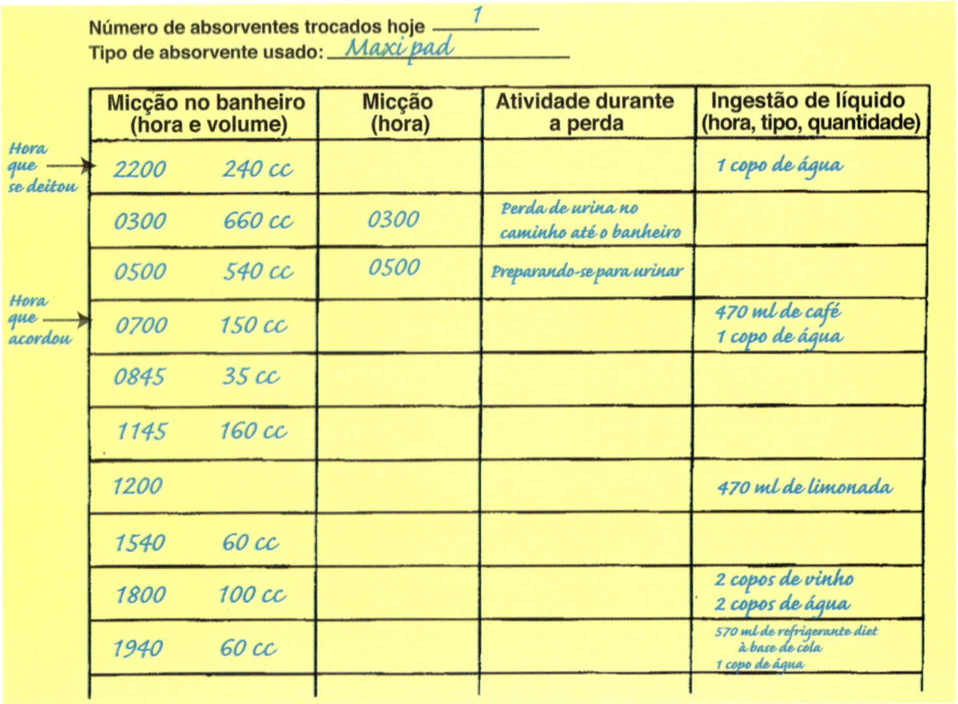

Número de absorventes trocados hoje: 1
Tipo de absorvente usado: Maxi pad

	Micção no banheiro (hora e volume)	Micção (hora)	Atividade durante a perda	Ingestão de líquido (hora, tipo, quantidade)
Hora que se deitou →	2200 240 cc			1 copo de água
	0300 660 cc	0300	Perda de urina no caminho até o banheiro	
	0500 540 cc	0500	Preparando-se para urinar	
Hora que acordou →	0700 150 cc			470 ml de café 1 copo de água
	0845 35 cc			
	1145 160 cc			
	1200			470 ml de limonada
	1540 60 cc			
	1800 100 cc			2 copos de vinho 2 copos de água
	1940 60 cc			570 ml de refrigerante diet à base de cola 1 copo de água

Figura 29.4 Exemplo de um diário miccional incluindo tempo e quantidade de micção durante o dia e à noite, episódios de incontinência urinária e atividade associada, volume, tipo e tempo de ingestão de líquidos.

deve ser confirmada com uma avaliação microscópica específica. A amostra para urinocultura pode ser enviada para confirmar a presença de infecção. O tratamento de uma infecção do trato urinário pode ajudar a melhorar esses sintomas. Geralmente, não é recomendado tratar a bacteriúria em mulheres assintomáticas.

Teste do absorvente

Ele não é realizado de rotina. É uma ferramenta objetiva útil usada em pesquisas, uma vez que quantifica o volume e a frequência da perda de urina pela contagem e pesagem dos absorventes usados em um período de 24 a 48 horas. Uma aplicação de pesquisa de teste do absorvente pode incluir um novo teste de medicamento para tratar a incontinência urinária de urgência. Nesse caso, pode-se solicitar às pacientes o uso de absorventes para incontinência antes e depois de tomar o medicamento, para determinar se o medicamento (em comparação com o placebo) resulta em uma diminuição no volume e na frequência dos episódios de perda. O teste do absorvente pode ser empregado para ajudar a identificar a incontinência urinária que não é demonstrável no exame físico, mesmo com a bexiga cheia (i. e., teste de esforço por tosse negativo). Um exemplo pode ser uma atleta de alta performance que relata perda de urina apenas durante exercícios extenuantes e que compromete seu desempenho. A paciente recebe 100 mg de fenazopiridina (muda a cor da urina para laranja) para tomar antes da atividade física enquanto usa um absorvente. A presença de coloração laranja no absorvente pode ajudar no diagnóstico de incontinência urinária de esforço.

Medidas de qualidade de vida

Embora a incontinência urinária seja uma condição de saúde com sequelas físicas imediatas limitadas para a mulher individualmente, ela pode ter muitos efeitos psicológicos, sociais e de saúde em geral. Algumas mulheres param de se exercitar como resultado da constante perda de urina com a atividade física; outras limitam a quantidade de líquidos para reduzir os episódios de urgência e perda de urina; as mulheres podem parar de sair por medo de não encontrar um banheiro quando necessário; e outras podem não querer ter relações sexuais com seu parceiro, devido ao constrangimento de ter uma perda. A avaliação clínica não está completa sem uma avaliação dessas mudanças comportamentais em resposta ao incômodo da incontinência urinária, que pode levar a consequências profundas no bem-estar psicológico, sexual, social e, em última instância, físico de uma pessoa. **Existem vários questionários validados desenvolvidos especificamente para avaliar melhor a gravidade da incontinência urinária, seu incômodo, impacto na QV e saúde sexual.**[63] Muitos deles têm versões curtas que podem ser facilmente apresentadas às pacientes durante a consulta inicial e repetidas no futuro, após alguma conduta, para medir a mudança (melhora) ao longo do tempo.

Testes avançados da bexiga

Urodinâmica

Dos testes avançados da bexiga, o que mais se destaca é o teste de urodinâmica. Este teste é um complemento à anamnese, exame clínico e testes simples. O escopo de suas indicações e uso na prática clínica diminuiu com o tempo, à medida que os médicos melhoraram sua perspicácia diagnóstica na identificação de diferentes condições de controle da micção. Os exemplos em que a urodinâmica não é necessária incluem: o diagnóstico de incontinência é direto e consistente com a anamnese, exame físico e testes simples da bexiga; uma mulher com sintomas predominantemente subjetivos de incontinência urinária de esforço com teste de tosse positivo, volume residual mínimo, independentemente de a cirurgia anti-incontinência ser planejada ou não; uma mulher com sintomas de incontinência urinária de urgência, mesmo antes do início do tratamento clínico.

Quando realizada, a urodinâmica fornece dados objetivos sobre a função do trato urinário inferior e tem dois propósitos: o primeiro é ajudar a caracterizar as condições de armazenamento da bexiga, distinguindo as incontinências urinárias de esforço, de urgência e mista entre si; a segunda é auxiliar no diagnóstico de disfunção miccional da bexiga. A urodinâmica tem muitas aplicações úteis em situações em que o diagnóstico não é claro devido a inconsistências entre a anamnese, o exame físico, as escalas de sintomas e o diário miccional; as mulheres apresentam sintomas mistos ou complexos em que as opções de tratamento conservador falharam; a cirurgia para prolapso está sendo planejada em uma mulher sem quaisquer sintomas de incontinência urinária, ou com um teste de esforço negativo, para esclarecer a presença ou ausência de incontinência urinária de esforço oculta; a cirurgia anterior para incontinência falhou ou os sintomas de incontinência urinária recorreram; é relatado esvaziamento incompleto da bexiga (volume residual alto); os sintomas da incontinência são agravados pela presença de condições neurológicas, como a esclerose múltipla.[64]

A urodinâmica pode ser simples ou complexa. Um resumo de todas as definições e termos usados em urodinâmica é mostrado na **Tabela 29.4**.[65] Uma urodinâmica simples consiste em *urofluxometria*, medida do volume residual e *cistometria*. Este pode ser o procedimento de escolha quando alguém tem incontinência urinária de esforço predominante com um teste de esforço negativo.

Urofluxometria

É um estudo que avalia a função miccional. Solicita-se à paciente que vá para o consultório com a bexiga confortavelmente cheia e que urine sentada em um vaso sanitário especial conectado a um funil que direciona o volume urinado para um receptáculo giratório que mede a quantidade de volume urinário ao longo do tempo. Vários dados são obtidos por meio deste estudo, e incluem a quantidade total de urina eliminada, o fluxo médio e de pico da urina, o tempo para atingir o pico de fluxo, o tempo de fluxo e o tempo total para urinar. Um fluxo urinário normal tem uma configuração contínua em forma de sino, um curto período de tempo para atingir o pico de fluxo e um alto pico de fluxo **(Figura 29.5)**; ao passo que um fluxo obstruído pode ter dois ou mais picos menores com um padrão de fluxo interrompido ou uma cauda prolongada **(Figura 29.6)**.

Cistometria

Após a urofluxometria, a paciente é colocada em uma posição de litotomia e um cateter é colocado para medir o volume residual, que deve ser geralmente inferior a 50 mℓ. Em uma urodinâmica simples, a cistometria envolve o enchimento da bexiga manualmente através do cateter em incrementos de 60 mℓ ou por meio de uma bomba infusora a uma vazão de 50 a 100 mℓ por minuto. Vários parâmetros sensoriais são medidos durante a fase de enchimento, incluindo (com seus valores normais típicos): a primeira sensação de enchimento (50 mℓ); primeiro desejo de urinar (150 mℓ); forte desejo de urinar (250 mℓ) e capacidade cistométrica máxima (400 mℓ). Volumes reduzidos em vários desses parâmetros podem ser consistentes com SBH ou incontinência urinária de urgência. Uma vez atingida a capacidade

Tabela 29.4 Definições usadas na urodinâmica.

I. Sensação da bexiga/desejo miccional	
A. *Primeira sensação*	Primeira sensação de que a bexiga está enchendo
B. *Primeiro desejo de urinar*	Sensação que levaria a pessoa a urinar no próximo momento conveniente, mas a micção pode ser adiada, se necessário
C. *Desejo forte de urinar*	Desejo imperioso de esvaziar a bexiga sem medo de perda
D. *Sensação*	Classificada como:
	1. Aumentada
	2. Reduzida
	3. Ausente
	4. Sensações inespecíficas da bexiga (outros sintomas alertam a pessoa sobre o enchimento da bexiga, como plenitude abdominal)
	5. Dor vesical (é anormal)
	6. Urgência (desejo repentino e irresistível de urinar)
II. Função do músculo detrusor	
A. *Normal*	Permite o enchimento da bexiga com pouca ou nenhuma mudança na pressão; sem contrações fásicas involuntárias
B. *Hiperatividade do músculo detrusor*	Contrações involuntárias do músculo detrusor durante o enchimento
1. *Fásico*	Forma de onda característica; pode ou não levar à incontinência
2. *Terminal*	Contrações involuntárias únicas do músculo detrusor que ocorrem na capacidade cistométrica, que não podem ser suprimidas, e resultam em incontinência, geralmente resultando no esvaziamento da bexiga
3. *Incontinência por hiperatividade do músculo detrusor*	Incontinência devido a um episódio de contração involuntária
4. *Hiperatividade neurogênica do músculo detrusor*	Há uma condição neurológica relevante (substitui o termo hiper-reflexia do músculo detrusor)
5. *Hiperatividade idiopática do músculo detrusor*	Nenhuma causa definida (substitui o termo instabilidade do músculo detrusor)
C. *Complacência da bexiga*	Volume de enchimento/mudança na pressão do músculo detrusor (P_{det})
	1. Calcular no início do enchimento da bexiga (geralmente 0)
	2. Na capacidade cistométrica (excluindo qualquer contração do músculo detrusor)
D. *Capacidade da bexiga*	
1. *Capacidade cistométrica*	Volume no final da cistometria; a capacidade reflete o volume urinado junto com qualquer urina residual
2. *Capacidade cistométrica máxima*	Volume em que a pessoa sente que não pode mais atrasar a micção
III. Função uretral	
A. *Mecanismo de fechamento uretral normal*	Mantém uma pressão positiva de fechamento uretral durante o enchimento da bexiga
B. *Mecanismo de fechamento uretral incompetente*	Permite a perda de urina na ausência de uma contração do músculo detrusor
C. *Incontinência por relaxamento uretral*	Perda devido ao relaxamento uretral na ausência de pressão abdominal elevada ou hiperatividade do músculo detrusor
D. *Incontinência de esforço (diagnóstico urodinâmico)*	Perda involuntária de urina durante o aumento da pressão abdominal, na ausência de contração do músculo detrusor (substitui o termo incontinência de esforço genuína)
E. *Pressão uretral (P_{ura})*	Pressão de fluido necessária para abrir a uretra fechada
1. *Perfil de pressão*	Pressão ao longo da uretra
2. *Pressão de fechamento uretral*	$P_{ura} - P_{ves}$
3. *Pressão máxima de fechamento uretral (PMUC)*	Diferença máxima entre P_{ura} e P_{ves}
4. *Taxa de transmissão de pressão*	Incremento na pressão uretral sob esforço como porcentagem do incremento registrado simultaneamente na pressão intravesical
F. *Pressão do ponto de vazamento abdominal*	Pressão intravesical na qual a perda de urina ocorre devido ao aumento da pressão abdominal

(continua)

Tabela 29.4 Definições usadas na urodinâmica. *(continuação)*

IV. Estudos de fluxo de pressão

A. *Fluxo de urina*		Definido como:
		1. Contínuo
		2. Intermitente
a. *Vazão do fluxo*		Volume urinado/unidade de tempo
b. *Volume urinado*		Volume total urinado
c. *Vazão de fluxo máxima*		
d. *Tempo de micção*		Inclui interrupções
e. *Tempo da vazão*		Tempo durante o qual o fluxo mensurável realmente ocorre
f. *Vazão de fluxo média*		Volume urinado/tempo de fluxo
g. *Pressão de fechamento*		Pressão medida no final do fluxo medido
h. *Função do detrusor durante a micção*		Classificada como:
	1. Normal	
	2. *Subatividade do músculo detrusor*	Contração da força reduzida, resultando em esvaziamento da bexiga prolongado e/ou falha em atingir o esvaziamento completo da bexiga
	3. *Não contrátil*	Não pode ser demonstrada uma contração
i. *Função uretral durante a micção*		Classificada como:
	1. *Normal*	Continuamente relaxada
	2. *Micção disfuncional*	Taxa de fluxo intermitente e/ou flutuante devido a contrações intermitentes involuntárias do músculo estriado periuretral durante a micção em pessoas neurologicamente normais
	3. *Dissinergia do esfíncter detrusor*	Contração do detrusor concomitante a uma contração involuntária do músculo estriado uretral e/ou periuretral
	4. *Obstrução do esfíncter uretral não relaxante*	Geralmente ocorre em pessoas com lesão neurológica

De: **Abrams P, Cardozo L, Fall M et al.** The standardization of terminology of lower urinary tract function: Report from the Standardization Subcommittee of the International Continence Society. *Neurourol Urodyn* 2002;21:167-178, com permissão.

---

da bexiga, o cateter é removido e solicita-se à paciente tossir ou fazer a manobra de Valsalva. A perda de urina associada ao aumento da pressão abdominal é indicativa de incontinência urinária de esforço.

Urodinâmica complexa

Mulheres com incontinência urinária de urgência predominante, sintomas mistos ou complexos, com cirurgia de incontinência anterior malsucedida ou condições neurológicas podem necessitar uma urodinâmica complexa. Além da urofluxometria, esse teste inclui *cistometria de enchimento complexa, medida da pressão uretral* e *estudos de fluxo e pressão*. Além disso, é comum usar a *eletromiografia* (EMG) do esfíncter uretral. Embora a urodinâmica complexa seja uma forma mais avançada de testar a função da bexiga, não é um teste perfeito. Um teste falso negativo pode ocorrer em uma mulher com incontinência urinária de esforço subjetiva, no qual nenhuma perda de urina é observada, mesmo com a bexiga cheia, na posição deitada ou em pé; também pode ocorrer com a incontinência urinária de urgência, na qual uma paciente pode relatar urgência sensorial, mas nenhuma atividade do detrusor é identificada. Um falso positivo é incomum com a incontinência de esforço, mas pode acontecer com incontinência de urgência, em que a presença do cateter ou a ansiedade do paciente podem provocar uma contração involuntária iatrogênica da bexiga.

Cistometria de enchimento (complexo)

Semelhante à urodinâmica simples, a cistometria é realizada para avaliar a função uretral e da bexiga durante a fase de enchimento. O cateter colocado na bexiga possui dois sensores, um situado na ponta do cateter para medir a pressão intravesical e outro posicionado alguns centímetros atrás para medir a pressão transuretral. Um sensor de pressão é colocado dentro da vagina ou no reto para simular a pressão intra-abdominal. Uma vez que a pressão intravesical (Pves) é o somatório, ela reflete a medida da pressão do músculo detrusor (Pdet) mais a pressão exercida pelo abdome e órgãos circundantes (Pabd), então a verdadeira pressão do músculo detrusor é obtida subtraindo o valor da pressão abdominal da pressão intravesical:

$$Pdet = Pves - Pabd$$

A vantagem da cistometria complexa é uma avaliação mais precisa da pressão (atividade) do detrusor durante a fase de enchimento. Por exemplo, se a paciente inadvertidamente espirrar, fazer a manobra de Valsalva ou aumentar sua pressão intra-abdominal durante o teste, uma Pdet estável na presença de um aumento de Pves é esperada em uma bexiga normal, porque os aumentos de Pves e Pabd cancelam um ao outro. Por outro lado, se uma mulher apresentar uma contração da bexiga não

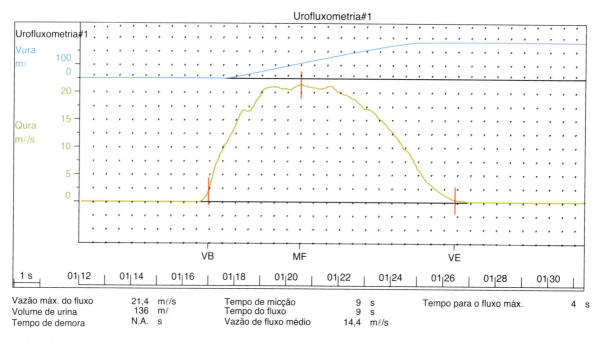

Figura 29.5 Urofluxometria normal com um padrão em forma de sino, um curto período de tempo para o pico de fluxo e um fluxo contínuo com esvaziamento completo da bexiga.

provocada, a Pabd permanecerá neutra enquanto Pves e Pdet mostram um aumento, demonstrando uma hiperatividade do detrusor **(Figura 29.7)**.

Avaliação do perfil de pressão uretral

A avaliação do perfil de pressão uretral é uma medida da função da uretra. Quando a capacidade da bexiga é atingida durante a cistometria, o enchimento é interrompido. As pressões dentro da bexiga (Pves) e da uretra (Pure) são anotadas. Em uma bexiga e uretra saudáveis e normais, a Pure é mais alta que a Pves durante o enchimento, o oposto é verdadeiro durante a micção. A diferença entre as pressões uretral e da bexiga é denotada como Pclose, onde:

$$Pclose = Pure - Pves$$

Como a uretra tem aproximadamente 4 cm de comprimento e o esfíncter uretral está localizado na uretra proximal, é importante identificar a pressão máxima de fechamento uretral (PMUC).

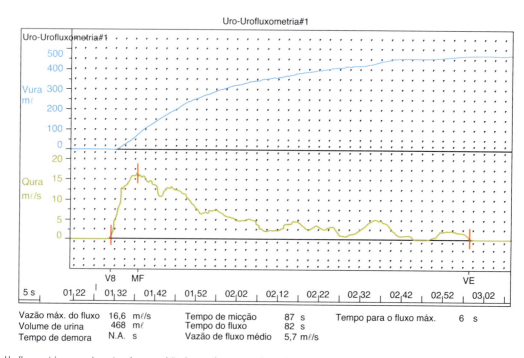

Figura 29.6 Urofluxometria anormal mostrando um padrão de esvaziamento prolongado e interrompido com um pico inicial alto seguido por vários picos menores.

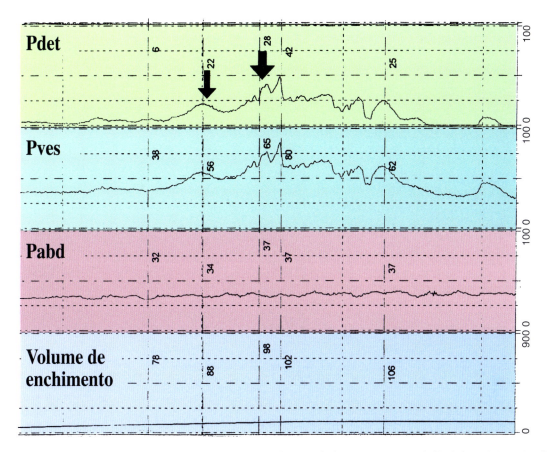

Figura 29.7 Hiperatividade do detrusor na cistometria. A paciente começa a sentir urgência, acompanhada por uma contração vesical instável quando 88 mℓ de H$_2$O são instilados na bexiga. A pressão do detrusor aumenta, e quando o volume chega a 96 mℓ, ocorre a perda. Pabd, pressão abdominal; Pves, pressão vesical; Pdet, pressão do detrusor.

O cateter dentro da bexiga é normalmente conectado a uma polia que, quando acionada, puxa o cateter para dentro e para fora da bexiga conforme o sensor uretral mede a Pure. A PMUC é o valor mais alto de Pclose ao longo da contínua avaliação da pressão uretral. Valores de PMUC menores que 20 cm de H$_2$O podem representar deficiência esfincteriana intrínseca, ao passo que uma uretra normal tem valores da PMUC maiores que 40 cm de H$_2$O.

Outro teste que avalia a integridade uretral é conhecido como *pressão de ponto de vazamento de manobra de Valsalva* (VLPP), que representa o valor da pressão intra-abdominal ou intravesical em que ocorre a perda de urina. Isso geralmente é realizado quando a bexiga está confortavelmente cheia até 200 mℓ e é solicitado que a paciente faça a manobra de Valsalva ou tussa com força gradualmente crescente. O ponto em que a perda da urina é observada durante esta manobra é marcado e denotado como VLPP. Normalmente, um VLPP maior que 60 cm de H$_2$O é usado como um ponto de corte que representa a função uretral normal, abaixo do qual pode ser consistente com um tônus do esfíncter uretral diminuído **(Figura 29.8)**.

Eletromiografia

Os eletrodos da EMG são geralmente colocados ao redor do ânus externamente, para avaliar indiretamente a atividade do esfíncter uretral. Como o esfíncter anal e a uretra são inervados principalmente pelo nervo pudendo, a atividade do esfíncter anal geralmente representa uma boa estimativa da atividade do músculo estriado uretral. Em um indivíduo normal, e durante a fase de enchimento, há aumento da atividade observada na EMG; durante a fase de micção, há diminuição da atividade. Em mulheres com doenças neurológicas ou lesões da medula espinal com retenção ou micção disfuncional, geralmente há dissinergia entre a função detrusora e a atividade do músculo uretral.

Estudos de fluxo de pressão

O componente final de um estudo urodinâmico complexo é o estudo do fluxo de pressão ou cistometria miccional. As Pves, Pabd e Pure são medidas simultaneamente enquanto é solicitado que a paciente urine. Este estudo oferece informações sobre o mecanismo de esvaziamento da bexiga, presença de micção disfuncional e o risco potencial de retenção ou esvaziamento incompleto da bexiga após cirurgia para incontinência. Valores normas para todos os componentes de um estudo urodinâmico são mostrados na **Tabela 29.5**.

Outros estudos sobre a bexiga

Fluoroscopia

A fluoroscopia é raramente recomendada em conjunto com a urodinâmica (também conhecida como videourodinâmica) para avaliar uma cistocele e hipermobilidade da junção uretrovesical. Essas informações podem ser coletadas igualmente durante um exame pélvico; os estudos de imagem não têm valor agregado significativo e expõem os pacientes à radiação desnecessária. Além disso, a presença de afunilamento ou abertura do colo da bexiga com a manobra de Valsalva não equivale necessariamente à incontinência urinária de esforço, pois muitas mulheres com uretra funcional normal e que são continentes revelam evidências de abertura do colo da bexiga durante a fluoroscopia.[66]

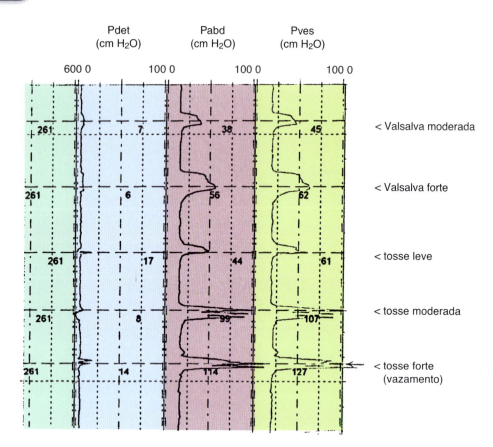

Figura 29.8 Pressão do ponto de vazamento de Valsalva. A pressão abdominal do ponto de vazamento de manobra de Valsalva (VLPP) é de 114 cm de H₂O (a pressão abdominal na qual a paciente perdeu urina).

Cistoscopia

Um cistoscópio rígido típico consiste em uma bainha de calibre 17, através da qual o endoscópio é introduzido. A ele é conectada uma fibra óptica (fonte de luz), câmera e meio distensor (água esterilizada ou soro fisiológico normal). As lentes do endoscópio são de 0, 12, 30, 70 ou 120° As lentes de menor ângulo são adequadas para inspecionar a uretra (**Figura 29.9**) e realizar procedimentos ambulatoriais, como usar agentes de volume uretral ou botox da bexiga; enquanto as lentes de 30 e 70° são as melhores para identificar os óstios ureterais, o trígono e as paredes da bexiga, e para colocar *stent* nos ureteres. A óptica de 120°, que é útil para obter uma visão retroativa do colo da bexiga, não é usada rotineiramente em mulheres. Em vez disso, um cistoscópio flexível, de menor calibre e mais confortável para as pacientes, pode ser usado nesses casos. Na verdade, muitos especialistas usam preferencialmente o cistoscópio flexível. No entanto, a vantagem do cistoscópio rígido em relação ao flexível é que o primeiro tem um canal operatório através do qual é mais fácil fazer uma biopsia, caso seja identificada uma anormalidade.

A cistoscopia é um procedimento simples de consultório, frequentemente realizada na avaliação de várias condições da bexiga. Porém, tem um papel limitado na avaliação inicial da incontinência urinária básica. Os casos em que a cistoscopia é importante incluem cálculos, tumores de bexiga, corpos estranhos ou cistite crônica. Outras indicações em mulheres incluem: (a) hematúria microscópica (presença de glóbulos vermelhos na urina) que não esteja relacionada a uma infecção do trato urinário; (b) SBH refratária ao tratamento conservador ou tratamento clinico, especialmente em mulheres idosas; (c) perda urinária com suspeita de fístula vesicovaginal; (d) sintomas como frequência, urgência, disúria, na ausência de uma infecção do trato urinário; (e) mulheres que apresentam infecções recorrentes do trato urinário; (f) incontinência urinária recorrente ou sintomas de SBH após cirurgia anti-incontinência anterior; (g) complicações de procedimentos prévios de tela vaginal ou *sling*.[54,57]

Tabela 29.5 Valores normais aproximados da função da bexiga feminina.

- Urina residual < 50 mℓ
- O primeiro desejo de urinar ocorre entre 150 e 250 mℓ infundidos
- Forte desejo de urinar ocorre após 250 mℓ
- Capacidade cistométrica entre 400 e 600 mℓ
- Complacência da bexiga entre 20 e 100 mℓ/cm de H₂O medida 60 s após atingir a capacidade cistométrica
- Ausência de contrações desinibidas do detrusor durante o enchimento, apesar de estímulos provocativos
- Nenhuma incontinência de esforço ou urgência demonstrada, apesar de estímulos provocativos
- A micção ocorre como resultado de uma contração do detrusor iniciada e sustentada voluntariamente
- Taxa de fluxo durante a micção > 15 mℓ/s com pressão detrusora de < 50 cm de H₂O

De: **Wall LL, Norton P, DeLancey JO.** *Practical Urogynecology.* Baltimore, MD: Williams & Wilkins, 1993, com permissão.

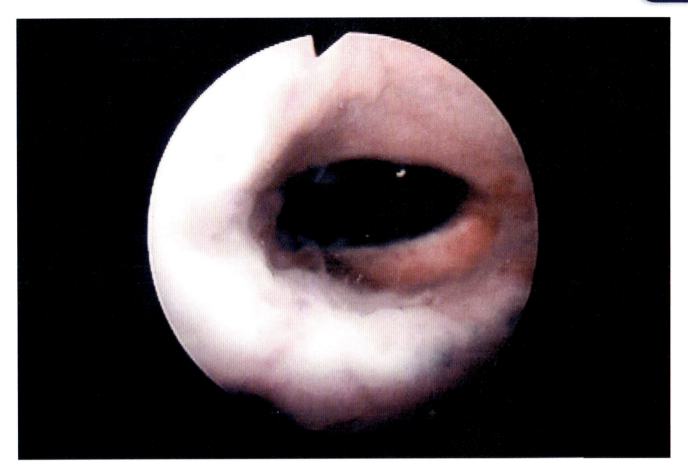

Figura 29.9 Visão cistoscópica de uma uretra apresentando uma cicatriz usando uma lente de ângulo menor.

Especialistas concordam que a cistoscopia é essencial no intraoperatório de qualquer cirurgia para prolapso, incontinência ou sobre a bexiga. Lesões na bexiga e ureteres são bem documentados durante os procedimentos.[68-71] Por exemplo, a incidência de lesão ureteral chega a 11% após uma colpossuspensão uterossacral alta,[69] ao passo que a lesão acidental da bexiga pode ocorrer em até 5% nas cirurgias de *sling* médio uretral.[68] A identificação dessas lesões é relativamente simples por meio do cistoscópio, e o tratamento intraoperatório ou precoce da lesão resulta em melhores resultados a longo prazo. No entanto, não há consenso sobre a realização universal da cistoscopia no momento da histerectomia.[72-74] As taxas de lesões ureterais e vesicais após histerectomias para patologias benignas variam entre 0,02 e 1,8% e 0,85 a 2,9%, respectivamente.[74,75]

Ultrassonografia e ressonância magnética da pelve

Embora a ultrassonografia pélvica seja uma ferramenta diagnóstica padrão ouro em muitas áreas da ginecologia, sua utilidade clínica na avaliação da bexiga tem se limitado a pesquisas e propósitos experimentais. Os métodos de imagem, como a ultrassonografia e a ressonância magnética pélvica, têm permitido aos pesquisadores desenvolver uma melhor compreensão do mecanismo de continência urinária e da fisiopatologia da incontinência urinária de esforço.[6] Com os avanços das imagens 3 e 4D, essas modalidades de ultrassonografia diagnóstica têm se mostrado promissoras na prática clínica.[76] Elas ajudam a definir as morfologias da uretra e de seu esfíncter, nas quais mulheres com incontinência urinária de esforço apresentam uretra mais curta e volumes menores do esfíncter uretral. A ultrassonografia pode ajudar a avaliar as alterações na morfologia da uretra, na mobilidade do colo vesical, nas estruturas de suporte pélvico em repouso ou com manobra de Valsalva e quantificar essas alterações. Essas variações são acentuadas em mulheres com incontinência urinária de esforço e prolapso de órgãos pélvicos concomitantes. Além disso, é possível avaliar a integridade e a força dos músculos elevadores durante uma contração do assoalho pélvico e medir o volume residual.[77] Outras propriedades úteis da ultrassonografia incluem a observação da coaptação uretral após uma injeção de agente de volume para avaliar deficiência esfincteriana intrínseca, posicionamento e avaliação do ajuste do *sling* retropúbico ou médio uretral e detecção de divertículo uretral, corpo estranho ou implante no sistema urinário.

A ressonância magnética é outro método de imagem usado principalmente em pesquisas para melhor compreender a anatomia da pelve e dos órgãos internos. Ela desempenhou um papel significativo na melhoria da compreensão da fisiopatologia do prolapso de órgãos pélvicos e da incontinência urinária de esforço. A ressonância magnética estática fornece informações detalhadas da anatomia uretral, do músculo estriado do esfíncter e de suas estruturas circundantes.[78,79] A ressonância magnética dinâmica pode delinear os compartimentos da pelve feminina, incluindo a uretra, com e sem esforço para caracterizar a presença de prolapso.[80] No entanto, a ressonância magnética não é usada na prática clínica, devido ao seu custo e à disponibilidade de um exame pélvico simples ambulatorial que também fornece informações valiosas. No entanto, um distúrbio para o qual a RM é a modalidade diagnóstica de escolha é o divertículo uretral.[81]

Teste neurofisiológico

A função da bexiga, do esfíncter uretral e do assoalho pélvico depende da integridade do sistema nervoso, desde o cérebro até as terminações nervosas sensoriais e motoras terminais que alimentam o sistema geniturinário. Vários métodos de imagem e de avaliação da condução nervosa estão disponíveis para estudar a função normal e a fisiopatologia do sistema neuromuscular. Isso inclui modalidades como tomografia computadorizada e ressonância magnética funcional e potenciais evocados somatossensoriais (principalmente para incontinência urinária de urgência), latência motora do nervo pudendo ou sacro e EMG (principalmente para incontinência urinária de esforço). Esses testes são realizados em centros especializados e não são usados na rotina da clínica durante a investigação da maioria das mulheres com incontinência urinária.

Prevenção

Existem estratégias de prevenção e tratamento bem-sucedidas para todos os subtipos de incontinência urinária. A detecção precoce é especialmente desafiadora, porque a maioria das pacientes não procura atendimento e os especialistas atendem apenas uma pequena fração das mulheres com incontinência urinária. **Os programas para mitigar o início e a progressão da doença devem começar na atenção primária.** Fatores de risco conhecidos que promovem o início da incontinência urinária, como idade, IMC e paridade, têm um longo período de latência. Existem algumas evidências de que as intervenções precoces podem atrasar ou reduzir o risco de início subsequente dos sintomas de incontinência urinária.[46] Um exemplo é o efeito da introdução de exercícios de treinamento da musculatura pélvica durante a gravidez na prevenção da incontinência urinária a curto prazo. Grandes estudos longitudinais de base populacional mostram que o parto cesáreo, ao contrário do parto vaginal, pode ter um efeito benéfico na redução do risco subsequente de incontinência urinária de esforço. Na ausência de outras indicações, a cesariana eletiva como método preferido de parto para prevenir futuras disfunções do assoalho pélvico, incluindo incontinência urinária de esforço, é um tópico de debate. Outras intervenções de redução de risco incluem: (a) perda de peso em mulheres obesas; (b) controle de açúcar no sangue em diabéticos; (c) redução do consumo de altos níveis de álcool e cafeína.[46]

Tratamento conservador não farmacológico

Opções conservadoras devem ser oferecidas a todas as pacientes como tratamento de primeira linha. Para otimizar os benefícios do tratamento, o diagnóstico deve ser feito no início do curso da doença e, às vezes, antes do início dos sintomas. Os tratamentos conservadores são geralmente simples, não invasivos, prontamente disponíveis e baratos, relativamente eficazes e com poucos ou nenhum efeito colateral. **Exemplos de intervenções conservadoras não farmacológicas incluem modificação do estilo de vida, aconselhamento e educação da paciente, treinamento da bexiga (ou retreinamento), relaxamento e supressão de urgência, treinamento físico (p. ex., fisioterapia para músculos do assoalho pélvico),** *biofeedback*, **estimulação elétrica (E-stim), pessários e obturadores uretrais.**[82]

Modificação de estilo de vida

Inclui evitar comportamentos de risco associados à incontinência urinária, urgência, frequência e noctúria, como tabagismo e consumo de álcool. Manter hábitos de vida saudável, ativa, estar fisicamente em forma e perder peso (se necessário). Em mulheres obesas ou com sobrepeso, há ampla evidência de que emagrecer melhora os sintomas de incontinência urinária de esforço e de urgência.[83] Uma perda de peso de 10% leva à melhora de mais de 50% nos sintomas de incontinência urinária de esforço.[84] Essa mudança requer que as mulheres modifiquem ou alterem seus hábitos alimentares, principalmente a quantidade e o tipo de líquidos ingeridos. A quantidade recomendada de ingestão de líquidos em um período de 24 horas varia de um indivíduo para outro, dependendo de seu nível de atividade, seu peso e comorbidades. Uma avaliação de um diário miccional de 24 horas pode ajudar a individualizar a quantidade ideal, tipo e horário de ingestão de líquidos para uma determinada paciente. **A redução da cafeína é útil em mulheres com urgência e incontinência urinária de urgência.**[58]

Aconselhamento e educação

Geralmente, se inicia no consultório médico, seja no atendimento primário da paciente, ginecologista ou especialista do assoalho pélvico feminino. As pacientes podem também ser encaminhadas a um nutricionista, fisioterapeuta ou outros especialistas, para auxiliar no estabelecimento e manutenção das modificações para um estilo de vida saudável discutidas anteriormente. Aconselhamento e educação podem assumir a forma de diferentes estratégias, como fornecer material educacional, entrevista motivacional, capacitar as pacientes com ferramentas e estratégias de enfrentamento no que se refere à sua incontinência e permitir que elas assumam o controle de sua condição e cuidem de si mesmas (*autocuidado* ou *autoajuda*).

Treinamento da bexiga

Esta intervenção inclui micção induzida e uso de toalete em período cronometrado, com o objetivo de ajudar mulheres com SBH idiopática ou incontinência urinária de urgência a minimizar a frequência de impulsos urinários não controlados e melhorar o controle voluntário da urina. Em geral, está associado à restrição de fluidos em mulheres que bebem grandes quantidades de líquidos. Usando seu diário miccional como guia, a paciente é solicitada a urinar em um intervalo de tempo fixo que seja confortavelmente longo o suficiente (p. ex., a cada 2 horas). Se houver forte desejo de urinar antes do tempo programado, ela será solicitada a suprimir o desejo. As mulheres são instruídas a *urinar 2 vezes*: solicita-se que a paciente urine normalmente, com o assoalho pélvico relaxado, para permitir que a urina flua; e, quando o fluxo de urina se interrompe, ela é instruída a forçar a micção (voluntariamente), seguida por outro período de relaxamento, para permitir que saia um pouco mais de urina. Essa programação regular de uso cronometrado do banheiro e micção dupla é continuada por 1 semana e aumentada por um intervalo de 15 minutos a cada semana subsequente. O objetivo do treinamento da bexiga é prolongar a micção e melhorar a capacidade da bexiga enquanto reduz os episódios de urgência e incontinência. Todo o programa de intervenção geralmente leva até 6 semanas e tem se mostrado eficaz quando comparado aos medicamentos.[85]

Relaxamento e supressão de urgência

Existem várias manobras pelas quais uma paciente com forte desejo de urinar pode ajudar a mitigar a sensação de urgência. Uma técnica é pedir à paciente que faça algo que distraia sua mente da necessidade de urinar, como respirar fundo, cantar silenciosamente, resolver um problema matemático simples ou mudar da atividade em que estava envolvida para um momento de inatividade. Simultaneamente, é solicitado que a paciente contraia a musculatura do assoalho pélvico, flexione joelhos e tornozelos e se sente em uma cadeira (se estiver de pé). Muitas dessas técnicas podem ser aplicadas a mulheres com histórico de incontinência urinária de esforço que antecipam um episódio de perda de urina com uma atividade de esforço iminente, como tosse ou espirro.

Treinamento da musculatura do assoalho pélvico

Historicamente, os exercícios do assoalho pélvico foram descritos por Arnold Kegel, em 1948, como um método não cirúrgico para restaurar a anatomia e a função do *relaxamento genital*.[86] Com o tempo, esses exercícios foram estruturados em uma rotina de fisioterapia e denominados coletivamente de treinamento da musculatura do assoalho pélvico (PFMT). Vários estudos randomizados demonstraram os benefícios do PFMT (*versus* placebo ou nenhum tratamento) no tratamento da incontinência urinária, em geral, e da incontinência urinária de esforço, em particular. **Uma revisão da Cochrane em 2015 mostrou que as mulheres submetidas ao PFMT relataram melhora, com menos episódios de perda de urina e mesmo cura e uma melhor qualidade de vida do que as controles.** No entanto, como a maioria dos estudos acompanha as pacientes por até 1 ano ou menos, as informações são limitadas sobre os benefícios a longo prazo.[87]

Durante um programa de PFMT, as mulheres são incentivadas a contrair a musculatura do assoalho pélvico por 3 segundos, 10 a 15 vezes por sessão, 3 vezes/dia. Dicas úteis para contrair a musculatura do assoalho pélvico direito incluem: manter o abdome e os quadris relaxados; imaginar que está tentando evitar a eliminação de gases, contraindo o reto ou aproximando as nádegas. Eles devem ser feitos em uma posição confortável deitada ou sentada, o que pode ser feito enquanto assiste a TV, na frente de um computador, sentada em uma mesa ou enquanto dirige um carro. Um equívoco comum é tentar fazer os exercícios no banheiro toda vez que estão urinando: isso pode levar a disfunção miccional e piorar os sintomas de SBH a longo prazo; logo, o melhor é fazer os exercícios com a bexiga vazia.

Os fisioterapeutas costumam usar recursos auxiliares como *biofeedback* e *E-stim* para complementar o PFMT, especialmente quando as pacientes não são capazes de produzir uma boa contração durante a sessão de fisioterapia. O *biofeedback* pode ser com estímulo auditivo ou visual e dá à paciente um *feedback* sensorial da força de sua contração do assoalho pélvico. A terapia de estimulação elétrica fornece baixos níveis de corrente, por meio de uma sonda colocada na vagina ou no reto. Não há evidências de que o *biofeedback* ou o E-stim sejam superiores ao PFMT isoladamente, especialmente quando o último é feito de maneira regular e adequada em mulheres com incontinência urinária de esforço.[87]

Dispositivos mecânicos para incontinência urinária

Vários dispositivos estão disponíveis para tratar principalmente mulheres com incontinência urinária de esforço (Figura 29.10). Eles podem ser divididos em dois grupos principais: uretral e vaginal. Os obturadores uretrais criam uma oclusão temporária do meato uretral, para evitar a perda de urina. Um exemplo de obturador uretral é o *FemSoft*, em que a mulher é instruída a colocá-lo na uretra e removê-lo antes de urinar. Isso pode ser benéfico em atletas que têm episódios de incontinência urinária de esforço apenas durante um evento esportivo (p. ex., tênis). Embora os episódios de incontinência diminuam, cerca de um terço das mulheres desenvolveram infecções do trato urinário em um estudo de acompanhamento a longo prazo.[88]

Os dispositivos vaginais consistem em duas categorias. O primeiro tipo de dispositivo é usado como um complemento ao PFMT, como pesos vaginais ou cones. Esses dispositivos são colocados na vagina pela paciente nos curtos períodos de tempo em que realiza as manobras de Kegel para melhorar a força da musculatura do assoalho pélvico. O segundo tipo de dispositivo vaginal deve ser usado por mais tempo ao longo do dia, para ajudar a apoiar o colo da bexiga e auxiliar no mecanismo de fechamento do esfíncter uretral. Esses dispositivos incluem pessários, esponjas vaginais ou tampões. Um estudo randomizado controlado comparando o uso de pessário com terapia comportamental com um tratamento combinado para a incontinência urinária de esforço mostrou que a terapia comportamental produziu maior satisfação da paciente, com diminuição da perda em 3 meses. Por 12 meses, não houve diferenças e a satisfação da paciente persistiu de forma semelhante em todos os três grupos. O resultado com uso de uma única modalidade foi semelhante à terapia combinada.[89] No entanto, uma revisão recente da Cochrane concluiu que há pouca evidência em estudos controlados sobre o papel dos dispositivos mecânicos nos efeitos benéficos sustentados a longo prazo no tratamento da incontinência urinária.[90]

Outras opções de tratamento

A estimulação elétrica (E-stim) e a magnética (M-stim) são duas alternativas conservadoras disponíveis em centros especializados. As evidências sobre essas modalidades no tratamento da incontinência urinária não estão bem estabelecidas, e mais pesquisas são necessárias para mostrar se elas são mais benéficas do que as opções conservadoras tradicionais disponíveis e menos dispendiosas.

Medicamentos para incontinência urinária de esforço

Historicamente, a reposição de *estrogênio* foi usada para tratar mulheres com incontinências urinárias de esforço e de urgência. Com base em grandes ensaios clínicos randomizados, incluindo a Women's Health Initiative (WHI), o estrogênio (com ou sem progesterona) mostrou estar associado ao aumento da prevalência (agravamento da incontinência) e incidência (início da incontinência), com o efeito negativo sendo mais pronunciado na incontinência urinária de esforço do que na incontinência urinária de urgência.[91] Resultados semelhantes foram encontrados com o *Heart Estrogen and Progestin Replacement Study* (HERS), comparando o uso de estrogênio equino conjugado oral associado ao acetato de medroxiprogesterona com placebo, no qual 1.525 mulheres foram acompanhadas por 4 anos. Mais especificamente, o estudo HERS mostrou que a razão de chances para piorar a incontinência foi de 1,5 entre as mulheres com incontinência urinária basal, e para o desenvolvimento de nova incontinência urinária de esforço foi de 1,7, e para uma nova incontinência urinária de urgência foi de 1,5.[92,93] **Uma revisão da Cochrane sobre esse tópico confirmou esses achados e concluiu que a terapia de reposição de estrogênio *não* deve ser oferecida a mulheres como tratamento para a incontinência urinária, com a ressalva de que o uso local (vaginal) de estrogênio pode melhorar os sintomas de urgência e frequência a curto prazo.**[94]

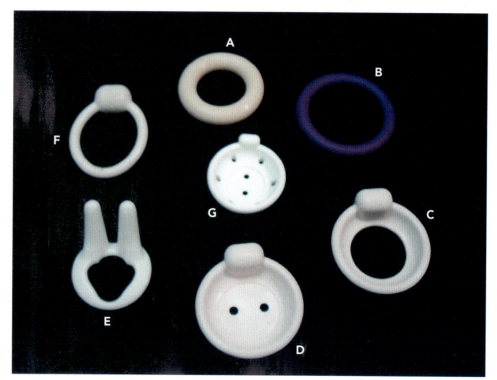

Figura 29.10 Pessários para incontinência (sentido horário a partir do topo). **A**. Anel Suarez (Cook Urological, Spencer, IN). **B**. Anel PelvX (DesChutes Medical Products, Bend, OR). **C**. Anel alargado para incontinência (Milex Inc., Chicago, IL). **D**. Anel alargado para incontinência com suporte (Mentor Corp., Santa Bárbara, CA). **E**. Prótese Introl (era Johnson e Johnson; atualmente não disponível). **F**. Anel alargado para incontinência com suporte (Milex Inc., Chicago, IL), (meio). **G**. Anel alargado para incontinência com suporte (Milex Inc., Chicago, IL).

Outros medicamentos são usados para tratar a incontinência urinária de esforço. Normalmente, são fármacos que têm um efeito estimulante sobre os receptores alfa-adrenérgicos presentes no esfíncter uretral. Os exemplos incluem *epinefrina* e *norepinefrina*, *efedrina* e *pseudoefedrina* e *fenilpropanolamina*. Esses fármacos estimulantes alfa-adrenérgicos são inespecíficos e podem estar associados a efeitos sistêmicos colaterais, incluindo no coração, cérebro e na pressão arterial. Eles não são aprovados pela FDA e raramente, ou nunca, são usados exclusivamente para incontinência urinária de esforço. A *imipramina*, um antidepressivo tricíclico, tem sido usada com sucesso variável, especialmente em mulheres que apresentam coexistência de incontinência urinária de esforço e de urgência. Ela pode relaxar a bexiga por meio de seu efeito anticolinérgico e contrair a uretra por meio de seu efeito alfa-adrenérgico. Outro fármaco digno de menção é a *duloxetina*. É um medicamento inibidor da recaptação de serotonina e norepinefrina aprovado pela FDA para tratar depressão, dor crônica e ansiedade, mas não para incontinência urinária de esforço. Seu mecanismo de ação na bexiga é aumentar a capacidade de armazenamento e melhorar a função do esfíncter uretral, por meio de seu efeito no sistema nervoso central. Em um estudo, a duloxetina demonstrou ser igualmente eficaz, como o PFMT.[95] Porém, a presença de efeitos colaterais (náuseas, fadiga, insônia, sonolência, tontura e visão turva) pode impedir que seja usada como terapia de primeira linha para incontinência urinária de esforço.

Medicamentos para incontinência urinária de urgência e bexiga hiperativa

O tratamento clínico para incontinência urinária de urgência e SBH é menos controverso do que para incontinência urinária de esforço. Os medicamentos geralmente são oferecidos quando as opções de tratamento conservador falharam ou em associação. Sua eficácia, entretanto, é modesta. **Uma importante classe de medicamentos representa os medicamentos anticolinérgicos.** Isso inclui fármacos que produzem seu efeito inibindo o efeito estimulador do sistema nervoso parassimpático no músculo detrusor, bloqueando os receptores colinérgicos (acetilcolina ou muscarínicos). Existem vários desses medicamentos com perfis de eficácia semelhantes. Esses fármacos têm duração da ação diferente (liberação imediata *versus* ação prolongada) e na via de administração (oral, adesivo ou gel).[58] Em 2009, a Agency for Healthcare Research and Quality publicou uma revisão baseada em evidências de mais de 230 publicações sobre as modalidades de tratamento clínico para incontinência urinária de urgência e SBH.[96] Elas mostraram que os medicamentos anticolinérgicos reduziram o número de micções (e episódios de incontinência urinária) em 1,5 a 2,2 por dia, com os medicamentos de curta duração na faixa inferior e os de longa ação na faixa superior. Curiosamente, existe um efeito placebo relativamente alto na maioria dos estudos randomizados, que chega a uma redução de 1,5 micção por dia.

A *oxibutinina* de liberação imediata foi o primeiro fármaco anticolinérgico aprovado pela FDA, mas tem meia-vida curta e é tomado 3 vezes/dia para ser eficaz. Os medicamentos de liberação prolongada tendem a ser mais bem tolerados, por causa de sua administração 1 vez/dia e menos efeitos colaterais.[97] Em geral, os anticolinérgicos são administrados em dose baixa, com aumento subsequente da dosagem após um período de 4 a 6 semanas, caso não haja melhora significativa. Na presença de efeitos colaterais, é razoável tentar outro anticolinérgico. Como os anticolinérgicos não são puramente específicos para os receptores muscarínicos da bexiga, todos eles produzem efeitos colaterais com um grau variável em outros tecidos e órgãos, incluindo as glândulas salivares, resultando em boca seca, a íris e os músculos ciliares dos olhos, resultando em visão embaçada, o trato gastrintestinal, resultando em prisão de ventre, o coração, resultando em alteração da frequência cardíaca, e o cérebro, resultando em problemas de memória. Uma exceção pode ser o *cloreto de tróspio*, um anticolinérgico de amina quaternária, que é hidrofílico e tem grande tamanho molecular, limitando sua distribuição no sistema nervoso central e reduzindo seu efeito na cognição.

Existe uma preocupação crescente com relação ao efeito cumulativo dos anticolinérgicos na cognição, demência e início da doença de Alzheimer. Em um estudo de revisão de pacientes prescritas com medicamentos anticolinérgicos durante um período de acompanhamento de 7 anos, 797 participantes (23%) desenvolveram demência (das quais, 637 desenvolveram Alzheimer). Houve uma relação dose-resposta cumulativa significativa de 10 anos para demência e doença de Alzheimer.[98] Com base nessa e em outras evidências, o AUGS publicou uma declaração de consenso em 2017 recomendando terapias comportamentais como tratamento de primeira linha para a incontinência urinária de urgência, seguidas por intervenções médicas. Mais especificamente, o AUGS recomenda "... cautela na prescrição de medicamentos anticolinérgicos em pacientes frágeis ou com deficiência cognitiva" e que "... os profissionais devem aconselhar sobre os riscos associados, prescrever a menor dose eficaz e considerar medicamentos alternativos em pacientes em risco".[99]

Uma segunda classe de medicamentos para tratar a incontinência urinária de urgência inclui os beta-agonistas. Essa classe atualmente inclui apenas um medicamento aprovado pela FDA (2012), conhecido como *mirabegron*, que é um agonista do receptor beta-3 específico. Ele produz seu efeito por meio do sistema simpático, estimulando os receptores beta na bexiga, levando ao relaxamento do músculo detrusor.[100] Ao contrário dos anticolinérgicos, não causa boca seca, constipação intestinal ou visão turva como efeitos colaterais, mas deve ser usado com cautela em mulheres com hipertensão não controlada (aumenta a pressão arterial), insuficiência renal ou hepática e retenção urinária. Pode ser usado em mulheres com deficiência cognitiva. Em um estudo randomizado recente comparando mirabegron com *tolterodina*, a tolerabilidade da paciente para mirabegron foi maior do que a tolterodina, que foi associada a mais efeitos colaterais, mas a preferência da paciente e a melhora dos sintomas de SBH foram semelhantes com os dois medicamentos.[101]

Medicamentos para noctúria e enurese

A noctúria, especialmente em idosas, pode ser multifatorial. Acordar para ir ao banheiro 1 ou mais vezes durante a noite pode ser consequência do aumento da ingestão de líquidos, condições de armazenamento da bexiga, como SBH, ou outras comorbidades não relacionadas com a bexiga, como insuficiência vascular, doença cardíaca ou outras. A *desmopressina*, um medicamento usado para tratar a noctúria ou enurese, é eficaz, principalmente por meio de sua ação inibitória central na redução da produção de urina. Está disponível como *spray* nasal e como preparação oral. Recomenda-se cautela em idosas ou mulheres com hipertensão; requer medição periódica dos níveis de sódio. A *imipramina* pode atuar centralmente para melhorar o sono e perifericamente na bexiga e uretra, melhorando o armazenamento da bexiga. Os *anticolinérgicos* podem ser usados para ajudar na noctúria, especialmente em mulheres com SBH. Diuréticos como a *furosemida* podem ser úteis, especialmente na presença de insuficiência vascular e edema periférico.

Medicamentos para tratar a incontinência urinária por transbordamento ou retenção urinária

A incontinência urinária por transbordamento ou retenção urinária é uma condição mais prevalente em homens e comumente ocorre como resultado de hiperplasia prostática benigna. Em mulheres, na ausência de uma obstrução anatômica, como estenose uretral, cirurgia anti-incontinência anterior ou prolapso acentuado, a incontinência por transbordamento pode ocorrer por causa de subatividade do músculo detrusor, neuropatia diabética ou distúrbios do sistema nervoso central. Diferentes medicamentos são usados, embora com sucesso limitado, para estimular o músculo detrusor ou para reduzir a resistência do esfíncter uretral e, portanto, melhorar a micção.[102] Exemplos de estimulantes do músculo detrusor incluem agonistas do receptor muscarínico, como o *betanecol*, ou inibidores da colinesterase, como a *distigmina*. Não há evidência de estudos clínicos controlados de que esses medicamentos ofereçam benefícios substanciais, além de poderem estar associados a efeitos colaterais significativos.[103] Uma bexiga hipoativa ou atônica geralmente não responde ao tratamento clínico. Os bloqueadores de receptores alfa-adrenérgicos, como a *alfuzosina*, mostraram ser benéficos em homens, reduzindo a resistência no colo da bexiga e na uretra para facilitar o esvaziamento da bexiga. Embora esses medicamentos tenham sido usados em mulheres com retenção urinária, eles produziram resultados variáveis.[104,105]

Tratamento cirúrgico da incontinência urinária

Slings pubovaginais

Na virada do século 20, uma das primeiras cirurgias descritas relatadas na Europa para incontinência urinária de esforço envolvia a colocação de um *sling* orgânico no colo da bexiga.[106] Essas cirurgias, atualmente chamadas de *sling* tradicional, são realizadas por meio de duas incisões, uma na vagina, para passar o *sling* ao redor da uretra, e outra no abdome, para obter acesso ao espaço de Retzius. As duas extremidades livres do *sling* são passadas da vagina para cima, e em seguida fixadas comumente à fáscia do músculo reto (ou outras estruturas pélvicas) para criar uma alça fixa ao redor do colo da bexiga e da uretra proximal **(Figura 29.11)**. Ele fornece suporte para o mecanismo de fechamento da uretra em momentos de aumento da pressão abdominal.[107] Ao longo dos anos, o uso de diferentes materiais para sling foi descrito, incluindo tecidos autólogos (p. ex., fáscia lata, músculo reto ou fáscia da própria paciente), aloenxertos processados de doadores (p. ex., fáscia lata de cadáver), heterólogos obtidos de outras espécies (p. ex., bovino ou suíno) ou sintético (p. ex., prolene ou Gore-Tex).[108]

Embora sejam bem-sucedidos, os *sling*s pubovaginais podem resultar em retenção urinária, exigindo cirurgia adicional para resolver a disfunção miccional subsequente. Os *sling*s sintéticos podem estar associados à erosão.[109] Em um grande estudo randomizado, mulheres com incontinência urinária de esforço submetidas a *sling* pubovaginal fascial tiveram uma taxa de sucesso maior do que uma colpossuspensão de Burch em 2 anos de acompanhamento (47% *versus* 38%; *P* = 0,01). No entanto, houve uma taxa maior de complicações no grupo do *sling* pubovaginal, incluindo disfunção miccional, infecções do trato urinário e incontinência urinária de urgência de início recente.[110] Das 655 mulheres originais no ensaio clínico randomizado inicial, 482 (75%) foram inscritas em um estudo de acompanhamento de até 7 anos. A taxa de sucesso com múltiplos critérios diminuiu de 42% para 13% no grupo de Burch

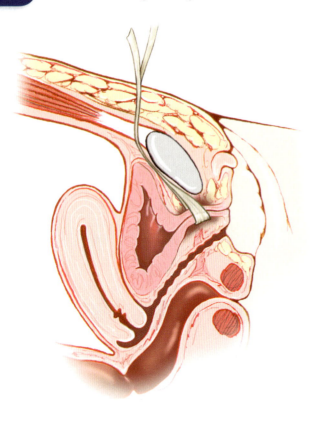

Figura 29.11 Um procedimento completo de *sling* suburetral tradicional com a fáscia localizada no colo da bexiga com as extremidades do *sling* amarradas a ou acima da fáscia do reto. O procedimento clássico usa fáscia autóloga; no entanto, alguns cirurgiões usam tecido de aloenxerto ou xenoenxerto realizado de maneira semelhante. (Redesenhada do original por Jasmine Tan.)

e de 52% para 27% no de *sling*.[111] Quando o sucesso foi definido usando apenas um critério (p. ex., teste de absorvente por 1 hora), as taxas relatadas foram muito mais altas e parecidas entre os dois grupos (84% para o grupo de Burch e 85% para o grupo de *sling*).[110] Com base nessa e em outras evidências, o *sling* pubovaginal com fáscia autóloga continua sendo uma opção viável para o tratamento de mulheres com incontinência urinária de esforço predominante.[64]

Reparo da parede vaginal anterior

Alguns anos após a publicação dos procedimentos iniciais de *sling* pubovaginal para tratar a incontinência urinária de esforço, Kelly relatou o reparo vaginal anterior (ou colporrafia anterior) em 1914.[112] Essa operação é um procedimento simples, e, com base em séries de casos, foi inicialmente considerada uma cirurgia de muito sucesso, e tornou-se bastante popular por mais de meio século. O princípio básico do reparo vaginal anterior é a plicatura da fáscia pubovesical abaixo do colo da bexiga e da uretra proximal para dar o suporte necessário e auxiliar no mecanismo de fechamento esfincteriano, evitando a perda de urina. Ensaios clínicos randomizados comparando o reparo da parede vaginal anterior com procedimentos alternativos revelaram que o sucesso do primeiro a longo prazo foi subótimo.[113,114] A plicatura de Kelly (reparo da parede vaginal anterior) não é recomendada para tratar mulheres com incontinência urinária de esforço.[64,109]

Cirurgias de suspensão por agulha

Um dos primeiros procedimentos de suspensão por agulha foi introduzido por Pereyra em 1959.[115] A técnica dessa cirurgia e várias de suas modificações subsequentes envolveram a passagem de uma agulha especial introduzida bilateralmente, por meio de uma incisão abdominal até a vagina. Suturas eram colocadas em ambos os lados da uretra no tecido conjuntivo vaginal e na área subjacente, tracionadas para cima e então fixadas na fáscia do reto abdominal. Presumiu-se que essa suspensão forneceria suporte duradouro ao colo da bexiga e ajudaria a evitar episódios de perda de urina aos esforços. No entanto, semelhante à plicatura de Kelly, o sucesso a longo prazo dos procedimentos de suspensão por agulha falhou em resistir ao teste do tempo em ensaios clínicos randomizados,[109,114] e não são mais recomendados para o tratamento da incontinência urinária de esforço.[64]

Cirurgias de colpossuspensão retropúbica

Como a maioria das mulheres com incontinência urinária de esforço tem hipermobilidade do colo da bexiga, *a Teoria de Hammock* de DeLancey fazia sentido na clínica.[30] Como resultado, as colpossuspensões retropúbicas (uretropexias), em que a fáscia endopélvica ao redor do colo da bexiga e a uretra proximal são suspensas em estruturas na pelve anterior, mostraram-se boas cirurgias para tratar a incontinência urinária de esforço **(Figura 29.12). As duas uretropexias retropúbicas mais comumente realizadas são as operações de Marshall-Marchetti-Krantz (MMK) e de Burch.**[116,117]**Os procedimentos são semelhantes, na medida em que a conduta é abdominal, exigindo acesso ao espaço retropúbico. O MMK foi inicialmente descrito em um homem com incontinência urinária após prostatectomia em que a fáscia endopélvica foi fixada ao osso púbico.**[116]**Na uretropexia retropúbica de Burch, o tecido periuretral é fixado ao ligamento de Cooper.**[117] Burch acompanhou 143 de suas pacientes por até 9 anos e relatou uma taxa de sucesso de 82%.[118]

Em um estudo randomizado comparando a uretropexia de Burch aberta com o procedimento de *sling* mediouretral, a taxa de sucesso (relatado como um teste de absorvente de 1 hora negativo) foi de 44/49 (90%) *versus* 58/72 (81%), respectivamente ($P = 0,21$) em 5 anos.[119] Uretropexias retropúbicas podem ser realizadas por laparoscopia, mas há dados limitados sobre sua eficácia a longo prazo.[120] Em um estudo randomizado, as pacientes foram acompanhadas por uma média de 65 meses (variação de 12 a 88 meses). Nesse estudo, 58% das mulheres relataram alguma perda urinária após a cirurgia laparoscópica de Burch, em comparação com 48% após o *sling* médio uretral, sem diferença estatisticamente significativa entre os dois grupos; sintomas de incontinência urinária de esforço e incômodo foram relatados em apenas 11 e 8% das mulheres, respectivamente.[121] Usar critérios estritos para definir a incontinência urinária produz uma taxa de falha mais alta, mas a maioria das mulheres relata melhora significativa nos sintomas e no impacto na QV após procedimentos de colpossuspensão. Uma revisão recente de Cochrane em 2017 mostrou que os procedimentos de Burch aberto e outros procedimentos de colpossuspensão retropúbica continuam sendo operações de muito sucesso para tratar a incontinência urinária de esforço, com taxas de sucesso a longo prazo (5 anos ou mais) em torno de 70%.[120] **Em comparação com os *slings* pubovaginais, a colpossuspensão aberta está associada a um risco menor de disfunção miccional, mas com um risco maior de prolapso de órgão pélvico subsequente.**[110,119]

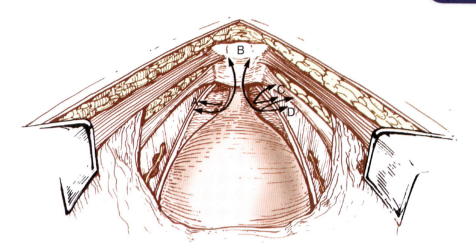

Figura 29.12 Pontos de colocação da fáscia endopélvica durante as suspensões retropúbicas do colo da bexiga. **A**. Arco tendíneo da fáscia da pelve (para reparo paravaginal). **B**. Periósteo da sínfise púbica (para procedimento de Marshall-Marchetti-Krantz). **C**. Ligamento ileopectíneo ou Cooper (para colpossuspensão de Burch). **D**. Fáscia obturadora interna (também usada para reparo paravaginal ou da fáscia obturadora).

Slings mediouretrais

Slings mediouretrais foram desenvolvidos como uma consequência direta da *teoria integral* promovida por Petros et al.[31] O *sling* sem tensão de polipropileno (TVT) foi o *sling* mediouretral original descrito por Ulmsten em 1996 como um procedimento ambulatorial minimamente invasivo sob anestesia local ou regional.[122] Nesse procedimento, um *sling* sintético é ajustado sob a parte média da uretra (em contraste com os *slings* pubovaginais que são colocados no nível do colo da bexiga) com mínima tensão. As duas extremidades do *sling* não são presas ou suturadas a qualquer estrutura pélvica, e a uretra se encontra livre de qualquer tensão após a colocação do *sling*. O TVT é comumente colocado de baixo para cima, através de uma pequena incisão vaginal de 1 a 2 cm sob a uretra média, e as duas extremidades livres são passadas para cima e atrás do osso púbico através do espaço de Retzius e saem através de duas incisões suprapúbicas **(Figura 29.13)**. À medida que cada lado do *sling* avança ao redor da uretra guiado por um trocarte, a bexiga é desviada para o lado contralateral por meio de um fio-guia colocado através de um cateter de Foley para minimizar o risco de penetração na bexiga. A cistoscopia é realizada para confirmar a integridade da bexiga. Embora os *slings* mediouretrais tenham sido inicialmente recebidos com ceticismo, ao longo do tempo, provaram ser muito eficazes, com baixas taxas de complicações, substituindo todos os outros procedimentos como padrão ouro para tratar a incontinência urinária de esforço.[123,124] Das 90 mulheres originais que foram submetidas ao TVT, 78% foram acompanhadas por até 17 anos. Daquelas avaliadas por consulta clínica ou por telefone,

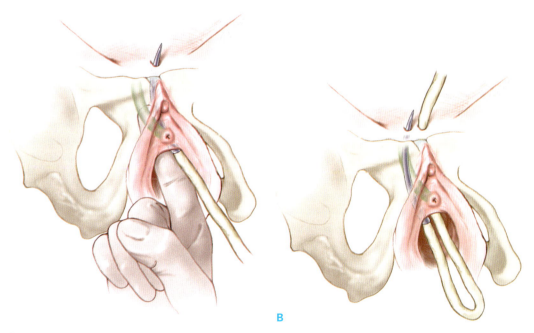

A   **B**

Figura 29.13 Os *slings* sintéticos mediouretrais envolvem o uso de tela de polipropileno monofilamentar com poros grandes, implantada após dissecção mínima na região média da uretra, seguida pela colocação de um trocarte pela via retropúbica. **A**. O trocarte é guiado através da incisão abaixo da uretra média, com cuidado para mantê-lo contra o osso púbico para evitar a penetração na cavidade peritoneal. O cabo do trocarte foi removido nesta imagem após a passagem através da incisão abdominal. **B**. O *sling* sintético deve estar apoiado no meio da uretra e é passado através de duas incisões punctiformes acima da sínfise púbica. (Redesenhada do original por Jasmine Tan.)

cerca de 90% tiveram cura objetiva e 87% tiveram cura subjetiva ou melhora significativa.[125]

Em 2001, Delorme descreveu a colocação da fita transobturatória (TOT) em que a posição do *sling* ainda é mediouretral, mas sua passagem é através da fossa isquiorretal, e as extremidades livres atravessam o canal obturador e saem pelas pregas genitofemorais bilateralmente.[126] O *sling* TOT pode ser colocado de fora para dentro ou de dentro para fora. O *sling* TOT foi desenvolvido na tentativa de reduzir as complicações associadas ao procedimento com TVT, incluindo lesões do intestino, da bexiga e vasculares. Estudos subsequentes mostraram que as mulheres submetidas ao TOT ainda correm o risco de lesões vasculares e da bexiga, embora sejam raras. Nas últimas duas décadas, houve um acúmulo de muitas evidências sobre *sling*s mediouretrais, com ensaios clínicos randomizados, incluindo várias metanálises e revisões de Cochrane.[120,123,124,127,128] **Em resumo, os *slings* mediouretrais se tornaram o procedimento de escolha no tratamento de mulheres com incontinência urinária de esforço.** Eles têm um bom perfil de segurança, com uma melhoria significativa das medidas de QV, e independentemente da via de colocação, são altamente eficazes em curto, médio e longo prazos. Há evidências que sugerem que o *sling* mediouretral é mais eficaz do que o procedimento de colpossuspensão de Burch e tão eficaz quanto o *sling* pubovaginal autólogo.[123]

Em relação à escolha do *sling* mediouretral (retropúbico *versus* transobturador), os dados mostram que o *sling* retropúbico é melhor em termos de eficácia a longo prazo, mas com maiores taxas de complicações.[123,127,129] Em uma grande coorte nacional de mais de 8.600 mulheres submetidas a *sling*s mediouretrais na Dinamarca em um período de 10 anos, a taxa de reoperação em 5 anos foi de 6% para o TVT e 9% para o TOT. No modelo ajustado, o *sling* TOT foi associado a um risco 2 vezes maior de reoperação (HR, 2,1; IC 95%, 1,5-2,9) comparado com o *sling* TVT. Em termos de complicações, as infecções do trato urinário ocorrem em até 10% após o *sling* mediouretral.[130] A perfuração da bexiga é uma complicação que pode ocorrer com ambos os procedimentos, mas é mais comum de ocorrer com o TVT. É digno de nota que as perfurações da bexiga são, em sua maioria, sem consequência. Com a realização da cistoscopia de rotina no momento da colocação do *sling*, a perfuração da bexiga, normalmente na cúpula, é facilmente identificada. O reposicionamento do *sling* e a garantia do posicionamento correto subsequente geralmente são o suficiente. Em certos casos, pode ser necessário manter o cateter de *Foley* por até 1 semana. Outras complicações comuns no TVT incluem sangramento (intra e pós-operatório) e disfunção miccional pós-operatória, necessitando de revisão do *sling*; no entanto, o TOT tem uma taxa maior de erosão da tela e dor pós-operatória na virilha e na perna.[123,130] Complicações raras incluem lesões intestinais e mortes de pacientes após colocação de *sling*s retropúbicos e infecções graves após colocação de *sling*s transobturatórios.[131]

Uma complicação própria dos *sling*s mediouretrais é a erosão da tela *sling*.[130] Embora incomum, a erosão da tela *sling* para a vagina geralmente requer reparo cirúrgico, que envolve a ressecção da tela com margem de tecido são, e reparo da mucosa vaginal sobre o local envolvido. Quando o *sling* erode para a bexiga (e raramente para a uretra), requer uma cirurgia mais complexa para ressecar a tela (**Figura 29.14**). Raramente toda a tela *sling* (TVT ou TOT) pode precisar ser removida, devido à dor crônica resultante da extrusão da tela *sling*.

Certas características do *sling* médiouretral e indicações dignas de menção incluem o seguinte: (a) com *sling*s retropúbicos, a via ascendente (dentro para fora) pode ser mais eficaz do que a via descendente (fora para dentro); (b) com exceção de dor nas pernas e na virilha, ocorrem menos eventos adversos com o transobturador do que com o retropúbico; (c) o transobturador pode ser mais econômico em comparação com o *sling* retropúbico, embora os estudos que analisam o custo não levem em consideração o impacto potencial no custo da repetição da cirurgia para tratar da recorrência da incontinência; (d) o *sling* retropúbico é preferido em relação ao *sling* transobturador em casos de uretra fixa (deficiência esfincteriana intrínseca) e incontinência urinária mista; e (e) a conduta transobturadora pode ser preferida nos casos em que haja doença anterior significativa do intestino ou aderências pélvicas.

Os *sling*s de incisão única (*minislings*) foram introduzidos com o objetivo de minimizar ainda mais as complicações cirúrgicas, mantendo sua eficácia. Uma incisão mediouretral é feita para introduzir o *sling* enquanto os dois braços mais curtos da prótese se fixa (ou ancora) à fáscia no obturador ou espaço retropúbico. No entanto, seus resultados de curto a médio prazos não são muito promissores. **Em uma revisão recente de Cochrane, os *minislings* foram relatados como inferiores ou sem evidências suficientes para apoiar seu uso em relação às faixas retropúbicas ou transobturadoras.**[132] Mais estudos com acompanhamento a longo prazo são necessários para estabelecer seu perfil de segurança no tratamento de mulheres com incontinência urinária de esforço sem comprometer o sucesso da cirurgia. Quando um *sling* médiouretral é escolhido como uma opção de tratamento, as diretrizes da AUA recomendam um *sling* retropúbico ou transobturador como primeira escolha, e se um *minisling* for usado, as pacientes devem ser informadas de que não existem dados suficientes a médio e longo prazos para apoiar seu uso.[64]

Ao longo do século passado, os padrões cirúrgicos para tratamento da incontinência urinária de esforço fizeram um círculo completo, indo dos *sling*s (principalmente pubovaginal) para colo da bexiga e suspensões retropúbicas e de volta para *sling*s (principalmente médiouretral). Essas mudanças nas técnicas cirúrgicas ocorreram principalmente baseadas em um conhecimento profundo da anatomia do assoalho pélvico e de pesquisas clínicas e epidemiológicas baseadas em evidências rigorosas.

Agentes de volume

Agentes de volume uretral são uma opção de tratamento aceita para mulheres com incontinência urinária de esforço. Eles são injetados na submucosa ao redor da uretra proximal, para aumentar o volume trans ou periuretral, usando um cistoscópio operatório. Quando comparados aos *sling*s mediouretrais, colpossuspensão e *sling*s pubovaginais, existem poucos dados avaliando seu sucesso a longo prazo. Operações repetidas são comuns após a terapia com agente de volume. No entanto, são procedimentos apropriados para pacientes que não são candidatas à cirurgia, estão em uso de anticoagulantes, com PVRs elevados ou em mulheres idosas com alto risco anestésico.[133] A vantagem dos agentes injetáveis é que eles são menos invasivos e podem ser administrados em um ambiente ambulatorial sem a necessidade de anestesia geral ou regional.

Os agentes de volume disponíveis e aprovados pela FDA para o tratamento da incontinência urinária de esforço incluem esferas de óxido de zircônio revestidas com carbono pirolítico (grânulos) (Durasphere), polidimetilsiloxano reticulado (Macroplastique) e partículas esféricas de hidroxilapatita de cálcio (Coaptite). O colágeno bovino reticulado de glutaraldeído (Contigen) não está sendo produzido por seu fabricante e não está mais disponível no mercado nos EUA. A injeção do agente de volume na submucosa uretral produz a coaptação das paredes uretrais, para ajudar a manter

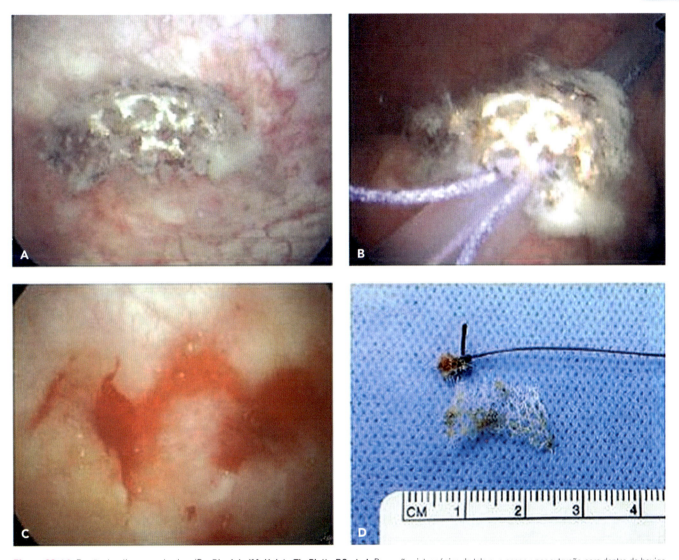

Figura 29.14 Erosão do *sling* para a bexiga. (De: **Bieniek JM, Holste TL, Platte RO et al.** Remoção cistoscópica da tela que passou por extrusão para dentro da bexiga com ajuda do Endoloop, tesoura endoscópica e sutura. *Int Urogynecol J* 2012;23:1137-1139; Figura 1, com permissão.)

a continência na presença de aumento da pressão abdominal.[134-136] Em um artigo de revisão, foi observado que as taxas de sucesso subjetivo variaram de 66 a 90% em 12 meses de acompanhamento, enquanto a melhora objetiva variou de 25 a 73%.[137] **Uma revisão da Cochrane de 2017 mostrou dados limitados além de 2 anos após o tratamento com agentes de volume uretrais. Os dados a curto prazo são sugestivos de melhora, mas carecem dados robustos de sucesso ou das taxas de cura associadas aos *slings* médiouretrais.**[138] **As complicações relatadas dos agentes de volume uretral incluem infecções do trato urinário, retenção urinária, erosão e migração do material implantado.**[139]

Outras potenciais terapias futuras

As *células-tronco* autólogas têm sido usadas experimentalmente para ajudar a recuperar o controle da bexiga. A maioria dos estudos usou células-tronco derivadas de músculo ou tecido adiposo. As células tronco podem ser injetadas no peritônio ou no assoalho pélvico, para regenerar o esfíncter uretral danificado ou reparar/reconstruir estruturas de suporte pélvico usando técnicas de engenharia tecidual. Embora estudos pré-clínicos e clínicos iniciais tenham demonstrado segurança, a eficácia dessas técnicas para tratar a incontinência urinária de esforço ainda é questionada.[140,141] A *radiofrequência* aplicada na região transuretral para promover a desnaturação do colágeno é outra modalidade proposta como procedimento não cirúrgico para o tratamento da incontinência urinária de esforço. No entanto, uma revisão de Cochrane não demonstrou nenhum benefício (ou evidência insuficiente) da radiofrequência quando comparada ao tratamento simulado.[142] A *terapia vaginal com laser* é outra técnica que está sendo comercializada como uma modalidade de tratamento segura e realizada ambulatorialmente para a incontinência urinária de esforço feminina. Não há evidências que apoiem seu uso na prática clínica em relação às opções de tratamento convencionais.[143]

Procedimentos na incontinência urinária de urgência

Quando as opções conservadoras e farmacológicas falham, os tratamentos de segunda linha para incontinência urinária de urgência incluem injeção de onabotulinumtoxinA (Botox) na

bexiga, estimulação do nervo tibial percutâneo (PTNS) e neuromodulação sacral (Interstim).[144]

Injeções de Botox®

A onabotulinumtoxinA (Botox®) é uma neurotoxina que produz seu efeito paralítico no músculo detrusor, bloqueando os canais de cálcio e inibindo a liberação de acetilcolina na junção neuromuscular pré-sináptica. Seu uso foi inicialmente aprovado pela FDA em mulheres com hiperatividade neurogênica do detrusor, na dose de 200 unidades (U).[145] Em 2013, seu uso foi aprovado para SBH idiopática e incontinência urinária de urgência. A dose para SBH não neurogênica é 100 U, sendo a injeção de onabotulinumtoxinA realizada por cistoscopia em cerca de 20 pontos de injeção no músculo detrusor, principalmente na área supratrigonal (Figura 29.15). Quando bem-sucedida, o efeito da injeção dura normalmente de 6 meses a 2 anos, sendo necessárias injeções repetidas em 50% das mulheres em 12 meses.[146]

A aprovação da FDA foi baseada em um estudo multicêntrico duplo-cego, randomizado e controlado comparando a injeção no detrusor de 100 U de onabotulinumtoxinA com medicação anticolinérgica oral diária (solifenacina ou tróspio) em 249 mulheres com incontinência urinária de urgência por um período de 6 meses. O estudo demonstrou reduções semelhantes na urgência, frequência e episódios de incontinência urinária de urgência entre os dois grupos. A resolução completa da incontinência de urgência foi mais que o dobro no grupo da onabotulinumtoxinA (27%) do que no grupo de anticolinérgico (13%), $P = 0,003$. Os efeitos colaterais no grupo de injeção incluíram o uso de cateter por até 2 meses (5%) e infecções do trato urinário (33%).[147]

Uma metanálise de 56 ensaios clínicos randomizados mostrou que as pacientes que receberam onabotulinumtoxinA (100 U) tiveram melhoras da urgência, frequência e episódios de incontinência semelhantes ou melhores do que os medicamentos e significativamente melhores do que o placebo.[146] A AUA atualmente recomenda a injeção de onabotulinumtoxinA (100 U) quando os tratamentos conservadores e clínicos falharam em mulheres com SBH. Vale ressaltar que a paciente deve ser ensinada e estar disposta a realizar o autocateterismo, se necessário, após as injeções. Além de infecções e retenção do trato urinário, os efeitos colaterais incluem hematúria macroscópica, boca seca, disfagia, visão prejudicada e fraqueza muscular.[144]

Estimulação nervosa tibial percutânea

A PTNS foi aprovada pela FDA em 2000 para a SBH. A PTNS envolve a introdução de um eletrodo de agulha (tipo acupuntura – calibre 34) em um ângulo de 60° ao redor do tornozelo, cerca de três dedos acima do maléolo medial e posterior à tíbia. O eletrodo é conectado a um estimulador carregado com bateria e o tratamento envolve sessões semanais de 30 minutos durante 12 semanas. Se for bem-sucedido, a manutenção envolve sessões mensais posteriormente. Um ensaio multicêntrico de 220 mulheres com sintomas de SBH randomizadas para 12 semanas de tratamento com PTNS *versus* terapia com simulações resultou em melhora acentuada dos sintomas em 55% em comparação com 21% nos respectivos grupos.[148]

A PTNS foi comparada em diferentes estudos a medicamentos anticolinérgicos, incluindo toleterodina de ação prolongada e oxibutinina.[149] Melhoras semelhantes foram mostradas na frequência urinária, incontinência, noctúria, incômodo e escores de QV a curto prazo (12 semanas) entre as duas modalidades de tratamento.[150] No acompanhamento de 2 a 3 anos, o grupo de medicamentos relatou piora dos sintomas, especialmente porque muitas mulheres que tomam anticolinérgicos não aderem ao uso de medicamentos a longo prazo, devido aos efeitos colaterais.[149,151] A PTNS é considerada uma alternativa aceitável ao tratamento médico a curto prazo em pacientes que não toleram os efeitos colaterais anticolinérgicos ou a

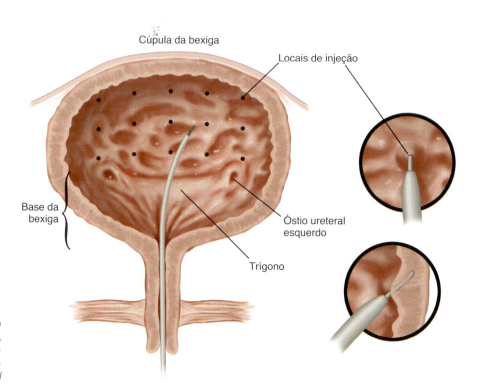

Figura 29.15 Injeção de toxina botulínica no músculo detrusor. (De: **Ginsberg D, Gousse A, Keppenne V et al.** Phase 3 efficacy and tolerability study of onabotulinumtoxinA for urinary incontinence from neurogenic detrusor overactivity. *J Urol* 2012;187:2131-2139; Figura 1, com permissão.)

longo prazo em pacientes que apresentam sinais de cognição prejudicada e perda de memória. É importante enfatizar para as pacientes que, para resultados ideais, as sessões de tratamento devem ser administradas semanalmente durante as 12 semanas iniciais, e as mulheres devem ter os recursos apropriados para fazer visitas clínicas frequentes. Os efeitos colaterais da PTNS são limitados e incluem pequeno sangramento, dor ou sensação de formigamento no local da injeção.

Neuromodulação

A estimulação do nervo sacro (também conhecida como neuromodulação) é outra modalidade de tratamento aprovada pela FDA para SBH refratária, incontinência urinária de urgência e disfunção miccional em mulheres nas quais falharam as opções de tratamento convencionais. A estimulação do nervo sacro envolve uma fase inicial com um eletrodo de teste por 1 a 2 semanas inserido por via percutânea para avaliar a resposta ao tratamento. Aquelas pacientes que relatam melhora de pelo menos 50% na SBH passam para a fase 2, quando um eletrodo permanente é introduzido pelo dorso e colocado ao redor da terceira raiz nervosa sacral. O eletrodo é conectado a um gerador de pulso implantado na nádega da paciente. Em comparação à PTNS e à toxina onabotulinumtoxinA, a estimulação do nervo sacro é um procedimento mais complexo que geralmente requer fluoroscopia na sala de cirurgia e está associada a eventos adversos diferente.[152] **É contraindicada a realização de ressonância magnética em mulheres com um neuroestimulador implantado.**

Um ensaio clínico randomizado com 147 mulheres comparou o tratamento médico à estimulação do nervo sacro por um período de 6 meses. No início do estudo, as mulheres relataram SBH com mais de 2 episódios de incontinência de urgência dentro de 3 dias e mais de 8 micções por dia. Os resultados mostraram que as mulheres que receberam o neuroestimulador (61%) tiveram um sucesso de tratamento significativamente maior do que as mulheres que receberam tratamento clínico (42%) ($P = 0,02$). Os eventos adversos foram semelhantes entre os dois grupos (31 e 27%, respectivamente).[153] Em outro estudo multicêntrico prospectivo, 272 pacientes implantadas com estimulação do nervo sacro foram acompanhadas por 1 ano. Houve, em 12 meses, uma taxa de melhora de 85%, incluindo uma redução média de episódios de incontinência de urgência de 2,2 perdas/dia (abaixo de 3,1) e frequência urinária de 5,1 micções/dia (abaixo de 12,6), ambos $P < 0,0001$. As mulheres relataram melhora significativa em suas medidas de QV e diminuição da interferência dos sintomas urinários em suas atividades diárias.[154] Os eventos adversos relacionados ao dispositivo ocorreram em 30% (82/272) das mulheres, e incluíram alterações indesejáveis na estimulação (12%), dor no local do implante (7%) e infecção no local do implante (3%). Das 26 mulheres com dor no local do implante, 13 foram submetidas à intervenção cirúrgica e duas tiveram o estimulador retirado. Dos 13 casos com infecção do local do implante, cinco receberam antibióticos e em oito a remoção foi necessária.[155]

Um ensaio clínico randomizado comparou 364 mulheres com SBH submetidas a tratamento com onabotulinumtoxinA ou estimulação do nervo sacro. Mulheres que receberam onabotulinumtoxinA por meses relataram maior redução no número médio de episódios de incontinência de urgência por dia do que aquelas que receberam neuromodulação sacral (-3,9 *versus* -3,3; $P = 0,01$). As participantes tratadas com onabotulinumtoxinA mostraram melhora maior nos sintomas (-46,7 *versus* -38,6; $P = 0,002$) e na satisfação com o tratamento (68 *versus* 60; $P = 0,01$) do que aquelas que receberam neuromodulação sacral. Não houve diferenças na preferência de tratamento (92% *versus* 89%; $P = 0,49$) ou eventos adversos, exceto para infecções do trato urinário que foram mais frequentes no grupo de onabotulinumtoxinA (35% *versus* 11%; $P < 0,001$). A retenção urinária que exigiu autocateterismo ocorreu em 2% no grupo de toxina onabotulínica A e revisões ou remoções do dispositivo estimulador ocorreram em 3%.[156]

Cistoplastia e derivação urinária

A cistoplastia para aumento da capacidade vesical e a derivação urinária, normalmente usando segmentos do intestino da paciente, são procedimentos raramente realizados para tratar a incontinência urinária, e normalmente caem no domínio da urologia avançada. Elas foram relatadas em mulheres com hiperatividade crônica e debilitante do detrusor que não responderam às opções de tratamento de segunda ou terceira linhas.[157] Uma revisão de Cochrane atualizada de 2012 encontrou poucos pequenos estudos com informações limitadas para orientar a prática clínica.[158] À medida que a neuromodulação e a injeção cistoscópica com onabotulinumtoxinA se tornam mais prevalentes e mais bem estudadas, haverá um papel limitado, se houver, da cistoplastia para aumento da capacidade vesical e derivação urinária para tratar mulheres com incontinência urinária de urgência.

Cirurgia para reparo de fístula

O reparo da fístula geniturinária é comumente realizado por via vaginal, mas pode ser por meio de um acesso abdominal, aberto, laparoscópico ou por robótica. Para fístulas pontuais muito pequenas, pode-se adotar condutas conservadoras com uma tentativa de cateterização transuretral por 10 a 14 dias e permitir que a fístula feche espontaneamente. Se isso falhar, ou para fístulas maiores, a cirurgia deve ser realizada (Figura 29.16). A técnica cirúrgica adequada envolve: (a) identificação da(s) fístula(s); (b) obter acesso e exposição adequados (p. ex., se uma conduta vaginal for preferida, um cateter Foley pediátrico pode ser colocado no trajeto fistuloso e o balão inflado para fornecer tração para baixo para melhor visualização); (c) desbridamento de tecido não viável; (d) mobilização de tecido são e viável (1 a 2 cm) ao redor e ao longo do trajeto fistuloso; (e) reparo da fístula em várias camadas, começando na extremidade da bexiga e prosseguindo em direção à vagina; (f) tensão mínima nas camadas reparadas; (g) 7 a 14 dias de cateterismo pós-operatório; (h) uso de enxertos teciduais (p. ex., coxim adiposo labial de Martius), conforme necessário para fístulas maiores ou recorrentes.

Disfunção miccional

Definição

O mecanismo de esvaziamento normal da bexiga é um esforço coordenado iniciado pelo indivíduo. Envolve uma contração do músculo detrusor associada ao relaxamento do esfíncter uretral. A pressão gerada pela contração do músculo detrusor deve ter uma duração adequada e uma magnitude superior à pressão na uretra para produzir o efeito desejado de esvaziar completamente a bexiga. A neurofisiologia da micção foi previamente descrita. Além de um controle e suporte neuromuscular intactos, a micção depende do volume de urina na bexiga e do volume intravascular que é filtrado pelos rins. Um estudo com 165 mulheres sem histórico de doenças urológicas e/ou cirurgia pélvica mostrou uma diferença significativa na frequência e no volume de urina produzida em

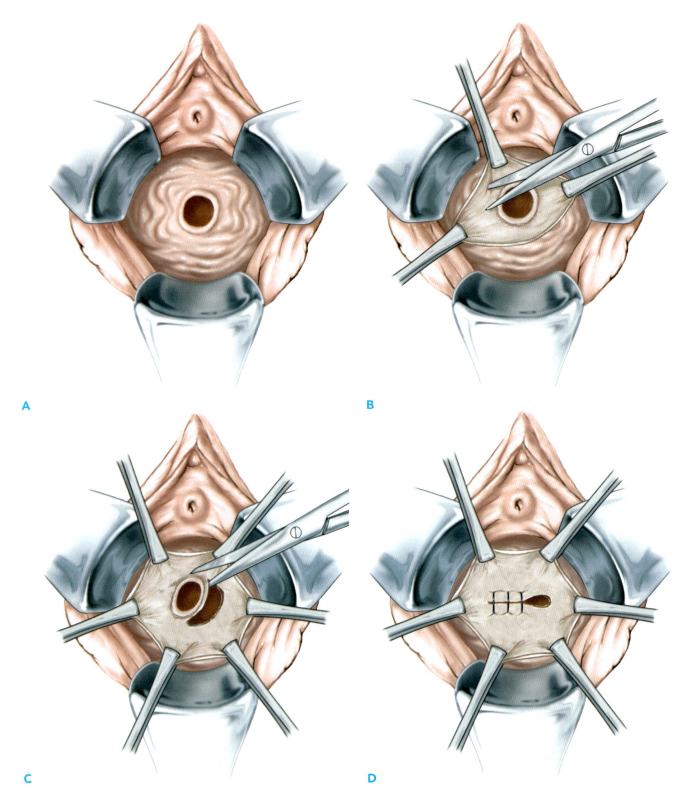

Figura 29.16 Reparo de uma fístula vesicovaginal apical. **A**. A fístula no ápice da vagina é exposta com tração adequada. Um cateter de Foley pediátrico pode ser inserido no trajeto da fístula para auxiliar a tração e a dissecção. **B**. O epitélio vaginal é ressecado para mobilizar o tecido e permitir o fechamento sem tensão. No procedimento de Latzko clássico, disseca-se o epitélio vaginal 2 cm ao redor da abertura da fístula. **C**. Pode-se excisar todo o trajeto da fístula, ou, no procedimento de Latzko, revitalizar ligeiramente a margem da fístula, porém sem excisá-las. **D**. Pode-se usar uma sutura interrompida com fio absorvível por fora da mucosa. Uma camada adicional de sutura interrompida é realizada para inverter a linha de sutura inicial. Em seguida, o epitélio vaginal é fechado sobre o reparo. No procedimento de Latzko clássico, a camada inicial requer o fechamento da vagina sobre o trato da fístula, e então duas outras camadas utilizando o epitélio vaginal resultam em uma colpocleise apical. (Redesenhada do original por Jasmine Tan.)

24 horas (variação entre 437 mℓ e 3.861 mℓ).[159] Além do volume da bexiga no momento da micção, a taxa de fluxo máximo de urina (variação entre 16 e 37 mℓ/s) é variável e depende da posição da paciente, da idade e do *status* menopausal, entre outros fatores.[160]

6 A disfunção miccional ocorre quando uma mulher perde a capacidade de esvaziar a bexiga sem esforço e completamente dentro de um período de tempo limitado (geralmente dentro de 60 segundos ou menos). Objetivamente, a disfunção miccional pode ser identificada na urofluxometria quando o tempo de micção é prolongado, o padrão de fluxo é interrompido (ver Figura 29.6) ou a vazão do fluxo máxima é diminuída. Durante a urodinâmica completa, medidas objetivas adicionais de disfunção miccional incluem aumento da pressão uretral (resistência) com aumento da pressão do detrusor (dissinergia do detrusor do esfíncter) ou baixa pressão do detrusor com pressão uretral normal ou baixa (subatividade do músculo detrusor) no momento da **6** micção.[65] Pacientes com disfunção miccional podem expressar uma série de sintomas sensoriais e anormais de esvaziamento da bexiga, incluindo hesitação, fluxo urinário lento ou intermitente, esforço ao urinar, sensação de esvaziamento incompleto da bexiga, sensação de bexiga reduzida e outros (Tabela 29.6).

Etiologia

A retenção urinária aguda é uma incapacidade súbita e frequentemente dolorosa de urinar, apesar da sensação de bexiga cheia e do desejo de urinar. É principalmente iatrogênica, resultante de lesão neurológica após cirurgia pélvica radical (histerectomia radical, ressecção perineal radical, ressecções extensas colorretais), lesão neurológica durante cirurgia espinal ou comumente após cirurgia reconstrutiva pélvica feminina e cirurgia de incontinência (p. ex., *sling* mediouretral). Em raros casos, e exclusivamente em pacientes grávidas no período periparto, pode ocorrer retenção urinária, que, se não for detectada, pode causar hipoatividade da bexiga, infecção recorrente do trato urinário e incontinência.[161]

A retenção urinária crônica pode ser causada por condições neurogênicas (p. ex., esclerose múltipla, neuropatia diabética) ou não neurogênicas (p. ex., prolapso acentuado).[162] Isso pode levar a condições graves, como hidronefrose e insuficiência renal crônica, mas é mais comumente associada a condições que prejudicam as atividades diárias da paciente, como infecções recorrentes do trato urinário, sensação de esvaziamento incompleto da bexiga e incontinência por transbordamento. A retenção urinária crônica é definida como um volume residual maior de 300 mℓ que ocorre em um período de 6 meses, ou que foi documentado em duas ocasiões distintas.[162] As condições comuns associadas ao esvaziamento e à retenção incompletos da bexiga em mulheres são descritas abaixo (Tabela 29.7).

Avaliação

A avaliação começa com um histórico médico cuidadoso para eliminar possíveis distúrbios associados à disfunção miccional (p. ex., esclerose múltipla, diabetes, distúrbios psiquiátricos) e medicamentos concomitantes. Se a anamnese revelar tratamento cirúrgico anterior para incontinência urinária, é importante obter registros médicos ou relatórios cirúrgicos para determinar a cirurgia que foi realizada. Um exame pélvico cuidadoso é feito, com atenção especial ao meato uretral e à parede anterior da vagina para descartar possíveis massas pélvicas ou vaginais que possam causar obstrução uretral. A palpação abdominal ou a percussão suprapúbica pode indicar bexiga cheia. A cistoscopia pode ajudar a diagnosticar a presença de pólipos uretrais ou tumores na bexiga, cálculos ou corpos estranhos que possam causar obstrução. A avaliação da força da contração do músculo detrusor durante a micção e o relaxamento da saída da uretra, ou

Tabela 29.6 Classificação e definição dos sintomas do trato urinário inferior em mulheres.

II. Sintomas sensoriais anormais	
Sensação de bexiga aumentada	O desejo de urinar durante o enchimento da bexiga ocorre mais cedo ou é mais persistente que antes (difere da urgência pelo fato de que a micção pode ser adiada, apesar do desejo de urinar)
Sensação de bexiga reduzida	O desejo definitivo de urinar ocorre mais tarde do que antes, apesar da consciência de que a bexiga está enchendo
Sensação de bexiga ausente	Ausência da sensação de enchimento da bexiga e um desejo constante de urinar
III. Esvaziamento anormal	
Hesitação	Atraso no início da micção
Esforço para urinar	Necessidade de fazer um esforço intensivo (por esforço abdominal, manobra de Valsalva ou pressão suprapúbica) para iniciar, manter ou melhorar o fluxo urinário
Fluxo lento	Fluxo urinário percebido como mais lento comparado com micções anteriores ou em outras mulheres
Intermitência	Fluxo de urina que para e começa em uma ou mais ocasiões durante a micção
Sensação de esvaziamento da bexiga incompleta	A bexiga não parece vazia após a micção
Vazamento pós-micção	Passagem involuntária de urina após o término da micção
Pulverização do jato urinário	A passagem da urina é um *spray* ou intermitente, em vez de um único jato
Micção dependente da posição	Exige posições específicas para conseguir urinar espontaneamente ou para melhorar o esvaziamento da bexiga, por exemplo, inclinar-se para a frente ou para trás no vaso sanitário ou urinar em uma posição semiereta
Retenção urinária	Incapacidade de urinar apesar do esforço persistente

De: **Haylen BT, de Ridder D, Freeman RM et al.** An international Urogynecological Association (IUGA)/International Continence Society (ICS) joint report on the terminology for female pelvic floor dysfunction. *Neurourol Urodyn* 2010;29:4-20, com permissão.

Tabela 29.7 Condições associadas à disfunção miccional e retenção urinária.

Efeito na Musculatura da Bexiga CONTRAÇÃO	Efeito na Uretra FLUXO DE SAÍDA
• Medicamentos (anticolinérgicos, opioides, agonistas beta-adrenérgicos, bloqueadores do canal de Ca, AINEs, antidepressivos tricíclicos, benzodiazepínicos, antipsicóticos)	• Estenose uretral ou do colo da bexiga (cirurgia pós-incontinência, cirurgia vaginal ou reconstrutiva anterior)
• Diabetes melito	• Estreitamento, inchaço ou obstrução uretral devido ao *sling*, agente de volume uretral ou outro
• Obstrução de saída de longa duração	• Prolapso de órgão pélvico (acentuado)
• Prisão de ventre	• Divertículo uretral, cálculos ou tumor
• Doenças neurológicas (MSs)	• Obstrução primária do colo da bexiga
• Idade	• Compressão extrínseca (tumores)
• Síndrome de Fowler	• Distúrbios neurológicos
• Bexiga contrátil (dissenergia detrusor/esfíncter)	

a falta dela (*i. e.*, resistência uretral), pode ser realizada no momento da urodinâmica, incluindo medição do volume residual.

Tratamento

Antes do início do tratamento para retenção urinária crônica, as diretrizes da AUA recomendam a avaliação dos tratos superiores para avaliar a integridade funcional dos rins (depuração da creatinina) e descartar hidronefrose (ultrassonografia renal ou uroTC).[162] Mulheres assintomáticas de baixo risco podem ser monitoradas com urinálise e cultura de urina anuais, sem necessidade de tratamento específico. **Em pacientes sintomáticas (p. ex., infecções recorrentes do trato urinário), o tratamento é direcionado para os sintomas**. As pacientes são incentivadas a "dobrar a micção" e ir frequentemente ao banheiro.[162] As pacientes podem ser encaminhadas para fisioterapia especializada em assoalho pélvico para treinamento da bexiga.

Em pacientes de alto risco, o cateterismo intermitente é recomendado. Embora haja falta de evidências comparando o autocateterismo intermitente com cateteres de demora, a opinião de especialistas favorece o cateterismo intermitente para melhores resultados a longo prazo.[163] A paciente ou sua cuidadora podem ser instruídos a realizar o autocateterismo vesical. Na presença de prolapso acentuado, uma tentativa do uso de um pessário pode ser realizada, com o objetivo de reduzir o prolapso para aliviar a obstrução na uretra, resultando em melhora da micção e diminuição da retenção.[162]

A retenção urinária aguda é tratada de acordo com a situação específica que causa a retenção. Isso pode assumir a forma de tratamento preventivo com o uso de um cateter permanente após uma histerectomia radical, cirurgia reconstrutiva pélvica ou cirurgia de incontinência. O cateter pode ser fechado após 1 semana de retenção e disfunção miccional contínua, para permitir que a bexiga recupere a sensação de enchimento. Quando a bexiga cheia é identificada pela paciente, ela é instruída a remover o tampão e esvaziá-la. Alternativamente, as pacientes podem ser instruídas a se autocateterizar até a resolução da retenção (geralmente um volume residual de 100 mℓ ou menos é aceitável). Se a paciente continuar a apresentar disfunção miccional por várias semanas após a cirurgia, uma revisão do *sling* e/ou uretrólise pode ser necessária.[164] **Na ausência de obstrução, podem ser usados medicamentos para retenção urinária causada por hipoatividade do detrusor ou aumento da resistência do esfíncter uretral.** Os medicamentos incluem bloqueadores alfa-adrenérgicos ou agonistas beta-adrenérgicos; no entanto, eles têm se mostrado geralmente ineficazes e não há evidências claras para apoiar seu uso na rotina.[104,105,165]

A neuromodulação e a estimulação elétrica intravesical podem ser eficazes em pacientes selecionadas.[166] Além da incontinência urinária de urgência, frequência e urgência, a neuromodulação sacral tem sido usada para tratar a disfunção miccional não obstrutiva em mulheres.[167] O acompanhamento a longo prazo mostra resultados promissores na retenção idiopática (síndrome de Fowler, pacientes com esclerose múltipla e síndrome da bexiga dolorosa), com uma taxa de sucesso de até 73%.[168]

Síndrome da dor vesical

O recente relatório do IUGA/ICS sobre o tratamento da disfunção do assoalho pélvico define a *dor aguda* como aquela relacionada com trauma recente, infecção ou outra doença, e a *dor crônica* como dor persistente ou recorrente por pelo menos 6 meses.[82] É importante diferenciar a *dor,* que é uma sensação expressa subjetivamente pelo indivíduo, da *sensibilidade,* que é uma sensação de desconforto, com ou sem dor, e que pode ser elucidada pela palpação ao exame físico.

Definição

A síndrome da dor vesical é difícil de diagnosticar, prevenir e tratar, porque sua fisiopatologia é mal compreendida. A dor vesical é definida como a queixa de dor suprapúbica ou retropúbica, pressão ou desconforto relacionado com a bexiga. Geralmente, aumenta de intensidade com o enchimento da bexiga e pode persistir ou desaparecer após a micção.[8] Mulheres com síndrome de dor vesical em geral apresentam outros sintomas urinários associados, como urgência ou frequência urinária aumentada, e a dor dura pelo menos 6 semanas ou mais na ausência de infecções do trato urinário ou outras causas identificáveis.[169] **A prevalência da síndrome da dor vesical varia amplamente, com base nas definições usadas, de menos de 1 até 20%.**[170,171] Alguns autores desenvolveram um questionário de cistite intersticial/síndrome da dor vesical para uso em estudos epidemiológicos.[172] Com base no questionário, a prevalência em mulheres americanas adultas varia entre 3 e 7%, com o pico de prevalência na faixa de 50 anos.[173]

Os termos "síndrome da dor vesical" e "cistite intersticial" são usados indistintamente na literatura, e a última foi descrita pela primeira vez como uma condição inflamatória da bexiga, às vezes associada à ulceração da parede da bexiga, denominada lesão de Hunner.[174] Acredita-se que a cistite intersticial esteja associada a uma camada defeituosa de sulfato de glicosaminoglicano que cobre a mucosa da bexiga. Para padronizar as definições e permitir a pesquisa comparativa, o National Institute of Diabetes, Digestive, and Kidney Diseases (NIDDK) desenvolveu critérios estritos para cistite intersticial; no entanto, essas definições têm se mostrado muito restritivas para uso na prática clínica. Os critérios do NIDDK incluem a presença de dor e urgência associadas a achados objetivos de glomerulações ou úlceras de Hunner durante a cistoscopia e hidrodistensão da bexiga, incluindo uma pequena capacidade volumétrica da bexiga e hematúria terminal.[175] A maioria dos médicos prefere usar critérios mais flexíveis ao tratar mulheres com síndrome de dor vesical. O entendimento é que essa síndrome não se limita a um mecanismo inflamatório, mas pode abranger um espectro de condições, incluindo SBH, outras condições de dor crônica, somatização e doenças neurológicas.[176]

Diagnóstico

A avaliação básica em uma mulher com síndrome de dor vesical consiste na obtenção de uma anamnese detalhada, exame físico, diário miccional (gráfico de frequência/volume) e urinálise com cultura.[177] A investigação deve ser complementada com citologia urinária em mulheres mais velhas, especialmente aquelas que relatam história de tabagismo ou exposição anterior a produtos químicos. A síndrome da dor vesical é um diagnóstico de exclusão. Um diagnóstico diferencial inclui infecções crônicas ou recorrentes do trato urinário, divertículo uretral, condições atróficas vulvovaginais, inflamatórias, alérgicas ou infecciosas, dor pélvica crônica relacionada com endometriose, processos inflamatórios intestinais, dor miofascial e outras. A exclusão dessas doenças pode exigir mais exames de imagem, cistoscopia, urodinâmica e até laparoscopia.

Tratamento

O tratamento inicial da síndrome da dor vesical depende do nível sociocultural da paciente, e deve visar à modificação da dieta, redução do estresse e técnicas de relaxamento do assoalho pélvico.[177] As mulheres são incentivadas a evitar produtos irritantes da bexiga, como bebidas com cafeína, álcool, refrigerantes, bebidas ácidas e alimentos condimentados. **Quando a abordagem conservadora falha, medicamentos, fisioterapia ou tratamento intravesical são implementados. O encaminhamento para um médico especialista em dor pode ser benéfico**. A eficácia da terapia não está bem comprovada e o acompanhamento a longo prazo não é bem estudado. Um estudo revisou os tratamentos recebidos por 581 mulheres inscritas no grupo de estudo do banco de dados de cistite intersticial entre 1993 e 1997. Um total de 183 tipos diferentes de tratamentos foram relatados, sendo os mais comumente prescritos: cistoscopia e hidrodistensão, *amitriptilina*, *fenazopiridina*, dieta especial e *heparina* intravesical.[178]

Analgésicos urinários, como *fenazopiridina* e *Prosed DS*, são oferecidos a pacientes com síndrome da bexiga dolorosa para alívio da dor ou espasmo da bexiga. O último é uma mistura de *metenamina*, *azul de metileno*, *salicilato de fenila*, *ácido benzoico* e *hiosciamina*. A *amitriptilina*, um antidepressivo tricíclico, foi estudada para o alívio dos sintomas em mulheres com síndrome da bexiga dolorosa e demonstrou ser benéfica apenas quando uma dose de 50 mg ou mais é alcançada.[179] Os anti-histamínicos foram propostos como potencialmente úteis para a síndrome da dor vesical, uma vez que a dor pode ser consequência da liberação de histamina. A hidroxizina é um anti-histamínico comumente usado; entretanto, um ensaio clínico multicêntrico randomizado mostrou apenas uma resposta de 30 e 20% para àqueles que foram tratados com hidroxizina ou placebo, respectivamente.[180] Outro anti-histamínico inclui cimetidina, mas estudos sobre seu uso incluíram um número muito pequeno de pacientes com resultados inconclusivos.[181,182]

O *polissulfato de pentosana* (*elmiron*) é um medicamento heparinoide aprovado pela FDA para o tratamento de mulheres com síndrome da dor vesical/cistite intersticial. A dose recomendada é de 100 mg, 3 vezes/dia, e o alívio dos sintomas pode não ser alcançado em até 3 meses. A eficácia do polissulfato de pentosana foi questionada por um estudo randomizado controlado com placebo, mostrando alívio semelhante dos sintomas entre os dois grupos.[183] Como alternativa aos medicamentos orais, o tratamento intravesical pode ser oferecido a pacientes com síndrome de dor vesical. O *dimetilsulfóxido* (DMSO) é o único tratamento intravesical aprovado pela FDA. O tratamento é feito instilando a bexiga com 50 mℓ de solução a 50% de DMSO por 20 a 30 minutos, e deve ser repetido semanalmente ou a cada 2 semanas por seis sessões. Acredita-se que ele reduz a inflamação, relaxa os músculos e alivia a dor. Como efeitos colaterais, os pacientes relatam odor de alho e irritação transitória da bexiga.[177] Instilações intravesicais alternativas que foram investigadas incluem ácido hialurônico, sulfato de condroitina, ciclosporina A, bacilo Calmette-Guerin, oxibutinina, bupivacaína/heparina/esteroide (mistura) e outros.[184-188] Outras opções de tratamento incluem cistoscopia sob anestesia com hidrodistensão, neuromodulação, estimulação elétrica transcutânea (TENS) e injeção no detrusor de toxina botulínica A.[189-191]

REFERÊNCIAS BIBLIOGRÁFICAS

1. **Andersson KE, McCloskey KD.** Lamina propria: The functional center of the bladder? *Neurourol Urodyn* 2014;33:9–16.
2. **Gosling JA, Dixon JS, Lendon RG.** The autonomic innervation of the human male and female bladder neck and proximal urethra. *J Urol* 1977;118:302–305.
3. **DeGroat WC.** Anatomy and physiology of the lower urinary tract. *Urol Clin North Am* 1993;20:383–401.
4. **Chai TC, Steers WD.** Neurophysiology of micturition and continence in women. *Int Urogynecol J Pelvic Floor Dysfunct* 1997;8:85–97.
5. **DeLancey JO.** Structural aspects of the extrinsic continence mechanism. *Obstet Gynecol* 1988;72(3 Pt 1):296–301.
6. **DeLancey JO.** Why do women have stress urinary incontinence. *Neurourol Urodyn* 2010;29(Suppl 1):S13–S17.
7. **Benson JT.** Neurophysiologic control of lower urinary tract. *Obstet Gynecol Clin North Am* 1989;16:733–752.
8. **Haylen BT, de Ridder D, Freeman RM, et al.** An International Urogynecological Association (IUGA)/International Continence Society (ICS) joint report on the terminology for female pelvic floor dysfunction. *Int Urogynecol J* 2010;21:5–26.
9. **Minassian V, Stewart W, Hirsch A, et al.** The role of urgency, frequency, and nocturia in defining overactive bladder adaptive behavior. *Neurourol Urodyn* 2011;30:406–411.
10. **Bates P, Bradley WE, Glen E, et al.** The standardization of terminology of lower urinary tract function. *J Urol* 1979;121:551–554.
11. **Minassian VA, Drutz HP, Al-Badr A.** Urinary incontinence as a worldwide problem. *Int J Gynaecol Obstet* 2003;82:327–338.
12. **Komesu YM, Schrader RM, Ketai LH, et al.** Epidemiology of mixed, stress, and urgency urinary incontinence in middle-aged/older women: The importance of incontinence history. *Int Urogynecol J* 2016;27:763–772.

13. **Grodstein F, Fretts R, Lifford K, et al.** Association of age, race, and obstetric history with urinary symptoms among women in the Nurses' Health Study. *Am J Obstet Gynecol* 2003;189:428–434.
14. **Wu JM, Hundley AF, Fulton RG, et al.** Forecasting the prevalence of pelvic floor disorders in U.S. Women: 2010 to 2050. *Obstet Gynecol* 2009;114:1278–1283.
15. **Minassian VA, Stewart WF, Hirsch A.** Why do stress and urge incontinence co-occur much more often than expected? *Int Urogynecol J Pelvic Floor Dysfunct* 2008;19:1429–1440.
16. **Stewart WF, Minassian VA, Hirsch A, et al.** Predictors of variability in urinary incontinence and overactive bladder. *Neurourol Urodyn* 2010;29:328–335.
17. **Komesu YM, Rogers RG, Schrader RM, et al.** Incidence and remission or urinary incontinence in a community-based population of women ≥50 years. *Int Urogynecol J* 2009;20:581–589.
18. **Townsend MK, Danforth KN, Lifford KL, et al.** Incidence and remission of urinary incontinence in middle-aged women. *Am J Obstet Gynecol* 2007;197:167.e1–167.e5.
19. **Jahanlu D, Qureshi SA, Hunskaar S.** The Hordaland women's cohort: A prospective cohort study of incontinence, other urinary tract symptoms and related health issues in middle-aged women. *BMC Public Health* 2008;8:296.
20. **Viktrup L, Lose G.** Incidence and remission of lower urinary tract symptoms during 12 years after the first delivery: A cohort study. *J Urol* 2008;180:992–997.
21. **Landefeld CS, Bowers BJ, Feld AD, et al.** National Institutes of Health state-of-the-science conference statement: Prevention of fecal and urinary incontinence in adults. *Ann Intern Med* 2008;148:449–458.
22. **Molinuevo B, Batista-Miranda JE.** Under the tip of the iceberg: Psychological factors in incontinence. *Neurourol Urodyn* 2012;31:669–671.
23. **Nygaard I, Turvey C, Burns TL, et al.** Urinary incontinence and depression in middle-aged United States women. *Obstet Gynecol* 2003;101:149–156.
24. **Felde G, Bjelland I, Hunskaar S.** Anxiety and depression associated with incontinence in middle-aged women: A large Norwegian cross-sectional study. *Int Urogynecol J* 2012;23:299–306.
25. **Coyne KS, Zhou Z, Thompson C, et al.** The impact on health related quality of life of stress, urge and mixed urinary incontinence. *BJU Int* 2003;92:731–735.
26. **Frick AC, Huang AJ, Van den Eeden SK, et al.** Mixed urinary incontinence: Greater impact on quality of life. *J Urol* 2009;182:596–600.
27. **Thom DH, Haan MN, Van Den Eeden SK.** Medically recognized urinary incontinence and risks of hospitalization, nursing home admission and mortality. *Age Ageing* 1997;26:367–374.
28. **Hu TW, Wagner TH, Bentkover JD, et al.** Costs of urinary incontinence and overactive bladder in the United States: A comparative study. *Urology* 2004;63:461–465.
29. **Milley PS, Nichols DH.** The relationship between the pubourethral ligaments and the urogenital diaphragm in the human female. *Anat Rec* 1971;170:281–283.
30. **DeLancey JO.** Structural support of the urethra as it relates to stress urinary incontinence: The hammock hypothesis. *Am J Obstet Gynecol* 1994;170:1713–1720.
31. **Petros PE, Ulmsten UI.** An integral theory of female urinary incontinence. Experimental and clinical considerations. *Acta Obstet Gynecol Scand Suppl* 1990;153:7–31.
32. **Petros PE, Woodman PJ.** The integral theory of continence. *Int Urogynecol J Pelvic Floor Dysfunct* 2008;19:35–40.
33. **Meng E, Lin WY, Lee WC, et al.** Pathophysiology of overactive bladder. *Low Urin Tract Symptoms* 2012;4(Suppl 1):48–55.
34. **DeGroat WC.** A neurologic basis for the overactive bladder. *Urology* 1997;50(Suppl 6A):36–52.
35. **Bradley WE.** Cerebro-cortical innervation of the urinary bladder. *Tohoku J Exp Med* 1980;131:7–13.
36. **Anderson JT, Bradley WE.** Bladder and urethral innervation in multiple sclerosis. *Br J Urol* 1976;48:239–243.
37. **Banakhar MA, Al-Shaiji TF, Hassouna MM.** Pathophysiology of overactive bladder. *Int Urogynecol J* 2012;23:975–982.
38. **Kullmann FA, Birder LA, Andersson KE.** Translational research and functional changes in voiding function in older adults. *Clin Geriatr Med* 2015;31:535–548.
39. **Brubaker L, Lukacz ES, Burgio K, et al.** Mixed incontinence: Comparing definitions in non-surgical patients. *Neurourol Urodyn* 2011;30:47–51.
40. **Cameron AP.** Urethral diverticulum in the female: A meta-analysis of modern series. *Minerva Ginecol* 2016;68:186–210.
41. **Waetjen LE, Liao S, Johnson WO, et al.** Factors associated with prevalent and incident urinary incontinence in a cohort of midlife women: A longitudinal analysis of data: Study of women's health across the nation. *Am J Epidemiol.* 2007; 165:309-318.
42. **Townsend MK, Curhan GC, Resnick NM, et al.** The incidence of urinary incontinence across Asian, black, and white women in the United States. *Am J Obstet Gynecol* 2010;202:378.e1–378.e7.
43. **Tähtinen RM, Cartwright R, Tsui JF, et al.** Long-term impact of mode of delivery on stress urinary incontinence and urgency urinary incontinence: A systematic review and meta-analysis. *Eur Urol* 2016;70:148–158.
44. **Rortveit G, Hannestad YS, Daltveit AK, et al.** Age- and type-dependent effects of parity on urinary incontinence: The Norwegian EPINCONT study. *Obstet Gynecol* 2001;98:1004–1010.
45. **Hirsch AG, Minassian VA, Dilley A, et al.** Parity is not associated with urgency with or without urinary incontinence. *Int Urogynecol J Pelvic Floor Dysfunct* 2010;21:1095–1102.
46. **Bazi T, Takahashi S, Ismail S, et al.** Prevention of pelvic floor disorders: International urogynecological association research and development committee opinion. *Int Urogynecol J* 2016;27:1785–1795.
47. **Townsend MK, Danforth KN, Rosner B, et al.** Body mass index, weight gain, and incident urinary incontinence in middle-aged women. *Obstet Gynecol* 2007;110:346–353.
48. **Hannestad YS, Rortveit G, Daltveit AK, et al.** Are smoking and other lifestyle factors associated with female urinary incontinence? The Norwegian EPINCONT study. *BJOG* 2003;110:247–254.
49. **Nygaard IE, Heit M.** Stress urinary incontinence. *Obstet Gynecol* 2004;104:607–620.
50. **Wesnes SL.** Weight and urinary incontinence: The missing links. *Int Urogynecol J* 2014;25:725–729.
51. **Ebbesen MH, Hannestad YS, Midthjell K, et al.** Diabetes and urinary incontinence—prevalence data from Norway. *Acta Obstet Gynecol Scand* 2007;86:1256–1262.
52. **Jelovsek JE, Chagin K, Brubaker L, et al. Pelvic Floor Disorders Network**. A model for predicting the risk of de novo stress urinary incontinence in women undergoing pelvic organ prolapse surgery. *Obstet Gynecol* 2014;123(2 Pt 1):279–287.
53. **Collins CW, Winters JC. American Urological Association; Society of Urodynamics Female Pelvic Medicine and Urogenital Reconstruction**. AUA/SUFU adult urodynamics guideline: A clinical review. *Urol Clin North Am* 2014;41:353–362.
54. **Committee on Practice Bulletins–Gynecology and the American Urogynecologic Society.** ACOG practice nulletin no. 155: Urinary incontinence in women. *Obstet Gynecol* 2015;126:e66–e81.
55. **Meyer I, Szychowski JM, Illston JD, et al.** Vaginal swab test compared with the urethral Q-tip test for urethral mobility measurement: A randomized controlled trial. *Obstet Gynecol* 2016;127:348–352.
56. **Dmochowski RR, Sanders SW, Appell RA, et al.** Bladder-health diaries: An assessment of 3-day vs 7-day entries. *BJU Int* 2005;96:1049–1054.
57. **Bright E, Cotterill N, Drake M, et al.** Developing a validated urinary diary: Phase 1. *Neurourol Urodyn* 2012;31:625–633.
58. **Nygaard I.** Clinical practice. Idiopathic urgency urinary incontinence. *N Engl J Med* 2010;363:1156–1162.
59. **Nager CW, Brubaker L, Litman HJ, et al. Urinary Incontinence Treatment Network**. A randomized trial of urodynamic testing before stress-incontinence surgery. *N Engl J Med* 2012;24;366:1987–1997.
60. **Bano F, Arunkalaivanan AS, Barrington JW.** Comparison between bladder scan, real-time ultrasound and suprapubic catheterization in the measurement of female residual bladder volume. *J Obstet Gynaecol* 2004;24:694–695.

61. **Haylen BT, Lee J, Logan V, et al.** Immediate postvoid residual volumes in women with symptoms of pelvic floor dysfunction. *Obstet Gynecol* 2008;111:1305–1312.
62. **Gehrich A, Stany MP, Fischer JR, et al.** Establishing a mean postvoid residual volume in asymptomatic perimenopausal and postmenopausal women. *Obstet Gynecol* 2007;110:827–832.
63. **Barber MD.** Questionnaires for women with pelvic floor disorders. *Int Urogynecol J Pelvic Floor Dysfunct* 2007;18:461–465.
64. **Kobashi KC, Albo ME, Dmochowski RR, et al.** Surgical treatment of female stress urinary incontinence: AUA/SUFU guideline. *J Urol* 2017;198(4):875–883.
65. **Abrams P, Cardozo L, Fall M, et al; Standardisation Sub-Committee of the International Continence Society.** The standardization of terminology in lower urinary tract function: Report from the standardization sub-committee of the International Continence Society. *Urology* 2003;61:37–49.
66. **Versi E, Cardozo LD, Studd JW, et al.** Internal urinary sphincter in maintenance of female continence. *BMJ* 1986;292:166–167.
67. **Committee opinion no.** 694 summary: Management of mesh and graft complications in gynecologic surgery. *Obstet Gynecol* 2017;129:773–774.
68. **Karram MM, Segal JL, Vassallo BJ, et al.** Complications and untoward effects of the tension-free vaginal tape procedure. *Obstet Gynecol* 2003;101(5 Pt 1):929–932.
69. **Barber MD, Visco AG, Weidner AC, et al.** Bilateral uterosacral ligament vaginal vault suspension with site-specific endopelvic fascia defect repair for treatment of pelvic organ prolapse. *Am J Obstet Gynecol* 2000;183:1402–1411.
70. **Gustilo-Ashby AM, Jelovsek JE, Barber MD, et al.** The incidence of ureteral obstruction and the value of intraoperative cystoscopy during vaginal surgery for pelvic organ prolapse. *Am J Obstet Gynecol* 2006;194:1478–1485.
71. **Zyczynski HM, Sirls LT, Greer WJ, et al; Urinary Incontinence Treatment Network.** Findings of universal cystoscopy at incontinence surgery and their sequelae. *Am J Obstet Gynecol* 2014;210:480.e1–480.e8.
72. **Chi AM, Curran DS, Morgan DM, et al.** Universal Cystoscopy after benign hysterectomy: Examining the effects of an institutional policy. *Obstet Gynecol* 2016;127:369–375.
73. **Sandberg EM, Cohen SL, Hurwitz S, et al.** Utility of cystoscopy during hysterectomy. *Obstet Gynecol* 2012;120:1363–1370.
74. **Ibeanu OA, Chesson RR, Echols KT, et al.** Urinary tract injury during hysterectomy based on universal cystoscopy. *Obstet Gynecol* 2009;113:6–10.
75. **Gilmour DT, Dwyer PL, Carey MP.** Lower urinary tract injury during gynecologic surgery and its detection by intraoperative cystoscopy. *Obstet Gynecol* 1999;94:883–889.
76. **Unger CA, Weinstein MM, Pretorius DH.** Pelvic floor imaging. *Obstet Gynecol Clin North Am* 2011;38:23–43.
77. **Dietz HP.** Pelvic floor ultrasound in incontinence: What's in it for the surgeon? *Int Urogynecol J* 2011;22:1085–1097.
78. **Berger MB, Doumouchtsis SK, DeLancey JO.** Bony pelvis dimensions in women with and without stress urinary incontinence. *Neurourol Urodyn* 2013;32:37–42.
79. **Morgan DM, Umek W, Guire K, et al.** Urethral sphincter morphology and function with and without stress incontinence. *J Urol* 2009;182:203–209.
80. **Yang A, Mostwin JL, Rosenshein NB, et al.** Pelvic floor descent in women: Dynamic evaluation with fast MR imaging and cinematic display. *Radiology* 1991;179:25–33.
81. **Neitlich JD, FosterHE Jr, Glickman MG, et al.** Detection of urethral diverticula in women: Comparison of a high resolution fast spin echo technique with double balloon urethrography. *J Urol* 1998;159:408–410.
82. **Bo K, Frawley HC, Haylen BT, et al.** An International Urogynecological Association (IUGA)/International Continence Society (ICS) joint report on the terminology for the conservative and nonpharmacological management of female pelvic floor dysfunction. *Int Urogynecol J* 2017;28:191–213.
83. **Imamura M, Williams K, Wells M, et al.** Lifestyle interventions for the treatment of urinary incontinence in adults. *Cochrane Database Syst Rev* 2015;12:CD003505.
84. **Subak LL, Wing R, West DS, et al; PRIDE Investigators.** Weight loss to treat urinary incontinence in overweight and obese women. *N Engl J Med* 2009;360:481–490.
85. **Burgio KL.** Influence of behavior modification on overactive bladder. *Urology* 2002;60(5 Suppl 1):72–76.
86. **Kegel AH.** The nonsurgical treatment of genital relaxation; use of the perineometer as an aid in restoring anatomic and functional structure. *Ann West Med Surg* 1948;2:213–216.
87. **Dumoulin C, Hunter KF, Moore K, et al.** Conservative management for female urinary incontinence and pelvic organ prolapse review 2013: Summary of the 5th International Consultation on Incontinence. *Neurourol Urodyn* 2016;35:15–20.
88. **Sirls LT, Foote JE, Kaufman JM, et al.** Long-term results of the FemSoft urethral insert for the management of female stress urinary incontinence. *Intern Urogynecol J Pelv Floor Dys* 2002;13:88–95.
89. **Richter HE, Burgio KL, Brubaker L, et al; Pelvic Floor Disorders Network.** Continence pessary compared with behavioral therapy or combined therapy for stress incontinence: a randomized controlled trial. *Obstet Gynecol* 2010;115:609–617.
90. **Lipp A, Shaw C, Glavind K.** Mechanical devices for urinary incontinence in women. *Cochrane Database Syst Rev* 2014, Issue 12. Art. No.: CD001756. DOI: 10.1002/14651858.CD001756.pub6.
91. **Hendrix SL, Cochrane BB, Nygaard IE, et al.** Effects of estrogen with and without progestin on urinary incontinence. *JAMA* 2005;293:935–948.
92. **Steinauer JE, Waetjen LE, Vittinghoff E, et al.** Postmenopausal hormone therapy: Does it cause incontinence? *Obstet Gynecol* 2005;106:940–945.
93. **Waetjen LE, Dwyer PL.** Estrogen therapy and urinary incontinence: What is the evidence and what do we tell our patients? *Int Urogynecol J* 2006:17:541–545.
94. **Cody JD, Richardson K, Moehrer B, et al.** Oestrogen therapy for urinary incontinence in post-menopausal women, *Cochrane Database Syst Rev* 2009, Issue 4. Art No: CD001405. DOI 10.1002/14651858.CD001405.pub2.
95. **Ghoniem GM, Van Leeuwen JS, Elser DM, et al; Duloxetine/Pelvic Floor Muscle Training Clinical Trial Group.** A randomized controlled trial of duloxetine alone, pelvic floor muscle training alone, combined treatment and no active treatment in women with stress urinary incontinence. *J Urol* 2005; 173:1647-53.
96. **Hartmann KE, McPheeters ML, Biller DH, et al.** Treatment of overactive bladder in women. *Evid Rep Technol Assess (Full Rep)* 2009;187:1–120.
97. **Shamliyan T, Wyman JF, Ramakrishnan R, et al.** Benefits and harms of pharmacologic treatment for urinary incontinence in women: A systematic review. *Ann Intern Med* 2012;156:861–874.
98. **Gray SL, Anderson ML, Dublin S, et al.** Cumulative use of strong anticholinergics and incident dementia: A prospective cohort study. *JAMA Intern Med* 2015;175:401–407.
99. **AUGS Consensus Statement: Association of Anticholinergic Medication Use and Cognition in Women With Overactive Bladder.** *Female Pelvic Med Reconstr Surg* 2017;23:177–178.
100. **Nitti VW, Auerbach S, Martin N, et al.** Results of a randomized phase III trial of mirabegron in patients with overactive bladder. *J Urol* 2013; 189:1388 1395.
101. **Staskin D, Herschorn S, Fialkov J, et al.** A prospective, double-blind, randomized, two-period crossover, multicenter study to evaluate tolerability and patient preference between mirabegron and tolterodine in patients with overactive bladder (PREFER study). *Int Urogynecol J* 2017;29(2):273–283.
102. **Diokno AC.** Medical management of urinary incontinence. *Gastroenterology* 2004;126(1 Suppl 1):S77–S81.
103. **Barendrecht MM, Oelke M, Laguna MP, et al.** Is the use of parasympathomimetics for treating an underactive urinary bladder evidence-based? *BJU Int* 2007;99:749.
104. **Malik RD, Cohn JA, Bales GT.** Urinary retention in elderly women: Diagnosis & management. *Curr Urol Rep* 2014;15:454.
105. **Buckley BS, Lapitan MC.** Drugs for treatment of urinary retention after surgery in adults. *Cochrane Database Syst Rev* 2010;10: CD008023.
106. **Goebell R.** Zur operativen beseitigung der angelborenen. *Incontinentia Vesicae Z Gynakol Urol* 1910;2:187.
107. **Gomelsky A, Dmochowski RR.** Bladder neck pubovaginal slings. *Expert Rev Med Devices* 2005;2:327–340.
108. **Govier FE, Kobashi K.** Pubovaginal slings: A review of the technical variables. *Curr Opin Urol* 2001;11:405–410.

109. **Leach G, Dmochowski R, Appell R, et al.** Female Stress Urinary Incontinence Clinical Guidelines Panel summary report on surgical management of female stress urinary incontinence. *J Urol* 1997;158: 875–880.
110. **Albo ME, Richter HE, Brubaker L, et al.** Burch coloposuspension versus fascial sling to reduce urinary stress incontinence. *N Engl J Med* 2007; 356:2143–2155.
111. **Richter HE, Brubaker L, Stoddard AM, et al; Urinary Incontinence Treatment Network.** Patient related factors associated with long-term urinary continence after Burch colposuspension and pubovaginal fascial sling surgeries. *J Urol* 2012;188:485–489.
112. **Kelly HA, Dumm WM.** Urinary incontinence in women without manifest injury to the bladder. *Ssurg Gynecol Obstet* 1914;18:444–450.
113. **Colombo M, Vitobello D, Proietti F, et al.** Randomised comparison of Burch colposuspension versus anterior colporrhaphy in women with stress urinary incontinence and anterior vaginal wall prolapse. *Br J Obstet Gynaecol* 2000;107:544–551.
114. **Bergman A, Elia G.** Three surgical procedures for genuine stress incontinence: Five-year follow-up of a prospective randomized study. *Am J Obstet Gynecol* 1995;173:66–71.
115. **Pereyra AJ.** A simplified surgical procedure for the correction of stress incontinence in women. *West J Surg Obstet Gynecol* 1959;67:223–226.
116. **Marshall VF, Marchetti AA, Krantz KE.** The correction of stress incontinence by simple vesicourethral suspension. *Surg Gynecol Obstet* 1949;88:509–518.
117. **Burch JC.** Urethrovaginal fixation to Cooper's ligament for correction of stress incontinence, cystocele, and prolapse. *Am J Obstet Gynecol* 1961;81:281–290.
118. **Burch JC.** Cooper's ligament urethrovesical suspension for stress incontinence. *Am J Obstet Gynecol* 1968;100:764–774.
119. **Ward KL, Hilton P; UK and Ireland TVT Trial Group.** Tension-free vaginal tape versus colposuspension for primary urodynamic stress incontinence: 5-year follow up. *BJOG* 2008;115:226–233.
120. **Lapitan MCM, Cody JD, Mashayekhi A.** Open retropubic colposuspension for urinary incontinence in women. *Cochrane Database Syst Rev* 2017;7:CD002912.
121. **Jelovsek JE, Barber MD, Karram MM, et al.** Randomised trial of laparoscopic Burch colposuspension versus tension-free vaginal tape: Long-term follow up. *BJOG* 2008;115:219–225.
122. **Ulmsten U, Henriksson L, Johnson P, et al.** An ambulatory surgical procedure under local anesthesia for treatment of female urinary incontinence. *Int Urogynecol J* 1996;7:81–86.
123. **Fusco F, Abdel-Fattah M, Chapple CR, et al.** Updated systematic review and meta-analysis of the comparative data on colposuspensions, pubovaginal slings, and midurethral tapes in the surgical treatment of female stress urinary incontinence. *Eur Urol* 2017;72(4):567–591.
124. **Tommaselli GA, Di Carlo C, Formisano C, et al.** Medium-term and long-term outcomes following placement of midurethral slings for stress urinary incontinence: A systematic review and metaanalysis. *Int Urogynecol J* 2015;26:1253–1268.
125. **Nilsson CG, Palva K, Aarnio R, et al.** Seventeen years' follow-up of the tension-free vaginal tape procedure for female urinary incontinence. *Int Urogynecol J* 2013;24:1265–1269.
126. **Delorme E.** Transobturator urethral suspension: Mini-invasive procedure in the treatment of stress urinary incontinence in women. *Prog Urol* 2001;11:1306–1313.
127. **Ford AA, Rogerson L, Cody JD, et al.** Mid-urethral sling operations for stress urinary incontinence in women. *Cochrane Database Syst Rev* 2017;7:CD006375.
128. **Leone Roberti Maggiore U, Finazzi Agrò E, Soligo M, et al.** Long-term outcomes of TOT and TVT procedures for the treatment of female stress urinary incontinence: A systematic review and meta-analysis. *Int Urogynecol J* 2017;28:1119–1130.
129. **Foss Hansen M, Lose G, Kesmodel US, et al.** Reoperation for urinary incontinence: A nationwide cohort study, 1998–2007. *Am J Obstet Gynecol* 2016;214:263.e1–263.e8

130. **Richter HE, Albo ME, Zyczynski HM, et al.** Retropubic versus transobturator midurethral slings for stress incontinence. *N Engl J Med* 2010;362:2066–2076.
131. **Deng DY, Rutman M, Raz S, et al.** Presentations and management of major complications of midurethral slings: Are complications underreported. *Neurourol Urodyn* 2007;26:46–52.
132. **Nambiar A, Cody JD, Jeffery ST, et al.** Single-incision sling operations for urinary incontinence in women. *Cochrane Database Syst Rev* 2017;7:CD008709.
133. **Reynolds WS, Dmochowski RR.** Urethral bulking: A urology perspective. *Urol Clin North Am* 2012;39:279–287.
134. **Ghoniem G, Corcos J, Comiter C, et al.** Cross-linked polydimethylsiloxane injection for female stress urinary incontinence: Results of a multicenter, randomized, controlled, single-blind study. *J Urol* 2009;181:204–210.
135. **Ghoniem G, Corcos J, Comiter C, et al.** Durability of urethral bulking agent injection for female stress urinary incontinence: 2-year multicenter study results. *J Urol* 2010;183:1444–1449.
136. **Mayer RD, Domochowski RR, Appell RA, et al.** Multicenter prospective randomized 52-week trial of calcium hydroxlapatite versus bovine dermal collagen for treatment of stress urinary incontinence. *Urology* 2007;69:876–880.
137. **Siddiqui ZA, Abboudi H, Crawford R, et al.** Intraurethral bulking agents for the management of female stress urinary incontinence: A systematic review. *Int Urogynecol J* 2017;28:1275–1284.
138. **Kirchin V, Page T, Keegan PE, et al.** Urethral injection therapy for urinary incontinence in women. *Cochrane Database Syst Rev* 2017;7:CD003881.
139. **Davis NF, Kheradmand F, Creagh T.** Injectable biomaterials for the treatment of stress urinary incontinence: Their potential and pitfalls as urethral bulking agents. *Int Urogynecol J* 2013;24:913–919.
140. **Vinarov A, Atala A, Yoo J, et al.** Cell therapy for stress urinary incontinence: Present-day frontiers. *J Tissue Eng Regen Med* 2018;12(2):e1108–e1121.
141. **Pokrywczynska M, Adamowicz J, Czapiewska M, et al.** Targeted therapy for stress urinary incontinence: A systematic review based on clinical trials. *Expert Opin Biol Ther* 2016;16:233–242.
142. **Kang D, Han J, Neuberger MM, et al.** Transurethral radiofrequency collagen denaturation for the treatment of women with urinary incontinence. *Cochrane Database Syst Rev* 2015;(3):CD010217.
143. **Pergialiotis V, Prodromidou A, Perrea DN, et al.** A systematic review on vaginal laser therapy for treating stress urinary incontinence: Do we have enough evidence? *Int Urogynecol J* 2017;28(10):1445–1451.
144. **Gormley EA, Lightner DJ, Faraday M, et al; American Urological Association; Society of Urodynamics, Female Pelvic Medicine.** Diagnosis and treatment of overactive bladder (non-neurogenic) in adults: AUA/SUFU guideline amendment. *J Urol* 2015;193:1572–1580.
145. **Mangera A, Apostolidis A, Andersson KE, et al.** An updated systematic review and statistical comparison of standardised mean outcomes for the use of botulinum toxin in the management of lower urinary tract disorders. *Eur Urol* 2014;65:981–990.
146. **Drake MJ, Nitti VW, Ginsberg DA, et al.** Comparative assessment of the efficacy of onabotulinumtoxinA and oral therapies (anticholinergics and mirabegron) for overactive bladder: A systematic review and network meta-analysis. *BJU Int* 2017;120(5):611–622.
147. **Visco AG, Brubaker L, Richter HE, et al; Pelvic Floor Disorders Network.** Anticholinergic therapy vs. onabotulinumtoxina for urgency urinary incontinence. *N Engl J Med* 2012;367:1803–1813.
148. **Peters KM, Carrico DJ, Perez-Marrero RA, et al.** Randomized trial of percutaneous tibial nerve stimulation versus sham efficacy in the treatment of overactive bladder syndrome: Results of the SUmiT trial. *J Urol* 2010;183:1438–1443.
149. **Souto SC, Reis LO, Palma T, et al.** Prospective and randomized comparison of electrical stimulation of the posterior tibial nerve versus oxybutynin versus their combination for treatment of women with overactive bladder syndrome. *World J Urol* 2013;32(1):179–184.
150. **Peters KM, Macdiarmid SA, Wooldridge LS, et al.** Randomized trial of percutaneous tibial nerve stimulation versus extended-release tolterodine: Results from the overactive bladder innovative therapy trial. *J Urol* 2009;182:1055–1061.

151. **Peters KM, Carrico DJ, Wooldridge LS, et al.** Percutaneous tibial nerve stimulation for the long-term treatment of overactive bladder: 3-year results of the STEP study. *J Urol* 2013;189(6):2194–2201.
152. **Siddiqui NY, Wu JM, Amundsen CL.** Efficacy and adverse events of sacral nerve stimulation for overactive bladder: a systematic review. *Neurourol Urodyn* 2010;29(Suppl 1):S18–S23.
153. **Siegel S, Noblett K, Mangel J, et al.** Results of a prospective, randomized, multicenter study evaluating sacral neuromodulation with InterStim therapy compared to standard medical therapy at 6-months in subjects with mild symptoms of overactive bladder. *Neurourol Urodyn* 2015;34:224–230.
154. **Noblett K, Siegel S, Mangel J, et al.** Results of a prospective, multicenter study evaluating quality of life, safety, and efficacy of sacral neuromodulation at twelve months in subjects with symptoms of overactive bladder. *Neurourol Urodyn* 2016;35:246–251.
155. **Noblett K, Benson K, Kreder K.** Detailed analysis of adverse events and surgical interventions in a large prospective trial of sacral neuromodulation therapy for overactive bladder patients. *Neurourol Urodyn* 2017;36:1136–1139.
156. **Amundsen CL, Richter HE, Menefee SA, et al.** OnabotulinumtoxinA vs sacral neuromodulation on refractory urgency urinary incontinence in women: A randomized clinical trial. *JAMA* 2016;316:1366–1374.
157. **Greenwell TJ, Venn SN, Mundy AR.** Augmentation cystoplasty. *BJU Int* 2001;88:511–525.
158. **Cody JD, Nabi G, Dublin N, et al.** Urinary diversion and bladder reconstruction/replacement using intestinal segments for intractable incontinence or following cystectomy. *Cochrane Database Syst Rev* 2012;2:CD003306. doi: 10.1002/14651858.CD003306.pub2.
159. **Amundsen CL, Parsons M, Tissot B, et al.** Bladder diary measurements in asymptomatic females: Functional bladder capacity, frequency, and 24-hour volume. *Neurourol Urodyn* 2007;26;341–349.
160. **Pfisterer MH, Griffiths DJ, Rosenberg L, et al.** Parameters of bladder function in pre-, peri- and postmenopausal continent women without detrusor overactivity. *Neurourol Urodyn* 2007;26:356–361.
161. **Kearney R, Cutner A.** Postpartum voiding dysfunction. *The Obstetrician & Gynaecologist* 2008;10:71–74.
162. **Stoffel JT, Peterson AC, Sandhu JS, et al.** AUA White Paper on Nonneurogenic Chronic Urinary Retention: Consensus definition, treatment algorithm, and outcome end points. *J Urol* 2017;198:153–160.
163. **Krebs J, Wollner J, Pannek J.** Bladder management in individuals with chronic neurogenic lower urinary tract dysfunction. *Spinal Cord* 2016;54:609–613.
164. **Dallas KB, Rogo-Gupta L, Elliott CS.** Unplanned hospital visits in the first 30 days after urethral sling procedures. *Urology* 2017;103:79–83.
165. **Fitzpatrick JM, Kirby RS.** Management of acute urinary retention. *BJU Int* 2006;97(Suppl 2):16–22.
166. **Miyazato M, Yoshimura N, Chancellor MB.** The other bladder syndrome: Underactive bladder. *Rev Urol* 2013;15:11–22.
167. **Noblett K.** Neuromodulation and female pelvic disorders. *Curr Opin Urol* 2016;26:321–327.
168. **Peeters K, Sahai A, de Ridder D, et al.** Long-term follow-up of sacral neuromodulation for lower urinary tract dysfunction. *BJU Int* 2014;113:789–794.
169. **Hanno PM, Burks DA, Clemens JQ, et al.** AUA guideline for the diagnosis and treatment of interstitial cystitis/bladder pain syndrome. *J Urol* 2011;185:2162–2170.
170. **Curhan GC, Speizer FE, Hunter DJ, et al.** Epidemiology of interstitial cystitis: A population based study. *J Urol* 1999;161:549–552.
171. **Parsons CL, Dell J, Stanford EJ, et al.** Increased prevalence of interstitial cystitis: previously unrecognized urologic and gynecologic cases identified using a new symptom questionnaire and intravesical potassium sensitivity. *Urology* 2002;60:573–578.
172. **Berry SH, Bogart LM, Pham C, et al.** Development, validation and testing of an epidemiological case definition of interstitial cystitis/painful bladder syndrome. *J Urol* 2010;183:1848–1852.
173. **Berry SH, Elliott MN, Suttorp M, et al.** Prevalence of symptoms of bladder pain syndrome/interstitial cystitis among adult females in the United States. *J Urol* 2011;186:540–544.
174. **van de Merwe JP, Nordling J, Bouchelouche P, et al.** Diagnostic criteria, classification and nomenclature for painful bladder syndrome/interstitial cystitis: An ESSIC proposal. *Eur Urol* 2008;53:60–67.
175. **Gillenwater JY, Wein AJ.** Summary of the National Institute of Arthritis, Diabetes, Digestive and Kidney Diseases Workshop on Interstitial Cystitis, National Institutes of Health, Bethesda, Maryland, August 28–29, 1987. *J Urol* 1988; 140:203–206.
176. **Hanno PM, Erickson D, Moldwin R, et al; American Urological Association.** Diagnosis and treatment of interstitial cystitis/bladder pain syndrome: AUA guideline amendment. *J Urol* 2015;193:1545–1553.
177. **Abrams P, Cardozo L, Khoury S, et al.** Incontinence. 5th international consultation on incontinence, Paris, February 2012. European Association of Urology 2013.
178. **Rovner E, Propert KJ, Brensinger C, et al.** Treatments used in women with interstitial cystitis: the interstitial cystitis data base (ICDB) study experience. The Interstitial Cystitis Data Base Study Group. *Urology.* 2000;56:940–945.
179. **Foster HE Jr, Hanno PM, Nickel JC, et al; Interstitial Cystitis Collaborative Research Network.** Effect of amitriptyline on symptoms in treatment naïve patients with interstitial cystitis/painful bladder syndrome. *J Urol* 2010;183:1853–1858.
180. **Sant GR, Propert KJ, Hanno PM, et al.** A pilot clinical trial of oral pentosan polysulfate and oral hydroxyzine in patients with interstitial cystitis. *J Urol* 2003;170:810–815.
181. **Dasgupta P, Sharma SD, Womack C, et al.** Cimetidine in painful bladder syndrome: A histopathological study. *BJU Int* 2001;88:183–186.
182. **Seshadri P, Emerson L, Morales A.** Cimetidine in the treatment of interstitial cystitis. *Urology* 1994;44:614–616.
183. **Nickel JC, Herschorn S, Whitmore KE, et al.** Pentosan polysulfate sodium for treatment of interstitial cystitis/bladder pain syndrome: Insights from a randomized, double-blind, placebo controlled study. *J Urol* 2015;193:857–862.
184. **Cervigni M, Sommariva M, Tenaglia R, et al.** A randomized, open-label, multicenter study of the efficacy and safety of intravesical hyaluronic acid and chondroitin sulfate versus dimethyl sulfoxide in women with bladder pain syndrome/interstitial cystitis. *Neurourol Urodyn* 2017;36:1178–1186.
185. **Sairanen J, Hotakainen K, Tammela T, et al.** Urinary epidermal growth factor and interleukin-6 levels in patients with painful bladder syndrome/interstitial cystitis treated with cyclosporine or pentosan polysulfate sodium. *Urology* 2008;71:630–633.
186. **Propert KJ, Mayer R, Nickel JC, et al; Interstitial Cystitis Clinical Trials Group.** Follow-up of patients with interstitial cystitis responsive to treatment with intravesical bacillus Calmette-Guerin or placebo. *J Urol* 2008;179:552–555.
187. **Iyer S, Lotsof E, Zhou Y, et al.** Which bladder instillations are more effective? DMSO vs. bupivacaine/heparin/triamcinolone: A retrospective study. *Int Urogynecol J* 2017;28:1335–1340.
188. **Dawson TE, Jamison J.** Intravesical treatments for painful bladder syndrome/interstitial cystitis. *Cochrane Database Syst Rev* 2007;4:CD006113.
189. **Kuo HC, Jiang YH, Tsai YC, et al.** Intravesical botulinum toxin-A injections reduce bladder pain of interstitial cystitis/bladder pain syndrome refractory to conventional treatment–A prospective, multicenter, randomized, double-blind, placebo-controlled clinical trial. *Neurourol Urodyn* 2016;35:609–614.
190. **Manning J, Dwyer P, Rosamilia A, et al.** A multicentre, prospective, randomized, double-blind study to measure the treatment effectiveness of abobotulinum A (AboBTXA) among women with refractory interstitial cystitis/bladder pain syndrome. *Int Urogynecol J* 2014;25:593–599.
191. **Fariello JY, Whitmore K.** Sacral neuromodulation stimulation for IC/PBS, chronic pelvic pain, and sexual dysfunction. *Int Urogynecol J* 2010;21:1553–1558.

CAPÍTULO 30

Prolapso dos Órgãos Pélvicos

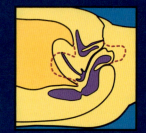

Alicia V. Ballard, Isuzu Meyer, Robert Edward Varner, Jonathan L. Gleason, Holly E. Richter

> **PONTOS-CHAVE**
>
> 1. Com o envelhecimento da população, o prolapso de órgãos pélvicos é um distúrbio cada vez mais comum em mulheres.
> 2. As causas de prolapso dos órgãos pélvicos são multifatoriais e contribuem para o enfraquecimento do tecido conjuntivo e dos músculos de sustentação pélvica, bem como a lesão neural.
> 3. É importante compreender os três níveis de suporte pélvico, para otimizar a identificação dos defeitos de forma consistente e individualizada.
> 4. O exame físico meticuloso abrange todas as porções da vagina, incluindo os compartimentos anterior, apical e posterior, o músculo levantador do ânus e o complexo esfincteriano anal. A avaliação objetiva, utilizando o sistema validado de quantificação de prolapso dos órgãos pélvicos (POP-Q), permite acompanhar o prolapso com o tempo e avaliar os resultados do tratamento.
> 5. As opções de tratamento não cirúrgico incluem exercícios dos músculos do assoalho pélvico e uso de dispositivos intravaginais.
> 6. O tratamento cirúrgico requer uma conduta multidisciplinar individualizada, em que se deve analisar as tentativas de tratamento prévias, o nível de atividade e a condição clínica da paciente. Deve-se considerar a via utilizada (vaginal ou abdominal), se foi uma cirurgia reparadora ou obliterativa e se foram usados tecidos nativos ou próteses. Crescentes evidências de nível I permitem orientar condutas e tratamentos individualizados.

INTRODUÇÃO

O prolapso dos órgãos pélvicos (POP) é definido como a "descida isolada ou associada da parede vaginal anterior, da parede vaginal posterior, do útero (colo uterino) ou do ápice da vagina (cúpula vaginal após histerectomia)", correlacionado com sintomas e pelo achado ao exame físico.[1] É a herniação progressiva dos órgãos pélvicos através do diafragma urogenital, que leva mais comumente ao sintoma de abaulamento ou bola na vagina.[2,3] Mulheres com prolapso que ultrapassa o hímen também podem relatar sintomas relacionados com o trato urinário inferior (incontinência, frequência urinária aumentada, urgeincontinência ou dificuldade de esvaziamento vesical) e sintomas intestinais (dificuldade de defecação ou incontinência fecal).

Os distúrbios do assoalho pélvico, incluindo os prolapsos, aumentam com a idade. Com base em um estudo transversal de uma população de mulheres nos EUA, a prevalência de pelo menos um dos distúrbios do assoalho pélvico (DAP) foi de 23,7% e a prevalência mais que dobrou nas mulheres com 80 anos ou mais.[4] Variações nas definições de prolapso sintomático (critérios objetivos e subjetivos), tanto na prática clínica como na literatura, criam variabilidade nas estimativas de prevalência e incidência. Por exemplo, o prolapso leve, definido como qualquer grau de descida ao exame, é praticamente universal em mulheres idosas, mas as mulheres podem não apresentar sintomas a menos que o prolapso seja mais acentuado. A prevalência relatada de prolapso é, portanto, impactada pelo limiar usado para definir a condição.[5] A idade, como fator de risco, tem um papel impactante no custo da saúde pública relacionado com os distúrbios do assoalho pélvico. Acredita-se que a população mais velha nos EUA mais que duplique para 88,5 milhões até 2050, e que o segmento de 85 anos e mais triplique para 19 milhões.[5] Com o envelhecimento da população, prevê-se que o atendimento da assistência à saúde para as doenças do assoalho pélvico (incluindo o prolapso vaginal) cresça, resultando em uma carga significativa e crescente sobre os serviços de saúde.

Em muitos casos, o prolapso é tratado com cirurgia. Estima-se que o risco de uma mulher se submeter à correção cirúrgica de qualquer cirurgia anterior para incontinência urinária de esforço (IUE) ou prolapso (excluindo procedimentos repetidos) até os 80 anos de idade seja de uma em cinco, com o risco cumulativo para cirurgia do prolapso de 12,6% (intervalo de confiança de 95% [IC], 12,4 – 12,7). O risco anual específico para a idade do prolapso aumentou progressivamente até 73 anos, quando antes era de 4,3 por 1.000 mulheres. O risco combinado de uma mulher para se submeter a qualquer dessas cirurgias é de 11,4% aos 60 anos, subindo para 15,9% aos 70 anos e para 20,2% aos 80 anos,[6] o que corresponde a quase o dobro do risco citado anteriormente (11% de risco vitalício de um estudo de 1995).[7] Usando as projeções da população do U.S. Census Bureau, estima-se que o número total de mulheres dos EUA que poderão ser operadas para prolapso de 2010 a 2050 aumentará em 46%, com previsões de até um terço da população feminina apresentando pelo menos uma doença do assoalho pélvico até 2050. As taxas estimadas de procedimentos anuais aumentarão de 166 mil para 245.970 prolapsos.[8]

O custo das doenças do assoalho pélvico sobre o sistema de saúde é substancial. Em 2006, o custo anual direto estimado de cuidados ambulatoriais para os prolapsos nos EUA foi de US$ 412 milhões.[8] É possível que o risco em 5 anos de se submeter a uma cirurgia repetida para IUE ou prolapso seja inferior a 10% (7,8% para mulheres com < 65 anos e 9,9% para mulheres com ≥ 65 anos), com riscos mais altos para mulheres com ≥ 65 anos e para aquelas que se submeteram a uma cirurgia de prolapso previamente.[9] O prolapso afeta significativamente a qualidade de vida, causando desconforto, sintomas urinários e problemas psicossexuais. Uma melhor compreensão da etiologia multifatorial do prolapso pode ajudar a reduzir o número de cirurgias por meio da prevenção primária.

À luz da crescente prevalência e carga social desse distúrbio, pesquisadores e cirurgiões esperam por uma solução universalmente bem-sucedida e com menos riscos para os prolapsos. Várias abordagens cirúrgicas foram desenvolvidas e otimizadas ao longo da segunda metade do século XX para aumentar a durabilidade, minimizar os riscos e encurtar a recuperação. O tratamento do prolapso continua sendo uma questão de individualizar as metas de resultados da paciente, enquanto os riscos de recidiva e complicações cirúrgicas e funcionais são avaliados.

Nos EUA, 11% das mulheres com até 80 anos de idade são submetidas à cirurgia para correção de prolapso ou incontinência urinária, e quase um terço das intervenções são para tratar recidivas.[3] Dados do Women's Health Initiative revelaram as seguintes incidências: prolapso da parede anterior em 34,3% das mulheres no estudo, da parede posterior em 18,6% e uterino em 14,3%.[10] Nesta pesquisa, um importante fator de risco associado ao prolapso foi o parto vaginal. Após ajuste para idade, etnia e índice de massa corporal, a probabilidade de prolapso dos órgãos pélvicos nas mulheres com pelo menos um parto vaginal foi 2 vezes maior que em mulheres nulíparas, no entanto, é provável que os distúrbios da sustentação pélvica tenham várias causas. Além da paridade e do parto vaginal, fatores de risco não obstétricos para prolapso incluem idade, constipação intestinal, aumento de peso e doença pulmonar obstrutiva crônica.[11] Outros fatores de risco para o desenvolvimento do prolapso são história de histerectomia, obesidade, história de cirurgias anteriores para correção de prolapso e raça.[10,12,13]

FISIOPATOLOGIA

A interação entre os músculos do assoalho pélvico, tecido conjuntivo fibromuscular e a inervação intacta são importantes para manter a sustentação dos órgãos pélvicos em suas posições normais. Os músculos levantadores do ânus e o coccígeo mantêm o assoalho pélvico fechado e permitem que forças de levantamento e fechamento evitem a descida desse assoalho. Esses músculos fornecem um diafragma de sustentação, através do qual saem a uretra, a vagina e o reto (Figura 30.1). O prolapso é consequência do enfraquecimento das estruturas de sustentação por rupturas ou "descontinuidades" verdadeiras, por disfunção neuromuscular ou por ambas. A lesão (ou enfraquecimento) muscular permite que o hiato do levantador aumente, fazendo os órgãos pélvicos descerem levando consigo uma ou ambas as paredes vaginais, projetando-se pelo hiato do levantador. A lesão causada pelo parto vaginal na porção pubococcígea dos músculos levantadores do ânus é observada em 55% das mulheres com prolapso e em apenas 16% das mulheres com sustentação normal. O tecido conjuntivo endopélvico é responsável pela sustentação do canal vaginal e suas condensações no ápice vaginal que formam o complexo ligamentar do ligamento transverso e uterossacro. A falha das fixações do tecido conjuntivo entre o útero e a vagina e a parede pélvica (transverso, uterossacro e paravaginal) tem forte relação com o prolapso e estão inter-relacionados.[14]

O sistema de sustentação do útero e da vagina foi descrito como sendo em três níveis.[12]

O nível I se refere ao complexo ligamentar dos ligamentos uterossacro/transverso, que mantém o comprimento e o eixo da vagina.

O suporte do **nível II** é constituído de fixações paravaginais da parede lateral da vagina e da fáscia parietal da pelve no arco tendíneo, mantendo a vagina em uma posição mediana.

O suporte do **nível III** corresponde à porção distal da vagina e é composto pelos músculos e pelo tecido conjuntivo ao redor da porção distal da vagina e do períneo.

Definições

O prolapso pode envolver três compartimentos diferentes: as paredes anterior e posterior da vagina e o compartimento apical (útero ou ápice da vagina). Estes distúrbios são exclusivos às mulheres e diferentes do prolapso retal, em que o reto se projeta através do ânus e pode ser observado em ambos os sexos. **Os distúrbios mais comuns da sustentação pélvica são classicamente conhecidos como retocele, cistocele (Figura 30.2), enterocele (Figura 30.3) e prolapso uterino (Figura 30.4), que correspondem respectivamente ao deslocamento do reto, bexiga, intestino delgado e útero, resultantes da fraqueza do tecido conjuntivo endopélvico, da sustentação do músculo levantador do ânus ou de ambos.**[15]

A retocele é uma protrusão do reto para a luz da vagina em consequência da fraqueza da parede muscular do reto e do tecido muscular conjuntivo paravaginal, que posteriormente mantém o reto em posição.

A enterocele é a herniação do peritônio e do intestino delgado e é a única hérnia verdadeira entre todos os distúrbios de sustentação pélvica. A maioria das enteroceles ocorre para baixo entre os ligamentos uterossacros e o espaço retovaginal, mas elas também podem ser basicamente apicais no caso de histerectomia prévia.

A cistocele é a descida da bexiga, empurrando a parede anterior da vagina. Em geral, as cistoceles ocorrem quando há enfraquecimento do tecido muscular conjuntivo (fáscia) pubocervical na linha média ou quando este se solta de seus pontos de fixação laterais ou superiores.

Em geral, o prolapso uterino é consequência da má sustentação apical dos ligamentos transverso do colo do útero e/ou uterossacro, o que possibilita a protrusão descendente do colo e do útero em direção ao introito. Nas mulheres após histerectomia, o ápice vaginal pode ser empurrado para baixo em direção ao introito, chamado de prolapso da cúpula da vagina (ou prolapso apical) na ausência do útero.

A *procidência* é o prolapso do útero e da vagina, e o *prolapso total da cúpula da vagina*, **que pode ocorrer após histerectomia, representa a eversão de toda a vagina (Figura 30.5).**

Esses termos descritivos são um pouco imprecisos e podem levar ao erro, concentrando-se na bexiga, no reto, no intestino delgado ou no útero, e não nos defeitos específicos responsáveis pelas alterações da sustentação vaginal. As questões específicas sobre deficiência da sustentação são analisadas na seção que discorre sobre a conduta cirúrgica.

ANATOMIA CIRÚRGICA

As estruturas de sustentação pélvica são:

1. Os músculos e o tecido conjuntivo do assoalho pélvico.
2. O tecido fibromuscular da parede vaginal.
3. O tecido conjuntivo endopélvico.

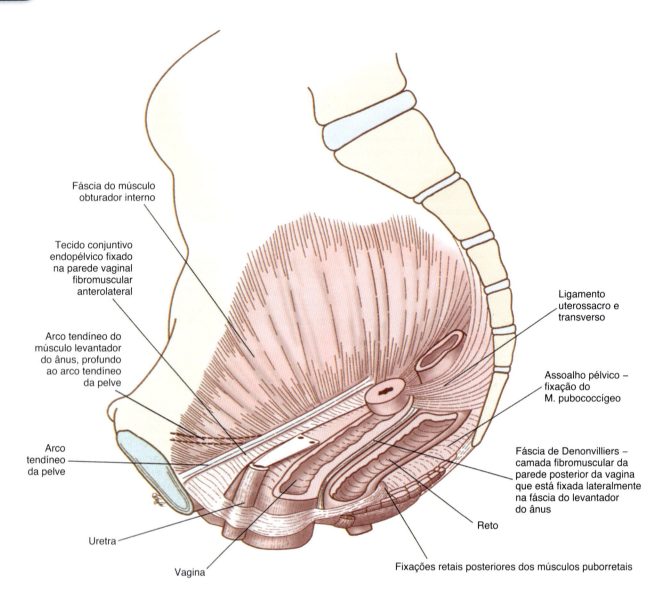

Figura 30.1 Vista sagital da pelve feminina após a retirada da bexiga e do útero (ureteres, trígono vesical e colo do útero intactos) ilustrando os planos fibromusculares vaginais anterior e posterior, suas fixações na fáscia parietal da pelve e um assoalho pélvico funcional.

O tecido conjuntivo endopélvico abrange:

1. O complexo ligamentar dos ligamentos transverso/uterossacro, que se fixa à parte superior da vagina e ao colo posteriormente.
2. Fixações laterais de tecido conjuntivo da parede anterior da vagina, no arco tendíneo da pelve, e da parede posterior da vagina, na fáscia do músculo levantador do ânus e na parte posterior do arco tendíneo, perto da espinha isquiática.
3. Tecido conjuntivo frouxo menos denso que circunda a parte retroperineal dos órgãos pélvicos.

A **Figura 30.1** mostra a orientação dessas estruturas.

Em geral, a integridade do um assoalho pélvico, incluindo o músculo puborretal funcional e o complexo ligamentar dos ligamentos transverso/uterossacro intacto, deve evitar o prolapso dos órgãos pélvicos, pois possibilita a deflexão posterior do reto e da vagina e a compressão dessas estruturas contra o assoalho pélvico em posição ortostática (**Figura 30.6**). A camada fibromuscular da parede vaginal e as outras fixações do tecido conjuntivo endopélvico ampliam a estrutura de sustentação e são importantes, sobretudo quando há comprometimento da função do assoalho pélvico.

Compartimento apical

A sustentação apical normal inclui a integridade dos ligamentos transverso/uterossacro, o tecido conjuntivo fibromuscular paravaginal superior e, quando o útero está presente, a fáscia paracervical. O tecido fibromuscular da parte superior da vagina funde-se à fáscia paracervical. Ambos estão fixados nas regiões lateral e posterolateral, nos ligamentos transverso e uterossacro (ver Figura 30.1). O tecido fibromuscular da vagina também está fixado na parte anterossuperior do reto, em sua junção ao sigmoide, e forma a margem inferior do fundo de saco de Douglas. Os ligamentos transverso e uterossacro são condensações de

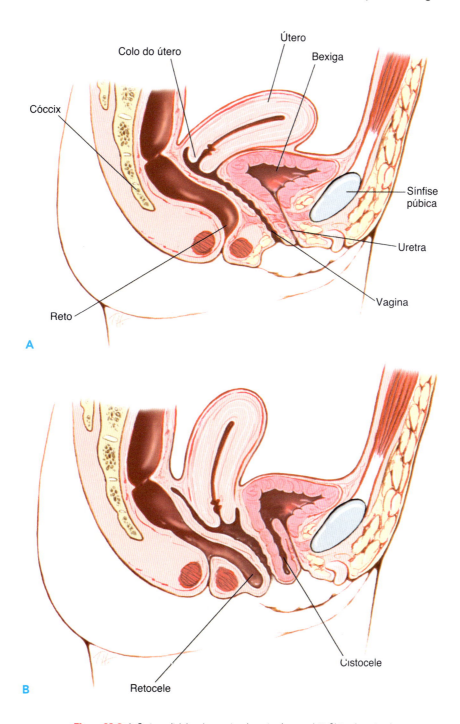

Figura 30.2 **A.** Corte sagital da pelve mostrando anatomia normal. **B.** Cistocele e retocele.

tecido conjuntivo frouxo e contribuem para o nível I de sustentação da vagina. Originam-se nas margens laterais das 2ª a 4ª vértebras sacras e seguem no retroperitônio até sua inserção na parte superior da vagina e do colo (ver **Figura 30.1**). Atuam como as margens anterior e lateral do fundo de saco e cruzam-se nas espinhas isquiáticas ou imediatamente anteriores a elas. O ureter está mais próximo do ligamento uterossacro na sua inserção na região posterolateral do colo, ou logo posterior a ela.

Se houver tração cefálica e anterior do ureter ou do colo, muitas vezes os ligamentos transverso e uterossacro destacam-se como cristas laterais ao fundo de saco; no entanto, as pregas peritoneais podem ter aparência semelhante. Assim, a sutura dessas estruturas, tomando como base apenas a aparência visual, pode não ser confiável.

Os defeitos da sustentação apical são:

1. A perda da sustentação dos ligamentos transverso/uterossacro com consequente descenso do colo/útero ou da cúpula da vagina.
2. A separação da parede fibromuscular da vagina da parede anterior do reto, com consequente enterocele ou, às vezes, sigmoidocele para o espaço retovaginal.

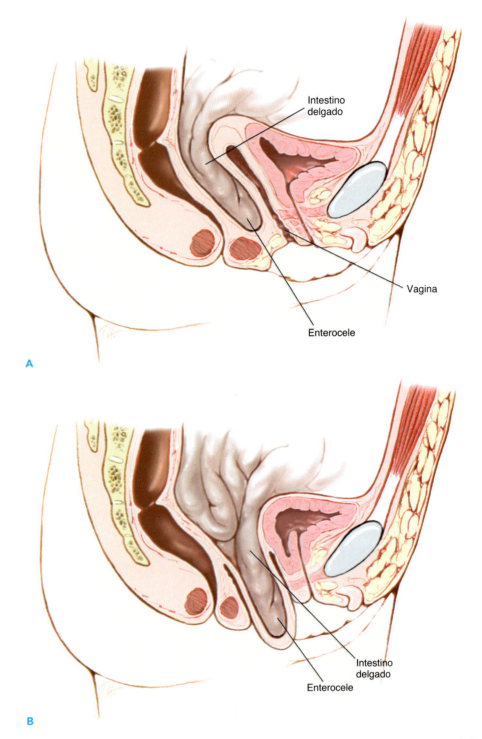

Figura 30.3 **A.** Enterocele posterior sem eversão da mucosa vaginal. **B.** Enterocele com eversão da mucosa vaginal.

3. Rupturas ou enfraquecimento do tecido fibromuscular superior, em geral após histerectomia, causando descenso apical central que costuma se apresentar como uma dilatação globosa.

Muitas vezes, esses defeitos são concomitantes. Os defeitos da fixação dos ligamentos transverso/uterossacro situam-se em locais próximos de sua inserção no colo do útero e na parte superior da vagina, onde ocorrem interrupções ou rupturas. Em mulheres com descenso apical, são encontradas condensações de tecido dos ligamentos transverso/uterossacro adjacentes ao peritônio, imediatamente acima das espinhas isquiáticas.[16]

Compartimento anterior

O compartimento anterior compreende a parede anterior da vagina, suas fixações, a uretra e a bexiga. Quando a parede anterior

Capítulo 30 • Prolapso dos Órgãos Pélvicos

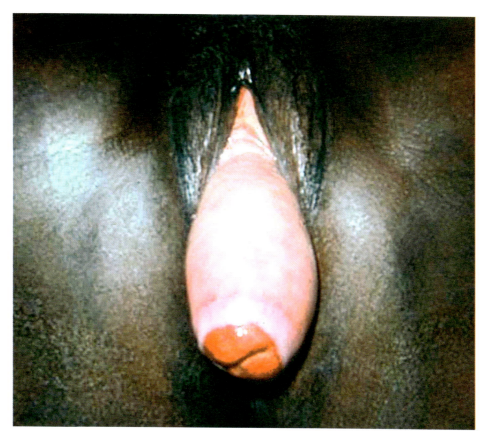

Figura 30.4 Prolapso uterino em que o ápice da vagina se separa do complexo ligamentar do ligamento transverso/uterossacro e a parede lateral separa-se do tecido conjuntivo endopélvico.

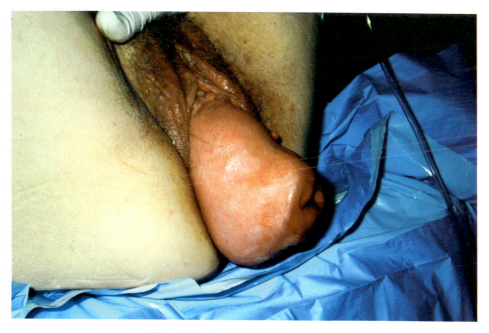

Figura 30.5 Procidência do útero e da vagina.

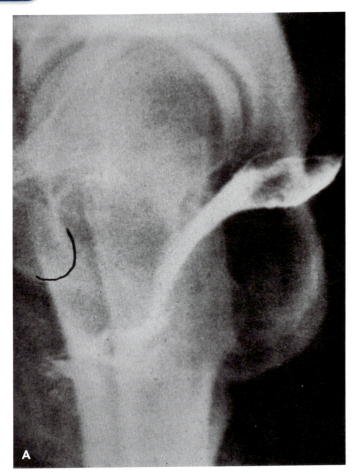
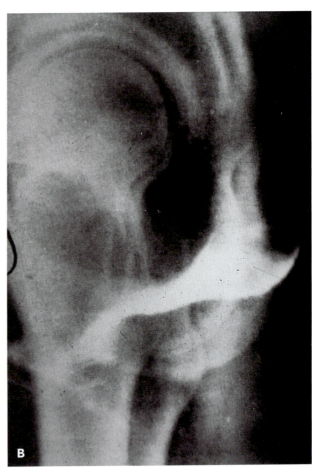

Figura 30.6 Vaginografias da mesma paciente em repouso (**A**) e durante manobra de Valsalva (**B**). Ilustram a deflexão vaginal posterior mantida por suspensão posterior do ápice nos ligamentos transverso/uterossacro e o efeito de alça anterior do músculo puborretal e estruturas perineais mais distais. (De: **Nichols DH, Randall CL.** *Vaginal surgery.* 4th ed, Baltimore, MD: Williams & Wilkins; 1996:4-5, com permissão.)

da vagina sofre prolapso até o hímen (ponto Ba = 0) – o ponto no qual a maioria das mulheres apresenta sintomas – o ápice é cerca de 4,5 cm para dentro do hímen (ou seja, quando uma mulher tem prolapso clinicamente significativo, ela terá quase 5 cm de perda de sustentação apical).[17] A estrutura de sustentação da bexiga é a parede anterior da vagina, de formato romboide (especificamente sua camada fibromuscular), que está fixada lateralmente na fáscia do arco tendíneo **(Figura 30.7)**. Inferiormente, a camada fibromuscular funde-se ao tecido conjuntivo, que cobre as duas faixas dos músculos puborretal e pubococcígeo e os ramos do púbis. A uretra parece ser preferencialmente sustentada por esses tecidos conjuntivos e também pelos ligamentos pubouretrais. Na região apical, a camada fibromuscular da vagina funde-se à fáscia pré-cervical e ao tecido conjuntivo do complexo ligamentar do ligamento transverso. Na posição ortostática, a parede anterior da vagina, de formato romboide, forma um ângulo aproximado de 30° com o plano horizontal (do púbis até as espinhas isquiáticas). Há algum grau de saliência inferior da área central da lâmina romboide, que deve ser minimizada pelo efeito de barreira da parede posterior da vagina e do reto se a anatomia e a função do assoalho pélvico forem normais.

Os defeitos dessa estrutura de sustentação podem incluir rupturas ou enfraquecimento da parede fibromuscular da vagina, ou sua separação das paredes laterais da pelve, do colo ou do complexo ligamentar do ligamento transverso ou do púbis. Com frequência, é difícil reconhecer locais específicos de ruptura fibromuscular.

O exame físico pode apresentar os seguintes achados:

1. Defeito central com um abaulamento globoso.
2. Descenso da área da parede vaginal abaixo do colo vesical.
3. Descenso do colo do útero ou do ápice da vagina.
4. Presença ou ausência das pregas que se estendem em sentido anterolateral, o que indicaria manutenção ou perda da separação lateral ao arco.

Compartimento posterior

A sustentação do reto e da parte posterior da vagina é feita pela musculatura do assoalho pélvico, pelo tecido conjuntivo posterior e pela fáscia de Denonvilliers (pararretal), que é a camada fibromuscular da parede posterior da vagina e suas fixações laterais na musculatura lateral do assoalho pélvico (levantador do ânus) e sua fáscia **(Figura 30.8)**. Este local de fixação lateral, a fáscia do levantador do ânus, funde-se ao arco tendíneo da fáscia endopélvica no terço médio a superior da vagina e continua até a altura da espinha isquiática. O tecido conjuntivo frouxo, menos denso, circunda o reto e a vagina e também pode proporcionar alguma sustentação a essas estruturas.

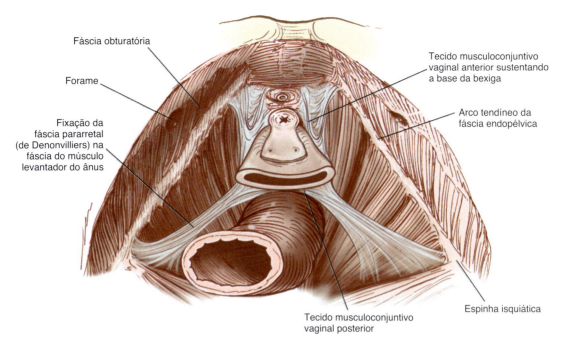

Figura 30.7 Vista da cavidade pélvica após remoção da bexiga, parte superior da vagina e cólon sigmoide. A parede fibromuscular da porção anterior da vagina está fixada na fáscia pélvica do arco tendíneo por tecido conjuntivo endopélvico e sustenta a bexiga. A fáscia pararretal (fáscia de Denonvilliers) inclui o tecido fibromuscular da parte posterior da vagina e sua fixação lateral na fáscia do levantador do ânus.

A camada fibromuscular na porção superior da vagina funde-se à fáscia paracervical e à estrutura do ligamento transverso em formato de leque. A integridade da fixação dessa camada posterior da vagina na parede anterior do reto, logo abaixo da junção retossigmoide, evita a formação de enterocele. Na porção distal da vagina, a camada fibromuscular funde-se lateralmente à fáscia dos músculos puborretal e pubovaginal, depois ao bulbocavernoso e centralmente ao tecido conjuntivo do períneo. Assim, a sustentação posterior normal compreende uma lâmina de tecido conjuntivo que tem a fixação lateral já citada, **fixação posterior nos 2º a 4º segmentos sacrais e fixação inferior no períneo. Esse plano fibromuscular, além de manter a posição posterior do reto, ajuda a evitar o descenso do períneo, o qual é suspenso em direção ao sacro.** O tônus constante dos músculos do assoalho pélvico em repouso, sobretudo do puborretal, fecha o hiato genital mediante tração da parte distal da vagina e da junção anorretal em direção à sínfise púbica, criando um ângulo anorretal e uma deflexão posterior do reto, da vagina e da base da bexiga.

A partir de meticulosas dissecções de cadáver, foi sugerida a hipótese de que a maioria das retoceles era causada por rupturas discretas nas fixações lateral, apical e perineal da fáscia de Denonvilliers, além de rupturas centrais do tecido conjuntivo muscular da vagina.[18] O destacamento/separação do períneo, junto com um defeito na membrana perineal, foi descrito como retocele perineal, que na maioria das vezes está associada a relatos de dificuldade para defecar. Em geral, os defeitos da fixação apical estão associados às enteroceles e, por vezes, à sigmoidocele.

AVALIAÇÃO

Aproximadamente 10 a 20% das mulheres sintomáticas procuram ajuda médica e foi demonstrado que as intervenções conservadoras e cirúrgicas melhoram a qualidade de vida.[19] **A escassez de sintomas** do prolapso relatada pode ser o resultado de várias causas, dentre elas, a real ausência de sintomas, o constrangimento ou as ideias equivocadas sobre as opções de tratamento disponíveis. Apesar do prolapso dos órgãos pélvicos não ser uma ameaça à vida, pode impor grandes restrições sociais e físicas, com impacto no bem-estar psicológico e na qualidade de vida em geral.

Sintomas

O prolapso costuma ser acompanhado por sintomas de disfunção miccional, dentre eles, incontinência urinária, sintomas miccionais obstrutivos, urgência e polaciúria e, em casos extremos, retenção urinária e comprometimento renal com dor ou anúria. Outros sintomas comuns são dor pélvica, problemas relacionados com a defecação (p. ex., constipação intestinal, diarreia, tenesmo, incontinência fecal), dor nas costas e no flanco, desconforto pélvico difuso e dispareunia. As pacientes que buscam tratamento do prolapso podem apresentar um ou vários sintomas relacionados com a porção inferior do assoalho pélvico. **Em geral, a escolha do tratamento depende da intensidade dos sintomas e do grau do prolapso, levando-se em conta o quadro clínico e o nível de atividade da paciente.**[20]

Os dados que associam os sintomas à extensão e localização do prolapso são inconsistentes.[21-23] Foi demonstrado que o descenso vaginal 0,5 cm distal do hímen prediz com maior precisão o sintoma de abaulamento com sensibilidade e especificidade de 69 e 97%, respectivamente. Entretanto, o "limiar" da gravidade do prolapso varia dependendo da paciente.[24] Em um estudo que incluiu 192 mulheres, foi demonstrado que o sintoma de abaulamento na vagina tem um valor preditivo positivo de 81% e valor preditivo negativo de 76%.[25] Quaisquer sintomas associados aos achados físicos de prolapso em menor estágio exigem avaliação meticulosa, sobretudo quando se cogita a intervenção cirúrgica.

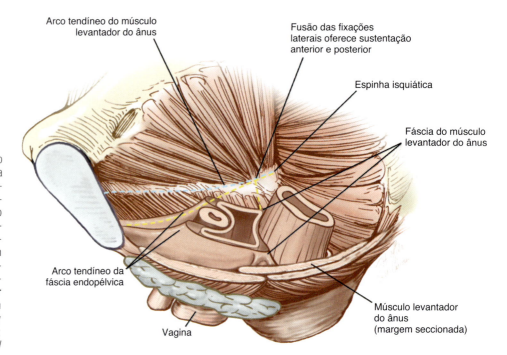

Figura 30.8 Vista oblíqua sagital da porção distal do terço médio da vagina ilustrando a fixação lateral da parede de tecido musculoconjuntivo posterior na fáscia do músculo levantador do ânus e na parede anterior ao arco tendíneo da pelve. Os locais de fixação fundem-se em um ponto mais próximo da espinha isquiática, em que a vagina tem um formato mais oval. (Modificada por J. Taylor da ilustração de Lianne Krueger Sullivan. Reproduzida de: **Cundiff GW, Fenner D**. Evaluation and treatment of women with rectocele: Focus on associated defecatory and sexual dysfunction. *Obstet Gynecol* 2004; 104:1403-1421, errata em *Obstet Gynecol* 2005;105:222, com permissão.)

4 Um estudo retrospectivo recente de 330 pacientes relatou que mulheres com prolapso de graus maiores eram menos predispostas a apresentar sintomas de incontinência de esforço e mais propensas a reduzir manualmente o prolapso para urinar. Assim, é importante avaliar com atenção os sintomas urinários. A intensidade do prolapso não foi associada a problemas intestinais nem sexuais nesse estudo.[26]

Exame físico

Ao avaliar pacientes com prolapso, convém dividir a pelve em compartimentos, os quais podem apresentar defeitos específicos. O uso de um espéculo de Graves ou afastador de Baden ajuda a avaliar o compartimento apical da vagina. Para o exame dos compartimentos anterior e posterior, é mais recomendada a utilização de um espéculo de Sims ou apenas uma das valvas do espéculo. No exame do compartimento anterior, o espéculo é posicionado posteriormente para afastar a parede posterior para baixo, e no exame do compartimento posterior, é posicionado anteriormente para afastar a parede anterior para cima. O toque bidigital retovaginal pode auxiliar a avaliação do compartimento posterior, para distinguir um defeito na parede posterior da vagina de uma enterocele apical dissecante ou uma combinação de ambos.

Se houver suspeita de um defeito lateral, pode-se inserir uma pinça (ou um afastador de Baden) na vagina em um ângulo de 45° cefálico posterior, para que os fórnices laterais sejam mantidos juntos à parede lateral da pelve.

Durante a avaliação de cada compartimento, a paciente é instruída a realizar a manobra de Valsalva para que se possa avaliar toda a extensão do prolapso. Se os achados com tal manobra forem incompatíveis com os sintomas descritos pela paciente, pode ser conveniente a realização de um exame com a paciente em pé com esforço e bexiga vazia.[26,27]

Sistema de quantificação do prolapso de órgãos pélvicos

Há muitos sistemas de estadiamento do prolapso. Em geral, é classificado em uma escala de 0 a 3 ou de 0 a 4, nas quais o grau aumenta com o grau do descenso.[28] **O sistema atual aprovado pela Sociedade Internacional de Continência é o Sistema de Quantificação do Prolapso dos Órgãos Pélvicos (Pelvic Organ Prolapse Quantification), ou POP-Q**,[29] que é padronizado e facilita a comunicação entre médicos e pesquisadores, tornando possível o acompanhamento da progressão desses distúrbios com exatidão. Nesse sistema, descrições anatômicas de locais específicos na vagina substituem os termos tradicionais. O sistema identifica nove pontos na vagina e na vulva em centímetros em relação ao hímen, que são utilizados para classificar (de 0 a IV) o prolapso em seu local de maior avanço **(Figura 30.9)**. Embora provavelmente seja muito detalhado para uso pelo não especialista, o sistema POP-Q deve ser conhecido pelos médicos, porque é empregado na descrição dos resultados pela maioria dos estudos publicados. As duas vantagens mais importantes em relação aos sistemas de classificação anteriores são (1) a possibilidade de uso de uma técnica padronizada com medidas quantitativas durante o esforço com relação a um ponto de referência constante (p. ex., o hímen) e (2) a possibilidade de avaliação do prolapso em vários pontos da vagina.

A classificação usa seis pontos ao longo da vagina (dois pontos em cada compartimento: anterior, médio e posterior) medidos em relação ao hímen. A localização anatômica dos seis pontos definidos deve ser medida em centímetros, cefálico ao hímen (número negativo) ou caudal ao hímen (número positivo), com o plano ao nível do hímen representando o zero. Três outras medidas feitas no POP-Q são o hiato genital, o corpo perineal e o comprimento total da vagina.[29]

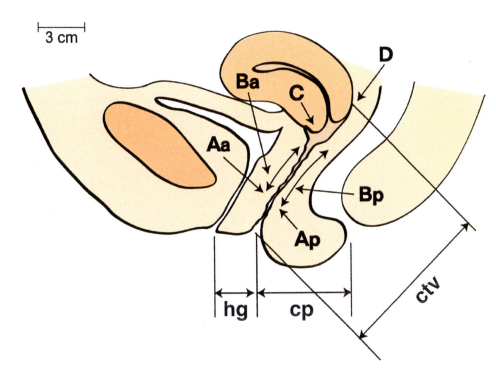

Figura 30.9 Padronização da terminologia de classificação do prolapso de órgãos pélvicos femininos (classificação POP-Q). Este diagrama mostra a posição anatômica dos locais de POP-Q, incluindo seis pontos nos compartimentos anterior (*Aa, Ba*), médio (*C, D*) e posterior (*Ap, Bp*), além do hiato genital (*hg*), corpo perineal (*cp*) e comprimento total da vagina (*ctv*). (De: **Bump RC, Mattiasson A, Bo K et al.** The standardization of terminology of female pelvic organ prolapse and pelvic floor dysfunction. *Am J Obstet Gynecol* 1996;175:10-17, com permissão.)

O hiato genital é medido do meato uretral externo até a linha média da parte posterior do hímen. O corpo perineal é medido da margem posterior do hiato genital até o meio da abertura anal. O comprimento total da vagina é sua maior profundidade em centímetros, quando seu ápice é levado até sua posição anatômica. Todas as medidas, exceto o comprimento total da vagina, são feitas durante esforço máximo.

As medidas da parede anterior da vagina são denominadas Aa e Ba, e o ponto Ba é móvel de acordo com o grau de prolapso do compartimento anterior. O ponto Aa é localizado na parede anterior da vagina, 3 cm proximal ao meato uretral que corresponde ao colo da bexiga. Por definição, a variação de posição desse ponto é -3 a +3. O ponto Ba representa o ponto mais distal ou inferior de qualquer parte da parede anterior da vagina desde o ponto Aa até imediatamente anterior à cúpula da vagina ou ao lábio anterior do colo do útero. Esse ponto varia de acordo com a natureza do defeito de sustentação da paciente; por exemplo, o ponto Ba varia de -3 na ausência de qualquer prolapso (nunca é menor que -3) a um valor positivo igual ao comprimento total da vagina em uma paciente com eversão total da vagina.

Os pontos do compartimento médio são C e D. O ponto C é o mais distal do colo ou da cúpula da vagina após histerectomia, e o ponto D é a localização do fórnice posterior, que é omitido na ausência do colo. Esse ponto representa o nível da fixação do ligamento uterossacro na parte posterior do colo, e o objetivo é diferenciar a ineficácia da suspensão/suporte e o alongamento cervical.

A medida do compartimento posterior é semelhante à do compartimento anterior: os termos correspondentes são Ap e Bp. As nove medidas são registradas como uma linha simples de números (i. e., -3, -3, -8, -10, -3, -3, 11, 4, 3 para os pontos Aa, Ba, C, D, Ap, Bp, comprimento total da vagina, hiato genital e corpo perineal, respectivamente). Os seis pontos vaginais podem ter variações, que dependem do comprimento total da vagina (Tabela 30.1). Após coletar as medidas específicas de cada local, determinam-se os estágios de acordo com a parte mais distal do prolapso (Tabela 30.2).

Muitas vezes, o exame POP-Q parece confuso no início; no entanto, um medidor (i. e., uma pinça ou outro instrumento como um *swab* com marcações) ajuda a orientar aqueles que não conhecem bem esse sistema de estadiamento. **O sistema POP-Q é um sistema padronizado de medida que possibilita avaliações mais exatas do resultado pós-operatório e garante descrições uniformes, fidedignas e específicas em relação ao local do prolapso.** Há interesse no uso do POP-Q para medir o prolapso como variável contínua, e não em estágios, o que garantiria maior poder estatístico em pesquisa clínica.[30] A American Urogynecology Society oferece um vídeo[31] que descreve o exame POP-Q e demonstra seu uso.

Tabela 30.1 Possíveis variações das seis medidas de exame quantitativo do prolapso de órgãos pélvicos de acordo com o local.

Pontos	Descrição	Variação
Aa	Parede anterior a 3 cm do hímen	−3 cm a +3 cm
Ba	Porção mais distal do restante da parede anterior	−3 cm a +CTV
C	Colo ou cúpula da vagina	±CTV
D	Fórnice posterior (se não foi realizada histerectomia prévia)	±CTV ou omitido
Ap	Parede posterior a 3 cm do hímen	−3 cm a +3 cm
Bp	Porção mais distal do restante da parede posterior	−3 cm a +CTV

CTV = comprimento total da vagina.
Adaptada de: **Bump RC, Mattiasson A, BO K et al.** The standardization of terminology of female pelvic organ prolapse and pelvic floor dysfunction. *Am J Obstet Gynecol* 1996;175:10–17, com permissão.

Parte 5 • Uroginecologia

Tabela 30.2 Estágios de prolapso dos órgãos pélvicos.

Estágio	
Estágio 0	Não há prolapso. Os pontos Aa, Ap, Ba e Bp estão todos a −3 cm, e o ponto C está entre o comprimento total da vagina (CTV) e −(CTV −2 cm)
Estágio I	A porção mais distal do prolapso é maior que 1 cm acima do nível do hímen
Estágio II	A porção mais distal do prolapso é menor que 1 cm proximal ou distal ao plano do hímen
Estágio III	A porção mais distal do prolapso é menor que 1 cm abaixo do plano do hímen, mas não mais de 2 cm a menos do que o comprimento total da vagina
Estágio IV	Eversão completa ou quase completa da vagina. A porção mais distal do prolapso projeta-se por mais de (CTV −2) cm

De: **Bump RC, Mattiasson A, Bo K et al.** The standardization of terminology of female pelvic organ prolapse and pelvic floor dysfunction. *Am J Obstet Gynecol* 1996;175:10–17, com permissão.

Em clínicas, devem ser feitas pelo menos três medidas: a extensão mais avançada do prolapso em centímetros em relação ao hímen que afeta as paredes anterior e posterior e o colo ou ápice da vagina.

Utilizando os antigos sistemas de estadiamento ou o sistema POP-Q, é importante documentar os achados mais pertinentes ao exame. Isso ajuda a documentar a extensão inicial do prolapso e os resultados do tratamento.

Avaliação da função da musculatura pélvica

A função da musculatura pélvica deve ser avaliada durante o exame pélvico. Após exame bimanual com a paciente em posição de litotomia, o examinador palpa os músculos puborretal e pubococcígeo por dentro do hímen ao longo das paredes laterais da pelve, nas posições aproximadas de 4 e 8 horas. É possível avaliar o tônus muscular basal e o aumento do tônus com a contração, além da força, duração e simetria da contração.[32] **Além disso, é necessária a realização de um exame retovaginal para avaliar o tônus muscular basal e o tônus muscular durante a contração do complexo do esfíncter anal.**

A mobilidade uretral é medida com frequência como parte do exame do prolapso dos órgãos pélvicos. Muitas mulheres com prolapso têm hipermobilidade uretral (definida como ângulo uretral em repouso ou ao esforço máximo maior que 30°). A associação de mobilidade uretral e sintomas de incontinência de esforço pode ajudar a identificar a necessidade de tratamento para incontinência. No entanto, estudos mostraram que quase todas as mulheres com prolapso em estágios II a IV apresentam hipermobilidade uretral, e as mulheres assintomáticas que já tiveram filhos têm, em média, um ângulo de esforço máximo de 54°.[33,34] Durante o exame pélvico, pode-se aplicar *Betadine* e depois gel de *lidocaína* diretamente na uretra ou em um cotonete/*swab*, que é introduzido na uretra até a junção uretrovesical, e com o uso de um goniômetro **(Figura 30.10)** mede-se o ângulo uretral inicial (em repouso) a partir do ângulo horizontal e depois no esforço máximo.

Avaliação da função vesical

As pacientes com prolapso exibem toda uma gama de sintomas urinários, ainda que algumas delas não apresentem sintomas consideráveis, e por isso é importante obter informações objetivas sobre as funções vesical e uretral. No prolapso acentuado, o acotovelamento uretral decorrente do prolapso pode mascarar um possível problema de incontinência urinária, portanto, deve-se fazer a avaliação básica da bexiga no consultório, com redução do prolapso para simular a função vesical e uretral após o tratamento do prolapso. São necessárias, no mínimo, estas avaliações: coleta de amostra de urina pela técnica de jato médio ou cateter para pesquisa de infecção, volume residual pós-miccional (RPM) e análise da sensibilidade vesical, que pode fazer parte da cistometria no consultório. Embora não haja consenso sobre o que seja um volume anormal de RPM, desde que a paciente tenha urinado 150 mℓ ou mais, é aceitável um RPM de até 100 mℓ.[33] Por ocasião da cistometria simples no consultório, é possível fazer um teste de esforço após redução do prolapso com um pessário, um *swab* grande, uma pinça ou a lâmina posterior do espéculo. É necessário cuidado para não retificar demais a uretra (com resultado falso-positivo) nem a obstruir (com resultado falso-negativo), e para não tensionar os músculos puborretais por tração posterior excessiva. A orientação/elevação do ápice da vagina em direção ao sacro reduz esses riscos ao mínimo.

Avaliação da função intestinal

Após a decisão de fazer o reparo cirúrgico do compartimento posterior com base nos sintomas, no tipo e na localização dos defeitos, deve-se identificar uma conduta apropriada e a paciente precisa ser informada sobre os resultados esperados e os possíveis efeitos adversos, como dor e disfunção sexual. **No caso de distúrbio de evacuação com retocele e sintomas de constipação intestinal, dor ao defecar, incontinência fecal ou de flatos ou qualquer sinal de espasmo do músculo levantador ou esfíncter do ânus, a avaliação apropriada e o tratamento conservador de problemas concomitantes podem ser iniciados antes do reparo da retocele e continuados no período pós-operatório.**[34]

Exames de imagem

Os exames de imagem da pelve não fazem parte da rotina de mulheres com prolapso. No entanto, se houver indicação clínica, podem ser realizados os seguintes exames: avaliação fluoroscópica da função vesical, ultrassonografia da pelve e defecografia em pacientes com suspeita de intussuscepção ou prolapso da mucosa retal. A ressonância magnética é cada vez mais usada na avaliação de doenças da pelve, como anomalias do ducto de Müller e dor pélvica, contudo, não há indicação clínica de seu uso generalizado em mulheres com prolapso, sendo adotada basicamente para fins de pesquisa.

TRATAMENTO

Tratamento não cirúrgico

O tratamento não cirúrgico do prolapso compreende a conduta comportamental conservadora e o uso de dispositivos mecânicos. **Em geral, o tratamento clínico é indicado em mulheres com prolapso leve a moderado, nas que desejam preservar a fertilidade e naquelas em que a cirurgia pode não ser uma opção ou naquelas que não desejam intervenção cirúrgica.** Nem todos os casos de prolapso pioram com o tempo e a conduta expectante é uma opção para algumas mulheres, em especial se elas forem assintomáticas. Um estudo observacional prospectivo de 4 anos com 259 mulheres na pós-menopausa observou aumento no descenso vaginal máximo de pelo menos 2 cm em 11% das mulheres. No entanto, 3% delas tiveram regressão do prolapso de pelo menos 2 cm.[35]

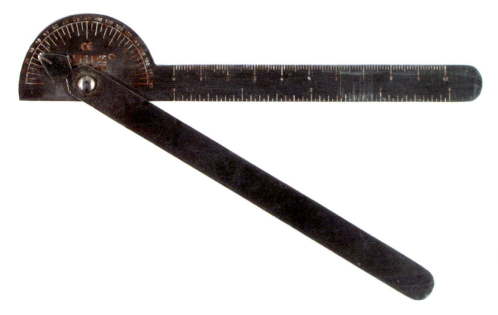

Figura 30.10 Goniômetro, utilizado para medir o ângulo uretral em repouso (referência) e o ângulo de esforço máximo da uretra com um cotonete/*swab* posicionado no local.

Conduta conservadora

As condutas conservadoras compreendem alteração do estilo de vida ou intervenção fisioterápica, como exercícios para a musculatura do assoalho pélvico (EMAP), as quais são usadas principalmente em casos de prolapso leve a moderado, embora seu verdadeiro papel no tratamento do prolapso e dos sintomas associados não esteja claro.[36] **Os objetivos de uma conduta conservadora no tratamento do prolapso são**:[37]

- Evitar o agravamento do prolapso
- Diminuir a intensidade dos sintomas
- Aumentar a força, a resistência e a sustentação da musculatura do assoalho pélvico
- Evitar ou adiar uma intervenção cirúrgica.

A prevenção da progressão do prolapso e intervenção no estilo de vida precisam de mais dados sobre sua eficácia.

Os exercícios da musculatura do assoalho pélvico podem limitar o avanço do prolapso leve e os sintomas relacionados com ele, mas observou-se uma menor taxa de resposta quando o prolapso estende-se além do introito vaginal.[38] Um recente estudo randomizado avaliou a eficácia dos **EMAPs** individualizados para a redução dos estágios sintomáticos I a III do prolapso.[39] As mulheres do grupo tratado relataram menos sintomas de prolapso aos 12 meses, em comparação com aquelas sem treinamento muscular.

Verificou-se a eficácia da terapia de *biofeedback* no tratamento do distúrbio da defecação associado à retocele.[40] Trinta e duas mulheres com idade média de 52 anos (variação de 34 a 77 anos), que apresentavam comprometimento da evacuação e retocele maior que 2 cm à proctografia, foram submetidas a treinamento comportamental sistemático. Os pesquisadores apresentaram os resultados do acompanhamento imediato e a médio prazo (média de 10 meses, intervalo de 2 a 30 meses). Dentre as pacientes, 56% (n = 14) perceberam pequena melhora, e 16% (n = 4) perceberam grande melhora dos sintomas, incluindo 3 (12%) com alívio completo dos sintomas. Logo após o *biofeedback*, houve pequena redução da necessidade de realização de esforço para a evacuação (67, 50%), da sensação de evacuação incompleta (73, 59%) e da necessidade de auxiliar a defecação com o dedo através da vagina (79, 63%) que foram mantidas durante o acompanhamento. Houve normalização considerável da frequência de defecação ($p = 0,02$). Os pesquisadores concluíram que **o treinamento comportamental, que inclui a terapia de *biofeedback*, pode ser uma terapia primária eficaz em algumas pacientes com retocele associada a comprometimento da defecação.**[40]

Dispositivos mecânicos

Em geral, o uso de dispositivos mecânicos, como pessários, é considerado em mulheres que não podem ser submetidas à cirurgia por razões médicas, que desejam evitar a cirurgia ou que têm um grau acentuado de prolapso que inviabiliza outras condutas conservadoras. Alguns profissionais ampliam as indicações para incluir o prolapso relacionado com a gravidez, além do prolapso e da incontinência em mulheres idosas. Os relatos mostraram que ter mais que 65 anos, ter comorbidades graves e atividade sexual estavam associadas ao uso infrutífero do pessário.[41,42] Outros fatores para o insucesso no uso ou a preferência pela cirurgia foram associados a um comprimento reduzido da vagina (≤ 6 cm), introito vaginal largo, atividade sexual, incontinência de esforço, prolapso do compartimento posterior em estágio III ou IV e desejo de cirurgia na primeira consulta.[43]

Os pessários sustentam os órgãos pélvicos dentro da vagina. **Há duas categorias de pessários para prolapso: de sustentação e de preenchimento de espaço. O pessário em anel (com diafragma) é um dispositivo de sustentação muito usado, e o pessário de Gellhorn é um modelo adotado com frequência para o preenchimento de espaço. Os pessários em anel e outros modelos de sustentação são recomendados nos estágios I e II, enquanto os pessários de preenchimento de espaço são usados nos estágios III e IV.**[44] Em um ensaio randomizado comparando anel com suporte *versus* Gellhorn para tratamento de prolapso em mulheres em estágios II a IV, não foi notada diferença entre os dois em relação ao alívio dos sintomas de abaulamento e perda de urina. Esse estudo relatou que mulheres mais velhas e com maior paridade preferiam pessários em anel, enquanto aquelas sem cirurgia pélvica prévia preferiam o Gellhorn. A taxa de continuação foi de 45% aos 3 meses.[45]

Não está claro se o uso regular de pessários pode evitar o avanço dos prolapsos. Um estudo de coorte prospectivo abordou essa questão em uma série de 56 usuárias, das quais 33,9% ($n = 19$) continuaram a usá-lo durante pelo menos 1 ano.[46] Os exames pélvicos inicial e de acompanhamento adotaram o sistema POP-Q. As mulheres retiraram o pessário 48 horas antes da consulta, mas não havia informações para verificar a adesão ao seu uso. Não houve agravamento do prolapso em nenhuma mulher, e quatro delas (21,1%, intervalo de confiança [IC] de 95%; –0,2, 43,7%) apresentaram melhora. Observou-se melhora global nas mulheres com prolapso do compartimento anterior.[46]

Não existem diretrizes de consenso sobre os cuidados com os pessários (i. e., intervalos entre as trocas), o papel dos estrogênios locais ou o tipo de pessário indicado para casos específicos de prolapsos.[47] A **Figura 30.11** apresenta as recomendações dos fabricantes e os diferentes tipos de pessário. Depois de 2 a 6 meses, de 77 a 92% das mulheres com adaptação bem-sucedida do pessário estavam satisfeitas e, de acordo com a análise por intenção de tratamento, de 44 a 67% das mulheres com prolapso que receberam tratamento inicial com pessário estavam satisfeitas. Existe uma escassez de dados de acompanhamento a longo prazo sobre o uso do pessário no prolapso; entretanto, foi relatada uma taxa de continuação de 14% em 14 anos.[41,43,48]

As possíveis complicações associadas ao uso de pessários incluem corrimento e odor vaginal. A paciente pode ser incapaz de reter o pessário, ou, pelo contrário, ele pode ser grande demais e causar escoriação ou irritação vaginal. A redução do prolapso pode acarretar o surgimento de incontinência de esforço ou o agravamento de incontinência preexistente, e, em casos raros, há relato de complicações mais graves, dentre elas, fístula vesicovaginal ou retovaginal, aprisionamento do intestino delgado, hidronefrose e sepse de origem urinária.[49-51]

Uso e conduta

O uso do pessário requer a análise de várias questões, sendo as principais, o interesse e a motivação da paciente em usar esse tipo de dispositivo. Em geral, caso ela já tenha sido submetida à cirurgia ou se prefere evitá-la a qualquer custo, pode ter motivação suficiente para uma primeira tentativa de uso do pessário. Outras questões são a atividade sexual atual, o tipo e a duração dos exercícios físicos praticados pela paciente e a condição das paredes da vagina e do colo. Em mulheres hipoestrogênicas, recomenda-se o tratamento continuado da vagina com estrogênio.

Adaptação do pessário

É necessário examinar a paciente na posição de litotomia depois de esvaziar a bexiga. O médico deve utilizar uma luva seca, para segurar melhor o pessário, e lubrificantes hidrossolúveis quando necessário. Estima-se o tamanho do pessário após exame digital e usa-se uma pinça para reduzir o prolapso ou elevar o colo da bexiga. Após determinar o tamanho aproximado, o tipo adequado é selecionado de acordo com as necessidades e o nível de atividade da paciente. **Após colocado, a paciente é instruída a ficar em pé, fazer a manobra de Valsalva e tossir para se certificar de que o pessário está bem colocado.** Deve-se avaliar o pessário para verificar se ele oferece a sustentação desejada e o controle da incontinência. Antes de sair do consultório, a paciente deve conseguir urinar sem dificuldade com o pessário. O tamanho correto é confirmado pela capacidade de passar o dedo indicador entre o pessário e a parede da vagina, e a paciente deve se sentir confortável durante o uso.

Para facilitar a inserção, usa-se lubrificante hidrossolúvel e o pessário é dobrado ou apertado para reduzir seu tamanho e, depois de introduzido na vagina, empurrado até uma posição alta atrás da sínfise púbica, com inserção mais posterior para evitar a uretra. A paciente pode aprender a introduzir e retirar o pessário em pé ou em decúbito dorsal, conforme sua habilidade.[52]

Os **pessários em anel**, com ou sem suporte, são os tipos mais utilizados. São mais fáceis de dobrar, introduzir e retirar. As pacientes costumam ter mais dificuldade de introduzir e retirar os pessários de **Gellhorn** e o modelo **cubo**. Eles são mantidos no lugar por ocupação considerável do espaço e sucção e oferecem boa sustentação. É preciso interromper o vácuo do pessário em cubo para facilitar a retirada, que deve ser diária, ao contrário do Gelhorn, que pode permanecer mais tempo (até 6 a 8 semanas). Os **pessários** tipo *donut*, muito populares, preenchem o espaço nos casos de prolapso acentuado do fórnice da vagina, procidência completa com diminuição da sustentação perineal e boa integridade do introito. **É necessário verificar se a paciente é alérgica ao látex e instruí-la a retirar e limpar o dispositivo a cada 2 a 3 dias.** Os pessários de continência, anéis e anéis largos com sustentação também podem ser dobrados, introduzidos e retirados com facilidade.

Recomendações de acompanhamento

Após a adaptação inicial, a paciente deve voltar entre 1 e 2 semanas e depois entre 4 e 6 semanas, conforme sua independência com o pessário, sua habilidade na colocação e retirada e suas habilidades cognitivas e motoras. Após essa fase inicial, o acompanhamento deve continuar a intervalos de 6 a 12 meses, de acordo com o critério do médico e conforme a habilidade da paciente ao introduzir e retirar o pessário. Se houver necessidade de retorno ao consultório para retirada e limpeza do pessário, os intervalos devem ser de 4 a 12 semanas.

Nas consultas de retorno, deve-se verificar se o pessário está em posição correta e se há sustentação do prolapso, além da eficácia da continência. Como a adaptação dos pessários é um processo de tentativa e erro, não é rara a troca do tamanho ou do tipo pelo menos 1 vez após a adaptação inicial. Deve-se verificar a integridade do pessário e avaliar os tecidos, observando irritações, lesões por pressão, ulcerações e a lubrificação.

Conduta cirúrgica

Os principais objetivos da cirurgia são aliviar os sintomas causados pelo prolapso, e, na maioria dos casos, restaurar a anatomia vaginal, de modo que se possa manter ou melhorar a função sexual sem efeitos colaterais ou complicações consideráveis. Em determinados casos, quando a função sexual não é desejada, a cirurgia obliterativa ou constritiva pode ser mais apropriada e também alivia os sintomas. Não existem regras fixas para a indicação de cirurgia. Muitas pacientes com prolapso mais graves têm poucos ou nenhum sintoma, enquanto outras com menores graus de prolapso descrevem ter sintomas acentuados. Isso leva à conclusão de que muitos "sintomas" podem não estar especificamente relacionados com o defeito anatômico ou podem ser agravados pela ansiedade. **Em geral, a cirurgia deve ser oferecida a pacientes que já experimentaram o tratamento conservador e não ficaram satisfeitas com os resultados ou àquelas que realmente não desejam o tratamento conservador.** O prolapso deve ser sintomático, ou igual ou maior que o estágio II, ou com aparente piora. Todas as pacientes devem ter a opção de experimentar tratamentos conservadores quando apropriado. Um estudo prospectivo com 680 mulheres com prolapso mostrou que as que escolheram a conduta cirúrgica em vez da conduta conservadora tendem a ser mais

PROLAPSO UTERINO
I. 1° e 2° graus
- O Anel com suporte
- U Anel sem suporte
- R *Shaatz*
- I *Regula*

II. 3° grau
- X *Donut*
- L,M,N *Gellhorns*
- W Balão de inflar
- G *Cubo*
- F *Cubo Tandem*

CISTOCELE E/OU RETOCELE
- J *Gehrung*
- I *Regula*

CISTOCELE + IUE
- K *Gehrung* com botão

IUE
I. SIMPLES
- T Anel para incontinência
- A,D,E,H *Hodge*

II. + PROLAPSO LEVE
- P,Q Anel com ou sem suporte + botão
- V Anel largo para incontinência

III. + PROLAPSO E CISTOCELE
- S Anel largo com suporte
- Q Anel com suporte + botão

INCOMPETÊNCIA CERVICAL
- E *Hodge* } Usados com ou sem
- C *Smith* } cerclagem

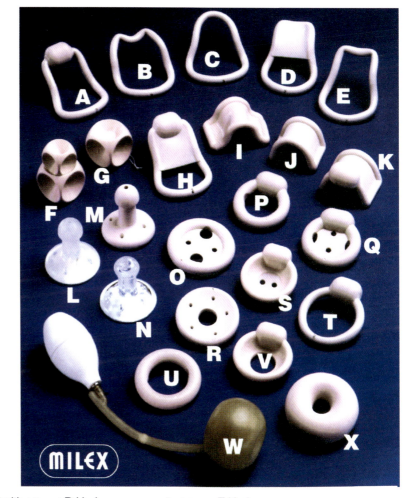

A Hodge com botão (silicone) B Risser (silicone) C Smith (silicone) D Hodge com suporte (silicone) E Hodge (silicone)
F Cubo Tandem (silicone) G Cubo (silicone) H Hodge com suporte + botão (silicone) I Regula (silicone) J Gehrung (silicone)
K Gehrung com botão (silicone) L Gellhorn 95% rígido (silicone) M Gellhorn flexível (silicone) N Gellhorn rígido (acrílico)
O Anel com suporte (silicone) P Anel com botão (silicone) Q Anel com suporte + botão (silicone) R Shaatz (silicone)
S Anel largo para incontinência com suporte (silicone) T Anel para incontinência (silicone) U Anel (silicone)
V Anel largo para incontinência (silicone) W Balão de inflar (látex) X Donut (silicone)

Figura 30.11 Pessários usados no tratamento dos vários graus de prolapso (Milex Company, uma divisão da Cooper Surgical).

jovens, apresentam mais dor abdominal, maior necessidade de digitação vaginal, esvaziamento incompleto do intestino, sentem mais pressão e são sexualmente ativas.[53]

Os acessos cirúrgicos podem ser vaginal, abdominal e laparoscópico ou uma combinação deles. Conforme a extensão e a localização do prolapso, a cirurgia pode empregar uma combinação de reparos dirigidos para o períneo e para a parede anterior, ápice e parede posterior da vagina. Pode-se planejar a cirurgia concomitante para correção de incontinência urinária ou fecal. A via é escolhida de acordo com o tipo e a intensidade do prolapso, o treinamento e a experiência do cirurgião, a preferência da paciente e o resultado cirúrgico esperado ou desejado.

Os procedimentos de correção do prolapso podem ser divididos em três grupos: (1) restaurador, que usa as estruturas de sustentação próprias da paciente (reparo do tecido nativo), (2) de sustentação, que tenta substituir a sustentação deficiente por material permanente (tela) e (3) obliterativo, com fechamento total ou parcial da vagina.

Esses grupos são um tanto arbitrários e não exclusivos, por exemplo, é possível usar telas para reforçar reparos, como a colporrafia, ou para substituir uma sustentação deficiente ou ausente. O uso de tela na sacrocolpopexia substitui as fixações de tecido conjuntivo (ligamentos transverso e uterossacro), que em condições normais sustentariam o ápice da vagina. Além do objetivo primário de aliviar sintomas relacionados com o prolapso, é necessário considerar as funções urinária, defecatória e sexual ao escolher os procedimentos apropriados.

A indicação de reparo de todos os defeitos é controversa. Os reparos restauradores podem ter menos sucesso que os de sustentação em pacientes com tecidos frágeis em geral, e algumas vezes o reparo de um defeito pode exercer maior tensão sobre o reparo de outro defeito. A conduta deve ter como base a apresentação e as expectativas da paciente, os defeitos anatômicos específicos observados (no pré-operatório e, algumas vezes, durante a cirurgia) e a ocorrência ou ausência de disfunção urinária e intestinal.

Procedimentos vaginais
Compartimento apical

A sustentação apical é a chave para um reparo do prolapso bem-sucedido. Múltiplos estudos demonstram que o ápice desce com o compartimento anterior e que a correção da parede anterior sem cuidar do ápice aumenta o risco de recorrência do prolapso. Apesar da evidência irrefutável da importância de sustentar o ápice, nem todos os cirurgiões realizam esse procedimento crítico da cirurgia, sugerindo uma discrepância entre a medicina baseada em evidência e a prática.[54] Às vezes, o exame dos defeitos apicais é difícil, pois eles podem passar facilmente despercebidos quando há grandes defeitos anteriores ou posteriores. Em casos de suspeita não confirmada de defeitos apicais, os cirurgiões devem avaliar a sustentação apical durante a operação e planejar o tratamento desses defeitos quando são encontrados. A tração do colo e/ou da cúpula da vagina central e lateralmente com pinça de Allis pode revelar defeitos muitas vezes ignorados.

Os reparos transvaginais incluem procedimentos extraperitoneais, como suspensões ao ligamento sacroespinhoso, suspensões iliococcígeas e suspensões paravaginais altas dos fórnices vaginais apicais até o arco tendíneo no nível da espinha isquiática ou até a fáscia parietal da pelve, e suspensões intraperitoneais, como suspensões uterossacrais e culdoplastias de McCall. A prática aceita é que o ápice da vagina deve ser suspenso em direção cefálica e posterior até uma posição posterior e caudal ao promontório. As suspensões apicais anteriores modificam a direção do eixo vaginal e podem aumentar a incidência de defeitos do compartimento posterior, dentre elas, retoceles, enteroceles e sigmoidoceles.

Os princípios gerais do reparo devem incluir o tratamento dos defeitos apicais específicos:

1. Se presente, a parte enfraquecida da parede superior da vagina (defeito fibromuscular) deve ser reparada ou coberta por uma tela. Se o defeito for grande e a mucosa vaginal não puder ser preparada/espessada com uso de estrogênio vaginal no pré-operatório, deve-se avaliar a remoção dessa parte da parede superior da vagina.
2. É necessário suspender a cúpula da vagina ou, em alguns casos, o colo sem tensão excessiva.
3. Qualquer defeito do suporte da parte superior da vagina ao reto na sua junção ao sigmoide, ou abaixo dela, deve ser corrigido.

Os reparos da enterocele compreendem:

1. Dissecção, redução e fechamento do saco peritoneal, seguidos por fechamento do defeito fascial ou fibromuscular, ou ambos.
2. Obliteração do saco peritoneal com procedimentos transabdominais do tipo Halban ou Moschcowitz ou procedimentos transvaginais de McCall ou Halban.
3. Se a parede vaginal posterior for significativamente alongada e ampliada, a excisão dessa área para estabelecer um comprimento vaginal aceitável e eliminar a redundância deve ser realizada.

Com a evidência crescente de que a suspensão do ápice desempenha um papel integral na cirurgia do prolapso, o foco está mudando para identificar o procedimento ideal para a suspensão do ápice. Um aspecto sobre o apoio apical em mulheres com prolapso uterovaginal é a discussão do papel da histerectomia *versus* preservação uterina no momento da correção do prolapso. A percepção das pacientes e dos médicos é diferente. Historicamente, o tratamento do prolapso uterino sintomático tem sido histerectomia concomitante, que é realizada pela vagina ou pelo abdome, em combinação com uma suspensão apical e reparo de defeitos coexistentes. Como o foco nos resultados relatados pelas pacientes está se tornando cada vez mais reconhecido, tornou-se evidente que as expectativas das pacientes e dos cirurgiões e os objetivos da cirurgia eram um pouco diferentes, e que os métodos tradicionais de avaliação do sucesso do tratamento (i. e., exame físico) podem não ser suficientes, para dar uma representação completa de resultados cirúrgicos e satisfação da paciente. As metas de tratamento de DAP (referidas como centradas na paciente, identificadas pela paciente ou com objetivo selecionado pela paciente) foram chamadas de "quarta dimensão" de avaliação dos resultados do tratamento do DAP. A obtenção da meta do tratamento de DAP está associada à melhoria das condições específicas de QOL e satisfação da paciente.[55]

Preservação do útero

O número de mulheres a favor da preservação do útero está aumentando. Quando recebem a opção de se submeter a uma histerectomia no momento da cirurgia de prolapso, de 36 a 60% das mulheres optam pela sua manutenção.[56,57]

Embora a histerectomia seja realizada rotineiramente no momento da correção do prolapso uterovaginal (como um meio de acesso aos ligamentos uterossacrais), faltam na literatura dados com altos níveis de evidências sobre os benefícios potenciais comparando a preservação uterina *versus* histerectomia. Os defensores da conservação uterina podem argumentar que a ruptura do complexo ligamentar do ligamento transverso/uterossacro pode enfraquecer ainda mais os suportes do assoalho pélvico. Os dados existentes sugerem que as cirurgias do prolapso com preservação do útero reduziram o risco de erosão da tela, tempo de cirurgia, perda de sangue e permanência hospitalar, em comparação com vias cirúrgicas similares com histerectomia concomitante, e não alteram significativamente a recorrência de prolapso a curto prazo.[58] Um recente estudo randomizado, "Estudo de Procedimentos de Prolapso Uterino – Estudo Randomizado" ou "SUPeR" (Study of Uterine Prolapse Procedures – Randomized Trial), foi projetado para abordar a questão relativa aos benefícios da histerectomia concomitante *versus* preservação uterina no momento da correção do prolapso uterovaginal. Trata-se de um ensaio multicêntrico, com cegamento, que randomiza as mulheres para histerectomia vaginal com sustentação no ligamento uterossacro *versus* uma histeropexia utilizando tela. Os resultados deste estudo foram disponibilizados em 2018.[59]

Fatores adicionais a ser considerados ao planejar a cirurgia de prolapso uterino incluem: mulheres com histórico de patologia cervical ou sangramento uterino anormal que podem não ser boas candidatas para a preservação do útero, ou aquelas com alto risco de malignidade uterina (que podem se beneficiar da histerectomia como parte da reparação do prolapso). A preservação do útero requer vigilância constante para malignidades (corpo uterino e cérvice), que podem ser tecnicamente mais desafiadoras como resultado de mudanças da posição anatômica devido à cirurgia. **Procedimentos adicionais de suporte apical que foram descritos para uso quando o útero ou colo uterino são mantidos no lugar incluem as operações de Manchester e Gilliam e a fixação do colo uterino ao ligamento sacroespinhoso.**

Os outros procedimentos descritos nesta seção podem ser usados em mulheres que desejam preservar o útero. Quando o colo do útero está ausente, além do reparo dos defeitos fibromusculares, ambos os planos fibromusculares anterior e posterior à cúpula da vagina devem ser fixados em qualquer suspensão empregada.

Fixação ao ligamento sacroespinhoso

A fixação do ápice da vagina ao ligamento sacroespinhoso, o componente tendíneo do músculo coccígeo, foi descrita pela primeira vez em 1958 e depois modificada na Europa e nos EUA.[60-63] **O acesso clássico é extraperitoneal via espaço retovaginal com abertura do espaço pararretal (fáscia de Denonvilliers) na altura da espinha isquiática para expor o músculo e o ligamento. As variações desse acesso ao ligamento são os acessos anterolateral, apical posterior ao ligamento uterossacro e o laparoscópico.**[64-66] A suspensão bilateral do ligamento sacroespinhoso também foi defendida; no entanto, essa técnica pode impor maior grau de tensão às suturas e, às vezes, criar uma faixa de vagina apical através do reto ao nível da suspensão. Não se sabe se isso pode causar distúrbio da defecação. As vantagens do procedimento de fixação no ligamento sacroespinhoso são: (1) o acesso extraperitoneal transvaginal, (2) a consequente deflexão posterior da vagina e (3) o fato de ser um reparo relativamente durável se realizado corretamente. O sucesso do suporte apical tem sido grande (89 a 97%) em acompanhamentos de 1 mês a 11 anos.[67] No entanto, houve relatos subsequentes de altas taxas de prolapso vaginal anterior. Não está claro se essa observação está relacionada com o procedimento e sua deflexão vaginal posterior exagerada ou com o fato de que muitas pacientes com descenso apical também apresentam defeitos do tecido fibromuscular vaginal superior. A impossibilidade de corrigir um defeito anterior ao mesmo tempo em que se faz a suspensão apical posterior da vagina pode predispor a paciente a esse defeito no pós-operatório. Outras desvantagens do procedimento são: (1) dificuldade relativa na exposição adequada do ligamento, (2) deflexão vaginal lateral em direção ao local de fixação, (3) incapacidade de realizá-lo sem tensão excessiva quando o comprimento da vagina é reduzido, como pode ocorrer em casos recidivados, (4) possível risco de lesão do nervo isquiático ou do nervo ou vaso pudendo e (5) necessidade ocasional de encurtar ou estreitar a parte superior da vagina quando há um defeito fibromuscular em grande parte da área apical.

Suspensão iliococcígea da vagina

A suspensão iliococcígea da vagina é a fixação, em geral bilateral, do ápice da vagina ao músculo iliococcígeo e sua fáscia.[68,69] O acesso extraperitoneal é alcançado pela parte posterior da vagina. Em comparação com outros procedimentos de suspensão vaginal, a iliococcígea tem a menor série de casos descritos na literatura.[60-72] No entanto, as taxas de cura parecem ser comparáveis à suspensão ao ligamento sacroespinhoso. A dissecção da área até a espinha isquiática é feita por uma incisão mediana na parede posterior da vagina, utilizando a espinha isquiática como ponto de referência para identificar o ligamento sacroespinhoso e a fáscia iliococcígea anterior e caudal a ele. A sutura com fio de polidioxanona pela fáscia é fixada ao ápice da vagina como uma sutura para suspensão do tipo roldana. É mais fácil realizar esse procedimento bilateralmente do que na suspensão no ligamento sacroespinhoso, e deve ser considerado a técnica preferencial quando há encurtamento da vagina. O risco de lesão de um importante vaso, nervo ou do ureter é relativamente baixo em comparação com outras suspensões transvaginais.

Suspensão do ligamento uterossacro

Variações cirúrgicas da suspensão do ligamento uterossacro, originalmente descritas em 1938, têm sido usadas profilaticamente durante a histerectomia ou terapeuticamente para a suspensão do ápice vaginal.[68,71] **Um procedimento terapêutico no qual o ápice da vagina é suspenso até os ligamentos uterossacros acima do nível das espinhas isquiáticas teve excelentes taxas de sucesso em um estudo observacional de 302 participantes.**[72] Após obter acesso ao fundo de saco posterior, em geral é possível encontrar o remanescente do ligamento uterossacro adjacente ao peritônio da parede lateral da pelve, em posição logo acima à espinha isquiática palpável. São feitas até três suturas nos ligamentos em cada lado, incorporadas à camada fibromuscular anterior e posterior da vagina. Alguns cirurgiões aproximam os ligamentos na linha média para fechar o fundo de saco com a intenção de tratar ou evitar a enterocele.[73] Outros cirurgiões suspendem o ápice da vagina à direita e à esquerda até o ligamento uterossacro ipsilateral, deixando o fundo de saco aberto para evitar penetração do reto e distúrbio na defecação.

A complicação grave mais comum é a obstrução ureteral secundária ao acotovelamento uretral ou a incorporação de um ureter em um ponto de suspensão. Isto ocorre em aproximadamente 2 a 3% dos casos, porém foram relatados até 11% de acotovelamento uretral intraoperatório.[74,75] É recomendada a cistoscopia intraoperatória, documentando a patência uretral, permitindo que tal problema possa ser corrigido imediatamente.

Múltiplas suturas podem aumentar a incidência de devascularização e necrose tecidual, resultando em insucesso da suspensão. Uma série de casos de suspensões do ligamento uterossacro com uma sutura bilateral mostrou recorrência de 15% no estágio I e ausência de recorrência no estágio II em 71 mulheres, com um acompanhamento médio de 21,3 meses.[76] A exposição pode ser feita pela cúpula da vagina após histerectomia, uma incisão transversal na cúpula da vagina em casos de prolapso ou descenso, e, raramente, por colpotomia posterior quando se deseja conservar o útero ou o colo. Quando enfraquecida, a parede do ápice vaginal é excisada. A parede lateral da pelve, em posição lateral ao cólon sigmoide, é exposta com a ajuda de afastadores de Breisky-Navratil e uma compressa para manter o intestino delgado afastado, assim como o cólon sigmoide e a parede lateral do peritônio (**Figura 30.12 A**). Depois da palpação da espinha isquiática, fios de sutura permanente de polipropileno 0 ou 1 são introduzidos através do peritônio e do ligamento adjacente, em posição em torno de 1 cm cefálica às espinhas isquiáticas e na mesma altura posterior destas. A tração dos fios de sutura e a palpação do local devem mostrar que os fios estão firmemente fixados aos ligamentos. Após o reparo do defeito do compartimento anterior, os fios são mantidos reparados para uso posterior. O peritônio é dissecado da parede fibromuscular vaginal posterior à cúpula da vagina e, em seguida, os fios de suspensão são fixados distantes da borda do tecido fibromuscular posterior da vagina e no tecido fibromuscular anterior, depois fixados no lugar para aproximar o tecido conjuntivo no sentido anteroposterior e para fixar a sutura no ápice da vagina, de modo que ele possa ser elevado até o ligamento (**Figura 30.12 B**). Para cúpulas vaginais maiores, uma segunda sutura de suspensão – fios de absorção tardia podem ser usados em cada lado e amarrados após as suturas de prolene estiverem fixadas. Se houver enterocele, esta é dissecada, reduzida e fechada, aproximando a fáscia pré-retal ou a parede anterior do reto ao tecido vaginal fibromuscular posterior imediatamente caudal às suturas de suspensão. Suturas de fechamento com fio absorvível podem ser

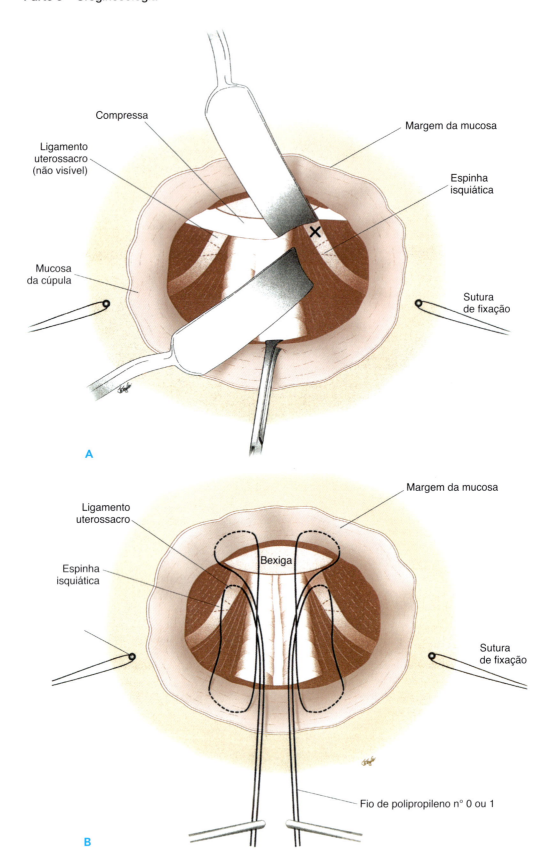

Figura 30.12 Diagramas ilustrando a área apical vaginal aberta com (**A**) exposição do local para sutura ou da parede lateral da pelve e (**B**) sutura através do ligamento e depois pelo tecido paravaginal posterior e anterior, onde são unidas para possibilitar a ação de suspensão (roldana) dos ligamentos depois da execução dos nós. (Redesenhada de uma imagem de J. Taylor.)

colocadas em cada ângulo da cúpula, passando a agulha 1 ou 2 vezes através do tecido para aproximação anteroposterior da cúpula da vagina sobre os locais da sutura de suspensão. Quando indicado, também é realizada plicatura da parte central da cúpula vaginal, anterior ao tecido fibromuscular posterior, com sutura em quatro pontos (*box stitch*). Essas suturas são fixadas após fazer os nós das suturas de suspensão (roldana), sendo depois concluído o fechamento da cúpula de cada lado com sutura contínua com fio absorvível. O fechamento da cúpula esconde os nós das suturas de suspensão. É realizada cistoscopia para documentar a permeabilidade do ureter. Foi observado comprometimento ureteral em apenas dois de 150 procedimentos realizados. A intervenção garante a sustentação adequada dos pontos C e D do POP-Q em todas as 58 mulheres avaliadas por mais de 1 ano após a cirurgia.[62]

Os dois reparos de prolapso apical transvaginal utilizando tecido próprio mais comumente realizados são a suspensão do ligamento sacroespinhoso e a suspensão do ligamento uterossacro. Um ensaio randomizado controlado em 374 mulheres com POP-Q estágios II a IV comparando as duas abordagens vaginais, ou o ensaio OPTIMAL (Operations and Pelvic Muscle Training in the Management of Apical Support Loss), mostrou que não havia diferença no sucesso cirúrgico definido como a ausência de: (1) descenso do ápice vaginal para mais de um terço do comprimento total da vagina, (2) descenso da parede anterior ou posterior vaginal além do hímen, (3) sintomas incômodos de abaulamento na vagina e (4) reabordagem cirúrgica da recidiva. A taxa de sucesso em 2 anos foi de 59 contra 61% para suspensão do ligamento uterossacro e sacroespinhoso, respectivamente. As taxas de sucesso diminuíram para 44 e 33% em 5 anos após a cirurgia.[77,78]

Compartimento anterior
Colporrafia vaginal anterior

Em geral, a correção anatômica de um defeito anterior ou cistocele alivia os sintomas da protrusão e da pressão e costuma melhorar a função da micção quando há associação temporal entre a micção anormal e o aparecimento do defeito e se não houver neuropatia associada. Se for reconhecido um defeito mediano único e bem definido, é possível excisar a parede vaginal fraca e fechar o defeito com superposição. A maioria dos defeitos anteriores centrais requer dissecção mais extensa do espaço vesicovaginal. Após esse procedimento, muitos cirurgiões separam a mucosa e a submucosa vaginais da camada fibromuscular até um ponto lateral ao defeito, e, em seguida, fazem a plicatura desse tecido na linha média para depois realizar a excisão do excesso de epitélio e o fechamento.[79-84] Parece importante manter a continuidade do tecido fibromuscular reparado para a boa sustentação do ápice da vagina. Quando o reparo e a suspensão do ápice da vagina são simultâneos, a colporrafia anterior costuma ser feita após a inserção de fios de sutura para sustentação apical antes de tentar executar os nós. A dissecção é feita a partir da margem evertida da cúpula da vagina, dissecando em direção ao colo da bexiga. Um defeito central alto também pode ser corrigido por acesso transabdominal mediante dissecção entre a base da bexiga e o terço superior da parede anterior da vagina. O tecido defeituoso pode, então, ser retirado em cunha, e o defeito, fechado por sutura contínua ou interrompida. Essa conduta pode ser útil ao realizar procedimentos transabdominais para suspensão apical.

Se a paciente tiver incontinência urinária de esforço considerável (com base no relato ou na presença de incontinência oculta ou potencial), devem ser feitos simultaneamente a suspensão apropriada do colo da bexiga e o reparo anterior. Nos procedimentos de *sling* mediouretrais, pode ser preferível não estender a conduta de reparo abaixo do colo uretral, mas fazer uma incisão separada para o *sling*. Se a paciente tiver disfunção miccional (relatos de esvaziamento incompleto e grande volume residual) e incontinência urinária de esforço, é necessária avaliação urodinâmica apropriada antes de escolher o procedimento, e a paciente deve estar ciente da possibilidade de persistência dos sintomas após a cirurgia.[84]

As taxas de recorrência de reparos anteriores por "plicatura fibromuscular" tradicional variam de 3 a 92%; no entanto, os estudos definem a recorrência de várias maneiras, desde o prolapso mínimo até o estágio III de descenso.[79-85] A repercussão clínica das cistoceles leves recorrentes (estágio I) assintomáticas é discutível, porque muitos desses defeitos não pioram com o tempo. Quando os reparos anteriores tradicionais são realizados em pacientes com POP-Q em estágio II ou cistoceles maiores (muitas vezes simultaneamente a outros procedimentos), não é rara uma taxa de recorrência de 20% do prolapso em estágio II ou mais, embora tenham sido descritas taxas de recorrência de apenas 3%.[82] Muitos estudos não definem o modo como as participantes foram avaliadas no pós-operatório e variam com relação às populações de pacientes, tipo e intensidade dos defeitos, existência de defeitos concomitantes, técnica cirúrgica e período e duração do acompanhamento. Alguns estudos sugeriram maiores taxas de recorrência quando os reparos são realizados simultaneamente com suspensões sacroespinais e sugerem a hipótese de que esse tipo de suspensão apical pode predispor a parede anterior reparada à maior transmissão de pressão.[86] Esses estudos podem mostrar maiores taxas de fracasso, pela possibilidade de as pacientes submetidas a esses reparos concomitantes serem mais propensas a tipos mais complexos de prolapso ou defeitos mais extensos do assoalho pélvico.

Reparo paravaginal

O reparo paravaginal ou do "defeito lateral" é a refixação do sulco lateral anterior da vagina na fáscia do músculo obturador interno e, em alguns casos, no músculo na altura do arco tendíneo da pelve ("linha alba"). Em geral, é bilateral com acesso transvaginal ou retropúbico (abdominal ou laparoscópico). O procedimento praticamente restaura a anatomia normal; contudo, pelo fato de não ser viável a reconstrução da ponte endopélvica-fascial defeituosa até a parede lateral da pelve, esta é fixada à própria parede da vagina. Estudos observacionais relataram bons resultados com esse procedimento (80 a 95%), mas não há dados realizados a longo prazo sobre durabilidade e função.[15,87,88] Em geral, na maioria das mulheres com defeitos anterolaterais, os fórnices superiores da vagina separam-se do arco tendíneo em posição imediatamente adjacente à espinha isquiática **(Figura 30.13)**.[89] Portanto, é importante voltar a reparar essas áreas específicas.

É difícil alcançar resultados ideais quando o reparo paravaginal é associado a reparos centrais tradicionais, devido à tensão em linhas de sutura opostas. Um reparo que retira uma parede vaginal central enfraquecida pode reduzir as dimensões laterolaterais da parede anterior da vagina, dificultando a suspensão de seus pontos laterais mais lateralmente. Quando grandes defeitos centrais coexistem com os laterais, uma opção é um reparo central extenso, acompanhado por um procedimento de sustentação apical. Isso modifica o formato da vagina, que se torna mais cilíndrica. Outra opção é a implantação de uma tela que transponha toda a lâmina

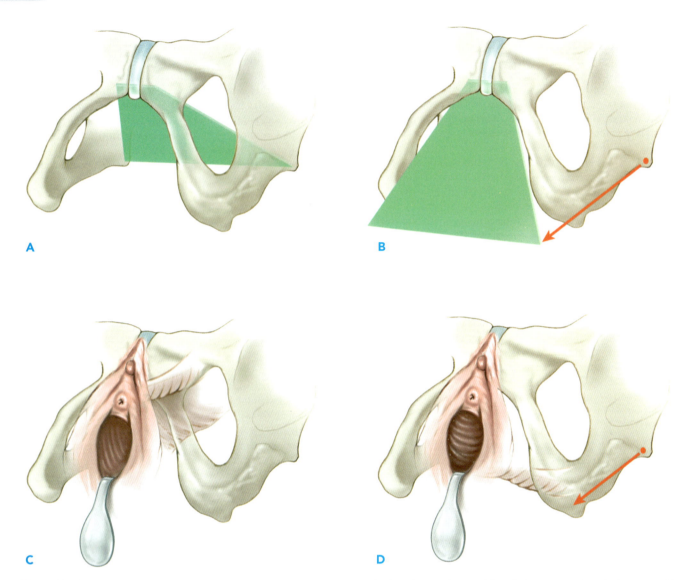

Figura 30.13 Esquemas ilustrando fixações normais do plano vaginal fibromuscular anterior (**A** e **C**) e descolamentos bilaterais deste mesmo plano desde o arco tendíneo até a altura das espinhas isquiáticas (**B** e **D**). Nota: para que **B** e **D** ocorram, haverá descida concomitante do ápice ou separação do plano fibromuscular superior das estruturas apicais. (De: **Delancey JO**. Fascial and muscular abnormalities in women with urethral hypermobility and anterior vaginal wall prolapse. *Am J Obstet Gynecol* 2002;187:93-98, com permissão.)

anterior de formato romboide, aumentando, assim, a resistência do tecido paravaginal anterior. A tela com tensão ajustada pode ser fixada ao arco tendíneo, com a parede vaginal adjacente, desde o nível dos ramos do púbis até a espinha isquiática.[88]

Embora a maioria dos relatos indique que o reparo de defeitos anteriores com todos esses procedimentos alivie os sintomas diretamente relacionados com o prolapso, há pouquíssimos dados sobre a satisfação da paciente e a melhora da qualidade de vida com o passar do tempo.[88]

Compartimento posterior

Como ocorre com o compartimento anterior, restaurar a sustentação do compartimento apical corrige o prolapso do compartimento posterior na maioria dos casos.

Colporrafia posterior tradicional

A primeira descrição da **colporrafia posterior** utilizava a plicatura dos músculos pubococcígeos pela parede anterior do reto e também a reconstrução do corpo perineal.[90] Em seguida, em tentativas de preservar a função sexual, a técnica foi modificada. Em geral, a incisão mediana é estendida do corpo perineal até o ápice da vagina ou até a margem cefálica de uma retocele pequena ou distal. **A fáscia de Denonvilliers é mobilizada a partir do epitélio vaginal, deixando a maior quantidade possível de tecido fixada lateralmente à fáscia do levantador. Após o reparo de defeitos óbvios na túnica muscular retal, é feita a plicatura mediana da fáscia com sutura interrompida ou contínua.** Os autores preferem usar fios de absorção tardia nessa plicatura, mas também pode-se utilizar fio de sutura não trançado permanente. O fio de sutura permanente trançado está relacionado com maior incidência de infecção no local e com a formação de tecido de granulação.[91] O excesso do epitélio da vagina é retirado e fechado por sutura com fio absorvível.

Quando há um defeito da membrana ou do corpo perineal, a reconstrução é feita depois da colporrafia posterior. Faz-se a plicatura mediana dos músculos superficiais do períneo e da fáscia do bulbocavernoso e fecha-se a pele como no reparo de uma episiotomia. Os descolamentos da parte inferior da fáscia de Denonvilliers do corpo perineal também são corrigidos. Alguns cirurgiões fazem a plicatura dos músculos puborretais concomitante, mas essa conduta está associada à alta incidência de disfunção sexual, e, assim, não é recomendada como técnica de rotina.[91] Pode ser uma consideração válida em pacientes com prolapso acentuado acompanhado por um hiato genital largo, com fraqueza palpável do levantador, ou que são incapazes de contrair os músculos do assoalho pélvico. As suturas devem ser feitas com cuidado através dos músculos puborretais, no mínimo a 3 cm posterior à sua inserção nos ramos do púbis, reduzindo a tensão da plicatura. Nas mulheres em que há aumento do hiato e enfraquecimento dos músculos puborretais e que desejam preservar a função sexual, pode-se tentar a plicatura dos músculos em posição posterior o suficiente para que haja fácil passagem de dois dedos através do introito vaginal e a reconstrução da parte distal da posterior vagina e do períneo, de modo que não se forme uma saliência no local da plicatura puborretal.[91] Os dados sobre os resultados desses procedimentos são inadequados para se chegar a conclusões a respeito de sua eficácia, mas é razoável afirmar que os defeitos do assoalho pélvico que aumentam o hiato genital são causas comuns de insucesso dos procedimentos de sustentação, e que a plicatura puborretal pode reduzir a incidência desses fracassos.

Uma revisão completa de retocele, distúrbios funcionais anorretais e vários reparos pode ser encontrada em outros textos.[92] As taxas de cura anatômica descritas com a colporrafia posterior tradicional foram de 76 a 90%, com intervalos de acompanhamento variáveis.[93-96] A maioria dos estudos mostra benefício na facilidade de defecação se as pacientes estiverem usando manobras de imobilização antes da operação, e não houve alívio da evacuação (definida como constipação intestinal) na maioria das pacientes, e um estudo mostrou piora (cerca de 30%) após o procedimento.[94] Esses reparos parecem ter pequeno ou nenhum benefício no tratamento da incontinência fecal, e é compreensível que não sejam particularmente eficazes na disfunção relacionada com constipação intestinal ou incontinência fecal, visto que são múltiplas as causas desses problemas. **A dispareunia *de novo* ocorre em 8 a 26% das pacientes sexualmente ativas submetidas à colporrafia posterior tradicional**, e nem sempre está associada a procedimentos de plicatura do levantador.[94,95,97] As possíveis causas de dispareunia, além de estreitamentos vaginais ou constrição do introito, incluem fibrose com imobilidade da parede vaginal, espasmo do levantador e neuralgia associada à sutura ou à dissecção. A dispareunia também pode ocorrer quando um procedimento de Burch ou outros que causam deslocamento anterior do canal vaginal são associados a um reparo posterior.[95] A técnica cirúrgica cuidadosa e a escolha apropriada da conduta devem reduzir a incidência de dispareunia pós-operatória.

Reparo específico de defeito posterior

Os reparos posteriores do defeito ou local posteriores são procedimentos restauradores para correção de defeitos posteriores e começam com a incisão vaginal posterior mediana na mucosa, continuando com a sua separação da parede fibromuscular. Após irrigação para melhorar a exposição, um dedo é introduzido no reto para ajudar a identificar defeitos da parede retal e da camada fibromuscular que foi dissecada da submucosa. Os defeitos específicos são fechados com sutura interrompida ou contínua (de preferência, com fio de absorção tardia). O fechamento do defeito é realizado de maneira a reduzir ao mínimo a tensão no tecido adjacente e pode exigir aproximação vertical, horizontal ou oblíqua. Quando o tecido fibromuscular se separou do períneo, da parte anterossuperior do reto ou do colo ou da cúpula vaginal, é importante reaproximar essas estruturas. Os reparos de defeitos coexistentes da sustentação perineal e apical são fundamentais. **O objetivo da cirurgia é restabelecer um plano intacto de tecido conjuntivo que posicione o reto contra o assoalho pélvico e oblitere qualquer espaço virtual entre o colo ou a cúpula vaginal com boa sustentação e a margem cefálica do plano tecidual e parte superior do reto.** A técnica deve minimizar a tensão e as possíveis estenoses, que podem ser mais prováveis de ocorrer na colporrafia posterior tradicional.[96]

As séries iniciais de casos mostram taxas de cura anatômica com tempos médios de acompanhamento inferiores a 18 meses de 82 a 100% e taxas de dispareunia *de novo* de 2 a 7%, que são muito menores que as observadas nos reparos tradicionais.[97-100] O alívio de sintomas parece ser tão bom quanto o observado nos reparos tradicionais. A maior preocupação com estes e outros procedimentos foi a durabilidade. Um relato recente indica que a taxa de recorrência de retocele além do plano vaginal médio foi maior nos reparos posteriores defeito-específicos, em comparação com os procedimentos de plicatura laterolaterais que usam fáscia fixada lateralmente tracionada até a linha média (33 *versus* 14%) e além do anel himenal (11 *versus* 4%).[96] O estudo não foi randomizado, e os procedimentos foram realizados durante o mesmo período com avaliações de acompanhamento regulares 1 ano após a cirurgia. Os sintomas (dispareunia, constipação intestinal e incontinência fecal) após cirurgia não foram diferentes entre os dois grupos. A durabilidade desses procedimentos deve ser definida claramente pelo acompanhamento prolongado de séries de casos já descritas que tiveram sucesso a curto prazo ou por estudos randomizados prospectivos das modificações de reparos tradicionais *versus* reparos defeito-específicos.

Reparo posterior transanal

O objetivo do reparo transanal da retocele, geralmente feito por cirurgiões colorretais, e não por ginecologistas, é a retirada ou plicatura da mucosa retal redundante, para diminuir o tamanho da cúpula retal, e fazer a plicatura da túnica muscular retal. Também há plicatura da adventícia e do septo retovaginal, possivelmente junto com a túnica muscular vaginal posterior. Não há incisão nem excisão do epitélio vaginal nesse procedimento, o que provavelmente é responsável pela descrição de ausência de efeitos adversos na função sexual, ao contrário da via vaginal utilizada no reparo posterior. As complicações, que são raras nas séries descritas, incluíram infecções e fístulas retovaginais. Do ponto de vista ginecológico, o reparo posterior transanal só é uma opção quando o procedimento é usado para corrigir a evacuação, e não apenas o prolapso da parede posterior da vagina. A literatura, incluindo três estudos randomizados controlados, sugere que a via vaginal é mais eficiente que a abordagem transanal. A taxa de insucesso foi 10 *versus* 42% (risco relativo 0,24, IC de 95%, 0,09–0,64). Além disso, a via vaginal resultou em resultados anatômicos superiores. O risco de dispareunia *de novo* foi semelhante em ambas as condutas.[101]

Procedimentos transvaginais com tela

Os procedimentos transvaginais com tela utilizam "materiais de transposição para reforçar estruturas originais".[102] O tecido conjuntivo da própria paciente pode crescer dentro da tela e, se a tela for degradável, deve-se substituí-la como estrutura de sustentação, O material da tela ideal deve (1) ser não antigênico, (2) apresentar baixo índice de infecção, (3) reduzir ou impedir a recorrência de defeitos anatômicos, (4) não causar danos com relação à função intestinal ou urinária e (5) ter custo relativamente baixo. Os materiais das telas incluem tecidos autólogos, aloenxertos e fáscia, derme e outros tecidos conjuntivos de cadáver, xenoenxertos de animais e vários materiais sintéticos. Os aloenxertos e xenoenxertos são tratados com processos para remover células vivas, suprimindo, assim, seu potencial antigênico e possibilitando seu uso como estrutura de tecido conjuntivo temporária. Supõe-se que os enxertos autólogos frescos tenham ação semelhante, no entanto, pode haver sobrevivência de alguns fibroblastos no tecido. Os enxertos autólogos apresentam limitações de tamanho e formato em comparação com o tecido retirado de cadáver ou animal. As telas sintéticas são permanentes e, desde que os tecidos aos quais estão fixados mantenham sua posição e resistência, devem ser duráveis. **Autoenxertos, aloenxertos e xenoenxertos dependem do crescimento tecidual adequado do indivíduo e podem ter maiores taxas de fracasso que os sintéticos. As telas sintéticas estão mais sujeitas à exposição e erosão, que podem causar corrimento, dor e disfunção sexual com fibrose vaginal. Os enxertos monofilamentosos e com poros de tamanho grande (tipo 1) são os únicos tipos de tela sintética disponível nos EUA.**[103-110] **Além da exposição e erosão, outras complicações relacionadas com a tela podem ser resultado de uma potencial lesão às estruturas pélvicas durante as cirurgias com alongamento pela tela. Dor pélvica, potencial complicação da colocação de tela, pode estar relacionada com a exposição ou erosão da tela. Considerando uma complicação específica relacionada com a tela sintética, a cirurgia para prolapso usando enxerto sintético deve ser limitada** a pacientes de alto risco, quando o benefício da manutenção do comprimento da vagina com o uso da tela é maior que os riscos envolvidos. A população de alto risco inclui mulheres com prolapso recorrente (anterior ou apical) ou candidatas pouco elegíveis para cirurgia prolongada e mais invasiva, como as condutas abdominal e laparoscópica.[111]

Os procedimentos de *sling* mediouretrais utilizados para a correção da incontinência de esforço que usam tela têm taxas de extrusão relatadas de 1 a 2%; no entanto, uma taxa de extrusão mais ampla foi relatada (2 a 19%) com o uso da tela sintética para reparo dos prolapsos.[106-110,112] Faltam dados de nível I referentes ao consenso sobre o tratamento de extrusão da tela, assim, as diretrizes de conduta são baseadas na opinião de especialistas, na experiência clínica e dados de estudos observacionais. O tratamento deve ser adaptado com base nos sintomas e nos achados do exame da paciente. As extrusões assintomáticas de malhas do tipo 1 podem ser tratadas de forma expectante, com observação atenta. Se a exposição for pequena, normalmente inferior a 5 mm, uma prova com uso de estrogênio vaginal é razoável, normalmente por 6 a 12 semanas. No caso de grande exposição da tela, com sintomas persistentes, como sangramento vaginal, corrimento, infecções ou dor prolongada, deve-se considerar a revisão com remoção da tela. Um ensaio multicêntrico relatou que 60% das mulheres com complicações da tela após a cirurgia para prolapso requereram pelo menos duas intervenções, e quase metade delas foi submetida à cirurgia como primeira conduta.[113] Como a dor após alongamentos com a tela é tipicamente multifatorial, muitas vezes requer uma abordagem multidisciplinar, incluindo uma conservadora com fisioterapia do assoalho pélvico e injeções de pontos-gatilho e/ou medicamentos. O tratamento cirúrgico para dor após o aumento da tela pode aliviar os sintomas. Antes da cirurgia, os objetivos e expectativas da cirurgia devem ser discutidos com as pacientes, pois a dor pode persistir após a remoção da tela.

Uma prótese de polipropileno exposta pode ser removida com o tecido circundante até o ponto em que haja bom crescimento do tecido no enxerto, e o defeito pode ser fechado. A erosão da tela para dentro da bexiga, uretra ou reto é menos comum do que para a vagina. Quando a erosão ocorre, a conduta é difícil e os efeitos adversos a longo prazo são mais comuns. Numerosos cirurgiões são reticentes quanto ao uso de telas para aumentar o suporte do tecido conjuntivo fibromuscular paravaginal, devido a complicações da erosão. Ainda há necessidade de um acompanhamento a longo prazo nas pacientes com reparos com telas para avaliar os resultados e complicações, incluindo a subsequente função sexual, presença e ausência de dor e satisfação da paciente. Uma revisão da Cochrane observou que uma evidência de qualidade baixa a moderada mostrou vantagens do uso da tela permanente transvaginal em comparação com o reparo com tecidos originais, incluindo menor percepção do prolapso após a cirurgia, repetição da cirurgia e recidiva do prolapso. No entanto, há riscos de reoperação para retirada da tela.[114] A U.S. Food and Drug Administration (FDA) emitiu duas recomendações finais sobre as telas cirúrgicas para reparo transvaginal do prolapso (em janeiro de 2016), incluindo a reclassificação da tela sintética da classe II para a classe III (dispositivos de "alto risco") e exigindo que os fabricantes apresentem um pedido de aprovação pré-comercialização (APC) para apoiar a segurança e eficácia da tela cirúrgica para esses casos. É importante fazer a distinção entre telas sintéticas para cirurgia de prolapso transvaginal e *slings* mediouretrais para IUE, pois estes últimos (*sling* mediouretral de comprimento total) permanecem como classe II e não requerem um APC.[115] A American Urogynecologic Society emitiu diretrizes para a colocação transvaginal e abdominal de tela cirúrgica para cura dos prolapsos. Estas diretrizes enfatizam a importância do consentimento informado livre e esclarecido, incluindo a discussão dos benefícios e complicações potenciais da conduta (complicações próprias relacionadas com a colocação da tela), opções alternativas, incluindo não cirúrgicas, e treinamento dos cirurgiões para adquirir habilidades cirúrgicas, garantindo a segurança da paciente e a capacidade de reconhecer e tratar as complicações intra e pós-operatórias.[116,117]

Em resumo, os procedimentos transvaginais com tela empregados na atualidade usam principalmente materiais sintéticos de polipropileno. Estes dispositivos podem reduzir a recorrência do prolapso de órgãos pélvicos e estão associados a algum risco de extrusão da tela pela vagina e dor crônica ou dispareunia. As pacientes devem ser bem orientadas a respeito dos riscos e benefícios do uso desses dispositivos, e os cirurgiões que os utilizam devem acompanhar atentamente as pacientes para identificar complicações.

Procedimentos abdominais

Suspensão uterossacral abdominal

A colpossuspensão uterossacral abdominal tem sido usada como medida profilática após histerectomia e terapeuticamente no prolapso apical com defeitos do complexo ligamentar dos

ligamentos transverso/uterossacro.[118] Pode ser feita por laparotomia ou laparoscopia. Para o procedimento terapêutico, é feita uma sutura com fio de polipropileno nº 1 ou de absorção tardia em uma posição cefálica e na mesma altura posterior que as espinhas isquiáticas, que podem ser palpadas pelo abdome ou utilizando um dedo na vagina para empurrar o fórnice até a espinha sob observação laparoscópica. Uma técnica emprega uma ou duas suturas permanentes em um dos ligamentos e, após o pregueamento do peritônio do fundo de saco na margem do sigmoide, passa pelo ligamento contralateral e depois pelo tecido fibromuscular logo anterior à cúpula da vagina. O fechamento da sutura suspende a cúpula da vagina e fecha qualquer defeito de uma enterocele. Outra técnica emprega suturas separadas na mesma altura em cada ligamento uterossacro, realizando o ancoramento anterior e posterior no mesmo lado na cúpula da vagina, semelhante aos procedimentos realizados por via transvaginal. Após o procedimento, é realizada a cistoscopia para documentar a permeabilidade do ureter. Um estudo constatou que são baixas as taxas subjetiva e objetiva de recorrência (12 e 5%, respectivamente).[118]

Via abdominal de reparo posterior

Quando se planeja a sacrocolpopexia abdominal para correção de prolapso vaginal apical e há retocele concomitante, alguns cirurgiões defendem a extensão da tela posterior pela parede posterior da vagina para corrigir o defeito. A técnica de colpoperineopexia sacral é utilizada para substituir os ligamentos suspensores vaginais normais e para aumentar ou substituir o plano fibromuscular posterior, com tela que segue do sacro até o corpo perineal.[119] O objetivo é corrigir os defeitos do compartimento posterior e suspender o corpo perineal, evitando o descenso e a abertura do hiato genital.

Via laparoscópica de reparo posterior

O reparo laparoscópico da retocele emprega a dissecção do espaço retovaginal até o corpo perineal com plicatura da fáscia do levantador ou colocação de tela absorvível ou permanente no local.[120] Algumas pequenas séries de casos foram descritas com resultados variáveis.

Sacrocolpopexia abdominal

Esses procedimentos usam tela fixada na região de prolapso das paredes anterior e posterior da vagina, no ápice ou circundando o ápice da vagina e sua suspensão até o ligamento longitudinal anterior o sacro. As suspensões sacrais do colo do útero também podem ser feitas quando se deseja preservar o útero ou apenas o colo. Há muitas variações cirúrgicas, que incluem a colocação de tela na vagina, a extensão de fixação das paredes anterior e posterior da vagina à tela, o uso de diferentes tipos de telas e suturas, o fechamento ou não do peritônio sobre a tela, bem como a obliteração do fundo de saco para tratamento ou prevenção de enterocele ou sigmoidocele. **A avaliação pré-operatória completa é importante para excluir defeitos mais distais ou incontinência urinária de esforço, que devem ser reparados concomitantemente, e outros problemas das vias urinárias inferiores ou anorretais.** Em relatos publicados, as taxas de cura do prolapso apical variam de 78 a 100% (a maioria superior a 90%). Quando a cura é definida como ausência de prolapso pós-operatório, as taxas variam de 56 a 100%, embora não haja tantos relatos constantes de prolapso subsequente da parede anterior ou posterior da vagina como de prolapso apical.[121-123] As possíveis vantagens desse procedimento com relação às condutas transvaginais são menos fibrose e desnervação paravaginais, e a fixação a uma estrutura estável (o ligamento sacral anterior) de toda a área do ápice da vagina por uma faixa de material permanente, que pode ser mais durável que as técnicas transvaginais que utilizam o tecido conjuntivo da própria paciente. Foram descritos ótimos resultados a longo prazo da sacrocolpopexia abdominal com ou sem uretropexia concomitante. As probabilidades estimadas de falhas do tratamento para os prolapsos foram 0,27 e 0,22 para os grupos de uretropexia e sem uretropexia (diferenças do tratamento, 0,05, IC de 95%, -0,161 a 0,271). A probabilidade de erosão da tela em 7 anos foi de 10,5% (IC de 95% 6,8, 1,61).[124]

As complicações desses procedimentos incluem: (1) erosões da tela ou do fio de sutura, que podem ser causadas por infecção da tela ou da sutura, geralmente secundária à abertura da parede vaginal, ou por realização de algum procedimento associado a uma incisão vaginal ou por fixação da tela a uma parede avascular enfraquecida com tecido fibromuscular inadequado (3,4%); (2) considerável hemorragia intraoperatória (em especial no espaço pré-sacral) (4,8%); (3) íleo paralítico pós-operatório, que pode ser secundário ao manuseio excessivo do intestino pela colocação de compressas para afastá-lo ou a extensos procedimentos de culdoplastia de Halban ou Moschcowitz (3,6%); (4) obstrução do intestino delgado, com necessidade de reoperação (1,1%); (5) surgimento de aderências intra-abdominais com consequente dor e disfunção intestinal (incidência desconhecida); e (6) complicações da ferida, como seromas e infecções (4,6%).[120]

Várias técnicas foram defendidas para minimizar esses problemas. Os métodos empíricos de prevenção de erosões da tela incluem: (1) otimização do tecido pré-operatório, com administração vaginal de estrogênio e tratamento da vaginite e da infecção das áreas com erosão; (2) uso de fio de sutura monofilamentar no tecido muscular com agulhas pequenas, evitando assim a passagem em toda a sua espessura; e (3) excisão de uma parte do ápice da vagina quando sua parede é fina e desprovida de uma camada fibromuscular vascularizada. A fixação da tela ao tecido fibromuscular "saudável", e não ao tecido avascular fino, deve ajudar a evitar a erosão. **Caso seja necessária a excisão, ou para que a suspensão seja realizada simultaneamente a uma histerectomia, cuidados como uma boa aproximação das camadas fibromusculares acima da mucosa sob constante irrigação, uso profilático de antibióticos e o posicionamento da tela longe da linha de sutura podem reduzir a probabilidade de erosão. A escolha da tela também pode ser importante.** Seria esperado que as telas sintéticas tivessem maior durabilidade que os enxertos de tecido, mas as taxas de erosão são maiores com as telas sintéticas. Com base em observações casuais, alguns cirurgiões estão convencidos de que a probabilidade de infecção e erosão é maior com a tela menos porosa, como a GORE-TEX, em comparação com as telas de polipropileno filamentares macroporosas. Muitas séries de casos descrevem episódios graves de hemorragia do plexo venoso pré-sacral (incidência média de 4,8%, variação de 0,18 a 16,9% das sacrocolpopexias que exigem transfusão).[121] Este problema é menos provável se a dissecção e a fixação da tela forem limitadas ao nível de S1 e S2, logo acima do promontório e com o uso de boa iluminação e técnica rigorosa de dissecção para expor o ligamento sacral anterior.

O cuidado no manuseio do tecido e na colocação das compressas pode reduzir ao mínimo o íleo paralítico e as aderências pós-operatórias. A incorporação do sigmoide à tela no

fechamento do fundo de saco posterior também pode inibir a função intestinal após a intervenção cirúrgica. **A obstrução do intestino delgado foi consequência direta de aderências associadas a telas que entraram em contato com o intestino delgado.**[120] Essa complicação pode ser evitada pela peritonealização adicional completa da tela, com retalhos de peritônio dissecados da área de prolapso e do peritônio anterior ao promontório do sacro e lateral ao lado direito do cólon sigmoide. No entanto, observou-se prolapso de alças intestinais a partir de pequenos defeitos no fechamento do peritônio, com o mesmo efeito. A técnica cuidadosa com obediência aos princípios cirúrgicos básicos pode ajudar a evitar essa e outras complicações relacionadas com a laparotomia.

Técnicas laparoscópicas e robóticas

Como a maioria das cirurgias pélvicas, a sacrocolpopexia tem sido realizada com êxito por técnicas laparoscópica e robótica, e pode oferecer às pacientes os benefícios de menor desconforto pós-operatório e recuperação mais rápida, bem como possível diminuição do risco de aderências e íleo paralítico. Os resultados dependem da habilidade e da experiência do cirurgião, mas a "simplificação" para abreviar o procedimento pode afetar o sucesso cirúrgico. A aplicabilidade da técnica laparoscópica é limitada pela necessidade de um nível relativamente alto de habilidade técnica. Na experiência dos autores, é preferida a sutura ipsilateral (por portas do mesmo lado) à sutura contralateral. Os autores também constataram que porta-agulhas reto com cremalheira e porta-agulhas curvo sem cremalheira auxiliam a fixação da tela na vagina. Às vezes, o instrumento assistente de sutura Carter-Thompson ajuda a elevar o cólon sigmoide e afastá-lo do fundo de saco, facilitando a identificação da margem peritoneal. O robô propiciou uma plataforma mais fácil para o acesso minimamente invasivo na sacrocolpopexia. Notou-se que os resultados clínicos de reparo do prolapso são similares com sacrocolpopexia laparoscópica-robótica *versus* apenas laparoscopia, entretanto, a abordagem robótica tem maior custo. Os dados sobre seu uso são limitados a várias séries de casos que demonstram resultados a curto prazo, comparáveis aos das técnicas a céu aberto e laparoscópica.[125,126] **Na sacrocolpopexia, tanto por laparotomia como por laparoscopia, a pelve deve ser exposta por completo, com a elevação da parte inferior do cólon sigmoide (Figura 30.14).**

1. Com um obturador vaginal (um calibrador de anastomose término-terminal [*EEA sizer*]) inserido na vagina, para que seja possível visualizar a área não coberta pela bexiga ou pelo reto, o peritônio é dissecado da camada fibromuscular vaginal subjacente anteriormente até a reflexão vesical e posteriormente pelo menos até a altura da junção retossigmoide, criando retalhos peritoneais bilaterais. Lateralmente, há feixes vasculares visíveis.
2. Duas telas de polipropileno com trançado frouxo são moldadas de maneira semelhante aos remos de um bote. Também pode-se utilizar telas pré-fabricadas em formato de "Y". As "pás do remo" são moldadas para cobrir as áreas anterior e posterior ao ápice, e os "cabos são fixados ao ligamento sacral anterior. As "pás" são fixadas de modo circunferencial às camadas fibromusculares anterior e posteriormente, com seis a oito suturas com fio de náilon monofilamentar e uma ou duas suturas centrais (ver **Figura 30.14 A**).
3. Quando o tecido fibromuscular na área está enfraquecido, uma parte da parede vaginal é excisada e suturada, como já foi mencionado. A tela não deve ser fixada na linha de sutura.
4. Faz-se a incisão do peritônio enquanto se afasta o cólon sigmoide para a esquerda, com dissecção cuidadosa para baixo até o ligamento anterior. É necessário cuidado para permanecer bem medial ao ureter direito e aos vasos hipogástricos. Hemoclipes são colocados em posição caudal e cefálica nos vasos sacrais médios, ao notar que isso possibilitará melhor posicionamento da sutura. A incisão peritoneal é estendida até a área do fundo de saco à direita adjacente ao sigmoide, almejando a porção posterior da vagina.
5. O fechamento do fundo de saco lateral ao sigmoide à esquerda e a aproximação entre a gordura pré-sigmoide distal e a margem distal da tela posterior são realizados com sutura em quatro pontos com fio nº 0 de absorção tardia. Acredita-se que esses procedimentos e a peritonealização da tela pelo lado direito do fundo de saco evitem a enterocele e a sigmoidocele posteriores, assim como um procedimento de Halban ou Moschcowitz.
6. As duas extremidades da tela são levadas até o ponto de fixação no sacro, no momento em que seu comprimento é ajustado para eliminar qualquer tensão das suturas da vagina e fixado ao ligamento sacro anterior por duas ou três suturas monofilamentares (ver **Figura 30.14 B**).
7. Em seguida, é realizada a peritonealização da tela, utilizando o peritônio do fundo de saco à direita e retalhos peritoneais dissecados da área do ápice vaginal.

Após essa conduta, são realizadas intervenções auxiliares, como reparo paravaginal, procedimento de Burch, *sling* mediouretral e qualquer método transvaginal indicado. Quando há retocele e defeitos do assoalho pélvico, uma opção é a colpoperineopexia sacral, apresentada na seção sobre o compartimento posterior. Introduz-se um tampão vaginal para manter a vagina elevada e garantir que a tela fique bem aplicada à camada fibromuscular em outros pontos além dos locais da sutura.

Procedimentos de obliteração vaginal

Os procedimentos de colpocleise ou estreitamento vaginal podem ser opções apropriadas em pacientes debilitadas que não desejam preservar a função da vagina, porque os procedimentos de reconstrução vaginal completa podem durar algumas horas e estão associados à possibilidade de perda de sangue e maior morbidade. A cirurgia de obliteração parece não alterar a imagem corporal, e são raros os casos de arrependimento após o procedimento.[127,128] Existem muitas variações, desde a colpocleise parcial (na qual se preserva uma parte da mucosa vaginal para que haja sistemas de drenagem para as secreções cervicais ou genitais superiores) até a colpectomia total (na qual toda a mucosa vaginal é removida, desde o hímen posteriormente até uma distância de 0,5 a 2 cm do meato uretral externo anteriormente). Em comparação com os procedimentos sem histerectomia, a perda de sangue e o tempo de operação são menores quando há histerectomia.[129] Essas técnicas devem incluir perineorrafia alta e, com frequência, plicatura dos músculos puborretais para reforçar a sustentação posterior e reduzir o hiato genital, com o objetivo de reduzir a chance de prolapso recorrente. Séries de casos relataram taxas de sucesso de até 100%, embora o risco de recorrência provavelmente seja menor nessa população de pacientes, em virtude de sua expectativa de vida relativamente curta e atividade limitada. Em alguns casos em que a maioria dos defeitos é anterior e posterior, pode se fazer uma colporrafia anterior e posterior modificada, na qual partes relativamente grandes da parede anterior e posterior da vagina são retiradas e fechadas, criando uma vagina cilíndrica estreita (diâmetro de 1 a 2 cm). Como na colpocleise, o sucesso do procedimento aumenta por uma perineorrafia extensa e plicatura do músculo puborretal. Esse procedimento pode ser feito com rapidez e morbidade relativamente baixa. Pode ser difícil a prevenção ou o tratamento da incontinência urinária de esforço, disfunção miccional e distúrbio na defecação com esses procedimentos. A anamnese e a avaliação pré-operatórias atentas são importantes, para que possam ser empregadas outras terapias conservadoras ou técnicas cirúrgicas, como plicaturas dos pubouretrais ou *slings* mediouretrais.

Tratamento de sintomas urinários com reparo do prolapso de órgãos pélvicos

É necessário avaliar a existência de incontinência urinária em todas as mulheres submetidas à cirurgia para reparo dos prolapsos. As mulheres com queixa de incontinência urinária de esforço diagnosticado no pré-operatório sem contraindicação a um procedimento de correção da incontinência devem ser submetidas ao tratamento concomitante desses sintomas. Mulheres que não se queixam de IUE também podem ser beneficiadas por um procedimento profilático se apresentaram incontinência na manobra de redução do prolapso.

A conduta (ou manejo) no caso de mulheres com prolapso sintomático, porém sem sintomas de IUE, é desafiadora, sobretudo quando o prolapso é avançado. Com frequência, os cirurgiões realizam teste de esforço antes de concluir o plano operatório.

A literatura apoia um procedimento de continência no momento da cirurgia, independentemente do teste de estresse com redução de prolapso pré-operatório (a conduta "universal") para mulheres com prolapso de estágio II a IV submetidas à sacrocolpopexia abdominal, como relatado no ensaio de Colpopexia e Esforços de

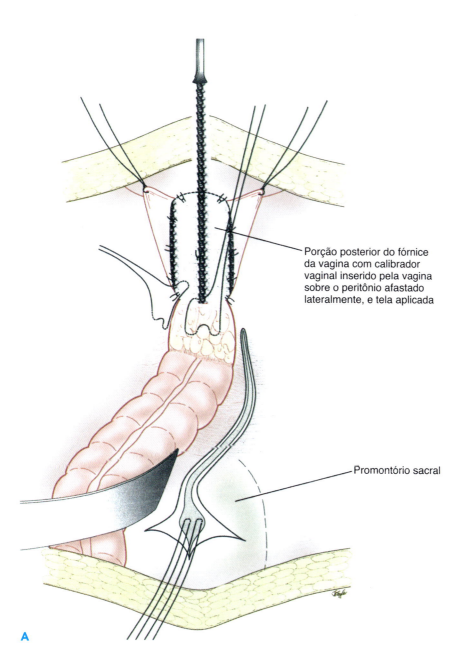

Figura 30.14 Sacrocolpopexia. **A.** Ilustra (1) a fixação da tela na área posterior da vagina prolapsada, na junção retossigmoide ou abaixo dela, após a dissecção e a dobra lateral do peritônio sobrejacente e (2) a exposição do espaço pré-sacro com sutura através do ligamento sacral anterior. Uma segunda tela de formato apropriado é posicionada anteriormente. (*continua*)

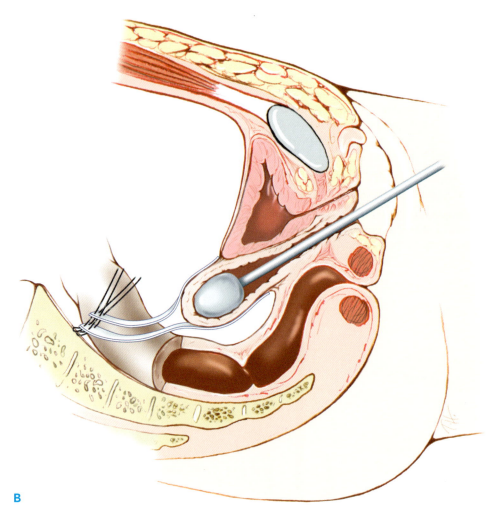

Figura 30.14 (*continuação*) **B.** Ilustra a fixação sem tensão de ambas as telas ligadas ao sacro. A prevenção de enterocele e/ou sigmoidocele subsequente é feita por fechamento em quatro pontos (*boxe*) do peritônio do fundo de saco lateral ao lado esquerdo do sigmoide, fixação da gordura pré-sigmoide à tela no centro e reperitonealização da tela pelo lado direito do fundo de saco. ATT, calibrador vaginal (*EEA sizer*). (Redesenhada por J. Taylor.).

Redução Urinária (CARE).[130] A melhor conduta para o tratamento é mais controversa em mulheres submetidas à cirurgia de prolapso vaginal sem sintomas de incontinência. Um ensaio randomizado controlado, o Outcomes Following Vaginal Prolapse Repair and Midurethral Sling (OPUS), mostrou resultados similares ao ensaio CARE, em que as taxas de IUE *de novo* foram mais baixas em mulheres que tiveram um procedimento concomitante de *sling* mediouretral. Entretanto, o grupo do *sling* teve maiores taxas de complicações, incluindo perfuração da bexiga, ITU, sangramento e disfunção transitória do esvaziamento pós-operatório. A taxa de IUE *de novo* foi maior em mulheres com IUE oculta demonstrada no teste de estresse de redução pré-operatório.[131] Com base nestes dados, os cirurgiões frequentemente preferem uma abordagem seletiva, em que um procedimento de continência concomitante é sugerido se a IUE oculta for detectada no teste de estresse de redução.

Comparação das condutas abdominal e vaginal

Há controvérsia sobre qual procedimento é melhor para tratamento do prolapso, o transvaginal ou o transabdominal. Não é possível identificar o melhor apenas com base em relatos de séries de casos retrospectivas e prospectivas, em virtude das consideráveis diferenças em muitos fatores, dentre eles, acompanhamento, características das pacientes, definições de sucesso e fracasso e habilidade ou experiência dos cirurgiões que realizam os procedimentos.

Uma metanálise recente comparando a sacrocolpopexia abdominal com reparos apicais transvaginais, principalmente fixação do ligamento sacroespinhoso, concluiu que a sacrocolpopexia provavelmente resultará em menores taxas de sintomas de "abaulamento" e prolapso recorrente. Entretanto, a qualidade das evidências incluídas na análise variou de baixa a moderada.[132] A abordagem abdominal resultou em tempos de procedimento mais longos e maior atraso na retomada das atividades e custos mais altos. Embora raro, o acesso intraperitoneal pode resultar em eventos adversos potencialmente sérios, incluindo lesão intestinal e osteomielite sacral. A cirurgia transvaginal é a abordagem mais comumente realizada para reparos de prolapsos nos EUA, dada a natureza minimamente invasiva da cirurgia, e a capacidade de tratar os três componentes vaginais de forma mais eficiente do que com uma abordagem abdominal. A cirurgia vaginal de tecidos nativos elimina o risco de complicações relacionadas com telas associadas aos procedimentos de suporte abdominal, o que é importante em mulheres com maior risco de exposição ou erosão da tela.

Mulheres mais velhas e menos saudáveis que têm maior probabilidade de ter complicações clínicas e cirúrgicas, e que não podem ou não irão tolerar um pessário, obteriam maior benefício das abordagens transvaginais e, como indicado, abordagens obliterativas, e mulheres relativamente saudáveis, sexualmente ativas com vaginas relativamente curtas e prolapso apical obteriam maior benefício da sacrocolpopexia. Para as demais pacientes com prolapso apical, com ou sem defeitos mais distais, a maioria dos cirurgiões escolhe a abordagem com base nas habilidades, no treinamento e na experiência passada individuais. Dados de alta qualidade a longo prazo são urgentemente necessários para melhor compreender e comparar a eficácia de cada abordagem. Um ensaio randomizado controlado de três braços de três abordagens de suspensão apical em mulheres com prolapso de cúpula vaginal pós-histerectomia está sendo realizado comparando sacrocolpopexia, reparo com aumento da malha transvaginal e reparo apical do tecido nativo (ensaio AS-PIREe: NCT02676973).

REFERÊNCIAS BIBLIOGRÁFICAS

1. **Haylen B, de Ridder D, Freeman RM, et al.** An International Urogynecological Association (IUGA)/International Continence Society (ICS) Joint Report on the terminology for female pelvic floor dysfunction. *Neurourol Urodyn* 2010;29:4–20.
2. **Swift SE, Tate SB, Nicholas J.** Correlation of symptoms with degree of pelvic organ support in a general population of women: What is pelvic organ prolapse? *Am J Obstet Gynecol* 2003;189:372–377.
3. **Bradley CS, Nygaard IE.** Vaginal wall descensus and pelvic floor symptoms in older women. *Obstet Gynecol* 2005;106:759–766.
4. **Nygaard I, Barber MD.** Prevalence of symptomatic pelvic floor disorders in US women. *JAMA* 2008;300:1311–1316.
5. **Nygaard I, Bradley C, Brandt D.** Pelvic organ prolapse in older women: Prevalence and risk factors. *Obstet Gynecol* 2004;104:489–497.
6. **Wu JM, Matthews CA, Conover MM, et al.** Lifetime risk of stress urinary incontinence or pelvic organ prolapse surgery. *Obstet Gynecol* 2014;123:1201–1206.
7. **Olsen AL, Smith VJ, Bergstrom JO, et al.** Epidemiology of surgically managed pelvic organ prolapse and urinary incontinence. *Obstet Gynecol* 1997;89:501–506.
8. **Wu JM, Kawasaki A, Hundley AF, et al.** Predicting the number of women who will undergo incontinence and prolapse surgery, 2010 to 2050. *Am J Obstet Gynecol* 2011;205:230.e1–230.e5.
9. **Wu JM, Dieter AA, Pate V, et al.** Cumulative incidence of a subsequent surgery after stress urinary incontinence and pelvic organ prolapse procedure. *Obstet Gynecol*. 2017;129(6):1124–1130.
10. **Hendrix SL, Clark A, Nygaard I, et al.** Pelvic organ prolapse in the Women's Health Initiative: Gravity and gravidity. *Am J Obstet Gynecol* 2002;186:1160–1166.
11. **Lonnee-Hoffmann RA, Salvesen O, Morkved S, et al.** Self-reported pelvic organ prolapse surgery, prevalence, and nonobstetric risk factors: Findings from the Nord Trøndelag Health Study. *Int Urogynecol J* 2015;26(3):407–414.
12. **Fornell EU, Wingren G, Kjolhede P.** Factors associated with pelvic floor dysfunction with emphasis on urinary and fecal incontinence and genital prolapse: An epidemiologic study. *Acta Obstet Gynecol Scand* 2004;83:383–389.
13. **Moalli PA, Ivy SJ, Meyn LA, et al.** Risk factors associated with pelvic floor disorders in women undergoing surgical repair. *Obstet Gynecol* 2003;101:869–874.
14. **DeLancey JO.** What's new in the functional anatomy of pelvic organ prolapse? *Curr Opin Obstet Gynecol* 2016;28(5):420–429.
15. **Young SB, Daman JJ, Bony LG.** Vaginal paravaginal repair: One-year outcomes. *Am J Obstet Gynecol* 2001;185:1360–1366.
16. **Richardson AC, Lyon JB, Williams NL.** A new look at pelvic relaxation. *Am J Obstet Gynecol* 1976;126:568–573.
17. **Rooney K, Kenton K, Mueller ER, et al.** Advanced anterior vaginal wall prolapse is highly correlated with apical prolapse. *Am J Obstet Gynecol* 2006;195:1837–1840.
18. **Richardson AC.** The rectovaginal septum revisited: Its relationship to rectocele and its importance in rectocele repair. *Clin Obstet Gynecol* 1993;36:976–983.
19. **Doaee M, Moradi-Lakeh M, Nourmohammadi A, et al.** Management of pelvic organ prolapse and quality of life: A systematic review and meta-analysis. *Int Urogynecol J* 2014;25(2):153–163.
20. **Beck RP.** Pelvic relaxational prolapse. In: Kase NG, Weingold AB, eds. *Principles and Practice of Clinical Gynecology*. New York: John Wiley & Sons; 1983:677–685.
21. **Brubaker L, Bump R, Jacquetien B, et al.** Pelvic organ prolapse. In: Abrams P, Cardozo L, Khoury S, et al., eds. *Incontinence*. 21st ed. Paris: Health Publications; 2005:243–265.
22. **Mouritsen L, Larsen JP.** Symptoms, bother and POPQ in women referred with pelvic organ prolapse. *Int Urogynecol J Pelvic Floor Dysfunct* 2003;14:122–127.
23. **Ellerkman RM, Cundiff GW, Melick CF, et al.** Correlation of symptoms with location and severity of pelvic organ prolapse. *Am J Obstet Gynecol* 2001;185:1332–1338.
24. **Gutman RE, Ford DE, Quiroz LH, et al.** Is there a pelvic organ prolapse threshold that predicts pelvic floor symptoms? *Am J Obstet Gynecol* 2008;199(6):683.e1–683.e7.
25. **Tan JS, Lukacz ES, Menefee SA, et al.** Predictive value of prolapse symptoms: A large database study. *Int Urogynecol J Pelvic Floor Dysfunct* 2005;16(3):203–209.
26. **Burrows LJ, Meyn LA, Walters MD, et al.** Pelvic symptoms in women with pelvic organ prolapse. *Obstet Gynecol* 2004;104:982–988.
27. **Silva WA, Kleeman S, Segal J, et al.** Effects of a full bladder and patient positioning on pelvic organ prolapse assessment. *Obstet Gynecol* 2004;104:37–41.
28. **Baden WF, Walker T.** Genesis of the vaginal profile. *Clin Obstet Gynecol* 1972;15:1048–1054.
29. **Bump RC, Mattiasson A, Bo K, et al.** The standardization of terminology of female pelvic organ prolapse and pelvic floor dysfunction. *Am J Obstet Gynecol* 1996;175:10–17.
30. **Lemos NL, Auge AP, Lunardelli JL, et al.** Validation of the pelvic organ prolapse quantification index (POPQ-I): A novel interpretation of the POP-Q system for optimization of POP research. *Int Urogynecol J Pelvic Floor Dysfunct* 2008;19:995–997.
31. The American Urogynecology Society. Available at www.augs.org.
32. **Brinks CA, Wells TJ, Samprelle CM, et al.** A digital test for pelvic muscle strength in women with urinary incontinence. *Nurs Res* 1994;43:352–356.
33. **Noblett K, Lane FL, Driskill CS.** Does pelvic organ prolapse quantification exam predict urethral mobility in stages 0 and 1 prolapse? *Int Urogynecol J* 2005;16:268.
34. **Walters MD, Diaz K.** Q-tip test: A study of continent and incontinent women. *Obstet Gynecol* 1987;70:208–211.
35. **Bradley CS, Zimmerman MB, Qi Y, et al.** Natural history of pelvic organ prolapse in postmenopausal women. *Obstet Gynecol* 2007;109(4):848–854.
36. **Poma PA.** Nonsurgical management of genital prolapse: A review and recommendations for clinical practice. *J Reprod Med* 2000;45:789–797.
37. **Hagen S, Stark D, Maher C, et al.** Conservative management of pelvic organ prolapse in women. *Cochrane Database Syst Rev* 2004;2:CD003882.
38. **Thakar R, Stanton S.** Management of genital prolapse. *BMJ* 2004;324:1258–1262.

39. **Hagen S, Stark D, Glazener C, et al.** Individualized pelvic floor muscle training in women with pelvic organ prolapse (POPPY): A multicentre randomized controlled trial. *The Lancet* 2014;383:796–806.
40. **Mimura T, Roy AJ, Storrie JB, et al.** Treatment of impaired defecation associated with rectocele by behavioral retraining (biofeedback). *Dis Colon Rectum* 2000;43:1267–1272.
41. **Clemons J, Aguilar VC, Tillinghast TA, et al.** Patient satisfaction and changes in prolapse and urinary symptoms in women who were fitted successfully with a pessary for pelvic organ prolapse. *Am J Obstet Gynecol* 2004;190:1025–1029.
42. **Brincat C, Kenton K, Fitzgerald MP, et al.** Sexual activity predicts continued pessary use. *Am J Obstet Gynecol* 2004;191:198–200.
43. **Clemons JL, Aguilar VC, Tillinghast TA, et al.** Risk factors associated with an unsuccessful pessary fitting trial in women with pelvic organ prolapse. *Am J Obstet Gynecol* 2004;190:345–350.
44. **Cundiff GW, Weidner AC, Visco AG, et al.** A survey of pessary use by members of the American Gynecologic Society. *Obstet Gynecol* 2000;95:931–935.
45. **Cundiff GW, Amundsen CL, Bent AE, et al.** The PESSARI study. *Am J Obstet Gynecol* 2007;196(4):405.e1–405.e8.
46. **Handa VL, Jones M.** Do pessaries prevent the progression of pelvic organ prolapse? *Int Urogynecol J* 2002;13:349–352.
47. **Adams E, Thomson A, Maher C, et al.** Mechanical devices for pelvic organ prolapse in women. *Cochrane Database Syst Rev* 2004;2: CD004010.
48. **Farrell SA, Singh B, Aldakhil L.** Continence pessaries in the management of urinary incontinence in women. *J Obstet Gynaecol Can* 2004; 26:113–117.
49. **Harris TA, Bent AE.** Genital prolapse with and without urinary incontinence. *J Reprod Med* 1990;35:792–798.
50. **Meinhardt W, Schuitemaker NW, Smeets MJ, et al.** Bilateral hydronephrosis with urosepsis due to neglected pessary. *Scand J Urol Nephrol* 1993;27:419–420.
51. **Ott R, Richter H, Behr J, et al.** Small bowel prolapse and incarceration caused by a vaginal ring pessary. *Br J Surg* 1993;80:1157–1159.
52. **Palumbo MV.** Pessary placement and management. *Ostomy Wound Manage* 2000;46:40–45.
53. **Kapoor DS, Thakar R, Sultan AH, et al.** Conservative versus surgical management of prolapse: What dictates patient choice? *Int Urogynecol J Pelvic Floor Dysfunct* 2009;20(10):1157–1161.
54. **Geynisman-Tan J, Kenton K.** Surgical updates in the treatment of pelvic organ prolapse. *Rambam Maimonides Med J* 2017;8(2).
55. **Bovbjerg VE, Trowbridge ER, Barber MD, et al.** Patient-centered treatment goals for pelvic floor disorders: Association with quality-of-life and patient satisfaction. *Am J Obstet Gynecol* 2009;200:568.e1–568.e6.
56. **Frick AC, Barber MD, Paraiso MF, et al.** Attitudes toward hysterectomy in women undergoing evaluation for uterovaginal prolapse. *Female Pelvic Med Reconstr Surg* 2013;19:103–109.
57. **Korbly NB, Kassis NC, Good MM, et al.** Patient preferences for uterine preservation and hysterectomy in women with pelvic organ prolapse. *Am J Obstet Gynecol* 2013;209:470.e1–470.e6.
58. In review, Meriwether et al, 2017 SGS SRG
59. **Nager CW, Zyczynski H, Rogers RG, et al.** The design of a randomized trial of vaginal surgery for uterovaginal prolapse: Vaginal hysterectomy with native tissue vault suspension versus mesh hysteropexy suspension (The Study of Uterine Prolapse Procedures Randomized Trial). *Female Pelvic Med Reconstr Surg* 2016;22:182–189.
60. **Sederl J.** Zur operation des prolapses der blind endigenden sheiden. *Geburtshilfe Frauenheilkd* 1958;18:824–828.
61. **Richter K, Albright W.** Long term results following fixation of the vagina on the sacrospinous ligament by the vaginal route. *Am J Obstet Gynecol* 1981;141:811–816.
62. **Randall C, Nichols D.** Surgical treatment of vaginal inversion. *Obstet Gynecol* 1971;38:327–332.
63. **Nichols D.** Sacrospinous fixation for massive eversion of the vagina. *Am J Obstet Gynecol* 1982;142:901–904.
64. **Miyazaki FS.** Miya tool ligature carrier for sacrospinous ligament suspension. *Obstet Gynecol* 1987;70:286–288.
65. **Morley GW, DeLancey JO.** Sacrospinous ligament fixation for eversion of the vagina. *Am J Obstet Gyencol* 1988;158:872–881.
66. **Sharp TR.** Sacrospinous suspension made easy. *Obstet Gynecol* 1993;82:873–875.
67. **Morgan DM, Rogers MA, Huebner M, et al.** Heterogeneity in anatomic outcome of sacrospinous ligament fixation for prolapse: A systematic review. *Obstet Gynecol* 2007;109:1424–1433.
68. **Inmon WB.** Pelvic relaxation and repair including prolapse of vagina following hysterectomy. *South Med J* 1963;56:577–582.
69. **Shull BT, Capen CV, Riggs MW, et al.** Bilateral attachment of the vaginal cuff to iliococcygeus fascia: An effective method of cuff suspension. *Am J Obstet Gynecol* 1993;168:1669–1677.
70. **Meeks GR, Washburne JF, McGeher RP, et al.** Repair of vaginal vault prolapse by suspension of the vagina to iliococcygeus (prespinous) fascia. *Am J Obstet Gynecol* 1994;171:1444–1454.
71. **McCall ML.** Posterior culdoplasty: Surgical correction of enterocele during vaginal hysterectomy: A preliminary report. *Am J Obstet Gynecol* 1938;36:94–99.
72. **Shull BL, Bachofen C, Coates KW, et al.** A transvaginal approach to repair of apical and other associated sites of pelvic organ prolapse with uterosacral ligaments. *Am J Obstet Gynecol* 2000;183: 1365–1373.
73. **Karram M, Goldwasser S, Kleeman S, et al.** High uterosacral vaginal vault suspension with fascial reconstruction for vaginal repair of enterocele and vaginal vault prolapse. *Obstet Gynecol* 2001; 185:1339–1342.
74. **Barber MD, Visco AG, Weidner AC, et al.** Bilateral uterosacral ligament vaginal vault suspension with site specific endopelvic fascia defect repair for treatment of pelvic organ prolapse. *Am J Obstet Gynecol* 2000;183:1402–1411.
75. **Margulies RU, Rogers MA, Morgan DM.** Outcomes of transvaginal uterosacral ligament suspension: Systematic review and metaanalysis. *AM J Obstet Gynecol* 2010;202(2):124–134.
76. **Wheeler TL 2nd, Gerten KA, Richter HE, et al.** Outcomes of vaginal vault prolapse repair with a high uterosacral suspension procedure utilizing bilateral single sutures. *Int Urogynecol J Pelvic Floor Dysfunct* 2007;18:1207–1213.
77. **Barber MD, Brubaker L, Burgio KL, et al.** Comparison of 2 transvaginal surgical approaches and perioperative behavioral therapy for apical vaginal prolapse: the OPTIMAL randomized trial. *JAMA* 2014;311(10):1023–1034.
78. **Jelovsek JE.** A randomized trial of uterosacral ligament suspension or sacrospinous ligament fixation for apical pelvic organ prolapse: Five-year outcomes. *Am J Obstet Gynecol* 2017;216:S566.
79. **Goff BF.** An evaluation of the Bissell operation for uterine prolapse: A follow-up study. *Surg Gynecol Obstet* 1933;57:763–771.
80. **Macer GA.** Transabdominal repair of cystocele, a 20 year experience, compared with the traditional vaginal approach. *Am J Obstet Gynecol* 1978;131:203–207.
81. **Stanton SL, Hilton P, Norton C, et al.** Clinical and urodynamic effects of anterior colporrhaphy and vaginal hysterectomy for prolapse with and without incontinence. *Br J Obstet Gynaecol* 1982;89: 459–463.
82. **Porges RF, Smilen SW.** Long-term analysis of the surgical management of pelvic support defects. *Am J Obstet Gynecol* 1994;171: 1518–1528.
83. **Kohli N, Sze EH, Roat TW, et al.** Incidence of recurrent cystocele after anterior colporrhaphy with and without concomitant transvaginal needle suspension. *Am J Obstet Gynecol* 1996;175:1476–1482.

84. **Weber AM, Walters MD.** Anterior vaginal prolapse: Review of anatomy and technique of surgical repair. *Obstet Gynecol* 1997;89: 311–318.
85. **Weber AM, Walters MD, Piedmonte MR, et al.** Anterior colporrhaphy: A randomized trial of three surgical techniques. *Am J Obstet Gynecol* 2001;185:1299–1306.
86. **Holley RL, Varner RE, Gleason BP, et al.** Recurrent pelvic support defects after sacrospinous ligament fixation for vaginal vault prolapse. *J Am Coll Surg* 1995;180:444–448.
87. **Bruce RG, El-Galley RE, Galloway NT.** Paravaginal defect repair in the treatment of female stress urinary incontinence and cystocele. *Urology* 1999;54:647–651.
88. **Mallipeddi PK, Steele AC, Kohli N, et al.** Anatomic and functional outcome of vaginal paravaginal repair in the correction of anterior vaginal wall prolapse. *Int Urogynecol J* 2001;12:83–88.
89. **DeLancey JO.** Fascial and muscular abnormalities in women with urethral hypermobility and anterior vaginal wall prolapse. *Am J Obstet Gynecol* 2002;18:93–98.
90. **Jeffcoate TN.** Posterior colpoperineorrhaphy. *Am J Obstet Gynecol* 1959;77:490–502.
91. **Varner RE, Holley RL, Richter HE, et al.** Infections related to placement of permanent braided and mono-filament suture material through vaginal mucosa. *J Pelvic Surg* 1998;4:71–74.
92. **Cundiff GW, Fenner D.** Evaluation and treatment of women with rectocele: Focus on associated defecatory and sexual dysfunction. *Obstet Gynecol* 2004;104:1403–1421.
93. **Mellgren A, Anzen B, Nilsson BY, et al.** Results of rectocele repair: A prospective study. *Dis Colon Rectum* 1995;38:7–13.
94. **Kahn MA, Stanton SL.** Posterior colporrhaphy: Its effects on bowel and sexual function. *Br J Gynaecol Obstet* 1997;104:82–86.
95. **Weber AM, Walters MD, Piedmonte MR.** Sexual function and vaginal anatomy in women before and after surgery for pelvic organ prolapse and urinary incontinence. *Am J Obstet Gynecol* 2000;182: 1610–1615.
96. **Abramov Y, Gandhi S, Goldberg RP, et al.** Site-specific rectocele repair compared with standard posterior colporrhaphy. *Obstet Gynecol* 2005;105:314–318.
97. **Porter WE, Steele A, Walsh P, et al.** The anatomic and functional outcomes of defect-specific rectocele repairs. *Am J Obstet Gynecol* 1999;181:1353–1359.
98. **Kenton K, Shott S, Brubaker L.** Outcome after rectovaginal fascia reattachment for rectocele repair. *Am J Obstet Gynecol* 1999;181: 1360–1364.
99. **Glavind K, Madsen H.** A prospective study of the discrete fascial defect rectocele repair. *Acta Obstet Gynecol Scand* 2000;79: 145–147.
100. **Singh K, Cortes E, Reid WMN.** Evaluation of the fascial technique for surgical repair of isolated posterior vaginal wall prolapse. *Obstet Gynecol* 2003;101:320–324.
101. **Maher C, Feiner B, Baessler K, et al.** Surgical management of pelvic organ prolapse in women. *Cochrane Database Syst Rev* 2013;4: CD004014.
102. ACOG Committee Opinion Number 694: Management of mesh and graft complications in gynecologic surgery. *Obstet Gynecol* 2017; 129(4):e102–109.
103. **Nieminen K, Hiltunen KM, Laitinen J, et al.** Transanal or vaginal approach to rectocele repair: A prospective randomized pilot study. *Dis Colon Rectum* 2004;47:1636–1642.
104. **Van Dam JH, Huisman WM, Hop WCJ, et al.** Fecal continence after rectocele repair: A prospective study. *Int J Colorectal Dis* 2000; 15:54–57.
105. **Ayabaca SM, Zbar AP, Pescatori M.** Anal continence after rectocele repair. *Dis Colon Rectum* 2002;45:63–69.
106. **Nieminen K, Hiltunen R, Takala T, et al.** Outcomes after anterior vaginal wall repair with mesh: A randomized, controlled trial with a 3 year follow-up. *Am J Obstet Gynecol* 2010;203:235.e1–235.e8.
107. **Takahashi S, Obinata D, Sakuma T, et al.** Tension-free vaginal mesh procedure for pelvic organ prolapse: A single-center experience of 310 cases with 1-year follow up. *Int J Urol* 2010;17:353–358.
108. **Hiltunen R, Nieminen K, Takala T, et al.** Low-weight polypropylene mesh for anterior vaginal wall prolapse: A randomized controlled trial. *Obstet Gynecol* 2007;110:455–462.
109. **Nguyen JN, Burchette RJ.** Outcome after anterior vaginal prolapse repair: A randomized controlled trial. *Obstet Gynecol* 2008;111: 891–898.
110. **Carey M, Higgs P, Goh J, et al.** Vaginal repair with mesh versus colporrhaphy for prolapse: A randomized controlled trial. *BJOG* 2009;116:1380–1386.
111. Committee on Practice Bulletins–Gynecology and the American Urogynecologic Society. Practice Bulletin No. 176: Pelvic Organ Prolapse. *Obstet Gynecol* 2017;129(4):e56–e72.
112. **Richter HE, Albo ME, Zyczynski HM, et al.** Retropubic versus transobturator midurethral slings for stress incontinence *N Engl J Med* 2010;362:2066–2076.
113. **Abbot S, Unger CA, Evans JM, et al.** Evaluation and management of complications from synthetic mesh after pelvic reconstructive surgery: a multicenter study. *Am J Obstet Gynecol* 2014;210:163.e1–163.e8.
114. **Maher C, Feiner B, Baessler K, et al.** Transvaginal mesh or grafts compared with native tissue repair for vaginal prolapse. *Cochrane Database of Systematic Reviews* 2016;2.
115. ACOG Practice Advisory on the FDA's Reclassification of Mesh for Pelvic Organ Prolapse. https://www.acog.org/About-ACOG/News-Room/Practice-Advisories/ACOG-Practice-Advisory-on-the-FDAs-Reclassification-of-Mesh-for-Pelvic-Organ-Prolapse. Accessed January 6, 2016 (Last updated October 14, 2017).
116. **American Urogynecologic Society's Guidelines Development Committee.** "Guidelines for providing privileges and credentials to physicians for transvaginal placement of surgical mesh for pelvic organ prolapse". *Female Pelvic Medicine & Reconstructive Surgery* 2012;18(4):194–197.
117. American Urogynecologic Society's Guidelines Development Committee. "Guidelines for privileging and credentialing physicians for sacrocolpopexy for pelvic organ prolapse". *Female Pelvic Medicine & Reconstructive Surgery* 2013;19(2):62–65.
118. **Lowenstein L, Fitz A, Kenton K, et al.** Transabdominal uterosacral suspension: Outcomes and complications. *Am J Obstet Gynecol* 2009;200:656.e1–656.e5.
119. **Cundiff GW, Harris RL, Coates K, et al.** Abdominal sacral colpoperineopexy: A new approach for correction of posterior compartment defects and perineal descent associated with vaginal vault prolapse. *Am J Obstet Gynecol* 1997;177:1345–1355.
120. **Seracchioli R, Hourcubie JA, Vianello F, et al.** Laparoscopic treatment of pelvic floor defects in women of reproductive age. *J Am Assoc Gynecol Laparosc* 2004,11:332–335.
121. **Nygaard IE, McCreery R, Brubaker L, et al.** Abdominal sacrocolpopexy: A comprehensive review. *Obstet Gynecol* 2004;104:805–823.
122. **Culligan PJ, Murphy M, Blackwell L, et al.** Long-term success of abdominal sacral colpopexy using synthetic mesh. *Am J Obstet Gynecol* 2002;187:1473–1480.
123. **Brizzolara S, Pillai-Allen A.** Risk of mesh erosion with sacral colpopexy and concurrent hysterectomy. *Obstet Gynecol* 2003;102:306–310.
124. **Nygaard I, Brubaker L, Zyczynski H, et al.** Long-term outcomes following abdominal sacrocolpopexy for pelvic organ prolapse. *JAMA* 2013;309:2016–2024.
125. **Pan K, Zhang Y, Wang Y, et al.** A systematic review and meta-analysis of conventional laparoscopic sacrocolpopexy versus robot-assisted laparoscopic sacrocolpopexy. *Intl J Gynecol Obstet* 2016;3:284–291.
126. **Callewaert G, Bosteels J, Housmans S, et al.** Laparoscopic versus robotic-assisted sacrocolpopexy for pelvic organ prolapse: a systematic review. *Gynecol Surg* 2016;13:115–123.

127. **Harmanli OH, Dandolu V, Chatwani AJ, et al.** Total colpocleisis for severe pelvic organ prolapse. *J Reprod Med* 2003;48:703–706.
128. **Von Pechmann WS, Mutone MD, Fyffe J, et al.** Total colpocleisis with high levator plication for the treatment of advanced pelvic organ prolapse. *Am J Obstet Gynecol* 2003;189:121–126.
129. **Hoffman MS, Cardosi RJ, Lockhart J, et al.** Vaginectomy with pelvic herniorrhaphy for prolapse. *Am J Obstet Gynecol* 2003;189:364–371.
130. **Brubaker L, Nygaard I, Richter HE, et al.** Two-year outcomes after sacrocolpopexy with and without burch to prevent stress urinary incontinence. *Obstet Gynecol* 2008;112:49–55.
131. **Wei JT, Nygaard I, Richter HE, et al.** A midurethral sling to reduce incontinence after vaginal prolapse repair. *N Engl J Med* 2012;366(25):2358–2367.
132. **Maher C, Feiner B, Baessler K, et al.** Surgery for women with apical vaginal prolapse. *Cochrane Database Syst Rev* 2016;10:CD012376.

CAPÍTULO 31

Disfunção Anorretal

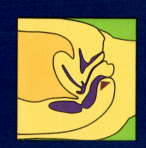

May S. Sanaee, Robert E. Gutman, Geoffrey W. Cundiff

PONTOS-CHAVE

1. A disfunção defecatória e a incontinência fecal são condições comuns que acarretam enormes implicações psicossociais e econômicas.

2. O diagnóstico diferencial da disfunção anorretal é amplo e pode ser classificado em fatores sistêmicos, anormalidades anatômicas/estruturais e distúrbios funcionais.

3. A obtenção de uma anamnese minuciosa, o exame físico completo e exames complementares apropriados são de importância fundamental na avaliação da incontinência fecal e disfunção defecatória.

4. O tratamento da disfunção anorretal deve concentrar-se no manejo não cirúrgico antes de se optar pela cirurgia, a qual deve ser reservada para os casos de resposta insatisfatória ao tratamento não invasivo.

5. A estimulação do nervo sacral deve ser considerada procedimento de escolha no tratamento da incontinência fecal moderada a grave que não responde às medidas conservadoras e ao *biofeedback*.

6. A esfincteroplastia de sobreposição constitui um procedimento alternativo em pacientes com ruptura do esfíncter do ânus, nas quais os tratamentos conservadores não tiveram sucesso.

A disfunção anorretal abrange uma variedade de condições que afetam a função anorretal normal e que podem ser subdivididas entre aquelas que provocam constipação intestinal (disfunção defecatória) e aquelas que resultam em incontinência fecal. A avaliação e o tratamento da disfunção anorretal envolvem o conhecimento de várias especialidades médicas e cirúrgicas, principalmente uroginecologia e medicina da pelve feminina, gastrenterologia e cirurgia colorretal. Este capítulo apresenta a fisiopatologia, a avaliação e o tratamento de distúrbios relevantes para os ginecologistas.

FUNÇÃO COLORRETAL NORMAL

A continência anal e a defecação são processos fisiológicos complexos, que exigem a integridade e a coordenação das funções neurológica e anatômica. Os elementos necessários incluem absorção e motilidade do cólon, complacência retal, sensibilidade anorretal e mecanismo multifacetado da continência. É essencial ter uma compreensão da fisiologia normal e da fisiopatologia para o tratamento de mulheres com disfunção anorretal.

Formação das fezes e trânsito colônico

O cólon desempenha um importante papel para a absorção e regulação da água e dos eletrólitos. **Em um único dia, podem ser absorvidos até 5 ℓ de água e eletrólitos associados.** A contração peristáltica do músculo liso do cólon, que é mediada pelo sistema nervoso parassimpático, normalmente transfere o material fecal para o reto. Existe um atraso no trânsito das fezes na região do retossigmoide, que possibilita a absorção máxima de água e de sódio.

Armazenamento

À medida que as fezes se acumulam no retossigmoide, a distensão retal desencadeia o *reflexo inibitório retoanal*, que consiste em diminuição transitória do tônus do músculo esfíncter interno do ânus (EIA) e aumento no músculo esfíncter externo do ânus (EEA). A exposição do canal anal ao material fecal facilita a *amostragem*, por meio da qual o canal anal e seus abundantes nervos sensitivos identificam a consistência das fezes (sólidas, líquidas ou gasosas). Ocorre *acomodação* quando a cúpula retal normalmente complacente relaxa em resposta ao aumento de volume. Esse ciclo, associado a um aumento da distensão retal, estimula a necessidade urgente de defecar. Essa urgência pode ser inibida voluntariamente por meio de controle cortical, resultando em acomodação adicional e ativação do mecanismo de continência.

Mecanismo de continência

Músculos

Os principais músculos envolvidos no mecanismo de continência são os músculos puborretal, EIA e EEA. Os dois músculos puborretais originam-se dos ramos do púbis, à altura do arco tendíneo do levantador do ânus, e seguem seu trajeto lateralmente até a vagina e o reto, em uma configuração em formato de U, criando uma alça ao redor do hiato genital. A contração dos músculos puborretais estreita o hiato genital e traciona o reto anteriormente, produzindo o ângulo anorretal de quase 90°. **O tônus em repouso do músculo puborretal atua como principal mecanismo de continência das fezes sólidas. O EIA e o EEA são essenciais para a continência de flatos e fezes líquidas.** O EIA mantém a maior parte do tônus de repouso do complexo de esfíncteres por meio de arcos reflexos autônomos e é essencial para a continência passiva. Embora mantenha o tônus em repouso constante, o EEA é, em última análise, responsável pela prevenção da urgência fecal e da incontinência de esforço associada a aumentos súbitos da pressão intra-abdominal. Essa função encontra-se sob controle voluntário e involuntário. A barreira anatômica final do mecanismo de continência é a vedação proporcionada pela coaptação dos coxins anais ocluídos pela pressão no interior exercida pelas veias retais.

Nervos

A denervação é um dos motivos comuns dos estados patológicos que perturbam a função normal. **O EIA recebe a sua inervação simpática de L5, que atravessa o plexo pélvico por meio do plexo hipogástrico.** O suprimento parassimpático de S2-S4 faz sinapse no plexo pélvico, onde se une aos nervos simpáticos. Além dos componentes parassimpático e simpático, o sistema nervoso autônomo do intestino apresenta um sistema nervoso entérico (SNE) próprio. O SNE proporciona um circuito local capaz de contrair ou relaxar os músculos intestinais, além de influenciar a absorção e a secreção. Os gânglios autônomos do SNE, localizados no intestino, estão interconectados de modo a proporcionar integração e processamento locais de informações. O EIA atua por arcos reflexos na medula espinal sem controle voluntário. O músculo puborretal (levantador do ânus) apresenta inervação bilateral por ramos das raízes sacrais S2-S4 e não recebe inervação direta do nervo pudendo,[1,2] enquanto o EEA apresenta inervação bilateral pelo nervo pudendo (S2-S4) por meio do canal do pudendo (canal de Alcock). As fibras do nervo pudendo cruzam no nível da medula espinal, o que possibilita a preservação da função do EEA em caso de lesão unilateral. O rico suprimento sensitivo do canal anal segue pelo seu trajeto ao longo do nervo anal inferior, um ramo do nervo pudendo.

Evacuação

Em condições normais, o início da defecação encontra-se sobre controle cortical. A chegada das fezes ao reto estimula o reflexo inibitório retoanal, o que possibilita a amostragem, seguida de acomodação. A distensão retal adicional resulta em urgência para defecar. A evacuação ocorre como relaxamento voluntário dos músculos do assoalho pélvico (músculo puborretal e EEA), junto à elevação da pressão intra-abdominal e intrarretal pela manobra de Valsalva. Isso resulta em alargamento do ângulo anorretal e encurtamento do canal anal, o que facilita o esvaziamento. A atividade peristáltica coordenada do retossigmoide auxilia a evacuação. Uma vez concluído esse processo, inicia-se o reflexo de fechamento, resultando em contração dos músculos do assoalho pélvico e reativação do mecanismo de continência.

EPIDEMIOLOGIA

A epidemiologia da disfunção anorretal foi mais bem definida em termos de incidência e prevalência da incontinência fecal. Foram realizados poucos estudos para avaliar a incidência e a prevalência de disfunção defecatória.

Disfunção defecatória

O termo *disfunção defecatória* é utilizado com frequência como sinônimo de constipação intestinal. **A *constipação intestinal* é um termo impreciso utilizado por pacientes para descrever uma variedade de sintomas, incluindo evacuações infrequentes, disquesia, esforço** para evacuar, variação na consistência e no calibre das fezes, esvaziamento incompleto, distensão e dor abdominal. Os sintomas mais comuns associados à constipação intestinal consistem em esforço para evacuar e fezes endurecidas.[3] **A disfunção defecatória é definida por muitos médicos como evacuações pouco frequentes, normalmente menos de 3 vezes/semana.** Essa definição baseia-se em estudos de frequência de evacuação, nos quais 95% das mulheres têm mais de três evacuações por semana. Com base nessa definição, a prevalência de constipação intestinal deve ser de 5%;[4] entretanto, foi estimada em 2 a 28%, dependendo da definição aplicada.[5,6]

A prevalência da constipação intestinal é maior em mulheres, indivíduos idosos, indivíduos não brancos, pessoas de baixa renda e de baixa escolaridade.[3,7] De acordo com uma estimativa nos EUA, com 2,5 milhões de consultas anuais a médicos para constipação intestinal,[8] o custo anual da avaliação da constipação intestinal seria de mais de 7 bilhões de dólares. Os custos anuais individuais diretos da constipação intestinal crônica variam de 1.912 a 7.522 dólares por ano.[9] Segundo estimativas, 85% das consultas médicas resultam em prescrição; por conseguinte, a inclusão dos custos relacionados com medicamentos aumentaria essa quantia de modo substancial.[8] Além de carga econômica, a constipação intestinal apresenta um efeito prejudicial sobre a qualidade de vida (QDV) relacionada com a saúde, o que contribui para os custos indiretos dessa doença.[3,9,10]

Incontinência fecal

A prevalência relatada de incontinência fecal varia de 2 a 3% dos indivíduos, de 3 a 17% em idosos e de 46 a 54% em pessoas que vivem em clínicas de repouso.[11,12] Foi relatada uma prevalência de 28% em pacientes que procuram o ginecologista para problemas benignos e de 36% em pacientes de atenção primária examinadas.[13] Nos EUA, a expectativa é de que a prevalência de incontinência fecal aumente 59% com o envelhecimento da população, isto é, de 10,6 milhões em 2010 para 16,8 milhões em 2050.[14] Os estudos epidemiológicos da incontinência fecal são prejudicados pelos estigmas sociais e pela falta de uma definição uniforme. **As definições de incontinência fecal variam de acordo com o tipo de material eliminado (sólido, líquido ou gasoso), a frequência e a duração dos eventos (uma vez na vida a 2 vezes/semana) e o impacto na QDV.** A maioria dos autores concorda que a verdadeira prevalência dessa condição seja subestimada na literatura científica.[15] Um grande levantamento de saúde realizado nos EUA constatou que a idade, o sexo feminino, as limitações físicas e a saúde geral precária constituem fatores de risco independentes associados à incontinência fecal.[16]

1 ==A incontinência fecal acarreta enormes implicações psicossociais e econômicas para os indivíduos e para a sociedade como um todo.== A perda de uma função tão básica pode ser emocionalmente devastadora, levando a baixa autoestima, depressão, isolamento social e diminuição da QDV.[12,13,17] Nos EUA, a incontinência fecal constitui a segunda razão principal de internação em casas de repouso, embora menos de um terço das pessoas com esse distúrbio procure tratamento médico.[12,17] É difícil especificar o custo global anual do tratamento para incontinência fecal.[17]

ABORDAGEM AOS DISTÚRBIOS COLORRETAIS COM BASE NOS SINTOMAS

Vários distúrbios clínicos causam disfunção defecatória, incontinência fecal ou sintomas combinados. **2** ==O diagnóstico diferencial==

é organizado em um sistema de classificação baseado em fatores sistêmicos, anormalidades anatômicas/estruturais e distúrbios funcionais.

Diagnóstico diferencial
Distúrbios da defecação

Tradicionalmente, as causas de disfunção defecatória têm sido divididas em distúrbios sistêmicos e constipação intestinal idiopática (todas causas não sistêmicas). A constipação intestinal idiopática pode ser subdividida em anormalidades anatômicas/estruturais e em distúrbios funcionais (Tabela 31.1).

O diabetes melito, o hipotireoidismo e a gravidez constituem os fatores sistêmicos endocrinológicos mais comuns que causam constipação intestinal, e todos eles têm um componente de diminuição da motilidade gastrintestinal e do trânsito intestinal. Em um estudo, foi constatada a presença de sintomas gastrintestinais em 76% das pacientes com diabetes melito, incluindo constipação intestinal, que ocorreu em 60%.[18] Em pacientes com diabetes melito, acredita-se que a constipação intestinal seja secundária à neuropatia autonômica intestinal, resultando em atraso ou ausência do reflexo gastrocólico e diminuição da motilidade intestinal. Essa neuropatia entérica também pode causar gastroparesia e diarreia. Embora o diabetes melito tenha sido classificado com as causas endocrinológicas, ele deve ser agrupado com as neuropatias entéricas. A gravidez não é considerada uma doença, entretanto a prevalência de constipação intestinal é de 11 a 38%, e acredita-se que ela resulte principalmente do efeito da progesterona sobre o músculo liso.[19-21] Outros fatores contribuintes para a constipação intestinal durante a gravidez incluem uso de medicamentos (p. ex., ferro, *ondansetrona*) e baixa ingestão oral de líquidos (p. ex., desidratação, náuseas e vômitos da gravidez).[21] A constipação intestinal pós-parto é ainda mais comum, provavelmente agravada pela dor e desconforto de hemorroidas e pela episiotomia.[22]

Os fatores neurológicos sistêmicos podem ser divididos em processos centrais e periféricos. As lesões da medula espinal, a esclerose múltipla e a doença de Parkinson afetam o sistema nervoso autônomo. Com frequência, o traumatismo dos nervos sacrais leva à constipação intestinal grave, devido à diminuição da motilidade colônica esquerda, diminuição do tônus e da sensibilidade retais e aumento da distensão intestinal. Esses achados são observados em pacientes com mielomeningocele, lesão da coluna lombossacral e traumatismo do assoalho pélvico.[23,24] As lesões mais altas da medula espinal resultam em atraso do trânsito sigmoide e diminuição da complacência retal. Nessas lesões dos neurônios motores superiores, a integridade dos reflexos colônicos é mantida, e a defecação pode ser iniciada por estimulação digital do canal anal.[25] Os indivíduos com esclerose múltipla podem apresentar ausência do reflexo gastrocólico, diminuição da motilidade colônica, redução da complacência retal e até mesmo dissinergia reto-esfincteriana.[26] A constipação intestinal agrava-se com a duração da doença e pode ser agravada pelos efeitos colaterais do tratamento clínico. Na doença de Parkinson são observados achados semelhantes de dissinergia reto-esfincteriana e efeitos colaterais dos medicamentos.

Entre os distúrbios neurogênicos periféricos, a disfunção ocorre em nível do SNE. O principal exemplo é a aganglionose congênita (doença de Hirschsprung). A ausência de células ganglionares intramurais nos plexos submucoso e mioentérico do reto provoca perda do reflexo inibitório reto-anal. Em geral, as pacientes com essa doença apresentam obstrução funcional e dilatação proximal do cólon. Na maioria das pacientes, o distúrbio é diagnosticado nos primeiros 6 meses de idade, embora casos mais leves possam ser observados posteriormente durante a vida.

Outros fatores sistêmicos a considerar são os distúrbios vasculares do colágeno e musculares. Alguns dos medicamentos geralmente utilizados com prescrição ou de venda livre, incluindo antiácidos à base de alumínio, betabloqueadores, bloqueadores dos canais de cálcio, anticolinérgicos, antidepressivos e opiáceos, causam disfunção defecatória (Tabela 31.2). Questões relacionadas com o estilo de vida, como consumo inadequado de fibras e ingestão insuficiente de líquidos, podem exercer efeitos semelhantes, independentemente ou em associação a outros distúrbios.

As anormalidades estruturais referem-se aos distúrbios obstrutivos, como prolapso de órgãos pélvicos, descenso perineal, intussuscepção, prolapso retal e tumores. Os distúrbios funcionais referem-se aos que não apresentam uma etiologia anatômica ou sistêmica identificável e são, em sua maioria, distúrbios de motilidade, como constipação intestinal por trânsito lento/inércia colônica, síndrome do intestino irritável (SII) (com predomínio de constipação intestinal) e constipação intestinal funcional (CIF). Os Critérios de Roma IV criaram definições estritas para esses distúrbios idiopáticos (Tabela 31.3), que se acredita serem o resultado da complexa interação entre fatores psicossociais e alteração da fisiologia intestinal por meio do eixo intestino-encéfalo.[27] Essa classificação começou como um sistema um tanto arbitrário, visto que vários desses distúrbios estão inter-relacionados; entretanto, foram feitos ajustes baseados nas evidências.[28]

Incontinência fecal

A incontinência fecal é definida como a perda involuntária de fezes sólidas ou líquidas. A incontinência anal é definida como a perda involuntária de fezes sólidas ou líquidas ou de flato e depende de uma complexa interação entre mecanismos cognitivos, anatômicos, neurológicos e fisiológicos. Com frequência, o mecanismo de continência é capaz de compensar uma deficiência de um desses processos, mas pode ser superado, com o passar do tempo, pelo aumento da intensidade ou gravidade ou pela diminuição da função. As etiologias sistêmicas da incontinência fecal frequentemente resultam de doenças que causam diarreia. O rápido transporte de grandes volumes de fezes líquidas até o reto pode produzir urgência e incontinência até mesmo em indivíduos com mecanismos de continência saudáveis.[29] Com frequência, a incontinência fecal resulta de diarreia infecciosa causada por bactérias (p. ex., *Clostridium, Escherichia coli, Salmonella, Shigella, Yersinia, Campylobacter*), vírus (p. ex., rotavírus, Norwalk, vírus da imunodeficiência humana [HIV]) e parasitas (p. ex., *Entamoeba, Giardia, Cryptosporidium, Ascaris*). Inúmeros medicamentos e alimentos causam diarreia e incontinência fecal (Tabela 31.4). Os fatores endócrinos que podem levar à incontinência fecal incluem diabetes melito e hipertireoidismo. No diabetes melito, a diarreia pode ser causada por disfunção autônomica, proliferação bacteriana, diarreia osmótica com substitutos do açúcar e insuficiência pancreática.

A doença inflamatória intestinal é considerada um fator sistêmico idiopático/autoimune. A retocolite ulcerativa e a doença de Crohn causam incontinência fecal durante exacerbações com episódios de diarreia sanguinolenta. A doença inflamatória intestinal pode resultar em anormalidades estruturais, como fissuras anais, fístulas, abscessos e complicações cirúrgicas que levam à incontinência fecal ou anal.

À semelhança da disfunção defecatória, as causas neurológicas de incontinência fecal podem ser divididas em distúrbios centrais e periféricos. Entre os distúrbios do sistema nervoso

Tabela 31.1 Causas de disfunção defecatória e incontinência fecal.

Incontinência fecal		Disfunção defecatória
	Fatores sistêmicos	
	Metabólicos/endócrinos	
•	Diabetes melito	•
•	Doença da tireoide	•
	Hipercalcemia	•
	Hipopotassemia	•
	Neurológicos	
•	Sistema nervoso central	•
	Esclerose múltipla, doença de Parkinson, acidente vascular encefálico, tumor, demência	
•	*Sistema nervoso periférico*	•
	Doença de Hirschsprung, espinha bífida, neuropatia autonômica, neuropatia do pudendo	
	Infecciosos	
•	Diarreia bacteriana, viral e parasitária	
	Distúrbios vasculares do colágeno/musculares	
	Esclerose sistêmica, amiloidose, distrofia miotônica, dermatomiosite	•
	Idiopáticos/autoimunes	
•	Doença intestinal inflamatória	
•	Alergia a alimentos	
	Medicamentos	
•	Com prescrição, de venda livre	•
	Anormalidades anatômicas/estruturais	
	Obstrução da abertura inferior da pelve	
•	Prolapso dos órgãos pélvicos	•
•	Síndrome do períneo descendente	•
	Anismo/dissinergia reto-esfincteriana	•
•	Intussuscepção, prolapso retal	•
	Vólvulo	•
•	Neoplasia	•
•	Estenoses benignas	•
•	Hemorroidas	•
	Ruptura/fístula do esfíncter do ânus	
•	Traumatismo obstétrico	
•	Traumatismo cirúrgico	
•	Coito anal	
•	Lesão (traumatismo, proctite por radiação)	
	Funcionais	
	Distúrbios da motilidade	
	Distúrbio da motilidade global	•
	Inércia colônica/constipação intestinal por trânsito lento	•
•	Síndrome do intestino irritável	•
	Constipação intestinal funcional	•
•	Diarreia funcional	
	Limitações funcionais	
•	Diminuição da mobilidade	•
•	Diminuição da cognição	•

Tabela 31.2 — Fármacos associados à constipação intestinal.

Medicamentos de venda livre

Antidiarreicos (loperamida, subsalicilato de bismuto [Kaopectate])	
Antiácidos (com alumínio ou cálcio)	
Suplementos de ferro	

Medicamentos vendidos com prescrição

Anticolinérgicos	Outros
Antidepressivos	Ferro
Antipsicóticos	Sulfato de bário
Antiespasmódicos	Intoxicação por metais (arsênio, chumbo, mercúrio)
Fármacos antiparkinsonianos	Opiáceos
Anti-hipertensivos	Agentes anti-inflamatórios não esteroides
Bloqueadores dos canais de cálcio	Anticonvulsivantes
Betabloqueadores	Alcaloides da vinca
Diuréticos	Antagonistas da 5-HT$_3$ (ondansetrona, granisetrona)
Bloqueadores ganglionares	

central, as lesões do neurônio motor superior acima do nível do centro da defecação (localizado na medula sacral) causam disfunção intestinal espástica. Ocorre interrupção da comunicação cortical, resultando em comprometimento do controle cognitivo e déficit sensitivo. O esfíncter do ânus está sob contração espástica, porém é possível efetuar a estimulação digital para iniciar a evacuação reflexa. **O traumatismo cranioencefálico, as neoplasias e os acidentes vasculares encefálicos que provocam dano a partes do lobo frontal resultam em perda do controle tanto da micção quanto da defecação.** Observa-se uma maior perda da inibição quando a lesão é de localização mais anterior no lobo frontal. O traumatismo da medula espinal e as lesões do neurônio motor inferior acima do centro da defecação tendem a causar perda permanente do controle cortical. Duas a 4 semanas após a lesão da medula espinal, ocorre "choque medular", resultando em perda temporária dos reflexos abaixo do nível da lesão, função intestinal flácida, constipação intestinal e impactação fecal. Após o choque inicial, ocorre paralisia espástica com hiperatividade da função intestinal. O reflexo gastrocólico, junto da estimulação digital, inicia a evacuação reflexa na ausência de inibição cortical. Felizmente, o tônus do EIA é mantido, apesar de perda do controle do EEA em situações de esforço e urgência. Nessas pacientes, podem ocorrer tanto constipação intestinal como incontinência fecal.

A desmielinização observada na esclerose múltipla tem distribuição aleatória e pode ocorrer em qualquer nível do sistema nervoso central. Além da interrupção somática, que se assemelha à lesão da medula espinal, frequentemente ocorre disfunção autonômica. **As pessoas com demência e outros distúrbios degenerativos que causam comprometimento cognitivo frequentemente apresentam incontinência fecal causada por incontinência por transbordamento em consequência da constipação intestinal.** Embora a atividade dos nervos sensitivos seja apropriada, essas pessoas carecem da consciência cognitiva necessária para inibir a defecação até um momento em que seja socialmente aceitável e desenvolvem incontinência por transbordamento.

As lesões do neurônio motor inferior que ocorrem no nível ou abaixo do centro de defecação na medula sacral causam disfunção intestinal flácida. Há interrupção da comunicação cortical, resultando em comprometimento do controle cognitivo e déficit sensitivo. Os reflexos intestinais, incluindo os reflexos bulbocavernoso e anal, são interrompidos. O músculo esfíncter do ânus apresenta flacidez e, em geral ocorre retenção fecal com incontinência por transbordamento. Com frequência, a evacuação exige esvaziamento digital e manobra de Valsalva. A estimulação digital não tem nenhum efeito e os medicamentos tendem a atuar de modo insatisfatório. Os exemplos de lesões do neurônio motor incluem tumor ou traumatismo da cauda equina, *tabes dorsalis*, espinha bífida e neuropatia periférica.

O exemplo clássico de neuropatia periférica é a aganglionose congênita (doença de Hirschsprung). A neuropatia periférica mais comum ocorre no diabetes melito. **Em até 75% das pacientes ocorre**

Tabela 31.3 — Critérios de Roma IV.[27]

C. Distúrbios intestinais	
C1. Síndrome do intestino irritável (SII) 　SII com constipação intestinal predominante (SII-C) 　SII com diarreia predominante (SII-D) 　SII com hábitos intestinais mistos (SII-M) 　SII não classificada (SSI-U)	C2. Constipação intestinal funcional C3. Diarreia funcional C4. Distensão/inchaço abdominal funcional C5. Distúrbio intestinal funcional não especificado C6. Constipação intestinal induzida por opioides
F. Distúrbios anorretais	
F1. Incontinência fecal F2. Dor anorretal funcional 　F2a. Síndrome do levantador do ânus 　F2b. Dor anorretal funcional não especificada 　F2c. Proctalgia fugaz	F3. Distúrbios funcionais da defecação 　F3a. Propulsão defecatória inadequada 　F3b. Defecação dissinérgica

Tabela 31.4 Fármacos e alimentos associados à diarreia.

Medicamentos de venda livre	
Laxantes	
Antiácidos (com magnésio)	
Medicamentos vendidos com prescrição	
Laxantes	Quimioterápicos
Diuréticos	Colchicina
Hormônios tireoidianos	Colestiramina
Colinérgicos	Neomicina
Prostaglandinas	Ácido para-aminossalicílico
Alimentos	
Alimentos dietéticos, balas ou goma de mascar e elixires com sorbitol, manitol ou xilitol	
Olestra	
Cafeína	
Etanol	
Glutamato monossódico	

enteropatia diabética, que pode manifestar-se na forma de uma variedade de sintomas gastrintestinais. Cerca de 20% das pessoas com diabetes melito apresentam incontinência fecal.[30,31] A causa tende a ser multifatorial, mas o mecanismo exato permanece incerto. A crença de longa data de que a neuropatia autonômica vagal constitui a principal causa de enteropatia diabética foi contestada por teorias mais recentes da hiperglicemia causando estresse oxidativo em redes neurais que afetam o intestino delgado.[31] A incontinência fecal pode ocorrer ou na diarreia diabética ou anos mais tarde, com a progressão da doença. Com frequência, os indivíduos diabéticos apresentam neuropatia autonômica intestinal, reflexo gastrocólico anormal e constipação intestinal crônica. A denervação subsequente do assoalho pélvico provoca incontinência fecal por neuropatia sensitiva, falha do reflexo inibitório retoanal e disfunção do esfíncter.[32] Em consequência, a incontinência fecal da neuropatia periférica pode resultar de amostragem defeituosa, interrupção do reflexo inibitório retoanal, estresse oxidativo neuronal do intestino delgado ou neuropatia do pudendo com disfunção esfincteriana.

As causas anatômicas e estruturais de incontinência fecal são habitualmente causadas por traumatismo obstétrico ou cirúrgico. A lesão ou disfunção do EIA, do EEA e do músculo puborretal podem resultar em graus variáveis de incontinência anal. As mulheres com redução do tônus em repouso em consequência do EIA deficiente apresentam incontinência passiva (incontinência em repouso), que se agrava durante o sono, quando há diminuição da atividade do EEA.[33] Com frequência, é observada na disfunção do EEA uma incapacidade de responder à distensão súbita e de inibir a defecação. A disfunção do EEA e do EIA frequentemente resulta em incontinência de fezes líquidas. Em geral, a incontinência de fezes sólidas é observada no alargamento do ângulo anorretal em consequência de dano aos músculos puborretais. Em geral, o dano aos coxins anais causa escape fecal menor. Outras anormalidades anatômicas e estruturais associadas à incontinência fecal incluem distúrbios obstrutivos, como prolapso de órgãos pélvicos, síndrome do descenso do períneo, anismo e intussuscepção, fístulas, diverticulite, doença inflamatória intestinal, câncer

ou traumatismo cirúrgico, além de diminuição da complacência retal em consequência de doença inflamatória intestinal, câncer e radiação. A diminuição da complacência resulta em pressões intraluminais mais altas com menor volume de fezes, capacidade de armazenamento deficiente, urgência e incontinência.[34]

Os distúrbios funcionais associados à incontinência fecal incluem SII variante com diarreia (SII-D), diarreia funcional, diminuição da mobilidade e da cognição.

Distúrbios associados de defecação e incontinência fecal

Vários distúrbios têm o potencial de causar tanto disfunção defecatória (constipação intestinal) como incontinência fecal (ver Tabela 31.1). A maioria desses distúrbios causa sintomas combinados por meio do desenvolvimento de impactação fecal seguida de incontinência por transbordamento. Essa situação pode ser observada em muitos distúrbios neurológicos, distúrbios obstrutivos da abertura inferior da pelve, distúrbios funcionais da SII, diminuição da mobilidade e redução da cognição. A causa desses sintomas é frequentemente multifatorial.

Distúrbios estruturais versus funcionais

Distúrbio da defecação

O distúrbio da defecação (constipação intestinal) pode resultar de obstrução da abertura inferior da pelve ou de distúrbios de motilidade funcional.

Obstrução da abertura inferior da pelve

Anismo/dissinergia retoesfincteriana

O anismo é também conhecido como dissinergia retoesfincteriana, dissinergia do assoalho pélvico, defecação dissinérgica, síndrome do assoalho espástico e síndrome puborretal paradoxal. O ângulo anorretal se estreita em consequência da contração paradoxal do músculo puborretal e do EEA durante a defecação, em vez de relaxar. Os sintomas frequentes consistem em disquesia, esforço na evacuação, fezes endurecidas, esvaziamento incompleto e tenesmo. Um estudo prospectivo de 120 pacientes consecutivos com defecação dissinérgica constatou mais prevalência em mulheres (77%).[33,35] Em até 58% das pacientes, há necessidade de auxílio digital (desimpactação ou sustentação digital) para esvaziar o reto. **Os fatores psicossociais, como história de abuso sexual, depressão, transtorno alimentar, transtorno obsessivo-compulsivo e estresse, podem desempenhar um importante papel nessa doença.** Nesse estudo, 22% relataram história de abuso sexual e 31% descreveram história de maus-tratos físicos. Um terço acreditava que o problema tinha começado na infância, e 24% relataram uma doença precipitante ou cirurgia relacionada com um evento específico. Cinco por cento das mulheres apontaram a gravidez ou o parto como fator precipitante. Esse distúrbio é observado em crianças pequenas com constipação intestinal e disquesia. A resposta ao *biofeedback* e à fisioterapia do assoalho pélvico, bem como as características já mencionadas das pacientes, indica a atuação de um mecanismo de resposta adquirida.[35,36] Embora seja classificada como obstrução da abertura inferior da pelve, os critérios de Roma IV para os distúrbios gastrintestinais funcionais a classifica na categoria de distúrbios funcionais da defecação (ver Tabela 31.3). Os Critérios Diagnósticos de Roma IV específicos para defecação dissinérgica incluem a contração inapropriada do assoalho pélvico medida por meio de EMG de superfície ou manometria com forças propulsoras adequadas durante a tentativa de defecação".[37]

Prolapso dos órgãos pélvicos

O prolapso dos órgãos pélvicos merece atenção especial, visto que é observado com frequência por ginecologistas, mas é inconsistentemente associado à disfunção defecatória. O prolapso é muito comum, embora muitas mulheres com essa condição sejam assintomáticas. As pacientes com sintomas podem relatar evacuação incompleta e necessidade de aplicar uma pressão digital na parede posterior da vagina ou no períneo para ajudar na defecação (digitação ou mobilização). É importante excluir outras causas de obstrução, visto que esses sintomas são inespecíficos. Além disso, a retocele, a enterocele e o descenso perineal podem resultar de esforço crônico para defecar e de aumento da pressão intra-abdominal causado por outras etiologias de disfunção defecatória. **A disfunção defecatória relacionada com o prolapso dos órgãos pélvicos pode resultar de retocele, enterocele ou descenso perineal, individualmente ou associados.**

A *retocele, também conhecida como prolapso da parede posterior da vagina*, é uma herniação da mucosa retal por meio de um defeito na camada fibromuscular da parede posterior da vagina. Esses defeitos de localização específica podem ser transversais ou longitudinais nas regiões inferior, média ou superior da camada fibromuscular retovaginal.[38]

A *enterocele* é uma herniação de um saco peritoneal e do intestino pelo assoalho pélvico, normalmente entre o útero ou a cúpula da vagina e o reto. É mais comum após histerectomia e uretropexia retropúbica. Existem duas teorias sobre a formação de uma enterocele. A primeira implica defeito na fáscia endopélvica fibromuscular da vagina, possibilitando a herniação do peritônio e do intestino. A segunda teoria atribui sua formação a um defeito de sustentação, com protrusão de toda a espessura, incluindo a fáscia endopélvica.[39] Por fim, o mecanismo pode ser atribuído a uma combinação das duas teorias, visto que alguns defeitos de sustentação são secundários a rupturas superiores nas camadas posteriores e anteriores pubocervical e fibromuscular retovaginal.

As pacientes com retocele e enterocele podem apresentar sintomas de pressão pélvica, protrusão vaginal, constipação intestinal, incontinência fecal e disfunção sexual. Embora tenham sido feitas associações entre a disfunção defecatória e os estágios avançados de prolapso dos órgãos pélvicos, ainda não foi estabelecida uma relação de causalidade.[40,41] Continua havendo controvérsias sobre se a herniação anatômica é a causa desses sintomas ou se é o efeito de disfunção colônica subjacente, constipação intestinal crônica e esforço na evacuação.

A *síndrome do períneo descendente* **é definida como o descenso do períneo (na altura da margem anal) além das tuberosidades isquiáticas durante a manobra de Valsalva.** O descenso excessivo do períneo foi descrito pela primeira vez na literatura sobre distúrbios colorretais por Parks et al., em 1966.[42,43] Ele ocorre em consequência da separação inferior do septo retovaginal do corpo perineal. Com a progressão do distúrbio, a paciente pode desenvolver neuropatia do pudendo em consequência de lesão por estiramento. O descenso perineal tem sido associado a uma variedade de distúrbios defecatórios, incluindo constipação intestinal, defecação obstruída, incontinência fecal, dor retal, síndrome da úlcera retal solitária, retocele e enterocele.[44]

Intussuscepção retal

A intussuscepção retal, ou prolapso intrarretal, refere-se ao prolapso circunferencial da parede superior do reto dentro da ampola retal, mas não através da margem anal. Ocorre com mais frequência em mulheres na quarta e quinta décadas de vida. Os sintomas mais comuns são obstrutivos, incluindo esvaziamento incompleto, necessidade de desimpactação manual, manobras para mobilização manual, dor na defecação e sangramento. Outros sintomas incluem incontinência fecal, diminuição do desejo/urgência de defecar, incapacidade de distinguir entre gases e fezes e eliminação de muco com prurido anal. Observa-se a presença de úlcera retal solitária, que pode causar sangramento, em 45 a 80% das pacientes com intussuscepção retal.[45] **A intussuscepção é observada em até um terço das mulheres com distúrbios defecatórios.** Além disso, tem sido observada em 20 a 50% de voluntárias assintomáticas na defecografia, e geralmente não progride para o prolapso retal total.[45]

Distúrbios funcionais da motilidade

Distúrbios funcionais do intestino

Os distúrbios funcionais do intestino, como definidos pelos critérios de Roma IV,[46] consistem em SII, CIF, diarreia funcional, meteorismo/distensão abdominal funcional, distúrbio funcional inespecífico do intestino e constipação intestinal induzida por opioides (CIIO). Esta seção trata principalmente da SII.

A SII tem uma prevalência estimada de 10 a 20% e é mais comum em mulheres e pessoas mais jovens. É responsável por 25 a 50% de todos os encaminhamentos a clínicas de gastrenterologia. A SII tem critérios diagnósticos distintos, incluindo a exclusão de anormalidades estruturais ou metabólicas. **Com frequência, essas pacientes apresentam outros problemas gastrintestinais, geniturinários e de saúde mental, incluindo doença do refluxo gastresofágico, fibromialgia, cefaleia, dor nas costas, dor pélvica crônica, disfunção sexual, disfunção das vias urinárias inferiores, depressão e ansiedade.** O início e a exacerbação dos sintomas podem estar correlacionados com eventos estressantes da vida. Uma anamnese detalhada frequentemente revela história de abuso. Os critérios diagnósticos para SII incluem dor abdominal recorrente, em média de, pelo menos, 1 dia por semana nos últimos 3 meses, associada a dois ou mais dos seguintes critérios: (1) relacionada com a defecação, (2) associada a uma mudança na frequência das evacuações e (3) associada a uma mudança no formato (aparência) das fezes. Os critérios precisam ocorrer durante 3 meses, pelo menos, com início dos sintomas pelo menos 6 meses antes do estabelecimento do diagnóstico (Tabela 31.5). **Os critérios específicos possibilitam a classificação da SII em categorias como predomínio de constipação intestinal (SII-C), com predomínio de diarreia (SII-D), com hábitos intestinais mistos (SII-M) e não classificada (SII-U), conforme delineado na Tabela 31.3.** A variante com predomínio de constipação intestinal geralmente está associada à disfunção defecatória, enquanto a variante com diarreia provoca incontinência fecal. Os critérios de Roma IV apresentam uma sensibilidade e especificidade de 62,7 e 97,1% para a SII, respectivamente.[47]

A *CIF* é um termo criado para unificar a definição de constipação intestinal (Tabela 31.6). As pacientes com CIF não devem preencher os critérios de SII. A dor abdominal e/ou o meteorismo podem estar presentes, porém não são os sintomas predominantes.[46]

Distúrbios funcionais da defecação

Os distúrbios funcionais da defecação são divididos em defecação dissinérgica e propulsão defecatória inadequada (inércia colônica). Para os objetivos deste capítulo, a defecação dissinérgica foi incluída na categoria estrutural de obstrução da abertura inferior da pelve, entretanto, os critérios de Roma IV a consideram como distúrbio funcional (Tabela 31.7). **Os dois distúrbios funcionais da defecação exigem a presença de CIF ou de SII-C. As Tabelas 31.5 e 31.6 fornecem uma lista dos critérios para diagnóstico desses distúrbios.**

Inércia colônica/constipação intestinal por trânsito lento

A constipação intestinal grave, definida como menos de três evacuações por semana e refratária ao tratamento, é relativamente rara; entretanto, essas pacientes frequentemente sofrem de distúrbios de motilidade, como *distúrbio de motilidade global e inércia colônica*. As mulheres têm mais tendência a ser afetadas do que os homens. A inércia colônica ou constipação intestinal por trânsito lento é identificada como o atraso da passagem de marcadores radiopacos pela parte proximal do cólon, sem retropulsão dos marcadores do cólon esquerdo e na ausência de distúrbios sistêmicos ou obstrutivos. A causa permanece incerta. As pacientes com esse distúrbio apresentam comprometimento da atividade motora colônica fásica e diminuição dos reflexos gastrocólicos.[48,49] Os estudos sobre o papel dos laxantes, absorção, hormônios, anormalidades psicológicas e opioides endógenos não foram conclusivos. A literatura sugere um possível distúrbio neurológico ou do músculo liso.[49,50] A proteína contrátil específica do músculo liso, a "*smoothelina*", está sendo estudada.[51] A QDV é prejudicada em pacientes com defecação obstrutiva e inércia colônica, entretanto, aquelas com defecação obstrutiva são afetadas em maior grau.[52]

Incontinência fecal

Os termos "incontinência anal" e "incontinência fecal" são empregados como sinônimos, porém apresentam diferenças sutis. **A incontinência fecal é definida como a perda involuntária de fezes sólidas ou líquidas. A incontinência anal é definida como a perda involuntária de fezes sólidas ou líquidas ou flato.** A incontinência anal implica na existência de patologia transanal, enquanto a incontinência fecal também pode ocorrer em consequência de fístula. O **escape intestinal acidental** é um novo termo preferido pelas pacientes, descrevendo o sintoma de incontinência fecal.

Ruptura do esfíncter

Em mulheres, a lesão obstétrica do músculo esfíncter do ânus constitui a causa mais comum de escape intestinal acidental. Os mecanismos de lesão podem consistir na ruptura anatômica do complexo do esfíncter anal, denervação do assoalho pélvico ou uma combinação dos dois distúrbios. Os fatores de risco para a laceração do esfíncter do ânus consistem em primiparidade, alto peso do recém-nascido, parto operatório e episiotomia, particularmente episiotomia mediana.[53-56] Existem vários outros fatores que foram propostos e estudados, que demonstram uma relação variável com a laceração perineal ou a lesão do esfíncter do ânus.[56-58] Os estudos sugerem que as mulheres com trabalho de parto mais lento e com descida tardia da cabeça do feto têm mais tendência a apresentar lesões do esfíncter anal.[57,59] A

Tabela 31.5 Síndrome do intestino irritável (C1).[46]

Critérios diagnósticos[a]
Dor abdominal recorrente durante pelo menos 1 dia por semana nos últimos 3 meses em média, associada a dois ou mais dos seguintes critérios:
1. Relacionada com a defecação
2. Associada a uma mudança na frequência das fezes
3. Associada a uma mudança na forma (aparência) das fezes

[a]Critérios preenchidos durante os últimos 3 meses, com início dos sintomas pelo menos 6 meses antes do diagnóstico.

Tabela 31.6 Constipação intestinal funcional (C2).[46]

Critérios diagnósticos[a]
1. É necessária a inclusão de dois ou mais dos seguintes critérios:[b]
a. Esforço durante mais de um quarto (25%) das defecações
b. Fezes em caroços (cíbalos) ou endurecidas (Escala de Fezes de Bristol de 1–2) em mais de um quarto (25%) das defecações
c. Sensação de evacuação incompleta em mais de um quarto (25%) das defecações
d. Sensação de obstrução/bloqueio anorretal em mais de um quarto (25%) das defecações
e. Manobras manuais para facilitar em mais de um quarto (25%) das defecações (p. ex., evacuação digital, sustentação do assoalho pélvico)
f. Menos de três defecações por semana
2. Raramente há fezes de consistência mole sem o uso de laxantes
3. Critérios insuficientes para a síndrome do intestino irritável

[a]Critérios preenchidos durante os últimos 3 meses, com início dos sintomas pelo menos 6 meses antes do diagnóstico.
[b]Para estudos de pesquisa, as pacientes que preenchem os critérios para CIIO não devem ser diagnosticadas com CIF, visto que é difícil distinguir entre os efeitos colaterais dos opioides e outras causas de constipação intestinal. Entretanto, os médicos reconhecem que pode ocorrer sobreposição dessas duas condições.

Tabela 31.7	Distúrbios funcionais da defecação (F3).[37]
Critérios diagnósticos[a]	
1. O paciente precisa preencher os critérios para constipação intestinal funcional e/ou síndrome do intestino irritável com constipação intestinal (ver Tabelas 31.5 e 31.6)	

2. Durante tentativas repetidas de defecar, é preciso que existam características de comprometimento da evacuação, conforme demonstrado por dois dos três testes seguintes:
   a. Teste de expulsão do balão anormal
   b. Padrão anormal de evacuação anorretal com manometria ou EMG da superfície anal
   c. Comprometimento da evacuação retal no exame de imagem	

As subcategorias F3a e F3b aplicam-se a pacientes que preenchem os critérios para DFD F3a. Critérios diagnósticos para propulsão defecatória inadequada Forças propulsivas inadequadas, medidas por manometria, com ou sem contração inapropriada do esfíncter do ânus e/ou músculos do assoalho pélvico[b] F3b. Critérios diagnósticos para defecação dissinérgica Contração inapropriada do assoalho pélvico medida com EMG da superfície anal ou manometria com forças propulsivas adequadas durante a tentativa de defecação[b]	

[a]Critérios preenchidos nos últimos 3 meses, com início dos sintomas pelo menos 6 meses antes do diagnóstico.
[b]Esses critérios são definidos pelos valores normais da técnica apropriados para a idade e o sexo.

duração do segundo estágio constitui um fator de risco independente em todas as mulheres, e a duração da fase de expulsão de mais de 60 minutos constitui um fator de risco significativo para lesão do esfíncter anal em primíparas.[59] Existem estudos prospectivos a longo prazo limitados que demonstram a evolução natural da lesão do esfíncter anal, a neuropatia do assoalho pélvico e a progressão desses distúrbios até a incontinência fecal. A literatura sustenta a relação existente entre os sintomas de início precoce e a lesão do esfíncter e entre os sintomas de início tardio e a neuropatia.[60-62]

Traumatismo obstétrico

As lacerações de terceiro e quarto graus no parto estão associadas a um aumento do risco de incontinência fecal (OR = 2,66 a 3,09).[60,61] As incidências de lacerações de terceiro e quarto graus do esfíncter e do ânus clinicamente documentadas são de 0,5 e 5,9%, respectivamente, e têm aumentado nos últimos 10 anos.[55,63] Esse aumento provavelmente advém de uma melhora no diagnóstico, visto que os defeitos de terceiro e quarto graus ocultos descritos em 28 a 35% das mulheres primíparas e 44% das mulheres multíparas não passam despercebidos por profissionais mais bem treinados. **As pacientes com rupturas ocultas do esfíncter do ânus são 8,8 vezes mais propensas a apresentar incontinência fecal.**[55,64] O parto vaginal, tanto assistido por fórceps quanto a vácuo, aumenta significativamente esse risco, sendo a extração a vácuo menos traumática do que a extração com fórceps.[58] Acreditava-se que a cesariana eletiva, sem trabalho de parto, diferentemente da cesariana de emergência, era capaz de evitar a incontinência fecal, entretanto, os estudos realizados fornecem argumentos contra qualquer efeito protetor da cesariana, independentemente da ocasião.[65,66] **Uma revisão de Cochrane de 2010 concluiu que não há evidências suficientes para defender a cesariana eletiva como conduta para preservação da continência fecal.**[67] **A episiotomia mediana está fortemente associada ao dano do esfíncter e à incontinência fecal,**[54,64] e as consequências são piores quando combinadas com o uso de fórceps e extração a vácuo. Entretanto, foi constatado que a episiotomia mediolateral com instrumentação é protetora em comparação à instrumentação isolada.[68] Uma revisão de Cochrane sustenta o uso restritivo da episiotomia mediana e mediolateral, devido ao menor traumatismo perineal posterior, menos sutura e redução das complicações associadas à cicatrização. Não foi observada nenhuma diferença na ocorrência de traumatismo grave, dor, dispareunia ou incontinência urinária, porém, houve um aumento do traumatismo perineal anterior com o uso restrito.[69] Outro estudo sugeriu que se um profissional de saúde experiente não estiver disponível imediatamente ou nas proximidades, o reparo da ruptura de terceiro ou quarto grau pode ser adiado por 8 a 12 horas, sem que haja impacto no desenvolvimento de incontinência anal ou dos sintomas do assoalho pélvico.[70]

Traumatismo cirúrgico

Depois do traumatismo obstétrico, a lesão iatrogênica constitui a segunda causa mais comum de dano direto ao esfíncter. Os procedimentos cirúrgicos que foram associados à incontinência fecal incluem reparo de fístula anal, esfincterotomia anal, hemorroidectomia e dilatação anal. **A fistulotomia é o procedimento mais comum responsável pela ocorrência de incontinência fecal.** Pode haver desenvolvimento de fístulas retovaginais ou anovaginais após lesão obstétrica, complicações operatórias durante cirurgia pélvica e exacerbações da doença inflamatória intestinal. As fístulas provocam incontinência fecal e o grau de disfunção pós-operatória depende da localização da fístula e da extensão da ruptura do esfíncter durante o reparo cirúrgico. Depende também do funcionamento pré-operatório do esfíncter e do nervo pudendo. A esfincterotomia anal para tratamento de fissuras anais dolorosas pode levar à incontinência, em consequência da ruptura da inervação sensitiva retal e dos coxins anais e da transecção do esfíncter do ânus.[71,72] Com frequência, a hemorroidectomia resulta em escape fecal mínimo, devido à ressecção dos coxins anais, que atuam como barreira mucosa final. À semelhança da esfincterotomia, pode haver ruptura da inervação sensitiva retal, e pode ocorrer lesão do EIA durante a dissecção cortante.[72,73]

Denervação do esfíncter

A incontinência fecal idiopática (neurogênica primária) resulta da denervação do esfíncter do ânus e dos músculos do assoalho pélvico. A lesão de denervação relacionada com o traumatismo obstétrico é responsável por três de cada quatro casos de incontinência fecal idiopática e constitui a causa geral mais comum de incontinência fecal.[70,71]

Traumatismo obstétrico

Os dois mecanismos propostos de neuropatia do pudendo são a lesão por estiramento durante o segundo estágio do trabalho de parto e a compressão do nervo em sua saída pelo canal do pudendo (canal de Alcock).[74] **Os fatores de risco estabelecidos para a neuropatia do assoalho pélvico incluem multiparidade, alto peso do recém nascido, parto a fórceps, segundo estágio ativo prolongado e laceração de terceiro grau.**[75,76] Diversos estudos mostraram um aumento das latências motoras terminais do nervo pudendo após parto vaginal, particularmente após laceração do esfíncter.[55,77,78] A maioria das mulheres recupera a função alguns meses após o parto, enquanto outras apresentam evidência de lesão vários anos depois, o que pode representar os efeitos cumulativos de partos subsequentes.[77,79] Entretanto, a incontinência fecal só se desenvolve em uma parcela de pacientes com neuropatia.[76]

Síndrome do períneo descendente

O esforço prolongado por qualquer razão pode provocar a síndrome do períneo descendente. Essa síndrome é definida como o descenso do períneo abaixo das tuberosidades isquiáticas durante a manobra de Valsalva.[42,43] A neuropatia do pudendo resulta do estiramento e encarceramento do nervo pudendo. Esse diagnóstico é sustentado por achados de alongamento do nervo pudendo, prolongamento da sua latência terminal motora e diminuição da sensibilidade anal em mulheres com descenso do períneo.[80-82] A evolução da neuropatia do pudendo leva finalmente à incontinência fecal.[83,84]

Distúrbios funcionais do intestino

Incontinência fecal

Os Critérios de Roma III estabeleceram diretrizes bem definidas para as causas funcionais de incontinência fecal, entretanto, elas são complicadas e raramente são utilizadas. Os Critérios de Roma IV (Tabela 31.8) agora utilizam uma definição mais simplificada para qualquer passagem descontrolada recorrente de material fecal. A incontinência fecal é, com frequência, multifatorial e ocorre em condições que causam diarreia, comprometimento da capacidade de armazenamento colorretal e/ou enfraquecimento do assoalho pélvico **(Tabela 31.9)**.

Síndrome do intestino irritável

A variante da SII com diarreia está frequentemente associada à incontinência fecal e distúrbio da defecação. A Tabela 31.5 apresenta os critérios para diagnóstico.

Tabela 31.8 Incontinência fecal.[37]

Critérios diagnósticos[a]
Passagem descontrolada recorrente de material fecal em indivíduo com idade de desenvolvimento de pelo menos 4 anos

[a]Critérios preenchidos nos últimos 3 meses. Para estudos de pesquisa, considerar o início dos sintomas pelo menos 6 meses antes, com 2 a 4 episódios de IF no decorrer de 4 semanas.

Diarreia funcional

Os Critérios de Roma IV criam uma definição unificadora da diarreia, denominada diarreia funcional (Tabela 31.10). A justificativa para os critérios listados na Tabela 31.10 baseia-se na variabilidade nas descrições de diarreia fornecidas pelas pacientes.[37]

Armadilhas para o cirurgião especialista em assoalho pélvico

Algumas vezes é fácil não perceber ou interpretar incorretamente sinais e sintomas de constipação intestinal e disfunção defecatória. **Sinais de alerta, como perda de peso não intencional, presença de sangue nas fezes, febre e anemia ferropriva, exigem uma investigação complementar. Qualquer alteração aguda dos hábitos intestinais deve ser avaliada por completo, e é preciso considerar a possibilidade de neoplasia maligna no diagnóstico diferencial. Mesmo na presença de doença crônica, a neoplasia maligna ainda precisa ser excluída.** A persistência dos sintomas após um teste empírico de tratamento clínico deve levar a uma avaliação complementar, incluindo colonoscopia ou retossigmoidoscopia flexível. É possível atribuir incorretamente sintomas de disfunção defecatória e constipação intestinal ao prolapso dos órgãos pélvicos, quando, na realidade, o prolapso resulta de um distúrbio intestinal subjacente. Nesse caso, o tratamento cirúrgico do prolapso terá benefício pouco duradouro se o distúrbio intestinal subjacente não for tratado.

Tabela 31.9 Causas comuns de incontinência fecal.[37]

Fraqueza do esfíncter do ânus
Traumática: obstétrica, cirúrgica (p. ex., hemorroidectomia, esfincterotomia interna, fistulectomia). Não traumática: esclerodermia, degeneração idiopática do esfíncter interno do ânus
Neuropatia
Periférica (p. ex., do pudendo) ou generalizada (p. ex., diabetes melito)
Distúrbios do assoalho pélvico
Prolapso retal, síndrome do períneo descendente
Distúrbios que afetam a capacidade e/ou sensibilidade retal[a]
Distúrbios inflamatórios: proctite por radiação, doença de Crohn, colite ulcerativa
Cirurgia anorretal (bolsa/reservatórios, ressecção anterior)
Hipossensibilidade retal
Hipersensibilidade retal
Distúrbios do sistema nervoso central
Demência, acidente vascular encefálico, tumores cerebrais, esclerose múltipla, lesões da medula espinal
Doenças psiquiátricas, transtornos do comportamento
Distúrbios intestinais
Síndrome de intestino irritável, diarreia pós-colecistectomia
Constipação intestinal e retenção fecal com transbordamento

[a]Essas condições também podem estar associadas à diarreia.

Tabela 31.10 Diarreia funcional (C3).[46]

Critérios diagnósticos[a]

Fezes moles ou aquosas, sem dor abdominal predominante ou inchaço incômodo, ocorrendo em > 25% das fezes[b]

[a]Critérios preenchidos nos últimos 3 meses, com início dos sintomas pelo menos 6 meses antes do diagnóstico.
[b]Devem ser excluídas pacientes que preenchem critérios para SII com predomínio de diarreia.

ANAMNESE E EXAME FÍSICO
Anamnese

A anamnese e o exame físico completos são de importância fundamental na avaliação da incontinência fecal e disfunção defecatória. **A história da doença atual deve concentrar-se nos hábitos intestinais, incluindo frequência e consistência das evacuações (fezes endurecidas *versus* moles, formadas *versus* não formadas, com diarreia *versus* constipação intestinal). A duração e a intensidade dos sintomas e os fatores causadores de exacerbação são importantes para compreender o impacto sobre a QDV.** Deve-se perguntar às pacientes sobre a necessidade de esforço para evacuar, presença de sintomas de esvaziamento incompleto e necessidade de sustentação da região perianal, corpo perineal ou parede posterior da vagina para auxiliar a evacuação. É preciso perguntar à paciente sobre a necessidade de desimpactação digital, visto que é improvável que ela forneça voluntariamente essa informação. Quanto à incontinência fecal, deve-se obter informações sobre o escape de sólidos, líquidos e flatos e sobre a capacidade de discriminar esses diferentes tipos de fezes (amostragem). À semelhança da incontinência urinária, a incontinência fecal pode estar relacionada com esforço, desejo imperioso (urgência) ou ser inconsciente, ou seja, a perda pode não ser sentida pela paciente. Perguntas sobre a ocorrência alternada de diarreia e constipação intestinal, presença de muco ou sangue nas fezes, aspecto e alterações no calibre das fezes podem ajudar a descobrir etiologias sistêmicas e funcionais. Por fim, é importante perguntar sobre comportamentos adaptativos, uso de absorventes ou fraldas e tratamentos prévios e atuais, incluindo cirurgia, fisioterapia e medicamentos.

Pode-se obter muitas informações de maneira eficiente com o uso de questionários. Os questionários validados quantificam os sintomas que são de natureza subjetiva para medir de maneira objetiva a resposta ao tratamento. **Um instrumento valioso para avaliar a disfunção defecatória é o ColoRectal-Anal Distress Inventory (CRADI), que foi incorporado ao Pelvic Floor Distress Inventory (PFDI).**[85] Este último é um instrumento útil para a avaliação de sintomas de prolapso, incontinência urinária, incontinência fecal, disfunção miccional e disfunção defecatória. Outras escalas de sintomas úteis e escores de incômodo para incontinência fecal incluem o Wexner Score,[86] o Fecal Incontinence Severity Index[87] e a Fecal Incontinence QoL (FIQoL) Scale.[88] O Diagnostic Questionnaire for Adults de Roma IV concentra-se nos diagnósticos clínicos de SII, dispepsia funcional (DF) e CIF. A sensibilidade foi de 62,7% para a SII, de 54,7% para a DF e de 32,2% para a CIF. A especificidade foi de 97,1% para a SII, de 93,3% para a DF e de 93,6% para a CIF.[47]

A história clínica, a história cirúrgica, a história familiar e a revisão dos sistemas devem concentrar-se na detecção de possíveis distúrbios sistêmicos e obstrutivos elencados na **Tabela 31.1**.

A história obstétrica completa deve incluir o número de partos vaginais, partos vaginais operatórios ou presença de laceração de terceiro ou quarto grau, que é de importância crítica em pacientes com incontinência fecal. É necessário verificar a duração do segundo estágio do trabalho de parto, o peso do recém-nascido e a realização de episiotomia, visto que podem representar fatores de risco para lesão e denervação do esfíncter. Deve-se obter uma história sexual, perguntando inicialmente se a paciente teve qualquer experiência sexual negativa. Isso possibilita obter detalhes sobre estupro, penetração anal e dispareunia. Deve-se registrar o uso de medicamentos de venda livre e prescritos, substâncias recreativas e ilegais e alergias.

Exame físico

A avaliação da disfunção anorretal exige um exame geral básico, bem como um exame concentrado no abdome e na pelve. O exame físico geral deve incluir uma avaliação global da mobilidade e função cognitiva. O exame de rotina do abdome envolve inspeção, palpação e auscultação para descartar a presença de massas, visceromegalias e irritação peritoneal. Esse exame deve ser seguido de avaliação detalhada da vagina, do períneo e da região anorretal. Os objetivos do exame pélvico são definir objetivamente o grau de prolapso e determinar a integridade do tecido conjuntivo, da função neurológica e da sustentação muscular dos órgãos pélvicos.

Exame neurológico

Os elementos importantes do exame neurológico consistem em avaliação da função dos nervos cranianos, sensibilidade e força dos membros inferiores e reflexos dos membros inferiores, dos músculos bulbocavernosos e do ânus. Esses exames avaliam a função das raízes dos nervos lombares inferiores e sacros, reconhecendo a importância da segunda a quarta raízes dos nervos sacros na disfunção do assoalho pélvico. Os reflexos períneos podem ser avaliados pela estimulação dos grandes lábios e da pele da região perianal por meio de leve contato com *swab* de algodão. Os reflexos anal, bulbocavernoso e da tosse avaliam a integridade da inervação motora do EEA (S2-S4). Deve-se avaliar a simetria da sensibilidade da face interna da coxa, vulva e área perirretal ao toque suave e com um objeto pontiagudo (alfinete/agulha).

Força muscular

A integridade dos músculos do assoalho pélvico deve ser avaliada em repouso e com contração voluntária para determinar a força, a duração e a elevação em direção anterior. As inserções dos músculos puborretal e pubococcígeo devem ser avaliadas quanto à avulsão, que se manifesta com assimetria. A palpação possibilita a avaliação de hipersensibilidade, força e capacidade de relaxamento desses músculos. Foram descritos vários sistemas padronizados para medir de maneira objetiva a força muscular, incluindo palpação manual e índice de Kegel em uma escala de 1 a 5, porém, nenhum deles foi aceito como padrão.[89] O músculo puborretal é facilmente palpável na região posterior, visto que cria um ângulo de 90° entre os canais anal e retal. A contração voluntária desse músculo "eleva" anteriormente o dedo do examinador em direção aos ramos do púbis. A diminuição do tônus e da contratilidade do músculo EEA intacto frequentemente indica uma neuropatia do pudendo. A neuropatia que afeta o músculo puborretal pode ser reconhecida por um ângulo anorretal obtuso e pela fraqueza da contração voluntária. À semelhança do eixo uretral, o ângulo anorretal pode ser avaliado utilizando um *swab*, embora esse teste raramente seja utilizado. A deflexão é medida na posição de decúbito dorsal em repouso, com esforço e com contração.

Sustentação vaginal

Os principais pontos de prolapso dos órgãos pélvicos (ver Capítulo 30) **em pacientes com disfunção defecatória são a sustentação do ápice da vagina, a parede posterior e o corpo de períneo, embora alguns especialistas acreditem que os defeitos da parede anterior também possam afetar a disfunção defecatória.** A parede posterior é avaliada enquanto se sustenta o ápice da vagina e a parede anterior com um espéculo, o que possibilita ao examinador concentrar-se na identificação de locais específicos de defeitos do septo retovaginal. O exame retovaginal ajuda na identificação de defeitos da fáscia retovaginal ou corpo perineal. Foi relatada a perda das rugas/pregas vaginais sobre o local de laceração da fáscia retovaginal.[90] Essa característica é particularmente útil nas enteroceles, que têm epitélio fino e liso sobre o defeito.

Normalmente, o corpo perineal deve estar localizado à altura das tuberosidades isquiáticas ou a 2 cm desse ponto de referência. Se estiver abaixo desse nível, em repouso ou com esforço, isso representa descenso do períneo. Os achados subjetivos de descenso do períneo incluem alargamento do hiato genital e do corpo perineal e retificação ou convexidade do sulco interglúteo. As mulheres com descenso do períneo tendem a apresentar graus menos graves de prolapso dos órgãos pélvicos, com base no sistema de estadiamento de **Quantificação do Prolapso dos Órgãos Pélvicos (POP-Q)**,[91] visto que ele mede o descenso a partir do anel himenal. Em consequência, um aumento do comprimento do corpo perineal e do hiato genital com esforço sugere descenso do períneo. O grau de descenso do períneo pode ser medido de modo objetivo com um perineômetro de St. Mark, embora se possa utilizar uma régua fina inserida na parte posterior do vestíbulo da vagina, à altura das tuberosidades isquiáticas. O descenso é medido como a distância de deslocamento do corpo perineal com o esforço da paciente. Embora a fluoroscopia do assoalho pélvico seja a técnica padrão para a medida do descenso do períneo, ela é mais útil em pacientes com sintomas de disfunção defecatória grave e evidências de descenso perineal ao exame pélvico.

Exame anorretal

A inspeção visual e digital da vagina e do ânus ajuda a identificar anormalidades estruturais, como prolapso, fístulas, fissuras, hemorroidas ou traumatismo prévio. O exame retovaginal fornece informações úteis sobre a integridade do septo retovaginal e pode demonstrar a existência de frouxidão na sustentação do corpo perineal. O exame retovaginal mostra-se útil no diagnóstico de enteroceles, que podem ser palpadas como protrusão do intestino entre os dedos vaginal e retal durante o esforço. O toque retal deve ser realizado em repouso, com contração e durante o esforço. A presença de material fecal no canal anal pode sugerir impactação fecal ou fraqueza neuromuscular do mecanismo de continência anal. A protrusão circunferencial da parte superior do reto ao redor do dedo do examinador durante o esforço sugere intussuscepção, que frequentemente ocorre em associação com frouxidão da sustentação retal posterior ao longo do sacro.

A integridade do EEA e do músculo puborretal pode ser avaliada pela observação e palpação dessas estruturas durante a contração voluntária. Evidências de entalhe das pregas cutâneas perianais e a presença de cicatriz perineal com contração assimétrica frequentemente indicam um defeito do esfíncter. Quando a paciente é solicitada a contrair os músculos do assoalho pélvico, dois movimentos devem estar presentes: a contração concêntrica do EEA e tração interna da margem anal. Essas ações devem ser evidentes ao exame digital do reto. O ângulo de 90° criado pelo músculo puborretal deve ser palpado posteriormente com facilidade, e com contração voluntária, o dedo do examinador deve ser elevado anteriormente em direção ao ramo do púbis. Tanto o músculo puborretal quanto o EEA devem relaxar durante a manobra de Valsalva. As pacientes com anismo podem apresentar uma contração paradoxal desses músculos durante o esforço. Por fim, defeitos nas faces anteriores do EEA podem ser detectados por exame digital. O Sistema de Escore de Exame Retal Digital (DRESS – *Digital Rectal Examination Scoring System*) é uma escala de 5 pontos que é quantificada durante o repouso e a contração. Uma pontuação de 3 é atribuída a um tônus normal **(Tabela 31.11)**.

EXAMES

Exames complementares sofisticados estão sendo utilizados em laboratórios clínicos e de fisiologia anorretal de pesquisa para quantificar a função do cólon e do anorreto. A seguir é apresentada uma descrição dessas técnicas relacionadas com o tratamento da incontinência fecal e do distúrbio da defecação.

Incontinência fecal

Ultrassonografia endoanal

A ultrassonografia endoanal garante a obtenção de uma imagem acurada do EIA e do EEA. Avalia a continuidade e a espessura do músculo e é considerada o melhor método isolado para a detecção de defeitos do esfíncter anal. A ultrassonografia endoanal é realizada com um *scanner* de ultrassom de Bruel-Kjaer (Copenhague, Dinamarca) com sonda retal de 360° (tipo 1850), com transdutor de 7 MHz (comprimento focal, 2 a 5 cm) abrigado dentro de um invólucro plástico **(Figura 31.1)**. Nas imagens obtidas por intermédio desse dispositivo, o EIA normal é uma faixa hipoecoica contínua de músculo liso, circundada pela espessa camada ecogênica do EEA estriado. Um defeito do esfíncter aparece como uma ruptura nessas faixas musculares.

Tabela 31.11 Sistema de Escore do Exame Retal Digital (DRESS).[92]

Escore em repouso
0. Nenhum tônus discernível em repouso, canal anal aberto ou patuloso
1. Tônus muito baixo
2. Tônus levemente diminuído
3. Normal
4. Tônus elevado, confortável
5. Tônus muito alto, canal anal apertado, dificuldade para a introdução de um dedo

Contração
0. Nenhum aumento discernível do tônus com esforço de contração
1. Ligeiro aumento
2. Aumento razoável, porém abaixo do normal
3. Normal
4. Contração forte
5. Contração muito forte, a ponto de ser doloroso para o examinador

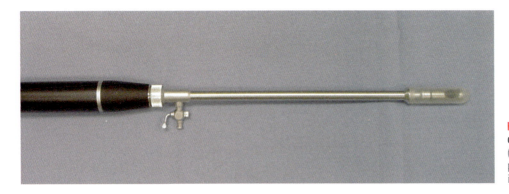

Figura 31.1 Sonda de ultrassonografia de Bruel-Kjaer (Copenhague, Dinamarca) (tipo 1850) com transdutor de 7 MHz (comprimento focal, 2 a 5 cm), abrigado em um invólucro plástico.

A localização e a gravidade do defeito podem ser descritas pela distância circunferencial em graus, porcentagem de espessura e distância da margem anal **(Figura 31.2)**. Em geral, as medições são feitas nas partes proximal, média e distal do canal anal. É importante reconhecer a divisão fisiológica na parte proximal do EEA quando se funde com o músculo puborretal do levantador do ânus. A interpretação incorreta desse achado como defeito do esfíncter pode levar a um diagnóstico incorreto. O músculo puborretal aparece como uma espessa camada ecogênica em formato de U ou de V, fora do EIA e contíguo com o EEA, na parte proximal do canal anal.

A ressonância magnética (RM) é uma alternativa para a ultrassonografia endoanal e é igualmente eficaz no diagnóstico de defeitos do esfíncter e superior para fístulas com o uso de uma bobina vaginal ou retal. Devido ao maior custo da RM, a ultrassonografia endoanal constitui a modalidade de imagem preferida para a avaliação do esfíncter, e o uso da RM é, em grande parte, para pesquisa ou para o diagnóstico de fístulas. Pode ser benéfica em casos nos quais os resultados da ultrassonografia endoanal não são conclusivos ou a qualidade do exame é precária.

Eletromiografia

A eletromiografia (EMG) é útil na avaliação da integridade neuromuscular do EEA e dos músculos do assoalho pélvico após lesão traumática, como ocorre no parto.[93] Essa técnica mede a atividade elétrica das fibras musculares durante a contração e o repouso. Podem ser empregados diferentes tipos de eletrodos, incluindo os de superfície, eletrodos de agulha concêntricos e os de fibra única. Os eletrodos de superfície são menos invasivos, visto que são aplicados próximo ao canal anal ou no seu interior, porém limitam-se a registrar a atividade básica do esfíncter anal. Com frequência, essa técnica é utilizada em associação à terapia de *biofeedback*. Os eletrodos de agulha concêntricos geralmente são utilizados em laboratórios de fisiologia anorretal, para a avaliação seletiva da atividade individual de um músculo. A inserção das cânulas finas semelhantes a agulhas que contêm eletrodos de aço pode ser dolorosa. Os eletrodos menores de fibra única para EMG são utilizados para registrar a atividade de fibras musculares isoladas, que pode ser quantificada a fim de calcular a densidade das fibras. Após lesão por denervação, ocorre aumento da densidade das fibras musculares durante a reinervação. Por conseguinte, a EMG de fibra única pode fornecer evidências indiretas de lesão neurológica por meio de mapeamento do EEA e identificação de áreas lesionadas. Essa técnica raramente é utilizada na prática clínica, visto que a ultrassonografia endoanal oferece maior conforto à paciente e resultados mais confiáveis do que a EMG.

Os estudos de condução dos nervos motores fornecem outra maneira de medir a neuropatia do assoalho pélvico. O axônio de um nervo é estimulado e mede-se o tempo que o potencial de ação leva para alcançar o músculo suprido pelo nervo. O intervalo entre a estimulação e a resposta muscular é denominado latência do nervo. A latência motora terminal do nervo pudendo (LMTNP) pode ser determinada por meio de estimulação transretal do nervo pudendo utilizando um eletrodo de St. Mark.[94] Um estimulador do nervo é montado na ponta do dedo enluvado **(Figura 31.3)** e posicionado por via transretal sobre cada espinha isquiática. Aplica-se um estímulo de até 50 mV com duração de 0,1 ms, e mede-se a latência da contração do músculo EEA. Um valor de 2,2 ms ou menos é considerado normal. Os estudos iniciais da LMTNP sugeriram que a neuropatia do pudendo bilateral tende a ocorrer com mais frequência em mulheres idosas.[95] Um estudo que avaliou os valores normativos das latências dos nervos pudendo e perineais observou um aumento das latências com o avanço da idade.[96] O prolongamento da LMTNP indica uma lesão desse nervo ou presença de distúrbio desmielinizante. A função do nervo pudendo tem valor prognóstico no reparo cirúrgico de lesões traumáticas do esfíncter[96] e pode ser útil na investigação pré-operatória.

Manometria anal

A manometria anal é utilizada para quantificar a função do mecanismo esfincteriano. Para medir as pressões do canal anal, são utilizados com mais frequência cateteres de manometria perfundidos com água ou balões cheios de água. As pressões do canal anal em repouso refletem a função do EIA, e as pressões na parte inferior do canal anal durante a contração voluntária máxima refletem a função do EEA. Pode-se utilizar a análise vetorial para detectar assimetria no esfíncter do ânus. A manometria anal pode fornecer evidências indiretas de lesão do esfíncter: um baixo tônus em repouso indica lesão do EIA, e uma diminuição das pressões máximas de contração indica lesão do EEA. Entretanto, as pressões anais são influenciadas por uma variedade de fatores, incluindo complacência tecidual e tônus muscular. Em consequência, é difícil interpretar os resultados de manometria anal, que exibem pouca correlação com o defeito anatômico específico. A interpretação é ainda mais complicada pela ampla variação de valores normais de pressão que mudam com a idade e a paridade. Observa-se uma considerável superposição entre os valores de manometria em pacientes incontinentes e aqueles continentes. Por conseguinte, a manometria anal pode ser de valor limitado na avaliação e no tratamento dos defeitos do esfíncter do ânus e da incontinência fecal.

Proctoscopia e teste com insuflação de ar

A proctoscopia desempenha um importante papel para a avaliação da incontinência fecal. Pode ser realizada independentemente ou durante colonoscopia, sigmoidoscopia flexível e teste com

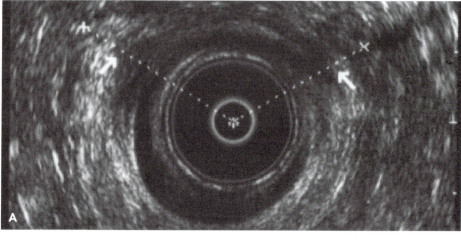
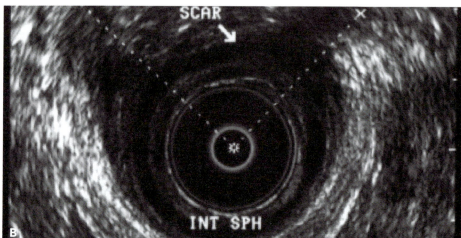
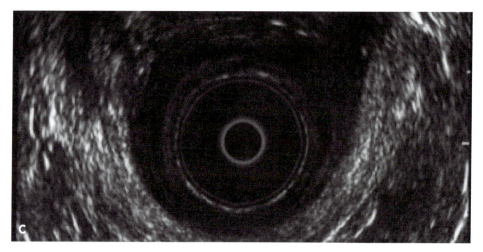

Figura 31.2 **A. Imagem de ultrassonografia endoanal da parte distal do canal anal** mostrando defeitos do esfíncter interno, na posição de 10 a 3 horas, e do esfíncter externo, na posição de 10 a 2 horas. **B. Imagem de ultrassonografia endoanal da parte média do canal anal** mostrando defeitos do esfíncter interno, na posição de 12 a 2 horas, e do esfíncter externo, na posição de 10 a 1 hora. **C. Imagem de ultrassonografia endoanal da parte proximal do canal anal** mostrando a integridade do EIA e uma divisão fisiológica normal no esfíncter externo.

insuflação de ar. **A proctoscopia pode detectar a presença de patologia anorretal, como hemorroidas prolapsadas, intussuscepção, proctite ulcerativa ou por radiação ou úlcera retal solitária.** O teste com insuflação de ar é útil quando há suspeita de fístula retovaginal ou enterovaginal, mas que não pode ser visualizada na avaliação de rotina no exame clínico ou na RM. Em geral, esse exame é realizado sob anestesia, mas pode ser feito no ambiente ambulatorial. Instila-se solução salina ou água na vagina com a paciente na posição de Trendelenburg. O ar é instilado no reto utilizando um proctoscópio ou sigmoidoscópio rígido. Afastadores vaginais possibilitam a visualização do epitélio vaginal posterior e do ápice da vagina. A observação de bolhas no líquido vaginal confirma o diagnóstico e a localização da fístula retovaginal ou enterovaginal. Em geral, a localização retal da fístula é visível, dependendo do tamanho e do local da fístula e da qualidade do preparo intestinal.

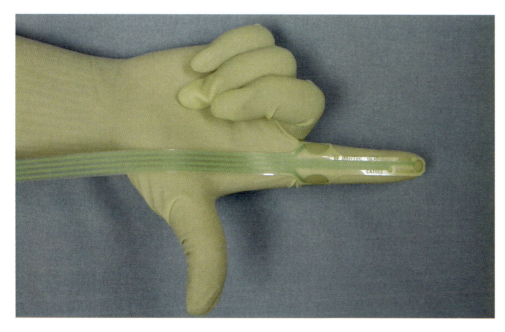

Figura 31.3 Eletrodo de St. Mark utilizado para medir a latência motora terminal do nervo pudendo. O eletrodo estimulador está na ponta do dedo, e o receptor está na parte proximal do dedo, próximo à articulação metacarpofalângica.

Distúrbios da defecação

Exame de Sitzmark

Os estudos do trânsito colônico são úteis para avaliar a motilidade colônica e são realizados por meio de seriografia abdominal após a ingestão de marcadores radiopacos. O objetivo é diferenciar entre constipação intestinal primária de trânsito normal, trânsito lento e disfunção da saída.[97] As pacientes são instruídas a seguir uma alimentação rica em fibras durante o período do exame e a evitar o uso de laxantes, supositórios ou enemas. Inicialmente, a paciente ingere uma cápsula contendo 20 a 24 marcadores, e obtém-se uma radiografia abdominal diariamente ou no quarto e sétimo dias, e a cada 3 dias a partir daí até a eliminação de todos os marcadores. Em seguida, são calculados os tempos de trânsito intestinal utilizando uma fórmula matemática. Os resultados do estudo do trânsito colônico são utilizados para classificar as pacientes com constipação intestinal em tipos de trânsito tardio, normal e obstrução da saída. Depois do sexto dia, deve haver menos de cinco marcadores remanescentes no cólon. No trânsito lento, mais de cinco marcadores estão dispersos por todo o cólon. Na obstrução da saída, são observados mais de cinco marcadores na região do retossigmoide, e o trânsito é normal no restante do cólon.

Fluoroscopia e ressonância magnética do assoalho pélvico

A fluoroscopia pélvica possibilita a avaliação radiológica dinâmica da anatomia e da fisiologia anorretal e do assoalho pélvico. É particularmente útil nos distúrbios obstrutivos da defecação, como intussuscepção, retocele, enterocele, anismo e descenso do períneo. A paciente senta-se em um vaso sanitário radiotransparente e o meio de contraste é instilado no reto. A adição de meio de contraste vaginal, vesical e oral auxilia o diagnóstico quando há suspeita de prolapso de vários compartimentos. Uma série de imagens estáticas laterais ou imagem contínua com videografia é obtida por fluoroscopia com a paciente em repouso, durante a defecação e com contração do esfíncter anal. Podem ser obtidas imagens semelhantes com a evacuação da bexiga. A fluoroscopia pélvica tem vários nomes, incluindo defecografia, proctografia defecatória, cistoproctografia defecatória e colpocistoproctografia, dependendo da técnica utilizada. As medidas obtidas incluem tamanho da ampola retal, comprimento do canal anal, ângulo anorretal, movimento do músculo puborretal e descida do assoalho pélvico. A gravidade e a localização do prolapso e do descenso do assoalho pélvico são quantificadas em relação à linha pubococcígea. A fluoroscopia pélvica é superior ao exame físico para o diagnóstico de enterocele,[98,99] e essa técnica tem a vantagem de distinguir entre enteroceles e sigmoidoceles. Pode haver dissinergia retoesfincteriana quando a paciente apresenta relaxamento incompleto do músculo puborretal durante a evacuação, o ângulo anorretal é preservado e o esvaziamento é incompleto. A fluoroscopia pélvica é considerada o exame definitivo para o diagnóstico de intussuscepção[91,99] e constitui a técnica preferida para a quantificação do descenso perineal. **A RM dinâmica com contraste luminal é uma modalidade de imagem semelhante à fluoroscopia pélvica.** Sua capacidade de detecção de prolapso assemelha-se à da fluoroscopia, porém a RM pode visualizar a musculatura e as partes moles do assoalho pélvico, conferindo-lhe a vantagem de detectar a dilatação dos músculos levantadores e de hérnias do músculo levantador do ânus. A posição de decúbito dorsal no exame é uma desvantagem; entretanto, há relatos isolados de RM dinâmica em posição ortostática com uso de aparelhos abertos, cujos resultados são comparáveis aos da fluoroscopia para a detecção de patologia anorretal.[100] A fluoroscopia e a RM dinâmica podem ser utilizadas em situações que envolvem prolapso acentuado de vários compartimentos ou nas quais a gravidade dos sintomas é desproporcional aos achados do exame.

Manometria anal

A manometria anal é útil para avaliar a defecação obstruída por meio de determinação da pressão máxima de repouso, pressão máxima de contração, sensibilidade e complacência retais e presença de reflexo inibitório retoanal intacto. Na disfunção defecatória, a manometria anal pode ser utilizada para diagnóstico de doença de Hirschsprung e anismo. A adição da EMG de superfície para documentar o relaxamento ajuda a excluir a possibilidade de anismo como causa de defecação obstruída. Em pacientes com anismo, observam-se uma incapacidade de relaxamento do esfíncter anal com a defecação e aumento da atividade elétrica do EEA e do músculo puborretal. Por outro lado, não deve haver nenhum aumento da atividade elétrica medida por eletrodos de superfície em pacientes com doença de Hirschsprung. O teste de expulsão do balão retal pode ajudar na avaliação do esvaziamento retal e pode ser útil durante a fisioterapia para o diagnóstico de defecação dissinérgica.

Colonoscopia

A avaliação gastrintestinal padrão de pacientes com sintomas de distúrbios da defecação e de qualquer pessoa com mais de 50 anos de idade deve incluir um rastreamento de rotina para câncer colorretal. Nos EUA, a incidência cumulativa para câncer colorretal em pacientes com risco médio é de 4,3%.[101] As modalidades aceitas para rastreamento incluem exame de fezes (pesquisa de sangue oculto nas fezes com guáiaco [PSOFg], teste imunoquímico fecal [TIF], FIT-DNA) e exames com visualização/imagem (colonoscopia, colonografia por tomografia computadorizada, sigmoidoscopia flexível + TIF/PSOFg). A PSOFg, o toque retal e o enema baritado/enema baritado com duplo contraste em regime ambulatorial não são mais recomendados como exames de rastreamento, em virtude de sua baixa sensibilidade e especificidade em comparação a outras técnicas.[102]

ABORDAGEM TERAPÊUTICA DA INCONTINÊNCIA FECAL

O tratamento da incontinência fecal deve concentrar-se em opções não cirúrgicas, incluindo modificação da alimentação, tratamento clínico e *biofeedback*. Quaisquer doenças sistêmicas ou distúrbios gastrintestinais subjacentes devem ser tratados antes de iniciar uma avaliação extensa de outras causas de incontinência fecal. Se os sintomas persistirem, será necessária uma investigação complementar. Se a avaliação revelar um defeito subjacente do EEA e o tratamento conservador não for bem-sucedido, será razoável proceder ao tratamento cirúrgico, contanto que a paciente esteja bem informada sobre os benefícios e riscos potenciais.

Em seguida, é apresentada uma visão geral das opções de tratamento, bem como a eficácia de cada abordagem. A ausência de medidas consistentes dos resultados dificulta a comparação da eficácia dos tratamentos. Alguns estudos baseiam o sucesso de acordo com a conformidade estrita a critérios de continência, porém os resultados variam para a continência de flatos, fezes líquidas ou sólidas. Outros estudos baseiam o sucesso em critérios mais subjetivos, como melhora após o tratamento. Podem ser mantidos registros diários, porém os resultados podem não ser confiáveis. Mesmo que um levantamento de sintomas e uma escala de QDV validados sejam empregados, poucos estudos utilizam as mesmas medidas de resultado.

Tratamento não cirúrgico

O tratamento não cirúrgico concentra-se na maximização do mecanismo de continência, por meio de alteração das características das fezes ou modificação do comportamento. A consistência e o volume das fezes podem ser manipulados por métodos alimentares e farmacológicos, de modo a obter uma a duas evacuações de fezes bem formadas por dia. A justificativa dessa abordagem é **a maior facilidade de controlar as fezes formadas do que as fezes líquidas**. Pode-se utilizar a modificação comportamental em esquemas que se concentram na eliminação previsível de fezes. A fisioterapia e o *biofeedback* podem ser úteis para fortalecer o mecanismo de continência.

Abordagens farmacológicas

Modificação da dieta e consumo de fibras

Com frequência, a modificação da dieta no tratamento da incontinência fecal consiste em evitar o consumo de alimentos que precipitam o amolecimento das fezes e diarreia. Os irritantes dietéticos comuns incluem alimentos condimentados, café e outras bebidas cafeinadas, álcool e frutas cítricas. É essencial evitar os laticínios ou utilizar suplementos alimentares de lactase em pessoas com intolerância à lactose.

O acréscimo de fibras pode melhorar a incontinência fecal, visto que elas funcionam como agentes formadores de massa, aumentando o volume e a densidade das fezes. Nos EUA, uma pessoa média consome menos da metade da quantidade diária recomendada de fibras (25 a 35 g). A Tabela 31.12 fornece uma lista de várias fontes de fibras, sendo o maior conteúdo encontrado em cereais ricos em fibras. É difícil consumir a quantidade diária recomendada apenas via alimentação, e com frequência é útil ingerir suplementos de fibras. Embora o aumento do volume e da densidade das fezes ajude muitos indivíduos a manter a continência, o consumo excessivo de fibras com ingestão inadequada de líquidos pode predispor pacientes idosas à impactação fecal.

Fármacos constipantes

Os fármacos constipantes têm maior utilidade em pacientes com fezes de consistência mole ou com diarreia crônicas. Podem ajudar a melhorar os sintomas em pacientes com frequência, urgência e incontinência fecais.

A *loperamida* e o *cloridrato de difenoxilato com sulfato de atropina* são os agentes geralmente utilizados. A *loperamida* é um agonista sintético dos receptores μ-opioides periféricos que demonstrou prolongar o tempo de trânsito e estimular a função do esfíncter anal. Com qualquer um desses agentes, recomenda-se um aumento cuidadoso para evitar a ocorrência de constipação intestinal, o principal efeito colateral. Em geral, é preferível iniciar o uso de 2 a 4 mg de *loperamida* em dias alternados a diariamente e, em seguida, aumentar para até 4 mg, 3 a 4 vezes/dia. Foi constatado que uma dose de 4 mg antes das refeições aumenta o tônus anal e melhora a continência.[103] O seu uso deve ser evitado em pacientes com fatores de risco para prolongamento do intervalo QT.

O *cloridrato de difenoxilato com sulfato de atropina* é iniciado em uma dose de 1 a 2 comprimidos ao dia, ou em dias alternados, e aumentado até 1 a 2 comprimidos, 3 a 4 vezes/dia, quando for necessário. É preciso ter cautela em pacientes que fazem uso de outros medicamentos anticolinérgicos. Os efeitos colaterais anticolinérgicos consistem em boca seca, sonolência, tontura e taquicardia.

A *codeína* é um agente constipante, mas deve ser utilizada com cautela, particularmente em pacientes com distúrbios crônicos e em pacientes idosas, devido aos efeitos colaterais associados aos narcóticos, incluindo adicção devido ao uso prolongado e depressão respiratória e do sistema nervoso central. Com essas limitações consideradas, houve evidências de eficácia da codeína em um estudo com pacientes geriátricas com incontinência fecal.[104] Oitenta e duas pacientes foram tratadas com base na causa subjacente: lactulose e enemas para a impactação fecal e fosfato de codeína e enemas para a incontinência fecal neurogênica. A taxa de

Tabela 31.12 Fontes de fibras.

Cereais		Suplementos de fibras	
All-Bran Extra Fiber (1/2 xícara)	15 g	Konsyl (1 colher de chá)	6 g
Fiber One (1/2 xícara)	14 g	Perdiem (1 colher de chá)	4 g
Raisin Bran (1/2 xícara)	7 g	Metamucil (1 colher de chá)	3,4 g
All Bran (1/2 xícara)	6 g	Maalox com fibras (1 colher de sopa)	3,4 g
Fruit & Fiber (2/3 xícara)	5 g	Mylanta com fibras (1 colher de chá)	3,4 g
Frosted Mini Wheats (1/2 xícara)	3 g	Citrucel (1 colher de sopa)	2 g
Pães		**Vegetais**	
De trigo integral (1 fatia)	2 g	Alface (1 xícara)	1,4 g
Branco (1 fatia)	0,5 g	Aipo (1)	0,5 g
Bagel (1)	1 g	Tomate cru (1)	1 g

Modificada de: **Ellerkmann MR, Kaufman H.** Defecatory dysfunction. In: Bent AE, Ostergard DR, Cundiff GW et al., eds. *Ostergard's Urogynecology*. 5th ed. Philadelphia, PA: Lippincott Williams & Wilkins, 2002:362, com autorização.

cura da incontinência fecal foi de 60% no grupo de tratamento *versus* 32% no grupo controle (*P* < 0,001).

Os fármacos que atuam sobre o esfíncter anal podem ser eficazes em pacientes com incontinência fecal, incluindo gel de fenilefrina, pomada de zinco e alumínio e valproato sódico por via oral.[105] Uma revisão da Cochrane publicada em 2013 confirma uma melhora da incontinência fecal com o uso de medicação, porém com taxa mais elevada de efeitos adversos, como constipação intestinal, em comparação ao placebo.[105]

Medicamentos para síndrome do intestino irritável

A terapia dietética da SII consiste em evitar alimentos associados aos sintomas, incluindo álcool, cafeína, sorbitol e alimentos que aumentam a produção de gás. Embora se tenha demonstrado que o aumento do consumo de fibras na alimentação ou por meio de suplementos melhora a forma com predomínio de constipação intestinal dessa doença (SII-C), a suplementação de fibras exerce pouco efeito na variante com diarreia associada à incontinência fecal. A colaboração de Roma IV descreve a suplementação dietética de fibras como um dos pilares do manejo da SII, embora o seu uso ideal possa ser flexível.[46] Os benefícios parecem limitar-se às fibras solúveis (*psyllium*/casca de *ispaghula*) e às insolúveis (farelo), ainda que estas últimas possam exacerbar problemas de distensão e de flatulência. A dieta com baixo teor de glúten e de FODMAP (oligossacarídeos fermentáveis, dissacarídeos, monossacarídeos e poliois) parece oferecer algum benefício. O tratamento farmacológico é direcionado para o sintoma predominante. Nos artigos de Roma IV, há uma revisão dos agentes e de justificativa para o seu uso **(Tabela 31.13)**,[46] algumas delas mencionadas aqui.

A *loperamida* e o *cloridrato de difenoxilato com sulfato de atropina* tendem a ser agentes de primeira linha úteis no tratamento da diarreia. Os antidepressivos tricíclicos melhoram o desconforto abdominal e são valiosos em pacientes com predomínio de diarreia, em virtude de seu efeito constipante. A *alossetrona*, um antagonista da serotonina tipo 3 (5 HT3), foi aprovada pela Food and Drug Administration (FDA) dos EUA para o tratamento da SII grave com predomínio de diarreia e refratária ao tratamento. Foi constatada uma melhora das medidas de avaliação global, porém o seu uso é limitado devido a diversos relatos de casos isolados de colite isquêmica. A dose recomendada é de 0,5 mg no início, 1 ou 2 vezes/dia. Não parece ser eficaz na variante de dor espástica da SII.

A *ondansetrona* e a *ramosetrona* parecem ser eficazes no tratamento da SII-D. Os anticolinérgicos (*diciclomina, hiosciamina*) e os antiespasmódicos (*mebeverina, pinaverina*) são direcionados para os sintomas de dor e meteorismo, porém podem ser úteis na variante de diarreia, em virtude de seus efeitos colaterais constipantes. Estudos que compararam medicamentos com propriedades anticolinérgicas forneceram resultados inconclusivos, com benefícios apenas modestos. Os agentes anticolinérgicos normalmente utilizados para bexiga hiperativa não foram bem estudados na população com incontinência fecal/diarreia; entretanto, de acordo com os relatos, podem ter duplo benefício em pacientes que apresentam ambos os problemas.

Em um estudo da *tolterodina* durante 6 dias em 36 indivíduos sadios em comparação ao placebo, foram avaliados efeitos intestinais utilizando os hábitos registrados em diários, e concluiu-se que a *tolterodina* não afetou de modo substancial a consistência das fezes nem facilitou a defecação na dose terapêutica utilizada no tratamento da bexiga hiperativa.[106] A *tolterodina* é um antagonista muscarínico não seletivo, que apresenta menor incidência de constipação intestinal em comparação a outros agentes anticolinérgicos utilizados no tratamento da bexiga hiperativa, que pode ser M3 seletiva.

Os agentes antiespasmódicos podem ter utilidade e estão disponíveis em muitos países, porém o seu uso não foi aprovado nos EUA. Outros antagonistas da 5 HT3 e da 5 HT4 estão em fase de desenvolvimento, e seu uso está aprovado na Europa, mas não nos EUA. A maioria dos estudos apresenta um projeto deficiente, e a sua interpretação é difícil devido à uma elevada taxa de resposta ao placebo, que frequentemente ultrapassa 30%. Por fim, pacientes com diarreia funcional e anteriormente submetidas à colecistectomia podem obter benefício do uso de sequestradores de sais biliares, como colestiramina, colestipol e colesevelam **(Tabela 31.14)**.

Condutas comportamentais

Biofeedback

O *biofeedback* pode ser uma modalidade terapêutica eficaz, contanto que as pacientes estejam motivadas e compreendam as

Tabela 31.13 Laxantes e outros tratamentos dos distúrbios da defecação/constipação intestinal funcional/SII-C.[46]

Agente	Dose em adultos	Início de ação	Efeitos colaterais
Fibras solúveis formadoras de volume			
Naturais (*psyllium*)	Até 30 g/dia em doses fracionadas	12 a 72 h	Impactação acima de estenoses
Sintéticas (*metilcelulose*)	4 a 6 g VO	12 a 72 h	Sobrecarga de líquido
Laxantes emolientes			
Sais de docusato	50 a 500 mg VO	24 a 72 h	Exantemas cutâneos
Óleo mineral	15 a 45 mℓ VO	6 a 8 h	Diminuição da absorção de vitaminas
Laxantes hiperosmolares/osmóticos			
Polietilenoglicol	17 a 34 g/dia	1 h	Distensão abdominal
Lactulose	15 a 60 mℓ VO	24 a 48 h	Distensão abdominal
Sorbitol	120 mℓ de solução a 25% VO	24 a 48 h	Distensão abdominal
Glicerina	Supositório de 3 g	15 a 60 min	Irritação retal
	Enema de 5 a 15 mℓ	15 a 30 min	Irritação retal
Fosfato de sódio	Enema de 120 mℓ	15 a 60 min	Distúrbio dos eletrólitos no indivíduo idoso
Laxantes salinos			
Sulfato de magnésio	15 g VO	0,5 a 3 h	Toxicidade do magnésio (cautela com baixa TFGe)
Fosfato de magnésio	10 g VO	0,5 a 3 h	
Citrato de magnésio	200 mℓ VO	0,5 a 3 h	
Ativadores dos canais de cloreto			
Lubiprostona	8 μg VO, 2 vezes/dia, 24 μg 2 vezes/dia		Náuseas, diarreia
Agonistas da guanilato ciclase C			
Linaclotida	145 μg-290 μg VO ao dia		Diarreia
Plecanatida	3 mg/dia VO		Diarreia
Agonista do receptor de serotonina 5-HT₄			
Prucaloprida[a]	1 a 4 mg/dia VO		Cefaleias transitórias, náuseas, diarreia
Laxantes estimulantes			
Óleo de rícino	15 a 60 mℓ VO	2 a 6 h	Má absorção de nutrientes
Difenilmetanos			
Fenolftaleína	60 a 100 mg VO	6 a 8 h	Exantemas cutâneos
Bisacodil	30 mg VO	6 a 10 h	Irritação gástrica
	10 mg VR	0,25 a 1 h	Estimulação retal
Antraquinonas			
Cáscara sagrada	1 mℓ VO	6 a 12 h	Melanose colônica
Sene	2 mℓ VO	6 a 12 h	Degeneração dos plexos de Meissner e Auerbach
Aloe (Casantrol)	250 mg VO	6 a 12 h	
Dantrona	75 a 150 mg VO	6 a 12 h	Hepatotoxicidade (com docusato)

[a]Não está atualmente disponível nos EUA.
VO, via oral; VR, via retal.
De: **Wald A**. Approach to the patient with constipation. In: Yamada T, ed. *Textbook of Gastroenterology*. 3rd ed. Philadelphia, PA: Lippincott Williams & Wilkins, 1999:921, com autorização.

Capítulo 31 • Disfunção Anorretal

Tabela 31.14 Agentes utilizados no tratamento da diarreia funcional/SII-D/incontinência fecal.[46,114]

Tipo de laxante	Dose em adultos	Efeitos colaterais
Laxantes formadores de volume		
Naturais (*psyllium*)	Até 30 g/dia em doses fracionadas	Impactação acima das estenoses
Sintéticos (metilcelulose)	4 a 6 g VO	Sobrecarga de líquidos
Agonistas opioides μ		
Loperamida	2 a 4 mg VO; aumentar até 16 mg/dia quando for necessário	
Difenoxilato/atropina	5 mg 4 vezes/dia até a obtenção do controle (máximo de 20 mg/dia); a dose de manutenção pode ser menor	
Sequestradores de sais biliares		
Colestiramina	9 g 2 a 3 vezes/dia	Sangramento (altas doses crônicas)
Comprimidos de colestipol	2 g 1 a 2 vezes/dia	
Colesevelam	625 mg 1 a 2 vezes/dia	
Probióticos	Múltiplos produtos disponíveis	
Antibióticos		
Rifaximina	550 mg VO 3 vezes/dia x 14 dias	
Agonista do receptor de serotonina 5-HT$_4$		
Alossetrona	0,5 a 1 mg VO, 1 a 2 vezes/dia	Risco de retocolite isquêmica
Ondansetrona	4 a 8 mg, 3 vezes/dia	
Ramosetrona	5 μg ao dia	
Agonistas/antagonistas opioides mistos		
Eluxadolina	100 mg, 2 vezes/dia	
Aumento do tônus do esfíncter do ânus		
Gel de fenilepinefrina, valproato de sódio, pomada de zinco-alumínio, gel L-eritrometoxamina		
Cremes de barreira		
Pomada de mentol e óxido de zinco, pó de alkagin, pomada de aquaphor		

instruções. Foram descritas três modalidades principais: treinamento da sensibilidade retal (aferente), treinamento de força (eferente) e treinamento de coordenação. O treinamento aferente concentra-se em aumentar a sensibilidade do canal anorretal por meio do recrutamento de neurônios adjacentes, de modo a diminuir o limiar sensitivo de estimulação do volume. O objetivo desse treinamento é aumentar e restaurar a sensibilidade anal e o reflexo inibitório retoanal. O treinamento eferente melhora e restaura a contração voluntária do EEA, o que possibilita o recrutamento adicional de unidades motoras e estimula a hipertrofia muscular. Esses três métodos de treinamento são frequentemente combinados, para obter um benefício terapêutico máximo. O método de treinamento mais comum utiliza um balão intrarretal, que estimula a distensão retal e oferece *feedback* pela pressão a partir da contração coordenada ou sincronizada dos músculos do assoalho pélvico. Outras técnicas concentram-se no treinamento de força apenas do EEA isoladamente, utilizando o *feedback* pela pressão anal ou EMG, ou apenas treinamento aferente com balão intrarretal, sem contração dos músculos do assoalho pélvico em resposta ao estímulo. Existem muitas variações no protocolo, como número, frequência, intensidade e duração das sessões.

Foram realizados vários estudos para avaliar a eficácia do *biofeedback* no tratamento da incontinência fecal, e diversos artigos de revisão e metanálise determinaram os efeitos de tratamentos individuais e preditores da resposta das pacientes ao tratamento.[109-114] Os resultados de todos esses estudos concordam uniformemente que o *biofeedback* e os exercícios do assoalho pélvico melhoram a incontinência fecal e desempenham um papel na prática clínica. Concordam também que a literatura está repleta de problemas metodológicos e carece de resultados e controles validados, dificultando uma comparação direta dos resultados dos estudos.

O *biofeedback* constitui um tratamento ideal de primeira linha, visto que oferece um tratamento eficaz e minimamente invasivo sem quaisquer eventos adversos relatados. O *biofeedback* também parece oferecer maior probabilidade de resultados positivos do que o tratamento médico padrão no tratamento da incontinência fecal funcional (67 *versus* 36%, respectivamente, $P < 0,001$).[109]

A combinação de *biofeedback* e estimulação elétrica pode constituir o melhor tratamento de segunda linha da incontinência fecal. Uma revisão da Cochrane sobre o *biofeedback* e os exercícios no tratamento da incontinência fecal encontrou 21 estudos elegíveis, com um total de 1.525 participantes.[115] Os autores concluíram que o *biofeedback* e a estimulação elétrica podem melhorar os resultados do tratamento em comparação a cada um deles isoladamente. A estimulação elétrica transanal pode ser mais benéfica do que os exercícios vaginais em mulheres com incontinência fecal após o parto. Uma revisão sistemática e uma metanálise publicadas em 2013 identificaram 128 estudos e examinaram a estimulação elétrica e o *biofeedback* no tratamento da incontinência fecal. Foram incluídos 23 estudos observacionais e 13 ensaios clínicos randomizados. Os resultados variaram de remissão, resposta ou dados da QDV relacionada com a doença em escalas validadas. A estimulação elétrica isolada foi inferior ao controle (p. ex., exercícios do assoalho pélvico) (RR 0,47, IC de 0,13-1,72), enquanto o *biofeedback* isolado foi superior ao controle (RR 2,35, IC de 1,33-4,16) na melhora dos sintomas. A combinação de *biofeedback* e estimulação elétrica foi superior em comparação a cada tratamento isolado. Os autores concluíram que os ensaios clínicos controlados e randomizados de maior qualidade mostraram diferenças mais significativas entre os grupos de tratamento e defendem a estimulação elétrica combinada com *biofeedback* como tratamento ideal de segunda linha na incontinência fecal após tratamento dietético e clínico.[116]

Não há indicadores claros que possibilitem prever quais pacientes serão beneficiadas pelo *biofeedback*. Os possíveis fatores incluem idade, duração e gravidade da incontinência, tratamentos ou cirurgias prévias e gravidade do dano neurológico ou físico. Há controvérsias sobre o fato de a resposta ao *biofeedback* ser dependente da presença de integridade estrutural do esfíncter anal ou da função normal do nervo pudendo.[115,116] São necessários ensaios clínicos controlados bem desenhados que utilizem avaliação dos sintomas e instrumentos de QDV validados. São desejáveis medidas mais objetivas, e os estudos devem documentar cuidadosamente a duração do tratamento e do acompanhamento.

Programações intestinais

O objetivo das programações intestinais é obter uma eliminação previsível das fezes. Isso pode ser obtido pelo uso do reflexo gastrocólico e por meios dietéticos e farmacológicos. A defecação imediatamente após as refeições envolve a resposta fisiológica ao reflexo gastrocólico para facilitar o esvaziamento previsível. A força do reflexo gastrocólico varia entre indivíduos e pode ser hipo ou hiperativo em determinados distúrbios sistêmicos, como diabetes melito e esclerose múltipla. Essa técnica pode ser particularmente útil de manhã para livrar o indivíduo da incontinência fecal durante o dia. O uso de supositórios ou enemas pela manhã ou à noite, junto com o reflexo gastrocólico, pode proporcionar maior alívio dos sintomas diurnos. A meta é deixar o reto vazio entre as evacuações. O uso de enema é feito normalmente 1 ou 2 vezes/dia, mas pode ser aumentado de acordo com a atividade colônica basal da paciente. **A ida regular ao banheiro é eficaz em pacientes idosas em clínicas de repouso com incontinência fecal causada por incontinência de transbordamento em consequência de impactação fecal.** O uso de cateteres de irrigação de colostomia com extremidade cônica é reservado para pacientes nas quais outras modalidades terapêuticas não tiveram êxito. Esses cateteres evitam o risco de perfuração retal e proporcionam uma barreira para impedir o efluxo das soluções de irrigação.[117,118]

Dispositivos de barreira

Os dispositivos de barreira para a incontinência fecal, descritos pela primeira vez na década de 1980, podem constituir uma opção adequada para algumas pacientes.[119] Dispõe-se de uma variedade de *plugs*, todo eles com o objetivo de bloquear o escape de fezes. Foram inicialmente projetados para a incontinência fecal em pacientes com incontinência fecal neurogênica, porém podem ser utilizados em qualquer paciente. Os *plugs* anais são dispositivos de inserção que se adaptam ao canal anal e podem ser deixados no local por um período máximo de 12 horas. Uma revisão de Cochrane de quatro estudos sugere que, se forem tolerados, os *plugs* anais podem ter sucesso na manutenção da continência fecal. Observa-se uma elevada taxa de descontinuação (35%), em consequência do desconforto retal causado por esses dispositivos. Foi relatada mais satisfação no grupo que utilizou o *plug* de poliuretano do que no grupo de *plug* de polivinil-álcool.[120] A atualização das práticas clínicas da American Gastroenterology Association fornece uma revisão de outros dispositivos, como dispositivos de inserção anal (disponíveis nos EUA) e de inserção vaginal com bombas.[118] O estudo LIFE, publicado em 2015, avaliou a eficácia e segurança de um dispositivo de controle intestinal vaginal e sistema de bomba, Eclipse (*Pelvalon, Sunnyvale, Califórnia*), em 61 mulheres. Com 1 mês de uso, o sucesso de intenção de tratar foi de 79%, e mais de 85% consideraram que os sintomas intestinais estavam "bem melhores" ou "muito melhores". Não houve nenhum evento adverso grave, e o efeito mais comum consistiu em dor pélvica (22,7%), que ocorreu principalmente durante o período de adaptação do dispositivo.[121] São necessários estudos controlados de maior duração para avaliar por completo os dispositivos de barreira como opções de tratamento seguras e eficazes e para definir o subgrupo de pacientes nas quais esses dispositivos são eficazes.

Agentes formadores de volume perianais

O objetivo de injetar um biomaterial no canal anal consiste em aumentar a coaptação do canal anal e tratar a incontinência. As *microesferas de dextranômero* em ácido hialurônico estabilizado sem origem animal (NASHA Dx) são o único agente de volume perianal injetável disponível e aprovado pela FDA. Em um estudo controlado e randomizado com 206 pacientes, 52% no grupo do NASHA Dx e 31% no grupo controle de injeção simulada apresentaram melhora com base em escalas validadas em 6 meses (OR 2,36).[122] Dessas pacientes, 11% apresentaram continência completa, e a maioria necessitou de duas injeções para obter um resultado bem-sucedido. Surgiram várias críticas sobre esse estudo, incluindo o fato de que a seleção das pacientes deveria se limitar àquelas com incontinência passiva e baixas pressões do canal anal, além de incluir testes de sensibilidade ou função motora anorretais.[123] As possíveis complicações consistiram em abscesso, proctalgia e hemorragia retal.

Tratamento cirúrgico

4 **Em geral, deve-se considerar o tratamento cirúrgico após o fracasso das medidas conservadoras.** Embora possam existir exceções a esse princípio, a maioria dos cirurgiões segue essa recomendação devido aos resultados inadequados a longo prazo e às elevadas taxas de complicações associadas à cirurgia para incontinência fecal. A American Gastroenterology Association propõe uma abordagem sequencial ao tratamento da incontinência fecal, iniciando do método menos invasivo para o mais invasivo **(Figura 31.4)**.

Neuromodulação

Estimulação das raízes dos nervos sacrais

A neuromodulação sacral (InterStim®, Medtronic, Minneapolis, Minnesota, EUA) foi aprovada pela FDA, em 1997, para o tratamento da incontinência urinária de urgência e, em 1999, para a retenção urinária

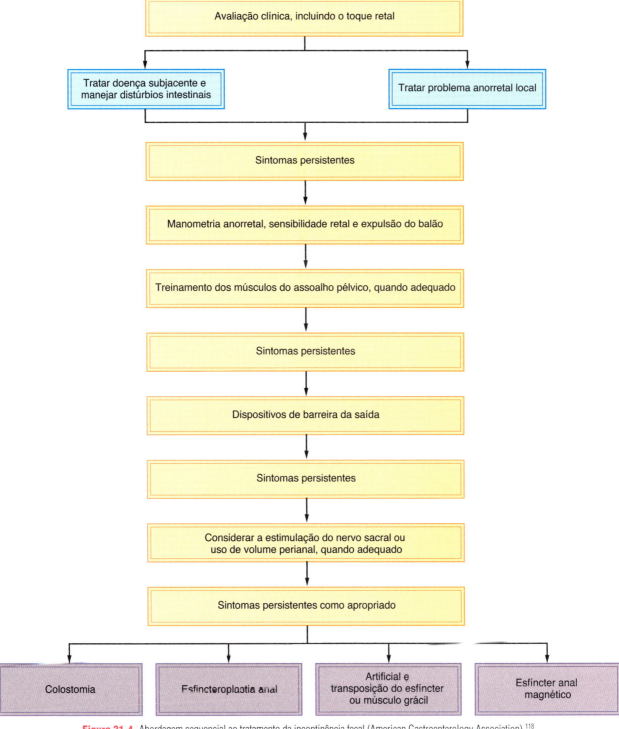

Figura 31.4 Abordagem sequencial ao tratamento da incontinência fecal (American Gastroenterology Association).[118]

não obstrutiva e urgência. Passou a ser utilizada como método experimental no tratamento da incontinência fecal desde 1995 e foi aprovada para essa indicação em 2011. O mecanismo exato de ação não foi totalmente elucidado. O objetivo da estimulação do nervo sacral é recrutar a função residual do mecanismo de continência por meio de estimulação elétrica de sua inervação periférica. A princípio, as indicações foram limitadas a pacientes com deficiência da função do EEA e do músculo levantador do ânus, sem defeitos morfológicos macroscópicos e com integridade das conexões neuromusculares. As indicações aceitáveis ampliaram-se para incluir a deficiência do EIA, defeitos estruturais limitados e déficits funcionais dos EIA e EEA.

Técnica

O dispositivo é colocado exatamente da mesma maneira que no tratamento da incontinência urinária. A aplicação é efetuada em um procedimento cirúrgico ambulatorial em duas etapas. A primeira etapa envolve a colocação dos eletrodos. O eletrodo é colocado através do forame S2-S4 por meio de uma técnica cirúrgica minimamente invasiva. A localização correta é confirmada durante a cirurgia por meio de fluoroscopia e visualização de uma resposta apropriada dos músculos do assoalho pélvico com flexão plantar mínima do hálux e do segundo dedo do pé, o que corresponde habitualmente a uma estimulação de S3. Uma fase de teste utiliza um gerador de pulsos externo, que normalmente dura 2 semanas. As pacientes que apresentam uma boa resposta (diminuição dos episódios de incontinência fecal em pelo menos 50%, documentado pelo diário dos hábitos intestinais) passam para a segunda etapa, que consiste na colocação de gerador de pulso implantável (GPI) permanente. Em geral, apenas um eletrodo é mantido no local no final do segundo estágio. Após a implantação do gerador de pulso permanente, todos os ajustes são realizados por telemetria. A paciente conta com um controle remoto, que permite a ela ligar ou desligar o dispositivo e ajustar a amplitude da estimulação. A bateria precisa ser substituída em intervalos de vários anos.

Eficácia

Dados obtidos ao longo de duas décadas sobre a eficácia da neuromodulação sacral relatam taxas de sucesso de até 54% a longo prazo (acompanhamento médio de 56 meses).[124] No final de 2003, a estimulação do nervo sacral tinha sido utilizada no tratamento de mais de 1.300 pacientes com incontinência fecal.[125] Apesar desse grande número, a análise dos resultados foi limitada a várias pequenas séries de casos. Em todos os estudos, foi constatada uma melhora significativa dos escores de continência, com duração de até 99 meses. A maioria das pacientes apresentou uma melhora de pelo menos 75% nos escores de continência. Ocorreu também melhora na frequência dos episódios de incontinência, na capacidade de adiar a defecação e no esvaziamento intestinal. A análise por intenção de tratar revelou um sucesso terapêutico de 80 a 100%. Foi constatada considerável melhora nas medidas de QDV, com o uso de escalas de medida validadas. Ocorreram complicações em 0 a 50% das pacientes, e as mais comuns consistiram em dor no local do eletrodo ou do GPI, migração do eletrodo, infecção ou agravamento dos sintomas intestinais. Não foi constatada a ocorrência de sequelas permanentes. Os efeitos da fisiologia anorretal variaram entre os estudos publicados, ressaltando o fato de que o mecanismo preciso de ação ainda não está esclarecido.

Uma revisão Cochrane de seis ensaios clínicos cruzados e dois ensaios clínicos paralelos concluiu que os dados limitados sugerem uma melhora da incontinência fecal com a estimulação do nervo sacral, mas não da constipação intestinal.[126] No ensaio clínico multicêntrico conduzido para avaliar a eficácia da estimulação do nervo sacral na incontinência fecal, 90% de 133 pacientes foram submetidas a estimulações temporárias até permanentes. Wexner et al. acompanharam prospectivamente 120 pacientes (110 mulheres, 10 homens) durante um período médio de 28 (2 a 70) meses. Os indivíduos completaram as medidas de QDV validadas e os diários dos hábitos intestinais. O sucesso, definido como alcançar uma taxa de 50% ou mais de melhora e de redução dos episódios de incontinência fecal, foi obtido por 83% dos pacientes em 1 ano e por 85% em 2 anos. A continência total foi alcançada por 41% em 1 ano, e o número médio de episódios de incontinência diminuiu de 9,4 para 1,9 por semana. O mesmo grupo relatou uma taxa global de infecção de 10,8% (13/120), com nove ocorrências no primeiro mês e quatro depois de 1 ano.[127,128] Esse estudo serviu como força propulsora para a aprovação pela FDA, em 2011, da estimulação do nervo sacral para indicação de incontinência fecal. Entre as infecções precoces, cinco responderam aos antibióticos, uma apresentou resolução espontânea, e três foram tratadas com cirurgia. No caso das infecções tardias, foi necessário remover todos os quatro dispositivos. O mesmo grupo publicou dados de acompanhamento a longo prazo. Foi efetuado acompanhamento de 76 das 120 mulheres durante 5 a 8 anos. Oitenta e nove por cento relataram uma melhora de mais de 50%, e 36% obtiveram uma continência completa.[129] O evento adverso mais comum observado nesse ensaio clínico foi a infecção, com taxa de 10%.

Outro estudo multicêntrico de grande porte com 200 pacientes mostrou uma redução dos escores de gravidade e melhora da QDV com estimulação do nervo sacral. A consistência mole das fezes e a baixa intensidade da estimulação foram preditivas de resultados bem-sucedidos em análise multivariada. Os achados na ultrassonografia, a manometria, a idade e o sexo não tiveram impacto nos resultados.[130] Tjandra et al.[131] realizaram um ECR de 120 pacientes com acompanhamento durante 1 ano, comparando a estimulação do nervo sacral à melhor terapia de suporte, que consistiu em exercícios do assoalho pélvico, agente formador de volume e dieta. Os resultados de incontinência fecal tiveram melhora acentuada no grupo tratado com estimulação, e 47% das pacientes obtiveram continência completa. Por outro lado, não foi constatada nenhuma melhora significativa no grupo de tratamento apenas com exercícios. Esse estudo sugere que a estimulação do nervo sacral constitui o tratamento ideal da incontinência grave.[131] Bharucha et al. resumiram os ensaios clínicos controlados e randomizados que compararam a neuromodulação ao tratamento clínico e estimulação percutânea do nervo tibial (EPNT).[118] Nesses estudos, a estimulação do nervo sacral foi consideravelmente melhor do que o tratamento clínico, mas não significativamente melhor do que a EPNT.

As diretrizes do National Institute for Health and Care Excellence (NICE) do Reino Unido recomendam a eletroestimulação crônica da raiz do nervo sacral como intervenção cirúrgica de primeira linha para o tratamento da incontinência fecal.[132] Nas diretrizes para o tratamento da incontinência fecal da American Society of Colon and Rectal Surgeons Clinical Practice, a neuromodulação sacral é administrada como recomendação "1B": recomendação forte, com evidência de qualidade moderada.[134]

Dessa maneira, a estimulação do nervo sacral parece constituir um tratamento promissor para a incontinência fecal, com um número relativamente pequeno de complicações. A natureza minimamente invasiva desse procedimento o torna desejável como opção cirúrgica de primeira linha.

Esfincteroplastia com sobreposição

6 **A esfincteroplastia com sobreposição constitui o procedimento de escolha na incontinência fecal causada por ruptura do esfíncter do ânus.** A maioria dos especialistas acredita que a técnica de sobreposição seja superior ao reparo término-terminal, embora haja poucas comparações diretas na literatura. A justificativa para a técnica de sobreposição é a possibilidade de efetuar um reparo mais seguro por meio de suturas através do tecido conjuntivo fibrosado, em vez do próprio músculo esfincteriano. A ideia é a de que as suturas têm menos probabilidade de ruptura ou de tracionar o tecido conjuntivo em comparação à sutura direta no músculo. Por conseguinte, o componente essencial da técnica de sobreposição é a preservação das extremidades fibrosadas do EEA roto para a colocação de suturas. Os proponentes do reparo término-terminal sugerem que a técnica de sobreposição exige uma dissecção mais ampla do EEA, que tem mais probabilidade de resultar em denervação muscular, podendo ter impacto na função futura.

Técnica

O primeiro passo envolve a ampla mobilização do EEA roto, sem excisão das extremidades fibrosadas do esfíncter. Isso é realizado por meio de uma incisão perineal semilunar invertida ou por incisão transversal próxima à parte posterior do frênulo dos grandes lábios, com extensão inferolateral. Esta última incisão facilita o reparo em pacientes com lesão concomitante da fixação do septo retovaginal ao corpo perineal. As pacientes com defeitos do EEA apresentam uma faixa de tecido cicatricial fibroso interposto entre as extremidades musculares viáveis do esfíncter ou uma separação completa com presença de tecido cicatricial apenas nas extremidades rotas do esfíncter. Na presença de separação completa do tecido cicatricial, indica-se habitualmente a reconstrução do corpo perineal por ocasião do reparo, de modo a restaurar a anatomia normal. Um estimulador muscular de Peña ajuda a identificar o curso do EEA e diferencia o tecido muscular viável do tecido cicatricial. O estimulador pode ser utilizado para delimitar o esfíncter antes da incisão, bem como durante a dissecção. É importante informar o anestesiologista sobre o uso do estimulador, para evitar a administração de bloqueadores musculares.

A dissecção lateral excessiva do EEA além das posições de 3 e 9 horas prejudica potencialmente os ramos reais inferiores do nervo pudendo, que suprem o EEA. Com frequência, ocorre sangramento moderado durante essa dissecção, de modo que o uso de eletrocautério com ponta em agulha é útil para maximizar a hemostasia. A literatura coloproctológica sugeriu que não há necessidade de identificação e reconstrução do EIA, embora a experiência mais recente demonstre que a persistência da incontinência fecal está associada a um EIA descontínuo, portanto, a dissecção e o reparo do EIA são recomendados. A identificação do sulco interesfincteriano facilita a dissecção do EEA e do EIA. A dissecção nesse plano é relativamente simples e evita a lesão dos dois esfíncteres. Pode ser mais difícil visualizar defeitos no EIA, visto que esse músculo está intimamente associado à mucosa retal. Com frequência, o exame com um dedo no canal anal é útil.

A reconstrução começa com o reparo de um defeito existente no EIA por meio de sutura com fio monofilamentar de absorção tardia 3-0. Em seguida, repara-se o defeito do EEA, com o principal objetivo de sobreposição de pelo menos 2 a 3 cm para assegurar um volume adequado do músculo esfíncter em torno do canal anal. O EEA é sobreposto com três ou quatro suturas em colchoeiro, com fio monofilamentar de absorção tardia 2-0, através do tecido cicatricial distal. Após amarrar as suturas, deve haver uma resistência à introdução do dedo no canal anal. Efetua-se uma irrigação abundante durante todo o procedimento. Após reparo do esfíncter, deve-se proceder à reconstrução do corpo perineal e reparo da retocele, se indicado, para maximizar o mecanismo de continência normal. Por fim, a pele do períneo é fechada com suturas interrompidas com fio monofilamentar absorvível. Com frequência, o fechamento exige modificação da incisão inicial, devido a mudanças da arquitetura do períneo em consequência do reparo. A conduta mais comum é um fechamento em Y invertido da incisão **(Figura 31.5)**.

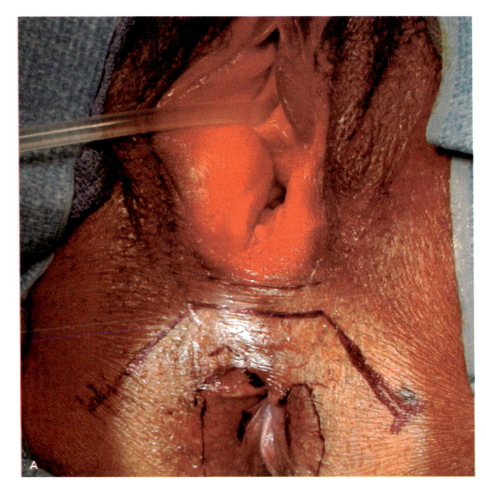

Figura 31.5 Esfincteroplastia com sobreposição. **A.** Incisão perineal semilunar invertida, com as extremidades distais do esfíncter externo delimitadas pelo uso do estimulador muscular de Peña. (*continua*)

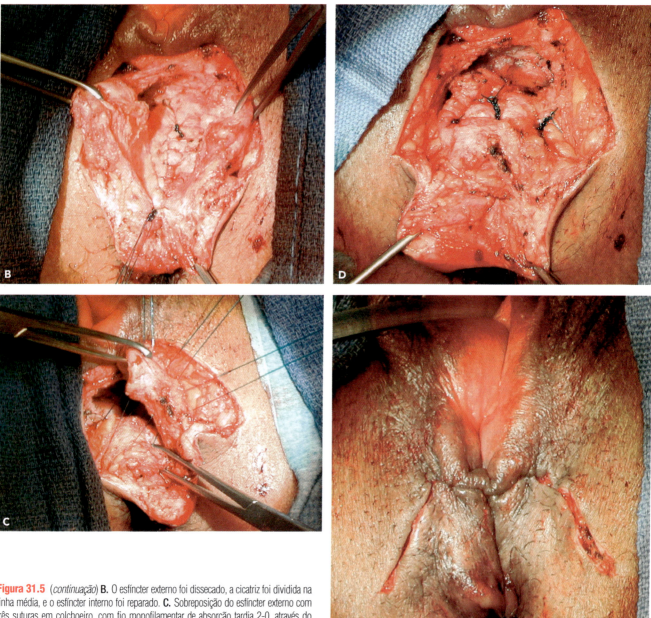

Figura 31.5 (*continuação*) **B.** O esfíncter externo foi dissecado, a cicatriz foi dividida na linha média, e o esfíncter interno foi reparado. **C.** Sobreposição do esfíncter externo com três suturas em colchoeiro, com fio monofilamentar de absorção tardia 2-0, através do tecido cicatricial distal. **D.** As suturas são amarradas. **E.** A pele é fechada.

Alguns cirurgiões recomendam o reparo com sobreposição independentemente de sua realização logo após o parto, algum tempo depois do parto ou vários anos após lesão obstétrica. Análises de ECRs a longo prazo, que compararam reparos do esfíncter término-terminal à sobreposição em reparos primários, sugerem a obtenção de resultados melhores a longo prazo com a técnica de sobreposição.[134] A realização da técnica de sobreposição imediatamente após o parto exige anestesia, exposição e equipamentos adequados e deve ser efetuada no centro cirúrgico. Esse reparo carece de vantagem teórica do uso de tecido cicatricial para melhorar a fixação das suturas, entretanto, maximiza a área de superfície para escarificação das extremidades do esfíncter. No reparo pós-parto tardio, alguns cirurgiões recomendam aguardar 3 a 6 meses, para que haja resolução completa da inflamação e reinervação. A interrupção da amamentação pode ser benéfica para a cicatrização pós-operatória da ferida ao restaurar o estado estrogênico normal da vagina.

A revisão da Cochrane comparando a aproximação término-terminal à esfincteroplastia com sobreposição após lesão obstétrica aguda incluiu seis ensaios clínicos controlados e randomizados envolvendo 588 mulheres. Os resultados incluíram redução da incontinência anal subsequente, dor perineal, dispareunia e melhora da QDV.[134] Tendo em vista a heterogeneidade dos dados, a literatura não sustenta a recomendação de uma técnica de reparo do esfíncter anal em relação a outra, entretanto, foram observadas algumas diferenças entre os dois grupos. Por exemplo, as mulheres no grupo de reparo com sobreposição de um ensaio clínico (acompanhamento de 52 mulheres por até 12 meses) apresentaram menos urgência fecal e menores escores de incontinência fecal.[135] Outro ensaio clínico mostrou que essas diferenças já não estavam mais presentes após 36 meses.[136]

Eficácia

Apesar de numerosas séries grandes que relatam os resultados da esfincteroplastia com sobreposição, quase todas são de natureza retrospectiva e carecem de medidas validadas da gravidade dos sintomas e considerações de QDV. Várias séries de esfincteroplastia com sobreposição, em um total de 891 pacientes, foram avaliadas de 1984 a 2001. Embora a duração do acompanhamento tenha sido variável, os resultados mostraram desfechos satisfatórios em aproximadamente dois terços das pacientes (média de 67%, faixa entre 52 e 83%).[115] Nenhum desses estudos apresentou resultados a longo prazo.

Alguns estudos sugerem resultados a longo prazo precários na esfincteroplastia com sobreposição.

Os resultados a curto prazo nos primeiros 12 meses após reparo do esfíncter são favoráveis em até 85% das pacientes,[137] porém são observadas taxas de fracasso de mais de 50% em 5 anos.[138-141] Rezvan et al. resumiram 10 estudos sobre os resultados a longo prazo do reparo do esfíncter.[142] Três desses estudos são aqui descritos.

Em uma série de 55 mulheres submetidas à esfincteroplastia com sobreposição para tratamento de incontinência fecal secundária ao traumatismo obstétrico,[138] os pesquisadores entraram em contato com 47 (86%) pacientes por questionário postal e entrevista telefônica durante um período médio de 77 meses após a cirurgia (entre 60 e 96 meses). Os pesquisadores observaram menor alívio sintomático em comparação aos resultados obtidos na avaliação feita 15 meses após a cirurgia. Após excluir uma paciente devido à doença de Crohn, oito (17%) delas não tiveram resultados bem-sucedidos, visto que necessitaram de outra cirurgia, como colostomia, reparo pós-anal e confecção de um esfíncter artificial. Entre as 38 pacientes restantes, 27 (71%) relataram uma melhora do controle intestinal, cinco (13%) não obtiveram nenhuma melhora, e houve agravamento em seis (16%) delas. Nenhuma paciente apresentou continência completa para fezes sólidas e líquidas e para flatos. Apenas 23 (50%) das pacientes tiveram resultados "bons", definidos como a ausência de necessidade de outra cirurgia para continência e incidência de menos de uma incontinência fecal por mês.

Em outro estudo, os pesquisadores entraram em contato com 49 (69%) de 71 pacientes por entrevista telefônica.[141] Todas foram submetidas à esfincteroplastia com sobreposição, com acompanhamento médio de 62,5 meses (entre 47 e 141 meses). Apenas seis (12%) pacientes apresentaram continência total e outras 18 (37%) apresentaram continência para fezes líquidas e sólidas. Em outras palavras, mais da metade das pacientes apresentou incontinência para fezes líquidas ou sólidas. A maior série com acompanhamento a longo prazo envolveu o contato com 130 (71%) de 191 pacientes por meio de questionário postal ou telefônico.[118] O tempo médio entre a cirurgia e a resposta foi de 10 anos (faixa de 7 a 16 anos). Entre as pacientes que responderam, 6% não apresentaram incontinência, 16% tiveram incontinência apenas para flatos, 19% tiveram apenas escape de fezes, e 57% apresentaram incontinência de fezes sólidas. Esses resultados foram significativamente piores do que os da avaliação de 3 anos previamente relatada.[143] Embora 61% tivessem um resultado precário, definido como a ocorrência de incontinência fecal ou a necessidade de outra cirurgia para incontinência, 62% ainda consideraram que o controle intestinal estava melhor do que antes da cirurgia e 74% demonstraram satisfação com os resultados de sua cirurgia. Por conseguinte, embora o controle possa ter melhorado em comparação ao estado pré-operatório, os resultados quanto à continência não parecem ser mantidos no acompanhamento a longo prazo.

A causa dessa deterioração dos resultados a longo prazo não é conhecida. As possíveis explicações incluem enfraquecimento dos músculos com o envelhecimento natural, ruptura do reparo e lesão subjacente do nervo em consequência de lesão obstétrica ou do próprio reparo. Um problema observado na maioria dos estudos é a ausência de ultrassonografia de acompanhamento para determinar a integridade do reparo. O efeito da função do nervo pudendo sobre a esfincteroplastia com sobreposição é um tanto controverso. Foram observadas taxas de sucesso significativamente menores em uma comparação entre pacientes com latências motoras terminais do nervo pudendo normais e aquelas com latências anormais (63 versus 17%, $P < 0,01$).[144] Alguns estudos confirmaram esse achado, enquanto outros o refutaram.[138,145] Outros fatores que podem afetar o resultado incluem a idade, a duração da incontinência fecal, o tamanho do defeito e os resultados da manometria anal. O reconhecimento de que a esfincteroplastia com sobreposição só trata de um aspecto do mecanismo de continência ajuda a colocar esses resultados em cheque.

Embora haja muitos aspectos controversos na esfincteroplastia com sobreposição, a literatura concorda que não há necessidade de colostomia para derivação, a diversão intestinal não melhora os resultados,[146-149] a melhora clínica correlaciona-se com os resultados da ultrassonografia endoanal no pós-operatório[138,150,151] e a esfincteroplastia prévia não afeta os resultados.[144,150,152]

Partos subsequentes

Diversos estudos confirmam o impacto da laceração do esfíncter anal durante o primeiro parto sobre o risco de laceração do esfíncter em um segundo parto.[153-160] Esses estudos calcularam razões de chances que variam entre 3,8 e 5,9 para uma segunda ruptura do esfíncter, em comparação a mulheres sem lesão obstétrica prévia do esfíncter anal.[58] Embora seja maior do que em mulheres sem lesão prévia, o risco de lesão obstétrica recorrente do esfíncter anal é igual para uma mulher com lesão prévia em comparação ao risco basal de uma mulher primípara no parto: o risco em ambas fica em torno de 5%.[58,161] A maioria das mulheres com ruptura de terceiro ou de quarto grau (cerca de 91%) não apresentará lesão recorrente do esfíncter. Por conseguinte, **embora uma história de laceração prévia do esfíncter aumente o risco de laceração recorrente, o risco permanecerá relativamente pequeno.** Entretanto, a taxa de incontinência anal agrava-se particularmente quando a paciente teve incontinência anal transitória após a primeira lesão do esfíncter anal.[58] Um estudo de modelo de análise de decisão concluiu que, em mulheres com lesão obstétrica prévia do esfíncter anal, seria necessária a realização de 2,3 cesarianas eletivas para evitar um caso de incontinência anal, à custa de um aumento da morbidade materna relacionada com a cesariana,[162] que é considerado risco aceitável por muitas mulheres. Por conseguinte, é importante aconselhar acuradamente as gestantes sobre o risco de laceração do esfíncter. Com base nessa informação, elas podem decidir se o risco de laceração recorrente supera o risco da cesariana eletiva. O risco de parto vaginal subsequente em relação aos sintomas de incontinência fecal não é conhecido em mulheres com reparo do esfíncter anal. No aconselhamento de uma gravidez subsequente, é necessário considerar presença ou ausência de incontinência fecal preexistente, bem como o peso estimado do feto. A cesariana tem maior vantagem para mulheres com lesão prévia do esfíncter anal que apresentam sintomas.

Graciloplastia

A reconstrução cirúrgica com retalho muscular constitui uma opção nos casos que apresentam músculo insuficiente para o reparo do EEA, quando todas as medidas conservadoras fracassaram. A quantidade insuficiente de músculo pode ser causada por traumatismo, infecção ou atrofia grave em consequência de lesão por denervação e doença congênita. A maioria das pacientes nas quais se considera esse procedimento já foi submetida à esfincteroplastia de sobreposição, que fracassou. A graciloplastia, descrita pela primeira vez por Pickrell et al. em 1952,[170] é um procedimento de transposição de músculo esquelético que utiliza o músculo grácil para criar um novo esfíncter anal. Existem três músculos apropriados para esse tipo de procedimento: os músculos grácil, sartório e glúteo máximo. Idealmente, o músculo deve ser facilmente mobilizado e transposto, mas não deve ser essencial para a locomoção nem para a postura. Os músculos sartório e glúteo máximo não são ideais, visto que o músculo sartório recebe vascularização segmentar, o que restringe a sua rotação, enquanto o músculo glúteo máximo é importante para a realização de atividades diárias, como correr, subir escadas e levantar da posição sentada. **O músculo grácil constitui uma melhor opção, visto que pode ser facilmente mobilizado sem qualquer dano.** Por ser o adutor mais superficial, ele recebe suprimento neurovascular proximal e não desempenha nenhuma função independente importante.

Técnica

Uma incisão longa ou três incisões pequenas são realizadas na face medial da coxa. O músculo grácil é identificado e mobilizado em direção à sua inserção na face medial da tíbia, onde o tendão é seccionado. As incisões perianais anterior e posterior são realizadas a uma distância aproximada de 1,5 cm da margem anal. São criados túneis no espaço extraesfincteriano e desde a parte proximal da coxa até a incisão perianal anterior. O músculo grácil é delicadamente levado até a incisão perianal anterior, guiado ao redor do ânus até a incisão perianal posterior e devolvido à incisão anterior, circundando o canal anal. O tendão distal do músculo grácil é passado por trás do músculo e ancorado ao periósteo do ísquio contralateral. Nos casos em que o comprimento não é adequado, pode ser suturado ao ísquio ipsilateral, procedimento que pode ser realizado bilateralmente. Em pacientes com grande fístula retovaginal ou cloaca, é possível mobilizar um retalho miocutâneo, que é utilizado para ajudar a fechar o defeito. A melhora da incontinência fecal é produzida por aumento passivo da resistência do canal anal pelo volume do músculo circundante **(Figura 31.6)**.

Os esforços experimentais para aumentar a eficácia desse procedimento concentraram-se na graciloplastia dinâmica, que desenvolve um tônus de repouso no músculo transposto por meio de um neuroestimulador implantado. O objetivo da graciloplastia estimulada é converter as fibras musculares de contração rápida em fibras musculares de contração lenta, que são mais resistentes à fadiga. A princípio, era realizada a implantação de um marca-passo 6 semanas após a graciloplastia; entretanto, hoje em dia, na maior parte das vezes é realizada concomitantemente. A estimulação pode ser aplicada diretamente ao nervo obturatório ou IM aos ramos do nervo dentro do músculo. O músculo é estimulado em uma frequência cíclica, com aumentos graduais a cada 2 semanas. Depois de 2 meses, efetua-se uma estimulação contínua, que é ajustada para manter a contração tônica ao redor do ânus e é interrompida ou desativada para a defecação.

Eficácia

A graciloplastia dinâmica restaura a continência fecal em 42 a 85% das pacientes.[171] Entretanto, tendo em vista a elevada taxa de morbidade, esse procedimento raramente é utilizado. As complicações incluem infecção no local da cirurgia, dor e lesão retais, funcionamento inadequado do estimulador, erosão do dispositivo e taxa de constipação intestinal obstrutiva pós-operatória de até 50%.[172]

Uma revisão exaustiva da literatura identificou 37 artigos sobre pacientes submetidas à graciloplastia dinâmica.[171] A maioria desses artigos consistiu em séries de casos, e não houve nenhum ensaio clínico randomizado (ECR) nem estudos de coorte para avaliar a segurança e a eficácia. A taxa de mortalidade foi de 1% (faixa de 0 a 13%, IC de 95%, 1 a 3%) após exclusão das mortes por câncer. Foi observada uma elevada taxa de morbidade (1,12 evento por paciente); por conseguinte, a maioria das pacientes apresentará pelo menos um evento adverso e várias terão múltiplas complicações. Existe também uma taxa muito alta de reoperação. As complicações mais comuns consistiram em infecções (28%), falhas do estimulador e de ligação (15%) e dor nas pernas (13%). Foi obtida uma continência satisfatória em 42 a 85% do tempo, porém a definição de satisfação não foi consistente nos estudos realizados. Os autores concluíram que a graciloplastia dinâmica pareceu ter eficácia igual ou maior do que a colostomia, porém esteve associada a uma maior taxa de morbidade. Dois artigos de revisão declararam que esse procedimento não é mais realizado de modo rotineiro nos EUA.[113,118]

Esfíncter artificial

O esfíncter anal artificial é uma alternativa para a graciloplastia. Trata-se de uma modificação do dispositivo originalmente desenvolvido para tratamento da incontinência urinária. O dispositivo atual é o Acticon® Neosphincter (American Medical Systems, Minnetonka, Minnesota, EUA). As indicações para uso assemelham-se às da graciloplastia. Uma cinta inflável de silástico e colocada ao redor do esfíncter natural para ocluir o canal anal. Um balão regulador de pressão, contendo solução radiopaca, é colocado no espaço retropúbico, e uma bomba de controle é posicionada nos grandes lábios. A ativação da bomba de controle esvazia a cinta, possibilitando a defecação (ver **Figura 31.7**).

Técnica

A implantação do esfíncter anal artificial é realizada à semelhança da graciloplastia, por meio de túneis perianais.

Eficácia

Uma revisão extensa da literatura resumiu 13 séries de casos e um relato de caso, de 1996 a 2003. Não foi conduzido nenhum ECR ou estudo de coorte.[163] A maior série consistiu em 112 pacientes.[164] Foi necessária a retirada do dispositivo em 17 a 41% das pacientes. As razões de sua retirada incluíram infecção, erosão, mau funcionamento do dispositivo, dor, incontinência e insatisfação, sendo infecção a mais comum. Houve necessidade de revisão cirúrgica em 13 a 50% dos relatos. Quase todas as pacientes tiveram pelo menos um evento adverso e mais de um terço desses eventos exigiu intervenção cirúrgica. As razões da revisão cirúrgica foram semelhantes às da retirada do dispositivo. As taxas de impactação fecal variaram de 6 a 83%. Todos os estudos registraram uma melhora estatística e clinicamente significativa nos escores de continência em pacientes com esfíncter artificial funcional; entretanto, a maior parte não relatou o estado de continência naquelas em que o dispositivo foi retirado. A proporção de pacientes com dispositivo funcional variou de 49 a 85%. Os autores

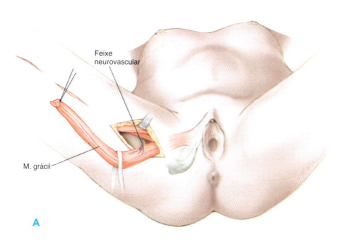
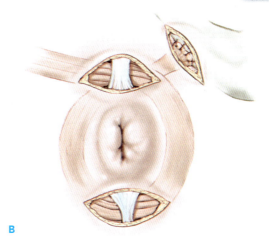

Figura 31.6 Graciloplastia. **A.** O músculo grácil é identificado e mobilizado em direção à sua inserção na face medial da tíbia, em que o tendão é seccionado. **B.** São realizadas incisões perianais anteriores e posteriores a uma distância aproximada de 1,5 cm da margem anal. Em seguida, cria-se um túnel no músculo ao redor do espaço extraesfincteriano. A parte distal do tendão é passada por trás do músculo e ancorada ao periósteo do ísquio contralateral.

concluíram que não há evidências suficientes sobre a segurança e a eficácia do esfíncter artificial no tratamento da incontinência fecal. Em 2011, esse mesmo grupo publicou a sua experiência ao longo de uma década (acompanhamento médio de > 5 anos) em 52 pacientes. Nenhuma das pacientes respondeu de modo satisfatório ao tratamento conservador, e elas foram submetidas à avaliação pré-operatória com endossonografia anal, manometria manorretal e teste fisiológico. O acompanhamento médio foi de 64,3 meses. Em 50% das pacientes, houve necessidade de cirurgia de revisão depois de 57 meses, em média, sendo a indicação mais comum o vazamento da cinta em consequência de microperfuração. Em 27% das pacientes, houve necessidade de retirada do dispositivo, sendo infecção a indicação mais comum. Nas 35 pacientes com dispositivo ativado *in situ*, houve uma melhora significativa dos escores médios de QDV com incontinência fecal, em comparação àquelas com dispositivos retirados ou desativados. Os autores concluíram que é possível obter resultados favoráveis a longo prazo com seleção cuidadosa das pacientes, técnica cirúrgica meticulosa e acompanhamento rigoroso.[165]

Um ensaio clínico controlado e randomizado de 14 pacientes comparou o esfíncter artificial a um programa de cuidados de suporte.[166] Os cuidados de suporte incluíram todos os aspectos do manejo conservador, como fisioterapia, orientação dietética, farmacoterapia e orientação sobre os cuidados da pele, controle do odor, redução da ansiedade e uso de recursos ou aparelhos para incontinência. Foi observada uma melhora significativa nos escores de continência e medidas de QDV no grupo que recebeu esfíncter artificial, mas não no grupo controle, com 6 meses de acompanhamento. A taxa de retirada foi de 14% (1 em 7 pacientes). Duas outras pacientes tiveram complicações, incluindo impactação fecal grave e erosão da ferida perineal, exigindo uma reoperação. Os autores concluem que **o esfíncter artificial é seguro e eficaz em comparação aos cuidados de suporte isolados**. Eles antecipam complicações perioperatórias e tardias que podem exigir retirada em até um terço das pacientes. É notável assinalar que apenas uma paciente (14%), cujo distúrbio foi tratado de modo conservador, apresentou melhora significativa com base nos escores de continência, enquanto o estado de todas as outras permaneceu relativamente inalterado.

Outro estudo comparou a eficácia do esfíncter artificial à graciloplastia dinâmica.[167] Dois cirurgiões fizeram, cada um, quatro cirurgias consecutivas com cada técnica para minimizar a curva de aprendizado de uma nova operação. Cada um deles iniciou com um procedimento diferente, de modo a evitar discrepâncias no tempo de acompanhamento. Esse estudo de coorte prospectivo envolveu oito pacientes em cada grupo que apresentavam variáveis

Figura 31.7 Acticon Neosphincter. Esse dispositivo inclui uma cinta inflável colocada ao redor do canal anal, um balão reservatório armazenado atrás do púbis e uma bomba localizada nos grandes lábios.

demográficas semelhantes. A duração do acompanhamento foi de 44 meses no grupo que recebeu esfíncter artificial e de 39 meses no grupo submetido à graciloplastia dinâmica. As complicações pós-operatórias iniciais foram semelhantes, de 50% nos dois grupos, assim como as complicações tardias, com elevada taxa de reoperação, de 63% em ambos os grupos. Foram observadas seis (75%) complicações tardias no grupo que recebeu esfíncter artificial, das quais três (38%) foram irreversíveis e exigiram a retirada do dispositivo. Os escores de continência pós-operatória foram significativamente menores com o esfíncter artificial do que com a graciloplastia. Os autores concluíram que o **esfíncter artificial apresenta melhor eficácia e morbidade semelhante em comparação à graciloplastia dinâmica.** A taxa de complicações tardias associadas ao esfíncter artificial ultrapassou àquela relatada na literatura, o que pode indicar pouca durabilidade a longo prazo. Os escores de continência pós-operatória refletem aqueles relatados com o esfíncter artificial, porém são muito piores do que aqueles observados na graciloplastia dinâmica. Os autores acreditam que a curva de aprendizado com o esfíncter artificial seja menos importante do que com a graciloplastia.

Esfíncter magnético artificial

O esfíncter magnético artificial (Magnetic Anal Sphincter; Fenix, Torax Medical Inc., Shoreline, MN) é uma pequena faixa flexível de esferas de titânio conectadas com núcleos magnéticos. Essa faixa circunda o EEA e cria uma barreira. A pressão com a defecação provoca a separação das esferas, com evacuação das fezes.

Técnica

O acesso ao EEA é obtido da mesma maneira que na esfincteroplastia. Um túnel é criado circunferencialmente ao redor do EEA, com o cuidado de evitar qualquer lesão dos feixes do nervo pudendo. Isso é realizado com o uso de um único dedo ao redor da parte externa do EEA. Um instrumento introdutor é colocado ao redor do canal anal no túnel criado e o instrumento calibrador é conectado. Quando o tamanho apropriado é estabelecido, o mesmo instrumento introdutor é utilizado para introduzir o implante ao passar a sutura através do orifício transversal. O implante é introduzido em formato linear e, em seguida, é fechado ao redor do EEA para criar um formato anular. A sutura e o instrumento introdutor são removidos após o implante estar posicionado.

Eficácia

O esfíncter anal magnético está disponível nos EUA desde 2011 e também está disponível na Europa. Nos EUA, a aprovação pela FDA baseia-se em um estudo clínico, multicêntrico, prospectivo e não randomizado de 35 mulheres, a maioria das quais tinha sofrido lesão obstétrica e não eram candidatas ao tratamento conservador com opções de terapia menos invasiva ou não tinham respondido a esse tipo de tratamento anteriormente. O estudo examinou os dados de segurança e provável benefício com 6, 12, 24 e 36 meses. Combinando todos os eventos adversos, 37% das pacientes apresentaram complicações moderadas a graves. Com 36 meses, 57% das pacientes relataram uma redução de 50% ou mais nos episódios de incontinência fecal, e foi observada uma melhora do escore de QDV com incontinência fecal em todas as categorias.[168] Em 2011, um estudo prospectivo não randomizado com 20 pacientes demonstrou melhora considerável na gravidade da incontinência fetal e no escore de QDV com incontinência fecal. O tempo de cirurgia e a permanência no hospital foram mais curtos no grupo tratado com esfíncter magnético em comparação ao grupo artificial.[165]

Estimulação percutânea do nervo tibial

Com base no mesmo princípio de neuromodulação da estimulação do nervo sacral, a EPNT oferece uma opção minimamente invasiva.

Técnica

A técnica é idêntica à da EPNT para incontinência urinária de urgência (ver Capítulo 29). O nervo tibial é estimulado por via percutânea com uma pequena agulha colocada 5 cm cefalicamente e 2 cm atrás do maléolo medial. A agulha é inserida e avançada por 2 cm; em seguida, é conectada ao fio condutor que é ligado ao estimulador. Com essa técnica, o nervo é eletricamente estimulado por 30 minutos, 1 ou 2 vezes por semana, por várias semanas consecutivas. Uma alternativa é o uso de um eletrodo de superfície cutânea, designada como estimulação "transcutânea".

Eficácia

As diretrizes da American Gastroenterology Association recomendam a estimulação do nervo sacral e orientam que a EPNT não deve ser utilizada para tratamento da incontinência fecal até que se disponha de mais evidências.[118] O ensaio clínico de maior porte, publicado no Lancet (CONFIDeNT; 227 pacientes randomizadas para EPNT *versus* controle), não mostrou qualquer benefício significativo da EPNT 1 vez/semana durante 12 semanas em seu resultado primário, visto que 38% do grupo da EPNT apresentaram redução de 50% ou mais no número de episódios de incontinência fecal por semana em comparação a 31% no grupo controle (OR 1,28, IC de 0,72-2,28). Entretanto, a EPNT resultou em diminuição significativa do número médio de episódios totais de incontinência fecal por semana em comparação ao grupo controle (agulha inserida a 2 mm, porém sem estimulação elétrica). Apesar de ser estatisticamente significativa, a interpretação clínica de uma redução de seis episódios de incontinência fecal por semana para 3,5 episódios pode ou não ser interpretada como útil para as pacientes.[169]

CONDUTA TERAPÊUTICA NA CONSTIPAÇÃO INTESTINAL CRÔNICA

À semelhança da incontinência fecal, é fundamental tentar o manejo conservador da constipação intestinal e na disfunção defecatória antes de recorrer à cirurgia. A avaliação inicial deve concentrar-se na identificação de quaisquer distúrbios sistêmicos subjacentes (ver Tabela 31.1) associados ao distúrbio da defecação e na otimização do tratamento dessas condições. Na ausência de causas sistêmicas, é razoável prosseguir com o manejo não cirúrgico, empírico, como dieta, suplementação de fibras e comportamental de ida ao banheiro. O *biofeedback* e os laxantes podem ser utilizados nos casos mais graves. No início, a desimpactação com enemas e laxantes regulares é essencial se a paciente tiver impactação fecal. **Os sintomas que persistem apesar de uma tentativa de tratamento conservador indicam a necessidade de melhor avaliação da função colônica e anorretal.** A Figura 31.8 apresenta um algoritmo de diagnóstico e manejo para a constipação intestinal idiopática (não sistêmica). O tratamento deve ser específico para a causa subjacente. Algumas condições associadas a distúrbios da defecação são mais bem tratadas por técnicas não

Capítulo 31 • Disfunção Anorretal

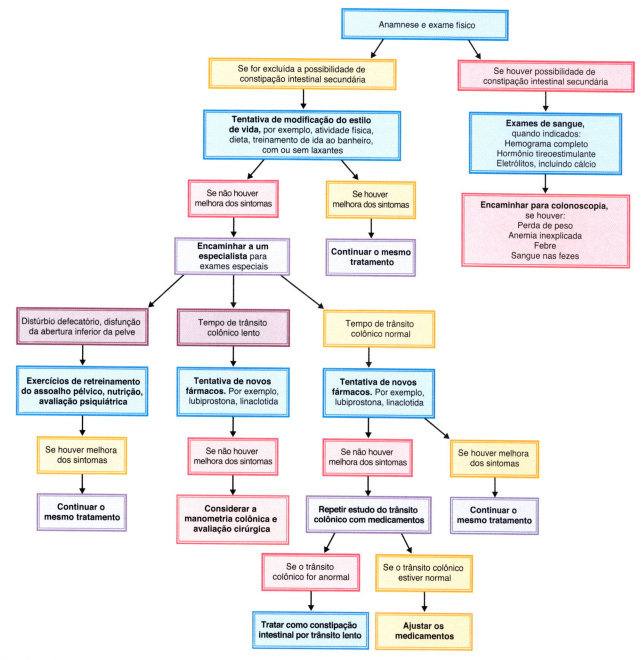

Figura 31.8 Diagnóstico e tratamento da constipação intestinal crônica (De: Hayat U, Dugum M, Garg S. Chronic constipation: update on management. *Cleveland Clinic Journal of Medicine* 2017;84(5):397-408).

cirúrgicas, enquanto outras podem se beneficiar da cirurgia após fracasso do tratamento conservador. À semelhança da incontinência fecal, a falta de medidas de resultados consistentes na literatura dificulta a comparação da eficácia dos tratamentos.

Tratamento não cirúrgico

O manejo não cirúrgico concentra-se na maximização da função anorretal por meio de alteração das características fecais ou modificação do comportamento. A consistência e o volume das fezes podem ser manipulados pelo estilo de vida, pelo comportamento e por métodos dietéticos, de modo a obter uma evacuação diária ou em dias alternados. Esta é a base das opções de tratamento de primeira linha em pacientes com constipação intestinal com trânsito normal e lento. Essas modificações consistem em aumento da atividade física, retreinamento de idas ao banheiro e modificações dietéticas. A atividade física, que é mais benéfica pela manhã, pode levar à eliminação dos gases intestinais, menor distensão abdominal e constipação intestinal. O retreinamento de ida ao banheiro inclui instruções para não ignorar a urgência de defecar e para utilizar uma técnica de "bomba de suporte", com os joelhos mais altos que os quadris e os pés apoiados sobre um suporte para retificar o ângulo anorretal. A paciente é instruída a fazer um relaxamento profundo durante a defecação, evitando qualquer esforço durante a passagem das fezes, e a não permanecer no banheiro por mais de 5 a 10 minutos. Por fim, a ingestão de bebidas cafeinadas quentes e fazer o desjejum no intervalo de 1 hora após acordar podem melhorar o reflexo gastrocólico e aumentar a motilidade intestinal.[98]

A massagem abdominal apresenta uma resposta no reto e no ânus por meio de estimulação dos reflexos somatoviscerais, resultando em peristalse intestinal, que diminui o tempo de trânsito colônico e aumenta a frequência das evacuações,[173] e demonstra ser uma técnica aceitável e eficaz, particularmente no intestino neurogênico.[174,175]

A fisioterapia e o *biofeedback* podem ser úteis para coordenar o relaxamento do assoalho pélvico e do esfíncter do ânus com a defecação.

Abordagens farmacológicas

Modificação da dieta e fibras

O papel do aumento do consumo de líquidos e fibras no tratamento da constipação intestinal é controverso. Durante anos, houve a crença geralmente aceita de que a constipação intestinal é causada pela baixa ingestão de líquidos e que ela pode melhorar com o aumento do consumo de líquidos. Diversos estudos mostraram não existir nenhuma associação entre o consumo de líquidos e a constipação intestinal.[3,176,177] Entretanto, um estudo de grande porte com 21.012 residentes em casas de repouso constatou uma fraca associação entre a redução do consumo de líquidos e a constipação intestinal, com uma razão de chances de 1,49 (IC de 95%, 1,21-1,82).[178] Em uma revisão de artigos que examinaram a ingestão de água e constipação intestinal em crianças e adolescentes, foi constatada uma associação entre a diminuição do consumo de líquidos e a constipação intestinal, entretanto, não foi possível estabelecer uma associação entre o aumento da ingestão de líquidos e o tratamento bem-sucedido da constipação intestinal.[179] De modo geral, os dados existentes não sustentam o aumento do consumo de líquidos para tratamento da constipação intestinal, a não ser que haja evidências de desidratação.[176,180]

O acréscimo de fibras (25 a 30 gramas por dia) pode aliviar a constipação intestinal por vários mecanismos. Os laxantes formadores de volume incluem fibras insolúveis (farelo de trigo) e fibras solúveis (*psyllium*, metilcelulose, inulina, policarbofila cálcica). As fibras atuam como agentes de aumento de volume das fezes e melhoram a sua consistência por meio de absorção de água. Podem atuar com substrato para a proliferação bacteriana e a produção de gás. Acredita-se que esses mecanismos de ação resultem em aumento da motilidade colônica, diminuição do tempo de trânsito e aumento da frequência das evacuações.

A terapia com fibras parece ter efeito benéfico no tratamento da doença diverticular,[181] constipação intestinal da gravidez[19] e, possivelmente, SII.[46] É mais eficaz na constipação intestinal com trânsito normal. Embora a fibra de *psyllium*, na quantidade de até 30 mg/dia em doses fracionadas, seja recomendada como opção terapêutica para a CIF, a distensão abdominal dependente da dose e a flatulência podem afetar a tolerância a esse esquema. O aumento da fibra dietética tem menos probabilidade de beneficiar pacientes com constipação intestinal por trânsito lento ou disfunção refratária da abertura inferior da pelve.[19,27,97] Até 60% das pacientes relataram efeitos adversos com 1 mês de uso de fibra insolúvel.[177] Uma revisão de sete ECRs (n = 254), em que mulheres mais velhas foram designadas para o consumo de fibra dietética ou placebo, mostrou não ocorrer nenhuma melhora da frequência das evacuações em duas tentativas com uso de *psyllium*. Os resultados de três ensaios de galacto-oligossacarídeo foram mistos (o produto não é facilmente disponível para consumidores). O uso de uma mistura de fibra (goma guar e farelo de trigo) e lactitol (agente osmótico) em iogurte resultou em aumento de frequência das evacuações em 51 pacientes com internações clínicas e cirúrgicas. Não se sabe ao certo se foi a fibra ou o agente osmótico o responsável por esse resultado.[3] A ingestão de fibras dietéticas por pacientes com constipação intestinal foi semelhante à de controles em vários estudos.[182,183] Uma metanálise de 36 ensaios clínicos randomizados com uso de laxantes ou fibras no tratamento da constipação intestinal mostrou que o uso de fibras ou de laxantes produziu um aumento da frequência das evacuações e alívio dos sintomas, sem quaisquer efeitos colaterais graves.[184] Por outro lado, outra metanálise mostrou que o uso de fibra dietética foi incapaz de restaurar o tempo de trânsito e o peso das fezes em pacientes com constipação intestinal.[185] Em outro estudo, aproximadamente metade das pacientes respondeu ao tratamento com fibras, porém foi observada uma resposta muito melhor em pacientes sem distúrbio estrutural ou da motilidade identificáveis.[186] Consequentemente, uma dieta pobre em fibras pode constituir um fator contribuinte na constipação intestinal crônica, e pode-se esperar que um tratamento empírico com fibras possa ajudar algumas pacientes. Os efeitos colaterais de aumento da produção de gases podem limitar a adesão ao tratamento, de modo que as doses devem ser lentamente ajustadas. O tratamento com fibras deve ser evitado em pacientes com impactação, megacólon, megarreto ou lesões gastrintestinais obstrutivas. A terapia com fibras deve ser utilizada com cautela em pacientes com disfunção cognitiva (demência), dificuldade na deambulação e doença neurogênica subjacente, devido ao receio de agravar o distúrbio. Não há evidências para sustentar a recomendação de um aumento do consumo de água com suplementos de fibras,[187] a não ser que a paciente esteja desidratada.[173]

Laxantes

Os laxantes geralmente são utilizados no tratamento da constipação intestinal e dos distúrbios da defecação (ver Tabela 31.13). Dispõe-se de muitas classes de laxantes de venda livre.

Laxantes formadores de volume

Podem ser encontrados na forma natural solúvel (*psyllium*) e na forma sintética (*psyllium*, *metilcelulose*), e acredita-se que sejam os laxantes mais seguros. Têm mecanismos de ação e efeitos colaterais semelhantes aos das fibras e podem levar vários dias para exercer o seu efeito.[173]

Laxantes hiperosmolares

Consistem em substâncias pouco absorvidas, que aumentam o volume das fezes e as amolecem enquanto estimulam e lubrificam o trato gastrintestinal, o que acontece ao aumentar a osmolaridade intraluminal e a absorção de água. Como não sofrem absorção sistêmica, esses laxantes não têm interações medicamentosas nem contraindicações, tornando-os seguros para crianças e idosos. Os exemplos incluem açúcares não absorvíveis (*lactulose* e *sorbitol*), glicerina e polietilenoglicol. O polietilenoglicol geralmente é utilizado no preparo intestinal pré-operatório. Os efeitos colaterais consistem em diarreia, aumento da flatulência e cólica abdominal.[188] Em um ensaio clínico controlado e randomizado de polietilenoglicol *versus* placebo em pacientes com SII do tipo constipação intestinal (SII-C), foi constatada uma melhora na frequência das evacuações, consistência das fezes e redução do esforço. Não foi observada nenhuma diferença na dor abdominal ou distensão ao longo de 4 semanas.[189]

Laxantes emolientes

Esses agentes são divididos em dois subgrupos: *sais de docusato* e *óleo mineral*. Os *sais de docusato* têm propriedades hidrofílicas e hidrofóbicas semelhantes às dos detergentes. Amolecem as fezes e diminuem a tensão superficial por meio de aumento do conteúdo de água e lipídios das fezes. Os exemplos incluem o *docusato de cálcio*, o *docusato de potássio* e o *docusato de sódio*. Aumentam a absorção de outros laxantes e são associados a laxantes estimulantes em preparações, como *fenolftaleína* e *bisacodil*, *bisacodil* e *senosídeos* e *docusato*. A absorção limitada de óleo mineral possibilita sua penetração nas fezes, amolecendo-as. Pode ser utilizado por via oral ou retal. O uso diário prolongado pode levar a uma redução da absorção das vitaminas lipossolúveis A, D, E e K. O uso de óleo mineral deve ser evitado em pacientes idosas e debilitadas, bem como naquelas com distúrbios da motilidade esofágica, devido à possibilidade de pneumonia por aspiração. Os efeitos colaterais consistem em diarreia, escape anal e prurido anal.[188]

Laxantes salinos

Em geral, contêm cátions magnésio e ânions fosfato, que são relativamente não absorvíveis e que produzem um gradiente osmótico com aumento da absorção de água. Esses laxantes estimulam a motilidade intestinal por meio de aumento da liberação de colecistocinina. Podem ser observados efeitos de ação rápida com as preparações orais (2 a 6 horas) e retais (15 minutos). Os exemplos incluem *citrato de magnésio*, *hidróxido de magnésio* (leite de magnésia), *sulfato de magnésio*, *fosfato de sódio* e *bifosfato*. Embora geralmente sejam bem-tolerados, podem ocorrer anormalidades eletrolíticas. Esses efeitos colaterais devem ser evitados em pacientes com insuficiência renal, devido à possibilidade de intoxicação por magnésio.[188]

Laxantes estimulantes

Esses laxantes são encontrados em três tipos básicos: *óleo de rícino*, antraquinonas e difenilmetanos. Um metabólito do *óleo de rícino*, o *ácido ricinoleico*, aumenta a motilidade e a secreção intestinais. As antraquinonas (*cáscara sagrada*, *sene*, *casantranol* [*aloe*] e *dantrona*) são absorvidas pelo intestino delgado e estimulam a motilidade pelo aumento do conteúdo intraluminal de líquidos e eletrólitos. Os difenilmetanos (*fenolftaleínas* e *bisacodil*) apresentam um mecanismo de ação semelhante ao das antraquinonas. Esses agentes são potentes e destinam-se ao uso a curto prazo nos casos refratários aos laxantes de volume ou osmóticos. Contam com ação rápida (menos de 12 horas). Há muito tempo acredita-se que seu uso prolongado pode causar cólon atônico dilatado, conhecido como síndrome do cólon catártico, melanose do cólon ou degeneração neuronal. Nessa última década, foi refutada a teoria de que os laxantes estimulantes provocam dano ao sistema nervoso autônomo quando utilizados nas doses recomendadas.[176] Outros efeitos colaterais incluem cólica, náuseas e dor abdominal.[188]

Agentes procinéticos

Os medicamentos que estimulam a motilidade gastrintestinal, principalmente por neuromodulação dos níveis de acetilcolina, incluem *metoclopramida*, agonistas colinérgicos (*betanecol*), inibidores da colinesterase (*neostigmina*) e agonistas da serotonina. Sua eficácia no tratamento da constipação intestinal idiopática crônica é incerta. A *metoclopramida* é melhor para os distúrbios de motilidade gastrintestinal alta.[188] Os agonistas seletivos do receptor de serotonina 5-HT$_4$ (*prucaloprida*, *naronaprida*, *velusetrague*) estimulam os receptores de serotonina nas paredes intestinais, aumentando a contração muscular do cólon.[173] Os efeitos adversos relatados incluem cefaleia, náuseas, dor abdominal e cólicas. Dois agonistas do receptor 5-HT$_4$ foram retirados do mercado (*cisaprida*, *tegaserode*), em virtude de graves efeitos adversos cardiovasculares em consequência de sua afinidade pelos canais cardíacos de hERG-K+, uma propriedade não observada nos agonistas 5-HT$_4$ mais novos.[97]

Secretagogos intestinais

Os ativadores dos canais de cloreto (*lubiprostona*) aumentam a secreção de líquido intestinal e a motilidade intestinal. Esse fármaco, um derivado da prostaglandina E1, foi licenciado para o tratamento da constipação intestinal idiopática crônica e só deve ser prescrito por médicos especializados. Os efeitos adversos incluem náuseas e cefaleia.[190] O agonista do receptor de guanilato ciclase C (*linaclotida*, *plecanatida*) aumenta a secreção de líquido e o trânsito intestinais e está autorizado para o tratamento da SII moderada a grave associada à constipação intestinal, visto que diminui a dor visceral.[173]

A CIIO é um diagnóstico distinto dentro da estrutura de Roma IV, com critérios diagnósticos específicos.[46] O tratamento inicial é igual ao das pacientes com CIF. Recomenda-se o uso de laxantes para profilaxia e tratamento da CIIO. Outros medicamentos incluem os antagonistas dos receptores opioides. Se for de ação central, esse antagonista poderá precipitar sintomas de abstinência de opioides (*naloxona*, *nalbufina*). Os medicamentos de ação periférica bloqueiam apenas os receptores opioides no sistema gastrintestinal e não provocam sintomas de abstinência (*metilnaltrexona por via subcutânea*, *alvimopan*, *naloxegol*, *naldemedina*), o que pode constituir um importante método de alívio para a constipação intestinal em populações com tratamento paliativo ou oncológico e que utilizam substâncias ilegais.

Abordagens comportamentais

As técnicas comportamentais, como *biofeedback* e programas para o funcionamento intestinal, podem ter importância em certos distúrbios associados à constipação intestinal e disfunção defecatória. De modo geral, essas abordagens têm aplicação muito menor nos distúrbios da defecação do que na incontinência fecal. **O *biofeedback* é importante para o tratamento da defecação dissinérgica. As técnicas de relaxamento e a modificação do comportamento podem ser úteis na SII. Os programas para o funcionamento intestinal em associação ao uso de laxantes, supositórios e enemas podem** facilitar o esvaziamento, ao otimizar o reflexo gastrocólico e ao aumentar a atividade peristáltica.

Eficácia do tratamento não cirúrgico

Síndrome do intestino irritável

O tratamento de primeira linha geralmente utilizado na variante de constipação intestinal da SII consiste em suplementação de fibras e laxantes osmóticos. A eficácia dos agentes formadores de volume nesse distúrbio é controversa, e muitos estudos, incluindo metanálises, apresentaram efeito semelhante ao placebo. O uso de fibras pode ser benéfico, devido ao elevado efeito placebo no tratamento da SII e à ausência de eventos adversos graves associados ao seu uso. Entretanto, as pacientes podem apresentar exacerbação da distensão e desconforto abdominais com a terapia com fibras. Os ensaios clínicos randomizados e a metanálise revelaram um efeito benéfico do polietilenoglicol em relação ao placebo no tratamento da constipação intestinal crônica.[191,192] Esses agentes podem ser úteis como opções de tratamento adjuvante, porém podem exacerbar a dor e o desconforto abdominais.

Inércia colônica e constipação intestinal por trânsito lento

As pacientes com constipação intestinal por trânsito lento tendem a responder precariamente à suplementação com fibras, embora a maioria delas já tenha tentado um tratamento empírico com fibras antes do exame para confirmação do diagnóstico.[186] Algumas pacientes podem se beneficiar da ida regular ao banheiro, seja pela manhã ou após as refeições, quando há aumento da atividade motora do cólon. O *biofeedback* pode ter benefícios modestos a curto prazo, porém o efeito a longo prazo é questionável.[193] Em um ensaio clínico controlado e randomizado de oito sessões de *biofeedback* ao longo de um período de 4 semanas, conduzido em 30 pessoas idosas com integridade cognitiva, foi relatado um aumento da frequência das evacuações de duas para quatro evacuações por semana em comparação a controles que apenas receberam aconselhamento.[194] Enemas e supositórios podem ser utilizados em associação a programas para o funcionamento intestinal. É razoável fazer uma tentativa com qualquer um dos laxantes listados na Tabela 31.13. Os laxantes estimulantes são utilizados com frequência, porém ainda existem dúvidas quanto ao desenvolvimento de degeneração neuronal com o uso prolongado e a necessidade de aumentar as doses para produzir o mesmo efeito desejado. É fundamental a adesão das pacientes às doses recomendadas, de modo que não sejam ultrapassadas. Os agentes osmóticos tendem a ser os mais seguros e eficazes. Quantidades crescentes de dados sobre os agentes procinéticos mais atuais podem demonstrar que essa classe de medicamentos constitui a opção ideal quando o objetivo é estimular a motilidade colônica.

Defecação dissinérgica

À semelhança da constipação intestinal por trânsito lento, o manejo inicial que utiliza programas para o funcionamento intestinal, laxantes, enemas, supositórios e suplementação de fibras é apropriado para pacientes com defecação dissinérgica, todavia, muitas já terão tentado o tratamento conservador antes de efetuar exames para confirmação do diagnóstico. Esses tratamentos são relativamente bem-tolerados, com poucos efeitos colaterais graves. Não foi demonstrado que sejam mais eficazes quando comparados ao placebo, e o seu papel no tratamento da defecação dissinérgica permanece incerto. O tratamento específico desse distúrbio tende a se concentrar no *biofeedback*, devido a estudos que indicam que se trata de um distúrbio comportamental adquirido da defecação. Modalidades como treinamento muscular do diafragma, defecação simulada e relaxamento do esfíncter do ânus e da musculatura pélvica guiado por manometria ou EMG foram empregadas isoladamente ou em associação a outras técnicas. Esses métodos produziram melhora sintomática em aproximadamente 60 a 80% das pacientes. Muitas pacientes com defecação dissinérgica apresentam sensibilidade retal anormal, de modo que o condicionamento sensitivo retal pode proporcionar benefícios adicionais.[37,195] Outras tentaram injeções de *toxina botulínica* para paralisar os músculos puborretal e o esfíncter anal. Pequenas séries de casos, com ou sem orientação com ultrassonografia, demonstraram uma melhora inicial modesta, porém os resultados não parecem ser duradouros.[196-198] Um estudo clínico randomizado mais recente com 48 participantes, que comparou a *toxina botulínica* ao retreinamento com *biofeedback*, constatou uma melhora inicial significativa com a *toxina botulínica* (70 *versus* 50%), porém não foi constatada nenhuma diferença depois de 1 ano (33 *versus* 25%).[199] Por conseguinte, há necessidade de reaplicação. O *biofeedback* e a terapia do assoalho pélvico devem constituir o tratamento de primeira linha, e, nos casos refratários, pode-se considerar a injeção de *toxina botulínica* no músculo puborretal.[200]

Uso do pessário no tratamento do prolapso dos órgãos pélvicos

Durante séculos, foram utilizados pessários de vários formatos e tamanhos no tratamento do prolapso dos órgãos pélvicos.[201] Constituem uma opção segura em relação à cirurgia, e as complicações mais comuns consistem em aumento da secreção vaginal e erosão ou ulceração da parede vaginal. Embora os pessários representem uma modalidade terapêutica comum, existem dados limitados sobre a adaptação e o manejo.[202] Sabe-se ainda menos sobre o melhor tipo de pessário nas enteroceles e retoceles, embora o local do prolapso não pareça afetar a capacidade de retenção do pessário.[203] Os pessários podem ser divididos em subtipos de sustentação e ocupação do espaço.[204] Alguns dos pessários de preenchimento do espaço, como o *Gellhorn* e o cubo, utilizam um mecanismo de sucção para manter a sua retenção na vagina, enquanto outros, como o *donut*, não têm esse mecanismo. Teoricamente, os pessários de preenchimento do espaço e aqueles que exercem força contra a parede posterior e o ápice da vagina (*donut*, *Gehrung* invertido) devem ajudar no tratamento de retoceles e enteroceles. Entretanto, há falta de dados sobre a eficácia dos pessários no alívio dos sintomas dos distúrbios da defecação. Em um estudo prospectivo, foi constatado que o prolapso da parede posterior da vagina em estágio III a IV era um preditor independente de interrupção do uso do pessário em favor do reparo cirúrgico.[205] O único ensaio clínico cruzado e randomizado que comparou diferentes tipos de pessários (anel e de *Gellhorn*) observou uma melhora das medidas de QDV, sem qualquer diferença entre os tipos de pessários. Houve melhora mais significativa dos sintomas de protrusão e disfunção miccional.[206] Em uma análise secundária de mulheres recrutadas em um estudo que procurou avaliar se o uso de pessários está associado a uma melhora dos sintomas de protrusão do prolapso e da percepção da imagem corporal, 43 das 104 mulheres inscritas completaram questionários validados acerca da gravidade dos sintomas intestinais e de seus efeitos sobre a QDV em condições basais e novamente depois de 12 meses de uso contínuo do pessário.[207] Foi constatada uma acentuada melhora da gravidade dos sintomas e da QDV com o uso do pessário. Isso sugere um possível papel do manejo não cirúrgico do prolapso dos órgãos pélvicos para ajudar a aliviar os sintomas intestinais. São necessárias mais pesquisas para definir o papel dos pessários no tratamento das retoceles, enteroceles e sintomas que tendem a melhorar com o seu uso.

ABORDAGEM TERAPÊUTICA NA CONSTIPAÇÃO INTESTINAL AGUDA

As pacientes podem apresentar dor abdominal intensa no pós-operatório. Sabe-se que os efeitos anestésicos, a dor e medicamentos como opioides, ferro oral, anti-inflamatórios não esteroides (AINEs), ondansetrona e gabapentina, por exemplo, apresentam efeitos constipantes (ver Tabela 31.2). Os tratamentos com laxantes mencionados anteriormente foram testados na população com constipação intestinal crônica, mas não nesse cenário pós-operatório relativamente comum. Há pouca literatura que examine opções de prevenção ou tratamento da constipação intestinal no pós-operatório, e não é possível sugerir recomendações baseadas em evidências.[208-210] Em um ECR duplo-cego e controlado por placebo de pacientes submetidas à cirurgia reconstrutora pélvica no pós-operatório, foi constatado que as mulheres que receberam sene (8,6 mg) com docusato (50 mg) tiveram um menor intervalo de tempo para a primeira evacuação (3 versus 4 dias) e que o grupo placebo necessitou de um agente mais potente (citrato de magnésio) para iniciar uma evacuação mais frequente em comparação ao grupo de tratamento (44 versus 7%, $P < 0,01$).[211] A partir da literatura coloproctológica, uma revisão retrospectiva de 183 prontuários de pacientes concluiu que tanto a deambulação precoce como o uso rotineiro de polietilenoglicol contribuíram para intervalos significativamente mais curtos para a primeira evacuação em comparação a pacientes que receberam cuidados de rotina.[212] Com base na literatura uroginecológica, um ensaio clínico controlado e randomizado com 131 pacientes que receberam polietilenoglicol com docusato de sódio no pós-operatório em comparação ao docusato de sódio isoladamente mostrou não existir nenhuma diferença no tempo levado para a primeira evacuação.[213] Entretanto, convém assinalar que 42% das mulheres no grupo placebo tomaram laxantes adicionais em comparação a apenas 23% no braço PEG ($P = 0,02$). A CIIO e o íleo paralítico são mais bem estudados, e uma revisão sistemática da literatura sugere que os antagonistas do receptor μ-opioide de ação periférica podem ser eficazes no tratamento da disfunção intestinal induzida por opioides e íleo pós-operatório.[214] Após excluir a possibilidade de outras causas de dor abdominal aguda, a constipação intestinal pode ser confirmada por meio de radiografia simples. Uma vez diagnosticada, pode-se utilizar o seguinte esquema de três medicamentos: (1) citrato de magnésio, 300 mℓ VO × 1; (2) bisacodil, 30 mg VO × 1; (3) enema de fosfato de sódio VR × 1.

Essa recomendação utiliza três agentes com três mecanismos de ação diferentes. Outras opções incluem hidróxido de magnésio, 400 mg/5 mℓ, 30 mℓ VO três vezes ao dia, ou óleo mineral, 15 mℓ VO três vezes ao dia. Cada esquema pode ser aumentado de acordo com as necessidades da paciente. Por exemplo, o enema de fosfato de sódio pode ser demasiado forte, sendo suficiente o uso de enema com água potável ou supositório de glicerina.

Na mulher idosa suscetível a alterações eletrolíticas e disfunção renal, os produtos à base de fosfato de sódio e magnésio devem ser utilizados com cautela.[215] Outras opções incluem hidróxido de magnésio, 400 mg/5 mℓ, 30 mℓ VO três vezes ao dia, ou óleo mineral, 15 mℓ VO três vezes ao dia. Idealmente, se for identificada uma causa iatrogênica, ela será interrompida. Entretanto, se houver necessidade de continuar a administração de agentes constipantes, o uso concomitante de laxantes osmóticos deve prevenir a constipação intestinal. Por exemplo, pode-se recomendar o uso diário de PEG 3350, 17 g, em um copo de água/suco até a evacuação de fezes amolecidas e, em seguida, quando for necessário.

Terapias adjuvantes

A acupuntura, o óleo de hortelã-pimenta e os probióticos são modalidades que podem ajudar a melhorar a constipação intestinal crônica. Um ECR de acupuntura no tratamento da CIF grave e crônica em mais de 1.000 pacientes mostrou uma melhora significativa ao longo de 8 semanas de tratamento e 20 semanas de acompanhamento em comparação ao grupo controle, e cerca de um terço do braço de tratamento apresentou três ou mais evacuações espontâneas completas por semana em comparação a apenas 14% no braço de controle ($P < 0,001$).[216] O óleo de hortelã-pimenta não foi estudado no tratamento da constipação intestinal isolada, entretanto, na literatura sobre SII, foi relatado que ele é seguro e modestamente eficaz a curto prazo para os sintomas gerais da SII.[217] A pirose constitui o efeito adverso geralmente relatado. Em uma revisão sistemática e metanálise da eficácia dos probióticos/prebióticos/simbióticos na SII e na constipação intestinal crônica, foi concluído que os probióticos são eficazes no alívio dos sintomas da SII, embora as espécies e cepas mais benéficas ainda não sejam conhecidas. As evidências sobre os prebióticos e os simbióticos são incertas, assim como a eficácia de todos os três sobre a constipação intestinal crônica.[218]

Tratamento cirúrgico

Esta seção fornece uma revisão da eficácia de vários tratamentos cirúrgicos de condições específicas associadas à constipação intestinal e distúrbios da defecação.

Trânsito lento/inércia colônica

A colectomia subtotal com anastomose ileossigmóidea ou ileorretal é considerada por muitos como o tratamento cirúrgico de escolha na constipação intestinal por trânsito lento refratária ao manejo clínico. A maioria dos cirurgiões restringe o uso desse procedimento cirúrgico aos casos mais extremos e normalmente realiza a operação em menos de 10% das pacientes. Os critérios estritos para cirurgia incluem: sintomas incapacitantes, graves e crônicos, que não respondem ao tratamento clínico; trânsito lento na parte proximal do cólon; ausência de sinais de pseudo-obstrução; e função anorretal normal.[188] As taxas de sucesso variam e dependem de diversos fatores. Uma extensa revisão da colectomia para o tratamento da constipação intestinal por trânsito lento analisou 32 estudos de 1981 a 1988 e constatou taxas de satisfação que variaram de 39 a 100%.[219] Em estudos realizados nos EUA, foram observadas taxas de sucesso maiores ($n = 11$, média de 94%, entre 75 e 100%), bem como em estudos prospectivos ($n = 16$, média de 90%, entre 50 e 100%). Foi observada a obtenção de resultados superiores em pacientes submetidas a uma avaliação fisiológica completa e com constipação intestinal por trânsito lento comprovada. As pacientes com anismo apresentaram taxas mais altas de sintomas recorrentes e menores níveis de satisfação.[220] Ocorreram resultados mais precários nas anastomoses ileossigmóidea e cecorretal do que na anastomose ileorretal. As mulheres submetidas à ressecção segmentar (hemicolectomia) tiveram o pior resultado. Nenhum dos estudos teve um grupo de comparação, e os resultados foram variáveis e não apresentaram medidas validadas. A morbidade associada à cirurgia incluiu obstrução do intestino delgado (média de 18%, entre 2 e 71%), necessidade de reoperação (média de 14%, entre 0 e 50%), diarreia (média de 14%, entre 0 e 46%), incontinência fecal (média de 14%, entre 0 e 52%), constipação intestinal recorrente (média de 9%, entre 0 e 33%), dor abdominal persistente (média de 41%, entre 0 e 90%) e ileostomia permanente (média de 5%, entre 0 e 28%). A mortalidade variou de 0 a 6%.[184] Um estudo de QDV revelou que o escore teve pouca correlação com a frequência das evacuações. Entretanto, foi observado um escore menor nas pacientes que apresentaram dor abdominal persistente, diarreia, incontinência fecal e ileostomia permanente. A satisfação geral com o procedimento foi muito alta e exibiu uma correlação com o escore de QDV.[221,222] **As opções cirúrgicas para a colectomia subtotal incluem ileostomia, cecostomia com enemas de continência anterógrados e estimulação do nervo sacral.** A colectomia subtotal nunca foi comparada diretamente à ileostomia, porém as pacientes submetidas a uma derivação permanente após colectomia subtotal tiveram escores mais baixos de QDV. As pacientes submetidas à cecostomia com enemas de continência anterógrados podem esperar obter uma função satisfatória em aproximadamente metade das vezes, e a maioria delas necessita de procedimentos complementares de revisão, devido a complicações do estoma.[223] Embora a estimulação do nervo sacral tenha sido utilizada principalmente na incontinência fecal, os resultados de alguns estudos de pequeno porte produziram otimismo em relação a seu uso na constipação intestinal crônica e na constipação intestinal por trânsito lento.[224-226] A revisão da Cochrane da estimulação do nervo sacral no tratamento da incontinência fecal e constipação intestinal não pode sustentar o seu uso na constipação intestinal, visto que os dois ensaios clínicos incluídos não mostraram melhora dos sintomas em pacientes com constipação intestinal.[126]

Prolapso dos órgãos pélvicos

As mulheres com disfunção defecatória ou incontinência fecal podem apresentar prolapso concomitante da parede posterior da vagina (retocele). A variedade de técnicas de tratamento cirúrgico no reparo da retocele inclui colporrafia posterior, reparo específico do defeito, reparo transanal e reparo abdominal com colpopexia sacral. Na presença de enterocele, efetua-se habitualmente uma culdoplastia. Nos casos de descenso do períneo, o procedimento de escolha consiste em colpoperineopexia sacral. A retopexia com sutura pode ser realizada em associação com colpoperineopexia sacral, se houver prolapso retal. **Apesar do uso rotineiro desses procedimentos, os dados sobre a melhora sintomática do distúrbio da defecação são limitados. O reparo da retocele está indicado para sintomas incômodos de protrusão do prolapso e não deve ser realizado com a intenção de corrigir o distúrbio da defecação.** Uma revisão sistemática e a recomendação prática fora do Reino Unido confirmam que o uso de procedimentos de reforço retovaginal com o propósito de aliviar os sintomas de constipação intestinal não é respaldado pela literatura.[227] O Capítulo 30 fornece mais detalhes sobre as técnicas específicas de muitos desses procedimentos. Esta seção concentra-se nos resultados cirúrgicos, incluindo cura anatômica do prolapso, melhora dos sintomas de disfunção defecatória e morbidade associada ao procedimento.

Colporrafia posterior

A colporrafia posterior tem sido o procedimento cirúrgico para reparo da retocele preferido por cirurgiões ginecológicos durante mais de 100 anos. A colporrafia posterior tradicional reduz o calibre da vagina por meio de plicatura do septo retovaginal e habitualmente inclui uma perineorrafia, que estreita o introito da vagina. Apesar de seu amplo uso, existe uma escassez de dados sobre o sucesso anatômico, a melhora sintomática e a função sexual a longo prazo após o procedimento. Os resultados de vários estudos estão resumidos na Tabela 31.15.[228-247] Houve cura anatômica e alívio da protrusão vaginal em 76 a 96% das pacientes. Nesses estudos, o procedimento foi ineficaz no tratamento da constipação intestinal, na necessidade de digitação (sustentação) da vagina e incontinência fecal. Ocorreu dispareunia em 7 a 26% das pacientes com e sem plicatura do levantador do ânus.[228-232,248] Já em 1961, foram relatadas taxas elevadas de dispareunia com esse procedimento em até 50% das pacientes.[249]

A sustentação anatômica bem-sucedida obtida com esse procedimento é contrabalançada pelo alívio modesto dos sintomas funcionais e elevada taxa de dispareunia *de novo*. Entretanto, uma série de casos prospectivos de 38 mulheres submetidas à colporrafia posterior, com procedimentos concomitantes para correção de retocele e defecação obstruída, revelou resultados acentuadamente diferentes.[250] A plicatura fascial foi realizada sem plicatura do levantador, e foi feita a reconstrução do corpo perineal, em vez da perineorrafia clássica, quando indicado. A taxa de cura anatômica foi de 87% em 12 meses e de 79% em 24 meses. A taxa de cura subjetiva foi de 97% em 12 meses e de 89% em 24 meses. Foi constatada uma melhora significativa dos sintomas pré e pós-operatórios da constipação intestinal (76 *versus* 24%), uso de digitação (100 *versus* 16%), consciência do prolapso (100 *versus* 5%), defecação obstruída (100 *versus* 13%) e dispareunia (37 *versus* 5%). Não houve diferença na incontinência fecal, e foi registrado apenas um caso de dispareunia *de novo*. Os autores atribuem seus melhores resultados anatômicos e funcionais e a melhora associada da dispareunia à exclusão da plicatura do levantador, perineorrafia e excisão do epitélio vaginal. Outro benefício pode ser obtido durante a mobilização do epitélio vaginal, quando se efetua a secção do tecido cicatricial da episiotomia ou cirurgia anteriores. Constataram que a proctografia defecatória pré-operatória foi de valor limitado e interromperam o seu uso rotineiro como parte da avaliação pré-operatória de mulheres com retoceles sintomáticas e defecação obstrutiva. Esse grupo desenvolveu um sistema de classificação do períneo que pode ajudar os cirurgiões a identificar quando devem utilizar uma perineorrafia e quando devem recorrer a técnicas de reconstrução do períneo menos agressivas.[251]

Reparo de defeito específico

O objetivo de um reparo de defeito específico ou reparo específico de local consiste em restaurar a anatomia normal.[38] Esse procedimento poderá ser associado à reconstrução do corpo perineal se for necessário, porém habitualmente não envolve uma perineorrafia rotineira. A Tabela 31.15 apresenta os resultados anatômicos e funcionais desse tipo de reparo. **As taxas de cura anatômica variam de 82 a 100%, assemelhando-se às da colporrafia posterior. Esse procedimento resultou em melhora modesta dos sintomas de evacuação difícil, abaulamento vaginal e digitação vaginal.**[234-238,248] Os sintomas de constipação intestinal diminuíram de maneira considerável em apenas um estudo.[233,234] Todos os estudos relataram baixas taxas de dispareunia *de novo*, com bons resultados funcionais e anatômicos, porém a durabilidade do procedimento a longo prazo não é conhecida. Todos esses estudos, com exceção de um, incluíram procedimentos concomitantes para o prolapso e para a incontinência urinária.

Um ECR de 106 mulheres com prolapso da parede posterior da vagina em estágio II ou maior comparou a colporrafia posterior, o reparo da retocele dirigido ao defeito e o reparo específico do defeito ao uso de submucosa suína de intestino delgado.[252] As pacientes foram submetidas a um sistema de classificação validado de avaliação do assoalho pélvico em condições basais e após 6 meses, 1 e 2 anos após a cirurgia. O fracasso anatômico foi definido por um ponto Bp ≥ −2 do sistema de POP-Q dentro de 1 ano. Foi constatada uma melhora significativa nas escalas de prolapso e colorretal em todos os grupos, sem nenhuma diferença entre eles. A proporção de mulheres com fracasso funcional foi de 15%, e não houve nenhuma diferença significativa entre os grupos. **A colporrafia posterior e os reparos específicos de defeito proporcionaram resultados anatômicos e funcionais semelhantes, embora o acréscimo de um enxerto de tecido suíno não tenha melhorado os resultados anatômicos.** Em média, houve uma melhora significativa de todos os sintomas intestinais avaliados 1 ano após a cirurgia, sem nenhuma diferença entre os grupos de tratamento. O desenvolvimento de novos sintomas intestinais "incômodos" após a cirurgia foi incomum (11%). Após controle para a idade, grupo de tratamento, comorbidades e sintomas intestinais pré-operatórios, a sustentação vaginal pós-operatória corrigida (estágio 0/1) foi associada à redução do risco de esforço pós-operatório para evacuar (OR ajustado, 0,17; IC de 95%, 0,03 a 0,9) e sensação de

Tabela 31.15 Reparos de retocele.

Colporrafia posterior

	Arnold[227]		Mellgren[228a]		Kahn[229]		Weber[230a]		Sand[231a]		Sung[232a,d]	
	Pré-op.	Pós-op.	Pré-op.	Pós-op.	Pré-op.	Pós-op.	Pré-op.	Pós-op.	Pré-op.	Pós-op.	Pré-op.	Pós-op.
N	29		25	25	231	171	53	53	70	67	70	70
Meses de acompanhamento (média)				12		42		12		12		12
Plicatura do levantador		Sim		Sim		Sim		Não		Não		Não
Cura anatômica (%)		80		96		76				90		91
Constipação intestinal (%)	75	54	100	88	22	33						32
Protrusão (%)				21	4	64	31					7
Sustentação/digitação (%)	20			50	0		33					16
Incontinência fecal (%)		36	8	8	4	11						
Dispareunia de novo[b] (%)		23		8		16		26				

Reparo de defeito específico

	Cundiff[233]		Porter[234]		Kenton[235]		Glavind[236]		Singh[237a]		Sung[232a,d]	
	Pré-op.	Pós-op.	Pré-op.	Pós-op.	Pré-op.	Pós-op.	Pré-op.	Pós-op.	Pré-op.	Pós-op.	Pré-op.	Pós-op.
N	69	61	125	72	66	46	67	67	42	33	70	70
Meses de acompanhamento (média)		12		6		12		3		18		12
Cura anatômica		82		82		90		100		92		Não
Constipação intestinal (%)	46	13	60	50	41	57						91
Dificuldade de defecação	32	15	61	44	53	46	40	4	57	27		32
Protrusão (%)	100	18	38	14	86	9			78	7		7
Sustentação/digitação (%)	39	25	24	14	30	15						16
Incontinência fecal (%)	13	8	24	21	30				9	5		
Dispareunia (%)	29	19	67	46	28	8	12	3	31	15		7
Dispareunia de novo[b] (%)		2		4		7		3		0		

Reparos com enxertos

	Oster[238]		Sand[231a]		Goh[239a]		Kohli[240]		Mercer-Jones[241a]		Sung[232a]	
	Pré-op.	Pós-op.	Pré-op.	Pós-op.	Pré-op.	Pós-op.	Pré-op.	Pós-op.	Pré-op.	Pós-op.	Pré-op.	Pós-op.
Via do enxerto	Autólogo transvaginal		Tela de poligalactina transvaginal		Polipropileno transvaginal		Derme suína transvaginal		Polipropileno transperineal		Derme suína transvaginal	
N	15	15	73	65	43	43	43	30	22	22	67	67
Meses de acompanhamento (média)		30		12		12		12		12		12
Cura anatômica		100		92		100		93		95		88
Constipação intestinal (%)		33							50	14		33
Dificuldade de defecação	47	0							95	32		44
Protrusão (%)	80	0			100	0			86	23		3
Sustentação/digitação (%)	100	12							64	23		10
Incontinência fecal (%)										5		
Dispareunia (%)		20										13

Reparo transanal

	Sullivan[242]		Sehapayak[243]		Jenssen[244a]		Van Dam[245a,c]		Ayabaca[246a]	
	Pré-op.	Pós-op.	Pré-op.	Pós-op.	Pré-op.	Pós-op.	Pré-op.	Pós-op.	Pré-op.	Pós-op.
N	137	117	355	204	64	64	89	89	49	34
Meses de acompanhamento (média)		18				12		52		48
Cura anatômica		96		98		70		72		90
Constipação intestinal (%)			82	15			63	33	83	32
Dificuldade de defecação	58	2			72	16	92	27		
Protrusão (%)	27				38	3	40	28		
Sustentação/digitação (%)				26	26	4	23	0	38	
Incontinência fecal (%)	39	3			40	9	10	16	71	27
Dispareunia (%)		0		20			28	44		

[a]Prospectivo.
[b]Em paciente sexualmente ativa.
[c]Reparo transanal e transvaginal combinado.
[d]A critério do cirurgião para reparo mediano ou específico de defeito, igual em ambos os grupos.

esvaziamento incompleto (OR ajustado, 0,1; IC de 95%, 0,01 a 0,52). **Isso levou os autores a concluirem que é possível esperar uma resolução ou melhora dos sintomas intestinais na maioria das mulheres após reparo de retocele.**[253] Um estudo semelhante conduzido em 2012 concluiu que a causa subjacente dos sintomas defecatórios provavelmente irá determinar se uma mulher apresentará ou não melhora após reparo de retocele, e que essas mulheres deveriam ser avisadas de que os sintomas defecatórios e os hábitos intestinais poderão ou não melhorar após o reparo da retocele.[233]

Reparo transanal

O reparo transanal envolve o reparo da retocele por meio de incisão transanal com excisão da mucosa retal redundante e plicatura do septo retovaginal e da parede retal. O procedimento foi desenvolvido e é utilizado principalmente por cirurgiões colorretais no tratamento da constipação intestinal e defecação obstruída associada a retoceles "baixas" ou distais. As vantagens dessa abordagem incluem excisão da mucosa retal redundante e capacidade de tratar outras patologias anorretais, como hemorroidas ou prolapso da parede anterior do reto.[254] As desvantagens incluem a incapacidade de proceder ao reparo de retoceles mais altas, enteroceles, cistoceles, prolapso uterino e defeitos do corpo perineal ou do esfíncter anal.[255] As principais complicações, infecção (6%) e fístula retovaginal (3%), são relativamente comuns em comparação aos reparos transvaginais.[202] A maioria dos estudos não exigiu a presença de sintomas de abaulamento ou protrusão vaginal como pré-requisito para a realização de cirurgia. Os resultados de vários estudos estão resumidos na Tabela 31.15. A taxa de cura anatômica foi de 70 a 98%, e parece ter ocorrido melhora dos sintomas de constipação intestinal, dificuldade de evacuação e digitação vaginal.[243-248]

As revisões para comparar o reparo transanal ao reparo de retocele transvaginal utilizaram os resultados de dois ensaios clínicos controlados e randomizados de pequeno porte.[256-259] Foram excluídas mulheres com comprometimento da função do esfíncter e outro prolapso sintomático. **Os resultados do reparo transvaginal foram superiores aos do reparo transanal no que concerne à taxa de fracasso subjetivo** (risco relativo [RR], 0,36, IC de 95%, 0,13 a 1) e à taxa de fracasso objetivo (RR, 0,24, IC de 95%, 0,09 a 0,64).[256] Em um estudo, foi observada uma redução significativa da profundidade da retocele na defecografia pós-operatória no grupo submetido ao reparo transvaginal em comparação ao grupo de reparo transanal (2,73 versus 4,13 cm, respectivamente), embora a profundidade da retocele no exame de imagem não tenha nenhuma correlação com os sintomas.[259] O grupo submetido ao reparo transvaginal apresentou menos problemas de evacuação intestinal, porém esse achado não foi estatisticamente significativo. Em um estudo, os pesquisadores descobriram que 38% das pacientes desenvolveram incontinência fecal após o reparo transanal.[228] Nos dois ensaios clínicos randomizados, não foram observadas diferenças significativas na taxa de incontinência fecal ou na dispareunia, porém os estudos não tiveram poder para detectar uma diferença.[258,259] **Embora o método vaginal tenha sido considerado superior ao transanal no reparo de retocele, os estudos são retrospectivos e é impossível compará-los, visto que as indicações para reparo transanal geralmente diferem daquelas para reparo transvaginal.**

Reforço fascial posterior

O reparo de retocele com enxerto tornou-se comum na década de 2000, apesar de escassez de evidências que indiquem seus benefícios em comparação a procedimentos tradicionais. A razão desse procedimento foi a ideia de que os reparos de hérnia vaginal têm um comportamento semelhante ao reparo de hérnias abdominais, que apresentam uma redução documentada de recorrência quando são utilizados enxertos. Foram utilizados diversos materiais de enxerto na colporrafia posterior e nos reparos específicos de defeitos, incluindo autoenxerto, aloenxerto, xenoenxerto e tela sintética. A tela sintética de polipropileno tipo 1 de monofilamento e macroporosa está associada a uma menor taxa de complicações em comparação a outros materiais sintéticos não absorvíveis.[260] O objetivo do enxerto é questionável. Pode ter por objetivo substituir a fáscia existente como barreira permanente ou proporcionar uma estrutura absorvível para a deposição de colágeno, formação de tecido cicatricial e remodelagem. O material ideal deve ter uma baixa taxa de erosão, custo relativamente baixo e diminuição da taxa de recorrência sem causar disfunção intestinal ou sexual. A experiência demonstrou que embora o reforço com enxerto possa proporcionar melhores resultados anatômicos, não há diferença no sucesso subjetivo à custa de maior número de complicações, como erosão e extrusão da tela.[261,262] As melhoras nos resultados objetivos são limitadas à parede anterior da vagina e não se estendem para a tela de múltiplos compartimentos ou da parede posterior da vagina,[261] confirmando, assim, que a tela sintética não desempenha nenhum papel no reparo posterior. **Não há evidências sugestivas de que o acréscimo de um enxerto ao compartimento posterior possa melhorar os resultados.**[252,261-263]

Reparo de retocele por via abdominal

O acesso abdominal para reparo de retocele pode ser útil quando ocorre um defeito superior na fáscia retovaginal de uma paciente com enterocele, prolapso uterino ou prolapso da cúpula associados. Se uma paciente for submetida a procedimento abdominal ou laparoscópico, como colpopexia sacral, o enxerto poderá ser estendido ao longo da parede posterior da vagina para corrigir defeitos proximais no septo retovaginal.[264] Existem dados limitados sobre a eficácia do reparo abdominal de retocele. Com frequência, a indicação desse procedimento e a necessidade de reparo vaginal complementar de defeitos distais são determinadas durante a cirurgia. Um estudo auxiliar da Pelvic Floor Disorders Network, que avaliou os sintomas intestinais 1 ano após sacrocolpopexia, constatou que a maioria dos sintomas intestinais incômodos desaparece após esse procedimento. Não houve nenhuma diferença nos sintomas intestinais pós-operatórios entre pacientes submetidas a reparo concomitante de retocele e aquelas que não fizeram o reparo. O estudo não foi desenvolvido para avaliar o impacto do reparo concomitante de retocele sobre a resolução dos sintomas intestinais, e as pacientes que foram submetidas a um reparo de retocele tiveram sintomas intestinais iniciais mais graves, incluindo sintomas obstrutivos mais acentuados.[265]

Colpoperineopexia sacral no descenso do períneo

A colpoperineopexia sacral é uma modificação da colpopexia sacral, destinada a corrigir o prolapso apical associado à retocele e descenso do períneo.[39] Um enxerto contínuo é colocado desde o ligamento longitudinal anterior do sacro até o corpo do íleo. Esse procedimento pode ser realizado por acesso abdominal total ou por um procedimento abdominal e vaginal combinado. **No acesso abdominal total, o espaço retovaginal é aberto, e o reto é dissecado da parede posterior da vagina e do septo retovaginal em direção ao corpo perineal. O enxerto é suturado ao corpo do períneo ou o mais próximo possível dele.** Um exame retovaginal com a mão não dominante do cirurgião facilita essa fixação ao sustentar o corpo perineal. O enxerto é fixado com pontos adicionais ao longo da parede posterior da vagina e de seu ápice, e a colpopexia sacral é concluída da maneira habitual.

Se for utilizado um acesso abdominal e vaginal combinado, o enxerto será fixado ao corpo perineal por via vaginal. A parte posterior da vagina é aberta e efetua-se um reparo da retocele específico do defeito. A colpopexia sacral é realizada de maneira habitual, exceto que a dissecção vaginal é aberta superiormente, com criação de uma janela para a dissecção abdominal. O enxerto pode ser passado do abdome para a vagina e fixado inferiormente ao corpo perineal e lateralmente ao arco tendíneo da fáscia retovaginal **(Figura 31.9)**.

Os resultados a curto prazo de 19 pacientes submetidas à colpoperineopexia sacral indicaram a obtenção de bons resultados anatômicos na sustentação apical e posterior e no descenso perineal.[39] Em 66% das pacientes foi obtida uma cessação completa dos sintomas de disfunção defecatória. Em um relato dos resultados de uma variação ligeiramente diferente da colpoperineopexia sacral, a técnica dos autores envolveu a fixação da tela de Marlex ao corpo perineal utilizando um porta-agulhas.[266] A taxa de fracasso foi de 25%, e a taxa de erosão da tela foi de 5% em 205 pacientes, com acompanhamento de até 10 anos. Um estudo das taxas de erosão da tela de Mersilene relacionado com colpopexia e colpoperineopexia sacrais observou taxas de erosão semelhantes entre os dois procedimentos quando a vagina não foi aberta, de 3,2 *versus* 4,5%, respectivamente.[267] Entretanto, a taxa de erosão foi de 16% com sutura vaginal e de 40% quando a tela foi colocada por via vaginal. O uso de enxertos não sintéticos, como aloenxerto e xenoenxerto dérmico, pode ajudar a prevenir as altas taxas de erosão. Em uma série de casos de 11 pacientes, os pesquisadores efetuaram a ressecção do cólon sigmoide (quando indicado) e retopexia por sutura em associação à colpoperineopexia sacral com o uso de Alloderm em mulheres com prolapso retal, descenso perineal e disfunção defecatória coexistentes. O acompanhamento inicial (12,5 ± 7,7 meses) revelou excelente melhora dos sintomas da disfunção defecatória e da QDV, com cura do descenso perineal de 82%.[268] Uma coorte retrospectiva de 38 mulheres revelou uma alta satisfação após colpoperineopexia sacral abdominal, apesar de persistência dos sintomas de defecação obstruída 5 anos após a cirurgia.[269,270] **A colpoperineopexia sacral pode ter valor em um grupo selecionado de pacientes,** porém são necessárias séries prospectivas maiores, com resultados anatômicos e sintomáticos a longo prazo, para avaliar a durabilidade desse procedimento.

Prolapso retal

O prolapso retal é um distúrbio incomum do assoalho pélvico, com incidência em menos de 1% da população adulta; entretanto, os fatores de risco são semelhantes no prolapso retal e no prolapso dos órgãos pélvicos. Embora seja considerado uma condição benigna, os sintomas do prolapso retal podem ter impacto negativo significativo na QDV. Incluem dor, sangramento, infiltração, disfunção defecatória, incontinência fecal e sintomas de massa. O prolapso pode ser oculto (intussuscepção interna produzindo sintomas, porém sem protrusão visível), parcial (apenas prolapso da mucosa) ou de espessura total (todas as camadas do reto fazem protrusão através do ânus como anéis concêntricos). O prolapso de hemorroidas internas é algumas vezes confundido com o prolapso retal, porém o tratamento é diferente.

Embora o manejo clínico possa aliviar os sintomas de prolapso retal, justifica-se habitualmente uma conduta cirúrgica. **O tratamento cirúrgico é geralmente reservado para o prolapso retal completo de espessura total.** São descritos diversos procedimentos cirúrgicos para o tratamento do prolapso retal, que são divididos em acessos perineais ou abdominais. Os acessos perineais geralmente utilizados são a operação de Delorme, que inclui ressecção e plicatura da mucosa retal redundante, e a operação de Altemeier (retossigmoidectomia perineal), que inclui ressecção perineal de toda a espessura do reto. Essas condutas perineais oferecem uma recuperação mais fácil, porém foram consideradas menos eficientes em termos de prevenção de prolapso retal recorrente. Os procedimentos abdominais têm sido considerados mais duráveis, porém com maior incidência de complicações cirúrgicas e recuperação mais difícil. A crença e a prática de que os procedimentos abdominais apresentam taxas de recorrência significativamente menores originaram-se de estudos observacionais,

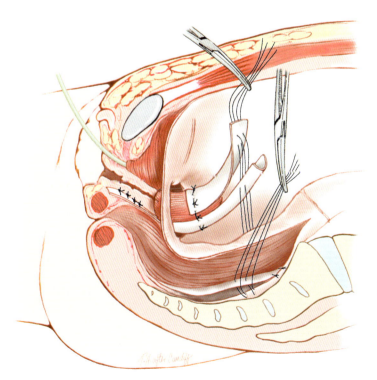

Figura 31.9 Colpoperineopexia sacral abdominal com ressecção do sigmoide e retopexia por sutura. Essa vista sagital mostra o enxerto posterior suturado à fáscia retovaginal e ao corpo perineal após reparo de retocele de defeito específico. O enxerto anterior é suturado à fáscia pubocervical. Ambas as lâminas são fixadas ao periósteo do sacro à direita do reto. As suturas da retopexia (*à esquerda*) ainda não foram ligadas e fixadas. (Cortesia de: Geoffrey W. Cundiff, MD)

entretanto, vários ensaios clínicos controlados randomizados, duas revisões da Cochrane e uma terceira revisão sistemática não foram capazes de demonstrar essa distinção.[271] Uma verdadeira comparação das condutas perineal e abdominal em termos de benefício/risco é difícil devido a variações significativas nos procedimentos abdominais, como dissecção ou não do espaço retrorretal, uso de tela ou sem tela, e realização concomitante de ressecção do sigmoide ou não. Foram descritas variações laparoscópicas e robóticas dessas condutas, na tentativa de minimizar o tempo de recuperação.

Procedimentos perineais

Os procedimentos perineais são mais facilmente tolerados, visto que evitam a laparotomia. São ideais para pacientes com alta morbidade e mortalidade peri e pós-operatórias. Basicamente, existem dois procedimentos perineais: o *procedimento de Delorme* e a *retossigmoidectomia perineal* (operação de Altemeier). Os procedimentos de cerclagem perianal, como o procedimento de Thiersch, não são mais utilizados, devido às baixas taxas de sucesso e altas taxas de recorrência e impactação fecal.

A **operação de Delorme** foi descrita pela primeira vez em 1900 e envolve a separação da mucosa retal do esfíncter e da túnica muscular própria seguida de ressecção da mucosa retal e plicatura da parte distal da parede do reto (muscular própria)[272] **(Figura 31.10)**. As taxas de recorrência variam de 10 a 15%[273-276] e existe uma baixa morbidade de 4 a 12%, que inclui infecção, retenção urinária, sangramento e impactação fecal. A princípio, acreditava-se que as taxas de recorrência fossem de até 38%;[277] entretanto, novas evidências indicam que a variação pode ser aceitável para pacientes elegíveis para cirurgia abdominal. Observa-se uma melhora geral da incontinência fecal e da constipação intestinal. O fracasso desse procedimento está associado à incontinência fecal, diarreia crônica e descenso acentuado do períneo.[278] A operação de Delorme pode ser preferível nos casos em que o segmento de prolapso tem menos de 3 a 4 cm ou nos casos em que não há prolapso circunferencial de toda a espessura, o que dificulta a realização de retossigmoidectomia perineal.[277,279]

A **retossigmoidectomia perineal (operação de Altemeier)** envolve uma ressecção de toda a espessura transanal do prolapso do reto e anastomose coloanal.[280] São descritas taxas de recorrência de até 30%, porém os únicos dois ensaios clínicos controlados e randomizados que compararam a operação de Altemeier a uma técnica abdominal mostraram não existir diferença estatisticamente significativa nas taxas de recorrência, embora os estudos não tenham tido poder estatístico para demonstrar isso.[271] Em geral, as pacientes apresentam dor mínima e evolução pós-operatória relativamente sem intercorrência. O prolapso recorrente provavelmente reflete uma ressecção inadequada. Os resultados na incontinência são modestos, porém parecem melhorar de maneira substancial com o acréscimo de plastia do músculo levantador do ânus. A associação de plastia do levantador do ânus parece diminuir a taxa de recorrência a curto prazo,[281] porém não se observa nenhuma alteração significativa da constipação intestinal com esse procedimento. A maioria concorda que a retossigmoidectomia perineal com plastia do levantador do ânus constitui o melhor procedimento para pacientes muito idosas e para aquelas com comorbidade acentuada. Trata-se da conduta preferida em pacientes com encarceramento, estrangulamento ou até mesmo gangrena dos segmentos prolapsados do reto, que não são candidatas à retopexia abdominal.

Procedimentos abdominais

Os procedimentos abdominais variam de acordo com a extensão da mobilização do reto, método de fixação retal e inclusão ou exclusão de ressecção intestinal.

A abordagem posterior é o procedimento abdominal mais estabelecido e estudado. Começa com a dissecção do espaço retrorretal até a fáscia de Waldeyer e além dela. Essa dissecção otimiza a sustentação, ao promover fibrose do reto ao sacro, e inclui a secção dos ligamentos laterais, com a possibilidade teórica de causar aumento de constipação intestinal pós-operatória em consequência de denervação retal. Essa associação é respaldada por uma revisão da Cochrane de 15 ensaios clínicos controlados randomizados.[282] Isso pode ser balanceado com uma menor taxa de recorrência e pode tornar essa opção atraente para pacientes com incontinência fecal. A opção para a via de acesso posterior é a retopexia ventral.

Os procedimentos posteriores incluem algum método de fixação da parte posterior do reto à parte anterior do sacro. Se for realizada uma retopexia por sutura, a fáscia própria do reto será fixada com suturas ao periósteo sacral de S1-S3.[283] A opção é uma das retopexias com tela, **a retopexia com tela posterior (procedimento de Wells), a retopexia com tela anterior (operação de Ripstein, Ripstein modificada) e a retopexia com tela ventral.**[271,284,285] Diversos materiais foram utilizados nesses procedimentos, incluindo tela absorvível, autóloga e permanente. Supõe-se que o material

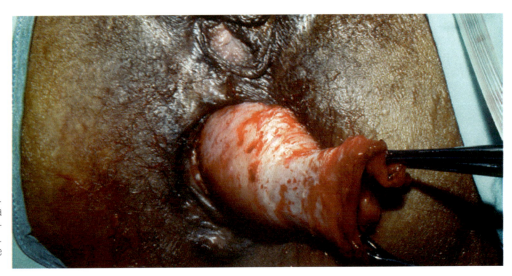

Figura 31.10 Operação de Delorme. Após ressecção da mucosa em toda a extensão do prolapso, procede-se à plicatura do músculo liso circular ou do reto. Em seguida, efetua-se uma anastomose mucosa-mucosa.

interposto irá proporcionar maior sustentação por meio de aumento da fibrose. Na retopexia com tela posterior, a tela é fixada ao sacro entre a parte posterior do reto e a parte sacral do promontório.

A retopexia com tela ventral oferece uma abordagem alternativa do procedimento posterior e incorpora uma tela colocada anteriormente como suporte para fixação do reto à concavidade do sacro. Em vez de entrar no espaço retrorretal, procede-se à dissecção do septo retovaginal para expor os dois terços proximais do septo retovaginal (fáscia de Denonvillier). Uma tela sintética ou biológica como suporte é suturada à parede anterior do reto no ponto de sua intussuscepção e suspensa até o promontório sacral. Os estudos realizados mostram taxas aceitáveis de complicações em curto e longo prazo.[271] **Não há evidências suficientes para sustentar que o reparo posterior do prolapso retal seja melhor ou pior do que o reparo anterior, como a retopexia com tela ventral.**[271]

Além da dissecção e do método de fixação, outra variação cirúrgica é a realização de ressecção concomitante do sigmoide com a retopexia (retopexia de secção de Frykman-Goldberg). A ressecção intestinal é efetuada após mobilização e antes da sutura.[286] As vantagens teóricas da ressecção retossigmóidea são remoção de retossigmoide redundante, evitar a ocorrência de torção ou vólvulo, fixação adicional por meio de retificação do cólon esquerdo e diminuição da mobilidade do ligamento frenocólico e criação de uma área densa de fibrose entre a linha de sutura anastomótica e o sacro. Normalmente, esse procedimento é reservado para pacientes com cólon sigmoide redundante longo, embora não tenham sido propostos critérios específicos. Em geral, a retopexia com tela é evitada por ocasião de uma ressecção intestinal, devido à preocupação de maiores complicações e infecções associadas à introdução de um corpo estranho próximo a uma nova ferida do intestino.

Por fim, as abordagens minimamente invasivas para retopexias abdominais têm sido defendidas como maneira de reduzir o tempo de recuperação. A abordagem laparoscópica apresenta segurança e eficácia semelhantes às técnicas abertas, e o efeito sobre a continência e a constipação intestinal tendem a refletir o tipo de retopexia utilizada. **Em um ECR de pequeno porte foram observados benefícios significativos a curto prazo com a retopexia laparoscópica em comparação à retopexia aberta, incluindo deambulação precoce, retorno mais rápido a uma alimentação normal, menor duração da internação e menor morbidade.**[287] Vários estudos confirmaram que as taxas de recorrência são equivalentes (4 a 8%), assim como as taxas de complicações (10 a 33%).[271] A cirurgia robótica parece ser comparável às técnicas laparoscópicas.

Embora exista consenso sobre a retopexia abdominal ser melhor do que os procedimentos perineais, a revisão mais recente da Cochrane de 15 estudos concluiu que não há nenhuma diferença nas taxas de recorrência nem nas complicações pós-operatórias. Se a constipação intestinal for o principal sintoma, a ressecção intestinal poderá ser útil.[282]

REFERÊNCIAS BIBLIOGRÁFICAS

1. **Barber MD, Bremer RE, Thor KB, et al.** Innervation of the female levator ani muscles. *Am J Obstet Gynecol* 2002;187:64–71.
2. **Loukas M, Joseph S, Etienne D, et al.** Topography and landmarks for the nerve supply to the levator ani and its relevance to pelvic floor pathologies. *Clin Anat* 2016;29:516–523.
3. **Gandell D, Straus SE, Bundookwala M, et al.** Treatment of constipation in older people. *CMAJ* 2013;185(8):663–670.
4. **Cundiff GW, Nygaard I, Bland DR, et al.** Proceedings of the American Urogynecologic Society Multidisciplinary Symposium on Defecatory Disorders. *Am J Obstet Gynecol* 2000;182:S1–S10.
5. **Sonnenberg A, Koch TR.** Epidemiology of constipation in the U.S. *Dis Colon Rectum* 1989;32:1–8.
6. **Mugie SM, Benninga MA, Di Lorenzo C.** Epidemiology of constipation in children and adults: A systematic review. *Best Pract Res Clin Gastroenterol* 2011;25:3–18.
7. **Kinnunen O.** Study of constipation in a geriatric hospital, day hospital, old people's home and at home. *Aging* 1991;3:161–170.
8. **Sonnenberg A, Koch TR.** Physician visits in the United States for constipation: 1958 to 1986. *Dig Dis Sci* 1989;34:606–611.
9. **Nellesen D, Yee K, Chawla A, et al.** A systematic review of the economic and humanistic burden of illness in irritable bowel syndrome and chronic constipation. *J Manag Care Pharm* 2013;19(9):755–764.
10. **Singh G, Lingala V, Wang H, et al.** Use of health care resources and cost of care for adults with constipation. *Clin Gastroenterol Hepatol* 2007;5:1053–1058.
11. **Nelson RL.** Epidemiology of fecal incontinence. *Gastroenterology* 2004;126:S3–S7.
12. **Boreham MK, Richter HE, Kenton KS, et al.** Anal incontinence in women presenting for gynecologic care: Prevalence, risk factors, and impact upon quality of life. *Am J Obstet Gynecol* 2005;192:1637–1642.
13. **Dunivan GC, Heymen S, Palsson OS, et al.** Fecal incontinence in primary care: Prevalence, diagnosis, and health care utilization. *Am J Obstet Gynecol* 2010;202:493.e1–6.
14. **Wu J, Hundley AF, Fulton RG, et al.** Forecasting the prevalence of pelvic floor disorders in U.S. Women: 2010 to 2050. *Obstet Gynecol* 2009;114:1278–1283.
15. **Cerdan Santacruz C, Santos Rancano R, Vigara Garcia M, et al.** Prevalence of anal incontinence in a working population within a healthcare environment. *Scand J Gastroenterol* 2017;52(12):340–1347.
16. **Nelson R, Norton N, Cautley E, et al.** Community-based prevalence of anal incontinence. *JAMA* 1995;274:559–561.
17. **Johanson JF, Lafferty J.** Epidemiology of fecal incontinence: the silent affliction. *Am J Gastroenterol* 1996;91:33–36.
18. **Ihana-Sugiyama N, Nagata N, Yamamoto-Honda R, et al.** Constipation, hard stools, fecal urgency, and incomplete evacuation, but not diarrhea associated with diabetes and its related factors. *World J Gastroenterol* 2016;22(11):3252–3260.
19. **Rungsiprakarn P, Laopaiboon M, Sangkomkamhang US, et al.** Interventions for treating constipation in pregnancy. *Cochrane Database Syst Rev* 2015;(9):CD011448.
20. **Bradley CS, Kennedy CM, Turcea AM, et al.** Constipation in pregnancy: Prevalence, symptoms and risk factors. *Obstet Gynecol* 2007;110:1351–1357.
21. **Shin GH, Toto EL, Schey R.** Pregnancy and postpartum bowel changes: Constipation and fecal incontinence. *Am J Gastroenterol* 2015;110:521–529.
22. **Turawa EB, Musekiwa A, Rohwer AC.** Interventions for preventing postpartum constipation. *Cochrane Database Syst Rev* 2015;(9):CD011625.
23. **Devroede G, Lamarche J.** Functional importance of extrinsic parasympathetic innervation to the distal colon and rectum in man. *Gastroenterology* 1974;66:273–280.
24. **Devroede G, Arhan P, Duguay C, et al.** Traumatic constipation. *Gastroenterology* 1979;77:1258–1267.
25. **Martinez L, Neshatian L, Khavari R, et al.** Neurogenic bowel dysfunction in patients with neurogenic bladder. *Curr Bladder Dysfunct Rep* 2016;11:334–340.
26. **Awad RA.** Neurogenic bowel dysfunction in patients with spinal cord injury, myelomeningeocele, multiple sclerosis and Parkinson's disease. *World J Gastroenterol* 2011;17(46):5035–5048.
27. **Drossman DA, Hasler WL.** Rome IV–Functional GI Disorders: Disorders of Gut-Brain Interaction. *Gastroenterology* 2016;150:1257–1261.
28. **Whitehead WE, Palsson OS.** Report on Rome Normative GI Symptom Survey. 2014.
29. **Barnett JL.** Anorectal diseases. In: Yamada T, ed. *Textbook of Gastroenterology*. 3rd ed. Philadelphia, PA: Lippincott Williams & Wilkins, 1999.

30. **Wald A, Tunuguntla AK.** Anorectal sensorimotor dysfunction in fecal incontinence and diabetes mellitus: Modification with biofeedback therapy. *N Engl J Med* 1984;310:1282–1287.
31. **Gotfried J, Priest S, Schey R.** Diabetes and the small intestine. *Curr Treat Options Gastro* 2017;15:490–507.
32. **Schiller LR, Santa Ana CA, Schumulen AC, et al.** Pathogenesis of fecal incontinence in diabetes mellitus: Evidence for internal-anal-sphincter dysfunction. *N Engl J Med* 1982;307:1666–1671.
33. **Harris RL, Cundiff GW.** Anal incontinence. *Postgraduate Obstetrics & Gynecology* 1997;17:1–6.
34. **Ihre T.** Studies on anal function in continent and incontinent patients. *Scand J Gastroenterol* 1974;9:1–80.
35. **Rao SS.** Dyssynergic defecation. *Gastroenterol Clin North Am* 2001;30:97–114.
36. **Rao SS, Tuteja AK, Vellema T, et al.** Dyssynergic defecation: Demographics, symptoms, stool patterns, and quality of life. *J Clin Gastroenterol* 2004;38:680–685.
37. **Rao SS, Bharucha AE, Chiarioni G, et al.** Anorectal disorders. *Gastroenterology* 2016;150:1430–1442.
38. **Richardson AC.** The rectovaginal septum revisited: Its relationship to rectocele and its importance in rectocele repair. *Clin Obstet Gynecol* 1993;36:976–982.
39. **Tulikangas PK, Walters MD, Brainard JA, et al.** Enterocele: Is there a histologic defect? *Obstet Gynecol* 2001;98:634–637.
40. **Grimes CL, Lukacz ES.** Posterior vaginal compartment prolapse and defecatory dysfunction: Are they related? *Int Urogynecol J* 2012;5:537–551.
41. **Vasconcelos Neto JA, Vasconcelos CT, Regadas SM, et al.** Clinical impact of bowel symptoms in women with pelvic floor disorders. *Int Urogynecol J* 2017;28:1415–1420.
42. **Parks AG, Porter NH, Hardcastle J.** The syndrome of the descending perineum. *Proc R Soc Med* 1966;59:477–482.
43. **Henry MM, Parks AG, Swash M.** The pelvic floor musculature in the descending perineum syndrome. *Br J Surg* 1982;69:470–472.
44. **Chaudhry Z, Tarnay C.** Descending perineum syndrome: A review of the presentation, diagnosis and management. *Int Urogynecol J* 2016;27:1149–1156.
45. **Blaker K, Anandam JL.** Functional Disorders: Rectoanal Intussusception. *Clin Colon Rectal Surg* 2017;30:5–11.
46. **Lacy BE, Mearin F, Chang L, et al.** Bowel Disorders. *Gastroenterology* 2016;150:1393–1407.
47. **Palsson OS, Whitehead WE, van Tiburg MA, et al.** Development and validation of the Rome IV diagnostic questionnaire for adults. *Gastroenterology* 2016;150:1481–1491.
48. **Bassotti G, Imbimbo B, Betti C, et al.** Impaired colonic motor response to eating in patients with slow-transit constipation. *Am J Gastroenterol* 1992;87:504–508.
49. **Rao SS.** Constipation: Evaluation and treatment. *Gastroenterol Clin North Am* 2003;32:659–683.
50. **Knowles CH, Martin JE.** Slow transit constipation: A model of human gut dysmotility. Review of possible aetologies. *Neurogastroenterol Motil* 2000;12:181–196.
51. **Chan OT, Chiles L, Levy M, et al.** Smoothelin expression in the gastrointestinal tract: Implication in colonic inertia. *Appl Immunohistochem Mol Morphol* 2013;21:452–459.
52. **Chou AB, Cohan JN, Varma MG.** Differences in symptom severity and quality of life in patients with obstructive defecation and colonic inertia. *Dis Colon Rectum* 2015;58:994–997.
53. **Handa VL, Danielsen BH, Gilbert WM.** Obstetric anal sphincter lacerations. *Obstet Gynecol* 2001;98:225–230.
54. **Fenner DE, Genberg B, Brahma P, et al.** Fecal and urinary incontinence after vaginal delivery with anal sphincter disruption in an obstetrics unit in the United States. *Am J Obstet Gynecol* 2003;189: 1543–1550.
55. **Sultan AH, Kamm MA, Hudson CN, et al.** Anal-sphincter disruption during vaginal delivery. *N Engl J Med* 1993;329:1905–1911.
56. **Pergialiotis V, Vlachos D, Protopapas A, et al.** Risk factors for severe perineal lacerations during childbirth. *Int J Gynaecol Obstet* 2014;125:6–14.
57. **Meister MR, Cahill AG, Conner SN.** Predicting obstetric anal sphincter injuries in a modern obstetric population. *Am J Obstet Gynecol* 2016;215(3):310.e1–310.e7.
58. **Harvey MA, Pierce M.** Obstetrical Anal Sphincter Injuries (OASIS): Prevention, recognition and repair. *J Obstet Gynecol Can* 2015;37(12):1131–1148.
59. **Nguyen T, Handa VL, Hueppchen N, et al.** Labour curve findings associated with fourth degree sphincter disruption: The impact of labour progression on perineal trauma. *J Obstet Gynaecol Can* 2010;32(1):21–27.
60. **De Leeuw JW, Vierhout ME, Struijk PC, et al.** Anal sphincter damage after vaginal delivery: Functional outcome and risk factors for fecal incontinence. *Acta Obstet Gynecol Scand* 2001;80:830–834.
61. **LaCross A, Groff M, Smaldone A.** Obstetric anal sphincter injury and anal incontinence following vaginal birth: A systematic review and meta-analysis. *J Midwifery Womens Health* 2015;60:37–47.
62. **Nygaard IE, Rao SS, Dawson JD.** Anal incontinence after anal sphincter disruption: A 30-year retrospective cohort study. *Obstet Gynecol* 1997;89:896–901.
63. **Kamm MA.** Faecal incontinence. *BMJ* 1998;316:528–532.
64. **Faltin DL, Boulvain M, Irion O, et al.** Diagnosis of anal sphincter tears by postpartum endosonography to predict fecal incontinence. *Obstet Gynecol* 2000;95:643–647.
65. **Lal M, Mann CH, Callender R, et al.** Does cesarean delivery prevent anal incontinence? *Obstet Gynecol* 2003;101:305–312.
66. **Borello-France D, Burgio KL, Richter HE, et al; Pelvic Floor Disorders Network.** Fecal and urinary incontinence in primiparous women. *Obstet Gynecol* 2006;108:863–872.
67. **Nelson RL, Furner SE, Westercamp M, et al.** Cesarean delivery for the prevention of anal incontinence. *Cochrane Database Syst Rev* 2010;2:CD006756.
68. **de Leeuw JW, de Wit C, Kuijken JP, Bruinse HW.** Mediolateral episiotomy reduces the risk for anal sphincter injury during operative vaginal delivery. *BJOG* 2008;115:104–108.
69. **Carroli G, Mignini L.** Episiotomy for vaginal birth. *Cochrane Database Syst Rev* 2009;1:CD000081.
70. **Nordenstam J, Mellgren A, Altman D, et al.** Immediate or delayed repair of obstetric anal sphincter tears—a randomised controlled trial. *BJOG* 2008;115:857–865.
71. **Garg P, Garg M, Menon GR.** Long-term continence disturbance after lateral internal sphincterotomy for chronic anal fissure: A systematic review and meta-analysis. *Colorectal Dis* 2013;15(3):104–107.
72. **Zbar AP, Beer-Gabel M, Chiappa AC, et al.** Fecal incontinence after minor anorectal surgery. *Dis Colon Rectum* 2001;44:1610–1623.
73. **Read MG, Read NW, Haynes WG, et al.** A prospective study of the effect of haemorrhoidectomy on sphincter function and faecal incontinence. *Br J Surg* 1982;69:396–398.
74. **Snooks SJ, Henry MM, Swash M.** Faecal incontinence due to external anal sphincter division in childbirth is associated with damage to the innervation of the pelvic floor musculature: A double pathology. *Br J Obstet Gynaecol* 1985;92:824–828.
75. **Ryhammer AM, Bek KM, Laurberg S.** Multiple vaginal deliveries increase the risk of permanent incontinence of flatus and urine in normal premenopausal women. *Dis Colon Rectum* 1995;38:1206–1209.
76. **Handa VL, Harris TA, Ostergard DR.** Protecting the pelvic floor: Obstetric management to prevent incontinence and pelvic organ prolapse. *Obstet Gynecol* 1996;88:470–478.
77. **Snooks SJ, Setchell M, Swash M, et al.** Injury to the innervation of the pelvic floor sphincter musculature in childbirth. *Lancet* 1984;1:546–550.
78. **Allen RE, Hosker GL, Smith AT, et al.** Pelvic floor damage and childbirth: A neurophysiological study. *Br J Obstet Gynaecol* 1990;97:770–779.
79. **Smith AR, Hosker GL, Warrell DW.** The role of partial denervation of the pelvic floor in the aetiology of genitourinary prolapse and stress incontinence of urine: A neurophysiologic study. *Br J Obstet Gynaecol* 1989;96:24–28.
80. **Henry MM, Parks AG, Swash M.** The anal reflex in idiopathic faecal incontinence: An electrophysiological study. *Br J Surg* 1980;67:781–783.
81. **Ho YH, Goh HS.** The neurophysiological significance of perineal descent. *Int J Colorectal Dis* 1995;10:107–111.
82. **Gee AS, Mills A, Durdey P.** What is the relationship between perineal descent and anal mucosal electrosensitivity? *Dis Colon Rectum* 1995;38:419–423.
83. **Cundiff GW, Harris RL, Coates K, et al.** Abdominal sacral colpoperineopexy: A new approach for correction of posterior compartment defects and perineal descent associated with vaginal vault prolapse. *Am J Obstet Gynecol* 1997;177:1345–1355.
84. **Berkelmans I, Heresbach D, Leroi AM, et al.** Perineal descent at defecography in women with straining at stool: A lack of specificity or predictive value for future anal incontinence. *Eur J Gastroenterol Hepatol* 1995;7:75–79.

85. **Barber MD, Kuchibhatla MN, Pieper CF, et al.** Psychometric evaluation of 2 comprehensive condition-specific quality of life instruments for women with pelvic floor disorders. *Am J Obstet Gynecol* 2001;185:1388–1395.
86. **Jorge JM, Wexner SD.** Etiology and management of fecal incontinence. *Dis Colon Rectum* 1993;36:77–97.
87. **Rockwood TH, Church JM, Fleshman JW, et al.** Patient and surgeon ranking of the severity of symptoms associated with fecal incontinence: The fecal incontinence severity index. *Dis Colon Rectum* 1999;42:1525–1532.
88. **Rockwood TH, Church JM, Fleshman JW, et al.** Fecal Incontinence Quality of Life Scale: Quality of life instrument for patients with fecal incontinence. *Dis Colon Rectum* 2000;43:9–17.
89. **Bo K, Finckenhagen HB.** Vaginal palpatin of pelvic floor muscle strength: Inter-test reproducibility and comparison between palpation and vaginal squeeze pressure. *Acta Obstet et Gynecol Scand* 2001;80(10):883–887.
90. **Richardson AC.** Female pelvic floor support defects (editorial). *Int Urogynecol J Pelvic Floor Dysfunct* 1996;7:241.
91. **Bump RC, Mattiasson A, Bo K, et al.** The standardization of terminology of female pelvic organ prolapse and pelvic floor dysfunction. *Am J Obstet Gynecol* 1996;175:10–17.
92. **Orkin BA, Sinykin SB, Lloyd PC.** The digital rectal examination scoring system (DRESS). *Dis Colon Rectum* 2010;53:1656–1660.
93. **Swash M.** Electromyography in pelvic floor disorders. In: Henry MM, ed. *Coloproctology and the Pelvic Floor.* 2nd ed. London, England: Butterworth-Heinemann, 1992:184–195.
94. **Swash M, Snooks SJ.** Motor nerve conduction studies of the pelvic floor innervation. In: Henry MM, ed. *Coloproctology and the Pelvic Floor.* 2nd ed. London, England: Butterworth-Heinemann, 1992:196–206.
95. **Vernava AM, Longo WE, Daniel GL.** Pudendal neuropathy and the importance of EMG evaluation of fecal incontinence. *Dis Colon Rectum* 1993;36(1):23–27.
96. **Olsen AL, Ross M, Stansfield RB, et al.** Pelvic floor nerve conduction studies: Establishing clinically relevant normative data. *Am J Obstet Gynecol* 2003;189:1114–1119.
97. **Hayat U, Dugum M, Garg S.** Chronic constipation: Update on management. *Cleve Clin J Med* 2017;84(5):397–408.
98. **Hock D, Lombard R, Jehaes C, et al.** Colpocystodefecography. *Dis Colon Rectum* 1993;36:1015–1021.
99. **Faccioli N, Comai A, Mainardi P, et al.** Defecography: A practical approach. *Diagn Interv Radiol* 2010;16:209–2016.
100. **Lamb GM, de Jode MG, Gould SW, et al.** Upright dynamic MR defaecating proctography in an open configuration MR system. *Br J Radiol* 2000;73:152–155.
101. National Cancer Institute SEER Stat Fact Sheet; colon and rectum. Retrieved December 14, 2017 from http://seer.cancer.gov/statfacts/html/colorect.html.
102. **Doubeni C.** Screening for colorectal cancer: Strategies in patients at average risk. *UpToDate.* Last updated November 2017. Accessed December 14, 2017. Available at https://www.uptodate.com/.
103. **Read M.** Effects of loperamide on anal sphincter function in patients complaining of chronic diarrhea with fecal incontinence and urgency. *Dig Dis Sci* 1982;27:807–814.
104. **Tobin GW, Brocklehurst JC.** Fecal incontinence in residential homes for the elderly: Prevalence, aetiology and management. *Age Ageing* 1986;15:41–46.
105. **Omar MI, Alexander CE.** Drug treatment for fecal incontinence in adults. *Cochrane Database Syst Rev* 2013;(6):CD002116.
106. **Bhrarucha AE, Seide B, Guan Z, et al.** Effect of tolterodine on gastrointestinal transit and bowel habits in healthy subjects. *Neurogastroenterol Motil* 2008;20:643–648.
107. **Talley NJ.** Pharmacologic therapy for the irritable bowel syndrome. *Am J Gastroenterol* 2003;98:750–758.
108. **Schoenfeld P.** Efficacy of current drug therapies in irritable bowel syndrome: What works and does not work. *Gastroenterol Clin North Am* 2005;34:319–335.
109. **Palsson OS, Heymen S, Whitehead WE.** Biofeedback treatment for functional anorectal disorders: A comprehensive efficacy review. *Appl Psychophysiol Biofeedback* 2004;29:153–174.
110. **Norton C.** Behavioral management of fecal incontinence in adults. *Gastroenterology* 2004;126:S64–S70.
111. **Heymen S, Jones KR, Ringel Y, et al.** Biofeedback treatment of fecal incontinence: A critical review. *Dis Colon Rectum* 2001;44:728–736.
112. **Alavi K, Chan S, Wise P.** Fecal incontinence: Etiology, diagnosis and management. *J Gastrointest Surg* 2015;19:1920–1921.
113. **Khaikin M, Wexner SD.** Treatment strategies in obstructed defecation and fecal incontinence. *World J Gastroenterol* 2006;12(20):3168–3173.
114. **Freeman A, Menees S.** Fecal incontinence and pelvic floor dysfunction in women: A review. *Gastroenterol Clin N Am* 2016;45(2): 217–237.
115. **Norton C, Cody JD.** Biofeedback and/or sphincter exercises for the treatment of rectal incontinence in adults. *Cochrane Database Syst Rev* 2013.
116. **Vonthein R, Heimeri T, Schwandner T, et al.** Electrical stimulation and biofeedback for the treatment of fecal incontinence: A systematic review. *Int J Colorectal Dis* 2013;28:1567–1577.
117. **Wald A.** Fecal incontinence in adults. *N Engl J Med* 2007;356(16):1648–1655.
118. **Bharucha AE, Rao SS, Shin A.** Surgical interventions and the use of device-aided therapy for the treatment of fecal incontinence and defecatory disorders. *Clin Gastroenterol Helpatol* 2017;15(12):1844–1854.
119. **Mortensen N, Humphreys MS.** The anal continence plug: A disposable device for patients with anorectal incontinence. *The Lancet* 1991;388:295–297.
120. **Deutekom M, Dobben AC.** Plugs for containing faecal incontinence. *Cochrane Database of Systematic Reviews* 2015, Issue7. Art. No.: CD005086. DOI: 10.1002/14651858.CD005086.pub4.
121. **Richter HE, Matthews CA, Muir T, et al.** A vaginal bowel-control system for the treatment of fecal incontinence. *Obstet Gynecol* 2015; 125(3):540–547.
122. **Graf W, Mellgren A, Matzel KE, et al.** Efficacy of dextranomer in stabilized hyaluronic acid for the treatment of fecal incontinence: A randomized, sham-controlled trial. *Lancet* 2011;377:997–1003.
123. **Wald A.** New treatments for fecal incontinence: Update for the gastroenterologist. *Clin Gastroenterol Hepatol* 2014;12(11):1783–1788.
124. **Thin NN, Taylor SJ, Bremner SA, et al.** Randomized clinical trial of sacral versus percutaneous tibial nerve stimulation in patients with faecal incontinence. *Br J Surg* 2015;102:349–358.
125. **Matzel KE, Stadelmaier U, Hohenberger W.** Innovations in fecal incontinence: sacral nerve stimulation. *Dis Colon Rectum* 2004;47:1720–1728.
126. **Thaha MA, Abukar AA, Thin NN, et al.** Sacral nerve stimulation for faecal incontinence and constipation in adults. *Cochrane Database Syst Rev* 2015;(8)CD004464.
127. **Wexner SD, Coller JA, Devroede G, et al.** Sacral nerve stimulation for fecal incontinence: Results of a 120-patient prospective multicenter study. *Ann Surg* 2010;251:441–449
128. **Wexner SD, Hull T, Edden Y, et al.** Infection rates in a large investigational trial of sacral nerve stimulation for fecal incontinence. *J Gastrointest Surg* 2010;14:1081–1089.
129. **Hull T, Giese C, Wexner SD, et al.** Long-term durability of sacral nerve stimulation therapy for chronic fecal incontinence. *Dis Colon Rectum* 2013;56234–56245.
130. **Gallas S, Michot F, Faucheron JL, et al.** Predictive factors for successful sacral nerve stimulation in the treatment of faecal incontinence: Results of trial stimulation in 200 patients. *Colorectal Dis* 2011; 13(6):689–696.
131. **Tjandra JJ, Chan MK, Yeh CH, et al.** Sacral nerve stimulation is more effective than optimal medical therapy for severe fecal incontinence: A randomized, controlled study. *Dis Colon Rectum* 2008;51:494–502.
132. **Norton C, Thomas L, Hill J.** Management of fecal incontinence in adults: summary of NICE guidance. *BMJ* 2007;334:1370–1371.
133. **Paquette IM, Varma MG, Kaiser AM, et al.** The American Society of Colon and Rectal Surgeons' Clinical Practice Guideline for the Treatment of Fecal Incontinence. *Dis Colon Rectum* 2015;58(7):623.
134. **Fernando RJ, Sultan AH, Kettle C, et al.** Methods of repair for obstetric anal sphincter injury. *Cochrane Database Syst Rev* 2013;12:CD002866.
135. **Fernando RJ, Sultan AH, Kettle C, et al.** Repair techniques for obstetric anal sphincter injuries: A randomized controlled trial. *Obstet Gynecol* 2006;107:1261–1268.
136. **Farrell SA, Flowerdew G, Gilmour D, et al.** Overlapping compared with end-to-end repair of complete third-degree or fourth-degree obstetric tears: Three-year follow-up of a randomized controlled trial. *Obstet Gynecol* 2012;120:803–808.
137. **Wexner SD, Bleier J.** Current surgical strategies to treat fecal incontinence. *Expert Rev Gastroenterol Hepatol* 2015;9(12):1577–1589.
138. **Malouf AJ, Norton CS, Engel AF, et al.** Long-term results of overlapping anterior anal-sphincter repair for obstetric trauma. *Lancet* 2000;355(9200):260–265.

139. **Tjandra JJ, Dykes SL, Kumar RR, et al.** Practice parameters for the treatment of fecal incontinence. *Dis Colon Rectum* 2007;50(10):1497–1507.
140. **Lamblin G, Bouvier P, Damon H, et al.** Long-term outcome after overlapping anterior anal sphincter repair for fecal incontinence. *Int J Colorectal Dis* 2014;29(11):1377–1383.
141. **Halverson AL, Hull TL.** Long-term outcome of overlapping anal sphincter repair. *Dis Colon Rectum* 2002;45(3):345–348.
142. **Rezvan A, Jakus-Waldman S, Abbas MA, et al.** Review of the diagnosis, management and treatment of fecal incontinence. *Female Pelvic Med Reconstr Surg* 2015;21:8–17.
143. **Buie WD, Lowry AC, Rothenberger DA, et al.** Clinical rather than laboratory assessment predicts continence after anterior sphincteroplasty. *Dis Colon Rectum* 2001;44:1255–1260.
144. **Gilliland R, Altomare DF, Moreira H Jr, et al.** Pudendal neuropathy is predictive of failure following anterior overlapping sphincteroplasty. *Dis Colon Rectum* 1998;41:1516–1522.
145. **Bravo Gutierrez A, Madoff RD, Lowry AC, et al.** Long-term results of anterior sphincteroplasty. *Dis Colon Rectum* 2004;47:727–731.
146. **Tjandra JJ, Han WR, Goh J, et al.** Direct repair vs. overlapping sphincter repair: A randomized, controlled trial. *Dis Colon Rectum* 2003;46:937–942.
147. **Rosenberg J, Kehlet H.** Early discharge after external anal sphincter repair. *Dis Colon Rectum* 1999;42:457–459.
148. **Hasegawa H, Yoshioka K, Keighley MR.** Randomized trial of fecal diversion for sphincter repair. *Dis Colon Rectum* 2000;43:961–964.
149. **Nessim A, Wexner SD, Agachan F, et al.** Is bowel confinement necessary after anorectal reconstructive surgery? A prospective, randomized, surgeon-blinded trial. *Dis Colon Rectum* 1999;42:16–23.
150. **Pinedo G, Vaizey CJ, Nicholls RJ, et al.** Results of repeat anal sphincter repair. *Br J Surg* 1999;86:66–69.
151. **Savoye-Collett C, Savoye G, Koning E, et al.** Anal endosonography after sphincter repair: Specific patterns related to clinical outcome. *Abdom Imaging* 1999;24:569–573.
152. **Giordano P, Renzi A, Efron J, et al.** Previous sphincter repair does not affect the outcome of repeat repair. *Dis Colon Rectum* 2002;45:635–640.
153. **Peleg D, Kennedy CM, Merrill D, et al.** Risk of repetition of a severe perineal laceration. *Obstet Gynecol* 1999;93:1021–1024.
154. **Elfaghi I, Johansson-Ernste B, Rydhstroem H.** Rupture of the sphincter ani: The recurrence rate in second delivery. *Br J Obstet Gynaecol* 2004;111:1361–1364.
155. **Spydslaug A, Trogstad LI, Skrondal A, et al.** Recurrent risk of anal sphincter laceration among women with vaginal deliveries. *Obstet Gynecol* 2005;105:307–313.
156. **Lowder JL, Burrows LJ, Krohn MA, et al.** Risk factors for primary and subsequent anal sphincter lacerations: A comparison of cohorts by parity and prior mode of delivery. *Am J Obstet Gynecol* 2007;196:344.e1–e5.
157. **Dandolu V, Gaughan JP, Chatwani AJ, et al.** Risk of recurrence of anal sphincter lacerations. *Obstet Gynecol* 2005;105:831–835.
158. **Parmar S, Towner D, Xing G, et al.** Recurrent anal sphincter injury: A population based study. *Am J Obstet Gynecol* 2012;206(1Suppl 1):S150.
159. **Jango H, Langhoff-Roos J, Rosthoj S, et al.** Risk factors of recurrent anal sphincter ruptures: A population-based cohort study. *Acta Obstet Gynecol Scand* 2012;91(s159):93–94.
160. **Scheer I, Thakar R, Sultan AH.** Mode of delivery after previous obstetric anal sphincter injuries (OASIS)—A reappraisal? *Int Urogynecol J* 2009;20:1095–1101.
161. **Boggs EW, Berger H, Urquia M, et al.** Mode of delivery following obstetric anal sphincter injury. *Int Urogynecol J Pelvic Floor Dysfunct* 2013;24(Suppl 1):S30.
162. **McKenna DS, Ester JB, Fischer JR.** Elective cesarean delivery for women with a previous anal sphincter rupture. *Am J Obstet Gynecol* 2003;189:1251–1256.
163. **Mundy L, Merlin TL, Maddem GJ, et al.** Systemic review of safety and effectiveness of an artificial bowel sphincter for faecal incontinence. *Br J Surg* 2004;91:665–672.
164. **Wong WD, Congliosi SM, Spencer MP, et al.** The safety and efficacy of the artificial bowel sphincter for fecal incontinence: Results from a multicenter cohort study. *Dis Colon Rectum* 2002;45:1139–1153.
165. **Wong MT, Meurette G, Wyart V, et al.** The artificial bowel sphincter: A single institution experience over a decade. *Ann Surg* 2011;254:951–956.
166. **O'Brien PE, Dixon JB, Skinner S, et al.** A prospective, randomized, controlled clinical trial of placement of the artificial bowel sphincter (Acticon Neosphincter) for the control of fecal incontinence. *Dis Colon Rectum* 2004;47:1852–1860.
167. **Ortiz H, Armendariz P, DeMiguel M, et al.** Prospective study of artificial anal sphincter and dynamic graciloplasty for severe anal incontinence. *Int J Colorectal Dis* 2003;18:349–354.
168. **Summary of Safety and Probable Benefit.** Food and Drug Administration. FENIX Continence Restoration System. 2015. Retrieved on December 15, 2017 from https://www.accessdata.fda.gov/cdrh_docs/pdf13/H130006b.pdf.
169. **Knowles CH, Horrocks EJ, Bremner SA, et al.** Percutaneous tibial nerve stimulation versus sham electrical stimulation for the treatment of fecal incontinence in adults (CONFIDeNT): A double-blind, multicentre, pragmatic, parallel-group, randomized controlled trial. *Lancet* 2015;386:1640–1648.
170. **Pickrell KL, Broadbent TR, Masters FW, et al.** Construction of a rectal sphincter and restoration of anal continence by transplanting the gracilis muscle; a report of four cases in children. *Ann Surg* 1952;135:853–862.
171. **Chapman AE, Geerdes B, Hewett P, et al.** Systematic review of dynamic graciloplasty in the treatment of faecal incontinence. *Br J Surg* 2002;89:138–153.
172. **Thornton MJ, Kennedy ML, Lubowski DZ, et al.** Long-term follow-up of dynamic graciloplasty for faecal incontinence. *Colorectal Dis* 2004;6(6):470–476.
173. **Bardsley A.** Assessment and treatment options for patients with constipation. *Br J Nurs* 2017;26(6):312–318.
174. **McClurg D, Walker K, Aitchison P, et al.** Abdominal massage for the relief of constipation in people with Parkinson's: A qualitative study. *Parkinsons Dis* 2016;2016:4842090.
175. **McClurg D, Goodman K, Hagen S, et al.** Abdominal massage for neurogenic bowel dysfunction in people with multiple sclerosis (AMBER–Abdominal Massage for Bowel Dysfunction Effectiveness Research): Study protocol for a randomized controlled trial. *Trials* 2017;18:150.
176. **Muller-Lissner SA, Kamm MA, Scarpignato C, et al.** Myths and misconceptions about chronic constipation. *Am J Gastroenterol* 2005;100:232–242.
177. **Bijkerk CJ, de Wit NJ, Muris JW, et al.** Soluble or insoluble fibre in irritable bowel syndrome in primary care? Randomised placebo controlled trial. *BMJ* 2009;339:b3154.
178. **Robson KM, Kiely DK, Lembo T.** Development of constipation in nursing home residents. *Dis Colon Rectum* 2000;43:940–943.
179. **Boilesen SN, Tahan S, Dias FC, et al.** Water and fluid intake in the prevention and treatment of functional constipation in children and adolescents: Is there evidence? *J Pediatro (Rio J)* 2017;93(4):320–327.
180. **Speed C, Heaven B, Adamson.** LIFELAX: Diet and LIFEstyle versus LAXatives in the management of chronic constipation in older people: A randomised controlled trial. *Health Technol Assess* 2010;14(52):1–251.
181. **Brodribb AJ.** Treatment of symptomatic diverticular disease with a high-fiber diet. *Lancet* 1977;1:664–666.
182. **Preston DM, Lennard-Jones JE.** Severe chronic constipation of young women: "Idiopathic slow transit constipation." *Gut* 1986;27:41–48.
183. **Towers AL, Burgio KL, Locher JL, et al.** Constipation in the elderly: Influence of dietary, psychological, and physiological factors. *J Am Geriatr Soc* 1994;42:701–706.
184. **Tramonte SM, Brand MB, Mulrow CD, et al.** The treatment of chronic constipation in adults: A systematic review. *J Gen Intern Med* 1997;12:15–24.
185. **Muller-Lissner SA.** Effect of wheat bran on weight of stool and gastrointestinal transit time: A meta-analysis. *BMJ* 1988;296:615–617.
186. **Voderholzer WA, Schatke W, Muhldorfer BE, et al.** Clinical response to dietary fiber treatment of chronic constipation. *Am J Gastroenterol* 1997;92:95–98.
187. **Ziegenhagen DJ, Tewinkel G, Kruis W, et al.** Adding more fluid to wheat bran has no significant effects on intestinal functions of healthy subjects. *J Clin Gastroenterol* 1991;13:525–530.
188. **Wald A.** Constipation. *Med Clin North Am* 2000;84:1231–1246.
189. **Chapman RW, Stanghellini V, Geraint M, et al.** Randomized clinical trial: Macrogol/PEG 3350 plus electrolytes for treatment of patients with constipation associated with irritable bowel syndrome. *Am J Gastroenterol* 2013;108:1508–1515.

190. Saad R, Chey WD. Lubiprostone for chronic idiopathic constipation and irritable bowel syndrome with constipation. *Expert Rev Gastroenterol Hepatol* 2008;2:497–508.
191. Belsey JD, Geraint M, Dixon TA. Systematic review and meta analysis: Polyethylene glycol in adults with non-organic constipation. *Int J Clin Pract* 2010;64:944–955.
192. Dipalma JA, Cleveland MV, McGowan J, et al. A randomized, multicenter, placebo-controlled trial of polyethylene glycol laxative for chronic treatment of chronic constipation. *Am J Gastroenterol* 2007;102:1436–1441.
193. Battaglia E, Serra AM, Buonafede G, et al. Long-term study on the effects of visual biofeedback and muscle training as a therapeutic modality in pelvic floor dyssynergia and slow-transit constipation. *Dis Colon Rectum* 2004;47:90–95.
194. Simon MA, Bueno AM. Behavioural treatment of the dyssynergic defecation in chronically constipated elderly patients : A randomized controlled trial. *Appl Psychophysiol Biofeedback* 2009;34:273–277.
195. Patcharatrakul T, Gonlachanvit S. Outcome of biofeedback therapy in dyssynergic defecation patients with and without irritable bowel syndrome. *J Clin Gastroenterol* 2011;45:593–598.
196. Ron Y, Avni Y, Lukovetski A, et al. Botulinum toxin type-A in therapy of patients with anismus. *Dis Colon Rectum* 2001;44:1821–1826.
197. Friedenberg F, Gollamudi S, Parkman HP. The use of botulinum toxin for the treatment of gastrointestinal motility disorders. *Dig Dis Sci* 2004;49:165–175.
198. Maria G, Cadeddu F, Brandara F, et al. Experience with type A botulinum toxin for treatment of outlet-type constipation. *Am J Gastroenterol* 2006;101(11):2570–2575.
199. Farid M, El Monem HA, Omar W, et al. Comparative study between biofeedback retraining and botulinum neurotoxin in the treatment of anismus patients. *Int J Colorectal Dis* 2009;24:115–120.
200. Payne I, Grimm LM Jr. Functional disorders of constipation: Paradoxical puborectalis contraction and increased perineal descent. *Clin Colon Rectal Surg* 2017;30(1):22–29.
201. Shah SM, Sultan AH, Thakar R. The history and evolution of pessaries for pelvic organ prolapse. *Int Urogynecol J Pelvic Floor Dysfunct* 2006;17:170–175.
202. Bugge C, Adams EJ, Gopinath D, et al. Pessaries (mechanical devices) for pelvic organ prolapse in women. *Cochrane Database Syst Rev* 2013;(2):CD004010.
203. Clemons JL, Aguilar VC, Tillinghast TA, et al. Risk factors associated with an unsuccessful pessary fitting trial in women with pelvic organ prolapse. *Am J Obstet Gynecol* 2004;190:235–250.
204. Cundiff GW, Weidner AC, Visco AG, et al. A survey of pessary use by members of the American Urogynecological Society. *Obstet Gynecol* 2000;95:931–935.
205. Clemons JL, Aguilar VC, Sokol ER, et al. Patient characteristics that are associated with continued pessary use versus surgery after 1 year. *Am J Obstet Gynecol* 2004;191:159–164.
206. Cundiff GW, Amundsen CL, Bent AE, et al. The PESSERI study: Symptom relief outcomes of a randomized crossover trial of the ring and Gellhorn pessaries. *Am J Obstet Gynecol* 2007;196:405.e1–405.e8.
207. Brazell HD, Patel M, O'Sullivan DM, et al. The impact of pessary use on bowel symptoms : One-year outcomes. *Female Pelvic Med Reconstr Surg* 2014;20:95–98.
208. Marciniak CM, Toledo S, Lee J, et al. Lubiprostone vs senna in postoperative orthopedic surgery patients with opioid-induced constipation: A double-blind, active comparator trial. *World J Gastroenterol* 2014;20(43):16323–16333.
209. Corman ML. Management of postoperative constipation in anorectal surgery. *Dis Colon Rectum* 1979;22(3):149–151.
210. McPhearson C. Postoperative constipation. Adynamic ileus and obstruction. *Am J Proctol* 1964;15:195–198.
211. Patel M, Schimpf MO, O'Sullivan DM, et al. The use of senna with docusate for postoperative constipation after pelvic reconstructive surgery: A randomized, double-blind, placebo-controlled trial. *Am J Obstet Gynecol* 2010;202(5):479e1–475e1.
212. Sindell S, Causey MW, Bradley T, et al. Expediting return of bowel function after colorectal surgery. *Am J Surg* 2012;203:644–648.
213. Edenfield A, Siddiqui NY, Wu JM, et al. Polyethylene Glycol 3350 and docusate sodium compared with docusate sodium alone after urogynecologic surgery. *Obstet Gynecol* 2016;128(3):543–549.
214. Schwenk ES, Grant AE, Torjman MC, et al. The efficacy of peripheral opioid antagonists in opioid-induced constipation and postoperative ileus: A systematic review of the literature. *Region Anesthes & Pain Med* 2017;42(6):767–777.
215. Ori Y, Rozen-Zvi B, Chagnac A, et al. Fatalities and severe metabolic disorders associated with the use of sodium phosphate enemas : A single center's experience. *Arch Intern Med* 2012;172(3):263–265.
216. Liu Z, Yan S, Wu J, et al. Acupuncture for chronic severe functional constipation: A randomized trial. *Ann Intern Med* 2016;165(11):761–769.
217. Khanna R, MacDonald JK, Levesque BG. Peppermint oil for treatment of irritable bowel syndrome: A systematic review and meta-analysis. *J Clin Gastroenterol* 2014;48:505–512.
218. Ford AC, Quigley EM, Lacy BE, et al. Efficacy of prebiotics, probiotics, and synbiotics in irritable bowel syndrome and chronic idiopathic constipation: A systematic review and meta-analysis. *Am J Gastroenterol* 2014;109(10):1547–1561.
219. Knowles CH, Scott M, Lunniss PJ. Outcomes of colectomy for slow transit constipation. *Ann Surg* 1999;230:627–638.
220. Bernini A, Madoff RD, Lowry AC, et al. Should patients with combined colonic inertia and nonrelaxing pelvic floor undergo subtotal colectomy? *Dis Colon Rectum* 1998;41:1363–1366.
221. FitzHarris GP, Garcia-Aguilar J, Parker SC, et al. Quality of life after subtotal colectomy for slow-transit constipation: Both quality and quantity count. *Dis Colon Rectum* 2003;46:433–440.
222. Reshef A, Alves-Ferreira P, Zutshi M, et al. Colectomy for slow transit constipation: Effective for patients with coexistent obstructed defecation. *Int J Colorectal Dis* 2013;28:841–847.
223. Lees NP, Hodson P, Hill J, et al. Long-term results of the antegrade continent enema procedure for constipation in adults. *Colorectal Dis* 2004;6:362–368.
224. Malouf AJ, Wiesel PH, Nicholls T, et al. Short-term effects of sacral nerve stimulation for idiopathic slow transit constipation. *World J Surg* 2002;26:166–170.
225. Kenefick NJ, Vaizey CJ, Cohen CR, et al. Double-blind placebo-controlled crossover study of sacral nerve stimulation for idiopathic constipation. *Br J Surg* 2002;89:1570–1571.
226. Holzer B, Rosen HR, Novi G, et al. Sacral nerve stimulation in patients with severe constipation. *Dis Colon Rectum* 2008;51:524–529.
227. Grossi U, Horrocks EJ, Mason J, et al. Surgery for constipation: Systematic review and practice recommendations: Results IV: Recto-vaginal reinforcement procedures. *Colorectal Dis* 2017;Suppl 3:73–91.
228. Arnold MW, Stewart WR, Aguilar PS. Rectocele repair: Four years' experience. *Dis Colon Rectum* 1990;33:684–687.
229. Mellgren A, Anzen B, Nillson BY, et al. Results of rectocele repair: A prospective study. *Dis Colon Rectum* 1995;38:7–13.
230. Kahn MA, Stanton SL. Posterior colporrhaphy: Its effects on bowel and sexual function. *Br J Obstet Gynaecol* 1997;104:82–86.
231. Weber AM, Walters MD, Piedmonte MR. Sexual function and vaginal anatomy in women before and after surgery for pelvic organ prolapse and urinary incontinence. *Am J Obstet Gynecol* 2000;182: 1610–1615.
232. Sand PK, Koduri A, Lobel RW, et al. Prospective randomized trial of polyglactin 910 mesh to prevent recurrence of cystoceles and rectoceles. *Am J Obstet Gynecol* 2001;184:1357–1364.
233. Sung VW, Rardin CR, Raker CA, et al. Porcine subintestinal submucosal graft augmentation for rectocele repair: A randomized controlled trial. *Obstet Gynecol* 2012;119(1):125–133.
234. Cundiff GW, Weidner AC, Visco AG, et al. Anatomic and functional assessment of the discrete defect rectocele repair. *Am J Obstet Gynecol* 1998;179:1451–1457.
235. Porter WE, Steele A, Walsh P, et al. The anatomic and functional outcomes of defect-specific rectocele repairs. *Am J Obstet Gynecol* 1999;181:1353–1359.
236. Kenton K, Shott S, Brubaker L. Outcome after rectovaginal fascia reattachment for rectocele repair. *Am J Obstet Gynecol* 2000;79:1360–1364.
237. Glavind K, Madsen H. A prospective study of the discrete fascial defect rectocele repair. *Acta Obstet Gynecol Scand* 2000;79:145–147.
238. Singh K, Cortes E, Reid WM. Evaluation of the fascial technique for surgical repair of isolated posterior vaginal wall prolapse. *Obstet Gynecol* 2003;101:320–324.
239. Oster S, Astrup A. A new vaginal operation for recurrent and large rectocele using dermis transplant. *Acta Obstet Gynecol Scand* 1981;60:493–495.

240. **Goh JT, Dwyer PL.** Effectiveness and safety of polypropylene mesh in vaginal prolapse surgery. *Int Urogynecol J* 2001;12:S90.
241. **Kohli N, Miklos JR.** Dermal graft-augmented rectocele repair. *Int Urogynecol J Pelvic Floor Dysfunct* 2003;14:146–149.
242. **Mercer-Jones MA, Sprowson A, Varma JS.** Outcome after transperineal mesh repair of rectocele: A case series. *Dis Colon Rectum* 2004;47:864–868.
243. **Sullivan ES, Leaverton GH, Hardwick CE.** Transrectal perineal repair: An adjunct to improved function after anorectal surgery. *Dis Colon Rectum* 1968;11:106–114.
244. **Sehapayak S.** Transrectal repair of rectocele: An extended armamentarium of colorectal surgeons. A report of 355 cases. *Dis Colon Rectum* 1985;28:422–433.
245. **Janssen LW, van Dijke CF.** Selection criteria for anterior rectal wall repair in symptomatic rectocele and anterior rectal wall prolapse. *Dis Colon Rectum* 1994;37:1100–1107.
246. **van Dam JH, Huisman WM, Hop WC, et al.** Fecal continence after rectocele repair: A prospective study. *Int J Colorectal Dis* 2000;15:54–57.
247. **Ayabaca SM, Zbar AP, Pescatori M.** Anal continence after rectocele repair. *Dis Colon Rectum* 2002;45:63–69.
248. **Cundiff GW, Fenner D.** Evaluation and treatment of women with rectocele: Focus on associated defecatory and sexual dysfunction. *Obstet Gynecol* 2004;104:1403–1421.
249. **Francis WJ, Jeffcoate TN.** Dyspareunia following vaginal operations. *J Opt Soc Am* 1961;68:1–10.
250. **Maher CF, Qatawneh AM, Baessler K, et al.** Midline rectovaginal fascial plication for repair of rectocele and obstructed defecation. *Obstet Gynecol* 2004;104:685–689.
251. **Christmann-Schmid C, Wierenga AP, Frischknecht E, et al.** A prospective observational study of the classification of the perineum and evaluation of perineal repair at the time of posterior colporrhaphy. *Female Pelvic Med Reconstr Surg* 2016;22:453–459.
252. **Paraiso MF, Barber MD, Muir TW, Walters MD.** Rectocele Repair: A randomized trial of three surgical techniques including graft augmentation. *Am J Obstet Gynecol* 2006;195(6):1762–1771.
253. **Gustilo-Ashby AM, Paraiso MF, Jelovsek JE, et al.** Bowel symptoms 1 year after surgery for prolapse: Further analysis of a randomized trial of rectocele repair. *Am J Obstet Gynecol* 2007;197(1):76.e1-5.3.
254. **Zbar AP, Leinemann A, Fritsch H, et al.** Rectocele: pathogenesis and surgical management. *Int J Colorectal Dis* 2003;18:369–384.
255. **Goh JT, Tjandra JJ, Carey MP.** How could management of rectoceles be optimized? *ANZ J Surg* 2002;72:896–901.
256. **Maher C, Baessler K, Glazener CM, et al.** Surgical management of pelvic organ prolapse in women. *Cochrane Database Syst Rev* 2010;(4):CD004014.
257. **Maher C, Baessler K.** Surgical management of posterior vaginal wall prolapse: An evidence-based literature review. *Int Urogynecol J Pelvic Floor Dysfunct* 2006;17:84–88. Epub 2005 April 19.
258. **Kahn MA, Stanton SL, Kumar D, et al.** Posterior colporrhaphy is superior to the transanal repair for treatment of posterior vaginal wall prolapse. *Neurourol Urodyn* 1999;18:70–71.
259. **Nieminen K, Hiltunen K, Laitinen J, et al.** Transanal or vaginal approach to rectocele repair: A prospective randomized pilot study. *Dis Colon Rectum* 2004;47:1636–1642.
260. **Cundiff GW, Varner E, Visco AG, et al.** Risk factors for mesh/suture erosion following sacral colpopexy. *Am J Obstet Gynecol* 2008;199:688. e1e5.
261. **Maher C, Feiner B, Baessler K, et al.** Transvaginal mesh or grafts compared with native tissue repair for vaginal prolapse. *Cochrane Database Syst Rev* 2016;2:CD012079.
262. **Schimpf MO, Abed H, Sanses T, et al.** Graft and mesh use in transvaginal prolapse repair: A systematic review. *Obstet Gynecol* 2016;28:81e91.
263. **Murphy M.** Society of Gynecologic Surgeons Systematic Review Group. Clinical practice guidelines on vaginal graft use from the society of gynecologic surgeons. *Obstet Gynecol* 2008;112:1123–1130.
264. **Addison WA, Cundiff GW, Bump RC, et al.** Sacral colpopexy is the preferred treatment for vaginal vault prolapse. *J Gynecol Tech* 1996;2:69–74.
265. **Gutman RE, Bradley CS, Ye W, et al.** Pelvic Floor Disorders Network. Effects of colpocleisis on bowel symptoms among women with severe pelvic organ prolapse. *Int Urogynecol J Pelvic Floor Dysfunct* 2010;21:461–466.
266. **Sullivan ES, Longaker CJ, Lee PY.** Total pelvic mesh repair: a ten-year experience. *Dis Colon Rectum* 2001;44:857–863.
267. **Visco AG, Weidner AC, Barber MD, et al.** Vaginal mesh erosion after abdominal sacral colpopexy. *Am J Obstet Gynecol* 2001;184: 297–302.
268. **Kaufman HS, Cundiff G, Thompson J, et al.** Suture rectopexy and sacral colpoperineopexy with Alloderm® for perineal descent. *Dis Colon Rectum* 2000;43:A16.
269. **Grimes CL, Quiroz LH, Gutman RE, et al.** Long-term impact of abdominal sacral colpoperineopexy on symptoms of obstructed defecation. *Female Pelvic Med Reconstr Surg* 2010;16:234–237.
270. **Grimes CL. Lukacz ES.** Posterior vaginal compartment prolapse and defecatory dysfunction: Are they related? *Int Urogynecol J* 2012;23:537–551.
271. **Bordeianou L, Paquette I, Johnson E, et al.** Clinical practice guidelines for the treatment of rectal prolapse. *Dis Colon Rectum* 2017;60(11):1121–1131.
272. **Delorme R.** Sur le traitement des prolapses du rectum totaux pour l'excision de la muscueuse rectale ou rectocolique. *Bull Mem Soc Chir Paris* 1900;26:499–518.
273. **Lieberth M, Kondylis LA, Reilly JC, et al.** The Delorme repair for full-thickness rectal prolapse: A retrospective review. *Am J Surg* 2009;197:418–423.
274. **Senapati A, Nicholls RJ, Thomson JP, et al.** Results of Delorme's procedure for rectal prolapse. *Dis Colon Rectum* 1994;37:456–460
275. **Tsunoda A, Yasuda N, Yokoyama N, et al.** Delorme's procedure for rectal prolapse: Clinical and physiological analysis. *Dis Colon Rectum* 2003;46:1260–1265.
276. **Watkins BP, Landercasper J, Belzer GE, et al.** Long-term followup of the modified Delorme procedure for rectal prolapse. *Arch Surg* 2003;138:498–502.
277. **Madiba TE, Baig MK, Wexner SD.** Surgical management of rectal prolapse. *Arch Surg* 2005;140:63–73.
278. **Sielezneff I, Malouf A, Cesari J, et al.** Selection criteria for internal rectal prolapse repair by Delorme's transrectal excision. *Dis Colon Rectum* 1999;42:367–373.
279. **Takesue Y, Yokoyama T, Murakami Y, et al.** The effectiveness of perineal rectosigmoidectomy for the treatment of rectal prolapse. *Surg Today* 1999;29:290–293.
280. **Altemeier WA, Culbertson WR, Schwengerdt C, et al.** Nineteen years' experience with the one-stage perineal repair of rectal prolapse. *Ann Surg* 1971;173:993–1007.
281. **Agachan F, Reissman P, Pfeifer J, et al.** Comparison of three perineal procedures for the treatment of rectal prolapse. *South Med J* 1997;90:925–932.
282. **Tou S, Brown SR, Nelson RL.** Surgery for complete (full-thickness) rectal prolapse in adults. *Cochrane Database Syst Rev* 2015;(11): CD001758.
283. **Cutait D.** Sacro-promontory fixation of the rectum for complete rectal prolapse. *Proc R Soc Med* 1959;52(suppl):105.
284. **Ripstein CB.** Treatment of massive rectal prolapse. *Am J Surg* 1952; 83:68–71.
285. **Ripstein CB.** Surgical care of muscle rectal prolapse. *Dis Colon Rectum* 1965;8:34–38.
286. **Frykman HM, Goldberg SM.** The surgical treatment of rectal procidentia. *Surg Gynecol Obstet* 1969;129:1225–1230.
287. **Solomon MJ, Young CJ, Eyers AA, et al.** Randomized clinical trial of laparoscopic versus open abdominal rectopexy for rectal prolapse. *Br J Surg* 2002;89:35–39.

PARTE 6

Problemas na Gravidez Inicial

CAPÍTULO 32
**Perda Gestacional Precoce
e Gravidez Ectópica** 798
Amy J. Voedisch, Erica P. Cahill

CAPÍTULO 33
**Perda Gestacional
Recorrente** 819
Lora K. Shahine, Ruth B. Lathi, Danny J. Schust

CAPÍTULO 32

Perda Gestacional Precoce e Gravidez Ectópica

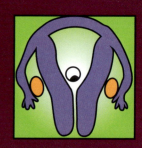

Amy J. Voedisch, Erica P. Cahill

PONTOS-CHAVE

1. A perda gestacional espontânea é comum e ocorre em até 20% das concepções reconhecidas.
2. Após uma gravidez ectópica, aproximadamente 15% das mulheres terão uma gravidez ectópica subsequente.
3. A laparoscopia constitui o método preferido para o tratamento cirúrgico das gestações ectópicas.
4. O *metotrexato* em dose única parece constituir o tratamento de escolha nos casos em que o tratamento clínico é indicado e escolhido.
5. O tratamento cirúrgico e a terapia clínica proporcionam resultados reprodutivos futuros semelhantes.

Uma gestação anormal pode ser intrauterina ou extrauterina. A gestação intrauterina anormal frequentemente resulta em perda gestacional no início da gravidez. Essas perdas podem estar relacionadas com diversos fatores, como idade, perda gestacional anterior e tabagismo materno (Tabela 32.1). Ocorre gravidez extrauterina ou ectópica quando o óvulo fertilizado é implantado em um tecido diferente do endométrio. Embora 70% das gestações ectópicas estejam localizadas no segmento ampular da tuba uterina, elas também podem ocorrer em outros locais.[1] Na gravidez intrauterina ou extrauterina anormal, o reconhecimento precoce é fundamental no estabelecimento do diagnóstico e manejo. O desejo de uma mulher em relação à sua gravidez pode modificar o manejo. Com frequência, os médicos assumem incorretamente que todos os abortos espontâneos ou gestações anormais foram gestações planejadas, quando está estabelecido que cerca de 50% das gestações não são planejadas e podem não ser desejadas.[2] A conduta deve depender muito dos objetivos de cada mulher em relação à sua gravidez e de sua percepção dos diferentes riscos envolvidos.

GESTAÇÃO INTRAUTERINA ANORMAL

Aborto espontâneo

O aborto espontâneo é um processo patológico que resulta em término involuntário da gravidez antes de 20 semanas de gestação. **Cerca de 8 a 20% das gestações conhecidas terminam em aborto espontâneo.**[3,4] Cerca de 80% das perdas gestacionais espontâneas ocorrem no primeiro trimestre, e a incidência diminui a cada semana de gestação.[5,6] Em um ensaio clínico multicêntrico de grande porte, foi constatado que, em uma gravidez com atividade cardíaca fetal documentada com 10 a 13 semanas de gestação, a taxa de aborto espontâneo foi de 0,96% antes de 24 semanas de gestação.[7] Em mulheres que já sofreram um aborto espontâneo, a taxa de aborto espontâneo em uma gravidez subsequente varia de 13 a 20% e em mulheres que tiveram três abortos consecutivos, a taxa alcança de 33 a 43%.[8,9] As pacientes devem ser tranquilizadas de que, na maioria dos casos, o aborto espontâneo não ocorre novamente. Os fatores de risco para aborto espontâneo incluem idade materna avançada, gestações com intervalos curtos (menos de 3 a 6 meses uma da outra), história pregressa de aborto espontâneo, diabetes materno e tabagismo durante a gravidez.[10-14] A idade é um fator de risco importante para aborto. Em mulheres com menos de 36 anos de idade, quando a atividade cardíaca fetal é confirmada por ultrassonografia, o risco de aborto espontâneo é inferior a 4,5%. Em mulheres com mais de 36 anos, o risco de aborto espontâneo aumenta 10%, e acima dos 40 anos pode alcançar 30%.[15]

Tabela 32.1 Possíveis causas de perda gestacional espontânea.

Idade materna avançada
Aborto espontâneo prévio
Tabagismo materno
Doença sistêmica materna (diabetes melito, infecção, trombofilia etc.)
Consumo materno de álcool (moderado a alto)
Multiparidade
Uso de anfetamina
Anormalidades cromossômicas ou outras anormalidades embriológicas
Gestação anembrionária
Anomalias uterinas
Dispositivo intrauterino
Anomalias placentárias
Traumatismo materno grave
Extremos de peso materno

O aborto espontâneo pode ser classificado com base nos achados dos exames e da ultrassonografia. As seguintes seções descrevem de modo detalhado cada uma dessas categorias.

Aborto retido

O aborto retido é definido como uma gravidez intrauterina inviável na presença de colo do útero fechado e cólica abdominal mínima ou sangramento vaginal. A avaliação por meio de ultrassonografia transvaginal é fundamental para o diagnóstico de aborto retido, e dispõe-se de diretrizes para auxiliar no diagnóstico. Esses critérios são *diretrizes*. Esses critérios são mais conservadores do que os estudos e dados utilizados para a elaboração dessas diretrizes, com o objetivo de eliminar o risco de intervenção em uma situação que poderia ter sido uma gravidez intrauterina viável. Essas diretrizes devem ser utilizadas em combinação com a avaliação clínica e os desejos e anseios da paciente na tomada de decisão dos próximos passos no manejo.

O aborto retido pode ser subdividido em gestação anembrionária e morte embrionária. A **gestação anembrionária** é uma gravidez em que o embrião não se desenvolve e é confirmada quando o diâmetro médio do saco gestacional medido por ultrassonografia transvaginal é de mais de 25 mm e não há polo embrionário. A presença de um embrião com comprimento cabeça-nádega de mais de 7 mm sem atividade cardíaca é classificada como **morte embrionária,** e a gravidez é inviável.[16]

Ameaça de aborto

A *ameaça de aborto* é definida como a ocorrência de qualquer sangramento vaginal antes de 20 semanas de gestação. Ocorre em pelo menos 20% de todas as gestações.[17] Difere-se do aborto retido pela documentação, na ultrassonografia, de embrião ou feto intrauterino com atividade cardíaca. Em geral, o sangramento é leve e pode estar associado à dor abdominal baixa ou cólica leve.[16] Nessas pacientes, o diagnóstico diferencial inclui a possível presença de pólipos cervicais, vaginite, carcinoma do colo do útero, doença trofoblástica gestacional, gestação ectópica, traumatismo e corpo estranho. Ao exame físico, o abdome habitualmente não é doloroso à palpação, e o colo do útero está fechado. É possível observar o sangramento proveniente do orifício externo e, em geral, não há dor à mobilização cervical nem hipersensibilidade dos anexos.

Na maioria dos casos, a ameaça de aborto não resulta em perda gestacional, mas pode estar associada a desfechos desfavoráveis posteriormente durante a gestação. Em uma revisão de mais de 4.500 mulheres com sangramento vaginal no primeiro trimestre, 12% sofreram aborto, o que foi semelhante à taxa em gestações sem sangramento.[18] Não existe nenhum tratamento efetivo para a ameaça de aborto. O repouso no leito e o tratamento com progesterona, embora frequentemente defendidos, não demonstraram ser eficazes e estão associados a seus próprios riscos.[19] As mulheres com manutenção da gravidez que apresentam sangramento vaginal no primeiro trimestre correm um risco quase três vezes maior de parto pré-termo entre 28 e 31 semanas em comparação a mulheres sem sangramento e probabilidade 50% maior de parto pré-termo entre 32 e 36 semanas.[20] O sangramento no primeiro trimestre pode estar associado a um risco maior de restrição do crescimento intrauterino, ruptura prematura das membranas e descolamento prematuro da placenta.[21]

Aborto inevitável

No *aborto inevitável*, **o orifício externo do útero está aberto e apagado antes de 20 semanas, porém não houve eliminação de nenhum tecido.** A maioria das pacientes apresenta dor abdominal baixa em cólica, e, em alguns casos, ocorre dor à mobilização cervical ou hipersensibilidade dos anexos. Quando o orifício externo está dilatado ou quando o sangramento é excessivo, é necessário oferecer à paciente um tratamento clínico ou cirúrgico. Se houver qualquer preocupação com o volume de sangramento, é necessário obter o tipo sanguíneo e o fator Rh, bem como um hemograma completo. **Se o sangue da paciente for Rh negativo, deve-se administrar imunoglobulina Rho(D) (RhoGAM). É aceitável administrar uma dose de 50 μg até 12 semanas completas. Se essa dose não estiver disponível, pode-se administrar a dose padrão de 300 μg.**[22]

Aborto incompleto

O aborto incompleto refere-se à expulsão parcial do material da gestação. No aborto incompleto, há sempre cólica abdominal baixa e a paciente pode descrever a dor como semelhante à do trabalho de parto. Ao exame físico, há dilatação e apagamento do colo do útero, verifica-se a presença de sangramento, e os produtos da concepção podem ser visíveis no canal cervical. Com frequência há coágulos misturados com produtos da concepção. Se o sangramento for profuso, a paciente deverá ser examinada imediatamente à procura de protrusão de tecido através do orifício externo. A retirada desse tecido com pinça adequada pode reduzir o sangramento. Pode ocorrer reação vasovagal (bradicardia) na remoção do tecido. É preciso obter um hemograma completo e determinar o tipo sanguíneo e o fator Rh da mãe. A**s pacientes Rh-negativas devem receber *RhoGAM*. Se a paciente estiver febril, deve-se administrar antibioticoterapia de amplo espectro.**

Conduta no aborto espontâneo

Todas as discussões sobre conduta no início da gravidez devem começar com perguntas sobre as intenções da mulher quanto à sua gravidez e planejamento reprodutivo. Com frequência, os médicos assumem incorretamente que todos os abortos espontâneos eram gestações desejadas, quando está estabelecido que cerca de 50% das gestações não são planejadas e podem não ser desejadas.[2] O estabelecimento das metas de uma mulher quanto à sua gravidez pode modificar a conduta. Em mulheres com sinais vitais estáveis e sangramento vaginal leve, existem três opções de conduta: a conduta expectante, o tratamento clínico e a curetagem por aspiração.

Apesar de ampla variação (25 a 76%) de sucesso citada na literatura, a conduta expectante pode ser uma opção desejável para uma paciente estável e cuidadosamente aconselhada.[23,24] O sucesso da conduta expectante varia, com base no tipo de aborto, e as pacientes devem ser aconselhadas de acordo. Os abortos incompleto, retido e anembrionário apresentam taxas de sucesso de 91, 76 e 66%, respectivamente.[25] As mulheres devem ser avisadas de que podem ser necessárias 4 a 8 semanas para a passagem da gravidez em qualquer uma dessas situações.[25] A conduta expectante está associada a um aumento das evacuações cirúrgicas, hemorragia e transfusões de sangue não programadas, porém sem diferença nas taxas de infecção.[26,27]

O tratamento clínico com misoprostol é, com frequência, bem-sucedido, evitando-se um procedimento cirúrgico. O misoprostol pode ser utilizado por via vaginal, oral, sublingual ou bucal, e a dose normalmente varia de 400 a 800 μg. O American College of Obstetricians and Gynecologists recomenda o tratamento clínico de aborto retido com uma dose de 800 μg de *misoprostol* por via vaginal, com eficácia de até 84% na obtenção de aborto completo.[28,29] É aceitável administrar uma dose sublingual de 600 μg. No aborto incompleto, a dose de *misoprostol pode* ser reduzida para 600 μg VO ou 400 μg por via sublingual, com eficácia superior a 90%.[30,31]

Estudos investigaram o benefício do acréscimo de mifepristona ao esquema clínico na esperança de melhorar as taxas de sucesso, visto que o uso de mifepristona com misoprostol está bem documentado no tratamento eficaz de término de aborto clínico. Em um estudo com 300 mulheres com perda gestacional inicial, foi demonstrado melhor sucesso do misoprostol quando as pacientes foram tratadas com 200 mg de mifepristona 24 horas antes. Cerca de 83% das mulheres pré-tratadas com mifepristona tiveram tratamento bem-sucedido sem intervenção na primeira consulta em comparação a apenas 67% no grupo tratado somente com misoprostol. Não houve nenhuma diferença significativa nos eventos adversos, intensidade da hemorragia, dor ou satisfação entre os dois grupos.[32]

A curetagem por aspiração deve ser realizada em mulheres que desejam tratamento cirúrgico ou que apresentam sangramento excessivo, sinais vitais instáveis, ou quando houver preocupação quanto a um acompanhamento confiável.

GRAVIDEZ ECTÓPICA

Incidência

A incidência de gravidez ectópica tem sido historicamente subestimada. Relatos anteriores utilizaram principalmente registros hospitalares, e muitas gestações ectópicas são tratadas de modo ambulatorial em centros cirúrgicos ou em clínicas ambulatoriais, com o uso de metotrexato.[33] Relatos que utilizaram uma base de dados de seguro de saúde estimaram que a taxa global de gravidez ectópica fique entre 1 e 2%. Em um estudo que utilizou a base de dados de seguros de saúde particular, a taxa de gravidez ectópica foi de 0,64%, com diferenças significativas de acordo com a faixa etária. A taxa de gravidez ectópica aumenta com a idade, sendo de 0,3% das gestações em mulheres de 15 a 19 anos de idade e de 1% das gestações em mulheres de 24 a 44 anos.[34] Esse estudo constatou que até 16% das mulheres que apresentam sangramento, dor ou ambos no primeiro trimestre serão diagnosticadas com gravidez ectópica.[35] Apesar de ser incomum, a gravidez ectópica é responsável por aproximadamente 2,7% de todas as mortes maternas e aumenta o risco de recorrência em futuras gestações.[35] Os estudos realizados mostraram uma redução da taxa de mortalidade na gravidez ectópica, que foi atribuída a uma melhora no diagnóstico precoce e tratamento. À semelhança da maioria das causas de mortalidade materna, a mortalidade por gravidez ectópica varia de acordo com a raça, e o risco de mortalidade é 6,8 vezes maior em mulheres afro-americanas do que em mulheres brancas americanas.[36]

Etiologia e fatores de risco

A gravidez ectópica resulta de diversos fatores que interrompem a migração correta do concepto até o endométrio. Até metade das mulheres que apresentam gravidez ectópica não tem nenhum fator de risco identificável, de modo que é crucial ter um elevado índice de suspeita. Qualquer condição que atrase ou que interfira na passagem de um embrião pela tuba uterina aumenta o risco de gravidez ectópica. **O fator de risco mais importante para a gravidez ectópica é a ocorrência de gravidez ectópica prévia, com risco recorrente de 10 a 15% depois da primeira gestação ectópica e de 30% depois da segunda.**[37] Outros fatores de risco incluem história de cirurgia tubária, incluindo ligadura tubária, *tecnologia de reprodução assistida* e história de doença inflamatória pélvica (DIP). Qualquer condição que provoque inflamação da tuba uterina ou alteração da mobilidade tubária aumenta o risco de gravidez ectópica. Verifica-se a presença de inflamação da tuba uterina em até 90% das gestações ectópicas, e as causas incluem DIP, endometriose tubária e salpingite ístmica nodosa. Muitos outros fatores de risco, incluindo tabagismo e múltiplos parceiros sexuais durante a vida, estão fracamente associados à ocorrência de gravidez ectópica. Os dispositivos intrauterinos (DIU) constituem um método contraceptivo eficaz, com taxa de falha anual de < 0,1%. Embora o risco global de gravidez seja incrivelmente baixo em mulheres que utilizam esse tipo de contracepção, os raros casos de gravidez que ocorrem têm mais tendência a ser gestações ectópicas.[38]

Gravidez ectópica prévia

Uma história pregressa de gravidez ectópica constitui o fator de risco mais forte para outra ocorrência. Esse aumento de recorrência existe em virtude dos fatores prévios que levaram à implantação ectópica inicial combinada ao possível dano à tuba uterina, em consequência da gravidez ectópica anterior e seu tratamento. **As taxas de gravidez intrauterina (40%) e de gravidez ectópica (15%, faixa de 4 a 28%) são semelhantes após retirada ou conservação das tubas uterinas.**[39] A perviedade das tubas uterinas parece ser afetada de maneira variável pelo tratamento clínico com metotrexato. Em um estudo de 121 mulheres que receberam tratamento com metotrexato, a histerossalpingografia (HSG) realizada 3 meses após o tratamento revelou perviedade tubária bilateral em 72% das mulheres, perviedade unilateral em 19% e obstrução bilateral das tubas em 3%. Das mulheres que apresentaram perviedade bilateral das tubas uterinas na HSG, mais de 90% tiveram gravidez subsequente, 78% sem reprodução assistida. Tendo em vista que 97% das mulheres no estudo não tiveram nenhuma alteração da fertilidade, a HSG não é indicada nem custo-efetiva após tratamento com metotrexato.

Cirurgia tubária

É evidente que a cirurgia tubária está associada a um aumento do risco de gravidez ectópica, porém não está bem estabelecido se o aumento do risco resulta do procedimento cirúrgico ou do problema subjacente. Embora a esterilização tubária continue sendo uma das formas mais efetivas de contracepção e a gravidez seja improvável, ocorrem casos de insucesso, que geralmente resultam em gestação ectópica. Uma grande revisão de Cochrane publicada em 2016 constatou que, dependendo da técnica utilizada, a taxa de insucesso da esterilização tubária varia de 36,5/1.000 procedimentos (aplicação de clipe de Filshie) a 7,5/1.000 procedimentos (salpingectomia pós-parto e coagulação unipolar).[41] **A incidência cumulativa de gravidez tubária em 10 anos após qualquer procedimento de esterilização é de 7,3 por 1.000 procedimentos.**[42] O risco depende da técnica de esterilização e da idade da mulher por ocasião do procedimento: a salpingectomia parcial pós-parto e a coagulação unipolar apresentam as menores taxas de gravidez ectópica (1,5 e 1,8 por 1.000 procedimentos), enquanto as técnicas de coagulação bipolar tiveram a maior incidência (17,1 por 1.000 procedimentos). As técnicas de aplicação de clipe de mola e de banda elástica apresentam taxas de gravidez ectópica em 10 anos semelhantes à incidência geral, de 8,5 e 7,3 por 1.000 procedimentos, respectivamente.[42] As mulheres com menos de 28 anos de idade por ocasião da esterilização têm mais tendência a um insucesso do que as mulheres com mais de 34 anos.

A reversão da esterilização aumenta o risco de gravidez ectópica. O risco exato depende do método de esterilização, do local de oclusão tubária, do comprimento da tuba residual, de doença coexistente e da técnica cirúrgica utilizada. Em geral, com base em estudos recentes, o risco de qualquer gravidez após reanastomose de uma tuba cauterizada é de até 8% para procedimentos laparoscópicos.[43] Não há evidências suficientes para definir uma taxa de gravidez ectópica após esterilização histeroscópica, porém os dados retrospectivos e modelos mostraram taxas globais de gravidez mais altas do que com a esterilização laparoscópica.[44,45]

Infecção pélvica

A relação entre infecção pélvica, obstrução tubária e gravidez ectópica é bem documentada. Em um estudo de 2.500 mulheres com suspeita de DIP submetidas à laparoscopia diagnóstica, a incidência de gestação ectópica na gravidez subsequente para aquelas com doença confirmada na laparoscopia foi de 9,1% em comparação a 1,4% em mulheres com laparoscopia normal.[46] Em um estudo de 415 mulheres com DIP comprovada por laparoscopia, a incidência de obstrução tubária aumentou, com episódios sucessivos de DIP: **13% depois de um episódio, 35% depois de dois e 75% depois de três.**[47] **A clamídia constitui um importante patógeno causador de lesão tubária e gravidez tubária subsequente e foi cultivada em 7 a 30% das pacientes com gravidez tubária.**[48] A probabilidade de concepção tubária é três vezes maior em mulheres com títulos de anti-*Chlamydia trachomatis* acima de 1:64 em comparação a mulheres cujos títulos foram negativos.[49] As mulheres com risco de infecções por clamídia devem ser submetidas a um exame meticuloso, tratadas quando houver infecção e orientadas sobre o risco de gravidez ectópica.

Infertilidade

A incidência de gravidez ectópica aumenta com a idade e a paridade, e observa-se um aumento considerável em mulheres nulíparas submetidas a tratamento para infertilidade.[38,39,50] Outros riscos em mulheres inférteis estão associados a tratamentos específicos, incluindo reversão da esterilização, indução da ovulação e fertilização *in vitro* (FIV). Vários estudos que examinaram os fatores de risco para gravidez ectópica constataram que a infertilidade aumentou as chances de gravidez tubária em pelo menos quatro vezes e, talvez, em até 40 vezes, dependendo da etiologia da infertilidade.[51]

Tabagismo

O consumo de nicotina está associado a alterações da motilidade tubária, atividade ciliar e implantação do blastocisto. O tabagismo, dependendo do número de maços consumido, está associado a aumento do risco de gravidez tubária, como demonstrado por dois estudos clássicos de caso-controle. Quando comparadas às que não fumam, as fumantes de mais de 20 cigarros por dia apresentaram um risco relativo de 3,5, enquanto as fumantes de até 10 cigarros por dia tiveram um risco relativo de 2,3.[1,52]

Uso de contraceptivos

Ao reduzir a probabilidade global de gravidez, o uso de contraceptivos diminui o risco global de gravidez ectópica. Devido aos vários mecanismos de ação dos contraceptivos, existe a preocupação de que, se ocorrer gestação, ela pode ter mais probabilidade de ser ectópica. Em uma metanálise de 13 estudos que examinaram a relação entre contracepção e risco de gravidez ectópica, não foi constatado nenhum aumento do risco em usuárias de contraceptivos orais ou de métodos de barreira em comparação a controles grávidas.[53] Não foi demonstrado nenhum aumento do risco em usuárias de *acetato de medroxiprogesterona* injetável, contraceptivos orais de emergência ou implantes de etonogestrel.[54,55] Os DIU hormonais e de cobre são altamente eficazes na prevenção de gestações intrauterinas e extrauterinas, com taxas de insucesso de 0,2% no primeiro ano de uso e de 0,7% nos primeiros 5 anos de uso.[56] **Nos raros casos em que as mulheres concebem durante o uso de DIU, existe maior probabilidade de a gravidez ser ectópica.**

Diagnóstico

O diagnóstico de gravidez ectópica é dificultado pelo amplo espectro de apresentações clínicas, desde casos assintomáticos até abdome agudo e choque hemodinâmico. Até que a localização da gestação seja confirmada, o diagnóstico continua sendo de gravidez de localização desconhecida, cujo diagnóstico diferencial inclui gravidez intrauterina viável inicial, gravidez intrauterina não viável inicial, gravidez ectópica estável e gravidez ectópica instável. O estabelecimento diagnóstico envolve a anamnese e o exame físico junto aos achados clínicos, incluindo dados laboratoriais e de ultrassonografia.

Enquanto o tratamento de ruptura de gravidez ectópica é direcionado para o objetivo principal de obter uma hemostasia, o tratamento de gravidez de localização desconhecida em uma paciente estável varia e depende de numerosos fatores específicos da paciente e da gestação. É fundamental manter um elevado grau de suspeita de gravidez ectópica com gestações de localização desconhecida, particularmente em áreas de alta prevalência. A anamnese e o exame físico identificam pacientes de risco, aumentando a probabilidade de detecção de gravidez ectópica antes que ocorra ruptura.

Anamnese

A anamnese da paciente pode ser útil na identificação de pacientes com risco de gestações ectópicas. Os pontos importantes da anamnese incluem a idade da paciente, a história menstrual, gravidez anterior, história de infertilidade, uso atual de contraceptivos, avaliação dos fatores de risco e sintomas atuais.

A tríade clássica de sintomas de gravidez ectópica consiste em dor, história de amenorreia e sangramento vaginal. Esse grupo de sintomas é observado em cerca de 50% das pacientes e é mais típico em pacientes com ruptura de gravidez ectópica. A dor abdominal constitui o sintoma de apresentação mais comum, porém a sua intensidade e natureza variam amplamente. Não há dor patognomônica de gravidez ectópica. A dor pode ser unilateral ou bilateral e pode ocorrer na parte superior ou inferior do abdome. Pode ser vaga, aguda ou em cólica, contínua ou intermitente. Em caso de ruptura, a paciente pode sentir alívio transitório da dor, visto que cessa o estiramento da serosa tubária. A dor no ombro e a dor nas costas, que se acredita sejam causadas pela irritação peritoneal do diafragma, podem indicar hemorragia intra-abdominal.

Exame físico

O exame físico deve incluir medidas dos sinais vitais e exame do abdome e da pelve. Com frequência, os achados antes da ruptura e da hemorragia não são específicos, e os sinais vitais são normais. O abdome pode ser indolor ou levemente hipersensível, com ou sem rebote. O útero pode estar levemente aumentado, com achados semelhantes aos de uma gestação normal.[57] Pode existir ou não hipersensibilidade à mobilização cervical. **Uma massa anexial pode ser palpável em até 50% dos casos, porém a massa varia acentuadamente quanto ao tamanho, consistência e hipersensibilidade à palpação.** É possível que uma massa palpável seja o corpo-lúteo, e não a gravidez ectópica. Em caso de ruptura e hemorragia intra-abdominal, a paciente desenvolve taquicardia, seguida de hipotensão. Os ruídos intestinais estão diminuídos ou ausentes, e ocorre distensão do abdome com hipersensibilidade acentuada e presença de rebote, além de hipersensibilidade à mobilização cervical. Com frequência, os achados ao exame pélvico são inadequados, devido à dor e defesa abdominal. A anamnese e o exame físico podem ou não fornecer informações úteis para o diagnóstico. Geralmente são necessários outros exames para diferenciar a gravidez intrauterina viável inicial, a gravidez intrauterina anormal e a suspeita de gravidez ectópica.

Avaliação laboratorial

As medidas quantitativas da β-gonadotrofina coriônica humana (β-hCG) constituem o pilar do diagnóstico de gravidez ectópica. Os testes de gravidez na urina podem detectar níveis de β-hCG ≥ 20 mUI/ml, enquanto os testes de gravidez no soro são capazes de detectar níveis > 5 mUI/ml. **Os níveis de β-hCG não podem ser utilizados para prever a idade gestacional.**[58] Os níveis de β-hCG alcançam um pico com aproximadamente 10 semanas de gestação, e o pico médio é de cerca de 100.000, com ampla faixa normal de variação. Existe a possibilidade de uma β-hCG fantasma, em que a presença de anticorpos heterófilos ou enzimas proteolíticas cause um baixo nível falso-positivo de β-hCG sérica. Esses anticorpos consistem em grandes glicoproteínas que não são excretadas na urina, resultando em teste de gravidez negativo na urina. **Na paciente com níveis de β-hCG inferiores a 1.000 mUI/ml, deve-se efetuar um teste de gravidez urinário antes de se instituir o tratamento.**[59]

Nível único de gonadotrofina coriônica humana

Uma única dosagem da β-hCG apresenta utilidade limitada na avaliação de gravidez de localização desconhecida, visto que há uma considerável sobreposição de valores entre gestações normais e anormais em determinadas idades gestacionais. Não existe nenhuma correlação entre os níveis de β-hCG e o local da gestação.[60] Muitas pacientes com gravidez de localização desconhecida não sabem ao certo as datas da última menstruação. A determinação de um único nível de β-hCG pode ser útil, se for negativo para excluir o diagnóstico de gestação ectópica. Uma única dosagem da β-hCG pode facilitar a interpretação da ultrassonografia quando uma gestação intrauterina não é visualizada. **Um nível de β-hCG maior do que a zona discriminatória da ultrassonografia indica uma possível gravidez extrauterina, entretanto, é preciso ter cautela com zonas de discriminação previamente definidas, visto que pesquisas recentes indicam que é necessário utilizar um nível muito mais alto de β-hCG para excluir gravidez intrauterina normal.**[16,61] A determinação seriada dos níveis de β-hCG é habitualmente necessária para diferenciar uma gravidez ectópica de uma perda gestacional intrauterina. São necessários outros exames em pacientes cujos resultados da ultrassonografia são inconclusivos e que apresentam níveis de β-hCG abaixo da zona discriminatória.

Níveis seriados de gonadotrofina coriônica humana

Em geral, são necessários níveis seriados de β-hCG quando os resultados da ultrassonografia inicial são indeterminados (p. ex., quando não há evidências de gestação intrauterina ou achados extrauterinos compatíveis com gravidez ectópica). Tradicionalmente, esperava-se uma elevação do nível de β-hCG de pelo menos 66% em 48 horas, com intervalo de confiança de 85%, com 15% das gestações normais situadas fora dessa faixa. Aproximadamente o mesmo número de gestações ectópicas apresentará uma elevação de mais de 66%.[62] Os dados disponíveis indicam que um ponto de corte mais conservador de 53% fornece um intervalo de confiança de 99%, com elevação mais lenta em menos de 1% das gestações intrauterinas viáveis.[63] Esses dados basearam-se em uma população homogênea de pacientes, e as mulheres com data da última menstruação desconhecida foram excluídas do estudo. Foi encontrado um ponto de corte mais conservador, igual ou superior a 35%, em um estudo de maior porte de mais de 1.000 mulheres de grupos étnicos e raças diferentes para prever adequadamente uma gravidez intrauterina viável e diminuir a probabilidade de se classificar uma gravidez incorretamente.[64] Esse estudo de grande porte mostrou que pelo menos três valores são úteis, particularmente se o nível inicial de β-hCG estiver baixo. Pesquisas de acompanhamento sugerem que a elevação esperada da β-hCG depende de seu nível inicial. **Se o nível inicial de β-hCG for inferior a 1.500, for de 1.500 a 3.000 ou superior a 3.000 mUI/ml, a elevação prevista em 48 horas será de 49%, 40% e 33%, respectivamente.**[65] Com base nesses dados, o valor tradicional de 66% não deve mais ser utilizado no diagnóstico de gestações ectópicas. **Um ponto de corte de 53%, ou até mesmo mais baixo, de 35%, pode ser mais adequado e pode diminuir o risco de intervir em uma condição que pode ser gravidez intrauterina viável.** Em geral, os níveis de β-hCG isoladamente não são suficientes para estabelecer um diagnóstico de gravidez de localização desconhecida. Todo o quadro clínico, incluindo anamnese, exame físico e achados na ultrassonografia, associado aos níveis de β-hCG, são necessários para estabelecer um diagnóstico acurado.

Se houver uma estabilização ou declínio nos níveis de β-hCG, isso indica habitualmente uma gestação não viável, intrauterina ou extrauterina. O declínio dos níveis de β-hCG pode ser útil no diagnóstico de gravidez de localização desconhecida. As gestações ectópicas apresentarão uma estabilização ou terão uma taxa de declínio mais lenta do que os abortos espontâneos. Diversos estudos avaliaram o declínio esperado para desenvolver diretrizes clínicas. Os dados disponíveis sustentam que, na maioria dos abortos espontâneos, se espera uma diminuição de 21 a 35% 2 dias após a apresentação e de 60 a 84% em 7 dias. A queda observada depende do nível inicial de β-hCG, e ocorre um declínio mais rápido com valores iniciais mais elevados de β-hCG.[63] Um modelo atualizado sugeriu que a faixa do declínio deve ser de 35 a 50% em 2 dias e de 66 a 87% em 7 dias, contando-se a partir do primeiro exame laboratorial.[66] Um estudo de grande porte mostrou que se houver uma queda de 85% em 4 dias ou de 95% em 7 dias, o risco de gravidez ectópica parece ser de 0.[67] Essas taxas esperadas de declínio podem ajudar a detectar as mulheres com risco de gravidez ectópica e justificam um acompanhamento mais rigoroso ou até mesmo uma intervenção, entretanto, devem ser associadas a um julgamento clínico e não devem ser utilizadas como valores absolutos no manejo da paciente.

Progesterona sérica

Estudos preliminares sugeriram que o nível sérico de progesterona poderia ser utilizado para diagnosticar gestações ectópicas e identificar gestações intrauterinas viáveis. Entretanto, o nível de progesterona em todas as gestações pode variar muito. Existem limiares para a progesterona que podem ajudar na avaliação da paciente com gravidez de localização desconhecida. Níveis de progesterona iguais ou superiores a 25 ng/ml estão associados a gestações intrauterinas viáveis, visto que apenas 1 a 2% das gestações ectópicas apresentarão esses níveis elevados.[68] Se a gravidez ectópica estiver um nível acima desse limiar, ela habitualmente estará associada à atividade cardíaca e será identificável na ultrassonografia. Os níveis séricos de progesterona < 5 mg/ml estão associados à gravidez anormal. Menos de 1% das gestações intrauterinas viáveis tem valores abaixo desse ponto de corte.[69,70]

Outros marcadores endócrinos

Na tentativa de melhorar a detecção precoce da gravidez ectópica, foram avaliados diversos marcadores endócrinos e proteicos, porém não foram identificados biomarcadores úteis para uso clínico, mas há vários estudos em andamento.

Ultrassonografia

A ultrassonografia transvaginal constitui a modalidade de imagem de escolha para avaliar as estruturas pélvicas e a localização de uma gravidez recém-diagnosticada.[71,72] A ultrassonografia transabdominal possibilita a visualização da pelve e da cavidade abdominal e deve ser incluída como parte da avaliação completa de gravidez ectópica para a detecção de massas anexiais e hemoperitônio.

O primeiro achado de gravidez intrauterina na ultrassonografia é o saco gestacional, que caracteristicamente tem um anel espesso ecogênico circundando um centro sonolucente. À medida que a gravidez progride, esse saco assume uma localização excêntrica dentro da cavidade endometrial. Embora o saco gestacional seja o primeiro sinal de gravidez intrauterina definitiva, ele pode ser simulado por um acúmulo de líquido intrauterino, denominado pseudossaco gestacional, que ocorre em 8 a 29% das pacientes com gravidez ectópica.[73,74] Essa transparência à ultrassonografia, de localização central, provavelmente representa a ocorrência de sangramento na cavidade endometrial pelo molde decidual. Coágulos no interior dessa transparência podem imitar um polo fetal.

Historicamente, a identificação do sinal do saco decidual duplo (SSDD) representa o melhor método para diferenciar os sacos verdadeiros dos pseudossacos. O saco duplo, que se acredita ser a decídua capsular e parietal, é visto como dois anéis ecogênicos concêntricos, separados por um espaço hipoecogênico. Apesar de sua utilidade, essa abordagem tem algumas limitações quanto à sua sensibilidade e especificidade – a sensibilidade do SSDD varia de 64 a 95%.[65] Em certas ocasiões, os pseudossacos podem ter aparência do SSDD, e os sacos intrauterinos de abortos podem exibir o aspecto de pseudossacos. O SSDD é mais observado na ultrassonografia transabdominal, visto que é frequentemente omitido na ultrassonografia transvaginal.[16] Entretanto, se a ultrassonografia abdominal revelar um SSDD com saco gestacional de aparência vazia, deve-se efetuar uma ultrassonografia transvaginal, visto que o saco vitelino é frequentemente visível nesse exame e constitui um diagnóstico definitivo de gravidez intrauterina.

A observação de um saco vitelino dentro do saco gestacional estabelece o diagnóstico de gravidez intrauterina, enquanto o saco gestacional isoladamente não é suficiente, devido ao risco de diagnóstico incorreto.[76] O diagnóstico de gravidez ectópica na ultrassonografia transvaginal pode ou não ser direto. Na ausência de gravidez intrauterina, se houver um saco gestacional anexial com saco vitelino ou for constatada a presença de um embrião, isso é diagnóstico de gravidez ectópica. Entretanto, esse achado constitui o sinal menos sensível de gravidez ectópica, ocorrendo em apenas 10 a 17% dos casos.[77]

O reconhecimento de outras características de gravidez ectópica aumenta a sensibilidade da ultrassonografia. Os anéis anexiais (sacos de líquido com anéis ecogênicos espessos) são visualizados em menos de 50% das gestações ectópicas.[77,78] O anel anexial nem sempre pode ser evidente, visto que a ocorrência de sangramento ao redor do saco resulta na aparência de uma massa anexial inespecífica. **Com frequência, massas anexiais complexas ou sólidas estão associadas à gravidez ectópica. Entretanto, a massa pode representar um corpo-lúteo, o endometrioma, hidrossalpinge, neoplasia de ovário (p. ex., cisto dermoide) ou mioma pedunculado.**[5,78] Frequentemente, a presença de líquido livre no fundo de saco está associada à gravidez ectópica, porém não é considerada uma evidência de ruptura.[79] A presença de líquido livre *intra-abdominal* deve levantar a suspeita de ruptura tubária.

Historicamente, os achados na ultrassonografia eram correlacionados com uma "zona discriminatória" – o nível de β-hCG em que uma gravidez intrauterina *deveria* ser visualizada. **Zonas discriminatórias na ultrassonografia transvaginal são relatadas em níveis de 1.000 a 2.000 mUI/ml** e variam de acordo com a instituição.[15,73,75,77,78,80] **Os estudos realizados sugeriram uma elevação da zona discriminatória para 3.510 mUI/ml, de modo a evitar resultados falso-negativos** de gravidez anormal.[61] As zonas discriminatórias variam de acordo com a competência do examinador, a capacidade do equipamento e as características relacionadas com a gravidez, como as gestações múltiplas.

Embora existam diretrizes para a zona discriminatória para gravidez intrauterina, essa zona não existe para a gravidez ectópica. Não existe nenhuma correlação entre os níveis de β-hCG e o tamanho da gravidez ectópica. Independentemente do grau de elevação dos níveis de β-hCG, a não visualização da gravidez fora do útero não exclui a possibilidade de gestação ectópica. Pode ocorrer uma gestação ectópica em qualquer parte da cavidade abdominal, dificultando a visualização por ultrassonografia.

Dilatação e curetagem

A curetagem uterina é realizada quando a gravidez tem a sua inviabilidade confirmada ou quando não é desejada, e a sua localização não pode ser determinada por ultrassonografia. A decisão de evacuar o útero na presença de um teste de gravidez positivo deve ser tomada com cautela, para evitar a ruptura não intencional de uma gravidez intrauterina viável. Embora a curetagem por aspiração tradicional fosse realizada em centro cirúrgico, ela agora pode ser efetuada de modo ambulatorial com anestesia local. Os métodos de coleta de amostra do endométrio (p. ex., coleta de amostra endometrial com cureta de Novak ou de Pipelle) são acurados no diagnóstico de sangramento uterino anormal, porém a sua confiabilidade para detecção de vilosidades coriônicas intrauterinas é baixa, e esses dispositivos não devem ser utilizados na avaliação de uma possível gravidez ectópica.[81,82]

É essencial confirmar a presença de tecido trofoblástico o mais rápido possível, de modo que se possa instituir o tratamento.

Existem muitas maneiras pelas quais esse tecido pode ser avaliado, dependendo do tipo de procedimento. Tradicionalmente, essas amostras eram enviadas ao patologista para avaliação convencional. No entanto, a presença de vilosidades coriônicas pode ser avaliada rapidamente por meio de análise de estudo por congelação, o que evita o período de espera de pelo menos 48 horas para uma avaliação histológica definitiva. Técnicas de coloração de imunocitoquímica podem ser utilizadas para diferenciar trofoblastos intermediários do tecido decidual.[83]

Com mais frequência, esses procedimentos simples são realizados em ambiente ambulatorial e a capacidade de avaliar imediatamente o tecido possibilita o rápido diagnóstico de gravidez intrauterina. Os cirurgiões com experiência na avaliação imediata do tecido após aspiração são, pelo menos, tão acurados quanto patologistas, particularmente na identificação precisa da presença dos produtos de concepção.[84]

Após a obtenção de tecido por curetagem, o tecido pode ser colocado em uma solução salina para observar se flutuará ou não. O tecido decidual não flutua. As vilosidades coriônicas são habitualmente identificadas pela sua aparência frondosa e rendilhada característica, como mostra a **Figura 32.1**.

É importante identificar um saco gestacional. Raras vilosidades podem ser observadas na aspiração uterina na presença de gestações intersticiais, de modo que é necessário identificar o saco gestacional. As gestações heterotópicas são raras, porém estão aumentando com os avanços nas tecnologias de reprodução assistida. Se a suspeita de gravidez heterotópica for alta, a presença de vilosidades e de um saco gestacional ainda justificará uma investigação complementar.

Se as vilosidades coriônicas não forem confirmadas, será necessário monitorar os níveis de β-hCG. Após a evacuação de uma gravidez intrauterina anormal, o nível de β-hCG diminui em mais de 15% em 12 a 24 horas.[50] Foi sugerido que uma queda de ≥ 50% nas primeiras 24 horas após aspiração manual a vácuo é preditivo de gravidez *intrauterina* anormal.[85] Uma diminuição limítrofe pode representar uma variabilidade entre os métodos laboratoriais utilizados. Deve-se repetir a determinação do nível em 24 a 48 horas para confirmar o declínio. Se o útero for evacuado e a gravidez for extrauterina, o nível de β-hCG ou se estabilizará ou continuará aumentando, indicando a presença de tecido trofoblástico extrauterino.

Culdocentese

No passado, a culdocentese era amplamente utilizada como técnica de diagnóstico de gravidez ectópica. Com o uso da dosagem de β-hCG e da ultrassonografia transvaginal, a culdocentese raramente está indicada e é considerada obsoleta na avaliação de gestações ectópicas.[86]

Laparoscopia

Tradicionalmente, a laparoscopia foi o padrão de referência para o diagnóstico de gravidez ectópica. Na laparoscopia, as tubas uterinas são visualizadas e avaliadas com facilidade, porém o diagnóstico de gravidez ectópica passa despercebido em 3 a 4% das pacientes que apresentam gestações ectópicas muito pequenas. A gravidez ectópica causa distorção da arquitetura tubária normal. Com o estabelecimento de um diagnóstico mais precoce, aumenta a possibilidade de não visualizar uma gravidez ectópica pequena. As aderências pélvicas ou uma lesão tubária prévia podem comprometer a avaliação da tuba uterina. Resultados falso-positivos ocorrem quando a dilatação ou a alteração de cor da tuba são interpretadas de maneira incorreta como gravidez ectópica, de modo que, nessa situação, se pode efetuar a incisão desnecessária da tuba e provocar lesão. Com os avanços na tecnologia da ultrassonografia, um maior número de gestações ectópicas está sendo diagnosticado precocemente, possibilitando intervenções médicas e reduzindo a necessidade de tratamento cirúrgico, de modo que a laparoscopia não é mais considerada o padrão de referência para o diagnóstico.

Algoritmo diagnóstico

Os sintomas e os achados físicos de apresentação de pacientes com gravidez ectópica não rota assemelham-se aos de pacientes com gestações intrauterinas normais.[87] A anamnese, a avaliação dos fatores de risco e o exame físico constituem as etapas iniciais no manejo da suspeita de gravidez ectópica. As pacientes que se encontram em condição hemodinâmica instável devem ser submetidas à intervenção cirúrgica imediata. As pacientes em condições estáveis e relativamente assintomáticas podem ser avaliadas ambulatorialmente.

Existem vários benefícios possíveis quando o diagnóstico de gravidez ectópica pode ser confirmado sem laparoscopia. Em primeiro lugar, evitam-se os riscos anestésico e cirúrgico da laparoscopia; em segundo lugar, a terapia clínica torna-se uma opção de tratamento. Como muitas gestações ectópicas ocorrem em tubas histologicamente normais, a resolução sem cirurgia pode poupar a tuba de traumatismo adicional e melhorar a fertilidade subsequente. Anteriormente, **em um ensaio clínico randomizado, um algoritmo para o diagnóstico de gravidez ectópica sem laparoscopia demonstrou uma acurácia de 100%.**[88,89]

Esse algoritmo de rastreamento combinou os resultados da anamnese e do exame físico, os níveis seriados de β-hCG, a ultrassonografia vaginal e a dilatação e curetagem **(Figura 32.2)**. Os níveis seriados de β-hCG são utilizados para avaliar a viabilidade da gravidez e exibem uma correlação com os achados na ultrassonografia transvaginal e medidos de maneira seriada após curetagem por aspiração. Em pacientes com condição estável, a decisão quanto ao tratamento nunca deve ser baseada em um único nível de β-hCG. Após a avaliação inicial, a paciente é examinada novamente em 48 horas para repetir a dosagem da β-hCG. Nessa ocasião, a ultrassonografia transvaginal é frequentemente repetida, de modo que os achados podem ser correlacionados com os dois níveis de β-hCG. O algoritmo foi atualizado para incluir mudanças nas novas recomendações de uma zona discriminatória e mudanças esperadas do nível de β-hCG com uma gravidez intrauterina viável.

Nesse algoritmo, a **ultrassonografia transvaginal é utilizada da seguinte maneira:**

1. **A identificação de um saco gestacional intrauterino com saco vitelino exclui a presença de gravidez extrauterina.** Se a paciente tiver um nível de β-hCG superior a 3.510 mUI/mℓ e não for identificado nenhum saco gestacional intrauterino, considera-se a existência de uma gravidez extrauterina, e a paciente poderá ser tratada sem outros exames.
2. **Um saco gestacional anexial com um saco vitelino ou embrião, quando visualizado, confirma definitivamente o diagnóstico de gravidez ectópica.**
3. **Uma massa tubária de apenas 1 cm pode ser identificada e caracterizada.**

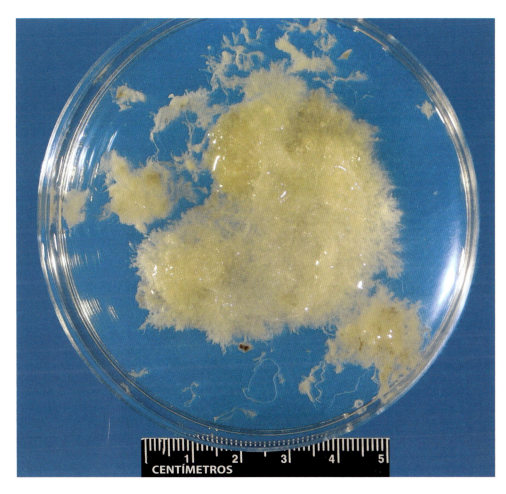

Figura 32.1 Quando flutuam em solução salina, as vilosidades coriônicas frequentemente podem ser distinguidas com facilidade como frondes rendilhadas de tecido. (De: **Stovall TG, Ling FW**. *Extrauterine Pregnancy: Clinical Diagnosis and Management.* New York: McGraw-Hill, 1993:186, com autorização.)

A curetagem por aspiração é utilizada para diferenciar gestações intrauterinas não viáveis de gestações ectópicas (**elevação de menos de 53%, ou até mesmo de 35%, no nível de β-hCG no decorrer de 48 horas, nível de β-hCG inferior a 3.510 mUI/mℓ e achados indeterminados na ultrassonografia**). A realização desse procedimento evita o uso desnecessário de *metotrexato* em pacientes com gravidez intrauterina anormal, cujo diagnóstico só pode ser estabelecido por meio de evacuação do útero. Um problema improvável na curetagem por aspiração é omitir uma gravidez intrauterina inviável em sua fase inicial ou a associação de gestações intrauterina e extrauterina.

Tratamento

A gravidez ectópica pode ser tratada de modo eficiente ou clinicamente ou por meios cirúrgicos. Tradicionalmente, a laparotomia exploradora com salpingectomia unilateral era utilizada no diagnóstico e no tratamento de gestações ectópicas. Com a disponibilidade de técnicas que possibilitam a detecção precoce, incluindo níveis séricos quantitativos de β-hCG e ultrassonografia, dispõe-se de mais opções de tratamento conservador. As técnicas cirúrgicas minimamente invasivas e o tratamento clínico com *metotrexato* constituem as opções de tratamento geralmente utilizadas nas gestações ectópicas. **A abordagem ao tratamento depende das circunstâncias clínicas, do local da gravidez ectópica e dos recursos disponíveis.**

Tratamento cirúrgico

O tratamento cirúrgico constitui a conduta mais amplamente utilizada na gravidez ectópica. O acesso cirúrgico (laparotomia *versus* laparoscopia) e o procedimento (salpingectomia *versus* salpingostomia) utilizados no tratamento das gestações ectópicas dependem das circunstâncias clínicas, dos recursos disponíveis e do nível de habilidade do profissional. Cada acesso e cada procedimento apresentam riscos e benefícios associados, e o tratamento empregado deve ser individualizado para atender melhor às necessidades da paciente e do profissional.

Laparotomia versus *laparoscopia*

O tratamento da gravidez ectópica pode ser realizado por laparoscopia ou laparotomia. A estabilidade hemodinâmica da paciente, o tamanho e a localização da massa ectópica e a experiência do cirurgião contribuem para determinar o acesso cirúrgico apropriado. **A laparotomia é indicada quando a paciente está hemodinamicamente instável e há necessidade de acesso abdominal rápido. Uma gravidez ectópica rota não exige necessariamente uma laparotomia.** Se não for possível evacuar o hemoperitônio em tempo hábil, deve-se considerar a laparotomia. A experiência do cirurgião com a laparoscopia e a disponibilidade de equipamento laparoscópico determinarão o acesso cirúrgico.

Na maioria dos casos, **a laparoscopia é superior à laparotomia no manejo da gravidez ectópica.** As indicações para

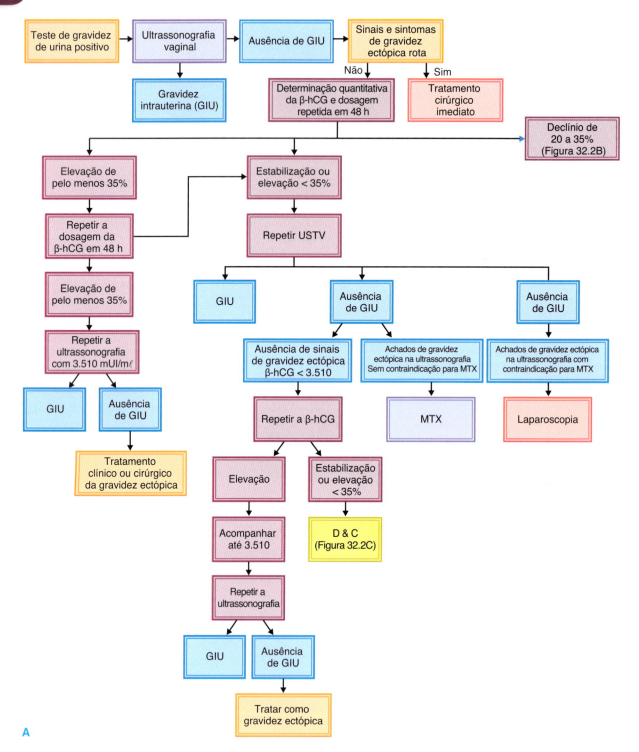

Figura 32.2 Algoritmo para diagnóstico **não laparoscópico** de gravidez ectópica. β-hCG, gonadotrofina coriônica humana; GUI, gravidez intrauterina; D&C, dilatação e curetagem. (*continua*)

laparotomia incluem gestação abdominal, presença de extensas aderências abdominais ou pélvicas e qualquer outra condição que torne a laparoscopia difícil ou perigosa. Em um estudo de caso-controle de 50 pacientes que comparou o uso da laparoscopia e da laparotomia no tratamento da gravidez ectópica, o tempo de internação hospitalar foi significativamente mais curto (1,3 ± 0,8 *versus* 3 ± 1,1 dias), o tempo operatório foi menor (78 ± 26 *versus* 104 ± 27 minutos) e a convalescença foi mais curta (9 ± 8 *versus* 26 ± 16 dias) no grupo de pacientes submetidas à laparoscopia.[90]

A laparoscopia foi associada a uma redução significativa dos custos em comparação à laparotomia (US$ 4.368 ± US$ 277 *versus* US$ 5.090 ± US$168). Com base em uma análise prospectiva, 105 pacientes com gravidez tubária foram estratificadas de acordo com a idade e os fatores de risco e randomizadas para tratamento por

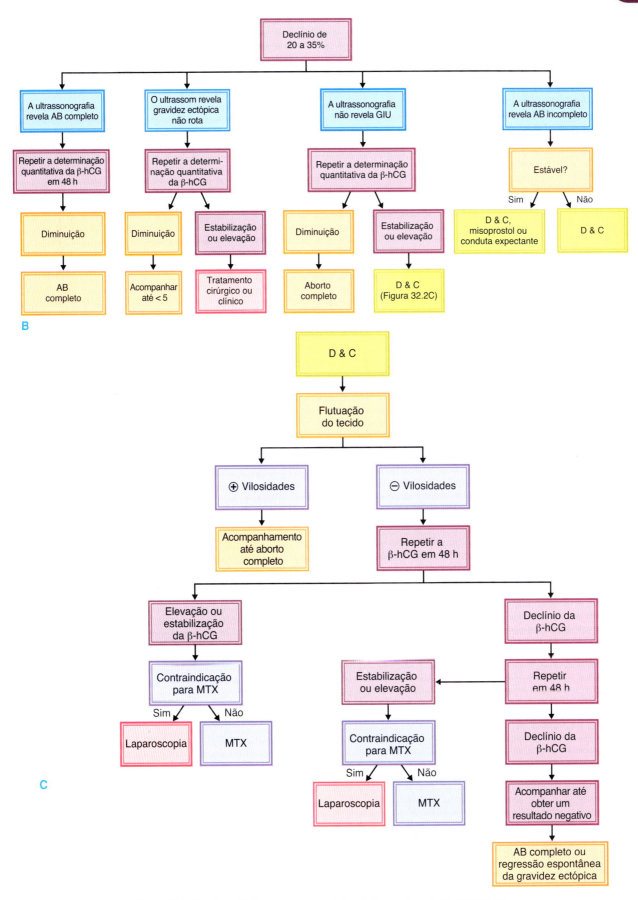

Figura 32.2 (*continuação*) Algoritmo para diagnóstico não laparoscópico de gravidez ectópica.

meio de laparoscopia ou laparotomia.[91] Subsequentemente, 73 pacientes foram submetidas à laparoscopia de revisão (*second-look*), para avaliar o grau de formação de aderências. As pacientes tratadas por laparotomia apresentaram significativamente mais aderências no local cirúrgico do que as tratadas por laparoscopia, porém as taxas de perviedade das tubas uterinas foram semelhantes. Uma revisão da Cochrane confirmou esses achados, e a salpingostomia laparoscópica foi associada a uma redução dos custos, do tempo operatório, da perda de sangue e da internação hospitalar, em comparação à salpingostomia por ocasião da laparotomia.[92]

O uso de uma incisão de minilaparotomia é uma opção para a laparoscopia. Essa técnica tem a vantagem de não exigir equipamento laparoscópico e utiliza uma incisão menor, que deve resultar em menor dor pós-operatória e tempo de recuperação mais curto. Um ensaio clínico randomizado e controlado, que comparou a minilaparotomia à laparotomia, mostrou uma redução das taxas de complicação e dos custos associados à incisão da minilaparotomia, com taxas de sucesso semelhantes no tratamento da gravidez ectópica.[92,93]

Salpingectomia versus *salpingostomia*

Diversos estudos foram conduzidos para comparar o tratamento da gravidez ectópica com salpingostomia ou salpingectomia. A decisão na escolha de uma técnica em relação à outra depende do desejo de fertilidade da paciente, do quadro clínico e da condição da tuba uterina afetada e da tuba contralateral.

A salpingostomia linear pode ser considerada quando a paciente apresenta uma gravidez ectópica não rota, deseja preservar a sua futura fertilidade, e a tuba uterina afetada tem aparência normal nos demais aspectos. É particularmente importante considerar esses aspectos nos casos em que a tuba contralateral parece estar danificada ou foi previamente removida.

Na salpingostomia, os produtos da concepção são removidos por meio de uma incisão feita na borda antimesentérica da tuba. O procedimento pode ser realizado com cautério de ponta fina, *laser*, bisturi ou tesoura. Pode ser efetuado por técnicas laparoscópicas ou laparotomia. As contraindicações para a salpingostomia incluem ruptura da tuba uterina, uso extenso de cauterização para obter hemostasia, dano grave à tuba e gestação ectópica recorrente na mesma tuba. O principal risco da salpingostomia é uma gravidez ectópica persistente em consequência da retirada incompleta de toda a gravidez. Esse problema foi relatado em 8% dos casos em um estudo aberto recente de grande porte.[94] As pacientes com níveis iniciais elevados de β-hCG, gestação inicial e pequenas gestações ectópicas (< 2 cm) correm mais risco de persistência da gravidez após uma salpingostomia.[95] Devido a esse risco, após a salpingostomia, os níveis de β-hCG devem ser acompanhados semanalmente, de modo a garantir a resolução completa da gestação ectópica. Os níveis de β-hCG que persistem ou que se estabilizam geralmente podem ser tratados com sucesso com uma dose única de *metotrexato*.[31] Historicamente, a ordenha da tuba uterina era recomendada para efetuar um aborto tubário. Essa técnica pode ser efetiva se a gravidez estiver localizada nas fímbrias; entretanto, quando comparada à salpingostomia linear em gestações ectópicas ampulares, a ordenha foi associada a um aumento de duas vezes na taxa de gravidez ectópica recorrente, de modo que, em geral, esse processo não é recomendado.[96]

Desfecho reprodutivo

O desfecho reprodutivo após uma gravidez ectópica é avaliado pela determinação da perviedade da tuba uterina por HSG, taxa de gravidez intrauterina subsequente e taxa de gravidez ectópica recorrente. As taxas de gravidez assemelham-se em pacientes tratadas por laparoscopia ou por laparotomia, embora um procedimento minimamente invasivo seja preferível, devido aos menores riscos globais e à recuperação mais rápida. **A perviedade da tuba uterina operada após tratamento laparoscópico conservador é de cerca de 84%.**[97] **Em um estudo de 143 pacientes acompanhadas após serem submetidas a procedimentos laparoscópicos no tratamento da gravidez ectópica, não foi constatada nenhuma diferença significativa nas taxas globais de gravidez intrauterina após salpingostomia (60%) ou salpingectomia laparoscópicas (54).**[98] Entretanto, quando a paciente apresentou sinais de lesão tubária, as taxas de gravidez (42%) foram significativamente menores do que em mulheres que não tinham lesão tubária (79%). Em outro estudo, foi relatado o desfecho reprodutivo de 118 pacientes acompanhadas durante um período médio de 7,2 anos (faixa de 3 a 15 anos) após cirurgia conservadora por laparotomia para gravidez ectópica.[99] Em ensaios clínicos controlados e randomizados que compararam a salpingectomia à salpingostomia, não houve diferença global nas taxas de futuras gestações intrauterinas ou gestações ectópicas repetidas. Entretanto, em estudos de coorte, a salpingostomia está associada a uma maior taxa de gravidez ectópica recorrente, 10 *versus* 4% com a salpingectomia (OR de 2,27), porém está associada também a uma taxa ligeiramente maior de gravidez intrauterina (RR de 1,24, IC de 1,08 a 1,42).[100]

Tratamento clínico

O *metotrexato* é o fármaco utilizado com mais frequência no tratamento clínico da gravidez ectópica, embora outros agentes tenham sido estudados, incluindo cloreto de potássio (KCl), glicose hiperosmolar, prostaglandinas e *RU-486*. Esses agentes podem ser administrados de modo sistêmico (por via intravenosa, intramuscular ou oral) ou localmente (injeção direta laparoscópica, injeção guiada por ultrassonografia ou salpingografia retrógrada). Além do *metotrexato*, os outros agentes não são recomendados no tratamento da gravidez ectópica, visto que a sua segurança e eficácia não estão bem documentadas.

Metotrexato

O *metotrexato* é um análogo do ácido fólico, que inibe a di-hidrofolato redutase e, portanto, impede a síntese de DNA. O *metotrexato* afeta as células em crescimento ativo, incluindo tecidos trofoblásticos, células malignas, medula óssea, mucosa intestinal e epitélio respiratório.[101] É utilizado amplamente no tratamento da doença trofoblástica gestacional (ver Capítulo 41). A princípio, o *metotrexato* foi utilizado no tratamento do tecido trofoblástico que permanecia *in situ* após exploração de uma gravidez abdominal.[102] Em 1982, Tanaka et al. trataram uma gestação intersticial não rota com um ciclo de 15 dias de *metotrexato* por via intramuscular e começaram o tratamento de gestações ectópicas com esse medicamento.[103] Diversos estudos documentaram a segurança e a eficácia da terapia com *metotrexato* no tratamento de gestações ectópicas, constituindo o tratamento de primeira linha em muitos centros. Cerca de 35% das pacientes com gestações ectópicas são candidatas à terapia primária com *metotrexato*.[104] O *metotrexato* pode ser administrado para o tratamento de gestações ectópicas persistentes, cujo tratamento cirúrgico não teve sucesso.

Candidatas ao metotrexato

O tratamento clínico de gestações ectópicas com *metotrexato* é seguro e eficaz, entretanto, nem todas as pacientes são candidatas a esse tratamento clínico. A terapia com *metotrexato* pode ser considerada para pacientes com diagnóstico confirmado ou com alta suspeita de gravidez ectópica, que estão hemodinamicamente estáveis e sem sinais de ruptura. A Tabela 32.2 documenta as contraindicações absolutas para a terapia com *metotrexato*, incluindo amamentação, distúrbios hepáticos, renais ou hematológicos e sensibilidade conhecida ao *metotrexato*. As contraindicações relativas para a terapia com *metotrexato* incluem saco gestacional maior do que 4 cm e atividade cardíaca embrionária na ultrassonografia transvaginal (ver Tabela 32.2). Antes da administração do *metotrexato*, é necessário obter um hemograma completo, grupo sanguíneo, provas de função hepática, perfil eletrolítico, incluindo creatinina, e radiografia de tórax, se houver qualquer história de doença pulmonar. Esses exames são habitualmente repetidos 1 semana após a administração de *metotrexato*, para avaliar quaisquer potenciais complicações do tratamento.[105]

Esquemas posológicos do metotrexato

Normalmente, o *metotrexato* é administrado por injeção intramuscular, mas também pode ser administrado por via oral ou por infusão intravenosa. Existem três esquemas de administração publicados: o esquema em dose única, o esquema de duas doses e o esquema de múltiplas doses. Tradicionalmente, o *metotrexato* era administrado em múltiplas doses, porém protocolos de dose única melhoraram a adesão das pacientes ao tratamento e resultaram em taxas de sucesso semelhantes, de aproximadamente 90%.[92,106] O protocolo de dose única também apresenta menos efeitos colaterais, entretanto, pode ser necessária uma dose adicional de *metotrexato* em até 25% das mulheres que recebem esse tratamento.[92,106] Com mais frequência, essa segunda dose é necessária em mulheres com níveis iniciais mais elevados de β-hCG.

Esquemas em dose única de metotrexato

Os esquemas em dose única foram desenvolvidos para aumentar a adesão das pacientes e simplificar a administração do *metotrexato*. Esse esquema foi bem estudado e mostra-se seguro e eficaz no tratamento de gestações ectópicas. O esquema em dose única é apresentado em detalhes na Tabela 32.3.

Cerca de 15 a 20% das pacientes às quais se administra o esquema de dose única necessitam de uma segunda dose de *metotrexato*, devido aos níveis persistentes de β-hCG.[106,107] O nível de β-hCG por ocasião do tratamento parece prever a taxa de sucesso subsequente da terapia em dose única. As pacientes com níveis de β-hCG superiores a 5.000 mUI/mℓ apresentam 14,3% de probabilidade de insucesso do tratamento em comparação a apenas 3,7% das mulheres com níveis inferiores a 5.000 mUI/mℓ. **Em comparação ao protocolo de múltiplas doses, o *metotrexato* em dose única apresenta menor custo, tem melhor aceitação pela paciente devido à menor necessidade de monitoramento durante o tratamento, e os resultados do tratamento e a perspectiva de fertilidade futura são comparáveis.**[108]

Esquema de múltiplas doses

O esquema de múltiplas doses é delineado na Tabela 32.3. As pacientes recebem 1 mg/kg de *metotrexato* por via IM ou IV nos dias 1, 3, 5 e 7, com leucovorina 0,1 mg/kg administrada nos dias 2, 4, 6 e 8. Em consequência das doses repetidas de *metotrexato*, os efeitos colaterais são mais comuns. A leucovorina ajuda a reduzir esses efeitos colaterais e aumenta a tolerância das pacientes ao tratamento. Uma paciente pode não necessitar de todas as quatro doses de *metotrexato*, e os níveis de β-hCG devem ser monitorados nos dias 1, 3, 5 e 7. Se o nível de β-hCG cair 15% entre duas medições, o esquema pode ser interrompido, e pode-se iniciar o monitoramento semanal da β-hCG. Se o *metotrexato* for interrompido precocemente, a paciente deverá receber leucovorina após a última dose de *metotrexato*, para ajudar a diminuir os possíveis efeitos colaterais. Se houver estabilização ou elevação dos níveis de β-hCG, pode-se administrar um segundo ciclo de *metotrexato* e leucovorina 1 semana depois. Estudos anteriores indicaram que cerca de 19% das mulheres necessitam de quatro doses, enquanto 17% só necessitam de uma dose com esse esquema.[109,110] **Uma metanálise mostrou que 10% das mulheres necessitam de apenas uma dose, enquanto quase 54% precisam das quatro doses.**[106]

Esquema do metotrexato em duas doses

O esquema de duas doses foi descrito como um cruzamento entre os esquemas de dose única e de múltiplas doses. Como apenas 54% necessitam de todas as quatro doses do esquema de múltiplas doses e 15 a 25% precisam de uma segunda dose no esquema de dose única, é razoável considerar um esquema de duas doses de *metotrexato*. O protocolo, que é apresentado na Tabela 32.3, envolve a administração de *metotrexato* nos dias 0 e 4, com monitoramento dos níveis de β-hCG nos dias 4 e 7. Se houver uma queda de menos de 15% entre as duas medições, repete-se a administração de *metotrexato* nos dias

---

Tabela 32.2 Contraindicações para o tratamento clínico.

Contraindicações absolutas
Gravidez intrauterina
Instabilidade hemodinâmica
Ruptura de gravidez ectópica
Amamentação
Imunodeficiência
Anemia moderada a grave, leucopenia ou trombocitopenia
Sensibilidade conhecida ao *metotrexato*
Doença pulmonar ativa
Doença ulcerosa péptica ativa
Disfunção hepática ou renal clinicamente importante
Contraindicações relativas
Gravidez ectópica > 4 cm de tamanho na ultrassonografia transvaginal
Atividade cardíaca embrionária detectada na ultrassonografia transvaginal
Incapacidade de aderir ao acompanhamento do tratamento clínico
Concentração inicial elevada de β-hCG (> 5.000 mUI/mℓ)
Recusa em aceitar uma (possível) transfusão sanguínea

Adaptada de: The Practice Committee of the ASRM, Medical Treatment of Ectopic Pregnancy, 2013.

7 e 11, com determinação correspondente dos níveis de β-hCG. Um único estudo mostrou uma taxa de sucesso de 87%, com baixa taxa de complicações e alta satisfação das pacientes.[111]

Eficácia do metotrexato

A eficácia geral da terapia com *metotrexato* varia de 78 a 96%.[112] Embora a metanálise previamente citada de 26 estudos observacionais incluindo 1.300 mulheres tenha revelado uma taxa ligeiramente maior de sucesso com a terapia com múltiplas doses, outra metanálise incluindo dois ensaios clínicos controlados e randomizados não mostrou nenhuma diferença nas taxas de sucesso entre os dois esquemas. Entretanto, os níveis de β-hCG em ambos os estudos foram inferiores a 3.000 mUI/mℓ.[106,113,114] Revisões sistemáticas demonstraram uma taxa global de insucesso de pelo menos 14,3% quando o nível inicial de β-hCG é superior a 5.000 mUI/mℓ em comparação a uma taxa de insucesso de menos de 4% quando o nível de β-hCG é inferior a 5.000 mUI/mℓ.[108] Quando o *metotrexato* é comparado à salpingostomia laparoscópica, o esquema de múltiplas doses apresenta taxas de sucesso semelhantes. O esquema de dose única tem taxas de sucesso iniciais mais baixas. Todavia, após a administração de doses adicionais às pacientes, quando for necessário, as taxas de sucesso são comparáveis entre os protocolos de salpingostomia laparoscópica e de *metotrexato* em dose única.[106]

Tabela 32.3 Esquemas de tratamento com metotrexato.

Esquema em dose única
Administrar MTX, 50 mg/m², no dia 0
Determinar o nível de β-hCG nos dias 4 e 7
Se houver queda dos níveis em 15%, proceder ao monitoramento semanal da β-hCG até alcançar o nível não grávido
Se não houver queda dos níveis em 15%, repetir a dose de MTX e determinar os níveis de β-hCG nos dias 4 e 7
Esquema de múltiplas doses
Administrar MTX, 1 mg/kg IM, nos dias 1, 3, 5, 7
Administrar leucovorina 0,1 mg/kg IM nos dias 2, 4, 6, 8
Determinar os níveis de β-hCG nos dias 1, 3, 5, 7 até ocorrer diminuição de 15% entre duas medições
Após uma queda de 15% dos níveis de β-hCG, interromper o MTX e proceder ao monitoramento semanal da β-hCG até alcançar o nível não grávido
Esquema de duas doses
Administrar MTX, 50 mg/m², nos dias 0 e 4
Determinar os níveis de β-hCG nos dias 4 e 7
Se houver queda dos níveis em 15%, proceder ao monitoramento semanal da β-hCG até alcançar o nível não grávido
Se não houver uma queda de 15% dos níveis, repetir a dose de MTX nos dias 7 e 11 e determinar os níveis de β-hCG nos dias 11 e 14. Se os níveis caírem em 15%, proceder ao monitoramento semanal da β-hCG até o nível não grávido

MTX, metotrexato; IM, via intramuscular; β-hCG, β-gonadotrofina coriônica humana.
Adaptada de: Practice Committee of the ASRM, Medical Treatment of Ectopic Pregnancy, 2013.

Início da administração de metotrexato

A **Tabela 32.4** fornece uma lista de verificação que deve ser seguida pelo médico antes de iniciar a administração de *metotrexato*. A tabela também inclui instruções úteis para a paciente.

Acompanhamento da paciente

Após a administração intramuscular de *metotrexato*, independentemente do esquema posológico utilizado, as pacientes são monitoradas de modo ambulatorial com dosagem semanal da β-hCG. É necessário proceder ao monitoramento da β-hCG até que sejam alcançados níveis não grávidos. É possível a ocorrência de ruptura tubária, mesmo se os níveis de β-hCG estiverem diminuindo. Os sinais de ruptura tubária incluem dor intensa, instabilidade hemodinâmica e queda do hematócrito. As pacientes que relatam dor intensa ou prolongada devem ser avaliadas pelo nível do hematócrito e por ultrassonografia transvaginal. Os achados na ultrassonografia durante o acompanhamento, embora habitualmente não sejam úteis, podem ser utilizados para assegurar que não houve ruptura da tuba uterina.[115] A presença de líquido no fundo de saco é um achado comum, e a sua quantidade pode aumentar caso ocorra aborto tubário. Não há necessidade de intervenção cirúrgica, a não ser que a paciente apresente uma queda repentina do hematócrito ou se torne hemodinamicamente instável.

Efeitos colaterais

Os efeitos colaterais da terapia com *metotrexato* são dependentes da dose e da frequência. Os efeitos colaterais geralmente relatados consistem em sintomas gastrintestinais, como náuseas, vômitos, estomatite e dor abdominal. A frequência dos efeitos colaterais relatados varia de 30 a 40%.[106] Em virtude desses possíveis efeitos, as mulheres são alertadas contra o consumo de álcool e o uso de anti-inflamatórios não esteroides durante o tratamento. Outros efeitos colaterais incluem supressão da medula óssea, enterite hemorrágica, alopecia, dermatite, elevação dos níveis das enzimas hepáticas e pneumonite.[116] Em geral, esses efeitos colaterais são leves e autolimitados. Há poucos relatos de efeitos colaterais que comportam risco de vida. O risco dos efeitos colaterais parece ser maior nos esquemas de múltiplas doses. Em pacientes que recebem tratamento prolongado, a *leucovorina* pode reduzir a incidência desses efeitos colaterais e é incluída no esquema de "múltiplas doses". O acompanhamento a longo prazo de mulheres com doença trofoblástica gestacional tratadas com *metotrexato* não mostra nenhum aumento de malformações congênitas, abortos espontâneos ou recorrência de tumores após quimioterapia.[117] O tratamento da gravidez ectópica difere daquele da doença trofoblástica gestacional, visto que é necessária uma dose total menor de *metotrexato* e a duração do tratamento também é menor. Embora o tratamento cirúrgico da gravidez ectópica continue sendo a base do tratamento em todo o mundo, o tratamento com *metotrexato* é apropriado em pacientes que preenchem os critérios de tratamento.

Futuro reprodutivo

A função reprodutiva após tratamento com *metotrexato* pode ser avaliada com base nas taxas de gravidez ectópica recorrente, perviedade das tubas uterinas e desfecho da gravidez. O risco de gravidez ectópica subsequente é de cerca de 10% após a administração de *metotrexato* ou a realização de salpingostomia.[118,119] Foram relatadas taxas de perviedade tubária superiores a 80% em pacientes tratadas com esquemas de dose única ou de múltiplas

Capítulo 32 • Perda Gestacional Precoce e Gravidez Ectópica

Tabela 32.4 Início da administração de *metotrexato*: lista de verificação do médico e instruções para as pacientes.

Lista de verificação do médico
Obter os níveis de β-hCG
Verificar o hemograma completo com contagem diferencial, provas de função hepática, creatinina, grupo sanguíneo e rastreamento de anticorpos
Administrar RhoGAM se a paciente for Rh-negativa
Identificar gestação ectópica não rota menor que 4 cm (contraindicação relativa)
Obter consentimento informado
Prescrever FeSO$_4$, 325 mg VO 2 vezes/dia, se o hematócrito for inferior a 30%
Marcar uma consulta de acompanhamento nos dias 4 e 7
Instruções para as pacientes
Abster-se do uso de álcool, de multivitamínicos contendo ácido fólico, do uso de AINE e de relações sexuais até que o nível de β-hCG seja negativo
Telefonar para o seu médico em caso de: Sangramento vaginal prolongado ou intenso Dor prolongada ou intensa (a dor na parte inferior do abdome e a dor pélvica são normais durante os primeiros 10 a 14 dias de tratamento)

Cerca de 4 a 5% das mulheres não têm sucesso com o tratamento com metotrexato e necessitam de cirurgia. β-hCG, gonadotrofina coriônica humana; SGOT, transaminase glutâmico-oxalacética sérica; RhoGAM, imunoglobulina Rho(D); AINE, anti-inflamatórios não esteroides; VO, via oral.

doses, sem nenhuma diferença observada nas taxas em comparação a mulheres tratadas com salpingostomia. Em um ensaio clínico randomizado que comparou o *metotrexato* à salpingostomia laparoscópica, não foi constatada nenhuma diferença nas taxas de perviedade tubária entre os dois grupos, embora, nesse ensaio clínico, as taxas de perviedade tenham sido inferiores às taxas anteriormente relatadas de 66% no grupo das mulheres submetidas à salpingostomia.[120] As taxas de gravidez intrauterina espontânea subsequentes são semelhantes em mulheres tratadas com *metotrexato versus* salpingostomia, com taxas que variam de 36 a 64%.[121,122] Uma revisão da Cochrane que comparou as intervenções na gravidez ectópica não mostrou nenhuma diferença no risco subsequente de gravidez ectópica recorrente e futuras taxas de gestação intrauterina quando foram comparadas pacientes com tratamento cirúrgico e tratamento clínico. Os estudos que avaliaram a reserva ovariana após tratamento com *metotrexato* em mulheres com gravidez ectópica não verificaram nenhum impacto sobre a reserva ovariana futura.[123,124] **A comparação das pacientes tratadas por laparoscopia a pacientes tratadas com *metotrexato* indica que os dois métodos apresentam desfechos reprodutivos semelhantes.**[92]

Tipos de gravidez ectópica

Resolução espontânea de gestações de localização desconhecida

Algumas gestações ectópicas sofrem resolução por reabsorção ou aborto tubário, dispensando a necessidade de tratamento clínico ou cirúrgico. A proporção de gestações ectópicas que sofrem resolução espontânea e os fatores que tornam essa resolução mais provável não são conhecidos. Não existem critérios específicos para prever a resolução espontânea bem-sucedida de uma gestação ectópica. O declínio do nível de β-hCG constitui o indicador mais comum utilizado, entretanto, pode ocorrer ruptura tubária até mesmo com níveis decrescentes de β-hCG. Em um estudo recente, foi constatado que uma relação do nível de β-hCG em 48 horas com um nível inicial de < 0,87 foi um melhor preditor de perda da gravidez de localização desconhecida do que os níveis séricos absolutos de β-hCG nesses dois períodos de dosagem.[125] Em geral, as pacientes com baixos níveis iniciais de β-hCG são melhores candidatas à conduta expectante, e foi relatada uma taxa de sucesso de 88% de remissão espontânea, com um nível inicial de β-hCG inferior a 200 mUI/mℓ.[126,127] Essas pacientes devem ser acompanhadas por determinações seriadas dos níveis de β-hCG, junto a um plano para iniciar o tratamento ativo se houver estabilização ou elevação dos níveis ou se a paciente apresentar sinais sugestivos de ruptura tubária.

Tecido trofoblástico persistente

Ocorre gravidez ectópica persistente quando uma paciente foi submetida à cirurgia conservadora (p. ex., salpingostomia, ordenha das fímbrias) e é observada a permanência de tecido trofoblástico viável. Do ponto de vista histológico, existem vários critérios: não há embrião identificável, a implantação é habitualmente medial à incisão tubária prévia, e as vilosidades coriônicas residuais estão limitadas à túnica muscular da tuba uterina. Os implantes peritoneais de tecido trofoblástico podem ser responsáveis por essa persistência. O diagnóstico é estabelecido quando ocorre estabilização dos níveis de β-hCG após cirurgia conservadora. Os fatores de risco para gravidez ectópica persistente incluem o tipo de procedimento cirúrgico, o nível inicial de β-hCG, a duração da amenorreia e o tamanho da gravidez ectópica. As gestações mais incipientes e menores tratadas com salpingostomia apresentam o maior risco.[128] As pacientes tratadas com salpingostomia laparoscópica apresentam uma taxa mais elevada de gravidez ectópica persistente em comparação a pacientes tratadas com salpingostomia por ocasião da laparotomia, com uma incidência de **persistência após salpingostomia linear laparoscópica que varia de 4 a 15%**.[39,92,94]

Tratamento. O tratamento da gravidez ectópica persistente pode ser cirúrgico ou clínico. O tratamento cirúrgico consiste na repetição da salpingostomia ou, geralmente, da salpingectomia. O *metotrexato* constitui uma alternativa para pacientes com estabilidade hemodinâmica por ocasião do diagnóstico. O *metotrexato* pode ser o tratamento de escolha, visto que o tecido trofoblástico persistente pode não estar limitado à tuba uterina e, portanto, pode não ser facilmente identificável durante uma reexploração cirúrgica.[128]

Gravidez ectópica não tubária

As gestações ectópicas são encontradas em sua maioria na porção ampular da tuba uterina, e a maioria delas (93%) ocorre em algum ponto da tuba uterina. Com frequência crescente, um número maior de gestações ectópicas é encontrado em outras localizações dentro do abdome da pelve. Essas gestações ectópicas não tubárias são raras, porém é importante considerá-las, visto que estão associadas a mais eventos adversos causados pela dificuldade e demora no diagnóstico e tratamento.

Gravidez cervical

Diagnóstico. A gravidez implantada no colo do útero é a mais rara de todas as gestações ectópicas, representando menos de 1% de todas as gestações ectópicas.[1] A causa das gestações ectópicas cervicais é desconhecida, e a sua rara ocorrência impede a identificação de fatores de risco conhecidos. O diagnóstico pode não ser suspeito até que a paciente seja submetida à curetagem por aspiração para um suposto aborto incompleto e ocorra hemorragia. Em alguns casos, o sangramento é leve, ao passo que em outros ocorre hemorragia. Esses tipos de gravidez ectópica são diagnosticados e diferenciados de um aborto espontâneo, principalmente pelos achados na ultrassonografia e pelas medições seriadas do nível de β-hCG. Com frequência, é difícil diferenciar uma gravidez ectópica cervical de um aborto incompleto, e muitas gestações ectópicas cervicais podem ser diagnosticadas de maneira incorreta.[129] A Tabela 32.5 relaciona os critérios sugeridos. Outros possíveis diagnósticos que precisam ser diferenciados da gravidez cervical incluem carcinoma de colo do útero, leiomiomas cervicais ou submucosos prolapsados (mioma parido), tumor trofoblástico, placenta prévia e placenta de implantação baixa. A ressonância magnética (RM) pode ser útil para distinguir algumas dessas entidades quando a ultrassonografia e as medições do nível de β-hCG não fornecerem resultados claros.

Conduta. As opções para o tratamento das gestações ectópicas cervicais incluem tratamento clínico com *metotrexato* e tratamento cirúrgico por dilatação e curetagem. O esquema ideal de tratamento clínico não é conhecido, e há relatos de sucesso com esquemas tanto de dose única quanto de múltiplas doses. As gestações mais avançadas, particularmente com atividade cardíaca fetal, podem exigir uma combinação de *metotrexato* de múltiplas doses e injeção intra-amniótica/intrafetal de KCl para óbito fetal. Essas injeções exigem habilidade para evitar a ruptura das membranas durante o procedimento. Em um estudo retrospectivo de 62 mulheres com gestações ectópicas cervicais tratadas na China, foi constatado que as gestações viáveis tratadas com *metotrexato* tiveram uma taxa mais elevada de intervenção cirúrgica (43%) do que as gestações inviáveis (13%).[130] Por ter sido uma revisão retrospectiva, os autores não comentaram se alguns dos procedimentos adicionais foram planejados ou se foram o resultado de uma falha do uso do *metotrexato*. À semelhança das gestações ectópicas tubárias, o tratamento clínico só é apropriado em pacientes que apresentam estabilidade hemodinâmica.[129]

Foram descritos os cuidados prévios ao tratamento cirúrgico da gravidez ectópica cervical. Se a paciente e o médico optarem pela realização de tratamento cirúrgico, o preparo pré-operatório deverá incluir a tipagem sanguínea e prova cruzada, o estabelecimento de um acesso intravenoso e o consentimento informado detalhado. Esse consentimento deve incluir a possibilidade de hemorragia, que pode necessitar de transfusão ou histerectomia. Em um estudo de pequeno porte de seis pacientes com gravidez ectópica cervical na China, todas as pacientes foram tratadas com embolização da artéria uterina (EAU), seguida de ressecção endocervical histeroscópica.[129] O tratamento foi bem-sucedido em todos os seis casos, sem a necessidade de qualquer tratamento adjuvante com *metotrexato* e com perda mínima de sangue (125 mℓ, em média, com variação de 50 a 250 mℓ). Embora seja de pequeno porte, esse estudo sugere a segurança das técnicas minimamente invasivas. As pacientes devem ser avisadas de que os efeitos da EAU, mesmo quando temporária, sobre a fertilidade ainda não foram esclarecidos.

Quando uma gravidez ectópica cervical apresenta sangramento, ou se este ocorrer como parte do tratamento, várias técnicas podem ser utilizadas, incluindo tamponamento uterino, EAU, sutura cervical lateral, para ligar os vasos cervicais laterais, uso de cerclagem e inserção intracervical de um cateter de Foley de 30 mℓ para tamponamento cervical. Quando nenhum desses métodos é bem-sucedido, é necessário proceder à histerectomia.

Gravidez ovariana

Diagnóstico. A gravidez restrita ao ovário representa até 3% de todas as gestações ectópicas e constitui o tipo mais comum de gravidez ectópica não tubária.[1,131] Embora as apresentações clínicas de sangramento, dor abdominal e teste de gravidez positivo sejam semelhantes, a gravidez ovariana não está associada à DIP nem à infertilidade ou doença tubária, como outras gestações ectópicas.[132] Os critérios de diagnóstico patológico foram descritos em 1878 por Spiegelberg e estão relacionados na Tabela 32.6.[133] Os critérios de ultrassonografia são difíceis, visto que os achados normalmente consistem em uma massa ovariana cística, com diagnóstico diferencial de cisto do corpo-lúteo, cisto hemorrágico e gravidez ectópica tubária.

Tratamento. O tratamento da gravidez ovariana mudou. Enquanto a ooforectomia era defendida no passado, **a cistectomia ovariana e/ou a ressecção em cunha é utilizada com sucesso,** e foi também relatado o tratamento bem-sucedido com *metotrexato*.[134-136]

Gravidez abdominal

As gestações abdominais estão entre os tipos mais raros de gravidez ectópica, representando 1 a 1,4% das gestações ectópicas.[1,131] Normalmente são classificadas como primárias ou secundárias. Os critérios patológicos para a gravidez ectópica abdominal primária foram estabelecidos por Studdiford (ver Tabela 32.7) e incluem tubas uterinas e ovários normais, sem qualquer evidência de fístula uteroplacentária.[137] As gestações abdominais secundárias são mais comuns, e acredita-se que sejam uma consequência de aborto ou ruptura tubária ou, com menos frequência, de implantação subsequente no abdome após ruptura uterina. Os fatores de risco para gravidez abdominal incluem DIP, multiparidade, endometriose, técnicas de reprodução assistida e lesão tubária. A área mais comum de implantação no abdome é a parte posterior do fundo de saco, e foram confirmadas gestações em mesossalpinge, omento e intestino, fígado, baço,

---

Tabela 32.5 Critérios ultrassonográficos para gravidez cervical.

1. Visualização do saco gestacional ou de tecido placentário no colo do útero
2. Observação de atividade cardíaca abaixo do nível do orifício interno do útero
3. Ausência de gravidez intrauterina
4. Útero em formato de ampulheta, com canal cervical alargado
5. Ausência de movimento do saco com pressão de sonda transvaginal (p. ex., ausência de "sinal de deslizamento", que normalmente é observado no aborto incompleto)
6. Orifício interno fechado

Adaptada de: Kung FT, Lin H, Hsu TY et al. Differential diagnosis of cervical ectopic pregnancy and conservative treatment with the combination of laparoscopy-assisted uterine artery ligation and hysteroscopic endocervical resection. *Fertil Steril* 2004;81:1642-1649.

parede abdominal e ligamento largo.[131] **A gravidez abdominal está associada a uma alta morbidade e mortalidade, com risco de morte sete a oito vezes maior do que na gravidez ectópica tubária e 50 vezes maior que na gravidez intrauterina,** provavelmente em consequência de diagnósticos mais tardios.

Diagnóstico. A ultrassonografia só detecta aproximadamente metade de todas as gestações ectópicas abdominais. As características sugestivas na ultrassonografia incluem saco gestacional circundado por alças intestinais, tubas uterinas de aspecto normal e ovários.[138] O diagnóstico diferencial inclui gravidez intrauterina com retroflexão ou distorção por miomas. Quando há alta suspeita do diagnóstico, a RM pode ser útil para avaliar o grau de fixação vascular a outros tecidos abdominopélvicos. As gestações ectópicas abdominais estão entre as poucas gestações ectópicas que podem evoluir no primeiro trimestre. Na gravidez abdominal avançada, a apresentação clínica pode incluir dor causada pela movimentação do feto, movimentos fetais de localização alta no abdome ou interrupção súbita dos movimentos. O exame físico pode revelar apresentação anormal persistente do feto, hipersensibilidade do abdome à palpação, deslocamento do colo do útero, palpação fácil das partes fetais e palpação do útero separado da gestação. Pode-se suspeitar do diagnóstico quando não há contrações uterinas após a infusão de *ocitocina*.

Tratamento. Como a gravidez pode continuar até o termo, a morbidade e mortalidade maternas potenciais são muito altas. Em consequência, **recomenda-se a intervenção cirúrgica quando se estabelece o diagnóstico de gravidez abdominal.** Durante a cirurgia, a placenta pode ser removida quando o seu suprimento vascular puder ser identificado e ligado; entretanto, pode ocorrer hemorragia, exigindo tamponamento abdominal, que é mantido no local e retirado após 24 a 48 horas. A embolização arterial constitui uma das opções no tratamento da hemorragia. Se não foi possível identificar o suprimento vascular, o cordão é ligado próximo à base da placenta, que é mantida no lugar. A involução da placenta pode ser monitorada por meio de ultrassonografia seriada e avaliação dos níveis de β-hCG. As possíveis complicações de deixar a placenta no lugar incluem obstrução intestinal, formação de fístula e sepse com o processo de degeneração tecidual. Há preocupações quanto ao uso de tratamento com *metotrexato* nas gestações abdominais. Especificamente, há um aumento teórico do risco de infecção e de sepse, em consequência da rápida necrose tecidual que ocorre após a administração de *metotrexato*. Existem relatos de tratamento bem-sucedido de gestações abdominais com *metotrexato* em pacientes que não são consideradas candidatas ótimas à cirurgia.[136,139] Existem alguns relatos de gestações abdominais a termo. Quando isso ocorre, a morbidade e a mortalidade perinatais são altas, habitualmente em consequência da restrição do crescimento e da presença de anomalias congênitas, como hipoplasia pulmonar fetal, deformidades por pressão e assimetria da face e dos membros.[140]

Tabela 32.6 Critérios para o diagnóstico de gravidez ovariana.

1. A tuba uterina do lado afetado deve estar intacta
2. O saco gestacional deve ocupar a posição do ovário
3. O ovário precisa estar conectado ao útero pelo ligamento útero-ovárico
4. O tecido ovariano precisa estar localizado na parede do saco gestacional

De: **Spiegelberg O.** Casusistik der ovarialschwangerschaft. *Arch Gynaecol* 1878;13:73.

Tabela 32.7 Critérios de Studdiford para o diagnóstico de gravidez abdominal primária.

1. Presença de tubas uterinas e ovários normais, sem qualquer evidência de gravidez recente ou passada
2. Ausência de sinais de fístula uteroplacentária
3. Presença de gravidez relacionada exclusivamente com a superfície peritoneal e precoce o suficiente para descartar a possibilidade de implantação secundária após nidação tubária primária

Adaptada de: **Anderson PM, Opfer EK, Busch JM et al.** An early abdominal wall ectopic pregnancy successfully treated with ultrasound guided intralesional methotrexate: A case report. *Obstet Gynecol Int* 2009; Article ID 247452.

Gravidez intersticial

Diagnóstico. As gestações intersticiais representam cerca de 2,4% das gestações ectópicas.[1] Essa parte da tuba uterina é relativamente espessa, com aumento da capacidade de expansão antes da ruptura. Essa capacidade, junto ao aumento de vascularização dessa área, pode facilitar que esses tipos de gravidez ectópica permaneçam assintomáticos por 7 a 16 semanas de gestação.[141] Entretanto, as apresentações tardias são raras. Normalmente, a maioria das pacientes apresenta-se entre 6 e 8 semanas de gestação.[141] O diagnóstico diferencial inclui gravidez angular, uma gravidez viável com implantação em um dos cornos/ângulo uterino. Normalmente, as gestações angulares são assintomáticas, a não ser que terminem em aborto, o que ocorre em cerca de 38% dos casos.[141] Na laparoscopia, essas gestações podem ser distinguidas como uma verdadeira gravidez intersticial que aparece lateralmente ao ligamento redondo do útero.

As gestações intersticiais representam uma porcentagem desproporcionalmente grande de casos fatais por gravidez ectópica, com taxa de mortalidade de 2,5%.[142]

Tratamento. Essas gestações eram classicamente tratadas por laparotomia com ressecção cornual. A detecção precoce possibilita uma conduta mais conservadora em pacientes com estabilidade hemodinâmica e sem evidências de ruptura. O tratamento clínico com *metotrexato* está bem descrito, com esquemas de dose única e de múltiplas doses. Cerca de 10 a 20% das pacientes que recebem tratamento clínico finalmente necessitarão de cirurgia, e justifica-se um acompanhamento rigoroso desses casos, à semelhança de todas as gestações ectópicas tratadas clinicamente.[141]

Embora a ressecção em cunha do corno do útero por laparotomia seja uma opção cirúrgica aceitável, existem técnicas minimamente invasivas, incluindo excisão do corno do útero, miniexcisão cornual e cornostomia. As condutas laparoscópicas são mais amplamente utilizadas e dependem da habilidade do cirurgião. Foi relatada a realização de evacuação por aspiração transcervical guiada por laparoscopia ou ultrassonografia.[136,141] A técnica cirúrgica apropriada e o acesso dependem da apresentação da paciente e da experiência do cirurgião.

Gravidez ectópica em cicatriz de cesariana

Uma gravidez implantada no miométrio uterino, no local de cicatriz de cesariana, é denominada gravidez ectópica em cicatriz de cesariana (GECC). Historicamente, a GECC tem sido de ocorrência extremamente rara. Entretanto, com a realização cada vez mais frequente de partos por cesariana, a incidência tem aumentado lentamente, com estimativas em mulheres com partos por cesariana prévios de até 1:500 gestações.[136,145] Devido aos pequenos números, não foi estabelecido se o número de partos por cesariana ou o tipo de cesariana (p. ex., incisões clássica ou de Pfannenstiel) afetam o risco de GECC.

Diagnóstico. A ultrassonografia constitui o método inicial de diagnóstico de GECC, e os sinais sugestivos incluem: (1) saco gestacional localizado ao nível da cicatriz de cesariana prévia, (2) fluxo Doppler circundante, com separação mínima da bexiga, (3) abaulamento do saco gestacional dentro da cicatriz de cesariana e (4) "sinal de deslizamento de órgãos" negativo, em que não há movimento do saco gestacional sob a pressão suave do ultrassom transvaginal.[143] As GECC, com base no prognóstico, foram separadas em dois tipos: o tipo 1, que progride para a cavidade uterina, e o tipo 2, que progride para a bexiga.

Tratamento. Como a GECC é muito rara e pode ter uma apresentação diferente com base na sua localização e tipo, nenhum tratamento demonstrou ser superior. Recomenda-se o tratamento precoce, visto que a GECC pode progredir para placenta acreta ou até mesmo ruptura uterina se não for tratada. As opções de tratamento incluem o tratamento clínico com injeção sistêmica ou local de *metotrexato* ou KCl, tratamento cirúrgico com dilatação e curetagem, com ou sem histeroscopia, EAU ou alguma combinação dessas abordagens. O tratamento clínico só deve ser oferecido a pacientes com estabilidade hemodinâmica. As taxas de sucesso do *metotrexato* em doses sistêmicas, locais e sistêmicas/locais combinadas foram relatadas em 56, 60 e 77%, respectivamente. Esses casos tiveram taxa de hemorragia de 7% e taxa de histerectomia de 3%.[143] Quanto ao tratamento cirúrgico, a dilatação e curetagem guiada por ultrassonografia teve taxa de sucesso de 76%, com risco de hemorragia de 30% e risco de histerectomia de 3%.[143] A ressecção histeroscópica foi utilizada com risco de 62% de doença trofoblástica persistente e deve ser efetuada em combinação com dilatação e curetagem. Foi relatado o uso associado de *metotrexato* seguido de dilatação e curetagem com taxas de sucesso de até 86%, risco de hemorragia de 14% e risco de histerectomia de 4%. A EAU pode ser realizada antes da dilatação e curetagem ou até mesmo antes da terapia com *metotrexato*, de modo a reduzir o risco de hemorragia. Se não for realizada profilaticamente, a EAU poderá ser efetuada em caso de hemorragia após outras opções de tratamento. Em alguns casos, o *metotrexato* foi injetado nas artérias uterinas antes da EAU. Quando utilizada isoladamente, a EAU tem uma taxa de sucesso relatada de 81%, com risco de hemorragia de 5% e risco de histerectomia de 4%.[143]

Gravidez heterotópica

Ocorre gravidez heterotópica quando há coexistência de gestações intrauterina e extrauterina (ectópica). A incidência é de 1:30.000.[35] O diagnóstico é frequentemente tardio, visto que uma gravidez intrauterina é observada durante a ultrassonografia, e a gravidez extrauterina pode passar despercebida. As pacientes submetidas à indução da ovulação com a tecnologia de reprodução assistida correm risco de desenvolver síndrome da hiperestimulação ovariana (SHO), que pode produzir achados semelhantes na ultrassonografia, incluindo aumento dos ovários e presença de líquido livre no abdome. É importante considerar a SHO no diagnóstico diferencial.[144] Os níveis seriados de β-hCG não são úteis, visto que a gravidez intrauterina produz elevação apropriada dos níveis de β-hCG. A gravidez heterotópica é muito mais comum com o uso da reprodução assistida do que com a concepção espontânea, e as possíveis etiologias consistem em múltiplas transferências de embriões e lesão tubária prévia.[144,145]

Tratamento. A gravidez ectópica é tratada cirurgicamente se a gravidez intrauterina for desejada. Quando a gravidez ectópica é removida, a gravidez intrauterina continua na maioria das pacientes. A taxa de aborto espontâneo é maior, e aproximadamente uma em três gestações termina em aborto.[145,146] Pode ser possível tratar a gravidez ectópica por meio de tratamento clínico não quimioterápico, como a injeção de KCl por via transvaginal ou guiada por laparoscopia, entretanto 55% das pacientes podem necessitar de tratamento cirúrgico adicional.[147]

Gestações ectópicas múltiplas

As gestações ectópicas gemelares ou múltiplas ocorrem com menos frequência do que as gestações heterotópicas e podem aparecer em uma variedade de localizações e combinações. Acredita-se que as gestações ectópicas múltiplas sejam raras, todavia, com o advento das tecnologias de reprodução assistida, a incidência parece estar aumentando. Uma revisão de gestações tubárias bilaterais relatou 242 casos entre 1918 e 2007, com 42 casos apenas nos últimos 10 anos. Entre essas gestações tubárias gemelares, 50% estavam associadas à reprodução assistida.[148] Outra revisão de 163 casos de gestações ectópicas tubárias apresentou uma taxa de gestações tubárias gemelares de 2,4%.[149] Embora a maioria dos relatos seja limitada a gestações tubárias gemelares, foram relatadas gestações gemelares ovarianas, intersticiais e abdominais. O tratamento assemelha-se ao de outros tipos de gravidez ectópica e depende, em parte, da localização da gravidez.

Gravidez após histerectomia

A forma mais incomum de gravidez ectópica é a que ocorre após histerectomia vaginal ou abdominal,[150,151] a qual pode se dar após histerectomia supracervical (subtotal), visto que a paciente permanece com um canal cervical que possibilita o acesso intraperitoneal.[149] Também é possível ocorrer gestação no período perioperatório, com implantação do óvulo já fertilizado na tuba uterina. Gravidez após histerectomia total provavelmente é resultado de um defeito da mucosa vaginal, que possibilita a entrada dos espermatozoides na cavidade abdominal. Dispõe-se apenas de relatos de casos, e as opções de tratamento incluem retirada cirúrgica e *metotrexato* sistêmico, dependendo da localização da gestação e das características da paciente.

REFERÊNCIAS BIBLIOGRÁFICAS

1. **Bouyer J, Coste J, Fernandez H, et al.** Sites of ectopic pregnancy: A 10 year population-based study of 1800 cases. *Hum Reprod* 2002; 17:3224–3230.
2. **Flink-Bochacki R, Meyn LA, Chen BA, et al.** Examining intendedness among pregnancies ending in spontaneous abortion. *Contraception* 2017;96:111–117.
3. **Wilcox AJ, Weinberg CR, O'Connor JF, et al.** Incidence of early loss of pregnancy. *N Engl J Med* 1988;319:189–194.
4. **Wang X, Chen C, Wang L, et al.** Conception, early pregnancy loss, and time to clinical pregnancy: A population-based prospective study. *Fertil Steril* 2003;79:577–584.
5. **Hill LM, Guzick D, Fries J, et al.** Fetal loss rate after ultrasonically documented cardiac activity between 6 and 14 weeks, menstrual age. *J Clin Ultrasound* 1991;19:221–223.

6. **Wyatt PR, Owolabi T, Meier C, et al.** Age-specific risk of fetal loss observed in a second trimester serum screening population. *Am J Obstet Gynecol* 2005;192:240–246.
7. **Eddleman KA, Malone FD, Sullivan L, et al.** Pregnancy loss rates after midtrimester amniocentesis. *Obstet Gynecol* 2006;108:1067–1072.
8. **Regan L, Braude PR, Trembath PL.** Influence of past reproductive performance on risk of spontaneous abortion. *BMJ* 1989;299:541–545.
9. **Stirrat GM.** Recurrent miscarriage. II: Clinical associations, causes, and management. *Lancet* 1990;336:728–733.
10. **Kleinhaus K, Perrin M, Friedlander Y, et al.** Paternal age and spontaneous abortion. *Obstet Gynecol* 2006;108:369–377.
11. **Nielsen A, Hannibal CG, Lindekilde BE, et al.** Maternal smoking predicts the risk of spontaneous abortion. *Acta Obstet Gynecol Scand* 2006;85:1057–1065.
12. **Nybo AA, Wohlfahrt J, Christens P, et al.** Is maternal age an independent risk factor for fetal loss? *West J Med* 2000;173:331.
13. **Chatenoud L, Parazzini F, di Cintio E, et al.** Paternal and maternal smoking habits before conception and during the first trimester: Relation to spontaneous abortion. *Ann Epidemiol* 1998;8:520–526.
14. **Buss L, Tolstrup J, Munk C, et al.** Spontaneous abortion: A prospective cohort study of younger women from the general population in Denmark. Validation, occurrence and risk determinants. *Acta Obstet Gynecol Scand* 2006;85:467–475.
15. **Deaton JL, Honore GM, Huffman CS, et al.** Early transvaginal ultrasound following an accurately dated pregnancy: The importance of finding a yolk sac or fetal heart motion. *Hum Reprod* 1997;12:2820–2823.
16. **Doubilet PM, Benson CB, Bourne T, et al.** Diagnostic criteria for nonviable pregnancy early in the first trimester. *N Engl J Med* 2013;369:1443–1451.
17. **Makrydimas G, Sebire NJ, Lolis D, et al.** Fetal loss following ultrasound diagnosis of a live fetus at 6–10 weeks of gestation. *Ultrasound Obstet Gynecol* 2003;22:368–372.
18. **Hasan R, Baird DD, Herring AH, et al.** Patterns and predictors of vaginal bleeding in the first trimester of pregnancy. *Ann Epidemiol* 2010;20:524–531.
19. **Sotiriadis A, Papatheodorou S, Makrydimas G.** Threatened miscarriage: Evaluation and management. *BMJ* 2004;329:152–155.
20. **Lykke JA, Dideriksen KL, Lidegaard O, et al.** First-trimester vaginal bleeding and complications later in pregnancy. *Obstet Gynecol* 2010;115:935–944.
21. **Weiss JL, Malone FD, Vidaver J, et al.** Threatened abortion: A risk factor for poor pregnancy outcome, a population-based screening study. *Am J Obstet Gynecol* 2004;190:745–750.
22. **Committee on Practice Bulletins–Obstetrics.** Practice bulletin no. 181: Prevention of Rh D alloimmunization. *Obstet Gynecol* 2017;130:e57–e70.
23. **Jurkovic D, Ross JA, Nicolaides KH.** Expectant management of missed miscarriage. *Br J Obstet Gynaecol* 1998;105:670–671.
24. **Ballagh SA, Harris HA, Demasio K.** Is curettage needed for uncomplicated incomplete spontaneous abortion? *Am J Obstet Gynecol* 1998;179:1279–1282.
25. **Luise C, Jermy K, May C, et al.** Outcome of expectant management of spontaneous first trimester miscarriage: Observational study. *BMJ* 2002;324:873–875.
26. **Nanda K, Peloggia A, Grimes D, et al.** Expectant care versus surgical treatment for miscarriage. *Cochrane Database Syst Rev* 2006:CD003518.
27. **Trinder J, Brocklehurst P, Porter R, et al.** Management of miscarriage: Expectant, medical, or surgical? Results of randomised controlled trial (miscarriage treatment (MIST) trial). *BMJ* 2006;332:1235–1240.
28. **Zhang J, Gilles JM, Barnhart K, et al.** A comparison of medical management with misoprostol and surgical management for early pregnancy failure. *N Engl J Med* 2005;353:761–769.
29. **Committee on Practice B-G.** The American College of Obstetricians and Gynecologists Practice Bulletin no. 150. Early pregnancy loss. *Obstet Gynecol* 2015;125:1258–1267.
30. **Weeks A, Faundes A.** Misoprostol in obstetrics and gynecology. *Int J Gynaecol Obstet* 2007;99 Suppl 2:S156–S159.
31. **Blum J, Winikoff B, Gemzell-Danielsson K, et al.** Treatment of incomplete abortion and miscarriage with misoprostol. *Int J Gynaecol Obstet* 2007;99 Suppl 2:S186–S189.
32. **Schreiber CA, Creinin MD, Atrio J, et al.** Mifepristone pretreatment for the medical management of early pregnancy loss. *N Engl J Med* 2018;378(23):2161–2170.
33. **Centers for Disease Control and Prevention (CDC).** Ectopic pregnancy–United States, 1990–1992. 1995;44(3):46–48.
34. **Hoover KW, Tao G, Kent CK.** Trends in the diagnosis and treatment of ectopic pregnancy in the United States. *Obstet Gynecol* 2010;115:495–502.
35. **Creana AA, Syverson C, Seed K, et al.** Pregnancy related mortality in the United States, 2011–2013. *Obstet Gynecol* 2017;130:366–373.
36. **Creanga AA, Shapiro-Mendoza CK, Bish CL, et al.** Trends in ectopic pregnancy mortality in the United States: 1980–2007. *Obstet Gynecol* 2011;117:837–843.
37. **Bouyer J, Coste J, Shojaei T, et al.** Risk factors for ectopic pregnancy: A comprehensive analysis based on a large case-control, population-based study in France. *Am J Epidemiol* 2003;157:185–194.
38. **Juneau C, Bates GW.** Reproductive outcomes after medical and surgical management of ectopic pregnancy. *Clin Obstet Gynecol* 2012;55:455–460.
39. **Farquhar CM.** Ectopic pregnancy. *Lancet* 2005;366:583–591.
40. **Garcia Grau E, Checa Vizcaino MA, Oliveira M, et al.** The value of hysterosalpingography following medical treatment with methotrexate for ectopic pregnancy. *Obstet Gynecol Int* 2011;2011:547946.
41. **Lawrie TA, Kulier R, Nardin JM.** Techniques for the interruption of tubal patency for female sterilisation. *Cochrane Database Syst Rev* 2016:CD003034.
42. **Peterson HB, Xia Z, Hughes JM, et al.** The risk of pregnancy after tubal sterilization: Findings from the U.S. Collaborative Review of Sterilization. *Am J Obstet Gynecol* 1996;174:1161–1168; discussion 1168–1170.
43. **van Seeters JA, Chua SJ, Mol BW, et al.** Tubal anastomosis after previous sterilization: A systematic review. *Hum Reprod Update* 2017;23:358–370.
44. **Perkins RB, Morgan JR, Awosogba TP, et al.** Gynecologic outcomes after hysteroscopic and laparoscopic sterilization procedures. *Obstet Gynecol* 2016;128:843–852.
45. **Gariepy AM, Creinin MD, Smith KJ, et al.** Probability of pregnancy after sterilization: A comparison of hysteroscopic versus laparoscopic sterilization. *Contraception* 2014;90:174–181.
46. **Westrom L, Joesoef R, Reynolds G, et al.** Pelvic inflammatory disease and fertility. A cohort study of 1,844 women with laparoscopically verified disease and 657 control women with normal laparoscopic results. *Sex Transm Dis* 1992;19:185–192.
47. **Westrom L.** Effect of acute pelvic inflammatory disease on fertility. *Am J Obstet Gynecol* 1975;121:707–713.
48. **Berenson A, Hammill H, Martens M, et al.** Bacteriologic findings with ectopic pregnancy. *J Reprod Med* 1991;36:118–120.
49. **Chow JM, Yonekura ML, Richwald GA, et al.** The association between Chlamydia trachomatis and ectopic pregnancy. A matched-pair, case-control study. *JAMA* 1990;263:3164–3167.
50. **Seeber BE, Barnhart KT.** Suspected ectopic pregnancy. *Obstet Gynecol* 2006;107:399–413.
51. **Chang HJ, Suh CS.** Ectopic pregnancy after assisted reproductive technology: What are the risk factors? *Curr Opin Obstet Gynecol* 2010;22:202–207.

52. **Saraiya M, Berg CJ, Kendrick JS, et al.** Cigarette smoking as a risk factor for ectopic pregnancy. *Am J Obstet Gynecol* 1998;178: 493–498.
53. **Mol BW, Ankum WM, Bossuyt PM, et al.** Contraception and the risk of ectopic pregnancy: A meta-analysis. *Contraception* 1995;52:337–341.
54. **Borgatta L, Murthy A, Chuang C, et al.** Pregnancies diagnosed during Depo-Provera use. *Contraception* 2002;66:169–172.
55. **Sivin I.** Risks and benefits, advantages and disadvantages of levonorgestrel-releasing contraceptive implants. *Drug Saf* 2003;26:303–335.
56. **Mirena Package Insert.** Retrived June 6, 2017, from https://labeling.bayerhealthcare.com/html/products/pi/Mirena_PI.pdf
57. **Stabile I, Grudzinskas JG.** Ectopic pregnancy: A review of incidence, etiology and diagnostic aspects. *Obstet Gynecol Surv* 1990;45:335–347.
58. **Batzer FR.** Hormonal evaluation of early pregnancy. *Fertil Steril* 1980;34:1–13.
59. **Rotmensch S, Cole LA.** False diagnosis and needless therapy of presumed malignant disease in women with false-positive human chorionic gonadotropin concentrations. *Lancet* 2000;355:712–715.
60. **Cartwright PS, Moore RA, Dao AH, et al.** Serum beta-human chorionic gonadotropin levels relate poorly with the size of a tubal pregnancy. *Fertil Steril* 1987;48:679–680.
61. **Connolly A, Ryan DH, Stuebe AM, et al.** Reevaluation of discriminatory and threshold levels for serum beta-hCG in early pregnancy. *Obstet Gynecol* 2013;121:65–70.
62. **Kadar N, Caldwell BV, Romero R.** A method of screening for ectopic pregnancy and its indications. *Obstet Gynecol* 1981;58:162–166.
63. **Barnhart KT, Sammel MD, Rinaudo PF, et al.** Symptomatic patients with an early viable intrauterine pregnancy: HCG curves redefined. *Obstet Gynecol* 2004;104:50–55.
64. **Morse CB, Sammel MD, Shaunik A, et al.** Performance of human chorionic gonadotropin curves in women at risk for ectopic pregnancy: Exceptions to the rules. *Fertil Steril* 2012;97:101 e2–106 e2.
65. **Barnhart KT, Guo W, Cary MS, et al.** Differences in Serum Human Chorionic Gonadotropin Rise in Early Pregnancy by Race and Value at Presentation. *Obstet Gynecol* 2016;128:504–511.
66. **Butts SF, Guo W, Cary MS, et al.** Predicting the decline in human chorionic gonadotropin in a resolving pregnancy of unknown location. *Obstet Gynecol* 2013;122:337–343.
67. **Cameron KE, Senapati S, Sammel MD, et al.** Following declining human chorionic gonadotropin values in pregnancies of unknown location: When is it safe to stop? *Fertil Steril* 2016;105:953–957.
68. **Stovall TG, Ling FW, Andersen RN, et al.** Improved sensitivity and specificity of a single measurement of serum progesterone over serial quantitative beta-human chorionic gonadotrophin in screening for ectopic pregnancy. *Hum Reprod* 1992;7:723–725.
69. **Mol BW, Lijmer JG, Ankum WM, et al.** The accuracy of single serum progesterone measurement in the diagnosis of ectopic pregnancy: A meta-analysis. *Hum Reprod* 1998;13:3220–3227.
70. **McCord ML, Muram D, Buster JE, et al.** Single serum progesterone as a screen for ectopic pregnancy: Exchanging specificity and sensitivity to obtain optimal test performance. *Fertil Steril* 1996; 66:513–516.
71. **Condous G, Okaro E, Khalid A, et al.** The accuracy of transvaginal ultrasonography for the diagnosis of ectopic pregnancy prior to surgery. *Hum Reprod* 2005;20:1404–1409.
72. **Kirk E.** Ultrasound in the diagnosis of ectopic pregnancy. *Clin Obstet Gynecol* 2012;55:395–401.
73. **Abramovici H, Auslender R, Lewin A, et al.** Gestational-pseudogestational sac: A new ultrasonic criterion for differential diagnosis. *Am J Obstet Gynecol* 1983;145:377–379.
74. **Cacciatore B, Ylostalo P, Stenman UH, et al.** Suspected ectopic pregnancy: ultrasound findings and hCG levels assessed by an immunofluorometric assay. *Br J Obstet Gynaecol* 1988;95:497–502.
75. **Nyberg DA, Filly RA, Laing FC, et al.** Ectopic pregnancy. Diagnosis by sonography correlated with quantitative HCG levels. *J Ultrasound Med* 1987;6:145–150.
76. **Nyberg DA, Mack LA, Harvey D, et al.** Value of the yolk sac in evaluating early pregnancies. *J Ultrasound Med* 1988;7:129–135.
77. **Rottem S, Thaler I, Levron J, et al.** Criteria for transvaginal sonographic diagnosis of ectopic pregnancy. *J Clin Ultrasound* 1990;18: 274–279.
78. **Brown DL, Doubilet PM.** Transvaginal sonography for diagnosing ectopic pregnancy: Positivity criteria and performance characteristics. *J Ultrasound Med* 1994;13:259–266.
79. **Frates MC, Brown DL, Doubilet PM, et al.** Tubal rupture in patients with ectopic pregnancy: Diagnosis with transvaginal US. *Radiology* 1994;191:769–772.
80. **Nyberg DA, Mack LA, Laing FC, et al.** Early pregnancy complications: Endovaginal sonographic findings correlated with human chorionic gonadotropin levels. *Radiology* 1988;167:619–622.
81. **Ries A, Singson P, Bidus M, et al.** Use of the endometrial pipelle in the diagnosis of early abnormal gestations. *Fertil Steril* 2000;74: 593–595.
82. **Barnhart KT, Gracia CR, Reindl B, et al.** Usefulness of pipelle endometrial biopsy in the diagnosis of women at risk for ectopic pregnancy. *Am J Obstet Gynecol* 2003;188:906–909.
83. **Gruber K, Gelven PL, Austin RM.** Chorionic villi or trophoblastic tissue in uterine samples of four women with ectopic pregnancies. *Int J Gynecol Pathol* 1997;16:28–32.
84. **Paul M, Lackie E, Mitchell C, et al.** Is pathology examination useful after early surgical abortion? *Obstet Gynecol* 2002;99:567–571.
85. **Rivera V, Nguyen PH, Sit A.** Change in quantitative human chorionic gonadotropin after manual vacuum aspiration in women with pregnancy of unknown location. *Am J Obstet Gynecol* 2009;200:e56–e59.
86. **Glezerman M, Press F, Carpman M.** Culdocentesis is an obsolete diagnostic tool in suspected ectopic pregnancy. *Arch Gynecol Obstet* 1992;252:5–9.
87. **Stovall TG, Kellerman AL, Ling FW, et al.** Emergency department diagnosis of ectopic pregnancy. *Ann Emerg Med* 1990;19:1098–1103.
88. **Stovall TG, Ling FW.** Ectopic pregnancy. Diagnostic and therapeutic algorithms minimizing surgical intervention. *J Reprod Med* 1993; 38:807–812.
89. **Stovall TG, Ling FW, Carson SA, et al.** Serum progesterone and uterine curettage in differential diagnosis of ectopic pregnancy. *Fertil Steril* 1992;57:456–457.
90. **Gray DT, Thorburn J, Lundorff P, et al.** A cost-effectiveness study of a randomised trial of laparoscopy versus laparotomy for ectopic pregnancy. *Lancet* 1995;345:1139–1143.
91. **Lundorff P, Thorburn J, Lindblom B.** Fertility outcome after conservative surgical treatment of ectopic pregnancy evaluated in randomized trial. *Fertil Steril* 1992;57(5):998–1002.
92. **Hajenius PJ, Mol F, Mol BW, et al.** Interventions for tubal ectopic pregnancy. *Cochrane Database Syst Rev* 2007:CD000324.
93. **Sharma JB, Gupta S, Malhotra M, et al.** A randomized controlled comparison of minilaparotomy and lapartomy in ectopic pregnancy cases. *Indian J Med Sci* 2003;57:493–500.
94. **Mol F, van Mello NM, Strandell A, et al.** Salpingotomy versus salpingectomy in women with tubal pregnancy (ESEP study): An open-label, multicentre, randomised controlled trial. *Lancet* 2014;383:1483–1489.
95. **Gracia CR, Brown HA, Barnhart KT.** Prophylactic methotrexate after linear salpingostomy: A decision analysis. *Fertil Steril* 2001; 76:1191–1195.
96. **Smith HO, Toledo AA, Thompson JD.** Conservative surgical management of isthmic ectopic pregnancies. *Am J Obstet Gynecol* 1987; 157:604–610.
97. **Vermesh M, Silva PD, Rosen GF, et al.** Management of unruptured ectopic gestation by linear salpingostomy: A prospective, random-

ized clinical trial of laparoscopy versus laparotomy. *Obstet Gynecol* 1989;73:400–404.
98. **Silva PD, Schaper AM, Rooney B.** Reproductive outcome after 143 laparoscopic procedures for ectopic pregnancy. *Obstet Gynecol* 1993;81:710–715.
99. **Langer R, Raziel A, Ron-El R, et al.** Reproductive outcome after conservative surgery for unruptured tubal pregnancy–a 15-year experience. *Fertil Steril* 1990;53:227–231.
100. **Cheng X, Tian X, Yan Z, et al.** Comparison of the fertility outcome of salpingotomy and salpingectomy in women with tubal pregnancy: A systematic review and meta-analysis. *PLoS One* 2016;11:e0152343.
101. **American College of O, Gynecologists.** ACOG Practice Bulletin No. 94: Medical management of ectopic pregnancy. *Obstet Gynecol* 2008;111:1479–1485.
102. **St Clair JT, Jr., Wheeler DA, Fish SA.** Methotrexate in abdominal pregnancy. *JAMA* 1969;208:529–531.
103. **Tanaka T, Hayashi H, Kutsuzawa T, et al.** Treatment of interstitial ectopic pregnancy with methotrexate: Report of a successful case. *Fertil Steril* 1982;37:851–852.
104. **Van Den Eeden SK, Shan J, Bruce C, et al.** Ectopic pregnancy rate and treatment utilization in a large managed care organization. *Obstet Gynecol* 2005;105:1052–1057.
105. **Practice Committee of American Society for Reproductive Medicine.** Medical treatment of ectopic pregnancy: A committee opinion. *Fertil Steril* 2013;100:638–644.
106. **Barnhart KT, Gosman G, Ashby R, et al.** The medical management of ectopic pregnancy: A meta-analysis comparing "single dose" and "multidose" regimens. *Obstet Gynecol* 2003;101:778–784.
107. **Lipscomb GH, Bran D, McCord ML, et al.** Analysis of three hundred fifteen ectopic pregnancies treated with single-dose methotrexate. *Am J Obstet Gynecol* 1998;178:1354–1358.
108. **Menon S, Colins J, Barnhart KT.** Establishing a human chorionic gonadotropin cutoff to guide methotrexate treatment of ectopic pregnancy: A systematic review. *Fertil Steril* 2007;87:481–484.
109. **Stovall TG, Ling FW, Buster JE.** Outpatient chemotherapy of unruptured ectopic pregnancy. *Fertil Steril* 1989;51:435–438.
110. **Stovall TG, Ling FW, Gray LA.** Single-dose methotrexate for treatment of ectopic pregnancy. *Obstet Gynecol* 1991;77:754–757.
111. **Barnhart K, Hummel AC, Sammel MD, et al.** Use of "2-dose" regimen of methotrexate to treat ectopic pregnancy. *Fertil Steril* 2007;87:250–256.
112. **Pisarska MD, Carson SA, Buster JE.** Ectopic pregnancy. *Lancet* 1998;351:1115–1120.
113. **Mol F, Mol BW, Ankum WM, et al.** Current evidence on surgery, systemic methotrexate and expectant management in the treatment of tubal ectopic pregnancy: A systematic review and meta-analysis. *Hum Reprod Update* 2008;14:309–319.
114. **Alleyassin A, Khademi A, Aghahosseini M, et al.** Comparison of success rates in the medical management of ectopic pregnancy with single-dose and multiple-dose administration of methotrexate: A prospective, randomized clinical trial. *Fertil Steril* 2006;85:1661–1666.
115. **Brown DL, Felker RE, Stovall TG, et al.** Serial endovaginal sonography of ectopic pregnancies treated with methotrexate. *Obstet Gynecol* 1991;77:406–409.
116. **Berkowitz RS, Goldstein DP, Jones MA, et al.** Methotrexate with citrovorum factor rescue: Reduced chemotherapy toxicity in the management of gestational trophoblastic neoplasms. *Cancer* 1980;45:423–426.
117. **Rustin GJ, Rustin F, Dent J, et al.** No increase in second tumors after cytotoxic chemotherapy for gestational trophoblastic tumors. *N Engl J Med* 1983;308:473–476.
118. **Stovall TG.** Medical management should be routinely used as primary therapy for ectopic pregnancy. *Clin Obstet Gynecol* 1995;38:346–352.
119. **Stovall TG, Ling FW, Buster JE.** Reproductive performance after methotrexate treatment of ectopic pregnancy. *Am J Obstet Gynecol* 1990;162:1620–1623; discussion 1623–1624.
120. **Hajenius PJ, Engelsbel S, Mol BW, et al.** Randomised trial of systemic methotrexate versus laparoscopic salpingostomy in tubal pregnancy. *Lancet* 1997;350:774–779.
121. **Dias Pereira G, Hajenius PJ, Mol BW, et al.** Fertility outcome after systemic methotrexate and laparoscopic salpingostomy for tubal pregnancy. *Lancet* 1999;353:724–725.
122. **Olofsson JI, Poromaa IS, Ottander U, et al.** Clinical and pregnancy outcome following ectopic pregnancy: A prospective study comparing expectancy, surgery and systemic methotrexate treatment. *Acta Obstet Gynecol Scand* 2001;80:744–749.
123. **Oriol B, Barrio A, Pacheco A, et al.** Systemic methotrexate to treat ectopic pregnancy does not affect ovarian reserve. *Fertil Steril* 2008;90:1579–1582.
124. **Wiser A, Gilbert A, Nahum R, et al.** Effects of treatment of ectopic pregnancy with methotrexate or salpingectomy in the subsequent IVF cycle. *Reprod Biomed Online* 2013;26:449–453.
125. **Condous G, Kirk E, Van Calster B, et al.** Failing pregnancies of unknown location: a prospective evaluation of the human chorionic gonadotrophin ratio. *BJOG* 2006;113:521–527.
126. **Korhonen J, Stenman UH, Ylostalo P.** Serum human chorionic gonadotropin dynamics during spontaneous resolution of ectopic pregnancy. *Fertil Steril* 1994;61:632–636.
127. **Banerjee S, Aslam N, Zosmer N, et al.** The expectant management of women with early pregnancy of unknown location. *Ultrasound Obstet Gynecol* 1999;14:231–236.
128. **Zhang Y, Chen J, Lu W, et al.** Clinical characteristics of persistent ectopic pregnancy after salpingostomy and influence on ongoing pregnancy. *J Obstet Gynaecol Res* 2017;43:564–570.
129. **Kung FT, Lin H, Hsu TY, et al.** Differential diagnosis of suspected cervical pregnancy and conservative treatment with the combination of laparoscopy-assisted uterine artery ligation and hysteroscopic endocervical resection. *Fertil Steril* 2004;81:1642–1649.
130. **Kung FT, Chang SY.** Efficacy of methotrexate treatment in viable and nonviable cervical pregnancies. *Am J Obstet Gynecol* 1999;181:1438–1444.
131. **Shaw SW, Hsu JJ, Chueh HY, et al.** Management of primary abdominal pregnancy: Twelve years of experience in a medical centre. *Acta Obstet Gynecol Scand* 2007;86:1058–1062.
132. **Fylstra DL.** Ectopic pregnancy not within the (distal) fallopian tube: etiology, diagnosis, and treatment. *Am J Obstet Gynecol* 2012;206:289–299.
133. **Spiegelberg O.** Casusistik der ovarialschwangerschaft. *Arch Gynaecol* 1878;13:73.
134. **Habbu J, Read MD.** Ovarian pregnancy successfully treated with methotrexate. *J Obstet Gynaecol* 2006;26:587 588.
135. **Papillon-Smith J, Krishnamurthy S, Mansour FW.** Ovarian Pregnancy. *J Obstet Gynaecol Can* 2016;38:1–2.
136. **Alalade AO, Smith FJ, Kendall CE, et al.** Evidence-based management of non-tubal ectopic pregnancies. *J Obstet Gynaecol* 2017;37:982–991.
137. **Anderson PM, Opfer EK, Busch JM, et al.** An early abdominal wall ectopic pregnancy successfully treated with ultrasound guided intralesional methotrexate: A case report. *Obstet Gynecol Int* 2009;2009:247452.
138. **Gerli S, Rossetti D, Baiocchi G, et al.** Early ultrasonographic diagnosis and laparoscopic treatment of abdominal pregnancy. *Eur J Obstet Gynecol Reprod Biol* 2004;113:103–105.
139. **Moores KL, Keriakos RH, Anumba DO, et al.** Management challenges of a live 12-week sub-hepatic intra-abdominal pregnancy. *BJOG* 2010;117:365–368.
140. **Baffoe P, Fofie C, Gandau BN.** Term abdominal pregnancy with healthy newborn: A case report. *Ghana Med J* 2011;45:81–83.
141. **Moawad NS, Mahajan ST, Moniz MH, et al.** Current diagnosis and treatment of interstitial pregnancy. *Am J Obstet Gynecol* 2010;202:15–29.

142. **MacRae R, Olowu O, Rizzuto MI, et al.** Diagnosis and laparoscopic management of 11 consecutive cases of cornual ectopic pregnancy. *Arch Gynecol Obstet* 2009;280:59–64.

143. **Maheux-Lacroix S, Li F, Bujold E, et al.** Cesarean scar pregnancies: A systematic review of treatment options. *J Minim Invasive Gynecol* 2017;24:915–925.

144. **Barrenetxea G, Barinaga-Rementeria L, Lopez de Larruzea A, et al.** Heterotopic pregnancy: Two cases and a comparative review. *Fertil Steril* 2007;87:417 e9–e15.

145. **Clayton HB, Schieve LA, Peterson HB, et al.** A comparison of heterotopic and intrauterine-only pregnancy outcomes after assisted reproductive technologies in the United States from 1999 to 2002. *Fertil Steril* 2007;87:303–309.

146. **Goldberg JM, Bedaiwy MA.** Transvaginal local injection of hyperosmolar glucose for the treatment of heterotopic pregnancies. *Obstet Gynecol* 2006;107:509–510.

147. **Goldstein JS, Ratts VS, Philpott T, et al.** Risk of surgery after use of potassium chloride for treatment of tubal heterotopic pregnancy. *Obstet Gynecol* 2006;107:506–508.

148. **De Los Rios JF, Castaneda JD, Miryam A.** Bilateral ectopic pregnancy. *J Minim Invasive Gynecol* 2007;14:419–427.

149. **Svirsky R, Maymon R, Vaknin Z, et al.** Twin tubal pregnancy: A rising complication? *Fertil Steril* 2010;94:1910 e13–1910 e16.

150. **Villegas E, Gonzalez-Mesa E, Benitez MJ, et al.** Tubal ectopic pregnancy two years after laparoscopic supracervical hysterectomy. *BMC Womens Health* 2014;14:69.

151. **Friedman AM, Martin B, Matteson KA.** Ectopic pregnancy after hysterectomy: A case report. *J Reprod Med* 2013;58:75–76.

CAPÍTULO 33

Perda Gestacional Recorrente

Lora K. Shahine, Ruth B. Lathi, Danny J. Schust

PONTOS-CHAVE

1. O aborto espontâneo isolado é comum, e aproximadamente 15 a 30% das gestações conhecidas terminam em perda gestacional. A perda gestacional recorrente, definida por três ou mais abortos, é rara, ocorrendo em 1% das mulheres.

2. A avaliação clínica de um casal com perda gestacional recorrente é justificada depois de dois abortos causados por situações semelhantes.

3. A causa mais comum de aborto no primeiro trimestre é a aneuploidia fetal.

4. A avaliação de pacientes com aborto recorrente deve incluir uma história detalhada da paciente e de sua família e exame na busca de anormalidades anatômicas, genéticas, endócrinas e da síndrome do anticorpo antifosfolipídio.

5. Grande parte dos exames tradicionalmente aceitos como rastreamento de trombofilia e vários testes de rastreamento imunológico não são respaldados pelas evidências atuais.

6. Pelo menos 50% dos casais não apresentam nenhum achado anormal específico após avaliação para aborto recorrente.

7. Depois de várias perdas gestacionais, continua havendo uma maior chance de nascimento vivo do que de outro aborto, mesmo sem tratamento. O prognóstico pode melhorar com o tratamento de uma etiologia subjacente conhecida.

8. Os tratamentos controversos para aborto recorrente, incluindo fertilização *in vitro* com rastreamento cromossômico de embriões, imunossupressão e anticoagulação, continuam em fase de investigação.

9. O tratamento da perda gestacional recorrente deve incluir monitoramento rigoroso com dosagem dos níveis de β-gonadotrofina coriônica humana e ultrassonografia, apoio psicológico e análise de cariótipo dos tecidos de abortos subsequentes.

Apesar de avanços na pesquisa e na tecnologia, a perda gestacional recorrente continua sendo um desafio clínico e emocional para pacientes e médicos. O aborto esporádico constitui a complicação mais comum da gravidez e afeta aproximadamente um em cada quatro casais em seus anos reprodutivos. Cerca de 70% das concepções humanas não conseguem alcançar a viabilidade, e estima-se uma perda de 50% antes mesmo da ausência da primeira menstruação.[1] Os estudos que utilizam ensaios sensíveis para a dosagem da gonadotrofina coriônica humana (hCG) indicam que a taxa real de perda gestacional após implantação é de 31%.[2] Ocorre aborto em 15 a 25% das gestações que são clinicamente reconhecidas antes de 20 semanas de gestação, contadas a partir do último período menstrual.[3,4] Tradicionalmente, o aborto recorrente tem sido definido como a ocorrência de três ou mais perdas gestacionais clinicamente reconhecidas (ultrassonografia ou evidências histopatológicas) antes de 20 semanas.[5] Quando se utiliza essa definição, ocorre perda gestacional recorrente em cerca de uma em 300 gestações[2] e em menos de 1% das mulheres.[337]

Entretanto, a avaliação clínica da perda gestacional pode ser iniciada depois de dois abortos espontâneos consecutivos.[338] Um estudo de mais de mil pacientes que tiveram perda gestacional recorrente não relatou nenhuma diferença na prevalência de resultados anormais de exames diagnósticos investigativos e baseados em evidências quando a avaliação diagnóstica foi iniciada depois de dois *versus* três ou mais abortos.[6] Se a intervenção clínica for realizada na forma de investigação depois de dois abortos espontâneos, cerca de 1% das mulheres grávidas necessitará de avaliação.[3] Mesmo com uma história de perda gestacional recorrente, é mais provável que a paciente tenha uma próxima gravidez que chegue a termo com sucesso, em vez de sofrer aborto. **Em pacientes com história de perda gestacional recorrente, o risco de perda gestacional subsequente é estimado em 24% após dois abortos clinicamente reconhecidos, em 30% após três, e em 40 a 50% após quatro abortos.**[7] Esses dados dificultam o estudo clínico da perda gestacional recorrente e seu tratamento, visto que é preciso estudar grupos muito grandes de pacientes para demonstrar os efeitos de qualquer intervenção terapêutica proposta.

ETIOLOGIA

A perda gestacional recorrente tem sido atribuída a causas genéticas, anatômicas, imunológicas, endócrinas, infecciosas e trombofilias, porém a etiologia continua sendo investigada. **Embora a proporção exata de pacientes com diagnóstico de uma anormalidade específica possa variar de acordo com o estudo, foram identificadas anormalidades genéticas parentais (2 a 5%), problemas anatômicos (10 a 12%), síndrome do anticorpo antifosfolipídio (SAF) (15%) e outras anormalidades identificáveis (10%) em casais com aborto recorrente. Isso deixa aproximadamente**

50% dos casais com diagnóstico de aborto recorrente sem explicação (Tabela 33.1).[3,6,8,338] A ausência de achados anormais no casal que apresenta perda gestacional recorrente não é surpreendente, tendo em vista a alta frequência de aneuploidia fetal.

3 Pelo menos 60% das perdas gestacionais pré-clínicas e clínicas precoces resultam de aneuploidia fetal *de novo*.[9] Entre mulheres com 35 anos de idade ou mais que apresentam perda gestacional recorrente, as anormalidades cromossômicas fetais espontâneas são responsáveis por mais de 80% das perdas.[10] Acredita-se que essa seja a causa de perdas gestacionais anembrionárias, enquanto as perdas gestacionais que ocorrem depois de 10 semanas de desenvolvimento fetal têm muito menos probabilidade de serem causadas por aneuploidia fetal. As perdas gestacionais que resultam de aneuploidia fetal *de novo*, tanto precoces e não documentadas como aquelas documentadas por meio de avaliação do conteúdo cromossômico dos tecidos fetais, obscurecem os resultados de muitos estudos publicados. A sua presença ou ausência precisam ser documentadas em todas as investigações de pacientes com perda gestacional recorrente, e é preciso discutir seu potencial como fator de frustração. O momento da morte fetal e a análise cromossômica tecidual de qualquer tecido fetal coletado devem ser cuidadosamente avaliados quando estão sendo feitas investigações diagnósticas e terapêuticas das causas de perda gestacional recorrente.

Fatores genéticos

Cerca de 3 a 5% das perdas gestacionais recorrentes podem estar associadas a um rearranjo cromossômico estrutural, balanceado e parental e podem ser diagnosticadas com exames de sangue para determinação do cariótipo de ambos os pais.[338] Os rearranjos cromossômicos são, com mais frequência, translocações recíprocas balanceadas, mas podem incluir translocações robertsonianas, inversões cromossômicas, inserções e mosaicismo.[11-14] Uma translocação recíproca balanceada é um rearranjo nos cromossomos, em que ocorrem quebras em dois cromossomos diferentes, e os fragmentos são trocados, de modo que não há perda nem ganho de material genético no processo. Os rearranjos balanceados só podem ser detectados por meio de cariótipo com banda G padrão. A tecnologia de *microarray* (microarranjo) de alta densidade e o sequenciamento de nova geração são capazes de detectar deleções e duplicações menores, porém não têm a capacidade de diferenciar rearranjos balanceados do normal, visto que o conteúdo genético total é o mesmo. Quando os pais são submetidos ao rastreamento para rearranjo cromossômico, o melhor exame é um cariótipo com banda G em metáfase. Os embriões de um dos genitores com translocação balanceada com fenótipo normal apresentam dois cromossomos normais ou herdam a translocação balanceada, entretanto, alguns embriões podem ter um conteúdo cromossômico anormal e resultar em lactentes nascidos com defeitos congênitos se herdarem uma translocação não balanceada. Uma translocação robertsoniana é uma forma de rearranjo cromossômico com um dos cromossomos de braço curto,[13-15] em que há perda de parte ou de todos os braços curtos e fusão dos braços longos dos cromossomos. A translocação robertsoniana balanceada não provoca nenhum problema de saúde, porém as formas não balanceadas podem resultar em trissomias ou monossomias, que, habitualmente, resultam em aborto. Algumas inversões cromossômicas são benignas e não têm impacto sobre o prognóstico de pacientes com perda gestacional recorrente. Entretanto, outras podem ter fenótipos reprodutivos significativos. Todas as pacientes com rearranjos cromossômicos balanceados devem receber aconselhamento genético antes de tentar a concepção para entender melhor os riscos individuais.

Nem a história familiar isoladamente nem a história pregressa de nascimentos a termo são suficientes para descartar uma possível anormalidade cromossômica dos pais. Embora a frequência de detecção de uma anormalidade cromossômica dos pais seja inversamente relacionada com o número de abortos espontâneos anteriores, a chance de detectar uma anormalidade cromossômica dos pais é maior em casais que nunca tiveram uma criança nascida viva.[13] O exame para cariótipos dos pais em casais com aborto recorrente é recomendado, porém alguns *experts* argumentam que esse exame é de alto custo para a descoberta de uma causa rara de perda gestacional recorrente com opções limitadas de tratamento. Os proponentes do exame indicam que ele promove benefícios, proporcionando autonomia na escolha de opções para tratamento, bem como a identificação de pais com risco de ter filhos que apresentam translocações não balanceadas que podem ocasionar defeitos congênitos. Um casal com translocação balanceada tem alta probabilidade de ter nascidos vivos quando tenta a concepção por meio natural,[339] ou o casal pode ter a opção de rastreamento dos embriões para rearranjos cromossômicos com a fertilização *in vitro* (FIV).[338] Os estudos realizados até o momento para avaliar o uso da FIV com rastreamento cromossômico em casais com perda gestacional recorrente e translocações não mostram uma probabilidade significativamente maior de sucesso em comparação à concepção natural.[235,340] Esses estudos são limitados quanto ao número de pacientes e utilizam tecnologias e técnicas mais antigas, como hibridização *in situ* fluorescente (HIIF) e biopsia de embrião de 3 dias de uma única célula.[235,340] Com avanços como biopsia de blastocisto, técnicas de análise cromossômica alternada e outras tecnologias, os futuros estudos poderão mostrar um benefício com o uso da FIV nessa população. Com base nos dados disponíveis, a FIV com rastreamento de embrião não é muito recomendada para um casal com translocação balanceada e aborto recorrente.

Trombofilias

Após reunir uma associação conhecida entre a presença de anticorpos antifosfolipídios, disfunção placentária e aborto com evidências que mostram um aumento subsequente de nascidos vivos por meio da administração de medicamentos anticoagulantes a essas pacientes com aborto recorrente,[299] a atenção foi dirigida à investigação das trombofilias hereditárias como uma causa de perda gestacional recorrente. A cascata da coagulação consiste em um delicado equilíbrio de vias pró-trombóticas (ver **Figura 33.1**) e antitrombóticas (ver **Figura 33.2**), e a ocorrência de desregulação em uma dessas vias ou em ambas pode resultar em consequências significativas para a saúde. **Tendo em vista a ocorrência natural de alterações da coagulação durante a gravidez, com hipercoagulabilidade materna relativa secundária a aumentos em várias atividades pró-coagulantes, redução de vias antitrombóticas selecionadas e estase venosa, o delicado equilíbrio entre vias pró e antitrombótica parece ser ainda mais sensível durante** **5** **toda a gestação** (ver **Figura 33.3**). Apesar da plausibilidade biológica de que pacientes com aborto recorrente poderiam ter maior prevalência de trombofilia hereditária e de que a anticoagulação de pacientes com esse diagnóstico poderia diminuir o risco de aborto subsequente, as evidências não respaldam as teorias.[341]

A **trombofilia hereditária** é uma predisposição genética ao tromboembolismo venoso e tradicionalmente inclui mutação do fator V de Leiden (FVL), mutação do gene da protrombina, deficiência de proteína C, deficiência de proteína S e deficiência de antitrombina III. Estima-se que até 15% da população caucasiana seja portadora de uma mutação trombofílica hereditária.[15] O FVL é uma proteína da coagulação que atua em associação com o fator X ativado para converter a protrombina em trombina. Uma revisão abrangente mostra que as portadoras do FVL correm risco relativo aumentado de perda gestacional recorrente;[342] entretanto, o risco absoluto de aborto nessa população é baixo.[343] A mutação do gene da protrombina resulta em deficiência de trombina e consequente aumento da concentração plasmática de protrombina. Alguns estudos de pequeno porte mostraram uma associação potencial entre uma mutação do gene da protrombina e a ocorrência de perda gestacional recorrente, porém as recomendações gerais não sustentam uma associação entre essa mutação e qualquer complicação relacionada com a gravidez, incluindo aborto, restrição do crescimento intrauterino ou pré-eclâmpsia.[342,343] **A proteína S e a proteína C em combinação são necessárias para a ativação dos fatores V e VIII**

Tabela 33.1 Etiologias propostas e exames para o aborto espontâneo recorrente.

Etiologia proposta	Incidência proposta	Exame sustentado por evidências	Exame controverso	Exame não recomendado
Anormalidades genéticas embrionárias	60 a 80%			
1. Desequilíbrio cromossômico 2. Outros defeitos genéticos		Cariótipo do tecido da gravidez/produtos da concepção		
Fatores genéticos dos pais	2 a 5%			
1. Cromossômicos 2. Defeitos monogênicos 3. Multifatoriais		Cariótipo de ambos os parceiros		
Fatores anatômicos	12 a 16%			

1. **Congênitos**
  a. Fusão incompleta dos ductos de Müller ou reabsorção incompleta do septo
  b. Exposição ao dietilestilbestrol
  c. Anomalias da artéria uterina
  d. Incompetência istmocervical
2. **Adquiridos**
  a. Incompetência istmocervical
  b. Sinéquia
  c. Leiomiomas
  d. Adenomiose
		Avaliação do útero por histerossalpingografia, ultrassonografia ou ultrassonografia 3D (com ou sem infusão de solução salina), histeroscopia ambulatorial		

Síndrome do anticorpo antifosfolipídio	12 a 15%	Anticoagulante lúpico Anticorpo IgG e IgM anticardiolipina, IgG e IgM antiglicoproteína β2	Exame para outros anticorpos antifosfolipídios	
Fatores endócrinos	17 a 20%			
1. Diabetes melito 2. Distúrbios da tireoide 3. Distúrbios da prolactina 4. Insuficiência da fase lútea 5. Síndrome do ovário policístico, incluindo resistência à insulina e hiperandrogenismo		HbA$_{1c}$ TSH Prolactina	Rastreamento de resistência à insulina Teste de androgênio	Biópsia endometrial para defeito da fase lútea Níveis de progesterona na fase lútea
Fatores infecciosos	7 a 56%			
1. **Infecção aguda** 2. **Endometrite crônica**			Culturas de biópsia do trato genital inferior e endometrial para observação de plasmócitos	
Fatores imunológicos diferentes da síndrome do anticorpo antifosfolipídio	N/A			

(continua)

Tabela 33.1 Etiologias propostas e exames para o aborto espontâneo recorrente. (*continuação*)

Etiologia proposta	Incidência proposta	Exame sustentado por evidências	Exame controverso	Exame não recomendado

1. Mecanismos celulares
  a. Deficiência de células ou fatores supressores
  b. Alterações na expressão do antígeno principal de histocompatibilidade
  c. Alterações da regulação da imunidade celular
    1. Respostas imunes de TH1 a antígenos reprodutivos (embrião ou trofoblasto)
    2. Deficiência de citocina TH2 ou de fator de crescimento
    3. Hormonal – Alterações da progesterona, estrogênio, prolactina e androgênio
    4. Metabolismo do *triptofano*
2. Outros mecanismos humorais
  a. Anticorpos antitireoidianos
  b. Anticorpos antiespermatozoides
  c. Anticorpos antitrofoblasto
  d. Deficiência de anticorpos bloqueadores
			Anticorpos antitireoidianos
			Outros exames e rastreamento de células imunes
				Teste para anticorpos antiespermatozoides
				Células *natural killer* circulantes, perfil das citocinas, anticorpos bloqueadores, tipagem HLA, anticorpos antileucócitos paternos

Fatores trombóticos	N/A			
1. Trombofilias hereditárias 2. Síndrome do anticorpo antifosfolipídio – Ver anteriormente				Fator V de Leiden Gene da protrombina Deficiência de proteína C Deficiência de proteína S Antitrombina Níveis de homocisteína MTHFR (a não ser que haja forte história pessoal ou familiar de eventos trombóticos)
Outros fatores	N/A			

1. Alteração da receptividade uterina (integrinas, moléculas de adesão)
2. Ambientais
  a. Toxinas
  b. Substâncias ilícitas
  c. Cigarros e cafeína
3. Anormalidades placentárias (circunvalada, marginal)
4. Doenças clínicas maternas (cardíacas, renais, hematológicas)
5. Fatores masculinos
6. Exercício físico
7. Fertilização dissincrônica
8. Psicológicos
		História da paciente sobre exposições e problemas médicos	Teste de receptividade uterina
			Teste de espermatozoides, incluindo fragmentação do DNA e aneuploidia	

TH, célula T auxiliar; MTHFR, metileno tetra-hidrofolato redutase; N/A, não aplicável.

Capítulo 33 • Perda Gestacional Recorrente

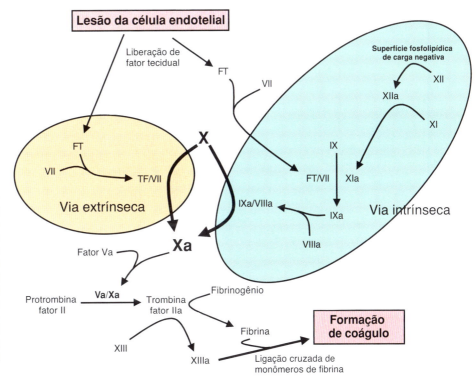

Figura 33.1 Cascata da coagulação. A coagulação fisiológica é iniciada por lesão das células endoteliais ou exposição anormal de fosfolipídios de carga negativa a componentes do soro e do sangue. As vias pró-coagulantes indicadas na cor preta fazem parte da cascata da coagulação e são pró-trombóticas. Ambas levam à ativação de cascatas de enzimas proteolíticas e clivagem de fatores da coagulação. As vias extrínseca e intrínseca são iniciadas por mecanismos distintos. As duas vias unem-se na ativação do fator X para criar a via comum. Em todos os fatores da coagulação, a letra "a" subscrita denota a forma ativada do fator.

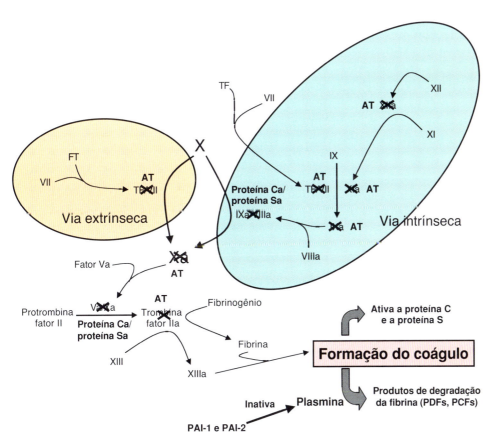

Figura 33.2 Mecanismos fisiológicos que se opõem à cascata da coagulação. A cascata pró-coagulante é inibida por vários mecanismos fisiológicos. O equilíbrio entre as vias pró e antitrombótica determina o estado de coagulabilidade. Os mecanismos antitrombóticos incluem a ação da antitrombina (AT) e das proteínas C e S. Os locais de inibição por essas substâncias são representados por um "X". Os inibidores do ativador do plasminogênio 1 e 2 (PAI-1 e PAI-2) inativam indiretamente a plasmina. A plasmina desempenha um importante papel na dissolução do sangue coagulado. Em todos os fatores da coagulação, a letra "a" subscrita denota a forma ativada do fator. PCF, produtos de clivagem da fibrina; PDF, produtos de degradação da fibrina.

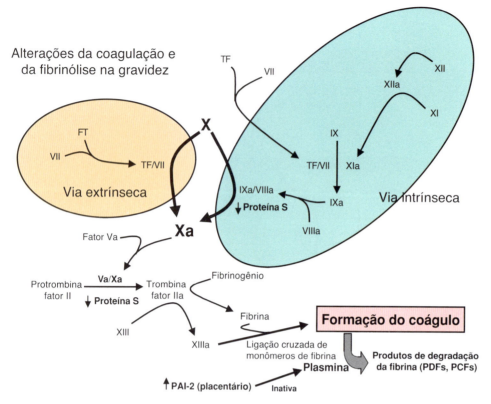

Figura 33.3 Alterações da coagulação e da fibrinólise durante a gestação normal. A gravidez é um estado de hipercoagulabilidade. Os níveis dos fatores VII, VIII, X e XII estão elevados durante toda a gestação; os níveis dos fatores II, V e XIII aumentam no primeiro trimestre e, em seguida, retornam a seus valores normais. A atividade antitrombótica mediada pela proteína S diminui na gravidez. A placenta produz o inibidor do ativador do plasminogênio II (PAI-2). Em todos os fatores da coagulação, a letra "a" subscrita denota a forma ativada do fator. PCF, produtos de clivagem da fibrina; PDF, produtos de degradação da fibrina.

e, portanto, a deficiência de uma delas pode levar a um estado de hipercoagulabilidade. As pacientes com deficiência de proteína S ou C podem apresentar um risco ligeiramente maior de trombose durante a gravidez, porém não há demonstração definitiva de uma associação ao risco de aborto.[344] A antitrombina é uma pequena proteína que regula a formação do coágulo pela inativação do fator Xa e da trombina. A deficiência dessa proteína leva a um elevado risco de trombose e aumento do risco de aborto.[344] Em virtude de sua baixa prevalência (1/2.500), não se recomenda o rastreamento de rotina da deficiência de antitrombina para aborto recorrente na ausência de história familiar significativa de trombose.[345]

Embora não seja habitualmente considerada uma trombofilia hereditária, a mutação da metileno tetra-hidrofolato redutase (MTHFR) pode estar associada a um aumento do risco de trombose, e algumas autoridades sugerem uma associação à perda gestacional recorrente. A MTHFR é uma enzima essencial no metabolismo do ácido fólico, que é responsável pela conversão da homocisteína em metionina. A ocorrência de uma mutação nessa enzima pode causar elevação dos níveis séricos de homocisteína, o que pode resultar em um estado hipercoagulável (ver **Figura 33.4**). Existem duas mutações predominantes (C677T e A1298C) e a sua ocorrência é comum em determinadas populações, com até 40% das populações caucasiana e hispânica sendo heterozigotas para a mutação C677T.[346] Algumas autoridades sugerem que uma mutação leva a uma redução da função da enzima MTHFR, resultando em níveis mais elevados de homocisteína e aumento do risco de trombose e aborto, porém essa associação é controversa.[347]

A base mecânica proposta para a associação entre desfechos fetais adversos e trombofilias hereditárias concentrou-se no comprometimento do desenvolvimento e da função da placenta, em consequência de trombose venosa e/ou arterial na interface materno-fetal. Esses achados foram observados na placenta de mulheres com desfechos fetais adversos e trombofilias hereditárias conhecidas e também foram demonstrados em pacientes com desfechos semelhantes, mas que não apresentavam risco de trombofilia hereditária.[18-22] Os oponentes da trombose placentária como causa de perda gestacional precoce (< 10 semanas de gestação) citam uma sofisticada série de experimentos que demonstram que o fluxo de sangue materno nos espaços intervilosos da placenta humana só ocorre com aproximadamente 10 semanas de gestação.[23-26] Antes do estabelecimento da circulação intervilosa, a transferência de nutrientes do sangue materno para os tecidos fetais parece depender da transudação, que, por sua vez, depende do fluxo através da vascularização uterina. Isso sugere que os episódios trombóticos maternos ou fetais na vascularização placentária em desenvolvimento poderiam ser igualmente devastadores antes ou depois do estabelecimento da circulação intervilosa, por volta de 10 semanas de gestação. É improvável que perdas gestacionais muito precoces (bioquímicas, anembrionárias) e perdas de fetos aneuploides sejam alteradas pela presença ou pelo tratamento de um estado trombofílico subjacente.

Nem o American College of Obstetrician Gynecologists (ACOG) nem a American Society of Reproductive Medicine (ASRM) recomendam o rastreamento para trombofilias hereditárias ou mutações de MTHFR em pacientes com perda gestacional recorrente ou com qualquer desfecho adverso da gravidez,[338,345] a não ser que outros fatores de risco estejam presentes, como história de trombose na paciente ou em um familiar próximo. Apesar da falta de evidências e diretrizes contra o rastreamento de rotina para trombofilia nos casos de perda gestacional recorrente, muitos médicos optam por investigar.[347,348]

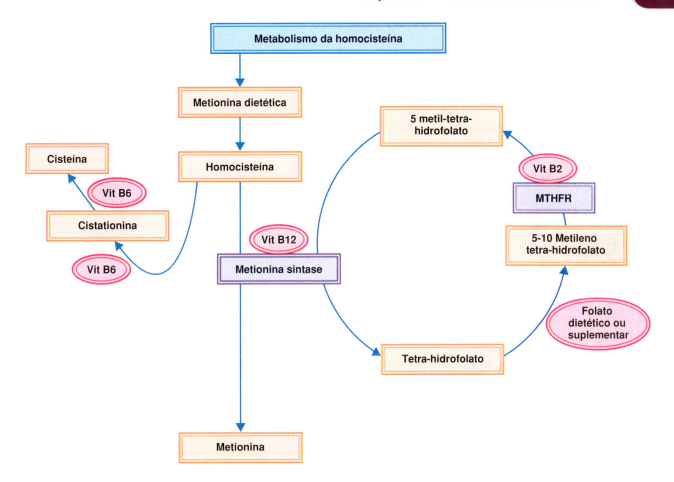

Figura 33.4 Metabolismo da homocisteína. A metionina dietética é metabolizada à cisteína ou de volta à metionina. A homocisteína, um metabólito pró-trombótico, é um intermediário desse processo. A conversão da homocisteína em metionina exige a transferência de um grupo metila do 5-metiltetra-hidrofolato. A conversão do folato em 5-metiltetra-hidrofolato é um processo de múltiplas etapas, que exige a presença de vitamina B_2 como cofator da enzima *metileno tetra-hidrofolato redutase* (*MTHFR*). A vitamina B_{12} é um cofator necessário para a enzima metionina sintase. A vitamina B_6 também é necessária para o metabolismo de aminoácidos que contêm enxofre, como a *metionina*.

Anormalidades anatômicas

As anormalidades anatômicas do colo do útero e do corpo do útero têm sido associadas à perda gestacional recorrente.[28,29] **Essas causas anatômicas podem ser congênitas ou adquiridas.** Durante o desenvolvimento, o útero forma-se por meio da aposição/junção de uma parte de tubos ocos bilaterais, denominados ductos de Müller. A dissolução das paredes desses ductos ao longo de seu local de aposição possibilita a formação da cavidade intrauterina, do canal cervical e da parte superior da vagina. Por conseguinte, as anomalias congênitas do útero podem incluir fusão incompleta do ducto de Müller, reabsorção incompleta do septo e anomalias do colo do útero. Embora as causas subjacentes de muitas das anomalias congênitas do sistema genital feminino não estejam bem esclarecidas, foi bem documentado que a exposição pré-natal ao dietilestilbestrol (DES) ingerido pela mãe resulta em alterações congênitas complexas do útero, do colo do útero e da vagina.

Historicamente, todas as anomalidades congênitas do sistema genital foram associadas à perda gestacional espontânea isolada e à perda gestacional recorrente, embora a presença de um septo intrauterino e a exposição pré-natal ao DES demonstrem ser as associações mais fortes.[30-32] **As mulheres com septo intrauterino podem correr risco de até 60% de aborto espontâneo.**[33] Os abortos relacionados com o septo uterino ocorrem com mais frequência durante o segundo trimestre.[34] Se houver implantação de um embrião no endométrio pouco desenvolvido sobre o septo uterino, podem ocorrer placentação anormal e consequente aborto no primeiro trimestre.[35] A anomalia congênita uterina mais comum associada à exposição *in utero* ao DES é a hipoplasia uterina, que pode contribuir para perdas gestacionais no primeiro ou no segundo trimestres, incompetência istmocervical e trabalho de parto prematuro.[36,37] As anomalias congênitas das artérias uterinas podem contribuir para a perda gestacional por meio de alterações adversas do fluxo sanguíneo para o blastocisto implantado e a placenta em desenvolvimento.[38]

Perdas gestacionais isoladas e recorrentes também foram associadas a anomalias anatômicas adquiridas, as quais incluem condições muito diversas, como sinéquias intrauterinas, leiomiomas e pólipos endometriais. O endométrio que se desenvolve sobre uma sinéquia intrauterina ou sobre um leiomioma que invade a cavidade uterina (submucoso) pode ser inadequadamente vascularizado.[39] Isso pode promover uma placentação anormal para qualquer embrião que se implante sobre essas lesões. Embora os dados que sustentam esses conceitos sejam limitados, essa placentação anormal pode levar a uma perda gestacional espontânea. Menos clara é a associação observada entre leiomiomas intramurais e perda gestacional recorrente, entretanto, foi sugerido que os grandes leiomiomas intramurais (≥ 5 cm) estão associados à perda gestacional e que a sua retirada melhora os resultados de gestações a termo (ver Capítulo 11).[32,40]

Anormalidades endócrinas

A endocrinologia da gravidez é complexa. **Como a gravidez espontânea depende fundamentalmente de alterações endocrinológicas do ciclo menstrual adequadamente sincronizadas, não é surpreendente que as anormalidades endócrinas possam exercer seus efeitos durante a fase folicular do ciclo em que ocorre a concepção ou até mesmo antes, alterando a manutenção da gravidez.** Por sua vez, as modificações no desenvolvimento folicular e na ovulação podem refletir-se em anormalidades do transporte e do desenvolvimento do blastocisto, em alterações da receptividade uterina ao blastocisto durante a sua implantação e em atividade inadequada do corpo-lúteo. Foi sugerida a associação de diversos fatores endocrinológicos ao aborto recorrente, incluindo insuficiência da fase lútea, hipersecreção de hormônio luteinizante (LH), doença da tireoide e, possivelmente, resistência à insulina e síndrome do ovário policístico (SOP), diabetes melito, hiperprolactinemia e diminuição da reserva ovariana.

A partir da ovulação e até aproximadamente 7 a 9 semanas de gestação, a manutenção da gravidez em sua fase inicial depende da produção de progesterona pelo corpo-lúteo. As gestações normais caracterizam-se por um desvio lúteo-placentário com aproximadamente 7 a 9 semanas de gestação, durante as quais as células trofoblásticas placentárias em desenvolvimento assumem a produção de progesterona e a manutenção da gravidez.[41] As perdas gestacionais espontâneas que ocorrem antes de 10 semanas de gestação podem resultar de várias alterações na produção ou utilização normais da progesterona. Essas alterações incluem incapacidade do corpo-lúteo de produzir quantidades suficientes de progesterona, comprometimento do fornecimento de progesterona ao útero ou utilização inapropriada de progesterona pela decídua uterina. As falhas na gravidez podem ocorrer próximo ao momento esperado do desvio lúteo-placentário, se o trofoblasto for incapaz de produzir progesterona biologicamente ativa após a perda do corpo-lúteo.

A insuficiência ou a ocorrência de defeitos da fase lútea caracterizam-se por ações lúteas inadequadas e, com mais probabilidade, relacionam-se com um desfecho adverso da gravidez, devido ao desenvolvimento endometrial inadequadamente desenvolvido nos possíveis locais de implantação. Uma descrição sofisticada de anormalidades no local de implantação, que podem ser responsáveis por alguns casos de perda gestacional recorrente, ressalta o comprometimento da decidualização do endométrio como mecanismo de seleção natural de embriões humanos.[42] **O defeito da fase lútea tem muitas causas, algumas das quais estão associadas à hipersecreção de LH.** Embora o mecanismo subjacente da associação dos níveis elevados de LH à perda gestacional recorrente não esteja totalmente compreendido, a secreção anormal de LH pode exercer efeitos diretos sobre o ovócito em desenvolvimento (envelhecimento prematuro), sobre o endométrio (maturação dessincronizada) ou ambos. Muitas pacientes com níveis elevados de LH também exibem características físicas, endocrinológicas e metabólicas de SOP.

Alguns estudos relatam evidências radiológicas ovarianas de SOP em até 40 a 80% das pacientes com perda gestacional recorrente.[43,44] Além de níveis inapropriadamente elevados de LH, as pacientes com SOP apresentam, com frequência, obesidade e, muitas vezes, têm níveis circulantes elevados de androgênios. Apesar das controvérsias, ambas as alterações foram relacionadas com a perda gestacional recorrente, e foi demonstrado que níveis elevados de androgênios afetam de maneira adversa os marcadores de receptividade uterina em mulheres com história de perda gestacional recorrente.[43-46] **Muitas mulheres com SOP apresentam alterações metabólicas no controle glicêmico, que se caracterizam por resistência à insulina.** Isso também pode estar relacionado, direta ou indiretamente, com um desfecho adverso da gravidez e pode explicar os aumentos da taxa de perda gestacional espontânea em mulheres com diabetes melito tipo 2.[47] As mulheres com diabetes melito insulinodependente (DMID) manifesto parecem exibir um limiar de controle glicêmico pré-gestacional acima do qual ocorre aumento de perda gestacional espontânea.[48,49] A hiperglicemia tem sido diretamente ligada ao comprometimento embrionário.[50] Nos casos de DMID avançado com complicações vasculares associadas, o comprometimento do fluxo sanguíneo para o útero pode estar mecanicamente envolvido na perda gestacional subsequente.

As pacientes com doença da tireoide frequentemente apresentam anormalidades reprodutivas concomitantes, incluindo disfunção ovulatória e defeitos da fase lútea. As demandas metabólicas da gravidez inicial exigem um aumento das necessidades de hormônios tireoidianos. Por conseguinte, não é surpreendente que o hipotireoidismo esteja associado à perda gestacional espontânea isolada e à perda gestacional recorrente.[51] A própria definição de hipotireoidismo está agora sendo analisada por muitos pesquisadores, sugerindo que o valor de corte para o hormônio tireoestimulante (TSH) durante a gravidez deva ser inferior a 2,5 mUI/mℓ.[52] Outros sugeriram valores de corte do TSH ainda mais baixos.[53] Embora se tenha discutido durante muito tempo se as pacientes com eutireoidismo clínico e anticorpos antitireoidianos apresentam taxas mais altas de aborto e de perda gestacional recorrente, foi constatado que a suplementação com hormônio tireoidiano reduz o aborto em pacientes com infertilidade submetidas à FIV, que apresentam anticorpos antitireoidianos positivos e níveis normais de TSH.[54-60] O mecanismo de uma associação entre a positividade para anticorpos antitireoidianos e a perda gestacional recorrente ainda não foi esclarecido, entretanto, esses anticorpos podem constituir marcadores de autoimunidade mais generalizada ou podem prever uma redução da capacidade da glândula tireoide de responder às demandas da gravidez.

Os níveis elevados de prolactina têm sido associados ao aborto e ao aborto recorrente. A hiperprolactinemia tem sido associada à disfunção ovulatória e pode resultar em aborto por meio de alterações do eixo hipotálamo-hipófise-ovário, resultando em comprometimento da foliculogênese, maturação dos ovócitos e disfunção da fase lútea.[61-63] Um estudo realizado em pacientes com hiperprolactinemia e perda gestacional recorrente mostrou uma taxa mais elevada de nascidos vivos em uma gravidez subsequente após normalização dos níveis de prolactina com um agonista da dopamina.[63]

Alguns estudos mostraram uma associação entre a reserva ovariana diminuída (ROD) e o aborto recorrente.[64,65] Shahine et al. sugeriram que essa relação pode resultar de uma associação entre a ROD e o risco aumentado de embriões aneuploides.[349] A aneuploidia (aberrações cromossômicas) constitui a causa mais comum de aborto no primeiro trimestre, e as mulheres com ROD apresentam maior porcentagem de embriões aneuploides em comparação a controles da mesma idade tanto na população de pacientes com perda gestacional recorrente[349] como na população de pacientes com perda gestacional não recorrente.[350] O exame para reserva ovariana (nível de hormônio foliculoestimulante na fase folicular inicial, estradiol e níveis de hormônio antimülleriano) não é atualmente recomendado pela ASRM para a avaliação de aborto recorrente. A ROD pode explicar o risco mais elevado de aborto causado pelo maior risco de aneuploidia e pode ajudar a orientar as pacientes sobre os próximos passos. Cada vez mais, a FIV com rastreamento cromossômico dos embriões é oferecida como opção de tratamento a mulheres com perda gestacional recorrente,[351] porém o sucesso é mínimo na presença de ROD e pode não ser maior do que o sucesso alcançado sem intervenção.[352]

Infecção materna

A associação de infecção com aborto recorrente está entre as possíveis causas de perda gestacional mais controversas e pouco exploradas. Todas as infecções do sistema genital por bactérias, vírus, parasitas, zoonoses e fungos foram teoricamente associadas à perda gestacional, todavia os patógenos geralmente estudados são micoplasmas, ureaplasmas, clamídias e β-estreptococos.[66,67] Dispõe-se de dados que tratam diretamente dos papéis de alguns desses organismos propostos na perda gestacional recorrente. Em um ensaio clínico comparativo prospectivo, no qual participaram 70 pacientes com perda gestacional recorrente, não foi constatada nenhuma elevação de quaisquer marcadores de infecção presente ou passada por *Chlamydia trachomatis* em comparação a controles.[68] Por outro lado, um ensaio clínico prospectivo de porte muito grande demonstrou a existência de uma ligação entre a detecção de vaginose bacteriana e a história de perda gestacional no segundo trimestre em 500 pacientes com perda gestacional recorrente.[69] Nesse estudo, o risco de detecção de vaginose bacteriana apresentou uma correlação positiva com o tabagismo.

O mecanismo etiológico que associa organismos específicos à perda gestacional isolada ou recorrente ainda não foi esclarecido e certamente deve ser diferente dos microrganismos infecciosos. Alguns vírus, como o herpes-vírus simples e o citomegalovírus humano, podem infectar diretamente a placenta e o feto.[70,71] A consequente vilosite e a destruição tecidual relacionada podem levar à interrupção da gravidez. Outra possibilidade teórica que justifica a realização de um estudo é o fato de que a perda gestacional precoce associada à infecção pode resultar de ativação imunológica em resposta aos microrganismos patológicos. Numerosas evidências respaldam o papel desempenhado por esse mecanismo em eventos adversos que ocorrem posteriormente durante a gestação, como restrição do crescimento intrauterino, ruptura prematura das membranas e parto pré-termo.[72,73] Por outro lado, mecanismos que protegem o feto da rejeição autoimune também podem impedir o reconhecimento e a eliminação de células placentárias infectadas por vírus. Isso poderia promover potencialmente períodos de crescimento infeccioso descontrolado de alguns dos microrganismos patogênicos que entram no sistema genital.[74]

A endometrite crônica, definida como a presença assintomática de plasmócitos documentados ao exame histológico de amostra de biopsia endometrial, pode estar associada ao aborto recorrente. Os estudos realizados mostraram uma prevalência de 7 a 13%, com base apenas na avaliação morfológica,[353,354] e de até 56% em pacientes com perda gestacional recorrente.[354] A endometrite crônica está associada a infecções anteriores e à retenção de tecido da gravidez, e, apesar de dificuldades de determinar a causa e o efeito, o tratamento com antibióticos proporciona uma taxa mais elevada de nascidos vivos em gestações subsequentes em alguns estudos.[353,354] A biopsia de endométrio para o diagnóstico e o tratamento da endometrite crônica não é recomendada por grupos de especialistas, e são necessários estudos de maior porte antes de implementação da avaliação e do tratamento na prática de rotina.

Fenômenos imunológicos

A implantação do embrião e a manutenção da gravidez representam uma delicada interação e equilíbrio entre os sistemas imunes, hormonais e da coagulação da mãe e do embrião/feto. A rejeição materna dos antígenos paternos e a disfunção do sistema imune como causa de aborto recorrente têm sido extensamente exploradas, porém permanecem controversas.[75] O exame laboratorial para disfunção imune pode ser enganoso, e os tratamentos com o objetivo de obter imunossupressão materna podem ter efeitos colaterais significativos. Grupos de especialistas têm omitido o teste imune e recomendam não produzir uma imunossupressão intensa como tratamento para o aborto recorrente inexplicado.[338]

Uma breve revisão de alguns dos conceitos importantes em imunologia básica é justificada para abordar discussões sobre exames e tratamento. **Classicamente, as respostas imunes são divididas em respostas inatas e adquiridas. As respostas inatas representam a primeira linha de defesa do corpo contra a invasão de patógenos.** Elas são rápidas e não são específicas para antígenos. Os tipos celulares e os mecanismos normalmente considerados vitais para a imunidade inata incluem a ativação do complemento, a fagocitose por macrófagos e a lise por células *natural killer* (NK) e células T *natural killer* (NKT) e, possivelmente, por células T γ δ+ TCR. **Em contrapartida, as respostas imunes adquiridas são específicas para antígenos e são mediadas, em grande parte, pelas células T e células B. As respostas adquiridas podem ser ainda divididas em primárias (respostas associadas ao contato inicial com o antígeno) e secundárias (respostas amnésticas rápidas e poderosas associadas ao subsequente contato com o mesmo antígeno).**

A especificidade de antígeno é regulada por dois conjuntos de genes no complexo principal de histocompatibilidade (MHC) localizado no cromossomo 6 em seres humanos. **As moléculas do MHC da classe I (antígeno leucocitário humano [HLA]-A, -B e -C) estão presentes na superfície de quase todas as células do corpo humano e são importantes para a defesa contra patógenos intracelulares, como infecção viral, e para a transformação oncogênica.** As moléculas MHC da classe I atuam como importantes ligantes para o receptor de células T nas células T citotóxicas/supressoras CD8+ e para uma variedade de receptores nas células NK.[76] **Por outro lado, as moléculas MHC da classe II (HLA-DR, HLA-DP e HLA-DQ) estão presentes na superfície de um número limitado de células apresentadoras de antígenos, incluindo células dendríticas, macrófagos e monócitos, células B** e células teciduais específicas, como as células de Langerhans na pele. Essas moléculas são importantes para a defesa contra patógenos extracelulares, como bactérias. O principal ligante do MHC da classe II é o receptor de células T nas células T auxiliares CD4+.

A tolerância imune é um conceito muito importante em imunologia que tem aplicação particular na gravidez. A passagem de células T derivadas da medula óssea pelo timo fetal durante o desenvolvimento inicial foi bem descrita. Nesse período de desenvolvimento, as células T deparam-se com um processo denominado educação tímica, durante o qual as células T que expressam o correceptor CD4 ou CD8 são selecionadas, e as células autorreativas são efetivamente eliminadas. Essa formação promove tolerância das células T, possibilitando a seleção e a sobrevivência exclusivamente das células que reconhecem o não próprio e que não reagirão contra o próprio.[80,81]

Mecanismos imunes celulares

Três questões principais resumem grande parte do pensamento teórico sobre a manutenção da gravidez e a imunologia reprodutiva:

1. Quais células imunes povoam o sistema genital, em particular nos locais de implantação?
2. Como as características de apresentação do antígeno diferem na interface materno-fetal?
3. Quais mecanismos reguladores afetam especificamente as células imunes do sistema genital?

Células residentes: células natural killer e células reguladoras T

As células imunes que povoam o sistema genital exibem muitas características que as distinguem de seus equivalentes periféricos. Em particular, o endométrio humano é povoado por células T, macrófagos e células semelhantes às NK, porém observa-se a presença de um número muito pequeno de células B. As proporções relativas dessas células residentes variam com o ciclo menstrual e modificam-se drasticamente no início da gravidez. Próximo ao momento da implantação, um determinado tipo celular representa 70 a 80% da população endometrial total de linfócitos.[82,83] Essas células são designadas por uma variedade de nomes, incluindo linfócitos granulares deciduais (LGD), linfócitos granulares grandes (LGG) e células NK deciduais. Essa heterogeneidade de nomes reflete o fato de que esse tipo particular de célula difere de células semelhantes isoladas da periferia, embora a maioria acredite que seja uma variante da célula NK. Enquanto a maioria das células NK periféricas tiver uma baixa expressão de CD56 (CD56^{dim}) na superfície celular e expressar níveis elevados de CD16, o receptor de imunoglobulina responsável pela citotoxicidade celular dependente de anticorpos mediada por NK, as células localizadas na decídua uterina e no local de implantação da placenta serão, em grande parte, CD56^{bright} e CD16^{dim} ou CD16.[84] Se essas células endometriais incomuns forem consideradas células NK, o local de implantação representa o maior acúmulo de células NK em qualquer estado de saúde ou doença humanos. Essas células NK deciduais exibem uma função citotóxica bastante precária, porém são potentes secretoras de citocinas.[85,86] O equilíbrio entre receptores ativadores e inibidores expressos em sua superfície celular determina os padrões finais de destruição *versus* secreção.[87,88]

O papel das células NK na reprodução e no aborto recorrente é controverso. Alguns estudos mostram a presença de níveis elevados de células NK CD56 (as que apresentam receptores ativadores tipo *killer*) no sangue periférico de mulheres com perda gestacional recorrente em comparação a controles,[89,90] enquanto outros estudos não demonstram nenhuma diferença.[355,356] Os estudos que mostram uma diferença podem ser inerentemente falhos. A maioria das pacientes com aborto recorrente incluídas no estudo eram nulíparas, enquanto as mulheres que serviram de controle eram multíparas.[357] Uma gravidez anterior bem-sucedida pode induzir mudanças permanentes em subgrupos de células NK.[358] Alguns estudos mostraram que a presença de um nível mais elevado de citotoxicidade NK no sangue periférico antes da gravidez resultou em maior taxa de perda gestacional,[359] enquanto outros estudos constataram uma citotoxicidade NK semelhante em perda gestacional recorrente, com perda gestacional subsequente ou nascidos vivos.[360] Os resultados de estudos dos níveis de células NK nos tecidos endometriais no aborto recorrente variam, e alguns deles mostram níveis mais altos de células NK CD56 no tecido endometrial de pacientes com perda gestacional recorrente,[94] enquanto outros apresentam níveis mais baixos.[95] A interpretação dos níveis de células NK no tecido endometrial pode ser limitado pela variabilidade inerente dos níveis durante todos os diferentes estágios do ciclo menstrual e pela acurácia questionável dos exames com o uso de imunoquímica ou citometria de fluxo.[361] Um forte argumento contra o uso de qualquer exame de células NK na avaliação de pacientes com aborto recorrente provém de um estudo prospectivo de grande porte mostrando que a alta toxicidade NK antes da gravidez não teve impacto na taxa subsequente de perdas gestacionais.[362]

Foi descrita uma subpopulação de células T CD4+ que, à semelhança de todos os linfócitos ativados, expressa fortemente CD25 em sua superfície celular.[77] Essas células CD4+ e CD25+ são identificadas mais especificamente pela presença intracelular do fator de transcrição *forkhead box* P3 (Fox P3) e foram denominadas linfócitos T reguladores (células Treg). Quando ativadas por autoantígenos, as células Treg podem suprimir as células inflamatórias ativadas. Elas secretam citocinas reguladoras, incluindo interleucina 10 (IL-10) e fator de crescimento transformador β (TGF-β).[77-79] Podem ter impacto ao evitar a destruição tecidual associada à inflamação e podem desempenhar um papel central na manutenção da gravidez. Em fêmeas de camundongos e mulheres grávidas, essas células CD4+ especializadas estão sistemicamente expandidas de maneira independente de aloantígenos e podem suprimir as respostas maternas adversas ao feto[92] e a ele mesmo.[93]

A decídua humana contém células efetoras imunes características. Foi relatado que essas populações de células imunes estão alteradas em pacientes com perda gestacional recorrente, mas não em pacientes que apresentam perda gestacional espontânea isolada.[91,94-96] A maioria das investigações sobre a possibilidade de as alterações dessas células (incluindo células T, células NK deciduais e células NKT) determinarem o desfecho da gravidez é dificultada, pelo número insuficiente de pacientes para obter conclusões significativas. São necessárias pesquisas adicionais para compreender o papel das células NK e das células T reguladoras na reprodução e no aborto. Grupos de especialistas não recomendam a realização de teste para citotoxicidade das células NK ou células Treg em pacientes com perda gestacional recorrente, e qualquer tratamento direcionado especificamente para supressão dessas células imunes só deve ser efetuado no contexto de um ensaio clínico.

Apresentação de antígenos na interface materno-fetal

Historicamente, foi proposto que o aloenxerto trofoblástico em processo de implantação poderia se tornar antigenicamente invisível, para evitar a detecção imune pelo hospedeiro materno. Poderia infrarregular sua expressão dos antígenos de transplante codificados pelo MHC (alguns dos quais seriam de origem paterna) e, assim, evitar o seu reconhecimento como estranho. Embora os estudos de imunologia tenham tornado essa teoria obsoleta, o feto em processo de implantação utiliza essa estratégia, na medida[97] que as células trofoblásticas placentárias não expressam moléculas MHC da classe II.[98,99] **Diferente de quase todas as outras células do corpo humano, as células trofoblásticas não expressam os antígenos de transplante do MCH clássico da classe I, HLA-A e -B.** Em vez disso, uma subpopulação de células placentárias, especificamente as células do citotrofoblasto extraviloso, expressam os produtos clássicos do MHC da classe I HLA-C, e os produtos não clássicos, HLA-E, -F e -G.[74,100-104] Essas células citotrofoblásticas extravilosas são de particular interesse, visto que elas se caracterizam por um notável potencial invasivo.[105,106] Essas células deslocam-se das extremidades das vilosidades de fixação da placenta humana, invadindo profundamente a decídua materna, e algumas delas substituem células nas paredes dos vasos arteriais deciduais.[105-107] Embora as características invasivas do citotrofoblasto extraviloso possam refletir mecanismos não relacionados com o MHC, incluindo modificação bem descrita das integrinas, o contato íntimo dessas células de origem fetal com células efetoras imunes maternas expõe o feto ao reconhecimento como estranho,[108] e agora é evidente que a mulher grávida reconhece e responde a antígenos de origem paterna. Essas respostas parecem ser essenciais para manutenção da gravidez, mas precisam ser rigorosamente reguladas.

Não se sabe por que todas as células placentárias infrarregulam a expressão de HLA-A e -B, enquanto o citotrofoblasto extraviloso invasivo expressa HLA-C, -E e -G. Essa área de investigação está repleta de hipóteses e estudos. Como as células NK do sistema imune inato reconhecem e destroem células que não expressam o MHC, a infrarregulação completa do MCH deveria fazer as células trofoblásticas atuarem como alvos para as células NK disseminadas nos locais de implantação.[88,97] Além de possível proteção contra a destruição direta mediada pelas células NK, a expressão de HLA-C, -E e -G pelas células trofoblásticas pode ter uma variedade de outras finalidades. As interações mediadas por receptores de célula NK com produtos do MCH do citotrofoblasto extraviloso modulam os perfis de expressão de citocinas na interface materno-fetal.[85,86] **A expressão do MHC ajuda na invasão decidual e vascular pelo trofoblasto, uma atividade essencial para o desenvolvimento apropriado da placenta.**[109] Embora as correlações definitivas entre padrões de expressão do MHC da classe I placentários e a perda gestacional recorrente permaneçam controversas, a expressão trofoblástica de HLA-G foi ligada a outros distúrbios de invasão placentária, como a pré-eclâmpsia.[109,110] Em alguns estudos, mas não em todos, mutações genéticas no *locus* HLA-G foram associadas à perda gestacional recorrente.[111-114] Os produtos do MHC do trofoblasto solúveis ou secretados podem ajudar no desenvolvimento da tolerância imune materna à placenta.[115] Foi constatado que o HLA-G solúvel suprime a função dos linfócitos T e das células NK e induz a expansão das células Treg em seres humanos.[116]

A expressão aberrante de determinantes do MHC da classe II ou a expressão aumentada do MHC classe I no sinciciotrofoblasto em resposta à IFN-γ[117] poderiam mediar a perda gestacional ao aumentar o ataque pelas células T citotóxicas.[118] Essa teoria parece improvável, visto que a expressão dos antígenos clássicos do MHC não parece ser induzida em tecidos abortados de mulheres que apresentam uma ou mais perdas gestacionais.[118] Os genótipos do MHC da classe II parecem afetar a suscetibilidade a uma variedade de doenças, incluindo diabetes melito e outras doenças autoimunes. **Foi relatada uma associação semelhante entre a tipagem MHC da classe II e o desfecho adverso da gravidez para a perda gestacional recorrente.**[119,120]

Regulação das células imunes deciduais

As características das interações entre as células efetoras imunes deciduais e o feto em processo de implantação podem ser determinadas por outros fatores, além daqueles já mencionados. Como seria possível prever, esses efeitos reguladores frequentemente são objeto de pesquisas, visto que eles podem oferecer um esclarecimento mais direto em relação a possíveis tratamentos de distúrbios imunomediados da manutenção da gravidez. **Aqui, serão discutidos três desses mecanismos reguladores: (a) alterações nos fenótipos das células T auxiliares, (b) hormônios reprodutivos e imunossupressão e (c) metabolismo do triptofano.**

As respostas imunes estimuladas por antígenos envolvendo as células T CD4± podem ser divididas em duas grandes classes: as respostas das células T auxiliares 1 (TH1) e as respostas das células T auxiliares 2 (TH2). Essa subclassificação é evidentemente simplificada, porém tem sido útil na definição geral dos tipos de respostas imunes com base nas características das células CD4± presentes e suas citocinas associadas. As citocinas são moléculas de sinalização secretadas pelas células imunes, que se ligam a receptores em outras células imunes para estimular ou inibir a função. As células imunes TH1 e TH2 expressam diferentes citocinas com funções distintas, e os estudos realizados sugerem que a implantação bem-sucedida do embrião ocorre, em última análise, em um ambiente com predomínio de TH2, e podem ocorrer desfechos negativos da gravidez se o equilíbrio favorecer um ambiente com predomínio de TH1.[363] Os estudos realizados sugeriram que as citocinas do tipo TH1 podem ser prejudiciais para o embrião em desenvolvimento e em processo de implantação[121,122] e ressaltaram que algumas pacientes com perda gestacional recorrente apresentam uma desregulação local da resposta imune das células T auxiliares a antígenos, com desvios típicos para as respostas inflamatórias de TH1 na interface materno-fetal.[123,124] Isso é difícil de estudar e comprovar, tendo em vista que a população de células imunes dominantes (TH1 ou TH2) é habitualmente determinada pelos níveis de citocinas no sangue periférico, e as citocinas exibem seus resultados em intervalos próximos. As medições das citocinas no sangue periférico, em biopsias de endométrio ou lavado de tecido decidual, são propensas a dificuldades técnicas, e ainda não foram formuladas conclusões sobre as citocinas e o seu papel na perda gestacional recorrente. O TNF-α é uma citocina que habitualmente pode ser detectada com facilidade no sangue por meio da maioria dos ensaios disponíveis e pode constituir um bom marcador de inflamação. Os estudos realizados mostraram níveis mais elevados de TNF-α em mulheres com perda gestacional recorrente no início da gravidez.[364]

Embora muitos mecanismos tenham como objetivo evitar o reconhecimento imune materno do feto que se implanta, as pesquisas realizadas em seres humanos e animais indicam que ocorrem respostas imunes aos antígenos fetais.[126-128] **Por conseguinte, a regulação dessa resposta na interface materno-fetal pode ser crucial.** Os hormônios reprodutivos apresentam efeitos drásticos sobre a imunidade celular periférica, conforme demonstrado por diferenças bem documentadas e notáveis da resposta imune entre os sexos.[129] Em mulheres grávidas, os níveis desses hormônios potencialmente imunossupressores são muito elevados na circulação. O fato de que os níveis desses hormônios na interface materno-fetal podem ser acentuadamente mais altos do que os níveis na circulação materna durante a gravidez pode ajudar a explicar uma aparente inconsistência: com algumas exceções, a resposta imune geral durante a gravidez parece mudar pouco, enquanto a modulação local na interface materno-fetal pode ser vital.[130]

Foi sugerido que os efeitos imunossupressores da progesterona no sistema genital são pelo menos parcialmente responsáveis pela manutenção do feto semialogênico implantado.[131] Estudos *in vitro* mostraram que a progesterona media a supressão da função efetora das células T ao alterar os canais de potássio da membrana e a despolarização da membrana celular. Por sua vez, essa ação afeta as cascatas de sinalização do cálcio intracelulares e a expressão gênica e pode ser mediada por receptores de esteroides não clássicos ou pode nem envolver a participação de nenhum receptor.[132-134] As alterações mediadas pela progesterona na expressão gênica das células T foram associadas ao desenvolvimento de respostas das células TH2 e a um aumento da expressão do fator inibitório da leucemia (LIF).[135] Como a mudança do ambiente imune intrauterino de TH2 para TH1 foi associada à perda gestacional espontânea precoce, as concentrações intrauterinas elevadas de progesterona, que são características do início da gravidez, podem promover um ambiente imune que favoreça a manutenção da gravidez.[123] Até o momento, evidências *in vitro* indicam que a progesterona pode inibir a proliferação de células T CD8+ induzida por mitógenos e a secreção de citocinas por essas células e também pode alterar a expressão de um fator de transcrição que impulsiona o desenvolvimento das células TH1.[136,137]

Os níveis de estrogênio aumentam acentuadamente durante a gravidez, e a atenção concentrou-se no papel do estrogênio na imunomodulação. Um grupo de estudos realizados em animais mostrou que os estrogênios melhoram as respostas imunes em machos após traumatismo e hemorragia significativos, suprimem a imunidade celular após lesão térmica e protegem contra a rejeição crônica de aloenxerto renal.[138,140] *In vitro*, os estrogênios parecem infrarregular as reações de hipersensibilidade de tipo tardio (DTH) e promover o desenvolvimento de respostas imunes do tipo TH2, particularmente nas concentrações elevadas de estrogênio típicas da gravidez.[141,142] Em fêmeas de camundongos, foi constatado que as elevações do estrogênio recrutam as células Treg para o útero.[390]

Outro mecanismo regulador proposto para a indução de tolerância materna ao aloenxerto fetal envolve o aminoácido triptofano e a sua enzima de catabolismo, a indolamina 2,3-dioxigenase (IDO). A hipótese de tolerância pela IDO na gravidez baseia-se em dados mostrando que as células T necessitam de triptofano para a sua ativação e proliferação,[143] e alterações locais no metabolismo do triptofano na interface materno-fetal poderiam ativar ou falhar em suprimir a imunorreatividade materna antifetal.[144] Estudos realizados em fêmeas de camundongos mostraram que a inibição da IDO leva à perda de fetos alogênicos, mas não singênicos, e que esse efeito é mediado por linfócitos.[145] Essa suposição é respaldada por estudos que demonstram que *hamsters* alimentados com dietas ricas em triptofano apresentam taxas aumentadas de aborto.[146] A transposição dessa teoria para os seres humanos exige mais investigação. Entretanto, a demonstração da expressão de IDO na decídua uterina humana e a documentação de alterações nos níveis séricos de triptofano com o aumento da idade gestacional durante a gravidez humana estimulam mais interesse nesse possível mecanismo imunorregulador local.[147,148]

Mecanismos imunes humorais e síndrome do anticorpo antifosfolipídio

Existem respostas humorais a antígenos específicos da gravidez, e as pacientes com perda gestacional recorrente podem exibir respostas humorais alteradas a antígenos endometriais e trofoblásticos.[123,149] Entretanto, a maior parte da literatura sobre as respostas imunes humorais e a perda gestacional recorrente concentra-se em autoanticorpos inespecíficos de órgãos associados à SAF. Historicamente, acreditava-se que esses anticorpos de imunoglobulina G (IgG) e IgM fossem dirigidos contra fosfolipídios de carga negativa. Os fosfolipídios implicados com mais frequência na perda gestacional recorrente são a cardiolipina e a fosfatidilserina. Entretanto, os anticorpos antifosfolipídios frequentemente são dirigidos contra um cofator proteico, a β2 glicoproteína 1, que auxilia a associação do anticorpo ao fosfolipídio.[150–154] Os anticorpos antifosfolipídios foram originalmente caracterizados apenas por testes de coagulação prolongados dependentes de fosfolipídio *in vitro* (tempo de tromboplastina parcial ativada [TTPa], tempo de veneno de víbora de Russell) e por trombose *in vivo*. A associação desses anticorpos antifosfolipídios a complicações trombóticas foi denominada SAF, e, embora muitas dessas complicações sejam sistêmicas, algumas são específicas da gravidez – aborto espontâneo, natimorto, retardo do crescimento intrauterino e pré-eclâmpsia.[155,156] Uma reavaliação dos critérios utilizados para o diagnóstico de SAF resultou em acréscimos aos critérios de Sapporo anteriores e continua incluindo desfechos adversos da gravidez. Esses critérios, que foram validados clinicamente, são os seguintes:[156-158]

Para que uma paciente seja diagnosticada com síndrome de anticorpo antifosfolipídio, é necessária a presença de um ou mais critérios clínicos e um ou mais critérios laboratoriais:

Critérios clínicos

1. **Um ou mais episódios confirmados de trombose vascular de qualquer tipo:**
   - **Venosa**
   - **Arterial**
   - **De pequenos vasos.**

2. **Complicações da gravidez:**
   - **Três ou mais perdas gestacionais espontâneas consecutivas com menos de 10 semanas de gestação, com exclusão de anormalidades anatômicas e hormonais maternas e exclusão de anormalidades cromossômicas paternas e maternas**
   - **Uma ou mais mortes inexplicadas de feto morfologicamente normal com 10 semanas ou mais de gestação (morfologia fetal normal documentada por ultrassonografia ou por exame direto do feto)**
   - **Um ou mais partos prematuros de recém-nascido morfologicamente normal com 34 semanas ou menos de gestação, em consequência de pré-eclâmpsia grave ou insuficiência placentária.**

Critérios laboratoriais

O exame deve ser positivo em duas ou mais ocasiões, com avaliações em intervalo de 12 semanas ou mais:

1. **Níveis plasmáticos positivos de anticorpos anticardiolipina do isótipo IgG ou IgM em níveis médios a altos.**
2. **Níveis plasmáticos positivos de anticoagulante lúpico.**
3. **Anticorpos anti-β2 glicoproteína 1 do isótipo IgG ou IgM, em títulos acima do 99º percentil.**

A presença de anticorpos antifosfolipídios (anticardiolipina ou anticoagulante lúpico) e de anticorpos anti-β2 glicoproteína 1 durante a gravidez constitui um importante fator de risco para um desfecho adverso da gravidez.[150,151,159] Em uma grande série de casais com perda gestacional recorrente, a incidência da SAF ficou entre 3 e 5%.[66] A presença de anticorpos anticardiolipina entre pacientes com lúpus eritematoso sistêmico diagnosticado indica desfechos menos favoráveis da gravidez.[160]

Foram propostos vários mecanismos pelos quais os anticorpos antifosfolipídios poderiam mediar a perda gestacional.[161] Os anticorpos dirigidos contra fosfolipídios poderiam aumentar a síntese de tromboxano e diminuir a síntese de prostaciclina nos vasos placentários. O ambiente protrombótico resultante poderia promover constrição vascular, adesão plaquetária e infarto placentário.[162-164] Por outro lado, evidências *in vitro* de linhagens de células trofoblásticas indicam que a ação da IgM contra a fosfatidilserina inibe a formação do sinciciotrofoblasto.[165] A sinciciaização é necessária para a função adequada da placenta. Um estudo demonstrou que tanto as células citotrofoblásticas como as sinciciotrofoblásticas extravilosas sintetizam β2 glicoproteína 1, o cofator essencial para a ligação do anticorpo antifosfolipídio.[166] Embora forneça um esclarecimento da fisiopatologia, o valor prognóstico dos níveis séricos de anticorpos específicos contra a β2 glicoproteína 1 em relação ao desfecho da gravidez entre pacientes com perda gestacional recorrente é controverso e pode ser mais precário que o dos anticorpos anticardiolipina padrões.[167-169] Alguns pesquisadores propuseram que os soros de pacientes com perda gestacional recorrente positivos para anticorpos têm tendência particular a inibir a adesão do trofoblasto às células endoteliais *in vitro*.[170] Outros observaram o rápido desenvolvimento de aterosclerose nas artérias espiraladas deciduais de pacientes com teste positivo para anticorpos antifosfolipídios.[171] Outros ainda demonstraram que os níveis da molécula antitrombótica placentária – a anexina V – estão reduzidos nas vilosidades placentárias de mulheres com perda gestacional recorrente e resultados positivos dos anticorpos antifosfolipídios.[172] Entretanto, as evidências patológicas placentárias que sustentam a participação causal da SAF na perda gestacional são controversas. As lesões características dessa síndrome (infarto placentário, descolamento prematuro da placenta e hemorragia) normalmente estão ausentes em mulheres com anticorpos antifosfolipídios, e essas mesmas lesões podem ser encontradas na placenta de mulheres com aborto recorrente que não apresentam evidência bioquímica de anticorpos antifosfolipídios.[161,173-175]

Outro grupo de autoanticorpos que foram associados à perda gestacional recorrente é constituído pelos anticorpos antitireoidianos. Embora os dados disponíveis permaneçam um tanto controversos, vários pesquisadores demonstraram um aumento da prevalência desses anticorpos em mulheres com história de perda gestacional recorrente, mesmo na ausência de anormalidades endocrinológicas da tireoide.[52,56,57,176-178]

Foram propostos outros mecanismos mediados por anticorpos para a perda gestacional recorrente, incluindo anticorpos antiespermatozoides e antitrofoblasto, bem como deficiência de anticorpos bloqueadores, porém nenhum deles resistiu à prova do tempo.

É importante sugerir que durante essa discussão aprofundada dos mecanismos imunomediados da perda gestacional isolada e recorrente, a gravidez pode não necessitar de um sistema imune materno intacto. Esse conceito é respaldado por dados mostrando que animais e mulheres com agamaglobulinemia podem ter gestações bem-sucedidas.[180] Além disso, ocorrem nascimentos viáveis em mulheres com imunodeficiências graves, bem como em modelos murídeos que carecem de células T e B (camundongos com imunodeficiência combinada grave [IDCG]) e os que exibem ausência congênita do timo (camundongos desnudos).

Apesar do conhecimento de que a maioria dos abortos no primeiro trimestre é causada por aneuploidia e de que o único problema imunológico recomendado por grupos de especialistas para avaliação de rotina e tratamento para aborto recorrente seja síndrome do anticorpo antifosfolipídio, médicos em todo o mundo ainda realizam exames e tratam muitos distúrbios imunes diferentes em casais com perda gestacional recorrente. As pacientes e os médicos sentem-se pressionados para fornecer respostas e fazer intervenções no contexto da perda gestacional sem causa aparente e dos distúrbios imunes que podem ocasionar sentimentos de culpa na mulher e preocupação de que algo errado com ela esteja causando a rejeição de sua gravidez. A disfunção imunológica associada ao aborto e à perda gestacional recorrente continua sendo objeto de discussão, pesquisas adicionais e melhor compreensão. Os tratamentos imunossupressores podem resultar em prejuízo, e, até que se chegue a uma maior compreensão, a intervenção deve limitar-se às investigações no contexto dos ensaios clínicos aprovados pelo Institutional Review Board (IRB).

Fatores masculinos

A maioria das publicações que analisam os exames e tratamentos de casais com perda gestacional recorrente, incluindo este capítulo, recomenda a realização de apenas um exame no homem – o cariótipo do sangue periférico. O papel do homem na etiologia da perda gestacional recorrente não está bem estudado, porém há um número cada vez maior de publicações na literatura sugerindo que o desenvolvimento e a validação de novos exames e esquemas de tratamento para o homem podem ser benéficos.[181,182] O exame detalhado dos cromossomos do sangue periférico de homens cujas parceiras tiveram perda gestacional recorrente revelou uma incidência aumentada de microdeleções do cromossomo Y em comparação a homens em casais férteis e inférteis.[183] Estudos de pequeno porte demonstraram que em casais que tiveram perda gestacional recorrente, os homens apresentaram um aumento da incidência de aneuploidia cromossômica dos espermatozoides, particularmente dissomia do cromossomo sexual, em comparação a homens férteis.[184,365-367] O acréscimo de um exame especializado a uma análise convencional do sêmen em casais com aborto recorrente revelou reduções nas provas funcionais dos espermatozoides (edema hipo-osmótico, *status* do acrossomo, descondensação da cromatina nuclear) e aumento da fragmentação do DNA e peroxidação lipídica em comparação a homens férteis ou controles históricos.[185-187] Esses últimos resultados sugerem que esses homens podem apresentar níveis anormais de espécies reativas ao oxigênio no sêmen, ou que seus espermatozoides são particularmente sensíveis a essas substâncias. O estado de portador paterno da mutação MTHFR C677T e a hiper-homocisteinemia foram associados ao dano do DNA e à ocorrência de perda gestacional recorrente.[188] Um único estudo não controlado de pequeno porte que utilizou antioxidantes em parceiros masculinos de casais com perda gestacional recorrente que tinham níveis elevados de lesão do DNA dos espermatozoides ou peroxidação lipídica do sêmen, sugeriu resultados favoráveis do tratamento.[186] O único exame recomendado baseado em evidências para o homem em um casal com perda gestacional recorrente é o cariótipo do sangue periférico, enquanto os outros exames e intervenções ainda estão sob investigação. Com mais enfoque nos fatores masculinos em todos os aspectos da reprodução, deverão surgir mais informações sobre os fatores masculinos no aborto.

Outros fatores

É cada vez mais evidente que a implantação do blastocisto na decídua uterina envolve uma comunicação cruzada primorosamente programada entre o embrião e a mãe. Alterações nesse diálogo frequentemente resultam em implantação e desenvolvimento placentário inapropriados. Por exemplo, a perda gestacional recorrente tem sido associada a uma desregulação dos padrões de expressão dos fatores de crescimento do endotélio vascular (VEGF) na placenta em desenvolvimento e seus receptores correspondentes na decídua materna.[189] As propriedades de adesão celular e da matriz extracelular podem estar envolvidas nessa interação. O conceito de receptividade uterina foi incentivado pela descrição das integrinas endometriais e pelo momento sincronizado de mudança dessas integrinas durante a implantação.[190] Outros relataram níveis diminuídos de secreção endometrial de mucina e redução da liberação endometrial da molécula de adesão intercelular solúvel I em mulheres com história de perda gestacional recorrente.[191,192] A morte celular programada (apoptose) pode desempenhar um papel essencial para o desenvolvimento normal da placenta. Alterações em duas vias apoptóticas importantes – ligante Fas-Fas e bcl2 – foram associadas à perda gestacional recorrente e a um desfecho desfavorável da gravidez.[75,193]

Fatores ambientais

Diversos fatores ambientais têm sido associados à perda gestacional esporádica e espontânea inicial recorrente. Esses estudos são de difícil realização, visto que, entre seres humanos, todos devem ser retrospectivos e todos são confundidos por exposições ambientais alternativas ou adicionais. Todavia, os seguintes fatores têm sido associados à perda gestacional: exposição a medicamentos (p. ex., antiprogestágenos, agentes antineoplásicos, agentes anti-inflamatórios e anestésicos inalatórios), exposição à radiação ionizante, exposição prolongada a solventes orgânicos e exposição a toxinas ambientais, em particular ftalatos, bisfenol A e metais pesados.[194–197] Foi demonstrado que esses dois últimos apresentam efeitos endócrinos e imunes que poderiam levar a uma placentação inadequada e subsequente perda gestacional.[198,199] Lathi et al. mostraram que os níveis maternos de bisfenol A estão diretamente associados a um aumento no risco de aborto.[368] As associações entre perda gestacional espontânea e exposição a monitores de vídeo, fornos de micro-ondas, cabos de alta tensão e grandes altitudes (p. ex., comissárias de bordo) não são comprovadas.[200,201] Não há evidências concretas de que o exercício físico moderado durante a gravidez esteja associado ao aborto espontâneo. A associação entre estresse e risco de aborto é controversa.[369] Na ausência de anormalidades anatômicas cervicais ou de incompetência istmocervical, o coito não parece aumentar o risco de perda gestacional espontânea.[202,203]

A exposição a quatro substâncias em particular – álcool, cigarros, maconha e cafeína – merece atenção específica, pois todas foram associadas a um risco aumentado de aborto com achados muito variáveis. Embora existam alguns dados conflitantes, um estudo epidemiológico de porte muito grande mostrou que **o consumo de álcool durante o primeiro trimestre de gravidez, em níveis baixos, de apenas três drinques por semana, está associado a um aumento na incidência de perda gestacional espontânea.**[204-206] **O tabagismo foi associado a uma perda gestacional espontânea precoce,** entretanto, essas associações são controversas.[207-209] **O consumo de álcool e de tabaco pelo parceiro está relacionado com a incidência de violência doméstica, que, por sua vez, está associada à perda gestacional precoce.**[210] Não foi demonstrado que a maconha necessariamente aumente o risco de aborto no único estudo na literatura que investigou essa associação até o momento,[370] entretanto, estudos realizados mostraram efeitos desfavoráveis sobre a fertilidade feminina[371] e a masculina,[372] e as pacientes devem ser aconselhadas a evitar o uso de maconha até que outros estudos possam avaliar os riscos. Evidências somam-se a um volume crescente de estudos na literatura, sugerindo que **o consumo de café e outras bebidas cafeinadas no início da gravidez está associado a desfechos adversos da gravidez.**[207,211] Um relato lança dúvida sobre a definição de um limite mínimo para uso seguro de cafeína no primeiro trimestre de gravidez.[207]

A manutenção de um peso saudável pode diminuir o risco de aborto, visto que tanto peso abaixo do normal[373] como sobrepeso[374] têm sido associados a um aumento do risco de aborto. O risco de aborto esporádico e recorrente aumenta com a obesidade, e as teorias etiológicas incluem impacto sobre a qualidade dos gametas e receptividade uterina na concepção autóloga[375] e em gestações com óvulos doados.[212]

AVALIAÇÃO PRÉ-CONCEPÇÃO

[4] Os métodos de investigação que podem ser úteis para a avaliação do aborto espontâneo recorrente incluem a obtenção de uma anamnese completa do casal, a realização de uma avaliação física da mulher (com atenção para o exame pélvico) e uma quantidade limitada de exames laboratoriais **(Tabela 33.2)**.

Anamnese

Os aspectos importantes da anamnese incluem uma descrição de todas as gestações anteriores e suas sequências, bem como avaliação histológica e determinação do cariótipo em tecidos de abortos anteriores. De acordo com os relatos, cerca de 60% dos abortos que ocorrem antes de 8 semanas de gestação apresentam anormalidades cromossômicas. A maioria dessas gestações é afetada por algum tipo de trissomia, particularmente a trissomia do 16.[215,216] A anormalidade cromossômica isolada mais comum é a monossomia do X (45X), sobretudo em conceptos anembrionários.[217] Os abortos aneuploides são particularmente prevalentes em mulheres com mais de 35 anos de idade com perda gestacional recorrente.[8] As pesquisas sugerem maior taxa de aborto aneuploide em mulheres com perda gestacional recorrente que apresentam ROD em uma idade mais jovem.[349] Apesar de um tanto controversa, a detecção de aneuploidia em amostras de aborto pode ser menor quando o casal que apresenta abortos recorrentes for euploide. Por outro lado, alguns pesquisadores sugeriram que, como a aneuploidia é comum entre amostras de aborto de pacientes que sofreram perdas gestacionais espontâneas isoladas e recorrentes, se a aneuploidia for documentada em tecidos fetais obtidos de paciente com perda gestacional recorrente, essa perda não afetará o prognóstico na evolução de uma futura gravidez.[13]

A maioria das mulheres com perda gestacional recorrente tende a sofrer aborto espontâneo aproximadamente na mesma idade gestacional em gestações sequenciais.[218] Infelizmente, a idade gestacional em que ocorre a perda gestacional, determinada pelo último período menstrual, pode não ser precisa, visto que, com frequência, há um atraso de 2 a 3 semanas entre a morte do feto e os sinais de expulsão dos produtos da gravidez.[219] Se a paciente tiver realizado uma ultrassonografia no primeiro trimestre, a anamnese cuidadosa e a revisão detalhada dos registros podem revelar de maneira mais acurada o momento da morte fetal do que a idade gestacional com base no último período menstrual. A classificação em categorias primária ou secundária não é útil no diagnóstico ou no manejo de casais que apresentam aborto recorrente. Cerca de 10 a 15% dos casais não podem ser classificados nessas duas categorias, visto que, apesar de aborto na primeira gravidez, ele foi seguido de parto a termo antes de abortos subsequentes. Os grupos de especialistas excluem das diretrizes os abortos bioquímicos, definidos como um teste de gravidez positivo, porém com aborto antes que possam ser obtidas evidências histopatológicas ou na ultrassonografia. Há controvérsias em relação a essa recomendação. O aborto bioquímico pode causar sofrimento à paciente, e o médico pode sentir-se obrigado a efetuar uma investigação ou mesmo se sentir inseguro sobre a necessidade dessa investigação. Algumas evidências sugerem que as mulheres com abortos bioquímicos recorrentes ou com uma mistura de abortos bioquímicos e clínicos têm um prognóstico igualmente ruim para gestações subsequentes.[376,377] A necessidade de investigação é incentivada para o aborto clínico recorrente (ultrassonografia ou evidências histopatológicas),[338] mas não para os abortos bioquímicos.

Capítulo 33 • Perda Gestacional Recorrente

Tabela 33.2	Métodos de investigação úteis na avaliação da perda gestacional precoce recorrente.

Anamnese

1. Padrão, trimestre e características de perdas gestacionais anteriores
2. História de subfertilidade ou infertilidade
3. História menstrual
4. Infecções ginecológicas ou obstétricas prévias ou atuais
5. Sinais ou sintomas de distúrbios da tireoide, prolactina, de tolerância à glicose e de hiperandrogenismo (inclusive síndrome do ovário policístico)
6. História pessoal ou familiar de trombose
7. Características associadas à síndrome do anticorpo antifosfolipídio (trombose, teste falso-positivo para sífilis)
8. Outros distúrbios autoimunes
9. Medicamentos
10. Exposições ambientais, uso de substâncias ilícitas e comuns (particularmente cafeína, álcool, cigarros, maconha e exposição *in utero* ao dietilestilbestrol)
11. Relação genética entre os parceiros
12. História familiar de aborto espontâneo recorrente, de complicações obstétricas ou de qualquer síndrome associada a perdas embrionárias ou fetais
13. Exames diagnósticos e tratamentos prévios, incluindo, se disponíveis, testes cromossômicos dos produtos da concepção

Exame físico

1. Exame físico geral, com atenção para:
   a. Obesidade
   b. Hirsutismo/acantose
   c. Exame da tireoide
   d. Exame das mamas/galactorreia
   e. Exame pélvico
      1. Anatomia
      2. Infecção
      3. Traumatismo
      4. Estrogenização
      5. Masculinização

Exames laboratoriais

1. Cariótipo do sangue periférico dos pais (ambos os parceiros)
2. Teste cromossômico dos produtos da concepção
3. Histerossalpingografia, ultrassonografia transvaginal tridimensional, histerossonografia ou histeroscopia ambulatorial seguidas de histeroscopia/laparoscopia, se for indicado
4. Nível sérico de hormônio tireoestimulante
5. Nível sérico de prolactina
6. Nível sérico de HbA$_{1c}$
7. Rastreamento para anticorpo antifosfolipídio
   a. Níveis de anticorpo anticardiolipina (IgG e IgM)
   b. Anticoagulante lúpico (tempo de tromboplastina parcial ativado ou veneno de víbora de Russell)
   c. Anticorpos anti-β2-glicoproteína 1 (IgG ou IgM)

É importante obter qualquer história de subfertilidade ou de infertilidade em casais com perda gestacional recorrente. Essa condição é definida como a incapacidade de conceber depois de 12 meses de relações sexuais sem proteção. Por definição, 15% de todos os casais preenchem esses critérios, e esse número aumenta para 33% em casais com perdas gestacionais recorrentes. Como muitos abortos ocorrem antes ou próximos ao momento do atraso da menstruação, a subfertilidade em pacientes com perda gestacional recorrente pode refletir, em alguns casos, abortos pré-clínicos recorrentes. A história do ciclo menstrual pode fornecer informações sobre a possibilidade de oligo-anovulação ou de outras anormalidades endócrinas relevantes em pacientes com perda gestacional recorrente. Uma história pessoal e familiar de eventos trombóticos ou de anormalidades renais pode fornecer informações vitais. Deve-se considerar especificamente uma história familiar de perdas gestacionais e de complicações obstétricas. Deve-se obter informações detalhadas sobre exposição a substâncias e fatores ambientais.

Exame físico

Deve-se efetuar um exame físico geral para detectar sinais de doença metabólica, incluindo SOP, diabetes melito, hiperandrogenismo e distúrbios da tireoide ou da prolactina. Durante o exame pélvico, deve-se verificar sinais de infecção, a ocorrência de exposição ao DES e traumatismo prévio. A estrogenização das mucosas, a anatomia cervical e vaginal e o tamanho e formato do útero devem ser determinados.

Exames recomendados

A avaliação laboratorial de casais com perda gestacional recorrente inclui os seguintes exames:

1. Análise cromossômica dos produtos da concepção.
2. Cariotipagem do sangue periférico dos pais por técnicas de bandeamento.

3. Avaliação da cavidade intrauterina por histeroscopia ambulatorial, histerossonografia, ultrassonografia transvaginal tridimensional ou histerossalpingografia, seguida de histeroscopia cirúrgica se for encontrada uma anomalia passível de correção.[220]
4. Provas de função da tireoide, incluindo níveis séricos de TSH.
5. Anticorpos anticardiolipina, anticorpos anti-β2 glicoproteína 1 e anticoagulante lúpico (TTPa ou tempo de veneno de víbora de Russell).
6. Prolactina.
7. HbA$_{1c}$.

Exames de utilidade não comprovada

Diversas ferramentas de avaliação laboratorial estão em fase de pesquisa para uso em pacientes com história de perda gestacional recorrente. Os resultados ainda são muito preliminares para justificar a sua recomendação sem restrição, ou os estudos realizados sobre o seu uso têm sido demasiado contraditórios para possibilitar a determinação final de seu valor.

Os exames em fase de pesquisa com evidências a favor de sua utilização incluem:

1. No terceiro dia do ciclo, avaliação da reserva ovariana utilizando os níveis séricos de hormônio foliculoestimulante, estradiol e hormônio antimülleriano. Aparentemente, ROD pode prever um risco maior de embriões aneuploides e aborto em todas as pacientes, incluindo aquelas com perda gestacional recorrente.[64,65,349]
2. O teste para anticorpos antitireoidianos em mulheres com perda gestacional recorrente permanece controverso, porém está ganhando aceitação rapidamente.[52-54,57,176-178] Os pesquisadores demonstraram um aumento da prevalência desses anticorpos em mulheres com história de perda gestacional recorrente, mesmo na ausência de anormalidades endócrinas da tireoide.[53,54,56,177]
3. Biopsia de endométrio para endometrite com plasmócitos/crônica.

Exames em fase de investigação e a maior parte da pesquisa não demonstra nenhum benefício clínico.

a. Exames para trombofilia (FVL, mutação do gene da protrombina, deficiência de proteína C, deficiência de proteína S, deficiência de antitrombina III, níveis de homocisteína, mutação de MTHFR). Outrora popular em pacientes com perda gestacional recorrente, as evidências mostram um valor limitado na realização de exames ou tratamento da trombofilia para prevenção de aborto ou desfecho adverso da gravidez, a não ser que as pacientes tenham uma história pessoal ou familiar de trombose.
b. Exames para evidências periféricas de desregulação das citocinas TH1/TH2.
c. Testes de células NK no sangue periférico ou no endométrio.
d. Pode-se considerar a realização de culturas cervicais para micoplasma, ureaplasma e clamídias.
e. O teste para evidência sorológica de SOP com determinação dos níveis de LH ou de androgênio pode ser útil.[43-46]

Exames não recomendados para avaliação em pacientes com perda gestacional recorrente.

1. As avaliações que envolvem pesquisa extensa para autoanticorpos ou aloanticorpos séricos ou de locais específicos (incluindo anticorpos antinucleares e anticorpos citotóxicos antipaternos) têm alto custo e valor não comprovado. Com frequência, seu uso comprova o princípio estatístico de que, se o número de exames realizados alcançar um limite crítico, os resultados em pelo menos um deles será positivo em todas as pacientes.
2. A determinação do perfil do HLA dos genitores nunca é indicada em populações não consanguíneas. Os achados de que o compartilhamento de HLA está associado a desfechos adversos da gravidez limitam-se estritamente às populações específicas estudadas, que apresentam níveis muito altos e constantes de casamento dentro de uma comunidade limitada.[179]
3. O uso de culturas mistas de linfócitos não demonstrou ser útil. Outros testes imunológicos também são desnecessários, a não ser que esses exames sejam realizados, com consentimento informado, sob um protocolo específico de estudo, no qual os custos desses testes experimentais não são pagos pelo casal ou pelo seu seguro.
4. São necessários outros estudos antes que se possa justificar clinicamente a realização de determinações de células ou fatores supressores, citocinas, oncogenes e fatores de crescimento, ou avaliação de fatores embriotóxicos.
5. Biopsia de endométrio para defeito da fase lútea.

AVALIAÇÃO PÓS-CONCEPÇÃO

Após a concepção, aconselha-se proceder a um monitoramento rigoroso de pacientes com história de perda gestacional recorrente, de modo a fornecer apoio emocional e confirmar uma gravidez intrauterina e sua viabilidade. Apesar de controversos, alguns estudos recomendam o monitoramento rigoroso no primeiro trimestre em mulheres com história de perda gestacional recorrente em consequência de maior incidência de gravidez ectópica e gestação molar completa nessa população.[56,222-226] A determinação dos níveis séricos de β-hCG pode ser útil no monitoramento da gravidez inicial até que se possa realizar uma ultrassonografia, entretanto, nem todas as gestações que falham são precedidas por níveis inadequados de β-hCG.[227] Se for utilizado, o monitoramento dos níveis séricos de β-hCG deve ser seriado, desde o momento do atraso menstrual até que o nível alcance cerca de 1.200 a 1.500 mUI/mℓ, quando se realiza uma ultrassonografia e se interrompe a coleta de amostras de sangue. Outras determinações hormonais raramente têm benefício, visto que os níveis frequentemente são normais até ocorrer morte fetal ou aborto.[228]

Se a gravidez tiver sido confirmada, porém o acompanhamento clínico preencheu critérios recém-definidos do insucesso da gravidez,[378] recomenda-se a intervenção para acelerar a interrupção da gravidez e obter uma amostra de tecido para análise do cariótipo. **9 Nunca é demais enfatizar a importância de efetuar a análise do cariótipo de tecidos obtidos após o aborto em uma mulher com abortos recorrentes. Os resultados podem sugerir anomalias do cariótipo nos pais, e as pacientes relatam ser importante receber essa informação.[379] A documentação de aneuploidia pode ter implicações prognósticas importantes e pode orientar intervenções futuras.** A análise dos custos demonstrou que a determinação do cariótipo é financeiramente prudente em pacientes com história de perda gestacional recorrente.[229] A análise por cariotipagem tradicional falha em 20 a 40% das vezes, devido às dificuldades de obter o crescimento de células a partir dos produtos da concepção, e a interpretação dos resultados pode ser limitada em consequência da contaminação por células maternas.[380] Técnicas de análise, como hibridização genômica comparativa, fornecem resultados em mais de 90% dos casos e podem diferenciar os resultados 46XX de contaminação por células maternas.[230,380] Essa tecnologia pode ser utilizada sem que as amostras sejam frescas, necessárias para crescimento celular, e pode até mesmo ser realizada em amostras conservadas em formalina ou parafina.[231]

Nas gestações que evoluem, recomenda-se, para indicações obstétricas, o rastreamento durante o primeiro trimestre, utilizando o teste pré-natal não invasivo (NIPT), bioquímica materna e medição de translucência nucal fetal ou amostra de vilosidade coriônica. A amniocentese pode ser recomendada para avaliar o cariótipo fetal baseado em resultados de rastreamento anteriores. No futuro, a análise do cariótipo fetal poderá ser realizada em DNA isolado de eritrócitos fetais nucleados no sangue materno[232] ou a partir de amostra do trato genital inferior.[381]

TRATAMENTO

Os avanços no tratamento de pacientes com perda gestacional recorrente têm sido lentos. Apesar de rápida expansão dos conhecimentos sobre os mecanismos moleculares e subcelulares envolvidos na implantação e na manutenção inicial da gravidez, houve atraso na extensão desses conceitos para a prevenção da perda gestacional precoce recorrente. O progresso no tratamento da maioria das causas de perda gestacional recorrente tem sido dificultado por uma variedade de fatores. A definição da própria condição tem sido inconsistente. **É quase impossível comparar e avaliar os resultados de ensaios clínicos que envolvem pacientes com perda gestacional recorrente.** Com frequência, o desenho do ensaio clínico está abaixo do padrão, com falta de justificativa, ausência de grupos controle apropriados e análise estatística insatisfatória, limitando a possibilidade de tirar conclusões concretas a partir dos resultados fornecidos. Os dados epidemiológicos indicam que, de fato, a maioria das pacientes com história de perda gestacional recorrente terá uma gravidez bem-sucedida na próxima vez que conceber.[7] Por essas razões, e com poucas exceções, a maioria dos tratamentos para perda gestacional recorrente devem ser considerados experimentais. Até que outros estudos sejam concluídos, os protocolos de tratamento que envolvem essas terapias devem ser utilizados apenas com consentimento informado e no contexto de um ensaio clínico bem desenhado, duplo-cego e controlado por placebo.

As opções terapêuticas comuns, porém controversas, para pacientes com perda gestacional recorrente incluem o uso de FIV com rastreamento cromossômico dos embriões antes da implantação, uso de ovócitos ou espermatozoides de doador, intervenções antitrombóticas, reparo de anomalias anatômicas, correção de quaisquer anormalidades endócrinas, tratamento de infecções e uma variedade de intervenções imunológicas e tratamentos farmacológicos. O tratamento de pacientes com aborto recorrente deve incluir monitoramento rigoroso da gestação, aconselhamento e apoio psicológicos e análise cariotípica dos tecidos de aborto subsequente.

Anormalidades genéticas

As evidências sugerem que em mulheres com história de três ou mais perdas gestacionais espontâneas, a chance de anormalidade cromossômica em uma perda gestacional subsequente é de 58%.[382] Em mulheres com perda gestacional recorrente que têm 35 anos de idade ou mais, a taxa de aneuploidia é muito maior, alcançando 80%.[8] A maioria das anormalidades cromossômicas identificadas em abortos são trissomias autossômicas, e acredita-se que sejam o resultado de não disjunção materna. Na maioria dos estudos, a idade materna aparece como fator de risco consistente e importante para trissomia. A ROD pode estar associada a uma maior taxa de aneuploidia em mulheres jovens com perda gestacional recorrente.[349] Dispõe-se de várias opções para pacientes que sofrem perda gestacional recorrente que têm um aborto identificado causado por trissomia. A primeira delas é engravidar novamente sem nenhuma mudança específica no manejo clínico, visto que essas anormalidades são esporádicas e têm pouca probabilidade de recorrência. Os estudos de pacientes com perda gestacional recorrente mostram que as mulheres que abortam conceptos com anormalidades cromossômicas têm mais probabilidade de conseguir uma gravidez subsequente com nascido vivo do que as mulheres que abortam conceptos cromossomicamente normais.[13,233] Uma segunda opção de tratamento consiste em rastreamento cromossômico de embriões antes da implantação, geralmente designado rastreamento genético pré-implantacional (PGS), e uma terceira opção envolve o uso de gametas de doador.

Como as anormalidades cromossômicas constituem a causa geralmente identificada de aborto, alguns argumentaram que o uso de rastreamento cromossômico de embriões é indicado para pacientes com perda gestacional recorrente. **Essa técnica envolve a biopsia de uma única célula de um embrião no estágio de clivagem (3º dia) ou biopsia de várias células de blastocistos (5º ou 6º dias), realizada por muitos laboratórios. Pode-se efetuar testes genéticos nessas células, para identificar a existência de anormalidades no número e na morfologia dos cromossomos.** Os embriões com diagnóstico de anormalidades genéticas seriam descartados, e apenas aqueles com resultados euploides seriam considerados apropriados para transferência no útero. A biopsia de células de embriões para rastreamento de doença específica causadora de mutações, como fibrose cística ou doença falciforme, geralmente designada diagnóstico genético pré-implantacional (PGD), é utilizada em muitos centros de tecnologia de reprodução assistida de reconhecimento internacional, entretanto, o uso do **rastreamento cromossômico** por meio de biopsia de embriões continua controverso, particularmente em pacientes com perda gestacional recorrente.

O uso do rastreamento cromossômico de embriões tem o potencial de reduzir a incidência de perda gestacional em consequência de uma anormalidade cromossômica no embrião. Entretanto, ainda não foram realizados estudos definitivos nessa população. O uso dessa tecnologia exige que a paciente seja submetida a um ciclo de FIV para obter embriões para biopsia, com custo significativo e intervenção médica. Embora vários estudos retrospectivos mostrem uma redução das taxas de aborto com essa técnica, vários ensaios clínicos prospectivos que utilizam o desfecho de gravidez bem-sucedida por ciclo iniciado não conseguem mostrar nenhum benefício significativo.[234-244] A FIV é invasiva e de alto custo, e muitas pacientes com perda gestacional recorrente concebem rapidamente sem intervenção, com alta probabilidade de nascido vivo em sua gravidez subsequente. Por conseguinte, há controvérsia sobre o grupo de controle ideal para um estudo de FIV com rastreamento cromossômico na população com perda gestacional recorrente. Deve ser de concepção natural ou de FIV sem a realização de teste nos embriões? Por fim, o prognóstico para uma paciente com perda gestacional recorrente realmente parece estar associado à análise cromossômica de abortos anteriores. As pacientes com perda gestacional recorrente que abortam embriões com anormalidades cromossômicas parecem ter melhor prognóstico do que as que abortam conceptos cromossomicamente normais, o que, mais uma vez, reforça a conduta expectante em pacientes com perda gestacional recorrente e história de concepto aneuploide. Por outro lado, as pacientes com prognóstico mais sombrio são aquelas que apresentam aborto de embriões cromossomicamente normais e que, portanto, não seriam beneficiadas com a FIV e o rastreamento cromossômico de embriões. Uma análise de intenção de tratar mostrou desfechos semelhantes de gestações em pacientes com perda gestacional recorrente que escolheram a conduta expectante em comparação às que optaram pela FIV com rastreamento cromossômico.[383] A eficácia do rastreamento cromossômico de embriões no tratamento de pacientes com perda gestacional recorrente continua sendo investigada, e os métodos de biopsia de embriões e testes genéticos continuam evoluindo.[242,243] À medida que essas técnicas são aperfeiçoadas e aumentam os conhecimentos sobre aneuploidia e recorrência, um subgrupo de pacientes com perda gestacional recorrente, como portadoras de translocações parentais, poderia se beneficiar dessa intervenção. A FIV com rastreamento cromossômico de embriões pode ser considerada, mas não fortemente recomenda, em pacientes com perda gestacional recorrente.

Outra opção para pacientes com aborto recorrente é o uso de ovócitos ou espermatozoides de doadores. Esse tratamento é útil em pacientes com perda gestacional recorrente que apresentam fatores genéticos parentais específicos e casais com ROD. As pacientes com translocações robertsonianas envolvendo cromossomos homólogos apresentam uma anomalia genética que sempre resulta em gametas desequilibrados, e recomenda-se o uso de ovócitos ou espermatozoides de doadores. O uso de gametas de doadores em pacientes com história de perda gestacional recorrente pode ser útil em outros casos em que casais estão em maior risco de prole desequilibrada, visto que um ou ambos os genitores prospectivos apresentam outros rearranjos cromossômicos, como translocações recíprocas. Nesses casos, foi demonstrado que o uso de gametas de doador é tão eficaz quanto o seu uso em pacientes semelhantes sem história de perda gestacional recorrente.[245] Recomenda-se o aconselhamento genético em todos os casos de translocação balanceada ou de aneuploidia embrionária. Os casais com ROD e/ou idade reprodutiva avançada correm mais risco de aborto e aneuploidia,[349] além de sucesso limitado com FIV e rastreamento cromossômico, e, portanto, devem ser aconselhados sobre a opção do uso de ovócitos de doador.

Anomalias anatômicas

A ressecção histeroscópica representa o tratamento mais moderno dos leiomiomas submucosos, das sinéquias e dos septos uterinos. Embora a sua eficácia tenha sido questionada, essa técnica parece limitar as sequelas pós-operatórias, enquanto mantém a melhora dos desfechos reprodutivos.[30,31,245-249] Seu uso foi ampliado com segurança para pacientes com exposição ao DES, hipoplasia uterina e anomalias de septo complicadas.[30,31,250] Pesquisas estão sendo realizadas para tentar aperfeiçoar a metroplastia histeroscópica padrão, que normalmente é realizada em centro cirúrgico sob anestesia geral, frequentemente com orientação laparoscópica. Foi relatado que a metroplastia transcervical guiada por ultrassonografia é segura e eficaz.[246] Os procedimentos ambulatoriais realizados no consultório, incluindo ressecção do septo sob orientação fluoroscópica ou de ultrassonografia, constituem opções interessantes.[247]

Em pacientes com história de aborto secundário à incompetência istmocervical, indica-se a cerclagem. Em geral, esse procedimento é realizado no início do segundo trimestre, após documentação da viabilidade fetal. A cerclagem deve ser considerada como intervenção primária em mulheres com anomalias uterinas associadas ao DES.

Anormalidades endócrinas

Alguns pesquisadores propuseram o uso de indução da ovulação para o tratamento da perda gestacional recorrente.[248,249] A teoria que sustenta o seu uso nessas pacientes baseia-se em hipóteses de que a indução da ovulação está associada a ovócitos mais saudáveis. Por sua vez, os ovócitos mais saudáveis podem diminuir a incidência de insuficiência da fase lútea por meio de um ambiente hormonal mais receptivo, que deve resultar em melhor manutenção da gravidez. Essa abordagem simplifica demais os mecanismos envolvidos na implantação e na manutenção da gravidez inicial. Até que seja apropriadamente estudado, o uso empírico da indução da ovulação no tratamento da perda gestacional recorrente sem causa aparente deve ser considerado com cautela. Evidências de estudos de pequeno porte indicam que o seu uso não é eficaz.[248] Contudo, a utilização da indução da ovulação em alguns subgrupos de pacientes com perda gestacional recorrente pode ser benéfica. Por exemplo, deve-se considerar a estimulação da foliculogênese com indução da ovulação ou suporte da fase lútea com progesterona em mulheres com insuficiência da fase lútea. Entretanto, a eficácia desses tratamentos não está comprovada.[250] A indução da ovulação poderia ser benéfica em mulheres com distúrbios de hipersecreção de androgênio e de LH, em particular após dessensibilização hipofisária com tratamento com agonista do hormônio de liberação das gonadotrofinas.[66] Esse tratamento permanece controverso, visto que o único ensaio clínico controlado, randomizado e prospectivo de grande porte não relatou nenhuma eficácia terapêutica, nem com supressão hipofisária pré-concepção, nem com suplementação de progesterona na fase lútea.[251]

As associações entre SOP, hiperandrogenismo, hiperinsulinemia e perda gestacional recorrente tornam apropriado o uso de agentes sensibilizadores da insulina no tratamento da perda gestacional recorrente.[43-46] Embora outros estudos sejam necessários, há um número cada vez maior de relatos que sustentam o seu uso sob essa condição.[252,253] O controle glicêmico antes da concepção é particularmente importante para mulheres que apresentam diabetes melito franco.[47,49] A reposição de hormônio tireoidiano pode ser útil nos casos de hipotireoidismo. Existem dados indicando que a terapia com hormônio tireoidiano pode ter algum benefício em pacientes eutireóideas com aborto recorrente e anticorpos antitireoidianos positivos e, possivelmente, até mesmo em todas as mulheres grávidas com níveis de TSH "eutireoidianos" entre 2,5 e 5 mUI/ℓ.[52-54,177] Em estudos limitados, o uso de agonistas da dopamina para normalizar os níveis de prolactina em pacientes com perda gestacional recorrente melhorou os desfechos de gestações subsequentes,[63] porém isso permanece controverso.[384] No manejo clínico da perda gestacional recorrente, a administração de bromocriptina não parece ter utilidade em mulheres que não apresentam distúrbio da prolactina.

Infecções

O tratamento empírico de antibióticos tem sido utilizado em casais com aborto recorrente, porém a sua eficácia não está comprovada. **Exames complexos para a identificação de fatores infecciosos em pacientes com perda gestacional recorrente e o uso de intervenções** terapêuticas não são justificados, a não ser que a paciente seja imunocomprometida ou que se tenha documentado uma infecção específica.[67] Nos casos de identificação de um microrganismo infeccioso, deve-se administrar antibióticos apropriados a ambos os parceiros, seguidos de cultura após o tratamento, para verificar a erradicação do agente infeccioso antes de tentar a concepção.

A endometrite crônica, definida como a presença assintomática de plasmócitos histologicamente documentados em uma biopsia de endométrio, pode estar associada ao aborto recorrente. Nos casos suspeitos de endometrite crônica, é difícil determinar a causa e o efeito; entretanto, em alguns estudos, o tratamento com antibióticos proporciona maior taxa de nascidos vivos em gestações subsequentes.[353,354] O tratamento da endometrite crônica não é recomendado por alguns especialistas, e são necessários estudos de maior porte antes da implementação da avaliação e do tratamento na prática de rotina.

Fatores imunológicos

[5] A perda gestacional recorrente imunomediada recebeu mais atenção do que qualquer outra causa etiológica isolada de perda gestacional recorrente. Entretanto, o diagnóstico e o tratamento subsequente da maioria dos casos permanecem indefinidos.[56,118,254-256] **A maioria dos tratamentos para uma possível perda gestacional recorrente relacionada com o sistema imune pode ter efeitos colaterais prejudiciais e deve ser considerada experimental**.

Terapias imunoestimulantes: imunização com leucócitos

A estimulação do sistema imune materno por meio de aloantígenos de leucócitos paternos ou de doadores mistos tem sido incentivada em pacientes com perda gestacional recorrente imunológica, porém os dados disponíveis não respaldam o seu uso e os efeitos colaterais podem ser perigosos. **Um dos maiores ensaios clínicos de avaliação da eficácia da imunização com leucócitos em pacientes com perda gestacional recorrente sem causa aparente faz parte do estudo Recurrent Miscarriage (REMIS).[258] Essa investigação foi de grande porte (mais de 90 pacientes por braço de tratamento), prospectiva, controlada por placebo, randomizada e duplo-cega. Não demonstrou nenhuma eficácia da imunização com leucócitos paternos em casais com perda gestacional recorrente sem causa aparente. A melhor das metanálises rejeita definitivamente o uso dessa terapia em pacientes com aborto recorrente.[259] A imunização com leucócitos está associada a um risco significativo para a mãe e o feto.**[231,232,260] Foram relatados vários casos de doença de enxerto-*versus*-hospedeiro, retardo acentuado do crescimento intrauterino e complicações autoimunes e isoimunes.[257,260-264] A aloimunização contra as plaquetas contidas na preparação de leucócitos paternos está associada a casos de trombocitopenia fetal potencialmente fatal. **Não há justificativa clínica para o uso rotineiro dessa terapia no aborto recorrente.**

Outras terapias imunoestimulantes foram propostas e abandonadas. Preparações intravenosas consistindo em vesículas de membrana plasmática das microvilosidades do sinciciotrofoblasto foram utilizadas para simular o contato das células fetais com o sangue materno que normalmente ocorre durante a gravidez.[265] A eficácia desse tratamento não foi estabelecida.[259,265,266] Foi também tentado o uso de supositórios de plasma seminal de terceiros, com base no conceito errôneo de que o TLX fazia parte de um sistema de controle idiotipo-anti-idiotipo.[267,268] Os supositórios de plasma seminal de terceiros para aborto recorrente não têm nenhuma justificativa científica e não devem ser utilizados.

Terapias imunossupressoras

As terapias imunossupressoras e outras terapias imunorreguladoras têm sido defendidas para casos em que se acreditava que o aborto fosse o resultado de anticorpos antifosfolipídios ou de imunidade celular inapropriada contra o feto em implantação. Problemas de desenho do estudo, incluindo o recrutamento de pequeno número de pacientes, a ausência de pré-estratificação por idade materna e número de abortos antes da randomização, e outras imprecisões metodológicas e estatísticas impedem afirmações definitivas sobre a eficácia terapêutica da maioria das abordagens imunossupressoras propostas.

Imunoglobulina intravenosa

As imunoglobulinas intravenosas (IGIVs) são compostas de amostras misturadas de imunoglobulinas coletadas de um grande número de doadores de sangue. Estudos sobre o uso da terapia com IGIV no tratamento da perda gestacional recorrente baseiam-se na teoria de que algumas pacientes com perda gestacional recorrente apresentam uma imunorreatividade excessiva ao feto em implantação. As IGIVs exercem efeitos imunossupressores, porém os mecanismos subjacentes a essa modulação imune estão apenas parcialmente elucidados. **Com base em um grande número de estudos de porte relativamente pequeno, que utilizaram uma variedade de protocolos de tratamento, ainda não se dispõe de evidências conclusivas para sugerir que o uso de IGIV no tratamento de pacientes com perda gestacional recorrente sem causa aparente (e presumivelmente imunológica) tenha qualquer benefício.**[261,269-273] Isso inclui um ensaio clínico recente que administrou IGIV a mulheres com perda gestacional recorrente secundária que foi interrompido precocemente, devido às análises intermediárias que não demonstraram qualquer efeito.[269] **A revisão da Cochrane sobre a imunoterapia na perda gestacional recorrente abordou a terapia com IGIV e relatou que o seu uso não modificou os desfechos de gravidez em pacientes com perda gestacional recorrente sem causa aparente nos demais aspectos.**[259,266] Entretanto, pode-se observar melhora das taxas de gravidez pós-tratamento quando a IGIV é administrada a pacientes específicas com perda gestacional autoimune associada à SAF.[274,275] O tratamento com IGIV na perda gestacional recorrente é de alto custo, invasivo, demorado e exige múltiplas infusões intravenosas durante a gestação.[276] O uso da IGIV na perda gestacional recorrente não é sustentado pelas evidências atuais e pode resultar em efeitos colaterais significativos, como náuseas, cefaleia, mialgia e hipotensão.[262] Os efeitos adversos mais graves incluem anafilaxia (particularmente em pacientes com deficiência de IgA).[277]

Progesterona

Conforme assinalado anteriormente, a progesterona exerce efeitos imunossupressores conhecidos, e o uso de suplementos de progesterona de maneira empírica em mulheres com história de perda gestacional recorrente é uma prática relativamente comum.[129-132,136,137] **Diversos estudos que utilizaram sistemas celulares *in vitro* relevantes para a interface materno-fetal demonstraram que a progesterona inibe a imunidade TH1 ou provoca um desvio das respostas de TH1 para TH2**, que são mais favoráveis para o sucesso da gravidez.[136,137,278] Ensaios clínicos que avaliaram o uso da progesterona em pacientes com aborto recorrente forneceram resultados variáveis. Em 2013, uma revisão da Cochrane de múltiplos estudos mostrou o benefício da suplementação de progesterona em mulheres com perda gestacional recorrente; entretanto, os estudos apresentaram diferenças no tamanho das amostras e no momento cronológico, bem como na dose e no tipo de suplementação de progesterona.[385] Em 2015, Coomarasamy et al. realizaram um ensaio clínico controlado e randomizado de progesterona vaginal em mulheres com três ou mais abortos no primeiro trimestre. As mulheres foram randomizadas para o uso de 400 mg de progesterona micronizada vaginal, 2 vezes/dia, ou placebo, começando com um teste de gravidez positivo, porém não depois de 6 semanas de gestação.[386] Foram obtidas taxas semelhantes de nascidos vivos nos dois grupos, e houve argumentos contra o uso rotineiro de progesterona em pacientes com perda gestacional recorrente, apesar de início tardio da progesterona (até 6 semanas de gestação) em algumas pacientes. Algumas pesquisas sugerem que o início mais precoce da suplementação de progesterona é benéfico para os desfechos, apesar dos efeitos colaterais da progesterona na fase lútea, incluindo o atraso da menstruação, que pode causar angústia em mulheres que tentam conceber.[387] A progesterona tem sido administrada por via intramuscular e intravaginal, e acredita-se que a administração vaginal possa aumentar as concentrações intrauterinas locais de progesterona melhor do que a administração sistêmica. As formulações vaginais podem constituir um melhor método para alcançar níveis imunossupressores locais de progesterona, diminuindo, ao mesmo tempo, os efeitos colaterais sistêmicos adversos.

Infusão de intralipídios

A escassez relativa de doenças inflamatórias na população inuíte da Groenlândia, que consome uma dieta rica em óleos de peixe, levou os pesquisadores a estudarem os efeitos imunomoduladores de emulsões lipídicas em preparações de nutrição parenteral total fornecidas a pacientes no pré-operatório e para vítimas de queimaduras e traumatismo.[279-282] Com base na ampla variedade de efeitos demonstrados, incluindo preparações lipídicas que reduzem a atividade das células NK, redução da produção de citocinas pró-inflamatórias por monócitos e aumento da suscetibilidade a infecções, os pesquisadores formularam a hipótese, ainda em 1994, de que as infusões de lipídios poderiam promover um ambiente imune capaz de favorecer a manutenção da gravidez.[283] Desde aquela época, um pequeno número de publicações abordou os efeitos de infusões lipídicas (intralipídios) em mulheres com história de perda gestacional.[284,285] Essas pesquisas demonstraram uma redução da atividade das células NK periféricas em mulheres tratadas com uma a três infusões de intralipídios. Esse efeito teve uma duração de 4 a 9 semanas após a última infusão.[284] Os autores não abordaram os padrões de secreção de citocinas pelas células NK nem analisaram a função das células NK deciduais. **Apesar dessa escassez de dados, as infusões de intralipídios estão sendo administradas frequentemente a pacientes com perda gestacional recorrente. Os dados disponíveis não respaldam essa prática e os efeitos colaterais podem incluir rubor, tontura, mialgias, náuseas, reações anafiláticas, disfunção renal e hepática, infecção e trombose. As infusões de intralipídios não são recomendadas clinicamente em pacientes com perda gestacional recorrente e só devem ser administradas sob um protocolo aprovado por um comitê institucional e como parte de um estudo.**

Inibição do TNF-α

O interesse pela potente citocina pró-inflamatória, o TNF-α, como mediador de perda gestacional surgiu com a descrição do paradigma TH1 e TH2.[125] Existem diversas publicações que associam os níveis séricos maternos de TNF-α e polimorfismos ativadores do promotor do gene de TNF-α à perda gestacional recorrente.[286-288] O desenvolvimento de agonistas do TNF-α na forma de anticorpos bloqueadores (adalimumabe, infliximabe) e proteínas recombinantes inibidoras (etanercepte) possibilitou o tratamento bem-sucedido de vários distúrbios autoimunes, incluindo artrite reumatoide, psoríase e doença de Crohn. Seu uso não tem sido associado a desfechos universalmente positivos e pode causar agravamento de alguns distúrbios, como a esclerose múltipla.[289] Seu uso está associado a efeitos colaterais raros, porém preocupantes, incluindo insuficiência hepática, anemia aplásica, doença pulmonar intersticial e anafilaxia.[290] Embora exista apenas uma única série pequena de casos retrospectiva, observacional e não randomizada que envolveu o tratamento de pacientes com perda gestacional recorrente com inibidores do TNF-α, esses resultados preliminares positivos levaram um número crescente de clínicas a oferecer esse tratamento às pacientes, frequentemente com custo considerável.[291] A segurança desses compostos na gravidez não foi estudada adequadamente, e os relatos preliminares que associam a exposição a inibidores do TNF-α durante o início da gravidez à síndrome VACTERL fetal são preocupantes.[292] **À semelhança do tratamento com intralipídios, o uso da inibição do TNF-α no tratamento da perda gestacional recorrente só deve ser implementado com um protocolo aprovado por comitê institucional, como parte de um estudo, e não deve gerar custos às pacientes.**

Outros tratamentos imunorreguladores que teoricamente são úteis no tratamento da perda gestacional recorrente incluem o uso de ciclosporina, pentoxifilina e nifedipino, embora os riscos maternos e fetais associados a esses agentes impeçam o seu uso clínico. A plasmaférese tem sido utilizada no tratamento de mulheres com aborto recorrente e anticorpos antifosfolipídios.[293] A imunossupressão generalizada com corticosteroides, como prednisona, tem sido defendida durante a gravidez em mulheres que apresentam abortos recorrentes e intervilosite crônica e naquelas com perda gestacional recorrente e SAF.[294] Embora os corticosteroides tenham mostrado ser promissores no tratamento dessas pacientes, os efeitos colaterais maternos e fetais, como diabetes gestacional e restrição do crescimento intrauterino, e a disponibilidade de terapias alternativas limitaram o seu uso.[294,295] **A eficácia e os efeitos colaterais da prednisona associada ao ácido acetilsalicílico em baixas doses foram examinados em um ensaio clínico de grande porte, randomizado e controlado por placebo no tratamento de pacientes com autoanticorpos e perdas gestacionais recorrentes. Os desfechos da gravidez em pacientes tratadas e em controles foram semelhantes; todavia, a incidência de diabetes materno e de hipertensão e o risco de parto prematuro aumentaram nas pacientes tratadas com prednisona e ácido acetilsalicílico.**[296]

Terapia antitrombótica

O tratamento de pacientes com perdas gestacionais recorrentes associadas à SAF voltou-se para o uso de medicamentos antitrombóticos. Diferentemente das terapias imunossupressoras, essa abordagem parece tratar o efeito (hipercoagulabilidade), mas não a causa subjacente (p. ex., genética, SAF) da perda gestacional recorrente. Existem relatos de que a heparina, um anticoagulante típico, pode exercer efeitos imunomoduladores diretos por meio de sua ligação a anticorpos antifosfolipídios e pode reduzir o movimento das células inflamatórias para os locais de exposição a aloantígenos.[297,298] **O uso combinado do ácido acetilsalicílico em baixas**

doses (75 a 81 mg/dia) e da heparina não fracionada subcutânea (5 mil a 10 mil unidades, 2 vezes/dia) durante a gravidez foi melhor estudado em mulheres com SAF e parece ser eficaz.[299-303] Um esquema típico em mulheres com SAF incluiria o uso de ácido acetilsalicílico (75 a 81 mg, diariamente), que deve ser iniciado com tentativas de conceber. Após confirmação da gravidez, são administradas 5 mil UI de heparina sódica não fracionada por via subcutânea, 2 vezes/dia, durante toda a gestação. As gestações de pacientes que utilizam essa terapia devem ser acompanhadas de perto por um perinatologista, devido ao risco aumentado de trabalho de parto pré-termo, ruptura prematura das membranas, restrição do crescimento intrauterino, morte fetal intrauterina e pré-eclâmpsia. Outros riscos potenciais incluem sangramento gástrico, osteopenia e descolamento prematuro da placenta.

Houve tentativas de expandir o achado da eficácia da terapia antitrombótica quando utilizada no tratamento de pacientes com SAF e perda gestacional recorrente. Essas tentativas incluem o uso de heparinas de baixo peso molecular (HBPM), conhecida como NPH, terapia antitrombótica em pacientes sem SAF e com trombofilia e perda gestacional recorrente e até mesmo em pacientes com perda gestacional recorrente sem trombofilia (aborto recorrente sem causa aparente).

Novas formulações de heparina, como a NPH, demonstraram ser superiores à heparina não fracionada no tratamento de muitos distúrbios da coagulação.[304-306] A heparina NPH tem a vantagem de ação antitrombótica aumentada em comparação à heparina não fracionada. Isso resulta em melhora do tratamento da coagulação inapropriada, com menos efeitos colaterais hemorrágicos, e a heparina NPH foi associada a uma diminuição da incidência de trombocitopenia e osteoporose em comparação à heparina não fracionada. A heparina NPH tem uma meia-vida longa e exige doses e monitoramento menos frequentes, melhorando, assim, a adesão da paciente ao tratamento. **A heparina NPH parece ser segura para uso durante a gravidez e demonstrou ser promissora quando associada ao ácido acetilsalicílico em baixas doses no tratamento da perda gestacional recorrente associada à SAF.**[300,305,307] Alguns estudos compararam o uso da heparina não fracionada e do ácido acetilsalicílico com a heparina NPH e ácido acetilsalicílico no tratamento de mulheres com SAF e desfechos adversos da gravidez.[303,308] Em um estudo, os tratamentos mostraram ter efeitos semelhantes.[308] Uma metanálise sugeriu que a heparina não fracionada era superior à heparina NPH, entretanto, houve uma heterogeneidade significativa entre os estudos.[303]

A anticoagulação em pacientes com perda gestacional recorrente com trombofilia, porém sem história pessoal ou familiar de trombose, é controversa. Os estudos iniciais mostraram a eficácia do tratamento com heparina NPH em pacientes com perda gestacional recorrente associada a outras trombofilias, incluindo resistência à proteína C ativada associada ao FVL, mutações na região promotora do gene da trombina e diminuição das atividades da proteína C e proteína S.[309-311,317] O uso da heparina NPH para essa indicação parece ter um perfil de segurança confiável para a mãe e para o feto.[307,312,313] Estudos e grupos de especialistas argumentam que, apesar da plausibilidade biológica de que pacientes com perda gestacional recorrente tenham maior probabilidade de trombofilia hereditária e de que a anticoagulação de pacientes com esses diagnósticos diminuiria o risco de aborto subsequente, as evidências não sustentam as teorias.[338,341]

O uso profilático diário de ácido acetilsalicílico em baixas doses tornou-se prática comum entre o público leigo, com base nos seus efeitos cardiovasculares observados e associados à sua baixa incidência de efeitos colaterais. Seu uso exclusivo no tratamento da perda gestacional recorrente também ganhou aceitação, e muitas pacientes com histórico de aborto recorrente irão se autoprescrever ou investigarão a sua utilidade. Não se dispõem de dados adequados para sustentar a sua utilização em pacientes com trombofilias hereditárias ou na população geral com perda gestacional recorrente. Embora os estudos sejam de pequeno porte, o uso isolado de ácido acetilsalicílico em baixas doses não demonstrou ser eficaz no tratamento da perda gestacional recorrente associada à SAF.[301,314,315] Quando utilizado nessas pacientes, deve ser associado à heparina não fracionada ou à heparina NPH. Ensaios clínicos prospectivos e randomizados de grande porte que examinaram o uso empírico do ácido acetilsalicílico isolado ou em associação a doses profiláticas de heparina não demonstraram nenhum benefício dessas terapias na perda gestacional recorrente sem causa aparente.[315] O uso do ácido acetilsalicílico no início da gravidez foi questionado por relatos de aumento da incidência de perda gestacional espontânea isolada em mulheres que utilizaram esse medicamento.[213,214] Esses relatos não são bem desenhados e não abordam adequadamente o nível de exposição ao ácido acetilsalicílico, de 81 mg *versus* 325 mg. **Embora as revisões tenham divulgado a segurança global do ácido acetilsalicílico na gravidez, à exceção do uso em combinação com heparina em pacientes com perda gestacional recorrente e SAF, esse medicamento só deveria ser utilizado com justificativa na paciente bem informada durante o início da gestação.**[316]

Conforme assinalado anteriormente, a vitamina B_6, a vitamina B_{12} e o folato são importantes no metabolismo da homocisteína, e a hiper-homocisteinemia está associada à perda gestacional recorrente em alguns estudos.[15,17,27,388] As mulheres com perda gestacional recorrente e hiper-homocisteinemia de jejum isolada devem receber suplementos de ácido fólico (0,4 a 1 mg/dia), vitamina B_6 (6 mg/dia) e, possivelmente, vitamina B_{12} (0,025 mg/dia).[318-321] É necessário reavaliar os níveis de homocisteína em jejum após o tratamento. Se os níveis estiverem normalizados ou se permanecerem apenas marginalmente elevados, não há necessidade de tratamento complementar. Os níveis de homocisteína diminuem de maneira previsível durante a gravidez.

O tratamento de mulheres com perda gestacional recorrente e trombofilia hereditária ou adquirida diagnosticada deve se basear na anamnese. Não há nenhum ensaio clínico controlado e prospectivo de grande porte publicado que tenha analisado o benefício da anticoagulação para a prevenção do aborto na ausência de SAF, e, portanto, as recomendações de anticoagulação em pacientes com trombofilias hereditárias baseiam-se no risco individual de eventos tromboembólicos venosos durante a gravidez.[16]

- **Se ocorrer um evento de tromboembolismo venoso durante a gravidez, a conduta pós-hospitalização exige anticoagulação terapêutica**

  Heparina fracionada: 10 mil a 15 mil U por via subcutânea, a cada 8 a 12 horas (monitorar para manter o TTPa em 1,5 a 2,5 vezes o normal)

  OU

  Heparina NPH: enoxaparina, 40 a 80 mg por via subcutânea, 2 vezes/dia, ou dalteparina, 5 mil a 10 mil U por via subcutânea, 2 vezes/dia. Considerar o monitoramento por meio dos níveis de fator Xa no terceiro trimestre

- **Se houver uma história pessoal de eventos de tromboembolismo venoso (particularmente em uma gravidez** anterior ou durante o uso de contraceptivos hormonais), ou se for obtida uma forte história familiar de trombofilia, deve-se instituir o tratamento com anticoagulação terapêutica. O risco trombótico é maior durante o período pós-parto

- **A anticoagulação deve ser reiniciada após o parto, em doses que reflitam os esquemas de tratamento pré-parto. A anticoagulação pós-parto deve ser continuada por 6 a 12 semanas.**[305] As mulheres podem continuar a terapia injetável ou podem efetuar uma transição para anticoagulantes orais (p. ex., cumarina). O uso de heparina ou de derivados cumarínicos não impede a amamentação.

Apoio psicológico

Não há dúvida de que a experiência de abortos isolados e recorrentes pode ser emocionalmente devastadora. O risco de depressão aumenta em mais de duas vezes em mulheres com perda gestacional espontânea e, na maioria das mulheres, ocorre nas primeiras semanas após o parto.[322] Uma atitude acolhedora e empática é um pré-requisito para qualquer cura. O reconhecimento da dor e do sofrimento do casal que passou pela experiência de aborto recorrente pode ser um catalisador de uma crise, possibilitando a incorporação de sua experiência de perda em suas vidas, em vez de concentrar as suas vidas na experiência de perda.[66] **Deve-se oferecer um encaminhamento para grupos de apoio e conselheiros.** As medidas de autoajuda, como meditação, ioga, exercício físico e *biofeedback*, também podem ser úteis.

PROGNÓSTICO

O prognóstico de gravidez bem-sucedida depende da causa subjacente potencial de perda gestacional e (do ponto de vista epidemiológico) do número de abortos anteriores. Os levantamentos epidemiológicos indicam que a probabilidade de um nascido vivo mesmo após quatro abortos anteriores pode ser de até 60%. Dependendo do estudo, **o prognóstico de gravidez bem-sucedida em casais com perda gestacional de etiologia citogenética varia de 20 a 80%.**[323-325] **As mulheres com anomalias anatômicas corrigidas podem esperar uma gravidez bem-sucedida em 60 a 90% dos casos.**[28,323,326-329] **Foi relatada uma taxa de sucesso superior a 90% em mulheres com anormalidades endócrinas corrigidas.**[324] **Foram viáveis entre 70 e 90% das gestações relatadas em mulheres que receberam tratamento para anticorpos antifosfolipídios.**[330,331]

Muitos tipos de exames pré ou pós-concepcionais têm sido propostos para ajudar o desfecho da gravidez,[221,332,333,389] porém nenhum deles foi totalmente comprovado em ensaios clínicos prospectivos de grande porte. A documentação da atividade cardíaca fetal por ultrassonografia pode ter valor prognóstico, entretanto, parece que suas previsões podem ser acentuadamente afetadas por qualquer diagnóstico subjacente. Em um estudo, a taxa de nascidos vivos após documentação de atividade cardíaca fetal entre 5 e 6 semanas a partir da data da última menstruação foi de aproximadamente 77% em mulheres com dois ou mais abortos espontâneos sem causa aparente.[334] Pode ser importante assinalar que, nesse estudo, a maioria das pacientes apresentou evidências de imunidade celular antitrofoblástica inapropriada. Outros estudos mostraram que 86% das pacientes com anticorpos antifosfolipídios e perda gestacional recorrente apresentaram atividade cardíaca fetal detectada antes de um aborto subsequente.[335]

Um estudo observacional longitudinal e prospectivo de 325 pacientes com perdas gestacionais recorrentes sem causa aparente demonstrou que apenas 3% de 55 abortos ocorreram após a detecção de atividade cardíaca fetal por ultrassonografia transvaginal.[336] A maioria dos casais com perda gestacional recorrente terá gestações com nascidos vivos, e lembrar essas pacientes desses resultados positivos durante a avaliação e o tratamento pode constituir uma ferramenta valiosa para apoio psicológico e emocional durante o processo.

REFERÊNCIAS BIBLIOGRÁFICAS

1. **Edmonds DK, Lindsay KS, Miller JF, et al.** Early embryonic mortality in women. *Fertil Steril* 1982;38:447–453.
2. **Wilcox AJ, Weinberg CR, O'Connor JF, et al.** Incidence of early loss of pregnancy. *N Engl J Med* 1988;319:189–194.
3. **Alberman E.** The epidemiology of repeated abortion. In: Beard RW, Sharp F, eds. *Early Pregnancy Loss: Mechanisms and Treatment*. New York: Springer-Verlag; 1988:9–17.
4. **Warburton D, Fraser FC.** Spontaneous abortion risks in man: Data from reproductive histories collected in a medical genetics unit. *Am J Hum Genet* 1964;16:1–25.
5. **Practice Committee of the American Society for Reproductive Medicine.** Definitions of infertility and recurrent pregnancy loss. *Fertil Steril* 2013;99(1):63.
6. **Jaslow CR, Carney JL, Kutteh WH.** Diagnostic factors identified in 1,020 women with two versus three or more recurrent pregnancy losses. *Fertil Steril* 2010;93:1234–1243.
7. **Regan L, Braude PR, Trembath PL.** Influence of past reproductive performance on risk of spontaneous abortion. *BMJ* 1989;299:541–545.
8. **Stephenson MD.** Frequency of factors associated with habitual abortion in 197 couples. *Fertil Steril* 1996;66:24–29.
9. **Macklon NS, Geraedts JP, Fauser BC.** Conception to ongoing pregnancy: The "black box" of early pregnancy loss. *Hum Reprod Update* 2002;8:333–343.
10. **Marquard K, Westphal LM, Milki AA, et al.** Etiology of recurrent pregnancy loss in women over the age of 35 years. *Fertil Steril* 2010; 94:1473–1477.
11. **Daniel A, Hook EB, Wulf G.** Risks of unbalanced progeny at amniocentesis to carriers of chromosome rearrangements: Data from United States and Canadian laboratories. *Am J Med Genet* 1989;33:14–53.
12. **Fryns JP, Van Buggenhout G.** Structural chromosome rearrangements in couples with recurrent fetal wastage. *Eur J Obstet Gynecol Reprod Biol* 1998;81:171–176.
13. **Ogasawara M, Aoki K, Okada S, et al.** Embryonic karyotype of abortuses in relation to the number of previous miscarriages. *Fertil Steril* 2000;73:300–304.
14. **Warren JE, Silver RM.** Genetics of pregnancy loss. *Clin Obstet Gynecol* 2008;51:84–95.
15. **Greer IA.** Thrombophilia: Implications for pregnancy outcome. *Thromb Res* 2003;109:73–81.
16. **American College of Obstetricians and Gynecologists Committee on Practice Bulletins-Obstetrics.** ACOG Practice Bulletin Number 111. Inherited thrombophilias in pregnancy. *Obstet Gynecol* 2010;115:877–887.
17. **Yamada H, Kato EH, Kobashi G, et al.** Recurrent pregnancy loss: Etiology of thrombophilia. *Semin Thromb Hemost* 2001;27:121–129.
18. **Dizon-Townson DS, Meline L, Nelson LM, et al.** Fetal carriers of the factor V Leiden mutation are prone to miscarriage and placental infarction. *Am J Obstet Gynecol* 1997;177:402–405.
19. **Gris JC, Quéré I, Monpeyroux F, et al.** Case-control study of the frequency of thrombophilic disorders in couples with late foetal loss and no thrombotic antecedent–the Nimes Obstetricians and Haematologists Study5 (NOHA5). *Thromb Haemost* 1999;81:891–899.
20. **Many A, Schreiber L, Rosner S, et al.** Pathologic features of the placenta in women with severe pregnancy complications and thrombophilia. *Obstet Gynecol* 2001;98:1041–1044.

21. **Martinelli I, Taioli E, Cetin I, et al.** Mutations in coagulation factors in women with unexplained late fetal loss. *N Engl J Med* 2000; 343:1015–1018.
22. **Mousa HA, Alfirevic Z.** Do placental lesions reflect thrombophilia state in women with adverse pregnancy outcome? *Hum Reprod* 2000;15:1830–1833.
23. **Burton GJ, Hempstock J, Jauniaux E.** Nutrition of the human fetus during the first trimester–a review. *Placenta* 2001;22(Suppl A):S70–S77.
24. **Burton GJ, Jauniaux E, Watson AL.** Maternal arterial connections to the placental intervillous space during the first trimester of human pregnancy: The Boyd collection revisited. *Am J Obstet Gynecol* 1999;181:718–724.
25. **Burton GJ, Watson AL, Hempstock J, et al.** Uterine glands provide histiotrophic nutrition for the human fetus during the first trimester of pregnancy. *J Clin Endocrinol Metab* 2002;87:2954–2959.
26. **Jauniaux E, Burton GJ, Moscoso GJ, et al.** Development of the early human placenta: A morphometric study. *Placenta* 1991;12:269–276.
27. **Nelen WL, Blom HJ, Steegers EA, et al.** Homocysteine and folate levels as risk factors for recurrent early pregnancy loss. *Obstet Gynecol* 2000;95:519–524.
28. **Rackow BW, Arici A.** Reproductive performance of women with mullerian anomalies. *Curr Opin Obstet Gynecol* 2007;19:229–237.
29. **Reichman DE, Laufer MR.** Congenital uterine anomalies affecting reproduction. *Best Pract Res Clin Obstet Gynaecol* 2010;24:193–208.
30. **Raga F, Bauset C, Remohi J, et al.** Reproductive impact of congenital Mullerian anomalies. *Hum Reprod* 1997;12:2277–2281.
31. **Proctor JA, Haney AF.** Recurrent first trimester pregnancy loss is associated with uterine septum but not with bicornuate uterus. *Fertil Steril* 2003;80:1212–1215.
32. **Propst AM, Hill JA 3rd.** Anatomic factors associated with recurrent pregnancy loss. *Semin Reprod Med* 2000;18:341–350.
33. **Homer HA, Li TC, Cooke ID.** The septate uterus: A review of management and reproductive outcome. *Fertil Steril* 2000;73:1–14.
34. **Saravelos SH, Cocksedge KA, Li TC.** The pattern of pregnancy loss in women with congenital uterine anomalies and recurrent miscarriage. *Reprod Biomed Online* 2010;20:416–422.
35. **Mizuno K, Koske K, Ando K.** Significance of Jones operation on double uterus: Vascularity and dating in uterine septum. *Jpn J Fertil Steril* 1978;29:9.
36. **Barnes AB, Colton T, Gundersen J, et al.** Fertility and outcome of pregnancy in women exposed in utero to diethylstilbestrol. *N Engl J Med* 1980;302:609–613.
37. **Kaufman RH, Adam E, Hatch EE, et al.** Continued follow-up of pregnancy outcomes in diethylstilbestrol-exposed offspring. *Obstet Gynecol* 2000;96:483–489.
38. **Burchell RC, Creed F, Rasoulpour M, et al.** Vascular anatomy of the human uterus and pregnancy wastage. *Br J Obstet Gynaecol* 1978;85:698–706.
39. **Buttram VC, Jr., Reiter RC.** Uterine leiomyomata: Etiology, symptomatology, and management. *Fertil Steril* 1981;36:433–445.
40. **Bajekal N, Li TC.** Fibroids, infertility and pregnancy wastage. *Hum Reprod Update* 2000;6:614–620.
41. **Csapo AI, Pulkkinen MO, Ruttner B, et al.** The significance of the human corpus luteum in pregnancy maintenance. I. Preliminary studies. *Am J Obstet Gynecol* 1972;112:1061–1067.
42. **Salker M, Teklenburg G, Molokhia M, et al.** Natural selection of human embryos: Impaired decidualization of endometrium disables embryo-maternal interactions and causes recurrent pregnancy loss. *PLoS One* 2010;5:e10287.
43. **Rai R, Backos M, Rushworth F, et al.** Polycystic ovaries and recurrent miscarriage–a reappraisal. *Hum Reprod* 2000;15:612–615.
44. **Watson H, Kiddy DS, Hamilton-Fairley D, et al.** Hypersecretion of luteinizing hormone and ovarian steroids in women with recurrent early miscarriage. *Hum Reprod* 1993;8:829–833.
45. **Bussen S, Sutterlin M, Steck T.** Endocrine abnormalities during the follicular phase in women with recurrent spontaneous abortion. *Hum Reprod* 1999;14:18–20.
46. **Okon MA, Laird SM, Tuckerman EM, et al.** Serum androgen levels in women who have recurrent miscarriages and their correlation with markers of endometrial function. *Fertil Steril* 1998;69:682–690.
47. **Brydon P, Smith T, Proffitt M, et al.** Pregnancy outcome in women with type 2 diabetes mellitus needs to be addressed. *Int J Clin Pract* 2000;54:418–419.
48. **Greene MF.** Spontaneous abortions and major malformations in women with diabetes mellitus. *Semin Reprod Endocrinol* 1999;17:127–136.
49. **Langer O, Conway DL.** Level of glycemia and perinatal outcome in pregestational diabetes. *J Matern Fetal Med* 2000;9:35–41.
50. **Moley KH, Chi MM, Knudson CM, et al.** Hyperglycemia induces apoptosis in pre-implantation embryos through cell death effector pathways. *Nat Med* 1998;4:1421–1424.
51. **Vaquero E, Lazzarin N, De Carolis C, et al.** Mild thyroid abnormalities and recurrent spontaneous abortion: Diagnostic and therapeutical approach. *Am J Reprod Immunol* 2000;43:204–208.
52. **Negro R, Schwartz A, Gismondi R, et al.** Increased pregnancy loss rate in thyroid antibody negative women with TSH levels between 2.5 and 5.0 in the first trimester of pregnancy. *J Clin Endocrinol Metab* 2010;99:E44–E48.
53. **Debieve F, Dulière S, Bernard P, et al.** To treat or not to treat euthyroid autoimmune disorder during pregnancy? *Gynecol Obstet Invest* 2009;67:178–182.
54. **De Vivo A, Mancuso A, Giacobbe A, et al.** Thyroid function in women found to have early pregnancy loss. *Thyroid* 2010;20:633–637.
55. **Esplin MS, Branch DW, Silver R, et al.** Thyroid autoantibodies are not associated with recurrent pregnancy loss. *Am J Obstet Gynecol* 1998;179(Pt1):1583–1586.
56. **Kutteh WH, Yetman DL, Carr AC, et al.** Increased prevalence of antithyroid antibodies identified in women with recurrent pregnancy loss but not in women undergoing assisted reproduction. *Fertil Steril* 1999;71:843–848.
57. **Rushworth FH, Yetman DL, Carr AC, et al.** Prospective pregnancy outcome in untreated recurrent miscarriers with thyroid autoantibodies. *Hum Reprod* 2000;15:1637–1639.
58. **Stagnaro-Green A, Roman SH, Cobin RH, et al.** Detection of at-risk pregnancy by means of highly sensitive assays for thyroid autoantibodies. *JAMA* 1990;264:1422–1425.
59. **Toulis KA, Goulis DG, Venetis CA, et al.** Risk of spontaneous miscarriage in euthyroid women with thyroid autoimmunity undergoing IVF: A meta-analysis. *Eur J Endocrinol* 2010;162:643–652.
60. **Negro R, Mangieri T, Coppola L, et al.** Levothyroxine treatment in thyroid peroxidase antibody-positive women undergoing assisted reproduction technologies: A prospective study. *Hum Reprod* 2005;20:1529–1533.
61. **Li TC, Spuijbroek MD, Tuckerman E, et al.** Endocrinological and endometrial factors in recurrent miscarriage. *BJOG* 2000;107:1471–1479.
62. **Soules MR, Bremner WJ, Steiner RA, et al.** Prolactin secretion and corpus luteum function in women with luteal phase deficiency. *J Clin Endocrinol Metab* 1991;72:986–992.
63. **Hirahara F, Andoh N, Sawai K, et al.** Hyperprolactinemic recurrent miscarriage and results of randomized bromocriptine treatment trials. *Fertil Steril* 1998;70:246–252.
64. **Hofmann GE, Khoury J, Thie J.** Recurrent pregnancy loss and diminished ovarian reserve. *Fertil Steril* 2000;74:1192–1195.
65. **Trout SW, Seifer DB.** Do women with unexplained recurrent pregnancy loss have higher day 3 serum FSH and estradiol values? *Fertil Steril* 2000;74:335–337.
66. **Hill JA.** Sporadic and recurrent spontaneous abortion. *Curr Probl Obstet Gynecol Fertil* 1994;17:114–162.
67. **Summers PR.** Microbiology relevant to recurrent miscarriage. *Clin Obstet Gynecol* 1994;37:722–729.
68. **Paukku M, Tulppala M, Puolakkainen M, et al.** Lack of association between serum antibodies to Chlamydia trachomatis and a history of recurrent pregnancy loss. *Fertil Steril* 1999;72:427–430.
69. **Llahi-Camp JM, Rai R, Ison C, et al.** Association of bacterial vaginosis with a history of second trimester miscarriage. *Hum Reprod* 1996;11:1575–1578.
70. **Robb JA, Benirschke K, Barmeyer R.** Intrauterine latent herpes simplex virus infection: I. Spontaneous abortion. *Hum Pathol* 1986;17:1196–1209.
71. **Altshuler G.** Immunologic competence of the immature human fetus. Morphologic evidence from intrauterine Cytomegalovirus infection. *Obstet Gynecol* 1974;43:811–816.
72. **Heyborne KD, Witkin SS, McGregor JA.** Tumor necrosis factor-alpha in midtrimester amniotic fluid is associated with impaired intrauterine fetal growth. *Am J Obstet Gynecol* 1992;167(Pt1):920–925.
73. **Romero R, Mazor M, Sepulveda W, et al.** Tumor necrosis factor in preterm and term labor. *Am J Obstet Gynecol* 1992;166:1576–1587.

74. **Furman MH, Ploegh HL, Schust DJ.** Can viruses help us to understand and classify the MHC class I molecules at the maternal-fetal interface? *Hum Immunol* 2000;61:1169–1176.
75. **Thellin O, Coumans B, Zorzi W, et al.** Tolerance to the foetoplacental "graft": Ten ways to support a child for nine months. *Curr Opin Immunol* 2000;12:731–737.
76. **Lanier LL.** Activating and inhibitory NK cell receptors. *Adv Exp Med Biol* 1998;452:13–18.
77. **Sakaguchi S, Sakaguchi N.** Regulatory T cells in immunologic self-tolerance and autoimmune disease. *Int Rev Immunol* 2005;24:211–226.
78. **von Herrath MG, Harrison LC.** Antigen-induced regulatory T cells in autoimmunity. *Nat Rev Immunol* 2003;3:223–232.
79. **Banham AH, Powrie FM, Suri-Payer E.** FOXP3+ regulatory T cells: Current controversies and future perspectives. *Eur J Immunol* 2006;36:2832–2836.
80. **Zenclussen AC, Gerlof K, Zenclussen ML, et al.** Regulatory T cells induce a privileged tolerant microenvironment at the fetal-maternal interface. *Eur J Immunol* 2006;36:82–94.
81. **Mjosberg J, Berg G, Ernerudh J, et al.** CD4+ CD25+ regulatory T cells in human pregnancy: Development of a Treg-MLC-ELISPOT suppression assay and indications of paternal specific Tregs. *Immunology* 2007;120:456–466.
82. **Johnson PM, Christmas SE, Vince GS.** Immunological aspects of implantation and implantation failure. *Hum Reprod* 1999;14(Suppl 2):26–36.
83. **Vince GS, Johnson PM.** Leucocyte populations and cytokine regulation in human uteroplacental tissues. *Biochem Soc Trans* 2000;28:191–195.
84. **Quenby S, Nik H, Innes B, et al.** Uterine natural killer cells and angiogenesis in recurrent reproductive failure. *Hum Reprod* 2009;24:45–54.
85. **King A, Hiby SE, Gardner L, et al.** Recognition of trophoblast HLA class I molecules by decidual NK cell receptors–A review. *Placenta* 2000;21(Suppl A):S81–S85.
86. **Loke YW, King A.** Decidual natural-killer-cell interaction with trophoblast: Cytolysis or cytokine production? *Biochem Soc Trans* 2000;28:196–198.
87. **Bryceson YT, March ME, Ljunggren HG, et al.** Activation, coactivation, and costimulation of resting human natural killer cells. *Immunol Rev* 2006;214:73–91.
88. **Bryceson YT, March ME, Ljunggren HG, et al.** Synergy among receptors on resting NK cells for the activation of natural cytotoxicity and cytokine secretion. *Blood* 2006;107:159–166.
89. **Faridi RM, Das V, Tripthi G, et al.** Influence of activating and inhibitory killer immunoglobulin-like receptors on predisposition to recurrent miscarriages. *Hum Reprod* 2009;24:1758–1764.
90. **Flores AC, Marcos CY, Paladino N, et al.** KIR receptors and HLA-C in the maintenance of pregnancy. *Tissue Antigens* 2007;69(Suppl 1):112–113.
91. **Vassiliadou N, Bulmer JN.** Characterization of endometrial T lymphocyte subpopulations in spontaneous early pregnancy loss. *Hum Reprod* 1998;13:44–47.
92. **Aluvihare VR, Kallikourdis M, Betz AG.** Tolerance, suppression and the fetal allograft. *J Mol Med* 2005;83:88–96.
93. **Sanchez-Ramon S, Navarro AJ, Aristimuño C, et al.** Pregnancy-induced expansion of regulatory T-lymphocytes may mediate protection to multiple sclerosis activity. *Immunol Lett* 2005;96:195–201.
94. **Clifford K, Flanagan AM, Regan L.** Endometrial CD56+ natural killer cells in women with recurrent miscarriage: A histomorphometric study. *Hum Reprod* 1999;14:2727–2730.
95. **Lachapelle MH, Miron P, Hemmings R, et al.** Endometrial T, B, and NK cells in patients with recurrent spontaneous abortion. Altered profile and pregnancy outcome. *J Immunol* 1996;156:4027–4034.
96. **Quenby S, Bates M, Doig T, et al.** Pre-implantation endometrial leukocytes in women with recurrent miscarriage. *Hum Reprod* 1999;14:2386–2391.
97. **Ljunggren HG, Karre K.** In search of the "missing self": MHC molecules and NK cell recognition. *Immunol Today* 1990;11:237–244.
98. **Mattsson R.** The non-expression of MHC class II in trophoblast cells. *Am J Reprod Immunol* 1998;40:385–394.
99. **Murphy SP, Tomasi TB.** Absence of MHC class II antigen expression in trophoblast cells results from a lack of class II transactivator (CIITA) gene expression. *Mol Reprod Dev* 1998;51:1–12.
100. **King A, Allan DS, Bowen M, et al.** HLA-E is expressed on trophoblast and interacts with CD94/NKG2 receptors on decidual NK cells. *Eur J Immunol* 2000;30:1623–1631.
101. **King, A, Burrows TD, Hiby SE, et al.** Surface expression of HLA-C antigen by human extravillous trophoblast. *Placenta* 2000;21:376–387.
102. **Kovats S, Main EK, Librach C, et al.** A class I antigen, HLA-G, expressed in human trophoblasts. *Science* 1990;248:220–223.
103. **Sernee MF, Ploegh HL, Schust DJ.** Why certain antibodies cross-react with HLA-A and HLA-G: Epitope mapping of two common MHC class I reagents. *Mol Immunol* 1998;35:177–188.
104. **Wei XH, Orr HT.** Differential expression of HLA-E, HLA-F, and HLA-G transcripts in human tissue. *Hum Immunol* 1990;29:131–142.
105. **Kam EP, Gardner L, Loke YW, et al.** The role of trophoblast in the physiological change in decidual spiral arteries. *Hum Reprod* 1999;14:2131–2138.
106. **Moffett-King A.** Natural killer cells and pregnancy. *Nat Rev Immunol* 2002;2:656–663.
107. **Damsky CH, Fisher SJ.** Trophoblast pseudo-vasculogenesis: Faking it with endothelial adhesion receptors. *Curr Opin Cell Biol* 1998;10:660–666.
108. **Zhou Y, Fisher SJ, Janatpour M, et al.** Human cytotrophoblasts adopt a vascular phenotype as they differentiate. A strategy for successful endovascular invasion? *J Clin Invest* 1997;99:2139–2151.
109. **Lim KH, Zhou Y, Janatpour M, et al.** Human cytotrophoblast differentiation/invasion is abnormal in pre-eclampsia. *Am J Pathol* 1997;151:1809–1818.
110. **Goldman-Wohl DS, Ariel I, Greenfield C, et al.** Lack of human leukocyte antigen-G expression in extravillous trophoblasts is associated with pre-eclampsia. *Mol Hum Reprod* 2000;6:88–95.
111. **Aldrich CL, Stephenson MD, Karrison T, et al.** HLA-G genotypes and pregnancy outcome in couples with unexplained recurrent miscarriage. *Mol Hum Reprod* 2001;7:1167–1172.
112. **Hviid TV, Hylenius S, Hoegh AM, et al.** HLA-G polymorphisms in couples with recurrent spontaneous abortions. *Tissue Antigens* 2002;60:122–132.
113. **Pfeiffer KA, Fimmers R, Engels G, et al.** The HLA-G genotype is potentially associated with idiopathic recurrent spontaneous abortion. *Mol Hum Reprod* 2001;7:373–378.
114. **Yamashita T, Fujii T, Tokunaga K, et al.** Analysis of human leukocyte antigen-G polymorphism including intron 4 in Japanese couples with habitual abortion. *Am J Reprod Immunol* 1999;41:159–163.
115. **Hunt JS, Jadhav L, Chu W, et al.** Soluble HLA-G circulates in maternal blood during pregnancy. *Am J Obstet Gynecol* 2000;183:682–688.
116. **Selmani Z, Naji A, Zidi I, et al.** Human leukocyte antigen-G5 secretion by human mesenchymal stem cells is required to suppress T lymphocyte and natural killer function and to induce CD4+CD25highFOXP3+ regulatory T cells. *Stem Cells* 2008;26:212–222.
117. **Feinman MA, Kliman HJ, Main EK.** HLA antigen expression and induction by gamma-interferon in cultured human trophoblasts. *Am J Obstet Gynecol* 1987;157:1429–1434.
118. **Hill JA.** Immunological mechanisms of pregnancy maintenance and failure: A critique of theories and therapy. *Am J Reprod Immunol* 1990;22:33–41.
119. **Hill JA, Melling GC, Johnson PM.** Immunohistochemical studies of human uteroplacental tissues from first-trimester spontaneous abortion. *Am J Obstet Gynecol* 1995;173:90–96.
120. **Christiansen OB, Andersen HH, Højbjerre M, et al.** Maternal HLA class II allogenotypes are markers for the predisposition to fetal losses in families of women with unexplained recurrent fetal loss. *Eur J Immunogenet* 1995;22:323–334.
121. **Berkowitz RS, Hill JA, Kurtz CB, et al.** Effects of products of activated leukocytes (lymphokines and monokines) on the growth of malignant trophoblast cells in vitro. *Am J Obstet Gynecol* 1988;158:199–203.
122. **Hill JA, Haimovici F, Anderson DJ.** Products of activated lymphocytes and macrophages inhibit mouse embryo development in vitro. *J Immunol* 1987;139:2250–2254.
123. **Hill JA, Polgar K, Anderson DJ.** T-helper 1-type immunity to trophoblast in women with recurrent spontaneous abortion. *JAMA* 1995;273:1933–1936.
124. **Mallmann P, Werner A, Krebs D.** Serum levels of interleukin-2 and tumor necrosis factor-alpha in women with recurrent abortion. *Am J Obstet Gynecol* 1990;163(Pt1):1367.

125. **Raghupathy R, Makhseed M, Azizieh F, et al.** Cytokine production by maternal lymphocytes during normal human pregnancy and in unexplained recurrent spontaneous abortion. *Hum Reprod* 2000;15:713–718.
126. **Billington WD, Davies M, Bell SC.** Maternal antibody to foetal histocompatibility and trophoblast-specific antigens. *Ann Immunol (Paris)* 1984;135D:331–335.
127. **Sargent IL, Wilkins T, Redman CW.** Maternal immune responses to the fetus in early pregnancy and recurrent miscarriage. *Lancet* 1988;2:1099–1104.
128. **Tafuri A, Alferink J, Möller P, et al.** T cell awareness of paternal alloantigens during pregnancy. *Science* 1995;270:630–633.
129. **Grossman C.** Possible underlying mechanisms of sexual dimorphism in the immune response, fact and hypothesis. *J Steroid Biochem* 1989;34:241–251.
130. **Runnebaum B, Stober I, Zander J.** Progesterone, 20 alpha-dihydroprogesterone and 20 beta-dihydroprogesterone in mother and child at birth. *Acta Endocrinol (Copenh)* 1975;80:569–576.
131. **Siiteri PK, Febres F, Clemens LE, et al.** Progesterone and maintenance of pregnancy: Is progesterone nature's immunosuppressant? *Ann N Y Acad Sci* 1977;286:384–397.
132. **Ehring GR, Kerschbaum HH, Eder C, et al.** A nongenomic mechanism for progesterone-mediated immunosuppression: Inhibition of K+ channels, Ca2+ signaling, and gene expression in T lymphocytes. *J Exp Med* 1998;188:1593–1602.
133. **Gadkar-Sable S, Shah C, Rosario G, et al.** Progesterone receptors: Various forms and functions in reproductive tissues. *Front Biosci* 2005;10:2118–2130.
134. **Schust DJ, Anderson DJ, Hill JA.** Progesterone-induced immunosuppression is not mediated through the progesterone receptor. *Hum Reprod* 1996;11:980–985.
135. **Hunt JS, Miller L, Roby KF, et al.** Female steroid hormones regulate production of pro-inflammatory molecules in uterine leukocytes. *J Reprod Immunol* 1997;35:87–99.
136. **Vassiliadou N, Tucker L, Anderson DJ.** Progesterone-induced inhibition of chemokine receptor expression on peripheral blood mononuclear cells correlates with reduced HIV-1 infectability in vitro. *J Immunol* 1999;162:7510–7518.
137. **Kawana K, Kawana Y, Schust DJ.** Female steroid hormones use signal transducers and activators of transcription protein-mediated pathways to modulate the expression of T-bet in epithelial cells: A mechanism for local immune regulation in the human reproductive tract. *Mol Endocrinol* 2005;19:2047–2059.
138. **Knoferl MW, Diodato MD, Angele MK, et al.** Do female sex steroids adversely or beneficially affect the depressed immune responses in males after trauma-hemorrhage? *Arch Surg* 2000;135:425–433.
139. **Gregory MS, Duffner LA, Faunce DE, et al.** Estrogen mediates the sex difference in post-burn immunosuppression. *J Endocrinol* 2000;164:129–138.
140. **Muller V, Szabó A, Viklicky O, et al.** Sex hormones and gender-related differences: Their influence on chronic renal allograft rejection. *Kidney Int* 1999;55:2011–2020.
141. **Correale J, Arias M, Gilmore W.** Steroid hormone regulation of cytokine secretion by proteolipid protein-specific CD4+ T cell clones isolated from multiple sclerosis patients and normal control subjects. *J Immunol* 1998;161:3365–3374.
142. **Salem ML, Matsuzaki G, Kishihara K, et al.** beta-estradiol suppresses T cell-mediated delayed-type hypersensitivity through suppression of antigen-presenting cell function and Th1 induction. *Int Arch Allergy Immunol* 2000;121:161–169.
143. **Munn DH, Shafizadeh E, Attwood JT, et al.** Inhibition of T cell proliferation by macrophage tryptophan catabolism. *J Exp Med* 1999;189:1363–1372.
144. **Mellor AL, Munn DH.** Immunology at the maternal-fetal interface: Lessons for T cell tolerance and suppression. *Annu Rev Immunol* 2000;18:367–391.
145. **Munn DH, Zhou M, Attwood JT, et al.** Prevention of allogeneic fetal rejection by tryptophan catabolism. *Science* 1998;281:1191–1193.
146. **Meier AH, Wilson JM.** Tryptophan feeding adversely influences pregnancy. *Life Sci* 1983;32:1193–1196.
147. **Kamimura S, Eguchi K, Yonezawa M, et al.** Localization and developmental change of indoleamine 2,3-dioxygenase activity in the human placenta. *Acta Med Okayama* 1991;45:135–139.
148. **Schrocksnadel H, Baier-Bitterlich G, Dapunt O, et al.** Decreased plasma tryptophan in pregnancy. *Obstet Gynecol* 1996;88:47–50.
149. **Eblen AC, Gercel-Taylor C, Shields LB, et al.** Alterations in humoral immune responses associated with recurrent pregnancy loss. *Fertil Steril* 2000;73:305–313.
150. **Alijotas-Reig J, Casellas-Caro M, Ferrer-Oliveras R, et al.** Are anti-beta-glycoprotein-I antibodies markers for recurrent pregnancy loss in lupus anticoagulant/anticardiolipin seronegative women? *Am J Reprod Immunol* 2008;60:229–237.
151. **Alijotas-Reig J, Ferrer-Oliveras R, Rodrigo-Anoro MJ, et al.** Anti-beta(2)-glycoprotein-I and anti-phosphatidylserine antibodies in women with spontaneous pregnancy loss. *Fertil Steril* 2010;93:2330–2336.
152. **Galli M, Comfurius P, Maassen C, et al.** Anticardiolipin antibodies (ACA) directed not to cardiolipin but to a plasma protein cofactor. *Lancet* 1990;335:1544–1547.
153. **McNeil HP, Simpson RJ, Chesterman CN, et al.** Anti-phospholipid antibodies are directed against a complex antigen that includes a lipid-binding inhibitor of coagulation: Beta 2-glycoprotein I (apolipoprotein H). *Proc Natl Acad Sci U S A* 1990;87:4120–4124.
154. **Mezzesimi A, Florio P, Reis FM, et al.** The detection of anti-beta2-glycoprotein I antibodies is associated with increased risk of pregnancy loss in women with threatened abortion in the first trimester. *Eur J Obstet Gynecol Reprod Biol* 2007;133:164–168.
155. **Harris EN.** Syndrome of the black swan. *Br J Rheumatol* 1987;26:324–326.
156. **Miyakis S, Lockshin MD, Atsumi T, et al.** International consensus statement on an update of the classification criteria for definite antiphospholipid syndrome (APS). *J Thromb Haemost* 2006;4:295–306.
157. **Wilson WA, Gharavi AE, Koike T, et al.** International consensus statement on preliminary classification criteria for definite antiphospholipid syndrome: Report of an international workshop. *Arthritis Rheum* 1999;42:1309–1311.
158. **Lockshin MD, Sammaritano LR, Schwartzman S.** Validation of the Sapporo criteria for antiphospholipid syndrome. *Arthritis Rheum* 2000;43:440–443.
159. **Out HJ, Bruinse HW, Christiaens GC, et al.** A prospective, controlled multicenter study on the obstetric risks of pregnant women with antiphospholipid antibodies. *Am J Obstet Gynecol* 1992;167:26–32.
160. **Kutteh WH, Lyda EC, Abraham SM, et al.** Association of anticardiolipin antibodies and pregnancy loss in women with systemic lupus erythematosus. *Fertil Steril* 1993;60:449–455.
161. **Meroni PL, Tedesco F, Locati M, et al.** Anti-phospholipid antibody mediated fetal loss: Still an open question from a pathogenic point of view. *Lupus* 2010;19:453–456.
162. **Cariou R, Tobelem G, Soria C, et al.** Inhibition of protein C activation by endothelial cells in the presence of lupus anticoagulant. *N Engl J Med* 1986;314:1193–1194.
163. **Freyssinet JM, Wiesel ML, Gauchy J, et al.** An IgM lupus anticoagulant that neutralizes the enhancing effect of phospholipid on purified endothelial thrombomodulin activity–a mechanism for thrombosis. *Thromb Haemost* 1986;55:309–313.
164. **Harris EN, Asherson RA, Gharavi AE, et al.** Thrombocytopenia in SLE and related autoimmune disorders: Association with anticardiolipin antibody. *Br J Haematol* 1985;59:227–230.
165. **Lyden TW, Ng AK, Rote NS.** Modulation of phosphatidylserine epitope expression by BeWo cells during forskolin treatment. *Placenta* 1993;14:177–186.
166. **Chamley LW, Allen JL, Johnson PM.** Synthesis of beta2 glycoprotein 1 by the human placenta. *Placenta* 1997;18:403–410.
167. **Bramham K, Hunt BJ, Germain S, et al.** Pregnancy outcome in different clinical phenotypes of antiphospholipid syndrome. *Lupus* 2010;19:58–64.
168. **Lee RM, Emlen W, Scott JR, et al.** Anti-beta2-glycoprotein I antibodies in women with recurrent spontaneous abortion, unexplained fetal death, and antiphospholipid syndrome. *Am J Obstet Gynecol* 1999;181:642–648.
169. **Ogasawara M, Aoki K, Katano K, et al.** Prevalence of autoantibodies in patients with recurrent miscarriages. *Am J Reprod Immunol* 1999;41:86–90.
170. **Bulla R, de Guarrini F, Pausa M, et al.** Inhibition of trophoblast adhesion to endothelial cells by the sera of women with recurrent spontaneous abortions. *Am J Reprod Immunol* 1999;42:116–123.

171. **Rand JH, Wu XX, Andree HA, et al.** Pregnancy loss in the antiphospholipid-antibody syndrome–a possible thrombogenic mechanism. *N Engl J Med* 1997;337:154–160.
172. **Rand JH, Wu XX, Guller S, et al.** Reduction of annexin-V (placental anticoagulant protein-I) on placental villi of women with antiphospholipid antibodies and recurrent spontaneous abortion. *Am J Obstet Gynecol* 1994;171:1566–1572.
173. **Hanly JG, Gladman DD, Rose TH, et al.** Lupus pregnancy. A prospective study of placental changes. *Arthritis Rheum* 1988;31:358–366.
174. **Redline RW.** Placental pathology: A systematic approach with clinical correlations. *Placenta* 2008;29(Suppl A):S86–S91.
175. **Lockshin MD, Druzin ML, Goei S, et al.** Antibody to cardiolipin as a predictor of fetal distress or death in pregnant patients with systemic lupus erythematosus. *N Engl J Med* 1985;313:152–156.
176. **Bussen SS, Steck T.** Thyroid antibodies and their relation to antithrombin antibodies, anticardiolipin antibodies and lupus anticoagulant in women with recurrent spontaneous abortions (antithyroid, anticardiolipin and antithrombin autoantibodies and lupus anticoagulant in habitual aborters). *Eur J Obstet Gynecol Reprod Biol* 1997;74:139–143.
177. **McElduff A, Morris J.** Thyroid function tests and thyroid autoantibodies in an unselected population of women undergoing first trimester screening for aneuploidy. *Aust N Z J Obstet Gynaecol* 2008;48:478–480.
178. **Rocklin RE, Kitzmiller JL, Garvoy MR.** Maternal-fetal relation. II. Further characterization of an immunologic blocking factor that develops during pregnancy. *Clin Immunol Immunopathol* 1982;22:305–315.
179. **Ober C, Hyslop T, Elias S, et al.** Human leukocyte antigen matching and fetal loss: Results of a 10 year prospective study. *Hum Reprod* 1998;13:33–38.
180. **Rodger JC.** Lack of a requirement for a maternal humoral immune response to establish or maintain successful allogeneic pregnancy. *Transplantation* 1985;40:372–375.
181. **Allison JL, Schust DJ.** Recurrent first trimester pregnancy loss: Revised definitions and novel causes. *Curr Opin Endocrinol Diabetes Obest* 2009;16:446–450.
182. **Puscheck EE, Jeyendran RS.** The impact of male factor on recurrent pregnancy loss. *Curr Opin Obstet Gynecol* 2007;19:222–228.
183. **Dewan S, Puscheck EE, Coulam CB, et al.** Y-chromosome microdeletions and recurrent pregnancy loss. *Fertil Steril* 2006;85:441–445.
184. **Rubio C, Simón C, Blanco J, et al.** Implications of sperm chromosome abnormalities in recurrent miscarriage. *J Assist Reprod Genet* 1999;16:253–258.
185. **Saxena P, Misro MM, Chaki SP, et al.** Is abnormal sperm function an indicator among couples with recurrent pregnancy loss? *Fertil Steril* 2008;90:1854–1858.
186. **Gil-Villa AM, Cardona-Maya W, Agarwal A, et al.** Role of male factor in early recurrent embryo loss: Do antioxidants have any effect? *Fertil Steril* 2009;92:565–571.
187. **Gil-Villa AM, Cardona-Maya W, Agarwal A, et al.** Assessment of sperm factors possibly involved in early recurrent pregnancy loss. *Fertil Steril* 2010;94:1465–1472.
188. **Govindaiah V, Naushad SM, Prabhakara K, et al.** Association of parental hyperhomocysteinemia and C677T Methylene tetrahydrofolate reductase (MTHFR) polymorphism with recurrent pregnancy loss. *Clin Biochem* 2009;42:380–386.
189. **Vuorela P, Carpén O, Tulppala M, et al.** VEGF, its receptors and the tie receptors in recurrent miscarriage. *Mol Hum Reprod* 2000;6:276–282.
190. **Lessey BA.** Endometrial integrins and the establishment of uterine receptivity. *Hum Reprod* 1998;13(Suppl 3):247–261.
191. **Aplin JD, Hey NA, Li TC.** MUC1 as a cell surface and secretory component of endometrial epithelium: Reduced levels in recurrent miscarriage. *Am J Reprod Immunol* 1996;35:261–266.
192. **Gaffuri B, Airoldi L, Di Blasio AM, et al.** Unexplained habitual abortion is associated with a reduced endometrial release of soluble intercellular adhesion molecule-1 in the luteal phase of the cycle. *Eur J Endocrinol* 2000;142:477–480.
193. **Lea RG, al-Sharekh N, Tulppala M, et al.** The immunolocalization of bcl-2 at the maternal-fetal interface in healthy and failing pregnancies. *Hum Reprod* 1997;12:153–158.
194. **Polifka JE, Friedmann JM.** Environmental toxins and recurrent pregnancy loss. *Infert Reprod Med Clin North Am* 1991;2:195–213.
195. **Sharara FI, Seifer DB, Flaws JA.** Environmental toxicants and female reproduction. *Fertil Steril* 1998;70:613–622.
196. **Valanis B, Vollmer WM, Steele P.** Occupational exposure to antineoplastic agents: Self-reported miscarriages and stillbirths among nurses and pharmacists. *J Occup Environ Med* 1999;41:632–638.
197. **Xu X, Cho SI, Sammel M, et al.** Association of petrochemical exposure with spontaneous abortion. *Occup Environ Med* 1998;55:31–36.
198. **Sugiura-Ogasawara M, Ozaki Y, Sonta S, et al.** Exposure to bisphenol A is associated with recurrent miscarriage. *Hum Reprod* 2005;20:2325–2329.
199. **Gerhard I, Waibel S, Daniel V, et al.** Impact of heavy metals on hormonal and immunological factors in women with repeated miscarriages. *Hum Reprod Update* 1998;4:301–309.
200. **Cone JE, Vaughan LM, Huete A, et al.** Reproductive health outcomes among female flight attendants: An exploratory study. *J Occup Environ Med* 1998;40:210–216.
201. **Schnorr TM, Grajewski BA, Hornung RW, et al.** Video display terminals and the risk of spontaneous abortion. *N Engl J Med* 1991;324:727–733.
202. **Kurki T, Ylikorkala O.** Coitus during pregnancy is not related to bacterial vaginosis or preterm birth. *Am J Obstet Gynecol* 1993;169:1130–1134.
203. **Naeye RL.** Coitus and associated amniotic-fluid infections. *N Engl J Med* 1979;301:1198–1200.
204. **Abel EL.** Maternal alcohol consumption and spontaneous abortion. *Alcohol Alcohol* 1997;32:211–219.
205. **Parazzini F, Tozzi L, Chatenoud L, et al.** Alcohol and risk of spontaneous abortion. *Hum Reprod* 1994;9:1950–1953.
206. **Windham GC, Siscovick DS, Raghunathan TE, et al.** Moderate maternal alcohol consumption and risk of spontaneous abortion. *Epidemiology* 1997;8:509–514.
207. **Cnattingius S, Signorello LB, Annerén G, et al.** Caffeine intake and the risk of first-trimester spontaneous abortion. *N Engl J Med* 2000;343:1839–1845.
208. **Ness RB, Grisso JA, Hirschinger N, et al.** Cocaine and tobacco use and the risk of spontaneous abortion. *N Engl J Med* 1999;340:333–339.
209. **Kline J, Levin B, Kinney A, et al.** Cigarette smoking and spontaneous abortion of known karyotype. Precise data but uncertain inferences. *Am J Epidemiol* 1995;141:417–427.
210. **Hedin LW, Janson PO.** Domestic violence during pregnancy. The prevalence of physical injuries, substance use, abortions and miscarriages. *Acta Obstet Gynecol Scand* 2000;79:625–630.
211. **Mills JL, Holmes LB, Aarons JH, et al.** Moderate caffeine use and the risk of spontaneous abortion and intrauterine growth retardation. *JAMA* 1993;269:593–597.
212. **Bellver J, Rossal LP, Bosch E, et al.** Obesity and the risk of spontaneous abortion after oocyte donation. *Fertil Steril* 2003;79:1136–1140.
213. **Li DK, Liu L, Odouli R.** Exposure to non-steroidal anti-inflammatory drugs during pregnancy and risk of miscarriage: Population based cohort study. *BMJ* 2003;327:368.
214. **Nielsen GL, Sørensen HT, Larsen H, et al.** Risk of adverse birth outcome and miscarriage in pregnant users of non-steroidal anti-inflammatory drugs: Population based observational study and case-control study. *BMJ* 2001;322:266–270.

215. **Boue J, Bou A, Lazar P.** Retrospective and prospective epidemiological studies of 1500 karyotyped spontaneous human abortions. *Teratology* 1975;12:11–26.
216. **Stein Z.** Early fetal loss. *Birth Defects Orig Artic Ser* 1981;17:95–111.
217. **Hook EB, Warburton D.** The distribution of chromosomal genotypes associated with Turner's syndrome: Livebirth prevalence rates and evidence for diminished fetal mortality and severity in genotypes associated with structural X abnormalities or mosaicism. *Hum Genet* 1983;64:24–27.
218. **Heuser C, Dalton J, Macpherson C, et al.** Idiopathic recurrent pregnancy loss recurs at similar gestational ages. *Am J Obstet Gynecol* 2010;203:343.e1–e5.
219. **Miller JF, Williamson E, Glue J, et al.** Fetal loss after implantation. A prospective study. *Lancet* 1980;2:554–556.
220. **Olpin, JD, Heilbrun M.** Imaging of Mullerian duct anomalies. *Clin Obstet Gynecol* 2009;52:40–56.
221. **Emmer PM, Nelen WL, Steegers EA, et al.** Peripheral natural killer cytotoxicity and CD56(pos)CD16(pos) cells increase during early pregnancy in women with a history of recurrent spontaneous abortion. *Hum Reprod* 2000;15:1163–1169.
222. **Coulam CB, Wagenknecht D, McIntyre JA, et al.** Occurrence of other reproductive failures among women with recurrent spontaneous abortion. *Am J Reprod Immunol* 1991;25:96–98.
223. **Fedele L, Acaia B, Parazzini F, et al.** Ectopic pregnancy and recurrent spontaneous abortion: Two associated reproductive failures. *Obstet Gynecol* 1989;73:206–208.
224. **Acaia B, Parazzini F, La Vecchia C, et al.** Increased frequency of complete hydatidiform mole in women with repeated abortion. *Gynecol Oncol* 1988;31:310–314.
225. **Hughes N, Hamilton EF, Tulandi T.** Obstetric outcome in women after multiple spontaneous abortions. *J Reprod Med* 1991;36:165–166.
226. **Martius JA, Steck T, Oehler MK, et al.** Risk factors associated with preterm (<37+0 weeks) and early preterm birth (<32+0 weeks): Univariate and multivariate analysis of 106,345 singleton births from the 1994 statewide perinatal survey of Bavaria. *Eur J Obstet Gynecol Reprod Biol* 1998;80:183–189.
227. **Lird T, Whittaker PG.** The endocrinology of early pregnancy loss. In: Huisjes HJ, Lird T, eds. *Early Pregnancy Failure*. New York: Churchill Livingstone, 1990:39–54.
228. **Westergaard JG, Teisner B, Sinosich MJ, et al.** Does ultrasound examination render biochemical tests obsolete in the prediction of early pregnancy failure? *Br J Obstet Gynaecol* 1985;92:77–83.
229. **Wolf GC, Horger EO 3rd.** Indications for examination of spontaneous abortion specimens: A reassessment. *Am J Obstet Gynecol* 1995;173:1364–1368.
230. **Tachdjian G, Aboura A, Lapierre JM, et al.** Cytogenetic analysis from DNA by comparative genomic hybridization. *Ann Genet* 2000;43:147–154.
231. **Bell KA, Van Deerlin PG, Feinberg RF, et al.** Diagnosis of aneuploidy in archival, paraffin-embedded pregnancy-loss tissues by comparative genomic hybridization. *Fertil Steril* 2001;75:374–379.
232. **Bianchi DW, Flint AF, Pizzimenti MF, et al.** Isolation of fetal DNA from nucleated erythrocytes in maternal blood. *Proc Natl Acad Sci U S A* 1990;87:3279–3283.
233. **Carp H, Toder V, Aviram A, et al.** Karyotype of the abortus in recurrent miscarriage. *Fertil Steril* 2001;75:678–682.
234. **Garrisi JG, Colls P, Ferry KM, et al.** Effect of infertility, maternal age, and number of previous miscarriages on the outcome of preimplantation genetic diagnosis for idiopathic recurrent pregnancy loss. *Fertil Steril* 2009;92:288–295.
235. **Fischer J, Colls P, Escudero T, et al.** Preimplantation genetic diagnosis (PGD) improves pregnancy outcome for translocation carriers with a history of recurrent losses. *Fertil Steril* 2010;94:283–289.
236. **Munné S, Chen S, Fischer J, et al.** Preimplantation genetic diagnosis reduces pregnancy loss in women aged 35 years and older with a history of recurrent miscarriages. *Fertil Steril* 2005;84:331–335.
237. **Munné S, Fischer J, Warner A, et al.** Preimplantation genetic diagnosis significantly reduces pregnancy loss in infertile couples: A multicenter study. *Fertil Steril* 2006;85:326–332.
238. **Verlinsky Y, Cohen J, Munne S, et al.** Over a decade of experience with preimplantation genetic diagnosis: A multicenter report. *Fertil Steril* 2004;82:292–294.
239. **Mastenbroek S, Twisk M, van Echten-Arends J, et al.** In vitro fertilization with preimplantation genetic screening. *N Engl J Med* 2007;357:9–17.
240. **Twisk M, Mastenbroek S, Hoek A, et al.** No beneficial effect of preimplantation genetic screening in women of advanced maternal age with a high risk for embryonic aneuploidy. *Hum Reprod* 2008;23:2813–2817.
241. **Staessen C, Verpoest W, Donoso P, et al.** Preimplantation genetic screening does not improve delivery rate in women under the age of 36 following single-embryo transfer. *Hum Reprod* 2008;23:2818–2825.
242. **Staessen C, Platteau P, Van Assche E, et al.** Comparison of blastocyst transfer with or without preimplantation genetic diagnosis for aneuploidy screening in couples with advanced maternal age: A prospective randomized controlled trial. *Hum Reprod* 2004;19:2849–2858.
243. **Meyer LR, Klipstein S, Hazlett WD, et al.** A prospective randomized controlled trial of preimplantation genetic screening in the "good prognosis" patient. *Fertil Steril* 2009;91:1731–1738.
244. **Hardarson T, Hanson C, Lundin K, et al.** Preimplantation genetic screening in women of advanced maternal age caused a decrease in clinical pregnancy rate: A randomized controlled trial. *Hum Reprod* 2008;23:2806–2812.
245. **Remohí J, Gallardo E, Levy M, et al.** Oocyte donation in women with recurrent pregnancy loss. *Hum Reprod* 1996;11:2048–3051.
246. **Querleu D, Brasme TL, Parmentier D.** Ultrasound-guided transcervical metroplasty. *Fertil Steril* 1990;54:995–998.
247. **Karande VC, Gleicher N.** Resection of uterine septum using gynaecoradiological techniques. *Hum Reprod* 1999;14:1226–1229.
248. **Raziel A, Herman A, Strassburger D, et al.** The outcome of in vitro fertilization in unexplained habitual aborters concurrent with secondary infertility. *Fertil Steril* 1997;67:88–92.
249. **Fedele L, Bianchi S.** Habitual abortion: Endocrinological aspects. *Curr Opin Obstet Gynecol* 1995;7:351–356.
250. **Karamardian LM, Grimes DA.** Luteal phase deficiency: Effect of treatment on pregnancy rates. *Am J Obstet Gynecol* 1992;167:1391–1398.
251. **Clifford K, Rai R, Watson H, et al.** Does suppressing luteinising hormone secretion reduce the miscarriage rate? Results of a randomised controlled trial. *BMJ* 1996;312:1508–1511.
252. **Glueck CJ, Wang P, Goldenberg N, et al.** Pregnancy loss, polycystic ovary syndrome, thrombophilia, hypofibrinolysis, enoxaparin, metformin. *Clin Appl Thromb Hemost* 2004;10:323–334.
253. **Jakubowicz DJ, Iuorno MJ, Jakubowicz S, et al.** Effects of metformin on early pregnancy loss in the polycystic ovary syndrome. *J Clin Endocrinol Metab* 2002;87:524–529.
254. **Hill JA.** Immunotherapy for recurrent pregnancy loss: "Standard of care or buyer beware." *J Soc Gynecol Investig* 1997;4:267–273.
255. **Stovall DW, VanVoorhis BJ.** Immunologic tests and treatments in patients with unexplained infertility, IVF-ET, and recurrent pregnancy loss. *Clin Obstet Gynecol* 1999;42:979–1000.
256. **Stephenson M, Kutteh W.** Evaluation and management of recurrent early pregnancy loss. *Clin Obstet Gynecol* 2007;50:132–145.
257. **Fraser EJ, Grimes DA, Schulz KF.** Immunization as therapy for recurrent spontaneous abortion: A review and meta-analysis. *Obstet Gynecol* 1993;82:854–859.
258. **Ober C, Karrison T, Odem RR, et al.** Mononuclear-cell immunisation in prevention of recurrent miscarriages: A randomised trial. *Lancet* 1999;354:365–369.
259. **Porter FT, LaCoursiere Y, Scott RT Jr.** Immunotherapy for recurrent miscarriage. *Cochrane Database Syst Rev* 2010;4:CD00.
260. **Kling C, Steinmann J, Westphal E, et al.** Adverse effects of intradermal allogeneic lymphocyte immunotherapy: Acute reactions and role of autoimmunity. *Hum Reprod* 2006;21:429–435.

261. **Christiansen OB.** Intravenous immunoglobulin in the prevention of recurrent spontaneous abortion: The European experience. *Am J Reprod Immunol* 1998;39:77–81.
262. **Hill JA, Anderson DJ.** Blood transfusions for recurrent abortion: Is the treatment worse than the disease? *Fertil Steril* 1986;46:152–154.
263. **Hofmeyr GJ, Joffe MI, Bezwoda WR, et al.** Immunologic investigation of recurrent pregnancy loss and consequences of immunization with husbands' leukocytes. *Fertil Steril* 1987;48:681–684.
264. **Katz I, Fisch B, Amit S, et al.** Cutaneous graft-versus-host-like reaction after paternal lymphocyte immunization for prevention of recurrent abortion. *Fertil Steril* 1992;57:927–929.
265. **Johnson PM, Ramsden GH.** Recurrent miscarriage. *Ballieres Clin Immunol Allergy* 1992;2:607–624.
266. **Porter TF, LaCoursiere Y, Scott JR.** Immunotherapy for recurrent miscarriage. *Cochrane Database Syst Rev* 2006;2:CD000112.
267. **Coulam CB, Stern JJ.** Seminal plasma treatment of recurrent spontaneous abortion. In: Dondero F, Johnson PM, eds. *Reproductive Immunology.* Serono Symposia 97. New York: Raven Press; 1993:205–216.
268. **Thaler CJ.** Immunological role for seminal plasma in insemination and pregnancy. *Am J Reprod Immunol* 1989;21:147–150.
269. **Stephenson MD, Kutteh WH, Purkiss S, et al.** Intravenous immunoglobulin and idiopathic secondary recurrent miscarriage: A multicentered randomized placebo-controlled trial. *Hum Reprod* 2010;25:2203–2209.
270. **Jablonowska B, Selbing A, Palfi M, et al.** Prevention of recurrent spontaneous abortion by intravenous immunoglobulin: A double-blind placebo-controlled study. *Hum Reprod* 1999;14:838–841.
271. **Mueller-Eckhardt G, Heine O, Polten B.** IVIG to prevent recurrent spontaneous abortion. *Lancet* 1991;337:424–425.
272. **Perino A, Vassiliadis A, Vucetich A, et al.** Short-term therapy for recurrent abortion using intravenous immunoglobulins: Results of a double-blind placebo-controlled Italian study. *Hum Reprod* 1997;12:2388–2392.
273. **Stephenson MD, Dreher K, Houlihan E, et al.** Prevention of unexplained recurrent spontaneous abortion using intravenous immunoglobulin: A prospective, randomized, double-blinded, placebo-controlled trial. *Am J Reprod Immunol* 1998;39:82–88.
274. **Harris EN, Pierangeli SS.** Utilization of intravenous immunoglobulin therapy to treat recurrent pregnancy loss in the antiphospholipid syndrome: A review. *Scand J Rheumatol Suppl* 1998;107:97–102.
275. **Vaquero E, Lazzarin N, Valensise H, et al.** Pregnancy outcome in recurrent spontaneous abortion associated with antiphospholipid antibodies: A comparative study of intravenous immunoglobulin versus prednisone plus low-dose aspirin. *Am J Reprod Immunol* 2001;45:174–179.
276. **Practice Committee of the American Society for Reproductive Medicine.** Intravenous immunoglobulin (IVIG) and recurrent spontaneous pregnancy loss. *Fertil Steril* 2006;86(Suppl 4):S226–S227.
277. **Thornton CA, Ballow M.** Safety of intravenous immunoglobulin. *Arch Neurol* 1993;50:135–136.
278. **Choi BC, Polgar K, Xiao L, et al.** Progesterone inhibits in-vitro embryotoxic Th1 cytokine production to trophoblast in women with recurrent pregnancy loss. *Hum Reprod* 2000;15(Suppl 1):46–59.
279. **Oates-Whitehead RM, Haas DM, Carrier JA.** Progestogen for preventing miscarriage. *Cochrane Database Syst Rev* 2003;4:CD003511.
280. **Battistella FD, Widergren JT, Anderson JT, et al.** A prospective, randomized trial of intravenous fat emulsion administration in trauma victims requiring total parenteral nutrition. *J Trauma* 1997;43:52–60.
281. **Mayer K, Meyer S, Reinholz-Muhly M, et al.** Short-time infusion of fish oil-based lipid emulsions, approved for parenteral nutrition, reduces monocyte proinflammatory cytokine generation and adhesive interaction with endothelium in humans. *J Immunol* 2003;171:4837–4843.
282. **Sedman PC, Somers SS, Ramsden CW, et al.** Effects of different lipid emulsions on lymphocyte function during total parenteral nutrition. *Br J Surg* 1991;78:1396–1399.
283. **Clark DA.** Intralipid as treatment for recurrent unexplained abortion? *Am J Reprod Immunol* 1994;32:290–293.
284. **Roussev RG, Acacio B, Ng SC, et al.** Duration of intralipid's suppressive effect on NK cell's functional activity. *Am J Reprod Immunol* 2008;60:258–263.
285. **Roussev RG, Ng SC, Coulam CB.** Natural killer cell functional activity suppression by intravenous immunoglobulin, intralipid and soluble human leukocyte antigen-G. *Am J Reprod Immunol* 2007;57:262–269.
286. **Arslan E, Colakoğlu M, Celik C, et al.** Serum TNF-alpha, IL-6, lupus anticoagulant and anticardiolipin antibody in women with and without a past history of recurrent miscarriage. *Arch Gynecol Obstet* 2004;270:227–229.
287. **Palmirotta R, La Farina F, Ferroni P, et al.** TNFA gene promoter polymorphisms and susceptibility to recurrent pregnancy loss in Italian women. *Reprod Sci* 2010;17:659–666.
288. **Zammiti W, Mtiraoui N, Finan RR, et al.** Tumor necrosis factor alpha and lymphotoxin alpha haplotypes in idiopathic recurrent pregnancy loss. *Fertil Steril* 2009;91:1903–1908.
289. **Robinson WH, Genovese MC, Moreland LW.** Demyelinating and neurologic events reported in association with tumor necrosis factor alpha antagonism: By what mechanisms could tumor necrosis factor alpha antagonists improve rheumatoid arthritis but exacerbate multiple sclerosis? *Arthritis Rheum* 2001;44:1977–1983.
290. **Mossner R, Schon MP, Reich K.** Tumor necrosis factor antagonists in the therapy of psoriasis. *Clin Dermatol* 2008;26:486–502.
291. **Winger EE, Reed JL.** Treatment with tumor necrosis factor inhibitors and intravenous immunoglobulin improves live birth rates in women with recurrent spontaneous abortion. *Am J Reprod Immunol* 2008;60:8–16.
292. **Carter JD, Ladhani A, Ricca LR, et al.** A safety assessment of tumor necrosis factor antagonists during pregnancy: A review of the Food and Drug Administration database. *J Rheumatol* 2009;36:635–641.
293. **Ferro D, Quintarelli C, Russo G, et al.** Successful removal of antiphospholipid antibodies using repeated plasma exchanges and prednisone. *Clin Exp Rheumatol* 1989;7:103–104.
294. **Doss BJ, Greene MF, Hill J, et al.** Massive chronic intervillositis associated with recurrent abortions. *Hum Pathol* 1995;26:1245–1251.
295. **Lubbe WF, Butler WS, Palmer SJ, et al.** Fetal survival after prednisone suppression of maternal lupus-anticoagulant. *Lancet* 1983;1:1361–1363.
296. **Laskin CA, Bombardier C, Hannah ME, et al.** Prednisone and aspirin in women with autoantibodies and unexplained recurrent fetal loss. *N Engl J Med* 1997;337:148–153.
297. **Ermel LD, Marshburn PB, Kutteh WH.** Interaction of heparin with antiphospholipid antibodies (APA) from the sera of women with recurrent pregnancy loss (RPL). *Am J Reprod Immunol* 1995;33:14–20.
298. **Górski A, Makula J, Morzycka-Michalik M, et al.** Low-dose heparin: A novel approach in immunosuppression. *Transpl Int* 1994;7(Suppl 1):S567–S569.
299. **Kutteh WH.** Antiphospholipid antibody-associated recurrent pregnancy loss: Treatment with heparin and low-dose aspirin is superior to low-dose aspirin alone. *Am J Obstet Gynecol* 1996;174:1584–1589.
300. **Lima F, Khamashta MA, Buchanan NM, et al.** A study of sixty pregnancies in patients with the antiphospholipid syndrome. *Clin Exp Rheumatol* 1996;14:131–136.
301. **Mak A, Cheung MW, Cheak AA, et al.** Combination of heparin and aspirin is superior to aspirin alone in enhancing live births in patients with recurrent pregnancy loss and positive anti-phospholipid antibodies: A meta-analysis of randomized controlled trials and meta-regression. *Rheumatology (Oxford)* 2010;49:281–288.
302. **Rai R, Cohen H, Dave M, et al.** Randomised controlled trial of aspirin and aspirin plus heparin in pregnant women with recurrent miscarriage associated with phospholipid antibodies (or antiphospholipid antibodies). *BMJ* 1997;314:253–257.
303. **Ziakas PD, Pavlou M, Voulgarelis M.** Heparin treatment in antiphospholipid syndrome with recurrent pregnancy loss: A systematic review and meta-analysis. *Obstet Gynecol* 2010;115:1256–1262.
304. **Bates SM, Ginsberg JS.** Anticoagulation in pregnancy. *Pharm Pract Manag Q* 1999;19:51–60.

305. **Bates SM, Greer IA, Pabinger I, et al.** Venous thromboembolism, thrombophilia, antithrombotic therapy, and pregnancy: American College of Chest Physicians Evidence-Based Clinical Practice Guidelines (8th edition). *Chest* 2008;133(Suppl 6):844S–886S.
306. **Bijsterveld NR, Hettiarachchi R, Peters R, et al.** Low-molecular weight heparins in venous and arterial thrombotic disease. *Thromb Haemost* 1999;82(Suppl 1):139–147.
307. **Deruelle P, Coulon C.** The use of low-molecular-weight heparins in pregnancy–how safe are they? *Curr Opin Obstet Gynecol* 2007;19:573–577.
308. **Stephenson MD, Ballem PJ, Tsang P, et al.** Treatment of antiphospholipid antibody syndrome (APS) in pregnancy: A randomized pilot trial comparing low molecular weight heparin to unfractionated heparin. *J Obstet Gynaecol Can* 2004;26:729–734.
309. **Bar J, Cohen-Sacher B, Hod M, et al.** Low-molecular-weight heparin for thrombophilia in pregnant women. *Int J Gynaecol Obstet* 2000;69:209–213.
310. **Carp H, Dolitzky M, Inbal A.** Thromboprophylaxis improves the live birth rate in women with consecutive recurrent miscarriages and hereditary thrombophilia. *J Thromb Haemost* 2003;1:433–438.
311. **Younis JS, Ohel G, Brenner B, et al.** The effect of thrombophylaxis on pregnancy outcome in patients with recurrent pregnancy loss associated with factor V Leiden mutation. *BJOG* 2000;107:415–419.
312. **Lepercq J, Conard J, Borel-Derlon A, et al.** Venous thromboembolism during pregnancy: A retrospective study of enoxaparin safety in 624 pregnancies. *BJOG* 2001;108:1134–1140.
313. **Sanson BJ, Lensing AW, Prins MH, et al.** Safety of low-molecular-weight heparin in pregnancy: A systematic review. *Thromb Haemost* 1999;81:668–672.
314. **Pattison NS, Chamley LW, Birdsall M, et al.** Does aspirin have a role in improving pregnancy outcome for women with the antiphospholipid syndrome? A randomized controlled trial. *Am J Obstet Gynecol* 2000;183:1008–1012.
315. **Rai R, Regan L.** Thrombophilia and adverse pregnancy outcome. *Semin Reprod Med* 2000;18:369–377.
316. **James AH, Brancazio LR, Price T.** Aspirin and reproductive outcomes. *Obstet Gynecol Surv* 2008;63:49–57.
317. **Richards EM, Makris M, Preston FE.** The successful use of protein C concentrate during pregnancy in a patient with type 1 protein C deficiency, previous thrombosis and recurrent fetal loss. *Br J Haematol* 1997;98:660–661.
318. **Brouwer IA, van Dusseldorp M, Thomas CM, et al.** Low-dose folic acid supplementation decreases plasma homocysteine concentrations: A randomized trial. *Am J Clin Nutr* 1999;69:99–104.
319. **Carlsson CM, Pharo LM, Aeschlimann SE, et al.** Effects of multivitamins and low-dose folic acid supplements on flow-mediated vasodilation and plasma homocysteine levels in older adults. *Am Heart J* 2004;148: E11.
320. **de la Calle M, Usandizaga R, Sancha M, et al.** Homocysteine, folic acid and B-group vitamins in obstetrics and gynaecology. *Eur J Obstet Gynecol Reprod Biol* 2003;107:125–134.
321. **O'Donnell J, Perry DJ.** Pharmacotherapy of hyperhomocysteinaemia in patients with thrombophilia. *Expert Opin Pharmacother* 2002;3:1591–1598.
322. **Neugebauer R, Kline J, Shrout P, et al.** Major depressive disorder in the 6 months after miscarriage. *JAMA* 1997;277:383–388.
323. **Harger JH, Archer DF, Marchese SG, et al.** Etiology of recurrent pregnancy losses and outcome of subsequent pregnancies. *Obstet Gynecol* 1983;62:574–581.
324. **Phung Thi T, Byrd JR, McDonough PG.** Etiologies and subsequent reproductive performance of 100 couples with recurrent abortion. *Fertil Steril* 1979;32:389–395.
325. **Vlaanderen W, Treffers PE.** Prognosis of subsequent pregnancies after recurrent spontaneous abortion in first trimester. *Br Med J (Clin Res Ed)* 1987;295:92–93.
326. **DeCherney AH, Russell JB, Graebe RA, et al.** Resectoscopic management of mullerian fusion defects. *Fertil Steril* 1986;45:726–728.
327. **March CM, Israel R.** Hysteroscopic management of recurrent abortion caused by septate uterus. *Am J Obstet Gynecol* 1987;156:834–842.
328. **Colacurci N, DeFranciscis P, Mollo A, et al.** Small-diameter hysteroscopy with Versapoint versus resectoscopy with a unipolar knife for the treatment of septate uterus: A prospective randomized study. *J Minim Invasive Gynecol* 2007;14:622–627.
329. **Hollett-Caines J, Vilos GA, Abu-Rafea B, et al.** Fertility and pregnancy outcomes following hysteroscopic septum division. *J Obstet Gynaecol Can* 2006;28:156–159.
330. **Branch DW, Silver RM, Blackwell JL, et al.** Outcome of treated pregnancies in women with antiphospholipid syndrome: An update of the Utah experience. *Obstet Gynecol* 1992;80:614–620.
331. **Lubbe WF, Liggins GC.** Role of lupus anticoagulant and autoimmunity in recurrent pregnancy loss. *Semin Reprod Endocrinol* 1988;6:161–190.
332. **Prakash A, Laird S, Tuckerman E, et al.** Inhibin A and activin A may be used to predict pregnancy outcome in women with recurrent miscarriage. *Fertil Steril* 2005;83:1758–1763.
333. **Pratt DE, Kaberlein G, Dudkiewicz A, et al.** The association of antithyroid antibodies in euthyroid nonpregnant women with recurrent first trimester abortions in the next pregnancy. *Fertil Steril* 1993;60:1001–1005.
334. **Laufer MR, Ecker JL, Hill JA.** Pregnancy outcome following ultrasound-detected fetal cardiac activity in women with a history of multiple spontaneous abortions. *J Soc Gynecol Investig* 1994;1: 138–142.
335. **Rai RS, Clifford K, Cohen H, et al.** High prospective fetal loss rate in untreated pregnancies of women with recurrent miscarriage and antiphospholipid antibodies. *Hum Reprod* 1995;10:3301–3304.
336. **Brigham SA, Conlon C, Farquharson RG.** A longitudinal study of pregnancy outcome following idiopathic recurrent miscarriage. *Hum Reprod* 1999;14:2868–2871.
337. **Stirrat GM.** Recurrent Miscarriage. *Lancet* 1990;336:673–675.
338. **Practice Committee of the American Society for Reproductive Medicine.** Evaluation and treatment of recurrent pregnancy loss: A committee opinion. *Fertil Steril* 2012;98:1103–1111.
339. **Stephenson MD, Sierra S.** Reproductive outcomes in recurrent pregnancy loss associated with a parental carrier of a structural chromosome rearrangement. *Hum Reprod* 2006;21:1076–1082.
340. **Scriven PN, Flinter FA, Khalaf Y, et al.** Benefits and drawbacks of pre-implantation genetic diagnosis (PGD) for reciprocal translocations: Lessons from a prospective cohort study. *Eur J Hum Genet* 2013;21:1035–1041.
341. **Rodger MA, Gris JC, de Vries JP, et al.** Low-molecular weight heparin and recurrent placenta-mediated pregnancy complications: A meta-analysis of individual patient data from randomized trials. *Lancet* 2016;388:2529–2541.
342. **Bradley LA.** Can factor V Leiden and prothrombin G20210A testing in women with recurrent pregnancy loss result in improved pregnancy outcomes? Results from a targeted evidence-based review. *Genet Med* 2012;14:39–50.
343. **Rodger MA.** The association of factor V Leiden and prothrombin gene mutation and placental mediated pregnancy complications: A systematic review and meta-analysis of prospective cohort studies. *PLoS Med* 2010;7:e1000292.
344. **Di Nisio M, Middeldorp S, Buller HR.** Direct thrombin inhibitors. *N Engl J Med* 2005;353:1028–1040.
345. **Lockwood C, Wendel G.** Practice bulletin no. 124: Inherited thrombophilias in pregnancy. *Obstet Gynecol* 2011;118:730–740.
346. **Moll S, Varga E.** Homocysteine and MTHFR mutations. *Circulation* 2015;132:e6–e9.
347. **Kutteh WH, Triplett DA.** Thombophilias and recurrent pregnancy loss. *Semin Reprod Med* 2006;55:360–368.
348. **Davenport WB, Kutteh WH.** Inherited thrombophilias and adverse pregnancy outcomes: A review of screening patterns and recommendations. *Obstet Gynecol Clin North Am* 2014;41:133–144.
349. **Shahine LK, Marshall L, Lamb JD, et al.** Higher rates of aneuploidy in blastocysts and higher risk of no embryo transfer in recurrent pregnancy loss patients with diminished ovarian reserve undergoing in vitro fertilization. *Fertil Steril* 2016;106:1124–1128.

350. **Katz-Jaffe MG, Surrey ES, Minjarez DA, et al.** Association of abnormal ovarian reserve parameters with a higher incidence of aneuploidy blastocysts. *Obstet Gynecol* 2013;121:71–77.
351. **Munné S, Chen S, Fischer J, et al.** Preimplantation genetic diagnosis reduces pregnancy loss in women aged 35 years and older with a history of recurrent miscarriages. *Fertil Steril* 2005;84(2):331–335.
352. **Murugappan G, Shahine LK, Perfetto CO, et al.** Intent to treat analysis of in vitro fertilization and preimplantation genetic screening vs. expectant management in patients with recurrent pregnancy loss. *Hum Reprod* 2016;31:1668–1674.
353. **McQueen DB, Bernardi LA, Stephenson MD.** Chronic endometritis in women with recurrent early pregnancy loss and/or fetal demise. *Fertil Steril* 2014;101:1026–1030.
354. **McQueen DB, Perfetto CO, Hazard FK, et al.** Pregnancy outcomes in women with chronic endometritis and recurrent pregnancy loss. *Fert Steril* 2014;104:927–931.
355. **Wang Q, Li TC, Wu YP, et al.** Reappraisal of peripheral NK cells in women with recurrent miscarriage. *Reprod Biomed Online* 2008;17:814–819.
356. **Carbone J, Gellego A, Lanio N, et al.** Quantitative abnormalities of peripheral blood distinct T, B, and natural killer cell subsets and clinical findings in obstetric antiphospholipied syndrome. *J Rheumatol* 2009;36:1217–1225.
357. **Christiansen OB.** Research methodology in recurrent pregnancy loss. *Obstet Gynecol Clin North Am* 2014;41:19–39.
358. **Shakar K, Ben-Eliyahu S, Loewenthal R, et al.** Differences in number and activity of peripheral natural killer cells in primary vs. secondary recurrent miscarriage. *Fertil Steril* 2003;80:368–375.
359. **Aoki K, Kajiura S, Matsumoto Y, et al.** Preconceptional natural killer-cell activity as a predictor of miscarriage. *Lancet* 1995;345:1340–1342.
360. **Liang P, Mo M, Li G, et al.** Comprehensive analysis of peripheral blood lymphocytes in 76 women with recurrent miscarriage before and after immunotherapy. *Am J Reprod Immunol* 2012;68:164–174.
361. **Russell P, Sacks G, Tremeleln K, et al.** The distribution of immune cells and macrophages in the endometrium of women with recurrent reproductive failure. III: Further observations and reference ranges. *Pathology* 2013;45:393–401.
362. **Katano K, Suzuki S, Ozaki Y, et al.** Peripheral natural killer cellactivity as a predictor of recurrent pregnancy loss: A large cohort study. *Fertil Steril* 2013;100:1629–1634.
363. **Wegman TG, Lin H, Guilbert L, et al.** Bidirectional cytokine interactions in the maternal fetal relationship: Is a successful pregnancy a TH2 phenomenon? *Immunol Today* 1993;14:353–357.
364. **Kruse C, Varming K, Christiansen OB.** Prospective, serial investigations of in-vitro lymphocyte cytokine production, CD62L expression and proliferative response to microbial antigens in women with recurrent miscarriage. *Hum Reprod* 2003;18:2465–2472.
365. **Carrell DT, Wilcox AL, Lowy L, et al.** Elevated sperm chromosome aneuploidy and apoptosis in patients with unexplained recurrent pregnancy loss. *Obstet Gynecol* 2003;101:1229–1235.
366. **Egozcue S, Blanco J, Vendrell JM, et al.** Human male infertility: Chromosome anomalies, meiotic disorders, abnormal spermatozoa and recurrent abortion. *Hum Reprod Update* 2000;6:93–105.
367. **Giorlandino C, Calugi G, Iaconianni L, et al.** Spermatozoa with chromosomal abnormalities may result in a higher rate of recurrent abortion. *Fertil Steril* 1998;70:576–577.
368. **Lathi R, Liebert CA, Brookfield KF, et al.** Conjugated bisphenol A in maternal serum in relation to miscarriage risk. *Fertil Steril* 2014;102:123–128.
369. **Brandt LP, Nielsen CV.** Job stress and adverse outcome of pregnancy: A causal link or recall bias? *Am J Epidemiol* 1992;135:302–311.
370. **Conner SN, Bedell V, Lipsey K, et al.** Maternal marijuana use and adverse neonatal outcomes: A systematic review and meta-analysis. *Obstet Gyneol* 2016;128:713–723.
371. **Brents LK.** Marijuana, the endocannabinoid system and the female reproductive system. *Yale J Biol Med* 2016;89:175–191.
372. **Gundersen TD, Jorgensen N, Andersson AM, et al.** Association between use of marijuana and male reproductive hormones and semen quality: A study among 1215 healthy young men. *Am J Epidemiol* 2015;182:473–481.
373. **Pan Y, Zhang S, Wang Q, et al.** Investigating the association between prepregnancy body mass index and adverse pregnancy outcomes: A large cohort study of 536,098 Chinese pregnant women in rural China. *BMJ Open* 2016;20:6.
374. **Boots C, Stephenson MD.** Does obesity increase the risk of miscarriage in spontaneous conception: A systematic review. *Semin Reprod Med* 2011;29:507–513.
375. **Lashen H, Fear K, Sturdee DW.** Obesity is associated with increased risk of first trimester and recurrent miscarriage: Matched case-control study. *Hum Reprod* 2004;19:1644–1646.
376. **Kolte A, van Opperraaj R, Quenby S, et al.** Non-visualized pregnancy losses are prognostically important for unexplained recurrent pregnancy miscarriage. *Hum Reprod* 2015;30:783–788.
377. **Zeadna A, Son WY, Moon JH, et al.** A comparison of biochemical pregnancy rates between women who underwent IVF and fertile controls who conceived spontaneously. *Hum Reprod* 2015;30:783–788.
378. **McNally L, Huynh D, Keller J, et al.** Patient experience with karyotyping after first trimester miscarriage: A national survey. *J Reprod Med* 2016;61:128–132.
379. **Doubilet PM, Benson CB, Bourne T, et al.** Diagnostic criteria for nonviable pregnancy early in the first trimester. *N Engl J Med* 2013;369;15:1443–1451.
380. **Sahoo T, Dzidic N, Strecker MN, et al.** Comprehensive genetic analysis of pregnancy loss by chromosomal microarrays: outcomes, benefits, and challenges. *Genet Med* 2017;19:83–89.
381. **Bolnick LM, Kilbrun BA, Bajpayee S, et al.** Trophoblast retrieval and isolation from the cervix (TRIC) for noninvasive prenatal screening at 5 to 20 weeks gestation. *Fertil Steril* 2014;102:135–142.
382. **Simon C, Rubio C, Vidal F, et al.** Increased chromosome abnormalities in human preimplantation embryos after in-vitro fertilization in patients with recurrent miscarriage. *Reprod Fertil Dev* 1998;10:87–92.
383. **Murugappan G, Shahine LK, Perfetto CO, et al.** Intent to treat analysis of in vitro fertilization and preimplantation genetic screening versus expectant management in patients with recurrent pregnancy loss. *Hum Reprod* 2016;31:1668–1674.
384. **Chen H, Fu J, Huang W.** Dopamine agonist for preventing future miscarriage in women with idiopathic hyperprolactinemia and recurrent miscarriage history. *Cochrane Database Syst Rev* 2016;7:CD008883.
385. **Haas MD, Ramsey PS.** Progestogen for preventing miscarriage. *Cochrane Database Syst Rev* 2013;CD003511.
386. **Coomarasamy A, Williams E, Truchanowicz PT, et al.** A randomized trial of progesterone in women with recurrent miscarriages. *N Engl J Med* 2015 373;2141–2148.
387. **Stephenson MD, McQueen D, Winter M, et al.** Luteal start vaginal micronized progesterone improves pregnancy success in women with recurrent pregnancy loss. *Fertil Steril* 2017;107:684–690.
388. **Nelen WL, Blom HJ, Steegers EA, et al.** Hyperhomocysteinemia and recurrent early pregnancy loss: A meta-analysis. *Fertil Steril* 2000;74:1196–1199.
389. **Ecker JL, Laufer MR, Hill JA.** Measurement of embryotoxic factors is predictive of pregnancy outcome in women with a history of recurrent abortion. *Obstet Gynecol* 1993;81:84–87.
390. **Kallikourdis M1, Betz AG.** Periodic accumulation of regulatory T cells in the uterus: Preparation for the implantation of a semi-allogeneic fetus? *PLoS One* 2007;2(4):e382.

PARTE 7

Endocrinologia Reprodutiva e Infertilidade

CAPÍTULO 34
Amenorreia 850
Valerie L. Baker, Stephanie A. Beall

CAPÍTULO 35
Distúrbios Endócrinos 873
Kurt R. Peterson, Megan Link, C. Matthew Peterson

CAPÍTULO 36
Infertilidade 922
Mira Aubuchon, Mylene W. M. Yao, Dennis T. Fujii, Richard O. Burney, Danny J. Schust

CAPÍTULO 34

Amenorreia

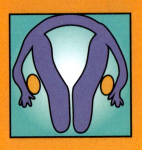

Valerie L. Baker, Stephanie A. Beall

PONTOS-CHAVE

1. A amenorreia primária é agora definida como a ausência de menstruação aos 13 anos de idade quando não há desenvolvimento dos caracteres sexuais secundários, ou aos 15 anos de idade, na presença de caracteres sexuais secundários normais.

2. A ausência ou a irregularidade das menstruações podem constituir uma indicação de distúrbio clínico da mulher, que pode afetar a sua saúde. As implicações na saúde podem variar dependendo da etiologia da amenorreia. Por conseguinte, deve-se estabelecer a causa da amenorreia sempre que possível.

3. A insuficiência gonadal, junto à amenorreia primária, está associada a uma alta incidência de cariótipo anormal.

4. Os elementos mais importantes para o diagnóstico de amenorreia incluem exame físico para avaliação dos caracteres sexuais secundários e identificação de anormalidades anatômicas, determinação da gonadotrofina coriônica humana (hCG) para descartar a possibilidade de gravidez, níveis séricos de prolactina e de hormônio tireoestimulante (TSH) e avaliação dos níveis de hormônio foliculoestimulante (FSH) com estradiol para distinguir os tipos de hipogonadismo hipergonadotrópico e hipogonadotrópico. Pode ser útil medir o hormônio antimülleriano (AMH).

5. As medidas terapêuticas podem incluir tratamentos específicos (clínicos ou cirúrgicos) com o objetivo de corrigir a causa primária de amenorreia, terapia hormonal para iniciar e manter os caracteres sexuais secundários e proporcionar alívio sintomático, tratamentos para maximizar e manter a massa óssea, incluindo terapia hormonal, cálcio e vitamina D para mulheres ou meninas com baixos níveis circulantes de estrogênio e indução da ovulação em pacientes que desejam engravidar.

6. As causas anatômicas de amenorreia são relativamente escassas e podem ser diagnosticadas com base na anamnese, exame físico e exame de imagem.

É necessária uma complexa interação hormonal para que ocorra menstruação normal. O hipotálamo precisa secretar o hormônio liberador das gonadotrofinas (GnRH) de modo pulsátil, que é modulado por neurotransmissores e hormônios. O GnRH estimula a secreção do hormônio foliculoestimulante (FSH) e do hormônio luteinizante (LH) pela hipófise, promovendo o desenvolvimento dos folículos ovarianos e a ovulação. Um folículo ovariano com atividade normal secreta estrogênio antes da ovulação. Depois da ovulação, o folículo é transformado em corpo-lúteo, e a progesterona é secretada além do estrogênio. Esses hormônios estimulam o desenvolvimento e a maturação do endométrio para a implantação do embrião. Se não houver gravidez, a secreção de estrogênio e de progesterona diminuirá, e começará o sangramento por privação. Se qualquer um dos componentes (hipotálamo, hipófise, ovário, útero e trato de saída) não estiver funcionando bem, poderá não ocorrer sangramento.

A idade média da menarca diminuiu ao longo das várias décadas passadas. Por conseguinte, a amenorreia primária é agora definida como a ausência de menstruação aos 13 anos de idade, quando não há desenvolvimento dos caracteres sexuais secundários, ou aos 15 anos de idade, na presença de caracteres sexuais secundários normais. As idades que definem a amenorreia primária diminuíram em 1 ano para continuar a representar dois desvios-padrões acima da idade média de desenvolvimento dos caracteres sexuais secundários e da menstruação.[1] Para detectar a causa da amenorreia primária, é útil determinar a presença dos caracteres sexuais secundários (Figura 34.1). A ausência de caracteres sexuais secundários indica que uma mulher nunca foi exposta ao estrogênio. A ausência de início do desenvolvimento das mamas aos 13 anos sempre justifica uma investigação. A ausência ou a irregularidade das menstruações podem constituir uma indicação de distúrbio clínico da mulher que pode afetar a sua saúde. As implicações na saúde podem variar, dependendo da etiologia da amenorreia. Por conseguinte, deve-se estabelecer a causa da amenorreia, sempre que for possível.

Uma mulher que já menstruou pode desenvolver amenorreia secundária, que é definida como a ausência de menstruação por três ciclos menstruais ou 3 meses.[2] Na mulher com ciclos regulares e atraso da menstruação de até mesmo 1 semana, pode-se indicar a realização de um teste de gravidez. É aconselhável avaliar uma mulher que tenha menos de nove ciclos por ano ou cujo ciclo se estenda por mais de 35 dias. Com poucas exceções, as causas de amenorreia primária assemelham-se àquelas da amenorreia secundária (Figura 34.2). Por conseguinte, é

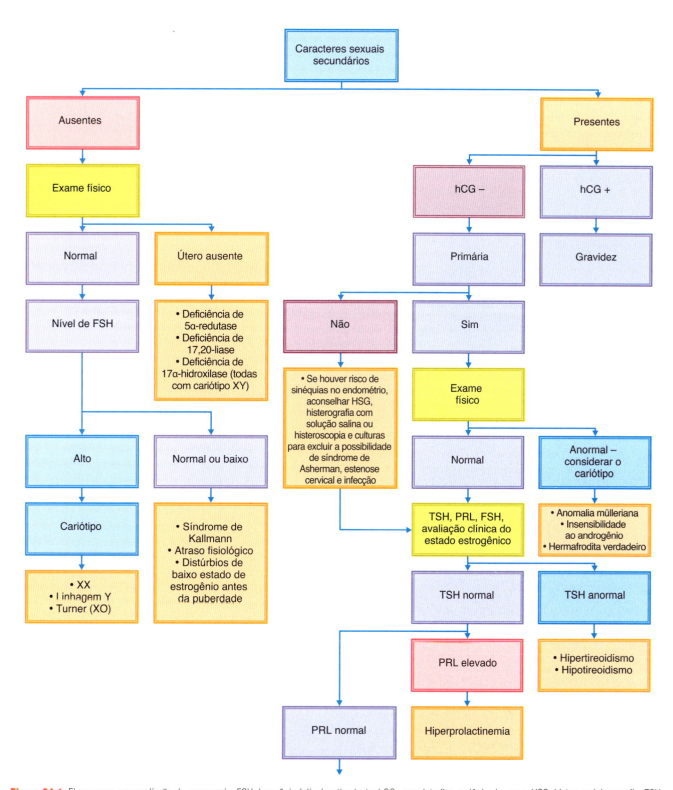

Figura 34.1 Fluxograma para avaliação de amenorreia. FSH, hormônio foliculoestimulante; hCG, gonadotrofina coriônica humana; HSG, histerossalpingografia; TSH, hormônio tireoestimulante; PRL, prolactina; TC, tomografia computadorizada; RM, ressonância magnética; EEG, eletroencefalograma; SHG, histerografia com solução salina (também conhecida como histerossonografia com infusão de solução fisiológica). (*continua*)

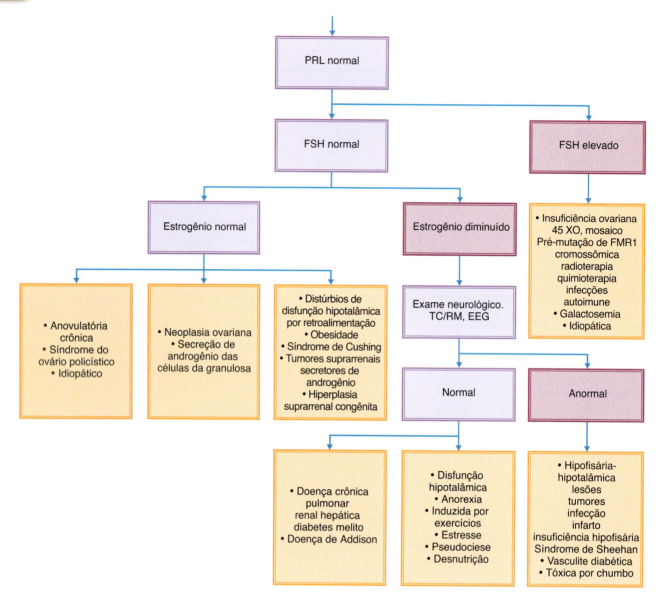

Figura 34.1 (*continuação*) Fluxograma para avaliação de amenorreia

importante não dar demasiada ênfase para uma distinção entre amenorreia primária e secundária.

As pacientes podem desenvolver alterações discretas do eixo hipotalâmico-hipofisário-ovariano, que não são graves o suficiente para causar amenorreia, mas que provocam irregularidade menstrual (oligomenorreia) associada à ausência ou baixa frequência de ovulação. Essas pacientes podem apresentar sangramento excessivo durante a menstruação, visto que não há oposição ao estrogênio. As causas de oligomenorreia se superpõem às da amenorreia, exceto pelo fato de que determinadas anormalidades anatômicas (p. ex., ausência de desenvolvimento do útero) e do cariótipo (p. ex., síndrome de Turner) estão, em grande parte, associadas à amenorreia primária.

A Organização Mundial da Saúde (OMS) descreveu três classes de amenorreia. O grupo 1 da OMS (hipogonadismo hipogonadotrópico) inclui mulheres sem qualquer evidência de produção endógena de estrogênio que apresentam níveis normais ou baixos de FSH, níveis normais de prolactina e ausência de lesão do eixo hipotalâmico-hipofisário. O grupo 2 da OMS (anovulação normogonadotrópica) está associado a evidências de produção de estrogênio e níveis normais de prolactina e de FSH. O grupo 3 da OMS (hipergonadismo hipogonadotrópico) inclui mulheres com níveis séricos elevados de FSH, indicando insuficiência ou falência gonadal. Uma quarta categoria (anovulação hiperprolactinêmica), não incluída originalmente na classificação, foi acrescentada para incluir mulheres especificamente anovulatórias, devido à hiperprolactinemia. Esse sistema de histórico de classificação, apesar de não ser usado com frequência clinicamente, pode ser útil para compreender a etiologia da amenorreia.

AMENORREIA SEM CARACTERES SEXUAIS SECUNDÁRIOS

Os distúrbios associados ao hipogonadismo podem manifestar-se como amenorreia primária. **Como o desenvolvimento das mamas constitui o primeiro sinal de exposição ao estrogênio na**

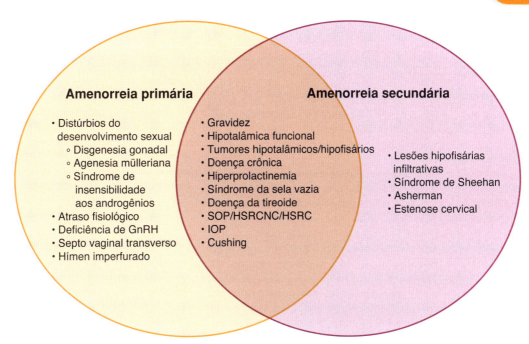

Figura 34.2 Esquema ilustrando a sobreposição das causas de amenorreia primária e secundária.

puberdade, as pacientes sem caracteres sexuais secundários normalmente apresentam amenorreia primária, e não secundária (ver **Figura 34.1**). É útil classificar as causas de amenorreia na ausência de desenvolvimento das mamas com base no estado das gonadotrofinas.

Causas de amenorreia primária

Hipogonadismo hipergonadotrópico associado à ausência de caracteres sexuais secundários

"Disgenesia gonadal" é um termo normalmente empregado para descrever o desenvolvimento anormal das gônadas, resultando, em geral, em gônadas em fita. A disgenesia gonadal está associada a níveis elevados de LH e FSH, visto que a gônada é incapaz de produzir os esteroides e a inibina, que normalmente teriam um efeito de retroalimentação sobre o hipotálamo e a hipófise, suprimindo a produção hipofisária de GnRH, LH e FSH. **As anormalidades do cariótipo sao comuns em mulheres com amenorreia primária associada à insuficiência gonadal** (Tabela 34.1). Em uma série de casos, cerca de 30% das pacientes com amenorreia primária tinham alguma anormalidade associada ao cariótipo.[3] **A síndrome de Turner (45,X) e suas variantes representam a forma mais comum de hipogonadismo hipergonadotrópico em mulheres com amenorreia primária.**[3,4] Outros distúrbios associados à amenorreia primária incluem anormalidades estruturais dos cromossomos X, mosaicismo (p. ex., 45,X em algumas células e outro cariótipo, como 46,XX ou 46,XXX em outras células), disgenesia gonadal pura (indivíduos 46,XX e 46,XY com gônadas em fita em consequência da ausência de desenvolvimento das gônadas), deficiências enzimáticas que impedem a produção normal de estrogênio e mutações inativadoras do receptor de gonadotrofinas. Os indivíduos com essas condições apresentam insuficiência gonadal e são incapazes de sintetizar esteroides ovarianos. Os níveis de gonadotrofinas estão elevados, devido à ausência de retroalimentação negativa do estrogênio sobre o eixo hipotalâmico-hipofisário. As pacientes com esses distúrbios apresentam em sua maioria amenorreia primária e carecem dos caracteres sexuais secundários. Em certas ocasiões, pacientes com deleção parcial do cromossomo X, mosaicismo ou disgenesia gonadal pura (46,XX) podem sintetizar estrogênio em quantidade suficiente no início da puberdade para induzir o desenvolvimento

Tabela 34.1 Amenorreia associada à ausência dos caracteres sexuais secundários.

Exame pélvico anormal
Deficiência de 5α-redutase, deficiência de 17,20-liase ou deficiência de 17α-hidroxilase em indivíduo XY
Hiperplasia suprarrenal lipoide congênita
Defeito do receptor do hormônio luteinizante
Hipogonadismo hipergonadotrópico
Disgenesia gonadal
Defeito do receptor do hormônio foliculoestimulante
Deleção parcial do cromossomo X
Mosaicismo dos cromossomos sexuais
Toxinas ovarianas ambientais e terapêuticas
Deficiência de 17α-hidroxilase em indivíduo XX
Galactosemia
Hiperplasia suprarrenal lipoide congênita em indivíduo XX
Hipogonadismo hipogonadotrópico
Atraso fisiológico
Síndrome de Kallmann
Tumores do sistema nervoso central
Disfunção hipotalâmica/hipofisária

das mamas e alguns episódios de sangramento uterino e, portanto, apresentam amenorreia secundária. É possível haver ovulação e, em certas ocasiões, gravidez.

Distúrbios genéticos

Síndrome de Turner

As pacientes com síndrome de Turner (45,X) inicialmente apresentam um desenvolvimento ovariano normal *in utero*. A amenorreia resulta da atresia acelerada dos folículos. Os ovários fibróticos são denominados ovários em fita.

Além de insuficiência gonadal, ocorrem estigmas associados à síndrome de Turner, que incluem baixa estatura, pescoço alado, tórax em escudo, cúbito valgo (aumento do ângulo dos braços), baixa implantação dos cabelos, palato em ogiva, múltiplos nevos pigmentados e quartos metacarpais curtos.[4,5] A inativação do X é um processo que inativa a maioria dos genes em um cromossomo X. Entre os genes situados no cromossomo X, 20% escapam da inativação de X, e acredita-se que a perda da segunda cópia desses genes em uma paciente 45,X cause os estigmas associados à síndrome de Turner.[6] Relatos sobre a relação entre o cariótipo e as características dismórficas mostraram resultados divergentes, com achado geral de um fenótipo mais grave associado à monossomia 45X0, em comparação a um cariótipo mosaico.[7,8] Uma linhagem celular Y deve ser excluída por meio de cariotipagem, hibridização *in situ* por fluorescência e análise do DNA, se for necessário.[9] Recomenda-se a gonadectomia na presença de linhagem celular Y, devido ao risco aumentado de gonadoblastoma e desenvolvimento subsequente de tumores de células germinativas gonadais.

Após confirmação do diagnóstico de síndrome de Turner por cariótipo, devem ser efetuados exames para confirmar o diagnóstico e o tratamento de anormalidades cardíacas (30% dos casos apresentam coarctação da aorta), renais (particularmente rim em ferradura) e autoimunes (tireoidite). Deve-se efetuar uma avaliação na infância para identificar um possível transtorno de déficit de atenção ou transtornos da aprendizagem. **As mulheres com síndrome de Turner devem ser submetidas ao rastreamento para diabetes melito, dilatação da aorta, hipertensão e perda auditiva ao longo da vida.**[5,8]

Cromossomo X anormal

Os indivíduos 46,XX com deleções parciais do cromossomo X têm fenótipos variáveis, dependendo, provavelmente, da quantidade e da localização do material genético ausente. As deleções menores do cromossomo X causam características distintas, que se sobrepõem às características da síndrome de Turner; entretanto, as mulheres com essas deleções menores não são encaixadas dentro da definição de síndrome de Turner.[8] A região pseudoautossômica do braço curto do cromossomo X escapa da inativação do X, resultando, assim, em duas cópias com atividade transcricional. Acredita-se que a monossomia efetiva criada pela deleção de Xp leve a algumas das características fenotípicas da síndrome de Turner.[6] O gene homeobox para baixa estatura (SHOX) está localizado na região distal de Xp, e a sua deleção está diretamente associada à baixa estatura e deformidades esqueléticas. Entretanto, as mulheres e as meninas com pequena deleção distal do braço curto do cromossomo X não parecem correr mais risco de anomalias cardíacas ou insuficiência ovariana do que é frequentemente observado em mulheres com síndrome de Turner e cariótipos 45,X. A maioria das pacientes com X em anel apresenta insuficiência ovariana e algumas características fenotípicas semelhantes àquelas da síndrome de Turner, embora algumas sejam capazes de engravidar. Essas pacientes diferem daquelas que apresentam síndrome de Turner, visto que têm mais tendência a apresentarem deficiência intelectual. As pacientes com isocromossomo do braço longo do cromossomo X (i[Xq]) assemelham-se às pacientes XO, exceto pelo fato de que os distúrbios autoimunes são mais comuns. Uma translocação balanceada do cromossomo X para um autossomo pode levar a uma insuficiência gonadal.[10] A insuficiência gonadal pode ser causada por quebra cromossômica em um gene necessário para a função ovariana, meiose anormal ou inativação do X translocado e dos genes autossômicos adjacentes.[6,10] Apesar dessas associações e de outras associações relatadas entre cariótipo e fenótipo, é importante ressaltar que um cariótipo específico nem sempre prevê o fenótipo.[8]

Mosaicismo

A amenorreia primária está associada a vários estados de mosaicismo, entre os quais o mais comum é 45,X/46,XX.[11] Os achados clínicos em pacientes 45,X/47,XXX e 45,X/46,XX/47,XXX assemelham-se aos observados em indivíduos 45,X/46,XX e variam na produção de estrogênio e de gonadotrofinas, dependendo do número de folículos que sobrevivem nas gônadas. Em comparação à linhagem celular 45,X pura, as mulheres com 45,X/46,XX são mais altas e têm menos anormalidades, embora muitas daquelas com mosaico 45,X/46,XX sejam mais baixas do que seus pares.

Disgenesia gonadal pura

Os indivíduos de fenótipo feminino com infantilismo sexual, amenorreia primária, estatura normal e ausência de anormalidades do cariótipo (46,XX ou 46,XY) apresentam disgenesia gonadal pura. Em geral, as gônadas apresentam-se em fita, porém pode haver algum desenvolvimento dos caracteres sexuais secundários, bem como alguns episódios de sangramento uterino. A disgenesia gonadal pura em um indivíduo 46,XY (anteriormente conhecida como síndrome de Swyer) pode ocorrer quando mutações no *SRY* (gene da região determinante do sexo no cromossomo Y) localizado em Yp11 resultam em mulheres XY sem desenvolvimento gonadal apropriado.[12,13] A ocorrência de mutações em muitos outros genes, como *SOX9, DAX1, WT1* e *SF1*, que afetam a diferenciação testicular e inibem a produção do AMH, resulta em disgenesia gonadal pura XY.[14]

Na disgenesia gonadal XX, a condição é provavelmente causada por mutações gênicas, que levam à insuficiência ovariana antes do desenvolvimento puberal ou após o desenvolvimento dos caracteres sexuais secundários. A síndrome de Perrault é uma doença autossômica recessiva rara com disgenesia gonadal pura (46,XX) e perda auditiva neurossensorial.[15] A disgenesia gonadal pura XX pode ser causada pela presença de pequenos fragmentos do cromossomo Y no genoma. Na presença do cromossomo Y, recomenda-se a gonadectomia.

Disgenesia gonadal mista

As pacientes com disgenesia gonadal mista são XY, em sua maioria, e apresentam genitália ambígua, com uma gônada em fita de um lado e um testículo malformado do outro. Em uma pequena proporção dessas pacientes, são observadas mutações no gene *SRY*.

Deficiências enzimáticas raras

Hiperplasia suprarrenal lipoide congênita

As pacientes com esse distúrbio autossômico recessivo são incapazes de converter o colesterol em pregnenolona, que é a primeira

etapa na biossíntese dos hormônios esteroides. A etapa inicial limitadora de velocidade na esteroidogênese é o transporte do colesterol da membrana mitocondrial externa para a interna, facilitado pela proteína reguladora aguda esteroidogênica (StAR). Foram identificadas 48 mutações diferentes na proteína StAR.[16] Uma vez no interior das mitocôndrias, o colesterol é clivado pela enzima p450scc. Foram relatados vários casos de deficiência de p450scc.[17] Essas pacientes apresentam hiponatremia, hiperpotassemia e acidose na lactância. Os indivíduos, tanto XX como XY, apresentam genitália externa feminina; entretanto, pacientes 46 XY não apresentam útero, e sem reposição hormonal permanecerão sexualmente infantis. Pacientes XX podem adquirir caracteres sexuais secundários na puberdade, porém desenvolvem grandes cistos ovarianos e insuficiência ovariana precoce.[18] São encontrados agrupamentos genéticos do distúrbio em populações do Japão, Coreia e Palestina. Com reposição de mineralocorticoide e glicocorticoide apropriada, essas pacientes podem sobreviver até a idade adulta.

Deficiência de 17α-hidroxilase e 17,20-liase

As mutações no gene *CYP17* causam anormalidades nas funções de 17α-hidroxilase e 17,20-liase da proteína ativa nas vias de esteroidogênese suprarrenais e gonadais. Mais de 100 mutações que alteram a matriz de leitura do gene foram associadas à deficiência combinada de 17α-hidroxilase/17,20-liase.[19] As pacientes apresentam cariótipos 46,XX ou 46,XY. O útero está ausente em indivíduos com cariótipo 46,XY, uma característica que os distingue de indivíduos com o cariótipo 46,XX. Os indivíduos com mutações de CYP17 apresentam amenorreia primária, ausência dos caracteres sexuais secundários, fenótipo feminino, hipertensão e hipopotassemia.[19] Os níveis diminuídos de 17α-hidroxilase que caracterizam esse distúrbio levam a uma redução da produção de cortisol, o que, por sua vez, causa aumento dos níveis de hormônio adrenocorticotrófico (ACTH). A 17α-hidroxilase não é necessária para a produção de mineralocorticoides; por conseguinte, são produzidas quantidades excessivas de mineralocorticoides, resultando em retenção de sódio, perda de potássio e hipertensão. As pacientes com deficiência de 17α-hidroxilase apresentam folículos primordiais, porém os níveis de gonadotrofinas estão elevados, uma vez que a deficiência enzimática impede a síntese de esteroides sexuais.

Deficiência de aromatase

Essa anormalidade autossômica recessiva muito rara impede a aromatização dos androgênios em estrogênios no indivíduo afetado.[20] Pode-se suspeitar dessa síndrome até mesmo antes do nascimento, visto que a maioria das mães de crianças afetadas desenvolve virilização durante a gravidez. Isso ocorre devido à incapacidade da placenta de converter os androgênios fetais em estrogênios, que se difundem para a circulação materna. Ao nascimento, a criança do sexo feminino apresenta clitoromegalia e fusão labioescrotal posterior (genitália ambígua). Na puberdade, não há desenvolvimento das mamas e ocorrem amenorreia primária, agravamento da virilização, ausência do estirão do crescimento, atraso da idade óssea e ovários com múltiplos cistos. O padrão hormonal diagnóstico consiste em elevação dos níveis de FSH, LH, testosterona e sulfato de desidroepiandrosterona (DHEAS), com níveis indetectáveis de estradiol. A estrogenioterapia melhora as anormalidades ovarianas e ósseas, porém a dose precisa ser titulada para simular os níveis normais de estrogênio. A administração de estrogênio deve ser mínima durante a infância e aumentada na puberdade.[21]

Galactosemia

Nas meninas, a galactosemia está frequentemente associada à insuficiência ovariana, porém esse distúrbio é habitualmente detectado por programas de triagem neonatais. O nível de galactose-1-fosfato uridil transferase pode ser medido para avaliar a presença de galactosemia ou identificar se a paciente é portadora[22].

Mutações raras do receptor de gonadotrofinas

Mutação do receptor do hormônio luteinizante

A inativação dos receptores de LH é identificada em pacientes XY que apresentam distúrbios do desenvolvimento sexual com amenorreia primária, na ausência de caracteres sexuais secundários, causada por códon de terminação prematura homozigoto, deleções e mutações de sentido incorreto (*missense*) no gene do LRH situado no cromossomo 2. Nesses indivíduos, as células de Leydig são incapazes de responder ao LH, resultando em sua hipoplasia. Isso leva à insuficiência testicular precoce e impede a masculinização. Irmãs XX com as mesmas mutações desenvolvem caracteres sexuais secundários normais, porém apresentam amenorreia, com níveis elevados de LH, níveis normais de FSH e ovários policísticos.[23,24]

Mutação do receptor do hormônio foliculoestimulante

Em seis famílias na Finlândia, foi identificada uma substituição autossômica recessiva de um único aminoácido no domínio extracelular do receptor de FSH, que impede a ligação do FSH. Esse distúrbio causa amenorreia primária ou secundária precoce, desenvolvimento variado dos caracteres sexuais secundários e níveis elevados de FSH e de LH.[25] Foi relatada uma nova relação homozigota no gene do receptor de FSH, resultando em insuficiência ovariana primária (IOP).[26]

Outras causas de insuficiência ovariana primária sem caracteres sexuais secundários

A ocorrência de lesão grave dos ovários antes do início da puberdade pode levar à insuficiência ovariana e ausência de desenvolvimento dos caracteres sexuais secundários. Pode ocorrer disfunção ovariana em associação à irradiação dos ovários, quimioterapia com agentes alquilantes (p. ex., *ciclofosfamida*) ou combinações de radioterapia e outros agentes quimioterápicos.[27] Outras causas de insuficiência ovariana prematura geralmente estão associadas à amenorreia após o desenvolvimento dos caracteres sexuais secundários, conforme descrito adiante.

Hipogonadismo hipogonadotrópico associado à ausência de caracteres sexuais secundários

A amenorreia primária causada em consequência do hipogonadismo hipogonadotrópico ocorre quando o hipotálamo é incapaz de secretar quantidades adequadas de GnRH ou quando há um distúrbio hipofisário associado à produção ou liberação inadequadas de gonadotrofinas hipofisárias.

Atraso fisiológico

O atraso fisiológico ou constitucional da puberdade constitui a manifestação mais comum de hipogonadismo hipogonadotrópico. A amenorreia pode resultar da ausência de desenvolvimento físico causada por reativação tardia do gerador de pulsos de GnRH. Os níveis de GnRH estão funcionalmente deficientes em relação à idade cronológica, porém normais em termos de desenvolvimento fisiológico.

Síndrome de Kallmann

A segunda causa hipotalâmica mais comum de amenorreia primária associada ao hipogonadismo hipogonadotrópico é a secreção pulsátil insuficiente de GnRH (síndrome de Kallmann), que apresenta vários modos de transmissão genética. A secreção pulsátil insuficiente de GnRH leva a deficiências de FSH e de LH.[28] Com frequência, a síndrome de Kallmann está associada à anosmia (incapacidade de perceber odores), embora a mulher possa não ter consciência do comprometimento do olfato. O hipogonadismo e a anosmia surgem em consequência da falha da migração neuronal apropriada durante o desenvolvimento fetal.

Outras causas de deficiência do hormônio liberador das gonadotrofinas

As deficiências de GnRH podem ser causadas por defeitos do desenvolvimento ou genéticos, processos inflamatórios, tumores, lesões vasculares ou traumatismo. **Os tumores do sistema nervoso central (SNC) que levam à amenorreia primária, dos quais o mais comum é o craniofaringioma, consistem habitualmente em massas extracelulares que interferem na síntese e na secreção de GnRH ou na estimulação das gonadotrofinas hipofisárias.** Praticamente todas essas pacientes apresentam distúrbios na produção de outros hormônios hipofisários, bem como LH e FSH.[29,30] Os adenomas hipofisários secretores de prolactina são raros na infância e geralmente ocorrem após o desenvolvimento dos caracteres sexuais secundários.

Distúrbios genéticos

Deficiência de 5α-redutase

Deve-se considerar a possibilidade de deficiência de 5α-redutase na avaliação da amenorreia. A 5α-redutase converte a testosterona em uma forma mais potente, a di-hidrotestosterona, que é o hormônio responsável pela masculinização dos órgãos genitais externos masculinos durante o início do desenvolvimento sexual.[31] As pacientes com deficiência de 5α-redutase apresentam genótipo XY com genitália ambígua, frequentemente têm virilização na puberdade, possuem testículos (devido aos cromossomos Y ativos) e carecem das estruturas müllerianas, em consequência do AMH ativo. **Pacientes com deficiência de 5α-redutase diferem daquelas com insensibilidade androgênica, visto que não desenvolvem mamas na puberdade (Figura 34.3). Essas pacientes apresentam baixos níveis de gonadotrofinas em consequência dos níveis de testosterona, que são suficientes para inibir o desenvolvimento mamário e possibilitar que os mecanismos normais de retroalimentação permaneçam intactos.** Não ocorre diferenciação masculina normal do seio urogenital e dos órgãos genitais externos, uma vez que esse desenvolvimento exige a presença da di-hidrotestosterona. Os órgãos genitais internos masculinos, que se originam dos ductos de Wolff, estão presentes, visto que esse desenvolvimento exige apenas testosterona. O crescimento dos pelos de padrão masculino, a massa muscular e a mudança da voz dependem da testosterona.

Mutações do receptor do hormônio liberador das gonadotrofinas

Foram identificadas mutações do gene do receptor do GnRH que levam a uma função anormal desse hormônio.[32] As pacientes afetadas são, em sua maioria, heterozigotos compostos, porém foram identificadas mutações autossômicas recessivas homozigotas. O receptor de GnRH é um receptor acoplado à proteína G. Estudos funcionais mostraram que as mutações provocam uma acentuada diminuição da ligação do GnRH a seu receptor ou impedem a transdução de sinal do segundo mensageiro. Na ausência de transdução de sinal funcional, o FSH e o LH não são estimulados e são incapazes de promover o crescimento folicular. Todas as pacientes são normossômicas.

Deficiência de hormônio foliculoestimulante

Em geral, as pacientes com deficiência de FSH procuram tratamento devido à puberdade tardia e amenorreia primária associada ao hipoestrogenismo. As pacientes com esse raro distúrbio são distinguidas de outras pacientes hipoestrogênicas pela presença de níveis diminuídos de FSH e níveis elevados de LH. Essas pacientes apresentam baixos níveis séricos de androgênios, apesar de razão LH-FSH anormal, indicando que o desenvolvimento folicular estimulado pelo FSH é um pré-requisito para a produção de androgênios pelas células tecais. Em algumas dessas pacientes foram identificadas mutações autossômicas recessivas na subunidade β do FSH, o que compromete a dimerização das subunidades α e β e impede a ligação ao receptor de FSH.[33] Foi relatada a ocorrência de gravidez após indução da ovulação com gonadotrofinas injetáveis.[34]

Outras disfunções hipotalâmicas/hipofisárias

A deficiência funcional das gonadotrofinas resulta de desnutrição, má absorção, emagrecimento ou anorexia nervosa, exercício físico em excesso, doença crônica, neoplasia e uso de maconha, embora essas condições estejam geralmente associadas à amenorreia acompanhada por caracteres sexuais secundários que se desenvolveram antes do início do problema.[35,36] O hipotireoidismo, a síndrome do ovário policístico (SOP), a síndrome de Cushing, a hiperprolactinemia e os distúrbios infiltrativos do SNC geralmente estão associados à amenorreia na presença de desenvolvimento dos caracteres sexuais secundários, embora se tenha relatado que eles levam à amenorreia acompanhada por puberdade tardia.[37,38] O atraso constitucional sem causas subjacentes é menos comum em meninas do que em meninos, e o motivo da ausência de desenvolvimento deve ser investigado.

Avaliação de mulheres com amenorreia associada à ausência de caracteres sexuais secundários

O diagnóstico correto e o tratamento apropriado da amenorreia primária associada ao hipogonadismo exigem anamnese e exame físico cuidadosos. **O exame físico pode ser particularmente útil em pacientes com síndrome de Turner.** Baixa estatura, porém com velocidade de crescimento regular, história familiar de puberdade tardia e achados físicos normais (incluindo avaliação do olfato, dos nervos ópticos e campos visuais), pode sugerir um atraso fisiológico. As lesões do SNC são sugeridas por cefaleias, distúrbios visuais, baixa estatura, sintomas de diabetes insípido e fraqueza de um ou mais membros.[39] Pode-se observar a ocorrência de galactorreia no prolactinoma, um distúrbio geralmente associado à amenorreia secundária na presença de caracteres sexuais secundários normais.

A avaliação diagnóstica para a amenorreia primária é resumida da seguinte maneira:

4 **O exame laboratorial inicial deve ser a determinação dos níveis séricos de FSH e de LH para diferenciar o hipogonadismo**

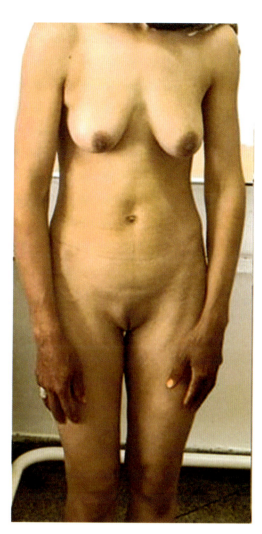

Figura 34.3 Paciente bem desenvolvida com insensibilidade completa aos androgênios. Observe a escassez característica de pelos púbicos e as mamas bem desenvolvidas. (De: **Souhail R, Amine S, Nadia A et al.** Complete androgen insensitivity syndrome or testicular feminization: Review of literature based on a case report. *Pan Afr Med J* 2016;25:199. Figura 1 usada com autorização.)

hipergonadotrópico do tipo hipogonadotrópico, a não ser que a anamnese e o exame físico sugiram o contrário. Se o nível de FSH estiver elevado, é necessário obter o cariótipo. Um nível elevado de FSH em associação a um cariótipo 45,X confirma o diagnóstico de síndrome de Turner. A deleção parcial do cromossomo X, o mosaicismo, a disgenesia gonadal pura e a disgenesia gonadal mista são diagnosticados pelo cariótipo.

1. **Em virtude da associação à coarctação da aorta (até 30%) e disfunção da tireoide, as pacientes com síndrome de Turner devem ser submetidas à ecocardiografia a cada 3 a 5 anos e a provas de função da tireoide anualmente. A ressonância magnética (RM) cardíaca é um importante componente para a avaliação cardíaca.**[5,8] As pacientes com síndrome de Turner devem ser avaliadas à procura de perda auditiva, malformações renais, diabetes e hipertensão.
2. **Se o cariótipo for anormal e tiver o cromossomo Y, como na disgenesia gonadal, as gônadas devem ser removidas para evitar o desenvolvimento de tumores.**[14]

3. **Se o cariótipo for normal e o nível de FSH estiver elevado, é importante considerar o diagnóstico de deficiência de 17α-hidroxilase, visto que pode ser uma doença potencialmente fatal se não for tratada.** Os sintomas característicos da deficiência de 17α-hidroxilase incluem hipertensão, hipopotassemia e desenvolvimento sexual anormal. Os desequilíbrios anormais incluem nível sérico elevado de progesterona (> 2 ng/mℓ), nível baixo de 17α-hidroxiprogesterona (10 a 100 ng/mℓ), nível elevado de 11-desoxicorticosterona (100 a 1.000 ng/dℓ), nível elevado de corticosterona (4.000 a 40.000 ng/dℓ) e baixos níveis de cortisol, DHEAS, testosterona e estradiol.[19,40] O diagnóstico é confirmado pelo teste de estimulação com ACTH. Após a administração de ACTH em *bolos*, os indivíduos afetados apresentam níveis acentuadamente aumentados de corticosterona e 11-desoxicorticosterona em comparação aos níveis basais e ausência de alteração dos níveis séricos de 17α-hidroxiprogesterona.
4. **Se o nível de FSH estiver baixo, o diagnóstico de hipogonadismo hipogonadotrópico será estabelecido. As lesões do SNC devem ser excluídas por meio de exames de imagem, utilizando a tomografia computadorizada (TC) ou a RM, particularmente se for identificada a ocorrência de galactorreia, cefaleia ou defeitos do campo visual.** Os adenomas hipofisários respondem por mais de 80% de todas as lesões selares e parasselares.[41] O cisto de bolsa de Rathke, o craniofaringioma e o meningioma constituem as massas selares não adenomatosas mais comuns. A neoplasia maligna do SNC e as metástases de câncer podem ter impacto na função da hipófise e resultar em hipogonadismo hipogonadotrópico.
5. **O atraso fisiológico é um diagnóstico de exclusão e é difícil distingui-lo da secreção insuficiente de GnRH.** O diagnóstico pode ser confirmado por uma história sugestiva de atraso fisiológico, radiografia mostrando atraso da idade óssea e ausência de lesão do SNC na TC ou RM.

Tratamento da amenorreia associada à ausência de caracteres sexuais secundários

As pacientes com amenorreia primária associada a todos os tipos de insuficiência gonadal e hipogonadismo hipergonadotrópico necessitam de tratamento cíclico com estrogênio e progestágeno para iniciar, amadurecer e manter os caracteres sexuais secundários. A prevenção da osteoporose é outro benefício da estrogenioterapia:

1. **Em geral, o tratamento é iniciado com 0,3 a 0,625 mg/dia de *estrogênios conjugados* orais ou 0,5 a 1 mg/dia de *estradiol* oral.**
2. **Se a paciente tiver baixa estatura, não devem ser administradas doses mais altas, visto que é necessário evitar o fechamento prematuro das epífises.** A maioria dessas pacientes apresenta altura normal, e doses maiores de *estrogênio* podem ser inicialmente usadas e, depois de vários meses, reduzidas para doses de manutenção.
3. **O estrogênio pode ser administrado diariamente em associação a um progestágeno (*acetato de medroxiprogesterona* ou *progesterona*), de modo a evitar a hiperplasia que poderia ocorrer em consequência da estimulação

estrogênica do endométrio sem oposição em pacientes com útero. O *acetato de medroxiprogesterona* pode ser administrado em uma dose de 2,5 mg/dia, todos os dias do mês, ou em uma dose de 5 a 10 mg durante 12 a 14 dias por mês. Pode-se administrar a *progesterona* micronizada por via oral em uma dose de 100 mg todos os dias do mês ou de 200 mg/dia durante 12 a 14 dias por mês. A terapia hormonal cíclica (com 12 a 14 dias de *progestágeno* por mês) simula o ciclo menstrual normal com mais precisão. Podem ser administrados supositórios vaginais de progesterona em uma dose de 50 mg/dia ou de 100 mg durante 12 a 14 dias por mês. O gel bioadesivo vaginal de progesterona é outra opção indicada para o tratamento da amenorreia secundária, com dose inicial de 4% (45 mg) e possível aumento para 8% (90 mg) para mulheres que não responderam à dose de 4%, ambas usadas de maneira cíclica.

4. **Algumas vezes, indivíduos com mosaicismo e gônadas em fita podem ovular e conceber espontaneamente ou após a instituição de terapia com** *estrogênio*.
5. **Se a deficiência de 17α-hidroxilase for confirmada, deve-se instituir o tratamento de reposição com corticosteroide e estrogênio.** Deve-se acrescentar *progestágeno,* para proteger o endométrio contra hiperplasia.

5 ==Se for possível, as medidas terapêuticas têm por objetivo corrigir a causa primária de amenorreia:==

1. **Os craniofaringiomas podem ser ressecados por acesso transesfenoidal ou craniotomia,** dependendo do tamanho do tumor. Estudos realizados mostraram taxas de sobrevida semelhantes com retirada limitada do tumor seguida de radioterapia adjuvante, em comparação à ressecção total macroscópica radical, com melhora da qualidade de vida após tratamento.[42,43]
2. **Os germinomas são altamente sensíveis à radioterapia e quimioterapia, de modo que a cirurgia raramente está indicada.**[44]
3. **Com frequência, os prolactinomas e a hiperprolactinemia podem responder a agonistas da dopamina (*bromocriptina* ou *cabergolina*).**[45]
4. **Terapias específicas são direcionadas para a desnutrição, a má absorção, o emagrecimento, a anorexia nervosa, a amenorreia por exercício físico, a neoplasia e as doenças crônicas.** Logicamente, parece que as pacientes com hipogonadismo hipogonadotrópico de origem hipotalâmica devam ser tratadas com administração de *GnRH* pulsátil a longo prazo. Esse tipo de tratamento não é viável, visto que exige o uso de um cateter de demora e uma bomba infusora portátil por longos períodos de tempo e que há falta de disponibilidade desse equipamento nos EUA. O principal objetivo do tratamento deve ser a correção do problema subjacente que está causando a disfunção menstrual (p. ex., desnutrição). **Para paciente com anorexia, o tratamento intensivo para obter ganho de peso e bem-estar emocional e psíquico é preferível ao tratamento a longo prazo com terapia hormonal.**[46] Se a paciente for incapaz de corrigir o distúrbio subjacente, ela poderá ser tratada com terapia cíclica de *estrogênio* e *progestágeno,* pelo menos até alcançar a maturidade sexual. Uma vez alcançada a maturação sexual, a terapia hormonal pode ser mantida para tratar os sintomas hipoestrogênicos até que o distúrbio subjacente responsável pela amenorreia possa ser adequadamente tratado.
5. **As pacientes com síndrome de Kallmann e aquelas com outras etiologias de amenorreia hipotalâmica podem ser tratadas com terapia de reposição hormonal.**
6. **Se a paciente tiver atraso fisiológico da puberdade, o único tratamento necessário é tranquilizá-la,** no sentido de que finalmente ocorrerá o desenvolvimento previsto.

As pacientes cujos cariótipos contêm uma linhagem celular Y (mosaicismo 45,X/46,XY ou disgenesia gonadal pura 46,XY) têm predisposição a desenvolver tumores da gônada em fita, como gonadoblastomas, disgerminomas e tumores do saco vitelino. As gônadas desses indivíduos devem ser retiradas quando o distúrbio for diagnosticado, de modo a evitar a ocorrência de transformação maligna. Há algumas evidências de que as pacientes hirsutas sem cromossomos Y devem retirar as gônadas. Foi observada uma paciente com hirsutismo e cariótipo 45,X que tinha uma gônada em fita. A gônada contralateral apresentava disgenesia e continha folículos em desenvolvimento, túbulos seminíferos bem diferenciados e células de Leydig. Essa paciente demonstrou ser positiva para o antígeno HY.[47]

Com frequência, o *citrato de clomifeno* é ineficaz na indução da ovulação em pacientes com hipogonadismo que desejam engravidar, visto que elas são hipoestrogênicas. Em pacientes com hipogonadismo, a indução da ovulação com gonadotrofinas injetáveis é, em geral, bem-sucedida. Nas pacientes sem função ovariana, a doação de ovócitos pode ser apropriada. **Existem relatos de morte em pacientes grávidas com síndrome de Turner, em consequência de dissecção e ruptura aórtica.**[48,49] Antes de tratar pacientes com síndrome de Turner com ovócitos doados, é preciso efetuar um aconselhamento e investigação cuidadosa.

AMENORREIA COM CARACTERES SEXUAIS SECUNDÁRIOS E ANORMALIDADES DA ANATOMIA PÉLVICA

Causas

Anomalias do trato de saída e dos ductos de Müller

6 ==Em cerca de 20% dos casos, a amenorreia primária é causada por uma anormalidade congênita dos órgãos reprodutivos femininos. Ocorre amenorreia se houver bloqueio do trato de saída, ausência do trato de saída ou ausência de útero funcional== (Tabela 34.2). A maioria das mulheres com anormalidades dos ductos de Müller apresenta função ovariana normal e, por conseguinte, desenvolvimento normal dos caracteres sexuais secundários.

Bloqueios transversais

Qualquer bloqueio transversal do sistema mülleriano causará amenorreia. **Essas obstruções do trato de saída incluem hímen imperfurado, septo vaginal transverso e ausência do colo do útero ou vagina.** Com frequência, o bloqueio transversal do trato de saída com endométrio intacto provoca dor cíclica sem sangramento menstrual em adolescentes. O bloqueio do fluxo sanguíneo pode causar hematocolpo, hematometra ou hemoperitônio e endometriose.

Tabela 34.2	Causas anatômicas de amenorreia.
Presença de caracteres sexuais secundários	
Anomalias müllerianas	
Hímen imperfurado	
Septo vaginal transverso	
Síndrome de Mayer-Rokitansky-Küster-Hauser	
Insensibilidade aos androgênios	
Distúrbio do desenvolvimento sexual ovotesticular (hermafroditismo verdadeiro)	
Ausência de endométrio	
Síndrome de Asherman	
Secundária à cirurgia uterina ou cervical prévia	
Curetagem, particularmente após o parto	
Biopsia em cone/eletroexcisão de alça	
Secundária a infecções	
Doença inflamatória pélvica	
Tuberculose	
Esquistossomose	

Anomalias müllerianas

A síndrome de Mayer-Rokitansky-Küster-Hauser (MRKH) consiste em agenesia vaginal com desenvolvimento variável do útero, acompanhado, em alguns casos, por anormalidades renais, ósseas e auditivas.[50,51] O cariótipo é 46,XX. A agenesia dos ductos de Müller é responsável por cerca de 10 a 15% dos casos de amenorreia primária.[2] São reconhecidos dois subtipos: (1) aplasia mülleriana isolada; e (2) anomalia mülleriana acompanhada por outras anomalias, que podem incluir malformações renais (como rim ausente, pélvico ou em ferradura ou sistema coletor urinário duplo), anormalidades ósseas, defeitos cardíacos congênitos e comprometimento da audição. A causa exata da síndrome de MRKH continua sendo, em grande parte, desconhecida.[52] Um estudo demonstrou uma baixa prevalência de mutações em dois genes causadores conhecidos (WNT4 e *HNF1B*), porém constatou a presença de variantes no número de cópias (CNV) em determinadas regiões que podem estar envolvidas.[33] Outros genes candidatos promissores e a possibilidade de alterações epigenéticas necessitarão de estudos posteriores antes que se possa chegar a qualquer conclusão.

Ausência de endométrio funcional

Pode ocorrer amenorreia se não houver endométrio funcional. Quando os achados do exame físico são normais, deve-se considerar a possibilidade de anormalidades anatômicas da cavidade uterina. A ausência congênita do endométrio constitui um achado raro em pacientes com amenorreia primária.[54] **As sinéquias uterinas, designadas como síndrome de Asherman, são as causas mais comuns de amenorreia secundária ou hipomenorreia.** Normalmente, as sinéquias resultam de traumatismo do endométrio durante um procedimento cirúrgico, mas também podem resultar de infecções. A causa mais comum de síndrome de Asherman é a curetagem uterina para complicações relacionadas com a gravidez.[55] Pode ocorrer desenvolvimento de sinéquias após miomectomia, curetagem do útero não grávido, infecções relacionadas com o uso de dispositivo intrauterino, tuberculose e esquistossomose. A estenose cervical causada por remoção cirúrgica de displasia (biopsia em cone, eletroexcisão com alça) pode levar à amenorreia.

Insensibilidade aos androgênios

Indivíduos com fenótipo feminino e insensibilidade congênita completa aos androgênios (anteriormente denominada feminização testicular) apresentam desenvolvimento mamário, pelos axilares e púbicos escassos ou ausentes e amenorreia primária (ver Figura 34.3).[56] Quanto ao genótipo, os indivíduos são do sexo masculino (XY), porém apresentam um defeito que impede a função normal dos receptores de androgênio, levando ao desenvolvimento do fenótipo feminino. Os testículos, frequentemente palpáveis na região inguinal ou nos grandes lábios, produzem a substância inibidora mülleriana, que induz a regressão das estruturas müllerianas (tubas uterinas, útero e terço superior da vagina). Os níveis séricos de testosterona estão na faixa masculina normal.

O gene do receptor de androgênio está localizado no cromossomo X e a herança é recessiva, ligada ao X. Os defeitos do gene do receptor de androgênio incluem ausência completa do gene e mutações que rompem os domínios de ligação do receptor. Os déficits do receptor de androgênio são diversos e podem resultar em diminuição da função ou da concentração do receptor. **O diagnóstico desse distúrbio baseia-se no exame físico, na concentração sérica de testosterona e no cariótipo. Ao exame físico, as pacientes têm vagina cega, pelos axilares e púbicos escassos ou ausentes e** desenvolvimento das mamas na puberdade. Entretanto, as mamas apresentam aréolas pálidas e papilas imaturas. Na puberdade, a conversão da testosterona em estrogênio estimula o crescimento mamário. As pacientes são muito altas, com tendência eunucoide (braços longos, com mãos e pés grandes). Os testículos devem ser removidos após a puberdade, devido ao risco aumentado de desenvolvimento de câncer testicular (2 a 5%). As pesquisas sugerem que a gonadectomia pode ser adiada até a idade adulta, devido ao baixo risco de neoplasia maligna.[57]

Distúrbio do desenvolvimento sexual ovotesticular (hermafroditismo verdadeiro)

O distúrbio do desenvolvimento sexual ovotesticular (hermafroditismo verdadeiro) é um distúrbio raro que deve ser considerado uma possível causa de amenorreia.[58] Nesses indivíduos, verifica-se a presença de tecidos gonadais tanto masculinos quanto femininos. Tanto as estruturas müllerianas como as wolffianas estão presentes e correspondem à gônada ipsilateral. Os genótipos são variáveis, sendo a maioria 46,XX, enquanto o restante é mosaico e 46,XY. As pacientes com cariótipo 46,XX podem menstruar. Os órgãos genitais externos são habitualmente ambíguos, e com frequência ocorre desenvolvimento mamário nessas pacientes.

Avaliação de mulheres com amenorreia, caracteres sexuais secundários normais e suspeita de anormalidades anatômicas

[6] **A maioria das anormalidades congênitas pode ser diagnosticada por exame físico. Na avaliação da amenorreia primária, a etapa mais importante consiste em determinar a presença de útero.**

Além disso, a vagina e o colo do útero devem ser examinados. A ultrassonografia ou a RM são úteis para a identificação de anomalia mülleriana quando a anormalidade não pode ser identificada ao exame físico. A paciente deve ser examinada à procura de malformações esqueléticas e com pielografia intravenosa ou ultrassonografia renal para a detecção de anormalidades renais concomitantes.

1. **O hímen imperfurado pode ser diferenciado de outros bloqueios transversais pelo achado de massa perirretal que faz protrusão do vestíbulo da vagina com a manobra de Valsalva.**
2. **É difícil diferenciar um septo transversal ou ausência completa do colo do útero e do útero em uma mulher com um fundo vaginal cego em um indivíduo com genótipo masculino (46,XY), com reversão para o sexo feminino causada pela síndrome de insensibilidade ao estrogênio. Existe a probabilidade de insensibilidade ao estrogênio na ausência de pelos axilares e púbicos.** Para confirmar o diagnóstico, deve-se determinar o cariótipo para verificar se há um cromossomo Y. Em algumas pacientes, o defeito no receptor de androgênio não é completo e ocorre virilização.
3. **A ausência congênita de endométrio é uma anormalidade do trato de saída, que não pode ser diagnosticada pelo exame físico em uma paciente com amenorreia primária.** Essa anormalidade, que é muito rara, é observada em uma paciente com achados físicos normais (vagina, colo e útero normais) e avaliação endócrina normal. Embora não seja recomendado na maioria dos casos, o teste de estímulo com a progesterona pode ser valioso para confirmar o raro diagnóstico de ausência congênita do endométrio. Neste caso, pode-se administrar progestágeno a uma mulher que aparentemente tenha produção normal de estrogênio (ou, se houver dúvida quanto ao estado estrogênico, podem ser administrados 2,5 mg de *estrogênio conjugado* ou 2 mg de *estradiol micronizado* durante 25 dias, com acréscimo de 5 a 10 mg de *acetato de medroxiprogesterona* nos últimos 10 dias). A ausência congênita de endométrio é confirmada se não ocorrer sangramento com esse esquema em uma paciente com amenorreia primária e sem qualquer anormalidade física. A ultrassonografia transvaginal para avaliar a espessura do endométrio pode ser útil, e o espessamento do endométrio indica uma resposta endometrial ao estrogênio. Para confirmar o diagnóstico, deve-se efetuar uma histeroscopia com biopsia do endométrio.[54]
4. **A *síndrome de Asherman* não pode ser diagnosticada por exame físico. O diagnóstico é estabelecido por meio de histerossalpingografia, histerossonografia (também conhecida como histerografia com solução salina) ou histeroscopia.** Esses exames mostram a presença de obliteração completa ou múltiplos defeitos de enchimento causados por sinéquias. Se houver suspeita de tuberculose ou de esquistossomose, deve-se efetuar culturas do endométrio.

Tratamento de mulheres com amenorreia, caracteres sexuais secundários normais e anormalidades da anatomia pélvica

O tratamento das anomalias congênitas pode ser resumido da seguinte maneira:

1. **O tratamento do hímen imperfurado envolve uma incisão em cruz para a abertura do óstio vaginal.** Os casos de hímen imperfurado, em sua maioria, são diagnosticados apenas após a ocorrência de hematocolpo. Não é prudente introduzir uma agulha no hematocolpo sem remover por completo a obstrução, devido à possível ocorrência de piocolpo.
2. **Na presença de septo transverso, é necessária a sua remoção cirúrgica.** Quarenta e seis por cento dos septos transversos ocorrem no terço superior da vagina, enquanto 40% são observados no terço médio.[59] Deve-se utilizar dilatadores vaginais para distender a vagina até que esteja cicatrizada, de modo a evitar aderências vaginais e a ocorrência de reobstrução.[60,61] As pacientes apresentam um sistema reprodutivo totalmente funcional após a cirurgia. Estudos iniciais sugeriram que as pacientes com reparo de septo transverso completo na parte média ou superior da vagina podem correr risco aumentado de infertilidade, entretanto, outros estudos demonstraram taxas de concepção normais após reparo cirúrgico.[62]
3. **É mais difícil tratar a hipoplasia ou ausência do colo do útero na presença de útero funcional em comparação a outras obstruções do trato de saída.** Antigamente acreditava-se que houvesse necessidade de histerectomia. Foi descrita a anastomose uterovaginal laparoscópica conservadora, que constitui o tratamento de primeira linha recomendado.[63,64] Pode haver necessidade de histerectomia se a cirurgia conservadora não tiver sucesso. A endometriose é um achado comum, e questiona-se se esse distúrbio deve ser tratado inicialmente por meio de cirurgia ou se irá sofrer regressão espontânea após o reparo cirúrgico da obstrução. Se houver necessidade de histerectomia, os ovários devem ser preservados para proporcionar os benefícios do estrogênio e possibilitar uma futura gravidez, por meio de retirada de ovócitos maduros para fertilização *in vitro* e transferência de embriões para um útero de aluguel.
4. **Se a vagina estiver ausente ou for curta, a dilatação progressiva é habitualmente bem-sucedida para torná-la funcional.**[60,65,66] Se a dilatação falhar ou se a paciente for incapaz de efetuar a dilatação, pode-se considerar o uso da técnica de enxerto de espessura parcial de McIndoe, o procedimento de Vecchietti ou outras condutas cirúrgicas.[67-69] É necessário o uso inicial de dilatadores vaginais para manter a vagina funcional.
5. **Em pacientes com insensibilidade completa aos androgênios, os testículos devem ser removidos após a conclusão do desenvolvimento puberal, de modo a evitar a ocorrência de degeneração maligna.**[57] Em pacientes com testículos, cerca de 14% desenvolvem neoplasia, mais frequentemente um gonadoblastoma. Quase metade das neoplasias testiculares é maligna (disgerminomas), porém a transformação habitualmente só ocorre depois da puberdade.[70] Em pacientes que desenvolvem virilização e apresentam cariótipo XY, pode-se utilizar a terapia com agonista do GnRH para atrasar a puberdade até que o indivíduo possa desenvolver e determinar a sua identidade de gênero. Após a puberdade, os testículos devem ser retirados. A gonadectomia laparoscópica bilateral constitui o procedimento preferido para a retirada dos testículos intra-abdominais.
6. **As sinéquias no colo do útero e no útero (síndrome de Asherman) podem ser removidas por meio de ressecção histeroscópica com tesoura ou eletrocautério.**[71,72] É razoável introduzir um cateter de Foley pediátrico na cavidade uterina durante 7 a 10 dias no pós-operatório (junto a uma administração sistêmica de antibióticos de amplo espectro).

Utiliza-se um ciclo de 1 mês de estrogenioterapia em altas doses com progestágeno, para evitar nova formação de sinéquias. Quarenta a 80% das pacientes assim tratadas conseguem engravidar; entretanto, podem ocorrer complicações, incluindo aborto, trabalho de parto prematuro, placenta prévia e placenta acreta. A estenose cervical pode ser tratada por meio de dilatação cervical.

AMENORREIA COM CARACTERES SEXUAIS SECUNDÁRIOS E ANATOMIA PÉLVICA NORMAL

Embora a lista completa de possíveis causas seja longa, as causas mais comuns de amenorreia em mulheres com caracteres sexuais secundários e exame pélvico normais incluem gravidez, SOP, hiperprolactinemia, doença da tireoide, insuficiência ovariana prematura e disfunção hipotalâmica. É preciso considerar a possibilidade de gravidez em todas as mulheres em idade fértil com amenorreia.

Causas

Síndrome do ovário policístico

A SOP é um dos distúrbios endócrinos mais comuns que afetam mulheres, com prevalência entre 6 e 10%. A síndrome caracteriza-se por hiperandrogenismo, disfunção ovulatória e ovários policísticos.[73-75] Todas as definições de SOP excluem pacientes com elevação significativa da prolactina, disfunção significativa da tireoide, hiperplasia suprarrenal congênita de início na vida adulta e neoplasias secretoras de androgênios. Os critérios dos National Institutes of Health (NIH) de 1990 incluíram o hiperandrogenismo e a oligomenorreia ou amenorreia para o diagnóstico de SOP. **Os critérios de 2003 de Rotterdam exigiam dois de três elementos a seguir para o diagnóstico de SOP: hiperandrogenismo, oligomenorreia ou amenorreia e a demonstração de ovários policísticos por ultrassonografia.**[76] Em 2012, um *workshop* realizado por um grupo de especialistas nos NIH concordou em utilizar os critérios de Rotterdam.[77] O número de folículos antrais para definir um ovário policístico foi discutido, tendo em vista o fato de que a ultrassonografia é agora capaz de visualizar de modo acurado pequenos folículos antrais.[78]

Embora sejam observadas em mulheres com SOP, a resistência à insulina e a obesidade não são incluídas em nenhum dos critérios diagnósticos. A resistência à insulina é mais prevalente em mulheres obesas com hiperandrogenismo e anovulação crônica. As mulheres com SOP frequentemente apresentam subfertilidade causada por ausência ou baixa frequência de ovulação. A SOP pode ter outras implicações na saúde, incluindo aumento do risco de hiperplasia e câncer de endométrio, diabetes melito e doença cardiovascular.

Embora a **SOP habitualmente provoque sangramento irregular em vez de amenorreia, ela continua sendo uma das causas mais comuns de amenorreia.**[2] A etiologia da SOP continua sendo em grande parte desconhecida.

Nem todas as pacientes com hirsutismo e amenorreia apresentam SOP. Deve-se considerar a possibilidade de tumores suprarrenais secretores de androgênio ou de hiperplasia suprarrenal congênita.[79] As elevações dos níveis de androgênios (p. ex., tumores de células de Sertoli-Leydig, do hilo e de células lipoides) e dos estrogênios (p. ex., tumores de células da granulosa) por tumores ovarianos podem levar a padrões menstruais anormais, incluindo amenorreia. Uma história de hirsutismo de início rápido é sugestiva de tumor.

Hiperprolactinemia

A hiperprolactinemia constitui uma causa comum de anovulação em mulheres. A elevação da prolactina produz secreção anormal de GnRH, que pode resultar em distúrbios menstruais.[80] Os níveis de prolactina aumentam durante a gravidez, porém habitualmente se normalizam nos primeiros 6 meses após o parto em mães que amamentam e nas primeiras semanas em mães que não amamentam. A liberação de dopamina inibe a secreção de prolactina. Os níveis de prolactina podem ser elevados por adenomas hipofisários produtores de prolactina, por outras lesões do SNC que comprometem o transporte normal da dopamina ao longo do pedículo hipofisário, e por medicamentos que interferem na secreção normal de dopamina (como antidepressivos, antipsicóticos, incluindo *risperidona* e *metoclopramida*, alguns anti-hipertensivos, opiáceos e bloqueadores dos receptores de H_2).

Se houver elevação simultânea dos níveis de TSH e de prolactina, deve-se tratar o hipotireoidismo antes do tratamento da hiperprolactinemia. Com frequência, o nível de prolactina é normalizado com o tratamento do hipotireoidismo, visto que o hormônio liberador da tireoide, elevado no hipotireoidismo, estimula a secreção de prolactina.

Insuficiência ovariana primária (falência ovariana prematura)

A sigla IOP é sugerida para o distúrbio conhecido como insuficiência ovariana prematura ou menopausa prematura.[81,82] Outros sugeriram o termo "insuficiência ovariana precoce" ou "falência ovariana precoce ou prematura". A IOP é definida pela presença de amenorreia durante 4 meses ou mais, acompanhada por dois níveis séricos de FSH na faixa da menopausa, em uma mulher com menos de 40 anos de idade. O termo "insuficiência" ovariana é considerado mais apropriado do que "falência", em parte porque a função ovariana pode aumentar e diminuir, e a função pode ser retomada até mesmo após uma mulher aparentemente estar na menopausa. Em uma grande coorte, 24% das mulheres tiveram alguma retomada da função ovariana após o diagnóstico de IOP.[83]

A insuficiência ovariana pode ser causada por uma diminuição da população folicular, atresia folicular acelerada ou disfunção folicular.[81] Mais de 75% das mulheres com IOP apresentam pelo menos sintomas intermitentes, incluindo ondas de calor, sudorese noturna e labilidade emocional.[84] Os sintomas são incomuns em mulheres com amenorreia primária que nunca foram tratadas com estrogênio. A incidência de IOP foi estimada em cerca de 1%.[85,86]

Se o ovário não se desenvolver ou se ele interromper a sua produção de hormônio antes da puberdade, a paciente não desenvolve caracteres sexuais secundários sem terapia hormonal exógena. Se a insuficiência ovariana começar posteriormente, a mulher apresentará caracteres sexuais secundários normais.

Sem dúvida alguma, a IOP compromete a chance de concepção de uma mulher com seus próprios ovócitos. Entretanto, 5 a 10% das mulheres com diagnóstico de insuficiência ovariana prematura engravidam, e cerca de 80% dessas gestações levam ao nascimento de crianças saudáveis.[87] Pode ser difícil identificar as mulheres que serão capazes de conceber. Estudos publicados de testes de reserva ovariana não se concentraram especificamente nas populações com IOP, e pode ocorrer gravidez com ou sem tratamento, apesar de resultados muito desfavoráveis de testes da reserva ovariana, como níveis séricos de FSH, estradiol e AMH.[88] Em geral, não há evidências convincentes de que a terapia adjuvante seja eficaz para induzir ovulação em mulheres com insuficiência ovariana prematura que não respondem mais à terapia com gonadotrofinas.[89] Uma maior compreensão dos fatores que afetam a ativação dos folículos primordiais poderá levar a avanços no sucesso de tratamentos experimentais, como ativação *in vitro*.[90-92] A doação de ovócitos e a doação de embriões constituem os únicos tratamentos eficazes e comprovados para fertilidade em mulheres com IOP.[93]

A IOP é um distúrbio heterogêneo com muitas causas potenciais.[81,94] A IOP pode ser causada por distúrbios dos cromossomos sexuais, pré-mutações do gene de **retardo mental do X frágil 1** (*FMR1*) e mutações de genes isolados.[52] A radioterapia ou a quimioterapia podem levar à IOP. A causa da IOP pode ser autoimune. **Entretanto, a causa permanece desconhecida na maioria dos casos** (Tabela 34.3).

Distúrbios dos cromossomos sexuais e de genes isolados associados à insuficiência ovariana primária

A ausência de um cromossomo X (síndrome de Turner) está associada à IOP, apesar de desenvolvimento inicial normal dos ovários, devido à atresia acelerada dos folículos.[95] Embora a síndrome de Turner frequentemente possa estar associada à amenorreia primária com ausência de caracteres sexuais secundários, poderá ocorrer desenvolvimento das mamas se a função ovariana estiver inicialmente presente. O mosaicismo de uma linhagem celular XO ou XY pode causar insuficiência ovariana. **Os indivíduos com cariótipo 47,XXX podem desenvolver insuficiência ovariana.**[96] As características físicas mais comuns de 47,XXX consistem em estatura alta, pregas epicânticas, hipotonia e clinodactilia.

Pelo menos 23 genes apresentam mutações associadas à IOP, e um número muito maior provavelmente deverá ser identificado.[52,97] Entretanto, apenas dois desses genes (*FMR1* e *NR5A1*) respondem por > 3 a 4% das pacientes com IOP. Pode-se verificar a presença de deleção de uma parte do cromossomo X em pacientes com IOP. A região Xq21-28 parece ser fundamental, e vários genes nessa região foram identificados como causa de insuficiência ovariana precoce em seres humanos (o gene *POF1B*, localizado em Xq21, o gene *DIAPH2*, localizado na parte distal de Xq21, e o gene *XPNPEP2*, localizado em Xq25).[98,99] Outros exemplos de mutações conhecidas incluem as dos genes *BMP15*[100] e *FOXL2*, levando à insuficiência ovariana e ptose.[101] Uma forma autossômica recessiva de IOP está associada à perda da audição na síndrome Perrault.[102]

Portadoras da pré-mutação de FMR1

O gene *FMR1* é o gene de maior importância clínica comprovadamente associado à IOP. A síndrome do cromossomo X frágil, a causa mais comum de deficiência intelectual hereditária (ligada ao X), é causada pela inativação do gene *FMR1* localizado em Xq27.3. Essa inativação ocorre em consequência da expansão de uma repetição do tripleto citosina-guanina-guanina (CGG) de mais de 200 cópias.[103] **As portadoras da pré-mutação de *FMR1* (normalmente definida como mais de 55 repetições de CGG, porém menos de 200) podem apresentar IOP e comprometimento da fertilidade.** A prevalência da IOP em mulheres portadoras da pré-mutação de *FMR1* é estimada entre 13 e 26%. O risco de IOP parece aumentar com o crescente número de repetições da pré-mutação entre 59 e 99. É possível que haja aumento do risco de IOP em mulheres que tenham um alelo de tamanho intermediário (cerca de 41 a 58 repetições), porém isso não foi comprovado. O risco estabiliza-se ou diminui em mulheres com 100 repetições. As mulheres com mutações completas (200 ou mais repetições de CGG) não correm mais risco de IOP. Foi aventada a hipótese de que a expressão de mRNA do *FMR1* anormal produzido por pacientes com a pré-mutação provoca disfunção ovariana, o que não ocorre quando o gene *FMR1* é inativado e não é transcrito. A incidência de pré-mutação é de 0,8 a 7,5% das mulheres com IOP esporádica e de até 13% das mulheres com IOP familiar.

As pré-mutações de *FMR1* em mulheres são instáveis e podem se expandir na geração seguinte, transmitindo a síndrome do X frágil à prole masculina, particularmente se as mulheres tiverem mais de 100 repetições. A menor repetição que se expande para mutação completa em uma geração é de aproximadamente 59. Diferentemente da expansão potencial em mulheres, a sequência repetida é transmitida dos pais para as filhas de maneira relativamente estável.

Causas iatrogênicas de insuficiência ovariana primária

A radioterapia e a quimioterapia (particularmente agentes alquilantes, como a ciclofosfamida) podem levar à IOP.[104,105] Outras causas iatrogênicas de IOP incluem **interferência cirúrgica no suprimento sanguíneo ovariano ou retirada de tecido ovariano, que pode causar insuficiência ou falência ovariana devido à perda precoce dos folículos.** Foram feitas tentativas de supressão ovariana com agonistas do GnRH, porém não foi claramente provado que essa abordagem preserve a fertilidade.[106] Embora o tabagismo diminua a idade em que ocorre a menopausa, não se acredita que constitua a causa primária de amenorreia antes dos mais de 40 anos de idade. Em raros casos, foi sugerido que as infecções estão associadas à IOP.

Distúrbios autoimunes

Em uma série de casos, foi constatado que 4% das mulheres com IOP apresentavam imunidade contra as células esteroidogênicas, com ooforite linfocítica como mecanismo de disfunção do folículo.[107] **A ooforite linfocítica autoimune está associada a um infiltrado das células da teca, que poupa as células da granulosa.**[108] A ultrassonografia revela a presença de numerosos folículos ovarianos, apesar de níveis séricos elevados de FSH e do hipoestrogenismo.[81] Do ponto de vista clínico,

Tabela 34.3 Causas de insuficiência ovariana ou falência ovariana após o desenvolvimento dos caracteres sexuais secundários.

Etiologia cromossômica (p. ex., mosaico da síndrome de Turner)
Pré-mutação de *FMR1*
Causas iatrogênicas: radioterapia, quimioterapia, dano cirúrgico ao suprimento sanguíneo ovariano ou retirada dos ovários
Infecções
Ooforite linfocítica autoimune
Infecções
Galactosemia
Síndrome de Perrault
Idiopática (80 a 90% dos casos, incluindo mutações genéticas não detectadas na avaliação clínica de rotina)

o teste para anticorpos antiovarianos não é confiável para o diagnóstico do distúrbio, visto que as mulheres com ooforite autoimune comprovada por biopsia podem apresentar um teste negativo para anticorpos antiovarianos. Entretanto, as mulheres com ooforite linfocítica autoimune parecem ter resultados positivos confiáveis para anticorpos contra as suprarrenais. O anticorpo mais prontamente disponível é o anticorpo contra a 21-hidroxilase. Idealmente, o teste para anticorpos contra a própria glândula suprarrenal, conforme avaliação por imunofluorescência indireta, é razoável quando disponível. O teste para anticorpo contra a 21-hidroxilase é fortemente recomendado para mulheres com IOP, visto que as pacientes com teste positivo para esse anticorpo correm risco de hipoadrenalismo potencialmente fatal. Os sinais que sugerem risco de insuficiência suprarrenal potencialmente fatal incluem hiperpigmentação, fraqueza, náuseas, vômitos, diarreia e perda de peso.

A IOP pode constituir parte de uma síndrome autoimune poliglandular. Os anticorpos estão presentes em um número variável de pacientes com IOP, dependendo dos testes autoimunes realizados. A presença de anticorpos antitireoidianos não confirma uma causa autoimune para IOP.

Galactosemia

A galactosemia é causada pela ausência de galactose-1-fosfato uridiltransferase funcional.[22] **A galactosemia constitui uma causa rara de IOP e normalmente é diagnosticada na infância, antes da apresentação com amenorreia.** Os metabólitos da galactose parecem exercer efeitos tóxicos sobre os folículos ovarianos, causando a sua destruição prematura. Embora cerca de 90% das mulheres com galactosemia clássica desenvolvam IOP, a taxa de gravidez nessas mulheres pode ser maior do que a das que apresentam outras causas de IOP.[109]

Lesões hipofisárias e hipotalâmicas

Tumores hipotalâmicos

Para que ocorra menstruação normal, o hipotálamo precisa secretar GnRH e a hipófise precisa ser capaz de responder com a produção e a liberação de FSH e de LH. Os tumores do hipotálamo ou da hipófise, como craniofaringiomas, germinomas, granulomas tuberculares ou sarcoides ou cistos dermoides, podem impedir a secreção hormonal apropriada. As pacientes com esses distúrbios podem apresentar anormalidades neurológicas, e a secreção de outros hormônios hipotalâmicos e hipofisários pode ser anormal. Os craniofaringiomas são os tumores mais comuns. Localizam-se na região suprasselar e, com frequência, causam cefaleias e alterações visuais. O próprio tratamento cirúrgico e radiológico dos tumores pode causar outras anormalidades na secreção hormonal **(Tabela 34.4)**.

Lesões hipofisárias

O hipopituitarismo é raro, visto que grande parte da glândula precisa ser destruída antes que a diminuição da secreção hormonal possa afetar clinicamente o indivíduo. A hipófise pode ser destruída por tumores (não funcionantes ou secretores de hormônio), infarto ou lesões infiltrativas, como hipofisite linfocítica, lesões granulomatosas e ablações cirúrgicas ou radiológicas. **A síndrome de Sheehan está associada à necrose pós-parto da hipófise em consequência de uma hipotensão grave (apoplexia hipofisária) causada por um choque hipovolêmico na paciente.** A paciente pode apresentar cefaleia retro-orbital intensa e localizada ou anormalidades dos campos visuais e da acuidade visual.

Tabela 34.4 Lesões hipofisárias e hipotalâmicas.

Hipofisárias e hipotalâmicas
Craniofaringioma
Germinoma
Granuloma tubercular
Granuloma sarcoide
Cisto dermoide
Hipofisárias
Adenomas não funcionais
Adenomas secretores de hormônios
Prolactinoma
Doença de Cushing
Acromegalia
Infarto
Hipofisite linfocítica
Ablações cirúrgicas ou radiológicas
Síndrome de Sheehan
Vasculite diabética

As pacientes com uma forma leve de necrose hipofisária pós-parto não conseguem amamentar, apresentam queda dos pelos púbicos e axilares e não menstruam após o parto.

A vasculite diabética e a anemia falciforme raramente se manifestam como insuficiência hipofisária. O hipopituitarismo está associado à hipossecreção de ACTH, de TSH e de gonadotrofinas; por conseguinte, é preciso avaliar a função da tireoide e da suprarrenal. **Caso ocorra hipopituitarismo antes da puberdade, não haverá menstruação nem desenvolvimento dos caracteres sexuais secundários.**

O hormônio do crescimento (GH), o TSH, o ACTH e a prolactina são secretados pela hipófise, e a produção excessiva de cada um deles por tumores hipofisários provoca anormalidades menstruais. Essas anormalidades menstruais são causadas pelos efeitos adversos desses hormônios sobre o gerador de pulsos de GnRH, e não por efeitos diretos sobre o ovário. Os prolactinomas constituem os tumores secretores de hormônio mais comuns na hipófise, conforme já descrito.

Alteração da secreção hipotalâmica de hormônio liberador das gonadotrofinas

A secreção anormal de GnRH constitui uma causa comum de amenorreia. O termo "amenorreia hipotalâmica funcional" implica que a correção dos fatores causais irá restaurar a função ovulatória.[110] Doenças crônicas, desnutrição, estresse, transtornos psiquiátricos, transtornos alimentares e exercício físico inibem os pulsos de GnRH, alterando, assim, o ciclo menstrual **(Tabela 34.5)**. Outras situações que produzem quantidades excessivas ou insuficientes de diversos hormônios podem causar retroalimentação anormal e afetar a secreção de GnRH de maneira adversa, como ocorre na hiperprolactinemia, na doença de Cushing (excesso de ACTH) e na acromegalia (excesso de GH), quando ocorre secreção excessiva de hormônios hipofisários, resultando em inibição da secreção de GnRH.

Tabela 34.5	Anormalidades que afetam a liberação do hormônio liberador das gonadotrofinas.
Estado estrogênico variável[a]	
Anorexia nervosa	
Induzido por exercício físico	
Induzido por estresse	
Pseudociese	
Desnutrição	
Doenças crônicas	
Diabetes melito	
Distúrbios renais	
Distúrbios pulmonares	
Doença hepática	
Infecções crônicas	
Doença de Addison	
Hiperprolactinemia	
Disfunção da tireoide	
Estados euestrogênicos	
Obesidade	
Hiperandrogenismo	
Síndrome do ovário policístico	
Síndrome de Cushing	
Hiperplasia suprarrenal congênita	
Tumores suprarrenais secretores de androgênio	
Tumores ovarianos secretores de androgênio	
Tumor de células da granulosa	
Idiopático	

[a] A gravidade do distúrbio determina o estado estrogênico – quanto mais grave for, maior será a probabilidade de se manifestar como hipoestrogenismo.

Quando a diminuição da pulsatilidade do GnRH é intensa, ocorre amenorreia. Nas alterações menos graves da pulsatilidade do GnRH, podem ocorrer anovulação e oligomenorreia. A secreção pulsátil de GnRH é modulada por interações com neurotransmissores e esteroides gonadais periféricos. A kisspeptina desempenha um papel fundamental na iniciação da secreção de GnRH durante a puberdade.[110] Os opioides endógenos, o hormônio liberador da corticotropina (CRH), a melatonina e o ácido α-aminobutírico (GABA) inibem a liberação de GnRH, enquanto as catecolaminas, a acetilcolina e o peptídio intestinal vasoativo estimulam pulsos de GnRH. A dopamina e a serotonina têm efeitos variáveis.[111]

A diminuição dos níveis de leptina está associada à amenorreia hipotalâmica, independentemente de ser causada por exercício físico, transtornos alimentares ou ser idiopática.[112] A leptina é um hormônio secretado pelos adipócitos e está envolvida na homeostasia energética. São encontrados receptores no hipotálamo e no osso, tornando-a uma excelente candidata a modulador da função menstrual e da massa óssea. Seu nível tem uma correlação com alterações nutricionais e índice de massa corporal.

A administração de leptina a mulheres com amenorreia hipotalâmica aumentou os níveis de LH, estradiol, fator de crescimento semelhante à insulina-1 (IGF-1) e hormônio tireoidiano. Ocorreram ovulação e aumento da massa óssea nessas pacientes.[113] Entretanto, a perda de peso observada com a administração de leptina limita o seu uso como agente terapêutico.

Transtornos alimentares

A anorexia nervosa é um transtorno alimentar que afeta muitas mulheres adolescentes. Os critérios para o diagnóstico de anorexia nervosa no *Manual Diagnóstico e Estatístico de Transtornos Mentais*, Quinta Edição (DSM-5), incluem baixo peso corporal (definida, de maneira um tanto aberta, como um peso inferior ao peso mínimo normal em adultos ou, no caso de crianças e adolescentes, menor do que o minimamente esperado) **e a recusa em manter um peso minimamente normal ou esperado.**[114] **As pacientes com anorexia podem admitir a recusa ou demonstrar um comportamento que indique uma recusa em manter um peso normal.** Elas tentam manter o baixo peso corporal por meio de restrição alimentar, abuso de laxantes e exercícios intensos. **Trata-se de um transtorno que comporta risco de morte, com taxa de mortalidade significativa.**[115] A amenorreia pode preceder o emagrecimento, coincidir com ele ou sucedê-lo. Ocorre alteração de diversos padrões hormonais. Os padrões de FSH e LH nas 24 horas podem exibir níveis constantemente baixos, conforme observado na infância, ou aumento da pulsatilidade do LH durante o sono, compatível com o padrão observado no início da puberdade. Observa-se a presença de hipercortisolismo, apesar de níveis normais de ACTH, e a resposta do ACTH à administração de CRH encontra-se atenuada. A tri-iodotironina (T_3) circulante está baixa, contudo, as concentrações circulantes de T_3 reversa inativa estão elevadas. As pacientes podem desenvolver intolerância ao frio e ao calor, lanugem, hipotensão, bradicardia e diabetes insípido. A pele pode exibir uma coloração amarelada, em consequência dos níveis séricos elevados de caroteno produzidos pela alteração do metabolismo da vitamina A.

A compulsão alimentar está associada à bulimia, que consiste em vômitos, abuso de laxantes e uso de diuréticos para controlar o peso. Os sinais de bulimia incluem cáries dentárias, hipertrofia das glândulas parótidas, hipopotassemia e alcalose metabólica.

Emagrecimento e dieta

O emagrecimento pode causar amenorreia mesmo quando o peso não diminui abaixo do normal. Perda de 10% da massa corporal em 1 ano está associada à amenorreia. Algumas dessas mulheres, mas nem todas elas, apresentam transtorno alimentar subjacente. O prognóstico é satisfatório quanto ao retorno da menstruação se a paciente recuperar o peso. Uma dieta que não gere emagrecimento e alterações da dieta pode levar à amenorreia.[116]

Exercício físico

Em pacientes com amenorreia induzida por exercício, ocorre diminuição da frequência dos pulsos de GnRH, que é avaliada pela medição de uma frequência reduzida de pulsos de LH. Em geral, essas pacientes apresentam hipoestrogenismo, porém alterações menos graves podem causar disfunção menstrual mínima (anovulação ou defeito da fase lútea). A diminuição da pulsatilidade do GnRH pode ser causada por alterações hormonais, como baixos níveis de leptina, níveis elevados de grelina, neuropeptídio

Y e CRH.[117] As corredoras e bailarinas correm mais risco de amenorreia do que as nadadoras.[118] Antigamente, uma quantidade mínima de 17% de gordura corporal era sugerida como necessária para o início da menstruação, e de 22% de gordura corporal, para a sua manutenção.[119] Entretanto, estudos realizados sugerem que a ingestão de calorias inapropriadamente baixas durante o exercício físico vigoroso é mais importante do que a gordura corporal.[120] **O treinamento com mais intensidade, a nutrição deficiente, o estresse da competição e os transtornos alimentares associados aumentam o risco de disfunção menstrual em atletas.** A osteoporose pode resultar em fraturas por estresse durante o treinamento, bem como em aumento do risco de fraturas durante toda a vida. As fraturas por estresse geralmente ocorrem nos ossos corticais que sustentam o peso corporal, como a tíbia, os metatarsos, a fíbula e o fêmur. Essas atletas podem não alcançar a massa óssea máxima e apresentam mineralização óssea anormal.

Estresse

A amenorreia relacionada com o estresse pode ser causada por anormalidades na neuromodulação da secreção hipotalâmica de GnRH, semelhantes às que ocorrem com o exercício físico e a anorexia nervosa. O excesso de opioides endógenos e a elevação da secreção de CRH inibem a secreção de GnRH.[111] Esses mecanismos não estão totalmente elucidados, mas parecem constituir o elo comum entre a amenorreia e as doenças crônicas, pseudociese e desnutrição. A terapia cognitivo-comportamental demonstrou ser promissora no processo de iniciação da recuperação neuroendócrina.[121]

Obesidade

As pacientes obesas apresentam, na maioria das vezes, ciclos menstruais normais; porém, a porcentagem de mulheres com distúrbios menstruais aumenta em obesas em comparação a mulheres de peso normal. Com mais frequência, o distúrbio menstrual consiste mais em sangramento uterino irregular com anovulação do que em amenorreia. **As mulheres obesas apresentam um número excessivo de adipócitos, nos quais ocorre aromatização extraglandular de androgênio em estrogênio. Essas pacientes têm níveis circulantes mais baixos de globulina de ligação dos hormônios sexuais, o que possibilita a conversão de uma maior proporção de androgênios livres em estrona. O excesso de estrogênio cria mais risco de câncer de endométrio nessas mulheres.** A diminuição da globulina de ligação dos hormônios sexuais possibilita um aumento dos níveis de androgênios livres, que inicialmente são eliminados pelo aumento da taxa de depuração metabólica. Esse mecanismo compensatório diminui com o passar do tempo e pode se observar desenvolvimento de hirsutismo. Com frequência, essas pacientes podem ser classificadas como portadoras de SOP. As alterações na secreção de endorfinas, cortisol, insulina, GH e IGF-1 podem interagir com a retroalimentação anormal do estrogênio e do androgênio para o gerador de pulsos de GnRH, causando anormalidades menstruais.

Outros fatores hormonais

A secreção de neuromoduladores hipotalâmicos pode ser alterada por retroalimentação dos níveis anormais de hormônios periféricos. Excessos ou deficiências de hormônio tireoidiano, de glicocorticoides, androgênios e estrogênios podem causar disfunção menstrual. A secreção excessiva de GH, TSH, ACTH e prolactina pela hipófise pode causar inibição por retroalimentação anormal da secreção de GnRH, resultando em amenorreia. **O excesso de GH provoca acromegalia, que pode estar associada a** anovulação, hirsutismo e ovários de aparência policística em consequência da estimulação do ovário pelo IGF-1. Com mais frequência, o excesso de GH é acompanhado por amenorreia, baixos níveis de gonadotrofinas e níveis elevados de prolactina. A acromegalia é reconhecida pelo aumento dos traços faciais, das mãos e dos pés; hiperidrose; aumento dos órgãos viscerais e múltiplos sinais cutâneos. A doença de Cushing é causada por um tumor hipofisário secretor de ACTH que se manifesta por obesidade do tronco, face de lua cheia, hirsutismo, fraqueza proximal, depressão e disfunção menstrual.

Avaliação de mulheres com amenorreia na presença de anatomia pélvica e caracteres sexuais secundários normais

Deve-se fazer um teste de gravidez (gonadotrofina coriônica humana [hCG] urinária ou sérica) em mulheres de idade fértil que apresentam amenorreia com caracteres sexuais secundários e exame pélvico normais. Se os resultados do teste de gravidez forem negativos, a avaliação da amenorreia deve proceder da seguinte maneira:

1. **Avaliação clínica do estado estrogênico.**
2. **TSH sérico.**
3. **Prolactina sérica.**
4. **Nível sérico de FSH.**
5. **Pode-se considerar a ultrassonografia vaginal para avaliação do número de folículos antrais nos ovários (pode ajudar a estabelecer o diagnóstico de SOP ou sugerir IOP).**
6. **Exame de imagem da hipófise e avaliação hipotalâmica se houver elevação da prolactina ou suspeita de amenorreia hipotalâmica (particularmente na presença de sintomas do SNC ou se não houver uma explicação clara para a amenorreia hipotalâmica).**

Avaliação do estado estrogênico

A presença de ressecamento da vagina e ondas de calor aumenta a probabilidade de diagnóstico de hipoestrogenismo. Um nível sérico de estradiol superior a 40 pg/mℓ é considerado indicação de produção significativa de estrogênio; entretanto, há, com frequência, discrepâncias entre os diversos *kits* de dosagem laboratoriais disponíveis, e os níveis séricos de estrogênio podem variar acentuadamente de 1 dia para outro em uma mesma mulher. A demonstração de um endométrio fino por meio de ultrassonografia vaginal sugere a presença de hipoestrogenismo, a não ser que haja alguma razão para suspeitar de que a paciente não tenha um endométrio funcional. Deve-se considerar a densitometria óssea através da absorciometria de raios X de dupla energia (DEXA) para avaliar a densidade mineral óssea em uma paciente com suspeita de hipoestrogenismo prolongado.

A realização rotineira de um teste de estímulo com a progesterona tem pouca utilidade para determinar o estado estrogênico da paciente. É comum a obtenção de resultados falso-positivos e falso-negativos.

Distúrbios da tireoide e da prolactina

Deve-se considerar a possibilidade de distúrbios da tireoide e de hiperprolactinemia em mulheres com amenorreia, devido à incidência relativamente comum desses distúrbios.

1. **Pode-se utilizar dosagens de TSH para avaliar a possibilidade de hipotireoidismo e hipertireoidismo.** É necessário proceder a uma avaliação complementar da tireoide se forem encontradas anormalidades nos níveis de TSH. É improvável que a amenorreia seja causada por graus leves de disfunção da tireoide. Tendo em vista as implicações da disfunção da tireoide na saúde e a fácil disponibilidade de tratamentos, é razoável efetuar uma avaliação de rotina do TSH em mulheres com amenorreia.
2. **A determinação da prolactina é mais acurada na paciente em jejum e que não teve estimulação mamária recente para evitar uma superavaliação de hiperprolactinemia com base em uma elevação transitória da prolactina.** Se a paciente ainda tiver alguns ciclos menstruais, é aconselhável determinar o nível de prolactina na fase folicular.

Níveis de hormônio foliculoestimulante

É necessário avaliar os níveis séricos de FSH para determinar se a paciente apresenta amenorreia hipergonadotrópica, hipogonadotrópica ou eugonadotrópica. **Um nível circulante de FSH acima de 25 a 40 mUI/mℓ em pelo menos duas amostras de sangue indica amenorreia hipergonadotrópica.** O hipergonadotrofismo implica que a causa da amenorreia ocorre devido a uma insuficiência ovariana. A anamnese deve estabelecer se a causa da insuficiência ovariana é devido à quimioterapia ou radioterapia.

O AMH é um biomarcador circulante que exibe correlação com o tamanho do reservatório de folículos ovarianos.[122] O AMH é produzido pelas células da granulosa dos folículos pré-antrais e antrais iniciais.[123] Embora não seja formalmente incluído no diagnóstico de IOP, o AMH torna-se indetectável vários anos antes do final da menstruação e, portanto, pode auxiliar no diagnóstico precoce de IOP. Os níveis de AMP estão baixos em mulheres com IOP e elevados em mulheres com SOP.

Se o diagnóstico de IOP for confirmado, a paciente deverá ser submetida aos seguintes testes:

1. Pré-mutação de *FMR1*.
2. Cariótipo.
3. Anticorpo contra 21-hidroxilase.

O teste de pré-mutação de *FMR1* revela mulheres com risco de terem filhos com síndrome do X frágil, o que pode constituir uma informação importante para outros membros da família. O objetivo do cariótipo do sangue periférico é identificar a ausência ou uma anormalidade do cromossomo X, bem como a presença ou não de qualquer parte de um cromossomo Y. É importante identificar o cromossomo Y, de modo que possa ser removido para evitar a ocorrência de degeneração maligna. Embora geralmente seja sugerido que o cariótipo seja realizado apenas se a paciente tiver menos de 30 anos de idade, convém assinalar que pacientes raras com síndrome de Turner desenvolveram amenorreia depois dos 35 anos. Além disso, algumas pacientes que apresentam manifestações com mais de 30 anos de idade podem, na realidade, ter tido um início de IOP em idade mais jovem; entretanto, esses casos passam despercebidos, devido ao uso de contraceptivos orais. Por conseguinte, deve-se considerar a obtenção do cariótipo, independentemente da idade da paciente. O teste para anticorpos contra a 21-hidroxilase identifica mulheres com risco de crise suprarrenal.

Se houver suspeita de diagnóstico de SOP, deve-se seguir a seguinte conduta:

1. **Documentação de hiperandrogenismo** – Pela determinação dos níveis séricos de testosterona total e globulina de ligação dos hormônios sexuais ou testosterona livre e/ou presença de achados físicos, como acne, hirsutismo e alopecia androgênica.
2. **Níveis séricos de 17-hidroxiprogesterona para excluir a possibilidade de hiperplasia suprarrenal congênita em consequência da deficiência de 21-hidroxilase, particularmente se a paciente correr maior risco** – A prevalência máxima é observada entre indivíduos judeus asquenazes, hispânicos, iugoslavos, inuítes do Alasca e italianos.
3. **Se for estabelecido o diagnóstico de SOP, a paciente deverá ser submetida a rastreamento para diabetes melito e lipidograma em jejum.**

Avaliação da hipófise e do hipotálamo

Se a paciente apresentar hipoestrogenismo e não houver elevação dos níveis de FSH, deve-se excluir a possibilidade de lesões hipofisárias e hipotalâmicas.

1. **Um exame neurológico completo** pode ajudar a localizar uma lesão.
2. **Deve-se efetuar uma TC ou RM** para confirmar a presença ou ausência de tumor. A RM identifica lesões menores em comparação à TC. Se uma lesão for muito pequena para identificação por TC, ela poderá ser clinicamente insignificante. A RM tem a vantagem de evitar a exposição aos raios X.
3. A história de alterações do peso, exercício físico, hábitos alimentares e imagem corporal da paciente constitui um importante fator para determinar se a anorexia nervosa, a desnutrição, a obesidade, o exercício físico ou o estresse podem ser responsáveis pela amenorreia.

As pacientes com alguns achados clínicos específicos devem ser submetidas ao rastreamento de outras alterações hormonais:

1. **Os níveis de androgênios devem ser avaliados** em toda paciente hirsuta, para assegurar a ausência de tumores suprarrenais e ovarianos e auxiliar no diagnóstico de SOP.
2. A **acromegalia** é sugerida por traços faciais grosseiros, mãos grandes e edemaciadas e hiperidrose e **pode ser confirmada pela determinação dos níveis de IGF-1**.
3. Em pacientes com obesidade do tronco, hirsutismo, hipertensão e estrias eritematosas, deve-se **descartar a possibilidade da síndrome de Cushing,** por meio de avaliação dos níveis de cortisol na urina de 24 horas ou teste de supressão noturna com 1 mg de *dexametasona* ou determinação do cortisol salivar noturno.[124] É importante confirmar que a paciente não esteja usando glicocorticoides exógenos.

Tratamento de mulheres com amenorreia na presença de anatomia pélvica e caracteres sexuais secundários normais

O tratamento das causas não anatômicas de amenorreia associada a caracteres sexuais secundários normais varia amplamente, de acordo com a causa. O distúrbio subjacente deve ser tratado sempre que for possível. As pacientes grávidas podem ser aconselhadas sobre o acompanhamento. **Quando são detectadas anormalidades da tireoide, pode-se administrar hormônio tireoidiano, iodo radioativo ou fármacos antitireoidianos, conforme apropriado. Na presença de hiperprolactinemia, o tratamento pode incluir** a interrupção dos medicamentos responsáveis, tratamento com agonistas da dopamina, como *bromocriptina* ou *cabergolina*, e raramente, cirurgia em caso de tumores hipofisários particularmente grandes. **Quando a IOP causa amenorreia, deve-se considerar a reposição hormonal para melhorar a qualidade de vida e evitar a osteoporose.**[125] Deve-se aconselhar a paciente sobre os riscos e benefícios da terapia de reposição hormonal. A gonadectomia é necessária na presença de uma linhagem de células Y.

A retirada cirúrgica, a radioterapia ou uma combinação de ambas são defendidas para o tratamento de tumores do SNC diferentes dos prolactinomas. Pode ser necessário tratar mulheres que apresentam pan-hipopituitarismo por meio de vários esquemas de reposição hormonal após elucidação de todos os déficits. Esses esquemas incluem reposição de estrogênio e de progesterona para a falta de gonadotrofinas, reposição de corticosteroides para a falta de ACTH, hormônio tireoidiano para a falta de TSH e *acetato de desmopressina* (*1-desamino-8-D-AVP* [*DDAVP*]) para reposição da vasopressina.

O tratamento da amenorreia associada à disfunção hipotalâmica depende da causa subjacente:

1. **Os tumores ovarianos com atividade hormonal são cirurgicamente removidos (raros).**
2. **A obesidade, a desnutrição ou a doença crônica, a síndrome de Cushing e a acromegalia devem ser tratadas de maneira específica.**
3. **A amenorreia induzida por estresse pode responder à psicoterapia.**
4. **A amenorreia induzida por exercício pode melhorar com moderação de atividade e ganho de peso quando for apropriado.** Se o hipoestrogenismo persistir, poderão ser necessárias doses mais altas de estrogênio nessas mulheres do que em mulheres mais velhas para manter a densidade óssea no climatério. Além disso, recomenda-se o uso diário de 1.200 a 1.500 mg de cálcio e de 400 a 800 UI de vitamina D. Os bifosfonatos não melhoram a densidade óssea em atletas amenorreicas, visto que a causa da osteopenia consiste na ausência de formação óssea, e não em aumento da reabsorção. Além disso, o uso de bifosfonatos não é aconselhado, visto que podem depositar-se nos ossos e que os efeitos a longo prazo, particularmente durante a gravidez, não são conhecidos.
5. **Em geral, o tratamento dos transtornos alimentares, como a anorexia nervosa, exige uma abordagem multiprofissional, com terapia familiar ambulatorial, que se constitui como tratamento de primeira linha particularmente para adolescentes, enquanto a hospitalização é reservada para os casos graves.**[126]
6. **A anovulação crônica associada à SOP pode ser tratada após os desejos da paciente serem discutidos.** As pacientes podem estar preocupadas sobre a ausência de menstruação e não sobre hirsutismo ou infertilidade. **O endométrio dessas mulheres deve ser protegido do ambiente estrogênico** sem oposição da progesterona que acompanha o estado anovulatório. Os contraceptivos orais constituem uma boa alternativa para pacientes que necessitam de contracepção. Em pacientes que não são candidatas ao uso de contraceptivos orais, aconselha-se a administração cíclica de progestágeno. O sangramento por privação de progestágeno ocorrerá se existir um ambiente estrogênico adequado para induzir a proliferação do endométrio, porém não vai ocorrer em pacientes com hipoestrogenismo (p. ex., aquelas com amenorreia associada à anorexia nervosa). As mulheres com SOP podem necessitar de tratamento para a resistência à insulina, a dislipidemia e a obesidade. Recomenda-se um rastreamento periódico regular para o diabetes melito e a realização do lipidograma em mulheres com SOP. A redução do peso em mulheres obesas com SOP leva a uma melhor taxa de gravidez, diminui o hirsutismo e melhora os níveis de glicose e de lipídios. Pode-se considerar o uso de medicamentos de sensibilização à insulina, como *metformina*, e medicamentos que reduzem o colesterol, como as estatinas. A ovulação será induzida se a paciente desejar engravidar, conforme descrito adiante.

O *acetato de medroxiprogesterona* (10 mg durante 12 a 14 dias por mês) **é um progestágeno comum utilizado para induzir sangramento por privação e, assim, proteger o endométrio contra a transformação hiperplásica.** Em certas ocasiões, pode ocorrer ovulação, e, por conseguinte, as pacientes devem estar cientes sobre a possibilidade de engravidar, devendo usar métodos contraceptivos apropriados. O *acetato de medroxiprogesterona* não deve ser utilizado no início da gravidez. Outras opções incluem supositórios de *progesterona* (50 a 100 mg) ou *progesterona micronizada* (200 mg) VO durante 12 a 14 dias por mês para proteger o endométrio contra a hiperplasia e induzir sangramento por privação.

Em mulheres hipoestrogênicas, como as que apresentam IOP, deve-se acrescentar uma reposição estrogênica ao progestágeno para a regulação bem-sucedida da menstruação e a prevenção de osteoporose. As doses de estrogênio necessárias para o alívio dos sintomas em mulheres jovens com IOP são, com frequência, mais altas do que aquelas usadas em mulheres no climatério.[127] As mulheres com IOP (que normalmente ainda produzem hormônio se houver atividade normal dos ovários) são diferentes daquelas que alcançam a menopausa em uma idade média de 51 anos. Por conseguinte, os dados sobre terapia hormonal obtidos de mulheres que alcançaram a menopausa na idade esperada não devem ser extrapolados para mulheres mais jovens. Embora não se disponha de dados comparativos nem de dados prospectivos a longo prazo sobre a terapia hormonal para mulheres com IOP, **os riscos da terapia hormonal tendem a ser menores e os benefícios potencialmente maiores em mulheres mais jovens do que em mulheres mais velhas que apresentam a menopausa depois de 50 anos de idade.**[125]

Quando a anovulação crônica é causada por hiperplasia suprarrenal congênita, a administração de glicocorticoides (*i. e.*, *dexametasona*, 0,5 mg ao deitar) algumas vezes é bem-sucedida **para restaurar os mecanismos normais de retroalimentação**, assegurando, assim, menstruação e ovulação regulares.

Hirsutismo

As pacientes que apresentam oligomenorreia ou amenorreia em consequência de anovulação crônica podem ter hirsutismo. A causa mais comum de hirsutismo e oligo-ovulação é a SOP. Após descartar a possibilidade de tumores secretores de androgênio e de hiperplasia suprarrenal congênita, o tratamento pode ser direcionado para diminuir o crescimento de pelos grosseiros.

Contraceptivos orais

Os contraceptivos orais podem ser eficazes no hirsutismo, visto que diminuem a produção ovariana de androgênios e aumentam os níveis circulantes de globulina de ligação dos hormônios sexuais, com consequente diminuição dos androgênios livres na circulação.

Antiandrogênios

A *espironolactona* diminui a produção de androgênios e compete com esses hormônios pelo receptor de androgênio. Os efeitos colaterais consistem em aumento da diurese e sangramento uterino anormal. Normalmente, a espironolactona é combinada com contraceptivos orais para evitar o sangramento irregular e a gravidez durante o tratamento com *espironolactona*. A *flutamida* é aprovada pela Food and Drug Administration (FDA) dos EUA para terapia adjuvante de câncer de próstata, mas não especificamente para o tratamento do hirsutismo. A *flutamida* em baixa dose pode ser eficaz para o tratamento do hirsutismo.[128] A função hepática deve ser monitorada, devido à rara complicação de hepatotoxicidade. O *acetato de ciproterona*, um progestágeno com forte ação antiandrogênica, é utilizado em alguns países, porém não está disponível nos EUA. Em geral, é administrado em combinação com *etinilestradiol* em um contraceptivo oral e apresenta alta eficácia[129] ao diminuir os níveis circulantes de androgênio e de LH e ao induzir antagonismo dos efeitos androgênicos na periferia. A *finasterida*, um inibidor da 5α-redutase, foi aprovada pela FDA para o tratamento da hipertrofia prostática benigna (*Proscar*) e da calvície de padrão masculino (*Propecia*). Pode ser eficaz no tratamento do hirsutismo, porém com resultados inconsistentes.[130]

Todos os antiandrogênios são teratogênicos, visto que podem causar feminização dos órgãos genitais externos do feto de sexo masculino (genitália ambígua) se a paciente conceber durante o uso do medicamento. Por conseguinte, os antiandrogênios são normalmente usados em associação com contraceptivos orais.

Abordagens estéticas

O tratamento clínico pode ser associado ao tratamento estético para melhor eficácia.[131] O *cloridrato de eflornitina* é um creme tópico aprovado pela FDA para uso na face e no queixo. Pode-se observar uma melhora do hirsutismo facial com 4 a 8 semanas de aplicações 2 vezes/dia. Opções a curto prazo incluem a raspagem, depilação química, arrancamento dos pelos, depilação com uso de cera e descoloração. Os tratamentos a longo prazo incluem eletrólise, terapia com *laser* e fototerapia de pulso intenso.

Indução da ovulação

Um grande subgrupo de pacientes com amenorreia ou oligomenorreia e anovulação crônica procura tratamento por não conseguir conceber. Em geral, a terapia de indução da ovulação constitui o tratamento de escolha para essas pacientes; entretanto, deve-se fazer um aconselhamento antes do tratamento com detalhes suficientes para garantir uma expectativa realista. A paciente deve receber informações sobre as chances de gravidez bem-sucedida (levando em consideração sua idade e a modalidade de tratamento), as possíveis complicações (hiperestimulação e gestação múltipla), o custo, o tempo e o impacto psicológico envolvido na conclusão do tratamento. **O *citrato de clomifeno*, um modulador seletivo do receptor de estrogênio, constitui a primeira escolha geralmente usada para indução da ovulação em muitas pacientes, em virtude de sua relativa segurança, eficácia, via de administração oral e custo relativamente baixo.** O *citrato de clomifeno* está indicado principalmente para pacientes com níveis adequados de estrogênio e níveis normais de FSH e de prolactina. É menos eficaz em pacientes com hipogonadotrofismo que apresentam suprimento deficiente de estrogênio.

O *letrozol*, um inibidor da aromatase, demonstrou ser eficaz para indução da ovulação em mulheres com SOP.[132] **Em análises sistemáticas e metanálises de ensaios clínicos randomizados, foi constatado que a indução da ovulação com letrozol resultou em maior taxa de gravidez** em comparação ao clomifeno,[133,134] e o letrozol pode ser recomendado como tratamento de primeira linha, devido à maior taxa de gravidez com ovulação e nascidos vivos.[134] Entretanto, deve-se ressaltar que o letrozol está aprovado pela FDA apenas para o câncer de mama e não para indução da ovulação.

Pode-se esperar que até 80% das pacientes tenham ovulação após tratamento com *letrozol* ou *citrato de clomifeno*. As contraindicações para o uso de *citrato de clomifeno* ou *letrozol* incluem gravidez, doença hepática e grandes cistos ovarianos preexistentes. Os efeitos colaterais podem incluir ondas de calor. Além disso, o clomifeno está associado a um risco de alterações visuais que geralmente são consideradas indicações para interromper seu uso, além de aumentar o risco de gestação múltipla. A maioria das gestações múltiplas é de gêmeos, sendo as gestações triplas e gestações de maior ordem raras. Em uma metanálise que examinou o uso do letrozol para indução de ovulação em mulheres anovulatórias, o fármaco levou a uma menor taxa de gestações múltiplas em comparação ao *clomifeno*.[134]

O esquema de tratamento geralmente recomendado de *citrato de clomifeno* é de 50 mg/dia durante 5 dias, começando do terceiro ao quinto dia de sangramento menstrual ou por privação. Normalmente, o letrozol é prescrito em uma dose inicial de 2,5 ou 5 mg/dia durante 5 dias. Para avaliar a ocorrência da ovulação, os ciclos podem ser monitorados pela determinação dos níveis de LH na metade do ciclo. A ovulação pode ser confirmada pela determinação dos níveis de progesterona na metade da fase lútea. O monitoramento por meio de ultrassonografia para avaliar a foliculogênese pode ser útil, em particular quando se utiliza *hCG* para induzir a ovulação. O adelgaçamento do endométrio pode ser detectado por meio de ultrassonografia realizada no meio do ciclo. A partir desses dados, é possível ajustar imediatamente a dose no ciclo subsequente se o determinado esquema for ineficaz.

Embora um ensaio clínico randomizado de grande porte tenha demonstrado que o *clomifeno* isolado é superior à *metformina* isolada na obtenção de nascidos vivos em mulheres com SOP,[135] uma metanálise sugere que, em algumas pacientes com SOP, a combinação de *metformina* e *clomifeno* pode aumentar a probabilidade de ovulação em comparação ao *clomifeno* isolado.[134] O adelgaçamento do endométrio na metade do ciclo na presença de níveis adequados de estradiol, e a falta de sucesso com ciclos repetidos de *letrozol* ou *clomifeno* geralmente são indicações para considerar o uso de gonadotrofinas injetáveis.

As mulheres com SOP que não ovulam ou que não engravidam com *citrato de clomifeno* ou *letrozol* e aquelas que apresentam anovulação hipoestrogênica hipogonadotrópica, podem ser candidatas ao tratamento com gonadotrofinas injetáveis. As preparações disponíveis incluem FSH e LH recombinantes e produtos purificados da urina de mulheres na menopausa (FSH e combinações de FSH e LH). Os protocolos de administração e as doses variam amplamente e devem ser ajustados de acordo com as necessidades individuais. A administração segura exige cuidadoso monitoramento da resposta ovariana por meio de ultrassonografia e, em alguns casos, determinações seriadas do estradiol. Em geral, as gonadotrofinas são administradas em uma dose de 37 a 150 UI ao dia por via subcutânea durante 3 a 5 dias, ocasião em que se inicia o monitoramento do estradiol e dos folículos. Na maioria dos ciclos, a gonadotrofina é administrada por 7 a 12 dias. A ovulação é desencadeada pela injeção subcutânea ou intramuscular de 5.000

a 10.000 UI de *hCG* ou injeção subcutânea de 250 μg de *hCG* recombinante quando o principal folículo alcança de 16 a 20 mm de diâmetro, com base na avaliação por ultrassonografia. Em geral, ocorre ovulação cerca de 38 a 40 horas após a administração de *hCG*. O suporte da fase lútea pode ser obtido com a administração suplementar de *progesterona*.

As duas principais complicações associadas à indução da ovulação com gonadotrofinas consistem em gravidez múltipla (10 a 30%) e síndrome de hiperestimulação ovariana. A incidência dessas duas complicações pode ser reduzida, porém não eliminada, por meio de monitoramento cuidadoso. É possível suprimir os ciclos complicados pelo recrutamento de numerosos folículos ou por níveis elevados de estradiol, por meio de interrupção da dose ovulatória de *hCG*. Em pacientes selecionadas, pode-se passar com segurança para a fertilização *in vitro*. Como a síndrome de hiperestimulação ovariana grave é potencialmente fatal e pode levar à hospitalização prolongada da paciente, a indução da ovulação com gonadotrofinas geralmente é efetuada por profissionais experientes, que dedicam grande parte de sua prática ao tratamento da infertilidade.

A indução da ovulação com *GnRH* pulsátil pode ser eficaz em pacientes que apresentam anovulação crônica associada a baixos níveis de estrogênio e de gonadotrofinas. Para que o tratamento seja bem-sucedido, é necessária a atividade do ovário e da hipófise. Pacientes com insuficiência ovariana ou hipofisária não respondem ao tratamento com GnRH. Para ser eficaz, o *GnRH* precisa ser administrado, de modo pulsátil e por meio de bomba infusora, por via intravenosa ou subcutânea. A indução da ovulação com *GnRH* em comparação às gonadotrofinas está associada a uma incidência relativamente baixa de hiperestimulação ovariana e fetos múltiplos. Além disso, há necessidade de identificar o momento apropriado para o uso da dose ovulatória de *hCG*, visto que as pacientes tratadas com *GnRH* pulsátil exibem um pico de LH endógeno. As desvantagens estão principalmente relacionadas com o uso da bomba infusora não disponível com facilidade nos EUA e com o local de injeção. Após a ovulação, é necessário um suporte da fase lútea, o que pode ser feito com *hCG*, *progesterona* ou continuação do tratamento com *GnRH*.

Nas mulheres com IOP franca (também conhecida como insuficiência ovariana prematura), não há boas evidências sugerindo que qualquer tratamento possa aumentar a chance de concepção com ovócitos autólogos.[87,89] **As tentativas de tratamento incluem indução da ovulação com *clomifeno* ou *gonadotrofina*, supressão inicial dos níveis de gonadotrofinas por meio de pré-tratamento com altas doses de estrogênio ou agonista do GnRH, seguido de conduta expectante ou estimulação com gonadotrofina; terapia hormonal com dose padrão, seguida de gonadotrofina, e pré-tratamento com corticosteroide, seguido de gonadotrofina.** Se a IOP for diagnosticada enquanto a paciente ainda tiver um suprimento significativo de ovócitos, pode-se considerar a preservação da fertilidade se a paciente não for capaz de considerar a concepção por ocasião do diagnóstico. Na maioria dos casos, o diagnóstico de pacientes com amenorreia prolongada não é estabelecido na ocasião em que há um número significativo de ovócitos competentes para a reprodução. A preservação da fertilidade é uma opção para pacientes que serão submetidas à quimioterapia gonadotóxica[136] ou quando há risco conhecido de IOP (p. ex., com base na história familiar). Os embriões ou ovócitos podem ser criopreservados; entretanto, na maioria dos casos, a criopreservação de ovócitos é preferível, de modo que a origem dos espermatozoides para fertilização possa ser decidida no futuro e/ou com base nas opiniões pessoais sobre o uso de embriões congelados. Pode-se considerar o congelamento de tecido ovariano se a criopreservação de ovócitos não for possível, como no caso em que a quimioterapia precisa ser iniciada imediatamente.

As pacientes com IOP que desejam engravidar não têm, na maioria dos casos, uma alta probabilidade de ter um filho com auxílio de doação de ovócitos. Os ovócitos de doadoras podem ser coletados após indução da ovulação, fertilizados com espermatozoides do pai desejado ou de doador e transferidos para o útero da receptora após preparo adequado do endométrio com estrogênio e progesterona. Existe uma preocupação especial com mulheres portadoras de síndrome de Turner, que correm um risco aumentado de mortalidade materna de 2%.[49] Pode ocorrer ruptura da aorta, mesmo quando o ecocardiograma não revela a existência de dilatação.[137] Em mulheres com síndrome de Turner que apresentam gravidez espontânea, o risco de morbidade cardiovascular pode ser menor.[138] Foi sugerido que todas as mulheres com síndrome de Turner que desejam engravidar sejam submetidas a uma avaliação cardíaca completa em um centro especializado em imagem cardiovascular[5,8] e que se consultem com um especialista para definir se é seguro ou não considerar uma gravidez.

REFERÊNCIAS BIBLIOGRÁFICAS

1. **Hoffman B, Bradshaw KD.** Delayed puberty and amenorrhea. *Semin Reprod Med* 2003;4:353–362.
2. **The Practice Committee of the American Society for Reproductive Medicine.** Current evaluation of amenorrhea. *Fertil Steril* 2008; 90:S219–S225.
3. **Rosen GF, Kaplan B, Lobo RA.** Menstrual function and hirsutism in patients with gonadal dysgenesis. *Obstet Gynecol* 1988;17:677–680.
4. **Turner HH.** A syndrome of infantilism, congenital webbed neck, and cubitus-valgus. *Endocrinology* 1938;23:566–574.
5. **Bondy CA; Turner Syndrome Study Group.** Care of girls and women with Turner syndrome: A guideline of the Turner Syndrome Study Group. *J Clin Endocrinol Metab* 2007;92:10–25.
6. **Leppig KA, Disteche CM.** Ring X and other structural X chromosome abnormalities: X inactivation and phenotype. *Semin Reprod Med* 2001;19:147–157.
7. **Noordman I, Duijnhouwer A, Kapusta L, et al.** Phenotype in girls and women with turner syndrome: association between dysmorphic features, karyotype and cardio-aortic malformations. *Eur J Med Genet* 2018;61:301–306.
8. **Gravholt CH, Andersen NH, Conway GS, et al; International Turner Syndrome Consensus Group.** Clinical practice guidelines for the care of girls and women with Turner syndrome: Proceedings from the 2016 Cincinnati International Turner Syndrome Meeting. *Eur J Endocrinol* 2017;177:G1–G70.
9. **Zhong Q, Layman LC.** Genetic considerations in the patient with Turner syndrome–45,X with or without mosaicism. *Fertil Steril* 2012; 98:775–779.
10. **Schmidt M, Du Sart D.** Functional disomies of the X chromosome influence the cell selection and hence the X inactivation pattern in females with balanced X–autosome translocations: A review of 122 cases. *Am J Med Genet* 1992;42:161–169.
11. **Ferguson-Smith MA.** Karyotype-phenotype correlations in gonadal dysgenesis and their bearing on the pathogenesis of malformations. *J Med Genet* 1965;2:142–155.
12. **Hawkins JR.** Mutational analysis of SRY in XY females. *Hum Mutat* 1993;2:347–350.

13. **Timmreck LS, Reindollar RH.** Contemporary issues in primary amenorrhea. *Obstet Gynecol Clin North Am* 2003;30:287–302.
14. **Jorgensen PB, Kjartansdóttir KR, Fedder J.** Care of women with XY karyotype: A clinical practice guideline. *Fertil Steril* 2010;94:105–115.
15. **Sampathkumar G, Veerasigamani N.** Perrault syndrome–a rare case report. *J Clin Diagn Res* 2015;9:OD01–OD02.
16. **Kim CJ.** Congenital lipoid adrenal hyperplasia. *Ann Pediatr Endocrinol Metab* 2014;19:179–183.
17. **al Kandari H, Katsumata N, Alexander S, et al.** Homozygous mutation of P450 side-chain cleavage enzyme gene (CYP11A1) in 46, XY patient with adrenal insufficiency, complete sex reversal, and agenesis of corpus callosum. *J Clin Endocrinol Metab* 2006;91:2821–2826.
18. **Jehaimi CT, Araiza VC, Batish SD, et al.** Polycystic ovaries and adrenal insufficiency in a young pubescent female with lipoid congenital adrenal hyperplasia due to splice mutation of the StAR gene: A case report and review of the literature. *J Pediatr Endocrinol Metab* 2010;23:1225–1231.
19. **Auchus RJ.** Steroid 17-hydroxylase and 17,20-lyase deficiencies, genetic and pharmacologic. *J Steroid Biochem Mol Biol* 2017;165:71–78.
20. **Zirilli L, Rochira V, Diazzi C, et al.** Human models of aromatase deficiency. *J Steroid Biochem Mol Biol* 2008;109:212–218.
21. **Burckhardt MA, Obmann V, Wolf R, et al.** Ovarian and uterine development and hormonal feedback mechanism in a 46 XX patient with CYP19A1 deficiency under low dose estrogen replacement. *Gynecol Endocrinol* 2015;31:349–354.
22. **Demirbas D, Coelho AI, Rubio-Gozalbo ME, et al.** Hereditary galactosemia. *Metabolism* 2018;83:188–196.
23. **Latronico AC, Anasti J, Arnhold IJ, et al.** Testicular and ovarian resistance to luteinizing hormone caused by inactivating mutations of the luteinizing hormone-receptor gene. *N Engl J Med* 1996;334:507–512.
24. **Latronico AC.** Naturally occurring mutations of the luteinizing hormone receptor gene affecting reproduction. *Semin Reprod Med* 2000;18:17–20.
25. **Tapanainen JS, Vaskivup T, Aittomaki K, et al.** Inactivating FSH receptor mutations and gonadal dysfunction. *Mol Cell Endocrinol* 1998;145:129–135.
26. **Liu H, Xu X, Han T, et al.** A novel homozygous mutation in the FSHR gene is causative for primary ovarian insufficiency. *Fertil Steril* 2017;108:1050–1055.
27. **Sklar CA, Mertens AC, Mitby P, et al.** Premature menopause in survivors of childhood cancer: A report from the childhood cancer survivor study. *J Natl Cancer Inst* 2006;98:890–896.
28. **Fechner A, Fong S, McGovern P.** A review of Kallmann syndrome: Genetics pathophysiology, and clinical management. *Obstet Gynecol Surv* 2008;63:189–194.
29. **Thomsett JJ, Conte FA, Kaplan SL, et al.** Endocrine and neurologic outcome in childhood craniopharyngioma: Review of effective treatment in 42 patients. *J Pediatr* 1980;97:728–735.
30. **Rivas AM, Sotello D, Lado-Abeal J.** Primary and secondary endocrinopathies found in a patient with craniopharyngioma. *Am J Med Sci* 2014;348:534–535.
31. **Okeigwe I, Kuohung W.** 5-Alpha reductase deficiency: A 40-year retrospective review. *Curr Opin Endocrinol Diabetes Obes* 2014;21:483–487.
32. **Beneduzzi D, Trarbach EB, Min L, et al.** Role of gonadotropin-releasing hormone receptor mutations in patients with a wide spectrum of pubertal delay. *Fertil Steril* 2014;102:838–846.
33. **Layman LC, Lee EJ, Peak DB, et al.** Brief report: Delayed puberty and hypogonadism caused by mutations in the follicle-stimulating hormone (beta)-subunit gene. *N Engl J Med* 1997;337:607–611.
34. **Matthews CH, Borgato S, Beck-Peccoz P, et al.** Primary amenorrhea and infertility due to a mutation in the beta-subunit of follicle-stimulating hormone. *Nat Genet* 1993;5:83–86.
35. **Kulin HE, Bwibo N, Mutie D, et al.** Gonadotropin excretion during puberty in malnourished children. *J Pediatr* 1984;105:325–328.
36. **Copeland KC, Underwood LE, Van Wyk JJ.** Marijuana smoking and pubertal arrest. *J Pediatr* 1980;96:1079–1080.
37. **Patton ML, Woolf PD.** Hyperprolactinemia and delayed puberty: A report of three cases and their response to therapy. *Pediatrics* 1983;71:572–575.
38. **Asherson RA, Jackson WP, Lewis B.** Abnormalities of development associated with hypothalamic calcification after tuberculous meningitis. *Br Med J* 1965;2:839–843.
39. **Silveira LF, Latronico AC.** Approach to the patient with hypogonadotropic hypogonadism. *J Clin Endocrinol Metab* 2013;98:1781–1788.
40. **Miller WL.** The syndrome of 17,20 lyase deficiency. *J Clin Endocrinol Metab* 2012;97:59–67.
41. **Famini P, Maya MM, Melmed S.** Pituitary magnetic resonance imaging for sellar and parasellar masses: Ten-year experience in 2598 patients. *J Clin Endocrinol Metab* 2011;96:1633–1641.
42. **Dandurand C, Sepehry AA, Asadi Lari MH, et al.** Adult craniopharyngioma: case series, systematic review, and meta-analysis. *Neurosurgery* 2017 [Epub ahead of print].
43. **Sterkenburg AS, Hoffmann A, Gebhardt U, et al.** Survival, hypothalamic obesity, and neuropsychological/psychosocial status after childhood-onset craniopharyngioma: newly reported long-term outcomes. *Neuro Oncol* 2015;17:1029–1038.
44. **Fu H, Guo X, Li R, et al.** Radiotherapy and chemotherapy plus radiation in the treatment of patients with pure intracranial germinoma: a meta-analysis. *J Clin Neurosci* 2017;43:32–38.
45. **Cocks Eschler D, Javanmard P, Cox K, et al.** Prolactinoma through the female life cycle. *Endocrine* 2018;59:16–29.
46. **Golden NH.** Eating disorders in adolescence: What is the role of hormone replacement therapy? *Curr Opin Obstet Gynecol* 2007;19:434–439.
47. **Rosen GF, Vermesh M, d'Ablaing G, 3rd, et al.** The endocrinologic evaluation of a 45X true hermaphrodite. *Am J Obstet Gynecol* 1987;157:1272–1273.
48. **Carlson M, Airhart N, Lopez L, et al.** Moderate aortic enlargement and bicuspid aortic valve are associated with aortic dissection in Turner syndrome: Report of the international turner syndrome aortic dissection registry. *Circulation* 2012;126:2220–2226.
49. **Practice Committee of American Society for Reproductive Medicine.** Increased maternal cardiovascular mortality associated with pregnancy in women with Turner syndrome. *Fertil Steril* 2012;97:282–284.
50. ACOG committee opinion no. 728: müllerian agenesis diagnosis, management, and treatment. *Obstet Gynecol* 2018;131:e35–e42.
51. **Herlin M, Bjørn AM, Rasmussen M, et al.** Prevalence and patient characteristics of Mayer–Rokitansky–Küster–Hauser syndrome: A nationwide registry-based study. *Hum Reprod* 2016;31:2384–2390.
52. **Trofimova T, Lizneva D, Suturina L, et al.** Genetic basis of eugonadal and hypogonadal female reproductive disorders. *Best Pract Res Clin Obstet Gynaecol* 2017;44:3–14.
53. **Williams LS, Demir Eksi D, Shen Y, et al.** Genetic analysis of Mayer-Rokitansky-Kuster-Hauser syndrome in a large cohort of families. *Fertil Steril* 2017;108:145–151.e2.
54. **Berker B, Taşkin S, Taşkin EA.** Absence of endometrium as a cause of primary amenorrhea. *Fertil Steril* 2008;89:723.e1–e3.
55. **Yu D, Wong YM, Cheong Y, et al.** Asherman syndrome–one century later. *Fertil Steril* 2008;89:759–779.
56. **Gomez-Lobo V, Amies Oelschlager AM; North American Society for Pediatric and Adolescent Gynecology.** Disorders of sexual development in adult women. *Obstet Gynecol* 2016;128:1162–1173.
57. **Patel V, Casey RK, Gomez-Lobo V.** Timing of gonadectomy in patients with complete androgen insensitivity syndrome-current recommendations and future directions. *J Pediatr Adolesc Gynecol* 2016;29:320–325.
58. **Lee PA, Nordenström A, Houk CP, et al. Global DSD Update Consortium.** Global disorders of sex development update since 2006: perceptions, approach and care. *Horm Res Paediatr* 2016;85(3):158–180.

59. **Rock JA.** Anomalous development of the vagina. *Semin Reprod Endocrinol* 1986;4:1–28.
60. **Frank RT.** The formation of an artificial vagina. *Am J Obstet Gynecol* 1938;35:1053–1055.
61. **Davies MC, Creighton SM, Woodhouse CR.** The pitfalls of vaginal construction. *BJU Int* 2005;95:1293–1298.
62. **Williams CE, Nakhal RS, Hall-Craggs MA, et al.** Transverse vaginal septae: Management and long-term outcomes. *BJOG* 2014;121:1653–1658.
63. **Padmawar A, Syed R, Naval S.** Laparoscopic uterovaginal anastomosis for cervical agenesis: a case report. *J Minim Invasive Gynecol* 2018;25:334–335.
64. **Kriplani A, Kachhawa G, Awasthi D, et al.** Laparoscopic-assisted uterovaginal anastomosis in congenital atresia of uterine cervix: Follow-up study. *J Minim Invasive Gynecol* 2012;19:477–484.
65. **Ingram JM.** The bicycle seat stool in the treatment of vaginal agenesis and stenosis: A preliminary report. *Am J Obstet Gynecol* 1981;140:867–873.
66. **Oelschlager AM, Debiec K, Appelbaum H.** Primary vaginal dilation for vaginal agenesis: Strategies to anticipate challenges and optimize outcomes. *Curr Opin Obstet Gynecol* 2016;28:345–349.
67. **McIndoe A.** The treatment of congenital absence and obliterative condition of the vagina. *Br J Plast Surg* 1950;2:254–267.
68. **Fedele L, Bianchi S, Tozzi L, et al.** A new laparoscopic procedure for creation of a neovagina in Mayer-Rokitansky-Kuster-Hauser syndrome. *Fertil Steril* 1996;66:854–857.
69. **Choussein S, Nasioudis D, Schizas D, et al.** Mullerian dysgenesis: A critical review of the literature. *Arch Gynecol Obstet* 2017;295:1369–1381.
70. **Manuel M, Katayama PK, Jones HW, Jr.** The age of occurrence of gonadal tumors in intersex patients with a Y chromosome. *Am J Obstet Gynecol* 1976;124:293–300.
71. **Myers EM, Hurst BS.** Comprehensive management of severe Asherman syndrome and amenorrhea. *Fertil Steril* 2012;97:160–164.
72. **Johary J, Xue M, Zhu X, et al.** Efficacy of estrogen therapy in patients with intrauterine adhesions: Systematic review. *J Minim Invasive Gynecol* 2014;21:44–54.
73. **ACOG Committee on Practice Bulletins–Gynecology.** ACOG practice bulletin no. 108: Polycystic ovary syndrome. *Obstet Gynecol* 2009;114:936–949.
74. **Fauser BC, Tarlatzis BC, Rebar RW, et al.** Consensus on women's health aspects of polycystic ovary syndrome (PCOS): The Amsterdam ESHRE/ASRM-Sponsored 3rd PCOS Consensus Workshop Group. *Fertil Steril* 2012;97:28–38.e25.
75. **Legro RS, Arslanian SA, Ehrmann DA, et al; Endocrine Society.** Diagnosis and treatment of polycystic ovary syndrome: an Endocrine Society clinical practice guideline. *J Clin Endocrinol Metab* 2013;98:4565–4592.
76. **Rotterdam ESHRE/ASRM-Sponsored PCOS Consensus Workshop Group.** Revised 2003 consensus on diagnostic criteria and long-term health risks related to polycystic ovary syndrome. *Fertil Steril* 2004;81:19–25.
77. Polycystic Ovary Syndrome (PCOS) Final Panel Report–NIH Office of Health; Evidence-based methodology workshop on polycystic ovary syndrome, December 3–5, 2012. https://prevention.nih.gov/docs/programs/pcos/FinalReport.pdf
78. **Dewailly D, Lujan ME, Carmina E, et al.** Definition and significance of polycystic ovarian morphology: A task force report from the Androgen Excess and Polycystic Ovary Syndrome Society. *Hum Reprod Update* 2014;20:334–352.
79. **El-Maouche D, Arlt W, Merke DP.** Congenital adrenal hyperplasia. *Lancet* 2017;390:2194–2210.
80. **Klibanski A.** Clinical practice. Prolactinomas. *N Engl J Med* 2010;362:1219–1226.
81. **Nelson LM.** Clinical practice. Primary ovarian insufficiency. *N Engl J Med* 2009;360:606–614.
82. **Welt CK.** Primary ovarian insufficiency: A more accurate term for premature ovarian failure. *Clin Endocrinol* 2008;68:499–509.
83. **Bidet M, Bachelot A, Bissauge E, et al.** Resumption of ovarian function and pregnancies in 358 patients with premature ovarian failure. *J Clin Endocrinol Metab* 2011;96:3864–3872.
84. **Rebar RW, Connolly HV.** Clinical features of young women with hypergonadotropic amenorrhea. *Fertil Steril* 1990;53:804–810.
85. **Coulam CB, Adamson SC, Annegers JF.** Incidence of premature ovarian failure. *Obstet Gynecol* 1986;67:604–606.
86. **Haller-Kikkatalo K, Uibo R, Kurg A, et al.** The prevalence and phenotypic characteristics of spontaneous premature ovarian failure: A general population registry-based study. *Hum Reprod* 2015;30:1229–1238.
87. **van Kasteren YM, Schoemaker J.** Premature ovarian failure: A systematic review on therapeutic interventions to restore ovarian function and achieve pregnancy. *Hum Reprod Update* 1999;5:483–492.
88. **Seifer DB, Tal O, Wantman E, et al.** Prognostic indicators of assisted reproduction technology outcomes of cycles with ultralow serum antimüllerian hormone: A multivariate analysis of over 5,000 autologous cycles from the Society for Assisted Reproductive Technology Clinic Outcome Reporting System database for 2012–2013. *Fertil Steril* 2016;105:385–393.e3.
89. **Robles A, Checa MA, Prat M, et al.** Medical alternatives to oocyte donation in women with premature ovarian failure: A systematic review. *Gynecol Endocrinol* 2013;29:632–637.
90. **Hsueh AJ, Kawamura K, Cheng Y, et al.** Intraovarian control of early folliculogenesis. *Endocr Rev* 2015;36:1–24.
91. **Suzuki N, Yoshioka N, Takae S, et al.** Successful fertility preservation following ovarian tissue vitrification in patients with primary ovarian insufficiency. *Hum Reprod* 2015;30:608–615.
92. **Zhai J, Yao G, Dong F, et al.** In vitro activation of follicles and fresh tissue auto-transplantation in primary ovarian insufficiency patients. *J Clin Endocrinol Metab* 2016;101:4405–4412.
93. **Baker V.** Life plans and family building options for women with primary ovarian insufficiency. *Semin Reprod Med* 2011;29:362–372.
94. **Jiao X, Zhang H, Ke H, et al.** Premature ovarian insufficiency: phenotypic characterization within different etiologies. *J Clin Endocrinol Metab* 2017;102:2281–2290.
95. **Singh RP, Carr DH.** The anatomy and histology of XO human embryos and fetuses. *Anat Rec* 1966;155:369–383.
96. **Tartaglia NR, Howell S, Sutherland A, et al.** A review of trisomy X (47,XXX). *Orphanet J Rare Dis* 2010;5:8.
97. **Fortuño C, Labarta E.** Genetics of primary ovarian insufficiency: A review. *J Assist Reprod Genet* 2014;31:1573–1585.
98. **Bione S, Sala C, Manzini C, et al.** A human homologue of the Drosophila melanogaster diaphanous gene is disrupted in a patient with premature ovarian failure: evidence for conserved function in oogenesis and implications for human sterility. *Am J Hum Genet* 1998;62:533–541.
99. **Pruiett RL, Ross JL, Zinn AR,** Physical mapping of nine Xq translocation breakpoints and identification of XPNPEP2 as a premature ovarian failure candidate gene. *Cytogenet Cell Genet* 2000;89:44–50.
100. **Di Pasquale E, Beck-Peccoz P, Persani L.** Hypergonadotropic ovarian failure associated with an inherited mutation of hormone loss morphogenetic protein-15(BMP15) gene. *Am J Hum Genet* 2004;75:106–111.
101. **Crisponi L, Deiana M, Loi A, et al.** The putative forkhead transcription factor FOXL2 is mutated in blepharophimosis/ptosis/epicanthus inversus syndrome. *Nat Genet* 2001;27:159–166.
102. **Nishi Y, Hamamoto K, Kajiyama M, et al.** The Perrault syndrome: Clinical report and review. *Am J Med Genet* 1988;31:623–629.
103. **Wittenberger MD, Hagerman RJ, Sherman SL, et al.** The FMR1 premutation and reproduction. *Fertil Steril* 2007;87:456–465.
104. **Oktem O, Kim SS, Selek U, et al.** Ovarian and Uterine functions in female survivors of childhood cancers. *Oncologist* 2018;23:214–224.
105. **Rodriguez-Wallberg KA, Oktay K.** Fertility preservation during cancer treatment: Clinical guidelines. *Cancer Manag Res* 2014;6:105–117.

106. **Oktay K**, **Turan V**. Failure of ovarian suppression with Gonadotropin-releasing hormone analogs to preserve fertility: An assessment based on the quality of evidence. *JAMA Oncol* 2016;2:74–75.
107. **Bakalov VK**, **Anasti JN**, **Calis KA, et al**. Autoimmune oophoritis as a mechanism of follicular dysfunction in women with 46,XX spontaneous premature ovarian failure. *Fertil Steril* 2005;84:958–965.
108. **Welt CK**. Autoimmune oophoritis in the adolescent. *Ann N Y Acad Sci* 2008;1135:118–122.
109. **van Erven B**, **Berry GT**, **Cassiman D, et al**. Fertility in adult women with classic galactosemia and primary ovarian insufficiency. *Fertil Steril* 2017;108:168–174.
110. **Gordon CM**, **Ackerman KE**, **Berga SL, et al**. Functional hypothalamic amenorrhea: an endocrine society clinical practice guideline. *J Clin Endocrinol Metab* 2017;102:1413–1439.
111. **Genazzani AR**, **Petraglia F**, **De Ramundo BM, et al**. Neuroendocrine correlates of stress-related amenorrhea. *Ann N Y Acad Sci* 1991;626:125–129.
112. **Warren MP**, **Voussoughian F**, **Geer EB, et al**. Functional hypothalamic amenorrhea: Hypoleptinemia and disordered eating. *J Clin Endocrinol Metab* 1999;84:873–877.
113. **Welt CK**, **Chan JL**, **Bullen J, et al**. Recombinant human leptin in women with hypothalamic amenorrhea. *N Engl J Med* 2004;351:987–997.
114. **Call C**, **Walsh BT**, **Attia E**. From DSM-IV to DSM-5: Changes to eating disorder diagnoses. *Curr Opin Psychiatry* 2013;26:532–536.
115. **Westmoreland P**, **Krantz MJ**, **Mehler PS**. Medical complications of anorexia nervosa and bulimia. *Am J Med* 2016;129:30–37.
116. **Perkins RB**, **Hall JE**, **Martin KA**. Aetiology, previous menstrual function and patterns of neuro-endocrine disturbance as prognostic indicators in hypothalamic amenorrhea. *Hum Reprod* 2001;16:2198–2205.
117. **Gordon CM**. Clinical practice. Functional hypothalamic amenorrhea. *N Engl J Med* 2010;363:365–371.
118. **De Souza MJ**, **Metzger DA**. Reproductive dysfunction in amenorrheic athletic and anorexic patients: A review. *Med Sci Sports Exerc* 1991;23:995–1007.
119. **Frisch RE**, **McArthur JW**. Menstrual cycles: fatness as a determinant of minimum weight for height necessary for their maintenance or onset. *Science* 1974;185:949–951.
120. **Laughlin GA**, **Yen SS**. Nutritional and endocrine-metabolic aberrations in amenorrheic athletes. *J Clin Endocrinol Metab* 1997;81:4301–4309.
121. **Michopoulos V**, **Mancini F**, **Loucks TL, et al**. Neuroendocrine recovery initiated by cognitive behavioral therapy in women with functional hypothalamic amenorrhea: A randomized, controlled trial. *Fertil Steril* 2013;99:2084–2091.e1.
122. **Leader B**, **Baker VL**. Maximizing the clinical utility of antimüllerian hormone testing in women's health. *Curr Opin Obstet Gynecol* 2014;26:226–236.
123. **Dewailly D**, **Andersen CY**, **Balen A, et al**. The physiology and clinical utility of anti-Mullerian hormone in women. *Hum Reprod Update* 2014;20:370–385.
124. **Newell-Price J**. Diagnosis/differential diagnosis of Cushing's syndrome: A review of best practice. *Best Pract Res Clin Endocrinol Metab* 2009;23:S5–S14.
125. **Committee on Gynecologic Practice**. Committee opinion no. 698: hormone therapy in primary ovarian insufficiency. *Obstet Gynecol* 2017;129:e134–e141.
126. **Golden NH**, **Katzman DK**, **Sawyer SM, et al**. **Society for Adolescent Health and Medicine**. Position paper of the society for adolescent health and medicine: Medical management of restrictive eating disorders in adolescents and young adults. *J Adolesc Health* 2015;56:121–125.
127. **Rebar RW**. Premature ovarian failure. *Obstet Gynecol* 2009;113:1355–1363.
128. **Fulghesu AM**, **Melis F**, **Murru G, et al**. Very low dose of flutamide in the treatment of hyperandrogenism. *Gynecol Endocrinol* 2018;34:394–398.
129. **Bitzer J**, **Römer T**, **Lopes da Silva Filho A**. The use of cyproterone acetate/ethinyl estradiol in hyperandrogenic skin symptoms–a review. *Eur J Contracept Reprod Health Care* 2017;22:172–182.
130. **van Zuuren EJ**, **Fedorowicz Z**. Interventions for hirsutism. *JAMA* 2015;314:1863–1864.
131. **Lizneva D**, **Gavrilova-Jordan L**, **Walker W, et al**. Androgen excess: investigations and management. *Best Pract Res Clin Obstet Gynaecol* 2016;37:98–118.
132. **Legro RS**, **Brzyski RG**, **Diamond MP, et al**. Letrozole versus clomiphene for infertility in the polycystic ovary syndrome. *N Engl J Med* 2014;371:119–129.
133. **Roque M**, **Tostes AC**, **Valle M, et al**. Letrozole versus clomiphene citrate in polycystic ovary syndrome: Systematic review and meta-analysis. *Gynecol Endocrinol* 2015;31:917–921.
134. **Wang R**, **Kim BV**, **van Wely M, et al**. Treatment strategies for women with WHO group II anovulation: Systematic review and network meta-analysis. *BMJ* 2017;356:j138.
135. **Legro RS**, **Barnhart HX**, **Schlaff WD, et al**. Clomiphene, metformin, or both for infertility in the polycystic ovary syndrome. *N Engl J Med* 2007;356:551–566.
136. **von Wolff M**, **Germeyer A**, **Liebenthron J, et al**. Practical recommendations for fertility preservation in women by the FertiPROTEKT network. Part II: Fertility preservation techniques. *Arch Gynecol Obstet* 2018;297:257–267.
137. **Boissonnas CC**, **Davy C**, **Bornes M, et al**. Careful cardiovascular screening and follow-up of women with Turner syndrome before and during pregnancy is necessary to prevent maternal mortality. *Fertil Steril* 2009;91:929.e5–e7.
138. **Bernard V**, **Donadille B**, **Zenaty D, et al**. Spontaneous fertility and pregnancy outcomes amongst 480 women with Turner syndrome. *Hum Reprod* 2016;31:782–788.
139. **Bondy C**, **Rosing D**, **Reindollar R**. Cardiovascular risks of pregnancy in women with Turner syndrome. *Fertil Steril* 2009;91:e31–e32.

CAPÍTULO 35

Distúrbios Endócrinos

Kurt R. Peterson, Megan Link, C. Matthew Peterson

PONTOS-CHAVE

1. O hiperandrogenismo (HA) manifesta-se, com mais frequência, na forma de hirsutismo, que habitualmente surge em consequência do excesso de androgênios relacionado com anormalidades da função dos ovários ou das glândulas suprarrenais. Por outro lado, a virilização é rara e indica elevação acentuada dos níveis de androgênios.

2. A causa mais comum de HA e hirsutismo consiste na síndrome do ovário policístico (SOP). O esquema diagnóstico para a SOP exige dois de três critérios (HA [clínico ou bioquímico], disfunção ovariana e morfologia ovariana de ovários micropolicísticos), com identificação de quatro fenótipos: (1) HA (clínico ou bioquímico) com disfunção ovariana e ovários micropolicísticos, (2) HA (clínico ou bioquímico) com disfunção ovariana, (3) HA (clínico ou bioquímico) com ovários micropolicísticos, (4) disfunção ovariana e ovários micropolicísticos. Recomenda-se ter cautela no estabelecimento do diagnóstico de SOP na adolescência. As pacientes com SOP frequentemente apresentam resistência à insulina e hiperinsulinemia.

3. Os CO combinados diminuem a produção suprarrenal e ovariana de androgênios e reduzem o crescimento de pelos em quase dois terços das pacientes hirsutas.

4. Tendo em vista que a hiperinsulinemia parece desempenhar um papel na anovulação associada à SOP, o tratamento com sensibilizadores de insulina pode deslocar o equilíbrio endócrino para a ovulação e a gravidez, isoladamente ou em associação a outras modalidades de tratamento.

5. Uma vez excluídos os casos iatrogênicos ou de etiologia factícia, as formas de síndrome de Cushing independentes do hormônio adrenocorticotrófico são de origem suprarrenal. Os cânceres suprarrenais são, em geral, muito grandes quando se manifesta a síndrome de Cushing.

6. A hiperplasia suprarrenal congênita é um distúrbio autossômico recessivo. A deficiência de 21-hidroxilase é responsável por mais de 90% dos casos de hiperplasia suprarrenal em decorrência da deficiência de uma enzima suprarrenal.

7. Nas pacientes com hirsutismo acentuado, virilização ou sinais recentes e rapidamente progressivos de excesso de androgênio, é necessário proceder a uma cuidadosa investigação à procura da presença de neoplasia secretora de androgênio. As neoplasias ovarianas constituem os tumores produtores de androgênios mais frequentes.

8. As elevações da prolactina podem causar amenorreia, galactorreia ou ambas, ou podem não provocar nenhuma dessas alterações. A amenorreia sem galactorreia está associada à hiperprolactinemia em cerca de 15% das mulheres. São encontrados níveis normais de prolactina em 50% das mulheres com galactorreia isolada. Dois terços das mulheres com galactorreia e amenorreia exibem hiperprolactinemia, e um terço apresentará um microadenoma hipofisário.

9. Como os níveis do hormônio tireoestimulante (TSH) são sensíveis a níveis excessivos ou deficientes de hormônio tireoidiano circulante, e tendo em vista que a maioria dos distúrbios de hipertireoidismo e hipotireoidismo está relacionada com disfunção da glândula tireoide, os níveis de TSH são utilizados para o rastreamento desses distúrbios. Os distúrbios autoimunes da tireoide constituem as anormalidades mais comuns da glândula tireoide em mulheres e representam os efeitos combinados dos múltiplos anticorpos produzidos. O hipotireoidismo primário grave está associado à amenorreia ou à anovulação. A tríade clássica de exoftalmia, bócio e hipertireoidismo é diagnóstico da doença de Graves.

Os distúrbios endócrinos observados com mais frequência em pacientes ginecológicas estão relacionados com alterações na ocorrência regular da ovulação e da menstruação que a acompanha. O mais prevalente desses distúrbios, a síndrome do ovário policístico (SOP), caracteriza-se por excesso de androgênios e, com frequência, é acompanhado de resistência à insulina (RI). São também analisadas condições menos comuns associadas a hiperandrogenismo (HA), hirsutismo e disfunção ovulatória. Este capítulo também fornece uma revisão dos distúrbios comuns da hipófise e da glândula tireoide.

HIPERANDROGENISMO

O HA manifesta-se, com mais frequência, na forma de hirsutismo. O hirsutismo surge em decorrência do excesso de androgênios relacionado com anormalidades da função dos ovários e das glândulas suprarrenais, do aumento constitutivo na expressão dos efeitos androgênicos sobre a unidade pilossebácea ou de uma combinação de ambos. **Por outro lado, a virilização é rara e indica elevação acentuada dos níveis de andrógenos.** A virilização é comumente causada por neoplasias ovariana ou suprarrenal, que podem ser benignas ou malignas.

Hirsutismo

O hirsutismo, que constitui a manifestação mais frequente de excesso de andrógenos em mulheres, é definido pelo crescimento excessivo de pelos terminais em um padrão de distribuição masculino. Refere-se, em particular, aos pelos em linha média, costeletas, bigode, barba, no tórax e na linha intermamária e da face medial da coxa e região média lombar até a área interglútea. A resposta da unidade pilossebácea aos andrógenos nessas áreas sensíveis a andrógenos transforma os pelos de tipo penugem (pelos finos, não pigmentados e curtos) normalmente presentes em pelos terminais (pelos espessos, rígidos, pigmentados e longos).

Os efeitos dos andrógenos sobre os pelos variam de acordo com áreas específicas de superfície corporal. Os pelos que não dependem dos andrógenos incluem a lanugem, os supercílios e os cílios. Os pelos dos membros e de partes do tronco exibem uma sensibilidade mínima aos andrógenos. As unidades pilossebáceas das axilas e da região púbica são sensíveis a baixos níveis de andrógenos, de modo que os efeitos androgênicos modestos dos níveis dos andrógenos suprarrenais no indivíduo adulto são suficientes para resultar no aparecimento substancial de pelos terminais nessas áreas. Os folículos pilosos na distribuição associados aos padrões masculinos de pelos faciais e corporais (linha média, face, região inframamária) exigem níveis mais altos de andrógenos, conforme observado na presença de função testicular normal ou na produção ovariana e suprarrenal anormal de andrógenos. O crescimento do cabelo é inibido pelos andrógenos gonadais em graus variáveis, de acordo com a idade e a determinação genética da sensibilidade folicular, resultando na calvície frontoparietal comum que é observada em alguns homens e em mulheres virilizadas. **O hirsutismo decorre da produção aumentada de andrógenos e da sensibilidade cutânea a esses hormônios. Essa sensibilidade depende da atividade local geneticamente determinada da 5α-redutase, a enzima que converte a testosterona em di-hidrotestosterona (DHT), o androgênio bioativo nos folículos pilosos.**

Os folículos pilosos demonstram uma atividade cíclica entre as fases de crescimento (anágena), involução (catágena) e repouso (telógena). A duração das fases de crescimento e de repouso varia de acordo com região do corpo, fatores genéticos, idade e efeitos hormonais. Os ciclos de crescimento, repouso e queda são normalmente assincrônicos; entretanto, quando sincrônicos, a entrada na fase telógena é desencadeada por eventos metabólicos ou endócrinos importantes, como gravidez e parto, ou por alguma doença grave, podendo ocorrer uma acentuada queda de cabelos (embora transitória) nos meses subsequentes (eflúvio telógeno).

O hirsutismo é uma designação relativa mais do que absoluta. O que é normal em determinado contexto pode ser considerado anormal em outros; as reações sociais e clínicas ao hirsutismo podem variar de maneira significativa, refletindo uma variação étnica na sensibilidade cutânea aos andrógenos, bem como ideais culturais. Observa-se a presença de pelos dependentes de andrógenos (com exceção dos pelos púbicos e axilares) em apenas 5% das mulheres brancas pré-menopáusicas, e a sua presença é considerada anormal por mulheres brancas da América do Norte. Em contrapartida, uma quantidade considerável de pelos faciais e de padrão masculino em outras regiões do corpo podem ser mais comum e mais frequentemente considerada aceitável e normal entre certos grupos, como os Inuítes e mulheres de ascendência mediterrânea.

Hipertricose e virilização

Duas condições devem ser distinguidas do hirsutismo. **A hipertricose é um termo reservado para a presença de pelos terminais não dependentes de andrógenos em áreas não sexuais, como o tronco e os membros.** Isso pode resultar de um distúrbio congênito autossômico dominante, de um distúrbio metabólico (como anorexia nervosa, hipertireoidismo, porfiria cutânea tardia) ou de medicamentos (p. ex., *acetazolamida*, esteroides anabólicos, *progestágenos androgênicos, androgênios, ciclosporina, diazóxido*, desidroepiandrosterona [DHEA], metais pesados, *interferona, metildopa, minoxidil, penicilamina, fenotiazinas, fenitoína, estreptomicina, reserpina, ácido valproico*). **A virilização refere-se a uma transformação masculina acentuada e global, que consiste em engrossamento da voz, aumento da massa muscular, clitoromegalia (as dimensões normais do clitóris e desvio padrão [DP] são de 3,4 + 1 mm de largura por 5,1 + 1,4 mm de comprimento) e características de desfeminização (perda do volume das mamas e da gordura corporal que contribuem para o contorno feminino do corpo).**[1] Embora a virilização seja acompanhada de hirsutismo, **a presença de virilização indica uma alta probabilidade de distúrbios mais graves, que são mais comuns do que com o hirsutismo isoladamente e que indicam a necessidade de avaliação para descartar a probabilidade de neoplasia ovariana ou suprarrenal.** Apesar de raros, esses diagnósticos tornam-se prováveis quando o início dos efeitos androgênicos é rápido e/ou intenso o suficiente para produzir o quadro de virilização.

A anamnese deve concentrar-se na idade de início e na velocidade de progressão do hirsutismo ou da virilização. **Uma rápida progressão ou a ocorrência de virilização estão associadas a um grau mais intenso de HA e devem levantar a suspeita de neoplasias ovarianas e suprarrenais ou de síndrome de Cushing.** Isso é válido independentemente da ocorrência de progressão rápida ou de virilização antes, no decorrer ou depois da puberdade. A anovulação, que se manifesta na forma de amenorreia ou oligomenorreia, aumenta a probabilidade de HA subjacente. O hirsutismo que ocorre com ciclos regulares está mais comumente associado a níveis normais de andrógenos e, portanto, é atribuído a um aumento da sensibilidade genética da unidade pilossebácea, e é denominado *hirsutismo idiopático*. Quando há virilização, ocorre quase sempre anovulação.

A avaliação da extensão do hirsutismo exige que o médico tenha uma abordagem sensível e delicada, incluindo perguntas a respeito do uso e da frequência de raspagem e/ou depilação química ou mecânica. Normalmente, a avaliação clínica do grau de hirsutismo é subjetiva. A maioria dos médicos classifica arbitrariamente o grau de hirsutismo em leve, moderado ou intenso (acentuado). Entretanto, a avaliação objetiva é útil, particularmente no estabelecimento de uma referência a partir da qual se possa avaliar o resultado do tratamento. O sistema de pontuação de Ferriman-Gallwey para hirsutismo quantifica a extensão do crescimento dos pelos na maioria das áreas sensíveis aos andrógenos. Trata-se de uma escala de classificação de 0 a 4 dos pelos sensíveis a andrógenos em nove áreas do corpo.[2] Um escore total superior a 8 é definido como hirsutismo **(Figura 35.1)**.[3] Embora seja amplamente utilizado, esse sistema de classificação possui suas limitações, uma das quais é o fato de que a escala não inclui costeletas, nádegas e região perineal. O hirsutismo substancial pode ser restrito a uma ou duas áreas sem ultrapassar o valor de corte no escore total de hirsutismo. Esse escore não reflete o grau de comprometimento do bem-estar da mulher pelo hirsutismo.[3,4]

Deve-se obter uma história familiar para revelar evidências de hirsutismo idiopático, SOP, hiperplasia suprarrenal congênita (HSRC) ou hiperplasia suprarrenal do adulto (HSRA), diabetes melito e doença cardiovascular. Deve-se obter também uma história de uso de fármacos. Além dos fármacos que causam comumente hipertricose, os esteroides anabólicos e os derivados da testosterona podem causar hirsutismo e até mesmo virilização. Durante o exame físico, a atenção deve ser direcionada para a presença de obesidade, hipertensão, galactorreia, calvície de padrão masculino, acne (na face e nas costas) e hiperpigmentação. No que diz respeito à virilização, deve-se considerar a possibilidade de neoplasia ovariana produtora de androgênios ou de síndrome de Cushing. Em muitos casos de síndrome de Cushing, o hirsutismo constitui o sintoma inicial que, nos estágios iniciais pode simular outros distúrbios como SOP ou HSRA. Quando considerada a possibilidade de síndrome de Cushing, o médico deve investigar os sinais físicos que compõem a síndrome. A face em lua cheia, a obesidade na parte superior do corpo, a fraqueza dos músculos proximais (dificuldade em levantar-se de uma posição agachada) e o desenvolvimento de um panículo adiposo entre as escápulas são particularmente notadas pelos pacientes e profissionais que consideram o diagnóstico de síndrome de Cushing.

Papel dos androgênios

Os androgênios e seus precursores são produzidos pelas glândulas suprarrenais e pelos ovários em resposta a seus respectivos hormônios tróficos, o hormônio adrenocorticotrófico (ACTH) e o hormônio luteinizante (LH) **(Figura 35.2)**. A biossíntese começa com a conversão limitadora do colesterol em pregnenolona por uma enzima de clivagem da cadeia lateral. A seguir, a pregnenolona sofre uma conversão em duas etapas no 17-cetosteroide DHEA ao longo da via de esteroides Δ-5. Essa conversão é realizada pela CYP17, uma enzima com atividades de 17α-hidroxilase e 17,20-liase. Paralelamente, a progesterona é transformada em androstenediona na via dos esteroides Δ-4. O metabolismo de Δ-5 em intermediários Δ-4 é realizado por uma Δ-5-isomerase, a 3β-hidroxiesteroide desidrogenase (3β-HSD).

17-Cetosteroides suprarrenais

A secreção dos 17-cetosteroides suprarrenais aumenta no período pré-puberal e independentemente da maturação puberal do eixo hipotálamo-hipófise-ovário. Essa alteração observada na secreção de esteroides suprarrenais é denominada *adrenarca* e caracteriza-se por uma acentuada mudança na resposta do córtex suprarrenal ao ACTH e pela secreção preferencial de Δ-5 esteroides, incluindo 17-hidroxipregnenolona, DHEA e sulfato de desidroepiandrosterona (DHEAS). A base dessa ação está relacionada com o aumento da zona reticular e com a atividade aumentada das enzimas 17-hidroxilase e 17,20-liase. Independentemente do aumento da secreção ovariana de androgênios que acompanha a puberdade, o aumento dos androgênios suprarrenais devido à adrenarca pode ser responsável pelos aumentos significativos dos pelos púbicos e axilares e produção de suor pelas unidades pilossebáceas nas axilas.

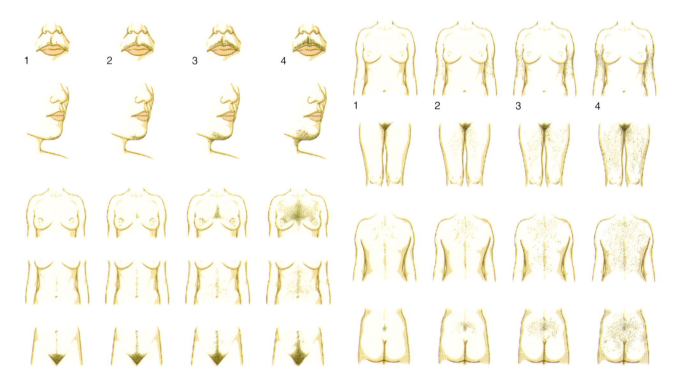

Figura 35.1 Sistema de pontuação de Ferriman-Gallwey para hirsutismo. A cada uma das nove áreas do corpo mais sensíveis aos androgênios, atribui-se uma pontuação de 0 (ausência de pelos) a 4 (francamente viril), e essas pontuações separadas são somadas para obter um escore de hirsutismo hormonal. (Reproduzida de: **Hatch R, Rosefield RL, Kim MH, et al.** Hirsutism: implications, etiology, and management. *Am J Obstet Gynecol* 1981;140:815-830. © Elsevier.)

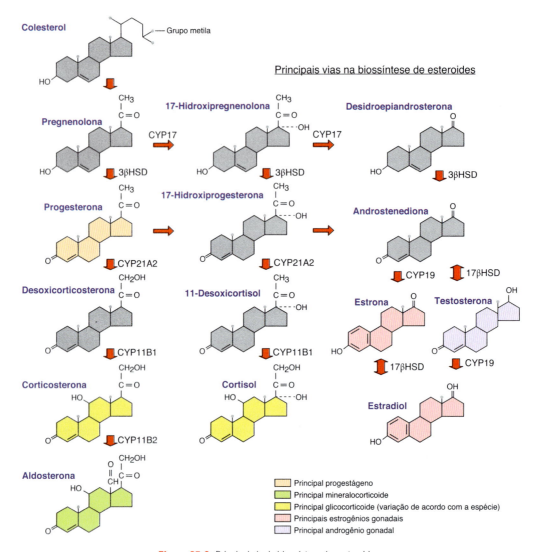

Figura 35.2 Principal via de biossíntese dos esteroides.

Testosterona

Cerca de metade da testosterona sérica na mulher provém da conversão periférica da androstenediona secretada, enquanto a outra metade se origina da secreção glandular direta (ovariana e suprarrenal). Os ovários e as glândulas suprarrenais contribuem de maneira aproximadamente igual para a produção de testosterona nas mulheres. A contribuição das glândulas suprarrenais é realizada principalmente por meio da secreção de androstenediona.

Cerca de 66 a 78% da testosterona circulante estão ligados à globulina de ligação dos hormônios sexuais (SHBG) e são considerados biologicamente inativos. A maior parte da proporção da testosterona sérica não ligada à SHBG está fracamente associada à albumina (20 a 32%). Uma pequena porcentagem (1 a 2%) da testosterona encontra-se totalmente na forma não ligada ou livre. **A fração da testosterona circulante que não está ligada à SHBG possui uma relação inversa com a concentração de SHBG.** São observados níveis elevados de SHBG em condições associadas a altos níveis de estrogênios. A gravidez, a fase lútea, o uso de estrogênios (incluindo anticoncepcionais orais [ACO]) e condições que provocam elevação dos níveis de hormônios tireoidianos e cirrose estão associados a uma redução da fração de testosterona livre, em consequência dos níveis elevados de SHBG. Por outro lado, os níveis de SHBG diminuem e resultam em elevação da fração de testosterona livre em resposta aos androgênios, a distúrbios androgênicos (SOP, hiperplasia ou neoplasia suprarrenal, síndrome de Cushing), a medicamentos androgênicos (agentes progestacionais com atividades biológicas androgênicas, como *danazol*, glicocorticoides e hormônios do crescimento), hiperinsulinemia, obesidade e prolactina.

Avaliação laboratorial da hiperandrogenemia

Nos estados de hiperandrogenemia, o aumento na produção de testosterona não se reflete de modo proporcional por elevações dos níveis totais de testosterona, em virtude da redução dos níveis de SHBG que ocorre concomitantemente com o aumento dos efeitos androgênicos sobre o fígado. Por conseguinte, quando ocorre HA moderada, que caracteriza muitos estados hiperandrogênicos funcionais, as elevações dos níveis totais de testosterona podem permanecer dentro da faixa normal, e apenas os níveis de testosterona livre irão revelar a presença de HA. **O HA grave, como aquele que ocorre na virilização e que resulta da produção neoplásica de testosterona, é detectado de maneira confiável pela**

determinação da testosterona total. Por conseguinte, na avaliação clínica da paciente com HA, a dosagem do nível de testosterona total associada ao exame clínico é, com frequência, suficiente para o diagnóstico e manejo. Quando se deseja obter uma definição mais precisa do grau de HA, é possível determinar ou estimar os níveis de testosterona livre, que refletem de maneira mais confiável os aumentos na produção de testosterona. Essas medidas não são necessárias na avaliação da maioria das pacientes, porém são comuns em pesquisa clínica e podem ser úteis em algumas situações clínicas. Tendo em vista que muitos profissionais de saúde solicitam a determinação dos níveis de testosterona em alguma de suas formas, eles devem conhecer os métodos empregados e a sua acurácia. Embora a diálise de equilíbrio seja o método de referência para a determinação da testosterona livre, trata-se de um método de custo elevado, complexo e habitualmente limitado a ambientes de pesquisa. **Do ponto de vista clínico, os níveis de testosterona livre podem ser estimados pela avaliação da ligação da testosterona à albumina e à SHBG.**

A testosterona que se liga de modo inespecífico à albumina (TA) exibe uma relação linear com a testosterona livre (TL) pela equação:

$$TA = K_a[A] \times TL$$

em que TA é a testosterona ligada à albumina, K_a é a constante de associação da albumina à testosterona, e [A] é a concentração de albumina.

Em muitos casos de hirsutismo, os níveis de albumina situam-se dentro de uma faixa fisiológica estreita e, portanto, não afetam de maneira significativa a concentração de testosterona livre. Na presença de níveis fisiológicos de albumina, é possível estimar o nível de testosterona livre pela dosagem da testosterona total e da SHBG. Em indivíduos com níveis normais de albumina, esse método fornece resultados confiáveis em comparação com os da diálise de equilíbrio. Propicia determinação rápida, simples e acurada dos níveis de testosterona total e testosterona livre calculada, bem como da concentração de SHBG.

O nível de testosterona biodisponível baseia-se na relação entre a albumina e a testosterona livre e incorpora o nível eficaz de albumina com a testosterona total e a SHBG. Pode-se utilizar essa combinação de determinações da testosterona total, da SHBG e do nível de albumina – o nível de testosterona biodisponível – para obter uma estimativa mais acurada da testosterona bioativa disponível e, portanto, do efeito androgênico proveniente da testosterona. A testosterona bioativa determinada dessa maneira fornece uma estimativa melhor do efeito androgênico eficaz derivado da testosterona.[5]

A gravidez pode alterar a acurácia das medições de testosterona biodisponível. Durante a gestação, o estradiol circulante, presente em níveis elevados, ocupa uma grande proporção dos sítios de ligação da SHBG, de modo que a determinação dos níveis de SHBG pode superestimar a sua capacidade de ligação à testosterona. Por conseguinte, as estimativas derivadas da testosterona livre, ao contrário da medida direta por diálise de equilíbrio, não são acuradas durante a gravidez. As determinações da testosterona durante a gestação são importantes quando há suspeita de secreção autônoma por um tumor ou luteoma; nesses casos, a determinação da testosterona total fornece informações suficientes para o diagnóstico.

A testosterona, para exercer seus efeitos biológicos sobre os tecidos-alvo, precisa ser convertida em seu metabólito ativo, a DHT, pela 5α-redutase (uma enzima citosólica que reduz os níveis de testosterona e de androstenediona). Existem duas isoenzimas da 5α-redutase: o tipo 1, que predomina na pele, e o tipo 2, ou 5α-redutase ácida, que é encontrada no fígado, na próstata, nas glândulas seminais e na pele dos órgãos genitais. A isoenzima do tipo 2 apresenta uma afinidade 20 vezes maior pela testosterona do que o tipo 1. As deficiências tanto do tipo 1 quanto do tipo 2 em homens resultam em genitália ambígua, e ambas as isoenzimas podem desempenhar um papel nos efeitos androgênicos sobre o crescimento dos pelos. A DHT é mais potente do que a testosterona, principalmente em virtude de sua maior afinidade e dissociação mais lenta do receptor de androgênio. Apesar de a DHT ser o principal mediador intracelular da maioria dos efeitos androgênicos, as medições de seus níveis circulantes não têm utilidade clínica. A potência androgênica relativa dos androgênios é a seguinte: DHT = 300, Testosterona = 100, Androstenediona = 10, DHEAS = 5.

Até a adrenarca, os níveis de androgênios permanecem baixos. Por volta dos 8 anos de idade a adrenarca é anunciada por uma acentuada elevação da DHEA e do DHEAS. A meia-vida da DHEA livre é extremamente curta (cerca de 30 minutos), porém pode ser estendida por várias horas se ocorrer sulfatação da DHEA. Embora não se tenha identificado nenhum papel bem definido para o DHEAS, ele está associado ao estresse e seus níveis declinam de maneira contínua durante toda vida adulta. **Depois da menopausa, a secreção ovariana de estrogênio cessa, e os níveis de DHEAS continuam declinando, enquanto os de testosterona são mantidos ou podem até mesmo aumentar.** Embora a esteroidogênese ovariana pós-menopáusica contribua para a produção de testosterona, os níveis desse hormônio mantêm uma variação diurna, refletindo uma contribuição contínua e importante das glândulas suprarrenais. A aromatização periférica dos androgênios em estrogênios aumenta com a idade; entretanto, como apenas uma pequena fração (2 a 10%) dos androgênios é metabolizada dessa maneira, essa conversão raramente tem importância clínica.

Avaliação laboratorial

As Endocrine Society Clinical Practice Guidelines de 2008 sugerem a realização de exames para a detecção de níveis elevados de androgênios em mulheres com hirsutismo moderado (índice de hirsutismo de Ferriman-Gallwey de 9 ou mais) ou grave ou hirsutismo de qualquer grau quando é de início súbito, rapidamente progressivo ou associado à acne significativa, obesidade ou clitoromegalia. Essas diretrizes não recomendam a pesquisa dos níveis androgênios em mulheres com hirsutismo leve isolado, como aquele associado à SOP, devido à probabilidade extremamente baixa de identificar um distúrbio clínico que poderia modificar o manejo ou os resultados (Figura 35.3).[4]

Quando há indicação de exames laboratoriais para a avaliação de hirsutismo, o nível de testosterona biodisponível (que inclui a testosterona total, a SHBG e o nível de albumina) ou o nível calculado de testosterona livre (se os níveis de albumina forem considerados normais) proporcionam a avaliação mais acurada do efeito androgênico eficaz exercido pela testosterona. Em situações clínicas que exigem a avaliação da testosterona, a determinação da 17-hidroxiprogesterona (17-OHP) possibilita, quando for indicado, a identificação de hiperplasia suprarrenal de início no adulto (Tabela 35.1). Nos casos em que o hirsutismo está associado à ausência ou à irregularidade dos ciclos menstruais, é necessário avaliar os níveis de prolactina e do hormônio tireoestimulante (TSH) para estabelecer o diagnóstico de um distúrbio ovulatório. O hipotireoidismo e a hiperprolactinemia podem resultar em níveis diminuídos de SHBG e podem aumentar a fração dos níveis de testosterona livre, resultando, algumas vezes, em hirsutismo. Nos casos de suspeita de síndrome de Cushing, as pacientes devem ser submetidas a um rastreamento com determinação do cortisol na urina

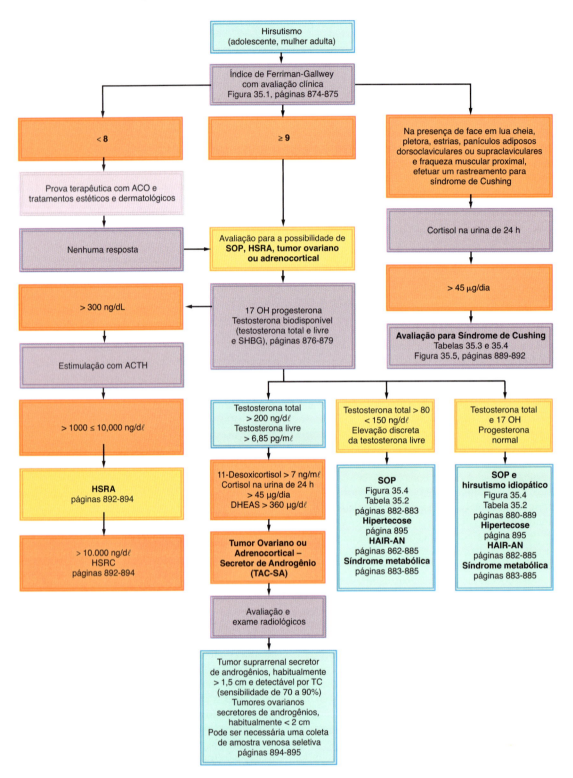

Figura 35.3 Avaliação do hiperandrogenismo em mulheres hirsutas. A avaliação inclui mais do que a determinação do grau de hirsutismo. Quando o hirsutismo é moderado (> 9) ou intenso, ou quando o hirsutismo leve é acompanhado de características que sugerem alguns distúrbios subjacentes, é preciso descartar a possibilidade de níveis elevados de androgênios. Os distúrbios a serem considerados incluem endocrinopatias, das quais a SOP é a mais comum, e neoplasias. Em mulheres com ciclos regulares, a testosterona plasmática é mais bem avaliada pela manhã cedo, do quarto ao décimo dia. A determinação da 17-hidroxiprogesterona também está indicada quando os sintomas justificam a medição da testosterona biodisponível. *A deficiência de 3β-hidroxiesteroide desidrogenase nas formas graves manifesta-se na forma de deficiência de mineralocorticoides e cortisol. As formas leves são diagnosticadas por uma relação média de 17-hidroxipregnenolona/17-hidroxiprogesterona de 11 em comparação a 3,4 em indivíduos normais, após estimulação com ACTH(1-24). A deficiência de 11β-hidroxilase manifesta-se na forma de hipertensão arterial nos primeiros anos de vida em dois terços das pacientes. A forma leve apresenta virilização ou puberdade precoce (PP) sem hipertensão. As mulheres adultas não diagnosticadas apresentam hirsutismo, acne e amenorreia. O diagnóstico é confirmado por níveis de 11-desoxicortisol > 25 ng/mℓ, 60 minutos após estimulação com ACTH(1-24). ACTH, hormônio adrenocorticotrófico; HSRA, hiperplasia suprarrenal de início no adulto; DHEAS, sulfato de desidroepiandrosterona; HAIR-AN, hiperandrogenemia, resistência à insulina-acantose *nigricans* (ver referências (2-11,15)).

Tabela 35.1 Valores normais dos androgênios séricos.[a]

Testosterona total	20 a 80 ng/dℓ
Testosterona livre (calculada)	0,6 a 6,8 pg/mℓ
Porcentagem de testosterona livre	0,4 a 2,4%
Testosterona biodisponível	1,6 a 19,1 ng/dℓ
SHBG	18 a 114 nmol/ℓ
Albumina	3.300 a 4.800 mg/dℓ
Androstenediona	20 a 250 ng/dℓ
Sulfato de desidroepiandrosterona	100 a 350 g/dℓ
17-hidroxiprogesterona (fase folicular)	30 a 200 ng/dℓ

[a]Os valores normais podem variar entre diferentes laboratórios. A testosterona livre é calculada a partir das medições da testosterona total e da globulina de ligação aos hormônios sexuais, enquanto a testosterona biodisponível é calculada a partir da determinação da testosterona total, da globulina de ligação aos hormônios sexuais e da albumina. Os valores calculados para a testosterona livre e a testosterona biodisponíveis demonstram boa comparação aos métodos de diálise de equilíbrio para medição da testosterona livre quando os níveis de albumina são normais. A testosterona biodisponível inclui a forma livre e a testosterona fracamente ligada (não ligada à SHBG, não ligada à albumina). A testosterona biodisponível constitui a avaliação mais acurada para a testosterona bioativa no soro sem a realização de diálise de equilíbrio.
SHBG, globulina de ligação dos hormônios sexuais.

de 24 horas (exame mais sensível e específico) ou com um teste de supressão noturna com *dexametasona*. Para esse teste, a paciente toma 1 mg de *dexametasona* às 23 horas, e determina-se o nível de cortisol sanguíneo às 8 horas do dia seguinte. A obtenção de níveis de cortisol iguais ou superiores a 2 μg/dℓ após supressão noturna com *dexametasona* exige uma investigação adicional para avaliação da síndrome de Cushing. Níveis elevados de 17-OHP identificam pacientes que podem apresentar HSRA, que é encontrada em 1 a 5% das mulheres hirsutas. Os níveis de 17-OHP podem variar de modo significativo durante o ciclo menstrual, com aumento no período periovulatório e na fase lútea; esses níveis podem estar modestamente elevados na SOP. O exame padronizado exige a realização do exame de manhã cedo durante a fase folicular.

De acordo com as diretrizes clínicas da Endocrine Society, as pacientes com níveis matinais de 17-OHP na fase folicular inferiores a 300 ng/dℓ (10 nmol/ℓ) provavelmente não são afetadas. Quando os níveis ultrapassam 300 ng/dℓ, porém são inferiores a 10.000 ng/dℓ (300 nmol/ℓ), deve-se efetuar a determinação do ACTH para diferenciar a SOP da HSRA. Níveis acima de 10.000 ng/dℓ (300 nmol/ℓ) são praticamente diagnósticos de HSRC.

A PP precede o diagnóstico de HSRC de início no adulto em 5 a 20% dos casos. Deve-se proceder à determinação dos níveis de 17-OHP em pacientes que apresentam PP, e recomenda-se um teste de estimulação com ACTH subsequente se o valor basal de 17-OHP for superior a 200 ng/dℓ. Um estudo que utilizou um limiar de 200 ng/dℓ para os níveis plasmáticos basais de 17-OHP e para a realização do teste de estimulação com ACTH apresentou sensibilidade de 100% (intervalo de confiança [IC] de 95%, 69 a 100) e especificidade de 99% (IC de 95%, 96 a 100) para o diagnóstico de HSRC de início no adulto na coorte com PP.[6]

Tendo em vista que os níveis totais de testosterona não refletem a produção aumentada de testosterona de maneira confiável, o médico pode utilizar o hirsutismo com padrão masculino típico como confirmação de sua presença, ou pode escolher a realização de medições passíveis de refletir os níveis de testosterona livre ou não ligada (níveis de testosterona biodisponível ou de testosterona livre calculada). Entretanto, a testosterona total serve como marcador confiável para as neoplasias produtoras de testosterona. **Níveis de testosterona totais acima de 200 ng/dℓ devem indicar a necessidade de investigação de tumores ovarianos ou suprarrenais.**

Embora o ovário constitua a principal fonte de excesso de androgênio na maioria das pacientes com SOP, 20 a 30% das pacientes com esse distúrbio apresentam níveis elevados de DHEAS, particularmente quando estão acima do peso. A medição dos níveis circulantes de DHEAS pode ter um valor diagnóstico muito limitado, e deve-se evitar uma superinterpretação de seus níveis.[7]

No passado, defendia-se o uso de um teste para conjugados androgênicos (p. ex., 3α-androstenediol G [3α-diol G] e androsterona G [AOG] como marcadores para a atividade da 5α-redutase na pele). Não se recomenda a determinação rotineira dos conjugados androgênicos para a avaliação de pacientes hirsutas, visto que o próprio hirsutismo constitui um excelente bioensaio da ação da testosterona livre sobre o folículo piloso; além disso, esses conjugados androgênicos originam-se de precursores suprarrenais e constituem provavelmente marcadores da produção de esteroides suprarrenais, e não ovarianos.[8]

Na zona reticular do córtex suprarrenal, o DHEAS é produzido pela *SULT2A1*.[9] Acredita-se que essa camada do córtex suprarrenal constitua a principal fonte de DHEAS sérico. Os níveis de DHEAS diminuem à medida que a pessoa envelhece, e a zona reticular também diminui de tamanho. Na maioria dos laboratórios, o limite superior dos níveis de DHEAS é de 350 μg/dℓ (9,5 nmol/ℓ). A obtenção de uma amostra aleatória é suficiente, visto que o nível de variação é minimizado em virtude da meia-vida longa característica dos esteroides sulfatados. O DHEAS é utilizado para rastreamento de tumores adrenocorticais secretores de androgênios (TAC-SA); entretanto, elevações moderadas constituem um achado comum na presença de SOP, obesidade e estresse, o que reduz a sua especificidade como teste para TAC-SA.[10]

Um estudo de mulheres com TAC-SA (N = 44) em comparação a mulheres com excesso de androgênio não tumoral (EANT) (N = 102) forneceu mais compreensão sobre a escolha de hormônios utilizados para o rastreamento de tumor adrenocortical. Nesse estudo, os dados demográficos e a prevalência de hirsutismo, acne e oligomenorreia e amenorreia não foram diferentes. A testosterona livre (T livre) foi o androgênio geralmente elevado nos TAC-SA (94%), seguida da androstenediona (A) (90%). O DHEAS (82%) e a testosterona total (T total) (76%) e todos os três androgênios apresentaram elevação simultânea em 56% dos casos. Os níveis séricos de androgênios tornaram-se abaixo do normal em todas as pacientes com TAC-SA após a retirada do tumor. No EANT isoladamente, o androgênio geralmente elevado foi a androstenediona (93%), enquanto houve elevação de todos os três androgênios (T, A e DHEAS) em apenas 22% dos casos. Os valores de testosterona livre acima de 6,85 pg/mℓ (23,6 pmol/ℓ) tiveram o melhor valor diagnóstico para TAC-SA (sensibilidade de 82%, IC 95% de 57 a 96%; especificidade de 97%, IC 95% de 91 a 100%). A grande superposição dos níveis de androstenediona, testosterona e DHEAS entre os grupos com TAC-SA e excesso de androgênio sugere que é necessária cuidadosa consideração no momento de escolher os exames hormonais para essa avaliação.[11]

A heterogeneidade dos padrões de secreção hormonal no grupo de pacientes com tumores adrenocorticais revela a complexidade do rastreamento desses tumores por meio dos níveis hormonais: 7 de 44 pacientes (15,9%) apresentaram tumores secretores de androgênios isoladamente, 2 de 44 (4,5%) tiveram tumores secretores de androgênios e estrogênios, 28 de 44 (63,6%) apresentaram tumores secretores de androgênios e cortisol, e 7 de 44 (15,9%), tumores secretores de androgênios, cortisol e estrogênios. Foi constatado um aumento do composto S ou 11-desoxicortisol (≥ 10 ng/mℓ ou 28,9 nmol/ℓ) em 23 de 27 pacientes com TAC-SA (85%), em 20 de 21 pacientes com tumores malignos e em três de seis pacientes com tumores aparentemente benignos, embora o 11-desoxicortisol estivesse normal e inferior a 6 ng/mℓ (17,3 nmol/ℓ) em 35 de 35 pacientes com EANT (100%). O índice de Youden revelou que um nível de 11-desoxicortisol acima de 7 ng/mℓ (20,2 nmol/ℓ) tem sensibilidade de 89% (IC de 95%, 71 a 98%) e especificidade de 100% (IC de 95%, 90 a 100%) para a detecção de TAC-SA.[11,12]

Por conseguinte, quando os sinais de excesso de androgênios alcançam o ponto de virilização ou quando o nível de testosterona livre ultrapassa 6,85 pg/mℓ (23,6 pmol/ℓ), os exames laboratoriais, com níveis de 11-desoxicortisol > 7 ng/mℓ, DHEAS > 3,6 μg/mℓ e cortisol na urina de 24 horas > 45 μg, tornam-se mais sensíveis e específicos para a detecção de TAC-SA. Uma consideração cuidadosa da sensibilidade e especificidade, da variação diurna e a variação relacionada com a idade dos androgênios passíveis de medição ajudarão na escolha das medições mais úteis. Clinicamente, a avaliação dos androgênios não é comum na prática rotineira e é realizada quando o hirsutismo é de início súbito, rapidamente progressivo ou associado à acne significativa, obesidade ou clitoromegalia. O hirsutismo leve associado a achados clínicos de SOP raramente fornece resultados úteis.

Síndrome do ovário policístico

A SOP constitui um dos distúrbios endócrinos mais comuns em mulheres de idade fértil, afetando 5 a 10% das mulheres no mundo inteiro. Esse distúrbio familiar parece ser herdado como traço genético complexo.[13] Caracteriza-se por uma combinação de HA (clínico ou bioquímico), anovulação crônica e ovários policísticos. Com frequência, essa síndrome está associada à RI e obesidade.[14] A SOP é objeto de considerável atenção, devido à sua alta prevalência e possíveis consequências reprodutivas, metabólicas e cardiovasculares. **Trata-se da causa mais comum de HA, hirsutismo e infertilidade anovulatória nos países desenvolvidos.**[15,16] A associação de amenorreia a ovários policísticos bilaterais e obesidade foi descrita pela primeira vez por Stein e Leventhal, em 1935.[17] Suas origens genéticas são provavelmente poligênicas e/ou multifatoriais.[18]

Critérios de diagnóstico

Em um congresso internacional sobre SOP organizado pelo National Institutes of Health (NIH) em 1990, foram obtidos critérios de diagnóstico da SOP baseados em um consenso, e não em resultados de ensaios clínicos. Esses critérios de diagnóstico recomendavam evidências clínicas e/ou bioquímicas de HA, anovulação crônica e exclusão de outros distúrbios conhecidos. Esses critérios representaram um importante passo inicial na padronização do diagnóstico e levaram à realização de diversos ensaios clínicos randomizados de referência sobre a SOP.[19]

Desde o congresso de 1990 sobre SOP, patrocinado pelos NIH, percebeu-se que essa síndrome pode representar um espectro mais amplo de sinais e sintomas de disfunção ovariana do que aquele estabelecido nos critérios de diagnóstico originais dos NIH. O Rotterdam Consensus Workshop, realizado em 2003, concluiu que a SOP é uma síndrome de disfunção ovariana, junto às características fundamentais de HA e à morfologia do ovário policístico (OP).

Sabe-se que mulheres com ciclos regulares, HA e morfologia de OP podem apresentar a síndrome. Foi também reconhecido que algumas mulheres com a síndrome apresentarão ovários policísticos (OP) sem qualquer evidência clínica de excesso de androgênio, porém terão evidências de disfunção ovariana com ciclos irregulares. Nesse novo esquema, a SOP continua sendo um diagnóstico de exclusão, com a necessidade de descartar a possibilidade de outros distúrbios passíveis de simular o fenótipo da SOP.[19]

Com base nos Critérios de Diagnóstico de SOP de Rotterdam recomendados, a presença de dois destes três critérios é suficiente para estabelecer o diagnóstico de SOP: anormalidades do ciclo menstrual (amenorreia, oligomenorreia), HA clínico e/ou bioquímico e identificação de ovários policísticos na ultrassonografia após exclusão de todos os outros diagnósticos. **Essa abordagem resulta em quatro fenótipos: (1) HA (clínico ou bioquímico) com disfunção ovariana e OP, (2) HA (clínico ou bioquímico) com disfunção ovariana, (3) HA (clínico ou bioquímico) com OP, e (4) disfunção ovariana com OP.** Essa abordagem diagnóstica para a SOP foi ratificada pela Endocrine Society (2013) para mulheres adultas; entretanto, para adolescentes, o diagnóstico deve ser baseado em anovulação persistente e HA clínico ou bioquímico. Outras patologias passíveis de resultar em fenótipo de SOP incluem HSRA, neoplasia suprarrenal ou ovariana, síndrome de Cushing, distúrbios hipo ou hipergonadotrópicos, hiperprolactinemia e doença da tireoide.

Todas as outras manifestações observadas com frequência constituem achados menos consistentes e, portanto, se qualificam apenas como critérios menores de diagnóstico de SOP. Incluem elevação da relação entre LH e FSH (hormônio foliculoestimulante), resistência à insulina, início de hirsutismo no período perimenarca e obesidade.

O HA clínico inclui hirsutismo, alopecia de padrão masculino e acne.[19] Ocorre hirsutismo em aproximadamente 70% das pacientes com SOP nos EUA e apenas em 10 a 20% das pacientes com SOP no Japão.[20,21] Uma provável explicação para essa discrepância reside nas diferenças geneticamente determinadas na atividade da 5α-redutase cutânea.[22,23]

A hiperplasia suprarrenal não clássica e a SOP podem apresentar manifestações clínicas semelhantes. É importante determinar os níveis basais de 17-OHP na fase folicular em todas as mulheres que apresentam hirsutismo, de modo a excluir a presença de HSRC não clássica, independentemente da presença de ovários policísticos ou disfunção metabólica.[24]

A disfunção menstrual observada na SOP provém da anovulação ou oligo-ovulação e inclui desde amenorreia até oligomenorreia. A menstruação regular na presença de anovulação na SOP é incomum, embora um relato tenha constatado que, entre mulheres hiperandrogênicas com ciclos menstruais regulares, a taxa de anovulação é de 21%.[25] **Classicamente, a SOP é permanente e caracteriza-se por menstruações anormais desde a puberdade, com aparecimento de acne e hirsutismo na adolescência. Entretanto, pode surgir na vida adulta, concomitantemente com a ocorrência de obesidade, talvez devido ao fato de a obesidade ser acompanhada de hiperinsulinemia crescente.**[26]

Os critérios ultrassonográficos para a morfologia da SOP exigem a presença de 20 ou mais folículos em um dos ovários, com 2 a 9 mm de diâmetro e/ou aumento do volume ovariano (> 10 mℓ). Para estabelecer os OP, é suficiente que esses critérios sejam preenchidos em um dos ovários.[27] A observação de OP na ultrassonografia é comum. Entretanto, apenas uma fração das pacientes com OP exibe as manifestações clínicas e/ou endócrinas de SOP. Observa-se a presença de OP em cerca de 23% das mulheres de idade fértil, enquanto as estimativas da incidência de SOP variam entre 5 e 10%.[28] Os ovários de aparência policística em mulheres com SOP não foram associados a um aumento do risco de doença cardiovascular e ocorreram independentemente do índice de massa corporal (IMC), da idade e dos níveis de insulina.[29] Em um estudo inglês, foi demonstrado que, na ausência de sintomas de SOP, a observação isolada de OP não está associada a uma redução da fecundidade ou da fertilidade.[30] Outros estudos indicam que o hormônio antimülleriano (AMH) constitui um preditor confiável da contagem de pequenos folículos antrais (2 a 9 mm), independentemente da SOP ou da morfologia ovariana.[31]

Ocorre obesidade em mais de 50% das pacientes com SOP. Em geral, há deposição central da gordura corporal (obesidade androide), e a maior relação entre cintura e quadril está associada à resistência à insulina, indicando aumento do risco de diabetes melito e doença cardiovascular.[32] Entre mulheres com SOP, observa-se uma ampla variabilidade no grau de adiposidade de acordo com a localização geográfica e a etnicidade. Em estudos conduzidos na Espanha, na China, na Itália e nos EUA, as porcentagens de mulheres obesas com SOP foram, respectivamente, de 20, 43, 38 e 69%.[33]

Como o aumento de adiposidade, particularmente abdominal, está associado à hiperandrogenemia e maior risco metabólico, o cálculo do IMC e a medida da circunferência abdominal são recomendados em pacientes com SOP.

É comum haver RI na SOP, com consequente hiperinsulinemia. A RI pode levar, finalmente, ao desenvolvimento de hiperglicemia e diabetes melito tipo 2.[34] Cerca de um terço das pacientes obesas com SOP apresenta tolerância à glicose diminuída (TGD), e 7,5 a 10% delas exibem diabetes melito tipo 2.[35] Essas taxas estão levemente aumentadas até mesmo em mulheres não obesas com SOP (TGD, 10% e diabetes, 1,5%) em comparação à população geral nos EUA (TGD, 7,8%, e diabetes, 1%).[36,37] **Devido ao elevado risco de TGD e de diabetes melito tipo 2 na SOP, recomenda-se o rastreamento periódico das pacientes para detectar anormalidades precoces na tolerância à glicose (nível de glicose em jejum e de 2 horas com uma carga de glicose oral de 75 g).**

As anormalidades das lipoproteínas são comuns na SOP e incluem elevação do colesterol total, dos triglicerídeos e das lipoproteínas de baixa densidade (LDL), bem como baixos níveis de lipoproteínas de alta densidade (HDL) e de apoproteína A-I.[32,38] De acordo com uma publicação, a redução dos níveis de HDL$_{2\alpha}$ constitui a alteração mais característica dos lipídios.[39]

Outras observações em mulheres com SOP incluem comprometimento da fibrinólise, conforme demonstrado pelos níveis circulantes elevados do inibidor do ativador do plasminogênio,[40] incidência aumentada de hipertensão com o passar dos anos (alcançando 40% na perimenopausa), maior prevalência de aterosclerose e doença cardiovascular e estimativa de um aumento de sete vezes no risco de infarto do miocárdio.[38,40-43] Recomenda-se que as adolescentes e as mulheres com SOP sejam submetidas a um rastreamento referente aos seguintes fatores de risco de doença cardiovascular: história familiar de doença cardiovascular precoce, tabagismo, TGD/DMT2, hipertensão, dislipidemia, apneia obstrutiva do sono e obesidade (em particular, aumento da adiposidade abdominal) e seu tratamento, quando presentes.

Patologia

Ao exame macroscópico, o tamanho dos ovários em mulheres com SOP é duas a cinco vezes maior que o normal. Um corte transversal da superfície do ovário revela um córtex branco e espesso, com múltiplos cistos que normalmente têm menos de 1 cm de diâmetro. Ao exame microscópico, o córtex superficial é fibrótico e hipocelular e pode conter vasos sanguíneos proeminentes. Além dos folículos atrésicos menores, observa-se um aumento no número de folículos com teca interna luteinizada. O estroma pode conter células luteinizadas do estroma.[44]

Fisiopatologia e achados laboratoriais

O HA e a anovulação associados à SOP podem ser causados por anormalidades em quatro compartimentos com atividade endócrina: (i) os ovários, (ii) as glândulas suprarrenais, (iii) a periferia (gordura) e (iv) o compartimento hipotálamo-hipofisário.

Em pacientes com SOP, o compartimento ovariano é o que contribui de maneira mais consistente para os androgênios. A desregulação da CYP17, a enzima formadora de androgênios tanto nas glândulas suprarrenais quanto nos ovários, pode constituir um dos mecanismos patogênicos subjacentes ao HA na SOP.[45] O estroma ovariano, a teca e a granulosa contribuem para o HA ovariano e são estimulados pelo LH.[46] Esse hormônio está relacionado de várias maneiras com a atividade androgênica dos ovários na SOP.

1. Os níveis de testosterona total e de testosterona livre apresentam uma correlação direta com os níveis de LH.[47]
2. Os ovários são mais sensíveis à estimulação gonadotrópica, possivelmente em consequência da desregulação da CYP17.[45]
3. O tratamento com agonista do hormônio de liberação das gonadotrofinas (GnRH) efetivamente suprime os níveis séricos de testosterona e de androstenediona.[48]
4. São necessárias doses maiores de agonista do GnRH para produzir supressão androgênica do que para a supressão estrogênica induzida por gonadotrofina endógena.[49]

Os níveis elevados de testosterona em pacientes com SOP são considerados de origem ovariana. Em geral, os níveis séricos de testosterona total não ultrapassam o dobro da faixa normal superior (20 a 80 ng/dℓ). Entretanto, na hipertecose ovariana, esses valores podem alcançar 200 ng/dℓ ou mais.[50] O compartimento suprarrenal desempenha um papel no desenvolvimento da SOP. Embora a enzima formadora de androgênios CYP17 hiperativa coexista nos ovários e nas glândulas suprarrenais, o DHEAS está elevado em apenas cerca de 50% das pacientes com SOP.[51,52] A hiper-responsividade do DHEAS à estimulação com ACTH, o início dos sintomas por volta da puberdade e a observação da ativação da 17,20-liase (uma das duas enzimas CYP17) constituem eventos fundamentais para a adrenarca, levando à hipótese de que a SOP possa se desenvolver como um exagero da adrenarca.[50]

O compartimento periférico definido pela pele e pelo tecido adiposo contribui para o desenvolvimento da SOP de várias maneiras.

1. A presença e a atividade da 5α-redutase na pele determina, em grande parte, a ocorrência de hirsutismo (ou não).[23,24]
2. As atividades da aromatase e da 17β-hidroxiesteroide desidrogenase estão aumentadas nas células adiposas, e a aromatização periférica aumenta com o aumento do peso corporal.[53,54]
3. Na presença de obesidade, o metabolismo dos estrogênios, por meio da redução da 2-hidroxilação e da 17α-oxidação, está diminuído, enquanto ocorre aumento do metabolismo por meio dos 16-hidroxiestrogênios com atividade estrogênica (estriol).[55]

4. Enquanto o E2 (estradiol) encontra-se no nível da fase folicular em pacientes com SOP, os níveis de E1 (**estrona**) estão elevados, em consequência da aromatização periférica da androstenediona.[56]
5. Surge um estado hiperestrogênico crônico, com inversão da relação entre E1 e E2, sem oposição da progesterona.

O compartimento hipotálamo-hipofisário também sustenta aspectos críticos para o desenvolvimento da SOP.

1. O aumento na frequência de pulsos de LH em comparação à fase folicular normal resulta do aumento na frequência de pulsos de GnRH.[57]
2. Esse aumento na frequência de pulsos de LH explica a observação frequente de um aumento do LH e da relação entre LH e FSH.
3. O FSH não aumenta como o LH, talvez devido à combinação de aumento na frequência de pulsos de gonadotrofinas e da retroalimentação negativa sinérgica da elevação crônica dos níveis de estrogênio e dos níveis normais de inibina folicular.
4. Cerca de 25% das pacientes com SOP apresentam uma elevação discreta dos níveis de prolactina, o que pode resultar da retroalimentação anormal dos estrogênios para a hipófise. Em algumas pacientes com SOP, a *bromocriptina* reduziu os níveis de LH e restabeleceu a função ovulatória.[58]

A SOP é um distúrbio multigenético complexo, que resulta da interação entre múltiplos fatores genéticos e ambientais. **Estudos genéticos da SOP relataram a existência de alelos compartilhados em grandes populações de pacientes com SOP. Estudos de ligação, que se concentraram em genes candidatos mais provavelmente envolvidos na patogenia da SOP, revelaram genes classificados em quatro categorias: (i) genes relacionados com a RI, (ii) genes que interferem na biossíntese e na ação dos androgênios, (iii) genes que codificam ocitocinas inflamatórias, e (iv) outros genes.**[59]

Em estudos de associação genômica ampla (GWAS) de SOP, foram obtidas evidências de genes associados à sinalização da insulina, receptor de FSH, receptor de insulina, função dos hormônios sexuais, diabetes tipo 2 (DT2), sinalização do cálcio, interleucina-6, atividade de telomerase, receptores de ácido gama-aminobutírico (GABA) A e endocitose (1q22, 2p16.3, 2p21, 3q26.33, 4 p12, 4q35.2, 8q24.2, 9q21.32, 9q33.3, 9q22.32, 11 p13, 11q22.1, 12q13.2, 12q14.3, 16 p13.3, 16q12.1, 19 p13.3, 20q13.2).[60] O GWAS em uma coorte europeia de SOP identificou seis *loci* de suscetibilidade mapeados em 11q22.1 (*YAP1*), 2 p21 (*THADA*), 11 p14.1 (*FSHB*), 2q34 (*ERBB4*), 12q21.2 (*KRR1*) e 5q31.1 (*RAD50*). Os primeiros quatro foram confirmados no grupo étnico Han da China.[61]

Outros estudos de ligação identificaram as regiões e *loci* da folistatina, *CYP11A*, *Calpain 10*, *IRS-1* e *IRS-2*, próximo aos genes do receptor de insulina (19 p13.3), *SHBG*, *TCF7 L2* e insulina como prováveis genes candidatos à SOP.[62-68] Foi constatada a associação de uma variante polimórfica, *D19S884*, em *FBN3*, ao risco de SOP.[69] Utilizando células tecais obtidas de mulheres com SOP, foram observados níveis elevados de mRNA para os genes *CYP11A*, *3BHSD2* e *CYP17*, com superprodução correspondente de testosterona, 17α-hidroxiprogesterona e progesterona. Apesar do aumento característico da esteroidogênese na SOP, não houve hiperexpressão do gene *STARB*.[62] Dados de microarranjo (*microarray*), utilizando células tecais de mulheres com SOP, não identificaram qualquer gene próximo ao *locus* 19 p13.3 com expressão diferente; entretanto, os mRNA de vários genes mapeados em 19 p13.3, incluindo o receptor de insulina, p114-Rho-GEF e vários fragmentos de sequência expressos, foram detectados tanto na SOP como em células normais da teca. Esses estudos identificaram novos fatores que poderiam ter impacto sobre a esteroidogênese e a função das células tecais, incluindo *cAMP-GEFII*, genes envolvidos na sinalização da síntese do ácido *all*-transretinoico (atRA), genes que participam na via de transdução de sinal Wnt e fator de transcrição GATA6. Esses achados sugerem que um *locus* 19 p13.3 ou algum outro gene possam constituir um gene de transdução de sinal, resultando na hiperexpressão de um conjunto de genes a jusante passíveis de afetar a atividade esteroidogênica.[70] Os polimorfismos nos principais genes da foliculogênese, *GDF9*, *BMP15*, *AMH* e *AMHR2*, não estão associados à suscetibilidade à SOP.[71]

Resistência à insulina

As pacientes com SOP frequentemente apresentam RI e hiperinsulinemia. A RI e a insulinemia participam na disfunção esteroidogênica ovariana da SOP. A insulina altera a esteroidogênese ovariana independentemente da secreção de gonadotrofinas, na SOP. As células do estroma ovariano apresentam receptores de insulina e do fator de crescimento semelhante à insulina I (IGF-I). Em 50% das mulheres com SOP, foi identificado um defeito específico nas etapas iniciais de sinalização mediada pelo receptor de insulina (diminuição da autofosforilação).[72]

A insulina desempenha papéis tanto diretos quanto indiretos na patogenia do HA na SOP. A insulina, em colaboração com o LH, intensifica a produção de androgênios pelas células tecais. A insulina também inibe a síntese hepática da SHBG, a principal proteína circulante que se liga à testosterona, com consequente aumento na proporção entre testosterona livre e testosterona biodisponível.[13]

A obesidade constitui a causa mais comum de RI e de hiperinsulinemia compensatória; entretanto, apesar de sua ocorrência frequente na SOP, a obesidade isoladamente não explica essa importante associação.[58] A RI associada à SOP não resulta apenas do HA, com base nos seguintes dados:

1. A hiperinsulinemia não é uma característica do HA em geral, porém está associada exclusivamente à SOP.[73]
2. Em mulheres obesas com SOP, 30 a 45% apresentam intolerância à glicose ou diabetes melito franco, enquanto as mulheres hiperandrogênicas ovulatórias exibem níveis normais de insulina e tolerância à glicose.[73] Os efeitos da associação entre SOP e obesidade sobre a ação da insulina parecem ser sinérgicos.
3. A supressão da esteroidogênese ovariana em mulheres com SOP com o uso de análogos do GnRH de ação prolongada não modifica os níveis de insulina nem a RI.[74]
4. A ooforectomia em pacientes com hipertecose, acompanhada de hiperinsulinemia e hiperandrogenemia, não modifica a RI, embora seja observada uma redução dos níveis de androgênio.[74,75]

A acantose *nigricans* (AN) é um marcador confiável de RI em mulheres hirsutas. Essa lesão cutânea espessa, pigmentada e aveludada é observada com mais frequência na vulva e pode acometer as axilas, a nuca, a região abaixo das mamas e a face medial da coxa.[76] **A síndrome de HAIR-AN consiste em HA, RI e AN.**[72,77] Com frequência, essas pacientes apresentam níveis elevados de testosterona (> 150 ng/dℓ), níveis de insulina em jejum acima de 25 μUI/mℓ (normal < 20 a 24 μUI/mℓ) e respostas máximas da insulina sérica à administração de glicose (75 g) superiores a 300 μUI/mℓ (o normal é < 160 μUI/mℓ 2 horas após a administração da carga de glicose).

Estratégias de rastreamento do diabetes melito, resistência à insulina e síndrome metabólica

Associações profissionais recomendam, em conjunto, o rastreamento de mulheres obesas com SOP e de pacientes não obesas com SOP com fatores de risco para RI, como história familiar de diabetes melito, para a síndrome metabólica, incluindo intolerância à glicose pela determinação da HbA1c ou do teste de tolerância à glicose oral (TTGO).[19] O TTGO padrão de 2 horas (75 g) fornece uma avaliação dos graus de hiperinsulinemia e de tolerância à glicose e proporciona o maior número de informações com custo e risco razoáveis.[7] Embora a determinação da HbA1c isoladamente forneça um diagnóstico na presença de hiperglicemia crônica descontrolada, a realização do TTGO possibilita uma detecção precoce e intervenção para a prevenção de complicações.

Foram propostos vários outros exames ou esquemas de rastreamento para avaliar a presença de hiperinsulinemia e de RI. Em um deles, determina-se a relação entre glicose e insulina em jejum, e a obtenção de valores inferiores a 4,5 indica IR. Utilizando o TTGO de 2 horas com determinação dos níveis de insulina, 10% das mulheres com SOP não obesas e 40 a 50% das obesas apresentam TGD (nível de glicose de 2 horas ≥ 140, porém ≤ 199mg/dℓ) ou diabetes melito de tipo 2 manifesto (qualquer nível de glicose > 200 mg/dℓ). Algumas pesquisas utilizaram um nível máximo de insulina superior a 150 μUI/mℓ ou um nível médio acima de 84 μUI/mℓ como critério para o diagnóstico de hiperinsulinemia nas três amostras de sangue coletadas no TTGO de 2 horas.

A documentação de hiperinsulinemia com base na relação entre glicose e insulina ou no TTGO de 2 horas com insulina é difícil. Em comparação ao método de referência para a medição da RI, o clampe hiperinsulinêmico-euglicêmico, constata-se que a relação entre glicose e insulina nem sempre indica a ocorrência de RI de modo acurado. Na presença de hiperglicemia, observa-se uma deficiência relativa na secreção de insulina. Essa secreção deficiente de insulina exacerba os efeitos da RI e faz com que o uso da hiperinsulinemia como índice de RI não seja acurado. Por conseguinte, as medições rotineiras dos níveis de insulina podem não ser particularmente úteis.

Embora a detecção de RI por si só não tenha importância prática para o diagnóstico ou o tratamento da SOP, o teste para intolerância à glicose em mulheres com SOP é valioso, visto que o risco de doença cardiovascular pode estar correlacionado com esse achado. A frequência adequada desse rastreamento depende da idade, do IMC e da circunferência abdominal, que aumentam o risco.

Intervenções

Valores de Referência Normais da Glicose no Teste de Tolerância à Glicose de 2 Horas (critérios da Organização Mundial da Saúde, após a administração de 75 g de glicose)

- Jejum: 64 a 128 mg/dℓ
- Uma hora: 120 a 170 mg/dℓ
- Duas horas: 70 a 140 mg/dℓ.

Valores da Glicose de 2 Horas na Tolerância à Glicose Diminuída e no Diabetes Melito Tipo 2 (critérios da Organização Mundial da Saúde, após a administração de 75 g de glicose)

- Normal (2 horas) < 140 mg/dℓ
- Diminuída (2 horas) = 140 a 199 mg/dℓ
- Diabetes melito tipo 2 (2 horas) = 200 mg/dℓ.

O metabolismo anormal da glicose pode apresentar uma melhora significativa com a redução do peso, o que também pode reduzir o HA e restabelecer a função ovulatória.[78] Em mulheres obesas e com RI, a restrição calórica que resulta em redução do peso também diminui a gravidade da IR (diminuição de 40% nos níveis de insulina com uma perda de 10 kg).[79] Essa redução dos níveis de insulina deve levar a uma acentuada diminuição na produção de androgênios (diminuição de 35% dos níveis de testosterona com uma perda de 10 kg).[80] O exercício também diminui a RI independentemente de qualquer perda de peso associada; entretanto, não se dispõe de dados sobre o impacto do exercício nas principais manifestações da SOP.

Além de considerar o aumento do risco de diabetes melito, o médico deve reconhecer a RI ou a hiperinsulinemia como uma síndrome, denominada síndrome metabólica ou síndrome X dismetabólica. O reconhecimento da importância da RI ou da hiperinsulinemia como fator de risco para doença cardiovascular levou ao estabelecimento de critérios diagnósticos para a síndrome metabólica. Quanto maior o número de critérios da síndrome metabólica, maior o nível de RI e suas consequências. A presença de três dos cinco critérios a seguir confirma o diagnóstico, e pode-se indicar o uso de um fármaco para reduzir os níveis de insulina e/ou outras condutas.[19]

CRITÉRIOS DIAGNÓSTICOS DA SÍNDROME METABÓLICA

- Circunferência abdominal feminina > 88 cm
- Triglicerídeos > 150 mg/dℓ
- HDL < 50 mg/dℓ
- Pressão arterial > 130/85 mmHg
- Glicemia em jejum: 110 a 126 mg/dℓ
- Glicemia de 2 horas do TTGO com 75 g: 140 a 199 mg/dℓ.

Os fatores de risco para a síndrome metabólica incluem raça não branca, sedentarismo, IMC superior a 25, idade acima dos 40 anos, doença cardiovascular, hipertensão, SOP, hiperandrogenemia, RI, síndrome de HAIR-AN, esteatose hepatite não alcoólica (EHNA) e história familiar de diabetes melito tipo 2, diabetes gestacional ou TGD.

Riscos a longo prazo e intervenções

O tratamento abrangente da SOP deve considerar aspectos reprodutivos, metabólicos e psicológicos.

Síndrome metabólica

Em um artigo recente, a Androgen Excess and PCOS Society concluiu que **o manejo do estilo de vida, isoladamente ou associado a tratamentos farmacológicos e/ou cirúrgicos da obesidade, deve constituir a terapia primária em mulheres com SOP que apresentem sobrepeso e obesidade.**[33] O manejo da obesidade com mudança do estilo de vida na SOP é multifatorial. O manejo dietético da obesidade deve se concentrar na redução do peso corporal, na manutenção de um menor peso ao longo prazo e na prevenção de ganho ponderal. Recomenda-se uma perda de peso inicial igual ou superior a 5 a 10%. Em mulheres com SOP que apresentam obesidade e sobrepeso, as intervenções dietéticas, com consequente redução de peso de mais de 5% a menos de 15% do peso corporal inicial estão associadas a uma diminuição dos níveis de testosterona total ou testosterona livre, androgênios suprarrenais e melhora dos níveis de SHBG. Foi relatada uma melhora metabólica da insulina em jejum, glicose, tolerância à glicose, colesterol total, triglicerídeos, inibidor do ativador do plasminogênio 1 e ácidos graxos livres. Do ponto de vista clínico, há uma melhora do hirsutismo, da função menstrual e da ovulação.[33]

O exercício estruturado melhora a RI e oferece benefícios consideráveis na SOP. A incorporação de exercício físico estruturado, a modificação do comportamento e as estratégias de controle do estresse como componentes fundamentais da mudança do estilo de vida aumentam o sucesso da estratégia de perda de peso.

Embora as estratégias de modificação do estilo de vida devam ser utilizadas como terapia primária em mulheres com SOP que apresentam obesidade ou sobrepeso, é difícil mantê-las a longo prazo. Outros métodos de tratamento da obesidade incluem o uso de agentes farmacológicos, como *orlistate*, *sibutramina* e *rimonabanto*, ou cirurgia bariátrica.[33] As recomendações clínicas dos NIH aconselham a cirurgia bariátrica quando o IMC é superior a 40 kg/m² ou acima de 35 kg/m² em pacientes com alto risco de condição relacionada com a obesidade, após fracasso de outros tratamentos para controle do peso.[33,81]

A dislipidemia constitui um dos distúrbios metabólicos mais comuns em pacientes com SOP (prevalência de até 70% em uma população norte-americana com SOP).[82] A dislipidemia está associada à RI e ao HA em combinação com fatores ambientais (alimentação, exercício físico) e genéticos. Vários padrões anormais incluem diminuição dos níveis de HDL, níveis elevados de triglicerídeos, diminuição dos níveis totais e de LDL e alteração da qualidade das LDL.[83,84]

Para avaliar os riscos cardiovasculares e evitar o desenvolvimento de doença em pacientes com SOP, várias associações profissionais recomendaram as seguintes diretrizes:[84]

1. Medição da circunferência abdominal e do IMC a cada consulta, utilizando o método do National Health and Nutrition Examination Survey.
2. Lipidograma completo, com base nas diretrizes da American Heart Association **(Figura 35.4)**. Se o lipidograma em jejum for normal, ele deverá ser reavaliado a cada 2 anos, ou mais cedo, se houver ganho de peso.
3. Determinação da glicemia 2 horas após a administração oral de 75 g de glicose a mulheres com SOP e IMC acima de 30 kg/m² ou, de modo alternativo, a mulheres magras com SOP que apresentam idade avançada (40 anos), história pessoal de diabetes gestacional ou história familiar de diabetes melito tipo 2. A determinação da HbA1c só fornece informações sobre os níveis de glicemia diminuídos em jejum no contexto de hiperglicemia crônica descontrolada.
4. Medida da pressão arterial a cada consulta. A pressão arterial ideal é de 120/80 ou menos. A "pré-hipertensão" deve ser tratada, visto que o controle da pressão arterial fornece mais benefícios na redução das doenças cardiovasculares.
5. Avaliação regular de depressão, ansiedade e qualidade de vida.

Foi observado que uma proporção significativa da população, em particular da população obesa, apresenta níveis inadequados de vitamina D. Tendo em vista que essa vitamina desempenha um papel em muitas atividades metabólicas, a sua avaliação e suplementação devem ser consideradas, quando houver indicação.

Níveis de 25-hidroxivitamina D

- Deficientes: 8 ng/mℓ ou menos (≤ 20 nmol/ℓ)
- Insuficientes: 8 a 20 ng/mℓ (20 a 50 nmol/ℓ)
- Ótimos: 20 a 60 ng/mℓ (50 a 150 nmol/ℓ; a meta do tratamento é de 40 a 50 ng/mℓ)
- Altos: 60 a 90 ng/mℓ (150 a 225 nmol/ℓ)
- Tóxicos: > 90 ng/mℓ ou mais (≥ 225 nmol/ℓ).

Fatos sobre a suplementação

1. O corpo utiliza 3.000 a 5.000 UI de vitamina D_3 por dia.
2. Na ausência de sol, são necessárias 600 UI de vitamina D_3 para manter os níveis de vitamina D.
3. A vitamina D_2 é metabolizada mais rapidamente e é menos potente do que a vitamina D_3.
4. Pacientes às quais se administram 50.000 UI de vitamina D_2 1 vez/semana, durante 8 semanas, habitualmente apresentam correção da deficiência de vitamina D; esse tratamento pode

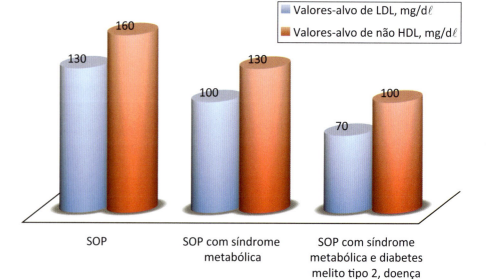

Figura 35.4 Diretrizes dos lipídios na SOP para prevenir o risco de doença cardiovascular (valores em mg/dℓ). (Não HDL = colesterol total – HDL, se TG < 40 mg/dℓ.) (Dados da figura obtidos de: **Wild RA, Carmina E, Diamanti-Kandarakis E, et al.** Assessment of cardiovascular risk and prevention of cardiovascular disease in women with the polycystic ovary syndrome: a consensus statement by the Androgen Excess and Polycystic Ovary Syndrome (AE-PCOS) Society. *J Clin Endocrinol Metab* 2010;95(5):2038-2049.)

ser seguido da administração de 50.000 UI de vitamina D$_2$ em semanas alternadas para manter níveis suficientes de vitamina D.

5. A vitamina D$_3$ é mais potente, e a sua dose apropriada para corrigir os níveis ainda está sendo investigada, porém uma dose de 600 UI/dia é considerada segura para adultos.

Câncer

Em pacientes com SOP que apresentam anovulação crônica, a elevação persistente dos níveis de estrogênio, que não é interrompida pela progesterona, aumenta o risco de carcinoma endometrial.[85,86] Em geral, esses cânceres de endométrio são lesões de estágio I bem diferenciadas, com taxa de cura superior a 90% (ver Capítulo 37). Deve-se considerar a realização de biopsia do endométrio em pacientes com SOP, visto que, em certas ocasiões, esses cânceres podem se desenvolver já na segunda década de vida. O sangramento anormal, o aumento de peso e a idade constituem fatores que devem favorecer a realização de uma biopsia de endométrio. A prevenção do câncer de endométrio constitui uma meta central no tratamento de pacientes com SOP. Se outros procedimentos não induzirem ovulação regular (p. ex., administração de *clomifeno*, *letrozol* ou *gonadotrofinas*) ou determinarem uma ação progestacional contínua (p. ex., CO, gravidez), a transformação secretora e a menstruação regulares deverão ser induzidas por meio da administração periódica de um agente progestacional. Embora o estado hiperestrogênico esteja associado a um risco aumentado de câncer de mama, os estudos que examinaram a relação entre SOP e câncer de **mama** nem sempre identificaram um aumento significativo do risco.[86-90] **O risco de câncer de ovário aumenta 2 a 3 vezes em mulheres com SOP.**[86,91]

Depressão e transtornos do humor

As manifestações clínicas de SOP, como infertilidade, acne, hirsutismo e obesidade, promovem o desenvolvimento de morbidade psicológica. As mulheres com SOP enfrentam desafios relacionados com a sua identidade feminina, que podem levar a uma perda da autoestima, ansiedade, prejuízo da imagem corporal e depressão.[92]

Em um estudo que avaliou a prevalência de depressão e de outros transtornos do humor em mulheres com SOP, foi relatado um aumento significativo da prevalência de depressão (35 a 40%) em comparação a controles (10,7%) após ajuste para IMC e história familiar de depressão e/ou infertilidade. Outros transtornos do humor, como ansiedade e transtornos alimentares, foram comuns em mulheres com SOP.[93] **A elevada prevalência de depressão e de outros transtornos de saúde mental em mulheres com SOP sugere a necessidade de incluir a avaliação e o tratamento de transtornos de saúde mental no plano de avaliação e tratamento.**[93] A modificação do estilo de vida melhora a qualidade de vida e a depressão em mulheres com obesidade e sobrepeso que apresentam SOP.[92] Um simples questionário de duas frases pode iniciar a entrevista (PHQ-2: pouco interesse ou prazer na realização de atividades 0-3, sentindo-se "para baixo", deprimido ou sem esperança 0-3).

Tratamento do hiperandrogenismo e da SOP

O tratamento depende dos objetivos da paciente. Algumas necessitam de contracepção hormonal enquanto outras desejam a indução da ovulação. Em todos os casos em que há disfunção ovulatória significativa, é necessária a interrupção progestacional dos efeitos estrogênicos sem oposição sobre o endométrio. Isso pode ser obtido pela função lútea periódica resultante da indução da ovulação, pela supressão progestacional por meio de formulações contraceptivas ou pela administração intermitente de agentes progestacionais para regulação do endométrio ou da menstruação. **Em geral, é possível a obtenção simultânea da interrupção do estado constante de HA e do controle do hirsutismo. As pacientes que desejam engravidar constituem uma exceção, e, para esses casos, o controle eficaz do hirsutismo pode não ser possível.** A Tabela 35.2 fornece uma lista dos esquemas de tratamento para o hirsutismo. A indução da ovulação e o tratamento da infertilidade são discutidos no Capítulo 36.

Redução do peso corporal

A redução do peso constitui a recomendação inicial para pacientes com obesidade, visto que promove a saúde e reduz os níveis de insulina, de SHBG e de androgênios; além disso, pode restaurar a ovulação, isoladamente ou em combinação com agentes indutores da ovulação.[79] Uma perda de peso de apenas 5 a 7% no decorrer de um período de 6 meses pode reduzir de maneira significativa os níveis de testosterona biodisponível ou de testosterona livre, além de restaurar a ovulação e a fertilidade em mais de 75% das mulheres.[94] O exercício físico envolvendo grupos musculares grandes (i. e., a coxa) diminui a RI e pode constituir um importante componente do tratamento não farmacológico de modificação do estilo de vida.

Anticocepcionais orais

3 **Os ACOs combinados diminuem a produção suprarrenal e ovariana de androgênios e reduzem o crescimento de pelos em quase dois terços das pacientes hirsutas.**[95-98] O tratamento com ACO oferece os seguintes benefícios:

Tabela 35.2 Tratamento clínico do hirsutismo.

Categoria de tratamento	Esquemas específicos
Perda de peso	
Supressão hormonal	Anticoncepcionais orais
	Medroxiprogesterona
	Análogos do hormônio de liberação de gonadotrofinas
	Glicocorticoides
Inibidores das enzimas esteroidogênicas	Cetoconazol
Inibidores da 5α-redutase	Finasterida
Antiandrogênios	Espironolactona
	Acetato de ciproterona
	Flutamida
Sensibilizador da insulina	Metformina
Mecânico	Temporário
	Permanente
	Eletrólise
	Depilação com *laser*

1. O **componente de progestágeno suprime o LH,** com consequente redução na produção ovariana de androgênios.
2. O **componente de estrogênio aumenta a produção hepática de SHBG,** resultando em diminuição da concentração de testosterona livre.[99,100]
3. **Ocorre redução dos níveis circulantes de androgênios,** incluindo os níveis de DHEAS, que, em certo grau, são independentes dos efeitos do LH e da SHBG.[32,101]
4. Os **estrogênios diminuem a conversão da testosterona em DHT** na pele por meio da inibição da 5α-redutase.

Quando se utiliza um ACO para o tratamento do hirsutismo, é preciso manter um equilíbrio entre a diminuição dos níveis de testosterona livre e a androgenicidade intrínseca da progestágeno. Acredita-se que três progestágenos que estão presentes nos ACOs (*norgestrel*, *noretindrona* e *acetato noretindrona*) tenham atividade androgênica dominante. A bioatividade androgênica desses esteroides pode constituir um fator de sua semelhança estrutural compartilhada com os esteroides 19-nortestosterona.[102] Os ACOs que contêm os denominados novos progestágenos (*desogestrel*, *gestodeno*, *norgestimato* e *drospirenona*) apresentam atividade androgênica mínima. Entretanto, há evidências limitadas de diferenças clinicamente mensuráveis nos resultados, em consequência da disparidade das estimativas *in vitro* da potência androgênica.

O uso isolado de ACO pode ser relativamente ineficaz (taxa de sucesso < 10%) no tratamento do hirsutismo em mulheres com SOP, **e os ACO podem exacerbar a RI nessas pacientes.**[103,104] Por conseguinte, os protocolos eficazes para o tratamento farmacológico do hirsutismo significativo com ACO incluem habitualmente a coadministração de agentes que impedem a ação androgênica.

Acetato de medroxiprogesterona

A administração oral ou intramuscular de *acetato de medroxiprogesterona* (*AMP*) tem sucesso no tratamento do hirsutismo.[105] Esse fármaco afeta diretamente o eixo hipotálamo-hipófise por meio da diminuição da produção de GnRH e da liberação de gonadotrofinas, reduzindo, assim, a produção ovariana de testosterona e de estrogênio. Apesar da redução dos níveis de SHBG, os níveis de androgênio total e livre estão acentuadamente diminuídos.[106] **A dose oral recomendada para produzir supressão do GnRH é de 20 a 40 mg/dia em doses fracionadas ou 150 mg por via intramuscular a cada 6 semanas a 3 meses na forma de depósito.** Ocorre redução do crescimento de pelos em até 95% das pacientes.[107] Os efeitos colaterais do tratamento incluem amenorreia, perda da densidade mineral óssea, depressão, retenção hídrica, cefaleia, disfunção hepática e ganho ponderal. O AMP não é comumente utilizado no tratamento do hirsutismo.

Agonistas do hormônio de liberação das gonadotrofinas

A administração dos agonistas do GnRH possibilita diferenciar o androgênio de origem suprarrenal daquele de origem ovariana.[49] Foi constatado que os agonistas do GnRH suprimem os esteroides ovarianos para níveis de castração em pacientes com SOP.[108] O tratamento com *acetato de leuprorrelina* administrado por via intramuscular a cada 28 dias diminui o hirsutismo e o diâmetro dos pelos tanto no hirsutismo idiopático como no secundário à SOP.[109] Ocorre supressão significativa e seletiva dos níveis de androgênios ovarianos. A adição de ACO ou de terapia de reposição estrogênica ao tratamento com agonista do GnRH (*add-back therapy*) evita a perda óssea e outros efeitos colaterais da menopausa, como ondas de calor e atrofia genital. O efeito de redução do hirsutismo é mantido.[106,110] A supressão do hirsutismo não é potencializada pelo acréscimo de terapia de reposição estrogênica ao tratamento com agonistas do GnRH.[111]

Glicocorticoides

A *dexametasona* pode ser utilizada no tratamento de pacientes com SOP que apresentam HA suprarrenal ou misto, suprarrenal e ovariano. No início, são administradas doses baixas de *dexametasona*, de apenas 0,25 mg à noite ou em noites alternadas, para suprimir as concentrações de DHEAS para menos de 400 μg/dℓ. **Como a *dexametasona* exerce efeito glicocorticoide 40 vezes maior que o cortisol, deve-se evitar o uso de doses diárias acima de 0,5 mg a cada noite, de modo a prevenir o risco de supressão da suprarrenal e efeitos colaterais graves que se assemelham à síndrome de Cushing.** Para evitar a supressão excessiva do eixo hipófise-suprarrenal, é necessário proceder ao monitoramento intermitente dos níveis séricos de cortisol pela manhã (com manutenção de > 2 μg/dℓ). Foi relatada uma redução na velocidade de crescimento dos pelos, bem como uma melhora considerável da acne associada ao HA suprarrenal.[112]

Cetoconazol

O *cetoconazol* inibe os citocromos esteroidogênicos fundamentais. Quando administrado em dose baixa (200 mg/dia), pode reduzir, de maneira considerável, os níveis de androstenediona, testosterona e testosterona livre.[113] Raramente é utilizado para a inibição crônica da produção de androgênios em mulheres com HA, em virtude do grave risco de supressão adrenocortical e crise suprarrenal.[15]

Espironolactona

A *espironolactona* é um antagonista específico da aldosterona que se liga competitivamente aos receptores de aldosterona na região tubular distal do rim. Trata-se de um diurético poupador de potássio eficaz que foi originalmente utilizado no tratamento da hipertensão. A eficácia da *espironolactona* no tratamento do hirsutismo baseia-se nos seguintes mecanismos:

1. Inibição competitiva da DHT no receptor intracelular.[22]
2. Supressão da biossíntese de testosterona por meio de redução das enzimas CYP.[114]
3. Aumento do catabolismo dos androgênios (com aumento da conversão periférica da testosterona em estrona).
4. Inibição da atividade da 5α-redutase cutânea.[22]

Embora ocorra redução significativa dos níveis de testosterona total e testosterona livre em pacientes com SOP e hirsutismo idiopático (HA com menstruações regulares) após tratamento com *espironolactona*, esses níveis permanecem mais elevados em pacientes com SOP do que em mulheres com hirsutismo idiopático (HA com menstruações regulares).[115] Em ambos os grupos, os níveis de SHBG permanecem inalterados. A redução dos níveis circulantes de androgênios que é observada poucos dias após iniciar o tratamento com *espironolactona* responde parcialmente pela regressão progressiva do hirsutismo.

Em 70 a 80% das mulheres tratadas com uma dose mínima de 100 mg de *espironolactona* por dia durante 6 meses, pode-se esperar pelo menos uma melhora modesta do hirsutismo.[116] A *espironolactona* reduz a velocidade diária de crescimento linear dos pelos sexuais, o diâmetro da haste do pelo e a produção diária de volume de pelos.[117] A terapia de combinação com espironolactona e ACO parece ser eficaz por meio de suas atividades diferentes, porém sinérgicas.[15,118]

A dose usada com mais frequência é de 50 a 100 mg, 2 vezes/dia. As mulheres tratadas com 200 mg/dia exibem uma maior redução do diâmetro da haste do pelo do que aquelas tratadas com 100 mg/dia.[119] Observa-se uma inibição máxima do hirsutismo entre 3 e 6 meses, porém esse efeito continua por 12 meses. Pode-se recomendar a eletrólise 9 a 12 meses após o início da *espironolactona* para depilação permanente.

O efeito colateral mais comum da *espironolactona* consiste em irregularidade menstrual (habitualmente metrorragia), que pode ocorrer em mais de 50% das pacientes com uma dose de 200 mg/dia.[119] A menstruação normal pode retornar com a redução da dose. Raramente, podem ocorrer outros efeitos colaterais, como mastodinia, urticária e queda dos cabelos. Pode haver náuseas e fadiga com doses altas.[116] Como a espironolactona pode aumentar os níveis séricos de potássio, o seu uso não é recomendado em pacientes com insuficiência renal ou com hiperpotassemia. Foi sugerido o monitoramento periódico dos níveis de potássio e creatinina.

Em até 60% dos casos, foi relatado o retorno da menstruação normal em pacientes com amenorreia.[115] As pacientes devem ser aconselhadas a utilizar contracepção durante o tratamento com *espironolactona*, visto que, teoricamente, esse fármaco pode causar feminização do feto masculino.

Acetato de ciproterona

O *acetato de ciproterona* é um progestágeno sintético derivado da 17-OHP, que conta com potentes propriedades antiandrogênicas. O principal mecanismo do *acetato de ciproterona* consiste na inibição competitiva da testosterona e da DHT no receptor de androgênios.[120] Esse fármaco induz as enzimas hepáticas e pode aumentar a taxa de depuração metabólica dos androgênios plasmáticos.[121]

Uma formulação de *etinilestradiol* com *acetato de ciproterona* reduz de maneira significativa os níveis plasmáticos de testosterona e de androstenediona, suprime as gonadotrofinas e aumenta os níveis de SHBG.[122] O *acetato de ciproterona* apresenta atividade glicocorticoide discreta (e pode reduzir os níveis de DHEAS).[120,123] Quando administrado em um esquema sequencial invertido (*acetato de ciproterona*, 100 mg/dia nos dias 5 a 15, e *etinilestradiol*, 30 a 50 mg/dia, nos dias 5 a 26 do ciclo), possibilita a ocorrência de sangramento menstrual regular, proporciona uma excelente contracepção e mostra-se eficaz até mesmo no tratamento do hirsutismo grave e da acne.[124]

Os efeitos colaterais do *acetato de ciproterona* consistem em fadiga, ganho ponderal, diminuição da libido, sangramento irregular, náuseas e cefaleias. Esses sintomas ocorrem com menos frequência quando se acrescenta *etinilestradiol*. A administração de *acetato de ciproterona* está associada a tumores hepáticos em *beagles*, e seu uso nos EUA não foi aprovado pela Food and Drug Administration (FDA).

Flutamida

A *flutamida*, um antiandrogênio esteroide puro, está aprovada para o tratamento de câncer de próstata avançado. Seu mecanismo de ação consiste na inibição da ligação nuclear dos androgênios nos tecidos-alvo. Embora tenha menor afinidade pelo receptor de androgênio do que a espironolactona ou o *acetato de ciproterona*, a administração de doses maiores (250 mg 2 ou 3 vezes/dia) pode compensar sua potência reduzida. A *flutamida* é um inibidor fraco da biossíntese de testosterona.

Em um único estudo de uso por 3 meses com *flutamida* isoladamente, a maioria das pacientes demonstrou uma melhora significativa do hirsutismo sem alteração dos níveis de androgênios.[125]

Em mulheres que não responderam ao uso isolado de ACO, foi observada uma melhora significativa do hirsutismo, com acentuada queda dos níveis de androstenediona, DHT, LH e FSH, em um acompanhamento de 8 meses com administração de *flutamida* e ACO em baixas doses.[126] Os efeitos colaterais do tratamento com *flutamida* combinado com ACO em baixa dose consistiram em pele seca, ondas de calor, aumento do apetite, cefaleias, fadiga, náuseas, tontura, diminuição da libido, hepatotoxicidade e hipersensibilidade das mamas.[127]

Em adolescentes não obesas com SOP que apresentavam hiperinsulinemia e hiperandrogenemia e que foram tratadas com uma combinação de *metformina* (850 mg/dia), *flutamida* (62,5 mg/dia) e ACO em baixa dose contendo *drospirenona*, foi obtida uma redução mais eficaz e mais eficiente do excesso de gordura total e abdominal do que aquela observada com o uso de ACO com *gestodeno* como progestágeno.[128] A combinação de *etinilestradiol-drospirenona*, *metformina* e *flutamida* mostra-se eficaz na redução do excesso de gordura total e abdominal, além de reduzir a disadipocitocinemia em mulheres jovens com SOP e hiperinsulinemia. O uso do antiandrogênio *flutamida* pareceu potencializar esses efeitos.[129] Muitas pacientes tratadas com *flutamida* (50 a 75%) queixam-se de pele seca, coloração verde-azulada da urina e elevação das enzimas hepáticas. A hepatotoxicidade ou a insuficiência hepática e morte são raras, porém os efeitos colaterais graves da *flutamida* parecem estar relacionados com a dose.[130] As diretrizes de 2008 de prática clínica da Endocrine Society não recomendam o uso da *flutamida* como tratamento de primeira linha do hirsutismo. Se for utilizada, deve-se administrar a dose mínima eficaz, e deve-se monitorar rigorosamente a função hepática da paciente.[4] A *flutamida* não deve ser administrada a mulheres que desejam engravidar.

Finasterida

A *finasterida* é um inibidor específico da atividade da enzima 5α-redutase tipo 2, aprovada nos EUA em uma dose de 5 mg para o tratamento da hiperplasia prostática benigna e em uma dose de 1 mg para tratamento da calvície de padrão masculino. Em um estudo em que a *finasterida* (5 mg/dia) foi comparada à *espironolactona* (100 mg/dia), ambos os fármacos resultaram em melhora significativa semelhante do hirsutismo, apesar de efeitos diferentes observados sobre os níveis de androgênios.[131] A maior parte da melhora do hirsutismo com a *finasterida* ocorreu depois de 6 meses de tratamento com 7,5 mg de *finasterida* ao dia.[132] A melhora do hirsutismo na presença de níveis crescentes de testosterona fornece uma evidência convincente de que a ligação da DHT, e não da testosterona, ao receptor de androgênio é a responsável pelo crescimento dos pelos. A *finasterida* não impede a ovulação nem provoca irregularidade menstrual. O aumento da SHBG causado pelo ACO diminui ainda mais os níveis de testosterona livre; os ACOs em combinação com *finasterida* são mais eficazes na redução do hirsutismo do que a *finasterida* isoladamente. À semelhança da *espironolactona* e *flutamida*, a *finasterida* teoricamente poderia feminizar o feto do sexo masculino; por conseguinte, esses fármacos são apenas usados com contracepção adicional.

Ressecção em cunha do ovário

A ressecção em cunha bilateral dos ovários está associada apenas a uma redução transitória dos níveis de androstenediona e a uma diminuição mínima prolongada da testosterona plasmática.[133,134] Em pacientes com hirsutismo e SOP submetidas à ressecção em cunha, o crescimento dos pelos foi reduzido em cerca de 16%.[17,135] Embora o relato original de Stein e Leventhal tenha citado uma taxa de gravidez de 85% após ressecção em cunha e manutenção dos ciclos ovulatórios, os relatos subsequentes mostram menores taxas de gravidez e uma incidência preocupante de aderências periovarianas.[17,136] Foram relatados casos de insuficiência ovariana prematura e infertilidade.[137]

Eletrocauterização laparoscópica

A eletrocauterização ovariana laparoscópica (*drilling*) é utilizada como alternativa da ressecção em cunha em pacientes com SOP grave, cuja condição é resistente ao *citrato de clomifeno*. Em uma série, foi efetuada uma perfuração ovariana laparoscópica com agulha de eletrocautério isolado utilizando uma corrente de corte de 100 W, para auxiliar na penetração, e uma corrente de coagulação de 40 W, para tratar cada microcisto durante 2 segundos (agulha de 8 mm no ovário).[138] Em cada ovário foram feitas de 10 a 15 punções. Isso levou à ocorrência de ovulação espontânea em 73% das pacientes, com gravidez nos primeiros 2 anos em 72%. Entre as mulheres que foram submetidas à laparoscopia de acompanhamento (*second look*), 11 de 15 não apresentaram aderências. Para reduzir a formação de aderências, uma técnica que cauterizou o ovário em apenas quatro pontos levou a uma taxa de gravidez semelhante, com taxa de aborto de 14%.[139] Foram descritas outras técnicas laparoscópicas com uso de *laser* em vez de eletrocauterização para perfuração ovariana laparoscópica.[140] A maioria das séries relata uma diminuição das concentrações de andrógenios e de LH e elevação dos níveis de FSH.[141,142] Os efeitos endocrinológicos benéficos da perfuração ovariana laparoscópica e a melhora do hirsutismo foram mantidos por até 9 anos em pacientes com SOP.[143] A diatermia unilateral resulta em atividade ovariana bilateral.[144] São esperados estudos adicionais para definir as candidatas que podem se beneficiar desse tipo de procedimento. **O risco de formação de aderências, a redução do AMH e as terapias alternativas devem ser discutidas com a paciente durante o termo de consentimento.**[145]

Métodos físicos de depilação

Os cremes depilatórios removem os pelos apenas temporariamente. Quebram e dissolvem os pelos por meio de hidrólise das pontes dissulfeto. Embora os depilatórios possam ter efeito notável, muitas mulheres não conseguem tolerar essas substâncias químicas irritantes. O uso tópico de creme de corticosteroides pode evitar a dermatite de contato. O creme de *cloridrato de eflornitina*, também conhecido como *difluorometilornitina* (*DMFO*), bloqueia de modo irreversível a ornitina descarboxilase (ODC), enzima presente nos folículos pilosos que é importante para a regulação do crescimento dos pelos. Mostra-se eficaz no tratamento dos pelos faciais indesejáveis.[146] São necessárias 6 a 8 semanas de tratamento para obter resultados visíveis. É preciso manter o tratamento enquanto se deseja inibir o crescimento dos pelos; quando se interrompe a aplicação do creme, os pelos retornam aos níveis de pré-tratamento depois de cerca de 8 semanas.[4]

A raspagem é eficaz e, ao contrário do que afirma a crença comum, não modifica a qualidade, a quantidade nem a textura dos pelos. Entretanto, arrancar os pelos, quando efetuado de maneira desigual e repetida, pode causar inflamação e lesão dos folículos pilosos, tornando-os menos sensíveis à eletrólise. A utilização de cera é um método de arrancar pelos em grupo, em que os pelos são arrancados sob a superfície cutânea. Os resultados da cera são mais duradouros (até 6 semanas) do que a raspagem ou o uso de cremes depilatórios.[147]

O clareamento remove o pigmento dos pelos com o uso de *peróxido de hidrogênio* (habitualmente 6%), algumas vezes combinado com *amônia*. Embora a oxidação torne os pelos claros e macios, esse método frequentemente está associado a uma alteração da cor dos pelos ou irritação da pele e nem sempre é eficaz.[146]

A eletrólise e a remoção dos pelos com *laser* constituem os únicos métodos permanentes recomendados para a remoção dos pelos. Com o uso de lupa, o técnico treinado destrói cada folículo piloso individualmente. Quando uma agulha é introduzida em um folículo piloso, a corrente galvânica, o eletrocautério ou ambos em conjunto destroem o folículo piloso. Após a retirada da agulha, o pelo é removido com pinça. O crescimento de novos pelos varia de 15 a 50%. Os problemas relacionados com a eletrólise incluem dor, fibrose e pigmentação. O custo também pode representar um obstáculo.[148] A depilação com *laser* destrói o folículo piloso por meio de fotoablação. Esses métodos são mais eficazes após interrupção do crescimento folicular com tratamento clínico.

Sensibilizadores de insulina

4 **Tendo em vista que a hiperinsulinemia parece desempenhar um papel na anovulação associada à SOP, o tratamento com sensibilizadores de insulina pode deslocar o equilíbrio endócrino para a ovulação e a gravidez, isoladamente ou em associação a outras modalidades de tratamento.**

A *metformina* (*glifage*) é um agente anti-hiperglicemiante da classe das biguanidas que é extensamente utilizada no tratamento do diabetes não insulinodependente. Trata-se de um fármaco da categoria B para uso na gestação sem qualquer efeito teratogênico conhecido em seres humanos. A *metformina* diminui o nível de glicemia, principalmente por meio de inibição da produção hepática de glicose e aumento da captação periférica de glicose. Aumenta a sensibilidade à insulina no nível pós-receptor e também estimula a distribuição da glicose mediada pela insulina.[149]

A *metformina* tem sido utilizada extensamente no tratamento da infertilidade oligo-ovulatória da RI e do HA em pacientes com SOP. É utilizada no tratamento da infertilidade oligo-ovulatória da SOP, isoladamente ou em associação a restrição dietética, *clomifeno*, *letrozol* ou gonadotrofinas. Em estudos controlados e randomizados, foi constatado que a *metformina* melhora a probabilidade de ovulação em mulheres com SOP, em comparação com placebo.[150,151] **Em um grande ensaio multicêntrico controlado e randomizado em mulheres com SOP, foi concluído que o *clomifeno* é superior à *metformina* na obtenção de nascimentos vivos em mulheres inférteis com SOP. Quando a ovulação foi utilizada como resultado, a combinação de *metformina* e *clomifeno* foi superior ao *clomifeno* ou à *metformina* isoladamente.**[152] A *metformina* isoladamente em comparação com o placebo, aumenta a taxa de ovulação em mulheres com SOP. Entretanto, os agentes indutores de ovulação, como o *clomifeno* ou *letrozol* isoladamente, são mais eficazes na obtenção de aumento da ovulação, gravidez e taxas de nascimentos vivos em mulheres com SOP em comparação com a *metformina* isoladamente. Há evidências razoáveis de que a *metformina* isoladamente não aumenta as taxas de aborto quando o seu uso é interrompido no início da gestação, e dispõe-se de evidências insuficientes de que a *metformina* em associação com outros agentes usados para induzir ovulação aumente as taxas de nascimentos vivos; entretanto, pode melhorar as taxas de ovulação nos casos resistentes ao *clomifeno* ou ao *letrozol*.[153] Foi constatado que a combinação de *metformina* e *letrozol* é comparável às gonadotrofinas nas taxas de gravidez e nascimentos vivos em pacientes com SOP resistentes ao *clomifeno*, porém superior a outras intervenções.[154] A indução da ovulação com *clomifeno* foi associada a um revestimento endotelial mais fino, em comparação com outros fármacos, como o *letrozol*.[155] Uma metanálise recente forneceu fracas evidências de que o *letrozol*, em comparação ao *clomifeno*, parece melhorar as taxas de nascimentos vivos e de gravidez em mulheres subférteis com SOP anovulatória.[156] Em mulheres com SOP, os níveis séricos basais de AMH foram mais altos naquelas que não responderam à indução da ovulação e, por outro lado, mais baixos entre mulheres que apresentaram ovulação. As mulheres com níveis basais mais elevados de AMH necessitaram de doses mais altas de *clomifeno* ou *letrozol* para obter ovulação, sugerindo que os níveis de AMH podem constituir um marcador de resistência ovariana à indução da ovulação.[157]

Os efeitos colaterais mais comuns são gastrintestinais e consistem em náuseas, vômitos, diarreia, plenitude abdominal e flatulência. Como o fármaco produziu acidose láctica fatal em homens com diabetes e insuficiência renal, **foi sugerida a realização de provas de função renal antes do início do tratamento.**[158] O fármaco não deve ser administrado a mulheres com níveis séricos elevados de creatinina.[149]

Os conceitos acerca do papel da obesidade e da RI ou da hiperinsulinemia na SOP sugerem que a intervenção primária deve recomendar e auxiliar a perda de peso (5 a 10% do peso corporal). Uma porcentagem de pacientes com SOP responde à perda de peso isoladamente com ovulação espontânea. A *metformina* e as intervenções no estilo de vida têm sido associadas a um IMC menor e a uma regulação na menstruação em mulheres com SOP, em comparação com mudanças do estilo de vida e placebo durante 6 meses.[159] Naquelas que não respondem à perda de peso isoladamente ou que são incapazes de emagrecer, a adição de um sensibilizador de insulina após falha do agente indutor de ovulação isoladamente, pode promover a ovulação sem recorrer a gonadotrofinas injetáveis.

Uma preocupação em relação à incidência aumentada de abortos espontâneos em mulheres com SOP e à possibilidade de sua redução proporcionada pelo uso de sensibilizadores de insulina sugere que esses fármacos podem ser benéficos em combinação com a gonadotrofina para a indução da ovulação ou fertilização *in vitro*.[160] As mulheres com aborto no início da gestação apresentam baixos níveis de proteína de ligação do IGF-1 (IGFBP-1) e de glicodelina circulante, que apresenta efeitos imunomoduladores, protegendo o feto em desenvolvimento. O uso de *metformina* aumentou os níveis de ambos os fatores, o que pode explicar os achados iniciais, sugerindo que a administração de *metformina* pode reduzir as taxas elevadas de aborto espontâneo observadas entre mulheres com SOP.[161]

Diversos estudos observacionais sugeriram que a *metformina* reduz o risco de aborto.[162,163] Entretanto, não foram conduzidos estudos controlados e randomizados com planejamento adequado e poder suficiente para tratar dessa questão. No ensaio clínico randomizado prospectivo PPCOS (gravidez e SOP), foi constatada uma tendência não significativa a uma maior taxa de abortos no grupo tratado apenas com *metformina*.[162] Essa tendência não foi observada em outros ensaios clínicos.

Não se dispõe de dados conclusivos para sustentar o efeito benéfico da *metformina* sobre o aborto, e a tendência a uma maior taxa de abortos no ensaio clínico PPCOS, que utilizou *metformina* de liberação prolongada, causa certa preocupação.[150,152]

A incidência da síndrome de hiperestimulação ovariana é reduzida com o uso de *metformina* adjuvante em pacientes com SOP, que correm risco de síndrome de hiperestimulação ovariana grave.[164]

Síndrome de Cushing

O córtex da suprarrenal produz três classes de hormônios esteroides: os glicocorticoides, os mineralocorticoides e os esteroides sexuais (precursores de androgênios e estrogênios). A hiperfunção das glândulas suprarrenais pode produzir sinais clínicos de aumento da atividade de qualquer um desses hormônios ou de todos eles. O aumento da ação dos glicocorticoides provoca perda de nitrogênio e estado catabólico. Isso provoca fraqueza muscular, osteoporose, atrofia da pele com estrias, úlceras que não cicatrizam e equimoses, redução da imunidade que aumenta o risco de infecções bacterianas e fúngicas e intolerância à glicose em consequência do aumento da gliconeogênese e do antagonismo à ação da insulina.

Embora a maioria das pacientes com síndrome de Cushing apresente aumento ponderal, algumas delas perdem peso. A obesidade é normalmente central com redistribuição característica da gordura sobre as clavículas, em torno do pescoço e no tronco, abdome e bochechas. O excesso de cortisol pode causar insônia, transtornos do humor, depressão e até mesmo psicose. Com a superprodução de precursores dos esteroides sexuais, as mulheres podem apresentar HA (hirsutismo, acne, oligomenorreia ou amenorreia e cabelos finos). A masculinização é rara, e a sua presença sugere uma origem suprarrenal autônoma, mais frequentemente neoplasia maligna da suprarrenal. Com a produção excessiva de mineralocorticoides, as pacientes podem apresentar hipertensão arterial e alcalose hipopotassêmica. A retenção hídrica associada pode causar edema dos pés (Tabela 35.3)[165]

Os achados laboratoriais clínicos característicos associados ao hipercortisolismo limitam-se principalmente ao hemograma, mostrando evidências de granulocitose e redução do número de linfócitos e eosinófilos. Pode-se observar um aumento da secreção urinária de cálcio.

Causas

As seis causas não iatrogênicas reconhecidas da síndrome de Cushing podem ser divididas em dependentes e independentes de ACTH (Tabela 35.4). **As causas dependentes de ACTH podem resultar da secreção do hormônio por adenomas hipofisários ou de uma origem ectópica. A característica fundamental das formas de síndrome de Cushing dependentes de ACTH consiste na presença de concentrações plasmáticas normais ou elevadas de ACTH com aumento dos níveis de cortisol. Ocorre hiperplasia bilateral das glândulas suprarrenais. O adenoma hipofisário secretor de ACTH ou doença de Cushing constitui a causa mais comum de síndrome de Cushing endógena.**[165] Em geral, esses adenomas hipofisários são microadenomas (< 10 mm de diâmetro) que podem ser pequenos, medindo apenas 1 mm. Comportam-se como se fossem resistentes, em grau variável, ao efeito de retroalimentação do cortisol. À semelhança da glândula normal, esses tumores secretam ACTH de modo pulsátil; entretanto, diferentemente da glândula normal, ocorre perda do padrão diurno de secreção de cortisol. **Com mais frequência, a síndrome de ACTH ectópico é causada por tumores malignos.**[166] Cerca da metade desses tumores consiste em carcinomas de pulmão de pequenas células.[167]. Outros tumores incluem carcinomas brônquicos e tímicos, tumores carcinoides do pâncreas e carcinoma medular da tireoide.

Os tumores secretores de hormônio de liberação da corticotropina (CRH) ectópicos são raros e incluem tumores como carcinoides brônquicos, carcinoma medular da tireoide e carcinoma de próstata metastático.[167] Deve-se suspeitar da presença de tumor secretor de

Tabela 35.3 Condições que se sobrepõem e manifestações clínicas da síndrome de Cushing.

Sintomas	Sinais	Condições que se sobrepõem
Manifestações que discriminam melhora quanto à síndrome de Cushing; a maioria não apresenta alta sensibilidade		
	Equimoses	
	Pletora facial	
	Miopatia facial (ou fraqueza muscular proximal)	
	Estrias (particularmente quando roxo-avermelhadas e > 1 cm de largura)	
	Em crianças, ganho ponderal com diminuição da velocidade do crescimento	
Manifestações comuns e/ou menos discriminatórias da síndrome de Cushing na população geral		
Depressão	Panículo adiposo dorsocervical ("giba de búfalo")	Hipertensão[a]
Fadiga	Face redonda	Massa suprarrenal incidental
Ganho de peso	Obesidade	Osteoporose vertebral[a]
Dorsalgia	Preenchimento supraclavicular	Síndrome do ovário policístico
Alteração do apetite	Pele fina[a]	Diabetes melito tipo 2[a]
Diminuição da concentração	Edema periférico	Hipopotassemia
Diminuição da libido	Acne	Cálculos renais
Comprometimento da memória (particularmente da memória recente)	Hirsutismo ou calvície feminina	Infecções incomuns
Insônia	Cicatrização deficiente	
Irritabilidade		
Anormalidades menstruais		
Em crianças, crescimento lento	Em crianças, virilização genital anormal	
	Em crianças, baixa estatura	
	Em crianças, puberdade pseudoprecoce ou puberdade tardia	

As manifestações estão listadas em ordem aleatória.
[a]Há maior probabilidade de síndrome de Cushing se a manifestação surgir em uma idade mais jovem.

CRH ectópico em pacientes cujo exame dinâmico sugere doença hipofisária dependente de ACTH, mas que apresentam rápida progressão da doença e níveis plasmáticos muito altos de ACTH.

A causa mais comum de síndrome de Cushing independente de ACTH é exógena ou iatrogênica (p. ex., tratamento com doses suprafisiológicas de corticosteroides) ou **factícia autoinduzida**. Os corticosteroides são utilizados em quantidades farmacológicas para o tratamento de uma variedade de doenças com componente inflamatório. Com o passar do tempo, esse tratamento resulta em síndrome de Cushing. Quando a paciente

Tabela 35.4 Causas de síndrome de Cushing.

Categoria	Causa	Incidência relativa
Dependente de ACTH	Doença de Cushing	60%
	Tumores secretores de ACTH ectópico	15%
	Tumores secretores de CRH ectópico	Rara
Independente de ACTH	Câncer suprarrenal	15%
	Adenoma suprarrenal	10%
	Hiperplasia suprarrenal micronodular	Rara
	Iatrogênica/factícia	Comum

A síndrome de Cushing dependente de ACTH pode ser causada por adenoma hipofisário, hiperplasia de células basófilas, hiperplasia suprarrenal nodular ou síndrome de Cushing cíclica.
ACTH, hormônio adrenocorticotrófico; CRH, hormônio de liberação da corticotropina.

toma corticosteroides sem prescrição médica, o diagnóstico pode representar um desafio. A avaliação diagnóstica da síndrome de Cushing concentra-se na capacidade de suprimir a secreção autônoma de cortisol e verificar a ocorrência de elevação ou supressão do ACTH. De acordo com as diretrizes clínicas da Endocrine Society para o diagnóstico da síndrome de Cushing, recomenda-se a realização inicial de um teste com alta acurácia diagnóstica (cortisol livre urinário de 24 horas [CLU], cortisol salivar noturno, teste de supressão com *dexametasona* noturno com 1 mg ou de 48 horas com 2 mg). O CLU de 24 horas deve ser utilizado para o diagnóstico de síndrome de Cushing em gestantes e em pacientes com epilepsia, enquanto o teste de supressão noturno com 1 mg de *dexametasona*, em lugar do CLU, deve ser usado como teste inicial para o diagnóstico de síndrome de Cushing em pacientes com insuficiência renal grave e incidentaloma suprarrenal. O teste de supressão com 2 mg de *dexametasona* de 48 horas é ideal para condições associadas a uma hiperatividade do eixo hipotálamo-hipófise-suprarrenal (HHSR): depressão, obesidade mórbida, alcoolismo e diabetes melito.

As pacientes com resultado anormal devem consultar um endocrinologista e realizar um segundo teste, um daqueles citados anteriormente ou, em alguns casos, a determinação do cortisol sérico à meia-noite ou o teste de CRH com *dexametasona*. Essas diretrizes estão resumidas na **Figura 35.5**.[165]

Tratamento das formas de síndrome de Cushing independentes de ACTH

5 **Uma vez excluídos os casos iatrogênicos factícios autoinduzidos, as formas de síndrome de Cushing independentes do ACTH são de origem suprarrenal. Os cânceres suprarrenais são, em geral, muito grandes quando se manifesta a síndrome de Cushing.** Isso se deve ao fato de que os tumores são relativamente ineficazes na síntese de hormônios esteroides. Os tumores medem mais de 6 cm de diâmetro e são facilmente detectáveis por tomografia computadorizada (TC) ou por ressonância magnética (RM). Com frequência, os cânceres da suprarrenal produzem outros esteroides além do cortisol. Por conseguinte, quando a síndrome de Cushing é acompanhada de hirsutismo ou de virilização em mulheres ou de feminização em homens, deve-se suspeitar de câncer de suprarrenal.

Um tumor de suprarrenal grande e irregular ao exame radiológico é sugestivo de carcinoma. Nesses casos, é preferível proceder a uma adrenalectomia unilateral por meio de laparotomia. Na maioria dos tumores malignos, a ressecção completa é praticamente impossível. Entretanto, pode-se obter uma resposta parcial à quimioterapia ou radioterapia pós-operatória. A maioria das pacientes com neoplasia maligna morre no decorrer de 1 ano. Quando administrado imediatamente após a cirurgia, o *mitotano* (O,P-DDD, um fármaco adrenocorticolítico) pode ser benéfico para evitar ou adiar a recorrência da doença.[168] Nessas pacientes, as manifestações da síndrome de Cushing são controladas por inibidores das enzimas suprarrenais.

Os adenomas suprarrenais são menores do que os carcinomas e medem, em média, 3 cm de diâmetro. Em geral, esses tumores são unilaterais e, em geral, estão associados a outras síndromes mediadas por esteroides. A doença suprarrenal micronodular é um distúrbio que acomete crianças, adolescentes e adultos jovens. As glândulas suprarrenais contêm numerosos nódulos pequenos (> 3 mm), que frequentemente são pigmentados e secretam cortisol em quantidade suficiente para suprimir o ACTH hipofisário. Esse distúrbio pode ser esporádico ou familiar.

A retirada cirúrgica da neoplasia constitui o tratamento de escolha.[169,170] Se a RM ou a TC identificar um adenoma unilateral bem circunscrito, o acesso pelo flanco pode ser o mais conveniente. A taxa de cura após retirada cirúrgica de adenomas suprarrenais aproxima-se de 100%. Como a função normal do eixo HHSR é suprimida pela produção autônoma de cortisol, a cirurgia é seguida de reposição de cortisol, cuja dose é reduzida ao longo de vários meses, durante os quais é necessário monitorar a normalização da função suprarrenal.

Tratamento da doença de Cushing

Os principais objetivos do tratamento na síndrome de Cushing dependente de ACTH consistem em reversão das manifestações

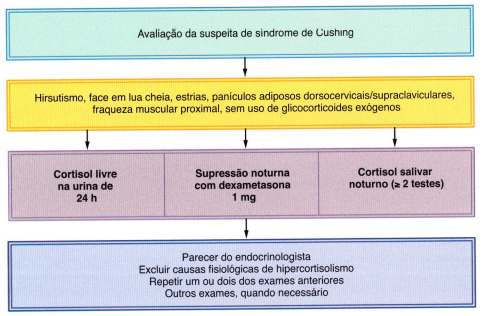

Figura 35.5 Algoritmo para exames de pacientes com suspeita de síndrome de Cushing (SC). Os critérios diagnósticos que sugerem a síndrome de Cushing incluem cortisol livre urinário (CLU) acima da faixa normal para o ensaio utilizado, nível sérico de cortisol superior a 1,8 $\mu g/d\ell$ (50 nmol/ℓ) após a administração de 1 mg de *dexametasona* (1 mg de DST) e cortisol salivar noturno acima de 145 ng/dℓ (4 nmol/ℓ). (Baseada em recomendações de: **Nieman LK, Biller BM, Findling JW, et al.** The diagnosis of Cushing's syndrome: an Endocrine Society Clinical Practice Guideline. *J Clin Endocrinol Metab* 2008;93:1526-1540.)

clínicas, normalização das alterações bioquímicas com morbidade mínima e controle a longo prazo sem recorrência.[166]

O tratamento de escolha da doença de Cushing consiste em ressecção transesfenoidal. A taxa de remissão é de cerca de 70 a 90%, e a taxa de recorrência é de 5 a 10% em 5 anos e de 10 a 20% em 10 anos em pacientes com microadenomas submetidas à cirurgia por um cirurgião experiente.[171-175] As pacientes com macroadenomas apresentam menores taxas de remissão (< 60%) e maiores taxas de recorrência (12 a 45%).[176-178] Após a cirurgia, é comum a ocorrência de diabetes insípido transitório e comprometimento duradouro da secreção de hormônio do crescimento, gonadotrofinas e TSH pela adeno-hipófise.[178,179]

Radioterapia

A radioterapia com feixe externo fracionado ou a radiocirurgia esterotáxica são utilizadas no tratamento de pacientes com doença de Cushing cuja microcirurgia transesfenoidal não foi bem-sucedida ou em pacientes que não são boas candidatas à cirurgia. Essa terapia pode produzir controle da hipercortisolemia em cerca de 50 a 60% das pacientes nos primeiros 3 a 5 anos.[166,180,181] O hiperpituitarismo constitui o efeito colateral mais comum da irradiação hipofisária, e o acompanhamento prolongado é essencial para a detecção de recidiva, que pode ocorrer após a obtenção de uma resposta inicial à radioterapia.

A radioterapia hipofisária externa de alta voltagem (4.200 a 4.500 cGy) é administrada em uma taxa que não deve ultrapassar 200 cGy por dia. Apenas 15 a 25% das mulheres adultas obtêm uma melhora completa, porém aproximadamente 80% das crianças respondem ao tratamento.[179,182]

Tratamento clínico

O *mitotano* pode ser utilizado para induzir adrenalectomia clínica durante ou após a radioterapia da hipófise.[168] O objetivo do tratamento clínico é preparar para a cirurgia a paciente com comprometimento grave e manter níveis normais de cortisol enquanto ela aguarda o efeito completo da radioterapia. Em certas ocasiões, o tratamento clínico é utilizado para pacientes que respondem à terapia apenas com remissão parcial. Os inibidores das enzimas suprarrenais incluem *aminoglutetimida*, *metirapona*, *trilostano* e *etomidato*.

Uma combinação de *aminoglutetimida* e *metirapona* pode causar bloqueio total das enzimas suprarrenais, exigindo terapia de reposição com corticosteroides. O *cetoconazol*, um agente antifúngico aprovado pela FDA, inibe a biossíntese de esteroides suprarrenais na clivagem do ramo lateral e nas etapas de 11β-hidroxilação. A dose de *cetoconazol* para supressão suprarrenal é de 600 a 800 mg/dia, durante 3 meses a 1 ano.[183] O *cetoconazol* mostra-se eficaz para controle ao longo prazo do hipercortisolismo de origem hipofisária ou suprarrenal.

A *síndrome de Nelson* resulta da progressão adenomatosa de células secretoras de ACTH em pacientes com síndrome de Cushing tratadas com adrenalectomia bilateral. O macroadenoma que causa essa síndrome produz sintomas de compressão selar com cefaleias, distúrbios do campo visual e oftalmoplegia. Na síndrome de Nelson, os níveis extremamente altos de ACTH estão associados à hiperpigmentação intensa (atividade do hormônio estimulante dos melanócitos). O tratamento consiste em remoção cirúrgica ou radioterapia. O tecido adenomatoso é frequentemente resistente à retirada cirúrgica completa.[184] Essa síndrome complica 10 a 50% dos casos de adrenalectomia bilateral. A RM da hipófise e a determinação dos níveis plasmáticos de ACTH a intervalos regulares após a adrenalectomia bilateral possibilitam a detecção da progressão inicial de tumores corticotróficos e a possibilidade de cura por cirurgia particularmente nos casos de microadenomas.[166] Hoje em dia, a síndrome de Nelson é menos comum, visto que a adrenalectomia bilateral é utilizada com menos frequência como tratamento inicial.

Hiperplasia suprarrenal congênita

[6] A HSRC é transmitida como distúrbio autossômico recessivo. Várias enzimas do córtex suprarrenal, necessárias para a biossíntese de cortisol, podem ser afetadas. A incapacidade de sintetizar a enzima totalmente funcional tem os seguintes efeitos:

1. Diminuição relativa na produção de cortisol.
2. Aumento compensatório dos níveis de ACTH.
3. Hiperplasia da zona reticular do córtex suprarrenal.
4. Acúmulo dos precursores da enzima afetada na corrente sanguínea.

Deficiência de 21-hidroxilase

A deficiência de 21-hidroxilase é responsável por mais de 90% de todos os casos de hiperplasia suprarrenal, em consequência da deficiência de enzimas suprarrenais. O distúrbio provoca um espectro de condições: HSRC, com ou sem perda de sal, e formas mais leves que se manifestam na forma de HA de início na puberdade (hiperplasia suprarrenal de início no adulto, HSRA). A HSRC perdedora de sal, que constitui a forma mais grave, afeta 75% das pacientes com manifestações congênitas durante as primeiras 2 semanas de vida, e resulta em crise hipovolêmica perdedora de sal e potencialmente fatal, acompanhada de hiponatremia, hiperpotassemia e acidose. A forma com perda de sal é causada por deficiência enzimática grave o suficiente para resultar em síntese inadequada de aldosterona. O distúrbio, com ou sem perda de sal e crise suprarrenal neonatal, é habitualmente diagnosticado mais cedo em recém-nascidos afetados do sexo feminino do que no sexo masculino, visto que a virilização genital (p. ex., clitoromegalia, fusão labioescrotal e trajeto anormal da uretra) é evidente ao nascimento.

Na HSRC virilizante simples, as pacientes afetadas são diagnosticadas como recém-nascidos do sexo feminino com virilização ou como meninos masculinizados de crescimento rápido entre 3 e 7 anos de idade. O diagnóstico fundamenta-se nos níveis basais do substrato da 21-hidroxilase, a 17-OHP, em casos de HSRC por deficiência de 21-hidroxilase, e nas formas mais leves do distúrbio, com manifestações mais tardias (hiperplasia suprarrenal adquirida, de início tardio ou do adulto), o diagnóstico depende dos níveis de 17-OHP basais e estimulados por ACTH.

As pacientes com níveis matinais de 17-OHP na fase folicular inferiores a 300 ng/dℓ (10 nmol/ℓ) provavelmente não são afetadas. Quando os níveis são superiores a 300 ng/dℓ, porém menores que 10.000 ng/dℓ (300 nmol/ℓ), deve-se efetuar o teste do ACTH para diferenciar a deficiência de 21-hidroxilase de outros defeitos enzimáticos ou para estabelecer o diagnóstico em casos limítrofes. Níveis acima de 10.000 ng/dℓ (300 nmol/ℓ) são praticamente diagnósticos de HSRC.

Hiperplasia suprarrenal congênita não clássica de início no adulto

A deficiência de 21-hidroxilase do tipo não clássico representa uma deficiência parcial da 21-hidroxilação, que produz hiperandrogenemia mais leve, de início tardio. Sua ocorrência depende de certo grau de déficit funcional em consequência de mutações que afetam ambos os alelos para a enzima 21-hidroxilase. Os portadores heterozigotos de mutações na enzima 21-hidroxilase demonstram níveis de 17-OHP basais normais e modestamente elevados após estimulação, porém sem qualquer anormalidade dos androgênios circulantes. Algumas mulheres com defeitos genéticos leves em ambos os alelos exibem elevações modestas nas concentrações circulantes de 17-OHP, porém não têm sinais nem sintomas clínicos.

Os sintomas hiperandrogênicos da HSRA são leves e normalmente surgem na puberdade ou mais tarde. As três variedades fenotípicas são as seguintes:[185]

1. Anormalidades ovulatórias e manifestações compatíveis com SOP (39%).
2. Hirsutismo isolado, sem oligomenorreia (39%).
3. Níveis circulantes elevados de androgênios, porém na ausência de sintomas (críptica) (22%).

A PP revela a HSRC de início tardio em 5 a 20% dos casos, que são principalmente produzidos por deficiência não clássica de 21-hidroxilase.

Deve-se efetuar a medição da 17-OHP em pacientes que apresentam PP, e recomenda-se um teste de estimulação com ACTH subsequente se o nível basal de 17-OHP for superior a 200 ng/dℓ.

A necessidade de rastreamento de pacientes com hirsutismo para hiperplasia suprarrenal de início no adulto depende da origem da população. A frequência de alguma forma do distúrbio varia de acordo com a raça, e estima-se que seja 0,1% da população geral, 1 a 2% nos hispânicos e iugoslavos e 3 a 4% em judeus asquenazes.[186]

Genética da deficiência de 21-hidroxilase

1. O gene da 21-hidroxilase está situado em 6p21.3, entre os genes *HLA B* e *HLA DR* do antígeno leucocitário humano (HLA).
2. O gene da 21-hidroxilase é agora denominado *CYP21*. Seu homólogo é o pseudogene *CYP21P*.[187]
3. Como o *CYP21P* é um pseudogene, a ausência de transcrição o torna não funcional. O *CYP21* é o gene ativo.
4. O gene *CYP21* e o pseudogene *CYP21P* alternam-se com dois genes, denominados *C4B* e *C4A*. Ambos codificam o quarto componente (C4) do complemento sérico.[187]
5. A estreita ligação entre os genes da 21-hidroxilase e os alelos HLA possibilitou o estudo de padrões de herança da 21-hidroxilase em famílias por meio de tipagem do HLA sanguíneo (p. ex., foi encontrada a ligação do HLA-B14 em judeus asquenazes, hispânicos e italianos).[188]

Diagnóstico e tratamento pré-natais

As mulheres com a forma congênita e de início no adulto do distúrbio correm risco significativo de ter filhos afetados, devido à alta frequência de mutações da 21-hidroxilase na população geral. Isso constitui uma importante justificativa para o rastreamento desse distúrbio em mulheres hiperandrogênicas quando pretendem engravidar. Nas famílias com risco de HSRC e nos casos em que um dos parceiros expressa a forma da doença congênita ou de início no adulto, recomenda-se o rastreamento pré-natal no primeiro trimestre por meio de biopsia dos vilos coriais.[187] Utiliza-se o DNA fetal para amplificação específica do gene *CYP21* por meio de amplificação da reação em cadeia da polimerase (PCR).[189] Quando o feto corre risco de HSRC, o tratamento materno com *dexametasona* pode suprimir o eixo HHSR fetal e evitar a virilização genital em lactentes afetados do sexo feminino.[190] A dose é de 20 µg/kg em três doses fracionadas, administradas uma vez que seja diagnosticada a gravidez, contanto que sejam até 9 semanas de gestação. Esse tratamento é administrado antes da biopsia dos vilos coriais ou da amniocentese no segundo trimestre. A *dexametasona* atravessa a placenta e suprime o ACTH no feto. Se for constatado que o feto é uma menina não acometida ou um menino, o tratamento é interrompido. Se o feto for uma menina acometida, deve-se manter o tratamento com *dexametasona*.

A administração pré-natal de *dexametasona* a mulheres cujo feto corre risco de HSRC é controversa; sete de cada oito gestações serão tratadas com *dexametasona* de modo desnecessário embora por um curto período de tempo, para evitar um caso de genitália ambígua. A eficácia e a segurança do tratamento pré-natal com *dexametasona* não foram estabelecidas, e não se dispõe de dados de acompanhamento a longo prazo sobre a prole de gestações tratadas.[191]

Numerosos estudos conduzidos em modelos de animais experimentais mostraram que a exposição pré-natal à *dexametasona* poderia comprometer o crescimento somático, o desenvolvimento do encéfalo e a regulação da pressão arterial. Um estudo realizado com 40 fetos humanos com risco de HSRC tratados no período pré-natal com *dexametasona*, para evitar a ocorrência de virilização das meninas afetadas, relatou a ocorrência de efeitos ao longo prazo sobre as funções neuropsicológicas e o desempenho escolar.[190,192]

As diretrizes da Endocrine Society de 2010 concluíram que a terapia pré-natal com **dexametasona** só deve ser administrada com protocolos aprovados por conselhos de ética institucionais em centros capazes de coletar dados suficientes de resultados.[193]

Deficiência de 11β-hidroxilase

Em uma pequena porcentagem de pacientes com HSRC observa-se a ocorrência de hipertensão, em vez de deficiência de mineralocorticoides. A hipertensão responde à reposição de corticosteroides.[194-197] Muitas dessas pacientes apresentam deficiência de 11β-hidroxilase.[195,196] Na maioria das populações, a deficiência dessa enzima responde por 5 a 8% dos casos de HSRC ou um em 100 mil nascimentos.[197] Foi descrita uma incidência muito maior, de um em 5 a 7 mil, em imigrantes judeus marroquinos.[197]

Duas isoenzimas da 11β-hidroxilase são responsáveis pela síntese de cortisol e aldosterona, a CYP11-B1 e a CYP11-B2, respectivamente. Essas isoenzimas são codificadas por dois genes situados no meio do braço longo do cromossomo 8.[198-200]

A incapacidade de sintetizar uma enzima 11β-hidroxilase totalmente funcional provoca diminuição na produção de cortisol, aumento compensatório da secreção de ACTH e produção aumentada de androstenediona, 11 desoxicortisol, 11-desoxicorticosterona e DHEA. O diagnóstico de hiperplasia suprarrenal de início tardio com deficiência de 11β-hidroxilase é estabelecido quando, 60 minutos após estimulação com ACTH(1-24), os níveis de 11-desoxicortisol são superiores a 25 ng/dℓ.[201]

As pacientes com deficiência de 11β-hidroxilase podem apresentar um padrão clássico do distúrbio ou sintomas leve. A forma clássica grave é observada em cerca de dois terços das pacientes com hipertensão leve a moderada durante os primeiros anos de vida. Em cerca de um terço das pacientes, ela está associada à hipertrofia ventricular esquerda, com ou sem retinopatia, e, em certas ocasiões, são relatados casos de morte por acidente vascular encefálico.[194] Os sinais de excesso de androgênio são comuns na forma grave e assemelham-se aos observados na deficiência de 21-hidroxilase.

Na forma leve não clássica, as crianças apresentam virilização ou PP, mas não hipertensão. As mulheres adultas procuram tratamento para o início pós-puberal de hirsutismo, acne e amenorreia.

Deficiência de 3β-hidroxiesteroide desidrogenase

A deficiência de 3β-HSD ocorre com frequência variável em pacientes com hirsutismo.[202,203] A enzima, que é encontrada nas glândulas suprarrenais e nos ovários (diferentemente da 21 e da 11-hidroxilase), é responsável pela transformação dos Δ-5 esteroides nos compostos Δ-4 correspondentes, uma etapa fundamental para a síntese de glicocorticoides, mineralocorticoides, testosterona e estradiol. Nas formas graves, ocorre deficiência de cortisol e de mineralocorticoides. O espectro clínico da deficiência de 3β-HSD inclui desde a forma clássica com perda de sal, hipogonadismo e genitália ambígua em ambos os sexos até sintomas não clássicos de HA em crianças e mulheres jovens.[204] Nas formas leves, os níveis elevados de ACTH superam essas deficiências críticas, e o diagnóstico desse distúrbio baseia-se na relação entre os esteroides Δ-5 e Δ-4. A acentuada elevação dos níveis de DHEA e DHEAS na presença de níveis normais ou discretamente elevados de testosterona ou androstenediona pode sugerir a instituição de um protocolo de rastreamento da deficiência de 3β-HSD por meio de estimulação com ACTH exógeno.[202] Após a administração intravenosa de um bolo de 0,25 mg de ACTH(1-24), observa-se uma elevação significativa dos níveis de 17-hidroxipregnenolona nos primeiros 60 minutos em mulheres com deficiência de 3β-HSD em comparação a mulheres normais (2.276 ng/dℓ em comparação ao valor normal de 1.050 ng/dℓ). A relação entre a 17-hidroxipregnenolona e a 17-OHP após estimulação está acentuadamente elevada (relação de 11 em comparação com 3,4 em controles normais e 0,4 na deficiência de 21-hidroxilase). Devido à raridade desse distúrbio, não há justificativa para a realização de rastreamento de rotina de pacientes hiperandrogênicas.[202,203]

Tratamento da hiperplasia suprarrenal congênita do adulto

Muitos pacientes com HSRA congênita não necessitam de tratamento. Deve-se evitar o uso de glicocorticoides em pacientes assintomáticas com HSRA, visto que os possíveis efeitos adversos desses fármacos provavelmente superam quaisquer benefícios.[191,193]

Recomenda-se o tratamento com glicocorticoides apenas para reduzir o HA em pacientes com sintomas significativos. A *dexametasona* e os fármacos antiandrogênicos (ambos atravessam a placenta) devem ser utilizados com cautela e em associação aos ACOs em adolescentes e mulheres jovens com sinais de virilização e menstruação irregular. Quando a mulher desejar a gravidez, pode existir a necessidade de indução da ovulação, e deve-se administrar um glicocorticoide que não atravesse a placenta (p. ex., *prednisolona* ou *prednisona*).[190]

Muitas pacientes, as que apresentam HSRA não diagnosticada, são tratadas com terapias para HA ovariano e/ou SOP, com progestágenos para regulação da menstruação, *clomifeno*, *letrozol* ou gonadotrofinas para indução da ovulação, ou progestágenos e antiandrogênios para controle do hirsutismo. Esses tratamentos podem ser apropriados como alternativas para o tratamento com glicocorticoides, até mesmo quando a HSRA é reconhecida como a causa dos sintomas da paciente.

Tumores ovarianos e suprarrenais secretores de androgênios

7 **Nas pacientes com hirsutismo acentuado, virilização ou sinais recentes e rapidamente progressivos de excesso de androgênio, é necessário proceder a uma cuidadosa investigação à procura da presença de neoplasia secretora de androgênio. As glândulas suprarrenais e os ovários constituem as duas fontes mais comuns de tumores secretores de androgênios.** Para a avaliação dos sintomas é necessária a determinação dos androgênios e seus metabólitos no soro e na urina, junto com modernas técnicas de exames de imagem do abdome, como TC, RM e ultrassonografia.[205] Nas meninas pré-puberais, os tumores virilizantes podem produzir sinais de PP heterossexual, além de hirsutismo, acne e virilização. Em pacientes com suspeita de tumor suprarrenal ou ovariano devido ao HA de rápida progressão ou grave, os níveis de testosterona biodisponível (nível de testosterona livre acima de 6,85 pg/mℓ; 23,6 pmol/ℓ), seguidos de 11-desoxicortisol (acima de 7 ng/mℓ; 20,2 nmol/ℓ), DHEAS (> 3,6 μg/mℓ) e cortisol na urina de 24 horas (> 45 μg por dia), constituem as medições mais sensíveis e específicas para a detecção de TAC-SA. Uma acentuada elevação do nível de testosterona livre (2,5 vezes a faixa normal superior) é considerada típica de tumor suprarrenal secretor de androgênios, enquanto uma elevação moderada da testosterona livre é, com frequência, de origem ovariana. Níveis de DHEAS acima de 800 μg/dℓ são característicos de tumor suprarrenal. Existe pouca probabilidade de tumor suprarrenal quando os níveis séricos de DHEAS e a excreção urinária de 17-cetosteroides estão na faixa basal normal e a concentração sérica de cortisol é inferior a 3,3 μg/dℓ após a administração de *dexametasona*.[206] Os resultados de outros testes dinâmicos, particularmente a supressão e a estimulação da testosterona, não são confiáveis.[207]

A ultrassonografia transvaginal e abdominal constitui a primeira etapa na avaliação de achados sugestivos de neoplasia ovariana. A ultrassonografia com Doppler pode aumentar a acurácia do diagnóstico do tumor e sua localização.[208]

A TC pode revelar tumores de mais de 10 mm (1 cm) na glândula suprarrenal, porém pode não ser útil para distinguir os diferentes tipos de tumores sólidos ou nódulos incidentais benignos.[209] Nos ovários, a TC é incapaz de ajudar a diferenciar tumores com atividade hormonal de tumores funcionais.[208,209]

A RM é comparável, se não superior, à TC na detecção de neoplasias ovarianas, porém não é mais sensível do que a ultrassonografia de alta qualidade, nem mais útil na tomada de decisão quando a ultrassonografia identifica uma provável neoplasia. O exame do abdome e da pelve com técnicas de medicina nuclear, após injeção de NP-59 ((131-iodo) 6-beta-iodometil-19-norcolesterol), precedida de supressão da suprarrenal e da tireoide, pode facilitar a localização do tumor. Nas raras circunstâncias em que o exame de imagem não fornece evidências claras de uma origem neoplásica do excesso de androgênios, pode-se recorrer ao cateterismo venoso seletivo com medição dos níveis de androgênios específicos de sítios para identificar uma fonte oculta de excesso de androgênio.[210] Se todos os quatro vasos forem cateterizados por via transfemoral, o cateterismo venoso seletivo possibilita a localização direta do tumor. São obtidas amostras para análise hormonal, e a localização positiva é definida como um gradiente de testosterona de 5:1 em comparação a valores mais baixos na veia cava.[211] Nessas circunstâncias, a especificidade aproxima-se de 80%; todavia, essa taxa deve ser comparada com a taxa de 5% de complicações significativas, como hemorragia e infarto das glândulas suprarrenais, trombose venosa, hematoma e exposição à radiação.[212]

Neoplasias ovarianas produtoras de androgênios

As neoplasias ovarianas constituem os tumores produtores de androgênios mais frequentes. Os tumores de células da granulosa respondem por 1 a 2% de todos os tumores ovarianos e ocorrem, em sua maior parte, em mulheres adultas (com mais frequência em mulheres na pós-menopausa do que na pré-menopausa; ver Capítulo 39). Essas neoplasias, que habitualmente estão associadas à produção de estrogênio, constituem os tumores funcionantes mais comuns em crianças, podendo resultar em PP isossexual.[213] As pacientes podem apresentar sangramento vaginal causado por hiperplasia ou câncer de endométrio, em consequência da exposição prolongada ao estrogênio proveniente do tumor.[214] A histerectomia total abdominal e a salpingo-ooforectomia bilateral constituem os tratamentos de escolha. Se a paciente quiser manter a fertilidade, pode-se realizar uma abordagem mais conservadora, envolvendo salpingo-ooforectomia unilateral com cuidadoso estadiamento, em mulheres com estágio IA (ausência de extensão do câncer além do ovário acometido e exclusão de câncer de útero concomitante).[214] O potencial maligno dessas lesões é variável. As taxas de sobrevida em 10 anos variam de 60 a 90%, dependendo do estágio, do tamanho do tumor e das atipias celulares.[213]

Os tecomas são raros e ocorrem em pacientes de mais idade. Em um estudo, apenas 11% foram androgênicos, até mesmo na presença de células de tipo esteroide (tecomas luteinizados).[213] São unilaterais em mais de 90% dos casos e raramente são malignos. O tratamento adequado consiste em salpingo-ooforectomia unilateral.[215]

Os tumores esclerosantes do estroma são neoplasias malignas, que habitualmente ocorrem em pacientes com menos de 30 anos de idade.[213] Foram relatados alguns casos com manifestações estrogênicas ou androgênicas.

Os tumores de células de Sertoli-Leydig, anteriormente classificados como androblastomas ou arrenoblastomas, respondem por 11% dos tumores ovarianos sólidos. Contêm várias proporções de células de Sertoli, células de Leydig e fibroblastos.[213] Os tumores de células de Sertoli-Leydig constituem os tumores virilizantes mais comuns em mulheres de idade fértil; entretanto, ocorre masculinização em apenas um terço das pacientes. O tumor é bilateral em 1,5% dos casos. Em 80% das pacientes, o tumor é diagnosticado no estágio IA.[213] Com frequência, os tumores de células de Sertoli-Leydig são neoplasias de baixo grau, e o seu prognóstico está relacionado com o grau de diferenciação e o estágio da doença.[216] O tratamento com salpingo-ooforectomia unilateral é justificado em pacientes com doença no estágio IA que desejam manter a fertilidade. A histerectomia total abdominal, a salpingo-ooforectomia bilateral e o tratamento adjuvante são recomendados para mulheres na pós-menopausa que apresentam doença de estágio avançado.

Os tumores de células de Sertoli puros são habitualmente unilaterais. Para uma mulher na pré-menopausa com doença no estágio I, o tratamento de escolha consiste em salpingo-ooforectomia unilateral. Os tumores malignos são rapidamente fatais.[217]

Os ginandroblastomas são tumores benignos, com elementos ovarianos e testiculares bem diferenciados. A ooforectomia ou a salpingo-ooforectomia unilaterais são suficientes como tratamento.

Com frequência, os tumores do cordão sexual com túbulos anulares (TCSTA) estão associados à síndrome de Peutz-Jeghers (polipose gastrintestinal e pigmentação mucocutânea por melanina).[218] Suas características morfológicas variam entre as dos tumores de células da granulosa e de células de Sertoli.

Enquanto os TCSTA com síndrome de Peutz-Jeghers tendem a ser bilaterais e benignos, os tumores sem síndrome de Peutz-Jeghers são quase sempre unilaterais e malignos em um quinto dos casos.[213]

Tumores de células esteroides

De acordo com Young e Scully, os tumores de células esteroides são constituídos totalmente de células secretoras de esteroides, subclassificados em luteoma estromal, tumores de células de Leydig (hilares e não hilares) e tumores de células esteroides sem outra especificação.[213] Observa-se a ocorrência de virilização ou hirsutismo em três quartos dos tumores de células de Leydig, em metade dos tumores de células esteroides sem outra especificação e em 12% dos luteomas estromais.

Tumores ovarianos não funcionantes

As neoplasias ovarianas que não secretam androgênios diretamente estão, em certas ocasiões, associadas a um excesso de androgênios, em consequência da secreção excessiva pelo estroma ovariano adjacente, e incluem cistadenomas serosos e mucinosos, tumores de Brenner, tumores de Krukenberg, teratomas císticos benignos e disgerminomas.[219] Os gonadoblastomas que surgem nas gônadas disgenéticas de pacientes com cromossomo Y raramente estão associados a uma secreção de androgênios e estrogênios.[220,221]

Hiperplasia e hipertecose do estroma

A hiperplasia do estroma é uma proliferação inespecífica de células do estroma ovariano. A hipertecose do estroma é definida pela presença de células do estroma luteinizantes a uma distância dos folículos.[222] A hiperplasia do estroma, que normalmente é observada em pacientes entre 60 e 80 anos de idade, pode estar associada a HA, carcinoma de endométrio, obesidade, hipertensão e intolerância à glicose.[222,223] A hipertecose também é observada em uma forma leve em pacientes idosas. Em mulheres de idade fértil, a hipertecose pode produzir manifestações clínicas graves de virilização, obesidade e hipertensão.[224] Podem ocorrer hiperinsulinemia e intolerância à glicose em até 90% das pacientes com hipertecose, e ambas podem desempenhar um papel na etiologia da luteinização do estroma e HA.[76] Observa-se a presença de hipertecose em muitas pacientes com síndrome de HAIR-AN.

Em pacientes com hipertecose, os níveis de androgênios ovarianos, incluindo testosterona, DHT e androstenediona, estão elevados, alcançando habitualmente a faixa masculina. À semelhança da SOP, o estrogênio predominante é a estrona, que provém da aromatização periférica. Ocorre aumento da relação entre E1 e E2. Diferentemente da SOP, os níveis de gonadotrofinas estão normais.[225] Os ovários com hipertecose do estroma exibem aparência variável na ultrassonografia.[226]

A ressecção em cunha para o tratamento da hipertecose leve foi bem-sucedido e levou ao reinício da ovulação e gravidez.[227] Nos casos de hipertecose mais grave e níveis elevados de testosterona total, a resposta ovulatória à ressecção em cunha é transitória.[225] Em um estudo em que a ooforectomia bilateral foi utilizada para controlar a virilização severa, foi constatado em alguns casos o desaparecimento da hipertensão e da intolerância à glicose.[228] Quando foi utilizado um agonista do GnRH para tratamento de pacientes com hipertecose grave, houve acentuada supressão da produção de androgênios.[229]

Virilização durante a gravidez

Os luteomas da gravidez estão frequentemente associados a masculinização materna e fetal. Não se trata de uma neoplasia verdadeira, porém de uma hiperplasia reversível que habitualmente regride depois do parto. Uma revisão da literatura revela uma incidência de 30% de virilização materna e incidência de 65% de recém-nascidos do sexo feminino virilizados na presença de luteoma da gravidez e masculinização materna.[230-232]

Outros tumores que causam virilização durante a gravidez incluem (por ordem decrescente de frequência) tumores de Krukenberg, tumores císticos mucinosos, tumores de Brenner, cistadenomas serosos, tumores de seio endodérmico e cistos dermoides.[213]

Neoplasias suprarrenais virilizantes

Os carcinomas suprarrenais constituem as neoplasias suprarrenais virilizantes mais comuns. Os carcinomas adrenocorticais são tumores agressivos raros, com incidência etária bimodal, que se manifestam, na maioria dos casos, aos 40 a 50 anos de idade.[233] Foi relatada a ocorrência de virilização em 20 a 30% das mulheres adultas com carcinoma adrenocortical funcional.[234]

Quando essas neoplasias malignas causam virilização, elas frequentemente estão associadas a elevações dos níveis de 11-desoxicortisol, cortisol e DHEAS. Esses tumores costumam ser grandes e, com frequência, são detectados ao exame do abdome. Os tumores suprarrenais que secretam exclusivamente androgênios, tanto benignos quanto malignos, são extraordinariamente raros.[205,235] As modernas técnicas de diagnóstico por imagem, como TC, ultrassonografia, RM ou cateterismo venoso, são de grande utilidade para distinguir entre tumor ovariano e tumor suprarrenal como causa de virilização.[233]

DISTÚRBIOS DA PROLACTINA

Em 1933, a prolactina foi identificada pela primeira vez como produto da adeno-hipófise.[236] É encontrada em quase todas as espécies de vertebrados. Nos seres humanos, a sua presença foi deduzida há muito tempo pela associação da síndrome de amenorreia e galactorreia na presença de macroadenomas hipofisários, embora só tenha sido identificada de modo definitivo como hormônio humano em 1971. As atividades específicas da prolactina humana (hPRL) foram definidas pela separação de sua atividade do hormônio do crescimento e, subsequentemente, pelo desenvolvimento de radioimunoensaios.[237-239] **Embora o início e a manutenção da lactação constituam a principal função da prolactina, muitos estudos documentaram funções da atividade da prolactina dentro e fora do sistema reprodutor.**

Secreção de prolactina

A hPRL é composta de 199 aminoácidos, com peso molecular (PM) de 23.000 W. Embora o hormônio do crescimento humano e o lactogênio placentário exerçam atividade lactogênica significativa, a sua homologia de sequência com a prolactina é de apenas 16 e 13%, respectivamente. No genoma humano, a prolactina é codificada por um único gene no cromossomo 6. O gene da prolactina (10 kb) tem cinco éxons e quatro íntrons e a sua transcrição é regulada por uma região promotora proximal na hipófise e por um promotor mais a montante em regiões extra-hipofisárias.[240]

São liberadas três formas no estado basal: um monômero, um dímero e uma espécie multimérica, denominadas, respectivamente, prolactina pequena, prolactina grande e prolactina muito grande.[241-243] As duas espécies maiores podem ser degradadas na forma monomérica pela redução das pontes dissulfeto.[244] As proporções de cada uma desses tipos de prolactina variam com as estimulações fisiológica, patológica e hormonal.[244-247] A heterogeneidade das formas secretadas continua sendo uma área ativa de pesquisa. Os estudos conduzidos indicam que a prolactina pequena (PM de 23 mil D) constitui mais de 50% de toda a produção de prolactina combinada e é mais sensível à estimulação ou supressão extra-hipofisária.[244,246,247] **Os exames laboratoriais para determinação da prolactina medem a prolactina pequena, e, em todos os casos, com exceção de circunstâncias extremamente raras, essas medições são suficientes para avaliar doenças com produção hipofisária anormal do hormônio.** A prolactina e seus hormônios relacionados, o hormônio do crescimento e o lactogênio placentário, não exigem glicosilação para a maior parte de suas principais atividades, à semelhança das gonadotrofinas e do TSH. São secretadas formas glicosiladas, e a glicosilação afeta a bioatividade e a imunorreatividade da prolactina pequena.[248-251] Aparentemente, a forma glicosilada constitui o tipo predominante secretado, porém a forma biológica mais potente parece ser a forma não glicosilada de 23 mil D.[250] A prolactina possui mais de 300 atividades biológicas conhecidas. As atividades mais reconhecidas do hormônio incluem aquelas associadas à reprodução (lactação, função lútea e comportamento reprodutivo) e à homeostasia (resposta imune, osmorregulação e angiogênese).[252] Apesar dessas numerosas atividades, **o único distúrbio conhecido associado à deficiência da secreção de prolactina é a incapacidade de lactação.**

A heterogeneidade física da prolactina pode explicar, em certo grau, a heterogeneidade biológica desse hormônio, e embora isso possa complicar a avaliação fisiológica de seus inúmeros efeitos, é pouco importante no diagnóstico e no tratamento dos estados de hiperprolactinemia.

Diferentemente dos outros hormônios da adeno-hipófise que são controlados por fatores de liberação hipotalâmicos, a secreção de prolactina está principalmente sob controle inibitório mediado pela dopamina. **Diversas linhas de evidências sugerem que a dopamina, que é secretada pelos neurônios dopaminérgicos tuberoinfundibulares nos vasos porta-hipofisários, constitui o principal fator de inibição da prolactina.** Foram encontrados receptores de dopamina nos lactotrofos hipofisários, e o tratamento com dopamina ou com agonistas da dopamina suprime a secreção de prolactina.[253-259] A *metoclopramida*, um antagonista da dopamina, anula a pulsatilidade da liberação de prolactina e aumenta seus níveis séricos.[255,256,260] **A interferência no trânsito da dopamina do hipotálamo até a hipófise por lesões expansivas ou pelo bloqueio do receptor de dopamina, como ocorre com o uso antipsicóticos e outros medicamentos, aumenta os níveis séricos de prolactina.** O hormônio de liberação da tireotropina (TRH), quando presente em níveis suprafisiológicos (como no hipotireoidismo primário), induz a liberação de prolactina; entretanto, não parece desempenhar um importante papel modulador para a regulação fisiológica normal na secreção de prolactina. O GABA e outros neuro-hormônios e neurotransmissores também podem atuar como fatores inibidores da prolactina.[261-264] A **Tabela 35.5** fornece uma lista de vários polipeptídios hipotalâmicos que modulam a atividade de liberação da prolactina. Parece que a dopamina e o TRH atuam como neuro-hormônios de controle primários, enquanto outros (p. ex., neuropeptídio Y, galanina e encefalina) atuam como moduladores. Em condições fisiológicas diferentes (p. ex., gravidez, lactação, estresse, envelhecimento), é possível que um modulador possa se tornar o principal regulador da secreção hormonal.

O receptor de prolactina é um membro da superfamília do receptor de citocinas da classe 1 que é codificado por um gene situado no cromossomo 5.[265] A transcrição do receptor de prolactina é regulada por meio de três regiões promotoras específicas de tecido: o promotor I, para as gônadas, o promotor II, para o fígado, e o promotor III, um promotor genérico que inclui a glândula mamária.[266]

Tabela 35.5 Fatores químicos moduladores da liberação de prolactina e condições que levam à hiperprolactinemia.

Fatores inibidores	Tumores da pineal
Dopamina	Pseudotumor cerebral
Ácido γ-aminobutírico	Sarcoidose
Histidilprolina dicetopiperazina	Cistos suprasselares
Ácido piroglutâmico	Tuberculose
Somatostatina	**Distúrbios hipofisários**
Fatores estimulantes	Acromegalia
β-endorfina	Doença de Addison
17β-estradiol	Craniofaringioma
Encefalinas	Síndrome de Cushing
Hormônio de liberação das gonadotrofinas	Hipotireoidismo
Histamina	Histiocitose
Serotonina	Hipofisite linfoide
Substância P	Tumores metastáticos (particularmente dos pulmões e das mamas)
Hormônio de liberação da tireotropina	Neoplasia endócrina múltipla
Peptídeo intestinal vasoativo	Síndrome de Nelson
Condições fisiológicas	Adenoma de hipófise (microadenoma ou macroadenoma)
Anestesia	Pós-contracepção oral
Síndrome da sela vazia	Sarcoidose
Idiopática	Administração de hormônio de liberação da tireotropina
Coito	Traumatismo do pedículo
Cirurgia de grande porte e distúrbios da parede torácica (queimaduras, herpes, percussão torácica)	Tuberculose
	Disfunção metabólica
Recém-nascidos	Produção ectópica (hipernefroma, sarcoma broncogênico)
Estimulação da papila	Cirrose hepática
Gravidez	Insuficiência renal
Pós-parto (sem amamentação: dias 1 a 7; amamentação: com sucção)	Realimentação na inanição
Sono	**Fármacos**
Estresse	α-*metildopa*
Pós-parto	Antidepressivos (amoxapina, imipramina, amitriptilina)
Distúrbios hipotalâmicos	*Cimetidina*
Cisto aracnoide	Antagonistas da dopamina (fenotiazinas, tioxantenos, *butirofenona, difenilbutilpiperidina, dibenzoxazepina, di-hidroindolona, procainamida, metoclopramida*)
Craniofaringioma	
Glioma cístico	
Cisticercose	Estrogenioterapia
Cisto dermoide	Opiáceos
Cisto epidermoide	*Reserpina*
Histiocitose	*Sulpirida*
Neurotuberculose	*Verapamil*

Hiperprolactinemia

Os distúrbios fisiológicos, certos agentes farmacológicos ou o comprometimento acentuado da função renal podem causar elevações nos níveis de prolactina, e ocorrem elevações transitórias em caso de estresse agudo ou estímulos dolorosos. A causa mais comum de elevação dos níveis de prolactina é provavelmente farmacológica; a maioria das pacientes em uso de fármacos antipsicóticos e muitas outras que utilizam agentes com propriedades antidopaminérgicas apresentarão elevação moderada dos níveis de prolactina. Os distúrbios fisiológicos e os relacionados com o uso de fármacos que resultam em hiperprolactinemia nem sempre exigem intervenção direta para normalizar os níveis de prolactina.

Avaliação

Os níveis plasmáticos de prolactina são de 5 a 27 ng/mℓ durante todo o ciclo menstrual normal. As amostras não devem ser coletadas logo após o despertar da paciente ou após a realização de procedimentos. A prolactina é secretada de modo pulsátil e a frequência dos pulsos varia de cerca de 14 pulsos por 24 horas na fase folicular avançada até cerca de 9 pulsos por 24 horas na fase lútea avançada. Observa-se também uma variação diurna com níveis mínimos no meio da manhã. Os níveis elevam-se 1 hora após o início do sono e continuam aumentando até alcançar valores máximos entre 5 e 7 horas da manhã.[267,268] A amplitude do pulso da prolactina parece aumentar do início até o final das fases folicular e lútea.[269-271] Em virtude da variabilidade da secreção e das limitações inerentes do radioimunoensaio, sempre é preciso verificar os casos com níveis elevados. Essa amostra é coletada de preferência no meio da manhã e não após uma situação de estresse, punção venosa, estimulação das mamas ou exame físico, que produzem aumento transitório dos níveis de prolactina.

Quando há elevação dos níveis de prolactina, é preciso descartar inicialmente a possibilidade de hipotireoidismo e do uso de medicamentos como causas. As determinações da prolactina e do TSH são avaliações básicas em mulheres inférteis com anovulação. Os homens inférteis com hipogonadismo também devem ser testados. De modo semelhante, os níveis de prolactina devem ser medidos na avaliação de amenorreia, galactorreia, hirsutismo com amenorreia, sangramento anovulatório e puberdade tardia (Figura 35.6).

Nos casos de hiperprolactinemia incidental assintomática, o achado de elevação da macroprolactina dispensa uma avaliação diagnóstica e custos adicionais, visto que as elevações da prolactina grande e da forma muito grande não estão associadas a adenomas nem a qualquer sintomatologia reconhecida.[272]

Sinais físicos da hiperprolactinemia

As elevações da prolactina podem causar amenorreia, galactorreia ou ambas, ou podem não provocar nenhuma dessas alterações. A amenorreia sem galactorreia está associada à hiperprolactinemia em cerca de 15% das mulheres.[273-275] A interrupção dos processos ovulatórios normais em consequência dos níveis elevados de prolactina é causada principalmente pelos efeitos supressores da prolactina, por mediação hipotalâmica sobre a liberação pulsátil de GnRH.[254,273,274,276-284] Além de induzir um estado hipogonadotrópico, as elevações da prolactina podem causar comprometimento secundário dos mecanismos da ovulação, visto que produzem redução no número de células da granulosa e da ligação do FSH, inibição da produção de 17β-estradiol pelas células da granulosa por meio de interferência na ação do FSH, luteinização inadequada e redução da secreção lútea de progesterona.[285-290] Outras etiologias da amenorreia são descritas de maneira detalhada no Capítulo 34.

Embora a galactorreia isolada seja considerada indicação de hiperprolactinemia, os níveis de prolactina estão dentro da faixa normal em quase 50% dessas pacientes[291-293] (ver **Figura 35.6**). Nesses casos decorrentes de um episódio transitório prévio de hiperprolactinemia ou de outros fatores desconhecidos, a sensibilidade da mama ao estímulo lactotrófico produzido por níveis normais de prolactina é suficiente para resultar em galactorreia. Essa situação é muito semelhante à observada em mães que amamentam, nas quais a secreção de leite, uma vez estabelecida, continua e até mesmo aumenta, apesar da normalização progressiva dos níveis de prolactina. Em certas ocasiões, a repetição do teste é útil para detectar a hiperprolactinemia. **Cerca de um terço das mulheres com galactorreia apresenta menstruação normal. Por outro lado, é comum a ocorrência de hiperprolactinemia na ausência de galactorreia (66%), que pode resultar do preparo estrogênico ou progestacional inadequado da mama.**

Aproximadamente dois terços das pacientes com galactorreia e amenorreia apresentam hiperprolactinemia; nesse grupo, cerca de um terço tem adenoma hipofisário.[294] Nas mulheres anovulatórias, 3 a 10% daquelas com diagnóstico de doença do OP apresentam hiperprolactinemia coexistente e habitualmente leve.[295,296]

Os níveis de prolactina e de TSH devem ser determinados em todas as pacientes com puberdade tardia. Deve-se considerar a possibilidade de anormalidades hipofisárias, incluindo craniofaringiomas e adenomas, em todos os casos de puberdade tardia acompanhada de baixos níveis de gonadotrofinas, independentemente da elevação dos níveis de prolactina. Na presença de adenomas hipofisários secretores de prolactina, deve-se considerar a síndrome de neoplasia endócrina múltipla tipo 1 (MEN-1) (gastrinoma, insulinoma, hiperplasia das paratireoides e neoplasia hipofisária), embora os sintomas de adenoma hipofisário raramente sejam os sintomas iniciais. As pacientes com adenoma hipofisário e história familiar de adenomas múltiplos exigem atenção especial.[297] São observados prolactinomas em cerca de 20% das pacientes com MEN-1. O gene *MEN-1*, que está localizado no cromossomo 11q13, parece atuar como gene supressor de tumor constitutivo. Uma mutação inativadora leva ao desenvolvimento do tumor. Acredita-se que os adenomas hipofisários secretores de prolactina que ocorrem em pacientes com MEN-1 possam ser mais agressivos do que os casos esporádicos.[298]

Após documentação de níveis elevados de prolactina e exclusão do uso de medicamentos ou hipotireoidismo como causa subjacente, o conhecimento da neuroanatomia e das técnicas de diagnóstico por imagem, tal como sua interpretação, é fundamental para uma avaliação complementar (ver Capítulo 7). **Com mais frequência, a hiperprolactinemia hipofisária é causada por um microadenoma ou está associada a achados normais nos exames de imagem. Pode-se tranquilizar essas pacientes sobre a provável evolução benigna desse distúrbio. Os macroadenomas ou as lesões justasselares são menos comuns e exigem avaliação e tratamento mais complexos, incluindo cirurgia, radiação ou ambas.** Os níveis de TSH devem ser determinados em todas as pacientes com hiperprolactinemia (ver **Figura 35.6**).

Diagnóstico por imagem

Em pacientes com microadenomas maiores e macroadenomas, os níveis de prolactina são habitualmente superiores a 100 ng/mℓ. Entretanto, níveis abaixo de 100 ng/mℓ podem estar associados

Capítulo 35 • Distúrbios Endócrinos

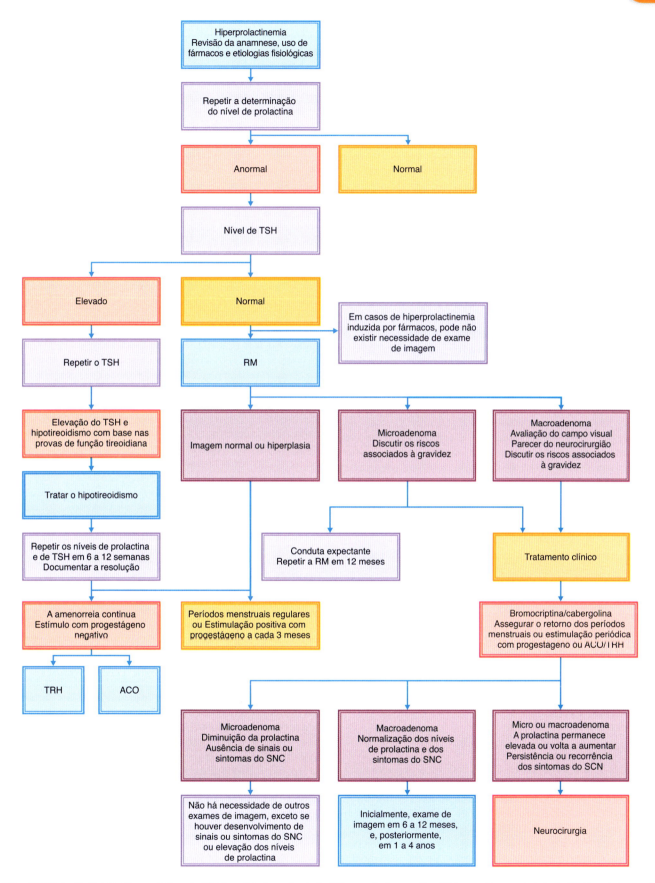

Figura 35.6 Avaliação para a hiperprolactinemia. TSH, hormônio tireoestimulante; RM, ressonância magnética; TC, tomografia computadorizada; TRH, terapia de reposição hormonal; ACO, anticoncepcionais orais; SNC, sistema nervoso central.

a microadenomas menores, macroadenomas que produzem um efeito de "secção do pedículo" e tumores suprasselares que podem passar despercebidos em uma incidência "*coned-down*" da sela turca. Elevações modestas da prolactina podem estar associadas a microadenomas ou macroadenomas, tumores hipofisários não lactotróficos e outras anormalidades do sistema nervoso central. Deve-se considerar o exame de imagem da hipófise na presença de elevação inexplicada e persistente da prolactina. **Em pacientes com hiperprolactinemia fisiológica ou induzida por fármacos claramente identificadas, não há necessidade de exame de imagem, a não ser que a hiperprolactinemia seja acompanhada por sintomas sugestivos de lesão expansiva (cefaleia, déficits de campo visual).** A RM da sela turca e da hipófise com contraste (gadolínio) parece fornecer os melhores detalhes anatômicos.[299] A dose cumulativa de radiação, em consequência de múltiplas TC, pode causar cataratas, e as incidências "*coned-down*", ou tomografias da sela turca, são pouco sensíveis e expõem a paciente à radiação. Para pacientes com hiperprolactinemia que desejam engravidar futuramente, a RM está indicada para diferenciar um microadenoma hipofisário de um macroadenoma e identificar outras possíveis massas selares e suprasselares. Embora raras, as complicações de um adenoma hipofisário relacionadas com a gravidez, quando ocorrem, ocorrem mais frequentemente com os macroadenomas.

Em mais de 90% das mulheres não tratadas, os microadenomas não aumentam no decorrer de um período de 4 a 6 anos. O argumento de que o tratamento clínico impedirá o crescimento de um microadenoma é falso. Embora exista uma correlação entre os níveis de prolactina e o tamanho do tumor, podem ocorrer tanto elevações quanto reduções dos níveis de prolactina sem qualquer alteração no tamanho do tumor. Durante o acompanhamento, se houver elevação significativa do nível de prolactina ou se forem observados sintomas do sistema nervoso central (cefaleia, alterações visuais), pode-se indicar a repetição do exame de imagem.

Distúrbios hipotalâmicos

A dopamina foi a primeira de muitas substâncias cuja produção foi demonstrada no núcleo arqueado. Os neurônios de liberação de dopamina inervam a zona externa da eminência mediana. Quando liberada no sistema porta-hipofisário, a dopamina inibe a liberação de prolactina na adeno-hipófise. **As lesões que interferem na liberação de dopamina podem resultar em hiperprolactinemia.** Essas lesões podem ocorrer na área suprasselar, na hipófise e no pedículo infundibular, bem como no osso adjacente, encéfalo, nervos cranianos, dura-máter, leptomeninges, nasofaringe e vasos sanguíneos. Numerosas condições patológicas e fisiológicas na região hipotálamo-hipofisária podem interferir na liberação de dopamina e causar hiperprolactinemia.

Distúrbios hipofisários

Microadenoma

Em mais de um terço das mulheres com hiperprolactinemia, observa-se anormalidade radiológica compatível com microadenoma (< 1 cm). A liberação da inibição do crescimento de células-tronco hipofisárias por meio de mutações de ativação ou perda de função resulta em desregulação do ciclo celular e é de importância crítica para o desenvolvimento de microadenomas e macroadenomas hipofisários. Os microadenomas são de origem monoclonal. Acredita-se que as mutações genéticas liberem a inibição do crescimento das células-tronco, resultando em produção autônoma e secreção de hormônios da adeno-hipófise, bem como proliferação celular. Outros fatores anatômicos que podem contribuir para a formação de adenoma incluem redução das concentrações de dopamina no sistema porta-hipofisário, isolamento vascular do tumor ou ambos. Recentemente, foi observado o gene transformador secretor de ligação à heparina (*HST*) em uma variedade de cânceres e em prolactinomas.[300] Pode-se tranquilizar a paciente com microadenoma sobre uma provável evolução benigna, e muitas dessas lesões sofrem regressão espontânea gradual.[301,302]

Tanto os microadenomas quanto os macroadenomas são de origem monoclonal. Os adenomas lactotróficos exibem granulação esparsa ou densa no exame histológico. Os adenomas lactotróficos com granulação esparsa apresentam padrões trabeculares, papilares ou sólidos. A calcificação desses tumores pode assumir a forma de um corpo psamomatoso ou de um cálculo hipofisário. Os adenomas lactotróficos com granulação densa são tumores intensamente acidófilos e parecem ser mais agressivos do que os adenomas lactotróficos com granulação esparsa. Os adenomas de células-tronco acidófilos incomuns podem estar associados à hiperprolactinemia, com algumas evidências clínicas ou bioquímicas de excesso de hormônio do crescimento.

Os microadenomas raramente progridem para macroadenomas. Em seis grandes séries de pacientes com microadenomas, foi constatado que, na ausência de tratamento, o risco de progressão do microadenoma para macroadenoma é de apenas 7%.[303] Os tratamentos incluem conduta expectante, clínica, ou raramente, cirúrgica. Todas as mulheres afetadas devem ser aconselhadas a notificar seu médico sobre a ocorrência de cefaleia crônica, distúrbios visuais (particularmente visão em túnel, compatível com hemianopsia bitemporal) e paralisias dos músculos extraoculares. O exame do campo visual raramente é útil, exceto quando o exame de imagem sugere compressão dos nervos ópticos.

Séries de necropsia e radiografias revelam que 14,4 a 22,5% da população norte-americana apresentam microadenomas, e cerca de 25 a 40% exibem marcação positiva para prolactina.[304] Os tumores hipofisários clinicamente significativos, que exigem algum tipo de intervenção, afetam apenas 14 em cada 100 mil indivíduos.[304]

Conduta expectante

Em mulheres que não desejam manter a fertilidade, pode-se utilizar uma conduta expectante para os microadenomas e para hiperprolactinemia sem adenoma enquanto a função menstrual estiver preservada. A deficiência de estrogênio induzida pela hiperprolactinemia, e não a prolactina em si, constitui o principal fator no desenvolvimento de osteopenia.[305] Por conseguinte, **para pacientes com amenorreia ou irregularidade menstrual, indica-se a reposição de estrogênio com esquemas clássicos de reposição hormonal ou contraceptivos hormonais.** As pacientes com hiperprolactinemia induzida por fármacos também podem receber tratamento expectante com atenção para os riscos de osteoporose. Na ausência de sintomas compatíveis com aumento da hipófise, o exame de imagem pode ser repetido em 12 meses e, depois, com menos frequência, se os níveis de prolactina permanecerem estáveis, de modo que se possa verificar posteriormente qualquer aumento adicional do microadenoma.

Tratamento clínico

Os alcaloides do ergot (esporão do centeio) constituem a base do tratamento. Em 1985, a bromocriptina foi aprovada para uso nos EUA para o tratamento da hiperprolactinemia causada por adenoma hipofisário. Esses agentes atuam como agonistas potentes da dopamina, diminuindo, assim, os níveis de prolactina. Os efeitos sobre os níveis de prolactina ocorrem dentro de algumas horas, e o tamanho da lesão pode diminuir em 1 ou 2 semanas. A bromocriptina diminui a síntese de prolactina, a síntese de DNA, a multiplicação celular e o tamanho global dos prolactinomas. O tratamento com bromocriptina resulta em níveis sanguíneos normais de prolactina e retorno das menstruações ovulatórias em 80 a 90% das pacientes.

Visto que os alcaloides do ergot (esporão do centeio), tais como a *bromocriptina*, são excretados por meio da árvore biliar, é necessário ter cautela na presença de doença hepática. Os principais efeitos adversos consistem em náuseas, cefaleia, hipotensão, tontura, fadiga, sonolência, vômitos, congestão nasal e constipação intestinal. **Muitas pacientes toleram a *bromocriptina* quando a dose é aumentada de modo gradual, em 1,25 mg (meio comprimido) ao dia a cada semana, até obter a normalização dos níveis de prolactina ou até alcançar uma dose de 2,5 mg, 2 vezes/dia. O esquema proposto é o seguinte: meio comprimido todas as noites (1,25 mg) durante 1 semana, meio comprimido de manhã e à noite (1,25 mg) durante a segunda semana, meio comprimido de manhã (1,25 mg) e um comprimido inteiro todas as noites (2,5 mg) durante a terceira semana, e um comprimido todas as manhãs e todas as noites a partir da quarta semana (2,5 mg, 2 vezes/dia).** A menor dose capaz de manter o nível de prolactina dentro da faixa normal é mantida (uma dose de 1,25 mg 2 vezes/dia é frequentemente suficiente para normalizar os níveis de prolactina em mulheres com níveis inferiores a 100 ng/mℓ). Os estudos farmacocinéticos mostram a ocorrência de níveis séricos máximos 3 horas após uma dose oral com nível mínimo em 7 horas. Como a bromocriptina está presente no soro em níveis pouco detectáveis em 11 a 14 horas, é necessária a sua administração 2 vezes/dia. Os níveis de prolactina podem ser verificados logo após a última dose (6 a 24 horas).

A ocorrência de reação psicótica constitui um efeito adverso raro da *bromocriptina*. Os sintomas consistem em alucinações auditivas, delírios e alterações do humor, que apresentam rápida resolução após a interrupção do fármaco.[306]

Muitos pesquisadores não relatam qualquer diferença na fibrose, calcificação, imunorreatividade à prolactina ou sucesso cirúrgico em pacientes que recebem tratamento prévio à cirurgia com *bromocriptina*, em comparação com as que não tomam o fármaco.[303]

Uma alternativa para a administração oral é a administração vaginal de comprimidos de *bromocriptina*, que são bem tolerados, resultando em melhora efetiva da farmacocinética.[307] A *cabergolina*, outro alcaloide do ergot (esporão do centeio), apresenta meia-vida mais longa e pode ser administrada por via oral 2 vezes/semana. Sua longa duração de ação é atribuível à eliminação lenta pelo tecido tumoral hipofisário, ligação de alta afinidade aos receptores de dopamina da hipófise e recirculação êntero-hepática extensa.

A *cabergolina*, que parece ser tão eficaz quanto a *bromocriptina* na redução dos níveis de prolactina e do tamanho do tumor, apresenta muito menos efeitos adversos do que a *bromocriptina*. Muito raramente, as pacientes apresentam náuseas, vômitos ou tontura com a *cabergolina*; essas pacientes podem ser tratadas com *cabergolina* intravaginal, à semelhança da *bromocriptina*. Um aumento gradual da dose ajuda a evitar os efeitos colaterais de náuseas, vômitos e tontura. Na dose de 0,25 mg, administrada 2 vezes/semana, a *cabergolina* habitualmente é adequada para a hiperprolactinemia com níveis inferiores a 100 ng/mℓ. Se houver necessidade de normalizar os níveis de prolactina, a dose pode ser aumentada em 0,25 mg por dose a cada semana, até alcançar um máximo de 1 mg 2 vezes/semana.

Estudos recentes revelam um aumento do risco de regurgitação das valvas cardíacas em pacientes com doença de Parkinson tratadas com altas doses de *cabergolina* ou *pergolina*, mas não com *bromocriptina*.[308,309] A administração de doses mais altas ou a maior duração do tratamento foram associadas a mais riscos de valvopatia. Postula-se que a estimulação do receptor 5 HT2b leve à proliferação de fibromioblastos.[310] Em um estudo transversal recente foi constatada uma maior taxa de regurgitação tricúspide assintomática em pacientes tratadas com *cabergolina,* em comparação com mulheres não tratadas com diagnóstico recente de prolactinomas e controles normais.[311,312]

A segurança relativa demonstrada da *bromocriptina* em mulheres de idade fértil e durante mais de 2.500 gestações sugere que a *bromocriptina* representa a primeira opção para a hiperprolactinemia e os microadenomas e macroadenomas.[313]

Quando não é possível utilizar *bromocriptina* ou *cabergolina*, outros medicamentos podem ser administrados, como a *pergolida* ou a *metergolina*. Em pacientes com microadenomas tratadas com *bromocriptina*, pode-se repetir a RM 6 a 12 meses após a normalização dos níveis de prolactina, quando indicado. Os níveis normais de prolactina e o retorno das menstruações não devem ser considerados como prova absoluta de resposta do tumor ao tratamento. Deve-se efetuar outros exames de RM, caso apareçam novos sintomas.

Pode-se tentar interromper o tratamento com *bromocriptina* depois de 2 a 3 anos em um grupo selecionado de pacientes que mantêm a normoprolactinemia durante a terapia.[314,315] Em uma série retrospectiva de 131 pacientes tratadas com *bromocriptina* durante um período médio de 47 meses, a normoprolactinemia foi mantida em 21% delas durante um acompanhamento médio de 44 meses após a interrupção do tratamento.[315] A interrupção do tratamento com *cabergolina* teve êxito em pacientes tratadas durante 3 a 4 anos que mantiveram a normoprolactinemia.[316] Foi observada uma taxa de recorrência de 64% em pacientes com interrupção do tratamento com *cabergolina*, que preencheram critérios rigorosos de inclusão.[317] Uma metanálise envolvendo 743 pacientes constatou a manutenção da normoprolactinemia em apenas uma minoria de pacientes (21%) após a interrupção do tratamento. As pacientes tratadas durante 2 anos ou mais antes da interrupção e sem tumor demonstrável e visível na RM apresentaram a maior probabilidade de persistência da normoprolactinemia.[318] As taxas de recorrência são maiores nos macroadenomas (em comparação a microadenomas ou hiperprolactinemia sem adenoma) após a interrupção da *bromocriptina* ou da *cabergolina*, justificando um rigoroso acompanhamento com determinação dos níveis séricos de prolactina e RM após a interrupção do tratamento. Em pacientes com macroadenomas, a interrupção do tratamento deve ser feita com cautela, devido a uma possível reexpansão rápida do tumor.

Macroadenomas

Os macroadenomas são tumores hipofisários com mais de 1 cm de tamanho. A *bromocriptina* constitui a melhor opção de tratamento inicial e potencialmente a longo prazo; entretanto, pode ser necessária a realização de cirurgia transesfenoidal. A terapia com altas doses de *cabergolina* foi utilizada com sucesso em pacientes com macroadenomas resistentes ou intolerantes à *bromocriptina*; entretanto, é preciso ter cautela quanto ao desenvolvimento de anormalidades das valvas cardíacas.[319]

Pode-se indicar uma avaliação à procura de deficiência de hormônios hipofisários. Os sintomas de aumento do macroadenoma incluem cefaleias intensas, alterações do campo visual, e raramente diabetes insípido e cegueira. Quando os níveis de prolactina se normalizam após tratamento com alcaloides do ergot, indica-se a repetição de RM dentro de 6 meses para documentar a redução ou a estabilização do tamanho do macroadenoma. Esse exame pode ser feito mais cedo, se houver desenvolvimento de novos sintomas ou se não houver melhora dos sintomas anteriormente observados. A normalização dos níveis de prolactina ou o retorno da menstruação não devem ser considerados como prova absoluta de resposta do tumor ao tratamento, particularmente no caso de macroadenoma.

Tratamento clínico

O tratamento com *bromocriptina* diminui os níveis de prolactina e o tamanho dos macroadenomas; quase metade dos casos apresenta uma redução de tamanho de 50%, e um quarto exibe redução de 33% depois de 6 meses de tratamento. Devido ao novo crescimento do tumor em mais de 60% dos casos após a interrupção do tratamento com *bromocriptina*, é geralmente necessário um tratamento de longa duração.

Após documentação da estabilização do tamanho do tumor, a RM é repetida 6 a 12 meses mais tarde e, se for estável, anualmente durante vários anos. Esse exame pode ser realizado mais cedo se houver desenvolvimento de novos sintomas ou se não for observada nenhuma melhora dos sintomas. Os níveis séricos da prolactina são determinados a cada 6 meses. Como os tumores podem aumentar apesar de normalização dos níveis de prolactina, é prudente efetuar uma reavaliação dos sintomas a intervalos regulares (6 meses). A normalização dos níveis da prolactina ou o retorno da menstruação não devem ser considerados como prova absoluta de resposta do tumor ao tratamento.[318,320]

Intervenção cirúrgica

Os tumores que não respondem à *bromocriptina* ou que causam perda persistente dos campos visuais exigem intervenção cirúrgica. Alguns neurocirurgiões observaram que um ciclo pré-operatório de curta duração (2 a 6 semanas) de *bromocriptina* aumenta a eficácia da cirurgia em pacientes com adenomas maiores.[303] Apesar da ressecção cirúrgica, a recorrência da hiperprolactinemia e o crescimento do tumor são comuns. As complicações da cirurgia incluem lesão da parte cerebral da artéria carótida, diabetes insípido, meningite, perfuração do septo nasal, hipopituitarismo parcial ou pan-hipopituitarismo, rinorreia de líquido cerebrospinal e paralisia do terceiro nervo craniano. Indica-se a realização de RM periódica após a cirurgia, particularmente em pacientes com hiperprolactinemia recorrente.

Disfunção metabólica e hiperprolactinemia

Em certas ocasiões, pacientes com hipotireoidismo apresentam hiperprolactinemia com aumento notável da hipófise em consequência de hiperplasia dos tireotrofos. Essas pacientes respondem à terapia de reposição tireoidiana com redução do aumento da hipófise e normalização dos níveis de prolactina.[321]

Ocorre hiperprolactinemia em 20 a 75% das mulheres com insuficiência renal crônica. Os níveis de prolactina não são normalizados por hemodiálise, porém ocorre normalização após transplante.[322–324] Em certas ocasiões, as mulheres com hiperandrogenemia também apresentam hiperprolactinemia. Os níveis elevados de prolactina podem alterar a função da suprarrenal, aumentando a liberação de andrógenos suprarrenais como DHEAS.[325]

Hiperprolactinemia induzida por fármacos

Numerosos fármacos interferem na secreção de dopamina e podem ser responsáveis pela hiperprolactinemia e seus sintomas associados (ver Tabela 35.5). Se for possível interromper a medicação, a resolução da hiperprolactinemia é uniformemente imediata. Se isso não for possível, o tratamento endócrino deve ser direcionado para a reposição de estrogênio e a normalização da menstruação em pacientes com distúrbio ou ausência da ovulação. O tratamento com agonistas da dopamina pode ser utilizado se a ovulação for desejada e se não for possível interromper o fármaco que induz hiperprolactinemia.

Uso de estrogênio na hiperprolactinemia

Em roedores, ocorrem adenomas hipofisários secretores de prolactina com a administração de altas doses de estrogênio.[326] Níveis elevados de estrogênio, como aqueles observados na gravidez, são responsáveis pela hipertrofia e hiperplasia das células lactotróficas e respondem pelo aumento progressivo dos níveis de prolactina na gestação normal. O aumento da prolactina durante a gravidez é fisiológico e reversível; os adenomas não são estimulados pela hiperestrogenemia da gravidez. A gravidez pode exercer uma influência favorável sobre os prolactinomas preexistentes.[327,328] A administração de estrogênio não está associada a evidências clínicas, bioquímicas ou radiológicas de crescimento de microadenomas hipofisários ou progressão da hiperprolactinemia idiopática para um estado de adenoma.[329-332] **Por essas razões, a reposição de estrogênio ou o uso de ACO são adequados para pacientes hipoestrogênicas com hiperprolactinemia secundária a microadenoma ou hiperplasia.**

Monitoramento dos adenomas hipofisários durante a gravidez

Os microadenomas secretores de prolactina raramente causam complicações durante a gravidez. Recomenda-se o monitoramento de pacientes com exames do campo visual seriado e fundoscopia. Na presença de cefaleia persistente, déficits do campo visual ou alterações visuais ou fundoscópicas, aconselha-se a realização de RM. **Como os níveis séricos de prolactina aumentam de modo progressivo durante toda a gravidez, a sua determinação raramente tem utilidade.**

Recomenda-se a interrupção do fármaco nas mulheres que engravidam durante o uso de bromocriptina para tratar o retorno da ovulação espontânea. Isso não impede o uso subsequente de *bromocriptina* durante a gravidez para tratar os sintomas (defeitos do campo visual, cefaleias) que surgem em consequência do crescimento do microadenoma.[313,333-335] A *bromocriptina* não demonstrou ser teratogênica em animais, e os dados de observação não sugerem qualquer prejuízo para a gravidez nem para o feto nos seres humanos.

As gestantes submetidas anteriormente à cirurgia transesfenoidal para microadenomas ou macroadenomas podem ser monitoradas por meio de perimetria do campo visual de Goldman, uma vez por mês. Pode ser necessária a realização periódica de RM em mulheres com sintomas ou com alterações visuais. **A amamentação não está contraindicada na presença de microadenomas ou macroadenomas.**[313,333-335] O uso de *bromocriptina* e provavelmente de outros agentes dopaminérgicos passíveis de causar elevação da pressão arterial durante o período pós-parto está contraindicado.[336-340]

DISTÚRBIOS DA TIREOIDE

Os distúrbios da tireoide são 10 vezes mais comuns nas mulheres do que nos homens. Nos EUA, cerca de 1% da população feminina apresenta hipotireoidismo sintomático.[341] Mesmo antes da descoberta do estimulador tireoidiano de ação longa (LATS) em mulheres com doença de Graves, em 1956, numerosas pesquisas demonstraram uma relação entre esses distúrbios tireoidianos autoimunes e a fisiologia e patologia da reprodução.[342]

Hormônios tireoidianos

O iodo constitui um componente fundamental da classe de hormônios conhecidos como tironinas, das quais as mais importantes são a tri-iodotironina (T_3) e a tiroxina (T_4). O iodo obtido da alimentação é ativamente transportado até a célula folicular da tireoide para a síntese desses hormônios. O simportador de sódio-iodo (NIS) é uma molécula essencial para a função da tireoide. O NIS possibilita o acúmulo de iodo oriundo da circulação dentro do tireócito contra um gradiente eletroquímico. Essa molécula necessita de energia, que é fornecida pela Na-KATPase, e a captação de iodo é estimulada pelo TSH ou pela tireotropina. Em seguida, a enzima tireoide peroxidase (TPO) oxida o iodo próximo à superfície coloide da célula e o incorpora em resíduos tirosila dentro da molécula de tireoglobulina, resultando na formação de monoiodotirosina (MIT) e di-iodotirosina (DIT). A T_3 e a T_4, que são formadas pelo acoplamento secundário da MIT e DIT, são catalisadas pela TPO. A TPO, um oligômero contendo heme ligado à membrana, está localizada no retículo endoplasmático rugoso, nas vesículas de Golgi, nas vesículas laterais e apicais e na superfície das células foliculares. A tireoglobulina, que é a principal proteína formada na glândula tireoide, apresenta um conteúdo de iodo de 0,1 a 1,1% por peso. Cerca de 33% do iodo está presente na tireoglobulina, na forma de T_3 e T_4, enquanto o restante ocorre na MIT e DIT ou na forma de iodo livre. A tireoglobulina tem uma capacidade de armazenamento capaz de manter um estado eutireóideo por quase 2 meses sem a produção de novos hormônios tireoidianos. Os anticorpos antimicrossomais tireoidianos que são encontrados em pacientes com doença autoimune da tireoide (DAT) são dirigidos contra a enzima TPO.[343,344]

O TSH regula o metabolismo do iodo da tireoide pela ativação da adenilato ciclase. Isso facilita a endocitose como componente da captação de iodo, digestão do coloide contendo tireoglobulina e liberação dos hormônios tireoidianos, T_4, T_3 e T_3 reversa. A T_4 é liberada da glândula tireoide em uma concentração 40 a 100 vezes maior que a T_3. A concentração de T_3 reversa, que não possui nenhuma atividade tireoidiana intrínseca, corresponde a 30 a 50% da concentração de T_3 e 1% da concentração de T_4. Setenta por cento dos hormônios tireoidianos liberados estão ligados à globulina de ligação da tireoide (TBG) circulante. A T_4 está presente em maiores concentrações no reservatório circulante e apresenta uma taxa de renovação mais lenta do que a T_3. Cerca de 30% da T_4 são convertidos em T_3 na periferia. A T_3 reversa participa da regulação da conversão da T_4 em T_3. A T_3 é o principal hormônio tireoidiano fisiologicamente funcional em nível celular. A T_3 liga-se ao receptor nuclear com afinidade 10 vezes maior que a T_4. Os efeitos dos hormônios tireoidianos sobre as células consistem em aumento do consumo de oxigênio, produção de calor e metabolismo das gorduras, proteínas e carboidratos. Do ponto de vista sistêmico, a atividade dos hormônios tireoidianos é responsável pela taxa metabólica basal. Produzem equilíbrio entre a eficiência do combustível e o desempenho. Os estados de hipertireoidismo resultam em consumo excessivo de combustível com desempenho marginal, enquanto o hipotireoidismo reduz tanto o consumo de combustível quanto o desempenho.

Metabolismo do iodo

A função normal da glândula tireoide depende do iodo. A Organização Mundial da Saúde recomenda a ingestão diária de 150 μg de iodo para as mulheres em idade fértil e de 250 μg durante a gravidez e a lactação. A iodação adequada do sal de cozinha é definida como 15 a 40 mg de iodo por quilograma de sal.[345]

O aporte ideal de iodo para a prevenção de doença situa-se dentro de uma faixa relativamente estreita em torno do consumo diário recomendado. Os estados de deficiência extrema de iodo estão associados ao cretinismo, bócio e hipotireoidismo, enquanto uma quantidade suficiente de iodo está associada a DAT e redução das taxas de remissão na doença de Graves.[346]

Fatores de risco para distúrbios autoimunes da tireoide

Os fatores ambientais associados ao desenvolvimento de DAT incluem poluentes (plastificantes, bifenilos policlorados) e exposição a agentes infecciosos, como *Yersinia enterocolitica*, vírus Coxsackie B, *Helicobacter pylori* e hepatite C.[347,348] Por motivos não totalmente conhecidos, a incidência de DAT é 5 a 10 vezes maior em mulheres.[349] Acredita-se que essa diferença represente a consequência de diferenças nos níveis de hormônios esteroides sexuais, diferenças na exposição ambiental, diferenças inatas dos sistemas imunes feminino e masculino e diferenças cromossômicas inerentes a cada sexo.[350,351] As imunoglobulinas produzidas contra a tireoide são policlonais, e as múltiplas combinações de vários anticorpos criam o espectro clínico das DAT, que podem afetar a saúde e a função reprodutiva.

Avaliação

Função da tireoide

As medições dos níveis séricos de T_4 e T_3 livres são complicadas pelos baixos níveis de hormônio livre na circulação sistêmica, com apenas 0,02 a 0,03% de T_4 e 0,2 a 0,3% de T_3 circulantes no estado não ligado ou livre.[351] Cerca de 70 a 75% da T_4 e T_3 na circulação estão ligados à TBG, 10 a 15% estão ligados à pré-albumina, 10 a 15%, à albumina, e uma fração menor (< 5%), à lipoproteína.[352,353] As determinações totais dos hormônios tireoidianos dependem dos níveis de TBG, que variam e que são afetados por muitas condições, como gravidez, uso de ACO, estrogenioterapia, hepatite e anormalidades genéticas da TBG. Por conseguinte, **os ensaios para medição dos níveis de T_4 e T_3 livres são clinicamente mais relevantes do que a medição dos níveis totais de hormônios tireoidianos.**

Dispõe-se de muitas técnicas laboratoriais diferentes para medir o nível sérico estimado de T_4 e T_3 livres. Esses métodos sempre medem parte do hormônio livre dissociado do componente ligado à proteína *in vivo*. Isso tem pouca importância clínica, supondo-se que as mesmas proporções sejam medidas em todos os ensaios e consideradas na calibração do método.[354] O teste de captação de T_3 em resina (T_3 RU) é um exemplo de método laboratorial utilizado para estimar a T_4 livre no soro. A T_3 RU determina a ligação fracional da T_3 marcada radioativamente, que é acrescentada a uma amostra de soro na presença de uma resina que compete com a

TBG pela ligação à T_3. A capacidade de ligação da TBG na amostra é inversamente proporcional à quantidade de T_3 marcada ligada à resina artificial. Por conseguinte, a obtenção de uma baixa T_3 RU indica uma alta disponibilidade do sítio receptor de T_3 da TBG e implica altos níveis circulantes de TBG.

O índice de T_4 livre (FTI) é obtido pela multiplicação da concentração sérica de T_4 pela porcentagem de T_3 RU, o que fornece uma estimativa indireta dos níveis de T_4 livre:

$$T_3 \text{ RU\%} \times T_4 \text{ total} = \text{índice de } T_4 \text{ livre}$$

Uma alta porcentagem de T_3 RU indica uma redução da disponibilidade de sítios receptores da TBG e um elevado FTI, e, portanto, hipertireoidismo, enquanto uma baixa porcentagem de T_3 RU resulta de um aumento na ligação dos sítios receptores de TBG e, portanto, hipotireoidismo. A diálise de equilíbrio e as técnicas de ultrafiltração podem ser utilizadas para a determinação direta da T_4 livre. Os níveis de T_4 e T_3 livres também podem ser determinados por radioimunoensaio. A maioria dos métodos laboratoriais disponíveis utilizados para a estimativa da T_4 livre é capaz de corrigir variações moderadas do nível sérico de TBG, porém são propensos a erro em situações de grandes variações da TBG sérica na presença de anticorpos endógenos contra T_4 e em casos de anormalidades inerentes da albumina.[352]

9 Como os distúrbios de hipertireoidismo e de hipotireoidismo estão relacionados, em sua maioria, com disfunção da glândula tireoide, e os níveis de TSH são sensíveis a níveis excessivos ou deficientes de hormônio tireoidiano circulante, utilizam-se os níveis de TSH para o rastreamento desses distúrbios. Os imunoensaios tipo sanduíche da tireotropina ou do TSH são extremamente sensíveis e capazes de diferenciar valores normais e baixos de valores subnormais e elevações patológicas ou iatrogênicas. A medição do TSH constitui o melhor método de rastreamento de disfunção da tireoide e fornece uma previsão acurada de disfunção do hormônio tireoidiano em cerca de 80% dos casos.[355] Tradicionalmente, os valores de referência do TSH baseiam-se nos 95% de valores basais para indivíduos saudáveis, e há algumas controvérsias sobre o limite superior de normalidade. Os valores no limite superior da normalidade podem prever uma futura doença da tireoide.[354,356] Em um estudo longitudinal de mulheres com anticorpos antitireoidianos positivos (TPOAb ou TgAb), a prevalência do hipotireoidismo no acompanhamento foi de 12% (3 a 21%; IC de 95%) quando o nível basal de TSH foi de 2,5 mU/ℓ ou menos, de 55,5% (37,1 a 73,3%) para níveis de TSH entre 2,5 e 4 mU/ℓ, e de 85,7% (74,1 a 97,3%) para um nível de TSH acima de 4 mU/ℓ.[357] Os médicos que solicitam a determinação dos níveis de tireotropina devem estar atentos para as limitações desses valores em caso de doença aguda, hipotireoidismo central e presença de anticorpos heterófilos e autoanticorpos anti-TSH. Na presença de anticorpos heterófilos ou autoanticorpos anti-TSH, pode ocorrer uma falsa elevação dos níveis de TSH.[354] Nos casos de hipotireoidismo central, a diminuição da sialilação do TSH resulta em meia-vida mais longa e redução da bioatividade.[358,359] Os níveis de TSH podem estar elevados ou normais quando a paciente continua apresentando hipotireoidismo clínico em quadros de hipotireoidismo central, e, com frequência, o tratamento bem-sucedido está associado a níveis baixos ou indetectáveis de TSH.

Anormalidades imunológicas

É possível detectar muitas reações de antígeno-anticorpo que afetam a glândula tireoide. Em estados de DAT, foram identificados e implicados anticorpos dirigidos contra a Tg (TgAb), o receptor de TSH (TSHRAb), a TPO (TPOAb), o NIS (NISAb) e o hormônio tireoidiano.[360] A Tabela 35.6 fornece uma relação de autoantígenos tireoidianos reconhecidos. A produção de anticorpos contra tireoglobulina depende de uma ruptura na vigilância imune normal.[361,362] A Tabela 35.7 mostra a prevalência dos autoanticorpos antitireoidianos em vários distúrbios autoimunes da tireoide.

Os anticorpos antitireoglobulina são predominantemente da classe de imunoglobulina G (IgG) policlonal, que não fixa o complemento. São encontrados anticorpos antitireoglobulina em 35 a 60% das pacientes com tireoidite autoimune e hipotireoidismo, em 12 a 30% das pacientes com doença de Graves e em 3% da população geral.[363-365] Os anticorpos antitireoglobulina estão associados a tireoidite aguda, bócio atóxico e câncer de tireoide.[360]

Os anticorpos anti-TPO, anteriormente designados como anticorpos antimicrossomais, são dirigidos contra a TPO e são encontrados na tireoidite de Hashimoto, na doença de Graves e na tireoidite pós-parto. Os anticorpos característicos produzidos são anticorpos IgG citotóxicos e fixadores do complemento. Em pacientes com autoanticorpos antitireoidianos, 99% apresentam anticorpos anti-TPO positivos, enquanto apenas 36% têm anticorpos antitireoglobulina positivos, tornando o anti-TPO um teste mais sensível para a identificação de DAT.[365] Verifica-se a presença de anticorpos anti-TPO em 80 a 99% das pacientes com tireoidite autoimune e hipotireoidismo, em 45 a 80% das pacientes com doença de Graves e em 10 a 15% da população geral.[364-366] Esses anticorpos podem causar artefatos na medição dos níveis de hormônios tireoidianos. Os anticorpos antitireoide peroxidase (anti-TPO) são clinicamente utilizados no diagnóstico da doença de Graves, no diagnóstico da tireoidite autoimune crônica e em associação ao teste do TSH como método para prever o futuro desenvolvimento de hipotireoidismo no hipotireoidismo subclínico, bem como para diagnosticar tireoidite autoimune em pacientes eutireóideas com bócio ou nódulos.[360]

Tabela 35.6 Autoantígenos tireoidianos.

Antígeno	Localização	Função
Tireoglobulina (Tg)	Tireoide	Armazenamento de hormônio tireoidiano
Tireoide peroxidase (TPO) (antígeno microssomal)	Tireoide	Transdução de sinal do TSH
Receptor de TSH (TSHR)	Tireoide, linfócitos, fibroblastos, adipócitos (incluindo retro-orbitais) e cânceres	Transdução de sinal do TSH
Simportador de Na^+/I^- (NIS)	Tireoide, mama, glândulas salivares ou lacrimais, mucosa gástrica ou colônica, timo, pâncreas	Captação de I^- impulsionada por ATP, junto com Na^+

TSH, hormônio tireoestimulante; ATP, trifosfato de adenosina.

Tabela 35.7 Prevalência de autoanticorpos antitireoidianos em distúrbios autoimunes da tireoide.

Anticorpo	População geral	Tireoidite autoimune com hipotireoidismo	Doença de Graves
Antitireoglobulina (TgAb)	3%	35 a 60%	12 a 30%
Antitireoide peroxidase microssomal (TPOAb)	10 a 15%	80 a 99%	45 a 80%
Antirreceptor de TSH (TSHRAb)	1 a 2%	6 a 60%	70 a 100%
Antissimportador de Na/I (NISAb)	0%	25%	20%

TSH, hormônio tireoestimulante.

Outro grupo de anticorpos importantes na DAT liga-se ao receptor de TSH (TSHR). O TSHR pertence à família de receptores acoplados à proteína G. Os TSHRAb são patogênicos e têm a capacidade de ativar (TSI) ou de bloquear (TPI) as funções do TSHR. As TBIs podem ser detectadas em duas variedades: as que bloqueiam a ligação do TSH e as que bloqueiam processos pré e pós-receptores. Vários pesquisadores detectaram esses anticorpos bloqueadores em pacientes com hipotireoidismo primário e atrofia da glândula tireoide.[367,368] A Tabela 35.8 fornece a nomenclatura e o ensaio de detecção do TSHRAb. Foram encontrados anticorpos antirreceptores de TSH em 6 a 60% das pacientes com tireoidite autoimune e hipotireoidismo, em 70 a 100% das pacientes com doença de Graves e em 1 a 2% da população geral.[369-373] As pacientes com doença de Graves não tratadas e submetidas à avaliação por ensaios imunométricos de terceira geração são uniformemente positivas.[374] Os TSHRAb são classificados como imunoglobulinas inibidoras de ligação por meio de ensaios de ligação competitivos (TBII); e, em ensaios funcionais, em estimulador (TSI) – que tem a capacidade de aumentar a produção de monofosfato de adenosina cíclico (cAMP); bloqueador (TBI) – que tem a capacidade de reduzir os efeitos do TSH; e neutros (TNI) – sem nenhum efeito sobre a ligação do TSH ou a alteração dos níveis de cAMP. Dispõe-se de vários ensaios competitivos e funcionais para determinar os níveis de cada tipo de anticorpos, que, na totalidade, correlacionam-se com a gravidade da doença, os sinais extraglandulares, o risco de efeitos fetais e a probabilidade de remissão e recorrência. Os TSHRAb são utilizados clinicamente para diferenciar a tireoidite pós-parto da doença de Graves, para prever o risco de tireotoxicose fetal e neonatal em mulheres submetidas anteriormente a um tratamento ablativo ou em tratamento atual com tionamidas na presença de doença de Graves e para o diagnóstico da oftalmopatia de Graves com eutireoidismo.[360] Esses ensaios deverão melhorar cada vez mais a avaliação e o tratamento individualizados das pacientes.[375]

Os anticorpos contra NIS são prevalentes em vários distúrbios da tireoide. Foram detectados anticorpos anti-NIS em 24% das pacientes com doença de Hashimoto e em 22% daquelas com doença de Graves.[376] Os anticorpos anti-NIS são usados experimentalmente.[360]

Doença autoimune da tireoide

As anormalidades da tireoide mais comuns em mulheres – os distúrbios autoimunes da tireoide – representam os efeitos combinados dos diversos autoanticorpos antitireoidianos.[377] As várias reações antígeno-anticorpo resultam no amplo espectro clínico desses distúrbios. A transmissão transplacentária de algumas dessas imunoglobulinas pode afetar a função da tireoide do feto. A presença de distúrbios autoimunes da tireoide, em particular a doença de Graves, está associada a outros distúrbios autoimunes: tireoidite de Hashimoto, doença de Addison, insuficiência ovariana, artrite reumatoide, síndrome de Sjögren, diabetes melito (tipo 1), vitiligo, anemia

Tabela 35.8 Nomenclatura dos anticorpos antirreceptores de TSH.

Abreviatura	Termo	Ensaio utilizado	Refere-se a
LATS	Estimulador tireoidiano de ação longa	Ensaio in vivo de estimulação da tireoide de camundongo	Descrição original da molécula sérica capaz de estimular a tireoide de camundongo; não é mais utilizada
TSHRAb, TRAb	Anticorpos anti-TSHR	Ensaios competitivos e funcionais descritos adiante	Todos os anticorpos que reconhecem o receptor de TSH (incluem TBII [competitivo] e TSI, TBI e TNI [competitivo], com base no método de ensaio)
TBII	Imunoglobulina inibidora da ligação do TSHR	Ensaios de ligação competitivos com TSH	Anticorpos capazes de competir com o TSH pela ligação ao receptor de TSH, independentemente da atividade biológica
TSI (também TSAb)	Imunoglobulinas de estimulação do TSHR	Bioensaios competitivos e funcionais de ativação do receptor de TSH	Anticorpos capazes de bloquear a ligação ao receptor de TSH, de induzir a produção de cAMP e cascatas de sinalização não clássica
TBI (também TSBAb, TSHBAb)	Anticorpos bloqueadores da estimulação de TSHR	Bioensaios funcionais de ativação do receptor de TSH	Anticorpos capazes de bloquear a ligação ao receptor de TSH e induzir a produção de cAMP com efeitos ± sobre cascatas não clássicas
TNI	Imunoglobulina não ligadora de TSHR	Ensaios de ligação e funcionais	Sem ligação ao TSH, nenhum efeito sobre os níveis de cAMP e efeitos variáveis sobre cascatas não clássicas

TSH, hormônio tireoestimulante.

perniciosa, miastenia *gravis* e púrpura trombocitopênica idiopática. Outros fatores que estão associados ao desenvolvimento de distúrbios autoimunes da tireoide incluem baixo peso ao nascer, excesso e deficiência de iodo, deficiência de selênio, paridade, uso de CO, duração da idade fértil, microquimerismo fetal, estresse, variação sazonal, alergia, tabagismo, lesão da tireoide por radiação e infecções virais e bacterianas.[378]

Recomendações para exames complementares e tratamento

A forma sintomática do hipotireoidismo e o hipotireoidismo subclínico são definidos por níveis elevados de TSH com baixos níveis de T_4 e níveis elevados de TSH e normais de T_4, respectivamente, utilizando faixas apropriadas para as pacientes (não grávidas e gestantes). Várias organizações profissionais publicaram diversas recomendações para a avaliação da função da tireoide com o TSH em mulheres. Em virtude do longo intervalo entre o desenvolvimento da doença e o diagnóstico, da natureza inespecífica dos sintomas e dos possíveis resultados neonatais e maternos adversos associados ao hipotireoidismo não tratado durante a gravidez, a American Association of Clinical Endocrinologists (AACE) recomendou o rastreamento de mulheres antes da concepção ou na primeira consulta pré-natal.[379,380] A AACE também recomendou o rastreamento do hipotireoidismo em pacientes com diabetes melito tipo 1 (aumento de três vezes no risco de disfunção pós-parte da tireoide e prevalência global de 33%) e pacientes tratadas com lítio (prevalência de 35%), devendo-se considerar a realização de exame em pacientes que apresentam infertilidade (prevalência de > 12%) ou depressão (prevalência de 10 a 12%), visto que essas populações correm risco aumentado de hipotireoidismo.[380] **Foi recomendado o rastreamento do TSH em mulheres a partir dos 50 anos de idade, devido a um aumento da prevalência do hipotireoidismo nessa população.**[381] Foram recomendadas provas de função da tireoide a intervalos de 6 meses em pacientes tratados com *amiodarona*, devido à ocorrência de hipertireoidismo ou hipotireoidismo em 14 a 18% dessas pacientes.[380] Deve-se oferecer uma avaliação anual da função da tireoide a qualquer mulher com história de tireoidite pós-parto, visto que 50% dessas pacientes desenvolvem hipotireoidismo dentro de 7 anos após o diagnóstico.[382] Devido a uma alta prevalência de hipotireoidismo em mulheres com síndromes de Turner e Down, recomenda-se uma avaliação anual da função da tireoide nessas pacientes.[383,384]

Como alternativa, as diretrizes clínicas da Endocrine Society sobre o tratamento da disfunção da tireoide durante a gravidez e o período pós-parto recomendam o rastreamento direcionado dos seguintes indivíduos: história de distúrbio da tireoide, história familiar de doença da tireoide, bócio, autoanticorpos antitireoidianos, sinais ou sintomas clínicos de doença da tireoide, distúrbios autoimunes, infertilidade, irradiação da cabeça e/ou do pescoço e parto prematuro.[385] O American Congress of Obstetricians and Gynecologists aceitou essas recomendações para determinação do TSH.[386] A avaliação materna específica para hipotireoidismo é incentivada devido (i) a efeitos neurológicos potencialmente significativos sobre o feto e outros eventos adversos na gravidez, (ii) à elevação fisiológica da TBG e atividade semelhante à hCG do TSH durante a gravidez, e (iii) à possibilidade de que os grupos de rastreamento específicos tenham hipotireoidismo sintomático ou subclínico definido pelos valores de referência na gravidez (TSH < 2,5, 3,1 e 3,5 mU/ℓ no primeiro, no segundo e no terceiro trimestre, respectivamente). Trinta por cento dos casos de hipotireoidismo subclínico podem passar despercebidos pelo protocolo de rastreamento direcionado. De acordo com essas recomendações, a dose de T_4 em mulheres com diagnóstico de hipotireoidismo (sintomático ou subclínico) antes da concepção deve ser ajustada, de modo que o nível de TSH seja inferior a 2,5 mU/ℓ antes da gravidez. A dose de T_4 em mulheres já submetidas à reposição hormonal habitualmente exige um aumento (30 a 50%) com 4 a 6 semanas de gestação, de modo a manter o nível de TSH abaixo de 2,5 mU/ℓ. As gestantes com hipotireoidismo sintomático devem ser normalizadas o mais rápido possível, para manter um nível de TSH inferior a 2,5 e 3 mU/ℓ nos primeiro, segundo e terceiro trimestres, respectivamente. As mulheres com eutireoidismo que apresentam autoanticorpos antitireoidianos correm risco de hipotireoidismo, de modo que é necessário determinar os níveis de TSH a cada trimestre. Depois do parto, é necessário reduzir a dose de T4 utilizada durante a gravidez em mulheres com hipotireoidismo. Como o hipotireoidismo subclínico está associado a resultados adversos para a mãe e para o feto, recomenda-se a reposição de T_4. A American Thyroid Association (ATA) recomendou uma abordagem alternativa em que o tratamento pode ser considerado em mulheres positivas para anticorpo anti-TPO com níveis de TSH acima de 2,5 mU/ℓ. O tratamento também é recomendado para mulheres negativas para o anticorpo anti-TPO com concentrações de TSH acima de 4 mU/ℓ. A ATA não recomenda o tratamento com *levotiroxina* para mulheres negativas para o anticorpo anti-TPO com nível de TSH inferior a 4 mU/ℓ.[387]

Tireoidite de Hashimoto

A tireoidite de Hashimoto, ou tireoidite linfocítica crônica, foi descrita pela primeira vez pelo Dr. Hakaru Hashimoto, em 1912. A tireoidite de Hashimoto pode manifestar-se na forma de hipertireoidismo, hipotireoidismo, bócio eutireóideo ou bócio difuso. Em geral, são encontrados altos níveis de anticorpos antimicrossomais e antitireoglobulina, e pode-se observar também a presença de TSHRAb.[365,388,389] A tireoidite de Hashimoto caracteriza-se por um ataque direto à tireoide por células T, resultando em tireoidite e subsequente exposição de antígenos da tireoide (TPO e tireoglobulina), contra os quais são produzidos anticorpos. Os anticorpos antitireoglobulina (TgAB) e os anticorpos antitireoide peroxidase (TPOAb) geralmente estão associados a um padrão destrutivo e são considerados diagnósticos da doença. Entretanto, em qualquer população com iodo suficiente, a prevalência de TPOAb e TgAb é muito mais alta que a da doença clínica, alcançando aproximadamente 15 a 25%, com maior prevalência em mulheres e aumento com a idade. Ocorre habitualmente hipertrofia glandular, porém observa-se também a presença de formas atróficas. São encontrados três tipos clássicos de lesão autoimune na tireoidite de Hashimoto: (i) citotoxicidade mediada por complemento, (ii) citotoxicidade celular dependente de anticorpos, e (iii) estimulação ou bloqueio dos receptores hormonais, com consequente hipo ou hiperfunção ou crescimento.

O quadro histológico da tireoidite de Hashimoto caracteriza-se por hiperplasia celular, ruptura de células foliculares e infiltração da glândula por linfócitos, monócitos e plasmócitos. Em certas ocasiões, pode-se observar a presença de linfadenopatia adjacente. Algumas células epiteliais estão aumentadas e apresentam alterações oxifílicas no citoplasma (células de Askanazy ou células de Hürthle, que não são específicas desse distúrbio). As células intersticiais apresentam fibrose e infiltração linfocítica. A doença de Graves e a tireoidite de Hashimoto podem causar alterações histológicas muito semelhantes, que ocorrem por um mecanismo semelhante de lesão.

Características clínicas e diagnóstico da tireoidite de Hashimoto

As pacientes com tireoidite de Hashimoto podem apresentar sintomas típicos de hipotireoidismo ou podem ser relativamente assintomáticas. Com frequência, apresentam bócio que pode acometer o lobo parietal. Nos estágios mais avançados da doença, pode ocorrer hipotireoidismo sem bócio. As manifestações clínicas notáveis associadas à tireoidite de Hashimoto consistem em fadiga, ganho de peso, hiperlipidemia, ressecamento dos cabelos e da pele, intolerância ao frio, depressão, irregularidades menstruais, bradicardia e comprometimento da memória. A hashitoxicose, que constitui a manifestação de hipertireoidismo da tireoidite de Hashimoto, pode ocorrer após estado de hipotireoidismo e desenvolvimento em eutireoidismo ou hipertireoidismo, e acredita-se que seja o resultado da produção de anticorpos estimulantes do TSH (TSI) associados à doença de Graves.[380] Estima-se que essa variante ocorra em 4 a 8% das pacientes com tireoidite de Hashimoto. Na presença de hashitoxicose, a paciente necessita de acompanhamento frequente e de possíveis ajustes na suplementação tireoidiana. Com frequência, essas pacientes desenvolvem hipotireoidismo durante o tratamento.

Em muitos casos, observa-se elevação dos níveis séricos de TSH durante o rastreamento de rotina. A elevação dos anticorpos anti-TPO no soro confirma o diagnóstico, e os níveis de T$_4$ e T$_3$ livres documentam o hipotireoidismo sintomático ou subclínico. A velocidade de hemossedimentação pode estar elevada, dependendo da evolução da doença por ocasião do diagnóstico. Outras causas de hipotireoidismo devem ser consideradas, conforme indicado na **Tabela 35.9**. A progressão do hipotireoidismo subclínico para a forma clínica varia de 3 a 20%, com maior risco observado em pacientes com bócio ou com anticorpos antitireoidianos.[341,390] O tratamento do hipotireoidismo subclínico é um tanto controverso, porém os estudos clínicos realizados sugeriram que o tratamento do hipotireoidismo subclínico esteja associado a uma redução das anormalidades neurocomportamentais, redução dos fatores de risco cardiovasculares e melhora do lipidograma.[391,392]

A tireoidite de Hashimoto constitui uma das doenças autoimunes mais frequentes, e foi relatada a sua associação a distúrbios gástricos em 10 a 40% das pacientes. Cerca de 40% das pacientes com gastrite autoimune também apresentam tireoidite de Hashimoto. A gastrite autoimune crônica (GAC) caracteriza-se pelo desaparecimento parcial ou completo das células parietais, com consequente comprometimento na produção de ácido clorídrico e fator intrínseco. As pacientes desenvolvem anemia ferropriva dependente de hipocloridria, levando à anemia perniciosa e atrofia gástrica grave. Essa entidade é conhecida como síndrome autoimune poliglandular.[393]

Tratamento

A reposição de tiroxina é iniciada em pacientes com hipotireoidismo clínico ou subclínico com bócio. Em geral, não ocorre regressão do tamanho da glândula, porém o tratamento frequentemente impede o crescimento adicional da tireoide. O tratamento é recomendado para pacientes com hipotireoidismo subclínico que apresentam níveis de TSH acima de 10 mUI/ℓ em medições repetidas, gestantes, tabagistas inveteradas, em casos de sinais ou sintomas associados à insuficiência da tireoide ou pacientes com hiperlipidemia grave.[394] Todas as gestantes com nível elevado de TSH devem ser tratadas com *levotiroxina*. O tratamento não retarda a progressão da doença. A dose inicial de levotiroxina pode ser de apenas 12,5 μg ao dia até uma dose de reposição completa. A dose média de reposição de *levotiroxina* é de 1,6 μg/kg de peso corporal por dia, porém a dose varia acentuadamente entre pacientes.[380] O hidróxido de alumínio (antiácido), a colestiramina, o ferro, o cálcio e o sucralfato pode interferir na absorção. A *rifampicina* e o *cloridrato de sertralina* podem acelerar o metabolismo da *levotiroxina*. A meia-vida da levotiroxina é de quase 7 dias, por conseguinte, são necessárias quase 6 semanas de tratamento para que os efeitos de uma mudança da dose possam ser avaliados.

O hipotireoidismo parece estar associado a uma diminuição da fertilidade em consequência da perturbação da ovulação, e a DAT está associada a um risco aumentado de aborto com ou sem disfunção sintomática da tireoide.[395] Uma metanálise de estudos de casos-controle e longitudinais realizados desde 1990 revelou uma possível associação entre aborto e anticorpos antitireoidianos, com uma relação de chances de 2,73 (IC de 95%, 2,20 a 3,40). Essa associação pode ser explicada por uma intensificação do estado autoimune, que afeta o aloenxerto fetal, ou por uma idade ligeiramente mais avançada de mulheres com anticorpos em comparação àquelas sem anticorpos (0,7 ± 1 ano, $p < 0,001$).[396] Os estudos realizados sugerem que o hipotireoidismo subclínico inicial pode estar associado à menorragia.[397]

O hipotireoidismo primário grave está associado a irregularidades menstruais em 23% das mulheres, sendo a oligomenorreia a mais comum.[396] A disfunção reprodutiva no hipotireoidismo pode ser causada por uma diminuição na atividade de ligação da SHBG, resultando em aumento do estradiol e da testosterona livre, bem como por hiperprolactinemia.[396] A elevação dos níveis de prolactina resulta do aumento da sensibilidade das células secretoras de prolactina ao TRH (com secreção elevada de TRH no hipotireoidismo primário) e defeito da renovação de dopamina, com consequente desenvolvimento de hiperprolactinemia.[398-401] Os defeitos da fase lútea induzidos pela hiperprolactinemia estão associados a formas menos graves de hipotireoidismo.[402,403] A terapia de reposição parece reverter a hiperprolactinemia e corrigir os defeitos ovulatórios.[404,405]

A terapia combinada com tiroxina e tri-iodotironina não é mais eficaz do que a terapia com tiroxina isoladamente, e as pacientes com hipotireoidismo devem ser tratadas apenas com tiroxina.[406] O tratamento deve ter por objetivo a normalização dos valores de TSH, e pode ser necessária uma dose diária de 0,012 mg até uma dose de

Tabela 35.9 Causas potenciais de hipotireoidismo.

Primárias
Ausência congênita da glândula tireoide
Radiação externa da glândula tireoide
Distúrbios familiares e síntese de tiroxina
Tireoidite de Hashimoto
Ablação com iodo-131 na doença de Graves
Ingestão de fármacos antitireoidianos
Deficiência de iodo
Mixedema idiopático (autoimune)
Remoção cirúrgica da glândula tireoide
Secundárias
Deficiência do hormônio de liberação da tireotropina hipotalâmico
Tumores ou doença hipofisários ou hipotalâmicos

reposição completa de *levotiroxina* (1,6 μg/kg de peso corporal por dia), sendo a dose dependente do peso e da idade da paciente, de seu estado cardíaco e da duração e gravidade do hipotireoidismo.[380]

Doença de Graves

A doença de Graves, caracterizada por exoftalmia, bócio e hipertireoidismo, foi identificada pela primeira vez em 1835, como uma associação de achado. Acredita-se que um defeito hereditário específico da imunovigilância por linfócitos T supressores leve ao desenvolvimento de uma população de células T auxiliares, que reagem a múltiplos epítopos do receptor de tireotropina. Essa atividade induz uma resposta mediada por células B, resultando nas manifestações clínicas da doença de Graves.[403] O TSHRAb liga-se a epítopos conformacionais no domínio extracelular do receptor de tireotropina e é uniformemente detectado em pacientes com doença de Graves não tratada.[404] Por conseguinte, a doença de Graves é principalmente causada por uma anormalidade das células T, porém o hipertireoidismo associado à doença é causado pela produção dos autoanticorpos patognomônicos e antirreceptores de tireotropina (TRAb) produzidos pelas células B.

A doença de Graves é um distúrbio autoimune complexo, em que vários *loci* de suscetibilidade genética e fatores ambientais provavelmente desempenham um papel no desenvolvimento da doença. O antígeno leucocitário humano e os polimorfismos no gene do antígeno 4 do linfócito T citotóxicos (*CTLA-4*) foram estabelecidos como *loci* de suscetibilidade, entretanto, a magnitude de sua contribuição parece variar entre populações de pacientes e grupos de estudo. É provável que outros *loci* sejam identificados por uma combinação de análises de ligação genômica ampla e de análises de associação alélica de genes candidatos. A taxa de concordância para a doença de Graves é de apenas 20% em gêmeos monozigóticos e é ainda menor em gêmeos dizigóticos, compatível com um padrão de herança multifatorial altamente influenciado por fatores ambientais. A análise de ligação identificou *loci* nos cromossomos 14q31, 20q11.2 e Xq21, que estão associados à suscetibilidade à doença de Graves.[407]

Características clínicas e diagnóstico

A tríade clássica da **doença de Graves** consiste em exoftalmia, bócio e hipertireoidismo. Os sintomas associados à doença de Graves incluem defecação frequente, intolerância ao calor, irritabilidade, nervosismo, palpitações, diminuição da fertilidade, alterações visuais, transtornos do sono, tremor, perda de peso e edema dos membros inferiores. Os achados físicos podem consistir em retardo palpebral, aumento indolor da tireoide (duas a quatro vezes o normal), enfraquecimento das unhas, edema dos membros inferiores, eritema palmar, proptose, olhar fixo e pele espessa. Pode-se observar a ocorrência de sopro venoso cervical e taquicardia. A taquicardia não responde a um aumento do tônus vagal produzido pela manobra de Valsalva. Os casos graves podem revelar acropaquia, quemose, baqueteamento dos dedos, dermopatia, exoftalmia com oftalmoplegia, conjuntivite folicular, mixedema pré-tibial e perda da visão.

Cerca de 40% das pacientes com início recente de doença de Graves e muitas das que foram previamente tratadas apresentam níveis elevados de T_3 e níveis normais de T_4. Com frequência, os resultados anormais dos níveis de T_4 ou T_3 são causados por alterações da ligação às proteínas, e não por alteração da função da tireoide; por conseguinte, indica-se a avaliação da T_4 livre e da T_3 livre junto com o TSH. Na doença de Graves, os níveis de TSH estão suprimidos e podem permanecer indetectáveis durante algum período de tempo, até mesmo após iniciar o tratamento. Os autoanticorpos dirigidos contra a tireoide, incluindo TSI, podem ser úteis durante a gravidez para prever de modo mais acurado o risco fetal de tireotoxicose.[380] As neoplasias benignas da tireoide de função autônoma que apresentam um quadro clínico semelhante incluem adenomas tóxicos e bócio multinodular tóxico. A cintilografia da tireoide com captação de iodo radioativo pode ajudar a diferenciar esses dois distúrbios da doença de Graves. Os distúrbios raros que resultam em tireotoxicose incluem carcinoma metastático de tireoide, que causa tireotoxicose, tireotoxicose induzida por amiodarona e por iodo, tireoidite pós-parto, adenoma hipofisário secretor de TSH, coriocarcinoma secretor de hCG, estroma ovariano e tireoidite de "De Quervain" ou subaguda.[408] Deve-se considerar a possibilidade de ingestão factícia de tiroxina ou de tireoide dessecada em pacientes com transtornos alimentares. Pacientes com tireotoxicose factícia apresentam níveis elevados de T3 e de T4, nível suprimido de TSH e baixos níveis séricos de tireoglobulina, enquanto outras causas de tireoidite e de tireotoxicose exibem níveis elevados de tireoglobulina. A Tabela 35.10 **fornece uma lista das possíveis causas de hipertireoidismo.**

Tratamento

Ablação com iodo-131

O tratamento de mulheres com hipertireoidismo com origem autoimune representa um desafio único para o médico que precisa considerar as necessidades da paciente e seus planos reprodutivos. Como os fármacos utilizados no tratamento desse distúrbio exercem efeitos potencialmente prejudiciais sobre o feto, é preciso dispensar uma atenção especial para o uso de contracepção e a possibilidade de gravidez.

Uma dose única de iodo 131-radioativo produz cura efetiva em cerca de 80% dos casos e constitui o tratamento definitivo em mulheres não grávidas. Qualquer mulher de idade fértil deve efetuar um teste para gravidez antes de iniciar a administração diagnóstica ou terapêutica de iodo. Foi relatada a ocorrência de ablação da glândula tireoide do feto no segundo trimestre e de hipotireoidismo congênito (cretinismo) em consequência do tratamento durante o primeiro trimestre.[409] Os profissionais de medicina nuclear possuem experiência na administração do isótopo radioativo, e como o efeito do iodo radioativo não é imediato, o endocrinologista continua administrando um tratamento clínico supressor durante 6 a 12 semanas após a

Tabela 35.10	Possíveis causas de hipertireoidismo.
Hipertireoidismo factício	
Doença de Graves	
Câncer folicular metastático	
Hipertireoidismo hipofisário	
Tireoidite pós-parto	
Hipertireoidismo silencioso (baixa captação de iodo radioativo)	
Estroma ovariano	
Tireoidite subaguda	
Bócio multinodular tóxico	
Nódulo tóxico	
Tumores secretores de gonadotrofina coriônica humana (gravidez molar, coriocarcinoma)	

administração de iodo, enquanto a paciente continua apresentando hipertireoidismo. Com 2 a 3 meses após o tratamento, as pacientes já podem apresentar hipotireoidismo e devem receber suplemento de tiroxina, conforme indicado pelos níveis séricos de hormônio tireoidiano livre.[380] A determinação do TSH não é sensível para prever a função da tireoide durante esse período, visto que as alterações do TSH estendem-se por 2 semanas a vários meses após as alterações da função da tireoide.[380] A ausência de resposta ao iodo 6 meses após o tratamento pode exigir a repetição do tratamento com iodo radioativo.[408] Observa-se o desenvolvimento de hipotireoidismo pós-ablativo em 50% das pacientes no primeiro ano após a terapia com iodo e, subsequentemente, em mais de 2% das pacientes por ano.

Foi observada uma taxa mais elevada de aborto em mulheres tratadas com iodo no ano anterior ao tratamento, porém não há nenhum aumento relatado na taxa de natimortos, parto prematuro, baixo peso ao nascer, malformação congênita ou morte após o tratamento.[410] Muitos especialistas em tireoide e especialistas de medicina nuclear estão dispostos a permitir uma gravidez antes de 1 ano após a terapia se a paciente receber terapia de reposição com *levotiroxina*.

Anticorpo antirreceptor estimulante da tireoide na doença de Graves

O nível de TSHRAb da classe TBII é aproximadamente paralelo ao grau de hipertireoidismo, com base nos níveis séricos dos hormônios tireoidianos e no volume total da glândula. Os estudos realizados sugerem que a combinação de um bócio de pequeno volume (< 40 mℓ) e baixo nível de TBII (< 30 U/ℓ) resulta em probabilidade de remissão de 45% durante os 5 anos após a conclusão de um ciclo de 12 a 24 meses de tratamento com fármacos antitireoidianos.[411] Em contrapartida, a taxa global de recidiva ultrapassou 70% em pacientes com bócio de maior volume (> 70 mℓ) e nível mais elevado de TBII (> 30 U/ℓ). O subgrupo de pacientes com bócio de maior volume e níveis mais altos de TBII apresentou uma probabilidade de menos de 10% de permanecer em remissão nos primeiros 5 anos após o tratamento. Embora não seja necessária para o diagnóstico de doença de Graves, exceto em alguns casos de bócio multinodular, a medição do TSHRAb pode constituir um marcador útil da gravidade da doença. Quando utilizada em associação a outros fatores clínicos, pode contribuir para as decisões iniciais sobre o tratamento. Consultar a Tabela 35.8 para uma revisão da nomenclatura e dos métodos de ensaio para TSHRAb.

As dosagens de TSHRAb (categoria de TBII) durante o tratamento com fármacos antitireoidianos são preditivas do resultado subsequente. Em uma série, houve remissão em 73% das pacientes negativas para TBII, em comparação com apenas 28% das pacientes positivas, que obtiveram remissão depois de 12 meses de tratamento com fármacos antitireoidianos.[412] A duração de um ciclo de tratamento com fármacos antitireoidianos pode ser modificada de acordo com o estado do TSHRAb. Em pacientes cujo TSHRAb tornou-se negativo e o tratamento com fármacos antitireoidianos foi interrompido, a taxa de recidiva foi de 41%, em comparação a uma taxa de 92% em pacientes que permaneceram positivos para o TSHRAb.[413] Independentemente da velocidade de desaparecimento do TSHRAb, acredita-se que o tratamento com fármacos antitireoidianos deva ser mantido por 9 a 12 meses, de modo a minimizar o risco de recidiva. O estado do TSHRAb parece determinar, em uma relação inversa, a redução do volume da glândula tireoide após tratamento com iodo radioativo.

Foram desenvolvidos ensaios de terceira geração para o TSHRAb, e a sua utilidade para a avaliação e o monitoramento do tratamento está sendo avaliada. Algumas pacientes com doença de Graves apresentam ou desenvolverão anticorpos anticitoplasma de neutrófilo (ANCA) após o tratamento, o que pode estar associado à vasculite de pequenos vasos, como granulomatose de Wegener e poliangiite microscópica. O tabagismo parece constituir um fator de risco independente para a recidiva após tratamento clínico e deve ser considerado quando se planeja o tratamento.

Fármacos antitireoidianos

Os fármacos antitireoidianos da classe tioamida incluem a *propiltiouracila* (*PTU*) e o *metimazol* (*tiamazol*). A administração de baixas doses desses agentes bloqueia as reações de acoplamento secundárias que formam a T_3 e a T_4 a partir de MIT e DIT. Em doses mais altas, esses fármacos também bloqueiam a iodação de resíduos tirosila na tireoglobulina. Além disso, a *PTU* bloqueia a conversão periférica da T_4 em T_3. Cerca de um terço das pacientes tratadas com essa modalidade exclusivamente apresenta remissão e eutireoidismo.[411]

Em 2009, a FDA publicou uma advertência sobre o uso da *PTU*, devido ao relato de 32 casos de lesão hepática grave associada a seu uso.[414,415] A dose diária média associada à insuficiência hepática foi de 300 mg, e foi relatada a ocorrência de insuficiência hepática entre 6 e 450 dias após o início do tratamento.[416] Tradicionalmente, a *PTU* tem sido o fármaco de escolha no tratamento do hipertireoidismo durante a gravidez, visto que atravessa com menos facilidade a placenta, enquanto o *metimazol* foi associado a um aumento do risco de atresia de cóanos e aplasia cutânea.[417-420] **Devido a relatos de casos de insuficiência hepática relacionada com *PTU* e risco aumentado de defeitos congênitos associados ao uso de *metimazol* durante a embriogênese, a FDA e a Endocrine Society recomendam que a *PTU* nunca seja utilizada como tratamento clínico de primeira linha do hipertireoidismo em pacientes não grávidas. Recomenda-se que o seu uso seja limitado a gestantes durante o primeiro trimestre, a situações em que há contraindicação de cirurgia ou de tratamento com iodo radioativo e a indivíduos que apresentaram reação tóxica ao *metimazol*.**[414,416] A FDA recomenda o monitoramento rigoroso das pacientes à procura de sinais e sintomas de lesão hepática durante o tratamento com *PTU*. Se houver suspeita de lesão hepática, é preciso interromper imediatamente o fármaco.[414] A ATA recomenda uma dose inicial de 100 a 600 mg/dia em três doses fracionadas, com o objetivo de manter o nível de T_4 no limite superior de normalidade com a menor dose possível. Reações menores, como prurido, afetam 3 a 5% das pacientes tratadas com tionamidas, e os anti-histamínicos podem eliminar os sintomas e possibilitar o uso contínuo do medicamento. A agranulocitose, que surge em 0,2% das mulheres tratadas, constitui uma complicação rara e potencialmente fatal do tratamento com *PTU* e *metimazol* e exige a interrupção imediata do fármaco.[417] A agranulocitose manifesta-se mais comumente na forma de febre e faringite seguida de sepse. O aparecimento de febre, faringite e síndrome do tipo viral requer uma avaliação urgente.

O *metimazol* é o fármaco de primeira linha para o tratamento do hipertireoidismo, exceto no primeiro trimestre de gravidez, visto que demonstrou ser mais eficaz do que a *PTU* no controle do hipertireoidismo grave e está associado a uma maior taxa de adesão ao tratamento e menor toxicidade.[421] A ATA recomenda doses diárias iniciais de 10 a 40 mg em dose única. À semelhança do tratamento com *PTU*, o objetivo é manter o nível de T_4 livre no limite superior da normalidade com a menor dose possível. Os níveis de T_4 livre apresentam uma melhora 4 semanas após o tratamento, enquanto os níveis de TSH levam 6 a 8 semanas para a sua normalização.[417] O uso de *metimazol* durante a gravidez está associado a um risco de atresia dos cóanos do feto 18 vezes maior em comparação à população geral (IC de 95% 3 a 121).[422] A aplasia cutânea congênita foi associada ao uso materno de *metimazol* durante a gravidez, entretanto, não se sabe se o risco (0,03%) é maior do que aquele observado na população geral.[423]

Os estudos realizados sugerem um possível papel para a injeção intratireóidea de *dexametasona*, a fim de evitar a recidiva.[424] Outros tratamentos clínicos incluem iodo e lítio, que reduzem a liberação dos hormônios tireoidianos e inibem a organificação do iodo. O iodo leva ao acoplamento secundário da T_3 e T_4. A inibição do metabolismo da tireoide pelo iodo é apenas transitória, e ocorre escape completo da inibição nas primeiras 1 a 2 semanas de tratamento com iodo, de modo que esse fármaco só tem utilidade para o tratamento agudo da tireotoxicose grave.[408] O *lítio* pode ser utilizado quando houver contraindicação do tratamento com *tionamidas* ou em associação com *PTU* ou *metimazol*.[408] Para evitar a sua toxicidade durante o tratamento, é preciso monitorar os níveis séricos de lítio. O *lítio* tem sido associado à anomalia de Ebstein fetal, enquanto o iodo tem sido associado ao bócio congênito; esses fármacos não devem ser utilizados em gestantes e devem ser administrados com cautela em mulheres na idade fértil. Devido às complicações relacionadas com o tratamento clínico do hipertireoidismo, as mulheres que desejam engravidar devem ser aconselhadas a considerar seriamente o tratamento cirúrgico ou o tratamento com iodo radioativo antes da gravidez.[416]

Amamentação e uso de fármacos antitireoidianos

Os estudos realizados demonstraram que apenas quantidades limitadas de *PTU* e de *metimazol* são secretadas no leite, de modo que a exposição neonatal à FAT é mínima e clinicamente insignificante. Além disso, alguns estudos, embora em pequena escala, demonstraram provas de função da tireoide normais e nenhum aumento do risco de malformações em recém-nascidos cujas mães receberam metimazol durante a gestação.[425]

Cirurgia

A tireoidectomia tem sido utilizada no tratamento da doença de Graves, porém hoje é raramente realizada, a não ser que haja suspeita de neoplasia maligna concomitante da tireoide.[380] As possíveis candidatas à intervenção cirúrgica incluem gestantes que recusam ou que não toleram o tratamento clínico antitireoidiano, crianças com doença de Graves ou pacientes que recusam o tratamento com iodo radioativo. A cirurgia constitui o método mais rápido e consistente para a obtenção do estado de eutireoidismo na doença de Graves e evita os possíveis riscos a longo prazo do iodo radioativo. A intervenção cirúrgica pode ser considerada na oftalmopatia grave da doença de Graves. A paciente deve alcançar um estado de eutireoidismo antes da tireoidectomia. Os riscos da cirurgia incluem hipoparatireoidismo pós-operatório, paralisia do nervo laríngeo recorrente, riscos rotineiros da anestesia e da cirurgia, hipotireoidismo e incapacidade de aliviar a tireotoxicose.

Betabloqueadores

Em certas ocasiões, o *propranolol* é utilizado com ou sem medicamentos antitireóideos concomitantes antes do iodo radioativo ou da cirurgia para aliviar os sintomas. Podem ser necessárias doses maiores e mais frequentes, em virtude da resistência relativa aos antagonistas beta-adrenérgicos no hipertireoidismo.

Tempestade tireoidiana

A tempestade tireoidiana refere-se a uma exacerbação aguda e potencialmente fatal do hipertireoidismo, que deve ser tratada como emergência médica em unidade de terapia intensiva. Os sintomas consistem em taquicardia, tremor, diarreia, vômitos, febre, desidratação e alteração do estado mental, que pode evoluir para o coma. As pacientes com hipertireoidismo inadequadamente controlado são mais suscetíveis. Os elementos essenciais do tratamento consistem em betabloqueadores, glicocorticoides, *PTU* (cuja ação inclui a inibição da conversão de T_4-T_3) e iodos.

Hipertireoidismo na doença trofoblástica gestacional e hiperêmese gravídica

Em virtude da fraca atividade semelhante ao TSH da hCG, as condições com níveis elevados de hCG, como gravidez molar, podem estar associadas ao hipertireoidismo bioquímico e clínico. Os sintomas regridem com a retirada do tecido trofoblástico anormal e a normalização dos níveis elevados de hCG. De modo semelhante, **quando a hiperêmese gravídica está associada a níveis elevados de hCG, pode-se observar manifestações bioquímicas e clínicas leves de hipertireoidismo.**[426,427] A doença trofoblástica gestacional é descrita no Capítulo 41.

Função da tireoide na gravidez

O médico deve conhecer as alterações que ocorrem na fisiologia da tireoide durante a gravidez. A gravidez está associada a alterações reversíveis da fisiologia da tireoide, que devem ser reconhecidas antes do diagnóstico de anormalidades da tireoide.[417] As mulheres com história de hipotireoidismo frequentemente necessitam de maior reposição de tiroxina (25 a 50%) durante a gravidez, e é necessário efetuar provas de função da tireoide por ocasião da primeira consulta pré-natal e, em seguida, a cada trimestre. As evidências sugerem que os resultados ideais para o desenvolvimento neurológico do feto e do lactente podem exigir uma cuidadosa titulação da reposição de tiroxina, satisfazendo as necessidades frequentemente aumentadas da gravidez.[428,429] Após o parto, as mulheres devem retornar à dose de *levotiroxina* utilizada antes da gravidez e devem ser submetidas a um acompanhamento, com verificação do TSH 6 semanas após o parto.

Efeitos reprodutivos do hipertireoidismo

O TSAb (TSI) em níveis elevados em mulheres com doença de Graves está associado ao hipertireoidismo fetal-neonatal.[430,431] Apesar da inibição e da elevação das gonadotrofinas observadas na tireotoxicose, a maioria das mulheres continua apresentando ovulação e fertilidade.[401,432] A tireotoxicose grave pode resultar em perda de peso, irregularidades do ciclo menstrual e amenorreia. Em mulheres com tireotoxicose, observa-se um risco aumentado de aborto espontâneo. Na prole de mulheres tratadas com *metimazol*, pode ocorrer aumento da incidência de anomalias congênitas, particularmente atresia dos cóanos e possivelmente aplasia cutânea.[418,419,422]

A doença de Graves com hipertireoidismo autoimune pode melhorar de modo espontâneo, nesse caso, o tratamento com fármacos antitireoidianos pode ser reduzido ou interrompido. A produção de TSHRAb pode persistir por vários anos após o tratamento com iodo radioativo ou o tratamento cirúrgico radical da doença de Graves com hipertireoidismo. Nessa circunstância, há um risco de exposição do feto ao TSHRAb. Em consequência da passagem transplacentária de TSHRAb materno, observa-se a ocorrência de hipertireoidismo fetal-neonatal em 2 a 10% das gestações em mães com diagnóstico prévio ou atual de doença de Graves. Trata-se de um distúrbio grave, com taxa de mortalidade neonatal de 16% e risco de morte fetal intrauterina, natimorto e anormalidades do desenvolvimento ósseo, como a craniossinostose. É preciso ter cautela com o tratamento excessivo com fármacos antitireoidianos, visto que eles podem atravessar a placenta em quantidades suficientes para induzir bócio fetal. A Tabela 35.11 fornece diretrizes para o teste do TSHRAb durante a gravidez em mulheres com doença de Graves previamente tratada. O bócio fetal e o estado associado de hipotireoidismo ou hipertireoidismo fetal foram diagnosticados de maneira acurada em mães com doença de Graves por meio de uma combinação de ultrassonografia da tireoide fetal com Doppler, monitoramento da frequência cardíaca fetal, maturação óssea e estado do TSHRAb materno e fármacos antitireoidianos.[433]

Disfunção da tireoide pós-parto

A disfunção tireoidiana pós-parto é muito mais comum do que se reconhece, com frequência o seu diagnóstico é difícil, visto que os sintomas surgem 1 a 8 meses após o parto e muitas vezes são confundidos com depressão pós-parto e dificuldades no ajuste às demandas do recém-nascido e do lactente. A tireoidite pós-parto parece ser causada pela combinação de reação do sistema imune no estado pós-parto e presença de autoanticorpos antitireoidianos. Ao exame histológico, observa-se a presença de infiltração linfocítica, inflamação e, com frequência, anticorpos anti-TPO.[434,435] Os critérios para o diagnóstico de tireoidite pós-parto são os seguintes: (i) ausência de história de anormalidades dos hormônios tireoidianos antes ou durante a gravidez, (ii) documentação de níveis anormais de TSH (diminuídos ou elevados) durante o primeiro ano após o parto, e (iii) ausência de título positivo de anticorpo contra o receptor de TSH (doença de Graves) ou de nódulo tóxico. Diversos estudos descreveram evidências clínicas e bioquímicas de disfunção da tireoide pós-parto em 5 a 10% das novas mães.[436,437]

Características clínicas e diagnóstico

Em geral, a tireoidite pós-parto começa com uma fase transitória de hipertireoidismo entre 6 semanas e 6 meses após o parto, seguida de uma fase de hipotireoidismo. Apenas um quarto dos casos segue esse quadro clínico clássico, e mais de um terço apresenta apenas hipertireoidismo ou hipotireoidismo. As mulheres com diabetes melito tipo 1 apresentam um aumento de três vezes no risco de desenvolver tireoidite pós-parto. As mulheres com história de tireoidite pós-parto em gravidez anterior têm uma probabilidade de recorrência de quase 70% em uma gestação subsequente. Outros fatores de risco incluem história familiar de distúrbios da tireoide e TPOAb positivo.[438] Embora seja rara a ocorrência de episódios psicóticos, deve-se considerar a possibilidade de disfunção pós-parto da tireoide em todas as mulheres com psicose pós-parto. A fase tireotóxica pode ser subclínica e pode passar despercebida, particularmente em áreas com baixo consumo de iodo.[439] Diferentemente das pacientes com doença de Graves, aquelas com hipertireoidismo causado por tireoidite pós-parto apresentam baixo nível de captação de isótopo radioativo. As mulheres com história de tireoidite pós-parto devem ser acompanhadas rigorosamente, devido a um risco de 20% de hipotireoidismo permanente imediatamente após o início da tireoidite, risco de até 60% de hipotireoidismo permanente nos próximos 5 a 10 anos e risco de até 70% de tireoidite pós-parto em futuras gestações.[440,441]

A ausência de hipersensibilidade da tireoide, dor, febre, elevação da velocidade de hemossedimentação e leucocitose ajuda a descartar a possibilidade de tireoidite subaguda (tireoidite de De Quervain). O diagnóstico é confirmado pela avaliação de TSH, T$_4$, T$_3$, T$_3$ RU e título de anticorpos antimicrossomais.

Tabela 35.11 Diretrizes para o teste do TSHRAb durante a gravidez entre mulheres com doença de Graves previamente tratada.

1. Na mulher com doença de Graves prévia e em remissão após tratamento com FAT, o risco de hipertireoidismo fetal-neonatal é insignificante e não há necessidade de determinação sistemática do TSHRAb. A função da tireoide deve ser avaliada durante a gravidez para a detecção de recorrência improvável, porém possível. Nesse caso, a pesquisa de TSHRAb é obrigatória.

2. Na mulher com doença de Graves prévia tratada anteriormente com iodo radioativo ou com tireoidectomia, independentemente do estado atual da tireoide (eutireoidismo, com ou sem reposição de tiroxina), deve-se proceder a uma medição precoce do TSHRAb na gravidez, de modo a avaliar o risco de hipertireoidismo fetal. Se o nível de TSHRAb estiver elevado, será obrigatório o monitoramento cuidadoso do feto para a detecção precoce de sinais de hiperestimulação tireoidiana (taquicardia, redução da velocidade de crescimento, oligo-hidrâmnio, bócio). A ecocardiografia e a medida da velocidade da circulação podem confirmar o diagnóstico. As medidas da tireoide fetal na ultrassonografia foram definidas a partir de 20 semanas de idade gestacional, porém exigem um profissional bem treinado, e a visibilidade da tireoide pode ser dificultada pela posição da cabeça fetal. A ultrassonografia com Doppler colorido ajuda a avaliar a hipervascularização da tireoide. Devido aos riscos potenciais de insuficiência cardíaca com hipertireoidismo fetal-neonatal e à incapacidade de medir o grau de hipertireoidismo na mãe em virtude da ablação prévia da tireoide, pode ser adequado considerar o diagnóstico direto no feto. É possível obter uma amostra de sangue fetal por cordocentese em apenas 25 a 27 semanas de gestação, com menos de 1% de efeitos adversos (sangramento fetal, bradicardia, infecção, aborto espontâneo, morte intrauterina) quando for realizada por profissionais experimentes. A administração de FAT à mãe pode ser considerada para tratamento do hipertireoidismo fetal.

3. Na mulher com doença de Graves com hipertireoidismo concomitante, independentemente de ter sido anterior ou não ao início da gravidez, o tratamento com FAT deve ser monitorado e ajustado, de modo a manter a T4 livre na faixa normal alta para evitar o hipotireoidismo fetal e minimizar a toxicidade associada a doses mais altas desses medicamentos. O TSHRAb deve ser monitorado no início do último trimestre, particularmente se a dose necessária de FAT for alta. Se a pesquisa de TSHRAb for negativa ou se o nível for baixo, é raro ocorrer desenvolvimento de hipertireoidismo fetal-neonatal. Se os níveis de anticorpos estiverem elevados (TBII ≥40 U/ ou TSAb ≥ 300%), será necessário avaliar a possibilidade de hipertireoidismo no feto. Nesse distúrbio existe, habitualmente, uma boa correlação entre a função da tireoide materna e fetal, de modo que o monitoramento da dose de FAT, de acordo com o estado tireoidiano materno, é adequado para o feto. Em alguns casos que exigem a necessidade de uma alta dose de FAT > 20 mg/dia de metimazol ou > 300 mg/dia de PTU, existe um risco de hipotireoidismo com bócio no feto que poderia ser indistinguível da doença de Graves com bócio. O diagnóstico correto baseia-se no ensaio dos hormônios tireoidianos e no TSH fetais, possibilitando um tratamento ótimo.

4. Em qualquer mulher que anteriormente deu à luz um recém-nascido com hipertireoidismo, deve-se efetuar uma pesquisa de TSHRAb no início da gravidez.

TSHRAb, anticorpos contra o receptor de hormônio tireoestimulante; FAT, fármacos antitireoidianos; T4, tiroxina; TBII, imunoglobulina inibidora da ligação do TSH; TSAb, anticorpo estimulante da tireoide; PTU, propiltiouracila.

Tratamento

Na maioria das pacientes, o diagnóstico é estabelecido durante a fase de hipotireoidismo. Essas mulheres necessitam de 6 a 12 meses de reposição com tiroxina, se forem sintomáticas.[382] Como cerca de 60% das mulheres desenvolvem hipotireoidismo permanente, é preciso avaliar o nível de TSH após a interrupção da terapia de reposição.

Em raros casos, as pacientes são diagnosticadas durante a fase de hipertireoidismo.[442] Os medicamentos antitireoidianos não são rotineiramente administrados a essas mulheres. O *propranolol* pode ser utilizado para alívio dos sintomas, entretanto, deve ser administrado com aconselhamento apropriado a mulheres durante a lactação.

Anticorpos antitireoidianos e distúrbios da reprodução

As mulheres que apresentam autoanticorpos antitireoidianos antes e depois da concepção parecem correr risco aumentado de aborto espontâneo.[443,444] Em casos de anormalidades antifosfolipídicas, foi documentada a produção de anticorpos não específicos de órgãos, bem como a ocorrência de aborto.[445] A presença concomitante de anticorpos antitireoidianos específicos de órgãos e a produção de autoanticorpos não específicos de órgãos não são raras.[445-447] Em casos de aborto recorrente, os autoanticorpos antitireoidianos podem servir como marcadores periféricos da função anormal das células T e implicam um componente imune como causa do fracasso reprodutivo. Não se conhece as implicações clínicas desses achados no tratamento de pacientes com aborto recorrente. O aborto recorrente é discutido no Capítulo 33.

Nódulos da tireoide

Os nódulos tireoidianos constituem um achado comum ao exame físico, e a sua presença é demonstrada por ultrassonografia em mais de dois terços das pacientes.[448] Em certas ocasiões, esses nódulos são funcionais e deve-se efetuar uma avaliação clínica e laboratorial para diferenciá-los dos nódulos não funcionais, que algumas vezes são malignos. Na presença de nódulos "frios" não funcionais, a punção por agulha fina é necessária para descartar a possibilidade de neoplasia maligna. No caso de aspirados indeterminados, 2 a 20% são malignos; por conseguinte, indica-se com frequência a biopsia cirúrgica.[449] O rastreamento da mutação *BRAF* por diagnóstico molecular melhora o diagnóstico de câncer por aspiração com agulha fina.[450]

Síndrome de Turner e síndrome de Down

As pacientes com síndrome de Turner (e outras formas de hipogonadismo hipergonadotrópico associado a anormalidades do segundo cromossomo sexual) apresentam uma alta prevalência de distúrbios autoimunes da tireoide. Cerca de 50% das pacientes adultas com síndrome de Turner apresentam autoanticorpos anti-TPO e antitireoglobulina (anti-TG). Dessas pacientes, cerca de 30% desenvolvem hipotireoidismo subclínico ou clínico. O distúrbio é indistinguível da tireoidite de Hashimoto. Observa-se um *locus* de suscetibilidade para a doença de Graves no cromossomo X.[451] Devido ao risco aumentado de DAT, recomenda-se o rastreamento das mulheres com síndrome de Turner a partir dos 4 anos de idade, com determinação anual do TSH.[452]

A síndrome de Down, que é causada por um cromossomo 21 extra, caracteriza-se por uma constituição corporal atípica, deficiência intelectual, malformações cardíacas, risco aumentado de leucemia e redução da expectativa de vida. O cromossomo extra é quase sempre de origem materna. Os distúrbios autoimunes da tireoide são mais comuns em pacientes com síndrome de Down do que na população em geral. O gene da síndrome poliglandular autoimune I (*APECED*) foi mapeado no cromossomo 21, e acredita-se que seja um fator de transcrição envolvido na imunorregulação (AIRE). Esse gene pode desempenhar um papel no desenvolvimento de DAT nessas pacientes.[453] A tireoidite de Hashimoto constitui o tipo mais comum de doença da tireoide em indivíduos com síndrome de Down. Observa-se o desenvolvimento de hipotireoidismo em até 50% das pacientes acima de 40 anos de idade com essa síndrome. Essas síndromes clínicas e outras evidências sugerem que parte da suscetibilidade genética à tireoidite de Hashimoto pode residir nos cromossomos X e 21. Devido à frequência aumentada de hipotireoidismo associada à síndrome de Down, recomenda-se o rastreamento dos indivíduos com 6 meses, 12 meses e em seguida anualmente.[384]

REFERÊNCIAS BIBLIOGRÁFICAS

1. **Verkauf BS, Von Thron J, O'Brien WF.** Clitoral size in normal women. *Obstet Gynecol* 1992;80:41–44.
2. **Ferriman D, Gallwey JD.** Clinical assessment of body hair growth in women. *J Clin Endocrinol Metab* 1961;21:1440–1447.
3. **Rosenfield RL.** Clinical practice. Hirsutism. *N Engl J Med* 2005;353:2578–2588.
4. **Martin KA, Chang RJ, Ehrmann DA, et al.** Evaluation and treatment of hirsutism in premenopausal women: an endocrine society clinical practice guideline. *J Clin Endocrinol Metab* 2008;93: 1105–1120.
5. **Vermeulen A, Verdonck L, Kaufman JM.** A critical evaluation of simple methods for the estimation of free testosterone in serum. *J Clin Endocrinol Metab* 1999;84:3666–3672.
6. **Armengaud JB, Charkaluk ML, Trivin C, et al.** Precocious pubarche: distinguishing late-onset congenital adrenal hyperplasia from premature adrenarche. *J Clin Endocrinol Metab* 2009;94: 2835–2840.
7. **Azziz R, Carmina E, Dewailly D, et al.** The Androgen Excess and PCOS Society criteria for the polycystic ovary syndrome: the complete task force report. *Fertil Steril* 2009;91:456–488.
8. **Rittmaster RS.** Clinical relevance of testosterone and dihydrotestosterone metabolism in women. *Am J Med* 1995;98:17S–21S.
9. **Rainey WE, Nakamura Y.** Regulation of the adrenal androgen biosynthesis. *J Steroid Biochem Mol Biol* 2008;108:281–286.
10. **Siegel SF, Finegold DN, Lanes R, et al.** ACTH stimulation tests and plasma dehydroepiandrosterone sulfate levels in women with hirsutism. *N Engl J Med* 1990;323:849–854.
11. **d'Alva CB, Abiven-Lepage G, Viallon V, et al.** Sex steroids in androgen-secreting adrenocortical tumors: clinical and hormonal features in comparison with non-tumoral causes of androgen excess. *Eur J Endocrinol* 2008;159:641–647.
12. **Youden WJ.** Index for rating diagnostic tests. *Cancer* 1950;3:32–35.
13. **Ehrmann DA.** Polycystic ovary syndrome. *N Engl J Med* 2005;352:1223–1236.
14. **Toulis KA, Goulis DG, Kolibianakis EM, et al.** Risk of gestational diabetes mellitus in women with polycystic ovary syndrome: a systematic review and a meta-analysis. *Fertil Steril* 2009;92:667–677.
15. **Practice Committee of the American Society of Reproductive Medicine.** The evaluation and treatment of androgen excess. *Fertil Steril* 2006;86:S241–S247.
16. **Nestler JE.** Metformin for the treatment of the polycystic ovary syndrome. *N Engl J Med* 2008;358:47–54.
17. **Stein IF, Leventhal ML.** Amenorrhea associated with bilateral polycystic ovaries. *Am J Obstet Gynecol* 1935;29:181–191.
18. **Zawadzki JK, Danif A.** Diagnostic criteria for polycystic ovary syndrome towards a rational approach. In: Dunaif A, Givens JR, Hasetine FP, et al., eds. *Polycystic ovary syndrome*. Cambridge: Blackwell Science; 1992:377–384.

19. **Rotterdam ESHRE/ASRM-Sponsored PCOS Consensus Workshop Group.** Revised 2003 consensus on diagnostic criteria and long-term health risks related to polycystic ovary syndrome. *Fertil Steril* 2004;81:19–25.
20. **Goldzieher JW, Axelrod LR.** Clinical and biochemical features of polycystic ovarian disease. *Fertil Steril* 1963;14:631–653.
21. **Aono T, Miyazaki M, Miyake A, et al.** Responses of serum gonadotropins to LH-releasing hormone and oestrogens in Japanese women with polycystic ovaries. *Acta Endocrinol (Copenh)* 1977;85:840–849.
22. **Serafini P, Ablan F, Lobo RA.** 5-Alpha-reductase activity in the genital skin of hirsute women. *J Clin Endocrinol Metab* 1985;60:349–355.
23. **Lobo RA, Goebelsmann U, Horton R.** Evidence for the importance of peripheral tissue events in the development of hirsutism in polycystic ovary syndrome. *J Clin Endocrinol Metab* 1983;57:393–397.
24. **Pall M, Azziz R, Beires J, et al.** The phenotype of hirsute women: a comparison of polycystic ovary syndrome and 21-hydroxylase-deficient nonclassic adrenal hyperplasia. *Fertil Steril* 2010;94:684–689.
25. **Carmina E, Lobo RA.** Do hyperandrogenic women with normal menses have polycystic ovary syndrome? *Fertil Steril* 1999;71:319–322.
26. **Peserico A, Angeloni G, Bertoli P, et al.** Prevalence of polycystic ovaries in women with acne. *Arch Dermatol Res* 1989;281:502–503.
27. **Dewailly D, Gronier H, Poncelet E, et al.** Diagnosis of polycystic ovary syndrome (PCOS): revisiting the threshold values of follicle count on ultrasound and of the serum AMH level for the definition of polycystic ovaries. *Hum Reprod* 2011;26(11):3123–3129.
28. **Polson DW, Adams J, Wadsworth J, et al.** Polycystic ovaries–a common finding in normal women. *Lancet* 1988;1:870–872.
29. **Loucks TL, Talbott EO, McHugh KP, et al.** Do polycystic-appearing ovaries affect the risk of cardiovascular disease among women with polycystic ovary syndrome? *Fertil Steril* 2000;74:547–552.
30. **Hassan MA, Killick SR.** Ultrasound diagnosis of polycystic ovaries in women who have no symptoms of polycystic ovary syndrome is not associated with subfecundity or subfertility. *Fertil Steril* 2003;80:966–975.
31. **Christiansen SC, Eilertsen TB, Vanky E, et al.** Does AMH reflect follicle number similarly in women with and without PCOS? *PLoS One* 2016;11(1):e0146739.
32. **Wild RA.** Obesity, lipids, cardiovascular risk, and androgen excess. *Am J Med* 1995;98:27S–32S.
33. **Moran LJ, Pasquali R, Teede HJ, et al.** Treatment of obesity in polycystic ovary syndrome: a position statement of the Androgen Excess and Polycystic Ovary Syndrome Society. *Fertil Steril* 2009;92:1966–1982.
34. **Kenny SJ, Aubert RE, Geiss LS.** Prevalence and incidence of non-insulin-dependent diabetes. In: Harris MI, ed. *Diabetes in America*. Washington, DC: US National Institutes of Health; 1995:179–220.
35. **Ehrmann DA, Barnes RB, Rosenfield RL, et al.** Prevalence of impaired glucose tolerance and diabetes in women with polycystic ovary syndrome. *Diabetes Care* 1999;22:141–146.
36. **Legro RS, Kunselman AR, Dodson WC, et al.** Prevalence and predictors of risk for type 2 diabetes mellitus and impaired glucose tolerance in polycystic ovary syndrome: a prospective, controlled study in 254 affected women. *J Clin Endocrinol Metab* 1999;84:165–169.
37. **Harris MI, Hadden WC, Knowler WC, et al.** Prevalence of diabetes and impaired glucose tolerance and plasma glucose levels in U.S. population aged 20–74 yr. *Diabetes* 1987;36:523–534.
38. **Dahlgren E, Johansson S, Lindstedt G, et al.** Women with polycystic ovary syndrome wedge resected in 1956 to 1965: a long-term follow-up focusing on natural history and circulating hormones. *Fertil Steril* 1992;57:505–513.
39. **Conway GS, Agrawal R, Betteridge DJ, et al.** Risk factors for coronary artery disease in lean and obese women with the polycystic ovary syndrome. *Clin Endocrinol (Oxf)* 1992;37:119–125.
40. **Andersen P, Seljeflot I, Abdelnoor M, et al.** Increased insulin sensitivity and fibrinolytic capacity after dietary intervention in obese women with polycystic ovary syndrome. *Metabolism* 1995;44:611–616.
41. **Guzick DS, Talbott EO, Sutton-Tyrrell K, et al.** Carotid atherosclerosis in women with polycystic ovary syndrome: initial results from a case-control study. *Am J Obstet Gynecol* 1996;174:1224–1229; discussion 1229–1232.
42. **Birdsall MA, Farquhar CM, White HD.** Association between polycystic ovaries and extent of coronary artery disease in women having cardiac catheterization. *Ann Intern Med* 1997;126:32–35.
43. **Dahlgren E, Janson PO, Johansson S, et al.** Polycystic ovary syndrome and risk for myocardial infarction. Evaluated from a risk factor model based on a prospective population study of women. *Acta Obstet Gynecol Scand* 1992;71:559–604.
44. **Clement PB.** Nonneoplastic lesions of the ovary. In: Kurman RJ, ed. *Blaustein's Pathology of the Female Genital Tract*. 4th ed. New York: Springer-Verlag; 1994:559–604.
45. **Rosenfield RL, Barnes RB, Cara JF, et al.** Dysregulation of cytochrome P450c-17 alpha as the cause of polycystic ovarian syndrome. *Fertil Steril* 1990;53:785–791.
46. **McNatty KP, Makris A, DeGrazia C, et al.** The production of progesterone, androgens, and estrogens by granulosa cells, thecal tissue, and stromal tissue from human ovaries in vitro. *J Clin Endocrinol Metab* 1979;49:687–699.
47. **Lobo RA, Kletzky OA, Campeau JD, et al.** Elevated bioactive luteinizing hormone in women with the polycystic ovary syndrome. *Fertil Steril* 1983;39:674–678.
48. **Chang RJ, Laufer LR, Meldrum DR, et al.** Steroid secretion in polycystic ovarian disease after ovarian suppression by a long-acting gonadotropin-releasing hormone agonist. *J Clin Endocrinol Metab* 1983;56:897–903.
49. **Biffignandi P, Massucchetti C, Molinatti GM.** Female hirsutism: pathophysiological considerations and therapeutic implications. *Endocr Rev* 1984;5:498–513.
50. **Rittmaster RS.** Differential suppression of testosterone and estradiol in hirsute women with the superactive gonadotropin-releasing hormone agonist leuprolide. *J Clin Endocrinol Metab* 1988;67:651–655.
51. **Lobo RA.** Hirsutism in polycystic ovary syndrome: current concepts. *Clin Obstet Gynecol* 1991;34:817–826.
52. **Hoffman DI, Klove K, Lobo RA.** The prevalence and significance of elevated dehydroepiandrosterone sulfate levels in anovulatory women. *Fertil Steril* 1984;42:76–81.
53. **Lobo RA.** The role of the adrenal in polycystic ovary syndrome. *Semin Reprod Endocrinol* 1984:251–264.
54. **Deslypere JP, Verdonck L, Vermeulen A.** Fat tissue: a steroid reservoir and site of steroid metabolism. *J Clin Endocrinol Metab* 1985;61:564–570.
55. **Edman CD, MacDonald PC.** Effect of obesity on conversion of plasma androstenedione to estrone in ovulatory and anovulatory young women. *Am J Obstet Gynecol* 1978;130:456–461.
56. **Schneider J, Bradlow HL, Strain G, et al.** Effects of obesity on estradiol metabolism: decreased formation of nonuterotropic metabolites. *J Clin Endocrinol Metab* 1983;56:973–978.
57. **Judd HL.** Endocrinology of polycystic ovarian disease. *Clin Obstet Gynecol* 1978;21:99–114.
58. **Bracero N, Zacur HA.** Polycystic ovary syndrome and hyperprolactinemia. *Obstet Gynecol Clin North Am* 2001;28:77–84.
59. **Deligeoroglou E, Kouskouti C, Christopoulos P.** The role of genes in the polycystic ovary syndrome: predisposition and mechanisms. *Gynecol Endocrinol* 2009;25:603–609.
60. **Lee H, Oh JY, Sung YA, et al.** A genetic risk score is associated with polycystic ovary syndrome-related traits. *Hum Reprod* 2016;31(1):209–215.
61. **Peng Y, Zhang W, Yang P, et al.** ERBB4 confers risk for polycystic ovary syndrome in Han Chinese. *Sci Rep* 2017;7:42000.
62. **Urbanek M, Legro RS, Driscoll DA, et al.** Thirty-seven candidate genes for polycystic ovary syndrome: strongest evidence for linkage is with follistatin. *Proc Natl Acad Sci U S A* 1999;96:8573–8578.
63. **Gharani N, Waterworth DM, Batty S, et al.** Association of the steroid synthesis gene CYP11a with polycystic ovary syndrome and hyperandrogenism. *Hum Mol Genet* 1997;6:397–402.
64. **Ehrmann DA, Schwarz PE, Hara M, et al.** Relationship of calpain-10 genotype to phenotypic features of polycystic ovary syndrome. *J Clin Endocrinol Metab* 2002;87:1669–1673.
65. **Tucci S, Futterweit W, Concepcion ES, et al.** Evidence for association of polycystic ovary syndrome in Caucasian women with a marker at the insulin receptor gene locus. *J Clin Endocrinol Metab* 2001; 86:446–449.

66. **Hogeveen KN, Cousin P, Pugeat M, et al.** Human sex hormone-binding globulin variants associated with hyperandrogenism and ovarian dysfunction. *J Clin Invest* 2002;109:973–981.
67. **Biyasheva A, Legro RS, Dunaif A, et al.** Evidence for association between polycystic ovary syndrome (PCOS) and TCF7L2 and glucose intolerance in women with PCOS and TCF7L2. *J Clin Endocrinol Metab* 2009;94:2617–2625.
68. **Waterworth DM, Bennett ST, Gharani N, et al.** Linkage and association of insulin gene VNTR regulatory polymorphism with polycystic ovary syndrome. *Lancet* 1997;349:986–990.
69. **Ewens KG, Stewart DR, Ankener W, et al.** Family-based analysis of candidate genes for polycystic ovary syndrome. *J Clin Endocrinol Metab* 2010;95:2306–2315.
70. **Wood JR, Nelson VL, Ho C, et al.** The molecular phenotype of polycystic ovary syndrome (PCOS) theca cells and new candidate PCOS genes defined by microarray analysis. *J Biol Chem* 2003;278:26380–26390.
71. **Sproul K, Jones MR, Mathur R, et al.** Association study of four key folliculogenesis genes in polycystic ovary syndrome. *BJOG* 2010;117:756–760.
72. **Barbieri RL, Ryan KJ.** Hyperandrogenism, insulin resistance, and acanthosis nigricans syndrome: a common endocrinopathy with distinct pathophysiologic features. *Am J Obstet Gynecol* 1983;147:90–101.
73. **Seibel MM.** Toward understanding the pathophysiology and treatment of polycystic ovary disease. *Semin Reprod Endocrinol* 1984;2:297.
74. **Dunaif A, Graf M, Mandeli J, et al.** Characterization of groups of hyperandrogenic women with acanthosis nigricans, impaired glucose tolerance, and/or hyperinsulinemia. *J Clin Endocrinol Metab* 1987;65:499–507.
75. **Dunaif A, Green G, Futterweit W, et al.** Suppression of hyperandrogenism does not improve peripheral or hepatic insulin resistance in the polycystic ovary syndrome. *J Clin Endocrinol Metab* 1990;70:699–704.
76. **Nagamani M, Van Dinh T, Kelver ME.** Hyperinsulinemia in hyperthecosis of the ovaries. *Am J Obstet Gynecol* 1986;154:384–389.
77. **Grasinger CC, Wild RA, Parker IJ.** Vulvar acanthosis nigricans: a marker for insulin resistance in hirsute women. *Fertil Steril* 1993;59:583–586.
78. **Dunaif A.** Hyperandrogenic anovulation (PCOS): a unique disorder of insulin action associated with an increased risk of non-insulin-dependent diabetes mellitus. *Am J Med* 1995;98:33S–39S.
79. **Kiddy DS, Hamilton-Fairley D, Bush A, et al.** Improvement in endocrine and ovarian function during dietary treatment of obese women with polycystic ovary syndrome. *Clin Endocrinol (Oxf)* 1992;36:105–111.
80. **Pasquali R, Antenucci D, Casimirri F, et al.** Clinical and hormonal characteristics of obese amenorrheic hyperandrogenic women before and after weight loss. *J Clin Endocrinol Metab* 1989;68:173–179.
81. **Escobar-Morreale HF, Botella-Carretero JI, Alvarez-Blasco F, et al.** The polycystic ovary syndrome associated with morbid obesity may resolve after weight loss induced by bariatric surgery. *J Clin Endocrinol Metab* 2005;90:6364–6369.
82. **Legro RS, Kunselman AR, Dunaif A.** Prevalence and predictors of dyslipidemia in women with polycystic ovary syndrome. *Am J Med* 2001;111:607–613.
83. **Valkenburg O, Steegers-Theunissen RP, Smedts HP, et al.** A more atherogenic serum lipoprotein profile is present in women with polycystic ovary syndrome: a case–control study. *J Clin Endocrinol Metab* 2008;93:470–476.
84. **Wild RA, Carmina E, Diamanti-Kandarakis E, et al.** Assessment of cardiovascular risk and prevention of cardiovascular disease in women with the polycystic ovary syndrome: a consensus statement by the Androgen Excess and Polycystic Ovary Syndrome (AE-PCOS) Society. *J Clin Endocrinol Metab* 2010;95:2038–2049.
85. **Jafari K, Javaheri G, Ruiz G.** Endometrial adenocarcinoma and the Stein-Leventhal syndrome. *Obstet Gynecol* 1978;51:97–100.
86. **Chittenden BG, Fullerton G, Maheshwari A, et al.** Polycystic ovary syndrome and the risk of gynaecological cancer: a systematic review. *Reprod Biomed Online* 2009;19:398–405.
87. **Balen A.** Polycystic ovary syndrome and cancer. *Hum Reprod Update* 2001;7:522–525.
88. **Wild S, Pierpoint T, Jacobs H, et al.** Long-term consequences of polycystic ovary syndrome: results of a 31 year follow-up study. *Hum Fertil* 2000;3:101–105.
89. **Cowan LD, Gordis L, Tonascia JA, et al.** Breast cancer incidence in women with a history of progesterone deficiency. *Am J Epidemiol* 1981;114:209–217.
90. **Brinton LA, Moghissi KS, Westhoff CL, et al.** Cancer risk among infertile women with androgen excess or menstrual disorders (including polycystic ovary syndrome). *Fertil Steril* 2010;94:1787–1792.
91. **Schildkraut JM, Schwingl PJ, Bastos E, et al.** Epithelial ovarian cancer risk among women with polycystic ovary syndrome. *Obstet Gynecol* 1996;88(4 Pt 1):554–559.
92. **Thomson RL, Buckley JD, Lim SS, et al.** Lifestyle management improves quality of life and depression in overweight and obese women with polycystic ovary syndrome. *Fertil Steril* 2010;94:1812–1816.
93. **Kerchner A, Lester W, Stuart SP, et al.** Risk of depression and other mental health disorders in women with polycystic ovary syndrome: a longitudinal study. *Fertil Steril* 2009;91:207–212.
94. **Futterweit W.** An endocrine approach obesity. In: Simopoulos AP, Vanltallie TB, Gullo SP, et al., eds. *Obesity: New Directions in Assessment and Management.* New York: Charles Press; 1994: 96–121.
95. **Givens JR, Andersen RN, Wiser WL, et al.** The effectiveness of two oral contraceptives in suppressing plasma androstenedione, testosterone, LH, and FSH, and in stimulating plasma testosterone-binding capacity in hirsute women. *Am J Obstet Gynecol* 1976; 124:333–339.
96. **Raj SG, Raj MH, Talbert LM, et al.** Normalization of testosterone levels using a low estrogen-containing oral contraceptive in women with polycystic ovary syndrome. *Obstet Gynecol* 1982;60:15–19.
97. **Wiebe RH, Morris CV.** Effect of an oral contraceptive on adrenal and ovarian androgenic steroids. *Obstet Gynecol* 1984;63:12–14.
98. **Wild RA, Umstot ES, Andersen RN, et al.** Adrenal function in hirsutism. II. Effect of an oral contraceptive. *J Clin Endocrinol Metab* 1982;54:676–681.
99. **Marynick SP, Chakmakjian ZH, McCaffree DL, et al.** Androgen excess in cystic acne. *N Engl J Med* 1983;308:981–986.
100. **Schiavone FE, Rietschel RL, Sgoutas D, et al.** Elevated free testosterone levels in women with acne. *Arch Dermatol* 1983;119:799–802.
101. **Amin ES, El-Sayed MM, El-Gamel BA, et al.** Comparative study of the effect of oral contraceptives containing 50 microgram of estrogen and those containing 20 microgram of estrogen on adrenal cortical function. *Am J Obstet Gynecol* 1980;137:831–833.
102. **Goldzieher JW.** Polycystic ovarian disease. *Fertil Steril* 1981;35:371–394.
103. **Rittmaster RS.** Clinical review 73: medical treatment of androgen-dependent hirsutism. *J Clin Endocrinol Metab* 1995;80:2559–2563.
104. **Godsland IF, Walton C, Felton C, et al.** Insulin resistance, secretion, and metabolism in users of oral contraceptives. *J Clin Endocrinol Metab* 1992;74:64–70.
105. **Ettinger B, Golditch IM.** Medroxyprogesterone acetate for the evaluation of hypertestosteronism in hirsute women. *Fertil Steril* 1977;28:1285–1288.
106. **Jeppsson S, Gershagen S, Johansson ED, et al.** Plasma levels of medroxyprogesterone acetate (MPA), sex-hormone binding globulin, gonadal steroids, gonadotrophins and prolactin in women during long-term use of depo-MPA (Depo-Provera) as a contraceptive agent. *Acta Endocrinol (Copenh)* 1982;99:339–343.
107. **Gordon GG, Southern AL, Calanog A, et al.** The effect of medroxyprogesterone acetate on androgen metabolism in the polycystic ovary syndrome. *J Clin Endocrinol Metab* 1972;35:444–447.
108. **Meldrum DR, Chang RJ, Lu J, et al.** "Medical oophorectomy" using a long-acting GNRH agonist–a possible new approach to the treatment of endometriosis. *J Clin Endocrinol Metab* 1982;54:1081–1083.
109. **Falsetti L, Pasinetti E.** Treatment of moderate and severe hirsutism by gonadotropin-releasing hormone agonists in women with polycystic ovary syndrome and idiopathic hirsutism. *Fertil Steril* 1994;61:817–822.
110. **Morcos RN, Abdul-Malak ME, Shikora E.** Treatment of hirsutism with a gonadotropin-releasing hormone agonist and estrogen replacement therapy. *Fertil Steril* 1994;61:427–431.
111. **Tiitinen A, Simberg N, Stenman UH, et al.** Estrogen replacement does not potentiate gonadotropin-releasing hormone agonist-induced androgen suppression in treatment of hirsutism. *J Clin Endocrinol Metab* 1994;79:447–451.
112. **Cunningham SK, Loughlin T, Culliton M, et al.** Plasma sex hormone-binding globulin and androgen levels in the management of hirsute patients. *Acta Endocrinol (Copenh)* 1973;104:365–371.

113. **Gal M, Orly J, Barr I, et al.** Low dose ketoconazole attenuates serum androgen levels in patients with polycystic ovary syndrome and inhibits ovarian steroidogenesis *in vitro. Fertil Steril* 1994;61:823–832.
114. **Menard RH, Guenthner TM, Kon H, et al.** Studies on the destruction of adrenal and testicular cytochrome P-450 by spironolactone. Requirement for the 7alpha-thio group and evidence for the loss of the heme and apoproteins of cytochrome P-450. *J Biol Chem* 1979;254:1726–1733.
115. **Cumming DC, Yang JC, Rebar RW, et al.** Treatment of hirsutism with spironolactone. *JAMA* 1982;247:1295–1298.
116. **Rittmaster R.** Evaluation and treatment of hirsutism. *Infert Reprod Med Clin North Am* 1991;2:511–545.
117. **Barth JH, Cherry CA, Wojnarowska F, et al.** Spironolactone is an effective and well tolerated systemic andiandrogen therapy for hirsute women. *J Clin Endocrinol Metab* 1989;68:966–970.
118. **Pittaway DE, Maxson WS, Wentz AC.** Spironolactone in combination drug therapy for unresponsive hirsutism. *Fertil Steril* 1985;43:878–882.
119. **Lobo RA, Shoupe D, Serafini P, et al.** The effects of two doses of spironolactone on serum androgens and anagen hair in hirsute women. *Fertil Steril* 1985;43:200–205.
120. **Calaf-Alsina J, Rodriguez-Espinosa J, Cabero-Roura A, et al.** Effects of a cyproterone-containing oral contraceptive on hormonal levels in polycystic ovarian disease. *Obstet Gynecol* 1987;69:255–258.
121. **Helfer EL, Miller JL, Rose LI.** Side-effects of spironolactone therapy in the hirsute woman. *J Clin Endocrinol Metab* 1988;66:208–211.
122. **Miller JA, Jacobs HS.** Treatment of hirsutism and acne with cyproterone acetate. *Clin Endocrinol Metab* 1986;15:373–389.
123. **Mowszowicz I, Wright F, Vincens M, et al.** Androgen metabolism in hirsute patients treated with cyproterone acetate. *J Steroid Biochem* 1984;20:757–761.
124. **Girard J, Baumann JB, Buhler U, et al.** Cyproteroneacetate and ACTH adrenal function. *J Clin Endocrinol Metab* 1978;47:581–586.
125. **Marcondes JA, Minnani SL, Luthold WW, et al.** Treatment of hirsutism in women with flutamide. *Fertil Steril* 1992;57:543–547.
126. **Ciotta L, Cianci A, Marletta E, et al.** Treatment of hirsutism with flutamide and a low-dosage oral contraceptive in polycystic ovarian disease patients. *Fertil Steril* 1994;62:1129–1135.
127. **Cusan L, Dupont A, Belanger A, et al.** Treatment of hirsutism with the pure antiandrogen flutamide. *J Am Acad Dermatol* 1990;23(Pt 1):462–469.
128. **Ibanez L, De Zegher F.** Flutamide-metformin plus an oral contraceptive (OC) for young women with polycystic ovary syndrome: switch from third- to fourth-generation OC reduces body adiposity. *Hum Reprod* 2004;19:1725–1727.
129. **Ibanez L, Valls C, Cabre S, et al.** Flutamide-metformin plus ethinylestradiol-drospirenone for lipolysis and antiatherogenesis in young women with ovarian hyperandrogenism: the key role of early, low-dose flutamide. *J Clin Endocrinol Metab* 2004;89:4716–4720.
130. **Osculati A, Castiglioni C.** Fatal liver complications with flutamide. *Lancet* 2006;367:1140–1141.
131. **Wong IL, Morris RS, Chang L, et al.** A prospective randomized trial comparing finasteride to spironolactone in the treatment of hirsute women. *J Clin Endocrinol Metab* 1995;80:233–238.
132. **Ciotta L, Cianci A, Calogero AE, et al.** Clinical and endocrine effects of finasteride, a 5 alpha-reductase inhibitor, in women with idiopathic hirsutism. *Fertil Steril* 1995;64:299–306.
133. **Judd HL, Rigg LA, Anderson DC, et al.** The effects of ovarian wedge resection on circulating gonadotropin and ovarian steroid levels in patients with polycystic ovary syndrome. *J Clin Endocrinol Metab* 1976;43:347–355.
134. **Katz M, Carr PJ, Cohen BM, et al.** Hormonal effects of wedge resection of polycystic ovaries. *Obstet Gynecol* 1978;51:437–444.
135. **Goldzieher JW, Green JA.** The polycystic ovary. I. Clinical and histologic features. *J Clin Endocrinol Metab* 1962;22:325–338.
136. **Adashi EY, Rock JA, Guzick D, et al.** Fertility following bilateral ovarian wedge resection: a critical analysis of 90 consecutive cases of the polycystic ovary syndrome. *Fertil Steril* 1981;36:320–325.
137. **Toaff R, Toaff ME, Peyser MR.** Infertility following wedge resection of the ovaries. *Am J Obstet Gynecol* 1976;124:92–96.
138. **Felemban A, Tan SL, Tulandi T.** Laparoscopic treatment of polycystic ovaries with insulated needle cautery: a reappraisal. *Fertil Steril* 2000;73:266–269.
139. **Armar NA, Lachelin GC.** Laparoscopic ovarian diathermy: an effective treatment for anti-oestrogen resistant anovulatory infertility in women with the polycystic ovary syndrome. *Br J Obstet Gynaecol* 1993;100:161–164.
140. **Pirwany I, Tulandi T.** Laparoscopic treatment of polycystic ovaries: is it time to relinquish the procedure? *Fertil Steril* 2003;80:241–251.
141. **Armar NA, McGarrigle HH, Honour J, et al.** Laparoscopic ovarian diathermy in the management of anovulatory infertility in women with polycystic ovaries: endocrine changes and clinical outcome. *Fertil Steril* 1990;53:45–49.
142. **Rossmanith WG, Keckstein J, Spatzier K, et al.** The impact of ovarian laser surgery on the gonadotrophin secretion in women with polycystic ovarian disease. *Clin Endocrinol (Oxf)* 1991;34:223–230.
143. **Amer SA, Banu Z, Li TC, et al.** Long-term follow-up of patients with polycystic ovary syndrome after laparoscopic ovarian drilling: endocrine and ultrasonographic outcomes. *Hum Reprod* 2002;17:2851–2857.
144. **Balen AH, Jacobs HS.** A prospective study comparing unilateral and bilateral laparoscopic ovarian diathermy in women with the polycystic ovary syndrome. *Fertil Steril* 1994;62:921–925.
145. **Sunj M, Canic T, Jeroncic A, et al.** Anti-Müllerian hormone, testosterone and free androgen index following the dose-adjusted unilateral diathermy in women with polycystic ovary syndrome. *Eur J Obstet Gynecol Reprod Biol* 2014;179:163–169.
146. **Schrode K, Huber F, Staszak J, et al.** Randomized, double blind, vehicle controlled safety and efficacy evaluation of eflornithine 15% cream in the treatment of women with excessive facial hair. Presented at American Academy of Dermatology annual meeting, 2000.
147. **Lynfield YL, Macwilliams P.** Shaving and hair growth. *J Invest Dermatol* 1970;55:170–172.
148. **Wagner RF Jr.** Physical methods for the management of hirsutism. *Cutis* 1990;45:319–321.
149. **Kim LH, Taylor AE, Barbieri RL.** Insulin sensitizers and polycystic ovary syndrome: can a diabetes medication treat infertility? *Fertil Steril* 2000;73:1097–1098.
150. **Mathur R, Alexander CJ, Yano J, et al.** Use of metformin in polycystic ovary syndrome. *Am J Obstet Gynecol* 2008;199:596–609.
151. **Creanga AA, Bradley HM, McCormick C, et al.** Use of metformin in polycystic ovary syndrome: a meta-analysis. *Obstet Gynecol* 2008;111:959–968.
152. **Legro RS, Barnhart HX, Schlaff WD, et al.** Clomiphene, metformin, or both for infertility in the polycystic ovary syndrome. *N Engl J Med* 2007;356:551–566.
153. **Practice Committee of the American Society for Reproductive Medicine.** Role of metformin for ovulation induction in infertile patients with polycystic ovary syndrome (PCOS): a guideline. *Fertil Steril* 2017;108(3):426–441.
154. **Yu Y, Fang L, Zhang R, et al.** Comparative effectiveness of 9 ovulation--induction therapies in patients with clomiphene citrate-resistant polycystic ovary syndrome: a network meta-analysis. *Sci Rep* 2017;7(1):3812.
155. **Gadalla MA, Huang S, Wang R, et al.** Effect of clomiphene citrate on endometrial thickness, ovulation, pregnancy and live birth in anovulatory women: a systematic review and meta-analysis. *Ultrasound Obstet Gynecol* 2018;51:64–76.
156. **Franik S, Kremer JA, Nelen WL, et al.** Aromatase inhibitors for subfertile women with polycystic ovary syndrome. *Cochrane Database Syst Rev* 2014;(2):CD010287.
157. **Mumford SL, Legro RS, Diamond MP, et al.** Baseline AMH level associated with ovulation following ovulation induction in women with polycystic ovary syndrome. *J Clin Endocrinol Metab* 2016;101(9):3288–3296.
158. **Hasegawa I, Murakawa H, Suzuki M, et al.** Effect of troglitazone on endocrine and ovulatory performance in women with insulin resistance-related polycystic ovary syndrome. *Fertil Steril* 1999;71:323–327.
159. **Naderpoor N, Shorakae S, de Courten B, et al.** Metformin and lifestyle modification in polycystic ovary syndrome: systematic review and meta-analysis. *Hum Reprod Update* 2015;21(5):560–574.

160. **Stadtmauer LA, Toma SK, Riehl RM, et al.** Metformin treatment of patients with polycystic ovary syndrome undergoing *in vitro* fertilization improves outcomes and is associated with modulation of the insulin-like growth factors. *Fertil Steril* 2001;75:505–509.
161. **Jakubowicz DJ, Seppala M, Jakubowicz S, et al.** Insulin reduction with metformin increases luteal phase serum glycodelin and insulin-like growth factor-binding protein 1 concentrations and enhances uterine vascularity and blood flow in the polycystic ovary syndrome. *J Clin Endocrinol Metab* 2001;86:1126–1133.
162. **Glueck CJ, Wang P, Goldenberg N, et al.** Pregnancy outcomes among women with polycystic ovary syndrome treated with metformin. *Hum Reprod* 2002;17:2858–2864.
163. **Glueck CJ, Phillips H, Cameron D, et al.** Continuing metformin throughout pregnancy in women with polycystic ovary syndrome appears to safely reduce first-trimester spontaneous abortion: a pilot study. *Fertil Steril* 2001;75:46–52.
164. **Tang T, Glanville J, Orsi N, et al.** The use of metformin for women with PCOS undergoing IVF treatment. *Hum Reprod* 2006;21:1416–1425.
165. **Nieman LK, Biller BM, Findling JW, et al.** The diagnosis of Cushing's syndrome: an Endocrine Society Clinical Practice Guideline. *J Clin Endocrinol Metab* 2008;93:1526–1540.
166. **Biller BM, Grossman AB, Stewart PM, et al.** Treatment of adrenocorticotropin-dependent Cushing's syndrome: a consensus statement. *J Clin Endocrinol Metab* 2008;93:2454–2462.
167. **Orth DN.** Ectopic hormone production. In: Felig P, Baster JD, Broadus AE, et al., eds. *Endocrinology and Metabolism*. New York: McGraw-Hill; 1987:1692–1735.
168. **Schteingart DE, Tsao HS, Taylor CI, et al.** Sustained remission of Cushing's disease with mitotane and pituitary irradiation. *Ann Intern Med* 1980;92:613–619.
169. **Orth DN, Liddle GW.** Results of treatment in 108 patients with Cushing's syndrome. *N Engl J Med* 1971;285:243–247.
170. **Valimaki M, Pelkonen R, Porkka L, et al.** Long-term results of adrenal surgery in patients with Cushing's syndrome due to adrenocortical adenoma. *Clin Endocrinol (Oxf)* 1984;20:229–236.
171. **Hammer GD, Tyrrell JB, Lamborn KR, et al.** Transsphenoidal microsurgery for Cushing's disease: initial outcome and long-term results. *J Clin Endocrinol Metab* 2004;89:6348–6357.
172. **Boggan JE, Tyrrell JB, Wilson CB.** Transsphenoidal microsurgical management of Cushing's disease. Report of 100 cases. *J Neurosurg* 1983;59:195–200.
173. **Swearingen B, Biller BM, Barker FG 2nd, et al.** Long-term mortality after transsphenoidal surgery for Cushing disease. *Ann Intern Med* 1999;130:821–824.
174. **Hofmann BM, Fahlbusch R.** Treatment of Cushing's disease: a retrospective clinical study of the latest 100 cases. *Front Horm Res* 2006;34:158–184.
175. **Sonino N, Zielezny M, Fava GA, et al.** Risk factors and long-term outcome in pituitary-dependent Cushing's disease. *J Clin Endocrinol Metab* 1996;81:2647–2652.
176. **Bigos ST, Somma M, Rasio E, et al.** Cushing's disease: management by transsphenoidal pituitary microsurgery. *J Clin Endocrinol Metab* 1980;50:348–354.
177. **De Tommasi C, Vance ML, Okonkwo DO, et al.** Surgical management of adrenocorticotropic hormone-secreting macroadenomas: outcome and challenges in patients with Cushing's disease or Nelson's syndrome. *J Neurosurg* 2005;103:825–830.
178. **Blevins LS Jr, Christy JH, Khajavi M, et al.** Outcomes of therapy for Cushing's disease due to adrenocorticotropin-secreting pituitary macroadenomas. *J Clin Endocrinol Metab* 1998;83:63–67.
179. **Aron DC, Findling JW, Tyrrell JB.** Cushing's disease. *Endocrinol Metab Clin North Am* 1987;16:705–730.
180. **Devin JK, Allen GS, Cmelak AJ, et al.** The efficacy of linear accelerator radiosurgery in the management of patients with Cushing's disease. *Stereotact Funct Neurosurg* 2004;82:254–262.
181. **Estrada J, Boronat M, Mielgo M, et al.** The long-term outcome of pituitary irradiation after unsuccessful transsphenoidal surgery in Cushing's disease. *N Engl J Med* 1997;336:172–177.
182. **Jennings AS, Liddle GW, Orth DN.** Results of treating childhood Cushing's disease with pituitary irradiation. *N Engl J Med* 1977;297:957–962.
183. **Loli P, Berselli ME, Tagliaferri M.** Use of ketoconazole in the treatment of Cushing's syndrome. *J Clin Endocrinol Metab* 1986;63:1365–1371.
184. **Nelson DH, Meakin JW, Dealy JB Jr, et al.** ACTH-producing tumor of the pituitary gland. *N Engl J Med* 1958;259:161–164.
185. **Azziz R, Zacur HA.** 21-Hydroxylase deficiency in female hyperandrogenism: screening and diagnosis. *J Clin Endocrinol Metab* 1989;69:577–584.
186. **New MI, Lorenzen F, Lerner AJ, et al.** Genotyping steroid 21-hydroxylase deficiency: hormonal reference data. *J Clin Endocrinol Metab* 1983;57:320–326.
187. **Speiser PW, Dupont B, Rubinstein P, et al.** High frequency of nonclassical steroid 21-hydroxylase deficiency. *Am J Hum Genet* 1985;37:650–667.
188. **New MI.** Steroid 21-hydroxylase deficiency (congenital adrenal hyperplasia). *Am J Med* 1995;98:2S–8S.
189. **Speiser PW, New MI, White PC.** Molecular genetic analysis of nonclassic steroid 21-hydroxylase deficiency associated with HLA-B14,DR1. *N Engl J Med* 1988;319:19–23.
190. **Merke DP, Bornstein SR.** Congenital adrenal hyperplasia. *Lancet* 2005;365:2125–2136.
191. **Speiser PW, White PC.** Congenital adrenal hyperplasia. *N Engl J Med* 2003;349:776–788.
192. **Hirvikoski T, Nordenstrom A, Lindholm T, et al.** Cognitive functions in children at risk for congenital adrenal hyperplasia treated prenatally with dexamethasone. *J Clin Endocrinol Metab* 2007;92:542–548.
193. **Speiser PW, Azziz R, Baskin LS, et al.** A summary of the Endocrine Society clinical practice guidelines on congenital adrenal hyperplasia due to steroid 21-hydroxylase deficiency. *Int J Pediatr Endocrinol* 2010;2010:494173.
194. **White PC.** Steroid 11 beta-hydroxylase deficiency and related disorders. *Endocrinol Metab Clin North Am* 2001;30:61–79.
195. **Nimkarn S, New MI.** Steroid 11beta- hydroxylase deficiency congenital adrenal hyperplasia. *Trends Endocrinol Metab* 2008;19:96–99.
196. **White PC, Curnow KM, Pascoe L.** Disorders of steroid 11 beta-hydroxylase isozymes. *Endocr Rev* 1994;15:421–438.
197. **Rosler A, Leiberman E, Cohen T.** High frequency of congenital adrenal hyperplasia (classic 11 beta-hydroxylase deficiency) among Jews from Morocco. *Am J Med Genet* 1992;42:827–834.
198. **Mornet E, Dupont J, Vitek A, et al.** Characterization of two genes encoding human steroid 11 beta-hydroxylase (P-450(11) beta). *J Biol Chem* 1989;264:20961–20967.
199. **Taymans SE, Pack S, Pak E, et al.** Human CYP11B2 (aldosterone synthase) maps to chromosome 8q24.3. *J Clin Endocrinol Metab* 1998;83:1033–1036.
200. **Parajes S, Loidi L, Reisch N, et al.** Functional consequences of seven novel mutations in the CYP11B1 gene: four mutations associated with nonclassic and three mutations causing classic 11{beta}-hydroxylase deficiency. *J Clin Endocrinol Metab* 2010;95:779–788.
201. **Azziz R, Boots LR, Parker CR Jr, et al.** 11 beta-hydroxylase deficiency in hyperandrogenism. *Fertil Steril* 1991;55:733–741.
202. **Pang SY, Lerner AJ, Stoner E, et al.** Late-onset adrenal steroid 3 beta-hydroxysteroid dehydrogenase deficiency. I. A cause of hirsutism in pubertal and postpubertal women. *J Clin Endocrinol Metab* 1985;60:428–439.
203. **Azziz R, Bradley EL Jr, Potter HD, et al.** 3 beta-hydroxysteroid dehydrogenase deficiency in hyperandrogenism. *Am J Obstet Gynecol* 1993;168(3 Pt 1):889–895.
204. **Carbunaru G, Prasad P, Scoccia B, et al.** The hormonal phenotype of nonclassic 3 beta-hydroxysteroid dehydrogenase (HSD3B) deficiency in hyperandrogenic females is associated with insulin-resistant polycystic ovary syndrome and is not a variant of inherited HSD3B2 deficiency. *J Clin Endocrinol Metab* 2004;89:783–794.
205. **Cordera F, Grant C, van Heerden J, et al.** Androgen-secreting adrenal tumors. *Surgery* 2003;134:874–880.
206. **Derksen J, Nagesser SK, Meinders AE, et al.** Identification of virilizing adrenal tumors in hirsute women. *N Engl J Med* 1994;331:968–973.
207. **Ettinger B, Von Werder K, Thenaers GC, et al.** Plasma testosterone stimulation-suppression dynamics in hirsute women. *Am J Med* 1971;51:170–175.

208. **Surrey ES, de Ziegler D, Gambone JC, et al.** Preoperative localization of androgen-secreting tumors: clinical, endocrinologic, and radiologic evaluation of ten patients. *Am J Obstet Gynecol* 1988;158(Pt 1):1313–1322.
209. **Korobkin M.** Overview of adrenal imaging/adrenal CT. *Urol Radiol* 1989;11:221–226.
210. **Taylor L, Ayers JW, Gross MD, et al.** Diagnostic considerations in virilization: iodomethyl-norcholesterol scanning in the localization of androgen secreting tumors. *Fertil Steril* 1986;46:1005–1010.
211. **Moltz L, Pickartz H, Sorensen R, et al.** Ovarian and adrenal vein steroids in seven patients with androgen-secreting ovarian neoplasms: selective catheterization findings. *Fertil Steril* 1984;42:585–593.
212. **Wentz AC, White RI Jr, Migeon CJ, et al.** Differential ovarian and adrenal vein catheterization. *Am J Obstet Gynecol* 1976;125:1000–1007.
213. **Young RH, Scully RE.** Sex-cord stromal steroid cell and other ovarian tumors with endocrine, paraendocrine, and paraneoplastic manifestations. In: Kurman RJ, ed. *Blaustein's Pathology of the Female Genital Tract.* 4th ed. New York: Springer-Verlag; 1994:783–847.
214. **Schumer ST, Cannistra SA.** Granulosa cell tumor of the ovary. *J Clin Oncol* 2003;21:1180–1189.
215. **Nocito AL, Sarancone S, Bacchi C, et al.** Ovarian thecoma: clinicopathological analysis of 50 cases. *Ann Diagn Pathol* 2008;12:12–16.
216. **Colombo N, Parma G, Zanagnolo V, et al.** Management of ovarian stromal cell tumors. *J Clin Oncol* 2007;25:2944–2951.
217. **Young RH, Scully RE.** Ovarian Sertoli cell tumors: a report of 10 cases. *Int J Gynecol Pathol* 1984;2:349–363.
218. **Young RH, Welch WR, Dickersin GR, et al.** Ovarian sex cord tumor with annular tubules: review of 74 cases including 27 with Peutz-Jeghers syndrome and four with adenoma malignum of the cervix. *Cancer* 1982;50:1384–1402.
219. **Aiman J.** Virilizing ovarian tumors. *Clin Obstet Gynecol* 1991;34:835–847.
220. **Scully RE.** Gonadoblastoma. A review of 74 cases. *Cancer* 1970;25:1340–1356.
221. **Ireland K, Woodruff JD.** Masculinizing ovarian tumors. *Obstet Gynecol Surv* 1976;31:83–111.
222. **Boss JH, Scully RE, Wegner KH, et al.** Structural variations in the adult ovary. Clinical significance. *Obstet Gynecol* 1965;25:747–764.
223. **Jongen VH, Hollema H, van der Zee AG, et al.** Ovarian stromal hyperplasia and ovarian vein steroid levels in relation to endometrioid endometrial cancer. *BJOG* 2003;110:690–695.
224. **Krug E, Berga SL.** Postmenopausal hyperthecosis: functional dysregulation of androgenesis in climacteric ovary. *Obstet Gynecol* 2002;99(5 Pt 2):893–897.
225. **Judd HL, Scully RE, Herbst AL, et al.** Familial hyperthecosis: comparison of endocrinologic and histologic findings with polycystic ovarian disease. *Am J Obstet Gynecol* 1973;117:976–982.
226. **Brown DL, Henrichsen TL, Clayton AC, et al.** Ovarian stromal hyperthecosis: sonographic features and histologic associations. *J Ultrasound Med* 2009;28:587–593.
227. **Karam K, Hajj S.** Hyperthecosis syndrome. Clinical, endocrinologic and histologic findings. *Acta Obstet Gynecol Scand* 1979;58:73–79.
228. **Braithwaite SS, Erkman-Balis B, Avila TD.** Postmenopausal virilization due to ovarian stromal hyperthecosis. *J Clin Endocrinol Metabol* 1978;46:295–300.
229. **Steingold KA, Judd HL, Nieberg RK, et al.** Treatment of severe androgen excess due to ovarian hyperthecosis with a long-acting gonadotropin-releasing hormone agonist. *Am J Obstet Gynecol* 1986;154:1241–1248.
230. **Garcia-Bunuel R, Berek JS, Woodruff JD.** Luteomas of pregnancy. *Obstet Gynecol* 1975;45:407–414.
231. **Cronje HS.** Luteoma of pregnancy. *S Afr Med J* 1984;66:59–60.
232. **Mazza V, Di Monte I, Ceccarelli PL, et al.** Prenatal diagnosis of female pseudohermaphroditism associated with bilateral luteoma of pregnancy: case report. *Hum Reprod* 2002;17:821–824.
233. **Ng L, Libertino JM.** Adrenocortical carcinoma: diagnosis, evaluation and treatment. *J Urol* 2003;169:5–11.
234. **Latronico AC, Chrousos GP.** Adrenocortical tumors. *J Clin Endocrinol Metab* 1997;82:1317–1324.
235. **Del Gaudio AD, Del Gaudio GA.** Virilizing adrenocortical tumors in adult women. Report of 10 patients, 2 of whom each had a tumor secreting only testosterone. *Cancer* 1993;72:1997–2003.
236. **Riddle O, Bates RW, Dykshorn S.** The preparation, identification and assay of prolactin. A hormone of the anterior pituitary. *Am J Physiol* 1933;105:191–196.
237. **Frantz AG, Kleinberg DL.** Prolactin: evidence that it is separate from growth hormone in human blood. *Science* 1970;170:745–747.
238. **Lewis UJ, Singh RN, Sinha YN, et al.** Electrophoretic evidence for human prolactin. *J Clin Endocrinol Metab* 1971;33:153–156.
239. **Hwang P, Guyda H, Friesen H.** Purification of human prolactin. *J Biol Chem* 1972;247:1955–1958.
240. **Freeman ME, Kanyicska B, Lerant A, et al.** Prolactin: structure, function, and regulation of secretion. *Physiol Rev* 2000;80:1523–1631.
241. **Suh HK, Frantz AG.** Size heterogeneity of human prolactin in plasma and pituitary extracts. *J Clin Endocrinol Metab* 1974;39:928–935.
242. **Guyda JH.** Heterogeneity of human growth hormone and prolactin secreted in vitro: immunoassay and radioreceptor assay correlations. *J Clin Endocrinol Metab* 1975;41:953–967.
243. **Farkouh NH, Packer MG, Frantz AG.** Large molecular size prolactin with reduced receptor activity in human serum: high proportion in basal state and reduction after thyrotropin-releasing hormone. *J Clin Endocrinol Metab* 1979;48:1026–1032.
244. **Benveniste R, Helman JD, Orth DN, et al.** Circulating big human prolactin: conversion to small human prolactin by reduction of disulfide bonds. *J Clin Endocrinol Metab* 1979;48:883–886.
245. **Jackson RD, Wortsman J, Malarkey WB.** Characterization of a large molecular weight prolactin in women with idiopathic hyperprolactinemia and normal menses. *J Clin Endocrinol Metab* 1985;61:258–264.
246. **Fraser IS, Lun ZG, Zhou JP, et al.** Detailed assessment of big big prolactin in women with hyperprolactinemia and normal ovarian function. *J Clin Endocrinol Metab* 1989;69:585–592.
247. **Larrea F, Escorza A, Valero A, et al.** Heterogeneity of serum prolactin throughout the menstrual cycle and pregnancy in hyperprolactinemic women with normal ovarian function. *J Clin Endocrinol Metab* 1989;68:982–987.
248. **Lewis UJ, Singh RN, Sinha YN, et al.** Glycosylated human prolactin. *Endocrinology* 1985;116:359–363.
249. **Markoff E, Lee DW.** Glycosylated prolactin is a major circulating variant in human serum. *J Clin Endocrinol Metab* 1987;65:1102–1106.
250. **Markoff E, Lee DW, Hollingsworth DR.** Glycosated and nonglycosated prolactin in serum during pregnancy. *J Clin Endocrinol Metab* 1988;67:519–523.
251. **Pellegrini I, Gunz G, Ronin C, et al.** Polymorphism of prolactin secreted by human prolactinoma cells: immunological, receptor binding, and biological properties of the glycosylated and nonglycosylated forms. *Endocrinology* 1988;122:2667–2674.
252. **Bole-Feysot C, Goffin V, Edery M, et al.** Prolactin (PRL) and its receptor: actions, signal transduction pathways and phenotypes observed in PRL receptor knockout mice. *Endocr Rev* 1998;19:225–268.
253. **Goldsmith PC, Cronin MJ, Weiner RI.** Dopamine receptor sites in the anterior pituitary. *J Histochem Cytochem* 1979;27:1205–1207.
254. **Quigley ME, Judd SJ, Gilliland GB, et al.** Effects of a dopamine antagonist on the release of gonadotropin and prolactin in normal women and women with hyperprolactinemic anovulation. *J Clin Endocrinol Metab* 1979;48:718–720.
255. **Quigley ME, Judd SJ, Gilliland GB, et al.** Functional studies of dopamine control of prolactin secretion in normal women and women with hyperprolactinemic pituitary microadenoma. *J Clin Endocrinol Metab* 1980;50:994–998.
256. **De Leo V, Petraglia F, Bruno MG, et al.** Different dopaminergic control of plasma luteinizing hormone, follicle-stimulating hormone and prolactin in ovulatory and postmenopausal women: effect of ovariectomy. *Gynecol Obstet Invest* 1989;27:94–98.
257. **Lachelin GC, Leblanc H, Yen SS.** The inhibitory effect of dopamine agonists on LH release in women. *J Clin Endocrinol Metab* 1977;44:728–732.
258. **Hill MK, Macleod RM, Orcutt P.** Dibutyryl cyclic AMP, adenosine and guanosine blockade of the dopamine, ergocryptine and apomorphine inhibition of prolactin release *in vitro*. *Endocrinology* 1976;99(6):1612–1617.

259. **Lemberger L, Crabtree RE.** Pharmacologic effects in man of a potent, long-acting dopamine receptor agonist. *Science* 1979;205:1151–1153.
260. **Braund W, Roeger DC, Judd SJ.** Synchronous secretion of luteinizing hormone and prolactin in the human luteal phase: neuroendocrine mechanisms. *J Clin Endocrinol Metab* 1984;58:293–297.
261. **Grossman A, Delitala G, Yeo T, et al.** GABA and muscimol inhibit the release of prolactin from dispersed rat anterior pituitary cells. *Neuroendocrinology* 1981;32:145–149.
262. **Gudelsky GA, Apud JA, Masotto C, et al.** Ethanolamine-O-sulfate enhances gamma-aminobutyric acid secretion into hypophysial portal blood and lowers serum prolactin concentrations. *Neuroendocrinology* 1983;37:397–399.
263. **Melis GB, Paoletti AM, Mais V, et al.** The effects of the gabaergic drug, sodium valproate, on prolactin secretion in normal and hyperprolactinemic subjects. *J Clin Endocrinol Metab* 1982;54:485–489.
264. **Melis GB, Fruzzetti F, Paoletti AM, et al.** Pharmacological activation of gamma-aminobutyric acid-system blunts prolactin response to mechanical breast stimulation in puerperal women. *J Clin Endocrinol Metab* 1984;58:201–205.
265. **Bazan JF.** Structural design and molecular evolution of a cytokine receptor superfamily. *Proc Natl Acad Sci U S A* 1990;87:6934–6938.
266. **Hu ZZ, Zhuang L, Meng J, et al.** Transcriptional regulation of the generic promoter III of the rat prolactin receptor gene by C/EBPbeta and Sp1. *J Biol Chem* 1998;273:26225–26235.
267. **Sassin JF, Frantz AG, Weitzman ED, et al.** Human prolactin: 24-hour pattern with increased release during sleep. *Science* 1972;177:1205–1207.
268. **Sassin JF, Frantz AG, Kapen S, et al.** The nocturnal rise of human prolactin is dependent on sleep. *J Clin Endocrinol Metab* 1973;37:436–440.
269. **Carandente F, Angeli A, Candiani GB, et al.** Rhythms in the ovulatory cycle. 1st: Prolactin. Chronobiological Research Group on Synthetic Peptides in Medicine. *Chronobiologia* 1989;16:35–44.
270. **Pansini F, Bianchi A, Zito V, et al.** Blood prolactin levels: influence of age, menstrual cycle and oral contraceptives. *Contraception* 1983;28:201–207.
271. **Pansini F, Bergamini CM, Cavallini AR, et al.** Prolactinemia during the menstrual cycle. A possible role for prolactin in the regulation of ovarian function. *Gynecol Obstet Invest* 1987;23:172–176.
272. **Fahie-Wilson M, Smith TP.** Determination of prolactin: the macroprlactin problem. *Best Pract Res Clin Endocrinol Metab* 2013;27(5):725–742.
273. **Bohnet HG, Dahlen HG, Wuttke W, et al.** Hyperprolactinemic anovulatory syndrome. *J Clin Endocrinol Metab* 1976;42:132–143.
274. **Franks S, Murray MA, Jequier AM, et al.** Incidence and significance of hyperprolactinaemia in women with amenorrhea. *Clin Endocrinol (Oxf)* 1975;4:597–607.
275. **Jacobs HS, Hull MG, Murray MA, et al.** Therapy-orientated diagnosis of secondary amenorrhoea. *Horm Res* 1975;6:268–287.
276. **Boyar RM, Kapen S, Finkelstein JW, et al.** Hypothalamic-pituitary function in diverse hyperprolactinemic states. *J Clin Invest* 1974;53:1588–1598.
277. **Moult PJ, Rees LH, Besser GM.** Pulsatile gonadotrophin secretion in hyperprolactinaemic amenorrhoea and the response to bromocriptine therapy. *Clin Endocrinol (Oxf)* 1982;16:153–162.
278. **Buckman MT, Peake GT, Srivastava L.** Patterns of spontaneous LH release in normo- and hyperprolactinaemic women. *Acta Endocrinol (Copenh)* 1981;97:305–310.
279. **Aono T, Miyake A, Yasuda TS, et al.** Restoration of oestrogen positive feedback effect on LH release by bromocriptine in hyperprolactinaemic patients with galactorrhoea-amenorrhoea. *Acta Endocrinol (Copenh)* 1979;91:591–600.
280. **Travaglini P, Ambrosi B, Beck-Peccoz P, et al.** Hypothalamic–pituitary–ovarian function in hyperprolactinemic women. *J Endocrinol Invest* 1978;1:39–45.
281. **Glass MR, Shaw RW, Butt WR, et al.** An abnormality of oestrogen feedback in amenorrhoea-galactorrhoea. *BMJ* 1975;3:274–275.
282. **Koike K, Aono T, Tsutsumi H, et al.** Restoration of oestrogen-positive feedback effect on LH release in women with prolactinoma by transsphenoidal surgery. *Acta Endocrinol (Copenh)* 1982;100:492–498.
283. **Rakoff J, VandenBerg G, Siler TM, et al.** An integrated direct functional test of the adenohypophysis. *Am J Obstet Gynecol* 1974;119:358–368.
284. **Zarate A, Jacobs LS, Canales ES, et al.** Functional evaluation of pituitary reserve in patients with the amenorrhea-galactorrhea syndrome utilizing luteinizing hormone-releasing hormone (LH-RH), L-dopa and chlorpromazine. *J Clin Endocrinol Metab* 1973;37:855–859.
285. **McNatty KP.** Relationship between plasma prolactin and the endocrine microenvironment of the developing human antral follicle. *Fertil Steril* 1979;32:433–438.
286. **Dorrington J, Gore-Langton RE.** Prolactin inhibits oestrogen synthesis in the ovary. *Nature* 1981;290:600–602.
287. **Cutie E, Andino NA.** Prolactin inhibits the steroidogenesis in midfollicular phase human granulosa cells cultured in a chemically defined medium. *Fertil Steril* 1988;49:632–637.
288. **Adashi EY, Resnick CE.** Prolactin as an inhibitor of granulosa cell luteinization: implications for hyperprolactinemia-associated luteal phase dysfunction. *Fertil Steril* 1987;48:131–139.
289. **Soto EA, Tureck RW, Strauss JF 3rd.** Effects of prolactin on progestin secretion by human granulosa cells in culture. *Biol Reprod* 1985;32:541–545.
290. **Demura R, Ono M, Demura H, et al.** Prolactin directly inhibits basal as well as gonadotropin-stimulated secretion of progesterone and 17β-estradol in the human ovary. *J Clin Endocrinol Metab* 1985;54:1246–1250.
291. **Kleinberg DL, Noel GL, Frantz AG.** Galactorrhea: a study of 235 cases, including 48 with pituitary tumors. *N Engl J Med* 1977;296:589–600.
292. **Tolis G, Somma M, Van Campenhout J, et al.** Prolactin secretion in sixty-five patients with galactorrhea. *Am J Obstet Gynecol* 1974;118:91–101.
293. **Boyd AE 3rd, Reichlin S, Turksoy RN.** Galactorrhea-amenorrhea syndrome: diagnosis and therapy. *Ann Intern Med* 1977;87:165–175.
294. **Schlechte J, Sherman B, Halmi N, et al.** Prolactin-secreting pituitary tumors in amenorrheic women: a comprehensive study. *Endocr Rev* 1980;1:295–308.
295. **Minakami H, Abe N, Oka N, et al.** Prolactin release in polycystic ovarian syndrome. *Endocrinol Jpn* 1988;35:303–310.
296. **Murdoch AP, Dunlop W, Kendall-Taylor P.** Studies of prolactin secretion in polycystic ovary syndrome. *Clin Endocrinol (Oxf)* 1986;24:165–175.
297. **Lythgoe K, Dotson R, Peterson CM.** Multiple endocrine neoplasia presenting as primary amenorrhea: a case report. *Obstet Gynecol* 1995;86(4 Pt 2):683–686.
298. **Burgess JR, Shepherd JJ, Parameswaran V, et al.** Spectrum of pituitary disease in multiple endocrine neoplasia type 1 (MEN-1): clinical, biochemical, and radiologic features of pituitary disease in a large MEN-1 kindred. *J Clin Endocrinol Metab* 1996;81:2642–2646.
299. **Bohler HC Jr, Jones EE, Brines ML.** Marginally elevated prolactin levels require magnetic resonance imaging and evaluation for acromegaly. *Fertil Steril* 1994;61:1168–1170.
300. **Gonsky R, Herman V, Melmed S, et al.** Transforming DNA sequences present in human prolactin-secreting pituitary tumors. *Mol Endocrinol* 1991;5:1687–1695.
301. **Sisam DA, Sheehan JP, Sheeler LR.** The natural history of untreated microprolactinomas. *Fertil Steril* 1987;48:67–71.
302. **Schlechte J, Dolan K, Sherman B, et al.** The natural history of untreated hyperprolactinemia: a prospective analysis. *J Clin Endocrinol Metab* 1989;68:412–418.
303. **Weiss MH, Wycoff RR, Yadley R, et al.** Bromocriptine treatment of prolactin-secreting tumors: surgical implications. *Neurosurgery* 1983;12:640–642.
304. **Ezzat S, Asa SL, Couldwell WT, et al.** The prevalence of pituitary adenomas. *Cancer* 2004;101:613–619.
305. **Klibanski A, Biller BM, Rosenthal DI, et al.** Effects of prolactin and estrogen deficiency in amenorrheic bone loss. *J Clin Endocrinol Metab* 1988;67:124–130.
306. **Turner TH, Cookson JC, Wass JA, et al.** Psychotic reactions during treatment of pituitary tumours with dopamine agonists. *Br Med J (Clin Res Ed)* 1984;289:1101–1103.
307. **Katz E, Weiss BE, Hassell A, et al.** Increased circulating levels of bromocriptine after vaginal compared with oral administration. *Fertil Steril* 1991;55:882–884.
308. **Schade R, Anderson F, Suissa S, et al.** Dopamine agonists and the risk of cardiac-valve regurgitation. *N Engl J Med* 2007;356:29–38.
309. **Zanettini R, Antonini A, Gatto G, et al.** Valvular heart disease and the use of dopamine agonists for Parkinson's disease. *N Engl J Med* 2007;356:39–46.
310. **Roth BL.** Drugs and valvular heart disease. *N Engl J Med* 2007;356:6–9.

311. **Colao A, Galderisi M, Di Sarno A, et al.** Increased prevalence of tricuspid regurgitation in patients with prolactinomas chronically treated with cabergoline. *J Clin Endocrinol Metab* 2008;93:3777–3784.
312. **Bogazzi F, Manetti L, Raffaelli V, et al.** Cabergoline therapy and the risk of cardiac valve regurgitation in patients with hyperprolactinemia: a meta-analysis from clinical studies. *J Endocrinol Invest* 2008;31:1119–1123.
313. **Krupp P, Monka C.** Bromocriptine in pregnancy: safety aspects. *Klin Wochenschr* 1987;65:823–827.
314. **Jeffcoate WJ, Pound N, Sturrock ND, et al.** Long-term follow-up of patients with hyperprolactinaemia. *Clin Endocrinol (Oxf)* 1996;45:299–303.
315. **Passos VQ, Souza JJ, Musolino NR, et al.** Long-term follow-up of prolactinomas: normoprolactinemia after bromocriptine withdrawal. *J Clin Endocrinol Metab* 2002;87:3578–3582.
316. **Colao A, Di Sarno A, Cappabianca P, et al.** Withdrawal of long-term cabergoline therapy for tumoral and nontumoral hyperprolactinemia. *N Engl J Med* 2003;349:2023–2033.
317. **Biswas M, Smith J, Jadon D, et al.** Long-term remission following withdrawal of dopamine agonist therapy in subjects with microprolactinomas. *Clin Endocrinol* 2005;63:26–31.
318. **Dekkers OM, Lagro J, Burman P, et al.** Recurrence of hyperprolactinemia after withdrawal of dopamine agonists: systematic review and meta-analysis. *J Clin Endocrinol Metab* 2010;95:43–51.
319. **Ono M, Miki N, Amano K, et al.** Individualized high-dose cabergoline therapy for hyperprolactinemic infertility in women with micro- and macroprolactinomas. *J Clin Endocrinol Metab* 2010;95:2672–2679.
320. **Mori H, Mori S, Saitoh Y, et al.** Effects of bromocriptine on prolactin-secreting pituitary adenomas. Mechanism of reduction in tumor size evaluated by light and electron microscopic, immunohistochemical, and morphometric analysis. *Cancer* 1985;56:230–238.
321. **Abram M, Brue T, Morange I, et al.** Pituitary tumor syndrome and hyperprolactinemia in peripheral hypothyroidism. *Ann Endocrinol (Paris)* 1992;53:215–223.
322. **Chirito E, Bonda A, Friesen HG.** Prolactin in renal failure. *Clin Res* 1972;20:423.
323. **Nagel TC, Freinkel N, Bell RH, et al.** Gynecomastia, prolactin, and other peptide hormones in patients undergoing chronic hemodialysis. *J Clin Endocrinol Metab* 1973;36:428–432.
324. **Olgaard K, Hagen C, McNeilly AS.** Pituitary hormones in women with chronic renal failure: the effect of chronic intermittent haemo- and peritoneal dialysis. *Acta Endocrinol (Copenh)* 1975;80:237–246.
325. **Thorner MO, Edwards CR, Hanker JP.** Prolactin and gonadotropin interaction in the male. In: Troen P, Nankin H, eds. *The Testis in Normal and Infertile Men*. New York: Raven Press; 1977:351–366.
326. **Lloyd RV.** Estrogen-induced hyperplasia and neoplasia in the rat anterior pituitary gland. An immunohistochemical study. *Am J Pathol* 1983;113:198–206.
327. **Scheithauer BW, Sano T, Kovacs KT, et al.** The pituitary gland in pregnancy: a clinicopathologic and immunohistochemical study of 69 cases. *Mayo Clin Proc* 1990;65:461–474.
328. **Weil C.** The safety of bromocriptine in hyperprolactinaemic female infertility: a literature review. *Curr Med Res Opin* 1986;10:172–195.
329. **Shy KK, McTiernan AM, Daling JR, et al.** Oral contraceptive use and the occurrence of pituitary prolactinoma. *JAMA* 1983;249:2204–2207.
330. **Corenblum B, Taylor PJ.** Idiopathic hyperprolactinemia may include a distinct entity with a natural history different from that of prolactin adenomas. *Fertil Steril* 1988;49:544–546.
331. **Corenblum B, Donovan L.** The safety of physiological estrogen plus progestin replacement therapy and with oral contraceptive therapy in women with pathological hyperprolactinemia. *Fertil Steril* 1993;59:671–673.
332. **Scheithauer BW, Kovacs KT, Randall RV, et al.** Effects of estrogen on the human pituitary: a clinicopathologic study. *Mayo Clin Proc* 1989;64:1077–1084.
333. **Raymond JP, Goldstein E, Konopka P, et al.** Follow-up of children born of bromocriptine-treated mothers. *Horm Res* 1985;22:239–246.
334. **Ruiz-Velasco V, Tolis G.** Pregnancy in hyperprolactinemic women. *Fertil Steril* 1984;41:793–805.
335. **Turkalj I, Braun P, Krupp P.** Surveillance of bromocriptine in pregnancy. *JAMA* 1982;247:1589–1591.
336. **Katz M, Kroll D, Pak I, et al.** Puerperal hypertension, stroke, and seizures after suppression of lactation with bromocriptine. *Obstet Gynecol* 1985;66:822–824.
337. **Gittelman DK.** Bromocriptine associated with postpartum hypertension, seizures, and pituitary hemorrhage. *Gen Hosp Psychiatry* 1991;13:278–280.
338. **Iffy L, Lindenthal J, McArdle JJ, et al.** Severe cerebral accidents postpartum in patients taking bromocriptine for milk suppression. *Isr J Med Sci* 1996;32:309–312.
339. **Iffy L, McArdle JJ, Ganesh V.** Intracerebral hemorrhage in normotensive mothers using bromocriptine postpartum. *Zentralbl Gynakol* 1996;118:392–395.
340. **Kirsch C, Iffy L, Zito GE, et al.** The role of hypertension in bromocriptine-related puerperal intracranial hemorrhage. *Neuroradiology* 2001;43:302–304.
341. **Tunbridge WM, Evered DC, Hall R, et al.** The spectrum of thyroid disease in a community: the Whickham survey. *Clin Endocrinol (Oxf)* 1977;7:481–493.
342. **Whartona T.** Adenographoa: sive glandularum totius corporis descripto. 1659.
343. **Portmann L, Hamada N, Heinrich G, et al.** Anti-thyroid peroxidase antibody in patients with autoimmune thyroid disease: possible identity with anti-microsomal antibody. *J Clin Endocrinol Metab* 1985;61:1001–1003.
344. **Czarnocka B, Ruf J, Ferrand M, et al.** Purification of the human thyroid peroxidase and its identification as the microsomal antigen involved in autoimmune thyroid diseases. *FEBS Lett* 1985;190:147–152.
345. **World Health Organization.** *Assessment of Iodine Deficiency Disorders and Monitoring their Elimination. A Guide for Program Managers*. Geneva: WHO; 2007:1–108.
346. **Laurberg P, Cerqueira C, Ovesen L, et al.** Iodine intake as a determinant of thyroid disorders in populations. *Best Pract Res Clin Endocrinol Metab* 2010;24:13–27.
347. **Bahn AK, Mills JL, Snyder PJ, et al.** Hypothyroidism in workers exposed to polybrominated biphenyls. *N Engl J Med* 1980;302:31–33.
348. **Tomer Y, Huber A.** The etiology of autoimmune thyroid disease: a story of genes and environment. *J Autoimmun* 2009;32:231–239.
349. **Wang C, Crapo LM.** The epidemiology of thyroid disease and implications for screening. *Endocrinol Metab Clin North Am* 1997;26:189–218.
350. **McCombe PA, Greer JM, Mackay IR.** Sexual dimorphism in autoimmune disease. *Curr Mol Med* 2009;9:1058–1079.
351. **Brix TH, Knudsen GP, Kristiansen M, et al.** High frequency of skewed X-chromosome inactivation in females with autoimmune thyroid disease: a possible explanation for the female predisposition to thyroid autoimmunity. *J Clin Endocrinol Metab* 2005;90:5949–5953.
352. **Stockigt JR.** Free thyroid hormone measurement. A critical appraisal. *Endocrinol Metab Clin North Am* 2001;30:265–289.
353. **Benvenga S, Cahnmann HJ, Robbins J.** Characterization of thyroid hormone binding to apolipoprotein-E: localization of the binding site in the exon 3-coded domain. *Endocrinology* 1993;133:1300–1305.
354. **Dufour DR.** Laboratory tests of thyroid function: uses and limitations. *Endocrinol Metab Clin North Am* 2007;36:579–594.
355. **Caldwell G, Kellett HA, Gow SM, et al.** A new strategy for thyroid function testing. *Lancet* 1985;1:1117–1119.
356. **Surks MI, Ortiz E, Daniels GH, et al.** Subclinical thyroid disease: scientific review and guidelines for diagnosis and management. *JAMA* 2004;291:228–238.
357. **Walsh JP, Bremner AP, Feddema P, et al.** Thyrotropin and thyroid antibodies as predictors of hypothyroidism: a 13-year, longitudinal study of a community-based cohort using current immunoassay techniques. *J Clin Endocrinol Metab* 2010;95:1095–1104.
358. **Persani L, Borgato S, Romoli R, et al.** Changes in the degree of sialylation of carbohydrate chains modify the biological properties of circulating thyrotropin isoforms in various physiological and pathological states. *J Clin Endocrinol Metab* 1998;83:2486–2492.
359. **Persani L, Ferretti E, Borgato S, et al.** Circulating thyrotropin bioactivity in sporadic central hypothyroidism. *J Clin Endocrinol Metab* 2000;85:3631–3635.
360. **Saravanan P, Dayan CM.** Thyroid autoantibodies. *Endocrinol Metab Clin North Am* 2001;30:315–337.
361. **Boukis MA, Koutras DA, Souvatzoglou A, et al.** Thyroid hormone and immunological studies in endemic goiter. *J Clin Endocrinol Metab* 1983;57:859–862.

362. **Asamer H, Riccabona G, Holthaus N, et al.** Immunohistologic findings in thyroid disease in an endemic goiter area. *Arch Klin Med* 1968;215:270–284.
363. **Amino N, Hagen SR, Yamada N, et al.** Measurement of circulating thyroid microsomal antibodies by the tanned red cell haemagglutination technique: its usefulness in the diagnosis of autoimmune thyroid diseases. *Clin Endocrinol (Oxf)* 1976;5:115–125.
364. **Wright-Pascoe R, Smikle MF, Barton EN, et al.** Limited usefulness of antithyroperoxidase and antithyroglobulin assays in Jamaicans with Graves' disease. *Hum Antibodies* 1999;9:161–164.
365. **Nordyke RA, Gilbert FI Jr, Miyamoto LA, et al.** The superiority of antimicrosomal over antithyroglobulin antibodies for detecting Hashimoto's thyroiditis. *Arch Intern Med* 1993;153:862–865.
366. **Mariotti S, Sansoni P, Barbesino G, et al.** Thyroid and other organ-specific autoantibodies in healthy centenarians. *Lancet* 1992;339:1506–1508.
367. **Weetman AP, McGregor AM, Campbell H, et al.** Iodide enhances IgG synthesis by human peripheral blood lymphocytes in vitro. *Acta Endocrinol (Copenh)* 1983;103:210–215.
368. **Allen EM, Appel MC, Braverman LE.** The effect of iodide ingestion on the development of spontaneous lymphocytic thyroiditis in the diabetes-prone BB/W rat. *Endocrinology* 1986;118:1977–1981.
369. **Costagliola S, Morgenthaler NG, Hoermann R, et al.** Second generation assay for thyrotropin receptor antibodies has superior diagnostic sensitivity for Graves' disease. *J Clin Endocrinol Metab* 1999;84:90–97.
370. **Takasu N, Oshiro C, Akamine H, et al.** Thyroid-stimulating antibody and TSH-binding inhibitor immunoglobulin in 277 Graves' patients and in 686 normal subjects. *J Endocrinol Invest* 1997;20:452–461.
371. **Zouvanis M, Panz VR, Kalk WJ, et al.** Thyrotropin receptor antibodies in black South African patients with Graves' disease and their response to medical therapy. *J Endocrinol Invest* 1998;21:771–774.
372. **Cho BY, Kim WB, Chung JH, et al.** High prevalence and little change in TSH receptor blocking antibody titres with thyroxine and antithyroid drug therapy in patients with non-goitrous autoimmune thyroiditis. *Clin Endocrinol (Oxf)* 1995;43:465–471.
373. **Tamaki H, Amino N, Kimura M, et al.** Low prevalence of thyrotropin receptor antibody in primary hypothyroidism in Japan. *J Clin Endocrinol Metab* 1990;71:1382–1386.
374. **Davies TF, Ando T, Lin RY, et al.** Thyrotropin receptor-associated diseases: from adenomata to Graves disease. *J Clin Invest* 2005;115:1972–1983.
375. **Lytton SD, Kahaly GJ.** Bioassays for TSH-receptor autoantibodies: an update. *Autoimmun Rev* 2010;10:116–122.
376. **Spitzweg C, Morris JC.** The immune response to the iodide transporter. *Endocrinol Metab Clin North Am* 2000;29:389–398.
377. **Vanderpump M.** *The Thyroid: A Fundamental and Clinical Text*. Philadelphia, PA: Lippincott-Raven Publishers; 1996.
378. **Prummel MF, Strieder T, Wiersinga WM.** The environment and autoimmune thyroid diseases. *Eur J Endocrinol* 2004;150:605–618.
379. **Haddow JE, Palomaki GE, Allan WC, et al.** Maternal thyroid deficiency during pregnancy and subsequent neuropsychological development of the child. *N Engl J Med* 1999;341:549–555.
380. **Baskin HJ, Cobin RH, Duick DS, et al.** American Association of Clinical Endocrinologists medical guidelines for clinical practice for the evaluation and treatment of hyperthyroidism and hypothyroidism. *Endocr Pract* 2002;8:457–469.
381. **Pearce EN.** Thyroid dysfunction in perimenopausal and postmenopausal women. *Menopause Int* 2007;13:8–13.
382. **Lazarus JH.** Thyroid disorders associated with pregnancy: etiology, diagnosis, and management. *Treat Endocrinol* 2005;4:31–41.
383. **Livadas S, Xekouki P, Fouka F, et al.** Prevalence of thyroid dysfunction in Turner's syndrome: a long-term follow-up study and brief literature review. *Thyroid* 2005;15:1061–1066.
384. **Hardy O, Worley G, Lee MM, et al.** Hypothyroidism in Down syndrome: screening guidelines and testing methodology. *Am J Med Genet A* 2004;124A:436–437.
385. **Abalovich M, Amino N, Barbour LA, et al.** Management of thyroid dysfunction during pregnancy and postpartum: an Endocrine Society Clinical Practice Guideline. *J Clin Endocrinol Metab* 2007;92 (8 Suppl):S1–S47.
386. **American College of Obstetrics and Gynecology.** ACOG practice bulletin. Thyroid disease in pregnancy. Number 37. *Int J Gynaecol Obstet* 2002;79:171–180.
387. **Alexander EK, Pearce EN, Brent GA, et al.** 2017 Guidelines of the American Thyroid Association for the diagnosis and management of thyroid disease during pregnancy and the postpartum. *Thyroid* 2017;27:315–389.
388. **Mariotti S, Caturegli P, Piccolo P, et al.** Antithyroid peroxidase autoantibodies in thyroid diseases. *J Clin Endocrinol Metab* 1990;71:661–669.
389. **Endo T, Kaneshige M, Nakazato M, et al.** Autoantibody against thyroid iodide transporter in the sera from patients with Hashimoto's thyroiditis possesses iodide transport inhibitory activity. *Biochem Biophys Res Commun* 1996;228:199–202.
390. **Cooper DS.** Clinical practice. Subclinical hypothyroidism. *N Engl J Med* 2001;345:260–265.
391. **McDermott MT, Ridgway EC.** Subclinical hypothyroidism is mild thyroid failure and should be treated. *J Clin Endocrinol Metab* 2001;86:4585–4590.
392. **Danese MD, Ladenson PW, Meinert CL, et al.** Clinical review 115: effect of thyroxine therapy on serum lipoproteins in patients with mild thyroid failure: a quantitative review of the literature. *J Clin Endocrinol Metab* 2000;85:2993–3001.
393. **Mincer DL, Jialal I.** Hashimoto thyroiditis. 2018.
394. **Devdhar M, Ousman YH, Burman KD.** Hypothyroidism. *Endocrinol Metab Clin North Am* 2007;36:595–615.
395. **Poppe K, Glinoer D.** Thyroid autoimmunity and hypothyroidism before and during pregnancy. *Hum Reprod Update* 2003;9:149–161.
396. **Prummel MF, Wiersinga WM.** Thyroid autoimmunity and miscarriage. *Eur J Endocrinol* 2004;150:751–755.
397. **Wilansky DL, Greisman B.** Early hypothyroidism in patients with menorrhagia. *Am J Obstet Gynecol* 1989;160:673–677.
398. **Feek CM, Sawers JS, Brown NS, et al.** Influence of thyroid status on dopaminergic inhibition of thyrotropin and prolactin secretion: evidence for an additional feedback mechanism in the control of thyroid hormone secretion. *J Clin Endocrinol Metab* 1980;51:585–589.
399. **Kramer MS, Kauschansky A, Genel M.** Adolescent secondary amenorrhea: association with hypothalamic hypothyroidism. *J Pediatr* 1979;94:300–303.
400. **Scanlon MF, Chan V, Heath M, et al.** Dopaminergic control of thyrotropin, alpha-subunit, thyrotropin beta-subunit, and prolactin in euthyroidism and hypothyroidism: dissociated responses to dopamine receptor blockade with metoclopramide in hypothyroid subjects. *J Clin Endocrinol Metab* 1981;53:360–365.
401. **Thomas R, Reid RL.** Thyroid disease and reproductive dysfunction: a review. *Obstet Gynecol* 1987;70:789–798.
402. **del Pozo E, Wyss H, Tolis G, et al.** Prolactin and deficient luteal function. *Obstet Gynecol* 1979;53:282–286.
403. **Keye WR, Yuen BH, Knopf RF, et al.** Amenorrhea, hyperprolactinemia and pituitary enlargement secondary to primary hypothyroidism. Successful treatment with thyroid replacement. *Obstet Gynecol* 1976;48:697–702.
404. **Bohnet HG, Fiedler K, Leidenberger FA.** Subclinical hypothyroidism and infertility. *Lancet* 1981;2:1278.
405. **Wurfel W.** Thyroid regulation pathways and its effect on human luteal function. *Gynakol Geburtshilfliche Rundsch* 1992;32:145–150.
406. **Walsh JP, Shiels L, Lim EM, et al.** Combined thyroxine/liothyronine treatment does not improve well-being, quality of life, or cognitive function compared to thyroxine alone: a randomized controlled trial in patients with primary hypothyroidism. *J Clin Endocrinol Metab* 2003;88:4543–4550.
407. **Weetman AP.** Graves' disease by any other name? *Thyroid* 2000; 10:1071–1072.
408. **Nayak B, Hodak SP.** Hyperthyroidism. *Endocrinol Metab Clin North Am* 2007;36:617–656.
409. **Stoffer SS, Hamburger JI.** Inadvertent 131I therapy for hyperthyroidism in the first trimester of pregnancy. *J Nucl Med* 1976;17:146–149.
410. **Schlumberger M, De Vathaire F, Ceccarelli C, et al.** Exposure to radioactive iodine-131 for scintigraphy or therapy does not preclude pregnancy in thyroid cancer patients. *J Nucl Med* 1996;37:606–612.
411. **Vitti P, Rago T, Chiovato L, et al.** Clinical features of patients with Graves' disease undergoing remission after antithyroid drug treatment. *Thyroid* 1997;7:369–375.

412. **Michelangeli V, Poon C, Taft J, et al.** The prognostic value of thyrotropin receptor antibody measurement in the early stages of treatment of Graves' disease with antithyroid drugs. *Thyroid* 1998;8:119–124.
413. **Edan G, Massart C, Hody B, et al.** Optimum duration of antithyroid drug treatment determined by assay of thyroid stimulating antibody in patients with Graves' disease. *BMJ* 1989;298:359–361.
414. **Anonymous.** *Propylthiouracil-Related Liver Toxicity: Public Workshop.* Washington, DC: Food and Drug Administration and the American Thyroid Association; 2009.
415. **Rivkees SA.** 63 years and 715 days to the "boxed warning": unmasking of the propylthiouracil problem. *Int J Pediatr Endocrinol* 2010; 2010:658267.
416. **Cooper DS, Rivkees SA.** Putting propylthiouracil in perspective. *J Clin Endocrinol Metab* 2009;94:1881–1882.
417. **Casey BM, Leveno KJ.** Thyroid disease in pregnancy. *Obstet Gynecol* 2006;108:1283–1292.
418. **Milham S Jr.** Scalp defects in infants of mothers treated for hyperthyroidism with methimazole or carbimazole during pregnancy. *Teratology* 1985;32:321.
419. **Mandel SJ, Cooper DS.** The use of antithyroid drugs in pregnancy and lactation. *J Clin Endocrinol Metab* 2001;86:2354–2359.
420. **Karlsson FA, Axelsson O, Melhus H.** Severe embryopathy and exposure to methimazole in early pregnancy. *J Clin Endocrinol Metab* 2002;87:947–949.
421. **Cooper DS.** Antithyroid drugs. *N Engl J Med* 2005;352:905–917.
422. **Barbero P, Valdez R, Rodriguez H, et al.** Choanal atresia associated with maternal hyperthyroidism treated with methimazole: a case–control study. *Am J Med Genet A* 2008;146A:2390–2395.
423. **Van Dijke CP, Heydendael RJ, De Kleine MJ.** Methimazole, carbimazole, and congenital skin defects. *Ann Intern Med* 1987;106:60–61.
424. **Mao XM, Li HQ, Li Q, et al.** Prevention of relapse of Graves' disease by treatment with an intrathyroid injection of dexamethasone. *J Clin Endocrinol Metab* 2009;94:4984–4991.
425. **Glatstein MM, Garcia-Bournissen F, Giglio N, et al.** Pharmacologic treatment of hyperthyroidism during lactation. *Can Fam Physician* 2009;55:797–798.
426. **Yoshimura M, Hershman JM.** Thyrotropic action of human chorionic gonadotropin. *Thyroid* 1995;5:425–434.
427. **Padmanabhan LD, Mhaskar R, Mhaskar A, et al.** Trophoblastic hyperthyroidism. *J Assoc Physicians India* 2003;51:1011–1013.
428. **Alexander EK, Marqusee E, Lawrence J, et al.** Timing and magnitude of increases in levothyroxine requirements during pregnancy in women with hypothyroidism. *N Engl J Med* 2004;351:241–249.
429. **Klein RZ, Sargent JD, Larsen PR, et al.** Relation of severity of maternal hypothyroidism to cognitive development of offspring. *J Med Screen* 2001;8:18–20.
430. **Zakarija M, Garcia A, McKenzie JM.** Studies on multiple thyroid cell membrane-directed antibodies in Graves' disease. *J Clin Invest* 1985;76:1885–1891.
431. **Zakarija M, McKenzie JM.** Thyroid-stimulating antibody (TSAb) of Graves' disease. *Life Sci* 1983;32:31–44.
432. **Tanaka T, Tamai H, Kuma K, et al.** Gonadotropin response to luteinizing hormone releasing hormone in hyperthyroid patients with menstrual disturbances. *Metabolism* 1981;30:323–326.
433. **Polak M, Le Gac I, Vuillard E, et al.** Fetal and neonatal thyroid function in relation to maternal Graves' disease. *Best Pract Res Clin Endocrinol Metab* 2004;18:289–302.
434. **Iwatani Y, Amino N, Tamaki H, et al.** Increase in peripheral large granular lymphocytes in postpartum autoimmune thyroiditis. *Endocrinol Jpn* 1988;35:447–453.
435. **Vargas MT, Briones-Urbina R, Gladman D, et al.** Antithyroid microsomal autoantibodies and HLA-DR5 are associated with postpartum thyroid dysfunction: evidence supporting an autoimmune pathogenesis. *J Clin Endocrinol Metab* 1988;67:327–333.
436. **Amino N, Mori H, Iwatani Y, et al.** High prevalence of transient post-partum thyrotoxicosis and hypothyroidism. *N Engl J Med* 1982;306:849–852.
437. **Hayslip CC, Fein HG, O'Donnell VM, et al.** The value of serum antimicrosomal antibody testing in screening for symptomatic postpartum thyroid dysfunction. *Am J Obstet Gynecol* 1988;159:203–209.
438. **Tingi E, Syed AA, Kyriacou A, et al.** Benign thyroid disease in pregnancy: a state of the art review. *J Clin Transl Endocrinol* 2016;6:37–49.
439. **Jansson R.** Postpartum thyroid disease. *Mol Biol Med* 1986;3:201–211.
440. **Lucas A, Pizarro E, Granada ML, et al.** Postpartum thyroiditis: long-term follow-up. *Thyroid* 2005;15:1177–1181.
441. **Lazarus JH, Ammari F, Oretti R, et al.** Clinical aspects of recurrent postpartum thyroiditis. *Br J Gen Pract* 1997;47:305–308.
442. **Walfish PG, Chan JY.** Post-partum hyperthyroidism. *Clin Endocrinol Metab* 1985;14:417–447.
443. **Stagnaro-Green A, Roman SH, Cobin RH, et al.** Detection of at-risk pregnancy by means of highly sensitive assays for thyroid autoantibodies. *JAMA* 1990;264:1422–1425.
444. **Glinoer D, Soto MF, Bourdoux P, et al.** Pregnancy in patients with mild thyroid abnormalities: maternal and neonatal repercussions. *J Clin Endocrinol Metab* 1991;73:421–427.
445. **Maier DB, Parke A.** Subclinical autoimmunity in recurrent aborters. *Fertil Steril* 1989;51:280–285.
446. **Magaro M, Zoli A, Altomonte L, et al.** The association of silent thyroiditis with active systemic lupus erythematosus. *Clin Exp Rheumatol* 1992;10:67–70.
447. **LaBarbera AR, Miller MM, Ober C, et al.** Autoimmune etiology in premature ovarian failure. *Am J Reprod Immunol Microbiol* 1988;16:115–122.
448. **Guth S, Theune U, Aberle J, et al.** Very high prevalence of thyroid nodules detected by high frequency (13 MHz) ultrasound examination. *Eur J Clin Invest* 2009;39:699–706.
449. **McHenry CR, Walfish PG, Rosen IB.** Non-diagnostic fine needle aspiration biopsy: a dilemma in management of nodular thyroid disease. *Am Surg* 1993;59:415–419.
450. **Nikiforova MN, Nikiforov YE.** Molecular diagnostics and predictors in thyroid cancer. *Thyroid* 2009;19:1351–1361.
451. **Barbesino G, Tomer Y, Concepcion ES, et al.** Linkage analysis of candidate genes in autoimmune thyroid disease. II. Selected gender-related genes and the X-chromosome. International Consortium for the Genetics of Autoimmune Thyroid Disease. *J Clin Endocrinol Metab* 1998;83:3290–3295.
452. **Davenport ML.** Approach to the patient with Turner syndrome. *J Clin Endocrinol Metab* 2010;95:1487–1495.
453. **Aaltonen J, Bjorses P, Sandkuijl L, et al.** An autosomal locus causing autoimmune disease: autoimmune polyglandular disease type I assigned to chromosome 21. *Nat Genet* 1994;8:83–87.

CAPÍTULO 36

Infertilidade

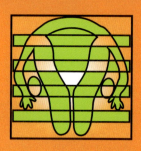

Mira Aubuchon, Mylene W. M. Yao, Dennis T. Fujii, Richard O. Burney, Danny J. Schust

PONTOS-CHAVE

A primeira consulta do casal infértil é muito importante, porque define o tom para a avaliação inicial e o tratamento subsequente. Considerando que fatores de um ou de ambos os parceiros podem dificultar a concepção, é necessário cogitar todos os diagnósticos possíveis antes de buscar um tratamento invasivo.

1 As principais causas de infertilidade incluem fator masculino, diminuição da reserva ovariana, distúrbios ovulatórios (fator ovulatório), lesão tubária, obstrução ou aderências peritubárias (incluindo endometriose com aderências tubárias ou peritoneais evidentes), fatores uterinos, distúrbios sistêmicos (entre eles, infecções ou doenças crônicas, como doenças autoimunes ou insuficiência renal crônica), fatores cervicais e imunológicos e infertilidade sem causa aparente (incluindo endometriose sem evidência de aderências tubárias ou peritoneais).

2 Os exames básicos que devem ser feitos antes do início de qualquer tratamento para infertilidade são a análise do sêmen, a confirmação da ovulação e a documentação da permeabilidade tubária.

3 O fator masculino é causa isolada de infertilidade em 20% dos casais inférteis, mas pode contribuir em até 50% dos casos. Dentro dessa categoria estão os casais homossexuais do sexo feminino que desejam engravidar, que não são consideradas tradicionalmente inférteis, mas precisam de um doador de sêmen. O tratamento de causas anatômicas, endócrinas ou infecciosas reversíveis de subfertilidade, como correção da varicocele, infecções sexualmente transmitidas e distúrbios da tireoide, tende a ser eficaz. A inseminação intrauterina (IIU) é a mais estudada e usada entre todas as técnicas de inseminação. A injeção intracitoplasmática de espermatozoides (ICSI) possibilitou que casais com infertilidade por fator masculino obtivessem desfechos de gravidez por técnicas de reprodução assistida (TRA) equivalentes aos obtidos por casais com infertilidade não causada por fator masculino e submetidos a um tratamento por fertilização *in vitro* (FIV) convencional.

4 A associação entre a idade da mulher e a redução da fertilidade é bem documentada. O declínio da fecundabilidade começa logo após os 30 anos e é acelerado por volta dos 40.

5 Os distúrbios da ovulação são responsáveis por 30 a 40% dos casos de infertilidade feminina. Em geral, estão entre as causas de infertilidade diagnosticadas e tratadas com mais facilidade.

6 A causa mais comum de oligo e anovulação tanto na população geral quanto em mulheres inférteis é a síndrome dos ovários policísticos (SOP).

7 Os fatores tubários e peritoneais são responsáveis por 30 a 40% dos casos de infertilidade feminina. Estima-se que o fator cervical não cause infertilidade em mais que 5% dos casais inférteis. As patologias uterinas provocam infertilidade em até 15% dos casais que procuram tratamento e são diagnosticadas em até 50% das pacientes inférteis. Os leiomiomas não foram demonstrados como uma causa direta de infertilidade. Se a avaliação for negativa (ou seja, sem explicação), então pode-se avaliar a IIU com superovulação, embora tenha taxa de sucesso menor que RA.

8 Os métodos de RA incluem uso de gametas de fontes autólogas ou de terceiros, FIV, ICSI que usa esperma ejaculado ou retirado cirurgicamente, usado fresco ou criopreservado, transferência intratubária de gametas (GIFT), transferência intratubária de zigotos (ZIFT), transferências de embrião criopreservado e uso de oócitos doados. Em virtude das maiores taxas de sucesso associadas à FIV-transferência de embrião, houve um declínio na realização de GIFT e ZIFT. A triagem embrionária usa métodos morfocinéticos; DGP e RGP também são usados.

9 A gestação múltipla, sobretudo a de múltiplos fetos, é uma complicação grave do tratamento da infertilidade com sérias consequências médicas, psicológicas, sociais e financeiras.

10 Podem ocorrer outras complicações da RA, mas o estresse é o motivo mais comum para os pacientes desistirem do tratamento. Protocolos aprimorados podem minimizar os riscos da síndrome da hiperestimulação ovariana (SHO) e estudos recentes não mostraram aumento do risco de câncer de mama, do útero ou do ovário secundário ao uso de medicamentos para superovulação no tratamento da infertilidade, embora tenham sido levantadas questões sobre anormalidades nos filhos. Os riscos absolutos parecem ser baixos.

11 Informações sobre a Society for Assisted Reproductive Technology (SART) e informações clínicas registradas de TRA são encontradas na internet para acesso público em https://www.sartcorsonline.com/rptCSR_PublicMultYear.aspx?reportingYear=2015. Por força da lei, os Centros de Controle de Doenças (CDC) coletam dados de TRA e estão disponíveis para o público em: ftp://ftp.cdc.gov/pub/Publications/art/ART-2015-Clinic-Report-Full.pdf#page=4.

Avaliar o escopo da infertilidade é difícil, em parte por causa da falta de definições padronizadas.[1] A infertilidade é definida como a ausência de concepção após 1[2] ou 2[1] anos de relações sexuais desprotegidas. Esse distúrbio pode ainda ser classificado como *infertilidade primária*, na qual não houve gestações prévias, e *infertilidade secundária*, na qual houve uma gestação prévia, embora não necessariamente com um nascido vivo.[3] Cerca de 90% dos casais devem conceber após 12 meses de relações sexuais desprotegidas.[4] Em muitos casos, o termo "subfertilidade" é usado de maneira intercambiável com "infertilidade".[5] A fecundabilidade é geralmente usada para referir a probabilidade de gravidez por ciclo ou o número de ciclos para obter a gravidez.[6] A fecundidade é a probabilidade de ocorrer um nascido vivo.[7] Propôs-se o termo "redução da fecundidade" para casais que tentam conceber há 36 meses ou mais ou que têm incapacidade física ou dificuldades de ter um filho.[7]

EPIDEMIOLOGIA

A prevalência de infertilidade nos EUA varia de 7,4[8] a 15,5%,[9] dependendo da metodologia usada. Entretanto, o uso de serviços de infertilidade nos EUA permanece baixo em 17% ou 6,9 milhões de mulheres entre 25 e 44 anos de 2006 a 2010, com uma taxa maior observada entre mulheres acima de 30 anos, brancas, não hispânicas e com situação socioeconômica relativamente alta.[10]

AVALIAÇÃO INICIAL

A primeira consulta do casal infértil com um médico é muito importante, porque define o tom para subsequente avaliação e tratamento. **Nunca é demais ressaltar que a infertilidade é um problema do casal.** A presença do parceiro desde a avaliação inicial envolve ambos no processo terapêutico. Essa essencial participação conjunta demonstra que o médico está tão receptivo às necessidades da parceira quanto às do parceiro, dando a ele oportunidade de fazer perguntas e expressar suas preocupações.

O médico deve fazer a anamnese de situações clínica, cirúrgica e urológica/ginecológica de ambos os parceiros. Especificamente são essenciais as informações sobre a regularidade do ciclo menstrual, a presença de dor pélvica e desfechos de gestações anteriores. É preciso analisar os fatores de risco para infertilidade, como história de doença inflamatória pélvica (DIP) ou cirurgia pélvica; uma história de exposição intrauterina ao dietilestilbestrol (DES) é importante. Além disso, convém fazer uma revisão de sistemas relacionados com a hipófise, suprarrenal e tireoide. Perguntas sobre galactorreia, hirsutismo e alterações do peso têm importância especial. É necessária uma anamnese direcionada ao homem, com a inclusão de anomalias do desenvolvimento, como testículos que não desceram para a bolsa escrotal, cirurgia do aparelho genital, infecções (entre elas, orquite por caxumba), traumatismo genital e uso de medicamentos. Uma história de exposição ocupacional que possa afetar a função reprodutiva de um dos parceiros também é importante, bem como informações sobre a frequência das relações sexuais, dispareunia e disfunção sexual. Por fim, devem ser obtidas informações sobre qualquer história familiar de infertilidade, insuficiência ovariana prematura, anomalias congênitas ou do desenvolvimento, retardo mental e distúrbios hereditários relevantes para o planejamento pré-concepção, como fibrose cística, talassemia e doença de Tay-Sachs.

A entrevista inicial dá ao médico a oportunidade de avaliar o impacto emocional da infertilidade sobre o casal. É uma chance de enfatizar o apoio emocional disponível para ambos durante a avaliação diagnóstica e os tratamentos sugeridos. Em alguns casos, pode ser conveniente o encaminhamento a uma assistente social ou psicólogo especializado.

O exame físico da mulher deve ser completo, com atenção especial à altura, peso, biotipo, distribuição dos pelos, tireoide e exame pélvico. O encaminhamento do homem a um urologista para exame costuma ser oportuno se as informações obtidas na anamnese ou na avaliação subsequente sugerirem alguma anormalidade. A primeira consulta é um excelente momento para definir as causas gerais de infertilidade e discutir os planos subsequentes de diagnóstico e tratamento.

Os exames básicos que devem ser realizados antes do início de qualquer tratamento para infertilidade são a análise do sêmen, a confirmação de ovulação e a documentação de permeabilidade tubária. Se uma paciente com doença sistêmica grave, como insuficiência renal, insuficiência hepática ou câncer, desejar engravidar, deve ser realizada cuidadosa avaliação pré-concepção e aconselhamento, porque os riscos associados ao tratamento da infertilidade e à gravidez podem ser grandes.

CAUSAS DE INFERTILIDADE

As principais causas de infertilidade são:

1. **Fator masculino.**
2. **Diminuição da reserva ovariana.**
3. **Fator ovulatório.**
4. **Fator tubário.**
5. **Fator uterino.**
6. **Fator pélvico.**
7. **Causa inexplicada.**

A prevalência relativa das diferentes causas de infertilidade varia muito entre as populações estudadas (Tabela 36.1). Em todo o mundo, o fator masculino é responsável por 51,2%[11] e a obstrução tubária de 25 a 35%[12] de infertilidade ou subfertilidade (concepção após 1 ano de tentativa). Na Europa, a disfunção ovulatória é responsável por 21 a 32%, o fator masculino 19 a 57%, o fator tubário 14 a 26%, infertilidade sem causa aparente 8 a 30%, endometriose 4 a 6% e os fatores masculino e feminino combinados 34,4%.[13-15] **O fator masculino isolado é causa de infertilidade em cerca de 20% de casais inférteis, mas pode ser um fator que**

Tabela 36.1 Causas de Infertilidade.

Prevalência relativa das causas de infertilidade (%)	
Fator masculino	17 a 28
Fatores masculino e feminino	8 a 39
Fator feminino	33 a 40
Infertilidade sem causa aparente	8 a 28
Prevalência aproximada das causas de infertilidade na mulher (%)	
Disfunção ovulatória	21 a 36
Fator tubário ou peritoneal	16 a 28
Causas diversas	9 a 12
Prevalência de etiologias de infertilidade (1,15,19,20)	

contribua até em 50% dos casos.[15-17] Pouquíssimos casais têm infertilidade absoluta, que pode ser causada pela perda irreversível congênita ou adquirida de gametas funcionais ou pela ausência de estruturas reprodutivas em um dos parceiros.

A concepção espontânea tem menor probabilidade de ocorrer acima de 42 anos, após período de infertilidade acima de 4 anos, em casos de endometriose grave ou grave comprometimento tubário;[18] dessa maneira, deve-se avaliar o tratamento além do manejo expectante nas pacientes com essas características.

Impacto do estilo de vida sobre a fertilidade

Em comparação às mulheres de peso normal, as mulheres com sobrepeso e obesidade apresentam maiores taxas de disfunção ovulatória e infertilidade, junto a taxas de gravidez 30% menores na FIV.[21-23] As possíveis etiologias para a infertilidade associada à obesidade incluem o eixo hipotálamo-hipófise-ovário alterado, a taxa de fertilização diminuída e a receptividade genética endometrial comprometida. Com índice de massa corporal (IMC) ligeiramente alto (< 35 kg/m^2), entre mulheres randomizadas para perda de peso de aproximadamente 9 kg contra mulheres sem qualquer perda de peso, as taxas de FIV nascidos vivos não diferiram significativamente, mas as taxas de nascidos vivos concebidos espontaneamente foram maiores no grupo de perda de peso.[24] Os homens obesos têm taxas mais altas de hipogonadismo hipogonadotrópico e danos de DNA mitocondriais ou dos espermatozoides em comparação aos homens de peso normal.[25,26] O uso de substâncias (drogas e álcool) pelos homens é discutido em "Fator masculino". Uma pesquisa com 12.800 mulheres nos EUA submetidas à FIV revelou que quase um quarto delas consumiu álcool, 7% fumaram e dois terços ingeriram cafeína durante o tratamento.[27] Estudos relatam que em comparação a não fumantes, os fumantes de tabaco (homens e mulheres) têm taxas mais baixas de nascidos vivos por relação sexual,[28] taxas mais baixas de gravidez usando IIU de doador[29] e IIU de parceiro[30] e taxas mais altas de cancelamento do ciclo de FIV antes da recuperação de oócitos, mesmo entre ex-fumantes do sexo feminino.[31] De modo seguro, a ingestão materna baixa a moderada de álcool (< 12 g) e cafeína (< 200 mg) no primeiro ano anterior à RA não teve impacto nos resultados da terapia.[32]

Fator masculino

O conceito de que houve um declínio global do número de espermatozoides é controverso.[33,34] Foi observado um declínio da densidade de espermatozoides nos EUA, na Europa e na Austrália, enquanto se relatou a diminuição da motilidade e do volume do sêmen na Índia.[33] Apesar do fato de que foi notada alteração dos parâmetros dos espermatozoides em homens férteis[35] e em homens doadores de espermatozoides nos EUA,[36] a importância clínica para a fecundabilidade é desconhecida. No entanto, um modelo de simulação sugeriu que se a concentração de espermatozoides diminuísse de 21 a 47%, a fecundabilidade diminuiria de 7 a 15%.[37]

Fisiologia

Espermatogênese

O sistema genital masculino é constituído de testículo, epidídimo, ducto deferente, próstata, vesículas seminais, ducto ejaculatório, glândulas bulbouretrais e uretra. **As células sensíveis a gonadotrofinas nos testículos são as células de Leydig (local de síntese de androgênios) e as células de Sertoli, que revestem os túbulos seminíferos (local de espermatogênese).**[38] **A hipófise secreta o hormônio luteinizante (LH), que estimula a síntese e a secreção de testosterona pelas células de Leydig, e o hormônio foliculoestimulante (FSH), que atua com a testosterona sobre as células de Sertoli para estimular a espermatogênese.**[38] Em seres humanos, uma nova coorte de espermatogônias entra em processo de maturação a cada 16 dias, e a transformação das células-tronco das espermatogônias em espermatozoides maduros leva aproximadamente 75 dias.[39] A divisão mitótica das espermatogônias dá origem aos espermatócitos.[38] Em seguida, há meiose desses espermatócitos diploides com a produção de espermátides haploides, que contêm 23 (e não 46) cromossomos.[38] A maturação das espermátides é denominada espermiogênese e inclui a condensação do núcleo, além de formação do flagelo e do acrossomo (estrutura derivada do complexo de Golgi que cobre a extremidade ou a cabeça do núcleo do espermatozoides).[40] Os espermatozoides produzidos são liberados na luz do túbulo seminífero e entram no epidídimo, no qual continuam a amadurecer, e sua motilidade aumenta progressivamente durante os 2 a 6 dias necessários para atravessar essa estrutura tortuosa e chegar ao ducto deferente.[41]

Transporte dos espermatozoides

Durante a ejaculação, espermatozoides maduros são liberados do ducto deferente com o líquido produzido por próstata, vesículas seminais e glândulas bulbouretrais.[42] O sêmen liberado é uma mistura gelatinosa de espermatozoides e plasma seminal; contudo, torna-se aquoso após 20 a 30 minutos da ejaculação. Esse processo, denominado liquefação, decorre da ação direta de enzimas proteolíticas existentes no líquido prostático.[42] **Depois da ejaculação, é necessária a capacitação dos espermatozoides liberados, para que se tornem competentes para fertilizar o oócito.**[43] Esse processo ocorre no muco cervical e implica na retirada de mediadores inibidores, como o colesterol, da superfície dos espermatozoides, fosforilação da tirosina e afluxo de íons cálcio; tudo isso torna possível que o espermatozoide reconheça outros sinais de fertilização no trajeto através do sistema genital feminino.[43] Quando chegam ao istmo tubário, os espermatozoides são lentamente liberados para a ampola, o que reduz ainda mais o número de espermatozoides que chegam até o oócito.[43] O transporte de espermatozoides da parte posterior do fórnice da vagina até as tubas uterinas ocorre em 2 minutos durante a fase folicular do ciclo menstrual.[44]

Fertilização

À medida que os espermatozoides capacitados se aproximam e atravessam as células do *cumulus* oóforo que circundam o oócito, enzimas hidrolíticas são liberadas do acrossomo por exocitose, em um processo denominado reação acrossômica.[43] Tanto a capacitação como a reação acrossômica podem ser induzidas *in vitro*.[40,43] Depois da reação acrossômica, o espermatozoide liga-se à zona pelúcida (o revestimento extracelular que circunda o oócito) e a penetra. Isso garante que ele se funda com a membrana plasmática do oócito, modificando-a, o que evita a entrada de outros espermatozoides.[43] **Quando o primeiro espermatozoide penetra na zona pelúcida, há liberação de grânulos corticais (reação cortical) do oócito para o espaço perivitelino. Isso impede a ligação de novos espermatozoides à zona pelúcida e inibe a penetração de espermatozoides já ligados, reduzindo ainda mais a possibilidade de poliespermia.**[45]

Toxinas "recreativas", iatrogênicas e ambientais que afetam a reprodutibilidade masculina

A diminuição da concentração e da motilidade dos espermatozoides foi observada em áreas dos EUA com alta atividade agrícola e uso de pesticidas,[35] mas a exposição ocupacional não foi associada à infertilidade.[46] **O alcoolismo afeta negativamente todos os parâmetros de análise do sêmen,[47,48] e o hábito de fumar[48,49] ou mascar tabaco[50] está associado à diminuição da densidade e da motilidade**. Em comparação a não usuários, a maconha usada mais que 1 vez/semana foi associada à redução da concentração de espermatozoides e responsável por uma diminuição de quase 30%.[51] O uso concomitante de outras substâncias ilícitas, como cocaína, também reduz a quantidade de espermatozoides e afeta negativamente a motilidade.[51] Alguns fármacos podem reduzir o número ou a função dos espermatozoides ou causar disfunção ejaculatória. **Lubrificantes vaginais como Astroglide, KY Jelly, saliva e azeite inibem a motilidade dos espermatozoides *in vitro*, mas não são observados efeitos adversos com a hidroxietilcelulose, o óleo mineral ou o óleo de canola.**[44] Entretanto, Astroglide e KY não parecem afetar a fecundidade em casais não inférteis durante relações sexuais sem fins reprodutivos.[52]

Análise do sêmen

A análise básica do sêmen avalia seu volume e a concentração, assim como motilidade e morfologia dos espermatozoides.[42]
Os valores normais sugeridos pela Organização Mundial da Saúde (OMS) foram revisados recentemente, em 2010, e estão listados nas diretrizes já publicadas na Tabela 36.2.[42,53] Ambos os critérios foram elaborados a partir de homens férteis, cujos parâmetros do sêmen estavam no quinto percentil mínimo do grupo estudado, mas níveis acima dos valores de referência não garantem fertilidade. Como esse estudo não foi feito com homens inférteis para elaborar os critérios, níveis abaixo dos limites podem não necessariamente indicar infertilidade.[42] No entanto, desvios importantes dos limites de referência geralmente são classificados como causadores de infertilidade por fator masculino.[17] Tendo em vista as diferenças regionais de qualidade do sêmen e entre os laboratórios, eles são incentivados a definir seus próprios valores de referência.[42] De modo geral, a avaliação do sêmen é manual, mas pode-se usar a análise do sêmen assistida por computador (CASA).[42] As limitações da CASA incluem ausência de padronização entre os instrumentos, incapacidade de diferenciar entre espermatozoides intactos e danificados, possível viés por artefatos durante o preparo e escassez de estudos sobre os desfechos de fertilidade em grandes populações.[42]

Abstinência

As recomendações anteriores para o período de abstinência prolongada de até 7 dias[42] tinham pouca evidência, e é provável que a duração necessária de abstinência seja menor, independentemente dos parâmetros iniciais.[30] O epidídimo armazena o equivalente a três ejaculações,[41] e, portanto, é improvável que a abstinência por curto período reduza significativamente a quantidade de espermatozoides na maioria dos homens. Um estudo retrospectivo dos EUA de 1939 em homens subférteis oligozoospérmicos mostrou

Tabela 36.2 Terminologia da análise do sêmen e valores normais.

Terminologia (42)	
Normozoospermia	Todos os parâmetros de sêmen normais
Oligozoospermia	Número de espermatozoides reduzido Leve a moderado: 5 a 20 milhões/mℓ Grave: < 5 milhões/mℓ
Astenozoospermia	Motilidade dos espermatozoides reduzida
Teratozoospermia	Formas anormais de espermatozoides aumentadas
Oligoastenoteratozoospermia	Todas as variáveis dos espermatozoides subnormais
Azoospermia	Sem espermatozoides no sêmen
Aspermia (anejaculação)	Sem ejaculado (falha na ejaculação)
Leucocitospermia	Leucócitos aumentados no sêmen
Necrozoospermia	Todos os espermatozoides não são viáveis e são imóveis

Análise do sêmen normal – Organização Mundial da Saúde (42)	Diretrizes 1992	Diretrizes 2010
Volume	> 2 mℓ	≥ 1,5 mℓ
Concentração de espermatozoides	> 20 milhões/mℓ	≥ 15 milhões/mℓ
Motilidade de espermatozoides	> 50% progressiva ou > 25% rapidamente progressiva	≥ 32% progressiva
Morfologia (critérios rigorosos)	> 15% de formas normais	≥ 4% de formas normais
Leucócitos	< 1 milhão/mℓ	< 1 milhão/mℓ
Teste de reação de imunoesferas ou antiglobulina mista	< 10% revestido de anticorpos	< 50%

De: **Hirst A.** Male infertility. *BMJ 2003*;327:669-672, com permissão.

que a abstinência de > 2 dias estava associada a mais amostras com contagens totais de espermatozoides móveis > 20 milhões e maior volume de ejaculação, mas sem impacto estatisticamente significativo em concentração, motilidade ou morfologia.[54] Com mais de 5 dias de abstinência, os homens oligozoospérmicos tinham reduzido a contagem total de espermatozoides móveis e a morfologia normal.[55] Embora a abstinência mais longa acima de 2 dias em homens normozoospérmicos tenha aumentado a concentração do esperma e a contagem total de espermatozoides, no global foi prejudicial em relação a menor volume de ejaculação, motilidade total e progressiva, viabilidade e morfologia da cauda.[54] Com abstinência prolongada acima de 10 dias, mesmo os homens normozoospérmicos terão reduzido a contagem total de espermatozoides móveis e reduzido as proporções de espermatozoides com morfologia normal,[55] pois o espermatozoide transborda para a uretra e é expelido para a urina.[42] O armazenamento epididimal prolongado com maior estresse oxidativo afeta negativamente a qualidade em termos de fragmentação elevada do DNA do esperma[54] e pode explicar as melhores taxas de gravidez associadas à redução dos tempos de abstinência para ≤ 2 dias antes da coleta da amostra para IIU.[56]

Coleta da amostra

A amostra deve ser obtida por masturbação e coletada em recipiente limpo, mantido à temperatura ambiente.[42] O paciente deve comunicar qualquer perda da amostra, sobretudo da primeira parte do ejaculado, que contém a maior concentração de espermatozoides.[42] A coleta pode ser feita em casa ou em consultório perto do laboratório.[42] Para evitar desidratação e degradação, a amostra de sêmen deve ser levada ao laboratório dentro de 30 minutos a 1 hora após a coleta.[42] **Caso não seja possível a masturbação em um frasco, são necessários preservativos específicos para a coleta do sêmen, que não podem ser de látex, material tóxico para os espermatozoides.**[42] Em virtude do risco de contaminação, não é recomendável a relação sexual para coleta da amostra.[42] Mesmo quando a amostra é obtida em circunstâncias ideais, a interpretação dos resultados da análise do sêmen é complicada, pelas variações que podem ocorrer em uma mesma pessoa e pela superposição dos parâmetros entre indivíduos férteis e subférteis.[42] Os parâmetros do sêmen podem variar muito de um homem para outro e entre homens com fertilidade comprovada.[42] **Em muitas situações, são necessárias várias amostras para verificar uma anormalidade.**[42]

Volume e pH dos espermatozoides

O limite inferior do volume normal de sêmen é de 1,5 mℓ ou mais e o pH deve ser de 7,2 ou maior.[42] Esses parâmetros são afetados principalmente pelo equilíbrio entre as secreções ácidas da próstata e o líquido alcalino das vesículas seminais.[42] Um volume pequeno associado a um pH inferior a 7 sugere obstrução dos ductos ejaculatórios ou ausência do ducto deferente.[42] **Dificuldades de coleta, ejaculação retrógrada ou deficiência de andrógênios podem contribuir para um volume pequeno.**[42]

Deve-se avaliar a possibilidade de examinar a urina coletada imediatamente após a ejaculação em pacientes com baixo volume de sêmen (menor que 1 mℓ) e após verificação de que não ocorreu nenhum derramamento de sêmen durante a coleta.[17] Calcular o total de espermatozoides na urina dividido pelo (total de espermatozoides na urina mais o total de esperma na ejaculação) multiplicado por 100. Um valor acima de 7,1 a 8,3% será encontrado em pacientes com ejaculação retrógrada parcial.[57]

Volumes acima de 5 mℓ sugerem inflamação das glândulas acessórias.[42]

Concentração de espermatozoides

A concentração ou densidade de espermatozoides é definida como o número de espermatozoides por mililitro no ejaculado total.[42] **O limite inferior normal é de 15 milhões/mℓ ou mais, e anteriormente era de 20 milhões/mℓ ou mais.**[42,53] Para calcular a concentração de espermatozoides, contam-se apenas os espermatozoides intactos.[42] Entre os homens com infertilidade, 15 a 20% têm azoospermia (ausência de espermatozoides) e 10% têm uma densidade menor que 1 milhão/mℓ.[42,58]

Motilidade e viabilidade dos espermatozoides

A motilidade é a medida da porcentagem de espermatozoides progressivamente móveis no ejaculado.[42] **O limite inferior normal é de 32% ou mais, e anteriormente era de 50% ou mais.**[42,53] **A viabilidade deve ser de, no mínimo, 58%.**[42] A motilidade progressiva é o movimento linear ou em um grande círculo, independentemente da velocidade. A motilidade não progressiva descreve espermatozoides que apresentam apenas pequenos movimentos/contrações ou sem motilidade (imóveis).[42] As avaliações da velocidade de avanço, rápido ou lento, foram excluídas das diretrizes revisadas, devido à dificuldade de medir esse parâmetro sem viés.[42] A redução da motilidade dos espermatozoides é denominada astenozoospermia.[42] Os leucócitos podem comprometer a motilidade dos espermatozoides por estresse oxidativo.[42] São necessários estudos de viabilidade nos casos em que há um grande número de espermatozoides imóveis ou se a motilidade progressiva for menor que 40%.[42] Os espermatozoides imóveis viáveis podem ter defeitos nos flagelos, enquanto a existência de espermatozoides imóveis inviáveis (necrozoospermia) sugere doença do epidídimo.[42] Os espermatozoides viáveis têm membranas plasmáticas intactas, que não se coram (exclusão do corante), mas se intumescem em soluções hipo-osmóticas (teste de intumescimento hipo-osmótico).[42] A mobilidade do espermatozoides in vitro é diminuída na presença de neutrófilos séricos femininos, que liberam "armadilhas" extracelulares que envolvem os espermatozoides em filamentos elaborados por essas células inflamatórias.

Morfologia dos espermatozoides

A morfologia diz respeito a malformações anatômicas dos espermatozoides. **O limite inferior para a porcentagem de espermatozoides com morfologia normal é de 4% ou mais com critérios rigorosos, uma modificação das diretrizes anteriores que usavam uma avaliação mais tolerante e um limite de 30% ou mais.**[42,53] A avaliação da morfologia dos espermatozoides inclui a fixação e a coloração de uma parte da amostra.[42] Os rigorosos critérios de Tygerberg foram introduzidos por Kruger et al. em 1986, para avaliar a morfologia dos espermatozoides.[42,59,60] Nesse processo, todo o espermatozoide, incluindo a cabeça, a parte média e a cauda, é avaliado, e mesmo anormalidades leves no formato da cabeça são classificadas como anormais. A maioria dos espermatozoides de homens normais apresenta pequenas anormalidades quando submetida aos padrões de Tygerberg.[42] A anormalidade da morfologia dos espermatozoides é conhecida como teratozoospermia, e esses espermatozoides têm baixo potencial de fertilização e podem ter DNA anormal.[42] A baixa morfologia estrita dos espermatozoides < 9% foi melhor discriminador da infertilidade do que a contagem ou a motilidade em um grande estudo multicêntrico transversal.[61] Uma desvantagem de qualquer avaliação morfológica é a possibilidade da reprodutibilidade ser prejudicada pela natureza subjetiva da avaliação.[42]

Células redondas, bactérias e leucócitos

As células redondas incluem células germinativas imaturas e leucócitos.[42] A prevalência de células redondas em uma grande coorte de VIF foi de 5,4%, das quais 73% eram células germinativas imaturas.[62] O aumento das células germinativas imaturas está associado a menor concentração de espermatozoides e morfologia normal, compreendendo a integridade do DNA do espermatozoide, menor fertilização e maiores taxas de abortos com a ICSI,[62] enquanto os leucócitos (com predomínio de neutrófilos) estão associados à inflamação. Os leucócitos podem ser distinguidos por coloração positiva para peroxidase, e as concentrações normais de leucócitos devem ser menores do que 1 milhão/mℓ.[42] No entanto, o significado prognóstico de leucócitos no sêmen é controverso; mesmo baixos níveis podem estar associados a espécies reativas ao oxigênio e lesão ao DNA dos espermatozoides, mas sua presença tem efeitos inconsistentes nos desfechos de FIV/ICSI.[42,62-64] A prevalência de bacteriospermia entre homens inférteis é cerca de 50%, com taxas de detecção provavelmente afetadas pela técnica de coleta do sêmen e por parâmetros de teste específicos. A bacteriospermia não está necessariamente associada à leucocitospermia, podendo representar colonização assintomática sem uma resposta inflamatória.[62,65] Os patógenos mais comuns são *Chlamydia trachomatis* (41,4%), *Ureaplasma urealyticum* (15,5%) e *Mycoplasma hominis* (10,3%), com *M. hominis* e *U. urealyticum* tendo maior prevalência em homens com leucocitospermia.[65]

Anticorpos antiespermatozoides

Os anticorpos antiespermatozoides estão associados à aglutinação dos espermatozoides, podem estar presentes no plasma seminal, nas superfícies dos espermatozoides e no soro materno, e os fatores de risco incluem história de obstrução ductal, infecção genital prévia, trauma testicular e reversão de vasectomia prévia.[17] Usando o teste de reação de imunoesferas (*immunobead*), os espermatozoides lavados são expostos e avaliados quanto à ligação às esferas marcadas.[42] Na reação de aglutinação mista, glóbulos vermelhos humanos sensibilizados com IgG humana são misturados ao sêmen do parceiro.[42] Os espermatozoides que estão revestidos de anticorpos formam aglutinados mistos com os glóbulos vermelhos.[42] **O teste de anticorpos antiespermatozoides é limitado pela falta de ligação específica do anticorpo, o que é importante, porque apenas um subconjunto de anticorpos tem efeitos citotóxicos ou de aglutinação.**[66] Embora a presença de anticorpos antiespermatozoides seja tratada com ICSI, não há certeza se esse tratamento é benéfico,[66] e o teste de anticorpos não seria indicado se ICSI fosse planejado *a priori*.[17]

Teste pós-coito

O objetivo do teste pós-coito, no qual o muco cervical é examinado microscopicamente logo após a relação sexual durante a fase do ciclo periovulatório, é avaliar o efeito do muco cervical na viabilidade e função dos espermatozoides.[2] O teste é considerado positivo se for observado um ou mais espermatozoides em movimento progressivo por campo de grande aumento, e negativo se não houver espermatozoides ou apenas espermatozoides não progressivos ou imóveis.[3] No entanto, seu valor prognóstico e o impacto no manejo são limitados pela baixa especificidade, baixa reprodutibilidade ou interpretação controversa dos resultados.[2] Entretanto, um grande estudo recente de casais inférteis com menos de 3 anos de infertilidade na Holanda descobriu que um teste pós-coito positivo foi associado a melhores taxas de gravidez espontânea em comparação a resultados de testes negativos, enquanto um teste pós-coito negativo foi associado a melhores taxas de gravidez com IIU e FIV comparadas aos resultados dos testes positivos.[3]

Integridade do DNA dos espermatozoides

A fragmentação do DNA do espermatozoide está associada a baixas taxas de gravidez durante a FIV e está associada a um risco elevado de aborto espontâneo, talvez relacionado com a idade paterna e com o aumento associado ao dano no DNA de fita dupla.[67] A fragmentação do DNA do espermatozoide não pareceu se correlacionar com a aneuploidia de blastocisto em um pequeno estudo.[68] Ensaios de estrutura de cromatina de espermatozoide, ensaios de desoxinucleotidil transferase terminal mediado por marcação com trifosfato de desoxiuridina (TUNEL), testes de dispersão de cromatina de espermatozoides e ensaios de eletroforese em gel único têm limites variáveis para diagnóstico de lesão ao DNA e valores preditivos positivos variáveis (PPVs) para gravidez com RA; os resultados do ensaio TUNEL têm a melhor correlação.[67] Esses testes refletem a integridade do DNA agregado do espermatozoide de uma população heterogênea de espermatozoides, em vez de um espermatozoide fertilizante individual, o que limita a utilidade desse teste no contexto **do tratamento de fertilidade.**[67] No entanto, pode adicionar informações etiológicas, particularmente em casos que não podem ser explicados de outra maneira, e pode sugerir o uso de antioxidantes para reduzir os danos no DNA do espermatozoide.[67]

Avaliação epigenética do DNA do espermatozoide

A epigenética é a próxima fronteira na avaliação da biologia funcional dos espermatozoides, e as alterações epigenéticas podem ser adquiridas de modo transgeracional ou a partir de condições como a obesidade.[69] Em casais com infertilidade sem causa aparente, desenvolvimento embrionário pobre durante a FIV e homens com parâmetros de análise de sêmen anormais, os espermatozoides exibem alterações em todo o genoma no empacotamento do genoma (ou seja, modificações nas histonas) e metilação do DNA usando *chips* de microarranjos em comparação aos de homens férteis.[70,71] A avaliação está disponível com o teste Episona, mas existem limitações semelhantes às dos testes de integridade do espermatozoide, incluindo falta de aplicabilidade ao espermatozoide fertilizante individual e incerteza quanto aos tratamentos. No caso da obesidade, a perda de peso pode melhorar as alterações epigenéticas dos espermatozoides por meio da remodelamento.[69]

Diagnóstico diferencial do fator masculino

Foi descoberta uma etiologia subjacente para fator masculino em dois terços dos homens inférteis.[72] Diversos grupos tentaram avaliar a distribuição de causas de infertilidade masculina.[74,75] A primeira é consequência de um estudo da OMS com 7.057 homens com diagnóstico baseado na avaliação padronizada da OMS do casal infértil.[74] Os números incluem dados de casos nos quais o parceiro do sexo masculino era normal e a causa presumida da infertilidade do casal era um fator feminino. A segunda distribuição é resultado de um estudo com 425 homens subférteis.[74] Embora os dois estudos representem populações diferentes (um deles é de um estudo de casais, o outro é de uma clínica de urologia) e tenham distribuições diferentes de diagnósticos de infertilidade masculina, há predomínio do fator masculino idiopático e da varicocele. Outras causas anatômicas e endócrinas são menos frequentes. Especialmente entre homens com oligozoospermia, 75% dos casos eram idiopáticos.[16] Os fatores que levam definitivamente à infertilidade masculina incluem hipogonadismo secundário, causas genéticas, obstrução do trato seminal, terapias para doenças oncológicas e disfunções sexuais graves, enquanto fatores causais plausíveis incluem anomalias urogenitais congênitas e danos testiculares adquiridos (criptorquidismo unilateral, câncer de testículo e orquite).[16] Embora não sejam consideradas etiologias primárias para a infertilidade do fator masculino, varicocele, leucocitospermia, obesidade e doença crônica não controlada são mais prevalentes em homens inférteis do que em homens férteis.[16] Casais de mulheres ou mulheres sem um parceiro que desejam engravidar podem ser incluídas nessa categoria.

Idade paterna

Há relatos de homens que foram pais após os 90 anos de idade, mas as taxas de gravidez são menores depois dos 40 a 45 anos e principalmente depois dos 50.[76] A idade paterna avançada está associada a uma maior frequência de cromossomos sexuais dissômicos e anormalidades cromossômicas estruturais dos espermatozoides.[76] Em relação à prole, a idade paterna está associada a maiores taxas de doenças autossômicas dominantes, como acondroplasia e craniossinostose, e a taxas um pouco maiores de trissomia do 21.[76] Em camundongos, a prole de pais idosos tem menor sobrevida.[77] A idade paterna avançada está associada a aborto recorrente.[78] Distúrbios psiquiátricos, como a esquizofrenia, foram associados à idade paterna avançada, mas isto pode refletir tendências de homens com distúrbios psiquiátricos em atrasar a concepção de filhos até uma idade avançada, e não a mutações genéticas *de novo*.[79]

Tratamento do fator masculino não devido à azoospermia

O tratamento clínico de causas endócrinas ou infecciosas reversíveis de subfertilidade masculina, tais como doenças sexualmente transmissíveis e distúrbios da tireoide, tende a ser eficaz.[80] Embora haja relatos de aumento das taxas de gravidez com a injeção de FSH exógeno, o benefício é menos claro com o citrato de clomifeno, um antagonista estrogênico que age no hipotálamo e na hipófise, que promove a liberação de gonadotrofina.[80] **A testosterona exógena não é recomendada para o tratamento da subfertilidade masculina, em virtude da inibição do *feedback* negativo na hipófise, que resulta em diminuição da espermatogênese.**[81] A prevalência de homens que recebem reposição de testosterona é de 7 a 9%, dos quais um terço tem níveis normais ou suprafisiológicos de testosterona antes do tratamento e metade não recebe acompanhamento adequado.[81,82] Suplementos alimentares antioxidantes foram avaliados.[80] Glutationa, carnitina e vitamina E não parecem afetar os parâmetros do sêmen, mas a administração de zinco e ácido fólico foi associada à melhora da concentração e da morfologia dos espermatozoides.[83] O diagnóstico e o tratamento da azoospermia (ausência de espermatozoides na análise do sêmen) serão discutidos separadamente de outros tipos de infertilidade por fator masculino.

Reparo de varicocele

A varicocele é uma dilatação anormal das veias no funículo espermático.[16] Está presente em 13,5% dos homens que buscam tratamento da infertilidade, e em 31% dos homens que apresentam oligozoospermia idiopática.[16] Os efeitos fisiopatológicos da varicocele parecem ser mediados por elevação da temperatura testicular, refluxo de metabólitos tóxicos das veias suprarrenais ou renais esquerdas ou aumento das espécies reativas de oxigênio.[84,85] **Embora o tratamento esteja associado à melhora dos parâmetros do sêmen em alguns estudos, não está claro se a correção da varicocele realmente aumenta a fertilidade.**[84,86,87] Em geral, a cirurgia e a embolização percutânea devem ser consideradas se a varicocele for palpável e a análise do sêmen for anormal, o que pode possibilitar que alguns casais usem IIU em vez de FIV[88] e melhorar os resultados de FIV em um cenário de oligozoospermia ou azoospermia.[89] As complicações do tratamento incluem infecção, persistência ou recidiva da varicocele e formação de hidrocele.[84]

Inseminação artificial

A inseminação artificial foi usada principalmente para tratar a infertilidade sem causa aparente (em geral, combinada à superovulação) e a infertilidade por fator masculino (incluindo casais de mulheres homossexuais). **Todos os procedimentos de inseminação artificial incluem a introdução do sêmen ou de espermatozoides processados no sistema genital feminino, o que possibilita a interação espermatozoide-óvulo na ausência de coito.** A introdução do sêmen na vagina como método de tratamento de fertilidade atualmente é rara, exceto em casos de disfunção coital grave. Atualmente, todas as técnicas comuns de inseminação artificial usam espermatozoides processados obtidos do parceiro ou de um doador. Muitas técnicas de inseminação artificial foram descritas, mas apenas as inseminações intracervical (IIC) e intrauterina (IIU) são empregadas de rotina.

Processamento na inseminação

Durante e após o coito, o líquido seminal geralmente é impedido de chegar à cavidade intrauterina e à cavidade abdominal pela barreira cervical. **A introdução de líquido seminal além dessa barreira pode ocasionar infecção pélvica e fortes cólicas uterinas ou reações anafiláticas, possivelmente mediadas por fatores seminais, como as prostaglandinas.**[90] Assim, os protocolos de processamento do sêmen incluem a lavagem das amostras para remover fatores seminais e isolar espermatozoides.[90] O processamento complementar pode incluir centrifugação por meio de gradientes de densidade, protocolos de migração dos espermatozoides e procedimentos de separação por aderência.[90] Por fim, inibidores da fosfodiesterase, como a pentoxifilina, foram usados durante o processamento do sêmen, na tentativa de estimular a motilidade dos espermatozoides, a capacidade de fertilização e a reatividade do acrossomo para procedimentos de FIV.[83,91]

Inseminação intrauterina

A IIU é a mais estudada e usada de todas as técnicas de inseminação. Introduz-se na cavidade uterina por cateterização transcervical aproximadamente 0,3 a 0,5 mℓ de espermatozoides lavados, processados e concentrados.[90] Após o procedimento, as pacientes devem permanecer imóveis por cerca de 15 minutos.[92] É difícil avaliar os estudos da eficácia da IIU no tratamento da infertilidade por fator masculino, em virtude das variações nos critérios de inclusão e das limitações dos testes de função dos espermatozoides. Ainda que intuitivamente faça sentido que a IIU resulte em melhores taxas de gravidez que a atividade sexual programada no caso de subfertilidade por fator masculino, há relatos conflitantes dos benefícios da IIU.[93] **O ideal é que o número total de espermatozoides móveis na amostra para IIU seja de 5**[94-96] **ou 10**[97] **milhões ou mais, embora um estudo francês tenha encontrado taxas de gravidez semelhantes com contagens acima de 1 milhão.**[98] As taxas de gravidez descritas com o sêmen que satisfaça esses números foram de 10,5% por ciclo[97] e 38% depois de quatro a seis ciclos.[96] As taxas de parto (17 *vs.* 8%) são maiores quando ≥ dois folículos com ≥ 15 mm estão presentes em comparação a um folículo, particularmente quando antagonistas de GnRH são usados.[98] Embora a teratozoospermia usando critérios mais antigos tenha sido associada à falha da IIU,[94] a morfologia normal baixa de 2 a 4% não foi considerada preditiva de falha da IIU em comparação à morfologia normal > 4% em dois estudos retrospectivos recentes,[99,100] mas os efeitos da teratozoospermia mais grave nos resultados da IIU permanecem pouco claros. Nenhum benefício foi encontrado em relação à IIU dupla *versus* IIU única durante um único ciclo.[101] A técnica de perfusão tubária dos espermatozoides (FSP) foi proposta para melhorar as taxas de gravidez por IIU, em que o esperma lavado é instilado lentamente durante vários minutos através de um cateter com o balão inflado para prevenir o refluxo, mas não foram observadas melhores taxas de gravidez em um grande estudo randomizado[102] ou em uma revisão sistemática da Cochrane de 2013.[103] Infertilidade sem causa aparente e IIU serão discutidas separadamente mais adiante neste capítulo.

Momento da IIU

A IIU normalmente é realizada 24 horas após o pico de LH.[104] No entanto, há dados que sugerem que a ovulação pode ocorrer mais tarde, e por isso não é surpreendente que nenhuma diferença nas taxas de gravidez tenha sido encontrada quando a IIU foi realizada entre 24 e 60 horas após o pico de LH.[105] As taxas de gravidez por IIU dobraram quando o gatilho da gonadotrofina coriônica humana (hCG) foi usado em vez do pico natural de LH.[98] Embora o momento da IIU seja tradicionalmente realizado 36 horas após a administração de hCG para coincidir com a ruptura do folículo, nenhuma diferença significativa nas taxas de gravidez ou nascidos vivos é observada se IIU é realizada em 24 ou 36 horas após o gatilho de hCG.[106]

Doação de óvulos para IIU

Para homens com azoospermia, casais com infertilidade por fator masculino significativo que não desejam a RA e mulheres sem um parceiro do sexo masculino que procuram gravidez, a inseminação com doação de óvulos oferece uma opção eficaz.[107] Em estudos prospectivos randomizados ou cruzados anteriores, a IIU mostrou ser superior à IIC para inseminação com espermatozoides de doadores.[108] As taxas de sucesso com IIC são menores do que aquelas com IIU, particularmente quando se usa esperma congelado.[90,108-110] Mulheres que receberam esperma de um doador, em razão de parceria do mesmo sexo ou por serem solteiras, tiveram taxas de gravidez em curso de IIU de ciclo natural comparados a IIC em 10% por ciclo e 40% cumulativo ao longo de seis ciclos de tratamento.[111] Mulheres lésbicas que conseguiram um nascido vivo precisaram de (média ± DP) 3 ± 1,1 ciclos de IIU de doador para engravidar.[112] Em pacientes com menos de 30 anos de idade que não têm outros fatores de infertilidade, as taxas de parto se aproximam de 90% após 12 ciclos de tratamento IIU com esperma congelado;[113] portanto, pacientes que não concebem dentro de 6 a 12 meses devem ser avaliadas para fatores femininos e encorajadas ou a encerrar o tratamento ou a prosseguir com formas alternativas de terapia. O uso concomitante de citrato de clomifeno ou gonadotrofina menopáusica humana (hMG) para hiperestimulação ovariana controlada (HOC) não resultou em taxas de fecundidade mais altas nessas pacientes.[113] **Deve ser oferecido aconselhamento psicológico, devido às repercussões potenciais do uso de gametas de doadores.**[107] Taxas de gravidez mais altas foram demonstradas quando a IIU de doador é realizada 1 dia após o aumento do LH sérico do ciclo natural (20%) em comparação àquelas randomizadas para 2 dias após a elevação (11%).[114]

Triagem de esperma de doador

Embora o uso de sêmen fresco de doadores esteja associado a taxas de gravidez mais altas do que o uso de amostras congeladas,[115,116] tanto os CDCs como a Sociedade Americana de Medicina Reprodutiva recomendam o uso de amostras congeladas.[107] **Esta recomendação decorre do aumento da incidência da infecção pelo vírus da imunodeficiência humana (HIV) na população em geral e do tempo decorrido entre a infecção pelo HIV e a soroconversão.**[107] Os doadores de sêmen são examinados para infecção pelo HIV, hepatite B, hepatite C, sífilis, gonorreia, clamídia e citomegalovírus, todas doenças que podem ser transmitidas pelo sêmen.[107] Todas as amostras criopreservadas são colocadas em quarentena por 6 meses, e o doador é testado novamente para HIV antes do uso da amostra.[107] Os doadores também são questionados sobre qualquer história familiar de doenças transmitidas geneticamente, incluindo condições mendelianas (p. ex., hemofilia, doença de Tay-Sachs, talassemia, fibrose cística, hiperplasia adrenal congênita, doença de Huntington) e poligênicas/multifatoriais (p. ex., retardo mental, diabetes, malformação cardíaca, espinha bífida).[107] Aqueles com história familiar positiva dessas condições são descartados como doadores.[107]

Injeção intracitoplasmática de espermatozoides

A ICSI é utilizada nos EUA em 93% dos ciclos de RA para infertilidade por fator masculino para alcançar gravidez, que são semelhantes aos casais com infertilidade não causada por fator masculino usando FIV convencional.[117] A técnica envolve injeção direta de um espermatozoide vivo no oócito, teoricamente evitando as limitações impostas pela motilidade dos espermatozoides e falhas da capacitação, da reação acrossômica e/ou da ligação do espermatozoide à zona pelúcida.[117] Este procedimento microcirúrgico inclui retirada do complexo do *cumulus* aspirado de todas as células da camada granulosa adjacente, seguida de inserção de um único espermatozoide viável no citoplasma (ooplasma) do oócito II maduro em metáfase,[117] embora oócitos menos maduros ainda possam ser utilizados.[118] Deve-se oferecer a ICSI caso a análise do sêmen mostre menos de 2 milhões de espermatozoides móveis, motilidade menor que 5% ou se forem usados espermatozoides obtidos por método cirúrgico, embora exista uma ampla margem dos limites de valores normais de sêmen.[119] Observara-se melhores taxas de gravidez com amostras frescas em vez de congeladas e com espermatozoides ejaculados em vez de retirados cirurgicamente.[58] **As taxas de sucesso são afetadas pela idade da mulher e pela qualidade do oócito.**[58] **As indicações de ICSI não relacionadas com fator masculino são controversas,**[120] **mas são usadas em 66,9% dos casos de RA**[117] **nos EUA e com uma frequência muito maior pelo mundo. Incluem teratozoospermia**[121]**, infertilidade sem causa aparente, insucesso da fertilização com FIV convencional e fertilização de oócitos antes do diagnóstico genético pré-implantação (DGP).**[117]

Riscos da ICSI

A degeneração de oócitos após a ICSI é uma ocorrência relativamente comum, com taxas que variam de 5 a 19%.[122] Relatos anteriores não apoiam a ideia de que a degeneração de oócitos é uma função da habilidade técnica; no entanto, sugere-se que a qualidade inerente dos oócitos, a própria estimulação ovariana, problemas técnicos aleatórios inesperados ou a remoção mecânica dos cúmulos e das células de corona radiata podem contribuir para esse fenômeno.[122] **Enquanto os dados cumulativos indicam que há um** risco geral aumentado de anormalidades congênitas com TRA, a ICSI não parece estar associada a um risco maior em comparação à FIV convencional.[123] A prevalência de anormalidades dos cromossomos sexuais e de translocações parece ser ligeiramente maior com ICSI *versus* FIV, entretanto, não está claro se há relação com o procedimento de ICSI ou com defeitos inerentes dos gametas; homens com parâmetros anormais do sêmen têm maiores taxas de aneuploidia dos espermatozoides.[124] Embora estudos recentes não tenham constatado uma associação ao comprometimento do desenvolvimento intelectual ou motor em crianças geradas por ICSI, um estudo mostrou uma maior incidência de autismo quando ICSI era usada em comparação à FIV.[126] No caso de anormalidades genéticas específicas, como microdeleções do cromossomo Y, cariótipos anormais, mutações de fibrose cística ou ausência congênita do ducto deferente, é necessário oferecer aconselhamento para tratar do possível risco de infertilidade ou outra anormalidade na prole.[124]

Azoospermia | Classificação e tratamento

A azoospermia é a ausência de espermatozoides no ejaculado. É encontrada em 1% dos homens[127] em geral e em até 15 a 20% dos homens inférteis.[58,127] As causas são classificadas em pré-testiculares (não obstrutivas), testiculares (não obstrutivas) e pós-testiculares (obstrutivas e não obstrutivas), mas em alguns casos o distúrbio é idiopático.[58]

Azoospermia pré-testicular

A azoospermia pré-testicular de causas orgânicas é relativamente rara e oriunda da deficiência de gonadotrofinas, com consequente ausência da espermatogênese.[58,127,128] O médico deve fazer uma anamnese endocrinológica completa, com a inclusão de informações sobre a puberdade e o crescimento, e verificar se os níveis séricos de LH, FSH e testosterona estão diminuídos.[58,127,128] A dosagem de prolactina e os exames por imagem da hipófise são indicados em casos de hipogonadismo hipogonadotrópico.[58] O tratamento hormonal inclui administração pulsátil de GnRH, hCG e gonadotrofina exógenas.[58,127,128] Os melhores preditores de boa resposta são início pós-puberal de deficiência de gonadotrofina e volume testicular maior que 8 mℓ.[58] A azoospermia iatrogênica geralmente é o resultado do uso medicinal da testosterona. O tratamento inclui a descontinuação da testosterona exógena e terapia de recuperação com medicamentos, como citrato de clomifeno, hCG e/ou FSH com análises sequenciais do sêmen e exames laboratoriais das funções endócrinas.[81] A azoospermia foi corrigida, alcançando uma concentração média de 6,5 milhões/mℓ em 4,5 meses após a interrupção do uso de testosterona; a recuperação completa da quantidade de espermatozoides ocorreu nos homens que usaram testosterona por menos de 1 ano, enquanto aqueles que a usaram por vários anos tiveram pouca probabilidade de se recuperar.[81]

Azoospermia testicular

A insuficiência gonadal é a característica peculiar da azoospermia testicular. As causas desse distúrbio podem ser genéticas, adquiridas (p. ex., radioterapia, quimioterapia, torção testicular, varicocele ou orquite da caxumba) ou relativas ao desenvolvimento (p. ex., descida anormal do testículo).[58,127,128] A atrofia testicular é frequente.[58,127,128] Em virtude de pequena chance de obter espermatozoides, a biopsia testicular não costuma ser recomendada no hipogonadismo hipergonadotrópico (níveis elevados de LH e FSH, com baixos níveis séricos de testosterona), e deve-se considerar o uso de espermatozoides de doador.[58,127,128] As biopsias testiculares diagnósticas podem ser indicadas quando os testes hormonais são normais.[58,127,128] Se houver espermatozoides presentes, pode-se considerar a retirada cirúrgica para ICSI.[58,127,128] Se não houver espermatozoides, pode-se considerar a correção de distúrbios adquiridos, como a varicocele, o que pode restaurar a ejaculação de espermatozoides e possibilitar ICSI ou gravidez espontânea.[129,130]

As anormalidades cromossômicas são detectadas por avaliação do cariótipo no sangue periférico em aproximadamente 7% dos homens inférteis, 5% dos oligospérmicos e 10 a 15% dos azoospérmicos.[131] As aneuploidias dos cromossomos sexuais, como a síndrome de Klinefelter (47,XXY), representam 2/3 dessas anormalidades cromossômicas associadas à infertilidade.[131] Microdeleções no cromossomo Y foram identificadas em 10 a 20% dos homens com azoospermia idiopática ou oligospermia grave, com concentração inferior a 5 milhões/mℓ.[131] Essas microdeleções podem ser transmitidas para a prole masculina, que também corre o risco de sofrer de infertilidade.[131] Portanto, é indicado o rastreamento de causas genéticas em casos não adquiridos de azoospermia testicular, de modo que seja possível aconselhamento genético apropriado antes do tratamento.[124] Os dois grupos de genes candidatos implicados com maior frequência são o motivo de ligação ao RNA (RNA-bindingmotifRBM) e as famílias de genes "deletados na azoospermia" (*DAZ*), mas foram descritas microdeleções em vários *loci* no cromossomo Y.[131,132] Por exemplo, microdeleções em Yq11.23 podem ocorrer em uma ou mais de três regiões: *AZFa* (proximal), *AZFb* (central) e *AZFc* (distal).[131]

Azoospermia pós-testicular

As causas pós-testiculares ou obstrutivas estão associadas a níveis normais de gonadotrofina e testosterona e estão presentes em até 40% dos homens com azoospermia.[58,127] A disfunção ejaculatória está associada à oligospermia ou aspermia, mas raramente à azoospermia.[127] As causas obstrutivas incluem ausência congênita ou obstrução do ducto deferente ou dos ductos ejaculatórios, obstrução adquirida desses ductos ou disfunção ductal, incluindo ejaculação retrógrada.[58,127] Quando não há ausência bilateral congênita dos ductos deferentes (ABCDD) ou hipogonadismo, é necessária a realização de um exame de urina após a ejaculação em homens com baixo volume de ejaculado para verificar se há ejaculação retrógrada, que está associada a diabetes e cirurgia da bexiga ou da próstata.[58,128] Os espermatozoides podem ser isolados na urina de homens com ejaculação retrógrada e processados para inseminação ou RA.[42] A ultrassonografia transretal pode ser útil para o diagnóstico de obstrução do ducto ejaculatório ou agenesia ductal unilateral (para demonstrar atresia contralateral), mas geralmente não é necessária para a ABCDD.[127] O exame por imagem do rim é indicado quando há diagnóstico de ausência ductal unilateral ou bilateral em consequência da incidência de 10 a 25% de agenesia renal associada.[127] A maioria dos homens com ABCDD tem agenesia das vesículas seminais; portanto, quase todos têm pequeno volume seminal, baixo pH e baixos níveis de frutose.[127] Pode-se esperar que a espermatogênese seja normal na ABCDD; assim, em geral, não há indicação de biopsia para o diagnóstico.[133] Em alguns casos, pode ser indicada biopsia testicular para diferenciar entre causas testiculares e pós-testiculares.[127] No mínimo 2/3 dos homens com ABCDD têm mutações do gene regulador de condutância transmembrana na fibrose cística (*CFTR*).[127] No entanto, como muitas mutações de CFTR são indetectáveis, deve-se supor que os pacientes com ABCDD tenham uma mutação, e, portanto, eles devem ser submetidos a um exame para que seja possível verificar se são portadores de mutações.[127]

Reversão de vasectomia e tratamento da azoospermia obstrutiva

A vasectomia pode ser revertida de maneira eficaz por vasovasostomia ou vasoepididimostomia microcirúrgica. A vasoepididimostomia microcirúrgica pode ser usada no tratamento da obstrução do epidídimo.[134] As taxas de permeabilidade e de gravidez subsequente aproximam-se de 100 e 80%, respectivamente.[135] Em geral, a gravidez ocorre dentro de 24 meses após a reversão.[135] **As taxas de permeabilidade e gravidez são inversamente proporcionais ao tempo decorrido desde a vasectomia, sobretudo quando o procedimento de reversão foi feito há 15 anos ou mais.**[134,135] Embora 60% dos pacientes submetidos à reversão desenvolvam anticorpos antiespermatozoides, estes não parecem afetar a fecundabilidade.[135] Após a cirurgia, análises periódicas do sêmen podem identificar reobstrução, que pode ocorrer de 3 a 21%, dependendo dos segmentos anastomosados.[135] Nos casos de azoospermia 6 meses depois da reversão, considera-se que o procedimento foi malsucedido e pode-se cogitar a aspiração de espermatozoides testiculares e ICSI.[135] No entanto, a repetição da vasovasostomia está associada a taxas de permeabilidade de 75% e taxas de gravidez de 43%.[135]

Extração cirúrgica de espermatozoides para injeção intracitoplasmática

Entre os muitos métodos cirúrgicos para extração de espermatozoides, os mais usados são aspiração microcirúrgica de espermatozoides do epidídimo (MESA), aspiração percutânea de espermatozoides do epidídimo (PESA), extração de espermatozoides do testículo (TESE) e aspiração percutânea com agulha fina de espermatozoides do testículo (TESA, também denominada aspiração com agulha fina, ou AAF).[133] Tanto a MESA quanto a TESE são intervenções cirúrgicas a céu aberto, realizadas com microscópio operatório e anestesia geral ou locorregional, enquanto os procedimentos percutâneos necessitam apenas de anestesia local.[133] Não se determinou a técnica ideal de método de extração cirúrgica de espermatozoides, que certamente varia de acordo com a história do paciente.[133] O risco de hematoma parece ser baixo, independentemente do método.[133] A atrofia testicular é uma complicação rara de TESE e TESA, mesmo quando as biopsias são obtidas de vários locais diferentes do testículo.[133]

Na azoospermia obstrutiva, as taxas de gravidez com extração de espermatozoides e ICSI são respectivamente de 24 e 64%, sendo os desfechos usando espermatozoides congelados ou frescos semelhantes.[133] Como a MESA possibilita o diagnóstico e a possível reconstrução de doença ductal e geralmente obtém número muito alto de espermatozoides, é possível fazer a criopreservação e, assim, evitar outra cirurgia.[133] Se for necessário repetir a extração de espermatozoides, o intervalo mínimo entre os procedimentos será de 3 a 6 meses para aguardar a cicatrização adequada.[134] A extração cirúrgica de espermatozoides na azoospermia não obstrutiva é discutida na seção "Azoospermia testicular".

Idade da mulher e diminuição da reserva ovariana

Fecundabilidade diminuída e reserva ovariana reduzida

À medida que envelhece, a maioria das mulheres tem um declínio fisiológico, e não patológico, da fecundabilidade. **Esse declínio começa logo após os 30 anos de idade e é acelerado pouco depois dos 40, refletindo a redução da quantidade e da qualidade dos oócitos.**[136] A atribuição do declínio da fecundabilidade e diminuição da reserva ovariana relacionados com a idade é apoiada sobre resultados de pesquisas entre mulheres usando uma ampla gama de métodos para conceber, incluindo concepção natural, espermatozoides de doador através de IIU para infertilidade de fator masculino, uso de óvulo de doador em FIV e baixas taxas de sucesso relacionados com a idade na FIV ao usar óvulos da própria mulher. Nas mulheres que não fazem uso de contracepção, a fertilidade alcança o auge aos 20 anos, diminui um pouco aos 32, reduz consideravelmente depois dos 37 e é rara depois dos 45.[136] Parceiras de homens azoospérmicos que receberam IIU de doador tiveram taxas cumulativas de gravidez em 12 ciclos de 74% (< 31 anos), 62% (31 a 35 anos) e 54% (> 35 anos).[137] O envelhecimento cronológico do endométrio não parece ter papel importante para a diminuição da fertilidade, considerando-se as excelentes taxas de gravidez e nascidos vivos quando se usaram oócitos de doadora (cerca de 40 a 60%, dependendo se foram usados oócitos congelados).[138,139] Esse envelhecimento reprodutivo refere-se ao declínio do estoque de folículos primordiais, estabelecido no início da vida fetal, a quase zerado na menopausa.[140] A "reserva ovariana diminuída" é definida de várias maneiras, com base na idade, parâmetros bioquímicos, ultrassonografia, resposta folicular pobre à estimulação ovariana e número de oócitos recuperados durante a FIV.[141] A prevalência de diagnósticos de reserva ovariana diminuída em uma coorte de mulheres submetidas à FIV nos EUA aumentou para 26% em 2011, mas o diagnóstico não previu consistentemente os resultados de FIV ou gravidez.[141] Etiologias atribuídas à reserva ovariana prematuramente diminuída incluem a iatrogênica (i. e., agentes citotóxicos, radiação e remoção cirúrgica dos ovários), além de endometriose pélvica ou aderências, fatores imunológicos e genéticos. Embora a insuficiência ovariana/menopausa prematura antes dos 40 anos esteja associada a um aumento do número de extensões de repetição de trinucleotídios no nível de pré-mutação do gene *FMR1*, um aumento semelhante não foi consistentemente confirmado em mulheres com reserva ovariana diminuída na pré-menopausa.[142,143]

Aborto espontâneo

O envelhecimento reprodutivo está associado a anormalidades nos fusos meióticos do oócito, que provocam erros do alinhamento cromossômico e aumentam as taxas de aneuploidia do concepto, sobretudo de trissomias.[136] Isso aumenta o risco de aborto espontâneo e, portanto, diminui as taxas de nascidos vivos em mulheres mais velhas.[136,144] Um grande estudo a partir do registro nacional dinamarquês estimou que as taxas de aborto espontâneo clinicamente reconhecido em várias faixas etárias são de 13,3% (12 a 19 anos), 11,1% (20 a 24 anos), 11,9% (25 a 29 anos), 15% (30 a 34 anos), 24,6% (35 a 39 anos), 51% (40 a 44 anos) e 93,4% (mais de 45 anos).[145] Além disso, ao serem utilizadas dosagens de hCG em mulheres em idade fértil, constatou-se que ocorreu aborto em 22% das gestações antes do seu diagnóstico clínico.[146]

Reserva ovariana

A reserva ovariana é o tamanho da população de folículos primordiais que não crescem ou que estão em repouso nos ovários. Isso, por sua vez, provavelmente determina o número de folículos que vão crescer e a "qualidade" ou o potencial reprodutivo dos oócitos.[144] Embora a reserva ovariana e a fecundabilidade diminuam com o envelhecimento, elas podem não ser refletidas consistentemente pela idade cronológica da mulher porque a reserva ovariana não diminui no mesmo ritmo em uma determinada idade para todas as mulheres. A importância prognóstica dos níveis do hormônio antimülleriano (HAM) e da contagem de folículos antrais (AFC) entre pacientes de FIV, independentemente da idade, estabeleceu-os como testes de reserva ovariana padrão.[147-150]

Nível sérico de hormônio antimülleriano (HAM)

O HAM é produzido pelas células da camada granulosa dos folículos pré-antrais e dos pequenos folículos antrais.[151,152] O nível sérico de HAM em mulheres com ciclos normais diminui com a idade[151] e se torna indetectável após a menopausa.[153] **Ao contrário de outros marcadores séricos, o HAM pode ser dosado a qualquer momento do ciclo menstrual[153] e seus níveis são melhor interpretados quando se usam intervalos de referência específicos da idade.[154]** A evolução das plataformas de ensaio de Diagnostic Systems Laboratories para Beckman Coulter HAM Geração II,[154] as modificações no protocolo de ensaio da geração II[155] e o uso posterior de plataformas automatizadas[156] limitam a interpretação dos resultados de AMH em série. Em mulheres sem história de infertilidade que mantêm relações sexuais com o objetivo de engravidar, o nível de HAM não se correlaciona com fecundabilidade mensal, independentemente da idade, pelo menos a curto prazo (6 a 12 meses).[6,157] **O HAM parece ser um bom preditor tanto da resposta excessiva (> 3,5 ng/mℓ) como da insatisfatória (< 1 ng/mℓ) à estimulação para FIV e está fortemente relacionado com o número de folículos antrais.[152,153,158]**

Número de folículos antrais

Por meio de ultrassonografia transvaginal no início da fase folicular, contam-se todos os folículos ovarianos com 2 a 10 mm, denominando-se o total nos dois ovários de número basal de folículos antrais (NFA). O NFA correlaciona-se muito bem com a idade cronológica em mulheres férteis normais e parece refletir o que resta do reservatório dos folículos primordiais.[140] A diminuição do NFA com a idade é gradual e não repentina.[159] **Um NFA total inferior a quatro é preditivo de baixa resposta e de maiores taxas de cancelamento na FIV.[160,161]**

Com o uso de programas, os modelos de previsão de sucesso de FIV usando HAM e/ou AFC podem ser usados junto com a idade e outros fatores clínicos, como IMC, história reprodutiva e diagnósticos clínicos de infertilidade, para fornecer probabilidades de nascidos vivos de FIV muito precisas. **Por exemplo, o uso de HAM e/ou AFC reclassificou mais de 60% das pacientes para ter mais probabilidades de nascidos vivos de FIV e se descobriu que mais de 10% das pacientes tinham probabilidades mais baixas em comparação ao modelo de controle de idade.[150]** Alguns usam outros testes de reserva ovariana, além de HAM e AFC.

Nível sérico de FSH no terceiro dia

À medida que as mulheres envelhecem, há elevação fisiológica do FSH no início da fase folicular (3º dia do ciclo), com níveis de 5,74 UI/ℓ dos 35 a 39 anos e 14,34 UI/ℓ dos 45 a 59 anos.[162] Em um estudo de 181.536 ciclos de FIV nos EUA, um FSH basal ≥ 12 constitui 90% das mulheres mais velhas e foi selecionado como o limiar para o nível elevado.[141] Níveis maiores são observados após ooforectomia unilateral.[162] Em mulheres na faixa de 40 anos, níveis acima de 20 UI/ℓ são preditivos de climatério.[162] Como a incidência de níveis anormais é menor em mulheres mais jovens, os exames costumam ser realizados a partir dos 35 anos de idade.[162] Nas mulheres subférteis com FSH de 8 UI/ℓ ou maior, as taxas de gravidez espontânea diminuem de 7% por unidade de aumento de FSH, com uma redução de 40% com 15 UI/ℓ e de 58% com 20 UI/ℓ.[163] Os níveis de FSH variam muito de acordo com o método de dosagem, laboratório e população.[164] O FSH basal igual a 2 mUI/mℓ ou maior tem um PPV de 30,9% quando usado sozinho e de 48% quando combinado com a idade de 40 anos ou mais para prever o cancelamento do ciclo devido a uma resposta ruim ou menor do que quatro oócitos obtidos na recuperação, de modo que a terapia de FIV não deve necessariamente ser negada a pacientes diagnosticadas com reserva ovariana diminuída.[141] Em comparação a mulheres com níveis normais, o nível basal elevado (> 10 mUI/mℓ) não afetou a fecundabilidade mensal em mulheres de 30 a 44 anos sem um histórico de infertilidade tentando conceber espontaneamente, independentemente da idade.[157]

Nível basal de estradiol

Muitas vezes, o nível basal de FSH no 3º dia é combinado com a dosagem de estradiol (E2). Os níveis de estradiol no 3º dia do ciclo refletem o crescimento folicular em vez do número de folículos antrais.[151] Elevações do FSH e diminuições da inibina B (ver adiante) associadas ao envelhecimento ocasionam crescimento folicular avançado no fim da fase lútea precedente. Em resposta, os níveis de E2 no início da fase folicular costumam ser maiores em mulheres mais velhas e em mulheres com envelhecimento reprodutivo avançado.[140]

Teste de estimulação com citrato de clomifeno

Acredita-se que o citrato de clomifeno tenha efeitos antiestrogênicos no eixo hipotalâmico-hipofisário, o que diminui a inibição da produção hipofisária de FSH mediada por E2.[165] **No teste de estimulação com citrato de clomifeno (TECC) é feita a dosagem dos níveis séricos de FSH e estradiol no 3º dia do ciclo, repetida no 10º dia após administração de citrato de clomifeno (100 mg VO a cada dia) usado do 5º ao 9º dia.[165] O TECC é mais sensível do que o FSH basal isolado na identificação de resposta insatisfatória a gonadotrofinas exógenas, mas alguns afirmam que os valores preditivos não são muito diferentes.[164,165]**

Nível sérico de inibina B

A inibina B sérica é secretada por células da camada granulosa do ovário a partir do estágio de folículo pré-antral e, portanto, reflete o tamanho da coorte folicular em crescimento.[152] Observam-se níveis reduzidos de inibina B com o envelhecimento, mesmo em mulheres férteis normais.[151] A inibina B isolada tem baixo valor preditivo para resposta ovariana,[152,164] mas há melhora desse valor quando associado ao TECC.[165] Ao contrário do teste basal, os níveis de inibina B medidos no 5º dia da estimulação ovariana foram preditivos de nascidos vivos após FIV/ICSI.[166]

Estratégias usadas para a diminuição da reserva ovariana

As estratégias usadas para a diminuição da reserva ovariana incluem FIV autóloga, uso de oócito ou embriões de doadora e adoção. Vários protocolos de estimulação foram propostos para FIV autóloga em pacientes com respostas insatisfatórias, incluindo o uso criterioso de gonadotrofinas com atividade de LH, pré-tratamento com estrogênio, uso de antagonistas de GnRH durante e antes da estimulação ovariana, microdoses de agonistas de GnRH e moduladores seletivos de receptor de estrogênio, como clomifeno e letrozol, junto a injeções de gonadotrofina.[167,168] Todos têm vários graus de sucesso, mas o aconselhamento para pacientes com reserva ovariana diminuída, em casos nos quais os gametas de doadores não são de interesse, deve incluir a divulgação de que as taxas de gravidez por ciclo são baixas, particularmente em mulheres mais velhas,[169] de modo que vários ciclos de FIV podem ser necessários e o prognóstico pode ser ruim ou mesmo o procedimento ser inútil. No entanto, relatos de casos isolados de sucesso fornecem alguma esperança,[170,171] podendo, então, ser apropriado oferecer terapia autóloga para pacientes motivadas e bem aconselhadas.

Procedimentos adjuvantes durante a fertilização in vitro autóloga

5 **As terapias adjuvantes de FIV autóloga incluem uso de androgênios como o DHEA e testosterona, hormônio do crescimento, coenzima Q-10 (CoQ10), vitamina D e ácidos graxos ômega-3.** O pré-tratamento de mulheres com reserva ovariana diminuída por 2 a 5 meses com deidroepiandrosterona (DHEA; 25 mg 3 vezes/dia) melhorou a produção de oócitos e as taxas de gravidez com FIV em uma série de casos.[172-174] Os mecanismos prováveis para essa ação incluem o aumento das concentrações séricas do *fator de crescimento semelhante à insulina 1* (IGF-1), que pode potencializar os efeitos gonadotrópicos no folículo e fornecer ao ovário o pró-hormônio adicional para esteroidogênese ovariana adicional.[174] O pré-tratamento com DHEA levou a maiores volumes ovarianos e NFAs em mulheres com insuficiência ovariana prematura;[175] no entanto, algumas coortes prospectivas e estudos randomizados não encontraram melhorias estatisticamente significativas para parâmetros de estimulação ou taxas de gravidez em pacientes com resposta insatifatória[176,177] ou normal.[178] Uma justificativa semelhante levou ao uso de testosterona transdérmica de 10 a 12,5 mg por 14 a 28 dias antes do tratamento ou durante a estimulação, com resultados variados em termos de número de oócitos recuperados e taxa de gravidez.[179,180] Uma revisão Cochrane de 17 ensaios clínicos randomizados encontrou evidência de qualidade moderada de benefício de nascidos vivos para DHEA e testosterona em pacientes com resposta insatisfatória.[181]

O hormônio do crescimento, ao aumentar a resposta das células da granulosa às gonadotrofinas por meio de aumentos na produção local de IGF-1, melhora as taxas de gravidez e nascidos vivos para pacientes com resposta insatisfatória em algumas metanálises, incluindo o banco de dados Cochrane.[182-184] A dosagem sugerida para o hormônio do crescimento é de 2,5 mg por via subcutânea do dia 6 da estimulação até o dia do uso de LH.[182] O custo do hormônio do crescimento pode ser proibitivo para algumas pacientes; geralmente não é coberto por seguro para uso *off-label*, e tal uso pode ser restrito pela Lei de Controle de Esteroides Anabolizantes de 1990.[185]

A suplementação nutricional pode fornecer benefícios adjuvantes importantes. A CoQ10 é encontrada em concentrações mais altas no fluido folicular de oócitos que produzem embriões de boa qualidade por avaliação morfocinética e no número de gravidez.[186] Oócitos e embriões em estágio inicial obtêm energia somente da fosforilação oxidativa mitocondrial mediada por CoQ10, que assegura a maturação e fertilização adequada do oócito, mas o envelhecimento diminui a produção de CoQ10 pela fosforilação oxidativa mitocondrial.[187] Essas mudanças podem ser revertidas pela suplementação de CoQ10 em camundongos e humanos.[188] Mulheres randomizadas para receber 600 mg de CoQ10 por dia por 2 meses antes e durante o ciclo de FIV tiveram um aumento não estatisticamente significativo em embriões de boa qualidade e euploidia embrionária em comparação ao grupo controle.[187] Os ácidos graxos ômega-3, como os encontrados no óleo de peixe, estendem a vida reprodutiva em modelos murinos, e isso pode ocorrer por meio de efeitos na hipófise. Mulheres saudáveis com peso normal, que tomaram 4 g de ácido eicosapentaenoico e ácido docosaexaenoico diariamente por 4 semanas, reduziram a linha de base e os níveis séricos de FSH estimulados por GnRH.[189] A deficiência de vitamina D tem sido associada inconsistentemente aos níveis de AMH e AFC, por isso é difícil recomendar a sua suplementação apenas para a indicação de reserva ovariana diminuída.[190] A suplementação para pacientes com deficiência de vitamina D produziu resultados inconsistentes em relação às taxas de gravidez no contexto de FIV.[191,192]

Fator ovulatório

6 **O fator ovulatório é responsável por 30 a 40% dos casos de infertilidade feminina**.[193] Os diagnósticos iniciais nas mulheres com infertilidade por fator ovulatório podem incluir anovulação (ausência completa de ovulação) ou oligovulação (ovulação pouco frequente). **1** A história menstrual de oligo, poli, amenorreia ou sangramento uterino disfuncional pode ser sugestiva de fator ovulatório.[193] A disfunção menstrual acomete 18 a 20% da população geral.[194] A **Figura 36.1** mostra as oscilações de E2, progesterona, FSH e LH em um ciclo ovulatório normal de 28 dias. **A duração normal do ciclo menstrual nas mulheres em idade fértil varia de 21 a 35 dias, com média de 27 a 29 dias**.[195] A maior parte da variabilidade da duração do ciclo ocorre na fase folicular,[196] mas a fase lútea, que muitas vezes se considera ter uma duração fixa de 14 dias, pode variar de **2** 7 a 19 dias.[197] Até mesmo mulheres com menstruações regulares podem ter anovulação,[194] mas a ocorrência de sintomas pré-menstruais, como edema das mamas, inchaço e alterações do humor, é sugestiva **3** de ciclos ovulatórios.[194] Em mulheres com ovulação ausente ou irregular, deve ser feita análise de FSH, prolactina e hormônio estimulante da tireoide (TSH) sérico.[193]

Métodos para documentar a ovulação

Período fértil

1 **O período fértil é o intervalo de 6 dias que termina no dia da ovulação, não depois.**[44,196] Os espermatozoides podem sobreviver até 6 dias no muco cervical bem estrogenizado, mas o oócito deve ser fertilizado em até 1 dia.[196] Durante esse período, as relações sexuais diá-**1** rias podem aumentar a probabilidade de concepção.[44,196] Em média, o período fértil da mulher ocorre entre o 10º e o 17º dia do ciclo menstrual, **4** trual, mas muitas mulheres concebem fora desse período.[197] Portanto, se a atividade sexual programada for incômoda demais, as relações sexuais podem ocorrer 2 a 3 vezes/semana durante todo o ciclo menstrual, visto que pelo menos algumas dessas ocasiões vão coincidir com o período fértil.[198] A duração da abstinência antes do período fértil não foi fixada, embora seja sugerido um período de 5 dias.[196]

Temperatura corporal basal

Esse método de baixo custo exige o registro diário da temperatura oral ou retal com um termômetro para medir a temperatura basal (TB) antes da paciente levantar, comer ou beber.[199] A secreção de progesterona após a ovulação causa uma elevação de aproximadamente 0,3 a 0,5°C na temperatura em relação à temperatura de referência de 36,1 a 37,1°C, habitual durante a fase folicular do ciclo menstrual.[199] Considera-se que houve ovulação depois de 3 dias consecutivos de temperatura elevada.[199] O registro diário da TB cria um padrão bifásico característico em mulheres com ciclos ovulatórios.[199] **1** **As limitações da TB incluem a incapacidade de previsão da ovulação e os frequentes resultados falso-negativos.**[200] O tabagismo e os padrões irregulares de sono podem interferir na exatidão da TB.[199]

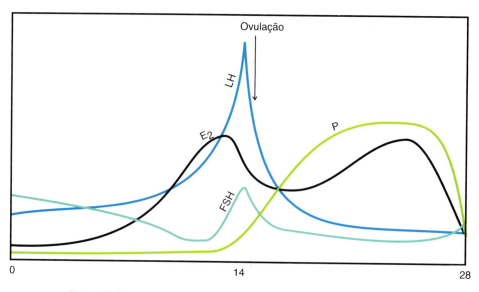

Figura 36.1 Variações hormonais em um ciclo menstrual ovulatório normal de 28 dias.

Muco cervical

Durante o período fértil, as secreções cervicais que chegam ao intróito vaginal são fluidas e límpidas, enquanto no restante do ciclo menstrual são mais espessas e viscosas.[44,199] O volume de muco cervical alcança o auge 2 a 3 dias antes da ovulação, identificando, assim, mais probabilidade de concepção nesses dias específicos.[44]

Monitoramento do hormônio luteinizante

Em geral, é possível detectar o LH na urina após 2 horas do seu pico.[201] Os kits à venda para documentar esse pico geralmente usam o método ELISA, precisos, rápidos, convenientes e de custo relativamente baixo, que usam o nível de 30 a 50 mUI/mℓ como limiar para detecção.[201,202] **Uma vez detectado o pico de LH, a ovulação pode ocorrer nas 48 horas subsequentes.**[44,201,202] Os valores preditivos positivo e negativo descritos foram de 92[201] e 95%,[203] respectivamente. Como a duração do pico pode ser inferior a 12 horas, a realização do teste 2 vezes/dia pode aumentar as taxas de detecção.[199] Contudo, os 2 dias de probabilidade máxima de concepção são o próprio dia do pico de LH e o dia anterior; assim, o monitoramento do LH pode levar à abstinência sexual durante um possível período fértil.[129] As taxas de falso-positivo são de 7% dos ciclos,[44,204] o que pode refletir a eliminação urinária nos picos de **LH prematuros e curtos.**[200] Os testes não podem ser usados em pacientes com ciclos irregulares.[196]

Nível sérico de progesterona no meio da fase lútea

Quando usada para documentar a ovulação, a dosagem da progesterona sérica deve coincidir com o pico de secreção de progesterona no meio da fase lútea (em geral, do 21º ao 23º dia de um ciclo ideal de 28 dias ou 7 dias após o pico de LH).[193] **O limite inferior dos níveis de progesterona na fase lútea varia entre os laboratórios, mas o nível acima de 3 ng/mℓ (10 nmol/ℓ) costuma confirmar a ovulação.**[193] No entanto, a interpretação de dosagens isoladas da progesterona sérica na fase lútea é complicada, pela forma **pulsátil que caracteriza a secreção desse hormônio.**[193] Embora muitas vezes os níveis ovulatórios sejam consideravelmente maiores que 3 ng/mℓ, baixos níveis séricos de progesterona no meio da fase lútea não necessariamente indicam anovulação.[193]

Monitoramento por ultrassonografia

A ovulação é caracterizada pela diminuição de tamanho de um folículo ovariano monitorado e pela observação de líquido no fundo de saco por ultrassonografia transvaginal.[193] **Os folículos alcançam um diâmetro pré-ovulatório de 17 a 19 mm em ciclos espontâneos ou 19 a 25 mm em ciclos induzidos por clomifeno.**[205,206] É possível usar uma combinação de dosagem de LH e ultrassonografia, com início do uso de LH quando o tamanho do folículo medido por ultrassonografia alcançar 14 mm.[200] Dez por cento dos ciclos de mulheres com fertilidade normal podem ter um folículo luteinizado não roto, no qual há liberação de progesterona e avanço normal da fase lútea sem sinais visíveis de ruptura do folículo, quando se fazem ultrassonografias diárias do 10º ao 20º dia do ciclo.[207] Essa incidência aumenta para 25% em mulheres com infertilidade sem causa aparente.[207] **Em virtude da inconveniência e do custo das dosagens seriadas, o monitoramento por ultrassonografia deve ser reservado para pacientes nas quais a ovulação não é detectada por métodos menos dispendiosos ou para determinados tipos de indução da ovulação.**[193]

Síndrome dos ovários policísticos

A causa mais comum de oligovulação e anovulação tanto na população geral como em mulheres inférteis é a síndrome dos ovários policísticos (SOP).[208] O diagnóstico de SOP é feito por exclusão, tendo de ser afastadas as seguintes causas: gravidez, distúrbios hipotalâmico-hipofisários ou outras causas de hiperandrogenismo (p. ex., tumores secretores de androgênio ou hiperplasia da suprarrenal congênita não clássica), e pela presença de dois dos seguintes distúrbios:[209]

- Oligovulação ou anovulação (que se manifestam como oligo ou amenorreia)
- Hiperandrogenemia (altos níveis de androgênios circulantes) ou hiperandrogenismo (manifestações clínicas de excesso de androgênio)
- Ovários policísticos detectados por ultrassonografia.

Não é necessária a documentação da relação sérica elevada de LH:FSH e hiperinsulinemia para o diagnóstico ou o tratamento da SOP.[208,209] As pacientes com SOP devem ser aconselhadas e submetidas a um rastreamento para avaliar a possibilidade de doença metabólica e complicações obstétricas antes do tratamento da infertilidade.[208]

Indução da ovulação em mulheres com síndrome dos ovários policísticos

Apesar de uso de medicamentos padrões, é preciso avaliar as indicações e os objetivos da indução da ovulação e da superovulação. O objetivo da indução da ovulação é a restauração terapêutica da liberação de um óvulo por ciclo em uma mulher com ovulação irregular ou anovulação.[205] Por outro lado, o objetivo explícito da superovulação é ocasionar a ovulação de mais de um óvulo, assim aumentando a probabilidade de concepção em mulheres com infertilidade sem causa aparente.[205] **Em geral, 60 a 85% das mulheres com SPO ovularão quando tratadas com clomifeno ou letrozol. Das mulheres que ovulam, 15 a 20% ficarão grávidas a cada ciclo e 50% ficarão grávidas com 6 meses de tratamento.**[210-212]

Emagrecimento

A obesidade em pacientes com SOP está associada a resultados insatisfatórios do tratamento da infertilidade,[208,213-215] embora o impacto nas taxas de aborto seja menos claro.[208,213,216] **Considerando que a perda de 5% do peso pode melhorar as taxas de gravidez, o emagrecimento deve ser incentivado em todas as pacientes inférteis com sobrepeso e obesas.**[208] De modo geral, a modificação do estilo de vida é o tratamento de primeira linha para o emagrecimento, seguido de farmacoterapia e cirurgia bariátrica.[208] As recomendações relativas ao estilo de vida incluem a diminuição de 500 kcal do consumo calórico diário e a prática regular de exercício físico, embora o programa ideal de exercício seja desconhecido.[208,217] Em pacientes com excesso de peso, as intervenções de emagrecimento devem ser instituídas antes da tentativa de concepção.[208]

Farmacologia de agente indutor de ovulação (citrato de clomifeno, letrozol, anastrozol)

O citrato de clomifeno é um estrogênio sintético fraco que simula a atividade de um antagonista do estrogênio quando administrado em doses farmacológicas para a indução da ovulação.[205] É eliminado pelo fígado e excretado nas fezes, com eliminação de 85% em 6 dias.[205] **Em geral, a atividade apropriada do citrato de clomifeno exige um eixo hipotalâmico-hipofisário-ovariano ativo.**[205] Mais especificamente, acredita-se que o citrato de clomifeno permaneça ligado aos receptores estrogênicos no hipotálamo por longos períodos, causando seu bloqueio, e, assim, a diminuição do *feedback* do estrogênio no hipotálamo.[205] Esse bloqueio aumenta a pulsatilidade de GnRH, com consequente aumento da secreção hipofisária de gonadotrofinas que promovem o desenvolvimento folicular ovariano.[205] Letrozol e anastrozol são potentes inibidores da aromatase não esteroidais reversíveis usados *off-label* desde 2001 para o tratamento de pacientes com infertilidade por causa anovulatória.[218] Letrozol é administrado pela via oral e eliminado pelo fígado com uma meia-vida mais curta (48 horas) do que o citrato de clomifeno (2 semanas). Ao reduzir a secreção ovariana de E2, o letrozol perturba o efeito de *feedback* negativo do E2 na liberação da gonadotrofina hipofisária. O consequente aumento da FSH promove o desenvolvimento folicular ovariano.

Resultados da indução da ovulação

A indução da ovulação é considerada um tratamento de primeira linha na infertilidade de causa anovulatória.[219] Durante 6 meses de tratamento, o clomifeno é associado às seguintes taxas: ovulação, 49%; gravidez, 23,9%; e nascidos vivos, 22,5% em mulheres com infertilidade de causa anovulatória.[213] **A eficácia do clomifeno é comprometida em casos de obesidade, idade avançada e estados hiperandrogênicos.**[213,220,221] Os efeitos colaterais incluem rubor fascial, oscilações do humor, mamas doloridas, desconforto pélvico e náuseas.[205] Os efeitos antiestrogênicos no endométrio ou no colo podem afetar adversamente a fertilidade em um pequeno número de mulheres. Em caso de alterações visuais, seu uso deve ser imediatamente interrompido.[205] A de gestação múltipla ocorre em aproximadamente 8%, a maioria dupla.[205] Embora historicamente o citrato de clomifeno seja o fármaco de escolha para o tratamento de mulheres com anovulação associada à SOP, as evidências atuais sugerem que o letrozol resulta em ovulação e taxas de nascidos vivos mais altas, particularmente em obesas (IMC > 30). Em um estudo multicêntrico de 750 mulheres com infertilidade associada à SOP randomizada para usar letrozol (2,5 mg) ou citrato de clomifeno (50 mg) do 3º ao 7º dia de ciclo por até cinco ciclos, a taxa cumulativa de nascidos vivos foi significativamente maior no braço do letrozol (27,5 versus 19,1%; RR 1,44, IC 95% 1,10-1,87).[222] As taxas de gravidez de gêmeos foram semelhantes nos grupos letrozol (3,4%) e clomifeno (7,4%).[222] Uma metanálise subsequente de seis ensaios comparando os dois medicamentos para indução de ovulação em mulheres com SOP observou taxas mais altas de nascidos vivos com letrozol (OR 1,79; IC 95% 1,38-2,31).[223] Os efeitos colaterais do letrozol incluem tonturas e fadiga. Apesar de possíveis associações entre anomalias congênitas e o uso de inibidores de aromatase, não foi observado tal aumento quando o letrozol foi comparado ao clomifeno.[224]

Posologia da indução da ovulação

Letrozol é apresentado em comprimidos de 2,5 mg; a dose inicial habitual é de 2,5 mg/dia. O citrato clomifeno é apresentado em comprimidos de 50 mg; a dose inicial habitual é de 50 mg/dia, mas as pacientes muito sensíveis podem responder de 12,5 a 25 mg/dia.[205] Em geral, ambos os agentes são iniciados nos primeiros 5 dias após o começo da menstruação, espontânea ou induzida por progesterona, e mantidos por 5 dias (ou seja, tratamento do 3º ao 7º dia ou 5º ao 9º dia do ciclo menstrual).[205] Antes de iniciar o tratamento com letrozol, as pacientes devem ser orientadas sobre o uso desse fármaco para a indução da ovulação ser *off label*. Considerando a categoria X para uso na gravidez indicada para clomifeno e letrozol, deve-se ter cuidado para garantir que a paciente não está grávida antes da administração desses agentes. Caso não haja ovulação com a dose inicial de *citrato de clomifeno*, ela deverá ser aumentada de 2,5 mg ou 50 mg/dia a cada ciclo subsequente. **Setenta e quatro por cento das mulheres ovulam com 100 mg/dia,**[205] **dose máxima aprovada pela Food and Drug Administration.**[205] No entanto, algumas pacientes necessitam de doses maiores, tendo sido administradas com segurança até 250 mg/dia.[205] Foi proposto um novo método de escalonamento que aumenta a dose em um único ciclo sem interposição da menstruação, se não houver resposta folicular documentada por ultrassonografia 4 a 5 dias depois do último comprimido.[225] **A indução da ovulação deve ser limitada a seis ciclos ovulatórios ou 12 ciclos no total.**[205,226,227]

Monitoramento da ovulação durante a terapia de indução

Caso não haja monitoramento pré-ovulação, as pacientes deverão ser instruídas a manter relações sexuais a cada 2 a 3 dias depois do último dia do medicamento e a fazer a dosagem de progesterona sérica semanal durante 5 semanas antes da indução de sangramento por privação ou do aumento da dose do agente indutor da ovulação.[213] **Embora não se tenha demonstrado vantagem clara de nenhuma técnica de monitoramento da ovulação, é preciso manter contato regular com as pacientes para avaliar a resposta ao tratamento.**[205] O pico de LH urinário pode ser detectado 5 a 12 dias após a conclusão do tratamento. Quando o clomifeno ou o letrozol é administrado do 5º ao 9º dia do ciclo, o pico geralmente ocorre no 16º ou 17º dia do ciclo e pode ser confirmado por dosagem da progesterona sérica no meio da fase lútea, 7 dias depois.[205] Com o monitoramento por ultrassonografia, o tratamento não deve ser instituído caso sejam observados cistos grandes ao exame inicial.[205] Após o uso do indutor de ovulação, os folículos geralmente alcançam um diâmetro pré-ovulatório de 19 a 25 mm, mas podem alcançar 30 mm.[205,206] É possível usar uma combinação de dosagem de LH e ultrassonografia, com início do teste de LH quando o tamanho do folículo alcançar 14 mm.[200]

Gonadotrofina coriônica humana

Se ocorrer desenvolvimento de um folículo dominante, mas não houver pico de LH espontâneo, pode-se usar a hCG para induzir a maturação folicular,[205] com ovulação cerca de 40 horas após sua administração.[228] **Embora a administração de hCG no meio do ciclo não** pareça aumentar as chances de concepção na maioria das pacientes inférteis tratadas com citrato de clomifeno, **pode ser útil em pacientes com disfunção ovulatória conhecida**[229] **ou para IIU. O medicamento pode ser extraído da urina (5.000 a 10.000 UI IM) ou produzido por tecnologia recombinante (250 μg SC, equivalente a 5.000 a 6.000 UI do fármaco extraído da urina).**[228]

Sensibilizadores da insulina

A resistência à insulina tem papel fundamental na patogenia da SOP. A metformina é uma biguanida oral, aprovada para tratamento do diabetes não insulinodependente, e foi usada na SOP para aumentar a frequência da ovulação espontânea.[231] A metformina atua por vários mecanismos, incluindo inibição da gliconeogênese no fígado e aumento da captação de glicose na periferia.[231] **Embora existam divergências na literatura, estudos sugeriram que a taxa de nascidos vivos apenas com metformina (7,2%) é menor que a alcançada com clomifeno, e a combinação não proporciona benefício maior que o clomifeno isolado.**[213,232] Os subgrupos de pacientes, incluindo as obesas, podem se beneficiar da terapia combinada.[220,233] Embora não esteja claro se a metformina diminui as taxas de aborto espontâneo, não há evidência suficiente para recomendar seu uso durante a gravidez para reduzir o risco de aborto espontâneo.[234] Os riscos da metformina incluem perturbação gastrintestinal e casos raros de acidose láctica; portanto, deve ser evitada em casos de disfunção hepática e renal e antes de cirurgia ou uso de meio de contraste radiológico.[231] As doses eficazes descritas são 500 mg 3 vezes/dia,[231] 850 mg 2 vezes/dia[231] ou 1.000 mg 2 vezes/dia.[213] A tolerância ao medicamento é maior quando é iniciado em doses pequenas, com aumento gradual. As formulações de liberação prolongada estão associadas à menor perturbação gastrintestinal.[213] **Como a ovulação regular pode demorar de 3 a 6 meses ou pode não ocorrer com seu uso isolado, pode ser necessário** administrar medicamentos para induzir sangramento de privação e diminuir o risco de anovulação contínua e hiperplasia do endométrio.[208] **As tiazolidinedionas, que incluem os agonistas PPAR-γ, *rosiglitazona* e *pioglitazona* para indução da ovulação em pacientes com SOP, estão sendo menos recomendadas, devido a sua associação ao ganho de peso, e no caso da *rosiglitazona*, a mais riscos de danos cardiovasculares.**[208]

Dexametasona

A dexametasona oral pode aumentar as taxas de ovulação em pacientes que não respondem ao tratamento apenas com clomifeno.[219] Essas melhores taxas foram observadas mesmo na ausência de hiperandrogenismo suprarrenal;[235,236] portanto, os mecanismos de ação ainda não foram esclarecidos. Diferentes posologias incluem o uso de 0,5 mg por 5 dias a partir do primeiro dia de clomifeno,[237] 0,5 mg por 6 semanas antes do início do clomifeno[238] e 2 mg por 10 dias a partir do primeiro dia de clomifeno.[235,236]

Pré-tratamento com contraceptivos orais

A administração de contraceptivos orais durante 2 meses antes do início de um ciclo de clomifeno pode melhorar as taxas de ovulação e gravidez nas pacientes resistentes ao clomifeno, talvez pela melhora de um meio hiperandrogênico preexistente.[219,239]

Tratamento com gonadotrofina

É necessário considerar a indução da ovulação com injeções exógenas de gonadotrofina nas pacientes com SOP que não ovulam ou não concebem com fármacos orais.[240] Para mulheres com SOP resistente ao clomifeno, o tratamento com gonadotrofina resulta em taxas de ovulação de 43 a 83% e taxas de gravidez de 21 a 29%.[241-243] A administração noturna do medicamento possibilita o monitoramento matinal e a tomada de decisão no meio do dia. O monitoramento inclui dosagem do nível sérico de estradiol e medida do desenvolvimento do folículo por ultrassonografia transvaginal. Os protocolos típicos fazem o monitoramento no início do tratamento, 4 a 5 dias após seu início, e depois, a cada 1 a 3 dias até a maturação folicular. O crescimento esperado do folículo é de 1 a 2 mm/dia depois de alcançar 10 mm de diâmetro.[240] **Com o objetivo de promover o crescimento de um único folículo maduro, geralmente recomendam-se baixas doses iniciais de gonadotrofina, de 37,5 a 75 UI/dia, com aumentos correspondentes a 50% das doses anteriores depois de 7 dias, caso não seja observado folículo com mais de 10 mm.**[208,240] A duração típica do tratamento é de 7 a 12 dias, mas algumas pacientes necessitam de períodos maiores para que haja estimulação suficiente.[240] A dose máxima de gonadotrofina necessária raramente ultrapassa 225 unidades/dia.[240] A estimulação da ovulação com hCG é recomendada nos ciclos de gonadotrofina e é usada quando um ou dois folículos alcançam 16 a 18 mm de diâmetro e o nível de E2 por folículo dominante é de 150 a 300 pg/mℓ[240]; espera-se que haja ovulação depois de 24 a 48 horas.[240] Agonistas do GnRH, como leuprolida (500 μg SC), podem ser usados para estimular a ovulação, mas é necessária a suplementação com progesterona após sua administração. Deve-se recomendar a prática de relação sexual dentro de 24 a 48 horas após a estimulação da ovulação ou a IIU 24 a 36 horas após a estimulação.[240] Um teste de gravidez deve ser feito 15 a 16 dias depois da estimulação da ovulação, e caso seja negativo, as doses precisarão ser revistas. **É preciso modificar a dose de gonadotrofina em ciclos subsequentes se a resposta anterior foi insatisfatória ou excessiva.**

Preparações de gonadotrofina

São várias as preparações de gonadotrofina disponíveis. A hMG é extraída da urina humana e tem atividade de FSH e LH (derivado da hCG) equivalente a aproximadamente 75 UI de cada um.[228] As formulações atuais de hMG e FSH podem ser administradas por via subcutânea ou intramuscular.[228] As preparações apenas com FSH podem ser extraídas da urina ou produzidas por técnicas de recombinação e são acondicionadas como pó liofilizado ou em preparações/canetas de líquido pré-misturado.[228] Com a exceção do FSH urinário altamente purificado, que tem uma atividade de FSH de 82,5 UI por ampola, todos os outros produtos contêm 75 UI de gonadotrofina quando são fornecidos em ampolas.[228] **Todas as preparações de FSH são altamente purificadas, com variação mínima ou inexistente de um lote para outro e um alto nível de segurança, independentemente da origem.**[228] Apesar de comercialização nas diferentes apresentações de folitropina-alfa e beta, essas preparações de FSH recombinantes ainda contêm combinações de cadeia de glicoproteína 1-alfa e 1-beta. A bem dizer, elas diferem nas modificações pós-tradução e nos processos de purificação.[228] Nas pacientes com SOP, parece ser suficiente que a preparação de gonadotrofina contenha FSH (recombinante ou urinário), embora o LH não seja prejudicial[180] (Tabela 36.3). A Tabela 36.4 apresenta as contraindicações ao tratamento com gonadotrofina.

Resultados do tratamento com gonadotrofina

As taxas cumulativas de nascidos vivos com o uso de gonadotrofinas ou clomifeno para indução da ovulação são semelhantes quando o objetivo é a ovulação monofolicular, e a recomendação também é de seis ciclos ovulatórios, no máximo.[208] **Em comparação a outras pacientes anovulatórias, as pacientes com SOP tratadas com gonadotrofinas apresentam mais risco de gestações múltiplas (36%), de síndrome de hiperestimulação ovariana (4,6%) e de supressão do ciclo (10%) devido ao alto número de folículos antrais iniciais.**[208,212,240] O cancelamento do ciclo deve ser considerado seriamente em pacientes que alcançam níveis de E2 de 1.000 a 2.500 pg/mℓ, que têm três ou mais folículos ≥ 16 mm ou maiores, ou dois ou mais folículos ≥ 16 mm mais dois ou mais folículos ≥ 14 mm.[208] O uso sequencial de gonadotrofinas e clomifeno ou inibidores da aromatase foi associado a necessidades de menores doses de gonadotrofina e a menores taxas de supressão e duração do tratamento sem comprometer as taxas de gravidez. O acréscimo de inibidores da aromatase está associado a um menor número de folículos dominantes e menores níveis de E2.[244-246]

Tratamento cirúrgico

Nas pacientes resistentes ao clomifeno, a perfuração cirúrgica dos ovários (*drilling* ovariano) foi usada como alternativa à superada ressecção cuneiforme do ovário, usada na tentativa de diminuir o tecido ovariano produtor de androgênio e de promover a ovulação sem o risco de gravidez múltipla, observado com a administração de gonadotrofina.[208,247] Em geral, são feitas de 3 a 15 perfurações em cada ovário por laparoscopia, usando eletrocautério e diatermia[248-251] ou *laser*,[252-254] embora haja relato de procedimentos guiados por ultrassonografia transvaginal[255,256] e hidrolaparoscopia transvaginal.[257] Houve perfuração bem-sucedida com o bisturi harmônico.[252] No período de 12 meses após a perfuração ovariana, observaram-se taxas cumulativas de ovulação de 52%, de gravidez clínica de 26 a 48% e de nascidos vivos de 13 a 32%, respectivamente.[247] **Esses resultados são semelhantes aos obtidos com uso de gonadotrofinas, mas a taxa de gestação múltipla é menor na perfuração ovariana.**[247] Os resultados não são muito diferentes quando se usa diatermia ou *laser* para perfuração,[247] mas são comprometidos pela idade acima de 35 anos ou por nível inicial de FSH acima de 10 mUI/mℓ.[249] Os riscos da perfuração ovariana incluem complicações inerentes às cirurgias, aderências, recorrência de anovulação e risco teórico de insuficiência ovariana.[247,258]

Indução da ovulação em outros distúrbios anovulatórios

Hiperprolactinemia

A hiperprolactinemia pode estar associada à oligo ou amenorreia e deve ser avaliada por ressonância magnética (RM) da hipófise para descartar um macroadenoma ou outra doença intracraniana.[259] **Os agonistas da dopamina são fármacos de primeira linha para restabelecer a ovulação em pacientes oligo-ovulatórias ou anovulatórias sem outros sintomas.**[259] A bromocriptina normaliza os níveis de prolactina e induz ovulação em 80 a 90% das pacientes.[260] Ela é administrada 2 a 3 vezes/dia, e a maioria das pacientes responde a uma dose total inferior a 7,5 mg/dia.[260] Os efeitos colaterais podem ser incômodos e incluem náuseas, vômito, hipotensão postural e cefaleia.[260] Por este motivo, a bromocriptina é iniciada diariamente com uma dose baixa de 1,25 mg (metade de um comprimido de 2,5 mg) à noite, com alimentos, e a dosagem pode ser repetida 2 semanas depois para que se ajuste a dose conforme for apropriado.[261] A dose de 1,25 mg pode ser adequada para aquelas pacientes com nível de prolactina inferior a 50 ng/mℓ, enquanto aquelas com nível inferior a 100 ng/mℓ podem precisar de 2,5 mg diariamente.[261] Em pacientes incapazes de tolerar a administração oral, a bromocriptina é administrada diariamente pela vagina na dose de 5 mg.[262] A cabergolina tem também alta eficácia e a vantagem da administração de 0,25 mg 2 vezes/semana, com menos

Tabela 36.3 — Diferentes tipos de preparações de gonadotrofinas disponíveis.

Nome comercial	Nome da substância	Origem	Quantidade de FSH por ampola	Quantidade de atividade de LH por ampola	Via de administração
Menopur® (Ferring Pharmaceuticals, Inc.)	Menotropina hMG urinária	Altamente purificada	75 UI	75 UI (a partir de cerca de 10 unidades de HCG)	SC
Follistim® (Merck)	Folitropina	FSH beta recombinante	75 UI[a]	Nenhuma	SC
Gonal-F® (EMD Serono)	Folitropina	FSH alfa recombinante	75 UI	Nenhuma	SC

[a]Também disponível em formulação em cartucho pronto para uso.
FSH = hormônio foliculoestimulante; LH = hormônio luteinizante; hMG = gonadotrofina de mulher menopausada; IM = intramuscular; SC = subcutânea; N/A = não aplicável.

Tabela 36.4 Contraindicações relativas e absolutas das gonadotrofinas para o tratamento da infertilidade em mulheres.

1. Insuficiência ovariana primária com níveis elevados de hormônio foliculoestimulante
2. Disfunção tireoidiana e suprarrenal não controlada
3. Lesão de órgão intracraniano, como um tumor hipofisário
4. Sangramento uterino anormal não diagnosticado
5. Cistos ou aumento do ovário não causados por síndrome do ovário policístico
6. Hipersensibilidade prévia à gonadotrofina específica
7. Tumores do aparelho reprodutor e de outras estruturas dependentes de hormônio sexual
8. Gravidez

De: **Physicians' desk reference**. *Micromedex (R) Healthcare Series Vol. 107*. Thompson PRD and Micromedex Inc., 1974-2004, com permissão.

efeitos colaterais.[260] Em uma revisão de 700 casos de seu uso no momento de concepção, o risco de aborto espontâneo e de malformações não foi superior à taxa basal na população geral.[263]

Hipogonadismo hipogonadotrópico

A anovulação com baixos níveis séricos de LH, FSH e estradiol caracteriza o hipogonadismo hipogonadotrópico e reflete a disfunção do eixo hipotálamo-hipofisário.[259] As causas de hipogonadismo hipogonadotrópico, entre elas craniofaringiomas, adenomas hipofisários, malformações arteriovenosas ou outras lesões expansivas centrais, devem ser excluídas por RM.[259] Estresse, emagrecimento extremo, anorexia, excesso de exercício e baixo IMC estão associados à inibição funcional hipotalâmica; portanto, deve-se incentivar a boa nutrição e o peso ideal para restabelecer a ovulação.[259,264] A leptina é um hormônio produzido por adipócitos periféricos que reflete as reservas de energia e está diminuído em mulheres com amenorreia induzida por dieta ou exercício físico.[265] Há relato de restabelecimento da ovulação por administração de leptina exógena a essas mulheres.[265,266] **Outros distúrbios de disfunção hipotalâmica, como insuficiência hipotalâmica congênita (síndrome de Kallmann), podem ser tratados com administração pulsátil de GnRH ou gonadotrofinas, assim como FSH e LH.**[259,267] A terapia pulsátil com agonista do GnRH (25 ng/kg a cada 60 a 90 min) simula a fisiologia e oferece algumas vantagens em relação às injeções de gonadotrofina, entre elas menor número de casos de gestação múltipla e de síndrome de hiperestimulação ovariana (SHO), ao mesmo tempo em que mantém excelentes taxas de gravidez.[267]

Hipotireoidismo

A prevalência do hipotireoidismo em mulheres na idade reprodutiva é de 2 a 4%, e os fatores autoimunes são a causa principal.[268] Anormalidades menstruais, incluindo aquelas por anovulação, estão presentes em 23 a 68% das mulheres com hipotireoidismo clínico e podem ser corrigidas por reposição com levotiroxina.[268] **O hipotireoidismo subclínico e a existência de anticorpos antitireoidianos (mesmo em caso de eutireoidismo) estão associados a maiores taxas de infertilidade e aborto espontâneo.**[269] Entretanto, entre mulheres chinesas eutireóideas com taxas elevadas de anticorpos antitireoide peroxidase, a suplementação de levotiroxina com 25 a 50 μg ao dia não afetou as taxas de aborto espontâneo ou nascidos vivos com FIV em um ensaio randomizado de 2017.[270] De todo modo, considerando que mesmo o hipotireoidismo muito leve ou subclínico pode apresentar efeitos adversos sobre o desenvolvimento encefálico fetal e o quociente de inteligência subsequente, é prudente rastrear e tratar mulheres com anormalidades do hormônio tireoidiano antes de iniciar o tratamento da infertilidade.[268]

Fator tubário

O fator tubário é responsável por 25 a 35% dos casos de infertilidade.[12] As causas não infecciosas de fator tubário incluem endometriose, salpingite ístmica nodosa, pólipos tubários, espasmo tubário e resíduos mucosos intratubários.[12] **A incidência de infertilidade de causa tubária foi de 8, 19,5 e 40% após um, dois e três episódios de DIP, respectivamente.**[271] Um único episódio de DIP grave afeta negativamente as taxas de nascidos vivos.[272] *C. trachomatis* e *Neisseria gonorrhoeae* são os patógenos mais comuns associados à DIP e à infertilidade.[273] *M. hominis* e *U. urealyticum* foram implicados na DIP, mas sua contribuição para a infertilidade é menos clara.[273] Muitas pacientes com lesão tubária documentada não têm história de DIP, e presume-se que tiveram infecções subclínicas por *Chlamydia*.[274,275]

Histerossalpingografia

A histerossalpingografia (HSG) é feita após a menstruação, mas antes da ovulação, entre o 7º e o 12º dias do ciclo, para evitar uma possível gravidez e para tirar vantagem do endométrio mais delgado da fase proliferativa.[276] Em geral, administra-se ibuprofeno ou similar 30 a 60 minutos antes do procedimento.[276] A injeção intracervical de lidocaína pode aliviar ainda mais a dor.[277] Com a paciente em posição de litotomia, **insere-se uma cânula de metal ou um cateter com balão através do colo, ultrapassando o orifício interno. Em seguida, injeta-se contraste, sob orientação de radioscopia, para ver a cavidade uterina, a arquitetura interna das tubas uterinas e a permeabilidade tubária.**[276,278] Algumas doenças, como a salpingite ístmica nodosa, têm aparência característica à HSG, com aspecto de favo de mel típico no corno ou no istmo, resultante do preenchimento nas projeções diverticulares.[279] Em comparação à laparoscopia, a HSG tem sensibilidade e especificidade de 65 e 83% para o diagnóstico da permeabilidade tubária.[280] Ao eliminar muco e detritos da luz tubária, a HSG pode ter valor terapêutico, particularmente com o uso de contraste oleoso. Um grande RCT multicêntrico que randomizou 1.119 mulheres para usar contraste à base de óleo ou água encontrou uma taxa significativamente maior de nascidos vivos após o uso de contraste oleoso (38% vs. 28%; RR 1,38, IC 95% 1,17-1,64).[281]

Riscos da histerossalpingografia

Embora acredite-se que o meio de contraste oleoso tenha potencial risco de embolia pelo óleo associado ao intravasamento do óleo, esta complicação não foi observada em grandes estudos prospectivos.[282] É necessário fazer o rastreamento para alergia a iodo; nesse caso, deve-se realizar o pré-tratamento com glicocorticoides.[278] O risco de DIP após HSG é de 0,3 a 3,1%, mas é superior a 10% no caso de hidrossalpinge.[283,284] **Portanto, deve-se evitar a HSG no caso de hidrossalpinge conhecida e/ou suspeita ou diagnóstico de DIP.**[276,284] O papel da profilaxia antibiótica de rotina na HSG é controverso,[285] mas é possível usar a doxiciclina nas pacientes de alto risco. A dose recomendada é de 100 mg 2 vezes/dia, começando na véspera da HSG e continuando por 3 a 5 dias. Caso não tenha sido feita a profilaxia e seja observada hidrossalpinge ao exame, recomenda-se o tratamento com doxiciclina após o procedimento. Outras complicações raras de HSG incluem intravasamento vascular, laceração cervical, perfuração uterina, hemorragia, reação vasovagal, dor intensa e reação alérgica ao contraste.[276]

Histerossonografia

Muitas práticas para infertilidade realizam histerossonografia de rotina para avaliar a patência tubária porque ela pode ser feita em uma clínica de fertilização e não envolve a exposição da paciente ou da equipe à radiação ionizante. Esta vantagem da HSG é parcialmente perdida pela incapacidade de definir a arquitetura da tuba uterina com precisão nos exames que usam imagens em duas dimensões. É preferível usar meios de contraste durante a histerossonografia para aumentar a acurácia na documentação da permeabilidade tubária, mas tais meios não estão disponíveis nos EUA. A substituição por solução salina misturada ao ar na histerossonografia proporciona bom valor preditivo negativo em comparação à HSG ou à laparoscopia.[286] Não existem grandes estudos comparando sensibilidade e especificidade da histerossonografia e HSG na detecção da oclusão tubária.

Sorologia para Chlamydia

O teste de anticorpos contra *Chlamydia* tem sensibilidade e especificidade comparáveis às da HSG, mas não identifica o local da doença e sua utilidade é controversa.[279] Considerou-se que as sorologias positivas no caso de HSG normal ainda justificam a realização da laparoscopia para descartar aderências tubárias.[275]

Laparoscopia

A laparoscopia é considerada o padrão-ouro para o diagnóstico de doença tubária e peritoneal.[287] Esse método possibilita a visualização de todos os órgãos pélvicos e a detecção, com possível tratamento concomitante, de leiomiomas uterinos intramurais e suberosos, aderências peritubárias e periovarianas, além de endometriose.[287] Os achados anormais à HSG podem ser verificados por observação direta à laparoscopia com uso de cromotubagem, que é a instilação transcervical de um corante, como o índigo-carmim, para observação direta da permeabilidade tubária e da arquitetura das fímbrias.[287] No entanto, até mesmo a laparoscopia apresenta uma taxa de falso-positivo de 11% de oclusão tubária proximal ao realizar o exame histopatológico de segmentos ressecados.[288]

Outras modalidades de diagnóstico

A falopioscopia é usada em conjunto com a histeroscopia e possibilita a observação direta, por meio do fibroscópio, do introito tubário e da arquitetura intratubária para identificação de espasmo no introito tubário, de padrões anormais da mucosa tubária e até mesmo de resíduos intraluminais causadores de obstrução tubária.[288,289] Atualmente, a indisponibilidade do instrumental e as complicações da técnica, entre elas a perfuração tubária, restringem seu uso rotineiro.[289]

Tratamento da infertilidade por fator tubário

À medida que as taxas de sucesso da RA continuaram a aumentar, as indicações de condutas cirúrgicas no tratamento da infertilidade por fator tubário tornaram-se cada vez mais limitadas.[290] A cirurgia ainda pode ser eficaz em várias situações e pode ser a conduta ideal em algumas pacientes.

Oclusão tubária proximal

A cateterização tubária proximal e a canulação por HSG ou histeroscopia podem restaurar a permeabilidade tubária em até 85% das obstruções, embora a taxa de reoclusão aproxime-se de 30%.[12] As candidatas que apresentam melhor resposta à cateterização ou canulação tubária proximal são aquelas que apresentam espasmo muscular, edema do estroma, resíduos amorfos, aglutinação da mucosa ou secreções viscosas; as que não respondem, incluem as mulheres com fibrose luminal, insucesso de reanastomose tubária, leiomiomas, atresia congênita ou tuberculose.[12] Apenas esporadicamente a cateterização ou canulação apresenta bons resultados na oclusão por salpingite ístmica nodosa, endometriose, sinéquias, salpingite e pólipos no corno.[12] A cateterização é a introdução de um cateter flexível nos orifícios tubários, enquanto a canulação introduz um fio-guia e injeta meio de contraste ou corante.[12,279] A ocorrência de perfuração tubária é geralmente pequena, relatada em 1,9 a 11% dos casos.[12,279,288] A cateterização guiada por radioscopia durante a HSG é denominada salpingografia seletiva.[291] A observação de permeabilidade por método histeroscópico pode ser acompanhada por laparoscopia[12] ou ultrassonografia.[288] As taxas de gravidez após cateterização ou canulação tubária proximal são de 12 a 44%, tanto por histeroscopia quanto por HSG.[12] Se a oclusão persistir ou recorrer, geralmente a FIV será recomendada. A anastomose tubocornual é uma opção, e estudos pequenos relatam taxas de gravidez de até 68%.[12] Em geral, esse procedimento é realizado por laparotomia e é feito por excisão do istmo tubário, seguida de reimplantação da tuba residual em uma nova abertura através do corno uterino.[279]

Oclusão tubária distal (exceto esterilização ou hidrossalpinge)

A doença e a oclusão tubária distal são responsáveis por 85% dos casos de infertilidade tubária e podem ser secundárias a vários distúrbios inflamatórios, entre eles infecção, endometriose ou cirurgia abdominal ou pélvica prévia.[279,292] Pacientes com menos de 35 anos que tenham doença tubária distal leve, mucosa tubária normal e ausência de aderências pélvicas ou aderências mínimas podem ser consideradas boas candidatas para a microcirurgia corretiva.[292] A FIV deve ser considerada em pacientes mais velhas ou com diminuição da reserva ovariana, doença tubária proximal e distal combinada, aderências pélvicas acentuadas, lesão tubária não tratável por reconstrução ou outros fatores de infertilidade.[292,293] A fimbrioplastia requer a lise de aderências das fímbrias ou a dilatação da aglutinação das fímbrias, enquanto a salpingostomia (também conhecida como neossalpingostomia) cria uma nova abertura em uma tuba uterina ocluída.[292] Em pacientes bem selecionadas com adesiólise, fimbrioplastia, salpingostomia e anastomose não relacionada com a esterilização, as taxas de gravidez são de 32 a 42,2%, 54,6 a 60%, 30 a 34,6 e 55,9%, respectivamente.[279,292] Esse grupo de procedimentos está associado a uma taxa de 7,9% de gravidez ectópica subsequente.[292]

Reversão da esterilização

Após a esterilização, 20% das mulheres se arrependem, e 1 a 5% destas solicitam a reversão,[294] muitas vezes depois de uma troca de companheiro.[293] A técnica de reversão da esterilização requer microcirurgia para dissecção das extremidades ocluídas da tuba uterina, seguida de reanastomose em camadas dos segmentos tubários proximal e distal. As técnicas cirúrgicas incluem minilaparotomia, laparoscopia e cirurgia robótica.[293] As taxas de gravidez após reanastomose tubária por microcirurgia para reversão de esterilização são de 55 a 81%, e a maioria das gestações ocorre dentro de 18 meses após a cirurgia.[293] Em geral, as taxas de gravidez ectópica após o procedimento são inferiores a 10%, mas podem se aproximar de 18%.[293] Os principais previsores de sucesso são idade inferior a 35 anos,[293,295] anastomose istmo-ístmica ou ampolaampular,[295] comprimento final da tuba anastomosada maior que 4 cm[293] e métodos de esterilização menos destrutivos, como anéis ou clipes.[293,295] Ao contrário da reversão da vasectomia, o tempo decorrido entre a esterilização tubária e a reversão não parece afetar o resultado.[293] É necessário considerar a FIV em vez de reversão da esterilização em pacientes mais velhas ou com diminuição da reserva ovariana, aderências pélvicas graves, outros fatores de infertilidade ou reanastomose prévia malsucedida.[292,293]

Hidrossalpinge

A oclusão distal pode causar acúmulo de líquido na tuba uterina, com consequente hidrossalpinge.[279] O líquido da hidrossalpinge impede o desenvolvimento e a implantação do embrião.[279] Uma metanálise de 14 estudos e 1.004 pacientes com hidrossalpinge concluiu que as taxas de gravidez por FIV eram muito menores em casos de hidrossalpinge.[296] **A salpingectomia para tratamento da hidrossalpinge antes da FIV aumenta consideravelmente as taxas de gravidez e de nascidos vivos em comparação à FIV realizada com as tubas uterinas *in situ*,[297,298] embora a oclusão tubária laparoscópica pareça ser uma opção razoável.[299]** É bem menor a quantidade de dados relativos ao resultado da drenagem transvaginal com agulha e salpingostomia para tratamento de hidrossalpinge antes da FIV.[279]

Fatores uterinos

As patologias da cavidade uterina são a causa da infertilidade em até 15% dos casais que procuram tratamento e são diagnosticadas em mais de 50% das pacientes inférteis.[300] Assim, é necessário que a avaliação do casal com infertilidade sempre inclua uma análise da cavidade endometrial, que pode apresentar pólipos endometriais, hiperplasia do endométrio, leiomiomas submucosos, sinéquias intrauterinas e anomalias uterinas congênitas.[301]

Diagnóstico por imagem das patologias uterinas

Histeroscopia

Pelo fato de possibilitar a observação direta, a histeroscopia é considerada o padrão-ouro para avaliação da cavidade uterina.[300-302] O procedimento inclui a inserção de um endoscópio na cavidade uterina através do canal cervical e a instilação de meio de distensão para possibilitar a observação.[300-302] **A histeroscopia diagnóstica pode ser feita ambulatorialmente, por meio de um histeroscópio de pequeno calibre e distensão com solução salina, muitas vezes sem necessidade de anestesia.**[301] Para otimizar a visualização da cavidade endometrial e evitar o procedimento no início de uma gravidez, a histeroscopia costuma ser feita entre o início e o meio da fase folicular do ciclo.[300] As desvantagens do procedimento incluem má visualização quando há sangramento uterino e incapacidade de avaliar estruturas fora da cavidade uterina, incluindo aquelas que estão no miométrio e nos anexos.[300] A histeroscopia ambulatorial tem sensibilidade de 72% para anormalidades cavitárias.[300]

Histerossalpingografia

Na medida em que possibilita a avaliação de doença tubária e uterina, a HSG ("fator tubário") é uma técnica de imagem inicial razoável para avaliação básica da infertilidade.[301] A HSG mostra a configuração geral da cavidade uterina e indica lesões endometriais, como defeitos de enchimento ou irregularidades na parede intrauterina.[301] **O excesso de meio de contraste pode causar achados falso-negativos,**[301] **que podem ser responsáveis pela sensibilidade de 50% da HSG em comparação à histeroscopia para diagnóstico de pólipos endometriais.**[302] A incapacidade de distinguir bolhas de ar, muco e resíduos da doença intracavitária verdadeira pode ser responsável pela alta taxa de falso-positivos da HSG em comparação à histeroscopia.[302,302] Outras desvantagens são desconforto da paciente, uso de contraste iodado e exposição à radiação.[301]

Ultrassonografia transvaginal

Comparada à histeroscopia, a ultrassonografia transvaginal bidimensional tem um valor preditivo positivo de 75% e um valor preditivo negativo de 96,5% para pólipos intracavitários, mas um valor preditivo positivo de 0% para aderências intrauterinas.[302] De maneira semelhante à HSG, apresenta sensibilidade de 44% para malformações uterinas.[302]

Histerossonografia

A ultrassonografia com infusão de solução salina (SIS), denominada histerossonografia, é a instilação transcervical de solução salina, muitas vezes por um cateter com balão, durante a ultrassonografia transvaginal para distender a cavidade uterina e delimitar o endométrio.[303] Como na histeroscopia e HSG ambulatoriais, essa técnica é realizada durante a fase folicular do ciclo e geralmente a anestesia é dispensável.[303] Os pólipos endometriais apresentam-se como lesões pediculadas hiperecogênicas; os leiomiomas submucosos têm ecogenicidade mista, e as aderências contêm áreas densamente ecogênicas e císticas.[303] **Em comparação à histeroscopia, a histerossonografia tem sensibilidade, especificidade e valores preditivos positivo e negativo de 100% para pólipos endometriais.**[302] Em virtude de um menor volume de meio de distensão usado, a tolerância à histerossonografia é maior que à HSG ou histeroscopia.[300,303] Outra vantagem do exame é a capacidade de avaliar o miométrio e os anexos à procura de leiomiomas ou adenomiose. Quando combinada à técnica tridimensional, a histerossonografia é muito boa, principalmente para avaliar o contorno geral do útero e delimitar anomalias congênitas, como úteros septados.[303] A histerossonografia padrão tem sensibilidade um pouco menor, de 77,8%, na detecção de anomalias congênitas uterinas em comparação à histeroscopia, porém maior que a da ultrassonografia transvaginal bidimensional e da HSG.[302] **A HSG e a histerossonografia têm desempenho semelhante no diagnóstico das sinéquias uterinas, visto que ambas têm valor preditivo positivo de cerca de 50% e valor preditivo negativo maior que 90%.**[302]

Ressonância magnética

Embora a ultrassonografia transvaginal, a HSG, a histerossonografia e a histeroscopia possam sugerir anomalias uterinas congênitas, a RM pélvica é considerada o padrão-ouro dos exames por imagem e é útil principalmente para o diagnóstico de cornos uterinos rudimentares.[304] A RM pélvica tem boa sensibilidade e especificidade para leiomiomas intramurais e submucosos em comparação à histopatologia[305] e é útil principalmente para a detecção de leiomiomas grandes ou múltiplos.[306] **A RM foi sugerida como método para a diferenciação de leiomioma e adenomiose, mas não é recomendada como substituta rotineira da ultrassonografia.**[306,307]

Anomalias congênitas do útero

As anomalias uterinas congênitas ocorrem em 3 a 4% das mulheres; esse número aumenta para 5 a 10% em mulheres com aborto precoce e chega a 25% naquelas que abortam no segundo e no terceiro trimestres.[304] Durante o desenvolvimento embrionário feminino, os dois ductos paramesonéfricos (ou müllerianos) alongam-se em direção um ao outro e se fundem na linha média. Em seguida, há reabsorção do septo interposto e formação da parte superior da vagina, do colo, do corpo e das tubas uterinas na 20ª semana de gestação.[308] Falhas em qualquer uma dessas etapas impedem o desenvolvimento uterino normal ou levam ao surgimento de útero unicorno, bicorno, arqueado, didélfico ou septado.[308] **Em virtude da proximidade entre os ductos paramesonéfricos e o sistema urinário, é frequente a coexistência de anomalias müllerianas e renais. O exame por imagem do sistema urinário adequado deve ser feito sempre que se diagnosticar uma anomalia mülleriana.**[304,308] As anomalias uterinas estão mais relacionadas com o aborto e com os desfechos obstétricos desfavoráveis, e não com a infertilidade, já que a prevalência de anomalias uterinas congênitas geralmente é semelhante em mulheres férteis e inférteis.[304] A exceção é a agenesia mülleriana, situação em que as pacientes só podem ter filhos genéticos por meio de FIV e uma mãe substituta/útero de aluguel.[304] O útero arqueado é a anomalia uterina congênita mais leve, e, em geral, as taxas de nascidos vivos são semelhantes às observadas em mulheres com útero normal.[304] **O reparo cirúrgico uterino para melhorar os desfechos obstétricos é controverso na maioria das anomalias. Contudo, é preciso retirar os cornos uterinos rudimentares quando forem diagnosticados, e a metroplastia (septoplastia) histeroscópica do útero septado reduz consideravelmente as taxas de aborto, mas não melhora a de infertilidade.**[304,309] O número de pacientes em idade fértil que foram expostas ao DES no útero está caindo rapidamente e continuará a cair no futuro, visto que essa substância foi banida em 1971.[304] As mulheres cujas mães foram expostas ao DES apresentam maiores taxas de malformações uterinas (p. ex., útero em T) e de complicações obstétricas associadas.[304]

Anormalidades uterinas adquiridas

Leiomiomas

Os leiomiomas, também denominados miomas ou fibroides, são tumores monoclonais benignos do miométrio que afetam 25 a 45% das mulheres em idade fértil, sobretudo as negras.[310] São desconhecidos os mecanismos pelos quais os leiomiomas causam infertilidade, mas eles podem incluir alteração da contratilidade uterina, comprometimento do transporte de gametas ou disfunção endometrial.[311] Nas mulheres com infertilidade e leiomiomas uterinos, as taxas de gravidez são afetadas principalmente pela localização do leiomioma.[305,311] **Os leiomiomas subserosos não parecem afetar os desfechos de fertilidade ou obstétricos, enquanto os intramurais, que distorcem a cavidade uterina, aqueles maiores do que 5 cm, que não distorcem, e os submucosos estão associados a menores taxas de implantação e de nascidos vivos.**[305,311,312]

Miomectomia

Nas mulheres que desejam preservar a fertilidade e necessitam de tratamento do leiomioma, a miomectomia é a técnica preferida, e a embolização da artéria uterina é relativamente contraindicada.[311] **Em geral, recomenda-se a retirada de leiomiomas intramurais e submucosos que distorcem a cavidade antes de iniciar o tratamento da infertilidade.**[305,311] **No momento, é desconhecida a utilidade da retirada cirúrgica de leiomiomas intramurais que não distorcem a cavidade.**[305,311,312] A miomectomia pode ser feita por histeroscopia,[306] laparotomia,[310,313] laparoscopia (tradicional[310,314] ou com a tecnologia robótica[313,314]) ou por via vaginal.[315] De modo geral, a retirada histeroscópica é preferida nos pequenos leiomiomas submucosos,[306] enquanto o uso de outros métodos geralmente depende de preferência da paciente, da habilidade do cirurgião ou da existência de outras patologias pélvicas.[310,313,314] A utilidade do pré-tratamento com agonistas do GnRH antes da cirurgia é discutível. Os agonistas do GnRH podem causar diminuição de leiomiomas maiores (5 a 6 cm), suficiente para possibilitar a ressecção histeroscópica,[306] e podem diminuir o risco de perda intraoperatória de sangue e de anemia pós-operatória.[310] **A sobrecarga de líquido e a perfuração uterina são as complicações mais comuns da miomectomia histeroscópica,**[306] **enquanto o sangramento e a lesão de órgãos adjacentes são mais comuns nas outras vias.**[310] Os miomas muito baixos e os posteriores são menos adequados à ressecção laparoscópica.[310] A abertura do miométrio gera preocupação com ruptura uterina durante a gravidez, embora o risco pareça ser muito pequeno.[310]

Pólipos endometriais

A incidência de pólipos endometriais assintomáticos em mulheres com infertilidade varia de 6 a 8%[316,317], mas pode alcançar até 32%.[318] Os fatores de risco para desenvolvimento de pólipo incluem obesidade, exposição ao estrogênio sem oposição da progesterona e SOP.[319] Os mecanismos pelos quais os pólipos podem comprometer a fertilidade não estão claros, mas eles podem estar relacionados com distúrbios da receptividade do endométrio.[319] Um relato indicou que 32% dos pólipos endometriais em mulheres inférteis se encontravam na parede posterior do útero, 40,3% das pacientes tinham múltiplos pólipos e a presença de hiperplasia era de 6,9%.[319] De modo geral, a polipectomia é feita por curetagem, retirada às cegas ou por histeroscopia.[318] **Embora a eficácia da polipectomia antes do tratamento da infertilidade não esteja clara,**[318] **um estudo randomizado e prospectivo mostrou uma taxa de gravidez 2,1 vezes maior em mulheres submetidas ao procedimento antes da IIU.**[321] As taxas de gravidez foram maiores quando se retiraram pólipos da junção uterotubária do que de outros locais.[320] Estudos não randomizados menores mostram dados conflitantes relativos aos efeitos negativos de pólipos menores que 1,5 a 2 cm sobre a fertilidade.[320,322,323]

Sinéquias intrauterinas ou síndrome de Asherman

O traumatismo grave da camada basal do endométrio com formação subsequente de pontes teciduais leva ao surgimento de sinéquias intrauterinas ou síndrome de Asherman.[324] Os sintomas são amenorreia, irregularidades menstruais, aborto espontâneo e aborto recorrente.[324] **As aderências intrauterinas costumam ser iatrogênicas, com história clássica de complicações intra ou pós-operatórias de evacuação uterina por aborto incompleto, interrupção de gravidez ou hemorragia pós-parto.**[324] Miomectomia, histerotomia, curetagem diagnóstica, cesariana, tuberculose, abortivos cáusticos e colocação de compressas uterinas são causas menos comuns em países ocidentais.[324] Nos países em desenvolvimento, é muito comum a síndrome de Asherman, resultante da tuberculose genital.[325] **A ressecção histeroscópica da sinéquia é o tratamento preferido para restabelecer a fertilidade em mulheres com síndrome de Asherman, e as taxas de sucesso costumam ser muito altas. O prognóstico é pior nas pacientes com tuberculose genital.**[324-326] A prevenção da recorrência pós-operatória de aderências pode ser feita com administração de estrogênio isolado durante 1 mês ou associada à introdução de um dispositivo intrauterino (como um pequeno cateter de Malecot ou um cateter de Foley pediátrico) por 1 a 2 semanas.[324,326] Não existe esquema padronizado de terapia com estrogênio, mas foi sugerida a administração oral de 2,5 mg/dia de estrogênios conjugados associada a um progestágeno[324] ou injeções diárias de 2 mg de valerato de E2 (estradiol).[326]

Insuficiência lútea e suplementação de progesterona

Mecanismos

A fase lútea normalmente é caracterizada por secreção de progesterona pelo corpo-lúteo e por transformação secretora adequada do endométrio, que possibilita a implantação do embrião e dá suporte à gravidez nas primeiras 7 a 8 semanas de gestação.[327,328] **A insuficiência lútea (IL) ocorre quando não há desenvolvimento de um endométrio secretor totalmente maduro durante a janela de implantação,**[329,330] **e acredita-se que seja responsável por 4% dos casos de infertilidade.**[329] Os mecanismos propostos de IL são produção insuficiente de progesterona após a ovulação,[331] pulsatilidade imprópria de GnRH com consequente produção insuficiente de gonadotrofina durante o pico de LH[329,330] e sensibilidade inadequada do endométrio à progesterona.[329] **As técnicas de reprodução assistida (TRA) ou a indução da ovulação por gonadotrofina podem induzir IL iatrogênica por desorganização das células da camada granulosa durante a aspiração folicular e a inibição da secreção endógena de LH por uma combinação de níveis suprafisiológicos de E2 (estradiol) e terapia com agonista ou antagonista do GnRH.**[328,331]

Diagnóstico

Os critérios para o diagnóstico de IL são variados, mas incluem baixos níveis séricos de progesterona no meio da 2ª fase, atraso de 2 dias ou mais da histologia endometrial em relação ao dia do ciclo em dois ciclos ou mais, elevação da TB, com duração inferior a 11 dias, e encurtamento da fase lútea a menos de 14 dias.[332] Infelizmente, a secreção pulsátil característica de progesterona durante a fase lútea do ciclo menstrual apresenta amplas variações temporais (mesmo dentro de um período de 60 a 90 minutos) e dificulta a interpretação dos níveis de progesterona no meio da fase lútea.[327] Taxas semelhantes de encurtamento da fase lútea são observadas em mulheres férteis e inférteis, e há considerável variabilidade da duração da fase lútea de um ciclo para outro de uma mesma mulher.[330] A noção de uma duração ideal universal de progesterona para obter a implantação do embrião tem sido questionada.[333] **Existe considerável variabilidade interobservadora na interpretação histopatológica das biopsias do endométrio de mulheres inférteis,**[334] **e resultados "fora de fase" não discriminam bem as mulheres férteis das inférteis.**[335]

Tratamento

O tratamento com progesterona é considerado o padrão durante ciclos de TRA, porém é mais controverso durante tratamentos de infertilidade sem TRA.[336,337] Ao ser usada, a suplementação de progesterona pode ser administrada por via oral, vaginal ou intramuscular, com os maiores níveis séricos associados à dose intramuscular de progesterona de 50 a 100 mg/dia.[336,337] A maioria dos produtos tem base oleosa, e é necessário ter o cuidado de verificar se a paciente é alérgica a gergelim ou amendoim. A progesterona micronizada oral está associada à absorção irregular e menor biodisponibilidade; portanto, costuma ser administrada por via vaginal, de modo *off-label*, na dose de 200 a 600 mg/dia, e, com frequência, em doses fracionadas. Os efeitos colaterais dessa via, contudo, incluem corrimento e irritação vaginal. Outras preparações vaginais são o gel, administrado 1 vez/dia, e um comprimido intravaginal de 100 mg, aplicado 2 a 3 vezes/dia. Como resultado da absorção errática e menor biodisponibilidade, a progesterona micronizada oral é menos efetiva para reposição da progesterona.[336] **Ainda não há consenso a respeito da superioridade da administração vaginal em relação à intramuscular.** Quando o hCG é usado como estimulação, os níveis de hCG atingem o pico no momento da recuperação dos ovos, seguido de um aumento dos níveis de progesterona sérica, que chegam ao pico 5 dias após a recuperação e depois diminuem.[336] Não há diferenças nas taxas de gravidez ou de nascido vivo quando a progesterona é iniciada no mesmo dia após a recuperação ou 1 dia após.[338] Uma revisão sistemática em 2015 indicou taxas de gravidez mais baixas quando a progesterona foi administrada antes da recuperação de ovos usando hCG ou atrasada até 6 dias após a recuperação, o que sugeriu uma janela de iniciação para a progesterona intramuscular de pós-recuperação do ovo do dia 0 ao dia 3.[336] Esta janela de iniciação está consistente com as descrições do suporte da fase lútea durante os ciclos de acionamento do GnRH-agonista.[339] Devido ao avanço no desenvolvimento endometrial mais rápido em comparação à via intramuscular, a administração da progesterona vaginal atrasada até 48 horas pós-recuperação foi defendida, mas são necessários ensaios aleatórios de melhor qualidade antes de tirar conclusões definitivas.[336] **Embora a duração ideal da suplementação não tenha sido determinada, a progesterona normalmente é continuada até 8 a 10 semanas de gestação.**[336,337] O uso intravaginal de progesterona na fase lútea pode aumentar as taxas de gravidez em mulheres com SOP tratadas com letrozol.[340] **Uma revisão sistemática e metanálise em 2017 indicou um benefício no uso para a infertilidade sem causa aparente, usando principalmente progesterona vaginal, iniciada 0 a 2 dias após a IIU em ciclos usando apenas clomifeno ou gonadotrofinas, com um nascido vivo para cada 11 pacientes tratadas.**[337]

Fator pélvico

Endometriose

A endometriose afeta 6 a 10% das mulheres em idade fértil,[341] mas acomete 25 a 50% das mulheres inférteis.[287] **É caracterizada pelo crescimento de tecido endometrial e estroma fora da cavidade uterina e é encontrada principalmente no peritônio, nos ovários e no septo retovaginal.**[341] As taxas de fecundabilidade estimadas em pacientes afetadas são de 2 a 10% por mês.[342] Os possíveis mecanismos de infertilidade em mulheres com endometriose são distorção anatômica por aderências ou fibrose e a existência conhecida de mediadores inflamatórios com efeitos tóxicos sobre gametas, embriões, fímbrias tubárias e endométrio tópico.[341,342] A laparoscopia para observação direta ainda é a base do diagnóstico da endometriose. O estadiamento da doença é feito por laparoscopia, de acordo com a classificação revisada da American Society for Reproductive Medicine, na qual os estágios III e IV (moderado a intenso) incluem endometriomas ovarianos, aderências tubárias ou ovarianas densas e/ou obliteração do fundo de saco.[265] A ultrassonografia transvaginal tem excelente especificidade para endometriomas e para a endometriose profunda.[343] Não está claro se a ocorrência de endometriose afeta negativamente os desfechos da FIV. As pacientes com endometriose têm taxas similares de aneuploidia embrionária[344] e nascimento vivo com TRA[345,346] em comparação às pacientes não afetadas. **Entretanto, doenças mais graves (estágios III e IV) e cirurgia prévia de endometriose estão associadas a menos oócitos recuperados e taxas reduzidas de gravidez/nascidos vivos (de 30% a 40%) em comparação a pacientes sem endometriose.**[345,346]

Infertilidade por endometriose

Tratamento

A inibição hormonal da endometriose geralmente tem benefício mínimo para a infertilidade relacionada com a endometriose.[341,347]

Na doença mínima a leve, a ablação laparoscópica parece aumentar consideravelmente as taxas de gravidez em comparação à laparoscopia diagnóstica isolada, como evidenciado por um importante estudo randomizado que relatou taxas de gravidez de 31 *versus* 17%. Uma metanálise subsequente respaldou a efetividade do tratamento laparoscópico nos estágios I e II da infertilidade associada à endometriose.[341,342,350,351] **Os dados sugerem que, para cada gravidez conseguida, seriam necessárias oito laparoscopias envolvendo o tratamento de endometriose leve ou mínima.** Uma revisão da Cochrane encontrou evidências moderadas a favor da excisão laparoscópica de lesões de endometriose mínima-leve para gravidez espontânea nos 9 a 12 meses de pós-operatório.[183,347] Embora a remoção dos endometriomas possa ser indicada antes da FIV, quando eles interfeririam na recuperação de oócitos,[349] a ressecção do endometrioma durante o tratamento de FIV/ICSI está associada à diminuição da função ovariana em até 13% dos casos,[352,353] quantidade reduzida de folículos dominantes e menos oócitos recuperados em comparação a pacientes não operadas em uma metanálise de 2.649 ciclos de FIV.[354] Além disso, há recorrência pós-operatória de 40% dos endometriomas.[349] Assim, a FIV é considerada uma terapia de primeira linha razoável para o tratamento da infertilidade associada à endometriose nos casos em que o tempo até engravidar é curto e quando a cirurgia deve ser evitada.[290] A escleroterapia, na qual o endometrioma é drenado por punção transvaginal e um agente esclerótico, como o etanol, é instilado na cavidade do cisto, foi associada a um maior número de oócitos recuperados e taxas de gravidez similares em comparação ao manejo laparoscópico, em uma metanálise de 18 estudos, e pode ser uma alternativa à cirurgia.[345]

Aderências

As aderências podem ser consequência de lesão mecânica ou térmica, infecção, radiação, isquemia, dissecção, escoriação ou reação a corpo estranho.[355] A adesiólise aumenta as taxas de gravidez de 12% em 1 ano e de 29% em 2 anos em mulheres inférteis com aderências anexiais.[355] O uso de barreiras antiaderência reduz o surgimento de aderências após laparoscopia e laparotomia, mas, até o momento, não há evidências da elevação das taxas de gravidez.[355,356]

Infertilidade sem causa aparente

A infertilidade sem causa aparente é diagnosticada em 30% dos casais, nos quais a avaliação básica de infertilidade mostra parâmetros normais do sêmen, sinais de ovulação, permeabilidade das tubas uterinas e ausência de outras causas óbvias de infertilidade.[357] Pode-se garantir às pacientes com infertilidade sem causa aparente que, mesmo depois de 12 meses de tentativas fracassadas, 20% conceberão nos 12 meses subsequentes e mais de 50% nos 36 meses seguintes.[4] Isso sugere que em casais com fatores de bom prognóstico, mulheres com menos de 30 anos, menos de 24 meses de infertilidade e uma gravidez prévia, a infertilidade sem causa aparente pode refletir apenas o extremo inferior da fertilidade normal.[357] É provável que a tecnologia atual seja limitada em termos de diagnóstico de todas as causas de infertilidade.[357] Ainda não foi comprovada a utilidade de outras avaliações, além dos testes básicos, em um casal infértil.[358]

Mecanismos propostos para infertilidade sem causa aparente

Síndrome de luteinização do folículo não roto

Esse distúrbio é a luteinização de um folículo que não se rompeu para liberar o oócito, levando a um ciclo menstrual normal, porém com infertilidade.[207] Acredita-se que há ocorrência em até 25% das pacientes com infertilidade sem causa aparente, maior que o dobro da incidência em mulheres férteis.[207] O diagnóstico pode justificar o uso de FIV, na qual os folículos são aspirados e os oócitos são retirados e fertilizados *in vitro*.

Fatores imunológicos

O impacto do sistema imunológico sobre a função reprodutiva é uma área de intenso estudo e debate. Entre as causas imunológicas potenciais de falha reprodutiva estão os desequilíbrios na população de linfócitos T. Ao aumentar a secreção de citocinas anti-inflamatórias T_H2 e inibir a secreção de citocinas pró-inflamatórias T_H1, a progesterona desloca o equilíbrio para o domínio do T_H2 para apoiar a implantação do embrião e o início da gravidez.[359] A ausência de um teste de triagem confiável para o equilíbrio $T_H1:T_H2$ tem prejudicado os estudos destinados a influenciar o equilíbrio em direção a melhores resultados. Embora os anticorpos antifosfolipídios e antitireoidianos séricos sejam mais comuns em pacientes com infertilidade sem causa aparente do que em mulheres férteis,[360] não se constatou que a existência de anticorpos antifosfolipídios afetasse adversamente os desfechos da FIV, e, portanto, seu rastreamento é desencorajado.[361] Além disso, um ensaio randomizado e duplo-cego controlado por placebo não encontrou diferença na taxa de fecundação *in vitro* com transferência de embriões (FIV-TE) com a administração de heparina 5.000 unidades SC e ácido acetilsalicílico 100 mg/dia em pacientes com anticorpos antifosfolipídios detectáveis.[362] A relação dos anticorpos antitireoidianos e os resultados reprodutivos é discutida na seção "Fator ovulatório".

A infertilidade sem causa aparente está associada aos anticorpos antiespermatozoides,[363] descritos mais adiante na seção "Fator masculino". As células *natural killers* uterinas (UNKs) correspondem a mais de 70% dos leucócitos no endométrio secretor e parecem desempenhar um papel primordial na regulação da placentação inicial.[364] As UNKs expressam receptores de superfície celular especializados conhecidos como receptores de imunoglobulina das *natural killers* (KIRs), codificados por genes altamente polimórficos, classicamente divididos em haplótipos inibitórios (KIR A) e ativadores (KIR B).[365] O ligante para os KIRs é a molécula altamente polimórfica HLA-C expressa pelas células extravilosas do trofoblasto. Em um estudo de transferências de 668 embriões únicos euploides com KIR materno e haplótipos HLA-C embrionários, descobriu-se que o haplótipo KIR materno influenciou o risco de perda de gravidez e que os ligantes HLA-C modificaram o risco.[366] Combinações de alto risco, como KIR A/homozigoto C2, resultaram em um aumento de 51% no risco de perda de gravidez com a transferência embrionária euploide.[366] Estes estudos apoiam um potencial papel para que fatores imunes contribuam para o insucesso da implantação e gravidez.

Infecção

A *C. trachomatis* e as infecções clínicas e subclínicas relacionadas foram apresentadas na seção "Fator tubário". Ainda não há relato de associações constantes entre espécies de clamídia, *M. hominis* e infertilidade sem causa aparente em homens ou mulheres.[257,367,368] *U. urealyticum* e *M. genitalium*, no entanto, podem suscitar mais preocupação.[369] A administração profilática de doxiciclina (100 mg 2 vezes/dia durante 4 semanas) a casais inférteis só aumentou as taxas de gravidez nos casais em que houve cura de uma infecção masculina por ureaplasma.[370] A profilaxia antimicrobiana costuma ser administrada na RA, mas não se sabe se a eliminação desses organismos melhora as taxas de gravidez.[369,371] A endometrite crônica é uma condição inflamatória caracterizada pela presença de plasmócitos no endométrio encontrada em 56,8% das pacientes com infertilidade sem causa aparente, 57,6% das pacientes com falha de implantação repetida e 42,3% das mulheres com endometriose.[372-374] Uma taxa significativamente maior de gravidez espontânea e nascidos vivos foi observada em pacientes tratadas com sucesso com antibióticos em comparação a pacientes com endometrite persistente após o uso de antibióticos.[374] Embora a cavidade uterina tenha sido classicamente designada como estéril, foram detectadas diferentes bactérias que parecem influenciar a implantação após a transferência de embriões por FIV.[375]

Doença pélvica não diagnosticada

Após uma avaliação negativa sobre a causa de infertilidade, a laparoscopia foi proposta para pesquisar aderências peritubárias e endometriose,[376,377] mas não há consenso a respeito da frequência dessas anormalidades em mulheres com infertilidade sem causa aparente, e muitos profissionais dispensam a laparoscopia em favor de alguns ciclos de intervenções menos invasivas nessas pacientes. Em pacientes jovens, a laparoscopia pode ter um custo-benefício melhor em comparação à terapia para fertilização.[378]

Fatores masculinos ocultos ou relacionados com oócito

O fator masculino oculto, como integridade do DNA comprometida (ver "Fator masculino"), apesar de análise normal do sêmen e os fatores do oócito, tais como endurecimento prematuro da zona pelúcida, disfunção mitocondrial e/ou anomalia da formação do fuso, foi sugerido como mecanismo de infertilidade sem causa aparente.[379]

Tratamento da infertilidade sem causa aparente

Historicamente, a infertilidade sem causa aparente era tratada com superovulação usando clomifeno, letrozol ou gonadotrofinas de modo escalonado, combinada com IIU (p. ex., CC/IIU, letrozol/IIU e FSH/IIU) seguida de RA. Entretanto, um ensaio clínico randomizado (o ensaio FASTT) mostrou que para pacientes de 21 a 39 anos, CC/IIU e FSH/IIU eram inferiores em comparação à FIV, com base em suas taxas mais baixas de gravidez (CC/IIU 7,6%, FSH/IIU 9,8% e FIV 30,7%), um período mais curto de gravidez e custos mais altos.[380] Estes resultados são consistentes com aqueles relatados por Guzick et al., nos quais as taxas de gravidez por ciclo são de 9% para gonadotrofinas/IIU, 4% para superovulação ou 5% somente para IIU.[381] Uma metanálise de 1.159 participantes com infertilidade sem causa aparente envolvendo sete ensaios controlados e aleatórios de CC apenas ou CC/IIU não indicou nenhuma melhora nas taxas de gravidez ou de nascidos vivo quando comparada a nenhum tratamento ou placebo.[227] Outra análise de mais de 3 mil pacientes mostrou que CC ou CC/IIU ou IT eram similares à conduta expectante.[382] Portanto, CC/IIU ou FSH/IIU não é o tratamento de escolha para infertilidade sem causa aparente.[383,384] Da mesma maneira, no ensaio Forty and Over Treatment Trial (FORT-T) foi constatado que pacientes de 38 a 42 anos de idade tinham taxas mais altas de nascidos vivos de FIV do que de CC/IIU ou FSH/IIU.[385] Apesar de resultados de pesquisas que apoiam o uso da FIV como tratamento de primeira linha para infertilidade sem causa aparente, os tratamentos de superovulação/IIU continuaram a ser amplamente utilizados, presumivelmente por serem menos caros que a FIV por ciclo e, em alguns países, em razão de a superovulação/IIU poder ser muito mais acessível do que a FIV. (Os riscos com clomifeno, letrozol, gonadotrofinas não TART e preparações de gonadotrofinas são discutidos na seção "Fator ovulatório").

As opções de RA para infertilidade sem causa aparente incluem FIV convencional, FIV/ICSI dividida e ICSI, dependendo se a paciente e seu parceiro aceitam o risco de falha de fertilização. O uso de ICSI ou de oócitos irmãos divididos entre FIV e ICSI foi proposto como uma abordagem para pacientes com infertilidade sem causa aparente, a fim de diagnosticar e tratar fatores ocultos masculinos ou relacionados com os oócitos.[379,386] Enquanto a ICSI é sugerida ou recomendada a pacientes com infertilidade sem causa aparente para minimizar a ocorrência de falha de fertilização causada por fatores ocultos masculinos ou fatores relacionados com os oócitos,[379,386] a FIV e a ICSI têm taxas comparáveis de gravidez ou nascidos vivos em pacientes com infertilidade sem causa aparente.[386,387]

Para casais jovens com infertilidade sem causa aparente, especialmente aqueles com desejo de ter mais de um filho, a laparoscopia diagnóstica pode ser uma boa opção para a avaliação e o possível tratamento da endometriose.[378,388]

Superovulação (hiperestimulação ovariana controlada) com IIU

Ao contrário da indução da ovulação, na qual o objetivo é estimular a liberação de um único oócito em uma mulher que não estava ovulando, o objetivo explícito da superovulação (para RA ou não) é a liberação de mais de um oócito, assim aumentando a probabilidade de concepção em mulheres com infertilidade sem causa aparente.[205] Na maioria dos protocolos de superovulação, realiza-se um exame inicial no 2º dia do ciclo menstrual, para avaliar o número de folículos antrais e a existência ou não de cistos ovarianos. Os níveis iniciais de estrogênio e progesterona costumam ser verificados nesse dia.[389] As doses diárias iniciais de clomifeno (100 mg por 5 dias) e gonadotrofinas (150 a 300 UI/dia) são maiores nos ciclos de superovulação do que na indução da ovulação.[152,381,389] A superovulação com clomifeno é igual à descrição anterior para indução da ovulação. Ao utilizar gonadotrofinas em pacientes com infertilidade sem causa aparente e resposta normal, doses de FSH de 225 UI e 300 UI obtêm resultados semelhantes na FIV.[152] Em geral, a dose máxima diária de gonadotrofina é de 450 UI, visto que doses maiores não costumam aumentar a resposta ovariana.[389] Na maioria dos protocolos de superovulação, a administração de gonadotrofinas é iniciada no 2º ou 3º dia da menstruação.[381,389,390] A dose inicial diária de gonadotrofina é mantida até o 6º ou o 7º dia do ciclo (4º ou 5º dia de estimulação), quando se faz pela primeira vez a dosagem de estradiol sérico e a ultrassonografia transvaginal para documentar a resposta ovariana.[152,381,390] A dose de gonadotrofina é aumentada de 50 ou 100 UI por dia a cada 2 ou 4 dias até que haja uma resposta evidente.[391] Em geral, há duplicação dos níveis de estradiol a cada 48 horas, com crescimento folicular de 1 a 2 mm por dia até alcançar um diâmetro de 10 mm.[392] Em geral, a estimulação da ovulação ocorre quando pelo menos dois folículos alcançam um diâmetro médio acima ou igual a 17 a 18 mm e a espessura do endometrial é de 8 mm ou mais.[152,381,390,393-395] Nos ciclos sem RA, deve-se considerar seriamente o cancelamento quando a paciente apresentar níveis de E2 de 1.000 a 2.500 pg/mℓ, três ou mais folículos ≥ 16 mm, ou dois ou mais folículos ≥ 16 mm mais dois ou mais folículos ≥ 14 mm.[208] Em um ensaio randomizado, casais não submetidos a um tratamento prévio tiveram taxas acumuladas de nascidos vivos semelhantes usando três ciclos de gonadotrofina/IIU em comparação a um único ciclo de FIV.[5]

Custo-benefício

De acordo com o modelo computadorizado de um algoritmo de tomada de decisão, a laparoscopia seguida de conduta expectante na infertilidade sem causa aparente pode ter um bom custo-benefício em comparação à nenhuma intervenção, a demais tratamentos que não sejam a RA ou à FIV.[378] Considerando-se que são necessários 15 ciclos de gonadotrofina/IIU para produzir uma gravidez a mais do que as obtidas apenas com IIC, a FIV parece ser uma opção razoável. Em Massachusetts (EUA), onde as seguradoras são obrigadas a oferecer cobertura para o tratamento da infertilidade, verificou-se o custo-benefício da FIV para o tratamento da infertilidade sem causa aparente.[380] Os casais foram aleatoriamente designados para tratamento acelerado com três ciclos de citrato de clomifeno/IIU, seguidos de até seis ciclos de FIV se não houvesse gravidez (n = 256) *versus* tratamento clássico com clomifeno/IIU por três ciclos, seguido de gonadotrofinas injetáveis/IIU por três ciclos, e depois FIV por seis ciclos (n = 247).[380] O tempo médio até a gravidez foi de 8 meses no grupo submetido ao tratamento acelerado e de 11 meses no grupo do tratamento tradicional. Os autores calcularam um custo médio por ciclo de 500 dólares com clomifeno/IU e de 2.500 dólares com gonadotrofina/IIU e consideraram que os da FIV foram menores do que 17.749 dólares por ciclo. Eles descreveram que o protocolo de tratamento acelerado resultou em economia de 2.624 dólares por casal e reduziu em 9.856 dólares as despesas por parto em comparação aos métodos clássicos de tratamento.[380] **O estudo concluiu que em casos de casais com infertilidade sem causa aparente, é necessário proceder diretamente à FIV quando não há gravidez depois de três ciclos de clomifeno/IIU.**[380]

Técnicas de reprodução assistida

Processo de técnicas de reprodução assistida

A TRA abrange FIV, ICSI, transferência intrafalopiana de gametas (GIFT), transferência intrafalopiana de zigotos (ZIFT), transferências de embrião criopreservado e uso de oócitos de doadora.[396] Em virtude das maiores taxas de sucesso associadas à FIV-transferência de embrião, a realização de GIFT e ZIFT diminuiu nos EUA, e,[396] portanto, esta revisão concentra-se principalmente na FIV e na ICSI. Os dois processos implicam em:

- Prevenção do pico prematuro de LH
- Crescimento do folículo
- Pré-tratamento
- Medicamentos adjuvantes
- Maturação do oócito/estimulação da ovulação
- Retirada de oócitos
- Suporte lúteo
- Fertilização por FIV ou ICSI
- Cultura *in vitro* de embrião
- Transferência de embriões frescos
- Criopreservação de embriões excedentes
- Monitoramento da gravidez no primeiro trimestre.

Cistos ovarianos existentes antes do tratamento

Antes de iniciar o tratamento, é possível realizar uma ultrassonografia no 2º ou 3º dia do ciclo (ou depois da inibição com agonista do GnRH) para confirmar a espessura ideal do endométrio (< 4 mm) e dos ovários em estado quiescente. Nos ciclos induzidos por citrato de clomifeno, a existência de cistos ovarianos no exame inicial foi associada a menores taxas de ovulação, mas não de gravidez, embora o tamanho do cisto não previsse a resposta.[397] Os cistos ovarianos na avaliação inicial foram associados a menores taxas de gravidez em ciclos de indução ovulatória por gonadotrofinas.[398] Em pacientes submetidas à FIV, **observam-se cistos funcionais (produtores de estrogênio) em 9,3% das mulheres após inibição com agonista do GnRH**.[399] Embora cistos ovarianos não funcionais até 5,3 cm não tenham afetado os resultados da FIV,[400] os funcionais (diâmetro médio de 2 cm e nível inicial de estradiol 180 pg/mℓ) foram relacionados com maior necessidade de gonadotrofina (dose e duração), maiores taxas de cancelamento, coleta de menos oócitos, pior qualidade do embrião e menores taxas de gravidez por ciclo (9,6 *versus* 29,7% em ciclos sem cistos).[399] Os cistos ovarianos de mais de 20 mm observados ao exame inicial tendem a desaparecer espontaneamente em 1 a 2 meses, e a administração de contraceptivo oral não parece acelerar sua resolução.[401] No entanto, o tratamento com contraceptivos orais ou progesterona/progestágeno antes dos ciclos induzidos por agonista do GnRH está associado a menor risco de formação de cisto.[402,403] A aspiração de cisto funcional antes da estimulação com gonadotrofina, realizada com frequência para acelerar o início do tratamento, não melhorou os resultados da FIV em um grande estudo.[399] A aspiração de cisto guiada por ultrassonografia antes da estimulação da FIV levou a resultados de gravidez semelhantes ao uso de antagonista para tratamento do cisto, embora a pré-estimulação com antagonista esteja associada à duração e dose de estimulação um pouco mais longas.[404]

Prevenção do pico prematuro de hormônio luteinizante

Pico de hormônio luteinizante e luteinização prematura

Sem supressão com agonista ou antagonista do GnRH (**Figura 36.2**), há picos de LH nos ciclos de FIV, em virtude dos altos níveis de estradiol na fase folicular inicial. A consequência é menor rendimento de oócitos e menores taxas de gravidez.[405] **A ovulação espontânea antes da retirada de oócitos ocorre em 16% dos ciclos de FIV não suprimidos.**[406] Em geral, a elevação prematura do LH ocorre depois de 5 a 7 dias de estimulação.[405] **Por outro lado, o termo "luteinização prematura" é um tanto enganador e se refere a uma elevação da progesterona sérica (os limites variam de 0,8 a 2 ng/mℓ) observada no dia da administração de hCG, que ocorre quando há baixos níveis de LH secundários ao uso dos inibidores da gonadotrofina.**[407] Estima-se que a incidência de luteinização prematura seja de 6 a 7% quando o limite de progesterona definido for superior a 1,5 ng/mℓ, mas pode chegar a 35%.[407] Os mecanismos da luteinização prematura podem incluir dessensibilização hipofisária incompleta, aumento da sensibilidade dos receptores das células da camada granulosa ao LH secundário à HOC ou à baixa resposta inata, e/ou a existência de vários folículos, cada um deles produzindo uma quantidade normal de progesterona compatível com a fase folicular tardia.[407,408] Embora a literatura sobre esse tema ainda seja contraditória, os efeitos negativos da luteinização prematura foram atribuídos ao avanço da maturação do endométrio[409] e não à disfunção do oócito ou do embrião.[407,408] Os métodos propostos para tratar a luteinização prematura incluíram estimulação precoce com hCG, protocolos de estimulação menos

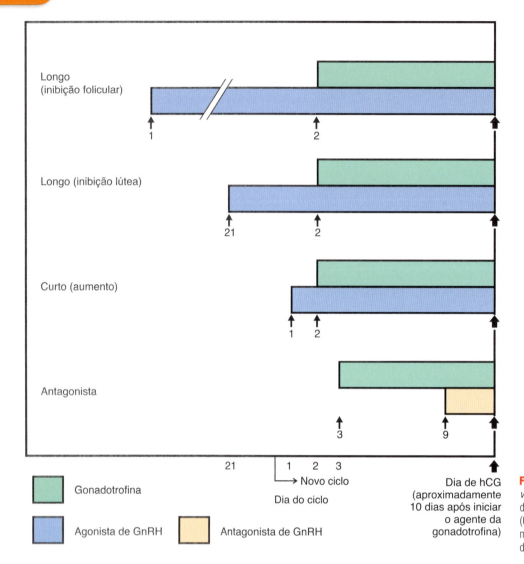

Figura 36.2 Protocolos de fertilização *in vitro* com uso de agonista ou antagonista do hormônio liberador de gonadotrofina (GnRH) com gonadotrofinas na hiperestimulação ovariana controlada. hCG, gonadotrofina coriônica humana.

agressivos, criopreservação de embriões (congelamento de todos os embriões)[408] e administração da antiprogesterona mifepristona junto com o hCG.[410]

Agonistas do GnRH

O GnRH nativo é rapidamente decomposto na circulação.[411] As preparações comerciais de agonistas do GnRH são constituídas de decapeptídeos semelhantes ao GnRH, mas com a modificação de dois resíduos de aminoácidos, que aumentam tanto a meia-vida quanto as afinidades de união ao receptor.[411] **No decorrer de 10 a 14 dias, primeiramente, os agonistas ligam-se aos receptores hipofisários do GnRH e estimulam sua atividade, acarretando uma "resposta de aumento" da secreção de gonadotrofina.** **Em seguida, há dessensibilização do receptor (depleção das reservas de gonadotrofina associada a um rápido desacoplamento do receptor de GnRH de sua proteína reguladora e perda da transdução do sinal), que suprime os níveis circulantes de gonadotrofinas hipofisárias e, com altas doses e uso prolongado, acaba por diminuir o número de receptores de GnRH.**[389,405,411-413] Portanto, o uso prolongado de agonistas do GnRH induz um estado semelhante à menopausa, caracterizado por baixos níveis de estradiol e acompanhado por efeitos colaterais comuns, como fogachos e instabilidade emocional.[389] O efeito de estimulação pode formar cistos ovarianos, conforme a descrição na seção "Infertilidade sem causa aparente" deste capítulo.[389] Os agonistas do GnRH são comercializados em formas de depósito ou para uso diário e podem ser administrados por via intranasal (busserrelina e nafarrelina) ou por injeção intramuscular ou subcutânea (leuprolida, triptorrelina ou busserrelina). As preparações intranasais apresentam menor taxa de absorção do que os agonistas injetáveis e estão associadas à inibição mais leve.[414] As doses diárias iniciais típicas de leuprolida são de 1 mg, 0,5 mg ou 25 pg (microdose).[412]

Protocolos de tratamento com agonista do GnRH

Alguns dos medicamentos e protocolos de TRA mais comuns estão resumidos na Figura 36.2 e na Tabela 36.3. No "**protocolo longo**", inicia-se a administração de um agonista do GnRH na fase lútea (21º dia) do ciclo anterior. Isso diminui o efeito de estimulação dos agonistas do GnRH e inibe o FSH endógeno e a seleção do folículo dominante para promover um crescimento folicular sincrônico.[405] Depois de 10 a 14 dias de administração de um agonista do GnRH, confirma-se a supressão por ultrassonografia pélvica e pelo nível de estradiol, e inicia-se a estimulação com gonadotrofina. O agonista do GnRH é mantido (a dose pode ser reduzida pela metade ou permanecer inalterada) durante todo o ciclo até a estimulação com hCG.⁴⁰⁵,⁴¹² Os níveis séricos médios de progesterona no dia da administração de hCG pelo protocolo longo são, ao que consta, de 0,84 ng/mℓ.⁴⁰⁸

O protocolo longo proporciona maior rendimento de oócitos e taxas de gravidez melhores em pacientes com resposta normal do que protocolos mais curtos, nos quais a administração é feita mais tarde ou há interrupção precoce dos agonistas.⁴⁰⁵ O uso de protocolos mais curtos, com menores doses de agonistas do GnRH, foi defendido em pacientes com resposta insatisfatória, nas quais a supressão excessiva pode ser indesejável, talvez por efeitos negativos diretos do agonista sobre o ovário.⁴¹² Contudo, protocolos longos, sobretudo aqueles que usam formulações de depósito em dose única em vez de formulações diárias de agonistas do GnRH,⁴¹⁵ estão relacionados com maior dose e duração do tratamento com gonadotrofina, que, por sua vez, estão associados a menores taxas de gravidez.⁴¹⁶,⁴¹⁷ Também foram desenvolvidos protocolos de estimulação com microdoses de GnRH, que podem melhorar o rendimento de oócitos em pacientes com resposta insatisfatória. Os esquemas de estimulação com microdose incluem pré-tratamento com contraceptivos orais combinados durante 14 a 21 dias. Quatro dias depois da interrupção do contraceptivo oral, acrescenta-se uma microdose de agonista (25 μg de leuprolida) no início da fase folicular para tirar proveito do efeito estimulante do agonista. A estimulação com gonadotrofina é iniciada 1 a 2 dias depois, enquanto é mantida a administração do agonista.⁴¹²

Antagonistas do GnRH

Os antagonistas do *GnRH* (cetrorrelix e ganerrelix) foram desenvolvidos por modificação do decapeptídeo do GnRH em seis posições e competem com o GnRH endógeno pela ligação a receptores hipofisários de GnRH.⁴¹¹ **Como não há atividade agonista, os antagonistas do GnRH inibem quase imediatamente o FSH e o LH e não necessitam de tempo adicional para a inibição (*downregulation*) hipofisária clássica.**⁴¹¹ Com o uso prolongado, os antagonistas do GnRH bloqueiam os receptores de GnRH.⁴¹¹ O único método de administração disponível para antagonista do GnRH é a injeção subcutânea, embora estejam sendo desenvolvidos fármacos orais.⁴¹³ Os antagonistas do GnRH podem ser administrados em doses diárias de 0,25 mg ou em dose única de 3 mg, sem diferença no resultado.⁴¹³ O intervalo entre injeções diárias não deve ultrapassar 30 horas.³⁸⁹ Nos esquemas de dose única, a ideia de evitar várias injeções é atraente, mas em 10% dos ciclos é necessário administrar pequenas doses complementares a partir de 4 dias depois da dose inicial.⁴¹³ **O uso de antagonistas do GnRH em protocolos de TRA costuma ser iniciado no 4º ao 7º dia de estimulação.** Esse cronograma contrabalança o risco de picos prematuros de LH com a necessidade de início de recrutamento folicular mediado por FSH endógeno e produção endógena de estradiol antes da administração.³⁸⁹,⁴⁰⁵,⁴¹³

Protocolos fixos versus flexíveis de antagonistas do GnRH

Vários protocolos de uso de antagonistas do GnRH foram desenvolvidos para ciclos de TRA. **Os protocolos fixos iniciam o antagonista no 4º, 5º, 6º ou 7º dia de estimulação sem levar em conta a resposta folicular.**³⁸⁹,³⁸⁵,⁴⁰⁵,⁴¹³ Os protocolos flexíveis foram desenvolvidos para reduzir a dose e a duração da estimulação com gonadotrofina.⁴⁰⁵ **Nesses protocolos foram descritos limiares variáveis para início de antagonistas. Tais protocolos incluem acréscimo do antagonista quando o folículo principal alcançar 12 a 16 mm de diâmetro médio ou quando o nível de estradiol ultrapassar 600 pg/mℓ.**³⁹⁰,³⁹⁴,⁴⁰⁵,⁴¹²,⁴¹³ Ao utilizar protocolos flexíveis, as taxas de gravidez são semelhantes quando o antagonista é iniciado no 4º ou 5º dia de estimulação, mas caem consideravelmente quando são iniciados depois do 6º dia. Isso sugere que o crescimento folicular rápido pode ser mais importante para a prevenção de picos de LH e para o aumento das taxas de gravidez que o dia de início do antagonista.³⁹⁰ O início fixo de um antagonista do GnRH no 6º dia de estimulação foi associado a maiores taxas de gravidez do que protocolos flexíveis em uma metanálise com quatro estudos randomizados; contudo, **ainda não se confirmou a verdadeira superioridade de um método sobre o outro**.³⁹⁰,⁴¹²,⁴¹³ Após a administração do antagonista do GnRH, pode-se esperar a diminuição dos níveis de estradiol, embora isso não pareça afetar o crescimento folicular.³⁹⁵ **Não parece ser necessário acrescentar FSH**³⁸⁹,⁴¹² **ou LH**⁴¹²,⁴¹³ **exógenos**.

Comparação de agonistas e antagonistas do hormônio liberador das gonadotrofinas

Como o período de dessensibilização hipofisária é desnecessário quando se usam antagonistas do GnRH em TRA, seus ciclos podem começar mais rapidamente do que aqueles que empregam os agonistas.³⁸⁹ Os antagonistas são usados com frequência na ausência de pré-tratamento com anticoncepcionais orais (ACO) e estão relacionados com menor duração e menor dose de estimulação e taxas reduzidas de hiperestimulação ovariana.⁴¹⁸ Os antagonistas são usados na ausência de pré-tratamento com ACO. O início dos ciclos com antagonista depende do início da menstruação espontânea, o que muitas vezes torna mais fácil a programação dos ciclos com agonista do GnRH.⁴¹⁹ A heterogeneidade dos estudos e protocolos dificulta a detecção de diferenças nos desfechos da gravidez por FIV após ciclos com agonista e antagonista do GnRH.⁴¹⁸,⁴²⁰ **Uma revisão Cochrane de 27 estudos controlados e randomizados indicou que, embora o número de embriões de boa qualidade produzidos para transferência seja semelhante, as taxas de gravidez clínica são 4,7% maiores nos ciclos com agonistas que com antagonistas. Eles concluíram que, para cada 21 casais, o protocolo com agonista do GnRH obteria uma gravidez a mais.**⁴¹⁸ O número de oócitos retirados e as taxas de nascidos vivos foram favoráveis ao uso de agonistas.⁴¹⁸

Crescimento folicular e protocolos de estimulação

Recrutamento folicular

Os folículos primordiais têm 0,03 mm de tamanho e atingem o ponto de ovulação somente após 150 dias (cinco ciclos menstruais), durante os quais crescem até folículos pré-antrais (folículos primários e secundários), antrais iniciais, antrais pequenos e antrais grandes.⁴²¹,⁴²² O *pool* folicular em repouso inclui os folículos primordiais e pré-antrais.⁴²¹ Os folículos em repouso entram continuamente nas fases de crescimento ou apoptose desde o nascimento até a menopausa, um processo independente da gonadotrofina.⁴²¹ Após 90 dias, os folículos em repouso ativados contêm um antro cheio de fluido, marca da resposta às gonadotrofinas e são referidos como folículos antrais iniciais com 0,2 a 0,5 mm de tamanho.⁴²¹,⁴²³ Durante os próximos 70 dias, estes folículos antrais iniciais crescem em pequenos folículos antrais de 2 mm, com este ritmo lento de crescimento mediado pela HAM.⁴²¹ Os pequenos folículos antrais de

2 a 5 mm, que são recrutáveis e dependentes de gonadotrofina, começam a aumentar lentamente na fase lútea tardia que precede a ovulação, enquanto a produção de androgênio da célula da teca aumenta, induzida pelo LH.[421,424] Na fase folicular inicial durante a menstruação de um ciclo natural, o folículo que acabará se tornando dominante tem um diâmetro de 5 a 8 mm.[425] O crescimento do folículo até 10 mm indica sua seleção, sendo o próximo maior folículo tipicamente de 8 mm.[424,425] Quando o folículo antral ultrapassa 10 mm, o FSH induz o surgimento de receptores de LH nas células da camada granulosa.[414] Nesse ponto, um tanto em desacordo com o modelo das "duas células, duas gonadotrofinas", o LH pode ter efeitos semelhantes nas células da camada granulosa, incluindo a estimulação da aromatase com níveis reduzidos de androgênio intrafolicular e níveis aumentados de estradiol associados.[414,421] **Na ausência completa de LH endógeno, como a observada no hipogonadismo hipotalâmico, o FSH exógeno produz menos folículos pré-ovulatórios, estradiol inadequado, menores taxas de ovulação e endométrio mais fino em comparação aos ovários estimulados por hMG exógena (FSH e LH).**[414] Portanto, quando a função hipotalâmica for normal, parece provável que, mesmo com terapia supressora, haja LH endógeno suficiente para que ocorra efeito sinérgico com o FSH endógeno e seja produzida estimulação adequada para recrutamento.[414]

Ondas foliculares e momento da estimulação

Os folículos antrais pequenos de 2 a 5 mm mencionados acima desenvolvem-se sincronicamente, em ciclos, coortes, ou "ondas", durante cada ciclo menstrual.[423] O surgimento de uma onda é detectável pela ultrassonografia quando o folículo condutor atinge 4 a 6 mm, o que ocorre em associação a pelo menos dois folículos atingindo ≥ 6 mm.[423] A onda é considerada maior (ovulatória) em aproximadamente 2 dias; o folículo principal tem 10 mm ou mais e excede outros folículos em 2 mm ou mais, enquanto nas ondas menores (anovulatórias), o maior folículo é menor que 10 mm e tem tamanho semelhante a outros folículos.[423,425,426] Nas ondas principais de ciclos não estimulados, os folículos não ovulados tornam-se atrésicos, enquanto nas ondas menores, todos os folículos da coorte tornam-se atrésicos.[426] A maioria dos ciclos menstruais não estimulados tem duas ondas de desenvolvimento folicular.[423,425] Nos ciclos de duas ondas, a primeira onda é menor e foi descrita de várias maneiras, ocorrendo no dia antes da ovulação[423,425] ou no dia após a ovulação,[426] com elevações de progesterona facilitando a atresia folicular.[426] A segunda onda (em ciclos de duas ondas) é maior e ocorre 14 a 15 dias após a ovulação (ou no dia seguinte ao início da menstruação).[423,425,426] Dos 32% dos ciclos menstruais com três ondas, a maioria deles envolveu duas ondas menores ocorrendo no dia da ovulação e 12 a 13 dias após a ovulação (ou 1 dia antes do início da menstruação) e uma onda principal ocorrendo 17 dias após a ovulação (ou 6 dias após o início da menstruação).[423,425] No entanto, 19% dos ciclos de três ondas tiveram três ondas principais ocorrendo nos mesmos períodos.[425] Para simplificar, o dia 1 da menstruação (se o início ocorreu à noite, então o dia seguinte é considerado o dia 1) provavelmente corresponderá ao surgimento da onda ovulatória em mulheres com duas ondas, enquanto o dia 1 da menstruação corresponderá ao surgimento de uma onda anovulatória em mulheres com três ondas.[423]

Sincronização do crescimento do folículo

Um pequeno ensaio randomizado em 2012 mostrou que mulheres que começaram a estimulação no dia 1 do ciclo de uma menstruação espontânea tinham dois folículos adicionais com 15 mm ou mais no momento da estimulação em comparação ao grupo que iniciou a estimulação no dia 4 do ciclo; tendências não significativas favorecendo o início do dia 1 foram observadas para taxas de cancelamento do ciclo, número de oócitos totais e oócitos maduros retirados.[423] Durante o intervalo sem hormônio nas pílulas dos ACO combinados, os folículos dominantes surgiram com 4 a 5 mm de diâmetro em torno de 3 a 5 dias após a parada da pílula,[427] fornecendo suporte para se iniciar, então, a estimulação com gonadotrofina. **Essas descobertas são intrigantes e sugerem um caminho para mais sincronização durante a estimulação.** Com base em descobertas feitas em vacas, um grupo formulou a hipótese de que, em mulheres, aspirar o folículo dominante em torno dos dias 6 a 7 do ciclo menstrual deve induzir o surgimento de uma nova onda 2 dias depois, momento em que a estimulação da gonadotrofina pode começar a sincronizar precisamente com a coorte do folículo.[426] A indução farmacológica da emergência de onda foi proposta para incluir alta dose de estradiol (ou seja, uma única injeção de 8 mg de E2V venosa) seguida imediatamente por 5 dias de progesterona, 100 mg/dia, administrada em qualquer momento do ciclo, a fim de induzir a luteólise e suprimir o FSH para regredir o folículo dominante.[426] Após a suspensão da progesterona, uma nova onda deve começar com pico de FSH sérico, ponto em que a estimulação da gonadotrofina pode começar; os autores sugerem que os ACOs não afetariam a dinâmica das ondas, mas a citação não é fornecida.[426]

Monitoramento e momento da estimulação

O monitoramento durante a RA é útil para detectar o crescimento sincronizado dos folículos dominantes, embora os médicos variem quanto aos procedimentos de monitoramento específicos. As participantes da pesquisa de clínicas de alto desempenho de FIV dos EUA na sua totalidade usaram estradiol e o tamanho do folículo para o monitoramento da estimulação, e 40 a 50% delas dosaram adicionalmente a progesterona e o LH durante a estimulação, com monitoramento realizado de quatro a seis vezes durante tal período;[428] no entanto, um estudo de Cochrane em 2014 descobriu que o monitoramento apenas com ultrassonografia, sem dosagens, pode ser razoável para o monitoramento.[429]

Em um relato, as mulheres que foram previstas como respondedoras normais, usando 225 a 300 UI de FSH, necessitaram de 11 dias de estimulação, tinham 11 a 13 folículos com 15 mm ou mais no dia da estimulação com hCG, e tiveram um pico de E2 de aproximadamente 2.100 pg/mℓ, além de 10 a 11 oócitos recuperados, dos quais 82 a 83% estavam maduros.[152] O nível ideal de E2 no momento da administração de hCG está entre 70 e 140 pg/mℓ por oócito ou folículo.[393] Os oócitos foram recuperados a partir de folículos com diâmetros médios entre 13 e 24 mm, correspondendo a volumes > 1 mℓ e ≤ 7 mℓ, com níveis ideais de recuperação de 3 mℓ.[430] Em uma pesquisa mundial sobre FIV, das quais 18% das pacientes estavam nos EUA, a maioria administrou a estimulação quando dois a três folículos principais (81% das entrevistadas) atingiram um diâmetro médio de 16 a 20 mm (92% das entrevistadas).[431] Clínicas de FIV de alto desempenho nos EUA realizaram a estimulação após média de 9 a 10 dias de estimulação, quando pelo menos dois folículos principais atingiram diâmetro médio ≥ 18 mm, com este estudo relatando uma faixa de 17 a > 20 mm.[428] Consulte sobre superovulação na seção "Infertilidade sem causa aparente" para obter informações adicionais sobre a estimulação com gonadotrofina.

Hormônio foliculoestimulante versus gonadotrofina menopáusica humana

Preocupações surgiram sobre a possível necessidade do uso de LH exógeno para lidar com a diminuição repentina no LH endógeno que está associado ao uso do antagonista de GnRH e o possível excesso de supressão de LH endógeno em protocolos longos que usam agonistas de GnRH.[414] Em uma pesquisa de 2010 em clínicas de alto desempenho nos EUA, nenhuma delas escolheu um protocolo somente com FSH para jovens respondedoras normais.[428] Uma análise de mais de 21 mil ciclos de FIV/ICSI que usaram supressão de antagonista realizada em 15 países latino-americanos revelou que os protocolos de hMG e LH foram associados a menos oócitos recuperados, enquanto as taxas de gravidez e nascidos vivos em comparação a protocolos somente de FSH não foram estatística e significativamente diferentes.[432] Isso sugere que **protocolos menos caros, que usam apenas FSH, podem ser razoáveis em mulheres não selecionadas**.[432] Os autores reconheceram, no entanto, que as mulheres tratadas com hMG e LH eram mais velhas e tinham taxas mais altas de insuficiência ovariana do que as pacientes tratadas apenas com FSH;[432] então, **é apropriado individualizar protocolos levando em consideração os extremos da idade e uma resposta ovariana apropriada.** Em apoio aos protocolos individualizados, um estudo mostra que hMG em mulheres com AMH elevado, acima de 5,2 ng/mℓ, está associado a protocolos de uso de agonistas e antagonistas com menos ocorrências de recuperação acima de 15 oócitos e taxas de transferência de nascidos vivos mais altas em comparação ao FSH apenas, embora as taxas de SHO sejam semelhantes.[433] Níveis mais altos de androgênio e progesterona no dia do gatilho de hCG são observados quando hMG é usado para estimulação, em vez de FSH apenas, indicando um perfil endócrino mais favorável para hMG.[433,434] A proporção de LH para FSH deve ser avaliada cumulativamente ao longo de toda a estimulação, em vez de apenas no início, pois parece haver um "ponto ideal", de 0,3 a 0,6, para menor risco de elevação prematura de progesterona sérica igual ou superior a 1,5 ng/mℓ.[434]

Dose de estimulação e número ideal de oócitos retirados

Foram levantadas preocupações sobre a luteinização prematura e taxas de gravidez mais baixas com protocolos de estimulação de FSH de dose mais alta;[408] cada 100 UI adicional de gonadotrofinas foi associado a uma taxa 2% menor de gravidez e nascidos vivos,[416] e 300 unidades diárias de FSH não aumentaram o número de oócitos recuperados ou a taxa de nascidos vivos em comparação a 225 unidades em um ensaio clínico e randomizado de "respondedoras normais".[435] Uma possível explicação decorre de avaliações comparativas de ciclos não estimulados em que o folículo dominante contém maiores concentrações foliculares de E2, androgênio, AMH e LH em comparação às concentrações encontradas em folículos dominantes estimulados e pode indicar que a qualidade do folículo é inversamente proporcional à quantidade.[436,437] Portanto, foram descritas estimulação de dose reduzida para obter < 8 ou ≤ 4 oócitos usando citrato de clomifeno 50 a 100 mg por 5 dias ou mais durante o dia da estimulação, junto a doses de gonadotrofina de 75 a 150 unidades, variando de alguns dias a uma duração mais longa.[437-439] Uma metanálise de mais de 300 ciclos de estimulação mínima confirmou que uma média de cinco oócitos recuperados era ideal para taxas de gravidez e nascidos vivos.[417] Esses protocolos são menos caros, e os ciclos múltiplos podem não ser inferiores, em termos de taxas de nascidos vivos, em relação aos protocolos de doses mais altas.[440]

Doses de estimulação mais alta devem ser utilizadas em função das características da paciente (sensibilidade ovariana geneticamente determinada às gonadotrofinas ou aneuploidia relacionada com a idade) em vez de exercer um efeito adverso direto sobre o resultado da FIV, e um retrato mais detalhado de diferentes categorias de reserva ovariana é necessário para tirar conclusões entre a dose e o resultado.[441] **Outras publicações fornecem suporte convincente para protocolos que, independentemente do status de resposta, visam aumentar oócitos recuperados em um único ciclo de recuperação, levando alguns a rejeitar os fundamentos anteriores para estimulação mínima.**[437,442] Sessenta por cento dos centros de FIV dos EUA de alto desempenho em 2010 relataram que, para uma jovem respondedora normal com bom IMC, seria usada uma dose inicial de gonadotrofina relativamente alta, de 300 unidades por dia.[428] Parece não existir benefício em exceder uma dose diária total de gonadotrofina de 450 UI em qualquer paciente.[389] Um ensaio anterior indicando não haver benefício com doses mais altas de gonadotrofina foi notável por mostrar tendências não significativas para idade mais elevada, maior IMC, menor níveis de HAM e menor contagem antral com alta dose de FSH em comparação ao grupo de menor dose.[435] Um ensaio randomizado de estimulação mínima *versus* estimulação convencional de dose mais alta em 564 primeiros ciclos com mulheres < 39 anos mostrou que, embora a estimulação mínima estivesse associada a 49% de taxas de nascidos vivos cumulativos (mais de 6 meses), as taxas de nascidos vivos de estimulação convencional eram significativamente maiores, chegando a 63%.[439] Em ciclos de doadoras de oócitos frescos, as taxas de receptoras de nascidos vivos foram maximizadas quando mais de 10 oócitos foram retirados;[443] cada 3,4 oócitos maduros (M2) foram associados a um embrião euploide.[444] Entre as doadoras de oócitos, as taxas de aneuploidia embrionária aumentaram com a diminuição da sensibilidade ovariana (ou seja, aumentaram as doses de gonadotrofina por oócito), mas doses aumentadas de gonadotrofina em geral não foram associadas à aneuploidia.[444] Em ciclos autólogos, 15 a 20 oócitos foram números ótimos para recém-nascidos vivos transferidos.[445,446] Números mais altos de oócitos, de 15 a 25, foram associados a blastocistos mais utilizáveis e acima de um nascido vivo de um único ciclo de FIV autólogo, e cada oócito adicional foi associado a um aumento de 8% na chance de mais de um nascido vivo.[446] A probabilidade de uma única recuperação autóloga levar a nascidos vivos em transferências subsequentes frescas e congeladas/descongeladas foi maior, com mais de 15 oócitos recuperados em um ensaio randomizado de mais de mil mulheres alocadas para supressão de antagonista ou agonista longa.[447] Um segundo artigo retrospectivo relatando sobre mais de mil mulheres que passaram por um único ciclo de recuperação descobriu, de maneira semelhante, que mais de 15 oócitos recuperados estavam associados às taxas cumulativas mais altas de nascidos vivos com transferência única de embriões em comparação a menos número de oócitos.[448] Em mais de 400 mil ciclos de FIV autóloga, o aumento do número de oócitos além de 10 estava associado a uma taxa de aborto 3% menor em comparação aos ciclos com mais de quatro oócitos, mesmo após o ajuste para a idade.[449] Em respondedoras ruins, com idade média de 38 anos, AFC 5 a 6 e HAM 0,7 ng/mℓ, aquelas randomizadas para altas doses de gonadotrofina tiveram taxas de cancelamento de ciclo quase 10% mais baixas, taxas de cancelamento de ciclo 8% mais baixas de nenhum oócito recuperado, dois oócitos maduros adicionais recuperados (4,8 *versus* 2,7), mais embriões disponíveis para transferência (2,7 *versus* 1,8) e uma tendência não significativa para maior taxa de gravidez por ciclo iniciado.[438] As doadoras de oócitos nas quais foram obtidos 17 ou mais oócitos tiveram dois a três embriões euploides adicionais por ciclo de recuperação em comparação aos ciclos com mais de 17 oócitos, sendo que a taxa de aneuploidia não aumentou com a dose de gonadotrofina.[444] **Embora os protocolos de estimulação mínima sejam mais simples, com menos medicação inicial e serviços de congelamento que podem contribuir para diminuir o custo, eles devem ser comparados às vantagens dos protocolos que visam maximizar com segurança a eficiência de nascidos vivos por ciclo.**[442] Deve-se ter cuidado ao decidir prolongar a duração da estimulação para obter embriões adicionais quando os níveis de progesterona do dia de gatilho forem > 1,49 ou > 2 ng/mℓ, pois esses limites se correlacionam respectivamente com menos blastocisto morfologicamente de alta qualidade ou embriões no dia 3.

Pré-tratamento

Em geral, usam-se ACOs combinados por 14 a 28 dias antes dos análogos do GnRH para facilitar a programação do ciclo,[419] **sincronizar o desenvolvimento folicular,**[450] **evitar outros picos de LH,**[450] **reduzir a incidência de cistos ovarianos**[450] **e diminuir as taxas de cancelamento resultantes da hiperestimulação.**[451] As pacientes podem iniciar os ACO a qualquer momento entre o 1º e o 5º dia da menstruação.[450] Nos ciclos com antagonistas, a HOC começa 2 a 5 dias depois da interrupção dos ACO (não importando a menstruação).[419] Durante protocolos longos com agonista do GnRH, há superposição entre o agonista e os últimos 5 dias de uso de ACO, seguida de início de HOC no 2º ou 3º dia de sangramento de privação.[402,451] Como já exposto, os protocolos de estimulação com microdose incluem pré-tratamento com ACO durante 14 a 21 dias, seguido de uma microdose de agonista 4 dias depois. Em geral, a HOC começa 1 a 2 dias depois.[412] **Os progestágenos acetato de noretindrona (10 mg/dia VO), acetato de medroxiprogesterona (10 mg/dia VO) ou uma dose única intramuscular de progesterona (não especificada) podem ser usados em vez de um ACO nos ciclos de RA. As recomendações sobre a duração do tratamento e a ocasião de início variam muito. Há relatos de duração de 5 a 20 dias e início a qualquer momento entre o 1º e o 19º dia a partir da menstruação.**[450] Uma dose de 4 mg/dia de 17β-estradiol ou valerato de estradiol micronizado foi usada em vez dos ACO em ciclos de RA, com início entre o 15º e o 21º dia do ciclo e duração de 10 a 15 dias.[450] O pré-tratamento com contraceptivos orais para ciclos antagonistas comprovadamente aumenta a duração e o número de doses de medicação durante a estimulação. Existem evidências de "qualidade moderada", provenientes de uma revisão Cochrane recente, de aumento das taxas de nascidos vivos e manutenção da gravidez com possível redução das taxas de abortamento espontâneo.[403] O pré-tratamento com ACO durante ciclos com agonista do GnRH está associado a maiores taxas de gravidez que nos ciclos sem prétratamento.[402] O pré-tratamento com um progestágeno e estradiol não afeta as taxas de nascidos vivos tanto em ciclos com agonistas quanto com antagonistas.[403] Eles podem ser úteis para sincronizar o crescimento folicular estimulado (ver "Protocolos de crescimento e estimulação folicular").

Medicamentos adjuvantes

É necessária a administração de vitaminas no período pré-gestacional a todas as pacientes inférteis, começando no mínimo 1 mês antes do início do tratamento da infertilidade. O ácido acetilsalicílico em baixa dose, de 80 a 100 mg/dia, começando na inibição e administrado por períodos variáveis (até 13 semanas de gestação ou, em caso de perdas recorrentes, até 38 semanas), geralmente é usado durante regimes de FIV para melhorar a resposta de estimulação ovariana e implantação endometrial. Em algumas pacientes com perda recorrente, o ácido acetilsalicílico em baixa dose é administrado em conjunto com a heparina.[452] Uma revisão Cochrane de 2016 da evidência de RCT de "baixa a moderada qualidade", compreendendo > 2.600 pacientes, não encontrou evidência de benefício para o uso rotineiro de FIV em termos de gravidez, aborto espontâneo ou nascidos vivos.[453] O uso de ácido acetilsalicílico confere um risco quatro vezes maior (50% *versus* 13,6% em não usuárias) de hemorragia subcoriônica no primeiro trimestre de gravidez em que seja usada FIV ou não FIV, o que não foi observado com a heparina.[452] Estes achados levaram os autores a interromper o uso de ácido acetilsalicílico nos protocolos de rotina em pacientes com infertilidade e FIV, reservando-o para uso em pacientes com síndrome antifosfolipídica e perdas recorrentes. Elas interromperão o uso do ácido acetilsalicílico se for detectado sangramento subcoriônico.[452] Os glicocorticoides administrados às mulheres durante o período peri-implantatório podem melhorar as taxas de gravidez em mulheres submetidas à FIV (em vez de ICSI). Um estudo da Cochrane encontrou este resultado de significância estatística marginal e não observou melhora em termos de gravidez ou taxas de nascidos vivos para glicocorticoides dados a uma amostra total de 1.800 pacientes. É necessário mais estudo antes de recomendações a subgrupos específicos (ou seja, autoanticorpos, infertilidade sem causa aparente ou falha recorrente de implantação [RIF]).[454] Em 2015, um grupo suspendeu seu uso rotineiro de doses orais de metilprednisolona (16 mg/dia) e doxiciclina (100 mg 2 vezes/dia) por 4 dias a partir do dia da recuperação de oócitos ou 4 dias antes do TE congelado, porque não identificaram benefícios estatisticamente significativos desses medicamentos em termos de gravidez, aborto espontâneo ou taxas de nascidos vivos, independentemente da realização de ICSI e eclosão assistida.[455] A metformina pode limitar a SHO em pacientes com SOP.[456] Uma revisão atualizada da Cochrane constatou que a metformina melhorou as taxas de gravidez clínica com FIV, mas não mostrou nenhum benefício claro para as taxas de nascidos vivos.[457]

Fisiologia da maturação do oócito

Antes da maturação, os oócitos são interrompidos na prófase da meiose I, também conhecidos como vesícula germinal.[458,459] Os oócitos em meiose I devem alcançar pelo menos o estágio de folículo antral inicial para responder ao FSH e ter a capacidade de retomar a meiose.[460] *In vivo*, os receptores de LH no folículo são induzidos pelo FSH durante fases mais avançadas do envolvimento folicular.[460] Portanto, somente os oócitos com crescimento completo respondem ao pico de LH *in vivo* para iniciar a maturação citoplasmática e nuclear necessária para o avanço do desenvolvimento em direção à metáfase da meiose II. Nesse ponto, o oócito com competência para se desenvolver expulsa o primeiro corpúsculo polar, o complexo oócito-*cumulus* se desprende da parede ovariana, há ovulação, e a fertilização é possível.[458-460]

Estimulação durante os ciclos de TRA

Como os picos espontâneos de LH são irregulares durante os ciclos de gonadotrofina não associados à TRA e são inibidos nos ciclos de TRA, a hCG foi usada para estimular a ovulação. Em combinação com sua longa meia-vida, a homologia entre hCG e LH (subunidades α idênticas) enseja a reatividade cruzada com o receptor do LH e a indução de maturação final do oócito e ovulação.[462] A hCG é extraída da urina (5.000 a 10.000 UI por via intramuscular) ou produzida por tecnologia recombinante

(250 μg por via subcutânea, equivalente a 5.000 a 6.000 UI do produto derivado da urina).[228] A meia-vida da hCG é de 2,32 dias, enquanto a do LH é de 1 a 5 horas.[462] **Em geral, a estimulação da ovulação ocorre quando pelo menos dois folículos alcançam 17 a 18 mm ou mais de diâmetro médio, mas menos de 24 mm, e a espessura do endométrio é de 8 mm ou mais.**[152,381,390,393-395,463] Resultados clínicos semelhantes foram observados quando se usam para estimulação 5.000 UI ou 10.000 UI de hCG e preparações extraídas da urina[464] ou produzidas por tecnologia recombinante.[463,465] Se houver receio de desencadear uma SHO (ver adiante), será possível substituir a hCG por agonistas do GnRH para estimular a ovulação em protocolos com antagonistas.

Retirada de oócitos

A retirada de oócitos é feita por punção com agulha de cada folículo guiada por ultrassonografia transvaginal, seguida de aspiração do líquido folicular. Pode-se usar anestesia geral ou sedação intravenosa.[466] Recomenda-se a profilaxia com antibióticos, como a ceftriaxona, por ocasião da retirada.[467] O preparo vaginal pode ser feito apenas com solução salina estéril ou com iodopovidona seguida de lavagem intensiva com solução salina.[468,469] **O rendimento máximo de oócitos é obtido quando a retirada é feita 36 a 37 horas após a injeção de hCG.**[463] A retirada mais precoce (35 horas) está associada a um rendimento muito menor, e a retirada posterior coloca em risco a ovulação; a ruptura folicular espontânea parece ocorrer em média 38,3 horas após a administração de hCG.[463]

Suporte lúteo

A justificativa e os esquemas para suporte da fase lútea com progesterona são comentados no item "Fatores uterinos". A suplementação da fase lútea com estradiol é desnecessária para a transferência de embrião fresco, exceto se for usada a estimulação com agonista de GnRH.[339,470,461] No caso do estimulação por agonista de GnRH, foi proposto o uso de adesivos de 0,1 mg de estradiol, iniciando 1 dia de pós-recuperação, administrados juntos à progesterona intramuscular, para compensar a disfunção do corpo-lúteo.[339] Tem sido utilizado com sucesso o suporte lúteo com baixa dose de hCG, 1.000 a 1.500 unidades administradas na coleta de óvulos e novamente até 5 dias de pós-recuperação.[339]

Fertilização por FIV ou ICSI

Após a coleta do sêmen, os espermatozoides são processados (o que é descrito no item "Fator masculino") e incubados em meio apropriado por 3 a 4 horas para promover sua capacitação e reação acrossômica. Antes da fertilização, os oócitos retirados são postos em meio de cultura. A FIV convencional inclui concentrações de inseminação de 100 a 800 mil espermatozoides móveis por oócito, com cada oócito suspenso em uma pequena gota de meio sob óleo.[11,472,473] Para cada três ciclos realizados em casos de fator masculino grave, o uso de ICSI evita um caso de insucesso da fertilização em comparação à FIV tradicional.[11] As indicações de ICSI, bem como seu procedimento e os riscos, são comentadas no item "Fator masculino".

Cultura de embrião in vitro

Desenvolvimento do embrião

O desenvolvimento inicial do embrião costuma ser avaliado 15 a 20 horas após inseminação ou ICSI, quando a fertilização é caracterizada pela existência de dois pró-núcleos e por extrusão do segundo glóbulo polar.[11,473,474] Os embriões são novamente examinados, para observar se há clivagem depois de 24 a 30 horas de cultura.[11] A primeira clivagem do embrião ocorre em torno de 21 horas após a fertilização, e as divisões subsequentes ocorrem a cada 12 a 15 horas até o estádio de oito células no terceiro dia de desenvolvimento embrionário.[475] A compactação para formar a mórula de 16 células ocorre no quarto dia do desenvolvimento embrionário, e a diferenciação da massa celular interna e do trofectoderma para formar um blastocisto (com uma área cheia de líquido denominada blastocele) é concluída por volta do quinto ou sexto dia.[476,477]

Meios de cultura

Antes da compactação, o embrião está sob controle genético do oócito, tem metabolismo com base em ácido pirúvico, requer pelo menos alguns aminoácidos e prefere um ambiente relativamente com boa oxigenação (embora muito menor que o oxigênio atmosférico) semelhante ao existente na tuba uterina.[475,478] **Após compactação, aumentam as necessidades de aminoácidos, o genoma embrionário é ativado e o metabolismo requer glicose e um meio com muito pouco oxigênio, semelhante ao encontrado no útero**.[475,478] Em preparações de meios pós-compactação, a suplementação dos meios de cultura com ácido hialurônico e albumina é benéfica.[475] Os sistemas de meios de cultura são classificados como simples ou sequenciais. Os meios de cultura únicos foram desenvolvidos para fornecer todos os nutrientes necessários (do 1º ao 5º/6º dia) em uma única formulação de meios, reduzindo o estresse sobre o embrião, mantendo um ambiente estável e garantindo que qualquer fator autócrino/parácrino gerado pelo embrião permaneça.[479] Os meios de cultura únicos usam glutamina dipeptídica estável, para evitar o acúmulo de amônia tóxica pela quebra de aminoácidos.[479] Os meios de cultura sequenciais foram projetados para imitar as mudanças nas exigências metabólicas e nutricionais do embrião em desenvolvimento por meio do cultivo de embriões em meios projetados para o embrião em fase de clivagem (dias 1 a 3) e no dia 3 mudando para meios de cultura específicos, a fim de apoiar o desenvolvimento de blastocistos. **Embora ambos os sistemas de cultura tenham vantagens, não há evidências suficientes para recomendar um ou outro, particularmente se algum benefício ou melhora do desenvolvimento de blastocistos se traduz em melhor gravidez ou taxas de nascido vivo**.[479]

Cultura estendida até a fase de blastocisto

Embora os embriões humanos de pré-compactação possam sobreviver quando são colocados no útero, a cavidade uterina é um ambiente não fisiológico para eles, e a maior contratilidade uterina durante esse período pode causar sua expulsão.[480] **Portanto, o estágio de blastocisto é uma fase mais fisiológica para a transferência**.[480] A cultura estendida possibilita a seleção de embriões de melhor qualidade, visto que quase 60% dos embriões em estágio de clivagem morfologicamente normais, mas apenas 30% dos blastocistos, apresentam anormalidades cromossômicas.[480,481] Notavelmente, se uma paciente é portadora de uma translocação balanceada, quase 80% dos embriões clivados e 60% dos blastocistos podem ter cromossomos anormais.[482] A taxa de blastocistos euploides é maior, com desenvolvimento completo até o 5º dia pós-retirada em comparação ao 6º ou 7º dia.

Resultados da transferência de blastocisto versus de embrião em estágio de clivagem

Comparações envolvendo número igual de embriões transferidos demonstram que a transferência de blastocisto fresco está

associada a uma taxa de gravidez até 10% maior e a uma taxa de nascido vivo até 13% maior do que a transferência por clivagem, o que pode ser uma informação útil se considerarmos a transferência eletiva de um único embrião. As desvantagens da cultura estendida incluem a pequena possibilidade de que nenhum embrião sobreviva à transferência de blastocistos frescos e uma redução de 23% nas mulheres que tenham embriões adicionais para criopreservação. Entretanto, a reserva ovariana com HAM maior que 1 ng/mℓ influencia positivamente a presença de maior número de blastocistos disponíveis para criopreservação. As taxas de gêmeos monozigóticos podem ser maiores na cultura até o estágio de blastocisto, embora esse não tenha sido um achado constante.

Critérios para cultura estendida

Não há diretrizes ou critérios definidos que determinem o momento que a cultura estendida deve ser usada.[483] As diversas sugestões incluem idade materna máxima de 42 anos, com cinco ou mais embriões no estágio pró-nuclear (2 PN) no 1º dia pós-retirada; idade materna máxima de 40 anos e três ou mais embriões de 3 dias com boa qualidade, 4 a 10 células e menos de 15% de fragmentação; idade materna máxima de 41 a 42 anos e quatro ou mais embriões de 3 dias com boa qualidade, 4 a 10 células e menos de 15% de fragmentação; e idade abaixo de 37 anos, com quatro ou mais embriões morfologicamente normais no 3º dia ou quatro ou mais embriões com seis células e menos de 10% de fragmentação.[474,476,483]

Transferência de embrião

Morfologia do embrião

9 **A morfologia do embrião orienta sua escolha para transferência.** Embriões pró-nucleares são avaliados pela distribuição e pelo número de nucléolos, posição do segundo glóbulo polar com relação ao primeiro e velocidade de clivagem (considera-se velocidades anormais as muito altas, muito baixas ou interrompidas).[477] Os embriões preferidos em estágio de clivagem têm um padrão normal de desenvolvimento caracterizado por clivagem inicial no 1º, quatro células no 2º e oito células no 3º dia. A fragmentação do embrião deve ser de 10% ou menos, o tamanho do blastômero deve ser regular e não deve haver multinucleação.[474] O sistema de classificação dos blastocistos de Gardner e Schoolcraft usa uma escala de 1 (pior) a 6 (melhor), na qual os graus 1 a 3 indicam crescimento da blastocele até preencher todo o embrião. Os blastocistos de grau 4 expandem-se por um volume maior de blastocele e uma zona pelúcida que está se afinando. O trofectoderma no blastocisto de grau 3 está começando a eclodir pela zona pelúcida, da qual o blastocisto de grau 6 eclodiu totalmente. A massa celular interna é classificada de A a C, conforme a compactação e a celularidade (A é melhor), e o trofectoderma também é classificado de A a C, de acordo com a coesão e a celularidade (A é melhor).[473] A classificação convencional da morfologia embrionária continua sendo a metodologia mais comum na escolha dos embriões a serem transferidos, mas tem limitações. A fim de avaliar o desenvolvimento e a morfologia dos embriões, é necessário manusear os embriões e removê-los do ambiente controlado da incubadora. Esta exposição leva a diferenças nos níveis de oxigênio, temperatura e pH que podem ter efeitos adversos sobre o desenvolvimento dos embriões.[484] É compreensível que a avaliação morfológica convencional seja limitada a momentos específicos no tempo para evitar exposição repetida ao ambiente atmosférico.[484] A imagem temporizada foi desenvolvida pela instalação de uma câmera na incubadora, que possibilita uma avaliação contínua sem perturbações dos embriões.

Além de capacidade de avaliar a morfologia em múltiplos momentos, o monitoramento morfocinético, que avalia a taxa com a qual os embriões alcançam eventos de desenvolvimento, pode ser realizado com imagens em tempos diversos. Resultados anteriores de estudos randomizados comparando resultados clínicos de monitoramento em tempos diversos *versus* morfologia convencional são confusos.[484-486] Embora pareça haver um benefício potencial na aplicação de imagens temporizada, mais ensaios de controle aleatórios de alta qualidade e bem desenhados precisam ser realizados antes de obter qualquer conclusão definitiva.[484-486]

Número de embriões a transferir

A gravidez múltipla de maior ordem (três ou mais fetos) aumenta as complicações para mães e fetos; assim, foram elaboradas diretrizes para minimizar esse resultado adverso.[487] **A transferência de embrião único deve ser padrão se um embrião for euploide, independentemente da idade da paciente ou do estágio do embrião.**[487] A transferência única de embriões é recomendada para pacientes com mais de 38 anos submetidas a um novo ciclo, caso tenham tido um nascido vivo, ou se houver a expectativa de que pelo menos um embrião de alta qualidade esteja disponível para criopreservação.[487] Pacientes com 38 anos submetidas à transferência de embriões congelados (FET) devem ter um único embrião transferido se blastocistos vitrificados estiverem disponíveis, se for o primeiro FET da paciente, ou se a paciente já tiver um nascido vivo.[487] Em todos os outros casos, a transferência deve ser limitada a dois embriões em mulheres com menos de 35 anos. Nas mulheres mais velhas, o número máximo de embriões em estágio de clivagem transferidos deve ser de três em mulheres de 35 a 37 anos, quatro em mulheres de 38 a 40 anos e cinco em mulheres acima de 40 anos.[487] Em virtude do elevado potencial de implantação, não devem ser transferidos mais de três blastocistos, independentemente da idade da mulher.[487] Os limites do número de embriões transferidos, quando foram criados a partir de oócitos de doadora, devem ser baseados na idade da doadora, e não na da receptora.[487]

Procedimentos de transferência

9 **O objetivo da transferência transcervical de embrião é a inserção atraumática de embriões em um local intrauterino ideal para implantação.** Antes de realizar a transferência embrionária, o colo e a vagina são limpos usando meios de cultura ou soro fisiológico. A utilidade de remover o muco cervical remanescente parece ser benéfica para melhorar as taxas de nascidos vivos e de gravidez clínica.[488] A transferência embrionária pode ser realizada utilizando diversas técnicas transcervicais. A transferência direta é realizada carregando o cateter de transferência com embrião(ões) e transferindo imediatamente sem uma simulação prévia. A simulação da transferência possibilita avaliar o canal cervical antes de fazer a transferência. A simulação de transferência pode ser associada a uma técnica de *after loading,* em caso de dificuldades para executar a simulação. Nessa técnica, a bainha externa do cateter de transferência é deixada no lugar enquanto se retira o cateter interno; um novo cateter de transferência interno, carregado com o(s) embrião(ões), é introduzido através da bainha do cateter usado para simulação no útero. A técnica de pós-carga pode ser planejada e utilizada intencionalmente sem simulação. Deve ser usada ultrassonografia transabdominal para avaliar a cavidade endometrial e outras estruturas pélvicas antes e durante a transferência para assegurar a colocação do(s) embrião(ões) na área superior ou média da cavidade uterina, mas não a menos de 1 cm do fundo do útero.[488] **9** **A implantação é mais provável quando se usa um cateter macio**

e quando se evita o contato com o fundo do útero.[488] Quando os embriões são depositados, todo o cateter deve ser removido imediatamente, pois não parece haver nenhum benefício em atrasar a sua retirada.[488] Após a transferência, o cateter é verificado quanto à retenção dos embriões. Se presente, os embriões retidos devem ser imediatamente retransferidos, pois não há prejuízo nas taxas de gravidez.[488] Quando a transferência de embriões for concluída, a paciente poderá se levantar imediatamente sem um período de descanso.[488] Embora as infecções intrauterinas diminuam as taxas de gravidez, não há evidências que apoiem a eficácia da administração de antibióticos no momento da transferência.[488]

Criopreservação de embriões

A criopreservação do embrião nos estágios pró-nuclear, de clivagem e de blastocisto tornou possível a realização de múltiplos ciclos de transferência com uma única retirada de oócitos. Como o custo da transferência de embriões criopreservados é menor que o de um segundo ciclo completo, é possível otimizar os custos totais do tratamento da fertilidade. A criopreservação do embrião pode ser considerada uma técnica de prevenção da SHO. Tais técnicas incluem congelamento lento, rápido ou vitrificação. Os protocolos de congelamento lento usam menor concentração de crioprotetores, mas são mais demorados do que a vitrificação, que usa alta concentração de crioprotetores para resfriamento rápido e tem menor custo.[489] O descongelamento do embrião é feito por breve exposição ao ar e água morna, seguida de reidratação.[490] Embora as taxas de gravidez nos ciclos de transferência com congelamento/descongelamento (FET) pelos dois métodos de criopreservação sejam semelhantes, a vitrificação está relacionada com maior sobrevida do embrião pós-descongelamento (93 versus 76% com o congelamento lento).[489] **As taxas favoráveis de sobrevivência de embriões pós-congelamento após a vitrificação contribuíram para o crescente sucesso da FET, com taxas de nascidos vivos que não são diferentes das da transferência de embriões frescos.**[491] O sucesso da FET levou a uma tendência crescente de congelamento de coortes inteiras de embriões para transferência em data posterior. Esta estratégia tem a vantagem adicional de reduzir muito o risco de SHO com resultados perinatais e obstétricos tranquilizadores.[492] Apesar de vários estudos relatarem uma taxa favorável de nascido vivo por transferência quando se utiliza uma estratégia de "congelar tudo" em comparação à transferência fresca, as taxas cumulativas de nascimento não se mostraram diferentes.[493] Particularmente em pacientes com SOP, uma estratégia de "congelar tudo", com subsequente transferência de embriões aquecidos, melhorou as taxas de nascidos vivos em comparação à transferência de embriões frescos, embora tenha sido observado aumento na incidência de pré-eclâmpsia e no peso de recém-nascidos. São necessários ensaios randomizados e controlados bem projetados antes de recomendar o uso rotineiro de uma estratégia de "congelar tudo".[493]

Preparo do endométrio para transferência de embrião congelado

Quando a FET é combinada com um ciclo natural da mulher receptora, não se administra tratamento exógeno, e a transferência é programada para a época da ovulação espontânea, que deve ocorrer 7 dias após a detecção do pico de LH sérico.[333] **Em ciclos de FET com medicamentos, a administração de estradiol começa no início da fase folicular e é mantida por 13 a 15 dias.**[490] Várias preparações de estradiol foram descritas para uso em ciclos de FET, mas nenhuma mostrou ser superior a outra.[494] A ultrassonografia transvaginal é usada para avaliar a espessura do endométrio durante a terapia com estrogênio, cuja administração é mantida até que se alcance a espessura ideal maior que 6,5 a 8 mm.[333,490] A suplementação de progesterona começa de 48 a 72 horas antes da transferência, quando se usam embriões em estágio de clivagem, e 6 a 7 dias antes da transferência, quando os blastocistos são descongelados,[490,494] exceto se for indicado outro protocolo com progesterona.[333] Mais uma vez, várias preparações de progesterona foram descritas para uso em ciclos de FET, mas nenhuma delas se mostrou ser superior a outra (tal como apresentado no item "Fatores uterinos").[494] **Os ciclos FET com medicamento oferecem controle e flexibilidade de tempo de transferência, mantendo baixas taxas de cancelamento; no entanto, nem sempre é possível alcançar a supressão adequada da hipófise.**[495] **Um agonista do GnRH pode ser usado em conjunto com ciclos de FET e medicamentos como uma medida adicional para evitar surtos prematuros de LH, que podem afetar a maturação endometrial de modo adverso.**[495] A coordenação entre o embrião e o endométrio é fundamental para o sucesso da implantação.[333] Em algumas mulheres, isso não é muito preciso, resultando em uma definição de RIF como falha de pelo menos três ciclos de FIV em que um ou dois embriões morfologicamente de boa qualidade são transferidos.[333] **Estudos prévios do transcriptoma do endométrio mostraram a capacidade de catalogar com precisão o endométrio em todas as fases do ciclo menstrual e desafiaram a suposição de que a janela na qual o endométrio é receptivo à implantação do embrião é universal em todas as mulheres.**[333] **O Endometrial Receptivity Array (ERA©, Igenomix) foi desenvolvido para abordar a janela ideal de implantação nas pacientes com RIF por meio do uso de uma ferramenta de diagnóstico molecular.**[333] Embora os resultados reprodutivos iniciais aplicando a ERA© em pacientes com RIF tenham sido promissores, são necessários mais estudos incorporando uma população maior para validar estes resultados.[496]

Monitoramento da gravidez no primeiro trimestre

O hCG, incluindo a subunidade β, pode ser detectado nos meios de cultura usados a partir do estágio 2 PN em diante. No blastocisto, ele pode ser detectado 7 dias após a transferência, e sua dosagem no sangue pode ser feita 11 a 14 dias após a transferência do embrião.[490,497] **Um nível de 200 mUI/mℓ 12 dias após a transferência é 92 e 80% preditivo de gravidez em curso com embriões de 3 e 5 dias, respectivamente, e os níveis elevam-se normalmente cerca de 40% por dia.**[497] **Caso sejam detectados níveis crescentes normais de hCG, a ultrassonografia transvaginal é realizada com 6 a 7 semanas de gestação, para verificar a localização da gravidez, o número de sacos gestacionais e a viabilidade.**[497] **Nas mulheres com alto risco de gravidez ectópica, o diagnóstico precoce usando exames em série do hCG e ultrassonografia transvaginal é importante para reduzir o risco de uma gravidez ectópica rota e melhorar o sucesso do tratamento.**[498] Essas pacientes podem beneficiar-se de ultrassonografias transvaginais com 5,5 a 6 semanas de gestação, pois deve ser possível visualizar um saco gestacional em uma gravidez normal nesse período.[498] Quando surge a preocupação com a viabilidade da gravidez, os achados de ultrassonografias em série mostrando parada de crescimento com medida do polo fetal menor que 20 mm no momento do óbito fetal têm correlação com a aneuploidia do embrião.

TAXAS DE SUCESSO DA REPRODUÇÃO ASSISTIDA

A FIV pode ser um tratamento muito eficaz para muitas pacientes, mas menos de 200 mil ciclos de FIV são realizados por ano. Acredita-se que as baixas taxas de utilização da FIV sejam resultado do seu alto custo e das baixas taxas de persistência das pacientes após um primeiro ciclo de FIV malsucedido. Muitos recomendam que as pacientes sejam aconselhadas a considerar a FIV como um curso de tratamento, se for necessário, a fim de maximizar a probabilidade de cada paciente ter um nascido vivo a partir do procedimento.[499] A decisão de uma paciente de buscar tratamento médico para infertilidade é frequentemente impactada por fatores pessoais, financeiros e médicos. O papel do médico é estabelecer os diagnósticos clínicos, discutir os riscos e benefícios de várias opções de tratamento e recomendar o tratamento adequado. Se as opções de tratamento incluírem COH e FIV (como em infertilidade sem causa aparente), os médicos normalmente aconselharão as pacientes sobre as taxas de sucesso da IIU (com clomifeno ou gonadotrofinas) e da FIV no contexto dos dados clínicos e diagnósticos da paciente. As pacientes que estão pagando caro pelo tratamento de FIV podem beneficiar-se de uma discussão profunda sobre o custo de cada opção de tratamento no contexto do custo por ciclo e o número de tratamentos que podem ser necessários para cada opção. Como esta última está diretamente relacionada com o sucesso do tratamento por ciclo da paciente, compreender a relação entre a probabilidade de sucesso da FIV personalizada e o seu potencial custo pode ajudar as pacientes a planejar e maximizar suas chances de ter um nascido vivo (bebê). O relatório público das taxas de sucesso de cada centro de FIV está disponível há mais de duas décadas. Existem esforços significativos para incorporar o modelo e a tecnologia de predição de sucesso para fornecer probabilidades da FIV para cada paciente, com base nos dados de saúde de cada paciente.

Registro nacional de resultados de FIV

Desde 1992, todas as clínicas que realizam RA nos EUA são obrigadas a submeter anualmente os dados e resultados do ciclo de FIV ao CDC, por meio do Sistema Nacional de Vigilância de Tecnologia Reprodutiva Assistida 1 (NASS), que publica relatórios de análises de resultados de FIV[500-504]. A Society for Assisted Reproductive Technology (SART), por meio do Clinic Outcome Reporting System (CORS), publica um resumo dos resultados da FIV de cada clínica de TRA em https://www.sartcorsonline.com/rptCSR_PublicMultYear.aspx?reportingYear=2015.[139] Para a maioria dos objetivos, os ciclos de RA usando ICSI e FIV são combinados e analisados como ciclos FIV porque suas taxas de sucesso são semelhantes. As taxas de sucesso de FIV, em grande parte dependentes da idade materna, são convencionalmente resumidas do NASS/CDC e SART/CORS em um formato baseado na idade, como mostrado na Tabela 36.5. A SART pede que seus relatórios não sejam usados para comparar centros de FIV, porque as taxas de sucesso podem ser impactadas pela demografia e atributos clínicos dos pacientes que variam entre os centros de FIV. A SART tem relatado, desde 2014, o parâmetro de taxa cumulativa de nascidos vivos, que reflete a chance de gerar um nascido vivo após um recém-nascido ou FET dentro de 1 ano do ciclo iniciado para retirada de óvulos.[139] Isso possibilita acompanhar os resultados individuais ao longo do tempo, contabilizando as transferências frescas e congeladas decorrentes da recuperação.[139]

Modelos de previsão personalizam o sucesso da FIV

A capacidade de fornecer probabilidades altamente precisas e personalizadas de sucesso da FIV beneficia a paciente e fornece aos médicos uma visão sobre grupos e perfis prognósticos em sua população de pacientes. Os modelos de previsão de sucesso de FIV não são novos, mas o uso do processo para desenvolver e validar modelos de previsão melhorou drasticamente o desempenho do modelo, conforme definido pela precisão da previsão, a capacidade de classificar as pacientes com base na diferença de probabilidades de sucesso usando a área sobre a curva (ASC) em uma análise de curva operacional receptora, e a porcentagem de pacientes que receberiam uma probabilidade significativamente diferente em comparação à classificação prognóstica convencional baseada na idade.[505]

Entre os dados clínicos disponíveis antes do tratamento, a idade da paciente é um preditor-chave do sucesso do COH ou FIV e responde por mais de 50% da importância relativa dos preditores quantificáveis do sucesso da FIV.[150,505,506] Entretanto, muitos outros preditores clínicos – reserva ovariana, IMC, história reprodutiva, diagnósticos clínicos, parâmetros espermáticos, quantidade total de gonadotrofinas utilizadas, parâmetros relacionados com os oócitos e escores embrionários – têm impacto e predizem o sucesso do tratamento. Os profissionais da área de fertilidade têm interesse em usar dados e tecnologia para melhorar a experiência da paciente, oferecendo prognósticos personalizados de sucesso da FIV. Primeiramente, os profissionais devem definir seus objetivos. O objetivo pretendido do modelo de prognóstico determina os tipos de prognósticos clínicos a serem utilizados. Por exemplo, um modelo de previsão que visa informar a decisão de uma paciente de fazer seu primeiro ciclo de FIV não deve utilizar preditores clínicos que só podem ser conhecidos após ela iniciar a FIV, tais como a quantidade de gonadotrofina utilizada ou os parâmetros de oócitos e embriões.[150,506] Um modelo de previsão que visa informar a decisão de uma paciente de fazer eSET

Tabela 36.5 Taxas de nascidos vivos de ciclos de FIV usando os oócitos e o útero da própria paciente.

	Todas as idades	< 35	35 a 37	38 a 40	41 a 42	> 42	
Filho único	—	31,9%	24,7%	16,7%	8,7%	2,8%	
Gêmeos		8,8%	6,0%	3,3%	1,2%	0,3%	
Múltiplos acima de 2		0,2%	0,1%	0,1%	0,0%	0%	0
Todos nascidos vivos	—	40,4 a 41,4%	30,3 a 31,5%	19,6 a 20,6%	9,4 a 10,4%	2,7 a 3,4%	ND

Resultados da FIV (fertilização *in vitro*) de 2015.[139]

deve usar preditores clínicos – como o número de blastocistos – disponíveis até o dia da transferência embrionária.[507]

Ao escolher um modelo de previsão, é importante considerar se o conjunto de dados usado para desenvolver e testar o modelo reflete a população de pacientes à qual o modelo será aplicado. Especificamente, vários pesquisadores ainda se preocupam que um modelo desenvolvido e testado em um centro pode não ter o mesmo desempenho ou precisão quando aplicado em outro, ou podem ser necessários passos rigorosos para testar e recalibrar o modelo.[508-511] Este problema pode ser parcialmente resolvido usando um modelo de previsão desenvolvido a partir de dados agrupados de vários centros ou do registro nacional, embora a aplicabilidade do modelo a cada centro individual ainda precise ser testada.[506,512-514] Por outro lado, podem ser desenvolvidos e testados modelos de previsão específicos do centro com base nos próprios dados de cada centro.[150,505,507,515]

Interrupção do tratamento

As pacientes devem ser informadas com exatidão sobre as taxas de sucesso estimadas e as expectativas razoáveis de todas as intervenções terapêuticas.[516] A chance de pacientes com um prognóstico muito ruim terem um bebê nascido vivo com a terapia de fertilidade é de 2 a 5%, e aquelas com um prognóstico ainda pior têm chance de 1% ou menos.[516] É possível justificar a recusa ou a limitação do tratamento se o risco da intervenção superar os possíveis benefícios.[516]

Reprodução heteróloga

Quando os gametas e a capacidade de gestar estão comprometidos pelas circunstâncias ou por doença, pode-se cogitar outras opções reprodutivas, **as quais incluem doação de espermatozoides (comentada no item "Fator masculino"), doação de oócitos, doação de embriões, gestação de substituição ou uma combinação desses métodos.** Ao contrário da doação de gametas (espermatozoides ou oócitos), a decisão de doar embriões geralmente é tomada depois que os embriões foram gerados e há um número excedente. Uma doadora temporária de útero recebe e gesta embriões criados com os oócitos da mãe biológica. As pacientes que decidem usar uma doadora temporária de útero podem ter infertilidade por fator uterino irreparável ou distúrbios que contraindiquem a gravidez. Na gestação de substituição verdadeira, a mãe que dá à luz é a genética, mas não é a que vai criar a criança. Recomenda-se o aconselhamento legal e psicossocial a todas as partes em qualquer tipo de reprodução heteróloga.

Doação de oócitos

Pacientes com insuficiência ovariana, má qualidade do oócito, resposta ovariana insatisfatória à estimulação ou insucesso da fertilização ou implantação após múltiplos ciclos de RA podem ser candidatas a receber oócitos de doadora. Um casal de mulheres pode decidir que uma delas será submetida à FIV com o oócito da outra parceira fertilizado por espermatozoide de doador.[517] Quando a seleção de doadoras é criteriosa, as taxas de nascidos vivos por ciclo de FIV com oócito de doadora são de 50 a 60%, independentemente da idade da receptora.[138,139] No entanto, as receptoras devem ter conhecimento de que, com a idade avançada, é maior o risco de pré-eclâmpsia, diabetes e cesariana.[518] As doadoras de oócitos precisam passar por todas as intervenções e os riscos do processo de RA, exceto a transferência de embrião e o suporte lúteo. Em virtude da intensidade do tratamento e dos possíveis riscos de doenças infecciosas e genéticas para doadora, receptora e prole, as doadoras de oócitos devem passar por exames de rastreamento de distúrbios infecciosos e hereditários semelhantes aos realizados nos doadores de espermatozoides (ver item "Fator masculino"), assinar um meticuloso termo de consentimento livre e esclarecido e passar por uma avaliação psicossocial abrangente.[519] A doadora de oócitos pode ser anônima ou conhecida da receptora.[519] As receptoras de oócitos são submetidas a um preparo endometrial, descrito no item "Processo de técnicas de reprodução assistida", que pode ser sincronizado com a doadora para uma transferência fresca (**Figura 36.3**) ou pode ser dissociado da retirada da doadora, se forem utilizados oócitos ou embriões criopreservados. Outros tópicos, como métodos de recrutamento de doadoras e compensação financeira da doadora, são questões muito mais complexas.[520]

Criopreservação do oócito

Historicamente, a doação de oócitos era restrita ao uso de oócitos frescos, exigindo coordenação entre a doadora e a receptora.[519] **Com a contínua evolução da tecnologia de criopreservação, a criopreservação de oócitos é uma alternativa viável e não é mais considerada uma técnica experimental.**[519] As técnicas de criopreservação de oócitos resultaram em excelente sobrevivência dos oócitos após vitrificação e aquecimento.[519] As taxas subsequentes de fertilização e gravidez têm sido semelhantes às de pacientes submetidas à FIV/ICSI com oócitos frescos,[519] embora as taxas de nascidos vivos possam ser um pouco menores.[139] O uso de oócitos criopreservados tem o potencial de oferecer maior flexibilidade no momento da gravidez, além de escolha na seleção de uma doadora e custo reduzido.[519] Múltiplas aplicações desta tecnologia foram propostas para incluir a preservação da fertilidade em pacientes que recebem terapias gonadotóxicas, pacientes com condições genéticas, pacientes que são incapazes de criopreservar embriões e pacientes que querem adiar a gravidez por opção.[519] Os oócitos podem ser criopreservados quando não há esperma suficiente para fertilização no momento da retirada dos oócitos.[519] Embora os dados preliminares sobre os resultados perinatais sejam tranquilizadores, mais dados são necessários antes que a criopreservação de rotina dos oócitos e um banco universal de doadoras de oócitos possam ser recomendados.[519]

Complicações da reprodução assistida

Riscos de ICSI

Os riscos de ICSI estão detalhados na seção "Fator masculino".

Cancelamento do ciclo

Os critérios para cancelamento do ciclo variam; as clínicas de alto desempenho nos EUA relatam um limite de três folículos ou menos (até cinco folículos).[428] **O cancelamento de ciclo em mulheres respondedoras ocorre em até 6% dos ciclos em virtude da resposta inadequada, e em 1,5% dos ciclos por resposta excessiva.**[152] Em 0,2 a 7% das retiradas, não são obtidos oócitos. Duas explicações propostas são erro humano durante a administração de hCG e atresia precoce do oócito, apesar de resposta folicular normal.[461]

Retirada de oócitos

Os riscos da retirada de oócitos incluem sangramento com necessidade de transfusão, lesão das estruturas adjacentes com necessidade de laparotomia, formação de abscesso pélvico com perda da função reprodutiva, apesar de profilaxia antibiótica, e riscos relacionados com a anestesia.[521]

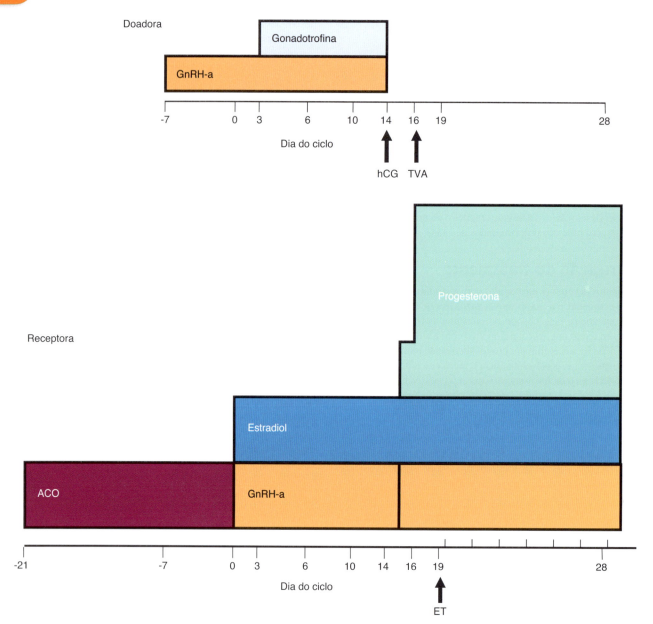

Figura 36.3 Regimes de estimulação ovariana e reposição hormonal usados para sincronizar o desenvolvimento dos folículos ovarianos na doadora de oócitos e o ciclo endometrial na receptora. hCG, gonadotrofina coriônica humana; ACO, anticoncepcional oral; GnRH-a, agonista hormonal liberador de gonadotrofina; TVA, aspiração transvaginal de oócitos guiada por ultrassom. (Adaptada de: **Chang PL, Sauer MY.** Assisted reproductive techniques. Stenchever MA, ed. *Atlas of Clinical Gynecology*, Mishell DR, ed. *Reproductive Endocrinology*. Vol. 3. Philadelphia, PA: Current Sciences Group; 1998, com permissão.)

Gestação múltipla

Como a maioria dos ciclos de TRA requer a transferência de mais de um embrião, a taxa de gestação múltipla é maior que a taxa de 3% observada nos casos de concepção espontânea. Isso tem consequências sociais, médicas, emocionais e financeiras.[501,522] **Embora a maioria das complicações ocorra nas gestações múltiplas com grande número de embriões (três ou mais), o risco de baixo peso ao nascimento, parto pré-termo e déficits neurológicos já é maior em gêmeos duplos que em fetos únicos.**[522,523] Apesar disso, 20% das pacientes inférteis veem a gravidez múltipla como um resultado desejado.[501] Pelo fato de o seguro da maioria das pacientes não oferecer cobertura para FIV, elas podem insistir para que os médicos transfiram um número maior de embriões/ciclo, apesar dos riscos.[501] O risco de gravidez múltipla é maior em pacientes com menos de 35 anos submetidas à FIV, porque seus embriões costumam ser de melhor qualidade e as taxas de implantação são maiores, mas a gravidez múltipla pode ocorrer em qualquer idade fértil.[138,139] Com a crescente adesão às diretrizes que sugerem limitações ao número de embriões a ser transferido em um ciclo de TRA e melhores taxas de implantação que garantem a transferência de um único embrião, as taxas de nascidos vivos em casos de múltiplos caíram de 2006 a 2015, ocorrendo em 2% das mulheres com menos de 35 anos, 23% entre 35 e 37 anos e 20% entre 30 e 40.[138] Entretanto, a taxa de nascidos vivos múltiplos apresentou ligeiro aumento no mesmo período: 18% em mulheres entre 41 e 42 anos e 12% acima de 42 anos. A maioria das gestações múltiplas resultantes de TRA é dizigótica, mas os gêmeos monozigóticos ocorrem em 3,2% dos ciclos de FIV (em comparação a uma taxa de referência de 0,4%).[501] Surgiram preocupações de que a gemelaridade monozigótica pudesse aumentar depois da cultura do blastocisto, mas esse achado não foi consistente.[476,524]

Redução seletiva

Em 10% das gestações multifetais há perda espontânea de pelo menos um saco gestacional durante o primeiro trimestre. Em mulheres com mais de 35 anos, essa taxa de perda aumenta para 21%.[525] A taxa de redução espontânea para um ou dois fetos é muito maior no caso de trigêmeos (14%)[526] que de quadrigêmeos (3,5%).[525] **A interrupção seletiva da gravidez ou a redução do número de fetos (da gravidez multifetal) pode ser uma opção para algumas pacientes quando não há redução espontânea de 11 a 13 semanas.**[527] Primeiramente, é necessário fazer a cariotipagem de cada feto por meio de biopsia das vilosidades coriônicas por via transabdominal para reduzir, de preferência, os fetos anormais; depois, injeta-se cloreto de potássio no coração do feto escolhido.[527] Embora a redução seletiva esteja associada a um risco de 3 a 7% de aborto de todos os fetos quando realizada antes de 19 semanas, essa taxa ainda é menor que a chance de 15% de perda espontânea de toda uma gestação de trigêmeos.[523,527] Em geral, a redução fetal seletiva é considerada nas gestações triplas ou de maior ordem, mas até mesmo a redução de fetos duplos para apenas um feto pode ser benéfica.[523]

Gravidez ectópica e heterotópica

A gravidez por RA contorna efetivamente as tubas uterinas para conseguir uma gravidez, mas a gravidez ectópica (implantação fora do útero) ainda é possível. Historicamente, as taxas de gravidez ectópica eram mais altas na TRA quando comparadas à concepção espontânea, embora os dados tenham mostrado que as taxas de gravidez ectópica na RA são semelhantes à taxa geral da população de 2%.[528] **A ausência de uma gravidez intrauterina na avaliação por ultrassonografia transvaginal em conjunto com um nível sérico materno de hCG acima de 1.500 a 2.500 mIU/mℓ sugere uma gestação anormal.**[498] Este limite ou zona discriminatória é individualizado para cada instituição, dependendo das características do teste de hCG utilizado e da experiência clínica. Uma zona discriminatória mais conservadora diminui o risco de diagnóstico incorreto de uma gravidez ectópica e término de uma gravidez viável.[498] Isso é especialmente importante para gestação múltipla, que produzirá níveis mais altos de hCG em um estágio anterior.[498] A gravidez heterotópica é caracterizada por gestações intrauterina e ectópica concomitantes, geralmente na tuba uterina,[529] mas também há relatos de implantação ovariana.[530] A incidência de gravidez heterotópica, que costuma ser rara, é especialmente alta (1%) após a FIV.[529] Gestação múltipla, tabagismo, cirurgia tubária prévia e DIP prévia são possíveis fatores de risco além de RA.[529] Assim como nas gestações ectópicas típicas, a dor e o sangramento são os achados iniciais mais comuns nas gestações heterotópicas, cujo diagnóstico, na maioria das vezes, é feito nas primeiras 5 a 8 semanas de gravidez por laparoscopia ou laparotomia.[529] **Apenas 26% dos casos de gravidez heterotópica são diagnosticados por ultrassonografia transvaginal, possivelmente em virtude de dificuldades na interpretação da ultrassonografia em presença de hiperestimulação ovariana concomitante.**[529] Após tratamento da gestação heterotópica com laparoscopia, laparotomia ou injeção de cloreto de potássio guiada por ultrassonografia na gravidez extrauterina, a taxa global de parto na gestação intrauterina é de quase 70%.[529]

Síndrome da hiperestimulação ovariana

A SHO é uma complicação totalmente iatrogênica e exclusiva do tratamento da infertilidade por estimulação.[531] Os sintomas são consequência do aumento e da fragilidade ovariana, do acúmulo de líquido extravascular e da hipovolemia.[532] Os mecanismos propostos para os deslocamentos de líquido característicos associados à SHO são maior volume de secreção de líquidos ricos em proteínas pelos ovários estimulados, aumento da renina e da pró-renina no líquido folicular e maior permeabilidade capilar mediada pela angiotensina.[532] **O fator de crescimento do endotélio vascular (VEGF), cuja expressão nas células da camada granulosa e no soro é aumentada pela hCG, e várias outras citocinas inflamatórias foram implicados na patogenia dessa doença.**[398] Existem dois padrões de SHO: a SHO precoce ocorre 3 a 7 dias após a estimulação com hCG e está associada à administração de hCG exógena.[533] A estimulação ovariana de início tardio ocorre 12 a 17 dias após a estimulação com hCG, é consequência da secreção endógena de hCG pela gravidez e tende a ser mais intensa na gestação múltipla.[533] A influência da SHO sobre os resultados da gravidez é irregular, com maiores taxas de aborto precoce, mas taxas semelhantes de aborto clínico em comparação a pacientes sem SHO.[533]

Classificação de acordo com a intensidade

Um RCT[534] descreveu a classificação da SHO em leve, moderada e grave, considerando os critérios de Golan[531] e Navot[535] conforme descritos a seguir: SHO leve (graus 1 e 2) está associada à distensão abdominal e desconforto, com o grau 2 incluindo náuseas, vômito ou diarreia, acompanhados por um diâmetro ovariano de pelo menos 5 mm. A SHO moderada ou grau 3 inclui o grau 2 mais ascite subclínica identificada pela USG próxima do fígado ou na pelve se houver mais que 9 mm. A SHO grave (graus 4 a 5) apresenta, ainda, ascite clínica, hidrotórax ou dispneia, com o grau 5 incluindo hemoconcentração, insuficiência renal ou oligúria, transaminases elevadas, tromboembolia venosa ou síndrome da angústia respiratória.

Fatores de risco

É comum a SHO leve ocorrer em ciclos estimulados de RA assim como sem RA, mas os casos graves são raros em ciclos sem RA.[536] Os casos graves são mais comuns com RA, ocorrendo em 5% dos protocolos com antagonista e quase 9% com agonista.[534] A SOP, a morfologia policística do ovário com consequente elevação dos níveis de HAM (> 3,36 ng/mℓ) e episódios anteriores de SHO são importantes fatores de risco para o problema.[532,534,536,537] Concentrações de estradiol acima de 3.500 pg/mℓ e acima de 6.000 pg/mℓ por ocasião da estimulação com hCG foram associadas à SHO grave em 1,5 e 38% das pacientes, respectivamente.[536] A existência de mais de 20 folículos pré-ovulatórios foi associada à incidência de 15% de SHO grave.[536] Quando foram coletados 20 a 29 oócitos, 1,4% das pacientes tiveram SHO grave; e esse número aumentou para 22,7% com 30 oócitos ou mais.[536]

Tratamento

Se for possível realizar o tratamento ambulatorial, a paciente deverá ser instruída a limitar a atividade física, a se pesar diariamente e a monitorar a ingestão de líquido (no mínimo 1 ℓ/dia, principalmente líquidos isotônicos) e as perdas.[532] O acompanhamento diário remoto ou presencial é importante, e a paciente deve ser reavaliada caso os sintomas se agravem ou o ganho de peso seja maior que 900 g/dia.[532]

As indicações de hospitalização incluem incapacidade de realizar a hidratação oral, instabilidade hemodinâmica, comprometimento respiratório, ascite importante, hemoconcentração, leucocitose, hiponatremia, hiperpotassemia, anormalidade da função renal ou hepática e diminuição da saturação de oxigênio.[532] É preciso medir com atenção a injesta líquida e o débito urinário; caso a paciente tenha hiperpotassemia, insuficiência renal, insuficiência respiratória ou doença tromboembólica, pode-se considerar a internação em unidade de terapia intensiva.[532] Embora a administração intravenosa de líquidos possa agravar a ascite, é essencial para corrigir a hipovolemia, a hipotensão, as anormalidades eletrolíticas e a oligúria.[532] Pode-se administrar 50 a 100 mg de albumina a 25% IV a cada 4 a 12 horas, se houver necessidade de expandir ainda mais o volume intravascular.[532] Os diuréticos somente podem ser cogitados para diminuir o ganho de peso e nos casos de oligúria depois da correção da hipovolemia.[532] É necessário administrar profilaxia para trombose.[532] A paracentese transvaginal ou transabdominal única ou repetida guiada por ultrassonografia é capaz de aliviar a dor, o hidrotórax ou a oligúria persistente.[532] Pode-se cogitar a retirada rápida de grande volume de líquido, pois é improvável que haja deslocamentos compensatórios de líquido nessa população tipicamente jovem e saudável, desde que ocorra atento monitoramento.[532]

Prevenção da SHO

Nenhum método conseguirá impedir totalmente a SHO, mas é possível tomar medidas para diminuir os riscos.[538] SOP, AMH elevado (> 3,4 ng/mℓ), pico alto de E2 (> 3.500 pg/mℓ), desenvolvimento de múltiplos folículos (≥ 25 folículos) ou alto número de oócitos retirados (≥ 24 oócitos) estão associados a um risco elevado de SHO.[538]

ACO e análogos de GnRH

A estimulação cuidadosa com gonadotrofina para desenvolvimento monofolicular é analisada no item "Fator ovulatório". **Na RA, os protocolos de estimulação para pacientes de alto risco incluem doses iniciais menores de 150 UI para HOC e antagonistas de GnRH para evitar o pico de LH, que reduzem a dose total e a duração da estimulação com gonadotrofina.**[534] Os antagonistas de GnRH, quando introduzidos após a coleta de oócitos, parecem acelerar a regressão de SHO precoce grave sem quaisquer efeitos adversos sobre a gravidez e taxas de nascidos vivos.[539]

Estimulação da ovulação

A diminuição da dose de hCG para reduzir a incidência de SHO é controversa.[538] É possível utilizar os agonistas de GnRH no lugar da hCG durante ciclos com antagonista para induzir um pico de LH endógeno. A meia-vida muito curta de LH endógeno pode reduzir a incidência e/ou gravidade de SHO.[538] Como as estimulações com agonista do GnRH estão associadas a menores taxas de gravidez, podem ser uma opção melhor para doadoras de oócitos ou pacientes que não planejam fazer uma transferência de embrião fresco.[538] Para as pacientes que planejam continuar com o embrião fresco, o estímulo de hCG de baixa dose administrado com um agonista de GnRH pode evitar as taxas de gravidez menores observadas quando um agonista de GnRH é usado sozinho.[538]

Coasting

O *coasting* pode ser considerado quando os níveis de estradiol forem maiores que 4.500 pg/mℓ e/ou existirem 15 a 30 folículos maduros.[537] **Nesses casos, a estimulação com gonadotrofina é suspensa e se dosa diariamente o estradiol.**[537] Nesse caso, a elevação inicial do estradiol é típica nas primeiras 48 horas, mas, em seguida, deve ocorrer estabilização ou diminuição dos seus níveis.[540] Depois, é possível fazer a estimulação quando os níveis séricos de estradiol estiverem abaixo de 3.500 pg/mℓ.[537] Com o uso de agonistas do GnRH para inibição do pico inicial de LH, a substituição por um antagonista durante o *coasting* foi associada a melhores resultados.[337]

Cancelamento do ciclo

O ciclo deve ser cancelado se existirem mais de 30 folículos maduros, a duração do *coasting* for maior do que 4 dias ou se os níveis de estradiol ultrapassarem 6.500 pg/mℓ durante o *coasting*.[537,540]

Medicamentos auxiliares

A terapia auxiliar com metformina está associada a menores taxas de SHO em pacientes com SOP.[541] O uso de ácido acetilsalicílico e cálcio parece reduzir o risco de SHO como drogas auxiliares separadas.[538] A evidência sugere que o uso de letrozol após uma estimulação com hCG é eficaz para prevenir SHO moderada a grave de início precoce.[542] **A cabergolina, um agonista da dopamina que inibe a produção de VEGF, diminuiu as taxas de SHO quando administrada na dose de 0,5 mg/dia durante 7 ou 8 dias a partir da administração do hCG.**[538,543] O uso prolongado de cabergolina pode estar associado à cardiopatia valvar.[537,540,544] O benefício da administração de albumina para reduzir as taxas subsequentes de SHO não está claro.[538]

Criopreservação do embrião

A criopreservação de todos os embriões sem transferência parece reduzir a SHO de início tardio, embora ainda possa ocorrer SHO de início precoce.[540] Com o avanço das técnicas de congelamento, as taxas de nascidos vivos após as transferências de embriões congelados (descongelados) são semelhantes às da transferência de embrião fresco.[491] Mais informações sobre criopreservação de embriões são apresentadas no item "Processo de técnicas de reprodução assistida".

Maturação de oócitos in vitro

A maturação de oócitos *in vitro* (MIV) dispensa totalmente a estimulação dos ovários com gonadotrofinas. Durante os ciclos de MIV, os folículos imaturos são aspirados após administração de hCG, e os oócitos retirados são cultivados *in vitro* até amadurecerem. Assim, os oócitos maduros são fertilizados por inseminação ou ICSI. A MIV é considerada um procedimento experimental e deve ser feita apenas em centros especializados.[546] Ainda são necessários estudos randomizados para avaliar esta técnica antes de ser recomendada como uma alternativa às técnicas convencionais de RA.[545,547]

Risco de câncer após tratamento da infertilidade

A infertilidade por si só é um fator predisponente ao câncer ovariano e ao câncer de mama.[548] **A despeito da plausibilidade biológica do aumento do risco de câncer por tratamentos que promovem a ovulação incessante e altos níveis de estrogênio, os dados relativos ao impacto da terapia da infertilidade em neoplasias foram inconclusivos e limitados por questões metodológicas.**[548] O comitê de prática da Sociedade Americana de Medicina Reprodutiva completou uma análise de dados acumulados de estudos anteriores, abordando o risco potencial de câncer com uso de medicamentos para fertilidade.[548] Nenhuma associação entre o uso de medicamentos para fertilidade e um risco aumentado de câncer de ovário, mama ou endométrio pôde ser estabelecida ao se avaliarem os dados disponíveis.[548] Embora vários estudos tenham mostrado um risco absoluto pequeno de tumores ovarianos limítrofes, há uma falta de evidência consistente de que qualquer medicamento específico para fertilidade aumente o risco desses tumores.[548] Ao considerar outros cânceres, não parece existir risco de câncer de tireoide, cólon ou do colo de útero.[548] Não há evidências suficientes para determinar se há um risco aumentado de melanoma ou linfoma.[548]

Estresse

Acredita-se que mulheres com infertilidade estejam sujeitas a maior nível de estresse, que se manifesta por ansiedade ou depressão.[549] **O estresse é a razão mais comum de interrupção do tratamento da infertilidade pelas pacientes, mesmo por aquelas cujo seguro cobre o tratamento**.[550] Embora a preponderância das evidências sugira que o estresse não afete negativamente o resultado da FIV, estudos adicionais são necessários antes que qualquer conclusão possa ser feita.[551-553] Em caso de distúrbios psicológicos, deve-se oferecer tratamento qualquer que seja a situação de fertilidade.

Desenvolvimento neonatal e infantil

Com o número sempre crescente de nascimentos resultantes da RA, é importante considerar os potenciais riscos perinatais e os resultados na infância a longo prazo. A gestação multifetal e seu subsequente efeito sobre a morbidade e mortalidade materna e fetal representam o risco mais significativo da RA.[554] Os riscos de gestação múltipla incluem prematuridade, baixo peso ao nascer, pequeno para a idade gestacional, anomalias congênitas e mortalidade perinatal. Esses riscos parecem ter uma associação independente à FIV, independentemente do número de fetos.[554] O risco de problemas a longo prazo nas crianças nascidas após FIV estão principalmente associados aos riscos inerentes à gravidez múltipla. Quando a gestação múltipla é excluída, o risco é incerto e há necessidade de mais estudos.[554] **O passo mais importante para mitigar o risco neonatal e pediátrico a longo prazo** associado à FIV é a ênfase contínua na transferência eletiva de embriões únicos.[487] As pacientes devem ter um histórico completo, abordando quaisquer problemas de saúde ou condições herdadas que possam impactar a futura gravidez.[554]

Diagnóstico genético pré-implantação e rastreamento

A principal indicação de DGP é aumentar as chances de dar à luz a crianças saudáveis em famílias de alto risco para uma doença genética específica.[555] Após a biopsia do embrião, o teste genético pode ser feito em um blastômero (célula do embrião de 3 dias), corpúsculo polar ou trofectoderma do blastocisto antes da transferência do embrião **(Figura 36.4)**.[556] A aneuploidia embrionária afeta com maior frequência os cromossomos X, Y, 13, 14, 15, 16, 18, 21 e 22.[556] A hibridização *in situ* por fluorescência (FISH) é uma técnica que avalia aneuploidia, translocação, outros defeitos estruturais cromossômicos e o conteúdo dos cromossomos sexuais.[556] A FISH é tecnicamente limitada pelo número de cromossomos distintos que podem ser avaliados, o que resulta em uma elevada taxa inerente de resultados falso-negativos. Estão sendo desenvolvidas novas tecnologias com a capacidade de avaliar todo o genoma usando hibridização genômica comparativa baseada em microarranjos de DNA (aCGH), arranjos de polimorfismo de único nucleotídio (SNP) e sequenciamento de última geração.[558] Entre os casos de DGP, 1/4 deles é motivado por distúrbios monogênicos, na maioria das vezes distrofia miotônica, doença de Huntington, fibrose cística, síndrome do X frágil, atrofia muscular espinal, esclerose tuberosa, síndrome de Marfan, talassemia e anemia falciforme.[556] Como a reação em cadeia da polimerase (PCR) é necessária para o diagnóstico de distúrbio monogênico, a ICSI é feita durante RA para evitar contaminação por espermatozoides ligados à zona pelúcida.[556] O DGP pode ser usado para compatibilização de antígeno tecidual HLA, na tentativa de produzir uma criança cujas células-tronco ou cujo sangue do cordão possam ajudar uma criança doente.[556] As desvantagens do DGP incluem menor sobrevida do embrião pós-biopsia, necessidade de cultura estendida, com possibilidade de que não haja embriões disponíveis para transferência ou criopreservação, resultados falso-positivos ou falso-negativos do teste e controvérsias a respeito do descarte de embriões não transferidos.[555,556]

Rastreamento genético pré-implantação

O DGP não é sinônimo de rastreamento genético pré-implantação (RGP), que é realizado em casais sem anomalia cromossômica, mutação ou outra anormalidade genética conhecida.[555] **O RGP concentra-se na identificação de embriões euploides para transferência, com o objetivo de aumentar as taxas de implantação e diminuir as taxas de aborto**.[558] Quando embriões são identificados como euploides, recomenda-se universalmente a transferência de um único embrião para diminuir o risco de gestação múltipla.[487] As plataformas de testes genéticos disponíveis para RGP são as mesmas utilizadas no DGP e detectarão igualmente a

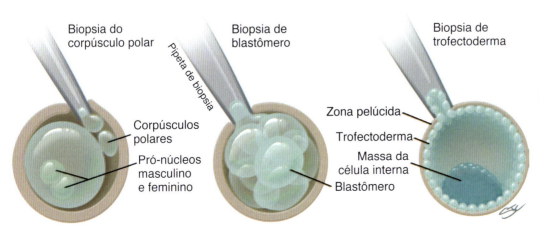

Figura 36.4 Procedimento de biopsia do embrião. É feita uma pequena abertura na zona pelúcida e, dependendo do estágio de desenvolvimento embrionário, é feita a remoção de corpúsculo polar (oócito fertilizado ou não), blastômero (clivagem do estágio de oito células) ou trofectoderma (blastocisto).

aneuploidia de cromossomos inteiros. Novas tecnologias genéticas adicionaram mais capacidades genéticas para incluir a avaliação da aneuploidia segmentar, mosaicismo e número de cópias de DNA mitocondrial (mtDNA).[558] O trabalho sobre o mtDNA sugeriu que ele pode ter valor como um biomarcador potencial de viabilidade embrionária.[559] Estudos anteriores indicaram que o elevado conteúdo de mtDNA está associado a falhas na implantação, embora os dados não tenham corroborado estas descobertas, sugerindo a necessidade de uma avaliação adicional da tecnologia.[559-562] Embora pareça intuitivo que a substituição apenas de embriões euploides deve melhorar as taxas de gravidez e de nascidos vivos nas pacientes com idade avançada, perdas de gravidez recorrente ou falhas de implantação, os resultados do estudo não foram consistentes.[555,556,563-566] Um desafio significativo para a aplicação do PGS é o mosaicismo cromossômico (**Figuras 36.5** e **36.6**), que surge a partir de erros mitóticos durante o desenvolvimento embrionário e tem levantado preocupações sobre quão bem a amostra da biopsia representa o embrião como um todo, assim como se a subsequente autocorreção embrionária pode restaurar a euploidia.[567] Embriões com mosaicismo podem ser considerados potencialmente viáveis, mas não devem ser utilizados para transferência, pelo fato de dados limitados sobre resultados neonatais, diminuição das taxas de implantação, gravidez e de nascidos vivos e de maior risco de aborto em presença de mosaicismo.[568,569] O mosaicismo que envolve dois ou mais cromossomos e/ou maior quantidade de aneuploidia (envolvendo mais células afetadas) poderia ser considerado para transferência,[568,569] mas um estudo sugere que eles sejam menos priorizados ainda em comparação a embriões com um único cromossomo com mosaico e/ou menores graus de aneuploidia.[569] É necessário um aconselhamento genético e médico detalhado para que a paciente possa prosseguir com os testes de embriões usando DGP/RGP e compreender os resultados se o RGP/PGD for realizado, a fim de que seja tomada uma decisão consciente sobre se e quais embriões devem ser transferidos.

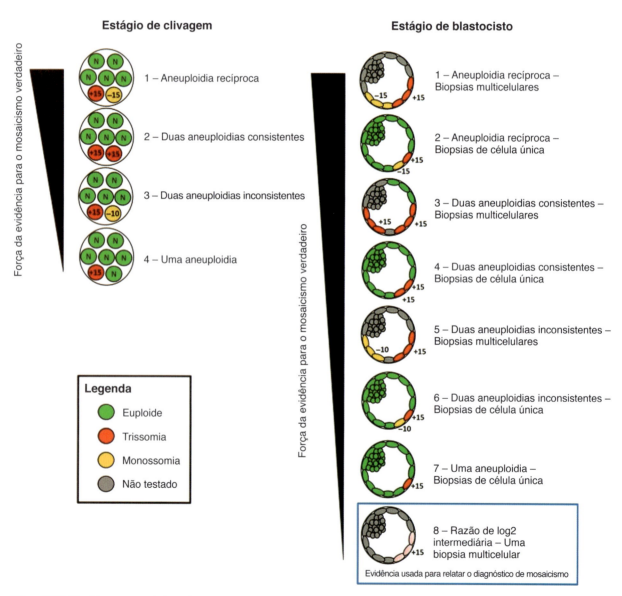

Figura 36.5 Mosaicismo cromossômico embrionário. Permutações no estágio de clivagem e blastocisto. (Adaptada com permissão de: **Capalbo et al.** [567].).

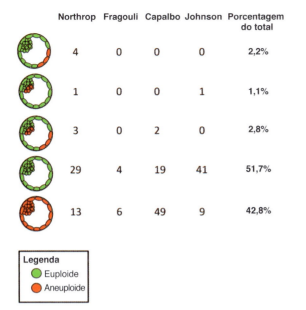

Figura 36.6 Mosaicismo cromossômico embrionário. Mosaicismo entre a massa de células interna e trofectoderma em embriões desagregados (Adaptada com permissão de: **Capalbo et al.** [567].).

Preservação da fertilidade em pacientes com câncer

O aperfeiçoamento dos tratamentos do câncer, tais como quimioterapia, cirurgia e radioterapia, aumentou muito a sobrevida, e algumas sobreviventes de câncer contemplam a maternidade.[570] Infelizmente, esses tratamentos que salvam a vida podem diminuir o potencial de fertilidade em homens e mulheres.[570] Em geral, o câncer por si só não afeta os oócitos, mas os danos causados por alguns quimioterápicos ou pela radiação podem prejudicar a reserva ovariana e a função uterina, sobretudo em mulheres mais velhas.[570] **Se houver tempo antes do início do tratamento do câncer, as mulheres podem ser submetidas ao ciclo de RA com criopreservação do embrião ou do oócito, embora a preservação do tecido ovariano e maturação** *in vitro* **de oócitos ainda seja um método experimental.**[546] Tratamentos para preservar a fertilidade podem ser considerados em algumas situações, incluindo traquelectomia radical para câncer cervical, uso de progestágenos no lugar da histerectomia para o câncer uterino e ooforectomia unilateral para alguns tumores ovarianos.[570] A função ovariana pode ser preservada quando a transposição *ovariana* é feita antes de uma radioterapia.[516] Não está claro se a supressão ovariana com análogos de GnRH durante a quimio ou a radioterapia tem efeito protetor, e isso ainda está sob investigação.[546] Em homens, o câncer afeta diretamente a gametogênese, e os tratamentos do câncer causam mais prejuízos para a fertilidade quando realizados em idade mais jovem.[570] **Quando for viável, a criopreservação de sêmen e espermatozoides antes do tratamento do câncer será o método padrão de preservação da fertilidade masculina.**[546]

REFERÊNCIAS BIBLIOGRÁFICAS

1. **Meng Q, Ren A, Zhang L, et al.** Incidence of infertility and risk factors of impaired fecundity among newly married couples in a Chinese population. *Reprod Biomed Online* 2015;30(1):92–100.
2. Practice Committee of the American Society for Reproductive Medicine. Diagnostic evaluation of the infertile female: A committee opinion. *Fertil Steril* 2015;103(6):e44–e50.
3. **Hessel M, Brandes M, de Bruin JP, et al.** Long-term ongoing pregnancy rate and mode of conception after a positive and negative post-coital test. *Acta Obstet Gynecol Scand* 2014;93(9):913–920.
4. **Gnoth C, Godehardt E, Frank-Herrmann P, et al.** Definition and prevalence of subfertility and infertility. *Hum Reprod* 2005;20(5):1144–1147.
5. **Nandi A, Bhide P, Hooper R, et al.** Intrauterine insemination with gonadotropin stimulation or in vitro fertilization for the treatment of unexplained subfertility: A randomized controlled trial. *Fertil Steril* 2017;107(6):1329–1335.e2.
6. **Zarek SM, Mitchell EM, Sjaarda LA, et al.** Is anti-mullerian hormone associated with fecundability? Findings from the EAGeR trial. *J Clin Endocrinol Metab* 2015;100(11):4215–4221.
7. **Chandra A, Copen CE, Stephen EH.** Infertility and impaired fecundity in the United States, 1982–2010: Data from the National Survey of Family Growth. *Natl Health Stat Report* 2013;(67):1–18.
8. **Boivin J, Bunting L, Collins JA, et al.** International estimates of infertility prevalence and treatment-seeking: Potential need and demand for infertility medical care. *Hum Reprod* 2007;22(6):1506–1512.
9. **Thoma ME, McLain AC, Louis JF, et al.** Prevalence of infertility in the United States as estimated by the current duration approach and a traditional constructed approach. *Fertil Steril* 2013;99(5):1324–1331.e1.
10. **Chandra A, Copen CE, Stephen EH.** Infertility service use in the United States: Data from the National Survey of Family Growth, 1982–2010. *Natl Health Stat Report* 2014;(73):1–21.
11. **Tournaye H.** Evidence-based management of male subfertility. *Curr Opin Obstet Gynecol* 2006;18(3):253–259.
12. **Das S, Nardo LG, Seif MW.** Proximal tubal disease: The place for tubal cannulation. *Reprod Biomed Online* 2007;15(4):383–388.
13. **Maheshwari A, Hamilton M, Bhattacharya S.** Effect of female age on the diagnostic categories of infertility. *Hum Reprod* 2008;23(3):538–542.
14. **Wilkes S, Chinn DJ, Murdoch A, et al.** Epidemiology and management of infertility: A population-based study in UK primary care. *Fam Prac* 2009;26(4):269–274.
15. **Thonneau P, Marchand S, Tallec A, et al.** Incidence and main causes of infertility in a resident population (1,850,000) of three French regions (1988–1989). *Hum Reprod* 1991;6(6):811–816.
16. **Punab M, Poolamets O, Paju P, et al.** Causes of male infertility: A 9-year prospective monocentre study on 1737 patients with reduced total sperm counts. *Hum Reprod* 2017;32(1):18–31.
17. Practice Committee of the American Society for Reproductive Medicine. Diagnostic evaluation of the infertile male: A committee opinion. *Fertil Steril* 2015;103(3):e18–e25.
18. **Righarts AA, Gray A, Dickson NP, et al.** Resolution of infertility and number of children: 1386 couples followed for a median of 13 years. *Hum Reprod* 2017;32(10):2042–2048.
19. **Hull MG, Glazener CM, Kelly NJ, et al.** Population study of causes, treatment, and outcome of infertility. *Br Med J (Clin Res Ed)* 1985;291(6510):1693–1697.
20. **Dor J, Homburg R, Rabau E.** An evaluation of etiologic factors and therapy in 665 infertile couples. *Fertil Steril* 1977;28(7):718–722.
21. **Sundaram R, Mumford SL, Buck Louis GM.** Couples' body composition and time-to-pregnancy. *Hum Reprod* 2017;32(3):662–668.
22. **Dondorp W, de Wert G, Pennings G, et al.** Lifestyle-related factors and access to medically assisted reproduction. *Hum Reprod* 2010;25(3):578–583.
23. **Dokras A, Baredziak L, Blaine J, et al.** Obstetric outcomes after in vitro fertilization in obese and morbidly obese women. *Obstet Gynecol* 2006;108(1):61–69.
24. **Einarsson S, Bergh C, Friberg B, et al.** Weight reduction intervention for obese infertile women prior to IVF: A randomized controlled trial. *Hum Reprod* 2017;32(8):1621–1630.
25. **Chavarro JE, Toth TL, Wright DL, et al.** Body mass index in relation to semen quality, sperm DNA integrity, and serum reproductive hormone levels among men attending an infertility clinic. *Fertil Steril* 2010;93(7):2222–2231.

26. **Oliveira JB, Petersen CG, Mauri AL, et al.** Association between body mass index and sperm quality and sperm DNA integrity. A large population study. *Andrologia* 2018;50.
27. **Domar AD, Rooney KL, Milstein M, et al.** Lifestyle habits of 12,800 IVF patients: Prevalence of negative lifestyle behaviors, and impact of region and insurance coverage. *Hum Fertil (Camb)* 2015;18(4):253–257.
28. **Polotsky AJ, Allshouse AA, Casson PR, et al.** Impact of male and female weight, smoking, and intercourse frequency on live birth in women with polycystic ovary syndrome. *J Clin Endocrinol Metab* 2015;100(6):2405–2412.
29. **Thijssen A, Creemers A, Van der Elst W, et al.** Predictive factors influencing pregnancy rates after intrauterine insemination with frozen donor semen: A prospective cohort study. *Reprod Biomed Online* 2017;34(6):590–597.
30. **Thijssen A, Creemers A, Van der Elst W, et al.** Predictive value of different covariates influencing pregnancy rate following intrauterine insemination with homologous semen: A prospective cohort study. *Reprod Biomed Online* 2017;34(5):463–472.
31. **Vanegas JC, Chavarro JE, Williams PL, et al.** Discrete survival model analysis of a couple's smoking pattern and outcomes of assisted reproduction. *Fertil Res Pract* 2017;3.
32. **Abadia L, Chiu YH, Williams PL, et al.** The association between pre-treatment maternal alcohol and caffeine intake and outcomes of assisted reproduction in a prospectively followed cohort. *Hum Reprod* 2017;32(9):1846–1854.
33. **Mukhopadhyay D, Varghese AC, Pal M, et al.** Semen quality and age-specific changes: A study between two decades on 3,729 male partners of couples with normal sperm count and attending an andrology laboratory for infertility-related problems in an Indian city. *Fertil Steril* 2010;93(7):2247–2254.
34. **Swan SH, Elkin EP, Fenster L.** The question of declining sperm density revisited: An analysis of 101 studies published 1934–1996. *Environ Health Perspect* 2000;108(10):961–966.
35. **Swan SH.** Semen quality in fertile US men in relation to geographical area and pesticide exposure. *Int J Androl* 2006;29(1):62–68; discussion 105–108.
36. **Centola GM, Blanchard A, Demick J, et al.** Decline in sperm count and motility in young adult men from 2003 to 2013: Observations from a U.S. sperm bank. *Andrology* 2016;4(2):270–276.
37. **Slama R, Kold-Jensen T, Scheike T, et al.** How would a decline in sperm concentration over time influence the probability of pregnancy?. *Epidemiology* 2004;15(4):458–465.
38. **Ruwanpura SM, McLachlan RI, Meachem SJ.** Hormonal regulation of male germ cell development. *J Endocrinol* 2010;205(2):117–131.
39. **Amann RP.** The cycle of the seminiferous epithelium in humans: A need to revisit?. *J Androl* 2008;29(5):469–487.
40. **Ramalho-Santos J, Schatten G, Moreno RD.** Control of membrane fusion during spermiogenesis and the acrosome reaction. *Biol Reprod* 2002;67(4):1043–1051.
41. **Turner TT.** De Graaf's thread: The human epididymis. *J Androl* 2008;29(3):237–250.
42. **World Health Organization, Department of Reproductive Health and Research.** *World Health Organization Laboratory Manual for the Examination and Processing of Human Semen.* 5th ed. Switzerland: WHO Press; 2010.
43. **Ikawa M, Inoue N, Benham AM, et al.** Fertilization: A sperm's journey to and interaction with the oocyte. *J Clin Invest* 2010;120(4):984–994.
44. Optimizing natural fertility. *Fertil Steril* 2008;90(5 Suppl):S1–S6.
45. **Sun QY.** Cellular and molecular mechanisms leading to cortical reaction and polyspermy block in mammalian eggs. *Microsc Res Tech* 2003;61(4):342–348.
46. **Gracia CR, Sammel MD, Coutifaris C, et al.** Occupational exposures and male infertility. *Am J Epidemiol* 2005;162(8):729–733.
47. **Muthusami KR, Chinnaswamy P.** Effect of chronic alcoholism on male fertility hormones and semen quality. *Fertil Steril* 2005;84(4):919–924.
48. **Gaur DS, Talekar MS, Pathak VP.** Alcohol intake and cigarette smoking: impact of two major lifestyle factors on male fertility. *Indian J Pathol Microbiol* 2010;53(1):35–40.
49. **Kunzle R, Mueller MD, Hanggi W, et al.** Semen quality of male smokers and nonsmokers in infertile couples. *Fertil Steril* 2003;79(2):287–291.
50. **Said TM, Ranga G, Agarwal A.** Relationship between semen quality and tobacco chewing in men undergoing infertility evaluation. *Fertil Steril* 2005;84(3):649–653.
51. **Gundersen TD, Jorgensen N, Andersson AM, et al.** Association between use of marijuana and male reproductive hormones and semen quality: A study among 1,215 healthy young men. *Am J Epidemiol* 2015;182(6):473–481.
52. **Steiner AZ, Long DL, Tanner C, et al.** Effect of vaginal lubricants on natural fertility. *Obstet Gynecol* 2012;120(1):44–51.
53. World Health Organization. *WHO Laboratory Manual for the Examination of Human Semen and Sperm–Cervical Mucus Interaction.* 3rd ed. Cambridge, UK: Cambridge University Press; 1992.
54. **Keihani S, Craig JR, Zhang C, et al.** Impacts of abstinence time on semen parameters in a large population-based cohort of subfertile men. *Urology* 2017;108:90–95.
55. **Levitas E, Lunenfeld E, Weiss N, et al.** Relationship between the duration of sexual abstinence and semen quality: Analysis of 9,489 semen samples. *Fertil Steril* 2005;83(6):1680–1686.
56. **Marshburn PB, Alanis M, Matthews ML, et al.** A short period of ejaculatory abstinence before intrauterine insemination is associated with higher pregnancy rates. *Fertil Steril* 2010;93(1):286–288.
57. **Mieusset R, Walschaerts M, Isus F, et al.** Diagnosis of partial retrograde ejaculation in non-azoospermic infertile men with low semen volume. *PLoS One* 2017;12(1):e0168742.
58. **Bhasin S.** Approach to the infertile man. *J Clin Endocrinol Metab* 2007;92(6):1995–2004.
59. **Kruger TF, Acosta AA, Simmons KF, et al.** Predictive value of abnormal sperm morphology in in vitro fertilization. *Fertil Steril* 1988;49(1):112–117.
60. **Kruger TF, Menkveld R, Stander FS, et al.** Sperm morphologic features as a prognostic factor for in vitro fertilization. *Fertil Steril* 1986;46(6):1118–1123.
61. **Guzick DS, Overstreet JW, Factor-Litvak P, et al.** Sperm morphology, motility, and concentration in fertile and infertile men. *N Engl J Med* 2001;345(19):1388–1393.
62. **Palermo GD, Neri QV, Cozzubbo T, et al.** Shedding light on the nature of seminal round cells. *PLoS One* 2016;11(3):e0151640.
63. **Ricci G, Granzotto M, Luppi S, et al.** Effect of seminal leukocytes on in vitro fertilization and intracytoplasmic sperm injection outcomes. *Fertil Steril* 2015;104(1):87–93.
64. **Agarwal A, Mulgund A, Alshahrani S, et al.** Reactive oxygen species and sperm DNA damage in infertile men presenting with low level leukocytospermia. *Reprod Biol Endocrinol* 2014;12:126.
65. **Gdoura R, Kchaou W, Znazen A, et al.** Screening for bacterial pathogens in semen samples from infertile men with and without leukocytospermia. *Andrologia* 2008;40(4):209–218.
66. **Zini A, Fahmy N, Belzile E, et al.** Antisperm antibodies are not associated with pregnancy rates after IVF and ICSI: Systematic review and meta-analysis. *Hum Reprod* 2011;26(6):1288–1295.
67. **Zhao J, Zhang Q, Wang Y, et al.** Whether sperm deoxyribonucleic acid fragmentation has an effect on pregnancy and miscarriage after in vitro fertilization/intracytoplasmic sperm injection: A systematic review and meta-analysis. *Fertil Steril* 2014;102(4):998–1005.e8.
68. **Gat I, Tang K, Quach K, et al.** Sperm DNA fragmentation index does not correlate with blastocyst aneuploidy or morphological grading. *PLoS One* 2017;12(6):e0179002.
69. **Donkin I, Versteyhe S, Ingerslev LR, et al.** Obesity and bariatric surgery drive epigenetic variation of spermatozoa in humans. *Cell Metab* 2016;23(2):369–378.
70. **Hammoud SS, Nix DA, Hammoud AO, et al.** Genome-wide analysis identifies changes in histone retention and epigenetic modifications at developmental and imprinted gene loci in the sperm of infertile men. *Hum Reprod* 2011;26(9):2558–2569.
71. **Aston KI, Uren PJ, Jenkins TG, et al.** Aberrant sperm DNA methylation predicts male fertility status and embryo quality. *Fertil Steril* 2015;104(6):1388–1397.e1–e5.
72. **Olesen IA, Andersson AM, Aksglaede L, et al.** Clinical, genetic, biochemical, and testicular biopsy findings among 1,213 men evaluated for infertility. *Fertil Steril* 2017;107(1):74–82.e7.
73. **de Kretser DM.** Male infertility. *Lancet* 1997;349(9054):787–790.

74. Male sterility and subfertility: Guidelines for management. The ESHRE Capri Workshop Group. *Hum Reprod* 1994;9(7):1260–1264.
75. **Burkman LJ, Coddington CC, Franken DR, et al.** The hemizona assay (HZA): Development of a diagnostic test for the binding of human spermatozoa to the human hemizona pellucida to predict fertilization potential. *Fertil Steril* 1988;49(4):688–697.
76. **Kuhnert B, Nieschlag E.** Reproductive functions of the ageing male. *Hum Reprod Update* 2004;10(4):327–339.
77. **Garcia-Palomares S, Navarro S, Pertusa JF, et al.** Delayed fatherhood in mice decreases reproductive fitness and longevity of offspring. *Biol Reprod* 2009;80(2):343–349.
78. **Puscheck EE, Jeyendran RS.** The impact of male factor on recurrent pregnancy loss. *Curr Opin Obstet Gynecol* 2007;19(3):222–228.
79. **Gratten J, Wray NR, Peyrot WJ, et al.** Risk of psychiatric illness from advanced paternal age is not predominantly from de novo mutations. *Nat Genet* 2016;48(7):718–724.
80. **Ghanem H, Shamloul R.** An evidence-based perspective to the medical treatment of male infertility: A short review. *Urol Int* 2009;82(2):125–129.
81. **Kolettis PN, Purcell ML, Parker W, et al.** Medical testosterone: An iatrogenic cause of male infertility and a growing problem. *Urology* 2015;85(5):1068–1073.
82. **Malik RD, Wang CE, Lapin B, et al.** Characteristics of men undergoing testosterone replacement therapy and adherence to follow-up recommendations in metropolitan multicenter health care system. *Urology* 2015;85(6):1382–1388.
83. **Oliva A, Dotta A, Multigner L.** Pentoxifylline and antioxidants improve sperm quality in male patients with varicocele. *Fertil Steril* 2009;91(4 Suppl):1536–1539.
84. Report on varicocele and infertility. *Fertil Steril* 2008;90(5 Suppl):S-247–S249.
85. **Pasqualotto FF, Sundaram A, Sharma RK, et al.** Semen quality and oxidative stress scores in fertile and infertile patients with varicocele. *Fertil Steril* 2008;89(3):602–607.
86. **Marmar JL, Agarwal A, Prabakaran S, et al.** Reassessing the value of varicocelectomy as a treatment for male subfertility with a new meta-analysis. *Fertil Steril* 2007;88(3):639–648.
87. **Pasqualotto FF, Pasqualotto EB.** Reassessing the value of varicocelectomy as a treatment for male subfertility with a new meta-analysis. *Fertil Steril* 2007;88(6):1710.
88. **Samplaski MK, Lo KC, Grober ED, et al.** Varicocelectomy to "upgrade" semen quality to allow couples to use less invasive forms of assisted reproductive technology. *Fertil Steril* 2017;108(4):609–612.
89. **Kirby EW, Wiener LE, Rajanahally S, et al.** Undergoing varicocele repair before assisted reproduction improves pregnancy rate and live birth rate in azoospermic and oligospermic men with a varicocele: A systematic review and meta-analysis. *Fertil Steril* 2016;106(6):1338–1343.
90. **ESHRE Capri Workshop Group.** Intrauterine insemination. *Hum Reprod Update* 2009;15(3):265–277.
91. **Kovacic B, Vlaisavljevic V, Reljic M.** Clinical use of pentoxifylline for activation of immotile testicular sperm before ICSI in patients with azoospermia. *J Androl* 2006;27(1):45–52.
92. **Custers IM, Flierman PA, Maas P, et al.** Immobilisation versus immediate mobilisation after intrauterine insemination: Randomised controlled trial. *BMJ* 2009;339:b4080.
93. **Cantineau AE, Janssen MJ, Cohlen BJ, et al.** Synchronised approach for intrauterine insemination in subfertile couples. *Cochrane Database Syst Rev* 2014;(12):CD006942.
94. **Merviel P, Heraud MH, Grenier N, et al.** Predictive factors for pregnancy after intrauterine insemination (IUI): An analysis of 1038 cycles and a review of the literature. *Fertil Steril* 2010;93(1):79–88.
95. **Badawy A, Elnashar A, Eltotongy M.** Effect of sperm morphology and number on success of intrauterine insemination. *Fertil Steril* 2009;91(3):777–781.
96. **Dickey RP, Taylor SN, Lu PY, et al.** Effect of diagnosis, age, sperm quality, and number of preovulatory follicles on the outcome of multiple cycles of clomiphene citrate-intrauterine insemination. *Fertil Steril* 2002;78(5):1088–1095.
97. **Van Voorhis BJ, Barnett M, Sparks AE, et al.** Effect of the total motile sperm count on the efficacy and cost-effectiveness of intrauterine insemination and in vitro fertilization. *Fertil Steril* 2001;75(4):661–668.
98. **Monraisin O, Chansel-Debordeaux L, Chiron A, et al.** Evaluation of intrauterine insemination practices: A 1-year prospective study in seven French assisted reproduction technology centers. *Fertil Steril* 2016;105(6):1589–1593.
99. **Deveneau NE, Sinno O, Krause M, et al.** Impact of sperm morphology on the likelihood of pregnancy after intrauterine insemination. *Fertil Steril* 2014;102(6):1584–1590.e2.
100. **Lemmens L, Kos S, Beijer C, et al.** Predictive value of sperm morphology and progressively motile sperm count for pregnancy outcomes in intrauterine insemination. *Fertil Steril* 2016;105(6):1462–1468.
101. **Bagis T, Haydardedeoglu B, Kilicdag EB, et al.** Single versus double intrauterine insemination in multi-follicular ovarian hyperstimulation cycles: A randomized trial. *Hum Reprod* 2010;25:1684–1690.
102. **Farquhar CM, Brown J, Arroll N, et al.** A randomized controlled trial of fallopian tube sperm perfusion compared with standard intrauterine insemination for women with non-tubal infertility. *Hum Reprod* 2013;28(8):2134–2139.
103. **Cantineau AE, Cohlen BJ, Heineman MJ, et al.** Intrauterine insemination versus fallopian tube sperm perfusion for non-tubal infertility. *Cochrane Database Syst Rev* 2013;(10):CD001502.
104. **Vlahos NF, Coker L, Lawler C, et al.** Women with ovulatory dysfunction undergoing ovarian stimulation with clomiphene citrate for intrauterine insemination may benefit from administration of human chorionic gonadotropin. *Fertil Steril* 2005;83(5):1510–1516.
105. **Fuh KW, Wang X, Tai A, et al.** Intrauterine insemination: Effect of the temporal relationship between the luteinizing hormone surge, human chorionic gonadotrophin administration and insemination on pregnancy rates. *Hum Reprod* 1997;12(10):2162–2166.
106. **Robb PA, Robins JC, Thomas MA.** Timing of hCG administration does not affect pregnancy rates in couples undergoing intrauterine insemination using clomiphene citrate. *J Natl Med Assoc* 2004;96(11):1431–1433.
107. 2008 Guidelines for gamete and embryo donation: A Practice Committee report. *Fertil Steril* 2008;90(5 Suppl):S30–S44.
108. **Besselink DE, Farquhar C, Kremer JA, et al.** Cervical insemination versus intra-uterine insemination of donor sperm for subfertility. *Cochrane Database Syst Rev* 2008;(2):CD000317.
109. **Carroll N, Palmer JR.** A comparison of intrauterine versus intracervical insemination in fertile single women. *Fertil Steril* 2001;75(4):656–660.
110. **Williams DB, Moley KH, Cholewa C, et al.** Does intrauterine insemination offer an advantage to cervical cap insemination in a donor insemination program?. *Fertil Steril* 1995;63(2):295–298.
111. **Kop PA, van Wely M, Mol BW, et al.** Intrauterine insemination or intracervical insemination with cryopreserved donor sperm in the natural cycle: A cohort study. *Hum Reprod* 2015;30(3):603–607.
112. **Carpinello OJ, Jacob MC, Nulsen J, et al.** Utilization of fertility treatment and reproductive choices by lesbian couples. *Fertil Steril* 2016;106(7):1709–1713.e4.
113. **De Brucker M, Haentjens P, Evenepoel J, et al.** Cumulative delivery rates in different age groups after artificial insemination with donor sperm. *Hum Reprod* 2009;24(8):1891–1899.
114. **Blockeel C, Knez J, Polyzos NP, et al.** Should an intrauterine insemination with donor semen be performed 1 or 2 days after the spontaneous LH rise? A prospective RCT. *Hum Reprod* 2014;29(4):697–703.
115. **Payne MA, Lamb EJ.** Use of frozen semen to avoid human immunodeficiency virus type 1 transmission by donor insemination: A cost-effectiveness analysis. *Fertil Steril* 2004;81(1):80–92.
116. **Subak LL, Adamson GD, Boltz NL.** Therapeutic donor insemination: A prospective randomized trial of fresh versus frozen sperm. *Am J Obstet Gynecol* 1992;166(6 Pt 1):1597–1604; discussion 1604–1606.
117. **Pereira N, O'Neill C, Lu V, et al.** The safety of intracytoplasmic sperm injection and long-term outcomes. *Reproduction* 2017;154:F61–F70.
118. **Shu Y, Gebhardt J, Watt J, et al.** Fertilization, embryo development, and clinical outcome of immature oocytes from stimulated intracytoplasmic sperm injection cycles. *Fertil Steril* 2007;87(5):1022–1027.
119. **Jones J, Horne G, Fitzgerald C.** Who needs ICSI? A nationwide UK survey on ICSI use. *Hum Fertil (Camb)* 2012;15(3):144–149.
120. Practice Committees of the American Society for Reproductive Medicine and Society for Assisted Reproductive Technology. Intracytoplas-

mic sperm injection (ICSI) for non-male factor infertility: A committee opinion. *Fertil Steril* 2012;98(6):1395–1399.
121. Keegan BR, Barton S, Sanchez X, et al. Isolated teratozoospermia does not affect in vitro fertilization outcome and is not an indication for intracytoplasmic sperm injection. *Fertil Steril* 2007;88(6):1583–1588.
122. Rubino P, Vigano P, Luddi A, et al. The ICSI procedure from past to future: A systematic review of the more controversial aspects. *Hum Reprod Update* 2016;22(2):194–227.
123. Wen J, Jiang J, Ding C, et al. Birth defects in children conceived by in vitro fertilization and intracytoplasmic sperm injection: A meta-analysis. *Fertil Steril* 2012;97(6):1331–1337.e1331–1334.
124. **Genetic considerations related to intracytoplasmic sperm injection (ICSI).** *Fertil Steril* 2008;90(5 Suppl):S182–S184.
125. Wong MY, Ledger WL. Is ICSI risky?. *Obstet Gynecol Int* 2013; 2013:473289.
126. Kissin DM, Zhang Y, Boulet SL, et al. Association of assisted reproductive technology (ART) treatment and parental infertility diagnosis with autism in ART-conceived children. *Hum Reprod* 2015;30(2):454–465.
127. Evaluation of the azoospermic male. *Fertil Steril* 2008;90(5 Suppl):S74–S77.
128. Report on optimal evaluation of the infertile male. *Fertil Steril* 2006; 86(5 Suppl 1):S202–S209.
129. Lee R, Li PS, Goldstein M, et al. A decision analysis of treatments for nonobstructive azoospermia associated with varicocele. *Fertil Steril* 2009;92(1):188–196.
130. Weedin JW, Khera M, Lipshultz LI. Varicocele repair in patients with nonobstructive azoospermia: A meta-analysis. *J Urol* 2010;183:2309–2315.
131. Hotaling J, Carrell DT. Clinical genetic testing for male factor infertility: Current applications and future directions. *Andrology* 2014;2(3):339–350.
132. Reijo R, Alagappan RK, Patrizio P, et al. Severe oligozoospermia resulting from deletions of azoospermia factor gene on Y chromosome. *Lancet* 1996;347(9011):1290–1293.
133. Sperm retrieval for obstructive azoospermia. *Fertil Steril* 2008;90(5 Suppl):S213–S218.
134. The management of infertility due to obstructive azoospermia. *Fertil Steril* 2008;90(5 Suppl):S121–S124.
135. Vasectomy reversal. *Fertil Steril* 2008;90(5 Suppl):S78–S82.
136. Age-related fertility decline: A committee opinion. *Fertil Steril* 2008; 90(5 Suppl):S154–S155.
137. Schwartz D, Mayaux MJ. Female fecundity as a function of age: Results of artificial insemination in 2193 nulliparous women with azoospermic husbands. Federation CECOS. *N Engl J Med* 1982;306(7):404–406.
138. Centers for Disease Control and Prevention ASfRM, Society for Assisted Reproductive Technology. *2015 Assisted Reproductive Technology National Summary Report*. Atlanta, GA: US Dept of Health and Human Services; 2017.
139. SART. *National Summary Report–Preliminary Clinic Summary Report (CSR) for 2015*. 2017.
140. Scheffer GJ, Broekmans FJ, Looman CW, et al. The number of antral follicles in normal women with proven fertility is the best reflection of reproductive age. *Hum Reprod* 2003;18(4):700–706.
141. Devine K, Mumford SL, Wu M, et al. Diminished ovarian reserve in the United States assisted reproductive technology population: Diagnostic trends among 181,536 cycles from the Society for Assisted Reproductive Technology Clinic Outcomes Reporting System. *Fertil Steril* 2015;104(3):612–619.e3.
142. Pastore LM, Young SL, Manichaikul A, et al. Distribution of the FMR1 gene in females by race/ethnicity: Women with diminished ovarian reserve versus women with normal fertility (SWAN study). *Fertil Steril* 2017;107(1):205–211.e1.
143. Schufreider A, McQueen DB, Lee SM, et al. Diminished ovarian reserve is not observed in infertility patients with high normal CGG repeats on the fragile X mental retardation 1 (FMR1) gene. *Hum Reprod* 2015;30(11):2686–2692.
144. Aging and infertility in women. *Fertil Steril* 2006;86(5 Suppl 1):S248–S252.
145. Nybo Andersen AM, Wohlfahrt J, Christens P, et al. Maternal age and fetal loss: Population based register linkage study. *BMJ* 2000;320(7251):1708–1712.
146. Wilcox AJ, Weinberg CR, O'Connor JF, et al. Incidence of early loss of pregnancy. *N Engl J Med* 1988;319(4):189–194.
147. Holte J, Brodin T, Berglund L, et al. Antral follicle counts are strongly associated with live-birth rates after assisted reproduction, with superior treatment outcome in women with polycystic ovaries. *Fertil Steril* 2011;96(3):594–599.
148. Iliodromiti S, Kelsey TW, Wu O, et al. The predictive accuracy of anti-mullerian hormone for live birth after assisted conception: A systematic review and meta-analysis of the literature. *Hum Reprod Update* 2014;20(4):560–570.
149. La Marca A, Nelson SM, Sighinolfi G, et al. Anti-mullerian hormone-based prediction model for a live birth in assisted reproduction. *Reprod Biomed Online* 2011;22(4):341–349.
150. Nelson SM, Fleming R, Gaudoin M, et al. Antimullerian hormone levels and antral follicle count as prognostic indicators in a personalized prediction model of live birth. *Fertil Steril* 2015;104(2):325–332.
151. van Rooij IA, Broekmans FJ, Scheffer GJ, et al. Serum anti-mullerian hormone levels best reflect the reproductive decline with age in normal women with proven fertility: A longitudinal study. *Fertil Steril* 2005;83(4):979–987.
152. Jayaprakasan K, Campbell B, Hopkisson J, et al. A prospective, comparative analysis of anti-mullerian hormone, inhibin-B, and three-dimensional ultrasound determinants of ovarian reserve in the prediction of poor response to controlled ovarian stimulation. *Fertil Steril* 2010;93(3):855–864.
153. Kwee J, Schats R, McDonnell J, et al. Evaluation of anti-mullerian hormone as a test for the prediction of ovarian reserve. *Fertil Steril* 2008;90(3):737–743.
154. Nelson SM, Iliodromiti S, Fleming R, et al. Reference range for the anti-mullerian hormone Generation II assay: A population study of 10,984 women, with comparison to the established Diagnostics Systems Laboratory nomogram. *Fertil Steril* 2014;101(2):523–529.
155. Craciunas L, Roberts SA, Yates AP, et al. Modification of the Beckman-Coulter second-generation enzyme-linked immunosorbent assay protocol improves the reliability of serum antimullerian hormone measurement. *Fertil Steril* 2015;103(2):554–559.e1.
156. Tadros T, Tarasconi B, Nassar J, et al. New automated antimullerian hormone assays are more reliable than the manual assay in patients with reduced antral follicle count. *Fertil Steril* 2016;106(7):1800–1806.
157. Steiner AZ, Pritchard D, Stanczyk FZ, et al. Association between biomarkers of ovarian reserve and infertility among older women of reproductive age. *JAMA* 2017;318(14):1367–1376.
158. Nardo LG, Gelbaya TA, Wilkinson H, et al. Circulating basal anti-mullerian hormone levels as predictor of ovarian response in women undergoing ovarian stimulation for in vitro fertilization. *Fertil Steril* 2009;92(5):1586–1593.
159. Rosen MP, Sternfeld B, Schuh-Huerta SM, et al. Antral follicle count: Absence of significant midlife decline. *Fertil Steril* 2010;94:2182–2185.
160. Bancsi LF, Broekmans FJ, Looman CW, et al. Impact of repeated antral follicle counts on the prediction of poor ovarian response in women undergoing in vitro fertilization. *Fertil Steril* 2004;81(1):35–41.
161. Hendriks DJ, Mol BW, Bancsi LF, et al. Antral follicle count in the prediction of poor ovarian response and pregnancy after in vitro fertilization: A meta-analysis and comparison with basal follicle-stimulating hormone level. *Fertil Steril* 2005;83(2):291–301.
162. Steiner AZ. Clinical implications of ovarian reserve testing. *Obstet Gynecol Surv* 2009;64(2):120–128.
163. van der Steeg JW, Steures P, Eijkemans MJ, et al. Predictive value and clinical impact of Basal follicle-stimulating hormone in subfertile, ovulatory women. *J Clin Endocrinol Metab* 2007;92(6):2163–2168.
164. Broekmans FJ, Kwee J, Hendriks DJ, et al. A systematic review of tests predicting ovarian reserve and IVF outcome. *Hum Reprod Update* 2006;12(6):685–718.
165. Hendriks DJ, Broekmans FJ, Bancsi LF, et al. Repeated clomiphene citrate challenge testing in the prediction of outcome in IVF: A comparison with basal markers for ovarian reserve. *Hum Reprod* 2005;20(1):163–169.
166. Penarrubia J, Peralta S, Fabregues F, et al. Day-5 inhibin B serum concentrations and antral follicle count as predictors of ovarian response and live birth in assisted reproduction cycles stimulated with gonadotropin after pituitary suppression. *Fertil Steril* 2010;94:2590–2595.

167. **Papathanasiou A, Searle BJ, King NM, et al.** Trends in "poor responder" research: Lessons learned from RCTs in assisted conception. *Hum Reprod Update* 2016;22(3):306–319.
168. **Bosch E, Labarta E, Kolibianakis E, et al.** Regimen of ovarian stimulation affects oocyte and therefore embryo quality. *Fertil Steril* 2016;105(3):560–570.
169. **Kushnir VA, Safdie M, Darmon SK, et al.** Age-specific IVF outcomes in infertile women with baseline FSH levels >/ = 20 mIU/mL. *Reprod Sci* 2018;25:893–898.
170. **Trolice MP.** Live birth from a 46-year-old using fresh autologous oocytes through in vitro fertilization. *Fertil Steril* 2014;102(1):96–98.
171. **Burks HR, Baker M, Quaas AM, et al.** The dilemma of counseling patients about poor prognosis: Live birth after IVF with autologous oocytes in a 43-year-old woman with FSH levels above 30 mIU/mL. *J Assist Reprod Genet* 2017;34:1185–1188.
172. **Barad D, Gleicher N.** Effect of dehydroepiandrosterone on oocyte and embryo yields, embryo grade and cell number in IVF. *Hum Reprod* 2006;21(11):2845–2849.
173. **Barad DH, Gleicher N.** Increased oocyte production after treatment with dehydroepiandrosterone. *Fertil Steril* 2005;84(3):756.
174. **Casson PR, Lindsay MS, Pisarska MD, et al.** Dehydroepiandrosterone supplementation augments ovarian stimulation in poor responders: A case series. *Hum Reprod* 2000;15(10):2129–2132.
175. **Yeung TW, Li RH, Lee VC, et al.** A randomized double-blinded placebo-controlled trial on the effect of dehydroepiandrosterone for 16 weeks on ovarian response markers in women with primary ovarian insufficiency. *J Clin Endocrinol Metab* 2013;98(1):380–388.
176. **Vlahos N, Papalouka M, Triantafyllidou O, et al.** Dehydroepiandrosterone administration before IVF in poor responders: A prospective cohort study. *Reprod Biomed Online* 2015;30(2):191–196.
177. **Yeung TW, Chai J, Li RH, et al.** A randomized, controlled, pilot trial on the effect of dehydroepiandrosterone on ovarian response markers, ovarian response, and in vitro fertilization outcomes in poor responders. *Fertil Steril* 2014;102(1):108–115.e1.
178. **Yeung T, Chai J, Li R, et al.** A double-blind randomised controlled trial on the effect of dehydroepiandrosterone on ovarian reserve markers, ovarian response and number of oocytes in anticipated normal ovarian responders. *BJOG* 2016;123(7):1097–1105.
179. **Bosdou JK, Venetis CA, Dafopoulos K, et al.** Transdermal testosterone pretreatment in poor responders undergoing ICSI: A randomized clinical trial. *Hum Reprod* 2016;31(5):977–985.
180. **Kim CH, Ahn JW, Moon JW, et al.** Ovarian features after 2 weeks, 3 weeks and 4 weeks transdermal testosterone gel treatment and their associated effect on IVF outcomes in poor responders. *Dev Reprod* 2014;18(3):145–152.
181. **Nagels HE, Rishworth JR, Siristatidis CS, et al.** Androgens (dehydroepiandrosterone or testosterone) for women undergoing assisted reproduction. *Cochrane Database Syst Rev* 2015;(11):CD009749.
182. **Bassiouny YA, Dakhly DMR, Bayoumi YA, et al.** Does the addition of growth hormone to the in vitro fertilization/intracytoplasmic sperm injection antagonist protocol improve outcomes in poor responders? A randomized, controlled trial. *Fertil Steril* 2016;105(3):697–702.
183. **Duffy JM, Ahmad G, Mohiyiddeen L, et al.** Growth hormone for in vitro fertilization. *Cochrane Database Syst Rev* 2010;(1):CD000099.
184. **Kolibianakis EM, Venetis CA, Diedrich K, et al.** Addition of growth hormone to gonadotrophins in ovarian stimulation of poor responders treated by in-vitro fertilization: A systematic review and meta-analysis. *Hum Reprod Update* 2009;15(6):613–622.
185. Drug Enforcement Administration. Human growth hormone. 2013. Available online at https://www.deadiversion.usdoj.gov/drug_chem_info/hgh.pdf.
186. **Akarsu S, Gode F, Isik AZ, et al.** The association between coenzyme Q10 concentrations in follicular fluid with embryo morphokinetics and pregnancy rate in assisted reproductive techniques. *J Assist Reprod Genet* 2017;34(5):599–605.
187. **Bentov Y, Hannam T, Jurisicova A, et al.** Coenzyme Q10 supplementation and oocyte aneuploidy in women undergoing IVF-ICSI treatment. *Clin Med Insights Reprod Health* 2014;8:31–36.
188. **Ben-Meir A, Burstein E, Borrego-Alvarez A, et al.** Coenzyme Q10 restores oocyte mitochondrial function and fertility during reproductive aging. *Aging Cell* 2015;14(5):887–895.
189. **Al-Safi ZA, Liu H, Carlson NE, et al.** Omega-3 fatty acid supplementation lowers serum FSH in normal weight but not obese women. *J Clin Endocrinol Metab* 2016;101(1):324–333.
190. **Drakopoulos P, van de Vijver A, Schutyser V, et al.** The effect of serum vitamin D levels on ovarian reserve markers: A prospective cross-sectional study. *Hum Reprod* 2017;32(1):208–214.
191. **Franasiak JM, Molinaro TA, Dubell EK, et al.** Vitamin D levels do not affect IVF outcomes following the transfer of euploid blastocysts. *Am J Obstet Gynecol* 2015;212(3):315.e311–316.
192. **Paffoni A, Ferrari S, Vigano P, et al.** Vitamin D deficiency and infertility: Insights from in vitro fertilization cycles. *J Clin Endocrinol Metab* 2014;99(11):E2372–E2376.
193. Optimal evaluation of the infertile female. *Fertil Steril* 2006;86(5 Suppl 1):S264–S267.
194. **Azziz R, Carmina E, Dewailly D, et al.** The Androgen Excess and PCOS Society criteria for the polycystic ovary syndrome: The complete task force report. *Fertil Steril* 2009;91(2):456–488.
195. **Cole LA, Ladner DG, Byrn FW.** The normal variabilities of the menstrual cycle. *Fertil Steril* 2009;91(2):522–527.
196. **Stanford JB, White GL, Hatasaka H.** Timing intercourse to achieve pregnancy: Current evidence. *Obstet Gynecol* 2002;100(6):1333–1341.
197. **Wilcox AJ, Dunson D, Baird DD.** The timing of the "fertile window" in the menstrual cycle: Day specific estimates from a prospective study. *BMJ* 2000;321(7271):1259–1262.
198. **Wilcox AJ, Weinberg CR, Baird DD.** Timing of sexual intercourse in relation to ovulation. Effects on the probability of conception, survival of the pregnancy, and sex of the baby. *N Engl J Med* 1995;333(23):1517–1521.
199. **Pallone SR, Bergus GR.** Fertility awareness-based methods: Another option for family planning. *J Am Board Fam Med* 2009;22(2):147–157.
200. **Guermandi E, Vegetti W, Bianchi MM, et al.** Reliability of ovulation tests in infertile women. *Obstet Gynecol* 2001;97(1):92–96.
201. **Miller PB, Soules MR.** The usefulness of a urinary LH kit for ovulation prediction during menstrual cycles of normal women. *Obstet Gynecol* 1996;87(1):13–17.
202. **Nielsen MS, Barton SD, Hatasaka HH, et al.** Comparison of several one-step home urinary luteinizing hormone detection test kits to OvuQuick. *Fertil Steril* 2001;76(2):384–387.
203. **Grinsted J, Jacobsen JD, Grinsted L, et al.** Prediction of ovulation. *Fertil Steril* 1989;52(3):388–393.
204. **McGovern PG, Myers ER, Silva S, et al.** Absence of secretory endometrium after false-positive home urine luteinizing hormone testing. *Fertil Steril* 2004;82(5):1273–1277.
205. Use of clomiphene citrate in women. *Fertil Steril* 2006;86(5 Suppl 1):S187–S193.
206. **Jirge PR, Patil RS.** Comparison of endocrine and ultrasound profiles during ovulation induction with clomiphene citrate and letrozole in ovulatory voluntter women. *Fertil Steril* 2010;93(1):174–183.
207. **Qublan H, Amarin Z, Nawasreh M, et al.** Luteinized unruptured follicle syndrome: Incidence and recurrence rate in infertile women with unexplained infertility undergoing intrauterine insemination. *Hum Reprod* 2006;21(8):2110–2113.
208. Consensus on infertility treatment related to polycystic ovary syndrome. *Fertil Steril* 2008;89(3):505–522.
209. Revised 2003 consensus on diagnostic criteria and long-term health risks related to polycystic ovary syndrome (PCOS). *Hum Reprod* 2004;19(1):41–47.
210. **Nahuis MJ, Weiss NS, van der Veen F, et al.** The M-OVIN study: Does switching treatment to FSH and/or IUI lead to higher pregnancy rates in a subset of women with world health organization type II anovulation not conceiving after six ovulatory cycles with clomiphene citrate–a randomised controlled trial. *BMC Womens Health* 2013;13:42.
211. **Stadtmauer LA, Sarhan A, Duran EH, et al.** The impact of a gonadotropin-releasing hormone antagonist on gonadotropin ovulation induc-

tion cycles in women with polycystic ovary syndrome: A prospective randomized study. *Fertil Steril* 2011;95(1):216–220.
212. **Ganesh A, Goswami SK, Chattopadhyay R, et al.** Comparison of letrozole with continuous gonadotropins and clomiphene-gonadotropin combination for ovulation induction in 1387 PCOS women after clomiphene citrate failure: A randomized prospective clinical trial. *J Assist Reprod Genet* 2009;26(1):19–24.
213. **Legro RS, Barnhart HX, Schlaff WD, et al.** Clomiphene, metformin, or both for infertility in the polycystic ovary syndrome. *N Engl J Med* 2007;356(6):551–566.
214. **Jungheim ES, Lanzendorf SE, Odem RR, et al.** Morbid obesity is associated with lower clinical pregnancy rates after in vitro fertilization in women with polycystic ovary syndrome. *Fertil Steril* 2009;92(1):256–261.
215. **McCormick B, Thomas M, Maxwell R, et al.** Effects of polycystic ovarian syndrome on in vitro fertilization-embryo transfer outcomes are influenced by body mass index. *Fertil Steril* 2008;90(6):2304–2309.
216. **Koivunen R, Pouta A, Franks S, et al.** Fecundability and spontaneous abortions in women with self-reported oligo-amenorrhea and/or hirsutism: Northern Finland Birth Cohort 1966 Study. *Hum Reprod* 2008;23(9):2134–2139.
217. **Palomba S, Giallauria F, Falbo A, et al.** Structured exercise training programme versus hypocaloric hyperproteic diet in obese polycystic ovary syndrome patients with anovulatory infertility: A 24-week pilot study. *Hum Reprod* 2008;23(3):642–650.
218. **Mitwally MF, Casper RF.** Use of an aromatase inhibitor for induction of ovulation in patients with an inadequate response to clomiphene citrate. *Fertil Steril* 2001;75(2):305–309.
219. **Brown J, Farquhar C, Beck J, et al.** Clomiphene and anti-oestrogens for ovulation induction in PCOS. *Cochrane Database Syst Rev* 2009;(4):CD002249.
220. **Rausch ME, Legro RS, Barnhart HX, et al.** Predictors of pregnancy in women with polycystic ovary syndrome. *J Clin Endocrinol Metab* 2009;94(9):3458–3466.
221. **Imani B, Eijkemans MJ, te Velde ER, et al.** A nomogram to predict the probability of live birth after clomiphene citrate induction of ovulation in normogonadotropic oligoamenorrheic infertility. *Fertil Steril* 2002;77(1):91–97.
222. **Legro RS, Brzyski RG, Diamond MP, et al.** Letrozole versus clomiphene for infertility in the polycystic ovary syndrome. *N Engl J Med* 2014;371(2):119–129.
223. **Franik S, Kremer JA, Nelen WL, et al.** Aromatase inhibitors for subfertile women with polycystic ovary syndrome. *Cochrane Database Syst Rev* 2014;(2):CD010287.
224. **Tulandi T, Martin J, Al-Fadhli R, et al.** Congenital malformations among 911 newborns conceived after infertility treatment with letrozole or clomiphene citrate. *Fertil Steril* 2006;85(6):1761–1765.
225. **Hurst BS, Hickman JM, Matthews ML, et al.** Novel clomiphene "stair-step" protocol reduces time to ovulation in women with polycystic ovarian syndrome. *Am J Obstet Gynecol* 2009;200(5):510.e511–514.
226. **Thessaloniki ESHRE/ASRM-Sponsored PCOS Consensus Workshop Group.** Consensus on infertility treatment related to polycystic ovary syndrome. *Hum Reprod* 2008;23(3):462–477.
227. **Hughes E, Brown J, Collins JJ, et al.** Clomiphene citrate for unexplained subfertility in women. *Cochrane Database Syst Rev* 2010;(1):CD000057.
228. Gonadotropin preparations: past, present, and future perspectives. *Fertil Steril* 2008;90(5 Suppl):S13–S20.
229. **Kosmas IP, Tatsioni A, Fatemi HM, et al.** Human chorionic gonadotropin administration vs. luteinizing monitoring for intrauterine insemination timing, after administration of clomiphene citrate: A meta-analysis. *Fertil Steril* 2007;87(3):607–612.
230. **Cantineau AE, Janssen MJ, Cohlen BJ.** Synchronised approach for intrauterine insemination in subfertile couples. *Cochrane Database Syst Rev* 2010;4:CD006942.
231. Use of insulin-sensitizing agents in the treatment of polycystic ovary syndrome. *Fertil Steril* 2008;90(5 Suppl):S69–S73.
232. **Tang T, Lord JM, Norman RJ, et al.** Insulin-sensitising drugs (metformin, rosiglitazone, pioglitazone, D-chiro-inositol) for women with polycystic ovary syndrome, oligo amenorrhoea and subfertility. *Cochrane Database Syst Rev* 2010;(1):CD003053.
233. **Morin-Papunen L, Rantala AS, Unkila-Kallio L, et al.** Metformin improves pregnancy and live-birth rates in women with polycystic ovary syndrome (PCOS): A multicenter, double-blind, placebo-controlled randomized trial. *J Clin Endocrinol Metab* 2012;97(5):1492–1500.
234. **Practice Committee of the American Society for Reproductive Medicine. Electronic address Aao, Practice Committee of the American Society for Reproductive Medicine.** Role of metformin for ovulation induction in infertile patients with polycystic ovary syndrome (PCOS): A guideline. *Fertil Steril* 2017;108(3):426–441.
235. **Elnashar A, Abdelmageed E, Fayed M, et al.** Clomiphene citrate and dexamethazone in treatment of clomiphene citrate-resistant polycystic ovary syndrome: A prospective placebo-controlled study. *Hum Reprod* 2006;21(7):1805–1808.
236. **Parsanezhad ME, Alborzi S, Motazedian S, et al.** Use of dexamethasone and clomiphene citrate in the treatment of clomiphene citrate-resistant patients with polycystic ovary syndrome and normal dehydroepiandrosterone sulfate levels: A prospective, double-blind, placebo-controlled trial. *Fertil Steril* 2002;78(5):1001–1004.
237. **Daly DC, Walters CA, Soto-Albors CE, et al.** A randomized study of dexamethasone in ovulation induction with clomiphene citrate. *Fertil Steril* 1984;41(6):844–848.
238. **Lobo RA, Paul W, March CM, et al.** Clomiphene and dexamethasone in women unresponsive to clomiphene alone. *Obstet Gynecol* 1982;60(4):497–501.
239. **Branigan EF, Estes MA.** A randomized clinical trial of treatment of clomiphene citrate-resistant anovulation with the use of oral contraceptive pill suppression and repeat clomiphene citrate treatment. *Am J Obstet Gynecol* 2003;188(6):1424–1428; discussion 1429–1430.
240. Use of exogenous gonadotropins in anovulatory women: a technical bulletin. *Fertil Steril* 2008;90(5 Suppl):S7–S12.
241. **Abu Hashim H, Wafa A, El Rakhawy M.** Combined metformin and clomiphene citrate versus highly purified FSH for ovulation induction in clomiphene-resistant PCOS women: a randomised controlled trial. *Gynecol Endocrinol* 2011;27(3):190–196.
242. **George SS, George K, Irwin C, et al.** Sequential treatment of metformin and clomiphene citrate in clomiphene-resistant women with polycystic ovary syndrome: A randomized, controlled trial. *Hum Reprod* 2003;18(2):299–304.
243. **Begum MR, Akhter S, Ehsan M, et al.** Pretreatment and co-administration of oral anti-diabetic agent with clomiphene citrate or rFSH for ovulation induction in clomiphene-citrate-resistant polycystic ovary syndrome. *J Obstet Gynaecol Res* 2013;39(5):966–973.
244. **Jee BC, Ku SY, Suh CS, et al.** Use of letrozole versus clomiphene citrate combined with gonadotropins in intrauterine insemination cycles: A pilot study. *Fertil Steril* 2006;85(6):1774–1777.
245. **Sipe CS, Davis WA, Maifeld M, et al.** A prospective randomized trial comparing anastrozole and clomiphene citrate in an ovulation induction protocol using gonadotropins. *Fertil Steril* 2006;86(6):1676–1681.
246. **Mitwally MF, Casper RF.** Aromatase inhibition reduces the dose of gonadotropin required for controlled ovarian hyperstimulation. *J Soc Gynecol Investig* 2004;11(6):406–415.
247. **Farquhar C, Lilford RJ, Marjoribanks J, et al.** Laparoscopic "drilling" by diathermy or laser for ovulation induction in anovulatory polycystic ovary syndrome. *Cochrane Database Syst Rev* 2007;(3):CD001122.
248. **Palomba S, Falbo A, Battista L, et al.** Laparoscopic ovarian diathermy vs clomiphene citrate plus metformin as second-line strategy for infertile anovulatory patients with polycystic ovary syndrome: A randomized controlled trial. *Am J Obstet Gynecol* 2010;202:577.e1–e8.

249. **Palomba S, Falbo A, Orio F, Jr., et al.** Efficacy of laparoscopic ovarian diathermy in clomiphene citrate-resistant women with polycystic ovary syndrome: Relationships with chronological and ovarian age. *Gynecol Endocrinol* 2006;22(6):329–335.
250. **Ott J, Kurz C, Nouri K, et al.** Pregnancy outcome in women with polycystic ovary syndrome comparing the effects of laparoscopic ovarian drilling and clomiphene citrate stimulation in women pre-treated with metformin: A retrospective study. *Reprod Biol Endocrinol* 2010;8:45.
251. **Malkawi HY, Qublan HS.** Laparoscopic ovarian drilling in the treatment of polycystic ovary syndrome: How many punctures per ovary are needed to improve the reproductive outcome? *J Obstet Gynaecol Res* 2005;31(2):115–119.
252. **Takeuchi S, Futamura N, Takubo S, et al.** Polycystic ovary syndrome treated with laparoscopic ovarian drilling with a harmonic scalpel. A prospective, randomized study. *J Reprod Med* 2002;47(10):816–820.
253. **Asada H, Kishi I, Kaseda S, et al.** Laparoscopic treatment of polycystic ovaries with the holmium:YAG laser. *Fertil Steril* 2002;77(4):852–853.
254. **Gladchuk IZ, Shwez VV.** Hormone changes in clomiphene citrate-resistant women with polycystic ovary disease after ovarian cryosurgery and Nd:YAG laser laparoscopy. *J Am Assoc Gynecol Laparosc* 1996;3(4, Supplement):S15–S16.
255. **Zhu W, Fu Z, Chen X, et al.** Transvaginal ultrasound-guided ovarian interstitial laser treatment in anovulatory women with polycystic ovary syndrome: A randomized clinical trial on the effect of laser dose used on the outcome. *Fertil Steril* 2010;94(1):268–275.
256. **Badawy A, Khiary M, Ragab A, et al.** Ultrasound-guided transvaginal ovarian needle drilling (UTND) for treatment of polycystic ovary syndrome: A randomized controlled trial. *Fertil Steril* 2009;91(4):1164–1167.
257. **Gordts S, Gordts S, Puttemans P, et al.** Transvaginal hydrolaparoscopy in the treatment of polycystic ovary syndrome. *Fertil Steril* 2009;91(6):2520–2526.
258. **Mercorio F, Mercorio A, Di Spiezio Sardo A, et al.** Evaluation of ovarian adhesion formation after laparoscopic ovarian drilling by second-look minilaparoscopy. *Fertil Steril* 2008;89(5):1229–1233.
259. Current evaluation of amenorrhea. *Fertil Steril* 2008;90(5 Suppl):S219–S225.
260. **Gillam MP, Molitch ME, Lombardi G, et al.** Advances in the treatment of prolactinomas. *Endocr Rev* 2006;27(5):485–534.
261. **Soto-Albors CE, Randolph JF, Ying YK, et al.** Medical management of hyperprolactinemia: A lower dose of bromocriptine may be effective. *Fertil Steril* 1987;48(2):213–217.
262. **Kletzky OA, Vermesh M.** Effectiveness of vaginal bromocriptine in treating women with hyperprolactinemia. *Fertil Steril* 1989;51(2):269–272.
263. **Molitch ME.** Prolactinoma in pregnancy. *Best Pract Res Clin Endocrinol Metab* 2011;25(6):885–896.
264. **Dei M, Seravalli V, Bruni V, et al.** Predictors of recovery of ovarian function after weight gain in subjects with amenorrhea related to restrictive eating disorders. *Gynecol Endocrinol* 2008;24(8):459–464.
265. **Kelesidis T, Kelesidis I, Chou S, et al.** Narrative review: The role of leptin in human physiology: Emerging clinical applications. *Ann Intern Med* 2010;152(2):93–100.
266. **Welt CK, Chan JL, Bullen J, et al.** Recombinant human leptin in women with hypothalamic amenorrhea. *N Engl J Med* 2004;351(10):987–997.
267. **Fechner A, Fong S, McGovern P.** A review of Kallmann syndrome: Genetics, pathophysiology, and clinical management. *Obstet Gynecol Surv* 2008;63(3):189–194.
268. **Poppe K, Velkeniers B, Glinoer D.** Thyroid disease and female reproduction. *Clin Endocrinol* 2007;66(3):309–321.
269. **Seungdamrong A, Steiner AZ, Gracia CR, et al.** Preconceptional antithyroid peroxidase antibodies, but not thyroid-stimulating hormone, are associated with decreased live birth rates in infertile women. *Fertil Steril* 2017.
270. **Wang H, Gao H, Chi H, et al.** Effect of levothyroxine on miscarriage among women with normal thyroid function and thyroid autoimmunity undergoing in vitro fertilization and embryo transfer: A randomized clinical trial. *JAMA* 2017;318(22):2190–2198.
271. **Westrom L, Joesoef R, Reynolds G, et al.** Pelvic inflammatory disease and fertility. A cohort study of 1,844 women with laparoscopically verified disease and 657 control women with normal laparoscopic results. *Sex Transm Dis* 1992;19(4):185–192.
272. **Lepine LA, Hillis SD, Marchbanks PA, et al.** Severity of pelvic inflammatory disease as a predictor of the probability of live birth. *Am J Obstet Gynecol* 1998;178(5):977–981.
273. **Imudia AN, Detti L, Puscheck EE, et al.** The prevalence of ureaplasma urealyticum, mycoplasma hominis, chlamydia trachomatis and neisseria gonorrhoeae infections, and the rubella status of patients undergoing an initial infertility evaluation. *J Assist Reprod Genet* 2008;25(1):43–46.
274. **Paavonen J, Eggert-Kruse W.** Chlamydia trachomatis: Impact on human reproduction. *Hum Reprod Update* 1999;5(5):433–447.
275. **Guven MA, Dilek U, Pata O, et al.** Prevalance of Chlamydia trochomatis, Ureaplasma urealyticum and Mycoplasma hominis infections in the unexplained infertile women. *Arch Gynecol Obstet* 2007;276(3):219–223.
276. **Simpson WL, Jr., Beitia LG, Mester J.** Hysterosalpingography: A reemerging study. *Radiographics* 2006;26(2):419–431.
277. **Robinson RD, Casablanca Y, Pagano KE, et al.** Intracervical block and pain perception during the performance of a hysterosalpingogram: A randomized controlled trial. *Obstet Gynecol* 2007;109(1):89–93.
278. **Baramki TA.** Hysterosalpingography. *Fertil Steril* 2005;83(6):1595–1606.
279. **Kodaman PH, Arici A, Seli E.** Evidence-based diagnosis and management of tubal factor infertility. *Curr Opin Obstet Gynecol* 2004;16(3):221–229.
280. **Swart P, Mol BW, van der Veen F, et al.** The accuracy of hysterosalpingography in the diagnosis of tubal pathology: A meta-analysis. *Fertil Steril* 1995;64(3):486–491.
281. **Dreyer K, van Rijswijk J, Mijatovic V, et al.** Oil-based or water-based contrast for hysterosalpingography in infertile women. *N Engl J Med* 2017;376(21):2043–2052.
282. **Court KA, Dare AJ, Weston-Webb M, et al.** Establishment of lipiodol as a fertility treatment–prospective study of the complete innovative treatment data set. *Aust N Z J Obstet Gynaecol* 2014;54(1):13–19.
283. **Stumpf PG, March CM.** Febrile morbidity following hysterosalpingography: Identification of risk factors and recommendations for prophylaxis. *Fertil Steril* 1980;33(5):487–492.
284. **Pittaway DE, Winfield AC, Maxson W, et al.** Prevention of acute pelvic inflammatory disease after hysterosalpingography: Efficacy of doxycycline prophylaxis. *Am J Obstet Gynecol* 1983;147(6):623–626.
285. **Thinkhamrop J, Laopaiboon M, Lumbiganon P.** Prophylactic antibiotics for transcervical intrauterine procedures. *Cochrane Database Syst Rev* 2007;(3):CD005637.
286. **Lanzani C, Savasi V, Leone FP, et al.** Two-dimensional HyCoSy with contrast tuned imaging technology and a second-generation contrast media for the assessment of tubal patency in an infertility program. *Fertil Steril* 2009;92(3):1158–1161.
287. **Bulletti C, Panzini I, Borini A, et al.** Pelvic factor infertility: Diagnosis and prognosis of various procedures. *Ann N Y Acad Sci* 2008;1127:73–82.
288. **Flood JT, Grow DR.** Transcervical tubal cannulation: a review. *Obstet Gynecol Surv* 1993;48(11):768–776.
289. **Rimbach S, Bastert G, Wallwiener D.** Technical results of falloposcopy for infertility diagnosis in a large multicentre study. *Hum Reprod* 2001;16(5):925–930.

290. **Feinberg EC, Levens ED, DeCherney AH.** Infertility surgery is dead: Only the obituary remains?. *Fertil Steril* 2008;89(1):232–236.
291. **Phillips J, Cochavi S, Silberzweig JE.** Hysterosalpingography with use of mobile C-arm fluoroscopy. *Fertil Steril* 2010;93(6):2065–2068.
292. **Schippert C, Bassler C, Soergel P, et al.** Reconstructive, organ-preserving microsurgery in tubal infertility: Still an alternative to in vitro fertilization. *Fertil Steril* 2010;93(4):1359–1361.
293. **Gomel V.** Reversal of tubal sterilization versus IVF in the era of assisted reproductive technology: A clinical dilemma. *Reprod Biomed Online* 2007;15(4):403–407.
294. **Dharia Patel SP, Steinkampf MP, Whitten SJ, et al.** Robotic tubal anastomosis: Surgical technique and cost effectiveness. *Fertil Steril* 2008;90(4):1175–1179.
295. **Gordts S, Campo R, Puttemans P, et al.** Clinical factors determining pregnancy outcome after microsurgical tubal reanastomosis. *Fertil Steril* 2009;92(4):1198–1202.
296. **Camus E, Poncelet C, Goffinet F, et al.** Pregnancy rates after in-vitro fertilization in cases of tubal infertility with and without hydrosalpinx: A meta-analysis of published comparative studies. *Hum Reprod* 1999;14(5):1243–1249.
297. **Strandell A, Lindhard A, Waldenstrom U, et al.** Hydrosalpinx and IVF outcome: Cumulative results after salpingectomy in a randomized controlled trial. *Hum Reprod* 2001;16(11):2403–2410.
298. **Strandell A, Lindhard A, Waldenstrom U, et al.** Hydrosalpinx and IVF outcome: A prospective, randomized multicentre trial in Scandinavia on salpingectomy prior to IVF. *Hum Reprod* 1999;14(11):2762–2769.
299. **Johnson N, van Voorst S, Sowter MC, et al.** Surgical treatment for tubal disease in women due to undergo in vitro fertilisation. *Cochrane Database Syst Rev* 2010;(1):CD002125.
300. **Brown SE, Coddington CC, Schnorr J, et al.** Evaluation of outpatient hysteroscopy, saline infusion hysterosonography, and hysterosalpingography in infertile women: A prospective, randomized study. *Fertil Steril* 2000;74(5):1029–1034.
301. **Roma Dalfo A, Ubeda B, Ubeda A, et al.** Diagnostic value of hysterosalpingography in the detection of intrauterine abnormalities: A comparison with hysteroscopy. *AJR Am J Roentgenol* 2004;183(5):1405–1409.
302. **Soares SR, Barbosa dos Reis MM, Camargos AF.** Diagnostic accuracy of sonohysterography, transvaginal sonography, and hysterosalpingography in patients with uterine cavity diseases. *Fertil Steril* 2000;73(2):406–411.
303. **Tur-Kaspa I, Gal M, Hartman M, et al.** A prospective evaluation of uterine abnormalities by saline infusion sonohysterography in 1,009 women with infertility or abnormal uterine bleeding. *Fertil Steril* 2006;86(6):1731–1735.
304. **Rackow BW, Arici A.** Reproductive performance of women with mullerian anomalies. *Curr Opin Obstet Gynecol* 2007;19(3):229–237.
305. **Pritts EA, Parker WH, Olive DL.** Fibroids and infertility: An updated systematic review of the evidence. *Fertil Steril* 2009;91(4):1215–1223.
306. **Di Spiezio Sardo A, Mazzon I, Bramante S, et al.** Hysteroscopic myomectomy: A comprehensive review of surgical techniques. *Hum Reprod Update* 2008;14(2):101–119.
307. **Moghadam R, Lathi RB, Shahmohamady B, et al.** Predictive value of magnetic resonance imaging in differentiating between leiomyoma and adenomyosis. *JSLS* 2006;10(2):216–219.
308. **Breech LL, Laufer MR.** Mullerian anomalies. *Obstet Gynecol Clin North Am* 2009;36(1):47–68.
309. **Istre O, Schantz-Dunn J, Vellinga TT.** WITHDRAWN: Uterine malformation: Diagnosis and results after hysteroscopic metroplasty. *Fertil Steril* 2010.
310. **Luciano AA.** Myomectomy. *Clin Obstet Gynecol* 2009;52(3):362–371.
311. **Klatsky PC, Tran ND, Caughey AB, et al.** Fibroids and reproductive outcomes: A systematic literature review from conception to delivery. *Am J Obstet Gynecol* 2008;198(4):357–366.
312. **Sunkara SK, Khairy M, El-Toukhy T, et al.** The effect of intramural fibroids without uterine cavity involvement on the outcome of IVF treatment: A systematic review and meta-analysis. *Hum Reprod* 2010;25(2):418–429.
313. **Advincula AP, Xu X, Goudeau S, 4th, et al.** Robot-assisted laparoscopic myomectomy versus abdominal myomectomy: A comparison of short-term surgical outcomes and immediate costs. *J Minim Invasive Gynecol* 2007;14(6):698–705.
314. **Nezhat C, Lavie O, Hsu S, et al.** Robotic-assisted laparoscopic myomectomy compared with standard laparoscopic myomectomy— a retrospective matched control study. *Fertil Steril* 2009;91(2):556–559.
315. **Plotti G, Plotti F, Di Giovanni A, et al.** Feasibility and safety of vaginal myomectomy: A prospective pilot study. *J Minim Invasive Gynecol* 2008;15(2):166–171.
316. **Fatemi HM, Kasius JC, Timmermans A, et al.** Prevalence of unsuspected uterine cavity abnormalities diagnosed by office hysteroscopy prior to in vitro fertilization. *Hum Reprod* 2010;25:1959–1965.
317. **Karayalcin R, Ozcan S, Moraloglu O, et al.** Results of 2500 office-based diagnostic hysteroscopies before IVF. *Reprod Biomed Online* 2010;20(5):689–693.
318. **Lieng M, Istre O, Qvigstad E.** Treatment of endometrial polyps: A systematic review. *Acta Obstet Gynecol Scand* 2010;89:992–1002.
319. **Onalan R, Onalan G, Tonguc E, et al.** Body mass index is an independent risk factor for the development of endometrial polyps in patients undergoing in vitro fertilization. *Fertil Steril* 2009;91(4):1056–1060.
320. **Yanaihara A, Yorimitsu T, Motoyama H, et al.** Location of endometrial polyp and pregnancy rate in infertility patients. *Fertil Steril* 2008;90(1):180–182.
321. **Perez-Medina T, Bajo-Arenas J, Salazar F, et al.** Endometrial polyps and their implication in the pregnancy rates of patients undergoing intrauterine insemination: A prospective, randomized study. *Hum Reprod* 2005;20(6):1632–1635.
322. **Isikoglu M, Berkkanoglu M, Senturk Z, et al.** Endometrial polyps smaller than 1.5 cm do not affect ICSI outcome. *Reprod Biomed Online* 2006;12(2):199–204.
323. **Lass A, Williams G, Abusheikha N, et al.** The effect of endometrial polyps on outcomes of in vitro fertilization (IVF) cycles. *J Assist Reprod Genet* 1999;16(8):410–415.
324. **Robinson JK, Colimon LM, Isaacson KB.** Postoperative adhesiolysis therapy for intrauterine adhesions (Asherman's syndrome). *Fertil Steril* 2008;90(2):409–414.
325. **Sharma JB, Roy KK, Pushparaj M, et al.** Genital tuberculosis: An important cause of Asherman's syndrome in India. *Arch Gynecol Obstet* 2008;277(1):37–41.
326. **Roy KK, Baruah J, Sharma JB, et al.** Reproductive outcome following hysteroscopic adhesiolysis in patients with infertility due to Asherman's syndrome. *Arch Gynecol Obstet* 2010;281(2):355–361.
327. Progesterone supplementation during the luteal phase and in early pregnancy in the treatment of infertility: An educational bulletin. *Fertil Steril* 2008;90(5 Suppl):S150–S153.
328. **Erdem A, Erdem M, Atmaca S, et al.** Impact of luteal phase support on pregnancy rates in intrauterine insemination cycles: A prospective randomized study. *Fertil Steril* 2009;91(6):2508–2513.
329. **Jones HW, Jr.** Luteal-phase defect: The role of Georgeanna Seegar Jones. *Fertil Steril* 2008;90(5):e5–e7.
330. **Bukulmez O, Arici A.** Luteal phase defect: Myth or reality. *Obstet Gynecol Clin North Am* 2004;31(4):727–744, ix.
331. **Hubayter ZR, Muasher SJ.** Luteal supplementation in in vitro fertilization: More questions than answers. *Fertil Steril* 2008;89(4):749–758.

332. Practice Committee of the American Society for Reproductive Medicine. Current clinical irrelevance of luteal phase deficiency: A committee opinion. *Fertil Steril* 2015;103(4):e27–e32.
333. **Ruiz-Alonso M, Blesa D, Diaz-Gimeno P, et al.** The endometrial receptivity array for diagnosis and personalized embryo transfer as a treatment for patients with repeated implantation failure. *Fertil Steril* 2013;100(3):818–824.
334. **Myers ER, Silva S, Barnhart K, et al.** Interobserver and intraobserver variability in the histological dating of the endometrium in fertile and infertile women. *Fertil Steril* 2004;82(5):1278–1282.
335. **Coutifaris C, Myers ER, Guzick DS, et al.** Histological dating of timed endometrial biopsy tissue is not related to fertility status. *Fertil Steril* 2004;82(5):1264–1272.
336. **Connell MT, Szatkowski JM, Terry N, et al.** Timing luteal support in assisted reproductive technology: A systematic review. *Fertil Steril* 2015;103(4):939–946.e933.
337. **Green KA, Zolton JR, Schermerhorn SM, et al.** Progesterone luteal support after ovulation induction and intrauterine insemination: An updated systematic review and meta-analysis. *Fertil Steril* 2017;107(4):924–933.e925.
338. **Gao J, Gu F, Miao BY, et al.** Effect of the initiation of progesterone supplementation in in vitro fertilization-embryo transfer outcomes: A prospective randomized controlled trial. *Fertil Steril* 2018;109:97–103.
339. **Humaidan P, Engmann L, Benadiva C.** Luteal phase supplementation after gonadotropin-releasing hormone agonist trigger in fresh embryo transfer: The American versus European approaches. *Fertil Steril* 2015;103(4):879–885.
340. **Montville CP, Khabbaz M, Aubuchon M, et al.** Luteal support with intravaginal progesterone increases clinical pregnancy rates in women with polycystic ovary syndrome using letrozole for ovulation induction. *Fertil Steril* 2010;94(2):678–683.
341. **Giudice LC.** Clinical practice. Endometriosis. *N Engl J Med* 2010;362(25):2389–2398.
342. **Bulletti C, Coccia ME, Battistoni S, et al.** Endometriosis and infertility. *J Assist Reprod Genet* 2010;27:441–447.
343. **Nisenblat V, Bossuyt PM, Farquhar C, et al.** Imaging modalities for the non-invasive diagnosis of endometriosis. *Cochrane Database Syst Rev* 2016;2:CD009591.
344. **Juneau C, Kraus E, Werner M, et al.** Patients with endometriosis have aneuploidy rates equivalent to their age-matched peers in the in vitro fertilization population. *Fertil Steril* 2017;108(2):284–288.
345. **Maignien C, Santulli P, Gayet V, et al.** Prognostic factors for assisted reproductive technology in women with endometriosis-related infertility. *Am J Obstet Gynecol* 2017;216(3):280.e1–e280.e9.
346. **Hamdan M, Omar SZ, Dunselman G, et al.** Influence of endometriosis on assisted reproductive technology outcomes: A systematic review and meta-analysis. *Obstet Gynecol* 2015;125(1):79–88.
347. **Brown J, Farquhar C.** Endometriosis: An overview of Cochrane Reviews. *Cochrane Database Syst Rev* 2014;(3):CD009590.
348. **Parazzini F.** Ablation of lesions or no treatment in minimal-mild endometriosis in infertile women: A randomized trial. Gruppo Italiano per lo Studio dell'Endometriosi. *Hum Reprod* 1999;14(5):1332–1334.
349. **Vercellini P, Somigliana E, Vigano P, et al.** Surgery for endometriosis-associated infertility: A pragmatic approach. *Hum Reprod* 2009;24(2):254–269.
350. **Marcoux S, Maheux R, Berube S.** Laparoscopic surgery in infertile women with minimal or mild endometriosis. Canadian Collaborative Group on Endometriosis. *N Engl J Med* 1997;337(4):217–222.
351. **Jacobson TZ, Duffy JM, Barlow D, et al.** Laparoscopic surgery for subfertility associated with endometriosis. *Cochrane Database Syst Rev* 2010;(1):CD001398.
352. **Somigliana E, Arnoldi M, Benaglia L, et al.** IVF-ICSI outcome in women operated on for bilateral endometriomas. *Hum Reprod* 2008;23(7):1526–1530.
353. **Esinler I, Bozdag G, Aybar F, et al.** Outcome of in vitro fertilization/intracytoplasmic sperm injection after laparoscopic cystectomy for endometriomas. *Fertil Steril* 2006;85(6):1730–1735.
354. **Tao X, Chen L, Ge S, et al.** Weigh the pros and cons to ovarian reserve before stripping ovarian endometriomas prior to IVF/ICSI: A meta-analysis. *PLoS One* 2017;12(6):e0177426.
355. Pathogenesis, consequences, and control of peritoneal adhesions in gynecologic surgery. *Fertil Steril* 2008;90(5 Suppl):S144–S149.
356. **Ahmad G, Duffy JM, Farquhar C, et al.** Barrier agents for adhesion prevention after gynaecological surgery. *Cochrane Database Syst Rev* 2008;(2):CD000475.
357. Effectiveness and treatment for unexplained infertility. *Fertil Steril* 2006;86(5 Suppl 1):S111–S114.
358. **Siristatidis C, Bhattacharya S.** Unexplained infertility: Does it really exist? Does it matter? *Hum Reprod* 2007;22(8):2084–2087.
359. **Kalu E, Bhaskaran S, Thum MY, et al.** Serial estimation of Th1:th2 cytokines profile in women undergoing in-vitro fertilization-embryo transfer. *Am J Reprod Immunol* 2008;59(3):206–211.
360. **Sauer R, Roussev R, Jeyendran RS, et al.** Prevalence of antiphospholipid antibodies among women experiencing unexplained infertility and recurrent implantation failure. *Fertil Steril* 2010;93(7):2441–2443.
361. Anti-phospholipid antibodies do not affect IVF success. *Fertil Steril* 2008;90(5 Suppl):S172–S173.
362. **Stern C, Chamley L, Norris H, et al.** A randomized, double-blind, placebo-controlled trial of heparin and aspirin for women with in vitro fertilization implantation failure and antiphospholipid or antinuclear antibodies. *Fertil Steril* 2003;80(2):376–383.
363. **Cline AM, Kutteh WH.** Is there a role of autoimmunity in implantation failure after in-vitro fertilization? *Curr Opin Obstet Gynecol* 2009;21(3):291–295.
364. **Pace D, Morrison L, Bulmer JN.** Proliferative activity in endometrial stromal granulocytes throughout menstrual cycle and early pregnancy. *J Clin Pathol* 1989;42(1):35–39.
365. **Lanier LL.** NK cell receptors. *Annu Rev Immunol* 1998;16:359–393.
366. **Morin SJ, Treff NR, Tao X, et al.** Combination of uterine natural killer cell immunoglobulin receptor haplotype and trophoblastic HLA-C ligand influences the risk of pregnancy loss: a retrospective cohort analysis of direct embryo genotyping data from euploid transfers. *Fertil Steril* 2017;107(3):677–683.e2.
367. **Gorini G, Milano F, Olliaro P, et al.** Chlamydia trachomatis infection in primary unexplained infertility. *Eur J Epidemiol* 1990;6(3):335–338.
368. **Gupta A, Gupta A, Gupta S, et al.** Correlation of mycoplasma with unexplained infertility. *Arch Gynecol Obstet* 2009;280(6):981–985.
369. **Grzesko J, Elias M, Maczynska B, et al.** Occurrence of Mycoplasma genitalium in fertile and infertile women. *Fertil Steril* 2009;91(6):2376–2380.
370. **Toth A, Lesser ML, Brooks C, et al.** Subsequent pregnancies among 161 couples treated for T-mycoplasma genital-tract infection. *N Engl J Med* 1983;308(9):505–507.
371. **Moore DE, Soules MR, Klein NA, et al.** Bacteria in the transfer catheter tip influence the live-birth rate after in vitro fertilization. *Fertil Steril* 2000;74(6):1118–1124.
372. **Cicinelli E, Matteo M, Tinelli R, et al.** Prevalence of chronic endometritis in repeated unexplained implantation failure and the IVF success rate after antibiotic therapy. *Hum Reprod* 2015;30(2):323–330.
373. **Cicinelli E, Trojano G, Mastromauro M, et al.** Higher prevalence of chronic endometritis in women with endometriosis: A possible etiopathogenetic link. *Fertil Steril* 2017;108(2):289–295.e1.
374. **Cicinelli E, Matteo M, Trojano G, et al.** Chronic endometritis in patients with unexplained infertility: Prevalence and effects of antibiotic treatment on spontaneous conception. *Am J Reprod Immunol* 2018;79(1).
375. **Moreno I, Codoner FM, Vilella F, et al.** Evidence that the endometrial microbiota has an effect on implantation success or failure. *Am J Obstet Gynecol* 2016;215(6):684–703.

376. **De Cicco S, Tagliaferri V, Selvaggi L, et al.** Expectant management may reduce overtreatment in women affected by unexplained infertility confirmed by diagnostic laparoscopy. *Arch Gynecol Obstet* 2017;295(2):427–433.

377. **Bonneau C, Chanelles O, Sifer C, et al.** Use of laparoscopy in unexplained infertility. *Eur J Obstet Gynecol Reprod Biol* 2012;163(1):57–61.

378. **Moayeri SE, Lee HC, Lathi RB, et al.** Laparoscopy in women with unexplained infertility: A cost-effectiveness analysis. *Fertil Steril* 2009;92(2):471–480.

379. **Shveiky D, Simon A, Gino H, et al.** Sibling oocyte submission to IVF and ICSI in unexplained infertility patients: A potential assay for gamete quality. *Reprod Biomed Online* 2006;12(3):371–374.

380. **Reindollar RH, Regan MM, Neumann PJ, et al.** A randomized clinical trial to evaluate optimal treatment for unexplained infertility: the fast track and standard treatment (FASTT) trial. *Fertil Steril* 2010;94(3):888–899.

381. **Guzick DS, Carson SA, Coutifaris C, et al.** Efficacy of superovulation and intrauterine insemination in the treatment of infertility. National Cooperative Reproductive Medicine Network. *N Engl J Med* 1999;340(3):177–183.

382. **Gunn DD, Bates GW.** Evidence-based approach to unexplained infertility: A systematic review. *Fertil Steril* 2016;105(6):1566–1574.e1.

383. **Reindollar RH, Goldman MB.** Gonadotropin therapy: A 20th century relic. *Fertil Steril* 2012;97(4):813–818.

384. **Kaser DJ, Goldman MB, Fung JL, et al.** When is clomiphene or gonadotropin intrauterine insemination futile? Results of the Fast Track and Standard Treatment Trial and the Forty and Over Treatment Trial, two prospective randomized controlled trials. *Fertil Steril* 2014;102(5):1331–1337.e1.

385. **Goldman MB, Thornton KL, Ryley D, et al.** A randomized clinical trial to determine optimal infertility treatment in older couples: The Forty and Over Treatment Trial (FORT-T). *Fertil Steril* 2014;101(6):1574–1581.e1–e2.

386. **Foong SC, Fleetham JA, O'Keane JA, et al.** A prospective randomized trial of conventional in vitro fertilization versus intracytoplasmic sperm injection in unexplained infertility. *J Assist Reprod Genet* 2006;23(3):137–140.

387. **Bhattacharya S, Hamilton MP, Shaaban M, et al.** Conventional in-vitro fertilisation versus intracytoplasmic sperm injection for the treatment of non-male-factor infertility: A randomised controlled trial. *Lancet* 2001;357(9274):2075–2079.

388. **Franjoine SE, Bedaiwy MA, AbdelHafez FF, et al.** Clinical effectiveness of modified laparoscopic fimbrioplasty for the treatment of minimal endometriosis and unexplained infertility. *Minim Invasive Surg* 2015;2015:730513.

389. **Devroey P, Aboulghar M, Garcia-Velasco J, et al.** Improving the patient's experience of IVF/ICSI: A proposal for an ovarian stimulation protocol with GnRH antagonist co-treatment. *Hum Reprod* 2009;24(4):764–774.

390. **Lainas T, Zorzovilis J, Petsas G, et al.** In a flexible antagonist protocol, earlier, criteria-based initiation of GnRH antagonist is associated with increased pregnancy rates in IVF. *Hum Reprod* 2005;20(9):2426–2433.

391. **Kolibianakis EM, Albano C, Camus M, et al.** Initiation of gonadotropin-releasing hormone antagonist on day 1 as compared to day 6 of stimulation: effect on hormonal levels and follicular development in in vitro fertilization cycles. *J Clin Endocrinol Metab* 2003;88(12):5632–5637.

392. **Baerwald AR, Walker RA, Pierson RA.** Growth rates of ovarian follicles during natural menstrual cycles, oral contraception cycles, and ovarian stimulation cycles. *Fertil Steril* 2009;91(2):440–449.

393. **Lass A.** Monitoring of in vitro fertilization-embryo transfer cycles by ultrasound versus by ultrasound and hormonal levels: a prospective, multicenter, randomized study. *Fertil Steril* 2003;80(1):80–85.

394. **Pinto F, Oliveira C, Cardoso MF, et al.** Impact of GnRH ovarian stimulation protocols on intracytoplasmic sperm injection outcomes. *Reprod Biol Endocrinol* 2009;7:5.

395. **de Jong D, Macklon NS, Eijkemans MJ, et al.** Dynamics of the development of multiple follicles during ovarian stimulation for in vitro fertilization using recombinant follicle-stimulating hormone (Puregon) and various doses of the gonadotropin-releasing hormone antagonist ganirelix (Orgalutran/Antagon). *Fertil Steril* 2001;75(4):688–693.

396. **Toner JP.** Progress we can be proud of: U.S. trends in assisted reproduction over the first 20 years. *Fertil Steril* 2002;78(5):943–950.

397. **Csokmay JM, Frattarelli JL.** Basal ovarian cysts and clomiphene citrate ovulation induction cycles. *Obstet Gynecol* 2006;107(6):1292–1296.

398. **Akin JW, Shepard MK.** The effects of baseline ovarian cysts on cycle fecundity in controlled ovarian hyperstimulation. *Fertil Steril* 1993;59(2):453–455.

399. **Qublan HS, Amarin Z, Tahat YA, et al.** Ovarian cyst formation following GnRH agonist administration in IVF cycles: Incidence and impact. *Hum Reprod* 2006;21(3):640–644.

400. **Penzias AS, Jones EE, Seifer DB, et al.** Baseline ovarian cysts do not affect clinical response to controlled ovarian hyperstimulation for in vitro fertilization. *Fertil Steril* 1992;57(5):1017–1021.

401. **Altinkaya SO, Talas BB, Gungor T, et al.** Treatment of clomiphene citrate-related ovarian cysts in a prospective randomized study. A single center experience. *J Obstet Gynaecol Res* 2009;35(5):940–945.

402. **Biljan MM, Mahutte NG, Dean N, et al.** Effects of pretreatment with an oral contraceptive on the time required to achieve pituitary suppression with gonadotropin-releasing hormone analogues and on subsequent implantation and pregnancy rates. *Fertil Steril* 1998;70(6):1063–1069.

403. **Farquhar C, Rombauts L, Kremer JA, et al.** Oral contraceptive pill, progestogen or oestrogen pretreatment for ovarian stimulation protocols for women undergoing assisted reproductive techniques. *Cochrane Database Syst Rev* 2017;5:CD006109.

404. **Pereira N, Amrane S, Hobeika E, et al.** Cyst aspiration or GnRH antagonist administration for ovarian cysts detected at the start of fresh in vitro fertilization cycles. *Gynecol Endocrinol* 2016;32(7):562–565.

405. **Huirne JA, Homburg R, Lambalk CB.** Are GnRH antagonists comparable to agonists for use in IVF?. *Hum Reprod* 2007;22(11):2805–2813.

406. **Kadoch IJ, Al-Khaduri M, Phillips SJ, et al.** Spontaneous ovulation rate before oocyte retrieval in modified natural cycle IVF with and without indomethacin. *Reprod Biomed Online* 2008;16(2):245–249.

407. **Elnashar AM.** Progesterone rise on the day of HCG administration (premature luteinization) in IVF: An overdue update. *J Assist Reprod Genet* 2010;27(4):149–155.

408. **Bosch E, Labarta E, Crespo J, et al.** Circulating progesterone levels and ongoing pregnancy rates in controlled ovarian stimulation cycles for in vitro fertilization: analysis of over 4000 cycles. *Hum Reprod* 2010;25:2092–2100.

409. **Sonmezer M, Cil AP, Atabekoglu C, et al.** Does premature luteinization or early surge of LH impair cycle outcome? Report of two successful outcomes. *J Assist Reprod Genet* 2009;26(2-3):159–163.

410. **Escudero EL, Boerrigter PJ, Bennink HJ, et al.** Mifepristone is an effective oral alternative for the prevention of premature luteinizing hormone surges and/or premature luteinization in women undergoing controlled ovarian hyperstimulation for in vitro fertilization. *J Clin Endocrinol Metab* 2005;90(4):2081–2088.

411. **Ortmann O, Weiss JM, Diedrich K.** Gonadotrophin-releasing hormone (GnRH) and GnRH agonists: Mechanisms of action. *Reprod Biomed Online* 2002;5 Suppl 1:1–7.

412. **Reh A, Krey L, Noyes N.** Are gonadotropin-releasing hormone agonists losing popularity? Current trends at a large fertility center. *Fertil Steril* 2010;93(1):101–108.

413. **Tarlatzis BC, Fauser BC, Kolibianakis EM, et al.** GnRH antagonists in ovarian stimulation for IVF. *Hum Reprod Update* 2006;12(4):333–340.
414. **Filicori M, Cognigni GE, Samara A, et al.** The use of LH activity to drive folliculogenesis: Exploring uncharted territories in ovulation induction. *Hum Reprod Update* 2002;8(6):543–557.
415. **Albuquerque LE, Saconato H, Maciel MC.** Depot versus daily administration of gonadotrophin releasing hormone agonist protocols for pituitary desensitization in assisted reproduction cycles. *Cochrane Database Syst Rev* 2005;(1):CD002808.
416. **Pal L, Jindal S, Witt BR, et al.** Less is more: Increased gonadotropin use for ovarian stimulation adversely influences clinical pregnancy and live birth after in vitro fertilization. *Fertil Steril* 2008;89(6):1694–1701.
417. **Verberg MF, Eijkemans MJ, Macklon NS, et al.** The clinical significance of the retrieval of a low number of oocytes following mild ovarian stimulation for IVF: A meta-analysis. *Hum Reprod Update* 2009;15(1):5–12.
418. **Al-Inany HG, Abou-Setta AM, Aboulghar M.** Gonadotrophin-releasing hormone antagonists for assisted conception: A Cochrane review. *Reprod Biomed Online* 2007;14(5):640–649.
419. **Griesinger G, Venetis CA, Marx T, et al.** Oral contraceptive pill pretreatment in ovarian stimulation with GnRH antagonists for IVF: A systematic review and meta-analysis. *Fertil Steril* 2008;90(4):1055–1063.
420. **Lainas TG, Sfontouris IA, Zorzovilis IZ, et al.** Flexible GnRH antagonist protocol versus GnRH agonist long protocol in patients with polycystic ovary syndrome treated for IVF: A prospective randomised controlled trial (RCT). *Hum Reprod* 2010;25(3):683–689.
421. **Gougeon A.** Human ovarian follicular development: From activation of resting follicles to preovulatory maturation. *Ann Endocrinol (Paris)* 2010;71(3):132–143.
422. **Baerwald AR, Adams GP, Pierson RA.** A new model for ovarian follicular development during the human menstrual cycle. *Fertil Steril* 2003;80(1):116–122.
423. **Baerwald A, Anderson P, Yuzpe A, et al.** Synchronization of ovarian stimulation with follicle wave emergence in patients undergoing in vitro fertilization with a prior suboptimal response: A randomized, controlled trial. *Fertil Steril* 2012;98(4):881–887.e1–e2.
424. **Gougeon A, Lefevre B.** Evolution of the diameters of the largest healthy and atretic follicles during the human menstrual cycle. *J Reprod Fertil* 1983;69(2):497–502.
425. **Baerwald AR, Adams GP, Pierson RA.** Characterization of ovarian follicular wave dynamics in women. *Biol Reprod* 2003;69(3):1023–1031.
426. **de Mello Bianchi PH, Serafini P, Monteiro da Rocha A, et al.** Review: follicular waves in the human ovary: a new physiological paradigm for novel ovarian stimulation protocols. *Reprod Sci* 2010;17.1067–1076.
427. **Baerwald AR, Olatunbosun OA, Pierson RA.** Ovarian follicular development is initiated during the hormone-free interval of oral contraceptive use. *Contraception* 2004;70(5):371–377.
428. **Van Voorhis BJ, Thomas M, Surrey ES, et al.** What do consistently high-performing in vitro fertilization programs in the U.S. do?. *Fertil Steril* 2010;94(4):1346–1349.
429. **Kwan I, Bhattacharya S, Kang A, et al.** Monitoring of stimulated cycles in assisted reproduction (IVF and ICSI). *Cochrane Database Syst Rev* 2014;(8):CD005289.
430. **Wittmaack FM, Kreger DO, Blasco L, et al.** Effect of follicular size on oocyte retrieval, fertilization, cleavage, and embryo quality in in vitro fertilization cycles: A 6-year data collection. *Fertil Steril* 1994;62(6):1205–1210.
431. **Tobler KJ, Zhao Y, Weissman A, et al.** Worldwide survey of IVF practices: Trigger, retrieval and embryo transfer techniques. *Arch Gynecol Obstet* 2014;290(3):561–568.
432. **Schwarze JE, Crosby JA, Zegers-Hochschild F.** Addition of neither recombinant nor urinary luteinizing hormone was associated with an improvement in the outcome of autologous in vitro fertilization/intracytoplasmic sperm injection cycles under regular clinical settings: A multicenter observational analysis. *Fertil Steril* 2016;106(7):1714–1717.e1.
433. **Arce JC, Klein BM, La Marca A.** The rate of high ovarian response in women identified at risk by a high serum AMH level is influenced by the type of gonadotropin. *Gynecol Endocrinol* 2014;30(6):444–450.
434. **Werner MD, Forman EJ, Hong KH, et al.** Defining the "sweet spot" for administered luteinizing hormone-to-follicle-stimulating hormone gonadotropin ratios during ovarian stimulation to protect against a clinically significant late follicular increase in progesterone: An analysis of 10,280 first in vitro fertilization cycles. *Fertil Steril* 2014;102(5):1312–1317.
435. **Jayaprakasan K, Hopkisson J, Campbell B, et al.** A randomised controlled trial of 300 versus 225 IU recombinant FSH for ovarian stimulation in predicted normal responders by antral follicle count. *BJOG* 2010;117(7):853–862.
436. **von Wolff M, Kollmann Z, Fluck CE, et al.** Gonadotropin stimulation for in vitro fertilization significantly alters the hormone milieu in follicular fluid: A comparative study between natural cycle IVF and conventional IVF. *Hum Reprod* 2014;29(5):1049–1057.
437. **Blumenfeld Z.** Why more is less and less is more when it comes to ovarian stimulation. *J Assist Reprod Genet* 2015;32(12):1713–1719.
438. **Revelli A, Chiado A, Dalmasso P, et al.** "Mild" vs. "long" protocol for controlled ovarian hyperstimulation in patients with expected poor ovarian responsiveness undergoing in vitro fertilization (IVF): A large prospective randomized trial. *J Assist Reprod Genet* 2014;31(7):809–815.
439. **Zhang JJ, Merhi Z, Yang M, et al.** Minimal stimulation IVF vs conventional IVF: A randomized controlled trial. *Am J Obstet Gynecol* 2016;214(1):96.e1–e8.
440. **Heijnen EM, Eijkemans MJ, De Klerk C, et al.** A mild treatment strategy for in-vitro fertilisation: a randomised non-inferiority trial. *Lancet* 2007;369(9563):743–749.
441. **Alviggi C, Andersen CY, Buehler K, et al.** Poseidon Group. A new more detailed stratification of low responders to ovarian stimulation: From a poor ovarian response to a low prognosis concept. *Fertil Steril* 2016;105(6):1452–1453.
442. **Orvieto R, Vanni VS, Gleicher N.** The myths surrounding mild stimulation in vitro fertilization (IVF). *Reprod Biol Endocrinol* 2017;15(1):48.
443. **Hariton E, Kim K, Mumford SL, et al.** Total number of oocytes and zygotes are predictive of live birth pregnancy in fresh donor oocyte in vitro fertilization cycles. *Fertil Steril* 2017;108(2):262–268.
444. **Labarta E, Bosch E, Mercader A, et al.** A higher ovarian response after stimulation for IVF Is related to a higher number of euploid embryos. *Biomed Res Int* 2017;2017:5637923.
445. **Sunkara SK, Rittenberg V, Raine-Fenning N, et al.** Association between the number of eggs and live birth in IVF treatment: An analysis of 400 135 treatment cycles. *Hum Reprod* 2011;26(7):1768–1774.
446. **Vaughan DA, Leung A, Resetkova N, et al.** How many oocytes are optimal to achieve multiple live births with one stimulation cycle? The one-and-done approach. *Fertil Steril* 2017;107(2):397–404.e3.
447. **Toftager M, Bogstad J, Lossl K, et al.** Cumulative live birth rates after one ART cycle including all subsequent frozen-thaw cycles in 1050 women: Secondary outcome of an RCT comparing GnRH-antagonist and GnRH-agonist protocols. *Hum Reprod* 2017;32(3):556–567.
448. **Drakopoulos P, Blockeel C, Stoop D, et al.** Conventional ovarian stimulation and single embryo transfer for IVF/ICSI. How many oocytes do we need to maximize cumulative live birth rates after utilization of all fresh and frozen embryos? *Hum Reprod* 2016;31(2):370–376.
449. **Sunkara SK, Khalaf Y, Maheshwari A, et al.** Association between response to ovarian stimulation and miscarriage following IVF: An analysis of 124 351 IVF pregnancies. *Hum Reprod* 2014;29(6):1218–1224.

450. Smulders B, van Oirschot SM, Farquhar C, et al. Oral contraceptive pill, progestogen or estrogen pre-treatment for ovarian stimulation protocols for women undergoing assisted reproductive techniques. *Cochrane Database Syst Rev* 2010;(1):CD006109.
451. Damario MA, Barmat L, Liu HC, et al. Dual suppression with oral contraceptives and gonadotrophin releasing-hormone agonists improves in-vitro fertilization outcome in high responder patients. *Hum Reprod* 1997;12(11):2359–2365.
452. Truong A, Sayago MM, Kutteh WH, et al. Subchorionic hematomas are increased in early pregnancy in women taking low-dose aspirin. *Fertil Steril* 2016;105(5):1241–1246.
453. Siristatidis CS, Basios G, Pergialiotis V, et al. Aspirin for in vitro fertilisation. *Cochrane Database Syst Rev* 2016;11:CD004832.
454. Boomsma CM, Keay SD, Macklon NS. Peri-implantation glucocorticoid administration for assisted reproductive technology cycles. *Cochrane Database Syst Rev* 2012;(6):CD005996.
455. Kaye L, Bartels C, Bartolucci A, et al. Old habits die hard: Retrospective analysis of outcomes with use of corticosteroids and antibiotics before embryo transfer. *Fertil Steril* 2017;107(6):1336–1340.
456. Mourad S, Brown J, Farquhar C. Interventions for the prevention of OHSS in ART cycles: An overview of Cochrane reviews. *Cochrane Database Syst Rev* 2017;1:CD012103.
457. Tso LO, Costello MF, Albuquerque LE, et al. Metformin treatment before and during IVF or ICSI in women with polycystic ovary syndrome. *Cochrane Database Syst Rev* 2014;(11):CD006105.
458. Zhang M, Ouyang H, Xia G. The signal pathway of gonadotrophins-induced mammalian oocyte meiotic resumption. *Mol Hum Reprod* 2009;15(7):399–409.
459. Marteil G, Richard-Parpaillon L, Kubiak JZ. Role of oocyte quality in meiotic maturation and embryonic development. *Reprod Biol* 2009;9(3):203–224.
460. Mehlmann LM. Stops and starts in mammalian oocytes: Recent advances in understanding the regulation of meiotic arrest and oocyte maturation. *Reproduction* 2005;130(6):791–799.
461. Stevenson TL, Lashen H. Empty follicle syndrome: The reality of a controversial syndrome, a systematic review. *Fertil Steril* 2008;90(3):691–698.
462. Human recombinant luteinizing hormone is as effective as, but safer than, urinary human chorionic gonadotropin in inducing final follicular maturation and ovulation in in vitro fertilization procedures: Results of a multicenter double-blind study. *J Clin Endocrinol Metab* 2001;86(6):2607–2618.
463. Ludwig M, Doody KJ, Doody KM. Use of recombinant human chorionic gonadotropin in ovulation induction. *Fertil Steril* 2003;79(5):1051–1059.
464. Tsoumpou I, Muglu J, Gelbaya TA, et al. Optimal dose of HCG for final oocyte maturation in IVF cycles: Absence of evidence? *Reprod Biomed Online* 2009;19(1):52–58.
465. Al-Inany HG, Aboulghar M, Mansour R, et al. Recombinant versus urinary human chorionic gonadotropin for ovulation induction in assisted conception. *Cochrane Database Syst Rev* 2005;(2):CD003719.
466. Vlahos NF, Giannakikou I, Vlachos A, et al. Analgesia and anesthesia for assisted reproductive technologies. *Int J Gynaecol Obstet* 2009;105(3):201–205.
467. Mains L, Van Voorhis BJ. Optimizing the technique of embryo transfer. *Fertil Steril* 2010;94:785–790.
468. Tsai YC, Lin MY, Chen SH, et al. Vaginal disinfection with povidone iodine immediately before oocyte retrieval is effective in preventing pelvic abscess formation without compromising the outcome of IVF-ET. *J Assist Reprod Genet* 2005;22(4):173–175.
469. van Os HC, Roozenburg BJ, Janssen-Caspers HA, et al. Vaginal disinfection with povidon iodine and the outcome of in-vitro fertilization. *Hum Reprod* 1992;7(3):349–350.
470. Engmann L, DiLuigi A, Schmidt D, et al. The effect of luteal phase vaginal estradiol supplementation on the success of in vitro fertilization treatment: A prospective randomized study. *Fertil Steril* 2008;89(3):554–561.
471. Serna J, Cholquevilque JL, Cela V, et al. Estradiol supplementation during the luteal phase of IVF-ICSI patients: A randomized, controlled trial. *Fertil Steril* 2008;90(6):2190–2195.
472. Tournaye H. Management of male infertility by assisted reproductive technologies. *Baillieres Best Pract Res Clin Endocrinol Metab* 2000;14(3):423–435.
473. Gardner DK, Lane M, Stevens J, et al. Blastocyst score affects implantation and pregnancy outcome: Towards a single blastocyst transfer. *Fertil Steril* 2000;73(6):1155–1158.
474. Papanikolaou EG, D'Haeseleer E, Verheyen G, et al. Live birth rate is significantly higher after blastocyst transfer than after cleavage-stage embryo transfer when at least four embryos are available on day 3 of embryo culture. A randomized prospective study. *Hum Reprod* 2005;20(11):3198–3203.
475. Lane M, Gardner DK. Embryo culture medium: Which is the best? *Best Pract Res Clin Obstet Gynaecol* 2007;21(1):83–100.
476. Blake DA, Farquhar CM, Johnson N, et al. Cleavage stage versus blastocyst stage embryo transfer in assisted conception. *Cochrane Database Syst Rev* 2007;(4):CD002118.
477. Ambartsumyan G, Clark AT. Aneuploidy and early human embryo development. *Hum Mol Genet* 2008;17(R1):R10–R15.
478. Bavister B. Oxygen concentration and preimplantation development. *Reprod Biomed Online* 2004;9(5):484–486.
479. Sfontouris IA, Martins WP, Nastri CO, et al. Blastocyst culture using single versus sequential media in clinical IVF: A systematic review and meta-analysis of randomized controlled trials. *J Assist Reprod Genet* 2016;33(10):1261–1272.
480. Glujovsky D, Farquhar C, Quinteiro Retamar AM, et al. Cleavage stage versus blastocyst stage embryo transfer in assisted reproductive technology. *Cochrane Database Syst Rev* 2016;(6):CD002118.
481. Papanikolaou EG, Kolibianakis EM, Tournaye H, et al. Live birth rates after transfer of equal number of blastocysts or cleavage-stage embryos in IVF. A systematic review and meta-analysis. *Hum Reprod* 2008;23(1):91–99.
482. Idowu D, Merrion K, Wemmer N, et al. Pregnancy outcomes following 24-chromosome preimplantation genetic diagnosis in couples with balanced reciprocal or Robertsonian translocations. *Fertil Steril* 2015;103(4):1037–1042.
483. Reh A, Fino E, Krey L, et al. Optimizing embryo selection with day 5 transfer. *Fertil Steril* 2010;93(2):609–615.
484. Chen M, Wei S, Hu J, et al. Does time-lapse imaging have favorable results for embryo incubation and selection compared with conventional methods in clinical in vitro fertilization? A meta-analysis and systematic review of randomized controlled trials. *PLoS One* 2017;12(6):e0178720.
485. Racowsky C, Martins WP. Effectiveness and safety of time-lapse imaging for embryo culture and selection: It is still too early for any conclusions?. *Fertil Steril* 2017;108(3):450–452.
486. Pribenszky C, Nilselid AM, Montag M. Time-lapse culture with morphokinetic embryo selection improves pregnancy and live birth chances and reduces early pregnancy loss: a meta-analysis. *Reprod Biomed Online* 2017;35:511–520.
487. Practice Committee of the American Society for Reproductive Medicine. Electronic address Aao, Practice Committee of the Society for Assisted Reproductive Technology. Guidance on the limits to the number of embryos to transfer: A committee opinion. *Fertil Steril* 2017;107(4):901–903.
488. Practice Committee of the American Society for Reproductive Medicine. Electronic address Aao, Practice Committee of the American Society for Reproductive Medicine. Performing the embryo transfer: A guideline. *Fertil Steril* 2017;107(4):882–896.
489. Kolibianakis EM, Venetis CA, Tarlatzis BC. Cryopreservation of human embryos by vitrification or slow freezing: Which one is better?. *Curr Opin Obstet Gynecol* 2009;21(3):270–274.

490. **El-Toukhy T, Coomarasamy A, Khairy M, et al.** The relationship between endometrial thickness and outcome of medicated frozen embryo replacement cycles. *Fertil Steril* 2008;89(4):832–839.
491. **Wong KM, Mastenbroek S, Repping S.** Cryopreservation of human embryos and its contribution to in vitro fertilization success rates. *Fertil Steril* 2014;102(1):19–26.
492. **Evans J, Hannan NJ, Edgell TA, et al.** Fresh versus frozen embryo transfer: Backing clinical decisions with scientific and clinical evidence. *Hum Reprod Update* 2014;20(6):808–821.
493. **Wong KM, van Wely M, Mol F, et al.** Fresh versus frozen embryo transfers in assisted reproduction. *Cochrane Database Syst Rev* 2017; 3:CD011184.
494. **Glujovsky D, Pesce R, Fiszbajn G, et al.** Endometrial preparation for women undergoing embryo transfer with frozen embryos or embryos fou from donor oocytes. *Cochrane Database Syst Rev* 2010;CD006359.
495. **Ghobara T, Gelbaya TA, Ayeleke RO.** Cycle regimens for frozen-thawed embryo transfer. *Cochrane Database Syst Rev* 2017;7: CD003414.
496. **Mahajan N.** Endometrial receptivity array: Clinical application. *J Hum Reprod Sci* 2015;8(3):121–129.
497. **Kumbak B, Oral E, Karlikaya G, et al.** Serum oestradiol and beta--HCG measurements after day 3 or 5 embryo transfers in interpreting pregnancy outcome. *Reprod Biomed Online* 2006;13(4):459–464.
498. **Practice Committee of American Society for Reproductive Medicine.** Medical treatment of ectopic pregnancy: A committee opinion. *Fertil Steril* 2013;100(3):638–644.
499. **Malizia BA, Hacker MR, Penzias AS.** Cumulative live-birth rates after in vitro fertilization. *N Engl J Med* 2009;360(3):236–243.
500. **Centers for Disease Control and Prevention, American Society for Reproductive Medicine, Society for Assisted Reproductive Technology.** *2015 Assisted Reproductive Technology Fertility Clinic Success Rates Report*. Atlanta, GA: US Dept of Health and Human Services; 2017.
501. **Van Voorhis BJ.** Outcomes from assisted reproductive technology. *Obstet Gynecol* 2006;107(1):183–200.
502. **Crawford S, Boulet SL, Kawwass JF, et al.** Cryopreserved oocyte versus fresh oocyte assisted reproductive technology cycles, United States, 2013. *Fertil Steril* 2017;107(1):110–118.
503. **Sunderam S, Kissin DM, Crawford SB, et al.** Assisted reproductive technology surveillance–United States, 2014. *MMWR Surveill Summ* 2017;66(6):1–24.
504. **Perkins KM, Boulet SL, Jamieson DJ, et al.** National Assisted Reproductive Technology Surveillance System Group. Trends and outcomes of gestational surrogacy in the United States. *Fertil Steril* 2016;106(2):435–442.e2.
505. **Banerjee P, Choi B, Shahine LK, et al.** Deep phenotyping to predict live birth outcomes in in vitro fertilization. *Proc Natl Acad Sci U S A* 2010;107(31):13570–13575.
506. **Choi B, Bosch E, Lannon BM, et al.** Personalized prediction of first cycle in vitro fertilization success. *Fertil Steril* 2013;99(7): 1905–1911.
507. **Lannon BM, Choi B, Hacker MR, et al.** Predicting personalized multiple birth risks after in vitro fertilization-double embryo transfer. *Fertil Steril* 2012;98(1):69–76.
508. **Leushuis E, van der Steeg JW, Steures P, et al.** Prediction models in reproductive medicine: A critical appraisal. *Hum Reprod Update* 2009;15(5):537–552.
509. **van Loendersloot LL, van Wely M, Repping S, et al.** Templeton prediction model underestimates IVF success in an external validation. *Reprod Biomed Online* 2011;22(6):597–602.
510. **van Loendersloot L, Repping S, Bossuyt PM, et al.** Prediction models in in vitro fertilization; where are we? A mini review. *J Adv Res* 2014;5(3):295–301.
511. **Sarais V, Reschini M, Busnelli A, et al.** Predicting the success of IVF: External validation of the van Loendersloot's model. *Hum Reprod* 2016;31(6):1245–1252.
512. **Vaegter KK, Lakic TG, Olovsson M, et al.** Which factors are most predictive for live birth after in vitro fertilization and intracytoplasmic sperm injection (IVF/ICSI) treatments? Analysis of 100 prospectively recorded variables in 8,400 IVF/ICSI single-embryo transfers. *Fertil Steril* 2017;107(3):641–648.e2.
513. **McLernon DJ, Steyerberg EW, Te Velde ER, et al.** Predicting the chances of a live birth after one or more complete cycles of in vitro fertilisation: Population based study of linked cycle data from 113 873 women. *BMJ* 2016;355:i5735.
514. **Luke B, Brown MB, Wantman E, et al.** A prediction model for live birth and multiple births within the first three cycles of assisted reproductive technology. *Fertil Steril* 2014;102(3):744–752.
515. **Jun SH, Choi B, Shahine L, et al.** Defining human embryo phenotypes by cohort-specific prognostic factors. *PLoS One* 2008;3(7):e2562.
516. Fertility treatment when the prognosis is very poor or futile. *Fertil Steril* 2009;92(4):1194–1197.
517. **Marina S, Marina D, Marina F, et al.** Sharing motherhood: Biological lesbian co-mothers, a new IVF indication. *Hum Reprod* 2010; 25(4):938–941.
518. **Guesdon E, Vincent-Rohfritsch A, Bydlowski S, et al.** Oocyte donation recipients of very advanced age: Perinatal complications for singletons and twins. *Fertil Steril* 2017;107(1):89–96.
519. **Practice Committee of American Society for Reproductive Medicine; Practice Committee of Society for Assisted Reproductive Technology.** Recommendations for gamete and embryo donation: A committee opinion. *Fertil Steril* 2013;99(1):47–62.
520. **Ethics Committee of the American Society for Reproductive Medicine; Ethics Committee of the American Society for Reproductive Medicine.** Financial compensation of oocyte donors: An Ethics Committee opinion. *Fertil Steril* 2016;106(7):e15–e19.
521. **Sharpe K, Karovitch AJ, Claman P, et al.** Transvaginal oocyte retrieval for in vitro fertilization complicated by ovarian abscess during pregnancy. *Fertil Steril* 2006;86(1):219.e11–e13.
522. **Centers for Disease Control and Prevention.** 2007 assisted reproductive technology success rates. 2009. Available online at http://www.cdc.gov/art/ART2007/PDF/COMPLETE_2007_ART.pdf.
523. **Evans MI, Kaufman MI, Urban AJ, et al.** Fetal reduction from twins to a singleton: A reasonable consideration?. *Obstet Gynecol* 2004;104(1):102–109.
524. **Papanikolaou EG, Fatemi H, Venetis C, et al.** Monozygotic twinning is not increased after single blastocyst transfer compared with single cleavage-stage embryo transfer. *Fertil Steril* 2010;93(2): 592–597.
525. **Ulug U, Jozwiak EA, Mesut A, et al.** Survival rates during the first trimester of multiple gestations achieved by ICSI: A report of 1448 consecutive multiples. *Hum Reprod* 2004;19(2):360–364.
526. **Leondires MP, Ernst SD, Miller BT, et al.** Triplets: Outcomes of expectant management versus multifetal reduction for 127 pregnancies. *Am J Obstet Gynecol* 2000;183(2):454–459.
527. **Brambati B, Tului L, Camurri L, et al.** First-trimester fetal reduction to a singleton infant or twins: Outcome in relation to the final number and karyotyping before reduction by transabdominal chorionic villus sampling. *Am J Obstet Gynecol* 2004;191(6):2035–2040.
528. **Perkins KM, Boulet SL, Kissin DM, et al.** National ART Surveillance (NASS) Group. Risk of ectopic pregnancy associated with assisted reproductive technology in the United States, 2001–2011. *Obstet Gynecol* 2015;125(1):70–78.
529. **Barrenetxea G, Barinaga-Rementeria L, Lopez de Larruzea A, et al.** Heterotopic pregnancy: Two cases and a comparative review. *Fertil Steril* 2007;87(2):417.e9–e15.
530. **Kamath MS, Aleyamma TK, Muthukumar K, et al.** A rare case report: Ovarian heterotopic pregnancy after in vitro fertilization. *Fertil Steril* 2010;94:1910.
531. **Golan A, Weissman A.** Symposium: Update on prediction and management of OHSS. A modern classification of OHSS. *Reprod Biomed Online* 2009;19(1):28–32.

532. Ovarian hyperstimulation syndrome. *Fertil Steril* 2008;90(5 Suppl):S188–S193.
533. **Papanikolaou EG, Tournaye H, Verpoest W, et al.** Early and late ovarian hyperstimulation syndrome: Early pregnancy outcome and profile. *Hum Reprod* 2005;20(3):636–641.
534. **Toftager M, Bogstad J, Bryndorf T, et al.** Risk of severe ovarian hyperstimulation syndrome in GnRH antagonist versus GnRH agonist protocol: RCT including 1050 first IVF/ICSI cycles. *Hum Reprod* 2016;31(6):1253–1264.
535. **Navot D, Bergh PA, Laufer N.** Ovarian hyperstimulation syndrome in novel reproductive technologies: Prevention and treatment. *Fertil Steril* 1992;58(2):249–261.
536. **Delvigne A.** Symposium: Update on prediction and management of OHSS. Epidemiology of OHSS. *Reprod Biomed Online* 2009;19(1):8–13.
537. **Garcia-Velasco JA.** How to avoid ovarian hyperstimulation syndrome: A new indication for dopamine agonists. *Reprod Biomed Online* 2009;18 Suppl 2:71–75.
538. Practice Committee of the American Society for Reproductive Medicine; Practice Committee of the American Society for Reproductive Medicine. Prevention and treatment of moderate and severe ovarian hyperstimulation syndrome: A guideline. *Fertil Steril* 2016;106(7):1634–1647.
539. **Lainas GT, Kolibianakis EM, Sfontouris IA, et al.** Pregnancy and neonatal outcomes following luteal GnRH antagonist administration in patients with severe early OHSS. *Hum Reprod* 2013;28(7):1929–1942.
540. **Aboulghar M.** Symposium: Update on prediction and management of OHSS. Prevention of OHSS. *Reprod Biomed Online* 2009;19(1):33–42.
541. **Tso LO, Costello MF, Albuquerque LE, et al.** Metformin treatment before and during IVF or ICSI in women with polycystic ovary syndrome. *Cochrane Database Syst Rev* 2009;(2):CD006105.
542. **Mai Q, Hu X, Yang G, et al.** Effect of letrozole on moderate and severe early-onset ovarian hyperstimulation syndrome in high-risk women: A prospective randomized trial. *Am J Obstet Gynecol* 2017;216(1):42.e1–e42.e10.
543. **Alvarez C, Marti-Bonmati L, Novella-Maestre E, et al.** Dopamine agonist cabergoline reduces hemoconcentration and ascites in hyperstimulated women undergoing assisted reproduction. *J Clin Endocrinol Metab* 2007;92(8):2931–2937.
544. **Humaidan P, Quartarolo J, Papanikolaou EG.** Preventing ovarian hyperstimulation syndrome: Guidance for the clinician. *Fertil Steril* 2010;94(2):389–400.
545. **Siristatidis CS, Maheshwari A, Bhattacharya S.** In vitro maturation in sub fertile women with polycystic ovarian syndrome undergoing assisted reproduction. *Cochrane Database Syst Rev* 2009;(1):CD006606.
546. Practice Committees of the American Society for Reproductive Medicine and the Society for Assisted Reproductive Technology. In vitro maturation: A committee opinion. *Fertil Steril* 2013;99(3):663–666.
547. **Siristatidis CS, Vrachnis N, Creatsa M, et al.** In vitro maturation in subfertile women with polycystic ovarian syndrome undergoing assisted reproduction. *Cochrane Database Syst Rev* 2013;(10):CD006606.
548. Practice Committee of the American Society for Reproductive Medicine; Practice Committee of the American Society for Reproductive Medicine. Fertility drugs and cancer: A guideline. *Fertil Steril* 2016;106(7):1617–1626.
549. **Van den Broeck U, D'Hooghe T, Enzlin P, et al.** Predictors of psychological distress in patients starting IVF treatment: Infertility-specific versus general psychological characteristics. *Hum Reprod* 2010;25(6):1471–1480.
550. **Domar AD, Smith K, Conboy L, et al.** A prospective investigation into the reasons why insured United States patients drop out of in vitro fertilization treatment. *Fertil Steril* 2010;94:1457–1459.
551. **Pasch LA, Gregorich SE, Katz PK, et al.** Psychological distress and in vitro fertilization outcome. *Fertil Steril* 2012;98(2):459–464.
552. **Boivin J, Griffiths E, Venetis CA.** Emotional distress in infertile women and failure of assisted reproductive technologies: Meta-analysis of prospective psychosocial studies. *BMJ* 2011;342:d223.
553. **Matthiesen SM, Frederiksen Y, Ingerslev HJ, et al.** Stress, distress and outcome of assisted reproductive technology (ART): A meta-analysis. *Hum Reprod* 2011;26(10):2763–2776.
554. American College of Obstetricians and Gynecologists' Committee on Obstetric Practice; Committee on Genetics; U.S. Food and Drug Administration. Committee opinion no 671: Perinatal risks associated with assisted reproductive technology. *Obstet Gynecol* 2016;128(3):e61–e68.
555. Preimplantation genetic testing: A Practice Committee opinion. *Fertil Steril* 2008;90(5 Suppl):S136–S143.
556. **Simpson JL.** Preimplantation genetic diagnosis at 20 years. *Prenat Diagn* 2010;30(7):682–695.
557. **Dahdouh EM, Balayla J, Audibert F, et al.** Technical update: Preimplantation genetic diagnosis and screening. *J Obstet Gynaecol Can* 2015;37(5):451–463.
558. **Brezina PR, Anchan R, Kearns WG.** Preimplantation genetic testing for aneuploidy: What technology should you use and what are the differences?. *J Assist Reprod Genet* 2016;33(7):823–832.
559. **Fragouli E, Spath K, Alfarawati S, et al.** Altered levels of mitochondrial DNA are associated with female age, aneuploidy, and provide an independent measure of embryonic implantation potential. *PLoS Genet* 2015;11(6):e1005241.
560. **Diez-Juan A, Rubio C, Marin C, et al.** Mitochondrial DNA content as a viability score in human euploid embryos: Less is better. *Fertil Steril* 2015;104(3):534–541.e1.
561. **Victor AR, Brake AJ, Tyndall JC, et al.** Accurate quantitation of mitochondrial DNA reveals uniform levels in human blastocysts irrespective of ploidy, age, or implantation potential. *Fertil Steril* 2017;107(1):34–42.e3.
562. **Treff NR, Zhan Y, Tao X, et al.** Levels of trophectoderm mitochondrial DNA do not predict the reproductive potential of sibling embryos. *Hum Reprod* 2017;32(4):954–962.
563. **Schoolcraft WB, Katz-Jaffe MG, Stevens J, et al.** Preimplantation aneuploidy testing for infertile patients of advanced maternal age: A randomized prospective trial. *Fertil Steril* 2009;92(1):157–162.
564. **Hardarson T, Hanson C, Lundin K, et al.** Preimplantation genetic screening in women of advanced maternal age caused a decrease in clinical pregnancy rate: A randomized controlled trial. *Hum Reprod* 2008;23(12):2806–2812.
565. **Mersereau JE, Plunkett BA, Cedars MI.** Preimplantation genetic screening in older women: A cost-effectiveness analysis. *Fertil Steril* 2008;90(3):592–598.
566. **Garrisi JG, Colls P, Ferry KM, et al.** Effect of infertility, maternal age, and number of previous miscarriages on the outcome of preimplantation genetic diagnosis for idiopathic recurrent pregnancy loss. *Fertil Steril* 2009;92(1):288–295.
567. **Capalbo A, Ubaldi FM, Rienzi L, et al.** Detecting mosaicism in trophectoderm biopsies: Current challenges and future possibilities. *Hum Reprod* 2017;32(3):492–498.
568. **Munne S, Blazek J, Large M, et al.** Detailed investigation into the cytogenetic constitution and pregnancy outcome of replacing mosaic blastocysts detected with the use of high-resolution next-generation sequencing. *Fertil Steril* 2017;108(1):62–71.e8.
569. **Spinella F, Fiorentino F, Biricik A, et al.** Extent of chromosomal mosaicism influences the clinical outcome of in vitro fertilization treatments. *Fertil Steril* 2018;109:77–83.
570. **Knopman JM, Papadopoulos EB, Grifo JA, et al.** Surviving childhood and reproductive-age malignancy: Effects on fertility and future parenthood. *Lancet Oncol* 2010;11(5):490–498.

PARTE 8

Oncologia Ginecológica

CAPÍTULO 37
Câncer de Útero 976
Sean C. Dowdy, Gretchen E. Glaser, John R. Lurain

CAPÍTULO 38
Câncer do Colo do Útero e da Vagina 1012
David M. Anderson, Joseph Lee, John C. Elkas

CAPÍTULO 39
Câncer do Ovário, da Tuba Uterina e do Peritônio 1051
Jonathan S. Berek, Diana P. English, Teri A. Longacre, Michael Friedlander

CAPÍTULO 40
Câncer de Vulva 1113
Christine H. Holschneider, Jonathan S. Berek

CAPÍTULO 41
Doença Trofoblástica Gestacional 1140
Ross S. Berkowitz, Neil S. Horowitz, Donald P. Goldstein

CAPÍTULO 42
Câncer de Mama 1155
Carlie K. Thompson, JoAnna L. Hunter-Squires, Armando E. Giuliano

CAPÍTULO 37

Câncer de Útero

Sean C. Dowdy, Gretchen E. Glaser, John R. Lurain

PONTOS-CHAVE

1. Os fatores de risco mais comuns para o desenvolvimento de carcinoma de endométrio estão relacionados com a estimulação estrogênica prolongada e sem qualquer antagonismo.

2. A biopsia por aspiração do endométrio realizada no consultório é a primeira etapa aceita na avaliação de uma mulher com sangramento uterino anormal ou com suspeita de patologia endometrial.

3. Os carcinomas serosos e de células claras constituem menos de 10% dos casos de câncer de endométrio, porém são responsáveis por mais da metade de todas as mortes por esse tipo de câncer.

4. As pacientes com câncer de endométrio devem ser submetidas, em sua maioria, a estadiamento cirúrgico, incluindo histerectomia, salpingo-ooforectomia bilateral e citologia peritoneal. A avaliação dos linfonodos é necessária na maioria das pacientes, mas pode ser omitida em mulheres com risco insignificante de disseminação linfática.

5. As variáveis mais importantes de um prognóstico adverso no câncer de endométrio são a idade avançada da paciente, o tipo não endometrioide ou de grau 3, a ocorrência de invasão profunda do endométrio, a invasão do sistema linfático, tumores grandes, a extensão cervical, a presença de metástases em linfonodos e a disseminação intraperitoneal.

6. A radioterapia e a quimioterapia adjuvantes pós-operatórias em pacientes selecionadas com câncer de endométrio diminuem o risco de recorrência vaginal/pélvica local e melhoram a sobrevida sem doença.

7. A taxa de sobrevida global em 5 anos no câncer de endométrio é de aproximadamente 75%.

8. A radioterapia constitui a melhor opção de tratamento para pacientes com recorrências locorregionais isoladas que não receberam radioterapia anteriormente. As recorrências vaginais isoladas são passíveis de cura em até 80% das pacientes.

9. Em geral, os sarcomas uterinos constituem o grupo mais agressivo de tumores uterinos e diferem do câncer de endométrio no que concerne aos fatores de risco, diagnóstico, comportamento clínico, padrão de disseminação e tratamento.

O carcinoma de endométrio constitui a neoplasia maligna mais comum do sistema genital feminino, sendo responsável, nos EUA, por quase metade de todos os tipos de câncer ginecológico. Em 2018, foi previsto um número estimado de 63.230 novos casos e 11.350 mortes relacionadas com câncer.[1] O câncer de endométrio é o quarto câncer mais comum, depois dos cânceres de mama, de pulmão e colorretal, e representa a sexta causa principal de morte por neoplasia maligna em mulheres. De modo geral, cerca de 2,8% das mulheres desenvolvem câncer de endométrio ao longo da vida. Embora o carcinoma de endométrio se manifeste habitualmente como doença no estágio inicial e com frequência seja tratado sem cirurgia radical nem radioterapia, as mortes por esse tipo de carcinoma aumentaram em cerca de 2% ao ano entre 2010 e 2014. **O câncer de endométrio é uma doença que ocorre principalmente em mulheres após a menopausa e que demonstra ser cada vez mais agressivo com o avanço da idade. O papel definido do estrogênio no desenvolvimento da maioria dos cânceres de endométrio já está estabelecido. Qualquer fator capaz de aumentar a exposição ao estrogênio sem oposição da progesterona também aumenta o risco de câncer de endométrio.**

EPIDEMIOLOGIA E FATORES DE RISCO

Parece haver dois tipos patogenéticos de câncer de endométrio.[2] **O tipo 1, que responde por cerca de 75 a 85% dos casos, acomete mulheres mais jovens na perimenopausa, com história de exposição ao estrogênio, endógeno ou exógeno, sem oposição.** Nessas mulheres, as neoplasias surgem inicialmente como hiperplasia do endométrio e evoluem para o carcinoma. Esses tumores "dependentes de estrogênio" tendem a ser mais bem diferenciados e a apresentar um prognóstico mais favorável do que os tumores que não estão associados ao hiperestrogenismo. **O carcinoma de endométrio tipo 2 ocorre em mulheres sem estimulação estrogênica do endométrio.** Esses cânceres de ocorrência espontânea não estão associados à hiperplasia do endométrio, mas podem surgir em um endométrio atrófico. São menos diferenciados e estão associados a um prognóstico pior do que o dos tumores dependentes de estrogênio. Esses tumores "independentes de estrogênio" tendem a ocorrer em mulheres de mais idade, magras e na pós-menopausa, e são observados desproporcionalmente em mulheres afro-americanas e asiáticas.

Ao longo dessa última década, estudos genéticos moleculares mostraram que esses dois tipos de tumor evoluem por meio de vias patogênicas distintas[3] (ver Carcinoma de endométrio dos tipos 1 e 2: aberrações moleculares; adiante).

Foram identificados diversos fatores de risco associados ao desenvolvimento do câncer de endométrio, **e a maioria deles está relacionada com a estimulação estrogênica prolongada e sem oposição do endométrio (Tabela 37.1)**.[3-5] As mulheres nulíparas correm um risco duas a três vezes maior do que as mulheres que já tiveram filhos. A infertilidade e uma história de irregularidade menstrual em consequência de ciclos anovulatórios (exposição prolongada ao estrogênio, sem progesterona suficiente) aumentam o risco. A menopausa natural que ocorre depois dos 52 anos de idade aumenta em 2,4 vezes o risco de câncer de endométrio, em comparação com mulheres cuja menopausa ocorreu antes dos 49 anos de idade, provavelmente em decorrência da exposição prolongada do útero a ciclos menstruais deficientes em progesterona. **O risco de câncer de endométrio é 1,5 vez maior em mulheres com sobrepeso e mais de 2,5 vezes em mulheres obesas** (devido ao excesso de estrona, em consequência da conversão da androstenediona de origem suprarrenal por aromatização na gordura periférica).[6] A expectativa é de que a "epidemia" de obesidade nos países ocidentais, associada às taxas crescentes de resistência à insulina e de síndrome metabólica, aumente a incidência de câncer de endométrio nos próximos anos.

Outros fatores que levam a uma exposição prolongada ao estrogênio, como a síndrome do ovário policístico e tumores ovarianos funcionantes, estão associados a um aumento do risco de câncer de endométrio. A terapia com *estrogênio* sem *progestágenos* na menopausa aumenta em quatro a oito vezes o risco de câncer de endométrio. Esse risco aumenta com doses mais altas e com uso mais prolongado, porém pode ser reduzido para níveis praticamente basais pelo acréscimo de *tratamento com progestágenos* durante pelo menos 10 dias do ciclo.[7] O uso do *tamoxifeno*, um antiestrogênio para o tratamento do câncer de mama está associado a um aumento de duas a três vezes no risco de desenvolvimento de câncer de endométrio, embora esse achado gere confusão pelo risco aparentemente maior de câncer de endométrio em mulheres que apresentam câncer de mama, com ou sem tratamento com *tamoxifeno*.[5] A análise do diabetes melito é confundida pela obesidade, porém acredita-se que esteja associado a um aumento modesto no risco de câncer de endométrio, mesmo após ajuste para outros fatores.[8] **As mulheres com síndrome de Lynch II (anteriormente designada como síndrome de câncer colorretal hereditário sem polipose ou HNPCC), uma síndrome de suscetibilidade ao câncer com mutações de linhagem germinativa em genes de reparo de mau pareamento *MLH1*, *MSH2* e *MSH6*, correm risco cumulativo de 40 a 60% de desenvolver câncer de endométrio e de cólon.**[9] Outras condições clínicas, como hipertensão e hipotireoidismo, estão associadas ao câncer de endométrio, porém sem confirmação de relação causal.

HIPERPLASIA DO ENDOMÉTRIO

A hiperplasia do endométrio representa um espectro de alterações morfológicas e biológicas das glândulas endometriais e do estroma, que variam de um estado fisiológico exagerado ao carcinoma *in situ*. **Em geral, as hiperplasias clinicamente significativas desenvolvem-se a partir de um endométrio proliferativo em consequência da estimulação estrogênica prolongada na ausência de influência da progestágeno.** As hiperplasias endometriais são importantes do ponto de vista clínico, visto que podem causar sangramento anormal, podem estar associadas a tumores ovarianos produtores de estrogênio, resultar de terapia hormonal e preceder o câncer de endométrio ou ocorrer simultaneamente a ele.

O esquema de classificação aprovado pela International Society of Gynecological Pathologists baseia-se nas características arquitetônicas e citológicas, bem como em estudos a longo prazo que refletem a história natural das lesões[10] **(Tabela 37.2)**. Quanto à sua arquitetura, as hiperplasias podem ser simples ou complexas, e sua diferenciação é feita pela complexidade e aglomeração dos elementos glandulares. A **hiperplasia simples** caracteriza-se por glândulas dilatadas ou císticas, de formato redondo ou ligeiramente irregular, por um aumento da relação glândula-estroma sem aglomeração glandular e ausência de atipia citológica. A **hiperplasia complexa** apresenta glândulas aglomeradas de arquitetura complexa (brotamento e invaginação), com menos estroma interposto e sem atipia. **A hiperplasia atípica refere-se à atipia citológica e pode ser classificada como simples ou complexa, dependendo da arquitetura glandular correspondente.** Os critérios de atipia citológica incluem núcleos grandes e formatos variáveis, que perderam a sua polaridade, aumento da relação núcleo-citoplasma, presença de nucléolos proeminentes e condensação irregular da cromatina com eliminação da paracromatina **(Figura 37.1)**.

O risco de progressão da hiperplasia do endométrio para o carcinoma está relacionado com a presença e a gravidade da atipia citológica. Kurman et al. realizaram um estudo retrospectivo de 170 pacientes submetidas à curetagem uterina com hiperplasia endometrial não tratada que foram acompanhadas durante um período médio de 13,4 anos.[11] Constataram **a ocorrência de progressão para o carcinoma em 1% das pacientes com hiperplasia simples, em 3% das pacientes com hiperplasia complexa, em 8% das pacientes com hiperplasia simples atípica e em 29% das pacientes com hiperplasia complexa atípica.** A maioria das hiperplasias pareceu permanecer estável (18%) ou regredir (74%). **Até 25 a 43% das pacientes com hiperplasia atípica, que foi detectada em amostra de biopsia ou curetagem de endométrio, apresentarão carcinoma de endométrio associado, habitualmente bem diferenciado, detectado durante a histerectomia.**[12] A atipia citológica pronunciada, uma elevada taxa mitótica e a estratificação celular acentuada constituem características da hiperplasia endometrial atípica, mais frequentemente associada ao achado de carcinoma diagnosticado na histerectomia.

Tabela 37.1 Fatores de risco para câncer de endométrio.

Característica	Risco relativo
Nuliparidade	2 a 3
Menopausa tardia	2,4
Obesidade	
9,5 a 22,5 kg acima do peso	3
> 22,5 kg acima do peso	10
Diabetes melito	2,8
Terapia com *estrogênio* sem oposição	4 a 8
Terapia com *tamoxifeno*	2 a 3
Hiperplasia endometrial atípica	8 a 29
Síndrome de Lynch II	20

Tabela 37.2 Classificação das hiperplasias endometriais.

Tipo de hiperplasia	Progressão para câncer (%)
Simples (cística sem atipia)	1
Complexa (adenomatosa sem atipia)	3
Atípica	
Simples (cística com atipia)	8
Complexa (adenomatosa com atipia)	29

De: **Kurman RJ, Kaminski PF, Norris HJ**. The behavior of endometrial hyperplasia: a long term study of "untreated" hyperplasia in 170 patients. *Cancer* 1985;56:403-412, com autorização.

Tratamento da hiperplasia e do câncer de endométrio com preservação da fertilidade

As pacientes mais jovens com câncer de endométrio tendem a apresentar distúrbios como síndrome do ovário policístico, anovulação crônica e infertilidade, indicando uma exposição a excesso de estrogênio intrínseco.[13] As lesões nessa faixa etária são habitualmente bem diferenciadas do subtipo endometrioide, com possibilidade de regressão por meio de terapia progestacional oral ou tópica. Embora o tratamento convencional para todos os tipos de câncer de endométrio seja a histerectomia que propicia o estadiamento, o tratamento não cirúrgico com terapia hormonal pode constituir uma opção para mulheres adequadamente selecionadas que desejam preservar a fertilidade. Pode-se utilizar técnicas alternativas de estadiamento, como a ressonância magnética (RM), para avaliar a profundidade da invasão miometrial ou identificar a presença de doença extrauterina, embora a baixa sensibilidade tenha o potencial de resultar em subdiagnóstico.[14,15]

As altas taxas de regressão do câncer de endométrio e da hiperplasia atípica após tratamento com *progestágenos* são amplamente documentadas.[16-20] Coortes de pacientes relativamente pequenas e relatos de fracasso da terapia hormonal sugerem a necessidade de cautela quando se aconselha a paciente para um tratamento conservador.[21] Uma metanálise abrangente do tratamento hormonal do câncer de endométrio de grau 1, incluindo 27 artigos com um total de 81 pacientes, incluiu o tratamento com uma variedade de agentes progestacionais. A taxa de resposta global foi de 76% (62/81), e o tempo médio de regressão, de 12 semanas.[22] A taxa de recorrência foi de 24% entre as pacientes que responderam; quase todas as recorrências foram observadas no primeiro ano após o diagnóstico. Foi necessário apenas 1 mês de tratamento progestacional para a obtenção de uma resposta em 76% das pacientes sem recorrência. Após o tratamento, 20 pacientes conseguiram engravidar. É importante assinalar que 24% (19/81) da coorte original nunca responderam ao tratamento, e apenas 68% tiveram acompanhamento documentado com obtenção de amostra de biópsia. A terapia progestacional pode tratar a doença com sucesso e preservar ao mesmo tempo a fertilidade das pacientes com hiperplasia atípica e câncer de endométrio de estágio I presumivelmente bem diferenciado. Os critérios apropriados de seleção e de exclusão de pacientes ainda não estão definidos. As pacientes devem ser orientadas de que a não identificação de recorrência ou extensão da doença durante o tratamento progestacional pode levar a um atraso na cirurgia definitiva, e em última análise, ao comprometimento do prognóstico.[18]

É provável que a terapia contínua com *progestágenos*, com administração de *acetato de megestrol* (40 a 160 mg/dia), constitua o tratamento mais confiável para reverter a hiperplasia complexa ou atípica, tendo em mente que o uso de doses mais altas pode estar associado a uma redução da adesão da paciente em consequência dos efeitos colaterais. Não há consenso definido sobre um intervalo ideal de acompanhamento. O tratamento deve ser mantido durante pelo menos 3 a 6 meses e deve-se efetuar uma biopsia do endométrio para avaliar a resposta. **É aconselhável a realização periódica de biopsia de endométrio ou ultrassonografia transvaginal em pacientes monitoradas durante a terapia com progestágenos para hiperplasia atípica, devido à existência de câncer não diagnosticado em pelo menos 25% dos casos e à elevada taxa de recorrência após tratamento com progestágenos.** Nesse contexto, o uso de progesterona deve ser considerado como tratamento temporário, e não a longo prazo. **Para mulheres com hiperplasia complexa atípica que não desejam mais engravidar, recomenda-se a histerectomia.**

RASTREAMENTO DO CÂNCER DE ENDOMÉTRIO NA POPULAÇÃO EM GERAL

O rastreamento do câncer de endométrio não deve ser realizado, devido à falta de um exame apropriado, bom custo-benefício e de boa aceitação que reduza a mortalidade. **O exame de Papanicolaou (Pap) de rotina é ineficaz, e a avaliação citológica do endométrio é demasiadamente insensível e inespecífica para ter qualquer utilidade no rastreamento do câncer de endométrio, mesmo em uma população de alto risco.** A ultrassonografia transvaginal e a biopsia de endométrio são de custo muito elevado para que sejam utilizadas como exames de rastreamento.

O rastreamento para câncer de endométrio ou seus precursores pode ser justificado em certas mulheres de alto risco, como membros de famílias com câncer colorretal hereditário sem polipose.[23] As mulheres em uso de *tamoxifeno* não têm nenhum benefício do rastreamento de rotina com ultrassonografia transvaginal ou biopsia de endométrio.[24,25] De modo semelhante, não há evidências suficientes para recomendar o rastreamento do câncer de endométrio em mulheres com uma história de terapia com estrogênio sem oposição, menopausa tardia, nuliparidade, infertilidade ou anovulação, obesidade, diabetes melito ou hipertensão.[26]

A maioria das pacientes com câncer de endométrio apresenta sangramento uterino anormal na perimenopausa ou na pós-menopausa, quando o tumor ainda está limitado ao útero. Nesses casos, a realização de um exame diagnóstico apropriado e acurado possibilita habitualmente o estabelecimento de um diagnóstico precoce e uma alta taxa de cura com o tratamento oportuno. É importante reconhecer que a avaliação de sangramento uterino anormal deve incluir biopsia de endométrio, mesmo em pacientes na pré-menopausa, visto que 5% dos casos são observados em mulheres com menos de 40 anos de idade.

Vigilância e prevenção em pacientes de alto risco

Os carcinomas de endométrio são, em sua maioria, esporádicos, porém pelo menos 10% dos casos apresentam uma base hereditária.[27,28] Foram descritos dois modelos genéticos no desenvolvimento do câncer de endométrio familiar: a síndrome de Lynch II e pacientes com predisposição ao câncer de endométrio isolado, ambos os

Capítulo 37 • Câncer de Útero 979

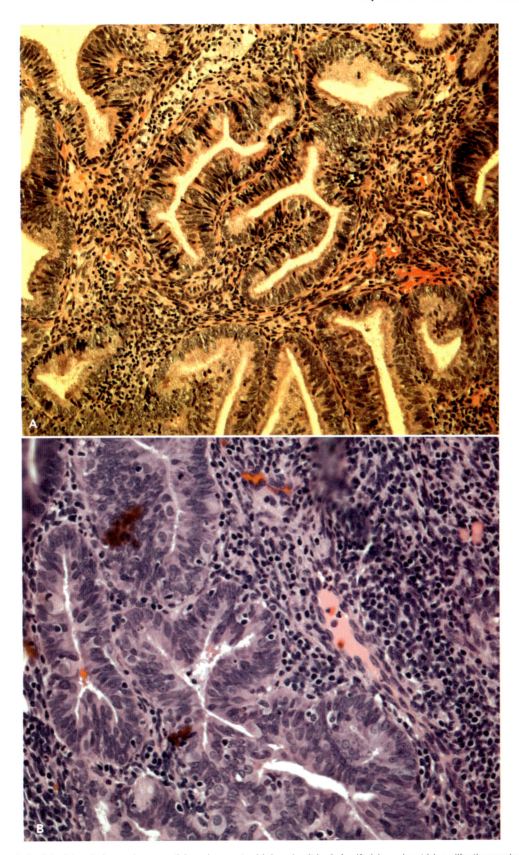

Figura 37.1 Hiperplasia atípica (hiperplasia complexa com atipia nuclear acentuada) do endométrio. **A.** As glândulas endometriais proliferativas revelam uma considerável aglomeração e invaginações papilares. O estroma endometrial, apesar de estar acentuadamente diminuído, ainda pode ser reconhecido entre as glândulas. **B.** O maior aumento mostra um arranjo nuclear desorganizado e aumento e irregularidade dos núcleos. Alguns deles contêm pequenos nucléolos. (Fornecida por Gordana Stevanovic, MD, e Jianyu Rao, MD, Departamento de Patologia, UCLA.)

modelos herdados de modo autossômico dominante.[29] A maioria dos estudos realizados concentrou-se na incidência aumentada do câncer de endométrio associado à síndrome de Lynch II, um distúrbio com alta penetrância (80 a 85%).[30] A síndrome de Lynch II é causada por uma mutação hereditária em um dos seguintes genes de reparo de mau pareamento: *hMSH2*, *hMLH1*, *PMS1*, *PMS2* ou *hMSH6*.[31] O distúrbio caracteriza-se pela idade jovem (em média, menos de 45 anos) das mulheres por ocasião do aparecimento da neoplasia em uma variedade de lugares, incluindo cólon, útero, estômago, ureteres, ovários e pele.[30,32] O risco cumulativo de câncer endometrial ao longo da vida em mulheres com síndrome de Lynch II é de 32 a 60%, enquanto o risco cumulativo de câncer de ovário na população geral é de 10 a 12%.[33,34] O câncer colorretal é menos prevalente em mulheres com síndrome de Lynch II do que em homens, cujo risco aproxima-se de 100%. Em um estudo de 1.763 pacientes em 50 famílias com síndrome de Lynch II no Finnish Cancer Registry, a incidência cumulativa de câncer colorretal em mulheres foi de 54% aos 70 anos de idade, enquanto a incidência cumulativa de câncer de endométrio foi de 60%, sustentando a necessidade de vigilância.[9,33,35] Não foi identificado nenhum método de rastreamento eficaz para pacientes com risco aumentado de câncer de ovário.

O grupo de Mallorca, composto de especialistas de nove países no tratamento de cânceres gastrintestinais hereditários, recomendou a seguinte estratégia de vigilância do câncer de endométrio para pacientes com síndrome de Lynch II: exame pélvico, ultrassonografia transvaginal e biopsia de endométrio anuais a partir de 35 a 40 anos de idade.[36] Essas recomendações provêm apenas da opinião de especialistas, e não se sabe se essas intervenções teriam custo-benefício eficaz ou se terão impacto na mortalidade por câncer de endométrio ou de ovário em pacientes com síndrome de Lynch II. Uma alternativa atraente para a detecção precoce é a cirurgia profilática após completar a idade fértil.[37] Em um estudo de caso-controle equivalente multi-institucional, foi constatado que a histerectomia profilática com salpingo-ooforectomia bilateral constitui uma estratégia de prevenção primária e eficaz em mulheres com síndrome de Lynch II. Durante o período de acompanhamento, nenhuma mulher submetida à histerectomia e salpingo-ooforectomia bilateral desenvolveu carcinoma de endométrio, ovário ou peritoneal. Por outro lado, foi observado o desenvolvimento de câncer de endométrio em 33% e de câncer de ovário em 5% das mulheres que não foram submetidas à cirurgia profilática.[34]

Tendo em vista que 3 a 5% dos cânceres de endométrio podem ser atribuídos à síndrome de Lynch, um diagnóstico recente de câncer de endométrio representa uma oportunidade para identificar pacientes com mutações de linhagem germinativa. No passado, foram utilizados protocolos para rastreamento clínico, como os critérios de Amsterdam ou Bethesda, entretanto, o uso do teste molecular demonstrou melhorar a taxa de detecção da síndrome de Lynch II.[38] Por exemplo, em 2007, a Society of Gynecology Oncology desenvolveu diretrizes de prática clínica para a identificação de mulheres passíveis de se beneficiar do teste de linhagem germinativa para a síndrome de Lynch. Bruegl et al. procuraram validar essas diretrizes em uma coorte não selecionada de pacientes com câncer de endométrio e relataram baixa sensibilidade (32,6%, intervalo de confiança [IC] de 95%, 19,2 a 48,5%), mostrando que a maioria das pacientes com síndrome de Lynch II passou despercebida com o uso desses critérios. Demonstraram que o rastreamento universal tinha, em última análise, melhor custo-benefício do que o modelo SGO.[39] Em outro estudo, conduzido por Goverde et al., foi constatado que o teste universal em pacientes de menos de 70 anos de idade com câncer de endométrio apresentou bom custo-benefício (ganho de 6.668 libras esterlinas/ano de vida) como resultado da prevenção do câncer colorretal nas pacientes-alvo e seus parentes.[40] A imuno-histoquímica para a expressão de *MLH1*, *MSH2*, *MSH6* e *PMS2* é um modelo com bom custo-benefício disponível na maioria dos laboratórios. Tendo em mente que a perda de *MLH1* é causada com mais frequência por hipermetilação, essas análises devem ser efetuadas para triagem apropriada de pacientes com história familiar e/ou risco aumentado para a doença.[41]

Existem raros relatos de heredogramas em que os membros da família são afetados por câncer de endométrio isolado, e os estudos genéticos realizados não constataram a presença de mutação de linhagem germinativa associada ao câncer de endométrio.[29,42,43] Um estudo populacional de câncer de endométrio e risco familiar em mulheres mais jovens (Cancer and Steroid Hormone ou CASH, Study Group) relatou que a história de câncer de endométrio em uma parente de primeiro grau aumentou em quase três vezes o risco de câncer de endométrio (razão de chances de 2,8; IC de 95%, 1,9 a 4,2%).[44] Foi constatada uma associação significativa a cânceres colorretais, com razão de chances de 1,9 (IC de 95%, 1,1 a 3,3%). A inclusão de famílias com síndrome de Lynch II na coorte pode explicar esta última associação, porém, a história familiar de câncer de endométrio foi um fator de risco independente para o câncer de endométrio, após ajuste para idade, obesidade e número de parentes.[44]

O câncer de endométrio e o câncer de mama compartilham alguns dos fatores de risco reprodutivos e hormonais, como nuliparidade e exposição ao estrogênio sem oposição.[4,45,46] Entretanto, a existência de uma associação familiar entre câncer de mama e câncer de endométrio permanece incerta.[46] Embora se tenha postulado que pacientes com mutações *BRCA* corriam risco elevado de câncer de endométrio (além do câncer de mama e de ovário), esse aumento de risco pode ser observado apenas em pacientes com história pessoal de câncer de mama que recebem tratamento com *tamoxifeno*.[47]

CÂNCER DE ENDOMÉTRIO

Manifestações clínicas

Sintomas

Com mais frequência, o carcinoma de endométrio ocorre em mulheres na sexta e sétima décadas de vida, com uma idade média de 60 anos; 75% dos casos são observados em mulheres com mais de 50 anos de idade. **Cerca de 90% das mulheres com carcinoma de endométrio apresentam sangramento ou corrimento vaginal como único sintoma inicial.** A maioria das mulheres percebe a importância do sangramento na pós-menopausa e procura marcar uma consulta com o médico nos primeiros 3 meses. Algumas mulheres queixam-se de pressão ou desconforto pélvico, indicando aumento do útero e disseminação extrauterina da doença. Pode não ocorrer sangramento devido à estenose cervical, particularmente em pacientes idosas, e isso pode estar associado à hematometra ou piometra, causando corrimento vaginal purulento. Esse achado frequentemente está associado a um prognóstico ruim.[48] **Menos de 5% das mulheres com diagnóstico de câncer de endométrio são assintomáticas.** Na ausência de sintomas, o câncer de endométrio é habitualmente detectado após resultado anormal do exame de Papanicolaou, diagnóstico de câncer em um útero removido por alguma outra razão ou avaliação de achado anormal na ultrassonografia pélvica ou tomografia computadorizada (TC) obtida por algum motivo não relacionado. Verifica-se que as mulheres que apresentam células malignas no exame de Papanicolaou têm mais tendência a apresentar outros fatores de prognóstico ruim.[49]

O sangramento anormal na perimenopausa e na pós-menopausa sempre deve ser considerado com seriedade e investigado de modo apropriado, não importa a quantidade ou se não é persistente. As causas podem ser não genitais, genitais extrauterinas ou uterinas. Os locais não genitais devem ser considerados com base na anamnese ou no exame físico, incluindo pesquisa de sangue na urina e nas fezes. Os tumores invasivos do colo do útero, da vagina e da vulva são habitualmente evidentes ao exame, e deve-se obter uma biopsia de qualquer anormalidade. O sangramento traumático de uma vagina atrófica pode responder por até 15% de todas as causas de sangramento vaginal na pós-menopausa. Esse diagnóstico pode ser considerado quando a inspeção revela uma parede vaginal fina e friável; entretanto, é preciso eliminar em primeiro lugar a possibilidade de uma origem uterina do sangramento.

As possíveis causas uterinas de sangramento na perimenopausa ou na pós-menopausa incluem atrofia do endométrio, pólipos endometriais, terapia com *estrogênio*, hiperplasia e câncer (Tabela 37.3).[50,51] Os leiomiomas uterinos nunca devem ser aceitos como causa de sangramento na pós-menopausa. **A atrofia do endométrio constitui o achado endometrial mais comum em mulheres com sangramento na pós-menopausa, sendo responsável por 60 a 80% desses casos.** Em geral, as mulheres com atrofia do endométrio tiveram menopausa há cerca de 10 anos. **Com frequência, a biopsia de endométrio fornece uma quantidade de tecido insuficiente ou apenas sangue e muco, e o sangramento cessa habitualmente depois da biopsia.** Os pólipos endometriais são responsáveis por 2 a 12% dos casos de sangramento na pós-menopausa. Com frequência, é difícil identificar os pólipos por meio de biopsia do endométrio ou mesmo curetagem. A histeroscopia, a ultrassonografia transvaginal ou ambas podem ser auxiliares úteis na identificação de pólipos endometriais. Os pólipos não identificados e não tratados podem constituir uma fonte de sangramento contínuo ou recorrente, levando finalmente a uma histerectomia desnecessária.

A terapia com *estrogênio* é um fator de risco estabelecido para hiperplasia e câncer de endométrio. **O risco de câncer de endométrio é quatro a oito vezes maior em mulheres na pós-menopausa que recebem tratamento com *estrogênio* sem oposição, e o risco aumenta com o passar do tempo e com doses mais altas de *estrogênio*.** Esse risco pode ser diminuído pelo acréscimo de um *progestágeno* ao *estrogênio*, de maneira cíclica ou contínua. Deve-se efetuar uma biopsia de endométrio, quando indicado para avaliar o sangramento inesperado ou anualmente em mulheres que não tomam *progestágeno*. **Ocorre hiperplasia do endométrio em 5 a 10% das pacientes com sangramento uterino na pós-menopausa.** Deve-se considerar a origem do excesso de estrogênio, incluindo obesidade, uso de estrogênio exógeno ou tumor ovariano secretor de estrogênio. **Menos de 10% das pacientes com sangramento na pós-menopausa apresentam câncer de endométrio.**

As mulheres com câncer de endométrio antes da menopausa sempre apresentam sangramento uterino anormal, que frequentemente se caracteriza como menometrorragia ou oligomenorreia, ou sangramento cíclico que persiste após a idade habitual da menopausa. É preciso considerar o diagnóstico de câncer de endométrio em mulheres na pré-menopausa se o sangramento anormal for persistente ou recorrente, ou na presença de obesidade ou anovulação crônica.

Sinais

O exame físico raramente revela qualquer evidência de carcinoma do endométrio, embora a **obesidade geralmente seja um fator constitucional associado.** É preciso dispensar uma atenção especial para os locais mais comuns de metástase. Os linfonodos periféricos devem ser avaliados com cuidado. Em geral, o exame do abdome é inespecífico, exceto nos casos avançados, em que pode haver ascite ou metástases hepáticas ou no omento que podem ser palpáveis. Ao exame ginecológico, o vestíbulo da vagina e a área suburetral, bem como toda a vagina e o colo do útero, devem ser cuidadosamente inspecionados e palpados. O exame retovaginal bimanual deve ser realizado especificamente para avaliar o tamanho e a mobilidade do útero, os anexos à procura de massas, o paramétrio à procura de endurecimento e o fundo de saco para nodularidade.

Diagnóstico

A biopsia por aspiração do endométrio realizada no consultório é a primeira etapa aceita na avaliação de uma paciente com sangramento uterino anormal ou com suspeita de patologia endometrial. A acurácia diagnóstica da biopsia de endométrio realizada em consultório é de 90 a 98% em comparação a achados subsequentes na dilatação e curetagem (D&C) ou na histerectomia.[52]

As cânulas plásticas finas são de custo relativamente baixo e seu uso, frequentemente, evita a necessidade de pinçar o colo, proporcionando menos cólica uterina (aumentando a aceitação da paciente), além de oferecer sucesso na obtenção de amostras adequadas de tecido em mais de 95% dos casos. Se for constatada a presença de estenose cervical, pode-se efetuar um bloqueio paracervical, e o colo do útero pode ser dilatado. A administração prévia de um agente antiprostaglandina pode reduzir as cólicas uterinas. As complicações após a biopsia do endométrio são extremamente raras; ocorre perfuração uterina em apenas um a dois casos por 1.000. Pode-se efetuar uma curetagem endocervical por ocasião da biopsia do endométrio, se houver suspeita de patologia cervical. **O exame de Papanicolaou é um exame diagnóstico não confiável, visto que apenas 30 a 50% das pacientes com câncer de endométrio apresentam resultados anormais.**[53]

A histeroscopia e a D&C devem ser reservadas para situações em que a estenose cervical ou a tolerância da paciente não permitem uma avaliação adequada por meio de biopsia de aspiração, quando ocorre recorrência do sangramento após biopsia de endométrio negativa, ou a amostra obtida é inadequada para explicar o sangramento anormal. A histeroscopia é mais acurada na identificação de pólipos e miomas submucosos do que a biopsia endometrial ou a D&C isoladamente.[54]

A ultrassonografia transvaginal pode ser útil para auxiliar a biopsia endometrial na avaliação de sangramento uterino anormal e seleção de pacientes para a realização de outros exames.[55] A

Tabela 37.3 Causas de sangramento uterino na pós-menopausa.

Causa de sangramento	Porcentagem
Atrofia do endométrio	60 a 80
Terapia de reposição com *estrogênio*	15 a 25
Pólipos endometriais	2 a 12
Hiperplasia do endométrio	5 a 10
Câncer de endométrio	10

ultrassonografia transvaginal, com ou sem instilação de líquido (histerossonografia), pode ser útil para distinguir entre pacientes com tecido endometrial escasso, cujo sangramento está relacionado com a anovulação da perimenopausa ou atrofia pós-menopausa, e pacientes com quantidades significativas de tecido endometrial ou pólipos, que necessitam de avaliação complementar. O achado de espessura do endométrio de mais de 4 mm, massa endometrial polipoide ou acúmulo de líquido dentro do útero exige avaliação complementar. Embora a maioria dos estudos concorde com o fato de que uma espessura endometrial de menos de 5 mm em uma mulher na pós-menopausa seja compatível com atrofia, são necessários mais dados antes que os achados da ultrassonografia possam ser considerados para eliminar a necessidade de biopsia de endométrio em uma paciente sintomática.[56]

Patologia

A Tabela 37.4 fornece a classificação histológica do carcinoma que se origina no endométrio.[10,57]

Adenocarcinoma endometrioide

O tipo endometrioide do adenocarcinoma responde por cerca de 80% dos carcinomas endometriais. Esses tumores são compostos de glândulas que se assemelham às glândulas endometriais normais. Apresentam células colunares com núcleos basais, pouca ou nenhuma mucina intracitoplasmática e superfície intraluminal lisa **(Figura 37.2)**. À medida que se tornam menos diferenciados, os tumores contêm mais áreas sólidas, menos formação glandular e maior atipia citológica. Pode ser difícil distinguir as lesões bem diferenciadas da hiperplasia atípica.

Tabela 37.4 Classificação dos carcinomas endometriais.

Adenocarcinoma endometrioide
Variantes
Viloglandular ou papilar
Secretor
Com diferenciação escamosa
Carcinoma mucinoso
Carcinoma seroso papilar
Carcinoma de células claras
Carcinoma escamoso
Carcinoma indiferenciado
Carcinoma misto

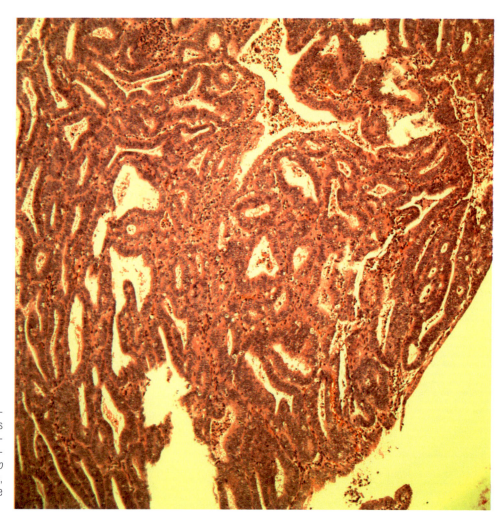

Figura 37.2 Adenocarcinoma bem diferenciado do endométrio. As glândulas e as papilas complexas estão em contato direto, sem interposição do estroma endometrial, constituindo o denominado "*Back to back*". (Fornecida por Gordana Stevanovic, MD, e Jianyu Rao, MD, Departamento de Patologia, UCLA.)

Os critérios que indicam a presença de invasão e que são utilizados para diagnosticar o carcinoma incluem estroma desmoplásico, glândulas em fileira dupla sem estroma interposto, padrão papilar extenso e diferenciação epitelial escamosa. Com exceção do padrão infiltrativo com reação desmoplásica, essas alterações exigem uma área de acometimento igual ou maior do que metade de um campo microscópico de pequeno aumento (CPA) (> 1 CPA; diâmetro de 4,2 mm).[58,59]

A diferenciação de um carcinoma, expressa em graus, é determinada pelo padrão de crescimento arquitetônico e pelas características nucleares (Tabela 37.5). No sistema de classificação da International Federation of Gynecology and Obstetrics (FIGO), proposto em 1989, os tumores são divididos em três graus: *grau 1*, padrão de crescimento sólido em 5% ou menos do tumor; *grau 2*, padrão de crescimento sólido em 6 a 50% do tumor; e *grau 3*, padrão de crescimento sólido em mais de 50% do tumor. A presença de atipia nuclear notável, que é inapropriada para o grau arquitetônico, aumenta o grau do tumor em um grau.

Os adenocarcinomas com diferenciação escamosa são classificados de acordo com o grau nuclear do componente glandular. Esse sistema da FIGO é aplicável a todos os carcinomas endometrioides, incluindo suas variantes, bem como aos carcinomas mucinosos. Nos carcinomas serosos e de células claras, a classificação nuclear é prioritária, entretanto, a maioria dos pesquisadores acredita que esses dois carcinomas sempre devem ser considerados como lesões de alto grau, tornando desnecessária a classificação.

Tabela 37.5 Definição da FIGO para classificação do carcinoma endometrial.

Grau histopatológico de diferenciação
G1 padrão de crescimento não escamoso ou não morular de < 5%
G2 padrão de crescimento não escamoso ou não morular de 6 a 50%
G3 padrão de crescimento não escamoso ou não morular de > 50%

Notas sobre a classificação patológica
A atipia nuclear notável, inapropriada para o grau da arquitetura, eleva em um grau o tumor de grau 1 (G1) ou de grau 2 (G2)
No adenocarcinoma seroso, adenocarcinoma de células claras e carcinoma de células escamosas, a classificação nuclear tem prioridade
Os adenocarcinomas com diferenciação escamosa são classificados de acordo com o grau nuclear do componente glandular

FIGO Committee on Gynecologic Oncology. Revised FIGO staging for carcinoma of the vulva, cervix, and endometrium. *Int J Gynecol Obst* 2009;105:103–104.

Cerca de 15 a 25% dos carcinomas endometrioides apresentam áreas de diferenciação escamosa (Figura 37.3). No passado, os tumores com áreas escamosas de aparência benigna eram denominados *adenoacantomas*, enquanto os tumores com elementos escamosos de aparência maligna eram designados como

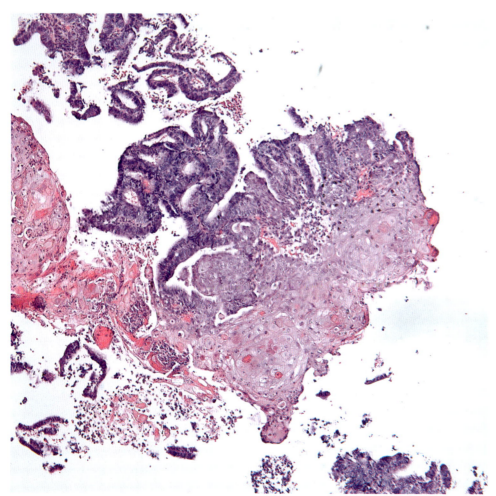

Figura 37.3 Adenocarcinoma com diferenciação escamosa do endométrio. Essa lesão também é classificada como adenoacantoma. As células escamosas com citoplasma eosinofílico e bordas celulares distintas formam aglomerados sólidos no lúmen das glândulas neoplásicas. (Fornecida por Gordana Stevanovic, MD, e Jianyu Rao, MD, Departamento de Patologia, UCLA.)

carcinomas adenoescamosos. Recomenda-se o uso do termo *carcinoma endometrial com diferenciação escamosa* para substituir essas duas designações, visto que o grau de diferenciação do componente escamoso acompanha o do componente glandular, e o comportamento do tumor depende, em grande parte, do grau do componente glandular.[60]

Cerca de 2% dos carcinomas endometrioides apresentam uma configuração *viloglandular*.[61] Nesses tumores, as células estão organizadas ao longo de pedículos fibrovasculares produzindo um aspecto papilar, porém mantêm as características de células endometrioides. As variantes viloglandulares dos carcinomas endometrioides são sempre lesões bem diferenciadas que se comportam como os carcinomas endometrioides regulares e devem ser diferenciadas dos carcinomas serosos. O *carcinoma secretor* é uma variante rara do carcinoma endometrioide, que é responsável por cerca de 1% dos casos.[62] Ocorre principalmente em mulheres nos primeiros anos após a menopausa. Os tumores são compostos de glândulas bem diferenciadas, com vacúolos intracitoplasmáticos, semelhantes ao endométrio secretor inicial. Esses tumores comportam-se como carcinomas endometrioides bem diferenciados regulares e possuem excelente prognóstico. O carcinoma secretor pode ser um carcinoma endometrioide que exibe alterações progestacionais, porém raramente obtém-se uma história de terapia progestacional. O carcinoma secretor precisa ser diferenciado do carcinoma de células claras, visto que ambos os tumores apresentam predominantemente células claras. Esses dois tumores podem ser distinguidos pela sua estrutura: os carcinomas secretores têm arquitetura glandular e citologia uniformes e baixo grau nuclear, enquanto os carcinomas de células claras exibem mais de um padrão arquitetônico e alto grau nuclear.

Carcinoma mucinoso

Cerca de 5% dos carcinomas endometriais exibem um padrão mucinoso predominante, em que mais da metade do tumor é composta de células com mucina intracitoplasmática.[63] A maioria desses tumores possui uma arquitetura glandular bem diferenciada e o comportamento assemelha-se ao dos carcinomas endometrioides comuns, com bom prognóstico. É importante reconhecer o carcinoma mucinoso do endométrio como uma entidade e diferenciá-lo do adenocarcinoma endocervical. As características que favorecem o diagnóstico de carcinoma endometrial primário incluem a fusão do tumor com áreas de tecido endometrial normal, presença de células espumosas no estroma endometrial, metaplasia escamosa ou presença de áreas de carcinoma endometrioide típico.

Carcinoma seroso

Cerca de 3 a 4% dos carcinomas endometriais assemelham-se ao carcinoma seroso do ovário e da tuba uterina.[64] Com mais frequência, esses tumores são constituídos de pedículos fibrovasculares revestidos por células altamente atípicas, com estratificação em tufos **(Figura 37.4)**. Com frequência, observa-se a presença de corpos psamomatosos.

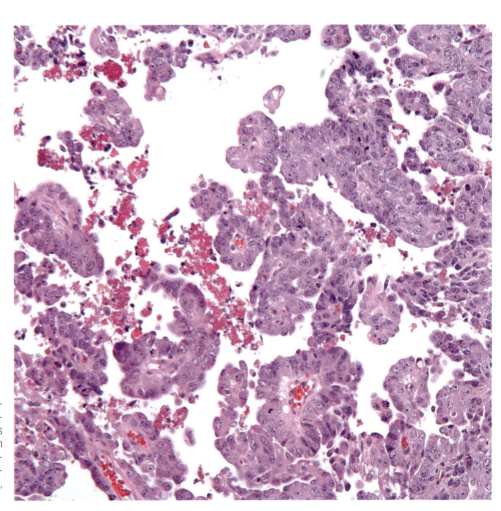

Figura 37.4 Carcinoma seroso do endométrio. As papilas ramificadas são sustentadas por cernes fibrovasculares delicados e são revestidas por células colunares com atipia nuclear moderada, múltiplos nucléolos e figuras mitóticas. (Fornecida por Gordana Stevanovic, MD, e Jianyu Rao, MD, Departamento de Patologia, UCLA.)

3 Os *carcinomas serosos*, também designados como *carcinomas serosos papilares uterinos,* são considerados lesões de alto risco. A primeira descrição feita em 1982 observou que essa entidade ocorria habitualmente em mulheres idosas e hipoestrogênicas que apresentavam doença de estágio avançado, sendo responsável por até metade das mortes por carcinoma endometrial.[64] Desde então, vários relatos documentaram a natureza agressiva e o prognóstico ruim dos carcinomas serosos.

Os carcinomas serosos geralmente são misturados a outros padrões histológicos; entretanto, os tumores mistos comportam-se de maneira tão agressiva quanto os carcinomas serosos puros. Até mesmo pacientes com uma proporção muito pequena de características serosas (5%) continuam tendo um alto risco de recorrência.[65] Com frequência, os carcinomas serosos estão associados à invasão do espaço vascular linfático (IEVL) e invasão profunda do miométrio. A presença de metástases para linfonodos, a citologia peritoneal positiva e o tumor intraperitoneal não exibem necessariamente uma correlação com a invasão miometrial crescente. **Mesmo quando esses tumores parecem confinados ao endométrio ou a pólipos endometriais sem invasão miometrial ou vascular, eles se comportam de maneira mais agressiva do que os carcinomas endometrioides, e têm propensão a apresentar disseminação intra-abdominal, simulando o comportamento do carcinoma de ovário.** Em uma série, 37% das pacientes com carcinomas serosos do endométrio, limitados a um pólipo, apresentaram doença extrauterina quando submetidas à exploração e estadiamento cirúrgico.[66]

Uma análise multi-institucional de 206 pacientes com carcinomas serosos de estágio I e estágio II demonstrou que 21% apresentaram recorrência.[65] O subestadiamento e a quimioterapia à base de platina foram associados a uma melhora da sobrevida global. A sobrevida de pacientes submetidas ao estadiamento cirúrgico sem invasão do miométrio nem doença extrauterina situa-se entre 89 e 100%, sugerindo que a observação pode constituir uma abordagem apropriada em pacientes selecionadas, particularmente em pacientes idosas com comorbidades.[67] Entretanto, as pacientes de estágio I, particularmente as que apresentam invasão miometrial, continuam tendo alto risco de recorrência peritoneal e vaginal. Por conseguinte, nessas pacientes é necessário considerar a quimioterapia à base de platina e a braquiterapia vaginal.[67-69]

O tratamento cirúrgico da doença avançada não é diferente do subtipo endometrioide e consiste na retirada completa da doença visível.[68] Em uma investigação da *Mayo Clinic*, a citorredução da doença residual microscópica foi associada a uma sobrevida global média de 51 *versus* 12 meses para pacientes sem doença residual.[70] Nos EUA, o tratamento pós-operatório da doença avançada consiste em quimioterapia e radioterapia pélvica, com ou sem irradiação para-aórtica. O estudo do Gynecologic Oncology Group (GOG), GOG184, incluiu carcinomas serosos com randomização das pacientes para tratamento com *carboplatina* e *paclitaxel versus cisplatina*, *doxorrubicina* (*adriamicina*) e *paclitaxel*, junto à radioterapia guiada pelo volume do tumor.[71] O primeiro esquema demonstrou produzir resultados semelhantes com menos toxicidade. Dados limitados sugerem que a radioterapia "em sanduíche" com quimioterapia melhora as taxas de sobrevida sem progressão e sobrevida global em 3 anos.[72] Estudos em andamento estão avaliando o papel da quimioterapia isolada para esses tumores, particularmente devido à elevada taxa de disseminação peritoneal e recorrências. Ainda não se sabe se a radioterapia aumenta a sobrevida quando acrescentada à quimioterapia.

Carcinoma de células claras

O carcinoma de células claras responde por menos de 5% de todos os carcinomas endometriais.[73] Em geral, o carcinoma de células claras apresenta um padrão histológico misto, incluindo os tipos papilar, tubulocístico, glandular e sólido. As células possuem núcleos muito atípicos e citoplasma claro ou eosinofílico abundante. Com frequência, as células exibem uma configuração *hobnail* e são organizadas em papilas com pedículos hialinizados **(Figura 37.5)**.

O carcinoma de células claras caracteriza-se pela sua ocorrência em mulheres idosas e, à semelhança do carcinoma seroso, é considerado indicador de prognóstico ruim. Tradicionalmente, o carcinoma de células claras foi associado a resultados muito ruins, com taxas de sobrevida globais variando de 33 a 64%. Uma análise multi-institucional de 99 pacientes com carcinoma uterino de células claras documentou apenas uma recorrência (vaginal) nas 22 pacientes sem doença extrauterina submetidas ao estadiamento cirúrgico completo.[74] Considerando-se todas as 49 pacientes com doença nos estágios I ou II (independentemente da extensão da doença), foi observado apenas um caso com desfecho ruim. Esses dados fornecem um argumento contra o uso da terapia sistêmica em pacientes com carcinoma de células claras limitado à pelve, enquanto a taxa de 10% de falha na cúpula vaginal sugere que a braquiterapia vaginal isolada pode ser suficiente como tratamento. Por outro lado, outros defendem o tratamento sistêmico de pacientes com doença no estágio I.[75]

O estadiamento cirúrgico completo é importante, visto que 52% das pacientes com carcinoma de células claras de estágio clínico I apresentam doença metastática. As pacientes submetidas à citorredução completa parecem ter sobrevida sem progressão da doença e sobrevida global melhores do que as mulheres que continuam apresentando doença residual após a cirurgia.[74] O tratamento pós-operatório de pacientes com doença avançada baseia-se no uso da platina.[75]

Carcinoma escamoso

O carcinoma escamoso do endométrio é raro. Alguns tumores são puros, porém a maioria apresenta algumas glândulas. Para estabelecer a origem primária no endométrio, é preciso não haver nenhuma conexão com o epitélio escamoso cervical. Com frequência, o carcinoma escamoso está associado à estenose cervical, inflamação crônica e piometra por ocasião do diagnóstico. Esse tumor apresenta prognóstico ruim, com uma taxa de sobrevida estimada de 36% em pacientes com doença no estágio clínico I.[76]

Tumores simultâneos do endométrio e do ovário

Os cânceres de endométrio e de ovário sincrônicos constituem as neoplasias malignas genitais de ocorrência simultânea mais frequentes, com incidência relatada de 1,4 a 3,8%.[77,78] **Com mais frequência, tanto o tumor ovariano quanto o endometrial são adenocarcinomas endometrioides bem diferenciados de baixo grau, resultando em excelente prognóstico.** As pacientes frequentemente estão na pré-menopausa e apresentam sangramento uterino anormal. Em geral, o câncer de ovário é um achado incidental e é diagnosticado em um estágio mais precoce, em virtude do tumor endometrial sintomático, levando a um resultado mais favorável. Até 29% das pacientes com adenocarcinomas ovarianos endometrioides apresentam câncer de endométrio associado. O prognóstico é menos favorável na presença de subtipos histológicos não endometrioides pouco diferenciados, ou se os tumores uterino e ovariano forem histologicamente diferentes. Os estudos imuno-histoquímicos, a citometria de fluxo e a avaliação dos padrões de DNA molecular para

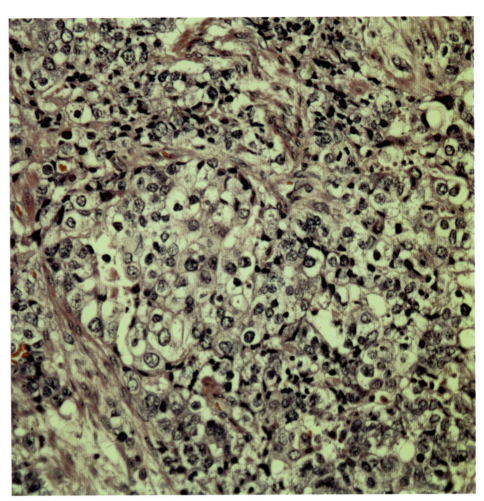

Figura 37.5 Adenocarcinoma de células claras do endométrio. Glândulas em fileira dupla revestidas por células poligonais a colunares, com membrana celular distinta, citoplasma granular a transparente abundante e núcleos de tamanhos variáveis (incluindo formas binucleadas e multinucleadas), com nucléolos proeminentes (aumento de 400×). (Fornecida por Gordana Stevanovic, MD, e Jianyu Rao, MD, Departamento de Patologia, UCLA.)

detectar a perda de heterozigosidade (PDH) podem ajudar a diferenciar os tumores metastáticos dos independentes, entretanto, o diagnóstico diferencial habitualmente pode ser determinado por critérios clínicos e patológicos convencionais.

Avaliação pré-tratamento

Uma vez estabelecido o diagnóstico de carcinoma endometrial, o próximo passo é efetuar uma avaliação completa da paciente para definir a melhor e mais segura abordagem para o tratamento da doença. A anamnese e o exame físico completos são de suma importância. Com frequência, as pacientes com carcinoma endometrial são idosas e obesas e apresentam uma variedade de problemas clínicos, como diabetes melito e hipertensão, que complicam o tratamento cirúrgico. Deve-se avaliar qualquer sintoma anormal, como sintomas vesicais ou intestinais.

Ao exame físico, a atenção deve ser direcionada para os linfonodos aumentados ou suspeitos, incluindo a região inguinal, massas abdominais e possíveis áreas de disseminação do câncer na pelve. Evidências de metástase a distância ou de doença localmente avançada na pelve, como comprometimento cervical macroscópico ou disseminação parametrial, podem modificar a abordagem do tratamento.

Deve-se obter uma radiografia de tórax para excluir a possibilidade de metástase pulmonar e avaliar o estado cardiorrespiratório da paciente. Outros exames pré-operatórios de rotina devem incluir eletrocardiograma, hemograma completo com contagem de plaquetas e tipagem sanguínea. Outros exames pré-operatórios ou para estadiamento não são necessários na maioria das pacientes. **Exames como cistoscopia, colonoscopia, pielografia intravenosa e enema baritado não estão indicados, a não ser que exigidos pelos sintomas da paciente, achados físicos ou outros exames laboratoriais.**[79] Em pacientes com câncer de útero tipo 2, a TC do abdome e da pelve pode ser realizada para determinar se a cirurgia minimamente invasiva é apropriada. Em geral, a doença de estágio IV é clinicamente evidente, com base na sintomatologia da paciente e no exame clínico. A ultrassonografia e a RM podem ser usadas para avaliar a invasão miometrial no pré-operatório com grau bastante alto de acurácia.[80,81] Essa informação pode ser utilizada no planejamento do procedimento cirúrgico em relação à necessidade de obter uma amostra de linfonodos.

O CA125 sérico, um antígeno que está elevado no sangue de 80% das pacientes com câncer de ovário epitelial avançado, está aumentado na maioria das pacientes com câncer de endométrio avançado ou metastático. Em um estudo, 78% das pacientes com câncer endometrial e metástases para linfonodos tiveram um nível elevado de CA125 no pré-operatório.[82] A determinação pré-operatória do CA125 sérico pode ajudar a determinar a extensão do estadiamento cirúrgico e, se estiver elevado, pode ser útil como marcador tumoral na avaliação da resposta ao tratamento subsequente.[83,84]

Estadiamento clínico

De acordo com o sistema FIGO de 1971, o estadiamento clínico só deve ser realizado em pacientes que não são consideradas candidatas à cirurgia devido à condição clínica precária ou ao grau de disseminação da doença.[85] O estadiamento atual da FIGO é cirúrgico, que substituiu o antigo sistema clínico. Com os avanços dos cuidados pré e pós-operatórios, da anestesia e das técnicas cirúrgicas, quase todas as pacientes são clinicamente apropriadas para tratamento cirúrgico. Uma pequena porcentagem de pacientes não é candidata ao estadiamento cirúrgico, devido a comprometimento cervical macroscópico, disseminação parametrial, invasão da bexiga ou do reto ou metástases a distância.

Estadiamento cirúrgico

O tratamento amplamente aceito do câncer de endométrio consiste 4 em histerectomia, retirada das estruturas anexiais e estadiamento cirúrgico apropriado em pacientes consideradas com risco de doença extrauterina.[86,87] Desde 1988, o estadiamento cirúrgico é recomendado para pacientes com câncer de endométrio.[87] Apesar dessa recomendação geral, não há aceitação universal sobre a inclusão de linfadenectomia pélvica e para-aórtica sistemática em todas as pacientes.[88,89] Essa recomendação tornou-se mais controversa após a publicação de dois ensaios clínicos randomizados prospectivos de grande porte que não conseguiram demonstrar qualquer melhora dos resultados em pacientes submetidas à linfadenectomia pélvica.[90,91] Esses dois estudos apresentam diferenças nos seus desenhos: no ensaio clínico ASTEC, todas as mulheres com doença no estágio clínico I foram incluídas sem critérios de exclusão, enquanto o estudo italiano excluiu mulheres com tumores de grau I nos estágios IA e IB e neoplasias malignas não endometrioides. No estudo italiano, foi realizada uma dissecção sistemática dos linfonodos, diferentemente da amostra de linfonodos pélvicos no ensaio clínico ASTEC (número médio de linfonodos coletados, 30 versus 12, respectivamente). Esses estudos compartilham características que poderiam levar a uma interpretação incorreta de seus resultados. A porcentagem de positividade nodal é baixa em ambos os estudos (13 e 9%), sugerindo que, independentemente das diferenças nos critérios de exclusão, foram incluídos casos de baixo risco nos dois estudos, diluindo, assim, o possível (e eventual) benefício terapêutico da linfadenectomia. Nenhum dos estudos utilizou a informação obtida da linfadenectomia para direcionar o tratamento pós-operatório (poupar pacientes com linfonodos negativos da radioterapia ou direcionar o tratamento pós operatório para as áreas de metástases), eliminando, assim, um benefício potencial.

O GOG33 demonstrou que pacientes sem ou com invasão miometrial superficial apresentam baixa probabilidade de metástases linfáticas,[92] e esse risco aproxima-se de zero para pacientes com doença endometrioide de grau 1 ou 2, invasão miometrial superficial e tumor com diâmetro menor que 2 cm.[93] Um estudo observacional relatou que a linfadenectomia para-aórtica proporciona um benefício significativo para a sobrevida de pacientes com risco intermediário ou alto de recorrência (com base na presença de invasão miometrial profunda, de grau histológico 3, invasão vascular linfática ou evidências de disseminação fora do corpo do útero) em comparação a pacientes submetidas à histerectomia com linfadenectomia pélvica, porém sem linfadenectomia para-aórtica. Esse benefício não foi observado em pacientes com câncer de endométrio de baixo risco.[94] O estudo Postoperative Radiation Therapy in Endometrial Carcinoma (PORTEC) identificou um alto risco de disseminação a distância precoce e morte em pacientes com carcinoma endometrial de grau 3 e estágio IC quando tratadas apenas com histerectomia (sem realizar o estadiamento), seguida de radioterapia pélvica com feixe externo. Essas pacientes tiveram um risco de recorrência a distância de 31%.[89] As pacientes com maior potencial de benefício do estadiamento cirúrgico são as que apresentam fatores de risco como grau histológico 3, invasão profunda do miométrio ou invasão vascular linfática (ver Tratamento Cirúrgico para uma Discussão da Biopsia de Linfonodo Sentinela).

Em resumo, o estadiamento cirúrgico deve (a) identificar pacientes com doença disseminada, que correm alto risco de recorrência; (b) direcionar o tratamento pós-operatório; (c) reduzir o número de pacientes que potencialmente necessitam de tratamento pós-operatório quando as informações obtidas são utilizadas apropriadamente (evitando o risco de aumento da morbidade sem benefício razoável); e (d) erradicar possivelmente a doença linfática. Apesar desses benefícios potenciais em pacientes de alto risco, ainda não se dispõe de dados randomizados prospectivos que demonstrem uma vantagem para a sobrevida ou uma redução da morbidade global como resultado de uma possível redução do tratamento adjuvante.

A FIGO publicou a atualização do sistema de estadiamento cirúrgico do câncer de endométrio (Tabela 37.6).[95] Em comparação às recomendações de 1988, o novo sistema introduz as seguintes modificações: (a) os estágios IA e IB antigos são reunidos; (b) o antigo estágio IIA foi excluído, de modo que apenas a presença de acometimento do estroma cervical é considerada doença de estágio II; (c) os achados citológicos peritoneais positivos para câncer de endométrio não constituem mais um critério para elevar o estágio da doença (embora a

Tabela 37.6 Carcinoma do endométrio (2008).

Estágio I[a]	Tumor limitado ao corpo do útero
IA[a]	Sem invasão do miométrio ou invasão de menos da metade do miométrio
IB[a]	Invasão igual ou maior do que a metade do miométrio
Estágio II[a]	O tumor invade o estroma cervical, porém não se estende além do útero[b]
Estágio III[a]	Disseminação local e/ou regional do tumor
IIIA[a]	O tumor invade a serosa do corpo do útero e/ou anexos[c]
IIIB[a]	Comprometimento da vagina e/ou do paramétrio[c]
IIIC[a]	Metástases para linfonodos pélvicos e/ou para-aórticos[c]
IIIC1[a]	Linfonodos pélvicos positivos
IIIC2[a]	Linfonodos para-aórticos positivos, com ou sem linfonodos pélvicos positivos
Estágio IV[a]	O tumor invade a mucosa vesical e/ou intestinal e/ou metástases a distância
IVA[a]	O tumor invade a mucosa vesical e/ou intestinal
IVB[a]	Metástases a distância, incluindo metástases para linfonodos intra-abdominais e/ou inguinais

[a]G1, G2 ou G3.
[b]O comprometimento glandular endocervical isolado deve ser considerado estágio I, e não mais estágio II.
[c]A citologia positiva deve ser registrada separadamente sem modificação do estágio.
FIGO Committee on Gynecologic Oncology. Revised FIGO staging for carcinoma of the vulva, cervix, and endometrium. *Int J Gynecol Obst* 2009;105:103-104.

FIGO ainda recomende a coleta de lavado peritoneal, reconhecendo o valor preditivo dos achados citológicos positivos quando combinados a outros fatores de pior prognóstico); e (d) o estágio IIIC foi dividido em IIIC1 e IIIC2, de acordo com a ausência ou a presença de linfonodos para-aórticos positivos. A presença de doença parametrial é agora formalmente reconhecida como doença de estágio IIIB.

Variáveis de prognóstico

5 Embora o estágio da doença constitua a variável mais significativa que afeta a sobrevida, **existem vários outros fatores individuais que afetam o prognóstico para a recorrência da doença ou a sobrevida, incluindo grau do tumor, histopatologia, profundidade de invasão do miométrio, idade da paciente e sinais de disseminação extrauterina da doença na cirurgia e exame patológico** (Tabelas 37.7 e 37.8). Outros fatores, como **tamanho do tumor, citologia peritoneal, estado dos receptores hormonais, análise por citometria de fluxo e alterações de oncogenes, estão implicados como fatores de importância para o prognóstico.**

Idade

Em geral, as mulheres mais jovens com câncer de endométrio têm melhor prognóstico do que as de mais idade. Duas publicações não observaram nenhuma morte relacionada com a doença em pacientes com câncer de endométrio diagnosticadas antes de 50 anos

Tabela 37.7 Achados cirúrgicos e patológicos no câncer de endométrio de estágio clínico I.

Achados cirúrgicos e patológicos	Porcentagem de pacientes
Histologia	
Adenocarcinoma	80
Adenoescamoso	16
Outro (seroso papilar, de células claras)	4
Grau	
1	29
2	46
3	25
Invasão do miométrio	
Nenhuma	14
Terço interno	45
Terço médio	19
Terço externo	22
Invasão do espaço vascular linfático	15
Tumor do istmo do útero	16
Comprometimento de anexos	5
Citologia peritoneal positiva	12
Metástases para linfonodos pélvicos	9
Metástases para linfonodos aórticos	6
Outra metástase extrauterina	6

Modificada de: **Creasman WT, Morrow CP, Bundy BN et al.** Surgical pathologic spread patterns of endometrial cancer. *Cancer* 1987;60:2037–2041, com autorização.

Tabela 37.8 Variáveis que influenciam no prognóstico do carcinoma de endométrio.

Idade
Tipo histológico
Grau histológico
Invasão do miométrio
Invasão do espaço vascular linfático
Extensão para o istmo-colo do útero
Comprometimento de anexos
Metástases para linfonodos
Tumor intraperitoneal
Tamanho do tumor
Citologia peritoneal
Estado dos receptores hormonais
Ploidia do DNA/índice proliferativo
Marcadores tumorais genéticos/moleculares

de idade.[96,97] Outra série demonstrou uma taxa de sobrevida em 5 anos de 60,9% em pacientes com mais de 70 anos de idade, em comparação com uma taxa de sobrevida de 92,1% em pacientes com menos de 50 anos.[98] A diminuição da sobrevida foi associada a um risco aumentado de disseminação extrauterina (38 *versus* 21%) e de invasão profunda do miométrio (57 *versus* 24%) nesses **7** dois grupos. O GOG relatou taxas de sobrevida em 5 anos de 96,3% em pacientes até 50 anos de idade; 87,3% para pacientes de 51 a 60 anos; 78% para aquelas de 61 a 70 anos; 70,7% para as de 71 a 80 anos; e 53,6% para pacientes com mais de 80 anos.[99]

O aumento do risco de recorrência em pacientes idosas foi relacionado com uma maior incidência de tumores de grau 3 ou de subtipos histológicos desfavoráveis, entretanto, a idade parece ser uma variável independente para prognóstico. Parece haver uma associação independente entre o aumento de idade da paciente e a recorrência do câncer de endométrio.[100,101] Em um estudo, a idade média por ocasião do diagnóstico de pacientes que sofreram recorrência ou morreram da doença foi de 68,6 anos, em comparação com 60,3 anos para pacientes sem recorrência. Para cada aumento de 1 ano na idade, a taxa de recorrência estimada aumentou 7%. Nenhuma das pacientes com menos de 50 anos de idade desenvolveu câncer recorrente, em comparação com 12% das pacientes de 50 a 75 anos e 33% daquelas com mais de 75 anos.[102]

Tipo histológico

Os subtipos histológicos não endometrioides respondem por cerca de 10% dos cânceres de endométrio e estão associados a um risco aumentado de recorrência e disseminação a distância.[103-105] Em uma análise retrospectiva de 388 pacientes tratadas para câncer de endométrio na Mayo Clinic, 52 (13%) apresentaram um subtipo histológico incomum, incluindo 20 carcinomas adenoescamosos, 14 serosos, 11 de células claras e 7 indiferenciados. Diferentemente da taxa de sobrevida de 92% entre pacientes com tumores endometrioides, a sobrevida global em pacientes com um desses subtipos mais agressivos foi de apenas 33%. Por ocasião do estadiamento cirúrgico, 62% das pacientes com subtipo histológico desfavorável tinham disseminação extrauterina da doença.[103]

Grau histológico

O grau histológico do tumor endometrial está fortemente associado ao prognóstico.[86,92,102,106-108] Em um estudo foram observadas recorrências em 7,7% dos tumores de grau 1, em 10,5% dos tumores de grau 2 e em 36,1% dos tumores de grau 3. Pacientes com tumores grau 3 tiveram uma probabilidade de recorrência de mais de cinco vezes aquela observada em pacientes com tumores graus 1 e 2. As taxas de sobrevida sem doença em 5 anos para pacientes com tumores graus 1 e 2 foram, respectivamente, de 92 e 86%, em comparação com 64% das pacientes com tumores grau 3.[149] Outro estudo forneceu resultados semelhantes, observando recorrências em 9% das pacientes com tumores graus 1 e 2, em comparação com 39% das pacientes com lesões grau 3.[107] A anaplasia tumoral intensa está associada a uma invasão profunda do miométrio, extensão cervical, metástases para linfonodos e recorrência local e metástase a distância.

Tamanho do tumor

O tamanho do tumor é um fator de prognóstico significativo de metástases para linfonodos e sobrevida em pacientes com câncer de endométrio.[93,109,110] Em um estudo foi determinado o tamanho do tumor em 142 pacientes com câncer de endométrio de estágio clínico I e foi constatada a ocorrência de metástase para linfonodos em 4% das pacientes com tumores de 2 cm ou menos, em 15% das pacientes com tumores de mais de 2 cm e em 35% daquelas com tumores envolvendo toda a cavidade uterina.[108] O tamanho do tumor definiu melhor um grupo de risco intermediário para metástase para linfonodos (pacientes com tumores de grau 2 com invasão de menos de 50% do miométrio). De modo geral, essas pacientes tinham um risco de 10% de metástase para linfonodos, porém não havia nenhuma metástase linfonodal associada a tumores com 2 cm ou menos, em comparação com 18% em pacientes com tumores de mais de 2 cm. As taxas de sobrevida em 5 anos foram de 98% para pacientes com tumores de 2 cm ou menos, de 84% para pacientes com tumores de mais de 2 cm, e 64% para aquelas com tumores envolvendo toda a cavidade uterina.[109]

Estado dos receptores hormonais

Os níveis de receptores de estrogênio e de receptores de progesterona constituem indicadores de prognósticos para o câncer de endométrio, independente do grau, como mostrado em vários estudos.[111-114] As pacientes cujos tumores são positivos para um ou para ambos os receptores apresentam maior tempo de sobrevida do que pacientes cujos carcinomas carecem dos receptores correspondentes. Até mesmo pacientes com metástases possuem um prognóstico melhor, com tumores receptores positivos.[112] Os níveis de receptores de progesterona parecem constituir preditores mais fortes de sobrevida do que os níveis de receptores de estrogênio, e, quanto maior for o nível absoluto dos receptores, melhor o prognóstico.

Ploidia do DNA e índice proliferativo

Cerca de dois terços dos adenocarcinomas de endométrio apresentam um conteúdo de DNA diploide, determinado por análise com citometria de fluxo.[113,115-118] **A proporção de tumores não diploides aumenta com o estágio, a falta de diferenciação do tumor e a profundidade de invasão do miométrio.** Em diversos estudos, o conteúdo de DNA foi relacionado com a evolução clínica da doença, e foram relatadas taxas de mortalidade mais altas em mulheres cujos tumores continham populações de células aneuploides. O índice proliferativo está relacionado com o prognóstico.

Invasão do miométrio

Como o acesso ao sistema linfático aumenta à medida que o câncer invade a metade externa do miométrio, a profundidade crescente de invasão está associada a um aumento de probabilidade de disseminação extrauterina e recorrência.[92,107,119] Foi relatada a associação entre a profundidade de invasão do miométrio e a doença extrauterina e metástases para linfonodos.[92] Entre pacientes sem invasão demonstrável do miométrio, apenas 1% apresentou metástases para linfonodos pélvicos, em comparação com pacientes com invasão do terço externo do miométrio, que apresentaram 25% de metástases para linfonodos pélvicos e 17% para linfonodos para-aórticos. A invasão profunda do miométrio (> 50% em todos os estágios; ≥ 66% no estágio I) constitui o preditor mais forte de recorrência por via hematogênica.[120] A sobrevida diminui com o aumento da profundidade de invasão do miométrio. Em geral, as pacientes com tumores sem invasão ou com invasão superficial apresentam uma taxa de sobrevida em 5 anos de 80 a 90%, enquanto aquelas com tumores de invasão profunda têm uma taxa de sobrevida de 60%. O indicador mais sensível do efeito da invasão do miométrio sobre a sobrevida é a distância entre a junção tumor-miométrio e a serosa do útero. As pacientes cujos tumores estão a uma distância de menos de 5 mm da superfície serosa correm risco muito maior de recorrência e morte do que aquelas cujos tumores estão a uma distância de mais de 5 mm da superfície serosa.[121]

Invasão do espaço vascular linfático

A IEVL parece constituir um fator de risco independente para recorrência e morte por todos os tipos de câncer de endométrio.[92,122,123] A incidência global da IEVL no câncer de endométrio no estágio inicial é de cerca de 15%, embora cresça com o aumento do grau do tumor e a profundidade de invasão do miométrio. Um estudo relatou a ocorrência de IEVL em 2% dos tumores de grau 1 e em 5% dos tumores com invasão superficial, em comparação com 42% dos tumores de grau 3 e 70% dos tumores com invasão profunda.[124] A IEVL demonstrou ser um forte preditor de disseminação e recorrência linfáticas.[125] Outro estudo relatou a ocorrência de mortes em 26,7% das pacientes com doença de estágio clínico I e IEVL, em comparação com 9,1% das pacientes sem IEVL.[126] De modo semelhante, foi relatada uma taxa de sobrevida em 5 anos de 83% em pacientes sem IEVL demonstrável, em comparação com uma taxa de sobrevida de 64,5% em pacientes com IEVL.[181] Com o uso de análise multivariada, em outro estudo foi constatada uma correlação significativa da IEVL com a sobrevida de pacientes com adenocarcinoma endometrial em estágio I.[123]

Extensão para o istmo e para o colo do útero

A localização do tumor dentro do útero é importante. O comprometimento do istmo do útero, do colo do útero ou de ambos está associado a um aumento do risco de doença extrauterina, metástase para linfonodos e recorrência. A invasão do estroma cervical foi um forte preditor de disseminação e recorrência linfáticas, particularmente para os linfonodos pélvicos.[125] Em um estudo, foi constatado que se o tumor acometesse apenas o fundo do útero, a taxa de recorrência era de 13%, ao passo que, se houvesse comprometimento do segmento inferior do útero ou do colo do útero por tumor, a taxa de recorrência era de 44%.[105] Um estudo subsequente do GOG constatou que o comprometimento tumoral do istmo ou do colo sem qualquer sinal de doença extrauterina estava associado a uma taxa de recorrência de 16% e a um risco relativo de 1,6.[86] Pacientes com acometimento cervical tiveram uma tendência a apresentar tumores de grau mais alto, de maior tamanho e com invasão mais profunda, contribuindo, sem dúvida alguma, para o aumento do risco de recidiva.

Citologia peritoneal

Diversos relatos históricos assinalaram um aumento das taxas de recorrência e diminuição das taxas de sobrevida, e a partir desses dados recomendaram o tratamento das pacientes com citologia positiva.[127,128] A maioria dos estudos incluiu pacientes com outros sinais de disseminação extrauterina da doença, e esses estudos foram realizados sem análise multivariada e com pacientes nas quais o estadiamento foi incompleto. O estudo do GOG analisou criticamente 1.180 pacientes com câncer de endométrio nos estágios clínicos I e II, nas quais foi realizado um estadiamento cirúrgico e patológico apropriado.[86] Considerando apenas as 697 pacientes com acompanhamento adequado nas quais foi realizada a citologia peritoneal, 25 (29%) de 86 pacientes com citologia positiva sofreram recorrência em comparação a 64 (10,5%) de 611 pacientes com citologia negativa. Foi observado que 17 das 25 recorrências no grupo com citologia positiva encontravam-se fora da cavidade peritoneal.

Em contraste com esses relatos, um número igual de estudos não constatou nenhuma relação significativa entre a citologia peritoneal maligna e o aumento de incidência de recorrência da doença na ausência de outros fatores de risco, como doença extrauterina.[128-130] As pacientes com citologia peritoneal positiva como único local de doença extrauterina (sem invasão de anexos nem da serosa uterina) e sem fatores de prognóstico ruim (invasão do miométrio de mais de 50%, subtipo histológico não endometrioide, grau 3, invasão do espaço vascular linfático, invasão cervical) apresentaram um resultado muito favorável, com ausência de recorrência extra-abdominal.[131] Essas pacientes apresentam uma sobrevida em 5 anos associada de 98 a 100%, mesmo quando não recebem tratamento adjuvante.[99,142] As pacientes com citologia positiva, além de fatores de prognóstico ruim, exibem uma alta taxa (47%) de metástase extra-abdominal a distância e possivelmente podem beneficiar-se da quimioterapia sistêmica. **A citologia peritoneal positiva parece ter um efeito adverso sobre a sobrevida apenas se o câncer de endométrio tiver se disseminado para os anexos, o peritônio ou os linfonodos, mas não quando a doença está confinada ao útero.**[132] Essas considerações levaram à omissão da citologia como fator de impacto sobre o estágio nos critérios de estadiamento da FIGO de 2009.

É possível chegar às seguintes conclusões sobre as implicações prognósticas da citologia peritoneal positiva:

1. **A citologia peritoneal positiva está associada a outros fatores conhecidos de mau prognóstico.**
2. **Na ausência de outras evidências de doença extrauterina ou de fatores de mau prognóstico, a citologia peritoneal positiva não tem nenhum efeito significativo sobre a recorrência e a sobrevida.**
3. **Quando associada a outros fatores de pior prognóstico ou à doença extrauterina, a citologia peritoneal positiva aumenta a probabilidade de recorrência da doença a distância e intra-abdominal e apresenta efeito adverso significativo na sobrevida.**
4. **O uso de várias modalidades terapêuticas diferentes não proporcionou nenhum benefício comprovado para pacientes com câncer de endométrio e citologia peritoneal positiva.**

Estágio IIIA: comprometimento de anexos ou da serosa uterina

A maioria das pacientes com doença no estágio IIIA apresenta outros fatores de pior prognóstico que levam a um alto risco de recorrência. Uma série descreveu o tratamento de todas as pacientes com invasão da serosa ou dos anexos (ou de ambos) por meio de radioterapia abdominal total (RTAT). Foram observadas metástases fora do abdome em 100% das pacientes com invasão de toda a espessura do miométrio ou invasão da serosa uterina e em 20 a 25% dos casos na presença de invasão isolada dos anexos.[86,133] Essas pacientes podem se beneficiar da quimioterapia sistêmica pós-operatória.

Metástase para linfonodos

A metástase para linfonodos constitui o fator de prognóstico mais importante no câncer de endométrio de estágio clínico inicial. Entre as pacientes com doença de estágio clínico I, cerca de 10% apresentarão metástases para linfonodos pélvicos e 6% para linfonodos para-aórticos. As pacientes com metástases para linfonodos têm uma probabilidade quase seis vezes maior de câncer recorrente do que as que não apresentam metástases para linfonodos. Um estudo relatou uma taxa de recorrência de 48% com linfonodos positivos, incluindo 45% com linfonodos pélvicos positivos e 64% com linfonodos aórticos positivos, em comparação com 8% com linfonodos negativos. **A taxa de sobrevida sem doença em 5 anos de pacientes com metástases para linfonodos foi de 54%, em comparação com 90% em pacientes sem metástases.**[99] Uma série examinou pacientes com metástases para linfonodos, além de outros locais extrauterinos de doença (vagina, serosa uterina, citologia peritoneal positiva, invasão dos anexos). As taxas de recorrência foram de 67% (41% extralinfonodais) em pacientes com disseminação linfática *versus* 32% (5% extralinfonodais) para aquelas com outros locais de disseminação da doença extrauterina.[131]

Metástases intraperitoneais

A metástase extrauterina, excluindo a citologia peritoneal e a metástase para linfonodos, é observada em cerca de 4 a 6% das pacientes com câncer de endométrio no estágio clínico I. Existe uma alta correlação entre a disseminação intraperitoneal macroscópica e as metástases para linfonodos. Em um estudo, foi constatado que 51% das pacientes com tumor intraperitoneal apresentaram linfonodos positivos, enquanto apenas 7% das pacientes sem disseminação peritoneal macroscópica tiveram linfonodos positivos.[92] A disseminação extrauterina, além da metástase para linfonodos, está acentuadamente associada à recorrência do tumor. Outro estudo verificou que 50% das pacientes com doença extrauterina sofreram recorrência em comparação com 11% das pacientes sem doença extrauterina, tornando a recorrência quase cinco vezes mais provável em pacientes com disseminação extrauterina. A taxa de sobrevida sem doença em 5 anos foi de 50% em pacientes com doença extrauterina não linfática, em comparação com 88% nas demais pacientes.[99] Os preditores de recidiva peritoneal incluem doença no estágio IV ou doença nos estágios II ou III com dois ou mais dos seguintes fatores de risco: invasão cervical, citologia peritoneal positiva, linfonodos positivos e histologia não endometrioide.[134]

Carcinoma de endométrio dos tipos 1 e 2: aberrações moleculares

Com base nas suas características etiológicas e patológicas, o câncer de endométrio esporádico é classificado em dois subtipos.[2,87] O tipo 1 (histologia endometrioide) representa a maioria das lesões (cerca de 80%), que são, em sua maioria, de baixo grau, positivas para receptores de estrogênio, associadas ao hiperestrogenismo e que se originam de hiperplasia complexa atípica.[135] O hiperestrogenismo pode ser atribuído à obesidade, com conversão periférica de androgênios em estrogênios, anovulação ou exposição a quantidades excessivas de estrogênio exógeno.[87,136-138] A obesidade, a síndrome do ovário policístico, o uso de *tamoxifeno* e o uso de *estrogênio* sem oposição estão associados a um aumento do risco de câncer de endométrio. Outros achados associados incluem menopausa tardia, nuliparidade, diabetes melito e hipertensão. A base molecular da progressão da hiperplasia para o carcinoma endometrial invasivo em consequência de hiperestrogenismo permanece desconhecida, visto que só é possível reproduzir a participação de uma minoria de fatores.[139] Por outro lado, o câncer de endométrio tipo 2 (carcinoma seroso, de células claras) parece não estar relacionado com níveis elevados de estrogênio e, com frequência, ocorre em mulheres não obesas. Os cânceres tipo 2 originam-se de seu precursor, o carcinoma intraepitelial endometrial (CIE) adjacente a um endométrio atrófico, em mulheres relativamente idosas.[140] Esses dois tipos exibem alterações moleculares distintas. As alterações genéticas comuns no câncer de endométrio endometrioide incluem mutações nos genes *PTEN*,[141-144] ou da β-catenina.[145] Em contrapartida, os cânceres tipo 2 frequentemente exibem alterações em HER2/*neu*, p53, p16, E-caderina e PDH.[146] Essas alterações moleculares distintas estão na base das diferenças observadas no prognóstico. O câncer de endométrio tipo 1 limita-se ao útero em 70% dos casos, com uma sobrevida em 5 anos de mais de 85%. O câncer de endométrio tipo 2 apresenta uma evolução clínica mais agressiva e um prognóstico ruim; até mesmo em tumores com pouca ou nenhuma invasão miometrial, mais de uma em três pacientes apresentam extensa disseminação extrauterina no estadiamento cirúrgico completo, resultando em uma sobrevida global de 20%.[66,70,73,147]

A inativação do gene supressor de tumor *PTEN* constitui uma das aberrações mais precoces observadas em precursores do câncer de endométrio e representa o defeito genético mais comum no câncer tipo 1, observado em até 83% dos tumores.[141] Os tumores com mutações de *PTEN* tendem a ser bem diferenciados e minimamente invasivos.[148] Cerca de 20% dos cânceres endometrioides esporádicos exibem um fenótipo molecular designado como instabilidade de microssatélites (IMS).[149,150] Os microssatélites são segmentos curtos de bases de DNA repetitivas, dispersos por todo o genoma. A IMS refere-se ao acúmulo de alterações de sequências nesses segmentos de DNA que ocorrem em consequência da inativação de proteínas intranucleares que compõem o sistema de reparo de mau pareamento.[151] A inativação de *MLH1*, um componente do sistema de reparo de mau pareamento, é um evento comum no câncer de endométrio de tipo 1. Essa alteração ocorre por meio de hipermetilação de ilhas de CpG no promotor do gene, um processo conhecido como silenciamento epigenético.[152,153] Isso contrasta com o câncer de cólon, em que a IMS e a inativação dos genes de reparo de mau pareamento ocorrem por meio de mutações desses genes, incluindo *hMSH2, hMLH1, PMS1, PMS2* ou *hMSH6*.[31] A IMS e a metilação anormal de *MLH1* são eventos precoces na carcinogênese endometrial e são descritas nas lesões pré-cancerosas.[154,155] Foram relatadas mutações nos códons 12 ou 13 do oncogene K-ras em 10 a 20% dos adenocarcinomas endometriais.[156] A presença de mutações de K-ras parece constituir um fator de prognóstico independente desfavorável.[229,230]

A instabilidade cromossômica com distúrbios genômicos extensos geralmente é observada no câncer de endométrio de tipo 2.[159] A alteração genética mais frequente é a mutação TP53, observada em cerca de 90% dos carcinomas serosos.[160,161] Diferentemente do carcinoma endometrioide, a IMS é rara (< 5%), bem como as mutações de K-ras e *PTEN*.[144,162] Outras alterações genéticas que ocorrem com mais frequência nos carcinomas serosos em comparação aos carcinomas endometrioides são inativação de p16 (45%) e a hiperexpressão e amplificação do oncogene HER2/*neu* (45 e 70%, respectivamente).[160,163] A hiperexpressão de HER-2/*neu* está relacionada com uma diminuição da sobrevida sem progressão da doença.[164,165] A E-caderina, um oncogene responsável pela adesão entre células, que parece desempenhar um papel fundamental no processo de iniciação e avanço da neoplasia endometrial, está ausente ou reduzida em 62 a 87% dos casos. Com frequência, a perda de E-caderina está associada a um estágio avançado e a uma PDH nos carcinomas tanto serosos quanto de células claras.[166,167]

Tratamento cirúrgico

O protocolo atual mais comum para o tratamento cirúrgico do câncer de endométrio inclui citologia peritoneal, histerectomia e salpingo-ooforectomia bilateral e estadiamento cirúrgico. Em pacientes com câncer não endometrioide, pode-se efetuar uma omentectomia junto com apendicectomia e biopsias peritoneais. A necessidade de linfadenectomia continua evoluindo, desde linfadenectomia pélvica e para-aórtica completa historicamente, até linfadenectomia com base nos fatores de risco de disseminação, até o uso cada vez mais comum de biopsia de linfonodo sentinela.[168,169] A National Comprehensive Cancer Network (NCCN)® considera a possibilidade de efetuar uma avaliação dos linfonodos utilizando qualquer uma das estratégias.[170]

A linfadenectomia seletiva baseada em um algoritmo para cirurgia é determinada pela histologia, grau e tamanho do tumor, extensão da invasão do miométrio e presença de doença extrauterina. A linfadenectomia é omitida em pacientes com tumores não endometrioides medindo menos de 2 cm de tamanho e invasão do miométrio de menos de 50%. A decisão sobre a administração pós-operatória de radioterapia, quimioterapia ou ambas dependem dos resultados finais do exame patológico da peça cirúrgica e da citologia, de acordo com os critérios previamente descritos.[168]

O estudo do linfonodo sentinela é efetuado com injeção cervical padronizada de indocianina verde e fluorescência em pacientes com câncer de endométrio de estágio clínico I de todas as histologias e graus. Os linfonodos sentinelas identificados são avaliados por meio de coloração com hematoxilina e eosina e imuno-histoquímica. Um ensaio clínico multicêntrico mostrou uma sensibilidade de 97,2% e valor preditivo negativo de 99,6% para a técnica do linfonodo sentinela.[171] As pacientes que apresentam macrometástases em linfonodos sentinela são tratadas de acordo com os algoritmos prévios.[172] A terapia adjuvante para metástases de linfonodo sentinela levemente acometido continua sendo debatida.[173]

Histerectomia vaginal

A histerectomia vaginal pode ser considerada em pacientes com câncer de endométrio e várias morbidades e, em algumas circunstâncias, pode ser preferível à radioterapia isoladamente. A histerectomia vaginal com salpingo-ooforectomia bilateral isolada pode constituir um tratamento aceitável para pacientes com tumores de baixo risco (endometrioide, de grau 1 ou 2, invasão miometrial < 50% e diâmetro do tumor < 2 cm). Em um relato, foi constatada uma taxa de sobrevida de 94% em 56 pacientes com carcinoma endometrial estágio clínico I tratadas por meio de histerectomia vaginal, com ou sem radioterapia (principalmente braquiterapia) pós-operatória.

Três quartos dessas pacientes tinham lesões de grau 1.[174] Outros grupos relataram resultados excelentes em pacientes tratadas com histerectomia vaginal com intenção de cura.[175,176]

Tratamento laparoscópico

Os avanços nas tecnologias endoscópicas e fontes de energia possibilitaram a aplicação de uma abordagem laparoscópica para o tratamento do câncer de endométrio. Desde 1992, foram publicados diversos relatos documentando a viabilidade da histerectomia vaginal assistida por laparoscopia com salpingo-ooforectomia bilateral e linfadenectomia laparoscópica para o estadiamento e o tratamento de pacientes com câncer de endométrio.[177-180] Esses estudos iniciais demonstraram não haver diferenças no número de linfonodos, perda de sangue estimada e taxas de recorrência ou de sobrevida com a laparoscopia *versus* laparotomia, enquanto a laparoscopia foi associada a uma redução da morbidade perioperatória, maior tempo de cirurgia, internação de menor duração e retorno mais precoce ao trabalho.

Embora a literatura tenha relatos de casos isolados de metástases para locais de vias de acesso, existem poucos dados que documentem a sua incidência. Martinez et al. analisaram 1.216 pacientes com câncer de endométrio e de colo do útero e mostraram que a taxa de metástases para locais de acesso foi inferior a 0,5%; não ocorreu nenhuma metástase para locais de acesso após serem excluídas as pacientes com doença peritoneal.[181]

Um estudo prospectivo de grande porte conduzido pelo GOG randomizou pacientes para laparoscopia *versus* laparotomia para o tratamento primário de pacientes com câncer de endométrio.[182] Foram inscritas mais de 2.500 pacientes, 1.696 para laparoscopia e 920 para laparotomia. Em concordância com os relatos iniciais, as pacientes randomizadas para a laparoscopia tiveram internações de menor duração (52% por mais de 2 dias *versus* 94% no grupo da laparotomia), menor perda de sangue e menos complicações pós-operatórias (14 *versus* 21%). A taxa de complicações intraoperatórias foi semelhante, e o tempo de operação foi mais longo no grupo da laparoscopia. Não houve diferença no número de linfonodos, e a distribuição por estágios foi idêntica entre os grupos. Uma investigação de acompanhamento sobre a qualidade de vida das mesmas coortes revelou melhores pontuações da Functional Assessment of Cancer Therapy-General (FACT-G), melhor condicionamento físico e imagem corporal, menos dor e retomada mais rápida das atividades normais, com retorno ao trabalho ao longo do período de recuperação de 6 semanas no grupo da laparoscopia.[183] Embora as diferenças tenham sido modestas e insignificantes aos 6 meses, a análise foi realizada para orientar o tratamento. A taxa de 24% de conversões no grupo da laparoscopia foi preocupante, apenas 4% tiveram conversão devido à doença avançada. Os avanços no equipamento laparoscópico e na técnica cirúrgica reduziram drasticamente essa taxa de conversão para 2,4% em um ensaio clínico subsequente.[184]

Em uma investigação prospectiva de 293 pacientes com câncer de endométrio, foi relatado o uso de estadiamento laparoscópico extraperitoneal para linfadenectomia para-aórtica.[185] O acesso extraperitoneal melhorou acentuadamente a exposição, evitando a manipulação do intestino delgado, e foi bem-sucedido em mais de 90% de pacientes não selecionadas com IMC de 51. Não houve diferença no número de linfonodos, todas as dissecções foram realizadas até o nível das veias renais, e foram observadas reduções significativas da perda de sangue, das complicações pós-operatórias e da duração da internação, em comparação com o grupo submetido à laparotomia. Se houver necessidade de linfadenectomia para-aórtica completa em uma paciente obesa, o acesso extraperitoneal constitui o método mais confiável para a realização consistente de dissecção completa.

A cirurgia robótica ganhou popularidade no tratamento do câncer de endométrio (ver Capítulo 28). Os avanços na instrumentação e visualização possibilitam a realização de cirurgia minimamente invasiva por cirurgiões com menos experiência laparoscópica e em pacientes, particularmente aquelas com obesidade, que de outro modo não seriam candidatas a esse tipo de cirurgia. Em um estudo limitado a pacientes obesas com carcinoma endometrial, a técnica robótica proporcionou uma redução do tempo de operação, menor perda de sangue, maior número de linfonodos e menor duração da internação, em comparação com a laparoscopia.[186]

Quando não limitada a pacientes obesas, a cirurgia robótica parece oferecer os mesmos benefícios que a laparoscopia no que concerne à morbidade pós-operatória e convalescença, em comparação com a laparotomia, porém com menor tempo de operação.[187] A sobrevida a longo prazo em pacientes tratadas com laparoscopia para câncer de endométrio mostra resultados comparáveis, e pode-se esperar que isso se aplique à cirurgia robótica, visto que ela é simplesmente uma técnica laparoscópica avançada. Um ensaio clínico da GOG mostrou taxas de recorrência em 3 anos de 11,4% com a laparoscopia *versus* 10,2% com a cirurgia aberta, e a taxa de sobrevida em 5 anos foi de 90% em ambos os braços do estudo.[188]

Histerectomia radical

A histerectomia radical, com retirada dos paramétrios e da parte superior da vagina e linfadenectomia pélvica bilateral, não aumenta a sobrevida de pacientes com doença de estágio clínico I, em comparação com a histerectomia extrafascial e salpingo-ooforectomia bilateral isolada.[189-191] A histerectomia radical aumenta a morbidade intra e pós-operatória e não deve ser realizada para o tratamento do câncer de endométrio de estágio inicial aparente. Na presença de invasão demonstrável do colo do útero, pode-se proceder a uma histerectomia extrafascial modificada. Essa técnica pode melhorar os resultados e diminuir o risco de recorrências locais, particularmente se não for planejada a radioterapia local pós-operatória em pacientes mais jovens.[192]

Radioterapia como tratamento primário

A cirurgia primária, seguida de radioterapia individualizada, constitui o tratamento mais amplamente aceito nos cânceres de endométrio de estágio inicial. Cerca de 5 a 15% das pacientes com câncer de endométrio apresentam condições clínicas graves que as tornam inadequadas para a realização de cirurgia.[86] Essas pacientes tendem a ser idosas e obesas, com múltiplas doenças crônicas ou agudas, como hipertensão, doença cardíaca, diabetes melito e doenças pulmonares, renais e neurológicas.

Várias séries mostram que a radioterapia constitui o tratamento mais adequado para pacientes com câncer de endométrio inoperável (Tabela 37.9).[193,194] Um desses estudos relatou o tratamento de 120 pacientes com câncer de endométrio de estágio clínico I, e 17 pacientes no estágio clínico II com radioterapia isolada, das quais 85% receberam apenas radioterapia intracavitária. Em virtude da alta incidência de morte causada por doença intercorrente nesse grupo de pacientes, as taxas de sobrevida global em 5 e 10 anos foram, respectivamente, de apenas 55 e 28%, em comparação com taxas de sobrevida específicas da doença de 87 e 85%, respectivamente. Não foi observada nenhuma diferença nas taxas de sobrevida específicas da doença

Tabela 37.9 Revisão de séries recentes de carcinoma de endométrio tratado com radioterapia isolada.

Autores	Ano	Estágio	Nº de pacientes	Taxa de recorrência local (%)	Taxa de sobrevida específica da doença (%)[a]	Taxa de complicações importantes (%)[a]
Landgren et al.	1976	I-II	124	22	68	7
		III-IV	26	42	22	
Abayomi et al.	1982	I-II	50	26	78	15
		III-IV	16	–	10	
Patanaphan et al.	1985	I-II	42	14	64	2
		III-IV	10	60	20	
Jones e Stout	1986	I-II	146	22	61	4
		III-IV	14	79	14	
Varia et al.	1987	I-II	73	21	43	10
Wang et al.	1987	I-II	41	22	76	5
Grigsby et al.	1987	I	69	9	88	16
Taghian et al.	1988	I-II	94	6	70	17
		III-IV	10	10	27	
Lehoczky et al.	1991	I	171	20	75	0
Kupelian et al.	1993	I-II	137	14	85	3
		III-IV	15	32	49	

[a] Em todos os estágios combinados.
De: Kupelian PA, Eifel PJ, Tornos C et al. Treatment of endometrial carcinoma with radiation therapy alone. *Int J Radiat Oncol Biol Phys* 1993;27:817-824, com autorização.

entre pacientes com doença nos estágios I e II. Houve recorrência de câncer intrauterino em 14% das pacientes, e a doença pélvica extrauterina sofreu recorrência em 3% dos casos. Os autores trataram 15 pacientes com doença nos estágios III e IV, habitualmente com uma combinação de radioterapia com feixe externo e intracavitária, e foi obtida uma taxa de sobrevida em 5 anos específica da doença em 49%. Cinco pacientes (3%) tiveram complicações tardias e graves da radioterapia.[194]

Embora haja consenso geral de que a radiação intracavitária é necessária para obter um controle local adequado, as indicações de radioterapia de feixe externo no tratamento primário do câncer de endométrio não estão bem definidas. As pacientes com acometimento cervical e diagnóstico ou suspeita de disseminação pélvica extrauterina sem dúvida alguma seriam beneficiadas pela radioterapia de feixe externo. Teoricamente, a irradiação externa pode tratar a doença linfonodal microscópica, e possivelmente aumentar a dose de radiação para a doença miometrial profunda ou uterina subserosa, que pode receber uma dose insuficiente com a radioterapia intracavitária isolada. Em vários relatos, foi observada uma correlação entre o grau de tumor e a recorrência. Foi constatado que a taxa de sobrevida livre de progressão em 5 anos em pacientes clinicamente inoperáveis com doença de estágio clínico I, tratadas com radioterapia isoladamente, foi de 94% para os tumores de grau 1, de 92% para o grau 2 e de 78% para o grau 3.[193]

A decisão sobre o tratamento de uma paciente com câncer de endométrio apenas com radioterapia precisa incluir uma cuidadosa análise dos riscos e benefícios relativos à cirurgia. Embora a radioterapia isolada possa ocasionar uma taxa de excelente sobrevida e controle local, ela só deve ser considerada no tratamento definitivo se for estimado que a taxa de mortalidade operatória ultrapassa o risco de 10 a 15% de recorrência uterina que é esperada com a radioterapia isolada.

Padrões de disseminação metastática: implicações para tratamento adjuvante pós-operatório e com base na doença

Em geral, o câncer de endométrio é diagnosticado no início de sua evolução natural, e nessa ocasião, cerca de 80% das pacientes apresentam doença no estágio I. Entretanto, cerca de uma em cada três mulheres que morrem por câncer de endométrio apresenta doença locorregional incipiente por ocasião do diagnóstico primário. A maioria dos fracassos do tratamento e o consequente comprometimento da longevidade provavelmente resultam da falta de reconhecimento de disseminação extrauterina oculta por ocasião do diagnóstico primário. A terapia pós-operatória tradicional do câncer de endométrio de alto risco é a radioterapia com feixe externo, que frequentemente é complementada com braquiterapia vaginal. Essa abordagem melhora o controle local, mas não a sobrevida na doença de estágio inicial.[88,195]

A compreensão das diferentes vias de disseminação metastática do câncer de endométrio e seus fatores preditivos possibilita o desenvolvimento de um modelo individualizado de condutas terapêuticas direcionadas para um ou mais locais previstos de metástase. A história natural do câncer epitelial do corpo do útero inclui quatro vias possíveis de metástases: (a) extensão contígua (principalmente para a vagina); (b) disseminação hematogênica; (c) embolização linfática; e (d) esfoliação com disseminação intraperitoneal. Com base na análise de regressão, foram identificados fatores de risco patológicos preditivos e independentes das quatro vias de disseminação metastática:

1. **Extensão contígua:** o grau histológico 3 e a invasão do espaço vascular linfático são preditores comprovados de recidiva vaginal no câncer de endométrio de estágio I.[196]
2. **Hematogênica:** a invasão profunda do miométrio é o preditor mais forte de recorrência por via hematogênica (> 50% para todos os estágios e ≥ 66% para o estágio I).[1-19,120]
3. **Linfática:** o acometimento linfático tem mais probabilidade de ocorrer na presença de acometimento do estroma cervical ou linfonodos positivos.[125]
4. **Peritoneal:** os preditores de recidiva peritoneal são os seguintes: (a) doença no estágio IV; ou (b) doença nos estágios II ou III com dois ou mais dos seguintes fatores de risco – invasão cervical, citologia peritoneal positiva para câncer de endométrio, linfonodos positivos e achados histológicos não endometrioides.[134]

As pacientes com os fatores de risco resumidos na **Tabela 37.10** representam 35% da população geral com câncer de endométrio, tal como 89% das recidivas por via hematogênica, linfáticas e peritoneais observadas. É importante assinalar que 46% das pacientes consideradas de risco subsequentemente sofreram recorrência em um ou mais dos três locais em comparação a apenas 2% das pacientes não consideradas de risco, com base nesses critérios ($p < 0,001$). A identificação de subgrupos de pacientes de risco para os diferentes padrões de recorrência possibilitaria um tratamento pós-operatório direcionado para as áreas previstas de disseminação tumoral. Os locais de recorrência previstos pelos fatores de risco pressupõem o uso de diferentes estratégias de tratamento adjuvante. As pacientes com risco de recorrência por via hematogênica ou peritoneal poderiam se beneficiar potencialmente do tratamento citotóxico sistêmico, enquanto as pacientes com risco de recorrência linfática ou vaginal poderiam ter benefício potencial da radioterapia direcionada para as áreas de risco.

MODALIDADES DE TRATAMENTO PÓS-OPERATÓRIO

Observação

As pacientes com lesões de graus 1 e 2 sem invasão do miométrio ou nenhum dos fatores de risco anteriormente listados (ver Tabela 37.10) **apresentam excelente prognóstico e não necessitam de tratamento pós-operatório.** Em um estudo do GOG, não houve nenhuma recorrência, e foi constatada uma taxa de sobrevida em 5 anos sem doença de 100% nas 91 pacientes dessa categoria, das quais 72 não haviam recebido tratamento adicional após a histerectomia.[86] Outros pesquisadores relataram resultados igualmente favoráveis apenas com tratamento cirúrgico em pacientes semelhantes.[197]

Radioterapia do fórnice da vagina

A braquiterapia vaginal constitui uma opção atraente para a radioterapia externa (RTE). A braquiterapia com alta dose (HDR, *high-dose rate*) é bem tolerada, com baixa taxa de complicações graves ou crônicas. As taxas de controle vaginal com a braquiterapia HDR, mais conveniente e mais bem tolerada, são comparáveis às taxas de controle com a braquiterapia com baixa dose (LDR, *low-dose rate*) por mais tempo. Pearcey e Petereit estabeleceram a dose de 21 Gy na HDR para uma profundidade de 5 mm em três frações, como a dose padrão de braquiterapia, proporcionando taxas de controle local de 98 a 100%.[198] Outros dados retrospectivos mostram taxas de controle vaginal de 96 a 98% com HDR no câncer de endométrio de estágio inicial de alto risco.[199,200] Dados retrospectivos sugerem que a taxa de recidiva vaginal após braquiterapia é, em média, de 4 a 5% **(Tabela 37.11)**, semelhante à taxa de recidiva vaginal em 5 anos de 3,5% que foi relatada entre as pacientes de maior risco tratadas com RTE no PORTEC-1.[88,199,201,202]

O PORTEC-2 randomizou pacientes com câncer de endométrio aparente confinado ao útero e com alto risco de recorrência (> 60 anos de idade com grau 1 ou 2, estágio IB e grau 3, estágio IA; ou de qualquer idade, qualquer grau IIA, com invasão miometrial < 50%) para a RTE pélvica (46 Gy, em 23 frações) *versus* braquiterapia vaginal (21 Gy em três frações de HDR ou 30 Gy de LDR, a uma profundidade de 0,5 cm). Em 3 anos não foi observada nenhuma diferença nas taxas de recorrência vaginal (0,9% com a braquiterapia vaginal e 2% com a RTE pélvica; $p = 0,97$). Houve maior taxa de recidiva pélvica vaginal no grupo tratado com braquiterapia (3,6%) em comparação ao grupo da RTE (0,7%; $p = 0,03$); entretanto, a diferença absoluta foi pequena, e não houve nenhuma diferença na sobrevida global.[203] A diferença entre as recorrências pélvicas não vaginais pode ser um reflexo de metástases para linfonodos não reconhecidas por ocasião da cirurgia inicial tratadas com RTE. Uma preocupação

Tabela 37.10 Taxas de recorrência em 5 anos, de acordo com as diferentes categorias de risco, em 915 pacientes.

Categoria de risco	Recorrência em 5 anos (%)
Via hematogênica	
Todos os estágios	
Invasão do miométrio ≤ 50%	4
Invasão do miométrio > 50%	28
Estágio I (linfonodos negativos)	
Invasão do miométrio < 66%	2
Invasão do miométrio ≥ 66%	34
Linfática	
Ausência de fatores de risco	2
IEC e/ou linfonodos positivos	31
Peritoneal	
Doença no estágio IV	63
Doença nos estágios II-III e ≥ 2 fatores de risco[a]	21
Doença nos estágios I-III e ≤ 1 fator de risco[a]	1
Geral[b]	
Sem risco[c]	2
Com risco[c]	46

[a] IEC, subtipo histológico não endometrioide, linfonodos positivos ou linfonodos positivos na avaliação citológica peritoneal.
[b] Excluindo as recorrências vaginais.
[c] Para pelo menos uma das três categorias de recorrência (via hematogênica, linfática, peritoneal). IEC, invasão do estroma cervical.
De: **Mariani A, Dowdy SC, Keeney GL et al.** High-risk endometrial cancer subgroups: Candidates for target-based adjuvant therapy. *Gynecol Oncol* 2004;95:120-126.

Tabela 37.11 — Recorrência do câncer de endométrio de alto risco, de estadiamento abrangente e de estágio inicial após braquiterapia vaginal adjuvante isolada (sem RTE pélvica).

Autor(es)	Nº de pacientes	Linfadenectomia realizada	Braquiterapia vaginal pós-operatória	Nº de recorrências N (%)
Orr et al. (287)	115	+	+	6 (5,2)
Mohan et al. (288)	28	+	+	2 (7)
Chadha et al. (289)	38	+	+	3 (7,9)
Fanning (201)	66	+	+	2 (3)
Horowitz et al. (199)	102	+	+	10 (9,8)
Straughn et al. (290)	56	+	+	0 (0)
Solhjem et al. (202)	100	+	+	0 (0)
Total	505			23 (4,6)[a]

[a] Inclui 18 recorrências a distância (78% de todas as recorrências), três vaginais (13%), uma isolada da parede lateral da pelve (4,3%), uma em local desconhecido (4,3%). RTE, radioterapia externa.

relativa ao PORTEC-2 é o fato de que não houve nenhum controle com cirurgia isolada no estudo. Entretanto, o subgrupo com câncer de endométrio com maior risco no PORTEC-1 (pacientes de > 60 anos de idade com grau 3 ou invasão profunda de grau 1 ou 2, todos no estágio I) foi semelhante à coorte incluída no PORTEC-2, e a taxa de recorrência locorregional foi de 18% em pacientes que não receberam RTE adjuvante no PORTEC-1.[88]

A histologia de grau 3 e a invasão vascular linfática são preditores comprovados de recidiva vaginal no câncer de endométrio no estágio I. As pacientes com esses fatores de risco constituem o grupo com mais probabilidade de se beneficiar da braquiterapia do fórnice da vagina.[196] Embora as recorrências vaginais possam ser tratadas com sucesso e controladas em até 81% dos casos, o acréscimo de braquiterapia vaginal à intervenção cirúrgica inicial pode reduzir significativamente o risco dessas recorrências.[204]

Radioterapia pélvica externa

Tradicionalmente, a radioterapia era sugerida a pacientes com risco intermediário ou alto de recidiva, de acordo com o grau e a profundidade de invasão do miométrio. Vários estudos retrospectivos e ensaios clínicos randomizados de grande porte não demonstraram qualquer benefício na sobrevida global de pacientes de risco intermediário e alto com câncer de endométrio de estágio I (ou câncer de endométrio IIA oculto, de acordo com o estadiamento da FIGO de 1988) submetidas à radioterapia pélvica adjuvante.

O ensaio clínico PORTEC avaliou o papel da radioterapia pélvica pós-operatória no câncer de endométrio de estágio I presumido em 714 pacientes. Os critérios de elegibilidade foram estágio IB, graus 1 a 2, e estágio IA, graus 2 a 3; as pacientes com estágio IA, grau 3, representaram apenas 10% da população do estudo, e não houve necessidade de biopsias de linfonodos nem de citologia peritoneal. Foram observadas recorrências locorregionais em 14% do grupo de pacientes submetido à cirurgia, em comparação com 4% do grupo submetido à radioterapia pélvica pós-operatória. Em geral, a taxa de sobrevida em 5 anos não foi diferente entre os dois grupos (85 e 81%, respectivamente).[88] Esses resultados foram confirmados pelo GOG99, um estudo randomizado prospectivo de cirurgia isolada (incluindo linfadenectomia até o nível da artéria mesentérica inferior em algumas pacientes) *versus* cirurgia mais radioterapia pélvica adjuvante no câncer de endométrio de risco intermediário (estágios IA a IIB oculto). Entre as 392 pacientes incluídas no estudo, mais de 80% eram, de fato, pacientes de baixo risco (90,6% no estágio I, 81,6% de graus 1 a 2, 82% com invasão do miométrio < 50%). A recorrência da doença foi reduzida em 58% ($p = 0,007$) com o uso da radioterapia pélvica pós-operatória. Depois de 2 anos, a taxa de recorrência cumulativa foi de 12% no grupo sem tratamento pós-operatório, em comparação com 3% no grupo submetido à radioterapia pélvica. A taxa de fracasso pélvico foi de 8,9% no grupo submetido apenas à cirurgia, em comparação com 1,6% no grupo submetido à radioterapia pélvica pós-operatória. **As taxas de sobrevida global não tiveram uma melhora significativa nas pacientes submetidas à radioterapia pélvica pós-operatória em comparação àquelas tratadas apenas com cirurgia (92 e 86%, respectivamente).**[259] O ensaio clínico ASTEC/EN.5 intergrupo forneceu mais uma confirmação de que a radioterapia de feixe externo em pacientes com risco intermediário a alto de recorrência não tem efeito significativo na sobrevida global.[205]

A radioterapia de feixe externo de toda a pelve no pós-operatório habitualmente envolve a administração de 4.500 a 5.040 cGy em frações diárias de 180 cGy, durante 5 a 6 semanas, a um campo que abrange inferiormente a metade superior da vagina, superiormente a margem inferior do corpo da vértebra L4 e 1 cm lateral às margens da pelve óssea. A dose de radiação na superfície do ápice da vagina é habitualmente aumentada para 6.000 a 7.000 cGy por uma variedade de técnicas. Os efeitos colaterais relatados com mais frequência são gastrintestinais, habitualmente cólicas abdominais e diarreia, embora possam ocorrer complicações mais graves, como sangramento, proctite, obstrução intestinal e fístula, que podem exigir correção cirúrgica. O sistema urinário pode ser afetado, com hematúria, cistite ou fístula. A taxa global de complicações varia de 25 a 40%, e a taxa de complicações graves que exigem intervenção cirúrgica é de cerca de 1,5 a 3%.

A radioterapia pélvica de feixe externo não parece ter impacto na sobrevida de pacientes com câncer de endométrio de estágio I de alto risco. As pacientes com doença pélvica extrauterina, incluindo disseminação anexial, acometimento do paramétrio e metástases para linfonodos pélvicos, na ausência de doença extrapélvica, têm probabilidade de se beneficiar da radioterapia pélvica pós-operatória.

Radioterapia de campo estendido

As pacientes com metástases para linfonodos para-aórticos histologicamente comprovadas ou aquelas com risco de doença para-aórtica, porém sem avaliação cirúrgica, são candidatas à radioterapia de campo estendido. Toda a pelve, os linfonodos ilíacos comuns e os linfonodos para-aórticos são incluídos no campo de radiação; a dose de radiação para-aórtica é limitada a 4.500 a 5.000 cGy. **A radioterapia de campo estendido parece melhorar a sobrevida de pacientes com câncer de endométrio que apresentam linfonodos para-aórticos positivos.**[86,206]

Foram relatadas taxas de sobrevida em 5 anos de 47 e 43% em pacientes com metástases isoladas para linfonodos para-aórticos cirurgicamente confirmadas e pacientes com metástases para linfonodos para-aórticos e pélvicos, respectivamente, com o uso de radioterapia de campo estendido pós-operatória. Em um estudo, ocorreu apenas um caso de grave morbidade entérica em 48 pacientes, constituindo uma taxa de complicação de 2%.[207] Em um estudo do GOG, 37 de 48 pacientes com linfonodos para-aórticos positivos foram submetidas à radioterapia para-aórtica pós-operatória, e 36% delas permaneceram sem tumor depois de 5 anos.[86] Uma comparação entre pacientes com linfonodos para-aórticos positivos tratadas apenas com *acetato de megestrol versus acetato de megestrol* e radioterapia de campo estendido mostrou que a taxa de sobrevida foi significativamente melhor nas pacientes submetidas à radioterapia de campo estendido: 53 *versus* 12,5%, respectivamente.[208] Em outro estudo de 18 pacientes com linfonodos para-aórticos positivos, as taxas de sobrevida em 5 anos foram de 67% na doença microscópica dos linfonodos e de 17% na doença macroscópica.[209]

Radioterapia abdominal total

Historicamente, a RTAT era reservada para pacientes com câncer de endométrio nos estágios III e IV. Foi também considerada para pacientes com tumores serosos ou carcinossarcomas, que têm a propensão a sofrer recorrência abdominal alta.[210-213] A RTAT raramente é utilizada desde a publicação do GOG122, que mostrou uma taxa de sobrevida sem progressão e global favorável no carcinoma endometrial avançado com quimioterapia em comparação à RTAT (ver seção sobre "Quimioterapia").[214] A dose recomendada para todo o abdome é de 3.000 cGy em 20 frações diárias de 150 cGy, com proteção renal em 1.500 a 2.000 cGy, junto a mais 1.500 cGy para os linfonodos para-aórticos e 2.000 cGy para a pelve. Os efeitos colaterais gastrintestinais, incluindo náuseas, vômitos e diarreia, algumas vezes exigem a interrupção do tratamento; entretanto, as pacientes raramente interrompem o tratamento devido a esses sintomas. Pode-se esperar a ocorrência de toxicidade hematológica durante a RTAT, embora seja habitualmente leve. A incidência de complicações tardias, principalmente diarreia crônica e obstrução do intestino delgado, é baixa (5 a 10%).

Progestágenos

Como a maioria dos cânceres de endométrio tem receptores de estrogênio e de progesterona, e os **progestágenos** foram utilizados com sucesso no tratamento do câncer de endométrio metastático, foi tentado o tratamento adjuvante pós-operatório com **progestágenos** para reduzir o risco de recorrência. Essa terapia é atraente, visto que oferece um tratamento sistêmico e apresenta poucos efeitos colaterais. Infelizmente, **vários estudos randomizados e controlados por placebo, de grande porte, não conseguiram identificar algum benefício do tratamento adjuvante com *progestágenos*.**[215,216]

Quimioterapia

A quimioterapia citotóxica adjuvante foi estudada em alguns ensaios clínicos. O GOG tratou 181 pacientes com fatores de prognóstico ruim por meio de radioterapia pós-operatória e distribuiu as pacientes de modo aleatório, para não receber tratamento complementar ou receber quimioterapia com *doxorrubicina*. Depois de 5 anos de observação, não foi constatada nenhuma diferença nas taxas de recorrência entre os dois grupos.[217]

O ensaio clínico GOG122 comparou a RTAT à quimioterapia sistêmica (oito ciclos de *doxorrubicina* e *cisplatina*) em 388 pacientes com doença nos estágios III ou IV submetidas à ressecção cirúrgica máxima da doença para menos de 2 cm. Os resultados mostraram uma vantagem significativa da quimioterapia na sobrevida em 5 anos.[214] As pacientes submetidas à quimioterapia tiveram uma melhora de 13% na sobrevida sem progressão em 2 anos (50 *versus* 46%) e melhora de 11% da sobrevida global em 2 anos (70 *versus* 59%) em comparação a pacientes tratadas com RTAT. Esse estudo foi o primeiro a sugerir uma melhora dos resultados com o uso da quimioterapia adjuvante, em comparação com a radioterapia, porém houve maior prevalência de toxicidade com a quimioterapia. Pacientes com doença residual macroscópica foram incluídas no braço de radioterapia, com grande chance de fracasso terapêutico. De modo geral, 55% das pacientes apresentaram recorrência ou progressão durante o período de estudo.[218] O GOG184 randomizou 552 pacientes com doença avançada para seis ciclos de *cisplatina* e *doxorrubicina* com ou sem *paclitaxel* após citorredução cirúrgica e radioterapia. Os efeitos colaterais foram mais pronunciados com o esquema de três fármacos, e a sobrevida sem recorrência (SSR) em 36 meses não foi diferente entre os dois braços (62 *versus* 64% no esquema com três fármacos). A investigação foi fechada para pacientes com doença no estágio IV durante o ensaio clínico, porém a análise do subgrupo sugeriu uma redução de 50% na recidiva ou morte nas 57 pacientes com doença residual macroscópica que foram tratadas com *cisplatina*, *doxorrubicina* e *paclitaxel*.[71]

O ensaio clínico PORTEC-3 e o GOG258 investigaram a combinação de quimioterapia e radioterapia no câncer de endométrio avançado ou de alto risco. O PORTEC-3 está investigando a sobrevida global e a sobrevida sem falha terapêutica de pacientes com carcinoma endometrial de alto risco e de estágio avançado que foram tratadas após a cirurgia com quimiorradioterapia seguida de quimioterapia *versus* radioterapia pélvica isolada.[219] **Os resultados desse ensaio clínico randomizado de grande porte mostraram que o acréscimo de quatro ciclos de quimioterapia com *carboplatina* e *paclitaxel* à RTE padrão produziu uma melhora estatisticamente significativa da sobrevida sem progressão (75,5 *versus* 68,6%, HR = 0,71) e sem benefício significativo para sobrevida global (81,8 *versus* 76,7%, HR = 0,76). Os investigadores recomendaram que as mulheres com câncer de endométrio de alto risco sejam aconselhadas individualmente sobre esse tratamento combinado, e que existe a necessidade de acompanhamento continuado para avaliar a sobrevida a longo prazo.**

O GOG258 comparou a quimiorradioterapia seguida de quimioterapia com a quimioterapia isolada no câncer de endométrio avançado.[220] O ensaio clínico, randomizado e aberto de fase III comparou o tratamento com *cisplatina* e radioterapia orientada para o volume do tumor, seguido de *carboplatina* e *paclitaxel* em quatro ciclos (C-RT), *versus* tratamento com *carboplatina* e *paclitaxel* em seis ciclos (CT). A análise preliminar mostrou que o esquema combinado não aumentou a SSR em pacientes com carcinoma de endométrio no estágio III/IVA submetido à citorredução ótima (HR de 0,9, IC de 95% [0,74 a 1,1]). A C-RT reduziu a taxa de recorrência local em comparação com a CT. As estimativas de sobrevida global em 5 anos são de 70% para o braço da C-RT *versus* 73% para o braço da CT, e serão relatados os dados de sobrevida a longo prazo e de qualidade de vida à medida que amadurecem os dados.

No que concerne ao uso de quimioterapia em populações de alto risco com câncer de endométrio de estágio inicial, a European

Organisation for Research and Treatment of Cancer, em conjunto com a Nordic Society of Gynecologic Oncology, apresentou os resultados de um ensaio clínico colaborativo que comparou a RTE à quimiorradioterapia em pacientes com estágios I ou II ou IIIC1 (apenas linfonodos pélvicos positivos) e uma das seguintes características: grau 3 ou invasão do miométrio de mais de 50%, aneuploidia do DNA ou tipo histológico de células claras ou seroso. A realização de linfadenectomia sistemática foi opcional. Ao longo de um período de 10 anos, foram inscritas 375 pacientes, e o estudo foi interrompido precocemente, por causa da lentidão no recrutamento. A razão de probabilidade para a sobrevida sem progressão foi de 0,58 (IC de 95%, 0,34 a 0,99) em favor da quimiorradioterapia após um acompanhamento médio de 3,5 anos.[221]

O GOG japonês randomizou pacientes para radioterapia *versus* quimioterapia à base de platina em pacientes com câncer de endométrio nos estágios IB a IIIC e invasão do miométrio de mais de 50%. A avaliação dos linfonodos para-aórticos foi realizada em apenas 29% dos casos. Os investigadores não constataram nenhuma diferença entre os dois braços experimentais em termos de sobrevida sem progressão e sobrevida global. Uma análise de subgrupos de 120 pacientes com (a) tumor no estágio IB e idade acima de 70 anos ou adenocarcinoma endometrioide de grau 3; ou (b) tumor no estágio II ou IIIA (achados citológicos positivos) mostrou que a quimioterapia foi associada a uma melhora significativa das taxas de sobrevida sem progressão e sobrevida global.[222]

Os benefícios obtidos com a quimiorradioterapia combinada, a identificação do melhor esquema quimioterápico e o reconhecimento de subgrupos de pacientes que podem se beneficiar desses tratamentos merecem pesquisas complementares.

Estágio clínico II

O câncer de endométrio que acomete o colo do útero por contiguidade ou por disseminação linfática apresenta um prognóstico pior do que a doença limitada ao corpo do útero.[192,223-226] A avaliação pré-operatória do acometimento cervical é difícil. **A curetagem endocervical apresenta taxas falso-positivas (50 a 80%) e falso-negativas relativamente altas.** A comprovação histológica da infiltração do colo do útero pelo câncer ou a presença de tumor evidente no colo do útero constitui a única maneira confiável de estabelecer o diagnóstico de acometimento cervical, embora a ultrassonografia, a histeroscopia ou a RM possam demonstrar esse acometimento.

O número relativamente pequeno de casos no estágio II verdadeiro nas séries publicadas e a falta de estudos prospectivos randomizados impedem a formulação de um plano de tratamento definitivo. Qualquer plano de tratamento deve abordar três áreas:

1. **Para a obtenção de melhores resultados, o útero deve ser retirado em todas as pacientes.**
2. **Como a incidência de metástases para linfonodos pélvicos é de cerca de 36% no câncer de endométrio no estágio II, qualquer protocolo de tratamento deve incluir o tratamento desses linfonodos.**
3. **Como a incidência de disseminação extrapélvica da doença para os linfonodos para-aórticos, anexos e parte superior do abdome é maior do que na doença de estágio I, deve-se dispensar uma atenção para a avaliação e o tratamento da doença extrapélvica.**

Em geral, duas abordagens têm sido usadas no tratamento da doença no estágio clínico II:

1. **Histerectomia radical, salpingo-ooforectomia bilateral e linfadenectomia pélvica e para-aórtica.**
2. **Radioterapia e cirurgia combinadas (radioterapia pélvica externa e rádio ou césio intracavitário, seguidos em 6 semanas de histerectomia abdominal total e salpingo-ooforectomia bilateral).**

Uma conduta cirúrgica radical inicial para o tratamento do câncer de endométrio no estágio clínico II tem a vantagem de obter informações cirúrgicas e patológicas acuradas. Por outro lado, muitas pacientes com câncer de endométrio são idosas e obesas e apresentam problemas clínicos, tornando essa abordagem inadequada. Os resultados relatados não são melhores do que aqueles obtidos com a combinação de radioterapia e cirurgia menos radical.[192] O uso de histerectomia radical pode ser limitado a pacientes com problemas anatômicos que impedem uma boa dosimetria ou com outros distúrbios que complicam o uso da radioterapia.

A conduta tradicional mais comum para o tratamento do câncer de endométrio no estágio clínico II consiste em radioterapia externa e intracavitária, seguida de histerectomia extrafascial. Essa abordagem combinada resultou em taxas de sobrevida de 5 anos de 60 a 80%, com ocorrência de complicações gastrintestinais ou urológicas graves em cerca de 10% das pacientes.[224,227,228] As pacientes que apresentam doença clinicamente inoperável são, em geral, tratadas com radioterapia de feixe externo e com uma ou duas inserções intracavitárias. Quando comparados com a radioterapia e cirurgia combinadas, os resultados com radioterapia isolada são inferiores, porém cerca de 50% das pacientes sobrevivem a longo prazo (ver Tabela 37.9).[195]

Outro método de tratamento do câncer de endométrio no estágio clínico II que está ganhando aceitação consiste em cirurgia inicial seguida de radioterapia. Esse método baseia-se na dificuldade de estabelecer o diagnóstico pré-operatório de acometimento cervical na ausência de tumor cervical macroscópico, baseado na evidência de que a radioterapia é igualmente eficaz quando administrada após histerectomia e na alta incidência de doença extrapélvica quando o colo do útero está acometido. É realizada uma histerectomia extrafascial com salpingo-ooforectomia bilateral, lavados peritoneais para citologia e ressecção de linfonodos aumentados. Pode-se considerar uma histerectomia radical modificada ou radical para obter margens livres. Esses procedimentos são seguidos de radioterapia externa pélvica ou de campo estendido e intravaginal apropriada, dependendo dos resultados do estadiamento cirúrgico. Foram relatados resultados excelentes com esse esquema de tratamento.[225,229,230]

Estágios clínicos III e IV

A doença no estágio clínico III é responsável por 7 a 10% de todos os carcinomas de endométrio.[231-233] Em geral, as pacientes apresentam evidências clínicas de disseminação da doença para o paramétrio, parede lateral da pelve ou estruturas anexiais. Com menos frequência, há disseminação para a vagina e para o peritônio pélvico. **O tratamento do carcinoma de endométrio no estágio III precisa ser individualizado, porém, é preciso considerar a avaliação e o tratamento cirúrgicos iniciais, devido ao alto risco de metástases ocultas para linfonodos e disseminação intraperitoneal quando a doença sofre extensão extrauterina para a pelve.** Na presença de massa anexial, o objetivo inicial da cirurgia consiste em definir a sua natureza. A cirurgia é realizada para estabelecer a extensão da doença e retirar o máximo possível da neoplasia. Esse procedimento deve incluir lavados peritoneais para exame citológico, retirada dos linfonodos para-aórticos e pélvicos aumentados, biopsia ou excisão de quaisquer áreas suspeitas na cavidade peritoneal, omentectomia e biopsias peritoneais. Exceto em pacientes com doença volumosa do paramétrio, deve-se proceder a uma histerectomia abdominal total e salpingo-ooforectomia bilateral. **O objetivo da cirurgia é a erradicação de toda a doença macroscópica, visto que esse achado é de grande importância prognóstica no tratamento de pacientes com doença no estágio clínico III.** O tratamento pós-operatório pode ser individualizado de acordo com a extensão da doença.

Os resultados do tratamento dependem da extensão e da natureza da doença. Foi relatada uma taxa de sobrevida em 5 anos de 54% em todas as pacientes com doença em estágio III; entretanto, a sobrevida alcançou 80% na presença de metástases anexiais isoladas, em comparação com 15% nos casos de acometimento de outras estruturas pélvicas extrauterinas.[231] As pacientes com doença no estágio III cirúrgico-patológico apresentam uma taxa de sobrevida muito melhor (40%) do que aquelas com doença no estágio clínico III (16%).[234] As pacientes que são tratadas com cirurgia e radioterapia combinadas apresentam melhor resultado do que aquelas submetidas à radioterapia isolada.[233]

O adenocarcinoma de endométrio de estágio IV, em que o tumor invade a bexiga ou o reto ou se estende para fora da pelve, representa cerca de 3% dos casos.[233-236] **O tratamento da doença no estágio IV depende da paciente, porém envolve habitualmente uma combinação de cirurgia, radioterapia e terapia hormonal sistêmica ou quimioterapia.** Um dos objetivos da cirurgia e da radioterapia é obter o controle local da doença na pelve, de modo a proporcionar alívio paliativo do sangramento, do corrimento e das complicações associadas à bexiga e ao reto. Em um relato, foi obtido o controle da doença pélvica em 28% de 72 pacientes com doença no estágio IV tratadas com radioterapia isolada ou em combinação com cirurgia, *progestágenos* ou ambas.[235] **Vários relatos assinalaram um impacto positivo da cirurgia citorredutora na sobrevida, sendo a sobrevida média cerca de três vezes maior com citorredução ideal (18 a 34 meses *versus* 8 a 11 meses, respectivamente).**[235,236] Pode-se considerar a exenteração pélvica na paciente muito raramente, cuja doença está limitada à bexiga, ao reto ou a ambos.[237,238]

Quimioterapia

Nos casos de doença avançada, a quimioterapia com *carboplatina* e *paclitaxel* constitui atualmente o tratamento padrão.[254-258] O GOG209 demonstrou que a *carboplatina* e o *paclitaxel* não são inferiores a combinação de *paclitaxel, doxorrubicina* e *cisplatina*, com melhor perfil de toxicidade e tolerabilidade para a *carboplatina* e o *paclitaxel*.[256] Em um estudo retrospectivo, a taxa de resposta global com a combinação de *carboplatina* e *paclitaxel* em pacientes com câncer de endométrio avançado ou recorrente foi de 43%, porém apenas 5% tiveram uma resposta completa, e a sobrevida média foi de 13,2 meses.[255]

As opções de quimioterapia com um único agente incluem *paclitaxel, paclitaxel* ligado à albumina, *docetaxel, carboplatina, cisplatina, doxorrubicina, doxorrubicina lipossomal* e *topotecana*. Quando são utilizados agentes isolados como tratamento de primeira linha, as taxas de resposta variam de 21 a 36%.

Doença recorrente

Cerca de 15% das pacientes tratadas para câncer de endométrio incipiente (estágios I e II) desenvolvem doença recorrente.[239,240] Por outro lado, a doença recorrente é detectada em até 50% das pacientes com câncer de endométrio avançado (estágios III e IV).[241] Mais de 50% dos casos de recorrência surgem nos primeiros 2 anos e cerca de 75% ocorrem nos primeiros 3 anos após o tratamento inicial. A distribuição das recorrências depende em grande parte do tipo de tratamento primário, isto é, cirurgia isolada *versus* cirurgia associada à radioterapia local ou regional. Em pacientes tratadas com cirurgia apenas, as recorrências vaginais e/ou pélvicas representam mais de 50% de todas as recorrências. Cerca de 70% das recorrências em pacientes tratadas com cirurgia e radioterapias combinadas (vaginal ou feixe externo) são extrapélvicas, geralmente em pulmão, abdome, linfonodos (aórticos, supraclaviculares, inguinais), fígado, encéfalo e osso.[242,243]

Por ocasião do diagnóstico de câncer de endométrio recorrente, cerca de um terço das pacientes são assintomáticas, e o câncer recorrente só é detectado em exames de acompanhamento de rotina ou exames radiológicos. Verifica-se que quase metade das pacientes nas quais se comprova a ocorrência de metástases pulmonares na radiografia de tórax de acompanhamento são assintomáticas. Cerca de 90% das pacientes com metástases para outros locais apresentam sintomas relacionados com o local de recorrência.[244]

As pacientes com recorrências vaginais isoladas têm melhores resultados (sobrevida em 3 anos de 70%) do que aquelas com recorrências pélvicas (sobrevida em 3 anos de 8%) ou metástases a distância (sobrevida em 3 anos de 14%).[240] As pacientes que inicialmente apresentam tumores bem diferenciados ou que desenvolvem câncer recorrente dentro de mais de 3 anos após o tratamento primário tendem a exibir um melhor prognóstico.[245,246]

Cirurgia

Um pequeno subgrupo de pacientes com câncer de endométrio recorrente isolado pode se beneficiar da intervenção cirúrgica.[247] É obrigatório proceder a uma pesquisa de recorrências a distância, visto que essas pacientes com doença metastática são mais bem tratadas com quimioterapia, a não ser que haja uma metástase pulmonar isolada que pode ser acessível à excisão. Raramente, observa-se a presença de doença recorrente isolada na pelve central após radioterapia. Pacientes selecionadas com esse tipo de recorrência podem ser candidatas à exenteração pélvica,[248,249] embora a morbidade seja alta, e as taxas de sobrevida, baixas. Há algumas evidências de que a ressecção pélvica radical em associação à radioterapia intraoperatória pode curar algumas pacientes, porém com uma taxa elevada de complicações.[250] A cirurgia citorredutora para recorrências pélvicas abdominais pode constituir uma opção de tratamento para pacientes em que parece ser possível efetuar uma ressecção cirúrgica macroscópica completa[251] **(Figura 37.6)**.

As pacientes com câncer de endométrio recorrente frequentemente são obesas e apresentam sobrepeso e numerosas comorbidades, aumentando assim a morbidade e a mortalidade da cirurgia e no pós-operatório. A conduta cirúrgica para a doença recorrente é mais frequentemente útil em pacientes mais jovens, que apresentam tumores endometriais bem diferenciados, têm um maior intervalo de tempo entre o tratamento original e a recorrência e possuem margens negativas ou nenhuma doença residual macroscópica após cirurgia.[246,247]

Radioterapia

8 A radioterapia constitui a melhor opção de tratamento para pacientes com recorrências locorregionais isoladas, que não foram submetidas à radioterapia prévia.[239,252,253] O melhor controle local e a cura subsequente são obtidos por uma combinação de radioterapia pélvica externa seguida de braquiterapia vaginal para administrar uma dose total de pelo menos 6.000 cGy ao tumor.

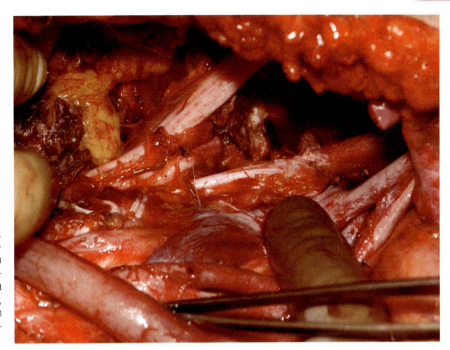

Figura 37.6 Ressecção radical da parede lateral da pelve. Fotografia de uma paciente com recorrência na parede lateral pélvica esquerda após ressecção do músculo psoas e do ílio. As estruturas da parte inferior da fotografia para a parte superior (medial para lateral) incluem ureter, artéria ilíaca interna e externa, veia ilíaca comum, tronco lombossacral, nervo obturatório (sacrificado) e nervo femoral. A margem seccionada do músculo psoas é observada à esquerda. (Fornecida por Sean C. Dowdy, MD, Mayo Clinic.)

As pacientes com doença de pequeno volume limitada à pelve (a maior parte contida na vagina) apresentam os melhores resultados. Estudos retrospectivos mostraram que as taxas de remissão completa após radioterapia para a recidiva vaginal isolada são de 40 a 80% em pacientes previamente não irradiadas, em comparação com 10 a 25% em pacientes submetidas à radioterapia prévia. As pacientes submetidas à radioterapia para extensão pélvica da doença tiveram uma taxa de sobrevida muito menor, de 0 a 26%. Os fatores associados a uma melhora da sobrevida e controle da doença pélvica em pacientes com câncer de endométrio localmente recorrente que foram submetidas à radioterapia, incluem o tipo endometrioide de baixo grau inicial, menor idade da mulher por ocasião da recorrência, tumor recorrente de 2 cm ou menos, intervalo de tempo entre o tratamento inicial e a recorrência de mais de 1 ano, doença vaginal *versus* pélvica e uso de braquiterapia vaginal.

Quimioterapia

A quimioterapia padrão para o câncer de endométrio metastático recorrente é igual àquela para a doença de estágio avançado, isto é, quimioterapia combinada a *carboplatina* e *paclitaxel*.[257,258] Entretanto, no momento atual, não foram conduzidos ensaios clínicos controlados e randomizados comparando a *carboplatina* e o *paclitaxel*.

Tabela 37.12 Carcinoma do endométrio: distribuição por estágio e sobrevida atuarial por estágio (cirúrgico e clínico).

Estágio	Pacientes tratadas N	Pacientes tratadas Porcentagem	Sobrevida 3 anos	Sobrevida 5 anos
Cirúrgico				
I	3.996	70	92	87
II	709	12	82	76
III	758	13	66	59
IV	231	14	23	18
Clínico				
I	232	61	63	54
II	64	16	53	41
III	54	14	30	23
IV	33	8	12	12
Total	6.260	100	82	76

Adaptada de: **Creasman WT, Odicino F, Maisonneuve P et al.** Carcinoma of the corpus uteri. FIGO Annual Report on the results of treatment in gynecological cancer. *J Epidemiol Biostat* 2001;6:45-86, com autorização.

Tabela 37.13 — Câncer endometrial com estadiamento cirúrgico: taxa de sobrevida atuarial em 5 anos (%) com base no grau histológico e estágio (critérios de estadiamento de 1988).

Estágio	Grau 1	Grau 2	Grau 3
IA	93	90	69
IB	90	93	84
IC	89	81	63
IIA	91	78	57
IIB	78	75	58
IIIA	79	69	44
IIIB	77	40	21
IIIC	61	61	44
IVA	–	–	19
IVB	35	27	7

Adaptada de: **Creasman WT, Odicino F, Maisonneuve P et al.** Carcinoma of the corpus uteri. FIGO Annual Report on the results of treatment in gynecological cancer. *J Epidemiol Biostat* 2001;6:45-86, com autorização.

Quando são utilizados agentes isolados como tratamento de segunda linha, as taxas de resposta variam de 4 a 27%; nessa abordagem, o *paclitaxel* é o mais ativo. O *tensirolimo* e o *bevacizumabe* podem constituir uma terapia biológica apropriada como único agente para pacientes que progrediram após a terapia citotóxica, embora as taxas de resposta sejam baixas, de 4 e 13,5%, respectivamente.[259] Os estudos realizados indicaram que pacientes com tumores positivos para o ligante de morte programada 1 (PD-L1) e aquelas com câncer de endométrio com deficiência de MMR (dMMR) ou com alta instabilidade de microssatélites podem responder ao bloqueio do receptor de morte programada 1 (PD-1) com *pembrolizumabe*.[260,261] (Ver Tabelas 37.12 e 37.13)

Terapia hormonal

A terapia hormonal representa uma excelente opção de tratamento para pacientes com câncer de endométrio recorrente assintomático, particularmente naquelas que apresentam tumores de baixo grau e positivos para receptores hormonais.[244,246] Recomenda-se o tratamento com progestágenos – acetato de megestrol, 80 mg 2 vezes/dia, ou acetato de medroxiprogesterona, 50 a 100 mg 3 vezes/dia – quando a radioterapia, a cirurgia ou ambas não são viáveis para tratamento de câncer recorrente localizado ou em caso de doença não localizada. Os progestágenos apresentam taxas de resposta que variam de 15 a 25%. São observadas taxas mais altas de resposta nos tumores bem diferenciados, na presença de expressão de receptores de ER/PR, maior intervalo livre de doença e localização e extensão de doença metastática extrapélvica, particularmente pulmonar. A terapia com progestágenos deverá ser administrada durante pelo menos 2 a 3 meses antes de avaliar a resposta e deverá ser continuada enquanto a doença estiver estável ou em remissão. Em caso de contraindicação relativa para a terapia com progestágenos em altas doses (p. ex., doença tromboembólica prévia ou atual, doença cardíaca grave ou incapacidade de tolerar a terapia com progestágenos), recomenda-se o tamoxifeno, 20 mg 2 vezes/dia, que produz taxas de resposta de cerca de 10 a 20%. Um esquema alternativo de progestágenos e tamoxifeno ou um inibidor da aromatase podem substituir um agente progestacional, porém as taxas de resposta podem ser mais baixas, e a toxicidade é maior. A ausência de resposta à terapia hormonal é uma indicação para iniciar a quimioterapia. (Ver Tabela 37.14.)

SARCOMA UTERINO

Os sarcomas uterinos são tumores relativamente raros, que se originam dos tecidos mesenquimais do útero, incluindo o músculo uterino e o estroma do endométrio. Representam aproximadamente 3% de todas as neoplasias do útero.[262] Em geral, os sarcomas uterinos são alguns dos tumores mais malignos do útero e diferem dos carcinomas de endométrio no tocante ao diagnóstico, comportamento clínico, padrão de disseminação e tratamento.[265]

Classificação e estadiamento

Os dois tipos histológicos mais comuns de sarcoma uterino são o leiomiossarcoma (LMS) e o sarcoma do estroma endometrial (SEE), que respondem por cerca de 60 e 20% dos sarcomas uterinos, respectivamente (Tabela 37.15). Os subtipos mais raros de tumores mesenquimais malignos que ocorrem no útero são o sarcoma uterino indiferenciado (SUI), o adenossarcoma e a neoplasia de células epitelioides perivasculares (PECOMA).[264-266] Os carcinossarcomas, também conhecidos como tumores müllerianos mistos malignos (TMMM) eram anteriormente classificados e incluídos

Tabela 37.14 — Resposta ao tratamento com progestágenos no câncer de endométrio avançado ou recorrente.

Autores (Ref.)	Progestágeno		Nº de pacientes	Taxa de resposta (%)
Piver et al. (291)	CHP	1.000 mg/semana IM	51	14
	AMP	1.000 mg/semana IM	37	19
Podratz et al. (292)	CHP	1 a 3 g/semana IM	33	9
	AM	320 mg/dia VO	81	11
Thigpen et al. (293,294)	AMP	150 mg/dia VO	219	14
		200 mg/dia VO	138	26
		1.000 mg/dia VO	140	18

CHP, caproato de hidroxiprogesterona (Delalutin); AMP, acetato de medroxiprogesterona (Provera, Depo-Provera); AM, acetato de megestrol (Megace); IM, intramuscular; VO, via oral.

Tabela 37.15 — Classificação dos sarcomas uterinos.

I. Tumores não epiteliais puros
   A. Homólogos
      1. Tumores do estroma endometrial
         a. Sarcoma do estroma de baixo grau
         b. Sarcoma do estroma de alto grau ou indiferenciado
      2. Tumores do músculo liso
         a. Leiomiossarcoma
         b. Variantes de leiomioma
            1. Leiomioma celular
            2. Leiomioblastoma (leiomioma epitelioide)
         c. Tumores metastatizantes benignos
            1. Leiomiomatose intravenosa
            2. Leiomioma metastatizante benigno
            3. Leiomiomatose peritoneal disseminada
   B. Heterólogos
      1. Rabdomiossarcoma
      2. Condrossarcoma
      3. Osteossarcoma
      4. Lipossarcoma

II. Tumores epiteliais – não epiteliais mistos
   A. Tumor mülleriano misto maligno
      1. Homólogo (carcinossarcoma)
      2. Heterólogo
   B. Adenossarcoma

Modificada de: **Clement P, Scully RE**. Pathology of uterine sarcomas. In: Coppleson M, ed. *Gynecologic oncology: Principles and Practice*. New York: Churchill-Livingston, 1981, com autorização.

---

em algoritmos para tratamento do sarcoma uterino, porém acredita-se que representam carcinomas de alto grau com metaplasia mesenquimal.[267]

O estadiamento dos sarcomas uterinos era antigamente baseado no sistema de estadiamento de FIGO para adenocarcinomas endometriais. O reconhecimento do padrão de disseminação singular e do comportamento clínico dos sarcomas uterinos exigiu um sistema de estadiamento independente para cada tipo histológico, que foi desenvolvido para o LMS e o SEE, em 2009 (Tabelas 37.16 e 37.17).[268]

Sarcoma do estroma endometrial (SEE)

Os SEE ocorrem principalmente em mulheres na perimenopausa entre 45 e 50 anos de idade, e aproximadamente um terço acomete mulheres na pós-menopausa. Não existe nenhuma relação aparente com a paridade ou com doenças associadas, e esses tumores são raros em mulheres afro-americanas. O sintoma mais frequente consiste em sangramento uterino anormal; a dor e a pressão abdominais causadas por um útero em expansão ocorrem com menos frequência, e algumas pacientes não apresentam nenhum sintoma. Em geral, o exame pélvico revela aumento regular ou irregular do útero, algumas vezes associado a um endurecimento fibro/elástico do paramétrio. O diagnóstico pode ser estabelecido por biopsia do endométrio, porém o diagnóstico habitual no pré-operatório é de leiomioma uterino.[267]

Os SEE são compostos de células que se assemelham ao estroma endometrial normal na fase proliferativa. São divididos em dois tipos com base em critérios histológicos, como atipia celular, atividade mitótica e invasão vascular: SEE de baixo grau e SEE de alto grau, incluindo sarcoma indiferenciado. O perfil molecular sustenta a classificação desses sarcomas endometriais em entidades de baixo e de alto grau, com base na histopatologia e no comportamento e resultados clínicos.[266]

O **SEE de baixo grau** é diferenciado microscopicamente por taxas de mitose inferiores a 10 FM/10 CGA, ligeira atipia nuclear, necrose mínima e presença de receptores de estrogênio e progesterona. É comum ocorrer invasão do miométrio e vascular linfática. Até metade desses tumores abriga um gene de fusão *JAZF1-SUZ12* que se correlaciona com tumores de grau mais baixo e estágio mais precoce e que pode ser útil para o diagnóstico desses tumores e para sua diferenciação dos sarcomas do estroma endometrial de grau mais alto.[266,269]

Tabela 37.16 — Estadiamento da FIGO para o sarcoma do estroma endometrial uterino e adenossarcoma.

Estágio	Definição	
I	Tumor limitado ao útero	IA: tumor limitado ao endométrio/endocérvice sem invasão do miométrio
		IB: ≤ ½ invasão do miométrio
		IC: > ½ invasão do miométrio
II	O tumor estende-se além do útero, dentro da pelve	IIA: acometimento dos anexos
		IIB: acometimento de outros tecidos/órgãos pélvicos
III	O tumor invade os tecidos/órgãos abdominais (não apenas se estende em direção ao abdome)	IIIA: um local
		IIIB: mais de um local
		IIIC: metástase para linfonodos pélvicos e/ou para-aórticos
IV		IVA: o tumor invade a bexiga e/ou o reto
		IVB: metástase a distância

Prat J. FIGO staging for uterine sarcomas. *Int J Gynecol Obstet* 2009;104:177-178.

Tabela 37.17	Estadiamento da FIGO para leiomiossarcoma uterino.		
Estágio	Definição		
I	Tumor limitado ao útero	IA: < 5 cm	
		IB: > 5 cm	
II	O tumor estende-se além do útero, dentro da pelve	IIA: acometimento dos anexos	
		IIB: acometimento de outros tecidos pélvicos	
III	O tumor invade os tecidos/órgãos abdominais (não apenas se estende em direção ao abdome)	IIIA: um local	
		IIIB: mais de um local	
		IIIC: metástase para linfonodos pélvicos e/ou para-aórticos	
IV		IVA: o tumor invade a bexiga e/ou o reto	
		IVB: metástase a distância	

Prat J. FIGO staging for uterine sarcomas. *Int J Gynecol Obstet* 2009;104:177–178.

Os SEE de baixo grau estendem-se além do útero em 40% dos casos por ocasião do diagnóstico. Entretanto, a disseminação extrauterina limita-se à pelve em dois terços desses casos. As metástases abdominais altas, pulmonares e para linfonodos são menos comuns. Ocorre recorrência em quase metade dos casos, dentro de um intervalo médio de 5 anos após o tratamento inicial, e a recorrência local é mais comum do que a metástase a distância. Esses tumores tendem a exibir uma evolução prolongada.[263-267,269,270]

O tratamento inicial ideal para pacientes com SEE de baixo grau consiste em excisão cirúrgica de todo o tumor detectável macroscopicamente. Deve-se efetuar uma histerectomia total. As tubas uterinas e os ovários devem ser removidos, devido à tendência do tumor à extensão no paramétrio, nos ligamentos largos e estruturas anexiais, e devido ao possível efeito estimulante do estrogênio sobre as células tumorais se os ovários forem mantidos. A taxa relativamente baixa de metástase para linfonodos na ausência de acometimento macroscópico ou doença extrauterina sugere que não há necessidade de dissecção dos linfonodos. Recomenda-se a radioterapia pélvica em caso de doença pélvica inadequadamente excisada ou com recorrência local. Em virtude da natureza indolente da doença, é improvável que a quimioterapia citotóxica seja benéfica. A terapia hormonal com inibidor da aromatase ou com progestágeno produz taxas de resposta que se aproximam de 50% em pacientes com doença recorrente ou metastática. As lesões recorrentes ou metastáticas podem ser acessíveis à excisão cirúrgica. A sobrevida prolongada e a cura são comuns, até mesmo após o desenvolvimento de doença recorrente ou metastática, com taxa de sobrevida global em 5 anos de mais de 90%.[263-267,270]

O SEE de alto grau e o SUI são neoplasias altamente malignas, embora o prognóstico seja pior no SUI. Ao exame histológico ambos apresentam mais de 10 FM/10 CGA, necrose, pleomorfismo citológico significativo e invasão miometrial e vascular linfática proeminente. O SUI, por definição, carece de evidências morfológicas ou imuno-histoquímicas reconhecíveis de diferenciação do músculo liso e do estroma endometrial. Foi constatado que os SEE de grau mais alto apresentam um rearranjo genético único *YWHAE-FAM22A/B* que se correlaciona com um comportamento clínico mais agressivo.[266,269]

O tratamento do SEE de alto grau e do SUI deve consistir em histerectomia total e salpingo-ooforectomia bilateral. Os resultados terapêuticos precários obtidos com a cirurgia isolada sugerem que é necessário usar a radioterapia adjuvante, a quimioterapia ou ambas em associação com a cirurgia; entretanto, não existem dados para respaldar essa conduta. Esses tumores não respondem à terapia hormonal. A taxa de sobrevida sem doença em 5 anos para esses tumores é de 25%.[263-267,270]

O tumor uterino semelhante ao tumor dos cordões sexuais de ovário (UTROSCT) é uma variante rara de SEE, que contém elementos semelhantes aos tumores dos cordões sexuais ovarianos. Do ponto de vista imuno-histoquímico, esses tumores expressam calretinina, inibina, CAM5.2 e receptor de progesterona; a coloração positiva para calretinina e pelo menos um dos outros marcadores confirma o diagnóstico de UTROSCT. A idade média por ocasião do diagnóstico é de 52 anos. O sintoma de apresentação mais comum consiste em sangramento uterino anormal. Embora alguns desses tumores sejam grandes e tenham margens infiltrativas, quase todos exibem comportamento benigno. Os tumores do estroma endometrial com elementos semelhantes aos cordões sexuais (ESTSCLE) tendem a exibir um comportamento mais agressivo, com tumores maiores, mais metástases extrauterinas e maior taxa de recorrência.[271]

Leiomiossarcoma

A idade média para mulheres com LMS é de 54 anos (faixa de 43 a 63) e as mulheres na pré-menopausa têm uma melhor sobrevida. Essa neoplasia maligna não tem nenhuma relação com a paridade, e a incidência de doenças associadas não é tão alta quanto nos carcinomas de endométrio. Casos de mulheres afro-americanas têm maior incidência e pior prognóstico do que os de mulheres de outras raças. Pode-se obter uma história pregressa de radioterapia pélvica em cerca de 4% das mulheres com LMS uterino. A incidência de alteração sarcomatosa nos leiomiomas uterinos benignos foi relatada em 0,13 a 0,81%, e a maioria dos LMS uterinos não exibe nenhuma associação a leiomiomas preexistentes.[272-276]

Os sintomas de apresentação, que habitualmente são de curta duração (média de 6 meses) e não são específicos da doença, incluem sangramento vaginal, dor ou pressão pélvica e percepção de uma massa abdominal. O principal achado físico consiste na presença de massa pélvica. Deve-se suspeitar do diagnóstico se a dor pélvica for associada a um aumento do útero, particularmente na mulher após a menopausa. A biopsia de endométrio, embora não seja tão útil quanto nos SEE ou carcinomas, pode estabelecer o diagnóstico em até um terço dos casos se a lesão for submucosa. A RM, em particular a RM com contraste, pode ser mais diagnóstica do que a ultrassonografia ou a TC na diferenciação dos LMS e tumores musculares lisos de potencial maligno incerto (STUMP) dos leiomiomas.[275]

Do ponto de vista patológico, o número de mitoses nos tumores uterinos de músculo liso tem sido tradicionalmente considerado como o indicador mais confiável de comportamento maligno. Os tumores com menos de 5 FM/10 CGA comportam-se de forma benigna, enquanto os tumores com mais de 10 FM/10 CGA são francamente malignos, e os tumores com 5 a 10 FM/10 CGA, denominados STUMP, exibem comportamento menos previsível. Além do índice de mitoses superior a 10, outros indicadores histológicos utilizados para classificar os tumores do músculo liso uterino como malignos incluem atipia citológica acentuada, margens infiltrativas, necrose de coagulação das células tumorais e presença de invasão vascular[266,267] **(Figura 37.7)**. A apresentação macroscópica do tumor por ocasião da cirurgia constitui um importante indicador de

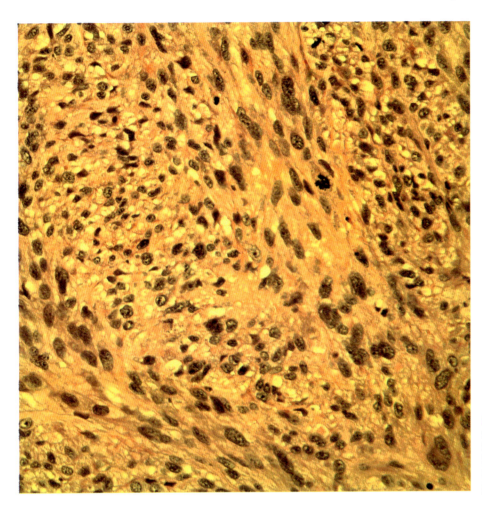

Figura 37.7 Leiomiossarcoma do útero. Feixes entrelaçados de células fusiformes apresentam citoplasma fibrilar, núcleos irregulares e hipercromáticos e múltiplas figuras mitóticas. (Fornecida por: Gordana Stevanovic, MD, e Jianyu Rao, MD, Departamento de Patologia, UCLA.)

prognóstico. Os tumores de mais de 5 cm, com margens infiltrativas, em vez de expansivas, e extensão além do útero, apresentam prognóstico piorado. O padrão de disseminação do tumor é habitualmente por extensão para o miométrio, via vasos sanguíneos e para os linfáticos pélvicos, com contiguidade às estruturas pélvicas e intra-abdominais e a distância (mais frequentemente nos pulmões). As taxas de sobrevida relatadas de mulheres com LMS uterino variam de 20 a 63% (média de 47%). As mulheres jovens com doença no estágio I apresentam uma melhor taxa, enquanto as mulheres idosas e aquelas com doença avançada têm menores taxas de sobrevida.[272-276]

A cirurgia constitui a base do tratamento do LMS uterino. Nas mulheres com doença limitada ao útero, recomenda-se a histerectomia total, devendo-se evitar o morcelamento intraoperatório, que pode aumentar a recorrência e a morte em mulheres com LMS uterino previamente não diagnosticado.[275,278] Deve-se efetuar uma salpingo-ooforectomia bilateral em mulheres na pós-menopausa e naquelas com doença extrauterina macroscópica. A preservação dos ovários em mulheres na pré-menopausa não aumenta o risco de recorrência. A disseminação linfática retroperitoneal é rara em mulheres com doença no estágio inicial, e a linfadenectomia não está associada a uma vantagem em termos de sobrevida. Em mulheres com disseminação da doença para fora do útero, a cirurgia citorredutora completa ou a ressecção das metástases a distância (particularmente nos pulmões) pode melhorar a sobrevida.[272-276]

A radioterapia não melhora os resultados em mulheres com LMS uterino. Dados de um ensaio clínico de fase III, conduzido pela European Organization for Research and Treatment of Cancer (EORTC), que comparou a radioterapia pélvica pós-operatória adjuvante apenas à observação em mulheres com LMS uterino de estágio inicial, não constataram nenhuma diferença nas taxas de sobrevida global ou de recorrência.[279] Essa falta de benefício da radioterapia pós-operatória adjuvante foi respaldada pelos resultados de uma base de dados *Surveillance, Epidemiology, and End Results* (SEER).[280] Por conseguinte, não se recomenda a radioterapia adjuvante pós-operatória para a doença de estágio inicial totalmente ressecada.

A quimioterapia está indicada para pacientes com LMS avançado e aumenta a sobrevida. Foi constatado que diversos agentes isolados – como *dacarbazina*, *doxorrubicina*, *epirrubicina*, *eribulina*, *gencitabina*, *ifosfamida*, *doxorrubicina lipossomal*, *pazopanibe*, *temozolamida* e *trabectedina* – apresentam alguma atividade no tratamento dos LMS avançados ou metastáticos, proporcionando taxas de resposta de 15 a 25%, sendo a *doxorrubicina* a mais ativa desses fármacos. A quimioterapia combinada com *gencitabina/docetaxel* ou *doxorrubicina/ifosfamida* +/– *dacarbazina* proporcionou taxas de resposta de 53 e 30%, respectivamente, no LMS uterino avançado; entretanto, o tempo médio para a progressão é habitualmente de menos de 6 meses, e a sobrevida é inferior a 2 anos.[259] Em um ensaio clínico de fase II da combinação de *doxorrubicina/olaratumabe* versus *doxorrubicina* como agente único no tratamento de sarcomas de partes moles, incluindo LMS, foi constatada a superioridade da combinação com sobrevida média sem progressão de 6,6 *versus* 4,1 meses e sobrevida global média de 26,5 *versus* 14,7 meses, respectivamente.[281] A quimioterapia pós-operatória adjuvante para o LMS uterino de estágio inicial não conseguiu melhorar a sobrevida nem reduzir o risco de recorrência, que foram de 40 a 70%, apesar de seu uso crescente.[282]

Cinco outras variantes de tumores do músculo liso uterino merecem comentário especial: o LMS mixoide, o LMS epitelioide, a leiomiomatose intravenosa, o leiomioma uterino metastatizante benigno e a leiomiomatose peritoneal disseminada.[266,277]

O **LMS mixoide** caracteriza-se, ao exame macroscópico, por uma aparência gelatinosa e margem circunscrita evidente. Ao exame microscópico, os tumores possuem estroma mixomatoso, com extensa invasão do tecido e dos vasos sanguíneos adjacentes. A taxa de mitose pode ser baixa (0 a 2 FM/10 CGA), o que contradiz o seu comportamento agressivo e prognóstico ruim.[283] A excisão cirúrgica por histerectomia constitui a base do tratamento. A baixa taxa mitótica e a abundância de tecido mixomatoso intracelular sugerem que esses tumores não iriam responder à radioterapia nem à quimioterapia.

O **LMS epitelioide** forma, com frequência, grandes massas carnosas intrauterinas, geralmente associadas à hemorragia. Exibem um padrão microscópico de diferenciação epitelioide, que consiste em células arredondadas com citoplasma eosinofílico e granular ou claro, que crescem em lâminas, ninhos ou cordões, além da atipia citológica, aumento da atividade mitótica (> 5 FM/10 CGA) e necrose das células tumorais. Esses tumores precisam ser distinguidos dos tumores trofoblásticos de localização placentária e dos tumores trofoblásticos epitelioides. Os LMS epitelioides são tumores agressivos cujo prognóstico se assemelha aos dos LMS mixoides, com propensão a recidivas tardias. A histerectomia constitui o único tratamento comprovado de benefício.[277]

A **leiomiomatose intravenosa** caracteriza-se pelo crescimento de músculo liso histologicamente benigno no interior de canais venosos dentro ligamento largo e, em seguida, dentro das veias uterinas e ilíacas. O crescimento intravascular assume a forma de projeções vermiformes visíveis, que se estendem a partir do útero miomatoso até o paramétrio, em direção às paredes laterais da pelve. Pode ser confundido com o sarcoma do estroma de baixo grau. Os sintomas estão relacionados com os miomas uterinos associados. A maioria das mulheres encontra-se no final da quinta e início da sexta décadas de vida. O prognóstico é excelente, até mesmo quando o tumor é deixado nos vasos pélvicos. Podem ocorrer recorrências locais tardias, e foram relatadas mortes por extensão na veia cava inferior ou por metástases para o coração. O estrogênio pode estimular a proliferação desses tumores intravasculares. O tratamento deve consistir em histerectomia total, com salpingo-ooforectomia bilateral e excisão de qualquer tumor extrauterino quando tecnicamente viável. A terapia com antiestrogênio é apropriada em caso de permanência de tumor residual após a cirurgia.[277]

O **leiomioma uterino metastatizante benigno** é uma rara condição em que um tumor do músculo liso uterino histologicamente benigno atua de modo um tanto maligno e produz metástases benignas, habitualmente para os pulmões ou os linfonodos. Na maioria dos casos, não há leiomiomatose intravenosa aparente. Os miomas metastatizantes são capazes de crescer em locais distantes, enquanto os tumores intravenosos só se disseminam por extensão direta dentro dos vasos sanguíneos. Evidências experimentais e clínicas sugerem que esses tumores são estimulados por estrogênio. A retirada da fonte de estrogênio por ooforectomia ou interrupção do estrogênio exógeno, ou por tratamento com antiestrogênio ou com um agonista das gonadotropinas, tem efeito benéfico. O tratamento cirúrgico deve consistir em histerectomia total, salpingo-ooforectomia bilateral e ressecção das metástases pulmonares, se possível.[284]

A **leiomiomatose peritoneal disseminada** é uma entidade clínica rara, que se caracteriza por nódulos de músculo liso benignos, dispersos por toda cavidade peritoneal. Essa condição provavelmente surge em consequência de metaplasia das células-tronco mesenquimais subperitoneais em células musculares lisas, fibroblastos, miofibroblastos e células deciduais sob a influência do estrogênio e da progesterona. A maioria dos casos relatados ocorreu em mulheres de 30 a 40 anos de idade que estão ou que recentemente estiveram grávidas ou que possuem longa história de uso de contraceptivos orais. As características intrigantes dessa doença incluem o seu aspecto maligno ao exame macroscópico, a histologia benigna e o resultado clínico favorável. O diagnóstico intraoperatório exige exame por congelação. Nas mulheres na menopausa, pode-se indicar a cirurgia para ressecção, incluindo histerectomia, salpingo-ooforectomia, omentectomia e excisão da maior quantidade possível do tumor macroscópico. A retirada da fonte de excesso de estrogênio e o tratamento com *progestágenos* ou antiestrogênios resultaram na regressão das massas tumorais não ressecadas. Quase todas as mulheres apresentam prognóstico satisfatório.[285]

Adenossarcoma

O adenossarcoma consiste em uma mistura de glândulas neoplásicas de aparência benigna e estroma sarcomatoso. Representa apenas cerca de 5% de todos os sarcomas uterinos. A maioria das pacientes apresenta sangramento uterino na pós-menopausa, e a doença é diagnosticada ou suspeita com base na curetagem endometrial. Os adenossarcomas são, em sua maioria, bem circunscritos e limitados ao endométrio ou à parte superficial do miométrio. O tratamento padrão consiste em histerectomia total e salpingo-ooforectomia bilateral. Não se indica a dissecção de rotina dos linfonodos. Devido ao relato de recorrências em até 40 a 50% dos casos, principalmente na forma de doença vaginal ou pélvica local, a braquiterapia vaginal pós-operatória adjuvante ou a radioterapia pélvica têm sido recomendadas. Há poucas evidências sobre o uso de quimioterapia adjuvante ou terapia hormonal. A sobrevida é principalmente influenciada pela presença ou ausência de proliferação sarcomatosa, que é observada em cerca de 30% dos casos. A sobrevida global em 5 anos é de 70 a 80% sem proliferação sarcomatosa *versus* 50 a 60% com proliferação sarcomatosa.[286]

REFERÊNCIAS BIBLIOGRÁFICAS

1. **Siegel RL, Miller KD, Jemal A.** Cancer statistics, 2018. *CA Cancer J Clin* 2018;68(1):7–30.
2. **Bokhman JV.** Two pathogenetic types of endometrial carcinoma. *Gynecol Oncol* 1983;15:10–17.
3. **Lax SF.** Molecular genetic pathways in various types of endometrial carcinoma: From a phenotypical to a molecular-based classification. *Virchows Arch* 2004;444:213–223.
4. **MacMahon B.** Risk factors for endometrial cancer. *Gynecol Oncol* 1974;2:122–129.
5. **Fisher B, Constantino JP, Redmond CK, et al.** Endometrial cancer in tamoxifen-treated breast cancer patients: Findings from the National Surgical Adjuvant Breast and Bowel Project B-14. *J Natl Cancer Inst* 1994;86:527–537.
6. **Jenabi E, Poorolajal J.** The effect of body mass index on endometrial cancer: A meta-analysis. *Public Health* 2015;129(7):872–880. Epub May 27, 2015.

7. **Pike MC, Peters RK, Cozen W, et al.** Estrogen-progestin replacement therapy and endometrial cancer. *J Natl Cancer Inst* 1997; 89(15):1110–1116.
8. **Luo J, Beresford S, Chen C, et al.** Association between diabetes, diabetes treatment and risk of developing endometrial cancer. *Br J Cancer* 2014;111(7):1432–1439. Epub July 22, 2014.
9. **Aarnio M, Sankila R, Pukkala E, et al.** Cancer risk in mutation carriers of DNA-mismatch-repair genes. *Int J Cancer* 1999;81:214–218.
10. **Gordon MD, Ireland K.** Pathology of hyperplasia and carcinoma of the endometrium. *Semin Oncol* 1994;21:64–70.
11. **Kurman RJ, Kaminski PF, Norris HJ.** The behavior of endometrial hyperplasia: A long term study of "untreated" hyperplasia in 170 patients. *Cancer* 1985;56:403–412.
12. **Trimble CL, Kauderer J, Zaino R, et al.** Concurrent endometrial carcinoma in women with a biopsy diagnosis of atypical endometrial hyperplasia: A Gynecologic Oncology Group study. *Cancer* 2006; 106(4):812–819.
13. **Ota T, Yoshida M, Kimura M, et al.** Clinicopathologic study of uterine endometrial carcinoma in young women aged 40 years and younger. *Int J Gynecol Cancer* 2005;15:657–662.
14. **Cabrita S1, Rodrigues H, Abreu R, et al.** Magnetic resonance imaging in the preoperative staging of endometrial carcinoma. *Eur J Gynaecol Oncol* 2008;29(2):135–137.
15. **Nakao Y, Yokoyama M, Hara K, et al.** MR imaging in endometrial carcinoma as a diagnostic tool for the absence of myometrial invasion. *Gynecol Oncol* 2006;102:343–347.
16. **Lai CH, Huang HJ.** The role of hormones for the treatment of endometrial hyperplasia and endometrial cancer. *Curr Opin Obstet Gynecol* 2006;18:29–34.
17. **Shamshirsaz AA, Witham-Leitch M, Odunsi K, et al.** Young patients with endometrial carcinoma selected for conservative treatment: A need for vigilance for synchronous ovarian carcinomas, case report and literature review. *Gynecol Oncol* 2007;104:757–760.
18. **Huang SY, Jung SM, Ng KK, et al.** Ovarian metastasis in a nulliparous woman with endometrial adenocarcinoma failing conservative hormonal treatment. *Gynecol Oncol* 2005;97:652–655.
19. **Simpson AN, Feigenberg T, Clarke BA, et al.** Fertility sparing treatment of complex atypical hyperplasia and low grade endometrial cancer using oral progestin. *Gynecol Oncol* 2014;133(2):229–233. Epub Feb 19, 2014.
20. **Minig L, Franchi D, Boveri S, et al.** Progestin intrauterine device and GnRH analogue for uterus-sparing treatment of endometrial precancers and well-differentiated early endometrial carcinoma in young women. *Ann Oncol* 2011;22(3):643-649. Epub Sep 28, 2010.
21. **Dhar KK, Needhi-Rajan T, Koslowski M, et al.** Is levonorgestrel intrauterine system effective for treatment of early endometrial cancer? Report of four cases and review of the literature. *Gynecol Oncol* 2005;97:924–927.
22. **Ramirez PT, Frumovitz M, Bodurka DC, et al.** Hormonal therapy for the management of grade 1 endometrial adenocarcinoma: A literature review. *Gynecol Oncol* 2004;95:133–138.
23. **Smith RA, Cokkinides V, von Eschenbach AC, et al.** American Cancer Society guidelines for the early detection of cancer. *CA Cancer J Clin* 2002;52:8–22.
24. **Gerber B, Krause A, Heiner M, et al.** Effects of adjuvant tamoxifen in postmenopausal women with breast cancer: A prospective long-term study using transvaginal ultrasound. *J Clin Oncol* 2000;18: 3464–3470.
25. **Barakat RR, Gilewski TA, Almadrones L, et al.** Effect of adjuvant tamoxifen on the endometrium in women with breast cancer: A prospective study using office endometrial biopsy. *J Clin Oncol* 2000;18:3459–3463.
26. **Smith RA, Cokkinides V, Brawley OW.** Cancer screening in the United States, 2009: A review of current American Cancer Society guidelines and issues in cancer screening. *CA Cancer J Clin* 2009; 59(1):27–41.
27. **Ollikainen M, Abdel-Rahman WM, Moisio AL, et al.** Molecular analysis of familial endometrial carcinoma: A manifestation of hereditary nonpolyposis colorectal cancer or a separate syndrome? *J Clin Oncol* 2005;23:4609–4616.
28. **Dunlop M, Farrington S, Carothers A, et al.** Cancer risk associated with germline DNA mismatch repair gene mutations. *Hum Mol Genet* 1997;6:105–110.
29. **Boltenberg A, Furgyik S, Kullander S.** Familial cancer aggregation in cases of adenocarcinoma corporis uteri. *Acta Obstet Gynecol Scand* 1990;69:249–258.
30. **Vasen HFA, Watson P, Mecklin JP, et al.** New clinical criteria for hereditary nonpolyposis colorectal cancer (HNPCC, Lynch syndrome) proposed by the International Collaborative Group on HNPCC. *Gastroenterology* 1999;116:1453–1456.
31. **Peltomaki P, Vasen HF.** The International Collaborative Group on Hereditary Nonpolyposis Colorectal Cancer. Mutations predisposing to hereditary nonpolyposis colorectal cancer: Database and results of a collaborative study. *Gastroenterology* 1997;113:1146–1158.
32. **Umar A, Boland CR, Terdiman JP, et al.** Revised Bethesda guidelines for hereditary nonpolyposis colorectal cancer (Lynch Syndrome) and microsatellite instability. *J Natl Cancer Inst* 2004;96:261–268.
33. **Renkonen-Sinisalo L, Bützow R, Leminen A, et al.** Surveillance for endometrial cancer in hereditary nonpolyposis colorectal cancer syndrome. *Int J Cancer* 2007;120:821–824.
34. **Schmeler KM, Lynch HT, Chen LM, et al.** Prophylactic surgery to reduce the risk of gynecologic cancers in the Lynch syndrome. *N Engl J Med* 2006;354:261–269.
35. **Lindor NM, Petersen GM, Hadley DW, et al.** Recommendations for the care of individuals with an inherited predisposition to Lynch syndrome: A systematic review. *JAMA* 2006;296:1507–1517.
36. **Vasen HF, Blanco I, Aktan-Collan K, et al.** Revised guidelines for the clinical management of Lynch syndrome (HNPCC): recommendations by a group of European experts. *Gut* 2013;62(6):812–823. Epub Feb 13, 2013.
37. **Bertagnolli MM.** Surgical prevention of cancer. *J Clin Oncol* 2005; 23:324–332.
38. **American Gastroenterological Association.** American Gastroenterological Association medical position statement: Hereditary colorectal cancer and genetic testing. *Gastroenterology* 2001;121(1):195–197.
39. **Bruegl AS, Djordjevic B, Batte B, et al.** Evaluation of clinical criteria for the identification of Lynch syndrome among unselected patients with endometrial cancer. *Cancer Prev Res (Phila)* 2014; 7(7):686–697. Epub April 25, 2014.
40. **Goverde A, Spaander MC, van Doorn HC, et al.** Cost-effectiveness of routine screening for Lynch syndrome in endometrial cancer patients up to 70 years of age. *Gynecol Oncol* 2016;143(3):453–459. Epub Oct 24, 2016.
41. **Salvesen HB, MacDonald N, Ryan A, et al.** Methylation of hMLH1 in a population-based series of endometrial carcinomas. *Clin Cancer Res* 2006;6(9):3607–3613.
42. **Lynch HT, Krush AJ, Larsen AL, et al.** Endometrial carcinoma: Multiple primary malignancies, constitutional factors, and heredity. *Am J Med Sci* 1966;252:381–390.
43. **Sandles LG, Shulman LP, Elias S, et al.** Endometrial adenocarcinoma: Genetic analysis suggesting heritable site-specific uterine cancer. *Gynecol Oncol* 1992;47:167–171.
44. **Gruber S, Thompson W.** Cancer and Steroid Hormone Study Group. A population-based study of endometrial cancer and familial risk in younger women. *Cancer Epidemiol Biomarkers Prev* 1996;5:411–417.
45. **Sasco AJ.** Epidemiology of breast cancer: An environmental disease? *APMIS* 2001;109:321–332.
46. **Kazerouni N, Schairer C, Friedman HB, et al.** Family history of breast cancer as a determinant of the risk of developing endometrial cancer: A nationwide cohort study. *J Med Genet* 2002;39:826–832.
47. **Beiner ME, Finch A, Rosen B, et al.** The risk of endometrial cancer in women with BRCA1 and BRCA2 mutations: A prospective study. *Gynecol Oncol* 2007;104:7–10.
48. **Smith M, McCartney AJ.** Occult, high-risk endometrial carcinoma. *Gynecol Oncol* 1985;22:154–161.

49. **Fukuda K, Mori M, Uchiyama M, et al.** Preoperative cervical cytology in endometrial carcinoma and its clinicopathologic relevance. *Gynecol Oncol* 1999;72(3):273–277.
50. **Fortier KJ.** Postmenopausal bleeding and the endometrium. *Clin Obstet Gynecol* 1986;29:440–445.
51. **Oehler MK, MacKenzie I, Kehoe S, et al.** Assessment of abnormal bleeding in menopausal women: An update. *J Br Menopause Soc* 2003;9(3):117–120, 121.
52. **van Hanegem N, Prins MM, Bongers MY, et al.** The accuracy of endometrial sampling in women with postmenopausal bleeding: A systematic review and meta-analysis. *Eur J Obstet Gynecol Reprod Biol* 2016;197:147–155. Epub Dec 19, 2015.
53. **Zucker PK, Kasdon EJ, Feldstein ML.** The validity of Pap smear parameters as predictors of endometrial pathology in menopausal women. *Cancer* 1985;56:2256–2263.
54. **Clark TJ, Bakour SH, Gupta JK, et al.** Evaluation of outpatient hysteroscopy and ultrasonography in the diagnosis of endometrial disease. *Obstet Gynecol* 2002;99:1001–1007.
55. **Davidson KG, Dubinsky TJ.** Ultrasonographic evaluation of the endometrium in postmenopausal vaginal bleeding. *Radiol Clin North Am* 2003;41(4):769–780.
56. **Timmermans A, Opmeer BC, Khan KS, et al.** Endometrial thickness measurement for detecting endometrial cancer in women with postmenopausal bleeding: A systematic review and meta-analysis. *Obstet Gynecol* 2010;116(1):160–167.
57. **Silverberg SG, Kurman RJ.** *Tumors of the Uterine Corpus and Gestational Trophoblastic Disease (3rd series).* Washington, DC: Armed Forces Institute of Pathology; 1992.
58. **Hendrickson MR, Ross JC, Kempson RL.** Toward the development of morphologic criteria for well differentiated adenocarcinoma of the endometrium. *Am J Surg Pathol* 1983;7:819–838.
59. **Mittal K, Salem A, Lo A.** Diagnostic criteria for distinguishing endometrial adenocarcinoma from complex atypical endometrial hyperplasia. *Hum Pathol* 2014;45(1):98–103. Epub Oct 31, 2013.
60. **Zaino RJ, Kurman R, Herbold D, et al.** The significance of squamous differentiation in endometrial carcinoma. *Cancer* 1991;68:2293–2302.
61. **Sutton GP, Brill L, Michael H, et al.** Malignant papillary lesions of the endometrium. *Gynecol Oncol* 1987;27:294–304.
62. **Tobon H, Watkins GJ.** Secretory adenocarcinoma of the endometrium. *Int J Gynecol Pathol* 1985;4:328–335.
63. **Rauh-Hain JA1, Vargas RJ, Clemmer J, et al.** Mucinous adenocarcinoma of the endometrium compared with endometrioid endometrial cancer: A SEER analysis. *Am J Clin Oncol* 2016;39(1):43–48.
64. **Hendrickson M, Ross J, Eifel P, et al.** Uterine papillary serous carcinoma: A highly malignant form of endometrial adenocarcinoma. *Am J Surg Pathol* 1982;6:93–108.
65. **Fader AN, Starks D, Gehrig PA, et al.** UPSC Consortium. An updated clinicopathologic study of early-stage uterine papillary serous carcinoma (UPSC). *Gynecol Oncol* 2009;115:244–248.
66. **Slomovitz BM, Burke TW, Eifel PJ, et al.** Uterine papillary serous carcinoma (UPSC): A single institution review of 129 cases. *Gynecol Oncol* 2003;91:463–469.
67. **Thomas MB, Mariani A, Cliby WA, et al.** Role of systematic lymphadenectomy and adjuvant therapy in stage I uterine papillary serous carcinoma. *Gynecol Oncol* 2007;107:186–189.
68. **Boruta DM 2nd, Gehrig PA, Fader AN, et al.** Management of women with uterine papillary serous cancer: A Society of Gynecologic Oncology (SGO) review. *Gynecol Oncol* 2009;115:142–153.
69. **Fakiris AJ, Moore DH, Reddy SR, et al.** Intraperitoneal radioactive phosphorus (32P) and vaginal brachytherapy as adjuvant treatment for uterine papillary serous carcinoma and clear cell carcinoma: A phase II Hoosier Oncology Group (HOG 97-01) study. *Gynecol Oncol* 2005;96:818–823.
70. **Thomas MB, Mariani A, Cliby WA, et al.** Role of cytoreduction in stage III and IV uterine papillary serous carcinoma. *Gynecol Oncol* 2007;107:190–193.
71. **Homesley HD, Filiaci V, Gibbons SK, et al.** A randomized phase III trial in advanced endometrial carcinoma of surgery and volume directed radiation followed by cisplatin and doxorubicin with or without paclitaxel: A Gynecologic Oncology Group study. *Gynecol Oncol* 2009;112:543–552.
72. **Secord AA, Havrilesky LJ, O Malley DM, et al.** A multicenter evaluation of sequential multimodality therapy and clinical outcome for the treatment of advanced endometrial cancer. *Gynecol Oncol* 2009;112:S12.
73. **Abeler VM, Vergote IB, Kjorstad KE, et al.** Clear cell carcinoma of the endometrium: Prognosis and metastatic pattern. *Cancer* 1996;78:1740–1747.
74. **Thomas MB, Wright JD, Leiser AL, et al.** Clear cell carcinoma of the cervix: A multi-institutional review in the post-DES era. *Gynecol Oncol* 2008;109:335–339.
75. **Olawaiye AB, Boruta DM 2nd.** Management of women with clear cell endometrial cancer: A Society of Gynecologic Oncology (SGO) review. *Gynecol Oncol* 2009;113:277–283.
76. **Abeler VM, Kjorstad KE.** Endometrial squamous cell carcinoma: Report of three cases and review of the literature. *Gynecol Oncol* 1990;36:321–326.
77. **Jain V, Sekhon R, Pasricha S, et al.** Clinicopathological characteristics and prognostic factors of synchronous endometrial and ovarian cancers—a single-institute review of 43 cases. *Int J Gynecol Cancer* 2017;27(5):938–946.
78. **Soliman PT, Slomovitz BM, Broaddus RR, et al.** Synchronous primary cancers of the endometrium and ovary: A single institution review of 84 cases. *Gynecol Oncol* 2004;94(2):456–462.
79. **Zerbe MJ, Bristow R, Crumbine FC, et al.** Inability of preoperative computed tomography scans to accurately predict the extent of myometrial invasion and extracorporeal spread in endometrial cancer. *Gynecol Oncol* 2000;78:67–70.
80. **Christensen JW, Dueholm M, Hansen ES, et al.** Assessment of myometrial invasion in endometrial cancer using three-dimensional ultrasound and magnetic resonance imaging. *Acta Obstet Gynecol Scand* 2016;95(1):55–64. Epub Nov 6, 2015.
81. **Alcázar JL, Orozco R2, Martinez-Astorquiza Corral T, et al.** Transvaginal ultrasound for preoperative assessment of myometrial invasion in patients with endometrial cancer: A systematic review and meta-analysis. *Ultrasound Obstet Gynecol* 2015;46(4):405–413.
82. **Hsieh CH, Chang Chien CC, Lin H, et al.** Can a preoperative CA-125 level be a criterion for full pelvic lymphadenectomy in surgical staging of endometrial cancer? *Gynecol Oncol* 2002;86:28–33.
83. **Dotters DJ.** Preoperative CA125 in endometrial cancer: is it useful? *Am J Obstet Gynecol* 2000;182:1328–1334.
84. **Jhang H, Chuang L, Visintainer P, et al.** CA125 levels in the preoperative assessment of advanced-stage uterine cancer. *Am J Obstet Gynecol* 2003;188:1195–1197.
85. **Inter Federation of Obstetrics and Gynecololy (FIGO).** Classification and staging of malignant tumors in the female pelvis. *Int J Gynecol Obstet* 1971;9:172–180.
86. **Morrow CP, Bundy BN, Kurman RJ, et al.** Relationship between surgical-pathological risk factors and outcome in clinical stage I and II carcinoma of the endometrium: A Gynecologic Oncology Group study. *Gynecol Oncol* 1991;40:55–65.
87. **Amant F, Moerman P, Neven P, et al.** Endometrial cancer. *Lancet* 2005;366:491–505.
88. **Creutzberg CL, van Putten WL, Koper PC, et al.** PORTEC Study Group. Postoperative radiation therapy in endometrial carcinoma. Surgery and postoperative radiotherapy versus surgery alone for patients with stage-1 endometrial carcinoma: Multicentre randomised trial. *Lancet* 2000;355:1404–1411.
89. **Creutzberg CL, van Putten WL, Wárlám-Rodenhuis CC, et al.** Outcome of high-risk stage IC, grade 3, compared with stage I endometrial carcinoma patients: The Postoperative Radiation Therapy in Endometrial Carcinoma Trial. *J Clin Oncol* 2004;22:1234–1241.

90. **Benedetti Panici P, Basile S, Maneschi F, et al.** Systematic pelvic lymphadenectomy vs no lymphadenectomy in early-stage endometrial carcinoma: Randomized clinical trial. *J Natl Cancer Inst* 2008; 100:1707–1716.
91. **Kitchener H, Swart AM, Qian Q, et al.** ASTEC Study Group. Efficacy of systematic pelvic lymphadenectomy in endometrial cancer (MRC ASTEC trial): A randomised study. *Lancet* 2009;373:125–136.
92. **Creasman WT, Morrow CP, Bundy BN, et al.** Surgical pathologic spread patterns of endometrial cancer: A Gynecologic Oncology Group Study. *Cancer* 1987;60:2035–2041.
93. **Dowdy SC, Borah BJ, Bakkum-Gamez JN, et al.** Prospective assessment of survival, morbidity, and cost associated with lymphadenectomy in low-risk endometrial cancer. *Gynecol Oncol* 2012;127(1):5–10. Epub July 3, 2012.
94. **Todo Y, Kato H, Kaneuchi M, et al.** Survival effect of para-aortic lymphadenectomy in endometrial cancer (SEPAL study): A retrospective cohort analysis. *Lancet* 2010;375:1165–1172.
95. **Pecorelli S.** Revised FIGO staging for carcinoma of the vulva, cervix, and endometrium. *Int J Gynecol Obstet* 2009;105:103–104.
96. **Christopherson WM, Connelly PJ, Aberhasky RC.** Carcinoma of the endometrium: An analysis of prognosticators in patients with favorable subtypes and stage II disease. *Cancer* 1983;51:1705–1709.
97. **Crissman JD, Azoury RS, Banner AE, et al.** Endometrial carcinoma in women 40 years of age or younger. *Obstet Gynecol* 1981;57:699–704.
98. **Nilson PA, Koller O.** Carcinoma of the endometrium in Norway 1957–1960 with special reference to treatment results. *Am J Obstet Gynecol* 1969;105:1099–1109.
99. **Zaino RJ, Kurman RJ, Diana KL, et al.** Pathologic models to predict outcome for women with endometrial adenocarcinoma. *Cancer* 1996;77:1115–1121.
100. **Mundt AJ, Waggoner S, Yamada D, et al.** Age as a prognostic factor for recurrence in patients with endometrial carcinoma. *Gynecol Oncol* 2000;79:79.
101. **Abu-Rustum NR, Zhoou Q, Gomez JD, et al.** A nomogram for predicting overall survival of women with endometrial cancer following primary therapy: Toward improving individualized cancer care. *Gynecol Oncol* 2010;116:399.
102. **Lurain JR, Rice BL, Rademaker AW, et al.** Prognostic factors associated with recurrence in clinical stage I adenocarcinoma of the endometrium. *Obstet Gynecol* 1991;78:63–69.
103. **Wilson TO, Podratz KC, Gaffey TA, et al.** Evaluation of unfavorable histologic subtypes in endometrial adenocarcinoma. *Am J Obstet Gynecol* 1990;162:418–426.
104. **Huang CY, Tang YH, Chiang YC, et al.** Impact of management of the prognosis of pure uterine papillary serous cancer–a Taiwanese Gynecologic Oncology Group (TGOG) study. *Gynecol Oncol* 2014;133:221–228.
105. **Kurman RJ, Carcangiu ML, Herrington CS, et al. (Eds).** WHO Classification of tumours of the female reproductive organs, 4th edition. *World Health Organization* 2014;6:126, 150.
106. **DiSaia PJ, Creasman WT, Boronow RC, et al.** Risk factors and recurrent patterns in stage I endometrial cancer. *Am J Obstet Gynecol* 1985;151:1009–1015.
107. **Sutton GP, Geisler HE, Stehman FB, et al.** Features associated with survival and disease-free survival in early endometrial cancer. *Am J Obstet Gynecol* 1989;160:1385–1393.
108. **Aalders J, Abeler V, Kolstad P, et al.** Postoperative external irradiation and prognostic parameters in stage I endometrial carcinoma: Clinical and histopathologic study of 540 patients. *Obstet Gynecol* 1980;56:419–427.
109. **Schink JC, Rademaker AW, Miller DS, et al.** Tumor size in endometrial cancer. *Cancer* 1991;67:2791–2794.
110. **Vargas R, Rauh-Hain JA, Clemmer J, et al.** Tumor size, depth of invasion, and histologic grade as prognostic factors of lymph node involvement in endometrial cancer: A SEER analysis. *Gynecol Oncol* 2014;133:216–220.
111. **Singh M, Zaino RJ, Filaci VJ, et al.** Relationship of estrogen and progesterone receptors to clinical outcome in metastatic endometrial carcinoma: A Gynecologic Oncology Group Study. *Gynecol Oncol* 2007;106:325–333.
112. **Liao BS, Twiggs LB, Leung BS, et al.** Cytoplasmic estrogen and progesterone receptors as prognostic parameters in primary endometrial carcinoma. *Obstet Gynecol* 1986;67:463–467.
113. **Geisinger KR, Homesley HD, Morgan TM, et al.** Endometrial adenocarcinoma: A multiparameter clinicopathologic analysis including the DNA profile and sex hormone receptors. *Cancer* 1986;58:1518–1525.
114. **Chambers JT, MacLusky N, Eisenfeld A, et al.** Estrogen and progestin receptor levels as prognosticators for survival in endometrial cancer. *Gynecol Oncol* 1988;31:65–81.
115. **Proctor L, Pradhan M, Leung S, et al.** Assessment of DNA Ploidy in the ProMisE molecular subgroups of endometrial cancer. *Gynecol Oncol* 2017;146:596–602.
116. **Iverson OE.** Flow cytometric deoxyribonucleic acid index: A prognostic factor in endometrial carcinoma. *Am J Obstet Gynecol* 1986;155:770–776.
117. **Ikeda M, Watanabe Y, Nanjoh T, et al.** Evaluation of DNA ploidy in endometrial cancer. *Gynecol Oncol* 1993;50:25–29.
118. **Podratz KC, Wilson TO, Gaffey TA, et al.** Deoxyribonucleic acid analysis facilitates the pretreatment identification of high-risk endometrial cancer patients. *Am J Obstet Gynecol* 1993;168:1206–1213.
119. **Mariani A, Webb MJ, Keeney GL, et al.** Surgical stage I endometrial cancer: Predictors of distant failure and death. *Gynecol Oncol* 2002;87:274–280.
120. **Mariani A, Webb MJ, Keeney GL, et al.** Hematogenous dissemination in corpus cancer. *Gynecol Oncol* 2001;80:233–238.
121. **Lutz MH, Underwood PB, Kreutner A Jr, et al.** Endometrial carcinoma: A new method of classification of therapeutic and prognostic significance. *Gynecol Oncol* 1978;6:83–94.
122. **Kurman R, Creasman WT, Heller P, et al.** Relationship between surgical-pathological risk factors and outcome in clinical stages I and II carcinoma of the endometrium (a Gynecologic Oncology Group study). *Gynecol Oncol* 1991;40:55–65.
123. **Guntupalli S, Zigheloim I, Kizer NT, et al.** Lymphovascular space invasion is an independent risk factor for nodal disease and poor outcomes in endometrioid endometrial cancer. *Gynecol Oncol* 2012;124:31–35.
124. **Hanson MB, Van Nagell JR, Powell DE, et al.** The prognostic significance of lymph-vascular space invasion in stage I endometrial cancer. *Cancer* 1985;55:1753–1757.
125. **Mariani A, Webb MJ, Keeney GL, et al.** Predictors of lymphatic failure in endometrial cancer. *Gynecol Oncol* 2002;84:437–442.
126. **Mariani A, Webb MJ, Galli L, et al.** Potential therapeutic role of para-aortic lymphadenectomy in node-positive endometrial cancer. *Gynecol Oncol* 2000;76:348–356.
127. **Creasman WT, DiSaia PJ, Blessing J, et al.** Prognostic significance of peritoneal cytology in patients with endometrial cancer and preliminary data concerning therapy with intraperitoneal radiopharmaceuticals. *Am J Obstet Gynecol* 1981;141:921–929.
128. **Turner DA, Gershenson DM, Atkinson N, et al.** The prognostic significance of peritoneal cytology for stage I endometrial cancer. *Obstet Gynecol* 1989;74:775–780.
129. **Wethington SL, Barrena Medel NI, Wright JD, et al.** Prognostic significance and treatment implications of positive peritoneal cytology in endometrial adenocarcinoma: Unraveling a mystery. *Gynecol Oncol* 2009;115:18.
130. **Lurain JR, Rumsey NK, Schink JC, et al.** Prognostic significance of positive peritoneal cytology in clinical stage I adenocarcinoma of the endometrium. *Obstet Gynecol* 1989;74:175–179.
131. **Mariani A, Webb MJ, Keeney GL, et al.** Stage IIIC endometrioid corpus cancer includes distinct subgroups. *Gynecol Oncol* 2002;87:112–117.
132. **Takeshima N, Nishida H, Tabata T, et al.** Positive peritoneal cytology in endometrial cancer: Enhancement of other prognostic indicators. *Gynecol Oncol* 2001;82:470–473.

133. **Mariani A, Webb MJ, Keeney GL, et al.** Assessment of prognostic factors in stage IIIA endometrial cancer. *Gynecol Oncol* 2002;86: 38–44.
134. **Mariani A, Webb MJ, Keeney GL, et al.** Endometrial cancer: Predictors of peritoneal failure. *Gynecol Oncol* 2003;89:236–242.
135. **Emons G, Fleckenstein G, Hinney B, et al.** Hormonal interactions in endometrial cancer. *Endocr Relat Cancer* 2000;7:227–242.
136. **Kaaks R, Lukanova A, Kurzer MS.** Obesity, endogenous hormones, and endometrial cancer risk: A synthetic review. *Cancer Epidemiol Biomarkers Prev* 2002;11:1531–1543.
137. **Parslov M, Lidegaard O, Klintorp S, et al.** Risk factors among young women with endometrial cancer: A Danish case-control study. *Am J Obstet Gynecol* 2000;182:23–29.
138. **Calle EE, Rodriguez C, Walker-Thurmond K, et al.** Overweight, obesity, and mortality from cancer in a prospectively studied cohort of U.S. adults. *N Engl J Med* 2003;348:1625–1638.
139. **Clement PB, Young RH.** Endometrioid carcinoma of the uterine corpus: A review of its pathology with emphasis on recent advances and problematic aspects. *Adv Anat Pathol* 2002;9:145–184.
140. **Brinton LA, Felix AS, McMeeking DS, et al.** Etiologic heterogeneity in endometrial cancer: Evidence from a Gynecologic Oncology Group trial. *Gynecol Oncol* 2013;129:277–284.
141. **Mutter GL, Lin M-C, Fitzgerald JT, et al.** Altered PTEN expression as a diagnostic marker for the earliest endometrial precancers. *J Natl Cancer Inst* 2000;92:924–930.
142. **Mutter GL, Lin M-C, Fitzgerald JT, et al.** Changes in endometrial PTEN expression throughout the human menstrual cycle. *J Clin Endocrinol Metab* 2000;85:2334–2338.
143. **Mutter GL, Baak JPA, Fitzgerald JT, et al.** Global expression changes of constitutive and hormonally regulated genes during endometrial neoplastic transformation. *Gynecol Oncol* 2001;83:177–185.
144. **Lax SF, Kendall B, Tashiro H, et al.** The frequency of p53, K-ras mutations, and microsatellite instability differs in uterine endometrioid and serous carcinoma: Evidence of distinct molecular genetic pathways. *Cancer* 2000;88:814–824.
145. **Scholten AN, Creutzberg CL, van den Broek L, et al.** Nuclear beta-catenin is a molecular feature of type 1 endometrial carcinoma. *J Pathol* 2003;201:460–465.
146. **Mariani A, Sebo TJ, Webb MJ, et al.** Molecular and histopathologic predictors of distant failure in endometrial cancer. *Cancer Detect Prev* 2003;27:434–441.
147. **Wheeler DT, Bell KA, Kurman RJ, et al.** Minimal uterine serous carcinoma: Diagnosis and clinicopathologic correlation. *Am J Surg Pathol* 2000;24:797–806.
148. **Inaba F, Kawamata H, Teramoto T, et al.** PTEN and p53 abnormalities are indicative and predictive factors for endometrial carcinoma. *Oncol Rep* 2005;13:17–24.
149. **MacDonald ND, Salvesen HB, Ryan A, et al.** Frequency and prognostic impact of microsatellite instability in a large population based study of endometrial carcinomas. *Cancer Res* 2000;60:1750–1752.
150. **Dunlop G, Farrington SM, Nicholl I Aaltonen L, et al.** Population carrier frequency of hMSH2 and hMLH1 mutations. *Br J Cancer* 2000;83:1643–1645.
151. **Gryfe R, Kim H, Hsieh ET, et al.** Tumor microsatellite instability and clinical outcome in young patients with colorectal cancer. *N Engl J Med* 2000;342:69–77.
152. **Backes FJ, Leon ME, Ivanov I, et al.** Prospective evaluation of DNA mismatch repair protein expression in primary endometrial cancer. *Gynecol Oncol* 2009;114:486–490.
153. **Zighelboim O, Goodfellow PJ, Gao F, et al.** Microsatellite instability and epigenetic inactivation of MLH1 and outcome of patients with endometrial carcinomas of the endometrioid type. *J Clin Oncol* 2007;25:2042–2048.
154. **Black D, Soslow RA, Levine DA, et al.** Clinicopathologic significance of defective DNA mismatch repair in endometrial carcinoma. *J Clin Oncol* 2006;24:1745–1753.
155. **Cohn DE, Mutch DG, Herzog TJ, et al.** Genotypic and phenotypic progression in endometrial tumorigenesis: Determining when defects in DNA mismatch repair and KRAS2 occur. *Genes Chromosomes Cancer* 2001;32:295–301.
156. **O'Hara A, Bell D.** The genomics and genetics of endometrial cancer. *Adv Genomics Genet* 2012;2:33–47.
157. **Fujimoto I, Shimizu Y, Hirai Y, et al.** Studies on ras oncogene activation in endometrial carcinoma. *Gynecol Oncol* 1993;48:196–202.
158. **Semczuk A, Berbec H, Kostuch M, et al.** K-ras gene point mutations in human endometrial carcinomas: Correlation with clinicopathological features and patients' outcome. *J Cancer Res Clin Oncol* 1998;124:695–700.
159. **Sonoda G, du Manoir S, Godwin AK, et al.** Detection of DNA gains and losses in primary endometrial carcinomas by comparative genomic hybridization. *Genes Chromosomes Cancer* 1997;18:115–125.
160. **Niederacher D, An H-X, Cho Y-J, et al.** Mutations and amplification of oncogenes in endometrial cancer. *Oncology* 1999;56:59–65.
161. **Tashiro H, Isacson C, Levine R, et al.** p53 gene mutations are common in uterine serous carcinoma and occur early in their pathogenesis. *Am J Pathol* 1997;150:177–185.
162. **Goodfellow PJ, Buttin BM, Herzog TJ, et al.** Prevalence of defective DNA mismatch repair and MSH6 mutation in an unselected series of endometrial cancers. *PNAS* 2003;100:5908–5913.
163. **Halperin R, Zehavi S, Habler L, et al.** Comparative immunohistochemical study of endometrioid and serous papillary carcinoma of endometrium. *Eur J Gynaecol Oncol* 2001;22:122–126.
164. **Cianciulli AM, Guadagni F, Marzano R, et al.** HER-2/neu oncogene amplification and chromosome 17 aneusomy in endometrial carcinoma: Correlation with oncoprotein expression and conventional pathological parameters. *J Exp Clin Cancer Res* 2003;22:265–271.
165. **Togami S, Sasajima Y, Oi T, et al.** Clinicopathological and prognostic impact of human epidermal growth factor receptor type 2(HER 2) and hormone receptor expression in uterine papillary serous carcinoma. *Cancer Sci* 2012;103:926–932.
166. **Holcomb K, Delatorre R, Pedemonte B, et al.** E-cadherin expression in endometrioid, papillary serous, and clear cell carcinoma of the endometrium. *Obstet Gynecol* 2002;100:1290–1295.
167. **Moreno-Bueno G, Hardisson D, Sanchez C, et al.** Abnormalities of E- and P-cadherin and catenin (beta-gamma-catenin, and p120 ctn) expression in endometrial cancer and endometrioid cancer and endometrial atypical hyperplasia. *J Pathol* 2003;199:471–478.
168. **Mariani A, Dowdy SC, Keeney GL, et al.** High-risk endometrial cancer subgroups: Candidates for target-based adjuvant therapy. *Gynecol Oncol* 2004;95:120–126.
169. **Zahl Eriksson AG, Ducie J, Ali N, et al.** Comparison of a sentinel lymph node and a selective lymphadenectomy algorithm in patients with endometrioid endometrial carcinoma and limited myometrial invasion. *Gynecol Oncol* 2016;140:394–399.
170. Uterine Neoplasms, Version 1.2018, NCCN Clinical Practice Guidelines in Oncology. doi: 10.6004/jnccn.2018.0006. *J Natl Compr Canc Netw* 2018;16:170–199.
171. **Rossi EC, Kowalski LD, Scalici J, et al.** A comparison of sentinel lymph node biopsy to lymphadenectomy for endometrial cancer staging (FIRES trial): A multicenter, prospective, cohort study. *The Lancet* 2017;18:384–392.
172. **Galaal K, Al Moundhri M, Bryant A, et al.** Adjuvant therapy for advanced endometrial cancer. *Cochrane Database Syst Rev* 2014;(5):CD010681.
173. **St. Clair CM, Eriksson AG, Ducie JA, et al.** Low-volume lymph node metastasis discovered during sentinel lymph node mapping for endometrial carcinoma. *Ann Surg Oncol* 2016;23:1653–1659.
174. **Peters WA III, Anderson WA, Thornton N Jr, et al.** The selective use of vaginal hysterectomy in the management of adenocarcinoma of the endometrium. *Am J Obstet Gynecol* 1983;146:285–289.
175. **Chan JK, Lin YG, Monk BJ, et al.** Vaginal hysterectomy as primary treatment of endometrial cancer in medically compromised women. *Obstet Gynecol* 2001;97:707–711.

176. Nitschmann CC, Multinu F, Bakkum-Gamez JN, et al. Vaginal vs. robotic hysterectomy for patients with endometrial cancer: A comparison of outcomes and cost of care. *Gynecol Oncol* 2107;145:555–561.
177. Childers JM, Brzechffa PR, Hatch K, et al. Laparoscopically-assisted surgical staging (LASS) of endometrial cancer. *Gynecol Oncol* 1993;51:33–38.
178. Magrina JF, Mutone NF, Weaver AL, et al. Laparoscopic lymphadenectomy and vaginal or laparoscopic hysterectomy with bilateral salpingo-oophorectomy for endometrial cancer. *Am J Obstet Gynecol* 1999;181:376–381.
179. Eltabbakh GH, Shamonki MJ, Moody JM, et al. Laparoscopy as the primary modality for the treatment of women with endometrial carcinoma. *Cancer* 2001;91:378–387.
180. Malur S, Possover M, Wolfgang M, et al. Laparoscopic-assisted vaginal versus abdominal surgery in patients with endometrial cancer: A prospective randomized trial. *Gynecol Oncol* 2001;80:239–244.
181. Martínez A, Querleu D, Leblanc E, et al. Low incidence of port-site metastases after laparoscopic staging of uterine cancer. *Gynecol Oncol* 2010;118:145–150.
182. Walker JL, Piedmonte MR, Spirtos NM, et al. Laparoscopy compared with laparotomy for comprehensive surgical staging of uterine cancer: Gynecologic Oncology Group Study LAP2. *J Clin Oncol* 2009;27:5331–5336.
183. Kornblith AB, Huang HQ, Walker JL, et al. Quality of life of patients with endometrial cancer undergoing laparoscopic international federation of gynecology and obstetrics staging compared with laparotomy: A Gynecologic Oncology Group study. *J Clin Oncol* 2009;27:5337–5342.
184. Janda M, Gebski V, Brand A, et al. Quality of life after total laparoscopic hysterectomy versus total abdominal hysterectomy for stage I endometrial cancer (LACE): A randomized trial. *Lancet Oncol* 2010;11:772–780.
185. Dowdy SC, Aletti G, Cliby WA, et al. Extra-peritoneal laparoscopic para-aortic lymphadenectomy: A prospective cohort study of 293 patients with endometrial cancer. *Gynecol Oncol* 2008;111:418–424.
186. Gehrig PA, Cantrell LA, Shafer A, et al. What is the optimal minimally invasive surgical procedure for endometrial cancer staging in the obese and morbidly obese woman? *Gynecol Oncol* 2008;111:41–45.
187. Boggess JF, Gehrig PA, Cantrell L, et al. A comparative study of 3 surgical methods for hysterectomy with staging for endometrial cancer: Robotic assistance, laparoscopy, laparotomy. *Am J Obstet Gynecol* 2008;199:360.e1–e9.
188. Walker JL, Piedmonte MR, Spirtos NM, et al. Recurrence and survival after random assignment to laparoscopy versus laparotomy for comprehensive surgical staging of uterine cancer: Gynecologic Oncology Group LAP2 study. *J Clin Ocol* 2012;30:695–700.
189. Lewis BV, Stallworthy JA, Cowdell R. Adenocarcinoma of the body of the uterus. *J Obstet Gynecol Br Commonw* 1970;77:343–348.
190. DeMuelenaere GF. The case against Wertheim's hysterectomy in endometrial carcinoma. *J Obstet Gynaecol Br Commonw* 1973;80:728–734.
191. Jones HW III. Treatment of adenocarcinoma of the endometrium. *Obstet Gynecol Surv* 1975;30:147–169.
192. Mariani A, Webb MJ, Keeney GL, et al. Role of wide/radical hysterectomy and pelvic lymph node dissection in endometrial cancer with cervical involvement. *Gynecol Oncol* 2001;83:72–80.
193. Grigsby P, Kuske R, Perez C, et al. Medically inoperable stage I adenocarcinoma of the endometrium treated with radiotherapy alone. *Int J Radiat Oncol Biol Phys* 1987;13:483–488.
194. Kupelian PA, Eifel PJ, Tornos C, et al. Treatment of endometrial carcinoma with radiation therapy alone. *Int J Radiat Oncol Biol Phys* 1993;27:817–824.
195. Keys HM, Roberts JA, Brunetto VL, et al. Gynecologic oncology group. A phase III trial of surgery with or without adjunctive external pelvic radiation therapy in intermediate risk endometrial adenocarcinoma. *Gynecol Oncol* 2004;92:744–751.
196. Mariani A, Dowdy SC, Keeney GL, et al. Predictors of vaginal relapse in stage I endometrial cancer. *Gynecol Oncol* 2005;97:820–827.
197. Straughn JM Jr, Huh WK, Kelly FJ, et al. Conservative management of stage I endometrioid carcinoma after surgical staging. *Gynecol Oncol* 2002;84:194–200.
198. Pearcey RG, Petereit DG. Post-operative high dose rate brachytherapy in patients with low to intermediate risk endometrial cancer. *Radiother Oncol* 2000;56:17–22.
199. Horowitz NS, Peters WA 3rd, Smith MR, et al. Adjuvant high dose rate vaginal brachytherapy as treatment of stage I and II endometrial carcinoma. *Obstet Gynecol* 2002;99:235–240.
200. McCloskey SA, Tchabo NE, Malhotra HK, et al. Adjuvant vaginal brachytherapy alone for high risk localized endometrial cancer as defined by the three major randomized trials of adjuvant pelvic radiation. *Gynecol Oncol* 2010;116:404–407.
201. Fanning J. Long-term survival of intermediate risk endometrial cancer (stage IG3, IC, II) treated with full lymphadenectomy and brachytherapy without teletherapy. *Gynecol Oncol* 2001;82:371–374.
202. Solhjem MC, Petersen IA, Haddock MG. Vaginal brachytherapy alone is sufficient adjuvant treatment of surgical stage I endometrial cancer. *Int J Rad Oncol Biol Phys* 2005;62:1379–1384.
203. Nout RA, Smit VT, Putter H, et al. PORTEC Study Group. Vaginal brachytherapy versus pelvic external beam radiotherapy for patients with endometrial cancer of high-intermediate risk (PORTEC-2): an open-label, non-inferiority, randomised trial. *Lancet* 2010;375:816–823.
204. Huh WK. Salvage of isolated vaginal recurrences in women with surgical stage I endometrial cancer: A multi-institutional experience. *Int J Gynecol Cancer* 2007;17:886–889.
205. Blake P, Swart AM, Orton J, et al. ASTEC/EN.5 Study Group. Adjuvant external beam radiotherapy in the treatment of endometrial cancer (MRC ASTEC and NCIC CTG EN.5 randomised trials): Pooled trial results, systematic review, and meta-analysis. *Lancet* 2009;373:137–146.
206. Rabinovich A, Bernard L, Ramanakumar AV, et al. Para-aortic and pelvic extended-field radiotherapy for advanced-stage uterine cancer: Dosimetric and toxicity comparison between the four-field box and intensity-modulated techniques. *Curr Oncol* 2015;22:405–411.
207. Potish RA, Twiggs LB, Adcock LL, et al. Para-aortic lymph node radiotherapy in cancer of the uterine corpus. *Obstet Gynecol* 1985;65:251–256.
208. Rose PG, Cha SD, Tak WK, et al. Radiation therapy for surgically proven para-aortic node metastasis in endometrial carcinoma. *Int J Radiat Oncol Biol Phys* 1992;24:229–233.
209. Feuer GA, Calanog A. Endometrial carcinoma: Treatment of positive para-aortic nodes. *Gynecol Oncol* 1987;27:104–109.
210. Potish RA, Twiggs LB, Adcock LL, et al. Role of whole abdominal radiation therapy in the management of endometrial cancer; prognostic importance of factors indicating peritoneal metastases. *Gynecol Oncol* 1985;21:80–86.
211. Loeffler JS, Rosen EM, Niloff JM, et al. Whole abdominal irradiation for tumors of the uterine corpus. *Cancer* 1988;61:1322–1335.
212. Martinez A, Schray M, Podratz K, et al. Postoperative whole abdomino-pelvic irradiation for patients with high-risk endometrial cancer. *Int J Radiat Oncol Biol Phys* 1989;17:371–377.
213. Small W, Mahadevan A, Roland P, et al. Whole abdominal radiation in endometrial carcinoma: An analysis of toxicity, patterns of recurrence, and survival. *J Cancer* 2000;6:394–400.
214. Randall ME, Filiaci VL, Muss H, et al. Gynecologic Oncology Group Study. Randomized phase III trial of whole-abdominal irradiation versus doxorubicin and cisplatin chemotherapy in advanced endometrial carcinoma. *J Clin Oncol* 2006;24:36–44.
215. von Minckwitz G, Loibl S, Brunnert K, et al. Adjuvant endocrine treatment with medroxyprogesterone acetate or tamoxifen in stage I and II endometrial cancer–a multicentre, open, controlled, prospectively randomized trial. *Eur J Cancer* 2002;38:2265–2271.

216. **Martin-Hirsch PP, Bryant A, Keep SL, et al.** Adjuvant progestogens for endometrial cancer. *Cochrane Database Syst Rev* 2011;(6):CD001040.
217. **Morrow CP, Bundy B, Homesley H, et al.** Doxorubicin as an adjuvant following surgery and radiation therapy in patients with high-risk endometrial carcinoma, stage I and occult stage II. *Gynecol Oncol* 1990;36:166–171.
218. **Randall ME, Brunetto G, Muss H, et al.** Whole abdominal radiotherapy versus combination doxorubicin-cisplatin chemotherapy in advanced endometrial carcinoma: A randomized phase III trial of the Gynecologic Oncology Group. *Proc Am Soc Clin Oncol* 2003;22:abstr 3.
219. **de Boer SM, Powell ME, Mileshkin L, et al.** Adjuvant chemoradiotherapy versus radiotherapy alone for women with high-risk endometrial cancer (PORTEC-3): Final results of an international, open-label, multicentre, randomised, phase 3 trial. *Lancet Oncology* 2018;19(3):295–309.
220. **Matei D, Filiaci VL, Randall M, et al.** A randomized phase III trial of cisplatin and tumor volume directed irradiation followed by carboplatin and paclitaxel vs. carboplatin and paclitaxel for optimally debulked, advanced endometrial carcinoma. ASCO Abstract 5505. Clinical trial information: NCT00942357.
221. **Hogberg T, Signorelli M, de Oliveira CF, et al.** Sequential adjuvant chemotherapy and radiotherapy in endometrial cancer: Results from two randomised studies. *Eur J Cancer* 2010;46:2422–2431.
222. **Susumu N, Sagae S, Udagawa Y, et al.** Japanese Gynecologic Oncology Group. Randomized phase III trial of pelvic radiotherapy versus cisplatin-based combined chemotherapy in patients with intermediate- and high-risk endometrial cancer. *Gynecol Oncol* 2008;108:226–233.
223. **Homesley HD, Boronow RC, Lewis JL Jr.** Stage II endometrial adenocarcinoma: Memorial Hospital for Cancer, 1949–1965. *Obstet Gynecol* 1977;49:604–608.
224. **Berman ML, Afridi MA, Kanbour AI, et al.** Risk factors and prognosis in stage II endometrial cancer. *Gynecol Oncol* 1982;14:49–61.
225. **Pitson G, Colgan T, Levin W, et al.** Stage II endometrial carcinoma: Prognostic factors and risk classification in 170 patients. *In J Radiat Oncol Biol Phys* 2002;53:862–867.
226. **Sartori E, Gadducci A, Landoni F, et al.** Clinical behavior of 203 stage II endometrial cancer cases: The impact of primary surgical approach and of adjunct radiation therapy. *Int J Gynecol Cancer* 2001;11:430–437.
227. **Kinsella TJ, Bloomer WD, Lavin PT, et al.** Stage II endometrial carcinoma: A 10-year follow-up of combined radiation and surgical treatment. *Gynecol Oncol* 1980;10:290–297.
228. **Onsrud M, Aalders J, Abeler V, et al.** Endometrial carcinoma with cervical involvement (stage II): Prognostic factors and value of combined radiological-surgical treatment. *Gynecol Oncol* 1982;13:76–86.
229. **Takano M, Ochi H, Takei Y, et al.** Surgery for endometrial cancers with suspected cervical involvement: Is radical hysterectomy needed (a GOTIC study)? *Br J Cancer* 2013;109:1760–1765.
230. **Watanabe Y, Satou T, Nakai H, et al.** Evaluation of parametrial spread in endometrial carcinoma. *Obstet Gynecol* 2010;116:1027–1034.
231. **Aalders JG, Abeler V, Kolstad P.** Clinical (stage III) as compared with subclinical intrapelvic extrauterine tumor spread in endometrial carcinoma: A clinical and histopathological study of 175 patients. *Gynecol Oncol* 1984;17:64–74.
232. **Grigsby PW, Perez CA, Kuske RR, et al.** Results of therapy, analysis of failures and prognostic factors for clinical and pathologic stage III adenocarcinoma of the endometrium. *Gynecol Oncol* 1987;27:44–57.
233. **Aalders JG, Abeler V, Kolstad P.** Stage IV endometrial carcinoma: A clinical and histopathological study of 83 patients. *Gynecol Oncol* 1984;17:75–84.
234. **Bristow RE, Zerbe MJ, Rosenshein NB, et al.** Stage IV endometrial carcinoma: The role of cytoreductive surgery and determinants of survival. *Gynecol Oncol* 2000;78:85–91.
235. **Goff BA, Goodman A, Muntz HG, et al.** Surgical stage IV endometrial carcinoma: A study of 47 cases. *Gynecol Oncol* 1994;52:237–240.
236. **Rutledge F, Smith JP, Wharton JT, et al.** Pelvic exenteration: Analysis of 296 patients. *Am J Obstet Gynecol* 1977;129:881–890.
237. **Barber HR, Brunschwig A.** Treatment and results of recurrent cancer of corpus uteri in patients receiving anterior and total exoneration 1947–1963. *Cancer* 1968;22:949–955.
238. **Aalders JG, Abeler V, Kolstad P.** Recurrent adenocarcinoma of the endometrium: A clinical and histopathological study of 379 patients. *Gynecol Oncol* 1984;17:85–103.
239. **Keys HM, Roberts JA, Brunetto VL, et al.** A phase III trial of surgery with or without adjuvant external pelvic radiation therapy in intermediate risk endometrial adenocarcinoma: A Gynecologic Oncology Group study. *Gynecol Oncol* 2004;92:744–751.
240. **Creutzberg CL, VanPutten WL, Koper PC, et al.** Survival after relapse in patients with endometrial cancer: Results from a randomized trial. *Gynecol Oncol* 2003;89:201–209.
241. **Randall ME, Filiaci VL, Muss H, et al.** Randomized phase III trial of whole-abdominal irradiation versus doxorubicin and cisplatin chemotherapy in advanced endometrial carcinoma: A Gynecologic Oncology Group study. *J Clin Oncol* 2006;24:36–44.
242. **Barlin JN, Wysham WZ, Ferda AM, et al.** Location of disease in patients who die from endometrial cancer: A study of 414 patients from a single institution. *Int J Gynecol Cancer* 2012;1527–1531.
243. **Creutzberg CL, van Stiphout RE, Nout RA, et al.** Nomograms for predication of outcome with or without adjuvant radiation therapy for patients with endometrial cancer: A pooled analysis of POR-TEC-1 and PORTEC-2 trials. *Int J Radiat Oncol Biol Phys* 2015;91:530–539.
244. **Bradford LS, Rauh-Hain JA, Schorge J, et al.** Advances in management of recurrent endometrial cancer. *Am J Clin Oncol* 2015;38:206–212.
245. **Ozkan NT, Meydanli MM, Sari ME, et al.** Factors associated with survival after relapse in patients with low-risk endometrial cancer treated with surgery alone. *J Gynecol Oncol* 2017;28:1–14.
246. **Del Carmen MG, Borata DM II, Schorge JD.** Recurrent endometrial cancer. *Clin Obstet Gynecol* 2011;54(2):266–277.
247. **Domenici L, Nixon K, Sorbi F, et al.** Surgery for recurrent endometrial cancer. Surgical outcomes and implications for survival–a case series. *Int J Gynecol Cancer* 2017;27:759–767.
248. **Seagle BL, Dayna M, Strohl AE, et al.** Survival after pelvic exenteration for uterine malignancy: A National Cancer Data Base study. *Gynecol Oncol* 2016;143:472–478.
249. **Schmidt AM, Imesh P, Fink D, et al.** Pelvic exenteration for advanced or recurrent endometrial cancer: Clinical outcomes of 40 patients. *Int J Gynecol Cancer* 2016;26:716–721.
250. **Dowdy SC, Mariani A, Cliby WA, et al.** Radical pelvic resection and intraoperative radiation therapy for recurrent endometrial cancer: Technique and evaluation of outcomes. *Gynecol Oncol* 2006;101:280–286.
251. **Barlin JN, Pari I, Bristow RE.** Cytoreductive surgery for advanced or recurrent endometrial cancer: A meta-analysis. *Gynecol Oncol* 2010;118:14–18.
252. **Wylie J, Irwin C, Pintilie M, et al.** Results of radical radiotherapy for recurrent endometrial cancer. *Gynecol Oncol* 2000;77:66–72.
253. **Lin LL, Grigsby PW, Powell MA, et al.** Definitive radiotherapy in the management of isolated vaginal recurrences of endometrial cancer. *Int J Radiat Oncol Biol Phys* 2005;63:500–504.
254. **Bestvina CM, Fleming GF.** Chemotherapy for endometrial cancer in adjuvant and advanced disease settings. *Oncologist* 2016;21:1250–1259.
255. **Sovak MA, Dupont J, Hensley ML, et al.** Paclitaxel and carboplatin in the treatment of advanced or recurrent endometrial cancer: A large retrospective study. *Int J Gynecol Cancer* 2007;7;197–203.
256. **Miller DS, Filiaci V, Fleming GF, et al.** Randomized phase III noninferiority trial of first line chemotherapy for metastatic or recurrent endometrial carcinoma: A Gynecologic Oncology Group study (abstract). *Gynecol Oncol* 2012;125:771.
257. **Colombo N, Creutzberg C, Amant F, et al.** ESMO-ESGO-ESTRO consensus conference on endometrial cancer: Diagnosis, treatment and follow-up. *Ann Oncol* 2016;27(1):16–41.
258. **Makker V, Hensley ML, Zhou Q, et al.** Treatment of advanced or recurrent endometrial carcinoma with doxorubicin in patients progres-

sing after paclitaxel/carboplatin: Memorial Sloan-Kettering Cancer Center (MSKCC) experience from 1995–2009. *Int J Gynecol Cancer* 2013;23(5):929–934.
259. **Koh WJ, Abu-Rustum NR, Bean S, et al.** Uterine Neoplasms, Version 1.2018, NCCN clinical practice guidelines in oncology. *J Natl Compr Canc Netw* 2018;16(2):170–199.
260. **Ott PA, Bang YJ, Berton-Rigaud D, et al.** Safety and antitumor activity of pembrolizumab in advanced program death ligand 1-positive endometrial cancer: Results from the KEYNOTE-028 study. *J Clin Oncol* 2017;35:2535–2541.
261. **Le DT, Durham JN, Smith KN, et al.** Mismatch repair deficiency predicts response of solid tumors to PD-1 blockade. *Science* 2017;357:409–413.
262. **Siegel RL, Miller KD, Jemal A.** Cancer statistics 2015. *CA Cancer J Clin* 2015;65:5–29.
263. **Trope CG, Abeler VM, Kristensen GB.** Diagnosis and treatment of sarcoma of the uterus. A review. *Acta Oncol* 2012;51:694–705.
264. **Amant F, Coosemans A, Debiec-Rychter M, et al.** Clinical management of uterine sarcomas. *Lancet Oncol* 2009;10:1188–1198.
265. **Novetsky AP, Powell MA.** Management of sarcomas of the uterus. *Curr Opin Oncol* 2013;25:246–552.
266. **Kurman RJ, Carcangiu ML, Herrington CS, et al. (eds).** *WHO Classification of Tumors of Female Reproductive Organs.* 4th ed. Vol 6. Lyon: IARC; 2014.
267. **Prat J, Mbatani N.** Uterine sarcomas. *Int J Gynecol Obstet* 2015; 131:S105–S110.
268. **Prat J.** FIGO staging for uterine sarcomas. *Int J Gynecol Obstet* 2009; 104:177–178.
269. **Hoang L, Chiang S, Lee CH.** Endometrial stromal sarcomas and related neoplasms: New developments and diagnostic considerations. *Pathology* 2018;50:162–177.
270. **Leath CA III, Huh WK, Hyde J Jr, et al.** A multi-institutional review of outcomes of endometrial stromal sarcoma. *Gynecol Oncol* 2007;150:630–634.
271. **Blake EA, Sheridan TB, Wang KI, et al.** Clinical characteristics and outcomes of uterine tumor resembling ovarian sex cord-tumors (UTROSCT): A systematic review of literature. *Eur J Obstet Gynecol Reprod Biol* 2014;181:163–170.
272. **Giuntoli RL, Metzinger CS, DiMarco SS, et al.** Retrospective review of 208 patients with leiomyosarcoma of the uterus: Prognostic indicators, surgical management, and adjuvant therapy. *Gynecol Oncol* 2003;89:460–469.
273. **Gadducci A.** Prognostic factors in uterine sarcoma. *Best Pract Res Clin Obstet Gynecol* 2011;25:783–795.
274. **Garcia C, Kubat RS, Fulton AT, et al.** Clinical outcomes and prognostic markers in uterine leiomyosarcoma: A population-based cohort. *Int J Gynecol Cancer* 2015;25:622–628.
275. **Ricci S, Stone RL, Fader AN.** Uterine leiomyosarcoma: Epidemiology, contemporary treatment strategies, and impact of uterine morcellation. *Gynecol Oncol* 2017;145:208–216.
276. **Seagle B-L, Sobecki-Rausch J, Strohl AE, et al.** Prognosis and treatment of uterine leiomyosarcoma: A national cancer database study. *Gynecol Oncol* 2017;145:61–70.
277. **Mills AM, Longacre TA.** Smooth muscle tumors of the female genital tract. *Surg Pathol* 2009;2:625–677.
278. **Respagliesi F, Maltese G, Bogani G, et al.** Morcellation versus survival outcomes in patients with undiagnosed uterine leiomyosarcomas: A retrospective MITO group study. *Gynecol Oncol* 2017;144:90–95.
279. **Reed NS, Mangioni C, Malmstrom H, et al.** Phase III randomized study to evaluate the role of adjuvant pelvic radiotherapy in the treatment of uterine sarcomas stages I and II: A European Organization for Research and Treatment of Cancer Gynecologic Cancer Group study (protocol 55874). *Eur J Cancer* 2008;44:808–818.
280. **Wright JD, Seshan VE, Shah M, et al.** The role of radiation in improving survival for early-stage carcinosarcoma and leiomyosarcoma. *Am J Gynecol Obstet* 2008;199:536. e1–e8.
281. **Tap WD, Jones RL, VanTine BA, et al.** Olaratumab and doxorubicin versus doxorubicin alone for treatment of soft tissue sarcoma: An open label phase 1b and randomized phase 2 trial. *Lancet* 2016;388:488–497.
282. **Littell RD, Tucker LY, Raine-Bennett T, et al.** Adjuvant gemcitabine-docetaxel chemotherapy for stage I uterine leiomyosarcoma: Trends and survival outcomes. *Gynecol Oncol* 2017;147:11–17.
283. **Parra-Herran C, Schoolmeester JK, Yuan L, et al.** Myxoid leiomyosarcoma of the uterus: A clinicopatholofic analysis of 30 cases and review of the literature with reappraisal of its distinctions from other uterine myxoid mesenchymal neoplasms. *Am J Surg Pathol* 2016;40:285–301.
284. **Barnas E, Ksiazek M, Ras R, et al.** Benign metastasizing leiomyoma: A review of current literature in respect to time and type of previous gynecological surgery. *PLoS ONE* 2017;12:e0175875.
285. **Psathas G, Zarokosta M, Zoulamoglou M, et al.** Leiomyomatosis peritonealis disseminata: A case report and meticulous review of the literature. *Int J Surg Case Rep* 2017;40:105–108.
286. **Nathenson MJ, Ravi V, Fleming N, et al.** Uterine adenosarcoma: A review. *Curr Oncol Rep* 2016;18(11):68.
287. **Orr JW Jr, Holman JL, Orr PF.** Stage I corpus cancer: Is teletherapy necessary? *Am J Obstet Gynecol* 1997;176:777–789.
288. **Mohan DS, Samuels MA, Selim MA, et al.** Long-term outcomes of therapeutic pelvic lymphadenectomy for stage I endometrial adenocarcinoma. *Gynecol Oncol* 1998;70:165–171.
289. **Chadha M, Nanavati PJ, Liu P, et al.** Patterns of failure in endometrial carcinoma stage IB grade 3 and IC patients treated with postoperative vaginal vault brachytherapy. *Gynecol Oncol* 1999;75:103–107.
290. **Straughn JM, Huh WK, Orr JW, et al.** Stage IC adenocarcinoma of the endometrium: Survival comparisons of surgically staged patients with and without adjuvant radiation therapy. *Gynecol Oncol* 2003;89:295–300.
291. **Piver MS, Barlow JJ, Lurain JR, et al.** Medroxyprogesterone acetate (Depo-Provera) versus hydroxyprogesterone caproate (Delalutin) in women with metastatic endometrial adenocarcinoma. *Cancer* 1980; 45:268–272.
292. **Podratz KC, O'Brien PC, Malkasian GD Jr, et al.** Effects of progestational agents in treatment of endometrial carcinoma. *Obstet Gynecol* 1985;66:106–110.
293. **Thigpen T, Blessing J, DiSaia P, et al.** Oral medroxyprogesterone acetate in advanced or recurrent endometrial carcinoma: Results of therapy and correlation with estrogen and progesterone receptor levels. The Gynecologic Oncology Group experience. In: Bauher EE, Iacobelli S, McGuire WL, eds. *Endocrinology of Malignancy.* Park Ridge, NJ: Parthenon; 1986:446–454.
294. **Thigpen T, Blessing J, Hatch K, et al.** A randomized trial of medroxyprogesterone acetate (MPA) 200 mg versus 1000 mg daily in advanced or recurrent endometrial carcinoma: A Gynecologic Oncology Group study. *Proc ASCO* 1991;10:185.

CAPÍTULO 38

Câncer do Colo do Útero e da Vagina

David M. Anderson, Joseph Lee, John C. Elkas

PONTOS-CHAVE

1. A infecção pelo papilomavírus humano (HPV) é o agente etiológico do câncer do colo do útero.

2. Os programas de rastreamento são eficazes na redução da incidência de câncer do colo do útero. As vacinas ajudam a diminuir a incidência desse tipo de câncer.

3. O tipo histológico mais comum de câncer do colo do útero é o tipo escamoso, e a incidência tanto relativa quanto absoluta de adenocarcinoma está aumentando. Ambos os tipos histológicos são causados pela infecção por HPV.

4. O estadiamento do câncer do colo do útero é clínico, embora as modernas modalidades radiológicas, como tomografia computadorizada, ressonância magnética, ultrassonografia ou tomografia por emissão de pósitrons, quando disponíveis, possam ser benéficas para o planejamento individual do tratamento. O sistema de estadiamento foi atualizado em 2018.

5. O tratamento do câncer do colo do útero baseia-se no estágio da doença. A doença de estágio inicial (estágios I a IIA) pode ser tratada com cirurgia radical ou radioterapia. O melhor tratamento para a doença de estágio avançado (estágios IIB a IV) consiste em quimiorradioterapia, incluindo braquiterapia.

6. O câncer da vagina é uma doença rara, que tem muitas semelhanças com o câncer do colo do útero. A radioterapia constitui a base do tratamento na maioria das pacientes; entretanto, pacientes selecionadas podem ser tratadas por meio de cirurgia radical.

7. Histerectomia radical minimamente invasora. As histerectomias radicais laparoscópica e robótica estão sendo realizadas com maior grau de frequência em pacientes altamente selecionadas no mundo inteiro.

Nos EUA, o câncer do colo do útero é a terceira neoplasia ginecológica mais comum depois do câncer do corpo do útero e de ovário, principalmente como resultado da efetividade dos programas de rastreamento. **No mundo inteiro, o carcinoma do colo do útero continua sendo um importante problema de saúde. Nos países em desenvolvimento, onde os recursos de atenção à saúde são limitados, o carcinoma do colo do útero constitui a segunda causa mais frequente de morte por câncer em mulheres.** Como esse tipo de câncer é passível de prevenção, é fundamental que os ginecologistas e outros profissionais de assistência primária que atendem mulheres estejam familiarizados com os programas de vacinação, as técnicas de rastreamento, os procedimentos de diagnóstico e os fatores de risco para o câncer do colo do útero e o tratamento da doença pré-invasora. O câncer de vagina é um tumor raro, que compartilha uma epidemiologia e perfil de fatores de risco semelhantes aos do câncer do colo do útero.

CÂNCER DO COLO DO ÚTERO

Epidemiologia e fatores de risco

O câncer invasor do colo do útero é considerado uma doença evitável, visto que apresenta um estágio pré-invasor longo, existem programas de rastreamento por citologia cervical disponíveis e o tratamento das lesões pré-invasoras é eficaz. Apesar da natureza evitável dessa doença, o CDC registrou em 2014, nos EUA, 12.578 novos casos de câncer invasor do colo do útero, resultando em 4.115 mortes.[1] Esses dados assemelham-se à estatística de 2011 com apenas uma discreta redução.[1,2] No âmbito nacional, a probabilidade cumulativa de desenvolver câncer do colo do útero é de 1:128. Embora os programas de rastreamento nos EUA estejam bem estabelecidos, estima-se que 30% dos casos de câncer do colo do útero ocorram em mulheres que nunca efetuaram um exame de Papanicolaou (Pap). Nos países em desenvolvimento, essa porcentagem aproxima-se de 60%.[3] Entretanto, a incidência mundial de doença invasora está diminuindo, e o câncer do colo do útero está sendo diagnosticado mais cedo, levando a maiores taxas de sobrevida.[2,4] Nos EUA, a idade média de ocorrência de câncer do colo do útero é 47 anos, e a distribuição dos casos é bimodal, com picos em 35 a 39 anos de idade e em 60 a 64 anos.[2]

Existem numerosos fatores de risco para o câncer do colo do útero: **primeira relação sexual em idade jovem (menos de 16 anos), múltiplos parceiros sexuais, tabagismo, raça, paridade elevada, baixo nível socioeconômico e imunossupressão crônica.** A relação com o uso de contraceptivos orais foi discutida. Alguns pesquisadores propuseram que o uso de contraceptivos orais poderia aumentar a incidência de anormalidades das glândulas cervicais; entretanto, essa hipótese não foi confirmada de modo consistente.[5,6] Muitos desses fatores de risco estão associados à atividade sexual e à exposição a infecções sexualmente transmissíveis. Acreditava-se que a infecção pelo herpes-vírus fosse o evento inicial no câncer do colo do útero, entretanto, foi constatado que a infecção pelo papilomavírus humano (HPV) constitui o agente causador no desenvolvimento do câncer do colo do útero, enquanto o herpes-vírus e a *Chlamydia trachomatis* atuam como cofatores. O papel do vírus da imunodeficiência humana (HIV) no câncer do colo do útero é mediado por imunossupressão.[5] O Centers for Disease Control and Prevention descreveu o câncer do colo do útero como uma doença definidora da síndrome de imunodeficiência adquirida (AIDS) em pacientes infectadas pelo HIV.[7]

1 **O evento iniciador na displasia e carcinogênese cervicais é a infecção pelo HPV.** Foi detectada a presença de infecção por HPV em até 99% das mulheres com carcinoma escamoso do colo do útero. O HPV é o agente etiológico tanto no carcinoma escamoso quanto no adenocarcinoma do colo do útero, porém os respectivos tumores podem ter diferentes vias carcinogênicas.[8] Existem mais de 100 tipos diferentes de HPV, dos quais mais de 30 podem afetar o aparelho sistema genital inferior. Há 15 subtipos de HPV de alto risco. Dois dos subtipos de alto risco, o 16 e 18, são encontrados em até 70% dos carcinomas do colo do útero. O HPV afeta o crescimento e a diferenciação celulares por meio da interação das proteínas virais E6 e E7 com os genes supressores de tumor, p53 e Rb, respectivamente. A inibição de p53 impede a interrupção do ciclo celular e a apoptose celular, que normalmente ocorrem quando há DNA danificado, enquanto a inibição de Rb compromete o fator de transcrição E2F, resultando em proliferação celular desregulada.[9] Ambas as etapas são essenciais para a transformação maligna de células epiteliais do colo do útero. Inicialmente havia duas vacinas HPV, a quadrivalente *Gardasil* e a bivalente *Cervarix*, aprovadas pela Food and Drug Administration (FDA). **2** Essas duas vacinas protegem contra os subtipos 16 e 18 do HPV. A eficácia da vacina *Gardasil* foi de 97 a 100% na prevenção de neoplasia intraepitelial cervical (NIC) de graus 2 e 3 causada por HPV 16 ou 18 em mulheres não previamente infectadas por esses subtipos antes da vacinação; entretanto, a eficácia foi de apenas 44% em mulheres que foram infectadas antes da vacinação.[10] Recentemente, a FDA aprovou uma terceira vacina HPV, Gardasil-9, que protege contra os quatro subtipos da vacina quadrivalente, além de outros cinco subtipos de alto risco (HPV 31/33/45/52/58). Em um ensaio clínico imunorresponsivo direto, a vacina HPV 9-valente demonstrou uma resposta humoral anti-HPV 6/11/16/18 não inferior.[11] A eficácia da vacina 9-valente na prevenção da NIC 2,3, NIV 2 ou 3 e NIVA 2 ou 3 foi de 97% na população de pacientes não infectados pelo HPV.[12] São aguardados dados a longo prazo sobre a eficácia superior nos resultados clínicos relacionados com HPV 31/33/4552/58. A FDA também ampliou a indicação recomendada de idade para a vacina Gardasil-9, incluindo homens e mulheres de 9 a 45 anos. Como essas vacinas não oferecem proteção contra todos os subtipos de HPV, as mulheres vacinadas precisam continuar a se submeter ao rastreamento do câncer do colo do útero de acordo com as diretrizes publicadas.

Avaliação

O sangramento vaginal constitui o sintoma mais comum em pacientes com câncer do colo do útero. Com mais frequência, o sangramento ocorre após o coito, mas também pode ser observado na forma de sangramento irregular ou após a menopausa. As pacientes com doença avançada podem apresentar corrimento vaginal fétido, perda de peso ou uropatia obstrutiva. Em mulheres assintomáticas, o câncer do colo do útero geralmente é identificado por meio de avaliação de exames citológicos de rastreamento anormais. A taxa de resultados falso-negativos dos testes de Papanicolaou na presença de câncer invasor é de até 50%, de modo que nunca se deve confiar em um resultado negativo obtido em uma paciente sintomática.[13]

A princípio, todas as mulheres com suspeita de câncer do colo do útero devem ser submetidas a um exame físico geral, incluindo avaliação dos linfonodos supraclaviculares, axilares e inguinofemorais, de modo a descartar a possibilidade de doença metastática. No exame pélvico, introduz-se um espéculo na vagina, e o colo do útero é inspecionado à procura de áreas suspeitas **(Figura 38.1)**. Os fórnices da vagina também devem ser rigorosamente inspecionados. No câncer invasor, o colo do útero está habitualmente endurecido e aumentado, e essas características devem ser confirmadas pelo toque vaginal. O exame retal é importante para ajudar a determinar a consistência e o tamanho do colo do útero, particularmente em pacientes com carcinoma endocervical. O exame retal é a única maneira de determinar o tamanho do colo do útero se os fórnices da vagina estiverem obliterados por alterações da menopausa ou pela extensão da doença. O achado de nodularidade além do colo do útero ao exame retal é a melhor maneira de determinar a extensão da doença.

Quando o crescimento do tumor é óbvio, a biopsia cervical é habitualmente suficiente para o diagnóstico. Se não houver doença macroscópica, justifica-se um exame colposcópico, com biopsia cervical e curetagem endocervical. Se não for possível estabelecer o diagnóstico de maneira conclusiva por colposcopia e biopsia dirigida, o que pode ocorrer no caso do adenocarcinoma, pode ser necessário proceder à conização cervical.

Achados de invasão na colposcopia

O exame colposcópico é obrigatório em pacientes com suspeita de câncer invasor inicial observado na citologia cervical com o colo do útero de aparência macroscópica normal. Os achados colposcópicos que sugerem invasão são: (i) vasos sanguíneos anormais, (ii) contorno irregular da superfície, com perda do epitélio superficial, e (iii) alteração da cor. As biopsias guiadas por colposcopia podem possibilitar o diagnóstico de invasão franca e, dessa maneira, evitar a necessidade de biopsia em cone (conização) diagnóstica, assegurando o início do tratamento sem demora. Se houver dúvida sobre a profundidade da invasão com base nas biopsias do colo do útero, e se houver a possibilidade de aumentar o estágio clínico para IA2 ou IB1, a paciente deverá ser submetida à conização. Na presença de uma grande peça de biopsia mostrando uma invasão de mais de 3 mm ou de duas peças de biopsia separadas por 7 mm com carcinoma invasor do colo do útero, o tratamento deverá ser iniciado imediatamente, e a paciente poderá ser submetida à cirurgia radical ou radioterapia.

Vasos sanguíneos anormais

Os vasos anormais podem ser em alça, ramificados ou reticulares. **Os vasos em alça anormais constituem o achado colposcópico mais comum e originam-se dos vasos pontilhados e mosaicos presentes na NIC.** A medida que o processo de crescimento neoplásico prossegue e aumenta a necessidade de oxigênio e de nutrição, ocorre angiogênese em consequência da produção tumoral e tecidual local do fator de crescimento do endotélio vascular (VEGF), fator de crescimento derivado das plaquetas (PDGF), fator de crescimento epidérmico (EGF) e outras citocinas, resultando na proliferação de vasos sanguíneos e em neovascularização. Os vasos sanguíneos em pontilhado irrompem na superfície do epitélio de maneira errática, produzindo o padrão em alça, em saca-rolhas ou em J de vasos anormais característico da doença invasora. Os vasos sanguíneos anormais originam-se do estroma cervical e são empurrados até a superfície com a invasão do câncer subjacente. Os vasos do estroma cervical normalmente ramificados são mais bem observados sobre cistos de Naboth. Nessa área, os ramos geralmente estão em ângulos agudos, e o calibre dos vasos torna-se

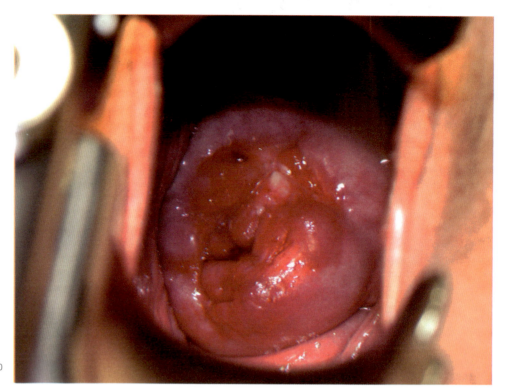

Figura 38.1 Aspecto macroscópico do câncer do colo do útero ao exame.

menor após a ramificação, de modo muito semelhante aos galhos de uma árvore. Os vasos sanguíneos com ramificação anormal, que são observados no câncer, tendem a formar ângulos obtusos ou retos, e, algumas vezes, o calibre aumenta após a ramificação. Esses vasos caracterizam-se por ângulos agudos, dilatações e estreitamento luminal. Pode haver perda do epitélio de superfície nessas áreas, resultando em contorno superficial irregular e friabilidade.

Os vasos reticulares anormais representam os capilares terminais do epitélio cervical. Os capilares normais são mais bem observados em mulheres na pós-menopausa com epitélio atrófico. Quando o câncer acomete esse epitélio, ocorre erosão da superfície, com exposição da rede capilar. Esses vasos são muito finos e curtos e aparecem como pequenos vasos em forma de vírgula, sem padrão organizado. Não são específicos do câncer invasor; a cervicite atrófica também pode ter essa aparência.

Contorno irregular da superfície

São observados padrões anormais da superfície à medida que o tumor cresce. O epitélio superficial sofre ulceração à medida que as células perdem a coesão intercelular, em consequência da perda de desmossomos. Pode-se observar um contorno irregular em consequência das características papilares da lesão. **Esse achado pode ser confundido com neoplasia papilar benigna do colo do útero por HPV. Por esse motivo, são necessárias biopsias de todas as neoplasias cervicais papilares, para evitar que a presença de doença invasora passe despercebida.**

Coloração

A cor pode mudar em consequência da vascularização crescente, da necrose do epitélio superficial e, em alguns casos, da produção de queratina. A coloração é amarelo-alaranjada, e não o rosa esperado do epitélio escamoso intacto, nem o vermelho do epitélio endocervical.

Adenocarcinoma

O adenocarcinoma do colo do útero não exibe nenhuma característica específica da colposcopia. Todos os vasos sanguíneos já mencionados podem ser observados nessas lesões. Como os adenocarcinomas tendem a se desenvolver na endocérvice, a curetagem endocervical é necessária como parte do exame colposcópico, e os métodos tradicionais de rastreamento são menos confiáveis.[13]

Aspecto histológico da invasão

A conização cervical é necessária para uma avaliação correta da profundidade e da extensão linear do acometimento quando há suspeita de microinvasão. A invasão inicial caracteriza-se por protrusão de células malignas a partir da junção estroma-epitélio. Esse foco é constituído por células que parecem mais bem diferenciadas do que as células não invasoras adjacentes e apresentam citoplasma abundante de coloração rosa, núcleos hipercromáticos e nucléolos de tamanho pequeno a médio.[14] **Essas lesões invasoras iniciais formam processos semelhantes a linguetas, sem volume mensurável, e são classificadas como estágio IA1 pela International Federation of Gynecology and Obstetrics (FIGO, Federação Internacional de Ginecologia e Obstetrícia).** Com a maior progressão da doença, aparecem processos linguiformes e células malignas isoladas no estroma, seguidos de proliferação de fibroblastos (desmoplasia) e infiltração em faixa de células inflamatórias crônicas **(Figura 38.2)**. **Com o aumento da profundidade de invasão, são observadas lesões em diversos locais e o crescimento torna-se mensurável quanto à profundidade e extensão linear. As lesões com menos de 3 mm de profundidade são classificadas no estágio IA1 da FIGO. As lesões com 3 a 5 mm ou mais de profundidade e até 7 mm de extensão linear são classificadas no estágio IA2 da FIGO.**[15] À medida que a profundidade de invasão do estroma aumenta, também aumenta o risco de acometimento do espaço linfático capilar. Com frequência,

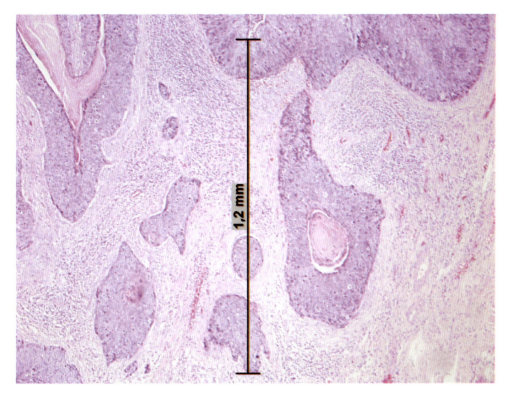

Figura 38.2 Carcinoma escamoso microinvasor. São observados diversos processos digitiformes irregulares e ninhos isolados de células malignas, alguns deles circundados por espaços transparentes, simulando uma invasão linfática capilar. Trata-se de um artefato causado por retração tecidual. A profundidade da invasão do estroma é medida a partir da membrana basal da NIC sobrejacente. Neste caso, é de 1,2 mm.

o estroma apresenta capilares dilatados, espaços linfáticos e células gigantes multinucleadas de corpo estranho, que contêm restos de queratina.

A profundidade da invasão deve ser medida com um micrômetro, desde a base do epitélio até o ponto mais profundo de invasão. **A profundidade da invasão constitui um preditor significativo de desenvolvimento de metástase para linfonodos pélvicos e de recorrência do tumor. Embora as lesões com invasão de 3 mm ou menos raramente metastizem, as pacientes cujas lesões invadem 3 e 5 mm de profundidade apresentam linfonodos pélvicos positivos em 3 a 8% dos casos.**[16] O significado do ponto de corte em 3 mm não é totalmente conhecido. Foi postulado que os pequenos espaços capilares-linfáticos nesse nível são incapazes de facilitar o transporte de células malignas. A retração desigual do tecido pelo fixador frequentemente cria um espaço entre os ninhos de tumor e o estroma fibroso adjacente, simulando uma invasão vascular linfática (ver Figura 38.2). Por conseguinte, a suspeita de acometimento vascular linfático com invasão de menos de 3 mm deve ser interpretada com cuidado. A ausência de revestimento endotelial indica que o espaço é um artefato de fixação, e não uma verdadeira invasão vascular.

Estadiamento

O sistema de estadiamento da FIGO, que foi atualizado em 2018 para incluir os achados dos exames de imagem e histopatológico, é apresentado na Tabela 38.1 e na Figura 38.3. O antigo sistema de estadiamento clínico da FIGO de 2008 é mostrado na Tabela 38.2. O sistema de estadiamento da FIGO é aplicável a todos os tipos histológicos de câncer do colo do útero. Os dados apresentados neste capítulo baseiam-se no sistema de estadiamento de 2008.

Quando houver dúvida sobre o estágio ao qual um câncer deve ser alocado, deve-se escolher o estágio menor. Após definir o estágio e iniciar o tratamento, não se deve modificar o estágio devido a achados subsequentes. O supraestadiamento de pacientes durante o tratamento leva a uma percepção errônea de melhora nos resultados do tratamento da doença de estágio mais baixo. Segue incidência do câncer do colo do útero pelo sistema de estadiamento clínico por ocasião do diagnóstico: estágio I, 38%; estágio II, 32%; estágio III, 26%; e estágio IV, 4%.[4,16,17]

No sistema de estadiamento de 2018, a disseminação horizontal não é mais considerada no estágio IA, e utiliza-se apenas a profundidade da invasão. O estágio IB é agora dividido em três estágios, os estágios IB1, IB2 e IB3. O estágio IB1 denota lesões com < 2 cm em sua maior dimensão, refletindo os avanços nos procedimentos com preservação da fertilidade, que atualmente são recomendados para pacientes selecionadas com esses tumores menores. Por fim, o estágio III acrescentou um estágio com subestágios para refletir a metástase para linfonodos pélvicos e para-aórticos; isso se deve ao agravamento dos resultados na presença de metástases para os linfonodos. Ver a Tabela 38.1 para o sistema de estadiamento da FIGO 2018 revisado.

Outras modalidades de estadiamento

Vários pesquisadores utilizaram a linfangiografia, a tomografia computadorizada (TC), a ultrassonografia, a ressonância magnética (RM) e a tomografia por emissão de pósitrons (PET) na tentativa de melhorar a acurácia do estadiamento clínico.[18-28] **Essas modalidades têm pouca sensibilidade e altas taxas de resultados falso-negativos.** A avaliação dos linfonodos para-aórticos por linfangiografia está associada a uma taxa de resultados falso-positivos de 20 a 40% e a uma taxa de resultados falso-negativos de 10 a 20%.[18-20] De modo geral, a linfangiografia tem uma sensibilidade de 79% e especificidade de 73%.[23] A TC tem baixa sensibilidade (34%), porém excelente especificidade (97%).[24]

Tabela 38.1 Estadiamento do carcinoma do colo do útero de acordo com a FIGO (2018).

Estágio	Descrição
I	Carcinoma estritamente limitado ao colo do útero (a extensão para o corpo do útero deve ser desconsiderada)
IA	Carcinoma invasor que pode ser diagnosticado apenas por exame microscópico, com profundidade máxima de invasão < 5 mm[a]
IA1	Invasão do estroma medindo < 3 mm de profundidade
IA2	Invasão do estroma medindo ≥ 3 mm e < 5 mm de profundidade
IB	Carcinoma invasor com invasão mais profunda medindo ≥ 5 mm (maior do que no estágio IA), lesão limitada ao colo do útero[b]
IB1	Carcinoma invasor com profundidade de invasão do estroma ≥ 5 mm e < 2 cm em sua maior dimensão
IB2	Carcinoma invasor de ≥ 2 cm e < 4 cm em sua maior dimensão
IB3	Carcinoma invasor de ≥ 4 cm em sua maior dimensão
II	O carcinoma invade além do útero, porém não se estende ao terço inferior da vagina ou à parede pélvica
IIA	Acometimento limitado aos dois terços superiores da vagina, sem acometimento do paramétrio
IIA1	Carcinoma invasor < 4 cm em sua maior dimensão
IIA2	Carcinoma invasor ≥ 4 cm em sua maior dimensão
IIB	Acometimento do paramétrio, mas não atinge a parede pélvica
III	O carcinoma acomete o terço inferior da vagina e/ou se estende até a parede pélvica e/ou causa hidronefrose ou inatividade dos rins e/ou acomete linfonodos pélvicos e/ou para-aórticos[c]
IIIA	O carcinoma acomete o terço inferior da vagina, sem extensão para a parede pélvica
IIIB	Extensão para a parede pélvica e/ou hidronefrose ou inatividade dos rins (a não ser que seja devido a outra causa)
IIIC	Acometimento dos linfonodos pélvicos e/ou para-aórtico, independentemente do tamanho e da extensão do tumor (com notação r e p)[c]
IIIC1	Metástase para linfonodos pélvicos apenas
IIIC2	Metástase para linfonodos para-aórticos
IV	O carcinoma estende-se além da pelve menor ou acomete a mucosa da bexiga ou do reto (comprovado por biópsia). (O edema bolhoso, por si próprio, não permite que um caso seja alocado no estágio IV)
IVA	Disseminação para órgãos pélvicos adjacentes
IVB	Disseminação para órgãos distantes

Quando houver dúvida, deve-se considerar o estágio menor.
[a]O exame de imagem e a patologia podem ser usados, quando estiverem disponíveis, para complementar os achados clínicos em relação ao tamanho e à extensão do tumor, em todos os estágios.
[b]O acometimento dos espaços vascular/linfático não modifica o estadiamento. A extensão lateral da lesão não é mais considerada.
[c]Acrescentar as notações r (exame de imagem) e p (patologia), a fim de indicar os achados que são usados para alocar o caso ao estágio IIIC. Exemplo: se o exame de imagem indicar metástase para linfonodos pélvicos, a classificação do estágio deverá ser de estágio IIIC1r; se fosse confirmado pelos achados patológicos, seria estágio IIIC1p. O tipo de modalidade de imagem e a técnica de exame patológico usados devem sempre ser documentados.
De: **Bhatla N, Berek JS, Cuello Frede M, et al.** FIGO Committee Report. Revised FIGO staging for carcinoma of the cervix uteri. *Int J Gynecol Obstet* 2019:1-7.

A acurácia da TC é de 80 a 85%; a taxa de resultados falso-negativos é de 10 a 15%, e a de resultados falso-positivos, de 20 a 25%.[19-21] A ultrassonografia apresenta uma elevada taxa de resultados falso-negativos (30%), baixa sensibilidade (19%), porém alta especificidade (99%).[22] Os dados iniciais mostraram que os resultados da RM eram semelhantes aos da TC, um achado confirmado por metanálise.[24,25] **Uma análise sistemática comparando a TC à RM mostrou que esta última é significativamente mais sensível, com especificidade equivalente.** A RM apresenta excelente sensibilidade em imagens ponderadas em T2 para a detecção de doença do paramétrio.[26]

A PET está sendo cada vez mais utilizada, isoladamente ou associada à TC ou RM, para detectar a doença metastática. Os estudos realizados sugerem que a PET pode ser mais útil do que outras técnicas de imagem para a detecção de doença extrapélvica, com sensibilidade e especificidade semelhantes ou maiores.[27] Uma metanálise de 72 estudos constatou que a PET (75%, 98%) apresenta sensibilidade e especificidade superiores em comparação à TC (58%, 92%) e à RM (56%, 93%) para a detecção de metástases para linfonodos.[28] A PET pode ser um melhor preditor do resultado final do tratamento. Embora esses estudos mostrem que o uso da PET é promissor na detecção de metástases, a sua sensibilidade na detecção de doença linfonodal pélvica pode ser limitada.[29] As PET/TC integradas podem ser mais sensíveis do que a PET isolada, particularmente para a detecção de adenopatia pélvica.

Quando se observam anormalidades na TC, RM ou PET, pode-se efetuar uma aspiração por agulha fina (PAAF) guiada para confirmar a presença de doença metastática e individualizar o plano de tratamento. O sistema de estadiamento de 2018 da FIGO incorpora medições por exame de imagem e exame histopatológico, para determinação do tamanho e da extensão do tumor primário e presença de metástase pélvica e para-aórtica.

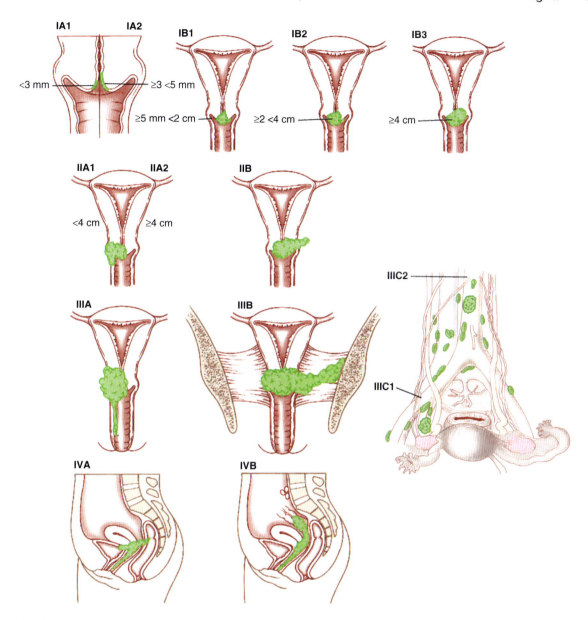

Figura 38.3 Estadiamento do câncer do colo do útero pela FIGO (2018). (Adaptada de: **Benedet J, Odicino F, Maisonneuve P, Beller U, Creasman W, Heintz A, Ngan H, e Pecorelli S.** Carcinoma of the cervix uteri. *International Journal of Gynecology & Obstetrics.* 2003;83:41-78.)

A acurácia do estadiamento clínico é limitada, e a avaliação cirúrgica, apesar de não ser prática nem viável em todas as pacientes, pode identificar a doença metastática de maneira mais acurada.[30]

Patologia

Carcinoma de células escamosas

O carcinoma de células escamosas invasor constitui o tipo mais comum de câncer invasor do colo do útero. Do ponto de vista histológico, as variantes do carcinoma de células escamosas incluem **os tipos queratinizantes de células grandes e os não queratinizantes de células grandes e de pequenas células.**[31] Os tumores queratinizantes de células grandes são constituídos de células tumorais que formam ninhos infiltrativos irregulares, com pérolas de queratina laminada no centro. Os carcinomas não queratinizantes de células grandes apresentam queratinização de células individuais, mas não formam pérolas de queratina **(Figura 38.4)**. A categoria de carcinoma de pequenas células inclui o carcinoma de células escamosas pouco diferenciado e o carcinoma anaplásico de pequenas células. Se possível, esses dois tumores devem ser diferenciados. O primeiro contém células que têm núcleos pequenos a médios e citoplasma mais abundante que as do segundo. A designação de carcinoma anaplásico de pequenas células deve ser reservada para lesões que se assemelham ao carcinoma de pequenas células do pulmão. O carcinoma anaplásico de pequenas células infiltra-se difusamente e consiste em células tumorais que têm citoplasma escasso, núcleos pequenos, redondos ou ovais, cromatina granular grosseira e atividade mitótica elevada. Os nucléolos estão ausentes ou são pequenos. **A imuno-histoquímica ou a microscopia**

Parte 8 • Oncologia Ginecológica

Tabela 38.2 Estadiamento clínico do carcinoma do colo do útero pela FIGO (2008).

Estágio I	Carcinoma estritamente confinado ao colo do útero (a extensão para o corpo do útero deve ser considerada)
IA	Carcinoma invasor somente diagnosticado microscopicamente, com invasão profunda ≤ 5 mm e extensão máxima ≤ 7 mm
IA1	Invasão do estroma medindo > 3 mm e não > 5 mm de profundidade e com extensão de ≤ 7 mm
IA2	Invasão do estroma medindo > 3 mm e não > 5 mm, com extensão não > 7 mm
IB	Lesões clinicamente visíveis e limitadas ao colo do útero ou cânceres pré-clínicos acima do estágio IA[a]
IB1	Lesão clinicamente visível de ≤ 4 cm em sua maior dimensão
IB2	Lesão clinicamente visível de > 4 cm em sua maior dimensão
Estágio II	O carcinoma do colo do útero invade além do útero, mas não invade a parede pélvica nem o terço inferior da vagina
IIA	Sem invasão do paramétrio
IIA1	Lesão clinicamente visível de ≤ 4 cm em sua maior dimensão
IIA2	Lesão clinicamente visível de > 4 cm em sua maior dimensão
IIB	Com invasão óbvia do paramétrio
Estágio III	O tumor estende-se até a parede pélvica e/ou acomete o terço inferior da vagina e/ou causa hidronefrose ou inatividade dos rins[b]
IIIA	O tumor acomete o terço inferior da vagina, sem extensão para a parede pélvica
IIIB	Extensão para a parede pélvica e/ou hidronefrose ou inatividade dos rins
Estágio IV	O carcinoma estende-se além da pelve menor ou acomete a mucosa da bexiga ou do reto (comprovado por biopsia). O edema bolhoso, por si próprio, não permite que um caso seja alocado no estágio IV
IVA	Disseminação do tumor para órgãos adjacentes
IVB	Disseminação para órgãos distantes

[a]Todas as lesões macroscópicas visíveis, mesmo aquelas com invasão superficial, são classificadas como carcinomas de estágio IB. A invasão é limitada a uma invasão do estroma com profundidade máxima de 5 mm e extensão horizontal superior a 7 mm. A profundidade da invasão não deve ser maior que 5 mm, medida a partir da base do epitélio do tecido escamoso ou glandular original. A profundidade de invasão sempre deve ser expressada em milímetros, mesmo nos casos com "invasão mínima inicial do estroma" (cerca de 1 mm). O acometimento dos espaços vasculares/linfáticos não deve modificar a classificação do estágio.
[b]Ao exame retal, não há espaço livre de câncer entre o tumor e a parede pélvica. Todos os casos de hidronefrose ou inatividade dos rins são incluídos, a menos que sejam ocasionados por outro motivo.
FIGO Committee on Gynecologic Oncology. Revised FIGO staging for carcinoma of the vulva, cervix, and endometrium. *Int J Obstet Gynecol* 2009;105:103-104.

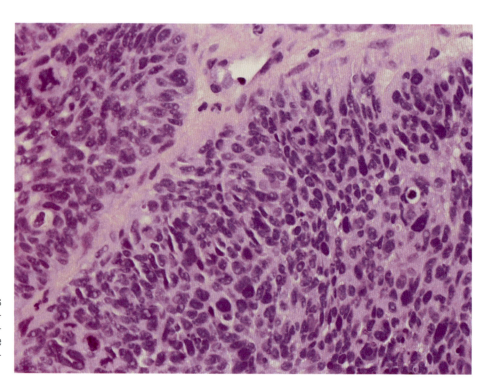

Figura 38.4 Carcinoma de células escamosas invasor do tipo de células grandes não queratinizado. As células tumorais formam ninhos irregulares e têm citoplasma eosinofílico abundante e bordas celulares distintas, indicando diferenciação escamosa.

eletrônica podem diferenciar os tumores neuroendócrinos de pequenas células. As pacientes com carcinoma de células grandes, com ou sem queratinização, apresentam melhor prognóstico do que aquelas que têm a variante de pequenas células. Os carcinomas anaplásicos de pequenas células comportam-se de modo mais agressivo do que os carcinomas escamosos pouco diferenciados que contêm pequenas células. A infiltração do paramétrio e as metástases para linfonodos pélvicos afetam o prognóstico.

Outras variantes menos comuns de carcinoma escamoso incluem o **carcinoma verrucoso** e o **carcinoma papilar (de transição)**. Os carcinomas verrucosos podem assemelhar-se ao condiloma acuminado gigante, são localmente invasores e raramente metastatizam. Do ponto de vista histológico, os carcinomas papilares assemelham-se às células de transição da bexiga e podem apresentar invasão de células escamosas mais típicas na base da lesão. Os carcinomas papilares comportam-se e são tratados de modo semelhante aos cânceres de células escamosas tradicionais, exceto pela observação de recorrências tardias.

Adenocarcinoma

Relata-se a ocorrência de um número cada vez maior de adenocarcinomas cervicais em mulheres na segunda e terceira décadas de vida. Embora o número total de casos de adenocarcinoma seja relativamente estável, essa doença aparece com mais frequência em mulheres jovens, particularmente à medida que diminui o número de casos de carcinoma de células escamosas invasor. Relatos mais antigos indicavam que 5% de todos os cânceres do colo do útero eram adenocarcinomas, enquanto os relatos mais recentes mostram uma proporção de até 18,5 a 27%.[32-34] Grande parte desse aumento proporcional está relacionado com a diminuição da incidência de carcinoma escamoso em consequência de programas de rastreamento (que são menos acurados na identificação de adenocarcinoma pré-invasor), maior exposição a contraceptivos orais e maior exposição ao HPV.[5,6]

Acredita-se que o adenocarcinoma *in situ* (AIS) seja o precursor do adenocarcinoma invasor, e não é surpreendente observar a frequente coexistência dos dois.[35] Além de AIS, ocorre neoplasia escamosa intraepitelial ou invasora em 30 a 50% dos adenocarcinomas cervicais.[36] Pode-se observar uma lesão intraepitelial escamosa na ectocérvice por colposcopia, e o adenocarcinoma coexistente frequentemente encontra-se em uma localização mais alta no canal cervical.

As pacientes com AIS tratadas com conização devem ser submetidas a um rigoroso acompanhamento clínico. A curetagem endocervical, frequentemente usada no monitoramento, pode omitir a existência de doença residual ou invasora, e foram relatadas taxas de resultados falso-negativos elevadas, de até 50%.[37] Além disso, podem ocorrer lesões descontínuas não ressecadas por ocasião da conização. Por esses motivos, a histerectomia deve ser considerada o tratamento padrão em pacientes que não terão mais filhos. Em duas publicações, pacientes com margens negativas na biopsia no cone foram acompanhadas de modo conservador, e poucas delas exigiram a repetição do procedimento cirúrgico.[38,39] Como o AIS cervical tende a afetar mulheres na idade fértil, é necessária uma discussão pormenorizada sobre riscos e benefícios, e o tratamento deve ser individualizado.

O adenocarcinoma do colo do útero é tratado da mesma maneira do que o carcinoma de células escamosas. Acreditava-se que o adenocarcinoma estivesse associado a um pior prognóstico e piores resultados em comparação ao carcinoma de células escamosas. Essa afirmação foi respaldada por um estudo realizado em 203 mulheres com adenocarcinoma e 756 mulheres com carcinoma escamoso.[33] Esse estudo mostrou taxas de sobrevida em 5 anos de 90% *versus* 60% no estágio I, de 62% *versus* 47% no estágio II e de 36% *versus* 8% no estágio III. Embora alguns tenham atribuído essas taxas a uma resistência relativa à radiação, elas mais provavelmente representam um reflexo da tendência dos adenocarcinomas a apresentar um crescimento endofítico e de sua detecção ocorrer apenas quando o tumor alcança um grande volume. Os adenocarcinomas podem ser detectados por curetagem cervical, porém de modo menos confiável com o que ocorre com os carcinomas escamosos. Com frequência, o diagnóstico definitivo exige conização cervical. Quando ajustados para o tamanho do tumor, parece não haver nenhuma diferença de prognóstico entre os dois subtipos histológicos. Em uma revisão de pacientes tratadas com quimioterapia e com *cisplatina* e radioterapia concomitantemente, realizada pelo Gynecologic Oncology Group (GOG), a sobrevida foi equivalente entre os subgrupos de carcinoma escamoso, adenocarcinoma e carcinoma adenoescamoso.[40]

As características clínicas dos adenocarcinomas no estágio I foram bem estudadas.[33,41,42] Esses estudos identificaram o tamanho do tumor, a profundidade da invasão, o grau do tumor e a idade da paciente como indicadores significativos de metástase para linfonodos e na sobrevida. Em comparação aos carcinomas escamosos no tocante ao tamanho da lesão, à idade da paciente e à profundidade de invasão, a incidência de metástases para linfonodos e a taxa de sobrevida parecem ser iguais.[41,42] **As pacientes com adenocarcinomas no estágio I podem ser selecionadas para tratamento de acordo com os mesmos critérios empregados em pacientes com câncer escamoso.**[42]

A escolha do tratamento para tumores volumosos nos estágios I e II é controversa. Alguns defendem o tratamento com radioterapia isolada, enquanto outros indicam o uso de radioterapia com histerectomia extrafascial.[43-45] Em 1975, Rutledge et al. relataram uma taxa de sobrevida em 5 anos de 85,2% em todas as pacientes com doença no estágio I tratadas com radioterapia isolada e uma taxa de sobrevida de 83,8% naquelas submetidas à radioterapia mais cirurgia.[44] A taxa de doença persistente foi de 8,3%, em comparação a 4% em pacientes submetidas à radioterapia mais cirurgia. Na doença de estágio II, a taxa de sobrevida em 5 anos foi de 41,9% com radioterapia isolada e de 53,7% com radioterapia mais cirurgia. **Um relato subsequente revelou a ausência de qualquer diferença significativa na sobrevida de pacientes tratadas com radioterapia isolada ou com radioterapia mais histerectomia extrafascial.**[46]

O adenocarcinoma invasor pode ser puro **(Figura 38.5 A,B)** ou misto com carcinoma de células escamosas. Na categoria de adenocarcinoma puro, os tumores são muito heterogêneos, com ampla variedade de tipos celulares, padrões de crescimento e diferenciação.[33] **Cerca de 80% dos adenocarcinomas cervicais consistem predominantemente em células do tipo endocervical com produção de mucina. Os demais tumores são constituídos por células endometrioides, células claras, células intestinais ou uma mistura de mais de um tipo celular. Ao exame histopatológico, apenas alguns desses tumores são indistinguíveis daqueles que se originam em outra parte do endométrio ou do ovário.** Em cada tipo celular, os padrões de crescimento e as anormalidades nucleares variam de acordo com o grau de diferenciação. Nos tumores bem diferenciados, células colunares altas revestem as glândulas ramificadas bem formadas e as estruturas papilares, enquanto as células pleomórficas tendem a formar ninhos irregulares e lâminas sólidas nas neoplasias pouco diferenciadas. Estas últimas podem exigir o uso de coloração com mucicarmina e ácido periódico de Schiff (PAS) para confirmar a diferenciação glandular.

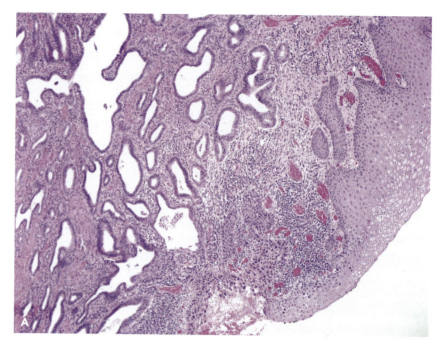
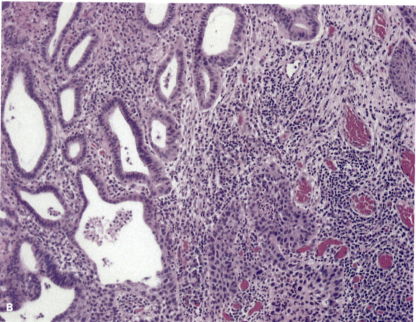

Figura 38.5 Adenocarcinoma invasor do colo do útero bem diferenciado. **A.** As glândulas irregulares são revestidas de células colunares altas com citoplasma mucinoso vacuolado, semelhantes às células endocervicais. **B.** Com maior aumento, a estratificação nuclear, a atipia nuclear leve e as figuras de mitose são evidentes.

Em uma revisão retrospectiva dos ensaios clínicos de quimiorradioterapia do carcinoma do colo do útero do GOG, o tratamento com radioterapia isolada foi associado a uma pior sobrevida global (SG) no adenocarcinoma e no carcinoma adenoescamoso em comparação ao carcinoma escamoso. Por outro lado, o tratamento com quimiorradioterapia à base de *cisplatina* foi associado a uma sobrevida global e sem progressão da doença semelhante entre os grupos de adenocarcinoma e carcinoma escamoso.[40]

Existem diversas variantes especiais de adenocarcinoma. **O adenocarcinoma de desvio mínimo (adenoma maligno)** é uma forma extremamente bem diferenciada de adenocarcinoma, em que o padrão glandular ramificado simula bastante o das glândulas endocervicais normais. As células de revestimento têm citoplasma mucinoso abundante e núcleos uniformes.[47,48] Devido a esse aspecto, o tumor pode não ser reconhecido como maligno em pequenas amostras de biopsia, causando, assim, um considerável atraso no estabelecimento do diagnóstico. Pode ser necessária uma coloração imuno-histoquímica especial para estabelecer o diagnóstico. Estudos anteriores relataram um resultado ruim em mulheres com esse tumor; entretanto, outros estudos constataram um prognóstico favorável se a doença for detectada precocemente.[49] Embora raros, foram descritos tumores semelhantes em associação a tipos de células endometrioides, claras e mesonéfricas.[50]

Uma entidade descrita como **adenocarcinoma papilar viloglandular** merece atenção especial.[51] Afeta principalmente mulheres jovens, algumas das quais estão grávidas ou são usuárias de contraceptivos orais. Ao exame histológico, os tumores apresentam margens lisas e bem definidas, são bem diferenciados e são *in situ* ou exibem invasão superficial. As informações obtidas no acompanhamento das pacientes são alentadoras. Nenhum desses tumores sofreu recorrência após conização ou histerectomia, e não foi detectada nenhuma metástase em mulheres submetidas à linfadenectomia pélvica. Esse tumor parece ter um risco limitado de disseminação além do útero.

Carcinoma adenoescamoso

Os carcinomas com uma mistura de componentes glandulares e escamosos malignos são conhecidos como **carcinomas adenoescamosos**. Foi relatado que as pacientes com carcinoma adenoescamoso do colo do útero apresentam pior prognóstico, mais do que aquelas com adenocarcinoma puro ou carcinoma escamoso; entretanto, uma análise de pacientes tratadas com quimiorradioterapia à base de *cisplatina* mostrou não existir nenhuma diferença na sobrevida entre os três grupos.[52]

Os carcinomas adenoescamosos maduros, os carcinomas glandulares e escamosos são facilmente identificados com facilidade ao exame histológico de rotina e não causam problemas de diagnóstico. **Nos carcinomas adenoescamosos pouco diferenciados ou imaturos, a diferenciação glandular só pode ser observada com colorações especiais, como mucicarmina e PAS.** Em um estudo, 30% dos carcinomas de células escamosas demonstraram secreção de mucina quando corados com mucicarmina.[50] Esses carcinomas de células escamosas com secreção de mucina apresentam maior incidência de metástases para linfonodos pélvicos do que os carcinomas de células escamosas sem secreção de mucina e assemelham-se à variante em anel de sinete do carcinoma adenoescamoso.[50,53]

O **carcinoma de células vítreas** é reconhecido como uma forma pouco diferenciada do carcinoma adenoescamoso.[53] As células individuais apresentam citoplasma abundante, eosinofílico, granular e em vidro fosco, grandes núcleos redondos ou ovais e nucléolos proeminentes. O estroma é infiltrado por numerosos linfócitos, plasmócitos e eosinófilos. Cerca da metade desses tumores contém estruturas glandulares ou exibe coloração positiva para mucina. O prognóstico ruim desse tumor está relacionado com o subestadiamento e com a resistência à radioterapia.

Outras variantes de carcinoma adenoescamoso incluem o **carcinoma adenoide basal e carcinoma adenoide cístico.** O carcinoma adenoide basal simula o carcinoma basocelular cutâneo.[54] Ninhos de células basaloides estendem-se do epitélio de superfície até o tecido subjacente profundo. As células na periferia dos ninhos tumorais formam um arranjo nuclear paralelo distinto, denominado paliçada periférica. Em certas ocasiões, observa-se o desenvolvimento de um padrão "adenoide", com ninhos de células "ocos". As mitoses são raras, e, com frequência, o tumor estende-se profundamente no estroma cervical.

O carcinoma adenoide cístico do colo do útero exibe um comportamento muito semelhante a essas lesões em outra parte do corpo. Os tumores tendem a invadir os tecidos adjacentes e sofrem metástase tardia, frequentemente 8 a 10 anos após a retirada do tumor primário. À semelhança de outros tumores adenoides císticos, podem metastatizar diretamente para o pulmão. O padrão simula o do tumor adenoide basal, porém observa-se um componente cístico e as glândulas estão acometidas.[54] É possível observar mitoses, mas não são numerosas.

Sarcoma

O sarcoma mais importante do colo do útero é o **rabdomiossarcoma embrionário**, que ocorre em crianças e adultos jovens. O tumor exibe nódulos polipoides semelhantes a uvas, conhecido como sarcoma botrioide, e o diagnóstico depende do reconhecimento de rabdomioblastos. Os **leiomiossarcomas** e os **tumores mesodérmicos mistos** que acometem o colo do útero podem ser primários, porém é mais provável que sejam secundários a tumores uterinos. O **adenossarcoma cervical** é descrito como tumor de baixo grau com bom prognóstico.[55]

Melanoma maligno

Em raras ocasiões, observa-se a ocorrência de melanose no colo do útero. O **melanoma maligno** pode originar-se *de novo* nessa área. Do ponto de vista histopatológico, simula o melanoma em outras partes, e o prognóstico depende da profundidade de invasão no estroma cervical.

Carcinoma neuroendócrino

A classificação do carcinoma cervical neuroendócrino considera quatro subtipos histológicos: **(i) de pequenas células, (ii) de grandes células, (iii) de carcinoide clássico** e **(iv) carcinoide atípico**.[56] Os tumores neuroendócrinos do colo do útero são raros, e os esquemas de tratamento baseiam-se em pequenas séries de casos.

O carcinoma de pequenas células (tipo neuroendócrino) do colo do útero é de natureza agressiva e assemelha-se ao câncer que surge nos brônquios.[57] Os tumores neuroendócrinos caracterizam-se pelo seu comportamento maligno agressivo, com propensão a apresentar metástases. Por ocasião do diagnóstico, o tumor está habitualmente disseminado e os locais mais comuns de metástases incluem os ossos, o encéfalo, o fígado e a medula óssea. Em um estudo de 11 pacientes com doença aparentemente confinada ao colo, foi constatada uma taxa elevada de metástase para linfonodos.[58] Do ponto de vista histopatológico, o diagnóstico é auxiliado pelo achado de grânulos neuroendócrinos na microscopia eletrônica e por estudos com imunoperoxidase, que são positivos para uma variedade de proteínas neuroendócrinas, como calcitonina, insulina, glucagon, somatostatina, gastrina e hormônio adrenocorticotrófico (ACTH). Além de estadiamento tradicional do câncer do colo do útero, essas pacientes devem ser submetidas à cintilografia dos ossos, fígado e encéfalo, aspirado de medula óssea e biopsia, para avaliar a possibilidade de doença metastática. O tratamento consiste em cirurgia, quimioterapia e radioterapia. Como as pacientes com doença em estágio inicial apresentam metástases a distância, recomenda-se o tratamento multimodal. O *etoposídeo* é o principal agente quimioterápico ativo.

Apenas tratamento local praticamente não proporciona nenhuma chance de cura do carcinoma de pequenas células. Os esquemas de quimioterapia combinada aumentaram as taxas de sobrevida média no carcinoma broncogênico de pequenas células, e esses esquemas são utilizados para o tratamento do carcinoma de pequenas células do colo do útero. A quimioterapia combinada pode consistir em *vincristina*, *doxorrubicina* e *ciclofosfamida* (*VAC*) ou em *VP-16* (*etoposídeo*) e *cisplatina* (*EP*).[59] As pacientes precisam ser monitoradas rigorosamente, visto que elas correm alto risco de desenvolver doença metastática recorrente.[60]

Padrões de disseminação

O câncer do colo do útero dissemina-se por: (i) invasão direta do estroma cervical, do corpo do útero, da vagina e do paramétrio; (ii) metástase linfática; (iii) metástase hematogênica; e (iv) implantação intraperitoneal. A Tabela 38.3 mostra a incidência de metástases para linfonodos pélvicos e para-aórticos.

**O colo do útero geralmente é acometido no câncer do endométrio e da vagina. Este último tipo de câncer é raro, e a maioria das lesões que acometem o colo do útero e a vagina é designada como lesões primárias do colo do útero. Por essa razão, a classificação clínica é de neoplasia cervical que se estende para a vagina, e não o contrário. O câncer de endométrio pode estender-se para o colo de três maneiras: por extensão direta a partir do endométrio, por acometimento da submucosa em consequência da extensão vascular linfática ou por ser uma doença multifocal. Esta última é mais rara; todavia, em certas ocasiões, pode-se observar um foco de adenocarcinoma no colo do útero, separado do endométrio. Essa lesão não deve ser diagnosticada como metástase, mas como doença multifocal. As neoplasias malignas da cavidade peritoneal (p. ex., câncer de ovário) podem ser observadas no fundo de saco e se estender diretamente à vagina e ao colo. Em certas ocasiões, carcinomas da bexiga e do cólon estendem-se ao colo do útero. O acometimento do colo por linfoma, leucemia e carcinoma de mama, de estômago e de rim constitui habitualmente parte do padrão sistêmico de disseminação dessas neoplasias malignas. Nesses casos, a metástase isolada para o colo pode representar o primeiro sinal de tumor primário em outra parte do corpo.

Opções de tratamento

O tratamento do câncer do colo do útero assemelha-se ao de qualquer outro tipo de neoplasia maligna, visto que tanto a lesão primária como os possíveis locais de disseminação devem ser avaliados e tratados. As modalidades terapêuticas para alcançar esse objetivo incluem tratamento primário com cirurgia, radioterapia, quimioterapia ou quimiorradioterapia. **Embora a radioterapia possa ser usada em todos os estágios da doença, a cirurgia limita-se a pacientes com doença nos estágios I a IIA. A taxa de sobrevida em 5 anos no câncer do colo do útero em estágio I é de cerca de 85% com radioterapia ou histerectomia radical.** Um estudo que utilizou os dados do *Surveillance, Epidemiology and End Results* do National Cancer Institute por análise de intenção de tratamento mostrou que as pacientes no braço de cirurgia tiveram maior sobrevida em comparação àquelas no braço de radioterapia.[61] O tratamento ideal consiste em radioterapia ou cirurgia isolada para limitar o aumento da morbidade que ocorre quando as duas modalidades de tratamento são combinadas. Avanços recentes no tratamento do carcinoma do colo incluem quimiorradioterapia adjuvante em pacientes com carcinoma de alto risco após histerectomia radical e pacientes com carcinoma local avançado.

Cirurgia

Existem vantagens na escolha pela cirurgia em vez de radioterapia, particularmente em mulheres jovens, nas quais a preservação dos ovários é importante. Em até 8% das pacientes submetidas à radioterapia, ocorrem problemas vesicais e intestinais crônicos, que exigem intervenção clínica ou cirúrgica.[62] É difícil tratar esses problemas, visto que resultam de fibrose e diminuição da vascularização. Isso contrasta com as lesões cirúrgicas, cujo reparo pode ser habitualmente efetuado sem complicações a longo prazo. É menos provável a ocorrência de disfunção sexual após tratamento cirúrgico do que após radioterapia, devido ao encurtamento da vagina, à fibrose e à atrofia do epitélio associados à radioterapia. O tratamento cirúrgico causa encurtamento da vagina, porém é possível um alongamento gradual por meio de atividade sexual. O epitélio não sofre atrofia, visto que responde ao estrogênio endógeno ou a estrogênios exógenos se a paciente estiver na pós-menopausa.

A histerectomia radical é reservada para mulheres em boas condições físicas. A idade cronológica avançada não deve representar um impedimento. Com os avanços da anestesia, as pacientes idosas suportam a cirurgia radical quase tão bem quanto mulheres mais jovens.[63] **É prudente não operar lesões com diâmetro maior do que 4 cm, visto que essas pacientes necessitarão de radioterapia pós-operatória.** Quando selecionadas dessa maneira, a taxa de fístulas urinárias é menor que 2%, e a taxa de mortalidade operatória é inferior a 1%.[64,65] A Tabela 38.4 fornece um resumo do tratamento do câncer do colo do útero.

Se houver necessidade de radioterapia, a transposição dos ovários para fora do campo planejado de radiação pode preservar a função ovariana. Embora a transposição proporcione alguma proteção, os estudos realizados sugerem que a função ovariana normal é preservada em menos de 50% das pacientes.[66,67] Ocorre metástase para os ovários em 0,9% dos casos de câncer do colo do útero em estágio inicial, de modo que a preservação dos ovários, particularmente no adenocarcinoma, pode estar associada a um pequeno risco de recorrência.[68]

Biopsia cônica do colo do útero (conização)

A biopsia cônica do colo do útero desempenha função de diagnóstico e tratamento no câncer do colo. O procedimento está indicado para confirmar o diagnóstico de câncer e para o tratamento definitivo da doença no estágio IA1, quando se deseja preservar a fertilidade. Para que o tratamento seja eficaz, não deve haver

Tabela 38.3 Incidência de metástase para linfonodos pélvicos e para-aórticos por estágio, com base no estadiamento clínico da FIGO (2008).

Estágio	Nº de pacientes	Linfonodos pélvicos positivos (%)	Linfonodos para-aórticos positivos (%)
IA1 (≤ 3 mm)	179[a]	0,5	0
IA2 (> 3 a 5 mm)	84[a]	4,8	< 1
IB	1.926[b]	15,9	2,2
IIA	110[c]	24,5	11
IIB	324[c]	31,4	19
III	125[c]	44,8	30
IVA	23[c]	55	40

[a]Referências: (77,111,118,121,122,170).
[b]Referências: (17,77,79,94,95,98 a 102,189).
[c]Referências: (17,18,95,98,99,103,150).

Tabela 38.4 — Tratamento do câncer do colo do útero invasor por estágio.

Estágio	Doença	Tratamento[a]
IA1	< 3 mm - IEVL	Conização ou Hist Extrafascial
	< 3 mm + IEVL	Traq Rad Modificada ou Hist Rad modificada + linf pélvica ou LNS
IA2	≥ 3 mm < 5 mm	Traq Rad Modificada ou Hist Rad modificada + linf pélvica ou LNS
IB1	≥ 5 mm < 2 cm	Traq Rad Modificada/Rad ou Hist Rad Mod/Rad + linf pélvica ou LNS
IB2	≥ 2 cm < 4 cm	Hist Rad + linf pélvica
IB3	≥ 4 cm	Quimiorradioterapia, campo pélvico
IIA1	< 4 cm + parte superior da vagina	Hist Rad + linf pélvica ou quimiorradioterapia
IIA2	≥ 4 cm + parte superior da vagina	Quimiorradioterapia, campo pélvico
IIB	+ Paramétrio, não na parede pélvica	Quimiorradioterapia, campo pélvico
IIIA	+ Parte inferior da vagina	Quimiorradioterapia, campo pélvico
IIIB	+ Parede pélvica ou hidronefrose	Quimiorradioterapia, campo pélvico ± estendido
IIIC1	+ Linfonodos pélvicos	Quimiorradioterapia, campo pélvico ± estendido
IIIC2	+ Linfonodos para-aórticos	Quimiorradioterapia, pélvica + campo estendido + quimioterapia sistêmica
IVA	+ Órgãos pélvicos adjacentes	Quimiorradioterapia, pélvica + campo estendido ou exenteração pélvica
IVB	+ Órgãos distantes	Quimioterapia sistêmica ± radioterapia, campo pélvico ou modificado

IEVL: invasão do espaço vascular linfático; Mod: modificada; Rad: radical; Traq: traquelectomia; Hist: histerectomia; linf: linfadenectomia; LNS: biopsia de linfonodo sentinela em casos selecionados.
[a]As recomendações quanto ao tratamento devem ser individualizadas com base no estado da paciente e em variáveis específicas da doença

evidências de invasão do espaço vascular linfático, e tanto as margens endocervicais quanto os achados de curetagem precisam ser negativos para câncer ou displasia. Tendo em vista que os cânceres no estágio IA1 apresentam um risco de metástase para linfonodos de menos de 1%, não há necessidade de linfadenectomia. Se a margem endocervical ou a curetagem forem positivas para displasia ou neoplasia maligna, será necessário um tratamento adicional, visto que esses achados são fortes preditores de doença residual. No carcinoma de células escamosas, o risco de doença residual é de 4% se tanto a margem endocervical como a curetagem forem negativas para displasia ou neoplasia maligna, de 22% se apenas a margem endocervical for positiva, e de 33% se ambas forem positivas.[69] Nos casos de AIS, o estado das margens do cone é particularmente importante, e observa-se a presença de doença residual pré-invasora e invasora em até 25 e 3%, respectivamente, dos casos com margens negativas, e em até 80 e 7%, respectivamente, dos casos com margens positivas.[70,71]

Histerectomia simples (extrafascial)

A histerectomia tipo 1 constitui um tratamento apropriado para pacientes com tumores em estágio IA1 sem invasão do espaço vascular linfático, que não desejam engravidar futuramente. Nesses casos, a linfadenectomia não é recomendada. Se for constatada a ocorrência de invasão do espaço vascular linfático, a histerectomia radical modificada tipo 2, com biopsia de linfonodo sentinela pélvica ou linfadenectomia, será apropriada.

Traquelectomia radical

A traquelectomia radical é um procedimento que está ganhando popularidade como opção de tratamento cirúrgico para mulheres com doença nos estágios IA2 e IB1 que desejam preservar o útero e a fertilidade. Esse procedimento pode ser realizado por via vaginal, abdominal, laparoscópica ou robótica (Figura 38.6) e é habitualmente acompanhado por linfadenectomia pélvica e cerclagem cervical. O risco de linfonodos pélvicos positivos no câncer de estágio IA2 pode alcançar 8%, indicando a necessidade de linfadenectomia. A linfadenectomia pode ser realizada por laparoscopia, robótica ou laparotomia. A experiência com essas modalidades terapêuticas mais modernas é limitada. Embora os resultados iniciais sejam promissores, não se sabe ao certo se o resultado a longo prazo é semelhante ao do tratamento tradicional. **As candidatas ideais a esse procedimento são pacientes que apresentam tumores com menos de 2 cm de diâmetro e linfonodos negativos (estágio IB1 da FIGO, 2018).** A linfadenectomia pode ser realizada no início do procedimento, e, dependendo dos resultados, o procedimento pode ser continuado ou abandonado. Um ensaio clínico retrospectivo que comparou pacientes que apresentavam tumores com essas características e foram tratadas com histerectomia radical laparoscópica ou traquelectomia radical laparoscópica mostrou resultados e recorrência semelhantes.[72] Dispõe-se de dados limitados sobre os resultados de gravidez subsequente após traquelectomia radical, entretanto, foram relatados resultados bem-sucedidos. Um estudo constatou que, em mulheres que procuraram conceber após traquelectomia radical, a taxa de gravidez cumulativa em 5 anos foi de 52,8%, com risco aumentado de aborto.[73] Embora a traquelectomia radical e a linfadenectomia sejam realizadas com intenção curativa, é preciso lembrar que se houver recorrência, será necessário um tratamento definitivo com cirurgia ou radioterapia.

Histerectomia radical

A **histerectomia radical (Figura 38.7A,B)**, que é realizada com mais frequência nos EUA, é aquela descrita por Meigs em 1944.[74] A operação inclui linfadenectomia pélvica, junto à retirada da maior parte dos ligamentos uterossacros e transversos do colo

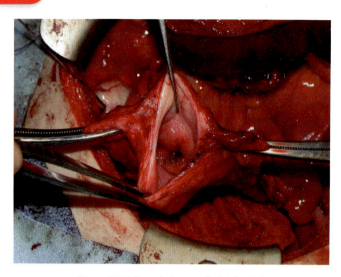

Figura 38.6 Traquelectomia radical abdominal.

(paramétrios) e do terço superior da vagina. Essa operação é denominada histerectomia radical tipo 3.[75]

A histerectomia descrita por Wertheim é menos extensa do que uma histerectomia radical e retira a metade medial dos ligamentos transversos do colo e uterossacros.[65] Com frequência, esse procedimento é designado como histerectomia radical modificada ou tipo 2. A operação original de Wertheim não incluía a linfadenectomia pélvica, mas a retirada seletiva dos linfonodos aumentados. **A histerectomia radical modificada (tipo 2) difere da histerectomia radical (tipo 3) nos seguintes aspectos:**

1. **A artéria uterina é seccionada ao nível do ureter, preservando, assim, o ramo ureteral até o ureter.**
2. **O ligamento transverso do colo não é seccionado próximo à parede lateral, e sim próximo à sua porção média, perto da dissecção ureteral.**
3. **O ligamento vesicouterino anterior é seccionado, porém o ligamento vesicouterino posterior é preservado.**
4. **Uma menor margem da vagina é retirada.**

As histerectomias radicais podem ser ainda classificadas como histerectomia radical estendida (tipo 4 e tipo 5). Na operação tipo 4, são retirados o tecido periureteral, a artéria vesical superior e até três quartos da vagina. Na operação tipo 5, são ressecadas partes do ureter distal e da bexiga. Esse procedimento raramente é utilizado, visto que há necessidade de radioterapia quando se detecta uma doença tão extensa.[75]

O abdome é aberto por meio de incisão mediana ou transversal baixa de acordo com as técnicas de Maylard ou de Cherney. A incisão transversal baixa exige a secção dos músculos retos do abdome (Maylard) e proporciona uma excelente exposição da pelve lateral. Possibilita a linfadenectomia pélvica adequada e ampla ressecção do tumor primário. Após abrir o abdome, a cavidade peritoneal é explorada para excluir a possibilidade de doença metastática. O estômago é palpado para assegurar que foi descomprimido para facilitar a colocação de compressas para afastar as alças intestinais. O fígado é palpado, e o omento é inspecionado à procura de metástases. Os dois rins são palpados para assegurar a sua posição correta e a ausência de anormalidades congênitas e outros tipos de anormalidades. Os linfonodos para-aórticos são palpados por via transperitoneal.

Durante a exploração da pelve, as tubas uterinas e os ovários são inspecionados à procura de quaisquer anormalidades. **Em pacientes na pré-menopausa, os ovários podem ser conservados.** O peritônio da prega vesicouterina e a escavação retouterina devem ser inspecionados à procura de sinais de extensão ou implantação do tumor. O colo do útero é palpado entre o polegar anteriormente e os dedos posteriormente para avaliar a sua extensão, e os ligamentos transversos do colo são palpados à procura de sinais de extensão lateral do tumor ou de nodularidade.

Linfadenectomia

Após a inspeção do abdome e da pelve, os linfonodos pélvicos e para-aórticos devem ser inspecionados e palpados. Os linfonodos com suspeita de doença macroscópica devem ser ressecados e avaliados por congelação. Se for identificada a presença de doença metastática, deve-se considerar o abandono da cirurgia radical em favor de quimiorradioterapia primária. Se não houver evidências macroscópicas de doença metastática, inicia-se a linfadenectomia pélvica.

Linfadenectomia pélvica

A linfadenectomia pélvica é iniciada pela abertura dos ligamentos redondos na parede lateral da pelve e avançando até os espaços paravesical e pararretal. O ureter é elevado no retalho medial por um afastador de Deaver, de modo a expor a artéria ilíaca comum. Os linfonodos ilíacos comuns e ilíacos externos são dissecados, com o cuidado de evitar a lesão do nervo genitofemoral, situado lateralmente sobre o músculo psoas. Na bifurcação da artéria ilíaca comum, a cadeia de linfonodos ilíacos externos é dividida em partes lateral e medial.

A cadeia lateral é desprendida desde a artéria até a veia ilíaca circunflexa, distalmente. Coloca-se um clipe na parte distal da cadeia de linfonodos para reduzir a incidência de formação de linfocisto. A cadeia medial é dissecada. Os linfonodos obturatórios são dissecados; para esse procedimento, os linfonodos são apreendidos logo abaixo da veia ilíaca externa, e aplica-se uma tração medialmente. Na maioria das pacientes, a artéria e a veia obturatórias são dorsais ao nervo obturatório; entretanto, 10% delas apresentam uma veia aberrante que se origina da veia ilíaca externa. A cadeia de linfonodos é separada do nervo e dos vasos e presa por clipe caudalmente. A dissecção prossegue em direção cefálica até a artéria ilíaca interna. A parte cefálica do espaço obturador deve ser aberta lateralmente à artéria ilíaca externa e medialmente ao músculo psoas, em que o restante do tecido dos linfonodos obturatórios pode ser dissecado em sentido cefálico até a artéria ilíaca comum. A drenagem dos leitos dos linfonodos pélvicos e para-aórticos não é realizada, devido ao aumento das complicações em pacientes nas quais foram usados drenos.[76]

Pacientes que apresentarem tumores volumosos do colo do útero ou linfonodos pélvicos macroscopicamente positivos, ou nas quais será feita um exame por congelação, deverão ser submetidas a um exame dos linfonodos para-aórticos para determinar a extensão completa da doença e guiar a terapia adjuvante.

Avaliação dos linfonodos para-aórticos

O intestino é afastado do campo operatório por meio de compressas para expor o peritônio sobre a bifurcação da aorta. Efetua-se uma incisão do peritônio medial ao ureter e sobre a artéria ilíaca comum direita. Um afastador é colocado no retroperitônio para expor a aorta e a veia cava. Efetua-se a retirada de quaisquer linfonodos para-aórticos aumentados, são aplicados clipes para hemostasia, e as peças são

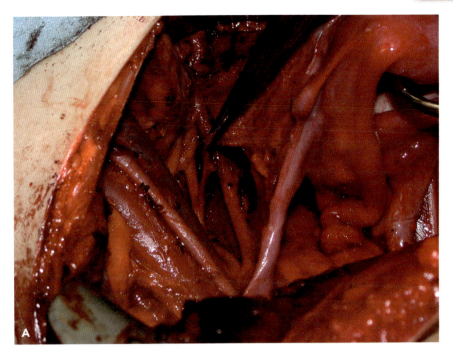
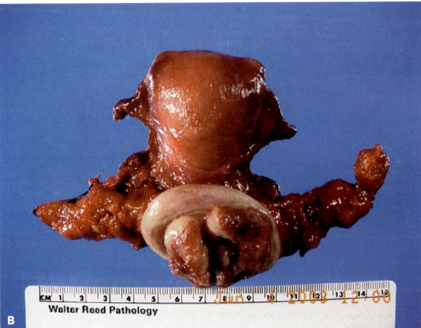

Figura 38.7 A. Histerectomia radical. Fotografia durante a operação, mostrando a dissecção lateral durante uma histerectomia radical. Observe o ureter no seu trajeto sob a artéria uterina (abaixo da pinça). **B.** Peça de histerectomia radical.

enviadas para exame por congelação. Se os linfonodos forem positivos para câncer metastático, uma opção é interromper a operação e tratar a paciente com radioterapia.[74] Se os linfonodos forem negativos, o lado esquerdo da aorta será palpado através da incisão peritoneal, com o dedo introduzido sob a artéria mesentérica inferior. Nesse lado da aorta, os linfonodos são mais laterais e estão situados quase atrás da aorta e da artéria ilíaca comum. Quando os linfonodos para-aórticos esquerdos parecem saudáveis e o tumor cervical é pequeno, sem suspeita de comprometimento dos linfonodos pélvicos, esses linfonodos adicionais não são submetidos à congelação. Se forem retirados, a dissecção poderá ser feita por meio da incisão usada para os linfonodos para-aórticos direitos, ou a dissecção poderá ser feita após rebater cólon sigmoide medialmente.

Abertura de espaços pélvicos

Os espaços pélvicos são ampliados por meio de dissecção cortante e romba **(Figura 38.8)**.

O espaço paravesical é delimitado pelas seguintes estruturas:

1. A artéria umbilical obliterada, que segue medialmente o seu trajeto ao longo da bexiga.
2. O músculo obturador interno ao longo da parede lateral da pelve, lateralmente.
3. O ligamento transverso do colo do útero, posteriormente.
4. A sínfise púbica, anteriormente.

As fixações da vagina ao arco tendíneo formam o assoalho do espaço paravesical.

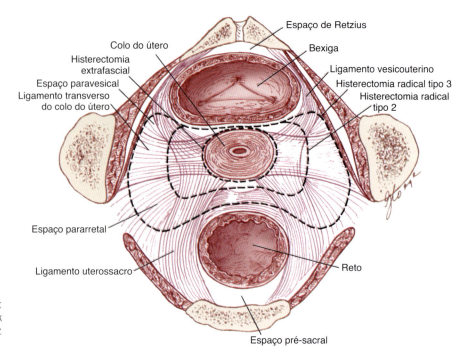

Figura 38.8 Ligamentos e espaços pélvicos. (De: Hacker NF, Vermorken JB. Cervical cancer. In: Berek JS, Hacker NF. *Berek & Hacker's Gynecologic Oncology.* 6th ed. Philadelphia, PA: Wolters Kluwer; 2015:345.)

O espaço pararretal é delimitado pelas seguintes estruturas:

1. Reto, medialmente.
2. Ligamento transverso do colo do útero, anteriormente.
3. Artéria ilíaca interna, lateralmente.
4. Sacro, posteriormente.

O músculo coccígeo (levantador do ânus) forma o assoalho do espaço pararretal.

O desenvolvimento desses espaços antes da linfadenectomia pélvica ajuda na identificação e dissecção dos linfonodos pélvicos e na dissecção do ureter quando segue o seu trajeto no túnel do ligamento vesicouterino.

Dissecção da bexiga

A dissecção da bexiga realizada a partir da parte anterior do colo do útero e da vagina é uma etapa fundamental. Em certas ocasiões, a extensão do tumor até a base da bexiga (que não pode ser detectada por cistoscopia) impede a mobilização adequada do retalho vesical, levando ao abandono da operação. Por conseguinte, essa parte da operação deve ser realizada no início do procedimento. A bexiga deve ser mobilizada do terço superior da vagina, de modo a proceder à retirada segura do tumor, com margens adequadas.

Dissecção da artéria uterina

A artéria vesical superior é dissecada do ligamento transverso do colo em um ponto próximo à artéria uterina. **Por conseguinte, a artéria uterina, que habitualmente se origina da artéria vesical superior, é isolada e seccionada, com preservação das artérias vesicais superiores.** Os vasos uterinos são trazidos sobre o ureter, por meio de aplicação de leve tração. Em certas ocasiões, a veia uterina segue o seu trajeto sob o ureter.

Dissecção do ureter

O ureter é dissecado do retalho peritoneal medial ao nível do ligamento uterossacro. No local onde o ureter segue o seu trajeto próximo à artéria uterina, ele recebe um ramo arterial consistente dessa artéria. Esse ramo é sacrificado na histerectomia radical tradicional (tipo 3), porém preservado na histerectomia radical modificada (tipo 2). Neste momento, pode-se proceder à dissecação do ureter do ligamento vesicouterino (túnel ureteral). Em caso de pelve profunda, pode-se efetuar em primeiro lugar a ligadura dos ligamentos uterossacro e transverso do colo do útero, para aproximar a dissecção do túnel ureteral do operador. O teto do túnel ureteral é o ligamento vesicouterino anterior. Deve ser ligado e seccionado para expor o ligamento posterior. **O ligamento posterior é seccionado na histerectomia radical (tipo 3), porém é conservado na histerectomia radical modificada (tipo 2).**

Dissecção posterior

Efetua-se a incisão do peritônio através do fundo de saco, expondo os ligamentos uterossacros. **O reto é separado dos ligamentos uterossacros, que são seccionados a meio caminho de distância do sacro na histerectomia radical (tipo 3) e próximo ao reto na operação radical modificada (tipo 2). Dessa maneira, o cirurgião pode isolar e separar o ligamento transverso do colo do útero do reto.** Na histerectomia radical, uma pinça cirúrgica é colocada no ligamento transverso do colo do útero na parede lateral da pelve, e na altura do leito ureteral na radical modificada. Coloca-se uma pinça na lateral da peça para manter a tração e assegurar que todo o ligamento transverso do colo seja excisado com a peça. Uma pinça em ângulo reto é colocada em posição caudal a essa pinça, através dos tecidos paravaginais. Em geral, é necessária uma segunda pinça paravaginal para alcançar a vagina.

A vagina é aberta anteriormente, e retira-se uma margem adequada da parte proximal com a peça. Se houver necessidade, dependendo dos achados colposcópicos prévios, pode-se proceder à excisão de mais vagina. A borda da vagina pode ser suturada de maneira hemostática e deixada aberta com um dreno do espaço pélvico, ou fechada com dreno de aspiração inserido por via percutânea. As taxas de fístula ureteral e de linfocisto pélvico são semelhantes com essas duas técnicas.

Complicações da histerectomia radical

Complicações agudas

As complicações agudas da histerectomia radical incluem:[77]

- Perda de sangue (em média, 0,8 ℓ)
- Fístula ureterovaginal (1 a 2%)
- Fístula vesicovaginal (1%)
- Embolia pulmonar (1 a 2%)
- Obstrução do intestino delgado (1%)
- Morbidade febril (25 a 50%).

Com mais frequência, a morbidade febril é causada por infecção pulmonar (10%) e é frequentemente observada com a celulite pélvica (7%) e na infecção do trato urinário (6%). Ocorrem infecção de ferida, abscesso pélvico e flebite em menos de 5% das pacientes.[78]

Complicações subagudas

Os efeitos subagudos da histerectomia radical incluem disfunção vesical pós-operatória e formação de linfocisto. Nos primeiros dias após a histerectomia radical ocorre diminuição do volume da bexiga, e a pressão de enchimento aumenta. A sensibilidade ao enchimento diminui e a paciente é incapaz de iniciar a micção. A causa dessa disfunção não está bem esclarecida. Durante esse período é importante manter a drenagem adequada da bexiga, para evitar a distensão excessiva. Em geral, a drenagem vesical é efetuada com cateter suprapúbico. É mais confortável para a paciente e permite ao médico efetuar a medição do volume residual de urina sem a necessidade de cateterização frequente. Além disso, a paciente pode realizar testes de micção em casa ao pinçar o cateter, urinar, e, em seguida, abrir a pinça para verificar a quantidade de urina residual. A medição do volume residual pode ser realizada 3 a 4 semanas após a cirurgia. Para a retirada do cateter, a paciente deve ser capaz de perceber a plenitude da bexiga, iniciar a micção e urinar com nível de urina residual inferior a 75 a 100 mℓ. Caso contrário, os testes de micção devem continuar em casa, até que esses critérios sejam preenchidos.

Ocorre formação de linfocisto em menos de 5% das pacientes, e a sua causa é incerta.[78] A drenagem adequada da pelve após histerectomia radical pode constituir uma etapa importante para a prevenção. Entretanto, o uso rotineiro de drenos retroperitoneais não reduziu essa morbidade.[75] Podem ocorrer obstrução ureteral, obstrução venosa parcial e trombose em consequência da formação de linfocisto. Em geral, a aspiração simples do linfocisto não é curativa, porém o uso de cateteres percutâneos com drenagem prolongada pode possibilitar a cicatrização. Se esse tratamento não tiver sucesso, deve-se proceder à intervenção cirúrgica, com excisão de parte da parede do linfocisto e colocação do intestino grosso ou do omento dentro do linfocisto.

Complicações crônicas

O efeito crônico mais comum da histerectomia radical consiste em hipotonia vesical ou, em casos extremos, atonia. Esse distúrbio ocorre em cerca de 3% das pacientes, independentemente do método de drenagem vesical utilizado.[79,80] Pode resultar da denervação da bexiga, e não apenas de um problema associado à hiperdistensão vesical.[81] A micção a cada 4 a 6 horas, o aumento da pressão intra-abdominal com a manobra de Credé e o autocateterismo intermitente podem ser utilizados para manejo da hipotonia vesical.

As estenoses ureterais são incomuns na ausência de radioterapia pós-operatória, câncer recorrente ou formação de linfocisto.[81] Se a estenose estiver associada à formação de linfocisto, o tratamento deste último habitualmente alivia o problema. As estenoses que ocorrem após a radioterapia devem ser tratadas com *stent* ureteral. Se a estenose ureteral for observada na ausência de radioterapia ou de formação de linfocisto, a causa mais comum consistirá em carcinoma recorrente. Deve-se obter uma TC da área de obstrução, e deve-se efetuar uma avaliação citológica por punção se houver lesão, de modo a excluir a possibilidade de carcinoma. Se os resultados desses exames forem negativos, pode-se colocar um *stent* ureteral para aliviar a estenose. É necessária uma rigorosa observação à procura de carcinoma recorrente, e o diagnóstico de recorrência pode, em última análise, exigir uma laparotomia.

Histerectomia radical com preservação da inervação

Foram descritas histerectomias radicais com preservação da inervação, na tentativa de diminuir a disfunção vesical, a disfunção sexual e os distúrbios de motilidade colorretal geralmente encontrados após a histerectomia radical tradicional. Foram descritas diversas técnicas envolvendo a identificação dos nervos autônomos pélvicos no promontório da base do sacro, seguidas de vários métodos cirúrgicos de preservação dos nervos em seu trajeto pelos ligamentos transversos do colo do útero. Essas técnicas são promissoras e, em pequenas séries, reduziram de fato a disfunção vesical pós-operatória.[82,83]

Histerectomia radical minimamente invasiva

7 **As histerectomias radicais laparoscópica e robótica têm sido frequentemente realizadas em pacientes selecionadas no mundo inteiro.** O uso da laparoscopia em pacientes com câncer do colo do útero é interessante, visto que pode levar a uma menor perda de sangue, melhores resultados estéticos, menor duração de internação e recuperação mais rápida. Em uma grande série de 200 mulheres com câncer do colo nos estágios IA1 a IIB, tratadas com linfadenectomia laparoscópica, seguida de histerectomia vaginal radical, os autores constataram uma taxa de sobrevida em 5 anos semelhante àquela de pacientes tratadas por acesso abdominal semelhante e taxa também semelhante de complicações intraoperatórias.[84]

Um estudo compara índice de massa corporal, tempo de cirurgia, margem parametrial e número de linfonodos coletados com casos abertos. As mulheres submetidas à histerectomia robótica tiveram uma internação significativamente mais curta e menor perda de sangue, porém apresentaram uma incidência muito maior de disfunção vesical pós-operatória.[85-88]

Histerectomia radical minimamente invasiva *versus* aberta

Embora os procedimentos minimamente invasivos tenham benefícios, um ensaio clínico controlado e randomizado de não inferioridade mostrou que as histerectomias radicais minimamente invasivas estão associadas a uma menor taxa de sobrevida sem doença de 86% em comparação à histerectomia radical aberta de 96,5% em 4,5 anos.[89] Esse estudo também mostrou uma pior taxa de sobrevida global em 3 anos, de 91,2% *versus* 97,1% na histerectomia minimamente invasiva *versus* histerectomia radical aberta, respectivamente. Esse estudo mostrou que a histerectomia radical minimamente invasiva é inferior à histerectomia radical aberta no que concerne à sobrevida global e sobrevida livre de doença.[90] Embora a explicação para esse achado não esteja bem clara, foi sugerido que a disseminação das células malignas pelo manipulador uterino ou a insuflação de gás CO_2 constituem causas potenciais.

Outro estudo que utilizou a base de dados do National Cancer também mostrou que as pacientes com IA2 e IB1 submetidas à histerectomia radical minimamente invasiva tiveram uma maior taxa de mortalidade em 4 anos, em comparação àquelas submetidas à cirurgia radical aberta.[91]

Avaliação de linfonodo sentinela

A detecção de linfonodo sentinela tornou-se parte integrante da estratégia de tratamento do câncer de mama e do melanoma e está sendo investigada como instrumento diagnóstico em múltiplas neoplasias malignas humanas, incluindo o carcinoma do colo do útero. O linfonodo sentinela é um linfonodo (ou linfonodos) específico(s), que é o primeiro a receber a drenagem de uma neoplasia maligna e que constitui o local primário de metástase para linfonodos. Teoricamente, a presença ou ausência de doença metastática no linfonodo sentinela deve refletir o estado da cadeia linfática como um todo. Por conseguinte, um linfonodo sentinela negativo dispensaria a linfadenectomia. Os linfonodos sentinelas são detectados por meio da injeção ao redor da lesão de tecnécio-99 marcado radioativamente ou de corante azul, seguida de identificação intraoperatória dos linfonodos sentinelas com o uso de sondas gama manuais ou identificação visual dos linfonodos corados de azul. Essas técnicas podem ser aplicadas principalmente a pacientes com doença no estágio inicial e linfonodos clinicamente negativos, nas quais o estado dos linfonodos pode influenciar a extensão do procedimento ou o uso de tratamento adjuvante.

As diretrizes da National Comprehensive Cancer Network sobre o uso do mapeamento do linfonodo sentinela no câncer do colo do útero recomendam que a técnica seja considerada em tumores com menos de 2 cm.[90] O procedimento é realizado por meio de **injeção cervical direta de corante ou tecnécio-99 marcado com radiocoloide no colo do útero, habitualmente nas posições de 3 e 9 horas do relógio do colo do útero. Os linfonodos sentinela são identificados por visualização direta durante a laparotomia ou laparoscopia do corante, câmara fluorescente se foi utilizado verde de indocianina (IGC) ou sonda gama se foi utilizado**[99] **Tc. Em geral, os linfonodos estão localizados medialmente à artéria ilíaca externa, anteriormente à artéria ilíaca interna ou na face superior do espaço obturatório.**[90]

Os linfonodos sentinelas podem ser detectados em 80 a 100% das pacientes com câncer do colo do útero, e essas taxas foram confirmadas por laparotomia e por laparoscopia. A associação de corantes a técnicas com radiomarcadores parece ser melhor para a detecção de linfonodos sentinelas do que qualquer uma delas isolada. Pode-se esperar uma sensibilidade de 65 a 87% do teste, com valor preditivo negativo de 90 a 97%. A probabilidade de detecção de linfonodos sentinelas pode depender do volume do tumor, do tempo decorrido entre a injeção e a retirada dos linfonodos sentinelas e do volume de corante ou radiomarcador injetado. As taxas de detecção de linfonodos sentinelas não parecem ser influenciadas por conização com bisturi a frio. Apesar de seu uso crescente, **o papel de detecção do linfonodo sentinela no câncer do colo do útero em estágio inicial ainda não foi definido.**[92]

Conduta pós-operatória

Variáveis de prognóstico no câncer do colo do útero em estágio inicial (IA2 a IIA)

A sobrevida de pacientes com câncer do colo do útero em estágio inicial após histerectomia radical e linfadenectomia pélvica depende da presença ou ausência de vários fatores patológicos de risco intermediário e de alto risco.[79,93-107]

Os fatores de risco intermediário para doença recorrente são os seguintes:

1. Tumor de tamanho grande.
2. Invasão do estroma cervical até o terço médio ou profundo.
3. Invasão do espaço vascular linfático.

Os fatores de alto risco para doença recorrente são os seguintes:

1. Margens positivas ou lesão muito próxima da margem.
2. Linfonodos positivos.
3. Acometimento microscópico do paramétrio.

As pacientes tratadas com histerectomia radical e que apresentam fatores de risco intermediário ou de alto risco têm risco de recorrência em 3 anos de 30 e 40%, respectivamente.[108-110]

Tamanho da lesão

O tamanho da lesão é um preditor independente de sobrevida. Pacientes com lesões de menos de 2 cm apresentam uma taxa de sobrevida de aproximadamente 90%, enquanto as que exibem lesões com mais de 2 cm têm uma taxa de sobrevida de 60%.[97] **Quando o tumor primário é maior que 4 cm, a taxa de sobrevida cai para 40%.**[95,105] A análise de um estudo prospectivo do GOG de 645 pacientes mostrou uma taxa de sobrevida sem doença em 3 anos de 94,6% em pacientes com lesões ocultas, de 85,5% naquelas com tumores menores que 3 cm e de 68,4% em pacientes com tumores medindo mais de 3 cm.[106]

Profundidade da invasão

As pacientes nas quais a profundidade de invasão é menor do que 1 cm apresentam uma taxa de sobrevida de aproximadamente 90% em 5 anos, porém essa taxa cai para 63 a 78% se a profundidade de invasão for de mais de 1 cm.[79,106,110-113]

Disseminação parametrial

As pacientes com disseminação para o paramétrio têm uma taxa de sobrevida em 5 anos de 69%, em comparação a 95% quando o paramétrio é livre da doença. Quando há acometimento do paramétrio, e os linfonodos pélvicos são positivos, a taxa de sobrevida em 5 anos cai para 39 a 42%.[98,114]

Acometimento do espaço vascular linfático

O significado do acometimento do espaço vascular linfático é um tanto controverso. Vários relatos mostraram uma taxa de sobrevida em 5 anos de 50 a 70% quando há invasão do espaço vascular linfático e uma taxa de sobrevida em 5 anos de 90% na ausência de invasão.[79,97,101,115,116] Outros não encontraram nenhuma diferença significativa da sobrevida se o estudo for controlado para outros fatores de risco.[106,107,117-120] O acometimento do espaço vascular linfático pode constituir um preditor de metástase para linfonodos e não um preditor independente de sobrevida.

Linfonodos

A variável mais independente preditiva de sobrevida é o estado dos linfonodos. As pacientes com linfonodos negativos apresentam uma taxa de sobrevida em 5 anos de 85 a 90%, enquanto a taxa de sobrevida em pacientes com linfonodos positivos varia de 20 a 74%, dependendo do número de linfonodos acometidos, da localização e do tamanho das metástases.[102-104,107,110,113,119-121]

Os dados disponíveis sobre o estado dos linfonodos estão resumidos da seguinte maneira:

1. Quando os linfonodos ilíacos comuns são positivos, a taxa de sobrevida em 5 anos é de cerca de 25%, em comparação a aproximadamente 65% quando ocorre acometimento apenas dos linfonodos pélvicos.[114,122,123]
2. Os linfonodos pélvicos positivos bilaterais indicam um prognóstico menos favorável (taxa de sobrevida de 22 a 40%) do que os linfonodos pélvicos positivos unilaterais (59 a 70%).[122,123]
3. A presença de mais de três linfonodos pélvicos positivos é acompanhada por uma taxa de recorrência de 68%, em comparação a 30 a 50% quando três ou menos linfonodos são positivos.[102,120]
4. As pacientes nas quais os êmbolos tumorais constituem os únicos achados no linfonodo pélvico apresentam uma taxa de sobrevida em 5 anos de 82,5%, enquanto a taxa de sobrevida é de 62,1 e 54% na invasão microscópica e na doença macroscópica, respectivamente.[90]

Tendo em vista o alto risco de doença recorrente em pacientes com câncer do colo do útero em estágio inicial tratadas com cirurgia que apresentam fatores patológicos de risco intermediário ou de alto risco, deve-se considerar a radioterapia ou a quimiorradioterapia adjuvante.

Radioterapia primária

5 **A radioterapia pode ser utilizada no tratamento de todos os estágios do câncer do colo do útero, com taxas de cura de cerca de 70% no estágio I, 60% no estágio II, 45% no estágio III e 18% no estágio IV.**[4] A Tabela 38.5 fornece uma comparação entre cirurgia e radioterapia no tratamento da doença em estágio inicial. Os planos de radioterapia primária consistem em uma combinação de radioterapia de feixe externo, para tratar os linfonodos regionais e diminuir o volume do tumor, e braquiterapia administrada por aplicadores intracavitários e/ou implantes intersticiais, para fornecer um reforço de tratamento no tumor central. O tratamento intracavitário isolado pode ser utilizado em pacientes com doença incipiente, quando a incidência de metástase para linfonodos é insignificante.

A sequência de tratamento pode depender do volume do tumor. As pacientes geralmente recebem 5 semanas de radioterapia de feixe externo pélvico imediatamente, com introdução da braquiterapia na quarta semana. Em alguns casos, as lesões no estágio IB com menos que 2 cm podem ser tratadas inicialmente com uma fonte intracavitária para tratamento da lesão primária, seguida de terapia externa para tratamento dos linfonodos pélvicos. As lesões maiores exigem radioterapia externa em primeiro lugar para a retração do tumor e redução da distorção anatômica causada pelo câncer. Pode-se obter uma regressão do tumor de > 1 cm, em média, por semana, com radioterapia de feixe externo adequada antes do início da braquiterapia.[124,125] Essa estratégia de tratamento garante ao radioterapeuta proceder à implantação dos aplicadores de braquiterapia e obter uma cobertura de radiação dosimétrica do volume do tumor.

A braquiterapia no câncer do colo do útero tem classicamente utilizado a técnica de baixa taxa de dose (LDR), que envolve a internação da paciente e a prescrição da dose de radiação de raios X no "ponto A". Ao longo das décadas, vários avanços na rádio-oncologia levaram a uma melhora das técnicas de braquiterapia (p. ex., braquiterapia adaptativa guiada por imagem [IGABT]), que levaram a um aumento da sobrevida, melhor controle do tumor, menos efeitos colaterais e maior segurança. O estudo RetroEMBRACE incluiu 731 pacientes com câncer do colo do útero localmente avançado de 12 centros, que receberam radioterapia externa ± quimioterapia mais IGABT 3D de 1998 a 2008. As pacientes obtiveram excelente controle local (91%), controle pélvico (87%), sobrevida global (74%) e sobrevida específica do câncer (79%), com morbidade grave limitada.[126]

Uma importante inovação recente na braquiterapia do câncer do colo do útero é a mudança da dose classicamente prescrita para um "ponto A" genérico localizado por meio de radiografias 2D para uma dose volumetricamente prescrita e adaptada à geometria do tumor individual da paciente, conforme definido por RM ou TC 3D. A abordagem 2D proporciona uma braquiterapia semelhante a todas as pacientes, independentemente da geometria do tumor ou anatomia da paciente, o que pode resultar em dose insuficiente para tumores mais volumosos ou dose excessiva para tumores menores, mais hiperirradiação da bexiga, reto e sigmoide adjacentes. Por outro lado, a abordagem 3D moderna possibilita a individualização e o ajuste da dose de prescrição de radiação para o tumor e a anatomia normal da paciente. O ensaio clínico STIC multicêntrico da França comparou as abordagens 2D clássica *versus* 3D moderna em 705 pacientes com câncer do colo do útero, demonstrando, de maneira prospectiva, que a braquiterapia 3D resultou em melhora do controle local e metade da toxicidade observada com a braquiterapia 2D.[127]

Na braquiterapia cervical 2D convencional, as habituais doses administradas são de 7.000 a 8.000 cGy no ponto A (definido como 2 cm acima do orifício externo do colo do útero e 2 cm lateral ao canal uterino) e de 6.000 cGy no ponto B (definido como 3 cm lateral ao ponto A), limitando a dose vesical e

Tabela 38.5 Comparação entre cirurgia *versus* radioterapia no tratamento do câncer do colo do útero nos estágios IB/IIA.

	Cirurgia	Radioterapia
Sobrevida	85%	85%
Complicações graves	Fístulas urológicas: 1 a 2%	Estenoses e fístulas intestinais e urinárias: 1,4 a 5,3%
Vagina	Inicialmente encurtada, porém pode ser alongada com relações sexuais regulares	Fibrose e possível estenose, particularmente em pacientes na pós-menopausa
Ovários	Podem ser conservados	Destruídos
Efeitos crônicos	Atonia vesical em 3%	Fibrose do intestino e da bexiga por radioterapia em 6 a 8%
Aplicabilidade	As melhores candidatas têm menos de 65 anos de idade, < 90 kg e estão em boa saúde	Todas as pacientes são candidatas potenciais
Mortalidade durante o procedimento	1%	1% (por embolia pulmonar durante a terapia intracavitária)

retal a menos de 6.000 cGy. Para alcançar esse nível, é necessário afastar adequadamente a bexiga e o intestino da fonte intracavitária. As radiografias para localização e o cálculo cuidadoso da dosimetria são obrigatórios para otimizar a dose de radiação e diminuir a incidência de complicações intestinais e vesicais. O controle local depende da administração de uma dose adequada ao tumor pela fonte intracavitária.

Na moderna IGABT 3D, as doses habituais de radiação cumulativa administradas são de 8.500 a 9.500 cGy ao CTV D90 de alto risco, de acordo com as recomendações do GEC-ESTRO, e de 8.000 a 9.000 cGy, de acordo com as recomendações da American Brachytherapy Society.[128] Isso é frequentemente obtido com um ciclo de radioterapia de 25 a 28 dias de frações de feixe externo 1 vez/dia, mais quatro a cinco frações de braquiterapia. A dose cumulativa para controlar um tumor do colo do útero está relacionada com o volume do tumor, sendo necessário o uso de doses mais altas para controlar tumores de maior volume.[129] O planejamento computadorizado guiado por imagem é efetuado em imagens de TC ou de RM da pelve da paciente, com os aplicadores de braquiterapia colocados. Uma TC ou RM atualizada é obtida a cada inserção de aplicadores de braquiterapia, de modo que o plano de irradiação possa ser adaptado para acompanhar a geometria de regressão do tumor e afastado da bexiga, do reto e do sigmoide. A dose cumulativa refere-se à dose combinada de radioterapia de feixe externo mais todas as frações de braquiterapia, convertidas em um equivalente 2 Gy por fração. O CTV (volume-alvo clínico) de alto risco é constituído por todo o colo do útero mais qualquer tumor clínica ou radiologicamente identificável no momento da braquiterapia.[130] "D90" refere-se a 90% do HR-CTV que recebe as maiores doses de radiação. Normalmente, as restrições de dose aos órgãos com risco são especificadas para D2 cc ou 2 cc do órgão que recebe a maior dose de irradiação. As recomendações do GEC-ESTRO incluem manter a dose D2 cc cumulativa para a bexiga < 90 Gy EQD2, reto < 75 Gy EQD2, sigmoide < 75 Gy EQD2.[131] O protocolo atual EMBRACE II (www.embracestudy.dk) para o câncer do colo sugere restrições D2 cc mais rigorosas, com o objetivo de uma maior redução da toxicidade.

Outra importante inovação na braquiterapia cervical moderna foi o uso de radioisótopos mais novos e técnicas de carga. Com frequência, a braquiterapia 2D tradicional é realizada com isótopos LDR, como césio-137. Os isótopos LDR, como Cs-137, são colocados manualmente, exigem a internação da paciente para irradiação prolongada durante a noite por 1 a 3 dias, com imobilização prolongada, profilaxia da TVP e necessidade de cuidadosa proteção contra a irradiação/precauções tomadas pelos profissionais potencialmente expostos. Os isótopos LDR são capazes de emitir radiação terapêutica em uma taxa de menos de 0,4 Gy por hora, enquanto os isótopos de alta taxa de dose (HDR) podem tratar em uma velocidade de mais de 12 Gy por hora. A moderna braquiterapia 3D é mais frequentemente realizada com o isótopo HDR irídio 192 (Ir-192). O Ir-192 é capaz de liberar a dose de radiação na braquiterapia em apenas alguns minutos, e é normalmente efetuada em ambiente ambulatorial com sistema de unidade remota robótica, que minimiza a exposição da equipe médica à irradiação.

A braquiterapia com taxa de dose pulsada (PDR) é uma técnica relativamente incomum observada principalmente em centros acadêmicos especializados. A PDR utiliza uma fonte HDR de Ir-192 com esquema de tratamento pulsado desenhado para simular os efeitos radiobiológicos do tratamento LDR. À semelhança da LDR, a braquiterapia com PDR exige imobilização e internação da paciente.[132]

Embora a braquiterapia fosse tradicionalmente prescrita utilizando uma técnica de baixa taxa de dose, as técnicas de alta taxa de dose estão se tornando mais populares. Os defensores das técnicas com alta taxa de dose argumentam que a exposição da equipe médica à irradiação é menor, pode ser realizada ambulatorialmente, e o tempo total de tratamento é menor. Por outro lado, os defensores das técnicas de baixa taxa de dose citam a literatura que sugere que as taxas de complicações são mais altas na terapia com alta taxa de dose. Vários ensaios clínicos publicados mostram que podem existir ligeiras diferenças na sobrevida relacionadas com o estágio entre pacientes tratadas com esquemas de baixa e alta taxa de dose; entretanto, as técnicas apresentam taxas semelhantes de sobrevida e de complicações.[133-135] Uma revisão de Cochrane dos estudos publicados comparando a braquiterapia de LDR *versus* HDR para o câncer do colo do útero localmente avançado mostrou não existir diferenças significativas na sobrevida global, sobrevida específica da doença, sobrevida sem recorrência, controle local, recorrência, metástases ou complicações relacionadas com o tratamento. Entretanto, essas conclusões foram baseadas em um pequeno número (quatro) de ensaios clínicos que preencheram os critérios de inclusão.[136]

Novos aplicadores de braquiterapia intracavitários/intersticiais combinados possibilitam o tratamento bem-sucedido de tumores-alvo volumosos e/ou de formato irregular e, com frequência, podem eliminar a necessidade de tratamento com as técnicas mais agressivas de implantes com agulhas com *template* Syed e MUPIT. Uma importante inovação no tratamento do câncer do colo é o desenvolvimento de novos aplicadores de braquiterapia, que possibilitam a incorporação de agulhas intersticiais na geometria padrão de sonda e ovoides ou sonda e aplicadores em anel intracavitários clássicos.[137] A incorporação de agulhas intersticiais garante uma dose mais eficaz para tumores-alvo, além do alcance normal dos aplicadores convencionais de braquiterapia intracavitária, enquanto mantém os órgãos adjacentes em risco dentro de limites seguros de radiação.[138] Pacientes incluídas no estudo retroEMBRACE com câncer do colo localmente avançado que receberam braquiterapia intracavitária e intersticial combinada (*versus* apenas intracavitária) apresentaram melhores resultados, com aumento de 10% no controle local observado em pacientes com tumores maiores (colo do útero + volume do tumor > 30 cm³).[139]

O estadiamento clínico é impreciso e não fornece uma previsão acurada da extensão da doença para os linfonodos para-aórticos em 7% das pacientes com doença no estágio IB, em 18% no estágio IIB, e em 28% no estágio III.[140] Nessas pacientes, haverá falha do tratamento "geográfico" se forem utilizadas portas de radioterapia pélvica convencionais. Em consequência, os planos de tratamento para essas pacientes são individualizados baseados na TC, na PET e em biopsias dos linfonodos para-aórticos para consideração de radioterapia de campo estendido. O uso rotineiro da radioterapia de campo estendido para radioterapia para-aórtica profilática, sem documentação de metástases a distância para os linfonodos para-aórticos, foi avaliado e não é prático, em virtude do aumento de morbidade entérica associada a essa modalidade de tratamento. Recomenda-se o uso das PET/TC quando disponíveis, visto que conseguem detectar o possível acometimento dos linfonodos pélvicos, para-aórticos ou supraclaviculares, o que, por sua vez, está relacionado com o estágio clínico, a recorrência potencial e os resultados de sobrevida.[141]

Radioterapia de intensidade modulada

A radioterapia de intensidade modulada (IMRT) continua sendo um grande avanço terapêutico. A IMRT é uma técnica de radioterapia externa que é superior às técnicas de feixe externo mais antigas de radioterapia conformacional 3D (3D-CRT). Enquanto a 3D-CRT é capaz de projetar radiação em bloco ou em forma poligonal nos tumores-alvo, a IMRT tem a capacidade de projetar irradiação conformacional curva e até mesmo côncava, que é mais precisamente ajustada ao espaço do tumor-alvo. A IMRT possibilita uma irradiação mais acurada dos tumores-alvo e melhora consideravelmente a preservação dos órgãos normais adjacentes. No tratamento do câncer do colo, o uso da IMRT foi capaz de reduzir a dose de radiação para diversos órgãos de risco, incluindo medula óssea, reto, bexiga, intestino delgado e fêmur. Tecnicamente, a IMRT é realizada por meio de um planejamento do tratamento baseado em imagem volumétrica (TC ou RM), em que o rádio-oncologista desenha manualmente o volume do tumor-alvo em um sistema de dosimetria computadorizado, seguido de algoritmo computadorizado que gera um conjunto de ângulos de feixe externo para tratamento e padrões que se conformam ao(s) alvo(s) delineado(s) pelo médico, enquanto cumpre as metas de prescrição e as restrições de radiação dos órgãos normais. A IMRT tem sido usada em pacientes no pós-operatório e naquelas com câncer do colo do útero intacto e constitui uma técnica avançada de investigação ativa dentro da rádio-oncologia.

Antes do advento da IMRT, as mulheres submetidas à radioterapia pélvica normalmente recebiam planos de "quatro campos" ("*four field box*") de 3D-CRT, que liberavam toda a dose de feixe externo prescrita (45 a 50 Gy) a reto, bexiga, fêmur, intestino delgado e medula óssea. A IMRT possibilita ao rádio-oncologista "afastar" essencialmente a dose desses órgãos de risco, de modo a reduzir os efeitos colaterais da radiação. Em pacientes com câncer do colo (e de endométrio) no pós-operatório, o ensaio clínico NRG-RTOG 1203 TIME-C demonstrou que 278 mulheres distribuídas aleatoriamente entre IMRT e 3D-CRT apresentaram, com o uso da IMRT, relatos de melhor função vesical e intestinal relatada (EPIC, FACT-Cx, PRO-CTCAE) e menor uso de medicamento antidiarreico. É necessário um acompanhamento mais prolongado para avaliar a toxicidade a longo prazo.[142]

Uma diretriz de consenso sobre o uso da IMRT no câncer do colo intacto foi publicada em 2011, em que a IMRT é direcionada para o tumor macroscópico, o colo, o útero, os paramétrios, os ovários e a vagina.[143] A extensão do comprimento vaginal coberta pela radiação pode variar de metade da extensão à extensão total, dependendo da extensão da doença vaginal. No caso de acometimento dos ligamentos uterossacros, é recomendada a cobertura do mesorreto pela IMRT. O estudo INTERTECC-2 foi um ensaio clínico de fase II multicêntrico internacional de 83 pacientes com câncer do colo do útero intacto nos estágios IB a IVA, tratadas semanalmente com *cisplatina*, concomitantemente com tratamentos diários de IMRT seguidos de braquiterapia intracavitária. As pacientes que receberam IMRT apresentaram uma redução da toxicidade hematológica e GI aguda em comparação a 3D-CRT.[144] Entretanto, sabe-se que o colo do útero e o útero são bastante móveis, capazes de deslocamentos de até 3,5 cm (retroversão/anteversão) entre as frações de radiação diárias, conforme demonstrado por TC de feixe cônico realizada no acelerador linear do tratamento.[145] Os planos da IMRT para câncer do colo intacto precisam ser cuidadosamente desenhados para incluir a possibilidade de movimento significativo do colo entre as frações produzido pela mobilidade do colo do útero/útero e variações no enchimento diário da bexiga e do reto. No caso de pacientes com câncer do colo e linfonodos positivos, a IMRT com reforço integrado simultâneo (SIB [*simultaneous integrated boost*] ou "*dose painting*") possibilita a liberação simultânea de uma dose de radiação externa mais alta (p. ex., 55 Gy em 2,2 Gy por fração) aos linfonodos FDG+, além do alcance da braquiterapia, enquanto mantém a dose de fração padrão (45 Gy em 1,8 Gy por fração) para a doença central, que receberá a radiação curativa restante por meio de reforços de braquiterapia.[146,147] As pacientes com câncer do colo do útero que necessitam de irradiação dos linfonodos para-aórticos possivelmente podem beneficiar-se da IMRT que está associada a uma baixa taxa de toxicidade GI (toxicidade aguda e tardia de 6,5%), sem toxicidade duodenal específica mesmo no contexto de quimioterapia radiossensibilizante concomitante.[148]

Apesar da sofisticação técnica da IMRT no campo da rádio-oncologia, ela é considerada complementar à braquiterapia, e não sua substituta. Uma análise de correlação de escore de propensão SEER de 7.359 pacientes com câncer do colo do útero nos estágios IB2 a IVA indicou que a inclusão da braquiterapia como parte do tratamento definitivo foi independentemente associada a uma sobrevida causa-específica significativamente maior (CSS; 64,3% *versus* 51,5%, $P < 0,001$) e à sobrevida global (58,2% *versus* 46,2%, $P < 0,001$).[149] O estudo identificou uma diminuição significativa na utilização da braquiterapia, de 83% em 1988 para 43% em 2003 (e com alguma recuperação para 58% em 2009), possivelmente estimulada, no início da década de 2000, pela tentativa de substituir a braquiterapia pela IMRT. Isso sugere uma forte necessidade de melhorar o treinamento da moderna braquiterapia no campo da rádio-oncologia e promover o reconhecimento da importância da braquiterapia para os oncologistas ginecológicos.

Radioterapia adjuvante

Em um esforço de aumentar as taxas de sobrevida, a radioterapia pós-operatória foi recomendada para pacientes com fatores de risco alto e intermediário, como metástase para linfonodos pélvicos, invasão do tecido paracervical, invasão cervical profunda ou margens cirúrgicas comprometidas.[79,94,97,98,114,119,120,150] Embora a maioria dos autores concorde sobre a necessidade de radioterapia pós-operatória na presença de margens cirúrgicas comprometidas, o uso da radioterapia em pacientes com outros fatores de alto risco é controverso. Evidências cada vez mais numerosas sustentam o uso da radioterapia adjuvante. O uso de radioterapia na presença de linfonodos pélvicos positivos é mais bem estudado, porém particularmente controverso. A justificativa para o tratamento é o reconhecimento de que a linfadenectomia pélvica não retira todos os linfonodos, e a radioterapia subsequente pode erradicar a doença microscópica. A hesitação em recomendar a radioterapia pós-operatória provém da taxa significativamente alta de complicações intestinais e do trato urinário após a radioterapia.[151] Os dados disponíveis são, em sua maioria, retrospectivos. Entretanto, um estudo randomizado do GOG, comparando a radioterapia à ausência de tratamento adicional em pacientes com alto risco de recorrência e linfonodos pélvicos negativos, revelou uma taxa de complicações graves de 30%, taxa de reoperação de 16% e taxa de mortalidade de 2% em consequência de complicações relacionadas com o tratamento.[152]

Com base em estudos retrospectivos, parece que a radioterapia pós-operatória para linfonodos pélvicos positivos pode diminuir a recorrência pélvica, porém não melhora as taxas de sobrevida atuariais em 5 anos. Um estudo multi-institucional mostrou não existir nenhuma diferença na sobrevida de pacientes com três ou menos linfonodos pélvicos positivos (59 *versus* 60%).[120] Entretanto, parece que houve um benefício quando a radioterapia foi administrada a pacientes com mais de três linfonodos positivos.

Em um estudo de 60 pares de mulheres tratadas com e sem radioterapia, equivalentes quanto à idade, tamanho da lesão, número e localização de linfonodos positivos após histerectomia radical, não foi constatada nenhuma diferença significativa nas taxas projetadas de sobrevida em 5 anos (72% na cirurgia isolada, 64% na cirurgia com radioterapia).[153] A proporção de recorrências confinadas à pelve foi de 67% em pacientes tratadas apenas com cirurgia e de 27% em pacientes tratadas com radioterapia pós-operatória (*P* = 0,03). Em uma análise de regressão de Cox de 320 mulheres submetidas à histerectomia radical, entre as quais 72 foram tratadas com radioterapia pós-operatória, houve uma redução significativa da recorrência pélvica, mas não houve benefício quanto à sobrevida.[103] Foi realizado um estudo retrospectivo multi-institucional em 185 mulheres com linfonodos pélvicos positivos após histerectomia radical, incluindo 103 submetidas à radioterapia pós-operatória.[105] A análise multivariada revelou que a radioterapia não foi um preditor independente de sobrevida, a qual foi influenciada pela idade, diâmetro da lesão e número de linfonodos positivos. Esses autores concluíram que é necessário um tratamento adicional para melhorar as taxas de sobrevida. Como a sobrevida é limitada por recorrência distante, foi proposto o acréscimo da quimioterapia à radioterapia pós-operatória. Foi relatada uma taxa de sobrevida sem doença em 3 anos de 75% em 40 pacientes de alto risco tratadas com *cisplatina*, *vimblastina* e *bleomicina* após histerectomia radical, e foi observada uma taxa de sobrevida sem doença de 46% em 79 pacientes semelhantes que recusaram o tratamento.[154] Apenas 4 (11,8%) de 34 pacientes com linfonodos pélvicos positivos sofreram recorrência, enquanto houve recorrência da doença em 8 (33%) das 24 pacientes não tratadas com linfonodos positivos. Foi relatada uma taxa de sobrevida sem doença em 2 anos de 82% em 32 pacientes tratadas pós-operatório com radioterapia mais *cisplatina* e *bleomicina*.[155]

A localização das metástases para os linfonodos aparentemente é importante para as taxas de recorrência pós-radioterapia. Quando há acometimento dos linfonodos ilíacos comuns, a taxa de sobrevida cai para 20%. À medida que aumenta o número de linfonodos pélvicos positivos, observa-se também um aumento na porcentagem de linfonodos ilíacos comuns e para-aórticos baixos positivos (0,6% quando os linfonodos pélvicos são negativos, 6,3% com um linfonodo pélvico positivo, 21,4% com dois ou três linfonodos positivos e 73,3% com quatro ou mais linfonodos positivos). Essa informação foi utilizada para recomendar a radioterapia de campo estendido a pacientes com linfonodos pélvicos positivos, na intenção de tratar a doença não detectada em linfonodos extrapélvicos.[115] Foi constatada uma taxa de sobrevida sem doença em 3 anos de 85% em pacientes com linfonodos pélvicos positivos e de 51% em pacientes com linfonodos ilíacos comuns positivos; essas taxas são melhores do que as de sobrevida de 50 e 23% respectivamente, observadas em grupos controle históricos tratados com radioterapia pélvica isolada.

O GOG relatou os resultados de um ensaio clínico controlado e randomizado em pacientes com câncer do colo do útero tratadas com histerectomia radical e que apresentavam pelo menos dois dos seguintes fatores de risco: invasão do espaço capilar linfático, invasão de mais de um terço do estroma e alta carga tumoral.[109] Ao todo, 277 pacientes participaram do estudo, das quais 140 foram randomizadas para não receber tratamento complementar e 137 randomizadas para radioterapia pélvica adjuvante. **As pacientes com esses fatores de risco que foram tratadas com radioterapia pós-operatória apresentaram uma redução estatisticamente significativa (47%) de doença recorrente.** Após acompanhamento por um longo período, não houve nenhuma diferença estatisticamente significativa nas taxas de mortalidade.[156] A morbidade com o tratamento combinado foi aceitável, com baixa taxa de complicações entéricas e urinárias. Um segundo estudo conduzido pelo GOG em pacientes com câncer do colo avançado randomizou as pacientes para quimiorradioterapia concomitante ou radioterapia isolada.[108]

Quimiorradioterapia concomitante

A radioterapia não consegue obter o controle do tumor em 20 a 65% das pacientes com câncer do colo do útero avançado. A quimioterapia, apesar de sua relativa falta de sucesso no tratamento de pacientes com câncer do colo do útero, foi avaliada como tratamento neoadjuvante em combinação com cirurgia. **O uso concomitante de quimioterapia e radioterapia foi extensamente estudado pelo GOG, e foram publicados os resultados de cinco estudos randomizados.** O conceito de quimiorradioterapia abrange os benefícios da quimioterapia sistêmica com os da radioterapia regional. **O uso de quimioterapia para sensibilizar as células à radioterapia melhorou o controle locorregional.** Esses resultados modificaram a maneira pela qual o câncer do colo é tratado em muitos centros médicos.

Um ensaio clínico intergrupo, que envolveu o GOG, o Southwestern Oncology Group e o Radiation Therapy Oncology Group, avaliou a quimiorradioterapia pós-operatória em pacientes com câncer do colo do útero nos estágio IA2, IB ou IIA, que apresentavam linfonodos pélvicos positivos, extensão parametrial positiva ou margens vaginais positivas na conclusão da histerectomia radical.[155] Nesse ensaio clínico, foram avaliadas 243 pacientes, das quais 127 receberam quimiorradioterapia (*cisplatina*, *5-fluoruracila* [*5-FU*], radioterapia) e 116 foram submetidas à radioterapia. **Os resultados desse ensaio clínico mostraram um aumento estatisticamente significativo da sobrevida sem progressão da doença (SSP) e da sobrevida global (SG) com 43 meses nas pacientes submetidas à quimiorradioterapia concomitante.** As taxas de sobrevida em 4 anos para pacientes submetidas à quimiorradioterapia *versus* radioterapia isolada foram de 81% e 71%, respectivamente. Os níveis de toxicidade nos dois grupos foram aceitáveis, com maior taxa de toxicidade hematológica no braço das pacientes submetidas à quimiorradioterapia concomitante. **Esse estudo mostrou que, em pacientes com esses fatores de alto risco após histerectomia radical para a doença nos estágios IA2, IB e IIA, a quimiorradioterapia constitui o tratamento pós-operatório de escolha.**

A quimiorradioterapia concomitante foi avaliada em pacientes com carcinoma do colo avançado. O protocolo 85 do GOG foi um estudo prospectivo que incluiu pacientes com câncer do colo nos estágios IIB a IVA e comparou a quimiorradioterapia concomitante.[157] Foram 177 pacientes tratadas com *cisplatina*, *5-FU* e radioterapia. Essas pacientes foram comparadas a 191 pacientes tratadas com *hidroxiureia* e radioterapia. O acompanhamento médio de pacientes que estavam vivas por ocasião da análise foi de 8,7 anos. As pacientes submetidas à quimiorradioterapia concomitante e que foram tratadas com *cisplatina* e *5-FU* apresentaram um aumento estatisticamente significativo no intervalo sem progressão da doença e SG.[157] Os níveis de toxicidade hematológica foram semelhantes nos dois grupos. **Esse estudo mostrou que a quimiorradioterapia concomitante à base de *cisplatina* foi superior como tratamento em comparação à *hidroxiureia* e radioterapia concomitante.**

O protocolo 120 do GOG foi iniciado para avaliar pacientes com linfonodos para-aórticos negativos e carcinoma do colo nos estágios IIB a IVA tratadas com quimiorradioterapia concomitante. Nesse estudo, os braços de tratamento consistiram em radioterapia mais *cisplatina* semanal; ou *cisplatina*, *5-FU* e *hidroxiureia*; ou *hidroxiureia*. Foram 176 pacientes no braço de *cisplatina* semanal; 173 pacientes no braço de *cisplatina*, *5-FU* e *hidroxiureia*; e 177 pacientes no braço da *hidroxiureia*.[158] Os dois braços de tratamento com quimioterapia à base de *cisplatina* e radioterapia mostraram um aumento no intervalo sem progressão da doença e da SG com acompanhamento médio de 35 meses. Os riscos relativos de progressão da doença ou de morte foram de 0,55 e 0,57, respectivamente, nas pacientes tratadas com quimioterapia à base de *cisplatina* e radioterapia em comparação às pacientes tratadas com *hidroxiureia* e radioterapia.[158] **Esse estudo confirmou os achados do protocolo 85 do GOG e reafirmou o achado de que a quimiorradioterapia concomitante com *cisplatina* constitui o tratamento de escolha para pacientes com câncer do colo do útero de estágio avançado.**

Um terceiro ensaio clínico do GOG avaliou pacientes com câncer do colo nos estágios IB a IVA. Entre as pacientes inscritas nesse estudo, 70% tinham doença nos estágios IB ou IIA.[159] Ao todo, 403 pacientes foram inscritas e avaliadas. As taxas de sobrevida em 5 anos foram de 73% nas pacientes tratadas com quimiorradioterapia e de 58% nas pacientes tratadas com radioterapia isolada. As taxas cumulativas de sobrevida sem doença em 5 anos foram de 67% nas pacientes tratadas com quimio e radioterapia concomitantes e de 40% nas pacientes tratadas apenas com radioterapia. A sobrevida e os intervalos sem progressão da doença nas pacientes submetidas à quimiorradioterapia foram significativamente maiores.[159] **Os resultados desse estudo sugeriram que a quimiorradioterapia constitui o tratamento de escolha para a doença nos estágios IIB a IVA e que essas pacientes com doença nos estágios IB2 e IIA podem se beneficiar da quimiorradioterapia.**

Um estudo do GOG de quimiorradioterapia, comparando a administração concomitante de *cisplatina* e radioterapia à radioterapia isolada em pacientes com câncer do colo do útero volumoso em estágio IB, incluiu a histerectomia adjuvante após completar a radioterapia.[160] Foram 183 pacientes designadas para o braço de quimioterapia e radioterapia concomitantes, e 186 pacientes foram tratadas apenas com radioterapia. A duração média do acompanhamento foi de 36 meses, e foi detectada uma recorrência da doença em 37% das pacientes tratadas com radioterapia isolada em comparação a 21% daquelas submetidas à quimiorradioterapia.[160] As taxas de sobrevida em 3 anos foram de 83% no grupo submetido à quimiorradioterapia e 74% no grupo tratado apenas com radioterapia.[160] O estudo incluiu a histerectomia posteriormente à conclusão da radioterapia. Como os resultados não mostraram um aumento da sobrevida com a realização de histerectomia adjuvante, os autores concluíram que a histerectomia adjuvante não faria parte de suas recomendações. **Esse estudo respalda os resultados de estudos anteriores e mostra que as pacientes com câncer do colo do útero volumoso nos estágios IB e IIA, tratadas com quimiorradioterapia concomitante, apresentam taxas de sobrevida superiores àquelas tratadas apenas com radioterapia. Esses dois estudos indicam que as pacientes com doença volumosa nos estágios IB e IIA devem ser submetidas a um tratamento primário, que consiste em quimiorradioterapia com *cisplatina* semanal como agente quimioterápico.**

Com base em 2.042 pacientes inscritas em estudos clínicos anteriores do GOG, foram desenvolvidos nomogramas modernos para prever a SSP em 2 anos, a SG em 5 anos e o risco de recorrência pélvica em mulheres com câncer do colo do útero localmente avançado, tratadas com quimiorradioterapia definitiva. **Os fatores de prognóstico incluem histologia, raça/etnia, estado de desempenho, tamanho do tumor, estágio da FIGO, grau, presença de linfonodos pélvicos e para-aórticos e uso de quimioterapia à base de *cisplatina*.**[161]

Estadiamento cirúrgico antes da radioterapia

Os procedimentos de estadiamento cirúrgico destinados à detecção de linfonodos positivos podem ser dispensados com o uso dos exames de imagem PET/TC. O uso da exploração transperitoneal foi associado a uma taxa de mortalidade de 16 a 33%, em consequência de complicações intestinais induzidas pela radioterapia e a uma taxa de sobrevida em 5 anos de apenas 9 a 12%.[162,163] **Para evitar essas complicações, recomenda-se a dissecção extraperitoneal dos linfonodos para-aórticos, e deve-se reduzir a dose de radiação para 5.000 cGy ou menos.**[164,165] **Quando essa conduta é utilizada, ocorrem complicações intestinais após a radioterapia em menos de 5% das pacientes, e a taxa de sobrevida em 5 anos é de 15 a 26% em pacientes com linfonodos para-aórticos positivos.**[22,166,167] A sobrevida parece estar relacionada com a quantidade de doença nos linfonodos para-aórticos e com o tamanho do tumor primário. Em pacientes cujas metástases para os linfonodos para-aórticos são microscópicas, e cujo tumor não se estendeu até a parede lateral da pelve, a taxa de sobrevida em 5 anos aumenta para 20 a 50%.[168,169] As técnicas de estadiamento cirúrgico foram aperfeiçoadas para incluir uma avaliação laparoscópica dos linfonodos para-aórticos e pélvicos. Os estudos realizados demonstraram o benefício do estadiamento cirúrgico, com aumento da sobrevida e modificações nos planos de tratamento em 40% das pacientes.[165,166] Quando as PET/TC são comparadas ao estadiamento cirúrgico-patológico dos linfonodos para-aórticos, algumas pacientes com linfonodos para-aórticos positivos ao exame histológico são omitidas com este último tipo de estadiamento.[170]

Tratamento dos linfonodos para-aórticos macroscopicamente positivos

O tratamento de pacientes com linfonodos para-aórticos macroscópicos ou visivelmente positivos, identificados por ocasião da cirurgia ou por exames de imagem, é controverso. É possível que os linfonodos macroscopicamente positivos estejam além da capacidade de esterilização da radioterapia isolada. Por conseguinte, para aumentar a sobrevida, é necessário um tratamento adicional. Em um estudo representativo dos múltiplos relatos na literatura, foram observadas metástases para linfonodos em 133 de 266 pacientes. Os linfonodos pélvicos e para-aórticos foram positivos em 44 pacientes, e linfonodos para-aórticos isoladamente positivos em apenas duas pacientes. As taxas de sobrevida em 5 e 10 anos foram semelhantes em pacientes com linfonodos ressecáveis macroscopicamente positivos e linfonodos microscopicamente positivos. As pacientes com doença não ressecável dos linfonodos apresentaram uma taxa de sobrevida menor do que aquelas com doença ressecável. Todas as pacientes foram submetidas à ressecção de linfonodos extraperitoneais e radioterapia subsequente. Houve uma incidência de 10% de morbidade grave associada à radioterapia. Em concordância com outros relatos na literatura, esse estudo mostrou que a **linfadenectomia citorredutora extraperitoneal confere uma vantagem de sobrevida semelhante àquela observada em pacientes com doença micrometastática sem outra morbidade.**[30] Entretanto, o assunto continua sendo controverso, visto que a quimiorradioterapia pode garantir o tratamento de doença mais volumosa sem a necessidade de citorredução cirúrgica.

Radioterapia para-aórtica profilática

A radioterapia de campo estendido profilática constitui uma alternativa ao estadiamento cirúrgico da cadeia de linfonodos para-aórticos em mulheres com câncer do colo do útero avançado, consideradas de alto risco, porém sem evidências radiológicas ou clínicas de acometimento dos linfonodos para-aórticos. Essa estratégia de tratamento foi avaliada em 441 pacientes com doença nos estágios I a III.[171] Foram observadas taxas de toxicidade gastrintestinal no grupo que recebeu tratamento. Não houve nenhuma diferença na sobrevida sem doença ou na SG entre os grupos de controle e de tratamento, porém as pacientes tratadas tiveram menos falhas no tratamento dos linfonodos para-aórticos. Nesse estudo, a ausência de diferença nas taxas de sobrevida pode estar relacionada com as altas taxas de falha local e regional, sugerindo que as pacientes ideais para radioterapia profilática seriam aquelas com alta probabilidade de obter um controle pélvico. Foi observado um benefício de sobrevida em um estudo conduzido pelo Radiation Therapy Oncology Group, em que 367 pacientes com doença nos estágios IB a IIB foram randomizadas para radioterapia pélvica *versus* radioterapia pélvica e de campo estendido.[172] O braço de tratamento com campo estendido apresentou maior toxicidade de graus 4 e 5, confirmando os achados de estudos anteriores. Para complicar o problema, outro estudo do Radiation Therapy Oncology Group revelou que no câncer do colo localmente avançado, a radioterapia pélvica com quimioterapia e *cisplatina* concomitantes foi superior à radioterapia de campo estendido.[159] Não foram conduzidos ensaios clínicos prospectivos de grande porte para comparar a quimiorradioterapia pélvica à quimiorradioterapia de campo estendido. Tendo em vista a possível toxicidade, parece ser mais prudente administrar a radioterapia de campo estendido apenas a pacientes com suspeita de acometimento dos linfonodos para-aórticos.

Biopsia dos linfonodos supraclaviculares

Apesar de não ser uma prática padrão, a biopsia dos linfonodos supraclaviculares foi defendida em pacientes com linfonodos para-aórticos positivos antes de iniciar a radioterapia de campo estendido, bem como em pacientes com recorrência central antes de exploração para possível exenteração. A incidência de doença metastática nos linfonodos supraclaviculares é de 5 a 30% em pacientes com linfonodos para-aórticos positivos.[173] É possível avaliar o aumento dos linfonodos e da atividade metabólica por meio de PET/TC do tórax. A avaliação citológica por PAAF pode dispensar a necessidade de biopsia excisional e deve ser efetuada na presença de quaisquer linfonodos aumentados. Se os linfonodos escalenos forem positivos, deve-se considerar a quimioterapia paliativa.

Complicações da radioterapia

Pode ocorrer perfuração do útero (cerca de 9%) com a inserção da sonda (*tandem*) intrauterina. Isso é particularmente um problema em pacientes idosas e naquelas anteriormente submetidas à conização diagnóstica. Uma vez reconhecida a perfuração, deve-se retirar a sonda LDR, e a paciente deve ser observada quanto à ocorrência de sangramento ou sinais de peritonite. A sobrevida pode ser reduzida em pacientes que sofrem perfuração uterina, possivelmente pelo fato de que essas pacientes apresentam doença uterina mais extensa.[174] Pode ocorrer febre após inserção de sonda e de ovoides. Com mais frequência, a febre resulta de infecção do tumor necrótico e ocorre 2 a 6 horas após a inserção do sistema intracavitário. Se a perfuração uterina for descartada por meio de ultrassonografia, deve-se administrar uma cobertura antibiótica de amplo espectro intravenoso, habitualmente com *cefalosporina*. Se não houver diminuição imediata da febre, ou se a temperatura estiver acima de 38,5°C, deve-se administrar um aminoglicosídio e um antibiótico específico contra *Bacteroides*. Se a febre persistir, ou se a paciente apresentar sinais de choque séptico ou peritonite, é preciso retirar qualquer sistema intracavitário LDR. Os antibióticos são mantidos até a recuperação da paciente, e a aplicação intracavitária LDR é adiada por 1 a 2 semanas. No caso de braquiterapia HDR, pode-se administrar antibióticos, e a sonda (*tandem*) deve ser reposicionada no local correto, de modo que a radioterapia HDR (normalmente de apenas vários minutos de duração) possa ser administrada sem atraso, seguida de retirada dos aplicadores.[175] O uso da ultrassonografia transabdominal em tempo real intraoperatória como guia durante a colocação da sonda (*tandem*) de braquiterapia pode reduzir consideravelmente a probabilidade de perfuração e ajudar a garantir um implante acurado da braquiterapia.

Morbidade aguda

Os efeitos agudos da radioterapia são causados pela radiação ionizante sobre o epitélio do intestino e da bexiga e ocorrem após a administração de 2.000 a 3.000 cGy. Os sintomas consistem em diarreia, cólica abdominal, náuseas, micção frequente e, em certas ocasiões, sangramento da mucosa vesical ou intestinal. Os sintomas intestinais podem ser tratados com dieta com baixo teor de glúten, lactose e proteínas. Os antidiarreicos e antiespasmódicos podem ser úteis. Os sintomas vesicais podem ser tratados com agentes antiespasmódicos. Os sintomas graves podem exigir 1 semana de repouso sem radioterapia.

Morbidade crônica

Os efeitos crônicos da radioterapia resultam da indução de vasculite e fibrose e são mais graves do que os efeitos agudos. Essas complicações são observadas vários meses a anos depois da conclusão da radioterapia. As taxas de fístulas intestinais e vesicais após radioterapia pélvica para o câncer do colo do útero são de 1,4 a 5,3%, respectivamente.[62,64] Ocorrem outros tipos de efeitos colaterais graves (p. ex., sangramento, estreitamento, estenose ou obstrução intestinal) em 6,4 a 8,1% das pacientes.[62,64]

Proctopatia actínica

O sangramento retal após radioterapia pélvica (proctopatia actínica) em geral regride por si própria com o passar do tempo. Em pacientes com sangramento contínuo, pode-se oferecer pelo menos uma sigmoidoscopia flexível, para excluir a possibilidade de causas não relacionadas com a radioterapia. Para o sangramento induzido por radioterapia, podem ser utilizados enemas de sucralfato de primeira linha. Na presença de sangramento refratário, podem ser consideradas intervenções, como coagulação com plasma de argônio, terapia com *laser* e formol.[176]

Fístula retovaginal

Ocorrem fístulas retovaginais ou estenoses retais em menos de 2% das pacientes. Foi relatado o fechamento bem-sucedido de fístulas com retalhos do músculo bulbocavernoso ou transposição do cólon sigmoide.[177,178] Em certas ocasiões, é possível proceder à ressecção com anastomose. A derivação resultando em colostomia pode constituir o tratamento ideal em pacientes com suprimento vascular deficiente para a pelve e história de extravasamento anastomótico ou ruptura de reparos prévios.

Complicações do intestino delgado

As pacientes submetidas à cirurgia abdominal prévia têm mais tendência a apresentar aderências pélvicas e, portanto, a ter mais complicações da radioterapia no intestino delgado. A parte terminal do íleo pode ser particularmente suscetível à lesão crônica, em virtude de sua posição relativamente fixa no ceco. As pacientes com complicações do intestino delgado têm uma longa história de dor abdominal em cólica, ruídos hidroaéreos e distensão característica de obstrução parcial do intestino delgado. Com frequência, os sintomas são acompanhados por febre baixa e anemia. **As pacientes que não apresentam evidências de doença devem receber tratamento agressivo com nutrição parenteral total, aspiração nasogástrica e intervenção cirúrgica precoce após resolução da anemia e obtenção de um bom estado nutricional.** O tipo de procedimento depende das circunstâncias individuais.[179] As fístulas do intestino delgado que ocorrem após radioterapia raramente se fecham de modo espontâneo durante a nutrição parenteral total. Deve-se excluir a possibilidade de câncer recorrente, e deve-se instituir uma reposição hídrica intensa, aspiração nasogástrica e cuidados com a ferida. É necessário efetuar fistulografia e enema baritado para descartar a possibilidade de fístula combinada do intestino grosso e do intestino delgado. A alça intestinal que contém a fístula pode ser ressecada ou isolada e mantida *in situ*. Neste último caso, a fístula irá atuar como sua própria fístula mucosa.

Sistema urinário

As complicações crônicas do sistema urinário, que ocorrem em 1 a 5% das pacientes, dependem da dose de radiação na base da bexiga. As fístulas vesicovaginais constituem a complicação mais comum e, em geral, exigem derivação urinária supravesical. Em certas ocasiões, pode-se proceder ao reparo de uma pequena fístula com um retalho do músculo bulbocavernoso ou um pedículo de omento. Em geral, as estenoses ureterais representam um sinal de câncer recorrente, e deve-se obter uma amostra citológica do local de obstrução por meio de PAAF guiada por TC. Se os achados forem negativos, a paciente deve ser submetida à laparotomia exploradora para avaliar a presença de doença recorrente. Se a causa consistir em fibrose por radiação, a ureterólise poderá ser possível, ou *stents* ureterais de demora poderão ser inseridos através da bexiga aberta para aliviar a obstrução.

Quimioterapia

Quimioterapia neoadjuvante

Foram iniciados ensaios clínicos randomizados pelo GOG e por outros grandes centros para determinar a eficácia da quimioterapia neoadjuvante. **Na era da quimiorradioterapia eficaz, não há evidências de que a quimioterapia neoadjuvante ofereça resultados superiores ou proporcione uma vantagem de sobrevida com relação ao tratamento convencional.**

Quimioterapia na doença avançada

A quimioterapia foi estudada no câncer do colo do útero avançado, com resultados heterogêneos.[180-183] No tratamento duplo, foram comparadas quatro duplas contendo *cisplatina* (*gencitabina*, *paclitaxel*, *topotecana*, *vinorelbina*), e não foi constatada nenhuma diferença importante para a SG, embora a dupla *cisplatina* e *paclitaxel* tenha tido uma tendência a fornecer melhores resultados (GOG 204).[184] **Os estudos mostraram uma sobrevida semelhante e menor toxicidade com a *carboplatina* e *paclitaxel* em comparação à *cisplatina* e *paclitaxel*.**[185] Foi demonstrado um benefício em termos de sobrevida quando o *bevacizumabe*, um anticorpo monoclonal anti-VEGF-A, foi acrescentado à combinação de quimioterapia à base de platina em pacientes com carcinoma do colo do útero metastático, persistente ou recorrente (GOG 240). Entretanto, o acréscimo do bevacizumabe à combinação aumentou o risco de formação de fístula.[186]

Embora os esquemas com múltiplos agentes ofereçam uma maior taxa de resposta e SG mais longa em vários meses, eles são mais tóxicos do que os esquemas com agente único. **Nas mulheres que não conseguem tolerar a quimioterapia combinada, a monoquimioterapia com *carboplatina* constitui um tratamento apropriado.**

Tratamento do câncer do colo do útero por estágio

5 *Estágio IA*

Até 1985, não existia nenhuma recomendação da FIGO sobre o tamanho da lesão ou a profundidade da lesão que fosse considerada microinvasora (estágio IA). Isso gerou muita confusão e controvérsia na literatura. Ao longo dos anos, foram utilizadas até 18 definições diferentes para descrever a microinvasão. Em 1974, a Society of Gynecologic Oncologists recomendou uma definição que é aceita pela FIGO: **uma lesão microinvasora é aquela em que o epitélio neoplásico invade o estroma até uma profundidade de menos de 3 mm sob a membrana basal e na qual não se demonstra qualquer acometimento linfático ou vascular.** O propósito da definição de microinvasão é identificar um grupo de pacientes que não corre risco de metástases para linfonodos ou recorrência e que, portanto, pode receber tratamento que não seja radical.

O diagnóstico precisa ser estabelecido com base em uma biopsia em cone do colo do útero. A decisão quanto ao tratamento depende do ginecologista e deve ter como base a análise da peça de conização com o patologista. É importante que a condição patológica seja descrita em termos de (i) profundidade da invasão, (ii) presença ou ausência de invasão do espaço vascular linfático e (iii) estado das margens. Essas variáveis são utilizadas para determinar o grau de radicalidade da operação e a necessidade de tratamento dos linfonodos regionais.[171]

Estágio IA1 com invasão < 3 mm

As lesões com invasão de menos de 3 mm apresentam uma incidência de menos de 1% de metástases para linfonodos pélvicos. Nesse grupo, parece que as pacientes que correm maior risco de metástase para linfonodos ou recorrência pélvica central sejam aquelas com evidências definitivas de embolia tumoral em espaços vasculares linfáticos.[77,187] Por conseguinte, as pacientes com invasão de menos de 3 mm e sem invasão do espaço vascular linfático podem ser tratadas com histerectomia extrafascial sem linfadenectomia. A conização terapêutica parece ser um tratamento adequado para essas pacientes, se houver desejo de preservar a fertilidade. As margens cirúrgicas e o material de curetagem endocervical após conização precisam estar livres de doença. Se houver invasão do espaço vascular linfático, deve-se considerar uma histerectomia tipo 1 (extrafascial) ou tipo 2 (radical modificada) com linfadenectomia pélvica.

O tratamento do adenocarcinoma do colo do útero microinvasor é complicado pela falta de consenso sobre as condutas. Os relatos mostram que pacientes com adenocarcinoma cervical no estágio IA1 podem ser tratadas de modo semelhante às pacientes com esse estágio e uma lesão escamosa.[111-113] Alguns especialistas discordam dessa interpretação, devido à dificuldade de estabelecer um diagnóstico histopatológico de microinvasão de um adenocarcinoma francamente invasor. **Em pacientes com diagnóstico**

de adenocarcinoma cervical microinvasor, deve-se efetuar uma avaliação patológica especializada antes de considerar o tratamento com histerectomia extrafascial ou a conização isolada.

Estágio IA2 com invasão ≥ 3 a < 5 mm

As lesões com invasão igual ou superior a 3 a 5 mm têm uma incidência de metástases para linfonodos pélvicos de 3 a 8%. Por conseguinte, essas lesões exigem linfadenectomia pélvica ou mapeamento dos linfonodos sentinela.[187,188] O tumor primário pode ser tratado com histerectomia radical modificada (tipo 2) ou traquelectomia radical, se houver desejo de preservação da fertilidade. Se forem identificados fatores histopatológicos de risco intermediário ou alto na peça cirúrgica, recomenda-se a radioterapia ou a quimiorradioterapia adjuvante.

Câncer invasor nos estágios IB1, IB2 e IIA1

As lesões no estágio IB são subdivididas em estágio IB1, que indica lesões com invasão do estroma de 5 mm ou mais e com diâmetro máximo inferior a 2 cm, em estágio IB2, para lesões de 2 cm ou mais e menos de 4 cm, e IB3, que indica lesões com 4 cm ou mais. As pacientes com lesões de 2 cm ou menos podem ser tratadas por meio de traquelectomia radical ou histerectomia radical tipo 3, com linfadenectomia pélvica. A traquelectomia radical deve ser restrita a candidatas que desejam uma futura fertilidade, com doença de baixo risco e tumor de com doença de baixo risco e tumor de menos de 2 cm. A cadeia de linfonodos para-aórticos deverá ser avaliada se for detectada a presença de doença nos linfonodos pélvicos. Recomenda-se a radioterapia adjuvante se forem identificados fatores de risco intermediários no pós-operatório. A quimiorradioterapia está indicada se forem encontradas características de alto risco.

Por outro lado, a quimiorradioterapia primária com intenção curativa é apropriada. A comparação da histerectomia radical à radioterapia resultou em taxas de sobrevida semelhantes entre as duas modalidades de tratamento. Diversos estudos que compararam pacientes tratadas com histerectomia radical ou com radioterapia mostraram taxas de sobrevida e resultados semelhantes nos dois grupos.[93,189] Entretanto, as pacientes tratadas com histerectomia radical tipo 3, que subsequentemente foram submetidas à radioterapia pós-operatória, tiveram uma taxa mais alta de morbidade intestinal e urinária em comparação a pacientes tratadas com apenas uma modalidade. Por conseguinte, alguns médicos defendem a radioterapia e a conduta de evitar a cirurgia nessas pacientes, visto que muitas delas necessitarão de radioterapia adjuvante pós-operatória.

Câncer invasor volumoso nos estágios IB3 e IIA2

As pacientes com doença volumosa nos estágios IB3 e IIA2 podem ser tratadas com quimiorradioterapia primária ou cirurgia radical. Tendo em vista que muitas dessas pacientes apresentarão fatores de risco intermediários ou altos no pré-operatório, deve-se considerar fortemente a quimiorradioterapia primária. Se o tratamento cirúrgico for desejado, o tratamento apropriado consistirá em histerectomia radical tipo 3 com linfadenectomia pélvica e para-aórtica, seguida de quimiorradioterapia adjuvante na presença de fatores de risco intermediários ou altos. Essa opção tem os benefícios de estadiamento cirúrgico completo e preservação dos ovários, se desejada. A desvantagem da cirurgia primária consistirá em aumento da morbidade, se for utilizada a radioterapia adjuvante.[189]

Câncer invasor nos estágios IIB a IIIB

O tratamento tradicional de pacientes com câncer do colo do útero de estágio IIB ou maior era a radioterapia. A radioterapia pélvica primária não consegue controlar a progressão da doença em 30 a 82% das pacientes com carcinoma cervical avançado.[4] Dois terços dessas falhas ocorrem na pelve.[190] Diversos agentes foram utilizados, na tentativa de aumentar a eficácia da radioterapia em pacientes com grandes tumores primários. **Como a quimiorradioterapia foi superior à radioterapia isolada, a quimiorradioterapia constitui a estratégia preferida de tratamento nessas pacientes, e a *cisplatina* é o agente quimioterápico de escolha.** O acometimento dos linfonodos, particularmente dos linfonodos para-aórticos, constitui o fator mais importante relacionado com a sobrevida.

Estágios IIIC1 e IIIC2

O sistema de estadiamento atualizado acrescenta essa nova categoria para identificar a doença metastática para os linfonodos pélvicos (estágio IIIC1) e/ou linfonodos para-aórticos (estágio IIIC2). Se apenas os linfonodos pélvicos estiverem acometidos, a quimiorradioterapia da pelve constitui o tratamento recomendado, ao passo que, se houver acometimento dos linfonodos para-aórticos, pode-se utilizar a radioterapia de campo estendido com quimiossensibilização, que pode ser seguida de quimioterapia sistêmica.[191-195]

Câncer nos estágios IVA e IVB

A exenteração primária pode ser considerada em pacientes com extensão direta para o reto ou para a bexiga, embora raramente seja realizada. Nas pacientes com extensão para a bexiga, a taxa de sobrevida com radioterapia é de até 30%, com taxa de fístula urinária de apenas 3,8%.[196] A presença de tumor na bexiga pode impedir a cura com radioterapia isolada; por conseguinte, é preciso considerar a retirada da bexiga na conclusão da radioterapia externa. Isso é particularmente verdadeiro se a doença ainda persistir e a geometria não for favorável para a braquiterapia. A extensão retal, que é menos comum, pode exigir derivação do trânsito fecal antes da quimiorradioterapia, de modo a evitar episódios sépticos em consequência de contaminação fecal. Em determinadas situações clínicas, como em pacientes que apresentam doença no estágio IVA e fístula vesicovaginal ou retovaginal, pode-se efetuar uma derivação urinária ou retal, seguida de quimiorradioterapia.

As pacientes com carcinoma cervical no estágio IVB são candidatas à quimioterapia e radioterapia pélvica paliativa. O controle dos sintomas com morbidade mínima é a principal preocupação nessa população de pacientes.

Avaliação e acompanhamento das pacientes após o tratamento

As pacientes submetidas à radioterapia devem ser rigorosamente monitoradas para que se avalie sua resposta ao tratamento. Pode-se esperar a regressão dos tumores em até 3 meses após a radioterapia. Durante o exame pélvico, espera-se observar a retração progressiva do colo do útero, com possível estenose do orifício externo e parte superior da vagina. Durante o exame retovaginal, é importante proceder a uma cuidadosa palpação dos ligamentos uterossacros e transversos do colo à procura de nodularidade. Deve-se efetuar uma avaliação citológica por PAAF das áreas suspeitas, para possibilitar o diagnóstico precoce de doença persistente. Além do exame pélvico, os linfonodos supraclaviculares e inguinais devem ser cuidadosamente examinados, e deve-se efetuar uma avaliação do colo do útero ou da vagina a cada 3 a 6 meses durante 2 anos e, em seguida, a cada 6 a 12 meses nos próximos 3 a 5 anos. Pode-se efetuar uma curetagem endocervical em pacientes com grandes tumores centrais.[90]

As pacientes com recorrências isoladas podem beneficiar-se da ressecção cirúrgica. Foi relatada a ocorrência de metástase para o pulmão em 1,5% dos casos e pacientes com doença avançada. Verifica-se a presença de nódulos solitários em 25% dos casos de metástase. A ressecção de um nódulo solitário na ausência de outra doença persistente pode assegurar que algumas pacientes sobrevivam por um longo tempo.[197] Após histerectomia radical, cerca de 80% das recorrências são detectadas nos primeiros 2 anos.[198] Quanto maior a lesão primária, menor o tempo médio para a recorrência.[199] Embora a TC, a PET ou a PIV não sejam parte da rotina no acompanhamento pós-radioterapia, devem ser efetuadas se for detectada uma massa pélvica, ou se outros sintomas justificarem uma avaliação. O achado de obstrução ureteral após radioterapia, na ausência de massa palpável, pode indicar doença na parede lateral da pelve não ressecável, porém esse achado deve ser confirmado habitualmente por exame citológico por PAAF.[200]

Considerações especiais

Câncer do colo do útero durante a gravidez

A incidência de câncer do colo do útero invasor associado à gravidez é de 1,2 em 10 mil.[201] Deve-se efetuar um teste de Papanicolaou em todas as gestantes na primeira consulta pré-natal, e quaisquer lesões macroscopicamente suspeitas devem ser submetidas à biopsia. Durante a gravidez, o diagnóstico frequentemente é tardio, visto que o sangramento é atribuído a complicações relacionadas com a gravidez. **Se o resultado do teste de Papanicolaou for positivo para células malignas e não for possível diagnosticar o câncer invasor por colposcopia e biopsia, pode ser necessária uma conização diagnóstica. A conização no primeiro trimestre de gravidez está associada a complicações hemorrágicas e infecciosas e a uma taxa de aborto de até 33%.**[202,203] Como a conização sujeita a mãe e o feto a complicações, ela não deve ser realizada antes do segundo trimestre e somente em pacientes com achados na colposcopia compatíveis com câncer, câncer do colo do útero microinvasor comprovado por biopsia ou forte evidência citológica de câncer invasor. Pode-se ter uma colposcopia inadequada durante a gravidez em pacientes anteriormente submetidas à terapia ablativa. O acompanhamento rigoroso durante toda a gestação pode assegurar a eversão do colo do útero e o desenvolvimento de ectrópio, garantindo uma colposcopia satisfatória no segundo ou terceiro trimestre. As pacientes com carcinoma do colo do útero evidente podem ser submetidas à biopsia cervical e ao estadiamento clínico semelhantes aos efetuados em pacientes não grávidas.

Após conização, parece não haver nenhum prejuízo em adiar o tratamento definitivo até que seja alcançada a maturidade fetal em pacientes com câncer do colo do útero de estágio IA.[202,204,205] As pacientes com invasão de menos de 3 mm e sem acometimento do espaço linfático ou vascular podem ser acompanhadas até o termo. Historicamente, o parto dessas pacientes era vaginal, e uma histerectomia era realizada 6 semanas depois se a paciente não quisesse mais engravidar. Entretanto, em uma análise multivariada de 56 mulheres com diagnóstico de câncer do colo do útero durante a gravidez e de 27 mulheres com diagnóstico de câncer do colo do útero nos primeiros 6 meses após o parto, o parto vaginal foi o preditor mais significativo de recorrência. Além disso, a maioria das recorrências após parto vaginal ocorreu a distância. A via de parto ideal para essas pacientes não está definitivamente estabelecida; entretanto, deve-se considerar a cesariana em mulheres com câncer do colo do útero em qualquer estágio.[206] Se for escolhido o parto vaginal, será necessário efetuar uma inspeção rigorosa do local de episiotomia durante o acompanhamento, devido a raros relatos de câncer do colo do útero metastático nesses locais.[207]

As pacientes com invasão de 3 a 5 mm e aquelas com invasão do espaço vascular linfático podem ser acompanhadas até o termo ou pode-se efetuar um parto precoce após estabelecimento da maturidade pulmonar fetal.[202,205] Essas pacientes podem ser submetidas à cesariana imediatamente seguida de histerectomia radical modificada e linfadenectomia pélvica. **As pacientes com invasão de mais de 5 mm devem ser tratadas como portadoras de carcinoma francamente invasor do colo do útero.** O tratamento depende da idade gestacional e da decisão da paciente. Os cuidados neonatais modernos asseguram uma taxa de sobrevida de 75% dos lactentes nascidos com 28 semanas de gestação e de 90% dos nascidos com 32 semanas de gestação. É possível determinar a maturidade pulmonar fetal por amniocentese, e uma vez documentada a maturidade pulmonar, pode-se instituir o tratamento imediato. Embora o momento adequado seja controverso, não é provavelmente prudente adiar o tratamento por mais de 4 semanas.[204,205] O tratamento recomendado consiste em cesariana clássica, seguida de histerectomia radical com linfadenectomia pélvica. Deve haver uma discussão detalhada dos riscos e das opções com os pais antes de iniciar qualquer tratamento.

As pacientes com câncer do colo do útero nos estágios II a IV devem ser tratadas com radioterapia. Se o feto for viável, efetua-se uma cesariana clássica, e o tratamento será iniciado no pós-operatório. Se a gravidez estiver no primeiro trimestre, pode-se iniciar a radioterapia externa, com a expectativa de aborto espontâneo antes da administração de 4.000 cGy. No segundo trimestre, pode-se considerar adiar o tratamento para aumentar as chances de sobrevida do feto. Caso a paciente deseje adiar o tratamento, é importante garantir a maturidade pulmonar fetal antes do parto. A quimioterapia neoadjuvante tem sido administrada a gestantes com câncer do colo depois de 13 semanas de gestação, sem prejuízo definido a curto prazo para o feto, embora seja necessário efetuar um acompanhamento clínico mais longo.[208]

O estágio clínico constitui o fator de prognóstico mais importante para o câncer do colo durante a gravidez. A SG nessas pacientes é ligeiramente melhor, visto que uma maior proporção apresenta doença no estágio I. Em pacientes com doença avançada, há evidências de que a gravidez compromete o prognóstico.[202,205] O diagnóstico de câncer no período pós-parto está associado a um estágio clínico mais avançado e a uma correspondente redução da sobrevida.[206]

Câncer do coto cervical

O câncer do coto cervical era mais comum há muitas décadas, quando a histerectomia supracervical/subtotal era comum. Como essa operação está sendo realizada com mais frequência, essa situação também pode se tornar cada vez mais familiar. A doença no estágio inicial é tratada cirurgicamente com pouca modificação da técnica em relação àquela usada quando o útero está intacto.[209] **O procedimento tradicional consiste em parametrectomia radical com vaginectomia superior e linfadenectomia pélvica.** A doença em estágio avançado pode representar um problema terapêutico para o rádio-oncologista se o comprimento do canal cervical for menor que 2 cm. Esse comprimento maior que 2 cm é necessário para possibilitar o posicionamento satisfatório da sonda (*tandem*) uterina. Se não for possível introduzir a sonda uterina, a radioterapia poderá ser concluída com ovoides vaginais ou com uma técnica de feixe externa, como a IMRT. Os serviços de rádio-oncologia qualificados em braquiterapia intersticial/intracavitária combinada oferecem a possibilidade de tratamento dos carcinomas do coto cervical com braquiterapia curativa. Ovoides intravaginais nos limites do coto podem ser carregados com agulhas intersticiais dispostas por todo seu diâmetro e espessura, de modo a proporcionar uma cobertura abrangente do tumor.

Massa pélvica

A origem de uma massa pélvica precisa ser esclarecida antes de iniciar o tratamento. A urotomografia computadorizada pode excluir a possibilidade de rim pélvico, e o enema baritado ajuda a identificar uma doença diverticular ou carcinoma do cólon. A radiografia de abdome pode revelar calcificações habitualmente associadas a teratomas ovarianos benignos ou leiomiomas uterinos. A ultrassonografia pélvica diferencia as massas sólidas das císticas e indica a origem uterina ou anexial. Com mais frequência, as massas sólidas de origem uterina consistem em leiomiomas e não exigem outros exames.

Piometra e hematometra

Uma cavidade uterina aumentada e preenchida com líquido pode consistir em piometra ou hematometra. O hematometra pode ser drenado por dilatação do canal cervical e não irá interferir no tratamento. O piometra também deve ser drenado, e a paciente deve ser tratada com antibióticos para fornecer cobertura contra espécies de *Bacteroides*, *Staphylococcus* e *Streptococcus* e infecção por bactérias coliformes aeróbicas. Foi defendida a introdução de um grande cateter através do colo do útero, porém ele pode obstruir, levando à maior conclusão da drenagem. A dilatação repetida do colo do útero, com aspiração de pus a cada 2 a 3 dias, é mais efetiva.

Se a doença estiver no estágio I, é possível efetuar uma histerectomia radical e linfadenectomia pélvica. Entretanto, o piometra é habitualmente observado em pacientes que apresentam doença avançada, de modo que a radioterapia é necessária. A terapia com feixe externo pode ser iniciada após resolução do piometra. Com frequência, as pacientes apresentam uma quantidade significativa de pus no útero ou um abscesso tubo-ovariano sem quaisquer sinais de infecção, por conseguinte, a temperatura corporal normal e a contagem de leucócitos normal não excluem necessariamente uma infecção. É necessário repetir o exame físico ou a ultrassonografia pélvica para assegurar uma drenagem adequada.

Carcinoma do colo do útero após histerectomia extrafascial

Quando se detecta a presença de câncer do colo do útero invasor após histerectomia simples, o tratamento posterior baseia-se na extensão da doença. A doença microinvasora em pacientes com baixo risco de metástase para os linfonodos não exige tratamento suplementar. A doença invasora pode ser tratada com radioterapia ou com reoperação envolvendo linfadenectomia pélvica e excisão radical do tecido parametrial, dos ligamentos transversos do colo e do coto vaginal.[210]

Reoperação

A reoperação está indicada para pacientes jovens que apresentam uma pequena lesão e nas quais é desejável preservar a função ovariana. Não está indicada para pacientes com margens comprometidas ou com doença residual óbvia.[210] As taxas de sobrevida após reoperação radical assemelham-se àquelas observadas após histerectomia radical para doença no estágio I.

Recomenda-se a quimiorradioterapia à base de *cisplatina* na doença residual macroscópica, exame de imagem positivo, doença nos linfonodos ou no paramétrio ou margem cirúrgica comprometida.

A braquiterapia individualizada está claramente indicada para casos de margem vaginal comprometida.[211]

Radioterapia

A sobrevida após a radioterapia depende do volume da doença, do estado das margens cirúrgicas e do período decorrido entre a cirurgia e a radioterapia. As pacientes com doença microscópica apresentam uma taxa de sobrevida em 5 anos de 95 a 100%; a taxa de sobrevida em 5 anos é de 82 a 84% naquelas que apresentam doença macroscópica e margens livres, de 38 a 87% naquelas com margens microscopicamente positivas, e de 20 a 47% nos casos de câncer residual óbvio.[212-214] Uma demora de mais de 6 meses na instituição do tratamento está associada a uma taxa de sobrevida de 20%.[214]

Hemorragia aguda

Em certas ocasiões, uma lesão grande pode provocar hemorragia com risco de vida. Deve-se efetuar uma biopsia da lesão para verificar a possibilidade de neoplasia, e deve-se aplicar firmemente um tampão vaginal embebido em solução de Monsel (*subsulfato férrico*) contra o colo do útero. Após avaliação adequada, **pode-se iniciar a radioterapia externa com a expectativa de que o controle do sangramento possa exigir 8 a 10 tratamentos diários com 180 a 200 cGy por dia.** Devem-se administrar antibióticos de amplo espectro para reduzir a incidência de infecção. Se a paciente apresentar febre, retira-se o tampão. A rápida substituição do tampão pode ser necessária, e deve-se dispor imediatamente de um novo tampão. Essa conduta no manejo da hemorragia em pacientes anteriormente não tratadas é preferível à exploração e ligadura vascular. **A embolização vascular sob controle fluoroscópico pode ser necessária nos casos graves, o que pode evitar uma laparotomia.** Entretanto, a oclusão vascular pode levar, em última análise, a uma diminuição do fluxo sanguíneo e da oxigenação do tumor, comprometendo a eficácia da radioterapia subsequente.

Obstrução ureteral

O tratamento da obstrução ureteral bilateral e da uremia em pacientes previamente não tratadas deve ser determinado de maneira individual. É necessário inserir cateteres ureterais transvesicais ou percutâneos em pacientes sem evidências de doença a distância, e deve-se instituir a radioterapia com intenção curativa. As pacientes com doença metastática, além dos campos de tratamento curativos, devem contar com as opções de colocação de *stent* ureteral, radioterapia paliativa e quimioterapia. Com tratamento agressivo, pode-se obter uma taxa de sobrevida média de 17 meses entre essas pacientes.[215]

Colo do útero em barril

A expansão da parte superior da endocérvice e do segmento inferior do útero por tumor é designada como **colo em barril. As pacientes com tumores com mais de 6 cm de diâmetro apresentam uma taxa de fracasso terapêutico central de 17,5% quando tratadas com radioterapia isolada, visto que o tumor na periferia do segmento inferior do útero está muito distante da fonte intracavitária padrão para receber uma dose tumoricida adequada.**[216] Foram feitas tentativas para superar esse problema, por meio de radioterapia com implantes intersticiais dentro do tumor com *template* perineal; entretanto, foram relatadas elevadas taxas de fracasso central com essa técnica.[217]

Uma conduta consiste em utilizar uma combinação de radioterapia e cirurgia para o tratamento de pacientes com colo do útero em barril. Efetua-se uma histerectomia extrafascial 2 a 3 meses após concluir a radioterapia, na tentativa de ressecar um tumor pequeno central persistente. A dose de radioterapia externa é reduzida para 4.000 cGy, e administra-se um único tratamento intracavitário seguido de histerectomia extrafascial.[218,219] Esse método parece resultar em menor taxa de falha central (2%), embora não seja evidente a obtenção de um aumento na taxa de SG. **Não há um consenso em relação à necessidade de histerectomia extrafascial,** e o GOG está conduzindo um estudo randomizado para comparar a histerectomia adjuvante à radioterapia isolada em pacientes sem sinais de metástases ocultas nos linfonodos para-aórticos (ver uma discussão dos estágios IB e IIA).

A parte superior estreita da vagina de pacientes idosas pode impedir o uso de uma fonte de radiação intracavitária. Devido à vantagem significativa de SG observada em pacientes que recebem reforços de braquiterapia bem-sucedidos, deve-se considerar fortemente a colocação de aplicadores de braquiterapia menores (miniovoides ou sonda [*tandem*] e cilindro ou sonda isolada) antes de passar para um esquema de feixe externo apenas. As pacientes que recebem todo o curso de tratamento de radioterapia externa apresentam maior taxa de falha central e morbidade intestinal e vesical mais significativa. Se essa paciente tiver doença no estágio I, prefere-se uma histerectomia radical com linfadenectomia pélvica, caso a condição clínica da paciente permita essa conduta. A IMRT e/ou reforços de radioterapia estereotáxica podem desempenhar um papel no tratamento desses tumores.

Câncer do colo do útero recorrente

O tratamento do câncer do colo do útero recorrente depende do tipo de tratamento primário e do local de recorrência. Deve-se considerar a radioterapia em pacientes inicialmente tratadas com cirurgia, e deve-se considerar o tratamento cirúrgico em pacientes que foram submetidas à radioterapia. A quimioterapia é apenas paliativa e reservada para pacientes que não são consideradas curáveis por cirurgia ou por radioterapia.

A radioterapia para tratamento da recorrência após cirurgia consiste principalmente em radioterapia externa. Podem ser colocados ovoides vaginais em pacientes com recorrências isoladas na cúpula da vagina. As pacientes com recorrência regional podem necessitar de implante intersticial com tipo de *template* Syed, além de terapia externa. Pode-se esperar uma taxa de sobrevida de 25% em pacientes tratadas com radioterapia para recorrência pós-cirúrgica.[198]

Retratamento com radioterapia

O retratamento da doença pélvica recorrente por meio de radioterapia com intenção curativa limita-se a pacientes que tiveram tratamento primário insuficiente ou incompleto. Assim, o rádio-oncologista pode administrar doses curativas de radiação ao tumor. A proximidade da bexiga e do reto com câncer e a sensibilidade relativa desses órgãos à lesão por radiação constituem os principais impedimentos para retratamento com radioterapia. A inserção de múltiplas fontes intersticiais de radiação na recorrência local, por meio de *template* perineal ou aplicador intracavitário/intersticial combinado de última geração, pode ajudar a superar essas questões dosimétricas.[210,220] As taxas de fístula podem ser altas, e é preciso considerar essa consequência antes de iniciar a terapia intersticial. Em pacientes consideradas curáveis por meio de terapia com implante intersticial, a exenteração pélvica constitui um melhor tratamento de escolha. A radioterapia paliativa pode ser administrada a pacientes com lesões metastáticas localizadas que são consideradas incuráveis. As indicações específicas incluem metástases ósseas dolorosas, lesões do sistema nervoso central e obstruções urológicas ou da veia cava.

Tratamento cirúrgico

O tratamento cirúrgico da recorrência pós-radioterapia limita-se a pacientes com doença pélvica central. Algumas pacientes cuidadosamente selecionadas com lesões de pequeno volume limitadas ao colo podem ser tratadas com histerectomia extrafascial ou radical. Entretanto, a dificuldade de avaliar o volume do tumor e a taxa de 30 a 50% de complicações urinárias graves nessas pacientes submetidas à radioterapia prévia levaram a maioria dos oncologistas ginecológicos a recomendar a exenteração pélvica como última chance de cura.[221,222]

Exenteração

Existem três tipos de procedimentos de exenteração: (i) exenteração anterior (retirada da bexiga, da vagina, do colo do útero e do útero), (ii) exenteração posterior (retirada do reto, da vagina, do colo do útero e do útero) e (iii) exenteração total (retirada da bexiga e do reto com a vagina, o colo do útero e útero) (Figura 38.9). A exenteração total que inclui uma fase perineal grande retira todo o reto e deixa a paciente com colostomia permanente e conduto urinário (infralevantador). Em pacientes selecionadas, pode-se efetuar uma exenteração total acima do músculo levantador (supralevantador), deixando um coto retal que pode ser anastomosado ao sigmoide, evitando, assim, uma colostomia permanente.

Avaliação pré-operatória e seleção das pacientes

É imprescindível pesquisar a presença de doença metastática antes de submeter a paciente a uma exenteração. A presença de doença metastática nesse contexto é considerada uma contraindicação para esse procedimento. O exame físico deve incluir uma cuidadosa palpação dos linfonodos periféricos, com coleta de amostra citológica por PAAF de qualquer linfonodo suspeito. Uma biopsia aleatória de linfonodos supraclaviculares não suspeitos é defendida por alguns médicos, porém não é praticada de modo rotineiro.[174,223] A PET/TC do tórax e do abdome e a TC da pelve ajudam a detectar metástases hepáticas e linfonodos aumentados. O exame citológico de qualquer anormalidade deve ser efetuado por PAAF guiada por TC. Se for estabelecido um diagnóstico citológico positivo, isso evitará a necessidade de laparotomia exploradora.

A extensão do tumor para a parede lateral da pelve constitui uma contraindicação para a exenteração; entretanto, até mesmo

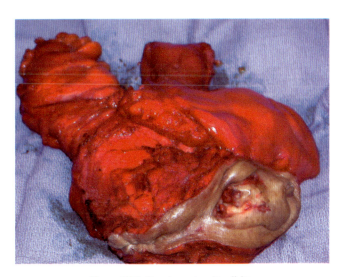

Figura 38.9 Peça de exenteração pélvica.

o examinador mais experiente pode ter dificuldade em virtude da fibrose por radiação. Se surgir qualquer dúvida quanto à ressecabilidade, deve-se oferecer à paciente uma laparotomia exploradora e biópsia do paramétrio.[224-227] **A tríade clínica de edema unilateral da perna, dor ciática e obstrução ureteral é quase sempre patognomônica de doença não ressecável da parede lateral da pelve.** No pré-operatório, a paciente deve ser preparada para uma cirurgia de grande porte. Pode haver necessidade de nutrição parenteral total para obter um estado anabólico para uma cicatrização adequada. Deve-se proceder ao preparo intestinal, administração pré-operatória de antibióticos e profilaxia da trombose venosa profunda com *heparina* em baixa dose ou compressão pneumática da panturrilha.[228] A mortalidade cirúrgica aumenta com a idade, e raramente a operação deve ser considerada em uma paciente com mais de 70 anos de idade. Outras doenças clínicas devem ser consideradas. Quando a expectativa de vida é limitada, a exenteração não é aconselhada.

Exenteração anterior

As candidatas à exenteração anterior são aquelas cuja doença é limitada ao colo do útero e à porção anterossuperior da vagina. Deve-se efetuar um exame proctoscópico, visto que um achado positivo exigirá exenteração total. Entretanto, um exame proctoscópico negativo não descarta a possibilidade de doença na túnica muscular do reto, e é preciso considerar ainda os achados na laparotomia. A presença de doença na mucosa posterior da vagina, diretamente sobre o reto, exige a retirada do reto subjacente.

Exenteração posterior

A exenteração posterior raramente é efetuada no câncer recorrente do colo do útero. Entretanto, está indicada para a paciente com recorrência isolada na parte posterior da vagina, em que não há necessidade de dissecção dos ureteres através dos ligamentos transversos do colo.

Exenteração total

A exenteração total com abordagem por via perineal estará indicada quando a doença se estender até a parte inferior da vagina (ver **Figura 38.9**). Como os vasos linfáticos vaginais distais podem drenar para a cadeia de linfonodos da região inguinal, esses linfonodos devem ser cuidadosamente avaliados no pré-operatório. A exenteração total supralevantador com anastomose retal baixa está indicada para paciente cuja doença está limitada à parte superior da vagina e ao colo.[229,230] Deve-se obter amostras das margens da borda retal para avaliação por congelação, devido à possível ocorrência de metástases ocultas para a túnica muscular.

O desenvolvimento de técnicas para estabelecer uma **derivação urinária continente ajuda a melhorar a aparência física da mulher após a exenteração.**[231-233] Quando são efetuadas tanto a anastomose retal quanto a derivação continente, a paciente não terá um dispositivo externo permanente. Nesses casos, pode-se evitar o trauma psicológico. **Todos os esforços devem ser feitos para criar uma neovagina simultaneamente com a exenteração.**[234] Esse procedimento ajuda a reconstruir o assoalho pélvico após a extirpação das vísceras pélvicas. Independentemente da construção de uma neovagina, é desejável mobilizar o omento sobre a artéria gastromental esquerda para criar um novo assoalho pélvico.

A mortalidade cirúrgica associada aos procedimentos de exenteração diminuiu para menos de 10%. As causas comuns de morte pós-operatória consistem em sepse, tromboembolismo pulmonar e hemorragia. As fístulas dos sistemas gastrintestinal e geniturinário constituem complicações cirúrgicas graves, com taxa de mortalidade de 30 a 40%, apesar das tentativas de reparo cirúrgico. O risco de formação de fístulas diminui se forem usados segmentos de intestino não irradiados para a criação do conduto urinário.[228] **A taxa de sobrevida em 5 anos é de 33 a 60% em pacientes submetidas à exenteração anterior e de 20 a 46% naquelas submetidas à exenteração total.**[224-234] As taxas de sobrevida são menores em pacientes com doença recorrente (mais de 3 cm), invasão da bexiga, linfonodos pélvicos positivos e recorrência diagnosticada no primeiro ano após a radioterapia.[227] A taxa de sobrevida em 5 anos de pacientes com linfonodos pélvicos positivos é de menos de 5%; por conseguinte, não se justifica a realização de linfadenectomia extensa no campo irradiado. Aconselha-se a interrupção do procedimento se houver linfonodos positivos. As pacientes com doença na cavidade peritoneal não têm nenhuma chance de sobrevida.

Ressecção endopélvica estendida lateralmente

O câncer do colo do útero localmente recorrente em um campo já irradiado está associado a um prognóstico ruim. Tradicionalmente a exenteração era reservada para a paciente altamente selecionada com doença recorrente central, um critério de seleção que exclui a maioria das pacientes com recorrência. Foi descrita uma técnica denominada **ressecção endopélvica estendida lateralmente (REEL)**, que oferece uma nova opção de tratamento cirúrgico a pacientes com doença recorrente da parede lateral da pelve. A REEL envolve a extensão do plano de ressecção lateral da exenteração pélvica tradicional para incluir a ressecção dos vasos ilíacos internos; da parte endopélvica do músculo obturador interno; e dos músculos coccígeo, iliococcígeo e pubococcígeo. A extensão do plano cirúrgico possibilita a ressecção de tumores laterais com margem negativa. A experiência com essa técnica é limitada a um centro, que relata uma taxa de sobrevida sem recorrência de até 62%, porém com morbidade moderada a grave de até 70%.[235]

Quimioterapia no câncer do colo do útero recorrente

O câncer do colo do útero recorrente não é considerado curável por quimioterapia.[236-238] Vários ensaios clínicos com diversos fármacos (p. ex., *carboplatina*, *cisplatina* e *paclitaxel*) mostraram taxa de resposta de até 45%. As respostas são, em sua maioria, parciais. As respostas completas são incomuns e se limitam a pacientes com metástases torácicas nas quais a dose do fármaco administrada à doença é melhor do que a administrada à pelve fibrótica pós-irradiação.[237,238] A captação da quimioterapia pelo tumor recorrente em um campo previamente irradiado pode ser comprometida, devido à alteração do suprimento sanguíneo causada por essa radiação.

A quimioterapia combinada com *carboplatina* **e** *paclitaxel* **é tão eficaz quanto a combinação de** *cisplatina* **e** *paclitaxel* **e é menos tóxica.**[185] A quimioterapia combinada com *carboplatina-paclitaxel-bevacizumabe* pode produzir aumento da sobrevida, porém é mais tóxica do que a quimioterapia dupla.[186] **A *carboplatina* como agente único fornece uma alternativa aceitável para essas pacientes cuja doença não pode ser curada.**

Tratamento paliativo

O tratamento paliativo de pacientes com doença incurável consiste em radioterapia, quimioterapia ou ambas. **A radioterapia paliativa tem por objetivo aliviar os sintomas de dor ou sangramento associados à doença avançada e pode ser administrada como terapia de feixe externo (teleterapia) ou braquiterapia.**

É necessário um cuidado especial quanto a locais já irradiados, visto que a radioterapia adicional pode estar associada a uma morbidade inaceitável. A quimioterapia paliativa com agente único ou com vários agentes pode ser usada com taxas de resposta variáveis. A doença recorrente sintomática em campos previamente irradiados pode não responder bem à quimioterapia paliativa.

CARCINOMA DA VAGINA

6 **O câncer de vagina primário é um tumor relativamente incomum, que representa apenas 2 a 3% das neoplasias malignas do sistema genital feminino.** Nos EUA, estima-se que houve 1.312 novos casos em 2014, com 403 mortes em decorrência da doença.[1] O tipo escamoso é responsável por 80% dos casos.[239] **O câncer de vagina primário deve ser diferenciado dos cânceres metastáticos para a vagina, que constituem a maioria dos cânceres vaginais (84%).**[240]

Estadiamento

O estadiamento do câncer de vagina pela FIGO determina que um tumor que se estende do colo do útero até a vagina seja considerado como câncer do colo, enquanto um tumor que acomete tanto a vulva como a vagina seja classificado como câncer da vulva.

A Tabela 38.6 mostra o estadiamento do carcinoma de vagina pela FIGO. **O estadiamento é realizado por exame clínico,** e quando indicado, cistoscopia, proctoscopia e radiografia do tórax e do esqueleto. As informações obtidas da linfangiografia, TC, RM ou PET não podem ser utilizadas para modificar o estágio da FIGO, entretanto, podem ser usadas para planejar o tratamento. Menos de 30% dos cânceres de vagina apresentam-se no estágio I.[241-243]

O estadiamento cirúrgico e a ressecção dos linfonodos acometidos podem estar indicados em pacientes selecionadas. O estadiamento da FIGO não inclui uma categoria para doença microinvasora. Como o câncer vaginal é raro, e o tratamento consiste em radioterapia, dispõe-se de poucas informações sobre a disseminação da doença em relação à profundidade de invasão, invasão do espaço vascular linfático e tamanho da lesão.

Etiologia

A associação do câncer do colo do útero ao HPV sugere que o câncer de vagina pode ter uma associação semelhante.[244] Um estudo de 341 casos revelou que em pacientes jovens, a doença parece estar relacionada com a infecção pelo HPV, ao passo que entre pacientes de mais idade não foi observada nenhuma associação.[243] **Até 30% das mulheres com câncer de vagina têm uma história de câncer do colo do útero tratado nos 5 anos anteriores.**[186,235-247] À semelhança do câncer do colo, parece haver uma fase pré-maligna, denominada **neoplasia intraepitelial vaginal (NIVA)** (ver Capítulo 16). **A incidência exata de progressão da NIVA para o câncer de vagina invasor não é conhecida,** entretanto, existem casos documentados de doença invasora, apesar de tratamento adequado da NIVA.[248,249]

Por convenção, qualquer novo carcinoma vaginal que se desenvolve pelo menos 5 anos após o câncer do colo do útero é considerado uma nova lesão primária. Existem três mecanismos possíveis para a ocorrência de câncer de vagina após neoplasia do colo do útero:

1. Doença residual no epitélio vaginal após tratamento da neoplasia do colo do útero.
2. Nova doença primária que surge em uma paciente com aumento de suscetibilidade à carcinogênese da parte inferior do sistema genital (suspeita-se do papel do HPV nesse contexto).
3. Aumento da suscetibilidade à carcinogênese em consequência de radioterapia.

Rastreamento

O rastreamento de rotina de todas as pacientes com câncer de vagina é inadequado. Em mulheres que tiveram neoplasia do colo do útero ou da vulva, o teste de Papanicolaou constitui uma importante parte do acompanhamento a cada consulta, visto que essas pacientes correm maior risco cumulativo de desenvolver câncer de vagina. Recomenda-se que a vigilância do câncer de vagina por meio do teste de Papanicolaou seja anual após a conclusão do seguimento do câncer do colo do útero ou da vulva. **Em mulheres que foram submetidas à histerectomia para doença benigna e que não apresentam história pregressa de NIC 2-3, não há necessidade de teste de Papanicolaou. Se a paciente tiver uma história de displasia ou câncer do colo do útero, recomenda-se rastreamento anual.** Quando ajustada para a idade e a doença prévia do colo do útero, a incidência de câncer de vagina não é maior em mulheres que foram submetidas à histerectomia para doença benigna.[250] Como os tumores vaginais primários tendem a ser multicêntricos, toda a mucosa vaginal deve ser considerada de risco. Por conseguinte, além de citologia de rastreamento, recomenda-se cuidadoso exame bimanual de toda a vagina e vulva em mulheres de alto risco.

Tabela 38.6 Estadiamento do câncer de vagina da FIGO.

Estágio I	O carcinoma é limitado à parede da vagina
Estágio II	O carcinoma acomete o tecido subvaginal, porém não se estende até a parede pélvica
Estágio III	O carcinoma estende-se até a parede pélvica
Estágio IV	O carcinoma estende-se além da pelve menor ou acomete a mucosa da bexiga ou do reto; o edema bolhoso, por si próprio, não permite que um caso seja alocado no estágio IV
IVA	O tumor invade a mucosa vesical e/ou retal e/ou apresenta extensão direta além da pelve menor
IVB	Disseminação para órgãos distantes

FIGO, International Federation of Gynecology and Obstetrics (Federação Internacional de Ginecologia e Obstetrícia).
De: Beller U, Benedet JL, Creasman WT, et al. Carcinoma of the vagina. FIGO 26th Annual Report on the Results of Treatment in Gynecological Cancer. *Int J Gynecol Obstet* 2006;95:S29-S42 e FIGO Committee on Gynecologic Oncology. Current FIGO staging for cancer of the vagina, fallopian tube, ovary, and gestational trophoblastic neoplasia. *Int J Gynecol Obstet* 2009;105:3-4.

Sintomas

O sangramento indolor e o corrimento vaginais constituem os sintomas mais comuns do câncer de vagina. Na presença de tumores mais avançados, podem ocorrer retenção urinária, espasmo vesical, hematúria e polaciúria. Em uma grande série, 14% das pacientes eram assintomáticas, e o diagnóstico foi estabelecido com base no exame de rotina ou na citologia anormal.[243] Os tumores que se desenvolvem na parede posterior da vagina podem produzir sintomas retais, como tenesmo, constipação intestinal ou sangue nas fezes.

Diagnóstico

A avaliação diagnóstica inclui anamnese completa e exame físico, exame detalhado com espéculo e palpação da vagina, bem como exame pélvico e retal bimanual. **É importante girar o espéculo para obter uma visão detalhada de toda a vagina, devido à ocorrência frequente de lesões na parede posterior, que podem passar despercebidas.**

Nas lesões de células escamosas incipientes, o diagnóstico frequentemente é sugerido por um resultado anormal do teste de HPV ou Papanicolaou; entretanto, isso não é válido para os adenocarcinomas de células claras, que se caracterizam por crescimento submucoso. Nesses casos, o diagnóstico é sugerido pelos achados citológicos em apenas 33% dos casos. As áreas na vagina com suspeita visual devem ser avaliadas por biopsia dirigida, utilizando os mesmos instrumentos usados nas biopsias do colo do útero. A palpação cuidadosa da vagina pode ajudar a detectar irregularidades na submucosa. **O local mais comum de câncer de vagina é o terço superior, na parede posterior.** O tumor em desenvolvimento pode passar despercebido durante a inspeção inicial, devido à visualização dificultada pelas lâminas do espéculo.[251] A colposcopia é útil na avaliação de pacientes com resultados anormais do teste de HPV ou Papanicolaou, sangramento vaginal inexplicável ou placas eritematosas ulceradas na parte superior da vagina. A biopsia guiada por colposcopia pode impossibilitar o estabelecimento de um diagnóstico definitivo, podendo ser necessária uma vaginectomia parcial para determinar a ocorrência de invasão. O carcinoma invasor oculto pode ser detectado por esse tipo de excisão particularmente em pacientes com história pregressa de histerectomia, nas quais o fechamento do fórnice pode esconder parte do epitélio vaginal que corre risco de desenvolver câncer.[252]

Patologia

Com mais frequência, o câncer de vagina dissemina-se por extensão direta nas partes moles da pelve e órgãos adjacentes. Na doença avançada, podem ocorrer metástases para os linfonodos pélvicos e para-aórticos. As lesões no terço inferior da vagina podem disseminar-se diretamente para os linfonodos femorais inguinais e os linfonodos pélvicos.[253] Pode ocorrer disseminação hematogênica para os pulmões, o fígado ou o osso como fenômeno tardio.

Os carcinomas de células escamosas constituem a forma mais comum de câncer de vagina, ocorrendo em 80 a 90% dos casos. Esses tumores são geralmente observados no terço superior da parede posterior da vagina. A idade média das pacientes com câncer de células escamosas é de 60 anos.[254,255]

O melanoma maligno é o segundo câncer mais comum da vagina, respondendo por 2,8 a 5% de todas as neoplasias vaginais.[256-258] Outros subtipos histológicos incluem o adenocarcinoma e o sarcoma.

O adenocarcinoma primário da vagina é raro e constitui 9% dos tumores primários da vagina. O adenocarcinoma mais comum da vagina é metastático e origina-se do cólon, endométrio, ovário ou, raramente, pâncreas e estômago. Em geral, os adenocarcinomas afetam uma população mais jovem de mulheres, independentemente da exposição ao *dietilestilbestrol* (*DES*) *in utero*.[259] Os adenocarcinomas podem surgir em elementos de restos dos ductos de Wolff, glândulas periuretrais e focos de endometriose.[260] Nas mulheres expostas ao *DES in utero,* pode ocorrer desenvolvimento de adenocarcinoma na adenose vaginal.

Nos EUA, o *DES* foi utilizado de 1940 a 1971 para manter gestações de alto risco em mulheres com história de aborto espontâneo. Em 1970, foram descritas sete mulheres jovens com adenocarcinoma de células claras da vagina **(Figura 38.10)**; posteriormente, foi identificada uma associação entre esse câncer e o uso materno de *DES* durante a gravidez.[261] Subsequentemente, foram relatados mais de 500 casos de câncer de células claras da vagina e do colo do útero ao *Registry for Research on Hormonal Transplacental Carcinogenesis*.

O risco estimado de desenvolvimento de adenocarcinoma de células claras na prole exposta é de 1 em 1.000 ou menos. A idade média por ocasião do diagnóstico é de 19 anos.[262] Como o uso do *DES* em mulheres grávidas foi interrompido em 1971, a maioria desses tumores provavelmente já foi descoberta. O adenocarcinoma de células claras em mulheres com história de exposição *in utero* ao *DES* normalmente surge na exocérvice ou no terço superior da parte anterior da vagina. Esses tumores variam acentuadamente quanto a seu tamanho e com mais frequência são exofíticos e com invasão superficial. O estágio constitui o fator de prognóstico mais importante. Outros fatores estatisticamente significativos incluem o padrão de crescimento tubulocístico, tamanho de menos de 3 cm^2 e invasão do estroma de menos de 3 mm. Entretanto, não se sabe ao certo o que ocorrerá a essa coorte de mulheres quando alcançarem a quinta, sexta e sétima décadas de vida. Indica-se acompanhamento contínuo dessas mulheres.

Entre os casos de adenocarcinoma de células claras da vagina, 97% estão associados à adenose. A adenose caracteriza-se pela presença de epitélio glandular de tipo mülleriano persistente. Embora seja a anormalidade histológica mais comum em mulheres expostas ao *DES in utero*, a adenose pode ser encontrada em mulheres sem história de exposição. Normalmente, a adenose aparece como agrupamentos vermelhos semelhantes a uvas na vagina.

O melanoma maligno da vagina é raro e letal e ocorre com mais frequência em mulheres brancas. A idade média dessas pacientes é de 58 anos.[263] As lesões apresentam, em sua maioria, invasão profunda e correspondem ao nível IV de Clark quando comparadas ao estadiamento dos melanomas vulvares. O terço inferior da vagina constitui a localização mais comum desses tumores.[264] Os melanomas exibem uma ampla variedade de tamanho, cores e padrões de crescimento.[262,265] A excisão radical (vaginectomia, histerectomia e linfadenectomia pélvica) constitui a base do tratamento. O objetivo do tratamento é evitar a recorrência local (vaginal), que é o local mais comum de recorrência.[263,264] A necessidade de dissecar os linfonodos regionais é incerta. Como a doença exibe invasão profunda, a disseminação hematogênica é a recorrência letal mais comum. Não há nenhuma diferença na SG de pacientes submetidas à excisão local em comparação à excisão radical.[263] A taxa de sobrevida é de aproximadamente 10% em 5 anos.

Os tumores mesenquimais benignos e malignos mais comuns da vagina em mulheres adultas são tumores do músculo liso.[266] Em geral, os sarcomas vaginais consistem em fibrossarcomas

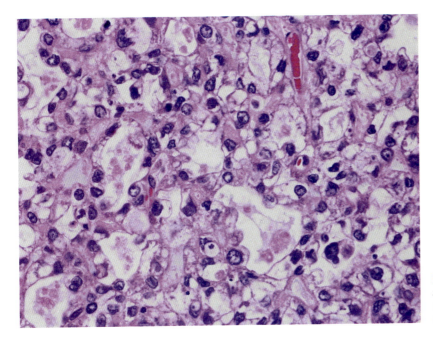

Figura 38.10 Carcinoma de células claras da vagina. Observe a formação de túbulos com células em "tacha" (*hobnail cells*) que revestem o lúmen. Essas células caracterizam-se por protrusão do núcleo no citoplasma apical.

ou leiomiossarcomas e são extremamente raros. O tratamento indicado consiste em excisão local radical, seguida de quimioterapia ou radioterapia adjuvante.

O **tumor mesenquimal maligno mais comum da vagina em crianças e lactentes é o rabdomiossarcoma botrioide (Figura 38.11)**. Em geral, o sarcoma botrioide é encontrado na vagina durante a lactância e no início da infância, no colo do útero durante os anos férteis e no corpo do útero após a menopausa. A quimioterapia pré-operatória com *vincristina*, *actinomicina D* e *ciclofosfamida* seguida de cirurgia conservadora ou radioterapia aumentou a sobrevida dessas pacientes.

Tratamento

A escolha do tratamento baseia-se no exame clínico, nos resultados da TC e da radiografia de tórax, na idade e na condição da paciente. A PET pode fornecer informações mais acuradas sobre a disseminação da doença que a RM ou a TC isoladamente.[267] Os tumores são tratados, na maioria das vezes, por radioterapia. A cirurgia é limitada a casos selecionados, que incluem:

1. **Mulheres com doença no estágio I que acomete a parte posterossuperior da vagina. Elas podem ser tratadas por**

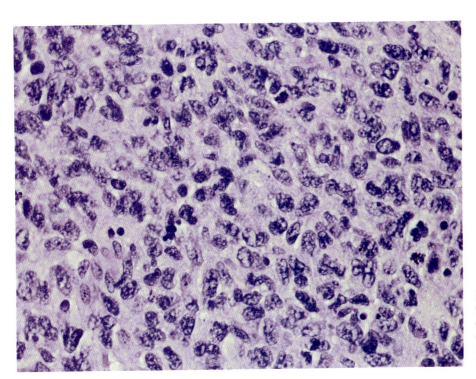

Figura 38.11 Rabdomiossarcoma embrionário da vagina (sarcoma botrioide). Essa lesão consiste em células mesenquimais primitivas e rabdomioblastos que têm citoplasma eosinofílico abundante. Com maior diferenciação, estrias transversais podem tornar-se evidentes.

vaginectomia radical e linfadenectomia pélvica. O útero, quando estiver presente, será retirado como peça de histerectomia radical. Quando as margens estão livres de tumor e os linfonodos são negativos, não há necessidade de tratamento adicional.

2. **Pacientes com doença no estágio IV com fístula retovaginal ou vesicovaginal.** Elas podem ser candidatas à exenteração pélvica primária, com linfadenectomia pélvica e para-aórtica.[262] A anastomose retal baixa, a derivação urinária continente e a reconstrução da vagina estão indicadas e são mais bem-sucedidas nessas pacientes não submetidas à radioterapia do que naquelas que receberam radioterapia prévia.
3. **Mulheres com recorrência pélvica central após radioterapia.** Elas são candidatas à exenteração pélvica, semelhante àquela utilizada para o câncer do colo do útero.
4. **Estadiamento cirúrgico com ressecção dos linfonodos acometidos, seguida de radioterapia.** Isso pode melhorar o controle da doença pélvica.

A radioterapia constitui o tratamento de escolha em todas as pacientes, exceto naquelas descritas anteriormente. As pequenas lesões superficiais podem ser tratadas com radioterapia intracavitária isolada.[262] As lesões maiores e mais espessas devem ser tratadas inicialmente com teleterapia para reduzir o volume do tumor e tratar os linfonodos pélvicos regionais, seguida de terapia intracavitária e intersticial para administrar uma alta dose ao tumor primário.[255,263] Se o útero estiver intacto e a lesão acometer a parte superior da vagina, é possível utilizar uma sonda (*tandem*) e ovoides intrauterinos. Se o útero já tiver sido retirado, pode-se utilizar um cilindro vaginal para irradiação superficial. Quando se utiliza a braquiterapia, são descritas técnicas de alta e de baixa taxa de dose. Quando a lesão tem mais de 0,5 cm de espessura, as técnicas de radioterapia intersticial podem melhorar a distribuição da dose no tumor primário. A exploração cirúrgica ou a laparoscopia no momento da inserção de implantes intersticiais de Syed define com mais precisão a posição das agulhas e assegura que elas não atravessem as alças aderentes do intestino. A radioterapia de campo estendido pode ser utilizada no câncer de vagina de modo semelhante a seu uso no carcinoma do colo do útero, embora não haja relatos de experiência com a prática dessa técnica no tratamento do câncer de vagina. De modo semelhante, há pouca experiência descrita com a quimiorradioterapia combinada.[268] Mesmo considerando o fato de que nunca haverá um número suficiente de pacientes para a realização de um ensaio clínico controlado e randomizado adequado, o uso concomitante de *5-FU* e *cisplatina* foi bem-sucedido no câncer do ânus e do colo do útero, razão pela qual deve ser também considerado no tratamento do câncer de vagina.

Sequelas

A proximidade do reto, da bexiga e da uretra leva a uma acentuada taxa de complicações, de 10 a 15% para a cirurgia e a radioterapia. Nos tumores grandes, o risco de fístula vesical ou intestinal é significativo. A cistite e a proctite por radiação são comuns, assim como as estenoses ou ulcerações retais. Em certas ocasiões, ocorre necrose da vagina por radiação, exigindo desbridamento, e com frequência resulta na formação de fístulas. A fibrose, a estenose e o estreitamento vaginais são comuns após radioterapia. **O uso de dilatadores vaginais e a retomada das relações sexuais regulares devem ser incentivados junto com o uso de *estrogênio* tópico para manter função vaginal adequada.**

Sobrevida

A taxa de sobrevida global em 5 anos nas pacientes com câncer de vagina é de 52% (Tabela 38.7). Isso reflete as dificuldades de tratamento e o fato de que a doença se manifesta em um estágio avançado. **Nas pacientes com doença em estágio I, a taxa de sobrevida em 5 anos é de 74%.** A maioria das recorrências ocorre na pelve, oriundas de linfonodos regionais aumentados ou de grandes tumores centrais. As técnicas de radioterapia, incluindo implantes intersticiais com *template* de Syed e quimiorradioterapia combinada, constituem a base do tratamento. A avaliação cuidadosa das pacientes submetidas à radioterapia para detectar uma recorrência central pode garantir que algumas pacientes sejam salvas por meio de exenteração pélvica. Devido à raridade do câncer de vagina, essas pacientes devem ser tratadas em um centro familiarizado com a complexidade do tratamento e as modalidades de terapia.

Tabela 38.7 Carcinoma primário de vagina: sobrevida em 5 anos.

Estágio	Nº de pacientes	Nº de sobreviventes em 5 anos	Porcentagem
I	509	378	74,3
II	622	333	53,5
III	377	128	34
IV	163	24	15,3
Total	1.671	864	51,7

Dados compilados de: Pride et al. (269); Houghton e Iversen (266); Benedet et al. (242); Rubin et al. (244); Kucera et al. (265); Eddy et al. (270); Kirkbride et al. (271); Perez et al. (272); Tewari et al. (273); Otton et al. (274); Frank et al. (275); Hellman et al. (241); Tran et al. (276).

REFERÊNCIAS BIBLIOGRÁFICAS

1. **U.S. Cancer Statistics Working Group.** *United States Cancer Statistics: 1999–2014 Incidence and Mortality Web-Based Report*. Atlanta, GA: Department of Health and Human Services, Centers for Disease Control and Prevention, and National Cancer Institute; 2017. Available at http://www.cdc.gov/uscs.
2. **Siegel R, Ward E, Brawley O, et al.** Cancer statistics, 2011. *CA Cancer J Clin* 2011;61:212–236. Available at http://cacancerjournal.org
3. **Womack C, Warren AY.** Achievable laboratory standards: a review of cytology of 99 women with cervical cancer. *Cytopathology* 1998;9:171–177.
4. **Pettersson F.** *Annual Report on the Results of Treatment in Gynecological Cancer*. Stockholm: International Federation of Gynecology and Obstetrics (FIGO); 1994:132–168.
5. **International Collaboration of Epidemiological Studies of Cervical Cancer.** Comparison of risk factors for invasive squamous cell carcinoma and adenocarcinoma of the cervix: collaborative reanalysis of individual data on 8,097 women with squamous cell carcinoma and 1,374 women with adenocarcinoma from 12 epidemiological studies. *Int J Cancer* 2007;120:885–891.
6. **Ursin G, Peters RK, Henderson BE, et al.** Oral contraceptive use and adenocarcinoma of the cervix. *Lancet* 1994;344:1390–1393.
7. **Centers for Disease Control and Prevention.** Sexually transmitted disease guidelines. *MMWR Morb Mortal Wkly Rep* 1993;42:90–100.
8. **Reimers LL, Anderson WF, Rosenberg PS, et al.** Etiologic heterogeneity for cervical carcinoma by histopathologic type, using compa-

rative age-period-cohort models. *Cancer Epidemiol Biomarkers Prev* 2009;18:792–800.
9. **Munger K, Scheffner M, Huibregtse JM, et al.** Interactions of HPV E6 and E7 oncoproteins with tumor suppressor gene products. *Cancer Surv* 1992;12:197–217.
10. **Ault KA.** Effect of prophylactic human papillomavirus L1 virus-like-particle vaccine on risk of cervical intraepithelial neoplasia grade 2, grade 3, and adenocarcinoma *in situ*: a combined analysis of four randomised clinical trials. *Lancet* 2007;369:1861–1868.
11. **Luxembourg A, Bautista O, Moeller E, et al.** Design of a large outcome trial for a multivalent human papillomavirus L1 virus-like particle vaccine. *Contemp Clin Trials* 2015;42:18–25.
12. **Joura EA, Giulliano AR, Iverson OE, et al.** A 9-valent HPV vaccine against infection and intraepithelial neoplasia in women. *N Engl J Med* 2015;372:711–723.
13. **Sasieni P, Castanon A, Cuzick J.** Screening and adenocarcinoma of the cervix. *Int J Cancer* 2009;125:525–529.
14. **Fu YS, Berek JS.** Minimal cervical cancer: definition and histology. In: Grundmann E, Beck L, eds. *Minimal Neoplasia–Diagnosis and Therapy. Recent Results in Cancer Research*. Vol. 106. Berlin: Springer-Verlag; 1988:47–56.
15. **Creasman W.** New gynecologic cancer staging. *Gynecol Oncol* 1995;58:157–158.
16. **Fu YS, Reagan JW.** *Pathology of the Uterine Cervix, Vagina and Vulva*. Philadelphia, PA: Saunders; 1989.
17. **Averette HE, Ford JH Jr, Dudan RC, et al.** Staging of cervical cancer. *Clin Obstet Gynecol* 1975;18:215–232.
18. **Lagasse LD, Ballon SC, Berman ML, et al.** Pretreatment lymphangiography and operative evaluation in carcinoma of the cervix. *Am J Obstet Gynecol* 1979;134:219–224.
19. **Koehler PR.** Current status of lymphangiography in patients with cancer. *Cancer* 1976;37:503–516.
20. **King LA, Talledo OE, Gallup DG, et al.** Computed tomography in evaluation of gynecologic malignancies: a retrospective analysis. *Am J Obstet Gynecol* 1986;155:960–964.
21. **Bandy LC, Clarke-Pearson DL, Silverman PM, et al.** Computed tomography in evaluation of extrapelvic lymphadenopathy in carcinoma of the cervix. *Obstet Gynecol* 1986;65:73–76.
22. **Hacker NF, Berek JS.** Surgical staging. In: Surwit E, Alberts D, eds. *Cervix Cancer*. Boston, MA: Martinus Nijhoff; 1987:43–57.
23. **Heller PB, Malfetano JH, Bundy BN, et al.** Clinical pathologic study of stages IIB, III, and IVA carcinoma of the cervix: extended diagnostic study for paraaortic metastasis (a GOG study). *Gynecol Oncol* 1990;38:425–430.
24. **Worthington JL, Balfe DM, Lee JK, et al.** Uterine neoplasms: MR imaging. *Radiology* 1986;159:725–730.
25. **Scheidler J, Hricak H, Yu KK, et al.** Radiological evaluation of lymph node metastases in patients with cervical cancer: a meta-analysis. *JAMA* 1997;278:1096–1101.
26. **Bipat S, Glas AS, Velden J, et al.** Computed tomography and magnetic resonance imaging in staging of uterine cervical carcinoma: a systematic review. *Gynecol Oncol* 2003;91:59–66.
27. **Lin WC, Hung YC, Yeh LS, et al.** Usefulness of (18)F-fluorodeoxyglucose positron emission tomography to detect paraaortic lymph node metastasis in advanced cervical cancer with negative computed tomography findings. *Gynecol Oncol* 2003;89:73–76.
28. **Selman TJ, Mann C, Zamora J, et al.** Diagnostic accuracy of tests for lymph node status in primary cervical cancer: a systematic review and meta-analysis. *CMAJ* 2008;178:855–862.
29. **Park SY, Roh JW, Park YJ, et al.** Positron emission tomography (PET) for evaluating para-aortic and pelvic lymph node metastasis in cervical cancer before surgical staging: a surgico-pathologic study. *Proc Am Soc Clin Oncol* 2003;22:456.
30. **Cosin JA, Fowler JM, Chen MD, et al.** Pretreatment surgical staging of patients with cervical carcinoma: the case for lymph node debulking. *Cancer* 1998;82:2241–2248.
31. **Robert ME, Fu YS.** Squamous cell carcinoma of the uterine cervix: a review with emphasis on prognostic factors and unusual variants. *Semin Diagn Pathol* 1990;7:173–189.
32. **Kjorstad KE.** Adenocarcinoma of the uterine cervix. *Gynecol Oncol* 1977;5:219–223.
33. **Berek JS, Hacker NF, Fu YS, et al.** Adenocarcinoma of the uterine cervix: histologic variables associated with lymph node metastasis and survival. *Obstet Gynecol* 1985;65:46–52.
34. **Hopkins MP, Morley GW.** A comparison of adenocarcinoma and squamous cell carcinoma of the cervix. *Obstet Gynecol* 1991;77:912–917.
35. **Fu YS, Berek JS, Hilborne LH.** Diagnostic problems of cervical *in situ* and invasive adenocarcinoma. *Appl Pathol* 1987;5:47–56.
36. **Maier RC, Norris HJ.** Coexistence of cervical intraepithelial neoplasia with primary adenocarcinoma of the endocervix. *Obstet Gynecol* 1980;56:361–364.
37. **Denehy TR, Gregori CA, Breen JL.** Endocervical curettage, cone margins, and residual adenocarcinoma *in situ* of the cervix. *Obstet Gynecol* 1997;90:1–6.
38. **Shin CH, Schorge JO, Lee KR, et al.** Conservative management of adenocarcinoma *in situ* of the cervix. *Gynecol Oncol* 2000;69:6–10.
39. **Ostor AG, Duncan A, Quinn M, et al.** Adenocarcinoma *in situ* of the uterine cervix: an experience with 100 cases. *Gynecol Oncol* 2000;79:207–210.
40. **Rose PG, Java JJ, Whitney CW, et al.** Locally advanced adenocarcinoma and adenosquamous carcinomas of the cervix compared to squamous cell carcinomas of the cervic in gynecologic oncology group trials of cisplatin-based chemoradiation. *Gynecol Oncol* 2014;135(2):208–212.
41. **Kilgore LC, Soong S-J, Gore H, et al.** Analysis of prognostic features in adenocarcinoma of the cervix. *Gynecol Oncol* 1988;31:137–153.
42. **Berek JS, Castaldo TW, Hacker NF, et al.** Adenocarcinoma of the uterine cervix. *Cancer* 1981;48:2734–2741.
43. **Mayer EG, Galindo J, Davis J, et al.** Adenocarcinoma of the uterine cervix: incidence and the role of radiation therapy. *Radiology* 1976;121:725–729.
44. **Rutledge FN, Galakatos AE, Wharton JT, et al.** Adenocarcinoma of the uterine cervix. *Am J Obstet Gynecol* 1975;122:236–245.
45. **Gallup DG, Abell MR.** Invasive adenocarcinoma of the uterine cervix. *Obstet Gynecol* 1977;49:596–603.
46. **Eifel PJ, Morris M, Oswald MJ, et al.** Adenocarcinoma of the uterine cervix: prognosis and patterns of failure in 367 cases. *Cancer* 1990;65:2507–2514.
47. **Kaku T, Enjoji M.** Extremely well-differentiated adenocarcinoma ("adenoma malignum"). *Int J Gynecol Pathol* 1983;2:28–41.
48. **Gilks CB, Young R, Aguirre P, et al.** Adenoma malignum (minimal deviation adenocarcinoma) of the uterine cervix. *Am J Surg Pathol* 1989;13:717–729.
49. **Kaminski PF, Norris HJ.** Minimal deviation carcinoma (adenoma malignum) of the cervix. *Int J Gynecol Pathol* 1983;2:141–152.
50. **Benda JA, Platz CE, Buchsbaum H, et al.** Mucin production in defining mixed carcinoma of the uterine cervix: a clinicopathologic study. *Int J Gynecol Pathol* 1985;4:314–327.
51. **Young RH, Scully RE.** Villoglandular papillary adenocarcinoma of the uterine cervix: a clinicopathologic analysis of 13 cases. *Cancer* 1989;63:1773–1779.
52. **Gallup DG, Harper RH, Stock RJ.** Poor prognosis in patients with adenosquamous cell carcinoma of the cervix. *Obstet Gynecol* 1985;65:416–422.
53. **Glucksmann A, Cherry CP.** Incidence, histology and response to radiation of mixed carcinomas (adenoacanthomas) of the uterine cervix. *Cancer* 1956;9:971–979.
54. **Ferry JA, Scully RE.** "Adenoid cystic" carcinoma and adenoid basal carcinoma of the uterine cervix: a study of 28 cases. *Am J Surg Pathol* 1988;12:134–144.
55. **Rotmensch J, Rosenshein NB, Woodruff JD.** Cervical sarcoma: a review. *Obstet Gynecol Surv* 1983;38:456–461.
56. **Albores-Saavedra J, Gersell D, Gilks CB, et al.** Terminology of endocrine tumors of the uterine cervix: results of a workshop sponsored by the College of American Pathologists and National Cancer Institute. *Arch Pathol Lab Med* 1997;121:34–39.

57. **Van Nagell JR Jr, Donaldson ES, Wood EC, et al.** Small cell carcinoma of the cervix. *Cancer* 1979;40:2243–2249.
58. **Sheets EE, Berman ML, Hrountas CE, et al.** Surgically treated, early stage neuroendocrine small-cell cervical carcinoma. *Obstet Gynecol* 1988;7:10–14.
59. **Oldham RK, Greco FA.** Small cell lung cancer, a curable disease. *Cancer Chemother Pharmacol* 1980;4:173–177.
60. **Groben P, Reddick R, Askin F.** The pathologic spectrum of small cell carcinoma of the cervix. *Int J Gynecol Pathol* 1985;4:42–57.
61. **Brewster WR, Monk BJ, Ziogas A, et al.** Intent-to-treat analysis of stage IB and IIA cervical cancer in the United States: radiotherapy or surgery 1988–1995. *Obstet Gynecol* 2001;97:245–254.
62. **Van Nagell JR Jr, Parker JC Jr, Maruyama Y, et al.** Bladder or rectal injury following radiation therapy for cervical cancer. *Am J Obstet Gynecol* 1974;119:727–732.
63. **Lawton FG, Hacker NF.** Surgery for invasive gynecologic cancer in the elderly female population. *Obstet Gynecol* 1990;76:287–289.
64. **Hatch KD, Parham G, Shingleton HM, et al.** Ureteral strictures and fistulae following radical hysterectomy. *Gynecol Oncol* 1984;19:17–23.
65. **Webb M, Symmonds R.** Wertheim hysterectomy: a reappraisal. *Obstet Gynecol* 1979;54:140–145.
66. **Feeny DD, Moore DH, Look KY, et al.** The fate of the ovaries after radical hysterectomy and ovarian transposition. *Gynecol Oncol* 1995;56:3.
67. **Anderson B, LaPolla J, Turner D, et al.** Ovarian transposition in cervical cancer. *Gynecol Oncol* 1993;49:206–214.
68. **Landoni F, Zanagnolo V, Lovato-Diaz L, et al.** Ovarian metastases in early-stage cervical cancer (IA2-IIA): a multicenter retrospective study of 1965 patients (a Cooperative Task Force study). *Int J Gynecol Cancer* 2007;17:623–628.
69. **Roman LD, Felix JC, Mudersbach LI, et al.** Risk of residual invasive disease in women with microinvasive squamous cancer in a conization specimen. *Obstet Gynecol* 1997;90:759–764.
70. **Wolf JK, Levenback C, Maslpica A, et al.** Adenocarcinoma *in situ* of the cervix: significance of cone biopsy margins. *Obstet Gynecol* 1996;88:82–86.
71. **Hopkins MP.** Adenocarcinoma *in situ* of the cervix: the margins must be clear. *Gynecol Oncol* 2000;79:4–5.
72. **Shepherd JH, Spencer C, Herod J, et al.** Radical vaginal trachelectomy as a fertility-sparing procedure in women with early-stage cervical cancer-cumulative pregnancy rate in a series of 123 women. *BJOG* 2006;113:719–724.
73. **Marchiole P, Benchaib M, Buenerd A, et al.** Oncological safety of laparoscopic-assisted vaginal radical trachelectomy (LARVT or Dargent's operation): a comparative study with laparoscopic-assisted vaginal radical hysterectomy (LARVH). *Gynecol Oncol* 2007;106:132–141.
74. **Meigs J.** Radical hysterectomy with bilateral pelvic node dissections: a report of 100 patients operated five or more years ago. *Am J Obstet Gynecol* 1951;62:854–870.
75. **Piver M, Rutledge F, Smith J.** Five classes of extended hysterectomy for women with cervical cancer. *Obstet Gynecol* 1974;44:265–272.
76. **Morice P, Lassau N, Pautier P, et al.** Retroperitoneal drainage after complete para-aortic lymphadenectomy for gynecologic cancer: a randomized trial. *Obstet Gynecol* 2001;97:243–247.
77. **Boyce J, Fruchter R, Nicastri A.** Prognostic factors in stage I carcinoma of the cervix. *Gynecol Oncol* 1981;12:154–165.
78. **Orr JW Jr, Shingleton HM, Hatch KD.** Correlation of perioperative morbidity and conization to radical hysterectomy interval. *Obstet Gynecol* 1982;59:726–731.
79. **Potter ME, Alvarez RD, Shingleton HM, et al.** Early invasive cervical cancer with pelvic lymph node involvement: to complete or not to complete radical hysterectomy? *Gynecol Oncol* 1990;37:78–81.
80. **Mann WJ Jr, Orr JW Jr, Shingleton HM, et al.** Perioperative influences on infectious morbidity in radical hysterectomy. *Gynecol Oncol* 1981;11:207–212.
81. **Green T.** Ureteral suspension for prevention of ureteral complications following radical Wertheim hysterectomy. *Obstet Gynecol* 1966;28:1–11.
82. **Raspagliesi F, Ditto A, Fontanelli R, et al.** Nerve-sparing radical hysterectomy: a surgical technique for preserving the autonomic hypogastric nerve. *Gynecol Oncol* 2004;93:307–314.
83. **Sakuragi N, Todo Y, Kudo M, et al.** A systematic nerve-sparing radical hysterectomy technique in invasive cervical cancer for preserving postsurgical bladder function. *Int J Gynecol Cancer* 2005;15:389–397.
84. **Hertel H, Kohler C, Michels W, et al.** Laparoscopic-assisted radical vaginal hysterectomy (LARVH): prospective evaluation of 200 patients with cervical cancer. *Gynecol Oncol* 2003;90:505–511.
85. **Geisler JP, Orr CJ, Khurshid N, et al.** Robotically assisted laparoscopic radical hysterectomy compared with open radical hysterectomy. *Int J Gynecol Cancer* 2010;20:438–442.
86. **Lowe MP, Chamberlain DH, Kamelle SA, et al.** A multi-institutional experience with robotic assisted radical hysterectomy for early stage cervical cancer. *Gynecol Oncol* 2009;113:191–194.
87. **Zhou J, Xiong BH, Ma L, et al.** Robotic vs laparoscopic radical hysterectomy for cervical cancer: a meta-analysis. *Int J Med Robot* 2016;12(1):145–154.
88. **Liu Z, Li X, Tian S, et al.** Superiority of robotic surgery for cervical cancer in comparison with traditional approaches: a systematic review and meta-analysis. *Int J Surg* 2017;40:145–154.
89. **Ramirez P, Frumovitz M, Pareja R, et al.** Minimally invasive versus abdominal radical hysterectomy for cervical cancer. *N Engl J Med* 2018;379(20):1895–1904.
90. **Koh W-J, Greer BE, Abu-Rustum NR, et al.** Cervical cancer (Version 2.2015). *J Natl Compr Canc Netw* 2015;13:395–404.
91. **Melamed A, Margul D, Chen L, et al.** Survival after minimally invasive radical hysterectomy for early-stage cervical cancer. *N Engl J Med* 2018;379:1905–1914.
92. **Salvo G, Ramirez PT, Levenback CF, et al.** Sensitivity and negative predictive value for sentinel lymph node biopsy in women with early-stage cervical cancer. *Gynecol Oncol* 2017;145(1):96–101.
93. **Morley GW, Seski JC.** Radial pelvic surgery versus radiation therapy for stage I carcinoma of the cervix (exclusive of microinvasion). *Am J Obstet Gynecol* 1976;126:785–798.
94. **Baltzer J, Lohe K, Kopke W, et al.** Histologic criteria for the prognosis of patients with operated squamous cell carcinoma of the cervix. *Gynecol Oncol* 1982;13:184–194.
95. **Chung C, Nahhas W, Stryker J, et al.** Analysis of factors contributing to treatment failures in stage IB and IIA carcinoma of the cervix. *Am J Obstet Gynecol* 1980;138:550–556.
96. **Creasman W, Soper J, Clarke-Pearson D.** Radical hysterectomy as therapy for early carcinoma of the cervix. *Am J Obstet Gynecol* 1986;155:964–969.
97. **Van Nagell J, Donaldson E, Parker J.** The prognostic significance of cell type and lesion size in patients with cervical cancer treated by radical surgery. *Gynecol Oncol* 1977;5:142–151.
98. **Inoue T, Okumura M.** Prognostic significance of parametrial extension in patients with cervical carcinoma stage IB, IIA, and IIIB. *Cancer* 1984;54:1714–1719.
99. **Bleker O, Ketting B, Wayjean-eecen B, et al.** The significance of microscopic involvement of the parametrium and/or pelvic lymph nodes in cervical cancer stages IB and IIA. *Gynecol Oncol* 1983;16:56–62.
100. **Gauthier P, Gore I, Shingleton HM.** Identification of histopathologic risk groups in stage IB squamous cell carcinoma of the cervix. *Obstet Gynecol* 1985;66:569–574.
101. **Van Nagell J, Donaldson E, Wood E, et al.** The significance of vascular invasion and lymphocytic infiltration in invasive cervical cancer. *Cancer* 1978;41:228–234.
102. **Nahhas W, Sharkey F, Whitney C, et al.** The prognostic significance of vascular channel involvement in deep stromal penetration in early cervical carcinoma. *Am J Clin Oncol* 1983;6:259–264.
103. **Soisson AP, Soper JT, Clarke-Pearson DL, et al.** Adjuvant radiotherapy following radical hysterectomy for patients with stage IB and IIA cervical cancer. *Gynecol Oncol* 1990;37:390–395.

104. **Tinga DJ, Timmer PR, Bouma J, et al.** Prognostic significance of single versus multiple lymph node metastases in cervical carcinoma stage IB. *Gynecol Oncol* 1990;39:175–180.
105. **Alvarez RD, Soong SJ, Kinney WK, et al.** Identification of prognostic factors and risk groups in patients found to have nodal metastasis at the time of radical hysterectomy for early stage squamous carcinoma of the cervix. *Gynecol Oncol* 1989;35:130–135.
106. **Fuller AF, Elliott N, Kosloff C, et al.** Determinants of increased risk for recurrence in patients undergoing radical hysterectomy for stage IB and IIA carcinoma of the cervix. *Gynecol Oncol* 1989;33:34–39.
107. **Delgado G, Bundy B, Zaino R, et al.** Prospective surgical-pathological study of disease free interval in patients with stage IB squamous cell carcinoma of the cervix: a Gynecologic Oncology Group study. *Gynecol Oncol* 1990;38:352–357.
108. **Peters WA, Liu PY, Barrett RJ, et al.** Concurrent chemotherapy and pelvic radiation therapy compared with pelvic radiation therapy alone as adjuvant therapy after radical surgery in high-risk early-stage cancer of the cervix. *J Clin Oncol* 2000:18;1606–1613.
109. **Sedlis A, Bundy BN, Rotman MZ, et al.** A randomized trial of pelvic radiation therapy versus no further therapy in selected patients with stage IB carcinoma of the cervix after radical hysterectomy and pelvic lymphadenectomy: a Gynecologic Oncology Group study. *Gynecol Oncol* 1999;73:177–183.
110. **Morrow P.** Panel report: is pelvic irradiation beneficial in the postoperative management of stage Ib squamous cell carcinoma of the cervix with pelvic node metastases treated by radical hysterectomy and pelvic lymphadenectomy? *Gynecol Oncol* 1980;10:105–110.
111. **Lohe KJ, Burghardt E, Hillemanns HG, et al.** Early squamous cell carcinoma of the uterine cervix. II. Clinical results of a cooperative study in the management of 419 patients with early stromal invasion and microcarcinoma. *Gynecol Oncol* 1978;6:31–50.
112. **Burghardt E, Holzer E.** Diagnosis and treatment of microinvasive carcinoma of the cervix uteri. *Obstet Gynecol* 1977;49:641–653.
113. **Van Nagell J Jr, Greenwell N, Powell D, et al.** Microinvasive carcinoma of the cervix. *Am J Obstet Gynecol* 1983;145:981–991.
114. **Pilleron J, Durand J, Hamelin J.** Prognostic value of node metastasis in cancer of the uterine cervix. *Am J Obstet Gynecol* 1974;119:458–462.
115. **Inoue T, Chihara T, Morita K.** Postoperative extended field irradiation in patients with pelvic and/or common iliac node metastasis from cervical carcinoma stages IB to IIB. *Gynecol Oncol* 1986;25:234–243.
116. **Larsson G, Alm P, Gullberg B, et al.** Prognostic factors in early invasive carcinoma of the uterine cervix. *Am J Obstet Gynecol* 1983;146:145–153.
117. **Leman M, Benson W, Kurman R, et al.** Microinvasive carcinoma of the cervix. *Obstet Gynecol* 1976;48:571–578.
118. **Seski JC, Abell MR, Morley GW.** Microinvasive squamous cell carcinoma of the cervix: definition, histologic analysis, late results of treatment. *Obstet Gynecol* 1977;50:410–414.
119. **Gonzalez DG, Ketting BW, Van Bunningen B, et al.** Carcinoma of the uterine cervix stage IB and IIA: results of postoperative irradiation in patients with microscopic infiltration in the parametrium and/or lymph node metastasis. *Int J Radiat Oncol Biol Phys* 1989;16:389–395.
120. **Martinbeau P, Kjorstad K, Iversen T.** Stage IB carcinoma of the cervix: the Norwegian Radium Hospital. II. Results when pelvic nodes are involved. *Obstet Gynecol* 1982;60:215–218.
121. **Inoue T.** Prognostic significance of the depth of invasion relating to nodal metastases, parametrial extension, and cell types. *Cancer* 1984;54:3035–3042.
122. **Piver M, Chung W.** Prognostic significance of cervical lesion size and pelvic node metastases in cervical carcinoma. *Obstet Gynecol* 1975;46:507–510.
123. **Hsu CT, Cheng YS, Su SC.** Prognosis of uterine cervical cancer with extensive lymph node metastasis. *Am J Obstet Gynecol* 1972;114:954–962.
124. **Kim RY, Spencer SA.** Tumor shrinkage before intracavitary brachytherapy for cancer of the cervix: radiotherapy alone versus concurrent chemoradiotherapy. *Cancer J* 2000;6(6):377–380.
125. **Wang JZ, Mayr NA, Zhang D, et al.** Sequential magnetic resonance imaging of cervical cancer. *Cancer* 2010;116(21):5093–5101.
126. **Sturdza A, Pötter R, Fokdal LU, et al.** Image guided brachytherapy in locally advanced cervical cancer: improved pelvic control and survival in RetroEMBRACE, a multicenter cohort study. *Radiother Oncol* 2016;120(3):428–433.
127. **Charra-Brunaud C, Harter V, Delannes M, et al.** Impact of 3D image-based PDR brachytherapy on outcome of patients treated for cervix carcinoma in France: results of the French STIC prospective study. *Radiother Oncol* 2012;103(3):305–313.
128. **Viswanathan AN, Thomadsen B; American Brachytherapy Society Cervical Cancer Recommendations Committee.** American Brachytherapy Society consensus guidelines for locally advanced carcinoma of the cervix. Part I: general principles. *Brachytherapy* 2012;11(1):33–46.
129. **Tanderup K, Fokdal LU, Sturdza A, et al.** Effect of tumor dose, volume and overall treatment time on local control after radiochemotherapy including MRI guided brachytherapy of locally advanced cervical cancer. *Radiother Oncol* 2016;120(3):441–446.
130. **Haie-Meder C, Pötter R, Van Limbergen E, et al.** Recommendations from Gynaecological (GYN) GEC-ESTRO Working Group (I): concepts and terms in 3D image based 3D treatment planning in cervix cancer brachytherapy with emphasis on MRI assessment of GTV and CTV. *Radiother Oncol* 2005;74(3):235–245.
131. **Pötter R, Haie-Meder C, Van Limbergen E, et al.** Recommendations from gynaecological (GYN) GEC ESTRO working group (II): concepts and terms in 3D image-based treatment planning in cervix cancer brachytherapy–3D dose volume parameters and aspects of 3D image-based anatomy, radiation physics, radiobiology. *Radiother Oncol* 2006;78(1):67–77.
132. **Lee LJ, Das IJ, Higgins SA, et al.** American Brachytherapy Society consensus guidelines for locally advanced carcinoma of the cervix. Part III: low-dose-rate and pulsed-dose-rate brachytherapy. *Brachytherapy* 2012;11(1):53–57.
133. **Hareyama M, Sakata K, Oouchi A, et al.** High dose rate versus low dose rate intracavitary therapy for carcinoma of the uterine cervix: a randomized trial. *Cancer* 2002;94:117–124.
134. **Teshima T, Inoue T, Ikeda H, et al.** High dose rate and low dose rate intracavitary therapy for carcinoma of the uterine cervix. *Cancer* 1993;72:2409–2414.
135. **Shigematsu Y, Nishiyama K, Masaki N, et al.** Treatment of carcinoma of the uterine cervix by remotely controlled afterloading radiotherapy with high dose rate: a comparative study with a low dose rate system. *Int J Radiat Oncol Biol Phys* 1983;9:351–356.
136. **Liu R, Wang X, Tian JH, et al.** High dose rate versus low dose rate intracavity brachytherapy for locally advanced uterine cervix cancer. *Cochrane Database Syst Rev* 2014;(10):CD007563.
137. **Kirisits C, Lang S, Dimopoulos J, et al.** The Vienna applicator for combined intracavitary and interstitial brachytherapy of cervical cancer: design, application, treatment planning, and dosimetric results. *Int J Radiat Oncol Biol Phys* 2006;65(2):624–630.
138. **Oike T, Ohno T, Noda SE, et al.** Can combined intracavitary/interstitial approach be an alternative to interstitial brachytherapy with the Martinez Universal Perineal Interstitial Template (MUPIT) in computed tomography-guided adaptive brachytherapy for bulky and/or irregularly shaped gynecological tumors? *Radiat Oncol* 2014;9:222.
139. **Fokdal L, Sturdza A, Mazeron R, et al.** Image guided adaptive brachytherapy with combined intracavitary and interstitial technique improves the therapeutic ratio in locally advanced cervical cancer: analysis from the retroEMBRACE study. *Radiother Oncol* 2016;120(3):434–440.
140. **Berman M, Keys N, Creasman W, et al.** Survival and patterns of recurrence in cervical cancer metastatic to para-aortic lymph nodes. *Gynecol Oncol* 1984;19:8–16.
141. **Kidd EA, Siegel BA, Dehdashti F, et al.** Lymph node staging by positron emission tomography in cervical cancer: relationship to prognosis. *J Clin Oncol* 2010;28(12):2108–2113.

142. **Klopp AH, Yeung AR, Deshmukh S, et al.** Patient-reported toxicity during pelvic intensity-modulated radiation therapy: NRG oncology-RTOG 1203. *J Clin Oncol* 2018;36(24):2538–2544.
143. **Lim K, Small W Jr, Portelance L, et al.** Consensus guidelines for delineation of clinical target volume for intensity-modulated pelvic radiotherapy for the definitive treatment of cervix cancer. *Int J Radiat Oncol Biol Phys* 2011;79(2):348–355.
144. **Mell LK, Sirák I, Wei L, et al.** Bone marrow-sparing intensity modulated radiation therapy with concurrent cisplatin for stage IB–IVA cervical cancer: an International Multicenter Phase II Clinical Trial (INTERTECC-2). *Int J Radiat Oncol Biol Phys* 2017;97(3):536–545.
145. **Tyagi N, Lewis JH, Yashar CM, et al.** Daily online cone beam computed tomography to assess interfractional motion in patients with intact cervical cancer. *Int J Radiat Oncol Biol Phys* 2011;80(1):273–280.
146. **Boyle J, Craciunescu O, Steffey B, et al.** Methods, safety, and early clinical outcomes of dose escalation using simultaneous integrated and sequential boosts in patients with locally advanced gynecologic malignancies. *Gynecol Oncol* 2014;135(2):239–243.
147. **Vargo JA, Kim H, Choi S, et al.** Extended field intensity modulated radiation therapy with concomitant boost for lymph node-positive cervical cancer: analysis of regional control and recurrence patterns in the positron emission tomography/computed tomography era. *Int J Radiat Oncol Biol Phys* 2014;90(5):1091–1098.
148. **Poorvu PD, Sadow CA, Townamchai K, et al.** Duodenal and other gastrointestinal toxicity in cervical and endometrial cancer treated with extended-field intensity modulated radiation therapy to paraaortic lymph nodes. *Int J Radiat Oncol Biol Phys* 2013;85(5):1262–1268.
149. **Han K, Milosevic M, Fyles A, et al.** Trends in the utilization of brachytherapy in cervical cancer in the United States. *Int J Radiat Oncol Biol Phys* 2013;87(1):111–119.
150. **Roche WO, Norris HC.** Microinvasive carcinoma of the cervix. *Cancer* 1975;36:180–186.
151. **Shingleton HM, Orr JW Jr.** Primary surgical and combined treatment. In: Singer A, Jordan J, eds. *Cancer of the Cervix.* New York: Churchill Livingstone; 1983:76–100.
152. **Barter JF, Soong SJ, Shingleton HM, et al.** Complications of combined radical hysterectomy: postoperative radiation therapy in women with early stage cervical cancer. *Gynecol Oncol* 1989;32:292–296.
153. **Kinney WK, Alvarez RD, Reid GC, et al.** Value of adjuvant whole-pelvic irradiation after Wertheim hysterectomy for early-stage squamous carcinoma of the cervix with pelvic nodal metastasis: a matched-control study. *Gynecol Oncol* 1989;34:258–262.
154. **Lai CH, Lin TS, Soong YK, et al.** Adjuvant chemotherapy after radical hysterectomy for cervical carcinoma. *Gynecol Oncol* 1989;35:193–198.
155. **Wertheim MS, Hakes TB, Daghestani AN, et al.** A pilot study of adjuvant therapy in patients with cervical cancer at high risk of recurrence after radical hysterectomy and pelvic lymphadenectomy. *J Clin Oncol* 1985;3:912–916.
156. **Rotman M, Sedlis A, Piedmonte MR, et al.** A phase III randomized trial of postoperative pelvic irradiation in stage IB cervical carcinoma with poor prognostic features: follow-up of a gynecologic oncology group study. *Int J Radiat Oncol Biol Phys* 2006;65:169–176.
157. **Whitney CW, Sause W, Bundy BN, et al.** Randomized comparison of fluorouracil plus cisplatin versus hydroxyurea as an adjunct to radiation therapy in stage IIB–IVA carcinoma of the cervix with negative para-aortic lymph nodes: a Gynecologic Oncology Group and Southwest Oncology Group study. *J Clin Oncol* 1999;17:1339–1348.
158. **Rose PG, Bundy BN, Watkins EB, et al.** Concurrent cisplatin-based radiotherapy and chemotherapy for locally advanced cervical cancer. *N Engl J Med* 1999;340:1144–1153.
159. **Morris M, Eifel PJ, Lu J, et al.** Pelvic radiation with concurrent chemotherapy compared with pelvic and para-aortic radiation for high risk cervical cancer. *N Engl J Med* 1999;340:1137–1143.
160. **Keys HM, Bundy BN, Stehman FB, et al.** Cisplatin, radiation, and adjuvant hysterectomy compared with radiation and adjuvant hysterectomy for bulky stage IB cervical carcinoma. *N Engl J Med* 1999;340:1154–1161.
161. **Rose PG, Java J, Whitney CW, et al.** Nomograms predicting progression-free survival, overall survival, and pelvic recurrence in locally advanced cervical cancer developed from an analysis of identifiable prognostic factors in patients from NRG oncology/gynecologic oncology group randomized trials of chemoradiotherapy. *J Clin Oncol* 2015;33(19):2136–2142.
162. **Piver MS, Barlow JJ, Krishnamsetty R.** Five-year survival (with no evidence of disease) in patients with biopsy-confirmed aortic node metastasis from cervical carcinoma. *Am J Obstet Gynecol* 1981;193:575–578.
163. **Wharton JT, JonesHW 3rd, Day TG, et al.** Preirradiation celiotomy and extended field irradiation for invasive carcinoma of the cervix. *Obstet Gynecol* 1977;49:333–338.
164. **Ballon SC, Berman ML, Lagasse LD, et al.** Survival after extraperitoneal pelvic and paraaortic lymphadenectomy and radiation therapy in cervical carcinoma. *Obstet Gynecol* 1981;57:90–95.
165. **Twiggs LB, Potish RA, George RJ, et al.** Pretreatment extraperitoneal surgical staging in primary carcinoma of the cervix uteri. *Surg Gynecol Obstet* 1984;158:243–250.
166. **Weiser EB, Bundy BN, Hoskins WJ, et al.** Extraperitoneal versus transperitoneal selective paraaortic lymphadenectomy in the pretreatment surgical staging of advanced cervical carcinoma (a Gynecologic Oncology Group study). *Gynecol Oncol* 1989;33:283–289.
167. **Stehman FB, Bundy BN, DiSaia PJ, et al.** Carcinoma of the cervix treated with radiation therapy. I. A multi-variate analysis of prognostic variables in the Gynecologic Oncology Group. *Cancer* 1991;67:2776–2785.
168. **Lovecchio JL, Averette HE, Donato D, et al.** 5-Year survival of patients with periaortic nodal metastases in clinical stage IB and IIA cervical carcinoma. *Gynecol Oncol* 1990;38:446–451.
169. **Rubin SC, Brookland R, Mikuta JJ, et al.** Paraaortic nodal metastases in early cervical carcinoma: long-term survival following extended-field radiotherapy. *Gynecol Oncol* 1984;18:213–217.
170. **Boughanim M, Leboulleux S, Rey A, et al.** Histologic results of para-aortic lymphadenectomy in patients treated for stage IB2/II cervical cancer with negative [18F]fluorodeoxyglucose positron emission tomography scans in the para-aortic area. *J Clin Oncol* 2008;26:2558–2561.
171. **Haie C, Pejovic MH, Gerbaulet A, et al.** Is prophylactic paraaortic irradiation worthwhile in the treatment of advanced cervical carcinoma? Results of a controlled clinical trial of the EORTC radiotherapy group. *Radiother Oncol* 1998;11:101.
172. **Rotman M, Pajak TF, Choi K, et al.** Prophylactic extended-field irradiation of paraaortic lymph nodes in stages IIB and bulky IB and IIA cervical carcinomas. Ten-year treatment results of RTOG 79-20. *JAMA* 1995;274:387–393.
173. **Stehman FB, Bundy BN, Hanjani P, et al.** Biopsy of the scalene fat pad in carcinoma of the cervix uteri metastatic to the periaortic lymph nodes. *Surg Gynecol Obstet* 1987;165:503–506.
174. **Kim RY, Levy DS, Brascho DJ, et al.** Uterine perforation during intracavitary application: prognostic significance in carcinoma of the cervix. *Radiology* 1983;147:249–251.
175. **Viswanathan AN, Erickson B, Gaffney DK, et al.** Comparison and consensus guidelines for delineation of clinical target volume for CT- and MR-based brachytherapy in locally advanced cervical cancer. *Int J Radiat Oncol Biol Phys* 2014;90(2):320–328.
176. **Andreyev HJ, Muls AC, Norton C, et al.** Guidance: the practical management of the gastrointestinal symptoms of pelvic radiation disease. *Frontline Gastroenterol* 2015;6:53–72.
177. **White AJ, Buchsbaum HJ, Blythe JG, et al.** Use of the bulbocavernosus muscle (Martius procedure) for repair of radiation-induced rectovaginal fistulas. *Obstet Gynecol* 1982;60:114–118.
178. **Bricker EM, Johnston WD.** Repair of postirradiation rectovaginal fistula and stricture. *Surg Gynecol Obstet* 1979;148:499–506.
179. **Smith ST, Seski JC, Copeland LJ, et al.** Surgical management of irradiation-induced small bowel damage. *Obstet Gynecol* 1985;65:563–567.
180. **Bloss JD, Blessing JA, Behrens BC, et al.** Randomized trial of cisplatin and ifosfamide with and without bleomycin in squamous cell carcinoma of the cervix: a Gynecologic Oncology Group study. *J Clin Oncol* 2002;20:1832–1837.

181. **Omura GA, Blessing JA, Vaccarello L, et al.** Randomized trial of cisplatin versus cisplatin plus mitolactol versus cisplatin plus ifosfamide in advanced squamous carcinoma of the cervix: a Gynecologic Oncology Group study. *J Clin Oncol* 1997;15:165–171.
182. **Moore DH, Blessing JA, McQuellon RP, et al.** Phase III study of *cisplatin* with or without *paclitaxel* in stage IVB, recurrent, or persistent squamous cell carcinoma of the cervix: a Gynecologic Oncology Group study. *J Clin Oncol* 2004;22:3113–3119.
183. **Long HJ, Monk BJ, Huang HQ, et al.** Clinical results and quality of life analysis of the MVAC combination in carcinoma of the cervix: a Gynecologic Oncology Group study. *Gynecol Oncol* 2006;100:537–543.
184. **Monk BJ, Sill MW, McMeekin DS, et al.** Phase III trial of four cisplatin-containing doublet combinations in stage IVb, recurrent, or persistent cervical carcinoma: a Gynecologic Oncology Group study. *J Clin Oncol* 2009;27:4649–4655.
185. **Pectasides D, Fountzilas G, Papaxoinis G, et al.** Carboplatin and paclitaxel in metastatic or recurrent cervical cancer. *Int J Gynecol Cancer* 2009;19:777–781.
186. **Tewari KS, Sill MW, Penson RT, et al.** Bevacizumab for advanced cervical cancer: final overall survival and adverse event analysis of a randomised, controlled, open-label, phase 3 trial (Gynecologic Oncology Group 240). *Lancet* 2017;390(10103):1654–1663.
187. **Simon NL, Gore H, Shingleton HM, et al.** Study of superficially invasive carcinoma of the cervix. *Obstet Gynecol* 1986;68:19–24.
188. **Delgado G, Bundy BN, Fowler WC, et al.** A prospective surgical pathological study of stage I squamous carcinoma of the cervix: a Gynecologic Oncology Group study. *Gynecol Oncol* 1989;35:314–320.
189. **Landoni F, Maneo A, Columbo A, et al.** Randomised study of radical surgery versus radiotherapy for stage IB–IIA cervical cancer. *Lancet* 1997;350:535–540.
190. **Jampolis S, Andras J, Fletcher GH.** Analysis of sites and causes of failure of irradiation in invasive squamous cell carcinoma of the intact uterine cervix. *Radiology* 1975;115:681–685.
191. **Choi KH, Kim JY, Lee DS, et al.** Clinical impact of boost irradiation to pelvic lymph node in uterine cervical cancer treated with definitive chemoradiotherapy. *Medicine (Balt)* 2018;97(16): e0517.
192. **Liang JA, Chen SW, Hung YC, et al.** Low-dose, prophylactic, extended-field, intensity-modulated radiotherapy plus concurrent weekly cisplatin for patients with stage IB2-IIIB cervical cancer, positive pelvic lymph nodes, and negative para-aortic lymph nodes. *Int J Gynec Cancer* 2013;24(5):901–907.
193. **Yap ML, Cuartero J, Yan J, et al.** The role of para-aortic noda irradiation in cervical cancer. *Clin Oncol* 2014;26(12):797–803.
194. **Asiri MA, Tunio M, Mohamed R, et al.** Is extended-field concurrent chemoradiation an option for radiologic negative paraaortic lymph node, locally advanced cervical cancer? *Cancer Manag Res* 2014;6:339–348.
195. **Choi J, Yoon HI, Lee J, et al.** Optimal extent of prophylactic irradiation of paraaortic lymph nodes in patients with uterine cervical cancer. *PLoS One* 2015;10(12):e0145158.
196. **Million RR, Rutledge F, Fletcher GH.** Stage IV carcinoma of the cervix with bladder invasion. *Am J Obstet Gynecol* 1972;113:239–246.
197. **Gallousis S.** Isolated lung metastases from pelvic malignancies. *Gynecol Oncol* 1979;7:206–214.
198. **Krebs HB, Helmkamp BF, Sevin B-U, et al.** Recurrent cancer of the cervix following radical hysterectomy and pelvic node dissection. *Obstet Gynecol* 1982;59:422–427.
199. **Shingleton HM, Orr JW Jr.** Posttreatment surveillance. In: Singer A, Jordan J, eds. *Cancer of the Cervix*. New York: Churchill Livingstone; 1983:135–122.
200. **Nordqvist SR, Sevin BU, Nadji M, et al.** Fine-needle aspiration cytology in gynecologic oncology. I. Diagnostic accuracy. *Obstet Gynecol* 1979;54:719–724.
201. **Duggan B, Muderspach LI, Roman LD, et al.** Cervical cancer in pregnancy: reporting on planned delay in therapy. *Obstet Gynecol* 1993;82:598–602.
202. **Hacker NF, Berek JS, Lagasse LD, et al.** Carcinoma of the cervix associated with pregnancy. *Obstet Gynecol* 1982;59:735–746.
203. **Averette HE, Nasser N, Yankow SL, et al.** Cervical conization in pregnancy. *Am J Obstet Gynecol* 1970;106:543–549.
204. **Lee RB, Neglia W, Park RC.** Cervical carcinoma in pregnancy. *Obstet Gynecol* 1981;58:584–589.
205. **Shingleton HM, Orr JW Jr.** Cancer complicating pregnancy. In: Singer A, Jordan J, eds. *Cancer of the Cervix*. New York: Churchill Livingstone; 1983:193–209.
206. **Sood AK, Sorosky JI, Mayr N, et al.** Cervical cancer diagnosed shortly after pregnancy: prognostic variables and delivery routes. *Obstet Gynecol* 2000;95:832–838.
207. **Committee on Practice Bulletins–Gynecology.** Diagnosis and treatment of cervical carcinoma. *Obstet Gynecol* 2002;99:855–867.
208. **Bader AA, Petru E, Winter R.** Long-term follow-up after neoadjuvant chemotherapy for high-risk cervical cancer during pregnancy. *Gynecol Oncol* 2007;105:269–272.
209. **Green TH, Morse WJ Jr.** Management of invasive cervical cancer following inadvertent simple hysterectomy. *Obstet Gynecol* 1969;33:763–769.
210. **Orr JW Jr, Ball GC, Soong SJ, et al.** Surgical treatment of women found to have invasive cervix cancer at the time of total hysterectomy. *Obstet Gynecol* 1986;68:353–356.
211. **Koh W-J, Greer BE, Abu-Rustum NR, et al.** Cervical cancer. NCCN clinical practice guidelines in oncology. *J Natl Compr Canc Netw* 2013;11:320–343.
212. **Durrance FY.** Radiotherapy following simple hysterectomy in patients with stage I and II carcinoma of the cervix. *AJR Am J Roentgenol* 1968;102:165–169.
213. **Andras EJ, Fletcher GH, Rutledge F.** Radiotherapy of carcinoma of the cervix following simple hysterectomy. *Am J Obstet Gynecol* 1973;115:647–655.
214. **Heller PB, Barnhill DR, Mayer AR, et al.** Cervical carcinoma found incidentally in a uterus removed for benign indications. *Obstet Gynecol* 1986;67:187–190.
215. **Taylor PT, Andersen WA.** Untreated cervical cancer complicated by obstructive uropathy and renal failure. *Gynecol Oncol* 1981;11:162–174.
216. **Fletcher GH, Wharton JT.** Principles of irradiation therapy for gynecologic malignancy. *Curr Probl Obstet Gynecol* 1978;2:2–44.
217. **GaddisO Jr, Morrow CP, Klement V, et al.** Treatment of cervical carcinoma employing a template for transperineal interstitial iridium brachytherapy. *Int J Radiat Oncol Biol Phys* 1983;9:819–827.
218. **O'Quinn AG, Fletcher GH, Wharton JT.** Guidelines for conservative hysterectomy after irradiation. *Gynecol Oncol* 1980;9:68–79.
219. **Homesley HD, Raben M, Blake DD, et al.** Relationship of lesion size to survival in patients with stage IB squamous cell carcinoma of the cervix uteri treated by radiation therapy. *Surg Gynecol Obstet* 1980;150:529–531.
220. **Feder BH, Syed AMN, Neblett D.** Treatment of extensive carcinoma of the cervix with the "transperineal parametrial butterfly"–a preliminary report on the revival of Waterman's approach. *Int J Radiat Oncol Biol Phys* 1978;4:735–742.
221. **Mikuta JJ, Giuntoli RL, Rubin EL, et al.** The radical hysterectomy. *Am J Obstet Gynecol* 1977;128:119–127.
222. **Symmonds RE, Pratt JH, Welch JS.** Extended Wertheim operation for primary, recurrent, or suspected recurrent carcinoma of the cervix. *Obstet Gynecol* 1964;24:15–27.
223. **Ketcham AS, Chretien PB, Hoye RC, et al.** Occult metastases to the scalene lymph nodes in patients with clinically operable carcinoma of the cervix. *Cancer* 1973;31:180–183.
224. **Fleisch MC, Pantke P, Beckmann MW, et al.** Predictors for long-term survival after interdisciplinary salvage surgery for advanced or recurrent gynecologic cancers. *J Surg Oncol* 2007;95:476–484.
225. **Rutledge FN, Smith JP, Wharton JT, et al.** Pelvic exenteration:–an analysis of 296 patients. *Am J Obstet Gynecol* 1977;129:881–892.

226. Maggioni A, Roviglione G, Landoni F, et al. Pelvic exenteration: ten-year experience at the European Institute of Oncology in Milan. *Gynecol Oncol* 2009;114:64–68.
227. Hatch KD, Shingleton HM, Soong SJ, et al. Anterior pelvic exenteration. *Gynecol Oncol* 1988;31:205–216.
228. Orr JW Jr, Shingleton HM, Hatch KD, et al. Gastrointestinal complications associated with pelvic exenteration. *Am J Obstet Gynecol* 1983;145:325–332.
229. Berek JS, Hacker NF, Lagasse LD. Rectosigmoid colectomy and reanastomosis to facilitate resection of primary and recurrent gynecologic cancer. *Obstet Gynecol* 1984;64:715–720.
230. Hatch KD, Shingleton HM, Potter ME, et al. Low rectal resection and anastomosis at the time of pelvic exenteration. *Gynecol Oncol* 1988;31:262–267.
231. Kock NG, Nilson AE, Nilsson LO, et al. Urinary diversion via a continent ileal reservoir: clinical results in 12 patients. *J Urol* 1982;128:469–475.
232. Penalver MA, Bejany DE, Averette HE, et al. Continent urinary diversion in gynecologic oncology. *Gynecol Oncol* 1989;34:274–288.
233. Mannel RS, Braly PS, Buller RE. Indiana pouch continent urinary reservoir in patients with previous pelvic irradiation. *Obstet Gynecol* 1990;75:891–893.
234. Berek JS, Hacker NF, Lagasse LD. Vaginal reconstruction performed simultaneously with pelvic exenteration. *Obstet Gynecol* 1984;63:318–323.
235. Hockel M. Laterally extended endopelvic resection: principles and practices. *Gynecol Oncol* 2008;111:S13–S17.
236. Abu-Rusteem NR, Lee S, Massad LS. Topotecan for recurrent cervical cancer after platinum based therapy. *Int J Gynecol Cancer* 2000;10:285–288.
237. Thigpen JT. Single agent chemotherapy in carcinoma of the cervix. In: Surwit EA, Alberts DS, eds. *Cervix Cancer*. Boston, MA: Martinus Nijhoff; 1987:119–136.
238. Barter JF, Soong SJ, Hatch KD, et al. Diagnosis and treatment of pulmonary metastases from cervical carcinoma. *Gynecol Oncol* 1990;38:347–351.
239. Beller U, Benedet JL, Creasman WT, et al. Carcinoma of the vagina: 26th annual report on the results of treatment in gynecological cancer. *Int J Gynecol Obstet* 2006;95:S29–S42.
240. Fu YS. Intraepithelial, invasive and metastatic neoplasms of the vagina. In: *Pathology of the Uterine Cervix Vagina and Vulva*. 2nd ed. Philadelphia: Saunders; 2002:531.
241. Hellman K, Lundell M, Silfversward C, et al. Clinical and histopathological factors related to prognosis in primary squamous cell carcinoma of the vagina. *Int J Gynecol Cancer* 2006;16;1201–1211.
242. Benedet JL, Murphy KJ, Fairey RN, et al. Primary invasive carcinoma of the vagina. *Obstet Gynecol* 1983;62:715–719.
243. Hellman K, Silfversward C, Nilsson B, et al. Primary cancer of the vagina factors influencing the age at diagnosis: the Radiumhemmet Series 1956–1996. *Int J Gynecol Oncol Cancer* 2004;14:491–501.
244. Rubin SC, Young J, Mikuta JJ. Squamous carcinoma of the vagina: treatment, complications, and long-term follow up. *Gynecol Oncol* 1985;20:346–353.
245. Benedet JL, Saunders BH. Carcinoma *in situ* of the vagina. *Am J Obstet Gynecol* 1984;148:695–700.
246. Lenehan PM, Meffe F, Lickrish GM. Vaginal intraepithelial neoplasia: biologic aspects and management. *Obstet Gynecol* 1986;68: 333–337.
247. Herman JM, Homesley HD, Dignan MB. Is hysterectomy a risk factor for vaginal cancer? *JAMA* 1986;256:601–603.
248. Frick HC, Jacox HW, Taylor HC. Primary carcinoma of the vagina. *Am J Obstet Gynecol* 1986;101:695.
249. Hoffman MS, DeCesare SL, Roberts WS, et al. Upper vaginectomy for *in situ* and occult superficially invasive carcinoma of the vagina. *Am J Obstet Gynecol* 1992;166:30–33.
250. Al-Kurdi M, Monaghan JM. Thirty-two years experience in management of primary tumors of the vagina. *BJOG* 1981;88:1145–1150.
251. Rutledge F. Cancer of the vagina. *Am J Obstet Gynecol* 1967;97: 635–655.
252. Perez CA, Arneson AN, Dehner LP, et al. Radiation therapy in carcinoma of the vagina. *Obstet Gynecol* 1974;44:862–872.
253. Chung AF, Casey MJ, Flannery JT, et al. Malignant melanoma of the vagina–report of 19 cases. *Obstet Gynecol* 1980;55:720–727.
254. Iversen K, Robins RE. Mucosal malignant melanomas. *Am J Surg* 1980;139:660–664.
255. Norris HJ, Taylor HB. Melanomas of the vagina. *Am J Clin Pathol* 1966;46:420–426.
256. Ballon SC, Lagasse LD, Chang NH, et al. Primary adenocarcinoma of the vagina. *Surg Gynecol Obstet* 1979;149:233–237.
257. Herbst AL, Scully RE. Adenocarcinoma of the vagina in adolescence. *Cancer* 1970;25:745–757.
258. Herbst AL, Ulfelder H, Poskanzer DC. Adenocarcinoma of the vagina: association of maternal stilbestrol therapy with tumor appearance in young women. *N Engl J Med* 1971;284:878–881.
259. Herbst AL, Cole P, Norusis MJ, et al. Epidemiologic aspects of factors related to survival in 384 registry cases of clear cell adenocarcinoma of the vagina and cervix. *Am J Obstet Gynecol* 1979;135:876–886.
260. Reid GC, Schmidt RW, Roberts JA, et al. Primary melanoma of the vagina: a clinicopathologic analysis. *Obstet Gynecol* 1989;74:190–199.
261. Morrow CP, DiSaia PJ. Malignant melanoma of the female genitalia: a clinical analysis. *Obstet Gynecol Surv* 1976;31:233–271.
262. Cramer DW, Cutler SJ. Incidence and histopathology of malignancies of the female genital organs in the United States. *Am J Obstet Gynecol* 1974;118:443–460.
263. Eddy GL, Singh KP, Gansler TS. Superficially invasive carcinoma of the vagina following treatment for cervical cancer: a report of six cases. *Gynecol Oncol* 1990;36:376–379.
264. Reddy S, Lee MS, Graham JE, et al. Radiation therapy in primary carcinoma of the vagina. *Gynecol Oncol* 1987;26:19–24.
265. Kucera H, Langer M, Smekal G, et al. Radiotherapy of primary carcinoma of the vagina: management and results of different therapy schemes. *Gynecol Oncol* 1985;21:87–93.
266. Houghton CR, Iversen T. Squamous cell carcinoma of the vagina: a clinical study of the location of the tumor. *Gynecol Oncol* 1982; 13:365–372.
267. Lamoreaux WT, Grigsby PW, Dehdashti F, et al. FDG-PET evaluation of vaginal carcinoma. *Int J Radiat Oncol Biol Phys* 2005;62: 733–737.
268. Dalrymple JL, Russell AH, Lee SW, et al. Chemoradiation for primary invasive squamous carcinoma of the vagina. *Int J Gynecol Cancer* 2004;14:110–117.
269. Pride GL, Schultz AE, Chuprevich TW, et al. Primary invasive squamous carcinoma of the vagina. *Obstet Gynecol* 1979;53: 218–225.
270. Eddy GL, Marks RD, Miller MC 3rd, et al. Primary invasive vaginal carcinoma. *Am J Obstet Gynecol* 1991;165:292–296.
271. Kirkbride P, Fyles A, Rawlings GA, et al. Carcinoma of the vagina: experience at the Princess Margaret Hospital (1974–1989). *Gynecol Oncol* 1995;56:435–443.
272. Perez CA, Grigsby PW, Garipagaoglu M, et al. Factors affecting long-term outcome of irradiation in carcinoma of the vagina. *Int J Radiat Oncol Biol Phys* 1999;44:37–45.
273. Tewari KS, Cappuccini F, Puthawala AA, et al. Primary invasive carcinoma of the vagina: treatment with interstitial brachytherapy. *Cancer* 2001;91:758–770.
274. Otton GR, Nicklin JL, Dickie GJ, et al. Early-stage vaginal carcinoma–an analysis of 70 patients. *Int J Gynecol Cancer* 2004; 14:304–310.
275. Frank SJ, Thingran A, Levenbach C, et al. Definitive radiation therapy for squamous cell carcinoma of the vagina. *Int J Radiat Oncol Biol Phys* 2005;62:138–147.
276. Tran PT, Su Z, Lee P, et al. Prognostic factors for outcomes and complications for primary squamous cell carcinoma of the vagina treated with radiation. *Gynecol Oncol* 2007;105:641–649.

CAPÍTULO 39

Câncer do Ovário, da Tuba Uterina e do Peritônio

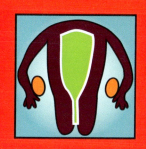

Jonathan S. Berek, Diana P. English, Teri A. Longacre, Michael Friedlander

PONTOS-CHAVE

1. O pico de incidência do câncer de ovário epitelial invasor é em torno de 60 anos de idade. Cerca de 30% das neoplasias de ovário em mulheres após a menopausa são malignas, enquanto apenas cerca de 7% dos tumores epiteliais ovarianos em pacientes na pré-menopausa são malignos. A idade média por ocasião do diagnóstico de tumores limítrofes é de aproximadamente 46 anos.

2. O câncer de ovário está associado a uma baixa paridade e à infertilidade. Como a paridade está inversamente relacionada com o risco de câncer de ovário, ter pelo menos um filho confere proteção à mulher, com redução do risco de 0,3 a 0,4.

3. O uso de contraceptivos orais reduz o risco de câncer epitelial ovariano – mulheres que utilizam contraceptivos orais por 5 anos ou mais reduzem o risco relativo em 0,5 (i. e., há uma redução de 50% na probabilidade de desenvolvimento de câncer de ovário).

4. Tendo em vista os resultados falso-positivos do CA-125 e da ultrassonografia transvaginal, particularmente em mulheres na pré-menopausa, e a ausência de evidências provenientes de ensaios clínicos randomizados de que o rastreamento com CA-125 e USTV diminui a mortalidade do câncer de ovário, esses exames não devem ser realizados de forma rotineira para rastreamento do câncer de ovário.

5. Os cânceres epiteliais ovarianos são, em sua maioria, esporádicos; entretanto, até 25% dos casos podem estar associados a mutações de linhagem germinativa em genes predisponentes e podem ser hereditários. Os cânceres de ovário hereditários, particularmente aqueles causados por mutações de BRCA1, ocorrem em uma idade jovem, normalmente cerca de 10 anos mais cedo do que os cânceres de ovário esporádicos (não hereditários).

6. Os cânceres de ovário hereditários resultam, em sua maioria, de mutações de linhagem germinativa nos genes BRCA1 e BRCA2. As mutações são herdadas de modo autossômico dominante, e por isso é preciso avaliar cuidadosamente o heredograma completo (i. e., dos lados materno e paterno da história familiar de câncer de mama e de ovário) em todas as pacientes com câncer epitelial ovariano, câncer de tuba uterina e câncer de peritônio. É importante assinalar que quase 40% das mulheres com câncer de ovário associado ao BRCA não apresentam história familiar, de modo que o teste genético deve ser oferecido a todas as mulheres com câncer de ovário.

7. Em mulheres não afetadas com mutação de BRCA1 conhecida, o valor da salpingo-ooforectomia profilática está bem estabelecido e constitui a maneira mais eficaz de reduzir o risco desses cânceres e diminuir a mortalidade.

8. Nunca é demais enfatizar a importância de um estadiamento cirúrgico completo, visto que o tratamento subsequente e o prognóstico serão determinados pelo estágio da doença. Todas as pacientes com suspeita de câncer de ovário devem ser avaliadas por um oncologista ginecológico. As pacientes com câncer de ovário em estágio avançado (estágio IIIC ou IV) devem ser submetidas a uma avaliação clínica, incluindo exames de imagem do tórax, abdome e pelve. Nas pacientes que apresentam queda do estado geral, risco perioperatório elevado ou baixa probabilidade de obter uma citorredução ideal sem doença residual visível ou palpável, ou pelo menos uma citorredução para menos de 1 cm de doença residual, deve-se considerar a quimioterapia neoadjuvante antes de tentar uma cirurgia citorredutora de intervalo após dois a três ciclos de quimioterapia. Em pacientes com câncer de ovário avançado que estão clinicamente aptas para se submeter a uma cirurgia de grande porte e que potencialmente apresentam doença passível de ressecção, deve-se oferecer a cirurgia citorredutora primária, seguida de quimioterapia adjuvante. Nos EUA, prefere-se a cirurgia citorredutora primária, se houver uma alta probabilidade de obter uma citorredução ideal, com morbidade cirúrgica aceitável. Antes de iniciar a quimioterapia neoadjuvante, é preciso estabelecer, na biopsia, o diagnóstico histopatológico de câncer de ovário, de tuba uterina ou de peritônio.

9. A quimioterapia combinada com carboplatina e paclitaxel (CP) é recomendada para pacientes com doença de alto risco e estágios menores. No câncer epitelial ovariano em estágio avançado, a escolha de quimioterapia intravenosa (IV) versus intraperitoneal (IP) com platina e taxano, com adição de bevacizumabe, deve ser individualizada.

10. O ensaio clínico ICON8 não confirmou o estudo JGOG no qual foi demonstrado que um esquema de dose densa de paclitaxel semanal associado à carboplatina a cada 3 semanas foi significativamente superior ao esquema padrão de quimioterapia com ambos os fármacos a cada 3 semanas. Por conseguinte, os esquemas de 3 semanas continuam sendo o tratamento padronizado em mulheres não japonesas.

(continua)

11 Os cânceres de ovário associados ao BRCA apresentam maior sensibilidade à quimioterapia com platina e aos inibidores da poli (ADP-ribose) polimerase (PARP). Os inibidores da PARP foram aprovados para o tratamento de pacientes selecionadas com câncer de ovário recorrente e para terapia de manutenção após uma resposta à quimioterapia à base de platina nos casos recorrentes. A partir de vários ensaios clínicos randomizados, há boas evidências de que a terapia de manutenção com inibidores da PARP resulta em aumento substancial da sobrevida livre de doença, particularmente em portadoras da mutação de BRCA (incluindo tumores com mutações de BRCA somáticas). Os inibidores da PARP *niraparibe e olaparibe* foram aprovados pela Food and Drug Administration (FDA) dos EUA para terapia de manutenção em pacientes com doença sensível à platina, com resposta parcial ou completa a esse quimioterápico. A sobrevida livre de doença melhora com esses fármacos, independentemente do estado de BRCA, embora a sobrevida livre de doença seja significativamente mais longa em pacientes com mutações de BRCA. Foi relatado que a terapia de manutenção com *rucaparibe* está associada a um aumento substancial da sobrevida livre de doença em pacientes com câncer de ovário recorrente sensível à platina após resposta à quimioterapia, sendo os benefícios obtidos maiores em mulheres com mutações de BRCA somáticas ou de linhagem germinativa (gBRCA).

12 Nas duas primeiras décadas de vida, quase 70% dos tumores ovarianos originam-se de células germinativas, e um terço deles é maligno. Diferentemente dos tumores epiteliais ovarianos de crescimento relativamente lento, as neoplasias malignas de células germinativas crescem rapidamente.

13 Os tipos mais comuns de tumores de células germinativas malignos são os disgerminomas, os teratomas imaturos e os tumores do seio endodérmico (TSE). A preservação da fertilidade deve ser a regra na maioria das pacientes. A quimioterapia mais eficaz consiste em *bleomicina, etoposídeo e cisplatina* (BEP).

14 Os tumores do estroma gonadal incluem tumores de células da granulosa da mulher adulta, que são neoplasias malignas de baixo grau. Representam 70% dos tumores ovarianos de cordão sexual/estroma gonadal. Os tumores de células da granulosa constituem o tipo mais comum de tumores ovarianos de cordão sexual/estroma gonadal malignos. Em mulheres na pré-menopausa, podem ser tratados de modo conservador. A quimioterapia adjuvante não tem valor comprovado.

15 Os tumores metastáticos dos ovários originam-se com mais frequência da mama e do trato gastrintestinal.

16 Os carcinomas epiteliais serosos da tuba uterina e os cânceres de peritônio são iguais ao câncer de ovário e tratados da mesma maneira, com estadiamento e cirurgia citorredutora, seguidos de quimioterapia com *platina* e *taxano*. A distinção entre cânceres serosos ovarianos de alto grau, de tuba uterina e de peritônio é um anacronismo, já que a maioria dos cânceres serosos de alto grau origina-se das fímbrias da tuba uterina.

Nos EUA, o câncer de ovário é o segundo câncer ginecológico mais comum, porém é responsável pela maioria das mortes por esses tipos de câncer. Os cânceres epiteliais são as neoplasias malignas mais comuns de ovário/tuba uterina e, por ocasião do diagnóstico inicial, mais de dois terços das pacientes apresentam doença avançada. O câncer ovariano representa um grande desafio cirúrgico, pois a meta é proceder à ressecção de toda a doença visível. O tratamento ideal inclui a tentativa de citorredução cirúrgica máxima, com retirada de toda a doença macroscópica, ou pelo menos uma citorredução ótima (< 1 cm de doença residual), seguida de quimioterapia combinada à base de *platina*. Apresenta a maior relação fatalidade/caso de todas as neoplasias malignas ginecológicas. Nos EUA, ocorrem quase 22.280 novos casos por ano, e a expectativa é a de que 14.240 mulheres morram em consequência da doença.[1] O câncer de ovário é o sétimo câncer mais comum em mulheres nos EUA, respondendo por 3% de todas as neoplasias malignas, 6% das mortes por câncer em mulheres e quase um terço das neoplasias malignas invasivas dos órgãos genitais femininos. O câncer de ovário constitui a quinta causa mais comum de morte por neoplasia maligna em mulheres. **O risco cumulativo ao longo da via de diagnóstico de câncer de ovário é de 1 a 1,5% e de morte por câncer de ovário, de quase 0,5%**.[2]

CÂNCER EPITELIAL DE OVÁRIO

Os avanços baseados, em parte, na avaliação histopatológica meticulosa de peças de salpingo-ooforectomia redutora de risco de pacientes com BRCA modificaram por completo nossa percepção e compreensão do câncer de "ovário". Embora anteriormente considerado como derivado do epitélio celômico na superfície do ovário ou de cistos de inclusão ovarianos, agora é evidente que a maioria dos carcinomas serosos origina-se da tuba uterina,[3] enquanto outros subtipos (de células claras, endometrioides) derivam da endometriose, pode ocorrer transformação neoplásica quando as células são geneticamente predispostas à oncogênese, expostas a um agente oncogênico, ou na presença de ambas as situações.[4]

Patologia

Câncer invasor

Cerca de 75 a 80% dos cânceres epiteliais são do tipo histológico seroso. Os tipos menos comuns incluem os carcinomas endometrioide (10%), de células claras (5%), mucinoso (5%), de transição e indiferenciado, em que os últimos dois tipos representam menos de 1% das lesões epiteliais.[2] Cada um dos principais tipos de tumores é designado com base em um padrão histológico que se assemelha ao epitélio do sistema genital inferior.[4] Por exemplo, os tumores serosos possuem uma aparência semelhante à do revestimento epitelial glandular da tuba uterina, enquanto os tumores endometrioides assemelham-se ao endométrio proliferativo e os tumores de células claras ao endométrio secretor ou gestacional. Os tumores mucinosos podem conter células que são semelhantes às glândulas endocervicais, mas, com mais frequência, essas células se parecem com o epitélio gastrintestinal. Os tumores de transição são assim denominados em virtude de sua semelhança com o epitélio nos restos de Walthard e do urotélio vesical.

Há evidências crescentes de que muitos, senão a maioria, dos carcinomas serosos de alto grau do ovário originam-se da extremidade fimbrial da tuba uterina, e não do ovário.[5,6] Os cânceres epiteliais serosos do ovário podem ser divididos em dois grupos distintos – os tumores serosos tipo I e tipo II –, visto que há diferenças consideráveis na célula de origem, na patogenia molecular e no seu comportamento biológico.[7] Os tumores do tipo I incluem os tumores serosos limítrofes e o carcinoma seroso de baixo grau, que são geneticamente estáveis, não têm mutações de p53 e podem apresentar mutações em *KRAS* ou *BRAF*. Por outro lado, os tumores serosos do tipo II são neoplasias de crescimento rápido e altamente agressivas que podem apresentar lesões precursoras nas fímbrias da tuba uterina. A maioria encontra-se em estágio avançado por ocasião do diagnóstico.[8] Os tumores do tipo II são geneticamente instáveis e quase sempre apresentam mutações de p53.

Tumores limítrofes (*borderline*)

Um importante grupo de tumores a ser distinguido é constituído pelos *tumores de baixo potencial maligno*, também denominados *tumores limítrofes*. Os tumores limítrofes tendem a permanecer confinados ao ovário por longos períodos, ocorrem predominantemente em mulheres antes da menopausa e estão associados a um prognóstico muito favorável.[2,4,8-13] São diagnosticados mais comumente em mulheres entre 30 e 50 anos de idade, enquanto os carcinomas invasores ocorrem com mais frequência em mulheres entre 50 e 70 anos.[2]

Embora sejam incomuns, os implantes extraovarianos podem ocorrer com os tumores serosos limítrofes. Esses implantes podem ter características *invasoras* ou *não* (*análogos ao carcinoma seroso de baixo grau*). Este último grupo tem maior tendência a progredir na cavidade peritoneal, o que pode levar, por fim, à obstrução intestinal causada por fibrose associada e à morte.[2,7]

Classificação dos tumores epiteliais de ovário

Tumores serosos

Os tumores serosos são assim classificados em virtude de sua semelhança com as células secretoras tubárias. Os *corpos psamomatosos*, que são frequentemente encontrados nessas neoplasias, são constituídos de anéis concêntricos de calcificação. Foram propostas várias hipóteses sobre a origem e o desenvolvimento dos corpos psamomatosos, incluindo apoptose de células tumorais e citocinas osteoindutoras produzidas por macrófagos, resultando em calcificação que pode ser extensa.[7] Na parede das invaginações mesoteliais, é comum a presença de projeções papilares, que representam os estágios iniciais de desenvolvimento de um cistadenoma seroso papilífero. Existem muitas variações na proliferação dessas inclusões mesoteliais. Vários focos podem ser revestidos por epitélio inativo plano, e em cavidades adjacentes observa-se a presença de excrescências papilíferas, que frequentemente resultam de irritantes locais.[2]

Tumores serosos limítrofes (borderline)

Cerca de 10% de todos os tumores serosos do ovário pertencem à categoria de tumor de baixo potencial maligno ou limítrofe **(Figura 39.1)**, e 50% ocorrem antes dos 40 anos de idade. Os critérios para o diagnóstico de tumores serosos limítrofes são os seguintes:[12]

1. Hiperplasia epitelial na forma de pseudoestratificação, arquitetura em tufo, cribriforme e micropapilífera.
2. Atipia nuclear leve e aumento discreto da atividade mitótica.
3. Grupos celulares isolados.
4. Ausência de invasão destrutiva do estroma (*i. e.*, sem destruição tecidual).

Alguns tumores limítrofes com arquitetura micropapilífera exuberante são designados como tumores serosos limítrofes com características micropapilíferas **(Figura 39.2)**. Esses tumores são

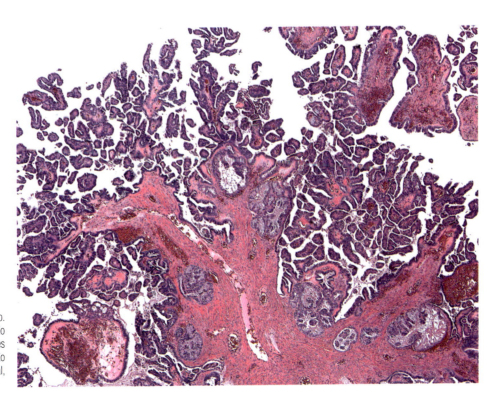

Figura 39.1 Tumor seroso limítrofe de ovário. Frondes papilíferas complexas com ramificação hierárquica são revestidas por células colunares pseudoestratificadas. O epitélio e o estroma são claramente separados por uma membrana basal, indicando não haver invasão do estroma.

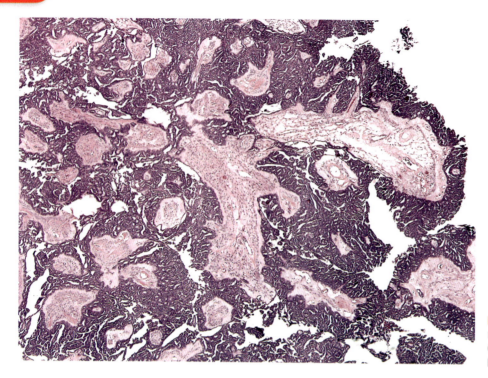

Figura 39.2 Tumor seroso limítrofe com características micropapilíferas. As papilas exibem um padrão de ramificação não hierárquico e são revestidas por uma população monomórfica de células.

mais frequentemente bilaterais, exofíticos e de estágio elevado em comparação com o tumor seroso limítrofe habitual.

É importante ressaltar que até 40% dos tumores limítrofes serosos estão associados a uma disseminação além do ovário, entretanto, a presença de doença em estágios mais avançados não justifica necessariamente um diagnóstico de carcinoma invasor. O diagnóstico de tumor seroso limítrofe *versus* carcinoma seroso baseia-se nas características histológicas do tumor primário.[12] Até 10% das mulheres com tumores serosos limítrofes de ovário e implantes extraovarianos podem ter implantes invasores (p. ex., carcinoma seroso de baixo grau), e estes podem se comportar de maneira mais agressiva.[14] Se forem aplicados critérios rigorosos, a sobrevida global em 5 anos em mulheres com implantes (carcinoma seroso de baixo grau) é de cerca de 50%.[11,14-16] A maioria dos implantes não tem características de invasão.[11,17] Nesses implantes não invasores, proliferações papilares de células atípicas acometem a superfície peritoneal e formam invaginações lisas.[11] Por outro lado, os implantes invasores assemelham-se ao carcinoma seroso bem diferenciado e caracterizam-se por células atípicas, que formam glândulas irregulares com bordas definidas. Os implantes estão habitualmente confinados à cavidade abdominal e podem ser observados na pelve, no omento e nos tecidos adjacentes, inclusive nos linfonodos, porém, a disseminação para fora da cavidade abdominal é rara. Pode ocorrer morte em consequência de obstrução intestinal.[17-20]

Os tumores serosos limítrofes podem abrigar focos de microinvasão do estroma.[19] A maioria das pacientes é jovem e apresenta tumores no estágio I da International Federation of Obstetrics and Ginecology (FIGO). A microinvasão do estroma ocorre cerca de nove vezes mais em mulheres grávidas com tumores serosos limítrofes.

A presença de microinvasão do estroma está associada à invasão do espaço vascular linfático (e provavelmente representa uma forma de invasão verdadeira do estroma), porém não está associada à evolução clínica agressiva, e as pacientes com esse achado devem ser tratadas da mesma maneira que aquelas que não apresentam microinvasão do estroma.

Carcinomas serosos

Nos tumores serosos malignos ocorre invasão do estroma.[2] O grau do tumor é importante e precisa ser documentado. Nos adenocarcinomas serosos de baixo grau, predominam as estruturas papilares e glandulares **(Figura 39.3)**. As neoplasias de alto grau caracterizam-se por camadas sólidas de células, pleomorfismo nuclear e elevada atividade mitótica **(Figura 39.4)**. São encontrados corpos psamomatosos calcificados e laminados em 80% das vezes. **O *carcinoma seroso psamomatoso* é uma variante rara de carcinoma seroso, que se caracteriza pela formação maciça de corpos psamomatosos e características citológicas de baixo grau.** Pelo menos 75% dos ninhos epiteliais estão associados à formação de corpos psamomatosos. As pacientes com carcinoma seroso psamomatoso apresentam uma evolução clínica prolongada e prognóstico relativamente favorável, sendo a sua evolução clínica mais parecida com a do tumor seroso limítrofe progressivo de estágio mais avançado do que ao carcinoma seroso.

Tumores mucinosos

Esses tumores císticos ovarianos apresentam lojas revestidas por epitélio secretor de mucina. As células epiteliais de revestimento contêm mucina intracitoplasmática e assemelham-se às da endocérvice, piloro ou intestino. **Representam cerca de 8 a 10% dos tumores epiteliais do ovário.** Podem alcançar grandes dimensões, ocupando toda a cavidade abdominal.[2]

Tumores mucinosos limítrofes (borderline)

Geralmente é difícil estabelecer o diagnóstico de tumor mucinoso de baixo potencial maligno. Embora seja comum encontrar um padrão bastante uniforme entre os cortes no tumor seroso limítrofe, isso não é válido nos tumores mucinosos. **É possível observar um epitélio mucinoso bem diferenciado imediatamente adjacente a um foco pouco diferenciado. É importante efetuar múltiplos cortes de muitas áreas do tumor mucinoso, de modo a identificar a alteração mais maligna.**[2]

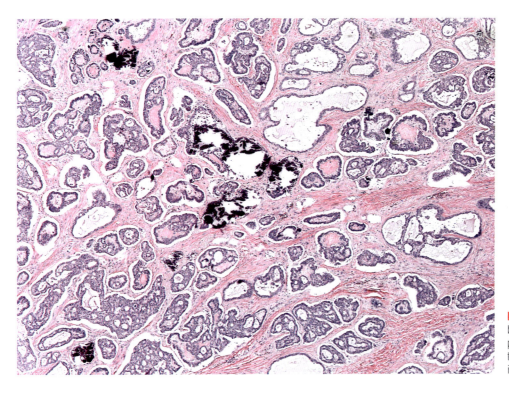

Figura 39.3 Adenocarcinoma seroso de baixo grau de ovário. Agrupamentos e papilas de células malignas estão em contato direto com o estroma fibroso, indicando invasão do estroma.

Carcinomas mucinosos

Ocorrem tumores bilaterais em 8 a 10% dos casos. As lesões mucinosas limitam-se ao ovário em 95 a 98% dos casos **(Figura 39.5)**. Como a maioria dos carcinomas mucinosos ovarianos contém células do tipo entérico, não é possível distingui-los do carcinoma metastático do trato gastrintestinal, baseando-se apenas na histologia. As neoplasias primárias de ovário raramente metastatizam para a mucosa do intestino, embora acometam comumente a serosa, enquanto as lesões gastrintestinais acometem, com frequência, o ovário por extensão direta ou disseminação linfática.[2]

Pseudomixoma peritoneal

O *pseudomixoma peritoneal* é um termo clínico utilizado para descrever o achado de material mucoide ou gelatinoso abundante na pelve e na cavidade abdominal circundado por tecido fibroso. **É mais comumente secundário a uma neoplasia mucinosa do apêndice**

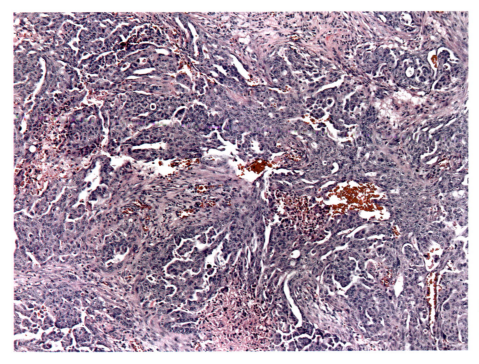

Figura 39.4 Adenocarcinoma seroso de alto grau. As papilas revestidas por lâminas de células citologicamente malignas invadem o estroma, frequentemente com necrose associada.

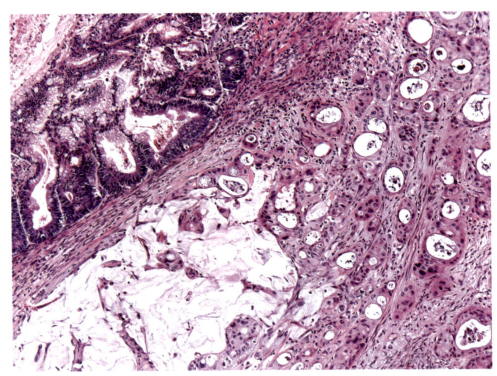

Figura 39.5 Adenocarcinoma mucinoso de ovário. Os espaços glandulares irregulares são revestidos por uma camada de células colunares altas, com citoplasma mucinoso abundante que lembra o epitélio intestinal, à esquerda. À direita, há invasão destrutiva do estroma ovariano.

bem diferenciada ou a outro câncer gastrintestinal primário. Raramente os tumores mucinosos que surgem em um teratoma ovariano maduro estão associados a pseudomixoma peritoneal.

Tumores endometrioides

As lesões endometrioides constituem de 6 a 8% dos tumores epiteliais. A neoplasia endometrioide abrange todos os tipos benignos de endometriose. Em 1925, Sampson sugeriu que determinados casos de adenocarcinoma de ovário provavelmente se originavam em áreas de endometriose.[20] Os adenocarcinomas assemelham-se aos observados no corpo do útero. O potencial maligno da endometriose é muito baixo, embora se possa observar a ocorrência de uma transição do epitélio benigno para o maligno.

Tumores endometrioides limítrofes

O tumor endometrioide de baixo potencial maligno apresenta um amplo espectro morfológico. Os tumores podem assemelhar-se a um pólipo endometrial ou à hiperplasia endometrial complexa com aglomeração de glândulas. Quando há glândulas com arquitetura complexa, umas ao lado das outras, sem interposição de estroma, o tumor é classificado como carcinoma endometrioide bem diferenciado. Alguns tumores endometrioides limítrofes apresentam um componente fibromatoso proeminente. Nesses casos, emprega-se o termo *adenofibroma* para descrevê-los.[2]

Carcinomas endometrioides

Os tumores endometrioides caracterizam-se por um padrão glandular acentuadamente complexo, com todas as possíveis variações de epitélios encontrados no útero **(Figura 39.6)**.

Doença multifocal

Os tumores endometrioides fornecem a maior oportunidade para avaliar a doença multifocal. **O carcinoma endometrioide de ovário está associado ao carcinoma de endométrio em 15 a 20% dos casos. A identificação de doença multifocal é importante, uma vez que as pacientes com doença metastática do útero para os ovários apresentam uma sobrevida em 5 anos de 30 a 40%, enquanto aquelas com doença multifocal sincrônica têm uma sobrevida em 5 anos de 75 a 80%.**[21] Quando o aspecto histológico dos tumores endometrial e ovariano é diferente, é provável que os dois tumores representem duas lesões primárias distintas. Quando exibem aspecto semelhante, o tumor endometrial pode ser considerado como tumor primário distinto se a porção invasora estiver bem diferenciada apenas superficialmente.

Carcinomas de células claras

O adenocarcinoma de células claras exibe vários padrões histológicos básicos (p. ex., tubulocístico, papilífero, reticular e sólido). Os tumores são constituídos de células claras e células "em cabeça de prego" (*hobnail cells*), que projetam seus núcleos para o citoplasma apical. As células claras possuem citoplasma claro ou vacuolado abundante, núcleos irregulares hipercromáticos e nucléolos de vários tamanhos **(Figura 39.7)**. **É comum a presença de áreas focais de endometriose, e pode ocorrer carcinoma misto de células claras e endometrioide.**[21] O carcinoma de células claras observado no ovário é histologicamente idêntico ao observado no útero ou na vagina da paciente jovem que foi exposta ao *dietilestilbestrol* (DES) *in utero*. **São identificados quase sempre núcleos com características de alto grau. Por conseguinte, os carcinomas de células claras não são classificados em graus.**

Tumores de células de transição (de Brenner)

Tumores de Brenner limítrofes (borderline)

Os tumores de Brenner proliferativos eram anteriormente subclassificados em tumores proliferativos (tumores que se assemelham ao carcinoma urotelial papilar de baixo grau da bexiga) e em tumores limítrofes (tumores que se assemelham ao carcinoma urotelial

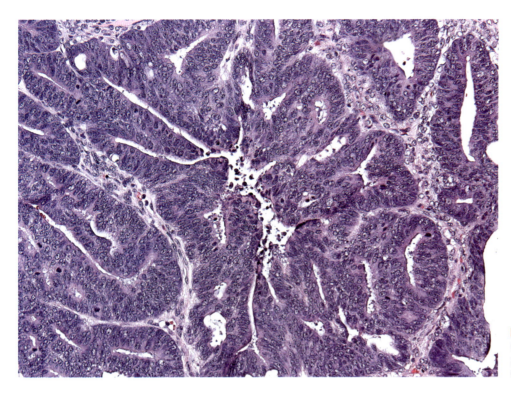

Figura 39.6 Carcinoma endometrioide. Glândulas redondas a tubulares, revestidas por células colunares estratificadas com padrão de crescimento confluente.

papilar de alto grau). Hoje, esses grupos de tumores são classificados como tumores de Brenner limítrofes.[22] A remoção cirúrgica completa leva habitualmente à cura.

Tumores de Brenner malignos

Esses tumores raros são definidos como tumores de Brenner benignos ou limítrofes, que coexistem com carcinoma de células transicionais invasoras.

Carcinoma de células de transição

A designação *carcinoma de células de transição* **foi atribuída ao carcinoma de ovário primário semelhante ao carcinoma de células de transição da bexiga, sem tumor de Brenner reconhecível.** Hoje, acredita-se que sejam uma variante do carcinoma seroso de alto grau e não representem um subtipo epitelial distinto de carcinoma.[23,24] Diferentemente dos tumores de Brenner malignos,

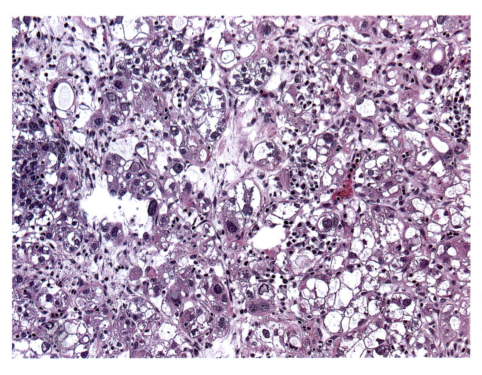

Figura 39.7 Carcinoma de células claras de ovário. Observe a variante sólida de carcinoma de células claras com lâminas de células que apresentam citoplasma claro (células "em cabeça de prego" [*hobnail cells*]).

esses tumores são, com mais frequência, diagnosticados em um estágio avançado e estão associados a uma taxa de sobrevida semelhante àquela do carcinoma seroso de alto grau.[25]

Carcinomas de peritônio

Os tumores peritoneais são histologicamente indistinguíveis dos tumores serosos de ovário e de tuba uterina. No caso de *tumores peritoneais serosos limítrofes* e *carcinomas peritoneais serosos*, os ovários são normais ou apresentam acometimento mínimo, e os tumores afetam predominantemente os ligamentos uterossacros, o peritônio pélvico ou o omento. O prognóstico dos tumores serosos limítrofes do peritônio é excelente e pode ser comparado ao dos tumores serosos limítrofes de ovário.[26-28] Na revisão de 38 casos de tumores serosos limítrofes de peritônio da literatura, 32 mulheres não apresentaram doença persistente, quatro passaram bem após ressecção da recorrência, uma desenvolveu carcinoma seroso invasor e outra morreu em consequência dos efeitos do tumor.[26]

Os carcinomas que parecem ser predominantemente peritoneais, sem alterações apreciáveis dos ovários ou das tubas uterinas, são tradicionalmente denominados *carcinomas peritoneais*, quando são excluídos tumores que metastizam da mama, do sistema gastrintestinal e de outros órgãos de origem não mülleriana. A maior parte consiste em *carcinomas serosos de peritônio*, que têm a aparência de um carcinoma seroso de ovário moderadamente a pouco diferenciado. Ocorre também carcinoma endometrioide de peritônio, embora seja menos comum. O carcinoma de células claras peritoneal é raro.

[15] O carcinoma seroso de peritônio deve ser considerado clinicamente igual ao câncer de ovário e de tuba uterina, porque todos esses cânceres compartilham uma patogenia e um comportamento clínico e tratamento semelhantes. Em pacientes submetidas à laparotomia, é possível detectar a presença de câncer microscópico ou macroscópico pequeno na superfície do ovário e doença extensa na parte superior do abdome, particularmente no omento.[29]

Mesoteliomas

Os mesoteliomas malignos do peritônio podem ser epiteliais, sarcomatosos ou bifásicos.[2,30] O mesotelioma deciduoide peritoneal é uma variante incomum que se assemelha à reação decidual ectópica exuberante do peritônio. Em mulheres, não existe correlação entre a exposição ao asbesto e o mesotelioma de peritônio. Normalmente, essas lesões aparecem como múltiplas massas intraperitoneais (IP), que recobrem com frequência todo o peritônio e podem se desenvolver após histerectomia e salpingo-ooforectomia bilateral para tratamento de doença benigna. Os mesoteliomas malignos devem ser diferenciados do mesotelioma peritoneal multicístico benigno (cisto de inclusão peritoneal multilocular), de implantes tumorais de ovário e de neoplasias müllerianas peritoneais primárias.

Características clínicas

Mais de 80% dos cânceres epiteliais de ovário são encontrados em mulheres na pós-menopausa. **O pico de incidência do câncer epitelial invasor de ovário ocorre entre 56 e 60 anos de idade.**[2,3] A incidência do câncer epitelial de ovário aumenta acentuadamente dos 20 aos 80 anos e, subsequentemente, declina. Esses cânceres são relativamente incomuns em mulheres com menos de 45 anos. Menos de 1% dos cânceres epiteliais de ovário ocorre antes dos 21 anos, e dois terços das neoplasias malignas de ovário nessas pacientes consistem em tumores de células germinativas.[2,31] **Cerca de 30% das neoplasias de ovário em mulheres são malignas, enquanto apenas cerca de 7% dos tumores epiteliais de ovário em mulheres antes da menopausa são malignos.**[2,3]

A idade média das pacientes com tumores limítrofes é aproximadamente 46 anos.[2,3,9] De 80 a 90% dos cânceres de ovário, incluindo as formas limítrofes, ocorrem depois dos 40 anos de idade, enquanto de 30 a 40% das neoplasias malignas são observadas após os 65 anos de idade. A probabilidade de que um tumor epitelial primário seja uma neoplasia maligna limítrofe ou invasora em uma paciente com menos de 40 anos de idade é de aproximadamente 1 em 10, entretanto, depois dessa idade, aumenta para 1 em 3.[2,3] Menos de 1% dos cânceres epiteliais de ovário ocorre antes dos 20 anos de idade, e dois terços das neoplasias malignas ovarianas nessas pacientes consistem em tumores das células germinativas.[31]

Etiologia

[2] O câncer de ovário está associado a uma baixa paridade e à infertilidade.[32] Embora exista uma diversidade de variáveis epidemiológicas correlacionadas com o câncer de ovário, como uso de talco, consumo de galactose e ligadura tubária, nenhuma exibe uma correlação tão forte quanto a história reprodutiva e a duração da vida reprodutiva.[32,33] A menarca precoce e a menopausa tardia aumentam o risco de câncer de ovário.[33] Esses fatores e a relação entre paridade e infertilidade e o risco de câncer de ovário levaram à hipótese de que a supressão da ovulação pode constituir um fator importante.

Prevenção

[2] Como existe uma relação inversa entre a paridade e o risco de câncer de ovário, ter pelo menos um filho confere proteção à mulher contra a doença, com uma diminuição do risco de 0,3 a 0,4. O uso de contraceptivos orais diminui o risco de câncer epitelial de ovário.[32] **[3] As mulheres que utilizam contraceptivos orais por 5 anos ou mais apresentam uma redução do risco relativo para 0,5 (i. e., há uma redução de 50% na probabilidade de desenvolvimento de câncer de ovário).** As mulheres que tiveram dois filhos e fizeram uso de contraceptivos orais por 5 anos ou mais apresentam um risco relativo de câncer de ovário de apenas 0,3, ou seja, uma redução de 70%.[34] **Os contraceptivos orais constituem o único método documentado de quimioprevenção do câncer de ovário, e seu uso deve ser recomendado para mulheres com esse propósito.** Quando as mulheres são aconselhadas sobre as opções de controle de natalidade, deve-se ressaltar esse importante benefício do uso de contraceptivos orais. Isso é importante nas mulheres com forte história familiar de câncer de ovário.

A realização de salpingo-ooforectomia profilática reduz de modo substancial o risco de cânceres pélvicos não uterinos, porém não o elimina por completo, uma vez que todo o peritônio pode ser acometido, podendo ocorrer carcinomas peritoneais em 2 a 3% das mulheres, mesmo após salpingo-ooforectomia bilateral profilática.[26,29]

É necessária uma discussão detalhada dos riscos e dos benefícios da ooforectomia em mulheres na pré-menopausa que serão submetidas à histerectomia para tratamento de doença benigna, sem mutações de linhagem germinativa e sem história familiar sugestiva de risco de câncer de ovário acima da média.[35] Os ovários podem proporcionar uma proteção contra a doença cardiovascular e a osteoporose, e a mortalidade a longo prazo pode não ser diminuída pela ooforectomia profilática em mulheres sem risco hereditário de câncer de ovário.[36]

Rastreamento

O CA-125 é útil para o monitoramento de pacientes com câncer epitelial de ovário durante a quimioterapia e apresenta-se elevado em 50% das pacientes com doença em estágio I e em 80 a 90% daquelas com câncer seroso avançado.[37-46] A ultrassonografia transvaginal é útil para caracterizar a morfologia dos tumores ovarianos.[47,48] Entretanto, **a utilidade dos marcadores tumorais e da ultrassonografia no rastreamento do câncer epitelial de ovário não foi estabelecida por estudos prospectivos.**[49] **O uso da ultrassonografia transvaginal isolada ou em combinação com CA-125 para a detecção precoce do câncer de ovário não demonstrou ser eficaz em mulheres de risco médio para diminuir a mortalidade por câncer de ovário. Na verdade, essa estratégia traz prejuízos, incluindo resultados falso-positivos e realização de procedimentos mais invasivos, como cirurgia.**[50] A incapacidade de utilizar essas modalidades para rastreamento é discutida na opinião do conselho do American College of Obstetricians and Gynecologists (ACOG).[51]

A U.S. Preventative Services Task Force (USPSTF) recomenda que o rastreamento não seja efetuado em mulheres assintomáticas para câncer de ovário com exame pélvico, ultrassonografia pélvica ou dosagem de marcadores tumorais séricos.[52] A USPSTF concluiu que há evidências adequadas de que o rastreamento de rotina para câncer de ovário com ultrassonografia transvaginal ou dosagem sérica de CA-125 única não tem nenhum benefício em termos de mortalidade, e que os prejuízos observados com esse rastreamento são, no mínimo, moderados. Não existe nenhuma estratégia eficaz para detecção precoce do câncer de ovário que esteja associada a uma redução da mortalidade por câncer de ovário.[52] A ultrassonografia, apesar de sua capacidade de detectar alterações no tamanho e na morfologia dos ovários, não demonstrou ser eficaz para o rastreamento do câncer de ovário.[2,5]

Os resultados finais do estudo United Kingdom Collaborative Trial of Ovarian Cancer Screening (UKCTOCS), que está totalmente concluído e cujo acompanhamento está pendente, deveriam fornecer mais informações sobre os benefícios e prejuízos relativos de uma abordagem baseada em algoritmo para o rastreamento do câncer de ovário. No estudo UKCTOCS, 202.638 pacientes saudáveis, de risco médio, na pós-menopausa e na faixa etária de 50 a 74 anos foram randomizadas para não serem submetidas a rastreamento, para a realização de ultrassonografia pélvica anual ou rastreamento multimodal utilizando uma combinação de CA-125 (interpretado utilizando o risco do algoritmo do câncer de ovário [ROCA]) e ultrassonografia determinada por uma pontuação de ROCA indicando aumento do risco. O rastreamento multimodal com ROCA foi superior ao uso de valores de corte fixos do CA-125 em combinação com rastreamento por ultrassonografia (valor preditivo positivo = 35,1%). Dez mulheres foram submetidas à intervenção cirúrgica devido a um resultado falso-positivo do rastreamento, demonstrando que pode ocorrer prejuízo relacionado com procedimentos cirúrgicos desnecessários em consequência de um teste falso-positivo.[50,53] Até o momento, os dados não mostraram uma redução significativa da mortalidade por câncer de ovário com o rastreamento multimodal.[50,54]

O ROCA utiliza dosagens seriadas do CA-125 e um modelo matemático para determinar se um aumento dos níveis deve indicar o encaminhamento da paciente para ultrassonografia e apresenta um melhor desempenho preditivo para detecção do câncer de ovário, em comparação com o uso de um ponto de corte fixo para o CA-125.[55,56-59] A Food and Drug Administration (FDA) alertou que os testes para detecção precoce, incluindo o teste ROCA, não são confiáveis.[60]

Nos EUA e no Reino Unido, outros ensaios clínicos randomizados e prospectivos de grande porte procuraram definir a utilidade de uma avaliação por multimodalidade para a detecção precoce do câncer de ovário. No **Prostate, Lung, Colorectal, and Ovarian (PLOC) Cancer Screening Trial,** nos EUA, 78.216 mulheres saudáveis de risco médio, entre 55 e 74 anos de idade, foram randomizadas para a realização de teste anual do CA-125 durante 6 anos e ultrassonografia transvaginal durante 4 anos (grupo testado) *versus* "cuidados habituais", que incluíram pacientes que não realizaram esse teste, muitas das quais realizaram exames pélvicos anuais. Houve uma taxa de mortalidade por câncer de ovário de 3,1 mortes por 10 mil mulheres-ano *versus* 2,6 mortes por 10 mil mulheres-ano no grupo testado *versus* grupo de cuidados habituais, respectivamente, depois de um período de acompanhamento médio de 12,4 anos. **Esse estudo também mostrou que o uso de uma dosagem basal e anual do CA-125 com ponto de corte (35 U/mℓ) em associação à ultrassonografia pélvica como forma de avaliação precoce não resulta em diminuição da mortalidade do câncer de ovário.**[45,61] Até o momento, esse ensaio clínico de grande porte mostrou que o rastreamento de mulheres com risco médio por meio de ultrassonografia transvaginal anual não ofereceu nenhum benefício relacionado com a mortalidade, em comparação com a ausência de rastreamento.

No futuro, novos marcadores ou tecnologias poderão melhorar a especificidade do rastreamento para câncer de ovário, porém, exigirão um estudo prospectivo de grande porte.[41,42]

O rastreamento em mulheres com risco familiar pode proporcionar um melhor resultado, porém, **não há evidências que demonstrem o benefício do rastreamento em mulheres de alto risco,** mesmo com investigação ativa.[62,63] Os resultados de dois estudos prospectivos de ultrassonografia transvaginal e dosagem de CA-125 anualmente em 888 mulheres portadoras de mutações de *BRCA1* e *BRCA2* na Holanda e em 279 portadoras de mutações no Reino Unido não são alentadores e sugerem um benefício muito limitado do rastreamento em mulheres de alto risco.[62,64] Apesar do rastreamento ginecológico anual, Hermsen et al. relataram que uma alta proporção de cânceres de ovário em mulheres portadoras de *BRCA1* e *BRCA2* consistia em cânceres de intervalo, e a grande maioria de todos os cânceres diagnosticados encontrava-se em estágio avançado. Woodward et al. relataram resultados semelhantes.[62,64]

As mulheres com determinadas síndromes genéticas correm risco aumentado de câncer de ovário, como, por exemplo, pacientes com mutação de gene BRCA ou síndrome de Lynch (câncer colorretal hereditário sem polipose). Essas pacientes devem ser encaminhadas para aconselhamento genético, de modo a efetuar uma avaliação para quantificar corretamente o seu nível de risco e ter uma discussão sobre as estratégias disponíveis de redução de risco.

Risco genético de câncer epitelial de ovário

Nos EUA, o risco cumulativo de carcinoma de ovário ao longo da vida é de cerca de 1,4%.[2,4,65] O risco de câncer de ovário é maior em mulheres com determinadas histórias familiares do que na população em geral.[55,62-64,66-71] **A maioria dos casos de câncer epitelial de ovário é esporádica, e são responsáveis por até 24% dos cânceres epiteliais de ovário.**[14]

Câncer de ovário hereditário
BRCA1 e BRCA2

A maioria dos cânceres de ovário hereditários resulta de mutações patogênicas no gene *BRCA1* ou *BRCA2*. Muitos estudos constataram que pelo menos 15% das mulheres com câncer de ovário não mucinoso de alto grau apresentam mutações de linhagem germinativa nos genes *BRCA1/BRCA2*, e quase 40% dessas mulheres não têm história familiar de câncer de mama/ovário.[71] Existem outros genes de baixa a moderada penetrância que predispõem ao câncer de ovário, e esta é uma área de intensa pesquisa.[65,72,73] Norquist et al. utilizaram o sequenciamento de nova geração de amostras de DNA constitucional de mais de 1.900 mulheres com câncer de ovário para identificar mutações de linhagem germinativa em um painel de 20 genes, incluindo *BRCA1* e *BRCA2*, genes de reparo de malpareamento do DNA, genes de reparo de quebra de DNA de fita dupla, como CHEK2 e ATM e o complexo associado a *BRCA1* ou os genes *BRCA2*/via da anemia de Fanconi (incluindo *BRIP1*, *BARD1*, *PALB2*, *RAD50*, *RAD51C*, *RAD51D* entre outros). Cerca de 80% das mutações foram dos genes *BRCA1* ou *BRCA2*, e cerca de 3% das pacientes apresentaram mutações nos genes da via da anemia de Fanconi, enquanto apenas 0,4% apresentou mutações em genes de reparo de malpareamento.[74]

As mutações são herdadas como caráter autossômico dominante, e, por conseguinte, é essencial realizar uma análise completa do heredograma (lados materno e paterno da família). Deve-se oferecer um teste genético a todas as mulheres com cânceres de ovário de alto grau, mesmo quando não apresentam história familiar de câncer de mama/ovário.[75] Um estudo de grande porte que acompanhou mulheres inscritas em registros de câncer familiar, principalmente no Reino Unido, na Holanda e na França, forneceu os dados mais abrangentes sobre o risco de câncer de ovário e de mama em portadoras da mutação BRCA. As mulheres foram recrutadas entre 1997 e 2011 e não foram submetidas à cirurgia de mama ou ginecológica para redução do risco. O acompanhamento continuou até 2013 (período médio de 5 anos). Ao todo, 6.036 portadoras da mutação *BRCA1* e 3.820 portadoras da mutação *BRCA2* foram acompanhadas (idade média por ocasião da entrada no estudo de 38 anos). O risco cumulativo de câncer de mama aos 80 anos foi de 72% nas portadoras de *BRCA1* e de 69% nas portadoras de *BRCA2*. No câncer de ovário, o risco cumulativo foi de 44 e 17%, respectivamente. O pico de incidência do câncer de mama ocorreu entre 41 e 50 anos nas portadoras *BRCA1* e entre 51 e 60 anos nas portadoras *BRCA2*. A incidência de câncer de ovário foi 3,6 vezes mais alta em portadoras de *BRCA1* do que em portadoras de *BRCA2*.

Os cânceres de ovário hereditários ocorrem em mulheres aproximadamente 10 anos mais jovens do que as que apresentam tumores não hereditários (mais próximo dos 50 anos, em comparação com a idade de 60 anos naquelas com câncer esporádico).[70] Uma mulher com parente em primeiro ou segundo grau que teve câncer de ovário antes da menopausa pode apresentar maior probabilidade de ser portadora do BRCA. As mulheres com mutações de linhagem germinativa do BRCA tendem a ser diagnosticadas em uma idade mais jovem do que as mulheres com cânceres de ovário esporádicos. Em mulheres com mutações de *BRCA1*, menos de 2 a 3% das portadoras desenvolvem câncer de ovário aos 40 anos de idade, aumentando para 10 a 21% aos 50 anos. Em mulheres com mutações de *BRCA2*, menos de 3% das portadoras desenvolvem câncer de ovário aos 50 anos de idade, e a maioria desenvolve câncer depois dos 50 anos. Os cânceres de ovário BRCA são em sua maioria carcinomas serosos de alto grau **(Figura 39.8)**.

Efeito fundador

Existe uma maior taxa de estado de portador de mutações de *BRCA1* e *BRCA2* em mulheres de ascendência judia asquenaze, mulheres islandesas e de muitos outros grupos étnicos.[76-81] Existem três mutações fundadoras específicas na população asquenaze, 185 delAG e 5382insC no *BRCA1* e 6174 delT no *BRCA2*.

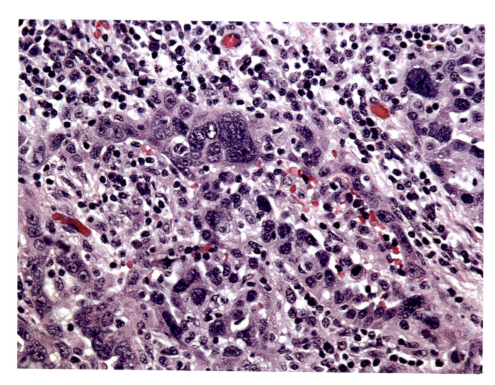

Figura 39.8 O carcinoma de ovário associado ao *BRCA1* normalmente é um adenocarcinoma seroso de alto grau, com numerosas figuras de mitose e acentuado pleomorfismo nuclear. Nesses tumores, não é raro observar um infiltrado linfocítico acentuado com linfócitos infiltrando o tumor.

Os indivíduos de ascendência judia asquenaze têm uma chance de um em 40 ou **2,5%** de apresentar uma mutação de *BRCA1* ou *BRCA2* em comparação com um risco de um em 500 na população caucasiana.[82] O aumento do risco resulta do *efeito fundador*, em que uma maior taxa de mutações específicas ocorre em um grupo étnico de uma área geográfica definida. Essas mutações fundadoras despertaram um considerável interesse, porque elas facilitam os estudos de prevalência e penetrância e podem ser utilizadas para quantificar o grau de homogeneidade dentro de uma população.

Análise do heredograma

O risco de apresentar uma mutação da linhagem germinativa que predisponha ao câncer de ovário depende do número de parentes de primeiro ou de segundo graus (ou de ambos) com história de carcinoma epitelial de ovário ou câncer de mama (ou ambos) e do número de neoplasias malignas que ocorrem em uma idade mais jovem. É difícil estabelecer com precisão o grau de risco sem efetuar uma análise completa do heredograma. É importante ter em mente que 40% das mulheres com câncer de ovário relacionado com o BRCA não apresentam história familiar.

Síndrome de Lynch ou câncer de cólon hereditário sem polipose

A síndrome de Lynch (HNPCC, Hereditary Nonpolyposis Colon Cancer), que inclui múltiplos adenocarcinomas, envolve uma combinação de câncer de cólon e câncer de endométrio ou de ovário e outras neoplasias malignas dos sistemas gastrintestinal e geniturinário.[83] As principais mutações gênicas associadas à essa síndrome incluem os genes *MSH2*, *MLH1*, *MSH6* e *PMS2* ou *EPCAM*. O risco de que uma mulher pertencente a uma dessas famílias desenvolva câncer epitelial de ovário depende da frequência dessa doença em parentes de primeiro e de segundo graus, embora essas mulheres pareçam ter um risco relativo pelo menos 3 vezes maior do que a população geral. Uma análise completa do heredograma dessas famílias deve ser realizada por um geneticista, de modo a determinar o risco de maneira mais acurada.

Manejo de mulheres com alto risco de câncer de ovário

Em uma mulher não afetada com mutação de BRCA de linhagem germinativa (gBRCA) ou com forte história familiar de câncer epitelial de ovário no qual não foi encontrada nenhuma mutação, o manejo precisa ser individualizado e depende da idade, dos planos reprodutivos e do risco estimado dessa mulher. Todas essas mulheres devem ser examinadas por um geneticista para avaliação do risco. As decisões sobre o manejo são mais bem tomadas após estudo cuidadoso e, sempre que possível, verificação do diagnóstico histopatológico do câncer de ovário das mulheres da família.

A utilidade do teste de *BRCA1* e *BRCA2* está bem estabelecida, e existem diretrizes para a sua realização.[75,82,84,85] O teste deve ser oferecido a praticamente todas as mulheres com câncer epitelial de ovário, excluindo os cânceres mucinosos, independentemente da obtenção de uma história familiar de câncer de mama/ovário. A American Society of Clinical Oncology ofereceu diretrizes que ressaltam a avaliação cuidadosa por geneticistas, manutenção rigorosa de registros médicos e consulta em clínica de rastreamento genético, com uma compreensão de como proceder a um aconselhamento e manejo eficazes dessas pacientes. Ainda existem preocupações sobre o uso das informações, o impacto sobre os seguros, a interpretação dos resultados e como as informações serão utilizadas dentro de uma família específica (p. ex., para aconselhamento de crianças).

Embora haja alguns dados conflitantes, o comportamento dos cânceres de mama que surgem em mulheres com mutações de linhagem germinativa em *BRCA1* ou *BRCA2* é comparável ao dos tumores esporádicos.[86,87] **As mulheres com câncer de mama que apresentam essas mutações correm risco acentuadamente aumentado de câncer de ovário e de segundo câncer de mama: o risco cumulativo de câncer de ovário é de 54% nas mulheres que apresentam uma mutação de *BRCA1* e de 23% naquelas com mutação de *BRCA2*; para os dois grupos reunidos, existe um risco cumulativo de câncer de mama 82%.**[87]

Apesar da recomendação da National Institutes of Health Consensus Conference on Ovarian Cancer, a utilidade do rastreamento com ultrassonografia transvaginal, determinação dos níveis de CA-125 ou outros procedimentos não está estabelecida em mulheres de alto risco.[88] Bourne et al. mostraram que com o uso dessa abordagem é possível detectar tumores com uma frequência aproximadamente 10 vezes maior do que na população geral, e esses autores recomendam o rastreamento de mulheres de alto risco. Entretanto, outros grupos não confirmaram esses achados, e a salpingo-ooforectomia bilateral continua sendo o método mais eficaz para reduzir o risco.[89]

Os dados obtidos de um consórcio multicêntrico de centros de rastreamento genético indicam que o uso de contraceptivos orais está associado a um menor risco de desenvolvimento de câncer de ovário em mulheres que apresentam uma mutação em *BRCA1* ou *BRCA2*.[90,91] A diminuição do risco é significativa: em mulheres que fazem uso de contraceptivos orais por 5 anos ou mais, o risco relativo de câncer de ovário é de 0,4, ou seja, uma redução de 60% na incidência da doença.[92]

Salpingo-ooforectomia profilática em mulheres de alto risco

A utilidade da salpingo-ooforectomia profilática nessas pacientes está bem estabelecida.[93-99] As mulheres com alto risco de câncer de ovário submetidas à salpingo-ooforectomia profilática correm risco de abrigar uma neoplasia oculta: em uma série de 98 operações desse tipo, foi constatado que três pacientes (3,1%) apresentavam câncer de ovário ou câncer de tuba uterina em estágio inicial.[96] **A proteção contra o câncer de ovário é alta: a salpingo-ooforectomia profilática reduziu em 96% o risco de câncer ginecológico relacionado com BRCA.**[96] Em uma série com 42 operações, quatro pacientes (9,5%) tinham uma neoplasia maligna, uma das quais foi constatada durante a cirurgia, enquanto as outras três eram microscópicas. Todas essas neoplasias malignas eram menores que 5 mm.[94] Embora o risco de câncer de ovário seja diminuído de modo substancial, continua havendo um pequeno risco de carcinoma de peritônio. O desenvolvimento subsequente de carcinoma peritoneal foi relatado em 0,8 e 1%, respectivamente.[78,79] **O risco de desenvolvimento subsequente de câncer de mama pode ser reduzido em 50 a 80% em portadoras de BRCA. Entretanto, isso foi contestado por um estudo prospectivo.** Em uma análise estratificada pelo estado de mutação do BRCA e pela idade na época do diagnóstico, foi constatado que a ooforectomia estava associada a uma redução significativa do risco de câncer de mama em portadoras de *BRCA2* diagnosticadas com < 50 anos de idade (razão de probabilidade [HR] ajustada para a idade, 0,18; $p = 0,007$), mas não entre portadoras de *BRCA1* diagnosticadas com < 50 anos de idade (HR ajustada para a idade, 0,79; $p = 0,51$). Esses achados justificam uma avaliação complementar.[100]

O papel da histerectomia é mais controverso. A maioria dos estudos não mostra nenhum aumento na taxa de tumores uterinos e do colo do útero; entretanto, há raros relatos de aumento de tumores serosos do endométrio. Um estudo de coorte prospectivo, multicêntrico e de grande porte concluiu que não houve aumento do risco global de câncer de útero após salpingo-ooforectomia bilateral profilática, mas houve aumento do risco de câncer seroso ou tipo seroso do útero em mulheres *BRCA1* positivas, apesar de ser muito baixo, e o benefício da histerectomia permanece incerto.[101] As mulheres tratadas com *tamoxifeno* correm maior risco de apresentar lesões endometriais benignas (p. ex., pólipos) e câncer de endométrio. **É razoável considerar a realização de histerectomia profilática em associação com salpingo-ooforectomia em mulheres com mutações de BRCA que potencialmente correm risco aumentado de câncer de endométrio,** todavia, essa decisão deve ser individualizada. A sobrevida livre de doença de mulheres que apresentam uma mutação de *BRCA1* ou *BRCA2* e que desenvolvem câncer de ovário é mais longa que a de mulheres que não apresentam mutação. Em um estudo, a sobrevida livre de doença média em portadoras de mutação foi de 60 meses, em comparação com 22 meses nos controles. Não houve nenhuma diferença da sobrevida global entre portadoras de mutação de BRCA e controles.[102] **As pacientes com BRCA apresentam aumento da sensibilidade aos fármacos à base de platina e aos agentes mais recentes, os inibidores da** **10** poli(ADP-ribose) polimerase (PARP). **O advento dos inibidores da PARP e seu uso aumentado na doença recorrente e no tratamento de manutenção, particularmente em portadoras da mutação de BRCA, podem se traduzir em aumento da sobrevida livre de doença e da sobrevida global em pacientes com BRCA.**

Recomendações

As recomendações para o manejo de mulheres com alto risco de câncer de ovário baseiam-se no boletim nº 182 da ACOG e são resumidas da seguinte maneira:

1. **Recomenda-se o aconselhamento genético a todas as mulheres com câncer epitelial de ovário/tuba uterina/peritônio e a pacientes que apresentam história pessoal ou familiar de câncer de mama ou de ovário.** O teste genético é recomendado quando os resultados de uma avaliação detalhada dos riscos, realizada como parte do aconselhamento genético, sugerem a presença de uma síndrome de câncer hereditária, e quando os resultados do teste tendem a influenciar o manejo clínico.
2. **As mulheres que desejam preservar a sua capacidade reprodutiva podem ser submetidas ao rastreamento por ultrassonografia transvaginal a cada 6 meses ou podem efetuar a determinação dos níveis de CA-125, e isso pode constituir uma estratégia de vigilância razoável a curto prazo para mulheres com alto risco de câncer de ovário, começando aos 30/35 anos de idade,** até a tomada de decisão de realizar a salpingo-ooforectomia bilateral redutora de risco definitiva.
3. **Os contraceptivos orais devem ser recomendados** a mulheres jovens antes que elas comecem a tentar engravidar.
4. **As mulheres que não desejam manter a fertilidade ou que já formaram suas famílias devem ser aconselhadas a se submeter à salpingo-ooforectomia bilateral profilática depois dos 35 anos,** porém em torno dos 40 anos. O risco de câncer de ovário antes de 40 anos de idade é muito baixo, e a decisão sobre a idade da cirurgia deve se basear na idade de início dos cânceres de ovário na família. A maioria dos cânceres de ovário relacionados com o *BRCA2* tende a ocorrer depois dos 50 anos, enquanto os cânceres relacionados com o *BRCA1* ocorrem em uma idade mais jovem. **Normalmente, recomenda-se a salpingo-ooforectomia redutora de risco aos 35 a 40 anos de idade nas portadoras de *BRCA1* com maior risco cumulativo de câncer ovariano, enquanto as mulheres com *BRCA2* podem aguardar até os 40 a 45 anos, devido ao início mais tardio do aparecimento do câncer de ovário.** Essas mulheres devem ser avisadas de que a operação não confere proteção absoluta, uma vez que podem ocorrer carcinomas de peritônio após salpingo-ooforectomia bilateral.[26,29,87]
5. **As mulheres com mutações de BRCA ou que apresentam outra mutação deletéria que predispõe ao câncer de mama devem ser aconselhadas sobre a realização de mastectomia bilateral para redução de risco.** Para as mulheres com mutações de BRCA ou que apresentam outra mutação deletéria viável que predisponha ao câncer de ovário, deve-se oferecer a salpingo-ooforectomia bilateral redutora de risco.
6. **Na salpingo-ooforectomia bilateral redutora de risco, deve-se remover todo o tecido ovariano e as tubas uterinas.** Deve-se proceder a uma visualização detalhada da superfície peritoneal e obter lavados pélvicos. É necessário obter cortes seriados completos dos ovários e das tubas uterinas para exame microscópico à procura de câncer oculto.
7. **Em mulheres de 25 a 29 anos de idade com mutações de BRCA conhecidas, a vigilância recomendada para câncer de mama inclui exame clínico de mama a cada 6 a 12 meses e avaliação radiográfica anual (de preferência, ressonância magnética [RM] com contraste). Em mulheres a partir de 30 anos de idade com mutações de BRCA conhecidas ou outras mutações viáveis para câncer de mama, a vigilância recomendada para câncer de mama inclui mamografia anual e RM de mama com contraste também anual, geralmente alternadas a cada 6 meses.**
8. **As mulheres com história pessoal ou familiar de câncer de mama ou de ovário, mas que não apresentam mutação documentada em *BRCA1* ou *BRCA2* ou outros genes hereditários associados a câncer de mama ou de ovário, devem ser tratadas com base na sua história familiar.**
9. **As mulheres com síndrome de Lynch (HNPCC) documentada devem ser submetidas à colonoscopia periódica a cada 1 a 2 anos, iniciando aos 20 a 25 anos de idade, ou 2 a 5 anos antes do diagnóstico mais precoce de câncer de cólon na família, dependendo de qual for mais cedo. Recomenda-se a biopsia de endométrio a cada 1 a 2 anos a partir dos 30 a 35 anos em mulheres com síndrome de Lynch.** A histerectomia com salpingo-oforectomia profilática constitui uma opção para redução do risco após completar a vida reprodutiva. Em geral, a realização da histerectomia e da salpingo-ooforectomia redutora de risco deve ser discutida com as pacientes do início a meados dos 40 anos.[103,104]

Sintomas

A maioria das mulheres com câncer epitelial de ovário apresenta sintomas vagos e inespecíficos.[4,105] Na doença em estágio inicial, se a paciente estiver na pré-menopausa, ela pode ter menstruações irregulares. Se houver compressão da bexiga ou do reto por uma massa pélvica, a paciente pode queixar de polaciúria ou constipação intestinal.[105-107] Em certas ocasiões, pode perceber distensão no andar inferior do abdome, pressão ou dor, como dispareunia. Sintomas agudos, como dor secundária à ruptura ou torção do anexo, dispneia em consequência de derrame pleural maligno ou sintomas de obstrução intestinal são possíveis sintomas de apresentação da paciente.

Na doença em estágio avançado, as pacientes apresentam sintomas relacionados com ascite, metástases para o omento ou metástases intestinais. Os sintomas consistem em distensão abdominal, plenitude, constipação intestinal, náuseas, anorexia ou saciedade precoce. As mulheres na pré-menopausa podem queixar-se de menstruações irregulares ou intensas, enquanto pode ocorrer sangramento vaginal em mulheres na pós-menopausa, embora não seja uma apresentação típica do câncer de ovário, a não ser que os tumores ovarianos sejam produtores de estrogênio.[107]

Tradicionalmente, o câncer de ovário era considerado um "assassino silencioso" que só produzia sintomas quando muito avançado. Algumas pacientes com câncer confinado ao ovário são assintomáticas, e a maioria apresenta sintomas inespecíficos que não sugerem necessariamente origem ovariana.[107,108-110] Em um levantamento de 1.725 mulheres com câncer de ovário, 95% lembraram-se dos sintomas antes do diagnóstico, incluindo 89% de pacientes com doença nos estágios I e II e 97% com doença nos estágios III e IV.[107] Cerca de 70% apresentaram sintomas abdominais ou gastrintestinais, 58% queixaram-se de dor, 34% tiveram sintomas urinários e 26%, desconforto pélvico. Pelo menos alguns desses sintomas poderiam indicar compressão das vísceras pélvicas pelo ovário aumentado. Goff et al. desenvolveram um índice de sintomas do câncer de ovário e relataram que os sintomas associados a câncer de ovário, quando presentes, existiam por menos de 1 ano e ocorriam por mais de 12 dias por mês, e consistiam em dor pélvica/abdominal, polaciúria/urgência, aumento de tamanho ou distensão abdominal e dificuldade em alimentar-se ou sensação de saciedade.[108] O índice teve uma sensibilidade de 56,7% para câncer de ovário em estágio inicial e 79,5% para a doença em estágio avançado. Esse e outros estudos sugerem que as mulheres e os ginecologistas devem manter um nível adequado de suspeita para investigação adicional quando houver sinais e sintomas potenciais de câncer de ovário, de tuba uterina ou de peritônio.

Um estudo populacional realizado na Austrália constatou que não parece haver diferença significativa na duração ou na natureza dos sintomas em pacientes com câncer de ovário em estágio inicial em comparação com doença em estágio avançado, reforçando o conceito de que se tratam de entidades biologicamente diferentes e argumentando contra a ideia errônea e amplamente defendida de que o câncer de ovário em estágio inicial encontra-se nesse estágio porque foi diagnosticado mais cedo do que em pacientes com estágios mais avançados.[109] No carcinoma de tuba uterina, a tríade clássica de sintomas relatados consiste em corrimento vaginal claro ou tinto de sangue, dor pélvica e achado de massa pélvica. O corrimento vaginal, denominado *hidropisia intermitente da tuba*, historicamente foi considerado patognomônico de câncer de tuba uterina; entretanto, de modo retrospectivo, esses sinais são incomuns.

Sinais

O sinal mais importante de câncer epitelial de ovário é a presença de massa pélvica ao exame físico. Uma massa pélvica sólida, irregular e fixa é altamente sugestiva de neoplasia maligna de ovário. Se houver uma massa no andar superior do abdome ou ascite, é quase certo o diagnóstico de câncer de ovário. Como a paciente queixa-se habitualmente de sintomas abdominais, pode não ser submetida a exame pélvico, e o tumor não é percebido.

Em pacientes que tiveram menopausa há pelo menos 1 ano, os ovários devem estar atróficos e não serem palpáveis. Foi sugerido que toda massa pélvica palpável nessas pacientes deve ser considerada potencialmente maligna, uma situação que foi designada como síndrome do ovário palpável pós-menopausa.[111] Esse conceito foi contestado, pois os autores relataram que apenas cerca de 3% das massas palpáveis com menos de 5 cm em mulheres na pós-menopausa são malignas.[63] A presença de células glandulares atípicas na citologia cervical pode indicar neoplasia maligna do sistema genital superior. Esse achado no exame de Papanicolau deve exigir avaliação complementar à procura de carcinoma de colo do útero ou de endométrio. Se não houver nenhum achado sugestivo desses cânceres, a avaliação prossegue à procura de outras neoplasias malignas do sistema genital feminino. Em uma revisão sistemática de aproximadamente 7 mil mulheres com células glandulares atípicas no teste de Papanicolau, apenas 5,2% apresentaram neoplasia maligna. Entre as pacientes com neoplasia maligna, 5,4% apresentaram câncer de ovário, e 1%, câncer de tuba uterina.[112]

As mulheres com câncer de ovário raramente apresentam sinais de síndrome paraneoplásica, que pode incluir coagulação intravascular disseminada, polineurite, dermatomiosite, anemia hemolítica e degeneração cerebelar.[113]

Diagnóstico

Os cânceres epiteliais de ovário precisam ser diferenciados das neoplasias benignas e dos cistos funcionais dos ovários. Diversas condições benignas do sistema reprodutivo, como doença inflamatória pélvica, endometriose e leiomiomas uterinos pediculados, podem simular o câncer de ovário. É preciso excluir causas não ginecológicas de um tumor pélvico, como doença inflamatória (p. ex., doença diverticular) ou tumor intestinal.[4] Um rim pélvico pode simular o câncer de ovário.

Os níveis séricos de CA-125 são úteis para diferenciar massas pélvicas malignas de benignas.[114] **Em uma paciente na pós-menopausa com massa anexial e nível sérico muito elevado de CA-125 (> 200 U/mℓ), o valor preditivo positivo de neoplasia maligna é de 96%. Em pacientes na pré-menopausa, a especificidade do teste é baixa, uma vez que os níveis de CA-125 tendem a estar elevados em condições benignas comuns.**

Na paciente que se encontra na pré-menopausa, é razoável ter um período de observação, contanto que a massa anexial não tenha características sugestivas de neoplasia maligna (*i. e.*, móvel, cística em sua maior parte, unilateral e com contorno regular). O intervalo para avaliação não deve ultrapassar 2 meses, durante o qual deve-se utilizar a supressão hormonal com um contraceptivo oral. Se a lesão não for neoplásica, ela deve regredir, conforme avaliado pelo exame pélvico e pela ultrassonografia pélvica. Se não houver regressão da massa, ou se ela aumentar de tamanho, é preciso supor que seja neoplásica, o que exige a sua remoção cirúrgica.

O tamanho da lesão é importante. Se o diâmetro de uma massa cística for superior a 8 cm, existe uma alta probabilidade de que a lesão seja neoplásica, a não ser que a paciente esteja sendo tratada com *citrato de clomifeno* ou outros agentes para induzir a ovulação.[115-118] **As pacientes na pré-menopausa com lesões clinicamente suspeitas (*i. e.*, grandes, predominantemente sólidas, relativamente fixas ou de formato irregular) devem ser submetidas à laparoscopia ou laparotomia, com atenção particular para evitar uma ruptura ou extravasamento intraoperatórios, da mesma forma que pacientes na pós-menopausa com**

massas anexiais complexas de qualquer tamanho. A biopsia guiada por exame de imagem não é realizada devido ao temor de ruptura e disseminação de neoplasia maligna potencial.

Os sinais de neoplasia maligna na ultrassonografia consistem em massa pélvica anexial complexa, como margens irregulares, múltiplos padrões ecogênicos em seu interior e vários septos irregulares e densos. Os tumores bilaterais têm mais tendência a ser malignos, embora as características individuais das lesões sejam mais importantes. A ultrassonografia transvaginal pode ter uma resolução ligeiramente melhor do que a transabdominal para avaliação de neoplasias anexiais.[119-122] A Dopplerfluxometria colorida pode aumentar a especificidade da ultrassonografia para demonstrar achados compatíveis com neoplasia maligna.[123-125]

Em mulheres na pós-menopausa com cistos uniloculares que medem de 8 a 10 cm ou menos e níveis seriados normais de CA-125, a conduta expectante é aceitável, e essa abordagem pode diminuir o número de intervenções cirúrgicas.[126-128]

A suspeita ou o diagnóstico de câncer de ovário exige exploração cirúrgica por um ginecologista oncológico, o que pode ser feito por meio de uma laparotomia ou por cirurgia minimamente invasiva, como laparoscopia ou robótica. A Figura 10.2 (ver Capítulo 10) apresenta a avaliação pré-operatória da paciente com massa anexial.

Antes da exploração planejada, a paciente deve ser submetida às avaliações hematológica e bioquímica de rotina. A avaliação pré-operatória de uma paciente que será submetida à laparotomia deve incluir uma radiografia do tórax. A tomografia computadorizada (TC) ou a ressonância magnética (RM) abdominal e pélvica possuem valor limitado em uma paciente com uma massa pélvica definida.[129-131] É necessário realizar uma TC ou RM em pacientes com ascite e sem massa pélvica à procura de tumores hepáticos ou pancreáticos. Os achados raramente excluem a necessidade de laparotomia.[129] O valor da PETSCAN ainda está sendo avaliado.[131-133] Se os níveis das enzimas hepáticas estiverem normais, a probabilidade de doença hepática é baixa. Não há necessidade de cintilografias de fígado-baço, óssea e cerebral, a não ser que os sinais ou sintomas sugiram metástases para esses locais.

A avaliação pré-operatória deve excluir a possibilidade de outros cânceres primários metastáticos para o ovário. Um enema baritado ou colonoscopia estão indicados para pacientes selecionadas com sinais e sintomas sugestivos de câncer de cólon. Esse exame deve ser realizado em qualquer paciente com evidências de sangue oculto nas fezes ou com sinais de obstrução intestinal baixa. Se houver sintomas gastrintestinais altos, como náuseas, vômito ou hematêmese, indica-se uma seriografia ou uma endoscopia digestiva.[4,134] A mamografia bilateral está indicada se houver qualquer massa na mama, pois o câncer de mama metastático para os ovários pode simular o câncer de primário de ovário.

Pode-se realizar um exame de Papanicolau, embora seu valor para a detecção de câncer de ovário seja muito limitado. As pacientes com irregularidade menstrual ou com sangramento vaginal pós-menopausa devem ser submetidas a uma biopsia de endométrio e curetagem endocervical, para excluir a presença de câncer de útero ou endocervical metastático para o ovário.

Diagnóstico diferencial

Os cânceres epiteliais de ovário precisam ser diferenciados das neoplasias benignas e dos cistos funcionais dos ovários.[126-128] Diversas condições benignas do sistema reprodutivo, como doença inflamatória pélvica, endometriose e leiomiomas uterinos pediculados, podem simular o câncer de ovário. É preciso excluir causas não ginecológicas de tumor pélvico, como massa inflamatória ou neoplasia do cólon. Os cânceres gastrintestinais e de mama constituem as neoplasias malignas não genitais mais comuns que metastatizam para o ovário.[135,136]

Padrões de disseminação

Os cânceres epiteliais de ovário disseminam-se principalmente por meio de esfoliação de células na cavidade peritoneal, disseminação linfática e disseminação hematogênica.

Transperitoneal

O modo mais comum e precoce de disseminação do câncer epitelial de ovário é por esfoliação de células que se implantam ao longo das superfícies da cavidade peritoneal. As células tendem a seguir o fluxo da circulação do líquido peritoneal. O líquido desloca-se pelos movimentos respiratórios da pelve, para cima pelas goteiras parietocólicas, particularmente à direita, ao longo do mesentério até o hemidiafragma direito. Normalmente, são observadas metástases no fundo de saco posterior, nas goteiras parietocólicas, no hemidiafragma direito, na cápsula hepática, nas superfícies peritoneais do intestino e seus mesentérios e no omento. Raramente, a doença invade a luz intestinal, porém provoca aglutinação progressiva das alças intestinais, levando à obstrução intestinal funcional. Esse distúrbio é conhecido como íleo carcinomatoso.[4]

Linfática

A disseminação linfática para linfonodos pélvicos e para-aórticos é comum, particularmente na doença em estágio avançado.[137-139] A disseminação pelos canais linfáticos do diafragma e pelos linfonodos retroperitoneais pode levar à disseminação acima do diafragma, particularmente para os linfonodos supraclaviculares.[137] Burghardt et al. relataram que 78% das pacientes com doença em estágio III apresentam metástases para os linfonodos pélvicos.[139] Em outra série, a taxa de linfonodos para-aórticos positivos para metástases foi de 18% no estágio I, de 20% no estágio II, de 42% no estágio III e de 67% no estágio IV.[137]

Hematogênica

A disseminação hematogênica por ocasião do diagnóstico é incomum. A disseminação para o parênquima de órgãos vitais, como os pulmões e o fígado, ocorre em apenas cerca de 2 a 3% das pacientes. A maioria das pacientes com doença acima do diafragma por ocasião do diagnóstico apresenta derrame pleural à direita.[4] As metástases sistêmicas aparecem com mais frequência em pacientes que sobreviveram por alguns anos. Dauplat et al. relataram a ocorrência de metástases a distância compatíveis com doença em estágio IV em 38% das pacientes, cuja doença foi originalmente intrapélvica.[140]

Fatores prognósticos

O desfecho do tratamento pode ser avaliado no contexto dos fatores prognósticos, que podem ser classificados em fatores patológicos, biológicos e clínicos.[141]

Fatores patológicos

A morfologia e o padrão histológico, incluindo a arquitetura e o grau histológico da lesão, constituem variáveis importantes de prognóstico.[4] O tipo histológico não era considerado importante para o prognóstico, mas vários artigos sugeriram que os carcinomas de células claras estão associados a um pior prognóstico que o de outros tipos histológicos.[141,142]

O grau histológico, determinado pelo padrão de diferenciação ou pela extensão da anaplasia celular e proporção de células indiferenciadas, parece ter significado prognóstico.[143-146] Estudos da reprodutibilidade da classificação dos cânceres de ovário mostram um elevado grau de variação do próprio observador e entre observadores.[147,148] Baak et al. apresentaram um sistema padronizado de graduação com base na análise morfométrica, e o sistema parece ter uma correlação com o prognóstico, particularmente na sua capacidade de distinguir padrões de baixo grau ou limítrofes de outros tumores.[149]

Fatores clínicos

Além do estágio, a extensão da doença residual após a cirurgia primária, o volume de ascite, a idade da paciente e o estado geral constituem variáveis independentes de prognóstico.[150-159] Entre pacientes com doença no estágio I, Dembo et al. mostraram, em uma análise multivariada, que o grau do tumor e as aderências densas ao peritônio pélvico tiveram impacto adverso significativo sobre o prognóstico, enquanto o extravasamento ou a ruptura do tumor durante a operação não tiveram esses efeitos.[156] Sjövall et al. confirmaram que **os cânceres de ovário que sofrem ruptura ou extravasamento intraoperatórios não agravam o prognóstico, enquanto os tumores que sofrem ruptura no pré-operatório apresentam pior prognóstico.**[157] Vergote et al. realizaram uma análise multivariada desses e de vários outros estudos e constataram que, **na doença em estágio inicial, as variáveis de pior prognóstico consistiram no grau histológico do tumor, penetração na cápsula, excrescências superficiais e ascite com presença de células malignas, mas não a ruptura iatrogênica.**[159]

Cirurgia inicial para câncer de ovário

Estadiamento

O estadiamento das neoplasias malignas epiteliais de ovário é realizado de acordo com o sistema da FIGO, apresentado na Tabela 39.1.[160] O estadiamento da FIGO baseia-se nos achados durante a exploração cirúrgica. A avaliação pré-operatória deve excluir a presença de metástases extraperitoneais.

7 O estadiamento cirúrgico completo e a pesquisa de metástase microscópica devem ser realizados quando não houver doença visível ou palpável no abdome, fora dos ováriose das tubas uterinas. O tratamento subsequente pode ser determinado pelo estágio da doença. Em séries anteriores, nas quais as pacientes não foram submetidas a um estadiamento cirúrgico cuidadoso, a sobrevida global em 5 anos de pacientes com câncer epitelial de ovário em estágio I aparente foi de apenas cerca de 60%.[161] Foram relatadas taxas de sobrevida de 90 a 100% em pacientes submetidas a estadiamento apropriado e com doença nos estágios IA ou IB.

Técnica para estadiamento cirúrgico

Em pacientes cuja avaliação pré-operatória sugere uma provável neoplasia maligna, recomenda-se uma incisão abdominal vertical para possibilitar o acesso adequado à parte superior do abdome.[4,161] Nos casos em que uma neoplasia maligna é inesperadamente detectada em uma paciente que foi submetida a uma incisão transversal inferior, os músculos retos do abdome podem ser seccionados ou desprendidos da sínfise púbica, de modo a possibilitar um melhor acesso à parte superior do abdome. Se isso não for suficiente, a incisão pode ser estendida para um lado, de modo a criar uma incisão em "J".[4]

Se possível, o tumor ovariano deve ser retirado intacto, e obtém-se um estudo de congelação. Deve-se efetuar um estadiamento cirúrgico completo. O estadiamento envolve as seguintes etapas:[4,161]

1. **Todo líquido livre, particularmente no fundo de saco pélvico, deve ser enviado para avaliação citológica.**
2. **Na ausência de líquido livre, devem-se efetuar lavados peritoneais por instilação, com retirada de 50 a 100 mℓ de solução salina do fundo de saco pélvico, de cada goteira parietocólica e subdiafragmática.** A obtenção das amostras sob os diafragmas pode ser facilitada com o uso de um cateter fixado à extremidade de uma seringa.
3. **Efetua-se uma exploração sistemática de todas as superfícies e vísceras intra-abdominais,** prosseguindo, em sentido horário, do ceco em direção cefálica ao longo da goteira parietocólica e do cólon ascendente até o rim direito, o fígado e a vesícula biliar, o hemidiafragma direito, a entrada da bolsa omental na área para-aórtica, através do cólon transverso até o hemidiafragma esquerdo, descendo pela goteira parietocólica esquerda e cólon descendente até o retossigmoide. Deve-se efetuar uma inspeção do intestino delgado e seu mesentério, desde o ligamento de Treitz até o ceco.
4. **Deve-se obter uma biopsia de quaisquer áreas suspeitas ou aderências nas superfícies peritoneais.** Se não houver nenhuma evidência de doença, deve-se realizar múltiplas biopsias do peritônio. Deve-se obter uma biopsia do peritônio no fundo de saco posterior, de ambas as goteiras parietocólicas, do peritônio sobre a bexiga e dos mesentérios.
5. **Deve-se obter uma amostra do diafragma por biopsia ou por raspagem com abaixador de língua, bem como uma amostra para avaliação citológica.** As biopsias de quaisquer irregularidades na superfície do diafragma podem ser realizadas com auxílio do laparoscópio e instrumento de biopsia associado.
6. **O omento deve ser ressecado do cólon transverso, incluindo as flexuras direita e esquerda do cólon, e separado de sua fixação à curvatura maior do estômago, incluindo ligadura das artérias gastromentais esquerda e direita e artérias gástricas curtas, um procedimento denominado** *omentectomia supracólica*. O procedimento é iniciado na face inferior do omento maior, onde se realiza a incisão do peritônio alguns milímetros distante do cólon transverso. Os ramos dos vasos gastromentais são clampeados, ligados e divididos, junto com os pequenos vasos ramificados que nutrem o omento infracólico.
7. **Os espaços retroperitoneais devem ser explorados para avaliar os linfonodos pélvicos e para-aórticos.** A dissecção retroperitoneal é realizada por incisão do peritônio sobre os músculos psoas. Deve-se proceder à ressecção de quaisquer linfonodos aumentados e realizar estudo por congelação. Na ausência de suspeita de metástases, é necessária uma linfadenectomia pélvica convencional. A área para-aórtica deve ser palpada, e obtém-se amostras dos linfonodos se estiverem aumentados ou suspeitos.

Resultados

São identificadas metástases no câncer epitelial de ovário nos estágios I e II em até três de cada 10 pacientes cujos tumores parecem estar confinados à pelve, mas que apresentam doença metastática oculta na parte superior do abdome ou nos linfonodos retroperitoneais.[138,162-169] Em uma revisão da literatura, foram encontradas metástases ocultas na biopsia do diafragma em 7,3% dessas pacientes, no omento em 8,6%, nos linfonodos

Tabela 39.1 — Estadiamento da FIGO para o carcinoma primário de ovário, tuba uterina ou câncer peritoneal primário.

Estágio	
Estágio I	**Crescimento limitado aos ovários ou tubas uterinas**
IA	Crescimento limitado a um ovário ou tuba uterina; não há ascite contendo células malignas
	Ausência de tumor na superfície externa; cápsula intacta
IB	Crescimento limitado a ambos os ovários ou tubas uterinas; não há ascite contendo células malignas
	Ausência de tumor na superfície externa; cápsula intacta
IC	Tumor limitado a um ou ambos os ovários ou tubas uterinas, com qualquer um dos seguintes achados:
IC1	Extravasamento cirúrgico
IC2	Ruptura da cápsula antes da cirurgia ou tumor na superfície do ovário ou da tuba uterina
IC3	Células malignas na ascite ou lavado peritoneal
Estágio II	**Tumor acomete um ou ambos os ovários ou tubas uterinas com extensão pélvica (abaixo da abertura superior da pelve)**
IIA	Extensão e/ou metástases para o útero e/ou as tubas uterinas e/ou os ovários
IIB	Extensão para outros tecidos pélvicos
Estágio III	**Tumor acomete um ou ambos os ovários ou tubas uterinas ou câncer peritoneal com disseminação confirmada por exame citológico ou histológico para o peritônio, fora da pelve, e/ou metástase para linfonodos retroperitoneais**
IIIA	Linfonodos retroperitoneais positivos e/ou metástase microscópica além da pelve
IIIA1(i)	Linfonodos retroperitoneais positivos com metástase de até 10 mm em sua maior dimensão
IIIA1(ii)	Linfonodos retroperitoneais positivos com metástase de mais de 10 mm em sua maior dimensão
IIIA2	Acometimento peritoneal extrapélvico (acima da abertura superior da pelve) microscópico, com ou sem linfonodos retroperitoneais positivos
IIIB	Metástase peritoneal macroscópica além da pelve, de até 2 cm em sua maior dimensão, com ou sem linfonodos retroperitoneais positivos
IIIC	Metástase peritoneal macroscópica além da pelve com mais de 2 cm em sua maior dimensão (incluindo a extensão do tumor até a cápsula do fígado e do baço, sem acometimento parenquimatoso dos órgãos), com ou sem linfonodos retroperitoneais positivos
Estágio IV	**Metástase a distância (excluindo metástases peritoneais)**
IVA	**Presença de derrame pleural com citologias positivas**
IVB	**Metástases parenquimatosas e para órgãos extra-abdominais (incluindo linfonodos e linfonodos fora da cavidade abdominal).**

As características histológicas devem ser consideradas no estadiamento, bem como os resultados do exame citológico nos derrames e ascites. Recomenda-se que a biopsia seja realizada em áreas suspeitas fora da pelve. FIGO, International Federation of Obstetrics and Gynecology. ªA presença de aderências densas com células tumorais comprovadas no exame histológico justifica o supraestadiamento para o estágio II. A infiltração intestinal transmural ou depósitos umbilicais estão incluídos no estágio IVB.

pélvicos em 5,9%, nos linfonodos aórticos em 18,1% e nos lavados peritoneais em 26,4%.[161]

A importância de um cuidadoso estadiamento cirúrgico inicial é enfatizada pelos achados de um estudo cooperativo nos EUA, em que 100 pacientes com doença nos estágios I e II aparentes foram encaminhadas para tratamento subsequente e submetidas a estadiamento cirúrgico complementar.[162] Nessa série, 28% das pacientes cuja doença foi inicialmente considerada no estágio I tiveram o seu estágio elevado e 43% daquelas cuja doença foi classificada no estágio II apresentaram estágios mais avançados. **Realizou-se um supraestadiamento em 31% das pacientes em consequência de cirurgia adicional, e 77% tiveram uma reclassificação da doença no estágio real III. O grau histológico foi um importante preditor de metástase oculta.** Um supraestadiamento de 16% das pacientes com lesões de grau 1 foi realizado, em comparação com 34% com doença de grau 2 e 46% com doença de grau 3.

Tumores limítrofes (*borderline*)

O principal tratamento dos tumores de ovário limítrofes (baixo potencial maligno) consiste na ressecção cirúrgica do tumor primário. Não há evidências de que a quimioterapia ou radioterapia subsequentes possam aumentar a sobrevida. Quando o **exame de congelação determina que se trata de um tumor limítrofe, as pacientes na pré-menopausa que desejem preservar a função ovariana podem ser submetidas a uma cirurgia conservadora, a ooforectomia unilateral.**[4,170] Em um estudo de pacientes submetidas à cistectomia ovariana unilateral para tratamento de tumores serosos limítrofes em estágio I, Lim-Tan et al. constataram que essa operação conservadora era segura, e apenas 8% das pacientes sofreram recorrência de 2 a 18 anos depois, todas com doença curável limitada aos ovários.[170] A recorrência foi associada a margens positivas do cisto ovariano removido. Por conseguinte, é possível manter a função hormonal e a fertilidade.[4,170] No caso de pacientes submetidas à ooforectomia ou cistectomia, com confirmação posterior de tumor limítrofe ao exame histopatológico na parafina, não há necessidade de nenhuma cirurgia adicional imediata.

Estágio I

Após a laparotomia de estadiamento abrangente, apenas uma minoria de mulheres apresenta doença local (estágio I da FIGO). Nos EUA, mais de 20 mil mulheres são diagnosticadas anualmente com câncer epitelial de ovário, e quase 4 mil dessas mulheres apresentam doença confinada aos ovários.[65,171] O prognóstico dessas pacientes depende das características clínicas e histopatológicas.

Devido à ênfase dada à importância do estadiamento cirúrgico, a taxa de biopsia de linfonodos aumentou nos EUA, e um estudo mostrou que, em mulheres com doença nos estágios I e II, a porcentagem de pacientes submetidas à biopsia de linfonodos aumentou de 38 para 59% entre 1991 e 1996.[172]

O tratamento primário do câncer epitelial de ovário em **estágio I é cirúrgico, e as pacientes devem ser submetidas à histerectomia total abdominal, salpingo-ooforectomia bilateral e estadiamento cirúrgico.**[161,162] Em certas circunstâncias, pode ser realizada uma salpingo-ooforectomia unilateral como parte da cirurgia com preservação da fertilidade. Com base nos achados obtidos na cirurgia e no exame patológico, as pacientes com câncer de ovário em estágio I podem ser divididas em categorias de baixo e de alto risco **(Tabela 39.2).**

Estágio I de baixo risco

Preservação da fertilidade no câncer de ovário em estágio inicial

Em pacientes submetidas à laparotomia com estadiamento completo e que não apresentam qualquer evidência de disseminação extraovariana, a histerectomia abdominal e a salpingo-ooforectomia bilateral constituem o tratamento apropriado. O útero e o ovário contralateral podem ser preservados em mulheres com doença em estágio IA, de grau 1 a 2, que desejem preservar a fertilidade. No acompanhamento, as mulheres devem ser cuidadosamente monitoradas com exames pélvicos periódicos e determinação dos níveis séricos de CA-125. O outro ovário e o útero devem ser retirados em pacientes que concluíram a sua vida reprodutiva.

Guthrie et al. estudaram o desfecho de 656 pacientes com câncer epitelial de ovário em estágio inicial.[169] Nenhuma paciente com câncer em estágio IA, de grau 1, que não realizou tratamento complementar morreu em consequência da doença, e por isso não há necessidade de radioterapia e quimioterapia adjuvantes. O Gynecologic Oncology Group (GOG) conduziu um ensaio clínico randomizado prospectivo de observação *versus* o uso de *melfalana* em pacientes com doença nos estágios IA e IB, de grau 1 ou 2.[142]

Tabela 39.2 Variáveis de prognóstico no câncer epitelial de ovário em estágio inicial.

Baixo risco	Alto risco
Baixo grau	Alto grau
Cápsula intacta	Crescimento do tumor através da cápsula
Ausência de excrescências superficiais	Excrescências superficiais
Ausência de ascite	Ascite
Achados citológicos peritoneais negativos	Células malignas no líquido
Ausência de ruptura ou ruptura intraoperatória	Ruptura pré-operatória
Ausência de aderências densas	Aderências densas
Tumor diploide	Tumor aneuploide

De: **Berek JS, Friedlander ML, Hacker NF**. Epithelial ovarian, fallopian tube, and peritoneal cancer. In: Berek JS, Hacker NF. *Berek & Hacker's Gynecologic Oncology*. 6th ed. Philadelphia, PA: Wolters Kluwer; 2015:483.

A sobrevida em 5 anos, em cada grupo, foi de 94 e 96% respectivamente, confirmando que nessas pacientes não há necessidade de tratamento complementar.

Estágio I de alto risco

As pacientes que apresentam doença pouco diferenciada ou células malignas no líquido ascítico ou nos lavados peritoneais precisam ser submetidas a estadiamento cirúrgico completo.[4] A maioria dessas pacientes necessita de quimioterapia.

Câncer de ovário em estágio avançado

O tratamento de todas as pacientes com doença em estágio avançado é realizado de maneira semelhante, com modificações em resposta ao estado geral da paciente e extensão da doença residual presente no momento da cirurgia. A **Figura 39.9** apresenta um esquema de tratamento. Após a cirurgia, a maioria das pacientes recebe quimioterapia combinada por um número determinado de ciclos.

Cirurgia citorredutora para a doença em estágio avançado

Se estiver clinicamente estável, a paciente deve ser submetida à cirurgia citorredutora para remover o máximo possível de tumor e suas metástases.[173-200] A cirurgia para retirada do tumor primário e da doença metastática associada é designada como *citorredução* ou cirurgia citorredutora. Normalmente, a cirurgia inclui uma histerectomia abdominal total e salpingo-ooforectomia bilateral, junto com omentectomia completa e ressecção de quaisquer lesões metastáticas das superfícies peritoneais e do intestino. Com frequência, o tumor pélvico acomete diretamente o cólon retossigmoide, o íleo terminal e o ceco. Em uma minoria de pacientes, a maior parte da doença ou toda ela é confinada aos órgãos pélvicos e ao omento, de modo que a retirada desses órgãos resultará na extirpação de todo o tumor macroscópico, uma situação que está associada a uma chance razoável de sobrevida prolongada livre de doença.

O paradigma da linfadenectomia rotineira em pacientes com câncer de ovário avançado e linfonodos negativos ao exame clínico e radiológico foi contestado pelo relato do estudo Lymphadenectomy in Ovarian Neoplasms (LION), um ensaio clínico randomizado prospectivo de 647 pacientes com câncer de ovário em estágio IIB a IV, com ressecção macroscópica completa da doença e dos linfonodos clinicamente negativos pré e intraoperatórios, que foram randomizadas no intraoperatório para linfadenectomia pélvica e para-aórtica sistemática *versus* nenhuma linfadenectomia. Esse ensaio clínico mostrou que a linfadenectomia pélvica e para-aórtica sistemática em pacientes com câncer de ovário avançado com ressecção intra-abdominal completa e linfonodos clinicamente negativos não oferece benefício quanto à sobrevida livre de doença ou sobrevida global, apesar da detecção e retirada de metástases subclínicas de linfonodos em aproximadamente 56% das pacientes. Os autores sugeriram que a linfadenectomia sistemática deve ser omitida nessas pacientes para reduzir a morbidade e a mortalidade pós-operatórias.[201]

A retirada de grandes massas tumorais pode reduzir o volume da ascite presente. Com frequência, a ascite desaparece após a retirada do tumor primário e de um grande espessamento do omento. A retirada do espessamento do omento pode aliviar a náuseas e a saciedade precoce que acometem muitas pacientes. A retirada de metástases intestinais pode restaurar a função intestinal adequada e melhorar o estado nutricional geral da paciente, facilitando a capacidade de tolerar a quimioterapia subsequente.

Parte 8 • Oncologia Ginecológica

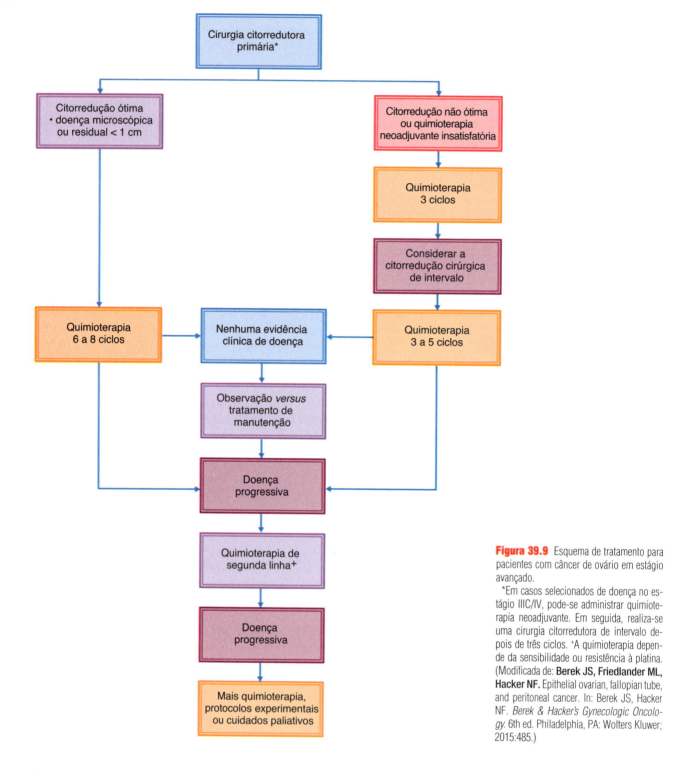

Figura 39.9 Esquema de tratamento para pacientes com câncer de ovário em estágio avançado.
*Em casos selecionados de doença no estágio IIIC/IV, pode-se administrar quimioterapia neoadjuvante. Em seguida, realiza-se uma cirurgia citorredutora de intervalo depois de três ciclos. †A quimioterapia depende da sensibilidade ou resistência à platina. (Modificada de: **Berek JS, Friedlander ML, Hacker NF.** Epithelial ovarian, fallopian tube, and peritoneal cancer. In: Berek JS, Hacker NF. *Berek & Hacker's Gynecologic Oncology.* 6th ed. Philadelphia, PA: Wolters Kluwer; 2015:485.)

Um tumor grande e volumoso pode conter áreas pouco vascularizadas, que serão expostas a concentrações subótimas de **agentes quimioterápicos.** Essas áreas são também pouco oxigenadas, de modo que a radioterapia, que exige uma oxigenação adequada para produzir morte celular máxima, será menos eficaz. A retirada cirúrgica desses tumores volumosos elimina áreas que poderiam ser relativamente resistentes à radioterapia e à quimioterapia.

As massas tumorais maiores tendem a ser compostas de uma maior proporção de células que não sofrem divisão ou que estão na fase de "repouso" (i. e., células G_0, que são essencialmente resistentes ao tratamento). As massas tumorais volumosas caracterizam-se por uma baixa fração de crescimento, e a cirurgia citorredutora pode resultar em massas residuais menores, com fração de crescimento relativamente maior.

Objetivos da cirurgia citorredutora

O principal objetivo da cirurgia citorredutora consiste na retirada de todo o câncer primário e, se possível, de toda a doença metastática. Se a ressecção de todas as metástases não for viável, o objetivo é reduzir a carga tumoral por meio de ressecção de todos os tumores individualmente até um estado ideal (< 1 cm de qualquer implante isolado de doença residual). **As pacientes cuja doença é totalmente ressecada, sem persistência de nenhuma doença residual macroscópica (apenas microscópica), apresentam a melhor sobrevida geral.**[178] Cerca de 30 a 40% das pacientes nessa categoria estão livres da doença em 5 anos.

A ressecabilidade do tumor metastático é habitualmente determinada pela sua localização. É difícil obter uma citorredução ideal na presença de doença extensa no diafragma, no parênquima hepático, ao longo da base do mesentério do intestino delgado, no omento menor ou no hilo hepático. **A quimioterapia neoadjuvante é uma opção para pacientes com câncer de ovário/tuba uterina ou de peritônio avançado, que apresentam baixa probabilidade de citorredução ótima ou para mulheres com alto risco perioperatório.**[202]

Em dois ensaios clínicos publicados, de controle randomizados e de grande porte, a quimioterapia neoadjuvante não foi inferior à citorredução como primeiro tratamento.[203,204] Não houve nenhuma diferença significativa entre a sobrevida livre de doença e a sobrevida global entre os dois grupos. Em um ensaio clínico, o EORTC 55971, foi constatado que os resultados variaram de acordo com o estágio da doença e o tamanho do tumor. Em particular, as pacientes com doença em estágio IV e tumores mais extensos, com mais de 45 mm, apresentaram uma melhor sobrevida com quimioterapia neoadjuvante. Entretanto, as pacientes com câncer em estágio IIIC e lesões metastáticas de menos de 45 mm tiveram uma melhor sobrevida com cirurgia citorredutora primária.[205] Todos os ensaios clínicos randomizados demonstraram uma menor morbidade perioperatória com a quimioterapia neoadjuvante, em comparação com a cirurgia citorredutora primária.[202]

Exploração cirúrgica

A posição de decúbito dorsal sobre a mesa de cirurgia pode ser suficiente para a exploração cirúrgica da maioria das pacientes. Para pacientes com doença pélvica extensa e para aquelas em que pode ser necessária uma ressecção baixa do cólon, deve-se utilizar a posição de litotomia baixa. As cirurgias citorredutoras devem ser realizadas com incisão vertical para obter um acesso adequado à parte superior do abdome e à pelve.

Após a abertura da cavidade peritoneal, deve-se aspirar o líquido ascítico, se houver. Em alguns centros, o líquido é submetido a estudos complementares de pesquisa, como análises moleculares. Nos casos de ascite maciça, é preciso dispensar uma atenção cuidadosa para o monitoramento hemodinâmico, particularmente em pacientes com função cardiovascular limítrofe.

A cavidade peritoneal e o retroperitônio são inspecionados por completo e é realizada a palpação, para avaliar a extensão do tumor primário e de doença metastática. É preciso palpar todas as vísceras abdominais para excluir a possibilidade de que haja doença ovariana metastática, particularmente do estômago, cólon ou pâncreas. Se a citorredução ideal não for considerada viável, a realização de ressecção intestinal e urológica extensa não é indicada, exceto para aliviar uma obstrução intestinal. A retirada do tumor primário e do espessamento do omento é habitualmente viável e desejável.

Ressecção de tumor pélvico

O princípio essencial da retirada de tumor pélvico é o acesso retroperitoneal. Para isso, o retroperitônio é aberto lateralmente, ao longo da superfície dos músculos psoas, o que evita os vasos ilíacos e os ureteres. Na presença de útero, o procedimento é iniciado pela secção bilateral dos ligamentos redondos. A incisão peritoneal é estendida em direção cefálica, lateralmente aos vasos ovarianos no ligamento suspensor do ovário, e em direção caudal para a bexiga. Com dissecção cuidadosa, o espaço retroperitoneal é explorado e são identificados o ureter e os vasos pélvicos. Os espaços pararretal e paravesical são identificados e dissecados, como descrito no Capítulo 38.

O peritônio sobre a bexiga é dissecado para conectar as incisões peritoneais anteriormente. O plano vesicouterino é identificado e, com cuidadosa dissecção cortante, a bexiga é mobilizada da superfície anterior do colo do útero. Os vasos ovarianos são isolados, duplamente ligados e seccionados.

Realiza-se a histerectomia. Os ureteres precisam ser cuidadosamente expostos para evitar qualquer lesão. Durante esse procedimento, é possível identificar os vasos uterinos, cuja ligadura ao restante dos tecidos nos ligamentos transversais completa a histerectomia e a ressecção do tumor contíguo.

Como os cânceres epiteliais de ovário não tendem a invadir a luz/a mucosa do cólon ou da bexiga, é habitualmente viável ressecar os tumores pélvicos sem a necessidade de ressecar partes inferiores do cólon ou do trato urinário.[183,184] Pode ser necessário proceder à ressecção de uma pequena parte da bexiga, e, neste caso, deve-se efetuar uma cistotomia para ajudar na ressecção da doença.[184]

Ressecção intestinal

A ressecção de áreas focais de doença que acomete o intestino delgado ou o intestino grosso deve ser efetuada se possibilitar a retirada de todas as metástases abdominais, ou a maioria delas, de modo que a paciente tenha uma citorredução ótima ao final da cirurgia. Além do cólon retossigmoide, os locais mais frequentes de metástase intestinal são o íleo terminal, o ceco e o cólon transverso. Pode ser necessária a ressecção de um ou mais desses segmentos do intestino.[183,185]

Se a doença circundar o cólon retossigmoide e seu mesentério, pode ser necessário retirar essa parte do cólon para eliminar a doença pélvica **(Figura 39.10)**.[183] Após a identificação do espaço pararretal, o local proximal de acometimento do cólon é identificado, o cólon e seu mesentério são divididos, e o retossigmoide é retirado em bloco com o útero. Efetua-se uma reanastomose do cólon.

Omentectomia

Com frequência, o câncer epitelial de ovário avançado acomete por completo o omento, formando um "bolo omental". Essa doença pode aderir ao peritônio parietal da parede anterior do abdome, dificultando o acesso à cavidade abdominal. Após liberar o omento de quaisquer aderências ao peritônio parietal, as alças aderentes do intestino delgado são liberadas por dissecção cortante. O omento é elevado e tracionado delicadamente em direção cranial, expondo a fixação do omento infracólico ao cólon transverso. Efetua-se a incisão do peritônio para abrir o plano apropriado, que é ampliado por dissecção cortante ao longo da serosa do cólon transverso. Os pequenos vasos são ligados com hemoclipes, sutura ou dispositivo de vedação de vasos. O omento é separado da curvatura maior do estômago por ligadura das artérias gastromentais direita e esquerda e das artérias gástricas curtas.

A doença no ligamento gastrocólico pode estender-se até o hilo do baço e a flexura esquerda do cólon, à esquerda, e até a cápsula do fígado e flexura direita do cólon, à direita. Em geral, a doença não invade o parênquima hepático ou esplênico, e

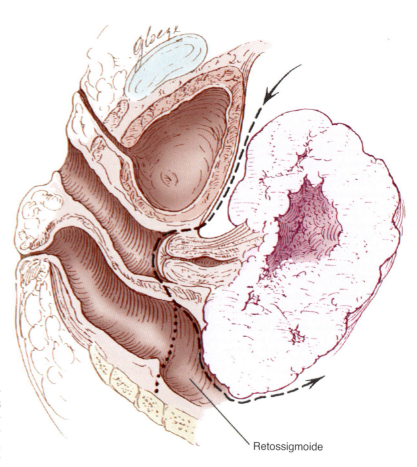

Figura 39.10 A ressecção do tumor pélvico pode incluir a retirada do útero, das tubas uterinas e dos ovários, bem como de partes do trato intestinal inferior. As *setas* representam o plano de ressecção. (Modificada de: **Berek JS, Friedlander ML, Hacker NF.** Epithelial ovarian, fallopian tube, and peritoneal cancer. In: Berek JS, Hacker NF. *Berek & Hacker's Gynecologic Oncology.* 6th ed. Philadelphia, PA: Wolters Kluwer; 2015:490.)

pode-se encontrar um plano de clivagem entre o tumor e esses órgãos. Em certas ocasiões, é necessário proceder à esplenectomia para remover toda a doença do omento.[186]

Ressecção de outras metástases

Outras massas grandes de tumor localizadas no peritônio parietal devem ser removidas, principalmente se puderem ser isoladas e a sua retirada possibilitar uma citorredução ideal. A ressecção de doença extensa das superfícies do diafragma não é prática nem viável, embora seja possível ressecar as metástases solitárias, suturar o diafragma e inserir um dreno torácico durante alguns dias, se necessário.[186,187] O uso do aspirador cirúrgico ultrassônico Cavitron (CUSA, Cavitron Ultrasonic Surgical Aspirator) e do coagulador com feixe de argônio pode facilitar a ressecção de pequenos nódulos tumorais, particularmente aqueles localizados em superfícies planas.[188,189]

Viabilidade e desfecho

Não foram realizados estudos randomizados prospectivos para definir o valor da cirurgia citorredutora primária, porém todos os estudos retrospectivos indicam que o diâmetro do maior nódulo tumoral residual antes do início da quimioterapia está relacionado de maneira significativa com a sobrevida livre de doença em pacientes que apresentam câncer de ovário avançado.[190] A qualidade de vida pode ser consideravelmente aumentada pela remoção de massas tumorais volumosas da pelve e da parte superior do abdome.[191]

Uma análise dos dados retrospectivos indica que, quando realizadas por oncologistas ginecológicos, as operações são bem-sucedidas em 70 a 90% das pacientes.[181,182] A morbidade é de cerca de 5%, e a mortalidade cirúrgica, de 1%.[185,192,193] Nessas pacientes, a ressecção intestinal não parece aumentar a morbidade causada pela cirurgia.[185]

Em uma metanálise de 81 estudos de mulheres submetidas à cirurgia citorredutora para o câncer de ovário avançado, Bristow et al. documentaram uma correlação entre a extensão da citorredução e aumento dos benefícios na sobrevida (quanto maior a porcentagem de redução do tumor, mais longa a sobrevida). Cada acréscimo de 10% na citorredução corresponde a um aumento de 5,5% da sobrevida média.[190] As mulheres cuja citorredução foi de mais de 75% da carga tumoral tiveram uma sobrevida média de 33,9 meses, em comparação com 22,7 meses em mulheres com citorredução do tumor menor ($p < 0,001$). O desempenho da linfadenectomia pélvica e para-aórtica em pacientes com doença em estágio III não prolonga a sobrevida, com base nos resultados de um ensaio clínico randomizado e prospectivo de grande porte.[194]

Um estudo randomizado prospectivo da cirurgia citorredutora de "intervalo" foi conduzido pela European Organization for the Research and Treatment of Cancer (EORTC). A cirurgia de intervalo foi realizada depois de três ciclos de quimioterapia combinada com *platina* em pacientes cuja tentativa primária de citorredução foi subótima. Na maioria dessas pacientes, a cirurgia inicial não tinha sido uma tentativa agressiva de citorredução das lesões. As pacientes incluídas no braço cirúrgico do estudo apresentaram um benefício de sobrevida em comparação com aquelas não submetidas à cirurgia de intervalo.[195] O risco de mortalidade foi reduzido em mais de 40% no grupo randomizado para o braço de citorredução. Com base nesses dados, a realização de uma cirurgia citorredutora o mais cedo possível no curso do tratamento de uma paciente deve ser considerada como padrão de tratamento.[191]

Um estudo de fase III prospectivo da cirurgia citorredutora de intervalo foi conduzido pelo GOG. As participantes do ensaio clínico tinham sido submetidas a uma tentativa de ressecção máxima do tumor na cirurgia inicial.[196] Os achados randomizados não mostraram nenhuma diferença entre as pacientes submetidas a uma tentativa adicional de citorredução após três ciclos de quimioterapia em comparação com as que não fizeram essa tentativa. A sobrevida média das 216 mulheres submetidas à citorredução de intervalo foi de 32 meses em comparação com 33 meses nas 209 mulheres que não realizaram a citorredução cirúrgica.

Há evidências de um aumento na sobrevida de mulheres com câncer de ovário avançado quando o cirurgião é treinado na realização de cirurgia citorredutora e quando há tratamento em centros especializados.[197-200] **Sempre que possível, as pacientes com neoplasia maligna avançada do ovário devem ser encaminhadas a uma unidade especializada para cirurgia primária, e todos os esforços devem ser envidados para se obter a citorredução mais completa possível.**

Quimioterapia
Câncer epitelial de ovário em estágio I
Estágio inicial, baixo risco

Guthrie et al. estudaram o desfecho de 656 pacientes com câncer epitelial de ovário em estágio inicial.[169] As pacientes que tinham câncer em estágio IA, de grau 1, e que não receberam radioterapia ou quimioterapia não morreram em consequência da doença, indicando que não há necessidade de tratamento adjuvante. O GOG realizou um ensaio clínico randomizado prospectivo de observação *versus* o uso de *melfalana* em pacientes com doença nos estágios IA e IB, de graus 1 e 2.[142] **A sobrevida em 5 anos em cada grupo foi de 94 e 96% respectivamente, confirmando que o tratamento adjuvante não aumentou a sobrevida. Por conseguinte, não se recomenda a quimioterapia adjuvante para essas pacientes.**

Estágio inicial, alto risco

Em pacientes com doença de alto risco (p. ex., doença serosa de alto grau ou nas quais são encontradas células malignas no líquido ascítico ou nos lavados peritoneais), indica-se um tratamento complementar. **A quimioterapia é recomendada para essas pacientes para reduzir o risco de recidiva.**[206-219]

Dois ensaios clínicos de fase III randomizados e paralelos de grande porte foram conduzidos em mulheres com doença em estágio inicial há mais de 20 anos e foram publicados em 2003, o **International Collaborative Ovarian Neoplasm Trial 1 (ICON1)** e o **Adjuvant Chemotherapy Trial in Ovarian Neoplasia (ACTION).**[220,221]

No ensaio clínico **ICON1,** participaram 477 pacientes de 84 centros na Europa. Pacientes de todos os estágios eram elegíveis para o ensaio clínico se, na opinião do investigador, não estivesse claro se a terapia adjuvante seria benéfica. Na maioria das pacientes foi considerada a presença de doença nos estágios I e IIA, porém o **estadiamento cirúrgico ótimo não foi exigido**, e é provável que um número substancial dessas mulheres tivesse doença em estágio III. A quimioterapia adjuvante à base de *platina* foi administrada a 241 pacientes, enquanto 236 pacientes não receberam nenhuma quimioterapia. **A sobrevida em 5 anos foi de 73% no grupo tratado com quimioterapia adjuvante, em comparação com 62% no grupo de controle** (HR = 0,65, p = 0,01).[221]

No ensaio clínico ACTION, foram randomizadas 440 pacientes de 40 centros da Europa, em que 224 pacientes foram tratadas com quimioterapia adjuvante à base de *platina* enquanto 224 pacientes não receberam tratamento.[220] **Foram elegíveis as pacientes com estágios I e IIA, graus 2 e 3.** Apenas cerca de um terço do grupo total foi submetido ao estadiamento ideal (151 pacientes). **No braço de observação, o estadiamento ótimo foi associado a uma melhor sobrevida [HR = 2,31; p = 0,03], e nas pacientes com estadiamento subótimo, a quimioterapia adjuvante foi associada a um aumento da sobrevida** (HR = 1,78; p = 0,009). **No ensaio clínico ACTION, os resultados da prova terapêutica inicial sugeriram que o benefício da quimioterapia adjuvante foi limitado às pacientes com estadiamento subótimo. Entretanto, um acompanhamento a longo prazo do ensaio clínico randomizado depois de um período médio de 10,1 anos mostrou que a sobrevida global após estadiamento ótimo foi melhor, até mesmo entre pacientes que receberam quimioterapia adjuvante** (HR de morte, 1,89; p = 0,05).[222]

Quando os dados dos dois ensaios clínicos foram combinados e analisados, 465 pacientes no total foram randomizadas para receber quimioterapia adjuvante à base de *platina* e 460 foram submetidas à observação até a progressão da doença.[223] Depois de um acompanhamento médio de mais de 4 anos, a sobrevida global foi de 82% no braço de quimioterapia e de 74% no braço de observação (HR = 0,67; p = 0,001). A sobrevida sem recorrência foi maior no braço da quimioterapia: 76 *versus* 65% (HR = 0,64; p = 0,001). Os resultados dessa análise precisam ser interpretados com cautela, visto que a maioria das pacientes não foi submetida ao estadiamento cirúrgico completo; entretanto, os **achados sugerem que a quimioterapia à base de *platina* deve ser administrada a pacientes que não tiveram estadiamento ótimo.** Em geral, concorda-se com o fato de que as pacientes com câncer de ovário em estágio inicial de alto risco, incluindo endometrioide de estágio I, grau 3, estágio IC, seroso e carcinossarcoma, beneficiam-se da quimioterapia adjuvante, assim como as pacientes com câncer de ovário em estágio avançado. Ainda é incerto o impacto da quimioterapia em mulheres com câncer de células claras em estágio I, pois esses cânceres são menos quimiossensíveis do que os cânceres serosos de alto grau.

Um ensaio clínico de fase III randomizado de três *versus* seis ciclos de terapia adjuvante com *carboplatina* e *paclitaxel* (CP) em 457 pacientes com carcinoma epitelial de ovário em estágio inicial foi conduzido pelo GOG.[224] Nesse estudo, o estadiamento cirúrgico foi incompleto ou inadequadamente documentado em um número inesperadamente grande de pacientes (126 pacientes, 29%). A taxa de recorrência com 6 ciclos foi 24% menor (HR = 0,76; intervalo de confiança [IC], 0,5 a 1,13; p = 0,18) em comparação com três ciclos, porém esse resultado não foi estatisticamente significativo. As estimativas de probabilidade de recorrência em 5 anos foram de 20,1% com seis ciclos e 25,4% com três ciclos.[225] Uma análise exploratória das pacientes com câncer epitelial de ovário em estágio inicial de alto risco desse ensaio clínico relatada por Chan et al. sugeriu que seis ciclos, em lugar de três, podem diminuir o risco de recorrência, particularmente em pacientes com tumores serosos de ovário.[226]

As recomendações para o tratamento são:

- Pacientes com câncer epitelial de ovário em estágio I, de alto grau e alto risco, devem ser tratadas com quimioterapia adjuvante, dependendo das condições clínicas da paciente e das comorbidades
- Essas pacientes são tratadas com quimioterapia CP em três a seis ciclos, enquanto a *carboplatina* como agente único pode ser preferível em mulheres mais velhas e em pacientes com outras comorbidades clínicas.

Câncer epitelial de ovário em estágio avançado

A quimioterapia sistêmica com múltiplos agentes constitui o padrão de tratamento do câncer epitelial de ovário metastático.[227-251] Após a introdução da *cisplatina* na segunda metade da década de 1970, a quimioterapia combinada com *platina* tornou-se o esquema de tratamento utilizado com mais frequência nos EUA. A *carboplatina*, o análogo da *platina* de segunda geração, foi desenvolvida para ter menos toxicidade do que o composto original, a *cisplatina*.[238] Foram observados menos efeitos colaterais gastrintestinais, particularmente náuseas e vômitos, do que com a *cisplatina*, e houve menor nefrotoxicidade, neurotoxicidade e ototoxicidade. A *carboplatina* está associada a um maior grau de mielossupressão.[240] A dose de *carboplatina* é calculada com o uso da área sob a curva (ASC) e a taxa de filtração glomerular (TFG), de acordo com a *fórmula de Calvert*.[241] A meta da ASC é de cinco a seis em pacientes com câncer de ovário previamente não tratadas.

Um importante progresso no tratamento da doença em estágio avançado foi a incorporação do *paclitaxel* nos esquemas quimioterápicos no final da década de 1990.[224,227-230] Com base em dois estudos,[228,229] o *paclitaxel* foi incluído no tratamento primário de todas as mulheres com câncer epitelial de ovário em estágio avançado, a não ser que haja contraindicações para o fármaco, como neuropatia periférica preexistente.

Carboplatina e paclitaxel

Diversos ensaios clínicos prospectivos randomizados com braços de tratamento com *paclitaxel* definiram a combinação de CP como protocolo padrão de tratamento no câncer epitelial de ovário avançado, embora existam dados que sustentam a quimioterapia intraperitoneal em pacientes selecionadas.[228,229,235,236] Dois estudos clínicos prospectivos randomizados compararam a combinação de *paclitaxel* e *carboplatina* com *paclitaxel* e *cisplatina*.[235,236] Em ambos, a eficácia e a sobrevida foram semelhantes, porém a toxicidade foi mais aceitável com o esquema contendo carboplatina.[237]

Carboplatina e docetaxel

O *docetaxel* possui um perfil de toxicidade diferente do *paclitaxel*. O estudo SCOT-ROC (Scottish Gynaecological Cancer Trials Group) distribuiu aleatoriamente 1.077 mulheres com câncer epitelial de ovário em estágios IC a IV para tratamento com *carboplatina* associada ao *paclitaxel* ou *docetaxel*.[244] A eficácia do *docetaxel* foi semelhante à do *paclitaxel*: a sobrevida livre de doença média foi de 15,1 *versus* 15,4 meses, e o **grupo tratado com docetaxel apresentou menos efeitos neurológicos, artralgias, mialgias e fraqueza dos membros do que o grupo tratado com paclitaxel**. O esquema *docetaxel* mais *carboplatina* foi associado a um aumento significativo de mielossupressão e suas consequências (infecções graves e neutropenia prolongada de grau 3 a 4).

O *docetaxel* não é amplamente utilizado, porém constitui uma opção em pacientes que tiveram reação alérgica significativa ao *paclitaxel* ou que desenvolvem neuropatia sensitiva precoce.

Ensaio clínico com cinco braços

Um ensaio clínico internacional intergrupo – GOG 182/Southwest Oncology Group (SWOG) 182/ICON 5 – comparou a combinação padrão de CP com o uso desses fármacos em combinação com *gencitabina*, *topotecana* ou *doxorrubicina lipossomal* em pares ou trios sequenciais.[245] O estudo mostrou que o acréscimo de qualquer um desses três fármacos à quimioterapia padrão com CP não melhorou a sobrevida livre de doença nem a sobrevida global.

Quimioterapia intraperitoneal (IP)

Um estudo do GOG randomizado prospectivo (Protocolo 104) de *cisplatina* IP *versus cisplatina* intravenosa (IV) (100 mg/m^2), cada uma delas administrada com 750 mg/m^2 de *ciclofosfamida* a pacientes com doença residual mínima, foi realizado em conjunto com o SWOG.[246] **O braço de tratamento com *cisplatina* IP apresentou uma sobrevida global média ligeiramente maior que o braço de tratamento IV, de 49 *versus* 41 meses** ($p = 0,03$). Paradoxalmente, em pacientes com doença residual mínima (doença residual máxima < 0,5 cm), não foi constatada nenhuma diferença entre os dois tratamentos, de 51 **meses** *versus* 46 meses ($p = 0,08$).

Em um estudo de seguimento do GOG (Protocolo 114), o braço tratado com dose intensiva foi iniciado com a administração de uma dose moderadamente alta de *carboplatina* (dose ASC = 9) por dois ciclos de indução, seguida de *cisplatina* IP, 100 mg/m^2, e *paclitaxel* IV, 135 mg/m^2, durante 24 horas, *versus cisplatina* IV, 75 mg/m^2, e *paclitaxel* IV, 135 mg/m^2.[247] Os resultados do braço de tratamento com dose intensa foram ligeiramente melhores – a sobrevida média sem progressão da doença foi de 27,6 meses em comparação com 22,5 meses no braço de controle ($p = 0,02$). Não houve nenhuma diferença na sobrevida global (52,9 *versus* 47,6 meses, $p = 0,056$). Com base nesse estudo, não ficou bem definido se o aumento da dose com *cisplatina* IP tem impacto sustentado a longo prazo na sobrevida dessas pacientes.

Um terceiro estudo randomizado e prospectivo do GOG (Protocolo 172) comparou *cisplatina* e *paclitaxel* IP com *cisplatina* e *paclitaxel* IV.[248] A associação de 75 mg/m^2 de *cisplatina* e 135 mg/m^2 de *paclitaxel* por via IV, a cada 3 semanas, foi comparada com 135 mg/m^2 de *paclitaxel* IV no dia 1, seguido de 100 mg/m^2 de *cisplatina* IP no dia 2 e 60 mg/m^2 de *paclitaxel* IP no dia 8, a cada 3 semanas, cada um deles administrado por seis ciclos. **Embora 83% das pacientes randomizadas para quimioterapia IV tenham concluído todos os seis ciclos de terapia, apenas 42% daquelas tratadas com quimioterapia IP concluíram os seis ciclos, principalmente devido a complicações relacionadas com o cateter. Nas pacientes de ambos os grupos que não puderam concluir o tratamento devido à toxicidade associada à *cisplatina*, a quimioterapia passou a utilizar *carboplatina* IV.** Quando os braços IV e IP foram comparados, a duração média da sobrevida livre de doença foi de 18,3 e 23,8 meses respectivamente ($p = 0,05$). **A duração média da sobrevida global nos grupos de tratamento IV e tratamento IP foi de 49,7 e 65,6 meses, respectivamente** ($p = 0,03$).[248] **A qualidade de vida foi significativamente pior no grupo de tratamento IP antes do 4º ciclo e 3 a 6 semanas após o tratamento, mas não 1 ano após o tratamento.** Nesse ensaio clínico, foi apresentado um resumo dos problemas relacionados com o cateter IP.[249]

No GOG 252, 1.560 pacientes com carcinoma epitelial de ovário, de tuba uterina ou de peritônio nos estágios II a IV foram randomizadas para receber seis ciclos de quimioterapia. Houve três braços de tratamento: Braço 1, *carboplatina* IV ASC 6/*paclitaxel* IV semanalmente, 80 mg/m²; Braço 2, *carboplatina* IP ASC 6/*paclitaxel* IV semanalmente, 80 mg/m²; e Braço 3, *paclitaxel* IV, 135 mg/m² no dia 1/*cisplatina* IP, 75 mg/m² no dia 2/*paclitaxel* IP, 60 mg/m² no dia 8. Em cada braço, foi administrado *bevacizumabe* IV, na dose de 15 mg/kg, nos ciclos dois a seis de quimioterapia e, em seguida, *bevacizumabe* como único fármaco nos ciclos 7 a 22. Os resultados do ensaio clínico mostraram uma sobrevida livre de doença média de 27 a 29 meses em pacientes com doença em estágio II a III com citorredução ótima tratadas com esquemas que consistiram em diferentes combinações de *cisplatina*, *carboplatina* e *paclitaxel* IV e IP, em associação com *bevacizumabe*. Uma análise limitada a pacientes com tumores em estágio III com citorredução ótima e sem doença residual macroscópica constatou uma sobrevida livre de doença média de 31 a 34 meses. Por outro lado, o ensaio clínico do GOG 172, que comparou esquemas de quimioterapia IP e IV no câncer de ovário apresentou uma sobrevida livre de doença média de 23,8 meses com *cisplatina* IP (*versus* 18,3 meses com IV), com melhora da SG com IP.²⁵² As diferenças no braço de tratamento com *cisplatina* no estudo GOG 172 incluem uma redução da dose de 100 para 75 mg e um menor tempo de infusão, de 24 para 3 horas. Se for utilizada a via IP, é conveniente seguir o protocolo GOG 172, em vez do protocolo modificado com dose menor de *cisplatina*. Em 2009, os pesquisadores da Mayo Clinic relataram no SGO que apenas 20% das 105 pacientes tratadas na clínica conseguiram concluir três ou mais ciclos do Protocolo 172 devido à toxicidade. Entretanto, o estudo GOG 172 verificou uma vantagem significativa de sobrevida com o tratamento IP e existem alguns centros que ainda sustentam a quimioterapia IP.

8 **Com base nesses estudos randomizados, a via IP de administração da quimioterapia com *carboplatina* ou *cisplatina* e *paclitaxel* no tratamento primário do câncer de ovário em estágio III, submetido à ressecção ótima, constitui uma opção terapêutica aceitável à quimioterapia IV com *CP*.²⁵⁰** A quimioterapia IP é mais apropriada para pacientes com ressecção ótima dos tumores, bom estado geral e boas condições de saúde. Como a quimioterapia IP é mais incômoda e apresenta maior morbidade do que a terapia IV, essa técnica de administração deve ser individualizada após discussão detalhada com a paciente.

Quimioterapia intravenosa em dose densa

O estudo japonês do GOG randomizou 637 pacientes com câncer de ovário para tratamento com *carboplatina*, ASC 6, e *paclitaxel*, 180 mg/m² a cada 3 semanas, ou a mesma dose de *carboplatina* e 80 mg/m² de *paclitaxel* a cada semana, por seis ciclos no mínimo.²⁵¹ A sobrevida livre de doença média foi de 28 meses no braço com dose densa e de 17 meses no grupo de controle, e a sobrevida global média foi de 100,5 meses nas pacientes tratadas com dose densa *versus* 62 meses no braço com tratamento a cada 3 semanas. Relataram uma diferença relativamente pequena de toxicidade entre os dois braços, e a neurotoxicidade de grau III ou IV, em particular, foi muito baixa. Nas 417 pacientes com doença em estágio III, cerca da metade tinha doença residual máxima de 1 cm, à semelhança das pacientes no GOG 172. As mulheres com doença residual de pelo menos 1 cm após cirurgia citorredutora aparentemente ótima obtiveram mais benefício da terapia em dose densa, em comparação com a terapia a cada 3 semanas. Nessa análise, a sobrevida livre de doença média foi de 17,6 *versus* 12 meses e a sobrevida global média foi de 51 *versus* 33 meses, respectivamente. **Há boas evidências de que a administração semanal de** *paclitaxel* **é mais eficaz do que o fármaco administrado a cada 3 semanas no câncer de mama, e o estudo japonês do GOG sugere que isso pode ser válido para o câncer de ovário.** Outros estudos levaram a questionar essa abordagem ao tratamento nos EUA. No GOG 262, pacientes com câncer epitelial de ovário nos estágios II a IV foram randomicamente distribuídos para tratamento com *CP* a cada 3 semanas *versus* quimioterapia em dose densa (*carboplatina* a cada 3 semanas e *paclitaxel* semanalmente). A administração de *bevacizumabe* foi opcional nos dois braços, e 84% das pacientes foram tratadas com *bevacizumabe*. Sessenta e três por cento tinham doença residual macroscópica, 24%, doença residual microscópica e em 13% não foi observada a quantidade de doença residual.

Em um acompanhamento médio de 28 meses, não foi constatada nenhuma diferença na sobrevida livre de doença entre os dois grupos. A análise de subgrupos sugeriu uma diferença com base na administração ou não de *bevacizumabe*. **Em pacientes às quais não foi administrado o *bevacizumabe*, o tratamento em dose densa prolongou a** sobrevida livre de doença *versus* a **quimioterapia a cada 3 semanas** (tempo médio de 14 *versus* 10 meses). Entre as pacientes tratadas com quimioterapia e *bevacizumabe*, não foi constatada nenhuma diferença significativa entre a quimioterapia a cada 3 semanas e as pacientes tratadas com dose densa (tempo médio de 15 meses em ambos os braços).²⁵³

O estudo Multicenter Italian Trial in Ovarian Cancer (MITO-7) comparou o uso de *CP* a cada 3 semanas com um esquema modificado em dose densa, em que a *CP* foi administrada semanalmente (*carboplatina* ASC 2 e 60 mg/m² de *paclitaxel* nos dias 1, 8 e 15 a cada 3 semanas) em pacientes com câncer epitelial de ovário em estágio IC a IV.

Nesse estudo, foi constatada uma sobrevida livre de doença semelhante entre os dois esquemas, com melhor escore de qualidade de vida com o esquema semanal. A mielossupressão grave e a neuropatia foram menos comuns no esquema semanal.²⁵⁴

9 **Evidências mais convincentes de que a terapia em dose densa pode não ser superior à quimioterapia a cada 3 semanas do estudo JCOG podem ser encontradas nos resultados do ensaio clínico ICON8.** Nesse ensaio clínico, 1.566 pacientes predominantemente europeias foram randomizadas para um de três esquemas: Braço 1, *carboplatina* ASC 5/6 e 175 mg/m² de *paclitaxel*, a cada 3 semanas; Braço 2, *carboplatina* ASC 5/6, a cada 3 semanas, e *paclitaxel*, 80 mg/m² semanalmente, e Braço 3, *carboplatina* ASC 2 e 80 mg/m² de *paclitaxel* semanalmente. Todas as pacientes foram submetidas à quimioterapia neoadjuvante, com citorredução de intervalo planejada, ou receberam quimioterapia após cirurgia citorredutora primária. **Não foi constatado nenhum benefício dos esquemas em dose densa. A** sobrevida livre de doença **foi de 24,4 meses com posologia a cada 3 semanas, em comparação com 24,9 e 25,3 meses nos braços 2 e 3, respectivamente.**²⁵⁵

Quimioterapia neoadjuvante

7 **A quimioterapia neoadjuvante pode ser considerada para pacientes com carcinoma de ovário/tuba uterina/peritônio avançado, nas quais se acredita que exista uma baixa probabilidade de citorredução primária ótima, ou em mulheres determinadas a ter um alto risco perioperatório, com base em um estado de baixa capacidade funcional.** Uma série realizada por Schwartz et al. sugeriu que essas pacientes tratadas com quimioterapia neoadjuvante ou citorredutora apresentaram uma sobrevida comparável àquela de pacientes tratadas na mesma instituição com cirurgia citorredutora, seguida de quimioterapia convencional.²⁵⁶ Sabe-se que dois ou três ciclos de quimioterapia antes da cirurgia citorredutora podem ser úteis em pacientes com ascite acentuada e grandes derrames pleurais. A quimioterapia pode diminuir os derrames, melhorar a capacidade funcional da paciente e diminuir a morbidade pós-operatória, particularmente a morbidade torácica.[257,258]

O EORTC concluiu um ensaio clínico randomizado de grande porte em 718 pacientes com câncer de ovário avançado, comparando a cirurgia inicial seguida de seis ciclos de *CP* com três ciclos de quimioterapia neoadjuvante, seguidos de citorredução cirúrgica e outros três ciclos de quimioterapia. O estudo constatou que a sobrevida livre de doença foi idêntica nos dois braços (12 meses), assim como a sobrevida global (30 meses).[203] A morbidade da cirurgia foi significativamente menor em pacientes tratadas com quimioterapia neoadjuvante, sugerindo que, **em pacientes selecionadas com câncer de ovário muito avançado (estágios IIIC e IV) e que apresentavam um quadro clínico estável, uma opção razoável consiste na administração de dois a três ciclos de quimioterapia neoadjuvante antes da citorredução cirúrgica.** Houve outros estudos que defenderam a quimioterapia neoadjuvante como opção para o carcinoma de ovário/tuba uterina/peritônio avançado, incluindo o ensaio clínico CHORUS. Esse ensaio clínico controlado de fase III, randomizado e de não inferioridade, foi realizado em 87 hospitais na Nova Zelândia e no Reino Unido, e participaram pacientes com suspeita de câncer em estágio III ou IV. As pacientes foram divididas randomicamente para tratamento com cirurgia primária seguida de seis ciclos de quimioterapia *versus* três ciclos de quimioterapia primária seguida de cirurgia, depois com outros três ciclos para concluir a quimioterapia. As pacientes podiam ser tratadas com *CP* ou outro esquema de combinação com carboplatina ou carboplatina como único agente. Não houve nenhuma diferença na sobrevida global média na cirurgia primária em comparação com o grupo de quimioterapia primária. **O ensaio CHORUS também concluiu que em mulheres com câncer de ovário muito avançado em estágio III ou IV e quadro clínico estável, a sobrevida com quimioterapia primária não é inferior àquela com cirurgia primária.**[204]

Quimioterapia e bevacizumabe

A inibição da angiogênese com fármacos como o *bevacizumabe* demonstrou ter atividade e benefício em mulheres com câncer de ovário recorrente. Há evidências em outros tipos de tumor, como o câncer de mama e de cólon, que o acréscimo de *bevacizumabe* à quimioterapia aumenta as taxas de resposta, a sobrevida livre de doença e a sobrevida geral em alguns estudos.[259-261] Para abordar essa questão, foram realizados dois ensaios clínicos randomizados de grande porte (GOG 218 e ICON7), que investigaram o impacto do acréscimo de *bevacizumabe* ao tratamento padrão com *CP* em pacientes com câncer de ovário avançado.[262,263] O GOG 218 foi um ensaio clínico de fase III randomizado, de três braços, duplo-cego e controlado por placebo. As pacientes no braço 1 foram tratadas com seis ciclos de *CP* e placebo a partir do 2º ciclo, prosseguindo por 16 ciclos adicionais após a conclusão da quimioterapia. As pacientes no braço 2 receberam seis ciclos de quimioterapia com *bevacizumabe* a partir do 2º ciclo, e administrado com a quimioterapia, seguido de 16 ciclos de placebo. No braço 3, as pacientes receberam *bevacizumabe* a partir do 2º ciclo de quimioterapia e, em seguida, por 16 ciclos adicionais após a conclusão da quimioterapia. Esse estudo foi desenhado para investigar o benefício do *bevacizumabe* em associação com quimioterapia e como terapia de manutenção. O *bevacizumabe* foi administrado em uma dose de 15 mg/kg, a partir do segundo ciclo de quimioterapia, com o objetivo de diminuir o risco de perfuração gastrintestinal, que é uma complicação rara desse agente. O GOG 218 relatou um aumento modesto de 3,8 meses na sobrevida livre de doença em pacientes randomizadas para tratamento com *bevacizumabe* em combinação com *CP*, a cada 3 semanas e, em seguida, como terapia de manutenção a cada 3 semanas por 16 ciclos adicionais, em um total de 15 meses de tratamento.[262] A toxicidade do *bevacizumabe* foi aceitável, e o risco de perfuração intestinal, baixo (inferior a 2%). O estudo não constatou nenhum aumento da sobrevida global com o *bevacizumabe* em nenhum dos braços em que ele foi administrado. Uma análise de subgrupos não planejada demonstrou que o tratamento com *bevacizumabe* aumentou a sobrevida livre de doença e a sobrevida global particularmente em pacientes com ascite, mas não em outras pacientes. O estudo ICON7 é semelhante ao estudo GOG, embora tenha sido um estudo de dois braços com *CP* em associação ou não com *bevacizumabe*, na dose de 7,5 mg/kg administrada a cada 3 semanas com quimioterapia por seis ciclos e, em seguida, como terapia de manutenção para 12 ciclos adicionais. Os resultados do ICON7 relataram uma sobrevida livre de doença média mais longa com 42 meses de acompanhamento no braço que incluiu o *bevacizumabe* em comparação com o braço de tratamento padrão (24 *versus* 22 meses). Não foi observada nenhuma diferença na sobrevida global.[263] Em uma análise exploratória de um subgrupo predefinido de pacientes com prognóstico ruim/doença de alto risco, foi observada uma diferença substancial da sobrevida global entre mulheres tratadas com *bevacizumabe* mais quimioterapia e as que receberam apenas quimioterapia (tempo médio de sobrevida restrito, 34,5 meses [IC de 95%, 32 a 37] com quimioterapia padrão *versus* 39,3 meses [37 a 41,7] com *bevacizumabe*; *log-rank* $p = 0,03$). Em pacientes sem alto risco, o tempo de sobrevida médio restrito não apresentou nenhuma diferença significativa nos dois grupos de tratamento (49,7 meses [IC de 95%, 48,3 a 51,1] no grupo de quimioterapia padrão *versus* 48,4 meses [47 a 49,9] no grupo tratado com *bevacizumabe*; $p = 0,20$).[264] **Os resultados desses estudos sustentam que o *bevacizumabe* desempenha um papel potencial em associação com quimioterapia em pacientes selecionadas com câncer de ovário avançado. Entretanto, seu custo é muito alto e o aumento da sobrevida livre de doença é pequeno, sem aumento observado na sobrevida global.**

Recomendação de quimioterapia no câncer epitelial de ovário avançado

No tratamento do câncer epitelial de ovário em estágio avançado, deve-se considerar os seguintes esquemas de tratamento **(Tabela 39.3)**:

- **A quimioterapia combinada ou *CP* IV a cada 3 semanas ou carboplatina ou cisplatina e paclitaxel IP constituem os tratamentos de escolha em pacientes com doença avançada. As vantagens e as desvantagens das vias de administração por via intravenosa e IP desses fármacos devem ser discutidas com a paciente**
- **As doses recomendadas e o esquema de quimioterapia IV consistem em: carboplatina (dose inicial, ASC = 5 a 6) e paclitaxel (175 mg/m^2), a cada 3 semanas, por seis ciclos. Como alternativa, pode-se utilizar o esquema em dose densa de carboplatina, ASC 6, a cada 3 semanas por seis ciclos e 80 mg/m^2 de paclitaxel semanal, no entanto esse esquema não é superior ao esquema de 3 semanas utilizado em mulheres não japonesas.**[251] Não se dispõem de dados satisfatórios para mostrar qualquer benefício do tratamento além de seis ciclos, e pode ser necessário individualizar o número de ciclos com base no momento em que ocorrem resposta e

Tabela 39.3 Quimioterapia combinada no câncer epitelial de ovário avançado: esquemas recomendados.

Fármacos[a]	Dose (mg/m^2)[b]	Via de Administração	Intervalo (semanas)	Tratamentos (ciclos)
Esquemas padronizados				
Quimioterapia intraperitoneal				
Paclitaxel	135	IV	3, dia 1	6
Cisplatina	50 a 100	IP	dia 2	
Paclitaxel	60	IP	dia 8	
Quimioterapia intravenosa				
Paclitaxel	175	IV	3	6 a 8
Carboplatina	ASC = 5-6[a]	IV		
Paclitaxel	135	IV	3	6 a 8
Cisplatina	75	IV		
Outros fármacos[c]				
Docetaxel	75	IV	3	
Doxorrubicina, lipossomal	35 a 50	IV	3 a 4	
Topotecana	1 a 1,25	IV	1	
	4	IV	3 (diariamente × 3 a 5 dias)	
Etoposídeo	50	VO	3, dias 14 a 21	

[a]Pode-se acrescentar o bevacizumabe, 7,515 mg/kg a qualquer um desses esquemas.
[b]Exceto a posologia da carboplatina, em que a dose na ASC – área sob a curva – é calculada pela fórmula de Calvert. (**Calvert AH, Newell DR, Gumbrell LA, et al.** Carboplatina dosage: prospective evaluation of a simple formula based on renal function. *J Clin Oncol* 1989;7:1748–1756.)
[c]Fármacos que podem substituir o paclitaxel se ocorrer hipersensibilidade a esse fármaco; número de tratamentos administrados de acordo com a tolerância.

toxicidade. Em condições ideais, deve haver normalização dos níveis de CA-125 no final da quimioterapia
- As doses e o esquema recomendados para a quimioterapia IP consistem em: *paclitaxel*, 135 mg/m^2 IV no dia 1, seguido de *carboplatina*, ASC 5, ou *cisplatina*, 75 a 100 mg/m^2 IP no dia 2, seguida de *paclitaxel*, 60 mg/m^2 IP no dia 8, a cada 3 semanas, por seis ciclos, de acordo com a tolerância da paciente
- Pode-se acrescentar o *bevacizumabe*, 7,5 a 15 mg/kg a qualquer um desses esquemas de quimioterapia IV ou IP
- Em pacientes que não conseguem tolerar a quimioterapia combinada, pode-se administrar monoterapia com *carboplatina* por via IV (ASC, 5 a 6)
- Em pacientes com hipersensibilidade ao *paclitaxel* ou à *carboplatina*, esses fármacos podem ser substituídos por outro ativo (p. ex., *docetaxel*, *paclitaxel* em nanopartículas, *cisplatina*). Em caso de hipersensibilidade à *carboplatina*, pode-se tentar a dessensibilização.

O tratamento de todas as pacientes com doença em estágio avançado é realizado de maneira semelhante, e as modificações são baseadas no estado geral e nas condições clínicas da paciente, bem como na extensão da doença residual presente por ocasião do início do tratamento.

Terapia de manutenção após a obtenção da resposta à quimioterapia de primeira linha

Quase 80% das mulheres com doença em estágio avançado que respondem à quimioterapia de primeira linha sofrerão recidiva. Foram conduzidos vários ensaios clínicos para determinar se há algum benefício da terapia de manutenção nessas pacientes imediatamente após o tratamento primário para diminuir a taxa de recidiva.

Paclitaxel

Em um estudo conduzido pelo GOG e pelo SWOG, 277 mulheres com câncer de ovário avançado que apresentaram remissão clínica completa com a quimioterapia de primeira linha foram randomizadas para tratamento com 3 ou 12 ciclos de *paclitaxel* como único agente (175 ou 135 mg/m^2 a cada 28 dias).[265] Foram excluídas as pacientes que desenvolveram neurotoxicidade de grau 2 ou 3 durante a quimioterapia inicial. Em virtude da toxicidade cumulativa, o número médio de ciclos eficazes de *paclitaxel* administrado ao grupo de 12 ciclos foi de nove. A neuropatia de grau 2 a 3 relacionada com o tratamento foi mais comum no tratamento mais longo, de 24 *versus* 14% das pacientes respectivamente. O estudo foi encerrado depois de um acompanhamento médio de apenas 8,5 meses, e uma análise provisória mostrou um prolongamento significativo de 7 meses na sobrevida livre de doença média (28 *versus* 21 meses), com 9 *versus* 3 meses de consolidação com *paclitaxel*. Não houve diferença na sobrevida global média, e esse estudo não modificou a prática. É improvável que apareça algum benefício de sobrevida com um acompanhamento mais prolongado, visto que as pacientes selecionadas para três ciclos tiveram a opção de receber mais nove ciclos de *paclitaxel* após a interrupção do estudo.[266] Outro ensaio clínico randomizado controlado por placebo, que utilizou duas formulações de *paclitaxel*, foi conduzido pelo GOG. Ao todo, 1.157 pacientes com câncer de ovário/tuba uterina/de peritônio em estágio III a IV, que obtiveram uma resposta clínica completa depois do tratamento de primeira linha, foram randomizadas para vigilância, infusão de *paclitaxel* a cada 28 dias, em 12 ciclos, ou CT-2103 (paclitaxel poliglumex) no mesmo esquema. Depois de um acompanhamento médio de 71 meses, a sobrevida global média não foi diferente entre os grupos. Houve uma pequena extensão da sobrevida livre de doença com a terapia de manutenção, em comparação com a de vigilância.[267]

Topotecana

Foram administrados quatro outros cursos de tratamento de *topotecana* a pacientes após seis ciclos de *CP* em dois ensaios clínicos randomizados, um conduzido na Itália e o outro na Alemanha.[268,269] No ensaio clínico de maior porte, realizado na Alemanha, 1.059 pacientes elegíveis foram designadas randomicamente para seis ciclos de *paclitaxel* (175 mg/m^2 durante 3 horas) e *carboplatina* (ASC 5), com (537 pacientes) ou sem (522 pacientes) quatro ciclos adicionais de *topotecana* (1,25 mg/m^2 IV nos dias 1 a 5, a cada 3 semanas).[269] No ensaio clínico da Itália, 273 mulheres foram randomicamente designadas para tratamento com quatro ciclos adicionais (137 pacientes) de *topotecana*, em uma dose de 1 mg/m^2 nos dias 1 a 5, a cada 3 semanas, ou para um grupo sem quimioterapia complementar (136 pacientes).[268] Não foi observada nenhum diferença significativa da sobrevida livre de doença ou da sobrevida global em pacientes tratadas com quatro a seis ciclos de consolidação com *topotecana*.

Cisplatina

Em um ensaio clínico randomizado de *cisplatina* IP para consolidação *versus* observação não foi constatada nenhuma diferença na sobrevida entre os braços de tratamento.[270] Uma metanálise concluiu que a terapia de manutenção foi associada a um aumento de toxicidade, porém, a nenhuma melhora significativa da sobrevida livre de doença ou da sobrevida global.[271]

Terapias biológicas

O acréscimo do *bevacizumabe*, um anticorpo monoclonal (MonAb), à quimioterapia de primeira linha com *CP*, seguido de manutenção com *bevacizumabe* durante 1 ano, foi associado a um aumento modesto da sobrevida livre de doença.[262,263]

Existem vários ensaios clínicos que estudaram o papel dos inibidores da angiogênese orais como terapia de manutenção após a conclusão do tratamento de primeira linha em mulheres com câncer de ovário avançado. O *pazopanibe* é um inibidor da tirosinoquinase oral dos receptores do fator de crescimento do endotélio vascular, receptores do fator de crescimento derivado das plaquetas e c-KIT. No ensaio clínico AGO-OVAR16/VEG110655 de fase III randomizado, duplo-cego e controlado por placebo, o tratamento de manutenção com *pazopanibe* por até 2 anos após concluir a quimioterapia de primeira linha em mulheres com câncer epitelial de ovário em estágio avançado aumentou a sobrevida livre de doença em comparação com o placebo (HR, 0,77; IC de 95%, 0,64 a 0,91; $P = 0,0021$; sobrevida livre de doença média de 17,9 meses com PZ *versus* 12,3 meses com placebo).[272] Entretanto, houve uma maior incidência de eventos adversos de grau III e IV no braço de tratamento com *pazopanibe*, o que levou a uma redução da dose em 58% das pacientes e à interrupção precoce provocada por eventos adversos (EA) em 33% das pacientes. Tendo em vista a toxicidade, a empresa farmacêutica que patrocinou o ensaio clínico decidiu não o submeter a aprovação regulamentar. O *nintedanibe* é um tríplice inibidor de angioquinase do VEGF, fator de crescimento do fibroblasto e fator de crescimento derivado das plaquetas. O AGO-OVAR 12 randomizou 1.366 pacientes, 2:1, para terapia de manutenção com *nintedanibe* ou placebo após terapia de primeira linha. A sobrevida livre de doença média no braço de tratamento com *nintedanibe* foi de 17,2 meses *versus* 16,6 meses no braço do placebo, e esse fármaco não representa uma opção terapêutica razoável.[273]

Foram conduzidos estudos que pesquisaram MonAb dirigidos contra os antígenos associados a tumores CA-125 (OvaRex) e contra a HMFG (globulina da gordura do leite humano).[274-276] Em um ensaio clínico randomizado controlado por placebo da terapia de manutenção com *oregovomabe* IV (MonAb anti-CA-125), Berek et al. relataram que o tratamento com *oregovomabe* não demonstrou ter uma vantagem de sobrevida como terapia de manutenção.[275] Um ensaio clínico randomizado de MonAb (HMFG) antimucina marcado com ítrio administrado por via IP *versus* placebo não foi associado a um aumento da sobrevida global após laparoscopia de revisão negativa.[276]

Avaliação do tratamento

Muitas pacientes submetidas à cirurgia citorredutora com resultados satisfatórios e à quimioterapia subsequente para tratamento de câncer epitelial de ovário não apresentaram nenhuma evidência de doença após o término do tratamento. Os marcadores tumorais e as avaliações radiológicas são pouco sensíveis para excluir a presença de doença subclínica. **Historicamente, para avaliar essas pacientes, efetuava-se uma reexploração cirúrgica, mas essa prática foi abandonada porque não havia evidências de benefício para as pacientes.**[161,277-286]

Marcadores tumorais

O CA-125, que é uma glicoproteína de superfície associada a tecidos epiteliais müllerianos, está elevado em cerca de 80% das pacientes com cânceres epiteliais de ovário, particularmente aquelas com tumores não mucinosos.[287-289] Com frequência, o nível de CA-125 cai abaixo da faixa normal após ressecção cirúrgica inicial e um ou dois ciclos de quimioterapia. Os níveis do antígeno carcinoembrionário (CEA) podem estar elevados em pacientes com câncer de ovário, porém o teste é demasiado inespecífico e pouco sensível para ser utilizado no manejo dessas pacientes, a não ser aquelas com câncer mucinoso de ovário que podem apresentar níveis elevados de CEA e CA19-9.[42]

Os níveis de CA-125 foram correlacionados com os achados na reexploração cirúrgica. Níveis elevados são preditivos da existência de doença residual, entretanto, os níveis dentro da faixa normal constituem um determinante pouco sensível da ausência de doença. Em um estudo prospectivo, o valor preditivo de um teste positivo foi de 100% e na presença de níveis elevados de CA-125 (> 35 U/mℓ), a doença foi sempre detectável na reexploração cirúrgica.[287] O valor preditivo de um teste negativo foi de apenas 56%, e quando o nível foi inferior a 35 U/mℓ, foi constatada a presença de doença em 44% das pacientes por ocasião da reexploração cirúrgica. **Uma revisão da literatura sugere que um nível elevado de CA-125 prevê a existência de doença persistente na reexploração cirúrgica em 97% dos casos, porém os níveis de CA-125 não são sensíveis o suficiente para excluir a presença de doença subclínica em muitas pacientes.**[288]

Os níveis séricos de CA-125 podem ser utilizados durante a quimioterapia para acompanhar as pacientes com níveis que estavam elevados por ocasião do diagnóstico e no início do tratamento.[287] Existe uma correlação entre a queda dos níveis de CA-125 e uma boa resposta. As pacientes com elevação persistente dos níveis depois de três ciclos de tratamento quase certamente ainda terão doença persistente. A maioria das pacientes apresenta níveis de CA-125 dentro da faixa normal após cirurgia e quimioterapia de primeira linha e são normalmente acompanhadas com dosagens de CA-125 a cada 3 a 4 meses. O Gynecologic Oncology Intergroup (GCIG) tem critérios bem aceitos para a progressão do CA-125. Pacientes com níveis elevados de CA-125 antes do tratamento e dentro da faixa normal após a conclusão do tratamento precisam ter um nível de CA-125 maior ou igual a 2 vezes o limite superior normal em duas ocasiões, pelo menos com 1 semana de intervalo, para serem classificadas como tendo progressão do CA-125.[289]

Avaliação radiológica

A TC pode ser utilizada para avaliar a resposta em pacientes com lesões mensuráveis no início do tratamento. Em pacientes que apresentam doença residual mínima ou nenhuma doença após cirurgia citorredutora, a sua utilidade é limitada, mas podem ser úteis no acompanhamento, particularmente para documentar o local de recorrência em pacientes com progressão do CA-125. A ascite pode ser detectada com facilidade, contudo, outras doenças podem passar despercebidas em uma TC realizada em pacientes com doença recorrente.[290] A TC e a citologia por aspiração com agulha fina (PAAF), quando apropriadas, podem diagnosticar doença persistente ou recorrente, e a taxa de resultados falso-negativos da TC é de cerca de 45%.[291] A RM pode ser utilizada com alternativa à TC em pacientes com alergia ao meio de contraste.[131,133] A PET/TC possui alta acurácia diagnóstica em pacientes com câncer de ovário recorrente. A sensibilidade, a especificidade e a acurácia relatadas variam de 86 a 96%, 93 a 100% e 85 a 100%, respectivamente.[292]

Tratamento de segunda linha

Cirurgia citorredutora secundária

A citorredução secundária é definida como uma tentativa de cirurgia citorredutora em pacientes com câncer de ovário recorrente. É habitualmente considerada em pacientes com câncer de ovário recorrente sensível à platina, com recorrência localizada ou número limitado de locais de recorrência, quando se considera a possibilidade de ressecção de toda a doença.[293-296] As pacientes com doença progressiva durante a quimioterapia (refratárias à platina) ou com câncer de ovário resistente à platina não são candidatas adequadas à citorredução secundária. Embora não haja regras restritas e rápidas, a citorredução secundária deve ser restrita a pacientes com intervalo sem doença de pelo menos 12, de preferência, 24 meses ou àquelas nas quais se espera a possibilidade de ressecção de toda a doença macroscópica independentemente do intervalo sem doença.[293-301] **O papel da cirurgia citorredutora secundária foi analisado no ensaio clínico DESKTOP III.** Esse estudo incluiu pacientes com sobrevida livre de doença de > 6 meses após quimioterapia de primeira linha e que eram consideradas boas candidatas à cirurgia com base em um escore positivo do AGO Study Group, definido como uma pontuação do estado de capacidade funcional do ECOG de 0, ascite de 500 m𝓁 ou menos e ressecção completa na cirurgia inicial. Os resultados da sobrevida livre de doença foram apresentados no ASCO de 2017, e DuBois relatou que a sobrevida livre de doença média **em 204 mulheres que preencheram esses critérios e que foram randomizadas para tratamento com cirurgia seguida de quimioterapia foi de 19,6 meses em comparação com 14 meses em 203 mulheres randomizadas para receber apenas quimioterapia de segunda linha.** O principal objetivo clínico do estudo é a sobrevida global, que estará disponível dentro de alguns anos.[302]

Quimioterapia no câncer de ovário recorrente

Oferece-se mais quimioterapia à maioria das mulheres que sofrem recidiva com a probabilidade de obter benefício relacionado com a resposta inicial e a sua duração. **Os objetivos do tratamento consistem em melhorar o controle dos sintomas relacionados com a doença, manter ou melhorar a qualidade de vida, retardar o tempo de progressão da doença e, possivelmente, prolongar a sobrevida, particularmente em mulheres com recorrência sensível à platina.** Dispõe-se de muitos agentes quimioterápicos ativos (*platina, paclitaxel, topotecana, doxorrubicina lipossomal, docetaxel, gencitabina* e *etoposídeo*) e agentes direcionados para alvos específicos (*bevacizumabe*) e inibidores de PARP, porém a escolha do tratamento baseia-se em muitos fatores, incluindo a probabilidade de benefício, o potencial de toxicidade e a conveniência da paciente.

As mulheres que sofrem recidiva depois de mais de 6 meses após a quimioterapia primária são classificadas como sensíveis à platina e recebem habitualmente mais quimioterapia à base de platina, com taxas de resposta que variam de 27 a 65% e sobrevida média de 12 a 24 meses.[303-307] **As pacientes que sofrem recidiva nos primeiros 6 meses após a conclusão da quimioterapia de primeira linha são classificadas como resistentes à platina e apresentam uma sobrevida média de 6 a 9 meses e uma probabilidade de 10 a 30% de responder à quimioterapia. As pacientes cuja doença progride durante o tratamento são classificadas como refratárias à platina.** As taxas de resposta objetiva à quimioterapia em pacientes com câncer de ovário refratário à platina são baixas – menos de 20%.[308]

Os possíveis efeitos adversos associados à quimioterapia em ensaios clínicos realizados em mulheres com câncer de ovário recorrente estão bem documentados e não devem ser subestimados. Os três fármacos mais comumente utilizados são o *paclitaxel*, a *topotecana* e a *doxorrubicina lipossomal*.[309-335] Os efeitos adversos relatados em associação ao *paclitaxel* incluem alopecia em 62 a 100%, neurotoxicidade (de qualquer grau) em 5 a 42% das pacientes e leucopenia de grau III a IV em 4 a 24% das pacientes. A *topotecana* está associada a uma mielossupressão significativamente maior do que a *doxorrubicina lipossomal* ou o *paclitaxel*, e a sua ocorrência é observada em 49 a 76% das pacientes. A *doxorrubicina lipossomal* está associada à eritrodisestesia palmoplantar (EPP) de qualquer grau em mais de 50% das pacientes e é intensa em 23%, particularmente naquelas tratadas com doses mais altas, como 50 mg/m². Foi relatada a ocorrência de estomatite acentuada em até 10% das pacientes.[309-312]

Doença sensível à platina

O uso da quimioterapia combinada com *platina* e *paclitaxel versus platina* como monoterapia foi avaliado em dois ensaios clínicos randomizados multinacionais de fase III e em um estudo randomizado da fase II.[336,337] Em um relato dos ensaios clínicos ICON4 e AGO-OVAR-2.2 (AGO Studiengruppe Ovarialkarzinom), 802 mulheres com câncer de ovário sensível à *platina* que sofreram recidiva após permanecer sem tratamento durante um período mínimo de 6 a 12 meses foram randomizadas para quimioterapia à base de *platina* (72% com *carboplatina* ou *cisplatina* isoladamente, 17% com *CAP*, 4% com *carboplatina* mais *cisplatina* e 3% com *cisplatina* mais *doxorrubicina*) ou *paclitaxel* mais quimioterapia com *platina* (80% com *paclitaxel* mais *carboplatina*, 10% com *paclitaxel* mais *cisplatina*, 5% com *paclitaxel* mais *carboplatina* e *cisplatina* e 4% com *paclitaxel* isoladamente).[336] O ensaio clínico AGO-OVAR-2.2 não aumentou o número programado de pacientes. **Em ambos os ensaios clínicos, uma proporção significativa** das pacientes não recebeu *paclitaxel* como parte do esquema quimioterápico inicial. Juntando os ensaios clínicos para análise, foi constatada uma vantagem significativa na sobrevida com o tratamento contendo *paclitaxel* (HR = 0,82) com acompanhamento médio de 42 meses. **A melhora na sobrevida em 2 anos foi de 7% (57 *versus* 50%), e houve um aumento de 5 meses da sobrevida média (29 *versus* 24 meses).** A sobrevida livre de doença foi melhor com o esquema de *paclitaxel* (HR = 0,76). Houve uma diferença de 10% na sobrevida livre de doença em 1 ano (50 *versus* 40%) e um prolongamento de 3 meses da sobrevida livre de doença média (13 *versus* 10 meses). As toxicidades foram semelhantes, exceto por uma incidência significativamente mais alta de toxicidade neurológica e alopecia no grupo tratado com *paclitaxel*, enquanto a mielossupressão foi consideravelmente maior nos esquemas que *não utilizaram paclitaxel*. **Esses dados respaldam a pequena vantagem de um esquema de segunda linha contendo *paclitaxel* e *platina* em comparação com a terapia com *platina* isoladamente.** Foram realizados dois ensaios clínicos randomizados que compararam a *carboplatina* isolada com a *carboplatina* e *gencitabina* ou *doxorrubicina lipossomal*.[338,339] Foi constatada uma maior taxa de resposta com a terapia combinada e houve uma sobrevida livre de doença mais longa, mas os estudos não foram validados para analisar a sobrevida global. No estudo GCIG, que comparou a *carboplatina* e a *gencitabina* à *carboplatina* isoladamente, a taxa de resposta foi de 47,2% com a combinação e de 30,9% com a *carboplatina*, sendo a sobrevida livre de doença de 8,6 e 5,8 meses respectivamente.[338] **Um estudo do GCIG de grande porte (CALYPSO) comparou a *carboplatina* e a *doxorrubicina lipossomal* (CD) à *CP* em 976 pacientes.**[340] **A sobrevida livre de doença no braço de CD foi estatisticamente superior a do braço de *CP*, com sobrevida livre de doença média de 11,3 *versus* 9,4 meses respectivamente.** Não foi constatada nenhuma diferença estatisticamente significativa na sobrevida global entre os grupos de tratamento. A sobrevida média foi de 33 *versus* 30,7 meses para CP *versus* CD. **O braço de CD foi mais bem tolerado, com toxicidade menos grave, e essa combinação é agora amplamente utilizada.**[340]

Em um ensaio clínico randomizado, controlado e de fase III, a *carboplatina*, a *gencitabina* e o *bevacizumabe* mostraram ser superiores à *carboplatina* e *gencitabina* isoladamente para o tratamento do câncer epitelial de ovário recorrente sensível à platina. No estudo OCEANS, 484 pacientes com doença sensível à platina foram randomicamente designadas para tratamento com *carboplatina* (ASC 4 no dia 1) e *gencitabina*, 1.000 mg/m² nos dias 1 e 8, com ou sem *bevacizumabe* (15 mg/kg no dia 1) a cada ciclo de 21 dias. O *bevacizumabe* foi administrado concomitantemente com quimioterapia em 10 ciclos, no máximo, seguido de *bevacizumabe* isoladamente até progressão da doença ou ocorrência de toxicidade.

O acréscimo do *bevacizumabe* à *carboplatina* e *gencitabina* resultou em aumento da sobrevida livre de doença (12 *versus* 8 meses; HR, 0,48; IC de 95%, 0,39 a 0,61), entretanto, não houve diferença na sobrevida global entre os dois braços. O tratamento com *bevacizumabe* foi associado a maiores taxas de hipertensão grave (17 *versus* < 1%), proteinúria de grau 3 ou mais (9 *versus* 1%) e sangramento fora do sistema nervoso central (6 *versus* 1%).[341,342]

No GOG 213, pacientes com câncer epitelial de ovário recorrente sensível à platina foram designadas randomicamente para tratamento com citorredução secundária *versus* sem citorredução secundária e separadamente para quimioterapia (*CP*) com ou sem *bevacizumabe*. As pacientes tratadas com *bevacizumabe* receberam o fármaco com quimioterapia e, em seguida, foi mantido como único agente até haver progressão da doença.

Em comparação com a quimioterapia isolada, o acréscimo de *bevacizumabe* levou a um aumento da sobrevida livre de doença (13,8 *versus* 10,4 meses, respectivamente; HR, 0,61; IC de 95%, 0,51 a 0,72). Foi constatado um aumento da sobrevida global de 5 meses com quimioterapia e *bevacizumabe versus* quimioterapia isoladamente e da sobrevida global média (42,6 *versus* 37,3 meses, respectivamente; HR, 0,84; IC de 95%, 0,69 a 1,01).[343] **Esses estudos mostram que a manutenção com *bevacizumabe* pode aumentar a sobrevida livre de doença, bem como a sobrevida global em um subgrupo de pacientes.**

Inibidores da PARP

Os inibidores da PARP, incluindo *niraparibe* e *olaparibe*, foram aprovados pela FDA para terapia de manutenção em pacientes com doença sensível à platina após resposta parcial ou completa à quimioterapia à base de platina. A sobrevida livre de doença aumenta com esses agentes independentemente do estado do BRCA, embora pacientes com mutações de linhagem germinativa/somática de BRCA obtenham maior benefício do que pacientes sem mutações.

Niraparibe

O *niraparibe* foi aprovado pela FDA para terapia de manutenção em pacientes com doença sensível à platina após resposta parcial ou completa à quimioterapia à base de platina, tanto em portadoras de *BRCA1* e *BRCA2* de linhagem germinativa como em portadoras sem acometimento da linhagem germinativa.

No estudo NOVA, um ensaio clínico de fase III, 553 pacientes com câncer de ovário recorrente sensível à platina foram designadas randomicamente após conclusão da quimioterapia à base de platina para tratamento de manutenção com *niraparibe* ou placebo, em uma proporção de 2:1. As pacientes foram estratificadas com base na presença ou ausência de uma mutação de gBRCA. As pacientes na coorte sem mutação de gBRCA foram ainda classificadas com base na observação ou não de deficiência de recombinação homóloga (DRH). O *niraparibe*, em comparação com placebo, aumentou a sobrevida livre de doença em todos os grupos de pacientes. **No grupo com gBRCA, a sobrevida livre de doença foi de 21 *versus* 5,5 meses** (HR, 0,27; IC de 95%, 0,17 a 0,41), em comparação com o **grupo sem gBRCA, que foi de 9,3 *versus* 3,9 meses** (HR, 0,45; IC de 95%, 0,34 a 0,61). Esse estudo também procurou identificar o subgrupo de pacientes com tumores com DRH e relatou que, no grupo DRH positivo de pacientes sem gBRCA, a sobrevida livre de doença foi de 12,9 *versus* 3,8 meses (HR, 0,38; IC de 95%, 0,24 a 0,59). Uma análise exploratória de pacientes negativas para DRH demonstrou um aumento da sobrevida livre de doença média no grupo tratado com *niraparibe* (6,9 *versus* 3,8 meses; HR, 0,58; IC de 95%, 0,08 a 0,90).[344]

Olaparibe

O *olaparibe* foi aprovado pela FDA para o tratamento de pacientes com câncer de ovário recorrente com mutação de gBRCA que receberam anteriormente três ou mais linhas de quimioterapia.

Existem dados que sustentam o tratamento de manutenção com *olaparibe* em pacientes que apresentam câncer seroso de ovário de alto grau recorrente sensível à platina do Estudo 19. Esse estudo foi um ensaio clínico controlado, randomizado e de fase II, de cerca de 300 mulheres com câncer de ovário de alto grau recorrente, sensível à platina, que obtiveram uma resposta ao tratamento mais recente, independentemente do estado de BRCA. As pacientes foram randomicamente designadas para tratamento com *olaparibe*, 400 mg 2 vezes/dia, ou placebo. Em comparação com o placebo, o *olaparibe* demonstrou aumentar a sobrevida livre de doença (8 *versus* 5 meses, HR para progressão ou morte, 0,35; IC de 95%, 0,25 a 0,49).[345] Uma análise separada do Estudo 19 avaliou os resultados em pacientes com gBRCA e mostrou que o benefício clínico foi maior nessas pacientes. A sobrevida livre de doença foi de 11 *versus* 4 meses (HR, 0,18; IC de 95%, 0,10 a 0,31) para o *olaparibe* e placebo, respectivamente.[346,347]

Um ensaio clínico de fase 3 randomizado, duplo-cego e controlado por placebo, de terapia de manutenção com *olaparibe* após quimioterapia combinada de primeira linha, conhecido como estudo SOLO1, foi conduzido em 15 países.[348] Das 391 pacientes randomizadas, 260 foram designadas para o tratamento com *olaparibe*, e 131 para o grupo placebo. Em 388 pacientes foi constatada uma mutação de linhagem germinativa de *BRCA1* ou *BRCA2*, enquanto duas pacientes tiveram mutação somática de *BRCA1* ou *BRCA2*. Depois de um acompanhamento médio de 41 meses, o risco de progressão da doença ou morte foi 70% menor no grupo de tratamento com *olaparibe* do que no placebo (em 3 anos, 60 *versus* 27%, HR, 0,30; IC de 95%, 0,23 a 0,41; $p < 0,0001$). Os eventos adversos foram compatíveis com os efeitos tóxicos conhecidos do *olaparibe*. **O uso de terapia de manutenção com *olaparibe* proporcionou um benefício substancial na sobrevida sem progressão entre mulheres com diagnóstico recente de câncer de ovário avançado e mutações *BRCA1* ou *BRCA2*, e houve um risco 70% menor de progressão da doença ou morte com *olaparibe* em comparação com placebo.**

Esses resultados foram confirmados no ensaio clínico SOLO2 de porte muito maior, que incluiu 295 pacientes com mutações de gBRCA e câncer de ovário recorrente sensível à platina, que tinham respondido à quimioterapia à base de platina. Essas pacientes foram randomicamente designadas para tratamento com *olaparibe* (n = 196) ou placebo (n = 99). A sobrevida livre de doença média foi significativamente mais longa com o *olaparibe* (19,1 meses [IC de 95%, 16,3 a 25,7]) do que com placebo (5,5 meses [5,2 a 5,8]; HR, 0,30; IC de 95%, 0,22 a 0,41]; $p < 0,0001$).

Rucaparibe

O *rucaparibe* foi aprovado para tratamento do câncer de ovário avançado associado a mutações de BRCA após conclusão do tratamento com dois ou mais esquemas quimioterápicos independentemente da sensibilidade ou resistência das pacientes à platina.

O estudo Ariel 3 incluiu pacientes com carcinoma seroso ou endometrioide de ovário, tuba uterina ou de peritônio de alto grau, sensível à platina, que anteriormente tinham recebido pelo menos dois esquemas quimioterápicos à base de platina, com resposta parcial ou completa ao último esquema com platina, e nível de CA-125 abaixo do limite superior da normalidade. Essas pacientes foram randomizadas para tratamento com *rucaparibe*, 600 mg 2 vezes/dia, ou placebo em uma proporção de 2:1. A sobrevida livre de doença média em pacientes com carcinoma apresentando mutação de BRCA foi de 16,6 meses (IC de 95%, 13,4 a 22,9; 130 [35%] pacientes) no grupo de tratamento com *rucaparibe versus* 5,4 meses (3,4 a 6,7; 66 [35%] pacientes) no grupo placebo (HR, 0,23 [IC de 95%, 0,16 a 0,34]; $p < 0,0001$). À semelhança do ensaio clínico NOVA, os pesquisadores analisaram todos os tumores para DRH utilizando um método diferente. Em pacientes com carcinoma com DRH (236 [63%] *versus* 118 [62%]), a sobrevida livre de doença foi de 13,6 meses (10,9 a 16,2) *versus* 5,4 meses (5,1 a 5,6; 0,32 [0,24 a 0,42]; $p < 0,0001$).

Em um ensaio clínico de fase II de 204 pacientes com câncer de ovário de alto grau recorrente sensível à platina tratadas com *rucaparibe*, as pacientes com mutações de BRCA e alta perda de heterozigosidade (PDH) tiveram uma sobrevida livre de doença mais longa em comparação com aquelas com baixa PDH. As pacientes foram divididas em três grupos para o estudo: pacientes com mutações de BRCA de linhagem germinativa ou somáticas, aquelas com tipo selvagem de BRCA, porém com PDH alta, e aquelas com tipo selvagem de BRCA e baixa PDH. A sobrevida livre de doença foi mais longa em pacientes com mutações de BRCA (12,8 meses; HR, 0,27; IC de 95%, 0,16 a 0,44) e/ou PDH alta (5,7 meses; HR, 0,62; IC de 95%, 0,42 a 0,90) em comparação com aquelas com baixa PDH (5,2 meses).[349]

Outros inibidores da PARP

Existem vários outros inibidores da PARP em fase de pesquisa. O *veliparibe* é um deles, com resultados alentadores em um estudo clínico de fase II de 50 mulheres com mutações de BRCA tratadas com monoterapia com *veliparibe*, em uma dose de 400 mg 2 vezes/dia. Foi constatada uma taxa de resposta global de 26% nas pacientes sensíveis e resistentes à platina e uma taxa de resposta de 35% naquelas com doença sensível à platina.[350] O *veliparibe* está sendo investigado no estudo GOG-3005 em associação com quimioterapia no contexto do tratamento de primeira linha e de manutenção.

Doença resistente e refratária à platina

As pacientes com câncer de ovário refratário e resistente à *platina* são frequentemente tratadas com quimioterapia e podem ter várias linhas de tratamento, dependendo da resposta e do estado geral da paciente. Em pacientes refratárias à *platina* (aquelas cuja doença progride durante o tratamento), as taxas de resposta à quimioterapia de segunda linha são inferiores a 10% e a sobrevida média é curta, em torno de 3 a 5 meses.[304-308] **O tratamento de mulheres resistentes à *platina* (que progridem nos primeiros 6 meses após a conclusão da quimioterapia) é difícil, e são selecionados "agentes sem resistência cruzada", no entanto não parece haver um tratamento melhor do que os outros.** Normalmente, a monoterapia é utilizada, visto que os esquemas combinados estão associados a maior toxicidade, sem qualquer benefício adicional aparente. Foram relatadas taxas elevadas de resposta de 48 a 64% com a *carboplatina* em dose densa (ASC 2) mais *paclitaxel* (80 mg/m^2), o que justifica a realização de mais estudos.[351] Existe uma variedade de fármacos potencialmente ativos: com mais frequência são utilizados o *paclitaxel*, o *docetaxel*, a *topotecana*, a *doxorrubicina lipossomal*, a *gencitabina*, o *etoposídeo oral*, o *tamoxifeno* e o *bevacizumabe*. **Outros agentes incluem a *vinorelbina* e novos fármacos, como a *trabectedina*.**

A quimioterapia associada ao *bevacizumabe* leva a uma melhora das respostas na doença resistente à platina. No estudo Aurelia, 361 pacientes com câncer de ovário resistente à platina e sem tratamento com *bevacizumabe* (progressão de 6 meses ou menos após quatro ou mais ciclos à base de platina) foram designadas randomicamente para tratamento com quimioterapia com ou sem *bevacizumabe*, 15 mg/kg, a cada 3 semanas. Foram permitidas não mais do que duas linhas anteriores.

As opções de quimioterapia incluíram a escolha do pesquisador de *paclitaxel*, 80 mg/m^2 nos dias 1, 8, 15 e 22, a cada 4 semanas, ou *topotecana* 4 mg/m^2 nos dias 1, 8, 15 a cada 4 semanas, ou 1,25 mg/m^2 nos dias 1 a 5, a cada 3 semanas ou Doxil (*doxorubicina lipossomal*),

40 mg/m² no dia 1, a cada 4 semanas. Por ocasião da progressão da doença, as pacientes que receberam quimioterapia isolada passaram para a monoterapia com *bevacizumabe*. O acompanhamento médio foi de 13,5 meses e, em comparação com a quimioterapia isolada, o acréscimo de quimioterapia ao *bevacizumabe* resultou em uma diminuição do risco de progressão da doença. A duração média da resposta foi de 6,7 versus 3,4 meses (HR, 0,48; IC de 95%, 0,38 a 0,60) a favor do *bevacizumabe* e quimioterapia. Não foi constatada nenhuma melhora estatística da sobrevida global. Uma análise de subgrupos planejada foi realizada e mostrou que, entre pacientes que receberam tratamento com *paclitaxel*, a sobrevida livre de doença média, com ou sem *bevacizumabe*, foi mais longa, de 10 versus 4 meses, respectivamente; HR, 0,46; IC de 95%, 0,30 a 0,71.[352]

Os resultados de um estudo que comparou a *topotecana* com *doxorrubicina lipossomal* demonstraram baixas taxas de resposta e prognóstico ruim em mulheres com câncer de ovário resistente à *platina*.[309] Foram realizados dois ensaios clínicos randomizados que compararam a *doxorrubicina lipossomal* com a *topotecana* ou o *paclitaxel*. Em um estudo de 237 mulheres que sofreram recidiva após tratamento com um esquema contendo platina, 117 (49,4%) das quais tinham doença refratária à *platina*, a *doxorrubicina lipossomal* 50 mg/m², administrada por 1 hora a cada 4 semanas, foi comparada com a *topotecana* 1,5 mg/m²/dia, por 5 dias, a cada 3 semanas.[309] **Os dois tratamentos foram semelhantes na taxa de resposta global** (20 versus 17%), **tempo para a progressão da doença** (22 versus 20 semanas) **e sobrevida global média** (66 versus 56 semanas). A mielotoxicidade foi significativamente menor nas pacientes tratadas com *doxorrubicina lipossomal* em comparação com aquelas tratadas com *topotecana*. Em um segundo estudo que comparou a *doxorrubicina lipossomal* com a monoterapia com *paclitaxel* em 214 pacientes tratadas com *platina* que não tinham sido anteriormente tratadas com *taxanos*, as taxas de resposta global com *doxorrubicina lipossomal* e *paclitaxel* foram, respectivamente, de 18 e 22%, e a duração média da sobrevida foi de 46 e 56 semanas, respectivamente, e esses valores não foram significativamente diferentes.[310] Na prática, a maioria das pacientes é tratada com uma dose inicial de 40 mg/m² de *doxorrubicina lipossomal* a cada 4 semanas, em virtude da toxicidade associada à dose mais alta e da necessidade de redução da dose quando são administrados 50 mg/m². Em uma análise de subgrupos de pacientes resistentes à *platina*, o tempo médio de progressão variou de 9,1 a 13,6 semanas com a *topotecana* e a *doxorrubicina lipossomal*, respectivamente. A sobrevida média (p = 0,455) foi de 35,6 semanas com *doxorrubicina lipossomal* peguilada e de 41,3 semanas com *topotecana*. As taxas de resposta objetiva foram registradas em 6,5% das pacientes tratadas com *topotecana* e em 12,3% daquelas tratadas com *doxorrubicina lipossomal* peguilada (p = 0,118). Não se sabe se o tratamento melhorou o controle dos sintomas ou a qualidade de vida, visto que isso não foi especificamente investigado.

Em outro ensaio clínico randomizado em 195 pacientes com câncer de ovário resistente à *platina*, as pacientes foram randomizadas para receber *doxorrubicina lipossomal* (PLD) ou *gencitabina*.[353] Nos grupos tratados com *gencitabina* e PLD, a sobrevida livre de doença média foi de 3,6 versus 3,1 meses, a sobrevida global média foi de 12,7 versus 13,5 meses, a taxa de resposta global foi de 6,1 versus 8,3% e no subgrupo de pacientes com doença mensurável a taxa de resposta global foi de 9,2 versus 11,7%, respectivamente. Nenhum dos parâmetros de eficácia mostrou uma diferença estatisticamente significativa entre os grupos de tratamento. O grupo tratado com PLD apresentou um número significativamente maior de casos de síndrome mão-pé e mucosite. O grupo da *gencitabina* teve consideravelmente mais casos de constipação intestinal, náuseas ou vômitos, fadiga e neutropenia.

Taxanos

A monoterapia com *paclitaxel* produz respostas objetivas em 20 a 30% nos ensaios clínicos de fase II em mulheres com câncer de ovário resistente à *platina*.[313-318] As principais neurotoxicidades consistem em fadiga e neuropatia periférica. **O *paclitaxel* semanalmente parece ser mais ativo do que a administração a cada 3 semanas nas pacientes com câncer de ovário resistente à platina.** Em um estudo de 53 mulheres com câncer de ovário resistente à platina, a administração semanal de *paclitaxel* (80 mg/m² durante 1 hora) teve uma resposta objetiva de 25% em pacientes com doença mensurável, e foi constatado um declínio de 75% dos níveis séricos de CA-125 em 27% das pacientes sem doença mensurável.[313]

O *docetaxel* possui alguma atividade nessas pacientes.[354-356] O GOG estudou 60 mulheres com câncer de ovário ou de peritônio primário resistente à *platina*.[356] Embora a taxa de resposta objetiva tenha sido de 22%, a duração média da resposta foi de apenas 2,5 meses, e o tratamento foi complicado por neutropenia grave em três quartos das pacientes.

Topotecana

A *topotecana* é um tratamento de segunda linha relativamente ativo em pacientes com doença sensível ou resistente à *platina*.[321-335] Em um estudo de 139 mulheres tratadas com *topotecana*, 1,5 mg/m² ao dia durante 5 dias, as taxas de resposta foram de 19 e 13% em pacientes com doença sensível e resistente à *platina* respectivamente.[331] **A toxicidade predominante da *topotecana* é hematológica e consiste particularmente em neutropenia.** Com o esquema de administração de 5 dias, cerca de 70 a 80% das pacientes apresentam neutropenia grave, enquanto 25% têm neutropenia febril, com ou sem infecção. Em alguns estudos, os esquemas de 5 dias produzem melhores taxas de resposta do que os esquemas de menor duração, entretanto em outros, a redução da dose para 1 mg/m² ao dia, durante 3 dias, está associada a taxas semelhantes de resposta, porém com menor toxicidade.[324,334] Em um estudo de 31 pacientes, das quais metade era refratária à platina, a administração de *topotecana*, 2 mg/m² ao dia, durante 3 dias, a cada 21 dias, houve uma taxa de resposta de 32%.[329] A infusão contínua de *topotecana* (0,4 mg/m² ao dia, durante 14 a 21 dias) obteve uma taxa de resposta objetiva de 27 a 35% em pacientes refratárias à *platina*.[328] **A administração semanal de *topotecana*, em uma dose de 4 mg/m² por semana, durante 3 semanas, com 1 semana de repouso a cada mês, produziu uma taxa de resposta semelhante ao esquema de 5 dias, com toxicidade consideravelmente menor, de modo que esse esquema posológico é comumente utilizado na doença recorrente.**[334]

A *topotecana* oral, que não está disponível nos EUA, **resulta em taxas de resposta semelhantes com menos toxicidade hematológica.**[330] As formulações IV e oral de *topotecana* foram comparadas em um ensaio clínico randomizado de 266 mulheres como esquema de terceira linha após um esquema inicial à base de platina.[335] Em comparação com a *topotecana* IV (1,5 mg/m² ao dia, durante 5 dias, a cada 3 semanas), a *topotecana* oral (2,3 mg/mg² ao dia, durante 5 dias, a cada 3 semanas) produziu uma taxa de resposta semelhante (13 versus 20%), mielossupressão menos grave e sobrevida média apenas ligeiramente mais curta (51 versus 58 semanas).

Doxorrubicina lipossomal

A *doxorrubicina lipossomal* (*Doxil* nos EUA e *Caelyx* na Europa) possui atividade na doença refratária à *platina* e aos *taxanos*.[309-312,339] Um dos **efeitos colaterais mais importantes da *doxorrubicina lipossomal* é a síndrome mão-pé, também conhecida como eritrodisestesia palmoplantar ou eritema acral, que ocorre em 20%**

das pacientes tratadas com **50 mg/m² a cada 4 semanas.**[310] A maioria dos oncologistas administra 40 mg/m² e só aumenta a dose se não houver efeitos colaterais. A *doxorrubicina lipossomal* está associada a uma baixa taxa de alopecia. Em um estudo de 89 pacientes com doença refratária à *platina*, incluindo 82 pacientes resistentes ao *paclitaxel*, a *doxorrubicina lipossomal* (50 mg/m² a cada 3 semanas) produziu uma resposta em 17% (uma resposta completa e 14 respostas parciais).[312] Em outro estudo, foi relatada uma resposta objetiva de 26%, porém não foi constatada nenhuma resposta em mulheres cuja doença progrediu durante a terapia de primeira linha.[309]

Gencitabina

A *gencitabina* está associada a taxas de resposta de 20 a 50%, com 15 a 30% em pacientes resistentes à *platina*.[357-361] **A principal toxicidade consiste em mielossupressão.**

Etoposídeo oral

Os efeitos tóxicos mais comuns do *etoposídeo* oral consistem em mielossupressão e problemas gastrintestinais. Observa-se a ocorrência de neutropenia de grau 4 em cerca de 25% das pacientes, e 10 a 15% apresentam náuseas e vômitos intensos.[362,363] Em um estudo do *etoposídeo* oral administrado por um período prolongado (50 mg/m² ao dia, durante 21 dias, a cada 4 semanas), foi obtida uma taxa de resposta de 27% em 41 mulheres com doença resistente à *platina*, três das quais tiveram respostas completas duradouras.[363] Foram relatadas oito respostas objetivas (32%) em 25 pacientes com doença resistente à *platina* e ao *taxano*.

Terapia hormonal

O *tamoxifeno* está associado a taxas de resposta do CA-125 de 15 a 20% em estudos de pequeno porte de pacientes com câncer de ovário recorrente.[364-370] A eficácia do tamoxifeno foi analisada em uma revisão de Cochrane que incluiu 623 mulheres com câncer epitelial de ovário recorrente em vários estudos. De modo geral, 10% obtiveram uma resposta objetiva, embora a faixa dentro de cada estudo tenha sido de 0 a 56%. A duração da resposta é curta em pacientes com câncer de ovário de alto grau.[366] Os inibidores da aromatase (p. ex., *letrozol*, *anastrozol* e *exemestano*), que possuem atividade no câncer de mama metastático, estão sendo estudados no câncer de ovário recorrente.[371] Uma das principais vantagens dessa classe de agentes é a sua toxicidade muito baixa.[372]

Bevacizumabe

O *bevacizumabe* foi o primeiro fármaco direcionado para alvos específicos que demonstrou ter atividade significativa como monoterapia no câncer de ovário. Trata-se de um MonAb humanizado dirigido especificamente para a angiogênese por meio de sua ligação ao VEGF-A, bloqueando, assim, a interação do VEGF com o seu receptor. Existem diversos estudos de fase II com o uso de *bevacizumabe* em pacientes com câncer de ovário sensíveis e resistentes à *platina*, com taxas de resposta que variam de 16 a 22% em pacientes sensíveis e refratárias à *platina*.[373] Até 40% das pacientes apresentaram estabilização da doença durante pelo menos 6 meses. Um estudo de quimioterapia metronômica com baixa dose com 50 mg de *ciclofosfamida* ao dia e 10 mg/kg de *bevacizumabe* IV, a cada 2 semanas, demonstrou uma atividade significativa em um estudo de 70 pacientes com câncer de ovário recorrente.[374] O principal parâmetro de avaliação foi a sobrevida livre de doença em 6 meses. A probabilidade da paciente de estar viva e sem progressão da doença nesse período de 6 meses foi de 56%. Foi obtida uma resposta parcial em 17 pacientes (24%). O tempo médio para a progressão e a sobrevida foi de 7,2 e 16,9 meses respectivamente. O uso do *bevacizumabe* está associado a efeitos tóxicos potenciais. Os efeitos colaterais desse fármaco são bem reconhecidos e consistem em hipertensão, fadiga, proteinúria, perfuração ou fístula gastrintestinal e, raramente, trombose vascular e isquemia do sistema nervoso central, hipertensão pulmonar e complicações de sangramento e cicatrização de feridas. Os efeitos mais comuns incluem hipertensão, que é de grau 3 em 7% das pacientes, mas que é passível de tratamento na maioria dos casos. O efeito colateral que causa mais preocupação é a perfuração intestinal, e o estudo de Cannistra et al. foi interrompido após o recrutamento de 44 pacientes, devido a uma incidência de 11% de perfuração intestinal.[375] A perfuração intestinal como complicação pode ser minimizada por meio de cuidadoso rastreamento das pacientes. Simpkins et al. limitaram o tratamento com *bevacizumabe* a pacientes sem sintomas clínicos de obstrução intestinal nem evidências de comprometimento do retossigmoide ao exame pélvico ou acometimento do intestino na TC.[376] O estudo incluiu 25 pacientes com câncer de ovário resistente à *platina* que receberam tratamento prévio intenso, e os pesquisadores observaram uma taxa de resposta de 28%, sem qualquer perfuração intestinal nem outros efeitos tóxicos de grau 3 ou 4. Isso ressalta a importância da seleção das pacientes.

Radioterapia

A radioterapia abdominal total era administrada como tratamento da doença recorrente ou persistente, porém está associada a uma alta morbidade e não é utilizada. O principal problema relacionado com essa abordagem é o desenvolvimento de morbidade intestinal aguda e crônica. Até 30% das pacientes tratadas dessa maneira desenvolvem obstrução intestinal, que exige cirurgia exploradora com morbidade potencial.[377]

Obstrução intestinal

As pacientes com câncer epitelial de ovário frequentemente desenvolvem obstrução intestinal, tanto por ocasião do diagnóstico inicial como na doença recorrente.[378-393] A obstrução pode estar relacionada com um bloqueio mecânico ou com íleo carcinomatoso.

A obstrução intestinal pode ser corrigida na maioria das pacientes com obstrução por ocasião do diagnóstico inicial. A decisão sobre a realização de um procedimento cirúrgico para aliviar a obstrução intestinal em pacientes com doença recorrente é mais difícil. Naquelas cuja expectativa de vida é muito curta (p. ex., menos de 2 meses), não se indica a resolução cirúrgica da obstrução.[378-383] **Nas pacientes com previsão de sobrevida mais longa, os fatores que indicam a correção da obstrução incluem idade jovem, bom estado nutricional e evolução lenta de ascite.**[379]

Na maioria das pacientes com câncer de ovário recorrente e obstrução intestinal, particularmente do intestino delgado, o tratamento inicial deve incluir uma documentação radiológica apropriada da obstrução, hidratação, correção de qualquer alteração eletrolítica, nutrição parenteral e intubação intestinal. Em algumas pacientes, essa conduta conservadora pode aliviar a obstrução. Uma seriografia gastrintestinal alta pré-operatória e um enema baritado identificam os possíveis locais de obstrução.

Se a cirurgia exploradora for considerada apropriada, o tipo de operação a ser realizada depende do local e do número de obstruções. **Não é raro haver múltiplos locais de obstrução em pacientes com câncer epitelial de ovário recorrente.** Mais da metade das pacientes apresenta obstrução do intestino delgado, um terço tem obstrução do cólon e um sexto, ambos os tipos de obstrução.[380-384] Se a obstrução estiver principalmente contida em uma área do intestino (p. ex., o íleo terminal), essa área pode ser ressecada ou contornada, dependendo da facilidade de realização segura do procedimento. A derivação intestinal gera menos morbidade do que a ressecção, e em pacientes com câncer em evolução, o tempo de sobrevida após essas duas operações é o mesmo.[385-390]

Caso se constate a presença de múltiplas obstruções, a ressecção de vários segmentos de intestino habitualmente não está indicada, e deve-se efetuar uma derivação intestinal e/ou colostomia. A gastrostomia pode ser útil nessa circunstância, e ela habitualmente é realizada por via percutânea.[389,392]

A cirurgia na obstrução intestinal em pacientes com câncer de ovário tem uma mortalidade operatória de cerca de 10% e uma taxa alta de complicações, de cerca de 30%.[378-390] A necessidade de múltiplas reanastomoses e a nutrição precária aumentam a morbidade, que consiste principalmente em sepse e fístulas enterocutâneas. A sobrevida média varia de 3 a 12 meses, porém cerca de 20% dessas pacientes sobrevivem por mais de 12 meses.[390-393]

Sobrevida

O prognóstico de pacientes com câncer epitelial de ovário está relacionado com diversas variáveis clínicas. São apresentadas análises de sobrevida, com base em variáveis de prognóstico.[4,65,151-155,160] Incluindo pacientes em todos os estágios, as pacientes com menos de 50 anos de idade apresentam uma taxa de sobrevida em 5 anos de cerca de 40%, em comparação com cerca de 15% em pacientes com mais de 50 anos.

A taxa de sobrevida em 5 anos em pacientes submetidas a estadiamento cuidadoso e apropriado com doença em estágio I é de até 94%, no estágio II, de 73% e nos estágios III ou IV, de 28%.[65] **A taxa de sobrevida de 5 anos na doença em estágio IIIA é de 41%, no estágio IIIB é de cerca de 25%, no estágio IIIC, de 23% e no estágio IV, de 11% (Figura 39.11).** Uma análise do banco de dados de Surveillance, Epidemiology, and End Results (SEER), do National Cancer Institute, revela uma tendência a aumento da sobrevida de pacientes com câncer de ovário nos EUA. Nessa coorte, a sobrevida no estágio I foi de 93%, no estágio II, de 70%, no estágio III, de 37% e no estágio IV, de 25%.[394]

A sobrevida de pacientes com tumores limítrofes é excelente, e as lesões em estágio I apresentam uma sobrevida em 15 anos de 98%.[160] Quando são incluídos todos os estágios dos tumores limítrofes, a taxa de sobrevida em 5 anos é de cerca de 86 a 90%.

As pacientes com doença em estágio III que apresentam doença residual microscópica no início do tratamento têm uma taxa de sobrevida em 5 anos de cerca de 40 a 75%, em comparação com cerca de 30 a 40% naquelas cuja cirurgia foi ótima e de apenas 5% com cirurgia subótima.[154,155,178] As pacientes com índice de Karnosfky (IK) baixo (< 70) apresentam uma sobrevida significativamente mais curta do que aquelas com IK superior a 70.[160]

CÂNCERES NÃO EPITELIAIS DE OVÁRIO

Em comparação com os cânceres epiteliais de ovário, os outros tumores malignos de ovário são incomuns. **As neoplasias malignas não epiteliais do ovário respondem por cerca de 10% de todos os cânceres de ovário.**[2,3,395] Os cânceres não epiteliais de ovário incluem neoplasias malignas originárias de células germinativas, de células do cordão sexual/estroma gonadal, carcinomas metastáticos do ovário e vários outros tipos de câncer de ovário extremamente raros (p. ex., sarcomas). Apesar da existência de semelhanças na apresentação, avaliação e tratamento dessas pacientes, os tumores possuem qualidades singulares, que exigem uma abordagem especial.[2,395-398]

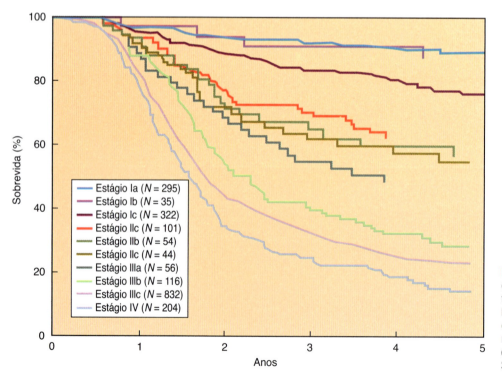

Figura 39.11 Sobrevida de pacientes com câncer epitelial de ovário por subestágio. (Adaptada de: **Heintz APM, Odicino F, Maisonneuve P et al.** Carcinoma of the ovary. In Twenty-sixth annual report of the results of treatment of gynaecological cancer. *Int J Gynecol Oncol*. 2006;95(suppl 1): S161–S192.)

Neoplasias malignas de células germinativas

Os tumores de células germinativas originam-se das células germinativas primordiais do ovário. Sua incidência corresponde a um décimo da incidência dos tumores malignos de células germinativas do testículo, de modo que a maioria dos avanços no tratamento desses tumores provém de extrapolações da experiência adquirida com os tumores testiculares correspondentes. Embora os tumores de células germinativas malignas possam surgir em locais extragonadais, como o mediastino e o retroperitônio, a maioria dos tumores de células germinativas origina-se na gônada a partir de células germinativas indiferenciadas. A variação na localização desses cânceres é explicada pela migração embrionária das células germinativas da parte caudal do saco vitelino para o mesentério dorsal antes de sua incorporação aos cordões sexuais das gônadas em desenvolvimento.[2,4,395]

Classificação

A Tabela 39.4 apresenta uma classificação histológica dos tumores de células germinativas do ovário.[4,395] Tanto a α-fetoproteína (AFP) como a gonadotrofina coriônica humana (hCG) são secretadas por algumas neoplasias malignas de células germinativas e podem ser clinicamente úteis no diagnóstico de massa pélvica e no monitoramento de pacientes após a cirurgia. A fosfatase alcalina placentária (PLAP) e a lactato desidrogenase (LDH) estão elevadas em 95% dos disgerminomas, e as determinações seriadas do LDH podem ser úteis para monitorar a doença. Uma classificação dos tumores de células germinativas baseia-se na característica histológica e imunocitoquímica, que inclui a AFP e a β-hCG (Figura 39.12).[399]

Nesse esquema, o carcinoma embrionário (um câncer constituído de células indiferenciadas) sintetiza tanto hCG como AFP, e essa lesão constitui a progenitora de vários outros tumores de células germinativas.[399–401] Os tumores de células germinativas mais diferenciados, como o tumor do seio endodérmico, que secreta AFP, e o coriocarcinoma, que secreta hCG, são derivados dos tecidos extraembrionários. Os teratomas imaturos derivados das células embrionárias perderam a capacidade de secretar essas substâncias. Os germinomas puros não secretam esses marcadores.

Epidemiologia

Embora 20 a 25% de todas as neoplasias de ovário benignas e malignas tenham a sua origem a partir de células germinativas, apenas cerca de 3% desses tumores são malignos.[2,4] As neoplasias malignas de células germinativas representam menos de 5% de todos os cânceres de ovário nos países ocidentais, e até 15% dos cânceres de ovário em sociedades asiáticas e afro-americanas, onde os cânceres epiteliais de ovário são muito menos comuns.

Nas primeiras duas décadas de vida, quase 70% dos tumores de ovário originam-se de células germinativas, e um terço deles é maligno.[2,4,395] Os cânceres de células germinativas são observados na terceira década, porém tornam-se muito raros subsequentemente.

Características clínicas

Sintomas

Diferentemente dos tumores epiteliais de ovário de crescimento mais lento, as neoplasias malignas de células germinativas crescem rapidamente e, em geral, caracterizam-se por dor pélvica aguda/subaguda relacionada com distensão capsular, hemorragia ou necrose. A massa pélvica de crescimento rápido pode causar sintomas de compressão na bexiga ou no reto e irregularidades menstruais em pacientes na menarca. Algumas pacientes jovens interpretam de maneira incorreta os primeiros sintomas de neoplasia como se fosse uma gravidez, o que pode levar a um atraso no estabelecimento do diagnóstico. Podem surgir sintomas agudos associados a torção ou ruptura dos anexos, os quais muitas vezes são confundidos com apendicite aguda. Em casos mais avançados, pode haver desenvolvimento de ascite, e a paciente pode apresentar distensão abdominal.[389]

Tabela 39.4 Tipo histológico dos tumores de células germinativas do ovário.

1. Tumores de células germinativas primitivos
  A. Disgerminoma
  B. Tumor do saco vitelino
  C. Carcinoma embrionário
  D. Poliembrioma
  E. Coriocarcinoma não gestacional
  F. Tumor misto de células germinativas
2. Teratoma bifásico ou trifásico
  A. Teratoma imaturo
  B. Teratoma maduro
    1. Sólido
    2. Cístico
      a. Cisto dermoide
      b. Teratoma fetiforme (homúnculo)
	3. Teratoma monodérmico e tumores do tipo somático associados a cistos dermoides
	  A. Tumor da tireoide
	    1. Estroma ovariano
	      a. Benigno
	      b. Maligno
	  B. Carcinoide
	  C. Tumor neuroectodérmico
	  D. Carcinoma
	  E. Melanocítico
	  F. Sarcoma
	  G. Tumor sebáceo
	  H. Tumor de tipo hipofisário
	  I. Outros

Adaptada de: **Kurman RJ, Carcangui ML, Herrington CS, et al.**, eds. *World Health Organization Classification of Tumours of Female Reproductive Organs.* Lyon: IARC Press; 2014.

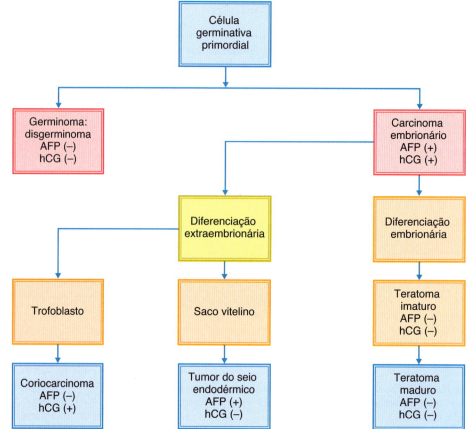

Figura 39.12 Relação entre os tipos de tumores malignos puros. Tumores de células germinativas e suas substâncias marcadoras secretadas. (De: **Berek JS, Friedlander ML, Hacker NF.** Germ cell and nonepithelial ovarian cancer. In: Berek JS, Hacker NF. *Berek & Hacker's Gynecologic Oncology.* 6th ed. Philadelphia, PA: Wolters Kluwer; 2015:532.)

Sinais

Na paciente com massa anexial palpável, a avaliação pode ser realizada de forma programada. Algumas pacientes com tumores de células germinativas estarão na pré-menarca e podem necessitar de exame sob anestesia. **Se as lesões forem principalmente sólidas ou uma combinação de áreas sólidas e císticas que podem ser observadas na ultrassonografia, é provável que se trate de uma neoplasia e, possivelmente, de uma neoplasia maligna** (ver **Figura 9.8,** Capítulo 9). Durante o restante do exame físico, os esforços devem ser concentrados na pesquisa de sinais de ascite, derrame pleural e visceromegalias.

Diagnóstico

Em geral, é necessária uma exploração cirúrgica das massas anexiais que medem 2 cm ou mais em meninas na pré-menarca ou 8 cm ou mais em outras pacientes na pré-menopausa. Em pacientes mais jovens, deve-se dosar os níveis séricos de hCG, AFP e LDH. A TC do tórax é importante, visto que os tumores de células germinativas podem metastatizar para os pulmões ou para o mediastino. **Deve-se obter um cariótipo no pré-operatório em todas as meninas na pré-menarca, particularmente naquelas com disgerminomas, pois eles podem surgir em gônadas disgenéticas.**[396,402] A TC ou a RM no pré-operatório podem documentar a presença e a extensão de linfadenopatia retroperitoneal ou de metástases hepáticas; entretanto, como essas pacientes necessitam de exploração cirúrgica, o exame de imagem pré-operatório pode não ter impacto no tratamento cirúrgico inicial. Se as pacientes após a menarca tiverem lesões predominantemente císticas, com até 8 cm de diâmetro, podem ser observadas ou receber contraceptivos orais por 2 ciclos menstruais, o que pode reduzir a formação de novos cistos ovarianos.[403]

Disgerminoma

12 **O disgerminoma constitui o tumor de células germinativas malignas mais comum, responsável por cerca de 30 a 40% de todos os cânceres de ovário que se originam de células germinativas.**[2,4,399] Os tumores representam apenas 1 a 3% de todos os cânceres de ovário, porém constituem de 5 a 10% dos cânceres de ovário em pacientes com menos de 20 anos de idade. Entre os disgerminomas, 75% ocorrem entre 10 e 30 anos de idade e 5% ocorrem antes dos 10 anos, porém tornam-se raros depois dos 50 anos.[2,4,389] Como essas neoplasias malignas acometem mulheres jovens, 20 a 30% das neoplasias malignas do ovário associadas a gravidez são disgerminomas.

Os germinomas são encontrados em ambos os sexos e podem surgir em áreas gonadais ou extragonadais. Estas últimas incluem as estruturas na linha média, desde a glândula pineal até o mediastino e o retroperitônio. Do ponto de vista histológico, representam proliferações anormais das células germinativas básicas. No ovário, as células germinativas são encapsuladas ao nascimento (o folículo primordial), e as células não encapsuladas ou livres morrem. Se um desses últimos processos falhar, é possível que as células germinativas fiquem livres de seu controle normal e multipliquem-se de maneira indiscriminada.

O tamanho dos disgerminomas varia amplamente, entretanto, eles habitualmente medem de 5 a 15 cm de diâmetro.[2,4] A cápsula é ligeiramente bosselada e a consistência da superfície de corte é carnosa, com cor de bege-claro a cinza-acastanhada **(Figura 39.13)**.

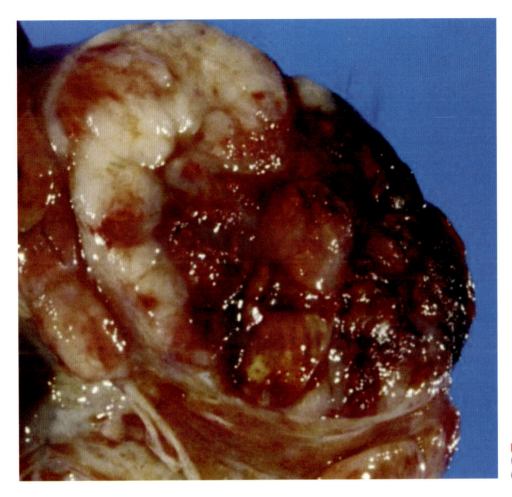

Figura 39.13 Disgerminoma do ovário. Observe que a lesão é principalmente sólida, com algumas áreas císticas e necrose.

As características histológicas do disgerminoma são muito distintas. As grandes células redondas, ovais ou poligonais possuem citoplasma abundante, transparente e de coloração muito pálida, núcleos grandes e irregulares e nucléolos proeminentes **(Figura 39.14)**. São observadas figuras de mitose em números variáveis, embora sejam habitualmente numerosas. Outro aspecto característico é o arranjo dos elementos em lóbulos ou ninhos separados por septos fibrosos que, com frequência, são extensamente infiltrados por linfócitos, plasmócitos e granulomas com células epitelioides e células gigantes multinucleadas. Quando a necrose é extensa, a lesão pode ser confundida com tuberculose. Os disgerminomas podem conter células gigantes sinciciotrofoblásticas e podem estar associados a puberdade precoce ou virilização. A presença dessas células não parece alterar o prognóstico.[2,4] A presença de calcificações deve levar à pesquisa de um possível gonadoblastoma subjacente.

Como o disgerminoma é um tumor de células germinativas e a partenogênese (estimulação da divisão atípica da célula germinativa básica) constitui a origem aceita dos teratomas mais imaturos, é lógico que esses dois tumores podem coexistir. O coriocarcinoma, o tumor do seio endodérmico e outras lesões extraembrionárias podem estar associados a disgerminoma.

Cerca de 5% dos disgerminomas são diagnosticados em mulheres fenotípicas com gônadas anormais.[2,402,404] Essa neoplasia maligna pode estar associada a pacientes que apresentam disgenesia gonadal pura (46,XY, gônadas em fita bilaterais), disgenesia gonadal mista (45,X/46,XY, gônada em fita unilateral, testículo contralateral) e síndrome de insensibilidade aos androgênios (46,XY, feminização testicular). Deve-se determinar o cariótipo em pacientes na pré-menarca com massa pélvica (ver Capítulo 34).

Na maioria das pacientes com disgenesia gonadal, os disgerminomas surgem nos gonadoblastomas, que consistem em tumores benignos do ovário compostos de células germinativas e estroma do cordão sexual. Se os gonadoblastomas forem mantidos *in situ* em pacientes com disgenesia gonadal, mais de 50% transformam-se em neoplasias malignas do ovário.[404]

Cerca de 65% dos disgerminomas encontram-se no estágio I (confinados a um ou a ambos os ovários) por ocasião do diagnóstico.[2,4,405-409] Cerca de 85 a 90% dos tumores em estágio I estão limitados a um ovário e 10 a 15% são bilaterais. O disgerminoma é a única neoplasia maligna de células germinativas que apresenta essa taxa significativa de bilateralidade. Outros tumores de células germinativas raramente são bilaterais.

Em pacientes cujo ovário contralateral é preservado, pode haver desenvolvimento de doença em 5 a 10% das gônadas mantidas nos 2 anos seguintes.[2] Esse número inclui aquelas que não receberam tratamento adicional, bem como pacientes com disgenesia gonadal.

Nos 25% de pacientes com diagnóstico inicial de doença metastática, o tumor geralmente sofre disseminação pelo sistema linfático. Pode disseminar-se por via hematogênica ou por extensão direta através da cápsula do ovário, com esfoliação e disseminação de células por todas as superfícies peritoneais. Pode haver metástases para o ovário contralateral quando não há outros sinais de disseminação. O osso constitui um local incomum de doença metastática

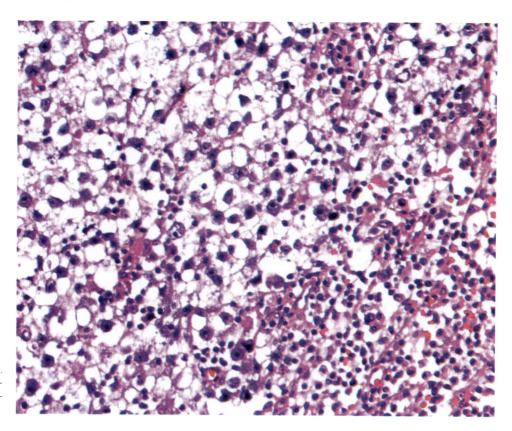

Figura 39.14 Disgerminoma do ovário. As células germinativas primitivas são divididas em agrupamentos e lóbulos por septos fibrosos ricos em linfócitos.

e quando ocorre, as lesões estão principalmente nas vértebras inferiores. As metástases para os pulmões, o fígado e o encéfalo ocorrem frequentemente em pacientes com doença prolongada ou recorrente. Em geral, a metástase para o mediastino e para os linfonodos supraclaviculares constitui uma manifestação tardia da doença.[405,406]

Tratamento

O tratamento de pacientes com disgerminoma precoce é principalmente cirúrgico, incluindo ressecção da lesão primária e estadiamento cirúrgico apropriado. A quimioterapia é administrada a pacientes com doença metastática. Como a doença afeta principalmente meninas e mulheres jovens, é preciso considerar particularmente a preservação da fertilidade, sempre que possível. A Figura 39.15 apresenta um algoritmo para o tratamento do disgerminoma ovariano.

Cirurgia

A cirurgia mínima no disgerminoma ovariano consiste em ooforectomia unilateral.[407] Se houver desejo de preservar a fertilidade, o que quase sempre ocorre, o ovário contralateral, a tuba uterina e o útero devem ser mantidos *in situ*, mesmo na presença de doença metastática, devido à sensibilidade do tumor à quimioterapia. Se não houver necessidade de preservar a fertilidade, pode ser apropriado proceder à histerectomia abdominal total e salpingo-ooforectomia bilateral em pacientes com doença avançada.[409] Nas pacientes cuja análise do cariótipo revela um cromossomo Y, ambos os ovários devem ser retirados, embora o útero possa ser mantido *in situ* para possível transferência futura de embrião.[404] Embora o valor da cirurgia citorredutora não seja comprovado, grande parte da doença pode ser ressecada com facilidade (p. ex., bolo omental) e deve ser removida durante a cirurgia inicial.

Em pacientes nas quais a neoplasia parece estar limitada ao ovário, deve-se proceder a uma operação cuidadosa para estadiamento, para determinar a presença de qualquer doença metastática oculta. É preciso inspecionar e palpar todas as superfícies peritoneais, e deve-se efetuar uma biopsia de quaisquer lesões suspeitas. A linfadenectomia pélvica unilateral e a palpação e biopsia cuidadosas de linfonodos para-aórticos aumentados constituem partes particularmente importantes do estadiamento. Esses tumores podem metastatizar para os linfonodos para-aórticos em torno dos vasos renais. O disgerminoma é o único tumor de células germinativas que tende a ser bilateral, e é desejável efetuar uma biopsia excisional de quaisquer massas suspeitas.[407-409] Se for identificado um pequeno tumor contralateral, pode ser possível ressecá-lo e preservar uma parte normal do ovário.

Muitas pacientes com disgerminoma apresentam tumor aparentemente confinado a um ovário e são encaminhadas para tratamento complementar após serem submetidas a salpingo-ooforectomia unilateral sem estadiamento cirúrgico. As opções dependem dos achados histopatológicos, dos resultados dos exames de imagem e dos marcadores tumorais (BHCG e LDH), da idade da paciente e de seu desejo de preservar a fertilidade.

As opções incluem: (i) conclusão do estadiamento cirúrgico, visto que os disgerminomas em estágio I não necessitam de quimioterapia adjuvante, (ii) vigilância estreita com TC pélvica e abdominal e determinação dos marcadores tumorais ou (iii) quimioterapia adjuvante se houver ruptura capsular ou se o tumor estiver em um estágio mais avançado. Os marcadores tumorais (LDH, AFP e β-hCG) devem ser monitorados na presença de elementos de células germinativas mistos ocultos.

Capítulo 39 • Câncer do Ovário, da Tuba Uterina e do Peritônio

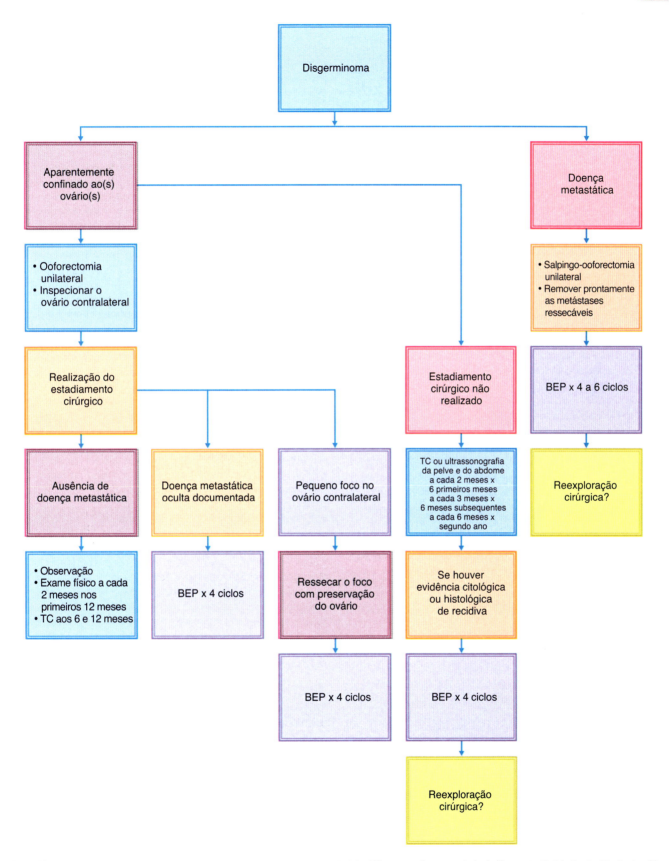

Figura 39.15 Tratamento do disgerminoma do ovário. BEP = *bleomicina*, *etoposídeo* e *cisplatina*; TC = tomografia computadorizada. (De: **Berek JS, Friedlander ML, Hacker NF.** Germ cell and nonepithelial ovarian cancer. In: Berek JS, Hacker NF. *Berek & Hacker's Gynecologic Oncology.* 6th ed. Philadelphia, PA: Wolters Kluwer; 2015:536.)

Radioterapia

Os disgerminomas são muito sensíveis à radioterapia, e a administração de doses de 2.500 a 3.500 cGy pode ser curativa mesmo em caso de doença metastática macroscópica. A perda da fertilidade constitui um problema associado à radioterapia, que raramente é utilizada como tratamento de primeira linha.

Quimioterapia

Há evidências muito boas que demonstram a eficácia da quimioterapia à base de *platina*, que é considerada o tratamento de escolha.[409-420] A vantagem óbvia é a preservação da fertilidade.[421]

O esquema quimioterápico utilizado com mais frequência para tumores de células germinativas é o *BEP* (*bleomicina, etoposídeo* e *cisplatina*), EP (*etoposídeo* e *cisplatina*) ou EC (*etoposídeo* e *carboplatina*) (Tabela 39.5).[409-426]

O GOG estudou três ciclos do esquema de EC, que consiste em *etoposídeo* (120 mg/m² IV nos dias 1, 2 e 3, a cada 4 semanas) e *carboplatina* (400 mg/m² IV no dia 1, a cada 4 semanas) em pacientes submetidas à ressecção completa de disgerminoma de ovário em estágio IB, IC, II ou III.[417] Os resultados mostraram uma taxa de remissão sustentada sem doença de 100%. Esse estudo foi realizado há muitos anos, quando a dose de *carboplatina* baseava-se na área da superfície; entretanto, hoje em dia, baseia-se na ASC.

Em pacientes com tumores de células germinativas avançados e não ressecados por completo, o GOG estudou a quimioterapia à base de *cisplatina* em dois protocolos.[410,411] No primeiro estudo, as pacientes receberam quatro ciclos de *vimblastina* (12 mg/m² a cada 3 semanas), *bleomicina* (20 unidades/m² IV a cada semana, durante 12 semanas) e *cisplatina* (20 mg/m² ao dia IV, durante 5 dias, a cada 3 semanas). As pacientes com doença persistente ou progressiva à laparotomia de revisão (*second-look*) foram tratadas com seis ciclos de VAC (*vincristina, actinomicina D* e *ciclofosfamida*). No segundo ensaio clínico, as pacientes receberam três ciclos de BEP inicialmente, seguidos por ciclo de consolidação com VAC, que foi mais tarde interrompida em pacientes com disgerminomas.[411] A consolidação com VAC após BEP não é mais utilizada. Nesses dois protocolos foram tratadas 20 pacientes avaliáveis ao todo, com disgerminoma nos estágios III e IV, das quais 19 estavam vivas e sem doença depois de 6 a 68 meses (período médio = 26 meses). Dessas pacientes, 14 foram submetidas à laparotomia de revisão, e todos os achados foram negativos. Outro estudo realizado no MD Anderson Cancer Center administrou BEP a 14 pacientes com doença residual, e todas elas permaneceram sem doença durante o acompanhamento a longo prazo.[414] Esses resultados mostram que as pacientes com disgerminoma em estágio avançado e com ressecção incompleta apresentam um excelente prognóstico quando tratadas com quimioterapia combinada à base de *EP*. O esquema padrão consiste em 3 a 4 ciclos de *BEP*, dependendo do risco atribuído com base nos dados de cânceres testiculares, incluindo seminomas em estágio avançado, que constituem o equivalente masculino do disgerminoma.[425,429]

Doença recorrente

Cerca de 75% das recorrências ocorrem no primeiro ano após o tratamento inicial, e os locais mais comuns incluem a cavidade peritoneal e os linfonodos retroperitoneais.[2,388,389] Essas pacientes devem ser tratadas com quimioterapia. As pacientes com doença recorrente que não tiveram nenhuma terapia, a não ser a cirurgia, devem ser tratadas com quimioterapia como já descrito. Caso se tenha administrado quimioterapia prévia com *BEP*, existem várias opções de segunda linha, incluindo *TIP* (*paclitaxel, ifosfamida, cisplatina*) ou *VIP* (*vimblastina, ifosfamida, cisplatina*), e deve-se considerar o uso de quimioterapia em altas doses em pacientes selecionadas. As pacientes com disgerminomas recorrentes após *BEP* devem ser tratadas em centros especializados. A radioterapia pode constituir uma opção em subgrupos muito selecionados de pacientes, porém a principal desvantagem é a perda da fertilidade se houver necessidade de irradiação pélvica e abdominal.

Gravidez

Como os disgerminomas tendem a ocorrer em pacientes jovens, eles podem coexistir com a gravidez. Quando se detecta a existência de câncer em estágio IA na gravidez, o tumor pode ser removido e a gravidez é então mantida. Em pacientes com doença mais avançada, a continuação da gravidez depende da idade gestacional do feto. A quimioterapia pode ser administrada com segurança no segundo e no terceiro trimestres, nas mesmas doses administradas a pacientes não grávidas, sem prejuízo aparente para o feto.[421]

Prognóstico

Em pacientes cuja doença inicial encontra-se no estágio IA (disgerminoma encapsulado unilateral), a ooforectomia unilateral resulta em uma taxa de sobrevida sem doença em 5 anos de mais de 95%.[408] As características associadas a uma maior tendência à recorrência incluem lesões com mais de 10 a 15 cm de diâmetro, idade abaixo de 20 anos e padrão microscópico que inclui numerosas mitoses, anaplasia e padrão medular.[2,399,409-426,430-432]

Teratomas imaturos

Os teratomas imaturos contêm elementos que se assemelham aos tecidos derivados do embrião. Podem ocorrer elementos teratomatosos imaturos em combinação com outros tumores de células germinativas, como os tumores de células germinativas mistos. O teratoma imaturo puro responde por menos de

Tabela 39.5 Quimioterapia combinada nos tumores de células germinativas do ovário.

Esquema e fármacos	Dose e posologia[a]
BEP	
Bleomicina	30 mil UI nos dias 1, 8 e 15, a cada 3 semanas
Etoposídeo	100 mg/m²/dia × 5 dias, a cada 3 semanas
Cisplatina	20 mg/m²/dia × 5 dias ou 100 mg/m²/dia × 1 dia, a cada 3 semanas
VBP	
Vimblastina	0,15 mg/kg nos dias 1 e 2, a cada 3 semanas
Bleomicina	15 unidades/m²/semana × 5, em seguida, no dia 1 do 4º curso
Cisplatina	100 mg/m² no dia 1, a cada 3 semanas
VAC	
Vincristina	1 a 1,5 mg/m² no 1, a cada 4 semanas
Actinomicina D	0,5 mg/dia × 5 dias, a cada 4 semanas
Ciclofosfamida	150 mg/m²/dia × 5 dias, a cada 4 semanas

[a]Todas as doses são administradas por via intravenosa.

1% de todos os cânceres de ovário, porém é a segunda neoplasia maligna mais comum de células germinativas e representa 10 a 20% de todas as neoplasias malignas de ovário observadas em mulheres com menos de 20 anos de idade.[2] Cerca de 50% dos teratomas imaturos puros do ovário ocorrem em mulheres entre 10 e 20 anos de idade, e a sua ocorrência é rara em mulheres após a menopausa.

Patologia e classificação

O conhecimento da maturação dos vários tecidos é de importância fundamental na compreensão do teratoma. Se a maturação prosseguir ao longo das linhas normais, resulta na formação de teratoma maduro, e o prognóstico é excelente, pois se trata de tumores benignos, com a rara exceção de outros tumores que se originam de elementos maduros, como os carcinomas de células escamosas. Por outro lado, a maturação anormal desses elementos pode levar ao desenvolvimento de teratoma imaturo com potencial metastático. Os teratomas que contêm elementos imaturos, apesar de serem relativamente raros, são reconhecidos com mais frequência, à medida que os patologistas têm consciência da importância de diferenciá-los dos teratomas maduros **(Figura 39.16)**. Entre os tumores com elementos embrionários, os que contêm tecidos neurais demonstram a capacidade de amadurecer.

A semiquantificação de neuroepitélio imaturo correlaciona-se com a sobrevida no teratoma imaturo do ovário e constitui a base para a classificação desses tumores.[433-435] **As pacientes que apresentam um campo de pequeno aumento (4X) de neuroepitélio imaturo na lâmina com a maior quantidade desse tecido (grau 1), têm uma sobrevida de pelo menos 95%, enquanto quantidades maiores de neuroepitélio imaturo (graus 2 e 3) parecem ter um maior risco de recorrência e menor sobrevida global (cerca de 85%).**[435] Isso pode não se aplicar aos teratomas imaturos do ovário em crianças, já que eles têm um bom resultado com cirurgia apenas, independentemente do grau de imaturidade.[436,437] A grande dificuldade intraobservador e interobservadores com um sistema de três níveis levou algumas autoridades a recomendar o sistema de classificação em dois níveis utilizados, com categorização dos teratomas imaturos em baixo e alto grau.[433] Os teratomas ovarianos imaturos podem estar associados à gliomatose peritoneal, um achado de prognóstico favorável quando constituído de tecidos totalmente maduros. As análises moleculares sugerem que esses implantes gliais não são derivados tumorais, porém representam metaplasia induzida pelo teratoma de células-tronco müllerianas pluripotentes no peritônio.[438,439]

Foi registrada a ocorrência de transformação maligna somática em teratomas císticos benignos em 0,5 a 2% dos casos, habitualmente em pacientes com mais de 40 anos de idade.[433] A neoplasia maligna mais comum que se desenvolve no teratoma inicialmente benigno é o carcinoma de células escamosas. Foram descritas outras neoplasias (p. ex., adenocarcinomas, melanomas, que podem se originar a partir da pele ou primórdio retiniano, e sarcomas, incluindo leiomiossarcomas e tumores mesodérmicos mistos).[2] Os carcinomas podem surgir a partir de qualquer um dos elementos epiteliais.

Diagnóstico

A avaliação pré-operatória e o diagnóstico diferencial dos teratomas imaturos são iguais aos de outros tumores de células germinativas. Alguns desses tumores contêm calcificações semelhantes às dos teratomas maduros, que podem ser detectadas por meio de radiografia do abdome ou ultrassonografia. Raramente estão associados à produção de hormônios esteroides e podem ser acompanhados de pseudoprecocidade sexual.[395] Os marcadores tumorais são negativos, a não ser que exista um tumor de células

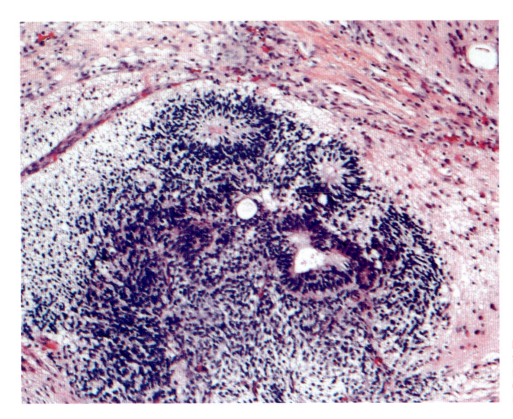

Figura 39.16 Teratoma de ovário. Esse tumor consiste em elementos neurais tanto maduros como imaturos e apresenta uma estrutura semelhante ao tubo neural próximo de seu centro.

germinativas misto. O teratoma imaturo pode conter diferenciação hepática ou intestinal embrionária associada a níveis elevados de AFP. É possível a ocorrência de ligeira elevação dos níveis de AFP em um TI puro se houver evidências de diferenciação hepática ou intestinal, porém os níveis elevados devem estar associados a um tumor de células germinativas misto.

Tratamento

Cirurgia

Na paciente na pré-menopausa, os teratomas imaturos normalmente estão confinados a um único ovário, de modo que é o bastante para proceder à ooforectomia unilateral e estadiamento cirúrgico com preservação da fertilidade. Em uma paciente na pós-menopausa, pode-se realizar histerectomia abdominal total e salpingo-ooforectomia bilateral junto com estadiamento completo. O acometimento contralateral é raro e não há necessidade de ressecção de rotina ou biopsia em cunha do ovário contralateral.[4,434,435] Deve-se obter uma amostra de quaisquer lesões presentes na superfície peritoneal com posterior envio para avaliação histopatológica. O local mais frequente de disseminação é o peritônio e, com uma frequência muito menor, os linfonodos retroperitoneais. Não é comum haver metástases hematogênicas para o parênquima de órgãos como os pulmões, o fígado ou o encéfalo. Quando presentes, elas são habitualmente observadas em pacientes com doença avançada ou recorrente e, com mais frequência, em tumores pouco diferenciados (*i. e.*, de grau 3).

Não se sabe ao certo se a citorredução extensa aumenta a resposta à quimioterapia combinada.[440-442] Tratam-se de tumores quimiossensíveis e a cura depende da administração imediata de quimioterapia. Por conseguinte, deve-se evitar qualquer ressecção cirúrgica que aumente a morbidade e que possa retardar a quimioterapia.

Quimioterapia

As pacientes com tumores em estágio IA de grau 1 possuem excelente prognóstico e não há necessidade de tratamento adjuvante. Em pacientes com tumores em estágio IA de alto grau, recomenda-se em geral a quimioterapia adjuvante, embora não haja evidências que respaldem um acompanhamento rigoroso.[412-414,430-434] A quimioterapia está indicada para pacientes que apresentam ascite, independentemente do grau do tumor. A abordagem padrão consiste em *BEP*.[412,413,443-449] O GOG investigou três ciclos de *BEP* em pacientes com tumores de células germinativas do ovário em estágios I, II e III submetidos à ressecção completa.[412,413,449] De modo geral, a toxicidade foi aceitável, e 91 de 93 pacientes tratados ficaram clinicamente livres da doença. **O esquema BEP, que é o padrão de tratamento do câncer de testículo, constitui o esquema de quimioterapia mais apropriado para tumores de células germinativas não disgerminoma do ovário.** Como esses tumores podem progredir rapidamente, o tratamento deve ser iniciado o mais cedo possível após a cirurgia, de preferência nos primeiros 7 a 10 dias.[450] O esquema *BEP* combinado é o padrão internacional de tratamento, que é habitualmente administrado em três ciclos na doença com ressecção completa ou como tratamento adjuvante e em quatro ciclos para a doença residual macroscópica.

A mudança do *VBP* para *BEP* foi motivada pela experiência adquirida em pacientes com câncer de testículo, nos quais a substituição da *vimblastina* por *etoposídeo* foi associada a um melhor índice terapêutico (eficácia equivalente e menor morbidade), particularmente com menor toxicidade neurológica e gastrintestinal. A inclusão da *bleomicina* é particularmente importante nas pacientes com tumores de células germinativas, **não disgerminomas.** Em um estudo randomizado de três ciclos de *EP*, com ou sem *bleomicina* (*EP versus BEP*), em 166 pacientes com tumores de células germinativas dos testículos, o esquema *BEP* apresentou uma taxa de sobrevida sem recidiva de 84%, em comparação com 69% para o esquema *EP* ($p = 0,03$).[425] A *cisplatina* parece ser superior à *carboplatina* no caso de tumores de células germinativas metastáticos. Foi realizado um estudo de quatro ciclos de *EP versus* quatro ciclos de EC em 192 pacientes com tumores de células germinativas dos testículos. Houve três recidivas com o esquema EP em comparação com sete no esquema EC, embora a sobrevida global dos dois grupos seja idêntica.[426] Tendo em vista esses resultados, **o BEP é o esquema de tratamento preferido para pacientes com tumores de células germinativas do ovário.**

Não se sabe ao certo se a quimioterapia adjuvante está indicada ou é necessária em todas as pacientes submetidas à ressecção de teratomas imaturos. Vários relatos sustentam o tratamento bem-sucedido dessas pacientes com cirurgia isoladamente e acompanhamento rigoroso.[442,451] Na série de maior porte, um estudo intergrupo do Pediatric Oncology Group e do Children's Cancer Group, 73 crianças com teratoma imaturo (44 de origem ovariana) foram submetidas à cirurgia e acompanhadas. Depois de um acompanhamento médio de 35 meses, as taxas de sobrevida global livre da doença em 3 anos foram de 93 e 100%, respectivamente, em todas as pacientes e naquelas com teratomas ovarianos. Entre as 44 meninas com teratoma ovariano imaturo, 13 apresentaram focos microscópicos de tumor do saco vitelino no teratoma, e uma delas desenvolveu doença recorrente e recebeu tratamento bem-sucedido com quimioterapia à base de *cisplatina*. Oitenta e dois por cento dos tumores eram de grau 1 ou 2, e 92% daqueles com focos de tumor do saco vitelino eram de grau 2 ou 3.

Laparotomia ou laparoscopia de revisão (second-look)

Uma operação de revisão (*second-look*) não se justifica em pacientes submetidas à quimioterapia adjuvante, visto que, nessas pacientes, ela é eficaz.[431,432] Na ausência de qualquer doença residual, não há nenhuma indicação para laparotomia ou laparoscopia de revisão. Em pacientes com evidências radiográficas de tumor residual após cirurgia e quimioterapia, isso pode representar tumor de células germinativas residual, teratoma benigno ou, mais comumente, tecido necrótico em uma paciente na qual houve normalização dos marcadores tumorais.

A laparotomia ou laparoscopia de revisão em pacientes com doença residual macroscópica no início da quimioterapia devem ser consideradas, pois as pacientes com teratoma maduro residual correm risco de síndrome do teratoma crescente, uma complicação incomum de teratomas imaturos.[452,453] Os cânceres podem surgir mais tarde no teratoma maduro residual. É importante proceder à ressecção ou biopsia de qualquer massa residual e excluir a possibilidade de doença persistente, já que é possível indicar quimioterapia adicional. Os princípios da cirurgia baseiam-se na experiência muito maior em homens com massas residuais após quimioterapia no tratamento de tumores de células germinativas com componente de teratoma imaturo.[454] Mathew et al. relataram a sua experiência com a laparotomia na avaliação da evolução da doença residual pós-quimioterapia nos tumores de células germinativas do ovário. Sessenta e oito pacientes concluíram a quimioterapia combinada com esquemas de *cisplatina* e 35 tinham massas residuais radiológicas. Dessas 35 pacientes, 29 foram submetidas à laparotomia: três tinham tumor viável, sete, teratomas imaturos, três, teratomas maduros e 16, necrose ou fibrose. Nenhuma das pacientes com disgerminoma, carcinoma embrionário, ausência de elemento de teratoma no tumor primário e massa residual radiológica de menos de 5 cm apresentou tumor viável, enquanto todas as pacientes com tumores contendo o componente teratoma inicialmente apresentaram tumor residual, fortalecendo a necessidade de cirurgia em pacientes com teratoma imaturo e que apresente qualquer massa residual.[455,456]

Prognóstico

O fator prognóstico mais importante do teratoma imaturo é o seu grau.[2,423] O estágio da doença e a extensão do tumor no início do tratamento possuem impacto sobre a possibilidade de cura da lesão. De modo geral, a taxa de sobrevida em 5 anos em pacientes com todos os estágios de teratomas imaturos puros é de 70 a 80%, alcançando 90 a 95% nas pacientes com lesões em estágio I submetidas ao estadiamento cirúrgico.[430,433,457]

Tumores do seio endodérmico

12 Os tumores do seio endodérmico (TSE) também são designados como *carcinomas do saco vitelino*, pois se originam do saco vitelino primitivo.[2,4] **Constituem o terceiro tumor de células germinativas maligno mais frequente do ovário.** Os TSEs ocorrem em pacientes com idade média de 16 a 18 anos.[2,4,458] Cerca de um terço das pacientes estão na pré-menarca por ocasião do diagnóstico. O sintoma inicial mais frequente consiste em dor abdominal ou pélvica, que ocorre em cerca de 75% das pacientes, enquanto uma massa pélvica assintomática se encontra em 10% das pacientes.[396]

Patologia

Ao exame macroscópico, o TSE tem aparência castanho-acinzentada e consistência mole. Nessas lesões de rápido crescimento, são observadas áreas císticas causadas por degeneração ou necrose. Na maioria dos casos, a cápsula está intacta.

O TSE é unilateral em 100% dos casos, e consequentemente a biopsia do ovário contralateral está contraindicada. A associação dessas lesões com a disgenesia gonadal precisa ser identificada e deve-se efetuar uma análise cromossômica pré-operatória em pacientes na pré-menarca.[4]

Ao exame microscópico, a característica observada é o seio endodérmico ou *corpo de Schiller-Duval* **(Figura 39.17).** O espaço cístico é revestido por uma camada de endotélio plano ou irregular, no interior do qual se projeta um tufo semelhante a um glomérulo, que possui um centro vascular. Essas estruturas variam em todo o tumor, e os elementos reticulares mixoides simulam um mesoblasto indiferenciado. O revestimento da invaginação papilar e da cavidade é irregular, com uma célula ocasional contendo citoplasma transparente e vítreo, simulando a aparência em *hobnail* do epitélio nos tumores de células claras. Existe uma possível associação entre o TSE e o disgerminoma nos tumores de células germinativas mistos.[2,4]

A maioria dos TSEs secreta AFP e, raramente, alfa-1 antitripsina (AAT). A AFP pode ser demonstrada no tumor por meio de imuno-histoquímica. Existe uma boa correlação entre a extensão da doença e o nível de AFP, embora possa ocorrer discordância. O nível sérico desses marcadores, em particular da AFP, é útil no monitoramento da resposta da paciente ao tratamento.[458-462]

Tratamento

Cirurgia

O tratamento do TSE consiste em exploração cirúrgica, salpingo-ooforectomia unilateral e estudo por congelação para diagnóstico. A realização de histerectomia e salpingo-ooforectomia contralateral não altera o desfecho e não está indicada.[460] Qualquer metástase macroscópica deve ser removida se possível, porém o estadiamento cirúrgico completo pode ser omitido, pois todas as pacientes necessitam de quimioterapia. Na

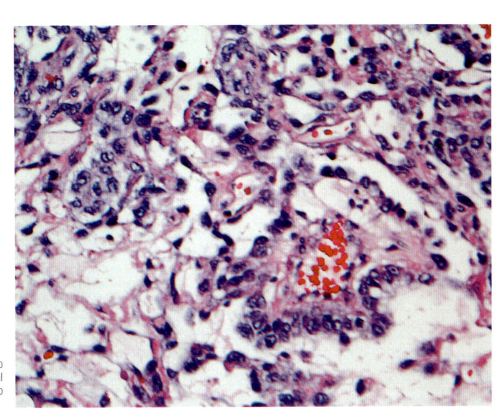

Figura 39.17 Tumor do saco vitelino do ovário. Observe o corpo de Schiller-Duval clássico, com o seu vaso central e manto de endoderma.

cirurgia, os tumores tendem a ser sólidos e grandes, com tamanho que varia de 7 a 28 cm (média de 15 cm) na série do GOG.[449] Não ocorre bilateralidade e o outro ovário só é acometido por doença metastática quando existem outras metástases na cavidade peritoneal. A maioria das pacientes apresenta doença em estágio inicial: 71% no estágio I, 6% no estágio II e 23% no estágio III.[462]

Quimioterapia

Todas as pacientes com TSE são tratadas com quimioterapia adjuvante ou como tratamento primário. Antes do uso rotineiro da quimioterapia combinada, a taxa de sobrevida em 2 anos era de apenas 25%. A introdução do esquema *VAC* melhorou as taxas de sobrevida para 60 a 70%, indicando a quimiossensibilidade da maioria desses tumores.[444,445] Com a cirurgia conservadora e a quimioterapia adjuvante, é possível preservar a fertilidade como em outros tumores de células germinativas.

A quimioterapia combinada com *cisplatina*, com três a quatro ciclos de *BEP*, deve ser utilizada como quimioterapia primária no TSE. Os protocolos do GOG utilizaram três a quatro ciclos de tratamento administrados a cada 3 semanas.[449,463] O número de ciclos depende de fatores prognósticos, incluindo a presença ou não de doença residual volumosa após a cirurgia e o local das metástases.

Tumores de células germinativas raros do ovário

Carcinoma embrionário

12 **O carcinoma embrionário do ovário é um tumor extremamente raro que se distingue do coriocarcinoma do ovário pela ausência de células sinciciotrofoblásticas e citotrofoblásticas.** As pacientes são muito jovens e, em duas séries, as idades variaram entre 4 e 28 anos (média de 14 anos).[464] Foram descritas pacientes de idade mais avançada.[465] Os carcinomas embrionários podem secretar estrogênio, de modo que a paciente passa a apresentar sinais e sintomas de pseudopuberdade precoce ou sangramento irregular.[2] Nos demais aspectos, o quadro clínico assemelha-se ao do TSE. As lesões primárias tendem a ser grandes e cerca de dois terços estão confinadas a um ovário por ocasião do diagnóstico. Com frequência, essas lesões secretam AFP e hCG, que ajudam a acompanhar a resposta ao tratamento.[461] **O tratamento dos carcinomas embrionários é igual ao do TSE (ooforectomia unilateral, seguida de quimioterapia combinada com *BEP*).**[413,449]

Coriocarcinoma do ovário

O coriocarcinoma não gestacional puro do ovário é um tumor extremamente raro. Ao exame histopatológico, possui a mesma aparência do coriocarcinoma gestacional metastático para os ovários.[466] As pacientes com esse câncer têm, em sua maioria, menos de 20 anos de idade. A presença da hCG pode ser útil no monitoramento da resposta ao tratamento. **Na presença de níveis elevados de hCG ocorre precocidade isossexual em cerca de 50% das pacientes cujas lesões aparecem antes da menarca.**[466,467]

Existem apenas alguns relatos limitados sobre o uso da quimioterapia nos coriocarcinomas não gestacionais; entretanto, foram descritas respostas completas ao esquema *MAC* (*metotrexato*, *actinomicina D* e *ciclofosfamida*) utilizado da maneira descrita para o tratamento da doença trofoblástica gestacional (ver Capítulo 41).[435] Como alternativa, pode-se utilizar o esquema *BEP*. O prognóstico dos coriocarcinomas do ovário é ruim, e a maioria das pacientes apresenta metástases para o parênquima dos órgãos por ocasião do diagnóstico.

Poliembrioma

O poliembrioma do ovário é outro tumor extremamente raro constituído de corpos embrioides. Esse tumor reproduz as estruturas da diferenciação embrionária precoce (as três camadas somáticas: endoderma, mesoderma e ectoderma).[2,399] Tendem a ocorrer em meninas muito jovens, antes da menarca, com sinais de pseudopuberdade e níveis elevados de AFP e hCG. Os mesmos princípios de tratamento aplicam-se a esses casos.[399,468]

Tumores de células germinativas mistos

As neoplasias malignas mistas de células germinativas do ovário contêm dois ou mais elementos das lesões descritas anteriormente. Em uma série, o componente mais comum de uma neoplasia maligna mista consistiu em disgerminoma, que foi observado em 80% dos casos, seguido do TSE em 70%, teratoma imaturo em 53%, coriocarcinoma em 20% e carcinoma embrionário em 16%.[468] **A combinação mais frequente consiste em disgerminoma e TSE. Os tumores de células germinativas mistos podem secretar AFP, hCG, ambos ou nenhum desses marcadores, dependendo de seus componentes.**

Esses tumores devem ser tratados com quimioterapia combinada com *BEP*. O marcador sérico, quando positivo no início, pode tornar-se negativo durante a quimioterapia, porém esse achado pode refletir a regressão de apenas um determinado componente da lesão mista.

Os fatores prognósticos mais importantes são o tamanho do tumor primário e o tamanho relativo de seu componente mais maligno.[469] Nos tumores em estágio IA com menos de 10 cm, a sobrevida é de 100%. Os tumores constituídos de menos de um terço de TSE, coriocarcinoma ou teratoma imaturo de grau 3 também apresentam excelente prognóstico, mas o prognóstico é menos favorável quando esses componentes constituem a maior parte das lesões mistas.

Efeitos tardios do tratamento dos tumores malignos de células germinativas do ovário

Embora existam dados substanciais sobre os efeitos tardios do tratamento à base de cisplatina em homens com câncer de testículo, há muito menos informações disponíveis em mulheres com tumores de células germinativas do ovário. Entretanto, é provável que os efeitos tardios sejam semelhantes aos de homens tratados com BEP, incluindo disfunção renal e gonadal, neurotoxicidade, toxicidade cardiovascular e neoplasias malignas secundárias.

Função gonadal

Uma importante causa de infertilidade em pacientes com tumores de células germinativas do ovário é a realização desnecessária de histerectomia e da salpingo-ooforectomia bilateral. **Embora a disfunção ou insuficiência ovariana temporária seja comum na quimioterapia à base de *platina*, a maioria das mulheres volta a ter uma função ovariana normal e a fertilidade é habitualmente preservada.**[402,408] Em uma série representativa de 47 pacientes tratadas com quimioterapia combinada para neoplasias malignas de células germinativas, 91,5% recuperaram a função menstrual normal e houve 14 nascidos vivos saudáveis sem defeitos congênitos.[423] Fatores como idade avançada no início da quimioterapia, maior dose cumulativa do fármaco e maior duração do tratamento possuem um efeito adverso sobre a função gonadal futura.

Neoplasias malignas secundárias

O desenvolvimento de tumores secundários constitui uma importante causa de morbidade tardia e mortalidade em pacientes com tumores de células germinativas tratadas com quimioterapia. O *etoposídeo*, em particular, foi implicado no desenvolvimento de leucemias relacionadas com o tratamento.[470,471]

A probabilidade de desenvolver leucemia relacionada com o tratamento após a administração de etoposídeo tem relação com a dose. **A incidência de leucemia é de aproximadamente 0,4 a 0,5%** (o que representa um aumento de probabilidade de 30 vezes) em pacientes que recebem uma dose cumulativa de *etoposídeo* inferior a 2.000 mg/m^2, em comparação com até 5% (o que representa um aumento da probabilidade de 336 vezes) naquelas tratadas com mais de 2.000 mg/m^2.[470] Em um curso típico de três ou quatro ciclos de *BEP*, as pacientes recebem uma dose cumulativa de *etoposídeo* de 1.500 ou 2.000 mg/m^2 respectivamente.

Apesar do risco de leucemia secundária, as análises de risco-benefício concluíram que os esquemas de quimioterapia que contêm *etoposídeo* são benéficos nos tumores de células germinativas avançados. Espera-se um caso de leucemia induzida pelo tratamento em cada 20 pacientes curadas que recebem *BEP*, em comparação com *platina*, *vincristina* e *bleomicina* (*PVB*). O equilíbrio entre risco e benefício na doença de baixo risco ou na administração de *etoposídeo* em altas doses na doença recorrente é menos claro.[471-473]

Acompanhamento versus quimioterapia adjuvante imediata em tumores de células germinativas em estágio I

O acompanhamento rigoroso é uma conduta padrão e bem aceita no tratamento de homens jovens com tumores de células germinativas do testículo em estágio I. Há numerosas evidências que sustentam essa abordagem e diretrizes sobre protocolos de acompanhamento.[474] **Embora entre 20 e 30% dos pacientes sofram recidiva, quase todos serão curados por meio de quimioterapia de segunda linha com *BEP*,** de modo que é possível evitar possíveis efeitos adversos da quimioterapia na maioria dos pacientes. Embora constitua uma abordagem muito comum ao tratamento de homens jovens com tumores de células germinativas do testículo de estágio I, ela não foi amplamente adotada nos EUA em mulheres com tumores de células germinativas do ovário. No Reino Unido, todas as mulheres com tumores malignos de células germinativas do ovário em estágio IA são apenas acompanhadas, independentemente do subtipo histológico. Entretanto, antes de fazer essa recomendação, é necessário proceder a um rigoroso exame dos achados cirúrgicos, revisão histopatológica, dosagem dos marcadores tumorais e exame de imagem de todo o corpo para assegurar que o estadiamento esteja correto. O acompanhamento inclui revisão clínica regular, exame físico, exame de imagem de intervalo e dosagem dos marcadores tumorais (hCG, AFP e LDH). A frequência do monitoramento dos marcadores tumorais é maior no início, visto que a maioria das recidivas ocorre nos primeiros 2 anos.

O Charing Cross Group inicialmente divulgou um estudo prospectivo de 24 pacientes com tumores de células germinativas do ovário em estágio IA, que também foram incluídas para acompanhamento. O grupo foi constituído de nove pacientes (37,5%) com disgerminoma, nove (37,5%) com teratoma imaturo puro e seis (25%) com TSE (com ou sem teratoma imaturo). O tratamento consistiu em ressecção cirúrgica sem quimioterapia adjuvante, seguida de acompanhamento com revisão clínica, sorológica e radiológica. Foi realizada uma operação de revisão (*second-look*), e **todas as pacientes, com exceção de uma, estavam vivas e em remissão depois de um acompanhamento médio de 6,8 anos**. A sobrevida global em 5 anos foi de 95%, enquanto a sobrevida sem doença em 5 anos foi de 68%. Houve necessidade de quimioterapia em oito pacientes para tratamento de doença recorrente ou segundo tumor primário de células germinativas do ovário. Isso incluiu três pacientes com teratoma imaturo de grau II, três pacientes com disgerminoma e duas pacientes com disgerminoma que desenvolveram um disgerminoma contralateral no decorrer de 4,5 e 5,2 anos após o primeiro tumor. Todas elas, com exceção de uma, que morreu de embolia pulmonar, foram tratadas com sucesso por meio de quimioterapia. O mesmo grupo de estudo atualizou sua experiência e descreveu a segurança do acompanhamento em andamento de todos os tumores de células germinativas em estágio IA em mulheres.[474] Entre 1981 e 2003, 37 pacientes (com idade média de 26 anos, faixa de 14 a 48 anos) com doença em estágio I foram encaminhadas aos hospitais Mount Vernon e Charing Cross. As pacientes foram submetidas à cirurgia e ao estadiamento, seguidos de intenso monitoramento, que incluiu dosagem regular dos marcadores tumorais e exames de imagem. O período médio de acompanhamento foi de 6 anos. **As taxas de recidiva dos tumores tipo não disgerminomas em estágio IA e dos disgerminomas foram de 8 em 22 (36%) e 2 em 9 (22%) respectivamente.** Além disso, uma paciente com teratoma maduro e implantes gliais sofreu recidiva. Dez dessas 11 pacientes (91%) foram curadas com sucesso com quimioterapia à base de platina. Apenas uma paciente morreu em consequência de doença quimiorresistente. **Todas as recidivas ocorreram nos primeiros 13 meses após a cirurgia inicial.** A sobrevida global específica da doença dos tumores malignos de células germinativas do ovário foi de 94%. Se essa conduta for considerada, deve-se seguir o protocolo de acompanhamento do Charing Cross.

Tumores do estroma gonadal e do cordão sexual

Os tumores do estroma gonadal e do cordão sexual do ovário representam cerca de 5 a 8% de todas as neoplasias malignas de ovário.[2,4,395,396,475-481] Esse grupo de neoplasias do ovário origina-se dos cordões sexuais e do estroma ou mesênquima ovariano. Em geral, os tumores são compostos de várias combinações de elementos, incluindo as células "femininas" (células da granulosa e da teca) e células "masculinas" (células de Sertoli e de Leydig), bem como de células morfologicamente indiferentes. A **Tabela 39.6** apresenta uma classificação desse grupo de tumores.

Tumores de células da granulosa e do estroma gonadal

13 Os tumores de células da granulosa constituem o tipo mais comum de tumor maligno do cordão sexual e do estroma ovariano e representam 2 a 5% de todas as neoplasias malignas de ovário. Os tumores de células da granulosa e do estroma gonadal incluem tumores de células da granulosa, tecomas e fibromas. Respondem por 70% dos tumores do cordão sexual e do estroma do ovário. Os tumores de células da granulosa são considerados como neoplasia maligna de baixo grau.

A maioria dos tumores de células da granulosa acomete mulheres adultas (95%), enquanto os tumores de células da granulosa juvenis são muito menos comuns (5%). Os tumores de células da granulosa em mulheres adultas quase sempre ocorrem em mulheres na pós-menopausa, enquanto os tumores juvenis são diagnosticados

Tabela 39.6	Tumores do cordão sexual e do estroma gonadal e de células esteroides.

1. Tumores de células da granulosa e do estroma gonadal
   A. Tumor de células da granulosa
   B. Tumores do grupo tecoma-fibroma
      a. Tecoma
      b. Fibroma
      c. Não classificados
2. Androblastomas; tumores de células de Sertoli-Leydig
   A. Bem diferenciados
      a. Tumor de células de Sertoli
      b. Tumor de células de Sertoli-Leydig
      c. Tumor de células de Leydig; tumor de células do hilo
   B. Moderadamente diferenciados
   C. Pouco diferenciados (sarcomatoides)
   D. Com elementos heterólogos
3. Ginandroblastoma
4. Tumor do cordão sexual com túbulos anulares
5. Tumores do cordão sexual e do estroma gonadal, não classificados
6. Tumores de células esteroides
   A. Luteoma do estroma
   B. Tumor de células de Leydig
   C. Tumor de células esteroides, sem outra classificação

em mulheres com menos de 30 anos de idade e podem ser observados em meninas pré-púberes em 5% dos casos.[478] **Os tumores de células da granulosa são bilaterais em apenas 2% das pacientes.**[482]

Patologia

Os tumores de células da granulosa variam de alguns milímetros a 20 cm ou mais de diâmetro. **Os tumores raramente são bilaterais** e apresentam uma superfície lisa e lobulada. As partes sólidas do tumor são granulares, frequentemente trabeculadas e de cor amarela ou amarelo-acinzentada. Depois do carcinoma de células claras, é provável que o tumor de células da granulosa e da teca seja o tumor de diagnóstico mais impreciso da gônada feminina. De 477 tumores de ovário do Emil Novak Ovarian Tumor Registry diagnosticados inicialmente como tumores de células da granulosa e da teca, quase 15% foram reclassificados após revisão histopatológica. O gene *FOXL2* é mutado em quase todos os tumores de células da granulosa em mulheres adultas. Esse gene desempenha um papel no desenvolvimento das células da granulosa normais, e foram encontradas mutações nesse gene em até 97% dos tumores de células da granulosa em mulheres adultas. O teste molecular para mutações do gene *FOXL2* pode ajudar a aumentar a acurácia diagnóstica entre pacientes com tumores do cordão sexual e do estroma gonadal.[483,484] Os tumores diagnosticados de maneira incorreta como tumores de células da granulosa incluíram carcinomas primários ou metastáticos, tumores teratoides e tumores mesoteliais pouco diferenciados.[475] Um estudo norueguês constatou que quase 30% dos tumores de células da granulosa do tipo adulto tinham sido diagnosticados incorretamente após rever a patologia e o teste para mutações de *FOXL2*, o que levanta dúvidas sobre a confiabilidade das séries históricas.

Os tumores de células da granulosa juvenis, assim denominados pela sua tendência a ocorrer em pacientes mais jovens, caracterizam-se por núcleos mais redondos e hipercromáticos que podem conter numerosas figuras de mitose. A presença de grandes espaços foliculares irregulares constitui outra característica que distingue o tumor de células da granulosa juvenil.

A célula da granulosa clássica no tipo adulto é redonda ou oval com citoplasma escasso. O núcleo contém cromatina compacta e finamente granular e é eucromático ou hipocromático.[4] Os tumores de células da granulosa mais bem diferenciados podem exibir uma variedade de padrões, incluindo macrofolicular, microfolicular, trabecular, sólido trabecular e insular, enquanto os tumores menos diferenciados apresentam um padrão mais difuso, descrito como sarcomatoide. Os núcleos sulcados em "grão de café" são característicos. Pode-se observar a presença de figuras de mitose, porém a identificação de numerosas dessas figuras deve levar a considerar a possibilidade de carcinoma pouco diferenciado ou indiferenciado. **Na variedade mais comum, as células da granulosa adultas exibem uma tendência a se organizar em pequenos aglomerados ou rosetas em torno de uma cavidade central, de modo que existe uma semelhança com os folículos primordiais (*corpos de Call-Exner*) (Figura 39.18).** O estroma assemelha-se à teca e pode estar luteinizado. Em crianças e adolescentes, os tumores de células da granulosa são frequentemente císticos, contêm células luteinizadas e podem estar associados à puberdade precoce. O tumor de células da granulosa em adultos tende a ocorrer em mulheres mais velhas, enquanto o tumor juvenil é observado em crianças e mulheres jovens, sendo o seu diagnóstico baseado no exame histológico, e não na idade de apresentação. Os tumores de células da granulosa do tipo adulto, mas não os tumores juvenis, abrigam uma mutação somática no gene *FOXL2*.[483]

Diagnóstico

Cerca de 70% dos tumores de células da granulosa secretam estrogênio ou androgênios.

A inibina é secretada por alguns tumores de células da granulosa do tipo adulto e constitui um marcador útil da doença.[485-489] A inibina é um hormônio peptídico, que é produzido pelas células da granulosa e que desempenha uma função na regulação da função do FSH. **Existem duas isoformas diferentes da inibina: a inibina A e a inibina B. Embora alguns laboratórios só realizem o teste para inibina A, os níveis séricos de inibina B estão mais frequentemente elevados.**[490]

Os níveis de inibina podem ser utilizados para monitorar pacientes durante o acompanhamento ou para avaliar a resposta ao tratamento. O tempo decorrido entre a elevação dos níveis de inibina e a recorrência documentada é de cerca de 12 meses.

A elevação dos níveis séricos de inibina em uma mulher na pré-menopausa que apresenta amenorreia e infertilidade sugere a presença de tumor de células da granulosa.[491] Em 75% das mulheres com TCGA, observa-se também a presença de níveis elevados de hormônio antimülleriano no pré-operatório, e o AMH apresenta uma sensibilidade de > 90% na detecção de recorrência.

Tumores de células da granulosa juvenil

Os tumores de células da granulosa juvenis do ovário são raros e constituem menos de 5% dos tumores de ovário na infância e adolescência.[492] A maioria dos tumores de células da granulosa

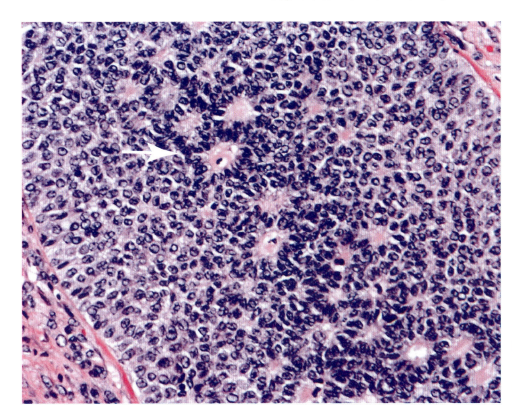

Figura 39.18 Tumor de células da granulosa do ovário. Observe os clássicos corpos de Call-Exner, com componente mínimo de estroma nesse tumor de padrão folicular (a *seta* aponta um exemplo).

juvenis é clinicamente benigno. Apenas cerca de 10% sofrem recorrência, o que geralmente ocorre nos primeiros 5 anos após o diagnóstico inicial. **Entre os raros TCG juvenis pré-puberais, 75% estão associados à pseudoprecocidade sexual devido à secreção de estrogênio.**[477]

Cerca de 90% dos casos são diagnosticados em estágio I e apresentam um prognóstico favorável. O subtipo juvenil comporta-se de maneira menos agressiva do que o tipo adulto. Apenas cerca de 10% dos tumores de células da granulosa juvenis são malignos e a recidiva tardia é rara. Os tumores em estágio avançado podem ser tratados com quimioterapia combinada à base de *platina* (p. ex., *BEP*).[493,494]

Tumores de células da granulosa do tipo adulto

O câncer de endométrio de baixo grau ocorre em associação a tumores de células da granulosa do tipo adulto em pelo menos 5% dos casos, e 25 a 50% estão associados à hiperplasia do endométrio.[2,466,475-478,483] A maioria das pacientes em idade reprodutiva apresenta irregularidades menstruais ou amenorreia secundária e com frequência têm hiperplasia cística do endométrio. Geralmente, o sangramento uterino anormal constitui o sintoma inicial em mulheres na pós-menopausa. A secreção de estrogênio nessas pacientes pode ser suficiente para estimular o desenvolvimento do câncer de endométrio.

Os outros sinais e sintomas dos tumores de células da granulosa são inespecíficos e iguais aos da maioria das neoplasias malignas de ovário. Verifica-se a presença de ascite em cerca de 10% dos casos e raramente ocorre derrame pleural.[475-478] Os tumores de células da granulosa tendem a ser hemorrágicos e, em certas ocasiões, sofrem ruptura e produzem hemoperitônio.

Os tumores de células da granulosa do tipo adulto estão em estágio I por ocasião do diagnóstico em 90% das pacientes e estão associados a um prognóstico muito satisfatório, entretanto, pode sofrer recorrência 5 a 30 anos após o diagnóstico inicial.[477] Os tumores podem se disseminar por via hematogênica e observa-se o desenvolvimento de metástases nos pulmões, no fígado e no encéfalo vários anos após o diagnóstico inicial. Os tecomas malignos são extremamente raros, e seus sinais e sintomas, tratamento e desfecho assemelham-se aos dos tumores de células da granulosa.[475]

Tratamento

O tratamento dos tumores de células da granulosa depende da idade da paciente e da extensão da doença. Na maioria das pacientes, a cirurgia isolada é suficiente como tratamento primário. A radioterapia e a quimioterapia são reservadas para o tratamento da doença recorrente ou metastática.[478-481,483,485-487,492,495-497]

Cirurgia

Como os tumores de células da granulosa são bilaterais em apenas cerca de 2% das pacientes, a salpingo-ooforectomia unilateral é apropriada no tratamento dos tumores em estágio IA em crianças ou em mulheres de idade fértil.[476] Por ocasião da laparotomia ou da laparoscopia, se um tumor de células da granulosa for identificado por estudo por congelação, efetua-se uma operação de estadiamento, incluindo a avaliação do ovário contralateral. Se o ovário oposto estiver aumentado, obtém-se uma amostra para biopsia. Em mulheres na perimenopausa e pós-menopausa nas quais a preservação dos ovários não é importante, deve-se proceder a uma histerectomia e salpingo-ooforectomia bilateral. **Nas pacientes na pré-menopausa nas quais o útero é preservado, deve-se efetuar uma biopsia do endométrio, devido à possibilidade de adenocarcinoma de endométrio coexistente.**[478]

Radioterapia

Não há evidências que sustentem a utilização da radioterapia adjuvante no tratamento de tumores de células da granulosa, embora a irradiação pélvica possa ajudar a aliviar as recorrências pélvicas isoladas.[478,495]

Quimioterapia

13 Não há evidências de que a quimioterapia adjuvante possa impedir a recorrência da doença e melhorar o prognóstico.[497–500] As pacientes com doença metastática na apresentação inicial ou que apresentam doença recorrente podem beneficiar-se da quimioterapia. Embora os dados sejam inconclusivos, o *BEP* ou *CP* constituem os esquemas mais comumente utilizados em pacientes selecionadas com tumores em estágio III ou IV ou com doença recorrente.[493] Em um estudo do GOG, 37% (14 de 30) pacientes tratadas com *BEP* tiveram uma laparotomia de revisão (*second-look*) negativa, e tiveram um tempo de progressão médio de 24,4 meses.[494] O GOG está conduzindo um ensaio clínico de fase II randomizado para comparar o *BEP* com a combinação de paclitaxel e carboplatina em pacientes com diagnóstico recente e tumores do cordão sexual e do estroma gonadal do ovário recorrentes, metastáticos, virgens de quimioterapia. Os taxanos e o *bevacizumabe* são ativos no TCGA. O ensaio clínico Alienor recentemente completou o recrutamento e randomizou pacientes com tumores do cordão sexual e estroma gonadal recorrentes/metastáticos para tratamento com *paclitaxel* isolado ou em combinação com *bevacizumabe*, e os resultados são ansiosamente aguardados. Os tumores de células da granulosa têm possibilidade de responder a hormônios, e cerca de 30% desses tumores expressam receptores de estrogênio e quase 100%, receptores de progesterona. Os agentes hormonais, como progestágenos ou agonistas do hormônio liberador do hormônio luteinizante ou inibidores da aromatase, têm sido utilizados no tratamento dessas pacientes.[501-505] Há relatos de casos de resposta durável aos inibidores da aromatase em pacientes com tumores de células da granulosa metastáticos que receberam vários tratamentos prévios.[503] Pequenas séries clínicas e relatos de casos indicaram que os agonistas do hormônio liberador do hormônio luteinizante apresentaram uma taxa de resposta de 50% em 13 pacientes, enquanto quatro de cinco pacientes na literatura responderam a um agente progestacional. Duas séries de casos relataram respostas duradouras em seis pacientes tratadas com inibidores da aromatase entre as que progrediram ou que foram intolerantes à quimioterapia.[502-505] Existem menos de 100 pacientes descritas na literatura que receberam terapia hormonal, a maioria foi relato de casos individuais ou pequenas séries retrospectivas sujeitas a viés. O papel da terapia hormonal permanece incerto.

Os tumores de células da granulosa do tipo adulto apresentam uma história natural prolongada e tendência à recidiva tardia, refletindo a sua biologia de baixo grau. Foram relatadas taxas de sobrevida em 10 anos de cerca de 90%, e as taxas de sobrevida em 20 anos caíram para 75%.[476-478,491,493] A maioria dos diferentes tipos histológicos apresenta o mesmo prognóstico, embora as pacientes com o tipo difuso pouco diferenciado ou o tipo sarcomatoide tendam a ter um prognóstico mais sombrio.[475]

A ploidia do DNA dos tumores está correlacionada com a sobrevida. Holland et al. relataram aneuploidia do DNA em 13 de 37 pacientes (35%) com tumores primários de células da granulosa do tipo adulto.[498] A presença de doença residual constitui o preditor mais importante de sobrevida livre de doença, porém a ploidia do DNA é um fator prognóstico independente. **Pacientes com tumores com DNA diploide sem doença residual tiveram uma sobrevida livre de doença em 10 anos de 96%.**

Tumores de células de Sertoli-Leydig

Os tumores de células de Sertoli-Leydig ocorrem com mais frequência na terceira e na quarta décadas de vida, sendo que 75% desses tumores são observados em mulheres com menos de 40 anos de idade. Essas neoplasias são extremamente raras e respondem por menos de 0,2% dos cânceres de ovário.[2,506,507] Com mais frequência, os tumores de células de Sertoli-Leydig são neoplasias malignas de baixo grau, uma variedade pouco diferenciada pode se comportar de maneira mais agressiva **(Figura 39.19)**.[506-508]

Normalmente, os tumores produzem androgênios e observa-se a ocorrência de virilização em 70 a 85% das pacientes.[508] Os sinais de virilização consistem em oligomenorreia seguida de amenorreia, atrofia das mamas, acne, hirsutismo, clitoromegalia, mudança no tom da voz e recuo da linha de implantação dos cabelos. A determinação dos níveis plasmáticos dos androgênios pode revelar elevação da testosterona e da androstenediona, com níveis normais ou levemente elevados de sulfato de dehidroepiandrosterona.[2,509] Raramente, o tumor de células de Sertoli-Leydig está associado a manifestações de estrogenização (precocidade isossexual, sangramento irregular ou sangramento na pós-menopausa). Os tumores de células de Sertoli-Leydig estão associados a mutações somáticas no gene *DICER1*.[510]

Tratamento

Como essas lesões de baixo grau raramente são bilaterais (< 1%), o tratamento habitual consiste em salpingo-ooforectomia unilateral e avaliação do ovário contralateral em pacientes que estão em idade reprodutiva.[4,478] Nas pacientes de mais idade, a histerectomia e a salpingo-ooforectomia bilateral são mais apropriadas.[506,507]

Não há dados suficientes para documentar a utilidade da radioterapia ou da quimioterapia em pacientes com doença persistente, entretanto, foram relatadas algumas respostas em pacientes com doença persistente mensurável com radioterapia pélvica e esquema de quimioterapia VAC.[4,511-515]

Prognóstico

A taxa de sobrevida em 5 anos é de 70 a 90%, e as recorrências posteriores são incomuns.[4,509,511-515] **A maioria dos casos fatais ocorre na presença de tumores pouco diferenciados.**

Cânceres de ovário incomuns

Existem diversas variedades de tumores malignos de ovário que, em conjunto, constituem apenas 0,1% das neoplasias malignas do ovário.[2] Duas dessas lesões são o tumor de células lipoides (ou lipídicas) e os sarcomas primários de ovário.

Tumores de células esteroides

Os tumores de células esteroides representam menos de 1% das neoplasias de ovário.[2] A maioria está associada à virilização e, em certas ocasiões, obesidade, hipertensão e intolerância à glicose, refletindo a secreção de corticosteroides. Foram relatados casos raros de secreção de estrogênio e precocidade isossexual.

A maioria desses tumores exibe comportamento benigno ou de baixo grau, e cerca de 20%, cuja maior parte tem inicialmente mais de 8 cm de diâmetro, podem sofrer metástases. Em geral, as metástases acometem a cavidade peritoneal, porém podem ocorrer em locais distantes, incluindo o fígado. O tratamento primário consiste em ressecção cirúrgica do ovário. Não existem dados sobre a eficácia da radioterapia ou da quimioterapia nessa doença.

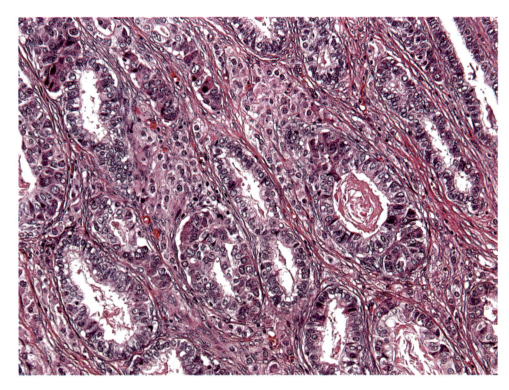

Figura 39.19 Tumor de células de Sertoli-Leydig do ovário. Observe os agregados de células de Leydig eosinofílicas no estroma adjacente aos túbulos com células de Sertoli.

Sarcomas

Os **carcinossarcomas (tumores mesodérmicos mistos malignos) do ovário são incomuns.** Os dados clínicos, morfológicos e moleculares disponíveis sugerem que esses tumores são monoclonais e que os componentes, tanto epiteliais como mesenquimais, se originam de uma única célula totipotente não comprometida que, após sofrer transformação, proliferou para linhagens de diferenciação separadas. Acredita-se que os carcinossarcomas resultem da transição epitelial-mesenquimal (TEM), caracterizada por plasticidade epitelial com transdiferenciação para um tipo celular mesenquimal. Os tumores são, em sua maioria, heterólogos e 80% ocorrem em mulheres na pós-menopausa. Os sinais e sintomas assemelham-se aos da maioria das neoplasias malignas de ovário. Esses tumores são biologicamente agressivos, e a maioria das pacientes tem sinais de metástases na apresentação. São tratadas com CP ou com *ifosfamida* e *cisplatina* ou esquemas de combinação à base de antraciclina, todavia, em geral, esses tumores apresentam prognóstico ruim.

Carcinoma de pequenas células, tipo hipercalcêmico

Esse tumor raro ocorre em uma idade média de 24 anos (de 2 a 46 anos).[516] Normalmente, os tumores são unilaterais e aproximadamente dois terços são acompanhados de **hipercalcemia paraendócrina.** Esse tumor representa metade de todos os casos de hipercalcemia associada a tumores de ovário. Cerca de 50% dos tumores já se disseminaram além dos ovários quando são diagnosticados.[516] O carcinoma de pequenas células, do tipo hipercalcêmico, caracteriza-se por mutações de linhagem germinativa ou somáticas no gene *SMARCA4*. As mutações de linhagem germinativa e somáticas de **SMARC4** caracterizam o **carcinoma de pequenas células** do ovário tipo **hipercalcêmico.** Foram descritas mutações semelhantes em tumores rabdoides, e foi proposto que os cânceres de pequenas células do ovário deveriam ser considerados como tumores rabdoides de ovário e tratados como tais.[517,518]

As colorações imuno-histoquímicas são úteis para diferenciar esse tumor do linfoma, da leucemia ou do sarcoma.

O tratamento dessas neoplasias malignas consiste em cirurgia seguida de quimioterapia à base de *platina*, radioterapia ou ambas. Foi sugerido que essas pacientes podem se beneficiar de esquemas de quimioterapia combinada agressiva, que têm sido usados no tratamento de tumores rabdoides em outros locais. Além do tratamento primário da doença, o controle da hipercalcemia pode exigir hidratação agressiva, diuréticos de alça e administração de bifosfonatos ou *calcitonina*. O prognóstico tende a ser ruim e, apesar do tratamento, a maioria das pacientes morre nos primeiros 2 anos após o diagnóstico.

TUMORES METASTÁTICOS

14 **Cerca de 5 a 6% dos tumores de ovário são metastáticos de outros órgãos, mais frequentemente dos órgãos genitais femininos, da mama ou do trato gastrintestinal.**[519-533] As metástases podem ocorrer por extensão direta de outra neoplasia pélvica, por disseminação hematogênica ou linfática ou por disseminação transcelômica, com implantação superficial de tumores que se disseminam na cavidade peritoneal.

Ginecológicos

Os cânceres não ovarianos dos órgãos genitais podem se disseminar por extensão direta ou podem metastatizar para os ovários. **Em 13% dos casos, o carcinoma de tuba uterina acomete secundariamente os ovários**, em geral por extensão direta.[2,4] Em algumas circunstâncias, é difícil saber se o tumor teve origem na tuba uterina ou no ovário quando ambos são acometidos. O câncer de colo do útero dissemina-se para o ovário apenas em raros casos (< 1%), e a maioria deles encontra-se em estágio clínico avançado ou consiste em adenocarcinomas. Em cerca de 5% dos casos, o adenocarcinoma de endométrio pode disseminar-se e implantar-se diretamente na superfície dos ovários, porém é provável que sejam dois tumores primários sincrônicos.[532] Nesses casos, um carcinoma endometrioide do ovário está habitualmente associado a adenocarcinoma do endométrio.

Não ginecológicos

A frequência de carcinoma de mama metastático para os ovários varia de acordo com o método de avaliação, porém o fenômeno é comum **(Figura 39.20)**. Nos dados de necropsia de mulheres que morreram por câncer de mama metastático, os ovários estavam acometidos em 24% dos casos e o acometimento era bilateral em 80%.[519-524] De modo semelhante, quando os ovários são removidos como medida paliativa no câncer de mama avançado, cerca de 20 a 30% dos casos revelam acometimentos, sendo 60% das vezes bilaterais. O acometimento dos ovários no câncer de mama em estágio inicial parece ser consideravelmente menor, porém não se dispõem de dados precisos. Em quase todos os casos, o acometimento do ovário é oculto, ou detecta-se uma massa pélvica após manifestação de outra doença metastática.

Tumor de Krukenberg

O tumor de Krukenberg caracteriza-se por células em anel de sinete preenchidas por mucina e representa 30 a 40% dos cânceres metastáticos para os ovários **(Figura 39.21)**.[525,526,534] Com frequência, o tumor primário localiza-se no estômago e, menos comumente, no cólon, no apêndice (o denominado tumor carcinoide de células caliciformes), na mama ou no trato biliar. Raramente, o local primário pode ser o colo do útero ou a bexiga. Os tumores de Krukenberg podem constituir cerca de 2% dos cânceres de ovário, e em geral são bilaterais. Estão associados a um prognóstico muito ruim, e a maioria das pacientes morre em consequência da doença no decorrer de 1 ano. Em alguns casos, o tumor primário nunca é encontrado.

Outros tumores gastrintestinais

Em outros casos de metástase do trato gastrintestinal para o ovário, o tumor não exibe a aparência histológica clássica de um tumor de Krukenberg. A maioria origina-se do cólon e, com menos frequência, do trato pancreatobiliar, do apêndice e do intestino delgado **(Figura 39.22)**. Até 1 a 2% das mulheres com carcinomas intestinais apresentam metástases para os ovários durante a evolução da doença.[521] Antes da exploração de um tumor anexial em uma mulher com mais de 40 anos de idade, se houver qualquer sintoma gastrintestinal, recomenda-se a realização de enema baritado ou colonoscopia, de modo a excluir a possibilidade de carcinoma gastrintestinal primário com metástases para os ovários. O câncer de cólon metastático pode simular histologicamente um cistoadenocarcinoma mucinoso do ovário, dificultando a distinção histológica entre os dois.[520,521,526-530] Os tumores que surgem no apêndice podem estar associados a metástases ovarianas e ser confundidos com câncer mucinoso primário de ovário. O pseudomixoma peritoneal quase sempre está associado a um tumor primário do apêndice, e deve-se proceder sempre à ressecção do apêndice na cirurgia, com exame histopatológico cuidadoso.[526,530]

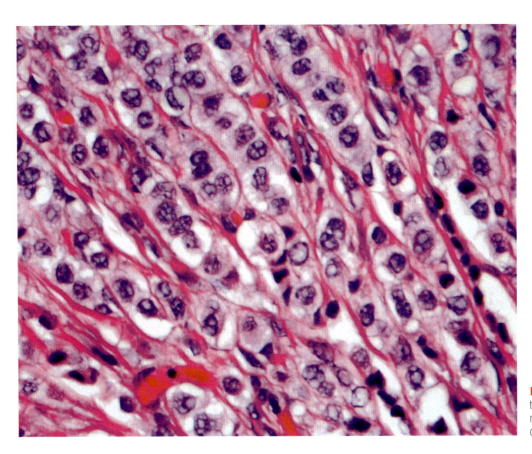

Figura 39.20 Carcinoma metastático do ovário. Observe o padrão linear de célula única nesse carcinoma de mama metastático.

Capítulo 39 • Câncer do Ovário, da Tuba Uterina e do Peritônio

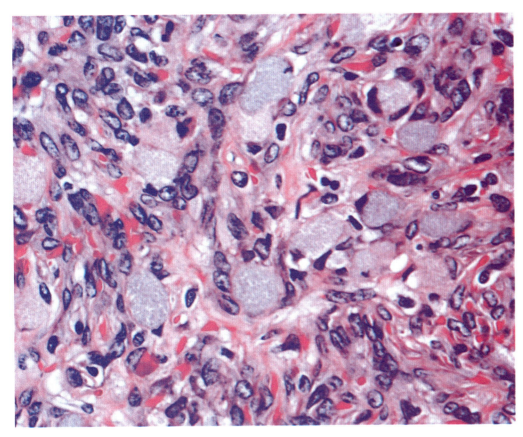

Figura 39.21 Tumor de Krukenberg do ovário metastático de carcinoma gástrico. As células malignas possuem vacúolos distintos que deslocam os núcleos para uma localização periférica, produzindo uma aparência de anel de sinete. A coloração por mucicarmina mostra que os vacúolos citoplasmáticos consistem em mucina.

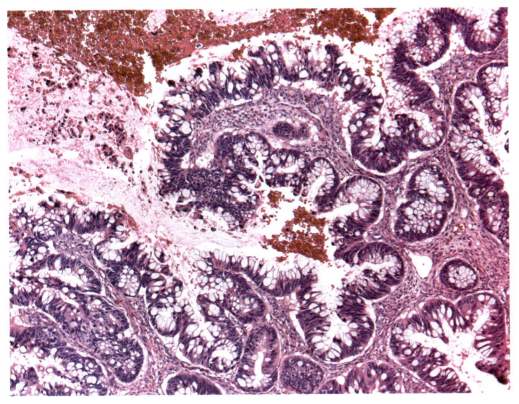

Figura 39.22 O carcinoma colorretal metastático do ovário frequentemente apresenta áreas de resíduos necróticos (a denominada necrose "suja") adjacentes a estruturas glandulares parciais, exibindo um padrão cribriforme.

Melanoma

Foram relatados casos raros de melanoma maligno metastático para os ovários.[533] Nessas circunstâncias, os melanomas estão em geral amplamente disseminados. A retirada seria justificada como medida paliativa da dor abdominal ou pélvica, do sangramento ou da torção. Em casos raros, o melanoma maligno pode originar-se de um teratoma cístico maduro.[535]

Tumores carcinoides

Os tumores carcinoides metastáticos representam menos de 2% das lesões metastáticas para os ovários[536] **(Figura 39.23).** Apenas cerca de 2% das pacientes com carcinoides primários apresentam sinais de metástase ovariana, e apenas 40% delas têm a síndrome carcinoide por ocasião do diagnóstico do tumor metastático. Em mulheres na peri e na pós-menopausa submetidas à exploração cirúrgica de carcinoide intestinal, é razoável retirar os ovários, de modo a evitar a ocorrência subsequente de metástase ovariana. A descoberta de um carcinoide ovariano deve levar a uma cuidadosa pesquisa de lesão intestinal primária.[537]

Linfoma e leucemia

Os linfomas e a leucemia podem acometer o ovário. Nesses casos, o acometimento é habitualmente bilateral.[538-540] Cerca de 5% das pacientes com linfoma de Hodgkin apresentarão acometimento linfomatoso dos ovários, porém isso ocorre normalmente na doença em estágio avançado. **No linfoma de Burkitt, o acometimento do ovário é muito comum. Outros tipos de linfoma acometem os ovários com menos frequência, e a infiltração leucêmica dos ovários é incomum.**[540] Algumas vezes, os ovários podem constituir o único local aparente de acometimento das vísceras abdominais ou pélvicas por um linfoma. Se essa situação ocorrer, pode ser necessária uma cuidadosa exploração cirúrgica.

No intraoperatório, deve-se consultar um hematologista oncologista para determinar a necessidade desses procedimentos se o exame por congelação de uma massa ovariana sólida revelar um linfoma. A maioria dos linfomas não exige mais estadiamento cirúrgico extenso, mas deve-se efetuar uma biopsia dos linfonodos aumentados. Em alguns casos de linfoma de Hodgkin, pode haver necessidade de uma avaliação mais extensa. O tratamento é direcionado ao linfoma ou à leucemia. A retirada de uma grande massa ovariana pode aumentar o conforto da paciente e facilitar a resposta à radioterapia ou quimioterapia subsequente.

REFERÊNCIAS BIBLIOGRÁFICAS

1. **Siegel RL, Miller KD, Jemal A.** Cancer statistics, 2016. *CA Cancer J Clin* 2016;66(1):7–30.
2. **Scully RE, Young RH, Clement PB.** Tumors of the ovary, maldeveloped gonads, fallopian tube, and broad ligament. In: *Atlas of Tumor Pathology*. Washington, DC: Armed Forces Institute of Pathology; 1998: Fascicle 23, 3rd series.
3. **Labidi-Galy SI, Papp E, Hallberg D, et al.** High grade serous ovarian carcinomas originate in the fallopian tube. *Nat Commun* 2017;8(1):1093.
4. **Berek JS, Friedlander M, Hacker NF.** Epithelial ovarian, fallopian tube and peritoneal cancer. In: Berek JS, Hacker NF. *Berek and Hacker's Gynecologic Oncology*. 6th ed. Philadelphia, PA: Wolters Kluwer; 2015:464–529.
5. **Kindelberger DW, Lee Y, Miron A, et al.** Intraepithelial carcinoma of the fimbria and pelvic serous carcinoma: Evidence for a causal relationship. *Am J Surg Pathol* 2007;31:161–169.
6. **Callahan MJ, Crum CP, Medeiros F, et al.** Primary fallopian tube malignancies in *BRCA*-positive women undergoing surgery for ovarian cancer risk reduction. *J Clin Oncol* 2007;25:3985–3990.
7. **Kurman RJ, Shih IeM.** Pathogenesis of ovarian cancer: Lessons from morphology and molecular biology and their clinical implications [review]. *Int J Gynecol Pathol* 2008;27:151–160.

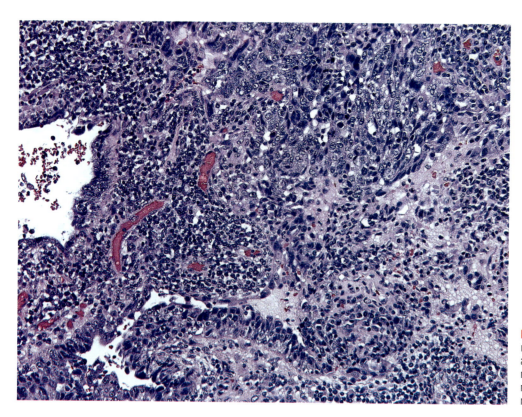

Figura 39.23 Carcinoma da tuba uterina. Trata-se de um carcinoma seroso de alto grau, que invadiu a lâmina própria da mucosa tubária. A maioria dos carcinomas de tuba uterina primários origina-se na parte distal (fímbria) da tuba uterina.

8. **Crum CP, Drapkin R, Miron A, et al.** The distal fallopian tube: A new model for pelvic serous carcinogenesis [review]. *Curr Opin Obstet Gynecol* 2007;19:3–9.
9. **Barnhill DR, Kurman RJ, Brady MF, et al.** Preliminary analysis of the behavior of stage I ovarian serous tumors of low malignant potential: A Gynecologic Oncology Group study. *J Clin Oncol* 1995;13:2752–2756.
10. **Seidman JD, Kurman RJ.** Subclassification of serous borderline tumors of the ovary into benign and malignant types: A clinicopathologic study of 65 advanced stage cases. *Am J Surg Pathol* 1996;20:1331–1345.
11. **Bell DA, Weinstock MA, Scully RE.** Peritoneal implants of ovarian serous borderline tumors: Histologic features and prognosis. *Cancer* 1988;62:2212–2222.
12. **Bell DA.** Ovarian surface epithelial-stromal tumors. *Hum Pathol* 1991; 22:750–762.
13. **Bell DA, Scully RE.** Clinical perspectives on borderline tumors of the ovary. In: Greer BE, Berek JS, eds. *Gynecologic Oncology: Treatment Rationale and Techniques*. New York: Elsevier Science, 1991:119–134.
14. **McCaughey WT, Kirk ME, Lester W, et al.** Peritoneal epithelial lesions associated with proliferative serous tumours of the ovary. *Histopathology* 1984;8:195–208.
15. **Longacre TA, McKenney JK, Tazelaar HD, et al.** Ovarian serous tumors of low malignant potential (borderline tumors): Outcome-based study of 276 patients with long term (>5 year) follow-up. *Am J Surg Pathol* 2005;29:707–723.
16. **Seidman JD, Kurman RJ.** Ovarian serous borderline tumors: A critical review of the literature with emphasis on prognostic indicators. *Hum Pathol* 2000;31:539–557.
17. **Michael H, Roth LM.** Invasive and noninvasive implants in ovarian serous tumors of low malignant potential. *Cancer* 1986;57:1240–1247.
18. **Gershenson DM, Silva EG.** Serous ovarian tumors of low malignant potential with peritoneal implants. *Cancer* 1990;65:578–585.
19. **Bell DA, Scully RE.** Ovarian serous borderline tumors with stromal microinvasion: A report of 21 cases. *Hum Pathol* 1990;21:397–403.
20. **Sampson JA.** Endometrial carcinoma of the ovary. *Arch Surg* 1925;10:1.
21. **Kurman RJ, Craig JM.** Endometrioid and clear cell carcinomas of the ovary. *Cancer* 1972;29:1653–1664.
22. **Roth LM, Dallenbach-Hellweg G, Czernobilsky B.** Ovarian Brenner tumors. I. Metaplastic proliferating and of low grade potential. *Cancer* 1985;56:582–591.
23. **Robey SS, Silva EG, Gershenson DM, et al.** Transitional cell carcinoma in high-grade stage ovarian carcinoma: An indicator of favorable response to chemotherapy. *Cancer* 1989;63:839–847.
24. **Silva EG, Robey-Cafferty SS, Smith TL, et al.** Ovarian carcinomas with transitional cell carcinoma pattern. *Am J Clin Pathol* 1990;93:457–462.
25. **Austin RM, Norris HJ.** Malignant Brenner tumor and transitional cell carcinoma of the ovary: A comparison. *Int J Gynecol Pathol* 1987;6:29–34.
26. **Piver MS, Jishi MF, Tsukada Y, et al.** Primary peritoneal carcinoma after prophylactic oophorectomy in women with a family history of ovarian cancer: A report of the Gilda Radner Familial Ovarian Cancer Registry. *Cancer* 1993;71:2751–2755.
27. **Fowler JM, Nieberg RK, Schooler TA, et al.** Peritoneal adenocarcinoma (serous) of müllerian type: A subgroup of women presenting with peritoneal carcinomatosis. *Int J Gynecol Cancer* 1994;4:43–51.
28. **Truong LD, Maccato ML, Awalt H, et al.** Serous surface carcinoma of the peritoneum: A clinicopathology study of 22 cases. *Hum Pathol* 1990;21:99–110.
29. **Tobachman JK, Greene MH, Tucker MA, et al.** Intraabdominal carcinomatosis after prophylactic oophorectomy in ovarian cancer–prone families. *Lancet* 1982;2:795–797.
30. **Thor AD, Young RH, Clement PB.** Pathology of the fallopian tube, broad ligament, peritoneum, and pelvic soft tissue. *Hum Pathol* 1991;22:856–867.
31. **Norris HJ, Jensen RD.** Relative frequency of ovarian neoplasms in children and adolescents. *Cancer* 1972;30:713–719.
32. **Negri E, Franceschi S, Tzonou A, et al.** Pooled analysis of three European case-control studies of epithelial ovarian cancer: I. Reproductive factors and risk of epithelial ovarian cancer. *Int J Cancer* 1991;49:50–56.
33. **Franceschi S, La Vecchia C, Booth M, et al.** Pooled analysis of three European case-control studies of epithelial ovarian cancer: II. Age at menarche and menopause. *Int J Cancer* 1991;49:57–60.
34. **Franceschi S, Parazzini F, Negri E, et al.** Pooled analysis of three European case-control studies of epithelial ovarian cancer: III. Oral contraceptive use. *Int J Cancer* 1991;49:61–65.
35. **Berek JS, Chalas E, Edelson M, et al.** Prophylactic and risk-reducing bilateral salpingo-oophorectomy: Recommendations based on risk of ovarian cancer. *Obstet Gynecol* 2010;116:733–743.
36. **Parker WH, Broder MS, Chang E, et al.** Ovarian conservation at the time of hysterectomy and long-term health outcomes in the nurses' health study. *Obstet Gynecol* 2009;113:1027–1037.
37. **Rustin GJS, van der Burg ME, Berek JS.** Tumor markers. *Ann Oncol* 1993;4:S71–S77.
38. **Jacobs I, Davies AP, Bridges J, et al.** Prevalence screening for ovarian cancer in postmenopausal women by CA 125 measurements and ultrasonography. *BMJ* 1993;306:1030–1034.
39. **Jacobs IJ, Skates S, Davies AP, et al.** Risk of diagnosis of ovarian cancer after raised serum CA 125 concentration: A prospective cohort study. *BMJ* 1996;313:1355–1358.
40. **Einhorn N, Sjovall K, Knapp RC, et al.** A prospective evaluation of serum CA 125 levels for early detection of ovarian cancer. *Obstet Gynecol* 1992;80:14–18.
41. **Jacobs IJ, Oram DH, Bast RC Jr.** Strategies for improving the specificity of screening for ovarian cancer with tumor-associated antigens CA125, CA15–3, and TAG 72.3. *Obstet Gynecol* 1992;80:396–399.
42. **Berek JS, Bast RC Jr.** Ovarian cancer screening: The use of serial complementary tumor markers to improve sensitivity and specificity for early detection. *Cancer* 1995;76:2092–2096.
43. **Skates SJ, Xu FJ, Yu YH, et al.** Towards an optimal algorithm for ovarian cancer screening with longitudinal tumour markers. *Cancer* 1995;76:2004–2010.
44. **Jacobs IJ, Skates SJ, MacDonald N, et al.** Screening for ovarian cancer: A pilot randomised controlled trial. *Lancet* 1999;353:1207–1210.
45. **Partridge E, Kreimer AR, Greenlee RT, et al.** Results from four rounds of ovarian cancer screening in a randomized trial. *Obstet Gynecol* 2009;113(4):775–782.
46. **Menon U, Ryan A, Kalsi J, et al.** Risk algorithm using serial biomarker measurements doubles the number of screen-detected cancers compared with a single-threshold rule in the United Kingdom collaborative trial of ovarian cancer screening. *J Clin Oncol* 2015;33(18):2062–2071.
47. **Kurjak A, Zalud I, Jurkovic D, et al.** Transvaginal color flow Doppler for the assessment of pelvic circulation. *Acta Obstet Gynecol Scand* 1989;68:131–135.
48. **Kurjak A, Zalud I, Alfirevic Z.** Evaluation of adnexal masses with transvaginal color ultrasound. *J Ultrasound Med* 1991;10:295–297.
49. **Smith RA, Andrews KS, Brooks D, et al.** Cancer screening in the United States, 2017: A review of current American Cancer Society guidelines and current issues in cancer screening. *CA Cancer J Clin* 2017;67(2):100–121.
50. **Jacobs IJ, Menon U, Ryan A, et al.** Ovarian cancer screening and mortality in the UK Collaborative Trial of Ovarian Cancer Screening (UKCTOCS): A randomised controlled trial. *Lancet* 2016;387(10022):945–956.
51. **Ben David Y, Chetrit A, Hirsh-Yechezkel G, et al.** Effect of *BRCA* mutations on the length of survival in epithelial ovarian tumors. *J Clin Oncol* 2002;20:463–466.
52. **U.S. Preventive Services Task Force.** U.S. Preventive Services Task Force recommends against screening for ovarian cancer. *USPSTF Bulletin*. 2018.
53. **Moyer VA.** Screening for ovarian cancer: U.S. Preventive Services Task Force reaffirmation recommendation statement. *Ann Intern Med* 2012;157(12):900–904.
54. **Menon U, Gentry-Maharaj A, Hallett R, et al.** Sensitivity and specificity of multimodal and ultrasound screening for ovarian cancer, and stage distribution of detected cancers: results of the prevalence screen of the UK Collaborative Trial of Ovarian Cancer Screening (UKCTOCS). *Lancet Oncol* 2009;10(4):327–340.
55. **Skates SJ, Menon U, MacDonald N, et al.** Calculation of the risk of ovarian cancer from serial CA-125 values for preclinical detection in postmenopausal women. *J Clin Oncol* 2003;21(Suppl):206–210.

56. Menon U, Skates SJ, Lewis S, et al. Prospective study using the risk of ovarian cancer algorithm to screen for ovarian cancer. *J Clin Oncol* 2005;23(31):7919–7926.
57. Moore RG, Miller MC, Disilvestro P, et al. Evaluation of the diagnostic accuracy of the risk of ovarian malignancy algorithm in women with a pelvic mass. *Obstet Gynecol* 2011;118(2 Pt 1):280–288.
58. Ueland FR, Desimone CP, Seamon LG, et al. Effectiveness of a multivariate index assay in the preoperative assessment of ovarian tumors. *Obstet Gynecol* 2011;117(6):1289–1297.
59. Bristow RE, Smith A, Zhang Z, et al. Ovarian malignancy risk stratification of the adnexal mass using a multivariate index assay. *Gynecol Oncol* 2013;128(2):252–259.
60. U.S. Food and Drug Administration. The FDA recommends against using screening tests for ovarian cancer screening: FDA Safety Communication. 2017. Available online at https://www.fda.gov/medicaldevices/safety/alertsandnotices/ucm519413.htm.
61. Buys SS, Partridge E, Black A, et al. Effect of screening on ovarian cancer mortality: The Prostate, Lung, Colorectal and Ovarian (PLCO) cancer screening randomized controlled trial. *JAMA* 2011;305(22):2295–2303.
62. Woodward ER, Sleightholme HV, Considine AM, et al. Annual surveillance by CA125 and transvaginal ultrasound for ovarian cancer in both high-risk and population risk women is ineffective. *BJOG* 2007;114:1500–1509.
63. Bourne TH, Campbell S, Reynolds KM, et al. Screening for early familial ovarian cancer with transvaginal ultrasonography and colour blood flow imaging. *BMJ* 1993;306:1025–1029.
64. Hermsen BB, Olivier RI, Verheijen RH, et al. No efficacy of annual gynaecological screening in *BRCA1/2* mutation carriers; An observational follow-up study. *Br J Cancer* 2007;96:1335–1342.
65. Siegel R, Ward E, Brawley O, et al. Cancer statistics, 2011. *CA Cancer J Clin* 2011;61:212–236. Available online at http://cacancerjournal.org.
66. Petricoin EF, Ardekani AM, Hitt BA, et al. Use of proteomic patterns in serum to identify ovarian cancer. *Lancet* 2002;359:572–577.
67. Zhang Z, Bast RC Jr, Fung E, et al. A panel of serum biomarkers identified through proteomic profiling for the detection of early stage ovarian cancer. *Cancer Res* 2004;64:5882–5890.
68. American College of Obstetricians and Gynecologists. *Genetic risk and screening techniques for epithelial ovarian cancer. ACOG Committee Opinion 117*. Washington, DC: ACOG; 1992.
69. Easton DF, Ford D, Bishop DT. Breast Cancer Linkage Consortium: Breast and ovarian cancer incidence in *BRCA1*-mutation carriers. *Am J Hum Genet* 1995;56:265–271.
70. Whittemore AS, Gong G, Itnyre J. Prevalence and contribution of *BRCA1* mutations in breast cancer and ovarian cancer: results from three U.S. population-based case-control studies of ovarian cancer. *Am J Hum Genet* 1997;60:496–504.
71. Frank TS, Manley SA, Olopade OI, et al. Sequence analysis of *BRCA1* and *BRCA2*: Correlation of mutations with family history and ovarian cancer risk. *J Clin Oncol* 1998;16:2417–2425.
72. Walsh T, Casadei S, Lee MK, et al. Mutations in 12 genes for inherited ovarian, fallopian tube, and peritoneal carcinoma identified by massively parallel sequencing. Proceedings of the National Academy of Sciences of the United States of America. 2011;108(44):18032–18037.
73. Walsh T, Casadei S, Coats KH, et al. Spectrum of mutations in BRCA1, BRCA2, CHEK2, and TP53 in families at high risk of breast cancer. *JAMA* 2006;295(12):1379–1388.
74. Norquist BM, Harrell MI, Brady MF, et al. Inherited mutations in women with ovarian carcinoma. *JAMA Oncol* 2016;2(4):482–490.
75. Burke W, Daly M, Garber J, et al. Recommendations for follow-up care of individuals with an inherited predisposition to cancer. II. BRCA1 and BRCA2. Cancer Genetics Studies Consortium. *JAMA* 1997;277:997–1003.
76. Struewing JP, Hartge P, Wacholder S, et al. The risk of cancer associated with specific mutations of *BRCA1* and *BRCA2* among Ashkenazi Jews. *N Engl J Med* 1997;336:1401–1408.
77. Beller U, Halle D, Catane R, et al. High frequency of *BRCA1* and *BRCA2* germline mutations in Ashkenazi Jewish ovarian cancer patients, regardless of family history. *Gynecol Oncol* 1997;67:123–126.
78. Lerman C, Narod S, Schulman K, et al. BRCA1 testing in families with hereditary breast-ovarian cancer: A prospective study of patient decision making and outcomes. *JAMA* 1996;275:1885–1892.
79. Risch HA, McLaughlin JR, Cole DE, et al. Population *BRCA1* and *BRCA2* mutation frequencies and cancer penetrances: A kin-cohort study in Ontario, Canada. *J Natl Cancer Inst* 2006;98:1694–1706.
80. Brozek I, Ochman K, Debniak J, et al. High frequency of *BRCA1/2* germline mutations in consecutive ovarian cancer patients in Poland. *Gynecol Oncol* 2008;108:433–437.
81. Chetrit A, Hirsh-Yechezkel G, Ben-David Y, et al. Effect of *BRCA1/2* mutations on long-term survival of patients with invasive ovarian cancer: The national Israeli study of ovarian cancer. *J Clin Oncol* 2008;26:20–25.
82. Berchuck A, Cirisano F, Lancaster JM, et al. Role of *BRCA1* mutation screening in the management of familial ovarian cancer. *Am J Obstet Gynecol* 1996;175:738–746.
83. Lynch HT, Cavalieri RJ, Lynch JF, et al. Gynecologic cancer clues to Lynch syndrome II diagnosis: a family report. *Gynecol Oncol* 1992;44:198–203.
84. Ponder B. Genetic testing for cancer risk. *Science* 1997;278:1050–1058.
85. American Society of Clinical Oncology. Genetic testing for cancer susceptibility. *J Clin Oncol* 1996;14:1730–1736.
86. Johannsson OT, Ranstam J, Borg A, et al. Survival of *BRCA1* breast and ovarian cancer patients: A population-based study from southern Sweden. *J Clin Oncol* 1998;16:397–404.
87. King MC, Marks JH, Mandell JB, et al. Breast and ovarian cancer risks due to inherited mutations in *BRCA1* and *BRCA2*. *Science* 2003;302:643–646.
88. NIH consensus development panel on ovarian cancer. Ovarian cancer: Screening, treatment and follow-up. *JAMA* 1995;273:491–497.
89. Greene MH, Piedmonte M, Alberts D, et al. Prospective study of risk-reducing salpingo-oophorectomy and longitudinal CA-125 screening among women at increased genetic risk of ovarian cancer: Design and baseline characteristics: a Gynecologic Oncology Group Study. *Cancer Epidemiol Biomarkers Prev* 2008;17:594–604.
90. Havrilesky LJ, Moorman PG, Lowery WJ, et al. Oral contraceptive pills as primary prevention for ovarian cancer: A systematic review and meta-analysis. *Obstet Gynecol* 2013;122(1):139–147.
91. Walker JL, Powell CB, Chen LM, et al. Society of Gynecologic Oncology recommendations for the prevention of ovarian cancer. *Cancer* 2015;121(13):2108–2120.
92. Narod SA, Risch H, Moslehi R, et al. Oral contraceptives and the risk of hereditary ovarian cancer. *N Engl J Med* 1998;339:424–428.
93. Averette HE, Nguyen HN. The role of prophylactic oophorectomy in cancer prevention. *Gynecol Oncol* 1994;55:S38–S41.
94. Kauff ND, Satagopan JM, Robson ME, et al. Risk-reducing salpingo-oophorectomy in women with a *BRCA1* or *BRCA2* mutation. *N Engl J Med* 2002;346:1609–1615.
95. Rebbeck TR, Lynch HT, Neuhausen SL, et al. Prevention and observation of surgical end points study group. Prophylactic oophorectomy in carriers of *BRCA1* or *BRCA2* mutations. *N Engl J Med* 2002;346:1616–1622.
96. Haber D. Prophylactic oophorectomy to reduce the risk of ovarian and breast cancer in carriers of *BRCA* mutations. *N Engl J Med* 2002;346:1660–1661.
97. Rebbeck TR, Levin AM, Eisen A, et al. Breast cancer risk after bilateral prophylactic oophorectomy in *BRCA1* mutation carriers. *J Natl Cancer Inst* 1999;91:1475–1479.
98. Schrag D, Kuntz KM, Garber JE, et al. Decision analysis—effects of prophylactic mastectomy and oophorectomy on life expectancy among women with *BRCA1* and *BRCA2* mutations. *N Engl J Med* 1997;336:1465–1471 [erratum, *N Engl J Med* 1997;337:434].
99. Li AJ, Karlan BY. Surgical advances in the treatment of ovarian cancer. *Hematol Oncol Clin North Am* 2003;17:945–956.
100. Kotsopoulos J, Huzarski T, Gronwald J, et al. Bilateral oophorectomy and breast cancer risk in BRCA1 and BRCA2 mutation carriers. *J Natl Cancer Inst* 2016;109(1). pii: djw177.
101. Shu CA, Pike MC, Jotwani AR, et al. Uterine cancer after risk-reducing salpingo-oophorectomy without hysterectomy in women with BRCA mutations. *JAMA Oncol* 2016;2(11):1434–1440.

102. **Biglia N, Sgandurra P, Bounous VE, et al.** Ovarian cancer in BRCA1 and BRCA2 gene mutation carriers: Analysis of prognostic factors and survival. *Ecancermedicalscience* 2016;10:639.
103. **ACOG** The American College of Obstetricians and Gynecologists. Available online at https://www.acog.org/Resources-And-Publications/Practice-Bulletins/Committee-on-Practice-Bulletins-Gynecology/Hereditary-Breast-and-Ovarian-Cancer-Syndrome.
104. **ACOG** The American College of Obstetricians and Gynecologists. Available online at https://www.acog.org/Resources-And-Publications/Practice-Bulletins/Committee-on-Practice-Bulletins-Gynecology/Lynch-Syndrome.
105. **Olson SH, Mignone L, Nakraseive C, et al.** Symptoms of ovarian cancer. *Obstet Gynecol* 2001;98:212–217.
106. **Smith EM, Anderson B.** The effects of symptoms and delay in seeking diagnosis on stage of disease at diagnosis among women with cancers of the ovary. *Cancer* 1985;56:2727–2732.
107. **Goff BA, Mandel LS, Muntz HG, et al.** Ovarian cancer diagnosis: Results of a national ovarian cancer survey. *Cancer* 2000;89:2068–2075.
108. **Goff BA, Mandel LS, Drescher CW, et al.** Development of an ovarian cancer symptom index: Possibilities for earlier detection. *Cancer* 2007;109:221–227.
109. **Olsen CM, Cnossen J, Green AC, et al.** Comparison of symptoms and presentation of women with benign, low malignant potential and invasive ovarian tumors. *Eur J Gynaecol Oncol* 2007;28:376–380.
110. **Hogg R, Friedlander M.** Biology of epithelial ovarian cancer: Implications for screening women at high genetic risk. *J Clin Oncol* 2004;22:1315–1327.
111. **Barber HK, Grober EA.** The PMPO syndrome (postmenopausal palpable ovary syndrome). *Obstet Gynecol* 1971;138:921–923.
112. **Schnatz PF, Guile M, O'Sullivan DM, et al.** Clinical significance of atypical glandular cells on cervical cytology. *Obstet Gynecol* 2006;107(3):701–708.
113. **Shanbhogue AK, Shanbhogue DK, Prasad SR, et al.** Clinical syndromes associated with ovarian neoplasms: A comprehensive review. *Radiographics* 2010;30(4):903–919.
114. **Malkasian GD, Knapp RC, Lavin PT, et al.** Preoperative evaluation of serum CA 125 levels in premenopausal and postmenopausal patients with pelvic masses: Discrimination of benign from malignant disease. *Am J Obstet Gynecol* 1988;159:341–346.
115. **Campbell S, Bhan V, Royston P, et al.** Transabdominal ultrasound screening for early ovarian cancer. *BMJ* 1989;299:1363–1367.
116. **Higgins RV, van Nagell JR Jr, Donaldson ES, et al.** Transvaginal sonography as a screening method for ovarian cancer. *Gynecol Oncol* 1989;34:402–406.
117. **van Nagell JR Jr, DePriest PD, Puls LE, et al.** Ovarian cancer screening in asymptomatic postmenopausal women by transvaginal sonography. *Cancer* 1991;68:458–462.
118. **Rulin MC, Preston AL.** Adnexal masses in postmenopausal women. *Obstet Gynecol* 1987;70:578–581.
119. **Campbell S, Royston P, Bhan V, et al.** Novel screening strategies for early ovarian cancer by transabdominal ultrasonography. *BJOG* 1990;97:304–311.
120. **van Nagell JR Jr, Higgins RV, Donaldson ES, et al.** Transvaginal sonography as a screening method for ovarian cancer: A report of the first 1000 cases screened. *Cancer* 1990;65:573–577.
121. **van Nagell JR Jr, Gallion HH, Pavlik EJ, et al.** Ovarian cancer screening. *Cancer* 1995;76:2086–2091.
122. **van Nagell JR Jr, DePriest PD, Reedy MB, et al.** The efficacy of transvaginal sonographic screening in asymptomatic women at risk for ovarian cancer. *Gynecol Oncol* 2000;77:350–356.
123. **Ueland FR, DePriest PD, Pavlik EJ, et al.** Preoperative differentiation of malignant from benign ovarian tumors: The efficacy of morphology indexing and Doppler flow sonography. *Gynecol Oncol* 2003;91:46–50.
124. **Cohen LS, Escobar PF, Scharm C, et al.** Three-dimensional power Doppler ultrasound improves the diagnostic accuracy for ovarian cancer prediction. *Gynecol Oncol* 2001;82:40–48.
125. **Kurjak A, Kupesic S, Sparac V, et al.** The detection of stage I ovarian cancer by three-dimensional sonography and power Doppler. *Gynecol Oncol* 2003;90:258–264.
126. **Nardo LG, Kroon ND, Reginald PW.** Persistent unilocular ovarian cysts in a general population of postmenopausal women: Is there a place for expectant management? *Obstet Gynecol* 2003;102:589–593.
127. **Modesitt SC, Pavlik EJ, Ueland FR, et al.** Risk of malignancy in unilocular ovarian cystic tumors less than 10 centimeters in diameter. *Obstet Gynecol* 2003;102:594–599.
128. **Roman LD.** Small cystic pelvic masses in older women: Is surgical removal necessary? *Gynecol Oncol* 1998;69:1–2.
129. **Bristow RE, Duska LR, Lambrou NC, et al.** A model for predicting surgical outcome in patients with advanced ovarian carcinoma using computed tomography. *Cancer* 2000;89:1532–1540.
130. **Togashi K.** Ovarian cancer: the clinical role of US, CT, and MRI. *Eur Radiol* 2003;13(Suppl 4):L87–L104.
131. **Jung SE, Lee JM, Rha SE, et al.** CT and MR imaging of ovarian tumors with emphasis on differential diagnosis. *Radiographics* 2002;22:1305–1325.
132. **Makhija S, Howden N, Edwards R, et al.** Positron emission tomography/computed tomography imaging for the detection of recurrent ovarian and fallopian tube carcinoma: A retrospective review. *Gynecol Oncol* 2002;85:53–58.
133. **Kurokawa T, Yoshida Y, Kawahara K, et al.** Whole-body PET with FDG is useful for following up an ovarian cancer patient with only rising CA-125 levels within the normal range. *Ann Nucl Med* 2002;16:491–493.
134. **Hacker NF, Berek JS, Lagasse LD.** Gastrointestinal operations in gynecologic oncology. In: Knapp RE, Berkowitz RS, eds. *Gynecologic Oncology*. 2nd ed. New York: McGraw-Hill; 1993:361–375.
135. **Moore RG, Chung M, Granai CO, et al.** Incidence of metastasis to the ovaries from nongenital tract primary tumors. *Gynecol Oncol* 2004;93(1):87–91.
136. **Kondi-Pafiti A, Kairi-Vasilatou E, Iavazzo C, et al.** Metastatic neoplasms of the ovaries: A clinicopathological study of 97 cases. *Arch Gynecol Obstet* 2011;284(5):1283–1288.
137. **Plentl AM, Friedman EA.** *Lymphatic System of the Female Genitalia*. Philadelphia, PA: WB Saunders; 1971.
138. **Chen SS, Lee L.** Incidence of para-aortic and pelvic lymph node metastasis in epithelial ovarian cancer. *Gynecol Oncol* 1983;16:95–100.
139. **Burghardt E, Pickel H, Lahousen M, et al.** Pelvic lymphadenectomy in operative treatment of ovarian cancer. *Am J Obstet Gynecol* 1986;155:315–319.
140. **Dauplat J, Hacker NF, Neiberg RK, et al.** Distant metastasis in epithelial ovarian carcinoma. *Cancer* 1987;60:1561–1566.
141. **Krag KJ, Canellos GP, Griffiths CT, et al.** Predictive factors for long term survival in patients with advanced ovarian cancer. *Gynecol Oncol* 1989;34:88–93.
142. **Young RC, Walton LA, Ellenberg SS, et al.** Adjuvant therapy in stage I and stage II epithelial ovarian cancer: Results of two prospective randomized trials. *N Engl J Med* 1990;322:1021–1027.
143. **Bjorkholm E, Pettersson F, Einhorn N, et al.** Long term follow-up and prognostic factors in ovarian carcinoma: The Radiumhemmet series 1958 to 1973. *Acta Radiol Oncol* 1982;21:413–419.
144. **Malkasian GD, Decker DG, Webb MJ.** Histology of epithelial tumours of the ovary: Clinical usefulness and prognostic significance of histologic classification and grading. *Semin Oncol* 1975;2:191–201.
145. **Silverberg SG.** Prognostic significance of pathologic features of ovarian carcinoma. *Curr Top Pathol* 1989;78:85–109.
146. **Jacobs AJ, Deligdisch L, Deppe G, et al.** Histologic correlations of virulence in ovarian adenocarcinoma. 1. Effects of differentiation. *Am J Obstet Gynecol* 1982;143:574–580.
147. **Baak JP, Langley FA, Talerman A, et al.** Interpathologist and intrapathologist disagreement in ovarian tumor grading and typing. *Anal Quant Cytol Histol* 1986;8:354–357.
148. **Hernandez E, Bhagavan BS, Parmley TH, et al.** Interobserver variability in the interpretation of epithelial ovarian cancer. *Gynecol Oncol* 1984;17:117–123.
149. **Baak JP, Chan KK, Stolk JG, et al.** Prognostic factors in borderline and invasive ovarian tumours of the common epithelial type. *Pathol Res Pract* 1987;182:755–774.
150. **Berek JS, Martínez-Maza O, Hamilton T, et al.** Molecular and biological factors in the pathogenesis of ovarian cancer. *Ann Oncol* 1993;4:S3–S16.
151. **Omura GA, Brady MF, Homesley HD, et al.** Long-term follow-up and prognostic factor analysis in advanced ovarian carcinoma: The Gynecologic Oncology Group experience. *J Clin Oncol* 1991;9:1138–1150.

152. **Voest EE, van Houwelingen JC, Neijt JP.** A meta-analysis of prognostic factors in advanced ovarian cancer with median survival and overall survival measured with log (relative risk) as main objectives. *Eur J Cancer Clin Oncol* 1989;25:711–720.
153. **van Houwelingen JC, ten Bokkel Huinink WW, van der Burg ATM, et al.** Predictability of the survival of patients with ovarian cancer. *J Clin Oncol* 1989;7:769–773.
154. **Berek JS, Bertlesen K, du Bois A, et al.** Advanced epithelial ovarian cancer: 1998 consensus statement. *Ann Oncol* 1999;10(Suppl 1):87–92.
155. **Sharp F, Blackett AD, Berek JS, et al.** Conclusions and recommendations from the Helene Harris Memorial Trust sixth biennial international forum on ovarian cancer. *Int J Gynecol Cancer* 1997;7:416–424.
156. **Dembo AJ, Davy M, Stenwig AE, et al.** Prognostic factors in patients with stage I epithelial ovarian cancer. *Obstet Gynecol* 1990;75:263–273.
157. **Sjövall K, Nilsson B, Einhorn N.** Different types of rupture of the tumor capsule and the impact on survival in early ovarian cancer. *Int J Gynecol Cancer* 1994;4:333–336.
158. **Sevelda P, Dittich C, Salzer H.** Prognostic value of the rupture of the capsule in stage I epithelial ovarian carcinoma. *Gynecol Oncol* 1989;35:321–322.
159. **Vergote I, De Branbanter J, Fyles A, et al.** Prognostic importance of degree of differentiation and cyst rupture in stage I epithelial ovarian carcinoma. *Lancet* 2001;357:176–182.
160. **Prat J.** Staging classification for cancer of the ovary, fallopian tube, and peritoneum. *Int J Gynaecol Obstet* 2014;124(1):1–5.
161. **Berek JS, Hacker NF.** Staging and second-look operations in ovarian cancer. In: Alberts DS, Surwit EA, eds. *Ovarian Cancer.* Boston, MA: Martinus Nijhoff; 1985:109–127.
162. **Young RC, Decker DG, Wharton JT, et al.** Staging laparotomy in early ovarian cancer. *JAMA* 1983;250:3072–3076.
163. **Buchsbaum HJ, Lifshitz S.** Staging and surgical evaluation of ovarian cancer. *Semin Oncol* 1984;11:227–237.
164. **Yoshimuna S, Scully RE, Bell DA, et al.** Correlation of ascitic fluid cytology with histologic findings before and after treatment of ovarian cancer. *Am J Obstet Gynecol* 1984;148:716–721.
165. **Piver MS, Barlow JJ, Lele SB.** Incidence of subclinical metastasis in stage I and II ovarian carcinoma. *Obstet Gynecol* 1978;52:100–104.
166. **Delgado G, Chun B, Caglar H.** Para-aortic lymphadenectomy in gynecologic malignancies confined to the pelvis. *Obstet Gynecol* 1977;50:418–423.
167. **Rosenoff SH, Young RC, Anderson T, et al.** Peritoneoscopy: A valuable staging tool in ovarian carcinoma. *Ann Intern Med* 1975;83:37–41.
168. **Knapp RC, Friedman EA.** Aortic lymph node metastases in early ovarian cancer. *Am J Obstet Gynecol* 1974;119:1013–1017.
169. **Guthrie D, Davy ML, Phillips PR.** Study of 656 patients with "early" ovarian cancer. *Gynecol Oncol* 1984;17:363–369.
170. **Lim-Tan SK, Cajigas HE, Scully RE.** Ovarian cystectomy for serous borderline tumors: A follow-up study of 35 cases. *Obstet Gynecol* 1988;72:775–781.
171. **Green JA.** Early ovarian cancer–time for a rethink on stage? *Gynecol Oncol* 2003;90:235–237.
172. **Harlan LC, Clegg LX, Trimble EL.** Trends in surgery and chemotherapy for women diagnosed with ovarian cancer in the United States. *J Clin Oncol* 2003;21:3488–3494.
173. **Griffiths CT.** Surgical resection of tumor bulk in the primary treatment of ovarian carcinoma. *Natl Cancer Inst Monogr* 1975;42:101–104.
174. **Hacker NF, Berek JS.** Cytoreductive surgery in ovarian cancer. In: Albert PS, Surwit EA, eds. *Ovarian Cancer.* Boston, MA: Martinus Nijhoff; 1986:53–67.
175. **Heintz APM, Berek JS.** Cytoreductive surgery in ovarian cancer. In: Piver MS, eds. *Ovarian Cancer.* Edinburgh, UK: Churchill Livingstone; 1987:129–143.
176. **Hacker NF, Berek JS, Lagasse LD, et al.** Primary cytoreductive surgery for epithelial ovarian cancer. *Obstet Gynecol* 1983;61:413–420.
177. **Van Lindert AM, Alsbach GJ, Barents JW, et al.** The role of the abdominal radical tumor reduction procedure (ARTR) in the treatment of ovarian cancer. In: Heintz APM, Griffiths CT, Trimbos JB, eds. *Surgery in Gynecologic Oncology.* The Hague, Netherlands: Martinus Nijhoff; 1984:275–287.
178. **Hoskins WJ, Bundy BN, Thigpen TJ, et al.** The influence of cytoreductive surgery on recurrence-free interval and survival in small volume stage III epithelial ovarian cancer: A Gynecologic Oncology Group study. *Gynecol Oncol* 1992;47:159–166.
179. **Farias-Eisner R, Teng F, Oliveira M, et al.** The influence of tumor grade, distribution and extent of carcinomatosis in minimal residual stage III epithelial ovarian cancer after optimal primary cytoreductive surgery. *Gynecol Oncol* 1995;5:108–110.
180. **Hunter RW, Alexander ND, Soutter WP.** Meta-analysis of surgery in advanced ovarian carcinoma: Is maximum cytoreductive surgery an independent determinant of prognosis? *Am J Obstet Gynecol* 1992;166:504–511.
181. **Berek JS.** Complete debulking of advanced ovarian cancer. *Cancer J* 1996;2:134–135.
182. **Hacker NF.** Cytoreduction for advanced ovarian cancer in perspective. *Int J Gynecol Cancer* 1996;6:159–160.
183. **Berek JS, Hacker NF, Lagasse LD.** Rectosigmoid colectomy and reanastomosis to facilitate resection of primary and recurrent gynecologic cancer. *Obstet Gynecol* 1984;64:715–720.
184. **Berek JS, Hacker NF, Lagasse LD, et al.** Lower urinary tract resection as part of cytoreductive surgery for ovarian cancer. *Gynecol Oncol* 1982;13:87–92.
185. **Heintz AM, Hacker NF, Berek JS, et al.** Cytoreductive surgery in ovarian carcinoma: Feasibility and morbidity. *Obstet Gynecol* 1986;67:783–788.
186. **Deppe G, Malviya VK, Boike G, et al.** Surgical approach to diaphragmatic metastases from ovarian cancer. *Gynecol Oncol* 1986;24:258–260.
187. **Montz FJ, Schlaerth J, Berek JS.** Resection of diaphragmatic peritoneum and muscle: Role in cytoreductive surgery for ovarian carcinoma. *Gynecol Oncol* 1989;35:338–340.
188. **Brand E, Pearlman N.** Electrosurgical debulking of ovarian cancer: A new technique using the argon beam coagulator. *Gynecol Oncol* 1990;39:115–118.
189. **Deppe G, Malviya VK, Boike G, et al.** Use of Cavitron surgical aspirator for debulking of diaphragmatic metastases in patients with advanced carcinoma of the ovaries. *Surg Gynecol Obstet* 1989;168:455–456.
190. **Bristow RE, Tomacruz RS, Armstrong DK, et al.** Survival effect of maximal cytoreductive surgery for advanced ovarian carcinoma during the *platinum* era: A meta-analysis. *J Clin Oncol* 2002;20:1248–1259.
191. **Berek JS.** Interval debulking of epithelial ovarian cancer: An interim measure. *N Engl J Med* 1995;332:675–677.
192. **Chen SS, Bochner R.** Assessment of morbidity and mortality in primary cytoreductive surgery for advanced ovarian cancer. *Gynecol Oncol* 1985;20:190–195.
193. **Venesmaa P, Ylikorkala O.** Morbidity and mortality associated with primary and repeat operations for ovarian cancer. *Obstet Gynecol* 1992;79:168–172.
194. **Panici PB, Maggioni A, Hacker N, et al.** Systematic aortic and pelvic lymphadenectomy versus resection of bulky nodes only in optimally debulked advanced ovarian cancer: A randomized clinical trial. *J Natl Cancer Inst* 2005;97:560–566.
195. **van der Burg MEL, van Lent M, Buyse M, et al.** The effect of debulking surgery after induction chemotherapy on the prognosis in advanced epithelial ovarian cancer. *N Engl J Med* 1995;332:629–634.
196. **Rose PG, Nerenstone S, Brady MF, et al.** Secondary surgical cytoreduction for advanced ovarian carcinoma. *N Engl J Med* 2004;351:2489–2497.
197. **Junor EJ, Hole DJ, McNulty L, et al.** Specialist gynecologists and survival outcome in ovarian cancer: A Scottish National Study of 1966 patients. *Br J Obstet Gyn* 1999;106:1130–1136.
198. **Tingulstad S, Skjeldestad FE, Hagen B.** The effect of centralization of primary surgery on survival in ovarian cancer patients. *Obstet Gynecol* 2003;102:499–505.
199. **Paulson T, Kjaerheim K, Kaern J, et al.** Improved short-term survival for advanced ovarian, tubal, and peritoneal cancer patients operated at teaching hospitals. *Int J Gynecol Cancer* 2006;16:11–17.
200. **Engelen MJ, Kos HE, Willemse PH, et al.** Surgery by consultant gynecologic oncologists improves survival in patients with ovarian carcinoma. *Cancer* 2006;106:589–598.
201. **Harter P, Sehouli J, Lorusso D, et al.** LION: Lymphadenectomy in ovarian neoplasms. 2017 ASCO Annual Meeting Abstract 5500 Presented June 2, 2017.
202. **Wright AA, Bohlke K, Armstrong DK, et al.** Neoadjuvant chemotherapy for newly diagnosed, advanced ovarian cancer: Society of Gynecologic On-

cology and American Society of Clinical Oncology Clinical Practice Guideline. *Gynecol Oncol* 2016;143(1):3–15.
203. **Vergote I, Tropé CG, Amant F, et al.** Neoadjuvant chemotherapy or primary surgery in stage IIIC or IV ovarian cancer. *N Engl J Med* 2010;363:943–953.
204. **Kehoe S, Hook J, Nankivell M, et al.** Primary chemotherapy versus primary surgery for newly diagnosed advanced ovarian cancer (CHORUS): An open-label, randomised, controlled, non-inferiority trial. *Lancet* 2015;386(9990):249–257.
205. **van Meurs HS, Tajik P, Hof MH, et al.** Which patients benefit most from primary surgery or neoadjuvant chemotherapy in stage IIIC or IV ovarian cancer? An exploratory analysis of the European Organisation for Research and Treatment of Cancer 55971 randomised trial. *Eur J Cancer* 2013;49(15):3191–3201.
206. **Hreshchyshyn MM, Park RC, Blessing JA, et al.** The role of adjuvant therapy in stage I ovarian cancer. *Am J Obstet Gynecol* 1980;138:139–145.
207. **Berek JS.** Adjuvant therapy for early-stage ovarian cancer. *N Engl J Med* 1990;322:1076–1078.
208. **Ahmed FY, Wiltshaw E, Hern RP, et al.** Natural history and prognosis of untreated stage I epithelial ovarian carcinoma. *J Clin Oncol* 1996;14:2968–2975.
209. **Finn CB, Luesley DM, Buxton EJ, et al.** Is stage I epithelial ovarian cancer overtreated both surgically and systemically? Results of a five-year cancer registry review. *Br J Obstet Gyn* 1992;99:54–58.
210. **Vergote I, Vergote S, De Vos LN, et al.** Randomized trial comparing cisplatin with radioactive phosphorus or whole abdominal irradiation as adjuvant treatment of ovarian cancer. *Cancer* 1992;69:741–749.
211. **Rubin SC, Wong GY, Curtin JP, et al.** Platinum based chemotherapy of high risk stage I epithelial ovarian cancer following comprehensive surgical staging. *Obstet Gynecol* 1993;82:143–147.
212. **Young RC, Brady MF, Nieberg RM, et al.** Adjuvant treatment for ovarian cancer: A randomized phase III trial of intraperitoneal ^{32}P or intravenous cyclophosphamide and cisplatin: A Gynecologic Oncology Group study. *J Clin Oncol* 2003;21:4350–4355.
213. **Bolis G, Colombo N, Pecorelli S, et al.** Adjuvant treatment for early epithelial ovarian cancer: results of two randomized clinical trials comparing cisplatin to no further treatment or chromic phosphate (^{32}P). *Ann Oncol* 1995;6:887–893.
214. **Young RC, Pecorelli S.** Management of early ovarian cancer. *Semin Oncol* 1998;25:335–339.
215. **Colombo N, Chiari S, Maggioni A, et al.** Controversial issues in the management of early epithelial ovarian cancer: Conservative surgery and the role of adjuvant therapy. *Gynecol Oncol* 1994;55:S47–S51.
216. **Colombo N, Maggioni A, Bocciolone L, et al.** Multimodality therapy of early-stage (FIGO I-II) ovarian cancer: Review of surgical management and postoperative adjuvant treatment. *Int J Gynecol Cancer* 1996;6:13–17.
217. **Vermorken JB, Pecorelli S.** Clinical trials in patients with epithelial ovarian cancer: Past, present and future. *Eur J Surg Oncol* 1996;22:455–466.
218. **Tropé C, Kaern J, Hogberg T, et al.** Randomized study on adjuvant chemotherapy in stage I high-risk ovarian cancer with evaluation of DNA-ploidy as prognostic instrument. *Ann Oncol* 2000;11:259–261.
219. **Gadducci A, Sartori E, Maggino T, et al.** Analysis of failure in patients with stage I ovarian cancer: An Italian multicenter study. *Int J Gynecol Cancer* 1997;7:445–450.
220. **Trimbos JB, Vergote I, Bolis G, et al.** Impact of adjuvant chemotherapy and surgical staging in early-stage ovarian carcinoma: European Organisation for Research and Treatment of Cancer-Adjuvant Chemotherapy in Ovarian Neoplasm Trial. *J Natl Cancer Inst* 2003;95:113–125.
221. **International Collaborative Ovarian Neoplasm (ICON1) Collaborators.** International collaborative ovarian neoplasm trial 1: A randomized trial of adjuvant chemotherapy in women with early-stage ovarian cancer. *J Natl Cancer Inst* 2003;95:125–132.
222. **Trimbos B, Timmers P, Pecorelli S, et al.** Surgical staging and treatment of early ovarian cancer: Long-term analysis from a randomized trial. *J Natl Cancer Inst* 2010;102(13):982–987.
223. **Trimbos JB, Parmar M, Vergote I, et al.** International collaborative ovarian neoplasm trial 1 and adjuvant chemotherapy in ovarian neoplasm trial: Two parallel randomized phase III trials of adjuvant chemotherapy in patients with early-stage ovarian carcinoma. *J Natl Cancer Inst* 2003;95:105–112.
224. **Bookman MA, McGuire WP, Kilpatrick D, et al.** Carboplatin and paclitaxel in ovarian carcinoma: A phase I study of the Gynecologic Oncology Group. *J Clin Oncol* 1996;14:1895–1902.
225. **Bell J, Brady MF, Young RC, et al.** Randomized phase III trial of three versus six cycles of adjuvant carboplatin and paclitaxel in early stage epithelial ovarian carcinoma: A Gynecologic Oncology Group study. *Gynecol Oncol* 2006;102:432–439.
226. **Chan JK, Tian C, Fleming GF, et al.** The potential benefit of 6 vs. 3 cycles of chemotherapy in subsets of women with early-stage high-risk epithelial ovarian cancer: An exploratory analysis of a Gynecologic Oncology Group study. *Gynecol Oncol* 2010;116(3):301–306.
227. **Eisenhauer EA, ten Bokkel Huinink WW, Swenerton KD, et al.** European-Canadian randomized trial of paclitaxel in relapsed ovarian cancer: High-dose versus low-dose and long versus short infusion. *J Clin Oncol* 1994;12:2654–2666.
228. **McGuire WP, Hoskins WJ, Brady MF, et al.** Cyclophosphamide and cisplatin compared with paclitaxel and cisplatin in patients with stage III and stage IV ovarian cancer. *N Engl J Med* 1996;334:1–6.
229. **Piccart MJ, Bertelsen K, Stuart G, et al.** Long-term follow-up confirms a survival advantage of the paclitaxel-cisplatin regimen over the cyclophosphamide-cisplatin combination in advanced ovarian cancer. *Int J Gynecol Cancer* 2003;13:144–148.
230. **Muggia FM, Braly PS, Brady MF, et al.** Phase III randomized study of cisplatin versus paclitaxel versus cisplatin and paclitaxel in patients with suboptimal stage III or IV ovarian cancer: A Gynecologic Oncology Group study. *J Clin Oncol* 2000;18:106–115.
231. **Advanced Ovarian Cancer Trialists Group.** Chemotherapy in advanced ovarian cancer: An overview of randomized clinical trials. *BMJ* 1991;303:884–891.
232. **Omura G, Bundy B, Berek JS, et al.** Randomized trial of cyclophosphamide plus cisplatin with or without doxorubicin in ovarian carcinoma: A Gynecologic Oncology Group study. *J Clin Oncol* 1989;7:457–465.
233. **Ovarian Cancer Meta-analysis Project.** Cyclophosphamide plus cisplatin versus cyclophosphamide, doxorubicin, and cisplatin chemotherapy of ovarian carcinoma: Ameta-analysis. *J Clin Oncol* 1991;9:1668–1674.
234. **Swenerton K, Jeffrey J, Stuart G, et al.** Cisplatin-cyclophosphamide versus carboplatin-cyclophosphamide in advanced ovarian cancer: a randomized phase III study of the National Cancer Institute of Canada Clinical Trials Group. *J Clin Oncol* 1992;10:718–726.
235. **Ozols RF, Bundy BN, Greer B, et al.** Phase III trial of carboplatin and paclitaxel versus cisplatin and paclitaxel in patients with optimally resected stage III ovarian cancer: A Gynecologic Oncology Group study. *J Clin Oncol* 2003;21:3194–3200.
236. **Du Bois A, Luck HJ, Meier W, et al.** A randomized clinical trial of cisplatin/paclitaxel versus carboplatin/paclitaxel as first-line treatment of ovarian cancer. *J Natl Cancer Inst* 2003;95:1320–1330.
237. **Polverino G, Parazzini F, Stellato G, et al.** Survival and prognostic factors of women with advanced ovarian cancer and complete response after a carboplatin-paclitaxel chemotherapy. *Gynecol Oncol* 2005;99:343–347.
238. **Alberts DS, Green S, Hannigan EV, et al.** Improved therapeutic index of carboplatin plus cyclophosphamide versus cisplatin plus cyclophosphamide: Final report by the Southwest Oncology Group of a phase III randomized trial in stages III (suboptimal) and IV ovarian cancer. *J Clin Oncol* 1992;10:706–717.
239. **McGuire WP, Hoskins WJ, Brady MS, et al.** An assessment of dose-intensive therapy in suboptimally debulked ovarian cancer: A Gynecologic Oncology Group study. *J Clin Oncol* 1995;13:1589–1599.
240. **Ozols RF, Ostchega Y, Curt G, et al.** High-dose carboplatin in refractory ovarian cancer patients. *J Clin Oncol* 1987;5:197–201.
241. **Calvert AH, Newell DR, Gumbrell LA, et al.** Carboplatin dosage: Prospective evaluation of a simple formula based on renal function. *J Clin Oncol* 1989;7:1748–1756.
242. **The International Collaborative Ovarian Neoplasm (ICON) Group.** Paclitaxel plus carboplatin versus standard chemotherapy with either single agent

carboplatin or cyclophosphamide, doxorubicin, and cisplatin in women with ovarian cancer: the ICON3 randomised trial. *Lancet* 2002;360:505–515.

243. **ICON2**: Randomised trial of single-agent carboplatin against three-drug combination of CAP (cyclophosphamide, doxorubicin, and cisplatin) in women with ovarian cancer. ICON Collaborators. International Collaborative Ovarian Neoplasm Study. *Lancet* 1998;352:1571–1576.

244. **Vasey PA, Paul J, Birt A, et al.** Docetaxel and cisplatin in combination as first-line chemotherapy for advanced epithelial ovarian cancer. Scottish Gynaecological Cancer Trials Group. *J Clin Oncol* 1999;17:2069–2080.

245. **Bookman MA, Brady MF, McGuire WP, et al.** Evaluation of new platinum-based treatment regimens in advanced-stage ovarian cancer: A phase III tiral of the Gynecologic Cancer InterGroup. *J Clin Oncol* 2009;27:1419–1425.

246. **Alberts DS, Liu PY, Hannigan EV, et al.** Intraperitoneal cisplatin plus intravenous cyclophosphamide versus intravenous cisplatin plus intravenous cyclophosphamide for stage III ovarian cancer. *N Engl J Med* 1996;335:1950–1955.

247. **Markman M, Bundy BN, Alberts DS, et al.** Phase III trial of standard-dose intravenous cisplatin plus paclitaxel versus moderately high-dose intravenous carboplatin followed by intraperitoneal paclitaxel and intraperitoneal cisplatin in small-volume stage III ovarian cancer: an intergroup study of the Gynecologic Oncology Group, Southwestern Oncology Group, and the Eastern Cooperative Oncology Group. *J Clin Oncol* 2001;19:1001–1007.

248. **Armstrong DK, Bundy B, Wenzel L, et al.** Intraperitoneal cisplatin and paclitaxin in ovarian cancer. *N Engl J Medl* 2006;354:34–43.

249. **Walker JL, Armstrong DK, Huang HQ, et al.** Intraperitoneal catheter outcomes in a phase III trial of intravenous versus intraperitoneal chemotherapy in optimal stage III ovarian and primary peritoneal cancer: A Gynecologic Oncology Group study. *Gynecol Oncol* 2006;100:27–32.

250. **Jaaback K, Johnson N.** Intraperitoneal chemotherapy for the initial management of primary epithelial ovarian cancer. *Cocharane Database Syst Rev* 2006;1:CD005340

251. **Katsumata N, Yasuda M, Takahashi F, et al.** Dose-dense *paclitaxel* once a week in combination with carboplatin every 3 weeks for advanced ovarian cancer: a phase 3, open-label, randomised controlled trial. *Lancet* 2009;374:1331–1338.

252. **Walker JL, Brady MF, DiSilvestro PA, et al.** A phase III trial of bevacizumab with IV versus IP chemotherapy in ovarian, fallopian tube, and peritoneal carcinoma NCI-supplied agent(s): A GOG/NRG trial (GOG 252). 2016 Society of Gynecologic Oncology Annual Meeting Late-breaking abstract 6. Presented March 21, 2016.

253. **Chan JK, Brady MF, Penson RT, et al.** Weekly vs. every-3-week paclitaxel and carboplatin for ovarian cancer. *N Engl J Med* 2016;374(8):738–748.

254. **Pignata S, Scambia G, Katsaros D, et al.** Carboplatin plus paclitaxel once a week versus every 3 weeks in patients with advanced ovarian cancer (MITO-7): A randomised, multicentre, open-label, phase 3 trial. *Lancet Oncol* 2014;15(4):396–405.

255. **Hook J, Stenning S, James B, et al.** ICON8: An international randomized trial comparing two dose-dense regimens, 3-weekly carboplatin plus weekly paclitaxel (CwT), and weekly carboplatin-paclitaxel (wCwT), to standard 3-weekly treatment in women with newly diagnosed ovarian, fallopian tube, and primary peritoneal cancer. *J Clin Oncol* 2014;32(5s) (suppl; abstr TPS5611).

256. **Schwartz PE, Rutherford TJ, Chambers JT, et al.** Neoadjuvant chemotherapy for advanced ovarian cancer: Long-term survival. *Gynecol Oncol* 1999;72:93–99.

257. **Shibata K, Kikkawa F, Mika M, et al.** Neoadjuvant chemotherapy for FIGO stage III or IV ovarian cancer: Survival benefit and prognostic factors. *Int J Gynecol Cancer* 2003;13:587–592.

258. **Chan YM, Ng TY, Ngan HY, et al.** Quality of life in women treated with neoadjuvant chemotherapy for advanced ovarian cancer: A prospective longitudinal study. *Gynecol Oncol* 2003;88:9–16.

259. **Cohen MH, Gootenberg J, Keegan P, et al.** FDA drug approval summary: Bevacizumab (Avastin) plus carboplatin and paclitaxel as first-line treatment of advanced/metastatic recurrent nonsquamous non-small cell lung cancer. *Oncologist* 2007;12:713–718.

260. **Miller K, Wang M, Gralow J, et al.** Paclitaxel plus bevacizumab versus paclitaxel alone for metastatic breast cancer. *N Engl J Med* 2007;357:2666–2676.

261. **Hurwitz H, Fehrenbacher L, Novotny W, et al.** Bevacizumab plus irinotecan, fluorouracil, and leucovorin for metastatic colorectal cancer. *N Engl J Med* 2004;350:2335–2342.

262. **Burger RA, Brady MF, Fleming GF, et al.** Phase III trial of bevacizumab in the primary treatment of advanced ovarian, primary peritoneal or fallopian tube cancer: A GOG study. *Int J Gynecol Cancer* 2010;28(Suppl):LBA1.

263. **Pfisterer J, Perren T, Swart AM, et al.** ICON7: A randomised controlled trial of bevacizumab in women with newly diagnosed epithelial ovarian, primary peritoneal or fallopian tube cancer. *Int J Gynecol Cancer* 2010;20(Suppl 2).

264. **Oza AM, Cook AD, Pfisterer J, et al.** Standard chemotherapy with or without bevacizumab for women with newly diagnosed ovarian cancer (ICON7): Overall survival results of a phase 3 randomised trial. *Lancet Oncol* 2015;16(8):928–936.

265. **Markman M, Liu PY, Wilczynski S, et al.** Phase III randomized trial of 12 versus 3 months of maintenance paclitaxel in patients with advanced ovarian cancer after complete response to platinum and paclitaxel-based chemotherapy: A Southwest Oncology Group and Gynecologic Oncology Group trial. *J Clin Oncol* 2003;21:2460–2465.

266. **Ozols RF.** Maintenance therapy in advanced ovarian cancer: progression-free survival and clinical benefit. *J Clin Oncol* 2003;21:2451–2453.

267. **Copeland LJ BM, Burger RA, et al.** *Phase III trial of maintenance therapy in women with advanced ovary/tubal/peritoneal cancer after a complete response to first-line therapy: an NRG oncology (GOG Legacy) study*. Presented at: 2017 SGO Annual Meeting; March 12–15, 2017; National Harbor, MD: Abstract LBA1.

268. **De Placido S, Scambia G, Di Vagno G, et al.** Topotecan compared with no therapy after response to surgery and carboplatin/paclitaxel in patients with ovarian cancer: Multicenter Italian Trials in Ovarian Cancer (MITO-1) randomized study. *J Clin Oncol* 2004;22:2635–2642.

269. **Pfisterer J, Weber B, Reuss A, et al.** Randomized phase III trial of topotecan following carboplatin and paclitaxel in first-line treatment of advanced ovarian cancer: A Gynecologic Cancer Intergroup Trial of the AGO-OVAR and GINECO. *J Natl Cancer Inst* 2006;98:1036–1045.

270. **Piccart MJ, Floquet A, Scarfone G, et al.** Intraperitoneal cisplatin versus no further treatment: 8-year results of EORTC 55875, a randomized phase III study in ovarian cancer patients with a pathologically complete remission after platinum-based intravenous chemotherapy. *Int J Gynecol Cancer* 2003;13(Suppl 2):196–203.

271. **Mei L, Chen H, Wei DM, et al.** Maintenance chemotherapy for ovarian cancer. *Cochrane Database Syst Rev* 2013;(6):CD007414.

272. **du Bois A, Floquet A, Kim JW, et al.** Incorporation of pazopanib in maintenance therapy of ovarian cancer. *J Clin Oncol* 2014;32(30):3374–3382.

273. **du Bois A, Kristensen G, Ray-Coquard I, et al.** Standard first-line chemotherapy with or without nintedanib for advanced ovarian cancer (AGO-OVAR 12): a randomised, double-blind, placebo-controlled phase 3 trial. *Lancet Oncol* 2016;17(1):78–89.

274. **Berek JS, Taylor PT, Gordon A, et al.** Randomized placebo-controlled study of oregovomab for consolidation of clinical remission in patients with advanced ovarian cancer. *J Clin Oncol* 2004;22:3507–3516.

275. **Berek H, Taylor P, McGuire W, et al.** Oregovomab maintenance monoimmunotherapy does not improve outcomes in advanced ovarian cancer. *J Clin Oncol* 2009;27:418–425.

276. **Verheijen RH, Massuger LF, Benigno BB, et al.** Phase III trial of intraperitoneal therapy with yttrium-90-labeled HMFG1 murine monoclonal antibody in patients with epithelial ovarian cancer after a surgically defined complete remission. *J Clin Oncol* 2004;22:2635–2642.

277. **Berek JS, Hacker NF, Lagasse LD, et al.** Second-look laparotomy in stage III epithelial ovarian cancer: Clinical variables associated with disease status. *Obstet Gynecol* 1984;64:207–212.

278. **Copeland LJ, Gershenson DM, Wharton JT, et al.** Microscopic disease at second-look laparotomy in advanced ovarian cancer. *Cancer* 1985;55:472–478.

279. **Gershenson DM, Copeland LJ, Wharton JT, et al.** Prognosis of surgically determined complete responders in advanced ovarian cancer. *Cancer* 1985;55:1129–1135.

280. **Smira LR, Stehman FB, Ulbright TM, et al.** Second-look laparotomy after chemotherapy in the management of ovarian malignancy. *Am J Obstet Gynecol* 1985;152:661–668.
281. **Freidman JB, Weiss NS.** Second thoughts about second-look laparotomy in advanced ovarian cancer. *N Engl J Med* 1990;322:1079–1082.
282. **Berek JS.** Second-look versus second-nature. *Gynecol Oncol* 1992;44:1–2.
283. **Rubin SC, Hoskins WJ, Hakes TB, et al.** Recurrence after negative second-d-look laparotomy for ovarian cancer: Analysis of risk factors. *Am J Obstet Gynecol* 1988;159:1094–1098.
284. **Berek JS, Griffith CT, Leventhal JM.** Laparoscopy for second-look evaluation in ovarian cancer. *Obstet Gynecol* 1981;58:192–198.
285. **Berek JS, Hacker NF.** Laparoscopy in the management of patients with ovarian carcinoma. In: DiSaia P, ed. *The Treatment of Ovarian Cancer*. Philadelphia, PA: WB Saunders; 1983:213–222.
286. **Lele S, Piver MS.** Interval laparoscopy prior to second-look laparotomy in ovarian cancer. *Obstet Gynecol* 1986;68:345–347.
287. **Berek JS, Knapp RC, Malkasian GD, et al.** CA125 serum levels correlated with second-look operations among ovarian cancer patients. *Obstet Gynecol* 1986;67:685–689.
288. **Lavin PT, Knapp RC, Malkasian GD, et al.** CA125 for the monitoring of ovarian carcinoma during primary therapy. *Obstet Gynecol* 1987;69:223–227.
289. **Rustin GJ, Bast RC, Kelloff GJ, et al.** Use of CA125 in clinical trial evaluation of new therapeutic drugs for ovarian cancer. *Clin Cancer Res* 2004;10:3919–3926.
290. **De Rosa V, Mangioni di Stefano ML, Brunetti A, et al.** Computed tomography and second-look surgery in ovarian cancer patients: correlation, actual role and limitations of CT scan. *Eur J Gynaecol Oncol* 1995;16:123–129.
291. **Lund B, Jacobson K, Rasch L, et al.** Correlation of abdominal ultrasound and computed tomography scans with second- or third-look laparotomy in patients with ovarian carcinoma. *Gynecol Oncol* 1990;37:279–283.
292. **Bilici A, Ustaalioglu BB, Seker M, et al.** Clinical value of 18F-FDG PET/CT in the diagnosis of suspected recurrent ovarian cancer: Is there an impact of 18F-FDG PET/CT on patient management? *Euro J Nucl Med Mol Imag* 2010;37(7)1259–1269.
293. **Berek JS, Hacker NF, Lagasse LD, et al.** Survival of patients following secondary cytoreductive surgery in ovarian cancer. *Obstet Gynecol* 1983;61:189–193.
294. **Hoskins WJ, Rubin SC, Dulaney E, et al.** Influence of secondary cytoreduction at the time of second-look laparotomy on the survival of patients with epithelial ovarian carcinoma. *Gynecol Oncol* 1989;34: 365–371.
295. **Bristow RE, Lagasse LD, Karlan BY.** Secondary surgical cytoreduction in advanced epithelial ovarian cancer: Patient selection and review of the literature. *Cancer* 1996;78:2049–2062.
296. **Berek JS, Tropé C, Vergote I.** Surgery during chemotherapy and at relapse of ovarian cancer. *Ann Oncol* 1999;10:S3–S7.
297. **Eisenkop SM, Friedman RL, Spirtos NM.** The role of secondary cytoreductive surgery in the treatment of patients with recurrent epithelial ovarian carcinoma. *Cancer* 2000;88:144–153.
298. **Gadducci A, Iacconi P, Cosio S, et al.** Complete salvage surgical cytoreduction improves further survival of patients with late recurrent ovarian cancer. *Gynecol Oncol* 2000;79:344–349.
299. **Munkarah A, Levenback C, Wolf JK, et al.** Secondary cytoreductive surgery for localized intra-abdominal recurrences in epithelial ovarian cancer. *Gynecol Oncol* 2001;81:237–241.
300. **Tay EH, Grant PT, Gebski V, et al.** Secondary cytoreductive surgery for recurrent epithelial ovarian cancer. *Obstet Gynecol* 2002;100:1359–1360.
301. **Chi DS, McCaughty K, Diaz JP, et al.** Guidelines and selection criteria for secondary cytoreductive surgery in patients with recurrent, platinum-sensitive epithelial ovarian carcinoma. *Cancer* 2006;106:1933–1939.
302. **Du Bois A, Vergote I, Ferron G, et al.** Randomized controlled phase III study evaluating the impact of secondary cytoreductive surgery in recurrent ovarian cancer: AGO DESKTOP III/ENGOT ov20. *J Clin Oncol* 2017;35(15):5501.

303. **Markman M, Rothman R, Hakes T, et al.** Second-line platinum therapy in patients with ovarian cancer previously treated with cisplatin. *J Clin Oncol* 1991;9:389–393.
304. **Gore ME, Fryatt I, Wiltshaw E, et al.** Treatment of relapsed carcinoma of the ovary with cisplatin or carboplatin following initial treatment with these compounds. *Gynecol Oncol* 1990;36:207–211.
305. **Markman M, Markman J, Webster K, et al.** Duration of response to second-line, platinum-based chemotherapy for ovarian cancer: Implications for patient management and clinical trial design. *J Clin Oncol* 2004;22:3120–3125.
306. **Markman M.** Second-line therapy for potentially platinum-sensitive recurrent ovarian cancer: what is optimal treatment? *Gynecol Oncol* 2001;81:1–2.
307. **Cannistra SA.** Is there a "best" choice of second-line agent in the treatment of recurrent, potentially platinum-sensitive ovarian cancer? *J Clin Oncol* 2002;20:1158–1160.
308. **Eisenhauer EA, Vermorken JB, van Glabbeke M.** Predictors of response to subsequent chemotherapy in platinum pretreated ovarian cancer: A multivariate analysis of 704 patients. *Ann Oncol* 1997;8:963–968.
309. **Gordon AN, Fleagle JT, Guthrie D, et al.** Recurrent epithelial ovarian carcinoma: A randomized phase III study of pegylated liposomal doxorubicin versus topotecan. *J Clin Oncol* 2001;19:3312–3322.
310. **Gordon AN, Tonda M, Sun S, et al.** Doxil Study 30–49 Investigators. Long-term survival advantage for women treated with pegylated liposomal doxorubicin compared with topotecan in a phase 3 randomized study of recurrent and refractory epithelial ovarian cancer. *Gynecol Oncol* 2004;95:1–8.
311. **Gordon AN, Granai CO, Rose PG, et al.** Phase II study of liposomal doxorubicin in platinum- and paclitaxel-refractory epithelial ovarian cancer. *J Clin Oncol* 2000;18:3093–3100.
312. **Muggia F, Hainsworth J, Jeffers S, et al.** Phase II study of liposomal doxorubicin in refractory ovarian cancer: Antitumor activity and toxicity modification by liposomal encapsulation. *J Clin Oncol* 1997;15:987–993.
313. **Greco FA, Hainsworth JD.** One-hour paclitaxel infusion schedules: A phase I/II comparative trial. *Semin Oncol* 1995;22:118–123.
314. **Chang AY, Boros L, Garrow G, et al.** Paclitaxel by 3-hour infusion followed by 96-hour infusion on failure in patients with refractory malignant disease. *Semin Oncol* 1995;22:124–127.
315. **Kohn EC, Sarosy G, Bicher A, et al.** Dose-intense taxol: High response rate in patients with platinum-resistant recurrent ovarian cancer. *J Natl Cancer Inst* 1994;86:1748–1753.
316. **Omura GA, Brady MF, Look KY, et al.** Phase III trial of paclitaxel at two dose levels, the higher dose accompanied by filgrastim at two dose levels in platinum-pretreated epithelial ovarian cancer: An Intergroup Study. *J Clin Oncol* 2003;21:2843–2848.
317. **Markman M, Hall J, Spitz D, et al.** Phase II trial of weekly single-agent paclitaxel in platinum/paclitaxel-refractory ovarian cancer. *J Clin Oncol* 2002;20:2365–2369.
318. **Ghamande S, Lele S, Marchetti D, et al.** Weekly paclitaxel in patients with recurrent or persistent advanced ovarian cancer. *Int J Gynecol Cancer* 2003;13:142–147.
319. **Thigpen JT, Blessing JA, Ball H, et al.** Phase II trial of paclitaxel in patients with progressive ovarian carcinoma after platinum-based chemotherapy: A Gynecologic Oncology Group study. *J Clin Oncol* 1994;12:1748–1753.
320. **Trimble EL, Adams JD, Vena D, et al.** Paclitaxel for platinum-refractory ovarian cancer: Results from the first 1000 patients registered to National Cancer Institute Treatment Referral Center 9103. *J Clin Oncol* 1993;11:2405–2410.
321. **Bookman MA, Malstrom H, Bolis G, et al.** Topotecan for the treatment of advanced epithelial ovarian cancer: An open-label phase II study in patients treated after prior chemotherapy that contained cisplatin or carboplatin and paclitaxel. *J Clin Oncol* 1998;16:3345–3352.
322. **ten Bokkel Huinink W, Gore M, Carmichael J, et al.** Topotecan versus paclitaxel for the treatment of recurrent epithelial ovarian cancer. *J Clin Oncol* 1997;15:2183–2193.
323. **ten Bokkel Huinink W, Lane SR, Ross GA; International Topotecan Study Group.** Long-term survival in a phase III, randomised study of topotecan versus paclitaxel in advanced epithelial ovarian carcinoma. *Ann Oncol* 2004;15:100–103.

324. **Hoskins P, Eisenhauer E, Beare S, et al.** Randomized phase II study of two schedules of topotecan in previously treated patients with ovarian cancer: A National Cancer Institute of Canada Clinical Trials Group study. *J Clin Oncol* 1998;16:2233–2237.
325. **Markman M, Blessing JA, Alvarez RD, et al.** Phase II evaluation of 24-h continuous infusion topotecan in recurrent, potentially platinum-sensitive ovarian cancer: A Gynecologic Oncology Group study. *Gynecol Oncol* 2000;77:112–115.
326. **Kudelka AP, Tresukosol D, Edwards CL, et al.** Phase II study of intravenous topotecan as a 5-day infusion for refractory epithelial ovarian carcinoma. *J Clin Oncol* 1996;14:1552–1557.
327. **Hochster H, Wadler S, Runowicz C, et al.** Activity and pharmacodynamics of 21-day topotecan infusion in patients with ovarian cancer previously treated with platinum-based chemotherapy. New York Gynecologic Oncology Group. *J Clin Oncol* 1999;17:2553–2561.
328. **Elkas JC, Holschneider CH, Katz B, et al.** The use of continuous infusion topotecan in persistent and recurrent ovarian cancer. *Int J Gynecol Cancer* 2003;13:138–141.
329. **Markman M, Kennedy A, Webster K, et al.** Phase 2 evaluation of topotecan administered on a 3-day schedule in the treatment of platinum- and paclitaxel-refractory ovarian cancer. *Gynecol Oncol* 2000;79:116–119.
330. **Clarke-Pearson DL, Van Le L, Iveson T, et al.** Oral topotecan as single-agent second-line chemotherapy in patients with advanced ovarian cancer. *J Clin Oncol* 2001;19:3967–3975.
331. **McGuire WP, Blessing JA, Bookman MA, et al.** Topotecan has substantial antitumor activity as first-line salvage therapy in platinum-sensitive epithelial ovarian carcinoma: A Gynecologic Oncology Group Study. *J Clin Oncol* 2000;18:1062–1067.
332. **Gronlund B, Hansen HH, Hogdall C, et al.** Efficacy of low-dose topotecan in second-line treatment for patients with epithelial ovarian carcinoma. *Cancer* 2002;95:1656–1662.
333. **Brown JV III, Peters WA III, Rettenmaier MA, et al.** Three-consecutive-day topotecan is an active regimen for recurrent epithelial ovarian cancer. *Gynecol Oncol* 2003;88:136–140.
334. **Gore M, Oza A, Rustin G, et al.** A randomised trial of oral versus intravenous topotecan in patients with relapsed epithelial ovarian cancer. *Eur J Cancer* 2002;38:57–63.
335. **Homesley HD, Hall DJ, Martin DA, et al.** A dose-escalating study of weekly bolus topotecan in previously treated ovarian cancer patients. *Gynecol Oncol* 2001;83:394–399.
336. **Parmar MK, Ledermann JA, Colombo N, et al.** Paclitaxel plus platinum-based chemotherapy versus conventional platinum-based chemotherapy in women with relapsed ovarian cancer: The ICON4/AGO-OVAR-2.2 trial. *Lancet* 2003;361:2099–2106.
337. **Gonzalez-Martin AA, Calvo E, Bover I, et al.** Randomized phase II trial of carboplatin versus paclitaxel and carboplatin in platinum-sensitive recurrent advanced ovarian carcinoma: a GEICO (Grupo Espanol de Investigacion en Cancer de Ovario) study. *Ann Oncol* 2005;16:749–755.
338. **Pfisterer J, Plante M, Vergote I, et al.** Gemcitabine plus carboplatin compared with carboplatin in patients with platinum-sensitive recurrent ovarian cancer: An intergroup trial of the AGO-OVAR, the NCIC CTG, and the EORTC GCG. *J Clin Oncol* 2006;24:4699–4707.
339. **Alberts DS, Liu PY, Wilczynski SP, et al.** Randomized trial of pegylated liposomal doxorubicin (PLD) plus carboplatin versus carboplatin in platinum-sensitive (PS) patients with recurrent epithelial ovarian or peritoneal carcinoma after failure of initial platinum-based chemotherapy (Southwest Oncology Group Protocol S0200). *Gynecol Oncol* 2008;108:90–94.
340. **Pujade-Lauraine E, Wagner U, Aavall-Lundqvist E, et al.** Pegylated liposomal doxorubicin and carboplatin compared with paclitaxel and carboplatin for patients with platinum-sensitive ovarian cancer in late relapse. *J Clin Oncol* 2010;28:3323–3329.
341. **Aghajanian C, Blank SV, Goff BA, et al.** OCEANS: a randomized, double-blind, placebo-controlled phase III trial of chemotherapy with or without bevacizumab in patients with platinum-sensitive recurrent epithelial ovarian, primary peritoneal, or fallopian tube cancer. *J Clin Oncol* 2012;30(17):2039–2045.
342. **Aghajanian C, Goff B, Nycum LR, et al.** Final overall survival and safety analysis of OCEANS, a phase 3 trial of chemotherapy with or without bevacizumab in patients with platinum-sensitive recurrent ovarian cancer. *Gynecol Oncol* 2015;139(1):10–16.
343. **Coleman RL, Brady MF, Herzog TJ, et al.** Bevacizumab and paclitaxel-carboplatin chemotherapy and secondary cytoreduction in recurrent, platinum-sensitive ovarian cancer (NRG Oncology/Gynecologic Oncology Group study GOG-0213): A multicentre, open-label, randomised, phase 3 trial. *Lancet Oncol* 2017;18(6): 779–791.
344. **Mirza MR, Monk BJ, Herrstedt J, et al.** Niraparib Maintenance Therapy in Platinum-Sensitive, Recurrent Ovarian Cancer. *N Engl J Med* 2016;375(22):2154–2164.
345. **Ledermann J, Harter P, Gourley C, et al.** Olaparib maintenance therapy in platinum-sensitive relapsed ovarian cancer. *N Engl J Med* 2012;366(15):1382–1392.
346. **Ledermann JA, Harter P, Gourley C, et al.** Overall survival in patients with platinum-sensitive recurrent serous ovarian cancer receiving olaparib maintenance monotherapy: An updated analysis from a randomised, placebo-controlled, double-blind, phase 2 trial. *Lancet Oncol* 2016;17(11):1579–1589.
347. **Ledermann J, Harter P, Gourley C, et al.** Olaparib maintenance therapy in patients with platinum-sensitive relapsed serous ovarian cancer: A preplanned retrospective analysis of outcomes by BRCA status in a randomised phase 2 trial. *Lancet Oncol* 2014;15(8): 852–861.
348. **Moore K, Scambia G, Kim BG, et al.** Maintenance olaparib in patients with newly diagnosed advanced ovarian cancer [Epub ahead of print]. *New Engl J Med* 2018. doi: 10.1056/NEJMoa1810858.
349. **Swisher EM, Lin KK, Oza AM, et al.** Rucaparib in relapsed, platinum-sensitive high-grade ovarian carcinoma (ARIEL2 Part 1): An international, multicentre, open-label, phase 2 trial. *Lancet Oncol* 2017;18(1):75–87.
350. **Coleman RL, Sill MW, Bell-McGuinn K, et al.** A phase II evaluation of the potent, highly selective PARP inhibitor veliparib in the treatment of persistent or recurrent epithelial ovarian, fallopian tube, or primary peritoneal cancer in patients who carry a germline BRCA1 or BRCA2 mutation—An NRG Oncology/Gynecologic Oncology Group study. *Gynecol Oncol* 2015;137(3):386–391.
351. **Havrilesky LJ, Alvarez AA, Sayer RA, et al.** Weekly low-dose carboplatin and paclitaxel in the treatment of recurrent ovarian and peritoneal cancer. *Gynecol Oncol* 2003;88:51–57.
352. **Pujade-Lauraine E, Hilpert F, Weber B, et al.** Bevacizumab combined with chemotherapy for platinum-resistant recurrent ovarian cancer: The AURELIA open-label randomized phase III trial. *J Clin Oncol* 2014;32(13):1302–1308.
353. **Mutch DG, Orlando M, Goss T, et al.** Randomized phase III trial of gemcitabine compared with pegylated liposomal doxorubicin in patients with platinum-resistant ovarian cancer. *J Clin Oncol* 2007; 25:2811–2818.
354. **Piccart MJ, Gore M, ten Bokkel Huinink W, et al.** Docetaxel: An active new drug for treatment of advanced epithelial ovarian cancer. *J Natl Cancer Inst* 1995;87:676–681.
355. **Francis P, Schneider J, Hann L, et al.** Phase II trial of docetaxel in patients with platinum-refractory advanced ovarian cancer. *J Clin Oncol* 1994;12:2301–2308.
356. **Rose PG, Blessing JA, Ball HG, et al.** A phase II study of docetaxel in paclitaxel-resistant ovarian and peritoneal carcinoma: A Gynecologic Oncology Group study. *Gynecol Oncol* 2003;88:130–135.
357. **Shapiro JD, Millward MJ, Rischin D, et al.** Activity of gemcitabine in patients with advanced ovarian cancer: responses seen following platinum and paclitaxel. *Gynecol Oncol* 1996;63:89–93.
358. **Papadimitriou CA, Fountzilas G, Aravantinos G, et al.** Second-line chemotherapy with gemcitabine and carboplatin in paclitaxel-pretreated, platinum-sensitive ovarian cancer patients. A Hellenic Cooperative Oncology Group Study. *Gynecol Oncol* 2004;92:152–159.

359. **Look KY, Bookman MA, Schol J, et al.** Phase I feasibility trial of carboplatin, paclitaxel, and gemcitabine in patients with previously untreated epithelial ovarian or primary peritoneal cancer: A Gynecologic Oncology Group study. *Gynecol Oncol* 2004;92:93–100.
360. **Belpomme D, Krakowski I, Beauduin M, et al.** Gemcitabine combined with cisplatin as first-line treatment in patients with epithelial ovarian cancer: A phase II study. *Gynecol Oncol* 2003;91:32–38.
361. **Markman M, Webster K, Zanotti K, et al.** Phase 2 trial of single-agent gemcitabine in platinum-paclitaxel refractory ovarian cancer. *Gynecol Oncol* 2003;90:593–596.
362. **Hoskins PJ, Swenerton KD.** Oral etoposide is active against platinum-resistant epithelial ovarian cancer. *J Clin Oncol* 1994;12:60–63.
363. **Rose PG, Blessing JA, Mayer AR, et al.** Prolonged oral etoposide as second-line therapy for platinum-resistant and platinum-sensitive ovarian carcinoma: A Gynecologic Oncology Group study. *J Clin Oncol* 1998;16:405–410.
364. **Perez-Gracia JL, Carrasco EM.** Tamoxifen therapy for ovarian cancer in the adjuvant and advanced settings: Systematic review of the literature and implications for future research. *Gynecol Oncol* 2002;84:201–209.
365. **Ansink AC, Williams CJ.** The role of tamoxifen in the management of ovarian cancer. *Gynecol Oncol* 2002;86:390–391.
366. **Williams CJ.** Tamoxifen for relapse of ovarian cancer. *Cochrane Database Syst Rev* 2001;1:CD001034.
367. **Hatch KD, Beecham JB, Blessing JA, et al.** Responsiveness of patients with advanced ovarian carcinoma to tamoxifen: A Gynecologic Oncology Group study of second-line therapy in 105 patients. *Cancer* 1991;68:269–271.
368. **Van der Velden J, Gitsch G, Wain GV, et al.** Tamoxifen in patients with advanced epithelial ovarian cancer. *Int J Gynecol Cancer* 1995;5:301–305.
369. **Miller DS, Brady MF, Barrett RJ.** A phase II trial of leuprolide acetate in patients with advanced epithelial ovarian cancer. *J Clin Oncol* 1992;15:125–128.
370. **Lopez A, Tessadrelli A, Kudelka AP, et al.** Combination therapy with leuprolide acetate and tamoxifen in refractory ovarian cancer. *Int J Gynecol Cancer* 1996;6:15–19.
371. **Smith IE, Dowsett M.** Aromatase inhibitors in breast cancer. *N Engl J Med* 2003;348:2431–2442.
372. **Le T, Leis A, Pahwa P, et al.** Quality of life evaluations in patients with ovarian cancer during chemotherapy treatment. *Gynecol Oncol* 2004;92:839–844.
373. **Burger RA, Sill MW, Monk BJ, et al.** Phase II trial of bevacizumab in persistent or recurrent epithelial ovarian cancer or primary peritoneal cancer: A Gynecologic Oncology Group Study. *J Clin Oncol* 2007;25:5165–5171.
374. **Garcia AA, Hirte H, Fleming G, et al.** Phase II clinical trial of bevacizumab and low-dose metronomic oral cyclophosphamide in recurrent ovarian cancer: A trial of the California, Chicago, and Princess Margaret Hospital phase II consortia. *J Clin Oncol* 2008;26:76–82.
375. **Cannistra SA, Matulonis UA, Penson RT, et al.** Phase II study of bevacizumab in patients with platinum-resistant ovarian cancer or peritoneal serous cancer. *J Clin Oncol* 2007;25:5180–5186 [Erratum in *J Clin Oncol* 2008;26:1773].
376. **Simpkins F, Belinson JL, Rose PG.** Avoiding bevacizumab related gastrointestinal toxicity for recurrent ovarian cancer by careful patient screening. *Gynecol Oncol* 2007;107:118–123.
377. **Hacker NF, Berek JS, Burnison CM, et al.** Whole abdominal radiation as salvage therapy for epithelial ovarian cancer. *Obstet Gynecol* 1985;65:60–66.
378. **Castaldo TW, Petrilli ES, Ballon SC, et al.** Intestinal operations in patients with ovarian carcinoma. *Am J Obstet Gynecol* 1981;139:80–84.
379. **Krebs HB, Goplerud DR.** Surgical management of bowel obstruction in advanced ovarian cancer. *Obstet Gynecol* 1983;61:327–330.
380. **Tunca JC, Buchler DA, Mack EA, et al.** The management of ovarian cancer caused bowel obstruction. *Gynecol Oncol* 1981;12:186–192.
381. **Piver MS, Barlow JJ, Lele SB, et al.** Survival after ovarian cancer induced intestinal obstruction. *Gynecol Oncol* 1982;13:44–49.
382. **Clarke-Pearson DL, DeLong ER, Chin N, et al.** Intestinal obstruction in patients with ovarian cancer: Variables associated with surgical complications and survival. *Arch Surg* 1988;123:42–45.
383. **Fernandes JR, Seymour RJ, Suissa S.** Bowel obstruction in patients with ovarian cancer: A search for prognostic factors. *Am J Obstet Gynecol* 1988;158:244–249.
384. **Rubin SC, Hoskins WJ, Benjamin I, et al.** Palliative surgery for intestinal obstruction in advanced ovarian cancer. *Gynecol Oncol* 1989;34:16–19.
385. **Coukos G, Rubin SC.** Surgical management of epithelial ovarian cancer. *Oncol Spect* 2001;2:350–361.
386. **Pothuri B, Vaidya A, Aghajanian C, et al.** Palliative surgery for bowel obstruction in recurrent ovarian cancer: An updated series. *Gynecol Oncol* 2003;89:306–313.
387. **Tamussino KF, Lim PC, Webb MJ, et al.** Gastrointestinal surgery in patients with ovarian cancer. *Gynecol Oncol* 2001;80:79–84.
388. **Jong P, Sturgeon J, Jamieson CG.** Benefit of palliative surgery for bowel obstruction in advanced ovarian cancer. *Can J Surg* 1995;38:454–457.
389. **Winter WE, McBroom JW, Carlson JW, et al.** The utility of gastrojejunostomy in secondary cytoreduction and palliation of proximal intestinal obstruction in recurrent ovarian cancer. *Gynecol Oncol* 2003;91:261–264.
390. **Bryan DN, Radbod R, Berek JS.** An analysis of surgical versus chemotherapeutic intervention for the management of intestinal obstruction in advanced ovarian cancer. *Int J Gynecol Cancer* 2006;16:125–134.
391. **Feuer DJ, Broadley KE, Shepherd JH, et al.** Surgery for the resolution of symptoms in malignant bowel obstruction in advanced gynaecological and gastrointestinal cancer. *Cochrane Database Syst Rev* 2000;4:CD002764.
392. **Malone JM Jr, Koonce T, Larson DM, et al.** Palliation of small bowel obstruction by percutaneous gastrostomy in patients with progressive ovarian carcinoma. *Obstet Gynecol* 1986;68:431–433.
393. **Campagnutta E, Cannizzaro R, Gallo A, et al.** Palliative treatment of upper intestinal obstruction by gynecologic malignancy: The usefulness of percutaneous endoscopic gastrostomy. *Gynecol Oncol* 1996;62:103–105.
394. **Kosary CL.** Cancer of the ovary. Surveillance Survival and End Results (SEER) survival monograph. *J Natl Cancer Inst* 2007;16:133–144.
395. **Berek JS, Friedlander M, Hacker NF.** Germ cell and other nonepithelial ovarian cancers. In: *Berek and Hacker's Gynecologic Oncology*. 6th ed. Philadelphia, PA: Wolters Kluwer; 2015:530–559.
396. **Imai A, Furui T, Tamaya T.** Gynecologic tumors and symptoms in childhood and adolescence: 10-years' experience. *Int J Gynaecol Obstet* 1994;45:227–234.
397. **Gershenson DM.** Management of early ovarian cancer: Germ cell and sex-cord stromal tumors. *Gynecol Oncol* 1994;55:S62–S72.
398. **Gershenson DM.** Update on malignant ovarian germ cell tumors. *Cancer* 1993;71:1581–1590.
399. **Kurman RJ, Scardino PT, Waldmann TA, et al.** Malignant germ cell tumors of the ovary and testis: An immunohistologic study of 69 cases. *Ann Clin Lab Sci* 1979;9:462–466.
400. **Koulouris CR, Penson RT.** Ovarian stromal and germ cell tumors. *Semin Oncol* 2009;36:126–136.
401. **Pectasides D, Pectasides E, Kassanos D.** Germ cell tumors of the ovary. *Cancer Treat Rev* 2008;34:427–441.
402. **Obata NH, Nakashima N, Kawai M, et al.** Gonadoblastoma with dysgerminoma in one ovary and gonadoblastoma with dysgerminoma and yolk sac tumor in the contralateral ovary in a girl with 46XX karyotype. *Gynecol Oncol* 1995;58:124–128.
403. **Spanos WJ.** Preoperative hormonal therapy of cystic adnexal masses. *Am J Obstet Gynecol* 1973;116:551–556.
404. **Bremer GL, Land JA, Tiebosch A, et al.** Five different histologic subtypes of germ cell malignancies in an XY female. *Gynecol Oncol* 1993;50:247–248.
405. **Mayordomo JI, Paz-Ares L, Rivera F, et al.** Ovarian and extragonadal malignant germ-cell tumors in females: A single-institution experience with 43 patients. *Ann Oncol* 1994;5:225–231.
406. **Piura B, Dgani R, Zalel Y, et al.** Malignant germ cell tumors of the ovary: A study of 20 cases. *J Surg Oncol* 1995;59:155–161.
407. **Gordon A, Lipton D, Woodruff JD.** Dysgerminoma: A review of 158 cases from the Emil Novak Ovarian Tumor Registry. *Obstet Gynecol* 1981;58:497–504.

408. **Thomas GM, Dembo AJ, Hacker NF, et al.** Current therapy for dysgerminoma of the ovary. *Obstet Gynecol* 1987;70:268–275.
409. **Low JJ, Perrin LC, Crandon AJ, et al.** Conservative surgery to preserve ovarian function in patients with malignant ovarian germ cell tumors: A review of 74 cases. *Cancer* 2000;89:391–398.
410. **Williams SD, Birch R, Einhorn LH, et al.** Treatment of disseminated germ cell tumors with cisplatin, bleomycin and either vinblastine or etoposide. *N Engl J Med* 1987;316:1435–1440.
411. **Williams SD, Blessing JA, Hatch K, et al.** Chemotherapy of advanced ovarian dysgerminoma: Trials of the Gynecologic Oncology Group. *J Clin Oncol* 1991;9:1950–1955.
412. **Williams SD, Blessing JA, Moore DH, et al.** Cisplatin, vinblastine, and bleomycin in advanced and recurrent ovarian germ-cell tumors. *Ann Intern Med* 1989;111:22–27.
413. **Williams S, Blessing JA, Liao S, et al.** Adjuvant therapy of ovarian germ cell tumors with cisplatin, etoposide, and bleomycin: A trial of the Gynecologic Oncology Group. *J Clin Oncol* 1994;12:701–706.
414. **Gershenson DM, Morris M, Cangir A, et al.** Treatment of malignant germ cell tumors of the ovary with bleomycin, etoposide, and cisplatin. *J Clin Oncol* 1990;8:715–720.
415. **Bekaii-Saab T, Einhorn LH, Williams SD.** Late relapse of ovarian dysgerminoma: Case report and literature review. *Gynecol Oncol* 1999;72:111–112.
416. **Kurtz JE, Jaeck D, Maloisel F, et al.** Combined modality treatment for malignant transformation of a benign ovarian teratoma. *Gynecol Oncol* 1999;73:319–321.
417. **Williams SD, Kauderer J, Burnett A, et al.** Adjuvant therapy of completely resected dysgerminoma with carboplatin and etoposide: A trial of the Gynecologic Oncology Group. *Gynecol Oncol* 2004;95:496–499.
418. **Pawinski A, Favalli G, Ploch E, et al.** PVB chemotherapy in patients with recurrent or advanced dysgerminoma: A phase II study of the EORTC Gynaecological Cancer Cooperative Group. *Clin Oncol (R Coll Radiol)* 1998;10:301–305.
419. **Culine S, Lhomme C, Kattan J, et al.** Cisplatin-based chemotherapy in dysgerminoma of the ovary: Thirteen-year experience at the Institut Gustave Roussy. *Gynecol Oncol* 1995;58:344–348.
420. **Brewer M, Gershenson DM, Herzog CE, et al.** Outcome and reproductive function after chemotherapy for ovarian dysgerminoma. *J Clin Oncol* 1999;17:2670–2675.
421. **Gershenson DM.** Menstrual and reproductive function after treatment with combination chemotherapy for malignant ovarian germ cell tumors. *J Clin Oncol* 1988;6:270–275.
422. **Kanazawa K, Suzuki T, Sakumoto K.** Treatment of malignant ovarian germ cell tumors with preservation of fertility: Reproductive performance after persistent remission. *Am J Clin Oncol* 2000;23:244–248.
423. **El-Lamie IK, Shehata NA, Abou-Loz SK, et al.** Conservative surgical management of malignant ovarian germ cell tumors: the experience of the Gynecologic Oncology Unit at Ain Shams University. *Eur J Gynaecol Oncol* 2000;21:605–609.
424. **Tangir J, Zelterman D, Ma W, et al.** Reproductive function after conservative surgery and chemotherapy for malignant germ cell tumors of the ovary. *Obstet Gynecol* 2003;101:251–257.
425. **Loehrer PJ, Johnson D, Elson P, et al.** Importance of bleomycin in favorable-prognosis disseminated germ cell tumors: An Eastern Cooperative Oncology Group trial. *J Clin Oncol* 1995;13:470–476.
426. **Bajorin DF, Sarosdy MF, Pfister GD, et al.** Randomized trial of etoposide and cisplatin versus etoposide and carboplatin in patients with good-risk germ cell tumors: A multi-institutional study. *J Clin Oncol* 1993;11:598–606.
427. **Dimopoulos MA, Papadopoulou M, Andreopoulou E, et al.** Favorable outcome of ovarian germ cell malignancies treated with cisplatin or carboplatin-based chemotherapy: A Hellenic Cooperative Oncology Group study. *Gynecol Oncol* 1998;70:70–74.
428. **Bafna UD, Umadevi K, Kumaran C, et al.** Germ cell tumors of the ovary: Is there a role for aggressive cytoreductive surgery for nondysgerminomatous tumors? *Int J Gynecol Cancer* 2001;11:300–304.
429. **Culine S, Kattan J, Lhomme C, et al.** A phase II study of high-dose cisplatin, vinblastine, bleomycin, and etoposide (PVeBV regimen) in malignant non-dysgerminomatous germ-cell tumors of the ovary. *Gynecol Oncol* 1994;54:47–53.
430. **Schwartz PE, Chambers SK, Chambers JT, et al.** Ovarian germ cell malignancies: The Yale University experience. *Gynecol Oncol* 1992;45:26–31.
431. **Williams SD, Blessing JA, DiSaia PJ, et al.** Second-look laparotomy in ovarian germ cell tumors. *Gynecol Oncol* 1994;52:287–291.
432. **Culine S, Lhomme C, Michel G, et al.** Is there a role for second-look laparotomy in the management of malignant germ cell tumors of the ovary? Experience at Institute Gustave Roussy. *J Surg Oncol* 1996;62:40–45.
433. **O'Conner DM, Norris HJ.** The influence of grade on the outcome of stage I ovarian immature (malignant) teratomas and the reproducibility of grading. *Int J Gynecol Pathol* 1994;13:283–289.
434. **Ulbright TM.** Gonadal teratomas: A review and speculation. *Adv Anat Pathol* 2004;11:10–23.
435. **Norris HJ, Zirkin HJ, Benson WL.** Immature (malignant) teratoma of the ovary: A clinical and pathologic study of 58 cases. *Cancer* 1976;37:2359–2372.
436. **Heifetz SA, Cushing B, Giller R, et al.** Immature teratomas in children: Pathologic considerations: A report from the combined Pediatric Oncology Group/Children's Cancer Group. *Am J Surg Pathol* 1998;22:1115–1124.
437. **Marina NM, Cushing B, Giller R, et al.** Complete surgical excision is effective treatment for children with immature teratomas with or without malignant elements: A Pediatric Oncology Group/Children's Cancer Group Intergroup Study. *J Clin Oncol* 1999;17:2137–2143.
438. **Ferguson AW, Katabuchi H, Ronnett BM, et al.** Glial implants in gliomatosis peritonei arise from normal tissue, not from the associated teratoma. *Am J Pathol* 2001;159:51–55.
439. **Best DH, Butz GM, Moller K, et al.** Molecular analysis of an immature ovarian teratoma with gliomatosis peritonei and recurrence suggests genetic independence of multiple tumors. *Int J Oncol* 2004;25:17–25.
440. **Mann JR, Raafat F, Robinson K, et al.** The United Kingdom Children's Cancer Study Group's second germ cell tumor study: Carboplatin, etoposide, and bleomycin are effective treatment for children with malignant extracranial germ cell tumors, with acceptable toxicity. *J Clin Oncol* 2000;18:3809–3818.
441. **Segelov E, Campbell J, Ng M, et al.** Cisplatin-based chemotherapy for ovarian germ cell malignancies: The Australian experience. *J Clin Oncol* 1994;12:378–384.
442. **Bonazzi C, Peccatori F, Colombo N, et al.** Pure ovarian immature teratoma, a unique and curable disease: 10 years' experience of 32 prospectively treated patients. *Obstet Gynecol* 1994;84:598–604.
443. **Cangir A, Smith J, van Eys J.** Improved prognosis in children with ovarian cancers following modified VAC (vincristine sulfate, dactinomycin, and cyclophosphamide) chemotherapy. *Cancer* 1978;42:1234–1238.
444. **Wong LC, Ngan HYS, Ma HK.** Primary treatment with vincristine, dactinomycin, and cyclophosphamide in non-dysgerminomatous germ cell tumour of the ovary. *Gynecol Oncol* 1989;34:155–158.
445. **Slayton RE, Park RC, Silverberg SC, et al.** Vincristine, dactinomycin, and cyclophosphamide in the treatment of malignant germ cell tumors of the ovary: A Gynecologic Oncology Group study (a final report). *Cancer* 1985;56:243–248.
446. **Creasman WJ, Soper JT.** Assessment of the contemporary management of germ cell malignancies of the ovary. *Am J Obstet Gynecol* 1985;153:828–834.
447. **Taylor MH, DePetrillo AD, Turner AR.** Vinblastine, bleomycin and cisplatin in malignant germ cell tumors of the ovary. *Cancer* 1985;56:1341–1349.
448. **Culine S, Lhomme C, Kattan J, et al.** Cisplatin-based chemotherapy in the management of germ cell tumors of the ovary: The Institute Gustave Roussy experience. *Gynecol Oncol* 1997;64:160–165.
449. **Williams SD, Wong LC, Ngan HYS.** Management of ovarian germ cell tumors. In: Gershenson DM, McGuire WP, eds. *Ovarian Cancer*. New York: Churchill Livingston; 1998:399–415.

450. **Tay SK, Tan LK.** Experience of a 2-day BEP regimen in postsurgical adjuvant chemotherapy of ovarian germ cell tumors. *Int J Gynecol Cancer* 2000;10:13–18.
451. **Dark GG, Bower M, Newlands ES, et al.** Surveillance policy for stage I ovarian germ cell tumors. *J Clin Oncol* 1997;15:620–624.
452. **Hariprasad R, Kumar L, Janga D, et al.** Growing teratoma syndrome of ovary. *Int J Clin Oncol* 2008;13:83–87.
453. **Tangjitgamol S, Manusirivithaya S, Leelahakorn S, et al.** The growing teratoma syndrome: A case report and a review of the literature. *Int J Gynecol Cancer* 2006;16(Suppl 1):384–390.
454. **Carver BS, Bianco FJ Jr, Shayegan B, et al.** Predicting teratoma in the retroperitoneum in men undergoing post-chemotherapy retroperitoneal lymph node dissection. *J Urol* 2006;176:100–103.
455. **Mathew GK, Singh SS, Swaminathan RG, et al.** Laparotomy for post chemotherapy residue in ovarian germ cell tumors. *J Postgrad Med* 2006;52:262–265.
456. **Geisler JP, Goulet R, Foster RS, et al.** Growing teratoma syndrome after chemotherapy for germ cell tumors of the ovary. *Obstet Gynecol* 1994;84:719–721.
457. **De Palo G, Zambetti M, Pilotti S, et al.** Non-dysgerminomatous tumors of the ovary treated with cisplatin, vinblastine, and bleomycin: long-term results. *Gynecol Oncol* 1992;47:239–246.
458. **Talerman A.** Germ cell tumors of the ovary. *Curr Opin Obstet Gynecol* 1997;9:44–47.
459. **Sasaki H, Furusata M, Teshima S, et al.** Prognostic significance of histopathological subtypes in stage I pure yolk sac tumour of the ovary. *Br J Cancer* 1994;69:529–536.
460. **Fujita M, Inoue M, Tanizawa O, et al.** Retrospective review of 41 patients with endodermal sinus tumor of the ovary. *Int J Gynecol Cancer* 1993;3:329–335.
461. **Kawai M, Kano T, Kikkawa F, et al.** Seven tumor markers in benign and malignant germ cell tumors of the ovary. *Gynecol Oncol* 1992;45:248–253.
462. **Abu-Rustum NR, Aghajanian C.** Management of malignant germ cell tumors of the ovary. *Semin Oncol* 1998;25:235–242.
463. **Newlands ES, Southall PJ, Paradinas FJ, et al.** Management of ovarian germ cell tumours. In: Williams CJ, Krikorian JG, Green MR, et al., eds. *Textbook of Uncommon Cancer*. New York: John Wiley & Sons; 1988:37–53.
464. **Ueda G, Abe Y, Yoshida M, et al.** Embryonal carcinoma of the ovary: A six-year survival. *Gynecol Oncol* 1990;31:287–292.
465. **Kammerer-Doak D, Baurick K, Black W, et al.** Endodermal sinus tumor and embryonal carcinoma of the ovary in a 53-year-old woman. *Gynecol Oncol* 1996;63:133–137.
466. **Simosek T, Trak B, Tunoc M, et al.** Primary pure choriocarcinoma of the ovary in reproductive ages: A case report. *Eur J Gynaecol Oncol* 1998;19:284–286.
467. **Oliva E, Andrada E, Pezzica E, et al.** Ovarian carcinomas with choriocarcinomatous differentiation. *Cancer* 1993;72:2441–2446.
468. **Chapman DC, Grover R, Schwartz PE.** Conservative management of an ovarian polyembryoma. *Obstet Gynecol* 1994;83:879–882.
469. **Gershenson DM, Del Junco G, Copeland LJ, et al.** Mixed germ cell tumors of the ovary. *Obstet Gynecol* 1984;64:200–206.
470. **Nichols CR, Breeden ES, Lloehrer PJ, et al.** Secondary leukemia associated with a conventional dose of etoposide: Review of serial germ cell tumor protocols. *J Natl Cancer Inst* 1993;85:36–40.
471. **Pedersen-Bjergaard J, Daugaard G, Hansen SW, et al.** Increased risk of myelodysplasia and leukaemia after etoposide, cisplatin, and bleomycin for germ-cell tumours. *Lancet* 1991;338:359–363.
472. **Greene MH, Boice JD, Greer BE, et al.** Acute nonlymphocytic leukemia after therapy with alkylating agents for ovarian cancer. *N Engl J Med* 1982;307:1416–1421.
473. **Travis LB, Holowaty EJ, Bergfeldt K, et al.** Risk of leukemia after platinum-based chemotherapy for ovarian cancer. *N Engl J Med* 1999;340:351–357.
474. **Patterson DM, Murugaesu N, Holden L, et al.** A review of the close surveillance policy for stage I female germ cell tumors of the ovary and other sites. *Cancer* 2008;18(1):43–50.
475. **Young RE, Scully RE.** Ovarian sex cord-stromal tumors: Problems in differential diagnosis. *Pathol Annu* 1988;23:237–296.
476. **Miller BE, Barron BA, Wan JY, et al.** Prognostic factors in adult granulosa cell tumor of the ovary. *Cancer* 1997;79:1951–1955.
477. **Malmstrom H, Hogberg T, Bjorn R, et al.** Granulosa cell tumors of the ovary: Prognostic factors and outcome. *Gynecol Oncol* 1994;52:50–55.
478. **Segal R, DePetrillo AD, Thomas G.** Clinical review of adult granulosa cell tumors of the ovary. *Gynecol Oncol* 1995;56:338–344.
479. **Cronje HS, Niemand I, Bam RH, et al.** Review of the granulosa-theca cell tumors from the Emil Novak ovarian tumor registry. *Am J Obstet Gynecol* 1999;180:323–328.
480. **Aboud E.** A review of granulosa cell tumours and thecomas of the ovary. *Arch Gynecol Obstet* 1997;259:161–165.
481. **Young R, Clement PB, Scully RE.** The ovary. In: Sternberg SS, ed. *Diagnostic Surgical Pathology*. New York: Raven Press; 1989:1687.
482. **Young RH.** Sex cord-stromal tumors of the ovary and testis: their similarities and differences with consideration of selected problems. *Mod Pathol* 2005;18(Suppl 2):S81–S98.
483. **Shah SP, Köbel M, Senz J, et al.** Mutation of *FOXL2* in granulosa-cell Tumors of the ovary. *N Engl J Med* 2009;360:2719–2729.
484. **Kobel M, Gilks CB, Huntsman DG.** Adult-type granulosa cell tumors and FOXL2 mutation. *Cancer Res* 2009;69(24):9160–9162.
485. **Lappohn RE, Burger HG, Bouma J, et al.** Inhibin as a marker for granulosa-cell tumors. *N Engl J Med* 1989;321:790–793.
486. **Hildebrandt RH, Rouse RV, Longacre TA.** Value of inhibin in the identification of granulosa cell tumors of the ovary. *Hum Pathol* 1997;28:1387–1395.
487. **Richi M, Howard LN, Bratthauae GL, et al.** Use of monoclonal antibody against human inhibin as a marker for sex-cord-stromal tumors of the ovary. *Am J Surg Pathol* 1997;21:583–589.
488. **Matias-Guiu X, Pons C, Prat J.** Mullerian inhibiting substance, alpha-inhibin, and CD99 expression in sex cord-stromal tumors and endometrioid ovarian carcinomas resembling sex cord-stromal tumors. *Hum Pathol* 1998;29:840–845.
489. **McCluggage WG.** Recent advances in immunohistochemistry in the diagnosis of ovarian neoplasms. *J Clin Pathol* 2000;53:327–334.
490. **Mom CH, Engelen MJ, Willemse PH, et al.** Granulosa cell tumors of the ovary: The clinical value of serum inhibin A and B levels in a large single center cohort. *Gynecol Oncol* 2007;105(2):365–372.
491. **Rey RA, Lhomme C, Marcillac I, et al.** Antimullerian hormone as a serum marker of granulosa cell tumors of the ovary: Comparative study with serum alpha-inhibin and estradiol. *Am J Obstet Gynecol* 1996;174:958–965.
492. **Powell JL, Otis CN.** Management of advanced juvenile granulosa cell tumor of the ovary. *Gynecol Oncol* 1997;64:282–284.
493. **Schumer ST, Cannistra SA.** Granulosa cell tumor of the ovary. *J Clin Oncol* 2003;21:1180–1189.
494. **Homesley HD, Bundy BN, Hurteau JA, et al.** Bleomycin, etoposide, and cisplatin combination therapy of ovarian granulosa cell tumors and other stromal malignancies: A Gynecologic Oncology Group study. *Gynecol Oncol* 1999;72:131–137.
495. **Wolf JK, Mullen J, Eifel PJ, et al.** Radiation treatment of advanced or recurrent granulosa cell tumor of the ovary. *Gynecol Oncol* 1999;73:35–41.
496. **Savage P, Constenla D, Fisher C, et al.** Granulosa cell tumours of the ovary: Demographics, survival and the management of advanced disease. *Clin Oncol (R Coll Radiol)* 1998;10:242–245.
497. **Gershenson DM, Copeland LJ, Kavanauh JJ, et al.** Treatment of metastatic stromal tumors of the ovary with cisplatin, doxorubicin, and cyclophosphamide. *Obstet Gynecol* 1987;5:765–769.
498. **Holland DR, Le Riche J, Swenerton KD, et al.** Flow cytometric assessment of DNA ploidy is a useful prognostic factor for patients with granulosa cell ovarian tumors. *Int J Gynecol Cancer* 1991;1:227–232.
499. **Uygun K, Aydiner A, Saip P, et al.** Clinical parameters and treatment results in recurrent granulosa cell tumor of the ovary. *Gynecol Oncol* 2003;88:400–403.

500. **Al-Badawi IA, Brasher PM, Ghatage P, et al.** Postoperative chemotherapy in advanced ovarian granulosa cell tumors. *Int J Gynecol Cancer* 2002;12:119–123.
501. **Freeman SA, Modesitt SC.** Anastrozole therapy in recurrent ovarian adult granulosa cell tumors: A report of 2 cases. *Gynecol Oncol* 2006;103:755–758.
502. **Fishman A, Kudelka AP, Tresukosol D, et al.** Leuprolide acetate for treating refractory or persistent ovarian granulosa cell tumor. *J Reprod Med* 1996;41:393–396.
503. **Korach J, Perri T, Beiner M, et al.** Promising effect of aromatase inhibitors on recurrent granulosa cell tumors. *Int J Gynecol Cancer* 2009;19:830–833.
504. **Hardy RD, Bell JG, Nicely CJ, et al.** Hormonal treatment of a recurrent granulosa cell tumor of the ovary: Case report and review of the literature. *Gynecol Oncol* 2005;96:865–869.
505. **Martikainen H, Penttinen J, Huhtaniemi I, et al.** Gonadotropin-releasing hormone agonist analog therapy effective in ovarian granulosa cell malignancy. *Gynecol Oncol* 1989;35:406–408.
506. **Tomlinson MW, Treadwell MC, Deppe G.** Platinum based chemotherapy to treat recurrent Sertoli-Leydig cell ovarian carcinoma during pregnancy. *Eur J Gynaecol Oncol* 1997;18:44–46.
507. **Le T, Krepart GV, Lotocki RJ, et al.** Malignant mixed mesodermal ovarian tumor treatment and prognosis: A 20-year experience. *Gynecol Oncol* 1997;65:237–240.
508. **Roth LM, Anderson MC, Govan AD, et al.** Sertoli-Leydig cell tumors: A clinicopathologic study of 34 cases. *Cancer* 1981;48:187–197.
509. **Berek JS, Hacker NF.** Sarcomas of the female genital tract. In: Eilber FR, Morton DL, Sondak VK, et al., eds. *The Soft Tissue Sarcomas.* Orlando, FL: Grune & Stratton; 1987:229–238.
510. **de Kock L, Terzic T, McCluggage WG, et al.** DICER1 mutations are consistently present in moderately and poorly differentiated Sertoli–Leydig cell tumors. *Am J Surg Pathol* 2017;41(9):1178–1187.
511. **Piura B, Rabinovich A, Yanai-Inbar I, et al.** Primary sarcoma of the ovary: Report of five cases and review of the literature. *Eur J Gynaecol Oncol* 1998;19:257–261.
512. **Topuz E, Eralp Y, Aydiner A, et al.** The role of chemotherapy in malignant mixed mullerian tumors of the female genital tract. *Eur J Gynaecol Oncol* 2001;22:469–472.
513. **van Rijswijk RE, Tognon G, Burger CW, et al.** The effect of chemotherapy on the different components of advanced carcinosarcomas (malignant mixed mesodermal tumors) of the female genital tract. *Int J Gynecol Cancer* 1994;4:52–60.
514. **Barakat RR, Rubin SC, Wong G, et al.** Mixed mesodermal tumor of the ovary: Analysis of prognostic factors in 31 cases. *Obstet Gynecol* 1992;80:660–664.
515. **Fowler JM, Nathan L, Nieberg RK, et al.** Mixed mesodermal sarcoma of the ovary in a young patient. *Eur J Obstet Gynecol Reprod Biol* 1996;65:249–253.
516. **Young RH, Oliva E, Scully RE.** Small cell sarcoma of the ovary, hypercalcemic type: A clinicopathological analysis of 150 cases. *Am J Surg Pathol* 1994;18:1102–1116.
517. **Foulkes WD, Clarke BA, Hasselblatt M.** No small surprise–small cell carcinoma of the ovary, hypercalcaemic type, is a malignant rhabdoid tumour. *J Pathol* 2014;233:209–214.
518. **Wallbillich JJ, Nick AM, Ramirez PT, et al.** Vinblastine, cisplatin, cyclophosphamide, bleomycin, doxorubicin, and etoposide (VPCBAE) in the management of three patients with small-cell carcinoma of the ovary. *Gynecol Oncol Case Rep* 2012;2(2):58–60.
519. **Petru E, Pickel H, Heydarfadai M, et al.** Non-genital cancers metastatic to the ovary. *Gynecol Oncol* 1992;44:83–86.
520. **Demopoulos RI, Touger L, Dubin N.** Secondary ovarian carcinoma: A clinical and pathological evaluation. *Int J Gynecol Pathol* 1987;6:166–175.
521. **Young RH, Scully RE.** Metastatic tumors in the ovary: A problem-oriented approach and review of the recent literature. *Semin Diagn Pathol* 1991;8:250–276.
522. **Yada-Hashimoto N, Yamamoto T, Kamiura S, et al.** Metastatic ovarian tumors: A review of 64 cases. *Gynecol Oncol* 2003;89:314–317.
523. **Ayhan A, Tuncer ZS, Bukulmez O.** Malignant tumors metastatic to the ovaries. *J Surg Oncol* 1995;60:268–276.
524. **Curtin JP, Barakat RR, Hoskins WJ.** Ovarian disease in women with breast cancer. *Obstet Gynecol* 1994;84:449–452.
525. **Yakushiji M, Tazaki T, Nishimura H, et al.** Krukenberg tumors of the ovary: A clinicopathologic analysis of 112 cases. *Acta Obstet Gynaecol Jpn* 1987;39:479–485.
526. **Misdraji J, Yantiss RK, Graeme-Cook FM, et al.** Appendiceal mucinous neoplasms: A clinicopathologic analysis of 107 cases. *Am J Surg Pathol* 2003;27:1089–1103.
527. **Chou YY, Jeng YM, Kao HL, et al.** Differentiation of ovarian mucinous carcinoma and metastatic colorectal adenocarcinoma by immunostaining with beta-catenin. *Histopathology* 2003;43:151–156.
528. **Seidman JD, Kurman RJ, Ronnett BM.** Primary and metastatic mucinous adenocarcinomas in the ovaries: incidence in routine practice with a new approach to improve intraoperative diagnosis. *Am J Surg Pathol* 2003;27:985–993.
529. **Lee KR, Young RH.** The distinction between primary and metastatic mucinous carcinomas of the ovary: Gross and histologic findings in 50 cases. *Am J Surg Pathol* 2003;27:281–292.
530. **McBroom JW, Parker MF, Krivak TC, et al.** Primary appendiceal malignancy mimicking advanced stage ovarian carcinoma: A case series. *Gynecol Oncol* 2000;78:388–390.
531. **Schofield A, Pitt J, Biring G, et al.** Oophorectomy in primary colorectal cancer. *Ann R Coll Surg Engl* 2001;83:81–84.
532. **Ayhan A, Guvenal T, Coskun F, et al.** Survival and prognostic factors in patients with synchronous ovarian and endometrial cancers and endometrial cancers metastatic to the ovaries. *Eur J Gynaecol Oncol* 2003;24:171–174.
533. **Young RH, Scully RE.** Malignant melanoma metastatic to the ovary: A clinicopathologic analysis of 20 cases. *Am J Surg Pathol* 1991;15:849–860.
534. **Kim HK, Heo DS, Bang YJ, et al.** Prognostic factors of Krukenberg's tumor. *Gynecol Oncol* 2001;82:105–109.
535. **Davis GL.** Malignant melanoma arising in mature ovarian cystic teratoma (dermoid cyst). Report of two cases and literature analysis. *Int J Gynecol Pathol* 1996;15:356–362.
536. **Motoyama T, Katayama Y, Watanabe H, et al.** Functioning ovarian carcinoids induce severe constipation. *Cancer* 1991;70:513–518.
537. **Robbins ML, Sunshine TJ.** Metastatic carcinoid diagnosed at laparoscopic excision of pelvic endometriosis. *J Am Assoc Gynecol Laparosc* 2000;7:251–253.
538. **Fox H, Langley FA, Govan AD, et al.** Malignant lymphoma presenting as an ovarian tumour: A clinicopathological analysis of 34 cases. *BJOG* 1988;95:386–390.
539. **Monterroso V, Jaffe ES, Merino MJ, et al.** Malignant lymphomas involving the ovary: A clinicopathologic analysis of 39 cases. *Am J Surg Pathol* 1993;17:154–170.
540. **Azizoglu C, Altinok G, Uner A, et al.** Ovarian lymphomas: A clinicopathological analysis of 10 cases. *Arch Gynecol Obstet* 2001;265:91–93.

CAPÍTULO 40

Câncer de Vulva

Christine H. Holschneider, Jonathan S. Berek

PONTOS-CHAVE

1. As lesões na vulva exigem a obtenção de biopsia para evitar qualquer atraso no diagnóstico.
2. A conduta atual para pacientes com câncer de vulva é multiprofissional e personalizada.
3. O tratamento da lesão primária e dos linfonodos inguinais é efetuado separadamente.
4. As lesões nos estágios T_1 e T_2 inicial geralmente podem ser tratadas com excisão local radical.
5. O melhor tratamento para tumores primários volumosos nos estágios T_2 e T_3 consiste em quimiorradioterapia seguida de ressecção cirúrgica limitada.
6. Os tumores unifocais de menos de 4 cm de diâmetro com linfonodos clinicamente negativos são apropriados para dissecção do linfonodo sentinela em mãos experientes.
7. Quando há indicação de dissecção inguinal, deve-se realizar a linfadenectomia inguinofemoral completa.
8. O fator de prognóstico mais importante é o estado dos linfonodos: a sobrevida em 5 anos de pacientes sem metástases para linfonodos inguinais é de mais de 90%. Na presença de metástases para linfonodos inguinais, a sobrevida em 5 anos é de 50%.
9. A radioterapia ou quimiorradioterapia pós-operatória diminui o risco de recorrência inguinal em pacientes com vários linfonodos inguinofemorais positivos.
10. A recorrência inguinal é quase sempre fatal.

Com 6.020 novos casos e 1.150 mortes anuais nos EUA, o câncer de vulva é incomum, e as taxas de incidência ajustadas para a idade são de 2,8 e 1,7 a cada 100 mil mulheres brancas e negras, respectivamente. O câncer de vulva representa cerca de 4 a 6% das neoplasias malignas dos órgãos genitais femininos e 0,6% de todos os cânceres em mulheres.[1,2] O câncer de vulva afeta predominantemente mulheres na pós-menopausa e constitui o câncer anogenital mais comum em mulheres com mais de 70 anos de idade.[3] A infecção pelo HPV está associada a um número significativo de cânceres de vulva. **A incidência de câncer da vulva *in situ* está aumentando no mundo inteiro, principalmente em virtude de sua ocorrência cada vez maior em mulheres jovens, que respondem por 75% dos casos. A incidência de líquen escleroso, que está associado a um risco aumentado de câncer de vulva, duplicou nas últimas duas décadas, predominantemente em mulheres na pós-menopausa.[4] A taxa global de carcinoma de vulva invasor está aumentando, porém em um taxa muito mais lenta.**[5,6] Os carcinomas de células escamosas respondem por mais de 80% de todas as neoplasias malignas primárias da vulva, enquanto os melanomas, os adenocarcinomas, os carcinomas basocelulares, a doença de Paget e os sarcomas são menos comuns. Em sua maioria, os cânceres de vulva são diagnosticados em estágios iniciais. Nos EUA, as taxas de sobrevida em 5 anos do câncer de vulva são de 72%.

Após os relatos de Taussig nos EUA e de Way na Grã-Bretanha, a vulvectomia radical e a dissecção inguinal em bloco, com ou sem linfadenectomia pélvica, eram o tratamento padrão para todas as pacientes com doença operável.[7,8] A morbidade pós-operatória era alta, e era comum uma hospitalização prolongada da paciente. **Nessas últimas 4 décadas, foram feitos avanços significativos no tratamento do câncer de vulva, refletindo uma mudança de paradigma para uma conduta cirúrgica mais conservadora, sem prejuízo da sobrevida e com redução acentuada da morbidade física e psicológica:**

1. **Individualização do tratamento em todas as pacientes com doença invasora.**
2. **Conservação da vulva em pacientes com tumores unifocais e vulva normal sob os demais aspectos.**
3. **Omissão da dissecção inguinal em pacientes com tumores microinvasores (T1a, ≤ 2 cm de diâmetro e invasão do estroma ≤ 1 mm).**
4. **Eliminação da linfadenectomia pélvica de rotina.**
5. **Incorporação da biopsia do linfonodo sentinela para eliminar a linfadenectomia inguinofemoral completa em pacientes com linfonodos negativos que podem não obter benefícios desse procedimento mais radical.**
6. **Uso de incisões separadas para a dissecção inguinal, de modo a melhorar a cicatrização da ferida.**
7. **Omissão da dissecção inguinal contralateral em pacientes com lesões T_1 laterais e linfonodos ipsilaterais negativos.**
8. **Uso de radioterapia pré-operatória para evitar a necessidade de exenteração em pacientes com doença avançada.**

9. Uso de radioterapia ou quimiorradioterapia pós-operatória para reduzir a incidência de recorrência inguinal em pacientes com vários linfonodos positivos.

ETIOLOGIA

A etiologia do câncer de vulva é multifatorial. Os fatores de risco relatados para essa doença incluem infecção por papilomavírus humano (HPV), neoplasia intraepitelial vulvar (NIV), neoplasia intraepitelial cervical (NIC), líquen escleroso, tabagismo, consumo de álcool, imunossupressão, história pregressa de câncer do colo do útero e ascendência da Europa setentrional.[9,10] **Evidências cada vez mais numerosas estabeleceram duas entidades etiológicas distintas do carcinoma de células escamosas da vulva:**

1. *Tipos basaloides* ou *verrucosos*, que representam cerca de 40% de células escamosas da vulva, tendem a ser multifocais, ocorrem geralmente em pacientes mais jovens e estão relacionados com a infecção por HPV, NIV do tipo usual (NIVu), imunossupressão e tabagismo.
2. *Tipos queratinizantes*, *diferenciados* ou *simples*, que respondem por cerca de 60% dos casos, tendem a ser unifocais, acometem predominantemente pacientes idosas, não estão relacionados com o HPV e, com frequência, são encontrados em áreas adjacentes ao líquen escleroso, dermatoses inflamatórias crônicas e NIV tipo diferenciado (NIVd).

A NIV de alto grau foi cuidadosamente estudada como possível lesão pré-cancerosa. É difícil documentar a progressão direta de NIV para o câncer. Entretanto, uma análise publicada de 3.322 pacientes com NIV de alto grau relatou uma taxa de progressão de 9% para o câncer nos casos não tratados e de 3,8% nos casos tratados.[11] A NIV é encontrada adjacente aos carcinomas de células escamosas da vulva basaloides ou verrucosos em mais de 80% dos casos, e 10 a 20% das lesões de carcinoma vulvar *in situ* abrigam um componente invasor oculto.[12,13] Uma metanálise que incluiu 5.015 cânceres de vulva demonstrou uma prevalência do HPV no câncer de vulva de 40%, e quase 80% dos cânceres verrucosos ou basaloides tiveram teste positivo para HPV, em comparação a apenas 13% dos carcinomas queratinizantes. O tipo de HPV predominante de alto risco foi o HPV16, seguido do HPV33 e do HPV18.[14] **Os fatores de risco epidemiológicos do carcinoma de células escamosas da vulva do tipo basaloide ou verrucoso são semelhantes aos do câncer do colo do útero e incluem história de múltiplas neoplasias do sistema genital inferior, imunossupressão e tabagismo.** Com base em estudos de imunogenicidade e eficácia, espera-se que a vacinação contra o HPV, particularmente a vacina HPV9-valente, tenha o potencial de prevenir até 90% dos cânceres de vulva associados ao HPV.[15]

O ciclo de prurido-arranhadura associado ao líquen escleroso e às dermatoses inflamatórias crônicas é frequentemente implicado como variável etiológica do carcinoma queratinizante, com ocorrência de alterações atípicas no epitélio reparado. A NIV diferenciada é um precursor do carcinoma de células escamosas queratinizante e está fortemente associada ao líquen escleroso. No carcinoma queratinizante, observa-se a presença de líquen escleroso adjacente ou NIVd em mais de 80% das pacientes.[4] **As mulheres com líquen escleroso vulvar correm risco aumentado de desenvolver câncer de células escamosas invasor da vulva.** Em um estudo populacional, foi constatado um aumento de 36 vezes no risco de câncer de vulva em mulheres com líquen escleroso.[16] No decorrer desses últimos 20 anos, a incidência de líquen escleroso quase duplicou, de 7,4 para 14,6 por 100 mil mulheres/ano. Em uma coorte com mais de 3 mil mulheres com líquen escleroso, a incidência cumulativa observada de carcinoma de células escamosas na vulva foi de 6,7%, e os fatores de risco independentes incluíram NIV concomitante e idade de ≥ 70 anos.[4] As evidências que suportam algumas dessas lesões serem pré-cancerosas provêm de estudos moleculares, que demonstram um conteúdo de DNA aneuploide, hiperexpressão de *p53* e expressão elevada de Ki67, indicando altos índices de proliferação e expansão monoclonal de queratinócitos no líquen escleroso e na NIVd,[17-19] embora o mecanismo molecular exato do câncer de vulva não associado ao HPV ainda não tenha sido elucidado. Uma área de pesquisa ativa investiga se o tratamento do líquen escleroso com esteroides tópicos superpotentes pode ter impacto no risco de neoplasia maligna.[20] Em um estudo de coorte longitudinal prospectivo de 507 mulheres com líquen escleroso vulvar comprovado por biópsia, foi demonstrado que as pacientes que aderiram ao tratamento ativo, normalmente com esteroides tópicos superpotentes, apresentaram melhor controle dos sintomas e redução da incidência de carcinoma de vulva.[21]

TIPOS DE CÂNCER DE VULVA INVASOR

A **Tabela 40.1** apresenta os subtipos histológicos de câncer invasor da vulva.

Carcinoma de células escamosas

Cerca de 90 a 92% de todos os cânceres de vulva invasores são do tipo de células ou escamocelular. Os carcinomas escamosos da vulva podem ser divididos em subtipos histológicos distintos, designados como *carcinoma basaloide*, *carcinoma verrucoso* e *carcinoma escamoso queratinizante*. São observadas mitoses nessas neoplasias malignas, porém a queratinização atípica constitui uma característica histológica fundamental dessas meoplasias.[23] A maioria dos carcinomas escamosos da vulva apresenta queratinização **(Figura 40.1)**. As características histológicas que se correlacionam com a ocorrência de metástase para linfonodos inguinais consistem em invasão do espaço vascular linfático, espessura do tumor, profundidade de invasão do estroma, grau de diferenciação, padrão histológico de invasão (*spray* e estrelado *versus* confluente, compacto, largo e expansivo) e quantidade aumentada de queratina.[24-27]

O carcinoma microinvasor da vulva (T_{1a}) é definido como uma lesão de 2 cm ou menos de diâmetro, com invasão do estroma de 1 mm ou menos.[28] A profundidade da invasão do estroma é medida verticalmente, a partir da junção epitélio-estroma (membrana basal) da papila dérmica mais superficial adjacente até o ponto mais profundo de invasão tumoral **(Figura 40.2)**. **Quando a invasão do tumor é de 1 mm ou menos, a metástase para linfonodos inguinais é extremamente rara nas séries relatadas. Quando a invasão ultrapassa 1 mm, existe um risco significativo de metástase para linfonodos inguinais.**

Características clínicas

O carcinoma de células escamosas da vulva é uma doença que acomete predominantemente mulheres após a menopausa. A idade média por ocasião do diagnóstico é de cerca de 65 anos, e o câncer de vulva desenvolve-se antes dos 40 anos de idade em 15% das pacientes. Pode existir uma longa história de

Tabela 40.1 Tumores malignos da vulva, com base na classificação da IARC/OMS.[22]

Tipo	Porcentagem
Tumores epiteliais malignos	
Carcinoma de células escamosas (queratinizante, não queratinizante, basaloide, verrucoso)	90 a 92%
Carcinoma basocelular	2 a 3%
Doença de Paget	< 1%
Glândula de Bartholin (adenocarcinoma, células escamosas, adenoescamoso, cisto adenoide, células de transição)	1%
Tumores que se originam de outras glândulas anogenitais especializadas (adenocarcinoma de tipo da glândula mamária, adenocarcinoma da glândula de Skene ou de origem de glândula vestibular menor, tumor filoide maligno)	< 1%
Adenocarcinomas de outros tipos (tipo de glândulas sudoríparas, tipo intestinal)	< 1%
Tumores neuroectodérmicos malignos	< 1%
Sarcoma de Ewing	
Tumores malignos de tecido mole	< 1%
Rabdomiossarcoma	
Leiomiossarcoma	
Sarcoma epitelioide	
Sarcoma alveolar de partes moles	
Outros sarcomas	
Tumores melanocíticos malignos	
Melanoma maligno	2 a 5%
Tumores malignos de células germinativas	< 1%
Tumores neuroendócrinos (carcinoma neuroendócrino de pequenas células ou de células grandes de alto grau)	
Tumor de células de Merkel	
Tumor do saco vitelino	
Tumores linfoides e mieloides	< 1%
Linfomas	
Neoplasias mieloides	
Tumores secundários	1%
Metastáticos	

IARC, International Agency for Research on Cancer; OMS, Organização Mundial da Saúde.

distúrbio intraepitelial vulvar associado, como líquen escleroso ou NIV. **Até 27% das pacientes com câncer de vulva apresentam uma segunda neoplasia maligna primária.**[29-31] Com base em dados do programa National Cancer Institute's Surveillance Epidemiology and End Results (SEER), as pacientes com câncer de vulva invasor correm risco aumentado de 1,3% de desenvolvimento de câncer subsequente. **A maior parte dos segundos cânceres foi associada ao tabagismo** (p. ex., câncer de pulmão, da cavidade oral e faringe, esôfago, cavidade nasal e laringe) **ou à infecção pelo HPV** (p. ex., colo do útero, vulva, vagina e ânus).[32]

As pacientes são, em sua maioria, assintomáticas por ocasião do diagnóstico. Se houver sintomas, os achados mais comuns consistem em prurido vulvar, tumor ou massa. Os sintomas menos frequentes incluem sangramento ou lesão ulcerativa, corrimento, dor ou disúria. Em certas ocasiões, o sintoma inicial consiste em uma grande massa metastática na região inguinal.

Todo exame ginecológico deve incluir uma cuidadosa inspeção da vulva. Ao exame físico, o carcinoma vulvar está habitualmente elevado e pode ter aspecto carnoso, ulcerado, em placa ou verrucoso. Pode ser pigmentado, vermelho ou branco, hipersensível ou indolor. A lesão pode ser clinicamente indistinta, sobretudo na presença de NIV, líquen escleroso ou outras dermatoses vulvares.[13] Toda lesão da vulva justifica a realização de biopsia.

Os carcinomas escamosos da vulva ocorrem, em sua maioria, nos lábios maiores e menores (60%), porém o clitóris (15%) e o períneo (10%) podem constituir locais primários. Cerca de 10% dos casos são demasiado extensos para determinar o local de origem, e cerca de 5% dos casos são multifocais.

Como parte da avaliação clínica, deve-se proceder a uma cuidadosa avaliação da extensão da lesão, incluindo se ela é unifocal ou multifocal. É necessário medir o diâmetro da lesão e deve-se determinar a sua proximidade com a linha média e/ou acometimento

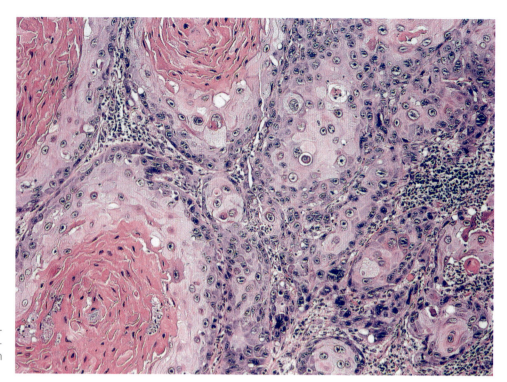

Figura 40.1 Carcinoma de células escamosas da vulva, tipo queratinizante. As múltiplas formações em pérola consistem em queratina laminada.

de estruturas da linha média, incluindo uretra, vagina, clitóris e ânus. Os linfonodos inguinais devem ser avaliados cuidadosamente, e deve-se efetuar um exame pélvico completo. Deve-se obter uma amostra citológica do colo do útero, e deve-se efetuar uma **vulvoscopia e uma colposcopia para inspecionar o colo do útero e a vagina, em virtude da associação comum a outras neoplasias intraepiteliais escamosas ou invasoras da parte inferior do sistema genital.**

Diagnóstico

O diagnóstico exige uma biopsia com *punch de* Keys ou uma biopsia em cunha, que pode ser realizada no consultório sob

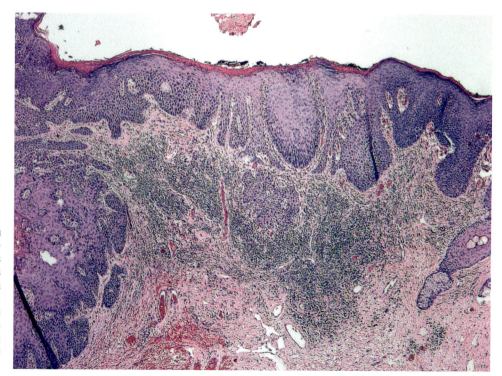

Figura 40.2 Carcinoma invasor inicial da vulva, que se originou de neoplasia intraepitelial vulvar. Um ninho irregular de células malignas estende-se a partir da base das cristas interpapilares. A reação desmoplásica do estroma e a inflamação crônica constituem sinais diagnósticos úteis de invasão do estroma. A profundidade da invasão do estroma é medida verticalmente a partir da base da papila dérmica mais superficial até as células tumorais mais profundas.

anestesia local. A biopsia precisa incluir uma quantidade suficiente da derme subjacente para avaliação de microinvasão.

A demora do médico constitui um problema comum no diagnóstico do câncer de vulva, particularmente se a lesão tiver aparência verrucosa. Toda lesão verrucosa grande ou confluente exige a realização de biopsia antes do início do tratamento clínico ou ablativo.

Vias de disseminação

O câncer de vulva dissemina-se pelas seguintes vias:

1. **Extensão direta** com acometimento de estruturas adjacentes, como a vagina, a uretra, o clitóris e o ânus.
2. **Embolização linfática** para os linfonodos regionais inguinais e femorais.
3. **Disseminação hematogênica** para locais distantes, incluindo os pulmões, o fígado e os ossos.

5 **Podem ocorrer metástases linfáticas no início da doença. Doze por cento dos tumores com diâmetro de 2 cm ou menos apresentam metástases regionais.**[29,33] Inicialmente, a disseminação ocorre, em geral, para os linfonodos inguinais que estão localizados entre a fáscia de Camper e a fáscia lata.[34] A partir desses linfonodos inguinais superficiais, a doença é disseminada para os linfonodos femorais profundos que estão localizados medialmente aos vasos femorais **(Figura 40.3)**. O *linfonodo de Cloquet* ou de *Rosenmüller*, situado sob o ligamento inguinal, é o mais cefálico do grupo de linfonodos femorais. **São relatadas metástases para os linfonodos femorais sem acometimento dos linfonodos inguinais.**[35-38] Um estudo do M. D. Anderson Cancer Center relatou uma taxa de recorrência inguinal de 9% em 104 pacientes com câncer de vulva que, na cirurgia inicial, tiveram linfonodos negativos na linfadenectomia inguinal superficial. Estudos de mapeamento linfático intraoperatório constataram a presença do linfonodo sentinela abaixo da fáscia cribriforme em 5 a 16% desses casos.[39-41] Esse padrão de disseminação linfática precisa ser considerado quando se determinam a extensão da linfadenectomia inguinofemoral e as técnicas de radioterapia para volumes-alvo.

A partir dos linfonodos inguinofemorais, o câncer dissemina-se para os linfonodos pélvicos, particularmente para o grupo ilíaco externo. Embora tenham sido descritas vias linfáticas diretas do clitóris e da glândula de Bartholin para os linfonodos pélvicos, esses canais parecem ter importância clínica mínima.[42-44] Os vasos linfáticos de ambos os lados da vulva formam uma rica rede de anastomoses ao longo da linha média. A drenagem linfática do clitóris, da parte anterior dos lábios menores e do períneo é bilateral. As metástases para linfonodos contralaterais na ausência de acometimento nodal ipsilateral são muito raras (0 a 0,4%) nos tumores laterais da vulva com diâmetro de 2 cm ou menos ou com invasão de 5 mm ou menos.[33,45]

A incidência global de metástases para linfonodos inguinofemorais é de cerca de 32%[38,40,43-53] **(Tabela 40.2). Ocorrem metástases para linfonodos pélvicos em cerca de 12% dos casos.** As metástases para linfonodos pélvicos são raras (0,6%) na ausência de acometimento dos linfonodos inguinais, porém são observadas em cerca de 16% dos casos com linfonodos inguinais positivos (ver **Tabela 40.2**). O risco aumenta para 33% na presença de linfonodos inguinais com suspeita clínica e para 40 a 50% se houver três ou mais linfonodos inguinofemorais positivos ao exame histopatológico.[30,45,54-57] A **Tabela 40.3** fornece a incidência de metástases para linfonodos que apresentam correlação positiva com a profundidade de invasão. Em geral, a disseminação hematogênica ocorre em uma fase avançada da evolução da doença e é rara na ausência de metástases para linfonodos.

Estadiamento

Inicialmente, o estadiamento clínico do carcinoma de vulva era efetuado com base no tamanho e na localização do tumor, no estado dos linfonodos regionais palpáveis e em uma pesquisa limitada de metástases a distância. A importância do estado dos linfonodos para o prognóstico é considerável, entretanto, a avaliação clínica dos linfonodos

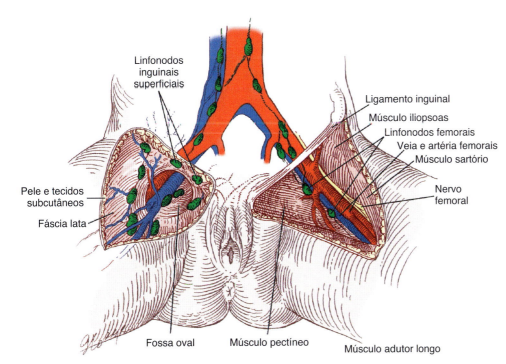

Figura 40.3 Linfonodos inguinofemorais. (De: **Hacker NF.** Vulvar and Vaginal Cancer. In: Hacker NF, Gambone J, Hobel C. *Hacker & Moore's Essentials of Obstetrics and Gynecology.* 6th ed. Philadelphia, PA: Elsevier Saunders; 2015:452, com autorização.)

Tabela 40.2 — Incidência de metástases para linfonodos no carcinoma de células escamosas da vulva.

Autor(es)	Linfonodos inguinofemorais positivos	Pacientes no estado pós-linfadenectomia	Linfonodos pélvicos positivos/pacientes com linfonodos inguinofemorais negativos	Linfonodos pélvicos positivos/pacientes com linfonodos inguinofemorais positivos
Rutledge et al. (29)	33/86 (38%)	12/72 (17%)	0/53 (0%)	12/33 (36%)
Collins et al. (48)	27/98 (28%)	11/98 (11%)	4/71 (6%)	7/27 (26%)
Morley (49)	67/180 (37%)	6/23 (26%)	0/113 (0%)	6/67 (9%)
Krupp e Bohm (50)	40/195 (21%)	10/195 (5%)	1/155 (0,6%)	9/40 (23%)
Benedet et al. (52)	34/120 (28%)	4/51 (8%)	ND	ND
Curry et al. (42)	57/191 (30%)	9/52 (17%)	0/134 (0%)	9/57 (16%)
Iversen et al. (53)	90/262 (34%)	7/100 (7%)	1/172 (0,6%)	6/90 (7%)
Hacker et al. (54)	31/113 (27%)	6/18 (33%)	0/82 (0%)	6/31 (19%)
Podratz et al. (30)	59/175 (34%)	7/114 (6%)	0/116 (0%)	7/59 (12%)
Monaghan e Hammond (55)	37/134 (28%)	3/80 (4%)	ND	ND
Hopkins et al. (56)	61/145 (42%)	13/38 (34%)	0/84 (0%)	13/61 (21%)
Keys (51)	203/588 (35%)	15/53 (28%)	ND	ND
Gonzales Bosquet (45)	108/320 (34%)	ND	ND	14/108 (13%)
Total	847/2.607 (32%)	103/894 (12%)	6/980 (0,6%)	89/573 (16%)

ND, dados não disponíveis.

é de acurácia limitada. Isso levou o Cancer Committee da FIGO a introduzir um sistema de estadiamento cirúrgico do câncer da vulva em 1988, que passou por várias revisões, a mais recente delas em 2009, para proporcionar melhor discriminação do prognóstico entre os estágios e menor heterogeneidade dentro deles[28,58,59] **(Tabela 40.4)**, separando as pacientes cujos tumores acometem estruturas perineais adjacentes daquelas com linfonodos positivos e levando em consideração o número e a morfologia dos linfonodos acometidos.

O novo sistema de estadiamento da FIGO foi validado em 269 pacientes, entre as quais 42% foram submetidas ao reestadiamento.[61] Houve uma correlação negativa entre número de linfonodos positivos e sobrevida, assim como a presença de tumor extracapsular. Esse estudo confirmou os dados do Gynecologic Oncology Group (GOG) e do SEER, indicando que o tamanho do tumor não é preditivo de sobrevida em pacientes com linfonodos negativos.[59] Esse estudo confirmou relatos que demonstravam que, após correção para o número de linfonodos positivos, a bilateralidade das metástases para linfonodos não era preditiva de sobrevida.[61-65]

Paralelamente às mudanças para o estadiamento da FIGO, o American Joint Committee on Cancer (AJCC) modificou significativamente a classificação TNM (tumor-linfonodo-metástase) do câncer de vulva, com a publicação da edição de 2009 do *AJCC Cancer Staging Manual* (ver **Tabela 40.4**).[60]

Prognóstico e sobrevida

Existe uma correlação entre a sobrevida de pacientes com câncer de vulva e o estágio da FIGO.[66] Em geral, o prognóstico de pacientes com doença no estágio inicial é bom **(Tabela 40.5)**. **O fator prognóstico mais importante é o estado dos linfonodos.**[51-53,56,67,68] Um relato da Mayo Clinic de 330 pacientes com carcinoma de células escamosas primário da vulva demonstrou uma correlação significativa entre o estado dos linfonodos e o risco de fracasso do tratamento, particularmente nos primeiros 2 anos após o tratamento inicial:

Tabela 40.3 — Estado dos linfonodos no carcinoma de células escamosas da vulva em T1 versus profundidade da invasão do estroma.

Profundidade da invasão	Nº de pacientes	Linfonodos positivos	Linfonodos
1 mm	163	0	0
1,1 a 2 mm	145	11	7,7
2,1 a 3 mm	131	11	8,3
3,1 a 5 mm	101	27	26,7
> 5	38	13	34,2
Total	578	62	10,7

De: **Hacker NF, Eifel PJ.** Vulvar cancer. In: Berek JS, Hacker NF. *Berek & Hacker's Gynecologic Oncology.* 6th ed. Philadelphia, PA: Wolters Kluwer; 2015:569.

Tabela 40.4 Estadiamento da FIGO de 2009 e classificação TNM do câncer de vulva.[28,61]

Estágio da FIGO	Classificação TNM	Achados clínicos/patológicos
Estágio IA	$T_{1a}N_0M_0$	Lesões ≤ 2 cm, confinadas à vulva ou ao períneo, com invasão do estroma ≤ 1 mm[a], sem metástase para linfonodos
Estágio IB	$T_{1b}N_0M_0$	Lesões > 2 cm ou com invasão do estroma > 1 mm, confinadas à vulva ou ao períneo, com linfonodos negativos
Estágio II	$T_2N_0M_0$	Tumor de qualquer tamanho, com extensão para estruturas perineais adjacentes (1/3 inferior da uretra, 1/3 inferior da vagina, ânus) e com linfonodos negativos
Estágio III		Tumor de qualquer tamanho, com ou sem extensão para estruturas perineais adjacentes (1/3 inferior da uretra, 1/3 inferior da vagina, ânus), com linfonodos inguinofemorais positivos
IIIA	$T_{1ou2} N_{1b} M_0$ $T_{1ou2} N_{1a} M_0$	(i) com metástase para 1 linfonodo (≥ 5 mm) ou (ii) metástase(s) para 1 a 2 linfonodos (< 5 mm)
IIIB	$T_{1ou2} N_{2b} M_0$ $T_{1ou2} N_{2a} M_0$	(i) com metástase para 2 ou mais linfonodos (≥ 5 mm) ou (ii) metástase para 3 ou mais linfonodos (< 5 mm)
IIIC	$T_{1ou2} N_{2c} M_0$	Com linfonodos positivos, com disseminação extracapsular
Estágio IV		O tumor invade outras estruturas regionais (2/3 superiores da uretra, 2/3 superiores da vagina) ou distantes
IVA	$T_3N_{qualquer} M_0$ $T_{qualquer}N_3$	O tumor invade qualquer um dos seguintes locais:
(i) Mucosa da parte superior da uretra e/ou vagina, mucosa vesical, mucosa retal ou fixado ao osso pélvico		
(ii) Linfonodos inguinofemorais ulcerados ou fixados		
IVB	$T_{qualquer}N_{qualquer}M_1$	Quaisquer metástases à distância, incluindo para linfonodos pélvicos
Classificação TNM	T: tumor primário	N: linfonodos regionais (linfonodos femorais e inguinais)
	T_x: não é possível avaliar o tumor primário	N_x: não é possível avaliar os linfonodos regionais
	T_0: não há evidência de tumor primário	N_0: ausência de metástases para linfonodos regionais
	T_{is}: carcinoma *in situ* (carcinoma pré-invasor)	N_1: uma ou duas metástases para linfonodos regionais com as seguintes características:
	T_{1a}: lesões ≤ 2 cm, confinadas à vulva ou ao períneo, com invasão do estroma ≤ 1 mm	N_{1a}: uma ou duas metástases para linfonodos, cada uma delas < 5 mm
	T_{1b}: lesões > 2 cm ou de qualquer tamanho com invasão do estroma > 1 mm, confinadas à vulva ou ao períneo	N_{1b}: uma metástase para linfonodo ≥ 5 mm
	T_2: tumor de qualquer tamanho com extensão para estruturas perineais adjacentes (1/3 inferior da uretra, 1/3 inferior da vagina, acometimento anal)	N_2: metástases para linfonodos regionais com as seguintes características:
	T_3: tumor de qualquer tamanho com extensão para qualquer um dos seguintes locais:	N_{2a}: ≥ 3 metástases para linfonodos, cada uma com < 5 mm de diâmetro
	2/3 superiores da uretra, 2/3 superiores da vagina, mucosa vesical, mucosa retal ou fixado ao osso pélvico	N_{2b}: ≥ 2 metástases para linfonodos ≥ 5 mm
	M_1: metástase a distância (incluindo metástase para linfonodos pélvicos)	N_{2c}: metástases para linfonodos com disseminação extracapsular
		N_3: metástase para linfonodos regionais fixados ou ulcerados
		M: metástase a distância
		M_0: sem metástase a distância

[a] A profundidade da invasão do estroma é medida a partir da junção epitélio-estroma da papila dérmica mais superficial adjacente até o ponto mais profundo de invasão.
FIGO, International Federation of Gynecology and Obstetrics; TNM, tumor, linfonodo, metástase.
FIGO Committee on Gynecologic Oncology. Revised FIGO staging for carcinoma of the vulva, cervix, and endometrium. *Int J Gynecol Obstet* 2009;105:103-104 (31); **American Joint Committee on Cancer.** *AJCC Cancer Staging Manual.* 7th ed. Chicago, IL: Springer New York, Inc.; 2010.

Tabela 40.5 Sobrevida em 5 anos de pacientes com carcinoma de vulva.

Estágio da FIGO	Nº de pacientes	Sobrevida em 5 anos (%)
I	286 (34%)	79
II	266 (32%)	59
III	216 (26%)	43
IV	71 (8%)	13

FIGO, International Federation of Gynecology and Obstetrics.

taxa de recorrência global de 44,2% com linfonodos positivos *versus* 17,5% com linfonodos negativos. **Mais de um terço das recidivas ocorreu 5 anos ou mais após o tratamento inicial.**[69] Existe uma forte correlação negativa entre o número de linfonodos positivos e a sobrevida **(Tabela 40.6). As pacientes com linfonodos negativos apresentam uma taxa de sobrevida em 5 anos de mais de 80%. Em pacientes com linfonodos positivos, a sobrevida em 5 anos cai abaixo de 50%.** O número de linfonodos positivos é de suma importância: **o prognóstico de pacientes com um linfonodo microscopicamente positivo assemelha-se ao das pacientes com todos os linfonodos negativos, enquanto pacientes com três ou mais linfonodos positivos apresentam prognóstico ruim e taxa de sobrevida em 2 anos de 20%.**[70] A taxa de sobrevida em pacientes com linfonodos pélvicos positivos é de cerca de 11%.[71] Além de confirmar o número de linfonodos acometidos, a morfologia desses linfonodos é importante para o prognóstico. Como demonstraram vários estudos, os preditores negativos significativos de sobrevida incluem o tamanho da metástase para linfonodos, a proporção do linfonodo substituído por células tumorais e a presença de qualquer disseminação extracapsular.[59,67,72,73] O grau histológico, a espessura do tumor, a profundidade de invasão do estroma e o acometimento do espaço vascular linfático contribuem para o risco de acometimento dos linfonodos, porém não são preditores independentes de sobrevida.[70]

O acompanhamento após o tratamento, conforme recomendado pela Society of Gynecology Oncology, exige revisões seriadas dos sistemas e exame físico cuidadoso, com citologia cervical/vaginal e exame de imagem anualmente reservados para pacientes com achados sugestivos de doença recorrente.[74] A frequência das consultas de acompanhamento depende do estágio e do risco de recorrência:

Tabela 40.6 Sobrevida em 5 anos de pacientes com carcinoma de células escamosas da vulva por número de metástases para linfonodos.[28]

Nº de metástases para linfonodos	Nº de pacientes	Sobrevida em 5 anos (%)
0	302 (61%)	81
1	66 (13%)	63
2	43 (9%)	30
3	24 (5%)	19
4 ou mais	62 (12%)	13

- Doença em estágios I e II, a cada 6 meses no primeiro e segundo anos e, em seguida, anualmente
- Doença em estágios III e IV, a cada 3 meses nos primeiros 2 anos, a cada 6 meses do terceiro ao quinto anos, e, em seguida, anualmente.

Tratamento

[7] **Para personalizar os cuidados da paciente e determinar o tratamento apropriado, é necessário tratar independentemente a lesão primária e os linfonodos inguinais, utilizando uma técnica de incisão separada para a ressecção da lesão vulvar e para a dissecção dos linfonodos. Essa conduta está associada a uma menor morbidade, e raramente ocorrem metástases na ponte de pele entre a vulva e a região inguinal em pacientes sem suspeita clínica de linfonodos inguinofemorais.**[75,76] Antes do início do tratamento, todas as pacientes devem ser submetidas a um cuidadoso exame clínico e à colposcopia do colo, da vagina e uma vulvoscopia. Podem existir lesões pré-invasoras (e, raramente, invasoras) em outros locais do trato genital inferior, e, com frequência, o câncer de vulva é multifocal. Se a doença estiver localmente avançada, poderá ser necessário efetuar um exame sob anestesia para determinar toda a sua extensão. A PET/TC ou a RM são realizadas para todas as lesões, com exceção de T_{1a}, para ajudar a avaliar a presença de doença local e metástases.

Tratamento da lesão primária

Câncer de vulva microinvasor (T1a)

[8] **Os tumores com 2 cm ou menos de diâmetro e invasão de 1 mm ou menos são tratados adequadamente com excisão local ampla, que é tão eficaz quanto a cirurgia radical na prevenção de recorrências vulvares desses tumores.**[77] A excisão deve ser profunda o suficiente na derme, para que se possa avaliar a profundidade da invasão.

Câncer de vulva inicial (T1b)

[9] **A conduta atual para o tratamento de pacientes com carcinoma da vulva T_{1b} deve ser individualizada.** Não existe nenhuma abordagem padronizada aplicável a todas as pacientes, e a ênfase concentra-se na realização da cirurgia mais conservadora compatível com a cura da doença, por meio de excisão local radical e avaliação cirúrgica dos linfonodos, diminuindo as alterações anatômicas e a desfiguração. Uma análise da literatura indica que a incidência de recorrência local após excisão local radical ou hemivulvectomia radical não é mais alta do que após a vulvectomia radical historicamente realizada.[33,46,71,78-80] Na presença de vulva de aspecto normal sob os demais aspectos, **a excisão local radical constitui uma opção cirúrgica segura, independentemente do tamanho do tumor ou da profundidade de invasão.** Com base em dados cumulativos de 413 pacientes obtidos de quatro estudos, uma margem de ressecção livre de 8 mm ou mais resulta em alta taxa de controle local da doença.[78,81-83] Nas 252 pacientes cujos tumores foram ressecados com margens de 8 mm ou mais, a taxa de recorrência local foi de 2,4% em comparação a 30,3% nas 161 pacientes cujas margens foram menores do que 8 mm. Nem o tamanho do tumor nem a presença de qualquer alteração vulvar benigna coexistente tiveram qualquer correlação com a recorrência local. É importante ter em mente que o tecido diminui em 20 a 25% quando incluído em parafina. **No momento da excisão local radical, deve-se obter uma margem macroscopicamente negativa de pelo menos 1 cm sem tensionar a pele e estender a ressecção para baixo até o nível da fáscia inferior do diafragma urogenital.**

Quando o câncer de vulva surge na presença de NIV, líquen escleroso ou algum distúrbio epitelial não neoplásico, o tratamento é influenciado pela idade da paciente, pela história de tratamento prévio e pela sintomatologia. As pacientes idosas, que frequentemente tiveram muitos anos de prurido crônico, podem não se incomodar com a ideia de vulvectomia. Nas mulheres mais jovens, é desejável conservar o máximo possível a vulva. Deve-se efetuar uma excisão local radical para a doença invasora, e a doença intraepitelial associada deve ser tratada da maneira mais adequada para a paciente. Por exemplo, podem ser necessários esteroides tópicos no líquen escleroso, enquanto a NIV pode exigir excisão local superficial com fechamento primário, ablação, tratamento tópico ou combinação dessas condutas.

A excisão local radical é mais apropriada para lesões localizadas nas faces lateral ou posterior da vulva **(Figura 40.4)**. As lesões na linha média representam um desafio especial, em virtude da proximidade com o clitóris, a uretra ou o ânus. Nas lesões anteriores, a cirurgia conservadora com preservação do clitóris possibilita um excelente controle local, contanto que as margens livres tenham pelo menos 8 mm.[84] Nos tumores que acometem o clitóris ou que estão em estreita proximidade com ele, qualquer tipo de excisão cirúrgica terá consequências psicossexuais. Além disso, pode ocorrer edema acentuado da parte posterior da vulva. Nas pacientes jovens com lesões periclitoridianas, a lesão primária pode ser tratada com radioterapia em um pequeno campo concomitantemente à quimioterapia sensibilizante. As lesões vulvares pequenas devem responder muito bem à radioterapia externa com cerca de 5.000 cGy, e pode-se efetuar uma biopsia após o tratamento para confirmar a ausência de qualquer doença residual.[58]

Câncer de vulva em estágio T2 inicial

10 **As indicações de preservação da vulva podem ser estendidas a pacientes selecionadas com tumores em estágio T_2 inicial. A margem sem tumor deve ser a mesma, independentemente da realização ou não de vulvectomia radical ou excisão local radical. Parece viável e desejável ampliar as indicações de preservação da vulva, particularmente em pacientes mais jovens. Os tumores mais apropriados para a ressecção conservadora são os que acometem a parte posterior da vulva e a parte inferior da vagina, em que é possível preservar o ânus, o clitóris e a uretra.**

Em pacientes com lesões em estágio T_2 mais avançadas, o tratamento consiste em vulvectomia radical e/ou quimiorradioterapia. Quando a doença acomete a parte distal da uretra ou o ânus, é necessária uma ressecção parcial desses órgãos. Por conseguinte, é frequentemente preferível administrar radioterapia pré-operatória com quimiossensibilização, para possibilitar uma ressecção menos radical dependendo da localização e da resposta.

Fechamento de grandes defeitos

Após excisão local radical, pode-se efetuar um fechamento primário sem tensão dos defeitos menores. Se houver necessidade de dissecção extensa para o tratamento de uma grande lesão

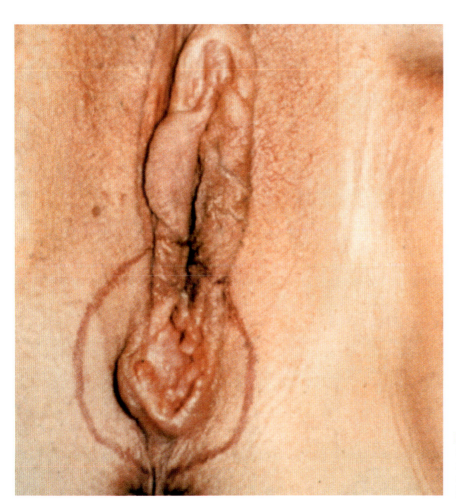

Figura 40.4 Pequeno carcinoma de vulva (T_1) no frênulo dos pequenos lábios. (De: **Hacker NF, Eifel PJ.** Vulvar cancer. In: Berek JS, Hacker NF. *Berek & Hacker's Gynecologic Oncology.* 6th ed. Philadelphia, PA: Wolters Kluwer; 2015:574.).

primária, dispõe-se de várias opções para efetuar o reparo do defeito com base na sua localização e dimensão, na idade da paciente e na presença de comorbidades:

1. É possível deixar uma área aberta para a formação do tecido de granulação, o que habitualmente ocorre no decorrer de um período de 6 a 8 semanas.[85] Isso pode ser acelerado pelo fechamento assistido da ferida a vácuo e uso de curativos com pressão negativa.[86]
2. Pode-se efetuar retalhos fasciocutâneos de espessura total, de rotação ou de avanço, como o retalho do romboide, o retalho pediculado do monte de vênus ou o retalho de avanço V-Y.[87–91] Os retalhos fasciocutâneos são confiáveis e podem ser transferidos como retalhos pediculados ou em ilha.[92] Na parte inferior e média da vulva, um retalho do glúteo em V-Y pode ser preferido, devido ao resultado estético satisfatório e à cicatriz bem escondida da área doadora.[91,93]
3. Uma ampla variedade de retalhos miocutâneos tem sido usada na reconstrução da vulva para cobrir defeitos, incluindo enxertos miocutâneos do músculo grácil unilaterais ou bilaterais ou um retalho do músculo reto abdominal de orientação vertical. Como o enxerto traz um novo suprimento sanguíneo para a área, será particularmente aplicável se a vulva estiver pouco vascularizada em consequência de ressecção cirúrgica ou radioterapia prévia.[91,93,94] As desvantagens incluem a complexidade e a duração do procedimento, o volume do retalho e as sequelas do local doador.

Doença avançada: grandes tumores primários nos estágios T2 e T3

O tratamento do câncer de vulva localmente avançado continua sendo um desafio. Para a excisão cirúrgica primária de tumores que acometem a parte superior da uretra, o ânus, o reto ou o septo retovaginal, é necessária a exenteração pélvica, além de vulvectomia radical e linfadenectomia inguinofemoral, que está associada a uma morbidade física e psicológica extremamente alta.[95,96] Com essa conduta, as taxas registradas de sobrevida em 5 anos são de cerca de 50%,[97-99] sendo a sobrevida consideravelmente determinada pelo estado dos linfonodos. Em uma série incluindo 57 pacientes submetidas à anovulvectomia primária, foi relatada uma sobrevida média de 69 meses; 59% das pacientes apresentaram uma ou mais complicações pós-operatórias e 33% necessitaram de tratamento adjuvante.[100] Para muitas dessas pacientes, uma conduta combinada de quimiorradioterapia, com ou sem cirurgia subsequente, oferece uma sobrevida igual ou maior, com redução da morbidade, e pode constituir a conduta preferida de tratamento. Numerosas séries prospectivas e retrospectivas pequenas relatam o uso da radioterapia de feixe externo com quimioterapia concomitante para reduzir o tumor primário. As taxas relatadas de resposta inicial à quimiorradioterapia são de 80 a 90%, e obtém-se operabilidade em 63 a 92% dos casos.[101-109] Essa quimiorradioterapia é seguida de ressecção limitada do leito tumoral de maneira individualizada. Várias séries de casos sugerem que cerca da metade das amostras contêm tumor residual, e as taxas de recidiva local alcançam 50% com quimiorradioterapia externa isolada.[110] O estudo de fase II do GOG, que utilizou uma associação de cisplatina à radioterapia semanalmente seguida de ressecção cirúrgica da doença residual macroscópica ou biopsia na ausência de câncer residual clínico, resultou em uma resposta clínica completa em 64% das pacientes, e a biopsia mostrou uma resposta completa em 50% das pacientes, sem a necessidade de cirurgia após o tratamento nesse subgrupo de pacientes.[111]

À medida que aumentar a experiência com esse tratamento combinado, parece que a **radioterapia com feixe externo deve ser adequada para a maioria dos casos, com uso mais seletivo da braquiterapia. A extensão da cirurgia é significativamente modificada. Uma ressecção vulvar limitada é defendida, e os linfonodos N2 e N3 volumosos são ressecados sem a realização de uma linfadenectomia inguinal total, de modo a evitar o edema de perna associado à linfadenectomia e radioterapia inguinais. Com essa conduta de radioterapia e cirurgia combinadas, são relatadas taxas de sobrevida em 5 anos de até 76%.** Com a experiência acumulada, a radioterapia pré-operatória com quimioterapia concomitante é considerada o tratamento de primeira escolha em pacientes com câncer de vulva avançado que, de outra maneira, necessitariam de algum tipo de exenteração pélvica ou confecção de estoma. A terapia neoadjuvante não é justificada em pacientes com tumores que podem ser adequadamente tratados por meio de vulvectomia radical primária e dissecção bilateral de linfonodos inguinais.

Tratamento dos linfonodos

A avaliação apropriada para a detecção de acometimento de linfonodos e a dissecção inguinal constitui o fator mais importante para reduzir a mortalidade por câncer de vulva inicial. Efetua-se um exame cuidadoso da região inguinal, visto que a presença de linfonodos inguinofemorais clinicamente palpáveis constitui um importante determinante do tratamento.

Na avaliação de uma paciente para dissecção inguinal, é preciso ter em mente os seguintes fatos:

1. As únicas pacientes que praticamente não correm risco de metástases para linfonodos são as que apresentam tumor pequeno (≤ 2 cm) e invasão do estroma 1 mm ou menor (T_{1a}).
2. As pacientes que desenvolvem doença recorrente na região inguinal não dissecada apresentam mortalidade de mais de 90%.[111]
3. Com base na lateralidade das lesões vulvares e no estado da região inguinal ipsilateral, é necessário proceder a uma linfadenectomia ipsi ou bilateral.

A dissecção inguinal pode predispor à infecção e à deiscência da ferida no pós-operatório. Embora a incidência de deiscência seja significativamente reduzida quando forem utilizadas incisões separadas para a abordagem da vulva e para a dissecção inguinal e forem deixados drenos *in situ* até que a drenagem diária seja inferior a 25 a 30 cc, a formação de linfocisto e o edema crônico da perna continuam sendo um importante problema **(Figura 40.5)**.[77]

Todas as pacientes cujos tumores demonstram uma invasão do estroma de mais de 1 mm ou cujos tumores são maiores que 2 cm (T_{1b} e acima) necessitam de linfadenectomia inguinofemoral. Se houver qualquer dúvida sobre a necessidade de linfadenectomia inguinofemoral, deve-se realizar uma biopsia do tumor primário e verificar a profundidade da invasão. Se a invasão for menor que 1 mm, será necessário efetuar a excisão local de toda a lesão para determinar a profundidade da invasão. Se a lesão tiver 2 cm de diâmetro ou menos, e se não houver nenhum foco de invasão maior que 1 mm, a dissecção inguinal poderá ser omitida, contanto que não haja invasão do espaço vascular linfático e não haja linfonodos inguinais com suspeita clínica. Algumas pacientes com invasão do estroma de menos de 1 mm apresentaram metástases para linfonodos inguinais, porém a incidência é tão baixa que carece de importância na prática.[112,113]

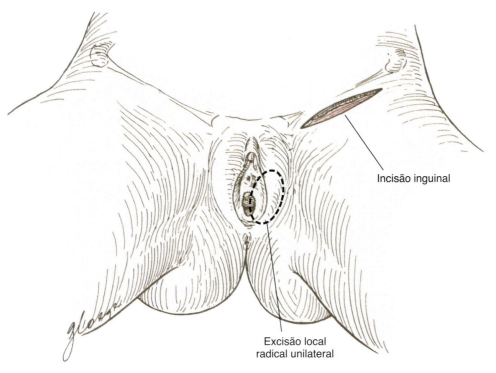

Figura 40.5 Incisão cutânea separada para dissecção inguinal. Uma linha é traçada 1 cm acima e paralelamente à prega inguinal e se retira uma elipse estreita de pele. (Revisada, com autorização, de: **Berek JS, Hacker NF.** *Practical Gynecologic Oncology.* 2nd ed. Baltimore, MD: Williams & Wilkins; 1994:418.)

Linfadenectomia inguinofemoral

A dissecção inguinal, quando indicada em pacientes com câncer de vulva, deve consistir em linfadenectomia inguinofemoral total. O GOG relatou seis recorrências nos linfonodos inguinais em 121 pacientes com tumores de 2 cm ou menos após dissecção superficial (inguinal), embora os linfonodos inguinais retirados fossem negativos, e um estudo do M. D. Anderson Cancer Center relatou uma taxa de recorrência inguinal de 9% em 104 pacientes com câncer de vulva e linfonodos negativos na linfadenectomia inguinal superficial.[38,39] Embora não esteja claro se todas essas recorrências ocorreram nos linfonodos femorais, ambos os estudos indicam que a dissecção inguinal incompleta aumentará o número de recorrências nos linfonodos inguinais e a mortalidade. Os dados do GOG indicam que a radioterapia não pode substituir a dissecção inguinal seguida de radioterapia seletiva quando for indicada, até mesmo em pacientes com linfonodos clinicamente não suspeitos.[114] Esse estudo do GOG foi interrompido precocemente, visto que ocorreu uma incidência significativamente maior de recorrências em mulheres tratadas com radioterapia inguinal isolada (19 *versus* 0%). A dose de radiação foi de 5.000 cGy, administrada em frações diárias de 200 cGy até uma profundidade de 3 cm abaixo da superfície cutânea anterior. Embora o esquema de radioterapia prescrito tenha sido extensamente criticado, outros estudos não controlados não forneceram nenhuma evidência de melhor controle inguinal com a radioterapia.[115,116] A cirurgia continua sendo o tratamento de escolha para os linfonodos inguinais em mulheres com câncer de vulva. Pacientes com câncer de vulva com lesões T$_2$ ou T$_3$ programadas para quimiorradioterapia primária ou neoadjuvante devem ser submetidas à linfadenectomia inguinofemoral antes de iniciar a quimiorradioterapia, tendo em vista a sobrevida menor com a radioterapia inguinal primária em comparação à dissecção inguinal seguida de radioterapia.[115] Algumas pacientes com tumores T$_{1b}$ e T$_2$ e sem linfonodos inguinais palpáveis ao exame são candidatas ao estudo do linfonodo sentinela.

Dissecção inguinal unilateral versus bilateral

Não há necessidade de dissecção inguinal bilateral se a lesão primária for unilateral e se os linfonodos ipsilaterais forem negativos. Em uma paciente com lesão unilateral e linfonodos inguinais ipsilaterais negativos, o risco de metástase para linfonodos contralaterais é muito baixo.[33,45] Em um estudo da Mayo Clinic, oito de 163 pacientes com câncer de vulva unilateral (4,8%) tinham metástases para linfonodos bilaterais, e apenas três (1,8%) tinham metástases isoladas para linfonodos contralaterais. Nenhuma das pacientes com lesões vulvares unilaterais de 2 cm ou menos ou com profundidade de invasão de 5 mm ou menos apresentou acometimento bilateral dos linfonodos inguinais por ocasião do diagnóstico.[45] O aumento do risco de acometimento dos linfonodos contralaterais é proporcional ao número de linfonodos inguinais ipsilaterais positivos.[45,57] **Recomenda-se que pacientes com quaisquer linfonodos inguinais ipsilaterais volumosos ou vários deles microscopicamente positivos sejam submetidas à linfadenectomia inguinofemoral contralateral. Deve-se efetuar uma linfadenectomia inguinofemoral bilateral para lesões na linha média (clitóris, parte anterior dos pequenos lábios, parte posterior do frênulo dos pequenos lábios) ou para aquelas situadas a uma distância de até 2 cm da linha média, devido ao fluxo linfático contralateral mais frequente dessas regiões.**[117]

Tratamento dos linfonodos inguinais volumosos

Todos os linfonodos inguinais clínica ou radiologicamente suspeitos devem ser ressecados, se forem considerados passíveis de ressecção e se a paciente for candidata à cirurgia. Se a metástase para linfonodos for confirmada por meio de biopsia pré-operatória ou por estudo de congelação no intraoperatório, a linfadenectomia inguinofemoral total poderá ser omitida, para diminuir a morbidade com radioterapia subsequente sem comprometer a sobrevida.[118,119] Se houver linfonodos inguinais aumentados à palpação, porém o estudo por congelação não demonstrar a presença de doença, deve-se efetuar uma linfadenectomia inguinofemoral completa. As pacientes com linfonodos inguinais fixos não ressecáveis devem ser tratadas com quimiorradioterapia primária. Se não houver outras evidências de doença metastática após quimiorradioterapia, os dados do GOG sugerem que pode ser apropriado proceder à ressecção dos linfonodos residuais.[120]

Tratamento dos linfonodos pélvicos

No passado, a linfadenectomia pélvica era parte da cirurgia de rotina para o câncer de vulva invasor. A incidência de metástase para linfonodos pélvicos é rara na ausência de acometimento dos linfonodos inguinais, e prefere-se uma conduta mais conservadora (ver Tabela 40.2). As pacientes mais propensas a apresentar metástase para linfonodos pélvicos são as que apresentam três ou mais linfonodos inguinais positivos ao exame histopatológico.[30,42,54,121] Além de confirmar o número de linfonodos acometidos, a morfologia dos linfonodos inguinais positivos tem significado prognóstico. Conforme demonstrado em vários estudos, os preditores negativos importantes de sobrevida incluem o número de linfonodos positivos, o tamanho da metástase dos linfonodos, a proporção do linfonodo acometido por células tumorais e a presença de qualquer disseminação extracapsular.[63,67,72,73] Nessas pacientes, é necessária a radioterapia pélvica. **Se o exame de imagem pré-operatório da pelve revelar a presença de linfonodos pélvicos volumosos, deve-se efetuar a ressecção desses linfonodos por meio de acesso extraperitoneal antes da radioterapia, devido à capacidade limitada da radioterapia de feixe externo de esterilizar os linfonodos pélvicos volumosos positivos.**

Estudo do linfonodo sentinela

Evidências cada vez mais numerosas sustentam o uso do mapeamento linfático intraoperatório por meio de linfocintilografia com nanocoloide marcada com tecnécio-99m ou corante azul de isossulfano para identificar um linfonodo sentinela, que indicaria a presença ou ausência de metástases para linfonodos regionais. O forte interesse pelo estudo do linfonodo sentinela advém do desejo de reduzir a morbidade significativa do linfedema ao longo da vida, associado à linfadenectomia inguinofemoral total, visto que apenas 25 a 35% das pacientes com câncer de vulva em estágio inicial apresentam metástases para linfonodos e, portanto, se beneficiam do procedimento. A identificação segura do linfonodo sentinela e o abandono da linfadenectomia total em pacientes com linfonodos inguinais clinicamente não suspeitos e um linfonodo sentinela negativo reduzem significativamente o número de pacientes submetidas a linfadenectomias extensas e desnecessárias na ausência de doença. Isso depende de um linfonodo sentinela negativo capaz de prever com segurança a ausência de quaisquer outras metástases para linfonodos, tendo em vista a mortalidade de mais de 90% associada à recorrência inguinal.

O estudo do linfonodo sentinela levou a uma grande redução da morbidade em comparação à linfadenectomia inguinofemoral completa sem ter impacto negativo no prognóstico de pacientes selecionadas.[122-126] **Em mãos experientes, esse procedimento é seguro e apropriado na doença de estágio inicial, com lesões tumorais unifocais de menos de 4 cm de tamanho e linfonodos clinicamente negativos ao exame e na imagem da região inguinal.** Uma revisão da Cochrane Database de 34 estudos que avaliaram 2.396 linfonodos inguinais em 1.614 mulheres relatou, com o uso do corante azul mais tecnécio combinado, uma taxa de detecção do linfonodo sentinela de 98%, com uma estimativa de sensibilidade de 0,95 (IC de 95%, 0,89 a 0,97) e valor preditivo negativo superior a 95%.[127] A combinação do corante azul com radiocoloide é superior ao uso do corante isoladamente. Técnicas de ultraestadiamento, como microssecção seriada e coloração por imuno-histoquímica, serão usadas para a detecção de micrometástases no linfonodo sentinela se o estudo inicial corado por hematoxilina e eosina for negativo. Isso aumenta a taxa de detecção de metástases para os linfonodos.[123]

A recorrência na região inguinal é fatal em mais de 90% das pacientes. Por conseguinte, a recorrência inguinal constitui, em última análise, uma medida crítica de resultado das técnicas de avaliação cirúrgica inguinal. Uma metanálise da taxa de recorrência incluiu 23 estudos e demonstrou uma taxa de recorrência inguinal significativamente maior com a linfadenectomia inguinal superficial (6,6%; IC de 95%, 4,4 a 9) em comparação à linfadenectomia inguinofemoral completa (1,4%; IC de 95%, 0,4 a 2,9), com taxa de recorrência em pacientes submetidas ao estudo do linfonodo sentinela de 3,4% (IC de 95%, 1,8 a 5,4).[128] Um acompanhamento a longo prazo do estudo GROINSS-V, um dos estudos de maior porte sobre a segurança do estudo do linfonodo sentinela no câncer de vulva, relatou, em 377 pacientes com câncer de vulva T1 unifocal de < 4 cm, uma taxa de recorrência local de 27,2% em 5 anos e de 39,5% em 10 anos. Ocorreram recorrências inguinais isoladas em 2,5% das pacientes com linfonodos sentinelas negativos e em 8% das pacientes com linfonodos sentinelas positivos. Todas as ocorrências inguinais foram observadas nos primeiros 25 meses do tratamento primário.[129] Algumas séries pequenas do estudo de linfonodos sentinelas no câncer de vulva, com critérios de inclusão semelhantes aos do GROINSS-V, mostraram taxas de resultados falso-negativos inesperadamente altas de 8 a 27%, algumas das quais podem ser atribuídas à seleção das pacientes e à experiência insuficiente dos profissionais. Isso ressalta a importância dos pré-requisitos para o estudo adequado do linfonodo sentinela, que incluem cuidadosa seleção das pacientes, equipe treinada e infraestrutura apropriada. A técnica pode, de outro modo, estar associada a um aumento injustificável na frequência de recorrências inguinais.

Conduta pós-operatória

Apesar da idade e da condição clínica geral de muitas pacientes idosas com câncer de vulva, em geral a cirurgia costuma ser muito bem tolerada. As pacientes precisam começar a ingerir uma dieta pobre em resíduos no primeiro dia do pós-operatório. No passado, recomendava-se o repouso no leito por 3 a 5 dias após a cirurgia, de modo a garantir a imobilização do local operado e promover a cicatrização. **Como as excisões locais radicais estão sendo realizadas com frequência cada vez maior, e a linfadenectomia inguinal é realizada por meio de incisões separadas, as pacientes começam a caminhar no primeiro ou segundo dia do pós-operatório.** Deve-se utilizar a compressão pneumática da panturrilha, e deve-se administrar *heparina de baixo peso molecular* SC para ajudar a prevenir a trombose venosa profunda, além de incentivar a movimentação ativa das pernas. São efetuadas trocas frequentes dos curativos para manter a ferida vulvar seca. A higiene perineal cuidadosa é mantida. A drenagem por aspiração de cada lado da região inguinal é continuada até que a drenagem seja mínima, de modo a ajudar a reduzir a incidência de seromas inguinais. Não é raro manter a drenagem por aspiração durante 10 dias ou mais. O cateter de Foley é retirado quando a paciente começa a deambular. Se houver edema periuretral significativo, pode ser aconselhável uma drenagem vesical prolongada. Se ocorrer deiscência da ferida vulvar, o banho de assento ou a hidromassagem são úteis, seguidos de secagem do períneo com o secador de cabelos.

Complicações pós-operatórias iniciais

As principais complicações imediatas são a infecção, a necrose e a deiscência da ferida. Essas complicações costumavam ocorrer em até 53 a 85% das pacientes submetidas à operação em bloco.[29,30] **Com a técnica de incisão separada,** a incidência de deiscência da ferida foi reduzida para cerca de 44%, **ocorrendo deiscência acentuada em cerca de 14% das pacientes.**[31,75,130,131] Com a administração de antibióticos apropriados, o desbridamento e os curativos da ferida, ocorre granulação e reepitelização da área no decorrer de várias semanas, podendo o tratamento ser feito com enfermeiro domiciliar. A hidromassagem é eficaz nas áreas de deiscência extensa. As complicações mais comuns com a técnica de incisão separada continuam sendo a infecção da ferida, exigindo antibioticoterapia, e a formação de linfocisto, ambas relatadas em até 40% dos casos.[131] O estudo GROINSS-V relatou a ocorrência de deiscência da ferida inguinal em 34% das pacientes submetidas à linfadenectomia inguinofemoral completa e em 12% das pacientes submetidas ao estudo do linfonodo sentinela, com taxas respectivas de celulite de 21 e 5%.[122] Os linfocistos sintomáticos devem ser tratados com aspiração estéril periódica.

Outras complicações no pós-operatório imediato incluem infecção do trato urinário, seromas no trígono femoral, trombose venosa profunda, embolia pulmonar, infarto do miocárdio, hemorragia e, raramente, osteíte púbica. A hipoestesia da face anterior da coxa em consequência de lesão do nervo femoral é comum e, em geral, regride lentamente.

Complicações tardias

Uma importante complicação tardia é o linfedema crônico da perna, que ocorre em cerca de 30% das pacientes.[29-31,130-132] Observa-se o desenvolvimento de linfangite ou celulite recorrente das pernas em cerca de 10% das pacientes que habitualmente respondem aos antibióticos orais. O estudo GROINSS-V, com acompanhamento prospectivo de 403 pacientes e 623 avaliações dos linfonodos inguinais, relatou a ocorrência de linfedema em 25% das pacientes submetidas à linfadenectomia inguinofemoral completa e em 2% das pacientes submetidas ao estudo do linfonodo sentinela, com respectivas taxas de erisipela recorrente de 16 e 0,4%.[122] A incontinência urinária de esforço, com ou sem prolapso genital, ocorre em cerca de 10% das pacientes após vulvectomia radical e pode exigir cirurgia corretiva. A estenose do vestíbulo da vagina pode levar à dispareunia e pode exigir incisão vertical com sutura transversal. Uma complicação tardia incomum é a hérnia femoral, que pode ser evitada no intraoperatório por meio do fechamento do canal femoral com sutura do ligamento inguinal ao ligamento de Cooper. A osteomielite púbica e as fístulas retovaginais ou retroperineais constituem complicações tardias raras.

Outras complicações a longo prazo importantes do tratamento, todas associadas à extensão da cirurgia vulvar, incluem depressão, alteração da imagem corporal e disfunção sexual.[95,96] A diminuição na extensão da radicalidade da cirurgia e os aconselhamentos pré e pós-operatórios apropriados podem ajudar a reduzir o trauma psicológico.

Papel da radioterapia

Tradicionalmente, a radioterapia desempenhou um papel limitado no tratamento de pacientes com câncer de vulva. Na era da ortovoltagem, a tolerância tecidual local era baixa e a necrose vulvar era comum; entretanto, com a terapia de megavoltagem, houve melhora significativa da tolerância. A radioterapia, frequentemente com quimioterapia concomitante, está desempenhando um papel cada vez mais importante para o tratamento de pacientes com câncer de vulva. É importante lembrar que, com rara exceção, a radioterapia isolada tem pouca utilidade no tratamento primário do câncer de vulva. Está indicada principalmente em associação à cirurgia.

As indicações para radioterapia em pacientes com câncer primário de vulva estão aumentando. **A radioterapia está indicada nas seguintes situações:**

1. Quimiorradioterapia pré-operatória em pacientes com doença avançada, que, de outro modo, necessitariam de exenteração pélvica ou que perderiam a função esfincteriana anal ou uretral.
2. Quimiorradioterapia pré-operatória em pacientes com linfonodos inguinais fixos e não ressecáveis.
3. No pós-operatório para o tratamento dos linfonodos pélvicos e inguinais em pacientes com múltiplos linfonodos inguinais microscopicamente positivos, uma ou mais macrometástases (10 mm ou mais) ou qualquer evidência de disseminação extracapsular.

As possíveis indicações para radioterapia da vulva incluem:

1. No pós-operatório, para ajudar a evitar recorrências locais em pacientes com margens cirúrgicas acometidas (ou sem margem de segurança). A radioterapia do leito tumoral primário após ressecção com margens acometidas pode aumentar a sobrevida global em 5 anos para 67%, o que é comparável à sobrevida de pacientes com margens negativas.[133,134]
2. Tratamento primário de pacientes com pequenos tumores primários, particularmente lesões do clitóris ou periclitoridianas em mulheres jovens e de meia-idade, entre as quais a ressecção cirúrgica teria consequências psicológicas significativas.[135]

O benefício da radioterapia adjuvante em pacientes com uma única micrometástase inguinal não está bem definido. Embora o prognóstico pareça um tanto ruim nesse grupo de pacientes em comparação a pacientes com linfonodos negativos,[126,136] há poucas evidências do benefício da radioterapia adjuvante.[54,136,137] Por conseguinte, uma opção é não efetuar nenhum tratamento complementar e proceder uma observação cuidadosa se for detectado um linfonodo inguinal microscopicamente positivo (tumor de 5 mm ou menos) na dissecção inguinal completa. Nas pacientes com uma única metástase para linfonodo inguinal, uma análise retrospectiva do banco de dados do SEER sugere que a radioterapia adjuvante pode proporcionar benefício terapêutico, particularmente se a dissecção inguinal for limitada.[138] Entretanto, o tamanho e as características da metástase para linfonodos não eram conhecidos. Se a dissecção inguinal unilateral for realizada para uma lesão lateral, parece não haver indicação para dissecção do outro lado, visto que o acometimento dos linfonodos contralaterais é apenas provável se existirem múltiplas metástases inguinais microscópicas ou quaisquer metástases ipsilaterais macroscópicas.[54,57] **Se for constatada a presença de metástases inguinais clinicamente evidentes, disseminação extracapsular ou dois ou mais linfonodos inguinais microscopicamente positivos, a paciente corre risco aumentado de recorrência inguinal e pélvica e deverá ser submetida à radioterapia inguinal e pélvica pós-operatória.** Em 1977, o GOG iniciou um ensaio clínico prospectivo em que pacientes com linfonodos inguinais positivos foram randomizadas para dissecção dos linfonodos pélvicos ipsilaterais ou radioterapia pélvica mais inguinal bilateral.[57] A taxa de sobrevida no grupo submetido à radioterapia (68% em 2 anos) foi significativamente melhor do que a taxa no grupo submetido à linfadenectomia pélvica (54% em 2 anos) ($p = 0,03$). A melhora na sobrevida foi limitada a pacientes com linfonodos inguinais clinicamente evidentes ou com mais de um linfonodo inguinal microscopicamente positivo. Ocorreu recorrência inguinal em três de 59 pacientes (5%) tratadas com radioterapia em comparação a 13 de 55 (23,6%) das pacientes tratadas com linfadenectomia ($p = 0,02$). Quatro pacientes submetidas à radioterapia tiveram recorrência pélvica em comparação a somente uma submetida à linfadenectomia. Esses dados ressaltam o valor da radioterapia pélvica na prevenção da recorrência inguinal em pacientes com múltiplos linfonodos inguinais positivos. Esse conceito de radioterapia adjuvante, incluindo linfonodos inguinais e pélvicos bilaterais, em pacientes com dois ou mais linfonodos positivos é ainda mais respaldado pelo atual estudo AGO-CaRE-1, demonstrando a obtenção de resultados melhores com essa conduta adjuvante.[136]

Câncer de vulva recorrente

A recorrência do câncer de vulva exibe uma estreita correlação com o número de linfonodos inguinais positivos.[54] As pacientes com menos de três linfonodos positivos, particularmente se houver apenas acometimento microscópico, apresentam menor incidência de recorrência em qualquer local enquanto pacientes com três ou mais linfonodos positivos exibem uma alta incidência de recorrências locais, regionais e sistêmicas.[54,57]

A maioria das recorrências do câncer de vulva ocorre nos primeiros 2 anos a partir do tratamento inicial, e as recorrências inguinais ocorrem mais cedo (tempo médio até a recorrência de 6 a 7 meses) do que as recorrências vulvares (tempo médio até a recorrência de 3 anos).[69,139,141] Cerca de um terço das recidivas de câncer de vulva ocorrem 5 anos ou mais depois do tratamento inicial.[69] Em um estudo de acompanhamento a longo prazo na Mayo Clinic, quase uma em 10 pacientes com câncer de vulva sofreu recorrência tardia (mais de 5 anos) da doença.[69] Mais de 95% das recidivas tardias foram recorrências locais (recorrência no mesmo local ou segundo local primário na vulva). Em virtude dessa propensão para recorrência local tardia, exames regulares cuidadosos da vulva e da região inguinal a longo prazo constituem a base do acompanhamento pós-tratamento dessas pacientes.

As publicações na literatura sobre o tratamento e o resultado da doença recorrente são limitadas. A ocasião apropriada e o local primário de recorrência são de importância crítica para o prognóstico pós-recorrência. Embora as recorrências inguinais tendam a ocorrer precocemente e sejam quase sempre fatais, são relatadas taxas de sobrevida global em 5 anos de 50 a 70% em pacientes com recorrências vulvares isoladas e cirurgicamente tratadas, e mais de 60% das pacientes com recorrência local ou recidiva estavam vivas depois de 20 anos no estudo de acompanhamento a longo prazo da Mayo Clinic.[69,141,142] Em contrapartida, uma série de 502 pacientes demonstrou prognóstico ruim de pacientes com recorrências inguinais, pélvicas ou a distância: taxas de sobrevida em 5 anos de 27% na recorrência inguinal ou pélvica, de 15% na recorrência a distância e de 14% na recorrência em múltiplos locais.[143] O tratamento do câncer de vulva recorrente depende do local da recorrência, dos tratamentos prévios e da evolução da paciente.

Recorrência local

O estado da margem cirúrgica por ocasião da ressecção da lesão vulvar constitui o preditor mais importante de recorrência local na vulva, com risco de recorrência de quase 50% na presença de margens comprometidas próximas de 0,8 cm.[81] O estado da margem, contudo, não fornece uma previsão da sobrevida.[68] As recorrências vulvares locais são mais prováveis em pacientes com lesões primárias de mais de 4 cm de diâmetro, particularmente na presença de invasão do espaço vascular linfático e em pacientes com invasão profunda.[133,144,145] Com a detecção precoce, a recorrência local isolada pode ser habitualmente tratada por meio de tratamento cirúrgico complementar, frequentemente com o uso de enxerto miocutâneo para cobrir o defeito.[31,38,46,75,146] A radioterapia, particularmente uma combinação de radioterapia com feixe externo e agulhas intersticiais frequentemente associada à quimioterapia, é utilizada no tratamento das recorrências vulvares.[147]

Foram descritos três padrões distintos de recorrência local: recorrência vulvar a distância (mais de 2 cm do local do tumor primário), recorrência no local do tumor primário (a 2 cm ou menos do local do tumor primário) e recorrência na ponte cutânea.[78,145] Embora os resultados do tratamento relatados sejam excelentes nas recorrências a distância com taxas de sobrevida em 3 anos de 67 a 100%, os dados da literatura são controversos quanto ao significado prognóstico das recorrências no local do tumor primário, e um estudo relatou uma taxa de sobrevida em 3 anos de apenas 15%, e outro, uma taxa de sobrevida em 5 anos de 93%.[78,145] O prognóstico de pacientes com recorrência na ponte cutânea é muito ruim, semelhante ao observado na recorrência inguinal.

Recorrência inguinal regional e a distância

É difícil tratar as recorrências regionais e a distância, que estão associadas a um prognóstico ruim.[133,139,140] A radioterapia pode ser usada em associação à cirurgia para a recorrência inguinal, enquanto os agentes quimioterápicos que apresentam atividade contra carcinomas escamosos podem ser utilizados nas metástases a distância. As publicações sobre o uso da quimioterapia no câncer de vulva recorrente consistem principalmente em pequenas séries. Os esquemas mais extensamente estudados contêm *bleomicina, metotrexato* e *lomustina* (uma nitrosureia); *bleomicina* e *mitomicina C*; ou *cisplatina*, *vinorelbina* e *paclitaxel*. Entretanto, as taxas de resposta são baixas, e a duração da resposta é habitualmente decepcionante.[148-152] Muitos especialistas, extrapolando os dados do tratamento do câncer do colo do útero recorrente, recomendam a quimioterapia à base de platina/taxanos, com ou sem *bevacizumabe*. A radioterapia paliativa desempenha um papel em recorrências sintomáticas selecionadas. A sobrevida a longo prazo é muito baixa na recorrência regional ou a distância. O controle dos sintomas e a qualidade de vida constituem objetivos importantes do tratamento, e, em geral, indica-se a participação precoce de uma equipe multiprofissional de cuidados paliativos.

MELANOMA

Os melanomas da vulva são raros, com incidência de 0,1 a 0,19 a cada 100 mil mulheres.[153,154] **Representam aproximadamente 10% de todos os casos e constituem o segundo tipo mais comum de neoplasia maligna vulvar.** A maioria dos melanomas origina-se *de novo*, porém eles podem surgir a partir de um nevo juncional preexistente. Os melanomas vulvares ocorrem com mais frequência em mulheres brancas na pós-menopausa, porém são geralmente observados em mulheres de pele mais escura. Diferentemente do melanoma cutâneo, com base nos dados do SEER, existem poucas diferenças raciais no melanoma vulvar, cujo desenvolvimento parece ser determinado por outros fatores além da exposição à radiação ultravioleta e aos efeitos fotoprotetores da melanina observados no melanoma cutâneo.[155] A incidência do melanoma cutâneo no mundo inteiro está aumentando significativamente, mas não a do melanoma vulvar.[155] Os melanomas vulvares parecem se comportar de maneira semelhante a outros melanomas cutâneos do tronco. A partir de uma perspectiva genética molecular, o melanoma vulvar assemelha-se mais estreitamente ao melanoma lentiginoso acral do que ao melanoma cutâneo. *KIT* é o gene mutado geralmente detectado em até 35% dos casos de melanoma vulvar. Mais raramente, foram descritas mutações de *NRAS* e *BRAS*.[156]

A maioria das pacientes com melanoma vulvar é assintomática, exceto pela presença de uma lesão pigmentada que pode aumentar de tamanho. A lesão pode manifestar-se na forma de máculas, pápulas ou nódulos de configuração e coloração irregulares, normalmente com diâmetro de mais de 7 mm. Algumas pacientes apresentam prurido ou sangramento, enquanto outras exibem uma massa inguinal, e algumas lesões são amelanóticas. Os melanomas vulvares ocorrem com mais frequência nos pequenos lábios, seguidos dos grandes lábios e do clitóris[157] **(Figura 40.6). N**ão é raro haver extensão para a uretra ou a vagina. Qualquer lesão pigmentada na vulva deve ser excisada ou, se for grande, apenas biopsiada, a não ser que se saiba que está presente sem qualquer alteração há alguns anos. Os nevos vulvares são, em sua maioria, juncionais e podem ser lesões precursoras do melanoma. Todo nevo da vulva deve ser removido. **Recomenda-se a biopsia excisional, em vez de biopsia com *shaving*, em cunha ou *punch* (incisionais), para garantir a avaliação de toda a lesão e facilitar o microestadiamento e a medição da espessura do tumor.**

Histopatologia

Existem três tipos histológicos básicos de melanoma vulvar[158] **(Figura 40.7)**:

1. O *melanoma lentiginoso de mucosa* (25 a 57%) é um lentigo plano que pode tornar-se muito extenso, mas tende a permanecer superficial.
2. O *melanoma nodular* (22 a 28%), que é o mais agressivo, caracteriza-se por uma lesão elevada com penetração profunda e que pode metastatizar amplamente.
3. O *melanoma de propagação superficial* (4 a 56%) tende a permanecer relativamente superficial.

Em uma das maiores séries relatadas, mais de um quarto dos casos de melanoma era macroscopicamente amelanótico.[153] O melanoma vulvar tende a se disseminar precocemente por via linfática e hematogênica.

Estadiamento

O estadiamento da FIGO utilizado para as lesões escamosas não é aplicável aos melanomas, visto que as lesões são, em geral, muito menores e o prognóstico está relacionado com a espessura do tumor, e não com o diâmetro da lesão. A pele da vulva carece de derme papilar bem definida. Breslow mediu a parte mais espessa do melanoma a partir da superfície do epitélio intacto até o ponto mais profundo de invasão.[159] É importante ressaltar que a espessura do tumor e o estado dos linfonodos constituem os principais determinantes da sobrevida. **As diretrizes de estadiamento do AJCC do melanoma cutâneo[160] devem ser utilizadas para o melanoma vulvar.** Estudos de validação de sistema de estadiamento para o melanoma vulvar confirmaram que a sobrevida é mais bem prevista pelo sistema de estadiamento do AJCC.[161,162] A Tabela 40.7 apresenta o sistema de estadiamento do AJCC do melanoma cutâneo.

A oitava edição de 2017 revisada do estadiamento do AJCC do melanoma cutâneo enfatiza que a espessura do tumor continua sendo o principal determinante do estadiamento T, além da presença de ulcerações.[170] A taxa de mitose não é mais um critério de estadiamento para tumores T1, porém continua sendo um importante fator de prognóstico e deve ser registrada em todas as pacientes com melanoma primário em T1 a T4. São incluídos os critérios de imuno-histoquímica específicos para a detecção de micrometástases. O acometimento dos linfonodos regionais é classificado em clinicamente oculto (detectado ao exame microscópico, baseado habitualmente em uma biopsia do linfonodo sentinela) ou clinicamente detectado (ao exame físico ou de imagem) sem especificar o tamanho. Os microssatélites, satélites e metástases cutâneas e/ou subcutâneas em trânsito são incluídos para estratificar o estadiamento dos linfonodos. A doença metastática a distância, avaliada pelos níveis séricos de desidrogenase láctica, continua fazendo parte do estadiamento.

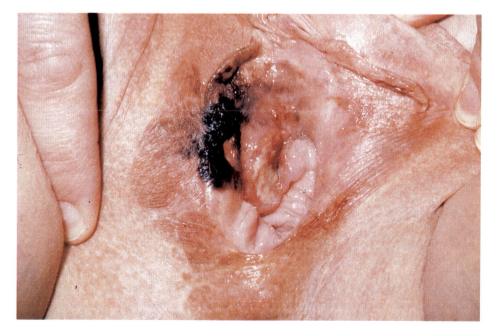

Figura 40.6 Melanoma de vulva acometendo o pequeno lábio direito. (De: **Hacker NF, Eifel PJ.** Vulvar cancer. In: Berek JS, Hacker NF. *Berek & Hacker's Gynecologic Oncology*. 6th ed. Philadelphia, PA: Wolters Kluwer; 2015:595.)

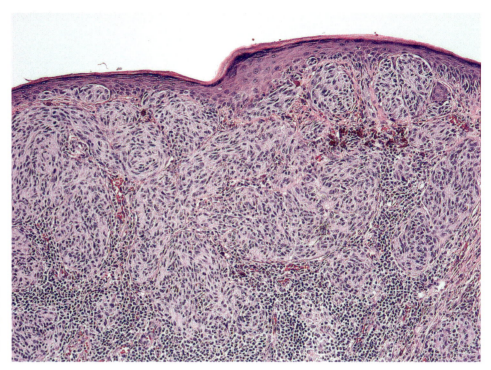

Figura 40.7 Melanoma vulvar. As células fusiformes do melanoma formam feixes entrelaçados, e algumas delas contêm o pigmento melanina (canto superior à direita). A invasão epidérmica é evidente na forma de migração pagetoide (canto superior à esquerda).

Tratamento

Os melanomas vulvares são raros e dispõe-se de poucos dados sobre o tratamento dessa neoplasia. A melhor compreensão do significado prognóstico do estadiamento, com base no estudo microscópico dos linfonodos (microestadiamento), propiciou certa individualização do tratamento. Quando possível, a excisão constitui a modalidade de tratamento primário para o melanoma da vulva. **Admite-se que as lesões com invasão de menos de 1 mm podem ser tratadas apenas com excisão local radical.** Nas lesões mais profundas, o tratamento tradicionalmente recomendado tem sido a vulvectomia radical com linfadenectomia inguinofemoral bilateral.[163] Por meio de extrapolação dos conhecimentos sobre o melanoma cutâneo e com respaldo de uma menor série de casos da vulva, tornou-se evidente que a maior parte dos fracassos consiste em doença a distância, e a vulvectomia radical não parece aumentar a sobrevida. Com base nesse reconhecimento, foi desenvolvida uma conduta cirúrgica atual mais conservadora, **que consiste em excisão local radical com biopsia do linfonodo sentinela em pacientes com linfonodos clinicamente negativos, seguida de linfadenectomia inguinofemoral completa para aquelas com linfonodo sentinela acometido.** As margens cutâneas dos melanomas com espessura de < 1 mm devem ser de 1 cm; quando for anatomicamente viável, as margens devem ser ampliadas para 2 cm nos melanomas com ≥ 1 mm de espessura. Recomenda-se uma margem cirúrgica profunda sem tumor de 1 cm até a fáscia, independentemente da espessura do tumor. Essa conduta cirúrgica conservadora é respaldada por uma análise de dados do SEER de 644 pacientes com melanoma vulvar, que não constatou nenhuma diferença de sobrevida em pacientes com doença localizada tratados com cirurgia mais conservadora *versus* radical. As taxas de sobrevida específicas da doença em 5 anos entre pacientes com doença localizada e submetidas à cirurgia conservadora foram de 75% em comparação a 79% entre pacientes submetidas à cirurgia radical.[164] Como os melanomas costumam acometer o clítoris e os pequenos lábios, a margem periuretral é um local comum de persistência de neoplasia, e deve-se tomar o devido cuidado para obter uma margem de ressecção "interna" adequada.[165] Foi constatada uma taxa de sobrevida em 10 anos de 61% nas lesões laterais em comparação a 37% nas mediais ($p = 0,027$).[144] Nos casos localmente avançados, a exenteração primária não deve ser rotineiramente oferecida, devido ao elevado risco de presença de lesões a distância com persistência da doença ou recidivas. Nesses casos, a radioterapia com ou sem imunoterapia pode ser uma melhor opção.

Há controvérsias sobre quais pacientes podem obter benefício da linfadenectomia inguinofemoral. Um estudo prospectivo realizado pelo GOG demonstrou uma correlação entre o risco de metástase para linfonodos inguinofemorais e o microestágio de Breslow.[166] À semelhança do melanoma cutâneo, parece que nas lesões superficiais (espessura do tumor < 1 mm) o risco de disseminação para linfonodos é tão baixo que a linfadenectomia de rotina não está indicada, contanto que os linfonodos pareçam estar clinicamente livres de doença. No melanoma cutâneo de espessura intermediária (1 a 4 mm), um ensaio clínico controlado e randomizado que estudou a dissecção eletiva dos linfonodos *versus* observação mostrou uma vantagem de sobrevida em 5 anos entre pacientes que foram submetidas à dissecção eletiva dos linfonodos com menos de 60 anos de idade e cujos tumores eram caracterizados por espessura de 1 a 2 mm e ausência de ulcerações.[167] As pacientes com melanomas cutâneos com invasão profunda (espessura do tumor ≥ 4 mm) correm alto risco de metástases regionais e sistêmicas, e foi constatado que é improvável que elas se beneficiem da linfadenectomia regional.[168] Um ensaio clínico controlado e randomizado avaliou 2.001 pacientes com melanoma cutâneo de espessura intermediária e linfonodos clinicamente negativos que foram submetidas apenas à observação dos linfonodos, com a linfadenectomia para recidiva local, ou biopsia do linfonodo sentinela, com linfadenectomia completa e imediata naquelas com linfonodos sentinelas positivos. No grupo de avaliação do linfonodo sentinela, foi observado um aumento significativo nas taxas de sobrevida específicas do melanoma em 10

Tabela 40.7 Definições e estadiamento TNM do melanoma do AJCC, oitava edição (2017).[161]

Tumor primário	
Tx	A espessura do tumor primário não pode ser avaliada
T0	Nenhuma evidência de tumor primário
Tis	Melanoma *in situ*
T1	Espessura de ≤ 1 mm
T1a	a: < 0,8 mm e sem ulceração
T1b	b: 0,8 a 1 mm ou com ulceração
T2	Espessura de > 1 a 2 mm
T2a	a: sem ulceração
T2b	b: com ulceração
T3	Espessura de > 2 a 4 mm
T3a	a: sem ulceração
T3b	b: com ulceração
T4	Espessura de > 4 mm
T4a	a: sem ulceração
T4b	b: com ulceração
Linfonodos regionais	
NX	Os linfonodos regionais não são avaliados
N0	Nenhuma detecção de metástases regionais
N1	Um linfonodo acometido ou metástases em trânsito, satélites e/ou microssatélites sem acometimento de linfonodos pelo tumor
N1a	a: um clinicamente oculto (detectado por biopsia de LNS)
N1b	b: um clinicamente detectado (ao exame ou em exame de imagem)
N1c	c: metástases em trânsito, satélites e/ou microssatélites, sem linfonodos acometidos pelo tumor
N2	Dois ou três linfonodos acometidos pelo tumor ou metástases em trânsito, satélites ou microssatélites com um linfonodo acometido pelo tumor
N2a	a: dois ou três clinicamente ocultos (detectados por biopsia de LNS)
N2b	b: dois ou três positivos, pelo menos um clinicamente detectado
N2c	c: metástases em trânsito, satélites e/ou microssatélites, com um linfonodo acometido pelo tumor (oculto ou clinicamente detectado)
N3	Quatro ou mais linfonodos acometidos pelo tumor ou metástases em trânsito, satélites e/ou microssatélites, com dois ou mais linfonodos acometidos pelo tumor, ou linfonodos coalescentes, sem ou com metástases em trânsito, satélites e/ou microssatélites
N3a	a: quatro ou mais clinicamente ocultos (detectados por biopsia de LNS)
N3b	b: quatro ou mais, pelo menos um clinicamente detectado, ou qualquer número de linfonodos coalescentes
N3c	c: metástases em trânsito, satélites e/ou microssatélites, com dois ou mais linfonodos acometidos pelo tumor (ocultos ou clinicamente detectados ou quaisquer linfonodos coalescentes)
Metástases a distância	
M0	Ausência de metástases a distância
M1	Presença de metástases a distância
M1a	a: metástases a distância para a pele, partes moles, incluindo músculo e/ou linfonodos não regionais
M1a(0)	a(0): sem elevação da LDH
M1a(1)	a(1): LDH elevada
M1b	b: metástases a distância para o pulmão, com ou sem locais de doença M1a
M1b(0)	b(0): sem elevação da LDH
M1b(1)	b(1): LDH elevada

(continua)

Tabela 40.7 Definições e estadiamento TNM do melanoma do AJCC, oitava edição (2017).[161] (continuação)

Metástases a distância (continuação)	
M1c	c: metástases a distância para vísceras sem comprometimento do SNC, com ou sem locais de doença M1a ou M1b
M1c(0)	c(0): sem elevação da LDH
M1c(1)	c(1): LDH elevada
M1d	d: metástases a distância para o SNC, com ou sem locais de doença M1b ou M1c
M1d(0)	d(0): sem elevação da LDH
M1d(1)	d(1): LDH elevada
Estágio	
0	Tis, N0, M0
IA	T1a, N0, M0
IB	T1b ou T2a, N0, M0
IIA	T2b ou T3a, N0, M0
IIB	T3b ou T4a, N0, M0
IIC	T4b, N0, M0
III	Qualquer T, ≥ N1, Mo
IV	Qualquer T, qualquer N, M1

LNS, linfonodo sentinela.

anos.[169] Em pacientes com melanoma vulvar, há poucas publicações na literatura que sugerem um possível benefício clínico da linfadenectomia inguinal eletiva e ressecção de linfonodos clinicamente positivos.[170,171] Os estudos sobre a biopsia do linfonodo sentinela para o melanoma vulvar são limitados. Embora a biopsia do linfonodo sentinela pareça adequada em pacientes selecionadas, nunca é demais enfatizar a importância de uma equipe de especialistas familiarizada com o procedimento e constituída de oncoginecologista, especialista em medicina nuclear e patologista com experiência em microestadiamento. O prognóstico de pacientes com linfonodos pélvicos positivos é tão ruim que não parece haver nenhum valor na realização da linfadenectomia pélvica.

Tratamento de pacientes com metástases para linfonodos

A decisão sobre a recomendação de terapia adjuvante depende do estágio da doença por ocasião do diagnóstico, da idade da paciente, da presença de comorbidade e das preferências da paciente. O acometimento dos linfonodos está associado a um aumento significativo do risco de recorrência. A imunoterapia adjuvante com *nivolumabe*, um inibidor da proteína de morte celular programada 1 (PD-1), é frequentemente recomendada para pacientes com acometimento dos linfonodos. O *nivolumabe* é mais eficaz e menos tóxico do que o *ipilimumabe*, que é direcionado para a proteína associada ao linfócito T citotóxico 4 (CTLA-4).[172] Em pacientes com BRAF tipo selvagem, o *ipilimumabe* está associado a um aumento da sobrevida global e sem doença em comparação à *alfainterferona*, que tem sido a terapia adjuvante mais promissora antes do desenvolvimento da imunoterapia com inibidores do ponto de verificação. Em pacientes previamente não tratadas com melanoma metastático, o *nivolumabe*, isoladamente ou em associação ao *ipilimumabe*, resulta em sobrevida sem progressão da doença significativamente mais longa do que com o uso isolado de *ipilimumabe*. Em pacientes com tumores PD-L1 negativos, a combinação de bloqueio com PD-1 e CTLA-4 parece ser mais eficaz do que qualquer um desses dois agente isoladamente.[173] A inibição combinada das vias dos pontos de verificação das células T pelo *nivolumabe* e *ipilimumabe* no melanoma BRAF de tipo selvagem previamente não tratado foi associada a uma taxa de resposta objetiva de 55% em comparação a 11% com o uso de monoterapia com *nivolumabe*.[174] Em pacientes cujo tumor contém uma mutação BRAF V600, uma boa opção de tratamento consiste em terapia adjuvante direcionada para a via da AMP quinase com uma combinação de inibidor do BRAF, como o *dabrafenibe*, e inibidor de MEK, como o *trametinibe*.[175]

Tradicionalmente, acreditava-se que os melanomas fossem resistentes à radiação. Entretanto, a radioterapia pode proporcionar um tratamento paliativo eficaz na doença metastática não ressecável e localmente recorrente. A radiocirurgia estereotáxica e a radioterapia estereotáxica podem ser particularmente úteis na ablação da doença com poucas metástases.

Prognóstico

O comportamento dos melanomas pode ser imprevisível, porém o prognóstico geralmente é ruim. A taxa de sobrevida em 5 anos do melanoma vulvar varia na faixa de 50 a 60%.[153,154,164] Uma análise do banco de dados do SEER mostrou taxas de sobrevida da doença em pacientes com doença localizada, regional e a distância de 76, 39 e 22%, respectivamente.[164] A doença localizada, os linfonodos negativos e a idade mais jovem foram fatores de prognóstico independentes e significativos para uma melhora da sobrevida. Como o melanoma vulvar tem propensão para sofrer recorrência tardia, a sobrevida em 5 anos pode não refletir a sua cura. O prognóstico é mais bem previsto por microestadiamento. As pacientes com lesões invasoras de 1 mm ou menos apresentam prognóstico satisfatório; entretanto, à medida que aumentar a profundidade de invasão, o prognóstico se agravará. No tumor primário (T), o aumento da espessura do tumor, o aumento da taxa de mitose e a presença de ulceração (perda da camada epidérmica que recobre o tumor primário) estão associados a um risco aumentado de recidiva. O estágio do AJCC exibe uma boa correlação com o prognóstico e leva em consideração a espessura do tumor, a presença de ulceração, o estado dos linfonodos, metástases em trânsito, satélites e/ou microssatélites, metástases a distância e nível sérico de lactato desidrogenase (LDH). Outros fatores de prognóstico incluem a idade da paciente, a localização do tumor central, o padrão de crescimento histológico, o acometimento do espaço vascular linfático, a aneuploidia e a elevação do nível sérico da proteína S-100B.[153,163,170,171,176 181]

CARCINOMA DA GLÂNDULA DE BARTHOLIN

Epidemiologia

O carcinoma primário da glândula de Bartholin é uma forma rara de câncer de vulva que responde por cerca de 2 a 7% das neoplasias malignas da vulva.[182] Em virtude de sua raridade, a experiência individual com o tumor é limitada e as recomendações quanto ao tratamento devem ser baseadas na análise de pequenas séries publicadas.[43,182-184] O carcinoma da glândula de Bartholin é cinco vezes mais comum em mulheres na pós-menopausa do que na pré-menopausa.[185]

Histopatologia

As glândulas de Bartholin bilaterais são glândulas vestibulares maiores, de localização posterolateral na vulva. O ducto principal dessas glândulas é revestido de epitélio escamoso estratificado, que se transforma em epitélio de transição quando alcança os ductos terminais. Como os tumores podem originar-se na glândula ou no ducto, existe uma variedade de tipos histológicos, incluindo adenocarcinomas, carcinomas escamosos e, raramente, carcinomas de células de transição, adenoescamosos e císticos adenoides. Uma série do MD Anderson Cancer Center relatou o tipo escamoso em 88% dos casos.[184]

Para se classificar um tumor vulvar como carcinoma da glândula de Bartholin, devem ser preenchidos os seguintes critérios de Honan:

1. O tumor encontra-se na posição anatômica correta.
2. O tumor está localizado profundamente no grande lábio.
3. A pele sobrejacente está intacta.
4. Há algumas glândulas normais reconhecíveis.

A adesão rigorosa a esses critérios leva a um subdiagnóstico de alguns casos. Os tumores grandes podem ulcerar através da pele sobrejacente e causar obstrução da glândula normal residual. Embora a transição entre tecido normal e maligno constitua o melhor critério, alguns casos são diagnosticados com base nas características histológicas e na localização anatômica.

Sinais e sintomas

O sintoma inicial mais comum do carcinoma da glândula de Bartholin consiste em uma massa vulvar ou dor perineal. Cerca de 10% das pacientes apresentam história de inflamação da glândula de Bartholin, e as neoplasias malignas podem ser confundidas com cistos benignos ou abscessos. É comum haver atraso do diagnóstico, particularmente em pacientes na pré-menopausa. Indica-se uma biopsia com avaliação histológica em todos os casos com massa sólida palpável ou visível dentro de um cisto ou abscesso da glândula de Bartholin, bem como em todos os casos em que um suposto cisto ou abscesso não responde ao tratamento.

Tratamento

Tradicionalmente, o tratamento consistia em vulvectomia radical com dissecção dos linfonodos inguinais e pélvicos bilaterais.[186] Parece não haver indicação para a dissecção dos linfonodos pélvicos na ausência de linfonodos inguinais positivos, e foram relatados bons resultados com a hemivulvectomia ou excisão local radical do tumor primário.[183,184] Como essas lesões estão situadas na parte profunda da vulva, é necessária uma dissecção extensa na fossa isquiorretal, e, com frequência, se obtém pouca margem cirúrgica livre. Pacientes com carcinoma da glândula de Bartholin têm mais tendência a necessitar de radioterapia pós-operatória.[184] A radioterapia pós-operatória da vulva diminuiu a probabilidade de recorrência local de 27% (6 de 22 pacientes) para 7% (1 de 14 pacientes).[184] Se os linfonodos inguinais ipsilaterais forem positivos, a radioterapia inguinal e pélvica bilateral pode diminuir a recorrência regional. Se o tumor estiver fixado ao ramo inferior do púbis ou se ele acometer estruturas adjacentes, como o esfíncter anal ou o reto, a radioterapia e a quimioterapia pré-operatórias são preferíveis para evitar a cirurgia ultrarradical. Em um relato de 10 pacientes consecutivas com carcinoma primário da glândula de Bartholin, foi sugerido que o tratamento com radioterapia ou quimiorradioterapia, utilizando a teleterapia combinada com uma dose de reforço no local primário ou nos linfonodos regionais e/ou braquiterapia intersticial, pode proporcionar uma alternativa eficaz à cirurgia, com taxas de sobrevida em 3 e em 5 anos de 72% e 66%, respectivamente.

Prognóstico

Em virtude da localização profunda da glândula, a doença tende a ser mais avançada do que os carcinomas escamosos por ocasião do diagnóstico. Entretanto, quando se considera estágio por estágio, o prognóstico é semelhante. Uma recente série de uma única instituição do MD Anderson Cancer Center descreveu 429 pacientes com carcinoma da vulva invasor[184] e comparou 33 pacientes com carcinoma da glândula de Bartholin a 396 com carcinoma e sem acometimento da glândula de Bartholin. As pacientes com carcinoma da glândula de Bartholin tinham uma idade média mais jovem (57 versus 63 anos), maior taxa de doença em estágio III/IV (61 versus 36%) e maior probabilidade a serem submetidas à radioterapia (79 versus 44%). Entretanto, não houve nenhuma diferença significativa nas taxas de sobrevida global e sem recorrência da doença. A Tabela 40.8 fornece um resumo das taxas de sobrevida sem doença em 5 anos por estágio.

CARCINOMA ADENOIDE CÍSTICO DA GLÂNDULA DE BARTHOLIN

A variedade de carcinoma adenoide cístico é responsável por 15% dos carcinomas da glândula de Bartholin. Uma revisão de 62 casos publicados na literatura mostra que o carcinoma adenoide cístico da glândula de Bartholin é um tumor de crescimento lento, caracterizado por infiltração perineural e acentuada propensão para recidiva local, precedido em vários anos pelas recorrências a distância. É menos provável que ocorra metástase para linfonodos, e o prognóstico é ligeiramente melhor **(Figura 40.8)**.[188-190] A natureza lentamente progressiva desses

Tabela 40.8 Sobrevida de pacientes com carcinoma da glândula de Bartholin.

Estágio de FIGO	Nº de pacientes	Nº de pacientes com doença recorrente	Nº de pacientes SED no último acompanhamento[a]
I	15 (21%)	3 (20%)	14 (93%)
II	16 (23%)	2 (13%)	15 (94%)
III	30 (42%)	11 (37%)	22 (73%)
IV	10 (14%)	5 (50%)	5 (50%)
Total	71 (100%)	21 (30%)[b]	56 (79%)[b]

Das referências (43, 185, 186, 188)
[a]O acompanhamento médio em cada estudo foi de pelo menos 5 anos.
[b]Total > 100%, visto que algumas pacientes com recorrência permaneceram SED.
FIGO, International Federation of Gynecology and Obstetrics; SED, sem evidências de doença.

tumores e a tendência a recorrências tardias refletem-se na disparidade observada entre o intervalo livre de doença e a sobrevida global.[190]

OUTROS ADENOCARCINOMAS

Em geral, os adenocarcinomas da vulva originam-se em uma glândula de Bartholin ou ocorrem em associação à doença de Paget. Raramente podem originar-se dos anexos cutâneos, das glândulas parauretrais, das glândulas vestibulares menores, de tecido mamário extranumerário na vulva (linha láctea), de endometriose ou de um remanescente da cloaca.[191]

Carcinoma adenoescamoso

O carcinoma adenoescamoso é um tipo de carcinoma particularmente agressivo. Esse tumor tem vários sinônimos, incluindo cilindroma, carcinoma de células escamosas pseudoglandular, carcinoma de células escamosas adenoide e adenoacantoma das glândulas sudoríparas de Lever. O tumor tem propensão para invasão perineural, metástase precoce para linfonodos e recorrência local. Em um estudo, foi observada uma taxa de sobrevida bruta em 5 anos de 5,5% (1 de 18) no carcinoma adenoescamoso da vulva em comparação a 62,3% (48 de 77) em pacientes com carcinoma de células escamosas.[192] O tratamento deve consistir em ressecção cirúrgica radical e dissecção inguinal. A radioterapia pós-operatória pode ser adequada.

Carcinoma basocelular

Os carcinomas basocelulares representam cerca de 2% dos cânceres de vulva. À semelhança de outros carcinomas basocelulares, as lesões vulvares geralmente aparecem como "úlcera erosiva" com bordas reviradas, embora ocorram outras variedades morfológicas, como nódulos e máculas. As lesões medem, em sua maioria, menos de 2 cm de diâmetro, e em geral estão localizadas na parte anterior dos grandes lábios. Em certas ocasiões ocorrem lesões gigantes.[193]

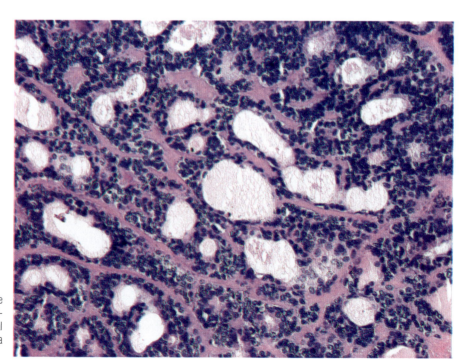

Figura 40.8 Tumor adenoide cístico da glândula de Bartholin. As células basaloides formam espaços cribriformes semelhantes a uma peneira contendo material mucinoso. O estroma hialino constitui outra característica distinta desse tumor.

O carcinoma basocelular afeta habitualmente mulheres brancas na pós-menopausa e é localmente agressivo. Com frequência, os sintomas estão presentes há muito tempo, e geralmente consistem em prurido, úlceras e irritação.[194] É diagnosticado por biopsia, e **a excisão local radical constitui o tratamento adequado.**[195] **A metástase para linfonodos regionais já foi relatada, porém é rara.**[196-198] A taxa de recorrência local é de cerca de 10 a 20%.[194,199] O carcinoma basocelular da vulva está associado a uma alta incidência de neoplasias malignas antecedentes ou concomitantes em outro local.[194] Em uma série de 28 mulheres com carcinoma basocelular da vulva, 10 pacientes apresentaram outros carcinomas basocelulares, e 10 tiveram outras neoplasias malignas primárias.[194]

Cerca de 3 a 5% dos carcinomas basocelulares contêm um componente escamoso maligno, denominado *carcinoma basoescamoso*. Essas lesões são mais agressivas e devem ser tratadas como carcinomas escamosos.[198] Outro subtipo de carcinoma basocelular é o carcinoma basocelular adenoide, que precisa ser diferenciado do carcinoma adenoide cístico mais agressivo, que se origina em uma glândula de Bartholin ou na pele.[198]

Carcinoma verrucoso

O carcinoma verrucoso é uma variante de carcinoma de células escamosas, que tem características clínicas e patológicas distintas.[200] Embora sejam geralmente encontradas na cavidade oral, as lesões verrucosas podem ocorrer em qualquer membrana úmida constituída de epitélio escamoso.[201] No sistema genital feminino, essas lesões podem surgir no colo do útero, na vulva e na vagina. A causa da lesão nos órgãos genitais femininos não está totalmente elucidada, entretanto, alguns estudos constataram uma associação ao HPV-6 e ao HPV-11, enquanto outros não verificaram nenhuma associação à infecção pelo HPV.[202,203] Alguns estudos constataram que até um terço dos casos apresenta carcinoma escamoso da vulva coexistente, ressaltando a importância de uma cuidadosa avaliação histopatológica desses tumores.[204]

Ao exame macroscópico, os tumores exibem uma aparência semelhante a de uma couve-flor; ao exame microscópico, contêm múltiplas frondes papilares, que carecem de tecido conjuntivo central que caracteriza os condilomas acuminados **(Figura 40.9)**. As características macroscópicas e microscópicas de um carcinoma verrucoso são muito semelhantes às do **condiloma gigante de Buschke-Loewenstein,** que provavelmente representam a mesma doença.[191] É necessário obter uma biopsia adequada da base da lesão, para diferenciar o carcinoma verrucoso de um condiloma acuminado benigno ou de um carcinoma de células escamosas com padrão de crescimento verrucoso.

Em geral, os carcinomas verrucosos ocorrem em mulheres na pós-menopausa. Trata-se de lesões de crescimento lento, porém localmente destrutivas. Até mesmo o osso pode ser invadido. A metástase para linfonodos regionais é rara, porém já foi relatada.[205] A excisão local radical constitui o tratamento básico, porém é preciso avaliar quaisquer linfonodos suspeitos palpáveis com citologia por aspiração com agulha fina ou biopsia excisional. Em geral, os linfonodos aumentados são causados por hipertrofia inflamatória.[206] Quando os linfonodos contêm metástases, indica-se a realização de vulvectomia radical e linfadenectomia inguinofemoral bilateral.

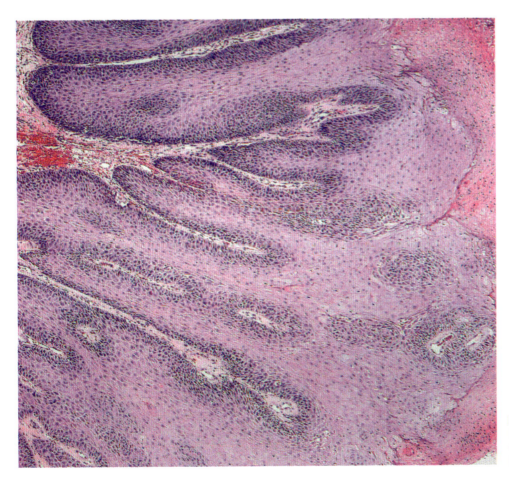

Figura 40.9 Carcinoma verrucoso da vulva. Observe as frondes papilares hiperceratóticas exofíticas e as cristas interpapilares volumosas endofíticas com bordas lisas.

Vários estudos de pequeno porte não conseguiram documentar qualquer vantagem terapêutica da radioterapia.[206] Existe a preocupação de que a radioterapia possa induzir transformação anaplásica com metástase regional e subsequentemente a distância.[207] Um estudo relatou uma taxa de sobrevida em 5 anos corrigida de 94% em 17 pacientes tratadas apenas com cirurgia em comparação a 42% em sete pacientes tratadas com cirurgia e radioterapia.[206] Estas últimas pacientes tinham doença mais avançada. Se houver recorrência, o tratamento de escolha consistirá em excisão cirúrgica complementar, que, em certas ocasiões, pode exigir algum tipo de exenteração.

SARCOMA VULVAR

Os sarcomas representam 1,5% das neoplasias malignas da vulva e constituem um grupo heterogêneo de tumores.[208] Os leiomiossarcomas são os mais comuns, e outros tipos histológicos incluem fibrossarcomas, neurofibrossarcomas, lipossarcomas, rabdomiossarcomas, angiossarcomas, sarcomas epitelioides e schwannomas malignos.

Em geral, os *leiomiossarcomas* aparecem como massas expansivas e frequentemente dolorosas no grande lábio. Os tumores de músculo liso da vulva que preencherem pelo menos três dos quatro critérios seguintes deverão ser considerados sarcomas: (i) diâmetro acima de 5 cm, (ii) margens infiltrativas, (iii) cinco ou mais figuras de mitose por 10 campos de grande aumento, (iv) atipia citológica moderada a intensa.[209] A ausência de uma dessas características ou até mesmo de todas elas não é garantia de ausência de recorrência.[210] As metástases linfáticas são incomuns, e o tratamento habitual consiste em excisão local radical.

Os *sarcomas epitelioides* caracterizam-se pelo seu desenvolvimento nas partes moles dos membros de mulheres adultas jovens, porém podem ocorrer raramente na vulva. Em uma descrição de dois casos e revisão de três outros relatos, foi concluído que esses tumores podem simular um cisto de Bartholin levando a um tratamento inicial inadequado.[211] O estudo indicou que os sarcomas epitelioides da vulva comportam-se de maneira mais agressiva do que seus equivalentes extragenitais, e quatro das cinco pacientes morreram de doença metastática. Foi sugerido que o reconhecimento precoce e a excisão ampla devem melhorar o prognóstico.

Os *rabdomiossarcomas* são os sarcomas de partes moles mais comuns na infância, e 20% acometem a pelve ou o sistema geniturinário.[212] Nos últimos 20 anos, foram realizados avanços consideráveis no tratamento desses tumores. Antigamente, a cirurgia pélvica radical era a conduta padrão, porém os resultados eram precários. Foi desenvolvida uma conduta multimodal, e as taxas de sobrevida aumentaram de maneira significativa, com correspondente diminuição da morbidade. Em um relato da experiência dos Estudos I e II do Intergroup Rhabdomyosarcoma (1972 a 1984) com tumores primários do sistema genital feminino, nove pacientes de 1 a 19 anos de idade apresentaram tumores primários da vulva, e esses tumores frequentemente foram considerados um tipo de infecção da glândula de Bartholin antes da biópsia.[213] Todos os casos foram tratados com quimioterapia (*vincristina* ou *actinomicina D* e *ciclofosfamida* e *doxorrubicina*), com ou sem radioterapia. A excisão local ampla do tumor, com ou sem linfadenectomia inguinofemoral, foi realizada antes ou depois da quimioterapia. Sete das nove pacientes ficaram livres da doença 4 ou mais anos após o estabelecimento do diagnóstico, uma das pacientes não tinha doença quando deixou o acompanhamento depois de 5 anos, e uma paciente estava viva e com doença.

NEOPLASIAS MALIGNAS RARAS DA VULVA

Além dos tumores já mencionados, diversas neoplasias malignas geralmente encontradas em outras partes do corpo podem raramente ocorrer como tumores vulvares isolados.

Linfomas

O sistema genital pode ser acometido primariamente por linfomas malignos, entretanto, com mais frequência, é uma manifestação de doença sistêmica. No trato genital inferior, o colo do útero é acometido com mais frequência, seguido da vulva e da vagina.[214] As pacientes encontram-se, em sua maioria, entre a terceira e sexta décadas de vida, e cerca de três quartos dos casos consistem em linfomas não Hodgkin difusos de grandes células ou histiocíticos. Os demais são linfomas nodulares ou de Burkitt. O tratamento consiste em excisão cirúrgica seguida de quimioterapia e radioterapia ou ambas, e a taxa de sobrevida global em 5 anos é de cerca de 70%.[214]

Tumor do seio endodérmico

Houve quatro relatos de casos de tumor do seio endodérmico da vulva, e três das quatro pacientes morreram em consequência de metástases a distância.[215] Todas as pacientes estavam na terceira década de vida, porém nenhuma delas foi tratada com quimioterapia moderna.

Carcinoma de células de Merkel

Os carcinomas de células de Merkel são carcinomas de pequenas células primários da pele que se assemelham aos carcinomas de pequenas células do pulmão. Metastatizam amplamente e apresentam prognóstico muito ruim.[216-218] Esses carcinomas devem ser excisados localmente e tratados com quimioterapia à base de *cisplatina*.

Dermatofibrossarcoma protuberante

Em certas ocasiões, essa rara neoplasia maligna cutânea de baixo grau acomete a vulva. Apresenta acentuada tendência à recorrência local, porém com baixo risco de disseminação sistêmica.[219] A excisão local radical deve ser suficiente.

TUMORES METASTÁTICOS DA VULVA

Os tumores metastáticos da vulva são raros. O local primário mais comum é o colo do útero, seguido do endométrio, do rim e da uretra. A maioria das pacientes entre as quais ocorrem metástases vulvares apresenta tumores primários avançados por ocasião do diagnóstico, e a lesão primária e a metástase vulvar são diagnosticadas simultaneamente em cerca de um quarto das pacientes.[220]

REFERÊNCIAS BIBLIOGRÁFICAS

1. **Siegel RL, Miller KD, Jemal A.** Cancer Statistics, 2017. *CA Cancer J Clin* 2017;67:7–30.
2. **U.S. Cancer Statistics Working Group.** *United States Cancer Statistics: 1999–2014 Incidence and Mortality Web-Based Report*. Atlanta: U.S. Department of Health and Human Services, Centers for Disease

Control and Prevention and National Cancer Institute; 2017. Available at www.cdc.gov/uscs.
3. **Coffey K, Gaitskell K, Beral V, et al.** Past cervical intraepithelial neoplasia grade 3, obesity, and earlier menopause are associated with an increased risk of vulval cancer in postmenopausal women. *Br J Cancer* 2016;115:599–606.
4. **Bleeker MC, Visser PJ, Overbeek LI, et al.** Lichen sclerosus: incidence and risk of vulvar squamous cell carcinoma. *Cancer Epidemiol Biomarkers Prev* 2016;25:1224–1230.
5. **Judson PL, Habermann EB, Baxter NN, et al.** Trends in the incidence of invasive and *in situ* vulvar carcinoma. *Obstet Gynecol* 2006;107:1018–1022.
6. **Joura EA, Losch A, Haider-Angeler MG, et al.** Trends in vulvar neoplasia. Increasing incidence of vulvar intraepithelial neoplasia and squamous cell carcinoma of the vulva in young women. *J Reprod Med* 2000;45:613–615.
7. **Taussig FJ.** Cancer of the vulva: an analysis of 155 cases. *Am J Obstet Gynecol* 1940;40:764–778.
8. **Way S.** Carcinoma of the vulva. *Am J Obstet Gynecol* 1960;79:692–697.
9. **Madsen BS, Jensen HL, van den Brule AJ, et al.** Risk factors for invasive squamous cell carcinoma of the vulva and vagina–population-based case–control study in Denmark. *Int J Cancer* 2008;122:2827–2834.
10. **Brinton LA, Thistle JE, Liao LM, et al** Epidemiology of vulvar neoplasia in the NIH-AARP Study. *Gynecol Oncol* 2017;145:298–304.
11. **van Seters M, van Beurden M, de Craen AJ.** Is the assumed natural history of vulvar intraepithelial neoplasia III based on enough evidence? A systematic review of 3322 published patients. *Gynecol Oncol* 2005;97:645–651.
12. **Hording U, Junge J, Poulsen H, et al.** Vulvar intraepithelial neoplasia III: a viral disease of undetermined progressive potential. *Gynecol Oncol* 1995;56:276–279.
13. **Modesitt SC, Waters AB, Walton L, et al.** Vulvar intraepithelial neoplasia III: occult cancer and the impact of margin status on recurrence. *Obstet Gynecol* 1998;92:962–966.
14. **Faber MT, Sand FL, Albieri V, et al.** Prevalence and type distribution of human papillomavirus in squamous cell carcinoma and intraepithelial neoplasia of the vulva. *Int J Cancer* 2017;141:1161–1169.
15. **Huh WK, Joura EA, Giuliano AR, et al.** Final efficacy, immunogenicity, and safety analyses of a nine-valent human papillomavirus vaccine in women aged 16–26 years: a randomised, double-blind trial. *Lancet* 2017;390:2143–2159.
16. **Halonen P, Jakobsson M, Heikinheimo O, et al.** Lichen sclerosus and risk of cancer. *Int J Cancer* 2017;140:1998–2002.
17. **Carlson JA, Ambros R, Malfetano J, et al.** Vulvar lichen sclerosus and squamous cell carcinoma: a cohort, case control, and investigational study with historical perspective; implications for chronic inflammation and sclerosis in the development of neoplasia. *Hum Pathol* 1998;29:932–948.
18. **Hoang LN, Park KJ, Soslow RA, et al.** Squamous precursor lesions of the vulva: current classification and diagnostic challenges. *Pathology* 2016;48:291–302.
19. **Raspollini MR, Asirelli G, Moncini D, et al.** A comparative analysis of lichen sclerosus of the vulva and lichen sclerosus that evolves to vulvar squamous cell carcinoma. *Am J Obstet Gynecol* 2007;197:592.e1–e5.
20. **Bradford J, Fischer G.** Long-term management of vulval lichen sclerosus in adult women. *Aust N Z J Obstet Gynaecol* 2010;50:148–152.
21. **Lee A, Bradford J, Fischer G.** Long-term management of adult vulvar lichen sclerosus: a prospective cohort study of 507 women. *JAMA Dermatol* 2015;151:1061–1067.
22. **Kurman RJ, Carcangiu ML, Herrington CS, et al.** World Health Organization classification of tumours of the female reproductive organs, International Agency for Research on Cancer. *Tumours Vulva* 2014;6:230.
23. **Woodruff JD.** Early invasive carcinoma of the vulva. *Clin Oncol* 1982;1:349.
24. **Binder SW, Huang I, Fu YS, et al.** Risk factors for the development of lymph node metastasis in vulvar squamous cell carcinoma. *Gynecol Oncol* 1990;37:9–16.
25. **Boyce J, Fruchter RG, Kasambilides E, et al.** Prognostic factors in carcinoma of the vulva. *Gynecol Oncol* 1985;20:364–377.
26. **Donaldson ES, Powell DE, Hanson MB, et al.** Prognostic parameters in invasive vulvar cancer. *Gynecol Oncol* 1981;11:184–190.
27. **Buscema J, Woodruff JD.** Progressive histobiologic alterations in the development of vulvar cancer. *Am J Obstet Gynecol* 1980;138:146–150.
28. **Pecorelli S.** Revised FIGO staging for carcinoma of the vulva, cervix, and endometrium. *Int J Gynaecol Obstet* 2009;105:103–104.
29. **Rutledge F, Smith JP, Franklin EW.** Carcinoma of the vulva. *Am J Obstet Gynecol* 1970;106:1117–1130.
30. **Podratz KC, Symmonds RE, Taylor WF, et al.** Carcinoma of the vulva: analysis of treatment and survival. *Obstet Gynecol* 1983;61:63–74.
31. **Cavanagh D, Fiorica JV, Hoffman MS, et al.** Invasive carcinoma of the vulva: changing trends in surgical management. *Am J Obstet Gynecol* 1990;163:1007–1115.
32. **Sturgeon SR, Curtis RE, Johnson K, et al.** Second primary cancers after vulvar and vaginal cancers. *Am J Obstet Gynecol* 1996;174:929–933.
33. **Hacker NF, Van der Velden J.** Conservative management of early vulvar cancer. *Cancer* 1993;71:1673–1677.
34. **DiSaia PJ, Creasman WT, Rich WM.** An alternative approach to early cancer of the vulva. *Am J Obstet Gynecol* 1979;133:825–832.
35. **Hacker NF, Nieberg RK, Berek JS, et al.** Superficially invasive vulvar cancer with nodal metastases. *Gynecol Oncol* 1983;15:65–77.
36. **Chu J, Tamimi HK, Figge DC.** Femoral node metastases with negative superficial inguinal nodes in early vulvar cancer. *Am J Obstet Gynecol* 1981;140:337–339.
37. **Podczaski E, Sexton M, Kaminski P, et al.** Recurrent carcinoma of the vulva after conservative treatment for "microinvasive" disease. *Gynecol Oncol* 1990;39:65–68.
38. **Stehman FB, Bundy BN, Dvoretsky PM, et al.** Early stage I carcinoma of the vulva treated with ipsilateral superficial inguinal lymphadenectomy and modified radical hemivulvectomy: a prospective study of the Gynecologic Oncology Group. *Obstet Gynecol* 1992;79:490–497.
39. **Gordinier ME, Malpica A, Burke TW, et al.** Groin recurrence in patients with vulvar cancer with negative nodes on superficial inguinal lymphadenectomy. *Gynecol Oncol* 2003;90:625–628.
40. **Levenback C, Burke TW, Morris M, et al.** Potential applications of intraoperative lymphatic mapping in vulvar cancer. *Gynecol Oncol* 1995;59:216–220.
41. **Rob L, Robova H, Pluta M, et al.** Further data on sentinel lymph node mapping in vulvar cancer by blue dye and radiocolloid Tc99. *Int J Gynecol Cancer* 2007;17:147–153.
42. **Curry SL, Wharton JT, Rutledge F.** Positive lymph nodes in vulvar squamous carcinoma. *Gynecol Oncol* 1980;9:63–67.
43. **Leuchter RS, Hacker NF, Voet RL, et al.** Primary carcinoma of the Bartholin gland: a report of 14 cases and a review of the literature. *Obstet Gynecol* 1982;60:361–368.
44. **Piver MS, Xynos FP.** Pelvic lymphadenectomy in women with carcinoma of the clitoris. *Obstet Gynecol* 1977;49:592–595.
45. **Gonzalez Bosquet J, Magrina JF, Magtibay PM, et al.** Patterns of inguinal groin metastases in squamous cell carcinoma of the vulva. *Gynecol Oncol* 2007;105:742–746.
46. **Burke TW, Levenback C, Coleman RL, et al.** Surgical therapy of T1 and T2 vulvar carcinoma: further experience with radical wide excision and selective inguinal lymphadenectomy. *Gynecol Oncol* 1995;57:215–220.
47. **Burrell MO, Franklin EW III, Campion MJ, et al.** The modified radical vulvectomy with groin dissection: an eight-year experience. *Am J Obstet Gynecol* 1988;159:715–722.

48. Collins CG, Lee FY, Roman-Lopez JJ. Invasive carcinoma of the vulva with lymph node metastases. *Am J Obstet Gynecol* 1971;109:446–452.
49. Morley GW. Infiltrative carcinoma of the vulva: results of surgical treatment. *Am J Obstet Gynecol* 1976;124:874–888.
50. Krupp PJ, Bohm JW. Lymph gland metastases in invasive squamous cell cancer of the vulva. *Am J Obstet Gynecol* 1978;130:943–952.
51. Keys H. Gynecologic Oncology Group randomized trials of combined technique therapy of vulvar cancer. *Cancer* 1993;71:1691–1696.
52. Benedet JL, Turko M, Fairey RN, et al. Squamous carcinoma of the vulva: results of treatment, 1938 to 1976. *Am J Obstet Gynecol* 1979;134:201–207.
53. Iversen T, Aalders JG, Christensen A, et al. Squamous cell carcinoma of the vulva: a review of 424 patients, 1956–1974. *Gynecol Oncol* 1980;9:271–279.
54. Hacker NF, Berek JS, Lagasse LD, et al. Management of regional lymph nodes and their prognostic influence in vulvar cancer. *Obstet Gynecol* 1983;61:408–412.
55. Monaghan JM, Hammond IG. Pelvic node dissection in the treatment of vulvar carcinoma–is it necessary? *BJOG* 1984;91:270–274.
56. Hopkins MP, Reid CG, Vettrano I, et al. Squamous cell carcinoma of the vulva: prognostic factors influencing survival. *Gynecol Oncol* 1991;43:113–117.
57. Homesley HD, Bundy BN, Sedlis A, et al. Radiation therapy versus pelvic node resection for carcinoma of the vulva with positive groin nodes. *Obstet Gynecol* 1986;68:733–740.
58. Hacker NF. Vulvar cancer. In: Berek JS, Hacker NF, eds. *Berek & Hacker's Gynecologic Oncology*. 5th ed. Philadelphia, PA: Lippincott Williams & Wilkins; 2010:536–575.
59. Hacker NF. Revised FIGO staging for carcinoma of the vulva. *Int J Gynaecol Obstet* 2009;105:105–106.
60. *College of American Pathologists*. Protocol for the examination of specimens from patients with carcinoma of the vulva. October 2009. Available online at http://www.cap.org/apps/docs/committees/cancer/cancer_protocols/2009/Vulva_09protocol.pdf
61. van der Steen S, de Nieuwenhof HP, Massuger L, et al. New FIGO staging system of vulvar cancer indeed provides a better reflection of prognosis. *Gynecol Oncol* 2010;119:520–525.
62. Hopkins MP, Reid GC, Johnston CM, et al. A comparison of staging systems for squamous cell carcinoma of the vulva. *Gynecol Oncol* 1992;47:34–37.
63. Raspagliesi F, Hanozet F, Ditto A, et al. Clinical and pathological prognostic factors in squamous cell carcinoma of the vulva. *Gynecol Oncol* 2006;102:333–337.
64. Lataifeh I, Nascimento MC, Nicklin JL, et al. Patterns of recurrence and disease-free survival in advanced squamous cell carcinoma of the vulva. *Gynecol Oncol* 2004;95:701–705.
65. Fons G, Hyde SE, Buist MR, et al. Prognostic value of bilateral positive nodes in squamous cell cancer of the vulva. *Int J Gynecol Cancer* 2009;19:1276–1280.
66. Beller U, Quinn MA, Benedet JL, et al. 26th annual report on the results of treatment in gynecological cancer: carcinoma of the vulva. *Int J Gynecol Obstet* 2006;95:S7–S27.
67. Paladini D, Cross P, Lopes A, et al. Prognostic significance of lymph node variables in squamous cell carcinoma of the vulva. *Cancer* 1994;74:2491–2496.
68. Homesley HD, Bundy BN, Sedlis A, et al. Assessment of current International Federation of Gynecology and Obstetrics staging of vulvar carcinoma relative to prognostic factors for survival (a Gynecologic Oncology Group study). *Am J Obstet Gynecol* 1991;164:997–1003.
69. Gonzalez Bosquet J, Magrina JF, Gaffey TA, et al. Long-term survival and disease recurrence in patients with primary squamous cell carcinoma of the vulva. *Gynecol Oncol* 2005;97:828–833.
70. Homesley HD, Bundy BN, Sedlis A, et al. Prognostic factors for groin node metastasis in squamous cell carcinoma of the vulva (a Gynecologic Oncology Group Study). *Gynecol Oncol* 1993;49:279–283.
71. van der Velden J, Hacker NF. Update on vulvar carcinoma. In: Rothenberg ML, ed. *Gynecologic Oncology: Controversies and New Developments*. Boston, MA: Kluwer Academic Publishers; 1994:101–119.
72. Van der Velden J, van Lindert AC, Lammes FB, et al. Extracapsular growth of lymph node metastases in squamous cell carcinoma of the vulva. The impact on recurrence and survival. *Cancer* 1995;75:2885–2890.
73. Origoni M, Sideri M, Garsia S, et al. Prognostic value of pathological patterns of lymph node positivity in squamous cell carcinoma of the vulva stage III and IVA FIGO. *Gynecol Oncol* 1992;45:313–316.
74. Salani R, Khanna N, Frimer M, et al. An update on post-treatment surveillance and diagnosis of recurrence in women with gynecologic malignancies: Society of Gynecologic Oncology (SGO) recommendations. *Gynecol Oncol* 2017;146:3–10.
75. Hacker NF, Leuchter RS, Berek JS, et al. Radical vulvectomy and bilateral inguinal lymphadenectomy through separate groin incisions. *Obstet Gynecol* 1981;58:574–579.
76. Ansink A, van der Velden J. Surgical interventions for early squamous cell carcinoma of the vulva. *Cochrane Database Syst Rev* 2000;(2):CD002036.
77. Magrina JF, Gonzalez Bosquet J, Weaver AL, et al. Squamous cell carcinoma of the vulva stage IA: long-term results. *Gynecol Oncol* 2000;76:24–27.
78. Tantipalakorn C, Robertson G, Marsden DE, et al. Outcome and patterns of recurrence for International Federation of Gynecology and Obstetrics (FIGO) stages I and II squamous cell vulvar cancer. *Obstet Gynecol* 2009;113:895–901.
79. DeSimone CP, Van Ness JS, Cooper AL, et al. The treatment of lateral T1 and T2 squamous cell carcinomas of the vulva confined to the labium majus or minus. *Gynecol Oncol* 2007;104:390–395.
80. Farias-Eisner R, Cirisano FD, Grouse D, et al. Conservative and individualized surgery for early squamous carcinoma of the vulva: the treatment of choice for stages I and II (T1–2, N0–1, M0) disease. *Gynecol Oncol* 1994;53:33–38.
81. Heaps JM, Fu YS, Montz FJ, et al. Surgical-pathologic variables predictive of local recurrence in squamous cell carcinoma of the vulva. *Gynecol Oncol* 1990;38:309–314.
82. De Hullu JA, Hollema H, Lolkema S, et al. Vulvar carcinoma. The price of less radical surgery. *Cancer* 2002;95:2331–2338.
83. Chan JK, Sugiyama V, Pham H, et al. Margin distance and other clinico-pathologic prognostic factors in vulvar carcinoma: a multivariate analysis. *Gynecol Oncol* 2007;104:636–641.
84. Chan JK, Sugiyama V, Tajalli TR, et al. Conservative, clitoral preservation surgery in the treatment of vulvar squamous cell carcinoma. *Gynecol Oncol* 2004;95:152–156.
85. Simonsen E, Johnsson JE, Tropé C. Radical vulvectomy with warm-knife and open-wound techniques in vulvar malignancies. *Gynecol Oncol* 1984;17:22–31.
86. Altman AD, Nelson G, Nation J, et al. Vacuum assisted wound closures in gynaecologic surgery. *J Obstet Gynaecol Can* 2011;33:1031–1037.
87. Potkul RK, Barnes WA, Barter JF, et al. Vulvar reconstruction using a mons pubis pedicle flap. *Gynecol Oncol* 1994;55:21–24.
88. Trelford JD, Deer DA, Ordorica E, et al. Ten-year prospective study in a management change of vulvar carcinoma. *Am J Obstet Gynecol* 1984;150:288–296.
89. Julian CG, Callison J, Woodruff JD. Plastic management of extensive vulvar defects. *Obstet Gynecol* 1971;38:193–198.
90. Barnhill DR, Hoskins WJ, Metz P. Use of the rhomboid flap after partial vulvectomy. *Obstet Gynecol* 1983;62:444–447.
91. Tan BK, Kang GC, Tay EH, et al. Subunit principle of vulvar reconstruction: algorithm and outcomes. *Arch Plast Surg* 2014;41:379–386.

92. Salgarello M, Farallo E, Barone-Adesi L, et al. Flap algorithm in vulvar reconstruction after radical, extensive vulvectomy. *Ann Plast Surg* 2005;54:184–190.
93. Benedetti Panici P, Di Donato V, Bracchi C, et al. Modified gluteal fold advancement V-Y flap for vulvar reconstruction after surgery for vulvar malignancies. *Gynecol Oncol* 2014;132:125–129.
94. Ballon SC, Donaldson RC, Roberts JA. Reconstruction of the vulva using a myocutaneous graft. *Gynecol Oncol* 1979;7:123–127.
95. Andersen BL, Hacker NF. Psychological adjustment after vulvar surgery. *Obstet Gynecol* 1983;62:457–462.
96. Andersen BL, Hacker NF. Psychosexual adjustment following pelvic exenteration. *Obstet Gynecol* 1983;61:457–462.
97. Kaplan AL, Kaufman RH. Management of advanced carcinoma of the vulva. *Gynecol Oncol* 1975;3:220–232.
98. Phillips B, Buchsbaum HJ, Lifshitz S. Pelvic exenteration for vulvovaginal carcinoma. *Am J Obstet Gynecol* 1981;141:1038–1044.
99. Cavanagh D, Shepherd JH. The place of pelvic exenteration in the primary management of advanced carcinoma of the vulva. *Gynecol Oncol* 1982;13:318–322.
100. O'Donnell RL, Verleye L, Ratnavelu N, et al. Locally advanced vulva cancer: a single centre review of anovulvectomy and a systematic review of surgical, chemotherapy and radiotherapy alternatives. Is an international collaborative RCT destined for the "too difficult to do" box? *Gynecol Oncol* 2017;144:438–447.
101. Moore DH, Thomas GM, Montana GS, et al. Preoperative chemoradiation for advanced vulvar cancer: a phase II study of the GOG. *Int J Radiat Oncol Biol Phys* 1998;42:79–85.
102. Cunningham MJ, Goyer RP, Gibbons SK, et al. Primary radiation, cisplatin, and 5-fluorouracil for advanced squamous carcinoma of the vulva. *Gynecol Oncol* 1997;66:258–261.
103. Eifel PJ, Morris M, Burke TW, et al. Prolonged continuous infusion cisplatin and 5-fluorouracil for advanced squamous carcinoma of the vulva. *Gynecol Oncol* 1995;59:51–56.
104. Gerszten K, Selvaraj RN, Kelley J, et al. Preoperative chemoradiation for locally advanced carcinoma of the vulva. *Gynecol Oncol* 2005;99:640–644.
105. Lupi G, Raspagliesi F, Zucali R, et al. Combined preoperative chemoradiotherapy followed by radical surgery in locally advanced vulvar carcinoma. A pilot study. *Cancer* 1996;77:1472–1478.
106. Landoni F, Maneo A, Zanetta G, et al. Concurrent preoperative chemotherapy with 5-fluorouracil and mitomycin C and radiotherapy (FUMIR) followed by limited surgery in locally advanced and recurrent vulvar carcinoma. *Gynecol Oncol* 1996;61:321–327.
107. Beriwal S, Coon D, Heron DE, et al. Preoperative intensity-modulated radiotherapy and chemotherapy for locally advanced vulvar carcinoma. *Gynecol Oncol* 2008;109:291–295.
108. Shylasree TS, Bryant A, Howells RE. Chemoradiation for advanced primary vulval cancer. *Cochrane Database Syst Rev* 2011; 4:CD003752.
109. Gaffney DK, Du Bois A, Narayan K, et al. Patterns of care for radiotherapy in vulvar cancer: a Gynecologic Cancer Intergroup study. *Int J Gynecol Cancer* 2009;19:163–167.
110. Thomas G, Dembo A, DePetrillo A, et al. Concurrent radiation and chemotherapy in vulvar carcinoma. *Gynecol Oncol* 1989;34: 263–267.
111. Moore DH, Ali S, Koh WJ, et al. A phase II trial of radiation therapy and weekly cisplatin chemotherapy for the treatment of locally-advanced squamous cell carcinoma of the vulva: a Gynecologic Oncology Group study. *Gynecol Oncol* 2012;124:529–533.
112. Atamdede F, Hoogerland D. Regional lymph node recurrence following local excision for microinvasive vulvar carcinoma. *Gynecol Oncol* 1989;34:125–128.
113. Vernooij F, Sie-Go DM, Heintz AP. Lymph node recurrence following stage IA vulvar carcinoma: two cases and a short overview of literature. *Int J Gynecol Cancer* 2007;17:517–520.
114. Stehman FB, Bundy BN, Thomas G, et al. Groin dissection versus groin radiation in carcinoma of the vulva: a Gynecologic Oncology Group study. *Int J Radiat Oncol Biol Phys* 1992;24:389–396.
115. van der Velden J, Fons G, Lawrie TA. Primary groin irradiation versus primary groin surgery for early vulvar cancer. *Cochrane Database Syst Rev* 2011:CD002224.
116. Hallak S, Ladi L, Sorbe B. Prophylactic inguinal-femoral irradiation as an alternative to primary lymphadenectomy in treatment of vulvar carcinoma. *Int J Oncol* 2003;31:1077–1085.
117. Iversen T, Aas M. Lymph drainage from the vulva. *Gynecol Oncol* 1983;16:179–189.
118. Hyde SE, Valmadre S, Hacker NF, et al. Squamous cell carcinoma of the vulva with bulky positive groin nodes-nodal debulking versus full groin dissection prior to radiation therapy. *Int J Gynecol Cancer* 2007;17:154–158.
119. Nooij LS, Ongkiehong PJ, van Zwet EW, et al. Groin surgery and risk of recurrence in lymph node positive patients with vulvar squamous cell carcinoma. *Gynecol Oncol* 2015;139:458–464.
120. Montana GS, Thomas GM, Moore DH, et al. Preoperative chemoradiation for carcinoma of the vulva with N2/N3 nodes: a gynecologic oncology group study. *Int J Radiat Oncol Biol Phys* 2000;48: 1007–1013.
121. Hoffman JS, Kumar NB, Morley GW. Prognostic significance of groin lymph node metastases in squamous carcinoma of the vulva. *Obstet Gynecol* 1985;66:402–405.
122. Van der Zee AG, Oonk MH, de Hullu JA, et al. Sentinel node dissection is safe in the treatment of early-stage vulvar cancer. *J Clin Oncol* 2008;26:884–889.
123. Oonk MH, van Hemel BM, Hollema H, et al. Size of sentinel-node metastasis and chances of non-sentinel-node involvement and survival in early stage vulvar cancer: results from GROINSS-V, a multicentre observational study. *Lancet Oncol* 2010;11:646–652.
124. Moore RG, Robison K, Brown AK, et al. Isolated sentinel lymph node dissection with conservative management in patients with squamous cell carcinoma of the vulva: a prospective trial. *Gynecol Oncol* 2008;109:65–70.
125. de Hullu JA, Hollema H, Piers DA, et al. Sentinel lymph node procedure is highly accurate in squamous cell carcinoma of the vulva. *J Clin Oncol* 2000;18:2811–2816.
126. Johann S, Klaeser B, Krause T, et al. Comparison of outcome and recurrence-free survival after sentinel lymph node biopsy and lymphadenectomy in vulvar cancer. *Gynecol Oncol* 2008;110: 324–328.
127. Lawrie TA, Patel A, Martin-Hirsch PP, et al. Sentinel node assessment for diagnosis of groin lymph node involvement in vulval cancer. *Cochrane Database Syst Rev* 2014:CD010409.
128. Covens A, Vella ET, Kennedy EB, et al. Sentinel lymph node biopsy in vulvar cancer: systematic review, meta-analysis and guideline recommendations. *Gynecol Oncol* 2015;137:351–361.
129. Te Grootenhuis NC, van der Zee AG, van Doorn HC, et al. Sentinel nodes in vulvar cancer: long-term follow up of the GROningen INternational Study on Sentinel nodes in Vulvar cancer (GROINSS-V) I. *Gynecol Oncol* 2016;140:8–14.
130. Hopkins MP, Reid GC, Morley GW. Radical vulvectomy: the decision for the incision. *Cancer* 1993;72:799–803.
131. Gaarenstroom KN, Kenter GG, Trimbos JB, et al. Postoperative complications after vulvectomy and inguinofemoral lymphadenectomy using separate groin incisions. *Int J Gynecol Cancer* 2003;13:522–527.
132. Gould N, Kamelle S, Tillmanns T, et al. Predictors of complications after inguinal lymphadenectomy. *Gynecol Oncol* 2001;82:329–332.
133. Chapman BV, Gill BS, Viswanathan AN, et al. Adjuvant radiation therapy for margin-positive vulvar squamous cell carcinoma: defining the ideal dose-response using the National Cancer Data Base. *Int J Radiat Oncol Biol Phys* 2017;97:107–117.
134. Ignatov T, Eggemann H, Burger E, et al. Adjuvant radiotherapy for vulvar cancer with close or positive surgical margins. *J Cancer Res Clin Oncol* 2016;142:489–495.

135. **Hacker NF, Berek JS, Lagasse LD, et al.** Individualization of treatment for stage I squamous cell vulvar carcinoma. *Obstet Gynecol* 1984;63:155–162.
136. **Mahner S, Jueckstock J, Hilpert F, et al.** Adjuvant therapy in lymph node-positive vulvar cancer: the AGO-CaRE-1 study. *J Natl Cancer Inst* 2015;107.
137. **Fons G, Groenen SM, Oonk MH, et al.** Adjuvant radiotherapy in patients with vulvar cancer and one intra capsular lymph node metastasis is not beneficial. *Gynecol Oncol* 2009;114:343–345.
138. **Parthasarathy A, Cheung MK, Osann K, et al.** The benefit of adjuvant radiation therapy in single-node-positive squamous cell vulvar carcinoma. *Gynecol Oncol* 2006;103:1095–1099.
139. **Oonk MH, de Hullu JA, Hollema H, et al.** The value of routine follow-up in patients treated for carcinoma of the vulva. *Cancer* 2003;98:2624–2629.
140. **Stehman FB, Bundy BN, Ball H, et al.** Sites of failure and time to failure in carcinoma of the vulva treated conservatively: a GOG study. *Am J Obstet Gynecol* 1996;174:1128–1133.
141. **Cormio G, Loizzi V, Carriero C, et al.** Groin recurrence in carcinoma of the vulva: management and outcome. *Eur J Cancer Care* 2010;19:302–307.
142. **Crosbie EJ, Slade RJ, Ahmed AS.** The management of vulval cancer. *Cancer Treat Rev* 2009;35:533–539.
143. **Maggino T, Landoni F, Sartori E, et al.** Patterns of recurrence in patients with squamous cell carcinoma of the vulva. A multicenter CTF study. *Cancer* 2000;89:116–122.
144. **Homesley HD.** Management of vulvar cancer. *Cancer* 1995;76(Suppl 1):2159–2170.
145. **Rouzier R, Haddad B, Plantier F, et al.** Local relapse in patients treated for squamous cell vulvar carcinoma: incidence and prognostic values. *Obstet Gynecol* 2002;100:1159–1167.
146. **Hopkins MP, Reid GC, Morley GW.** The surgical management of recurrent squamous cell carcinoma of the vulva. *Obstet Gynecol* 1990;75:1001–1005.
147. **Hruby G, MacLeod C, Firth I.** Radiation treatment in recurrent squamous cell cancer of the vulva. *Int J Radiat Oncol Biol Phys* 2000;46:1193–1197.
148. **Wagenaar HC, Colombo N, Vergote I, et al.** Bleomycin, methotrexate, and CCNU in locally advanced or recurrent, inoperable, squamous-cell carcinoma of the vulva: an EORTC Gynaecological Cancer Cooperative Group Study. *Gynecol Oncol* 2001;81:348–354.
149. **Durrant KR, Mangioni C, Lacave AJ, et al.** Bleomycin, methotrexate, and CCNU in advanced inoperable squamous cell carcinoma of the vulva: a phase II study of the EORTC Gynaecological Cancer Cooperative Group (GCCG). *Gynecol Oncol* 1990;37:359–362.
150. **Tropé C, Johnsson JE, Larsson G, et al.** Bleomycin alone or combined with mitomycin C in treatment of advanced or recurrent squamous cell carcinoma of the vulva. *Cancer Treat Rev* 1980;64:639–642.
151. **Cormio G, Loizzi V, Gissi F, et al.** Cisplatin and vinorelbine chemotherapy in recurrent vulvar carcinoma. *Oncology* 2009;77:281–284.
152. **Witteveen PO, van der Velden J, Vergote I, et al.** Phase II study on paclitaxel in patients with recurrent, metastatic or locally advanced vulvar cancer not amenable to surgery or radiotherapy: a study of the EORTC-GCG (European Organisation for Research and Treatment of Cancer–Gynaecological Cancer Group). *Ann Oncol* 2009;20:1511–1516.
153. **Ragnarsson-Olding BK, Nilsson BR, Kanter-Lewensohn LR, et al.** Malignant melanoma of the vulva in a nationwide, 25-year study of 219 Swedish females: clinical observations and histopathologic features. Predictors of survival. *Cancer* 1999;86:1273–1293.
154. **Weinstock MA.** Malignant melanoma of the vulva and vagina in the United States: patterns of incidence and population-based estimates of survival. *Am J Obstet Gynecol* 1994;171:1225–1230.
155. **Hu DN, Yu GP, McCormick SA.** Population-based incidence of vulvar and vaginal melanoma in various races and ethnic groups with comparisons to other site-specific melanomas. *Melanoma Res* 2010;20:153–158.
156. **Murzaku EC, Penn LA, Hale CS, et al.** Vulvar nevi, melanosis, and melanoma: an epidemiologic, clinical, and histopathologic review. *J Am Acad Dermatol* 2014;71:1241–1249.
157. **Ragnarsson-Olding BK.** Primary malignant melanoma of the vulva–an aggressive tumor for modeling the genesis of non-UV light-associated melanomas. *Acta Oncol* 2004;43:421–435.
158. **Trone JC, Guy JB, Mery B, et al.** Melanomas of the female genital tract: state of the art. *Bull Cancer* 2014;101:102–106.
159. **Breslow A.** Thickness, cross-sectional area and depth of invasion in the prognosis of cutaneous melanoma. *Ann Surg* 1970;172:902–908.
160. **Gershenwald JE, Scolyer RA, Hess KR, et al.** Melanoma of the Skin. In: Amin MB ed. *AJCC Cancer Staging Manual*. 8th ed. Chicago: American Joint Committee on Cancer; 2017:563.
161. **Moxley KM, Fader AN, Rose PG, et al.** Malignant melanoma of the vulva: an extension of cutaneous melanoma? *Gynecol Oncol* 2011;122:612–617.
162. **Seifried S, Haydu LE, Quinn MJ, et al.** Melanoma of the vulva and vagina: principles of staging and their relevance to management based on a clinicopathologic analysis of 85 cases. *Ann Surg Oncol* 2015;22:1959–1966.
163. **Phillips GL, Bundy BN, Okagaki T, et al.** Malignant melanoma of the vulva treated by radical hemivulvectomy: a prospective study by the Gynecologic Oncology Group. *Cancer* 1994;73:2626–2632.
164. **Sugiyama VE, Chan JK, Shin JY, et al.** Vulvar melanoma: a multivariable analysis of 644 patients. *Obstet Gynecol* 2007;110:296–301.
165. **Morrow CP, Rutledge FN.** Melanoma of the vulva. *Obstet Gynecol* 1972;39:745–752.
166. **Chung AF, Woodruff JM, Lewis JL Jr.** Malignant melanoma of the vulva: a report of 44 cases. *Obstet Gynecol* 1975;45:638–646.
167. **Balch CM, Soong SJ, Bartolucci AA, et al.** Efficacy of an elective regional lymph node dissection of 1–4 mm thick melanomas for patients 60 years of age or younger. *Ann Surg* 1996;224:255–263.
168. **Balch CM, Soong SJ, Milton GW, et al.** A comparison of prognostic factors and surgical results in 1,786 patients with localized (stage I) melanoma treated in Alabama, USA, and New South Wales, Australia. *Ann Surg* 1982;196:677–684.
169. **Morton DL, Thompson JF, Cochran AJ, et al.** Final trial report of sentinel-node biopsy versus nodal observation in melanoma. *N Engl J Med* 2014;370:599–609.
170. **Podratz KC, Gaffey TA, Symmonds RE, et al.** Melanoma of the vulva: an update. *Gynecol Oncol* 1983;16:153–168.
171. **Trimble EL, Lewis JL Jr, Williams LL, et al.** Management of vulvar melanoma. *Gynecol Oncol* 1992;45:254–258.
172. **Weber J, Mandala M, Del Vecchio M, et al.** Adjuvant nivolumab versus ipilimumab in resected stage III or IV melanoma. *N Engl J Med* 2017;377:1824–1835.
173. **Larkin J, Chiarion-Sileni V, Gonzalez R, et al.** Combined nivolumab and ipilimumab or monotherapy in untreated melanoma. *N Engl J Med* 2015;373:23–34.
174. **Postow MA, Chesney J, Pavlick AC, et al.** Nivolumab and ipilimumab versus ipilimumab in untreated melanoma. *N Engl J Med* 2015;372:2006-2017.
175. **Long GV, Stroyakovskiy D, Gogas H, et al.** Dabrafenib and trametinib versus dabrafenib and placebo for Val600 BRAF-mutant melanoma: a multicentre, double-blind, phase 3 randomised controlled trial. *Lancet* 2015;386:444–451.
176. **Scheistroen M, Tropé C, Kaern J, et al.** Malignant melanoma of the vulva: evaluation of prognostic factors with emphasis on DNA ploidy in 75 patients. *Cancer* 1995;75:72–80.
177. **Woolcott RJ, Henry RJ, Houghton CR.** Malignant melanoma of the vulva: Australian experience. *J Reprod Med* 1988;33:699–702.
178. **Piura B, Egan M, Lopes A, et al.** Malignant melanoma of the vulva: a clinicopathologic study of 18 cases. *J Surg Oncol* 1992;50:234–240.
179. **Look KY, Roth LM, Sutton GP.** Vulvar melanoma reconsidered. *Cancer* 1993;72:143–146.
180. **Wevers KP, Kruijff S, Speijers MJ, et al.** S-100B: a stronger prognostic biomarker than LDH in stage IIIB-C melanoma. *Ann Surg Oncol* 2013;20:2772–2779.

181. **Mårtenson ED, Hansson LO, Nilsson B, et al.** Serum S-100b protein as a prognostic marker in malignant cutaneous melanoma. *J Clin Oncol* 2001;19:824–831.
182. **Cardosi RJ, Speights A, Fiorica JV, et al.** Bartholin's gland carcinoma: a 15-year experience. *Gynecol Oncol* 2001;82:247–251.
183. **Copeland LJ, Sneige N, Gershenson DM, et al.** Bartholin gland carcinoma. *Obstet Gynecol* 1986;67:794–801.
184. **Bhalwal AB, Nick AM, Dos Reis R, et al.** Carcinoma of the Bartholin gland: a review of 33 cases. *Int J Gynecol Cancer* 2016;26:785–789.
185. **Visco AG, Del Priore G.** Postmenopausal Bartholin gland enlargement: a hospital-based cancer risk assessment. *Obstet Gynecol* 1996;87:286–290.
186. **Barclay DL, Collins CG, Macey HB.** Cancer of the Bartholin gland: a review and report of 8 cases. *Obstet Gynecol* 1964;24:329–336.
187. **López-Varela E, Oliva E, McIntyre JF, et al.** Primary treatment of Bartholin's gland carcinoma with radiation and chemoradiation: a report on ten consecutive cases. *Int J Gynecol Cancer* 2007;17:661–667.
188. **Yang SY, Lee JW, Kim WS, et al.** Adenoid cystic carcinoma of the Bartholin's gland: report of two cases and review of the literature. *Gynecol Oncol* 2006;100:422–425.
189. **Wheelock JB, Goplerud DR, Dunn LJ, et al.** Primary carcinoma of the Bartholin gland: a report of 10 cases. *Obstet Gynecol* 1984;63:820–824.
190. **Copeland LJ, Sneige N, Gershenson DM, et al.** Adenoid cystic carcinoma of Bartholin gland. *Obstet Gynecol* 1986;67:115–120.
191. **Fu YS, Reagan JW.** Benign and malignant epithelial tumors of the vulva. In: Fu YS, Reagan JW, eds. *Pathology of the Uterine Cervix, Vagina, and Vulva*. Philadelphia, PA: WB Saunders; 1989:138–192.
192. **Underwood JW, Adcock LL, Okagaki T.** Adenosquamous carcinoma of skin appendages (adenoid squamous cell carcinoma, pseudoglandular squamous cell carcinoma, adenoacanthoma of sweat gland of Lever) of the vulva: a clinical and ultrastructural study. *Cancer* 1978;42:1851–1858.
193. **Dudzinski MR, Askin FB, Fowler WC.** Giant basal cell carcinoma of the vulva. *Obstet Gynecol* 1984;63:57S–60S.
194. **Benedet JL, Miller DM, Ehlen TG, et al.** Basal cell carcinoma of the vulva: clinical features and treatment results in 28 patients. *Obstet Gynecol* 1997;90:765–768.
195. **de Giorgi V, Salvini C, Massi D, et al.** Vulvar basal cell carcinoma: retrospective study and review of literature. *Gynecol Oncol* 2005;97:192–194.
196. **Jimenez HT, Fenoglio CM, Richart RM.** Vulvar basal cell carcinoma with metastasis: a case report. *Am J Obstet Gynecol* 1975;121:285–286.
197. **Sworn MJ, Hammond GT, Buchanan R.** Metastatic basal cell carcinoma of the vulva: a case report. *Br J Obstet Gynaecol* 1979;86:332–334.
198. **Hoffman MS, Roberts WS, Ruffolo EH.** Basal cell carcinoma of the vulva with inguinal lymph node metastases. *Gynecol Oncol* 1988;29:113–119.
199. **Palladino VS, Duffy JL, Bures GJ.** Basal cell carcinoma of the vulva. *Cancer* 1969;24:460–470.
200. **Isaacs JH.** Verrucous carcinoma of the female genital tract. *Gynecol Oncol* 1976;4:259–269.
201. **Partridge EE, Murad R, Shingleton HM, et al.** Verrucous lesions of the female genitalia. II. Verrucous carcinoma. *Am J Obstet Gynecol* 1980;137:419–424.
202. **Kondi-Paphitis A, Deligeorgi-Politi H, Liapis A, et al.** Human papillomavirus in verrucous carcinoma of the vulva: an immunopathological study of three cases. *Eur J Gynecol Obstet* 1998;19:319–320.
203. **Gualco M, Bonin S, Foglia G, et al.** Morphologic and biologic studies on ten cases of verrucous carcinoma of the vulva supporting the theory of a discrete clinicopathologic entity. *Int J Gynecol Cancer* 2003;13:317–324.
204. **Haidopoulos D, Diakomanolis E, Rodolakis A, et al.** Coexistence of verrucous and squamous carcinoma of the vulva. *Aust N Z J Obstet Gynaecol* 2005;45:60–63.
205. **Gallousis S.** Verrucous carcinoma: report of three vulvar cases and a review of the literature. *Obstet Gynecol* 1972;40:502–507.
206. **Japaze H, Van Dinh TV, Woodruff JD.** Verrucous carcinoma of the vulva: study of 24 cases. *Obstet Gynecol* 1982;60:462–466.
207. **Demian SDE, Bushkin FL, Echevarria RA.** Perineural invasion and anaplastic transformation of verrucous carcinoma. *Cancer* 1973;32:395–401.
208. **Ulutin HC, Zellars RC, Frassica D.** Soft tissue sarcoma of the vulva: a clinical study. *Int J Gynecol Cancer* 2003;13:528–531.
209. **Nielsen GP, Rosenberg AE, Koerner FC, et al.** Smooth-muscle tumors of the vulva: a clinicopathological study of 25 cases and review of the literature. *Am J Surg Pathol* 1996;20:779–793.
210. **Tavassoli FA, Norris HJ.** Smooth muscle tumors of the vulva. *Obstet Gynecol* 1979;53:213–217.
211. **Ulbright TM, Brokaw SA, Stehman FB, et al.** Epithelioid sarcoma of the vulva. *Cancer* 1983;52:1462–1469.
212. **Bell J, Averette H, Davis J, et al.** Genital rhabdomyosarcoma: current management and review of the literature. *Obstet Gynecol Surv* 1986;41:257–263.
213. **Hays DM, Shimada H, Raney RB Jr, et al.** Clinical staging and treatment results in rhabdomyosarcoma of the female genital tract among children and adolescents. *Cancer* 1988;61:1893–1903.
214. **Harris NL, Scully RE.** Malignant lymphoma and granulocytic sarcoma of the uterus and vagina. *Cancer* 1984;53:2530–2545.
215. **Dudley AG, Young RH, Lawrence WD, et al.** Endodermal sinus tumor of the vulva in an infant. *Obstet Gynecol* 1983;61:76S–79S.
216. **Bottles K, Lacy CG, Goldberg J, et al.** Merkel cell carcinoma of the vulva. *Obstet Gynecol* 1984;63:61S–65S.
217. **Husseinzadeh N, Wesseler T, Newman N, et al.** Neuroendocrine (Merkel cell) carcinoma of the vulva. *Gynecol Oncol* 1988;29:105–112.
218. **Khoury-Collado F, Elliott KS, Lee YC, et al.** Merkel cell carcinoma of the Bartholin's gland. *Gynecol Oncol* 2005;97:928–931.
219. **Bock JE, Andreasson B, Thorn A, et al.** Dermatofibromasarcoma protuberans of the vulva. *Gynecol Oncol* 1985;20:129–133.
220. **Dehner LP.** Metastatic and secondary tumors of the vulva. *Obstet Gynecol* 1973;42:47–57.

CAPÍTULO 41

Doença Trofoblástica Gestacional

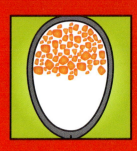

Ross S. Berkowitz, Neil S. Horowitz, Donald P. Goldstein

PONTOS-CHAVE

1. A doença trofoblástica gestacional (DTG) abrange um grupo de tumores inter-relacionados que incluem molas completas e parciais, molas invasoras, coriocarcinoma, tumor trofoblástico de sítio placentário (TTSP) e tumor trofoblástico epitelioide (TTE).

2. As molas completas e parciais diferem quanto a sua origem cromossômica, histopatologia, apresentação clínica e risco de neoplasia trofoblástica gestacional (tumor persistente-neoplasia trofoblástica gestacional [NTG]).

3. A gonadotrofina coriônica humana (hCG) é um marcador essencial de DTG para diagnosticar o desenvolvimento de NTG, monitorar a resposta à quimioterapia e a ocorrência de recidiva.

4. Podem ocorrer metástases após qualquer tipo de DTG, porém elas são mais comuns após gestações não molares e acometem com mais frequência o pulmão e a vagina.

5. A quimioterapia com um único agente produz uma elevada taxa de remissão na NTG não metastática e na NTG metastática de baixo risco.

6. A NTG de alto risco exige quimioterapia primária combinada, cirurgia para controlar as complicações da doença e em locais resistentes a fármacos e raramente radioterapia.

7. Após a obtenção de remissão com quimioterapia, as pacientes podem esperar uma reprodução futura normal.

A doença trofoblástica gestacional (DTG) é o termo utilizado para descrever o grupo heterogêneo de lesões inter-relacionadas que surgem em consequência da proliferação anormal dos trofoblastos placentários. As lesões da DTG são histologicamente distintas e podem ser benignas ou malignas. As lesões benignas consistem em molas hidatiformes, completas e parciais, enquanto as lesões malignas consistem em molas invasoras, tumores trofoblásticos de sítio placentário (TTSP), tumores trofoblásticos epitelioides (TTE) e coriocarcinoma. **Esse subgrupo de lesões malignas com propensões variáveis à invasão local e metástase é designado como neoplasia trofoblástica gestacional (NTG). As NTG estão entre os raros tumores humanos que podem ser curados até mesmo na presença de ampla disseminação.**[1,2] Embora as NTG se desenvolvam comumente após uma gravidez molar, elas podem ocorrer depois de qualquer evento gestacional, incluindo aborto induzido ou espontâneo, gravidez ectópica ou gravidez a termo.

MOLA HIDATIFORME

Epidemiologia

A incidência de gravidez molar no Japão (2:1.000 gestações) é, de acordo com os relatos, cerca de 3 vezes maior que a da Europa ou América do Norte (cerca de 0,6 a 1,1 por 1.000 gestações).[3] Em Taiwan, 1 em cada 125 gestações é molar, ao passo que nos EUA a incidência é de 1 em 1.500 nascidos vivos. A incidência das molas hidatiformes completa e parcial na Irlanda foi investigada por meio de exame de todos os produtos de concepção de abortos no primeiro e no segundo trimestres.[4] **Com base em uma revisão histopatológica completa, as incidências de mola hidatiforme completa e mola hidatiforme parcial foram de 1:1.945 e 1:695 gestações, respectivamente.**

Embora as variações observadas na incidência mundial da gravidez molar possam resultar em parte do relato de dados baseados em populações *versus* hospitalares, diversos estudos sugerem que a elevada incidência em algumas populações pode ser atribuída a fatores socioeconômicos e nutricionais. A incidência decrescente da gravidez molar na Coreia do Sul é atribuída a uma dieta mais ocidental e a uma melhora no padrão de vida.[5] Estudos de caso-controle realizados na Itália e nos EUA mostram que a taxa de mola completa aumenta com a diminuição do consumo de caroteno na dieta (precursor da vitamina A) e de gordura animal.[6,7] **A idade materna e a história reprodutiva influenciam a taxa de gravidez molar. As mulheres com 40 anos de idade correm risco 2 a 10 vezes maior de apresentar mola completa,** enquanto 1 em cada 3 gestações em mulheres com mais de 50 anos resulta em gravidez molar.[8,9] De modo semelhante, **as adolescentes apresentam um risco 7 vezes maior de desenvolver mola completa.**[8] **Esses achados sugerem que os óvulos de mulheres adolescentes e de idade mais avançada podem ser mais suscetíveis à fertilização anormal, resultando em mola hidatiforme completa.**

Dispõe-se de informações limitadas sobre os fatores de risco para gravidez molar parcial. As características epidemiológicas das molas completa e parcial parecem diferir de maneira significativa.[8-11] O risco de mola parcial está associado ao uso de contraceptivos orais e a uma história de irregularidade menstrual, mas não a fatores dietéticos.[10] Tampouco parece haver uma forte associação entre a idade materna e o risco de mola parcial.[8,9]

Patologia e citogenética

As molas hidatiformes podem ser classificadas como molas completas ou parciais, com base na morfologia macroscópica, na histopatologia e no cariótipo (Tabela 41.1).

Mola hidatiforme completa

As molas hidatiformes completas apresentam edema e hiperplasia trofoblástica característicos (Figura 41.1). Em geral, possuem cariótipo 46,XX, porém cerca de 10% têm cariótipo 46,XY.[12,13] **Os cromossomos da mola são totalmente de origem paterna,** com DNA mitocondrial de origem materna (Figura 41.2).[14] Em geral, as molas completas originam-se a partir de um óvulo fertilizado por um espermatozoide haploide que duplica seus próprios cromossomos. O núcleo do óvulo pode estar ausente ou inativado.[15]

Mola hidatiforme parcial

As molas hidatiformes parciais caracterizam-se pelos seguintes aspectos histopatológicos:[16]

1. Vilosidades coriônicas de tamanho variável, com edema hidatiforme focal, cavitação e hiperplasia trofoblástica.
2. Invaginações vilosas acentuadas.
3. Inclusões trofoblásticas proeminentes no estroma.
4. Tecidos embrionários ou fetais identificáveis.

As molas parciais possuem cariótipo triploide (69 cromossomos), e o conjunto haploide adicional de cromossomos provém do pai (Figura 41.3).[17] É possível que não existam molas parciais não triploides.[18] Quando um feto está presente em associação a uma mola parcial, ele geralmente exibe os estigmas da triploidia, incluindo retardo do crescimento e múltiplas malformações congênitas, como sindactilia e hidrocefalia (Figura 41.4).

Avanços no diagnóstico histopatológico

Quando se estabelece o diagnóstico precoce de gravidez molar no primeiro trimestre, o patologista pode ter dificuldade em diferenciar a mola hidatiforme completa da mola hidatiforme parcial ou de abortos hidrópicos, devido às vilosidades menores, à hiperplasia trofoblástica menos acentuada, ao estroma viloso mais primitivo e à menor necrose global.[19,20] O diagnóstico acurado pode ser facilitado pela citometria de fluxo para determinar a ploidia (molas diploides *versus* triploides)[21] e pela avaliação de biomarcadores de produtos gênicos com impressão paterna e expressão materna.[22] São identificados biomarcadores que utilizam genes impressos para diferenciar a mola completa e os abortos hidrópicos de outras gestações. Como as molas completas geralmente não têm cromossomos maternos, os produtos gênicos de impressão paterna, que normalmente são expressos apenas por cromossomos maternos, devem estar ausentes. Nas molas completas, os núcleos do estroma viloso e as células citotrofoblásticas não expressam p57, ao passo que todas as outras gestações, incluindo as molas parciais, caracterizam-se por imunocoloração nuclear nessas células. Assim, a mola completa é diploide e negativa para p57, um aborto hidrópico é diploide (algumas vezes, triploide) e positivo para p57, e uma mola parcial é triploide e positiva para p57.

Gravidez molar recorrente familiar

A avaliação de famílias com gravidez molar recorrente sugere que a desregulação da impressão parental normal de genes, com perda de genes de transcrição materna, tende a contribuir para a patogenia da gravidez molar. A mola hidatiforme recorrente familiar é um evento raro, que se caracteriza por mola hidatiforme completa recorrente de origem biparental, em vez da origem androgenética mais habitual.[23] O mapeamento genético mostra que, na maioria das famílias, o gene responsável, *NRLP7*, está localizado em uma região de 1,1 Mb no cromossomo 19q13.4. As mutações no gene resultam em desregulação da impressão na linhagem germinativa feminina, com desenvolvimento anormal de tecido embrionário e extraembrionário.

Características clínicas

As pacientes com gravidez molar completa são diagnosticadas cada vez mais cedo na gestação e tratadas antes do desenvolvimento dos sinais e sintomas clínicos clássicos. Isso é resultado de muitas mudanças ocorridas na prática clínica, como o uso frequente da dosagem da gonadotrofina coriônica humana (hCG) e da ultrassonografia transvaginal no início da gravidez em mulheres com pequeno sangramento vaginal e para definir a idade gestacional em mulheres assintomáticas. A seguir há uma descrição das características clínicas clássicas e atuais da gravidez molar completa.[24,25]

Mola hidatiforme completa

Sangramento vaginal

O sangramento vaginal constitui o sintoma mais comum que leva as pacientes a procurar tratamento na gravidez molar completa. Atualmente, a sua ocorrência é relatada em 46% das pacientes, em lugar dos relatos anteriores de 97% dos casos. Os tecidos molares podem separar-se da decídua e romper os vasos maternos, e grandes volumes de sangue retido distendem a cavidade endometrial. Como o sangramento vaginal pode ser considerável e

Tabela 41.1 — Características das molas hidatiformes completas e parciais.

Características	Mola completa	Mola parcial
Tecido fetal ou embrionário	Ausente	Presente
Edema hidatiforme das vilosidades coriônicas	Difuso	Focal
Hiperplasia trofoblástica	Difusa	Focal
Invaginação das vilosidades coriônicas	Ausente	Presente
Inclusões no estroma trofoblástico	Ausentes	Presentes
Cariótipo	46,XX (90%); 46,XY	Triploide

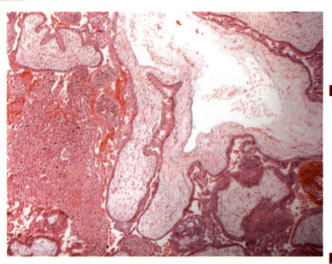

Figura 41.1 Fotomicrografia de mola completa, mostrando as vilosidades aumentadas com cavitação central e hiperplasia trofoblástica circundante.

prolongado, metade dessas pacientes no passado tinha anemia (nível de hemoglobina < 10 g/100 ml). Normalmente, a anemia está presente em apenas 5% das pacientes.

Tamanho excessivo do útero

O aumento excessivo do útero em relação à idade gestacional constitui um dos sinais clássicos de mola completa, embora estivesse presente em apenas cerca da metade das pacientes. Ocorre aumento excessivo do útero em apenas 28% das pacientes. A cavidade endometrial pode ser expandida pelo tecido coriônico e pelo sangue retido. Em geral, o tamanho excessivo do útero está associado a níveis acentuadamente elevados de hCG, visto que o aumento do útero resulta, em parte, do crescimento trofoblástico excessivo.

Pré-eclâmpsia

A pré-eclâmpsia era observada em 27% das pacientes com mola hidatiforme completa. A pré-eclâmpsia é atualmente relatada em apenas 1 de cada 74 pacientes com mola completa na primeira consulta. Embora a pré-eclâmpsia esteja associada à hipertensão, proteinúria e hiper-reflexia, é rara a ocorrência de convulsões eclâmpticas. A pré-eclâmpsia desenvolve-se quase exclusivamente em pacientes com tamanho excessivo do útero e níveis acentuadamente elevados de hCG. Deve-se considerar a possibilidade de mola hidatiforme sempre que houver desenvolvimento de pré-eclâmpsia no início da gravidez.

Hiperêmese gravídica

Historicamente, ocorria hiperêmese que exigia o uso de antieméticos ou reposição hidreletrolítica intravenosa (IV) em um quarto das mulheres com mola completa, particularmente naquelas com tamanho excessivo do útero e níveis acentuadamente elevados de hCG. Pode-se observar o desenvolvimento de distúrbios eletrolíticos graves, que exigem tratamento com líquidos parenterais. Normalmente, 8% das pacientes apresentam hiperêmese.

Hipertireoidismo

O hipertireoidismo clinicamente evidente era observado em 7% das pacientes com gestação molar completa. Essas mulheres podem apresentar taquicardia, pele quente e tremor, e o diagnóstico pode ser confirmado pela detecção de níveis séricos elevados de tiroxina livre (T_4) livre e tri-iodotironina (T_3). É raro haver evidências clínicas de hipertireoidismo na mola completa.

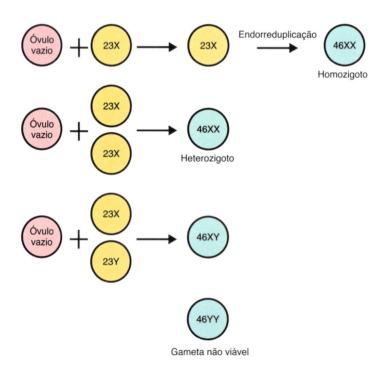

Figura 41.2 Cariótipo da mola hidatiforme completa.

Capítulo 41 • Doença Trofoblástica Gestacional 1143

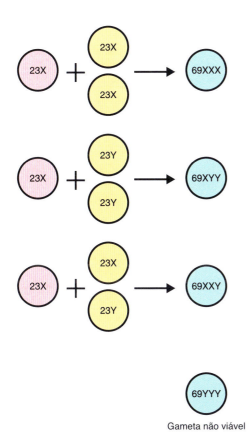

Figura 41.3 Cariótipo da mola hidatiforme parcial.

A anestesia ou a cirurgia podem precipitar uma tempestade tireoidiana. Desta forma, se houver suspeita de hipertireoidismo antes da indução de anestesia para evacuação molar, deve-se administrar bloqueadores beta-adrenérgicos. A tempestade tireoidiana pode se manifestar na forma de hipertermia, delírio, convulsões, taquicardia, insuficiência cardíaca de alto débito ou colapso cardiovascular. A administração de agentes bloqueadores beta-adrenérgicos evita ou reverte rapidamente muitas das complicações metabólicas e cardiovasculares da tempestade tireoidiana. Após a evacuação molar, observa-se uma rápida normalização dos resultados das provas de função da tireoide.

Ocorre hipertireoidismo quase exclusivamente em pacientes com níveis muito elevados de hCG. Alguns pesquisadores sugeriram que a hCG é o estimulador da tireoide em mulheres com gravidez molar, uma vez que foram observadas correlações positivas entre os níveis séricos de hCG e as concentrações totais de T_4 ou T_3. Entretanto, em um estudo em que foi realizada a avaliação da função tireoidiana em 47 pacientes com mola completa, não foi constatada nenhuma correlação significativa entre os níveis séricos de hCG e os valores séricos do índice de T_4 livre ou índice de T_3 livre.[26] Embora alguns pesquisadores tenham especulado sobre a existência de uma tireotropina coriônica distinta, essa substância ainda não foi isolada.

Embolização trofoblástica

Raramente ocorre angústia respiratória em pacientes com mola completa. Em geral, é diagnosticada em pacientes com aumento excessivo do útero e níveis acentuadamente elevados de hCG. Essas pacientes podem apresentar dor torácica, dispneia, taquipneia e taquicardia e sofrer angústia respiratória intensa durante e após a evacuação molar. Em geral, a ausculta do tórax revela estertores difusos, e a radiografia do tórax às vezes mostra infiltrados pulmonares bilaterais. Em geral, ocorre resolução da angústia respiratória em 72 horas com suporte cardiopulmonar. Em algumas circunstâncias, as pacientes podem necessitar de ventilação mecânica. A insuficiência respiratória pode resultar de embolização trofoblástica e das complicações cardiopulmonares da tempestade tireoidiana, da pré-eclâmpsia e da reposição maciça de líquido.

Cistos tecaluteínicos ovarianos

Observa-se o desenvolvimento de grandes cistos tecaluteínicos ovarianos (6 cm de diâmetro) em cerca da metade das pacientes com mola completa.[27] Os cistos tecaluteínicos ovarianos resultam de níveis elevados de hCG que provocam hiperestimulação ovariana.[28] Como o útero pode estar excessivamente aumentado, é difícil palpar os cistos tecaluteínicos durante o exame físico, entretanto, a ultrassonografia pode documentar de maneira acurada a sua presença e tamanho. **Após evacuação molar, os cistos tecaluteínicos normalmente regridem espontaneamente em 2 a 4 meses.**

Os cistos tecaluteínicos grandes podem causar sintomas de compressão e ser descomprimidos por meio de aspiração dirigida por laparoscopia ou ultrassonografia. Se houver desenvolvimento de dor pélvica aguda, efetua-se uma laparoscopia para avaliar a possibilidade de torção ou ruptura do cisto.

Mola hidatiforme parcial

Em geral, as pacientes com mola hidatiforme parcial não apresentam as manifestações clínicas dramáticas que caracterizam a gravidez molar completa. **Essas pacientes apresentam sinais e sintomas de aborto incompleto ou retido, e a mola parcial é diagnosticada após exame histopatológico do tecido obtido por curetagem.**[29]

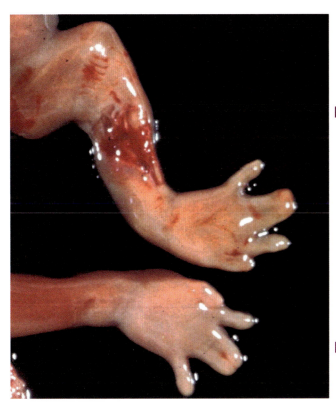

Figura 41.4 Fotomicrografia da mão de um feto, mostrando a sindactilia. O feto tinha cariótipo triploide, e os tecidos coriônicos eram uma mola parcial.

Em um levantamento de 81 pacientes com mola parcial, o principal sinal inicial consistiu em sangramento vaginal, que ocorreu em 59 pacientes (72,8%).[30] Foi constatada a presença de aumento excessivo do útero e pré-eclâmpsia em três (3,7%) e em duas (2,5%) pacientes, respectivamente. Nenhuma paciente apresentou cistos tecaluteínicos ovarianos, hiperêmese ou hipertireoidismo. O diagnóstico clínico inicial foi de aborto incompleto ou retido em 74 pacientes (91,3%) e de mola hidatiforme em cinco pacientes (6,2%). Os níveis de hCG pré-evacuação foram medidos em 30 pacientes e estavam acima de 100 mil mUI/mℓ em duas dessas pacientes (6,6%).

História natural

Mola hidatiforme completa

As molas completas têm um potencial de invasão local e disseminação. **Após a evacuação molar, ocorre invasão uterina em 15% das pacientes, e são observadas metástases em 4%.**[27]

Em uma revisão de 858 pacientes com mola hidatiforme completa no New England Trophoblastic Disease Center (NETDC), foi constatado que dois quintos das pacientes que procuraram tratamento apresentaram os seguintes sinais de proliferação trofoblástica acentuada:

1. **Nível de hCG superior a 100 mil mUI/mℓ.**
2. **Aumento excessivo do útero.**
3. **Cistos tecaluteínicos de 6 cm de diâmetro ou mais.**

Nessa revisão, as pacientes com qualquer um desses sinais foram consideradas de alto risco para o desenvolvimento de **tumor pós-molar.** Após evacuação molar, ocorreu invasão uterina em 31%, e foi constatado o desenvolvimento de metástase em 8,8% das 352 pacientes de alto risco. Nas 506 pacientes de baixo risco, foi constatada uma invasão em apenas 3,4%, e ocorreram metástases em 0,6%.

As pacientes de mais idade correm risco aumentado de desenvolver NTG pós-molar. Um estudo relatou o desenvolvimento de tumor persistente após gravidez molar completa em 37% das mulheres com mais de 40 anos de idade,[27] ao passo que, em outro estudo, esse achado ocorreu em 60% das mulheres com mais de 50 anos.[31]

Mola hidatiforme parcial

Observa-se o desenvolvimento de tumor persistente, habitualmente não metastático, em cerca de 1 a 4% das pacientes com mola parcial, e a quimioterapia é necessária para obter remissão.[32] As pacientes que desenvolvem doença persistente não apresentam características clínicas ou histopatológicas distintas.[33]

Diagnóstico

A ultrassonografia constitui uma técnica confiável e sensível para o diagnóstico de gravidez molar completa. Como as vilosidades coriônicas apresentam edema hidrópico difuso, as molas completas produzem um padrão vesicular característico na ultrassonografia já no primeiro trimestre **(Figura 41.5)**.

A ultrassonografia pode contribuir para o diagnóstico de gravidez molar parcial, pela demonstração de espaços císticos focais nos tecidos placentários e de aumento do diâmetro transversal do saco gestacional.[34] Na presença desses critérios, o valor preditivo positivo de mola parcial é de 90%.

Tratamento

Uma vez diagnosticada a gravidez molar, avalia-se a paciente à procura de complicações clínicas associadas, incluindo pré-eclâmpsia, hipertireoidismo, desequilíbrio eletrolítico e anemia. Após a estabilização da condição da paciente, é necessário decidir o método mais apropriado de evacuação.

Curetagem por aspiração

A curetagem por aspiração constitui o método preferido de evacuação, independentemente do tamanho do útero, em pacientes que desejam preservar a fertilidade.[32] Esse método envolve as seguintes etapas:

1. **Infusão de ocitocina:** esse procedimento é iniciado antes da indução da anestesia.
2. **Dilatação cervical:** durante a dilatação do colo do útero, o sangramento uterino frequentemente aumenta. O sangue retido na cavidade endometrial pode ser expelido durante a dilatação cervical. O sangramento uterino ativo não deve impedir a conclusão imediata da dilatação cervical.
3. **Curetagem por aspiração:** poucos minutos após iniciar a curetagem por aspiração, o tamanho do útero pode diminuir acentuadamente, e o sangramento será bem controlado. Recomenda-se fortemente o uso de uma cânula de 12 mm para facilitar a evacuação. Se o tamanho do útero for maior que o correspondente a 14 semanas de gestação, deve-se colocar uma das mãos sobre o fundo, e o útero deve ser massageado para estimular a contração uterina e diminuir o risco de perfuração.
4. **Curetagem:** quando a evacuação por aspiração é considerada concluída, efetua-se uma curetagem delicada para remover qualquer tecido molar residual.

Como as células trofoblásticas expressam o fator RhD, é necessário administrar imunoglobulina Rh às pacientes Rh negativas por ocasião da evacuação.

Histerectomia

Se a paciente desejar a esterilização cirúrgica, pode-se efetuar uma histerectomia com a mola *in situ*. Os ovários podem ser preservados no momento da cirurgia mesmo na presença de grandes cistos tecaluteínicos. Os grandes cistos ovarianos podem ser descomprimidos por aspiração. A histerectomia não evita a ocorrência de metástase e as pacientes ainda necessitam de acompanhamento com avaliação dos níveis de hCG.

Quimioterapia profilática

O uso de quimioterapia profilática por ocasião da evacuação molar é controverso. A discussão concentra-se na adequação de expor todas as pacientes a um tratamento potencialmente tóxico, quando apenas cerca de 20% correm risco de desenvolver tumor persistente.

Em um estudo de 247 pacientes com gravidez molar completa que foram tratadas de modo profilático com um único ciclo de *actinomicina D (ActD)* por ocasião da evacuação, houve desenvolvimento de invasão uterina em 10 pacientes (4%), porém nenhuma teve metástase.[35] Todas as 10 pacientes com invasão uterina obtiveram remissão depois de um ciclo adicional de quimioterapia. **A quimioterapia profilática evitou a ocorrência de metástases e reduziu a incidência e a morbidade de invasão uterina.**

Em dois estudos randomizados prospectivos de quimioterapia profilática em pacientes com mola completa, foi detectada uma

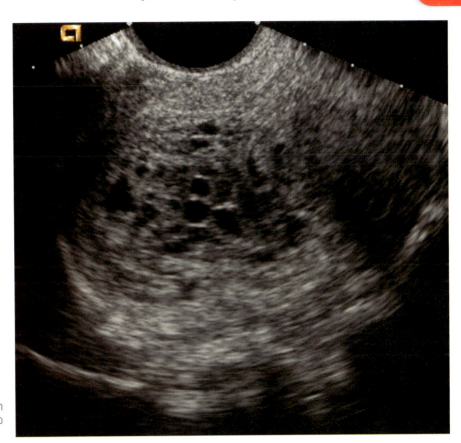

Figura 41.5 Ultrassonografia do útero, mostrando um padrão típico de mola hidatiforme completa. Observe o padrão vesicular característico.

redução significativa do tumor persistente em pacientes com molas de alto risco que receberam quimioterapia profilática (47 e 50% *versus* 14%).[36,37] **A profilaxia pode ser particularmente útil no manejo da gravidez molar completa de alto risco, particularmente quando a avaliação da hCG para acompanhamento não está disponível ou não é confiável.**[38]

Acompanhamento

Gonadotrofina coriônica humana

Após evacuação molar, as pacientes devem ser monitoradas com determinações semanais dos níveis de subunidade β da hCG até que esses níveis se normalizem por 3 semanas consecutivas, seguidas de determinações mensais por 6 meses consecutivos.[39] O tempo médio para alcançar o primeiro nível normal de hCG após a evacuação é de cerca de 9 semanas.[40] **Após alcançar níveis séricos indetectáveis de hCG, o risco de desenvolvimento de NTG aproxima-se de zero.**[41-43] Se esses achados forem confirmados, é possível abreviar com segurança o acompanhamento dos níveis pós-molares de hCG.

Contracepção

As pacientes são incentivadas a utilizar uma contracepção eficaz durante todo o acompanhamento da hCG. Em virtude do risco potencial de perfuração uterina, sangramento e infecção, não se deve utilizar nenhum dispositivo intrauterino até que a paciente obtenha um nível normal de hCG. Se a paciente não desejar a esterilização cirúrgica, utilizam-se contraceptivos orais ou métodos de barreira.

Foi relatada uma incidência aumentada de tumor persistente pós-molar entre pacientes que utilizavam contraceptivos orais antes da remissão da gonadotrofina.[44] Entretanto, dados de um ensaio clínico prospectivo e de outros centros indicam que o uso de contraceptivos orais não aumenta o risco de doença trofoblástica pós-molar.[45-47] **Parece que os contraceptivos orais podem ser utilizados com segurança após evacuação molar durante todo o período de acompanhamento dos níveis hormonais.**

NEOPLASIA TROFOBLÁSTICA GESTACIONAL

Doença não metastática

A NTG localmente invasiva desenvolve-se em cerca de 15% das pacientes após evacuação de uma mola completa e, raramente, após outras gestações.[1] Em geral, essas pacientes apresentam os seguintes sintomas:

1. Sangramento vaginal irregular.
2. Cistos tecaluteínicos.
3. Subinvolução ou aumento assimétrico do útero.
4. Elevação persistente dos níveis séricos de hCG.

O tumor trofoblástico pode perfurar o miométrio, causando sangramento intraperitoneal, ou provocar erosão dos vasos uterinos, causando hemorragia vaginal. O tumor necrótico volumoso pode acometer a parede uterina e servir como local de infecção. As pacientes com sepse uterina às vezes apresentam corrimento vaginal purulento e dor pélvica aguda.

Após evacuação molar, a NTG persistente pode exibir as características histopatológicas de molas hidatiformes ou do coriocarcinoma. Após uma gravidez não molar, a NTG persistente sempre possui o padrão histopatológico do coriocarcinoma. A caracterização histopatológica do coriocarcinoma depende de lâminas de sinciciotrofoblasto e citotrofoblasto anaplásico sem vilosidades coriônicas.

Tumor trofoblástico de sítio placentário e tumor trofoblástico epitelioide

O TTSP e o TTE são variantes incomuns, porém importantes, de NTG, que consistem predominantemente em trofoblasto intermediário.[48] No que concerne à sua massa, esses tumores produzem pequenas quantidades de hCG e de hormônio lactogênio placentário humano (hPL) e tendem a permanecer confinados ao útero, produzindo metástases posteriormente durante a sua evolução. **Diferentemente de outros tumores trofoblásticos, eles são relativamente insensíveis à quimioterapia.**

Doença metastática

A NTG metastática ocorre em cerca de 4% das pacientes após evacuação de mola completa, entretanto, é observada com mais frequência quando a NTG desenvolve-se após gestações não molares.[1] Em geral, a NTG metastatiza como coriocarcinoma, em virtude de sua tendência à invasão vascular precoce com ampla disseminação. Com frequência, os tumores trofoblásticos são irrigados por vasos frágeis e são habitualmente hemorrágicos. Os sintomas das metástases podem resultar do sangramento espontâneo em focos metastáticos. Os locais mais comuns de metástases são: os pulmões (80%), a vagina (30%), a pelve (20%), o fígado (10%) e o encéfalo (10%).

Pulmonar

Por ocasião do diagnóstico, o comprometimento pulmonar é visível na radiografia de tórax em 80% das pacientes com NTG metastática. As pacientes com metástases pulmonares podem apresentar dor torácica, tosse, hemoptise, dispneia ou lesão assintomática visível na radiografia de tórax. Os sintomas respiratórios podem ser agudos ou crônicos, persistindo por muitos meses.

A NTG pode produzir quatro padrões pulmonares principais:

1. Padrão alveolar ou "em nevasca".
2. Densidades arredondadas distintas.
3. Derrame pleural.
4. Padrão embólico causado por oclusão arterial pulmonar.

Como os sintomas respiratórios e os achados radiológicos muitas vezes são graves, pode-se pensar que a paciente tenha uma doença pulmonar primária. Algumas pacientes com comprometimento pulmonar extenso têm sintomas ginecológicos mínimos, ou são assintomáticas, visto que os órgãos reprodutivos podem não apresentar tumor trofoblástico. O diagnóstico de NTG é confirmado apenas após a realização de toracotomia, particularmente em pacientes com gravidez prévia não molar.

Observa-se o desenvolvimento de hipertensão pulmonar em pacientes com NTG secundária à oclusão da artéria pulmonar por êmbolos trofoblásticos. O desenvolvimento de insuficiência respiratória precoce com necessidade de intubação está associado a um desfecho clínico ruim.[49]

Vaginal

Ocorrem metástases vaginais em 30% das pacientes com tumor metastático. Essas lesões são muito vascularizadas e podem apresentar sangramento vigoroso quando se efetua uma biopsia. As metástases para a vagina podem ocorrer nos fórnices ou na região suburetral e provocar sangramento irregular ou corrimento purulento.

Hepática

Ocorrem metástases hepáticas em 10% das pacientes com tumor trofoblástico disseminado. Há comprometimento hepático quando acontece uma grande demora no estabelecimento do diagnóstico e a paciente apresenta uma extensa carga tumoral. Pode haver dor epigástrica ou no quadrante superior direito se a cápsula hepática for distendida por metástases. As lesões hepáticas podem ser hemorrágicas, causando ruptura hepática e sangramento intraperitoneal intenso.

Sistema nervoso central

A doença trofoblástica metastática acomete o encéfalo em 10% das pacientes. O acometimento do encéfalo é observado em pacientes com doença avançada. Praticamente todas as pacientes com metástase cerebral apresentam acometimento pulmonar ou vaginal concomitante, ou ambos. Como as lesões cerebrais frequentemente sofrem hemorragia espontânea, a maioria das pacientes apresenta déficits neurológicos focais agudos.[50,51]

Estadiamento e escore prognóstico

Estadiamento

Um sistema de estadiamento anatômico para a NTG foi adotado pela International Federation of Gynecology and Obstetrics (FIGO) (Tabela 41.2). Espera-se que esse sistema de estadiamento incentive a comparação objetiva dos dados de vários centros.[52]

Estágio I: as pacientes apresentam elevação persistente dos níveis de hCG e tumor confinado ao corpo do útero.

Estágio II: as pacientes apresentam metástases para o sistema genital (anexos, ligamento largo, vagina).

Estágio III: as pacientes apresentam metástases pulmonares, com ou sem comprometimento uterino, vaginal ou pélvico. O diagnóstico baseia-se na elevação do nível de hCG na presença de lesões pulmonares identificadas em radiografia simples de tórax e não em tomografia computadorizada (TC).

Estágio IV: as pacientes apresentam doença avançada e comprometimento do encéfalo, fígado, rins ou do trato gastrintestinal. Essas pacientes encontram-se na categoria de risco mais alto, uma vez que elas têm mais probabilidade de apresentar resistência à quimioterapia. Em geral, verifica-se a presença de coriocarcinoma e a doença ocorre comumente após uma gravidez não molar.

Sistema de escore prognóstico

Além do estadiamento anatômico, é importante considerar outras variáveis para prever a probabilidade de resistência farmacológica e auxiliar na seleção da quimioterapia apropriada.[53] **Um sistema de escore prognóstico proposto pela Organização Mundial da Saúde fornece uma previsão confiável da possibilidade de resistência à quimioterapia** (Tabela 41.3).

Quando o escore prognóstico é superior a seis, a paciente é classificada na categoria de alto risco e necessita de terapia multimodal, que inclui quimioterapia combinada intensiva e pode incluir cirurgia e radioterapia para obter remissão. Em

Capítulo 41 • Doença Trofoblástica Gestacional

Tabela 41.2 Estadiamento dos tumores trofoblásticos gestacionais.

Estágio I	Doença confinada ao útero
Estágio II	NTG com extensão extrauterina, porém limitada a estruturas genitais (anexos, vagina, ligamento largo)
Estágio III	NTG com extensão para os pulmões, com ou sem acometimento conhecido do sistema genital
Estágio IV	Todos os outros locais de metástase

geral, as pacientes com doença no estágio I apresentam um escore de baixo risco, enquanto aquelas com doença em estágio IV têm um escore de alto risco. A distinção entre baixo e alto risco aplica-se principalmente a pacientes com doença em estágio II ou III.

Avaliação diagnóstica

O tratamento ideal da NTG persistente exige uma avaliação completa da extensão da doença antes do início do tratamento. **Todas as pacientes com NTG persistente devem ser submetidas a uma cuidadosa avaliação antes do tratamento, que deve incluir:**

1. Anamnese e exame físico completos.
2. Medição do nível sérico de hCG.
3. Provas da função hepática, tireoidiana e renal.
4. Determinação das contagens de leucócitos e plaquetas no sangue periférico.

A investigação de metástases deve incluir:

1. Radiografia ou TC do tórax (ver a seguir sobre micrometástases).
2. Ultrassonografia ou TC do abdome e da pelve.
3. TC ou ressonância magnética (RM) da cabeça, quando indicado.

Quando os achados do exame pélvico e da radiografia de tórax são negativos, o acometimento metastático de outros locais é incomum.

A ultrassonografia e a TC ou RM do fígado detectam a maioria das metástases hepáticas em pacientes com provas de função hepática anormais. A TC ou a RM da cabeça facilitam o diagnóstico precoce de lesões cerebrais assintomáticas. A TC do tórax pode detectar micrometástases que não são visíveis à radiografia de tórax. A TC do tórax demonstra a presença de micrometástases pulmonares em cerca de 40% das pacientes com doença não metastática suspeita.[54] Não foi constatado que a presença de micrometástases pulmonares possa modificar de maneira substancial o desfecho clínico.

Em pacientes com coriocarcinoma ou com doença metastática, é possível medir os níveis de hCG no líquido cerebrospinal (LCS), de modo a excluir a possibilidade de acometimento do encéfalo se os resultados da TC ou da RM do encéfalo forem normais. A razão entre hCG plasmática e do LCE tende a ser inferior a 60 na presença de metástases cerebrais.[55] Uma única relação entre hCG plasmática e do LCS pode ser enganosa, porque as rápidas alterações dos níveis plasmáticos de hCG podem não se refletir imediatamente no LCS.[56]

A ultrassonografia pélvica parece ser útil na detecção de acometimento trofoblástico extenso do útero e pode ajudar na identificação de locais de tumor uterino resistente à quimioterapia.[57] Como a ultrassonografia detecta de maneira acurada e não invasiva a presença de tumor uterino extenso, ela auxilia a identificar pacientes que seriam beneficiadas pela histerectomia.

Tratamento da NTG

A Tabela 41.4 apresenta um protocolo para o tratamento da NTG.

Doença de baixo risco

A NTG de baixo risco inclui pacientes com NTG não metastática (estágio I) e metastática com escore prognóstico inferior a 7. Em pacientes com doença em estágio I, a escolha do tratamento baseia-se principalmente no desejo da paciente de preservar a fertilidade.

Histerectomia mais quimioterapia

Se a paciente não desejar preservar a fertilidade, o tratamento primário pode consistir em histerectomia com quimioterapia adjuvante com um único agente. A quimioterapia adjuvante é administrada por três razões:

1. Para reduzir a probabilidade de disseminação de células tumorais viáveis durante a cirurgia.

Tabela 41.3 Sistema de escore com base nos fatores de prognóstico.

	0	1	2	4
Idade (anos)	≤ 39	> 39		
Gravidez prévia	Mola hidatiforme	Aborto	A termo	
Intervalo entre o final da gravidez anterior e o início da quimioterapia (meses)	< 4	4 a 6	7 a 12	> 12
Gonadotrofina coriônica humana (UI/ℓ) por ocasião do diagnóstico de NTG	< 10^3	10^3–10^4	10^4–10^5	> 10^5
Grupos ABO		0 ou A	B ou AB	
Tumor maior, incluindo uterino (cm)	< 3	3 a 5	> 5	
Local de metástases		Baço, rim	Trato GI	Encéfalo, fígado
Número de metástases		1 a 3	4 a 8	> 8
Quimioterapia prévia			1 fármaco	≥ 2 comprimidos

[a] O escore total de uma paciente é obtido pelo somatório dos pontos individuais de cada fator de prognóstico. Escore total: < 7, baixo risco; ≥ 7, alto risco.

Tabela 41.4 Protocolo para o tratamento da NTG.

Estágio I	
Inicial	Quimioterapia com um único agente ou histerectomia com quimioterapia adjuvante
Resistente	Quimioterapia combinada
	Histerectomia com quimioterapia adjuvante
	Ressecção local
	Infusão pélvica
Estágios II e III	
Baixo risco[a]	
Inicial	Quimioterapia com um único agente
Resistente	Quimioterapia combinada
Alto risco[a]	
Inicial	Quimioterapia combinada
Resistente	Quimioterapia combinada de segunda linha
Estágio IV	
Inicial	Quimioterapia combinada
Encéfalo	Radioterapia total da cabeça (3.000 cGy)
	Craniotomia para tratamento das complicações
Fígado	Ressecção ou embolização para tratamento das complicações
Resistente[a]	Quimioterapia combinada de segunda linha
	Infusão arterial hepática

[a]Ressecção local opcional.

2. Para manter um nível citotóxico de quimioterapia na corrente sanguínea e nos tecidos em caso de disseminação de células tumorais viáveis durante a cirurgia.
3. Para tratar quaisquer metástases ocultas que possam estar presentes por ocasião da cirurgia.

A quimioterapia pode ser administrada com segurança por ocasião da histerectomia sem aumentar o risco de sangramento ou de sepse. Em uma série de 31 pacientes tratadas com histerectomia primária e um único ciclo de quimioterapia adjuvante, todas obtiveram uma remissão completa sem tratamento adicional.[58]

A histerectomia é realizada em todas as pacientes com **TTSP e TTE em estágio I.** Como o TTSP e o TTE são relativamente resistentes à quimioterapia, a histerectomia constitui o tratamento curativo mais correto para uma suposta doença não metastática. As pacientes com TTSP metastático ainda podem obter uma remissão, porém seus tumores são menos sensíveis à quimioterapia.[59]

Quimioterapia isolada

5 A quimioterapia com um único agente constitui o tratamento preferido em pacientes com doença em estágio I que desejam preservar a fertilidade.[60] No NETDC, de julho de 1965 a dezembro de 2016, a quimioterapia primária com agente único foi administrada a 592 pacientes com NTG em estágio I, e 487 pacientes (82,3%) obtiveram uma remissão completa. As outras 105 pacientes com doença resistente alcançaram subsequentemente a remissão após quimioterapia combinada ou intervenção cirúrgica.

6 **Quando a doença é resistente à quimioterapia com um único agente e a paciente deseja preservar a fertilidade, deve-se administrar quimioterapia combinada.** Se a doença for resistente à monoquimioterapia e à quimioterapia combinada, e a paciente quiser preservar a sua fertilidade, deve-se considerar a ressecção uterina local. Quando se planeja uma ressecção local, a ultrassonografia, a RM, a tomografia por emissão de pósitrons (PETSCAN) ou a arteriografia pré-operatórias podem ajudar a definir o local do tumor resistente.

Neoplasia trofoblástica gestacional metastática de baixo risco (estágios II e III)

Metástases vaginais e pélvicas

5 A doença de baixo risco tratada com quimioterapia primária com um único agente apresenta uma elevada taxa de remissão (cerca de 80%), diferentemente da doença de alto risco que habitualmente não apresenta remissão com tratamento com um único fármaco e exige tratamento com quimioterapia combinada intensiva primária.

Pode ocorrer sangramento profuso das metástases vaginais, já que elas são altamente vascularizadas e friáveis. Quando o sangramento é substancial, ele pode ser controlado por meio de tamponamento vaginal ou excisão local ampla. Raramente pode ser necessária uma embolização arteriográfica das artérias hipogástricas para controlar a hemorragia dessas metástases.[61]

Metástases pulmonares

No NETDC, de julho de 1965 a dezembro de 2016, das 168 pacientes com doença de baixo risco nos estágios II ou III, 130 (77,3%) obtiveram uma remissão completa por meio de quimioterapia com um único agente. As outras 38 pacientes (22,6%) que tinham doença resistente ao tratamento com um único agente obtiveram remissão subsequente com quimioterapia combinada.

Toracotomia

6 A toracotomia desempenha um papel limitado, porém importante, no tratamento das metástases pulmonares. **Se uma paciente apresentar metástase pulmonar viável persistente após quimioterapia intensiva, a toracotomia é indicada para excisar o foco resistente.** Deve-se proceder a uma investigação completa das metástases antes da cirurgia, de modo a excluir outros locais de doença persistente. É importante reconhecer que os nódulos pulmonares fibróticos podem persistir indefinidamente em radiografias de tórax, mesmo após a obtenção de uma remissão completa da gonadotrofina. Em pacientes submetidas à toracotomia para doença resistente, a quimioterapia deve ser administrada no período pós-operatório, para tratamento dos possíveis locais de micrometástases ocultas.

Histerectomia

6 A histerectomia pode ser necessária em pacientes com doença metastática para controlar a hemorragia uterina ou a sepse.
6 Em pacientes com tumor uterino extenso, é possível reduzir de maneira substancial a carga de tumor trofoblástico com a histerectomia, e limitar a necessidade de múltiplos ciclos de quimioterapia.[62]

Acompanhamento

3 Todas as pacientes com NTG são acompanhadas com:

1. Medição semanal dos níveis de hCG até a sua normalização por 3 semanas consecutivas.
2. Medição mensal dos valores de hCG, até que os níveis estejam normais por 12 meses consecutivos.
3. Contracepção efetiva durante todo o período de acompanhamento hormonal.

Neoplasia trofoblástica gestacional metastática de alto risco (estágios II a IV)

6 Todas as pacientes com NTG de alto risco (estágios II a V) devem ser tratadas com quimioterapia combinada intensiva primária e uso seletivo de radioterapia e cirurgia. Entre julho de 1965 e dezembro de 2016, das 144 pacientes com NTG de alto risco nos estágios II a IV, tratadas no NETDC, 121 (84%) obtiveram uma remissão completa. Antes de 1975, quando a terapia com um único agente era utilizada principalmente no tratamento de pacientes com NTG em estágio IV, apenas seis de 20 pacientes (30%) alcançaram uma remissão completa. A partir de 1975, 25 de 33 pacientes (75,7%) obtiveram remissão. Esse aumento da sobrevida resultou do uso de terapia multimodal, incluindo quimioterapia combinada primária em associação com radioterapia e tratamento cirúrgico. As pacientes com doença em estágio IV correm maior risco de desenvolver tumores rapidamente progressivos e resistentes, apesar da terapia multimodal intensiva. Essas pacientes devem ser encaminhadas a centros especializados no tratamento da doença trofoblástica.

Metástases hepáticas

O tratamento da metástase hepática resistente é particularmente difícil.[63] Se uma paciente se tornar resistente à quimioterapia sistêmica, a infusão do agente quimioterápico na artéria hepática pode induzir remissão completa em casos selecionados. Às vezes, há necessidade de efetuar uma ressecção hepática para controlar o sangramento agudo ou excisar um foco de tumor resistente. Novas técnicas de embolização arterial podem reduzir a necessidade de intervenção cirúrgica.

Metástases cerebrais

No NETDC, as metástases cerebrais são tratadas com radiação total do encéfalo (3.000 cGy em 10 frações) ou radiocirurgia estereotáxica **6** em associação com quimioterapia combinada. **Como a radioterapia pode ser hemostática e tumoricida, o risco de hemorragia cerebral espontânea pode ser reduzido pelo uso concomitante de quimioterapia combinada e radioterapia cerebral.** Foram relatadas taxas de remissão excelentes (86%) em pacientes com metástases cranianas tratadas com quimioterapia combinada IV intensiva e *metotrexato* (*MTX*) intratecal.[64]

Craniotomia

6 A craniotomia pode ser necessária para a descompressão aguda ou para o controle do sangramento. Deve ser realizada para tratar as complicações potencialmente fatais, para que a paciente seja curada com quimioterapia. Em um estudo de seis pacientes,[65] o uso da craniotomia para controlar o sangramento levou a uma remissão completa em três pacientes. Raramente, metástases cerebrais resistentes à quimioterapia podem responder à ressecção local.[66] As pacientes com metástases cerebrais que obtêm remissão sustentada geralmente não apresentam déficits neurológicos residuais.

Acompanhamento

A **Figura 41.6** apresenta um algoritmo para o manejo da NTG persistente.

QUIMIOTERAPIA

Tratamento com um único agente

5 A quimioterapia com um único agente *ActD* ou *MTX* produziu taxas de remissão comparáveis e excelentes tanto na NTG não metastática como na NTG metastática de baixo risco.[67] Dispõe-se de vários protocolos que utilizam esses fármacos. A *ActD* pode ser administrada em semanas alternadas em um esquema de 5 dias ou de modo pulsátil. De forma semelhante, o *MTX* pode ser administrado em um esquema de 5 ou 8 dias ou de maneira pulsátil semanalmente.[68,69] Nenhum estudo até hoje comparou esses vários protocolos em relação ao sucesso obtido. Um esquema ideal deve maximizar a taxa de resposta e ao mesmo tempo minimizar a morbidade e o custo.

Um importante ensaio clínico randomizado de fase III, que examinou o uso do *MTX* e da *ActD* no tratamento da NTG de baixo risco, foi publicado pelo Gynecologic Oncology Group (GOG).[70] Nesse estudo, 206 pacientes foram randomizadas para receber tratamento quinzenal com *ActD*, em *bolus* de 1,25 mg/m^2 IV, ou *MTX* semanalmente, 30 mg/m^2 por via intramuscular (IM). A taxa de remissão foi de 58% no braço do *MTX* e de 73% no braço da *ActD*. Esses resultados sugerem que a *ActD* é superior ao esquema semanal de *MTX* no tratamento da NTG de baixo risco. Antes de recomendar a *ActD* em pulso como modalidade primária no tratamento de pacientes com NTG de baixo risco, é importante estar atento para a possibilidade de toxicidade significativa desse esquema em comparação com o *MTX*. Nesse estudo, todas as pacientes com doença de baixo risco alcançaram finalmente a remissão, independentemente da resposta inicial. Quanto à eficácia real comparativa desses fármacos, seria prudente comparar o esquema quinzenal de *ActD* com os esquemas de *MTX* por 5 ou 8 dias mais comumente utilizados, que oferecem uma alta taxa de remissão inicial com toxicidade mínima. O GOG tentou repetir um ensaio clínico randomizado utilizando esses esquemas, porém ele foi encerrado precocemente por falta de compilação dos dados. Uma metanálise, realizada em 2016, de sete ensaios clínicos controlados e randomizados indicou que a existência de uma heterogeneidade substancial fez com que fosse difícil ter confiança em decidir o agente isolado preferido.[67]

A administração de *metotrexato* com ácido folínico (*MTX*-FA) na NTG para limitar a toxicidade sistêmica foi relatada pela primeira vez em 1964.[71] Foi confirmado que o *MTX*-FA é efetivo e seguro no tratamento da NTG.

Uma avaliação de 185 pacientes tratadas com *MTX*-FA por 8 dias revelou uma obtenção de remissão completa em 162 pacientes (87,6%); destas, 132 (81,5%) necessitaram de apenas um ciclo de *MTX*-FA para obter remissão.[72] O *MTX*-FA induziu remissão em 147 de 163 pacientes (90,2%) com NTG em estágio I, e em 15 de 22 **5** pacientes (68,2%) com NTG de baixo risco nos estágios II e III. **A resistência ao tratamento foi mais comum em pacientes com coriocarcinoma, metástase e níveis séricos de hCG antes do tratamento superiores a 50 mil mUI/m**ℓ. Após tratamento com MTX-FA, foi constatado o desenvolvimento de trombocitopenia, granulocitopenia e hepatotoxicidade em 3 (1,6%), 11 (5,9%) e 26 (14,1%) pacientes,

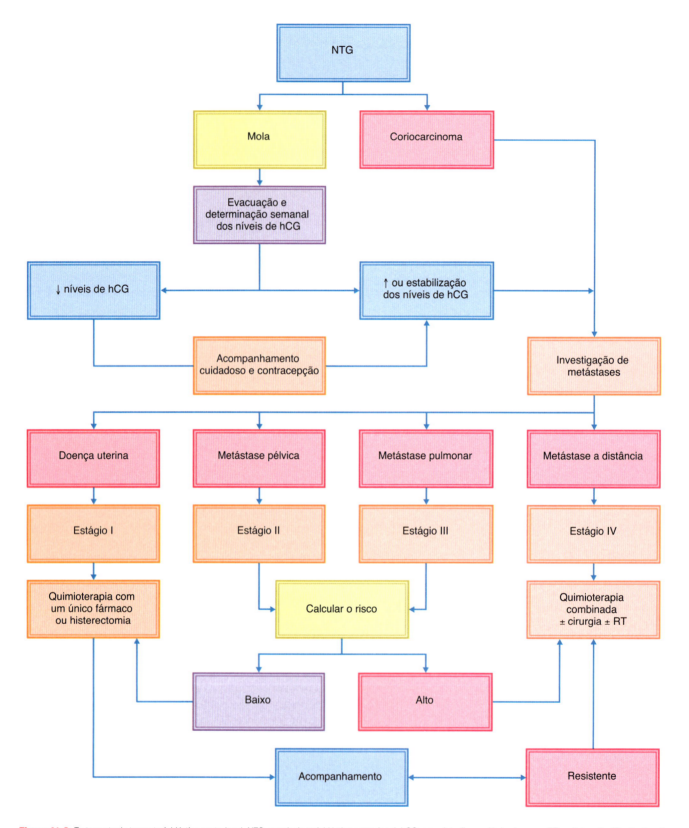

Figura 41.6 Tratamento do tumor trofoblástico gestacional. NTG, neoplasia trofoblástica gestacional; hCG, gonadotrofina coriônica humana; RT, radioterapia. (De: **Berkowitz RS, Goldstein DP.** Gestational trophoblastic disease. In: Berek JS, Hacker NF. *Berek & Hacker's Gynecologic Oncology.* 6th ed. Philadelphia, PA: Wolters Kluwer; 2015;642.)

respectivamente. **Por conseguinte, o MTX-FA produziu um excelente resultado terapêutico com toxicidade mínima e alcançou essa meta com exposição limitada à quimioterapia.**

Técnica de tratamento com um único agente

Recomenda-se a administração de quimioterapia com um único agente (em geral MTX-FA por 8 dias), a cada 2 semanas, até que os níveis de hCG sejam indetectáveis, seguida de 3 ciclos de consolidação para reduzir o risco de recidiva.[73,74] **A resistência à quimioterapia é diagnosticada quando o nível de hCG se estabiliza em +/– 10% durante o curso de 2 semanas ou apresenta nova elevação em pelo menos uma dosagem do hCG. Se for diagnosticada uma resistência à quimioterapia primária, o tratamento é imediatamente modificado para o esquema alternativo com um único agente (em geral, ActD).**

Quimioterapia combinada

Terapia tripla

Antes da introdução do *etoposídeo* em combinação com *MTX*, *ActD*, *ciclofosfamida* e *vincristina* (*EMA-CO*), a terapia tripla com *MTX*, *ActD* e *ciclofosfamida* era o tratamento de escolha como terapia inicial para pacientes com doença de baixo risco resistente à terapia com agente único e como terapia primária para pacientes de alto risco. **A terapia tripla não está mais indicada para pacientes de alto risco. Pode ser útil em pacientes selecionadas com escore de baixo risco e resistentes a agentes isolados.**

EMA-CO

O *etoposídeo* induziu remissão completa em 56 (95%) de 60 pacientes com NTG não metastática e NTG metastática de baixo risco.[75] **O uso de EMA-CO induziu uma taxa de remissão de 83% em pacientes com metástase e escore de alto risco.**[76] Outro estudo confirmou que o uso primário de *EMA-CO* induziu remissão completa em 76% das pacientes com NTG metastática e escore de alto risco.[77] Outro estudo relatou que o *EMA-CO* induziu remissão completa e sustentada em 87 (90,6%) de 96 pacientes com NTG de alto risco (escore > 6).[78] Ocorreu remissão em 30 (86%) de 35 pacientes com metástase cerebral tratadas com *EMA-CO*.[64]

O esquema EMA-CO é bem tolerado e o tratamento raramente é interrompido devido à ocorrência de toxicidade. Constitui o tratamento primário preferido em pacientes que apresentam metástase e escore prognóstico de alto risco (> 6).

EMA-EP

As pacientes resistentes ao esquema EMA-CO podem ser tratadas com sucesso pela substituição do *etoposídeo* e *cisplatina* no dia 8 (EMA-EP). O esquema EMA-EP induziu remissão isoladamente ou com cirurgia em 16 (76%) de 21 pacientes resistentes ao EMA-CO.[79] É mais provável que o protocolo farmacológico de combinação ideal inclua o *etoposídeo*, o *MTX* e a *ActD* e, talvez, outros fármacos administrados em doses mais intensivas.

Tratamento da neoplasia trofoblástica gestacional refratária

Os esforços continuam para identificar novos fármacos e esquemas eficazes no tratamento de pacientes que se mostram resistentes a todos os esquemas de quimioterapia padronizados. A combinação de *cisplatina*, *vimblastina* e *bleomicina* (*PVB*) foi utilizada de maneira válida em pacientes com tumor resistente aos fármacos.[80] Embora a *ifosfamida* e o *paclitaxel* tenham sido usados com sucesso, são necessários estudos complementares para identificar o seu possível papel na terapia de primeira ou de segunda linhas.[81,82] Wang et al. relataram que um novo esquema dobrado com três fármacos, que consiste em paclitaxel, etoposídeo e cisplatina (TE/TP), induziu uma resposta em sete pacientes (três respostas completas, quatro parciais) que eram resistentes ao esquema EMA-CO.[83] Wan et al. demonstraram que esquemas que contêm *floxuridina* (*FUDR*) induziram uma remissão completa em todas as 21 pacientes com NTG resistente à quimioterapia.[84] Matsui et al. constataram que a *5-fluoruracila* (*5-FU*) em combinação com *ActD* induziu **remissão em 9 de 11 pacientes (82%) com resistência a fármacos.**[85] O possível papel do transplante de medula óssea autóloga ou do resgate de células-tronco em associação com quimioterapia em doses ultra-altas ainda não foi definido, porém foram relatadas remissões completas em pacientes com NTG refratária.[86,87]

Duração do tratamento

As pacientes que necessitam de quimioterapia combinada precisam receber tratamento intensivo para obter uma remissão. A quimioterapia combinada deve ser administrada tão frequentemente quanto a toxicidade permitir, até que a paciente obtenha três níveis normais consecutivos de hCG. Após a normalização dos níveis de hCG, são administrados pelo menos três ciclos adicionais de quimioterapia para reduzir o risco de recidiva.

Exames de hCG falso-positivos

É fundamental lembrar o conceito de exames falso-positivos de hCG produzidos por anticorpos heterófilos durante o acompanhamento de pacientes com gestação molar ou NTG. Alguns kits utilizados por laboratórios comerciais são particularmente vulneráveis a resultados falso-positivos, em consequência da presença de anticorpos heterófilos nos kits de testes usados.[88] Na maioria das vezes, esse problema foi corrigido pelo acréscimo de anticorpos bloqueadores aos sistemas de teste. Como as moléculas de hCG na NTG são significativamente mais degradadas ou heterogêneas do que na gravidez normal, com maiores proporções de β-hCG livre, hCG clivada e fragmentos do cerne β, é importante utilizar um ensaio capaz de detectar a hCG intacta e seus metabólitos e fragmentos, de modo a avaliar de maneira acurada a carga tumoral.[89-91] A reatividade cruzada com o hormônio luteinizante (LH) pode gerar confusão em mulheres na faixa etária da perimenopausa, cujos níveis de hCG podem se estabilizar acima do limite, até mesmo quando não há mais tumor ativo. A hipófise normalmente produz baixos níveis de hCG, que podem aumentar na faixa mensurável quando a quimioterapia induz insuficiência ovariana. O uso de supressão hormonal irá suprimir o LH e a hCG hipofisária e evitar um tratamento desnecessário. Os exames de hCG falso-positivos produzidos por aglutininas heterófilas ou pela liberação de LH muitas vezes causam confusão no diagnóstico de gravidez precoce, de gravidez ectópica e do denominado coriocarcinoma fantasma. Quando há suspeita de possibilidade de um resultado falso-positivo na determinação do nível sérico de hCG, efetua-se um exame em uma amostra de urina, uma vez que as pacientes com hCG fantasma geralmente não apresentam hCG mensurável em uma amostra de urina concomitante.

Baixos níveis persistentes de hCG "verdadeira"

Algumas pacientes com gravidez molar e NTG apresentam níveis muito baixos e persistentes (de semanas a meses) de hCG "verdadeira" (habitualmente < 500 mUI/ml). Nessas mulheres, as avaliações radiológicas e clínicas extensas não conseguem revelar quaisquer lesões e a quimioterapia habitualmente não é efetiva. Essa condição de baixo nível de hCG "verdadeira", em que não há hiperglicosilação da hCG, é denominada "NTG quiescente". Essas pacientes devem ser tratadas com acompanhamento cuidadoso, visto que 6 a 10% finalmente sofrem recidiva da doença ativa e elevação dos níveis de hCG. O risco de recidiva da doença ativa está correlacionado com a quantidade de hCG hiperglicosilada. Se houver recidiva, a quimioterapia mostra-se habitualmente eficaz.[92]

Gestações subsequentes

Gestações após mola hidatiforme não complicada

As pacientes com mola hidatiforme podem esperar uma reprodução normal no futuro.[93] No NETDC, de 1965 a 2014, as pacientes com mola completa não complicada tiveram 1.388 gestações subsequentes, com 949 nascidos vivos a termo (68,4%), 103 partos prematuros (7,4%), 11 gestações ectópicas (0,8%), sete natimortos (0,5%) e 20 gestações molares repetidas (1,4%). Ocorreram abortos espontâneos no primeiro e no segundo trimestres em 256 (18,4%) gestações. Foram detectadas malformações congênitas grandes e menores em 40 lactentes (3,8%).

Embora os dados sobre gestações após mola parcial sejam limitados (357 gestações subsequentes), as informações são tranquilizadoras.[93] **As pacientes com molas completas ou parciais devem ser tranquilizadas sobre o fato de que, em geral, não há risco aumentado de complicações em gestações posteriores.**

Quando uma paciente teve uma gravidez molar, parcial ou completa, ela deve ser informada sobre o aumento do risco de gestação molar em concepções subsequentes. Depois de uma gravidez molar, o risco de doença molar em uma gestação futura é de cerca de 1 a 1,5%. Em 37 pacientes com pelo menos duas gestações molares documentadas, foram observadas todas combinações possíveis de gravidez molar repetida. Depois de duas gestações molares, essas 37 pacientes tiveram 40 concepções posteriores com 25 partos a termo (62,5%), sete molas (17,5%) (seis completas, uma parcial), três abortos espontâneos, três abortos terapêuticos, uma morte fetal intrauterina e uma gravidez ectópica. Em seis pacientes, os prontuários médicos indicaram que possuíam um parceiro diferente por ocasião das diferentes gestações molares.[93]

Em qualquer gestação subsequente, parece prudente ter a seguinte conduta:

1. **Realizar uma ultrassonografia pélvica durante o primeiro trimestre para confirmar o desenvolvimento gestacional normal.**
2. **Obter o nível de hCG 6 semanas após o final da gravidez para excluir a presença de neoplasia trofoblástica oculta.**

Gestações após neoplasia trofoblástica gestacional

As pacientes com NTG tratadas com sucesso com quimioterapia podem esperar uma reprodução normal no futuro. Pacientes tratadas com quimioterapia no NETDC, de 1965 a 2014, tiveram 667 gestações subsequentes, com 446 nascidos vivos a termo (66,9%), 44 partos prematuros (6,6%), 7 gestações ectópicas (1,0%), 10 natimortos (1,5%) e 9 gestações molares repetidas (1,3%).[93] Ocorreram abortos espontâneos no primeiro e no segundo trimestres em 123 (18,4%) gestações. Foram detectadas malformações congênitas maiores e menores em 12 lactentes (2,4%). Não há aumento na frequência de anomalias congênitas, embora os agentes quimioterápicos tenham potencial teratogênico e mutagênico.

REFERÊNCIAS BIBLIOGRÁFICAS

1. **Berkowitz RS, Goldstein DP.** The management of molar pregnancy and gestational trophoblastic tumors. In: Knapp RC, Berkowitz RS, eds. *Gynecologic Oncology*. 2nd ed. New York: McGraw-Hill; 1993:328–338.
2. **Bagshawe KD.** Risks and prognostic factors in trophoblastic neoplasia. *Cancer* 1976;38:1373–1385.
3. **Palmer JR.** Advances in the epidemiology of gestational trophoblastic disease. *J Reprod Med* 1994;39:155–162.
4. **Jeffers MD, O'Dwyer P, Curran B, et al.** Partial hydatidiform mole: A common but underdiagnosed condition. *Int J Gynecol Pathol* 1993;12:315–323.
5. **Martin BH, Kim JM.** Changes in gestational trophoblastic tumors over four decades: a Korean experience. *J Reprod Med* 1998;43:60–68.
6. **Parazzini F, La Vecchia C, Mangili G, et al.** Dietary factors and risk of trophoblastic disease. *Am J Obstet Gynecol* 1988;158:93–99.
7. **Berkowitz RS, Cramer DW, Bernstein MR, et al.** Risk factors for complete molar pregnancy from a case-control study. *Am J Obstet Gynecol* 1985;52:1016–1020.
8. **Gockley AA, Melamed A, Joseph NT, et al.** The effect of adolescence and advanced maternal age on the incidence of complete and partial moles. *Gynecol Oncol* 2016;140:470–473.
9. **Sebire NJ, Foskett M, Fisher RA, et al.** Risk of partial and complete molar pregnancy in relation to maternal age. *Br J Obstet Gynecol* 2002;109:99–102.
10. **Berkowitz RS, Bernstein MR, Harlow BL, et al.** Case-control study of risk factors for partial molar pregnancy. *Am J Obstet Gynecol* 1995;173:788–794.
11. **Acaia B, Parazzini F, La Vecchia C, et al.** Increased frequency of complete hydatidiform mole in women with repeated abortion. *Gynecol Oncol* 1988;31:310–314.
12. **Kajii T, Ohama K.** Androgenetic origin of hydatidiform mole. *Nature* 1977;268:633–634.
13. **Pattillo RA, Sasaki S, Katayama KP, et al.** Genesis of 46XY hydatidiform mole. *Am J Obstet Gynecol* 1981;141:104–110.
14. **Azuma C, Saji F, Tokugawa Y, et al.** Application of gene amplification by polymerase chain reaction to genetic analysis of molar mitochondrial DNA: The detection of a nuclear empty ovum as the cause of complete mole. *Gynecol Oncol* 1991;40:29–33.
15. **Yamashita K, Wake N, Araki T, et al.** Human lymphocyte antigen expression in hydatidiform mole: Androgenesis following fertilization by a haploid sperm. *Am J Obstet Gynecol* 1979;135:597–600.
16. **Szulman AE, Surti U.** The syndromes of hydatidiform mole. I. Cytogenetic and morphologic correlations. *Am J Obstet Gynecol* 1978;131:665–671.
17. **Lawler SD, Fisher RA, Dent J.** A prospective genetic study of complete and partial hydatidiform moles. *Am J Obstet Gynecol* 1991;164:1270–1277.

18. Genest DR, Ruiz RE, Weremowicz S, et al. Do non-triploid partial hydatidiform moles exist? A histologic and flow cytometric reevaluation of non-triploid specimens. *J Reprod Med* 2002;47:363–368.
19. Mosher R, Goldstein DP, Berkowitz RS, et al. Complete hydatidiform mole–comparison of clinicopathologic features, current and past. *J Reprod Med* 1998;43:21–27.
20. Keep D, Zaragoza MV, Hasold T, et al. Very early complete hydatidiform mole. *Hum Pathol* 1996;27:708–713.
21. Lage JM, Berkowitz RS, Rice LW, et al. Flow cytometric analysis of DNA content in partial hydatidiform moles with persistent gestational trophoblastic tumors. *Obstet Gynecol* 1991;77:111–115.
22. Berkowitz RS, Goldstein DP. Molar pregnancy. *N Engl J Med* 2009; 360:1639–1645.
23. Andreasen L, Christiansen OB, Niemann I, et al. NLRP7 or KHDC3L genes and the etiology of molar pregnancies and recurrent miscarriage. *Molec Hum Reprod* 2013;19:773–781.
24. Soto-Wright V, Bernstein MR, Goldstein DP, et al. The changing clinical presentation of complete molar pregnancy. *Obstet Gynecol* 1995;86:775–779.
25. Sun SY, Melamed A, Goldstein DP, et al. Changing presentation of complete hydatidiform mole at the New England Trophoblastic Disease Center over the past 3 decades: Does early diagnosis alter risk for gestational trophoblastic neoplasia. *Gynecol Oncol* 2015;138:46–49.
26. Amir SM, Osathanondh R, Berkowitz RS, et al. Human chorionic gonadotropin and thyroid function in patients with hydatidiform mole. *Am J Obstet Gynecol* 1984;150:723–728.
27. Berkowitz RS, Goldstein DP, Horowitz NS. *Hydatidiform Mole; Epidemiology, Clinical Features, and Diagnosis*. UpToDate. Wolters Kluwer. 2017.
28. Osathanondh R, Berkowitz RS, de Cholnoky C, et al. Hormonal measurements in patients with theca lutein cysts and gestational trophoblastic disease. *J Reprod Med* 1986;31:179–183.
29. Szulman AE, Surti U. The clinicopathologic profile of the partial hydatidiform mole. *Obstet Gynecol* 1982;59:597–602.
30. Berkowitz RS, Goldstein DP, Bernstein MR. Natural history of partial molar pregnancy. *Obstet Gynecol* 1985;66:677–681.
31. Elias K, Goldstein DP, Berkowitz RS. Complete hydatidiform mole in women over than age 50. *J Reprod Med* 2010;55:208–212.
32. Berkowitz RS, Goldstein DP. Current management of gestational trophoblastic disease. *Gynecol Oncol* 2009;112:654–662.
33. Berkowitz RS, Goldstein DP, Horowitz NS. *Hydatidiform Mole: Management*. UpToDate. Wolters Kluwer. 2017.
34. Fine C, Bundy AL, Berkowitz RS, et al. Sonographic diagnosis of partial hydatidiform mole. *Obstet Gynecol* 1989;73:414–418.
35. Goldstein DP, Berkowitz RS. Prophylactic chemotherapy of complete molar pregnancy. *Semin Oncol* 1995;22:157–160.
36. Kim DS, Moon H, Kim KT, et al. Effects of prophylactic chemotherapy for persistent trophoblastic disease in patients with complete hydatidiform mole. *Obstet Gynecol* 1986;67:690–694.
37. Limpongsanurak S. Prophylactic actinomycin D for high-risk complete hydatidiform mole. *J Reprod Med* 2001;46:110–116.
38. Uberti EM, Fajardo Mde C, da Cunha AG, et al. Prevention of postmolar gestational trophoblastic neoplasia using prophylactic single bolus dose of actinomycin D in high-risk hydatidiform mole: A simple, effective, secure and low cost approach without adverse effects on compliance to general follow-up or subsequent treatment. *Gynecol Oncol* 2009;114:299–305.
39. Committee on Practice Bulletins-Gynecology, American College of Obstetricians and Gynecologists. ACOG Practice Bulletin 53. Diagnosis and treatment of gestational trophoblastic neoplasms. *Obstet Gynecol* 2004;103:1365–1373.
40. Genest DR, LaBorde O, Berkowitz RS, et al. A clinicopathologic study of 153 cases of complete hydatidiform mole (1980–1990): Histologic grade lacks prognostic significance. *Obstet Gynecol* 1991;78:402–409.
41. Wolfberg A, Feltmate C, Goldstein DP, et al. Low risk of relapse after achieving undetectable hCG levels in women with complete molar pregnancy. *Obstet Gynecol* 2004;104:551–554.
42. Braga A, Maesta I, Matos M, et al. Gestational trophoblastic neoplasia after spontaneous human chorionic gonadotropin normalization following molar pregnancy evacuation. *Gynecol Oncol* 2015;139:283–287.
43. Sebire NJ, Foskett M, Short D, et al. Shortened duration of human chorionic gonadotropin surveillance following complete or partial hydatidiform mole: evidence for a revised protocol of a regional UK trophoblastic disease unit. *Br J Obstet Gynaecol* 2007;114:760–762.
44. Stone M, Dent J, Kardana A, et al. Relationship of oral contraception to development of trophoblastic tumour after evacuation of a hydatidiform mole. *BJOG* 1976;83:913–916.
45. Berkowitz RS, Goldstein DP, Marean AR, et al. Oral contraceptives and postmolar trophoblastic disease. *Obstet Gynecol* 1981;58:474–477.
46. Curry SL, Schlaerth JB, Kohorn EI, et al. Hormonal contraception and trophoblastic sequelae after hydatidiform mole (a Gynecologic Oncology Group study). *Am J Obstet Gynecol* 1989;160:805–809.
47. Braga A, Maesta I, Short D, et al. Hormonal contraception use before hCG remission does not increase the risk of gestational trophoblastic neoplasia following complete hydatidiform mole: a historical database review. *BJOG* 2016;123:1330–1335.
48. Horowitz NS, Goldstein DP, Berkowitz RS. Placental site trophoblastic tumor and epithelioid trophoblastic tumors: Biology, natural history, and treatment modalities. *Gynecol Oncol* 2017;144:208–214.
49. Bakri YN, Berkowitz RS, Khan J, et al. Pulmonary metastases of gestational trophoblastic tumor—risk factors for early respiratory failure. *J Reprod Med* 1994;39:175–178.
50. Bakri YN, Berkowitz RS, Goldstein DP, et al. Brain metastases of gestational trophoblastic tumor. *J Reprod Med* 1994;39:179–184.
51. Savage P, Tuthill I, Short D, et al. Brain metastases in gestational trophoblastic neoplasia: An update on incidence, management, and outcome. *Gynecol Oncol* 2015;137:73–76.
52. Kohorn EI. Negotiating a staging and risk factor scoring system for gestational trophoblastic neoplasia: A progress report. *J Reprod Med* 2002;47:445–450.
53. Goldstein DP, Vzanten-Przybysz I, Bernstein MR, et al. Revised FIGO staging system for gestational trophoblastic tumors: Recommendations regarding therapy. *J Reprod Med* 1998;43:37–43.
54. Garner EI, Garrett A, Goldstein DP, et al. Significance of chest computed tomography findings in the evaluation and treatment of persistent gestational trophoblastic neoplasia. *J Reprod Med* 2004;49:411–414.
55. Bagshawe KD, Harland S. Immunodiagnosis and monitoring of gonadotropin-producing metastases in the central nervous system. *Cancer* 1976;38:112–118.
56. Bakri Y, Al-Hawashim N, Berkowitz RS. Cerebrospinal fluid/serum β-subunit human gonadotropin ratio in patients with brain metastases of gestational trophoblastic tumor. *J Reprod Med* 2000;45:94–96.
57. Berkowitz RS, Birnholz J, Goldstein DP, et al. Pelvic ultrasonography and the management of gestational trophoblastic disease. *Gynecol Oncol* 1983;15:403–412.
58. Lurain JR, Singh DK, Schink JC. Role of surgery in the management of high-risk gestational trophoblastic neoplasia. *J Reprod Med* 2006;51:773–776.
59. Papadopoulos AJ, Foskett M, Seckl MJ, et al. Twenty-five years' clinical experience with placental site trophoblastic tumors. *J Reprod Med* 2002;47:460–464.
60. Seckl M, Sebire N, Berkowitz RS. Gestational trophoblastic disease. *Lancet* 2010;376:717–729.
61. Tse KY, Chan KK, Tam KF, et al. 20-year experience of managing profuse bleeding in gestational trophoblastic disease. *J Reprod Med* 2007;52:397–401.
62. Clark R, Nevadunsky N, Ghosh S, et al. The evolving role of hysterectomy in gestational trophoblastic neoplasia at the New England Trophoblastic Disease Center. *J Reprod Med* 2010;55:194–198.

63. **Ahamed E, Short D, North P, et al.** Survival of women with gestational trophoblastic neoplasia and liver metastases: Is it improving? *J Reprod Med* 2012;57:262–269.
64. **Newlands ES, Holden L, Seckl MJ, et al.** Management of brain metastases in patients with high risk gestational trophoblastic tumors. *J Reprod Med* 2002;47:465–469.
65. **Weed JC Jr, Hammond CB.** Cerebral metastatic choriocarcinoma: Intensive therapy and prognosis. *Obstet Gynecol* 1980;55:89–94.
66. **Soper JT, Spillman M, Sampson JH, et al.** High-risk gestational trophoblastic neoplasia with brain metastases: individualized multidisciplinary therapy in the management of four patients. *Gynecol Oncol* 2007;104:691–694.
67. **Lawrie TA, Alazzam M, Tidy J, et al.** First-line chemotherapy in low-risk gestational trophoblastic neoplasia. *Cochrane Database Syst Rev* 2016;CD007102.
68. **Lurain JR, Elfstrand EP.** Single-agent methotrexate chemotherapy for the treatment of nonmetastatic trophoblastic tumors. *Am J Obstet Gynecol* 1996;172:574–579.
69. **Yerandi F, Eftekhar Z, Shojaei H, et al.** Pulse methotrexate versus pulse actinomycin D in the treatment of low-risk gestational trophoblastic neoplasia. *Int J Gynecol Obstet* 2008;103:33–39.
70. **Osborne R, Filiaci VL, Schink JC, et al.** Phase III trial of weekly methotrexate or pulsed dactinomycin for low-risk gestational trophoblastic neoplasia: A Gynecologic Oncology Group study. *J Clin Oncol* 2011;29:825–831.
71. **Bagshawe KD, Wilde CE.** Infusion therapy for pelvic trophoblastic tumors. *J Obstet Gynaecol Br Commonw* 1964;71:565–570.
72. **Berkowitz RS, Goldstein DP, Bernstein MR.** Ten years' experience with methotrexate and folinic acid as primary therapy for gestational trophoblastic disease. *Gynecol Oncol* 1986;23:111–118.
73. **Ngan HY, Seckl MJ, Berkowitz RS, et al.** Update on the diagnosis and management of gestational trophoblastic disease. *Int J Gyn Obstet* 2015;131:S123–S126.
74. **Lybol C, Sweep FC, Harvey R, et al.** Relapse rate after two versus three consolidation courses of methotrexate in the treatment of low-risk gestational trophoblastic neoplasia. *Gynecol Oncol* 2012;125:576–579.
75. **Wong LC, Choo YC, Ma HK.** Primary oral etoposide therapy in gestational trophoblastic disease: an update. *Cancer* 1986;58:14–17.
76. **Bagshawe KD.** Treatment of high-risk choriocarcinoma. *J Reprod Med* 1984;29:813–820.
77. **Bolis G, Bonazzi C, Landoni F, et al.** EMA-CO regimen in high-risk gestational trophoblastic tumor (GTT). *Gynecol Oncol* 1988;31:439–444.
78. **Kim SJ, Bae SN, Kim JH, et al.** Risk factors for the prediction of treatment failure in gestational trophoblastic tumors treated with EMA/CO regimen. *Gynecol Oncol* 1998;71:247–251.
79. **Bower M, Newlands ES, Holden L, et al.** EMA-CO for high-risk gestational trophoblastic tumors: results from a cohort of 272 patients. *J Clin Oncol* 1997;15:2636–2643.
80. **Azab M, Droz JP, Theodore C, et al.** Cisplatin, vincristine and bleomycin combination in the treatment of resistant high-risk gestational trophoblastic tumors. *Cancer* 1989;64:1829–1832.
81. **Sutton GP, Soper JT, Blessing JA, et al.** Ifosfamide alone and in combination in the treatment of refractory malignant gestational trophoblastic disease. *Am J Obstet Gynecol* 1992;167:489–495.
82. **Jones WB, Schneider J, Shapiro F, et al.** Treatment of resistant gestational choriocarcinoma with Taxol: A report of two cases. *Gynecol Oncol* 1996;61:126–130.
83. **Wang J, Short D, Sebire NJ, et al.** Salvage chemotherapy of relapsed or high-risk gestational trophoblastic neoplasia (GTN) with paclitaxel/cisplatin alternating with paclitaxel/etoposide (TP/TE). *Ann Oncol* 2008;19:1578–1583.
84. **Wan X, Yang Y, Wu Y, et al.** Floxuridine-containing regimens in the treatment of gestational trophoblastic tumor. *J Reprod Med* 2004;49:453–456.
85. **Matsui H, Iitsuka Y, Suzuka K, et al.** Salvage chemotherapy for high-risk gestational trophoblastic tumor. *J Reprod Med* 2004;49:438–442.
86. **Giacalone PL, Benos P, Donnadio D, et al.** High dose chemotherapy with autologous bone marrow transplantation for refractory metastatic gestational trophoblastic disease. *Gynecol Oncol* 1999;5:38–45.
87. **VanBesien K, Verschraegen C, Mehta R, et al.** Complete remission of refractory gestational trophoblastic disease with brain metastases treated with multicycle *ifosfamide*, *carboplatin*, and *etoposide* (ICE) and stem cell rescue. *Gynecol Oncol* 1997;65:366–369.
88. **Khanlian SA, Cole LA.** Management of gestational trophoblastic disease and other cases with low serum levels of human chorionic gonadotropin. *J Reprod Med* 2006;51:812–818.
89. **Hancock BW.** hCG measurement in gestational trophoblastic neoplasia: A critical appraisal. *J Reprod Med* 2006;51:859–860.
90. **Mitchell H, Bagshawe KD, Newlands ES, et al.** Importance of accurate human chorionic gonadotropin measurement in the treatment of gestational trophoblastic disease and testicular cancer. *J Reprod Med* 2006;51:868–870.
91. **Cole LA, Kohorn EI.** The need for an hCG assay that appropriately detects trophoblastic disease and other hCG-producing tumors. *J Reprod Med* 2006;51:793–811.
92. **Kohorn EI.** What we know about low-level hCG: definition, classification and management. *J Reprod Med* 2004;49:433–437.
93. **Vargas R, Barroilhet LM, Esselen K, et al.** Subsequent pregnancy outcomes after complete and partial molar pregnancy, recurrent molar pregnancy, and gestational trophoblastic neoplasia: An update from the New England Trophoblastic Disease Center. *J Reprod Med* 2014;59:188–194.

CAPÍTULO 42

Câncer de Mama

Carlie K. Thompson, JoAnna L. Hunter-Squires, Armando E. Giuliano

PONTOS-CHAVE

1. O câncer de mama é responsável por 30% dos cânceres em mulheres. O risco de câncer de mama aumenta com a idade, história pessoal ou familiar de câncer de mama, exposição a hormônios e densidade mamária.

2. As modalidades de rastreamento do câncer de mama incluem exame clínico da mama e imagem.

3. O câncer de mama pode ser *in situ* ou infiltrante (invasor ou invasivo). Os cânceres *in situ* e infiltrantes devem ser avaliados quanto à expressão do receptor de estrogênio e progesterona, e os cânceres infiltrantes devem ser avaliados quanto à superexpressão de receptores do fator de crescimento epidérmico humano 2 (HER2).

4. A combinação de ressecção segmentar, linfadenectomia axilar e radioterapia pós-operatória tem a mesma sobrevida global em comparação à mastectomia com linfadenectomia axilar para o câncer de mama nos estágios I e II.

5. A dissecção do linfonodo sentinela isolado pode substituir a linfadenectomia axilar se a paciente estiver realizando uma cirurgia conservadora da mama com radioterapia adjuvante e for identificado que o linfonodo sentinela está livre de tumor ou se houver apenas um ou dois linfonodos positivos para malignidade sem extensão extracapsular.

6. O *status* dos linfonodos axilares, os marcadores tumorais e a análise genômica do tumor são os fatores prognósticos mais importantes para o câncer de mama.

7. A quimioterapia citotóxica, a terapia hormonal e agentes para terapia-alvo na mama são usados para o tratamento adjuvante e neoadjuvante do câncer de mama. Esses tratamentos diminuem a recidiva locorregional e melhoram a sobrevida.

---

1 **O câncer de mama é responsável por aproximadamente 30% de todos os novos cânceres em mulheres e só perde para o câncer de pulmão como a principal causa de morte por câncer entre as mulheres.** O câncer de mama tem a maior incidência de todos os cânceres. Segundo estatísticas da American Cancer Society (ACS), mais de 252 mil novos casos de câncer de mama seriam diagnosticados em mulheres em 2017, com mais de 40 mil mulheres sucumbindo à doença no mesmo período.[1] Durante os últimos 50 anos, a incidência de câncer de mama nos EUA aumentou significativamente e depois se estabilizou na última década. Parte desse aumento, mas não todo, parece estar relacionada com o diagnóstico de cânceres indolentes que podem ter permanecido assintomáticos e não detectados durante a vida da mulher no período pré-rastreamento. O pequeno aumento na incidência de câncer de mama durante os últimos 10 anos pode ser atribuído quase inteiramente aos cânceres diagnosticados em mulheres não brancas. A taxa de mortalidade por câncer de mama vem diminuindo desde 1990.

CARCINOGÊNESE

O tempo de duplicação do câncer de mama varia de várias semanas para tumores de crescimento rápido a meses ou anos para lesões de crescimento lento. Se o tempo de duplicação de um tumor de mama fosse constante em um tumor originado de uma única célula, um tempo de duplicação de 100 dias resultaria em um tumor de 1 cm em cerca de 8 anos.[2] Durante a fase pré-clínica, as células tumorais podem estar circulando por todo o corpo. **Por causa da longa fase pré-clínica de crescimento do tumor e da tendência de lesões infiltrantes de produzir metástase precocemente, muitos médicos encontram o câncer de mama já como uma doença sistêmica no momento do diagnóstico.** Embora as células cancerosas possam ser liberadas do tumor antes do diagnóstico, variações na capacidade do tumor em colonizar tecidos distantes e a resposta imunológica da hospedeira podem inibir a disseminação da doença. A capacidade do tumor em produzir metástase para os linfonodos regionais pode não ser indicativa da capacidade do tumor em produzir metástase a distância, e as pacientes podem ser curadas mesmo na presença de doença axilar palpável. Não é justificável a atitude pessimista de que um câncer de mama que se disseminou para os linfonodos regionais seja incurável.

FATORES DE RISCO PARA CÂNCER DE MAMA

Idade

1 **O risco de desenvolver câncer de mama aumenta com a idade da mulher.** O risco de desenvolver câncer de mama é inferior a 2% em mulheres com menos de 50 anos e aumenta de forma constante para quase 7% em mulheres com mais de 70 anos. O risco ao longo da vida de desenvolver câncer de mama para mulheres nos EUA é de 12,4%, ou um em cada oito mulheres.[1]

Histórico familiar

A história familiar de câncer de mama é um fator de risco bem estabelecido para o desenvolvimento da doença. Embora qualquer histórico familiar de câncer de mama aumente o risco relativo geral de uma mulher, as mulheres com uma parente de primeiro grau que foi afetada pela doença apresentam um risco aproximadamente 2 vezes maior de desenvolver câncer de mama em comparação com a população geral.[3] O risco da mulher não aumenta significativamente se a parente afetada foi diagnosticada na pós-menopausa.[4]

Outros fatores de risco familiares incluem vários membros da família afetados, início precoce da doença nesses familiares, câncer de mama bilateral e câncer de mama masculino.

Aproximadamente 5 a 10% dos cânceres de mama têm uma base hereditária conhecida associada a mutações em genes de alta e baixa penetrância. As mutações mais bem estudadas são as deleções do gene *BRCA1* (cromossomo 17q21) e *BRCA2* (cromossomo 13q12-13). As portadoras dessas mutações germinativas têm um risco cumulativo de câncer de mama aos 70 anos de 57 e 49% para *BRCA1* e *BRCA2*, respectivamente. A mutação do *BRCA1* está associada a um risco aumentado de câncer de ovário e de próstata, enquanto a mutação do *BRCA2*, a um risco aumentado de câncer de ovário, mama masculino, próstata, pâncreas, gástrico e de cólon e melanoma. Ambas as mutações são raras na população geral (0,1%) e são mais comumente identificadas em descendentes de judeus Asquenaze (1 a 2,3%).[5]

O teste genético está disponível e deve ser considerado se houver uma grande probabilidade de que os resultados sejam positivos, e usados para influenciar as decisões relacionadas com o tratamento da paciente e de sua família. A Tabela 42.1 lista as Diretrizes de Prática Clínica em Oncologia da National Comprehensive Cancer Network (NCCN) (NCCN Guidelines®) relacionadas com mulheres que devem ser encaminhadas para uma avaliação genética do câncer de mama e/ou ovário. Se uma paciente atender aos critérios para teste genético, ela deve ser encaminhada para uma consulta com um especialista em genética oncológica.

O teste genético tem se tornado cada vez mais importante, devido à evidência de que a mastectomia profilática e a ooforectomia previnem a ocorrência de novos cânceres e podem prolongar a sobrevida. Um estudo de coorte multicêntrico prospectivo de 2.482 mulheres com mutações de *BRCA1* e *BRCA2* entre 1974 e 2008 mostrou que a mastectomia profilática estava associada a uma diminuição do risco de câncer de mama. A salpingo-ooforectomia redutora de risco foi associada à diminuição do risco de câncer de ovário, primeiro diagnóstico de câncer de mama, mortalidade por todas as causas, mortalidade específica por câncer de mama e mortalidade específica por câncer de ovário.[6]

Fatores reprodutivos e hormonais

O risco de câncer de mama aumenta conforme vai avançando a fase fértil da mulher.[7] Apesar de a menarca precoce ter sido relatada entre pacientes com câncer de mama, a menopausa precoce parece proteger contra o desenvolvimento da doença, com a menopausa artificial pela ooforectomia reduzindo o risco mais do que a menopausa natural precoce.[8] Não existe uma associação clara entre o risco de câncer de mama e irregularidade menstrual ou a duração da menstruação. A lactação parece afetar apenas a incidência de câncer de mama em um subconjunto de pacientes (aquelas que amamentam por mais de 12 meses cumulativos) e na pré-menopausa. Mulheres que nunca engravidaram têm maior risco de câncer de mama do que aquelas que são multíparas. Mulheres que dão à luz ao primeiro filho mais tarde na vida têm uma incidência maior de câncer de mama do que primigestas mais jovens.[9]

O uso de anticoncepcionais hormonais está associado a um risco pequeno, mas estatisticamente significativo, de desenvolver câncer de mama. Dados de um estudo bem controlado dos Centros de Controle e Prevenção de Doenças sugeriram que o uso de anticoncepcionais orais não aumentava o risco de câncer de mama, independentemente da duração do uso, histórico familiar ou coexistência de doença benigna da mama.[10] No entanto, um estudo de coorte prospectivo contemporâneo que incluiu quase 1,8 milhão de mulheres concluiu que aquelas que usam contracepção hormonal por mais de 1 ano têm um risco 20% maior de desenvolver câncer de mama.[11]

A relação entre o uso de terapia de reposição hormonal na pós-menopausa e o desenvolvimento de câncer de mama foi estudada extensivamente. Ensaios clínicos randomizados confirmaram a descoberta de que o uso de reposição hormonal combinada de estrogênio e progesterona aumenta o risco de câncer de mama em mulheres, mas o uso de estrogênio isolado, sem oposição, não parece ter o mesmo risco.[12,13] Foi demonstrado que períodos mais longos de uso (> 15 anos) de estrogênio isolado estão associados a risco aumentado.[14]

História pessoal de câncer

Em mulheres com história de câncer de mama, o risco absoluto de desenvolver câncer de mama contralateral excede o da população geral e foi de aproximadamente 0,6% ao ano na série histórica.[15] Na era das modernas terapias adjuvantes sistêmicas, esse risco é menor.[16] O carcinoma lobular infiltrante (CLI) tem uma incidência maior de bilateralidade do que o carcinoma ductal. Uma história de câncer de endométrio, ovário ou cólon está associada a um risco aumentado de câncer de mama subsequente, assim como uma história de radioterapia para linfoma de Hodgkin, mesmo se a paciente for *BRCA1* e *BRCA2* negativa.

DIAGNÓSTICO

Rastreamento do câncer de mama

O rastreamento do câncer de mama pelo exame clínico e por método de imagem da mama é complementar. Aproximadamente 10 a 50% dos cânceres detectados na mamografia não são palpáveis, enquanto o exame físico detecta 10 a 20% dos cânceres não observados na imagem radiográfica.[17] O objetivo do rastreamento é detectar tumores precocemente, na tentativa de evitar a morbimortalidade relacionada com o câncer de mama. Embora muitos ensaios clínicos randomizados e revisões sistêmicas comparando a mamografia com nenhum rastreamento tenham mostrado um efeito protetor entre mulheres de 40 a 69 anos, um estudo de acompanhamento a longo prazo levantou questões sobre o diagnóstico e a possibilidade da mamografia ter um impacto menos benéfico conforme as terapias sistêmicas melhoram.[18] O benefício do rastreamento do câncer de mama em mulheres de 40 a 49 anos é controverso, o que resultou em recomendações divergentes das sociedades médicas para essa faixa etária. No entanto, **a maioria dos grupos de especialistas recomenda**

Tabela 42.1 Diretrizes da NCCN® para avaliação de risco genético/familiar para câncer de mama e ovário V.3.2019.

CRITÉRIOS PARA AVALIAÇÃO DE RISCO GENÉTICO ADICIONAL[a]

- Uma pessoa de qualquer idade com uma variante patogênica/provável patogênica conhecida em um gene de suscetibilidade ao câncer dentro da família, incluindo tais variantes encontradas em testes de rastreamento[b]
- Uma pessoa em qualquer idade com uma variante patogênica/provável patogênica conhecida em um gene de suscetibilidade ao câncer encontrado em testes de tumor (consulte BR/OV-A 3 de 3)
- Uma pessoa diagnosticada em qualquer idade com qualquer um dos cânceres abaixo:
  ▸ Câncer de ovário[c]
  ▸ Câncer de pâncreas
  ▸ Câncer de próstata metastático[d]
  ▸ Câncer de mama ou câncer de próstata de alto grau (pontuação de Gleason ≥ 7) e de descendência judaica Asquenaze
- Uma pessoa com diagnóstico de câncer de mama atendendo a qualquer um dos seguintes critérios:
  ▸ Câncer de mama diagnosticado com idade ≤ 50 anos
  ▸ Câncer de mama triplo-negativo (RE-, RP-, HER2-) diagnosticado com idade ≤ 60 anos
  ▸ Dois cânceres de mama primários[e]
  ▸ Câncer de mama em qualquer idade, e
    ◊ ≥ 1 parente consanguíneo próximo[f] com:
      – câncer de mama com idade ≤ 50 anos; ou
      – câncer de ovário invasivo; ou
      – câncer de mama masculino; ou
      – câncer de pâncreas ou
      – câncer de próstata de alto grau (pontuação de Gleason ≥ 7) ou metastático[d]
    ◊ ≥ 2 parentes consanguíneos próximos[f] com câncer de mama em qualquer idade

- Uma pessoa que não atende aos critérios anteriores, mas tem um parente de primeiro ou segundo grau com qualquer um dos cânceres abaixo:[g]
  ▸ Câncer de mama ≤ 45 anos
  ▸ Câncer de ovário[c]
  ▸ Câncer de mama masculino
  ▸ Câncer de pâncreas
  ▸ Câncer de próstata metastático[d]
  ▸ ≥ 2 cânceres de mama primário em uma única pessoa
  ▸ ≥ 2 pessoas com câncer de mama primário no mesmo lado da família com pelo menos um com diagnóstico ≤ 50 anos
- Uma pessoa com histórico pessoal e/ou familiar no mesmo lado da família de 3 ou mais dos seguintes (especialmente se diagnosticada com idade ≤ 50 anos; pode incluir vários cânceres primários no mesmo indivíduo):[g]
  ▸ câncer de mama, sarcoma, carcinoma adrenocortical, tumor cerebral, leucemia (consulte LIFR-1)
  ▸ câncer de cólon, câncer de endométrio, câncer de tireoide, câncer de rim, manifestações dermatológicas,[h] macrocefalia ou pólipos hamartomatosos do trato gastrintestinal (GI) (consulte COWD-1)
  ▸ câncer de mama lobular, câncer gástrico difuso (consulte Diretrizes CDH1, GENE-2)
  ▸ câncer de mama, câncer gastrintestinal ou pólipos hamartomatosos, tumores do cordão sexual do ovário, câncer de pâncreas, tumores de células de sertoli testiculares ou pigmentação cutânea infantil (consulte diretrizes STK11, GENE-4)

→ Considere o encaminhamento para um profissional de genética oncológica[i] → Consulte Avaliação (BR/OV-2)

[a] Os critérios para avaliação de risco adicional e teste genético não são idênticos. Para os fins dessas diretrizes, os cânceres de mama ductais in situ ou infiltrantes devem ser incluídos. Os lados materno e paterno da família devem ser considerados independentemente para os padrões familiares de câncer
[b] Independente do grau de parentesco
[c] Inclui cânceres de tubas uterinas e peritoneais primários. Os cânceres de ovário relacionados com BRCA estão associados ao tipo mucinoso. A síndrome de Lynch pode estar associada a tumores epiteliais não mucinosos e mucinosos. Esteja atento às evidências clínicas da síndrome de Lynch (consulte as Diretrizes da NCCN para Avaliação Genética/Familiar de Alto Risco: Colorretal). Tipos específicos de cânceres e tumores ovarianos não epiteliais também podem estar associados a outras síndromes raras. Os exemplos incluem uma associação entre tumores do cordão sexual com túbulos anulares e síndrome de Peutz-Jeghers ou tumores de Sertoli-Leydig e distúrbios relacionados a DICER1

[d] O câncer de próstata metastático é comprovado por biopsia e/ou com evidência radiográfica e inclui metástase a distância, recidiva local ou linfonodos regionais positivos. Não é uma recidiva bioquímica
[e] Duas primárias de câncer de mama incluem doença bilateral (contralateral) ou 2 ou mais tumores primários ipsilaterais claramente separados, diagnosticados de forma sincrônica ou assincrônica
[f] Os parentes consanguíneos próximos incluem parentes de primeiro, segundo e terceiro graus. (Consulte BR/OV-B)
[g] Quando possível, o teste genético deve ser realizado primeiro em um membro da família afetado
[h] Para manifestações dermatológicas, consulte COWD-1
[i] Para mais detalhes sobre as nuances de aconselhamento genético e testes, consulte BR/OV-A

Nota: todas as recomendações são da categoria 2A, salvo indicação em contrário.
Testes clínicos: a NCCN acredita que o melhor tratamento de qualquer paciente com câncer é em um ensaio clínico. A participação em estudos clínicos é especialmente encorajada.

BR/OV-1

Versão 3.2019, 18/01/19 © 2019 National Comprehensive Cancer Network® (NCCN®), Todos os direitos reservados. Diretrizes da NCCN® e esta ilustração não podem ser reproduzidos em qualquer forma sem a permissão expressa por escrito da NCCN.

Reproduzida, com autorização, das Diretrizes de Prática Clínica da NCCN em Oncologia (Diretrizes da NCCN®) para Avaliação Genética Familiar de Alto Risco de Mama e Ovário V.3.2019. © 2019 National Comprehensive Cancer Network, Inc. Todos os direitos reservados. As Diretrizes da NCCN® e as ilustrações aqui contidas não podem ser reproduzidas com nenhum propósito sem a permissão expressa por escrito da NCCN. Para visualizar a versão mais recente e completa das Diretrizes da NCCN, acesse o site NCCN.org. As Diretrizes da NCCN são um trabalho em andamento que pode ser revisto sempre que novos dados significativos se tornem disponíveis.

---

a tomada de decisão compartilhada em relação ao rastreamento na faixa etária de 40 a 49 anos, rastreamento anual ou semestral de mulheres de 50 a 74 anos e rastreamento anual ou semestral de mulheres com mais de 75 anos, se sua expectativa de vida for de pelo menos 10 anos.

O autoexame mensal das mamas (BSE) não é mais recomendado porque há poucas evidências para mostrar que ele é superior à percepção da mama, de modo que quaisquer novos sintomas relacionados à mama nas atividades diárias sejam relatados imediatamente quando percebidos. Não foi demonstrado que o autoexame melhora a sobrevida. As mulheres devem ser informadas sobre os benefícios e limitações de examinarem seus seios mensalmente, incluindo o risco de um resultado falso-positivo. Várias outras modalidades de rastreamento foram sugeridas, incluindo ultrassonografia, tomografia computadorizada, rastreamento com o uso de sestamibi, tomografia por emissão de pósitrons (PET) e marcadores tumorais séricos, mas que se mostraram ineficazes.

A ACS recomenda mamografia de rastreamento anual e ressonância magnética (RNM) anual da mama a partir dos 30 anos para mulheres com mutação do *BRCA* conhecido ou outras mutações genéticas de alto risco, àquelas que não foram testadas com um parente de primeiro grau com a mutação do *BRCA*, e com aproximadamente 20 a 25% ou maior risco ao longo da vida de desenvolver câncer de mama e as que foram tratadas com radiação para linfoma de Hodgkin.[18] Embora a ressonância magnética da mama possa ser vantajosa para outras mulheres com risco elevado de câncer de mama, não há evidências suficientes para recomendar seu uso para aquelas com menos de 20% de risco ao longo da vida.[19] Alguns estudos relataram a presença de gadolínio residual no cérebro de pacientes adultos e pediátricos que foram submetidos a múltiplas ressonâncias magnéticas que usaram contraste. O significado clínico deste achado não é claro e está sob investigação.[20]

Exame físico

As massas são mais fáceis de palpar em mulheres mais velhas com seios gordurosos do que em mulheres mais jovens com seios densos e nodulares. Uma área de espessamento em meio à nodularidade normal pode ser a única pista de uma malignidade subjacente. Depressões ou erosão na pele e retração do mamilo são sinais de doença em estágio avançado. O câncer de mama comumente surge no quadrante superior externo, onde há proporcionalmente mais tecido mamário. O câncer de mama metastático pode ser encontrado como uma massa axilar sem um tumor primário óbvio na mama em menos de 1% dos casos.

Quando uma massa ou anormalidade mamária é identificada, a presença de um carcinoma deve ser considerada e uma biopsia, realizada para estabelecer o diagnóstico histopatológico. Cerca de 30 a 40% das lesões clinicamente consideradas malignas serão benignas no exame histopatológico.[21] Por outro lado, 25% das lesões de aparência clinicamente benigna serão malignas na biopsia.[22] Os algoritmos para a avaliação dos tumores mamários em mulheres na pré e pós-menopausa são apresentados no Capítulo 19.

PATOLOGIA

O câncer de mama pode surgir nos ductos de tamanho intermediário, nos ductos terminais ou nos lóbulos. O diagnóstico de carcinoma ductal ou lobular é baseado no aspecto histológico e não no local de origem. O câncer pode ser *in situ* ou infiltrante.

Carcinoma ductal *in situ*

Por definição, a doença *in situ* não invade além da membrana basal e, portanto, não tem a capacidade de se espalhar.

A incidência de diagnóstico de carcinoma ductal *in situ* (CDIS) aumentou drasticamente desde a introdução da mamografia de rastreamento. **Ela é responsável por aproximadamente 20% dos cânceres de mama diagnosticados nos EUA.**[1] O risco de CDIS aumenta com a idade, e embora raramente possa se manifestar como uma massa palpável, geralmente é detectado pela mamografia como um agrupamento de calcificações suspeitas.

O objetivo do tratamento do CDIS é prevenir o desenvolvimento de câncer infiltrante. Trinta a 50% das pacientes com CDIS desenvolverão um carcinoma ductal infiltrante (CDI) na mesma mama se tratadas apenas por biopsia.[23] **O tratamento padrão do CDIS inclui a ressecção com margens negativas por meio de ressecção segmentar da mama ou lumpectomia seguida de radiação ou pela mastectomia. A terapia endócrina deve ser considerada.**

É cada vez mais reconhecido que o CDIS abrange um espectro de doenças que vai desde lesões indolentes, que nunca irão progredir para câncer infiltrante, até lesões agressivas que progredirão rapidamente, e muitos especialistas acreditam que tratar CDIS de baixo risco com cirurgia e radiação é um tratamento excessivo. Esse parecer é apoiado por evidências de que, embora a radioterapia adjuvante diminua o risco de uma paciente apresentar recorrência invasiva ipsilateral, ela não está associada à melhora da mortalidade específica por câncer de mama.[24] O parecer é a base do estudo COMET (Comparação de Cirurgia com Monitoramento e Terapia Endócrina para CDIS de baixo risco), um ensaio clínico randomizado que vai comparar o tratamento padrão à vigilância ativa para CDIS de baixo risco.

As metástases para os linfonodos axilares ocorrem em menos de 5% das pacientes com diagnóstico de CDIS na biopsia por agulha, tornando desnecessário o estadiamento dos linfonodos axilares de rotina. As diretrizes da Sociedade Americana de Oncologia Clínica (ASCO) sobre o uso de biopsia de linfonodos sentinelas (BLS) para CDIS recomendam que ela seja realizada em pacientes submetidas à mastectomia, em pacientes submetidas à cirurgia conservadora de mama para um tumor em um local que pode impedir a futura amostragem de linfonodos, em casos de CDIS diagnosticado como uma massa no exame de imagem ou exame clínico, ou em casos de CDIS de grande volume, em que o risco de encontrar câncer infiltrante no estudo histopatológico é maior.[25]

Carcinoma infiltrante

O carcinoma ductal infiltrante (CDI) é responsável por cerca de 80% de todos os tumores invasivos, com os 20% restantes divididos entre o carcinoma lobular infiltrante (CLI) e variantes especiais de carcinoma ductal infiltrante.[26] Pela mamografia, o CDI é caracterizado por uma densidade estrelada ou microcalcificações. No exame macroscópico, geralmente está presente a invasão do estroma circundante e da gordura com uma reação fibrótica desmoplásica em torno do carcinoma infiltrante. Na microscopia, o CDI é caracterizado por cordões e ninhos de células com diferentes quantidades de formação de glândulas.

O CLI é responsável por 5 a 10% dos carcinomas infiltrantes. **Os CLIs surgem com mais frequência em mulheres mais velhas, são bilaterais ou multicêntricos e têm características clínicas mais favoráveis (grau inferior, positividade para RE).**[27] Alguns CLIs têm uma aparência macroscópica semelhante à do CDI, mas é comum a ausência de massa. No exame microscópico, o CLI é caracterizado por pequenas células que se infiltram insidiosamente na mama e no tecido adiposo, formando uma única fileira. Esse padrão de infiltração geralmente resulta em um tamanho microscópico maior do que o previsto. Foi proposto que os CLIs têm um prognóstico mais favorável do que os CDIs e tendem a sofrer metástase mais tarde do que os CDI.[28] Se os CLIs sofrem metástase, frequentemente se espalham para locais incomuns, como peritônio, meninges e trato gastrintestinal.[29]

Tipos especiais de carcinoma ductal infiltrante são incomuns e costumam ser responsáveis por aproximadamente 10% de todos os cânceres invasivos. **O carcinoma medular**, que representa 5 a 8% dos carcinomas da mama, surge de ductos maiores dentro da mama e tem um infiltrado linfocítico denso. O tumor **parece ter crescimento mais lento e menos agressivo do que as outras formas de carcinoma**. Mesmo quando a doença está presente nos linfonodos axilares, o prognóstico para pacientes com carcinoma medular é melhor do que o de outras variantes de carcinoma ductal infiltrante. O carcinoma mucinoso (coloide) é responsável por 5% de todos os cânceres de mama. Grosseiramente, as áreas do tumor podem parecer mucinosas ou gelatinosas, enquanto na microscopia são relativamente acelulares. O comedocarcinoma infiltrante é responsável por menos de 1% de todas as doenças malignas da mama e é um câncer infiltrante caracterizado por focos de necrose que exsudam uma substância semelhante à comedonecrose quando biopsiados. Normalmente, os comedocarcinomas são neoplasias *in situ*. O carcinoma papilífero é predominantemente um carcinoma ductal não infiltrante; quando componentes invasivos estão presentes, deve ser especificado como carcinoma papilífero infiltrante. **O carcinoma tubular, um câncer de mama bem diferenciado, que representa 1 a 2% de todas as neoplasias malignas da mama, raramente metastatiza para os linfonodos axilares e tende a ter um prognóstico melhor do que o carcinoma ductal infiltrante.** Os carcinomas adenoides císticos são tumores de mama extremamente raros, histologicamente semelhantes aos observados nas glândulas salivares. Eles são cânceres bem diferenciados, que demoram para sofrer metástases.

Avaliação dos receptores

3 **Todos os tumores de câncer de mama devem ser avaliados quanto à expressão de receptores de estrogênio e progesterona e para a superexpressão de receptores do fator de crescimento epidérmico humano 2 (HER2), pois essas informações orientam a tomada de decisão clínica e facilitam a avaliação do prognóstico.** A positividade do receptor hormonal é determinada por meio de teste imuno-histoquímico e é definida pela presença de receptores de estrogênio ou progesterona em pelo menos 1% das células tumorais. A positividade para o HER2 é caracterizada por coloração imuno-histoquímica de mais de três das células tumorais ou por uma razão de amplificação de hibridização *in situ* (FISH) de HER2/contagem de cromossomos 17 (CEP17) de hibridização *in situ* fluorescente (FISH) maior ou igual a 2.

3 **O câncer de mama pode ser clinicamente dividido em subtipos com base na presença desses receptores. Cerca de 80% dos tumores são positivos para receptores hormonais, 23% superexpressam HER2 e 13% são triplamente negativos (negativo para receptor de estrogênio, receptor de progesterona e HER2).**[30]

Estadiamento

A oitava edição do *Manual de Estadiamento* do *American Joint Committee on Cancer* (AJCC) foi publicada em 2017 e está em **3** vigor desde janeiro de 2018. **Além da classificação de tumor primário, linfonodo e metástase (TNM), a oitava edição do manual incorpora fatores biológicos, como grau do tumor, status do receptor hormonal, status do HER2 e perfis de expressão gênica no sistema de estadiamento para câncer de mama.**[31]

O estágio do tumor e o status do linfonodo continuam a ser importantes preditores de resultados. Em uma análise SEER que incluiu mais de 302 mil pacientes, a sobrevida foi de 100% nas pacientes com tumores de 0,1 a 0,9 cm; 91,8% para tumores de 1 a 1,9 cm; 75,7% para tumores 2 a 2,9 cm; 61,3% para tumores 3 a 3,9 cm; 54,2% para tumores 4 a 4,9 cm; e 45,7% para tumores de 5 a 9,9 cm.[32] Mesmo pequenos tumores têm um prognóstico significativamente pior se estiverem associados a linfonodos positivos. Em uma grande série, a sobrevida de 5 anos piorou com o aumento do número de linfonodos positivos.[33] O número de linfonodos positivos envolvidos e a presença de invasão extracapsular são importantes indicadores de mau prognóstico.

O grau histológico parece predizer a sobrevida global. Pacientes com tumores bem diferenciados tendem a ter resultados mais favoráveis do que aqueles com tumores pouco diferenciados. Em um estudo britânico com 1.168 mulheres, o grau histológico, junto com o tamanho do tumor e o status linfonodal, foi um preditor independente de sobrevida global em 10 anos.[34]

O *status* do receptor hormonal é um importante preditor do prognóstico a longo prazo e da resposta à terapia endócrina. Vários estudos demonstraram que pacientes com status positivo do receptor de estrogênio e progesterona (RE e RP) tiveram melhora da sobrevida global.[35,36] O status do receptor deve ser conhecido para **3** determinar a necessidade e a escolha da terapia adjuvante. Além disso, **a pesquisa de HER2 deve ser realizada de rotina. A presença de amplificação de HER2 prediz sensibilidade a várias classes de quimioterápicos e benefício de sobrevida a partir de terapia-alvo, como *trastuzumabe* e *pertuzumabe*.**[37-39]

Vários ensaios multigênicos foram desenvolvidos e validados e estão se tornando ferramentas cada vez mais importantes para prognóstico e previsão da resposta à terapia. O ensaio de 21 genes (Oncotype DX) e a assinatura de 70 genes (MammaPrint) são dois dos ensaios de expressão gênica mais usados.

O Oncotype DX (Genomic Health) avalia a expressão de 21 genes e é validado principalmente em cânceres de mama receptor hormonal positivo, negativo para HER2 e linfonodo negativo. Os resultados do teste são relatados como uma pontuação de recidiva (RS). O teste classifica o risco da paciente de recidiva do câncer de mama em baixo (RS 0 a 18), intermediário (RS 19 a 31) ou alto (RS 32 a 100) e também prevê benefício da quimioterapia. No ensaio atribuindo opções individualizadas de tratamento (Rx) (TAILORx), o teste Oncotype DX foi usado na tentativa de melhor definir quais pacientes com câncer de mama positivo para o RE em estágio inicial se beneficiam da quimioterapia e quais pacientes podem ser poupadas da quimioterapia. O estudo incluiu mais de 10.200 mulheres. No TAILORx, mulheres com pontuações de recidiva de 0 a 10 foram designadas para tratamento apenas com terapia endócrina, e as com pontuação maior que 25 foram designadas para tratamento com terapia endócrina mais quimioterapia. Mulheres com pontuação média de 11 a 25 foram aleatoriamente designadas para receber terapia endócrina mais quimioterapia ou terapia endócrina apenas. Em 2015, a evidência prospectiva preliminar do TAILORx demonstrou que as mulheres com baixo risco de recidiva (RS 0 a 10) tiveram um bom desempenho com a terapia endócrina isolada e poderiam ser poupadas da quimioterapia.[40]

Em 2018, os resultados finais do estudo TAILORx revelaram que a terapia endócrina não era inferior à terapia endócrina mais quimioterapia para mulheres com pontuações intermediárias de 11 a 25, embora um grau de benefício da quimioterapia tenha sido encontrado em algumas mulheres com 50 anos ou mais jovens. Juntos, esses resultados sugerem que a quimioterapia pode ser evitada com segurança em cerca de 70% das mulheres com câncer de mama HER2 negativo, linfonodo negativo e receptor hormonal positivo que teriam recebido quimioterapia com base nos critérios tradicionais.[41]

O MammaPrint (Agendia) é um ensaio de assinatura de 70 genes que classifica as pacientes em grupos de bom e mau prognóstico. Este teste pode ser usado para pacientes com câncer de mama receptor hormonal negativo ou positivo e pacientes com zero a três linfonodos positivos.[42] O Índice de Câncer de Mama é outro ensaio de prognóstico comumente usado que foi validado como um preditor preciso da responsividade da terapia endócrina em pacientes com câncer de mama receptor de estrogênio positivo.

TRATAMENTO DO CÂNCER DE MAMA

O câncer de mama deve ser visto como uma doença de dois componentes que envolve a mama e o corpo como um todo. Embora o tumor primário de mama e as questões de controle local devam ser tratados, a possibilidade de metástases sistêmicas com consequências fatais não deve ser negligenciada.

Estadiamento

Uma avaliação pré-operatória adicional para doença sistêmica deve ser obtida para pacientes com sinais ou sintomas relativos à doença metastática ou pacientes com câncer de mama localmente avançado. Para pacientes com sintomas relacionados com a disseminação sistêmica da doença, deve ser obtida imagem apropriada (*i. e.,* uma cintilografia óssea para uma paciente com queixa de dor óssea localizada para uma metástase esquelética). Apenas as pacientes com estágio IIIA ou superior devem ser submetidas à PET-TC de corpo inteiro ou cintilografia óssea e tomografia computadorizada de tórax, abdome e pelve de rotina. Essas recomendações seguem as diretrizes da NCCN[43] e são baseadas em estudos que mostraram que, na maioria das pacientes com câncer de mama recém-diagnosticado, uma extensa avaliação pré-operatória é desnecessária.[44]

Mastectomia radical

Tradicionalmente, o tratamento do câncer de mama é cirúrgico e o tipo de procedimento é polêmico e psicologicamente complexo. A seleção do tratamento cirúrgico continua sendo uma questão com forte carga emocional e altamente discutida para muitas pacientes. Durante o século 19, o tratamento cirúrgico do câncer de mama era aleatório, variando desde a excisão local apenas até a mastectomia total. A mastectomia radical baseava-se no princípio de que o carcinoma de mama era um processo infiltrativo local que se espalhava de forma radial, disseminando para os linfonodos e para locais distantes.[45] **A mastectomia radical remove toda a mama, os músculos peitorais subjacentes e os linfonodos axilares (Figura 42.1 A).**[46] Um relato de 51 anos de experiência com mastectomia radical, que incluiu 1.036 pacientes com acompanhamento de 47 anos, é inigualável em comparação com qualquer outro método único de tratamento do câncer de mama.[47]

Durante o século 20, foram concebidas extensões e modificações da mastectomia radical que envolviam a remoção de mais tecido local e regional. Ao mesmo tempo em que esvaziamentos supraclaviculares, mediastinais e linfonodos mamários internos eram realizados de rotina.[48]

Uma dissecção de linfonodo mamário interno em bloco foi adicionada à mastectomia radical padrão na década de 1960. Essa técnica tornou-se popular e é a operação comumente referida como *mastectomia radical estendida*.[49] A mastectomia radical estendida não aumentou as taxas de sobrevida global, porque apenas 3 a 5% das pacientes com linfonodos axilares negativos terão envolvimento dos linfonodos mamários internos.[50] A cirurgia mutilante não se justifica, com base na compreensão do comportamento biológico do câncer de mama, e a mastectomia radical não é mais um procedimento indicado, exceto nas circunstâncias mais incomuns com extenso envolvimento do músculo peitoral pela neoplasia.

Mastectomia radical modificada

Em contraste com a mastectomia radical, a mastectomia radical modificada preserva o músculo peitoral maior (Figura 42.1B).[51,52] A mama é removida de maneira semelhante à da mastectomia radical, mas nem a dissecção dos linfonodos axilares nem a excisão da pele são tão extensas. Consequentemente, não há necessidade de enxerto de pele. Não há diferenças nas taxas de sobrevida entre a mastectomia radical e a radical modificada, mas o último procedimento tem um melhor resultado funcional e um resultado estético superior.[53] A mastectomia radical modificada substituiu a mastectomia radical nos EUA e é uma alternativa à cirurgia conservadora para algumas pacientes.

Mastectomia total

O movimento de abandono da cirurgia radical para as pacientes com câncer de mama começou após a divulgação dos resultados do ensaio B-04 do National Surgical Adjuvant Breast and Bowel Project (NSABP), que distribuiu aleatoriamente mulheres para mastectomia radical, mastectomia total com irradiação de campo do nódulo ou mastectomia total sem cirurgia axilar e dissecção axilar retardada, se for indicada pela avaliação clínica. **Após 25 anos de acompanhamento, não foram observadas diferenças de sobrevida entre os três braços.**[54]

A mastectomia total envolve a remoção de toda a mama, mamilo e complexo areolopapilar sem ressecção dos músculos subjacentes ou excisão dos linfonodos axilares. Os linfonodos localizados na parte superior externa da mama e na parte baixa da axila costumam ser excisados. Anteriormente, a recidiva regional ocorreria em pelo menos 15 a 20% das pacientes tratadas apenas com mastectomia total. Com a adição da biopsia do linfonodo sentinela, que seleciona pacientes com linfonodos axilares negativos, as taxas de recidiva local devem ser baixas em pacientes que se submetem à mastectomia total e têm linfonodo negativo em comparação com aquelas pacientes com status dos linfonodos axilares desconhecido.

Mastectomia poupadora de pele

Pacientes que desejam uma reconstrução imediata podem desejar se submeter a uma mastectomia que preserva a cobertura de pele da mama. Uma mastectomia preservadora de pele remove o tecido mamário e o complexo areolopapilar e é seguida por reconstrução mamária imediata. Inicialmente, havia a preocupação de que a reconstrução imediata pudesse dificultar o acompanhamento em relação à recidiva local, mas isso não foi demonstrado.[55]

Mastectomia poupadora do mamilo

A remoção de todo o parênquima mamário com preservação de toda a cobertura da pele, incluindo o complexo areolopapilar, tem se tornado cada vez mais popular, devido aos melhores resultados estéticos. No entanto, a seleção da paciente é fundamental, pois o envolvimento do complexo areolopapilar pela neoplasia é observado em 11,5% dos casos.[56] Apesar desse achado, muitos estudos já mostraram que a mastectomia preservadora do mamilo é um procedimento oncologicamente seguro em pacientes cuidadosamente selecionadas. Em uma metanálise que incluiu 5.594 mulheres, não houve diferenças significativas na sobrevida global, sobrevida livre de doença ou recidiva locorregional entre os grupos que retiraram ou mantiveram o complexo areolopapilar.[57] Relata-se que pacientes que os mantêm apresentam melhor qualidade de vida pós-reconstrução, especificamente nos domínios de satisfação com as mamas e com o resultado do BREAST-Q quando comparadas às mastectomias sem preservação dos mamilos.[58]

Por essas razões, a manutenção do complexo com reconstrução imediata utilizando próteses ou enxertos está se tornando um procedimento comum para mulheres que precisam ou desejam uma mastectomia.

Mastectomia profilática contralateral

As mulheres podem desejar se submeter a uma mastectomia profilática contralateral para reduzir o risco de contrair um câncer de mama contralateral, para eliminar a necessidade de rastreamento do câncer de mama ou para obter simetria de reconstrução. Embora essa conduta reduza significativamente o risco de desenvolvimento de câncer na mama contralateral, não foi demonstrado

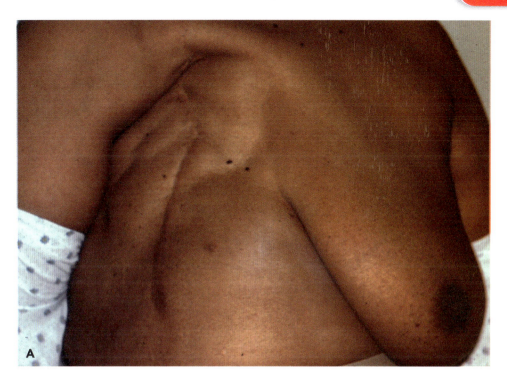

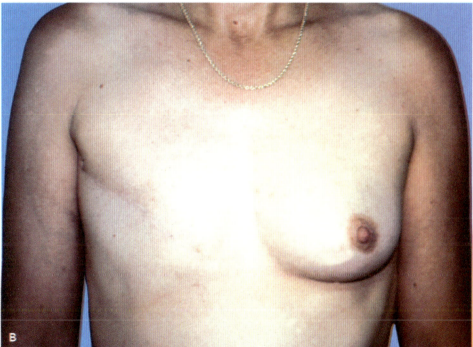

Figura 42.1 Aspecto da mama após mastectomia radical (**A**) versus mastectomia modificada (**B**). (De: **Giuliano AE, Dang CM.** Breast disease. In: Berek JS, Hacker NF, eds. *Berek & Hacker's Gynecologic Oncology.* 6ª ed. Philadelphia, PA: Lippincott Williams & Wilkins; 2014:674.)

nenhum benefício de sobrevida associado a ela em mulheres que não apresentam risco particularmente alto de desenvolver um segundo câncer de mama.[59,60]

Radioterapia pós-mastectomia

Algumas pacientes tratadas com mastectomia se beneficiam da radioterapia adjuvante. McWhirter desenvolveu o conceito de mastectomia total seguida de radioterapia.[61] Ensaios históricos, tanto estudos prospectivos randomizados como estudos de controle histórico, mostraram que a radioterapia adjuvante melhora o controle local, mas não a sobrevida global.[62-64] Em um estudo prospectivo randomizado realizado pela NSABP, os papéis da radioterapia pós-operatória e do tratamento dos linfonodos axilares foram examinados mais detalhadamente. As pacientes foram aleatoriamente designadas para mastectomia total, mastectomia radical ou mastectomia total com radioterapia. Os achados deste estudo apoiaram a noção de que a radioterapia e o tratamento dos linfonodos axilares melhoram o controle local e regional, mas não têm efeito na sobrevida, o que se confirmou no acompanhamento de 25 anos.[65]

Durante a década de 1990, estudos controlados randomizados mostraram que a radioterapia pós-mastectomia reduziu o risco de falha locorregional em 20% e produziu um benefício de sobrevida absoluta de 10% em 10 anos entre mulheres com câncer de mama em estágio II a III, independentemente de status menopausal.[66,67] Posteriormente, estudos adicionais desafiaram a necessidade de radioterapia entre mulheres com apenas um a três linfonodos axilares envolvidos e tumor primário T1 ou T2. Esses estudos mostraram taxas adequadas de controle locorregional apenas com mastectomia e quimioterapia.[68-70] Em uma grande meta-análise realizada pelo Early Breast Cancer Trialists' Collaborative Group (EBCTCG) que incluiu 1.300 mulheres com um a três linfonodos comprometidos, a radioterapia mostrou reduzir a recidiva e mortalidade em mulheres com um a três linfonodos positivos.[71]

Cirurgia conservadora da mama com ou sem radioterapia

Ao longo dos últimos 25 anos do século 20, ocorreu uma mudança de paradigma no tratamento cirúrgico do câncer de mama. O ensaio NSABP B-04 estabeleceu a equivalência da mastectomia radical *versus* a total em relação à sobrevida global. Logo após o início do estudo B-04, uma série de estudos foram elaborados para avaliar a eficácia da conservação da mama entre mulheres com câncer de mama em estágio inicial. O ensaio Milan, um importante ensaio prospectivo randomizado que começou a incluir pacientes em 1973, comparou o tratamento com mastectomia radical com uma combinação de quadrantectomia, dissecção axilar e radioterapia pós-operatória. No total, 701 pacientes com linfonodos clinicamente negativos com tumores pequenos e não localizados na área central da mama (< 2 cm) ($T_1N_0M_0$) foram selecionadas. Após 20 anos de acompanhamento, ainda não foi observada diferença estatisticamente significativa entre os dois grupos, tanto no controle local como nas taxas de sobrevida global.[72]

Quase ao mesmo tempo, no ensaio NSABP B-06, pacientes com câncer de mama em estágio inicial (estágio I ou estágio II, T_1 ou T_2 e N_0 ou N_1) foram randomizadas para mastectomia radical modificada, lumpectomia e dissecção de linfonodos axilares ou lumpectomia, dissecção de linfonodos axilares e radioterapia pós-operatória. Ao contrário da quadrantectomia realizada no estudo Milan, a lumpectomia consiste na remoção apenas do tumor e de uma pequena margem de tecido normal circundante, produzindo resultados esteticamente superiores (**Figura 42.2**). Um total de 1.843 mulheres foram inscritas, com a menor taxa de recidiva local observada entre as pacientes tratadas com lumpectomia e radioterapia pós-operatória. A adição da radioterapia melhorou a taxa de controle local, mas nenhuma diferença significativa na sobrevida global ou nas taxas de sobrevida livre de doença foi detectada entre os três braços de tratamento; houve uma tendência, entretanto, em favor das pacientes que receberam radiação. Este estudo NSABP, agora com um acompanhamento de 20 anos, estabeleceu que a combinação de lumpectomia (com margens cirúrgicas negativas), dissecção axilar e radioterapia pós-operatória é tão eficaz quanto a mastectomia radical modificada para o tratamento de pacientes com câncer de mama em estágios I e II.[73]

Existe um debate considerável sobre a definição de margem negativa para cirurgias conservadoras. Um painel multidisciplinar convocado pela Society of Surgical Oncology e pela American Society for Radiation Oncology recomendou o uso de "sem tinta no tumor" como a margem padrão para pacientes com câncer de mama infiltrante em estágios I e II tratados com cirurgia conservadora seguida de irradiação de mama inteira.[74] A recomendação foi baseada em uma metanálise de 33 estudos, incluindo 28.162 pacientes, que relataram que uma margem positiva, definida como "com tinta no tumor", estava associada a um aumento maior que 2 vezes na recidiva do tumor de mama ipsilateral e que as margens maiores que "sem tinta no tumor" não foram associadas a uma menor incidência de recidiva de tumor de mama ipsilateral.[75] **Um painel semelhante foi convocado e uma metanálise foi realizada, que resultou na recomendação de que a margem padrão para CDIS deveria ser de 2 mm.**[76,77]

Muitos estudos randomizados mostraram que a adição de radioterapia de mama inteira nas cirurgias conservadoras para câncer de mama em estágio inicial reduz a taxa de recidiva local.[78-80] Mais importante do que a recidiva local, parece que o uso de radioterapia reduz o risco de morte por câncer de mama. Uma metanálise do EBCTCG de todos os estudos prospectivos randomizados, comparando cirurgia conservadora ou mastectomia com ou sem radiação, relatou uma proporção de 4:1 entre evitar a recidiva local em 5 anos e melhorar a sobrevida global em 15 anos. Em 2011, foi realizada uma atualização para esta metanálise que incluiu apenas mulheres que haviam se submetido à cirurgia conservadora. A metanálise atualizada incluiu 17 estudos randomizados e 10.801 mulheres, e demonstrou que **a radioterapia reduziu a taxa anual de falha (local ou sistêmica) em cerca de metade e a taxa anual de morte por câncer de mama em um sexto**.[81]

Dissecção axilar

Embora os marcadores da biologia tumoral estejam se tornando cada vez mais importantes na determinação do tratamento ideal e do prognóstico do câncer de mama, o status dos linfonodos axilares continua sendo um dos indicadores de prognóstico mais importantes. A linfadenectomia axilar era tradicionalmente usada para detectar e quantificar a extensão da metástase nodal. Antes da introdução da dissecção do linfonodo sentinela na década de 1990, a dissecção do linfonodo axilar era realizada de rotina em todas as pacientes com câncer de mama em estágio inicial. **Embora a dissecção axilar esteja associada a um risco muito baixo de recidiva regional (1 a 3%), a taxa de complicações imediatas chega a 30%.**[82] **Da mesma forma, o risco de linfedema crônico varia de 6 a 30%.**[83] Como apenas um terço das pacientes com linfonodo axilar clinicamente negativo terá metástase dos linfonodos, pode-se inferir que dois terços das pacientes serão expostas à morbidade da dissecção axilar sem benefício comprovado quando realizada rotineiramente na presença de câncer de mama infiltrante.[84]

Em 1991, o mapeamento linfático intraoperatório e a dissecção do linfonodo sentinela foram introduzidos para resolver essas questões.[85] **O linfonodo sentinela é o linfonodo com maior potencial para abrigar metástases, se houver doença nos linfonodos axilares. Numerosas investigações demonstraram que o exame do linfonodo sentinela pode prever com precisão o status dos linfonodos axilares, com positividade variando de 90 a 99% e taxas de falso-negativo de menos de 5% na maioria dos estudos de grande porte.** Em um estudo com 107 pacientes com câncer de mama T_1 e T_2 submetidas à dissecção do linfonodo sentinela seguida de dissecção dos linfonodos axilares, o linfonodo sentinela foi identificado em 100 pacientes (93,5%). Não houve

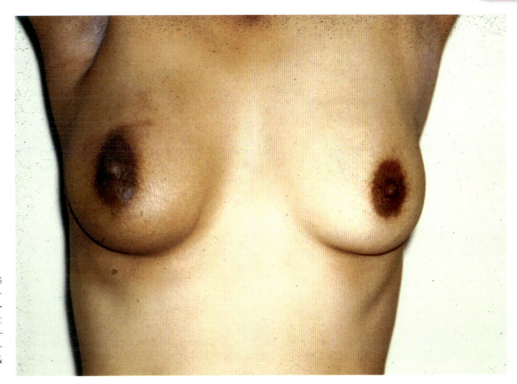

Figura 42.2 Aspecto da mama após lumpectomia, dissecção dos linfonodos axilares e radioterapia. (De: **Giuliano AE, Dang CM**. Breast disease. In: *Berek JS, Hacker NF, eds. Berek & Hacker's Gynecologic Oncology*. 6ª ed. Philadelphia, PA: Lippincott Williams & Wilkins; 2014:675.)

resultados falso-negativos, e o linfonodo sentinela previu com precisão o status dos linfonodos axilares em todas as 100 pacientes.[86]

5 A dissecção do linfonodo sentinela é precisa no estadiamento da axila e tem resultados comparáveis a longo prazo e menos morbidade quando comparada à dissecção axilar conforme apoiado por vários ensaios clínicos randomizados, incluindo NSABP B-32, ALMANAC e SNAC.[87-90] À luz dessas descobertas, o SLNB se tornou o procedimento de escolha para o estadiamento da axila no câncer de mama inicial clinicamente negativo. O padrão para pacientes com linfonodo sentinela positivo foi a dissecção completa dos linfonodos axilares até que o ensaio Z0011 demonstrou que em pacientes com um ou dois linfonodos sentinela positivos, sem extensão extralinfonodal da metástase, não houve diferença estatisticamente significativa na sobrevida global entre aqueles randomizados para dissecção completa dos linfonodos axilares e aqueles randomizados para SLNB isoladamente.[91] Os resultados de 10 anos do estudo confirmam esse achado.[92]

5 O uso da BLS após quimioterapia neoadjuvante (NAC) é controverso. Em mulheres com axila clinicamente negativa antes do NAC, acredita-se que a BLS realizada no momento da excisão do tumor de mama seja segura. Uma metanálise que incluiu 72 estudos prospectivos e retrospectivos relatou uma taxa de identificação de linfonodo sentinela de quase 90% e uma taxa de falso-negativo de 14,2% nessa população.[93] Em mulheres com axila clinicamente positiva antes de NAC que se convertem em axila clinicamente negativa durante a NAC, os ensaios ACOSOG Z1071 e SENTINA concluíram que a BLS após NAC não é um método de estadiamento adequado.[94,95] No entanto, os estudos sugerem que o uso da BLS no momento da excisão do tumor de mama sob certas condições (o uso de corante azul e marcador coloide radioativo, obtendo três ou mais linfonodos sentinela) pode resultar em taxas aceitáveis de falso-negativo.

TERAPIA SISTÊMICA
Terapia sistêmica adjuvante

Para muitas pacientes, o controle local e regional do câncer de mama é alcançado com uma combinação de cirurgia e radioterapia. Cerca de 90% das pacientes nunca terão recidiva na mama, **7** mas podem desenvolver doença metastática. **O objetivo da terapia sistêmica adjuvante é eliminar metástases ocultas e, assim, reduzir o risco de recidiva local e a distância.**

A terapia sistêmica adjuvante prolonga a sobrevida em pacientes selecionadas com câncer de mama. Nas pacientes com biologia favorável e um baixo risco de recidiva e morte subsequente, como aquelas com cânceres com pequenos linfonodos negativos, um biomarcador e perfis genômicos favoráveis, o benefício da quimioterapia é pequeno e pode não justificar os riscos.[43] A quimioterapia citotóxica e a terapia hormonal apresentam riscos inerentes, que devem ser considerados durante a tomada de decisões do tratamento. Existem muitos efeitos colaterais imediatos conhecidos com os regimes-padrão, e há evidências crescentes de que as pacientes submetidas à quimioterapia relatam déficits neurocognitivos crônicos mais frequentes do que os controles não tratados.[96] O impacto desses déficits permanece indefinido. A terapia sistêmica com *tamoxifeno* está associada a um aumento na incidência de câncer uterino, secura vaginal e ondas de calor, enquanto os inibidores da aromatase (IAs) estão relacionados com a osteoporose e sintomas musculoesqueléticos. Escolher as pacientes que devem receber terapia adjuvante pode ser uma decisão difícil, que muitas vezes envolve a análise de uma variedade de fatores prognósticos e preditivos, identificando pacien- **7** tes em risco de recidiva e quantificando esse risco. **Comorbidades, estágio, perfil de biomarcador e resultados de análise genômica, como Oncotype DX e MammaPrint, são frequentemente levados em consideração, ao decidir se uma paciente precisa ou não**

de terapia sistêmica. Os ensaios genômicos examinam a expressão gênica no tumor primário e podem indicar um risco de recidiva maior ou menor do que o esperado. Pacientes com baixo risco de recidiva demonstraram não se beneficiar do uso de quimioterapia sistêmica adjuvante.[40,41,97,98]

Escolha do protocolo terapêutico

Com base nos resultados de mais de 100 estudos prospectivos randomizados que examinaram o papel da quimioterapia adjuvante no câncer de mama, surgiu uma variedade de regimes sistêmicos. **A terapia sistêmica inclui agentes citotóxicos, terapia-alvo e agentes hormonais, usados sozinhos ou em combinação.**

Inicialmente, os ensaios envolveram um único curso perioperatório de quimioterapia, com o objetivo de erradicar as células tumorais circulantes. O estudo Nissen-Meyer da Noruega mostrou que um único curso de *ciclofosfamida* melhorou as taxas de sobrevida global.[99] Posteriormente, vários estudos demonstraram o benefício da quimioterapia adjuvante para certos subgrupos de pacientes.[100] No ensaio inicial com adjuvante NSABP, um curso de 2 anos de *melfalana* foi superior a nenhum tratamento, e outros ensaios demonstraram efeito benéfico aprimorado com o uso de vários medicamentos e a combinação de manipulação hormonal com quimioterapia.[101,102]

Historicamente, a quimioterapia adjuvante combinada mais frequentemente usada foi *CMF*: *ciclofosfamida* (*C*), *metotrexato* (*M*) e *5-fluoruracila* (*5-FU*). No estudo original de Bonadonna et al., pacientes com linfonodos axilares positivos foram randomizadas para receber 12 ciclos mensais de *CMF* ou nenhuma terapia após mastectomia radical.[103] Um benefício estatisticamente significativo foi encontrado com o tratamento com *CMF* para pacientes na pré-menopausa, especialmente aquelas com um a três linfonodos positivos. Um estudo subsequente mostrou que seis ciclos de *CMF* são tão eficazes quanto 12 ciclos.[104] Após 20 anos de acompanhamento, o estudo demonstrou uma vantagem de sobrevida persistente para mulheres na pré-menopausa recebendo terapia adjuvante com *CMF*.[105] Em um estudo posterior envolvendo linfonodos negativos, pacientes com câncer de mama negativo para o receptor de estrogênio, após 12 anos de acompanhamento, 71% das pacientes tratadas com *CMF* adjuvante permaneceram livres da doença em comparação com 48% no grupo de controle, independentemente do estado da menopausa.[106]

As *antraciclinas* (*A*) foram mais usadas no tratamento adjuvante e metastático do câncer de mama do que quaisquer outros agentes. Um grande estudo NSABP randomizado comparou *CMF* com regimes *AC* em pacientes com linfonodos positivos e encontrou resultados de tratamento semelhantes entre os dois grupos. O regime *AC* foi preferido, devido à sua duração mais curta (quatro ciclos de 3 meses *versus* seis ciclos de 6 meses).[107]

Vários estudos marcantes mostraram que *taxanos*, como *paclitaxel* e *docetaxel*, em combinação com *antraciclinas* têm eficácia significativa e são comumente usados como terapia adjuvante para câncer de mama. O Grupo B de câncer e leucemia foi o primeiro a mostrar melhora de 17% na taxa de recidiva e redução de 18% na taxa de mortalidade com a adição de *paclitaxel* à *ciclofosfamida*.[108] Considerando as preocupações sobre a cardiotoxicidade das antraciclinas e o risco de 0,21% de leucemia após o regime *AC* em 5 anos, um estudo oncológico dos EUA distribuiu aleatoriamente pacientes em estágio I, II e III para *AC* ou *docetaxel* e *ciclofosfamida* (*TC*) a cada 3 semanas por quatro ciclos e descobriram que, após 7 anos de acompanhamento, a sobrevida livre de doença e a sobrevida global favoreciam estatisticamente o grupo *TC*.[109] Este foi o primeiro ensaio a comparar um regime baseado em *taxano* a um regime baseado em *antraciclina*. As preocupações permanecem porque vários estudos demonstram que a duração da terapia é significativa e o regime *TC* usado foi um tratamento de curta duração de quatro ciclos.[110] Em 2017, a análise conjunta das *antraciclinas* no Câncer de Mama Precoce (ABC) comparou a quimioterapia *TC* a um regime baseado em *antraciclinas*, *ciclofosfamida* e *taxano* em mais de 4 mil mulheres com doença HER2-negativa e descobriram que **a quimioterapia baseada em *antraciclina* não melhora significativamente os resultados no câncer de mama de baixo risco, receptor hormonal positivo. No entanto, na doença de alto risco receptor hormonal positivo e triplo-negativo, parece haver benefício em administrar um regime baseado em *antraciclina*.**[111]

Terapia sistêmica neoadjuvante

Terapia neoadjuvante se refere ao uso de tratamentos sistêmicos antes do tratamento cirúrgico definitivo. Os regimes NAC são geralmente iguais aos usados para o tratamento adjuvante.

Tradicionalmente, o objetivo da terapia sistêmica pré-operatória era converter pacientes inoperáveis em pacientes operáveis e converter as candidatas à mastectomia em candidatas à cirurgia conservadora da mama, com base nas respostas histopatológicas e clínicas.[112] Relatórios indicam que a cirurgia conservadora da mama é possível e que baixas taxas de recidivas na mama ou local-regional ocorrem quando NAC resulta em redução do estadiamento do tumor clínico e histopatológico.[113] **NAC permite a observação de uma resposta *in vivo* do tumor à quimioterapia, e uma resposta histopatológica completa é um forte indicador de bom prognóstico, especialmente no câncer de mama triplo negativo e HER2 positivo.**[114] Ensaios clínicos randomizados demonstram resultados a longo prazo semelhantes quando as pacientes recebem o mesmo tratamento no pré em comparação ao pós-operatório.[115] **Aplicar o tratamento sistêmico antes da cirurgia permite a adaptação do regime adjuvante, que pode afetar os resultados.** No estudo CREATE-X, as mulheres com HER2-negativo residual após NAC foram aleatoriamente designadas para tratamento adjuvante com *capecitabina versus* nenhuma quimioterapia adicional. As mulheres que receberam *capecitabina* adjuvante tiveram maior sobrevida livre de doença e sobrevida global.[116] Isso foi mais significativo para pacientes com câncer de mama triplo-negativo.

Terapia hormonal

A manipulação hormonal com *tamoxifeno* ou um *IA*, usados sozinhos ou em combinação com um regime citotóxico, é benéfica para mulheres com câncer de mama receptor hormonal positivo. O *tamoxifeno*, um modulador seletivo do receptor de estrogênio, oferece benefícios substanciais em mulheres na pré e pós-menopausa. Tomado em uma dose de 20 mg/dia durante 5 ou 10 anos, **o *tamoxifeno* resulta em uma redução significativa e sustentada no risco de recidiva do câncer de mama e mortalidade em 15 anos.**[117]

Os *IAs* suprimem os níveis de estrogênio no plasma, inibindo ou inativando a enzima responsável pela conversão periférica de androgênios em estrogênios. Esses medicamentos devem ser usados apenas em pacientes na pós-menopausa ou mulheres na pré-menopausa que foram submetidas à supressão ovariana química ou ooforectomia. **Foi demonstrado que os *IAs* melhoram os resultados para mulheres na pós-menopausa com câncer de mama receptor hormonal positivo** em comparação com *tamoxifeno*.[118] Os IAs, como *anastrozol*, *letrozol* e *exemestano*, têm eficácia semelhante. Embora os *IAs* causem menos episódios de eventos trombóticos, ondas de calor e câncer endometrial, os sintomas musculoesqueléticos e a osteoporose são mais encontrados do que naquelas que tomam *tamoxifeno*.

A terapia endócrina é recomendada por um período mínimo de 5 anos. O risco de recidiva nas pacientes receptor hormonal positivo persiste por 20 anos e a terapia hormonal estendida foi estudada. Os dados apoiam o uso de 10 anos de terapia hormonal, especialmente para mulheres com alto risco de recidiva.[119] Os dados dos ensaios MA.17, ATLAS e aTTom sugerem que a terapia endócrina estendida melhora a sobrevida livre de doença e, possivelmente, a sobrevida global.[120,121]

A ablação ovariana desempenha um papel no tratamento do câncer de mama receptor hormonal positivo na pré-menopausa. A ablação ovariana pode ser realizada cirurgicamente por meio de ooforectomia ou medicamento, com a administração de agonistas do hormônio liberador de gonadotrofina (GnRH), como *Lupron*. De acordo com o Teste de Supressão da Função Ovariana (SOFT) e o Teste de *Tamoxifeno* e *Exemestano* (TEXT), a adição de supressão ovariana ao *tamoxifeno* ou inibição da aromatase não fornece um benefício significativo para a paciente de risco médio, mas a adição de supressão ovariana com exemestano em vez do *tamoxifeno* melhora os resultados para pacientes de alto risco.[122,123]

Os bisfosfonatos podem ser usados para prevenir ou tratar a perda óssea induzida pela terapia do câncer em mulheres na pré e pós-menopausa. Além de melhorar a densidade óssea, os bisfosfonatos podem afetar os resultados a longo prazo. Uma metanálise investigando o impacto do *ácido zoledrônico* nos resultados relatou melhora na sobrevida global e menores taxas de fratura com o uso adjuvante do *ácido zoledrônico*, mas não houve melhorias nos riscos de recidiva locorregional, metástases ósseas ou sobrevida livre de doença.[124] O *denosumabe*, outro medicamento estabilizador dos ossos, está sendo investigado por seu impacto nos resultados relacionados com o câncer de mama. Os efeitos colaterais da terapia com bisfosfonatos incluem dor óssea, febre e, em raros casos, osteonecrose da mandíbula, esofagite, úlceras ou insuficiência renal.

Terapia direcionada ao HER2

É essencial que todos os cânceres de mama sejam avaliados quanto à superexpressão de HER2, porque as terapias direcionadas ao HER2, como *trastuzumabe* e *pertuzumabe*, são a base do tratamento do câncer de mama HER2 positivo.[38,125] O câncer de mama HER2 positivo foi associado ao pior prognóstico antes do uso da terapia-alvo. *Trastuzumabe* deve ser administrado associado a outros quimioterápicos, sozinho ou com terapia hormonal, para completar 1 ano de duração. *Pertuzumabe* pode ser adicionado ao regime neoadjuvante para mulheres com tumores ≥ T_2 ou ≥ N_1 positivo para HER2.[126] *Pertuzumabe* recebeu aprovação acelerada da FDA em 2013, como resultado de seus efeitos benéficos na sobrevida livre de progressão para pacientes com doença metastática e nas taxas de resposta histopatológica completa quando administrado de forma neoadjuvante. A adição de *pertuzumabe* ao *trastuzumabe* e a quimioterapia apresentou resultados menos notáveis como terapia adjuvante.[39] Isso gerou alguma controvérsia a respeito do uso da resposta histopatológica após a terapia neoadjuvante como um indicador de eficácia e como base para a aprovação acelerada do medicamento.

O *trastuzumabe* está associado a um risco aumentado de cardiotoxicidade, e por isso as pacientes em terapia com *trastuzumabe* devem ter sua função cardíaca monitorada durante e após o tratamento.[127]

Resumo das recomendações sobre a terapia sistêmica para o câncer de mama inicial:

1. Os fatores a ser considerados ao decidir se uma paciente deve receber quimioterapia sistêmica incluem idade, estágio, perfil de biomarcador e resultados de ensaios genômicos, como Oncotype DX ou MammaPrint.
2. Os regimes combinados de *antraciclina* e *taxano* são os mais comumente usados nos EUA e podem ser administrados antes (neoadjuvante) ou após (adjuvante) a cirurgia. A administração neoadjuvante pode permitir tratamentos cirúrgicos e de radiação menos extensos e para a adaptação de regimes de quimioterapia adjuvante.
3. O câncer de mama com receptor hormonal positivo deve ser tratado com IA adjuvante em pacientes na pós-menopausa. Em pacientes na pré-menopausa, o *tamoxifeno* deve ser administrado ou a supressão ovariana deve ser administrada em conjunto com IA para pacientes de alto risco.
4. O câncer de mama HER2 positivo deve ser tratado com terapias direcionadas ao HER2, como *trastuzumabe* e *pertuzumabe*. O *pertuzumabe* está aprovado para uso apenas como tratamento neoadjuvante para tumores acima de 2 cm ou pacientes com linfonodo positivo.

Terapia sistêmica para câncer de mama metastático

Até 5% das mulheres com câncer de mama têm doença metastática no momento da apresentação e até 30% desenvolverão doença metastática durante o curso de sua doença. O câncer de mama pode sofrer metástase para qualquer órgão, e o envolvimento dos ossos, pulmões ou fígado ocorre em até 85% das mulheres que desenvolvem doença a distância.[128,129] Além desses locais, o CLI é conhecido por se disseminar para as vísceras abdominais, útero, ovários e superfícies peritoneais. Pacientes com metástases viscerais e/ou com um curto intervalo livre de doença geralmente têm um fenótipo agressivo, enquanto pacientes com metástases ósseas têm um fenótipo mais indolente. Os objetivos do tratamento do câncer de mama metastático são prolongar a sobrevida e manter ou melhorar a qualidade de vida. As estratégias de tratamento são incrementemente diferentes daquelas usadas com intenção curativa em pacientes sem sinais de metástase.

A doença sistêmica pode ser controlada por terapia hormonal, terapia-alvo ou quimioterapia citotóxica. Para doença metastática receptor hormonal positivo, é preferível tentar a manipulação endócrina primeiro, porque a qualidade de vida durante uma remissão induzida por manipulação endócrina é geralmente superior do que com a quimioterapia citotóxica. O tratamento de primeira linha para mulheres na pós-menopausa com câncer de mama metastático receptor hormonal positivo inclui uma combinação de um IA e um inibidor da quinase dependente de ciclina (CDK) 4/6, como *palbociclibe* ou *ribociclibe*. O *fulvestrante* parece ser superior ao *anastrozol* como terapia de primeira linha. *Palbociclibe* e *ribociclibe* são bem tolerados, exceto para neutropenia não febril.[130] Em estudos de fase III, a adição de inibidores de CDK4/6 resulta em melhora da sobrevida livre de progressão, mas pode não melhorar substancialmente a sobrevida global.[131,132] **Para pacientes na pré-menopausa, a supressão ovariana deve ser administrada além da terapia endócrina com ou sem um inibidor de CDK4/6.**

Se o envolvimento de órgãos for potencialmente fatal (cérebro, pulmão ou fígado), o tratamento hormonal não for bem-sucedido ou a doença progredir após uma resposta inicial à manipulação endócrina, deve-se considerar a quimioterapia citotóxica. O agente quimioterápico mais útil é uma *antraciclina*, como a *doxorrubicina*, que tem uma taxa de resposta estimada de 40 a 50%. A terapia combinada usando vários agentes tem taxas de resposta de 60 a 80%.[133] Os cânceres de mama metastáticos HER-2 positivos devem receber terapia direcionada a HER2 como tratamento de primeira linha para sua doença. Os inibidores da poliadenosina difosfato ribose polimerase (PARP) são agentes eficazes para tratar o câncer de mama metastático em pacientes com mutações do *BRCA*.[134]

CÂNCERES DE MAMA ESPECIAIS

Doença de Paget

Na década de 1870, *Sir* James Paget descreveu uma lesão mamilar semelhante a eczema e reconheceu que essa alteração mamilar estava associada a uma neoplasia mamária subjacente.[135] A erosão é o resultado da invasão do mamilo e da aréola circundante por grandes células características com núcleos irregulares, agora chamadas células de Paget. Embora a origem dessas células seja discutível, elas são provavelmente extensões de um carcinoma subjacente nos ductos principais do complexo aréolopapilar. Pode não haver alterações visíveis associadas à invasão inicial do mamilo. O sintoma inicial da paciente é secreção mamilar, que, na verdade, é uma combinação de soro e sangue dos ductos envolvidos. A paciente pode ter um atraso no diagnóstico, porque os sintomas apresentados costumam ser esquecidos. O diagnóstico é estabelecido por biopsia incisional ou por punção da área das alterações mamilares.

O prognóstico geral para pacientes com essa forma rara de câncer de mama depende do estágio da malignidade subjacente. Quando um carcinoma intraductal isolado é identificado, o prognóstico permanece favorável, enquanto as pacientes com carcinoma ductal infiltrante metastático para os linfonodos regionais têm resultados piores. O tratamento tradicional era a mastectomia total e a dissecção dos linfonodos, embora a terapia conservadora da mama com ressecção do tumor e do complexo mamilo-aureolar seguida de radioterapia da mama inteira esteja sendo realizada em pacientes devidamente selecionadas.[136] Em pacientes sem massa palpável ou anormalidade nos métodos de imagem, foi relatado o tratamento com radioterapia apenas, com taxas de recidiva local variando de 0 a 17%.[137,138]

Câncer de mama inflamatório

O câncer de mama inflamatório (CMI) é caracterizado por eritema difuso e edema envolvendo a pele da mama. O diagnóstico de CMI pode ser feito quando o eritema e o edema estão presentes há não mais de 6 meses, ocupam pelo menos um terço da mama e quando uma biopsia confirma carcinoma infiltrante. Na mamografia, a mama apresenta espessamento cutâneo com processo infiltrativo, podendo ou não apresentar massa ou calcificações.

O CMI é uma forma agressiva de câncer de mama localmente avançado. Uma avaliação procurando metástases deve ser realizada. Em mulheres sem evidência de doença metastática, o tratamento padrão começa com quimioterapia. As mulheres que apresentam uma boa resposta clínica à quimioterapia podem prosseguir para a mastectomia radical modificada e radiação pós-mastectomia. Dados limitados sugerem que a cirurgia conservadora com biopsia do linfonodo sentinela não é apropriada para essas pacientes.[139,140]

Câncer de mama na gravidez

O câncer de mama gestacional é definido como o câncer de mama que é diagnosticado durante a gravidez, no primeiro ano pós-parto ou a qualquer momento durante a lactação. O câncer de mama ocorre em uma a cada 3 mil gestações.[141] É a segunda neoplasia maligna mais comum em associação com a gravidez, superada apenas pelo câncer cervical. **Quando as pacientes grávidas são comparadas com pacientes não grávidas estágio a estágio, os resultados são equivalentes.**[142]

As pacientes geralmente apresentam uma massa indolor. Até 60% terão envolvimento concomitante de linfonodos. A avaliação inclui imagens com ultrassonografia e mamografia, que expõe o feto a menos de 0,02 cGy de radiação quando usado com proteção abdominal adequada.[143] Se a biopsia for necessária, o procedimento pode ser realizado com segurança e não deve ser adiado para depois do parto.

O tratamento do câncer de mama em mulheres grávidas deve ser individualizado. As considerações incluem a idade da paciente, o desejo de continuar a gravidez e o prognóstico geral. Acredita-se que a duração da gravidez não altere o prognóstico da paciente potencialmente curável. A seguir estão as recomendações gerais para o tratamento de mulheres grávidas com câncer de mama:

1. **A conservação da mama e a mastectomia são opções viáveis para o tratamento cirúrgico da paciente grávida. A escolha entre elas é guiada por características clínico-patológicas, preferências da paciente e idade gestacional. A BLS pode ser realizada durante a gravidez.** O uso de corante azul é contraindicado, pois é classificado como um medicamento de categoria C para gravidez. O risco para o feto é considerado mínimo com o uso de radiocoloide, embora não haja dados randomizados claros de confirmação.[144]
2. **A radioterapia adjuvante deve ser administrada após o parto em pacientes para as quais está indicada.** Em uma paciente diagnosticada antes do terceiro trimestre, esperar até depois do parto para administrar a radioterapia pode resultar em um atraso inaceitável no início da terapia e não deve ser incentivado.
3. **A quimioterapia adjuvante pode ser administrada após o primeiro trimestre.** Os dados sugerem que é seguro para a mãe e o bebê administrar muitos dos agentes quimioterápicos usados para o tratamento do câncer de mama durante a gravidez, quando iniciados após o primeiro trimestre.[145,146]
4. *Trastuzumabe* **durante a gravidez está associado a oligo e a adramnia, hipoplasia pulmonar, anormalidades do desenvolvimento fetal e morte fetal, e não deve ser usado.**
5. **O** *tamoxifeno* **é um medicamento de classe D e não deve ser administrado a pacientes grávidas ou lactantes com câncer de mama.**
6. **Se o câncer de mama for diagnosticado durante a lactação, a lactação deve ser suprimida e o câncer deve ser tratado de forma definitiva.**
7. **O câncer avançado considerado incurável deve ser tratado com terapia paliativa.** As decisões sobre a continuação da gravidez devem ser baseadas na terapia necessária e nos desejos da paciente.

O aconselhamento sobre gravidez futura é importante para mulheres que tiveram carcinoma da mama. Presumia-se que gestações subsequentes seriam prejudiciais por causa dos altos níveis de estrogênios circulantes, mas **não há diferença clara na sobrevida para mulheres que engravidam após o diagnóstico de câncer de mama**. Uma metanálise que incluiu 1.244 mulheres que engravidaram após serem tratadas para câncer de mama descobriu que a gravidez não afetou a sobrevivência e pode até ter um efeito protetor.[147]

REFERÊNCIAS BIBLIOGRÁFICAS

1. **Siegel RL, Miller KD, Jemal A.** Cancer statistics, 2017. *CA Cancer J Clin* 2017;67(1):7–30.
2. **Tubiana M, Pejovic JM, Renaud A, et al.** Kinetic parameters and the course of the disease in breast cancer. *Cancer* 1981;47:937–943.
3. **Stratton MR, Rahman N.** The emerging landscape of breast cancer susceptibility. *Nat Genet* 2008;40:17–22.
4. **Greene MH.** Genetics of breast cancer. *Mayo Clin Proc* 1997;72:54–65.
5. **Chen S, Parmigiani G.** Meta-analysis of BRCA1 and BRCA2 penetrance. *J Clin Oncol* 2007;25:1329–1333.
6. **Domchek SM, Friebel TM, Singer CF, et al.** Association of risk-reducing surgery in BRCA1 or BRCA2 mutation carriers with cancer risk and mortality. *JAMA* 2010;304:967–975.
7. **Chavez-MacGregor M, Elias SG, Onland-Moret NC, et al.** Postmenopausal breast cancer risk and cumulative number of menstrual cycles. *Cancer Epidemiol Biomarkers Prev* 2005;14:799–804.
8. **Eisen A, Rebbeck TR, Wood WC, et al.** Prophylactic surgery in women with a hereditary predisposition to breast and ovarian cancer. *J Clin Oncol* 2000;18:1980–1995.
9. **Russo J, Moral R, Balogh GA, et al.** The protective role of pregnancy in breast cancer. *Breast Cancer Res* 2005;7:131–142.
10. Oral-contraceptive use and the risk of breast cancer. The Cancer and Steroid Hormone Study of the Centers for Disease Control and the National Institute of Child Health and Human Development. *N Engl J Med* 1986;315:405–411.
11. **Morch LS, Slovlund CW, Hannaford PC, et al.** Contemporary hormonal contraception and the risk of breast cancer. *N Engl J Med* 2017;377:2228–2239.
12. **Chlebowski RT, Hendrix SL, Langer RD, et al.** Influence of estrogen plus progestin on breast cancer and mammography in healthy postmenopausal women: The Women's Health Initiative Randomized Trial. *JAMA* 2003;289:3243–3253.
13. **Anderson GL, Chlebowski RT, Aragaki AK, et al.** Conjugated equine oestrogen and breast cancer incidence and mortality in postmenopausal women with hysterectomy. extended follow-up of the Women's Health Initiative randomised placebo-controlled trial. *Lancet Oncol* 2012;13(5):476–486.
14. **Chen WY, Manson JE, Hankinson SE, et al.** Unopposed estrogen therapy and the risk of invasive breast cancer. *Arch Intern Med* 2006;166(9):1027–1032.
15. **Gao X, Fisher SG, Enami B.** Risk of second primary cancer in the contralateral breast in women treated for early-stage breast cancer: A population-based study. *Int J Radiat Oncol Biol Phys* 2003;56:1038–1045.
16. **Early Breast Cancer Trialists' Collaborative Group (EBCTCG).** Effects of chemotherapy and hormonal therapy for early breast cancer on recurrence and 15-year survival: An overview of the randomized trials. *Lancet* 2005;365:1687–1717.
17. **Majid AS, de Paredes ES, Doherty RD, et al.** Missed breast carcinoma: Pitfalls and pearls. *Radiographics* 2003;23:881–895.
18. **Miller AB, Wall C, Baines CJ, et al.** Twenty five year follow-up for breast cancer incidence and mortality of the Canadian National Breast Screening Study: A randomized screening trial. *BMJ* 2014;348:g366.
19. **Saslow D, Boetes C, Burke W, et al.** American Cancer Society guidelines for breast screening with MRI as an adjunct to mammography. *CA Cancer J Clin* 2007;57(2):75–89.
20. **Kanal E, Tweedle MF.** Residual or retained gadolinium: practical implications for radiologists and our patients. *Radiology* 2015;275:630–634.
21. **Bassett LW, Liu TH, Giuliano AE, et al.** The prevalence of carcinoma in palpable vs nonpalpable mammographically detected lesions. *Am J Roentgenol* 1991;157:21–24.
22. **Elmore JG, Armstrong K, Lehman CD, et al.** Screening for breast cancer. *JAMA* 2005;293:1245–1256.
23. **Sanders ME, Schuyler PA, Simpson JF, et al.** Continued observation of the natural history of low-grade ductal carcinoma in situ reaffirms proclivity for local recurrence even after more than 30 years of follow-up. *Mod Pathol* 2015;28(5):662–669.
24. **Narod SA, Oqbal J, Giannakeas V, et al.** Breast cancer mortality after a diagnosis of ductal carcinoma in situ. *JAMA Oncol* 2015;1(7):888–896.
25. **Lyman GH, Temin S, Edge SB, et al.** Sentinel lymph node biopsy for patients with early-stage breast cancer: American Society of Clinical Oncology clinical practice guideline update. *J Clin Oncol* 2014;32:1365–1383.
26. **Braunstein LZ, Brock JE, Chen YH, et al.** Invasive lobular carcinoma of the breast: Local recurrence after breast-conserving therapy by subtype approximation and surgical margin. *Breast Cancer Res Treat* 2015;149(2):555–564.
27. **Orvieto E, Maiorano E, Bottiglieri L, et al.** Clinicopathologic characteristics of invasive lobular carcinoma of the breast: Results of an analysis of 530 cases from a single institution. *Cancer* 2008;113:1511–1520.
28. **Cristofanilli M, Gonzalez-Angulo A, Sneige N, et al.** Invasive lobular carcinoma classic type: Response to primary chemotherapy and survival outcomes. *J Clin Oncol* 2005;23:41–48.
29. **Ferlicot S, Vincent-Salomon A, Medioni J, et al.** Wide metastatic spreading in infiltrating lobular carcinoma of the breast. *Eur J Cancer* 2004;40:336–341.
30. **Parise CA, Bauer KR, Brown MM, et al.** Breast cancer subtypes as defined by the estrogen receptor (ER), progesterone receptor (PR) and the human epidermal growth factor receptor 2 (HER2) among women with invasive breast cancer in California, 1999–2004. *Breast J* 2009;15(6):593–602.
31. **Amin MB, Edge SB, Greene FL, et al.,** eds. *AJCC (American Joint Committee on Cancer) Cancer Staging Manual.* 8th ed. Chicago, IL: Springer; 2017.
32. **Ries LAG, Young JL, Keel GE, et al.,** eds. *SEER survival monograph:- cancer survival among adults: U.S. SEER program, 1988–2001, patient and tumor characteristics.* NIH Pub. No. 08–6215. Bethesda, MD: National Cancer Institute, SEER Program; 2007:101–110.
33. **Carter CL, Allen C, Henson DE.** Relation of tumor size, lymph node status and survival in 24,740. *Cancer* 1989;63(1):181–187.
34. **Kollias J, Elston CW, Ellis IO, et al.** Early-onset breast cancer– histopathological and prognostic considerations. *Br J Cancer* 1997;75:1318–1323.
35. **Rapiti E, Fioretta G, Verkooigen HM, et al.** Survival of young and older breast cancer patients in Geneva from 1990 to 2001. *Eur J Cancer* 2005;41:1446–1452.
36. **Trudeau ME, Pritchard KI, Chapman JA, et al.** Prognostic factors affecting the natural history of node-negative breast cancer. *Breast Cancer Res Treat* 2005;89:35–45.
37. **Hayes DF, Thor AD, Dressler LG, et al.** HER2 and response to paclitaxel in node-positive breast cancer. *N Engl J Med* 2007;357(15):1496–1506.
38. **Perez EA, Romond EH, Suman VJ, et al.** Trastuzumab plus adjuvant chemotherapy for human epidermal growth factor receptor 2-positive breast cancer: Planned joint analysis of overall survival from NSABP B-31 and NCCTG N9831. *J Clin Oncol* 2014;32(33):3744–3752.
39. **Von Minckwitz G, Procter M, de Azambuja E, et al.** Adjuvant pertuzumab and trastuzumab in early HER2-positive breast cancer. *N Engl J Med* 2017;377(2):122–131.

40. **Sparano JA, Gray RJ, Makower DF, et al.** Prospective validation of a 21-gene expression assay in breast cancer. *N Engl J Med* 2015;373(21):2005–2014.
41. **Sparano JA, Gray RJ, Makower DF, et al.** Adjuvant chemotherapy guided by a 21-gene expression assay in breast cancer. *N Engl J Med* 2018;379(2):111–121.
42. **Cardoso F, van't Veer LJ, Bogaerts J, et al.** 70-gene signature as an aid to treatment decisions in early-stage breast cancer. *N Engl J Med* 2016;375(8):717–729.
43. **National Comprehensive Cancer Network (NCCN).** NCCN clinical practice guidelines in oncology. Available online at http://www.nccn.org/professionals/physician_gls/f_guidelines.asp. Accessed January 30th, 2019. To view the most recent and complete version of the guideline, go online to NCCN.org. NCCN makes no warranties of any kind whatsoever regarding their content, use or application and disclaims any responsibility for their application or use in any way.
44. **Puglisi F, Follador A, Minisini AM, et al.** Baseline staging tests after a new diagnosis of breast cancer: further evidence of their limited interactions. *Ann Oncol* 2005;16(2):263–266.
45. **Halsted WS.** The results of radical operation for cure of carcinoma of the breast. *Ann Surg* 1907;46:1–19.
46. **Meyer W.** Carcinoma of the breast; ten years experience with my method of radical operation. *JAMA* 1905;45:297–313.
47. **Haagensen CD, Bodian C.** A personal experience with Halsted's radical mastectomy. *Ann Surg* 1984;199:143–150.
48. **Lewis FJ.** Extended or super radical mastectomy for cancer of the breast. *Minn Med* 1953;36:763–766.
49. **Urban JA.** Extended radical mastectomy for breast cancer. *Ann Surg* 1963;106:399–404.
50. **Veronesi U, Valagussa P.** Inefficacy of internal mammary node dissection in breast cancer surgery. *Cancer* 1981;47:170–173.
51. **Handley RS.** The conservative radical mastectomy of Patey: 10-year results in 425 patients. *Breast* 1976;2:16–19.
52. **Maier WP, Leber D, Rosemond GP, et al.** The technique of modified radical mastectomy. *Surg Gynecol Obstet* 1977;145:68–74.
53. **Cody HS III, Laughlin EH, Trillo C, et al.** Have changing treatment patterns affected outcome of operable breast cancer? Ten year follow-up in 1288 patients, 1965 to 1978. *Ann Surg* 1991;213:297–307.
54. **Fisher B, Jeong JH, Anderson S, et al.** Twenty-five year follow-up of a randomized trial comparing radical mastectomy, total mastectomy and total mastectomy followed by irradiation. *N Engl J Med* 2002;347(8):567–575.
55. **Gieni M, Avram R, Dickinson L, et al.** Local breast cancer recurrence after mastectomy and immediate breast reconstruction for invasive cancer: A meta-analysis. *Breast* 2012;21(3):230–236.
56. **Mallon P, Feron JG, Couturaud B, et al.** The role of nipple-sparing mastectomy in breast cancer: A comprehensive review of the literature. *Plast Reconstr Surg* 2013;131:969–984.
57. **De La Cruz L, Moody AM, Tappy EE, et al.** Overall survival, disease-free survival, local recurrence and nipple-areolar recurrence in the setting of nipple-sparing mastectomy: a meta-analysis and systematic review. *Ann Surg Oncol* 2015;22:3241–3249.
58. **Bailey CR, Ogbuagu O, Baltodano PA, et al.** Quality-of-life outcomes improve with nipple-sparing mastectomy and breast reconstruction. *Plast Reconstr Surg* 2017;140(2):219–226.
59. **McDonnell SK, Schaid DJ, Myers JL, et al.** Efficacy of contralateral prophylactic mastectomy in women with a personal and family history of breast cancer. *J Clin Oncol* 2001;19(19):3938–3943.
60. **Wong SM, Freedman RA, Sagara Y, et al.** Growing use of contralateral prophylactic mastectomy despite no improvement in long-term survival for invasive breast cancer. *Ann Surg* 2017;265(3):581–589.
61. **McWhirter R.** Should more radical treatment be attempted in breast cancer? *AJR Am J Roentgenol* 1964;92:3–13.
62. **Montague ED, Fletcher GH.** The curative value of irradiation in the treatment of nondisseminated breast cancer. *Cancer* 1980;46:995–998.
63. **Wallgren A, Arner O, Bergstrom J, et al.** The value of preoperative radiotherapy in operable mammary carcinoma. *Int J Radiat Oncol Biol Phys* 1980;6:287–290.
64. **Nevin JE, Baggerly JT, Laird TK.** Radiotherapy as an adjuvant in the treatment of cancer of the breast. *Cancer* 1982;49:1194–1200.
65. **Overgaard M, Hansen P, Overgaard J, et al.** Postoperative radiotherapy in high-risk premenopausal women with breast cancer who receive adjuvant chemotherapy. *N Engl J Med* 1997;337:949–955.
66. **Ragaz J, Jackson SM, Le N, et al.** Adjuvant radiotherapy and chemotherapy in node-positive premenopausal women with breast cancer. *N Engl J Med* 1997;337:956–962.
67. **Overgaard M, Jensen MB, Overgaard J, et al.** Postoperative radiotherapy in high-risk postmenopausal breast cancer patients given adjuvant tamoxifen: Danish Breast Cancer Cooperative Group DBCG 82c randomised trial. *Lancet* 1999;353:1641–1648.
68. **Katz A, Strom EA, Buchholz TA, et al.** Locoregional recurrence patterns after mastectomy and doxorubicin-based chemotherapy: implications for postoperative irradiation. *J Clin Oncol* 2000;18:2817–2827.
69. **Woodward WA, Strom EA, Tucker SL, et al.** Locoregional recurrence after doxorubicin-based chemotherapy and postmastectomy: Implications for breast cancer patients with early stage disease and predictors for recurrence after postmastectomy radiation. *Int J Radiat Oncol Biol Phys* 2003;57:336–344.
70. **Sharma R, Bedrosian I, Lucci A, et al.** Present-day locoregional control in patients with T1 or T2 breast cancer with 0 and 1 to 3 positive lymph nodes after mastectomy without radiotherapy. *Ann Surg Oncol* 2010;17:2899–2908.
71. **Early Breast Cancer Trialists' Collaborative Group (EBCTCG); McGale P, Taylor C, Correa C, et al.** Effect of radiotherapy after mastectomy and axillary surgery on 10-year recurrence and 20-year breast cancer mortality: Meta-analysis of individual patient data for 8135 women in 22 randomised trials. *Lancet* 2014;383(9935):2127–2135.
72. **Veronesi U, Cascinelli N, Mariani L, et al.** Twenty-year follow-up of a randomized study comparing breast-conserving surgery with radical mastectomy for early breast cancer. *N Engl J Med* 2002;347:1227–1232.
73. **Fisher B, Anderson S, Bryant J, et al.** Twenty-year follow-up of a randomized trial comparing total mastectomy, lumpectomy, and lumpectomy plus irradiation for the treatment of invasive breast cancer. *N Engl J Med* 2002;347:1233–1241.
74. **Moran MS, Schnitt SJ, Giuliano AE, et al.** Society of Surgical Oncology-American Society for Radiation Oncology consensus guideline on margins for breast-conserving surgery with whole breast irradiation in stages I and II invasive breast cancer. *Int J Radiat Oncol Biol Phys* 2014;88(3):553–564.
75. **Houssami N, Macaskill P, Marinovich ML, et al.** The association of surgical margins and local recurrence in women with early-stage invasive breast cancer treated with breast-conserving therapy: A meta-analysis. *Ann Surg Oncol* 2014;21(3):717–730.
76. **Morrow M, Van Zee KJ, Solin LJ, et al.** Society of Surgical Oncology-American Society for Radiation Oncology consensus guideline on margins for breast-conserving surgery with whole breast irradiation in ductal carcinoma in situ. *Ann Surg Oncol* 2016;23(12):3801–3810.
77. **Marinovich ML, Azizi L, Macaskill P, et al.** The association of surgical margins and local recurrence in women with ductal carcinoma in situ treated with breast conserving therapy: a meta-analysis. *Ann Surg Oncol* 2016;23(12):3811–3821.
78. **Fisher B, Bauer M, Margolese R, et al.** Five-year results of a randomized clinical trial comparing total mastectomy and segmental mastectomy with or without radiation in the treatment of breast cancer. *N Engl J Med* 1985;312:665–673.
79. **Veronesi U, Luini A, Del Vecchio M, et al.** Radiotherapy after breast-preserving surgery in women with localized cancer of the breast. *N Engl J Med* 1993;328:1587–1591.
80. **Clark RM, Whelan R, Levine M, et al.** Randomized clinical trial of breast irradiation following lumpectomy and axillary dissection

for node-negative breast cancer: An update. *J Natl Cancer Inst* 1996; 88:1659–1664.
81. Darby S, McGale P, Correa C, et al. Effect of radiotherapy after breast-conserving surgery on 10-year recurrence and 15-year breast cancer death: Meta-analysis of individual patient data for 10,801 women in 17 randomised trials. *Lancet* 2011;378(9804):1707–1716.
82. Ivens D, Hoe AL, Podd TJ, et al. Assessment of morbidity from complete axillary dissection. *Br J Cancer* 1992;66:136–138.
83. Goffman TE, Laronga C, Wilson L, et al. Lymphedema of the arm and breast in irradiated breast cancer patients: Risks in an era of dramatically changing axillary surgery. *Breast J* 2004;10:405–411.
84. Changsri C, Prakash S, Sandweiss L, et al. Prediction of additional axillary metastasis of breast cancer following sentinel lymph node surgery. *Breast J* 2004;10:392–397.
85. Giuliano AE, Kirgan DM, Guenther JM, et al. Lymphatic mapping and sentinel lymphadenectomy for breast cancer. *Ann Surg* 1994;220:391–401.
86. Wilson L, Giuliano A. Sentinel lymph node mapping for primary breast cancer. *Curr Oncol Rep* 2005;7:12–17.
87. Veronesi U, Viale G, Paganelli G. Sentinel lymph node biopsy in breast cancer: Ten year results of a randomized controlled study. *Ann Surg* 2010;251:595–600.
88. Krag DN, Anderson SJ, Julian TB, et al. Sentinel lymph node resection compared with conventional axillary lymph node dissection in clinically node-negative patients with breast cancer: Overall survival findings from the NSABP B-32 randomized phase 3 trial. *Lancet Oncol* 2010;11:927–933.
89. Mansel RE, Fallowfield L, Kissin M, et al. Randomized multicenter trial of sentinel node biopsy versus standard axillary treatment in operable breast cancer: The ALMANAC Trial. *J Natl Cancer Inst* 2006; 98:599–609.
90. Gill G. Sentinel lymph node based management or routine axillary clearance? One-year outcomes of sentinel node biopsy versus axillary clearance (SNAC): A randomized controlled surgical trial. *Ann Surg Oncol* 2009;16:266–275.
91. Giuliano AE, Hunt KK, Ballman KV, et al. Axillary dissection vs. no axillary dissection in women with invasive breast cancer and sentinel node metastasis: A randomized clinical trial. *JAMA* 2011; 305:569–575.
92. Giuliano AE, Ballman KV, McCall L, et al. Effect of axillary dissection vs no axillary dissection on 10-year overall survival among women with invasive breast cancer and sentinel node metastasis: the ACOSOG Z0011 (Alliance) randomized clinical trial. *JAMA* 2017; 318(10):918–926.
93. Mocellin S, Goldin E, Marchet A, et al. Sentinel node biopsy performance after neoadjuvant chemotherapy in locally advanced breast cancer: A systemic review and meta-analysis. *Int J Cancer* 2016; 138(2):472–480.
94. Boughey JC, Sumon VJ, Mittendorf EA, et al. Sentinel lymph node surgery after neoadjuvant chemotherapy in patients with node-positive breast cancer: The ACOSOG Z1071 (Alliance) clinical trial. *JAMA* 2013;310(14):1455–1461.
95. Kuehn T, Bauerfiend I, Fehm T, et al. Sentinel-lymph-node biopsy in patients with breast cancer before and after neoadjuvant chemotherapy (SENTINA): A prospective, multicenter cohort study. *Lancet Oncol* 2013;14(7):609–618.
96. Brezden C, Phillips KA, Abdolell M, et al. Cognitive function in breast cancer patients receiving adjuvant chemotherapy. *J Clin Oncol* 2000;18:2695–2701.
97. Albain KS, Barlow WE, Shak S, et al. Prognostic and predictive value of the 21-gene recurrence score assay in postmenopausal women with node-positive, oestrogen-receptor-positive breast cancer on chemotherapy: A retrospective analysis of a randomised trial. *Lancet Oncol* 2010;11(1):55–65.
98. Barcenas CH, Raghavendra A, Sinha AK, et al. Outcomes in patients with early-stage breast cancer who underwent a 21-gene expression assay. *Cancer* 2017;123(13):2422–2431.
99. Nissen-Meyer R. The Scandinavian clinical trials. *Experientia Suppl* 1982;41:571–579.
100. Bonadonna G, Valagussa P. Adjuvant systemic therapy for resectable breast cancer. *J Clin Oncol* 1985;3:259–275.
101. Fisher B, Carbone P, Economou SG, et al. L-phenylalanine mustard in the management of primary breast cancer: A report of early findings. *N Engl J Med* 1975;292:117–122.
102. Mueller CB, Lesperance ML. NSABP trials of adjuvant chemotherapy for breast cancer: A further look at the evidence. *Ann Surg* 1991;214:206–211.
103. Bonadonna G, Rossi A, Valagussa P. Adjuvant CMF chemotherapy in operable breast cancer: Ten years later. *World J Surg* 1985;9:707–713.
104. Tancine G, Bonadonna G, Valagussa P, et al. Adjuvant CMF in breast cancer: Comparative 5-year results of 12 versus 6 cycles. *J Clin Oncol* 1983;1:2–10.
105. Bonadonna G, Valagussa P, Moliterni A, et al. Adjuvant cyclophosphamide, methotrexate, and fluorouracil in node-positive breast cancer: The results of 20 years of follow-up. *N Engl J Med* 1995; 332:901–906.
106. Zambetti M, Valagussa P, Bonadonna G. Adjuvant CMF in node-negative and estrogen receptor negative breast cancer: updated results. *Ann Oncol* 1996;7:481–485.
107. Fisher B, Brown AM, Dimitrov NV, et al. Two months of doxorubicin-cyclophosphamide with and without interval reinduction therapy compared with 6 months of cyclophosphamide, methotrexate, and fluorouracil in positive-node breast cancer patients with tamoxifen-nonresponsive tumors: results from the National Surgical Adjuvant Breast and Bowel Project B-15. *J Clin Oncol* 1990;8:1483–1496.
108. Henderson IC, Berry DA, Demetri GD, et al. Improved outcomes from adding sequential paclitaxel but not from escalating doxorubicin dose in an adjuvant chemotherapy regimen for patients with node positive primary breast cancer. *J Clin Oncol* 2003;21:976–983.
109. Jones S, Holmes FA, O'Shaughnessy J, et al. Docetaxel with cyclophosphamide is associated with an overall survival benefit compared with doxorubicin and cyclophosphamide: 7 year follow-up of US Oncology Research Trial 9735. *J Clin Oncol* 2009;27:1177–1183.
110. Saurel CA, Patel TA, Perez EA. Changes to adjuvant systemic therapy in breast cancer: A decade in review. *Clin Breast Cancer* 2010;10:196–208.
111. Blum JL, Flynn PJ, Yothers G, et al. Anthracyclines in early breast cancer: The ABC trials-USOR 06–090, NSABP B-46-I/USOR 07132, and NSABP B-49 (NRG Oncology). *J Clin Oncol* 2017;35(23):2645–2655.
112. Trudeau M, Sinclair SE, Clemons M, et al. Neoadjuvant taxanes in the treatment of non-metastatic breast cancer: A systemic review. *Cancer Treat Rev* 2005;31:283–302.
113. Chen AM, Meric-Berstam F, Hunt KK, et al. Breast conservation after neoadjuvant chemotherapy. *Cancer* 2005;103:689–695.
114. Rastogi P, Anderson SJ, Bear HD, et al. Preoperative chemotherapy: updates of National Surgical Adjuvant Breast and Bowel Project Protocols B-18 and B-27. *J Clin Oncol* 2008;26(5):778–785.
115. Von Minckwitz G, Zhang L, Untch M, et al. Pathologic complete response and long-term clinical benefit in breast cancer: The CTNeoBC pooled analysis. *Lancet* 2014;384(9938):164–172.
116. Masuda N, Lee SJ, Ohtani S, et al. Adjuvant capecitabine for breast cancer after preoperative chemotherapy. *N Engl J Med* 2017; 376(22):2147–2159.
117. Early Breast Cancer Trialists' Collaborative Group (EBCTCG); Davies C, Godwin J, Gray R, et al. Relevance of breast cancer hormone receptors and other factors to the efficacy of adjuvant tamoxifen: Patient-level meta-analysis of randomized trials. *Lancet* 2011;378(9793):771–784.
118. Early Breast Cancer Trialists' Collaborative Group (EBCTCG). Aromatase inhibitors versus tamoxifen in early breast cancer: Patient-level meta-analysis of the randomized trials. *Lancet* 2015; 386(10001):1341–1352.

119. **Pan H, Gray R, Braybrooke J, et al.** 20-year risks of breast-cancer recurrence after stopping endocrine therapy at 5 years. *N Engl J Med* 2017;377(19):1836–1846.
120. **Jin H, Tu D, Zhao N, et al.** Longer-term outcomes of letrozole versus placebo after 5 years of tamoxifen in the NCIC CTG MA. 17 trial: Analyses adjusting for treatment crossover. *J Clin Oncol* 2012; 30(7):718–721.
121. **Davies C, Pan H, Godwin J, et al.** Long-term effects of continuing aduvant tamoxifen to 10 years versus stopping at 5 years after diagnosis of estrogen receptor-positive breast cancer: ATLAS, a randomized trial. *Lancet* 2013;381(9869):805–816.
122. **Francis PA, Regan MM, Fleming GF, et al.** Adjuvant ovarian suppression in premenopausal breast cancer. *N Engl J Med* 2015; 372(5):436–446.
123. **Pagani O, Regan MM, Walley BA, et al.** Adjuvant exemestane with ovarian suppression in premenopausal breast cancer. *N Engl J Med* 2014;371(2):107–118.
124. **Valachis A, Polyzos NP, Coleman RE, et al.** Adjuvant therapy with zoledronic acid in patients with breast cancer: A systemic review and meta-analysis. *Oncologist* 2013;18(4):353–361.
125. **NCCN Clinical Practice Guidelines in Oncology (NCCN Guidelines).** Breast cancer (version 2.2017). Available online at http://www.nccn.org/professionals/physician_gls/pdf/breast.pdf. Accessed September 10, 2017.
126. **Gianni L, Pienkowski T, Im YH, et al.** Efficacy and safety of neoadjuvant pertuzumab and trastuzumab in women with locally advanced, inflammatory or early HER2-positive breast cancer (NeoSphere): A randomized, multicenter, open-label, phase 2 trial. *Lancet Oncol* 2012;13(1):25–32.
127. **Fiuza M.** Cardiotoxicity associated with trastuzumab treatment of HER2+ breast cancer. *Adv Ther* 2009;26(Suppl 1):S9–S17.
128. **Perrone MA, Musolino A, Michiara M, et al.** Early detection of recurrencies in the follow-up of primary breast cancer in an asymptomatic or symptomatic phase. *Tumori* 2004;90:276–279.
129. **Giuliano A.** The pattern of recurrence of early stage breast cancer. *J Surg Oncol* 1989;31:152–158.
130. **Baselga J, Im SA, Iwata H, et al.** Buparlisib plus fulvestrant versus placebo plus fulvestrant in postmenopausal, hormone receptor-positive, HER2-negative, advanced breast cancer (BELLE-2): A randomised, double-blind, placebo-controlled, phase 3 trial. *Lancet Oncol* 2017;18(7):904–916.
131. **Finn RS, Martin M, Rugo HS, et al.** Palbociclib and letrozole in advanced breast cancer. *N Engl J Med* 2016;375:1925–1936.
132. **Hortobagyi GN, Stemmer SM, Burris HA, et al.** Ribociclib as first-line therapy for HR-positive, advanced breast cancer. *N Engl J Med* 2016;375:1738–1748.
133. **Valero V.** Combination docetaxel/cyclophosphamide in patients with advanced solid tumors. *Oncology* 1997;11:34–36.
134. **Litton JK, Rugo HS, Ettl J, et al.** San Antonio Breast Cancer Symposium Abstract GS6-07. EMBRACA: A phase 3 trial comparing talazoparib, an oral PARP inhibitor, to physician's choice of therapy in patients with advanced breast cancer and a germline *BRCA*-mutation.
135. **Paget J.** Disease of the mammary areola preceding cancer of the mammary gland. *St Barts Hosp Rep* 1874;10:87–89.
136. **Helme S, Harvey K, Agrawal A.** Breast-conserving surgery in patients with Paget's disease. *Br J Surg* 2015;102(10):1167–1174.
137. **Bulens P, Vanuytsel L, Rijnders A, et al.** Breast conserving treatment of Paget's disease. *Radiother Oncol* 1990;17:305–309.
138. **Fourquet A, Campana F, Vielh P, et al.** Paget's disease of the nipple without detectable breast tumor: Conservative management with radiation therapy. *Int J Radiat Oncol Biol Phys* 1987;13:1463–1465.
139. **Curcio LD, Rupp E, Williams WL, et al.** Beyond palliative mastectomy in inflammatory breast cancer–a reassessment of margin status. *Ann Surg Oncol* 1999;6(3):249–254.
140. **Stearns V, Ewing CA, Slack R, et al.** Sentinel lymphadenectomy after neoadjuvant chemotherapy for breast cancer may reliably represent the axilla except for inflammatory breast cancer. *Ann Surg Oncol* 2002;9(3):235–242.
141. **Petrek JA.** Breast cancer and pregnancy. *J Natl Cancer Inst Monogr* 1994;16:113–121.
142. **Partridge A, Schapira L.** Pregnancy and breast cancer: epidemiology, treatment, and safety issues. *Oncology* 2005;19:693–697.
143. **Rosene-Montella K, Larson L.** Diagnostic imaging. In: Lee RV, Rosene-Montella K, Barbour A, et al., eds. *Medical Care of the Pregnant Patient*. Philadelphia, PA: American College of Physicians Press; 2000:103–115.
144. **Gentilini O, Cremonesi M, Toesca A, et al.** Sentinel lymph node biopsy in pregnant patients with breast cancer. *Eur J Nucl Med Mol Imaging* 2010;37:78–83.
145. **Ring AE, Smith IE, Jones A, et al.** Chemotherapy for breast cancer during pregnancy: An 18-year experience from five London teaching hospitals. *J Clin Oncol* 2005;23(18):4192–4197.
146. **Amant F, Vandenbroucke T, Verheecke M, et al.** Pediatric outcome after maternal cancer diagnosed during pregnancy. *N Engl J Med* 2015;373(19):1824–1834.
147. **Azim HA Jr, Santoro L, Pavlidis N, et al.** Safety of pregnancy following breast cancer diagnosis: A meta-analysis of 14 studies. *Eur J Cancer* 2011;47(1):74–83.

ÍNDICE ALFABÉTICO

A
Abdome, 13
Abdominoplastia, 646
Aberrações musculares, 990
Ablação
- com iodo-131, 908
- endometrial, 191, 230, 622
- laparoscópica dos nervos do útero, 290
- térmica, 230
Abóbada vaginal, 186
Abordagem multidisciplinar, 262
Aborto, 344
- ameaça de, 799
- cirúrgico, 348
- espontâneo, 275, 798, 931
- esporádico, 819
- farmacológico, 347
- incompleto, 799
- induzido, 349, 503
- inevitável, 799
- no segundo semestre, 347
- retido, 799
Abreviações, 31
Abscesso(s), 186, 550
- das glândulas de Bartholin e Skene, 181
- intra-abdominal, 552
- mamários, 448
- não puerperal, 448
- pélvico, 552
- puerperais, 448
- subareolar, 448
- tubo-ovariano, 178, 245, 365
Abuso, 21
- de idosos, 464
- do aluno, 19
- emocional, 457
- físico, 10, 457, 461
- psicológico, 461
- sexual, 10, 457
- - infantil, 163, 457
- - *online*, 459
Acantose nigricans, 200, 202, 882
Acesso
- às informações, 21
- peritoneal, 596
Acetato
- de busserrelina, 295
- de depomedroxiprogesterona, 171, 294
- de leuprolida, 644
- de medroxiprogesterona, 174, 334, 535, 857, 886
- de megestrol, 295
- de noretindrona, 175
Aciclovir, 365
Acidente vascular encefálico, 329
Ácido(s)
- acetilsalicílico, 544, 572
- graxos ômega-3, 529
- hialurônico, 417

- láctico, 359
- mefenâmico, 173, 190
- tranexâmico, 173, 190, 222, 644
- tricloroacético, 368
Acidose, 564
- metabólica, 565
Acne, 132, 172
Acoplamento, 673
- capacitivo, 613
Acromegalia, 863
Acrônimo PALM-COEIN, 174, 186
Acúmulo de gordura, 132
Acupuntura, 424, 524, 530
Adenoacantomas, 982
Adenocarcinoma, 1014
- cervical *in situ*, 387
- de desvio mínimo, 1020
- do colo do útero, 1019
- endometrial, 206, 272, 982
- papilar viloglandular, 1020
Adeno-hipófise, 114, 116
Adenomas, 135
- hipofisários, 134
- não funcionais, 863
- secretores de hormônios, 863
Adenomatose erosiva da papila, 451
Adenomiose, 187, 252
Adenose esclerosante, 452
Adenossarcoma, 1004
Adenovírus, 477
Aderências, 255, 943
- labiais, 168
Adesiólise, 290
Adesivos, 333
Adolescente(s), 16, 22, 159, 169
Adrenarca, 168
- prematura, 147
Afastadores
- para cirurgia pélvica, 648
- vaginais de Breisky-Navratil, 653
Afeto, 5
Agenesia
- mülleriana, 136
- renal, 53
Agentes
- alfa1-adrenérgicos, 485
- anti-inflamatórios não esteroides, 173
- antiplaquetários perioperatórios, 572
- antivirais, 480
- de ação central, 485
- de volume, 712
- formadores de volume perianais, 772
- hipoglicemiantes orais, 490
- procinéticos, 783
- quimioterápicos, 144
Aglutinação, 168
Agnocasto, 529, 534
Agonistas
- de ciproterona, 887
- de dopamina, 858

- do GnRH, 946
- do hormônio liberador das gonadotrofinas, 115, 222, 297, 886
- do receptor ativado do proliferador dos peroxissomos tipo γ, 299
Agorafobia, 506
Agressão sexual, 458, 461
Alça autócrina, 93
Alcalose, 564
Álcool, 3, 438, 472, 474, 498
Algoritmo diagnóstico, 804
Aloenxertos, 744
Alprazolam, 514
Alta
- instruções de, 664
- visitas ao pronto-socorro após, 664
Alteração(ões)
- do desenvolvimento puberal, 133
- fibrocística, 443, 445
- físicas, 131
- hormonais, 132
- somáticas, 271
Altura, 132
Amamentação, 317, 471, 910
Amantadina, 480
Ambiguidade genital ao nascimento, 155
Amenorreia
- da lactação, 318
- primária, 142, 850, 855
- - causas da, 853
- secundária, 850
Amiloide A sérico, 273
Amitriptilina, 259
AMPD, 335
- e lactação, 335
- e neoplasia, 336
- subcutâneo, 336
Amplificação do DNA, 16, 100
Anáfase, 91
Analgesia
- controlada pelo paciente, 560
- peridural, 561
- subaracnóidea, 561
Analgésicos, 292
Análise
- do líquido do cisto, 446
- do sêmen, 925
- histopatológica, 443
- multivariável, 47
Anamnese, 3, 9, 438, 544, 763, 801, 832
Anastrozol, 935
Anatomia genital, 400
Andrógenios, 124, 857, 875
- insensibilidade aos, 859
- séricos, 879
- suprarrenais, 132
Angiogênese, 273
Anel
- alargado, 708
- com suporte, 737

Índice Alfabético

- himenal, 15, 179
- sem suporte, 737
- vaginal, 333
- - contraceptivo, 294
Anemia, 573
- pré-operatória, 224
Anestesia, 626, 634, 652
Aneuploidia, 271
- fetal, 820
Anexectomia, 679
Anismo, 758
Anomalias
- do trato de saída, 858
- dos ductos de Müller, 270, 858
- müllerianas, 859
Anorexia, 131
- nervosa, 143, 170, 509, 864
Anorgasmia, 458
Anormalidade(s)
- anatômicas, 825, 836
- cromossômicas, 166
- endócrinas, 826, 836
- endocrinológicas, 275
- genéticas, 835
- genitais, 167
- hematológicas, 170
- hemorrágicas, 173
- hepáticas, 173
- imunológicas, 904
- mamográfica(s), 440
- - benignas, 451
- - craniocaudal, 440
- - oblíqua mediolateral, 440
- vulvovaginais congênitas, 166
Anosmia, 141
Anovulação, 170, 171, 173
- crônica, 867
Ansiedade, 505
- crônica, 458
Antagonistas
- de progesterona, 296
- do GNRH, 947
- do hormônio liberador de gonadotrofinas, 298
Antiandrogênios, 868, 885
Antibioticoterapia intravenosa, 644
Anticoagulantes, 522
Anticolinérgicos, 709
Anticoncepcional(is), 186
- de forma contínua, 294
- oral(is), 293, 644, 876
- - combinados, 316
Anticonvulsivantes, 417, 522
Anticorpos
- antitireoidianos, 912
- espermatozoides, 927
Antidepressivos, 522
- tricíclicos, 257, 417, 512
Antígenos, 828
Anti-inflamatórios não esteroides, 222, 293, 561
Antiprogestogênicos, 337
Antitrombina, 824
Apendicectomia, 646, 680
Apendicite, 165, 176, 246
Aplasia mülleriana, 136
Apoio psicológico, 840

Apoptose, 92, 273
Aprendizado de novas técnicas, 20
Aprovação, 6
Área perianal, 14
Arginina-vasopressina, 118
Aripiprazol, 513
Arritmias, 571
Articulação dos ossos pélvicos, 57
Ascite, 192
Asma, 478, 575
Assédio, 24
- sexual, 24, 460
Assimetria lateral, 271
Assistência
- centrada na paciente, 28
- contínua, 6
- de qualidade, 28
- médica, 22
Assoalho pélvico, 58, 85, 691
Atelectasia, 577
Atenção
- preventiva, 469
- primária, 468
Atenolol, 485
Atividade(s), 161
- física, 487, 652
- sexual, 399
Atonia, 348
Atração sexual, 399
Atraso
- constitucional, 134, 141
- - do crescimento e desenvolvimento, 136
- fisiológico, 855
Atrofia, 171
- vulvovaginal, 417
Autoculpa, 458
Autoexame
- da mama, 438
- vulvar, 180
Auto-hipnose, 5
Automutilação, 458
Autonomia, 19, 22
Avaliação
- da integração, 528
- de Risco de Gail, 438
- do sistema de fornecimento, 528
- HEEADSSS, 160
- laboratorial, 545, 802, 877
- pós-concepção, 834
- pré-concepção, 832
- pré-operatória, 645
- pré-tratamento, 986
- psiquiátrica, 498
Azitromicina, 363
Azoospermia
- obstrutiva, 931
- pós-testicular, 930
- pré-testicular, 930
- testicular, 930

B

Bactérias, 927
Bainha(s), 629
- do reto, 77
Barreira(s)
- culturais, 5
- hematencefálica, 114

- linguísticas, 3
- psicológicas, 5
- vaginais, 319
Benchmark, 33
Benzodiazepínicos, 332, 513
Betabloqueadores, 910
β-gonadotrofina coriônica humana, 802
Bexiga, 50, 74, 690
- contrátil, 718
- inervação da, 690
- treinamento da, 706
Bifosfonatos, 430
Biofeedback, 769
Biopsia(s)
- cônica do colo do útero, 1022
- da mama, 440
- de fragmento por agulha grossa, 443
- dos linfonodos supraclaviculares, 1034
- laparoscópicas, 285
- vulvar, 200
Bissexuais, 459
Bisturi ultrassônico, 660
Bivalvulação, 658
Blastema metanéfrico, 50
Bloqueadores
- dos canais de cálcio, 484
- dos receptores de angiotensina, 484
Bloqueios transversais, 858
Bola intrauterina com pérolas de cobre, 324
Bolo omental, 13
Botox®, 714
- injeções de, 714
Braquiterapia cervical, 1029
Bromocriptina, 449, 858, 901
Bronquite, 478
- aguda, 478
- crônica, 479
Brotos ureterais, 49
Bulimia, 143, 509, 864
- nervosa, 170
Bupropiona, 401, 513
Burnout, 24
Buspirona, 514
Butoconazol, 362

C

CA125, 277
Cabergolina, 858
Cabos, 631
Calcificações, 440
- descrição das, 440
- distribuição das, 440
- número de, 440
Cálcio, 528
- ingestão adequada de, 473
Calcitonina, 430
Call-outs, 29
Canal
- anal, 75
- pudendo, 83
Câncer(es), 90, 405, 423, 885
- cervical, 97
- - oculto em peça de histerectomia extrafascial, 683
- colorretal, 330
- - hereditário sem palipose, 99
- da tireoide, 493

Índice Alfabético

- de cólon, 473
- de endométrio, 97, 330, 408, 682, 976, 980
- de mama, 99, 431, 406, 438, 532
- do ovário, 23, 97, 330, 408, 684
- - hereditário, 99
- de vulva, 408
- do colo do útero, 407, 683, 1012, 1037
- - avançado, 683
- - com desejo de fertilidade, 683
- - inicial, 683
- - recorrente, 684
- do coto cervical, 683, 1037
- epitelial, 107
- folicular da tireoide, 494
- ginecológico, 407, 594, 643
- hereditário, 99
- invasor, 1036
Cancroide, 365
Candida
- albicans, 361
- glabrata, 361
- tropicalis, 361
Candidíase
- vaginal, 180
- vulvar, 200
- vulvovaginal, 361
- - recorrente, 362
Cânulas
- auxiliares, 601
- de acesso, 600
Caracteres sexuais secundários, 850
Carbúnculo, 200
Carcinoma(s), 135
- adenoescamoso, 1021
- adenoide
- - basal, 1021
- - cístico, 1021
- cervical, 103
- da vagina, 1041
- de células
- - claras, 985
- - escamosas, 1017
- - vítreas, 1021
- de ovário, 103
- - de células claras, 272
- do colo do útero, 1038
- endometrial, 103, 976, 990
- escamoso, 985
- *in situ*, 372
- lobular *in situ*, 438
- mucinoso, 984
- neuroendócrino, 1021
- pupilar, 494
- seroso, 984
Cardiopatia
- isquêmica, 328
- valvar, 571
Cariótipo, 91, 857
- 45,X, 138
- em mosaico 45,X/46,XY, 155
Carúncula, 162
Casa, 161
Causalidade, 44, 48
Cauterização, 368
Cava-cava, 533
Cavidade peritoneal, 83
Cefalosporinas, 548

Cegamento, 39
Cegueira, 141
Célula(s)
- alvo, 106, 359
- B, 104
- da granulosa, 95
- da teca, 95
- de diferenciação terminal, 90
- de Langerhans, 142
- de Sertoli, 145
- em divisão, 90
- em repouso, 90
- endoteliais, 95
- escamosas atípicas, 380
- eucarióticas, 90
- filha somática, 91
- germinativas, 91, 186, 271
- imunes, 828
- - deciduais, 829
- - indicadoras, 359
- *natural killer*, 105, 272, 827, 828
- normais, 89
- pós-mitóticas, 90
- redondas, 927
- reguladores T, 828
- residentes, 828
- secretoras, 114
- superficiais, 359
- T
- - citotóxicas, 104
- - *natural killer*, 827
- - tronco, 273, 713
Celulite, 200, 550
- pélvica, 552
Centro cirúrgico, 30
Cérvice, 72
Cervicite, 363
- por clamídia, 171, 186
Cesariana, 224
Cetoconazol, 886
Checklist perioperatório, 647
Chlamydia trachomatis, 189, 363, 464, 827
Cicatrizes radiais, 452
Ciclina, 90
Ciclo(s)
- anovulatórios, 170
- celular, 90
- - fase G0, 90
- - fase G1, 90
- - fase G2, 90
- - fase M, 91
- - fase S, 90
- - normal, 90
- - - fase folicular, 114, 119
- - - fase lútea, 114, 119
- - de divisão celular, 91
- - genes do, 91
- menstrual
- - fase proliferativa, 120
- - fase secretora, 120
- - normal, 119
- - ovulatório, 111
- - regular, 269
- - de resposta sexual, 400
- ovulatórios, 170
- - regulação do, 125
Cimicífuga, 532

Ciprofloxacino, 365
Cirrose, 580
Cirurgia(s), 998
- conservadora, 287
- de colpossuspensão retropúbica, 710
- de emergência, 31
- de suspensão por agulha, 710
- ginecológica, 544
- laparoscópica *single-port*, 653
- ovariana, 589
- para endometriomas ovarianos, 300
- para endometriose moderada a grave, 300
- para reparo de fístula, 715
- pélvica, 669
- - anterior, 696
- robótica, 668
- tubária, 589, 800
- uterina, 591
Cisplatina, 1033
Cistadenoma
- mucinoso, 186
- seroso, 186, 193
Cistectomia, 166
Cistite, 247
- aguda, 367
- intersticial, 258
- recorrente, 368
Cisto(s)
- de inclusão epitelial, 203
- de Naboth, 186
- do corpo-lúteo, 193
- do ducto
- - de Bartholin, 203
- - de Skene, 203
- epitelial, 443
- folicular funcional, 166
- funcional, 192
- incisado, 178
- ovariano(s), 243
- - extravasamento de, 243
- - ruptura de, 243
- paratubário paraovariano, 178
- roto, 176
- teca-luteínicos, 193
- uniloculares, 166
Cistocele, 725, 737
Cistometria, 699
- complexa, 701
- de enchimento, 701
Cistoplastia, 715
Cistoscopia, 704
Cistoscópio, 16
Citocinas, 105, 107
Citologia
- cervical, 377
- peritoneal, 990
Citotoxicidade celular, 272
Citrato de clomifeno, 198, 858, 868, 932, 935
Clamídias, 363, 801
Classificação
- do risco de tromboembolia, 556
- laparoscópica, 285
Clindamicina, 360, 362
Clipe
- de Filshie, 340
- de Hulka, 340
Clitóris, 79, 400

Índice Alfabético

Clomifeno, 868, 889
Clonagem posicional, 100
Clonazepam, 514
Clonidina, 424
Clorazepato, 514
Clordiazepóxido, 514
Cloreto de tróspio, 709
Clotrimazol, 362
Coagulação, 574
Coagulopatia, 171, 188
Coarctação da aorta, 857
Coasting, 958
Cóccix, 55
Coceira, 160, 168
Codeína, 478
Coilocitose, 376
Coito interrompido, 317
Colecistectomia, 646
Colesterol, 485
Colo
- apreensão do, 653
- circunscrição do, 653
- do útero, 11, 186, 989
- - em barril, 1038
Cólon sigmoide, 74
Colonoscopia, 768
Coloração, 1014
Colpocleise, 746
Colpoperineopexia sacral, 788
Colporrafia
- posterior, 742, 786
- vaginal anterior, 741
Colposcopia, 381, 1013
Coluna robótica, 669
Compartimento
- anterior, 728, 741
- apical, 726, 738
- perineal profundo, 81
- posterior, 730, 742
- superficial do períneo, 81
Complemento genético haploide, 91
Complexo
- estrogênico seletivo de tecido, 428
- promotor de anáfase, 91
- tubo-ovariano, 178
Complicações, 634
- anestésicas, 610
- cardiopulmonares, 610
- cardiovasculares, 611
- do intestino delgado, 1035
- eletrocirúrgicas, 612
- gastrintestinais, 616
- hemorrágicas, 613
- intraoperatórias, 650
Comportamento(s)
- disruptivo, 31
Composição corporal, 130
Compressa cirúrgica, 31
Compressão
- da mama, 439
- do nervo, 259
- pneumática intermitente, 556
Comprometimento
- intestinal, 277
- urológico, 277
Compulsão alimentar, 864
Comunicação, 3, 4, 29, 624

- aberta, 9
- eficaz, 32, 469
- médico-paciente positiva, 7
Condicionamento cardiovascular, 474
Condiloma, 162, 186, 200
- *accuminata*, 180
- acuminado, 202
- vulvar, 180
Confidencialidade, 16, 19, 20, 160
Confundidor, 47
Confundimento, 39, 47
Congestão pélvica, 255
Conhecimento especializado, 3
Conização, 389, 1022
- cervical, 1014
Consentimento
- informado, 19, 21
- livre e esclarecido, 546
Console robótico, 669
Constipação intestinal
- funcional, 760
- por trânsito lento, 760
Contagem
- e função das plaquetas, 173
- total de células sanguíneas, 173
Continência anal, 753
Contorno irregular, 1014
Contração, 764
Contracepção, 315, 471
- de emergência, 337
- hormonal, 324
- - masculina, 338
- - para mulheres obesas, 362
- - transdérmica, 326
- intrauterina, 321
- natural, 318
Contraceptivos, 801
- combinados de estrogênio-progestágeno, 325
- com progestágenos, 326
- orais, 216, 275, 292, 330, 424, 867
- reversíveis de longa duração, 317
Contribuição, 25
Controle
- glicêmico, 490
- não cirúrgico, 190
Conversa, 20
Coorte retrospectivo, 42
Cópias somáticas, 103
Core biopsia, 442
Coronavírus, 477
Corpo(s)
- celulares neurais, 112
- eréteis, 81
- estranho, 162, 169, 620
- - esquecimento de, 31
- - retido, 204
- lúteo, 125
- perineal, 82
- uterino, 72
Corrimento, 15, 180
- vaginal, 169, 204
Corte, 608, 633
- dos genitais femininos, 418, 459
Craniofaringiomas, 134, 142, 858, 863
Cravos, 132
Creme(s)
- de inhame, 536

- de progesterona, 536
- vaginal de estriol, 536
Crença(s), 4
- pessoal, 528
Crescimento folicular, 947
Criança(s)
- pré-puberal, 15
Criopreservação do embrião, 958
Crioterapia, 175, 368, 388
Critérios
- de ROMA IV, 757
- de STRAW, 423
Cromátides-irmãs, 91
Cromossomos, 91
- X, 422
- - normal, 854
Culdocentese, 804
Culdoplastia de McCall, 657
Cultura, 3
- compartilhamento da, 3
- de embrião *in vitro*, 951
- de segurança, 32
- estendida, 952
- justa, 29
Cumulus oóforos, 125
Cunha, 658
Cúpula vaginal, 650, 661
Curetagem, 186, 803
- a vácuo, 345
- por aspiração, 805
- uterina, 803
Custo-benefício, 945

D

Danazol, 156, 190, 296, 449
Deambulação precoce, 652
Decídua
- funcional, 121
- humana, 828
Declínio cognitivo, 423, 432
Defecação, 753
- dissinérgica, 784
Deficiência(s)
- de 3β-hidroxiesteroide desidrogenase, 151, 894
- de 5α-redutase, 856
- de 11-hidroxilase, 151
- de 17α-hidroxilase, 855, 858
- de 17β-hidroxilase, 893
- de 17,20-liase, 855
- de 21-hidroxilase, 150, 892
- de aromatase, 855
- de folículo estimulante, 856
- enzimáticas raras, 854
Deiscência de ferida, 618
Delações, 101
Delírio, 5, 696
Demência, 432
Denervação do esfíncter, 762
Denosumabe, 430
Depilação, 888
Depressão, 458, 501, 885
- clínica, 498
- em idosas, 504
- pós-parto, 503
Depósito de progestágeno, 175
Derivação urinária, 715

Índice Alfabético

Dermatite
- atópica, 200
- de contato, 200
- seborreica, 168, 200
Dermatoses vulvares, 208
Descarga papilar, 437, 450
- unilateral crônica, 451
Descongestionantes sistêmicos, 477
Desejo
- miccional, 700
- sexual, 400
Desenvolvimento
- embrionário, 49
- folicular ovariano, 121
- infantil, 959
- neonatal, 959
- puberal
- - alterações do, 133
- - assincrônico, 135
- - normal, 130
Desequilíbrio eletrolítico, 231
Desidroepiandrosterona, 133, 404
Desmopressina, 709
- intranasal, 175
Desnutrição, 858
Desperdício de ineficiência, 33
Dexametasona, 151, 891, 936
Dextrana 70, 635
Diabetes, 6
- insípido, 142
- melito, 170, 407, 468, 476, 488, 565, 718, 977
- - insulinodependente, 826
- - tipo I, 489
- - tipo II, 489
Diafragma, 319
- pélvico, 58
- urogenital, 61
Diário miccional, 698
Diarreia, 554
- funcional, 762
Diazepam, 514
Dienogeste, 295
Dieta, 473, 487, 652, 660, 864
- perioperatória, 558
Dilatação, 186, 347, 803
- cervical, 628
Dimetilsulfóxido, 719
Dimorfismo sexual, 132
Dinorfinas, 116, 423
Dióxido de carbono, 635
Dioxina, 273
Direito(s)
- à privacidade, 20
- ao sigilo, 20
- éticos, 20, 31
- legais, 20
Diretrizes para atenção
- preventiva, 470
- primária, 470
Disautonomia, 495
Discussão pré-operatório, 546
Disforia de gênero, 511
Disfunção(ões)
- defecatória, 754
- hipofisárias, 856
- hipotalâmicas, 856

- metabólica, 902
- orgásmica, 415
- ovulatória, 188
- sexual, 405, 411, 423, 427, 458
- - a partir da meia-idade, 417
- tireoidiana, 172, 566
- - pós-parto, 911
Disgenesia
- gonadal, 134, 852
- - mista, 135, 155, 854
- - pura, 139, 854
- mülleriana, 134, 136
Dislipidemia, 884
Dismenorreia, 241, 458, 529, 530
- intratável, 644
- primária, 248, 292
- secundária, 250
Dispareunia, 203, 408, 416, 731
Displasia, 372
- olfatogenital, 142
Dispositivo(s)
- de barreira, 772
- intrauterinos, 270, 316
- - de cobre, 338
- - de levonorgestrel, 175, 190, 296, 321, 644
- - de liberação de progesterona, 223
- - na gravidez, 323
- mecânicos, 735
- para amostragem do endométrio, 191, 644
Dissecção, 617
- da artéria uterina, 1026
- da bexiga, 1026
- do ureter, 1026
- posterior, 1026
Disseminação
- metastática, 993
- parametrial, 1028
Dissinergia retoesfincteriana, 758
Distensão uterina, 629
Distribuição do acesso e dos recursos, 26
Distrofias vulvares, 392
Distúrbios
- autoimunes, 862
- da defecação, 755, 767
- da prolactina, 865, 896
- da reprodução, 912
- da tireoide, 490, 865, 903
- de plaquetas, 574
- do assoalho pélvico, 594, 724
- do desenvolvimento sexual, 166
- ovotesticular, 859
- do sistema
- - genital, 136
- - nervoso central, 142
- do útero, 136
- eletrolíticos, 538
- funcionais
- - da motilidade, 759
- - do intestino, 759
- genéticos, 854, 856
- ginecológicos benignos, 676
- hematológicos, 573
- hidreletrolítico, 560
- hipofisários, 900
- hipotalâmicos, 900
- menstruais, 528
- relacionados com implantes mamários, 452

Disúria, 168
Diuréticos, 484, 522
- tiazídicos, 484
Diverticulite aguda, 247
Divertículos uretrais, 694
Divisão
- cromossômica, 91
- nuclear, 91
DNA
- celular, 91
- - diploide, 91
- - total, 91
- dos espermatozoides, 927
- nuclear, 91
- tradução do, 90
- transcrição do, 90
Doença(s)
- arterial coronariana, 480
- autoimune da tireoide, 905
- benignas da mama, 437, 443
- cardiovascular, 423, 430, 476, 480, 568
- coronariana, 568
- crônicas, 405
- - graves, 143
- da tireoide, 170, 468, 490
- de Behçet, 169, 200, 204
- de Crohn, 200
- de Cushing, 863
- de Fox-Fordyce, 202
- de Graves, 908
- de Hand-Schüller-Christian, 142
- de Hirschsprung, 757
- de Mondor, 449
- de Paget, 200
- - da vulva, 394
- de von Willebrand, 171
- do complexo aréolo-papilar da mama, 450
- do refluxo gastresofágico, 478, 495
- endócrina, 565
- extramamária de Paget, 202
- fibrocística, 445
- inflamatória pélvica, 159, 363, 364, 644, 859
- intraepitelial vulvar, 392
- mental familiar, 457
- pélvica não diagnosticada, 944
- pré-invasiva, 372
- pulmonar, 696, 575
- - obstrutiva crônica, 576
- recorrente, 998
- renal, 578
- sexualmente transmissíveis, 468
- trofoblástica gestacional, 910
Dong quai, 533
Dopamina, 513
Dor, 160, 275, 448
- abdominal, 16, 165
- aguda, 241
- - relacionada com endometriose, 246
- cíclica, 178, 241
- miofascial, 260
- na mama, 437
- pélvica, 165, 269, 644
- - aguda, 242, 248
- - crônica, 241, 253, 275
- perioperatória, 560
- pós-operatória, 651
Doxociclina, 363

Índice Alfabético

Drenagem vesical, 658, 659
Drenos, 562
Drogas, 161
Ducto(s)
- mesonéfrico, 49
- müllerianos, 52
- de Wolff, 856
Duoxetina, 708

E

Ecocardiograma de esforço, 569
Ectasia ductal, 451
Ectopia, 363
Edema pulmonar
- cardiogênico, 577
- não cardiogênico, 577
Educação, 161, 706
- contínua, 20
Efeito(s)
- autócrino, 95
- contraceptivos, 325
- endócrino, 95
- placebo, 525
Eixo hipotálamo-hipófise-ovariano, 161, 423, 852
- maturação do, 170
Elemento de resposta ao estrogênio, 93
Eletrocardiograma, 546
Eletrocauterização laparoscópica, 888
Eletrocirurgia, 660
Eletrodissecção, 367
Eletromiografia, 703, 765
Elevação do útero, 648
Emagrecimento, 864, 935
- criopreservação de, 953
- morfologia de, 952
Embolia pulmonar, 558
- pós-operatória, 557
Embolização da artéria uterina, 232
Embrião, 95
Emergência obstétrica, 644
Encefalinas, 116
Encéfalo, 111
Endocardite bacteriana subaguda, 548
Endocrinologia, 111
Endoderma, 49
Endométrio, 95
- alterações cíclicas do, 119
- amostragem do, 190
- ausência de, 859
- marcação do, 121
Endometrioma, 186
Endometriose, 97, 177, 250, 254, 269, 593, 644, 679, 942
- e câncer, 270
- evolução espontânea, 286
- extragenital, 288
- extrapélvica, 271, 275
- fatores
- - de proteção, 270
- - de risco, 270
- leve, 270
- microscópica, 285
- ovariana, 278, 289
- pélvica, 278
- peritoneal, 277, 288
- profunda, 270, 288, 289

- recorrente, 302
Endometrite crônica, 821, 827
Endorfinas, 116
Endoscópios, 603
Ensaios clínicos, 38
- controlados randomizados, 471
- desenho dos, 40
- duplo-cego controlado randomizado, 39
- fases dos, 39
- randomizados, 39
Enterocele, 186, 725, 759
Entrevista(s), 5, 8
- elementos estruturais, 5
Enurese, 709
- noturna, 692
Envelhecimento, 403
Enxertos autólogos, 744
Enzima
- p450ccc, 855
- plasmática lecitina-colesterol aciltransferase, 486
Epitélio
- acetobranco, 382
- colunar, 375
- glandular, 363
- metaplásico, 376
Eritema, 14, 160
Eritrócitos, 90
Eritromicina, 365
Erro(s), 19
- alfa, 47
- beta, 47
- humano, 29
- sistemático, 47
- tipo I, 47
- tipo II, 47
Erupção cutânea, 160, 168
Escala de Tanner, 131
Escherichia coli, 368
Escitalopram, 424
Escore em repouso, 764
Escuta ativa, 3
Esfíncter
- anal externo, 82
- artificial, 778
- do ânus, 757
- magnético artificial, 780
Esfincteroplastia com sobreposição, 774
Esfregaço de Papanicolau, 378
Esmegma, 168
Espaço(s)
- de trabalho, 604
- pararretal, 83
- paravesicais, 83
- pélvicos, 1025
- pré-sacral, 83
- retrorretal, 83
- vascular linfático, 1028
- vesicovaginal, 83, 654
Espancamentos, 21
Espátula
- com cautério monopolar, 672
- monopolar, 673
Espéculo, 14
Espermatogênese, 924
Espermatozoides, 91
- morfologia dos, 924

- motilidade dos, 924
- pH dos, 924
- transporte dos, 924
- viabilidade dos, 924
- volume dos, 924
Espermicidas vaginais, 319
Espironolactona, 868, 886
Esquistossomose, 859
Esquizofrenia, 509
Estabilidade hemodinâmica, 16
Estadiamento, 1015, 1041
- cirúrgico, 987
- clínico, 987
- da American Society for Reproductive Medicine, 286
Estágio
- clínico, 997
- de blastocisto, 960
- de clivagem, 960
- de Tunner, 131
- - para mamas, 160
Estatinas, 488
Estatística populacional, 26
Estatura
- baixa, 857
Estereotaxia, 442
Esterilização, 338, 589, 623
- feminina, 339
- reversão da, 801, 939
- tubária, 342
Esteroides sexuais, 125
Estimulação
- da ovulação, 958
- nervosa tibial percutânea, 714
- percutânea do nervo tibial, 780
Estímulos sexuais, 400
Estirão, 132
Estradiol, 133, 536, 932
Estreitamento vaginal, 746
Estresse, 24, 170, 474, 865, 959
- físico, 368
- redução do, 523
- transcendental, 523
Estriol, 536
Estrogênio(s), 92, 175, 214, 325, 403, 432, 447, 707
- bioidênticos, 535
- conjugado(s), 363, 424, 535, 857
- oral, 425
- periférico, 124
- tópicos, 363, 425
- transdérmicos, 425
- vaginal, 425, 427
Estrogenioterapia, 423, 855
- sistêmica, 424
Estroma da fase secretora, 121
Estrona, 133
Estrutura(s)
- anexiais, 15
- genitais, 71
- pélvica, 53
Estudos
- analíticos, 38
- de associação genômica ampla, 271
- de caso-controle, 43, 44
- de coorte, 42
- de imagem, 189, 196

- de *microarray* de mRNA, 273
- descritivos, 38, 44
- ecológicos, 44
- laboratoriais, 189, 196
- longitudinais, 42
- observacionais, 42
- transversais, 44
Estupro(s), 21, 461
- estatutário, 461
Etiologia
- gastrenterológica, 256
- urológica, 257
Etnia, 2
Etnicidade, 216
Evacuação, 347, 754
- uterina farmacológica, 186
Eventos
- adversos, 42
- - de medicamentos, 31
- - divulgação de, 31
- - graves, 29
- - pedido de desculpas por, 31
- secundários, 38
Everolimo, 97
Evidências
- científicas, 526
- culturais, 526
Exame(s), 164
- anorretal, 764
- bivaginal, 15
- clínico, 276
- colposcópico, 1013
- complementares, 445
- da pelve feminina, 10
- de imagem, 164, 219, 276, 734
- - da mama, 439
- de Papanicolau, 458, 1012
- de sangue, 277
- de Sitzmark, 767
- de urina, 546
- de utilidade não comprovada, 834
- do abdome, 13
- dos sarcomas uterinos por imagem, 219
- físico, 9, 15, 438, 544, 732, 763, 802, 833
- ginecológico, 9, 159
- neurológico, 763
- para perda da heterozigosidade, 100
- pélvico, 9, 13, 218, 409
- - funcional, 15
- retal, 12
- retovaginal, 15
Exanteração
- anterior, 1040
- pélvica, 1039
- - robótica, 684
- posterior, 1040
- total, 1040
Excisão eletrocirúrgica com alça, 388, 644
Excitabilidade, 400
Excitação sexual, 401
Exercício(s)
- físico, 474, 216, 272, 864
- - excessivo, 170
- - moderado, 474
- para a musculatura do assoalho pélvico, 735
Exploração abdominal, 648
Exposição, 38, 42

- à luz, 130
Expressão
- de genes, 97
- de proteínas, 97

F
Fadiga, 458
- diurna, 423
Faixa etária
- pós-menopausa, 205
- pré-puberal, 161
- reprodutiva, 185
Falhas, 29
- da esterilização, 342
- de comunicação, 29
- de isolamento, 613
Família, 2, 20
Fármacos, 405
- antitireoidianos, 909
- constipantes, 768
Fáscia
- endopélvica, 77, 86
- superficial, 76
- transversal, 77
Fascite necrotisante, 200, 550, 552
Fator(es)
- ambientais, 108, 273, 832
- de crescimento, 91
- - de insulina, 93
- - derivado
- - - de macrófagos, 272
- - - de plaquetas, 95, 214
- - do câncer, 92
- - do fibroblasto, 95
- - epidérmico, 95, 214, 272
- - semelhante à insulina, 95, 214
- - transformador α, 93
- - transformador β, 214, 828
- de estimulação de colônias, 93
- de necrose tumoral α, 272
- - inibição do, 299
- de von Willebrand, 173
- do endotélio vascular, 214
- hormonais endógenos, 214
- imunológicos, 943
- inibidor mülleriano, 96
- masculino(s), 831, 924
- - ocultos, 944
- - relacionados com oócito, 944
- ovulatório, 933
- pélvico, 942
- psicológicos, 262
- tubário, 938
- uterinos, 940
Fechamento
- da cúpula vaginal, 650
- da fáscia muscular, 650
- da mucosa vaginal, 658
- da pele, 650
- do peritônio, 650, 657
Feedback, 36
- tátil, 669
FemCap, 320
Feminização testicular, 145
Ferida, 652
Fertilidade, 166, 220, 322, 978
- percepção da, 318

Fertilização, 91, 924, 951
- *in vitro,* 592, 801, 820, 869, 933
Fezes
- formação das, 753
Fibrinogênio, 173
Fibrinoides, 213
Fibroadenomas, 447
- múltiplos, 447
Fibromialgia, 261
Filas, 25
Finasterida, 887
Fiscalização, 29
Fisioterapia, 263
Fístula, 554, 694
- enterocutânea, 555
- retovaginal, 555, 1034
- ureterovaginal, 695
- uretrovaginal, 695
- vesicovaginal, 664, 695
Fita transobturatória, 711
Fitoestrogênio, 534
Fitoterapia, 521, 545
Flebite, 551
Flibanserina, 414
Fluconazol, 362
Fludrocortisona, 151
Fluidos perioperatórios, 559
Fluoroquinolona, 368
Fluoroscopia, 703, 767
Flaresceína sódica, 661
Flutamida, 868, 887
Fluxo sanguíneo, 114
- retrógrado, 114
Fluxograma CONSORT, 40
Fobias específicas, 506
Foliculite, 200
- infecciosa, 201
- mecânica, 201
Folículo(s)
- antrais, 932
- dominante, 124
- ovariano, 850
- pré-antrais, 123
- pré-ovulatório, 124
- primários, 123
- primordiais, 123
- secundários, 123
- terciários, 123
- - iniciais, 123
- - tardios, 123
Forame
- isquiático
- - maior, 58
- - menor, 58
- obturador, 58
Força, 48
- muscular, 763
Fórnices vaginais, 14
Fosfoinositídio 3, 96
Fosforilação precoce, 91
Fossa
- isquiorretal, 82
- obturadora, 86
Fragmentação
- do mioma, 226
- uterina, 658
Frequência cardíaca, 474

Fuga de corrente, 613
Função
- cardiovascular, 92
- celular, 91
- colorretal normal, 753
- da musculatura pélvica, 734
- do músculo detrusor, 700
- imune, 108
- intestinal, 734
- ovariana, 95
- renal, 546
- sexual, 665
- uretral, 700
- vesical, 734
Fundo
- de saco
- - de Douglas, 270, 653
- - posterior, 15
- - - abertura do, 653
- do útero, 163
Furúnculo, 200
Fusão
- incompleta do ducto de Müller, 825
- mülleriana incompleta, 137

G

Gabapentina, 424
Galactosemia, 855, 862, 863
Gancho monopolar, 676
Gardnerella vaginalis, 360
Gene(s)
- cuidadores, 98
- da síndrome poliglandular autoimune I, 912
- de estabilidade, 100
- de manutenção, 98
- de resposta precoce, 91
- guardiões, 98
- homeobox para baixa estatura, 854
- supressores do tumor, 92, 100
Generalização, 48
Genitália
- ambígua, 153, 166, 855
- externa, 11
Genoma humano, 89
Genômica
- estrutural, 98
- funcional, 98
Germinomas, 858, 863
Gestação
- ectópica, 589
- embrionária, 799
- múltipla, 956
Gestrinona, 296
Gigantomastia, 450
Ginecologia pediátrica, 160
Ginkgo biloba, 529, 534
Ginseng, 532
Glande, 400
Glândula(s)
- endometriais, 121
- externa, 53
- genitais acessórias, 52
- submaxilar, 95
- vestibulares, 82
Glicocorticoides, 886
Globulina de ligação
- da tiroxina, 490

- dos hormônios sexuais, 876
Gonadectomia, 155
Gonadotrofinas, 116, 132, 936, 948
- coriônica humana, 802, 819, 936
- preparações de, 936
- tratamento com, 936
Goniômetro, 735
Gonococos, 363
Gonorreria, 463
Gordura corporal, 131
Gotejamento, 160, 478, 694
Graciloplastia, 778
Gradiente biológico, 48
Grandes lábios, 79
Granuloma
- sarcoide, 863
- tubercular, 863
Grau histológico, 989
Gravidez(es), 166, 171, 178, 185, 192, 216, 408, 696
- abdominal, 812
- após histerectomia, 814
- cervical, 812
- ectópica(s), 173, 243, 322, 800, 957
- - em cicatriz de cesariana, 813
- - múltiplas, 814
- - não tubária, 811
- - prévia, 800
- - tipos de, 811
- heterotópica, 814, 957
- indesejada, 460
- intersticial, 812
- ovariana, 812
- prognóstico de, 840

H

Habilidades de comunicação, 3, 22
Hábitos, 3
Haemophilus ducreyi, 365
Hematometra, 1038
Hemissecção uterina, 658
Hemorragia, 348, 651, 663
- aguda, 1038
- intraoperatória, 659
- intraovariana prévia, 278
Hemostasia, 606, 650, 657
- intrauterina, 633
Heparina, 259, 647, 839
- de baixo peso molecular, 555, 557
- em baixas doses, 555, 557
Hepatite
- crônica, 579
- viral aguda, 579
Hepatoblastomas, 135
Hepatopatia, 578
- alcoólica, 580
Hepatotoxicidade, 538
Hermafroditismo verdadeiro, 53, 859
Hérnia incisional, 618
Herpes
- recorrente, 406
- vírus simples, 169, 363
Hiato genital, 733
Hibridização
- genômica comparativa, 100
- *in situ*
- - fluorescente, 820

- - multicolor, 271
Hidratação, 480
Hidrocolpo, 137
Hidrólise, 96
Hidrometrocolpo, 137
Hidrossalpinge, 178, 940
Hidróxido de potássio, 360
Hímen, 16
- imperfurado, 134, 859
Hiperandrogenia, 876
Hiperandrogenismo, 873
- ovariano funcional, 172
Hipercolesterolemia, 476
Hiperêmese gravídica, 910
Hiperestimulação ovariana controlada, 944
Hipergonadismo hipogonadotrófico, 852
Hipérico, 529
Hiperlipoproteinemia, 486
Hipermenorreia, 270
Hipernatremia, 563
Hiperplasia, 188, 876, 895, 978
- adrenal congênita, 172
- ductal atípica, 452
- endometrial, 206, 977, 981
- epitelial, 443
- estromal pseudoangiomatosa, 452
- suprarrenal
- - congênita, 135, 150, 875, 892
- - lipoide congênita, 854
Hiperpotassemia, 563
Hiperprolactinemia, 144, 898, 937
- induzida por fármacos, 902
- uso de estrogênio na, 902
Hipersecreção gonadal autônoma, 135
Hipersensibilidade, 14
Hipertensão, 468, 476, 480, 572
Hipertireoidismo, 492, 566, 908
Hipertricose, 874
- do estroma, 895
Hipnose clínica, 523
Hipófise, 114, 866
Hipofisite linfocítica, 863
Hipoglicemiantes, 522
Hipogonadismo, 141
- hipergonadotrófico, 134, 138
- hipogonadotrófico, 134, 138, 140, 938
- trófico, 138
Hiponatremia, 563
Hipopituitarismo, 863
Hipoplasia mülleriana, 137
Hipopotassemia, 563
Hipotálamo, 111, 866
- lateral, 111
- medial, 111
- periventricular, 111
Hipótese de Knudson, 98
Hipotireoidismo, 135, 491, 567, 907, 938
- primário, 144, 150
Hirsutismo, 155, 172, 867, 874
- idiopático, 135
Histerectomia(s), 193, 263, 292, 389, 643, 677
- abdominal, 646, 647
- extrafascial, 683
- laparoscópica, 592, 646, 660, 662
- - robótica, 662
- radical, 407, 683, 992, 1023
- - com presença de nervos, 683, 1027

Índice Alfabético

- - complicações
- - - agudas, 1027
- - - crônicas, 1027
- - - subagudas, 1027
- - minimamente invasiva, 1027
- robóticas, 643
- simples, 407, 1023
- subtotal, 645
- supracervical, 645
- total, 645
- vaginal, 646, 652, 991
- - assistida por laparoscopia, 368, 660
Histeroscopia, 198, 342, 618
- diagnóstica, 619, 626
- operatória, 620, 626
Histeroscópio, 16
Histerossalpingografia, 197, 938, 940
Histerossonografia, 939, 940
Histopatologia positiva, 284
Homeopatia, 525, 530
Hormônio(s), 214
- adrenocorticotrófico, 117, 855, 875
- antidiurético, 118
- - circulante, 559
- antimülleriano, 423, 932
- bioidênticos, 535
- de liberação
- - da tireotropina, 113, 144, 490
- - de corticotropina, 113
- - de gonadotrofinas, 114, 132, 644, 850
- - - deficiência do, 856
- - do hormônio do crescimento, 113
- do crescimento, 117, 132
- esteroides, 92, 325
- exógenos, 171
- foliculoestimulante, 93, 132, 170, 423, 850, 866, 948
- luteinizante, 132, 275, 423, 826, 850, 875, 934
- naturais, 534
- neuro-hipofisários, 113
- reprodutivos, 114
- sexuais, 403
- tireoestimulante, 117, 826
- tireoideanos, 490, 903
Hospitais-escola, 9

I

Iatrogênicos, 189
- hormônios exógenos, 189
Ibuprofeno, 190
Ictus cordis, 572
Idade, 3, 191, 214, 232, 487, 652, 696, 988
- avançada, 108, 437
- cronológica, 132
- da menarca, 130
- embriológica, 50
- fértil, 359
- legal, 22
- óssea, 132
- paterna, 928
- reprodutiva, 468
Identidade de gênero, 510
Íleo paralítico, 553
Ílio, 56
Imaginação construtiva, 5
Imipramina, 709

Impedimentos físicos, 5
Implante(s)
- contratura da cápsula do, 452
- de silicone, 441, 452
- endometrióticos, 284
- ruptura do, 453
- subdérmicos, 336
Imunidade
- celular, 104
- hormonal, 104
Imunização com leucócitos, 837
Imunoensaios enzimáticos, 365
Imunoglobulina intravenosa, 837
Imunologia, 103
Imunomediadores, 105
Incesto, 461
Incisão, 648
- abdominal, 550
- de Schuchardt, 659
- em cunha, 658
- em V, 658
Incompetência cervical, 737
Incontinência
- anal, 760
- coital, 692
- fecal, 754, 760, 764
- funcional, 692
- insensível, 692
- postural, 692
- ruptura do, 759
- urinária, 692
- - de esforço, 693, 724
- - de urgência, 694
- - fatores de risco, 695
- - mista, 694
- - primária, 692
Índice
- de fertilidade na endometriose, 286
- de massa corporal, 547
- - elevação do, 31
- proliferativo, 989
Inércia colônica, 760, 784, 785
Inervação, 72
- aferente, 70
- autônoma, 69
- eferente, 69
- somática, 67
Infarto, 863
Infecção(ões), 322, 618, 696, 836, 943
- da ferida, 551
- do trato urinário, 168, 247, 367, 330
- materna, 827
- pelo HIV, 16, 143
- pélvica, 801
- por clamídia, 463
- pós-histerectomia, 550
- pós-operatórias, 549
- pulmonares, 551
- respiratórias, 476
- - superiores, 476
- sexualmente transmissíveis, 159, 168, 319, 331, 400, 458
Infertilidade, 186, 269, 270, 275, 405, 503, 531, 801
- causas da, 923
- por endometriose, 942
- por fator tubário, 939

- prevalência da, 923
- sem causa aparente, 943
Infiltrado perivascular, 121
Inflamação, 272
- intraperitoneal, 270
- pélvica, 244
- peritoneal, 272
Injeção intracitoplasmática, 929
Injetável mensal, 336
Implantes hormonais, 326
Informações clínicas, 20
Infusão de infralipídios, 838
Inibição de TNF-α, 838
Inibidor(es)
- adrenérgicos, 485
- da 5α-redutase, 855
- da aromatase, 298
- da maturação oocitária, 122
- da monoamina oxidase, 513
- das enzimas esteroidogênicas, 885
- seletivos da recaptação de serotonina, 425, 503, 511
- - e norepinefrina, 425, 512
Inibina, 125
- B, 932
Injeção intracitoplasmática, 931
Inseminação
- artificial, 928
- intrauterina, 928
Inspeção, 438
Instrumentação, 670
Instrumentos, 653, 672
- de corte, 608
Insuficiência
- cardíaca, 478
- - congestiva, 570
- gonadal, 138, 854
- lútea, 942
- ovariana, 422
- - precoce, 235
- - prematura, 138, 170
- - primária, 170, 422, 855
- - - sem caracteres sexuais secundários, 855
- suprarrenal, 567
Insuflação extraperitoneal, 6912
Insulina, 882
- resistência à, 882
- sensibilizadores da, 885, 888, 936
Interferona, 367
Interleucina, 273
Intestino
- delgado, 78
- grosso, 79
Intimidação, 461
Intussuscepção retal, 759
Invasão
- do espaço vascular linfático, 989
- do miométrio, 989
- profundidade da, 1029
Iodo, 903
Irrigação, 605, 650
- vaginal, 169
Irritação vulvar, 162
Isquemia endometrial, 121
Ísquio, 56
Istmo, 989

J
Junção escamocolunar, 372

L
Laceração cervical, 348
Lactação, 335
Laparoscopia, 173, 263, 277, 339, 348, 643, 668, 676, 804, 939
- diagnóstica, 588
- terapêutica, 588
Laparoscópio robótico, 671
Laparotomia, 348, 805
Laser, 367, 644, 660
Laudos mamográficos, 440
Laxantes, 562
- emolientes, 783
- estimulantes, 783
- formadores de volume, 782
- salinos, 783
Lei dos infinitesimais, 525
Leiomioma(s), 186, 187, 198, 213, 621, 643, 941
- submucosos, 191
- uterino, 191, 245, 643
Leiomiomatose intravenosa, 1004
Leiomiossarcoma, 1002
- epitelioide, 1004
- mixoide, 1004
Lesão(ões)
- cutâneas, 14
- da bexiga, 659
- de endometriose, 275
- de risco, 452
- de Straddle, 163
- de vasos intraperitoneais, 616
- do intestino, 651, 659
- do ureter, 650, 663
- dos vasos da parede abdominal, 615
- fibroepiteliais, 447
- genitais, 462
- hipofisárias, 863
- intraepiteliais escamosas
- - de alto grau, 381
- - de baixo grau, 381
- neurológica, 618
- pela agulha de insuflação, 616
- por armas letais, 21
- por trocarte/obturador, 616
- purulentas, 14
- tecidual, 216
- térmica, 617
- ulcerativas, 14
- ureteral, 617
- uretrais, 209
- urológica, 617
- vesical, 617, 651
- vulvares, 162
- - pré-malignas, 209
Letrozol, 868, 889, 935
Leucócitos, 927
Leucoplasia, 383
Leucovorina, 810
Lidocaína, 15, 200, 417
Ligadura
- da artéria uterina, 654
- do ligamento

- - redondo, 648
- - transverso, 649
- - útero-ovárico e redondo, 656
- - uterossacro, 654
- do parâmetrio, 654
- dos vasos
- - uterinos, 649
- - útero-ováricos e ováricos, 648
- tubária, 269
Ligamento(s)
- cardinais, 83
- de Cooper, 57
- falciforme, 270
- inguinal, 57
- ovariano, 165
- redondos, 83
- sacroespinhoso, 57, 739
- sacrotuberoso, 57
- uterossacrais, 15, 83, 270
Linfadenectomia, 1024
- aórtica, 683
- pélvica, 683, 1024
- retroperitoneal, 683
Linfocinas, 105
Linfócitos
- B, 104
- granulares
- - deciduais, 828
- - grandes, 828
- T, 104
Linfogranuloma venéreo, 365
Linfoma
- anaplásico de grandes células associado a implantes de mama, 453
- de Hodgkin, 270
Linfonodo(s), 1028
- para-aórticos, 1024
- sentinela, 1028
Linguagem
- apropriada, 5
- positiva, 6
Lipoproteínas de muito baixa densidade, 486
Líquen
- escleroso, 168, 208, 406
- - pré-púbere, 162
- plano, 204
Líquidos de baixa viscosidade, 635
Litotomia, 652, 660
- dorsal, 13
Lobo
- anterior, 114
- posterior, 114
Localização geográfica, 130
Lorazepam, 514
Lovastatina, 488
Lubrificação, 14
Luteinização prematura, 945

M
Má conduta, 460
Macroadenomas, 901
Macrófagos, 105, 272
Magnésio, 528
Malignidade, 188, 204
Mamografia, 439, 442
- bilateral, 440
- tridimensional, 439

Mania, 501
Manipuladores uterinos, 604
Manobra de Phalen, 495
Manometria anal, 765, 767
Marcadores
- endócrinos, 803
- tumorais, 546
Massa(s)
- anexial, 176
- - com torção, 177
- corporal média, 132
- inflamatórias, 178
- na mama, 437
- óssea, 132
- ovarianas, 176, 192, 198, 589
- - não neoplásicas, 193
- pélvicas, 177, 191, 645, 1038
- - pré-púberes, 165
- uterinas, 177, 192
Massoterapia, 522
Mastalgia, 449
Mastite, 448
- granulomatosa, 448
- linfocítica, 451
Mastopatia diabética, 451
Material de sutura, 653
Maturação
- de oócitos *in vitro*, 958
- sexual, 131
Meato uretral, 81
Mecanismos
- autócrinos, 93
- de continência, 753
- endócrinos, 93
- imunes celulares, 828
- imunológicos, 104
- parácrinos, 93
Medicação, 30
Medicamentos auxiliares, 958
Medicina
- alternativa, 223
- convencional, 519
- integrativa, 519
- oriental, 524, 530
Medula espinal, 690
Meia(s)
- elásticas de compressão, 556
Meios, 629
- de distensão, 635
Meiose, 91, 122
Melanoma, 270
- maligno, 1021, 1042
Menacme, 185
Menarca, 131, 159, 168, 437, 850
- prematura isolada, 149
Menopausa, 136, 422, 504, 531, 532
- precoce, 422
- tardia, 437, 977
Menorragia, 458
Menorreia grave, 171
Mensageiros citoplasmáticos, 92
Menstruação, 121, 170, 850
- normal, 170, 185
- retrógrada, 270
- - de Sampson, 274
Mesoderma, 49
Mesonefro, 49

Metabolismo
- da glicose, 329
- do colesterol, 486
- dos lipídios, 329
- ósseo, 92
Metaboloma, 98
Metáfase(s), 91
- intraperitoneais, 990
- para linfonodos, 990
Metaloproteinases da matriz, 272
Metanálise, 47
Metanefros, 49
Metaplasia, 372
- celômica, 271
Metástase, 166
Metformina, 868, 889
Meticilina, 181
Método(s)
- CUS, 30
- de imagem, 631
- epidemiológicos, 38
- não hormonais, 317
Metotrexato, 346, 808
- eficácia do, 810
Metronidazol, 360
Micção, 691
Miconazol, 362
Microadenoma, 900
Microbiologia da vulva, 359
Microcalcificações, 440
Mifepristona, 296, 346
Minislings, 712
Miomas, 166, 171, 192
- e gravidez, 221
- histórico natural dos, 218
- localização dos, 218
- uterinos, 166, 213
- variantes, 219
Miomectomia, 191, 591, 678, 941
- abdominal, 221, 224
- concomitante, 224
- histeroscópica, 230
- laparoscópica, 226, 232
Misoprostol, 186, 346
Mitose, 90
Mobilização da bexiga, 649
Modelo
- de Markov, 646
- PLISSIT, 410
Moduladores seletivos dos receptores
- de estrogênio, 93, 298, 449
- de progesterona, 296
Mola
- hidatiforme completa, 91
- parcial, 91
Molusco contagioso, 162
Momento da estimulação, 948
Monitoramento, 948
- hemodinâmico, 572
Monócitos, 105
Monte de vênus, 14, 79
Morbidade, 29
- aguda, 1034
- crônica, 1034
Morcelação, 226
Mortalidade, 29
Mosaicismo, 854, 858

Mosaico, 383
Muco cervical, 934
Mucosa vaginal
- dissecção da, 653
- fechamento da, 658
Músculo, 76, 753
- bulbocavernoso, 81
- isquiocavernoso, 81
- transverso superficial do períneo, 81
Mutação(ões)
- de metileno tetra-hidrofolato redutase, 824
- do fator V de Leiden, 821
- do gene da protrombina, 821
- do receptor do hormônio
- - foliculoestimulantes, 855
- - liberador de gonadotrofinas, 856
- - luteinizante, 855
- pontuais, 100
Mutilação genital feminina, 418, 457, 459
Mycoplasma
- *genitalium*, 363
- *hominis*, 360
- *pneumoniae*, 478

N

Não maleficência, 19, 22
Naproxeno, 293
Naturopatia, 525
Náuseas, 559
Necessidade, 25
Necrose gordurosa, 448
Negligência
- emocional, 457
- física, 457
Neisseria gonorrhoeae, 180, 323, 363, 464
Neoplasia(s), 92, 330
- endócrina múltipla
- - tipo I, 99
- - tipo II, 99
- endometrial, 205
- epiteliais, 166
- - vulvar, 392
- intraepitelial(is)
- - cervical, 372, 644
- - endometrial, 206
- - vaginal, 389, 1041
- - vulvares, 198, 202
- lobular, 452
- malignas, 166
- - do colo cervical, 205
- - suprarrenais, 135
- ovarianas, 166
- - benigna, 643
- - produtoras de androgênio, 894
- - suprarrenais virilizantes, 896
Nervos, 66, 754
Neuroblastoma, 165
Neurocinina B, 423
Neuroendocrinologia, 111
Neuroestimulação elétrica transcutânea, 303
Neuro-hipófise, 114
Neuromodulação, 7, 772
Neuropatia do pudendo, 259
NIC
- 1, 385
- 2, 387
- 3, 387

Nicotina, 801
Nistatina, 362
Nível socioeconômico, 2
Noctúria, 709
Nodularidade, 438
- uterossacral, 15
Nódulos, 493
- da tireoide, 912
- de fundo de saco de Douglas, 192
Norepinefrina, 513
Noretindrona, 175
Notificação compulsória, 21
Nuliparidade, 270, 437, 977
Nutrição, 472, 547

O

Obesidade, 172, 472, 487, 696, 865, 977
Obliteração vaginal, 746
Obstrução
- do cólon, 554
- do intestino delgado, 554
- intestinal, 13, 247
- ureteral, 1038
Obturador(es)
- uretrais, 707
- vaginal, 746
Ocitocina, 117
Oclusão
- da artéria uterina, 235
- tubária
- - distal, 939
- - proximal, 939
Oligomenorreia, 852
Omento
- maior, 78
- menor, 78
OnabotulinumtoxinA, 714
Oncogenes, 99
Oncologia ginecológica, 368, 682
Ondas foliculares, 948
Oócito, 122, 949
- criopreservação da, 955
- doação de, 955
- maturação do, 950
- retirada de, 951
Ooforectomia, 166, 292
- unilateral, 178
Oogônias, 122
Operação de Delorne, 790
Opioides endógenos, 116
Orgasmo, 400
Orientação sexual, 3, 399, 510
Orifício
- uretral, 81
- vaginal, 79
Ormeloxifeno, 449
Oseltamivir, 480
Osso do quadril, 55
Osteoporose, 423, 428, 473
Otite média, 478
Ovaprene, 320
Ovários, 73, 270
- retirada dos, 656
Ovulação, 125, 933
- agente indutor de, 935
- indução da, 868, 935
- regular, 171

Índice Alfabético

Óvulo haploide, 91
Oxandrolona, 139
Oxazepam, 514
Oxibutinina, 708
Oxigenoterapia, 480

P

Padrão
- vascular atípico, 383
Palpação, 438
- abdominal, 165
- dos órgãos genitais, 14
Papila mamária
- inversão da, 451
- retração da, 451
Papiloma da mama, 450
Papilomavírus humano, 92, 162, 198, 366, 376
Parada meiótica, 122
Paranoia, 5
Parceria, 6
Parede
- abdominal, 76
- lateral, 58
- vaginal anterior
- - reparo da, 710
Paridade, 652
Paroxetina, 424
Peça cirúrgica
- retirada da, 646
Pele, 76
Pelve
- feminina, 10
- óssea, 53
Penicilina G benzatina, 366
Pentoxifilina, 299
Pequenos lábios, 79
Perda
- gestacional recorrente, 819
- urinária, 160
Perfuração, 322, 348, 635
Períneo, 79
Período fértil, 933
Peritônio
- fechamento do, 650, 657
- posterior, 649
Perneiras de Allen ou Yellowfin, 660
Perseguição, 461
Persuasão, 6
Peso, 130, 216
- corporal, 652
- - redução do, 885
Pesquisa(s)
- clínicas, 22, 38
- comportamental, 38
- de desfechos, 38
- de serviços de saúde, 38
- futuras, 274
Pessários, 735, 784
pH da vagina, 359
Pielonefrite, 247
- aguda, 368
Pinça
- de dissecação PK, 672
- de Heaney, 653
- de Heaney-Ballantine, 653

- de Pozzi, 672
- de preensão, 604
- ProGrasp, 672
Pinçamento
- das tubas uterinas, 659
- do pedículo útero-ovárico, 659
Piolho púbico, 200
Piometra, 1038
Piossalpinge, 178
Placenta, 95
Plaquetas, 95
Plexo lombossacral, 69
Ploidia, 91
- do DNA, 989
Pneumonia(s), 478, 479, 652
- adquirida na comunidade, 479
- atípicas, 479
- bacteriana, 367, 479
- por *Pneumocystis jiroveci*, 367
- típicas, 479
Podofilina, 367
Poli (ADP-Riboses) polimerase, 102
Polimorfismo do nucleotídio único, 102
Pólipos endometriais, 171, 186, 621, 941, 981
Polissulfato de pentosana, 259, 719
Ponto
- de restrição, 91
- G, 400
Pontuação de risco de Caprini, 556
Pornografia infantil, 459
Porta-agulhas, 672
- de Heaney, 653
Pós-
- menopausa, 205, 468
- parto, 408
Potencial de coerção, 22
Pravastatina, 488
Prazepam, 514
Pregabalina, 424
Pré-hipertensão, 483
Preparação
- da paciente, 624
- do ambiente, 5
Preparo intestinal, 558
Pré-menarca, 167
Pré-mutação de FMR1, 862
Pré-púberes, 159
Prepúcio clitoriano, 168
Preservativo(s), 318
- feminino, 319
Pressão
- arterial, 329
- - medida da, 483
- - diastólica, 6, 4863
- - sistólica, 483
- uretral, 702
Prevenção
- de *burnout*, 20
- de disfunção do profissional, 20
Prisão de ventre, 718
Privacidade, 5, 20
Procedimento(s)
- abdominais, 744, 790
- ambulatoriais, 32
- cirúrgico
- - mudança inesperada no, 31
- de Delorne, 790

- gastrintestinais, 548
- geniturinários, 548
- médicos inúteis, 23
- perineais, 790
- transvaginais com tela, 744
- vaginais, 738
Processo
- ACOG, 33
- consensual, 21
Proctopatia actínica, 1034
Proctoscopia, 765
Prófase, 91
Profilaxia
- antibiótica por procedimento, 549
- antimicrobiana na cirurgia ginecológica, 548
- da endocardite bacteriana subaguda, 548
- pós-exposição ao HIV, 464
Progestágeno(s), 175, 29, 325, 424, 425, 432, 535, 996
- bioidênticos, 536
- intrauterino, 296
Progesterona, 214, 223, 857, 837, 869, 934
- sérica, 803
- suplementação de, 942
Prolactina, 117, 214
Prolactinomas, 858, 863
Prolapso, 724, 731
- da tuba uterina, 664
- dos órgãos pélvicos, 643, 645, 724, 759, 786
- leve, 737
- retal, 789
- total da cúpula da vagina, 725
- uretral, 162
- uterino, 645, 725, 737
Proliferação celular, 91
Pronefro, 49
Prontuários, 21
Prostaglandina(s), 121, 272, 347
Prostituição, 458
Proteína(s), 90
- BRCA, 101
- C, 821
- - reativa, 273
- cofator de membrana 1, 273
- de ligação do DNA nuclear, 92
- G, 96
- p53, 100
- PTEN, 97
- reguladora aguda esteroidogênica, 855
- S, 821
Proteinoquinase, 91, 96
Proto-oncogenes, 92
Prova de esforço, 569
Prurido, 15
Pseudodecidualização, 121
Pseudodemência, 504
Pseudoefedrina, 477
Pseudofoliculite, 200, 201
Pseudo-hermafroditismo, 53
- masculino, 155
Psicoterapia, 500
Psiquiatria, 498
Psoríase, 168, 200
Puberdade, 130, 316
- assincrônica, 145
- heterossexual, 135, 136
- interrompida, 135, 136

- precoce, 131, 134, 145, 162
- - central, 134, 149
- - de origem periférica, 134, 149
- tardia, 135, 136, 142
Púbis, 56

Q

Queimação, 15, 160
Queimaduras por eletrodo de dispersão, 613
Quiasma óptico, 111
Quimiorradioterapia, 683
- concomitante, 1032
Quimioterapia, 998
- citotóxica adjuvante, 996
- na doença avançada, 1035
- neoadjuvante, 441, 1035
Quinase dependente de ciclina, 90
Quinoma, 98
Quiropraxia, 521

R

Rabdomiossarcoma embrionário, 1021
Radiação, 108
Radiofrequência, 713
Radiografia de tórax, 545
Radiologia, 992
Radioterapia, 892, 998
- abdominal total, 996
- adjuvante, 1030
- de campo estendido, 995
- de intensidade modulada, 1030
- do fórnice da vagina, 994
- para-aórtica profilática, 1034
- pélvica externa, 995
- primária, 1029
Raloxifeno, 428
Randomização, 39
Rapamicina, 97
Rastreamento, 377, 1041
- de câncer
- - de endométrio, 978
- - de mama para mulheres de risco médio, 471
- - do colo do útero, 379
- genético pré-implantação, 959
- para câncer do colo do útero, 471
- para diabetes melito gestacional, 471
- para infecção pelo HIV, 471
- para violência interpessoal e doméstica, 471
Reação
- defensiva, 3
- de Jarisch-Herxheimer, 366
Reanastomose tubária, 679
Rearranjo(s), 101
- cromossômico, 820
Receptores
- de estrogênio, 92
- de membrana interna, 92
- de quimiocina, 273
- hormonais, 989
- transmembrana, 92, 96
Recesso uterovesical, 270
Recessão do clitóris, 153
Recriminação, 20
Recrutamento, 40
- folicular, 947

Recuperação pós-operatória, 558
Redução
- do risco absoluto, 46
- do risco relativo, 46
- seletiva, 957
Reflexão peritoneal vesicouterina, 654
Reflexo inibitório retoanal, 753
Refluxo gástrico, 612
Reforço fascial posterior, 788
Registro(s), 9, 21
- eletrônico de saúde, 9
- médicos eletrônicos, 21
- segurança dos, 21
Regurgitação transtubária, 270
Relação(ões)
- sexuais, 652
- - dolorosas, 203
Reparo
- de defeito específico, 786
- de retocele por via abdominal, 788
- de varicocele, 928
- específico de defeito posterior, 743
- paravaginal, 741
- posterior transanal, 743
- transanal, 788
Reposição
- de fluidos e eletrólitos, 559
- hormonal, 4
Representantes legais, 22
Reprodução
- assistida, 301, 945, 955
- - taxas de sucesso da, 954
- heteróloga, 955
Reserva ovariana, 931
- diminuída, 826, 931
Resíduos de qualidade, 33
Resposta(s)
- imunes
- - adaptativas, 104
- - celulares, 104
- - específicas, 104
- - humorais, 104
- sexual, 400
Ressecção
- em cunha do ovário, 887
- endometrial, 191
- endopélvica estendida lateralmente, 1040
Ressonância magnética, 164, 276, 440, 940, 1015
- da pelve, 705
- do assoalho pélvico, 767
Restos ovulares, 348
Resultado(s)
- adversos, 29
- de testes genéticos, 21
- positivo para o HIV, 21
Retardo mental do X frágil, 862
Retenção urinária, 663, 709, 717
Retinoblastoma, 91
Reto, 75
Retocele, 186, 725, 737, 759
Retroalimentação
- curta, 111
- de androgênios, 111
- de estrogênios, 111
- longa, 111
- ultracurta, 111

Retrossigmeidectomia peritoneal, 790
Rifampicina, 332
Rim(ns), 49
- mesonéfrico, 49
- primeiro, 49
Rimantadina, 480
Rinossinusite
- bacteriana aguda, 477
- viral aguda, 477
Rinovírus, 477
- atribuíveis e relativos, 42
- relativo, 46
RNA mensageiro, 122
Robótica, 673
- aplicações da, 676
- certificação e credenciamento em, 673
- complicações exclusivas da, 685
- desvantagens da, 685
- ensino da, 675
Ruídos
- e distrações, 5
- intestinais, 802

S

Saco
- gestacional, 803
- vitelino, 803
Sacro, 55
Sacrocolpopexia, 680
- abdominal, 745
Sais de lítio, 513
Salpingectomia, 808
- laparoscópica, 340
Salpingo-ooforectomia bilateral, 645
Salpingo-ooforite
- aguda, 244
- subaguda, 256
Salpingostomia, 808
Sangramento, 635, 663
- agudo, 174
- anormal, 170, 173, 185, 217, 981
- - na pós-menopausa, 205
- anovulatório, 170
- excessivo, 16
- indolor, 1042
- leve, 173
- menstrual, 159
- - intenso, 170
- pré-puberal, 161
- - diagnóstico de, 163
- relacionado com a gravidez, 170, 185
- uterino
- - anormal, 644
- - disfuncional, 643
- vaginal, 120, 1013
- - pré-puberal, 161
Sarcoma
- de estroma endometrial, 1001
- uterino, 217, 1000, 1021
Sarna, 200
Secreção(ões)
- da prolactina, 117, 896
- de hormônios hipofisários, 116
- pulsátil, 114
- purulenta, 14
- suprarrenal, 133

- vaginais, 359
- vulvares das glândulas
- - de Bartholin, 359
- - de Skene, 359
- - sebáceas, 359
- - sudoríparas, 359
Secretoras
- de androgênios, 135
- de hormônio luteinizante, 135
Sedativos, 522
Segurança, 161, 335, 344
- anestésica, 32
- da medicina, 23
- de medicamentos, 31
- endometrial, 426
- no ambiente ambulatorial, 32
- no centro cirúrgico, 30
Selador de vasos, 672, 676
Septo, 621
- himenal, 179
- retovaginal, 15
- vaginal transverso, 859
Sequelas, 1044
Serosa uterina, 990
Serotonina, 513
Sertralina, 504
Sexualidade, 161, 332, 399
Shigella, 169
Sífilis, 169, 366
Sinal(is)
- bioquímicos intracelulares, 96
- do saco decidual duplo, 803
- extracelular, 96
- intracelular, 89, 96
Sincronização do crescimento do folículo, 948
Síndrome
- da bexiga dolorosa, 258
- da dor vesical, 715
- da hiperestimulação ovariana, 957
- de Asherman, 623, 859, 941
- de Bannayan-Zonana, 99
- de Cowden, 99, 438
- de Cushing, 134, 155, 876, 889
- de dor lombar, 261
- de Down, 91, 912
- de Fowler, 718
- de hiperestimulação ovariana, 814
- de insensibilidade androgênica
- - completa, 134
- - incompleta, 134
- de Kallmann, 134, 141, 856
- - ligada ao X, 140
- de Laurence-Moon-Bardet-Biedl, 134
- de Li-Fraumeni, 99, 438
- de luteinização do folículo não roto, 943
- de Lynch, 102, 977
- de Mayer-Rokitansky-Küster-Hauser, 137, 859
- de McCune-Albright, 135, 150, 162
- de Munchausen, 507
- de Perrault, 862
- de Peutz-Jeghers, 99, 438
- de Prader-Labhart-Willi, 142
- de Prader-Willi, 134
- de Reinfenstein, 155
- de Sheehan, 863
- de taquicardia postural ortostática, 495

- de Turner, 138, 852, 862, 912
- de Youssef, 695
- do anticorpo antifosfolipídio, 828
- do choque tóxico, 181
- do intestino irritável, 257, 494, 760, 783
- do ovário
- - policístico, 135, 172, 406, 644, 826, 890, 934
- - remanescente, 256
- - residual, 256
- do pênis aos 12 anos, 155
- do períneo descendente, 759, 762
- do prolapso da valva mitral, 495
- do trauma de estupro, 462
- do túnel do carpo, 495
- geniturinária da menopausa, 417, 423, 425
- metabólica, 473, 883
- pré-menstrual, 503
- uretral, 257
Sinéquias, 623
- intrauterinas, 941
Síntese, 90
- da matriz celular, 214
Sintomas
- pélvicos gerais, 664
- pré-menstruais, 528, 530
- urinários, 217
- vasomotores, 423
Sinusite, 477
Sinvastatina, 488
Sistema(s)
- coletor renal, 49
- de apoio, 2, 6
- de classificação ENZIAN, 286
- de escore do exame retal digital, 764
- de quantificação do prolapso de órgãos pélvicos, 732
- de visualização da imagem, 603
- gastrintestinal inferior, 74
- genital, 50, 53, 76, 254
- imune, 104
- nervoso
- - autônomo, 690
- - central, 541
- - parassimpático, 690
- - simpático, 690
- robótico, 668, 676
- urinário, 49, 53, 73, 1035
Slings
- de incisão única, 711
- mediouretrais, 710
- pubovaginais, 709
Sobrevida, 42, 1044
Sons abdominais, 13
Staphylococcus
- *aureus*, 181, 448
- *saprophyticus*, 368
Stark, 24
Stents, 572
Streptococcus, 169
Substâncias, 405
Sucção, 605
Suicídio, 161, 458, 504
Sulcos interlabiais, 168
Sulfato de desidroepiandrosterona, 855
Superfície uterina posterior, 15
Suplemento alimentar, 545

Superovulação, 944
Suporte
- lúteo, 951
- nutricional pré-operatório, 547
- pélvico, 646
Supressão
- de urgência, 706
- gonadal, 132
- hormonal, 885
- menstrual, 175
Suprimento sanguíneo, 72
Surdez, 5, 141
Suspensão
- do ligamento uterossacro, 739
- ileococcígea da vagina, 739
- uterossacral abdominal, 744
Sustentação
- apical, 726, 738
- da parte posterior da vagina, 730
- do reto, 730
- vaginal, 764
Sutura tecidual, 606
Swab de algodão, 363

T

Tabagismo, 3, 108, 216, 270, 472, 487, 696, 801
- abandono do, 474
Tabelas de Bayley-Pinneau, 132
Tamoxifeno, 186, 205, 432, 449, 977
Taquicardia, 478
Taquipneia, 478
Tecido
- conjuntivo endopélvico, 726
- descamado da vagina, 359
- extração do, 609
- fibromuscular, 726
- mamário, 44
- - acessório, 451
- trofoblástico persistente, 811
Técnicas
- de obliteração tubária, 340
- laparoscópicas, 746
- robóticas, 746
Tecnologia
- de microarranjos, 89, 820
- de segurança, 31
- robótica, 668
Telarca prematura, 147
Telas de polipropileno, 746
Telófase, 91
Temperatura corporal basal, 933
Tempestade tireoidiana, 910
Tempo
- de protrombina, 173
- de tromboplastina parcial ativada, 173
Temporalidade, 48
Teoria
- da hipersensibilidade epitelial, 694
- da indução, 271
- das duas células, duas gonadotrofinas, 123
- do transplante, 270
- miogênica, 694
Terapia(s)
- adjuvantes, 785
- antitrombótica, 838
- cirúrgica, 191

Índice Alfabético

- cognitivo-comportamental, 414
- combinada com estrogênio/progestágenos, 424
- complementares, 519
- de *biofeedback,* 735
- de inclusão, 295
- de reposição hormonal, 4, 269, 301, 438
- energéticas, 524
- hormonal, 174, 205, 424, 432, 858, 1000
- - interrupção da, 449
- - na menopausa, 216
- imunoestimulantes, 837
- imunossupressoras, 837
- integrativas, 519
- intensiva, 411
- laparoscópica, 277
- sexual, 414
- vaginal com *laser,* 713
Teratogenicidade, 332
Teratógenos, 156
Teratoma(s), 135
- cístico, 166, 195
Terconazol, 362
Termos coloquiais, 160
Tesoura curva monopolar, 672
Teste(s)
- avançados da bexiga, 699
- com insuflação de ar, 765
- das aminas, 361
- de embolização da artéria uterina, 233
- de esforço, 697
- de estimulação com cosintropina, 154
- de gravidez, 173
- de Tinel, 495
- do absorvente, 699
- do cotonete, 697
- estatísticos, 44, 46
- laboratorial, 172
- - de pesquisa de doença venérea, 365
- neurofisiológico, 706
- oral de tolerância à glicose, 488
- para *Chlamydia trachomatis,* 172
- para gonorreia, 172
- para papilomavírus humano no rastreamento, 379
- pós-coito, 927
- simples da bexiga, 698
- sorológico para sífilis, 365
Testículos, 145
Testosterona, 404, 855, 876
- transdérmica, 414
Tinea, 200
Tinidazol, 361
Tioconazol, 362
Tireoglobulina, 432
Tireoide, 173
- funções da, 903
Tireoidite de Hashimoto, 906
Tolerância imune, 827
Tomada de decisão, 3, 19
- informada, 21
Tomografia
- computadorizada, 165, 276, 1015
- por emissão de pósitrons, 1015
Tomossíntese, 438
Toque
- bimanual, 12

- retal bimanual, 165
Torção, 165
- de pedículo vesical, 241
- dos anexos, 244
Toremifeno, 449
Torre robótica, 662
Tosse crônica, 696
Toxinas recreativas, 925
Trabalho corporal, 522, 530
Tráfico
- de crianças, 459
- humano, 459
- sexual infantil, 459
Transbordamento urinário, 709
Transcriptoma, 98
Transdução de sinais intracelulares, 96
Transecção do ligamento redondo, 648
Transfusões sanguíneas, 29, 348
Transgêneros, 459
Trânsito
- colônico, 753
- lento, 785
Translocação robertsoniana, 820
Transparência, 20
Transplante ectópico de tecido endometrial, 270
Transtorno(s)
- alimentares, 509, 864
- bipolar, 502
- conversivo, 507
- da dor genitopélvica/penetração, 415
- de adaptação, 509
- de ansiedade, 498, 505
- - de doença, 507
- - generalizada, 505
- - social, 506
- de compulsão alimentar, 509
- de estresse pós-traumático, 458, 506
- de personalidade
- - antissocial, 508
- - *borderline,* 508
- - dependente, 508
- - evitativa, 508
- - histriônica, 508
- - narcisista, 08
- - obsessivo-compulsiva, 508
- depressivo maior, 501
- de sintomas somáticos, 506
- distrófico pré-menstrual, 502
- do humor, 501, 885
- do interesse e excitação sexual, 413
- do orgasmo feminino permanente, 415
- do pânico, 506
- factício, 507
- obsessivo-compulsivo, 506
- psicóticos, 500, 510
- psiquiátricos periparto, 503
- relacionados
- - com o álcool, 505
- - com substâncias, 505
- - com trauma, 506
- sintomáticos, 498
Traquelectomia radical, 1023
Tratamento(s)
- adesão ao, 6
- ambulatorial, 364
- antirretroviral, 367

- cirúrgico, 991
- clínico
- - não hormonal, 298
- - sistêmico, 291
- com estrogênio, 424
- com progestágenos, 424
- cumprimento ao, 6
- da *burnout,* 25
- da dor pélvica crônica, 262
- da NIV3, 393
- de adolescentes, 301
- de emergência, 174
- de infertilidade, 958
- farmacológicos, 511
- hormonal, 293, 301
- hospitalar, 364
- laparoscópico, 992
- não cirúrgico, 734
- paliativo, 1040
- violento da mãe, 457
Trato
- genital inferior, 548
- urinário, 367, 690
- - inferior, 690
Trauma ureteral, 695
Traumatismo, 163
- cirúrgico, 761
- da mama, 437
- obstétrico, 761
- pelo eletrodo ativo, 612
- térmico, 636
Trazodona, 513
Treinamento
- da musculatura do assoalho pélvico, 707
- de médicos, 3
Treponema pallidum, 365
Trevo-dos-prados, 533
Triângulo urogenital, 79
Trichomonas vaginalis, 180, 360
Tricomoníase, 463
Trígono anal, 82
Tri-iodotironina, 490
Trimetoprima, 368
Trissomia, 91
Trocarte(s)
- da Vinci, 671
- robóticos, 672
Tromboembolia, 555
Trombofilia(s), 327, 820
- hereditária, 821
Tromboflebite, 652
Trombose, 328, 334
- placentária, 824
- venosa, 326
- - profunda, 557
Tuba(s) uterina(s), 73, 808
- retirada das, 656
Tuberculose, 367, 859
Tumor(es), 171
- da bolsa de Rathke, 142
- da hipófise, 142
- da mama, 438, 443
- de Brenner, 186
- de células
- - da teca-granulosa, 135
- - da granulosa, 162
- - de Sertoli-Leydig, 135

1185

- - esteroides, 895
- - germinativas, 162, 166
- de fígado, 331
- de ovário, 192
- de sistema nervoso central, 856
- de suprarrenal, 891
- de Wilms, 165
- densidade do, 440
- do cordão sexual, 135
- do endométrio, 985
- do hipotálamo, 142
- epitelial de ovário, 192
- filoide, 447
- formato do, 440
- hipotalâmicos, 863
- margem do, 440
- mesenquimal maligno, 1043
- misto, 186
- ovarianos, 159, 162, 165, 894, 985
- - benignos, 186, 645
- - não funcionantes, 895
- - suprarrenais, 894
- tamanho do, 989
- uterinos, 208
- vaginal, 162, 165
- - congênitos, 167

U

Úlcera(s)
- aftosa vulvar, 200
- genital, 365
- vulvares, 169, 204
Ulcerações, 204
Ultrassonografia, 934, 1015
- com Doppler, 557
- da mama, 440
- endoanal, 764
- pélvica, 165, 705
- - transabdominal, 16
- - transvaginal, 196, 940
- portátil, 440
- transvaginal, 197, 276, 803
Unidade hipotálamo-hipofisária, 132
Ureteres, 49, 73, 84
Uretra, 50, 74, 690
- ectópica, 694
- inervação da, 690
Uretrite, 368
- atrófica, 696
Urina, 690
- armazenamento da, 691
- produção excessiva de, 696
Urinálise, 698
Urodinâmica, 699
- complexa, 701

Urofluxometria, 699
Urotomografia, 546
Uso
- de agentes quimioterápicos, 144
- de álcool, 3, 438, 472, 487, 498
- de substâncias ilícitas, 21, 272, 498
- indevido, 525
Útero, 14, 119, 72, 659
- bicorno, 137
- didelfo, 172
- liberação do, 654
- pré-púbere, 163
- preservação do, 738
- retirada do, 649
- septado, 137

V

Vagina, 11, 13, 52, 71, 186
- normal, 359
Vaginismo, 415, 458
Vaginite, 162, 696
- atrófica, 363
- inflamatória, 362
- - descamativa, 362
- por *Trichomonas*, 360
- secundária, 168, 198
Vaginoplastia, 153
Vaginose bacteriana, 360, 463
Valaciclovir, 365
Valor
- P, 46
- preditivo
- - negativo, 44, 46
- - positivo, 44, 46
- de teste, 44
Variação clínica, 29
- inexplicável, 29
- necessária, 29
Vasculite diabética, 863
Vasectomia, 343
Vasodilatadores diretos, 485
Vasos
- linfáticos, 63
- sanguíneos, 61
- - anormais, 1013
- - principais, 61
Velocidade de crescimento, 132
Venlafaxina, 424
Venografia, 557
- por ressonância magnética, 557
VeraCept, 324
Verrugas genitais, 366
Vestibulite vulvar, 203
Vestíbulo
- da vagina, 11, 15

- vulvar não estrogenizado, 168
Vestibulodinia provocada, 416
Via(s)
- abdominal do reparo posterior, 745
- de contracepção hormonal, 333
- de histerectomia, 646
- de transdução, 96
- laparoscópica do reparo posterior, 745
- metabólicas, 486
- vaginal, 652
Violações
- de limites, 19
- dos direitos humanos, 459
Violência
- contra as mulheres, 457
- por parceiro íntimo, 457, 461
- sexual, 457, 463
Virgindade, 16
Virilização, 874
- durante a gravidez, 895
Vírus
- da imunodeficiência humana, 367
- sinciciais respiratórios, 477
- Zika, 40
Vísceras pélvicas, 71
Visceromegalia, 13
Visualização, 602
Vitamina B6, 528
Vítima do abuso, 21
Volume residual pós-micção, 698
Vômito, 559
Vulva, 13, 79, 186
Vulvite, 198
- atópica, 168
- com escoriação, 162
- diabética, 200
- por cândida, 168, 200
- primária, 168
Vulvodínia, 203, 261
Vulvovaginite, 168, 171

W

Wolffian, 49

X

Xenoenxerto(s), 744
- derivado de pacientes, 97

Z

Zanamivir, 480
Zona
- de transformação, 372
- - normal, 373
- discriminatória, 801